C. E. Orfanos, C. Garbe   Therapie der Hautkrankheiten

Springer
Berlin
Heidelberg
New York
Barcelona
Budapest
Hong Kong
London
Mailand
Paris
Tokyo

C. E. ORFANOS   C. GARBE

THERAPIE der HAUTKRANKHEITEN

einschließlich Andrologie, Phlebologie, Proktologie, pädiatrische Dermatologie, tropische Dermatosen und Venerologie

Unter Mitarbeit von

B. Tebbe, C.C. Zouboulis, U. Blume-Peytavi und H. Gollnick

sowie

M.B. Abdel-Naser, M. Detmar, E. Imcke, C. Geilen, S. Goerdt, C. Haligah, U. Hettmannsperger, E. Hilbert, R. Hörnle, K. Krasagakis, V. Orfanos, M. Owsianowski, J. Ramaker, H. Reupke, P. Sanou, F. M. Schaart, C. Schempp, S. Schmitz, M. Schön, M. Schramm, K. Schröder, R. Söhnchen, R. Stadler, C. Trautmann, G. Wahl, M. Waibel und L.-U. Wölfer

mit 396, größtenteils farbigen Abbildungen und 469 Tabellen

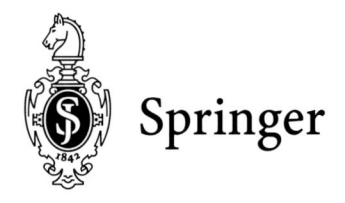

Springer

Prof. Dr. Prof. h.c. Constantin E. Orfanos
Prof. Dr. Claus Garbe
Universitäts-Hautklinik und Poliklinik
Klinikum Benjamin Franklin
der Freien Universität Berlin
Hindenburgdamm 30
12200 Berlin

ISBN 3-540-58412-9 Springer-Verlag Berlin Heidelberg New York

Die Deutsche Bibliothek – CIP-Einheitsaufnahme
Orfanos, Constantin E.: Therapie der Hautkrankheiten / C. E. Orfanos ; C. Garbe. Unter Mitarb. von B. Tebbe ... –
Berlin ; Heidelberg ; New York ; London ; Paris ; Tokyo ; Hong Kong ; Barcelona ; Budapest : Springer, 1995
  ISBN 3-540-58412-9
NE: Garbe, Claus:

Dieses Werk ist urheberrechtlich geschützt. Die dadurch begründeten Rechte, insbesondere die der Übersetzung, des Nachdrucks, des Vortrags, der Entnahme von Abbildungen und Tabellen, der Funksendung, der Mikroverfilmung oder der Vervielfältigung auf anderen Wegen und der Speicherung in Datenverarbeitungsanlagen, bleiben, auch bei nur auszugsweiser Verwertung, vorbehalten. Eine Vervielfältigung dieses Werkes oder von Teilen dieses Werkes ist auch im Einzelfall nur in den Grenzen der gesetzlichen Bestimmungen des Urheberrechtsgesetzes der Bundesrepublik Deutschland vom 9. September 1965 in der jeweils geltenden Fassung zulässig. Sie ist grundsätzlich vergütungspflichtig. Zuwiderhandlungen unterliegen den Strafbestimmungen des Urheberrechtsgesetzes.

© Springer-Verlag Berlin Heidelberg 1995
Printed in Germany

Die Wiedergabe von Gebrauchsnamen, Handelsnamen, Warenbezeichnungen usw. in diesem Werk berechtigt auch ohne besondere Kennzeichnung nicht zu der Annahme, daß solche Namen im Sinne der Warenzeichen- und Markenschutz-Gesetzgebung als frei zu betrachten wären und daher von jedermann benutzt werden dürften.

Produkthaftung: Für Angaben über Dosierungsanweisungen und Applikationsformen kann vom Verlag keine Gewähr übernommen werden. Derartige Angaben müssen vom jeweiligen Anwender im Einzelfall anhand anderer Literaturstellen auf ihre Richtigkeit überprüft werden.

Herstellung: W. Bischoff, Heidelberg
Einbandgestaltung: E. Kirchner, Heidelberg
Satz: Mitterweger Werksatz GmbH, Plankstadt
Druck und Bindearbeiten: Universitätsdruckerei H. Stürtz AG, Würzburg

SPIN 10040256   23/3134 – 5 4 3 2 1 0 – Gedruckt auf säurefreiem Papier

Vorwort

Das Krankheitsverständnis in der Dermatologie hat sich während der letzten 3 Jahrzehnte aus dem Bereich der Empirie allein um den der Pathophysiologie und der molekularen Medizin erweitert. Daraus sind neue Grundlagen für unser therapeutisches Vorgehen entstanden. Längst hat die Dermatovenerologie das Gebiet der ausschließlich lokalen Behandlung mit Lösungen, Salben, Pasten etc. verlassen und sich der systemischen Dermatopharmakotherapie zugewandt. Mit dieser Entwicklung integriert sich die Dermatologie stärker in den Kanon der anderen medizinischen Fächer mit besonderer Nähe zur inneren Medizin. Die weiteren Teilgebiete des Faches einschl. der Dermatochirurgie bilden die Brücken zu den anderen Fachdisziplinen. Die diagnostischen Beiträge und die therapeutische Kompetenz des Dermatologen können somit die Gesamtmedizin befruchten.
Therapeutische Erfahrungen sind oft nicht austauschbar und auch erprobte Behandlungsempfehlungen bleiben mitunter erfolglos. Dennoch gehören zahlreiche therapeutische Vorgehensweisen inzwischen zur dermatologischen Routine und ihre Beherrschung zum dermatologischen Standardwissen. Somit war eine gründliche Darstellung der vielfältigen Behandlungsmöglichkeiten, die dem Dermatologen heute zur Verfügung stehen, seit langem fällig.
Mit diesem Buch haben wir den Versuch unternommen, ein Standardwerk zu schaffen, um dem dermatologisch tätigen Arzt soviel therapeutische Hilfe und Anregungen wie möglich anzubieten. Dabei wurde das gesamte dermatologische Fachgebiet abgehandelt, auch unter Berücksichtigung der Andrologie, Phlebologie, Proktologie, einschl. der sexuell übertragbaren Krankheiten, der HIV-Infektion, der pädiatrischen Dermatologie und der auch bei uns immer häufiger auftretenden tropischen Dermatosen. Über fünf Jahre lang haben wir Daten gesammelt, Behandlungsempfehlungen ausgewertet und Therapieschemata verglichen, z. T. auch in unserer ambulanten und stationären Praxis selbst überprüft. Zahlreiche Mitarbeiter in unserer Berliner Klinik haben mit Literaturrecherchen, Zusammenstellungen von Daten und mit ihrem eigenen speziellen Wissen zu besonderen Kapiteln oder Teilabschnitten des Buches beigetragen. Mitarbeiter aus anderen, z. T. tropischen Ländern haben uns geholfen, Krankheiten aus außereuropäischen geographischen Regionen und die dort übliche medikamentöse Therapie zu berücksichtigen und zu würdigen. Ohne diese Beiträge wäre die Ausarbeitung eines so umfassenden Werkes kaum möglich gewesen. Über die vergangenen Jahre mußte ein außerordentlich breit angelegtes Material gesammelt und sorgfältig abgewogen werden, um eine sachgerechte Darstellung möglichst aller derzeitigen Behandlungsmöglichkeiten zusammenzustellen. Allen, die zu diesem Werk beigetragen haben, gebührt unser Dank.
Besonders bemüht haben wir uns, klare Zusammenhänge herauszustellen und genaue Angaben zu den Präparaten und ihre Dosierung anzuführen, meist unter Nennung von Handelsnamen. Hier handelt es sich vorwiegend um Präparate, mit

denen wir selbst Erfahrung gesammelt haben; andere, ähnlich wirkende Präparate sind keinesfalls weniger empfehlenswert. Der erfahrene Leser möge unsere Angaben bzw. Empfehlungen mit den eigenen Erfahrungen vergleichen und auch ergänzen, der weniger erfahrene kann unsere Empfehlungen als erste Richtschnur ansehen, um das Gebiet zu erkunden.

Zweifellos muß davon ausgegangen werden, daß im Text trotz mehrfacher und sehr aufmerksamer Korrekturen noch Fehler enthalten sein können. Wir müssen unsere Leser bitten, sich bei der Anwendung von Medikamenten erneut zu vergewissern, daß die gedruckten Angaben korrekt sind. Für jeden Hinweis auf Fehler sind wir selbstverständlich besonders dankbar.

Unser Dank gilt allen Kollegen und Mitarbeitern, die uns bei der Abfassung dieses Werkes über die vielen Jahre hinweg geholfen haben. Ebenso dem Springer-Verlag für die sorgfältige und geduldige Realisation all unserer Wünsche. Für die umfangreiche Ausarbeitung der Manuskripte sind wir besonders Frau J. Schweiger, Frau I. Fleischmann und allen Sekretärinnen der Klinik sehr verbunden, die die zahlreichen Korrekturen und Ergänzungen immer wieder eingearbeitet haben. Schließlich haben wir unseren Familien zu danken, die an ungezählten Abenden, Wochenenden und Urlaubstagen die Arbeit „am Buch" als tägliche Routine toleriert haben. Wir hoffen, daß das vorliegende Werk für alle Ärzte, die mit Hautkrankheiten zu tun haben, nützlich ist und dazu beiträgt, die Qualität und die Qualitätskontrolle bei der Behandlung von Dermatosen sicherzustellen und zu verbessern.

Berlin, im Februar 1995   Prof. Dr. Prof. h.c. Constantin E. Orfanos
                           Prof. Dr. Claus Garbe

Inhaltsverzeichnis

Kapitel	1	Bakterielle Infektionen der Haut	1
Kapitel	2	Pilzinfektionen	19
Kapitel	3	Viruskrankheiten der Haut und Schleimhaut	53
Kapitel	4	Kutane Borreliosen	99
Kapitel	5	Pedikulosis und Skabies	111
Kapitel	6	Tropische Infektionen und andere Parasitosen	123
Kapitel	7	Seltene Infektionen der Haut	149
Kapitel	8	Sexuell übertragbare Krankheiten	179
Kapitel	9	Atopie und atopische Dermatitis	203
Kapitel	10	Pruritus und Antihistaminika	229
Kapitel	11	Lichen ruber und lichenoide Dermatosen	247
Kapitel	12	Psoriasis	265
Kapitel	13	Die Parapsoriasisgruppe	305
Kapitel	14	Akne, akneiforme Dermatosen und Rosazea	317
Kapitel	15	Urtikaria und Nahrungsmittelallergien bzw. -intoleranzen	357
Kapitel	16	Die Erythema multiforme-Gruppe	387
Kapitel	17	Bullöse Dermatosen	403
Kapitel	18	Vaskulitis	437
Kapitel	19	Lupus erythematodes und Varianten (einschließlich Überlappungssyndrome)	459
Kapitel	20	Dermatomyositis	483
Kapitel	21	Sklerodermie und sklerodermiforme Dermatosen	493
Kapitel	22	Aphthen und Morbus Behçet	519
Kapitel	23	Eosinophile Dermatosen und Syndrome	535
Kapitel	24	Mastzellkrankheiten	549
Kapitel	25	Ichthyosen und andere Verhornungsstörungen	559
Kapitel	26	Purpuriforme und hämorrhagische Krankheitsbilder der Haut	583

Kapitel 27	Hauttuberkulose einschl. atypischer Mykobakteriosen und Lepra	599
Kapitel 28	Nichtinfektiöse granulomatöse Krankheiten	625
Kapitel 29	Krankheiten des subkutanen Fettgewebes	643
Kapitel 30	Phlebologische Erkrankungen	659
Kapitel 31	Ablagerungsdermatosen, Hautveränderungen bei Stoffwechselstörungen und Mangelsyndromen	689
Kapitel 32	Hyperhidrosis und Schweißdrüsenerkrankungen	711
Kapitel 33	Lichtdermatosen und Lichtschutz	729
Kapitel 34	Porphyrien	751
Kapitel 35	Leukoderm und Vitiligo	769
Kapitel 36	Hyperpigmentierungen	783
Kapitel 37	Epitheliale Präkanzerosen und Karzinome der Haut	797
Kapitel 38	Pigmentzellnävi und Melanomvorläufer	835
Kapitel 39	Malignes Melanom	855
Kapitel 40	Sonstige Hauttumoren	891
Kapitel 41	Kutane Paraneoplasien	909
Kapitel 42	HIV-Infektion und Kaposi-Sarkom	937
Kapitel 43	Pseudolymphome, Prälymphome und Lymphome der Haut	987
Kapitel 44	Zytokintherapien bei malignen Hauttumoren	1021
Kapitel 45	Erkrankungen der Lippen, der Zunge und der Mundhöhle	1043
Kapitel 46	Erkrankungen des Knorpels	1069
Kapitel 47	Erkrankungen der Nägel	1073
Kapitel 48	Erkrankungen der Analregion	1109
Kapitel 49	Erkrankungen des Penis und des Hodens	1135
Kapitel 50	Schwangerschaftsdermatosen	1149
Kapitel 51	Dermatosen im Kindesalter	1173
Kapitel 52	Andrologische Störungen	1203
Kapitel 53	Berufsdermatosen	1225
Kapitel 54	Psychoneurotisch bedingte Krankheitszustände der Haut	1243
Kapitel 55	Narben, Keloide, Tätowierungen	1261
Kapitel 56	Alterung und Altershaut	1281
Sachverzeichnis		1305

Kapitel 1 Bakterielle Infektionen der Haut

1.1	Allgemeines	2
1.2	Penicillinallergie und Testverfahren	4
1.3	Erythrasma	6
1.4	Trichomycosis (bacteriosis) palmellina	6
1.5	Staphylokokkenimpetigo, Follikulitis, Furunkulosis	7
1.6	Rezidivierende, chronische Furunkulose	8
1.7	Staphylokokkenbedingtes Syndrom der verbrühten Haut (SSSS)	9
1.8	Streptokokkenbedingte Impetigo contagiosa und Ecthyma	10
1.9	Erysipel	10
1.10	Nekrotisierende Fasziitis	13
1.11	Gramnegativer Fußinfekt	14
1.12	Chronisch-vegetierende Pyodermien	14

1.1 Allgemeines

> Infektionen der Haut werden zu ca. 70 % durch *Staphylokokken* und *Streptokokken* hervorgerufen. Erst deutlich seltener kommen für Hautinfektionen andere aerob und anaerob wachsende Keime in Frage, z. B. Enterokokken, E. coli, Pseudomonas aeruginosa, Klebsiellen, Proteus und andere. Corynebakterien, die normalerweise an der Hautoberfläche vorkommen, können unter besonderen Milieubedingungen, die ihr Wachstum begünstigen, z. B. vermehrte Feuchtigkeit, das Stratum corneum oder die Haarkutikula kolonisieren. Auch Soorpilze sind häufig Erreger von Hautinfektionen (C. albicans, C. tropicalis, C. parapsilosis), deren Häufigkeit in letzter Zeit zugenommen hat und bei immunsupprimierten Kranken (iatrogen, HIV-Infektion) durch mukokutane und systemische Ausbreitung ein therapeutisches Problem darstellen kann. Aus der Tabelle 1.1 ist das Erregerspektrum zu entnehmen, das bei stationären Hautkranken an der Berliner Universitäts-Hautklinik im Universitätsklinikum Benjamin Franklin (UKBF) nachgewiesen werden konnte.

Zur Behandlung wird man in der Regel bei oberflächlichen banalen Infektionen bzw. bei Superinfektion anderer Dermatosen ein lokal antibakteriell wirksames Präparat verordnen. Wenn das Erregerspektrum nicht bekannt ist, greifen wir gern auf Präparate zurück, die Clioquinol oder Polyvidon-Jod enthalten, z.T. als Rezeptur. Ansonsten sind bei vorliegender Infektion bzw. bei ausgedehnter Pyodermie der verantwortliche Erreger und sein Verhalten in der Resistenzprüfung für die Wahl eines geeigneten Antibiotikums ausschlaggebend. Zur lokalen antibiotischen Lokaltherapie werden insbesondere Fusidinsäure, Bacitracin + Neomycin sowie Gentamicin weltweit häufig verwendet (s. Tabelle 1.2).

Die lokale antibakterielle bzw. antibiotische Therapie muß *Resistenzentwicklungen* berücksichtigen; vor allem bei längerer Behandlung ist durch Wundabstriche das Erregerspektrum zu bestimmen und sein Verhalten gegenüber Antibiotika zu kontrollieren. Weiterhin muß auf *Kontaktsensibilisierungen* geachtet werden. Vor allem auf Neomycin und Gentamicin, die seit vielen Jahren in der Behandlung von Hautinfektionen verwendet werden, ist die Allergisierungsgefahr hoch.

Für die überaus häufigen *Staphylokokkeninfekte* der Haut sind, neben dem heute viel verwendeten Gentamicin (z. B. Sulmycin®, Refobacin®), auch Erythromycin und Clindamycin gut wirksam. Sie kommen sowohl lokal, vorwiegend in der Aknetherapie, als auch systemisch zur Anwendung. Mupirocin (Eismycin®, Turixin®) ist ein neueres Antibiotikum, das als Alternative zum Gentamicin zur lokalen Behandlung von Staphylokokkeninfektionen geeignet ist. Es ist auch als 2 %ige Salbe auf polyethylenglykolhaltiger Basis in Bactroban™ enthalten. Es handelt sich um die Pseudomoninsäure, die aus Pseud. fluorescens hergestellt wird und keine chemische Verwandschaft mit den üblichen systemisch angewandten Antibiotika aufweist. Die Substanz ist wirksam gegen grampositive Keime, insbesondere pyogene Erreger der Haut, Resistenzen sind zur Zeit noch kaum bekannt geworden. Inwieweit eine lokale antibotische Therapie mit Mupirocin in Anbetracht der zahlreichen, gut antibakteriell wirksamen sonstigen Substanzen vertretbar ist, muß von Fall zu Fall entschieden werden.

Gezielt bei ausgedehnten Staphylokokkeninfekten der Haut indiziert ist die *systemische* Anwendung penicillinaseresistenter Penicilline, z. B. Oxacillin bzw. Flucloxacillin, zumal 20–50 % aller Staphylokokkenstämme imstande sind, Penicillinase zu bilden. Dieser Anteil ist bei Staphylodermien der Haut vermutlich höher. Als Alternativpräparat zum Oxacillin gelten in erster Linie die neueren Cephalosporine (z. B. Cefotaxim). Oxacillinresistente Stämme (S. aureus), die gleichzeitig auch gegen Cephalosporine resistent sind, kommen im dermatologischen Krankengut in Deutschland, im Gegensatz zu anderen Ländern mit nosokomialer Problematik (z. B. in Japan), noch relativ selten vor. Die Isolate, die wir aus den Dermatologiepatienten in der Berliner Hautklinik gewonnen haben, waren zwar sämtlich auf Vancomycin empfindlich, erwiesen sich aber auch gegen Gentamicin und den Chinolonen in zunehmendem Maße als resistent.

● Unter *multiresistenten* S. aureus-Stämmen werden Populationen verstanden, die gegen penicilli-

Tabelle 1.1. Häufiges Erregerspektrum in einem dermatologischen Krankengut. (Daten des Instituts für Medizinische Mikrobiologie der Freien Universität Berlin, 1992)

	Wundabstriche	Blutkulturen	Sonstige Quellen
Staphylokokken			
S. aureus (koagulasepositiv)	36,5 %	38,9 %	36,6 %
S. epidermidis (koagulasenegativ)	11,3 %	22,2 %	4,9 %
Streptokokken			
Nichthämolysierende, β-hämolysierende Streptokokken, Pneumokokken u. a.	16,8 %	16,7 %	22,0 %
Enterokokken	7,0 %	∅	4,9 %
E. coli (faecalis, faecium)	4,5 %	5,6 %	∅
Pseudomonas aeruginosa	5,5 %	∅	7,3 %
Proteus mirabilis	2,4 %	∅	4,9 %
Sproßpilze	4,9 %	∅	14,6 %

nasefeste Penicilline (z. B. Methicillin, Oxacillin) resistent sind wie auch gegen Cephalosporine und Imipenem. Inzwischen sind derartige Stämme zu 95 % auch gegen Aminoglykoside und Gyrasehemmer unempfindlich, so daß sie therapeutisch ein zunehmendes Problem darstellen. Bei Nachweis an der Haut ohne Lebensgefahr für den betroffenen Kranken wird man entscheiden müssen, ob es vertretbar ist, von einer aufwendigen Antibiose abzusehen; andernfalls ist der Einsatz von Vancomycin allein oder in Verbindung mit Clindamycin angezeigt.

Klassische *Streptokokkeninfekte* der Haut, z. B. das Erysipel, werden weiterhin mit Penicillin G behandelt, 3–4 Mega/d als i. m.-Injektion. Bemerkenswert ist, daß während der letzten Jahre der Anteil tieferliegender Streptokokkeninfekte mit Phlegmonen der Weichteile, die zum Teil in eine nekrotisierende Fasziitis übergehen (sog. Streptokokkengangrän) im dermatologischen Krankengut offenbar zugenommen hat. In Einzelfällen lag hier eine Mischinfektion vor, z. B. mit Staphylokokken, E. coli oder Pseudomonas aeruginosa. Gegen Pseudomonas gut wirksam sind vor allem Azlocillin (Securopen®), Amikacin (Biklin®), Piperacillin (Pipril®), einzelne Cephalosporine und zum Teil auch Ciprofloxacin (Ciprobay®).

Enterokokken, die in unserem Kollektiv gelegentlich in Hautabstrichen, häufiger im urologischen Material (Urethralabstriche) nachgewiesen wurden (zu ca. 4,5 %), waren zu einem gro-

Tabelle 1.2. Antibakteriell wirksame Lokalpräparate bzw. lokale Antibiotika zur Behandlung bakterieller Infektionen der Haut (außer Akne; Auswahl)

Antiinfektiosa	Lokale Antibiotika
Chlorhexidin (z. B. Puder, Bactigras® Gaze, Hausamed® Spray)	*Fusidinsäure* (Fucidine®)
Hexamidin (z. B. Hexomedin® Lösung)	*Chlortetracyclin* (Aureomycin®)
Polycresulen (z. B. Dermido® Lösung)	*Oxytetracyclin + Polymyxin B* (Terramycin®)
Clioquinol (z. B. Linola-sept® Emulsion)	*Mupirocin* (Eismycin®, Bactroban™, Turixin®)
Dequaliniumchlorid (z. B. Erazol® Creme)	*Framycetin* (Leukase®)
Polyvidon-Jod (z. B. Betaisodona®, Braunovidon® Salbe, Wundflies, Wundgaze)	*Bacitracin + Neomycin* (Nebacetin®)
	Gentamicin (Refobacin®, Sulmycin®)

Tabelle 1.3. Penicilline und ihr dermatologisches Wirkungsprofil

▷ **Penicillin G**
 = Standardpenicillin in wasserlöslicher und schwerlöslicher Depotform (Benzathinpenicillin); penicillinaseempfindlich
 Procainpenicillin = verlängerte Wirkdauer und Halbwertszeit. Bei Allergien beachten!

▷ **Penicillin V**
 = orales Penicillin, magensäurefest; penicillinaseempfindlich
 Penicillin G und V sind *wirksam* bei: Streptokokken, Gonokokken, Treponemen, Borrelien, Aktinomyzeten und Fusobakterien

▷ **Isoxazolpenicilline**
 = penicillinasefestes Penicillin
 z. B. Oxacillin, Cloxacillin, Dicloxacillin, Flucloxacillin
 Wirksam und *vorbehalten* für: Hautinfektionen durch penicillinasebildende Staphylokokken

▷ **Aminopenicilline**
 = Penicilline mit verändertem bzw. erweitertem Wirkungsspektrum, einzusetzen gegen Mischinfektionen mit Enterokokken, E. coli, Proteus u. a.; penicillinaseempfindlich; z. B. Ampicillin, Amoxicillin

▷ **Acetylaminopenicilline**
 = Reservepenicilline, einzusetzen auch gegen Hautinfektionen mit Pseudomonas aeruginosa; z. B. Azlocillin, Mezlocillin, Piperacillin

Sonstige: Carboxypenicilline, Mecillinam

ßen Teil auf TMP/SMX resistent und auch nur zu 75 % auf Ampicillin empfindlich; Mezlocillin (Baypen®) und schließlich Vancomycin waren die Reservemedikamente.

Die klinischen Bilder, die durch die genannten Erreger hervorgerufen werden, variieren stark, je nach Aggressivität des Erregertyps und der Abwehrkraft des Betroffenen. Ebenso ist ihre Ausbreitung, insbesondere auch eine hämatogene Dissemination und die Gefahr einer Sepsis unterschiedlich.

Durch die medikamentöse Behandlung können diverse Überempfindlichkeitsreaktionen auftreten, meist *Arzneimittelexantheme* an der Haut, vor allem auf die diversen Penicilline (s. Tabelle 1.4). Besondere Aufmerksamkeit gehört der *Penicillinallergie* vom Typ I (s. unten), die mit akuter Symptomatik einhergeht und lebensgefährlich sein kann. In bis zu 10 % der Fälle kommt es zum Exitus letalis durch Schock.

1.2 Penicillinallergie und Testverfahren

Penicilline finden heute noch breite Anwendung bei der Behandlung dermatologischer Krankheitsbilder. Neben dem Erysipel und der Lues, die als Hauptindikation für Penicillin G gelten, machen andere, nicht zuletzt dermatologische Indikationen den Einsatz von Oxacillin, Ampicillin und Amoxicillin zur klinischen Routine. In Anbetracht dieser Anwendungsfrequenz sind Überempfindlichkeitsreaktionen während einer parenteralen Penicillinbehandlung nicht selten (= ca. 1–2 %; bei oraler Medikation: 0,1 %) und können z. T. zu akuten Notsituationen führen. In Zweifelsfällen ist vor Beginn der Behandlung eine genaue Befragung des Patienten und gegebenenfalls eine Testung notwendig. Zu beachten ist auch, ob ein wasserlösliches Penicillin G oder ein Depotpenicillin mit verlängerter Halbwertszeit (Procain, Benzathin) eingespritzt wurde.

Penicillin selbst sowie Abbauprodukte der 6-Aminopenicillansäure können die verantwortlichen Antigene sein; da nahezu alle Penicilline gemeinsame Metaboliten aufweisen, ist die Gefahr der Kreuzallergisierung groß. Kreuzallergien mit Cephalosporinen sind zwar selten, müssen aber berücksichtigt werden; bei bekannter Penicillinallergie wird von uns der Einsatz von Cephalosporinen im allgemeinen nicht empfohlen.

● **Technisches Vorgehen.** Zur Abklärung empfehlen wir, zunächst 2 % Penicillin G in Vaseline *epikutan* zu testen und, falls der Test negativ ausfällt, eine *Prick-* und *Intrakutantestung* (in dieser Reihenfolge) anzuschließen. Dabei werden auf der volaren Seite des Unterarmes Penicillin G, das Hauptallergen *PPL* (Benzylpenicilloyl-polylysin; 0,175 mg/5 mg Lösungsmittel, Allergopen®) und die Nebendeterminantenmischung *MDM* (0,6 mg Benzylpenicillin-Mononatriumsalz + 0,5 Dinatriumbenzylpenicilloat/5 mg Lösungsmittel, Allergopen®) geprickt bzw. i.c. eingespritzt. Als Testdosis empfehlen wir:

▷ Prick:
PPL 1 E = 1 µg
MDM 40 E = 20 µg
Penicillin G 200 IE

▷ Intrakutan:
PPL 0,1 E = 0,1 µg
PPL 1,0 E = 1 µg
MDM 4 E = 2 µg
MDM 40 E = 20 µg
Penicillin G 2 IE
Penicillin G 20 IE

Der Penicillin-i.c.-Test ist bei weitem empfindlicher als der Scratch-/Pricktest, selbst wenn mit 10/100 × niedrigeren Konzentrationen geprüft wird. Die Tests werden im Vergleich zu 0,9 % NaCl (negative Kontrolle) und Histamin (positive Kontrolle) nach 15–20 min abgelesen; zwischen den einzelnen Steigerungsstufen ist eine Wartezeit von 20 min erforderlich. Weitergehende bzw. Allgemeinreaktionen sind im allgemeinen nicht zu erwarten, aber nicht ausgeschlossen. Hierzu müssen die Testlösungen exakt angesetzt werden, und die Testung selbst sollte stets von geschultem Personal unter erhöhten Vorsichtsbedingungen bzw. ärztlicher Aufsicht erfolgen. Der getestete Kranke sollte auch nach negativer Ablesung ca. 1 h unter Beobachtung bleiben. Prick- und Intrakutantests auf Procain und Ampicillin werden oft gleichzeitig durchgeführt. Gelegentlich sind positive Reaktionen auf Ampicillin allein nachweisbar, doch in der Regel besteht Kreuzreaktivität. Ansonsten sollte der Patient bei jedem parenteralen Einsatz von Penicillin ca. 30–45 min lang nachbeobachtet werden. Bei Infusionen von Penicillin G sollte man zu Beginn die Lösung sehr langsam einlaufen lassen und sofort unterbrechen, wenn eine verdächtige klinische Symptomatik auftritt.

Ein *RAST-Test* im Blut auf Penicillin fällt erwartungsgemäß 2–8 Wochen nach einer akuten Penicillinreaktion positiv aus, d.h. solange zirkulierende Antikörper vorhanden sind. Nach Ablauf mehrerer Monate oder Jahre ist ein falsch-negativer RAST-Test zu erwarten. Positive RAST-Tests erlauben allerdings eine zuverlässige Aussage und machen eine weitere Testung am Patienten überflüssig.

● **Vorgehen bei akuter Typ I-Reaktion auf Penicillin.** Lokale Reaktionen an der Injektionsstelle sind durch Cortisoncremes, Abschnüren der Extremität, evtl. Umspritzung des Allergendepots abzufangen. Vielfach steht jedoch ein Quincke-Ödem (Gesicht/Körper, Mundschleimhaut, Larynx) mit Kreislaufsymptomatik im Vordergrund: Der Patient muß dann flach auf die Seite gelegt werden, enge Kleidung ist zu entfernen und sofort 0,5–1,0 ml einer 1 : 1000-Adrena-

Tabelle 1.4. Einige Standardantibiotika und ihre Anwendung bei bakteriellen Infektionen der Haut

Häufig	Erreger	Klinisches Bild
Penicillin G oder V	Streptokokken	Impetigo contagiosa, Erysipel
Erythromycin (Erythrocin® u. a.)	P. acnes, Staphylokokken	Akne, banale Hautinfektionen
Clindamycin (Sobelin®)	Staphylokokken, Anaerobier	Aknepyodermien, tiefe Follikulitis, tiefe Phlegmonen
Oxacillin, Flucloxacillin (Stapenor®, Staphylex®)	Staphylokokken	tiefe Staphylodermie, Phlegmone
Amoxicillin (Amoxypen®, Clamoxyl®)	Erweiterung des Penicillinspektrums auf Enterokokken, E. coli, Proteus mirabilis u. a.	Infizierte Wunden, tiefe Pyodermien
in Einzelfällen: *Ampicillin + Sulbactam* (Unazid®)	Erweiterung des Ampicillinspektrums auf penicillinasebildende Staphylokokken	Mischinfektionen
Amoxicillin + Clavulansäure (Augmentan®)	Breites Spektrum	Mischinfektionen

Tabelle 1.5. Für Hautinfektionen als Reserveantibiotika vorzuhalten

Medikament	Indikation
▷ *Azlocillin* (Securopen®)	Pseudomonasinfektionen (insbes. bei geschwächter Immunabwehr)
▷ *Metronidazol* (Clont®, Arilin® u.a.)	Anaerobierinfektionen (z.B. subkutane Phlegmonen u.ä.)
▷ *Chinolone* (Gyrasehemmer) z. B. Ofloxacin (Tarivid®) Ciprofloxacin (Ciprobay®)	Mischinfektionen und Problemfälle (Staphylokokken, Klebsiellen, E. coli, Proteus, Pseudomonas u.a.)
▷ *Vancomycin* (Vancomycin CP Lilly)	Problemfälle und Problemkeime (insbes. oxacillinresistente Staphylokokken)

lin-Lösung (Suprarenin® = 0,1 mg Adrenalin) sind s.c. oder i.m., falls notwendig und möglich auch i.v., aber dann langsam einzuspritzen. Diese Dosis ist in kurzer Zeit (10 min) bis zu 3 × zu wiederholen, wenn die Kreislaufsymptomatik sich nicht gebessert hat. In der Zwischenzeit muß eine Hilfsperson eine Dauertropfinfusion zwecks Flüssigkeitszufuhr und Volumensubstitution anlegen (250–500 ml), anschließend sind darin 250–500 mg Prednisolon (Solu-Decortin H®) aufzulösen zusammen mit vasokonstriktorischen Mitteln (Puls- und RR-Kontrolle). Zufuhr von Antihistaminika i.v. wird im Anschluß an die akuten Maßnahmen zur Kreislaufstützung mit hochdosierter Gabe von Kortikosteroiden erforderlich sein. Eine schematische Darstellung des Vorgehens ist nicht sinnvoll, in der Praxis wird man sich nach den praktischen Notwendigkeiten im Einzelfall richten müssen. Mechanische Beatmungsmaßnahmen, Intubation, Tracheotomie könnten ggf. notwendig sein. Eine mehrstündige Nachbeobachtung des Kranken wird in der Regel angeschlossen.

Literatur

WHO Expert Committee: The use of essential drugs – Model list of essential drugs, Geneva 1990

1.3 Erythrasma

Erreger: Corynebacterium minutissimum

Beim Erythrasma handelt es sich um eine oberflächliche Infektion durch das Diphtheroid *C. minutissimum*, die fast ausschließlich im Bereich der Hautfalten auftritt, sich langsam ausbreitet und nur selten Beschwerden verursacht (gelegentlicher Juckreiz). Sie ist im Wood-Licht gut durch rote Fluoreszenz nachweisbar. In der Regel genügt zur lokalen Behandlung eine antibakteriell/antimykotisch wirksame Salbe oder Creme, z. B. erythromycin- oder clindamycinhaltig oder aber ein Lokalpräparat aus der Imidazolreihe, beispielsweise Clotrimazol (Canesten®) oder Bifonazol (Mykospor®). Bei stationären Kranken sind Farbstoffpinselungen, etwa mit Brillantgrün 1 % o. ä., wirksam und preiswert. Evtl. wäre es in hartnäckigen, ausgedehnten Fällen sinnvoll, Erythromycin 2–3 × 500 mg/d p.o. über 5–7 Tage zu verordnen. Die Abheilung erfolgt prompt, allerdings ist vor allem bei adipösen, prädisponierten Personen mit Rezidiven zu rechnen, so daß eine gründliche Hygiene bzw. lokale Prophylaxe, z. B. 1-bis 2monatliche Applikation eines lokal wirksamen Präparates, bei vielen Patienten zu empfehlen ist.

1.4 Trichomycosis (bacteriosis) palmellina

Erreger: Corynebacterium tenuis (tenue)

Dabei handelt es sich um die recht häufige Besiedelung des Axillar-, seltener des Genitalhaares mit *C. tenuis*, das mit schleimig-gelblichen Kolonien die Haarschäfte umhüllt. Sie sind makroskopisch, besser im Wood-Licht, durch ihre orangefarbene Fluoreszenz sichtbar. Die Haarkutikula wird dabei angegriffen, das Keratin und der Schweiß werden z. T. abgebaut bzw. zersetzt, ein charakteristischer Schweißgeruch begleitet die Erkrankung, die vielfach bei mangelnder Hygiene, oft bei jüngeren Individuen, vorkommt. Zur *Behandlung* sollten am besten die befallenen Haare abgeschnitten oder abrasiert werden, eine Intensivierung der Körperpflege mittels desodorierender, antiseptischer Seifen ist zu empfehlen.

1.5 Staphylokokkenimpetigo, Follikulitis, Furunkulosis

Erreger: Staph. aureus; Staph. epidermidis (koagulasenegative Spezies)

Infektionen der Haut durch Staphylokokken sind die Domäne der lokalen oder systemischen Behandlung mit Antibiotika. Dabei kann das klinische Bild als oberflächliche Impetigo oder als oberflächliche bzw. tiefe Follikulitis imponieren (Folliculitis capitis, barbae). Seltener sind tieferliegende Infektionen der Weichteile, vielfach im Rahmen einer Mischinfektion (Phlegmone).

Behandlung. In der Regel wird man bei oberflächlichen Staphylodermien versuchen, die Infektion lokal anzugehen, etwa mit Clioquinol-, Polyvidon-Iod- oder gentamicinhaltigen Lösungen, Salben und Cremes. Allerdings sind Staphylokokken auf Hautisolaten immer weniger empfindlich auf Gentamicin, während Kontaktallergien auf Gentamicin erheblich zugenommen haben. Abstriche aus dem Infektionsherd sind behilflich, um die Empfindlichkeit des Erregers genauer zu bestimmen und ggf. gezielt vorzugehen. Lokalantibiotika, wie sie in der Aknetherapie üblich sind, sind oft besser wirksam: z. B. Clindamycin (Sobelin® Lösung) und Erythromycin 1–2 % als Lösung oder Creme. Zur oralen Medikation wäre ggf. Clindamycin zu verabreichen, vor allem, wenn eine tiefe Follikulitis (capitis oder barbae) vorliegt und neben Staphylokokken auch Anaerobier vermutet werden: Sobelin® Kapseln oder Ampullen à 300 mg, 4 × 1/d. Bei Kleinkindern mit ausgedehnter staphylogener Impetigo ist ggf. ein orales penicillinasefestes Penicillin als Saft indiziert. Bei Paronychien wäre es zusätzlich wichtig, lokal prädisponierende Faktoren, z. B. lokal feuchtes Milieu zu Hause oder im Beruf, zu vermeiden und eine Candidose oder Diabetes auszuschließen.

Bei schweren Staphylokokkeninfektionen, die einer systemischen Behandlung bedürfen, gelten aufgrund ihrer guten Verträglichkeit und der geringen Resistenz die penicillinasefesten Penicilline als Medikamente erster Wahl; es kann gezielt Oxacillin oder Flucloxacillin zur Anwendung kommen: 3 × 2 g/Tag Stapenor® bzw. Staphylex® p.o. oder als i.v.-Kurzinfusion. Bei Weichteilphlegmonen, die hartnäckig sind und das Vorliegen von resistenten Staphylokokken vermuten lassen, wird von uns gern die Kombination

- Amoxicillin (Clamoxyl®)
  Tbl. à 1 g, 3 × 2/d
  Infusion à 2 g, 3 × 1/d

in Verbindung mit

- Flucloxacillin (Staphylex®)
  Kaps. à 500 mg 3 × 2/d
  Inj.-Amp. à 1 g, 3 × 1/d

bei stationären Patienten über 5 Tage parenteral, über weitere 5 Tage in reduzierter Dosis p.o. appliziert. Eine ausreichende Flüssigkeitsmenge (1 g Amoxicillin/200 ml), die täglich eingenommen werden muß, ist hierfür Voraussetzung. Oxacillin (Stapenor®) oder Dicloxacillin (Dichlor-Stapenor® Kaps.) allein kommen in ausgewählten Fällen zum Einsatz. *Multiresistente* (MST) Staphylokokkenstämme, die auch gegenüber Oxacillin bzw. Fluclocacillin in vivo oder in der In-vitro-Resistenzprüfung unempfindlich sind, lassen sich gelegentlich als besonderer Keim, vor allem bei Patienten mit chronischen Ulcera cruris, nachweisen. In der Berliner Hautklinik im UKBF kommen solche Fälle ca. 5- bis 10mal im Jahr vor; die betroffenen Kranken werden strikt isoliert, und eine intensive Vancomycintherapie (evtl. in Kombination mit Rifampicin) wird bis zum Negativwerden der täglich zu entnehmenden Abstriche bzw. Kulturen eingeleitet.

Als Alternativpräparat zum Oxacillin gelten Cephalosporine (Cefazolin, Cefotaxim, Imipenem). Bei Mischinfektionen unter Beteiligung von Staphylokokken wäre Unazid® oder Augmentan® in Betracht zu ziehen.

Tabelle 1.6. Übersicht der häufigen, bakteriell bedingten Krankheiten der Haut

Infektionen durch Corynebakterien
  Erythrasma
  Trichomycosis (bacteriosis) palmellina

Infektionen durch Staphylokokken
  Impetigo
  Follikulitis (Sycosis barbae)
  Furunkulosis
  Paronychien (meist C. albicans)
  Staphylokokkenbedingtes Syndrom der verbrühten
  Haut (SSSS)

Infektionen durch Streptokokken
  Impetigo contagiosa
  Ekthyma
  Erysipelas
  Chronisch-rezidivierende Lymphangitis (Elephantiasis nostras)
  Nekrotisierende Fasziitis

Sonstige, z.T. Mischinfektionen
  Hidradenitis suppurativa
  Gramnegativer Fußinfekt
  Chronisch-vegetierende Pyodermien
  Pyodermien bei HIV-infizierten, immunsupprimierten Kranken

■ Ampicillin-Na + Sulbactam-Na
(Unacid® Inj. i. m., i. v., à 750 mg, 1,5 g, 3 g; Unacid® PD oral, Filmtbl. à 375 mg Sultamicillin)

Hierbei handelt es sich um die Kombination eines Aminopenicillins mit einem β-Laktamasehemmer, die gegen ein breites Spektrum grampositiver und gramnegativer Erreger einschl. eines großen Teils penicillinresistenter *S. aureus*-Stämme wirksam ist. Die Kombination kann somit gerade bei hartnäckigen Hautinfektionen sinnvoll eingesetzt werden. Bei der oralen Darreichungsform sind die beiden Wirkstoffe über eine Methylengruppe verbunden (Dosis: 2 × 2 Filmtbl./d). Auch Streptokokken, Enterokokken, Hämophilusarten, Klebsiellen, E. coli und Proteus werden erfaßt, so daß Mischinfektionen unterschiedlicher Zusammensetzung als Indikation in Frage kommen. Von den häufigeren, wichtigen Keimen bleibt lediglich Pseudomonas unempfindlich. Die Nebenwirkungen halten sich im üblichen Rahmen. Auch bei Kleinkindern, die älter als 1 Jahr sind, ist das Präparat anwendbar, bei Krampfneigung evtl. Sedierung mit Diazepam. Auf Penicillinallergien, Kreuzallergien zu Cephalosporinen etc. ist zu achten. Bei längerer Applikation müssen Blutzuckerwerte und Leberenzyme kontrolliert werden, Kombinationen mit anderen Antibiotika und Chemotherapeutika (z. B. Allopurinol) sind zu meiden.

Insgesamt ist das therapeutische Vorgehen bei Staphylodermien folgendermaßen zusammenzufassen:

▷ *prädisponierende Faktoren* berücksichtigen bzw. ausschließen (Diabetes, Immunsuppression etc.),
▷ bei oberflächlichen Infektionen *lokal behandeln*: z. B. Clioquinol-, Polyvidon-Iod-, erythromycin- oder gentamicinhaltige Externa,
▷ bei hartnäckigen Infektionen oder bei tiefer Lokalisation *systemische Applikation* von Erythromycin oral 3–4 × 500 mg/d oder Clindamycin oral bzw. i.v. 3–4 (max. 6) × 300 mg/d und
▷ in *hartnäckigen Fällen* Flucloxacillin oder Cephalosporine; zur Erweiterung des Spektrums empfehlen wir alternativ Amoxicillin + Flucloxacillin p.o. oder i.v. in der oben angegebenen Dosierung.

1.6 Rezidivierende, chronische Furunkulose

Erreger: Staph. aureus, Mischinfektionen

Bei Einzelkranken können unter besonderen Bedingungen hämatogene Staphylodermien als multiple Furunkeln an verschiedenen Körperstellen auftreten und immer wieder rezidivieren. Diabetes, Immundefekte humoraler oder/und zellulärer Art (Neutrophilenfunktionsstörungen, Paraproteinämien, Agammaglobulinämien), aber auch chronischer Alkoholismus, Ernährungsstörungen und medikamentöse Immunsuppression können als Begleitfaktoren die Erkrankung begünstigen oder unterhalten. Eine sorgfältige Abklärung unter stationären Bedingungen ist notwendig. Aus den Läsionen wird oft *S. aureus* gezüchtet, evtl. auch aus Blutkulturen; Mischinfektionen kommen vor, fast ausschließlich nach längerem Krankenhausaufenthalt oder längerer ambulanter und antibiotischer Therapie in nicht ausreichender Dosierung.

Behandlung. Bei der Therapieplanung wird man prädisponierende Faktoren ausschließen und sich nach dem Erregerspektrum und der Resistenzprüfung richten. Liegen keine genaueren Befunde über das vorliegende Keimspektrum vor, empfehlen wir Clindamycin in Parenteralinfusion 3 × 600 mg/d (Sobelin® Amp. à 600 mg). Evtl. kommt Cefazolin (Gramaxin®) bzw. Cefalexin (Oracef®) oder auch die parenterale Gabe von Amoxicillin + Flucloxacillin-Kombination (Clamoxyl® + Staphylex®) in Frage. Lokal müssen die Läsionen, soweit sie hierfür geeignet sind, chirurgisch eröffnet und mit Polyvidon-Jod-Präparaten örtlich versorgt werden (z. B. Braunovidon® Gaze).
Eine konsequente antibiotische Therapie ist vor allem bei Lokalisation der Herde im Gesichtsbereich (Nase, Oberlippe, Ohren) notwendig. Autoinokulation muß vermieden werden, der Kranke selbst und seine Umgebung müssen vor Reinfektion geschützt werden.

1.7 Staphylokokkenbedingtes Syndrom der verbrühten Haut (SSS-Syndrom)

Synonym: Ritter v. Rittershain-Krankheit
Erreger: plasmakoagulase-positiver Staph. aureus

Hierbei handelt es sich um eine ausgedehnte, exfoliative Dermatitis, die sich meist perakut und erythrodermisch bei Neugeborenen manifestiert und mit schwerer Herz- bzw. Kreislaufsymptomatik einhergehen kann. Sie tritt auch bei Kleinkindern und Adoleszenten auf. Erwachsene sind nur ausnahmsweise im Rahmen einer systemischen Immunsuppression, anderer Grundkrankheit etc. betroffen. Die klinische Symptomatik entspricht der eines akuten, medikamentösinduzierten Lyell-Syndroms und ist davon differentialdiagnostisch nur schwer abzugrenzen. Beim SSS-Syndrom ist jedoch die Ablösung der Epidermis als oberflächliche Nekrolyse im oberen Stratum Malpighii lokalisiert, im Gegensatz zur toxischen epidermalen Nekrolyse durch Medikamente (meist Sulfonamide), bei der die Trennung an der dermoepidermalen Zone zu finden ist. Die Erkrankung ist auf das toxisch wirkende *Epidermolysin* oder *Exfoliatin* zurückzuführen, ein Toxin, das von einigen Staphylokokkenstämmen gebildet wird (*S. aureus, Gr. 2, Phagentyp 0 71*), wobei die verantwortlichen Erreger in der Regel nicht an der betroffenen Haut, sondern im Blut (Blutkulturen!) oder in fernliegenden Foci nachweisbar sind, häufig im oberen Nasopharyngealraum (auch Ohren, Konjunktivalsack u. a.). Die Hautläsionen selbst sind vielfach steril oder lediglich superinfiziert.

Behandlung. Die Behandlung ist möglichst frühzeitig mit penicillinasefesten Penicillinen, in der Regel mit Oxacillin oder Flucloxacillin (Staphylex®) einzuleiten, z. B. i.v.-Infusionen tgl. in 8stündigen Abständen mit gleichzeitiger Flüssigkeitszufuhr in ausreichender Menge, evtl. Dicloxacillin: Diclo-Stapenor®. Allgemeininternistische Betreuung ist von Fall zu Fall notwendig. Lokal muß der Patient je nach Ausdehnung der Läsionen in ein mit Metalline® Folie ausgelegtes Bett gelegt werden, als antipyretische Begleitmaßnahme sind nasse Wadenwickel und ggf. Paracetamol (Benuron® Supp.) bei Bedarf zu verabreichen. Nach 8–10 Tagen sollte die Medikation bis zur völligen Abheilung und Negativwerden aller Abstriche bzw. Kulturen oral fortgesetzt werden. Als Alternativmedikamente kommen Cephalosporine in Frage, bei vorliegender Penicillinallergie auch die neueren Makrolidantibiotika, z. B. Clarithromycin (Klacid®).
Bei Neugeborenen und Kleinkindern ist besondere Vorsicht geboten. Der frühzeitige Einsatz der gezielten Antibiose ist hier lebensrettend. Hierzu siehe auch S. 1183.

1.8 Streptokokkenbedingte Impetigo contagiosa und Ecthyma

Erreger: Strept. pyogenes, β-hämolysierende Streptokokken u. a.; oft Mischinfektionen mit Staphylokokken.

Eine *streptokokkenbedingte Impetigo* kann an allen Körperstellen auftreten, je nach Eintrittspforte und Quelle der Infektion. Bei längerem Bestehen wird sie oft mit Staphylokokken kontaminiert, so daß eine gemischte Streptokokken-Staphylokokken-bedingte Pyodermie vorliegen kann. Die Gefahr bei Streptokokken liegt in ihrer Penetrationsfähigkeit mit Übergang in die Lymph- und Blutbahn. Lymphadenopathien sind häufig, und beim Vorliegen β-hämolysierender Stämme ist an eine Streptokokkennephritis (2–5 %), evtl. auch an rheumatisches Fieber zu denken. Eine akute Glomerulonephritis bei jüngeren Individuen ist eher mit einer streptogenen Impetigo der Haut als mit streptogenen Foci des oberen Respirationstraktes kombiniert.
Im eigenen Krankengut fanden sich β-hämolysierende Streptokokken immerhin in *5–10 %* aller Wundabstriche. Häufiger waren bei der mikrobiologischen Analyse Streptokokken im infizierten Instrumentarium, Verbandmaterial etc. nachzuweisen (*S. pyogenes*). Stationäre Patienten mit chronischen Ulzera, Cutis vagantium, Pedikulosis und Skabies sind oft die Quelle.

Behandlung. Therapeutisch wird bei allen streptokokkenbedingten Hautinfekten neben einer lokalen antiseptischen Behandlung die orale oder parenterale Applikation von Penicillin G, ca. 1 Mio. IE/d eingesetzt. Liegt gleichzeitig eine Mischinfektion mit Staphylokokken vor, wird die Verabreichung eines Cephalosporins bzw. von Flucloxazillin empfohlen (s. oben). In jedem Falle sollte man mit dem Einsatz der systemischen Antibiose nicht zögern, um eine hämatogene Streuung der Streptokokken zu vermeiden oder möglichst schnell zu unterbinden, evtl. unter Verabreichung hoher Penicillindosen. Insbesondere Wundinfektionen bei jungen Patienten, Immungeschwächten etc. können ohne adäquate Therapie eine hämatogene Streuung mit foudroyantem Verlauf zeigen.

1.9 Erysipel

Erreger: β-hämolysierende Streptokokken der Gruppe A (S. pyogenes); gelegentlich Mischinfektionen mit Streptokokken der Gruppe B, C und G; seltener Mischinfektionen mit Staphylokokken, Klebsiellen, Haemophilus influenzae (Kinder) u. a.

Das *Erysipel* ist eine nichteitrige Entzündung der Haut mit Beteiligung der Lymphbahnen, die auch als oberflächliche Hautphlegmone aufgefaßt werden kann. Im Gegensatz dazu reicht eine *Zellulitis*, auch als „subkutane Phlegmone" anzusehen, tiefer in das Unterhautgewebe hinein. Dem Erysipel und der Zellulitits gehen häufig minimale Traumen der Haut voraus. Bei beiden zeigt sich eine schmerzhafte Rötung und Schwellung mit unscharfer Begrenzung zur Umgebung. 5–10 % der gesunden Bevölkerung tragen *β-hämolysierende Streptokokken* in ihrer Rachenschleimhaut und sind somit potentielle Infektionsquelle für ein Erysipel; bei Patienten mit manifester Erkrankung erhöht sich dieser Prozentsatz auf bis zu 30 %. Demgegenüber gelten koagulasepositive *Staph. aureus*-Stämme als Hauptverursacher des Erysipels bei Kindern. Andere seltene Erreger eines Erysipels bzw. einer erysipelähnlichen Hautphlegmone sind *Haemophilus influenzae, Klebsiella pneumoniae, Pseudomonas aeruginosa* und *Yersinia enterocolitica*. Haemophilus influenzae Typ B ist der am häufigsten nachgewiesene Erreger von Erysipelaserkrankungen bei Kleinkindern und Neugeborenen; in dieser Altersgruppe läßt er sich in 60 % der Fälle mit Gesichtserysipel isolieren. Die durch Haemophilus, Klebsiellen oder Yersinien verursachten erysipelähnlichen Krankheitsbilder verlaufen häufig hochakut und haben vor allem bei Kranken mit schweren konsumierenden Erkrankungen, z. B. bei Tumorkranken oder bei immunsupprimierten Patienten, eine nicht zu unterschätzende Bedeutung.

Klinisch beginnt das Erysipel als Erythem, das sich peripher schnell ausbreitet; im weiteren Verlauf manifestiert sich das Bild einer akuten Dermatitis mit Spannungsgefühl, Druckschmerz und Überwärmung ohne scharfe Abgrenzung. Typisch sind zungenförmige Ausläufer mit Lymphangitis; schon früh tritt eine Lymphadenitis im regionären Lymphabflußgebiet auf. Die Veränderungen variieren von diskreter Rötung über intensive Inflammation, Blasenbildung, phlegmonöse Entzündung bis zur gangränösen Verlaufsform (*E. bullosum, E. gangraenosum* etc.). Selten können gleichzeitig mehrere Erysipele bei einem Patienten auftreten. Allgemeinsymptome sind hohes Fieber über 39 °C, Schüttelfrost, Lymphangitis und -adenitis. Gefährlich wegen seines schweren Verlaufes ist das über dem Nasensattel beginnende und sich schmetterlingsförmig ausbreitende Gesichtserysipel mit z.T. schwerem, beidseitigem Lidödem. Hier besteht die Gefahr einer Augenbeteiligung und Übergang der Infektion in den Sinus carvernosus. Nach abgelaufener Infektion besteht keine Infektionsimmunität. Es können erneut Erysipele an anderen Stellen wie auch Rezidiverysipele in loco auftreten. Prädisponierende Faktoren (Diabetes, Durchblutungsstörungen, Paresen, Immunschwäche) können hierfür verantwortlich sein und den Verlauf der Infektion beeinflussen. Das *Erysipelas obliterans* führt zum Verschluß der abführenden Lymphbahnen mit persistierender Lymphstauung bis hin zur *Elephantiasis nostras*. Poststreptokokkenerkrankungen wie Myokarditis, Endokarditis oder akute Glommerulonephritis wurden bei einem Erysipel beschrieben.

Tabelle 1.7. Behandlung des klassischen Erysipels

▷ **Klassisches Erysipel**
Penicillin G 1–4 Mio. IE/d über 3–4 Tage, anschließend Penicillin V oral bis zu ca. 10–14 Tagen
(evtl. Benzylpenicillin/Phenoxymethylpenicillin)

▷ **Gesichtserysipel, bei Immunschwäche, Diabetes etc.**
Penicillin G-Kurzinfusion 3 × 10 Mio. IE/d i.v. über 10–14 Tage
Alternativen:
Unacid®, Cephalosporine

▷ **Bei Penicillinüberempfindlichkeit bzw. -allergie**
Erythromycin 4 × 500 mg/d über 14 Tage p.o. bzw. 2 × 1 g Erythrocin® i.v. oder
Clindamycin (Sobelin® 3 × 600 mg/d p.o. oder i.v.) über 14 Tage
Alternativen:
Neue Makrolidantibiotika (Clarithromycin, Roxithromycin)

Behandlung

a) *Allgemeine Maßnahmen.* Patienten mit Erysipel sollten in der Regel stationär behandelt werden, zumal Bettruhe indiziert ist und die häufig betroffenen Extremitäten hochgelagert werden müssen. Beim Gesichtserysipel sind Mundbewegungen möglichst einzuschränken, zusätzlich sollte initial flüssige bzw. passierte Kost verabreicht werden. Bei bettlägerigen Erysipelkranken sollte unabhängig von der Lokalisation eine zusätzliche „low-dose"-Gabe von 2 × 7500 IE Heparin s.c./d verordnet werden. Die Gerinnungshemmung mit Heparin dient einerseits der Thromboseprophylaxe und führt andererseits über eine Verbesserung der Mikrozirkulation im betroffenen Gebiet zu einer adäquaten Antibiotikakonzentration am Infektionsort und damit zu einer schnelleren Abheilung.

b) *Lokale Maßnahmen.* Initial sind feuchte Umschläge evtl. unter Zusatz von Chloramin-, Chinolinsulfat-, Ichthyol®-Lösungen, Rivanol® o. ä., indiziert. Anschließend werden in Abhängigkeit von der Morphe und der Lokalisation des Erysipels Antiseptika, z. B. 3–5 % Clioquinol in Cremegrundlage oder in Lotio appliziert. Weiterhin muß eine Mitbehandlung der Eintrittspforte erfolgen, d. h. Sanierung von Interdigitalmykosen, Therapie von Rhagaden und Ulcera crurum sowie Beseitigung begünstigender Faktoren, z. B. Kompressionsbehandlung bei Lymphstauung.

c) *Systemische Antibiose.* Ein unbehandeltes Erysipel hat auch heute noch eine relativ hohe Letalität. Daher ist eine rasch einsetzende systemische Antibiose notwendig, wobei die Wahl des Antibiotikums von der Lokalisation und – falls der Nachweis gelingt – von der Erregerkonstellation abhängig ist. Generell gilt, daß sich der klinische Befund 24–48 h nach Therapiebeginn deutlich gebessert haben muß; sonst ist eine Umstellung auf ein anderes Antibiotikum erforderlich.
Beim unkomplizierten, klassischen Erysipel ist als Therapie erster Wahl die Verabreichung von Penicillin G 1–4 Mio. IE/d über ca. 10 Tage erforderlich. Wir verordnen gern das Medikament während der ersten 3–4 Tage i.m. oder i.v., um anschließend die Medikation mit Penicillin V oral

bis zu insgesamt 10 Tagen fortzusetzen. Bei ausgedehntem Befall sowie bei älteren, immungeschwächten oder anderweitig gefährdeten Kranken wird die Dosis auf 4 Mio. IE/d erhöht und die Behandlung mit dieser Dosis über 10 Tage parenteral als i.m.- oder i.v.-Injektion zu Ende gebracht, je nach klinischem Befund. Die Dosiserhöhung wird auch vorgenommen, wenn beim Erysipel an den unteren Extremitäten durch ein postthrombotisches Syndrom oder durch beginnende Einschränkung der Mikrozirkulation eine verminderte Bioverfügbarkeit am Ort angenommen wird.

Beim fortgeschrittenen Gesichtserysipel oder bei sonstigen schweren Komplikationen, z. B. nekrotisierenden Läsionen bei Diabetes etc., werden von uns 3×10 Mio. IE Penicillin G i.v. als Kurzinfusion täglich über ca. 7–10 Tage verabreicht. Die hochdosierte Penicillintherapie des Erysipels bevorzugen wir gerade in letzter Zeit häufiger, da wir nach niedrigen Dosen vermehrt verzögerte Abläufe sehen. Liegen ausschließlich Streptokokken vor, sind die Gewebekonzentrationen ausreichend, doch bei atypischem klinischem Bild mit unklarem Erregerspektrum ist entweder eine hohe parenterale Dosierung von Penicillin G oder aber der Einsatz penicillinaseresistenter Penicilline erforderlich.

In solchen Fällen sollte eher eine Kombinationsbehandlung aus Flucloxacillin (Dosis: 3×1 g/d i.v.) und Ampicillin (Dosis: 3×1 g/d i.v.) angestrebt werden. Dieses ist vor allem dann erforderlich, wenn Erysipele bei vorbestehendem Ulcus cruris auftreten und chronische Infektionen als Mischinfektionsquellen vorliegen. Alternativ kann auch ein Kombinationspräparat, bestehend aus Ampicillin und Sulbactam (Unacid®; Dosis: initial $3 \times 1,5$ g/d i.v. für 5 Tage, anschließend $2 \times 0,375$ g/d p. o. für 5 Tage), eingesetzt werden.

● Bei *Penicillinunverträglichkeit* bzw. *-allergie* ist eine Umstellung der medikamentösen Behandlung auf Erythromycin 4×500 mg p.o. oder 2×1 g i.v./d möglich. Alternativ ist bei Mischinfektionen auch Clindamycin (Dosis $3 \times 0,6$ g/d i.v.) wirksam. Der Vorteil von Clindamycin ist neben seinem breiten Wirkungsspektrum auch seine gute Bioverfügbarkeit im Gewebe. Bei schweren Verläufen mit Neigung zur nekrotisierenden Fasziitis empfehlen wir bei Verdacht auf Penicillinüberempfindlichkeit die Kombination von Clindamycin (Dosis: $3 \times 0,6$ g/d i.v.) mit Cephalosporinen, z. B. Cefuroxim (Zinacef®; Dosis: $3 \times 1,5$ g/d i.v.). An Kreuzallergien zum Penicillin ist allerdings bei der Verordnung von Cephalosporinen immer zu denken.

● Bei Therapieresistenz infolge *multiresistenter Staphylokokkenstämme* können Vancomycin (Dosis: $2 \times 0,5$ g/d i.v.) und Rifampicin (Dosis: $3 \times 0,3$ g/d p.o.) bzw. Teicoplanin (Targocid®; Dosis: initial $2 \times 0,4$ g/d i.v., anschließend $1 \times 0,4$ g/d i.v.) eingesetzt werden. Die letzteren beiden Kombinationen sollten allerdings nur als *Reserveantibiotika* bei schwersten Verläufen in gesonderten Isolierstationen stationär zur Anwendung kommen. Wegen der Gefahr einer Abszedierung oder eines Rezidivs darf die Therapie nicht zu früh abgebrochen, sondern soll über mindestens 3 Wochen fortgesetzt werden.

Sonderformen und Rezidive

a) Aufgrund seines schweren Verlaufes und der häufigen Manifestation im Kleinkindesalter nimmt das durch *Haemophilus influenzae* ausgelöste phlegmonöse Erysipel eine Sonderstellung ein. Neben einer evtl. notwendigen, invasiven chirurgischen Behandlung kann hier eine intensive kombinierte Antibiotikatherapie mit Cephalosporinen (Cefuroxim, Cefotiam) und einem Gyrasehemmer (Ofloxacin, Tarivid®; Ciprofloxacin, Ciprobay®) indiziert sein. Cefuroxim und Cefotiam werden auch immer dann verwendet, wenn Gyrasehemmer kontraindiziert sind, z. B. bei Kindern, Allergien, zerebralem Anfallsleiden. Bei bekannter Penicillinallergie kann alternativ Sulfamethoxazol/Trimethoprim eingesetzt werden.

b) Erysipele, die erfahrungsgemäß aufgrund ihrer Lokalisation einen schwerwiegenden Verlauf zeigen können, wie z. B. das *periorbitale Erysipel* oder das *Larynxerysipel*, sollten bereits initial mit einer Antibiotikakombination behandelt werden, die gleichzeitig gegen Streptokokken, Haemophilus influenzae und Staphylokokken wirksam ist; auch hier müssen Kombinationen von Cefuroxim mit penicillinasefesten Penicillinen und/oder einem Gyrasehemmer erwogen werden.

c) Bei Patienten mit *rezidivierenden Erysipelen* (2 oder mehr Rezidive innerhalb eines Jahres) ist

Tabelle 1.8. Therapeutische Alternativen bei rezidivierendem Erysipel (nach erfolgter Standardtherapie)

1. Benzylpenicillin-Benzathin 1,2 Mio. IE (Tardocillin®) i.m. alle 4 Wochen über 3–6 Monate
2. Erythromycin 1 × 1 g p.o./d über 5 Tage alle 4 Wochen über 6 Monate
3. Phenoxymethylpenicillin 0,25–0,5 Mio. IE p.o./d über 6 Monate evtl. zusätzlich
4. Sulfamethoxazol/Trimethoprim, z. B. Bactrim® forte Drg. 2 × 1/d als Langzeitprophylaxe

eine *Langzeitprophylaxe* mit Benzathin-Penicillin (Tardocillin® 1200 i.m.) über mehrere Monate indiziert. Ohne diese treten in 50 % der Fälle immer wieder Rezidive auf. In zweiter Linie kommen hierfür auch Phenoxymethylpenicillin, Erythromycin sowie Sulfamethoxazol/Trimethoprim (bei Penicillinunverträglichkeit oder/und Wirkungslosigkeit von Erythromycin) in Frage (Tabelle 1.8). In Einzelfällen wurde eine erfolgreiche Langzeitprophylaxe durch eine Immunisierung mit polyvalenten Streptokokkenvakzinen (Immunität gegen M-Protein), wobei das Präparat alle 4 Wochen über 1 Jahr lang verabreicht wurde.

Die angegebenen Medikamente und Dosierungen gelten für Erwachsene mit normaler Nieren- und Leberfunktion. Bei Kindern und Jugendlichen ist eine gewichts- bzw. körperoberflächenorientierte Dosisanpassung erforderlich. Die Therapieergebnisse sind nicht nur von der Wahl der systemischen antibiotischen Langzeitbehandlung, sondern auch von einer konsequenten Kontrolle bzw. Nachbehandlung der Terrainfaktoren und Begleiterkrankungen abhängig.

1.10 Nekrotisierende Fasziitis

Synonym: Streptokokkengangrän

Bei der nekrotisierenden Fasziitis handelt es sich um eine tief lokalisierte Phlegmone, die sich entlang der Faszie abspielt und auch die darunterliegenden Strukturen miterfassen kann. Ursache ist meist die Inokulation einer Vielzahl virulenter Erreger einschl. Staph. aureus, β-hämolysierende Streptokokken, E. coli, Enterokokken und Klebsiellen. Zusätzlich kann Pseudomonas vorkommen. Die Erkrankung zeigt schnell eine zentrale Nekrose, die sich allmählich demarkiert. Oft sind ältere Menschen betroffen, die in ihrer Abwehrkraft geschwächt sind. Die phlegmonös-nekrotisierenden Herde sind oft an den Beinen zu finden, wobei anfangs ein Erysipel angenommen wird. Übergänge zum bullös-nekrotisierenden Erysipel kommen immer wieder vor, so daß die zwei Krankheitsbilder schwer voneinander abzugrenzen sind.

Behandlung. Die nekrotisierende Fasziitis muß als schwere Mischinfektion der Weichteile möglichst frühzeitig mit Breitbandantibiotika behandelt werden. Wir empfehlen stets stationäre Aufnahme, Abnahme von Material zur bakteriologischen Untersuchung aus der Tiefe und Einsatz einer kombinierten antibiotischen Behandlung, wie sie in der Tabelle 1.9 angegeben wird.

Die Patienten müssen bis zur Abheilung der akuten Symptomatik (Fieber, Ödem etc.) und Demarkierung der Nekrose im Bett bleiben. Anschließend muß unter der antibiotischen Abdeckung die Nekrose abgetragen und die daraus entstandene Ulzeration lokal behandelt und gesäubert werden. Unterstützende Maßnahmen, insbesondere die scharfe Einstellung eines begleitenden Diabetes, Gewichtsabnahme bei Überge-

Tabelle 1.9. Behandlung der nekrotisierenden Fasziitis bzw. von erysipelähnlichen Phlegmonen durch andere Erreger bzw. Mischinfektionen

I. Wahl
Flucloxacillin (Staphylex®) 3 × 1–2 g i.v./d in Kombination mit Amoxicillin (Clamoxyl®), 3 × 1–2 g/d i.v. bzw. p.o.; oder Amoxicillin + Clavulansäure (Augmentan®) 3 × 1 g i.v./d evtl. auch p.o.

II. Wahl bzw. Alternativen
a) Ampicillin + Sulbactam (Unacid®) 3 × 1,5 g i.v./d über 5 Tage, anschließend Dosisreduzierung über 2 × 0,375 g p.o./d über weitere 5 Tage
b) Clindamycin (Sobelin®) 3 × 600 mg i.v./d über 10 Tage
c) Gyrasehemmer: Ciprofloxacin, Ciprobay®, 2 × 500 mg p.o./d über 10 Tage

wicht etc. sind eine wichtige Voraussetzung. Die operative Deckung des Defektes muß längerfristig angestrebt werden, damit Komplikationen möglichst vermieden werden. Insbesondere Superinfektionen, Thrombosen bei längerer Bettlägerigkeit und Arzneimittelnebenwirkungen kommen vor.

1.11 Gramnegativer Fußinfekt

Synonym: Gramnegative „toeweb infection"

Hierbei handelt es sich um die Kolonisation einer bereits bestehenden Interdigitalmykose mit gramnegativen Erregern, z. B. Pseudomonas, Klebsiella, Enterobakter, Proteus u. ä. Meistens ist der Befall beidseitig zu finden, in typischen Fällen sind die Vorfüße gerötet, geschwollen, und aus den Interdigitalräumen quillt Pus heraus. In der Anamnese sind der akuten Erkrankung vielfach Lokalbehandlungen und diverse antibakteriell-antimykotische Maßnahmen oder auch eine systemische Antibiose vorausgegangen. Oft leiden die Patienten an Hyperhidrosis, die zur Mazeration der Interdigitalräume führt und das Wachstum von Pseudomonas begünstigt.

Behandlung. Therapeutisch muß der akute Prozeß durch austrocknende Lokalmaßnahmen angegangen werden. Wir bevorzugen, die Patienten kurzfristig stationär aufzunehmen und die Vorfüße mit 0,5–1 % Brillantgrünlösung zu pinseln, wobei Leinenläppchen zwischen die Zehen eingelegt werden. Auch Vioform® Lotio oder desinfizierende Umschläge bzw. Salbenverbände (z. B. Polyvidon-Jod) kommen in Betracht. Die Lokalanwendung von Gentamicin ist zwecklos. Innerlich wird man die Antibiose auf das Erregerspektrum abstimmen und eine Breitbandantibiose bevorzugen. Da in vielen Fällen Pseudomonas vorliegt, wurden noch vor wenigen Jahren Gyrasehemmer regelmäßig eingesetzt (Ofloxacin: Tarivid®, Ciprofloxacin: Ciprobay®), doch bereits 1992 waren gerade die Pseudomonasstämme aus Hautisolaten in unserer Berliner Klinik nur noch zu 59 % auf Ofloxacin und zu 68 % auf Ciprofloxacin empfindlich und hatten somit die geringste Ansprechbarkeit von den Isolaten aller anderen Abteilungen im Universitätsklinikum. Auch die S. aureus-Stämme aus der Haut waren gegenüber Gyrasehemmern am wenigsten empfindlich.

Behandlung der Wahl bei Pseudomonasinfektionen der Haut wäre nach den Ergebnissen unserer Erregerstatistik 1992 (Institut für Mikrobiologie der Freien Universität Berlin) Piperacillin (Pipril®), Ceftazidim (Fortum®) oder auch bei Hautisolaten Amikacin (Biklin®). Hochwirksam war Tobramycin, insbesondere aber weiterhin Imipenem, das für schwere Infektionen als Reservepräparat vorbehalten bleibt. Beim gramnegativen Fußinfekt wird man nur dann auf eine parenterale, gezielte Antibiose zurückgreifen, wenn die Infektion mit austrocknenden, lokaldesinfizierenden Maßnahmen allein nicht zu beherrschen ist.

1.12 Chronisch-vegetierende Pyodermien

Chronisch-vegetierende Pyodermien sind meistens komplizierte Krankheitsbilder, die zum Teil eine pyodermische, zum anderen Teil aber eine vaskulitische Komponente zeigen und Ausdruck immunologischer Prozesse an der Haut sind. Vielfach liegen den Hautveränderungen Autoimmunkrankheiten (Colitis ulcerosa, M. Crohn, Paraproteinämien, Überlappungssyndrome etc.) zugrunde. Die ulzerös-gangränösen Läsionen sind meistens scharf demarkiert mit phlegmonös-interminierten Rändern, die teilweise Fisteln zeigen, woraus sich Eiter ausdrücken läßt. Histologische Untersuchung aus dem Randgebiet ist unerläßlich. Mikrobiologische Kulturversuche lassen eine unterschiedliche Mischflora nachweisen, die je nach Dauer, Standort etc. variiert.

Behandlung. Die Behandlung richtet sich auf die Säuberung und Lokaldesinfektion der Läsionen, wichtiger ist jedoch die Auffindung und Behandlung der Grundkrankheit. Neben einer evtl. notwendigen systemischen Antibiose sind in der Regel immunsuppressive Kombinationsbehandlungen (Kortikosteroide + Immunsuppressiva) angezeigt und erfolgversprechend.

Literatur

Baddour M, Bisno AL (1985) Non group A beta-haemolytic streptococcal cellulitis. Am J Med 79: 155–159

Bernhard P, Bedane C, Mounier M et al. (1989) Streptococcal cause of erysipelas and cellulitis in adults. Arch Dermatol 125: 779–782

Bernhard P, Denis F, Fayol J, Bonnetblanc JM (1987) Increase in incidence of necrotizing fasciitis is not correlated to that of streptococcal bacteraemia or erysipelas. Dermatologica 175: 258–260

Blanc MF, Janier M (1986) Staphylococcies exfoliantes de l'adulte. Ann Dermatol Venereol 113: 833–843

Chartier C, Grosshans E (1990) Erysipelas. Int J Dermatol 29: 456–467

Elias PM, Fritsch P, Epstein EH (1977) Staphylococcal scalded skin syndrome: clinical features, pathogenesis and recent microbiological and biochemical developments. Arch Dermatol 113: 207–209

Fetscher I, Brenke A, Winter H (1993) Das nekrotisierende Erysipel. Dermatol Monatsschr 179: 139–142

Keefe M, Wakeel RA, Kerr RE (1989) Erysipelas complicating chronic discoid lupus erythematosus of the face – a report and review of erysipelas. Clin Exp Dermatol 14: 75–78

Kremer M, Zuckermann R, Avraham Z, Raz R (1991) Long-term antimicrobial therapy in the prevention of recurrent soft-tissue infections. J Infect 22: 37–40

Nohlgard C, Bjorklind A, Hammar H (1990) Group G streptococcal infections on a dermatological ward. Acta Derm Venereol 72: 128–130

Ochs MW, Dowick MF (1991) Facial erysipelas: report of a case and review of the literature. J Oral Maxillofac Surg 49: 1116–1120

Redelmeier DA, Sox HC (1990) The role of skin testing for penicillin allergy. Arch Intern Med 150: 1939–1945

Sjöblom AC, Bruchfeld J, Erikson B et al. (1992) Skin concentrations of phenoxylpenicillin in patients with erysipelas. Infection 20: 30–33

Taieb A (1986) Syndrome des enfants ébouillantés ou staphylococcal scalded skin syndrome. Ann Dermatol Venereol 113: 1167–1168

Tebbe B, Wagner J, Orfanos CE (1995) Erregerspektrum von Hautinfektionen und Resistenzverhalten von Staphylococcus aureus und Pseudomonas aeruginosa. Z. Hautkr. 70: 38–42

Farbabbildungen

1 Gesichtserysipel

2,3 Karbunkel, positiver mikrobieller Befund für Staphylococcus aureus

4,5 Sporotrichoide Pyodermien bei einem HIV-positiven Patienten mit i.v.-Drogenabusus. Mikrobiologisch: Mischflora mit Staphylococcus aureus und Enterokokken

Farbabbildungen

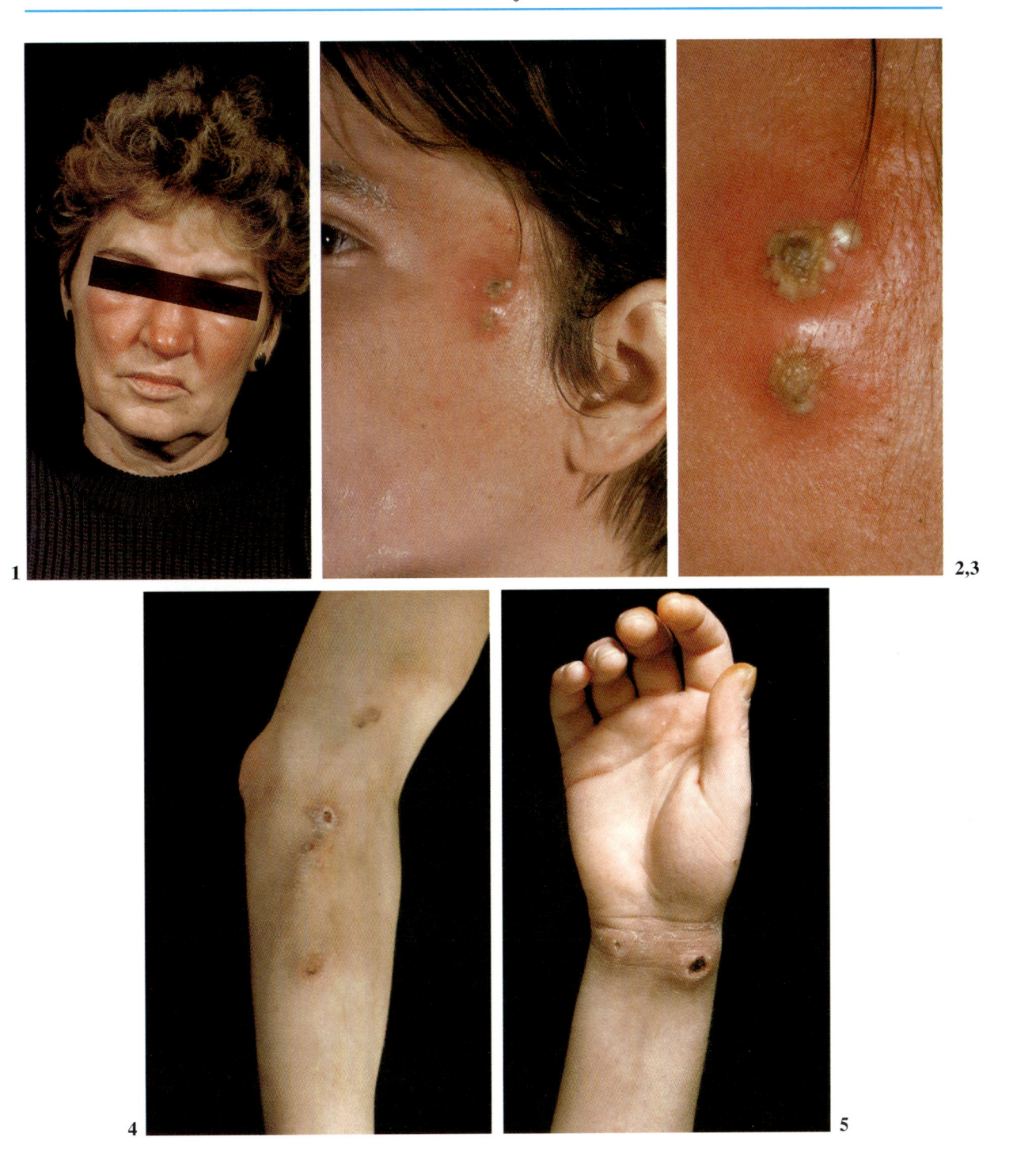

Kapitel 2 Pilzinfektionen

2.1	Allgemeines	20
2.2	Candida-Infektionen (Candidosen)	21
2.2.1	Allgemeines	21
2.2.2	Intertriginöse, inguinale und anogenitale Candidosen	23
2.2.3	Nagelcandidose	24
2.2.4	Chronische mukokutane Candidose	24
2.2.5	Systemische Candidose	28
2.3	Dermatophytosen	31
2.4	Pityriasis versicolor	34
2.5	Onychomykose	36
2.6	Sonstige oberflächliche Pilzinfektionen	40
2.7	Subkutane Mykosen	40
2.7.1	Sporotrichose	40
2.7.2	Chromoblastomykose	42
2.8	Systemische Mykosen	43
2.8.1	Aspergillose	44
2.8.2	Kryptokokkose	44
2.8.3	Histoplasmose	46
2.8.4	Kokzidioidomykose	47
2.8.5	Parakokzidioidomykose	47
2.8.6	Blastomykose	48
2.9	Andere seltene Mykosen	49

2.1 Allgemeines

Pilze sind ubiquitär in unserer Umwelt vorhandene Organismen. Sie können in die Haut, in das Haar und in die Nägel des Menschen eindringen, ernähren sich mittels Keratinaseaktivität von Eiweißspaltprodukten des Keratins und werden direkt vom Erdreich oder durch Tier-zu-Mensch- bzw. durch Mensch-zu-Mensch-Kontakte übertragen. Pilze vermehren sich in der Regel durch *Sporen*, die oft in großen Mengen gebildet werden. Aufgrund der geringen Größe (5–25 µm) werden Pilzsporen über weite Strecken durch die Luft transportiert („airborne"). Sie werden inhaliert und können allergische Reaktionen der oberen und unteren Luftwege hervorrufen, einschl. Asthma und Rhinitis (Aspergillus, Cladosporium), oder aber Infektionen der Lunge als erstem Manifestationsorgan.

Der häufigste Pilz, der als Erreger heute in Europa beim Menschen Hautinfektionen hervorruft, ist das *Trichophyton rubrum*, ein ausgesprochen anthropophiler Dermatophyt. Anthropophile und zoophile Pilzarten lassen sich grundsätzlich unterscheiden, doch sind dies keine spezifischen, sondern zeitlich alternierende Eigenschaften, die auch gleichzeitig vorkommen können. Im europäischen Raum sind als zoophile Dermatophyten vor allem das *Trichophyton verrucosum*, Varianten des *Trichophyton mentagrophytes* sowie das *Microsporon canis* bekannt. Zoophile Dermatophyten sind obligat pathogen, während andere Spezies, z. B. *Cryptococcus neoformans* u. a., nur dann Erkrankungen beim Menschen hervorrufen, wenn die Immunabwehr stark geschwächt ist. Auch *Candida*spezies sind fakultativ pathogen, doch für ihr Wachstum genügt bereits eine nur geringe Minderung der Abwehrkraft. Insgesamt hängt die Pathogenität von Pilzen stark von der Interaktion mit dem Wirt, dem Klima und den Lebensbedingungen etc. ab.

Tabelle 2.1. Erreger kutaner Pilzinfektionen beim Menschen

I. Dermatophyten (häufig)
Trichophyton spp.
(T. rubrum, T. mentagrophytes, u. a.)
Microsporon canis
Epidermophyton floccosum
Keratinomyces ajelloi
II. Hefen (häufig)
Candida spp.
Torulopsis glabrata
Cryptococcus neoformans
Ferner: Rhodotorula, Trichosporon u. a.
III. Schimmelpilze (seltener)
Aspergillus spp., Fusarium, Cladosporium, Geotrichum,
Madurella, Penicillium spp., Phialophora, Scopularopsis,
Monosporium, Cephalosporium,
Chrysosporium, Piedraia hortae,
Zygomycetes u. v. a.

Die meisten Pilzinfektionen beim Menschen sind *oberflächlich*. Dazu gehören die Infektionen durch Dermatophyten (Tinea), Candida (Candidiasis) und Pityrosporon ovale (Pityriasis versicolor). Ferner kommen *subkutane* Mykosen vor, meist durch seltenere Pilzarten, z. B. Sporotrichose, Chromoblastomykose u. a. *Systemische Mykosen* nehmen, nicht zuletzt wegen häufiger auftretender Immunschwächezustände, weltweit an Häufigkeit und Bedeutung zu. Die weitverbreitete Anwendung wirksamer Antibiotika, Immunochemotherapien und auch die HIV-Infektion sind hierfür ausreichende Gründe. Für die Behandlung der diversen Pilzinfektionen des Menschen stehen allerdings heute hochpotente Medikamente zur Verfügung (Tabelle 2.2), insbesondere die neuen Imidazole. Weitere wirksame Substanzen aus dieser Gruppe sind zur Zeit noch in Entwicklung bzw. in klinischer Erprobung wie Cilofungin, Saperkonazol, Sertakonazol, Genakonazol u. a.

Während die Polyenantibiotika oral nicht resorbierbar und nur für die lokale Behandlung (Mundsoor, gastrointestinale Candidose) geeignet sind, werden mehrere Imidazolderivate durch den Darm aufgenommen und haben durch ihre Lipophilie eine gute Bioverfügbarkeit in der Haut und ihren Adnexen (z. B. Nagel).

Andere antimykotisch wirksame Substanzen sind Allylamine, Pyridone, undezylensaures Haloprogin, Morpholine, halogenierte Quinolinderivate u. v. a. Demgegenüber ist das ältere Griseofulvin kaum noch in Gebrauch.

Tabelle 2.2. Gruppen wirksamer Antimykotika für die lokale bzw. systemische Anwendung

Substanz bzw. Substanzgruppe	Dermatophyten	Hefepilze	Schimmelpilze	
Griseofulvin	+	–	–	Nur noch selten in Anwendung; (z. B. Tinea capillitii)
Pyridone (Ciclopiroxolamin)	+	–	–	Auch antimikrobiell und antientzündlich wirksam
Polyenantibiotika (Nystatin, Natamycin, Amphotericin B, Flucytosin)	–	+	(+)	Keine orale Resorption; nur lokale Wirkung
Allylamine (Naftifin, Terbinafin)	+	–	+	Lokal und systemisch wirksam
Imidazole/Azole[a]	+	+	+	Breitspektrum! Hohe Lipophilie, Langzeitwirkung
Morpholine (Amorolfin)	+	+	–/(+)	Penetration in das harte Nagelkeratin; Langzeitwirkung

[a] Hierzu gehören zahlreiche Wirkstoffe, die ein nahezu identisches Wirkungsspektrum haben, bei unterschiedlicher Bioverfügbarkeit: Clotrimazol, Miconazol, Isoconazol, Econazol, Bifonazol, Ketoconazol, Saperconazol, Fenticonazol u. a. zur *lokalen* sowie Miconazol, Ketoconazol, Itraconazol und Fluconazol zur *systemischen* Anwendung.

Antimykotische Wirkung. Die Stoffgruppen, die zur Bekämpfung von Pilzinfektionen eingesetzt werden, konzentrieren sich in ihrem Wirkungsmechanismus auf die Plasmamembran der Pilzzellen. *Polyenantibiotika* wie das Amphotericin B, Nystatin etc. gehen mit dem Ergosterol eine irreversible Komplexverbindung ein, die zu Störungen der Permeabilität und anderer Kontrollfunktionen der Plasmamembran führt. Dabei ist die Größe des Makrolidringes für den antimykotischen Effekt ausschlaggebend. Die große Gruppe der *Azole* hemmt bereits die Synthese des Ergosterol als Membranbaustein und verhindert den weiteren Aufbau der Plasmamembran. Im besonderen wird die Demethylierung des Lanosterols unterbunden, die 14α-Methylsterole häufen sich in der Pilzzelle an und führen zu ihrem Tod. Die Pilzzelle kann keine Membran aufbauen und geht somit ein. Zugleich kann von einzelnen Vertretern dieser Gruppe auch die Triglyzerid- und Fettsäuresynthese beeinflußt werden. Die *Allylamine* hemmen die Squalenepoxidase selektiv, auch hier führt die intrazelluläre Akkumulation von Squalenen zum Zelltod. Eine andere Wirkung haben *Pyrimidine*, z. B. das Flucytosin: Hier wird die Substanz intrazellulär zu 5-Fluorurazil metabolisiert, dessen falscher Einbau in die DNS ihre weitere Synthese hemmt. Eine Resistenz kann demnach bei diesem Medikament häufiger auftreten als bei den erstgenannten Antimykotika. Wichtige Parameter für die antimykotische Wirkung ist ihre Hydro- bzw. Lipophilie, die ihre Bioverfügbarkeit steuert.

Die *Nebenwirkungen* der anderen *Antimykotika* sind insgesamt gering, besonders muß auf Leberschäden geachtet werden; an allen Fällen ist eine intakte Leberfunktion vor Therapiebeginn vorauszusetzen.

2.2 Candida-Infektionen (Candidosen)

2.2.1 Allgemeines

Unter Candidosen versteht man Infektionen, die meist durch *Candida albicans*, aber auch durch eine Vielzahl anderer, opportunistisch wachsender Candidaspezies (*C. stellatoidea, C. krusei, C.*

Tabelle 2.3. Klinische Manifestationen von Candidainfektionen

> **Orale Candidose** (Mundsoor)
>   Cheilitis, Gingivitis, Stomatitis, Glossitis,
>   Tonsillitis, Pharyngitis,
>   dazu: Oropharyngeale, intestinale Candidose
> **Intertriginöse Candidose**
>   perianal, inguinal, genitokrural, submammär,
>   axillär, retroaurikulär
> **Anogenitale Candidose**
>   Proktitis, Periproktitis, Balanitis, Balanoposthitis,
>   Vulvitis, Vulvovaginitis
> **Candidaonychie und Paronychie** (Nagelcandidose)
> **Chronische mukokutane Candidose**
> **Systemische Candidose**
>   einschl. Organcandidosen: z. B. Lungencandidose,
>   hepatolienale Candidose u. a.

parapsilosis, C. tropicalis, Torulopsis glabrata u. v. a.) hervorgerufen werden. Der ohnehin in der Mundhöhle, im Magendarm sowie in der Vagina oft vorhandene Hefepilz (ca. 30 %) vermehrt sich unter besonderen Bedingungen und nimmt parasitär-pathogenen Charakter an (Mundsoor, Angulus infectiosus, Erosio interdigitalis). Candida vermag unter Umständen Haut und ihre Anhangsgebilde, sämtliche hautnahen Schleimhäute sowie mehrere viszerale Organe (Ösophagus, Trachea, Lunge u. a.) zu besiedeln und ein bemerkenswert breites Spektrum von Erkrankungen hervorzurufen (Tabelle 2.3).

Candidaspezies sind durch ihren *Dimorphismus* gekennzeichnet, d. h. sie zeigen sowohl hefeartige wie auch hyphenartige Wachstumsformen: *Blastokonidien* einerseits und *Myzelien* andererseits. Dabei sind die Myzelien für das lokale Wachstum, d. h. die lokale Infektion und die Blastokonidien für die Dissemination von Candida verantwortlich.

Insbesondere Schwangerschaften, Stoffwechselerkrankungen, Endokrinopathien (Adipositas, Diabetes), Infektionskrankheiten, Tumoren (Lymphome, Thymome) und Immundefekte vermögen das Auftreten einer Candidose zu begünstigen. Als lokal begünstigende Faktoren gelten mechanische Reizung (z. B. Mundprothesen), Okklusion, Feuchtigkeit bzw. feuchte Wärme (z. B. vermehrtes Schwitzen, nässende Ekzeme). Der Befall von Hautfalten bei adipösen Individuen, möglicherweise bei gleichzeitigem latentem oder manifestem Diabetes, ist für eine Candidose charakteristisch. Hinzu kommen zwei prädisponierende Faktoren:
a) die Gabe von Medikamenten, insbesondere von *Östrogenen* und *Antibiotika* und
b) alle Faktoren, die zur *langanhaltenden Hemmung der Phagozytosemechanismen* und damit zur *Immunsuppression* führen.

Zu den letzteren gehören postoperative Zustände, schwere Ernährungsstörungen bzw. Kachexie, längere Gabe von Kortikosteroiden bzw. anderen Immunsuppressiva und schließlich angeborene und erworbene Immundefekte. Eine *chronisch-mukokutane Candidose* geht in der Regel mit Defekten der zellulären und humoralen Immunität, Endokrinopathien, Gammopathien und diversen Defekten der neutrophilen Aktivität einher, bei denen Chemotaxis und Elimination der Pilze ungenügend sind. Beispielsweise Nezelof-Syndrom, DiGeorge-Syndrom, familiäre infantile Granulomatose, Candidaendokrinopathiesyndrom und andere Krankheitsbilder mit und ohne nachweisbaren Immundefekt gehören dazu. Insgesamt kündigen ausgedehnte Candidosen relativ zuverlässig eine zugrundeliegende Störung der Abwehrlage des Körpers an. Das Vordringen von Candidapilzen in die Tiefe kann zu *Granulomen* bis zur hämatogenen Streuung und *Sepsis* führen. Wiederholte Schübe von Candidosen müssen als Warnzeichen gelten und erfordern eine gründliche Durchuntersuchung der Betroffenen.

Behandlung. Die Behandlung einer ausgedehnten Candidose setzt zunächst die Erkennung und möglichst die Behandlung aller zugrundeliegenden Faktoren voraus, die das Wachstum von Candida begünstigen und die Infektion unterhalten. Insbesondere Antibiotika und Immunsuppressiva (Kortikosteroide, Zytostatika, Cyclosporin A) müssen nach Abwägung des Gesamtzustandes des Kranken möglichst abgesetzt werden; ein vorhandener Diabetes muß reguliert, ein latenter diätetisch angegangen werden. Vielfach wird auf unspezifisch wirkende, lokal desinfizierende *Farbstofflösungen* zur Behandlung einer kutanen Candidosis zurückgegriffen, wie etwa Pyoktanin- bzw. Gentianaviolettlösung (0,5–2,0 %), auch Castellani-Lösung u. ä., die durchaus effektiv und preiswert sind.

Auch lokale Antiseptika wie chlorhexidin- und Polyvidon-Iod-haltige Präparate sind bewährte Anticandidamittel zur lokalen Applikation. Bei Säuglingen hat sich auch Pyoktanin als 0,5%ige Lösung sowie Boraxglycerin (1:1) bewährt, z.B. bei Affektionen im Bereich der Schleimhäute.

Gezielt wirksam bei Candidosen sind:
- *Nystatin,*
- *Amphotericin B* und
- *Flucytosin*
- sowie *einige neuere Imidazolderivate* (z.B. Itraconazol, Fluconazol).

Das klassische Mittel zur Anwendung bei allen Formen von Candidosen der Haut und der hautnahen Schleimhäute ist *Nystatin*, ein Polyenmakrolid, das in niedrigen Konzentrationen fungistatisch und in höheren fungizid wirkt (Dosis p.o.: 4–6 Mio. IE/d); dabei werden sowohl wachsende als auch ruhende Pilzzellen betroffen. Die Substanz ist als Creme, Paste, Suspension wie auch als Dragees, Filmtabletten, Aerosol oder als steriles Pulver erhältlich. Oral eingenommen wird Nystatin nicht resorbiert, sondern wirkt lediglich lokal sowie im gesamten Gastrointestinaltrakt (Moronal® 3 × 2 Drg./d). Die Nebenwirkungen sind gering. Bei wiederholten Candidainfektionen im Mund- bzw. im Magendarmbereich muß zur Behandlung auch eine unterstützende Diät empfohlen werden. Insbesondere Zucker (außer Milchzucker) begünstigen das Wachstum von Hefepilzen (z.B. süße Fruchtsäfte vermeiden!).

Eine weitere Möglichkeit zur Behandlung einer oralen oder gastrointestinalen Candidose ist die orale Anwendung von *Amphotericin B*: Amphomoronal® 4 × 1 Tabl. oder Lutschtbl. à 10 mg über 2 Wochen im Mund zergehen lassen; evtl. 4 × 1 ml Suspension in die Mundhöhle träufeln über 2 Wochen. Zur Prophylaxe genügt die Hälfte der Dosis. An eine zugrundeliegende therapeutische Immunsuppression, falsche Diät und Medikamente ist vor allem bei jüngeren Individuen zu denken.

Itrakonazol und *Flukonazol* werden in der Regel für ausgedehnte mukokutane und Organkandidosen vorbehalten bleiben. Für einen ausgedehnten Schleimhautbefall, z.B. Candidaösophagitis, steht auch Diflucan® Saft zur Verfügung.

2.2.2 Intertriginöse, inguinale und anogenitale Candidosen

Eine *mukokutane Candidose mit intertriginöser, inguinaler bzw. anogenitaler Lokalisation* tritt häufig, z.B. bei Frauen nach dem Gebrauch von oralen Kontrazeptiva bzw. während der Schwangerschaft auf. Warme Klimazonen begünstigen das Wachstum. Bei bestehender Adipositas ist eine Gewichtsreduktion anzustreben. Als behandlungsbegleitende Maßnahme bewährt es sich, auf die Gewohnheiten der Kranken einzugehen und durch entsprechende Beratung bzw. Lebensführung vermehrtes Schwitzen zu vermeiden. Bei körperlichen Aktivitäten ist auf verstärkte Hygiene zu achten, die betroffenen Stellen sollten häufig trocken abgetupft und auch mit einem einfachen Körperpuder (z.B. Babypuder) trockengehalten werden.

Für einfache Formen einer *Candidaintertrigo* im submammären bzw. im abdominellen und inguinalen Bereich adipöser Menschen sind Pinselungen mit 0,5%iger *Brillantgrünlösung* in der Regel hilfreich. Die früher gern verordnete *Castellani-Lösung* (= Borsäure, Phenol, Resorcin in Acetonalkohol) kommt heute nur noch selten zur Anwendung, sie vermag allerdings erosive Candidaläsionen gut auszutrocknen und ist auch bei Candidaparonychie hilfreich (s. unten). In den meisten Fällen wird man lokal *Nystatin* als Creme oder Salbe oder auch als Paste über 2–3 Wochen verordnen, später 1 × wöchentlich als Prophylaxe empfehlen. Für den anogenitalen Bereich stehen nystatinhaltige Cremes, Vaginalcremes und Ovula zur Verfügung. Bei Balanoposthitis kann zunächst Creme, später Paste, 1–2 × wöchentlich, als Prophylaxe zur Anwendung kommen. In Fällen, in denen eine breite antimykotische Wirkung erwünscht ist, ist ein lokales Imidazolpräparat vorzuziehen (z.B. Bifonazol; Mykospor® Creme).

In allen rezidivierenden hartnäckigen Fällen wird man sich überlegen müssen, ob man auf die orale Einnahme von *Ketoconazol*, 1–2 × 200 mg/d, zurückgreifen muß.

2.2.3 Nagelcandidose

Die *Candidainfektion des Nagelorgans* fordert in der Regel neben einer lokalen Nystatinbehandlung, z.B. Candiohermal® Paste, auch die systemische Anwendung von Ketoconazol 200 mg/d, allerdings über längere Zeit (ca. 6 Monate). Bei einem beachtlichen Teil aller Paronychien ist Candida spp. als Erreger nachzuweisen (ca. 20 % aller Onychomykosen in Deutschland); in diesen Fällen sind orale Ketoconazolgaben zu empfehlen. In neuerer Zeit wird das Ketoconazol immer mehr durch das Itraconazol (Sporanox®, Sempera®; Dosis: 200 mg/d) ersetzt, das eine höhere Keratinophilie und eine kürzere Behandlungsdauer erlaubt. Das Präparat erreicht bereits nach 1–2 Wochen den distalen Nagelanteil, und seine orale Einnahme kann auf 3–4 Monate beschränkt werden.

Lokal sollte Feuchtigkeit aller Art peinlich vermieden werden, und nach jedem Waschvorgang sind alle befallenen Stellen vorsichtig abzutrocknen. Die lokalen Verabreichungsformen der gängigen Imidazolpräparate sind wirksam, doch bei chronischer Paronychie ist die örtliche Anwendung von Salben und Cremes ungünstig. Wichtig ist, bei Candidabefall des Nagels eine auf das Hautorgan übergreifende chronische mukokutane Candidose bei zugrundeliegendem Immundefizit auszuschließen. Da Mischinfektionen häufig sind, müßte die Behandlung auch zusätzlich vorhandene Erregerpopulationen berücksichtigen. In solchen Fällen ist der Nagel vielfach destruiert, so daß oft seine *atraumatische* oder *operative Entfernung* unvermeidbar ist.

Desinfizierende Lösungen, z.B. Castellani-Lösung, Thymol®-Tinktur 2–4%ig und viele andere traditionelle Lokalpräparate können zur Anwendung kommen und allmählich zur Besserung führen.

Rezepturen zur atraumatischen Nagelentfernung s. Tabelle 2.7.

2.2.4 Chronische mukokutane Candidose

Bei der *chronischen mukokutanen* und bei Verdacht auf eine *systemische Candidose* ist zunächst die Verordnung von oralem Ketoconazol (Nizoral® 2 × 200 mg/d) das Mittel der ersten Wahl.

■ *Ketoconazol (Nizoral®)* ist das erste zugelassene Imidazolpräparat für die orale fungistatische bzw. fungizide Behandlung, worüber bereits ausgedehnte klinische Erfahrungen vorliegen. Es stellt ein Breitspektrumantimykotikum dar, womit das Griseofulvin gegen Dermatophyten und das Nystatin gegen schwere Candidainfektionen ersetzt werden konnten. Andere Imidazolabkömmlinge wie Clotrimazol und Econazol sind lediglich für die lokale Anwendung zugelassen, das Miconazol ist systemisch nur i.v. zu verabreichen.

Der *Indikationsbereich* des Ketoconazol umfaßt ausgedehnte Dermatophytosen sowie nicht lebensbedrohliche systemische Mykosen wie Histoplasmose, Kokzidioidomykose ohne ZNS-Beteiligung, Parakokzidioidomykose und die nordamerikanische Blastomykose. Schwere Verlaufsformen der genannten Systemmykosen sollten am besten ohne Verzögerung mit Amphotericin B behandelt werden.

Die *Dosierung* ist in der Regel 200–400 mg/d über mindestens 6 Wochen, je nach Fall, bis maximal 600 mg/d. Dosis bei Kindern: ca. 3 mg/kg KG/d. Die Behandlung muß über mehrere Monate fortgesetzt werden, bis alle Kulturen negativ ausfallen. Dabei sollte das Medikament möglichst allein mit dem Essen (Lipophilie!) eingenommen werden, um Interaktionen mit anderen Pharmaka, die seine Resorptionsrate reduzieren (Antihistaminika, Antiepileptika u.a.), zu vermeiden. Die Halbwertszeit beträgt ca. 8 h. Die Leberfunktion muß nach längerer Einnahme alle 2–4 Wochen kontrolliert werden. Gleichzeitig eingenommene Kumarinpräparate werden unter Ketoconazol in ihrer Wirkung verstärkt, Interaktionen mit Phenytoin müssen genau überwacht werden. Ketoconazol wirkt über die Hemmung des Ergosterolmetabolismus, womit der Membranaufbau der Pilze verhindert oder verzögert wird. Interaktionen mit dem Steroidmetabolismus und die Androgensynthese können zu einer leichten antiandrogenen Wirkung führen. Bemerkenswert ist die Fähigkeit von Ketoconazol, den Blutspiegel von Cyclosporin A und synthetischen Retinoiden (Etretinat; Isotretinoin?) zu erhöhen. Offenbar werden dabei Lipoxygenasen gehemmt und der metabolische Retinoidabbau gebremst. Bei nierentransplantierten Kranken, die unter

Cyclosporinbehandlung stehen und Ketoconazol als Prophylaxe erhalten sollen, ist darauf besonders zu achten.

Vorsicht: Ketoconazol ist potentiell embryotoxisch; seine Anwendung in der Schwangerschaft sollte vermieden oder abgewogen werden. Eine Kombination von Ketoconazol mit dem Antihistaminikum Terfenadin (Teldane®, Seldane®) ist kontraindiziert, da der Blutspiegel von Terfenadin dadurch erhöht und eine kardiale Symptomatik hervorgerufen wird.

Literatur

Honig K, Wortham C, Zamani K, et al. (1993) Terfenadin-Ketoconazol interaction: Pharmacokinetic and electrokardiographic consequences. J Am Med Assoc 269: 1513–1531

Woosley R, Chen Y, Freiman J et al. (1993) Mechanism of the cardiotoxic action of terfenadin. J Am Med Assoc 269: 1532–1549

Alternativen. Erst beim Versagen von Ketoconazol oder bei lebensbedrohlicher, systemischer Candidose ist heute noch auf das altbewährte
■ *Amphotericin B* zurückzugreifen, das am besten als i.v.-Dauerinfusion (Ampho-Moronal® Inf. Fl. à 15 mg; Tbl. à 100 mg, 1 × 1 tgl. zur Darmsanierung) verabreicht werden muß. Auch dieses Medikament ist lipophil, wirkt über die Hemmung der Ergosterolsynthese und beeinflußt den Membranaufbau bzw. die Membranpermeabilität bei gleichzeitiger Hemmung der Proteinsynthese. Resistenzen können allerdings vorkommen. Obwohl das Präparat lipophil ist, ist es in der Lage, seröse Häute und die Plazentabarriere zu überwinden. Die Halbwertszeit beträgt ca. 24 h.

Amphotericin B *ist wirksam* gegen:
▷ Candida spp. und Torulopsis glabrata,
▷ Cryptococcus neoformans,
▷ Histoplasma capsulatum,
▷ Blastomyces dermatitidis,
▷ Coccidioides immitis,
▷ Paracoccidioides brasiliensis
und
▷ Sporotrix schenckii-Infektionen.

Indikationen für die systemische Anwendung von Amphotericin B sind heute noch Organmykosen, bzw. Pilzsepsis, insbesondere schwere intestinale Candidose, systemische Candidosen, Kryptokokkose, progressive Histoplasmose, fortgeschrittene Kokzidioidomykose und Parakokzidioidomykose, sowie die nordamerikanische Blastomykose (Dosis: 0,1–1,0 mg/kg KG/d als i.v.-Infusion). Die Dosis wird allmählich gesteigert bis auf maximal 1,5 mg/kg KG jeden Tag oder jeden 2. Tag in schweren Fällen. Bei einigen dieser Indikationen werden allerdings heute die neuen Triazole bevorzugt (s. unten). Das Medikament kann als Lotio, Creme, Salbe (3 %) etc. wie auch als Ovula bei Genital- und Aerosol bei Lungenaffektionen verabreicht werden; bei Schwangerschaft ist es kontraindiziert. Die parenterale Gabe von Amphotericin B ist allerdings nephrotoxisch, führt zur Azotämie und muß bei Dosen von > 0,3 mg/kg KG/d engmaschig mit Harnstoff-, Kreatinin- und Mineralienkontrollen überwacht werden. Dennoch erweist es sich immer wieder als wirksames Präparat, nicht zuletzt auch bei Leukämie- und HIV-Patienten, die längere Zeit mit zahlreichen hochwirksamen Antibiotika behandelt wurden. Bei ZNS-Befall (z.B. Kokzidienmeningitis) muß Amphotericin B intrathekal verabreicht werden. Ebenso ist die liposomale Verabreichung des Medikamentes (AmBisome®) offenbar ein weiterer Fortschritt in dieser Rich-

Amphotericin B

tung bei der Behandlung von Systemmykosen. Neuere Studien haben gezeigt, daß die Verabreichung von Amphotericin B, *gelöst in 20%igem Intralipid®* zur Minderung der unerwünschten Wirkungen des Medikamentes führt, bei Erhaltung seiner Wirksamkeit. Die Dosis konnte damit auf 2,0 mg/kg KG gesteigert werden, die Verträglichkeit wurde gebessert.

Die *Amphotericin B-Infusionen* müssen frisch hergestellt werden: zunächst 50 mg in 10 ml Aqua dest. werden in 500 mg 5%iger Glukose gelöst, so daß eine Endkonzentration von 10 mg/100 ml Infusionslösung erreicht wird, die langsam i. v. injiziert wird. Andere Medikamente, Elektrolyte, Vitamine oder sonstige Zusätze sollten nicht beigemischt werden, da es zur Ausfällung kommen kann. Auf *Interaktionen* des Amphotericins B mit Acetylsalicylsäure, Antihistaminika und Antiemetika ist zu achten. Kleinere Kortikosteroiddosen können Fieberreaktionen auf das Medikament unterdrücken und zur besseren Verträglichkeit beitragen.

Abb. 2.1. Modell zur verbesserten Verträglichkeit des Amphotericin B durch Verwendung phospholipid- und/oder cholesterolhaltiger Vehikel. Durch die Bindung an geeignete Vehikel kann die selektive Toxizität von Amphotericin B erhöht werden (aus Arzneimitteltherapie 11: 325, 1993)

Zubereitung von *AmBisome®* unter aseptischen Bedingungen (aus J. Antimicrob. Chemoth. 28 [Suppl. B] 73–82)
1) Einer Durchstechflasche AmBisome® (mit 50 mg Amphotericin B) werden 12 ml gekühltes Aqua ad iniectabilia (2–8 °C) zugespritzt.
2) Die entstandene Suspension (Gesamtvolumen 12,5 ml; Konzentration 4 mg/ml) wird 1–2 min lang kräftig geschüttelt (vollständige Dispersion).
3) Es erfolgt eine Inkubation der Suspension für 10 min in einem 65 °C warmen Wasserbad. Anschließend läßt man die Suspension auf Raumtemperatur abkühlen.
4) Das benötigte AmBisome®-Volumen wird steril entnommen und durch einen 5-μm-Filter dem 7fachen Volumen einer 5%igen Glukoselösung zugespritzt (Endkonzentration 0,5 mg Amphotericin/ml).

Eine weitere Möglichkeit ist die zusätzliche Anwendung von *Flucytosin*, das synergistisch wirkt und vor allem bei der kombinierten Behandlung einiger tiefer Blastomykosen eine wichtige Rolle spielt. Damit werden Dosishöhe und Behandlungsdauer in Vergleich zur Monotherapie mit Amphotericin B reduziert: Die Amphotericindosis sollte bei der kombinierten Anwendung 0,3 mg/kg KG/d nicht übersteigen, die Dauer bis auf ca. 6–8 Wochen limitiert werden.

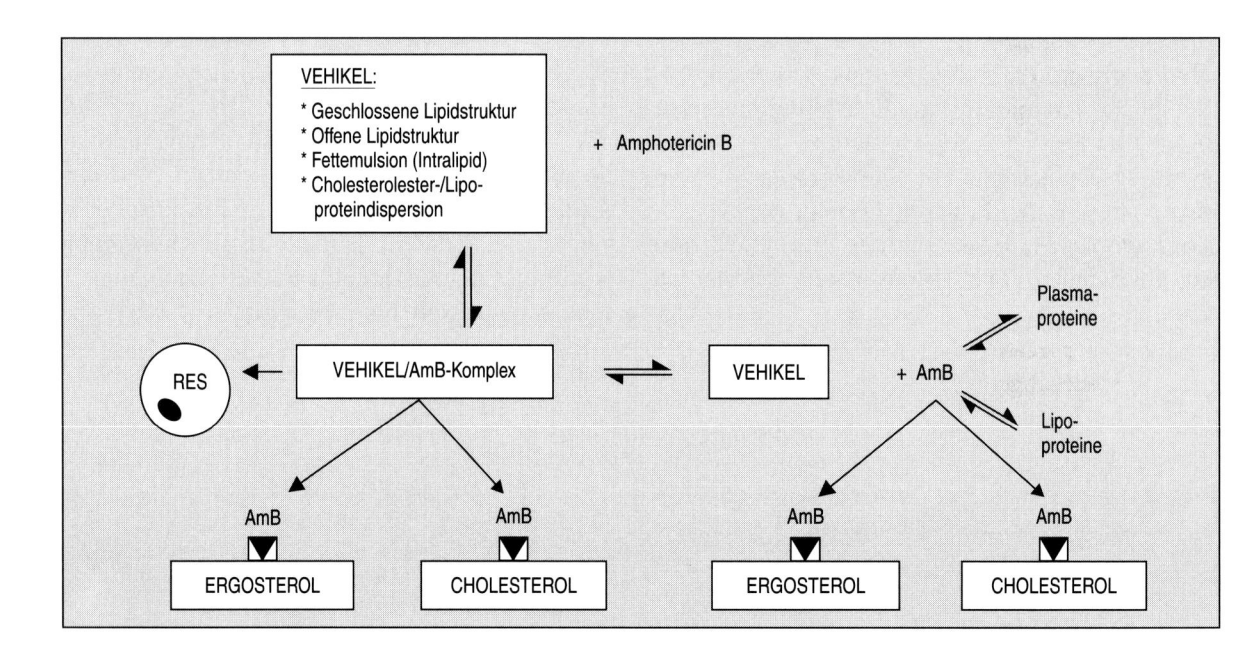

■ *Flucytosin* (Ancotil®, Ancobon®; Tbl. à 500 mg, Kps. à 250 mg, Inf.-Lösung 1 % zu 250 ml) entspricht einem synthetischen Pyrimidinanalogon; es wird leicht resorbiert und erreicht eine gute Bioverfügbarkeit in allen Geweben einschl. des ZNS. Die Substanz wird in vivo zu 5-Fluorourazil metabolisiert, womit sie das Urazil in der Pilzzelle ersetzt und dadurch zur Hemmung der DNS-Synthese führt. Die Substanz ist wirksam gegen *Candida albicans, Torulopsis glabrata, Cryptococcus neoformans, Aspergillus spp.* und *Chromomyzeten*. Da häufig Resistenzen auftreten, kommt das Medikament klinisch fast ausschließlich in Kombination mit Amphotericin B zur Anwendung. Damit wird eine synergistische Wirkung erzielt. Auch eine Kombination mit Itraconazol (Kryptokokkenmeningitis) ist möglich.

Das Medikament hat eine relativ kurze Halbwertszeit (2,5–5 h). Die *Dosierung* beträgt 150–200 mg/kg KG/d, die oral oder als i. v.-Kurzinfusion (0,9 % NaCl oder 5 % Glukose) in 4 tägl. Gaben alle 6 h verabreicht werden. Der *Indikationsbereich* umfaßt schwere systemische Candidosen, Kryptokokkosen, evtl. auch Aspergillose und die kutane Chromomykose. Bei eingeschränkter Nierenfunktion sollte die Dosis auf 50 mg/kg KG/d reduziert werden.

Nebenwirkungen sind Knochenmark- und Lebertoxizität, Erbrechen, Nausea, Magendarmsymptomatik (Gastritis, Kolitis) und Lichtempfindlichkeit. Blutkontrollen müssen Neutropenien, Thrombozytopenien und Erhöhungen der Leberwerte ausschließen. Die Nierentoxizität des Flucytosins ist gering, doch bei gleichzeitiger Gabe des stärker toxischen Amphotericin B müssen die Nierenwerte *2 × wöchentlich* kontrolliert werden. Die Blutspiegelwerte dürfen 75 bis höchstens 100 mg/mm nicht überschreiten. Die Infusionslösungen von Ancotil® und Amphotericin B sind *getrennt* zu verabreichen. Das Medikament ist bei Ratten teratogen, sein Einsatz bei Schwangerschaft muß abgewogen werden.

Literatur

Anaissie E, Paetznick V, Proffitt R, et al. (1991) Comparison of the in vitro antifungal activity of free and liposome-encapsulated amphotericin B. Eur J Clin Microbiol Infect Dis 10: 665–668

Brajburg J, Powderly W, Kobayashi G, Medoff G (1990) Amphotericin B: Current understanding of mechanisms of action. Antimicrob Agents Chemother 34: 183–138

Caillot D, Casanovas O, Solary E, et al. (1993) Efficacy and tolerance of an amphotericin B lipid (Intralipid®) emulsion in the treatment of candidaemia in neutropenic patients. J Antimicro Chemother 31: 161–169

Caillot D, Chavanet P, Casanovas O, et al. (1992) Clinical evaluation of a new lipid-based delivery system for intravenous administration of Amphotericin B. Eur J Clin Microbiol Infect Dis 11: 722–725

Chavanet PY, Garry I, Charlier N, et al. (1992) Trial of glucose versus fat emulsion in preparation of amphotericin for use in HIV infected patients with candidiasis. Br Med J 305: 921–925

Christiansen K, Bernard E, Gold J, Armstrong D (1985) Distribution and activity of amphotericin B in humans. J Infect Dis 152: 1037–1043

Davidson RN, Croft SL, Scott A, et al. (1991) Liposomal amphotericin B in drug-resistant visceral leishmaniasis. Lancet 337: 1061–1062

Gallis H, Drew R, Pickard W (1990) Amphotericin B: 30 years of clinical experience. Rev Infect Dis 12: 308–326

Janoff AS, Boni LT, Popescu MC, et al. (1988) Unusual lipid structures selectively reduce the toxicity of amphotericin B. Proc Nat Acad Sci USA 85: 6122–6126

Juliano RL, Christopher W, Grant M, et al. (1987) Mechanism of the selective toxicity of amphotericin B incorporated into liposomes. Mol Pharmacol 31: 1–11

Kan V, Bennett J, Amantea M, et al. (1991) Comparative safety, tolerance and pharmacokinetics of amphotericin B lipid complex and amphotericin B desoxycholate in healthy male volunteers. J Infect Dis 164: 418–422

Kirsh R, Goldstein R, Tarloff J, et al. (1988) An emulsion formulation of amphotericin B improves the therapeutic index when treating systemic murine candidiasis. J Infect Dis 158: 1065–1070

Meunier F, Prentice HG, Ringden O (1991) Liposomal amphotericin B (AmBisome): Safety data from a phase II/III clinical trial. J Antimicrob Chemother 28 [Suppl B]: 83–91

Moreau P, Milpied N, Fayette N, et al. (1992) Reduced renal toxicity and improved clinical tolerance of amphotericin B mixed with Intralipid® compared with conventional amphotericin B in neutropenic patients. J Antimicrob Chemother 30: 535–541

Ringden O, Meunier F, Tollemar J, et al. (1991) Efficacy of amphotericin B encapsulated in liposomes (AmBisome) in the treatment of invasive fungal infections in immunocompromised patients. J Antimicrob Chemother 28 [Suppl B]: 73–82

2.2.5 Systemische Candidose

Die *systemische Candidose* ist eine ernste, lebensbedrohliche Erkrankung. Sie tritt meist als Komplikation einer Leukämie mit begleitender Neutropenie unter 1000 Zellen/mm^3 auf sowie bei Abwehrschwäche unterschiedlicher Genese mit hämatogener Dissemination von Candida. Dazu gehört eine längerfristige Behandlung mit Breitspektrumantibiotika und eine medikamentöse Therapie mit Immunsuppressiva, Polychemotherapie etc. Bei ca. 60 % aller Fälle handelt es sich um *C. tropicalis*-Infektionen. Neben Ketoconazol und der Kombination Amphotericin B + Flucytosin kommen zur Behandlung systemischer Candidosen neuerdings die Triazole

- *Fluconazol*
  (Diflucan®, 2 × 200 mg/d) und

- *Itraconazol*
  (Sempera®, 1–2 × 200 mg/d)

in Frage. Während Ketoconazol für die chronische mukokutane Candidose als Medikament erster Wahl gilt und für die systemische Candidose die Kombination Amphotericin B + Flucytosin oft vorgezogen wird, bleibt das genaue Indikationsspektrum von Fluconazol und Itraconazol vorerst noch nicht scharf definiert. Beide Präparate sind für die *Prophylaxe bei Hochrisikopatienten, z. B. bei HIV-Infizierten*, geeignet. In Doppelblindstudien waren diese neuen Triazole in der Lage, mukokutane Dissemination bzw. einen systemischen Befall zu verhindern. Da beide Präparate zu über 80 % über die Niere ausgeschieden werden, ist eine Prophylaxe der Urogenitalcandidose zu erreichen. Oft wird man bei vorliegender Indikation mit Ketoconazol beginnen und erst bei Risikopatienten, nach mehrmonatiger Einnahme ohne sicheren Erfolg bzw. bei sonstigem nachgewiesenem Bedarf, auf das Itraconazol bzw. das Fluconazol zurückgreifen. Bei der oralen Behandlung muß auch auf eine begleitende Resorptionsschwäche mit daraus resultierender Hypovitaminose und erniedrigtem Zinkspiegel geachtet werden. Ggf. sind Blutspiegelbestimmungen für das weitere Vorgehen entscheidend. Zusätzliche orale Gaben von *Zink* wirken sich günstig aus. Medikamentös induzierte Neutropenien, etwa bei HIV-Infektion und gleichzeitiger AZT-Medikation, die über 7 bis 10 Tage bestehen, kommen vor und müssen entsprechend angegangen werden.

Die neuen (Tri-)Azole und ihr Wirkungsspektrum. Fast alle neuen Azole sind Imidazolderivate, die, wie die meisten traditionellen Präparate, im wesentlichen in die *Ergosterolsynthese der Pilzzelle* eingreifen. Ihr genauer Wirkungsmechanismus ist nicht gänzlich geklärt, doch es kommt offenbar zur Interaktion mit dem Cytochrom P 450 der 14α-Demethylase. Dadurch wird die Biosynthese von Ergosterol, eines für den Membranaufbau essentiellen Steroids, das von den Pilzzellen synthetisiert werden muß, gehemmt, mit der Folge funktioneller Störungen der Membranfluidität und Permeabilität. Auf diese Weise sind die gebildeten neuen Hyphen nicht lebensfähig; im Gegensatz zu anderen Lebewesen ist die Pilzzelle nicht in der Lage, das zum Membranaufbau fehlende Ergosterol über die Verarbeitung exogener Sterole (Cholesterol) auszugleichen (s. Abb. 2.2).

- *Itraconazol* (Sempera®, Sporanox®, Kaps. à 100 mg). Itraconazol ist ein neueres Präparat aus der Reihe der Triazole mit einer längeren *lipophilen* Seitenkette. Die Substanz zeigt das Leistungsspektrum des Ketoconazols, erfordert jedoch eine kürzere Behandlungsdauer und ist mit weniger Nebenwirkungen behaftet. Letzteres betrifft sowohl die Einwirkung auf die Leber wie auch auf den Steroidmetabolismus. Soweit heute bekannt, entfaltet das Itraconazol keine antiandrogene Wirkung. Die Bioverfügbarkeit des Medikamentes ist gut, sofern es mit den Mahlzeiten eingenommen wird, ansonsten kann die Aufnahme über die Magenschleimhaut bis auf 40 % absinken, seine Verweildauer im epithelialen Gewebe (Haut, Haare, Nägel) ist aufgrund seiner hohen Lipophilie überaus lang. Der Abbau erfolgt über mehrere Metaboliten mit kürzerer Seitenkette, die größtenteils über den Darm und die Faeces ausgeschieden werden, die terminale Halbwertszeit im Plasma beträgt 24 h. Itraconazol soll selektiv das Cytochrom P 450 der Pilze hemmen, nicht aber das des Trägers; dadurch wird die Umwandlung des Lanosterols in Ergosterol weitgehend unter-

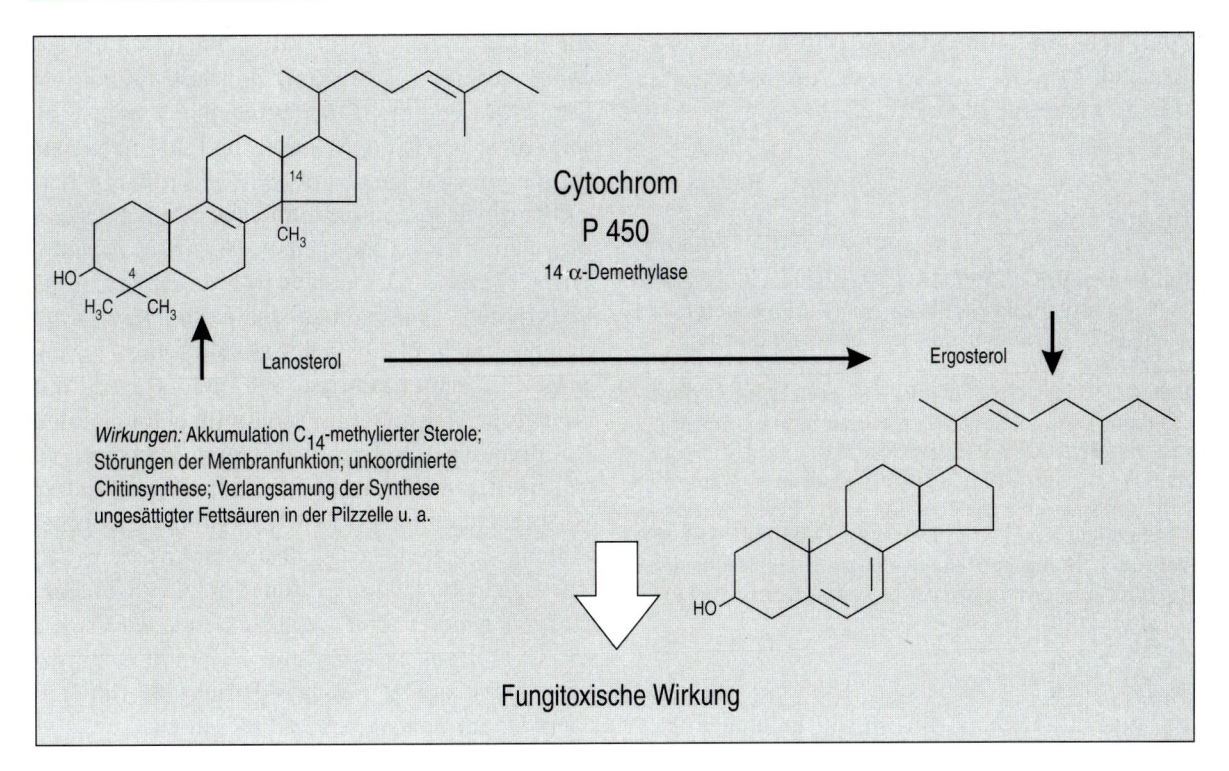

Abb. 2.2. Wirkungsmechanismus der Azole

Cytochrom P 450
14 α-Demethylase

Lanosterol → Ergosterol

Wirkungen: Akkumulation C_{14}-methylierter Sterole; Störungen der Membranfunktion; unkoordinierte Chitinsynthese; Verlangsamung der Synthese ungesättigter Fettsäuren in der Pilzzelle u. a.

Fungitoxische Wirkung

---

bunden. Durch seine hohe Affinität zum Keratin verbleibt Itraconazol bis zu 4 Wochen nach Behandlungsende in der Haut wirksam, während der Plasmaspiegel schnell absinkt; eine 2wöchige Einnahme von 100 mg/d Itraconazol entspricht somit einer 4wöchigen antimykotischen Wirkung. Bei Onychomykose genügt eine 3monatige Behandlung, bei 200 mg/d ist die Konzentration der Substanz im Nagelkeratin 10 × höher als bei einer Tagesdosis von nur 100 mg. Sie ist dort in therapeutischen Dosen bis zu 3–6 Monate nach Absetzen der Behandlung nachweisbar.

Indikationen für die Behandlung mit Itraconazol sind alle Dermatophytosen einschl. solcher durch Mikrosporon canis, Candidainfektionen und Mukormykosen, einschl. der Onychomykose (Tabelle 2.4). Es wirkt auch gegen Aspergillose, Sporotrichose und Chromoblastomykose. Seine Wirkung bei Kryptokokkose ist der des Fluconazols offenbar unterlegen.

Die übliche *Dosierung* ist, wie beim Ketoconazol, 1–2 × 200 bis zu 600 mg täglich. Aufgrund seiner Verträglichkeit hat Itraconazol bei manchen Risikopatienten (Nieren-, Leberschäden) das Ketoconazol völlig ersetzt. Höhere Dosierungen, d.h. 400–600 mg/d über mehrere Monate, manchmal bei hartnäckiger Onychomykose, häufiger bei tiefen Blastomykosen angezeigt, sind beim Itraconazol möglich. Auch seine Wirksamkeit bei Aspergillose ist dem des Ketoconazols überlegen. Das genaue Indikationsspektrum muß allerdings noch definiert werden, zumal kontrollierte Vergleichsstudien an größeren Kollektiven fehlen. Auf Interaktionen bei gleichzeitiger Medikation

Tabelle 2.4. Indikationen und Dosierung für die lokale bzw. systemische Anwendung von Itraconazol (Sempera®, Sporonox®) bei Dermatophytosen

Tinea corporis
lokal oder oral 100 mg/d über 2 Wochen, je nach Ausdehnung
Tinea manuum et pedis
lokal oder oral 100 mg/d über 4 Wochen, je nach Ausdehnung
Pityriasis versicolor (ausgedehnte Fälle)
200 mg/d über 5 Tage + Terzolin®-Shampoo
1 × wöchentlich, später monatlich als Prophylaxe
Mikrosporie
200 mg/d über 5–7 Tage
Onychomykose
200 mg/d über 3 bis höchstens 4 Monate

von Phenytoin, Rifampicin, Cyclosporin A sowie Antazida bzw. H_2-Blockern, die die Magensekretion vermindern, ist zu achten.

Literatur

Cauwenbergh G, Degreef H, Heykants J et al. (1988) Pharmacokinetic profile of orally administered itraconazole in human skin. J Am Acad Dermatol 18: 263–268

Hay RJ, Clayton YM, Moore MK et al. (1988) An evaluation of itraconazole in the treatment of onychomycosis. Br J Dermatol 119: 359–366

Saul A, Bonifaz A (1990) Itraconazol in common dermatophyte infections of the skin: Fixed treatment schedules. J Am Acad Dermatol 23 [Suppl]: 554–558

Walsoe I, Stangerup M, Svejgaard E (1990) Itraconazole in onychomycosis. Acta Derm Venereol (Stockh) 70: 137–140

■ *Fluconazol* (Diflucan®, Kps. à 50, 100, 200 mg; Inf.-Fl. à 50, 100 ml = 2 mg/ml)

Fluconazol ist im Gegensatz zum Amphotericin B und Itraconazol vorwiegend *hydrophil*, wird oral oder auch i.v. verabreicht und erscheint bei Patienten mit chronischer disseminierter mukokutaner Candidose (C. albicans, C. tropicalis, C. parapsilosis), die bereits mit Polyenantimykotika erfolglos behandelt wurden, als Medikament erster Wahl. Für die Behandlung ausgedehnter Schleimhautcandidosen (Magen, Darm, Genitale) ist in erster Linie Fluconazol zu empfehlen, da das Medikament schnell hohe Plasmakonzentrationen erreicht. Die Halbwertzeit beträgt ca. 30 h, die Substanz wird zu 80 % unverändert über die Niere ausgeschieden.

Insbesondere *hepatolienale* Organcandidosen und *Candidasepsis* wurden als Indikationen für Fluconazol herausgestellt. Eine weitere Indikation sind Kryptokokkosen, vor allem *Kryptokokkenmeningitis*, z.B. bei HIV-Patienten, evtl. auch zur oralen Prophylaxe bei gefährdeten Kranken. Hier ist Fluconazol dem Itraconazol überlegen. Bei Aspergillus spp. ist das Fluconazol hingegen nicht oder nur in hoher Konzentration wirksam.

Die *Dosierung* bei *disseminierter Candidose* ist 50–100 mg/d p.o., in schweren Fällen 200–400 mg/d i.v. über ca. 3 Wochen, bei Bedarf auch länger. Infusionsflaschen enthalten 50 (= 100 mg) bzw. 100 ml (= 200 mg Fluconazol) zur parenteralen Applikation. Die Behandlungsdauer beträgt 2–8 Wochen, je nach Indikation. Keine Anwendung in der Schwangerschaft, Stillzeit sowie bei Kindern unter 16 Jahren. Nebenwirkungen sind kaum bekannt; in größeren Kollektiven wurden vereinzelt Unverträglichkeitsreaktionen bzw. Exantheme (Erythema multiforme, bullöse Läsionen) sowie anaphylaktische Reaktionen, Nausea und periphere Nervenstörungen beschrieben. Auf Leberfunktionsstörungen ist zu achten, ebenso auf Interaktionen mit Phenytoin, Theophyllin, Kumarinen und oralen Antidiabetika. Vorsicht ist auch geboten bei gleichzeitiger INH-Gabe. In jedem Falle ist die Verträglichkeit bzw. Toxizität des Fluconazols bei weitem besser als die des Amphotericins B. Rifampicin beschleunigt den Abbau des Fluconazol. In neuerer Zeit wurde *Fluconazolresistenz* von C. albicans nach längerer Behandlung mitgeteilt, nicht zuletzt bei HIV-Patienten. Bei Verdacht ist auf den Blutspiegel zu achten.

Fluconazol

Als *Indikationen* für Fluconazol werden zur Zeit angesehen:
▷ Ausgedehnte Schleimhautcandidosen,
▷ Organcandidosen,
▷ Candidasepsis,
▷ Kryptokokkose (Kryptokokkenmeningitis),
▷ Prophylaxe bei gefährdeten Kranken (z.B. HIV-Infektion etc.).

Die *Bioverfügbarkeit* des Fluconazol in verhornendem Gewebe, insbesondere in Haut- und Nagelkeratin, ist zur Zeit Gegenstand intensiver Forschung. Vorläufige klinische Prüfungen lassen vermuten, daß das Medikament auch bei oberflächlichen Dermatomykosen (z.B. Tinea, Pityriasis versicolor) und auch bei Onychomykosen wirksam ist, allerdings fehlen darüber ausreichende klinische Erfahrungen.

Literatur

Anaissie E, Bodey GP, Kantarjan H et al. (1991) Fluconazol therapy for chronic disseminated candidosis in patients with leucemia and prior amphotericin B therapy. Am J Med 91: 142–150

Clissold SP, Heel RC (1986) Tiokonazole: revision of antifungal activity and therapeutic use in superficial mycosis. Drugs 31: 1–22

Coldiron BM, Manders SM (1991) Persistent candida intertrigo treated with fluconazole. Arch Dermatol 127: 165–166

De Bersaques J, Bjerke JR, Borelli S, et al. (1992) Comparison of oral fluconazole and topical clotrimazole in the treatment of fungal infections of the skin: european and american experience. Int J Dermatol 31 [Suppl 2]: 21–26

De Cuyper C, Amblard P, Austad J, et al. (1992) Non-comparative study of fluconazole in the treatment of patients with common fungal infections of the skin. Int J Dermatol 31 [Suppl 2]: 17–20

Degreef H (1992) The treatment of superficial skin infections caused by dermatophytes. In: Borgers M, Hay R, Rinaldi MG (eds) Current topics in medical mycology. Springer, Berlin Heidelberg New York Tokyo, pp 189–206

DeWit S, Goossens H, Weerts D et al. (1989) Comparison of fluconazole and ketoconazole for oropharyngeal candidiasis in AIDS. Lancet 1: 746–748

Faergemann J, Laufen H (1993) Levels of fluconazole in serum, stratum corneum, epidermis-dermis (without stratum corneum) and eccrine sweat. Clin Exper Dermatol 18: 102–106

Fischbein A, Haneke E, Lacner K, et al. (1992) Comparative evaluation of oral fluconazole and oral ketoconazole in the treatment of fungal infections of the skin. Int J Dermatol 31 [Suppl 2]: 12–16

Galgani JN (1990) Fluconazole, a new antifungal agent. Ann Intern Med 113: 117–119

Hay RJ (1988) Fluconazol in the treatment of patients with chronic mucocutaneous candidosis. Br J Dermatol 119: 683–685

Hay RJ (1992) Treatment of dermatomycoses and onychomycoses – state of the art. Clin Exp Dermatol 17: 2–5

Larsen RA (1991) Azoles and AIDS. J Infect Dis 162: 727–730

Kaufman CA, Bradley SF, Ross SC et al. (1991) Hepatosplenic candidiasis: successful treatment with fluconazole. Am J Med 8: 137–141

Lyman CA, Walsh TJ (1992) Systemically administered antifungal agents. Drugs 44: 9–35

Sanguineti A, Carmichael K, Campbell K (1993): Fluconazole-resistant Candida albicans after long-term suppressive therapy. Arch Intern Med 153: 1122–1124

2.3 Dermatophytosen

Synonyme: Fadenpilzmykose, Tinea, ringworm
Erreger: Trichophyton rubrum, T. mentagrophytes, T. verrucosum, E. floccosum, Microsporon canis (Mikrosporie) u. a.

Dermatophytosen (Tinea, Mikrosporie) sind beim Menschen überaus häufig. Die diversen Erreger können die Haut und ihre Adnexe befallen und regional unterschiedliche klinische Bilder hervorrufen (Tinea capitis, corporis, manuum, pedis, Interdigitalmykosen etc.). Die Behandlung erfolgt in der Regel lokal mit nichtreizenden, antiseptisch wirkenden Farbstofflösungen oder mit lokal wirksamen Antimykotika. Hierfür kommen in Frage a) Imidazolderivate, b) Allylamine oder c) das Ciclopiroxolamin (Ciclopirox). Derartige Präparate erfüllen die Forderungen, die an ein lokales Antimykotikum zu stellen sind: gute Verträglichkeit auch bei stärkerer Entzündung der Haut, niedrige Sensibilisierungsrate, keine photoallergischen oder phototoxischen Reaktionen, keine Hemmung der fungistatischen bzw. fungiziden Aktivität durch Einwirkungen an der Hautoberfläche (Luft-O_2, Licht) und gute Penetration in die Haut.

Behandlung. Verschiedene Farbstofflösungen, die lokal appliziert werden, sind für die Behandlung von Dermatophyten- und Hefepilzinfektionen der Haut immer noch eine brauchbare Alternative für die erste Behandlung. Allerdings ist die Compliance der Patienten wegen der damit verbundenen kosmetischen Nebeneffekte eher gering.

Brillantgrün (Tetraäthyl-diaminotriphenylmethansulfat) 1–2 %ig in wäßriger Lösung ist die von uns z. Z. bevorzugte Präparation, da sie eine breite antimikrobielle und fungistatische/fungizide Wirksamkeit besitzt, ohne nennenswerte Nebenwirkungen. Sie wird von uns als Routinemaßnahme bei Interdigitalmykosen (Tinea pedis) und Candidaintertrigo empfohlen, nicht zuletzt auch bei Kindern und in geriatrischen Fällen.

Pyoktanin (Methylviolett) als 0,25–2,0 %ige wäßrige Lösung wird zur Desinfektion, z. B. bei mazerierten, flacherosiven Läsionen oder auch bei Erosionen im Bereich der Mundschleimhaut verwendet. Aufgrund der guten Verträglichkeit ist Pyoktanin, wie Brilliantgrün, auch bei Kindern verwendbar. *Kaliumpermanganat* als 5–10 %ige wäßrige Lösung wird von uns gelegentlich als Bad für die Hände und Füße/Unterschenkel mit nässenden, ekzematisierten Läsionen verwendet, allerdings mit dem Nachteil der braunen Verfärbung der Nägel. Superinfizierte Fälle einer Tinea pedis, z. B. mit Proteus und Pseudomonas (gramnegativer Fußinfekt) sprechen gut darauf an. *Tinctura Arning* (Anthrarobin, Tummenolammonium und Prophylenglykol in 1 : 1 Isopropylalkohol/Äther) wird nur noch selten, meist unter stationären Bedingungen zur Austrocknung und Desinfektion nässender und bakteriell superinfizierter Herde an den Händen und Füßen, verwendet.

Imidazolderivate für die Behandlung oberflächlicher Pilzinfektionen der Haut sind die zur Zeit am häufigsten angewandten Antimykotika. Hierzu gehören:

- Clotrimazol (Canesten®),
  Miconazol (Daktar®, Epi-Monistat®),
  Econazol (Epi-Pevaryl®),
  Bifonazol (Mycospor®),
  Isoconazol (Travogen®, Mupaten® u. a.),

- Ketoconazol (Nizoral®),
  Oxiconazol (Oceral®),
  Fenticonazol (Lomexin®),
  Tioconazol (Fungibacid®, Trosyd®),

alle für die lokale Anwendung geeignet, wobei die 1 × tägliche Applikation meist genügt. Eine lokale fungistatische Therapie sollte in der Regel über 4 Wochen durchgeführt werden. Die Wirkung der Imidazole beruht größtenteils auf der Hemmung der Bildung von Ergosterol.

Da im Mittelpunkt des Metabolismus aller Pilze die Ergosterolsynthese steht, sind die Imidazolderivate, die ca. 70 % aller lokalen Antimykotika ausmachen, bei allen an der Hautoberfläche wachsenden Pilzarten durchgehend wirksam und zeichnen sich durch gute Verträglichkeit aus. Sie werden gut über die Haut resorbiert, erreichen nennenswerte Serumspiegel und werden größtenteils über den Darm ausgeschieden. Einige davon entfalten gleichzeitig eine lokale antimikrobielle Wirkung.

Als *Alternativen* kommen Präparate aus der Gruppe der Allylamine (Naftifin: Exoderil®), das Haloprogin (Mycanden®) sowie das Ciclopiroxolamin (Batrafen®) in Frage. Letzteres ist ein wirksames Breitspektrumantimykotikum mit gleichzeitiger antibakterieller und antientzündlicher Wirkung.

Ciclopiroxolamin

Ein großer Vorteil der Imidazole ist, daß sie in unterschiedlichen Zubereitungen verarbeitet werden können (Cremes, Salben, Tinkturen, Shampoos etc.) und bei 1 × täglicher Applikation bereits eine hohe lokale Konzentration erreichen. Das klinische Ergebnis unterscheidet sich nicht wesentlich bei den einzelnen Antimykotika, so daß eine gezielte Empfehlung für ein besonderes Präparat nicht gerechtfertigt erscheint; mehrere davon entfalten zugleich eine antimikrobielle Wirkung. Beispielhaft wird hier eines der neueren Imidazolderivate gesondert angeführt:

■ *Fenticonazol* (Lomexin® Creme, Spray)
Fenticonazol gehört zu den neuen Imidazolabkömmlingen, die durch ein breites Wirkungsspektrum gekennzeichnet sind. Fadenpilze, Hefe, Schimmelpilze und auch grampositive Bakterien sind auf Fenticonazol empfindlich. Seine Verweildauer im verhornenden Epithel und somit seine lokale Bioverfügbarkeit ist lang, seine systemische Aufnahme über die Haut relativ gering. Die klinische Wirksamkeit bei Infektionen durch Dermatophyten entspricht der anderer Azole (Clotrimazol, Isoconazol, Econazol etc.) sowie von Naftifin und Ciclopiroxolamin, wobei die Wirkung beim Fenticonazol schneller auftreten soll. Lokale Nebenwirkungen treten kaum auf.

Wirkungsspektrum:
▷ Dermatophyten: T. mentagrophytes, T. rubrum, T. verrucosum
▷ Hefen: C. albicans, C. tropica, P. ovale, P. orbiculare
▷ Schimmelpilze: A. niger, A. fumigatus, Penicillium chrysogenes
▷ Bakterien: Staph. aureus, Strept. pyogenes, B. subtilis (grampositive Erreger)

Eine *systemische* Behandlung mit Antimykotika ist bei oberflächlichen Pilzinfektionen der Haut selten nötig, z. B. in besonders ausgedehnten oder in besonders hartnäckigen Formen, etwa bei immunsupprimierten Kranken. Zur Behandlung stehen Ketoconazol (Nizoral®) und auch Terbinafin (Lamisil®) zur Verfügung; die Entscheidung für das eine oder andere Präparat muß individuell getroffen und bis zum Negativwerden der Kulturbefunde fortgesetzt werden.

Wie bei anderen oberflächlichen Infektionen der Haut müssen sämtliche *Kofaktoren*, die den Biotop Haut für das Wachstum von Pilzen prädisponieren, beseitigt bzw. entschieden bekämpft werden (Tabelle 2.5). Dazu gehört auch die Verbesserung der lokalen Durchblutung, z. B. an den Extremitäten, und die genaue Einstellung bzw. engmaschige Kontrolle eines evtl. bestehenden Diabetes mellitus.

Eine Sonderstellung innerhalb der Dermatophytosen nimmt die *Tinea capillitii*, d. h. die Pilzinfektion des behaarten Kopfes durch Dermatophyten, ein. In ausgeprägten Fällen wird durch die entzündliche Infiltration das Follikelepithel zerstört, klinisch finden sich stärkere Krusten, die z. T. fest haften und den entzündlichen Prozeß unterhalten (Kerion). Hierbei kommt es teilweise zur Invasion der Haarschäfte durch die Erreger (Endothrix: Trichophyton tonsurans, T. violaceum, T. schoenleinii); als Folge tritt eine vernarbende Alopezie ein. Häufig sind Kinder und Jugendliche von einer T. capillitii betroffen. Zur Behandlung derartiger Pilzinfektionen wird immer noch *Griseofulvin* eingesetzt (Dosierung: 15 mg/kg KG/d, auf 2 tägliche Gaben verteilt). Auf prävorhandene Leberfunktionsstörungen ist bei der Verabreichung von Griseofulvin, insbesondere, wenn das Medikament über > 4 Wochen gegeben werden soll, zu achten. Die Bioverfügbarkeit von Ketoconazol im Terminalhaarfollikel ist offenbar geringer, Vergleichsstudien bei Kindern und Jugendlichen haben die Überlegenheit von Griseofulvin gegenüber Ketoconazol belegt. Eine 4wöchige Gabe von Itraconazol (100–200 mg/d) erwies sich als gleichwertig; allerdings sind weitere Vergleichsstudien notwendig. Lokal wäre es sinnvoll, die Kopfhaut während der Behandlung regelmäßig mit einem selendisulfidhaltigen Shampoo zu reinigen (Selsun®) oder Ketoconazolshampoo zusätzlich zu applizieren (Terzolin®).

Bei Individuen mit *Interdigitalmykose* muß das Augenmerk besonders auf das Schuhwerk, die hygienischen und sonstigen Gewohnheiten (Sport etc.) gerichtet werden; die Füße müssen möglichst trockengehalten werden und ein fungizides Spray oder Puder (z. B. Epi-Monistat® Spray, Fungibacid® Spray u. a.) täglich zur Anwendung kommen.

Literatur

Allen HB, Honig PJ, Leyden JJ et al. (1982) Selenium sulfide: Adjunctive therapy for tinea capitis. Pediatrics 69: 81–83

Bergstresser PR, Elewski B, Hanifin J et al. (1993) Topical terbinafine and clotrimazole in interdigital tinea pedis. A multicenter comparison of cure and relapse rates with 1- and 4week treatment regiments. J Am Acad Dermatol 28: 648–651

Bourlond A, Lachapelle JM, Aussems J et al. (1989) Double-blind comparison of itraconazole with griseofulvin in the treatment of tinea corporis and tinea cruris. Int J Dermatol 28: 410–414

Clissold SP, Heel RC (1996) Tiokonazole: revision of antifungal activity and therapeutic use in superficial mycosis. Drugs 31: 1–22

Degreef H (1992) The treatment of superficial skin infections caused by dermatophytes. In: Borgers M, Hay R, Rinaldi MG (eds) Current topics in medical mycology. Springer, Berlin Heidelberg New York, pp 189–206

Gan VN, Petruska M, Ginsburg CM (1987) Epidemiology and treatment of tinea capitis: Ketoconazole vs griseofulvin. Pediatr Infect Dis J 6: 46–49

Ginsburg CM, McCracken GH Jr, Petruska M et al. (1983) Effect of feeding on bioavailability of griseofulvin in children. J Pediatr 102: 309–311

Ginsburg GM, Gan VN, Petruska M (1987) Randomized controlled trial of intralesional corticosteroid and griseofulvin vs griseofulvin alone for treatment of kerion. Pediatr Infect Dis J 6: 1084–1087

Hay RJ (1992) Treatment of dermatomycoses and onychomycoses – state of the art. Clin Exp Dermatol 17: 2–5

Holmberg K (1986) In vitro assessment of antifungal drug resistance. Acta Derm Venereol [Suppl] 121: 131–138

Jung EG, Bisco A, Azzollini E et al. (1988) Fenticonazol cream once daily in dermatomycosis, a double-blind controlled trial versus bifonazole. Dermatologica 177: 104–108

Korting HC, Rosenkranz S (1981) In vitro susceptibility of dermatophytes from Munich to griseofulvin, miconazole and ketoconazole. Mycoses 33: 136–139

Lambert DR, Siegle RJ, Camisa C (1989) Griseofulvin and ketokonazole in the treatment of dermatophyte infections. Int J Dermatol 28: 300–304

Legendre R, Esola-Macre J (1990) Itraconazole in the treatment of tinea capitis. J Am Acad Dermatol 23: 559–560

Lesher JL, Smith JG (1987) Antifungal agents in dermatology. J Am Acad Dermatol 17: 383–396

Lyman CA, Walsh TJ (1992) Systemically administered antifungal agents. Drugs 44: 9–35

Macura AB (1991) Fungal resistance to antimycotic drugs: a growing problem. Int J Dermatol 30: 181–183

Macura AB (1993) Dermatophyte infections. Int J Dermatol 32: 313–323

Nyawaldo JO, Boire M (1988) Single dose and intermittent griseofulvin regimens in the treatment of tinea capitis in Kenya. Mycoses 31: 229–234

Saul A, Bonifaz A (1990) Itraconazole in common dermatophyte infections of the skin. Fixed treatment schedules. J Am Acad Dermatol 23: 554–558

Savin RC, Zaias N (1990) Treatment of chronic moccasin-type tinea pedis with terbinafine: A double-blind, placebo-controlled trial. J Am Acad Dermatol 23: 804–807

Tanz RR, Hebert AA, Esterly NB (1988) Treating tinea capitis: Should ketoconazole replace griseofulvin? J Pediatr 112: 987–991

Walsoe I, Stangerup M, Svejgaard E (1990) Itraconazole in onychomycosis. Acta Derm Venereol 70: 137–140

2.4 Pityriasis versicolor

Erreger: P. orbiculare (M. furfur), P. ovale

Bei dem Erregerspektrum der P. versicolor handelt es sich um weltweit verbreitete, lipophile *Hefepilze*, die je nach Wachstumsbedingungen rundliche bzw. ovale Wachstumsformen bilden und Teil der normalen Hautflora darstellen. Meistens wird in Europa *P. orbiculare* (ca. 80 %), seltener *P. ovale* (ca. 20 %) nachgewiesen, in anderen Kontinenten ist die Verteilung unterschiedlich. Sie wachsen gern in Haarfollikeln bzw. in behaarten Hautarealen; vor allem bei jugendlichen Erwachsenen sind Pityrosporonstämme in großen Mengen in den Kopfschuppen vorhanden und können diese unterhalten. Sind die Oberflächenlipide der Haut vermehrt oder werden vermehrt Fette (Cremes etc.) der Haut zugeführt, so wächst die Erregerpopulation und wird durch bräunlich-schuppende Kolonien der P. versicolor sichtbar, vor allem am Hals, an Stamm und an den intertriginösen Arealen. In warmen Klimazonen ist die Erkrankung überaus häufig, zumal warme und feuchte Luft das Wachstum des Erregers stark beschleunigt. Falsche Körperpflege, mangelhafte Hygiene oder übermäßige Anwendung von Körpercremes tragen dazu bei (Tabelle 2.5). Die Diagnose erfolgt durch den Nachweis

Tabelle 2.5. Faktoren, die die Myzelienbildung begünstigen und das Wachstum von P. orbiculare (P. ovale) fördern

▷ Warmes Klima
▷ Hohe Luftfeuchtigkeit (Tropen, Subtropen)
▷ Enganliegende, die Transpiration hemmende Kleidung
▷ Hyperhidrosis, Seborrhoe
▷ Mangelhafte Hygiene (intertriginöse Areale)
▷ Häufige Anwendung kosmetischer Körpercremes
▷ Häufige Anwendung von kortikosteroidhaltigen Externa
▷ Systemische Immunsuppression durch Medikamenten bzw.
▷ Immunschwächezustände oder Immundefekte

von Sporen und kurzen Hyphen in den Schuppen der Kolonien, die anstatt Blastosporen vermehrt Myzelien bilden.

Bei Vorliegen geeigneter Vorraussetzungen rezidiviert die Erkrankung immer wieder (über 60 % Rezidive), so daß neben der gründlichen Therapie eine geeignete Prophylaxe auf lange Sicht bei ausgedehnter P. versicolor erforderlich ist.

Behandlung. Gerade bei einer relativ harmlosen Infektion wie der P. versicolor stehen zahlreiche Möglichkeiten für eine erfolgreiche Behandlung zur Verfügung. Der Arzt wird individuell entscheiden müssen, ob er lokal oder systemisch vorgeht und welche Behandlungsdauer im Einzelfall angemessen ist. Eine eingehende Beratung des Kranken über die vorliegenden Kofaktoren ist unbedingt erforderlich, damit Rezidive möglichst vermieden werden.
Lokal wird man als Routinemaßnahme für unkomplizierte Fälle Einreibungen mit einfachen, preiswerten Rezepturen anbieten, die örtlich antiseptisch wirken:
z. B.

Rp. Na-Thiosulfat 10,0
   Propylenglykol 50,0
   Aqua dest. ad 100,0
oder
Rp. Acid. salicyl.
   Resorcini $\overline{aa}$ 5,0
   Sp. isopropyl. 70 % ad 100,0

oder
Rp. Acid salicyl. 3,0
   Hexachlorophen 0,5
   Glycerini 5,0
   Spir. isopropyl. 70 % ad 100,0

Für ausgedehnte, über längere Zeit bestehende Stellen, vor allem auch beim Vorliegen begünstigender Kofaktoren, die ein schweres Ansprechen auf die Therapie vermuten lassen, empfehlen wir:
● *lokale antimykotische Externa* (Clotrimazol, Bifonazol, Epiconazol, Ketoconazol etc., z. B. Daktar® Creme oder Nizoral® Creme), in Verbindung mit
● *einer gleichzeitigen, wöchentlichen Anwendung eines keratolytisch und antimykotisch wirksamen Shampoos*, um das Kopfhautreservoir möglichst zu reduzieren, z. B. zinkpyrithion- oder selendisulfidhaltige Präparate (Desquaman®, Selsun®).

Die Anwendung sollte anfangs wöchentlich, später alle 2–3 Wochen als Prophylaxe erfolgen. Auch Terzolin® Shampoo (20 mg Ketoconazol/ml) hat sich bewährt, womit man am besten neben der Kopfhaut den gesamten Körper einschäumt.
Eine *systemische Medikation* ist in der Regel für die Behandlung der P. versicolor nicht erforderlich. Allenfalls in sehr ausgedehnten, hartnäckigen Fällen, die mehrfach rezidiviert sind, wird man darauf zurückgreifen müssen. Ketoconazol 1 × 200 mg/d über 5–10 Tage ist durchaus ausreichend, zusätzlich könnte man 1 × monatlich über 2–3 Tage 200 mg/d Ketoconazol in Form einer Dauerprophylaxe bei Risikopatienten verordnen. Eine gute prophylaktische Alternative ist die Anwendung von Ketoconazolshampoo (Terzolin®) zunächst 1 × wöchentlich, später 1 × monatlich, wobei der ganze Körper eingeschäumt wird. Wenn man statt dessen Itraconazol (Sempera®, Sporanox™) verabreichen möchte, genügen 200 mg/d über 5 Tage als Anfangsbehandlung und 2 Tage à 200 mg/d zu Beginn jeden Monats als Prophylaxe. Die Lipophilie von Itraconazol ist größer, und seine Anreicherung in den befallenen Hornschichten hält länger an. Eine weitere Behandlungsmöglichkeit wäre Terbinafin (Lamisil® 1 × 1 Tbl. à 250 mg/d über 10–14 Tage); darüber liegen jedoch noch wenig klinische Erfahrungen vor.

Tabelle 2.6. Mykosen der Haut einschl. ihrer Adnexe (Schleimhäute, Nägel, Haarfollikel) und ihre Behandlung

Mundsoor (sowie gastrointestinale und anogenitale Candidosen	– Nystatin (Moronal®) – Amphotericin B (Amphomoronal®)
Dermatophytosen (Hautmykosen) (Tinea capitis, T. corporis, T. manum et pedum etc.)	– Farbstoffe (z. B. Brillantgrün, Gentianaviolett) – Imidazole (z. B. Clotrimazol, Isoconazol etc.) – Ciclopiroxolamin, Haloprogin – Allylamine (z. B. Naftifin, Terbinafin)
Ausnahme: **Pilzbedingte Follikulitis** (T. Schoenleinii-Infektionen; Kapillitium; Sykosis barbae)	– Griseofulvin (Likuden M®, Fulcin®) Alternative: – Itraconazol (Sempera®)
Onychomykosen (Dermatophyten, Candida- und Schimmelpilz- bzw. bakterielle Infektionen)	– Amorolfin (Loceryl®) lokal – Terbinafin (Lamisil®) lokal oder oral – Itraconazol (Sempera®) oral (je nach Kulturbefund)
Pityriasis versicolor	– Farbstofflösungen – lokale Rezepturen (Na-Thiosulfat, Selendisulfid, Propylenglykol, Resorzin u. a.) – Imidazole (lokal oder/und systemisch)
Chronische mukokutane Candidosen	– Ketoconazol (oral); Nizoral® – Itraconazol (oral); Sempera® evtl. Amphotericin B
Systemische Candidosen	– Amphotericin B/Flucytosin (i. v.) – Fluconazol (Diflucan®) evtl. Itraconazol (Sempera®)

Besonderheiten: Bei mykotischer Otitis externa, Vaginitis mit Pilzbesiedlung etc. empfiehlt sich die orale Gabe eines der neueren Azole (z. B. Itraconazol) bei möglichst austrocknender lokaler Therapie, Farbstofflösungen etc.

Neben der oralen Behandlung muß den Betroffenen immer wieder die Bedeutung der *Kofaktoren* vor Augen geführt und erläutert werden (Tabelle 2.5), um günstige Voraussetzungen für eine endgültige Heilung zu schaffen. Ebenso sollten sie darauf hingewiesen werden, daß die Depigmentierungen als Folge der Erregerkolonien nach längerer Zeit, möglicherweise erst nach einer ausgiebigen Sonnenexposition, mehrere Monate später verschwinden.

Literatur

Borelli D, Jacobs PH (1991) Tinea versicolor: Epidemiology, clinical and therapeutic aspects. J Am Acad Dermatol 25: 300–305

Van Cutzem U (1990) The in vitro antifungal activity of ketokonazole, zink pyrithione and selenium sulphide against Pityrosporum and their efficacy as a shampoo in the treatment of experimental pityrosporosis in guinea-pigs. J Am Acad Dermatol 22: 993–998

Walsoe I, Stangerup M, Svejgaard E (1990) Itraconazole in onychomycosis. Acta Derm Venereol (Stockh) 70: 137–140

2.5 Onychomykose

Erreger: meist Trichophyton rubrum, Candida spp.; diverse Schimmelpilze (selten)

Onychomykosen kommen bei ca. 2 % der Gesamtbevölkerung vor, wobei Mischinfektionen nicht selten sind. Eine krankhafte Besiedlung der Nägel kann grundsätzlich sowohl durch Dermatophyten (T. rubrum, T. mentagrophytes) als auch durch Hefepilze (Candida), durch Schimmelpilze und Bakterien erfolgen. Das Erregerspektrum der Onychomykosen in Deutschland umfaßt in ca. 75 % der Fälle Dermatophyten, 15 % Hefepilze (davon zu über 60 % C. albicans), ca. 5 % Schimmelpilze, und in 5 % der Fälle sind mehrere Erreger gleichzeitig vorhanden, meist Dermatophyten und C. albicans.

Die Behandlung einer fortgeschrittenen Onychomykose ist nicht einfach. Oft ist der betroffene Nagel vorgeschädigt, Traumata (exogene Schäden, falsches Schuhwerk) sowie periphere Durchblutungsstörungen (Diabetes, periphere Neuropathie etc.) sind prädisponierende Kofaktoren. Die Infektion kann sowohl vom *distalen* als auch vom *proximalen* Nagelanteil erfolgen, sich in unterschiedlichen Schichten der Nagelplatte ausbreiten und schließlich das gesamte Nagelorgan befallen. Vorgeschädigte Nägel bzw. eine gleichzeitig vorhandene Paronychie weisen immer wieder auf das Vorliegen einer Candidainfektion hin. Bei immunsupprimierten Patienten sind Nagelinfektionen, nicht zuletzt durch Candida spp., besonders ausgedehnt und verlaufen hartnäckig.

Behandlung. Die Behandlung einer Nagelmykose setzt voraus
- den langfristigen Einsatz eines geeigneten Antimykotikums, das lokal oder systemisch in das harte Nagelkeratin eindringen und dort längere Zeit verbleiben kann,
- den Ausschluß von Faktoren, die eine Unterhaltung der Infektion bzw. Reinfektionen begünstigen oder unterhalten und
- in fortgeschrittenen Fällen die atraumatische (s. Tabelle 2.7) oder operative Entfernung von weitgehend geschädigten Nägeln.

Für die lokale Behandlung der Onychomykose haben sich in letzter Zeit 2 neue Antimykotika besonders bewährt, das Terbinafin und das Amorolfin (s. unten). Im Prinzip wird man beim Befall

Tabelle 2.7. Nagelauflösende Salben (sog. atraumatische Nagelentfernung)

Rp. Kal. jodati 50.0 Vasel. alb. ad 100,0
Rp. Urea pura 40,0 Vasel. alb. 35,0 Cer. alb. 5,0 Adeps lanae anhydr. ad 100,0
Rp. Urea pura 40,0 Vasel. alb. 35,0 Cer. alb. 5,0 Clioquinol 1,0 Adeps lanae anhydr. ad 100,0

nur weniger Nägel lokal vorgehen; sind die meisten davon befallen, ist eher eine systemische Medikation zu empfehlen (Tabelle 2.8). Liegt ein Candidabefall vor, ist u. E. am ehesten die Einnahme von Itraconazol indiziert (200 mg/d über 3 Monate), auch wenn das Medikament für diese Indikation in Deutschland noch nicht zugelassen ist. Wachsen hingegen Dermatophyten oder/und Schimmelpilze in der Kultur, empfehlen wir Terbinafin als das Medikament erster Wahl für die systemische Anwendung (s. unten). Das früher oft verwendete Griseofulvin hat seine Bedeutung für die Behandlung der Onychomykosen weitgehend verloren. Itraconazol hat durch seine hohe Lipophilie doch eine Affinität zum Nagelkeratin, das über die Nagelmatrix oder passiv durch die Blutversorgung über das Paronychium erreicht wird. Nach 3monatiger Therapie mit hohen Dosen sind dort bis zu 3–6 Monate später noch relativ unverändert therapeutische Spiegel nachweisbar. Aufgrund der längeren Verweildauer von Itraconazol im Nagelkeratin wurde empfohlen, 1 × monatlich nur über 7 Tage 200 mg/d Itraconazol zu verabreichen und dieses Schema über 3–4 Monate zu wiederholen. Inwieweit dies zuverlässig wirkt, bleibt abzuwarten.

Terbinafin

Naftifin

Tabelle 2.8. Behandlungsschema bei Onychomykosen

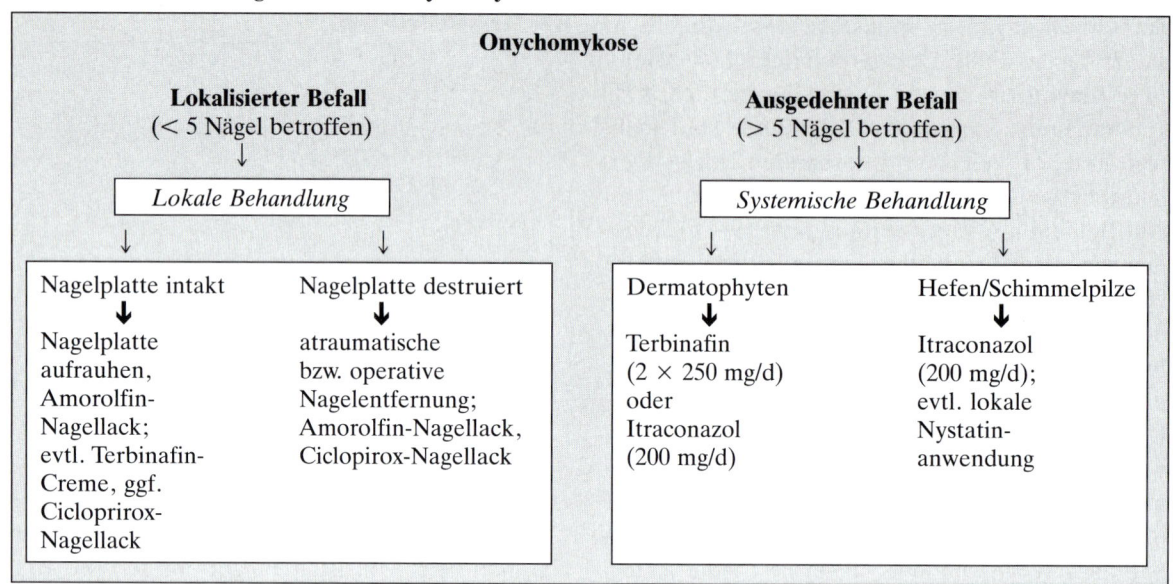

	Onychomykose		
Lokalisierter Befall (< 5 Nägel betroffen) ↓		**Ausgedehnter Befall** (> 5 Nägel betroffen) ↓	
Lokale Behandlung		*Systemische Behandlung*	
↓	↓	↓	↓
Nagelplatte intakt ⬇	Nagelplatte destruiert ⬇	Dermatophyten ⬇	Hefen/Schimmelpilze ⬇
Nagelplatte aufrauhen, Amorolfin-Nagellack; evtl. Terbinafin-Creme, ggf. Cicloprirox-Nagellack	atraumatische bzw. operative Nagelentfernung; Amorolfin-Nagellack, Ciclopirox-Nagellack	Terbinafin (2 × 250 mg/d) oder Itraconazol (200 mg/d)	Itraconazol (200 mg/d); evtl. lokale Nystatin-anwendung

■ **Terbinafin (Lamisil®-Creme, Tbl. à 250 mg)**
Terbinafin gehört im Gegensatz zu den anderen neueren Antimykotika in die Klasse der *Allylamine* wie auch das *Naftifin* (Exoderil®).

Das Spektrum des Terbinafins, das sowohl lokal als auch oral wirkt, ist in therapeutischen Konzentrationen auf Dermatophyten und Schimmelpilze beschränkt, gegen Hefepilze, Pityrosporon etc. wirkt das Medikament nur schwach oder gar nicht. Allenfalls C. parapsilosis ist auf Terbinafin empfindlich. Allerdings dringt Terbinafin rasch durch das Str. corneum bzw. in das harte Nagelkeratin ein und erreicht schnell fungizide Konzentrationen, so daß es bei Palmoplantarmykosen und Onychomykosen durch Dermatophyten besser wirkt als die meisten Imidazolderivate. Sein Wirkungsmechanismus liegt – anders als bei den Azolen – in der Hemmung der Squalenepoxidase, womit es zur Akkumulation von intrazellulärem Squalen bei gleichzeitigem Mangel an Ergosterol kommt und damit zur fungiziden Wirkung. Lokal als *1%ige Creme* wirkt Terbinafin zuverlässig bei Tinea capitis, corporis etc. und zeichnet sich durch gute Hautverträglichkeit aus. Hyperkeratotische Dermatophytosen sind eine gezielte Indikation. Oral aufgenommen wird das Medikament in der Haut und im Fettgewebe angereichert und über längere Zeit langsam freigesetzt. Dosis: 1–2 × 250 mg/d; in dieser Dosierung wirkt Terbinafin bei trockenen, hartnäckigen Palmoplantarmykosen und T. capillitii besser als Griseofulvin und vergleichbar dem Itraconazol. Als Nebenwirkungen sind gastrointestinale Beschwerden bekannt, selten allergische Reaktionen. Interaktionen mit Rifampicin und Cimetidin sind bekannt. Bei Leberfunktionsstörungen sollte die Dosis des Terbinafins auf die Hälfte reduziert und

Tabelle 2.9. Begleitmaßnahmen bei der Behandlung von Onychomykosen

Nagelplatte leicht aufrauhen oder **aufweichen**
(50 % Kalumjodid, 20–40 % Harnstoff), um die Penetration eines lokal wirkenden Antimykotikums zu erleichtern;
Durchblutungsverhältnisse verbessern
(Gefäßtraining, Wärmezufuhr, evtl. akrale Massagen); evtl. Diabetes gut einstellen, auf periphere sensorische Neuropathien achten;
Feuchtigkeit, die die Nagelplatte aufweicht und leicht verletzbar macht, vermeiden
(kein allzu häufiges Händewaschen, evtl. Trockenfön benutzen, für eine gute Transpiration an den Füßen sorgen etc.);
Mikrotraumata vermeiden
(weiches Schuhwerk, auf Sportverletzungen, handwerkliche Hobbys etc. achten); die neu wachsenden Nagelplatten während der Behandlung mechanisch schützen (Pflaster, Nagellack etc.).

die Leberwerte engmaschig kontrolliert werden. In einem Fall hat Terbinafin offenbar eine akute Hepatitis induziert. Die Behandlungsdauer beträgt bei Tinea 4–6 Wochen, bei Onychomykose ca. 3–4, bis zu 6 Monaten. Trotz einer Halbwertszeit von 22 h sind therapeutische Spiegel im Nagelkeratin bis zu ca. 4–6 Wochen nach Absetzen der Therapie nachweisbar.

Als weitere Möglichkeit für die Behandlung von Onychomykosen liegt eine 8%ige Formulierung von Ciclopirox in einer Lacklösung vor (Batrafen® Nagellack), das eine breite antimykotische und antibakterielle Wirkung entfaltet. Vergleichende Untersuchungen liegen uns nicht vor, doch die Wirkung des Ciclopirox bei Onychomykose ist der des Terbinafins bzw. der oralen Itraconazoltherapie gleichwertig, sofern bei vorgeschädigter Nagelplatte, z.B. bei distaler, lateraler oder subungualer Nagelmykose das Präparat in das Nagelkeratin eindringen kann. Gegebenenfalls muß bei intakter Nagelplatte die Oberfläche aufgerauht oder mit 20–40%iger Harnstoffsalbe aufgeweicht werden.

Eine therapeutische Alternative für Onychomykosen bietet sich an durch die lokale Anwendung eines neuen Breitspektrumantimykotikums aus der Gruppe der Morpholine:

■ *Amorolfin* (Loceryl® Nagellack 50 mg/ml, Creme 2,5 mg/g)

Amorolfin ist ein neues, lokal wirksames Antimykotikum, das keine Verwandtschaft zu den anderen bekannten Präparaten zeigt. Ein Vorteil des Amorolfins liegt in seiner breiten fungiziden Wirksamkeit gegen Dermatophyten und Hefepilze mit einer geringeren Wirkung gegen Schimmelpilze. Die Substanz steht nur als Lack bzw. Creme zur lokalen Anwendung zur Verfügung. Bei Systemmykosen zeigte sich Amorolphin schwach oder kaum wirksam, möglicherweise wegen seiner schnellen Metabolisierung. Experimentell hat sich gezeigt, daß das Medikament in das harte Keratin penetriert (20–100 mg/cm^2/h), wobei eine Vorbehandlung mit DMSO seine Penetrationsfähigkeit noch steigert. Hauptindikation des Amorolfins sind somit hartnäckige Onychomykosen einzelner Nägel, bei denen eine orale Behandlung nicht in Frage kommt und auch die Nagelextraktion nicht erwünscht ist. Die Substanz soll 2 × wöchentlich auf den Nagel appliziert werden, evtl. nach einer leichten mechanischen Aufrauhung der Nageloberfläche. Nach 6 Monaten ist eine Abheilung in 75 % der Fälle zu erwarten, während die Substanz im Blut kaum nachweisbar wird. Milde lokale Irritation kann vorkommen. Die Creme kann bei allen Hautmykosen zur Anwendung kommen.

Literatur

André J, Achten G (1987) Onychomycosis. Int J Dermatol 26: 481–490

Bergstresser PR, Elewski B, Hanifin J et al. (1993) Topical terbinafine and clotrimazole in interdigital tinea pedis: A multicenter-comparison of cure and relapse rates with 1- und 4-week treatment regimen. J Am Acad Dermatol 28: 648–651

Cauwenbergh G, Degreef H, Heykants J et al. (1988) Pharmacokinetic profile of orally administered itraconazole in human skin. J Am Acad Dermatol 18: 263–268

Del Palacio A, López-Gómez S, Moreno-Palancar P et al. (1989) A clinical double blind trial comparing amorolfine cream 0.5 % (Ro 14-4767) with bifonazole cream 1 % in the treatment of dermatomycoses. Clin Exper Dermatol 14: 141–144

Del Palacio A, López-Gómez S, Gimeno C et al. (1991) A randomized comparative study: Amorolfine (cream 0.125 %, 0.25 % and 0.5 %) in dermatomycoses. J Dermatol Treat 1: 299–303

Goodfield MJD (1992) Short duration therapy with terbinafine for dermatophyte onychomycosis: A multicenter trial. Br J Dermatol 129 [Suppl 39]: 33–35

Hay RJ (ed) (1992) Amorolfine, a breakthrough in topical antimycotic therapy. Dermatology 184 [Suppl 1]: 1–30

Hay RJ, Baran R, Moore MK, Wilkinson JD (1988) Candida onychomycosis: an evaluation of the role of Candida spp. in nail disease. Br J Dermatol 118: 47–58

Hay RJ, Logan RA, Moore MK et al. (1991) A comparative study of terbinafine vs griseofulvin in the treatment of „dry type" dermatophyte infections. J Am Acad Dermatol 24: 243–246

Hay RJ, Clayton YM, Moore MK et al. (1988) An evaluation of itraconazole in the treatment of onychomycosis. Br J Dermatol 119: 359–366

Lowe G, Green C, Jennings P (1993) Hepatitis associated with terbinafin treatment. Br Med J 306: 248

Nolting SK (1984) Non-traumatic removal of the nail and simultaneous treatment of onychomycosis. Dermatologica 169 [Suppl 1]: 117–120

Nolting S, Reinel D, Semig G, et al. (1993) Amorolfine spray in the treatment of foot mycoses (a dose-finding study). Br J Dermatol 129: 170–174

Nolting S, Semig G, Friedrich HK, et al. (1992) Double blind comparison of amorolfine and bifonazole in the treatment of dermatomycoses. Clin Exp Dermatol 17: 8–12

Piérard GE, Arrese-Estrada J, Piérard-Franchimont C (1993) Treatment of onychomycosis. Traditional approaches. J Am Acad Dermatol 29: 41–45

Polak A (1988) Mode of action of morpholine derivatives. Ann NY Acad Sci 544: 221–228

Roseeuw D, De Doncker P (1993) New approaches to the treatment of onychomycosis. J Am Acad Dermatol 29: 45–50

Saul A, Bonifaz A (1990) Itraconazol in common dermatophyte infections of the skin: Fixed treatment schedules. J Am Acad Dermatol 23 [Suppl]: 554–558

Van der Schroeff JG, Circel PKS, Crijus MP (1992) A randomized treatment duration-finding study of terbinafine in onychomycosis. Br J Dermatol 125 [Suppl 39]: 36–39

Villars V, Jones TC (1989) Clinical efficacy and tolerability of terbinafine (Lamisil®); a new topical and systemic fungicidal long for treatment of dermatomycoses. Clin Exper Dermatol 14: 124–127

Walsoe I, Stangerup M, Svejgaard E (1990) Itraconazole in onychomycosis. Acta Derm Venereol 70: 137–140

Willemsen M, De Doncker P, Willems J, et al. (1993) Posttreatment itraconazole levels in the nail: new implications for treatment of onychomycosis. J Am Acad Dermatol 26: 731–735

Zaias N (1990) Management of onychomycosis with oral terbinafine. J Am Acad Dermatol 23: 810–812

Zaias N, Serrano L (1989) The successful treatment of finger Trichophyton rubrum onychomycosis infection with oral terbinafine. Clin Exp Dermatol 14: 120–123

Zang M (1989) L'amorolfine: résultats cliniques préliminaires en dermatologie. Bull Soc Fr Mycol Med I: 17–22

2.6 Sonstige oberflächliche Pilzinfektionen

Erreger: Torulopsis glabrata, Rhodotorula rubra, Trichosporon cutaneum (T. beigelii), Geotrichum candidum

Hierbei handelt es sich um nahezu *ubiquitär vorkommende Hefepilze*, die bei Menschen und Tieren nicht selten nachgewiesen werden und potentiell pathogen sind. Sie können als Begleitkeime bei den klassischen Dermatophytosen und Candidainfektionen vorkommen oder aber auch allein für eine oberflächliche Mykose der Haut, der Nägel und der Haare verantwortlich sein. Klinisch sind derartige Infektionen meist symptomarm, ähneln meist einer Candidose, bedürfen aber unter opportunistischen Bedingungen einer gründlichen Behandlung.

Rhodotorula-Arten und *Torulopsis glabrata* finden sich meist im Genital- und intertriginösen Bereich und an den Nägeln, Trichosporonarten sind weltweit verbreitet und können Haut und Schleimhäute besiedeln. An den Haaren (Kopf/Bart) tritt eine sog. *Piedra alba* ein, die mit hellen, zylinderartigen Knötchen um die Haarschäfte einhergeht. Auch *Geotrichon* ist ein weltweit vorkommender Saprophyt mit hefeähnlichem Wachstum. Er kommt in den Schleimhäuten, meist im intestinalen Bereich auch bei Gesunden vor (ca. 30 %), kann aber unter Umständen, wie Candida, eine pathogene Bedeutung erlangen.

Behandlung. Wie bei Candida ist auch bei diesen oberflächlichen Hefepilzinfektionen zunächst nach einer zugrundeliegenden Ursache zu fahnden und begünstigende Kofaktoren sowie systemische Immunopathien auszuschließen, doch häufiger ist die Ursache eine längere medikamentöse Behandlung mit hochwirksamen Antibiotika, Östrogenen etc. Die lokale Behandlung erfolgt mit Farbstofflösungen wie Brillantgrün 0,5–1,0 %ig, Solutio Castellani (alba) etc. bzw. mit nystatinhaltigen Externa (Suspension, Cremes). Auch die heute gängigen Imidazolpräparate (Bifonazol, Clotrimazol u. a.) sind wirksam. Bei interstinalem Befall bzw. Befall des Oropharynx und der Atemwege ist die orale Einnahme von Nystatin 4 × 1/d sowie die Anwendung von Amphotericin B-Lösung, Inhalationen u. a. notwendig.

2.7 Subkutane Mykosen

2.7.1 Sporotrichose

Erreger: Sporothrix (Sporotrichon) schenckii

Bei der Sporotrichose handelt es sich um eine relativ seltene Pilzinfektion, die zumeist in warmen, subtropisch-tropischen Klimazonen vorkommt und subakut-chronisch verläuft. In einigen Ländern, z. B. in Mexiko, hat sie endemischen Charakter. Der Erreger ist ein dimorpher, geophiler Pilz, der als Saprophyt in der Erde bzw. im untergehenden pflanzlichen bzw. Hornmaterial vorkommt. Die Infektion beim Menschen erfolgt häufig durch Inokulation durch die Haut (Trauma, Stiche etc.), wobei es gelegentlich zu lymphogenen, seltener zur hämatogenen Ausbreitung kommt; auch Inhalation über die Lunge kommt vor. Vielfach sind Land-, Wald- und Minenarbeiter, ebenso Waldgänger, Gärtner, Floristen etc. betroffen. Eine Mensch-zu-Mensch oder Tier-zu-Mensch-Übertragung kommt nicht vor. Klinisch unterscheidet man die *lokalisierte, lymphokutane* von einer *extrakutanen, systemischen Sporotrichose*.

An der Haut finden sich meist subkutan liegende, z. T. entzündliche Knoten und Knötchen, die sich entlang der Lymphabflußwege ausbreiten, nekrotisch abszedieren und sich phlegmonös umwandeln können (Schanker). Die Lymphgefäße können dabei strangartig verhärtet oder auch entzündlich mitbefallen sein, Stauung und sekundäre Elephantiasis kann daraus resultieren. Übergänge in ein *Myzetom*, z. B. durch Mischinfektion, können vorkommen, zumal häufig die Extremitäten befallen sind. Der Erreger kann im Abstrich und histologisch im Gewebe (Giemsa) wie auch mittels Fluoreszenztechniken und kulturell nachgewiesen werden, ist allerdings nur in geringer Zahl in den Hautläsionen vorhanden, so daß die Suche oft erfolglos bleibt.

Behandlung. Aufgrund des typischen klinischen Bildes wird die Diagnose der kutanen Sporotrichose oft ohne Erregerachweis gestellt und eine Behandlung eingeleitet. Die Behandlungsergebnisse bleiben trotz der neueren Entwicklungen in der antimykotischen Therapie oft unbefriedigend. Die neuen Imidazole brachten nur zum Teil die erwarteten Besserungen, insbesondere Ketoconazol bleibt meist ohne nennenswerten Erfolg. Lediglich Itraconazol scheint bei einem größeren Teil der behandelten Fälle wirksam, allerdings erst nach längerer Anwendung. Gesicherte Daten liegen kaum vor. Wir empfehlen einen therapeutischen Versuch mit höherer Itraconazoldosis (400–600 mg/d) über mindestens 6 Wochen, evtl. länger. In resistenten Fällen sollte man auch an bakterielle Mischinfektionen denken, z. T. auch an sporotrichoide Pyodermien, sporotrichoide Mykobakteriosen (z.B. durch M. chelonei), und versuchen, die Erregerpopulation genauer zu definieren. Eine kombinierte antibiotische Therapie ist in vielen Fällen unerläßlich. Fluktuierende Knoten sollten eröffnet und lokal versorgt werden. Nach Eröffnung kann es bei lokalisierten Formen zur spontanen Abheilung kommen.

● Ein etabliertes Behandlungsverfahren, vor allem bei kutanen Formen, ist die orale Behandlung mit *Kaliumjodid*: Anfangs ist 0,1–0,5, später 0,5–1,0 g/d in wäßriger Lösung oder mit Milch zu den Mahlzeiten 3–4 × täglich einzunehmen bis zu einer täglichen Gesamtdosis von 3–6 g/d; Dosis bei Kindern: 1,5–2 g/d. Die individuelle Toleranz auf Kaliumjodid ist von Patient zu Patient recht unterschiedlich; auf Funktionsanomalien der Schilddrüse vor und während der Therapie muß geachtet werden. Wenn Nebenwirkungen auftreten (Nausea, Erbrechen, akneiforme Hautläsionen), muß die Behandlung über einige Zeit (Tage bis zu 2 Wochen) unterbrochen und mit reduzierter Dosis fortgesetzt werden. Die orale Medikation sollte über mehrere Wochen bis zur vollen klinischen Abheilung unter gleichzeitiger lokaler Versorgung fortgesetzt werden. Nach der Abheilung (ca. 6–8 Wochen) ist es ratsam, die Medikation in niedriger Dosierung über weitere 3–4 Wochen fortzusetzen oder Itraconazol (100–200 mg/d) als Prophylaxe über weitere 2–3 Monate zu verordnen.

Zahlreiche weitere Behandlungsmöglichkeiten ergänzen das therapeutische Spektrum, vor allem bei Patienten, die Jodide nicht vertragen: Sie erwiesen sich von Fall zu Fall als nützlich, z.B. Sulfone (DADPS), Griseofulvin, lokale Kälte- bzw. Wärmeapplikation (Kryotherapie bei −86 °C bzw. Hyperthermie bei 46 °C) sowie radikale chirurgische Maßnahmen. Bei extrakutanen Formen kann die Ansprechbarkeit auf die medikamentöse Behandlung unbefriedigend bleiben und einer langfristigen parenteralen Behandlung mit Amphotericin B (Initialdosis: 0,1–0,5 mg/kg KG/d, bis zu 1 mg/kg KG/d; Gesamtdosis ca. 3 g) bedürfen.

Literatur

Bickley LK, Berman IJ, Hood AF (1985) Fixed cutaneous sporotrichosis: Unusual histopathology following intralesional corticosteroid administration. J Am Acad Dermatol 12: 1007–1012

Calhoun DL, Waskin H, White MP et al. (1991) Treatment of systemic sporotrichosis with ketokonazole. Rev Infect Dis 13: 47–51

Campos P, Arenas R, Coronado H (1994) Epidemic cutaneous sporotrichosis. Int J Dermatol 33: 38–41

Dellatorre DL, Lattanand A, Buckley HR et al. (1982) Fixed cutaneous sporotrichosis of the face: Successful treatment of a case and review of the literature. J Am Acad Dermatol 6: 97–100

Purvis RS, Diven DG, Drechsel RD et al. (1993) Sporotrichosis presenting as arthritis and subcutaneous nodules. J Am Acad Dermatol 28: 879–884

Restrepo A, Robledo A, Gomez I et al. (1986) Itraconazole therapy in lymphangitic and cutaneous sporotrichosis. Arch Dermatol 122: 413–417

Rotowa NA, Shadomy HJ, Shadomy S (1990) In vitro activities of polyene and imidazol antifungal agents in unusual opportunistic fungal pathogens. Mycoses 33: 203–211

Shaw JC, Levinson W, Montanaro A (1989) Sporotrichosis in the acquired immunodeficiency syndrome. J Am Acad Dermatol 21: 1145–1147

Viviani MA, Tortorano AM, Pagano A et al. (1990) European experience with itraconazole in systemic mycoses. J Am Acad Dermatol 23: 587–593

2.7.2 Chromoblastomykose

Synonyme: Chromomykose, verruköse Dermatitis
Erreger: Phialophora spp., Cladosporium spp., Fonsecaea u.a.

Die *Chromomykose* ist eine weltweit sporadisch vorkommende Schimmelpilzeinfektion, vor allem in subtropischen bzw. tropischen Klimazonen. Die Erreger sind Bodensaprophyten, die fakultativ pathogen sind oder auch als Begleiterreger vorkommen können (*Myzetoma*). Sie werden traumatisch in die Haut inokuliert, woraus subkutane knotige Granulome entstehen, z. T. verrukösen Charakters, die abszedieren können. Histologisch finden sich hyperkeratotische, tuberkuloide Granulome, z. T. mit Fremdkörperriesenzellen. Hämatogene bzw. metastatische Dissemination ist selten, die Infektion bleibt in der Regel auf die Haut (meist an den unteren Extremitäten) beschränkt.

Behandlung. Zur Behandlung der Chromoblastomykose kommt in erster Linie Amphotericin B (0,5–1,0 mg/kg KG/d), am besten in Kombination mit Flucytosin (100–200 mg/kg KG/d i. v. alle 6 h) über mehrere Wochen in Frage. Resistenzen können vor oder während der Therapie auftreten und müssen mit Itraconazol (2 × 200 mg/d) angegangen werden, das in vielen Fällen hilfreich ist. Ketoconazol ist weniger wirksam als die genannte Kombination. Auch die Kombination Flucytosin und Ketoconazol bzw. Itraconazol kann angewendet werden. Je nach den klinischen Erscheinungsformen wird man zusätzlich zur systemischen Behandlung lokale operative Maßnahmen heranziehen, z. B. chirurgische Ausräumung, Elektrodesikkation oder Kryochirurgie, die oft zur Beschleunigung der klinischen Besserung führen. Soweit möglich ist eine weite und tiefe Exzision im Gesunden zu empfehlen.

Weitere Alternativen: Mehrere weitere Medikamente wurden zur Behandlung der Chromoblastomykose herangezogen, unter anderem auch Thiabendazol (25 mg/kg KG/d), mit befriedigendem Ergebnis in einem Teil der Fälle. Über Miconazol, Rifampicin u. a. liegen Erfahrungen vor. Lokale Hyperthermieverfahren (46 °C über mehrere Wochen) wurden in neuerer Zeit als einfache, erfolgversprechende Maßnahmen beschrieben. Der Verlauf muß über mehrere Monate nach Behandlungsabschluß mittels Biopsie kontrolliert werden.

Literatur

Chermsirivathana S, Bunyaratavej K, Pupaibul K (1979) The treatment of chromomycosis with 5-fluorocytosine. Int J Dermatol 18: 377–379

Defaveri J, Graybill JR (1990) Treatment of chronic murine chromoblastomycosis with the triazole SCH 39304. Am J Trop Med Hyg 42: 601–606

Heyl T (1985) Treatment of chromomycosis with itraconazole. Br J Dermatol 112: 728–729

Lubritz RR (1977) Cryosurgery for benign and malignant skin lesions: Treatment with a new instrument. South Med J 69: 1401–1405

McBurney EI (1982) Chromoblastomycosis treatment with ketoconazole. Cutis 30: 746–748

McGinnis MR (1983) Chromoblastomycosis and phaeohyphomycosis: New concepts, diagnosis, and mycology. J Am Acad Dermatol 8: 1–16

Nishimoto K, Yoshimura S, Honma K (1984) Chromomycosis spontaneously healed. Int J Dermatol 23: 408–410
Silber JG, Gombert ME, Green KM et al. (1983) Treatment of chromomycosis with ketoconazole and 5-fluorocytosine. J Am Acad Dermatol 8: 236–238
Tagami H, Ginoza M, Imaizumi S et al. (1984) Successful treatment of chromomycosis with topical heat therapy. J Am Acad Dermatol 10: 615–619
Yanase K, Yamada M (1978) Pocket-warmer therapy of chromomycosis. Arch Dermatol 114: 1095

2.8 Systemische Mykosen

Systemische Mykosen treten häufig *opportunistisch* auf, d. h. im Rahmen anderer zugrundeliegender Erkrankungen (Infektionen, Neoplasmen), die die Immunabwehr des Trägers beinträchtigen und ihr Auftreten erleichtern.
Hierzu gehören:
- *Häufige* opportunistische Systemmykosen
  Candidose
  Aspergillose
  Kryptokokkose
- *Seltenere* opportunistische Systemmykosen
  Kokzidioidomykose
  Phaeohyphomykose
  Mucormykose u. a.

Als Behandlungsmöglichkeiten für derartige Infektionen stehen Amphotericin B und die neuen Azole zur Verfügung: Ketoconazol, Fluconazol, Itraconazol. Trotz der verbesserten Prognose durch die Entwicklung der Triazole ist die Mortalität der opportunistischen Systemmykosen hoch (über 60–70 %), nicht zuletzt auch als Folge der brachliegenden Immunabwehr. Bei *HIV-infizierten* Patienten treten vor allem neben den häufigen Candidosen auch Dermatophytosen, Kryptokokkosen, Histoplasmosen und Kokzidioidomykosen auf.

Bei Risikopatienten ist auf *prophylaktische* Maßnahmen zu achten, die das Risiko der Kontamination mit infiziertem Material, Kontakt mit Staub, organischen Abfällen, Tieren, landwirschaftlichen Geräten etc. reduzieren. In den Krankenhäusern ist auf ein intaktes Ventilationssystem zu achten, das regelmäßig im Hinblick auf seine Funktionsfähigkeit und evtl. Kolonisation kontrolliert wird. Mit speziellen Anlagen ausgerüstete Zimmer können die Gefahr der Kontamination erheblich einschränken.

Chemoprophylaktische Maßnahmen umfassen die lokale Anwendung von Nystatin (Moronal® Suspension) zur Vermeidung von Mundsoor, ebenso von Amphotericin B (Ampho-Moronal® Tbl. oder Lutsch-Tbl. 4 × 1 tgl.). Fluconazol wird auch verwendet zur Vermeidung einer oropharyngealen Candidose bei Immunsupprimierten (Diflucan® Saft). Seine Anwendung als Prophylaxe gegen Kryptokokkose (200 mg/d oral) erscheint uns nur bei gegebenem Risiko oder unter besonderen Umständen indiziert. Die systemische Anwendung von Amphotericin B als prophylakti-

Tabelle 2.10. Chemoprophylaxe gegen Pilzinfektionen bzw. Systemmykosen bei Risikopatienten (z. B. Organtransplantation, HIV-Infektion)

Vorbeugung von	
Candidose:	
– orale, oropharyngeale, gastrointestinale Candidose	Nystatin, Amphotericin B 4 × 1/d Gaben (Tbl., Suspension)
– Oropharyngeale, gastrointestinale, systemische Organcandidose	Fluconazol (Saft: 10 mg/ml; Tbl. 50–100 mg p.o./d)
– Gastrointestinale und disseminierte Candidose	Ketoconazol (p.o. 200 mg/d)
Aspergillose:	Itraconazol (p.o. 200 mg/d)
Kryptokokkose:	Fluconazol (p.o. 100 mg/d; nur bei stark erhöhtem Risiko)
Sonstige opportunistische Systemmykosen:	Itraconazol (p.o. 200 mg/d; nur bei stark erhöhtem Risiko)

sche Maßnahme ist durch die Toxizität des Medikaments limitiert; in Liposomen eingekapseltes Amphotericin kann möglicherweise eine verbesserte Toleranz bedeuten. Statt dessen kommen als Candidaprophylaxe Ketoconazol (200 mg/d) und Itraconazol (200 mg/d) bei Immunsupprimierten routinemäßig zur Anwendung, wobei Itraconazol durch seine zusätzliche Wirkung gegen Aspergillusinfektionen überlegen ist.

2.8.1 Aspergillose

Erreger: Aspergillus spp. (A. fumigatus, A. flavus, A. niger, u. a.)

Diese Organismen sind ubiquitär in untergehendem organischem Material vorhanden. Die Infektion wird durch luftgetragene Konidien verbreitet, die Lunge ist primär betroffen mit der Möglichkeit hämatogener Dissemination, fast ausschließlich bei abwehrgeschwächten, immunsupprimierten Kranken. Neben der pleuropulmonalen kommen diffuse disseminierte *Aspergillosen*, z. T. mit kutaner Manifestation vor (pustulierende Knoten, Abzessen, phlegmonösen, z. T. hämorrhagischen Läsionen). *A. flavus* ist der häufigste Erreger bei *kutaner Aspergillose*, sei es als primäre oder als sekundäre Superinfektion (Ulzera anderer Genese). Neutrophilendefekte, z. B. länger bestehende Leukopenien infolge zytostatischer Chemotherapien, sind die häufigste Ursache für das Auftreten einer systemischen Aspergillose. Bei phlegmonösen Läsionen der Haut, die auf eine antibiotische Therapie nicht ansprechen, ist an eine kutane Aspergillose zu denken, nicht zuletzt als opportunistische Infektion.

Behandlung. Itraconazol (Sempera®) ist die Behandlung erster Wahl bei Aspergillose, mit einer Dosierung von 1–2 × 200 mg/d über mehrere Wochen. Bei Dissemination sollte mit 2 × 200 mg über mehrere Monate behandelt werden, eine evtl. Erhöhung auf 600 mg/d ist möglich. Itraconazol ist das einzige Präparat aus der Reihe der neuen Triazole, das bei Aspergillose hervorragende Resultate erbracht hat: Nach den bisherigen Berichten sind 75–90 % Heilungsraten bei disseminierter viszeraler Infektion zu erwarten, einschl. der Lungenaspergillose. Alternative: Amphotericin B, evtl. in Verbindung mit Flucytosin, doch das Ergebnis ist eher bescheiden, Rezidive kommen immer wieder vor.

Literatur

Böhler K, Metze D, Poitschek C, et al. (1990) Cutaneous aspergillosis. Clin Exp Dermatol 15: 446–450

Cockerell CJ (1990) Cutaneous manifestations of HIV infection other than Kaposi's sarcoma. J Am Acad Dermatol 22: 1260–1269

Denning DW, Tucker RM, Hanson LH (1990) Itraconazole in opportunistic mycoses: Cryptococcosis and aspergillosis. J Am Acad Dermatol 23: 602–607

Dupont B (1990) Itraconazole therapy in aspergillosis: Study in 49 patients. J Am Acad Dermatol 23: 607–614

Googe PD, De Coste SD, Herold WH, et al. (1989) Primary cutaneous aspergillosis mimicking dermatophytosis. Arch Pathol Lab Med 113: 1284–1286

Harmon CB, Su D, Peters MS (1993) Cutaneous aspergillosis complicating pyoderma gangrenosum. J Am Acad Dermatol 29: 656–658

Khardori N, Hayat S, Rolston K (1989) Cutaneous Rhizopus and Aspergillus infections in five patients with cancer. Arch Dermatol 125: 952–956

Meunier F (1990) Fluconazole treatment of fungal infections in the immunocompromised host. Semin Oncol 17 [Suppl 6]: 19–23

Staib F, Bennhold I, Voigt HW et al. (1987) Amphotericin B und Fluzytosin-Therapie bei Aspergillus-Pneumonie und akutem Nierenversagen. Klin Wochenschr 65: 40–47

Van den Bossche H, Marichal P, Willemsens G et al. (1990) Saperconazole: a selective inhibitor of the cytochrome P_{450} dependent ergosterol synthesis in Candida albicans, Aspergillus fumigatus and Trichophyton mentagrophytes. Mycosis 33: 335–352

Vivani MA, Tortorano AM, Langer M (1989) Experience with itraconazole in cryptococcosis and aspergillosis. J Infect 18: 151–165

2.8.2 Kryptokokkose

Erreger: Cryptococcus neoformans (*var.:* neoformans, gattii)

Die *Kryptokokkose*, auch „europäische Blastomykose" genannt, ist eine opportunistische Pilzinfektion, die durch verschiedene Haustiere, Vögel (Taubenkot!) sowie durch Kontakt mit Erde, Staub (Tätigkeit in der Landwirtschaft, etc.) auf den Menschen übertragen wird. Der

Erreger wird in der Regel inhaliert, es kommt zur Besiedlung der oberen Luftwege und häufigem Befall der Lunge als Hauptmanifestationsorgan. Daraus kann es u. U. zur hämatogenen Dissemination kommen. Bei HIV-infizierten Patienten ist die *Kryptokokkenmeningitis* bzw. *-meningoenzephalitis* eine gefürchtete opportunistische Infektion. Haut und Schleimhäute werden seltener durch Kryptokokken befallen (10–15 %), es kann jedoch zu z. T. abszedierenden Knoten sowie zu ausgedehnten Ulzerationen mit Granulombildung kommen. Eine vegetierende Pyodermie kann dadurch vorgetäuscht werden. Auch milde Varianten einer kutanen Kryptokokkose mit akneiformen Papeln und Pusteln wurden beschrieben, z. T. werden Mollusca contagiosa vorgetäuscht.

Der Erreger wird bei den immunsupprimierten Kranken an der Haut histologisch (Grocott-, PAS-Färbung) oder im Sputum, Urin bzw. im Liquor kulturell nachgewiesen. Er ist 4–6, bis zu 12 µm groß, oval, von einer gelatineartigen Kapsel umgeben.

Behandlung. Eine frühzeitige Diagnosestellung der kutanen Kryptokokkose ist überaus wichtig, um ggf. eine disseminierte Infektion früh zu erkennen und die Behandlung rechtzeitig einzuleiten. Das klassische Behandlungsschema ist die Kombination Amphotericin B (Ampho-Moronal® B i.v.-Infusion 0,5–1.0 mg/kg KG/d) in Verbindung mit Flucytosin (Ancotil® i. v.-Infusion 150 mg/kg KG/d), die bisher zufriedenstellende Ergebnisse erbracht hat. Flucytosin kann auch oral verabreicht werden: 4 Tagesdosen von 4–5 Tbl. à 500 mg über 6 Wochen, bis zur kompletten Remission.

Wegen der Toxizität der Kombination bzw. des Amphotericins wurde allerdings inzwischen dieses Schema durch den Einsatz von Fluconazol p. o. oder als i. v.-Infusion (Dosis: 200–400 mg/d, s.S. 30) in die zweite Reihe gerückt. Vor allem bei ZNS-Beteiligung ist Fluconazol aufgrund seiner guten Penetration mit hohen Liquorkonzentrationen besser wirksam. Die Behandlung sollte über mindestens 6 Wochen fortgesetzt werden. Rezidive können allerdings vorkommen.

Zur Prophylaxe von Risikopatienten (z.B. HIV-Infektion, Leukosen) wird inzwischen Diflucan® in mittlerer oraler Dosierung (200 mg/d) empfohlen bzw. dauerhaft verabreicht. Liegen Hautveränderungen vor, werden Nystatin bzw. Ampho-Moronal® in Creme- oder Pastenform zusätzlich lokal appliziert. Auf eine Expositionsprophylaxe durch Vermeidung von Vogelfäkalien, vor allem von Tauben, in der Umgebung von gefährdeten Patienten ist zu achten.

Literatur

Barfield L, Iacobelli D, Hashimoto K (1988) Secondary cutaneous cryptococcosis: Case report and review of 22 cases. J Cutan Pathol 15: 385–392

Calck MV, Motte S, Serruys E (1988) Cryptococcal anal ulceration in a patient with AIDS. Am J Gastroenterol 83: 1306–1308

Chuck SL, Sande MA (1989) Infections with Cryptococcus neoformans in the acquired immunodeficiency syndrome. N Engl J Med 321: 794–799

Cooper CM, Gordon DL, Reid C, Philpot CR (1992) Cutaneous cryptococcosis: recurrence following oral fluconazole treatment. Austral J Dermatol 33: 93–96

Denning DW, Tucker RM, Hanson LH (1990) Itraconazole in opportunistic mycoses: Cryptococcosis and aspergillosis. J Am Acad Dermatol 23: 602–607

Iacobelli FW, Jacobs MI, Cohen RP (1979) Primary cutaneous cryptococcosis. Arch Dermatol 115: 984–985

Jones C, Orengo I, Rosen T (1990) Cutaneous cryptococcosis simulating Kaposi's sarcoma in the AIDS. Cutis 47: 163–167

Manrique P, Mayo J, Alvarez JA et al. (1992) Polymorphous cutaneous cryptococcosis: nodular, herpes-like and molluscum-like lesions in a patient with the acquired immunodeficiency syndrome. J Am Acad Dermatol 127: 1848–1849

Meunier F (1990) Fluconazole treatment of fungal infections in the immunocompromised host. Semin Oncol 17 [Suppl 6]: 19–23

Poizot-Martin I, Grob JJ, Fournerie JR et al. (1991) Cryptococcose cutanée á forme de molluscum contagiosum an cours de SIDA. Ann Dermatol Venereol 118: 29–32

Shuttleworth D, Philpot CM, Knight AG (1989) Cutaneous cryptococcosis: Treatment with oral fluconazole. Br J Dermatol 120: 683–687

Staib F, Seibold M (1988) Mycologic diagnostic assessment of the efficacy of amphotericin B + flucytosine to control cryptococcus neoformans in AIDS patients. Mycoses 31: 175–186

Sugar AM, Saunders C (1988) Oral fluconazole as suppressive therapy of disseminated cryptococcosis in patients with AIDS. Am J Med 85: 481–489

Vivani MA, Tortorano AM, Langer M (1989) Experience with itraconazole in cryptococcosis and aspergillosis. J Infect 18: 151–165

2.8.3 Histoplasmose

Erreger: Histoplasma capsulatum (*var.:* capsulatum, duboisii, farciminosum)

Zwei verschiedene Varianten kennzeichnen die *Histoplasmose*: die klassische Form die durch kleine (Ø 1–2 µm) vakuolig-ovale Pilze hervorgerufen wird und aufgrund ihres gehäuften Vorkommens in den USA auch als *„amerikanische* Histoplasmose" bezeichnet wird, und die *„afrikanische"* Form, die morphologisch identische, aber größere (Ø 6–15 µm, var. duboisii), in Riesenzellen enthaltene Pilzelemente zeigt. Während die erste Variante weltweit verbreitet ist, kommt die zweite nur in Afrika vor. Die Mikrokonidien werden über die Luft inhaliert, besiedeln die oberen Luftwege und führen zu akuten Affektionen der Lunge als primäres Manifestationsorgan. Hämatogene Dissemination, vor allem bei immunsupprimierten Kranken, kann folgen mit Fieber, Lymphadenomegalie, Hepatosplenomegalie und Befall verschiedener viszeraler Organe (Leber, Niere, Herz, Knochenmark, ZNS). Die *chronisch-disseminierte mukokutane* Histoplasmose (ca. 30 % der Fälle) zeigt hingegen kutane Läsionen mit disseminierten Papeln und Knoten, phlegmonösen Läsionen, insbesondere auch Ulzerationen der Mundschleimhaut. Gerade bei der selteneren afrikanischen Infektion mit *H. duboisii* können die zahlreichen Papeln und Knötchen Mollusca contagiosa vortäuschen.

Der Erreger ist mittels May-Grünwald-Giemsa-Färbung im befallenen Gewebe (Wundsekret, Eiter) oder mittels Kulturen nachweisbar; eine kutane Überempfindlichkeit auf Histoplasmin ist hinweisend. Mittels der Grocott-Gomori-Reaktion (Methenaminsilber) und der PAS-Färbung werden die Hülle des Erregers und seine interzelluläre Lage gut dargestellt.

Infektionen mit *H. farciminosum* sind bei Tieren zu sehen; äußerst selten kommen sie bei Veterinären vor und sind durch eine ausgeprägte Lymphangitis gekennzeichnet.

Behandlung. Die klassischen Medikamente zur Behandlung der Histoplasmose sind Amphotericin B und Ketoconazol; Flucytosin ist gegen Histoplasma kaum wirksam. Amphotericin B wird heute noch bei immunsupprimierten Kranken mit disseminierter Histoplasmose als Medikament erster Wahl empfohlen. Die *Initialdosis* von Amphotericin B beträgt 0,1 mg/kg KG/d in 250–500 ml Infusionslösung, wobei die Dosis bis auf *0,5–1,0 mg/kg KG/d* vorsichtig gesteigert wird. Sowohl die amerikanische als auch die afrikanische Form sprechen gut darauf an, auf die Toxizität des Medikamentes wird hingewiesen. Die Behandlung wird unter stationären Bedingungen und entsprechenden Kontrollen (Nieren!) über mindestens 6 Wochen fortgesetzt, möglichst länger. Die *anzustrebende Gesamtdosis von Amphotericin B beträgt ca. 3 g*, um einen möglichst bleibenden Behandlungserfolg zu erzielen. Rückfälle können selbst nach Monaten bzw. Jahren vorkommen; der Wert einer längeren Prophylaxe mit Amphotericin B blieb allerdings bisher ungeklärt. Bei ZNS-Komplikationen muß das Medikament intrathekal verabreicht werden.

Bei immunkompetenten Patienten bzw. in leichteren Fällen einer Histoplasmose wird Ketoconazol empfohlen. Die Wirkung des Ketoconazol wurde in neuerer Zeit bei allen Histoplasmoseformen mehrfach belegt, allerdings werden oft höhere Dosen (400–600 mg/d) für eine effektive Therapie notwendig, so daß regelmäßig die Leberwerte kontrolliert werden müssen. Lokal ist eine antimykotische Salbe/Creme anzuwenden (z. B. Mikonazol, Daktar®). Lymphagitische Begleitentzündungen müssen mit Antibiotika behandelt, eine sporotrichoide Lymphangitis durch Mykobakterien (*M. marinum*) differentialdiagnostisch abgegrenzt werden. Orale Prophylaxe (ca. 200 mg/d) ist zur Vermeidung von Rückfällen zu empfehlen, auch nach Amphotericin B-Anwendung. Der Vorteil von Ketoconazol gegenüber dem Amphotericin B liegt in der oralen Applikation, die eine ambulante Behandlung ermöglicht, oft über 3–4 Monate. Die Hautveränderungen sprechen gut innerhalb 3 Wochen auf die Ketoconazolbehandlung an, wobei Infektionen mit *H. duboisii* längere Zeit in Anspruch nehmen können.

Itraconazol scheint bei Histoplasmose wirksam zu sein, doch zuverlässige Erfahrungen an größeren Kollektiven fehlen. Bei lokalisierten Formen (Haut) ist es oft ausreichend, die Läsionen operativ zu entfernen, am besten unter Ketoconazolschutz.

Literatur

Dijkstra JWE (1989) Histoplasmosis. Dermatol Clin 7: 251–257
Johnson PC, Khardori, Najiar F et al. (1988) Progressive disseminated histoplasmosis in patients with AIDS. Am J Med 85: 152–158
Kurtin PJ, McKinsey DS, Gupta MR (1990) Histoplasmosis in patients with AIDS. Am J Clin Pathol 93: 367–372
Mandell W, Goldberg DM, Neu HC (1986) Histoplasmosis in patients with the acquired immune deficiency syndrome. Am J Med 81: 974–978

2.8.4 Kokzidioidomykose

Erreger: Coccidioides immitis

Die Infektion mit diesem Erdsaprophyten kommt in Nord-, Mittel- und Südamerika vor und ist regional endemisch. Die 3–6 µm großen Arthrokonidien werden meist mit dem Staub inhaliert, eine bestehende Immunsuppression begünstigt die Manifestation der kutanen bzw. systemischen (Knochen, ZNS) *Kokzidioidomykose*. Die Infektionsherde erscheinen als Papeln, Knoten, granulomatöse Infiltrate und subkutane Abszesse. Bei HIV-infizierten Kranken wurden auch disseminierte Läsionen in Form von Akne- und Molluscum contagiosum-ähnlichen Läsionen beschrieben. Eine primär kutane Manifestation ist selten. An der Haut kann es ferner zu Erythemen, Erythema multiforme- bzw. Erythema nodosum-ähnlichen Läsionen als Überempfindlichkeitsreaktion kommen.

Behandlung. Die klassische Behandlung ist die parenterale Applikation von Amphotericin B in der üblichen Dosierung (anfangs 0,1, später 0,5 mg/kg KG/d als i.v.-Infusion) bis zu einer Gesamtdosis von ca. 2–3 g. Alternativ ist Ketoconazol (2 × 200 mg/d) über mehrere Monate einzusetzen, doch können verzögerte Verläufe und Rezidive vorkommen. Die Wirkung der neuen Triazole ist noch nicht völlig geklärt, doch Fluconazol und Itraconazol scheinen in der üblichen Dosierung (200–400 mg/d) über mehrere Wochen bzw. Monate gut wirksam.

Literatur

Catanzaro A, Fierer J, Friedman PJ (1990) Fluconazole in the treatment of persistent coccidioidomycosis. Chest 97: 666–669
Galgiani JN (1983) Ketoconazole in the treatment of coccidioidomycosis. Drugs 26: 355–363

2.8.5 Parakokzidioidomykose

Synonym: Südamerikanische Blastomykose
Erreger: Paracoccidioides brasiliensis

Bei der *Parakokzidioidomykose* handelt es sich um eine relativ seltene, chronische Infektion mit einem dimorphen Pilz, die ausschließlich in Mittel- und Südamerika (Mexiko bei Argentinien) endemisch vorkommt. Die genaue Infektionsquelle und die Übertragungswege sind nicht genau bekannt, möglicherweise wird der Erreger über die Luft aufgenommen bzw. inhaliert. Klinisch finden sich oft schmerzhafte mukokutane Granulome (Mund, Nase, weicher und harter Gaumen, Pharynx), die z.T. ulzerieren und häufig mit einer lymphogenen oder hämatogenen Dissemination verbunden sind. Lymphknoten, Tonsillen, Lunge, Milz, ZNS können befallen sein. Die klinische Symptomatik ist offenbar von der immunologischen Reaktionslage des betroffenen Kranken abhängig.
Häufig erkranken erwachsene Männer von niedrigem sozio-ökonomischen Status, bevorzugt Land- und Waldarbeiter, auch Förster etc., so daß man im Erdboden bzw. in Naturgegenden (Flüsse, Seen, Tierreservoir) die Kontakte bzw. die Infektionsquelle vermutet. Die genaue Lokalisation des ökologischen Trägers ist nicht bekannt.
Die *Erreger* lassen sich mit Hilfe der Grocott-Färbung im Frischpräparat bzw. im histologischen Schnitt nachweisen: Sie sind rundlich-oval, unterschiedlich groß (5–25 µm) mit doppelbrechender verdickter Außenwand und zahlreichen Vakuolen im Zytoplasma („Steuerrad"-ähnlich). Multiple Sproßzellen, die sich um die Mutterzelle sonnenblumenartig anordnen, und kurze Ketten sind für den P. brasiliensis charakteristisch.
In neuerer Zeit wurden mehrfach Parakokzidioidomykosen bei HIV-infizierten Patienten

beschrieben, die einen akuten, schweren Verlauf zeigten; dennoch blieb bisher die Infektion auf die Endemiegebiete beschränkt.

Behandlung. Vor allem bei herabgesetzter Immunabwehr ist die Parakokzidioidomykose lebensbedrohlich, so daß eine Behandlung der chronisch-progressiven Infektion unbedingt erforderlich ist. Zur medikamentösen Behandlung sind heute orale Gaben von Ketoconazol (2 × 200 mg/d) oder Itraconazol (2 × 100 mg/d) über mehrere Wochen/Monate (bis zu einem Jahr) die Behandlung erster Wahl. In vitro ist der Erreger auf Ketoconazol überaus empfindlich, doch in wenigen Fällen wurde klinisch mangelnde Ansprechbarkeit und Rezidivneigung beschrieben. In solchen Fällen ist Itraconazol bis zu 4–600 mg/d indiziert, eine Abheilung ist nach Langzeittherapie in ca. 90 % aller Fälle zu erwarten.

Mit Fluconazol sind die bisherigen Erfahrungen nur spärlich, doch Itraconazol erscheint insgesamt überlegen. Auch Miconazol wurde parenteral zur Behandlung der Parakokzidioidomykose mit gutem Erfolg verwendet (10–30 mg/kg KG/d): Daktar®, eine i.v.-Infusion à 600 mg in 5 %iger Glukoselösung 2–3 ×/d. Die Dosis von 1800 mg/d in 3 Gaben/d sollte nicht überschritten werden. Kinder: 10–20 mg/kg KG. Die Behandlung sollte über 4–6 Wochen fortgesetzt werden.

Alternativ können die bisher üblichen Sulfonamid- und Sulfathiazinpräparate oder auch Amphotericin B in der üblichen parenteralen Dosierung (ca. 0,5 mg/kg KG/d) herangezogen werden. Cotrimoxazol (1600 mg Sulfamethoxazol + 320 mg Trimethoprim) wurde mit befriedigendem Behandlungsergebnis in sulfonamidresistenten Fällen verabreicht. Regelmäßige Kontrollen bzw. mehrwöchige Nachbehandlung müssen nachfolgen, um Rezidive zu vermeiden.

Zur lokalen Behandlung mukokutaner Läsionen eignet sich z.B. Daktar® Mundgel. Prophylaktische Maßnahmen sind nicht bekannt.

Literatur

Bakos L, Kronfeld M, Hampe S et al. (1989) Disseminated paracoccidioidomycosis with skin lesions in a patient with acquired immune deficiency syndrome. J Am Acad Dermatol 20: 854–855

Goldani LZ, Martinez R, Landell GA et al. (1989) Paracoccidioidomycosis in a patient with acquired immundeficiency syndrome. Mycopathologia 195: 71–75

Negroni R (1993) (1993) Paracoccidioidomycosis (south american blastomycosis, Lutz's mycosis). Int J Dermatol 32: 847–859

Restrepo-Moreno A (1990) Paracoccidioides brasiliensis. In: Mandel GL, Douglas RG, Bennett JE (eds) Principles and practice of infectious diseases (3rd ed). Churchill-Livingstone, New York, pp 2028–2031

Padilha-Gonşalves A (1987) Paracoccidioidomycosis. In: Orfanos CE, Stadler R, Gollnick H (eds) Dermatology in five continents. Springer, Berlin Heidelberg New York Tokyo, pp 356–360

2.8.6 Blastomykose

Synonym: Nordamerikanische Blastomykose, Gilchrist's disease u. a.
Erreger: Blastomyces dermatitidis

Hierbei handelt es sich um die Infektion mit einem *dimorphen Saprophyten*, der vor allem im Süden der Vereinigten Staaten endemisch ist, aber auch in anderen Kontinenten vorkommt (Afrika, Indien). Der Erreger wird meist mit dem Staub inhaliert oder aber auch über Tierkontakte (Hunde) übertragen (Farmer, Landarbeiter, Veterinäre). Die Sporen sind relativ groß (8–15 μm) und lassen sich als dickwandige, doppelbrechende Einschlüsse bzw. mittels Grocott-Färbung im befallenen Gewebe histologisch nachweisen. Klinisch kann eine primäre Lungen- und eine systemische Blastomykose auftreten. Sie führen in der Regel auch zur Hautbeteiligung mit Papeln, Knoten, subkutanen Abszessen, verrukösen Läsionen etc. Eine primäre kutane Blastomykose ist hingegen selten und ist meist Folge einer direkten Inokulation des Erregers in die Haut. Mukokutane, z.T. ulzerierende Läsionen können vorkommen, z.T. knotig, z.T. nässend und mit Krusten bedeckt. Verruköse Karzinome werden dabei vorgetäuscht.

Blastomyces dermatitidis ist ein virulenter Erreger; eine Infektion führt fast immer zur Manifestation der Erkrankung. Immunsuppression bzw. HIV-Infektion ist nicht mit einer erhöhten Inzidenz einer Blastomykose verbunden.

Behandlung. Die klassische Behandlung der Blastomykose erfolgt mittels Amphotericin B in der üblichen Dosierung (ca. 0,5 mg/kg KG/d) mit einer Gesamtdosis von mindestens 2–3 g. Ein gutes therapeutisches Ergebnis wurde auch mit Ketoconazol (2 × 200 mg/d) nach ca. 3 Monaten beschrieben, doch es scheint, daß Itraconazol wirksamer ist. Es empfiehlt sich, die Behandlung auch nach Abheilung der klinischen Läsionen über längere Zeit mit Ketoconazol oder Itraconazol über 6 Monate fortzusetzen. Die Wirkung von Terbinafin wird noch geprüft. Als weitere Möglichkeit für die Behandlung der kutanen bzw. mukokutanen Blastomykose wurde die parenterale Verabreichung von 2-Hydroxystilbamidinisothionat angegeben (3–5 mg/kg KG/d) bis zu einer Gesamtdosis von 8 g.

Gelegentlich wird es notwendig sein, die bestehenden kutanen Läsionen chirurgisch anzugehen und evtl. verruköse Knoten mit dem CO_2-Laser zu verkleinern oder gänzlich abzutragen. Abheilende Läsionen führen zur Narbenbildung, z.T. mit Pigmentverlust.

Tabelle 2.11. Seltene opportunistische Mykosen (Schimmelpilzarten)

Infektion	Erreger
Rhinosporidiose	Rhinosporidium seeberi
Lobomykose	Paracoccidioides loboi (syn: Loboa loboi)
Protothekose	Prototheca spp.
Phaeohyphomykose	Exophiala spp. Phialophora spp. Alternaria spp. u. a.
Mucormykose (syn: Zygomykose; Phycomykose)	Rhizomucor, Rhizopus spp. Absidia spp. u. a.
Hyalohyphomykose	Fusarium spp. Scopulariopsis spp. Penicillium spp. u. a. (Penicillium marneffei: *Penicilliosis* bei HIV-Infektion, s. S. 959)

Literatur

Blume U, De Almeida HL, Seibold M, et al. (1992) Mucocutaneous blastomycosis with epididymitis and orchitis blastomycetica: successful long-term treatment with ketoconazole. Eur J Dermatol 2: 31–34

Dismukes WE, Cloud G, Bontes C et al. (1985) Treatment of blastomycosis and histoplasmosis with ketoconazole. Ann Intern Med 103: 861

Drouhet E, Dupont B (1983) Laboratory and clinical assessment of ketoconazole in deepseated mycosis. Am J Med 74: 30–57

Klein BS (1990) North American blastomycosis. In: Jacobs PH, Nall L (eds) Antifungal therapy. Dekker, New York, p 178

Truhan AP, Roenigk HH (1987) Blastomycosis in a patient with psoriasis: Treatment with ketoconazole. Cutis 39: 413–417

2.9 Andere seltene Mykosen

Hierbei sind verschiedene, in unterschiedlichen geographischen Gegenden sporadisch oder endemisch vorkommende Pilzinfektionen anzuführen. Häufig handelt es sich um Schimmelpilzarten, die lediglich fakultativ pathogen sind (s. Tabelle 2.11). In allen Fällen dieser Art wird man nach einem opportunistischen Charakter der Infektion fahnden und Begleiterkrankungen ausschließen müssen. Etablierte Therapieempfehlungen bzw. -schemata zur Behandlung derartiger Mykosen liegen nicht vor.

Kleinere Läsionen können mit einem lokalen Antimykotikum der Azolreihe angegangen werden. Ketoconazol ist offenbar nicht immer ausreichend. Orale Behandlungsversuche können mit Itraconazol (ca. 2 × 200 mg/d), Kaliumjodidgaben (Dosierung wie bei Sporotrichose), Amphotericin B in der üblichen parenteralen Applikation (evtl. auch lokal als Creme) und mit Sulfonen (Trimethoprim/Sulfamethoxazol; Bactrim® forte 2 × 1 Drg./d) unternommen werden. Unter Umständen kommt Clofazimin (Lamprene®) für einen Behandlungsversuch in Frage. Bei Mukormykose muß Amphotericin B parenteral sofort eingesetzt werden, doch die meisten Fälle enden letal. In vielen Fällen lokalisierter Infektionen der Haut wird man chirurgisch vorgehen und die Herde ausräumen. Erfahrungen mit den neueren Azolen oder Allylamine bei seltenen Mykosen sind noch unvollständig.

In fortgeschrittenen, chronifizierten Fällen können auf dem Boden der granulomatösen Knoten hypertrophische Narben und auch epitheliale Neoplasien entstehen, die einer weitreichenden chirurgischen Intervention bedürfen.

Literatur

Baruzzi RG, Rodriguez DA, Michalany NS et al. (1989) Squamous cell carcinoma and lobomycosis (Jorge Lobo's disease). Int J Dermatol 28: 183–185

Burges GE, Walls CT, Maize JC (1987) Subcutaneous phaehyphomycosis caused by Exserophilum rostratum in an immunocompetent host. Arch Dermatol 123: 1346–1350

Coldiron BM, Wiley EL, Rinaldi MG (1990) Cutaneous phaehyphomycosis caused by a rare fungal pathogen Hormonema dermatioides: successful treatment with Ketokonazole. J Am Acad Dermatol 23: 363–367

Krishnan KN (1979) Clinical trial of diaminodiphenyl-sulfone (DDS) in nasal and nasopharyngeal rhinosporidiosis. Laryngoscope 89: 291–295

Lawrence DN, Ajello N (1986) Lobomycosis in Western Brazil: report of a clinical trial with ketokonazol. Am J Trop Med Hyg 35: 162–166

Mark Ming-Long Hsu, Yu-Yun Lee J (1993) Cutaneous and subcutaneous phaeohyphomycosis caused by Exserophilum rostratum. J Am Acad Dermatol 28: 340–344

Noel SB, Greer DL, Abadie SH et al. (1988) Primary cutaneous phaehyphomycosis. Report of 3 cases. J Am Acad Dermatol 18: 1023–1030

McGinnis MR (1983) Chromoblastomycosis and phaeohyphomycosis: New concepts, diagnosis, and mycology. J Am Acad Dermatol 8: 1–16

Rodriguez-Toro G (1993) Lobomycosis. Int J Dermatol 32: 324–332

Rotowa NA, Shadomy HJ, Shadomy S (1990) In vitro activities of polyene and imidazol antifungal agents in unusual opportunistic fungal pathogens. Mycoses 33: 203–211

Sharkey PK, Graybill JR, Hanson LH et al. (1990) Itrakonacole treatment of phaeohyphomycosis. J Am Acad Dermatol 23: 577–586

Silva D (1978) Traitement de la maladie de Jorge Lobo par la clofazimine (B 663). Bull Soc Pathol Exot 71: 409–412

Tyzing SK, Lee PC, Walsh P et al. (1989) Papular protothecosis of the chest. Immunologic evaluation and treatment with a combination of oral tetracycline and topical amphotericin B. Arch Dermatol 125: 1249–1252

Weiterführendes Schrifttum

Elewski BE (1992) Cutaneous fungal infections. Igaku-Shoin, New York Tokyo, pp 1–255

El Sheikh Mahgoub (ed) (1989) Tropical mycosis. Janssen Research Council, pp 1–226

Hay RJ (1988) Fortschritte in der lokalen antimykotischen Therapie, Springer, Berlin Heidelberg New York Tokyo, S 1–143

Hay RJ (1990) Fungal infections in the kinetics and the role of oral therapy. Br J Clin Pract 44 [Suppl 71]: 1–123

Iwata K, Van den Bossche H (1985) In vitro and in vivo evaluation of antifungal agents. Elsevier, Amsterdam, pp 1–305

Maddin S, Scher RK (1993) Superficial fungal infections in evolution. Focus on the systemic therapeutic options for the therapy of onychomycosis. J Am Acad Dermatol 29: 35–54

Merk H (1993) Antimykotika, Teil I und II. Hautarzt 44: 191–198, 257–266

Petranyi G, Ryder NS, Stütz A (1984) Allylamine derivatives: new class of synthetic antifungal agents inhibiting fungal squalence epoxidase. Science 224: 1239–1241

Reitmeier G (1991) Topische Antimyzetika-Therapie in der Dermatologie. In: Hornstein OP, Meinhof W (Hrsg) Fortschritte der Mykologie. Perimed, Erlangen, S 98–106

Stahlmann R, Schulz-Schalge T, Lode H (1991) Wirkungsweise und Pharmakokinetik neuerer Azol-Antimykotika. In: Staib F, Huhn D (Hrsg) Pilzinfektionen bei abwehrgeschwächten Patienten. Springer, Berlin Heidelberg New York Tokyo, pp 73–86

Staib F (1991) Zunehmende Inzidenz tiefer Mykosen – Epidemiologie, Diagnostik und Therapie. Bundesgesund 34: 212–216

Staib F, Huhn D (1991) Pilzinfektionen bei abwehrgeschwächten Patienten. Springer, Berlin Heidelberg New York Tokyo

Farbabbildungen

1,2 Tinea capitis, kultureller Nachweis von Microsporum canis

3,4 Tinea corporis, Infektion mit Microsporum canis

5 Tinea pedis, Infektion mit Trichophyton mentagrophytes

6,7 Pityriasis versicolor, nachweis von Pitysporum ovale

8 Sporotrichose, histologischer Erregernachweis positiv

Farbabbildungen 51

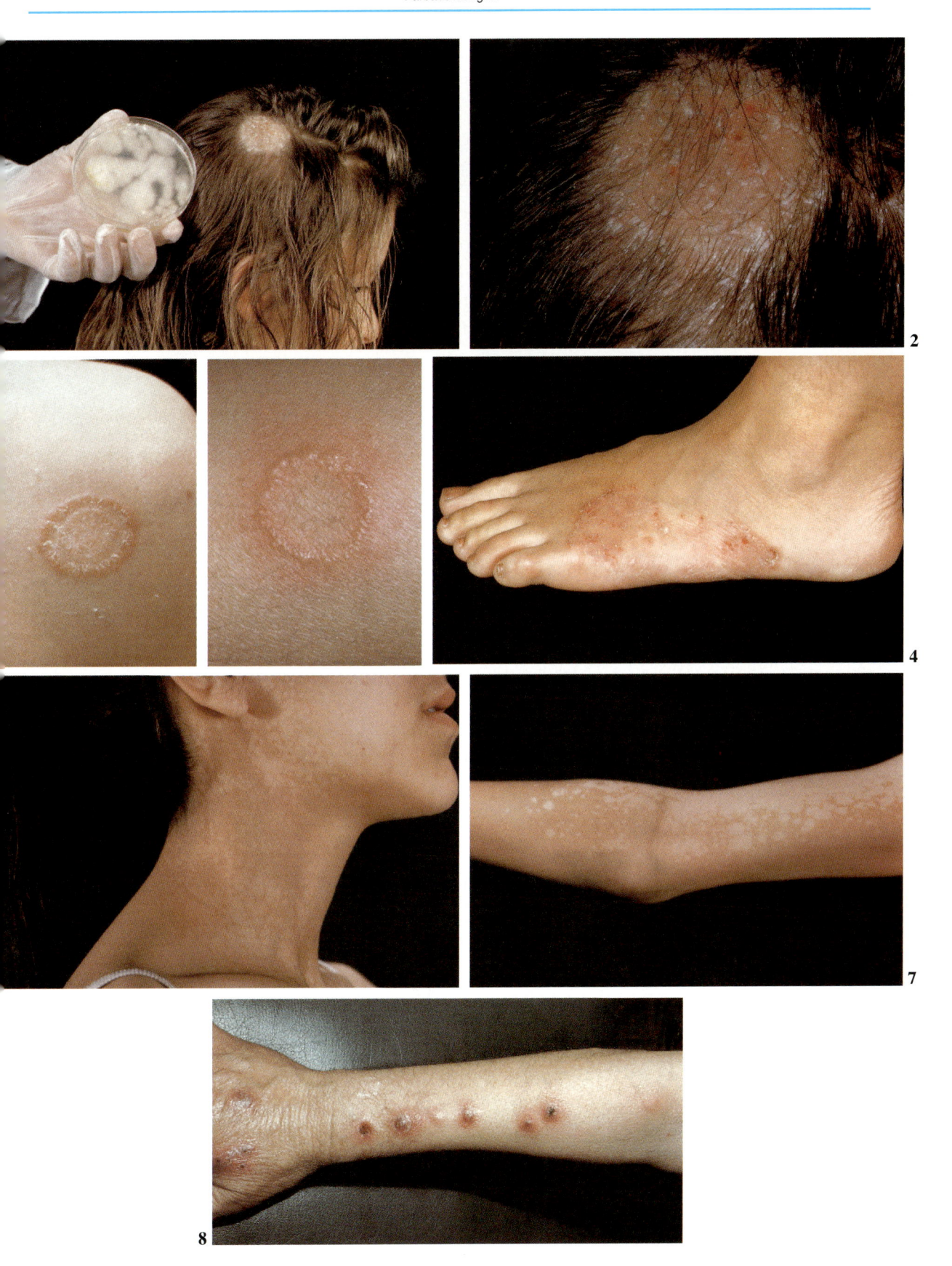

Kapitel 3 Viruskrankheiten der Haut und Schleimhaut

3.1	Allgemeines 54	3.8.7	Zoster bei immunsupprimierten Patienten bzw. bei HIV-Infektion.... 78
3.2	Masern..................... 59	3.8.8	Postzosterische Neuralgien 79
3.3	Mumps..................... 61	3.9	Mollusca contagiosa 81
3.4	Röteln 61	3.10	Infektionen mit humanen Papillom-Viren (HPV).......... 82
3.5	Ringelröteln 62	3.10.1	Verrucae vulgares.............. 83
3.6	Exanthema subitum 63	3.10.2	Verrucae planae juveniles......... 85
3.7	Infektionen mit dem Herpes-simplex-Virus (HSV) 63	3.10.3	Verrucae plantares 85
3.7.1	Herpes labialis................ 63	3.10.4	Condylomata acuminata 86
3.7.2	Herpes genitalis............... 65	3.10.5	Condylomata gigantea Buschke-Löwenstein.................. 87
3.7.3	Postherpetisches Erythema exsudativum multiforme (EEM) 66	3.10.6	Bowenoide Papulose............ 87
3.7.4	Gingivostomatitis herpetica 67	3.10.7	Epidermodysplasia verruciformis.... 88
3.7.5	Aphthoid Pospischill-Feyrter....... 68	3.10.8	Fokale epitheliale Hyperplasie 88
3.7.6	Vulvovaginitis herpetica.......... 68	3.11	Infektionen mit Coxsackieviren..... 89
3.7.7	Ekzema herpeticatum 68	3.11.1	Hand-Fuß-Mund-Krankheit 89
3.7.8	Generalisierter Herpes simplex 69	3.11.2	Herpangina Zahorsky 89
3.7.9	Herpessepsis des Neugeborenen 69	3.12	Mononucleosis infectiosa 89
3.7.10	HSV-Infektionen beim immunsupprimierten Patienten bzw. bei gleichzeitiger HIV-Infektion..... 70	3.13	Kutane CMV-Infektion 89
		3.14	Andere, seltene Virusexantheme 90
3.8	Infektionen mit dem Varicella-Zoster-Virus (VZV) 71	3.15	Durch tierpathogene Viren hervorgerufene Hauterkrankungen des Menschen 91
3.8.1	Windpocken 71	3.15.1	Kuhpocken 91
3.8.2	Zoster (segmentalis) 73	3.15.2	Melkerknoten 91
3.8.3	Zoster ophthalmicus 76	3.15.3	Ecthyma contagiosum (ORF) 91
3.8.4	Zoster oticus 77	3.15.4	Maul- und Klauenseuche 92
3.8.5	Ramsay-Hunt-Syndrom 77	3.16	Impfkalender................. 92
3.8.6	Zoster generalisatus (malignus)..... 77		

3.1 Allgemeines

Viren bestehen aus dem *viralen Genom*, welches die genetische Information des Virus darstellt und aus DNS oder RNS bestehen kann, und aus der Proteinhülle, dem sog. *Capsid*. Beide zusammen bilden das *Virion* (= Viruselementarkörper), welches manchmal noch zusätzlich von einer weiteren Protein- bzw. Lipidhülle umgeben ist. Die Vermehrung von Virionen ist ausschließlich innerhalb lebender Zellen möglich, indem die Zellorganellen von den Virionen für die eigene Vervielfältigung genutzt werden. Dabei können Virusgenome 2 grundsätzlich unterschiedliche Klassen von Proteinen kodieren: Virionproteine und Nichtvirionproteine. Den Nichtvirionproteinen kommt u.a. die Funktion zu, die DNS-Synthese der Gastzelle zu stimulieren; damit tragen sie zum unkontrollierten Wachstum der Zelle bei. Dies ist eine wichtige Voraussetzung für die *onkogene Potenz* einiger Viren (s. Tabelle 3.1).

Die Virusinfektion verläuft über *verschiedene Stadien*, die gleichzeitig auch Angriffspunkt virustatischer Medikamente sein können:

a) Adsorption des Virus an die Zelloberfläche,
b) Penetration in die Zelle,
c) Enthüllung des Virusgenoms,
d) Biosynthese viraler Proteine durch die Zelle,
e) Zusammenbau neuer Virionen und
f) Virusfreisetzung, womit die Infektion weiter verbreitet wird.

Im Verlaufe dieses Prozesses erfährt die infizierte Zelle je nach Virustyp unterschiedliche Schicksale: Häufig kommt es zur Zytolyse und damit zum Zelltod (Herpesviren, Papillomaviren, Pokkenviren), die Gastzelle kann am Leben bleiben (Masernvirus), maligne Transformationen lebensfähiger Zellen können entstehen (bestimmte Typen der humanen Papillomviren), oder es kann zu einer latenten Infektion kommen, wobei die klinische Erkrankung sich erst spät – über einen Zeitraum von mehreren Jahren – manifestiert (Retroviren, z.B. HIV).

Viruskrankheiten der Haut können entstehen durch direkte Inokulation des Virus in die Haut (Verrucae, Mollusca contagiosa, HSV-Primärinfektion), durch die lokale Ausbreitung eines Virus in die Haut von einem extrakutanen Infektionsherd ausgehend, z.B. einem sensiblen Ganglion (Herpes simplex recidivans, Zoster) sowie im Rahmen systemischer Infektionen, wobei Exantheme entweder als direkte hämatogene Beteiligung der Haut während der Virämiephase (Varizellen, Vaccinia) oder als zellvermittelte Immunantwort auf die Virusbestandteile (Masern, Mumps) angesehen werden.

Die Abwehrreaktion des Organismus gegenüber einem Virusinfekt besteht in der Bildung spezifischer Antikörper gegen Virusbestandteile und in der Aktivierung der zellulären Immunantwort. In diesem Rahmen wird auch die Produktion diverser Interferone durch die Körperzelle stimuliert.

Die Kenntnis der genannten Mechanismen ist Voraussetzung für das Verständnis moderner Therapieansätze in der Behandlung von Virusinfektionen. In den zurückliegenden Jahren hat es insbesondere durch das Auftreten des „human immunodeficiency virus" (HIV) und seine weltweite epidemische Ausbreitung intensive Anstrengungen in der Entwicklung neuerer Virostatika gegeben.

■ *Systemisch wirksame Virostatika.* Von den hierbei im Labormaßstab getesteten Substanzen ist lediglich ein Bruchteil zur klinischen Anwendung am Menschen gelangt, von denen wiederum eine nur verschwindend kleine Zahl sich als systemische Standardtherapeutika bei Virusinfektionen durchsetzen konnte. Hierzu gehören insbesondere das *Aciclovir* (Zovirax®) als Standardmedikament (s. S. 78) und das in letzter Zeit verstärkt als Ersatzmedikament verwendete *Foscarnet* (Foscavir®) in der Behandlung von HSV- und VZV-Infektionen (s. S. 63 u. 71); ferner das *Ganciclovir* (Cymeven®) in der Behandlung CMV-bedingter Organkrankheiten (s. S. 89), insbesondere des Auges (CMV-Retinitis) aber auch der Haut (CMV-Proktitis) sowie das *Zidovudin* (Retrovir®) in der Therapie der HIV-Infektion.

Tabelle 3.1. Systematischer Überblick der humanpathogenen Viren und der von ihnen hervorgerufenen Krankheiten mit Hautbeteiligung

DNS Viren

Herpes-Viren (150–250 nm)
  HSV (Herpes-simplex-Virus), Typ 1   Herpes labialis (meist)
  HSV, Typ 2   Herpes genitalis (meist)
  HHV 6 (Humanes Herpesvirus 6)   Exanthema subitum
  VZV (Varicella-Zoster-Virus)   Windpocken, Zoster
  EBV (Epstein-Barr-Virus)   Infektiöse Mononukleose
  CMV (Zytomegalievirus)   Hautinfektionen bei immunsupprimierten Patienten

Humane Papillomviren (45–55 nm)
  HPV 1   Palmar- und Plantarwarzen
  HPV 2, 4, 26, 29, 47, 57[a]   Verrucae vulgares
  HPV 3, 10[a]   Verrucae planae
  HPV 5, 8, 9, 12, 14, 15, 17, 19–25, 28[a], 31[a], 33[a],   Epidermodysplasia verruciformis
    34[a], 35[a], 36, 46, 47, 50   (Penis-CA?, Cervix-CA?)
  HPV 6[a], 11[a], 42, 44, 51, 55, 67   Condylomata acuminata (Genitalwarzen)
  HPV 7   Melkerwarzen
  HPV 13, 32   Fokale epitheliale Hyperplasie (Heck)
  HPV 16[a], 18[a]   Bowenoide Papulose u. a.

Pockenviren (100–300 nm)
  Vacciniavirus   Vaccinia
  Paravacciniavirus   Melkerknoten
  Kuhpockenvirus   Kuhpocken
  Schafpockenvirus   Ecthyma contagiosum (Orf)
  Molluscum-contagiosum-Virus   Mollusca contagiosa

Parvoviren (20 nm)
  Parvovirus B 19   Erythema infectiosum, Purpura

Hepatitisviren (42 nm)
  Hepatitis B Virus   sog. Gianotti-Crosti-Syndrom

RNS-Viren

Picornaviren (20–30 nm)
  a) Enteroviren:
    – Coxsackieviren Typ A   Herpangina Zahorsky, Hand-Fuß-Mundkrankheit
    – Coxsackieviren Typ B   Bornholm-Erkrankung
  b) ECHO-Viren   Boston-Exanthem
  c) Rhinoviren   Maul- und Klauenseuche

Paramyxoviren (100–200 nm)
  Mumpsvirus   Mumps
  Masernvirus   Masern

Togaviren (40–60 nm)
  Rötelnvirus   Röteln
  Arboviren (Gruppe B)   Gelbfieber, Dengue-Fieber, Pappataci-Fieber

Rhabdoviren (70–180 nm)
  Marburg-Virus   Marburg-Viruskrankheit

Arenaviren (85–120 nm)
  Lassa-Virus   Lassa-Fieber

Retroviren (100–140 nm)
  HIV 1 und HIV 2   Erworbenes Immundefekt-Syndrom (AIDS)

[a] Potentiell onkogene HPV-Typen.

Ribavirin

Zusätzlich haben sich einige „ältere" Virostatika bei bestimmten Indikationen durchgesetzt, so etwa das *Amantadin* (z. B. Symmetrel®, Viregyt®) und das *Ribavirin* (Virazole®; Indikation: schwere Infektionen der unteren Atemwege, meist durch das „respiratory syncytial virus"). Neuerdings wird das wegen seiner bekannten Nebenwirkungen nicht immer gern verordnete *Vidarabin* bei therapieresistenten Herpes simplex- und VZV-Infektionen wieder verstärkt eingesetzt. Daneben kommen Wirkstoffe zur Anwendung, die nach systemischer Applikation immunmodulatorisch wirken sollen, so z. B. die Kombination aus *Dimepranol-4-acetamidobenzoat* und *Inosin* (Delimmun®, Isoprinosine®).

■ *Lokaltherapeutika.* Als lokal applizierbare, z. T. virostatisch wirksame Substanzen kommen heute zum Einsatz: *Zinksulfat* als 0,05%ige Lösung rezeptierbar (außerdem in Lipactin® Gel und in Virudermin® enthalten), *Dimethylsulfoxid* (Dolobene®: Gel zusammen mit 5-Fluorouracil in Verrumal®, zusammen mit Idoxuridin in Virunguent® und in Zostrum® enthalten), *Idoxuridin* (s. oben, zusammen mit Prednisolon z. B. in Virunguent® P), *Podophyllotoxin* (Condylox®), *Vidarabin* (Vidarabin 3 % Thilo® Salbe, Symniol® Augensalbe) sowie *Aciclovir* (Zovirax® als Salbe und Augensalbe). Auch Foscarnet-Na wurde zur lokalen Applikation bei HSV-Infektionen als Creme eingeführt (Triapten®). Außerdem kommen Zytostatika mit teilweise virostatischer Wirkung zur lokalen Anwendung, hierbei insbesondere das *5-Fluorouracil*, entweder als lokale Unterspritzung oder als Salbe (Efudix®). Im Bereich der virostatischen Ophthalmika finden zusätzlich das *Edoxudin* (Aedurid® 0,3 %®) sowie das *Trifluridin* (TFT Thilo® 1 % und Trifluorthymidin als Augensalbe

und Augentropfen) Anwendung. Nach anfänglichen hohen Erwartungen an die Interferone wird heute lediglich das *Interferon-β* (Fiblaferon® Gel) in der adjuvanten Lokaltherapie kleinerer Virusakanthome vereinzelt eingesetzt (Übersicht s. Tabelle 3.2).

■ *Neuere Präparate.* Zur Zosterbehandlung wurde Brivudin (Helpin®) als Alternative zum Aciclovir eingeführt (Dosierung 4 × 1 Tbl. à 125 mg/d). Vorläufige Erfahrungen sind durchaus als gut zu bezeichnen, die Zukunft wird den Wert des Präparates in schweren Fällen zeigen.
Einige weitere systemisch anzuwendende Virostatika befinden sich z. T. in der klinischen Prüfung. Darunter ist das *Rimantadin* als mögliche Nachfolgesubstanz des Amantadin mit weniger Nebenwirkungen anzuführen. Das Foscarnet (Foscavir®) ist zur systemischen Behandlung von CMV-Infektionen auf dem Markt, wird allerdings als Medikament 2. Wahl auch bei HSV 1,2-Infektionen herangezogen.
Eine wichtige therapeutische Bereicherung sind das *2′,3′-Dideoxycytidin (DDC)* und das *2′,3′-Dideoxyinosin (Didanosin; DDI)*, die als Ergänzungs- bzw. Nachfolgepräparate für das Zidovudin bei HIV-Infektion erhältlich sind.

Das DDC ist in den USA sowie in einigen europäischen Ländern zur Behandlung der HIV-Infektion bereits zugelassen; in Deutschland ist es unter dem Produktnamen Hivid® auf den Markt gekommen und wird überwiegend als *Kombinationsbehandlung* gemeinsam mit Zidovudin zum Einsatz gelangen. Lediglich bei Unverträglichkeiten gegenüber Zidovudin oder nachgewiesener Virusresistenz ist eine Monobehandlung mit DDC vorgesehen.
Auch DDI (Desaminierungsprodukt von Didesoxyadenosin) wurde für eine Anwendung in Deutschland bei HIV-Infektion durch das BGA in Berlin freigegeben; der Handelsname ist Videx®, als übliche Dosierung für Erwachsene sind 300 mg/d vorgesehen (2 Tabl. à 150 mg werden zerstoßen und in viel Wasser gelöst eingenommen). Diese Dosis kann je nach Körpergewicht reduziert oder auch bis zu 2 × 600 mg/d erhöht werden. Die empfohlene Anfangsdosis für Kinder ab 6 Monaten beträgt 200 mg/m² Körper-

oberfläche in 2 Gaben/d. Kontraindikationen sind Schwangerschaft und Stillzeit; das Medikament darf nicht mit Rifabutin oder Rifampicin verabreicht werden. Vorsicht bei gleichzeitiger Gabe von Ganciclovir! An möglichen Nebenwirkungen ist insbesondere auf die Gefahr einer Pankreatitis (DDI) sowie peripherer Polyneuropathien (DDC, DDI) zu achten. Bei Kindern kann es (seltener) zu Leberschäden, evtl. auch zu Retinopathien kommen, mit Visusverschlechterung einhergehend.

Famciclovir ist der orale aktive Metabolit des potenten Virostatikums *Penciclovir*, dessen Einführung in den Handel zur Behandlung von HSV-1-, HSV-2- und VZV-Infektionen kurz bevorsteht. Das Präparat wirkt im Vergleich zum Aciclovir in niedrigen täglichen Dosen und soll vor allem auch bei immunsupprimierten Kranken zur Anwendung kommen; eine 3 × tägl. Einnahme genügt (Aciclovir: 5 × tägl.).

Lösliche CD4-Rezeptoren scheinen den Verlauf der HIV-Infektion positiv zu beeinflußen, doch eine klinische Anwendung ist zur Zeit noch nicht in Sicht. Daneben wurde das *Bromvinyldeoxyuridin* (BVDU; unter dem Namen Helpin® im Handel) als Alternativpräparat für Aciclovir zugelassen. Die Substanz hat sich bei In-vitro-Versuchen an Viruskulturen als dem Aciclovir deutlich überlegen gezeigt, wobei ein Vorteil des Präparates seine gute Resorption bei oraler Applikation ist. Das in den USA derzeit klinisch geprüfte *Brovavir* scheint ebenfalls eine erfolgversprechende Substanz bei der Behandlung des Herpes simplex und des Zoster zu sein. Zahlreiche andere Medikamente werden derzeit mittels In-vitro-Experimenten oder im Tierversuch geprüft.

Eine Reihe weiterer Substanzen mit immunmodulatorischer Wirkung hat sich als nicht effektiv genug in der Behandlung virusbedingter Erkrankungen gezeigt; hier hat vor allem die systemische Applikation von *Interferonen* (rekombinantes Interferon-α = Roferon A®, Intron A® und Interferon-γ = Polyferon®) enttäuscht. Lediglich *liposomenverpackte Interferone* scheinen für die Lokalbehandlung erwähnenswert. Auch die vorübergehend empfohlene BCG-Impfung sowie die Anwendung spezifischer Herpesantigene (früher: Lupidon H® bei HSV-1 und Lupidon G® bei HSV-2; inzwischen vom Markt genommen) haben sich in Deutschland nicht bewährt. Von der Verwendung des *Tromantadin* (Viru-Merz® in verschiedenen Applikationsformen) wird inzwischen wegen gehäufter Entwicklung von Kontaktdermatitiden abgeraten.

● *Resistenzen gegen Virostatika.* In den letzten Jahren ist im Rahmen des häufigen Einsatzes von Virostatika, insbesondere bei der HIV-Infektion, eine Zunahme von Resistenzen verschiedener Viren gegenüber den eingesetzten Substanzen beobachtet worden. Diese äußert sich nicht nur in klinischer Therapieresistenz der entsprechenden Virusinfektion (HSV 1, 2; VZV; HIV 1, 2), sondern ist auch bei der Virusanzüchtung in vitro direkt nachweisbar. Die Ursache hierfür ist nicht in allen Fällen bekannt: Neben den regelmäßig nachweisbaren Spontanmutationen kann *bis zu 1 %* aller Viren primär *thymidinkinasenegativ* und damit *aciclovirresistent* sein; im Normalfall, d.h. bei immunkompetenten Patienten, spielt diese Viruspopulation für den klinischen Verlauf der Infektion keine nennenswerte Rolle. Unter dem *Selektionsdruck* durch den weitverbreiteten Einsatz der Virostatika bei immunsupprimierten Kranken kommt es jedoch gegenwärtig zu einer Zunahme resistenter Virusstämme nicht nur bei den Viren der Herpesgruppe. Derartige Resistenzen haben zunehmend klinische Konsequenzen und können besonders bei Infekten im Rahmen einer HIV-Infektion lebensbedrohliche Ausmaße annehmen. Hierbei ist vermutlich die in vielen Fällen nicht ausreichende Dosierung über längere Zeit, aber auch der viel zu großzügige Einsatz von Virostatika in lokaler Applikation verantwortlich zu machen. Aus dieser Entwicklung ergeben sich folgende Konsequenzen, die gleichzeitig als *Leitsätze* für den klinischen Umgang mit Virostatika dienen können:

▷ Virostatische Indikation *genau prüfen* und virostatische Medikamente nur dann einsetzen, wenn ein Behandlungsvorteil zu erwarten ist;
▷ *hohe Dosierung bevorzugen*, insbesondere bei langfristiger Behandlung von immunsupprimierten Patienten;
▷ *lokalen Einsatz* wirksamer Virostatika eher *vermeiden* (Alternative: $ZnSO_4$, DMSO o. ä.);
▷ bei Therapieresistenz: Ersatzmedikamente recht- bzw. *frühzeitig einsetzen*.

Tabelle 3.2. Überblick über die heute verfügbaren Virostatika: Applikationsform, Präparatenamen (soweit in Deutschland zugelassen), Dosierung und Indikationsgebiete

Substanz	Präparat	Dosierung/Tag	Indikation
Systemisch			
Aciclovir	Zovirax®	oral: 5 × 400 mg/d (5 d)	HSV 1, 2; VZV
		i.v.: 3 × 5–10 mg/kg/d (5 d)	
Foscarnet	Foscavir®	i.v.: 3 × 40–60 mg/d (10 d)	HSV 1, 2
Vidarabin		i.v.: 10 (5–30) mg/kg/d (10 d)	HSV 1, 2; VZV
Brivudin	Helpin®	oral: 4 × 125 mg/d	VZV; HSV 1, (2)
Ganciclovir	Cymeven®	i.v.: 2 × 5 mg/kg/d (var.)	CMV
Zidovudin (AZT)	Retrovir®	oral: 2 × 250–6 × 100 mg/d	HIV 1, 2
Didanosin (DDI)	Videx®	oral: 2 × 150–600 mg/d	HIV 1, 2
Dideoxycytidin (DDC)	Hivid®	oral: 3 × 0,375 mg/d	HIV 1, 2
Amantadin	PK-Merz®	i.v.: 3 × 200–500 mg/d	Influenza A
	Symmetrel®	oral: 2 × 100 mg/d	
	Viregyt®	oral: 1–2 × 100 mg/d	
Ribavirin	Virazole®a		resp. syncytial virus
Lokal			
ZnSO₄	0,05 %ige Lösung		HSV 1, 2; VZV
	(Lipactin® Gel,		
	Virudermin® Gel)		
DMSO	Dolobene® Gel		–
Eisessig (u. ä.)	Solco-Derman®		HPV, Moll. contagiosa
Aciclovir	Zovirax® Creme		HSV 1, 2; VZV
Foscarnet	Triapten® Creme		HSV 1,2
5-Fluorouracil	Efudix® Salbe		HPV, Moll. contagiosa
Idoxuridin	Virunguent® Salbe		HSV 1, 2; VZV
	Virunguent®P Salbe[b]		HSV 1, 2; VZV
	Zostrum® Lösung (in DMSO)		–
Vidarabin	Vidarabin® 3 % Thilo Salbe		
β-Interferon	Fiblaferon® Gel		HPV 6, 11
Ophthalmika			
Aciclovir	Zovirax® AS[c]		HSV 1; VZV
Edoxudin	Aedurid® 0,3 %		–
Trifluridin	TFT Thilo® 1 % AS[c]		–
	Trifluorthymidin AS und AT[d]		–
Vidarabin	IDU „Röhm Pharma" AS[c]		
	Synmiol® AS[c]		

[a] In Deutschland zur systemischen Anwendung nicht erhältlich.
[b] Kortikoidhaltig.
[c] Augensalbe.
[d] Augentropfen.

Trotz der in den letzten Jahren erfolgten Entwicklung neuer Virostatika und der mit diesen Präparaten erzielten klinischen Erfolge bleiben die Virusinfektionen nach wie vor eines der „Stiefkinder" der Pharmakotherapie. Die internationale Forschergemeinschaft ist insbesondere vor dem Hintergrund der weltweiten Ausbreitung des HIV-Virus heute mehr denn je gefordert, neue wirksamere Impfstoffe und Virostatika zu entwickeln. Mit dem Einsatz molekularbiologischer und gentechnologischer Methoden, mit denen es u. a. möglich ist, Spuren von Virusbestandteilen nachzuweisen und zu vervielfältigen, stehen die hierfür erforderlichen Techniken inzwischen zur Verfügung.

3.2 Masern

Synonym: Morbilli
Erreger: Masernvirus (= Paramyxovirus)

Die *Übertragung* erfolgt durch Tröpfchen- und Schmierinfektion. Ansteckungsgefahr besteht vom 8. Tag nach der Infektion bis zum 3. Tag des Exanthems, die Kontagiosität ist mit ca. 90 % hoch. *Klinisch* treten nach einer Inkubationszeit von 9–11 Tagen plötzlich Fieber (bis 40 °C), Rhinitis, Konjunktivitis, Tracheitis, Husten und Lichtscheu auf (= katarrhalisches Prodromalstadium). Nach 2–3 Tagen sinken die Temperaturen ab, und weißliche, nicht abstreifbare, wie „Kalkspritzer" imponierende Beläge der Mundschleimhaut treten auf (sog. Koplik-Flecken), die möglicherweise nur wenige Stunden bis Tage persistieren und relativ pathognomonisch sind. Gleichzeitig erscheint ein dunkelrotes, linsengroßes Enanthem des weichen und harten Gaumens. Etwa 3–4 Tage nach Beginn der Erkrankung (13.–14. Tag nach Ansteckung) erfolgt häufig ein Wiederanstieg der Temperaturen („2. Gipfel") zusammen mit der Entwicklung der Hautveränderungen. Das Masernexanthem beginnt im Gesicht oder hinter den Ohren und breitet sich dann großflächig konfluierend, z. T. leicht hämorrhagisch, vom Kopf auf den Stamm, die Arme und die Beine aus. Halslymphknoten und Milz sind häufig vergrößert. Nach weiteren 3–4 Tagen heilt die Erkrankung meist spontan ab.

Behandlung. Während der *Inkubationszeit* ist bei Vorliegen eines Antikörpermangelsyndroms oder bei anderweitig begründetem Immundefekt (immunsuppressive Medikamente, Leukämie, Strahlentherapie, HIV-Infektion) bis zum 6. Tag nach der Exposition mit dem Masernvirus die

Tabelle 3.3. Mund- und Rachentherapeutika (Auswahl)

Präparat	Anwendung
Lösungen (antiseptisch)	
Betaisodona® Mundantiseptikum	3–8 ×/d (1:8–1:16 in Wasser)
Chlorhexidin-Gurgellösung (NRF 7.2)	1–2 ×/d
Dexpanthenol-Lösung (NRF 7.3)	2 ×/d (1:1 in Wasser)
Kamillosan® Lösung	3–5 ×/d (30 Tr. in 1/2 Glas Wasser)
Hexoral®	2 ×/d
Mallebrin® Fertiglösung	2–3 ×/d
Lösungen (anästhesierend)	
Dolo-Dobendan® Lösung	3–8 ×/d
Herviros®	3–8 ×/d
Tantum® Verde	2 × 15 ml/d
Sprays	
Kamillosan® Mundspray	3 ×/d
Doreperol® N	3–4 ×/d, 3–4 Spraystöße
Hexoral® Spray	2–3 ×/d, 1–2 s
Alformin®	3–5 ×/d, 1 Sprühstoß
Gele	
Chlorhexamed® Dental-Gel	1–2 ×/d
Kamistad® Gel	3 ×/d, erbsgroße Menge
Corti-Dynexan® Gel[a]	3 ×/d, erbsgroße Menge
Dynexan A® Gel[a]	mehrmals/d, erbsgroße Menge
Salben	
Ad-Muc®	2 ×/d, einmassieren
Dynexan®	mehrmals/d einmassieren
Volon A® Haftsalbe[a]	3 ×/d
Pasten	
Aureomycin® Dentalpaste	mehrmals/d
Dontisolon® M Mundheilpaste[a]	2–3 ×/d

[a] Präparate, die gleichzeitig Kortikosteroide enthalten.

Gabe von humanem Immunglobulin (sog. „Degkwitz-Immunprophylaxe") möglich, z.B.: Beriglobin®S 0,2–0,5 ml/kg KG i.m., Gammabulin Immuno S 0,5–2 ml/kg KG i.m., Gammaglobulin i.m. Mérieux® 0,2–0,5 ml/kg KG, Gamma-Venin® HS 1–3 ml/kg KG i.v. Eine Übersicht über die verwendeten Immunglobuline ist in Tabelle 3.6 angeführt. Als *Nebenwirkungen* der Immunglobulingabe können vorübergehende Temperaturerhöhungen sowie (selten) Überempfindlichkeitsreaktionen auftreten. Durch die Gabe von Immunglobulinen kann ein bis zu 3 Monate im Anschluß an die Infektion gegebener Lebendimpfstoff (Masern, Mumps, Röteln) vollständig inaktiviert werden! Als Gegenanzeige für die Gabe von humanem Immunglobulin gilt eine bekannte Überempfindlichkeit (selten).

▷ Während des *Prodromalstadiums* sind Bettruhe, Abdunkelung des Raumes, fiebersenkende Maßnahmen, Flüssigkeits- und Elektrolytzufuhr, schleimlösende Maßnahmen sowie eventuell antibiotische Augentropfen therapeutisch einzusetzen.

▷ Im *exanthematischen Stadium* sind lediglich hautpflegende Lokalmaßnahmen und die Verhinderung von Sekundärinfektionen (z.B. Clioquinol 2 % in wasserhaltiger Cremegrundlage) indiziert. Zusätzlich können antiseptische Mundspülungen etc., bei Erosionen der Mundschleimhaut evtl. Salbe oder Paste angewendet werden (s. Tabelle 3.3).

▷ Im *Abheilungsstadium:* Vaseline in Cremegrundlage oder entsprechende pflegende Dermatika (Linola® Fett Creme, Eucerinum anhydricum, Bepanthen® Lotio).

● Bei *Komplikationen*, so z.B. bei Entwicklung von großflächigen Superinfektionen der Haut, Auftreten von starkem Husten oder Atemnot sowie bei Entwicklung von Kopfschmerzen ist die stationäre Einweisung indiziert; Gefahr: Staphylodermien, Otitis media, Bronchopneumonie, Enzephalitis, subakut sklerosierende Panenzephalitis = SSPE. Mundschleimhautaffektionen im Rahmen der Maserninfektion können sich zu einer fibrinös-ulzerierenden Stomatitis ausweiten (Lokaltherapie s. Tabelle 3.3). Zusätzlich kann sich eine Candidastomatitis aufpropfen, die entsprechend behandelt werden muß. Eine besonders schwere Komplikation stellt das (seltene) *Masernpemphigoid* dar (bis zu 50 % Letalität!). Diese Erkrankung ist intensivüberwachungspflichtig, sie erfordert den Einsatz einer Infusionstherapie zur Kreislaufstabilisierung mit hochdosierten Kortikosteroiden, evtl. systemischer Antibiose sowie der Lagerung des Patienten auf Metallinefolie, auf Soft-Care®-Matratzen etc.

Prophylaxe. Ab dem 15. Lebensmonat wird die Impfung mit einem Masernlebendimpfstoff empfohlen, häufig kombiniert mit Mumpslebendimpfstoff (bivalente Schutzimpfung) oder einem Mumps- und Rötelnimpfstoff (trivalenter Impfstoff). Eine Aufstellung erhältlicher Impfsera zeigt Tabelle 3.4.

An *Nebenwirkungen der Impfung* können Rötungen, Schwellungen und Schmerzen an der Injektionsstelle auftreten, in selteneren Fällen Allgemeinreaktionen (Abgeschlagenheit, Kopfschmerzen, Temperaturerhöhung). Gelegentlich wird ein abgeschwächter Verlauf der Erkrankung mit Hautausschlag in den 3 auf die Impfung folgenden Wochen beobachtet. *Nicht geimpft werden*

Tabelle 3.4. Lebendimpfstoffe zur Prophylaxe von Masern, Mumps, Röteln und Windpocken

Monovalent	
Masern	
Masernimpfstoff Mérieux®	0,5 ml s.c. oder i.m.
Masern-Vaccinol®	0,5 ml s.c. oder i.m.
Masernvirusimpfstoff	0,5 ml s.c. oder i.m.
Mumps	
Mumpsvax®	0,5 ml s.c. oder i.m.
Röteln	
Ervevax®	0,5 ml s.c.
Rötelnimpfstoff HDC Mérieux®	0,5 ml s.c. oder i.m.
Röteln-Vaccinol®	0,5 ml s.c. oder i.m.
Röt-Wellcovax®	0,5 ml s.c. oder i.m.
Rubellovac®	0,5 ml s.c. oder i.m.
Windpocken	
Varicella-Rit	0,5 ml s.c.
Bivalent (Masern, Mumps)	
M-MVax®	0,5 ml s.c. oder i.m.
Rimparix®	0,5 ml s.c. oder i.m.
Trivalent (Masern, Mumps, Röteln)	
M-M-RVax®	0,5 ml s.c. oder i.m.
Pluserix®	0,5 ml s.c. oder i.m.

dürfen Patienten, bei denen der begründete Verdacht auf eine stattgehabte Maserninfektion besteht (Inkubationszeit, Erkrankung), Patienten mit chronischen Infektionen und Patienten, bei denen ein Immundefekt vorliegt (immunsuppressive Therapie, Leukämie, Ak-Mangelsyndrom, HIV-Infektion bzw. Aids). *Cave:* Bei vorheriger Gabe von Immunglobulinen (bis 3 Monate) kommt es zur Inaktivierung der Lebendimpfstoffe; darüber hinaus ist die Empfindlichkeit gegenüber Tuberkulin im Anschluß an die Masern-, Mumps- oder Rötelnimpfung für ca. 6 Wochen herabgesetzt.
Isolation: nicht erforderlich.
Meldepflicht: nur bei Exitus letalis.

3.3 Mumps

Synonyme: Parotitis epidemica, Ziegenpeter
Erreger: Mumpsvirus

Die *Übertragung* erfolgt durch Tröpfchen- oder Schmierinfektion, häufig bei Kindern zwischen dem 5. und 15. Lebensjahr. *Klinisch* treten nach einer Inkubationszeit von 18–22 Tagen akute Kopf-, Hals-, Nacken- und/oder Ohrenschmerzen auf, einhergehend mit allgemeinem Krankheitsgefühl, subfebrilen Temperaturen und ein- oder doppelseitiger Schwellung der Parotis. Selten kommt es zu einem flüchtigen, morbilliformen oder urtikariellen Exanthem. Häufig dagegen ist eine Rötung des Mund- und Rachenraumes sowie die schmerzhafte Schwellung des Speicheldrüsenausführungsganges („Speichelgangszeichen"). Normalerweise erfolgt die komplikationslose Abheilung innerhalb weniger Tage. *An Komplikationen* treten insbesondere bei männlichen Patienten und bei Manifestation der Erkrankung nach der Pubertät in 10–35 % der Fälle ein- oder doppelseitige *Orchitiden* auf, in 85 % mit einer *begleitenden Epididymitis* einhergehend. Die Symptome werden häufig zwischen dem 3. und 6. Krankheitstag beobachtet. Seltener kommt es zum Auftreten einer *Mumpspankreatitis* mit Oberbauchbeschwerden, Übelkeit und Erbrechen. Wegweisend neben der klinischen Symptomatik sind die Erhöhung von α-Amylase und Lipase im Blut. Selten kommt es zu einer begleitenden Thyreoiditis und Mumpsenzephalitis oder bei Frauen zu einer Oopheritis bzw. Mastitis.

Behandlung. Während der *Inkubationszeit* kann die Gabe von Gammaglobulin den Ausbruch und Verlauf der Erkrankung entscheidend mitigieren (s. Tabelle 3.6). Ein spezifisches, gegen das Mumpsvirus gerichtetes Hyperimmunglobulin ist derzeit in Deutschland nicht auf dem Markt. Nach *Ausbruch der Erkrankung* ist die Behandlung unspezifisch und besteht aus Bettruhe, fiebersenkende Maßnahmen, evtl. Anwendung antiseptischer oder anästhesierender Mund- und Rachentherapeutika (s. Tabelle 3.3) sowie kühlenden Nackenumschlägen.
Komplikationen: Bei Vorliegen einer Mumpsorchitis systemische Antibiose (z. B. Tetracycline, Ofloxacin), ausreichende Schmerzmedikation, Hodenhochlagerung, kühlende Umschläge. Bei Symptomen einer Pankreatitis, Eierstockentzündung oder Enzephalitis ist die stationäre Einweisung indiziert.

Prophylaxe. Ab dem 15. Lebensmonat wird die Impfung mit Mumpslebendimpfstoff empfohlen, entweder als monovalenter Impfstoff oder zusammen mit Mumps und/oder Rötelnimpfstoff (s. Tabelle 3.4). Zu den Nebenwirkungen und Kontraindikationen der Impfung s. Masern (S. 59).
Isolation: nicht erforderlich.
Meldepflicht: nur bei Exitus letalis oder Erkrankung größerer Kollektive.

3.4 Röteln

Synonyme: Rubeola, Rubella, „german measles"
Erreger: Rötelnvirus

Die *Übertragung* erfolgt durch Tröpfchen- oder Schmierinfektion mittels Nasen-Rachen-Sekret, Konjunktivalflüssigkeit, Blut, Stuhl oder Urin. Die Kontagiosität ist relativ gering und besteht 2 Tage vor bis 5 Tage nach dem Auftreten des Exanthems. Perinatal infizierte Säuglinge bleiben monatelang infektiös. Die Erkrankung im Erwachsenenalter ist nicht selten. *Klinisch* kommt es nach einer Inkubationszeit von 14–21

Tagen mit oder ohne leichte katarrhalische Prodromi zur Entwicklung eines generalisierten, makulopapulösen Exanthems (kleinfleckig, hellrot mit weißem Hof, keine Tendenz zur Konfluenz). Das Exanthem beginnt meist schmetterlingsförmig im Gesicht mit Ausbreitung auf Rumpf und Extremitäten; die Rückbildung erfolgt bereits nach 3 Tagen. Gleichzeitig tritt ein kleinfleckig-erythematöses Exanthem an hartem und weichem Gaumen auf, häufig von Fieber begleitet. Dabei schwellen fast immer die zervikalen und okzipitalen Lymphknoten an („Diagnose im Dunkeln möglich"). Bei Infektion einer Frau im ersten Trimenon der Schwangerschaft kommt es in bis zu 90 % der Fälle zu einer *Rötelnembryopathie* (Katarakt, Herzfehler, Innenohrschäden, Zahnanomalien). Eine Infektion nach der 12. Schwangerschaftswoche scheint keine bleibenden Schäden beim Föten auszulösen.

Behandlung. Während der *Inkubationszeit* ist innerhalb der ersten 2–5 Tage nach erfolgter möglicher Infektion eine *passive Immunisierung* mit spezifischem Rötelnhyperimmunglobulin möglich (Rötelnimmunglobulin S Behring, 0,3 ml/kg KG i.m., mindestens 15 ml). Gegenindikationen sind bekannte Überempfindlichkeiten gegen Immunglobuline. Nach der Injektion kann es zu vorübergehenden Temperaturerhöhungen oder, in seltenen Fällen, zu Überempfindlichkeitsreaktionen kommen. Lebendimpfstoffe gegen Masern, Mumps und Röteln können, sofern sie bis 3 Monate nach der Injektion von Hyperimmunglobulin gegeben werden, in ihrer Wirksamkeit inaktiviert werden. Auch die Gabe von Gammaglobulin kann den Ausbruch oder den Verlauf der Erkrankung erheblich mitigieren. Besteht bei einer Schwangeren im ersten Trimenon der Verdacht auf eine erfolgte Infektion, liegt eine dringende Indikation zur *aktiven Immunisierung* durch die Gabe von Hyperimmunglobulin vor. Es sind 2 serologische Untersuchungen im Abstand von 8 Tagen durchzuführen: sind beide negativ, ist eine Gefährdung des Embryos unwahrscheinlich, und von einem Schwangerschaftsabbruch aus medizinischer Indikation kann abgesehen werden.
Im *exanthematischen Stadium* sind Bettruhe, falls notwendig fiebersenkende Maßnahmen zu verordnen. Pflege der Haut, z.B. mit Vaseline in Cremegrundlage, Linola-Fett® Creme, pH$_5$-Eucerin® Creme o.ä. ist indiziert; bei bakterieller Superinfektion sollte lokal antiseptisch behandelt sowie eine systemische Antibiose (Tetracycline, Amoxicillin) erwogen werden.

Prophylaxe. Mädchen im Alter von 10–14 Jahren, die wissentlich keine Rötelninfektion durchgemacht haben und bei denen serologisch keine ausreichenden Rötelnantikörper nachgewiesen wurden, sowie erwachsene Frauen im gebärfähigen Alter mit negativem Rötelnantikörpertiter sollten sich einer aktiven Immunisierung durch Rötelnlebendimpfstoff unterziehen, entweder als monovalente Impfung oder gemeinsam mit Masern- und/oder Mumpsimpfstoff (s. Tabelle 3.4). Ein Impfschutz besteht 4–8 Jahre; bei erneutem Konzeptionswunsch nach Ablauf von 8 Jahren ist eine Auffrischimpfung indiziert. Zwei Monate vor und 2 Monate nach der Impfung sollte Konzeptionsschutz betrieben werden; schwangere, rötelnseronegative Frauen sollten sich unmittelbar nach der Geburt des Kindes impfen lassen („Wochenbettimpfung"). Während der Schwangerschaft sollte der Kontakt zu rötelninfizierten Frauen gemieden werden. Bei (serologisch) nachgewiesener Infektion einer Schwangeren im ersten Trimenon der Schwangerschaft besteht eine medizinische Indikation für den Schwangerschaftsabbruch.
Isolation: keine Isolationspflicht.
Meldepflicht: bei Exitus letalis oder Erkrankung eines größeren Kollektivs.

3.5 Ringelröteln

Synonyme: Erythema infectiosum,
sog. „fünfte Krankheit"
Erreger: Humanes Parvovirus (Typ B 19)

Die *Übertragung* erfolgt durch Tröpfchen- oder Schmierinfektion mittels Nasen- und Rachensekret oder Stuhl. Die Seroprävalenz beträgt ca. 20 %; eher selten kommt es zum Ausbruch einer manifesten Erkrankung. Vorwiegend sind Kinder zwischen dem 2.–10. Lebensjahr betroffen. Jahreszeitliche Häufungen im Frühjahr kommen vor;

kleinere Epidemien sind beschrieben worden. *Klinisch* kommt es nach einer Inkubationszeit von 6–14 Tagen zur Entwicklung eines schmetterlingsförmigen Exanthems im Gesicht („Ohrfeigengesicht"), wobei das Kinn-Mund-Dreieck meistens freibleibt. Im Anschluß erfolgt die Ausbreitung der Hautveränderungen in Form von krankheitstypischen kreis- und girlandenförmigen Erythemen. Selten tritt Fieber auf, ebenfalls selten kommt es zur Schleimhautbeteiligung in Form düsterroter Maculae. Manchmal geht die Erkrankung mit einer Polyarthralgie einher, auch Kopf-, Hals- und Muskelschmerzen können auftreten. Normalerweise klingen die Krankheitserscheinungen innerhalb von 6–10 Tagen spontan ab, es sind jedoch auch längere Verläufe (bis zu 2 Monaten) beobachtet worden. *Komplikationen* können bei Persistenz der Erkrankung sowie bei immunsupprimierten Patienten in Form einer hämolytischen Anämie bis hin zur Entwicklung einer transitorischen aplastischen Krise auftreten. Bei Infektionen in der Schwangerschaft (10.–20. SSW) kommt es in ca. 10 % der Fälle zum Hydrops mit anschließendem Tod des Fötus.

Behandlung. Eine spezifische Therapie ist nicht bekannt. Bettruhe sollte verordnet und das Kind während der exanthematischen Phase von anderen Kindern ferngehalten werden. Bei nachgewiesener Infektion in der Schwangerschaft (bis 20. SSW) kommen evtl. Austauschtransfusionen in Frage. Eine Lokaltherapie ist nicht notwendig, allenfalls ist Lotio alba lokal zu applizieren.

3.6 Exanthema subitum

Synonyme: Roseola infantum, Dreitagefieber, sog. „sechste Krankheit"
Erreger: Humanes Herpesvirus 6

Die *Übertragung* erfolgt durch Tröpfchen- oder Schmierinfektion bei direktem Kontakt oder über symptomlose Zwischenträger. Es besteht eine hohe Seroprävalenz (ca. 75 %), so daß ca. 1/3 der Infizierten manifest erkrankt. Meistens sind Kinder zwischen dem 6. Lebensmonat und dem 2. Lebensjahr betroffen. *Klinisch* entwickeln sich nach einer Inkubationszeit von 3–15 Tagen plötzlich hohe Temperaturen (bis 40 °C), die 3–5 Tage persistieren. Nach der Entfieberung kommt es zur Ausbildung eines hellroten, kleinfleckigen Exanthems (ohne Enanthem) mit Betonung von Nacken und Rumpf. Das Gesicht bleibt meistens frei. Die Hauterscheinungen klingen nach wenigen Tagen ab. Die Erkrankung verläuft normalerweise komplikationslos und hinterläßt lebenslange Immunität. Als *Komplikationen* treten selten Fieberkrämpfe auf.

Herpesvirustyp	Krankheitsbild
Herpes-simplex-Virus 1 (HSV-1)	Herpes labialis (meist)
Herpes-simplex-Virus 2 (HSV-2)	Herpes genitalis (meist)
Varizella-Zoster-Virus (VZV)	Windpocken/Gürtelrose
Zytomegalievirus (CMV)	Zytomegalie (auch Haut)
Ebstein-Barr-Virus (EBV)	infektiöse Mononukleose (Pfeiffer-Drüsenfieber)
Humanes Herpesvirus 6 (HHV-6)	Exanthema subitum

Behandlung. Da die Erkrankung sich selbst limitiert, sind Bettruhe und fiebersenkende Maßnahmen (*cave:* bleibende zerebrale Schäden bei langfristig hohen Temperaturen!) ausreichend; Flüssigkeitszufuhr nach Bedarf. Keine Lokalbehandlung notwendig.

3.7 Infektionen mit dem Herpes-simplex-Virus (HSV)

3.7.1 Herpes labialis

Synonyme: Herpes febrilis, Fieberbläschen, Griebe
Erreger: HSV Typ 1, ausnahmsweise HSV Typ 2

Die *Übertragung* erfolgt durch Tröpfchen- oder Kontaktinfektion. Nach der Primärinfektion verbleibt das HSV lebenslang in hautnahen, sensiblen Ganglienknoten der peripheren Nerven und kann durch Provokationsfaktoren (UV-Licht, fieberhafte Infekte, seelischen oder körperlichen Streß, immunsuppressive Medikamente, Erkrankungen mit Immundefekt, z. B. HIV-Infektion) immer wieder erneut reaktiviert werden (H. s. recidivans).

Klinisch kommt es nach einer Inkubationszeit von 3–5 Tagen zum Auftreten typischer Prodromi (Juckreiz, brennende Schmerzen), meist im Bereich der Übergangsschleimhäute oder in ihrer Nähe. In der Folge schießen gruppiert stehende Bläschen auf erythematösem Grund auf, die sekundär eintrüben und nach 3–4 Tagen unter Krustenbildung eintrocknen. Die Abheilung erfolgt nach 8–10 Tagen ohne Hinterlassung von Narben. Das Auftreten der Hautveränderungen an beliebiger anderer Lokalisation ist möglich (Herpes simplex in loco atypico). Als *Komplikation* kann nach Autoinokulation des Virus in die Augen eine Herpeskeratokonjunktivitis beobachtet werden; selten tritt ein postherpetisches Erythema exsudativum multiforme (EEM) auf. Noch seltener sind der generalisierte Herpes simplex, die HSV-Bronchopneumonie oder HSV-Enzephalitis. Bei häufig rezidivierenden Verläufen kann es bei entsprechender Lokalisation zum Auftreten irreversibler Weichteilschwellungen (sog. Elephantiasis nostras postherpetica) kommen.

Behandlung. Während des *Prodromalstadiums* erscheint die Anwendung lokaler Präparate mit virostatischer Wirkung durchaus sinnvoll, z. B.: Viru-Merz® Creme (Tromantadin 1 %), Virunguent® Salbe (Idoxuridin 0,2 %), Vidarabin® 3 % Salbe, ggf. Lomaherpan® Creme, die mehrmals täglich auf die betroffenen Areale aufgebracht werden. Ein sicherer Nachweis ihrer Wirkung auf den Ausbruch oder die Schwere der Erkrankung steht jedoch bis heute aus. Aciclovir als Lokalpräparat (Zovirax® Creme) sollte man bei unkompliziertem Herpes labialis möglichst meiden, zum einen wegen der Möglichkeit der Resistenzentwicklung, zum anderen wegen der hohen Kosten des Präparates. Ist der Herpes bereits voll entwickelt, ist ohnehin eher eintrocknend-antiseptisch zu behandeln, z. B. mit Clioquinol 2 % in Lotio alba aquosa (Clioquinol-Lotio) oder 0,5 % (Linola-sept® Emulsion), Phenol-Schwefel-Zinkpaste (Labiosan®), ZnSO$_4$ in Lösung (0,05 %) oder als Gel (0,05 %: Lipactin® Gel, 1 %: Virudermin® Gel), DMSO als Reinsubstanz (Flüssigkeit) oder zusammen mit Dexpanthenol (DMSO 15 %, Heparin-Na 50 000 IE, Dexpanthenol 2,5 %: Dolobene® Gel) bzw. mit einem Virostatikum (Idoxuridin 0,2 %, DMSO 1,8 %: Virunguent®; Idoxuridin 5 %: Zostrum®). Auf die teuren Virostatika wie das Aciclovir sollte man im voll entwickelten Bläschenstadium ruhig verzichten, denn ein Wirkungsvorteil ist beim voll entwickelten Herpes *nicht* nachweisbar. Von uns wird die lokale Anwendung von 0,05 %iger ZnSO$_4$-Lösung oder Clioquinol-Lotio für solche Fälle bevorzugt. Über die lokale Anwendung von Foscarnet (Triapten® Creme) in der akuten Phase von Herpesinfektionen liegen nur wenig klinische Erfahrungen vor.

Im abheilenden *(Krusten-)Stadium* sollte man nicht mehr virostatisch, sondern aufweichend und entzündungshemmend behandeln, z. B. mit Panthenol® Salbe; selten wird ein mildes Lokalkortikosteroid notwendig. Bei *Schleimhautbefall* sollten im frischen (Aphthen-)Stadium zusätzlich mehrmals täglich Mundspülungen durchgeführt werden, etwa mit Kamillosan® oder mit Herviros® Lösung (Aminoquinurid 0,5 % mit Tetrakain 1 %). Im Abheilungsstadium sind lediglich Bepanthen® Creme oder allenfalls ein kortikosteroidhaltiges Lokalpräparat indiziert (z. B. Volon® A Haftsalbe).

Nebenwirkungen: Bei den meisten der genannten Präparate mit lokalvirostatischer Wirkung können lokale Reizungen auftreten, die z. T. erhebliche Ausmaße und ödematöse Schwellungszustände erreichen können (Tromantadin, Idoxuridin); auch Kontaktallergien sind möglich. In Virudermin® ist Benzalkoniumchlorid als potentielles Kontaktallergen enthalten.

Herpes-Rezidive. Bis zu ca. 10–20 % aller jüngeren Erwachsenen in Deutschland dürften gelegentliche Rezidive eines Herpes labialis aufweisen. Treten Rezidive häufiger als 4–6 ×/Jahr auf, sollte man nach einer zugrundeliegenden Immunsuppression fahnden und eine medikamentöse und/oder lokale Behandlung bzw. Rezidivprophylaxe durchführen.

● Für die *systemische Prophylaxe* eignet sich die Gabe von *Aciclovir*, doch in Anbetracht des Aufwands wird man sich *nur bei schwerem Befund mit hohem Leidensdruck des Kranken* dazu ent-

schließen: Eine Langzeitprophylaxe mit einer täglichen Dosis von 2 × 400 mg Zovirax®-Tabletten über 1 Jahr hat sich klinisch oft bewährt, schwere Fälle, die einer derartig langen und auch kostspieligen Behandlung bedürfen, sind jedoch vor allem beim Genitalherpes zu erwarten (s. dort). Anschließend sollte ein Absetzversuch gemacht werden. Eine langfristige niedrige Dosierung von 2 × 1/d à 400 mg als Prophylaxe von Rezidiven hat sich in unseren Händen nicht bewährt. Bei ausgewählten Kranken mit schwerem Befall empfehlen wir daher zunächst eine hochdosierte 5–8tägige i. v.-Aciclovir-Applikation und erst dann eine langfristige perorale Erhaltungsbehandlung über 6 Monate. Auch die Gabe von *immunmodulierenden Substanzen*, z. B. Isoprenosin (= Delimmun®, Isoprenosine®) 6–8 Tbl./d über mindestens 3 Monate wird empfohlen, doch ihre Wirkung ist weniger zuverlässig. Als Kontraindikationen gelten erhöhte Harnsäurewerte sowie eine Niereninsuffizienz. Zur systemischen Anwendung von Foscarnet (Foscavir®) als Alternativpräparat bei schweren Herpesinfektionen.
● Die *lokale Prophylaxe* erfolgt mit *konsequentem Lichtschutz*, z. B. mit Ilrido plus 15® Milch oder Lipstick, Anthelios® 11B, 4A, Contralum® ultra oder mit ähnlichen Präparaten. Bei hartnäckig rezidivierenden Verläufen kann eine lokale *Bestrahlung mit UVA-Licht* („light-hardening"), oder eine *Kryotherapie* (2 × 15 s bei –86 °C) hilfreich sein. Auch eine *Dermabrasio* wurde mit wechselndem Erfolg versucht. Die *operative Exzision* eines lokalisierten, rezidivierenden Herpes, z. B. glutealis, bringt keinen Vorteil, da die Erkrankung in der Umgebung der Narbe rezidiviert. In unseren Händen hat sich die prophylaktische Gabe von *Zovirax®* in einer Dosis von 2 × 400 mg/d über einen Zeitraum von mindestens 6 Monaten, kombiniert mit einer lokalen *Kryotherapie*, besser als die alleinige Aciclovir-Gabe bewährt; eine lokale Kryotherapie in regelmäßigen Sitzungen ist offenbar ein effektives und schonendes zusätzliches Verfahren zur Rezidivprophylaxe in hartnäckigen Fällen.

An *Verhaltensmaßregeln* ist ferner das Meiden direkter Sonnenbestrahlungen, heißer Bäder und Sauna nachhaltig zu empfehlen. Starke körperliche Anstrengung und Streß werden von vielen Kranken als weiterer Rezidivgrund angegeben, mehr oder weniger glaubhaft.

3.7.2 Herpes genitalis

Erreger: HSV Typ 2; seltener auch Nachweis von HSV Typ 1

Die *Übertragung* erfolgt wie bei Herpes labialis. *Klinisch* kommt es im Bereich der Genital- oder Analschleimhäute sowie der benachbarten Areale zum Auftreten von Prodromi und von Hautveränderungen wie bei Herpes labialis.

Behandlung. Im Bereich der *Genitalschleimhaut der Frau* kommen während des *Prodromalstadiums* lokale Virostatika zur Anwendung (s. Herpes labialis). Im *frischen Stadium* sollte die Behandlung zunächst antiphlogistisch bzw. antiseptisch sein, z. B. durch die Verordnung von Sitzbädern (Kamillosan® Lösung, Braunol® 2000); anschließend werden eintrocknende Pinselungen mit antiseptischen Lösungen, z. B. Farbstoffen (Brillantgrün 0,5 % wäßrig, 0,5 % Methylviolett, Pyoktanin-Lösung) oder Mercuchrom®, Merfen-Orange® (beide quecksilberhaltig) empfohlen. Auch milde Lokalpräparate mit virostatischer Wirkung kommen hierfür in Frage, z. B.: 0,01–0,025 % $ZnSO_4$-Lösung oder Herviros® Lösung (Aminoquinurid 0,5 % mit Tetracain 1 %) u.ä. Vaginalsuppositorien können, falls erforderlich, zum Einsatz kommen, z. B.: Betaisodona® oder Braunovidon®. Im abheilenden *Stadium* wird aufweichend, entzündungshemmend oder auch antibiotisch behandelt werden müssen, z. B. mit Bepanthen® Salbe, Betaisodona® Salbe, Branolind® Salbenkompressen, Braunovidon® Salbe oder Wundgaze, Furacin® Salbe, Panthenol® Salbe oder einfach Zinkpaste. Auch kortikosteroidhaltige Externa kommen in den Abheilungsstadien in Frage, z. B.: Hydrocortison 0,5 plus Clioquinol 1,0 in Hermal-Haftgel ad 50,0 oder Millicorten-Vioform® Salbe.
Herpesläsionen an der *Genitalschleimhaut des Mannes* werden ähnlich wie die der Frau behandelt. Zusätzlich empfiehlt sich das Einlegen von Leinenläppchen in die Vorhaut mit Wechsel nach

jedem Wasserlassen. Hautveränderungen an der *Analschleimhaut* sind zunächst eine Indikation für Sitzbäder. Gut geeignet hierfür ist neben Kamillen- auch Eichenrindenextrakt (Tannolact®). Zusätzlich zu den o. g. Lokaltherapeutika kommen antiseptische und/oder antiphlogistische Suppositorien in Frage, z. B.: Braunovidon® Suppositorien in der akuten Phase bzw. Doloproct® Zäpfchen, Faktu® Zäpfchen, Procto-Jellin® oder Procto-Kaban® Suppositorien. Bei ausgeprägtem Brennen bzw. Juckreiz peri- und intraanal empfiehlt sich Anaesthesin® Salbe (5, 10, 20 %), Anaesthesin N® Zäpfchen bzw. Xylocain®-rectal Salbe oder Zäpfchen. *Bei Schmerzen und stark entzündlicher Note* sollten zusätzlich systemische Antiphlogistika gegeben werden, z. B.: Diclofenac-Natrium (Voltaren®), Ibuprofen (Ibuphlogont®, Optalidon®), Indometacin (Amuno®), Paracetamol (Benuron®, Nedolon®P).

Herpes-Rezidive. Es gelten die gleichen Empfehlungen wie beim rezidivierenden H. labialis, allerdings tritt hier der Lichtschutz u. U. in den Hintergrund. *Lokalrezidive* eines Genitalherpes, die 6–12 × jährlich auftreten, können außerordentlich lästig sein, ein harmonisches Eheleben verhindern und durch ausstrahlende Schmerzen bis in die Extremitäten hinein den Patienten beeinträchtigen. Sie kommen auch bei völlig Gesunden vor und halten über Jahre an. Eine *verlängerte* Aciclovirtherapie kann hier zum Erfolg führen, allerdings setzen die hohen Kosten eine enge Indikationsstellung voraus.

> Herpes-Rezidiv-Prophylaxe mit Aciclovir:
> *Dosierung:*
> Anfangs 5 × 200 mg/d,
> später   2 × 400 mg/d
> oder   1 × 800 mg/d

möglichst über 2, mindestens aber über 1 Jahr, wobei gelegentliche Rezidive immer hochdosiert angegangen werden müssen, d. h. 5 × 200 mg oder gar 3 × 400 mg/d. Eine niedrigere Anfangsdosierung ist für den schweren, rezidivierenden Genitalherpes nicht ausreichend. Versuche, die Dosis auf 3 × 200 mg/d oder gar 2 × 200 mg/d zu reduzieren, könnten unternommen werden, versprechen aber wenig Erfolg.

In der Regel wird von uns die langfristige Aciclovirbehandlung mit einer *5- bis 8tägigen hochdosierten i. v.-Therapie eingeleitet* (3 × 5 mg/kg KG/d), um anschließend auf die orale Einnahme von 5 × 200 mg/d überzugehen. Bei > 90 % der Kranken werden damit die Rezidive um ≥ 50 % reduziert oder sistieren völlig. Die Chance völliger Beschwerdefreiheit um ≥ 1 Jahr liegt bei über 60 %. Kumulative Nebenwirkungen sind nicht zu erwarten. In der Glutealgegend sind kryotherapeutische Maßnahmen leichter durchführbar und oft hilfreich. Auch eine zusätzliche läsionübergreifende Röntgenbestrahlung wird bei Rezidiven empfohlen (z. B. Dermopan 20 kV, 1 × wiederholen).

Als *Verhaltensmaßregel* sollte der Geschlechtsverkehr mit häufig wechselnden Partnern gemieden werden, um die weitere Übertragung des Virus zu vermeiden. Die Patienten sollten darüber hinaus aufgeklärt werden, daß während des Bläschen- und des frühen Krustenstadiums eine Ansteckungsgefahr für den Sexualpartner besteht.

3.7.3 Postherpetisches Erythema exsudativum multiforme (EEM)

Im Anschluß an eine HSV-Infektion kann es 5–8 Tage später zur Entwicklung von disseminiert am gesamten Integument auftretenden, kokardenartigen Hautveränderungen kommen. Prädilektionsstellen sind die Streckseiten der Gelenke. Im Zentrum der Hautveränderungen können Blasen entstehen, insbesondere auch an den Schleimhäuten und den Übergangsepithelien. Bei 53 % aller Patienten mit EEM geht eine HSV-Infektion voraus oder verläuft parallel. Inzwischen ist der HSV-Nachweis aus dem Blaseninhalt von EEM-Patienten gelungen. Die Erkrankung wird inzwischen als hyperergische Reaktion des Körpers auf Virusbestandteile (sog. „id-Reaktion") angesehen.

Behandlung. Bettruhe ist anzuordnen sowie fiebersenkende Maßnahmen und Flüssigkeitszufuhr. Bei massivem Verlauf wird eine stationäre Aufnahme angeraten.

Die *Lokalbehandlung* ist austrocknend-antiseptisch, z. B. mit Clioquinol 2 % in Lotio alba, später antientzündlich, z. B. Triamcinolon 0,05 % plus Clioquinol 2 % in vaselinhaltiger Creme-

grundlage. Bei Befall der Schleimhäute ist analog zu den für Herpes simplex beschriebenen Maßnahmen vorzugehen. Der Befall der Kopfhaut ist eine Indikation zunächst für feuchte Umschläge, etwa mit Sol. Castellani farblos oder $ZnSO_4$ 1 % (Virudermin® Gel), später für kortikosteroidhaltige Externa, z. B. Betnesol®-V crinale. Bei großflächiger Blasenbildung sollte unter Erhalt des Blasendaches mit einer sterilen Nadel vorsichtig punktiert und anschließend desinfiziert werden, z. B. mit Mercuchrom®, Braunol 2000® oder Jodtinktur. Danach sind die schlaffen Blasendecken bzw. Erosionen mit Adaptic®, Branolind® Wundgaze oder synthetischem Hautersatz abzudecken. Bei großflächiger Blasenbildung ist u. U. die Lagerung des Kranken auf Metalline® Folie erforderlich.
Systemisch ist die Gabe von Kortikosteroiden in ausgeprägten Fällen indiziert, z.B. initial 50–150 mg/d in absteigender Dosierung unter Magenschutz (Sostril® 300 mg/d abends oder Maalox® 3 × 1 Beutel/d). Bei schweren Verläufen ist für ausreichende Flüssigkeitszufuhr sowie für eine breite antibiotische Abschirmung zu sorgen.
● *Komplikationen:* Das postherpetische EEM kann sich auf das gesamte Integument ausbreiten und einen lebensgefährlichen Verlauf nehmen; die Patienten sind in derartigen Fällen wie bei einer Verbrennung zu behandeln, eine Lagerung auf speziellen Verbrennungsbetten (luftdurchströmt) kann notwendig werden. *Cave:* Durch Synechienbildung im Bereich der Augen besteht die Gefahr der Erblindung bzw. bleibender Augenschäden; als Folge von Schleimhautläsionen kann es zu bleibenden Stenosen im Bereich der Harnröhrenöffnung und bei der Frau zu Vaginalverengungen kommen.

3.7.4 Gingivostomatitis herpetica

Synonym: Stomatitis aphthosa
Erreger: Überwiegend HSV Typ 1

Die *Übertragung* erfolgt durch Tröpfcheninfektion (Speichel). Die Gingivostomatitis herpetica ist die Erstmanifestation einer HSV-Erkrankung. Als *klinische Symptomatik* kommt es nach einer Inkubationszeit von 5–10 Tagen vorwiegend bei Kleinkindern, aber auch bei Kindern und Jugendlichen, zum Auftreten schmerzhafter, aphthenähnlicher Läsionen in der Mundhöhle, die zu grünlich belegten Plaques konfluieren können. Gleichzeitig besteht häufig quälender Speichelfluß, Foetor ex ore, und manchmal Brechreiz. Die Tonsillen sind fast immer frei, die lokalen Lymphknotenstationen sind demgegenüber häufig geschwollen und druckschmerzhaft. Zusätzlich tritt hohes Fieber auf, mit Abgeschlagenheit und Halsschmerzen einhergehend. Nach 7–10 Tagen kommt es in der Regel zum komplikationslosen Abheilen. Bei Kindern weisen oft auch die Fingerkuppen Bläschen oder Erosionen auf (herpetische Paronychie).

Behandlung. Bei leichteren Varianten ist lediglich symptomatisch vorzugehen: Bettruhe, fiebersenkende Maßnahmen und ausreichende Flüssigkeitszufuhr. Zunächst sollte flüssige, später breiige Kost gegeben werden wegen der z. T. erheblichen Schmerzen bei der Nahrungsaufnahme. Eventuell sind Schmerzmittel indiziert, bei Kindern manchmal zusätzlich Sedativa. Die Lokalbehandlung der Mundschleimhautläsionen erfolgt zunächst mit Mundspülungen, z. B. Kamillosan® oder Hexoral® Lösung (Hexetidin 0,1 %). Anschließend vorsichtiges Tupfen (schmerzhaft!) der Schleimhautläsionen mit Myrrhentinktur, Bepanthen® oder Herviros® Lösung (Aminoquinurid 0,5 % mit Tetracain 1 %). Zusätzlich können anästhesierende Lutschtabletten (z. B.: Dorithricin® oder Dolo-Dobendan®) und/oder eine Salbe (z. B. Dynexan® Salbe) verschrieben werden. Im beginnenden Abheilungsstadium können lokale Kortikosteroide eingesetzt werden (Volon A® Haftsalbe, Betnesol® W Tbl.).
● Bei *schweren Verläufen* bzw. *Komplikationen* (Larynx-, Pharynx-, Ösophagusmitbeteiligung) ist der systemische Einsatz von Aciclovir (Zovirax®) 5 mg/kg KG i.v. über 5 Tage oder auch 5 × 1 tagsüber (alle 4 h) Zovirax-Tbl. à 200 mg oder gar 400 mg zu erwägen. Kinder unter 2 Jahren erhalten die Hälfte der Erwachsenendosis; die Dosierung des Medikamentes als Suspension (5 × 1/2 Meßlöffel/d) ist zu bevorzugen. Die herpetische Paronychie wird mit Handbädern behandelt, ansonsten wie bei Herpes simplex (labialis). In der akuten Phase der Erkrankung sollte wegen

der Kontagiosität direkter Körperkontakt vermieden werden. Epidemien in Kindergärten sind beobachtet worden.

3.7.5 Aphthoid Pospischill-Feyrter

Synonym: „Aphthoide Polypathie"
Erreger: HSV Typ 1 (überwiegend)

Die *Übertragung* erfolgt durch Tröpfcheninfektion. Es handelt sich um eine besonders schwere Verlaufsform der Gingivostomatitis herpetica. Sind die Patienten vorübergehend oder ständig immunsupprimiert, so tritt das Aphthoid als Zweiterkrankung, unmittelbar im Anschluß an eine typische Kinderkrankheit auf. An *klinischer Symptomatik* kommt es zusätzlich zu den für die Gingivostomatitis herpetica charakteristischen Erosionen der Mundschleimhaut zu einer äußerst schmerzhaften Mitbeteiligung von Pharynx und Ösophagus, in seltenen Fällen auch der Genitalschleimhaut, der Gesichtshaut und der Finger in Form dickwandiger Blasen, die häufig zirzinäre Strukturen aufweisen, sich zentrifugal ausbreiten und zentral sekundär verkrusten. Sekundärinfektionen sind häufig, Todesfälle sind beschrieben worden.

Behandlung. Bettruhe, fiebersenkende Maßnahmen, ausreichende Flüssigkeitszufuhr und flüssige oder breiige Kost sind in allen Fällen indiziert. Lokalmaßnahmen erfolgen wie bei Gingivostomatitis herpetica, insbesondere Genitalschleimhautläsionen werden wie bei Herpes genitalis und Hautveränderungen im Gesicht bzw. an den Fingern wie bei Herpes labialis behandelt. Gleichzeitig ist der frühe Einsatz systemischer Gaben von Aciclovir 5–10 mg/kg KG 3 ×/d am besten als i. v. Infusion indiziert, über ca. 10 Tage bzw. bis zur Abheilung.

3.7.6 Vulvovaginitis herpetica

Erreger: HSV Typ 2 (überwiegend)

Die *Übertragung* erfolgt in der Regel durch Geschlechtsverkehr. Es handelt sich um die Erstmanifestation einer Erkrankung durch das HSV bei der Frau. *Klinisch* kommt es nach einer Inkubationszeit von 3–14 Tagen zum Auftreten von gruppiert stehenden Bläschen auf der Genitalschleimhaut, die nach weiteren 2–4 Tagen zu großflächigen Ulzerationen konfluieren. Erhöhte Temperaturen können auftreten.

Behandlung. Bettruhe wird empfohlen, falls notwendig auch fiebersenkende Maßnahmen sowie eine ausreichende Schmerzmedikation. Bei drohender Superinfektion ist eine systemische Antibiose zu erwägen. Systemisch empfehlen wir die Gabe von Aciclovir (Zovirax®, 5 × 200–400 mg/d tagsüber oral oder 5 mg/kg KG 3 ×/d i. v. über 5 Tage) zur Mitigierung des Krankheitsbildes, zumal das klinische Bild massive Ausmaße annehmen kann (s. unten). Die Lokaltherapie erfolgt wie beim Herpes genitalis (Sitzbäder, Pinselungen mit Farbstofflösungen, evtl. antiseptische und/oder antiphlogistische Vaginalsuppositorien).

● Als *Komplikationen* können massive Schleimhautschwellungen mit konsekutiver Harnverhaltung vorkommen; stationäre Aufnahme und rechtzeitiges Legen eines Dauerkatheters oder suprapubischen Katheters wird empfohlen. Eine Beteiligung der Portio ist relativ häufig, weswegen die Mitbetreuung durch den Gynäkologen erforderlich ist. Ferner können *postherpetische Neuralgien* auftreten, die durch systemische Analgetika/Antiphlogistika (z. B. Paracetamol) sowie durch lokalanästhetikahaltige Salben gemildert werden. Rezidive der Erkrankung im Sinne eines *Herpes genitalis recidivans* sind häufig (s. S. 66) mit der Gefahr der *Elephantiasis postherpetica*. Die Erkrankung ist offenbar gehäuft mit einem späteren *Portiokarzinom* assoziiert.

3.7.7 Ekzema herpeticatum

Synonyme: Varizelliforme Eruption, Pustulosis varicelliformis Kaposi-Juliusberg
Erreger: HSV Typ 1 (überwiegend)

Die *Übertragung* erfolgt durch Tröpfcheninfektion. Bei diesem Krankheitsbild handelt es sich um die Ausbreitung einer HSV-Virusinfektion bei Patienten mit bereits vorhandenen Hautläsionen bzw. bei geschwächter Immunabwehr des Hautorgans (z. B. atopische Dermatitis, Dyskeratosis follicularis, Mycosis fungoides u. a.). *Klinisch* kommt es nach einer Inkubationszeit von 5–7 Tagen typischerweise im Gesicht und Hals, häufig auch am oberen Stamm und den Armen, zum plötzlichen Auftreten multipler, einzelstehender, teils gruppierter Vesikel auf erythematösem Grund, die sekundär verkrusten und nach 2–3 Wochen abheilen. Lokale Lymphknotenschwellungen sind häufig, Fieber bis 40 °C kann auftreten. Eine Persistenz der Hautveränderungen bis zu 6 Wochen ist möglich, manchmal verläuft das Krankheitsbild in Schüben. Seltene *Komplikationen* sind Keratokonjunktivitis, HSV-Bronchopneumonie oder HSV-Meningoenzephalitis.

Behandlung. Bettruhe, fiebersenkende Maßnahmen, Flüssigkeits- und Elektrolytzufuhr können notwendig werden. Die Lokaltherapie erfolgt wie bei Herpes simplex (labialis, genitalis), im akuten (Bläschen-)Stadium zunächst austrocknend virostatisch-antiseptisch, z. B. mit Clioquinol-Lotio 2 %, ZnSO$_4$-Lösung 0,05 %, Idoxuridin mit DMSO (0,2 % mit 1,8 % DMSO; Zostrum®); im abheilenden (Krusten-)Stadium dann aufweichend antibiotisch-entzündungshemmend, z. B. mit 1 % Hydrokortison in Cremegrundlage, evtl. Millicorten-Vioform® Creme. Bei Schleimhautbefall ist analog zu Herpes labialis vorzugehen; bei schweren klinischen Verläufen ist die stationäre Aufnahme indiziert. Aciclovir wird in der üblichen Dosierung i. v. verabreicht (Zovirax® 5 mg/kg KG 3 ×/d), in Einzelfällen ist eine antibiotische Abschirmung notwendig. Als Alternative, bei schwerem Befall und evtl. Resistenzentwicklung (Immunsuppression): Foscarnet (Foscavir®); s. unter 3.7.10.

3.7.8 Generalisierter Herpes simplex

Erreger: HSV Typ 1 oder 2

Die seltene Erkrankung betrifft ganz überwiegend Patienten mit manifestem zellulärem Immundefekt, z. B. immunsuppressive Therapie, Antikörpermangelsyndrom, Leukämie, HIV-Infektion. Auch kann eine lokalisierte HSV-Infektion bei Patienten mit schweren Verbrennungen im Rahmen einer Virämie zu einer Ausbreitung der Infektion führen. *Klinisch* kommt es zu zahlreichen, meist einzelstehenden, z. T. auch gruppiert stehenden Bläschen auf erythematösem Grund, die in der Folge eintrüben und auch konfluieren können. Häufig sind hohe Temperaturen (bis über 40 °C) und generalisierte Lymphknotenschwellungen. *Komplizierend* kann es zu einer HSV-Bronchopneumonie, HSV-Meningoenzephalitis oder zur HSV-Hepatitis mit Ikterus kommen.

Behandlung. Die stationäre Aufnahme des Kranken ist bei generalisierter HSV-Infektion unbedingt anzuraten. Außer Bettruhe, fiebersenkenden Maßnahmen und ausreichender Flüssigkeits- und Elektrolytzufuhr wird Aciclovir in höherer Dosierung systemisch verabreicht (Zovirax® 5–10 mg/kg KG 3 ×/d i. v.). Eine zusätzliche antibiotische Abschirmung kann bei längerer Bettlägerigkeit notwendig sein. Bei Auftreten von Komplikationen ist die Verlegung auf eine Intensivstation zu erwägen. Die Applikation von Foscarnet (Foscavir®) als Alternativmedikation wäre bei Verdacht einer Aciclovir-Resistenz zu erwägen (s. unter 3.7.10).

3.7.9 Herpessepsis des Neugeborenen

Erreger: HSV Typ 2 (überwiegend)

Die häufigste Ursache einer HSV-Infektion des Neugeborenen ist die *Übertragung* einer primären Herpes genitalis-Infektion der Schwangeren während der Geburt. Pflegepersonen mit einem floriden Herpes simplex kommen selten als Infektionsquelle in Frage. Bei der schweren HSV-Sepsis kommt es *klinisch* mit einer Latenz von 3–30 Tagen post partum zur Entwicklung von generalisierten Bläschen am gesamten Integument, hohem Fieber und schwerem Ikterus. Die Prognose ist infaust, nur wenige Neugeborene überleben die Infektion.

Behandlung. Beim Neugeborenen sollte die systemische Gabe von 5 mg/kg KG 3 ×/d Aciclovir (Zovirax®) i. v. über 5 Tage im Notfall versucht werden, eine systemische antibiotische Abschir-

mung, fiebersenkende Maßnahmen, Flüssigkeits- und Elektrolytzufuhr, Kreislaufstabilisierung sind angezeigt. Die Lokalbehandlung erfolgt austrocknend antiseptisch-virostatisch, alternativ könnte unter Umständen Vidarabin i.v. (in Deutschland nicht erhältlich) 10 mg/kg KG über 5 Tage gegeben werden. Foscavir® ist bei Kindern und Jugendlichen unter 18 Jahren kontraindiziert.
Cave: Eine Herpessepsis kommt nicht selten, nach manchen Autoren in bis zu ca. 4 % der Fälle bei Herpes genitalis recidivans vor. Daher erscheint bei Schwangeren mit bekanntem Herpes genitalis in der Anamnese ab der 34. SSW 1 × wöchentlich eine Blutabnahme mit Virusantikörperbestimmung und kultureller Virusanzüchtung indiziert. Das Auftreten eines Herpesrezidivs bei einer Schwangeren kurz vor dem Geburtszeitpunkt wird als Indikation für die *Sectio caesarea* angesehen.

3.7.10 HSV-Infektionen bei immunsupprimierten Patienten bzw. bei gleichzeitiger HIV-Infektion

Bei Patienten mit schwerem Immundefekt, z. B. bei immunsuppressiver Therapie, Antikörpermangelsyndrom, Lymphom bzw. bei Patienten mit einer HIV-Infektion/Aids kann es zu besonders schweren Verläufen der HSV-Infektion kommen. Sofern es sich um die Erstmanifestation der Erkrankung handelt, treten in diesem Kollektiv gehäuft Krankheitsbilder vom Typ der Gingivostomatitis herpetica oder des Aphthoids Pospischill-Feyrter auf. Auch eine Vulvovaginitis herpetica, Ekzema herpeticatum oder ein generalisierter Herpes simplex sind nicht selten, ebenso andere Komplikationen wie der Befall innerer Organe (Hepatitis, Bronchopneumonie, Meningoenzephalitis etc.). Eine engmaschige Überwachung derartiger Patienten ist somit immer angezeigt.
Bei lokalisiertem Herpes simplex als Zweitmanifestation kann es zu protrahierten und chronisch-persistierenden Verläufen, zu häufig rezidivierenden Infektionen sowie zu ulzerös-nekrotisierenden Varianten kommen. Bakterielle Superinfektionen sind häufig und müssen entsprechend (nach Abstrich und Antibiogramm) antibiotisch behandelt werden. Grundsätzlich wird angenommen, daß eine HSV-Infektion die Replikation der HI-Viren „triggern" kann. Aus diesem Grunde empfehlen wir, jede HSV-Infektion des HIV-positiven Kranken systemisch virostatisch zu behandeln.

Behandlung. Zur Behandlung einer HSV-Infektion bei gleichzeitig vorliegender schwerer Immunsuppression sollte man:
a) mit doppelter Dosis über doppelte Zeit behandeln (Gründe: verminderte zelluläre Immunantwort, meist geringe enterale Resorption der Medikamente);
b) lokale Virostatika, außer unspezifischen Externa wie z.B. Zinksulfat oder DMSO, nicht anwenden, wegen der erhöhten Gefahr der Resistenzentwicklung;
c) bei Nichtansprechen auf die systemische antivirale Therapie rechtzeitig eine Virusanzüchtung vornehmen und die Resistenz der kultivierten Viren gegenüber dem eingesetzten Virostatikum verfolgen. Gegebenenfalls muß frühzeitig auf Ausweichmedikamente zurückgegriffen werden (s. unten).

● Bei *lokalisierten, unkomplizierten Infektionen* (Herpes labialis, genitalis, Herpes simplex in loco atypico) empfehlen wir dennoch grundsätzlich die systemische Behandlung mit Aciclovir (Zovirax®) 400 mg oral 5 ×/d über 10 Tage.
● Bei *komplizierten Verläufen* (Gingivostomatitis herpetica, Aphthoid Pospischill-Feyrter, Vulvovaginitis herpetica, Ekzema herpeticatum) oder beim generalisierten Herpes simplex sollte systemisch mit Aciclovir i.v. (Zovirax® 10 mg/kg KG 3 ×/d über 10 Tage, evtl. länger) behandelt werden. Die Lokaltherapie entspricht den für den Herpes simplex formulierten Richtlinien.
Bei *klinischer Therapieresistenz* oder nachgewiesener Resistenz gegenüber Aciclovir in der Viruskultur ist der Einsatz von

■ *Foscarnet* (Foscavir® Inf.-Lösung, Triapten® Antiviralcreme) in einer Dosierung von 40–60 mg/kg KG i.v. als Kurzinfusion über mindestens 1 h und in 8stündigen Zeitabständen über einen Zeitraum von 14 Tagen bis 4 Wochen zu erwägen. Es handelt sich um ein Diphosphatanalogon, das die viruskodierte DNA-Polymerase hemmt, ohne in die Nukleotidkette eingebaut zu werden. Daraus entwickelt sich eine hohe virostatische Wirkung auf HSV Typ 1 und 2 und CMV.

$$\text{NaOP}\overset{\overset{\displaystyle O}{\|}}{-}\text{COONa}$$

Gesamttagesdosis: 200 mg/kg KG. Das Medikament ist allerdings in Deutschland zur systemischen Anwendung nur für schwere CMV-Infektionen bei Aids zugelassen. Zur lokalen Anwendung bei HSV-Typ 1- und 2-Infektionen ist Foscarnet als Creme auf dem Markt (Triapten®, 20 mg Foscarnet-Na in 1 g Creme). Als *Nebenwirkungen* können bei systemischer Applikation auftreten: Nephrotoxizität, Auskristallisation des Medikamentes in den Nierentubuli und Niereninsuffizienz. Aus diesen Gründen wird die anschließende Gabe von 500 ml 0,9%iger NaCl nach jeder Infusion oder die forcierte Diurese grundsätzlich empfohlen, Kreatininwerte sind zu kontrollieren, ferner der Anstieg der Leber- und/oder Nierenparameter (Hypokaliämie, Hypokalzämie), Hb-Abfall und Leukopenie (ständige Laborkontrollen alle 2–3 Tage) sowie die neurologische Symptomatik (Krampfanfälle) und Urethralulzera. Kombination mit AZT ist möglich.

In der englischsprachigen Literatur wird als Ausweichmedikament in jüngster Zeit vermehrt das Vidarabin als i.v.-Medikation (5–30, in der Regel 10 mg/kg KG/d; Präparat in Deutschland nicht erhältlich) empfohlen. *Nebenwirkungen* sind Übelkeit bzw. Diarrhoe; auch neurologische und Störungen des blutbildenden Apparates kommen bei höherer Dosierung vor. Auf Nierentoxizität ist zu achten.

3.8 Infektionen mit dem Varicella-Zoster-Virus (VZV)

3.8.1 Windpocken

Synonyme: Varizellen, chicken pox
Erreger: Varicella-Zoster-Virus (VZV)

Die *Übertragung* erfolgt durch Tröpfcheninfektion. Es handelt sich um eine typische Viruserkrankung des Kindesalters mit Exanthem, die selten auch bei Erwachsenen auftritt.

Nach einer Inkubationszeit von 14–17 Tagen treten *ohne Prodromi* plötzlich schubweise erythematöse Makulopapeln auf, die sich innerhalb weniger Stunden in einzelstehende Pusteln auf erythematösem Grund umwandeln. Die Kopfhaut ist charakteristischerweise mitbetroffen. Häufig besteht initial ein Enanthem der Mundschleimhaut; Fieber und generalisierte Lymphadenopathie sind vorhanden. Starker Juckreiz begleitet das Auftreten der Hautefforeszenzen, die innerhalb weniger Tage über ein Krustenstadium meist ohne Hinterlassen von Narben abheilen. Die Varizellen sind *hochkontagiös:* ca. 95 % der Infektionen verlaufen klinisch manifest. Ansteckungsgefahr besteht 1 Tag vor Auftreten bis maximal 6 Tage nach Ausbruch des Exanthems. In der Regel besteht im Anschluß an die Erkrankung lebenslange Immunität, selten sind jedoch auch Zweiterkrankungen möglich. Gelegentlich treten bakterielle Superinfektionen an der Haut auf (Staphylodermien, z.B.: Impetigo contagiosa), daneben sind Otitis media und Bronchopneumonie gefürchtete Komplikationen (in ca. 5 % der Fälle bei Kindern, jedoch in bis zu 30 % der Fälle bei Erwachsenen!). Seltener kann es zu einer Meningoenzephalitis (u.U. mit zerebellärer Ataxie einhergehend), einer hämorrhagischen Nephritis oder einer thrombozytopenischen Purpura kommen. Als *Sonderformen* können sehr selten schwere bullöse (*Varicella bullosa*) oder nekrotisierende Verläufe (*Varicella gangraenosa*) gesehen werden, insbesondere bei Patienten mit manifestem Immundefekt. Bei *Infektion einer Graviden* mit VZV während des ersten Trimenons besteht eine mit ca. 5 % angegebene Wahrscheinlichkeit, daß Mißbildungen vorkommen; die Rate der *Spontanaborte* ist erhöht, und das Risiko einer *Frühgeburt* wird mit 4,7 % angegeben.

Behandlung. Der *unkomplizierte Verlauf bei Kindern* erfordert Bettruhe, fiebersenkende Maßnahmen, ausreichende Flüssigkeits- und Elektrolytzufuhr. Die *Lokaltherapie im frischen (Bläschen-)Stadium* besteht aus austrocknend antiseptisch-virostatischen Maßnahmen (z.B. Clioquinol 2 % in Lotio alba aquosa, Zinksulfat in

0,05%iger Lösung, Zostrum® Lösung); *im Krustenstadium* sind aufweichend antibiotisch-entzündungshemmende Dermatika indiziert. Zusätzlich sollten *Antihistaminika* zur Linderung des Juckreizes verabreicht werden (z. B. Pheniramin: Avil® Sirup, Kinder von 1–3 Jahren 2–3 ×/d 1/2 Meßlöffel; Kinder von 4–12 Jahren 2–3 ×/d 1 Meßlöffel; Dimetinden: Fenistil® Tropfen oder Sirup, Kinder von 1–8 Jahren 3 ×/d 10–15 Tropfen oder 1 Teelöffel Sirup; Astemizol: Hismanal® Tropfen, Kinder von 2–6 Jahren 1 ×/d 1 ml/kg KG; Loratadin: Lisino® Tabletten bei Kindern ab 6 Jahren und < 30 kg KG: 1/2 Tbl./d, bei > 30 kg KG: 1 × 1 Tbl./d). *Nebenwirkungen* dieser Medikamente bei Kindern: z. T. zentralnervöse Übererregung (*cave:* Überdosierung!), evtl. Miktionsstörungen, Mundtrockenheit.

Zusätzlich sollte darauf geachtet werden, daß den Kindern die *Fingernägel* möglichst kurz geschnitten werden, und über Nacht sollten verschnürbare *Handschuhe* getragen werden (Gefahr der Vernarbung der Hautveränderungen durch unbewußtes Aufkratzen, Vermeiden von Superinfektionen). Bei Schleimhautbefall evtl. Mundspülungen sowie anästhesierende bzw. entzündungshemmende Salben oder Tabletten (s. Tabelle 3.3).

● *Schwere Verläufe*, insbesondere bei Erwachsenen oder bei Vorliegen eines Immundefektes, erfordern die stationäre Aufnahme und die systemische Behandlung mit Aciclovir (Zovirax®, 5 mg/kg KG 3 ×/d i. v. über 5 Tage bzw. bei Immundefekt 10 mg/kg KG über 10 Tage). Die regelmäßige Kontrolle der Laborparameter (Blutbild, Leber- und Nierenwerte, Harnstatus) ist während der Behandlung erforderlich. Alternativ ist Brivudin (Helpin®) 2–4 ×/d 125 mg oral zu verabreichen.

● *Neonatale Varizellen:* Bei Infektion einer Schwangeren 2–3 Wochen vor bis zu 2 Tagen nach der Geburt kann es beim Neugeborenen zu Varizellen kommen, sei es diaplanzentar oder erworben. Wenn das Exanthem bei der Mutter 0–4 Tage vor der Geburt auftritt, ist die Gefahr einer schweren Infektion groß, da keine Antikörper mitübertragen werden. Die Inkubationszeit ist verkürzt, es besteht Sepsisgefahr.

In allen Risikofällen muß das Kind sofort nach der Geburt von der Mutter isoliert werden. Zur Behandlung oder auch zur Prophylaxe ist der Einsatz von Aciclovir beim Kind indiziert.

Prophylaxe

a) Aktive Immunisierung: Eine generelle Impfung von Kindern gegen Windpocken (z. B. zusammen mit der Masern-, Mumps- und/oder Rötelnimpfung) wird in Deutschland nicht durchgeführt; die Impfung kommt in Frage bei Kindern oder Erwachsenen mit manifestem Immundefekt, die bisher nicht an Windpocken erkrankt sind. Impfstoff (s. Tabelle 3.4) ist Varicella-Rit, ein Lebendimpfstoff aus dem japanischen Stamm OKA 2000, der in einer Dosis von 0,5 ml s. c. injiziert wird. Auch Familienangehörige sowie medizinisches Personal in Kliniken, deren Patientengut überwiegend aus Patienten mit o. g. Krankheitsbildern besteht, könnten sich einer Impfung unterziehen, sofern sie die Windpocken bisher nicht hatten bzw. auf VZV-Antikörpern seronegativ sind. Als Nebenwirkung der Impfung können vor allem Patienten mit Immundefekt abgeschwächte Krankheitssymptome im Sinne eines kurzdauernden, flüchtigen Exanthems entwickeln. 3 Monate nach der Impfung sollte der Antikörperspiegel serologisch untersucht werden, bei nicht ausreichendem Impferfolg ist eine Wiederholungsimpfung möglich. *Kontraindikationen:* Schwangerschaft, Verdacht auf stattgehabte VZV-Infektion, massive Immunsuppression, z. B. durch Medikamente.

b) Passive Immunisierung: Die Indikation zur Gabe von Varizellenhyperimmunglobulin ist gegeben bei Schwangeren, die keinen ausreichenden Antikörperschutz gegen den VZ-Virus aufweisen, bei Neugeborenen, deren Mütter 4 Tage vor bis 2 Tage nach der Geburt Windpocken oder Zoster bekamen sowie bei immunsupprimierten Kindern oder Erwachsenen nach stattgehabter Exposition gegenüber dem Virus. *Präparate:* Gammaprotect® Varizellen 0,2–0,4 ml i. m.; Varicellon® S Varizella-Zoster-Immunglobulin Behring, mindestens 0,2 ml/kg KG i. m. An *Nebenwirkungen* können auftreten: vorübergehende Temperaturerhöhung sowie – in seltenen Fällen – Überempfindlichkeitsreaktionen. Als Gegenanzeige wird eine Überempfindlichkeit gegen humane Immunglobuline angesehen.

Cave: Nach der Gabe von Hyperimmunglobulin ist die Wirksamkeit einer anschließenden Lebendimpfung (z.B. Masern, Mumps, Röteln) abgeschwächt, sofern diese innerhalb von 3 Monaten erfolgt. Vgl. auch unter Abschn. 50.3.2.

3.8.2 Zoster (segmentalis)

Synonyme: Herpes Zoster, Gürtelrose, „shingles"
Erreger: Varicella-Zoster-Virus (VZV)

In der Mehrzahl der Fälle liegt dem manifesten Zoster eine *Reaktivierung* des Varizellenvirus zugrunde, der nach durchgemachten Windpocken im Körper latent vorhanden blieb und der sich unter besonderen Umständen (andere Infekte, immunsuppressive Medikamente, Immundefekt, konsumierende Erkrankung, intensive UV-Exposition, Streß) schlagartig zu vermehren in der Lage ist. Auch sind *Übertragungen* des Virus durch Tröpfcheninfektion von an Zoster oder Varizellen erkrankten Personen möglich. Erwachsene, die als Kind keine Windpocken hatten, können sich an Zosterpatienten anstecken und an Windpocken erkranken. Die Häufigkeit des lebenslangen Auftretens wird mit 0,5–1 % der Bevölkerung angegeben, > 50 % der Erkrankungen manifestieren sich im Alter zwischen 50 und 70 Jahren. Bei Auftreten eines Zoster bei Kindern oder jüngeren Erwachsenen sollte man stets nach einem Immundefekt, z.B. einer HIV-Infektion, fahnden.

Klinisch tritt die Erkrankung nach einer Inkubationszeit von 7–14 Tagen in Erscheinung, häufig mit grippeähnlichen *Prodromi*, zunehmendem Juckreiz, oft brennenden Mißempfindungen und z.T. durch stärkeren, meist einseitigen, plötzlich einschießenden Schmerzen in einem umschriebenen Hautareal einhergehend. Nach 3–4 Tagen treten gruppiert stehende Bläschen auf erythematösem Grund in dem Versorgungsgebiet eines oder mehrere peripherer sensibler Hautnerven auf. Später erfolgt Eintrübung und sekundäres Eintrocknen der Bläschen. Die Effloreszenzen des Zoster heilen in der Regel innerhalb von 8 Tagen bis höchstens 4 Wochen ab; lebenslange Immunität ist die Regel, und Rezidive sind ausgesprochen selten.

Als *klinische Verlaufsformen* werden unterschieden der Zoster segmentalis (häufigste Lokalisation im Verlauf eines oder mehrerer benachbarter Thorakalnerven), der hämorrhagische und/oder nekrotisierende Zoster, der *Zoster gangraenosus* (durch Superinfektion), *Zoster ophthalmicus*, *Zoster oticus*, das *Ramsay-Hunt-Syndrom* sowie der *Zoster duplex* bzw. *Zoster triplex* (= Befall zweier bzw. dreier nicht benachbarter, voneinander unabhängiger Segmente, die auch kontralateral angeordnet sein können).

● *Komplikationen:* Beim Zoster necroticans oder gangraenosus kann es zur narbigen Abheilung der Effloreszenzen kommen. In ca. 9–17 % aller Fälle kommt es zum Auftreten äußerst quälender, häufig therapieresistenter postzosterischer Neuralgien. Vorübergehend treten im betroffenen Gebiet neurale Funktionsausfälle auf, die seltener zu permanenten Paresen einzelner motorischer Nerven führen können. Beim Zoster ophthalmicus kann eine Keratokonjunktivitis (mit Gefahr der Synechienbildung bzw. der Erblindung!) den Verlauf komplizieren, die Zostermeningoenzephalitis (mit Gefahr der Subarachnoidalblutung), die Zostermyelitis sowie die Generalisation des Zoster sind seltene Ereignisse.

Behandlung. Das Einhalten von Bettruhe, symptomatische Lokalmaßnahmen sowie eine suffiziente analgetische Behandlung sind die Grundlagen einer routinemäßigen Behandlung des unkomplizierten Zoster. Bei massiv nässenden Hautveränderungen sind spezielle, nichthaftende Wundauflagen vorzunehmen (z.B. Vari-Hesive® oder Sofra-Tüll®) bzw. die Lagerung des Patienten auf speziellen Unterlagen (z.B. Metalline® Folie, aus der auch kleidungsähnliche Verbände wie etwa „Metalline® Hemden" o.ä. hergestellt werden können).

Für die *Lokalbehandlung* können, falls die Erkrankung während der frühen Erythem- bzw. der Eruptionsphase der Bläschen diagnostiziert werden konnte, Virostatika zur Anwendung kommen, z.B. Aciclovir (Zovirax® Creme) oder Idoxuridin (0,2 % mit DMSO 18,8 %: Virunguent® Salbe). Im voll entwickelten *Bläschenstadium* ist es in der Regel dafür zu spät. Dessen Behandlung erfolgt eintrocknend antiseptisch, z.B. mit Clioquinol 2 % in Lotio alba aquosa; $ZnSO_4$ als

0,05%ige Lösung oder Idoxyuridin 5 % mit DMSO (Zostrum® Lösung) werden gelegentlich verwendet. Im Bereich des *Gesichtes* sollte Umschlägen mit 0,9 %iger NaCl-Lösung der Vorzug gegeben werden, bis das Nässen der Läsionen sistiert, um dann auf eine Feuchtigkeitscreme überzugehen. Im *Krustenstadium* erfolgt eine aufweichende antibiotisch-antientzündliche Behandlung der Effloreszenzen, meist mit Hilfe antibiotikahaltiger Externa mit oder ohne Kortikosteroidzusatz, z.B. Gentamicinsulfat (Sulmycin® Creme, Sulmycin® mit Celestan®-V Creme); Dexpanthenol (Panthenol Salbe), Fusidinsäure (Fucidine® Salbe) o.ä.

Zosterschmerzen während der akuten Phase
● Die Behandlung der *akuten Schmerzsymptomatik* ist für den Zosterkranken oft der wichtigste Teil der Therapie. Paracetamolhaltige und nichtsteroidale Antiphlogistika (NSAID's) sind in unkomplizierten Verläufen ausreichend (Benuron® Tbl. à 500 mg oder als Supp. 125–1000 mg; Dolo-redukt® Supp. 125–1000 mg oder, in Kombination mit Codeinphosphat, Nedolon®P 2–4 ×/d). Zusätzlich führen das Auflegen von Eisbeuteln oder kühlenden Umschlägen (getränkt mit 0,05 % Zinksulfatlösung, oder im Gesicht mit 0,9%iger NaCl-Lösung) zu einer Linderung der Beschwerden. Bei nicht ausreichendem Effekt können nichtsteroidale Antiphlogistika mit Amitryptilin kombiniert werden (Amineurin® Tbl. oder Retard-Kps., Laroxyl® Drg., Novoprotect® Tbl. oder Retard-Kps., Saroten® Drgs. oder Retard-Kps.), wobei die initiale Dosis 25 mg/d betragen sollte bei gleichzeitiger Reduktion des Analgetikums (z.B. von 4 auf 2 Tbl. Benuron® 500 mg/d). Die Dosis kann alle 2–3 Tage um 25 mg bis auf 75 mg/d gesteigert werden.
● Zusätzlich können *lokalanästhesierende Externa* angewendet werden. Bewährt hat sich die Einarbeitung von 0,025–0,075 % Capsaicin in Cremegrundlage 3–4 ×/d (in angelsächsischen Ländern als Zostrix® bzw. Zostrix® HP im Handel). In Deutschland ist eine Linimentzubereitung mit Cayennepfefferextrakt, entspr. 50 mg Capsaicinoide (Dolenon®), oder einer 0,1 % Capsaicin enthaltende, hyperämisierende Watteauflage zusammen mit Pflanzenextrakten (Thermazet®) erhältlich. In Frage kommen aber auch andere Präparate, die Lokalanästhetika enthalten, z.B. Lidocain (Anaesthecomp® Gel), Benzocain (Anaesthesin® 5, 10, 20 % Creme oder Salbe), Cardiospermum (Cardiospermum® Salbe DHU oder fettarm) bzw. eine Mischung aus 2,5 % Lidocain und 2,5 % Prilocain (als EMLA® Salbe im Handel und gemeinsam mit Tegaderm® Folie zur Okklusivanwendung verpackt).
● Bei begrenztem Schmerzareal kann ein *Umspritzen oder Unterspritzen* der umschriebenen betroffenen Bereiche mit *Lokalanästhetika* versucht werden. An Substanzen kommen Lidocain® 1 % oder 2 % und Xylocain 1 % oder 2 % mit oder ohne Adrenalinzusatz in Frage. Bei Befall größerer Areale im Thoraxbereich kann eine *Leitungsanästhesie* mit Lokalanästhetika erwogen werden, d.h. die Blockade peripherer sensibler Nerven durch paravertebrales „Quaddeln". An Substanzen sind hier insbesondere das Bupivacain (z.B. Bupivacain-Woelm® 0,25–0,75 %; Carbostesin® 0,25–0,75 %) und das Mepivacain zu nennen (Meaverin® 0,5–4 %; Scandicain® 0,5–4 %). *Spezielle Nebenwirkungen des Bupivacain* (insbesondere bei versehentlicher i.v.-Gabe) sind neurologische und kardiale Symptome selten mit Herzrhythmusstörungen bis hin zum Herzstillstand und Schock. Als *Kontraindikationen* gelten Überleitungsstörungen (AV-Block) und dekompensierte Myokardinsuffizienz.
● Die rechtzeitige *systemische Gabe von Kortikosteroiden* kann die Intensität und Frequenz der Zosterschmerzen günstig beeinflußen; in geeigneten Fällen werden Kristallsuspensionen von Triamcinolonacetonid (z.B. Volon®A 10 oder 40 mg) lokal injiziert. Dabei werden z.B. 1 Amp. Volon®A 10 mg mit 4 ml Aqua dest. und mit 1 ml Lidokain 1 % zusammen aufgezogen, um die Schmerzhaftigkeit der Injektion zu verringern, und s.c. appliziert. Nebenwirkungen der subkutanen Anwendung von Steroiden können lokale Milienbildung, umschriebene Pigmentverschiebungen und Hypertrichosen sowie die Entstehung von Follikulitiden und Teleangiektasien sein. Bei versehentlicher tiefer Injektion in das subkutane Fettgewebe kann es zur Gewebsatrophie bis hin zur Nekrose kommen. Die intraarterielle Injektion ruft eine Flushsymptomatik hervor. In den Spätstadien, d.h. nach Sistieren der Bläschenschübe können Kortikosteroide p.o.

Tabelle 3.5. Möglichkeiten zur Behandlung der akuten Zosterschmerzen

- Kühlende Umschläge (0,05 % ZnSO$_4$, 0,9 % NaCl), Eispackungen
- Ausreichend Analgetika (z. B. Paracetamol)
- Kombination von Analgetika mit Antidepressiva (z. B. Amitryptilin)
- Lokal wirksame Externa (z. B. Capsaicin, Lokalanästhetika)
- Lokales Um- oder Unterspritzen mit Lokalanästhetika
- Leitungsanästhesie
- Triamcinolonacetonid-Kristallsuspension s. c.-Injektion
- Aciclovir (Zovirax®) systemisch

oder als i.m.-Injektion verabreicht werden, um die Beschwerden zu lindern. Als Maximaldosis hierfür werden 40 mg/Injektion empfohlen; auf die systemischen Nebenwirkungen der Kortikosteroide ist der Patient hinzuweisen. *Kontraindiziert* ist diese Behandlung bei Kindern unter 6 Jahren, bei Diabetes mellitus sowie bei Neigung zu Ulzera. Für Schwangerschaft und Stillzeit gilt eine strenge Indikationsstellung. *Cave:* Anwendung systemischer Kortikosteroide in der frischen (virämischen) Phase kann zur Ausbreitung des Krankheitsbildes führen und ist daher kontraindiziert.

● Durch die beschriebenen Lokalmaßnahmen in Kombination mit Analgetika nicht beherrschbare Zosterschmerzen sind eine Indikation für die systemische Einleitung von Aciclovir (Zovirax® 5 × 2 Tbl. à 400 mg/d über 5 Tage oral oder 5 mg/kg KG 3 ×/d i. v. über 5 Tage). Auch die Häufigkeit und Frequenz postzosterischer Neuralgien soll durch die systemische Gabe von Aciclovir deutlich reduziert werden.

● Bei schweren Verläufen einer Zosterinfektion oder beim Auftreten von *Komplikationen* (Keratokonjunktivitis, Meningoencephalitis, Myelitis, schwerer nekrotisierender oder gangränöser Zoster, bei multiplen aberrierenden Bläschen oder Zoster generalisatus, bei Zoster ophthalmicus oder -oticus bzw. bei mehrere Segmente übergreifendem Zoster, Zoster duplex oder Zoster triplex) sind die stationäre Aufnahme des Patienten und die frühzeitige Einleitung einer systemischen Behandlung mit Aciclovir anzustreben (5 mg/kg KG 3 ×/d i. v. über 5–10 Tage). Dabei ist die i. v.-Gabe der oralen Applikation wegen des schnelleren Wirkungseintrittes sowie dem Erreichen höherer Wirkspiegel vorzuziehen. Eine zusätzliche Gabe von Hyperimmunglobulin oder Gammaglobulin (s. Tabelle 3.6), insbesondere bei immungeschwächten Patienten, kann versucht werden. Ein eindeutiger Wirksamkeitsnachweis hierfür besteht jedoch nicht. Als gute Alternative zum Aciclovir bietet sich bei allen geeigneten Indikationen der schweren VZV-Infektion Brivudin 4 × 1 Tbl. à 125 mg/d als orale Medikation an. Das Präparat ist gut verträglich und wirksam. Zur Behandlung postzosterischer Neuralgien s. Abschn. 3.8.8.

Tabelle 3.6. Humane Immunglobuline zur Prophylaxe und Behandlung viral bedingter Erkrankungen

Präparat	Dosierung/kg KG	Applikation
Beriglobin®	0,2–0,5 ml	i. m.
Gammaglobulin® Immuno S	0,1 ml	i. m.
Gammaglobulin Mérieux®	0,2–0,5 ml	i. m.
Endobolin®	3 × 100 mg	i. v.
Gammagard®	0,2–0,5 ml	i. v.
Gamma-Venin® HS	1–3 ml	i. v.
Immunglobulin Alpha®	4–8 ml	i. v.
Intraglobin®	4–8 ml	i. v.
Polyglobin® N	2–8 ml	i. v.
Purimmun®	1–8 ml	i. v.
Sandoglobin®	0,01–0,4g	i. v.
Venimmun®	3–4 ml	i. v.

Prophylaxe. Bei Risikopatienten und stattgehabter Varizelleninfektion in der Kindheit kann der Ausbruch einer Zostererkrankung durch die Gabe von *Varicella-Zoster-Virus-Lebendimpfstoff* möglicherweise verhindert oder die Erkrankung zumindestens deutlich mitigiert werden (Varicella Rit® Varizellen-Lebendimpfstoff 0,5 ml s.c.). Zu Nebenwirkungen bzw. Kontraindikationen der Impfung s. S. 72. Nach erfolgter Infektion oder dem Verdacht hierauf kann bei Risikopatienten durch die Gabe von *Hyperimmunglobulin* (Varicellon®S Varicella-Zoster Immunglobulin Behring, mind. 0,2 ml/kg KG oder Varitect® 2 ml/kg KG einmalig als i.v.-Infusion; Wiederholung ist nach 3–4 Tagen möglich) ein massiver Ausbruch der Erkrankung, eine Generalisation oder das Auftreten anderer Komplikationen in ihrer Häufigkeit deutlich reduziert werden. Auch die Gabe von *Gammaglobulinen* kann in dieser Situation hilfreich sein (s. Tabelle 3.6). Die Impfung älterer Menschen mit dem Lebendimpfstoff wird allgemein nicht empfohlen.

Der Einsatz derartiger Immunglobulinpräparate kann mit potenten Virostatika kombiniert werden, vor allem bei Verdacht auf Immunsuppression. Intravenöse Immunglobuläre enthalten neutralisierende Antikörper, die z.B. in der Transplantationsmedizin (Knochenmark) bzw. auch bei CMV-Infektionen nützlich sein können (sog. CMV-Prophylaxe). Gesonderte Anwendungsvorschriften sind im Einzelfall zu beachten, die Applikationsdauer kann bis zu mehreren Wochen betragen.

3.8.3 Zoster ophthalmicus

Die Erkrankung ist gekennzeichnet durch die typischen *Prodromi* und das Auftreten von Zostereffloreszenzen in dem Versorgungsgebiet des *Ramus ophthalmicus* des Trigeminus, der oft zum einseitigen Mitbefall des Auges führt. Betroffen sind meistens die Haut des Oberlides, der Stirn und des behaarten Kopfes einseitig der Medianlinie. Häufig kommt es zu erheblichen Lidschwellungen auch der kontralateralen Seite. Bei einem Befall des zwischen dem medianen Augenwinkel und der Nasenwurzel gelegenen Hautareals (Versorgungsgebiet der *Nn. nasociliares*) muß mit einer Augenbeteiligung gerechnet werden. Es kommt häufig zu intensiver Schmerzentwicklung, Lichtscheu, Augentränen sowie zu einer Keratokonjunktivitis evtl. mit Ulzeration der Kornea, Iridozyklitis oder Retinitis. Das Argyll-Robertson-Phänomen ist durch Befall des *Ganglion ciliare* häufig positiv (lichtstarre Pupille bei erhaltener Konvergenzreaktion und extremer Miosis). Als *Komplikationen* können bakterielle Superinfektionen des Auges mit Glaskörperempyem und sekundärem Glaukom, eine hämorrhagische Iritis mit Vorderkammerblutung, eine Skleritis, Sehnervenentzündungen, eine reflektorische Pupillenstarre und Fazialisparesen auftreten. Meningoenzephalitiden kommen (selten) vor, ebenso wie zentrale (meist kontralaterale) Lähmungen und Subarachnoidalblutungen.

Behandlung. Der Zoster ophthalmicus ist in aller Regel eine Indikation für die stationäre Aufnahme des Kranken und die Einleitung einer systemischen Aciclovir-Therapie (Zovirax® 3 × 5 mg/kg KG/d über 5 Tage i.v.). Die Lokalbehandlung erfolgt in den frühen Stadien mit Virostatika (s. Tabelle 3.2; z.B. Zovirax® Creme 4–5 ×/d). Beim Vorhandensein von Bläschen sind für den Patienten kühlende Gesichtskompressen (getränkt mit 0,9%iger NaCl-Lösung), die häufig gewechselt werden, angenehm; zusätzlich können Eisbeutel zur Anwendung kommen. Im späteren Krustenstadium wird man aufweichend antibiotisch-entzündungshemmend vorgehen (z.B. mit Sulmycin® mit Celestan®-V, Millicorten-Vioform® Creme). Im Bereich der behaarten Kopfhaut kommen in der Krustenphase Betnesol®-V crinale oder Lygal® Kopftinktur bzw. Kopfsalbe zur Anwendung. Der Zoster ophthalmicus erfordert in seiner Behandlung und Verlaufskontrolle die enge Kooperation mit dem Augenarzt, zumal bei entsprechendem Befund täglich eine Augenuntersuchung erfolgen muß. Bei unkomplizierten Verläufen hat sich prophylaktisch die Anwendung von Zovirax® Augensalbe bewährt. Beim ersten Verdacht auf neurologische Symptomatik sollte man nicht zögern, einen neurologischen Konsiliarius heranzuziehen (*cave:* Meningoencephalitis, Subarachnoidalblutung!).

3.8.4 Zoster oticus

Hier liegt ein Befall des 8. Hirnnerven *(N. statoacusticus)* mit seinem Ast *N. vestibulocochlearis* vor. Zostereffloreszenzen treten klinisch im Bereich der Ohrmuschel und des äußeren Gehörganges auf, verbunden mit z. T. heftigen Ohrenschmerzen, Hörverlust oder Hyperakusis, Gleichgewichtsstörungen mit Drehschwindel und Ausschaltungsnystagmus zur gesunden Seite sowie Erbrechen. An *Komplikationen* sind bakterielle Superinfektionen im Sinne einer Otitis media möglich, die sich bis zur Sinusthrombose ausweiten kann; die Assoziation mit einer peripheren Fazialislähmung ist relativ häufig, Schwerhörigkeit kann auftreten, die u. U. bis zur einseitigen Taubheit führt. Meningoenzephalitis oder Subarachnoidalblutung sind auch hier gefürchtete Komplikationen.

Behandlung. Der Zoster oticus ist eine Indikation für die stationäre Aufnahme und den systemischen Einsatz von Aciclovir (Zovirax®, 3 × 5 mg/kg KG/d über 5 Tage i. v.). Alternativ käme oral Brivudin (Helpin® 4 × 1 Tbl./d) in Frage. Als Lokalbehandlung wird beim Befall der Haut die gleiche wie beim Z. ophthalmicus empfohlen. Zusätzlich sind anästhesierende und/oder antibiotische Ohrentropfen (z. B. Otosporin®, Polyspectran® HC, Otobacid® N) notwendig. In jedem Falle sollte der HNO-ärztliche Konsiliarius frühestmöglich hinzugezogen werden.

3.8.5 Ramsay-Hunt-Syndrom

Durch den Befall des *Ganglion geniculi* im *Canalis nervi facialis* mit dem VZV kommt es zur typischen *Symptomentrias*, bestehend aus
- typischen Zostereffloreszenzen im Bereich der Ohrmuschel sowie periaurikulär,
- einer gleichseitigen peripheren Fazialisparese mit fehlendem Augenschluß und
- heftigen neuralgiformen Schmerzen,

die, wenn sie den Hauteffloreszenzen vorausgehen, einen Zahnabszeß oder sonstige kieferchirurgische Probleme imitieren können. Häufig bestehen gleichzeitig verstärkter Speichelfluß, Geschmacksstörungen und schmerzhafte Bläschen an Uvula, Gaumen und den vorderen 2/3 der Zunge (Versorgungsgebiet des *N. intermedius*).

Behandlung. Aufgrund der Gefahr irreversibler Schäden wie bleibender Fazialislähmung, Innenohrschäden u. ä. ist die stationäre Aufnahme mit systemischer Gabe von Aciclovir (Zovirax®, 3 × 5 mg/kg KG/d über 5 Tage i. v.) angezeigt. Auch hier käme Brivudin als orale Alternative in Frage (4 × 1 Tbl. à 125 mg, Helpin®). Zusätzlich wird eine durchblutungsfördernde Behandlung, bestehend aus der systemischen Gabe von Pentoxifyllin (Trental®; 2 × 600 mg/d p. o.) oder Tebonin® forte 3 × 1 Tbl./d bzw. 200 mg/d i. v., empfohlen. Das betroffene Auge muß durch einen Uhrglasverband vor dem Austrocknen geschützt werden. Die Lokaltherapie erfolgt im übrigen wie bei Zoster oticus bzw. ophthalmicus; bei Befall der Schleimhäute siehe auch die Behandlung des Herpes simplex mit Mundschleimhautbeteiligung (Tabelle 3.3). Wichtig ist eine ausreichende Behandlung der Zosterschmerzen (s. S. 79) sowie die rechtzeitige Hinzuziehung augen- bzw. HNO-ärztlicher Konsiliarien.

3.8.6 Zoster generalisatus (malignus)

Bei vorübergehendem oder dauerhaftem Immundefekt kann es zur Generalisation während der virämischen Phase eines zunächst segmental begrenzten Zoster kommen. Aberrierende Bläschen können erste Hinweise auf eine Generalisation sein. *Klinisch* liegt schließlich ein varizelliformes Exanthem vor bei gleichzeitigem segmentalem Befall, häufig mit Anstieg der Temperatur auf über 40 °C und erheblichem Krankheitsgefühl. Die Gefahr von Komplikationen ist erhöht, daher sollte die systemische Virostase möglichst frühzeitig eingesetzt werden.

Behandlung. Bei beginnender Generalisation eines Zoster ist sofortige stationäre Aufnahme dringend indiziert. Der Patient ist entsprechend zu lagern (z. B. Metalline® Folie), und systemisch sollte Aciclovir in hohen Dosen als intravenöse Therapie verabreicht werden (Zovirax® 3 × 10 mg/kg KG/d über mindestens 5 Tage, je nach

Verlauf länger, z. B. 10 Tage). Gleichzeitig sind bei Bedarf fiebersenkende Maßnahmen sowie ausreichende Flüssigkeitszufuhr sinnvoll. Die sonstige Lokaltherapie erfolgt stadiengerecht wie bei Zoster segmentalis; bei Schleimhautbefall siehe unter Herpes labialis oder genitalis bzw. die Übersicht über Mund- und Rachentherapeutika (Tabelle 3.3).

3.8.7 Zoster bei immunsupprimierten Patienten bzw. bei HIV-Infektion

Bei immunsupprimierten Patienten kommt es bei weitem häufiger zu Zostererkrankungen als in der Normalbevölkerung; der Zoster tritt in viel früheren Lebensabschnitten auf und verläuft häufig schwerer oder zeigt klinisch atypische Verlaufsformen, die oft länger andauern und narbig abheilen können. Auf Komplikationen ist gerade bei diesem Risikokollektiv besonders zu achten.

Behandlung. Grundsätzlich gilt als *Therapieprinzip* für die systemische Anwendung eines wirksamen Virostatikums beim immunsupprimierten Patienten: *doppelte Dosis, doppelte Zeit*. So sollte jeder immunsupprimierte Zosterpatient möglichst stationär aufgenommen werden, um Komplikationen rechtzeitig zu erkennen und zu behandeln. Wir empfehlen die Durchführung einer systemischen Aciclovir-Therapie als i. v.-Applikation (Zovirax® 3 × 10 mg/kg KG/d über 10 Tage). Neben der erhöhten Gefahr von Komplikationen können Virusinfektionen die Vermehrung des HI-Virus triggern und den Verlauf der HIV-Infektion bzw. der Aids-Erkrankung verschlechtern.

■ *Aciclovir* (Zovirax®). Aciclovir ist ein Nukleosidanalogon, das als Triphosphat in die Nukleotidsequenz eingebaut wird, wobei diese Sequenzen nicht verlängert werden können und es zur Virostase kommt.
Das Medikament wirkt fast selektiv auf HSV und VZV, nicht jedoch auf andere Virusgruppen, insbesondere EBV und CMV. Bei Virusmutanten, die keine Thymidinkinase bilden, kommt es zur Aciclovirresistenz; sie ist die Folge insuffizienter Behandlungsdosen, längerer Therapiedauer und möglicherweise auch der Schwere des Immundefektes. Behandlungsdosis: 5 × 200 mg/d oral über mehrere Wochen oder gar Monate (Herpes simplex recidivans) oder 3 × 5 bzw. 3 × 10 mg/kg KG/d als i. v.-Kurzinfusion über 5–8 Tage, selten länger bei VZV-Infektion. Eine höhere Dosierung ist in schweren Fällen zu erwägen. *Nebenwirkungen* sind relativ selten, lokale Hautreizungen bei i. v.- oder paravasaler Injektion können vorkommen. Bei hoher Dosierung bzw. Akkumulation ist auf die Nierenwerte zu achten. *Desciclovir* ist ein Prodrug des Aciclovir (6-Deoxy-aciclovir), das oral eingenommen zu höheren Serumkonzentrationen führt und z. Z. klinisch geprüft wird.

■ Als *Alternativpräparat* bei offensichtlichem Nichtansprechen auf die Aciclovir-Therapie (oder bei nachgewiesener Virusresistenz) kommt *Foskarnet* (Trinatriumphosphonoformiat, Foscavir®) in Frage, in einer Dosierung von 40–60 mg/kg KG i. v. als Kurzinfusion über mindestens 1 h für einen Zeitraum von 14 Tagen bis 4 Wochen. Als *Nebenwirkung* können ein Anstieg der Leber- und/oder Nierenparameter (forcierte Diurese erforderlich), Hb-Abfall oder/und Leukopenie (ständige Laborkontrollen alle 2–3 Tage) sowie neurologische Symptome auftreten. Wegen der Nierentoxizität wird empfohlen, routinemäßig nach jeder Kurzinfusion 500 ml einer 0,9 %igen NaCl-Lösung anzuschließen. Bei Einschränkung der Nierenfunktion ist die Dosierung entsprechend anzupassen oder die Medikation gänzlich zu unterlassen.

■ Auch *Vidarabin* wird in einer Dosierung von 2 × 10 mg/kg KG als langsame i. v.-Applikation über 10 Tage bei Patienten mit HIV-Infektion oder Aids bzw. anderen Formen eines erworbenen Immundefektes in letzter Zeit verstärkt eingesetzt, vor allem in angelsächsischen Ländern (Präparat in Deutschland nicht erhältlich). Das Medikament, ein Purinanalogon, ist schwer löslich und hat 2 Angriffspunkte: es hemmt sowohl die DNS-Polymerase als auch die DNS-Dehydrogenase und ist offenbar in der Lage, die Virusreplikation zu reduzieren. An *Nebenwirkungen* können gastrointestinale Beschwerden (Übelkeit, Diarrhoe) oder Thrombophlebitiden auftreten, seltener neurologische Symptome wie Tremor und Myoklonus; daneben kann es zu Einschränkungen der Hämatopoese im Knochenmark und zu hepatotoxischen bzw. nierentoxischen Reaktionen kommen. Die Substanz ist im Tierversuch teratogen, mutagen und karzinogen; nicht zuletzt aus diesem Grunde ist es nach der Entwicklung von Aciclovir und Ganciclovir als absolutes Ausweichmedikament anzusehen.

■ Ein weiteres Präparat, das *Bromvinyldeoxyuridin* (Brivudin; Brovavir, BVDU), ist unter dem Namen Helpin® als oral zu applizierendes Virostatikum relativ neu im Handel. Seine virostatische Potenz bei VZV-Infektionen soll zumindest in vitro höher als bei Aciclovir sein, und auch klinisch wurden eindrucksvolle Erfolge beschrieben. Die Dosierung beträgt 2–4 × 125 mg/d, die Therapie sollte über 5 Tage durchgeführt werden. Das Präparat ist bisher für HSV-Infektionen nicht zugelassen, zeigt aber nach eigener Erfahrung durchaus eine Wirkung.

Bei immunsupprimierten Patienten ist das Auftreten von Superinfektionen im Bereich der Zosterefloreszenzen relativ häufig. Bei Verdacht sind gezielte bakteriologische Abstriche und ggf. gezielte systemische Antibiose indiziert.

3.8.8 Postzosterische Neuralgien

Von *postzosterischen Neuralgien* wird im Unterschied zu den akuten oder persistierenden Zosterschmerzen dann gesprochen, wenn neuralgiforme Schmerzen *länger als 6 Wochen* nach Beginn der Erkrankung persistieren oder nach dieser Zeit gar erneut auftreten. Sie äußern sich *klinisch* durch Attacken rezidivierend einschießender, heftiger Schmerzen in dem Segment eines äußerlich abgeheilten Zoster; aber auch dumpfe, permanent andauernde Schmerzsensationen können vorkommen. Sie wiederholen sich in unregelmäßigen Abständen über Monate, in seltenen Fällen auch über Jahre und bringen eine erhebliche Beeinträchtigung der Lebensqualität der Patienten mit sich. Insbesondere bei älteren Kranken (> 70 Jahre) muß regelmäßig (60–70 %) mit dem Auftreten einer mehr oder weniger ausgeprägten postzosterischen Schmerzsymptomatik gerechnet werden.

Behandlung. Bei postzosterischen Neuralgien wird man zunächst wie beim akuten Zosterschmerz vorgehen (s. S. 74). Häufig wird eine Lokalbehandlung allein nicht ausreichen, so daß der Einsatz einer *systemischen Medikation* unvermeidbar ist. Hierbei sollte in mehreren, gut abgewogenen Schritten vorgegangen werden, die zunächst

● aus der Weiterführung der Medikation mit *konventionellen Analgetika* bestehen sollte. Sie umfaßt z.B. Paracetamol (Benuron® Tbl. à 500 mg oder als Supp. 125–1000 mg; Doloredukt® Supp. 125–1000 mg oder, in Kombination mit Codeinphosphat: Nedolon®P Tbl. jeweils 2–4 ×/d) oder auch nicht steroidale Antiphlogistika (NSAIDs) wie Indometacin (z.B. Amuno® Kps. à 50 mg 3 ×/d), Diclofenacnatrium (z.B. Voltaren® Drg. 3 × 50 mg/d), Naproxen (z.B. Proxen® Filmtbl. 2 × 250 mg/d) oder Mefenaminsäure (z.B. Parkemed® Kaps. à 250 mg, Ponalar® Filmtbl. 3 ×500 mg/d). Die Gabe von Analgetika sollte über einen ausreichenden Zeitraum (4–6 Wochen nach Abheilung der Hauteffloreszenzen) weiterverordnet werden.

● Bei Nichtausreichen dieser Medikation empfiehlt sich insbesondere bei älteren Patienten (> 60 Jahre) die systemische Applikation von *Kortikosteroiden*, etwa *Triamcinolonacetonid* (z.B. Volon® 40 i.m. 1 ×/Woche über 3–4 Wochen) bzw. *Prednisolon* (Predni®H Tbl. in einer Dosis von initial 60 mg/d, langsam ausschleichend bis auf eine Erhaltungsdosis von 10–15 mg/d); nach 3–4 Monaten sollte ein Aussetzversuch unternommen werden. Bei Patienten, bei denen eine Kontraindikation gegenüber Kortison besteht oder die Kortikosteroide aus anderen Gründen nicht vertragen, sind alternativ *Antiparkinsonmittel* wie *Adamantanamin* (z.B. Viregyt® Kps. à 100 mg jeweils 2 ×1/d über ca. 4 Wochen) versucht worden. Die Substanz wird auch als Kurzinfusion (PK-Merz®-Infusionslösung) in einer Dosierung von 1–3 × 1 Amp. bis zu 2 g/d eingesetzt. Derartige Medikamente haben jedoch erhebliche *Nebenwirkungen* wie Mundtrockenheit, Glaukomgefahr, Leber- und Nierenschädigungen sowie gastrointestinale Störungen und zentrale Übererregbarkeit. Eine Schwangerschaft gilt als *Kontraindikation*, ebenso ein in der Anamnese angegebenes Anfallsleiden.

● In hartnäckigen Fällen mit Vorliegen rezidivierend auftretender, plötzlich einschießender

Schmerzsymptomatik wird die *Kombination der Analgetika mit Antiepileptika* empfohlen, z.B. mit Carbamacepin (Tegretal® 200 Tbl. oder 400 Ret.-Tbl., Timonil® 200 Tbl. oder 600 Ret.-Tbl.). Die analgesierende Wirkung dieser Präparate wird über eine Hemmung der Signalübertragung an den für die Schmerzübermittlung verantwortlichen Synapsen sensibler Nerven erklärt. Die Dosis sollte 600–800 mg/d betragen; wegen des sedierenden Effektes sollte einschleichend dosiert und die Dosis des Analgetikums gleichzeitig entsprechend reduziert werden (z.B. von 4 auf 2 Tbl. Nedolon®/d). *Nebenwirkungen* des Carbamazepins sind insbesondere allergische Exantheme an der Haut sowie mögliche Störungen der Hämatopoese im Knochenmark. Daneben kommen Kopfschmerzen und andere neurologische Symptome vor sowie gastrointestinale Beschwerden. Selten werden AV-Überleitungsstörungen und Haarausfall beobachtet. In der Schwangerschaft besteht eine eingeschränkte Indikation; nicht gegeben werden sollte Carbamazepin bei Vorliegen kardialer Überleitungsstörungen, bei Leberschäden und in Kombination mit MAO-Hemmern. Als *Alternativen* zum Carbamazepin kommt einerseits das *Phenytoin* (Diphenylhydantoin) zur Anwendung (Epanutin® Kps., Phenhydan® Tbl. à 100 mg bzw. Zentropil® Tbl. à 100 mg; Dosierung 1–3 Tbl./d). Zusätzlich zu den für Carbamacepin genannten *Nebenwirkungen* kann es zu einer erheblichen Leukopenie und, bei längerer Anwendung, zu Gingivahyperplasie kommen.

● In manchen Fällen kann das Benzodiazepin *Clonazepam* mit Analgetika kombiniert werden (Rivotril® Tbl. à 0,5 mg oder 2 mg); die Dosierung muß mit dem Neurologen abgestimmt werden. *Cave:* Das Medikament darf wegen des erheblichen Abhängigkeitspotentials nicht plötzlich abgesetzt werden; der Patient ist darauf hinzuweisen, daß gleichzeitiger Alkoholgenuß absolut unzulässig ist. Auch vollwirksame *Neuroleptika* kommen für eine Kombination mit Analgetika zum Einsatz, die nicht nur eine durch Analgetika bedingte Schmerzlinderung synergistisch beeinflussen, sondern zusätzlich die Schmerzschwelle senken sollen. Hier kommen insbesondere das *Levomepromazin* (z.B. Neurocil® 25 mg bzw. 100 mg Drg.; Dosierung: 30–150 mg/d) sowie das *Haloperidol* (z.B. Haldol® Tbl à 1, 2, 5, 10 und 20 mg; Dosierung: 3 ×2–5 mg/d) zur Anwendung. Als *Nebenwirkungen* kommen neurologische Symptome wie Dyskinesien vor. Allergische und phototoxische Reaktionen können ebenso induziert werden wie Lupus-erythematodes-artige Hautveränderungen.

● Die Kombination von Analgetika mit *Antidepressiva* kann postzosterische Neuralgien oft positiv beeinflussen, gerade bei älteren Kranken. Die Antidepressiva wirken einerseits direkt, zentralanalgetisch, andererseits indirekt auf die Schmerzwahrnehmung durch die euphorisierende Wirkung des Medikamentes. Gut hierfür geeignet erscheint *Clomipramin* (Anafranil® 10 mg, 25 mg Drg. oder 75 mg Ret.-Kps.) in einer Dosierung von initial 50 mg/d; die Dosierung sollte langsam auf mind. 100 mg/d gesteigert werden unter Reduktion der Analgetikadosis. Bei schweren Schmerzzuständen haben sich Kurzinfusionen von 2 × 75 mg/d in 250 ml 0,9%iger NaCl-Lösung besonders bewährt. Wegen orthostatischer *Nebenwirkungen* sind bei kreislauflabilen Patienten Herz- und Kreislauffunktionen während der Behandlung zu kontrollieren, ebenso die Leber- und Nierenparameter. Unerwünschte Nebenwirkungen sind neben Überempfindlichkeitsreaktionen der Haut neurologische sowie Augensymptome (Akkomodationsstörungen, Glaukom). Die Kombination mit MAO-Hemmern ist kontraindiziert. In *Schwangerschaft* und *Stillzeit* sollte eine strenge Indikationsstellung erfolgen. Statt des Clomipramin kommen gelegentlich auch *Amitryptilin* (z.B. Equilibrin® 30, 60, 90, 120 mg Tbl.; eine Dosis von 150 mg/d wird empfohlen) und neuerdings verstärkt das *Desipramin* (z.B. Pertofran® 25 mg Drg.; 4–6 Drg./d) zur Anwendung. Ein Vorteil des Desipramin gegenüber dem Clomipramin soll eine deutlich bessere Wirkung bei geringerer Toxizität sein. Bei der Kombination mit Neuroleptika bzw. Antidepressiva sollte man bei mangelnder Erfahrung in Abstimmung mit den neurologischen Fachkollegen vorgehen.

Sonstiges. Weitere Therapieformen bei postzosterischer Neuralgie wie die *transkutane Elektrostimulation (TENS)*, der ein der akupunkturähnliches Prinzip zugrunde liegt, sowie die gezielte

Tabelle 3.7. Behandlungsmöglichkeiten bei postzosterischer Neuralgie

▷ Hyperämisierende oder lokalanästhetikahaltige Externa (z. B. Capsaicin 0,025–0,075 %)
▷ Lokales Um- oder Unterspritzen schmerzhafter Areale mit Lokalanästhetika
▷ Leitungsanästhesie befallener Segmente (paravertebrales „Quaddeln")
▷ Ausreichend Analgetika (z. B. Paracetamol)
▷ Zusätzlich systemisch Kortikosteroide (z. B. Triamcinolonacetonid als Kristallsuspension i. m.; Prednisolon oral)
▷ Kombination von Analgetika mit Antiepileptika (z.B Carbamazepin, Phenytoin)
▷ Kombination von Analgetika mit Benzodiacepinen und Neuroleptika (z. B. Levomepromazin)
▷ Kombination von Analgetika mit Antidepressiva (z. B. Amitryptilin, Clomipramin oder Desipramin)
▷ Operative Eingriffe (evtl. TENS, SCS u. ä.)
▷ Kombination mehrerer Verfahren

Rückenmarksstimulation *("spinal cord stimulation" = SCS)* werden nur in speziellen neurologischen Zentren durchgeführt. Von der *Durchtrennung peripherer Nervenstränge* (z. B. Rhizotomie = Wurzelstrangdurchtrennung) oder von *stereotaktischen Operationen* ist man, bis auf die Thermokoagulation der substantia gelatinosa rotandi = DREZ, fast vollständig abgekommen.

Als *Prophylaxe* postzosterischer Neuralgien hat sich der frühzeitige Einsatz von Aciclovir (Zovirax®) durchaus bewährt, auch wenn die Wahrscheinlichkeit des Auftretens einer postzosterischen Neuralgie, etwa bei älteren Patienten, per se keine ausreichende Indikation für den systemischen Einsatz des Medikamentes darstellt. Auch der frühe Einsatz von Kortison (z. B. als Kristallsuspension) kann die Häufigkeit und Intensität derartiger Schmerzzustände erheblich reduzieren und wird vielerorts mit Erfolg als prophylaktische Maßnahme praktiziert.

3.9 Mollusca contagiosa

Synonyme: Dellwarzen, Epitheliomata contagiosa
Erreger: Molluscum contagiosum-Virus

Die *Übertragung* des Virus erfolgt durch Hautkontakt. Bei Kindern kann es zu kleineren Epidemien kommen; insbesondere Personen aus dem atopischen Formenkreis sind ansteckungsgefährdet. *Klinisch* kommt es auf gesunder Haut innerhalb von Tagen zum Auftreten von isoliert oder in Gruppen stehender, hautfarbener bis gelblichweißlicher Papeln mit schließlich typischer zentraler Eindellung, aus denen sich auf Druck eine gelblich-fettige, kleinkugelige Masse entleert (mikroskopisch: sog. Molluscakörperchen). Die Einzelläsionen können sich manchmal zu *Mollusca contagiosa gigantea* entwickeln, z. T. konfluieren oder, besonders bei Patienten mit atopischem Ekzem, in großer Anzahl auftreten, die sich in der Regel sekundär ekzematisieren („Ekzema molluscatum"). Nicht selten kommt es innerhalb von Wochen bis Monaten zur *spontanen Abheilung* einzelner oder aller Läsionen.

Infolge der weltweiten Ausbreitung des „human immunodeficiency virus" (HIV) werden heute als Folge der Immunsuppression z. T. massive Infektionen mit Mollusca contagiosa auch bei Erwachsenen gesehen. Die Einzelläsionen entwickeln sich in solchen Fällen zu kleineren Knötchen, oft im Gesichts- und Halsbereich lokalisiert, die immer wieder rezidivieren.

Behandlung. Bei einer überschaubaren Anzahl von Läsionen hat sich das *Ausschaben* mit dem *scharfen Löffel* nach oberflächlicher Desinfektion bewährt. Eine Lokalanästhesie erübrigt sich zumeist, in vielen Fällen ist die Anwendung von Chloräthylspray ausreichend. Bei Kindern hat die vorherige Anwendung von EMLA® Salbe (Lidocain 2,5 % und Prilocain 2,5 %) okklusiv über mindestens 1 h eine gute oberflächlich anästhesierende Wirkung. Das Anritzen der Mollusca mit seitlichem Ausdrücken des gelblichen Inhaltes muß sorgfältig durchgeführt werden und hat nicht selten das Auftreten von Rezidiven zur Folge.

■ Eine weitere einfache und effektive Behandlungsform stellt die Anwendung der *Kryotherapie* dar. Mit einem Erbokryo A-Gerät (Kühlung mit CO_2 bei −86 °C) und unter Anwendung der kleinsten Kontaktsonde werden die Mollusca über 20–30 s vereist. Zur Anwendung kommt auch das Cry-AC-Gerät (Kühlung mit flüssigem Stickstoff bei −196 °C); hier sollte das Kontaktverfahren eingesetzt und nicht länger als 15–20 s behandelt werden. Alternativ kann auch ein zur Spitze ausgedrehter Stiltupfer, der in flüssigen

Stickstoff getaucht wurde, verwendet werden (Applikationszeit: 15–20 s). Erwünscht ist die subepidermale Blasenbildung im Bereich der Mollusca, die sekundär hämorrhagisch werden können und in der Regel innerhalb von 4–10 Tagen unter Einkrusten abheilen. Bei vorsichtigem Einsatz der Kryotherapie heilen die Hautveränderungen ohne Narbenbildung ab.

■ In jüngster Zeit wurde die Anwendung von *Vitamin A-Säure-(Tretinoin-)haltiger Externa* empfohlen in 0,03%igen Zubereitungen in 12% Harnstoff enthaltenden Grundlagen (Balisa®-VAS Creme, Carbamid®VAS Creme oder Ureotop®+VAS Creme). Die Anwendung erfolgt 1–2 ×/d. Dadurch kommt es zunächst zur Hautreizung und dann zum Abschuppen. Der Kontakt mit den Schleimhäuten ist wegen der Gefahr von Reizungen zu vermeiden. Als *Nebenwirkung* können umschriebene Hypopigmentierungen auftreten; akute Ekzeme oder eine Rosazea stellen *Kontraindikationen* dar. Über die perkutane Resorption von Vitamin-A-Säure bei lokaler Anwendung und mögliche systemische (z.B. teratogene) Nebenwirkungen ist relativ wenig bekannt. Deswegen sollte die Indikation zur großflächigen Anwendung bei Schwangeren und Kleinkindern zurückhaltend gestellt werden.

■ Auch die Anwendung lokal zu applizierender *toxischer Agentien* zeigt eine hohe Erfolgsrate, wenn auch ihre Applikation nur mit Einschränkungen zu empfehlen ist. Hier kommen insbesondere das *5-Fluorouracil* (Verrumal® Lösung 1 × tägl.) oder aber *diverse organische und anorganische Säuren* (u.a. in Solco-Derman® enthalten) zur Anwendung. Letzteres Präparat sollte nur nach intensiver Aufklärung des Patienten appliziert werden. *Cave:* Verätzungen der Haut nach unsachgemäßer Anwendung!

Sonstiges. Relativ häufig sind Mollusca contagiosa, insbesondere bei Kindern, die bei der klinischen Erstvorstellung *superinfiziert* wurden. Sie zeigen eine entzündliche Rötung und sind mit gelblich-schmutzigen Krusten bedeckt. Hier empfiehlt sich zunächst die Anwendung antibiotikahaltiger Externa, z.B. Gentamycinsulfat (Refobacin® Creme, Sulmycin® Creme), Neomycinsulfat (Nebacetin® Creme), Fusidinsäure (Fucidine® Creme), Erythromycin (Aknemycin® Salbe) oder Chlortetracyklin-HCl (Aureomycin® Salbe). Erst nach Abheilung der Superinfektion kann der Befund genauer beurteilt werden. Ein Teil der Mollusca kann bereits während der Entzündung bzw. der Antibiotikatherapie zur (spontanen) Rückbildung gelangen.

Bei massivem Befall kann die stationäre Aufnahme und die Behandlung der Läsionen in kurzer (Rausch-)Narkose mit dem *scharfen Löffel* oder auch mit dem CO_2-*Laser* notwendig werden. Nach einer intensiven CO_2-Laserbehandlung können allerdings kleine, schüsselförmige Narben zurückbleiben. Eine Übersicht über die Behandlungsmöglichkeiten von Mollusca contagiosa bietet die Tabelle 3.8.

Eine wirksame Prophylaxe ist nicht bekannt.

Tabelle 3.8. Behandlungsmöglichkeiten bei Mollusca contagiosa

▷ Entfernung mit dem scharfen Löffel
▷ Kryotherapie
▷ Vitamin-A-Säure-haltige Präparate
▷ Lokale Virostatika
▷ CO_2-Laser-Anwendung

3.10 Infektionen mit humanen Papillom-Viren (HPV)

Infektionen mit HPV zählen zu den häufigsten Infektionen beim Menschen überhaupt. Die Zahl der Betroffenen wird in den USA auf 24 Mio. geschätzt, wobei 1% davon vulgäre Warzen haben. Vielfach erfolgen derartige Infektionen auf sexuellem Wege, durch örtlichen Kontakt.

Klinisch relevant ist die unterschiedliche Präferenz der verschiedenen HPV-Subtypen, *kutane* oder/und *mukokutane* Infektionen hervorzurufen, und ihre offenbar damit verbundene unterschiedliche *onkogene Potenz* (Tabellen 3.1 und 3.9). Gerade bei den onkogen wirksamen Subtypen ist die gründliche Ausräumung aller Läsionen und eine langfristige Nachbeobachtung zu fordern. Bei Verdacht ist die Typisierung des Erregers durch molekularbiologische Verfahren zu empfehlen (In-situ-Hybridisierung, PCR).

Immungeschwächte Personen haben ein höheres Infektionsrisiko sowohl im Hinblick auf die HPV-

Tabelle 3.9. Onkogene Potenz von dermatologisch relevanten HPV-Subtypen

> **Extragenitale, kutane Varianten**
> Virusakanthome, die bei der Normalbevölkerung häufig vorkommen (z.B. Verrucae planae, Verrucae vulgares etc.)
> Virusakanthome mit malignem Potential (z.B. Epidermodysplasia verruciformis)
> **Genitale und schleimhautorientierte Varianten**
> Typen mit niedriger maligner Potenz: HPV *6* und *11*
> *klinisch:* Condylomata acuminata (Genitalwarzen), Riesenkondylome Buschke-Loewenstein
> Typen mit höherer maligner Potenz: HPV *16* und *18*
> *klinisch:* Bowenoide Papulose, Erythroplasie Queyrat, M. Bowen, invasives Penis-CA, anogenitales CA

Typen 1–8 als auch auf die onkogenen Typen HPV 6, 11, 16 und 18.

Bei den Hautläsionen handelt es sich fast ausschließlich um *Virusakanthome*, d.h. mit Hyperkeratosen einhergehende Papillome der Haut und der Schleimhäute. Als Erreger kommen humane Papillomviren (HPV) unterschiedlicher Typen in Frage; bisher sind mehr als 60 verschiedene HPV-Typen charakterisiert worden, wobei einige davon ein

- *fehlendes onkogenes Risiko* (z.B. Typen 1, 5, 8, 14, 17, 20; vulgäre Warzen),
- *ein niedriges onkogenes Risiko* (z.B. Typen 6, 11, 42, 44, 51, 55, 67; Genitalwarzen [M. Buschke-Löwenstein]),
- *ein erhöhtes onkogenes Risiko* (z.B. Typen 16, 18, 30, 31, 33, 34, 35; epitheliale Tumoren, Penis-CA, Cervix-CA)

aufweisen. Die *Inkubationszeit* soll Wochen bis Monate betragen; die *Übertragung* erfolgt in der Hauptsache durch direkten Körperkontakt, seltener durch Schmierinfektion an viruskontaminierten Gegenständen (z.B. Bodenbeläge oder Lattenroste in Schwimmbädern, Saunen etc.). Vorwiegend sind Kinder oder Jugendliche betroffen, insbesondere dann, wenn eine atopische Diathese vorliegt. In jüngerer Zeit wird im Zusammenhang mit der HIV-Infektion und Aids eine *Zunahme der Virusakanthome* auch bei infizierten Erwachsenen registriert. Die Autoinokulation von Virusmaterial (z.B. durch Kratzen) kommt vor.

Die Indikation zur Behandlung der diversen Virusakanthome ist zunächst einmal kosmetisch begründet, zum anderen aber liegt sie in ihrem onkogenen Potential, insbesondere im Genitalbereich.

3.10.1 Verrucae vulgares

Synonym: Vulgäre Warzen
Virusassoziation: z.B. HPV 2, 4, 26, 29 (noch nicht genau definiert)

Nach dem Kontakt mit infizierten Personen oder Material kommt es zum Auftreten von papillomatösen hautfarbenen Knötchen, die allmählich eine gelblich-schmutzige Farbe und eine verrukös-hyperkeratotische Oberfläche annehmen. Aufgrund der besonderen Durchblutungsverhältnisse sind vorwiegend Hände und Füße betroffen, und hier insbesondere periungual. Im Bereich des

Tabelle 3.10. Warzentherapeutika (Auswahl)

Präparat	Anwendungsform	Inhalt (u.a.)
Keratolytika		
Gehwol®	Schälpaste, Pflaster	40 % Salicylsäure
Guttaplast®	Pflaster	60 % Salicylsäure
Onychomal®	Creme	20 % Salicylsäure
Collomack®	Lösung	20 % Salicylsäure
Virostatika		
Solco-Derman®	Lösung	Eisessig, Salpetersäure u.a.
Verrumal®	Lösung	5-Fluorouracil, Salicylsäure
Vitamin-A-Säure-haltige Externa		
Balisa®VAS	Creme	0,03 % Tretinoin, 12 % Harnstoff
Carbamid®+VAS	Creme	0,03 % Tretinoin
Ureotop®+VAS	Creme	0,03 % Tretinoin

Lippenrotes, der Augenlider oder des behaarten Kopfes (Wegfall mechanischer Reibeeffekte) können Warzen lang ausgezogene, filiforme Ausläufer bilden (Verrucae vulgares filiformes = „Pinselwarzen"); an den Schleimhäuten bilden sich zumeist flache, plaqueartige Hyperkeratosen (Condylomata plana). Die spontane Abheilung von Verrucae vulgares bei normalem Immunstatus innerhalb von Wochen bis Monaten ist nicht selten (2/3 der Kinder nach 2 Jahren), daher verbieten sich aggressive Behandlungsverfahren.

Behandlung. Bei einer begrenzten Anzahl von kleineren Läsionen ist zunächst ein Behandlungsversuch mit lokal zu applizierenden *Keratolytika (z. B. Salizylpflaster 20–40 %)* und/oder *Virostatika* indiziert (s. Tabelle 3.10). Ansonsten wird von uns als Standardverfahren bei allen Virusakanthomen die *operative Entfernung* empfohlen, sei es in klassischer Weise mit dem *scharfen Löffel* oder mit anderen geeigneten Maßnahmen unter Einbeziehung des Elektrokauters. Bei massivem Befall, z. B. bei immunsupprimierten Patienten, paronychialer Lokalisation etc., kann die stationäre Aufnahme und die Behandlung der Läsionen in Narkose mit dem CO_2-Laser erforderlich werden. Nach einer eingreifenden Laserbehandlung können kleine, schüsselförmige Narben zurückbleiben.

Weitere Möglichkeiten
● Eine einfache und effektive Behandlungsform von Warzen aller Varianten stellt, wie bei Mollusca, die Anwendung der *Kryotherapie* dar. Mit dem Cryo-Ac-Gerät (Kühlung mit flüssigem Stickstoff bei –196 °C) unter Anwendung des Sprayverfahrens und einer Applikationszeit von 15–20 s werden die Läsionen und ihre engere Umgebung vereist. Alternativ kann auch hier ein spitzer Stiltupfer, der in flüssigen Stickstoff getaucht wurde, verwendet werden (N_2-Touchierung; Applikationszeit: 15–20 s). Die Anwendung des Kontaktverfahrens mit dem Cryo-AC-Gerät bzw. der Einsatz des Erbokryo A-Gerätes (Kühlung mit CO_2 bei –86 °C) bleibt auf flache Verrucae vulgares in gut zugänglichen Lokalisationen beschränkt. Erwünscht ist eine subepidermale Blasenbildung, worunter die Warzen innerhalb von 4–10 Tagen unter Einkrusten abheilen.

Bei vorsichtigem Einsatz der Kryotherapie heilen die Hautveränderungen ohne Narbenbildung ab.
● In jüngerer Zeit gibt es Berichte über eine erfolgreiche Anwendung der *Kontaktsensibilisierung* bei ausgeprägtem, flächenhaftem Befall mit vulgären Warzen, etwa im Bereich von Handtellern und Fußsohlen. Diesem Vorgehen liegt die Überlegung zugrunde, daß, ähnlich wie bei Alopecia areata, für deren Behandlung dieses Konzept entwickelt wurde und für die es auch weiterhin eingesetzt wird, die Stimulation einer zellulären Immunantwort des Hautorgans zur Abheilung führen kann. Das früher als obligates Kontaktallergen verwendete *Dinitrochlorbenzol (DNCB)* ist aufgrund seiner Kanzerogenität heute durch *Diphenylcypron (DCP)* ersetzt worden. Die Substanz wird in Azeton gelöst, unter Lichtschutz filtriert und im Dunkeln bei 4 °C aufbewahrt. Nach einer ersten Anwendung in einer Konzentration von 1:100 (Sensibilisierung) erfolgt der weitere Einsatz in wöchentlichen Abständen in einer Konzentration von 1:100 000 ansteigend bis auf 2:100, je nach Lokalreaktion. Erwünscht ist die Erzeugung eines leichten Kontaktekzems mit Rötung, Schuppung und Brennen oder Juckreiz. Dagegen sind massive Reaktionen mit Blasenbildung und Erosionen *nicht erwünscht*; sie sollten zur Reduktion der DCP-Konzentration bei der nächsten Anwendung veranlassen. Innerhalb von 6–12 Wochen soll es zur vollständigen Abheilung großer, beetartiger Warzenfelder gekommen sein. Eine vorherige Anwendung von Keratolytika zur Reduzierung der hyperkeratotischen Masse ist ggf. indiziert. *Cave:* Die Anwendung von DCP in der Nähe der Augen oder Schleimhäute ist zu meiden!
● Bei schweren, therapierefraktären Verläufen kann die alleinige oder zusätzliche systemische Anwendung von humanem rekombinantem *Interferon* sinnvoll sein, wobei insbesondere das β-Interferon hierfür in Frage kommt (Fiblaferon® 1–3 Mio. IE als Kurzinfusion 1 ×/d über ca. 14 Tage; evtl. mehrfache Wiederholung in 14tägigen Abständen). Darunter soll es zu kompletten und rezidivfreien Abheilungen auch bei massivem Warzenbefall gekommen sein. Die IFN-Behandlung ist allerdings sehr kostspielig.
● Bei bevorzugt akralem Befall und einer zugrundeliegenden Akroasphyxie als zusätzli-

chem Faktor ist die *Verbesserung der akralen Durchblutungsverhältnisse* ein anzustrebendes Ziel, um *Rezidive* möglichst zu meiden (Rezidivquote: 20–50 %). Dies kann durch lokale Maßnahmen erreicht werden, z. B. durch Anwendung täglicher Hand- und Fußmassagen, evtl. unter zusätzlicher Anwendung lokal durchblutungsfördernder Externa wie *Benzylnikotinat* (z. B. Heilit® flüssig oder Gel, Phlogont® Thermal-Salbe oder Gel, Rubriment®N, Thermosenex®) oder *Propylnicotinat* (z. B. Nicodan® percutan). Kontaktallergien können durch diese Präparate auftreten; sie sollten auch nicht bei ekzematöser Haut angewendet werden. Auch *Wechselduschen* mit warmem und kaltem Wasser haben ähnliche Effekte. Ist durch diese Lokalmaßnahmen kein ausreichender Effekt zu erzielen, kann eine *systemische Medikation* versucht werden, die etwa aus einem Kombinationspräparat aus *Dipyridamol und Acetylsalicylsäure* bestehen kann (Asasantin® 1–3 Kps./d) oder aus einem Kalziumantagonisten wie *Nifedipin* (z. B. Adalat® 3×1 Kps. à 5 mg/d oder 1×1 Ret.-Tbl.). Letzteres Medikament ist *kontraindiziert* in der Schwangerschaft und während der Stillzeit.

Prophylaxe. Bei wiederholten Warzenrezidiven können *immunmodulatorisch wirksame Pharmaka* versuchsweise eingesetzt werden, allerdings bleiben die Ergebnisse hinter den Erwartungen zurück. Hierzu werden z. B. Präparate propagiert, die *Nachtkerzensamenöl* enthalten (Epogam®-Kps. in einer Dosierung bei Kindern von 1–12 Jahren von 2×2–4 Kps./d); eine Wirkung ist jedoch nicht gesichert. Als Nebenwirkungen sind Kopfschmerzen sowie gastrointestinale Beschwerden beschrieben worden. Weiterhin könnte eine *Kombination von Dimepranol-4-acetamidobenzoat und Inosin* (z. B. Delimmun® oder Isoprinosine® Tbl.) in einer Dosierung von 50–100 mg/kg KG/d eingesetzt werden. Auf eine Erhöhung der Harnsäurewerte als Nebenwirkung sollte geachtet werden; Kontraindikationen für den Einsatz dieser Präparate sind Schwangerschaft und Stillzeit, Anfallsleiden sowie Autoimmunerkrankungen. Bei massiven Verläufen ist in letzter Zeit auch der systemische Einsatz von *Retinoiden* (Tigason® in einer Dosierung von initial 0,5 mg/kg KG/d; später evtl. Reduktion auf bis zu 0,1 mg/d) mit gutem Erfolg versucht worden. Über Nebenwirkungen und Kontraindikationen der Retinoide s. S. 291 ff.

Tabelle 3.11. Möglichkeiten zur Behandlung und Prophylaxe von Verrucae vulgares

▷ Keratolytika/Virostatika lokal
▷ Vitamin-A-Säure-haltige Präparate
▷ Kryotherapie (Sprayverfahren, N_2-Touchierung, Kryosonde)
▷ CO_2-Laser-Behandlung
▷ Systemisch β-Interferon (Ausnahmen)
▷ Akrale Durchblutungsförderung
▷ Retinoide, evtl. Immunmodulatoren (Prophylaxe?)
▷ Kontaktsensibilisierung (noch experimentell)

3.10.2 Verrucae planae juveniles

Synonym: Plane juvenile Warzen
Virusassoziation: z.B. HPV 3, 10, 49 (noch nicht genau definiert)

Besonders bei Kindern und Jugendlichen, seltener bei Erwachsenen, kommt es zum plötzlichen Aufschießen von multiplen, z. T. weit über 100 Läsionen zählender, polygonal begrenzter, hautfarbener Papeln. Prädilektionsstellen sind insbesondere die Hände, die Unterarme und die Stirn. Eine Anordnung entlang von Kratzspuren ist gelegentlich zu sehen (Köbner-Phänomen).

Behandlung. Da juvenile plane Warzen eine hohe Rate spontaner Abheilungen zeigen, ist besondere Zurückhaltung beim therapeutischen Vorgehen angezeigt; ansonsten sind die für vulgäre Warzen vorgeschlagenen Maßnahmen auch zur Behandlung der juvenilen Warzen geeignet.

3.10.3 Verrucae plantares

Synonym: Dornwarzen; bei dichter Aggregation auch als „Mosaikwarzen" bezeichnet
Virusassoziation: Überwiegend HPV 1

Virusbedingte Hyperkeratosen werden durch den Druck des Körpergewichtes auf die Fußsohlen dorn- oder nagelartig in das Niveau der Haut eingedrückt, wodurch erhebliche Schmerzen bis hin zu vollständiger Gehunfähigkeit des Patienten resultieren kann. Zusätzlich kommt es um die eigentliche Warze herum, die oft durch dicht nebeneinanderstehende schwarze Punkte (Blutaustritte aus oberflächlichen Kapillarschlingen) charakterisiert ist, zu einer reaktiven Verdickung der Hornschicht. Plantarwarzen sind therapeutisch hartnäckig und bedürfen einer gründlichen Behandlung, auch um *Spätschäden* wie Fußfehlstellungen (Schongang) zu vermeiden.

Behandlung. Intensive keratolytische Maßnahmen mit salicylsäurehaltigen Pflastern über mindestens 48 h werden der üblichen konservativen Behandlung vorangestellt (z.B. Guttaplast® Pflaster, s. Tabelle 3.10). Die aufgeweichten, weißen Hornmassen werden dann nach einem ausgiebigen Fußbad (30 min. in lauwarmem Wasser) mit einer Nagelfeile oder einem rauhen Gegenstand (z.B. Bimsstein) flach geschliffen, wobei es teilweise bereits zu einer Mitentfernung des virushaltigen Materials kommt. Bei nicht ausreichendem Effekt wird dies mehrfach wiederholt. Anschließend werden lokale *Warzentherapeutika* (z.B. Verrumal® Lösung, Collomack® Lösung, Solco-Derman®) örtlich appliziert. Zusätzlich werden diverse organische und anorganische Säuren (Salicylsäure, Essigsäure, Salpetersäure) allein oder in Kombination mit 0,5%igem Fluorouracil bzw. DMSO zur Zerstörung des Warzengewebes herangezogen. Bei Persistenz der Läsionen ist als nächster Schritt ein Versuch mit der *Kryotherapie* möglich. Mit dem Cryo-Ac-Sprayverfahren, bei Verwendung des in flüssigen Stickstoff getauchten Stiltupfers (N_2-Touchierung) oder schließlich mit Hilfe der Kryosonde sollte die Kälte wegen der Dicke der Hornhaut mindestens 30 s appliziert werden; z.T. sind Anwendungszeiten bis zu 60 s erforderlich. Die im Anschluß auftretende Spannungsblase muß am 2.–3. Tag punktiert werden, um dem Patienten die Schmerzen beim Gehen zu nehmen. Nach 7–10 Tagen wird die Blasendecke nach vorheriger Desinfektion abgetragen, wobei es in der Regel zur gleichzeitiger Mitentferung der Warzen kommt. Eine Nachbehandlung mit lokaler Applikation von z.B. Verrumal® Lösung kann erforderlich werden; hierfür sind die stärker ätzenden Präparate (Solco-Derman® o.ä.) weniger gut geeignet. Bei weiterer Therapieresistenz oder großer Ausdehnung der Warzenbeete kann auch die *Kontaktsensibilisierung* mit Diphenylcypron versucht werden oder aber der Einsatz eines *oralen Retinoids* (Tigason® 75 mg/d) zur großflächigen Abschälung, z.B. an beiden Fußsohlen. Die orale Retinoidbehandlung sollte in hoher Dosierung (1–1,5 mg/kg KG/d) über mindestens 3 Wochen durchgehalten werden, damit ein möglichst ausreichender keratolytischer Effekt eintritt; anschließend wird das Medikament im Laufe von 3 Wochen auf 0,5 mg/kg KG/d reduziert und abgesetzt. Über Nebenwirkungen s. S. 293.

● Bei ausgedehntem Befall mit Warzen, insbesondere auch bei immunsupprimierten Kranken, sind für eine effektive Behandlung operative Verfahren notwendig, die einen kurzfristigen stationären Aufenthalt voraussetzen. Wir gehen in der Regel so vor, daß in Lokalanästhesie oder auch in Kurznarkose die Warzenbeete mit dem *CO_2-Laser* koaguliert werden, dann mit dem scharfen Löffel (Skalpell, Schere etc.) abgetragen und dieses Vorgehen schichtweise mehrfach fortgesetzt wird, bis möglichst das gesamte Warzengewebe ausgeräumt ist. Auch wird das Operationsfeld mit antiseptischer Pinselung (z.B. Mercurchrom®) möglichst trocken gehalten. Selten ist antibiotikadurchtränkte Gaze erforderlich (z.B. Fucidine®). Bei HIV-Patienten wird der CO_2-Laser gern von uns empfohlen, vor allem auch wegen der Operationsmöglichkeiten ohne größere Schweißblutungen. Kleinere Rezidive werden sofort ambulant mit dem CO_2-Laser angegangen. Auf eine gut funktionierende *Saugvorrichtung* ist zur Vermeidung einer evtl. aerogenen Virusübertragung zu achten.

3.10.4 Condylomata acuminata

Synonym: Genitalwarzen
Virusassoziation: HPV 6, 11

Genitalwarzen müssen im Prinzip in gleicher Weise angegangen werden wie die sonstigen Virusakanthome unter Berücksichtigung der besonderen Lokalisation. Für wenige, kleinere Läsionen wird gern 5–20%iges Podophyllin oder 0,5%iges

Podophyllotoxin (Condylox®) lokal verwendet, durchaus mit Erfolg. Die Rezidivrate ist allerdings hoch (ca. 50–60 %). Eine 5-Fluorourazil-Creme (2 × wöchtl.) ist wirksam, führt aber gelegentlich zu erheblichen Reizungen, gerade am Genitale. Die Behandlung ausgedehnter Läsionen erfolgt chirurgisch im gynäkologischen Stuhl bzw. in Knie-Ellenbogen-Lage, am besten unter Anwendung des *CO_2-Lasers* (s. oben). Auch der scharfe Löffel mit dem Elektrokauter kommt hierfür in Frage. Anschließend werden die Stellen mit einer antiseptischen, adstringierenden Lösung bepinselt und Mull-/Leinenläppchen eingelegt. Wir verwenden gern Merbromin (Mercuchrom®), das anschließend luftgetrocknet wird. Um Rezidive zu vermeiden, müssen die Genitalgegend und der Analkanal (am besten mit dem Proktoskop) genauestens inspiziert (über 50 % Befall!) und sämtliche Läsionen in einer Sitzung gründlich ausgeräumt werden. Auf diesem Wege kann die Rezidivrate auf 10–20 % reduziert werden.

Tabelle 3.12. Behandlungsverfahren bei Genitalwarzen

Lokaltherapie
Touchieren mit Podophyllinlösung (10 %) täglich, evtl. mehrmals wöchentlich unter ärztlicher Kontrolle und lokal austrocknenden, antiseptischen Maßnahmen: Ggf.: Podophyllotoxin 0,5 % (Condylox®), 5-Fluorouracil-Creme (Efudix®), andere kaustische Agentien (Trichloressigsäure u. a.)

Kryochirurgie
Touchieren mit N2-durchtränktem Wattebausch; wiederholen bei Bedarf
Kontaktverfahren mit dem Sprühgerät bzw. mit der Kryosonde; wiederholen bei Bedarf

Operative Maßnahmen
Kombinierte Verfahren, am besten mit dem CO_2-Laser oder Elektrokauter + scharfem Löffel mit gründlicher Ausräumung unter Sicht des Auges; austrocknende Maßnahmen

Sonstiges
Lokale oder systemische Anwendung von rIFN-α oder rIFN-beta in unterschiedlicher Form (fragliche Wirkung)
Prophylaktische Maßnahmen (Kondomschutz, Nachbeobachtung, Partnerbehandlung)

Aus *prophylaktischen* Gründen muß auch der Partner untersucht und evtl. mitbehandelt werden. In jedem Falle empfehlen wir den Patienten, nach der gründlichen operativen Entfernung aller Genitoanalwarzen über mindestens 6 Monate *Kondome* beim Geschlechtsverkehr zu verwenden und sich einer regelmäßigen Nachkontrolle zu unterziehen. Der prophylaktische Wert einer begleitenden Interferonapplikation – in welcher Form auch immer – ist zumindest umstritten. Der Wert einer adjuvanten rIFN-Behandlung (α, γ) ist zur Zeit nicht endgültig geklärt. Entscheidend erscheint die Minimierung des Risikos einer Reinfektion.

3.10.5 Condylomata gigantea Buschke-Löwenstein

Synonym: Riesenkondylome
Virusassoziation: HPV 6, 11; evtl. auch HPV 16, 18

Hierbei handelt es sich um überaus große, blumenkohlartig wachsende, HPV-induzierte Tumoren, die z. T. aus der Glutaealfalte vorspringen oder sich rasenartig in die Schleimhautübergangsgebiete fortsetzen können. Von seiner biologischen Potenz her entspricht der Tumor einem verrukösen Karzinom mit nur geringer Metastasierungstendenz.
Bei seiner Behandlung sollte vor allem auf *vollständige* Entfernung geachtet werden. Meist sind hierzu ausgedehnte *chirurgische Maßnahmen* erforderlich, die je nach Ausdehnung und Lokalisation im Einzelfall getroffen werden. Auch hier wird die Heranziehung des CO_2-Lasers bevorzugt.
Engmaschige Kontrolle über mindestens 6–12 Monate nach der Operation werden empfohlen.

3.10.6 Bowenoide Papulose

Virusassoziation: meist HPV 6, 11, 16, 18

Die für Virusakanthome im allgemeinen angeführten Behandlungsmaßnahmen gelten auch für flach wachsende bowenoide Papulosen, vor allem im Genitalbereich. Auf ihre *vollständige* Entfernung in Tiefe und Ausdehnung ist besonders zu achten.

Die heute noch gelegentlich praktizierte lokale Anwendung einer zytotoxischen 5-Fluorouracil-haltigen Creme wird von uns gerade bei bowenoider Papulose nicht empfohlen, da die Ausdehnung der infiltrierenden Epithelinseln infolge dieser Begleitreizung nicht genau abzuschätzen ist. Auch eine Nachbehandlung mit 5-Fluorouracil scheint nach der Anwendung des CO_2-Lasers keinen zusätzlichen Vorteil zu versprechen. Vgl. S. 1139 f.

3.10.7 Epidermodysplasia verruciformis

Synonym: Verrucosis generalisata
Virusassoziation: HPV 3, 10 (vorwiegend in flachen Warzen); HPV 5, 8 (häufig assoziiert mit maligner Entartung); auch HPV 9, 12, 14, 15, 17, 19–25, 28, 29, 36, 46, 47, 50 (noch nicht genau definiert)

Die seltene Erkrankung ist charakterisiert durch das relativ rasche Auftreten multipler hyperkeratotischer Läsionen, die an flache, unregelmäßige Warzen erinnern und histologisch epitheliale Dysplasien, z.T. auch Atypien aufweisen. Sie kommen am gesamten Integument hauptsächlich bei Jugendlichen, seltener auch bei älteren Erwachsenen vor. Eine X-chromosomal-rezessiv erblich bedingte Veranlagung ist möglich. Erste Beobachtungen des Auftretens der Erkrankung bei immunsupprimierten (HIV-positiven) Patienten wurden beschrieben. *Klinisch* treten insbesondere im Gesicht und am Hals, aber auch am Stamm, zunächst makulöse, de- oder hyperpigmentierte Areale auf, die am Stamm an eine Pityriasis versicolor erinnern können. Daneben treten rot-bräunliche, plaqueartige Hautveränderungen auf. Eine Schleimhautbeteiligung (Mundhöhle, Urethra) kommt vor. Die Erkrankung kann über Jahrzehnte persistieren und zur malignen Entartung mehrerer Läsionen zu aktinischen Keratosen, M. Bowen und auch Plattenepithelkarzinomen führen. Spontane Abheilungen sind beobachtet worden.

Behandlung. Eine *Lokalbehandlung* ist lediglich symptomatisch. Die *systemische* Retinoidtherapie (Tigason® initial 1 mg/kg KG/d, später Reduktion auf 0,5 mg/kg KG/d) bewirkt bei einem Teil der Kranken eine weitgehende Rückbildung der warzigen hyperkeratotischen Präkanzerosen; auch soll das Medikament einen gewissen *prophylaktischen Effekt* gegen die Entwicklung epithelialer Malignome bewirken. Zu den *Nebenwirkungen* der Retinoidtherapie s. auch S. 293. In Einzelfällen ist der systemische Einsatz von Interferonen versucht worden.
Wichtig sind regelmäßige dermatologische Untersuchungen des Patienten, um eine maligne Umwandlung der warzigen Hyperkeratosen rechtzeitig zu erkennen. Darüber hinaus sollte der Patient darüber aufgeklärt werden, daß er intensives Sonnenlicht zu meiden hat; ggf. sind ihm entsprechende Lichtschutzpräparate zu verordnen.

3.10.8 Fokale epitheliale Hyperplasie

Synonyme: M. Heck, Heck-Krankheit
Virusassoziation: HPV 13, 32

Die Erkrankung ist unter Kaukasiern selten, kommt aber in einigen Populationen, z.B. unter der indianischen Bevölkerung in Mittel- und Südamerika sowie bei Eskimos, häufiger vor (in Endemiegebieten bei bis zu 1/3 der Bevölkerung). *Klinisch* finden sich insbesondere bei Kindern und Jugendlichen (Indios, Türken), ansonsten aber im Alter zwischen 30 und 40 Jahren (Eskimos, Kaukasier), verruziforme Papeln der Mundschleimhaut. Die Lokalisation der Virusakanthome betrifft vorwiegend die Innenseite der Unterlippe, aber auch die bukkale Schleimhaut bzw. die Zunge. Die Läsionen sind eher harmlos; eine maligne Entartung ist unseres Wissens nicht bekannt.

Behandlung. Da die Schleimhautveränderungen in ihrem Wachstum offenbar limitiert sind und selten Beschwerden verursachen, ist die Indikation für Behandlungsmaßnahmen eher zurückhaltend zu stellen. Das Abtragen der Papillome erfolgt chirurgisch bzw. mit einem scharfen Löffel in Lokalanästhesie und anschließender Blutstillung mit Hämostyptika (z.B. Eisenchloridlösung) oder aber mit dem CO_2-Laser. Rezidive können vorkommen und in gleicher Weise erneut angegangen werden. Eine lokale Vitamin-A-Säure-Anwendung hat sich bei uns insgesamt nicht bewährt.

3.11 Infektionen mit Coxsackieviren

3.11.1 Hand-Fuß-Mund-Krankheit

Siehe Kap. 45.

3.11.2 Herpangina Zahorsky

Siehe Kap. 45.

3.12 Mononucleosis infectiosa

Synonyme: Infektiöse Mononukleose, Pfeiffer-Drüsenfieber, Monozytenangina
Erreger: Ebstein-Barr-Virus (EBV)

Die *Übertragung* der Infektion geschieht durch Tröpfcheninfektion (sog. „kissing disease", „Studentenkrankheit") vorwiegend bei jüngeren Menschen. Kleinere Epidemien im Frühling oder in den frühen Sommermonaten kommen vor. Infektionen während der Kindheit verlaufen in der Regel asymptomatisch; die Durchseuchung der Bevölkerung ist sehr hoch. Nach einer Inkubationszeit von 4–14 Tagen kommt es klinisch zum Fieberanstieg, Halsschmerzen, ausgehend von einer Tonsillitis und/oder Pharyngitis, sowie generalisierten Lymphknotenschwellungen mit fakultativer Splenomegalie. In ca. 10 % der Fälle tritt zwischen dem 4. und 6. Tag nach der Fieberentwicklung ein teilweise juckendes, makulöses oder makulopapulöses Exanthem vorwiegend des oberen Stammes und der Arme auf; seltener kommt es zu einem morbilliformen, rubeoliformen oder urtikariellen Exanthem. Nach wenigen Tagen bilden sich die Hautveränderungen spontan zurück. Im Bereich des Rachens finden sich gerötete und geschwollene Tonsillen evtl. mit einem weißlichen Exsudat; die Mundschleimhaut kann petechiale Blutungen und Ulzerationen aufweisen.

Komplikationen kommen in seltenen Fällen als Larynxödem mit konsekutiver Luftnot und Erstickungsgefahr (cave!) sowie ebenfalls selten als thrombozytopenische Purpura vor. Wird während der akuten Phase der Erkrankung *Amoxicillin* eingenommen, kommt es in über 90 % der Fälle zum Auftreten des makulopapulösen oder morbilliformen *Exanthems* 7–10 Tage nach der ersten Einnahme des Medikamentes.

Behandlung. Eine spezifische Behandlung ist nicht bekannt. Empfohlen werden Bettruhe, fiebersenkende Maßnahmen sowie ausreichende Flüssigkeits- und Elektrolytzufuhr. Bei Auftreten eines Exanthems kann äußerlich mit Lotio alba aquosa behandelt werden; liegt Juckreiz vor, empfiehlt sich eher die Anwendung von Thesit® 3 % in Gel- oder Cremegrundlage sowie die systemische Gabe von Antihistaminika (z. B. Clemastin; Tavegil® Tbl. 4 ×1/d). Bei Manifestationen an der Mundschleimhaut empfehlen wir Mundspülungen (z. B. mit Kamillosan® Lösung oder Herviros® Lösung, s. Tabelle 3.3) sowie anschließend anästhesierende und/oder antientzündliche Salben oder Pasten (z. B. Dynexan® Salbe, Dontisolon® Salbe oder Heilpaste).

3.13 Kutane CMV-Infektion

Erreger: Cytomegalievirus (CMV)

Die *Übertragung* der Erkrankung ist auf verschiedenen Wegen möglich. Bei infizierten Müttern erfolgt in 0,1–1 % der Fälle eine intrauterine Infektion des Feten; während der Geburt kann es zur Infektion durch virushaltiges Scheiden- oder Vaginalsekret kommen. Im Säuglingsalter verläuft der Infektionsweg über infizierte Brustmilch bzw. durch Tröpfchen- oder Schmierinfektion. Im Erwachsenenalter erfolgt die Ansteckung vorwiegend durch Geschlechtsverkehr; die Virusübertragung durch Bluttransfusionen oder Organübertragung sind selten geworden. Das Virus persistiert lebenslang im Körper und kann unter günstigen Bedingungen Krankheitssymptome auslösen (z. B. im Rahmen einer erworbenen Immunschwäche). Die Durchseuchung der gesunden Erwachsenen in Deutschland wird auf 40–70 % geschätzt.

Klinisch äußert sich die CMV-Infektion beim immungesunden Patienten durch ein der Mononucleosis infectiosa ähnliches Krankheitsbild, gekennzeichnet durch Fieber, Lymphknotenschwellungen, Pharyngitis und/oder Tonsillitis sowie in einem Teil der Fälle mit einem generalisierten makulopapulösen oder rubeoliformen

Exanthem, welches etwa 2 Tage persistiert. Selten kann es zu einer kutanen Vaskulitis insbesondere im Bereich der Beine kommen; auf die Anwendung von Amoxicillin erfolgt oft wie bei infektiöser Mononukleose ein typisches, generalisiertes Arzneimittelexanthem. Beim *immunsupprimierten Patienten* (z. B. durch eine zugrundeliegende HIV-Krankheit) handelt es sich meist um die Reaktivierung einer latenten Infektion. Dabei ist, neben der gefährlichen CMV-Retinitis (bei Aids-Kranken in ca. 5–6 % aller Fälle), auch ein breites Spektrum von CMV-bedingten Hautmanifestationen zu erwarten, welches von erythematopapulösen, nodulär pigmentierten, vesikulären oder auch bullösen Läsionen bis hin zu einer Vaskulitis reicht. Vorwiegend im Bereich der Mund-, Genital- oder Analschleimhaut (Proktitis) treten scharf demarkierte Ulzerationen oder aber hyperkeratotische Plaques auf. An weiteren Komplikationen sind beim Immunsupprimierten schwere Verläufe mit Ulzera des Gastrointestinaltraktes, Pneumonie oder Hepatitis beschrieben worden, an der Haut sind vor allem schlecht abheilende *disseminierte, flache Ulzerationen* charakteristisch.

Behandlung. Bei unkomplizierten Verläufen ist die Therapie symptomatisch und entspricht den für die Mononucleosis infectiosa aufgestellten Grundsätzen. Beim immunsupprimierten Patienten und schwerem Verlauf der Erkrankung (CMV-Retinitis, CMV-Proktitis) ist die systemische Gabe von Ganciclovir (Cymeven®) oder aber alternativ von Foskavir (Foscarnet®) indiziert (s. auch Tabelle 3.2). Beide sind parenteral zu verabreichen und mit erheblichen Nebenwirkungen verbunden: Beim Ganciclovir ist mit Knochenmarkssuppression (s. unten), beim Foscarnet mit Nephrotoxizität zu rechnen. Bei hautübergreifender Manifestation ist eine interdisziplinäre Betreuung des Kranken angezeigt.

■ *Ganciclovir* (Cymeven®)

Das Ganciclovir ist ein neueres Nukleosidanalogon, das vor allem gegen CMV stärker wirksam als Aciclovir ist. Bei HSV-Infektionen ist es als Medikament 2. Ordnung anzusehen, wirkt aber auch bei anderen Virusgruppen virostatisch. Anwendungsdosis: $2 \times$ täglich 5 mg/kg KG als langsame i. v.-Kurzinfusion alle 12 h (besondere Anwendungsvorschriften beachten). Zur Rezidivprophylaxe wird Ganciclovir 5 mg/kg KG/d als einmalige i. v.-Dosis empfohlen. Die Behandlung kann über 2–4 Wochen fortgesetzt werden, bei Hautbeteiligung mit gutem Erfolg. Rezidive sind möglich. Häufigste *Nebenwirkung*, vor allem bei HIV-infizierten Kranken, ist Knochenmarkssuppression (Neutropenie), die häufig mit G-CSF (Neupogen®, ca. 1/2 Amp. i. m./Woche) angegangen werden muß. Weiterhin Thrombozytopenie, psychotische Zustände, Hepatitis u. a. Sowohl bei Ganciclovir als auch bei Foscarnet ist die gleichzeitige Gabe anderer Medikamente unerwünscht, bei Foscarnet ist die gleichzeitige Gabe von Pentamidin i. v. kontraindiziert. Inwieweit bei HIV-Infizierten AZT gleichzeitig mit Ganciclovir verabrreicht werden kann, muß im Einzelfall entschieden werden. Hämatologische Probleme zwingen gelegentlich zum Therapieabbruch. Näheres zum Foscarnet s. unter 3.7.10. Als *CMV-Prophylaxe* bei Immunsupprimierten wird gelegentlich der Einsatz von i. v.-Immunglobulinen empfohlen (s. Tabelle 3.6).

3.14 Andere, seltene Virusexantheme

Aufgrund der Seltenheit der entsprechenden Krankheitsbilder wird auf die verschiedenen durch Arboviren, Coxsackieviren (Typen A 4, 5, 6, 9, 10, 16 sowie B 5), Echoviren (Typen 2, 4, 6, 9, 11, 16, 18, 19, 23, 25, 32; klinisch z. B. Boston-Exanthem) sowie Hepatitis B-Viren oder Parvoviren hervorgerufenen, mit Exanthem einhergehenden Krankheitsbilder nicht näher eingegangen.
Eine spezifische *Behandlung* dieser Erkrankungen ist ohnehin nicht bekannt, so daß man sich an der entsprechenden klinischen Symptomatik orientieren muß.

3.15 Durch tierpathogene Viren hervorgerufene Hauterkrankungen des Menschen

3.15.1 Kuhpocken

Erreger: Kuhpockenvirus

Die recht seltene Erkrankung ist offenbar auf Europa beschränkt und wird weniger von infizierten Kühen als eher von Katzen und auch von kleinen Nagetieren (Mäuse) durch direkten Kontakt auf den Menschen übertragen. Die Infektion erfolgt vorwiegend im Spätsommer oder Herbst. Nach einer Inkubationszeit von 5–7 Tagen entwickelt sich klinisch im Bereich der Hände, Arme oder des Gesichtes eine isolierte oder seltener mehrere Papeln, die sich im weiteren Verlauf zu genabelten Pusteln umwandeln, welche schließlich ulzerieren. Die einzelne Pustel ist typischerweise von einem ödematösen Erythem umgeben; eine begleitende Lymphangitis, -adenitis, Fieber, Gelenk- und Muskelschmerzen kommen vor. Nach 3–4 Wochen kommt es in aller Regel zum spontanen Abheilen der Hautveränderungen; selten wurden Infektionen des menschlichen Auges durch das Kuhpockenvirus bzw. sporotrichoide Verlaufsformen beobachtet.

Die Infektion vermittelt eine Immunität, auch gegen Vaccinia und die bereits erradiierte Pockeninfektion.

Behandlung. Aufgrund der hohen spontanen Abheilungsrate beschränkt sich die Behandlung der Kuhpocken auf die Vermeidung einer lokalen Superinfektion, so z.B. in der vesikulösen und ulzerösen Phase durch Anwendung antiseptischer Lösungen oder Lotiones (Farbstofflösungen, Clioquinol Lotio 3% u.ä.). In der krustösen Phase ist die Anwendung antibiotikahaltiger Externa (Sulmycin® Creme, Fucidine® Creme u.ä.) zu erwägen. Daneben empfiehlt sich die Ruhigstellung des betroffenen Körperteiles, meistens einzelner Finger oder der Hand. Die systemische Gabe eines Antibiotikums ist bei Kuhpokken kaum notwendig, jedoch ist die rechtzeitige differentialdiagnostische Abrenzung einer Anthraxinfektion, die dringend behandelt werden muß, angezeigt. Auch atypische HSV-Primärinfektionen sowie Melkerknoten können den klinischen Befund der seltenen Kuhpocken imitieren.

3.15.2 Melkerknoten

Synonyme: Paravaccinia, Melkerpocken
Erreger: Paravacciniavirus

Die *Übertragung* des Virus von Tier zu Mensch erfolgt durch den Kontakt mit dem Euter oder der Mundschleimhaut infizierter Kühe oder Kälber. Nach einer Inkubationszeit von 5–14 Tagen kommt es klinisch vorwiegend an Finger- und Handrücken zu der Entwicklung einer isolierten oder (selten) mehrerer flacher, erythematöser Papeln. Im weiteren Verlauf verwandelt sich die Papel in einen rötlich-lividen Knoten mit zentraler, eingesunkener Nekrosen- und Krustenbildung. Die Umgebung des Knotens ist erythematös, die Entwicklung einer Lymphangitis ist nicht selten. Die Läsion heilt in der Regel innerhalb von 4–6 Wochen spontan ab.

Behandlung. Die Behandlung erfolgt symptomatisch und entspricht der bei Kuhpocken.

3.15.3 Ecthyma contagiosum (ORF)

Synonym: Schafpocken
Erreger: Schafpockenvirus

Die *Übertragung* der Erkrankung auf den Menschen erfolgt durch Hautkontakt mit infizierten Schafen. Nach einer Inkubationszeit von 5–6 Tagen entwickelt sich meistens im Bereich der Finger- oder der Handrücken eine isolierte oder mehrere (selten) rötliche bzw. rötlich-livide Papeln, die sich im weiteren Verlauf zu einer hämorrhagischen Pustel oder Blase umwandelt. Das Zentrum der Blase ist häufig eingezogen und verkrustet, wobei die Läsion bis zu einer Größe von 3–5 cm anwachsen kann. Typischerweise zeigt die Umgebung eine gräulich-weiße, ringförmige Zone die wiederum von einem erythematösen Hof umgeben ist. Nicht selten liegt eine begleitende Lymphangitis vor; eher selten kommt es zu Fieber. Die Hautveränderungen bilden sich normalerweise innerhalb von 3–6 Wochen spontan zurück, gelegentlich mit Vernarbung als Folge von Superinfektionen.

Behandlung. Die Behandlung ist symptomatisch und entspricht weitgehend der bei Kuhpocken (s. unter 3.15.1).

3.15.4 Maul- und Klauenseuche

Erreger: Maul- und Klauenseuchenvirus

Die *Übertragung* der beim Menschen seltenen Erkrankung erfolgt durch direkten Kontakt mit infizierten Weidetieren (meist Rinder oder Schafe), mit infizierten Gegenständen oder nichtpasteurisierter Milch. Nach einer Inkubationszeit von 2–18 Tagen kommt es klinisch zu Fieber, Kopfschmerzen, Krankheitsgefühl und zur Entwicklung von Aphthen im Bereich der Mundschleimhaut, der Zunge und der Lippen, aus denen sich Ulzera mit umgebender ödematöser Schwellung entwickeln können, sowie von Bläschen an Handtellern und Fußsohlen. Im Normalfall heilen die Hautveränderungen spontan im Verlauf einer Woche ab; die Temperaturen sind bereits nach wenigen Tagen rückläufig.

Behandlung. Die Behandlung ist symptomatisch und entspricht der für die Hand-, Fuß- und Mundkrankheiten.

3.16 Impfkalender

Die folgenden Impfempfehlungen für Kinder und Jugendliche (Tabelle 3.13) und für Erwachsene (Tabelle 3.14) richten sich nach den Impfempfehlungen der Ständigen Impfkommission des Bundesgesundheitsamtes („STIKO", Stand Juli 1991) und beschränken sich nicht ausschließlich auf viral bedingte Erkrankungen. Zusätzliche Informationen über erforderlichen Impfschutz bei Auslandsreisen können aus der WHO-Broschüre: International Health and Travel Vaccination Requirement and Health Advice (WHO Genf 1992) entnommen werden.

Tabelle 3.13. Impfkalender für Kinder und Jugendliche, nach Lebensalter geordnet

Alter	Impfung	Durchführung
ab **3. Monat**	Diphtherie-Pertussis[a]-Tetanus (DPT-Impfung)	3 × alle 4 Wochen
	Haemophilus influenzae Typ b	2 × im Abstand von mind. 6 Wochen mit 1. und 3. DPT-Impfung (kontralateral)
	Poliomyelitis	2 × trivalente Schluckimpfung im Abstand von mind. 6 Wochen mit 1. und 3. DPT-Impfung
ab **15. Monat**	Masern, Mumps, Röteln	Kombinationsimpfstoff (siehe Tabelle 3.4)
	DPT-Impfung	4. Injektion (Abschluß Grundimmunisierung)
	Haemophilus influenzae Typ b	3. Injektion (ggf. mit 4. DPT-Injektion)
	Poliomyelitis	3. trivalente Schluckimpfung
ab **6. Jahr**	Masern, Mumps, Röteln	Wiederimpfung
	Tetanus/Diphtherie	Auffrischimpfung; Td-Impfstoff verwenden
	Nachholimpfungen	
ab **10. Jahr**	Poliomyelitis	Wiederimpfung als trivalente Schluckimpfung
11.–15. Jahr	Röteln	Alle Mädchen, auch wenn bereits geimpft
	Tetanus/Diphtherie	Auffrischimpfung mit Td-Impfstoff. Abstand zur letzten Impfung nicht mehr als 5 Jahre

[a] Für Kinder mit progressiven neurologischen Erkrankungen oder mit Krampfleiden gelten besondere Richtlinien!

Tabelle 3.14. Impfungen für Erwachsene

Impfung gegen	Indikation/Reiseziel	Durchführung
Cholera	Nur wenn vom Einreiseland verlangt	0,5 ml, nach 1–4 Wochen 1 ml
Diphtherie	Bei Epidemien; Erhaltung des Impfschutzes	d-Impfstoff, 5 IE
FSME	Vor Reisen in Endemiegebiete, nach Zeckenbiß in Endemiegebieten	Grundimmunisierung: 2 Injektionen im Abstand von 1–3 Monaten. Auffrischimpfung 9–12 Monate später und alle 3 Jahre
Gelbfieber	Einige Länder in Mittel- und Südamerika (BGA-Merkblatt Nr. 27)	Impfschutz für 10 Jahre
Hepatitis B	Gefährdetes (z.B. medizinisches) Personal, Risikogruppen, enge Kontake mit HBsAG-positiven Personen Reisen in HB-Endemiegebiete, postexpositionell mit infektiösem Material, Dialysepatienten oder Patienten mit häufigen Bluttransfusionen. Neugeborene HBsAg-positiver Mütter	Impfung nach Herstellervorschriften; HBsAg-pos.-Kontrolle des Impferfolges erforderlich, Wiederimpfung je nach Antikörpertiter bzw. 5 Jahre nach abgeschlossener Grundimmunisierung. Bei Stichverletzung: gleichzeitige Gabe von Hepatitis B-Immunglobulin!
Influenza	Medizinisches und Pflegepersonal mit Kontakt zu Kranken. Bei Pandemien. Personen über 60 Jahre (vgl. BGA Merkblatt Nr. 11)	Impfstoff mit aktueller Antigenkombination
Meningokokken	Exponierte Personen in Endemiegebieten (Teile Afrikas, Brasilien, Südhimalaya)	Impfungen gegen Serotypen A und C nach Herstellerangaben
Pneumokokken	Bei Risikopatienten	frühestens nach dem 2. Lebensjahr
Poliomyelitis	Bei Reisen in warme Gebiete, wenn letzte Impfung mehr als 10 Jahre zurückliegt	1 Schluckimpfung mit trivalentem Impfstoff
Röteln	Junge Frauen ab 14 Jahre mit fehlendem oder nicht ausreichendem Rötelnantikörpertiter	Konzeptionsschutz nach der Impfung für mindestens 3 Monate; bei Wochenbettimpfung ist Kontrolle des Impferfolges erforderlich
Tetanus	Auffrischung alle 10 Jahre	Td-Impfstoff, bei Verletzungen (außer: Bagatelltraumen): aktive und passive Immunisierung gleichzeitig, falls Verletzung > 24 h zurückliegt oder bisher weniger als 2 Impfungen erfolgt sind
Tollwut	Präexpositionell bei gefährdeten Personen (z.B. Tierärzte, Jäger) nach Biß durch infizierte Tiere	Impfung nach Herstellerangaben; bei postexpositioneller Impfung gleichzeitig aktive und passive Immunisierung
Typhus	Bei Reisen in Endemiegebiete	Impfung nach Herstellerangaben
Tuberkulose	Exponierte, tuberkulinnegative Personen (einschließlich Neugeborene)	BCG-Impfung i.c.
Varizellen	Besonders gefährdete Patienten; passive Immunisierung bei Neugeborenen von Müttern, die 7 Tage vor bis 2 Tage nach der Geburt an Varizellen erkrankten (s. S. 72)	Impfung nach Herstellerangaben

Literatur

Albrecht G (1986) Condylomata acuminata. Neuere Aspekte zur Klinik, Pathogenese und Therapie. Z Hautkr 61: 457–462

Baker DA, Douglas JM, Buntin DM, et al. (1990) Topical podofilox for the treatment of condylomata acuminata in women. Obstet Gynecol 76: 656–659

Banett M et al. (1990). Feline cowpox virus infection. J Small Animal Proct 31: 167–173

Bauer HM, Ting Y, Greer CE et al. (1991) Genital human papilloma virus infection in female university students as determined by a PCR-based method. JAMA 265: 472–477

Baxby D (1977) Is cowpox misnamed? A review of 10 human cases. Br Med J 1: 1379–1381

Benedetti PP, Scambia G, Baiocchi G et al. (1989) Randomized clinical trial comparing systemic interferon with diathermocoagulation in primary multiple and widespread anogenital condyloma. Obstet Gynecol 74: 393–397

Bernstein JE, Korman NJ, Bickers DR et al. (1989) Topical capsaicin treatment of chronic postherpetic neuralgia. J Am Acad Dermatol 21: 265–270

Beutner K, Conant M, Friedman-Kien AE (1988) Patient applied podofilox for the treatment of genital warts. Lancet I: 831–834

De Villiers EM (1989) Heterogeneity of the human papilloma group. J Virol 63: 4899–4903

Donofrio P, Walter F, Hust V et al. (1991) Treatment of painful diabetic neuropathy with topical capsaicin. Ann Intern Med 151: 2225–2229

Dunkle LM, Arvin AM, Whitley RJ et al. (1991) Acyclovir treatment of varicella in otherwise healthy children. New Engl J Med 325: 1539–1544

Duus BR, Philipsen T, Christensen JD, Sondergaard J (1985) Refractory condylomata acuminata: a controlled clinical trial of carbon dioxide laser versus conventional surgical treatment. Genitourin Med 61: 703–707

Erlich KS, Jacobson MA, Koehler JE et al. (1989) Foscarnet therapy for severe acyclovir-resistant herpes simplex virus type 2-infections in patients with AIDS. Ann Intern Med 110: 710–713

Eron LJ, Judson F, Tucker S, Prawer S (1986) Interferon therapy for condylomata acuminata. N Engl J Med 315: 1059–1064

Erpenbach K, Derschum W, Vietsch H (1990) Adjuvant-systemische interferon-alpha 2b-Behandlung bei therapieresistenten anogenitalen Condylomata acuminata. Urologe 29: 43–45

Ferenczy A, Mitao M, Nagai N et al. (1985) Latent papillomavirus and recurrent genital warts. N Engl J Med 313: 784–788

Greenberg MD, Rutledge LH, Reid R et al. (1991) A double-blind, randomized trial of 0.5 % podofilox and placebo for the treatment of genital warts in women. Obstet Gynecol 77: 735–739

Gross G (1987) Interferone zur Behandlung von Condylomata acuminata. Dtsch Med Wochenschr 112: 571

Gross G, Ikenberg H, Roussaki A et al. (1986) Systemic treatment of condylomata acuminata with recombinant interferon alpha 2a: low-dose superior to the high-dose regimen. J Chemotherapy 32: 537–541

Gross G, Roussaki A, Pfister H (1988) Die postoperative Interferon-Hydrogel-Behandlung. Hautarzt 39: 684–687

Hohenleutner U, Landthaler M, Braun-Falco O (1990) Postoperative adjuvante Therapie mit Interferonalfa-2b nach Laserchirurgie von Condylomata acuminata. Hautarzt 41: 545–548

Hohenleutner U, Landthaler M, Braun-Falco O et al. (1988) Condylomata acuminata gigantea (Buschke-Löwenstein-Tumor). Behandlung mit dem CO_2-Laser und Interferon. Dtsch Med Wochenschr 113: 985–987

Huff CJ, Bean B, Balfour HH et al. (1988) Therapy of herpes zoster with oral acyclovir. Am J Med 85 [Suppl 2A]: 84–88

Kaplowitz LG, Baker D, Gelb L (1991) Prolonged continuous acyclovir treatment of normal adults with frequently recurring genital herpes simplex virus infection. JAMA 265: 747–751

Kea S, Tang N, Isenberg M, Storrey B et al. (1988) Topical interferon for treating condyloma acuminata in women. J Infect Dis 158: 934–939

Kraus SJ, Stone KM (1990) Management of genital infection caused by human papillomavirus. Rev Infect Dis 12: 620–632

Krebs H, Wheelock J (1985) The CO_2 Laser for recurrent and therapy-resistant condylomata acuminata. J Reproduct Med 30: 489–492

Kryger-Baggesen N, Larsen J, Pedersen P (1984) CO_2-Laser treatment of condylomata acuminata. Acta Obstet Gynecol Scand 63: 341–343

Landthaler M, Haina D, Brunner R et al. (1986) Laser therapy of bowenoid papulosis and Bowen's disease. J Dermatol Surg Oncol 12: 1253–1257

Ling MR (1992) Therapy of genital human papilloma virus infections. Part I: Indications for and justification of therapy. Intern J Dermatol 31: 682–686

Lutzner MA, Blanchet-Bardon C (1985): Epidermodysplasia verruciformis, In: Recent development in clinical research. Orfanos CE (Ed.), Karger, Basel, pp. 164–185

McCarthy GM, McCarty DJ (1992) Effect of topical capsaicin in the therapy of painfull osteoarthritis of the hands. J Rheumatol 19: 604–607

Mindel A, Faherty A, Carney O et al. (1988) Dosage and safety of long-term suppressive acyclovir therapy for recurrent genital herpes. Lancet I: 926–928

Olsen EA, Kelly FF, Vollmer RT et al. (1989) Comparative study of systemic interferon alfa-N1 and isotretinoin in the treatment of resistant condylomata acuminata. J Am Acad Dermatol 20: 1023–1030

Perrillo RP, Schiff ER, Davis GL et al. (1990) A randomized, controlled trial of interferon alfa-2b alone and after prednisone withdrawal for the treatment of chronic hepatitis B. N Engl J Med 323: 295–301

Petersen CS, Bjerring P, Larsen J et al. (1991) Systemic interferon alpha-2b increases the cure rate in laser treated patients with multiple persistent genital warts: a placebo-controlled study. Genitourin Med 67: 99–102

Raynor HC, Atkins RL, Westermann RA (1989) Relief of local stump pain by capsaicin cream. Lancet II: 1276–1277

Reichman RC, Oakes D, Bonnez W (1988) Treatment of condyloma acuminatum with three different interferons administered intralesionally; a double-blind, placebo controlled trial. Ann Intern Med 108: 675–679

Reichman RC, Oakes D, Bonnez W et al. (1990) Treatment of condylomata acuminata with three different alpha-interferon preparations administered parenterally: a double-blind, placebo-controlled trial. J Infect Dis 162: 1270–1276

Reid R, Greenberg MG, Pizzuti DJ et al. (1990) Superficial laser vulvectomy. IV. Extended laser vaporization and adjunctive 5-fluorouracil therapy of human papillomavirus-associated vulvar disease. Obstet Gynecol 76: 439–448

Straus SE, Croen KD, Sawyer MH et al. (1988) Acyclovir suppression of frequently recurring genital herpes. Efficacy and diminishing need during successive years of treatment. JAMA 260: 2227–2230

Tiedemann KH, Ernst TM (1988) Kombinationstherapie von rezidivierenden Condylomata acuminata mit Elektrokaustik und Alpha-2-Interferon. Akt Dermatol 14: 200–204

Vance JC, Bart BJ, Hansen RC et al. (1986) Intralesional recombinant alpha-2 interferon for treatment of patients with condyloma acuminatum or verruca plantaris. Arch Dermatol 122: 273–277

Zachariae H, Larsen PM, Sogaard PM (1988) Recombinant interferon alpha-2a (Roferon-A) in a case of Buschke-Löwenstein giant condyloma. Dermatologica 177: 175–179

Zur Hausen H (1991) Human papilloma viruses in the pathogenesis of anogenital cancer. Virology 184: 9–13

Zwiorek L, Schmidt-Rhode P, Schulz KD (1989) Interferon in der Behandlung von condylomata acuminata. Geburtshilfe Frauenheilkd 49: 1001–1005

Farbabbildungen

1 Morbilli bei einer 22-jährigen Patientin

2,3 Varizella

4 Herpes simplex-Infektion, Primärmanifestation

5 Ekzema herpeticatum bei einem 17-jährigen Patienten mit atopischer Dermatitis (z.T. superinfiziert)

6,7 Zoster thoracalis 7 + 8 links bei einem jungen HIV-infizierten Mann

Farbabbildungen 97

2,3

4

5

7

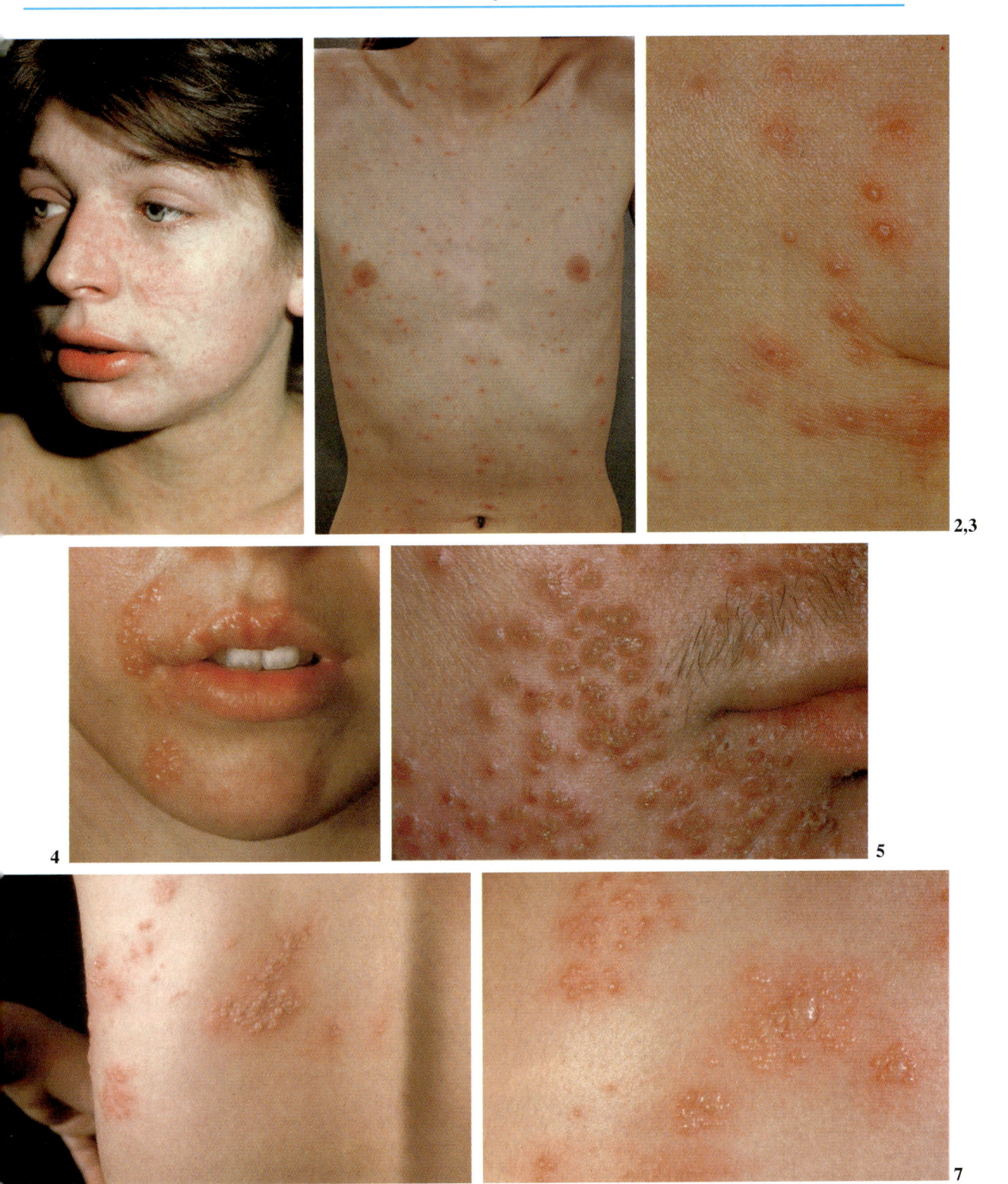

Kapitel 4 Kutane Borreliosen

4.1 Entwicklung der nosologischen
    Klassifikation 100
4.2 Erreger und Infektionsmodus 100
4.3 Klinische Bilder 101
4.4 Diagnostik 102
4.5 Behandlung. 104
4.6 Kontrollen und Prophylaxe. 106

4.1 Entwicklung der nosologischen Klassifikation

Synonyme: Erythema-migrans-Krankheit, Lyme-Krankheit, Lyme-Borreliosis
Erreger: Borrelia burgdorferi

Unter den *kutanen Borreliosen* werden hier 3 traditionelle Dermatosen zusammengefaßt, deren Erstbeschreibung durch europäische Autoren aufgrund klinischer Kriterien bereits über 50 Jahre zurückliegt. Sie wurden frühzeitig als morphologische Entitäten erkannt, doch erst kürzlich gelang es aufzuzeigen, daß sie in ihrer Gesamtheit unterschiedliche Stadien bzw. Verlaufsformen einer Anthropozoonose darstellen, die durch Borrelien hervorgerufen wird. Es handelt sich um das *Erythema chronicum migrans (ECM), die Lymphadenosis cutis benigna (LCB) und die Acrodermatitis chronica atrophicans (ACA)*. Während das ECM inzwischen zunehmend auch in anderen Kontinenten gesehen wird, blieb die ACA vor allem auf Mittel- bzw. Nordeuropa beschränkt und hat in manchen waldreichen Gegenden endemischen Charakter. In einer bemerkenswerten Abfolge klinischer Empirie, epidemiologischer und mikrobiologischer Untersuchungen gelang es schließlich 1982 in den USA, den Erreger zu isolieren.

Heute wird bei weiteren Dermatosen unbekannter Ätiologie ein Zusammenhang mit einer persistierenden Borrelieninfektion vermutet (s. Tabelle 4.1). Es erscheint zum jetzigen Zeitpunkt nicht ausgeschlossen, daß zu den genannten Erkrankungen weitere Borreliosen hinzukommen.

4.2 Erreger und Infektionsmodus

Der Erreger *Borrelia burgdorferi* (Bb) wurde erst 1981/82 aus dem Darm des Vektors, einer weit verbreiteten Zeckenart, nachgewiesen. Die verantwortliche Schildzecke ist ein blutsaugender Arthropod aus der Familie der Arachniden *Genus Ixodes*, die neben verschiedenen Nagern und anderen Kleintieren (Waldmäuse, Ratten, Schafe, Hunde, Katzen u.a.) auch den Menschen befallen und durch ihren Stich die Borrelien übertragen kann (Tabelle 4.2). Der dazu notwendige Biotop sind Mischwälder mit dichtem Unterholz und Buschwerk, wo die Zecke in indirektem gedämpften Licht tagsüber, aber auch nachts aktiv sein kann. Im gemäßigten Klima Mitteleuropas sind die Monate März bis Mai und September bis November die Zeit größter Aktivität. Eine *Multiorganerkrankung* in verschiedenen Stadien ist die Folge, wobei der Erreger im Körper offenbar über längere Zeit persistieren kann. Bei Infektionen während der Schwangerschaft kann es zur Übertragung der Borrelien auf den Föten kommen, evtl. mit Abort bzw. Fruchtschädigung. In den waldreichen Gegenden Deutschlands sowie in Frankreich und in der Schweiz sind die Zeckenbestände in der Regel zu *3–5 %*, regional bis zu *30 %* mit Borrelien infiziert, allerdings führt nicht jeder Stich zur Erregerübertragung. Allenfalls bei 1/5–1/4 aller Stiche durch infizierte Zecken ist mit einer klinischen Symptomatik zu rechnen, erfolgte Übertragungen bleiben zum

Tabelle 4.1. Historischer Rückblick

1902	Beschreibung der Acrodermatitis chronica atrophicans (Herxheimer)
1909/1921	Beschreibung des Erythema chronicum migrans (Afzelius; Lipschütz)
1943	Beschreibung der Lymphadenosis benigna cutis (Baeverstedt)
1948–1960	Nachweis von Spirochäten in der befallenen Haut; erfolgreiche Behandlung von ECM, LBC und ACA durch Penicillin; Erkennung der Bedeutung von Zecken als Vektor; diverse Übertragungsversuche
1977	Beschreibung der Lyme-Krankheit
1978	Epidemiologischer Verdacht auf Beziehungen zu vorausgegangenen Zeckenstichen
1982	Nachweis und Isolierung der Borrelien aus der Zecke Ixodes dammini (Burgdorfer)
1984–1990	ECM, LBC und ACA werden als Borreliose gesichert; Nachweis und z. T. Züchtung des Erregers aus weiteren Dermatosen (z. B. Morphea, Lichen sclerosus et atrophicans)

Tabelle 4.2. Borrelieninfektion

Vorkommen	Vorwiegend in gemäßigten Klimazonen der Nordhemisphäre, Europa, USA, Asien, Nordafrika
Vektor	*Ixodes ricinus* (Europa) *Ixodes dammini* (USA) *Ixodes pacificus* (USA) *Ixodes scapularis* (USA) *Ixodes persulcatus* (Japan)
Erreger	Borrelia burgdorferi Gramnegative Spirochäten, 10–30 μm lang, 0,2–0,3 μm breit; 7–11 periplasmatische Flagellen und Hüllmembran, schlängelnde korkenzieherartige Bewegungen, Generationszeit: 8–24 h
Erregernachweis	Gramfärbung, Silberimprägnation (Warthin-Starry-Färbung, immunhistochemisch mittels monoklonaler AK, Kultur, PCR)

Teil auch asymptomatisch. In solchen Fällen können lediglich serologische Titerbewegungen auf die Infektion hinweisen. Die Bewertung derartiger serologischer Befunde als persistierende Infektion oder als serologische Narbe bleibt jedoch noch unklar bzw. ist umstritten. Andererseits kommen offensichtlich seronegative Infektionen vor, die erst durch aufwendige Testverfahren aufgedeckt werden können (z. B. GM-CSF-Sekretions-Test, PCR). Vor allem Waldspaziergänger, Tierhalter, Waldarbeiter, Förster etc. sind gefährdet, an einer Bb-Infektion durch Zeckenstiche zu erkranken.

4.3 Klinische Bilder

Klinisch manifestiert sich die Infektion mit Borrelia burgdorferi als Multiorganerkrankung, wobei vor allem die Haut, die Gelenke, das Nervensystem und das Herz (Myokard) betroffen sein können. Doch das klinische Bild kann sehr unterschiedlich sein und im Einzelfall weitere Organe miteinbeziehen. Da die Übertragung des Erregers durch den Zeckenstich über die Haut erfolgt, steht die *Haut* als *primäres Manifestationsorgan* im Vordergrund.

Der *Verlauf* der Borrelieninfektion zeigt zunächst eine akut-entzündliche Phase, die am Infektionsort abläuft; wenige Wochen später kennzeichnen Allgemeinsymptome und wandernde Gliederschmerzen die Dissemination des Erregers, der sich in der Haut sichtbar ausbreitet (= *Erythema migrans*). Bei Kindern ist diese Phase mit einem E. migrans offenbar seltener (25–50 %) als bei Erwachsenen.

Als nächstes kann an der Haut ein Zwischenstadium auftreten, das in manchen Fällen durch eine starke örtliche lymphoproliferative Reaktion gekennzeichnet ist und lymphfollikelartigen Strukturaufbau zeigt (= *Lymphadenosis benigna cutis Baeverstedt*). Kardiale und neurologische Komplikationen können in dieser Phase zusätzlich vorkommen. Arthritis bzw. Arthropathien sind für die Lyme-Borreliose in den USA, die vor allem bei Kindern häufig auftritt, charakteristisch.

Nach Jahren sind atrophische Veränderungen der Haut an den Akren zu erwarten, die bereits vor vielen Jahren in Europa ohne Kenntnis der kausalen Zusammenhänge als *Acrodermatitis chronica atrophicans* von Herxheimer beschrieben wurden (ACA). Erst nachträglich wurde klar, daß ACA der Endzustand einer Bb-Infektion ist.

Neben diesen 3 Dermatosen, die als Folge einer Bb-Infektion gesichert sind, stehen wahrscheinlich auch Fälle zirkumskripter Sklerodermie und der Lichen sclerosus et atrophicans mit einer Bb-Infektion in Verbindung. Allerdings herrscht zur Zeit noch keine Klarheit über die Signifikanz der erhobenen Befunde (Serologie, Erregernachweis aus dem Gewebe), zumal ihre Aussagekraft bisweilen angezweifelt wird. In neuerer Zeit wurde ein ätiologischer Zusammenhang zwischen Morphea mit einer Bb-Infektion insbesondere von angelsächsischen Autoren immer wieder verneint. Assoziationen positiver Bb-Serologie (IFT, Elisa) mit Morphea fehlen gänzlich im nordamerikanischen Raum, im Gegensatz zu Berichten aus Deutschland, Österreich und der Schweiz. Für diese Diskrepanzen könnten unter anderem das geographische Verteilungsmuster unterschiedlicher Zeckenarten sowie unterschiedlicher Borreliarten eine Rolle spielen.

In Spätstadien einer serologisch noch bestehenden Borreliose wurden schließlich lymphoide *Neoplasien* mit oder ohne ACA beschrieben, die den kutanen B-Zell-Lymphomen zuzurechnen

Tabelle 4.3. Klinisches Bild kutaner Borreliosen

Gesicherte kutane Borreliosen
Erythema (chronicum) migrans, ECM
Lymphadenosis benigna cutis, LBC (Lymphozytome)
Acrodermatitis chronica atrophicans, ACA
Borrelienassoziierte Dermatosen
Zirkumskripte Sklerodermien (Morphea)
Lichen sclerosus et atrophicans und Mischformen
Kutane Pseudolymphome und lymphoide Neoplasien (CBCL)
Auf Borrelienassoziation verdächtig
werden zur Zeit untersucht: Atrophoderma, Anetodermien, Granuloma anulare, eosinophile Fasziitis, Panniculitis, Purpura Schönlein-Henoch u.a.

sind. Der Umfang der borrelienassoziierten Dermatosen ist zur Zeit noch Gegenstand intensiver Forschung.

Während sich das ECM als Leitsymptom der Bb-Infektion mit einer oft damit verbundenen Allgemeinsymptomatik (Abgeschlagenheit, Fieber, grippale Beschwerden etc.) wenige Tage oder höchstens 2–3 Wochen nach dem Zeckenstich entwickelt und in der Regel 4–6 Wochen später allmählich spontan verschwindet, kann die Infektion stumm verlaufen bzw. weiter persistieren, da der Erreger nicht völlig eliminiert wurde. In den Folgephasen treten *rheumatische* (= Lyme-Krankheit) oder *neurologische* Krankheitsbilder auf (Polyneuritis, Meningoradikulitis), evtl. ist mit Karditis bzw. Myokarditis zu rechnen. Der wechselnde Befall von *Haut, Gelenken, ZNS* und *Herz* bildet eine variable Symptomatik der Bb-Infektion, die das weitere klinische Bild im Einzelfall prägt. Bei über 50 % aller Kranken mit ECM ist in Europa ohne gezielte Behandlung eine spontane Abheilung der Bb-Infektion zu erwarten, mit einer späteren Arthropathie ist bei ca. 10–15 % der Fälle zu rechnen. In den USA ist demgegenüber der Anteil arthropatischer Zustände im 2. Stadium der Infektion deutlich häufiger, eine Herzbeteiligung ist auf 4–8 % anzusetzen.

Die Lymphadenosis benigna cutis bzw. borrelieninduzierte Lymphozytome treten 3 oder mehrere Monate nach der Infektion auf, meist im Bereich des Zeckenstiches, später aber auch davon unabhängig (Ohren, Nacken, Mamillen u.a.). Mit ihrem Auftreten ist bis zu 1 Jahr nach der Infektion – vor allem bei Kindern – zu rechnen. Sie können gelegentlich in einen Tumor übergehen, der histologisch nicht von einem B-Zell-Lymphom zu unterscheiden ist, auch nicht mit modernen immunhistochemischen Methoden, oder einem solchen entspricht. Disseminierte Herde, vor allem im Bereich der Weichteile, und auch Rezidive nach diversen Therapien wurden beschrieben.

Eine ACA tritt mehrere Jahre nach einer nicht-ausgeheilten Bb-Infektion bevorzugt bei älteren Frauen auf. Sie beginnt mit einer entzündlich-ödematösen Phase und geht allmählich in die atrophische Endphase über, häufig mit streifenförmigen Rötungen und sklerodermiformen Läsionen sowie mit fibroiden Knoten in Gelenknähe vergesellschaftet. Lymphoide Hauttumoren bzw. kutane B-Zell-Lymphome wurden bei einer ACA mehrfach beobachtet.

4.4 Diagnostik

Die aussagekräftigste, wenn auch am schwierigsten anzuwendende Methode zum Nachweis einer Borrelieninfektion ist die Anzüchtung des Erregers. Diese gelingt im Frühstadium relativ leicht, bei chronischen Manifestationen jedoch selten. Neben dem direkten Erregernachweis kommen dem klinischen Erscheinungsbild und der Anamnese ein entscheidender Wert zu. So stellt das typische klinische Bild eines Erythema migrans auch ohne positive Borrelienserologie eine Indikation zur antibiotischen Behandlung dar. Wichtige anamnestische Angaben sind Zeckenstiche, ein durchgemachtes Erythema migrans und der Aufenthalt in waldreichen Gebieten unter 1000 Höhenmetern.

Am häufigsten werden in der Routinediagnostik *serologische Untersuchungen* eingesetzt, z.B. die Kombination eines Flagellin-ELISA als Suchtest mit einem Westernblot als Bestätigungstest. Zusätzlich wird ein Immunfluoreszenztest (IFT) bei der Beurteilung von Titerverläufen (IgG, IgM) hilfreich sein, bei denen darauf zu achten ist, daß Techniken mit einer an regionalen Vergleichskollektiven ermittelten, genügend hohen

```
● Serokonversion                    ┌─────────┐         Keine
  (humorale Reaktion) bei           │  Stich  │─────→   Infektion
  subklinischem Verlauf             └─────────┘
                                         ↓
                                     Infektion
```

● **Frühphase**
  Stadium I
  ca. 1–8 Wochen

  Allgemeine Symptome
  ▷ Erythema migrans
  ▷ Borrelienlymphozytom

  evtl. Boostereffekte durch Re- oder andere Infektionen?

  Spontanheilung

  hämatogen!/ lymphogen?

● **Spätphase**
  Stadium II
  (Monate bis 1 Jahr)

  ▷ Panniculitis
  ▷ Meningopolyneuritis
  ▷ Karditis
  ▷ Arthralgien/itis
  ▷ Myalgien
  ▷ Ophthalmitis

  evtl. Boostereffekte durch Re- oder andere Infektionen?

  Spontanheilung?

  evtl. Boostereffekte durch Re- oder andere Infektionen?

● **Chronische Phase**
  Stadium III
  (1–10 Jahre)

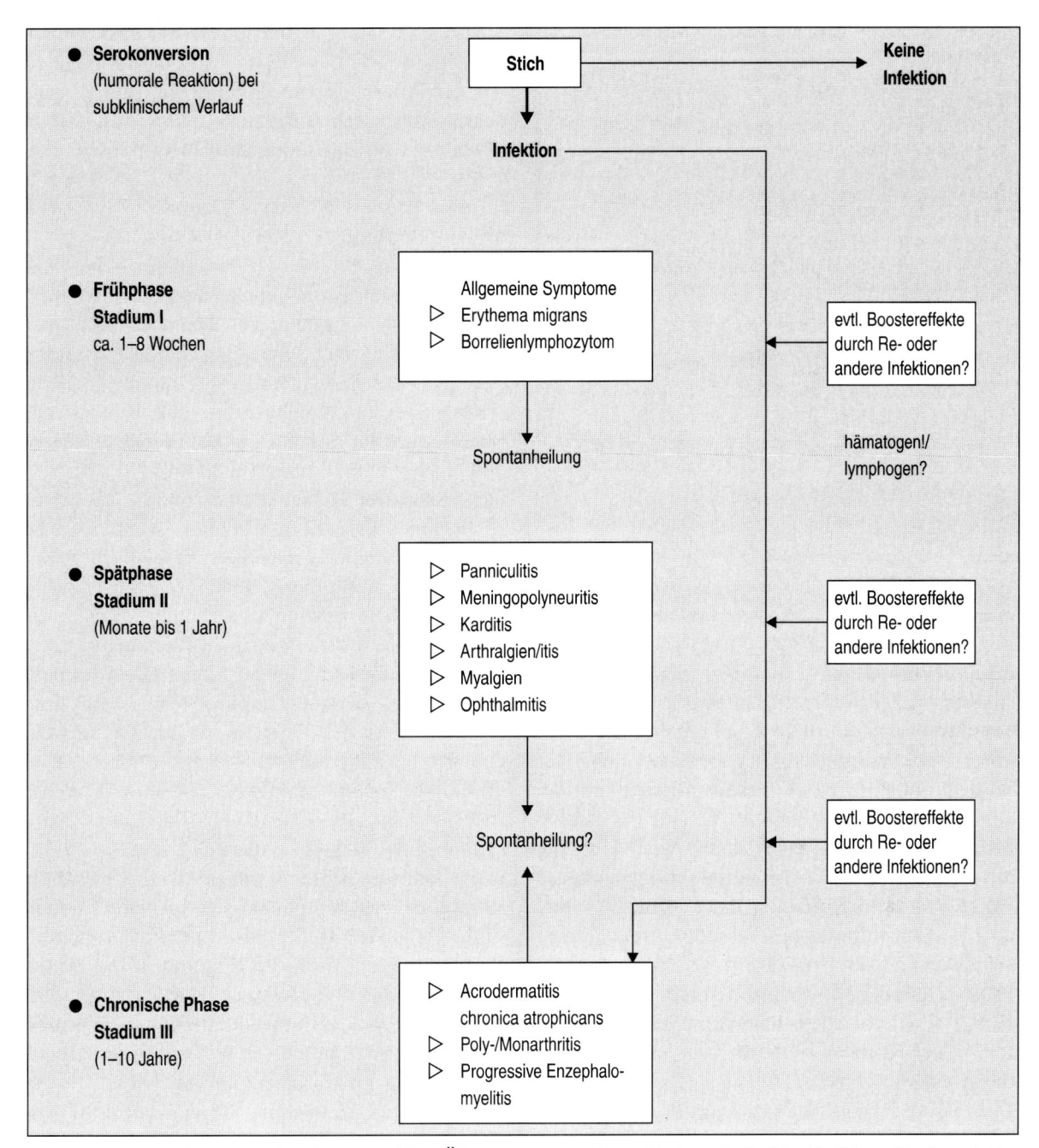

  ▷ Acrodermatitis chronica atrophicans
  ▷ Poly-/Monarthritis
  ▷ Progressive Enzephalomyelitis

Abb. 4.1. Ausbreitung und Stadienverlauf der Übertragung von Borrelia burgdorferi in die Haut (Zeckenstich)

Sensitivität und Spezifität eingesetzt werden. IgM-AK gegen das 41-Kd-Flagellinprotein zeigen nach 2–3 Wochen (ELISA) bzw. 1–2 Wochen (Westernblot) die Erst- bzw. Reinfektion an. Im weiteren Verlauf der Erkrankung werden IgG- und IgM-AK gegen das 31- bzw. 34 Kd OspA bzw. OspB, das 39 Kd sowie andere Proteine (20–22 Kd) gebildet. Patienten mit Langzeitpersistenz des Erregers (ACA) sind zu fast 100 % IgG-positiv. Im Krankheitsschub bzw. in Reaktion auf die Therapie (Zerfall von Erregern) können wieder IgM-AK auftreten.

Bei dermatologischen Erkrankungen bestehen histologische Nachweismöglichkeiten (z.B. mittels der Warthin-Starry-Färbung), die durch die zusätzliche Einführung borrelienspezifischer

Tabelle 4.4. Diagnostik der Borrelia-burgdorferi-Infektion

Humorale Tests
 IFT
 ELISA
 Westernblot

Erregernachweis
 Kulturversuch (BSK-Medium)
 Histologischer Schnitt (Versilberungstechniken, Warthin-Starry)
 Elektronenmikroskopie

Immunhistochemie (monoklonale monospezifische Antikörper, APAAP)

Zelluläre Tests: spezifische zelluläre Immunreaktion (PBMC-Proliferation, GM-CSF-Sekretion in vitro)

In-situ-Hybridisierung (?)

PCR-Nachweis

monoklonaler Antikörper verbessert werden konnten.
Die Bedeutung von *T-Zellassays* in der Diagnostik der kutanen Borreliosen ist noch nicht allgemein etabliert; derartige Tests haben aber ihren Platz in der erweiterten Diagnostik seronegativer Verdachtsfälle. Einzelne Arbeitsgruppen konnten eine teils frühe, teils erst im Verlauf der Krankheit stärkere T-Zellantwort nachweisen. In Fällen mit positiver zellulärer Immunreaktion wurde ein Abfallen des Stimulationsindex nach antibiotischer Behandlung beschrieben. Trotz dieser erfolgversprechenden Ansätze erfordert die Interpretation positiver zellulärer Immunreaktionen in vitro, vor allem bei seronegativen Patienten, in der Regel eine Absicherung der Diagnose durch weitere Untersuchungen.
Hier bietet sich der Nachweis von *Borrelien-DNA* mit der *Polymerasekettenreaktion (PCR)* an. Obwohl sich der Einsatz der PCR noch im Experimentierstadium befindet, könnte die PCR in Zukunft eine wertvolle diagnostische Hilfe bei Erkrankungen mit fraglicher Borrelienätiologie werden.
Bei Autoimmunerkrankungen, positiver Luesserologie und bei Malignomen muß mit kreuzreagierenden Antikörpern gerechnet werden, die die Interpretation serologischer Befunde erschweren. Wegen mangelnder Standardisierung und oft unzureichend bekannter Sensitivität und Spezifität sollten sich die diagnostischen Maßnahmen vor Einleitung einer Therapie auf gut abgesicherte Methoden beschränken, um eine *„Überdiagnose"* von Bb-Infektionen zu vermeiden.

4.5 Behandlung

Infektionen mit Borrelia burgdorferi zeigen häufig eine Selbstheilungstendenz. Dennoch wird der Arzt bei gesicherter Dianose auf eine Behandlung drängen müssen, die den Erreger eliminiert. Nicht selten kann im Anschluß an eine insuffiziente Behandlung der Erreger aus der Haut verschwinden, in anderen Organen aber bestehenbleiben, möglicherweise aufgrund einer unterschiedlichen Bioverfügbarkeit des gewählten Medikaments. Der Einsatz einer geeigneten antibiotischen Bb-Therapie ist in der Lage, die klinischen Manifestationen der Bb-Infektion zu verhindern bzw. bestehende kutane Borreliosen zur Abheilung zu bringen. Der weitere Verlauf der Infektion wird zudem durch diese Therapie unterbrochen, so daß eine Dissemination des Erregers auf andere Organe unterbleibt. Eine frühe und sichere Diagnose ist somit von großer praktischer Bedeutung. *Jedes ECM muß wegen der Gefahr späterer Komplikationen ausreichend behandelt werden.*
Borrelien sind Mikroorganismen, die im allgemeinen auf Antibiotika gut ansprechen; dennoch sind für eine stadiengerechte, differenzierte Behandlung die Wahl des Präparates, die Dosierung und die Dauer seines Einsatzes für den Langzeiterfolg entscheidend. In Frage kommen sowohl *bakteriostatische* (z. B. Doxycyclin, Tetracycline) wie auch *bakterizide* Antibiotika (z. B. hochdosiertes Penicillin, Cephalosporine). In vitro erwies sich Borrelia burgdorferi besonders empfindlich auf Tetracycline, β-Laktamantibiotika (Ampicillin/Amoxicillin), Cephalosporine und Imipenem. Gyrasehemmer sind hingegen unwirksam, auch Minocyclin hat selbst in höherer Dosierung keine zuverlässige Wirkung.
Für relativ frische Fälle in den *Stadien I oder I/II* (ECM oder frühe Lymphozytome) empfiehlt sich somit am ehesten die Gabe von Doxycyclin (z. B. Vibramycin®, Azudoxat®) in einer Dosis von 2 × 100 mg/d p. o. über 2, am besten über 3 Wochen.

Tabelle 4.5. Kutane Borreliosen und ihre stadiengerechte Standardbehandlung

Stadium I
ECM
Inkubationszeit: 10 Tage – ca. 3 Wochen. Nach 3–90 Tagen zentrale Abblassung und zentrifugale Ausbreitung mit Dissemination (3–8 Wochen): Kopfschmerzen, Gliederschmerzen, Krankheitsgefühl. Abheilung nach insgesamt ca. 10 Wochen mit oder ohne Elimination des Erregers.

Therapie: Doxycyclin 2 × 100 mg/d p. o. über 2–3 Wochen

Alternativen: Tetracycline, Ampicillin, Cephalosporine

Stadium II
LBC
Nach 2–6 Monaten: frühes ödematöses Stadium mit lymphozytärer Infiltration; oft Weichteile: Ohren, Mamillen, Wangen (Kinder)
→ solide lymphozytäre Tumoren; möglicher Übergang in CBCL

Therapie: Doxycyclin 2 × 100 mg/d über 3 Wochen oder evtl. Penicillin ca. 3 × 5–10 Mio. IE/d i. v. über 3 Wochen

Alternativen: Cephalosporine (Ceftriaxon, Cefotaxim)

Kinder, Schwangere (St. I, II): Ampicillin/Amoxicillin, ggf. Erythromycin

Stadium III
ACA
Nach 2–10 Jahren: Frühes infiltratives Stadium mit lividen Erythemen meist an den Extremitäten und den Akren. Übergang in das atrophische Stadium mit livider, pergamentartiger Epidermis; Assoziation mit chronischer Arthopathie und fibroiden Tumoren

Therapie: Penicillin G 3 × 10 Mio. IE/d per Inf. über 3 Wochen oder Ceftriaxon 1 × 2 g/d i. v. über 2–3 Wochen

---

Alternativen sind die üblichen Tetracycline (Hostacyclin®, Achromycin®) 2 g/d über 3 Wochen; ihre Wirkung scheint allerdings der des Doxycyclin unterlegen zu sein. Weitere Alternativen sind Amoxicillin 3 × 500 mg/d oder Erythromycin 4 × 500 mg/d. Das früher in Europa viel verwendete Penicillin ist erst in höherer Dosierung voll wirksam, d. h. im Sinne einer restlosen Eliminierung der Borrelien aus dem Körper (3 × 5–10 Mio. IE/d i. v.). Benzathinpenicillin als i. m.-Infektion dürfte in wiederholten Gaben ausreichen, doch kontrollierte Erfahrungen darüber sind spärlich. Bei Unverträglichkeiten oder sonstigen Gegenindikationen gegen eine Doxycyclintherapie ist in den frühen Stadien die Verordnung eines Cephalosporins, z. B. Cefuroxim über 3 Wochen (Zinnat® Filmtbl. 2 × 500 mg/d) vorzuziehen. Bei Kindern empfiehlt sich Cefuroxim als Saft ca. 20–30 mg/kg KG/d.

Bleiben trotz anfänglicher Therapie mit Doxycyclin oder Ampicillin weiterhin positive, *persistierende IgG- und IgM-Titer*, wäre eine erneute perorale oder – besser – parenterale Behandlung mit Cephalosporinen zu erwägen (Zinnat®, Zinacef®, Rocephin®).
In den späteren *Stadien II und III*, vor allem auch bei *extrakutanen* Manifestationen oder wenn solche befürchtet werden (fortgeschrittenes Lymphozytom, Gelenk- oder Nervenbeteiligung etc.) empfehlen wir Gaben von hochdosiertem Penicillin: ca. 10 Mio. IE als 3 × tägliche Kurzinfusion über 3 Wochen; dies kann eventuell auch nur 2 Wochen lang erfolgen, ist aber 1 × monatlich über 3 Monate zu wiederholen. Ungünstig ist es, daß eine zuverlässige serologische Testmethode als Therapiekontrolle nicht existiert. IFT-Titerbestimmungen können herangezogen werden, sind aber nicht immer aussagefähig, so daß der Arzt

vielfach eine Überdosierung des verwendeten Antibiotikums vorziehen muß, um eine optimale Behandlung, die zur völligen Elimination des Erregers führt, zu sichern. Auch ELISA- und Westernblottests sind hierfür wenig hilfreich. In allen fraglichen Fällen ist Ceftriaxon (Rocephin®) 1 × 2 g/d i.v. über 14 Tage, eventuell über 3 Wochen zu verabreichen. Das Medikament dürfte zuverlässig wirken und bei Dissemination einer Bb-Infektion mit systemischer Beteiligung als Medikament der Wahl angesehen werden. Klinisch asymptomatische Fälle mit positivem Titerbefund werden in der Regel keine therapeutische Konsequenzen nach sich ziehen. Kontrollen sind erforderlich.

● Bei *Kindern* und Infektionen *während der Schwangerschaft* ist als Erstbehandlung Amoxicillin p.o. in alters- und gewichtsadaptierter Dosierung (50 mg/kg KG/d), in der Regel 2–3 × 500 mg/d p.o. über 3 Wochen, zu empfehlen, ggf. käme Erythromycin 4 × 500 mg/d in Frage. Auch die neueren Makrolidantibiotika Azithromycin und Clarithromycin (Klacid®) sind bei Borreliosen wirksam (15 mg/kg KG/d über ca. 7–10 Tage). An die Möglichkeit einer diaplazentaren Übertragung der Borrelien ist unbedingt zu denken, und spätere Kontrollen, evtl. eine Therapie in ausreichender Dosis, sind ggf. zu veranlassen. Die Schwangerschaft selbst steht durch eine erworbene Bb-Infektion nicht unter erhöhtem Risiko. Vgl. auch S. 1192.

● Eine *prophylaktische* Behandlung mit Antibiotika ist nach einem Zeckenstich, auch in Endemiegebieten, in der Regel nicht indiziert. Das Risiko, nach einem Stich infiziert zu werden, ist in der bei weitem überwiegenden Mehrheit der Fälle geringer als 1 %. Nur unter besonderen Umständen erreicht es ca. 5 % und kann somit als Indikation angesehen werden, eine Behandlung einzuleiten. Rötungen an der Stichstelle sind nicht mit einem ECM zu verwechseln. Allenfalls bei Kindern oder bei gefährdeten Personen (z.B. bei Immunsuppression) wäre eine prophylaktische Behandlung mit Amoxicillin zu erwägen. Bei einem HIV-infizierten Patienten und borreliaassoziiertem Lymphozytom haben wir eine hochdosierte Penicillintherapie mit Erfolg durchgeführt.

Eine *Jarisch-Herxheimer-Reaktion* (Kopf- und Gliederschmerzen, Fieber, Schüttelfrost) tritt gelegentlich nach Einleitung einer antibiotischen Therapie bei einer kutanen Borreliose (wie bei anderen Spirochaetosen) ein. Ihre Schwere bleibt jedoch in Grenzen, so daß eine begleitende Kortikosteroidanwendung bei der Behandlung der Borreliosen selten erforderlich wird.

4.6 Kontrollen und Prophylaxe

Nach Abschluß der Behandlung sollten *serologische Kontrollen* (ELISA, IFT) durchgeführt werden, nach einem Zeitraum von 6 Wochen und später nach 6 Monaten. Langsam eintretende Seronegativitäten bzw. ein Titerabfall in IFT sind in vielen Fällen als Zeichen der Erregerelimination zu erwarten, doch nicht selten bleiben die Werte trotz ausreichender Antibiotikadosis unverändert. Die Kontrolle des Therapieerfolgs ist somit aus der Gesamtheit der klinisch-labordiagnostischen Symptomatik abzuleiten. Bei weiterhin hohen persistierenden Titern muß das weitere Vorgehen individuell bestimmt werden. Die 6-Monats-Kontrolle ist in der Regel abzuwarten, bevor man sich zu weiteren Maßnahmen entschließt. Blieb die durchgeführte Antibiose im Rahmen der Routinerichtlinien (z.B. Doxycyclin), so wäre es empfehlenswert, bei hohem Kontrolltiter eine hochdosierte Penicillin-Therapie (30 Mio. IE/d) oder ein Cephalosporinpräparat (Cefotaxim, Ceftriaxon) parenteral über 3 Wochen zu verabreichen.

In vielen Fällen könnten der zelluläre GM-CSF-Sekretionstest bzw. die PCR zur weiteren Klärung beitragen.

Da die zirkulierenden Antikörper für das Auftreten einer erneuten Bb-Infektion nicht relevant sind, sollte man sich in Endemiegebieten durch entsprechende Verhaltensregeln vor einer Reinfektion schützen. Dazu gehört das Meiden von Waldspaziergängen und häufiger Tierkontakte, der Schutz unbedeckter Körperteile durch entsprechende Kleidung etc.

Literatur

Abele DC, Anders KH (1990) The many faces and phases of borreliosis (II). J Am Acad Dermatol 23: 401–410

Aberer E, Stanek G (1987) Histological evidence for spirochetal origin of morphea and lichen sclerosus et atrophicans. Am J Dermatopathol 9: 374–379

Aberer E, Klade H, Stanid G, Gebhart W (1991) Borrelia burgdorferi and different types of morphea. Dermatologica 182: 145–154

Afzelius A (1910) Verhandlungen der dermatologischen Gesellschaft zu Stockholm. Arch Dermatol Syph. 101: 404

Afzelius A (1921) Erythema chronicum migrans. Acta Derm Venereol 2: 120–125

Asbrink E, Hederstedt B, Hovmark A (1984) The spirochetal etiology of erythema chronicum migrans Afzelius. Acta Derm Venereol 64: 291–295

Asbrink E, Hovmark A, Hederstedt B (1984) The spirochetal etiology of acrodermatitis chronica atrophicans Herxheimer. Acta Derm Venereol (Stockh) 64: 506–512

Asbrink E, Hovmark A, Olsson I (1986) Clinical manifestations of acrodermatitis chronica atrophicans in 50 Swedish patients. Zentralbl Bacteriol Mikrobiol Hyg [A] 263: 253–261

Asbrink E, Hovmark A (1988) Early and late cutaneous manifestations of Ixodes-borne borreliosis (erythema migrans borreliosis, lyme borreliosis). Ann NY Acad Sci 539: 4–15

Baeverstedt B (1943) Über Lymphadenosis benigna cutis. Eine klinische und pathologisch-anatomische Studie. Acta Derm Venereol 24 [Suppl 11]: 1–102

Burgdorder W, Barbour AG, Hayes SF et al. (1982) Lyme disease – a tickborne spirochetosis? Science 216: 1317–1319

Büchner SA (1989) Morphea – eine zeckenübertragene Borreliose der Haut? Ein Beitrag zur Pathogenese der zirkumskripten Sklerodermie. Z Hautkr 64: 661–669

Dattwyler RJ, Halperin JJ, Pass H (1987) Ceftriaxone as effective therapy in refractory lyme disease. J Infect Dis 155: 1322–1324

Garbe C (1991) Borreliosen der Haut – Fortschritte der Kenntnis seit Entdeckung der Lyme-Krankheit. Hautarzt 42: 356–365

Garbe C, Stein H, Gollnick H et al. (1988) Kutanes B-Zell-Lymphom bei chronischer Borrelia-burgdorferi-Infektion. Bericht über zwei Fälle und Literaturübersicht. Hautarzt 39: 717–726

Garbe C, Stein H, Dienemann D, Orfanos CE (1991) Borrelia burgdorferi-associated cutaneous B-cell-lymphoma: Clinical and immunohistologic characterization of four cases. J Am Acad Dermatol 24: 584–590

Halkier-Sorensen L, Kragballe K, Hansen K (1989) Antibodies to the Borrelia burgdorferi flagellum in patients with scleroderma, granuloma anulare and porphyria cutanea tarda. Acta Derm Venereol 69: 116–119

Hansen K, Hindersson P, Pedersen NS (1988) Measurement of antibodies against the Borrelia burgdorferi flagellum improves serodiagnosis in lyme borreliosis. J Clin Microbiol 26: 338–346

Hassler D, Riedel K, Zorn J, Preac-Mursic V (1991) Pulsed highdose cefotaxime therapy in refractory Lyme borreliosis. Lancet 338: 193

Hassler D, Zorn J, Zöller L et al. (1992) Noduläre Pannikulitis: eine Verlaufsform der Lyme-Borreliose? Hautarzt 43: 134–138

Hellerström S (1930) Erythema chronicum migrans Afzelii. Acta Derm Venereol 11: 315–318

Herxheimer K, Hartmann K (1902) Über Acrodermatitis chronica atrophicans. Arch Dermatol Syph 6: 255

Hovmark A, Asbrink E, Olsson I (1986) The spirochetal etiology of lymphadenosis benigna cutis solitaria. Acta Derm Venereol 66: 479–484

Langer K, Diem E (1988) Acrodermatitis chronica atrophicans und sklerodermiforme Hautveränderungen bei Borrelieninfektion. Hautarzt 39: 647–651

Lenhoff C (1948) Spirochaetes in aetiologically obscure disease. Acta Derm Venereol 28: 295

Liegner KB, Shapiro JR, Ramsay D et al. (1993) Recurrent erythema migrans despite extended antibiotic treatment with minocycline in a patient with persisting borrelia burgdorferi infection. J Am Acad Dermatol 28: 312–314

Lupoli S, Cutler SJ, Stephens CO et al. (1991) Lyme disease and localized scleroderma – no evidence for a common etiology. Br J Rheumatol 30: 154–156

Magid D, Schwartz B, Craft I, Schwartz JS (1992) Prevention of lyme disease after tick bites. A cost-effectiveness analysis. N Engl J Med 327: 534–541

Preac-Mursic V, Wilske B, Schierz G et al. (1987) In vitro and in vivo susceptibility of borrelia burgdorferi. Eur J Clin Microbiol. 6: 424–426

Raguin G, Boisnic S, Souteyrand P et al. (1993) No evidence for a spirochaetal origin of localized scleroderma. Brit J Dermatol 127: 218–220

Ross SA, Sanchez JL, L Taboas JO (1990) Spirochetal forms in the dermal lesions of morphea and lichen sclerosus et atrophicus. Am J Dermatopathol 12: 357–362

Schempp C, Bocklage H, Lange R et al. (1993) Further evidence for Borrelia burgdorferi infection in morphea and lichen sclerosus et atrophicus confirmed by DNA-amplification. J Invest Dermatol 100: 717–720

Schempp C, Bocklage H, Owsianoswski M et al. (1993) In-vivo- und in-vitro-Nachweis einer Borrelieninfektion bei einer morpheaähnlichen Hautveränderung mit negativer Borrelien-Serologie. Hautarzt 44: 14–18

Sigal LH (1992) Current recommendations for the treatment of lyme disease. Drugs 43: 683–699

Steere AC, Taylor E, McHugh GL, Logigian EL (1993)

The overdiagnosis of lyme disease. JAMA 269: 1812–1816

Steere AC, Groolzicki RL, Cornblatt AN et al. (1983) The spirochetal aetiology of lyme disease. N Engl J Med 308: 733–740

Wallich R, Moter SE, Simon MM et al. (1990) The Borrelia burgdorferi Flagellam-associated 41KDa antigen C („Flagellin"): molecular cloning, expression and gene amplification. Infect Immun 58: 1711–1719

Weber K, Bratzke HJ, Neubert U et al. (1988) Borrelia burgdorferi in a newborn despite oral penicillin for lyme borreliosis during pregnancy. Pediatr Infect Dis J 7: 286–289

Weber K, Schierz G, Wilske B et al. (1984) Zur Klinik und Aetiologie der Acrodermatitis chronica atrophicans. Hautarzt 35: 571–577

Weber K, Neubert U, Thurmayr R (1986) Antibiotic therapy in early erythema migrans disease and related disorders. Zentralbl Bakteriol Mikrobiol [A] 263: 377–388

Weber K, Preac-Mursic V, Reimers CD (1988) Spirochetes isolated from two patients with morphea. Infection 16: 25–26

Farbabbildungen

1,2 *Ixodes ricinus*, der Vektor für Borrelia burgdorferi, laufend und wenige Stunden nach dem Einstich

3 Erythema chronicum migrans in der linken Kniekehle bei einem 57-jährigem Mann (Borrelienserologie: IgM und IgG negativ).

4 Zwei Einstiche mit Erythema chronicum migrans am linken Ober- und Unterarm eines 5-jährigen Mädchens

5 Lymphadenosis benigna cutis Bäfverstedt am Ohrläppchen rechts bei einem 12-jährigen Mädchen

6 Acrodermatitis chronica atrophicans bei einem 48-jährigen Mann (Borrelienserologie: IgG hochtitrig positiv, IgM nicht nachweisbar)

Farbabbildungen

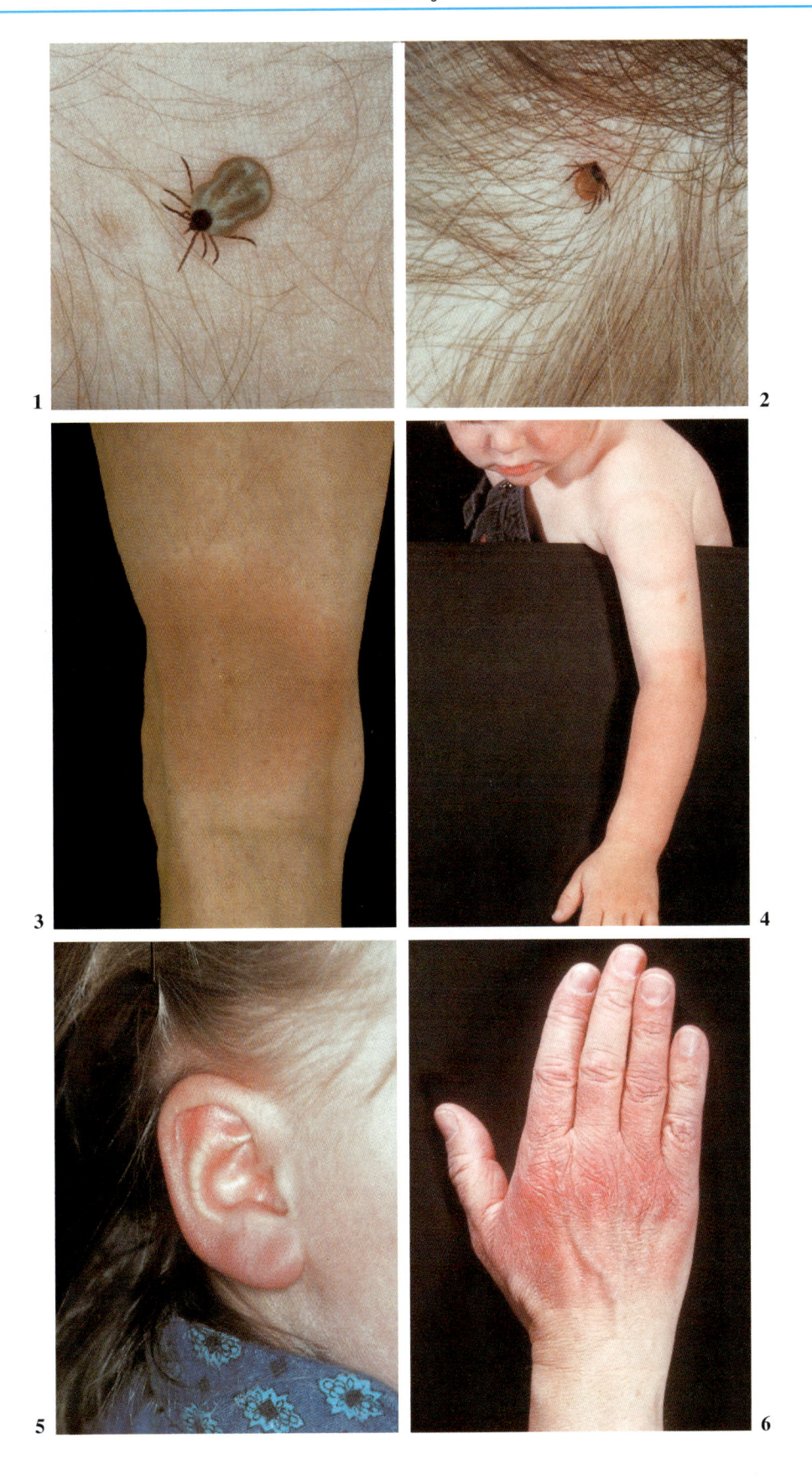

Kapitel 5 Pedikulosis und Skabies

5.1 Pedikulosis 112
5.2 Skabies 116
5.3 Andere Milbenerkrankungen 119

5.1 Pedikulosis

Synonym: Phthiriasis
Erreger: Pediculus capitis, Pediculus corporis (vestimentorum), Pediculus oder Phthirus pubis

Läuse des behaarten Kopfes und des Körpers (Kleiderläuse) kommen bei Kindern und Jugendlichen häufig vor; während der letzten Jahrzehnte sind sie in den industrialisierten Ländern des Westens zunehmend auch bei Erwachsenen anzutreffen. Bei Kindern schwarzer Hautfarbe sind sie weniger häufig. Kopf- und Kleiderläuse ernähren sich durch Blut und rufen durch ihre Stiche (Saugakt) jukkende Papeln, z.T. kleine Blutungen hervor. Dabei kann es sekundär durch den Juckreiz zu Exkoriationen und Superinfektionen (Impetigo, Furunkulose etc.) kommen. Darüber hinaus können durch den Stich von infizierten Kleiderläusen andere Infektionskrankheiten (z.B. Rückfallfieber, Fleckfieber, Typhus) übertragen werden. Ihre Bekämpfung richtet sich sowohl auf die Vernichtung der Läuse selbst als auch gegen ihre Eier, die vor allem an den Haarschäften zu finden sind. Neben dem Kopf- und dem Genitalhaar (P. pubis) können die Achselhaare, der Bart, aber auch die Augenbrauen und die Wimpern von Läusen befallen sein.

Behandlung. Die Standard-Behandlung der Pedikulosis erfolgt in vielen Ländern Europas, so auch in Deutschland, durch *Lindan*. Hierbei handelt es sich um das *γ-Isomer des Hexachlorcyclohexans (HCH)*, auch als γ-Benzene-Hexachlorid bezeichnet, in Creme- bzw. Emulsionsgrundlage. Die in Deutschland handelsübliche Emulsion Jacutin® enthält Lindan in niedriger Konzentration (0,3 %) mit Zusatz von ebensoniedrig dosiertem Benzylbenzoat (2,5 %); die Kombination ist ausgesprochen wirksam und relativ gut verträglich. Die Behandlung erfolgt an 2–3 Tagen hintereinander durch lokale Applikation über Nacht (6–8 h), wobei die behandelten Stellen morgens mit Wasser und Seife abgewaschen werden. Für den behaarten Kopf und das Genitale (Filzläuse) steht Jacutin® Gel (im Ausland: Kwell/Kwellada Shampoo: Lindan 1 %) zur Verfügung, das nach einer Kopfwäsche in das nasse Kopfhaar eingerieben wird. Je nach Präparat bzw. Konzentration wird die Substanz dort über 10–15 min bis zu 2–3 Tagen belassen und anschließend mit Wasser abgespült. Auf die jeweilige Gebrauchsanweisung ist zu achten, da Lindan z.T. resorbiert wird und in größeren Mengen toxisch wirken kann. *Wiederholungen* der Lokalbehandlung sind in der Regel zu empfehlen, vor allem, wenn eine Impetiginisierung vorliegt und das Präparat erst durch die vorhandenen Krusten eindringen muß.

Bei *Kindern und Jugendlichen* soll die Einwirkzeit reduziert werden, um eine größere Resorption zu vermeiden. Auch bei schwangeren Frauen und während der Stillzeit ist erhöhte Vorsicht geboten. Zur Sicherheit wird in solchen Fällen empfohlen, auf Schwefelpräparate bzw. Benzoylbenzoat 10 % zurückzugreifen (s. unten).

Besonderheiten. Da Lindan möglicherweise nicht alle Nissen erreicht bzw. abtötet (geringe ovizide Wirkung), wird die lokale Behandlung nach 8–10 Tagen wiederholt. Behandelte Nissen, die am Haar verbleiben, müssen jeweils aus dem nassen Haar mit einem engzinkigen Kamm bzw. mit der Pinzette einzeln entfernt werden (evtl. Wasser mit Essig ansäuern, d.h. 1 Teil Speiseessig auf 2 Teile Wasser, 10 min einwirken lassen). Bei Kleiderläusen müssen die Kleider heiß gewaschen oder trocken gereinigt und heiß gebügelt werden. Prophylaktisch sind alle Familienmitglieder zu untersuchen und ggf. mitzubehandeln. Langes Haar begünstigt das Wachstum von Kopfläusen, ebenso das Tragen von Perücken und Haarteilen. Auf weitere Kontaktmöglichkeiten (Hüte, Kämme, Bürsten etc.) muß geachtet werden. Nur selten kommen Polstermöbel als Übertragungsweg von Kopf- und Kleiderläusen in Frage. Allzu häufige Anwendungen von Lindan sind allerdings zu meiden.

Bei *Befall der Augenwimpern* sollten mehrfach täglich *Öl oder weiße Vaseline* aufgetragen und die abgeschwächten, unbeweglichen Nissen mit der Pinzette entfernt werden. Eine Alternative ist 0,5 %ige Malathionlösung (Organoderm® Lösung); gelegentlich wird auch *Fluoresceinlösung* 20 % (1–2 Tropfen) empfohlen, die die lebenden Tiere sofort abtöten soll. Anderweitig wird empfohlen, cholinesterasehemmerhaltige Augensalben zu verwenden, die zur lokalen Glaukomtherapie verordnet werden (z. B. Physostigmin, Pilokarpin-Augensalbe 2 %); allerdings resultiert daraus eine Miosis, die für den Patienten hinderlich sein kann.

Weitere Behandlungsmöglichkeiten. Neben dem weitverbreiteten Lindan stehen heute zur Läusebekämpfung weitere Präparate als Reservemedikation zur Verfügung, z. B. *Benzylbenzoat* allein oder *Malathion* (z. B. Organoderm® Lösung), die insgesamt mit weniger Nebenwirkungen behaftet sind. Auf die Läuse und die Nissen wirken diese Substanzen nach wiederholter Anwendung durchaus zuverlässig (nach 3maliger Anwendung, 1 ×/wöchentl. über 3 Wochen, nur ca. 5 % Rückfälle).

■ Als Therapeutikum erster Wahl bei Kopf- und Kleiderläusen wird heute das *Permethrin* (1–5 %) empfohlen, das aber nicht überall erhältlich ist. Dabei handelt es sich um eine Kombination *synthetischer Pyrethroide*, die in gleicher Weise wie Lindan antiparasitär wirken und gleichzeitig ovozid sind, ohne eine nennenswerte Toxizität zu entfalten. Sie werden nur geringfügig von der Haut aufgenommen und dort metabolisiert und entgiftet. Insbesondere eine Neurotoxizität ist offenbar nicht zu erwarten. Permethrinhaltige Präparate sind in vielen Ländern weltweit z. T. rezeptfrei (z. B. Nix™ Creme oder Shampoo 1 %ig, Elimite™ Creme) zu erhalten. Sie werden auf das gewaschene Haar nur 1 × 10–20 min appliziert, wobei das Haar völlig benetzt werden muß; anschließend werden sie abgespült. Die Nissen werden vom abgetrockneten Haar mit einem feinzinkigen Kamm entfernt. Falls dies nicht leicht gelingt, mit Essigwasser (1:2) vorbereiten.

■ Ein verwandtes Präparat auf dem deutschen Markt ist Goldgeist® forte, das 0,3 % natürliche *Pyrethrumextrakte, n-Hexan* pflanzlicher Herkunft, 0,7 % *Piperoxylbutoxid* und 0,9 % *Chlorokresol* enthält. Einwirkdauer bei Pediculosis capitis: ca. 30 min; für die Anwendung bei Kindern und Säuglingen s. Gebrauchsanweisung. Alternative: Jacutin® N Spray (enthält *Allethrin*, ein synthetisches Analogon des Pyrethrins und 2,5 % *Piperoxylbutoxid*), das bei Schwangeren, aber auch für die Desinfektion von Matratzen, Bettwäsche, Stoffmöbeln etc. Anwendung finden kann (1 × 30 min lang). Bei der Verwendung von Sprays ist die Gebrauchsanweisung zu beachten, der Kontakt mit den Augen und anderen Schleimhäuten kann zu Reizungen führen. Nach der einmaligen Applikation ist Kontrolle und ggf. Wiederholung der Behandlung nach 8–10 Tagen empfehlenswert.

■ *Crotamiton* [N-Ethyl-N-(2-Tolyl)-Crotonamid] wird nur selten zur antiparasitären Therapie herangezogen, aber zur Juckreizstillung gelegentlich verwendet (Crotamitex® Gel 5 %, Salbe 10 %; Euraxil® Lotio 10 %, Eurax™ 10 %). Seine Wirkung bei Kopfläusen ist weniger zuverlässig, kann aber bei umschriebenen Arealen, z. B. auch als Antiskabiosum, mit Erfolg zur Anwendung kommen.

■ Ein weiteres synthetisches, gut wirksames Pyrethroid ist *Phenothrin*, das in Deutschland nicht im Handel, aber zugelassen ist (0,2 %, Phenoderm™ Shampoo).

Sonstiges. Für die Entfernung von Läusen aus den Augenlidern wurde auch empfohlen, die befallenen Lider mit Aqua destillata o. ä. zu benetzen und mit der *Kryosonde* kurzfristig zu berühren, bis die Läuse abgetötet sind und leicht mechanisch entfernt werden können. In einer Beobachtung wurde berichtet, daß orale Behandlung befallener Individuen mit *Trimethoprim + Sulfamethoxazol* (Bactrim®) über 2–3 Tage in der üblichen Dosierung alle Kopfläuse abtötet. Allerdings muß auch die orale Behandlung nach 8–10 Tagen wiederholt werden, da nur die lebenden Parasiten, die Blut und damit auch Wirkstoffe in sich aufnehmen, auf diese Weise angegangen werden können, nicht aber ihre Eier. Das gleiche gilt für *Ivermectin* (Mectizan® Tbl. à 6 mg; Dosis: 2 × 1 à 6 mg einmalig), das neuerdings in vorläufigen Versuchen zur Bekämpfung von Epizoonosen erfolgreich zur Anwendung kam.
Zur Behandlung von Kindern s. S. 1194 f.

Toxikologische Anmerkungen. Für die antiparasitäre Therapie beim Menschen werden im allgemeinen Insektizide, z. B. zyklische *Organochlorverbindungen* (Hexachlorcyclohexan, HCH; Lindan) oder auch *organische Phosphorsäureester* bzw. *Alkylphosphate* (Malathion) verwendet. Bei der klinischen Applikation derartiger Substanzen zwecks Entlausung ist mit dem Auftreten systemischer Toxizität, z.T. auch mit akuten Vergiftungserscheinungen, beim Menschen zu rechnen. Dies ist vor allem durch übermäßige Resorption über evtl. entzündete, z.T. exkoriierte Hautareale, über die Schleimhäute oder durch unsachgemäße Anwendung der Präparate möglich. Vor allem warmes Baden bzw. die Anwendung von Cremes bei Kleinkindern und Säuglingen vor Beginn der Therapie kann die lokale Resorption von Lindan erheblich steigern.

HCH, Hexachlorcyclohexan
γ-Isomeres:
Lindan (LD_{50}, Ratte: 100 mg/kg oral); tolerierbare Konzentration in der Umgebung: 500 mg/m^3

Des weiteren ist an die Kontamination der Umwelt mit Schädigung ihrer Ökosysteme durch chlorierte zyklische Kohlenwasserstoffe zu denken. Lindan wird heute weltweit als vielseitiges und hochwirksames Pestizid bzw. Insektizid gern eingesetzt. Bei Warmblütern, einschl. des Menschen, wirkt es in höherer Dosis *neurotoxisch*. Erregungszustände, Kopfschmerzen, Tremor, auch Krampfanfälle und Gleichgewichtsstörungen können bei akuter Intoxikation auftreten. Bei Neigung zu Krämpfen ist bei seinem Einsatz am Menschen Vorsicht geboten (Achtung bei Säuglingen und Kleinkindern!). Als Zeichen chronischer HCH-Toxizität kommen Diarrhöen, Lähmungen, vor allem aber auch Leberschäden (sog. Hepatitis turcica) vor. Über einige Fälle lindanassoziierter aplastischer Anämie wurde im Schriftum berichtet. Da Lindan gegen chemische Einflüsse beständig ist, hat es eine relativ lange Verweildauer im Körper. Der Einsatz des verwandten DDT als klassisches Insektizid ist aus analogen Gründen in Deutschland untersagt.

Pyrethroide (Pyrethrine). Natürliche und synthetische Pyrethroide werden heute weltweit zur Behandlung parasitärer Erkrankung beim Menschen eingesetzt. Sie gelten als eine neue Alternative gegenüber den polychlorierten Kohlenwasserstoffen (Lindan) und den Carbamaten, da ihre Resorption durch die Haut gering ist. Die natürlichen Pyrethroide sind pflanzliche Extrakte (Chrysanthemum), während Derivate verwandter Struktur synthetisiert werden können. Im Tierexperiment werden Pyrethroide durch mikrosomale Enzyme in der Leber abgebaut, ihre Halbwertszeit ist kurz, und sie werden nicht akkumuliert. Der antiparasitäre Wirkungsmechanismus beruht auf ihrer Neurotoxizität. Auch beim Menschen kann es nach längerer beruflicher Exposition zu Parästhesien an der Haut und zu Kopfschmerzen kommen im Sinne einer leichten Intoxikation. Piperonylbutoxide, die in manchen Pyrethroidpräparaten mitenthalten sind, können den neurotoxischen Effekt der Pyrethroide steigern, so daß Vorsicht geboten ist. Bei beruflicher Exposition muß Schutzkleidung getragen werden. In jedem Falle ist jedoch die Toxizität der Pyrethroide im Vergleich zu anderen Insektiziden (insbesondere Lindan und organischen Phophorsäureestern) gering und insbesondere bei Fehlanwendung zu berücksichtigen.

Die Toxikologie des *Benzylbenzoats* ist nicht genau erforscht, größere Nebenwirkungen bei seiner klinischen Anwendung sind jedoch bisher nicht bekannt geworden. Die Substanz ist ölig, riecht benzinähnlich und ist unter Umständen brennbar.

■ *Malathion* ist als stark lipophiler Alkylphosphatester leicht resorbierbar (0,5 %; Organoderm® Lösung).

Die Substanz bewirkt eine Erhöhung des Acetylcholins durch Hemmung der Acetylcholinesterase, wird aber ihrerseits im menschlichen Organismus über mehrere Enzymsysteme verstoffwechselt. Beim gewerblichen Umgang mit Malathion bzw. mit malathionähnlichen Substanzen kann unter Umständen ein Kontakt mit höheren Konzentrationen hochtoxisch werden. Diese Substanzen werden jedoch weder beim Menschen noch in der Natur angereichert. Die Entgiftung erfolgt über die Abspaltung von Äthanol und Umwandlung in Malathionsäure.

■ *Carbaryl* ist ein Carbaminsäureester, der gelegentlich als Insektizid verwendet wird.

Die Substanz bewirkt eine starke Hemmung der Acetylcholinesterase und hat ähnliche Toxizität wie Alkylphosphate; die Hemmung ist reversibel.

Resistenzen der menschlichen Läuse gegen Insektizide wurden bisher nicht mit Sicherheit beobachtet. Die Wirksamkeit der Therapie hängt somit von der Gründlichkeit der Anwendung und der Reinfektionsrate ab.

Parasitophobie (Akarophobie). Eine antiparasitäre Therapie setzt immer eine engere Indikationssetzung voraus, d. h. der Nachweis der Parasiten bzw. der Milben und ihrer Eier ist jeweils zu fordern. Nissen werden manchmal durch sog. *Haarzylinder* („hair casts") vorgetäuscht. Gelegentlich sind es die Patienten, die aus übermäßiger Angst vor Lausbefall bzw. aus einer echten Phobie heraus eine Behandlung fordern. Eine einmalige milde Therapie ist in diesen Fällen

Tabelle 5.1. Übersicht der antiparasitär wirksamen Substanzen mit einigen Handelspräparaten (Auswahl)

Anwendungsform	Einwirkzeit	Präparat
Pyrethroide		
1 % Permethrin (synthetische Pyrethroide)	10–20 min	
Nix™		Shampoo, Creme
5 % Permethrin: Elimite™	10–20 min	Creme
1 % natürliche Pyrethrine, z. T. in Verbindung mit Piperonylbutoxid		Lösung, Shampoos
A-200 Pyrinate, R & C, RID		
0,3 % Pyrethrumextrakt + 0,7 % Piperonylbutoxid + 0,9 % Chlorkresol = Goldgeist® forte	30 min	Lösung
Allethrin 0,7 % + Piperonylbutoxid 2,5 %, Jacutin® N	30 min	Spray
Lindan (g-Benzene-hexachlorid)	30 min	
1 % Kwell, Kwellada™, Lorexane™, Esoderm, Scabene		Lotion, Creme Shampoo
Jacutin® 0,3 % in Kombination mit Benzylbenzoat 2,5 %	6–8 h/d ca. 3 Tage	Emulsion, Gel
Benzylbenzoat		
25 % Antiscabiosum® Mago KG (10 % für Säuglinge u. Kleinkinder)	24 h ca. 3 Tage	Emulsion
Malathion (Diethyl-dimethoxythiophosphinoylthio-succinat)	12 h 1–2 Tage	
0,5 % Organoderm® Lsg. Prioderm™, Suleo-M, Ovidine™, Derbac mit Malathion		Lösung Lotion
Carbaryl (1-Naphthyl-N-methyl-carbamat) 0,5 % Carylderm, Suleo-C, Derbac mit Malathion	3–4 Tage (2 × tgl.)	Lotion
Schwefel-haltig (Mesulfen) Mitigal® Sulfur praecipitatum 6–10 % in Salben-/Cremegrundlage	6–7 Tage (2 × tgl.)	Lösung Salbe, Creme

möglich, um den Patienten von seinem Irrtum zu überzeugen; echte Phobien müssen als psychotische Störungen anderweitig angegangen werden (Tranquilizer, trizyklische Antidepressiva u. a., s. Kap. 54). Für demonstrative Zwecke (Geruch!) kann *Sulfur praecipitatum 10 %* in einer Salbengrundlage oder auch *Benzylbenzoat 10–20 %* verwendet werden. Das häufig geübte Abrasieren aller verdächtigen, behaarten Körperpartien ist sicher unnötig und kann seinerseits zur Entwicklung von *Follikulitiden* führen.

Literatur

Awan KJ (1977) Cryotherapy in phthiriasis palpebrarum. Am J Ophthalmol 83: 906–907
Bowerman JG, Gomez MP, Austin RD, Wold DE (1987) Comparative study of permethrin 1 % creme rinse and lindane shampoo for the treatment of head lice. Pediatr Infect Dis J 6: 252–255
Davies JE, Dedhia HV, Morgade C, Barquet A, Maibach HJ (1983) Lindane poisonings. Arch Dermatol 119: 142–144
Fine BC (1984) Controversy about pediculosis capitis. N Engl J Med 311: 801
Haustein U-F (1991) Pyrethrine und Pyrethroide (Permethrin) bei der Behandlung von Skabies und Pediculosis. Hautarzt 42: 9–15
Hoffman G (1983) Epidemiology and control of pediculosis capitis infestation in the Federal Republic of Germany. J R Soc Health 103: 88–92
Kalter DC, Sperber J, Rosen T, Matarasso S (1987) Treatment of pediculosis pubis. Arch Dermatol 123: 1315–1319
Karacic I, Yawalkar SJ (1982) A single application of crotamiton lotion in the treatment of patients with pediculosis capitis. Int J Dermatol 21: 611–613
Mathew M, D'Souza P, Mehta DK (1982) A new treatment of phthiriasis palpebrarum. Ann Ophthalmol 14: 439–441
Mathias RG, Huggins DR, Leroux SJ, Proctor EM (1984) Comparative trial of treatment with Prioderm lotion and Kwellada shampoo in children with head lice. Can Med Assoc J 130: 407–409
Maunder JW (1981) Clinical and laboratory trials employing carbaryl against the human headlouse, Pediculosis humanus capitis (de Geer). Clin Exp Dermatol 6: 605–612
Meinking TL, Taplin D, Kalter DC, Eberle MW (1986) Comparative efficacy of treatments for pediculosis capitis infestations. Arch Dermatol 122: 267–271
Orkin M, Maibach HI (1984) Current views of scabies and pediculosis pubis. Cutis 33: 85–97
Rasmussen JE (1986) Pediculosis. In: Callen JP (ed) Advances in dermatology, Mosby, St Louis, pp 1–109
Rasmussen JE (1987) Lindane – a prudent approach. Arch Dermatol 127: 1008–1010
Shashindran CH, Gandhi IS, Krishnasamy S, Ghosh MN (1978) Oral therapy of pediculosis capitis with cotrimoxazole. Br J Dermatol 98: 699–700
Taplin D, Castillero PM, Spiegel J, Mercer S, Rivera AA, Schachner L (1982) Malathion for treatment of Pediculus humanus var capitis infestation. JAMA 247: 3103–3105

5.2 Skabies

Synonym: Krätze
Erreger: Sarcoptes scabiei (hominis)

Die erwachsene Skabiesmilbe ist ca. 0,4 mm groß; da sie sich von Horn und Hornbestandteilen ernährt, gräbt sie sich in die warme Haut, d. h. ins tiefe Stratum corneum ein, um dort einen ca. 30-Tage-Lebenszyklus zu überdauern. Während dieser Zeit legt sie täglich 2–3 Eier in den 0,5–2,0 mm breiten Milbengängen ab, woraus in ca. 10 Tagen neue geschlechtsreife Milben entstehen. Bei jedem infizierten Individuum sind durchschnittlich ca. 10 lebende Milben vorhanden.

Die *Übertragung* der Skabiesmilbe erfolgt meist auf dem Wege direkter Körperkontakte, oft als sexuell übertragbare Hautkrankheit. Millionen von Menschen aller Altersklassen, vor allem in den Ländern der Dritten Welt, sind von Skabies infiziert. Schlechte sozialökonomische und demographische Verhältnisse, hohe Promiskuität, mangelnde Hygiene, häufige Reisen etc. sind für Skabiesepidemien verantwortlich, die sich immer wieder weltweit wiederholen (ca. alle 30 Jahre). Bei einer Erstinfektion kann im Einzelfall die Inkubationszeit bis zum Ausbruch der klinischen Symptomatik relativ lang sein, so daß die Infektionsquelle nicht immer zurückzuverfolgen ist; in der Regel tritt der Juckreiz als Leitsymptom nach ca. 4 Wochen auf. Meist sind jüngere Erwachsene befallen, aber innerhalb von Familien werden auch andere Familienmitglieder sowie Kleinkinder und auch Säuglinge infiziert. In Schulen, Kindergärten und Krankenhäusern kann sich eine Skabiesinfektion schnell ausbreiten. Bakterielle Superinfektionen und Pyodermien können vorkommen.

Klinisch sind in der Regel die Hände, Genitalien, Achselhöhlen sowie die Mammae bei den Frauen befallen, obwohl auch jede andere Körperstelle Milbengänge zeigen kann. Bei intensiver Hygiene können die typischen Läsionen fehlen bzw. die typischen Lokalisationen frei sein. Dyshidrosiforme Varianten können vor allem bei Jugendlichen vorkommen. In allen Fällen ist der quälende, vor allem nächtliche *Juckreiz* ein pathognomonisches Symptom.

Selten können *Tiere* (z.B. Hunde, Ziegen, Schweine) Skabiesmilben übertragen. Das klinische Bild der Hundeskabies ist der klassischen Skabies ähnlich und seine Behandlung identisch. Allerdings sind Behandlungsmaßnahmen nicht immer notwendig, da die Infektion beim Menschen sich nach ca. 6 Wochen selbst limitiert.

Die *norwegische* Variante der Skabies (hyperkeratotische, krustöse Skabies, *Scabies norwegica*) ist durch verstärkte Horn- und Krustenbildung gekennzeichnet, die eine hohe Zahl von Milben beherbergt (bis zu 200/cm^2). Im Gesicht, an den Fingerkuppen sowie subungual können Herde vorkommen, aber auch größere Areale, z.B. in der Glutealgegend, können befallen sein. Die z.T. psoriasiformen Läsionen sind oft von einer regionalen Lymphadenopathie begleitet, der Pruritus bleibt dennoch gering. Eine Scabies norwegica kommt bevorzugt bei hospitalisierten chronisch Kranken, bei unterernährten und mongoloiden Kindern sowie bei immunsupprimierten Individuen, z.B. Patienten mit Tumoren, Nierentransplantation, HIV-Infektion u.ä. vor. Sie ist in der Regel hochkontagiös. Zum Nachweis werden die Krusten mit 10%iger KOH-Lösung versetzt und mikroskopisch untersucht.

Behandlung

■ Insbesondere *Lindan* (0,3 %) in Verbindung mit niedrigdosiertem *Benzylbenzoat* (2,5 %) finden bei der Bekämpfung der Skabies breite Anwendung (s.S. 114). Aber alle Substanzen, die bei der Behandlung der Pedikulosis herangezogen werden, sind auch als *Skabizide* mehr oder weniger wirksam (Benzylbenzoat 10–20 % als Monotherapie, *Crotamiton*). Da die Behandlung der Skabies sich nicht ausschließlich auf die behaarten Hautareale (Kopf, Genitale) und die infizierten Kleider, sondern vielmehr auf die gesamte Haut einschl. der empfindlichen Hautfalten richtet, sind Hautreizungen durch Skabizide häufiger. Die Einwirkzeit der Präparate muß genau eingehalten werden, und milde Cremes bzw. Kortikosteroide müssen oft intermittierend lokal zur Anwendung kommen. Eine *Lindan-1%-Emulsion* zur kurzfristigen Anwendung ist in Deutschland nicht im Handel; im Ausland sind Quellada™, Lorexane™, Esoderm™ u.ä. bekannte Handelspräparate in dieser Konzentration. *Resistenzen* gegen Lindan 1 % sind nicht ausgeschlossen, wenn auch selten. Sie kommen bei schweren Infestationen, bei immunsupprimierten Kranken, bei Skabies norwegica u.a. vor. Nach einer suffizienten Behandlung des gesamten Körpers mit Lindan ist der Patient wenige Stunden später nicht mehr in der Lage, die Milbe zu übertragen, *postskabiöse Ekzeme* und *Sensibilisierung* auf die Bestandteile der Milbe sind allerdings häufig und von Pruritus begleitet. Vor allem bei Personen mit atopischer Diathese können derartige Beschwerden noch mehrere Wochen nach Abschluß der Lindantherapie andauern. Milde Externa sind zur intermittierenden bzw. Weiterbehandlung indiziert, z.B. Hydrocortisonacetat 1 % in Cremegrundlage, Ichthocortin® fett, Linola®-H-Fett u.a. Über Dermatozoophobie, Akarophobie etc. s. S. 115.

Bei Befall der *Augenwimpern* empfiehlt sich 0,5 % Malathion (Organoderm® Lösung) oder aber cholinesterasehemmerhaltige Augensalben (z.B. Prostigmin® Augensalbe, Pilokarpin 2 %), die vorsichtig auf die Wimpern und die Parasiten aufgetragen werden; danach erfolgt die mechanische Entfernung (s. auch Behandlung von Phthiri).

■ *Permethrin* als 5%ige Creme (Nix™ Dermal Cream, Elimite™) wirkt bei Skabies hervorragend und hat bei Warmblütern eine nur niedrige Toxizität. Bei Kleinkindern sind 2,5 % ausreichend. Die Substanz soll auch in *lindanresistenten Fällen* wirken und nach einmaliger Anwendung in über 90 % der Fälle zum Erfolg führen. Bei neueren vergleichenden Studien mit 1 % Lindan vs. 5 % Permethrin vs. 20 % Benzylbenzoat wurden nur wenige Mißerfolge in der Lindangruppe verzeichnet, während ein postskabiöses Ekzem nur in der Benzylbenzoatgruppe gesehen wurde. Permethrin erschien demnach insbesondere bei Kindern mit neurologischen Störungen und bei Resistenzen gegenüber Lindan als überlegen. Vor allem bei

bei Scabies norwegica sollte man an lindanresistente Milben denken, wurde kürzlich berichtet.

■ *Schwefel* z. B. in Form von Mitigal® (Mesulfen) ist bei Skabies wirksam, findet allerdings nur noch gelegentlich bei Kindern und Jugendlichen Verwendung. Bei Kleinkindern ab 3 Jahren sollte die Behandlung vorsichtshalber nur auf umschriebenen Hautarealen pro Tag erfolgen, um die Resorptionsfläche zu vermindern. Bei Kleinkindern und Säuglingen ist die Applikation von *6 % Sulfur praecipitatum* in Cremegrundlage täglich über 1 Woche ausreichend; alle Schwefelpräparate zeichnen sich allerdings durch ihren unangenehmen Geruch aus. Bei *schwangeren Frauen* kann Schwefel in 10%iger Konzentration zur Anwendung kommen. Auch durch Benzylbenzoat 10% wurden bisher keine Zwischenfälle während der Schwangerschaft beschrieben. Vgl. S. 1168 f.

Für *Säuglinge* und *Kleinkinder* sollte man zur Behandlung ausgedehnter Skabiesinfektionen generell eine stationäre Aufnahme vorziehen, um die antiskabiöse Behandlung von Erfahrenen unter Aufsicht durchführen zu lassen. Vgl. S. 1194 f.

Für die *norwegische* Form der Skabies wurde zusätzlich eine parenterale Anwendung von *Methotrexat* (2,5 mg/d über 6 Tage) als wirksam beschrieben, gleichzeitig mit der lokalen antiparasitären Therapie (über Resistenzen s. oben). Evtl. sind zusätzlich *Keratolytika* angezeigt. Skabies bei Tieren (z. B. Ziegen) hat gut auf *Ivermectin* (Mectizan®, 0,2 mg/kg KG) angesprochen.

Tabelle 5.2. Übersicht der Skabiestherapie

▷ **Erste Wahl (Standardmedikation)**
Lindan 0,3 % + 2,5 % Benzylbenzoat
Präparat: Jacutin® Emulsion, Gel
Dünn auf die gesamte Haut vom Hals abwärts auftragen, *6–8 h über Nacht* belassen (bei Kindern: 2–3 h), morgens mit Wasser und Seife abwaschen. Tagsüber: milde Feuchtigkeits- bzw. Fettcreme je nach Hautqualität auftragen (z. B. Ungt. emulsificans). Bei Erwachsenen bleibt der Kopf meist frei von Parasiten und muß nicht behandelt werden.
Über 3 Tage/Nächte Behandlung in gleicher Weise fortsetzen.
7 Tage lang: 1 % Hydrocortisonacetat (Alternative: Ichthocortin® fett, Linola®-H-Fett o. ä.) morgens und abends auftragen.
Über 3 Tage/Nächte Behandlung wiederholen.
Nachbehandlung nach Bedarf.
Bettwäsche bei jeder Behandlungsphase gründlich waschen bzw. wechseln.

▷ **Zweite Wahl (Reservemedikation)**
Benzylbenzoat 25 %
Präparat: Antiscabiosum® Mago KG Emulsion (nur für Erwachsene)
Dünn auf die gesamte Haut vom Hals abwärts 2 ×/d auftragen, vor allem in die befallenen Stellen sorgfältig einreiben. *3 Tage lang täglich* wiederholen, erst am 4. Tag mit Wasser und Seife abwaschen.
7 Tage Pause; während dieser Zeit milde Externa, bei Reizungen 1 % Hydrocortisonacetat in Cremegrundlage.
3 Tage lang Behandlung wiederholen.
Nachbehandlung nach Bedarf.
Bettwäsche bei jeder Behandlungsphase gründlich waschen bzw. wechseln.

Benzylbenzoat 10 %
Präparat: Antiscabiosum® Mago KG Emulsion (für Säuglinge und Kleinkinder)
Behandlung im Prinzip wie bei Erwachsenen mit niedriger Konzentration (s. spez. Gebrauchsanweisung).
Alternative: 6 % Sulfur praec. in Cremegrundlage. Vgl. auch S. 1194 f.

▷ **Weitere Möglichkeit:**
Crotamiton 10 %
Präparat: Crotamitex® Salbe, Euraxil® Creme o. Lotio, Eurax™
Dünn vom Hals abwärts bis zu den Zehen in die Haut 1 ×/d einmassieren, *über 3 Tage;* am 4. Tag gründlich baden. Nach 7tägiger Pause (milde Externa) Behandlung wiederholen (manche Autoren empfehlen eine Anwendung über 5 Tage, vor allem bei schwerer Infektion).

Tabelle 5.3. Vorsichtsmaßnahmen bei der antiskabiösen Therapie

▷ Bei entzündeter, nässender Haut ist bei der Therapie Vorsicht angezeigt, da die Resorption der Antiskabiosa gesteigert ist. Toxizität!
▷ Bäder und Cremes vor der Therapie erhöhen in der Regel die Resorption der Antiskabiosa. Evtl. Einwirkdauer reduzieren!
▷ Bei schwangeren Frauen (vor allem im 1. Trimenon) und während der Stillzeit ist Schwefel 10 % oder Benzylbenzoat 10 % vorzuziehen.
▷ Bei Säuglingen und Kleinkindern findet die Behandlung bevorzugt abschnittsweise statt. Prinzipiell ist als Vorsichtsmaßnahme eine stationäre Aufnahme anzuraten.
▷ Bei Lindan ist mit Hautaustrocknung und Irritationsdermatitis zu rechnen, bei Benzoylbenzoat und Schwefelpräparaten ist vor allem der Geruch störend, bei Crotamiton können gelegentlich Reizungen bzw. Kontaktsensibilisierungen vorkommen (Paragruppenallergie).
▷ Bei allen Antiskabiosa ist Kontakt mit den Schleimhäuten (Augen!) zu vermeiden.

5.3 Andere Milbenerkrankungen

Gelegentlich kommt es beim Menschen zum Befall der Haut durch *Hunde-* und *Katzenmilben*, doch in der Regel sind derartige Infektionen kurzfristig und rufen relativ wenig Beschwerden hervor. Auch *Hühner-* und *Vogelmilben* (Tauben) können Stiche herbeiführen, doch die lebenden Milben wandern nach dem Stich von selbst ab, da der Mensch als Fehlwirt gilt. Ähnlich verhalten sich seltene Infestationen der Haut mit Nahrungsmittelmilben.

● Bei der *Trombidiose* handelt es sich um eine sowohl in Deutschland als auch in anderen europäischen Ländern (England, Frankreich, Österreich, Schweiz) vorkommende Parasitose, die durch die Laufmilbenlarve *Trombicula spec.* (Neotrombicula autumnalis) entsteht. Die Milben finden sich in den Endemiegebieten auf Feldwegen, Sträucher, Obstbäumen, Ackererde etc., stechen in die Haut ein und rufen nach ca. 10–20 h eine stark juckende Knötchenreaktion hervor.

Die *Behandlung* aller Parasitosen dieser Art kann mit 1- bis 2maliger Anwendung von 0,3 %–1 % Lindan erfolgen, in vielen Fällen reichen lokale austrocknende Maßnahmen oder milde Antiphlogistika aus.

Literatur

Avila Romay A, Alvarez Franco M, Ruiz-Maldonado R (1991) Therapeutic efficacy, secondary effects, and patient acceptability of 10 % sulfur in either pork fat or cold cream for the treatment of scabies. Pediatr Dermatol 8: 64–66

Burns DA (1987) The treatment of Phthirus pubis infestation of the eyelashes. Br J Dermatol 117: 741–743

Coskey, RJ (1979) Scabies-resistance to treatment with crotamiton. Arch Derm 115: 109

Cubela V, Yatwalkar SJ (1983) Clinical experience with crotamiton cream and lotion in treatment of infants with scabies. Br J Clin Pract 32: 229–232

Ginsburg CM, Lowry W, Reisch JS (1977) Absorption of lindane (gamma benzene hexachloride) in infants and children. J Pediat 91: 998–1000

Glover A, Young L, Goltz AW (1987) Norwegian scabies in acquired immunodeficiency syndrome: report of a case resulting in death from associated sepsis. J Am Acad Dermatol 16: 396–399

Hall JC, Brewer JH, Appl BA (1989) Norwegian scabies in a patient with acquired immunodeficiency syndrome. Cutis 43: 325–329

Haustein UF, Hlawa B (1989) Treatment of scabies with permethrin versus lindane and benzylbenzoate. Acta Derm Venereol (Stockh) 69: 348–351

Haustein UF (1991) Pyrethrine und Pyrethroide (Permethrin) bei der Behandlung von Skabies und Pediculosis. Hautarzt 42: 9–15

Hernandez-Perez E (1983) Resistance to antiscabietic drugs. J Am Acad Dermatol 8: 121–123

Inserra DW, Bickley LK (1990) Crusted scabies in acquired immunodeficiency syndrome. Int J Dermatol 29: 287–289

Jucowics P, Ramon ME, Don PC, Stone RK, Bamji M (1989) Norwegian scabies in an infant with acquired immunodeficiency syndrome. Arch Dermatol 125: 1670–1671

Kambarage DM (1991) Treatment and control of sarcoptic mange: evaluation of treatment of both the pigs and environment. Trop Anim Health Prod 23: 59–62

Manurung J, Stevenson P, Beriajaya, Know MR (1990) Use of ivermectin to control sarcoptic mange in goats in Indonesia. Trop Anim Health Prod 22: 206–212

O'Donnell BF, O'Loughlin S, Powell FC (1990) Management of crusted scabies. Int J Dermatol 29: 258–266

Orkin M, Maibach HI (1984) Treatment of today's scabies. In: Orkin, Maibach (eds) Cutaneous infestations and insect bites. Dekker, New York

Orkin M, Maibach H (1985) Modern aspects of scabies. In: Orfanos CE (ed) Recent developments in clinical research, vol 13. Karger, Basel, pp 109–127

Purvis RS, Tyring SK (1991) An outbreak of lindane-resistant scabies treated successfully with permethrin 5 %. Arch Dermatol 25: 1015–1016

Rauch AE, Kowalsky SF, Lesar TS, Sauerbier GA, Burkart PT, Scharfman WB (1990) Lindane (Kwell)-induced aplastic anemia. Arch Intern Med 150: 2393–2395

Rhee HJ van der, Farquhar JA, Vermeulen NPE (1989) Efficacy and transdermal absorption of permethrin in scabies patients. Acta Derm Venereol (Stockh.) 69: 170–173

Roth WI (1991) Scabies resistant to lindane 1 % lotion and crotamiton 10 % cream. J Am Acad Dermatol 24: 502–503

Sadick N, Kaplan MH, Pahwa SG, Sarngadharan MG (1986) Unusual features of scabies complicating human T-lymphocytic virus type III infection. J Am Acad Dermatol 15: 482–486

Schultz MW, Gomez M, Hansen RC et al. (1990) Comparative study of 5 % permethrin creamt and 1 % lindane lotion for the treatment of scabies. Arch Dermatol 126: 167–170

Suzumiya J, Sumiyoshi A, Kuroki Y, Inoue S (1985) Crusted (Norwegian) scabies with adult T-cell leukemia. Arch Dermatol 121: 903–904

Taplin D, Meinking TL (1990) Permethrin and pyrethroids in dermatology. Arch Dermatol 126: 213–221

Taplin D, Meinking TL, Chen JA, Sanchez R (1990) Comparison of crotamiton 10 % cream (Eurax) and permethrin 5 % cream (Elimite) for the treatment of scabies in children. Pediatr Dermatol 7: 65–73

Tenenbein M (1991) Seizures after lindane therapy. J Am Geriatr Soc 39: 394–395

Wlotzke U, Thiele B, Wolff HH, Meigel W (1992) Scabies norvegica sive crustosa bei einem Patienten mit AIDS. Hautarzt 43: 717–720

Wolf R, Wolf D (1988) Treatment of scabies with crotamiton. Pediatr. Dermatology 5: 139–142

Yonkosky D, Ladia L, Gackenheimer L, Schultz MW (1990) Scabies in nursing homes: an eradication program with permethrin 5 % cream. J Am Acad Dermatol 23: 1133–1136

Youshock E, Glazer SD (1981) Norwegian scabies in a renal transplant patient. JAMA 246: 2608–2609

Farbabbildungen

1,2 Ekzematisierte und superinfizierte Pediculosis capitis vor und 11 Tage nach lokaler Applikation von Hexachlorcyclohexan und antiekzematöser Behandlung

3 Exkoriierte und superinfizierte Skabies

4 Ungewöhnliche, am ganzen Körper ausgedehnte Skabies bei einem 13-jährigen Jungen

5 Zum Teil exkoriierte disseminierte Insektenstichreaktionen (Culex pipiens)

6 Pulicosis, in typischer Weise angeordnete Flohstiche (Pulex irritans)

Farbabbildungen

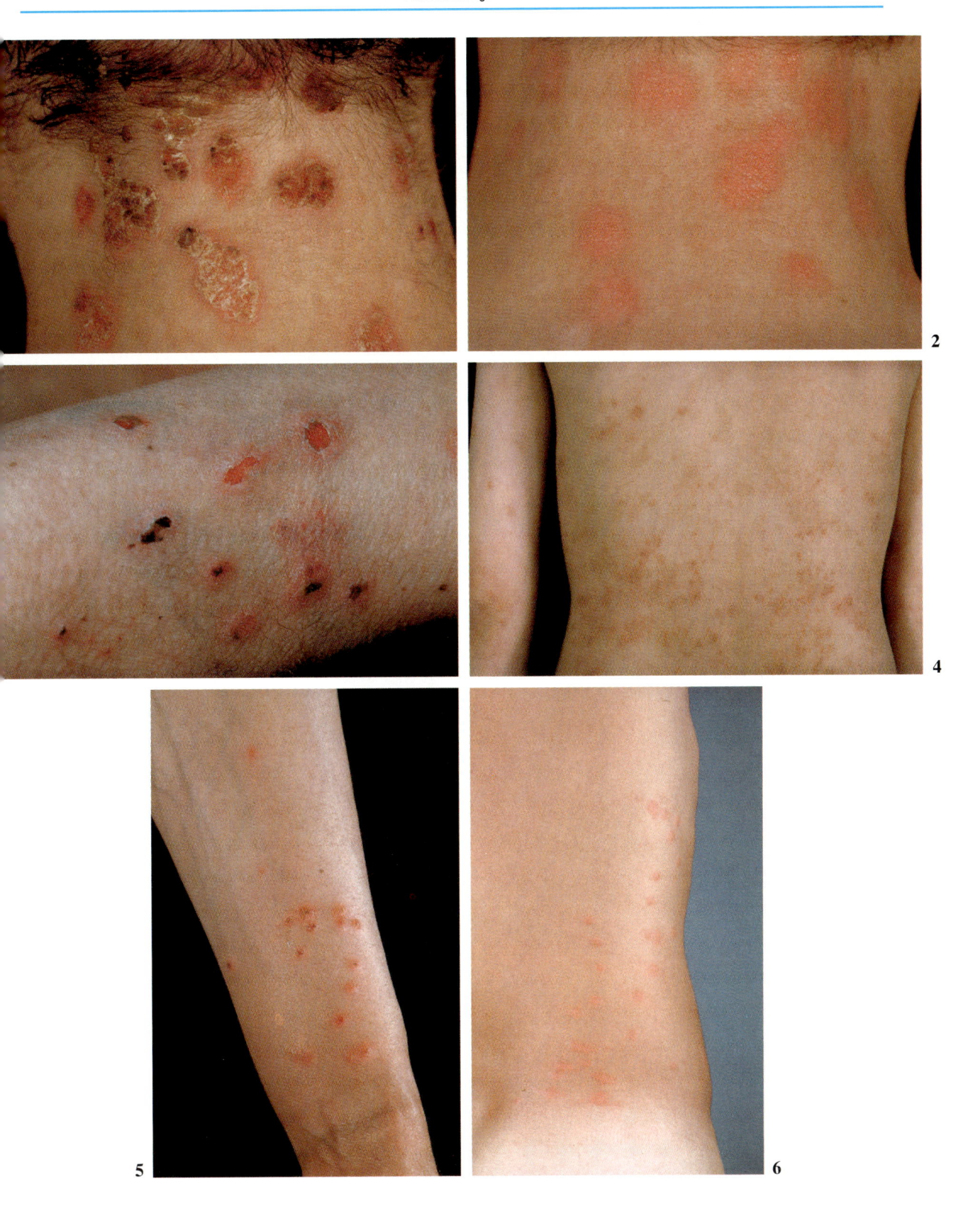

Kapitel 6 Tropische Infektionen und andere Parasitosen

6.1	Leishmaniasis, Leishmaniose	124
6.1.1	Kutane Leishmaniose	124
6.1.2	Mukokutane Leishmaniose	124
6.1.3	Viszerale Leishmaniose	124
6.2	Onchozerkose	131
6.3	Larva migrans cutanea	133
6.4	Andere Filariosen	134
6.4.1	Loiasis	134
6.4.2	Lymphatische Filariasis	135
6.5	Kutane Schistosomiasis	135
6.6	Myiasis	138
6.6.1	Klassische Myiasisvarianten	138
6.6.2	Tungiasis	139
6.7	Tropische Treponematosen	140
6.7.1	Frambösie	140
6.7.2	Pinta	141
6.8	Andere Parasitosen	141
6.8.1	Gnathostomiasis	141
6.8.2	Kutane Strongyloidiasis	142
6.8.3	Dracunculosis	143
6.8.4	Zystizerkosis	143
6.9	Insektenstichreaktionen	144
6.10	Ulzera in den Tropen	145
6.10.1	Tropisches Ulkus	145
6.10.2	Buruli-Ulkus	145
6.10.3	Ulzera bei Sichelzellanämie	146

Die *tropischen Infektionen* durch diverse Bakterien, Pilze und Parasiten gehören zu den häufigsten Hautkrankheiten überhaupt. Mehr als 90 Mio. Menschen sind weltweit an einer lymphatischen Filariasis und über 200 Mio. Menschen sind an einer Schistosomiasis erkrankt; bei fast allen diesen Kranken ist die Infektion bevorzugt an der Haut manifestiert. Mit Leishmanien sind ca. 12 Mio. und mit Onchocerca volvulus weit über 18 Mio. Menschen infiziert. Diese Zahlen vermitteln einen Eindruck darüber, welche ungeheure Aufgabe und Verantwortung die Dermatologie in den Ländern mit tropischem oder subtropischem Klima heute hat. Durch die Zunahme des Massentourismus ist auch der Dermatologe im europäischen Raum immer wieder mit Erkrankungen dieser Art konfrontiert. Er sollte in der Lage sein, diese zu erkennen und auch die neuen therapeutischen Entwicklungen auf diesem Gebiet zu überblicken. Zur Behandlung der verschiedenen Krankheitsbilder stehen in der letzten Zeit eine Vielzahl neuer Präparate zu Verfügung (z.B. Ivermectin, Praziquantel u. viele andere), mit deren Anwendung der Arzt vertraut sein sollte.

6.1 Leishmaniasis, Leishmaniose

Infektionen mit Leishmanien sind weitverbreitet; nach Angaben der WHO sind weltweit über 12 Mio. Menschen daran erkrankt, und ca. 400 000 Fälle infizieren sich jährlich neu. Dabei werden 3 klinische Manifestationsformen einer Leishmaniose unterschieden (6.1.1–6.1.3).

6.1.1 Kutane Leishmaniose

Erreger: Leishmania (L.) tropica, L. major, L. infantum, L. aethiopica

Die Erkrankung wird im Nahen und Mittleren Osten unter anderem „Orientbeule" oder „Aleppobeule" genannt. Die L. tropica ist für eine eher milde, meist trockene Verlaufsform verantwortlich, die oft im Mittelmeerraum vorkommt, mit dem Menschen als Reservoir (sog. anthroponotische Form). Demgegenüber wird die klassische Orientbeule durch L. major hervorgerufen und hat als Reservoir meist kleine Nagetiere, Sandmäuse *(Psammomys obesus)* u.a.; sie entspricht einer zoonotischen Form.

Neben der *akuten*, nodulären oder furunkuloiden Form der L. tropica-Infektion, die relativ schnell abheilt, kommt in Nahen Osten (Syrien, Jordanien, Irak u.a.) eine *chronische* Form vor, die 2–10 Jahre dauert und durch immer wieder auftretende Randrezidive oder aber durch einen lupoiden Verlauf gekennzeichnet ist, der auf die medikamentöse Therapie schlecht anspricht. Bis zu 5% aller L. tropica-Infektionen nehmen derartige chronische Züge an.

Eine *verzögert verlaufende kutane* Leishmaniose kommt in Mittel- und Südamerika vor, hervorgerufen durch eine jeweils endemische Leishmania-Spezies (L. amazonensis, L. mexicana, L. peruviana, L. guyanensis, L. panamensis).

Eine weitere, z.T. granulomatöse Variante ist die *diffuse kutane Leishmaniose*, die der Lepra ähnelt, chronisch verläuft und sehr schwer auf die Therapie anspricht. Dieser Verlaufsform liegen nahezu ausschließlich Infektionen mit L. aethiopica (Ostafrika), aber auch mit L. mexicana (Zentral- und Südamerika) zugrunde.

6.1.2 Mukokutane Leishmaniose

Erreger: Leishmania brasiliensis
(seltener auch L. guyanensis, L. panamensis)

In Zentral- und Südamerika wird diese gewebsdestruierende Form der Krankheit „*espundia*" genannt. Mukokutane Verlaufsformen kommen auch in Äthiopien und Kenia vor, durch L. aethiopica hervorgerufen.

6.1.3 Viszerale Leishmaniose

Erreger: Leishmania donovani

Die Erkrankung wird auch *Kala-Azar* oder *Dum-Dum-Fieber* genannt, sie kommt vor allem in

Tabelle 6.1. Leishmania-Spezies und korrespondierende klinische Varianten

	Kutane L. (CL)	Mukokutane L. (MCL)	Diffuse kutane L. (DCL)	Viszerale L. (VC)
L. tropica	++			
L. major	++			
L. infantum	+			
L. aethiopica	+	+	+	
L. brasiliensis	(+)	++		
L. mexicana	+	(+)	+	
L. amazonensis	+		(+)	
L. peruviana	+		(+)	
L. guyanensis	+	+	(+)	
L. panamensis	+	+	(+)	
L. donovani				++

Indien, im Mittleren Osten, Ostafrika, Südamerika und China vor. Hierzu gehört auch das sogenannte Post-Kala-Azar-kutane Leishmanoid.

Vektor der Leishmaniose, die in bestimmten geographischen Gegenden endemischen Charakter hat, sind *Sandfliegen (Phlebotomus caucasicus, P. papatasii, Lutzomyia flaviscutellata)*, die ein 2–3 µm großes Flagellat aus der Familie der Trypanosomiden, Genus Leishmania, durch ihren Stich übertragen. Erregerreservoir sind meistens Kleintiere (Sandmäuse, Wüstenmäuse, Ratten etc.). Die vielfältigen Varianten der Krankheit sind einerseits Ausdruck der unterschiedlichen geographischen Verteilung der vielen Leishmania-Spezies und andererseits des Infektionsweges und der immunologischen Reaktionsbereitschaft der Betroffenen, die von Land zu Land variiert.

Klinisch tritt bei der kutanen Leishmaniasis an der Stichstelle in der Regel ein indolenter, erythematöser Knoten auf, der sich in wenigen Wochen oder 1–3 Monaten (bis zu 1 Jahr) ulzerös umwandelt, sich langsam ausbreitet, um anschließend zentral zu vernarben und spontan abzuheilen. Die Inkubationszeit variiert von 2 Wochen bis zu mehreren Monaten. In der Regel sind die exponierten Körperpartien (Kopf, Arme, Beine) befallen. Die Erstinfektion mit L. tropica hinterläßt eine weitgehende Immunität. Bei der Infektion mit L. major kommen gehäuft multiple Läsionen vor, wobei sich die Infektion auf dem Lymphwege ausbreiten kann.

Bei der aggressiveren, mukokutanen Variante werden nach der anfänglichen kutanen Manifestation mit Lymphangitis und Lymphadenitis später die Nasengänge bzw. die Nasopharyngealgegend befallen, ggf. mit Septumdestruktion. Auch disseminierte Hautknoten können immer wieder auftreten; eine Immunität wird nicht entwickelt.

Bei der viszeralen Form (Kala-Azar: Inkubationszeit: 1–4 Monate) werden die parenchymatösen Organe (Leber, Milz) und der blutbildende Apparat befallen; voraus gehen Krankheitsgefühl, Fieber, Diarrhöen, Hämorrhagien etc. Die Erkrankung führt, wenn keine Behandlung stattfindet, über Splenomegalie, Anämie und Sekundärinfektionen zum Exitus letalis. Mehrere Monate oder Jahre nach erfolgreicher Behandlung kann an der Haut ein sog. (Post-Kala-Azar-) Leishmanoid auftreten.

Behandlung. Eine zuverlässig wirksame, allgemein anerkannte Therapie der Leishmaniosis fehlt bis heute. Alle bisherigen Behandlungsmethoden sind teilweise unbefriedigend, so daß man die therapeutischen Maßnahmen, je nach klinischer Ansprechbarkeit, an den Einzelfall anpassen muß. Dazu kommt, daß die Empfindlichkeit der diversen Leishmania-Spezies auf die Chemotherapeutika unterschiedlich ist, wobei eine genaue Stammidentifikation in den meisten Fällen kaum realistisch erscheint oder möglich ist.

Bei milden Verlaufsvarianten, z.B. bei den L. tropica-Infektionen, kann man durchaus abwar-

Tabelle 6.2. Klinischer Verlauf und Vorgehen bei Leishmaniose der Alten Welt (L. tropica, L. major)

Akute Form
Meist trockene (noduläre, z. T. furunkuloide Herde); seltener feucht-ulzerierend in ländlichen Gegenden
Therapie: selbstheilend in ca. 3–6 Monaten. Wenn notwendig, ist Kryotherapie meist Mittel der Wahl, um Superinfektionen zu vermeiden bzw. zu bekämpfen.

Chronische bzw. chronifizierte Form
Rezidive in älteren Narben oder langsam verlaufende lupoide Gewebsreaktionen, 2–3 bis zu 10 Jahren; offenbar herabgesetzter Immunstatus der Träger
Therapie: kombinierte Maßnahmen anzuraten, da vielfach hartnäckig; z. B. intrafokale Sb^{5+}-Injektionen und Kryotherapie; evtl. Rifampicin 600 mg/d über 6 Monate bis 1 Jahr

ten, bis die Läsionen von selbst *spontan abheilen.* Allerdings nimmt die Spontanabheilung oft mehrere Wochen bzw. Monate in Anspruch und hinterläßt schlecht aussehende Narben. Es ist auch nicht möglich vorauszusehen, ob es nicht doch zu lupoiden Varianten bzw. zu Randrezidiven mit chronischem Verlauf kommt.

Lokale Behandlungsmaßnahmen
■ Eine der wirksamen Methoden für umschriebene kutane Leishmanioseherde ist die Anwendung *lokaler Kälte* mittels Kryosonde bzw. dem Sprayverfahren (Stickstoffoxydul, –86 °C), wenn auch unter Hinterlassung hypopigmentierter Narben. Niedrigere Temperaturen mit CO_2-Schnee können versucht werden. Auch lokale *Hitzeapplikation* (40–43 °C) über einige Stunden, die mehrere Tage hintereinander zu wiederholen ist, soll erfolgreich sein. Infektionen mit L. tropica wurden allerdings als hitzeresistent beschrieben.
■ Weiterhin könnte man kleinere Herde chirurgisch, z. B. *mittels Elektrokoagulation und mit dem scharfen Löffel* etagenweise abtragen. Kürettage allein wird wegen der Möglichkeit lymphatischer Dissemination nicht empfohlen. Die *tiefe Totalexzision* umschriebener Herde ist in geeigneten Fällen eine denkbare Alternative. Röntgenbestrahlungen der kutanen Leishmaniose werden von uns nicht empfohlen.

■ *Intrafokale Injektionen* von je 0,3–0,8 ml (insgesamt 5–6 ml) Natrium-Stibogluconat (Pentostam™) mit und ohne Triamcinolonacetonid alle 2 Tage wurden in letzter Zeit von mehreren Autoren mit Erfolg eingesetzt. Sie sind aber oft schmerzhaft und führen als Monotherapie nicht immer zur völligen Abheilung. Infektionen mit L. tropica, L. mexicana und L. peruviana sprechen im allgemeinen darauf an. Auch Amphotericin B, Rifampicin, Emetinhydrochlorid (Lampit®) wurden u. a. zur intraläsionalen Behandlung versucht, mit wechselndem Erfolg. Eine *Kombination* intrafokaler Injektionen mit Sb^{5+} und Triamcinolon sowie mit einer lokalen Kryotherapie wird von uns gern empfohlen.
Versuche mit Hilfe von *Salben,* die Antimoniumsalze (Sb-Kaliumtartrat) bzw. diverse andere Antiprotozoenmittel enthalten, haben insgesamt keine befriedigende Wirkung gezeigt.

Systemische Behandlungsmaßnahmen
■ Für die parenterale Behandlung der Leishmaniosen sind *5wertige Antimonverbindungen* (Sb^{5+}) das Mittel der Wahl. Sie können als i.m.- oder i.v.-Injektionen langsam verabreicht werden und sind vor allem bei der ulzerösen Form der kutanen Leishmaniose, aber auch in anderen komplizierten Fällen, wirksam. Erhältlich sind Präparate, die *Natrium-Stibogluconat* 100 mg Sb^{5+}/ml (Pentostam™) oder *Meglumin-Antimonat* 85 mg Sb^{5+}/ml (Glucantime™) enthalten. Die Standarddosis beträgt 10–20 mg Sb^{5+}/kg KG/d bei einem Maximum von 850 mg Sb^{5+}/d (= 8 ml Natrium-Stibogluconat oder 10 ml Meglumin-Antimonat) über 20 Tage. In schwierigen Fällen mit mukokutaner Dissemination bzw. bei viszeraler Beteiligung wird die Dosis bis auf 800 mg/d für Kinder und 1200–1600 mg/d für Erwachsene erhöht (z. B. 2×600 mg/d i.v.) und über ca. 3 Wochen fortgesetzt. Die WHO empfiehlt für derartige Fälle 20 mg Sb^{5+}/kg KG/d über 28 Tage. Über 80–90 % aller Patienten dürften auf diese Behandlung ansprechen. Übelkeit, Erbrechen, Myalgien und Kreislaufstörungen sind allerdings relativ häufige Nebenwirkungen der parenteralen Antimontherapie, so daß man bei vielen Kranken entweder die Dosis reduzieren muß oder nur alle 2 Tage verabreichen kann. Auf Zeichen einer Nieren- bzw. Leberschädigung ist zu achten. Fälle einer

L. aethiopica-Infektion (Sudan) sind oft hartnäckig, bedürfen hoher Dosen oder sind gänzlich Sb^{5+}-resistent.

■ Als weitere Möglichkeit kommt *Pentamidin* (Lomidine™) in Frage, 4 mg/kg KG als i.m.-Injektion 1- bis 3mal wöchentlich, in der Regel über ein Minimum von 2 Wochen, möglichst länger, je nach klinischem Befund. Rückfälle kommen vor. Als Nebenwirkungen sind Nausea, Abdominalschmerzen, Kreislaufschwäche und Hypoglykämiezustände mit Synkopen zu nennen; gelegentlich entwickelt sich ein nephrotisches Syndrom. Manche (prädisponierte) Kranke entwickeln einen Diabetes mellitus während der Therapie, so daß engmaschige Blutzuckerkontrollen notwendig sind.

In einigen Fällen mit L. major-Infektion ist die systemische Anwendung von *Emetinhydrochlorid* (Lampit®, Dehydroemetine®) wirksam, in einer Dosis von 1–3 mg/kg KG/d. Auf eine Beschränkung der kumulativen Gesamtdosis bzw. auf Langzeitnebenwirkungen ist zu achten.

Alternativen. Weiterhin sind Teilerfolge berichtet worden mit *DADPS* (2 mg/kg KG/d über 3 Wochen) als Monotherapie oder in Kombination mit *Rifampicin* (Rifadine®, Rimactan®; 600 mg/d über 3 Wochen bis zu 3 Monaten oder selten mehr) und auch *Ketoconazol* (Nizoral®; 400 mg/d über 3 Monate oder 600 mg über 28 Tage).

Itraconazol (Sempera®), eine lipophile Substanz aus der Gruppe der Triazole, wurde in letzter Zeit in einer Dosis von 4 × 50 mg/d (4 mg/kg KG) über 1–3 Monate bei Infektionen mit L. tropica (Indien), L. aethiopica (Afrika) sowie L. brasiliensis (Mittelamerika) mit zufriedenstellendem Erfolg verabreicht (55 bis ca. 66 % Abheilung). Auch hier erwies sich die L. aethiopica-Infektion als besonders hartnäckig; immerhin zeigte das Medikament kaum Nebenwirkungen. Bei einem Patienten mit Aids und Leishmaniose kam es mit Itraconazol zur Abheilung. Insgesamt aber sind die Erfahrungen noch unvollständig, um eine Therapie der Leishmaniosen mit Imidazolpräparaten zu empfehlen. Möglicherweise sind die besser ansprechenden Varianten mit L. tropica bzw. L. mexicana etc. eine geeignete Indikation.

Allopurinol (Zyloric®) hat offenbar eine antiparasitäre Wirkung und wird neuerdings bei Trypanosomiasis und Leishmaniosen verwendet. In einer Studie brachten 20 mg/kg KG/d eine Heilungsrate von 80 %, mehr als Meglumin-Antimonat allein oder auch die Kombination von Allopurinol + Meglumin-Antimonat. Nach einer anderen Studie an 21 Kranken mit kutaner, mittelamerikanischer Leishmaniose erbrachte allerdings die Behandlung mit Allopurinolribonukleosid in Verbindung mit Probenecid nur in 41 % der Fälle eine Abheilung. *Paromomycin* (Aminosidinsulfat, Humatin) ist ein Medikament, dessen therapeutische Wirkung neuerdings bei viszeraler Leishmaniose (Kenia) mit der von Antimonpräparaten verglichen wurde. Die Kombination beider Chemotherapeutika führte zur Abheilung bei allen behandelten Kranken (n = 53).

Als weitere Präparate wurden TMP/SMX, Metronidazol (Clont®, Flagyl®) sowie diverse Antimalariamittel (Resochin®, Fansidar®) mit unterschiedlichem Erfolg verwendet.

Tabelle 6.3. Behandlungsrichtlinien für die kutane Leishmaniose

Name/Vorkommen	Klinik	Therapie
der *Alten* Welt (Mittlerer/Naher Osten) ⇑ **Kutane Leishmaniose** ⇓	Lokalisiert; meist gutartiger Verlauf; selten Rezidive	Spontane Abheilung; Kryotherapie; Exzision; Intrafokale Injektionen
der *Neuen* Welt (Mittelamerika)	Tendenz zur Dissemination; schlechte Abheilung, Rezidive	Intrafokale Injektionen; systemische Sb^{5+}-Therapie (i.m. oder auch i.v.); evtl. Pentamidin

Tabelle 6.4. Allgemeine Behandlungspräferenzen je nach Leishmania-Spezies

	Therapie der Wahl
Kutane Leishmaniose	
L. tropica	Spontan abheilen lassen; lokale Kryotherapie, evtl. Ketoconazol/Itraconazol?
L. major, L. infantum *L. mexicana, L. peruviana*	Lokale Kryotherapie; intraläsionale Sb^{5+}-Injektionen
bei schweren ulzerierenden, destruierenden Verläufen (espundia, etc.)	Sb^{5+} systemisch
L. aethiopica	Spontan abheilen lassen falls keine Komplikationen; ansonsten Pentamidin systemisch
L. guyanensis	Pentamidin systemisch
L. brasiliensis	Sb^{5+} systemisch
L. panamensis	Sb^{5+} systemisch
Mukokutane Leishmaniose	
L. brasiliensis	Sb^{5+} systemisch (hochdosiert); evtl. Pentamidin oder Amphotericin B, falls Sb^{5+}-resistent;
L. aethiopica	Pentamidin systemisch (langfristig)
Diffuse kutane Leishmaniose	
alle Spezies	Sb^{5+} systemisch (langfristig)

Tabelle 6.5. Behandlungsrichtlinien für Leishmaniose, angelehnt an die Empfehlungen der WHO (1990)

Intraläsionale Sb^{5+}-Injektionen
▷ Injektionsflüssigkeit in die Basis der Herde applizieren, bis zum vollständigen Weißwerden des Herdes. Injektionen à 1–3 ml bis zu ca. 6 ml pro Sitzung; 1- bis 2mal wiederholen in 2- bis 3tägigen Intervallen; vor allem frische knotige Herde sprechen gut auf die intraläsionale Injektionsbehandlung an. Evtl. mit Triamcinolonacetonid kombinieren.

Systemische Sb^{5+}-Therapie
Injektion von 10–20 mg/kg KG/d i.m. oder i.v.; Pentostam® Amp. à 100 mg, Glucantime® Amp. à 85 mg Sb^{5+}/ml.
▷ Behandlung über 3–4 Wochen fortsetzen, bis alle Läsionen abheilen bzw. bis mindestens 2 Abstriche negativ bleiben. Bei Rezidiv Übergang auf Pentamidin.
Bei mukokutanem oder viszeralem Befall, bei Infektionen mit L. aethiopica u. brasiliensis sowie bei der diffusen kutanen Form Dosis erhöhen auf 20 mg/kg KG/d. i.m. oder i.v. über ca. 4 Wochen; bei ausgedehntem diffusem Befall Behandlung mehrere Monate fortsetzen, bis Immunität auftritt.

Systemische Pentamidintherapie
Pulver zur Injektion 200 mg, 300 mg (Isothianat); Lomidine®
Indikationen:
▷ kutane Leishmaniasis durch L. guyanensis
▷ kutane und mukokutane Leishmaniasis durch L. aethiopica
▷ alle anderen Sb^{5+}-resistenten Fälle
Tiefe i.m.-Injektion in wäßriger Lösung, 4 mg/kg KG, 1- bis 3mal wöchentlich, über 5–25 Wochen oder länger, bis zur klinischen Abheilung bzw. bis alle Abstriche negativ werden. Wegen möglicher Kollapszustände sollten die Patienten 30 min nach jeder Injektion unter Beobachtung bleiben.

Sonstiges. Amphotericin B dürfte bei Leishmaniose heute nur noch gelegentlich Anwendung finden, insbesondere bei der viszeralen Form. Die Dosierung ist 0,5–1 mg/kg KG/d in 5%iger Dextroselösung (Fungizone®) als langsame i.v.-Infusion (6 h) jeden Tag über 4–5 Wochen. Seine zahlreichen Nebenwirkungen einschl. Nierentoxizität sind bekannt. *INH* (400 mg/d) dürfte nur bei akuter kutaner Leishmaniose wirksam sein. In einigen neueren Veröffentlichungen wird die Wirksamkeit von *Metronidazol* und *Methyluracil* hervorgehoben; umfassende Studien stehen jedoch aus.
Ebenso gehen die Erfahrungen mit diversen *Kombinationen* (z. B. Natrium-Stibogluconat 10 mg/kg KG/d und Rifampicin 600 mg/d, Meglumin-Antimonat und Allopurinol etc.) über kasuistische Berichte nicht hinaus. Ziel derartiger Kombinationen ist die Vermeidung höherer Antimondosen. In einer bemerkenswerten Studie an 50 Patienten mit 136 Läsionen (offenbar L. tropica) erwies sich die Kombination von *Monomycin* und *Methyluracil* (3 × 250 000 E Monomycin/d + 0,5 g Methyluracil 2 × p.o./d über 10 Tage) als in allen Fällen nach insgesamt 30 Tagen erfolgreich. Rückfälle wurden nicht gesehen, und ernsthafte Nebenwirkungen blieben aus.
Experimentelle Ansätze bei der Behandlung der Leishmaniose stellen u. a. die erfolgreiche parenterale Anwendung von *rIFN-γ* (0,1–0,4 mg/m² Körperoberfläche/d) dar; ebenso Versuche, Antimonpräparate oder Amphotericin B zwecks besserer Verträglichkeit und Wirkung in *Liposomen* einzubauen. In LDL inkorporiertes Ketoconazol akkumuliert sich in infizierten Makrophagen eher als in normalen Zellen. In einer weiteren experimentellen Studie wurde rIFN-γ intradermal (25 µg s.c./d jeden 2. Tag) in Läsionen, hervorgerufen durch L. brasiliensis guyanensis und L. tropica, verabreicht; 4 der 13 Läsionen mit L. guyanensis, aber 9 der 13 Läsionen mit L. tropica heilten ab bzw. waren nach 3 Wochen frei von Erregern. Nebenwirkungen traten nicht auf, weitere Herde wurden kleiner. Die Autoren schlossen daraus, daß periläsionale Injektionen von rIFN-gamma die Behandlung der Leishmaniose beschleunigen konnten; evtl. kommt auch als adjuvante Maßnahme in schwierigen Fällen, z. B. bei viszeraler Leishmaniose, rIFN-gamma in Kombination mit Antimonpräparaten in Frage.

Die Wirkung diverser *Antibiotika* bei Leishmaniose ist umstritten, manchmal ist dennoch eine antibiotische Therapie wegen begleitender Superinfektionen notwendig. Gelegentliche Reaktionen auf Abbauprodukte der Leishmanien müssen während der Behandlung mit höheren i.v.-Gaben von *Kortikosteroiden* abgefangen werden.

Literatur

Akuffo H, Dietz M, Teklemariam S et al. (1990) The use of itrakonazole in the treatment of leishmaniasis caused by leishmania aethiopica. Trans Roy Soc Trop Med 84: 532–534

Badaro R, Falcoff E, Badaro FS et al. (1990) Treatment of visceral leishmaniasis with pentavalent antimony and interferon gamma. N Engl J Med 322: 16–21

Ballou WR, McClain JB, Gordon DM et al. (1987) Safety and efficacy of high-dose sodium stibogluconate therapy of American cutaneous leishmaniasis. Lancet II: 13–16

Berman JD (1988) Chemotherapy of leishmaniasis: biochemical mechanisms, clinical efficacy, and future strategies. Rev Infect Dis 10: 560–586

Bryceson AD, Chulay JD, Mugambi M et al. (1985) Visceral leishmaniasis unresponsive to antimonial drugs. II. Response to high dosage sodium stibogluconate or prolonged treatment with pentamidine. Trans R Soc Trop Med Hyg 79: 705–714

Chowdhury S, Haque F, Al-Masum A et al. (1991) Positive response to sodium antimony gluconate administration in visceral leishmaniasis seropositive patients. Am J Trop Med Hyg 44: 390–393

Chunge CN, Owate J, Pamba HO, Donno L (1990) Treatment of visceral leishmaniasis in Kenya by aminosidine alone or combined with sodium stibogluconate. Trans R Soc Trop Med Hyg 84: 221–225

Cohen HA, Livshin R (1987) Treatment of leishmaniasis nodosa with intralesionally injected emetine hydrochloride. J Am Acad Dermatol 17: 595–599

Convit J, Castellanos PZ, Rondon A et al. (1987) Immunotherapy vs. chemotherapy in localized cutaneous leishmaniasis. Lancet I: 401–405

Davidson RN, Croft SL, Scott A et al. (1991) Liposomal amphotericin B in drug-resistant visceral leishmaniasis. Lancet 337: 1061–1062

Di Martino L, Mantovani MP, Gradoni L et al. (1990) Low dosage combination of meglumine antimoniate plus allopurinol as first choice treatment of infantile visceral leishmaniasis in Italy. Trans R Soc Trop Med Hyg 84: 534–535

Dogra J, Lal BB, Mishra SN (1986) Dapsone in the treatment of cutaneous leishmaniasis. Int J Dermatol 25: 398–400

Dogra J, Aneja N, Lal BB, Mishra SN (1990) Cutaneous leishmaniasis in India. Clinical experience with itraconazole. Int J Dermatol 29: 661–662

El-Darouti MA, Al Rubaie SM (1990) Cutaneous leishmaniasis. Treatment with combined cryotherapy and intralesional stibogluconate injection. Int J Dermatol 29: 56–59

El-On J, Livshin R, Even-Paz Z et al. (1986) Topical treatment of cutaneous leishmaniasis. J Invest Dermatol 87: 284–288

Franke ED, Wignall S, Cruz ME et al. (1990) Efficacy and toxicity of sodium stibogluconate for mucosal leishmaniasis. Ann Intern Med 113: 934–940

Guderian RH, Chico ME, Rogers MD et al. (1991) Placebo controlled treatment of Ecuadorian cutaneous leishmaniasis. Am J Trop Med Hyg 45: 92–97

Harms G, Zwingenberger K, Chéhadé AK et al. (1989) Effects of intradermal gamma-interferon in cutaneous leishmaniasis. Lancet I: 1287–1292

Hepburn NC, Tidman MJ, Hunter JAA (1993) Cutaneous leishmaniasis in british troops from Belize. Br J Dermatol 128: 63–68

Hossain MZ (1988) Combination therapy (monomycine and methyluracil) in leishmaniasis. Int J Dermatol 27: 720–722

Jabbar A, Junaid N (1986) Treatment of cutaneous leishmaniasis with infrared heat. Int J Dermatol 25: 470–472

Jolliffe DS (1986) Cutaneous leishmaniasis from Belize – treatment with ketoconazole. Clin Exp Dermatol 11: 62–68

Kellum RE (1986) Treatment of cutaneous leishmaniasis with an intralesional antimonial drug. J Am Acad Dermatol 15: 620–622

Leibovici V (1986) Cryotherapy in acute cutaneous leishmaniasis. Int J Dermatol 25: 473–475

Livshin R, Weinrauch L, Even-Paz Z, El-On J (1987) Efficacy of rifampicin and isoniazid in cutaneous leishmaniasis. Int J Dermatol 26: 55–59

Marr JJ (1991) Purine analogs as chemotherapeutic agents in leishmaniasis and American trypanosomiasis. J Lab Clin Med 118: 111–119

Marsden PD (1986) Mucosal leishmaniasis. Trans R Soc Trop Med Hyg 80: 859–876

Marsden PD, Sampaio RN, Carvalho EM et al. (1985) High continuous antimony therapy in two patients with unresponsive mucosal leishmaniasis. Am J Trop Med Hyg 34: 710–713

Martinez S, Marr JJ (1992) Allopurinol in the treatment of American cutaneous leishmaniosis. N Engl J Med 326: 741–744

Murray HW (1990) Effect of continuous administration of interferon-gamma in experimental visceral leishmaniasis. J Infect Dis 161: 992–994

Navin TR, Arana BA, Arana FE et al. (1990) Placebo-controlled clinical trial of meglumine antimonate (glucantime) vs. localized controlled heat in the treatment of cutaneous leishmaniasis in Guatemala. Am J Trop Med Hyg 42: 43–50

Nicolas JM, Pirson P, Leclef B, Trouet A (1990) Acetylated low-density lipoprotein as a vehicle for antiinfectious drugs: preparation and antileishmanial activity of Ac-LDL containing ketoconazole-oleate. Ann Trop Med Parasitol 84: 325–336

Pareek SS (1983) Combination therapy of sodium stibogluconate and rifampin in cutaneous leishmaniasis. Int J Dermatol 23: 70–71

Pialoux G, Hennequin C, Dupont B, Ravisse P (1990) Cutaneous leishmaniasis in an AIDS patient. Cure with itrakonazole. J Inf Dis 162: 1221–1222

Rzany B, Krutmann J, Goerttler E, Schöpf E (1990) Die kutane Leishmaniose: Behandlung mit Kryotherapie und intramuskulären Injektionen von Meglumine Antimonat (Glucantime). Hautarzt 41: 98–101

Saenz RE, Paz H, Berman JD (1990) Efficacy of ketoconazole against Leishmania braziliensis panamensis cutaneous leishmaniasis. Am J Med 89: 147–155

Saenz RE, de-Rodriguez CG, Johnson CM, Berman JD (1991) Efficacy and toxicity of pentostam against Panamanian mucosal leishmaniasis. Am J Trop Med Hyg 44: 394–398

Saha SK (1985) Dermal leishmaniasis after Kalaazar infection: successful treatment with rifampin. Cutis 35: 81–82

Sampaio SA, Castro RM, Dillon NL, Martins JE (1971) Treatment of mucocutaneous (American) leishmaniasis with amphotericin B: report of 70 cases. Int J Dermatol 10: 179–181

Selim MM, Vlasin Z, Jaroskowa L (1990) Leishmaniasis. Currently recommended treatment. Int J Dermatol 29: 318–321

Thakur CP, Kumar M, Kumar P et al. (1988) Rationalization of regimens of treatment of kala-azar with sodium stibogluconate in India: a randomized study. Br Med J 296: 1557–1561

Urcuyo FG, Zaias N (1982) Oral ketoconazole in the treatment of leishmaniasis. Int J Dermatol 21: 414–416

Walton BC (1989) Leishmaniasis: a worldwide problem. Int J Dermatol 28: 305–307

Weinrauch L, Livshin R, El-On J (1983) Cutaneous leishmaniasis: treatment with ketoconazole. Cutis 32: 288–289, 294

WHO Expert Committee (1990) Report. The leishmaniases. WHO Technical Report Series, No. 793, pp 54–55

WHO Model prescribing information (1990) Drugs used in parasitic diseases. Geneva, pp 14–22

6.2 Onchozerkose

Erreger: Onchocerca volvulus

Die *Onchozerkose* ist eine weitverbreitete tropische Mikrofilariose, die durch den Stich der *Schwarzfliege* der Spezies *Simulium* („black fly") übertragen wird. Sie kommt z. T. endemisch in Westafrika, Yemen, Zentral- und Südamerika (Mexiko, Guatemala), u. a. vor, insbesondere in der Nähe von Flüssen, wo die geschlechtsreife Schwarzfliege brütet. Neben der Haut wird von den Mikrofilarien auch das Auge befallen (ca. 10 % aller Fälle), so daß es zur Erblindung kommen kann (sog. „Flußblindheit"). Im Jahre 1985 waren mindestens 18 Mio. Menschen an Onchozerkose erkrankt, 400 000 davon erblindet.

Klinisch kommt es 6–12 Monate nach der Infektion zur massiven Vermehrung der Mikrofilarien, die sich in der Dermis ansiedeln, den Stamm und die Extremitäten, aber auch die gesamte Haut befallen können. Unterbauch, untere Extremitäten und Skrotum sind für den *afrikanischen Typ*, Kopf und Hals für den *amerikanischen Typ* charakteristisch. Papeln, diffuses Hautödem mit Lymphknotenschwellung, später Lichenifikation und Xerodermie sind bei konstantem *Pruritus* die Leitsymptome. Die Herde sind z. T. sekundär ekzematisiert. Charakteristische Knötchen (Onchozerkom; *Onchocercoma*) finden sich am Kopf, an den Knochenvorsprüngen der Hüfte, an Ellenbogen und Knien. Pigmentverschiebungen können später auftreten (sog. „*Leopardenhaut*"). Gelegentlich treten erst nach Jahren juckende diffuse Ödeme an den befallenen Stellen auf, die erst nach medikamentöser Provokation des Erregers (z. B. Diethylcarbamazin 25 mg p.o.; *Mazzotti-Test*) diagnostiziert werden können.

Behandlung. Die Behandlung der Onchozerkose besteht heute in der Verabreichung von *Ivermectin*, das die Zahl der Mikrofilarien innerhalb weniger Stunden bzw. Tage drastisch reduziert. Dieses Medikament hat die Chancen für die Behandlung der Krankheit erheblich verbessert. Dazu kommt in schweren, von Erblindung bedrohten Fällen, die i.v.-Applikation von *Suramin*, das als Makrofilarizid gegen die ausgewachsenen Würmer wirkt. Onchozerkome, vor allem solche im Bereich des Kopfes, sollten in Lokalanästhesie herausoperiert werden. Als alternatives Mikrofilarizid wird auch *Diethylcarbamazin* (Tbl. à 50, 100 mg) verwendet, das aber immer mehr vom Ivermectin verdrängt wird.

■ *Ivermectin* (Mectizan™, Tbl. à 6 mg)
Das Präparat ist zur Beherrschung der Infektion das Medikament erster Wahl und hat die Prognose der Onchozerkose erheblich verbessert; es wird auf nüchternen Magen in einmaliger Behandlung in einer Dosis von 100, 150 oder 300 µg/kg KG *einmal jährlich* eingenommen. Dadurch wird die Zahl der Mikrofilarien auf einem Minimum gehalten und dient als *Erhaltungstherapie* über mehrere Jahre, bis auch die Makrofilarien eingehen. Die Nebenwirkungen des Ivermectins sind weitgehend tolerierbar (Blutdruckabfall, Schwäche, Tachykardie, Myalgien, Fieber etc.). Sie sind möglicherweise Folge der untergehenden Filarien (sog. *Mazzotti-Reaktion*). Allerdings ist Ivermectin zur diagnostischen Abklärung mit dem sog. Mazzotti-Test weniger geeignet, da eine klinische Symptomatik erst in 20–25 % der Fälle auftritt, im Gegensatz zum Diäthylcarbamacin (s. unten).

■ *Suramin* (Antrypol™, Bayer 205), Pulver zur Lösung für 10 % i.v.-Injektion
Suramin ist zwar ein wirksames, aber außerordentlich toxisches Medikament, so daß die Behandlungsindikation in jedem Falle mit Vorsicht gestellt werden muß. Kranke mit Augenbeteiligung in gutem Allgemeinzustand sind meist dafür geeignet: Nach einer initialen i.v.-Injektion von 0,1 g Suramin zur Prüfung der Sensitivität des Kranken, wird 1 g wöchentlich über 5–6 Wochen verabreicht. Bei einem Körpergewicht von < 60 kg wird nur 0,01 g/kg KG initial, später 0,02 g/kg KG/Woche gegeben. Auf Toxizitätszeichen aller Art ist zu achten (Nephrotoxizität; schwere exfoliative Dermatitis, Urtikaria, Arthritis, Iritis u.v.a.). Die WHO empfiehlt folgendes Schema mit vorsichtig aufsteigender Dosierung:

Woche	1	2	3	4	5	6
Dosis (mg/kg)	3,3	6,7	10,0	13,3	16,7	16,7
	ca. 0,25 g	ca. 0,5 g	ca. 0,75 g	ca. 1,0 g	ca. 1,2 g	ca. 1,2 g
	(einmal wöchentlich)					

■ *Diethylcarbamazin* (DEC; Hetrazan® Tbl. à 50 mg, Notezine®, Banocide™) wirkt auch als Mikrofilarizid.

Das Medikament wird in einer Dosierung von 2 mg/kg KG, die bis auf 6–10 mg/kg KG gesteigert werden kann, gegeben (Max.: 600 mg/d). Gewöhnlich wird das Medikament als 3malige tägliche Dosis à 2 mg/kg KG über 3–4 Wochen verabreicht. Bei einer Augenbeteiligung werden niedrigere Dosen bevorzugt (0,5 mg/kg KG). Die WHO empfiehlt folgendes Schema:

Tag	1	2	3	4	5	6	7	8
Dosis (mg/kg/KG)	0,5	2,0	2,0	⟵	2 × 2,0–2,5			⟶

DEC ist hilfreich, um eine latente Onchozerkose zu diagnostizieren (einmalige Gabe von 25 mg p.o.), aber auch, um die Zahl der Mikrofilarien vor einer Behandlung mit Suramin zu reduzieren und eine endgültige Heilung zu ermöglichen (200 mg/d über 3 Tage). Die *DEC-Nebenwirkungen* sind beachtlich (Pruritus, Fieber, Gelenkschmerzen, Dyspnoe, Vertigo, Kreislaufkollaps u. a.). Eine Behandlung mit DEC in höherer Dosierung ist nur in schweren Fällen einer Onchozerkose angezeigt, am besten bei gleichzeitiger Gabe von *Dexamethason* (5–7 mg/d) oder *Betamethason* (3–5 mg/d) 2 Tage vor und während der DEC-Behandlung. Dadurch sollten schwere *Mazzotti-Reaktionen* mit Schockgefahr abgefangen werden. Ein stationärer Aufenthalt ist im allgemeinen vorzuziehen. Eine weitere mikrofilarizide Substanz ist das *Amocarzin* (CGP 6140), das z. Z. intensiv bei der Onchozerkosis erprobt wird.

Zur *Prophylaxe* wird eine Dosis in Höhe von 100–300 mg DEC/wöchentlich während der Exposition empfohlen.

Literatur

Awadzi K, Schulz-Key H, Edward G, Breckenridge A, Orme M, Gilles H (1990) The chemotherapy of onchocerciasis. XIV. Studies with mebendazole citrate. Trop Med Parasitol 41: 383–386

Duke BO, Pacque MC, Munoz B et al. (1991) Viability of adult Onchocerca volvulus after six 2-weekly doses of ivermectin. Bull World Health Organ 69: 163–168

Duke BO, Soula G, Zea-Flores G et al. (1991) Migration and death of skin-dwelling Onchocerca volvulus microfilariae after treatment with ivermectin. Trop Med Parasitol 42: 25–30

Duke BO, Zea-Flores G, Castro J et al. (1991) Comparison of the effects of a single dose and of four sixmonthly doses of ivermectin on adult Onchocerca volvulus. Am J Trop Med Hyg 45: 132–137

Glover M, Murdoch M, Leigh I (1991) Subtle early features of onchocerciasis in a European. J R Soc Med 84: 435

Goa KL, McTavish D, Clissold SP (1991) Ivermectin. A review of its antifilarial activity, pharmacokinetic properties and clinical efficacy in onchocerciasis. Drugs 42: 640–658

Greene BM, Taylor HR, Cupp EW et al. (1985) Comparison of ivermectin and diethylcarbamazepine in the treatment of onchocerciasis. New Engl J Med 313: 133–138

Junghanss T, Weiss N (1990) Onchozerkose bei Tropenreisenden. Dtsch Med Wochenschr 115: 1392–1396

Lecaillon JB, Dubois JP, Awadzi K et al. (1990) Pharmacokinetics of CGP 6140 (amocarzine) after oral administration of single 100–1600 mg doses to patients with onchocerciasis. Br J Clin Pharmacol 30: 625–628

Lecaillon JB, Dubois JP, Soula G et al. (1990) The influence of food on the pharmacokinetics of CGP 6140 (amocarzine) after oral administration of a 1200 mg single dose to patients with onchocerciasis. Br J Clin Pharmacol 30: 629–633

Pacque M, Elmets C, Dukuly ZD et al. (1991) Improvement in severe onchocercal skin disease after a single dose of ivermectin. Am J Med 90: 590–594

Pacque M, Munoz B, Greene BM, Taylor HR (1991) Community-based treatment of onchocerciasis with ivermectin: safety, efficacy, and acceptability of yearly treatment. J Infect Dis 163: 381–385

Poltera AA, Zea Flores G, Guderian R et al. (1991) Onchocercacidal effects of amocarzine (CGP 6140) in Latin America. Lancet 337: 583–584

Stingl P (1987) Onchozerkiasis. Hautarzt 38: 709–715

Whitworth JA, Morgan D, Maude GH, Downham MD, Taylor DW (1991) A community trial of ivermectin for onchocerciasis in Sierra Leone: clinical and parasitological responses to the initial dose. Trans R Soc Trop Med Hyg 85: 92–96

WHO Model prescribing information (1990). Drugs used in parasitic disease. WHO, Geneva, pp 105–112

Zea Flores G, Beltranena F, Poltera AA et al. (1991) Amocarzine investigated as oral onchocercacidal drug in 272 adult male patients from Guatemala. Results from three dose regimens spread over three days. Trop Med Parasitol 42: 239–244

6.3 Larva migrans cutanea

Synonyme: Creeping eruption, creeping disease
Erreger: Ankylostoma brasiliense, A. canium u. a.

Die *kutane Larva migrans* kommt recht häufig in der Karibik und in den Südstaaten der USA vor, aber auch in anderen tropischen Gegenden Afrikas und Asiens. Gelegentlich ist sie bei rückkehrenden Urlaubern auch in nördlichen Klimazonen zu sehen. Die charakteristische Erkrankung entsteht durch das Einwandern von Wurmlarven des A. brasiliense in die Haut. Die Wurmeier werden mit den Faeces und Urin von infizierten Hunden und Katzen in den warmfeuchten Sand gelegt, und die ausschlüpfenden Larven dringen bei Kontakt in die intakte Haut ein. Da der Mensch als Fehlwirt gilt, sind die Nematoden nicht in der Lage, sich weiterzuentwickeln; sie irren im Korium umher und rufen an den Eintrittstellen gut sichtbare, zirzinär verlaufende, stark juckende Gänge hervor. Die Wanderungsgeschwindigkeit ist anfangs ca. 0,1–1,0 cm/h, allmählich tritt Stillstand ein.

Füße, Unterschenkel, Glutäalgegend und Rücken sind häufig befallen. Gelegentlich können die Larven bis in die Lunge einwandern und Lungeninfiltrate mit Bluteosinophilie hervorrufen *(Löffler-Syndrom)*. Ekzematisierung und Superinfektionen der Läsionen kommen durch das Kratzen vor, ebenso Lymphknotenschwellungen.

Behandlung. Die Behandlung einer ausgedehnten Larva-migrans-Infektion erfolgt in der Regel durch *Tiabendazol*, das in Deutschland durch eine internationale Apotheke beschafft werden kann (Minzolum™, Mintezol™ Tbl. à 500 mg, Suspension 500 mg/ml), am besten in oraler Medikation 2 × 25 mg/kg KG über 2–3 Tage (max. Dos.: 3 g/d); evtl. 1 × wiederholen. Zum Tiabendazol s. auch S. 142. Ein neuerer wirksamer Abkömmling aus der gleichen Gruppe ist *Albendazol* (Eskazole® Tbl. à 400 mg, Zentel™ Tbl. à 200 mg, Suspension 100 mg in 5 ml), der sich bei der Therapie der Larva migrans offenbar als sehr effektiv und gut verträglich erwiesen hat (ca. 400 mg/d über 3 Tage). In anderen Studien wurde 2 × 400 mg oral über 3 Tage gegeben mit kurativem Ergebnis; die Beschwerden verschwanden bereits nach 24–48 h ohne Nebenwirkungen.

In neuerer Zeit wurde Ivermectin, ein hochwirksames Antifilariosum, zur Bekämpfung der Larva migrans als Einmaldosis erfolgreich eingesetzt (Mectizan®, 12 mg). Die Behandlung wurde gut vertragen, Pruritus und die Progression der Larven wurden innerhalb von 48 h gestoppt.

Die topische Applikation einer *2- bis 10%igen Tiabendazol-Creme* oder in *Suspension* 4 × täglich wird gern verschrieben, wirkt aber nicht immer zuverlässig. Die Reinsubstanz kann vom Apotheker bezogen und z. B. in pH_5-Eucerin oder Unguentum emulsificans etc. eingearbeitet werden. Die Behandlung erfolgt mehrmals täglich über 5–7 Tage. Okklusionsverbände können die Wirkung verstärken. Ansonsten kommt für umschriebene Herde eine *lokale Kälte*-Anwendung in Frage, etwa mit Chlorethyl-Spray, flüssigem Stickstoff oder auch der Kryosonde. Lokalbehandlungen müssen allerdings großflächig über den klinisch sichtbaren Herd hinaus erfolgen, da die Larven den entzündeten Gängen vorauseilen. Die Erkrankung heilt auf Dauer auch spontan ab, doch die Bestandsdauer kann bis zu mehreren Monaten betragen.

Tabelle 6.6. Orale Behandlung ausgedehnter Larva migrans

Thiabendazol
 Minzolum™/Mintezol™
 (Tabl. à 500 mg, Suspension 500 mg/ml)
 Dosis: 2 × 3 Tbl. à 500 mg/d über 3 Tage
Albendazol
 Eskazole® (Tabl. à 400 mg)
 Zentel™
 (Tabl. à 200 mg, Suspension 100 mg/5 mg)
 Dosis: 2 × 1 oder 2 × 2 Tabl. à 200 mg/d
 über 3 Tage
Ivermectin
 Mectizan® (Tabl. à 6 mg)
 Dosis: 12 mg/d als Einmalbehandlung

Literatur

Caumes E, Datry A, Paris L et al. (1992) Efficacy of ivermectin in the therapy of cutaneous Larva migrans. Arch Dermatol 128: 83–87

Edelglass JW, Douglass MC, Stiefler R, Tessler M (1982) Cutaneous larva migrans in northern climates. J Am Acad Dermatol 7: 353–358

Golsch S, Engst R, Borreli S (1991) Die kutane Larva migrans. Akt Dermatol 17: 240–242

Jones SK, Reynolds NJ, Oliwiecki S, Harman RR (1990) Oral albendazole for the treatment of cutaneous larva migrans. Br J Dermatol 122: 99–101

Miller AC, Walker J, Jaworski R, de Launey W, Paver R (1991) Hookworm folliculitis. Arch Dermatol 127: 547–549

Orihuela AR, Torres JR (1990) Single dose of albendazole in the treatment of cutaneous larva migrans. Arch Dermatol 126: 398–399

Sanguigni S, Marangi M, Teggi A, De Rosa F (1990) Albendazole in the therapy of cutaneous larva migrans. Trans R Soc Trop Med Hyg 84: 831

Stürchler D, Schubarth P, Gulzata M et al. (1989) Thiabendazole versus albendazole in treatment of toxocariasis. Ann Trop Med Parasitol 83: 473–478

Williams HC, Monk B (1989) Creeping eruption stopped in its tracks by albendazole. Clin Exp Dermatol 14: 355–356

Wolf P, Ochsendorf FR, Mibradt R (1993) Aktuelle Therapiemöglichkeiten bei Larva migrans cutanea. Hautarzt 44: 462–465

6.4 Andere Filariosen

6.4.1 Loiasis

Synonym: Kalabarschwellung
Erreger: Loa loa

Die Erkrankung wird durch eine *Mangrovefliege* (Gattung *Chrysops; Rotfliege*) übertragen, die in den Regenwäldern Zentral- und Westafrikas endemisch ist. Mehr als 13 Mio. Menschen sind daran erkrankt. Nach einer mehrwöchigen Inkubationszeit treten an der Haut flache, ödematöse Papeln mit starkem *Pruritus* als Leitsymptom auf. Die Erreger sind im Blut bzw. in der Lymphe, wenn sich die Larven in ausgewachsenen Mikrofilarien entwickeln und die Dermis bevölkern, nachweisbar. Erwachsene Würmer sind gelegentlich auch an der Haut bzw. an den Konjunktiven sichtbar. Um die Parasiten entsteht im Gewebe eine entzündliche Gewebsreaktion mit Eosinophilie und z. T. Lymphgefäßobliteration. Größere *Schwellungen* (sog. „Kalabar") können in späteren Stadien an den Armen und Beinen entstehen. Kapillaren im ZNS können durch z. T. absterbende Mikrofilarien verlegt werden; daraus entsteht ein meningoenzephalitisähnliches Bild, das zu Gehirnschäden führt.

Behandlung. Einziges, mit einiger Sicherheit wirksames Medikament ist *Diethylcarbamazin* (DEC; Hetrazan® Tbl. à 50 mg, Banocide™). Alle Entwicklungsstadien der Loa-loa-Filarien sind darauf empfindlich. Die Behandlung erfolgt in aufsteigender Dosierung wie bei Onchozerkose (1–2 mg/kg KG bis auf 2–3 mg/kg KG, 3 ×/d über insgesamt 3 Wochen). Genaue Dosierungsrichtlinien s. S. 132 Kortikosteroidschutz (z. B. Dexamethason 5–7 mg i.v.) ist während der ersten Behandlungstage erforderlich. *Ivermectin* (Mectizan®) ist vermutlich auch wirksam, doch ausreichende Erfahrungen mit diesem Medikament liegen bei Loa loa noch nicht vor.

Zur *Prophylaxe:* 300 mg DEC 1 × wöchentlich während der Exposition.

6.4.2 Lymphatische Filariasis

Synonyme: Elephantiasis tropica, Elephantiasis arabum
Erreger: Wuchereria bancrofti, Brugia malayi, B. timori

Diese *Mikrofilarien* werden durch infizierte *Moskitos* übertragen, die vor allem im asiatischen Subkontinent (Malaysia, Indonesien) und in Westafrika vorkommen. Über 90 Mio. Menschen sind daran erkrankt. Nach einer Inkubationszeit von ca. 1 Jahr beginnt die Erkrankung mit hohem Fieber über wenige Tage (bis 40 °C), Lymphgefäßobstruktion mit Fibrose und Eosinophilie folgen. Schmerzhafte Ödeme in Form von Hodenschwellungen, Epididymitis, Orchitis etc. treten auf, die immer wieder rezidivieren und zum permanenten Lymphödem der Weichteile führen. Daraus entsteht eine Elephantiasis des Skrotums bzw. der Akren, mit papillomatös-verruköser Oberfläche.

Behandlung

■ *Diethylcarbamazin* (DEC; Hetrazan® Tbl. à 50 mg, Banocide™, Notezine™) ist heute noch die Stütze der Filarientherapie. Wegen seiner Toxizität soll die Behandlung mit einer niedrigen Dosis begonnen, z. B. 0,25 mg/kg KG, und mit ca. 2 mg/kg KG, 3 ×/d (insgesamt 6 mg/kg KG/d), über 3 Wochen fortgesetzt werden. Das Medikament ist gegen alle Formen von Filarien wirksam, doch einige überleben offenbar, denn Rückfälle kommen nach 6 Monaten vor. Die Behandlung sollte demnach in mehreren Zyklen wiederholt werden. Fieberreaktion mit Krankheitsgefühl, Nausea, Anorexie, Urtikaria treten während der ersten Tage der Behandlung auf, insbesondere bei den Infektionen durch Brugiaspezies. Lokale Reaktionen sind schmerzhafte Schwellungen der Lymphknoten mit Lymphangitis und Filariaabszessen entlang der Lymphgefäße. Ein Teil der Reaktionen ist mit dem Untergang der Filarien verbunden. *Antihistaminika* können bei subjektiven Beschwerden hilfreich sein.

■ *Ivermectin* (Mectizan™) ist in einer oralen Einzeldosis von 1 mg (ca. 20–25 µg/kg KG) gegen Mikrofilarien der Spezies Wuchereria bancrofti sehr gut wirksam, mit nur geringen Nebenwirkungen. Zwei Wochen nach der oralen Einnahme sind keine Mikrofilarien im Blut mehr nachweisbar. Es scheint aber, daß das Präparat die ausgewachsenen Würmer nur teilweise erfaßt, da Rückfälle nach ca. 3–6 Monaten vorkommen, und zwar in höherem Maße als beim DEC. Größere klinische Prüfungen sind z. Z. im Gange, um die genaue Dosierung bzw. die Wirksamkeit des Medikamentes bei lymphatischer Filariasis näher zu bestimmen. Möglicherweise ist es notwendig, eine Dosis *von 100–300 µg/kg Ivermectin einmal jährlich* zu verabreichen, wie bei Onchozerkose, um die Erkrankung in endemischen Gebieten zu kontrollieren.

Chirurgische Intervention, Druckverbände und andere lokale Maßnahmen sind darüber hinaus bei größerer Elephantiasis (Skrotum, Genitale), Hydrozelen etc. notwendig.

Literatur

Anonymous (1990) Ivermectin in lymphatic filariasis. N Engl J Med 323: 917–918

Brice D, Etienne SD, Le Thi Huong Du et al. (1989) Loa loa filariasis, encephalitis and treatment with Notezine: an underestimated complication? (letter) Ann Med Interne (Paris) 140: 319–320

Carme B, Mamboueni JP, Copin N, Noireau F (1989) Clinical and biological study of Loa loa filariasis in Congolese. Am J Trop Med Hyg 41: 331–337

Carme B, Boulesteix J, Boutes H, Puruehnce MF (1991) Five cases of encephalitis during treatment of loiasis with diethylcarbamazine. Am J Trop Med Hyg 44: 684–690

Davis BR (1989) Filariases. Dermatol Clin 7: 313–321

Gayral P, Gueyouche C, Bories C, Loiseau P, Demerseman P, Lamotte G, Royer R (1989) Macrofilaricidal activity of metabolites of diethylcarbamazine. Arzneimittelforschung 39: 226–230

Hovette P, Laroche R, Verrot D et al. (1991) Medical treatment of lymphatic filariasis. Med Trop (Marseille) 51: 87–90

Huang GK (1989) Die mikrochirurgische Therapie beim Lymphödem der weiblichen äußeren Genitalien. Geburtshilfe Frauenheilkd 49: 876–880

Jaccard A, Lortholary O, Visser H (1989) Diethylcarbamazine and human loiasis. N Engl J Med 320: 320

Lortholary O, Jaccard A, Visser H, Guillevin L (1989) Prevention of human Loa loa filariasis (letter). Ann Med Interne (Paris) 140: 319

Nanduri J, Kazura JW (1989) Clinical and laboratory aspects of filariasis. Clin Microbiol Rev 2: 39–50

Noireau F, Apembet JD, Nzoulani A, Carme B (1990) Clinical manifestations of loiasis in an endemic area in the Congo. Trop Med Parasitol 41: 37–39

Noireau F, Nzoulani A, Sinda D, Itoua A (1990) Transmission indices of Loa loa in the Chaillu Mountains, Congo. Am J Trop Med Hyg 43: 282–288

Nutman TB, Miller KD, Mulligan M et al. (1988) Diethylcarbamazine prophylaxis for human loiasis. N Engl J Med 319: 752–756

Ottesen EA, Vijayasekaran V et al. (1990) A controlled trial of ivermectin and diethylcarbamazine in lymphatic filariasis. N Engl J Med 322: 1113–1117

Partono F, Maizels RM, Purnomo (1989) Towards a filariasis-free community: evaluation of filariasis control over an eleven year period in Flores, Indonesia. Trans R Soc Trop Med Hyg 83: 821–826

Richard-Lenoble D, Kombila M, Chandenier J, Gaxotte P (1989) The efficacy and tolerance of ivermectin (Mectizan) prescribed for the patient with multiple filarial infections. Bull Soc Pathol Exot Filiales 82: 65–71

Richards FO Jr, Eberhard ML, Bryan RT et al. (1991) Comparison of high dose ivermectin and diethylcarbamazine for activity against bancroftian filariasis in Haiti. Am J Trop Med Hyg 44: 3–10

Roux J, Perolat P, Cartel JL et al. (1989) A study of ivermectin in the treatment of lymphatic filariasis due to Wuchereria bancrofti var. pacifica in French Polynesia. Bull Soc Pathol Exot Filiales 82: 72–81

6.5 Kutane Schistosomiasis

Synonyme: Bilharzia, Bilharziose
Erreger: Schistosoma haematobium, S. mansoni, S. japonicum, S. mekongi, S. intercalatum u.a.

Infektionen mit diversen Schistosomenarten kommen in tropischen und subtropischen ländlichen Gegenden weltweit vor. Die *Schistosomiasis* oder *Bilharziose* ist eine der häufigsten und auch gefährlichsten parasitären Erkrankungen des Menschen; über 200 Mio. Menschen sind daran erkrankt, eine Größenordnung, die nur noch von der Malaria übertroffen wird. Der menschenpathogene Erreger gehört in die Gruppe der Trematoden *(Plathelminthes; Flachwürmer, flukes)*, die mit *Wasserschnecken* (Schlammschnecken) als Zwischenwirt in stehenden Gewässern leben und den Menschen beim Kontakt mit dem infizierten Wasser befallen. Infizierte Warmblüter setzen über Faeces und Urin Eier ins Wasser frei, die sich in den Wasserschnecken innerhalb von 6 Wochen zu freischwimmenden *Zerkarien* (= infektiöse Larvenstadien) entwickeln. Über die Haut und die Schleimhäute dringen bei Wasserkontakt die Zerkarien (0,2–1 mm) in den Menschen ein, erreichen die Blut- und Lymphbahnen und vollenden dort ihren Zyklus; die klinischen Erscheinungen werden durch die erwachsenen Würmer und die abgelegten Eier hervorgerufen. Fieber und urtikarielle Hautreaktionen, anschließend diverse Granulome und Hepatosplenomegalie können Leitsymptome der *viszeralen Schistosomiasis* sein. Vor allem das Blut des Gastrointestinaltraktes und der Harnblase werden mit Schistosomen bevölkert im Sinne einer *intestinalen bzw. urogenitalen Schistosomiasis*. Sie bilden dort ein wichtiges Parasitenreservoir, das zur weiteren Kontamination der Gewässer führt. Insbesondere Kinder sind gefährdet und stellen in Endemiegebieten die Hauptträger der Infektion dar; ebenso Fischer, Gärtner und die Landbevölkerung im allgemeinen.

Bei der *kutanen Schistosomiasis* handelt es sich entweder um eine initiale Zerkariendermatitis, die bei der ersten Invasion der Erreger in die Haut auftritt, oder aber um knotig-granulomatöse, entzündliche Hautläsionen bei Infektionen durch S. haematobium bzw. S. mansoni. Die initiale Zerkariendermatitis stellt sich in Form jukkender, urtikarieller Papeln dar, die innerhalb weniger Stunden nach der Erstinfektion auftreten und allmählich spontan sistieren; sie weisen auf den Zeitpunkt der Infektion hin. Die granulomatösen, z.T. warzigen Hautherde werden durch die *ektopischen* Ablagen von Schistosomeneiern in der Haut hervorgerufen, oft um den Bauchnabel lokalisiert. Ferner können vegetierende und polypöse Granulome bzw. Tumoren bei Spätformen

Tabelle 6.7. Kutane Symptomatik der Schistosomeninfektion

Penetrationsphase:	Zerkariendermatitis
	↓
Inkubationsphase:	Urtikariafieber
	↓
Eiablagephase:	Schistosomiasis (Bilharziosis) cutanea tarda (Granulome, Fisteln, Tumoren)

der kutanen Schistosomiasis *(S. cutanea tarda)*, z.B. bei Infektionen des Urogenitaltrakts mit S. haematobium *(Bilharziome)*, auftreten. In diesem Rahmen kommen eitrig-fistulöse Läsionen in der Genitoanalgegend vor, die nach längerem Bestehen auch entarten können.

● *Schwimmerdermatitis („swimmer's itch")*: Dieses Krankheitsbild ist von der gefürchteten Schistosomiasis, die durch S. haematobium bzw. S. mansoni hervorgerufen wird, abzugrenzen. Hierbei handelt es sich um banale Dermatitiden als Ausdruck einer Hautirritation durch verwandte Trematoden, bei denen der Mensch nicht als Wirt gilt. Derartige Fälle sind in gemäßigten Klimazonen, auch in Mitteleuropa, durch Schistosomen von Vögeln (Schwäne, Enten u.a.) nach einem warmen Sommer nicht selten. Sie sind in ruhigen Binnenseen anzutreffen und rufen bei Schwimmern im Spätsommer erhebliche Hautreaktionen mit urtikariellen Papeln und starkem Juckreiz hervor, meist ½–1 Tag nach Kontakt mit dem infizierten Wasser. Selten tritt eine allgemeine Symptomatik mit Kreislaufstörungen etc. auf. Die eingedrungenen Zerkarien sterben jedoch wenige Stunden nach ihrem Eindringen in die Haut ab, und die Beschwerden lassen spontan nach.
Prophylaktisch sollte man gegen die Schwimmerdermatitis durch harmlose Zerkarien vor dem Baden in einem warmen See den ganzen Körper mit Badeöl oder -creme einreiben. Nach dem Bad sollte man sich tüchtig abfrottieren, um nicht vollständig eingedrungene Larven zu entfernen.

Behandlung. Die Behandlung der Frühphasen der initialen kutanen Schistosomiasis bzw. der Zerkariendermatitis (einschl. der Schwimmerdermatitis) ist lediglich symptomatisch. Lokale kühlende Lotiones, Farbstofflösungen, z.B. Zink-

Tabelle 6.8. Pharmaka zur Behandlung der Schistosomiasis

1. Wahl
Praziquantel
(Biltricide®, Cesol®)

2. Wahl
Metrifonat
(Bilarcil™, Dipterex™, Dylox™)

Oxamniquin
(Vansil™, Mansil™)

---

schüttelmixtur (Lotio zinci aquosa) bzw. Brillantgrün in 1%iger Lösung, und lokale oder orale Antihistaminika sind ausreichend. Selten sind milde lokale Kortikosteroide als antientzündliche Maßnahme notwendig. Evtl. bakterielle Superinfektionen müssen antibiotisch angegangen werden. Bei kutanen Läsionen einer S. haematobium-Infektion kommen, wie auch für die vizerale bzw. die intestinale Manifestation einer Schistosomiasis, 3 Medikamente in Frage:

■ *Praziquantel* (Biltricide® Lacktbl. à 600 mg, Cesol® Lacktbl. à 150 mg, Cysticide® Tbl. à 500 mg)
Dieses Medikament hat die Behandlung der Schistosomiasis in letzter Zeit revolutioniert, da es gegen alle Formen und Spezies der Parasiten, oft in einer einmaligen Dosis, wirksam ist. Es ist gut verträglich und für Massenbehandlungen in Endemiegebieten geeignet, wenn auch relativ teuer für die Länder der Dritten Welt. Empfohlen wird vom Hersteller und der WHO eine einmalige orale Dosis von 40 mg/kg KG. Bei S. mansoni- und S. japonicum-Infektionen werden auch 2- oder 3 × 20 mg/kg KG, in 4stündigem Abstand, empfohlen. Eine Abheilung ist damit in über 95 % der Fälle zu erwarten. Eine 3 × negative Untersuchung auf lebende Eier im Stuhl (S. japonicum, S. mansoni) bzw. im Urin (S. haematobium) bestätigt den Erfolg der Therapie. Eine Nachuntersuchung sollte nach 3–6 Monaten erfolgen.

■ *Metrifonate* (Bilarcil™ Tbl. à 100 mg, Dipterex™, Dylox™)
Es handelt sich um eine organische Phosphorverbindung, die als preiswertes Insektizid verwendet wird, die Azetylcholinesteraseaktivität der Parasiten blockiert, jedoch nur bei S. haematobium wirksam ist *(urogenitale Schistosomiasis, Bilharziosis)*. Dosis: 7,5–10 mg/kg KG in 14tägigen Abständen, insgesamt 3 × wiederholen. Abheilungsrate: 40–80 %.
Zur *Prophylaxe:* 7,5 mg/kg KG einmalig alle 4 Wochen während der Exposition.

■ *Oxamniquin* (Vansil™ Kaps. à 250 mg, Sirup 250 mg/5 ml; Mansil™)
Das Präparat ist ein Oxyquinolinderivat, das selektiv beim S. mansoni wirksam ist, sowohl in akuten als auch in späten Phasen mit Splenomegalie. Dosis: 15 mg/kg KG als einmalige Behandlung. In Sonderfällen: 30 mg/kg KG in 2 Dosen. Bei Kindern: 2 × 10 mg/kg KG an einem Tag. Abheilungsrate: 60–80 %.

Evtl. wird man in Verbindung mit der antiparasitären Behandlung eine systemische Kortikosteroidtherapie in mittlerer Dosis (z. B. Prednisolon 40 mg/d) einleiten, um lästige Symptome abzufangen und die Nebenwirkungen zu mildern. Die *Nebenwirkungen* der systemischen Schistosomiasistherapie sind zahlreich, doch insgesamt tolerierbar. Kreislaufschwäche, Benommenheit, Nausea, Kopfschmerzen, Erbrechen, seltener Fieber und urtikarielle Exantheme können bei allen genannten Medikamenten vorkommen, nicht zuletzt auch als Folge des anfallenden Fremdeiweißes durch den Parasitenzerfall. Als Reservepräparat nach Praziquantel gilt auch *Niridazol* (Ambilhar™; Dosis: 25 mg/d über 7 Tage), das aber in Deutschland nicht zugelassen wird. Das Medikament ist bei Drakunkulosis gut wirksam (s. S. 143).

Literatur

Colin M, Loubière R, Guillaume A, Damas S, Héroin P (1980) Les lésions cutanées de bilharziose a propos de 14 observations. Ann Dermatol Venereol (Paris) 107: 759–767

Gonzalez E (1989) Schistosomiasis, cercarial dermatitis, and marine dermatitis. Dermatol Clin 7: 291–300
Grossetete G, Diabate I, Pichard E (1989) Skin manifestations of bilharziasis. Apropos of 24 case reports in Mali. Bull Soc Pathol Exot Filiales 82: 225–232
King CH, Mahmoud AA (1989) Drugs five years later: praziquantel. Ann Intern Med 110: 290–296
Ong EL, Ellis ME (1989) Acute schistosomiasis (Katayama fever): corticosteroid as adjunct therapy. Scand J Infect Dis 21: 473–474
Uthman MA, Mostafa WZ, Satti MB (1990) Cutaneous schistosomal granuloma. Int J Dermatol 29: 659–660

6.6 Myiasis

6.6.1 Klassische Myiasisvarianten

Fliegen (Diptera) können durch ihre Stiche Krankheiten mit weltweiter Bedeutung übertragen, wie die Leishmaniose (Sandfliege; *Phlebotomus*) oder die Onchozerkose (Schwarzfliege; *Simulium*). Zusätzlich können sie aber auch selbst bzw. durch die Ablage ihrer Eier und Larven für Hautkrankheiten verantwortlich sein (myiasis; gr. *myia* = Fliege). Bei der *Myiasis* handelt es sich um den Befall der Haut durch aggressive Gattungen tropischer Fliegen, u.a. auch Dasselfliegen, Pferde- und Rinderbremsen etc., die z.T. erhebliche Veränderungen hervorrufen können (Haut, hautnahe Schleimhäute sowie Urogenital- und Gastrointestinaltrakt). Verschiedene klinische Formen einer Myiasis kommen in nahezu allen geographischen Gegenden und Klimazonen vor, sind aber in feuchtwarmen Gegenden überaus häufig. Vor allem Kinder werden durch zoophile Fliegengattungen betroffen, z.B. in den USA. Je nach den biologischen Eigenschaften der jeweiligen Fliegenspezies und den klimatischen Verhältnissen entstehen aus der Infestation mit Fliegen unterschiedliche klinische Bilder.

● *Furunkuloide Myiasis*
Erreger: Viele Spezies, insbesondere Cordylobia anthropophaga (Tumbu fly), Dermatobia hominis, Wohlfahrtiaarten, Cochliomyia- und Chrysomyiaarten u.a.

Die Fliegen bohren sich selbst in die Haut bzw. die Schleimhaut (Mund, Auge, Nase) ein und legen ihre Eier in die Dermis bzw. die Submukosa ab. Daraus entstehen innerhalb weniger Tage bzw. in 1–2 Wochen subkutane Läsionen (sog. Hypoderma), die vor allem im feuchtwarmen Klima furunkelähnlich abszedieren, untereinander fistulieren und z.T. erhebliche Ausmaße erreichen können. Die Heilung kann auch spontan erfolgen, dauert aber oft mehrere Wochen.

● *Myiasis vom Typ der Larva currens*
Erreger: Gasterophilusarten (nasalis, intestinalis; meist Pferdebremsen) u.a.

Die Larven wandern unter die Hautoberfläche (bis zu mehreren cm täglich) und lassen serpiginöse Kriechspuren erkennen, so daß das Bild einer „creeping eruption" entsteht.

● *Myiasis vom Typ einer opportunistischen Infektion*
Erreger: Viele Spezies

Dabei legen weniger aggressive Fliegen ihre Eier auf offenen Wunden, Ulzera etc. die erfahrungsgemäß schlecht gepflegt sind, ab, so daß nach einigen Wochen mehrere Larven auf deren Oberfläche zu sehen sind *(Wundmyiasis)*. Derartige Fälle kommen auch in Deutschland bzw. in Mitteleuropa bei stark verwahrlosten Patienten während der Sommermonate vor. Schmeiß- und Fleischfliegen können die Verursacher sein.

Behandlung. Das Prinzip der Behandlung einer Myiasis liegt in der Entfernung aller Fliegenlarven und in der Bekämpfung einer oft gleichzeitig bestehenden bakteriellen Infektion durch lokalantiseptische oder auch systemische antibiotische Maßnahmen. Zunächst sollte man die betroffene Stelle säubern und alle Krusten, Eiterreste etc. entfernen. In manchen Fällen wird man in der Lage sein, ohne weiteres die Fliege bzw. ihre Larven mit leichtem Druck bzw. mit einer Nadel oder Pinzette zu entfernen.
Es empfiehlt sich, vorher die betroffene Stelle mit einer Fettsalbe über einige Stunden großzügig abzudecken, z.B. Vaseline, Paraffin (evtl. auch Schweinefett, Bienenwachs), damit sich die Larven wegen O_2-Mangel aus ihren Krypten herausbewegen. Dann sollte das Fett abgewischt, die Stelle mit Chloräthylspray behandelt oder mit einem Lokalanaesthetikum umspritzt werden, z.B. Xylokain 1–2% (wenn notwendig inzidieren!), und die Larven mit dem Skalpell bzw. einer Pinzette entfernt werden. Manche empfehlen zu

diesem Zweck 15% Chloroform in Öl über 30 min oder kurzfristig einen Wattebausch mit Äther auf die Läsion aufzulegen. Für eine Myiasis der Nase wurde geraten, beide Nasenöffnungen mit einem Wattebausch, getränkt mit Chloroform und Terpentin (1:4), zu verschließen, damit die Larven absterben und manuell entfernt werden können. In manchen tropischen Gegenden wird warmes flüssiges Palmenöl aufgetropft. In anderen tropischen Ländern wird eine Tabaklösung (ca. 10 g Tabak/25 mg Wasser) in die Löcher und Fisteln geträufelt und das ganze über ca. 6 h okklusiv verbunden. Nach der Öffnung des Verbandes kommen alle Larven an die Oberfläche und lassen sich entfernen (bei ausgedehntem Befall bis zu 20 oder mehr). Eine anschließende lokale antibiotische Therapie ist angezeigt, systemische Antibiotika sind im Einzelfall zu erwägen. Etwa 1 Woche nach Entfernung der Larven heilen alle Hautläsionen ab.

Bei der *Larva currens* sollte man versuchen, die Larve zu lokalisieren (Öl und Lupe!) und sie mit einer Nadel o.ä. mechanisch zu entfernen. Bei den *opportunistischen* Formen sind nach Entfernung der meist zahlreichen Larven (z.B. durch Terpentinöl) antiseptische, antibiotische und pflegerische Maßnahmen notwendig.

Frage. Die Erkrankung ist in den meisten Fällen selbstlimitierend, es sein denn, daß Sekundärinfektionen zusätzlich auftreten.

Behandlung. Die frühzeitige Erkennung und die Entfernung der Fliegen ist die beste Therapie; letzteres kann mechanisch oder mit einem Alkoholtupfer u.ä. erfolgen. In Endemiegebieten werden frisch in die Haut eingegrabene Fliegen mit einem Holzsplitter oder einer Nadel entfernt. In der Klinik wird die Stelle mit Chlorethyl betäubt und der Parasit mit einem kleinen Eingriff (z.B. scharfer Löffel) entfernt. Ggf. wird es nötig sein, die gesamte Stelle mit dem Skalpell auszuräumen und einen Salbenverband mit Antibiotika zu applizieren. Eine systemische antibiotische Therapie ist nur bei Superinfektion angezeigt, ggf. zusammen mit Tetanusprophylaxe. Bei schwerem, generalisiertem Befall kann die orale Gabe von *Tiabendazol* (25 mg/kg KG/d, Minzolum™) über 2 Tage erwogen werden. In Endemiegebieten wird man durch Insektizide versuchen, die Fliegen in Wohnräumen etc. prophylaktisch zu vernichten. Touristen sollten in Endemiegebieten Schuhe tragen und unbedeckte Stellen des Körpers möglichst schützen.

6.6.2 Tungiasis

Eine besondere Form der Myiasis, die *Tungiasis*, wird die Sandfliege *Tunga penetrans* (ca. 1 mm) hervorgerufen. In den tropischen Gegenden Afrikas, Asiens, Zentral- und Südamerikas, wo sie vorkommt, wird sie auch *chicoe, nigua* oder *jigger* genannt.

Die geschlechtsreife weibliche Fliege sticht sich in die unbedeckte Haut ein, saugt Blut und produziert zahlreiche Eier, wodurch sie anschwillt und als weißliche Papel (bis zu 1 cm) an der Hautoberfläche sichtbar wird. Die Larven sind in einigen Tagen reif und verlassen den Wirt, während die Fliege selbst an der Stichstelle verbleibt und ca. 3 Wochen später abstirbt. Die Läsionen der Tungiasis finden sich häufig an den Füßen, können schmerzhaft sein und gelegentlich ulzerieren. Andere Insektenstiche und eine furunkuloide Myiasis kommen differentialdiagnostisch in

Literatur

Ade-Serrano MA, Olomolehin OG, Adewunmi A (1982) Treatment of human tungiasis with niridazol (Ambilhar): a double-blind case control study. Ann Trop Med Parasitol 76: 89–92

Alexander JO (1984) Cutaneous myiasis. In: Alexander JO (ed) Arthropods and human skin. Springer, New York, pp 87–113

Anegg B, Auer H, Diem E, Aspock H (1990) Wund-Myiasis. Fakultative Myiasis. Hautarzt 41: 461–463

Baird JK, Baird CR, Sabrosky CW (1989) North American cuterebrid myiasis. Report of seventeen new infections of human beings and review of the disease. J Am Acad Dermatol 21: 763–772

Bork K, Schramm P (1981) Furunkuloide Myiasis durch Larven von Dermatobia hominis, Hautarzt 32: 141–144

Buditjahjono S, Hartadi T (1987) Myiasis capitis. In: Wilkinson DS, Mascaro JM, Orfanos CE (eds) Clinical dermatology. The CMD case collection. Schattauer, Stuttgart New York, pp 144–145

Burke WA, Jones BE, Kim Park H, Finley JL (1991) Imported Tungiasis. Int J Dermatol 30: 881–883

Cardoso A (1981) Generalized tungiasis treated with thiabendazole. Arch Dermatol 117: 127 (letter)
Deroo H, Jongbloet L, Aelbrecht M et al. (1990) Human cutaneous parasitosis: two cases of furuncular and creeping myiasis. Dermatologica 180: 199–200
Engel PM, Kreusch J, Wolff HH (1993) Tungiasis. Z Hautkr 68: 810–813
Hübsch HM, Kalvelage HM, Bercher M (1989) Fliegenlarvenbefall der Haut (cutane Myiasis) durch Cordylobia Rodhaini. Akt Dermatol 15: 243–245
Kenney RL, Baker FJ (1984) Bottfly (Dermatobia hominis) myiasis. Int J Dermatol 23: 676–677
Lane RP, Lowell CR, Griffiths WA, Sonnex TS (1987) Human cutaneous myiasis. Clin Exp Dermatol 12: 40–45
LiLong PhT, Lui H, Buck W (1992) Cutaneous myiasis: a simple and effective technique for extraction of Dermatobia hominis larvae. Int J Dermatol 31: 657–659
Lukin LG (1989) Human cutaneous myiasis in Brisbane: a prospective study. Med J Aust 150: 237–240
Ockenhouse CF, Samlaska CP, Benson PM et al. (1990) Cutaneous myiasis caused by the African tumbu fly (Cordylobia anthropophaga). Arch Dermatol 126: 199–202
Reunala T, Laine LJ, Saksela O et al. (1990) Furuncular myiasis. Acta Derm Venereol (Stockh) 70: 167–170
Sanusi ID, Brown EB, Shepard TG, Grafton WD (1989) Tungiasis: Report of one case and review of the 14 reported cases in the United States. J Am Acad Dermatol 20: 941–944
Sharma H, Dayal D, Agrawal SP (1989) Nasal myiasis: review of 10 years experience. J Laryngol Otol 103: 489–491
Spigel GT (1988) Opportunistic cutaneous myiasis. Arch Dermatol 124: 1014–1015
Veraldi S, Brusasco A, Sürr L (1993) Cutaneous myiasis caused by larvae of Cordylobia anthropophaga. Int J Dermatol 32: 184–187
Wentzell JM, Schwartz BK, Pesce JR (1986) Tungiasis. J Am Acad Dermatol 15: 117–119
Zalar GL, Walther RR (1980) Infestation by Tunga penetrans. Arch Dermatol 116: 80–81

6.7 Tropische Treponematosen

Hierbei handelt es sich im wesentlichen um zwei tropische Erkrankungen, *Framboesie* und *Pinta*, die auf nichtvenerischem Wege übertragen werden. Körperkontakte bei schlechten hygienischen und sozioökonomischen Verhältnissen sind hierzu ausreichend.

6.7.1 Frambösie

Synonyme: Jaws, pian, boubas, buba u. a.
Erreger: Treponema pertenue

Die Frambösie kommt in Zentralafrika und in Südost-Asien einschließlich Melanesien und Polynesien vor. Sie zeigt mehrere Stadien, die durch ein vielfältiges Spektrum von Hautläsionen, in späteren Phasen der Erkrankung auch durch tieferliegende Manifestationen bzw. Schäden (subkutanes Fettgewebe, Knochen) gekennzeichnet ist. Nach einer Inkubationszeit von ca. 10–45 Tagen entwickelt sich, meist bei Kindern und Jugendlichen, eine *primäre* entzündlich-granulomatöse Läsion, die schnell ulzeriert, sich papillomatös-vegetierend umwandelt und nach ½–1 Jahr mit Depigmentierung narbig abheilt. Das himbeerartige Aussehen dieser Hautläsionen hat der Erkrankung ihren Namen gegeben („frambesia"). Das *Sekundärstadium* ist von Fieber, Krankheitsgefühl, Knochen- und Gelenkschmerzen begleitet und zeigt z. T. feuchte, Condylomata-lata-ähnlichen Läsionen um den Mund und das Perineum. Tibia, Ulna sowie Hände und Füße können hyperplastische, subperiostale Veränderungen als juxtaartikuläre Knoten aufweisen. Das *Tertiärstadium* zeigt Gummen, nasale und perinasale Exostosen („gondou") sowie Destruktionen des Septums und des harten Gaumens. Das Zentralnervensystem bleibt, im Gegensatz zur Lues, ausgespart. Als Begleitsymptom sind Palmoplantarkeratosen charakteristisch, die teilweise rhagadiform-erosiv sind und schmerzhaft sein können.

Behandlung. *Penicillin* ist das Antibiotikum der ersten Wahl. Für die frühen Phasen der Erkrankung (primäres und sekundäres Stadium) wird Penicillin G verabreicht. Ausreichende Dosis für Erwachsene: 1 Mio. IE; Kinder, Jugendliche sowie Erwachsenenkontakte: 600 000 IE; Kinderkontakte: 300 000 IE. In der Regel führt eine einzige i.m.-Injektion von 1,2 Mio. IE Benzathinpenicillin innerhalb einer Woche zur Abheilung. Im Tertiärstadium gibt man 1 Mio. IE/d pro Tag (oder auch pro Woche), bis 15–20 Dosen verabreicht worden sind. In Südostasien wurden in letzter Zeit Rezidive gesehen und die Empfeh-

lung gegeben, die oben angegebene Dosis aus Sicherheitsgründen zu verdoppeln.
Alternative (bei Penicillinallergie): *Tetracyclin* 2 g/d über 2 Wochen.

6.7.2 Pinta

Synonyme: Mal de pinto, carate, cute
Erreger: Treponema carateum

Diese Treponematose kommt nicht selten in Zentral- und Südamerika (Mexiko, Panama, Kolumbien, Brasilien) vor, wobei sie in letzter Zeit an Häufigkeit offenbar abnimmt; sie zeigt analoge Hautveränderungen wie bei Lues oder Frambösie, z.T. mit Depigmentierung. Der Erreger ist vermutlich eine Spirochaeta *(T. carateum)* mit einer Inkubationszeit von ca. 10–14 Tagen, wobei der Infektionsweg nicht genau bekannt ist. Personen aller Altersstufen werden befallen, doch Kinder bis zu 12–15 Jahren werden bevorzugt (bis zu 60%). Unmittelbarer Hautkontakt ist offenbar für die Übertragung notwendig. Die Initialläsionen sind oft Indurationen und Plaques ohne Ulzeration; die Spätstadien zeigen ausgedehnte hypopigmentierte, z.T. vitiliginös anmutende Läsionen, nicht selten symmetrisch am Stamm und an den Akren angeordnet.

Behandlung. Das Medikament erster Wahl ist *Penicillin*, z.B. Benzathinpenicillin 1,2 Mio. IE i.m.; als Alternative kommt wie bei allen Treponematosen *Tetracyclin* 2 g/d oral über 2 Wochen in Frage. Bei Kindern wird orales Erythromycin 8–10 mg/kg KG 4 ×/d empfohlen.

Literatur

Brown ST (1985) Therapy for non venereal treponematoses: reviews of the efficacy of penicillin and consideration of the alternatives. Rev Infect Dis 7: 318–325
Csonka GW, Oates JK (eds) (1990) Sexually transmitted diseases. A Textbook of genitourinary medicine. Tindall, London, pp 371–381
Engelkens HJH, Judanarso J, Van Der Sluis JJ et al. (1990) Disseminated early yaws: report of a child with a remarkable genital lesion mimicking venereal syphilis. Pediatr Dermatol 7: 60–62
Engelkens HJH, Judanarso J, Oranje AP et al. (1991) Endemic treponematoses. Part I: Yaws. Int J Dermatol 30: 77–83
Hopkins LR (1985) Review of yaws and other endemic treponematoses. Rev Inf Dis [Suppl 2]: 388S–392S
Koff AB, Rosen T (1993) Nonvenereal treponematoses: Yaws, endemic syphilis and pinta. J Am Acad Dermatol 29: 519–535
Noordhoek GT, Van Embden JDA (1991) Jaws, an endemic treponematosis reconsidered in the HIV era. Eur J Clin Micro Infect Dis 10: 4–5
Sanyakorn CK (1986) Situation of yaws in the Southeast Asia region: past, present and future SE Asian. J Trop Med Pub Health 17: 3–7
WHO (1982) Treponemal Infections. Technical Report Series 674: 16–20

6.8 Andere Parasitosen

6.8.1 Gnathostomiasis

Durch die Filariengattung *Gnathostoma spinigerum* (G. hispidum, G. japonicum u.a.) beim Menschen hervorgerufen, wird die Hauterkrankung auch „Larva migrans profunda" genannt. Sie ist durch z.T. oberflächliche, erythematöse, urtikarielle Stränge gekennzeichnet oder aber durch tieferliegende migratorische Plaques, die als *„eosinophile migratorische Panniculitis"* beschrieben wurden. Juckreiz und Bluteosinophilie (bis zu 50%) sind Begleitsymptome. Die Erkrankung kommt endemisch in Indien, Südostasien, Philippinen, China und vor allem auch in Japan vor. Auch aus Südamerika wurden Fälle beschrieben (Ecuador). Die Infektion wird durch Genuß von rohem bzw. noch lebendem Frischwasserfisch (Japan: z.B. Genuß von Sashimi), aber auch durch Faeces und Urin von infizierten Hunden und Katzen übertragen. Während der Jahre 1980–1990 wurden in Japan 47 Fälle einer Larva migrans profunda durch Gnathostomiasis mitgeteilt.

Behandlung. Die Auffindung und chirurgische Entfernung des Parasiten ist die einzig sinnvolle Therapie. Man sollte versuchen, das eine oder andere Ende des Strangs bioptisch zu entfernen. Erfahrungen mit Anthelminthica sind bei der relativen Seltenheit der Erkrankung nicht bekannt geworden.

6.8.2 Kutane Strongyloidiasis

Millionen von Menschen sind weltweit mit *Strongyloides stercoralis* (Rundwurm) infiziert, doch der Befall bleibt in der Regel auf den Darm beschränkt, ist oft asymptomatisch oder von einer chronischen Diarrhoe als Hauptsymptom begleitet. Bei ca. 50 % aller Infizierten sind die Symptome mild oder kaum vorhanden. Im Süden der USA wie in anderen tropischen und subtropischen Gegenden kommt die Infektion endemisch vor.

Bei der *kutanen Strongyloidiasis* handelt es sich meist um perianale Veränderungen im Sinne einer schnellwandernden Larva, sog. *Larva currens*, mit urtikariellen Veränderungen und Pruritus. Die Hauterkrankung entsteht durch filiforme Larven, die mit dem Stuhl den Darm infizierter Individuen verlassen und in die perianale Haut eindringen. Die Juckreizattacken dauern einige Stunden und wiederholen sich sporadisch in unregelmäßigen Abständen, da die Larven nicht lange überleben und der Juckreiz durch immer wieder neue Larvenschübe hervorgerufen wird. Von der Perianalgegend aus breiten sich urtikarielle und purpuriforme Hautveränderungen aus, Eosinophilie (bei 70–90 % aller Kranken) und Diarrhoe sind wichtige Begleitsymptome. Periumbilikale, petechiale und purpuriforme Hautveränderungen gelten als Marker für S. stercoralis-Infektionen.

Bei *immunsupprimierten Kranken*, z. B. nach Langzeittherapie mit Kortikosteroiden (Asthma bronchiale, M. Hodgkin, Lymphome) sowie bei HIV-Infektion kommt die Darminfektion mit S. stercoralis besonders häufig vor und damit auch die Gefahr einer kutanen Strongyloidiasis mit einer hohen Zahl von Larven. Häufige Stuhluntersuchungen sollten bei chronischer medikamentöser Immunsuppression das Vorkommen einer Strongyloidiasis ausschließen. Gefährlich sind Mischinfektionen mit gramnegativen Keimen (Pseudomonasstämme, E. coli, Enterokokken) und Pilzen (z. B. Aspergillosis), da sie mit hoher Mortalität verbunden sind.

Behandlung. Bei ungeklärten Juckreizattacken in der Perianalgegend, die sich in Tagen oder Wochen wiederholen, evtl. verbunden mit urtikariellen Hautveränderungen, sollte man an die S. stercoralis-Infektion denken und die Behandlung vorsichtshalber mit *Tiabendazol* (Minzolum®, Mintezol® Tbl. à 500 mg, Suspension 500 mg/ml), je nach Gewicht 2 × 2 oder 2 × 3 Tbl./d (2 × 25 mg/kg KG bei einer maximalen täglichen Dosis von 3 g) über insgesamt 2 oder 3 Tage. Eine einzige Dosis von 50 mg/kg KG könnte versucht werden, doch die Nebenwirkungsrate ist bei der Einmaltherapie höher. Bei Kleinkindern sollte die Dosis auf 2 × ½ Tbl. über 2 Tage reduziert werden. Als *Nebenwirkung* können Erythema-multiforme-ähnliche Hautveränderungen und nekrolytische Exantheme vorkommen sowie eine ZNS-Symptomatik.

Tiabendazol (Minzolum®)

Wirkungsspektrum: Ascaridiasis, Strongyloidiasis, Drakunkulosis, Oxyuriasis, Trichinosis, Trichinellosis, Larva migrans und andere Nematoden. Tiabendazol wird schnell resorbiert (1 h) und wirkt schnell vermizid, vor allem bei *Strongyloidiasis* und *Larva currens* (2-Tage-Therapie). Bei schwerem Befall, bei Trichinose und anderen Wurmerkrankungen sollte die Behandlung bis zu 7 Tagen fortgesetzt werden. Bei Oxyuriasis 1 × behandeln und Dosis nach ca. 14 Tagen wiederholen.

Mebendazol (Vermox®)

Mebendazol (Vermox® Tbl. à 100 mg) ist bei Strongyloidiasis als klassisches Breitspektrumanthelminthikum auch wirksam und verfügt auch sonst über das gleiche Wirkungsspektrum im Darm, wird aber nach peroraler Aufnahme nur wenig resorbiert (2–3 × 1 Tbl./d über 3 Tage). Überempfindlichkeitsreaktionen sind selten, allenfalls durch toxische Produkte bei Erregerzerfall. Cambendazol und weitere Abkömmlinge wurden für die Behandlung am Menschen nicht zugelassen. Inwieweit das neue Präparat *Albendazol* (Zentel®) in Frage kommt, bleibt abzuwarten.

Neuerdings wurde berichtet, daß auch Ivermectin (Mectizan®) bei Larva currens durch Strongyloidesinfektion wirksam ist.

Bei *immunsupprimierten* Kranken sollte die Behandlung mit Tiabendazol über 10–14 Tagen fortgesetzt werden. Schwere Infestationen werden in der Regel von Mischinfektionen aller Art begleitet, vor allem gramnegative Keime (Pseudomonasstämme, Enterokokken) und Pilzbefall (z. B. Aspergillosis) wurden gleichzeitig mit S. stercoralis-Befall beobachtet. Dagegen ist eine gezielte, eingreifende und kombinierte Therapie mit *Anthelminthica* und *Antimykotika* (Ketoconazol, Itraconazol, Fluconazol: z. B. Sempera® 2 × 1 Tbl./d) indiziert. Eine akute Symptomatik mit Kreislaufschwäche, Leibschmerzen, Diarrhoe, Exanthemen nach der Therapie weist auf toxische Phänomene durch Wurmzerfall hin, kann erhebliche Ausmaße erreichen und muß kurzfristig durch Kortikosteroide abgefangen werden. Dennoch wird im Schrifttum immer wieder über Fälle berichtet, bei denen trotz aller intensiver therapeutischer Maßnahmen disseminierte Infektionen mit S. stercoralis ad exitum führen.

6.8.3 Dracunculosis

Die Erkrankung wird hervorgerufen durch den Wurm *Dracunculus medinensis* (sog. Guinea- oder Medinawurm). Die Infektion erfolgt fast ausschließlich durch das Trinken von infiziertem Wasser; 5–10 Mio. Menschen in Zentralafrika, Indien und Pakistan sind daran erkrankt. Die geschlechtsreifen weiblichen Parasiten schlüpfen aus dem Gastrointestinaltrakt in die Haut ein, um dort ihre Eier zu legen. Dadurch entstehen kutane Papeln und Hautschwellungen, die jucken und größtenteils ulzerieren.

Behandlung. Die Behandlung besteht im wesentlichen in der Entfernung aller ausgewachsenen Parasiten, die in den Ländern der endemischen Infektion viele einheimische Ärzte beherrschen. Aus den Hautläsionen können die bis zu 60 cm oder mehr langen Würmer geschickt auf einem Streichholz o. ä. aufgespult und manuell entfernt werden. Dieser Prozeß sollte jedoch mehrere Tage (bis zu 2 Wochen) dauern, damit es nicht zu Ruptur kommt und der Restwurm in seinen Gang verschwindet. Falls dennoch ein Rest verbleibt, muß er chirurgisch entfernt werden, da er lokale Entzündungen hervorruft. Vor Beginn der manuellen Entfernung ist eine orale Gabe von 2 × 25 mg/kg KG/d *Tiabendazol* über einige Tage ratsam. Lokale Applikation von Tiabendazol (5–10 %) in Cremegrundlage kann versucht werden. In Endemiegebieten können bis zu 20–30 Würmer bei einer infizierten Person entfernt werden.

Niridazol
(Ambilhar®)

Eine andere Alternative, von manchen Autoren als Medikament erster Wahl bevorzugt, ist *Niridazol* (Ambilhar™) oder auch *Metronidazol* (Clont®, Flagyl®). Niridazol ist insgesamt parasitozid und entzündungshemmend und wird vor allem bei Drakunkulose und Schistosomiasis eingesetzt (Dosis: 25 mg/kg KG/d; max. Dosis: 1,5 g über 7 Tage). Das Präparat wird vom Körper gut aufgenommen und verstoffwechselt. Bei Drakunkulose sind es die Metaboliten, die die toxische Wirkung auf die Würmer entfalten, während das Medikament ein Prodrug ist. Auf eine ZNS-Symptomatik als Nebenwirkung ist zu achten.

Die gezielte Desinfektion des Trinkwassers in Endemiegebieten ist die wichtigste präventive Maßnahme. Zahlreiche Insektizide sind gegen die Larven des Medinawurms wirksam (Permethrin, Dichlorvos, Temephos, Carbendazim u. a.). Abkochen und Filtrieren des Trinkwassers ist hilfreich.

6.8.4 Zystizerkosis

Hierbei handelt es sich um subkutane, indolente Knoten, die bei infizierten Individuen Larven des Schweinewurms, *T. solium*, enthalten *(Cysticercus cellulosae)*. Die Behandlung besteht in der Verabreichung von *Praziquantel* 10 mg/kg KG als einmalige Behandlung (s. auch S. 137). Bei schwerer Infektion werden höhere Dosen bzw. eine Wiederholung der Therapie notwendig sein. Metrifonat kommt auch in Frage (Dosierung s. S. 137).

Literatur

Amer M, Attia M, Ramadan AS, Matout K (1984) Larva currens and systemic disease. Int J Dermatol 23: 402–403

Anonymous (1990) Update: dracunculiasis eradication worldwide, 1989. MMWR 38: 882–885

Anonymous (1990) Dracunculiasis. Global surveillance summary, 1989. Wkly Epidemiol Rec 65: 229–233

Anonymous (1991) Update: dracunculiasis eradication – Pakistan, 1990. MMWR 40: 5–7

Bank DE, Grossman ME, Kohn SR et al. (1990) The thumbprint sign: Rapid diagnosis of disseminated strongyloidiasis. J Am Acad Dermatol 23: 324–325

Böckers M, Bork K (1988) Prurigo und weitere diagnostisch bedeutsame Hautsymptome bei Strongyloidose. Hautarzt 39: 34–37

Eberhard ML, Brandt FH, Kaiser RL (1991) Chlortetracycline for dracunculiasis. Lancet 337: 500

Elgart ML (1989) Onchocerciasis and dracunculosis. Dermatol Clin 7: 323–330

Feinstein RJ, Rodriguez Valdes J (1984) Gnathostomiasis or larva migrans profundus. J Am Acad Dermatol 11: 738–740

Grove DI (1982) Treatment of strongyloidiasis with thiabendazole: an analysis of toxicity and effectiveness. Trans R Soc Trop Med Hyg 76: 114–118

Hopkins DR, Ruiz Tiben E (1990) Dracunculiasis eradication: target 1995. Am J Trop Med Hyg 43: 296–300

Ilegbodu VA, Ilegbodu AE, Wise RA, Christensen BL, Kale OO (1991) Clinical manifestations, disability and use of folk medicine in dracunculus infection in Nigeria. J Trop Med Hyg 94: 35–41

Imtiaz R, Hopkins DR, Ruiz-Tiben E (1990) Permanent disability from dracunculiasis. Lancet 336: 630

Kagen CN, Vance JC, Simpson M (1984) Gnathostomiasis: infestation in an Asian immigrant. Arch Dermatol 120: 508–510

Kalb RE, Grossman ME (1986) Periumbilical purpura in disseminated strongyloidiasis. J Am Med Ass 256: 1170–1171

King CH, Mahmoud AA (1989) Drugs five years later: Praziquantel. Ann Intern Med 110: 290–296

Levin JA, Smith JG Jr (1986) Praziquantel in the treatment of cysticercosis (letter). JAMA 256: 349–350

Naquira C, Jimenez G, Guerra IG et al. (1989) Ivermectin for human strongyloidiasis and other intestinal helminths. Am J Trop Med Hyg 40: 304–309

Ollague W (1988) Gnathostomiasis. A new disease in Ecuador and on the american continent. In: Orfanos CE, Stadler R, Gollnick H (eds) Dermatology in five continents. Springer, Berlin Heidelberg New York Tokyo, pp 508–513

Pampiglione S, Misciali C, Fanti PA et al. (1993) Persistent larva currens treated with ivermectin. Eur J Dermatol 3: 347–349

Purvis RS, Beightler EL, Diven DG et al. (1992) Strongyloides stercoralis hyperinfection. Int J Dermatol 31: 160–164

Purvis RS, Beightler EL, Diven DG et al. (1992) Strongyloides hyperinfection presenting with petechiae and purpura. Int J Dermatol 31: 169–171

Richards F, Hopkins D (1989) Surveillance: the foundation for control and elimination of dracunculiasis in Africa. Int J Epidemiol 18: 934–943

Ronan SG, Reddy RL, Manaligod JR et al. (1989) Disseminated strongyloidiasis presenting a purpura. J Am Acad Dermatol 21: 1123–1125

Tanigushi Y, Ando K, Isoda KI et al. (1992) Human gnathostomiasis: successful removal of gnathostoma hispidum. Int J Dermatol 31: 175–177

Tschen EH, Tschen EA, Smith EB (1981) Cutaneous cysticercosis treated with metrifonate. Arch Dermatol 117: 507–509

Von Kuster LC, Genta RM (1988) Cutaneous manifestations of strongyloidiasis. Arch Dermatol 124: 1826–1830

6.9 Insektenstichreaktionen

Insektenstiche können erhebliche Hautreaktionen hervorrufen, insbesondere bei prädisponierten Individuen. Die einzelnen Stiche rufen meist stark juckende urtikarielle Papeln hervor, die in großer Zahl mit erheblichen Beschwerden, einschl. Fieber, Unwohlsein, Gelenkschmerzen etc., verbunden sein können. Lymphknotenschwellungen kommen vor. Als Arthropodenreaktion tritt gelegentlich eine eosinophile Zellulitis auf. *Fliegen, Moskitos, Flöhe, Ameisen*, vor allem aber *Bienen-* und *Wespenstiche* sind für alle Arten von Insektenstichreaktionen beim Menschen verantwortlich. Gerade durch Stiche von Bienen und Wespen können lokale Ödeme mit Pruritus bis zu schweren anaphylaktischen Reaktionen an der Haut und an den Schleimhäuten auftreten, in seltenen Fällen bis zum Exitus letalis. Kratzeffekte und sekundäre Infektionen kommen dazu.

Behandlung. Bei *Fliegen-, Moskito-* und *Flohstichen* sollten milde kortikosteroidhaltige Cremes örtlich appliziert werden, evtl. auch kühlende Schüttelmixturen. Antihistaminikagele u. ä. bleiben meist ohne Wirkung. Ein wirksames Repellens wird hingegen nützlich sein, um neue Stiche zu vermeiden. Im übrigen empfiehlt es sich, z. B. durch *pyrethrum*imprägnierte Netze oder sonstige Abwehrmaßnahmen eine effektive Prophylaxe vorzunehmen. Vor allem bei Flohstichen ist an Tiere zu denken, die Flohträger sein können. *5 % Malathionpuder* bzw. *Pyrethroidsprays* (Jacutin N®-Spray) sind zur Vernichtung derartiger Reservoire hilfreich. Auch 0,5- bis 1%ige *Lindanlösungen* sind als Insektizid wirksam.

Durch *Ameisenbisse* u. ä. können anaphylaktoide Reaktionen auftreten. Es ist zu empfehlen, die betroffenen Stellen mit Eis zu kühlen und kortikoidhaltige Cremes zu applizieren. Manchmal wird es nötig sein, Triamcinolon lokal zu injizieren oder auch systemische Kortikosteroide zu verschreiben, um größere Reaktionen abzuwenden. Sekundärinfektionen sollte man mit systemischen Antibiotika angehen.

Bei *Bienen-* und *Wespenstichen* sollte man zunächst, falls noch vorhanden, das Stechorgan entfernen, das manchmal noch in der Haut steckt. Lokal sind Eispackungen und kühlende Umschläge indiziert, am besten in Verbindung mit kortikosteroidhaltigen Cremes. Lokale und systemische Anwendung von *Antihistaminika* sind bei stärkeren Lokalreaktionen angezeigt, selten wird man 0,3 ml einer 1:1000 wäßrigen *Adrenalinlösung* s.c. injizieren müssen, zusammen mit einer hohen *Prednisolon*dosis (ca. 250 mg i.v.). Zur Prophylaxe sollten die Betroffenen ein *Notbesteck* bei sich führen. Zu einem späteren Zeitpunkt wird man bei exponierten Individuen eine *Hyposensibilisierungsbehandlung* anstreben müssen.

Literatur

Golden DBK, Langois J, Valentine MD et al. (1981) Treatment failures with whole-body extract therapy of insect sting allergy. JAMA 246: 2460–2463

Heng MCY, Kloss SG, Haberfelde GC (1984) Pathogenesis of papular urticaria. J Am Acad Dermatol 10: 1030–1034

King LE Jr, Rees RS (1983) Dapsone treatment of a brown recluse bite. JAMA 250: 648

King LE, Rees RS (1986) Treatment of brown recluse spider bites. J Am Acad Dermatol 14: 691–692

Lockey RF (1984) Management of anaphylactic reaction to bee sting. JAMA 251: 2862

Medleau L, Miller WH Jr (1983) Flea infestation and its control. Int J Dermatol 22: 378–379

Ross EV, Badame AJ, Dale SE (1987) Meat tenderizer in the acute treatment of imported fire and stings. J Am Acad Dermatol 16: 1189–1192

Schorr WF (1984) Eosinophilic cellulitis (Wells' syndrome) in arthropod bite reactions. J Am Acad Dermatol 11: 1043

VonWitt RJ (1980) Topical aspirin for wasp stings. Lancet ii: 1379

6.10 Ulzera in den Tropen

6.10.1 Tropisches Ulkus

Tropische Ulzera entstehen oft durch Infektionen mit *Fusobakterien* (F. nucleatum, F. mortiferum, F. necrogenes, F. ulcerans), sind aber später Ausdruck von *Mischinfektionen* durch mehrere aggressive Bakterienarten, z.B. Enterobakterien, Treponemen u.a. Unterernährung, mangelhafte soziale Hygiene, schlechte Pflegebedingungen und das feucht-warme Klima spielen eine zusätzliche Rolle. Meist entstehen die Ulzera auf dem Boden eines Traumas, z.B. bei Landarbeitern, Handwerkern u.ä. in tropischen Ländern, oft an den Unterschenkeln. Auch superinfizierte Insektenstiche kommen als präzipitierender Faktor in Frage. Chronische Läsionen können teils vegetieren, teils vernarben und z.T. auch maligne entarten. Zahlreiche Fälle werden in Gambia, Zambia, Neu-Guinea, Südindien und anderen tropischen Klimazonen beschrieben, überaus häufig sind Kinder betroffen. In den Spätstadien kommt eine aerobe Flora dazu, aufgepfropfte Pyodermien sind bei längerem Bestand die Regel.

Behandlung. In den frühen Phasen der Erkrankung ist Penicillin G, 1–2 Mio. IE/d, über 5–7 Tage das Mittel der Wahl; chronische Fälle erfordern eine breitbasige antibiotische Therapie, auch gegen Anaerobier, z.B. Clindamycin (Sobelin®) oder Metronidazol (Clont®). Zusätzlich sind lokale Maßnahmen notwendig, um das Ulkus zu säubern, evtl. auch chirurgische Abtragung von Nekrosen, Eröffnung von Fisteln etc.

Eine gute Desinfektion von Gelegenheitstraumen und ausreichende Hygiene sind die beste Prophylaxe.

6.10.2 Buruli-Ulkus

Das *Buruli-Ulkus* ist eine seltene Infektion mit atypischen Mykobakterien vom Typ des *Mycobacterium ulcerans*, die vor allem in Zentralafrika, aber auch in Südostasien, Mexiko und vereinzelt in anderen Ländern vorkommt. Auch aus Deutschland werden gelegentlich Fälle beschrieben. Klinisch handelt es sich um schlecht heilende, vernarbende Ulzera, die zusätzlich bakteriell superinfiziert sind.

Die *Behandlung* erfolgt durch lokale antibiotische und pflegerische Maßnahmen. Kleinere Ulzera können am besten durch tiefe Exzision herausoperiert werden. Eine zuverlässige Therapie gegen die verantwortlichen Mykobakterien ist nicht bekannt; Rifampicin (Rifa® 600 mg/d), Trimethoprim-Sulfamethoxazol, Clofazimin, INH u. a. können versucht werden.

6.10.3 Ulzera bei Sichelzellanämie

Als häufige Komplikation (bis zu 75 %) einer Sichelzellanämie können vor allem an den Unterschenkeln Ulzera auftreten, die schnell superinfiziert und chronifiziert werden. Oft handelt es sich um symmetrische Ulkusbildung bei jungen Menschen, ohne periphere Durchblutungsstörungen, arterielle bzw. venöse Minderdurchblutung etc., so daß die Prognose im allgemeinen gut ist, wenn die Infektionsbekämpfung gewährleistet ist. Neben der Sichelzellanämie kommen auch andere genetisch verankerte Bluterkrankungen in Frage (Thalassämie, sphärozytäre Anämien u. a.). Die Erkennung und Behandlung der Grunderkrankung durch den Hämatologen sind Voraussetzung für die Abheilung der Hautulzera.

Literatur

Endeley EM, Enwerem EO, Holcombe C, Patel RV (1990) Buruli ulcer. J Indian Med Assoc 88: 260–261

Gear JH (1990) Aetiology of tropical ulcer. Trans R Soc Trop Med Hyg 84: 753

Hayman J (1991) Mycobacterium ulcerans infection. Lancet 337: 124

Muelder K, Nourou A (1990) Buruli ulcer in Benin. Lancet 336: 1109–1111

Muelder K (1992) Wounds that will not heal. The Buruli ulcer. Inter J Dermatol 31: 25–26

Portaels F (1989) Epidemiology of ulcers due to Mycobacterium ulcerans. Ann Soc Belg Med Trop 69: 91–103

Smith CG (1990) Tropical ulcer. Trans R Soc Trop Med Hyg 84: 175–176

Tumwine JK, Dungare PS, Tswana SA, Maoneke WR (1989) Tropical ulcers in a remote area in Zimbabwe. Cent Afr J Med 35: 413–416

Van der Werf TS, van der Graaf WT (1990) Buruli ulcer in West Africa. Lancet 336: 1440

Farbabbildungen

1,2 Onchozerkose. Am linken Unterschenkel finden sich subkutane, bis zu 2 cm durchmessende Knoten mit einer darüberliegenden Ekzematisation der Haut; inguinal zeigen sich ebenfalls stark vergrößerte Lymphknoten

3,4 Trockene, ekzematisierte Haut sowie Lichenifikation bei Onchozerkose

5,6 Drakunkulose (Dracunculus medinensis). Die Infektion erfolgt mit dem Trinkwasser, zur Eiablage wandern die Weibchen an die Hautoberfläche und verursachen dort ulzerierende Schwellungen.

7–9 Filariose. Der Erreger Wuchereria bancrofti kann aus Blut und Lymphe nachgewiesen werden (Methylen-Blau-Färbung) und verursacht persistierende Lymphödeme bis zur Elephantiasis (8 + 9)

10 Papillomatös-vegetierende, himbeerartige, z.T. ulzerierende Knoten bei Frambösie

11,12 Kutane Larva migrans nach einem Urlaubsaufenthalt in Thailand und Zustand nach 7-tägiger Behandlung mit Tiabendazol 5% in Unguentum emulsificans

13,14 Multiple Myiasis-Herde, z.T. furunkuloid, nach einem Urlaubsaufenthalt in Südostasien. Die Larven konnten z.T. mechanisch exprimiert werden (14)

15 Leishmaniose mit relativ frischen disseminierten Herden an der unteren Extremität

16,17 Blastomykosis und Zustand nach mehrwöchiger, oraler Behandlung mit Ketokonazol

Farbabbildungen

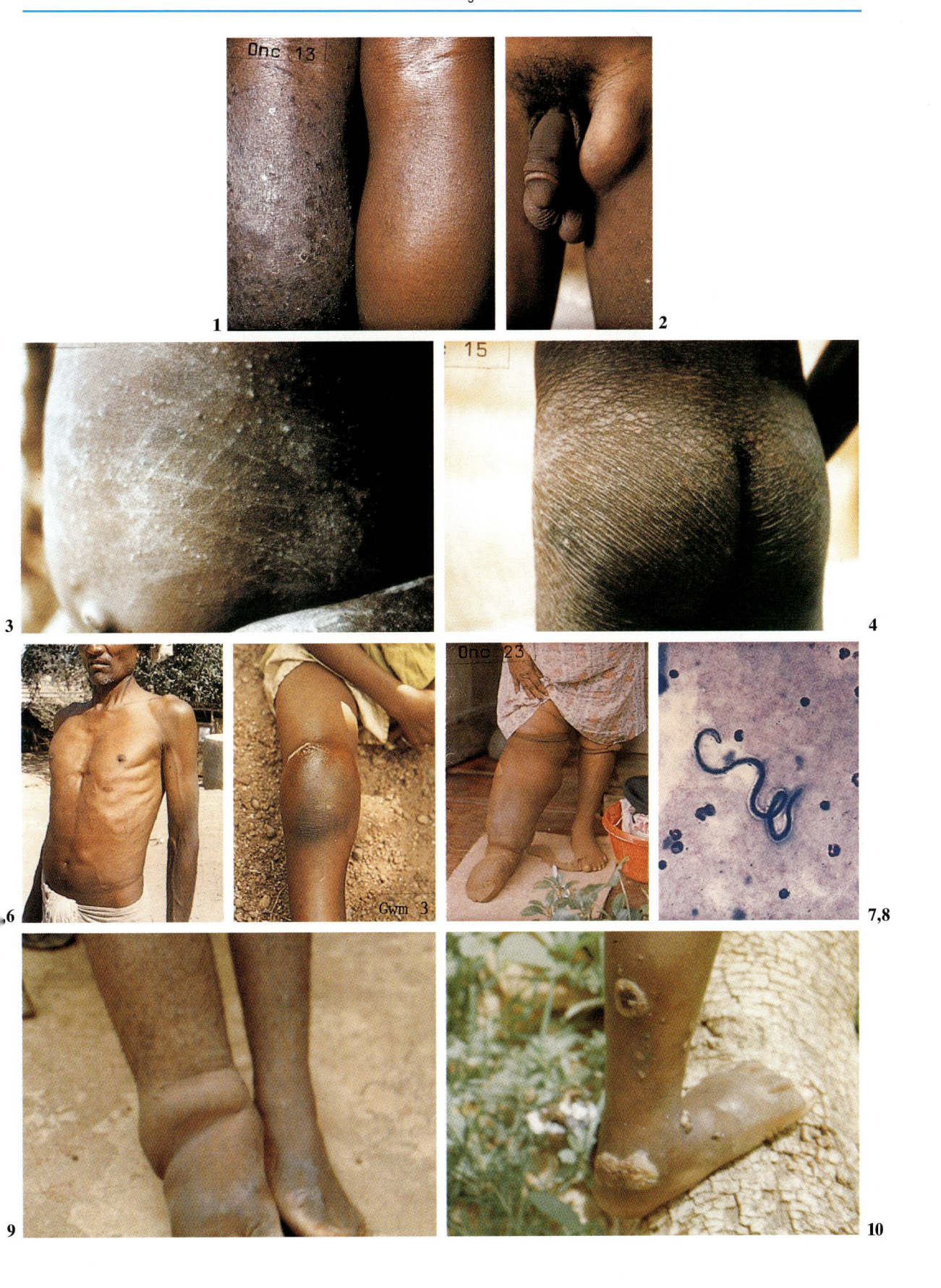

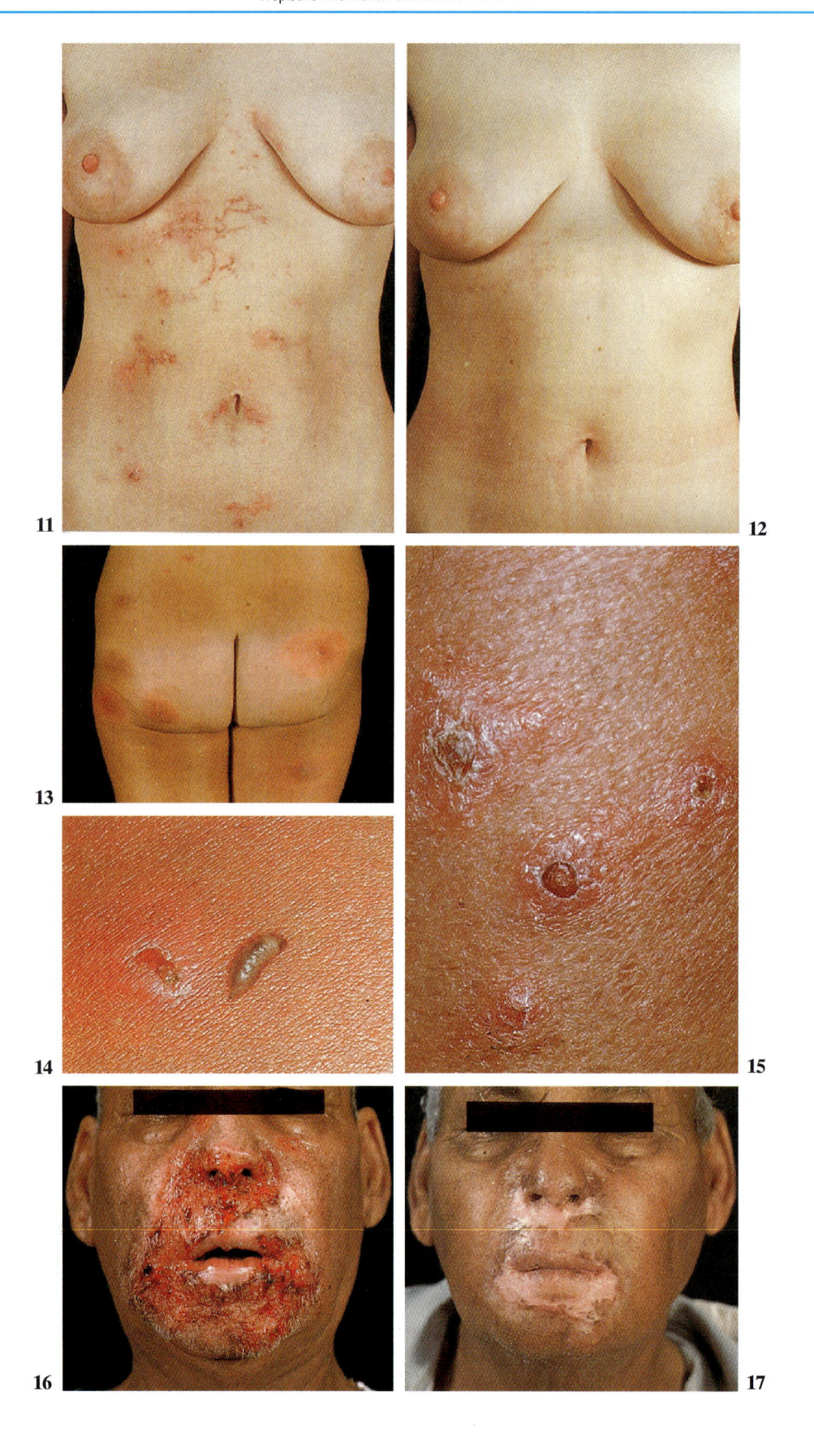

148 Tropische Infektionen und andere Parasitosen

Kapitel 7 Seltene Infektionen der Haut

7.1	Aktinomykose	150
7.2	Nokardiose	151
7.3	Myzetoma	152
7.4	Erysipeloid	155
7.5	Anthrax	156
7.6	Listeriose	157
7.7	Diphtherie der Haut	158
7.8	Salmonellose	160
7.9	Shigellose	161
7.10	Pasteurellose	162
7.11	Bruzellose	163
7.12	Bartonellose	164
7.13	Rhinosklerom	165
7.14	Tularämie	166
7.15	Katzenkratzkrankheit	167
7.16	Rattenbißkrankheit	168
7.17	Pest	169
7.18	Malleus	170
7.19	Melioidose	170
7.20	Chromobakteriose	171
7.21	Bazilläre Angiomatose	172
7.22	Rickettsiosen	173

Gerade auf dem Gebiet der weniger häufigen Infektionen, bei denen die Haut als Eintrittspforte eine Rolle spielt, z. T. auch betroffen ist, spiegeln sich die Veränderungen wider, die mit der Verbesserung der Hygiene, der Infektionsprophylaxe und der Entwicklung neuer Chemotherapeutika einerseits, und mit dem Auftreten neuer, bislang kaum beschriebener Krankheitsbilder andererseits verbunden sind. Die sozialökonomischen Unterschiede, die große Spannweite zwischen den westlichen und den Ländern der Dritten Welt werden hier deutlich. Auch seltene Infektionen, die im Osten Europas häufiger, z. T. endemisch vorkommen, z. B. *Rickettsiosen* und *Tularämie*, werden auch im Westen allmählich geläufiger. Während in den sich entwickelnden Ländern der Dritten Welt manche seltenen Infektionen zoophilen Charakters vorhanden sind, sporadische Infektionsfälle durch Verunreinigung des Trinkwassers, Kontakt mit infizierten Tieren oder einfach durch schlechte sozialhygienische Bedingungen immer wieder vorkommen und kleinere Epidemien im Tierbestand und beim Menschen auslösen, treten in den ökonomisch entwickelten Ländern z. T. neue, opportunistische Infekte bei alkohol- und drogenabhängigen sowie bei medikamentös stark immunsupprimierten Patienten auf.

Rotz (Malleus) und *Pest* sind inzwischen im Westen fast völlig verschwunden, *Anthrax* und *Erysipeloid* werden in Europa kaum noch gesehen, dafür wurde die *bazilläre Angiomatose* bei Aids-Patienten neu beschrieben, die *Hautdiphtherie* nimmt zu (z. B. bei Obdachlosen in den USA), und die *Melioidose* als endemische Infektion in Südostasien (Thailand) wird gelegentlich auch im Westen gesehen. Dazu kommen außerordentlich seltene Infektionen, z. B. mit *Vibrio vulnificus, Chromobakterien* und *Ehrlichia canis*, die während der letzten 2 Jahrzehnte beschrieben wurden. Ebenso wurde die *B. burgdorferi* entdeckt, die für eine größere Gruppe von Dermatosen offenbar das entscheidende ätiopathogenetische Agens ist.

Borreliosen der Haut sowie die mit einer *HIV-Infektion* assoziierten Dermatosen werden an anderer Stelle umfassend beschrieben.

Literatur

Johnson RA (1991) Trends in Dermatology: Reemergence of the infectious diseases. Sober AJ, Fitzpatrick ThB (eds) Year Book of Dermatology. Mosby, St. Louis, pp XXI–XLV

7.1 Aktinomykose

Erreger: Actinomyces israeli; seltener: A. bovis, A. meyeri u. a.

Diese relativ seltene Infektion tritt an der Haut in der Regel im Bereich des oberen Thorax bzw. der Hals-Schultergürtel-Region auf; Ausgangspunkt ist die Einatmung des pilzähnlichen *grampositiven Anaerobiers*, der in kariösen Zähnen, in den Tonsillen und im oberen Respirationstrakt zumeist symbiotisch vorkommt. Die Beteiligung der Haut ist meist Teilsymptom der häufigeren *zervikofazialen* Form der Infektion, während sich die seltenere *systemische* Aktinomykose in der Lunge, im Bereich des Gastrointestinaltraktes und am Peritoneum (abdominale Form) manifestiert. Eine *primäre kutane Aktinomykose* ist ein außerordentlich seltenes Ereignis. Generalisierte Formen mit Befall zahlreicher, z. T. parenchymatöser Organe (Leber, Nieren, Blase u. a.) und des Knochensystems (Periostitis, Osteomyelitis) kommen in Einzelfällen vor.

Klinisch finden sich am Hals mit Bevorzugung der Maxillomandibulargegend entzündliche Herde in Form brettharter Infiltrate, die z. T. fistulieren und auf Druck Eiter entleeren, worin in typischen Fällen granulär-körnige Strukturen enthalten sind (sog. „Schwefelgranula"). Indurierte Knoten, die oft schmerzhaft sind, z. B. beim Essen oder bei Halsbewegungen, kommen dazu. Sekundäre Mischinfektionen mit diversen Erregern und regionaler Lymphadenitis sind nicht selten, der Verlauf ist gewöhnlich chronisch-progredient. Abszesse in den darunterliegenden Organen, auch am Knochen (z. B. Mandibula), müssen bei der zervikofazialen Form ausgeschlossen werden.

● *Prognostisch* können unbehandelte Hautläsionen über mehrere Jahre bestehen und sich nur langsam ausbreiten. Eine spontane Abheilung ist möglich, wenn die Erkrankung auf die Haut beschränkt bleibt, allerdings erst nach mehreren Jahren.

Behandlung. Die Behandlung der während der vergangenen Jahren selten gewordenen Aktinomykose erfolgt immer noch *mit hohen Penicillindosen*, zumal alle bekannten Aktinomycesarten auf das Penicillin empfindlich sind; allerdings ist es schwierig, entsprechend hohe Medikamentmengen in den verhärteten, z.T. auch verkalkten Infektionsherden der Haut zu erreichen.

Wir empfehlen in der Regel 10–20 Mio. IE Penicillin G in Form von Kurzinfusionen täglich über 4–6 Wochen; die parenterale Behandlung wird anschließend durch eine orale Medikation (4 Mio. IE/d) über mehrere Monate (bis zu 1 Jahr) ergänzt, die bis zur vollen Abheilung und Negativwerden mehrerer Abstriche fortgesetzt werden soll. Abszedierende und fistulöse Herde sollten ca. 1 Woche nach Beginn der parenteralen Behandlung unter Penicillinschutz chirurgisch eröffnet und möglichst ausgeräumt werden, kleinere Bezirke sind in toto zu exzidieren.

Bei Penicillinallergie können *Tetracycline* oder *Erythromycin* (1 g/d über mehrere Monate), aber auch andere Antibiotika, die gegen grampositive Erreger wirksam sind (z.B. Imipenem; Zienam® Amp. à 250, 500 mg), eingesetzt werden.

Insgesamt ist die Behandlung einer voll entwickelten kutanen Aktinomykose mühsam und bedarf mehrerer therapeutischer Interventionen über längere Zeit.

Literatur

Burden P (1989) Actinomycosis. J Infect 19: 95–99
Edelmann M, Cullman W, Nowak KH et al. (1987) Treatment of actinothoracic actinomycosis with imipenem. Eur J Clin Microbiol 6: 194–195
Okano M (1989) Primary cutaneous actinomycosis of the extremities: a report from Japan. Cutis 44: 231–233
Spapen HD, De-Quint P, De-Geeter F, Sacre R, Belle SJ (1989) Cervicofacial actinomycosis in a patient treated for tonsillar carcinoma. Eur J Surg Oncol 15: 383–385

7.2 Nokardiose

Erreger: Nocardia asteroides, N. caviae, N. brasiliensis

Der Erreger ist ein aerober Bodensaprophyt, der im Erdreich und Staub sowie als Symbiont im Respirationstrakt auch gesunder Individuen vorhanden ist. Er wurde 1888 erstmalig von Nocard als pathogen beschrieben. Es handelt sich um *grampositive, z.T. säurefeste stäbchenartige und verzweigte Bakterien*, die von Aktinomyzeten schwer zu unterscheiden sind. Sie sind nur selten menschenpathogen, können aber unter Umständen zu invasiven opportunistischen Infektionen führen. Meist ist die Lunge als erstes Eintrittsorgan befallen, wobei es zu hämatogener Streuung mit systemischem Organbefall (Knochen, ZNS) kommen kann. Metastatische Gehirnabszesse gehören dazu. An der *Haut* treten bei etwa ⅓ aller Kranken gleichzeitig oder – seltener – allein multiple, granulomatös-eitrige, kutan-subkutane Abszesse auf, gelegentlich mit Lymphadenopathie. Sporotrichoide Formen können auftreten. Die Heilung erfolgt mit z.T. ausgedehnten, oft hyperpigmentierten Narben. Bei den betroffenen, meist älteren Kranken handelt es sich in der Regel um immunsupprimierte Individuen (Lymphompatienten, Kortikosteroidbehandlung, HIV-Infektion etc.), doch auch Gesunde können gelegentlich an einer Nokardiose erkranken.

Behandlung. Systemische Nokardiosen mit Befall mehrerer Organe, Lunge, Niere, Gehirn u.a., sind ein seltenes Ereignis. Hautläsionen sprechen in klassischer Weise auf Sulfonamide, besser jedoch auf *Trimethoprim-Sulfamethoxazol* an (Bactrim® Tbl. à 80 mg bzw. 400 mg, 2 × 3 Tbl./d). Viele andere Antibiotika wurden in vitro bei Nokardien als wirksam beschrieben, doch in vivo ist die Erkrankung oft hartnäckig. Rückfälle können nach mehreren Monaten oder gar Jahren in den zunächst abgeheilten Herden vorkommen. In resistenten Fällen, vor allem bei Patienten mit virulenter N. brasiliensis-Infektion ist der Einsatz von *Amikacin* (Biklin® Amp. à 100 oder 500 mg) bzw. *Imipenem* (Zienam® Amp. à 250/500 mg) zu erwägen. Dies trifft u.a. diejenigen Kranken, die immunsupprimiert sind; in solchen Fällen kann die Infektion durch Septikämie ad exitum führen.

Auch *Amphotericin B, DAPDS* und die neueren *Triazole* (Fluconazol, Itraconazol) kommen für derartige Fälle in Frage, bisherige Erfahrungen beschränken sich jedoch insgesamt auf relativ wenige Fälle. Obwohl der Erreger mit dem Actinomyces israelii verwandt ist, bleibt bei Nokardiosen das Penicillin auch in hohen Dosen in der Regel wirkungslos.

Sollten ausgedehnte Abszesse vorhanden sein, so müssen sie eröffnet und evtl. Antibiotika in die Abszeßhöhle bzw. die Fisteln instilliert werden. Kürzlich wurde über die erfolgreiche Behandlung subkutaner Abszesse, die durch Nocardia asteroides hervorgerufen waren, mit der Kombination von *Ciprofloxacin* (Ciprobay®) und *Doxycyclin* (Vibramycin®) in der üblichen bzw. mittelhohen Dosierung bei einem Patienten mit Non-Hodgkin-Lymphom berichtet. Die Abheilung trat ohne Rezidiv nach 4 Monaten ein. Gerade bei lymphokutanen Formen ist eine mehrmonatige antibiotische Behandlung notwendig.

● *Grundleiden*, die den Verlauf der Infektion mit Nokardien beeinflussen können, z.B. Diabetes, andere Infektionen u.ä., müssen möglichst mitbehandelt werden. Subkutane Abszesse sind zu eröffnen und zu drainieren, gegebenenfalls sollte man an *Mischinfektionen* denken und je nach entsprechender Resistenzbestimmung die notwendigen Antibiotika gezielt einsetzen. Rezidive können immer wieder auftreten, insbesondere bei Immunsuppression bzw. insuffizienter Therapie. Eine langfristige Therapie ist in jedem Falle notwendig.

Literatur

Bath PM, Pettingale KW, Wade J (1989) Treatment of multiple Nocardia asteroides abscesses with ciprofloxacin and doxycycline. Postgrad Med J 65: 190–191

Curley RK, Hayward T, Holden CA (1990) Cutaneous abscesses due to systemic nocardiosis – case report. Clin Exp Dermatol 15: 459–461

Goldstein FW, Hautefort B, Acar JF (1987) Amikacin-containing regimens for treatment of nocardiosis in immunocompromized patients. Eur J Clin Microbiol 6: 198–200

Harth Y, Friedman-Birnbaum R, Lefler E, Bergman R (1992) Two patients with simultaneous unusually located primary cutaneous nocardiosis. J Am Acad Dermatol 26: 132–133

Kelly SJ, Waghorn D, Ademokun A (1991) Nocardiosis in an immunocompromised patient – an unusual presentation. J Infect 22: 269–271

Moeller CA, Burton CS (1986) Primary lymphocutaneous Nocardia brasiliensis infection. Arch Dermatol 122: 1180–1182

Smego RA, Moeller MB, Gallis HA (1983) Trimethoprim-sulfamethoxazole therapy for nocardia infections. Arch Intern Med 143: 711–718

Tsuboi R, Takamori K, Ogawa H, Mikami Y, Arai T (1986) Lymphocutaneous nocardiosis caused by Nocardia asteroides. Arch Dermatol 122: 1183–1185

Wishnitzer R, Berrbebi A, von der Walde J et al. (1984) Nocardia brasiliensis lymphocutaneous syndrome in a patient with lymphosarkoma. Dermatologica 169: 215–216

Wladover CG, Tolomeo T, Benear JB (1988) Primary cutaneous nocardiosis mimicking sporotrichosis. Arch Dermatol 124: 659–660

7.3 Myzetoma

Synonym: Maduromycosis, Madurafuß
Erreger: z.B. Madurella mycetomatis, M. grisea, Exophiala jeanselmei, Fusarium spp.; ferner: Aktinomyzeten wie Actinomadura madurae, Nocardia asteroides, Nocardia brasiliensis u.a.

Die Erkrankung stellt eine in manchen geographischen Gegenden nicht seltene *Mischinfektion* durch diverse aerobe Bakterien und Pilze dar, die zu einem charakteristischen entzündlich-granulomatösen klinischen Bild mit Beteiligung der Haut, des subkutanen Fettgewebes und in späten Stadien auch der darunterliegenden Knochen, Muskeln etc. führt. Oft wird das Krankheitsbild als „tiefe Mykose" angesehen, obwohl eine alleinige Pilzinfektion als Ursache nur selten vorliegt. Myzetome sind meist an den *Akren* lokalisiert und kommen als *Inokulationsinfektion*, vor allem in tropischen Klimazonen (sog. „Myzetomagürtel" um den Äquator) als langfristige Folge von Traumen bei Handwerkern, Landarbeitern etc. vor, die ungeschützt barfuß tätig sind. Entscheidend ist der Reichtum des Bodens an Bakterien und Pilzen. Bei den Betroffenen ist die Männer-/Frauen-Relation etwa 4:1. Schlechte hygienische Bedingungen, andere Erkrankungen (z.B. Diabetes mellitus) und mangelhafte Abwehr bzw. Pflege sind Voraussetzungen für das Auftreten eines Myzetoms, wobei die verantwortlichen Erregerpopulationen je nach dem betroffenen geographischen und epidemiologischen Kreis

Tabelle 7.1. Erregerpopulationen, die für Myzetome verantwortlich sein können

> ▷ **Aktinomyzeten (Bakterien):** Aktinomyzetome, ca. 60–90 %
> *Erreger:* Actinomadura madurae, Nocardia brasiliensis, N. asteroides, N. caviae, Streptomyces somaliensis, S. pelettieri, S. paraguayensis u. a.
>
> ▷ **Pilze:** Eumyzetome, ca. 10–40 %
> *Erreger:* Madurella mycetomatis, M. grisea, Exophiala jeanselmei, Leptosphaeria senegalensis, Pseudoallescheria boydii, Acremonium recifei, Cepharosporium falciforme, C. recifei, Pyrenochaeta romeroi, Fusarium spp., diverse Dermatophyten u. a.

erheblich variieren. Temperatur, Feuchtigkeit und Vegetation (z. B. dornenreiche Sträucher) spielen für die Entstehung der diversen Myzetome eine wichtige Rolle. In Mittel- bzw. Südamerika (Mexiko, Venezuela) sind in über 90 % der Fälle Aktinomyzeten für die Erkrankung verantwortlich, die *Aktinomyzetome* hervorrufen; im mittleren Osten und Ostafrika finden sich in höherem Maße sog. *Eumyzetome*, hervorgerufen durch Madurella mycetomatis und andere unterschiedliche Pilzfamilien (Ascomyzeten, Hyphomyzeten, Coelomyzeten etc; s. Tabelle 7.1).
Klinisch finden sich knotig-fistulöse Läsionen, die z. T. Eiter entleeren; später ist das betroffene Gebiet stark ödematös induriert, wandelt sich phlegmonös um, und die chronisch-granulomatöse Entzündung breitet sich in die Tiefe aus. Betroffen ist sehr häufig ein Fuß, selten an mehreren Stellen, oder beide Füße gleichzeitig, noch seltener kommt es zum Befall des Stammes, der Hände oder des Kopfes. Die Hauterkrankung wird von einer Periostitis, meist auch einer *Osteomyelitis* begleitet, die zur Destruktion des darüberliegenden Gewebes bzw. Knochens führen; dies ist vor allem bei Aktinomyzetomen zu erwarten. Fluktuierende Abszesse, Deformitäten, sekundäre Elephantiasis etc. können als Folgen einer chronisch-progredienten *Maduromycosis* (Actinomadura madurae) vorkommen.

Behandlung. Ein etabliertes Behandlungsschema für die zahlreichen Myzetome unterschiedlicher Ätiologie liegt naturgemäß nicht vor.
Bei den bakteriell bedingten *Aktinomyzetomen* ist die genauere Erfassung der verantwortlichen Erregerpopulationen im Einzelfall die beste Voraussetzung für eine gezielte antibiotische Therapie (Tabelle 7.2). Außer den Sulfonamiden haben zahlreiche andere Medikamente (Tetracycline, Minocyclin, Ethambutol, INH, Rifampicin, Streptomycin) eine gute Wirkung. In der Regel wird man versuchen, mit einem breitbasig wirksamen Präparat oder einer Kombination, die über ½–1 Jahr konsequent gegeben werden müssen, zum Ziele zu kommen. So wird man zunächst als Standardmedikation auf

■ *Trimethoprim-Sulfamethoxazol* zurückgreifen müssen: Bactrim® forte, Septra™ forte 2- bis 3mal 1 Dr./d (ca. 8 und 40 mg/kg KG/d) über 6 Monate bis zu 1 Jahr ist immerhin in 60–70 % aller Fälle erfolgreich.

Alternativen:
Streptomycin, ca. 20 mg/kg KG/d, etwa 1 g/d i. m. über mehrere Wochen, ist heute fast ausschließlich als Kombinationstherapie über höchstens 4–5 Wochen zu verwenden.
Rifampicin, ca 600 mg/d, wird meist als Kombinationsbehandlung (Rifa®, Rifadin™) über ca. 6 Monate verabreicht.
Amikacin, ca 15 mg/kg KG/d, etwa 2 × 500 mg i. m. über 4–5 Wochen, oft als Kombinationstherapie (Biklin® Amp. à 100–500 mg); dieses halbsynthetische Aminoglykosid hat gerade bei gramnegativen Erregern und Nokardien ein breites Wirksamkeitsspektrum und erwies sich in schwierigen Fällen als erfolgreich. Vor allem seine Kombination mit Trimethoprim-Sulfamethoxazol (s. oben) wurde beim Aktinomyzetom (Mexiko) als überaus erfolgreich beschrieben.

Ferner:
■ *Tetracycline, Minocyclin, Doxycyclin* in mittelhoher bis hoher Dosierung sowie *Isoniazid* (5 mg/kg KG/d) kommen in Frage. Bei den meisten Kranken liegen, wie bereits angeführt, neben den häufigen Nokardien mehrere Erregerstämme gleichzeitig vor, so daß man im Regelfall Bactrim® forte 2–3 × 1 Tabl./d mit einer der anderen genannten Substanzgruppen kombiniert anwenden muß. Wir empfehlen, in einer solchen Kombination zunächst dem Rifampicin den Vorzug zu geben und das Amikacin für resistente Fälle zu reservieren. Evtl. wäre es sinnvoll, die kombi-

nierte Antibiose in 3monatigen Zyklen zweimal zu applizieren und intermittierend über 6–8 Wochen Antimykotika dazwischenzuschalten.

Bei sicher nachgewiesenen *Eumyzetomen* hat zunächst

■ *Amphotericin B* (Fungizone™ 0,1–0,25 mg/kg KG/d) das breiteste Wirkungsspektrum, das Medikament muß man allerdings heute wegen der vielfältigen Nebenwirkungen (Niere!) in das 2. Glied zurückstellen. Im Regelfall wird man den neuentwickelten *Azolen* den Vorzug geben (s. unten). Erst in sporadischen Fällen mit selteneren Erregerpopulationen wird man darauf zurückgreifen. Für solche Fälle verwendet man gern das – allerdings teure! – *liposomal-inkorporale Amphotericin*, z.B. Ambisome™ (Vestar, USA). Die früher mehrmals empfohlene Amphotericin B + Streptomycin-Kombination erscheint heute in der Wirkungs-/Nebenwirkungsrelation eher ungünstig und ist nur als Ausnahme zu vertreten. Die Amphotericin-B-Therapie wird nur von Erfahrenen unter den vorgegebenen Vorsichtsmaßnahmen durchgeführt werden. In der Regel wird man mit einer *langsamen* i.v.-Infusion 0,1 mg/ml (1 mg/10 ml) beginnen und die Dosis individuell, je nach Verträglichkeit, unter ständiger Kontrolle der wichtigen Körperfunktionen anpassen. Die Dosis wird gesteigert bis auf ca. 0,3 mg/kg KG i.v. über ca. 2–6 h. Höhere Dosen sind möglich, eine Dosis von 1,5 mg/kg KG darf unter keinen Umständen überschritten werden. Über die Handhabung einschließlich Dosierung des neuen liposomalen Amphotericin B s. gesonderte Gebrauchsanweisung. Erfahrungen mit dieser Präparation sind noch spärlich.

Routinemäßig wird man heute die nebenwirkungsarmen Azole zu Beginn einsetzen:

■ *Ketoconazol* (400 mg/d) oder *Itraconazol* (Sporanox™, Sempera® 2- bis 3mal 100 mg/d) sollten in erster Linie bei Eumyzetomen zur Anwendung kommen. Sie sind in jedem Fall als begleitende Medikation oder auch intermittierend bei der Myzetomtherapie angezeigt, zumal der klinische Erfolg durch eine Monotherapie allein nicht immer befriedigend ist; 60 % aller Eumyzetome sollen gut auf Azolantimykotika ansprechen. Das ältere Griseofulvin zeigt bei Myzetomen eine nur geringe Wirkung.

Tabelle 7.2. Bevorzugte Medikamente bei der Behandlung von Myzetomen unterschiedlicher Ätiologie, je nach Erregerpopulation

> **Nachweis von:**
> **Madurella mycetomatis, M. grisea** (Eumycetome)
>   *Behandlung:* Ketoconazol oder Itraconazol; evtl. Amphotericin B
> **Andere Pilze** (meist Mischinfektionen)
>   z.B. Exophiala jeanselmei, Fusarien spp., diverse, nicht genau definierte Dermatophyten
>   *Behandlung:* Amphotericin B; Itraconazol oder Ketoconazol
> **Aktinomyzeten** (Aktinomyzetome)
>   z.B. Actinomadura madurae, Streptomyces somaliensis u.ä.
>   *Behandlung:* Trimethoprim-Sulfamethoxazol; evtl. in Kombination mit Streptomycin, Rifampicin oder Amikacin
> **Nokardien** (Aktinomyzetome)
>   z.B. Nocardia asteroides, N. brasiliensis, N. caviae
>   *Behandlung:* Trimethoprim-Sulfamethoxazol, am besten in Kombination mit Rifampicin, Doxycyclin oder Amikacin
>
> **Bei ausgesprochener Mischinfektion oder fehlendem Erregernachweis:**
> *Behandlung:* Bactrim® forte 2 × 1 Dr. à 160/800 mg/d + Rifa® 600 mg/d je nach klinischem Erfolg über mehrere Wochen oder Monate; gleichzeitig oder intermittierend Ketoconazol (Nizoral®) 2 × 200 mg/d über 6–8 Wochen; evtl. Itraconazol (Sempera®) in der gleichen Dosierung;
> *Alternativen:*
> I. Bactrim® forte 2 × 1/d + Biklin® Amp. 2 × 1 à 500 mg/d
> II. Ciprofloxacin (Ciprobay®) + Doxycyclin (Vibramycin® 2 × 100 mg/d)
> Eine suffiziente Therapie ist über ca. 6 Monate konsequent durchzuführen.

Zusätzliche *chirurgische Maßnahmen* sind bei vielen Kranken nicht zu vermeiden, kleinere Läsionen können in toto exzidiert werden, abszedierende Infiltrate sollten eröffnet und drainiert werden. In fortgeschrittenen Fällen wird man eingreifende chirurgische Eingriffe bis zur Amputation durchführen müssen, um eine endgültige Abheilung ausgedehnter Myzetome zu erreichen.

Literatur

Bath PM, Pettingale KW, Wade J (1989) Treatment of multiple Nocardia asteroides abscesses with ciprofloxacin and doxycycline. Postgr Med J 65: 190–191

Borelli D (1987) A clinical trial of itraconazole in the treatment of deep mycoses and leishmaniasis. Rev Inf Dis 9 [Suppl 1]: 57–63
Bourrel P, Andreu JM, Cazenave JC (1989) Les mycetomes de la main. A propos de dix observations. Ann Chir 43: 814–823
Collignon PH, McLeod C, Packham DR (1985) Miconazole therapy in Pseudoallescheria boydii infection. Aust J Dermatol 26: 129–132
Hay RJ, Mackenzie DWR (1983) Mycetoma (madura foot) in the United Kingdom – survey of fourty-four cases. Clin Exp Dermatol 8: 553–562
Magana M, Magana-Garcia M (1989) Mycetoma. Dermatol Clin 7: 203–217
Maghoub ES, Gumaa SA (1984) Ketoconazole in the treatment of eumycetoma due to Madurella mycetomii. Trans R Soc Trop Med Hygiene 78: 386–389
Martinez RE, Couchel S, Swartz WM, Smith MB (1989) Mycetoma of the hand. J Hand Surg Am 14: 909–912
Mittag H, Niedecken HW, Montag H et al. (1985) Mykotisches Myzetom (Eumyzetom) durch Madurella mycetomi. Hautarzt 36: 287–290
Nasher MA, Hay RJ, Mahgoub ES, Gumea SA (1989) In vitro studies of antibiotic sensitivities of streptomyces somaliensis – a course of human actinomycetoma. Trans R Soc Trop Med Hygiene 83: 265–268
Palestine RF, Rogers RS (1982) Diagnosis and treatment of mycetoma. J Am Acad Dermatol 6: 107–110
Venugopal PV, Venugopal TV, Laing WN et al. (1990) Black grain mycetoma caused by Madurella grisea in Saudi Arabia. Int J Dermatol 29: 434–435
Visvanathan R (1989) Surgical treatment of fungal mycetoma. Can J Surg 32: 74–76
Welsh O (1991) Mycetoma. Current concepts in treatment. Int J Dermatol 30: 387–398
Welsh O, Sauseda E, Gonzalez J, Ocampo I (1987) Amikacin alone or in combination with trimethoprim-sulfamethoxazole in the treatment of actinomycotic mycetoma. J Am Acad Dermatol 17: 443–448

7.4 Erysipeloid

Synonym: Schweinerotlauf
Erreger: Erysipelothrix insidiosa (rhusiopathiae)

Die Erysipelothrix ist ein *grampositives Stäbchen*, das charakteristische, haarfeine, verzweigte Filamente bildet und für viele Tierarten (Säugetiere, Vögel, Fische) pathogen ist. Beim Menschen ist die Infektion relativ selten, der Erreger wird bei der Fleisch- bzw. Fischverarbeitung (Fleischer, Fischer), bei Veterinären, Köchen und Hausfrauen durch kleine Verletzungen übertragen. In Deutschland ist die Verarbeitung bzw. Zubereitung von Schweinefleisch die häufigste Infektionsquelle; Inkubationszeit: 2–7 Tage. Die Erkrankung ist bei entsprechender Betätigung bzw. Anamnese als Berufskrankheit anerkannt.

Klinisch tritt an der Inkubationsstelle, meist an den Händen, ein schmerzhaftes Erythem und Ödem auf, das sich allmählich scharf demarkiert und bläulich-livide, seltener leicht hämorrhagisch verfärbt. Während der nächsten 4–5 Tage breitet sich die Läsion aus, während das Zentrum leicht abblaßt. An den Rändern können gelegentlich Bläschen auftreten, begleitende Lymphadenopathie und niedrige Temperaturen können vorhanden sein. Die Erkrankung der Haut bleibt in der Regel örtlich beschränkt und heilt spontan nach 2–3 Wochen ab. Nur in seltenen Fällen kommt es bei Nichtbehandlung zu Komplikationen, z.B. systemischer Beteiligung, Endokarditis. Rezidive sind möglich.

Behandlung. Die Erkrankung ist in den akuten Frühstadien schmerzhaft und bedarf trotz der relativ guten Prognose einer antibiotischen Behandlung: Medikament erster Wahl ist *Penicillin*, vorzugsweise als i.m.-Injektion; 1 Mio. IE/d über 8–10 Tage ist in der Regel ausreichend. Die Symptome klingen bereits nach 3 Tagen ab, doch die Verabreichung der vollen Dosis ist zu empfehlen, um Rezidive zu vermeiden. Als Alternative gelten *Erythromycin* (1,0–1,5 g/d) bzw. *Tetracycline* im allgemeinen. Der Erreger soll auch auf Cephalosporine und Clindamycin gut ansprechen, aber ist offenbar resistent gegen andere Antibiotika, die bei grampositiven Keimen oft verwendet werden (einschl. Vancomycin).

● Bei den diversen (seltenen) *Komplikationen* wird empfohlen, die Penicillindosis vorsichtshalber auf 4 Mio. IE/d zu erhöhen, obwohl keine genaueren Untersuchungen darüber vorliegen, ob damit das klinische Ergebnis verbessert wird. Ca. 50 Endokarditisfälle durch Erysipelothrix wurden bisher beschrieben, z.T. bei Patienten, die diverse Antibiotika genommen hatten.

Lokal wird man zu Beginn mit desinfizierenden feuchten Umschlägen, evtl. auch mit einer kombinierten Creme bzw. Salbe, die Tetracycline und Kortikosteroide enthält, für schnelle Erleichterung sorgen. Über Rezidive wird gelegentlich berichtet, diese sind jedoch meist Folge einer insuffizienten peroralen Therapie. In solchen Fällen ist eine Wiederholung der Penicillinbehandlung auf parenteralem Wege anzuraten. Resistenzen wurden bisher nicht mit Sicherheit nachgewiesen.

Literatur

Barnett JH, Estars SA, Wirman JA et al. (1983) Erysipeloid. J Am Acad Dermatol 9: 116–123

Reboli AC, Farrar WE (1989) Erysipelothrix rhusiopathiae: an occupational pathogen. Clin Microbiol Rev 2: 254–259

Rocha MP, Foytoura PR, Azevedo SN, Fontoura AM (1989) Erysipelothrix endocarditis with previous cutaneous lesion: report of a case and review of the literature. Rev Inst Med Trop (Sao Paolo) 31: 286–289

7.5 Anthrax

Synonym: Milzbrand
Erreger: Bacillus anthracis

Die Infektion mit den relativ großen zoophilen, *grampositiven Stäbchen* erfolgt fast immer über infizierte Tiere (Rinder, Pferde, Ziegen, Schafe u.a.) und ihre Exkremente, während eine Mensch-zu-Mensch-Infektion selten, allenfalls durch Kontakt mit Eiter, infiziertem Verbandsmaterial u.ä. vorkommt. Bei der Übertragung von Tier zu Tier spielen offenbar Fliegen, Moskitos etc. als Vektoren eine wichtige Rolle *(Chrysomyia)*. Typisch sind Erkrankungsfälle bei Tierpflegern, Fleischern, in der Wolle-, Leder- und pelzverarbeitenden Industrie (Gerber, Kürschner) als Folge der beruflichen Exposition *(sog. „woolworker's disease")*. Neben der unmittelbaren Hautinfektion können der Erreger bzw. seine Sporen über die Atemwege inhaliert und zu mediastinalen bzw. gastrointestinalen Herden führen (Lungenmilzbrand, Darmmilzbrand).

Die *Inkubationszeit* beträgt nur 1–3 Tage. In den westlichen Ländern wird die Infektion nur noch selten gesehen bzw. diagnostiziert, obwohl kleine endemische Fozi im Tierbestand noch vorhanden sind. In ländlichen Gegenden mancher Entwicklungsländer brechen gelegentlich kleinere Epidemien aus.

Klinisch besteht der Anthrax der Haut (über 90 % aller Fälle) in einer sich zunächst an der Inokulationsstelle entwickelnden, schmerzlosen entzündlichen Papel mit Begleitödem, die sich rasch eitrig-hämorrhagisch in einer karbunkelähnlichen Läsion entwickelt, ulzerös umwandelt und schwärzlich verkrustet *(sog. Pustula maligna)*, begleitet von einer Lymphadenopathie. Wenig später disseminieren die Infektionsherde bei Nichtbehandlung, es entstehen Satellitenpusteln, Bakteriämie, Fieber und in manchen Fällen eine Kreislaufsymptomatik mit toxischem Schock. Bei Einatmung des Erregers bzw. seiner Sporen kommt es zu mediastinalen und gastrointestinalen Manifestationen mit hämorrhagisch-nekrotisierenden Ulzerationen im Bereich der Lungenalveolen, der Mediastinallymphknoten und der intestinalen Submukosa, bis zum Exitus letalis.

In manchen Entwicklungsländern ist die *Mortalität* durch Anthrax bei kleineren Epidemien durch infizierte Tiere noch relativ hoch. Erst kürzlich wurde über eine kleine Epidemie bei 25 Textilarbeitern in der Schweiz berichtet, offenbar durch importiertes, sporentragendes Ziegenhaar.

Behandlung. Wird eine Anthraxinfektion diagnostiziert, muß der Patient isoliert werden, um die Ausbreitung der Infektion zu vermeiden. Die Infektionsstelle muß örtlich trocken behandelt bzw. abgedeckt werden (Puder, Zinkpaste o.ä.), die Verbandsmaterialien müssen gesondert entsorgt werden, um die Sporen zu vernichten.

Früher Einsatz einer suffizienten antibiotischen Therapie ist bei Anthraxinfektion eine wichtige Forderung. Die Medikamentenwahl ist in der Regel unproblematisch, da der Erreger auf mehrere gängige Antibiotika gut anspricht (Ampicillin, Streptomycin, Chloramphenicol, Erythromycin, Tetracycline u.a.). Offenbar unwirksam ist Trimethoprim-Sulfamethoxazol. Als Standardmedikation bei Hautanthrax gilt weiterhin *Penicillin G* in mittelhoher Dosierung, am besten als parenterale i.m.- oder i.v.-Injektion, ca. 2–4 Mio. IE/d, ggf. auch höher während der ersten Tage. In schweren Fällen mit Allgemeinsymptomatik empfehlen sich i.v.-Kurzinfusionen mit Penicillin G 2 × 10 Mio. IE/d, bei Herabsetzung der Dosis nach Abklingen der akuten Symptome bis auf

2 Mio. IE/d über insgesamt 14 Tage. Gegebenenfalls sind in solchen Fällen je nach Bedarf zusätzliche begleitende Maßnahmen, z.B. Kortikosteroide, Flüssigkeitsersatz zur Kreislaufregulation etc. einzuleiten.

Als Ersatzmedikation gelten *Erythromycin, Tetracycline,* evtl. auch *Chloramphenicol* in höherer oraler Dosierung (2–3 g/d).

● Wichtig ist die berufliche *Prophylaxe* bei Kontakt mit Tieren bzw. mit infiziertem Material. Infektionsfähige Sporen können in den Exkrementen bzw. in trockenem Material (Felle, Geschirr) mehrere Jahre, auch Jahrzehnte überdauern, so daß die Auffindung der Infektionsquelle und eine entsprechende Desinfektion anzustreben ist. Prophylaktische Anwendung von Penicillin G wird bei Risikopersonen im Umkreis kleiner epidemischer Fozi empfohlen.

Eine Verbesserung der bestehenden präventiven Möglichkeiten bei Mensch und Tier mit Hilfe einer *Anthraxvakzination* ist Gegenstand intensiver gegenwärtiger Forschung. Ziel ist die Blockierung des gefährlichen Anthraxtoxins.

Die Erkrankung ist *meldepflichtig*, wobei eine genaue anamnestische Abklärung die Infektionsquelle (z.B. berufliche Exposition etc.) ermitteln sollte.

Literatur

Irvins BE, Welkos SL (1988) Recent advances in the development of an improved anthrax vaccine. Europ J Epidemiol 4: 12–19

Khanna N, Gokul BN, Ravikumar R et al. (1989) Successfully treated primary anthrax meningitis. Indian J Pathol Microbiol 32: 315–317

Lamarque D, Haessler C, Champion R et al. (1989) Le charbon au Tchad. Une zoonose ancore d'actualité. Med Trop (Mars) 49: 245–251

Odendaal MW, Pieterson PM, de Vos V, Botha AD (1991) The antibiotic sensitivity patterns of Bacillus anthracis isolated from the Kruger National Park. Onderstepoort J Vet Res 58: 17–19

Pfisterer RM (1991) Eine Milzbrandepidemie in der Schweiz. Klinische, diagnostische und epidemiologische Aspekte einer weitgehend vergessenen Krankheit. Schweiz Med Wochenschr 121: 813–825

Seboxa T, Goldhagen J (1989) Anthrax in Ethiopia. Trop Geogr Med 41: 108–112

Winter H, Pfisterer RM (1991) Inhalationsanthrax bei einem Textilarbeiter: ein nicht-letaler Verlauf. Schweiz Med Wochenschr 121: 832–835

Yorston D, Foster A (1989) Cutaneous anthrax leading to corneal scarring from cicatricial ectropion. Br J Ophthalmol 73: 809–811

7.6 Listeriose

Erreger: Listeria monocytogenes, Listeria spp.

Bei dem Erreger handelt es sich um *grampositive diphtheroide Stäbchen* oft hoher Virulenz, die im Erdreich, in Wasserbeständen und immer wieder im Tierreich (Rinder, Ziegen) als pathogene Mikroorganismen vorkommen. Die Infektion beim Menschen erfolgt fast ausschließlich über die Nahrung (Milch und Milchprodukte; auch Fisch, Fleisch, Gemüse, Salate), wobei offenbar Weich- und Frischkäsesorten eine besondere Rolle spielen. In den europäischen Ländern und in den USA kamen während der letzten Jahre immer wieder kleinere Epidemien und sporadische Fälle vor, deren Zahl offenbar zugenommen hat. Gefährdet sind vor allem Schwangere, Neugeborene, Kinder im allgemeinen sowie immunsupprimierte Patienten (z.B. nach Nierentransplantation o.ä.) sowie Krebskranke mit *verminderter Immunabwehr*, gelegentlich im Rahmen nosokomialer Infektion. Die Quelle bleibt oft unerkannt. Aus Mittelamerika wurde zuletzt eine kleine Epidemie in einer Kinderstation durch ein Mineralbadeöl beschrieben. Bei dem Erreger spielt offenbar die zelluläre Immunabwehr über T-Lymphozyten eine wichtige Rolle, mehrere Fälle einer Listeriose wurden neuerdings bei HIV-Infizierten mitgeteilt.

Offenbar ist auch ein relativ hoher Prozentsatz (bis zu 30%) gesunder Menschen asymptomatische Träger von Listerien, die mit dem Stuhl ausgeschieden werden.

Klinisch wird die Infektion durch die Zeichen einer akuten Toxikämie (Sepsis) geprägt, mit hohem Fieber, Kopfschmerzen, Krankheitsgefühl, Herz- (Endokarditis), Kreislauf- und eine charakteristische ZNS-Symptomatik mit Meningitis und Enzephalitis. Nach längerem Bestehen kommt es zu septischen Mikroembolien und pyogenen Abszessen im Gehirn, seltener in der Leber und anderen Organen. *Hautveränderungen* sind bei der Infektion mit Listerien relativ diskret; während der späteren Fieberphase können exanthematische Schübe makulopapulöser, roseolaartiger Läsionen auftreten. Bei immunsupprimierten Kranken wurden auch Petechien und kleinere eitrige Pusteln beschrieben.

Behandlung. Die Behandlung der Listeriose muß frühzeitig einsetzen, da die fortgeschrittene Infektion immer mit hoher Mortalität verbunden ist. Trotz des eher guten Ansprechens der Listerien auf diverse Antibiotika werden bis in die letzten Jahre aus Europa und den USA Mortalitätsraten von 30–40 % beschrieben. Grund dafür ist die häufig reduzierte körperliche Verfassung der Betroffenen sowie die zunächst intrazelluläre Lagerung der Listerien. In Frage kommen zur Behandlung vor allem *Ampicillin* bzw. *Amoxicillin* mit oder ohne *Aminoglykosiden* (vorzugsweise Gentamicin). Auch Vancomycin und Erythromycin sowie Trimethoprim-Sulfamethoxazol (Bactrim®, Eusaprim®) sind wirksam, während Cephalosporine ohne Wirkung bleiben.
Bei Listeriose mit ZNS-Beteiligung sind hohe Dosen von Ampicillin (Binotal®, Pen-Bristol® 10 mg/kg KG/d) oder Amoxicillin (Clamoxyl®, Amoxypen® 3 × 1–2 g/d), in Verbindung mit Gentamicin (2 × 80–160 mg/d) indiziert, in gleicher Weise wie bei ausgeprägter Immunsuppression. Ein synergistischer Effekt wird angenommen. Offensichtlich ist die Erhaltung der zellulären Immunabwehr für die Prognose der Infektion wichtig, ebenso wie der rechtzeitige Einsatz der Therapie. Wenn die Infektion fortgeschritten ist, sind unterstützende Herz- und Kreislaufmittel etc. notwendig, doch oft kommt jede Hilfe zu spät, vor allem bei Kranken mit Immunsuppression bzw. anderen Begleitkrankheiten. Die neueren Makrolidantibiotika Clarithromycin (Klacid®) und Roxithromycin (Rulid®) scheinen erfolgversprechend zu sein.
● Das Auffinden der Infektionsquelle ist zur Vermeidung von Epidemien eine wichtige präventive Aufgabe, die aber nicht immer gelingt. Neuerdings wird versucht, durch liposomal eingekapseltes Ampicillin die Wirksamkeit am Zielorgan, insbesondere bei schweren Infektionen, zu erhöhen.
Meldepflicht besteht in Deutschland nur für die Fälle konnataler Listeriose nach dem Bundesseuchengesetz vom 5. 2. 1980 (ca. 20 Fälle/Jahr).

Literatur

Decker CF, Simon GL, DiGiola RA, Tuazon CU (1991) Listeria monocytogenes infections in patients with AIDS: report of five cases and review. Rev Infect Dis 13: 413–417

Gerl A, Mittermiller J, Bise K, Wilmanns W (1991) Listeriose bei malignen Erkrankungen. DMW 116: 1446–1448

Haussler L, Rosenthal E, Fitza B (1990) Die Listeriose des Neugeborenen. Klin Pädiatr 202: 379–382

Hof H (1990) Pathogenese und Therapie der Listeriose. DMW 115: 1639–1645

Hof H (1991) Therapeutic activities of antibodies in listeriosis. Infection 19 [Suppl 4]: 229–233

Kales CP, Holzmann RS (1990) Listeriosis in patients with HIV-Infektion: clinical manifestations and response to therapy. J Acqu Immune Def Syndr 3: 139–143

Kluge RM (1990) Listeriosis problems and therapeutic options. J Antimikrob Chemoth 25: 887–890

Nau R, Schuchardt V, Prange HW (1990) Zur Listeriose des Zentralnervensystems. Fortschr Neurol Psychiatr 58: 408–422

7.7 Diphtherie der Haut

Erreger: Corynebacterium diphtheriae

Eine *Diphtherie der Haut* wird heute in den technologisch entwickelten Ländern immer seltener (0,1–0,2/1 Mio. E), kommt aber gelegentlich in Zentralafrika, Sri Lanka und in anderen asiatischen Ländern bzw. in subtropischen/tropischen Klimazonen vor. Dort ist der Erreger ebenso häufig in Hautläsionen anzutreffen wie im Nasen-/Rachenbereich. Sporadische Fälle einer Hautdiphtherie können auch in Europa und in den Vereinigten Staaten vorkommen, vor allem bei Reisenden aus Endemiegebieten oder in Gegenden mit schlechter sozialer Hygiene. In den Vereinigten Staaten wird der Erreger neuerdings relativ häufig bei Obdachlosen aus verschiedenen Regionen des Landes nachgewiesen. Meist handelt es sich hier um Superinfektionen bei bereits vorliegenden *St. aureus-*Pyodermien. Bei der klassischen Diphtherie mit Schleimhautschädigung und pseudomembranöser Entzündung beträgt die *Inkubationszeit* 2–6 Tage, das Auftreten spezifischer Hautveränderungen bei C. diphtheriae-Trägern dauert offenbar länger.

Die Infektion der *Haut* erfolgt durch Kontakt mit infiziertem Material über Hautwunden, Ulzera, durch Insektenstiche etc. Die klinische Morphe kutaner Diphtherie ist unterschiedlich, *Ekthymaartige Ulzera* sind die häufigste Form, meist an den Akren lokalisiert (Unterschenkel, Hände und Füße). Auch impetigoartige und varizelliforme Eruptionen wurden bei Kindern und Jugendlichen beschrieben. Eine spontane Abheilung kommt nach ca. 6–12 Wochen vor, durch Superinfektion und trophische Störungen bleiben jedoch die ulzerösen Läsionen oft länger erhalten.

Der kulturelle Nachweis des Erregers sichert die Diagnose, wobei *Mischinfektionen*, z. B. mit β-hämolysierenden Streptokokken oder mit Treponematosen (Pinta) bei der Infektion der Haut mit C. diphtheriae häufig sind. *Komplikationen* mit viszeraler Beteiligung, z. B. der Trachea, Myocarditis, Polyneuritis u. a., wie bei der klassischen Diphtherie des Nasen-/Rachenraumes, kommen bei Hautdiphtherie selten vor.

Behandlung. Die Behandlung der klassischen C. diphtheriae-Infektion erfolgt in der Regel durch die *gleichzeitige Applikation eines Antibiotikums mit Antitoxinserum*.

Besteht der geringste Verdacht auf eine klassische Diphtherie oder auf die Gefahr ihres Auftretens, so muß zunächst frühzeitig *Diphtherieantitoxin* verabreicht werden, möglichst als humanes Hyperimmunglobulin, das in einigen Ländern bereits zur Verfügung steht. Vom üblichen *Pferdeantiserum* werden zunächst 0,05 mg einer 1:20-Verdünnung s. c. injiziert, um eine Überempfindlichkeitsreaktion gegen Fremdeiweiß auszuschließen; wenn nach 20–30 min keine Reaktion auftritt, werden 250–1000 IE/kg KG i. m. verabreicht. Als Testalternative gilt der Konjunktivaltest. Die übliche Dosierung beträgt 20–40 000 IE, bis zu 100 000 IE in besonderen Fällen. Auf eine i. v.-Medikation sollte in der Regel verzichtet werden.

■ *Präparat: Diphtherieantitoxin Behring*
Immunserum (i. m., i. v.) vom Pferd, 1 ml = 4000 IE, Amp. à 5 ml = 20 000 IE

Bei überempfindlichen Kranken kann über eine allmähliche Dosissteigerung eine *Desensibilisierung* versucht werden, bei Zwischenfällen sollte Adrenalin 1:1000, 0,3–1,0 ml s. c. verabreicht werden, evtl. in Verbindung mit Kortikosteroiden. Eine Wiederholung der Behandlung ist nach 2–3 Tagen möglich, doch nicht später, da mit einer akuten Überempfindlichkeitsreaktion (Serumkrankheit) gerechnet werden muß.

Eine ausschließliche *Hautdiphtherie* wird in der Regel lediglich mit *Antibiotika* angegangen: *Penicillin* und *Erythromycin* sind bei Diphtherie zweifellos die Medikamente der Wahl. Penicillin wird in hoher Dosierung 100 000–200 000 IE/kg KG/d in 4 Einzelgaben verabreicht, Erythromycin ebenso: 40–50 mg/kg KG/d, bis zu 4 × 500 mg/d. Die antibiotische Therapie ist über 10 Tage fortzusetzen, zur lokalen Behandlung sind wiederholte *lokale Pinselungen* mit Farbstofflösungen (z. B. Gentianaviolett), aber auch *Lokalantibiotika* (Neomycin, Bacitracin) angezeigt. Nach 1 Woche ist meist mit einer Besserung zu rechnen, die Abheilung der Ulzera tritt allmählich ein.

Alle Kulturen (Haut, Nasen- und Rachenschleimhaut) müssen sich bei Beendigung der Therapie mindestens 2 × als negativ erweisen.

Die Infektion mit dem C. diphtheriae ist in den meisten Ländern *meldepflichtig*. Engere Kontaktpersonen müssen auf das Vorhandensein des Erregers untersucht und Haut- bzw. Nasen-/Rachenabstriche müssen zum Erregernachweis vorgenommen werden. Bei Verdacht bzw. bei Trägern des Erregers muß eine *prophylaktische antibiotische Therapie* mit Penicillin oder Erythromycin in der angegebenen Dosierung durchgeführt werden. Bei gefährdeten Personen (Kinder!) ist eine aktive Immunisierung gegen die Infektion mit *Diphtherietoxoid* vorzunehmen, bei allen Kontaktpersonen ist eine Auffrischung notwendig.

■ *Präparat: Diphtherieadsorbat-Impfstoff Behring*
Bei Erwachsenen: Susp. zur i. m.-Injektion, 0,5 ml à 5 IE; Dosis: 2 × 0,5 ml im Abstand von 4–6 Wochen; zum Auffrischen: 1 × 0,5 ml i. m.
Bei Kindern: Diphtherieadsorbat-Impfstoff Behring (für Kinder) Susp. zur i. m.-Injektion, 0,5 ml à 75 IE; Dosierung je nach Gewicht und Alter (s. spez. Gebrauchsanweisung) im Abstand von 4–6 Wochen.

Bei präexistenten neurologischen und muskulären Schädigungen ist mit dem Auftreten von

Komplikationen zu rechnen; es ist daher beim Nachweis des Erregers aus der Haut besondere Vorsicht geboten.

● *Resistenzen* des C. diphtheriae gegen die genannten Antibiotika sind extrem selten, im Zweifelsfall muß nach den Befunden im Antibiogramm therapiert werden. Sichere Alternativpräparate sind nicht bekannt. Die Hautdiphtherie spricht in der Regel gut auf die Behandlung an, so daß die ärztlichen Bemühungen mehr auf die Auffindung der Infektionsquelle und ihre Elimination zu richten sind.

Literatur

Gelberg L, Linn LS (1989) Assessing the physical health of homeless adults. J Am Med Assoc 262: 1973–1975

Höfler W (1991) Cutaneous diphtheria. Intern J Dermatol 30: 845–847

Karzon DT, Edwards KM (1988) Diphtheria outbreaks in immunized populations (editorial). N Engl J Med 318: 41–43

Koopman JS, Campbell J (1975) The role of cutaneous diphtheria infection in a diphtheria outbreak. J Infect Dis 131: 239–244

Kwantes W (1984) Diphtheria in Europe. J Hyg 93: 433–437

7.8 Salmonellose

Erreger: Salmonella enteritidis, S. typhimurium, andere Salmonella spp.

Hierbei handelt es sich um menschenpathogene, *gramnegative Stäbchen* der Gattung Salmonella aus der Gruppe der *Enterobacteriacae*, wozu auch Shigellen, Esherishia, Klebsiellen, Proteus, Yersinien und viele andere Gattungen gehören. Über 2000 Salmonellenarten sind bekannt; viele dieser Arten finden sich am Boden, in kontaminiertem Wasser und in den Faeces symptomatischer oder auch asymptomatischer Träger (sog. *Dauerausscheider*, ca. 0,1%), andere sind an bestimmte Tiere (Rinder, Schweine, Geflügel, Schildkröten u.a.) angepaßt und werden über die Extremitäten durch Kontamination mit Nahrungsmitteln (Huhn und Hühnereier) und Trinkwasser auf den Menschen übertragen. Seit Jahren sind Salmonellen in *Gewürzen* nachgewiesen worden, die auch bei Menschen zu Infektionen führten. Der Infektionsweg Tier-Lebensmittel-Mensch steht absolut im Vordergrund, Mensch-zu-Mensch-Übertragungen sind selten. Während der letzten Jahre nach 1985 hat die Zahl von Salmonelleninfektionen weltweit erheblich zugenommen. In Deutschland erreichte die offiziell gemeldete Zahl 1992 ca. 200 000.

Klinisch rufen menschenpathogene Salmonellen generalisierte Infektionen hervor, die durch hohes Fieber, Bradykardie, Exantheme, Bronchitis und abdominelle Symptomatik (Bauchschmerzen, Diarrhoe) gekennzeichnet sind (Enterotoxine), wobei es im Darm zu hämorrhagischen Ulzera kommen kann. Blutige Durchfälle, Splenomegalie, Anämie, Leberfunktionsstörungen u.a. sind die Folge. Die *kutane Symptomatik* ist vor allem in einem Exanthem während der akuten Phase der Erkrankung zu sehen, bestehend aus makulopapulösen Effloreszenzen (Roseolen), meist gruppiert am Stamm (Mamma, Bauchnabel). Die Läsionen breiten sich aus, um nach 3–4 Tagen, seltener nach 1–2 Wochen abzublassen und zu verschwinden. In den späteren Phasen können neben vielen anderen Komplikationen auch hämorrhagische Exantheme, Erythema nodosum, Hautabszesse, ulzeröse Vulvitis bzw. Vulvovaginitis sowie Proktitis auftreten. Abzedierende Noduli sind die Folge direkter Inokulation in die Haut, z.B. bei Veterinären, durch nosokomiale Infektion etc.

In neuerer Zeit wurde über Infektionen mit S. typhi und S. paratyphi vermehrt in homosexuellen Kreisen berichtet.

Behandlung. Das Antibiotikum erster Wahl ist bei Salmonelleninfektionen im allgemeinen immer noch das *Chloramphenicol*; bei ausgedehnter Infektion wird zunächst mit 15–20 mg/kg KG p.o. oder i.v. über 1–2 Tage, später mit 50 mg/kg KG/d über insgesamt 2 Wochen behandelt. Das Medikament ist am besten in 3 gleichen Dosen über den Tag verteilt zu verabreichen. Von manchen Autoren wird heute in Anbetracht der bekannten Nebenwirkungen des Chloramphenicols als Medikament erster Wahl *Ciprofloxacin* empfohlen.

Alternativen sind *Ampicillin* 10 mg/kg KG/d alle 6 h; wir bevorzugen z.B. Binotal® Tabl. à 500 mg

3 × 2/d oder als i.v.-Kurzinfusion 3 × 2 g/d. Auch *Amoxicillin* und *Trimethoprim-Sulfamethoxazol* sind wirksam. Bei Verdacht auf Bakteriämie mit allgemeiner Symptomatik sind unterstützende Maßnahmen empfehlenswert (Flüssigkeitsersatz, Kreislaufmittel, etc.) und auch Kortikosteroide, um einer akut-toxischen Symptomatik zu begegnen. Die antibiotische Behandlung muß bei Salmonellosen konsequent fortgesetzt werden, bis alle klinischen Symptome verschwunden und die Hautläsionen abgeheilt sind. Negative Abstriche bzw. Stuhlkulturen (3 ×) sind vor dem Absetzen der Antibiotikatherapie zu fordern, damit der Übergang in eine chronische Infektion vermieden wird.

● *Dauerausscheider* müssen den Gesundheitsbehörden gemeldet werden, um eine regelmäßige Kontrolle und Vermeidung weiterer Kontaminationen von Nahrungsmitteln zu gewährleisten. Bevor Antibiotika eingesetzt werden, empfiehlt sich ein Behandlungsversuch mit *Laktulose* (15 ml 3- bis 5mal/d über ca. 10–14 Tage).

Literatur

Cohen IL, Barnett IA, Corey GR (1987) Extraintestinal manifestitation of salmonella infections. Medicine 66: 349–388

Dickinson RJ, Gilmour HM, McClelland DBL (1978) Rectal biopsy in patients presenting to an infectious disease and with diarrhoeal disease. Gut 20: 141–148

Gremillon DH, Geckler R, Ellenbogen C (1977) Salmonella abscess: a potential nosocomial hazard. Arch Surg 112: 843–846

Großklaus D, Gerigk K, Kolb H, Zastrow KD (1991) Zur weltweiten Zunahme von Enteritis-infectiosa-Fällen – Kritische Anmerkungen. Arch Lebensmittelhyg 42: 135–138

Litwack KD, Hoke AW, Borchardt KA (1982) Rose spots in typhoid fever. Arch Dermatol 105: 252–255

Mc Millan A, Gilmour HM, McNeillage FIC (1983) Proctitis in homosexual men. Br J Ven Dis 59: 260–264

7.9 Shigellose

Erreger: Shigella flexneri, S. sonnei, Shigella spp.

Im Gegensatz zu den Salmonellosen erfolgt die Infektion mit Shigellen in den meisten Fällen durch Mensch-zu-Mensch-Übertragung. In neuerer Zeit wurden Shigelleninfektionen als sexuell übertragbare Erkrankung bei männlichen Homosexuellen beobachtet.

Klinisch kommt es 1–4 Tage nach der Infektion zu Durchfallerkrankungen mit Bauchschmerzen, Tenesmen und blutigem Stuhl (Shigellenruhr). Eine Hautsymptomatik besteht gelegentlich in einem relativ diskreten morbilliformen Exanthem, z.T. mit Petechien. Kolonisation der Glutealgegend wurde bei Kindern mit Durchfallerkrankungen (Dysenterie) und Windeldermatitis nachgewiesen, die ohne spezifische Behandlung spontan abheilt (S. dysenteriae, S. sonnei). In einem Fall wurde ein Furunkel am Penis durch S. flexneri nach analem Verkehr beschrieben, offenbar durch direkte Inokulation beim asymptomatischen Träger. Eine Lymphadenopathie kann vorkommen. An Mischinfektionen mit N. gonorrhoeae und H. ducreyi ist zu denken.

Behandlung. Medikamente erster Wahl sind, wie bei Salmonellosen, *Chloramphenicol* und *Ampicillin*, in beiden Fällen 2 × 500 mg/d über 4 Tage, womit in den meisten Fällen die antibiotische Therapie erfolgreich abgeschlossen werden kann. Nur bei wenigen Kranken war eine längere Einnahme über 7 Tage erforderlich.

Als Alternative bzw. bei schwierigen oder resistenten Fällen kommt *Trimethoprim-Sulfamethoxazol* in Betracht (Bactrim® Tbl. 2 × 1/d) über 7–10 Tage, während Erythromycin und andere Tetracycline in der Regel wirkungslos bleiben. Nach häufigen Durchfällen ist selbstverständlich für Mineralien- und Flüssigkeitsersatz zu sorgen, je nach Bedarf. Als weitere Möglichkeit zur antibiotischen Therapie wäre *Gentamicin* (2 × 80 mg Inj. i.m. oder i.v.) zu erwägen. Bei nachgewiesener Infektion mit Shigellen sollte man nach Abschluß der Behandlung bzw. nach Besserung der klinischen Symptomatik die Möglichkeit eines *Dauerausscheiders* durch entsprechende Abstriche bzw. Stuhluntersuchungen (3 ×) ausschließen. Auch an *Mischinfektionen* mit Neisseria gonorrhoeae und Haemophilus ducreyi sollte man denken, die ähnliche Läsionen an der Haut hervorrufen können.

● *Prophylaktische* hygienische Maßnahmen und Desinfektion von sanitären Einrichtungen (Bettwäsche, verschmutzte Kleidungsstücke etc.) sind zur Vermeidung von Reinfektionen überaus wichtig. Von *HLA-B27-Trägern* wird berichtet, daß sie nach Shigelleninfektion ein erhöhtes Risiko haben, an M. Reiter zu erkranken.

Literatur

Bader M, Pedersen AHB, Williams R et al. (1977) Venereal transmission of shigellosis in Seattle-King County. Sex Transm M Dis 4: 89–91
Rompalo AM, Roberts P, Johnson K, Stamm WE (1988) Empirical therapy of proctocolitis. J Am Med Assoc 26: 348–353
Stoll DM (1986) Cutaneous shigellosis. Arch Dermatol 122: 22 (letter)

7.10 Pasteurellose

Erreger: Pasteurella multocida (septica), P. haemolytica

Bei der *Pasteurellose* handelt es sich um eine *zoophile Infektion* mit einem unbeweglichen kokkoiden, *gramnegativen Stäbchen* mit bipolarer Struktur, die fast ausschließlich durch Tierbisse (Katze, Hund, Kaninchen, Opossum u.a.) auf den Menschen übertragen wird. Der Mikroorganismus ist im oberen Respirationstrakt vieler Tierarten einschl. vieler Wildtiere als normaler Symbiont vorhanden, ruft aber häufig im Tierreservoir, z.B. in Rinder- und Schafherden, fatale Infektionen hervor (P. haemolytica). Die Infektion kann beim Menschen sowohl *lokal* auf die Inokulationsstelle beschränkt als auch *systemisch* mit Septikämie und entsprechender Allgemeinsymptomatik ablaufen. Die Zahl der Infektionen nimmt in neuerer Zeit anscheinend erneut zu.
Klinisch treten an der Biß- oder Kratzstelle innerhalb weniger Stunden akute Entzündungszeichen mit Ödem, Erythem, Schmerzen, auf, die zur Phlegmone bzw. zur eitrigen Abszedierung führen. Lymphadenopathie und Fieber sind in der Hälfte der Fälle vorhanden. Ausbreitung in die Tiefe bis zur Osteomyelitis ist möglich. Paronychien und Ulzera können als Komplikationen am Hautorgan auftreten zusammen mit Arthropathien, zerebralen Abszessen, Empyemen, Meningitis u.a., während die Lunge Hauptmanifestationsorgan bei der systemischen Infektion ist.

Behandlung. Der Erreger spricht auf antibiotische Therapie im allgemeinen gut an. Entscheidend ist der frühe Einsatz der Behandlung, bevor die Infektion in eine tiefe Phlegmone übergegangen ist. Medikament erster Wahl ist *Penicillin G* 2–4 Mio. IE/d, bis zur Abheilung der klinischen Symptomatik. Als Alternativen kommen *Ampicillin* (Binotal®) und *Tetracycline* (z.B. Oxytetracyclin) in Frage. *Clindamycin* (Sobelin®, Cleocin™) soll auch zum Erfolg führen, wenn auch in manchen Fällen verzögert. Wenn das Infektionstrauma tief ist und eine tiefe Phlegmone mit Osteomyelitis bereits entstanden ist, so ist der klinische Verlauf trotz der antibiotischen Therapie protrahiert und kann sich bis zur Abheilung über mehrere Monate erstrecken. Mischinfektionen sind möglich, so daß Antibiotikakombinationen zu erwägen sind.

● Manche Autoren empfehlen bei Bissen von Hunden, Katzen, Ratten etc. neben der lokalen Desinfektion und einer Tetanusprophylaxe die *prophylaktische Gabe* von Penicillin G oder Tetracyclin über einige Tage, um evtl. Pasteurellainfektionen vorzubeugen. Zumindest bei größeren Defekten, die genäht werden müssen, erscheint dieses Vorgehen notwendig. Neuerdings wurde eine *Pasteurellavakzine* entwickelt, die bei Pasteurellose wirksam ist.

Literatur

Chengappa MM, McLaughlin BG, Kadel WL et al. (1989) Efficacy of a live Pasteurella multocida vaccine for the prevention of experimentally induced bovine pneumonic pasteurellosis. Vet Microbiol 21: 147–154
Francis DP, Holmes MA, Brandon G (1975) Pasteurella multocida infections after domestic animals bites and scatches. J Am Med Assoc 233: 42–48
Gaertner DJ (1991) Comparison of penicillin and gentamicin for treatment of pasteurellosis in rabbits. Lab Anim Sci 41: 70–78
Roccasalva M, Schmied E, Schmied C (1990) Pasteurellose en pathologie humaine. Schweiz Rundschr Med Prax 79: 1250–1253
Stille W, Stoll L, Helm E (1969) Infektionen mit Pasteurella multocida nach Tierbissen. DMW 94: 1816–1820
Tindall JP, Harrison CM (1972) Pasteurella multocida infections following animal injuries, especially cat bites. Arch Dermatol 105: 412–415
Weber DJ, Wolfson JS, Swartz MN et al. (1984) Pasteurella multocida infections: report of 34 cases and review of the literature. Medicine 63: 133–144

7.11 Bruzellose

Synonym: Maltafieber, Mittelmeerfieber, M. Bang
Erreger: Brucella abortus, B. melitensis, B. suis

Der *gramnegative Aerobier* ist als kokkoides Stäbchen im Tierreich weit verbreitet (Rinder, Schweine, Ziegen, Schafe u. a.); er wird auf den Menschen durch direkten Kontakt oder durch kontaminierte Tierprodukte übertragen (Milch, Butter, Käse) und ruft nach einer Inkubationszeit von mehreren (1–5) Wochen Krankheitsgefühl mit intermittierendem Fieber, Schweißausbrüchen, Kopfschmerzen, Hepatosplenomegalie und abdomineller Symptomatik hervor. Die Erkrankung ist in ländlichen Gebieten nicht selten, bei Landwirten, Veterinären und Fleischern gilt sie als Berufskrankheit. Die Diagnose wird durch die positive Hämagglutinationsreaktion im Blut und durch den Nachweis des Erregers in Blutkulturen gesichert.

Bei 5–10 % aller mit B. abortus Infizierten tritt *klinisch* eine kutane Symptomatik hinzu, einerseits mit morbilliformen oder skarlatiniformen Exanthemen, und zum anderen mit uncharakteristischen, nichtjuckenden Papeln, psoriasiformen und purpuriformen Läsionen. Bei der akut-subakuten kutanen Bruzellose finden sich charakteristische Fälle mit Erythema-nodosum-artigen, vaskulitischen Läsionen, z. T. mit granulomatöser Pannikulitis und zentraler Ulzeration, meist an den unteren Extremitäten. Die Unterschenkel können diffus geschwollen sein, makulopapulöse Eruptionen und Purpura können gelegentlich schubweise dazukommen. Neuerdings wurde bei 2 Patienten mit nodulären Hautläsionen B. melitensis direkt aus den Hautläsionen gezüchtet, so daß man eine hämatogene Dissemination im Hautorgan annehmen muß. In jedem Falle sollte man in ländlichen Gegenden, in denen der Erreger vorkommt, bei Erythema-nodosum-artigen Krankheitsbildern mit Fasziitis-Panniculitis an eine Bruzellose denken.

● Weitere *Komplikationen:* Lymphadenopathie, migratorische Arthropathien, Abszesse, Orchitis, Prostatitis, Coxitis, Perikarditis u. a. sind möglich. In neuerer Zeit wurde eine länger bestehende Sinushistiozytose mit massiver Lymphadenopathie *(Rosai-Dorfman-Syndrom)* mit einer Bruzellainfektion in Verbindung gebracht. Derartige Fälle können mit plaqueartigen Läsionen einhergehen und von kutanen T-Zell-Lymphomen schwer abgrenzbar sein.

Behandlung. Als klassisches Antibiotikum bei Bruzellose gilt *Tetracyclin* 4 × 500 mg/d über ca. 2–3 Wochen; als Alternative für schwere Verläufe wird vielfach *Streptomycin* empfohlen: 1 g i.m. alle 12 h über 1 Woche, anschließend Reduzierung der Dosis auf 1 g i.m. 1 ×/d über weitere 2 Wochen. Als Alternativmedikament gilt *Trimethoprim-Sulfamethoxazol* in höherer Dosierung (Bactrim® forte 2–3 × 1 Tbl./d). Unter dieser Behandlung heilt die Hautsymptomatik innerhalb weniger Tage ab, doch wurden in 10–40 % aller Fälle Rezidive mit vollentwickelter Bruzellose gesehen. Von manchen Autoren wurde aus diesem Grunde die Tetracyclintherapie über 3 Monate fortgesetzt. Blutkulturen sind zur Kontrolle vor und während der Therapie erforderlich.

In neuerer Zeit wurde zur Behandlung der Erkrankung die Kombination *Doxycyclin* 2 × 100 mg/d und *Rifampicin* 600 mg/d über insgesamt 6 Wochen empfohlen, womit Rezidive vermieden werden sollen. Auch *Ciprofloxacin* und neuere Makrolidantibiotika sind offenbar bei Bruzellose gut wirksam. Der therapeutische Erfolg tritt nach ca. 1 Woche ein, die Behandlung ist über ca. 3–6 Wochen fortzusetzen.

In schweren Fällen mit akuter allgemeiner Symptomatik ist in Verbindung mit der antibiotischen Therapie die systemische Applikation von *Kortikosteroiden* (Prednisolon 20–40 mg/d oder mehr) angezeigt.

Literatur

Ariza J, Gudiol F, Pallares R et al. (1985) Comparative trial of rifampin-doxycycline vs tetracycline-streptomycin in the therapy of human brucellosis. Antimicr Ag Chemother 28: 548–551

Ariza J, Servitje O, Pallares R et al. (1989) Characteristic cutaneous lesions in patients with brucellosis. Arch Dermatol 125: 380–383

Berger TG, Guill MA, Goette DK (1981) Cutaneous lesions in brucellosis. Arch Dermatol 117: 40–42

Elberg SS (1981) A guide to the diagnosis, treatment and prevention of human brucellosis. WHO, VPH 81.31, Geneva

Franko Vicario R, Balparda J, Santa Maria JM et al. (1985) Cutaneous vasculitis in a patient with acute brucellosis. Dermatologica 171: 126–128

Gee-Lew BM, Nicholas EA, Hirose FM et al. (1983) Unusual skin manifestations of brucellosis. Arch Dermatol 119: 56–58

Salata RA, Randin JL (1985) Brucella species (brucellosis). In: Mandell GL, Douglas RG Jr, Bennett JE (eds) Principles and practice of infectious diseases, 2nd ed. Wiley & Sons, New York, pp 1283–1290

Yao JD, McCullough AE, Walker RC et al. (1989) Brucellosis and sinus histiocytosis with massive lymphadenopathy. Am J Med 86: 111–114

Zuckerman E, Naschitz JE (1994) Fasciitis-panniculitis in acute brucellosis. Int J Dermatol 33: 57–59

7.12 Bartonellose

Synonyme: Peruwarzen, Carrión-Krankheit, Oroyafieber
Erreger: Bartonella bacilliformis

Hierbei handelt es sich um die Infektion mit einem brucellaähnlichen, *gramnegativen stäbchenartigen Mikroorganismus* (1–2 µm, manchmal kokkoid), der durch Insekten (*Lutzomyia verrucarum*, Phlebotomus spp.) auf den Menschen übertragen wird und sich in vivo offenbar in den Endothelzellen vermehrt. In vitro ist seine Züchtung in bluthaltigen Nährböden, Zellkulturen u. ä. möglich.

Die *biphasisch* verlaufende Erkrankung kommt fast ausschließlich in den Andentälern von Peru, Ecuador und in Kolumbien (800–3000 m über dem Meeresspiegel) endemisch vor und ruft vor allem bei nichtimmunisierten Ortsfremden zunächst Krankheitsgefühl mit mittelhohem Fieber hervor, mit Ausbreitungstendenz bis zum Exitus letalis. Auch in Chile und Guatemala kann die Erkrankung vorkommen. In der Regel ist ihr Auftreten saisongebunden, d. h. in der Regenzeit zwischen Januar und Mai. Die letzte große Epidemie fand im Jahre 1959 statt, während der mehrere Menschen starben. Die *Inkubationszeit* nach dem Insektenstich, der nur eine milde lokale Reaktion hervorruft, beträgt ca. 2–5 Wochen, selten länger (bis zu 2–3 Monaten). Generalisierte Lymphadenopathie, Hämolyse, Anämie, Thrombozytopenie, Hepatosplenomegalie, hämorrhagische Nekrosen u. a. können die erste Phase der Erkrankung komplizieren, hämolytische Anämie und Septikämie sind lebensbedrohlich. Bei Nichterkennung bzw. nicht rechtzeitiger Behandlung beträgt die Letalität bis zu 40 %.

Die *2. Phase* der Infektion folgt nach mehreren Wochen oder Monaten mit dem Auftreten warzenähnlicher, erythematöser Papeln und Knötchen (sog. Peruwarzen, *Verruga peruana*), die stark vaskularisiert sind nach Art eines Granuloma teleangiectaticum. Sie treten an den exponierten Körperstellen auf, wobei in seltenen Fällen Hunderte davon den gesamten Körper bedecken können (miliarer Typ). Auch tieferliegende noduläre Varianten bzw. weichere Knoten können nach überstandener akuter Infektion vorkommen. Zur Diagnose wird der Erreger mittels Giemsafärbung im Blut nachgewiesen.

Behandlung. Die Behandlung der Bartonellose in der 1. wie auch in der 2. Phase der Infektion erfolgt in klassischer Weise mit *Chloramphenicol* 4 × 500 mg/d über 7–10 Tage, zumal gelegentlich häufig Mischinfektionen mit Salmonellen beschrieben sind. Der frühzeitige Einsatz der antibiotischen Therapie ist in jedem Falle zu fordern. Eine Alternative wäre auch hier *Ampicillin*. Die Ansprechbarkeit auf die antibiotische Maßnahme ist im allgemeinen gut, Rezidive können allerdings vorkommen. Auch Tetracycline, Penicillin und Streptomycin sind wirksam.

● Wichtig ist die *Prophylaxe* durch entsprechenden *Insektenschutz*, vor allem nachts beim Schlafen, besonders aber beim Aufenthalt im Freien während der Abendstunden. Engmaschige Moskitonetze sind notwendig, da der Phlebotomus nur ca. 2,5 mm groß ist. Bei Verdacht sollte sofort nach dem Stich eine prophylaktische Antibiose durchgeführt werden, womit der Ausbruch der Krankheit verhindert wird.

Die Hautveränderungen während der 2. Phase der Infektion sind allerdings gegen die antibiotische Therapie resistenter und heilen unter Hinterlassung zarter Narben nur langsam ab. Operative Maßnahmen können den Abheilungsvorgang beschleunigen. In neuerer Zeit wurden die angiogenen Eigenschaften der Bartonella herausgearbeitet und auf die Ähnlichkeiten der warzigen Läsionen mit dem epithelioiden Hämangiom bzw. der bazillären Angiomatose (bei HIV-Infektion) hingewiesen, so daß auch die therapeutischen Maßnahmen sich ähnlich abzeichnen (s.S. 172).

Literatur

Arias-Stella J, Liebermann PH, Garcia-Caceres V et al. (1987) Verruga peruana mimicking malignant neoplasms. Am J Dermatopathol 9: 279–291

Arrese Estrada J, Hermanns-Le T, Pierard GE (1991) Bartonellosis and Verruga peruana. In: Panconesi E (ed) Dermatology in Europe. Blackwell, London, pp 109–111

Garcia FU, Wojta J, Broadley KN et al. (1990) Bartonella bacilliformis stimulates endothelial cells and is angiogenic in vivo. Am J Pathol 136: 1125–1135

Garcia-Caceres V, Carcia FU (1991) Bartonellosis. An immunodepressive disease and the life of Daniel Alcides Carrion. Am J Clin Pathol 95: 4 [Suppl 1]: 58–66

Goldman L (1989) Bartonellosis and Kaposi sarcoma of AIDS (letter). Lancet I: 852

7.13 Rhinosklerom

Erreger: Klebsiella rhinoscleromatis

Die Infektion mit den *gramnegativen Stäbchen* (0,5 × 2,0 µm) erfolgt direkt über die Atemwege und führt zunächst zu einem chronischen Nasenkatarrh, der allmählich in entzündlich-granulomatöse Infiltrate in den sichtbaren Nasengängen, aber auch im gesamten Nasopharynx, in den Nasennebenhöhlen, im Mittelohr etc. übergeht. Die relativ seltene, langsam progrediente Infektionskrankheit kommt in umschriebenen endemischen Foci in allen Kontinenten vor, insbesondere in Gegenden mit dichter Population und schlechten hygienischen Bedingungen.

Die *Inkubationszeit* ist unbekannt, die granulomatösen Infiltrate treten nach 1–2jährigem Verlauf auf, sind schmerzlos, können aber durch langsames Wachstum fibrosierender Knoten und Plaques die Nasenwege verlegen und zu Destruktionen im hinteren Nasopharynx führen. Zentrofaziale Schwellung, z.T. mit Mutilationen, sind in fortgeschrittenen Fällen die Folge. Die Diagnose erfolgt über den Nachweis der schaumartigen Mikulicz-Zellen und des leicht zu kultivierenden Erregers.

Behandlung. Die Behandlung der sehr charakteristischen, fibrotisch organisierten Granulome des Rhinoskleroms ist außerordentlich schwierig, obwohl der Erreger in vitro auf zahlreiche Antibiotika anspricht. Zweifellos ist die *chirurgische Ausräumung* aller sklerotischen Infiltrate bzw. Knoten bei ausgedehntem Befall eine unabdingbare Voraussetzung, um anschließend medikamentös eine endgültige Heilung zu erreichen. In fortgeschrittenen Fällen stehen zunächst die operativen Maßnahmen im Vordergrund. Die Heranziehung eines CO_2-Lasers wurde hierzu neuerdings empfohlen, vor allem auch für Rezidive.

Eine etablierte antibiotische Therapie der Infektion existiert nicht, manche Autoren empfehlen *Streptomycin* 1 g/d i.m. über mehrere Wochen, andere bevorzugen *Tetracycline* (ca. 2 g/d) bzw. *Minocyclin* (2 × 100 mg/d) oder *Cephalosporine* in höherer Dosierung über 6 Monate. Eine weitere Möglichkeit ist *Trimethoprim + Sulfamethoxazol* (Bactrim forte® 3 × 1 Dr./d) oder *Clofazimin* (Lamprene™) vor allem in frühen Stadien. In einer neueren Studie wurde das *Rifampicin* bei 25 Fällen von Rhinosklerom als hochwirksam beschrieben, sowohl örtlich als auch systemisch. *Lokal* wird man versuchen, mit Kortikosteroiden eine Abschwellung herbeizuführen und mit Farbstofflösungen antiseptisch zu wirken. Zu diesem Zweck wurde eine *2%ige Acriflavinlösung* für täglich feuchte Umschläge bzw. intranasale Tampons nachdrücklich empfohlen. Nach Abheilung der entzündlichen Granulome müssen oft *rekonstruktive Maßnahmen* zur Behebung evtl. vorhandener Mutilationen herangezogen werden.

Literatur

Dominguez-Soto L, Vega M, Hojyo-Tomoka MT (1988) Rhinoscleroma. In: Clinical Dermatology. Wilkinson DS, Mascaró JM, Orfanos CE (eds) The CMD Case Collection. Schattauer, Stuttgart New York, p 169

Gamea AM, el Tatawi FA (1990) The effect of rifampicin on rhinoscleroma: an electron microscopic study. J Laryngol Otol 104: 772–777

Lenis A, Ruff T, Diaz JA et al. (1988) Rhinoscleroma. Southern Med J 81: 1580–1582

Maher AI, el Kashlan HK, Soliman Y, Galal R (1990) Rhinoscleroma: management by carbon dioxide surgical laser. Laryngoscope 100: 783–788

Okoth-Olende CA, Bjerregaard B (1990) Rhinoscleroma in Africa. A review of cases in Kenya. East Afr Med J 67: 231–236

Shaer M, Rizk M, Shawaf I et al. (1981) Local acriflavine: a new therapy for rhinoscleroma. J Laryngol Otol 95: 701–706

Shebata MA, Salama AM (1989) Clofazimine in the treatment of scleroma. J Laryngol Otol 103: 856–860

Tapia A (1987) Rhinoscleroma: a naso-oral dermatosis. Cutis 40: 101–103

7.14 Tularämie

Synonyme: Hasenpest, Nagetierseuche, Ohara's disease, deerfly fever
Erreger: Francisella tularensis

Die zoophile Infektion wird bei Mensch und Tier durch ein unbewegliches, *gramnegatives kokkoides Stäbchen* hervorgerufen, das vor allem durch Insekten als Vektor übertragen wird *(Dermacentor variabilis, Chrysops discalis, Amblyomma americanum)*, selten durch das erkrankte Tier selbst. Vor allem der Tierbestand im Südwesten der USA (wilde Kaninchen, aber auch Hasen, Füchse, Rehe) ist ein endemischer Fokus, nach dem die Erkrankung ihren Namen erhielt (Tulare: Stadt in Kalifornien). Auch in Osteuropa (Finnland, Tschechei, Kaukasus) und in Japan kommen sporadische Fälle vor. Jäger, Tierhalter, Kinder (die mit infizierten Katzen spielen) sind besonders gefährdet.

Klinisch ist in 60–70 % der Fälle die *ulzeroglanduläre* Form der Haut die häufigste Verlaufsvariante. An der Eintrittsstelle tritt 2–10 Tage nach dem Insektenstich bzw. der Mikrotraumatisierung ein kleines indolentes Ulkus auf, das in ca. 6 Wochen narbig abheilt. Lymphangitis und ausgeprägte Lymphadenitis mit kleinen sporotrichoiden subkutanen Knötchen und Abszessen können fast gleichzeitig oder bei der Abheilung des Primäraffektes auftreten. Begleitsymptome sind Fieber, Erbrechen, Kopfschmerzen, Krankheitsgefühl. Bei der systemischen Infektion, etwa durch den Genuß von infiziertem Wildfleisch, treten typhusähnliche Symptome auf mit peristierendem Fieber und gastrointestinaler Symptomatik (*typhoidale* Form, ca. 18–20 %). Uncharakteristische Exantheme, Erythema-multiforme- oder Erythema-nodosum-artige Veränderungen können in beiden Varianten entstehen. Weiterhin kommen *glanduläre, okuloglanduläre, oropharyngeale* und *pneumonische* Formen der Infektion vor.

Behandlung. Medikament erster Wahl bei Tularämie ist *Streptomycin* ca. 0,5–1,0 g/d als 2 × tgl. i. m.-Injektion über 10 Tage, bei Bedarf auch länger; im Vollbild: 25–30 mg/kg KG. Das charakteristische Fieber normalisiert sich nach 3–7 Tagen, die Hautveränderungen und die Lymphadenopathie gehen allmählich zurück, manchmal erst nach mehreren Wochen. Auf Mischinfektionen ist zu achten, vor allem bei ulzerierenden Knoten.

Die Therapie muß *frühzeitig* erfolgen, denn ca. 1–5 % der infizierten Kranken kommen hauptsächlich wegen einer nichterkannten Infektion bzw. zu spät eingesetzter Therapie ad exitum, zumal oft anamnestische Hinweise auf Tierkontakte fehlen. Besonders virulent sind Typ A-Stämme des Erregers, die nur in Nordamerika vorkommen, im Gegensatz zum Typ B, der auch in Europa und Asien vorkommt. Die Verläufe und somit die Therapiedauer sind etwas unterschiedlich, eine typenabhängige Ansprechbarkeit auf Antibiotika ist nicht bekannt. Als Alternativpräparate kommen in erster Linie *Gentamicin* (3 mg/kg KG/d i. m.), *Erythromycin* und *Chloramphenicol*, vermutlich auch mehrere der neueren Cephalosporine in Frage. Allerdings liegen klinisch darüber nur beschränkte Erfahrungen vor, zumal die Empfindlichkeit der europäischen Stämme von den nordamerikanischen möglicherweise in vivo abweicht. Gelegentlich wird *Kanamycin* i. m. (15 mg/kg KG/d) als wirksam angegeben, wenn auch ohne Vorteile gegenüber dem Streptomycin. Tetracycline sollen helfen, die akute Symptomatik zu beherrschen, doch es besteht die Gefahr von Rezidiven. Aus Finnland wird berichtet, daß 2 × 750 mg *Ciprofloxacin* (Ciprobay®) p. o. täglich innerhalb weniger Tage zum Erfolg führten, ohne Rezidiv (4 Patienten). *Tobramycin* erwies sich in wenigen schweren Fällen, bei denen es eingesetzt wurde (Nordamerika), innerhalb weniger Tage als bakterizid.

Tabelle 7.3. Ursprung, Verlauf und Therapie der Tularämie

Erreger	Vorkommen	Herkunft	Klinischer Verlauf und Therapie
F. tularensis Typ A (tularensis)	Nordamerika	Wildkaninchen Insektenstiche (Hunde, Katzen in Reservaten)	▷ eher *schwer*; suffiziente Streptomycintherapie ist in voller Dosis (30 mg/kg KG) bis zur Abheilung notwendig.
F. tularensis Typ B (palaearctica)	Nordamerika, Europa, Asien	Wild, auch Wasserratten, Nager, kontaminierte Wasserbestände	▷ eher *milder* Verlauf; Streptomycin 1 g/d über 10 Tage; Alternativen möglich (Gentamicin, Erythromycin, Ciprofloxacin)

Die *Lokalbehandlung* der Hautveränderungen beschränkt sich auf symptomatische Maßnahmen (feuchte Umschläge, Zinkschüttelmixturen etc.).
● Lebende Vakzinepräparate zur *Prophylaxe* sind erhältlich (F. tularensis LVS) und vermitteln einen guten, aber keinen vollständigen Schutz. Sie finden in Risikokollektiven Verwendung. Minderung der Insektenstichexposition, der Tierkontakte, des Genusses von rohem Fleisch etc. reduzieren das Risiko. Eine intakte zelluläre Immunabwehr und IFN-gamma scheinen bei der Infektionsabwehr eine wichtige Rolle zu spielen. Experimentell wurde *rIFN-gamma* zur Verstärkung der therapeutischen Wirkung der antibiotischen Therapie eingesetzt.

Literatur

Baker CN, Hollis DG, Thornsberry C (1985) Antimicrobial susceptibility testing of Francisella tularensis using a modified Mueller-Hinton broth. J Clin Microbiol 22: 212–215

Harrell RE, Simmons HF (1990) Pleuropulmonary tularemia: successful treatment with erythromycin. South Med J 83: 1363–1364

Kaiser AB, Rieves D, Price AH et al. (1985) Tularemia and rhabdomyolysis. J Am Med Ass 253: 241–243

Kudelina RI, Olsufjev NG (1980) Sensitivity to macrolide antibiotics and lincomycin in Francisella tularensis. J Hyg Epidemiol Microbiol Immunol 24: 84–89

Markowitz LE, Hynes NA, de la Cruz P et al. (1985) Tick-borne tularemia. J Am Med Ass 254: 2922–2925

Mason WL, Eigelsbach HT, Little SF et al. (1980) Treatment of tularemia, including pulmonary tularemia, with gentamicin. Am Rev Respir Dis 121: 39–45

Syrjälä H, Karvonen J, Salminen A (1984) Skin manifestations in tularemia: a study of 88 cases in northern Finland during 16 years (1967–1983). Acta Derm Venereol 64: 513–516

Syrjälä H, Schildt R, Raisainen S (1991) In vitro susceptibility of Francisella tularensis to fluoroquinolones and treatment of tularemia with norfloxacin and ciprofloxacin. Eur J Clin Microbiol Inf Dis 10: 68–70

Tarnvik A (1989) Nature of protective immunity to Francisella tularensis. Rev Infect Dis 11: 440–451

Uhari M, Syrjälä H, Salminen A (1990) Tularemia in children caused by Francisella tularensis biovar palaearctica. Pediatr Infect Dis J 9: 80–83

7.15 Katzenkratzkrankheit

Erreger: Gramnegative pleomorphe Bakterien; nicht klassifiziert, möglicherweise rickettsienverwandt (Afipia felis)

Die Erkrankung ist eine weltweit vorkommende Infektionskrankheit, die offenbar durch Kratzen von Katzen oder auch durch Katzenkontakt allein übertragen wird. Der Erreger konnte bisher nicht in vitro isoliert und gezüchtet werden, läßt sich aber im Gewebe mittels der Warthin-Starry-Reaktion bei ¾ aller Kranken nachweisen. Ein ähnlicher Erreger wurde in letzter Zeit bei HIV-Infizierten in den Hautläsionen der sog. *bazillären Angiomatose* (s. Abschn. 7.21) nachgewiesen, es bleibt aber noch zu klären, ob es sich hier um identische oder aber um ähnliche Krankheitsbilder handelt.

Klinisch entwickelt sich einige Tage (bis zu 4 Wochen) nach dem Trauma eine primäre entzündliche Papel (0,3–0,8 mm), wie bei einem Insektenstich, die sich bald in ein verkrustetes Knötchen umwandelt und auch pustulös werden kann. Während der nächsten 2 Wochen tritt eine anfangs regionär-einseitige, später z. T. generalisierte Lymphadenopathie auf, meist von Fieber

(38°–39°C) begleitet. Die betroffenen Kranken sind meist Kinder und Jugendliche. Ausgangspunkt für die Infektion sind vor allem exponierte Körperstellen (Arme, Gesicht). Im weiteren Verlauf wird die Primärläsion knotig, heilt aber nach 4–8 Wochen spontan ab unter Hinterlassung einer Narbe. Disseminierte noduläre Hautläsionen, möglicherweise als hämatogene Streuung aufzufassen, wurden kürzlich beschrieben. Bei immunsupprimierten Kranken, HIV-Infizierten u.ä. können zahlreiche, 30–50 oder mehr, klinisch ungewöhnliche noduläre Läsionen in Form teleangiektatischer Granulome auftreten (sog. *epitheloide Hämangiome*). Fakultativ kann es zur Ausbreitung der Hautsymptomatik kommen, mit einer generalisierten Vaskulitits, die z.T. an Erythema nodosum, Erythema multiforme oder Erythema anulare centrifugum, z.T. mit Purpura, erinnert. Allgemeine Krankheitssymptomatik, Splenomegalie, ZNS-Beteiligung mit Enzephalitis sind möglich.

Behandlung. Auch wenn der Übertragungsweg der Krankheit nicht gänzlich gesichert ist, sollte der Kontakt mit Katzen zunächst unterbrochen werden, zumindest während des Verlaufs der Krankheit. Die Hautveränderungen heilen zwar spontan nach ca. 6–8 Wochen narbig ab, die Lymphadenitis bleibt jedoch gelegentlich länger bestehen.
Eine medikamentöse Therapie der Katzenkratzkrankheit ist nicht in allen Fällen erforderlich. Symptomatische Maßnahmen sollten zur Linderung der lokalen bzw. der allgemeinen Beschwerden herangezogen werden (Lokalantibiotika, Analgetika, Antipyretika). Sollte es jedoch zur Abszedierung oder Dissemination mit Superinfektion kommen, ist eine systemische antibiotische Therapie, am besten mit *Doxycyclin* 2 × 100 mg/d oder *Erythromycin* 1,5 g/d über 10–14 Tage, empfehlenswert; in schweren Fällen kommt auch *Gentamicin* 2 × 80 mg Inj. i.m. oder i.v./d in Frage.
Bei immunsupprimierten Kranken ist es möglich, daß die vaskulären Läsionen längere Zeit persistieren. Neben austrocknenden Lokalmaßnahmen ist hier die *operative Entfernung* der Herde oder auch die Anwendung eines *CO_2-Lasers* zu empfehlen. Die Erythromycintherapie sollte bei Patienten mit HIV-Infektion bzw. Aids hochdosiert (4 × 500 mg/d) und über mindestens 4 Wochen ausgedehnt werden.
In Einzelfällen entstehen Abszesse bzw. Fisteln, die chirurgisch eröffnet und ausgeräumt werden müssen.

Literatur

Burnett JW (1991) Cat scratch disease. Cutis 48: 443–444
Calzavara-Pinton PG, Facchetti F, Carlino A, De Panfilis G (1992) Multiple scattered granulomatous skin lesions in cat scratch disease. Cutis 49: 318–320
Carithers HA (1985) Cat scratch disease: an overview based on a study of 1200 patients. Am J Dis Child 139: 1124–1133
Hall AV, Roberts CM, Maurice PD et al. (1988) Cat-scratch disease in patients with AIDS: atypical skin manifestations. Lancet ii: 453–454
Kemper CA, Lombard CM, Deresinski SC, Tompkins LS (1990) Visceral bacillary angiomatosis. Possible manifestation of cat scratch disease in the immunocompromised host. Am J Med 89: 216–222
Knobler EH, Silvers DN, Fine KC et al. (1988) Unique vascular skin lesions associated with human immune deficiency virus. J Am Med Assoc 260: 524–527
Margileth AM, Wear DJ, Hadfield TL (1984) Cat scratch disease. Bacteria in skin of the primary inoculation site. J Am Med Assoc 252: 928–931
Margileth AM (1988) Dermatologic manifestations and update of cat scratch disease. Pediatr Dermatol 5: 1–9
Shinall EA (1990) Cat scratch disease: a review of the literature. Pediatr Dermatol 7: 11–18
Wear DL, Margileth AM, Hadfield TL et al. (1983) Cat scratch disease: A bacterial infection. Science 221: 1403

7.16 Rattenbißkrankheit

Synonyme: Erythema arthriticum epidemicum, Haverhill fever
Erreger: Streptobacillus moniliformis, Spirillum minus (Spirillen-Rattenbißfieber)

Die seltene Infektion mit dem *pleomorphen, gramnegativen Erreger* erfolgt durch Bißverletzungen infizierter Ratten bzw. anderer Nager bzw. durch kontaminierte Nahrungsmittel. Sie kommt sporadisch weltweit, in manchen asiatischen Ländern z.T. endemisch vor.

Klinisch kommt es innerhalb von 1–3 Wochen (meist weniger als 10 Tage) nach dem Biß zu Fieber, Kopfschmerzen, Krankheitsgefühl, oft treten 7–10 Tage nach dem Auftreten des Fiebers symmetrische Arthralgien der großen Gelenke und Myalgien auf. An der *Haut* ist oft ein morbilliformes Exanthem mit petechialer Note zu beobachten; der Befall der Handflächen und Fußsohlen ist relativ charakteristisch, z. T. besteht eine begleitende Lymphadenopathie. In schweren Fällen bzw. bei Nichtbehandlung können zahlreiche Komplikationen auftreten, bis zum Exitus letalis (Endokarditis, interstitielle Pneumonie, Hepatosplenomegalie, Meningitis).

Behandlung. Die systemische antibiotische Therapie erfolgt mit mittelhohen *Penicillin-G*-Dosen, ca. 4 Mio. IE/d über 14 Tage. Die Lokalbehandlung ist symptomatisch, ebenso werden die allgemeinen Krankheitsbeschwerden symptomatisch angegangen. In manchen Fällen kann es ohne spezifische Therapie zur spontanen Abheilung kommen. Therapeutische Alternativen sind *Erythromycin* (2 g/d p.o.), *Streptomycin* (1 g/d i.m.) und *Chloramphenicol*.
In Deutschland besteht *Meldepflicht*.

Literatur

Sens MA, Brown EW, Wilson LR, Crocker TP (1989) Fatal streptobacillus moniliformis infection in a two-month-old infant. Am J Clin Pathol 91: 612–616

7.17 Pest

Synonyme: Bubonenpest, Beulenpest, Pestilentia, Schwarzer Tod, Plague
Erreger: Yersinia pestis

Die *Pest* dürfte im größten Teil unserer Welt heute verschwunden sein, ist aber noch in wenigen Gegenden Asiens (z. B. China, Indien, Vietnam), Südamerikas und Afrikas endemisch vorhanden. Sporadische Fälle wurden gelegentlich in den USA beschrieben. Immerhin wurden der WHO 1981 weltweit 191 Fälle bekannt. Die Erkrankung wird hervorgerufen durch ein unbewegliches, bipolares, *gramnegatives Stäbchen*, das von Kleinnagern und ihren Flöhen auf den Menschen übertragen wird. Der Übertragungsweg erfolgt entweder über den Flohstich in die Haut (Inokulation) oder die Atemwege (Tröpfcheninfektion). *Klinisch* entsteht nach einer Inkubationszeit von 3–5 Tagen an der Stichstelle ein Knötchen, das schnell abheilt, sich aber gelegentlich in eine anthraxähnliche Läsion umwandelt; gleichzeitig treten die charakteristischen, massiven regionalen Lymphknotenschwellungen (Bubonen) auf, die sich ausbreiten, mit Fieber und Bakteriämie. Bei weiterer Ausbreitung der Infektion und Lungenbeteiligung ist die Mortalität der Erkrankung hoch. Exantheme können vorkommen.

Behandlung. Behandlungserfahrungen bei Yersinia-pestis-Infektion liegen aus den letzten Jahren dank der modernen Antibiotika nur vereinzelt vor. Nach ihrer Einführung wurden früher traditionell Sulfonamide verwendet, mit einigem Erfolg, später kam *Streptomycin* (30 mg/kg KG/d) zur Anwendung. Möglicherweise sind *Tetracycline* und *Chloramphenicol*, evtl. auch Aminoglykoside, effektiver; im Bedarfsfall wird man die Maximaldosierung wählen müssen (Tetracycline: 2–4 g/d in 4 Einzeldosen über 10 Tage). Chloramphenicol wird bei ZNS-Beteiligung vorgezogen: 25, später 60 mg/kg KG/d, 4 × tgl. i.m. oder p.o. über 10 Tage.

● Die geschwollenen Lymphknoten sollten nicht inzidiert werden. Der Kranke ist zu isolieren, vor allem bei Lungenbeteiligung, um eine Mensch-zu-Mensch-Infektion (Inhalation von Tröpfchen beim Husten) zu vermeiden; *Meldepflicht* ist selbstverständlich. Alle Kontaktpersonen müssen überwacht werden. Die meisten Patienten, die früh behandelt werden, erholen sich; bei Lungenbeteiligung kann es zur bleibenden Einschränkung der Vitalkapazität kommen.

Literatur

Florman AL, Spencer RR, Sheward S (1986) Multiple lung cavities in a 12 year-old girl with bubonic plague, sepsis, and secondary pneumonia. Am J Med 80: 1191–1193

Kaufman AF, Boyce JM, Martone NJ (1980) Trends in human plague in the United States. J Infect Dis 141: 522–524

Leipold JC (1986) Septicemic plague in a 14 month-old child. Pediatr Infect Dis 5: 108–110
Manson-Bahr PEC, Bell DR (eds) (1987) Manson's tropical diseases. 19th ed. Baillière Tindall, London Philadelphia, pp 586–606
Welty TK, Grabman J, Kompare E et al. (1985) Nineteen cases of plague in Arizona. Western Med J 142: 641–646

7.18 Malleus

Synonyme: Rotz, equinia, glanders
Erreger: Pseudomonas mallei

Die heute außerordentlich seltene Infektion dürfte nur noch in kleineren Fozi im Tierbestand in Asien und Südamerika (Pferde, Maultiere, Esel) vorhanden sein. In Europa ist die Erkrankung anscheinend inzwischen ausgerottet. Es handelt sich um die Inokulation mit einem zoophilen *gramnegativen Stäbchen*, das an der Eintrittsstelle eine schwere eitrige Entzündung mit subkutanen Knoten und Lymphadenopathie hervorruft. Wenige Tage später kommt es zur Generalisation mit hohem Fieber, Splenomegalie und schwerer Diarrhoe. Größere und kleinere Geschwüre können an der Haut auftreten und die Erkrankung kann in eine chronische Phase übergehen. Wird der Erreger über die Schleimhäute der Atemwege (Nase, obere Trachea) aufgenommen, so kommt es zur Ödembildung, starker Schleimabsonderung und Geschwürbildung mit Atemnot und Erstickungsgefahr.

Behandlung. In den letzten Jahren wurde unseres Wissens keine Rotzinfektion mehr beim Menschen mitgeteilt. Erfahrungen mit modernen Antibiotika in vivo liegen daher kaum vor. Früher wurden diverse Sulfonamide mit einigem Erfolg verabreicht. Analog zu den Erfahrungen bei anderen Infektionen mit gramnegativen Erregern wäre für die antibiotische Therapie an eine Kombination von *Streptomycin* mit *Trimethoprim-Sulfamethoxazol* oder aber an neuere, potente Aminoglykoside zu denken, z. B. Gentamicin bzw. Amikacin in entsprechender Dosierung.
Von anderen Autoren werden *Tetracycline* und *Chloramphenicol* als wirksam angeführt. Die lokale Behandlung ist symptomatisch, jedoch müssen die Patienten *isoliert* werden, um eine Ausbreitung der Infektion zu vermeiden. Verbandsmaterial etc. müssen gesondert entsorgt werden.
In Deutschland besteht *Meldepflicht*.

7.19 Melioidose

Erreger: Pseudomonas pseudomallei

Es handelt sich um eine Infektion, die fast ausschließlich in Südostasien, Australien und in geringerem Maße auch in Äquatorialafrika vorkommt. Sie ist in manchen Gegenden endemisch, über 1000 Fälle wurden bis 1992 in Thailand beschrieben. Sporadische Fälle werden bei Reisenden in andere Länder beobachtet. Das bewegliche, bipolare, *gramnegative Stäbchen* ist im Erdboden und in infizierten Gewässern vorhanden und tritt in den Körper über die Haut (Schürfwunden etc.), durch orale Aufnahme, oder durch Inhalation ein. Er wird in der Haut, im Stuhl oder im Blut kulturell nachgewiesen. Männer, Frauen und auch Kinder können betroffen sein. Oft werden Menschen mit anderen zugrundeliegenden Erkrankungen und abgeschwächter Immunlage infiziert (z. B. solche mit Diabetes, Lymphomen, Alkohol- und Drogenabhängige, Kinder u. a.), während bei anderen die Infektion latent über Jahre vorhanden sein bzw. asymptomatisch verlaufen kann. Eine schwere Melioidose bei HIV-Infektion wurde in Thailand mehrfach beobachtet.
Klinisch ist die Infektion durch eine *akut-septikämische*, eine *subakut-disseminierte* und eine *chronisch-lokalisierte Verlaufsform* gekennzeichnet. Veränderungen der *Haut* bestehen bei der chronischen, suppurativen Verlaufsform, bei der eitrige Pusteln und subkutane Abszesse auftreten. Bei der septikämischen Form ist in 80 % der Fälle die Haut beteiligt und kann, wenn auch unspezifisch, auf die Diagnose hinweisen bzw. zum Erregernachweis führen. Metastatische Abszesse in Leber, Lunge, Milz und ZNS können vorhanden sein, evtl. auch Osteomyelitis. Parotitis, z. T. eitrig-abszedierend, wurde bei über ⅓ aller an Melioidose erkrankten Kindern in Thailand beschrieben. Auch begleitende Infektionen mit Pilzen

sind möglich. In den Endemiegebieten stellt die Melioidose eine lebensbedrohliche opportunistische Infektion bei Aids-Patienten mit hämatogener Ausbreitung dar.

Behandlung. Die Behandlung der Melioidose ist schwierig und von der jeweils vorliegenden Verlaufsform abhängig. Die klassische Therapie umfaßt orale Gaben von *Chloramphenicol* (3 g/d), *Tetracyclinen* (2–3 g/d, evtl. Doxycyclin), oder *Trimethoprim-Sulfamethoxazol* (Bactrim® forte 2–3 × 1/d) über längere Zeit (ca. 3 Monate), womit die subakute und die chronischen Formen beherrscht werden können. Auch Kanamycin wurde mit Erfolg verwendet. Das Ansprechen auf die Therapie ist jedoch insgesamt langsam und bedarf konsequenter Einnahme der Medikamente und intensiver lokaler Pflege der Hautläsionen. Örtliche Desinfektion, ggf. Öffnung und Drainage der Abszesse ist durchzuführen.
Bei den akuten, dramatisch verlaufenden septikämischen Formen sind hohe parenterale Gaben der genannten Antibiotika dringend indiziert. Man wird auch versuchen, neuere Medikamente einzusetzen: *Piperacillin* und *Imipenem*, aber auch einige Cepharosporine scheinen wirksam zu sein. In einer neueren Studie an 167 Patienten wurde *Ceftazidim* (120 mg/kg KG/d) mit Chloramphenicol, Doxycyclin und Trimethoprim bzw. Sulfamethoxazol verglichen und zeigte eine signifikante Besserung der Prognose. Neuerdings wurde die Kombination *Ceftrixon + Cotrimoxazol* in höherer Dosierung über 3 Monate für ausgedehnte Fälle empfohlen.
● In-vitro-Studien zeigten, daß β-Laktamantibiotika und Ciprofloxacin *bakterizid* wirken, während die Standardmedikamente, die bei Melioidose eingesetzt wurden (Doxycyclin, Chloramphenicol und Trimethoprim/Sulfamethoxazol) nur bakteriostatisch wirksam sind. Möglicherweise können während der Behandlung *Resistenzen* auftreten (z.B. gegen Chloramphenicol), so daß bei längerer Therapie ein Wechsel des verabreichten Antibiotikums sinnvoll erscheint.

Literatur

Camus C, Cartier F, Avril JL, Journel H (1990) Efficacy of ceftazidime in chronic melioidosis with multiple liver abscesses. Lancet 336: 628 (letter)

Chaowagul W, White NJ, Dance DA et al. (1989) Melioidosis: a major cause of community-acquired septicemia in northeastern Thailand. J Infect Dis 159: 890–899

Dance DA, Davis TM, Wattanagoon Y et al. (1989) Acute suppurative parotitis caused by Pseudomonas pseudomallei in children. J Infect Dis 159: 654–660

Dance DA, Wuthiekanun V, Chaowagul W, White NJ (1989) Interactions in vitro between agents used to treat melioidosis. J Antimicrob Chemother 24: 311–316

Dance DA, Wuthiekanun V, Chaowagul W, White NJ (1989) The antimicrobial susceptibility of Pseudomonas pseudomallei. Emergence of resistance in vitro and during treatment. J Antimicrob Chemother 24: 295–309

Germain M, Auger F, Murray G (1989) Melioidosis in a traveller – Quebec. Can Dis Wkly Rep 15: 109–111

Harle JR, Disdier P, Dodin A et al. (1990) Melioidose: forme aigué avec abces spleniques. Presse Med 19: 1154 (letter)

Leelarasamee A, Bovornkitti S (1989) Melioidosis: review and update. Rev Infect Dis 11: 413–425

Pelekanos JT, Appleton DB (1989) Melioidosis with multiple cerebral abscesses. Pediatr Neurol 5: 48–52

White NJ, Dance DA, Chaowagul W et al. (1989) Halving of mortality of severe melioidosis by ceftazidime. Lancet II: 697–701

7.20 Chromobakteriose

Erreger: Chromobacterium violaceum; Chromobacteria spp.

Chromobakterien sind *gramnegative Stäbchen*, die saprophytisch im Erdboden und im Gewässer umschriebener Regionen endemisch vorkommen, z.B. im klimatisch warmen Südosten der USA, in Südostasien, Australien u.a. Die seltenen Infektionen des Menschen entstehen durch Inokulation, meist bei Urlaubern, Handwerkern etc. und rufen subkutane Knoten und anthraxähnliche, fluktuierende Abszesse mit Fieber und Lymphangitis hervor. Die Infektion führt bei inadäquater Behandlung zu Bakteriämie und metastatischer Abszeßbildung mit hoher Mortalitätsrate.

Die *Behandlung* ist oft schwierig, da das Verhalten des Erregers gegenüber Antibiotika in vivo nicht genau bekannt ist. Am ehesten kommen *Aminoglykoside*, z. B. Gentamicin und Amikacin (Biklin®), in Frage. Neuere Veröffentlichungen zeigen, daß der Erreger auch in anderen Gegenden in natürlichen Wasserquellen und auch im Trinkwasser gelegentlich mit weiteren gramnegativen Bakterien gleichzeitig vorkommt. Möglicherweise kommt es bei prädisponierten Personen zum erhöhten Risiko.

Literatur

Georghiou PR, O'Kane GM, Siu S, Kemp RJ (1989) Near-fatal septicaemia with chromobacterium violaceum. Med J Aust 19: 720–721

Ibiebele DD, Sokari TG (1989) Occurrence of drug-resistent bacteria in communal well water around Port Harcourt, Nigeria. Epidemiol Infect 103: 193–202

Macher AM, Casale ThB, Fauci AS (1982) Chronic granulomatous disease of childhood and chromobacterium violaceum infections in the Southwestern United States. Ann Int Med 97: 51–55

7.21 Bazilläre Angiomatose

Synonym: Epithelioid angiomatosis
Erreger: Rochalimaea henselae, Rochalimaea quintana (verwandt: Bartonella bacilliformis)[1]

Bei dieser ungewöhnlichen Dermatose handelt es sich um Hautveränderungen, die erstmalig 1983 an HIV-infizierten Kranken beschrieben wurden und Granulomata teleangiectatica bzw. ein Kaposi-Sarkom imitieren können. Es handelt sich offenbar um eine opportunistische Infektion mit Rochalimaea henselae, einem *gramnegativen, pleomorphen Bakterium* (0,2–0,5 × 1–3 nm), der in den multiplen angiomatösen Knoten und Knötchen der Haut mit Hilfe der Warthin-Starry-Reaktion nachgewiesen werden konnte. Parenchymatöse Organe können befallen werden, Bakeriämie kommt vor. Bisher ist es allerdings nur unvollständig gelungen den Erreger in vitro zu züchten, serologische Nachweismethoden liegen nicht vor; er ähnelt oder ist gar identisch mit dem Erreger der Katzenkratzkrankheit und scheint sich wie Rickettsien in den Endothelzellen zu vermehren, doch die hervorgerufenen histologischen Veränderungen sind unterschiedlich. Auch der Infektionsmodus ist unbekannt. Analogien der DNS-Sequenz bestehen zu *Rochalimaea quintana*, einem Mikroorganismus, der durch Arthropoden (z. B. Kleiderläuse) übertragen wird und eine fieberhafte Erkrankung hervorruft. Die Erkrankung kann auch bei nicht HIV-infizierten Kranken vorkommen, die immunsupprimiert sind.

Klinisch können neben den meist multipel auftretenden Granuloma-teleangiectaticum-artigen Hautläsionen auch die Schleimhäute, das Knochensystem und die parenchymatösen Organe betroffen sein. In Einzelfällen kommen größere Hautläsionen mit hämorrhagischer Infiltration vor, die darunterliegenden Knochen sind schmerzhaft. Periostitis und osteolytische Herde wurden beschrieben. Mischinfektionen, z. B. mit Mykobakterien u. a., können bei Aids-Patienten vorkommen.

Behandlung. Der Nachweis angiomatöser bzw. granulomartiger disseminierter Herde an der Haut von HIV-infizierten oder anderweitig immunsupprimierten Kranken ist die Indikation für eine konsequente Langzeittherapie mit *Erythromycin* (4 × 500 mg/d über 4 Wochen oder länger). Die Behandlung muß früh begonnen werden, denn bei Nichtbehandlung kann es zur weiteren Dissemination mit über 100 Herden kommen. Auch *Doxycyclin* (Vibramycin®, Azudoxat® 2 × 100 mg/d über 3–4 Wochen), *Gentamicin* (Refobacin® 2 × 80 mg Inj. i. m. oder i. v. über 10 Tage) bzw. ihre Kombinationen kommen in Frage. Einzelbeobachtungen mit *Ciprofloxacin* (Ciprobay® Filmtabl. à 500 mg 2 × 1/d) waren erfolgreich. Penicillin, Cephalosporine und meh-

---

[1] Die Diskussion um die Ätiopathologie dieser Erkrankung ist noch nicht abgeschlossen, insbesondere die Einordnung des Erregers. 1988 wurde ein neuer Mikroorganismus bei der Katzenkratzkrankheit nachgewiesen und *Afipia felis* benannt. Auch bei der bazillären Angiomatose wurde dieser Erreger als Ursache vermutet. Im Jahre 1990 wurde jedoch eine Rickettsie bei der BA entdeckt, die sich mittels PCR um nur wenige (4) Basenpaare von der R. quintana unterscheidet, so daß der Erreger als neu klassifiziert und R. henselae benannt wurde. Die Beziehungen zwischen A. felis und R. henselae und ihre Rolle bei BA sind z. Z. noch nicht völlig geklärt.

rere andere Antibiotika scheinen demgegenüber wirkungslos.

Bei Kranken mit zahlreichen disseminierten Herden an der Haut sollte man unter der systemischen Antibiose eine *lokalchirurgische Abtragung* der größeren Knoten anstreben, evtl. mit Elektrodesikkation, falls notwendig auch Inzision und Drainage. Ein gutes Ergebnis ist bei umschriebenen Granulomen mit einer CO_2-Laser-Behandlung zu erwarten, allerdings liegen darüber nur wenige Erfahrungen vor. Auch Kryotherapie erscheint möglich.

● Bei viszeraler Beteiligung bzw. Verdacht einer systemischen Beteiligung, etwa bei fortgeschrittener HIV-Infektion, ist die Gabe der Antibiotika *über 12–16 Wochen* fortzusetzen. Rezidive können dennoch vorkommen. In einem schweren Fall hat erst die Kombination von Clarithromycin (Klacid®) mit Doxycyclin den gewünschten Erfolg gebracht.

Literatur

Baron AL, Steinbach LS, LeBoit PE et al. (1990) Osteolytic lesions and bacillary angiomatosis in HIV infection: Radiologic differentiation from AIDS-related Kaposi's sarcoma. Radiology 17: 77–81

Berger TG, Tappero JW, Kaymen A, Le Boit PE (1989) Bacillary (epithelioid) angiomatosis and concurrent Kaposi's sarcoma in acquired immune deficiency syndrome. Arch Dermatol 125: 1543–1547

Cockerell CJ, LeBott PE (1990) Bacillary angiomatosis: a newly characterized, pseudoneoplastic, infectious, cutaneous, vascular disorder. J Am Acad Dermatol 22: 501–512

Cockerell CJ, Bergstresser PR, Myrie-Williams C, Tierno PM (1990) Bacillary epithelioid angiomatosis occurring in an immunocompetent individual. Arch Dermatol 126: 787–790

Hettmannsperger U, Soehnchen R, Gollnick H et al. (1993) Bazilläre epithelioide Angiomatose bei fortgeschrittener HIV-Infektion. Hautarzt 44: 803–807

Jimenez-Acosta F, Pardo RJ, Cohen PF et al. (1990) Bacillary angiomatosis of acquired immunodeficiency syndrome: case report and literature review. J Am Acad Dermatol 22: 525–529

Junior DP, Cavegn BM (1993) Bazilläre Angiomatose. Eine pseudoneoplastische Infektion bei AIDS-Patienten. Hautarzt 44: 361–364

Koehler JE, LeBoit PE, Egbert BM, Berger TG (1988) Cutaneous vascular lesions and disseminated cat-scratch disease in patients with the acquired immunodeficiency syndrome (AIDS) and AIDS-related complex. Ann Intern Med 109: 449–455

Koehler JE, Quinn FD, Berger TG et al. (1992) Isolation of Rochalimaea species from cutaneous and osseous lesions of bacillary angiomatosis. N Engl J Med 327: 1625–1631

Lucey D, Dolan MJ, Moss CW et al. (1992) Relapsing illness due to Rochalimaea henselae in immunocompetent hosts: Implication for therapy and new epidemiological assoiactions. CID 14: 683–688

Müller HE (1992) Die Ätiologie von Katzenkratzkrankheit und bakterieller Angiomatose. Dtsch Med Wochenschr 117: 501–504

Myers SA, Prose NS, Garcia JA et al. (1992) Bacillary angiomatosis in a child undergoing chemotherapy. J Pediatr 121: 574–578

Regneery RL, Anderson BE, Clarridge JE et al. (1992) Characterization of a novel Rochalimaea species, R. henselae, sp. nov., a cause of septicemia, bacillary angiomatosis, and parenchymal bacillary peliosis. J Clin Microbiol 30: 275–280

Relman DA, Loutit JS, Schmidt TM et al. (1990) The agent of bacillary angiomatosis: An approach to the identification of uncultured pathogens. N Engl J Med 323: 1573–1580

Slater LN, Welch DF, Hensel D, Coody DW (1990) A newly recognized fastidions gram-negative pathogen as a cause of fever and bacteremia. N Engl J Med 323: 1587–1593

Sprach DH (1992) Bacillary angiomatosis. Int J Dermatol 31: 19–24

Szaniawski WK, Don PC, Bitterman SR, Schachner JR (1990) Epithelioid angiomatosis in patients with AIDS: report of seven cases and review of the literature. J Am Acad Dermatol 23: 41–48

Welch DF, Pickett DA, Slater LN et al. (1992) Rochalimaea henselae, sp. nov., a cause of septicemia, bacillary angiomatosis, and parenchymal bacillary peliosis. J Clin Microbiol 30: 275–280

7.22 Rickettsiosen

Synonyme: Fleckfieber, Zeckenfieber, Buschfleckfieber u. v. a.

Die Gruppe der Fleck- und Zeckenfieberkrankheiten werden durch verschiedene Stämme von *Rickettsien* hervorgerufen, d. h. durch *bakterienähnliche pleomorphe Kokken*, die sich nur in lebenden Zellen intrazellulär vermehren können. Sie werden auf den Menschen durch diverse *Arthropoden*, meistens Läuse, Flöhe und Zecken übertragen, die unter anderem von Hunden, Haus- und Feldmäusen, Ratten und anderen Kleinnagern stammen. Der z. T. endemische Charakter bzw. die charakteristische geographische Verteilung der verschiedenen Rickettsiosen hängt mit dem unterschiedlichen Reservoir an geeigneten *Insektenvektoren* zusammen, ist aber auch Ausdruck der Bevorzugung von Populationen mit niedrigem sozialökonomischem Status und schlechter Hygiene. Größere Epidemien an Fleckfieber können nach technischen und Naturkatastrophen vorkommen und durch mangelhafte Diagnose bzw. durch die verspätete Einleitung einer Therapie tödliche Folgen haben. Aufgabe des Dermatologen ist es, die begleitenden Exantheme der Rickettsiosen möglichst frühzeitig zu erkennen, um einen schnellen Therapieeinsatz zu ermöglichen.

Klinisch beginnen alle Rickettsiosen mit hohem Fieber, Schüttelfrost, Kopfschmerzen, Nausea und allgemeinem Krankheitsgefühl, wobei die *Inkubationszeit* nach dem Stich des Vektors ca. 1 bis zu maximal 3 Wochen betragen kann (s. Tabelle 7.4). An der Stichstelle sind zu diesem Zeitpunkt unterschiedliche Reaktionen zu sehen, vom leichten Erythem bis zu einer *nekrotisierenden Papel* mit kleinem schwärzlich-verschorftem Ulkus (ca. 1–1,5 cm; sog. Brandschorf; *„fièvre boutonneuse"*), wo sich die Rickettsien zunächst vermehren. Beim Zeckenfieber, bei den Rickettsienpocken und beim Buschfleckfieber kommt es zur *regionären Lymphadenopathie*, die beim klas-

Tabelle 7.4. Rickettsieninfektionen und Hautexantheme

Erreger	Vektor	Krankheit	Inkubationszeit	Haut
R. prowazekii	Läuse	**klassisches Fleckfieber** (epidemischer Typhus)	1–2 Wochen	▷ Am 4.–6. Fiebertag Exanthem am Stamm (Axilla, Oberkörper), Ausbreitung mit Ekchymosen, Vaskulitis bis zur Gangrän
R. typhi (mooseri)	Läuse, Rattenflöhe	**Murines Fleckfieber** (endemischer oder Rattentyphus, Malayatyphus)	6–18 Tage	▷ Eher diskretes Frühexanthem, sonst wie beim klassischen Fleckfieber
R. rickettsii	Zecken (Ixodes dammini)	**Rocky-Mountain-Fleckfieber** (Zeckenfieber)	3–12 Tage	▷ Am 4.–5. Fiebertag Exanthem an der Peripherie (Hände, Füße, Knöchel, Hals, Gesicht), petechialhämorrhagisch bis zur Ulzeration
R. conorii **R. australis**	Zecken (unterschiedlicher Provenienz)	**Mediterranes, nordasiatisches, afrikanisches, australisches Zeckenfieber**	5–7 Tage	▷ An der Stichstelle kleines Ulkus („tâche noire" 0,5 cm) mit regionaler Lymphadenopathie. Am 4. Fiebertag generalisiertes makulopapulöses Exanthem
R. acarii	Mäuse- und Rattenmilben	**Rickettsienpocken**	7–8 Tage	▷ 1–1,5 cm Papulovesikel an der Stichstelle mit regionaler Lymphadenopathie, kurz darauf makulopapulöses und vesikulöses, varizelliformes Exanthem am 3.–5. Fiebertag
R. tsutsugamushi (orientalis)	Laufmilben (Ratten, Feldmäuse, Wald- und Flurnager)	**Tsutsugamushi-Fieber** (Buschfleckfieber)	1–3 Wochen	▷ 1–1,5 cm Papulovesikel bzw. Ulkus an der Stichstelle mit regionaler Lymphadenopathie. Am 5.–8. Fiebertag generalisiertes makulopapulöses Exanthem

sischen und endemischen Fleckfieber fehlt. Wenig später (ca. am 4.–8. Fiebertag) treten charakteristische *Exantheme* auf, die zunächst makulös, später makulopapulös bzw. oft hämorrhagisch werden und nach ca. 10–14 Tage abblassen. Meist ist der Stamm befallen *(Fleckfieber)*, bei anderen Varianten ist die Peripherie bevorzugt *(Zeckenfieber)*, die Schleimhäute bleiben gewöhnlich ausgespart.
● Beim klassischen Fleckfieber kann auch eine periphere *Vaskulitis* auftreten, da sich die Rickettsien in mikrovaskulären, z. T. geschädigten Endothelzellen vermehren; dabei kann es bis zur Thrombose kleiner Gefäße und peripherer Gangrän kommen. Eine Generalisierung mit ZNS- und sonstiger Organsymptomatik kann folgen. Serologisch fällt in der Regel die *Weil-Felix-Reaktion* positiv aus, allerdings frühestens 10–14 Tage nach der Infektion. Bei Einleitung einer geeigneten Behandlung spricht die Erkrankung schnell an, die klinische Symptomatik verschwindet in wenigen Tagen, eine langanhaltende Immunität ist zu erwarten. Neuere Immunfluoreszenztests sind in ihrer Aussagekraft diagnostisch zuverlässiger.

Sonstiges. Beim Q-Fieber, hervorgerufen durch R. burnetii, treten keine Hautveränderungen auf, das früher gefürchtete 5-Tage-Fieber durch R. quintana kommt heute kaum noch vor.

Behandlung. Die Behandlung einer Rickettsiose muß bereits bei Verdacht eingeleitet werden, ohne das Ergebnis der Serologie abzuwarten, das erst nach ca. 2 Wochen positiv wird. Vor der Einführung der Antibiotika starben 8–38 % aller betroffenen Kinder an der Infektion. Immerhin war noch 1980 die Mortalitätsrate bei Kindern 1–2 %. Rickettsienstämme sprechen gut auf mehrere Antibiotika an; Medikament erster Wahl sind jedoch in klassischer Weise *Tetracycline*, allerdings in höherer Dosierung, 25–50 mg/kg KG/d, etwa 2 g/d. In akuten Fällen wird das Medikament in gleichen Dosen alle 6–8 h gegeben bis zur völligen Fieber- und Erscheinungsfreiheit; bei i. v.-Medikation: 10–20 mg/kg/d verabreicht alle 6 h. Die Besserung tritt nach 1–2 Tagen auf, in der Regel ist eine einwöchige Behandlung ausreichend. Die i. v.-Medikation sollte nur in schweren Fällen erfolgen. *Doxycyclin* (Vibramycin®, Azudoxat® Tbl. à 100/200 mg) wird z. Z. als Routinebehandlung gern verwendet, 2 × 100 mg/d über 5–10 Tage ist eine angemessene Medikation. Von einigen Autoren wird in leichteren Fällen (z. B. mediterranes Fleckfieber) eine *Eintagestherapie mit Doxycyclin* als ausreichend angesehen. Auch Minocyclin und die neuen *Quinolone* und *Josamycin* (Wilprafen®), ein Makrolidantibiotikum, sind als Alternativen offenbar wirksam, doch bieten sie keine zusätzlichen Vorteile. In schweren Fällen mit beginnender hämatogener Ausbreitung bzw. Generalisierung sind i. v.-Kortikosteroidgaben zu erwägen, um die toxische Nebensymptomatik abzufangen, z. B. *Prednisolon* 100–125 mg/d über 2–3 Tage. In der Regel kommt es nach Einsatz der antibiotischen Therapie zu einer dramatischen Besserung des Exanthems und der Gesamtsymptomatik. Bei schwer Erkrankten können intensivmedizinische Maßnahmen notwendig sein, die auf den Einzelfall abzustimmen sind (Kreislaufmittel, Flüssigkeits- und Eiweißsatz, Elektrolyte etc.).
Als Alternativantibiotikum ist *Chloramphenicol* 50–100 mg/kg KG/d zu nennen, mit einem Maximum von 3 g/d (z. B. Paraxin® Kaps. à 250 mg oder 500 mg). Das Medikament wurde vor allem bei penicillinüberempfindlichen Kindern (< 8 Jahre alt) als Medikament der Wahl angesehen, doch eine chloramphenicolinduzierte Panzytopenie, die dosisunabhängig sein kann, ist zu berücksichtigen. Das Auftreten einer dosisabhängigen Panzytopenie kann durch Einschränkung der kumulativen Gesamtdosis und durch engmaschige Blutbildkontrollen überwacht werden.
Ofloxacin (Tarivid® Filmtbl. à 200 mg) und *Ciprofloxacin* (Ciprobay® Filmtbl. à 250, 500, 750 mg) werden z. Z. auf ihre Wirksamkeit geprüft.
● Wichtig zur *Prophylaxe* ist die Läusebekämpfung (s. S. 112), für das klassische Fleckfieber stehen darüber hinaus diverse *Impfstoffe* zwecks Immunisierung zur Verfügung. Allerdings sollten nur Risikopersonen bzw. -populationen zur Impfung herangezogen werden. Auch milde *antiparasitäre Maßnahmen* können prophylaktisch bei gefährdeten Personen appliziert werden, z. B. *Benzylbenzoat* 10–25 %. Die persönliche Hygiene ist eine wichtige Voraussetzung. Sollte es

dennoch in einem bekannten Endemiegebiet zu einem Zeckenstich kommen, so empfehlen sich *Antibiotika* (Tetracycline 1 g/d) über 3–5 Tage als vorbeugende Maßnahme.

Literatur

Burnett UW (1980) Rickettsioses. A review for the dermatologist. J Am Acad Dermatol 2: 359–373

Fishbein DB (1988) Treatment of Rocky Mountain spotted fever. J Am Med Assoc 260: 3192

Hedl A, Seigl H, Maciejewsky M, Agathos M (1993) Altweltliches Zeckenbißfieber (Fièvre boutonneuse). Z Hautkr 68: 80–83

Kanno Y, Taniguishi Y, Sakamoto T et al. (1992) Tsutsugamushi disease in the central part of Japan. J Dermatol 19: 229–233

McDonald JC, McLean JD, McDade JE (1988) Imported rickettsial disease. Am J Med 85: 799–805

Pennell DJ, Grundy HC, Joy MD (1988) Mediterranean spotted fever presented as leucoclastic vasculitis. Lancet 1: 1393–1394

Raoult D, Jean-Pastor MJ, Xeridat B (1983) Mediterranean boutonneuse fever. Apropos de 154 recent cases. Ann Dermatol Venereol 110: 909–914

Farbabbildungen

1,2 Zervikale Aktinomykose (mit positivem Erregernachweis: Actinomyces israeli), vollständige Abheilung nach 6-wöchiger Gabe von 2 × 10 Mio. I.E. Penicillin G i.v. täglich

3–5 Bazilläre Angiomatose mit charakteristischen angiomatösen Knötchen bei einem 33-jährigen HIV-infizierten Patienten mit elektronenmikroskopischem Erregernachweis der charakteristischen kokkoiden Stäbchen (Rochalimaea haenselae)

Farbabbildungen

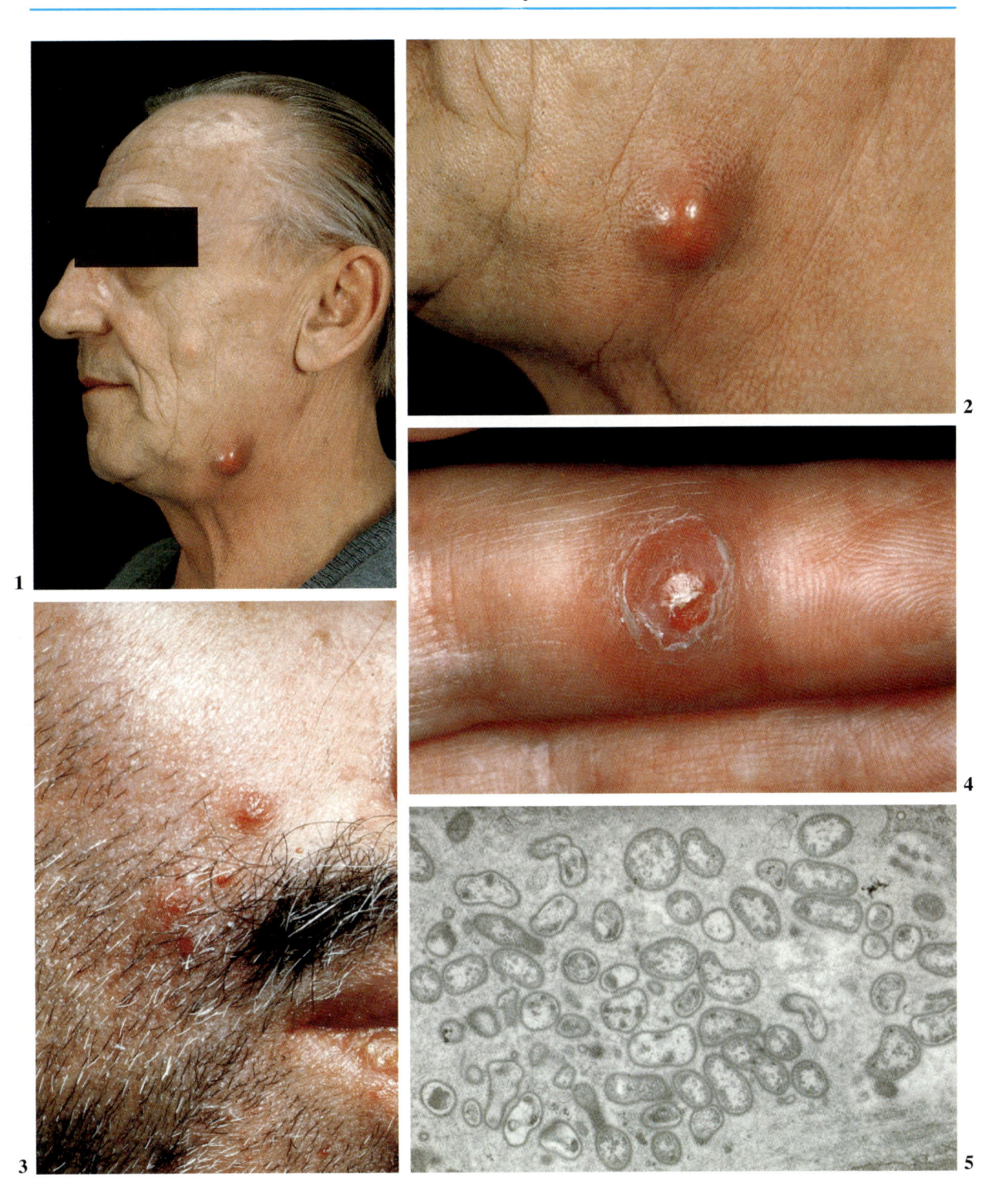

Kapitel 8 Sexuell übertragbare Krankheiten

8.1	Allgemeines zur Behandlung venerischer Erkankungen	180
8.1.1	Gesetzliche Richtlinien in Deutschland	180
8.1.2	Epidemiologische Entwicklung	181
8.2	Syphilis	181
8.3	Gonorrhö	185
8.4	Ulcus molle	188
8.5	Lymphogranuloma venereum	190
8.6	Granuloma inguinale	191
8.7	Nichtgonorrhoische Urethritiden	192
8.7.1	Chlamydia-trachomatis-Infektionen	193
8.7.2	Mykoplasma- und Ureaplasmainfektionen	195
8.7.3	Trichomoniasis	195
8.8	Bakterielle Vaginose	197
8.9	HIV-Infektion und ihre Beziehungen zu anderen sexuell übertragbaren Krankheiten	197
8.10	Vorgehen bei Verdacht auf sexuellen Mißbrauch von Kindern und Jugendlichen	198

Auftreten des Primäraffektes zumeist im Genitalbereich, seltener auch an Mundschleimhaut, Rektum und anderen Kontaktstellen. Aus einer solitären derben Papel entwickelt sich das charakteristische, schmerzlose *Ulcus durum*; nach 4 Wochen kommt es in der Mehrzahl der Fälle zu einer regionalen, schmerzlosen, derben Lymphknotenschwellung. Das Primärulkus bildet sich zumeist spontan zurück.

● *Stadium II:* Etwa 2 Monate nach Manifestation des Primäraffektes können sich Allgemeinsymptome wie Abgeschlagenheit und subfebrile Temperaturen entwickeln. Fast immer findet sich eine schmerzlose Polyskleradenitis. In der Folge können sich makulöse, makulopapulöse oder papulöse Syphilide intervallartig manifestieren. Weiterhin typisch sind die palmoplantaren *Clavi syphilitici*, *Angina syphilitica* (specifica), *Plaques muqueuses* der Zunge, *Alopecia specifica*, *Leukoderme* und *Condylomata lata*. Nach mehreren Rezidiven kann die Infektion in das seropositive Latenzstadium ohne jegliche klinische Veränderungen übergehen.

● *Stadium III:* Nach 2–7 Jahren kommt es in einem Teil der Fälle zum Auftreten von *Gummen* an der Haut und anderen Organen sowie zur Entwicklung vernarbender, sich zentrifugal ausbreitender *ulcerotuberoserpiginöser Syphilide*. Nach 5–15 Jahren kann eine kardiovaskuläre Syphilis mit *Mesaortitis luica* zumeist der Aorta ascendens hinzutreten. Beteiligung des Zentralnervensystems durch Befall der Hirngefäße oder Ausbildung von Gummen kommt ebenfalls vor.

● *Stadium IV:* In seltenen Fällen kommt es nach langjährigem Verlauf zum direkten ZNS-Befall. Durch Entmarkung der Hinterstränge entwickelt sich die Tabes dorsalis, gekennzeichnet durch Ataxie, lanzinierende Schmerzen und reflektorische Pupillenstarre. Direkter Befall der grauen Substanz führt zu Hirnatrophie und progressiver Paralyse mit starken Persönlichkeitsveränderungen.

Bei Infektion *während der Schwangerschaft* kommt es fast immer zur diaplazentaren Erregerübertragung, die zu Abort, Totgeburt oder Mißbildungen des Neugeborenen führt. Typisch für die *Lues connata* sind die Parrot-Furchen, Hepatosplenomegalie, Coryza luetica, bullöse palmoplantare Hautveränderungen und Lymphadenitis. Im späteren Alter läßt sich die Lues connata tarda durch charakteristische Mißbildungen wie Sattelnase, Säbelscheidentibia sowie Keratitis parenchymatosa, Innenohrschwerhörigkeit und Tonnenzähne (Hutchinson-Trias) erkennen.

Der *serologische Infektionsnachweis* wird vorwiegend mittels der treponemalen TPHA- und FTA-Abs-Tests sowie des nichttreponemalen VDRL-Tests geführt. Der TPI-Test ist für die Routinediagnostik nicht erforderlich. Bereits 3 Wochen nach der Infektion fallen TPHA- und FTA-Abs-Tests positiv aus; der VDRL-Test wird nach ca. 5 Wochen positiv. Sowohl mit als auch ohne Behandlung bleiben TPHA- und FTA-Abs-Test lebenslänglich positiv (Seronarbe), wobei nach erfolgreicher Therapie ein langsamer Titerabfall erfolgt. Der VDRL-Test zeigt einen raschen Titerabfall nach Behandlung und dient somit als Parameter für die Krankheitsaktivität. Zur Festlegung der Behandlungsbedürftigkeit kann zusätzlich der 19S-IgM-FTA-Abs-Test herangezogen werden: Nachweis von IgM-Antikörpern spricht für eine *Lues non satis curata*, wobei IgM-Antikörper bis zu 2 Jahre nach erfolgreicher Therapie persistieren können. Bei HIV-Infektion wurde sowohl über falsch-positive als auch falsch-negative Serologiebefunde berichtet. Da Antikörper der IgM-Klasse die Plazentarschranke nicht passieren können, spricht der Nachweis von IgM-Antikörpern beim Kind mittels des 19S-IgM-FTA-Abs-Tests für das Vorliegen einer Lues connata. Gelegentlich kann jedoch bei Infektion in der Spätschwangerschaft das Neugeborene sowohl klinisch als auch serologisch unauffällig sein; die Behandlungsindikation sollte daher nicht in jedem Falle von der Konstellation der serologischen Befunde abhängig gemacht werden.

Behandlung. Im Gegensatz zu anderen Erregern sind Resistenzen des Treponema pallidum auf Antibiotika bisher nicht bekannt; dennoch werden Therapieversager beobachtet. Mittel der Wahl sind immer noch in allen Stadien Peniciline, wobei Behandlungsdauer und Dosierung vom Stadium und einer eventuellen ZNS-Beteiligung abhängig sind. Die Behandlungsrichtlinien im deutschen Sprachraum unterscheiden sich zum

Teil deutlich von den Empfehlungen der WHO und der CDC.

Entscheidend scheint uns die Aufrechterhaltung eines notwendigen treponemaziden Serumspiegels in Höhe von *0,03–0,08 IE/ml über mindestens 5 Tage*, zumal die Generationszeit von Treponema pallidum ca. 32 h ist. Depotpenicilline sind am besten dazu geeignet.

Bei der *Frühsyphilis* (Stadien I und II oder seropositives Latenzstadium während des ersten Jahres nach Infektion) ist Clemizolpenicillin G (Megacillin®), 1 Mio. IE., oder Procainpenicillin G 1,2 Mio. IE. täglich i. m. über 14 Tage zu empfehlen (Tabelle 8.1); im amerikanischen Schrifttum hingegen wird auch eine einmalige Behandlung mit 2,4 Mio. IE. Benzathinpenicillin G (Tardocillin®) i. m. empfohlen. Wegen des großen Volumens sollten jeweils 1,2 Mio. IE. an 2 verschiedenen Stellen i. m. verabreicht werden. Eine perorale Penicillintherapie ist unzuverlässig und wird daher nicht empfohlen. Wegen der Gefahr anaphylaktischer Reaktionen sollen Penicillininjektionen nur durchgeführt werden, wenn eine ausreichende Notfallausrüstung verfügbar ist. Zu Beginn der Behandlung besteht die Gefahr einer *Jarisch-Herxheimer-Reaktion*, wobei durch den raschen Erregerzerfall Mediatoren freigesetzt werden, die zu Fieberanstieg, Schüttelfrost, Abgeschlagenheit und Kopfschmerzen, aber auch zu temporärer Exazerbation der syphilisspezifischen Läsionen führen. Prophylaktisch bzw. in einem solchen Falle therapeutisch kann Prednisolon in einer mittleren Dosierung, z. B. 50 mg Solu-Decortin H® i. v. oder i. m. gegeben werden; vereinzelt wird zur Vermeidung derartiger Reaktionen ein einschleichender Beginn der Behandlung mit initial niedrigen Penicillindosen bevorzugt. Ein derartiges Vorgehen kann in Einzelfällen erwogen werden.

Um Therapieversager ebenso wie Reinfektionen auszuschließen, sollte der Befund *nach 3, 6, 12 und 24 Monaten* nach Abschluß der Behandlung klinisch und serologisch kontrolliert werden. Falls sich nach 6 Monaten kein vierfacher Titerabfall im VDRL-Test zeigt oder Symptome persistieren, ist eine ZNS-Beteiligung auszuschließen und die Behandlung zu wiederholen.

● Bei bekannter *Penicillinallergie* können Nichtschwangere mit 4 × 500 mg Tetracyclin bzw. 2 × 100 mg Doxycyclin p. o. über 14 Tage behandelt werden; auch 4 × 500 mg Erythromycin p. o. über 14 Tage ist wirksam. Eventuell kann auch Ceftriaxon (Rocephin®) in einer Dosierung von 250 mg i. m. über 10 Tage eingesetzt werden, wobei berücksichtigt werden muß, daß Patienten mit Penicillinallergie Kreuzallergien zu den Cephalosporinen zeigen können. Zu vermerken ist, daß in neuerer Zeit Therapieversager unter Doxycyclin mitgeteilt wurden.

In der Phase der *Spätsyphilis* (länger als 1 Jahr seit Infektionsbeginn) erfolgt die Behandlung mit Clemizolpenicillin G 1 Mio. IE. i. m. über 21 Tage; alternativ 3 × 2,4 Mio. IE. Benzathinpenicillin G i. m. im Abstand von jeweils einer Woche. Bei Penicillinallergie sollten die o. a. Ausweichtherapien über 4 Wochen fortgeführt werden. Nach 3, 6, 12 und 24 Monaten sind Kontrolluntersuchungen erforderlich. Bei fehlendem Abfall initial hoher Titer, mindestens vierfachem Titeranstieg oder persistierenden Symptomen ist eine Lumbalpunktion zu veranlassen und die Behandlung zu wiederholen.

Sonstiges: Bei *Neurosyphilis* wird eine stationäre Behandlung empfohlen. Am besten werden hohe Dosen, 3 × 10 (oder 6 × 5) Mio. IE. Penicillin G i. v. über 10–14 Tage, gefolgt von 1 Mio. IE. Clemizolpenicillin G i. m. über weitere 21 Tage oder von 3 × 2,4 Mio. IE. Benzathinpenicillin G i. m. im Abstand von jeweils 7 Tagen verabreicht. Bei Penicillinallergie gibt es keine gesicherte Alternativtherapie; 2 × 100 mg Doxycyclin i. v. über 4 Wochen kann versucht werden, während Erythromycin die Blut-Hirn-Schranke nicht in ausreichendem Maße passiert. Kontrollpunktionen des Liquors sollten im Abstand von 6 Monaten bis zur Befundnormalisierung durchgeführt werden; falls nach 2 Jahren noch keine Normalisierung eintritt, ist eine Wiederholung der Behandlung empfehlenswert.

● Bei gleichzeitig bestehender *HIV-Infektion* wird die Behandlung mit Penicillin G in erhöhter Dosierung bevorzugt. Da die frühe Entwicklung einer Neurolues bei HIV-Infizierten befürchtet wird, sollte unabhängig vom Stadium der Erkrankung – auch ohne neurologische Symptomatik – eine Behandlung wie bei gesicherter Neurolues (s. oben) eingeleitet werden. Nachuntersuchungen sind 1, 2, 3, 6, 9 und 12 Monate nach Abschluß der Behandlung notwendig. Bei Titeranstieg um das Vierfache oder fehlendem Titerabfall innerhalb von 6 Monaten ist die Behandlung zu wiederholen, wobei zu berücksichtigen ist, daß abnorme Titerverläufe bei HIV-Infizierten vorkommen können.

● Mit Ausnahme der Tetracycline können die angeführten Therapieschemata auch während der *Schwangerschaft* eingesetzt werden. In der zweiten Schwangerschaftshälfte sollte besonderes Augenmerk auf die mögliche Entwicklung einer Jarisch-Herxheimer-Reaktion gerichtet werden, da es hierdurch zum vorzeitigen Weheneintritt kommen kann. Bei bestehender Penicillinallergie wird von einigen Autoren die Durchführung einer oralen oder intravenösen Schnellhyposensibilisierung empfohlen. Die Wirksamkeit von Erythromycin ist wegen seiner schlechten Plazentagängigkeit nicht gesichert; es sollte eine zusätzliche Therapie der Neugeborenen mit einmalig 50 000 IE. Penicillin G i.m. oder i.v. durchgeführt werden.

Kleinkinder und *Schulkinder* sollten ca. 0,4–0,6 Mio. IE täglich über ca. 14 Tage erhalten. Bei Verdacht auf *Lues connata* sollte die Entscheidung für eine Therapie getroffen werden bei klinischen Zeichen einer Syphilis, bei pathologischem Liquorbefund, bei reaktivem VDRL-Test im Liquor, bei vierfach erhöhtem VDRL-Titer des Neugeborenen im Vergleich zur Mutter, bei positivem Ausfall des 19S-IgM-FTA-Abs-Tests sowie bei nicht ausreichend behandelter oder rezidivierter Syphilis der Mutter. Die Behandlung erfolgt mit 2 × 50 000 IE. Penicillin G i.m. oder i.v. über 10–14 Tage (mindestens 1,8 Mio. IE Gesamtdosis).

Sexualpartner müssen ebenfalls klinisch und serologisch untersucht werden; eine Kontrolluntersuchung ist nach 4–6 Wochen erforderlich. Es besteht *Melde-* und von Seiten des Arztes *Behandlungspflicht*. Nach dem deutschen GK-Gesetz sollten Sexualkontakte erst dann wieder

Tabelle 8.1. Therapie der Syphilis

Medikament	Handelsname (Auswahl)	Dosierung	Applikation	Dauer
I. Frühsyphilis				
Clemizolpenicillin G	Megacillin®	1 Mio. IE.	i.m.	14 Tage
Procainpenicillin G	Bipensaar®	1,2 Mio. IE.	i.m.	14 Tage
Benzathinpenicillin G	Tardocillin®	2,4 Mio. IE.	i.m.	Tag 1, 8
Tetracyclin-HCl	Hostacyclin®	4 × 500 mg	p.o.	14 Tage
Doxycyclin	Vibramycin®	2 × 100mg	p.o.	14 Tage
Erythromycin	duraerythromycin®	4 × 500 mg	p.o.	14 Tage
	Erythrocin®	4 × 500 mg	i.v.	14 Tage
II. Spätsyphilis wie bei Frühsyphilis, jedoch verlängerte Behandlungsdauer: 21 Tage Penicillin G, 28 Tage für Alternativtherapien bei Penicillinallergie.				
III. Neurosyphilis				
Penicillin G		3 × 10 Mio. IE	i.v.	10–14 Tage
anschließend				
Clemizolpenicillin G	Megacillin®	1 Mio. IE	i.m.	21 Tage
oder				
Benzathinpenicillin G	Tardocillin®	2,4 Mio. IE	i.m.	Tag 1, 8, 15
evtl.: *Doxycyclin*	Vibramycin®	2 × 100 mg	p.o.	28 Tage
IV. Lues connata				
Penicillin G	Megacillin®	2 × 50 000 IE/kg KG	i.m./i.v.	10–14 Tage

aufgenommen werden, wenn die Krankheit nach dem Urteil des behandelnden Arztes nicht mehr übertragbar ist. In der Praxis wird man dem Patienten empfehlen, zumindest während der Behandlung und 1–2 Wochen später davon Abstand zu nehmen.

Literatur

Baker-Zander SA, Roddy RE, Handsfield HH, Lukehart SA (1986) IgG and IgM antibody reactivity to antigens of Treponema pallidum after treatment of syphilis. Sex Transm Dis 13: 214–220

Brown ST, Zaidi A, Larsen SA, Reynolds GH (1985) Serological response to syphilis treatment. A new analysis of old data. JAMA 253: 1296–1299

Dunlop EM (1985) Survival of treponemes after treatment: comments, clinical conclusions, and recommandations. Genitourin Med 61: 293–301

Fiumara N (1989) Human immunodeficiency virus infection and syphilis. J Am Acad Dermatol 21: 141–142

Fiumara NJ (1986) Treatment of early latent syphilis under 1 year's duration: serologic response to treatment of 368 patients. J Am Acad Dermatol 15: 1059–1061

Fiumara NJ (1986) Treatment of primary and secondary syphilis: serologic response. J Am Acad Dermatol 14: 487–491

Frentz G, Nielsen PB, Espersen F et al. (1984) Penicillin concentrations in blood and spinal fluid after a single intramuscular injection of penicillin G benzathin. Eur J Clin Microbiol 3: 147–149

Gregory N, Sanchez M, Buchness MR (1990) The spectrum of syphilis in patients with human immunodeficiency virus infection. J Am Acad Dermatol 22: 1061–1067

Janier M (1988) Ceftriaxone is effective for treating patients with primary syphilis. Sex Transm Dis 15: 70

Johns DR, Tierney M, Felsenstein D (1987) Alteration in the natural history of neurosyphilis by concurrent infection with the human immunodeficiency virus. N Engl J Med 316: 1569–1572

Klein VR, Cox SM, Mitchell MD, Wendel GD Jr (1990) The Jarisch-Herxheimer reaction complicating syphilotherapy in pregnancy. Obstet Gynecol 75: 375–380

Mascola L, Pelosi R, Alexander CE (1984) Inadequate treatment of syphilis in pregnancy. Am J Obstet Gynecol 150: 945–947

Simon RP (1985) Neurosyphilis. Arch Neurol 42: 606–613

Terry PM, Page ML, Goldmeier D (1988) Are serological tests of value in diagnosing and monitoring response to treatment of syphilis in patients infected with human immunodeficiency virus? Genitourin Med 64: 219–222

Wendel GD Jr, Stark BJ, Jamison RB et al. (1985) Penicillin allergy and desensitization in serious infections during pregnancy. N Engl J Med 312: 1229–1232

Wolters EC, Hische EA, Tutuarima JA et al. (1988) Central nervous system involvement in early and late syphilis: the problem of asymptomatic neurosyphilis. J Neurol Sci 88: 229–239

8.3 Gonorrhö

Erreger: Neisseria gonorrhoeae

Die *Gonorrhö* ist die häufigste sexuell übertragbare Erkrankung, die in Deutschland meldepflichtig ist. Nach einer *Inkubationszeit* von 2–5 Tagen, bei Frauen auch länger als 2 Wochen, kommt es initial zu einer akuten Urethritis mit eitrigem Fluor urethralis und Dysurie bzw. zu einer Zervizitis mit Fluor vaginalis, wobei insbesondere bei Frauen häufiger asymptomatische Verläufe vorkommen. Unbehandelt können sich bei Männern eine Urethritis posterior, Prostatitis, Epididymitis, periurethrale Abszesse und Urethralstrikturen entwickeln, bei Frauen Bartholinitis, akute Beckenentzündung („pelvic inflammatory disease"; PID) mit entzündlichem Befall der Tuben, Ovarien und des Peritoneums sowie als Spätkomplikationen Dyspareunie, chronische Unterbauchbeschwerden, ektope Schwangerschaften oder Sterilität. Die benigne Gonokokkensepsis ist durch die Trias intermittierendes Fieber, rezidivierende Arthropathien und Pusteln charakterisiert. Weitere Komplikationen sind Meningitis, Endokarditis, Arthritis und Perihepatitis. Extragenitale Infektionsorte sind das Rektum, der Pharynx und die Konjunktiven.

Neisseria gonorrhoeae ist ein *gramnegativer Diplokokkus*, der sich im Abstrich aus der Urethra bzw. von der Zervix nach Färbung mit Methylenblau oder nach Gram intrazellulär in neutrophilen Granulozyten nachweisen läßt. Zusätzlich sollte der kulturelle Erregernachweis geführt werden, der eine Antibiotikatestung zur Resistenzbestimmung ermöglicht. Hierfür werden modifiziertes Thayer-Martin-Medium oder New-York-City-Medium in CO_2-angereicherter Atmosphäre bei 35 °C inkubiert; direkte immunologische Erregernachweise sind ebenfalls möglich. Aufgrund der häufigen Assoziation (bis zu

Tabelle 8.2. Therapie der Gonorrhö und ihrer Komplikationen

Medikament	Handelsname (Auswahl)	Dosierung	Applikation	Dauer
I. Unkomplizierte Gonorrhö				
Spectinomycin	Stanilo®	2 g	i.m.	Einmaldosis
Ceftriaxon	Rocephin®	250 mg	i.m.	Einmaldosis
Cefixim	Cephoral®	400 mg	p.o.	Einmaldosis
Ofloxacin	Tarivid®	400 mg	p.o.	Einmaldosis
Ciprofloxacin	Ciprobay®	500 mg	p.o.	Einmaldosis
Enoxacin	Gyramid®	400 mg	p.o.	Einmaldosis
Norfloxacin	Barazan®	800 mg	p.o.	Einmaldosis
II. Akute Beckenentzündung (PID)				
Cefoxitin oder	Mefoxitin®	4 × 2 g	i.v.	bis zur
Cefotetan und	Apatef®	2 × 2 g	i.v.	Besserung
Doxycyclin	Vibravenös®	2 × 100 mg	i.v.	
Clindamycin	Sobelin®	3 × 600 mg	i.v.	
und *Gentamicin*	Refobacin®	2 mg/kg KG	i.v.	
III. Ophthalmoblenorrhoea adultorum				
Ceftriaxon	Rocephin®	1 g	i.m.	1–5 Tage
Ophthalmoblenorrhoea neonatorum				
Ceftriaxon	Rocephin®	125 mg	i.m.	Einmaldosis
Cefotaxim	Claforan®	3 × 25 mg	i.m./i.v.	7 Tage
IV. Benigne Gonokokkensepsis, Arthritis				
Ceftriaxon	Rocephin®	1 g	i.v.	7–10 Tage
Cefotaxim, dann	Claforan®	1 g	i.v.	3 Tage
Ofloxacin	Tarivid®	2 × 500 mg	p.o.	7 Tage
oder *Cefixim*	Cephoral®	2 × 400 mg	p.o.	7 Tage
V. Gonokokkenmeningitis, -endokarditis				
Ceftriaxon	Rocephin®	2 g	i.v.	10–28 Tage
Penicillin G	Megacillin®	10 Mio. IE	i.v.	10–28 Tage
Neugeborene und Kinder:				
Ceftriaxon	Rocephin®	50 mg/kg KG	i.v.	10–28 Tage
Cefotaxim	Claforan®	50–200 mg/kg	i.v.	10–28 Tage

70%) sollte bei Gonorrhö das gleichzeitige Vorliegen einer Chlamydieninfektion ausgeschlossen werden.

Behandlung. Die Therapie der Gonorrhö erfuhr in den letzten Jahren einen Wandel aufgrund zunehmender Resistenzentwicklung gegen das früher als Mittel der ersten Wahl geltende Penicillin G. Neben einer *chromosomalen* Penicillinresistenz, die bei schwacher Ausprägung durch Dosiserhöhung durchbrochen werden kann, kommen zunehmend auch *extrachromosomale, plasmidgebundene Resistenzen* durch Penicillinasebildung vor. Penicillinasebildende Neisseria-gonorrhoeae Stämme (PPNG) sind gegen sämtliche β-Laktamantibiotika mit Ausnahme der Cephalosporine der 2. und 3. Generation resistent. Ausgehend von Südostasien und Lateinamerika, wo die Prävalenz der PPNG bis zu 50 % beträgt, haben sich PPNG auch in Europa zunehmend ausgebreitet. In den letzten Jahren fand sich zusätzlich ein starker Anstieg der Inzidenz tetracyclinresistenter Stämme, gehäuft bei PPNG-Stämmen. Somit sind heute die bisher üblichen Penicilline und Tetracycline in vielen Fällen für die Behandlung der Gonorrhö nicht ausreichend, zumal in Großstädten und Gegenden mit hoher Inzidenz.

● Als Therapie der Wahl bei *unkomplizierter Gonorrhö* empfehlen wir heute die einmalige i.m.-Injektion von 2 g Spectinomycin (Stanilo®). Selten ist, z.B. bei Frauen oder bei > 70 kg Körpergewicht, die doppelte Dosis notwendig. Bei pharyngealer Infektion ist Spectinomycin unwirksam und bei Schwangeren kontraindiziert. Resistenzen gegen Spektinomycin werden zunehmend aus Südostasien berichtet, wobei auch in Deutschland bereits resistente Stämme gefunden wurden. Da diese Resistenzen gehäuft bei PPNG-Stämmen auftreten, können *multiresistente Stämme* von N. gonorrhoeae zukünftig ein großes Problem darstellen. Bei mangelhaftem Ansprechen auf Spektinomycin sollte ein Antibiogramm veranlaßt und 250 mg Ceftriaxon (Rocephin®) i.m. verabreicht werden. Resistenzen gegen Cephalosporine der 2. und 3. Generation sind in Deutschland bisher nicht bekannt geworden. Falls eine i.m.-Injektion nicht möglich ist, können Cefixim (Cephoral®) oder Gyrasehemmer (Tarivid®, Ciprobay®) oral verabreicht werden. Wirksam sind die einmalige Gabe von 400 mg Cefixim, 400 mg Ofloxacin, 500 mg Ciprofloxacin oder 800 mg Norfloxacin (Tabelle 8.2). Gyrasehemmer dürfen nicht während der Schwangerschaft verordnet werden. Resistenzen gegen Gyrasehemmer sind in Deutschland bisher nicht berichtet worden, jedoch finden sich inzwischen Berichte über Resistenzen in zunehmender Zahl aus den USA wie auch aus Südostasien. Wegen der häufigen Assoziation von Gonorrhö mit Chlamydieninfektionen wird von der WHO und den CDC in Atlanta/USA eine Anschlußtherapie mit 2 × 100 mg Doxycyclin über 7 Tage empfohlen; dieses Vorgehen hat sich allerdings im deutschen Sprachraum bisher nicht durchgesetzt.

● Die *akute Beckenentzündung* sollte möglichst stationär mit 4 × 2 g Cefoxitin oder 2 × 2 g Cefotetan i.v., kombiniert mit 2 × 100 mg Doxycyclin i.v. behandelt werden. Auch die Kombination von 3 × 600 mg Clindamycin (Sobelin®) und 2 mg/kg KG Gentamicin i.v. wird erfolgreich eingesetzt.

● Bei *Ophthalmoblenorrhoea adultorum* sind wegen der drohenden Erblindung die sofortige stationäre Behandlung mit 1 g Ceftriaxon i.m. für 1–5 Tage, kombiniert mit lokalen Spülungen mit Kochsalz erforderlich; die *Ophthalmoblenorrhoea neonatorum* kann sowohl mit einmalig 125 mg Ceftriaxon i.m. als auch mit 3 × 25 mg/kg KG Cefotaxim (Claforan®) i.v. oder i.m. über 7 Tage mit zusätzlichen Kochsalzspülungen behandelt werden.

● Bei *benigner Gonokokkensepsis* und *Arthritis* sollten 1 g Ceftriaxon i.v. über 7–10 Tage verabreicht werden oder Cefotaxim 1 g i.v. über 3 Tage mit anschließender 7tägiger Therapie mit 2 × 500 mg Ofloxacin p.o. oder 2 × 400 mg Cefixim. Bei *Meningitis* oder *Endokarditis* erfolgt die Behandlung mit 2 g Ceftriaxon i.v. täglich über 10 Tage bis zu 4 Wochen; alternativ 10 Mio. E. Penicillin G i.v. täglich über den gleichen Zeitraum. Bei Neugeborenen und Kindern beträgt die Dosierung 50 mg/kg KG Ceftriaxon i.v. bzw. 50–200 mg/kg KG Cefotaxim i.v. täglich.

Sonstiges. Befundkontrollen mittels 2 Abstrichen sollten nach 1–3 Tagen sowie bei Frauen während der nächsten Menstruationsblutung erfolgen. Nach 4 Wochen sollte eine Luesserologie veranlaßt werden; Sexualpartner müssen sich als Infektionsgefährdete bzw. Ansteckungsquelle ebenfalls untersuchen lassen (§ 13 GK-Gesetz). In Deutschland besteht *Melde- und Behandlungspflicht*. Sexualkontakte sollten nach den gesetzlichen Vorschriften erst dann wieder aufgenommen werden, wenn die Krankheit nach dem Urteil des behandelnden Arztes nicht mehr übertragbar ist. Neuerdings wurde berichtet, daß das neue Makrolid Clarithromycin (Klacid®) zur Einzeittherapie der Gonorrhö eingesetzt werden kann. Der Vorteil von Clarithromycin liegt darin, daß das Medikament gleichzeitig auch gegen Chlamydien und Mykoplasmen wirksam ist. Erfahrungen darüber sind noch nicht ausreichend, um die Anwendung zu empfehlen.

Literatur

Bakhtiar M, Samarasinghe PL (1988) Enoxacin as one day oral treatment of men with anal or pharyngeal gonorrhea. Genitourin Med 64: 364–366

Christophersen J, Bollerup AC, From E et al. (1989) Treating genitourinary and pharyngeal gonorrhea with single dose ceftriaxone. Genitourin Med 65: 14–17

Collier AC, Judson FN, Murphy VL et al. (1984) Comparative study of ceftriaxone and spectinomycin in the treatment of uncomplicated gonorrhea in women. Am J Med 77: 68–72

Covino JM, Cummings M, Smith B et al. (1990) Comparison of ofloxacin and ceftriaxone in the treatment of uncomplicated gonorrhea caused by penicillinase-producing and non-penicillinase-producing strains. Antimicrob Agents Chemother 34: 148–149

Crider SR, Colby SD, Miller LK et al. (1984) Treatment of penicillin-resistant Neisseria gonorrhoeae with oral norfloxacin. N Engl J Med 311: 137–140

Cristiano P (1989) Clinical trial of norfloxacin in the treatment of uncomplicated gonococcal urethritis: preliminary report. Drugs Exp Clin Res 15: 33–35

DeLalla F, Rizzardini G, Angelucci B (1987) Oral ciprofloxacin in the treatment of uncomplicated gonococcal urethritis in men. Chemioterapia 6: 50–51

Gall SA, Constantine L (1990) Comparative evaluation of clindamycin versus clindamycin plus tobramycin in the treatment of acute pelvic inflammatory disease. Obstet Gynecol 75: 282–286

Goldstein AM, Clark JH, Wickler MA (1991) Comparison of single-dose ceftizoxime or ceftriaxone in the treatment of uncomplicated urethral gonorrhoea. Sex Transm Dis 18: L180–182

Gunning JE (1986) A comparison of piperacillin and clindamycin plus gentamycin in women with pelvic infections. Surg Gynecol Obstet 163: 156–162

Haase DA, Nach RA, Nsanze H et al. (1986) Single-dose ceftriaxone therapy of gonococcal ophthalmia neonatorum. Sex Transm Dis 13: 53–55

Handsfield HH, McCormack WM, Hook EW et al. (1991) A comparison of single-dose cefixime with ceftriaxone as treatment for uncomplicated gonorrhea. N Engl J Med 325: 1337–1341

Judson FN, Ehret JM, Handsfield HH (1985) Comparative study of ceftriaxone and spectinomycin for treatment of pharyngeal and anorectal gonorrhea. JAMA 253: 1417–1419

Kaplowitz LG, Vishniavsky N, Evans T et al. (1987) Norfloxacin in the treatment of uncomplicated gonococcal infections. Am J Med 82: 35–39

Kouri YH, Gonzalez L, Perez M et al. (1989) Effect of penicillin and spectinomycin given for urethritis and cervicitis with Neisseria gonorrhoeae: high prevalence of penicillin-resistant isolates. Genitourin Med 65: 342–346

Loo PS, Ridgeway GL, Oriel JD (1985) Single dose ciprofloxacin for treating gonococcal infections in men. Genitourin Med 61: 302–305

Orfanos CE, Adler M, Hörnle R et al. (1989) Spectinomycin-resistente Gonokokken-Infektionen in der Bundesrepublik Deutschland. Hautarzt 40: 713–717

Pabst KM, Siegel NA, Smith S et al. (1989) Multicenter, comparative study of enoxacin and ceftriaxone for treatment of uncomplicated gonorrhea. Sex Transm Dis 16: 148–151

Panikabutra K, Ariyarit C, Chitwarakorn A et al. (1985) Randomised comparative study of ceftriaxone and spectinomycin in gonorrhoea. Genitourin Med 61: 106–108

Panikabutra K, Lee CT, Ho B, Bamberg P (1988) Single dose oral norfloxacin or intramuscular spectinomycin to treat gonorrhoea (PPNG and non-PPNG infections): Analysis of efficacy and patient preference. Genitourin Med 64: 235–240

Plourde PJ, Tyndall M, Agoki ER (1992) Single dose cefixime versus single dose ceftriaxon in the treatment of antimicrobial resistant Neisseria gonorrheae infection. J Infect Dis 166: 199–202

Sweet RL, Schachter J, Landers DV et al. (1988) Treatment of hospitalized patients with acute pelvic inflammatory disease: comparison of cefotetan plus doxycycline and cefoxitin plus doxycycline. Am J Obstet Gynecol 158: 736–741

Wollner-Hansen P, Paavonen J, Kiviat N et al. (1989) Outpatient treatment of pelvic inflammatory disease with cefoxitin and doxycycline. Obstet Gynecol 71: 595–600

Ziegler C, Stary A, Mailer H et al. (1992) Quinolones as an alternative treatment of chlamydial, mycoplasma and gonococcal infections. Dermatologica 185: 128–131

8.4 Ulcus molle

Synonyme: Chancroid, weicher Schanker
Erreger: Haemophilus ducreyi

Das *Ulcus molle* ist in den Ländern der Dritten Welt eine der häufigsten sexuell übertragenen Krankheiten, wohingegen im deutschsprachigen Raum nur sporadische Fälle, vorwiegend bei zurückkehrenden Reisenden aus den Endemiegebieten in Südostasien und Afrika beobachtet werden.

Nach einer *Inkubationszeit* von 1–8 Tagen bildet sich an der Eintrittstelle, meist im Genitalbereich, eine Papel, die sich rasch in ein schmerzhaftes, unterminiertes, nicht induriertes, scharf begrenztes und gelblich belegtes Ulkus umwandelt. Die auch multipel auftretenden Ulzera sind vorwiegend an Präputium, Sulcus coronarius, Labia majora und Perineum lokalisiert und zeigen bei Frauen öfter einen indolenten Verlauf. Innerhalb einer Woche entwickelt sich dann häufig eine schmerzhafte inguinale Lymphadenopathie mit Neigung zu Abszedierung und evtl. Perforation. Extragenitale Manifestationen wurden

Tabelle 8.3. Therapie des Ulcus molle

Medikament	Handelsname (Auswahl)	Dosierung (pro Tag)	Applikation	Dauer
Erythromycin	Erythrocin®, duraerythromycin®	4 × 500 mg	p.o.	7 Tage
Cotrimoxazol (Trimethroprim/Sulfamethoxazol)	Bactrim forte®	800 mg/160 mg 2 × 1	p.o.	7 Tage
Ceftriaxon	Rocephin®	1 × 250 mg	i.m.	Einmaldosis
Ciprofloxacin	Ciprobay®	2 × 500 mg	p.o.	3 Tage
Amoxicillin/Clavulansäure	Augmentan®	500 mg/125 mg 3 × 1	p.o.	3 Tage

nur selten berichtet. Nach durchschnittlich 5 Wochen bei Männern und 5 Monaten bei Frauen können die Ulzera spontan abheilen mit einer *Rezidivhäufigkeit* von ca. 5 %. Komplikationen bestehen in ausgedehnten genitalen Destruktionen mit Ausbildung von Urethrafisteln, chronischen Inguinalabszessen und durch Vernarbung bedingten sexuellen Funktionsstörungen.

Das *thermolabile gramnegative* Stäbchen *Hämophilus ducreyi* zeigt im Abstrich vom Geschwürsrand oder im Lymphknotenpunktat nach Färbung nach Gram oder Unna-Pappenheim eine typische fischzugartige Anordnung und weist nach 48stündiger Kultur bei 33 °C in feuchter, CO_2-angereicherter Atmosphäre auf Selektivmedien typische Koloniebildung auf.

Behandlung. Mittel der ersten Wahl sind Erythromycin und Cotrimoxazol (TMP/SMX = Trimethoprim/Sulfamethoxazol) p.o. in den in Tabelle 8.3 angegebenen Dosierungen über 7 Tage sowie Ceftriaxon 250 mg einmalig i.m., wobei Resistenzen gegenüber TMP/SMX und auch Erythromycin nicht selten sind. In jüngerer Zeit wurden auch Ciprofloxacin 2 × 500 mg p.o. über 3 Tage, insbesondere bei HIV-Infektion, sowie Amoxicillin in Kombination mit Clavulansäure (= Augmentan®) über 7 Tage erfolgreich eingesetzt.

Bei Therapieerfolg kommt es zu einer raschen Abheilung der Ulzera und Rückbildung vergrößerter Lymphknoten innerhalb von 14 Tagen, wobei Therapieversager bei HIV-Infektion offenbar gehäuft vorkommen. Bei nachweisbarer Abszedierung der Lymphknoten sollte eine Aspiration durch die gesunde Haut erfolgen; eine chirurgische Ausräumung ist in den meisten Fällen nicht indiziert.

Im Abstand von 4 Wochen sollte aufgrund der epidemiologischen Assoziation die Luesserologie kontrolliert werden. Sexualpartner, mit denen der Patient während eines Zeitraums von 10 Tagen vor Beginn der Symptomatik Kontakt hatte, müssen ebenfalls untersucht und ggf. behandelt werden.

In Deutschland ist die Krankheit *meldepflichtig*.

Literatur

Bowmer MI, Nsanze H, D'Costa LJ et al. (1987) Single-dose ceftriaxone for chancroid. Antimicrob Agents Chemother 31: 67–69

Boyd AS (1989) Clinical efficacy of antimicrobial therapy in Haemophilus ducreyi infections. Arch Dermatol 125: 1399–1405

Dylewski J, Nsanze H, D'Costa L et al. (1985) Trimethoprim sulphamoxazole in the treatment of chancroid. Comparison of two single dose treatment regimens with a five day regimen. J Antimicrob Chemother 16: 103–109

Fuimara NJ, Rothman K, Tang S (1986) The diagnosis and treatment of chancroid. J Am Acad Dermatol 15: 939–943

Hartmann AA, Elsner P, Burg G (1991) Intravenous single-dose ceftriaxone treatment of chancroid. Dermatologica 183: 132–135

Korting HC, Abeck D, Neubert U et al. (1989) Diagnose und Therapie des Ulcus molle heute. Kasuistik and Literaturübersicht. Hautarzt 40: 418–422

Kumar B, Sharma VK, Bakaya V (1990) Sulphaphenazole, streptomycin and sulphaphenazole combination, trimethoprim, and erythromycin in the treatment of chancroid. Genitourin Med 66: 105–107

Naamara W, Plummer FA, Greenblatt RM et al. (1987) Treatment of chancroid with ciprofloxacin. A prospective, randomized clinical trial. Am J Med 82: 317–320

Ndinya-Achola JO, Nsanze H, Karasira P et al. (1986) Three day oral course of augmentin to treat chancroid. Genitourin Med 62: 202–204

Plourde PJ, D'Costa LJ, Agoki E et al. (1992) A randomized, double-blind study of the efficacy of fleroxacin versus trimethoprim-sulfamethoxazole in men with culture-proven chancroid. J Infect Dis 165: 949–952

Ronald AR, Plummer FA (1989) Chancroid and granuloma inguinale. Clin Lab Med 9: 535–543

Schmid GP (1986) The treatment of chancroid. JAMA 255: 1757–1762

Taylor DN, Pitarangsi C, Echeverria P et al. (1985) Comparative study of ceftriaxone and trimethoprim-sulfamethoxazole for the treatment of chancroid in Thailand. J Infect Dis 152: 1002–1006

8.5 Lymphogranuloma venereum

Synonyme: Lymphogranuloma inguinale, Durand-Nicolas-Favre-Krankheit
Erreger: Chlamydia trachomatis (Serotypen L1, L2, L3)

Das *Lymphogranuloma venereum* tritt endemisch vorwiegend in den Tropen auf; in Deutschland und im übrigen Europa können sporadische Fälle vorkommen. Nach einer *Inkubationszeit* von 1–6 Wochen (gelegentlich auch Monaten) kommt es im Genitalbereich zur Entwicklung einer kleinen Papel oder eines Bläschens, das sich rasch in eine Erosion oder in ein Ulkus umwandelt. Der kaum schmerzhafte Primäraffekt kann insbesondere bei Frauen häufig unbemerkt bleiben und innerhalb von 2 Wochen abheilen. Nach einigen Tagen entwickelt sich eine Lymphangitis, bei Männern häufig am Dorsum penis, sowie gelegentlich eitriger Fluor urethralis oder vaginalis bzw. eine hämorrhagische Proktitis. Nach einer bis mehreren Wochen entwickelt sich, begleitet von einer grippeartigen Allgemeinsymptomatik, eine massive, ein- oder beidseitige, entzündliche und schmerzhafte Schwellung zumeist der inguinalen, je nach Übertragungsweg auch der iliakalen oder zervikalen Lymphknoten. Sie sind oft verbacken, können abszedieren, spontan nach außen perforieren und unter Hinterlassung von Narben und Fisteln abheilen.

● *Spätkomplikationen* treten häufiger bei Frauen auf und betreffen vorwiegend den genitoanorektalen Symptomenkomplex mit genitoanaler Elephantiasis, Strikturen, Fistelbildung und möglicher Rektumperforation.

Spezifisch und sensitiv ist der *immunfluoreszenzmikroskopische Erregernachweis* mittels monoklonaler Antikörper, die kommerziell erhältlich sind. Zusätzlich kann der kulturelle Erregernachweis durch Anzüchtung auf McCoy-Zellen versucht werden; hierfür stehen spezielle Transportmedien zur Verfügung. Antikörper gegen Chlamydien werden serologisch vorwiegend mittels einer Komplementbindungsreaktion nachgewiesen, wobei die Aussagekraft aufgrund langjährig persistierender Titer nach früher durchgemachter Infektion und Titererhöhungen auch bei chlamydienbedingter Urethritis deutlich eingeschränkt wird. Ein spezifischerer Erregernachweis gelingt durch den aufwendigen Immunfluoreszenztest, der darüber hinaus die genaue Typisierung der Erreger ermöglicht.

Tabelle 8.4. Therapie des Lymphogranuloma venereum

Medikament	Handelsname (Auswahl)	Dosierung (pro Tag)	Applikation	Dauer
Doxycyclin	Vibramycin®	2 × 100 mg	p.o.	14 Tage
Tetracyclin-HCl	Hostacyclin®	4 × 500 mg	p.o.	14 Tage
Erythromycin	Erythrocin®, duraerythromycin®	4 × 500 mg	p.o.	21 Tage
Erythromycinlactobionat	Erythrocin®	4 × 500 mg	i.v.	21 Tage
Cotrimoxazol (Trimethroprim/ Sulfamethoxazol)	Bactrim forte®	800 mg/160 mg 2 × 1	p.o.	21 Tage

Behandlung. Aufgrund fehlender Resistenzentwicklung sind Tetracycline auch heute noch Mittel der ersten Wahl, wobei sowohl 2 × 100 mg Doxycyclin als auch 4 × 500 mg Tetracyclin täglich über mindestens 2 Wochen wirksam sind (Tabelle 8.4). Alternativ, insbesondere während einer Schwangerschaft, kann mit 4 × 500 mg Erythromycin p. o. über 3 Wochen behandelt werden; Erythromycinstolat dürfte allerdings in der Schwangerschaft kontraindiziert sein. Bei Auftreten von Magenbeschwerden unter oraler Therapie kann mit 4 × 500 mg Erythromycinlactobionat i. v. behandelt werden. Cotrimoxazol (Trimethoprim/Sulfamethoxazol) über 3 Wochen ist ebenfalls wirksam. Zusätzlich sollten abszedierte Lymphknoten durch die gesunde Haut hindurch aspiriert werden. Inzisionen oder Exzisionen entzündlicher Lymphknoten sind kontraindiziert, da sie den Heilungsverlauf verzögern. Gegebenenfalls auftretende Fisteln oder Strikturen werden chirurgisch versorgt.

Sexualpartner müssen untersucht und bei Erkrankungsverdacht behandelt werden; besteht kein Erkrankungsverdacht, ist eine Nachuntersuchung nach 2–3 Monaten notwendig. Eine möglicherweise gleichzeitig erworbene Lues- oder HIV-Infektion sollten serologisch ausgeschlossen werden.

In Deutschland ist die Krankheit *meldepflichtig*. Es gelten die gleichen gesetzlichen Bestimmungen wie bei den vorgenannten Geschlechtskrankheiten.

Literatur

Faro S (1990) Lymphogranuloma venereum, chancroid, and granuloma inguinale. Obstet Gynecol Clin North Am 16: 517–530

Gschnait F (1986) Genitale Chlamydieninfektionen. Hautarzt 37: 312–319

Hartmann AA (1989) Chlamydieninfektionen in der Dermatologie. Z Hautkr 64: 391–392

Linnemann CC Jr, Heaton CL, Ritchey M (1987) Treatment of chlamydia trachomatis infections: comparison of 1- and 2-g doses of erythromycin daily for seven days. Sex Transm Dis 14: 102–106

Lisby SM, Nahata MC (1987) Recognition and treatment of chlamydial infections. Clin Pharm 6: 25–36

8.6 Granuloma inguinale

Synonyme: Donovanosis, Granuloma venereum
Erreger: Calymmatobacterium granulomatis (früher: Donovania granulomatis)

Das *Granuloma inguinale* tritt in Europa nur sporadisch auf, während in den Tropen und Subtropen größere Endemiegebiete bestehen. Nach einer *Inkubationszeit* von 1 Woche bis zu 3 Monaten kommt es zum Auftreten einer indurierten Papel im Genitalbereich, die sich allmählich in ein schmerzloses, hartes, leicht blutendes, granulomatöses Ulkus umwandelt. Die Granulome neigen zur Ausbreitung und können z. T. erhebliche Ausmaße annehmen. Seltener kommt es zur Ausbildung sklerotischer oder rapide nekrotisierender Verlaufsformen. Bei Ausbreitung in die Inguinalgegend kommt es zur Pseudobubonenbildung (Pseudolymphadenopathie) mit abszedierender Entzündung, spontaner Ruptur und Ausbildung eines granulomatösen Ulkus ohne direkten Ausgang von den inguinalen Lymphknoten. Schließlich kann die gesamte Inguinal-, Genital- und Perianalregion befallen sein; die Abheilung erfolgt unter starker Vernarbung mit Ausbildung von Stenosen und Pseudoelephantiasis. Extragenitale Manifestationsorte sind die Rektum- und Mundschleimhaut; unbehandelt kann es zur metastatischen Ausbreitung der Erkrankung auf der Haut und den Schleimhäuten, in die Leber sowie in das Skelettsystem mit osteoklastischen Läsionen kommen. Die Entwicklung von Plattenepithelkarzinomen auf lange bestehenden Läsionen eines Granuloma inguinale wurde beschrieben.

Der Nachweis der *gramnegativen Stäbchen* erfolgt mittels Giemsa-Färbung an Quetschpräparaten von Gewebe, das durch Kürettage am Rande der Ulzera entnommen wird. Typischerweise stellen sich intrazelluläre, ovale bis bohnenförmige Donovan-Körper mit charakteristischer dunkelblauer, bipolarer Chromatinanfärbung in Gewebsmakrophagen dar. Fehlender Erregernachweis im Quetschpräparat schließt die Diagnose eines Granuloma inguinale nicht aus.

Behandlung. Mittel der Wahl ist heute Cotrimoxazol p. o. über 14 Tage in der in Tabelle 8.5 angegebenen Dosierung, wobei gelegentlich eine Ver-

Tabelle 8.5. Therapie des Granuloma inguinale

Medikament	Handelsname (Auswahl)	Dosierung (pro Tag)	Applikation	Dauer
Cotrimoxazol (Trimethoprim/ Sulfamethoxazol)	Bactrim forte®	800 mg/160 mg 2 × 1	p.o.	14 Tage
Doxycyclin	Vibramycin®	2 × 100 mg	p.o.	14 Tage
Tetracyclin-HCl	Hostacyclin®	4 × 500 mg	p.o.	14 Tage
Gentamicin	Refobacin®	3 × 1 mg/kg KG	i.m.	21 Tage
Erythromycinethylsuccinat evtl. mit	Erythrocin-Granulat®	4 × 500 mg	i.v.	14–21 Tage
Lincomycin	Albiotic®	4 × 500 mg	p.o.	14–21 Tage

längerung der Therapie bis zu 4–6 Wochen notwendig sein kann. Therapieversager kommen vor. Alternativ haben sich 4 × 500 mg Tetracyclin bzw. 2 × 100 mg Doxycyclin über mindestens 14 Tage bewährt, wobei die von einzelnen Autoren empfohlene Kombination mit Streptomycin wegen dessen Ototoxizität eher abzulehnen ist. Gelegentlich werden Cotrimoxazol und Tetracycline kombiniert. Als Alternative ist auch Gentamicin i.m. über 3 Wochen wirksam. Chloramphenicol sollte wegen seiner (seltenen) myelosuppressiven Nebenwirkungen möglichst nicht mehr eingesetzt werden. Erythromycin ist in einer Dosierung von 4 × 500 mg über 14–21 Tage meist wirksam und stellt bei Schwangeren die Therapie der ersten Wahl dar. Von der WHO werden darüber hinaus 4 × 500 mg Lincomycin p.o. über 2 Wochen empfohlen. Durch Narbenbildung bedingte Stenosen müssen chirurgisch korrigiert werden.

Sexualpartner der Betroffenen müssen untersucht und bei geringstem Verdacht mitbehandelt werden; andernfalls ist eine Nachuntersuchung nach 2–3 Monaten erforderlich.

In Deutschland besteht *keine* Meldepflicht; es gelten aber die gleichen Regelungen wie bei den anderen Geschlechtskrankheiten.

Literatur

Latif AS, Mason PR, Paraiwa E (1988) The treatment of donovanosis (granuloma inguinale). Sex Transm Dis 15: 27–29

O'Farrell N (1991) Failure of single dose ceftriaxone in donovanosis (granuloma inguinale). Genitourin Med 67: 269–270

Richens L (1991) The diagnosis and treatment of donovanosis (granuloma inguinale). Genitourin Med 67: 441–452

Ronald AR, Plummer FA (1989) Chancroid and granuloma inguinale. Clin Lab Med 9: 535–543

Rosen T, Tschen JA, Ramadell W et al. (1984) Granuloma inguinale. J Am Acad Dermatol 11: 433–437

Sehgal VN, Prasad AL (1986) Donovanosis. Current concepts. Int J Dermatol 25: 8–16

8.7 Nichtgonorrhoische Urethritiden

Zahlreiche Erreger kommen als Verursacher unspezifischer, nichtgonorrhoischer Urethritiden in Frage; am häufigsten *Chlamydia trachomatis*, gefolgt von *Mycoplasma hominis, Ureaplasma urealyticum, Trichomonas vaginalis, Herpes-simplex-Virus* sowie verschiedene aerobe und anaerobe Bakterien. Im Gegensatz zur Gonorrhö weisen derartige Urethritiden eine deutliche Steigerung ihrer Inzidenz während der letzten Jahre auf. Klinisch finden sich Dysurie, Fluor urethralis und ggf. eine Rötung des Orificium urethrae. Die Diagnose einer unspezifischen Urethritis kann erst nach Ausschluß einer Gonorrhö (Gramfärbung, Kultur) gestellt werden und ist häufig schwierig. Bei einmalig negativem Erregernachweis sollten bei Verdacht erneute diagnostische Untersuchungen eingeleitet werden (s. unten). Im Gegensatz hierzu spielen Therapieversager aufgrund von Antibiotikaresistenzen zur Zeit noch keine wichtige Rolle.

8.7.1 Chlamydia-trachomatis-Infektionen

Erreger: Chlamydia trachomatis (Serotypen D–K)

Chlamydia trachomatis ist heute der häufigste Erreger einer nichtgonorrhoischen Urethritis und einer sexuell übertragbaren Erkrankung überhaupt. Da bei den häufig jungen Patienten *Infertilität* als Spätkomplikation auftreten kann, ist eine gründliche diagnostische Abklärung und Behandlung unbedingt erforderlich. Nach einer Inkubationszeit von 1–3 Wochen kommt es zum Auftreten einer Urethritis mit Dysurie und Fluor urethralis und/oder begleitender Zervizitis. Als Komplikationen können sich Epididymitis, Salpingitis mit nachfolgender Infertilität, eine akute Beckenentzündung („*pelvic inflammatory disease*", PID) wie bei Gonorrhö sowie eine *Perihepatitis acuta* (sog. Fitz-Hugh-Curtis-Syndrom) entwickeln. Bei homosexuellen Männern findet sich häufig eine chronische Proktitis.

Infektion während der *Schwangerschaft* führt zu einer erhöhten Zahl von Frühgeburten mit niedrigem Geburtsgewicht und erhöhter Neugeborenensterblichkeit. Unter der Geburt kann eine Erregerübertragung von der Mutter auf das Neugeborene erfolgen mit nachfolgender atypischer Pneumonie und/oder Einschlußkonjunktivitis, die, im Gegensatz zur gonorrhoischen Konjunktivitis, nur selten zur Erblindung führt.

Der *Erregernachweis* erfordert eine sorgfältige Probenentnahme durch kräftiges Reiben mit einem Abstrichtupfer an der Urethral- bzw. Zervixschleimhaut, wobei stärkerer Fluor vorher entfernt werden sollte. Der schnellste Nachweis gelingt durch immunzytochemische Färbung der Elementarkörper im Ausstrich mittels fluoreszenzmarkierter monoklonaler Antikörper gegen Chlamydienproteine (Mikro Trak). Weitere sensitive Nachweismethoden sind ELISA-Test und molekularbiologische Untersuchungen zum Nachweis von Chlamydiengenom, während die traditionelle Färbung nach Giemsa bzw. mit Lugol-Lösung weitgehend verlassen wurde. Die Anzüchtung auf McCoy-Zellen gelingt bei Verwendung eines speziellen Transportmediums und Aufbewahrung bei 4 °C noch innerhalb von 48 h nach Probenentnahme; der Erregernachweis erfolgt durch Immunfluoreszenz mittels monoklonaler Antikörper.

Serologische Untersuchungen zum Nachweis einer Chlamydieninfektion sind bei unspezifischer Urethritis noch selten hilfreich, da die Prävalenz von IgG-anti-Chlamydien-Antikörpern in der Bevölkerung sehr hoch ist und IgM-Antikörper bei rezidivierendem Verlauf häufig nicht nachweisbar sind. Eine frische Infektion kann vermutet werden, wenn sich im Mikroimmunfluoreszenztest eine Serokonversion, IgM-Antikörper oder ein mehr als vierfacher Titeranstieg der IgG-

Tabelle 8.6. Therapie der Chlamydia-trachomatis-Infektion

Medikament	Handelsname (Auswahl)	Dosierung (pro Tag)	Applikation	Dauer
I. Urethritis, Zervizitis, Epididymitis				
Doxycyclin	Vibramycin®	2 × 100 mg	p. o.	7–10 Tage
Tetracyclin-HCL	Hostacyclin®	4 × 500 mg	p. o.	7–10 Tage
Erythromycin	Erythrocin®	4 × 500 mg	p. o./i. v.	7–10 Tage
II. Akute Beckenentzündung				
Doxycyclin und	Vibramycin®	2 × 100 mg	p. o.	bis zur Besserung
Cefoxitin	Mefoxitin®	4 × 2 g	i. v.	
oder				
Cefotetan	Apatef®	2 × 2 g	i. v.	
Clindamycin und	Sobelin®	3 × 600 mg	i. v.	
Gentamycin	Refobacin®	3 × 1,5 mg/kg KG	i. m./i. v.	
III. Neugeborenenkonjunktivitis und Pneumonie				
Erythromycin	Monomycin®	4 × 12,5 mg/kg KG	p. o.	14 Tage

Antikörper nachweisen lassen. Bei Komplikationen finden sich häufig höhere Antikörpertiter.

Behandlung. Aufgrund bisher fehlender Resistenzentwicklung sind Tetracycline auch heute noch Mittel der ersten Wahl; 4 × 500 mg Tetracyclin-HCl oder 2 × 100 mg Doxycyclin über 10 Tage sind wirksam (Tabelle 8.6). Erythromycin ist in einer Dosierung von 4 × 500 mg über 10 Tage ebenfalls effektiv und stellt in der Schwangerschaft das einzige ausreichend gesicherte Therapeutikum dar; alternativ kann Amoxicillin (3 × 500 oder 750 mg p.o.) versucht werden. Ofloxacin (200 mg 2 ×/d über 10 Tage) und Ciprofloxacin sind offensichtlich auch wirksam, ebenso wie Sulfonamide, Clarithromycin und Roxithromycin und können als Reservemedikamente gelten. Roxithromycin wird in einer Dosis von 2 × 150 mg/d eingesetzt, mit Clarithromycin wird erstmal eine Einmaltherapie der Chlamydienurethritis angestrebt (Dosis: 1000 mg).

Die *akute Beckenentzündung* ist häufig durch eine Mischinfektion bedingt und erfordert stationäre Behandlung mit Tetracyclin oder Erythromycin über 14 Tage, kombiniert mit Cefoxitin oder Metronidazol. Alternativ kann mit einer Kombination von Clindamycin und Gentamicin behandelt werden (Tabelle 8.6). Bei *Epididymitis* ist eine stationäre Behandlung mit Hochlagerung und Kühlung erforderlich. Zusätzlich zur antibiotischen Therapie hat sich eine antientzündliche Behandlung mit nichtsteroidalen Antiphlogistika bewährt. Eine Abszedierung erfordert chirurgisches Eingreifen. Bei *Neugeborenenpneumonie* oder *Einschlußkonjunktivitis* ist Erythromycin (4 × 12,5 mg/kg KG) p.o. oder i.v. über 14 Tage Mittel der Wahl.

Therapieversager sind zumeist auf fehlende Zuverlässigkeit bei der Medikamenteneinnahme und/oder auf Reinfektion bei mangelnder Partnerbehandlung zurückzuführen. Sexualpartner sollten ebenfalls untersucht und ggf. mitbehandelt werden.

Es besteht *keine* Meldepflicht.

Literatur

Boslego JW, Hicks CB, Greenup R et al. (1988) A prospective randomized trial of ofloxacin vs. doxycycline in the treatment of uncomplicated male urethritis. Sex Transm Dis 15: 186–191

Bowie WR (1984) Epidemiology and therapy of Chlamydia trachomatis infections. Drugs 27: 459–468

Bowie WR, Yu JS, Jones HD (1986) Partial efficacy of clindamycin against Chlamydia trachomatis in men with nongonococcal urethritis. Sex Transm Dis 13: 76–80

Cates W Jr, Wasserheit JN (1991) Genital chlamydial infections: epidemiology and reproductive sequelae. Am J Obstet Gynecol 164: 1771–1781

Gschnait F (1986) Genitale Chlamydieninfektionen. Hautarzt 37: 312–319

Hartmann AA (1989) Chlamydieninfektionen in der Dermatologie. Z Hautkr 64: 388–392

Katz BP, Caine VA, Batteiger BE, Jones RB (1991) A randomized trial to compare 7- and 21-day tetracycline regimens in the prevention of recurrence of infection with Chlamydia trachomatis. Sex Transm Dis 18: 36–40

Kollmann M, Korting HC (1993) Diagnosik und Therapie der Urethritis. Z Hautkr 11: 705–710

Martens MG, Faro S, Hammill H et al. (1990) Comparison of cefotaxime, cefoxitin and clindamycin plus gentamycin in the treatment of uncomplicated and complicated pelvic inflammatory disease. J Antimicrob Chemother 26: 37–43

Mogabgab WJ, Holmes B, Murray M et al. (1990) Randomized comparison of ofloxacin and doxycycline for chlamydia and ureaplasma urethritis and cervicitis. Chemotherapy 36: 70–76

Noguera X, Ferrer M, Ortola E, Lopez-Martin L (1986) Evaluation of doxycycline in the treatment of urethritis and cervicitis caused by Chlamydia trachomatis. Clin Ther 9: 33–37

Oehme A, Musholt PB, Dreesbach K (1991) Chlamydiae as pathogens – an overview of diagnostic techniques, clinical features, and therapy of human infections. Klin Wochenschr 69: 463–473

Ossewaarde JM, Plantema FHF, Rieffe M et al. (1992) Efficacy of single-dose azithromyzin vs. doxycycline in the treatment of cervical infections caused by Chlamydia trachomatis. Eur J Clin Microbiol Infect Dis 11: 693–697

Sanders LL, Harrison HR, Washington AE (1986) Treatment of sexually transmitted chlamydial infections. JAMA 255: 1750–1756

Stenberg K, Mardh PA (1990) Chlamydial conjunctivitis in neonates and adults. History, clinical findings and follow-up. Acta Ophthalmol (Copenh) 68: 651–657

Sweet RL, Schachter J, Landers DV et al. (1988) Treatment of hospitalized patients with acute pelvic inflammatory disease: comparison of cefotetan plus doxycycline with cefoxitin plus doxycycline. Am J Obstet Gynecol 158: 736–741

Wendel GD Jr, Cox SM, Bawdon RE et al. (1991) A randomized trial of ofloxacin versus cefoxitin and doxycycline in the outpatient treatment of acute salpingitis. Am J Obstet Gynecol 164: 1390–1396

Wolner-Hanssen P, Paavonen J, Kiviat N et al. (1988) Outpatient treatment of pelvic inflammatory disease with cefoxitin and doxycycline. Obstet Gynecol 71: 595–600

Worm AM, Anstorp C, Petersen CS (1985) Erythromycin against Chlamydia trachomatis infections. A double blind study comparing 4- and 7-day treatment in men and women. Dan Med Bull 32: 269–271

Worm AM, Hoff G, Kroon S et al. (1989) Roxithromycin compared with erythromycin against genitourinary chlamydial infections. Genitourin Med 65: 35–38

Ziegler C, Stary A, Mailer H et al. (1992) Quinolones as an alternative treatment of chlamydial, mycoplasma and gonococcal infections. Dermatologica 185: 128–131

8.7.2 Mykoplasma- und Ureaplasmainfektionen

Erreger: Mycoplasma hominis, Ureaplasma urealyticum

Eine Infektion mit *U. urealyticum* kann nach einer Inkubationszeit von 1–3 Wochen zu einer unspezifischen Urethritis mit den Leitsymptomen Dysurie und Fluor urethralis führen. M. hominis wird vorwiegend für die akute Zervizitis und Beckenentzündung (*pelvic inflammatory disease*, PID) verantwortlich gemacht; ein gesicherter Zusammenhang mit der unspezifischen Urethritis konnte bisher nicht gezeigt werden. Unter der Geburt kann es ebenso wie beim Abort durch eine temporäre Bakteriämie zu kurzdauernden Temperaturerhöhungen kommen.

Die *gramnegativen* Mykoplasmen können auf Selektivnährböden angezüchtet und aufgrund ihrer Koloniebildung und Stoffwechseleigenschaften unterschieden werden. U. urealyticum-Kolonien sind klein und dunkel, während M. hominis große, spiegeleiartige Kolonien bildet. U. urealyticum spaltet Harnstoff mittels des Enzyms Urease; diese Reaktion läßt sich kolorimetrisch nachweisen. Für den Probentransport sind spezielle Transportmedien erhältlich.

Behandlung. Die Behandlungsrichtlinien sind mit denen bei chlamydienbedingter Urethritis identisch (Tabelle 8.6), wenn auch die Resistenzproblematik hier stärker in den Vordergrund tritt. Tetracyclin, Doxycyclin und Erythromycin über 10 Tage sind wirksam, wobei vor allem über Tetracyclinresistenzen von U. urealyticum berichtet wurde. Auch gegenüber Erythromycin kann eine primäre Resistenz vorliegen. Ofloxacin (2 × 100 mg über 10 Tage) ist in solchen Fällen einzusetzen. Bei akuter Beckenentzündung gelten die gleichen Therapieempfehlungen wie unter 8.7.1 aufgeführt (Tabelle 8.6).

Sexualpartner sollten mitbehandelt werden; es besteht *keine* Meldepflicht.

Literatur

Crawshaw SC, Stocker DI, Sugrue DL, Haran MV (1990) Evaluation of the significance of Mycoplasma hominis and Ureaplasma urealyticum in female genital tract infection – a retrospective case note study. Int J STD AIDS 1: 191–194

Elsner P, Hartmann AA, Burg G (1990) Erfahrungen mit der Oxytetrazyklin-Therapie der nichtgonorrhoischen Urethritis durch Ureaplasma urealyticum. Hautarzt 41: 94–97

Eschenbach DA, Nugent RP, Rao AV et al. (1991) A randomized placebo-controlled trial of erythromycin for the treatment of Ureaplasma urealyticum to prevent premature delivery. The Vaginal Infections and Prematurity Study Group. Am J Obstet Gynecol 164: 734–742

Mogabgab WJ, Holmes B, Murray M et al. (1990) Randomized comparison of ofloxacin and doxycycline for chlamydia and ureaplasma urethritis and cervicitis. Chemotherapy 36: 70–76

Moller BR, Herrmann B, Ibsen HH et al. (1990) Occurence of Ureaplasma urealyticum and Mycoplasma hominis in non-gonococcal urethritis before and after treatment in a double-blind trial of ofloxacin versus erythromycin. Scand J Infect Dis 68: 31–34

Risi GF Jr, Sanders CV (1989) The genital mycoplasmas. Obstet Gynecol Clin North Am 16: 611–626

Robertson JA (1988) Alternative therapy for genital mycoplasma infections. Eur J Clin Microbiol Infect Dis 7: 603–605

8.7.3 Trichomoniasis

Erreger: Trichomonas vaginalis

Die *Trichomoniasis* ist eine der häufigsten, weltweit verbreiteten Ursachen der nichtgonorrhoischen Urethritis. Klinisch kommt es nach einer Inkubationszeit von 1–3 Wochen zum Auftreten einer Urethritis mit Dysurie und schaumigem Fluor urethralis und/oder Vaginitis, wobei asymptomatische Verläufe häufig sind. Selten entwickeln sich abdominale Beschwerden und inguinale

Tabelle 8.7. Therapie der Trichomoniasis

Medikament	Handelsname (Auswahl)	Dosierung (pro Tag)	Applikation	Dauer
Metronidazol	Clont®, Arilin®	2 g	p.o.	Einmaldosis
Metronidazol	Clont®, Arilin®	2 × 500 mg	p.o.	5–7 Tage
Tinidazol	Simplotan®	2 g	p.o.	Einmaldosis
Nimorazol	Esclama®	2 g	p.o.	Einmaldosis

Lymphknotenschwellungen. Die Protozoen lassen sich im Urinsediment sowie im Urethral- und Vaginalsekret mittels Dunkelfeldmikroskopie als bewegliche, begeißelte Erreger nachweisen. In Abstrichpräparaten ist die Untersuchung mittels Giemsafärbung unzuverlässig; die Immunfluoreszenzfärbung mit monoklonalen Antikörpern gegen verschiedene Trichomonadenbestandteile ermöglicht eine sensitive Diagnosestellung. Der Erregernachweis gelingt ebenfalls durch Anzüchtung von Abstrichmaterial in speziellem Trichomonadenmedium und dunkelfeldmikroskopischer Darstellung der beweglichen Trichomonaden.

Behandlung. Mittel der Wahl ist Metronidazol, entweder 2 g als Einmaldosis oder 2 × 500 mg p.o. über 7 Tage (Tabelle 8.7). Metronidazol sollte vor den Mahlzeiten auf nüchternen Magen eingenommen werden, da es sonst zu verzögerter Resorption und verminderten Blutspiegeln kommen kann.

Bei Therapieversagern sollte erneut 2 × 500 mg Metronidazol über 5–7 Tage gegeben werden; bei erneutem Versagen der Therapie ist eine Resistenz auf Metronidazol in der üblichen Dosierung anzunehmen. Bei Verdacht ist eine hohe Dosierung anzusetzen, ca. 2 g als Einzeldosis über 3–5 Tage. Wirksam sind auch Tinidazol und Nimorazol (Tabelle 8.7). Wegen seiner möglichen teratogenen Wirkung darf Metronidazol nicht während der Schwangerschaft eingesetzt werden; hier kann alternativ eine intravaginale Behandlung mit Clotrimazol (z.B. Canesten®-Vaginaltabletten) durchgeführt werden.

Auch asymptomatische Sexualpartner sollten mitbehandelt werden; es besteht *keine* Meldepflicht.

Literatur

Ahmed-Jussuf IH, Murray AE, McKeown J (1988) Managing trichomonal vaginitis refractory to conventional treatment with metronidazole. Genitourin Med 64: 25–29

Bloch B, Smyth E (1985) The treatment of Trichomonas vaginalis vaginitis. An open controlled prospective study comparing a single dose of metronidazole tablets, benzoyl metronidazole suspension and tinidazole tablets. S Afr Med J 67: 455–457

Dombrowski MP, Sokol RJ, Brown WJ, Bronsteen RA (1987) Intravenous therapy of metronidazole-resistant Trichomonas vaginalis. Obstet Gynecol 69: 524–525

Grossman JH, Galask RP (1990) Persistent vaginitis caused by metronidazole-resistant trichomonas. Obstet Gynecol 76: 521–522

Larsen B, Wilson AH, Glover DD, Charles D (1986) Implications of metronidazole pharmacodynamics for therapy of trichomoniasis. Gynecol Obstet Invest 21: 12–18

Latif AS, Mason PR, Marowa E (1987) Urethral trichomoniasis in men. Sex Transm Dis 14: 9–11

Lossick JG (1990) Treatment of sexually transmitted vaginosis/vaginitis. Rev Infect Dis 12: S665–681

Lossick JG, Muller M, Gorrell TE (1986) In vitro drug susceptibility and doses of metronidazole required for cure in cases of refractory vaginal trichomoniasis. J Infect Dis 153: 948–955

Rossignol JF, Maisonneuve H, Cho YW (1984) Nitroimidazoles in the treatment of trichomoniasis, giardiasis, and amebiasis. Int J Clin Pharmacol Ther Toxicol 22: 63–72

Weihe J, Metelmann C, Borner K et al. (1988) Metronidazol-resistente Trichomoniasis und erfolgreiche Therapie nach hoher Dosierung. Hautarzt 39: 237–239

Tabelle 8.8. Therapie der bakteriellen Vaginose

Medikament	Handelsname (Auswahl)	Dosierung (pro Tag)	Applikation	Dauer
Metronidazol	Clont®, Arilin®	2 g	p.o.	Tag 1 und 3
Metronidazol	Clont®, Arilin®	2 × 500 mg	p.o.	7 Tage
Clindamycin	Sobelin®	2 × 300 mg	p.o.	7 Tage
bei Schwangerschaft				
Amoxicillin	Amoxypen®	4 × 500 mg	p.o.	7 Tage

8.8 Bakterielle Vaginose

Synonym: Gardnerellaassoziierte Vaginitis
Erreger: Gardnerella vaginalis u.a.

Die *bakterielle Vaginose* wird offenbar duch eine veränderte Zusammensetzung der vaginalen Mikroflora mit Zunahme von *Gardnerella vaginalis* und anderen Anaerobiern bedingt. Klinisch findet sich nach einer Inkubationszeit von mehreren Tagen ein Fluor vaginalis mit teilweise fischartigem Geruch und gelegentlichem Pruritus. Die Diagnose wird gestellt, wenn 3 der folgenden Kriterien erfüllt sind:
a) homogener, grau-weißer, dünnflüssiger Fluor;
b) vaginaler pH-Wert höher als 4,5;
c) positiver Amintest: Nach Zugabe von 10 % KOH zum Vaginalsekret entsteht starker Fischgeruch; und
d) mikroskopischer Nachweis von mit gramnegativen Stäbchenbakterien gefüllten Epithelzellen (sog. „clue cells", Schlüsselzellen) im ungefärbten oder gramgefärbten Abstrichpräparat.

Behandlung. Therapie der Wahl ist Metronidazol, 2 × 500 mg p.o. über 7 Tage oder 2 g als Einzeldosis am 1. und 3. Tag (Tabelle 8.8). Alternativ kann Clindamycin, 2 × 300 mg p.o. über 7 Tage eingesetzt werden. Während der Schwangerschaft sind beide Medikamente kontraindiziert; hier kann eine Behandlung mit 4 × 500 mg Amoxicillin über 7 Tage versucht werden. Alternativ ist auch eine Lokaltherapie mit Metronidazol möglich.
Männliche Sexualpartner müssen nicht mitbehandelt werden; es besteht *keine* Meldepflicht.

Literatur

Hansen JG, Schmidt H (1985) Treatment of the Gardnerella vaginalis syndrome. A controlled, double-blind study comparing pivampicillin and metronidazole. Scand J Prim Health Care 3: 151–154
Hartmann AA, Elsner P (1984) Gardnerella vaginalis-Infektion: eine weitere STD. Hautarzt 35: 512–516
Mohanty KC, Deighton R (1985) Comparison of two different metronidazole regimens in the treatment of Gardnerella vaginalis infection with or without trichomoniasis. J Antimicrob Chemother 16: 799–803
Nayagam AT, Smith MD, Ridgway GL et al. (1992) Comparison of ofloxacin and metronidazole for the treatment of bacterial vaginosis. Int J STD AIDS 3: 204–207
Thomason JL, Gelbhart SM, Scaglione (1991) Bacterial vaginosis: current review with indications for asymptomatic therapy. Am J Obstet Gynecol 165: 1210–1217
Thomason JL, Gelbhart SM, Scaglione NJ et al. (1990) Vaginitis in reproductive-age women. Curr Opin Obstet Gynecol 2: 656–661

8.9 HIV-Infektion und ihre Beziehungen zu anderen sexuell übertragbaren Krankheiten

Sexuelle Übertragung ist heute der bei weitestem häufigste Infektionsmodus einer HIV-Infektion, wobei z.Zt. in Deutschland keine Meldepflicht nach dem GK-Gesetz besteht. Die diagnostischen Verfahren, klinischen Erscheinungsformen und therapeutischen Modalitäten bei HIV-Infektion bzw. bei Aids werden in Kapitel 42 ausführlich behandelt. An dieser Stelle soll jedoch bereits nachdrücklich darauf hingewiesen werden, daß bei der Diagnose einer sexuell übertragbaren Krankheit immer auch die Möglichkeit einer gleichzeitig erworbenen HIV-Infektion erwogen werden muß. Durch gezielte Anamneseerhebung sollte der Infektionsweg sowie das mögliche HIV-Infektionsrisiko des Sexualpartners erfragt werden. Zusätzlich sollten nach ausführlicher Aufklärung und mit schriftlichem Einverständnis des Patienten serologische Untersuchungen auf das Vorliegen einer HIV-Infektion veranlaßt und nach 3, 6 und 12 Monaten kontrolliert werden.

● Wird eine Geschlechtskrankheit bei einem Patienten *mit bereits bestehender HIV-Infektion* diagnostiziert, ist davon auszugehen, daß die sexuellen Kontakte ohne die erforderlichen Vorsichtsmaßnahmen zum Schutze der Sexualpartner erfolgten. Neben den sich hieraus ergebenden juristischen Gesichtspunkten ist eine intensive Aufklärung des Patienten über die Gefahr einer weiteren HIV-Übertragung auf Sexualpartner durch ungeschützten Geschlechtsverkehr und über die erforderlichen Maßnahmen zur Verhinderung einer solchen Übertragung erforderlich. Entsprechende serologische Untersuchungen der Sexualpartner sind empfehlenswert. Aids-Beratungsstellen bieten sich in diesen Situationen als wertvolle Gesprächspartner an.

Auf die mit einer HIV-Infektion einhergehenden Besonderheiten in der Diagnostik und Behandlung einzelner sexuell übertragbarer Krankheiten wird in den entsprechenden Kapiteln näher eingegangen. Insbesondere bei der Syphilis können offenbar falsch-positive oder falsch-negative serologische Befunde die Diagnose bei HIV-Infizierten erschweren, und die mögliche rasche Stadienprogression erfordert eine Intensivierung der antibiotischen Therapie. Wenn nicht anders angeführt, gelten bei den meisten anderen Geschlechtskrankheiten jedoch auch für HIV-Infizierte die gleichen Behandlungsempfehlungen.

8.10 Vorgehen bei Verdacht auf sexuellen Mißbrauch von Kindern und Jugendlichen

Die Betreuung von Patienten mit Geschlechtskrankheiten führt häufiger dazu, daß sich Verdachtsmomente auf sexuellen Mißbrauch ergeben. Dieser ist überwiegend gekennzeichnet durch eine primär vertrauensvolle Beziehung zwischen Opfer und Täter und der Ausübung von Gewalt oder Zwang über einen zumeist langen Zeitraum. Damit gekoppelt ist Ohnmacht als ein Gefühl restloser Entmachtung und Hilflosigkeit. Mädchen werden häufiger als Jungen sexuell mißbraucht. Man geht in Deutschland davon aus, daß jedes 4. Mädchen und jeder 7.–12. Junge derartige Erfahrungen gemacht haben. Der Täter ist überwiegend ein den Opfern nahestehender Erwachsener; bei Mädchen zumeist Väter, Stiefväter, Onkel oder Brüder, bei Jungen eher Erzieher, Lehrer, Pastoren, Nachbarn oder Sporttrainer. Dem Opfer fremde Täter spielen eine untergeordnete Rolle. Der Täter nutzt zumeist ein bestehendes Abhängigkeitsverhältnis aus und suggeriert dem Kind oder Jugendlichen eine Mitschuld durch eigenes Verhalten, wobei falsche sexuelle Normen vorgegeben werden. Durch materielle Zuwendungen wird das Opfer in eine Komplizenschaft hineingezogen.

Sexueller Mißbrauch bedingt eine Reihe von Vertrauensbrüchen und Grenzverletzungen, in deren Folge eigene Wünsche und eigene Grenzen nicht mehr wahrgenommen werden. Es kommt zu Zweifeln an der eigenen Wahrnehmung, Ängsten

Tabelle 8.9. Hinweisende Symptome auf sexuellen Mißbrauch von Kindern und Jugendlichen

▷ Alle sexuell übertragbaren Krankheiten einschließlich Komplikationen (Salpingitis, Epididymitis, Arthritis)
▷ Viruskrankheiten:
Condylomata acuminata, Herpes genitalis, HIV-Infektion, Hepatitis B
▷ Persistierender genitaler und analer Pruritus
Entzündungen, Rhagaden, Verletzungen im Mund- und Genitalbereich
Vaginale Blutungen und Fluor unklarer Genese
Rezidivierende Harnwegsinfektionen unklarer Genese
▷ Fremdkörper in After und Vagina
▷ Unklare Beschwerden und Schmerzen bei der Defäkation und Inkontinenz
▷ Würgemale, Bißwunden, Schürfwunden, Hämatome etc.
▷ Psychosomatische Beschwerden bzw. Symptome: Schlafstörungen, Kopfschmerzen, Enuresis, Daumenlutschen, Nägelkauen
Ausgeprägte sexuelle Aktivität und genitale Spiele
▷ Sprachstörungen (Stottern, Verstummen, Sprachverwirrung), Lügen, Stehlen etc.

und Isolationsgefühlen. Kleine Kinder zeigen häufig regressive Verhaltensweisen, ältere Kinder häufiger Schulprobleme. Durch das häufige Überschreiten psychischer Grenzen wird der Aufbau eines gesunden Selbstbewußtseins verhindert. Eine eigene Identität kann nicht aufgebaut werden, und die Opfer müssen lernen, mit emotionalen Defiziten zu leben. Viele greifen daher zu legalen wie illegalen Drogen, es kommt zur Entwicklung psychosomatischer Beschwerden, Angstzuständen, Depressionen, Suizid-Gefahr und Eßstörungen wie Adipositas, Bulimie, Anorexia nervosa und zur Prostitution.

Da sich sexueller Mißbrauch im Geheimen abspielt und zumeist nicht mit direkter Gewalt verbunden ist, sind sichtbare und eindeutige Zeichen eher selten. Sexueller Mißbrauch ist differentialdiagnostisch zu erwägen, wenn eines oder mehrere der in Tabelle 8.9 aufgeführten Symptome ohne andere plausible Erklärung vorliegen.

Vorgehen. Alle Untersuchungen sollten stets in Anwesenheit einer dritten Person, am besten einer Assistentin, durchgeführt werden. Hierbei ist besonders darauf hinzuweisen, daß durch die angegebenen oder von der Mutter geschilderten Beschwerden erforderlich werdende Untersuchungen zumeist abgewehrt werden und der Untersucher mit übertrieben anmutenden Ängsten und Kontrollwünschen der Patienten konfrontiert wird, die sich durch Zuspruch kaum aus dem Weg räumen lassen. In diesen Fällen sollte sich der Arzt mit weiteren Helfern in Verbindung setzen. Weitere Ansprechpartner finden sich in den regionalen Gesundheitsämtern, den Sozialdiensten mit den Familienfürsorgern oder dem Jugendamt und in Selbsthilfegruppen. Hier ist es möglich, den Verdacht auf sexuellen Mißbrauch und weitere erforderliche Maßnahmen zu besprechen. Es ist erforderlich, daß das Kind oder der Jugendliche nicht verunsichert wird oder sich bedroht fühlt und eindeutige Äußerungen zurücknimmt. Es muß verhindert werden, daß die Eltern im aufdeckenden Gespräch den Mißbrauch verleugnen und das Opfer hierdurch weitere sexuelle Ausbeutung erleiden muß.

Literatur

Editorial (1992) AIDS-Risiko: Kindesmißbrauch. Psychologie heute 6: 15

Goldenring J (1991) Condylomata acuminata. Pediatric Forum 145: 600–601

Gutman LT, StClaire KK, Weedy C et al. (1991) Human immunodeficiency virus transmission by child sexual abuse. Am J Dis Child 145: 137–141

Kulhanjian JA, Hilton NS (1991) Gonococcal salpingitis in premenarchal female following sexual assault. Clin Ped 1: 53–55

Nelson JD, Mohs E, Dajani A, Plotkin SA (1976) Gonorrhea in preschool and schoolaged children. JAMA 76: 1359–1364

Reinhard MA (1991) Medical evaluation of young sexual abuse victims: a view entering the 1990's. Med Sci Law 31: 81–86

Robinson R (1991) Physical signs of sexual abuse in children. BMJ 302: 863–864

Farbabbildungen

1 Diskretes makulo-papulöses Exanthem bei Lues II

2 Typische Läsionen bei Lues II im Bereich beider Fußsohlen

3 Ulcus durum im Bereich des Sulcus coronarius

4 Angina syphilitica (specifica)

5 Plaques muqueuses

Farbabbildungen

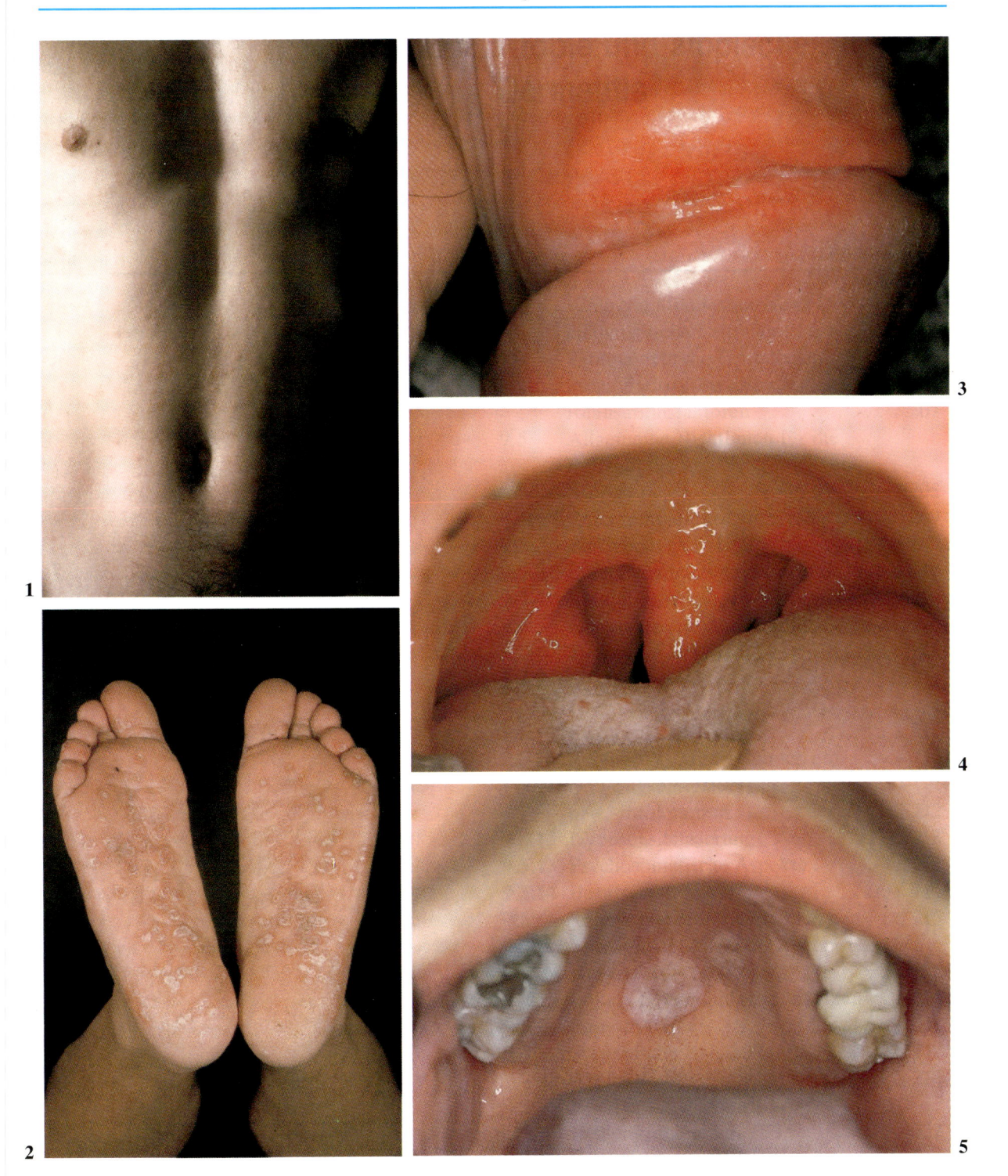

● *Psychische Auffälligkeiten* sind bei Kranken mit schwerer atopischer Dermatitis klinisch nicht selten, wobei es nicht klar ist, ob durch die innere Konfliktsituation die Hauterkrankung unterhalten bzw. verschlimmert wird oder aber der Zustand der Haut seinerseits den erhöhten psychischen Druck hervorruft. Zweifellos können psychologische Konfliktsituationen zu Verschlechterungen des Hautleidens führen. Möglicherweise können *Neuropeptide* die β-Rezeptorenaktivität steuern und die Freisetzung von Entzündungsmediatoren beeinflussen.

9.2 Diagnostische Leitlinien

Zur Festlegung und Sicherung der Diagnose der atopischen Dermatitis ist die Bestimmung sog. *Major-* bzw. *Minorkriterien* hilfreich. Dabei kann man beim Vorliegen von mindestens je 3 dieser Kriterien die Diagnose als gesichert ansehen.

In der *Anamnese* kommen in der frühen Kindheit *Milchschorf*, später *Heuschnupfen* und *Bronchialasthma* häufig vor, können aber auch bei 10–20 % der Kranken gänzlich fehlen. Positive anamnestische Hinweise für das Vorliegen einer atopischen Dermatitis ergeben sich zusätzlich aus einer auffälligen Überempfindlichkeit gegenüber *Wolle, Tierhaaren* und *Fettlösungsmittel;* Verschlechterung der Hauterkrankung durch endogene, z.T. nutritive Faktoren, beispielsweise *Zitrusfrüchte, Alkohol* und auch *Nikotin* sowie Verschlechterung in der kalten Jahreszeit bzw. vor allem unter *Streßeinwirkung* sind charakteristisch. Letzteres könnte vermutlich mit einer verstärkten Anspannung der neurovegetativ sensiblen Kranken zusammenhängen, die zur Verstärkung der pruritogenen Reize führt. Laboratoriumsmäßig sind vor allem ein erhöhter *IgE-Spiegel* im Blut und positive Testreaktionen auf diverse Allergene nachweisbar.

● Recht häufig haben Atopiker eine *Nickelallergie* (Modeschmuck!) und zeigen Reaktionen unterschiedlicher Intensität auf *Pollen, Hausstaub, Hausmilbe* und andere *Inhalationsallergene*. Mindestens 1, in der Regel aber mehrere positive RAST-Ergebnisse der Klasse 2–4 sind beim Atopiker zu erwarten.

9.3 Pathogenetische Grundlagen

Pathogenetisch ist die atopische Dermatitis bis heute nicht völlig geklärt. Klassisch ist die Auffassung einer *multifaktoriellen Genese*, zumal keine der bekannten pathogenetischen Konzepte hinreichend in der Lage ist, den genauen Mechanismus der Erkrankung aufzuklären.

Als Basisdefekt nimmt man einen *Defekt bzw. eine Reifungsstörung der T-Suppressorlymphozytenpopulation* und einen damit verbundenen gestörten Ablauf der humoralen und der zellulären Immunität an. Möglicherweise kommen bei Neurodermitis spezifische T-Zellklone mit abweichender Zytokinproduktion gegenüber der allergischen Kontaktdermatitis vor. Bei einer gesteigerten Zufuhr von Nahrungsmittelallergenen in den ersten 3 Lebensmonaten (Flaschenkinder) soll eine Defizienz des allergenbindenden IgA wirksam werden, die ihrerseits eine *gesteigerte Gesamt-IgE-Produktion* zur Folge hat (> 100 kU/l). Als Ausdruck der immunologischen Störung sind die überaus häufigen positiven Reaktionen vom IgE-vermittelten Soforttyp einzuordnen, die bei etwa ⅔ aller Atopiker nachweisbar sind. Darüber hinaus gibt es Hinweise für einen *Phagozytosedefekt* der neutrophilen Granulozyten und Monozyten sowie für Defekte der neutrophilen Chemotaxis, womit die gesteigerte Infektionsanfälligkeit der Kranken erklärt werden könnte.

Die Veränderungen an der Haut mit dem typischen weißen Dermographismus sind Ausdruck einer weiteren *Störung der vegetativen Gefäßversorgung*. Hierüber existiert die bislang nicht bestätigte Annahme eines Defektes der α- und β-Rezeptoren, wobei durch eine Störung im cAMP-Adenylzyklasemechanismus neben der erhöhten Reagibilität der Blutgefäße und der Pilomotorik die Bildung von Entzündungsmediatoren in der Haut angeregt wird.

In den 80er Jahren wurde bei Kranken mit atopischer Dermatitis ein *Mangel an δ-6-Desaturase* festgestellt, einem Enzym, das Linolensäure in γ-Linolensäure umwandelt. Daraus wird ein verminderter Anfall von Arachidonsäuremetaboliten, z.B. PGE_1 postuliert. Mangel an diesen Metaboliten hat aber zur Folge, daß es zur Verminderung des intrazellulären cAMP und einer nur geringen Differenzierung von T-Suppressorlymphozyten kommt. Auf diese Weise bekommen die T-Helferlymphozyten ein relatives Übergewicht mit Anstieg des IgE, Steigerung der Histaminfreisetzung wie auch der Vaso- und Bronchokonstriktion. In der Atopikerhaut kommen nachweislich cAMP und γ-Linolensäure in verminderten Mengen vor; darüber hinaus zeigte sich die Milch atopischer Mütter ärmer an γ-Linolensäure als die Milch gesunder Mütter. Der Defekt soll sich praktisch folgendermaßen darstellen:

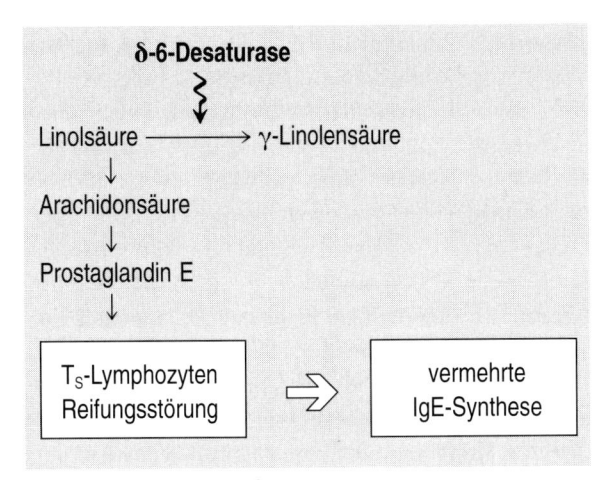

δ-6-Desaturase

Linolsäure ──────→ γ-Linolensäure
↓
Arachidonsäure
↓
Prostaglandin E
↓

| T_S-Lymphozyten Reifungsstörung | ⇒ | vermehrte IgE-Synthese |

Die Hautveränderungen sollen Folge unspezifischer Reize an der prädisponierten Haut des Atopikers sein, aber auch durch die *positiven Reaktionen auf Inhalationsallergene* vermittelt werden, welche üblicherweise eine allergische Reaktion vom Typ I auslösen; dennoch soll der Atopiker mit einer Typ IV-Reaktion reagieren. Experimentell läßt sich nachweisen, daß bei Atopikern nicht nur an den Mastzellen, sondern auch an epidermalen Langerhans-Zellen spezifische IgE-Antikörper exprimiert werden, die mit Inhalationsallergenen eine Verbindung eingehen. Es gelang, spezifische T-Zellen in der Epidermis nachzuweisen, welche über die Ausschüttung von Zytokinen eine Ekzemreaktion auslösen (sog. intraepidermale allergische Ekzemreaktion). Auf der anderen Seite wurde während der letzten Jahre mehrfach belegt, daß eine Urtikaria auch durch Kontaktallergene hervorgerufen werden kann (sog. Kontakturtikaria). Durch geringen Allergendauerkontakt (aerogen?) wird beim Atopiker eine hohe IgE-Produktion aufrechterhalten, womit die Mastzellen zur Degranulation angeregt bzw. leicht provoziert werden.

Bemerkenswert ist, daß Histaminquaddeln bei Atopikern kleiner ausfallen können als bei normalen Vergleichspersonen; auf dieser Basis können Typ I-Reaktionen nur als Rötung mit Pruritus imponieren (sog. *„unsichtbare Urtikaria"*). Nach den zuletzt angeführten Vorstellungen wäre die Histaminausschüttung das Kardinalsymptom der atopischen Dermatitis, eine Meinung, die von anderen Autoren nicht geteilt wird.

9.4 Präzipitations- bzw. Realisationsfaktoren

Zahlreiche Realisationsfaktoren können bei vorhandener atopischer Diathese zum *Ausbruch*, zur *Verschlimmerung* oder zur *Unterhaltung* einer atopischen Dermatitis führen. Die vorhandene

Tabelle 9.3. Realisationsfaktoren und ihre Wirkung bei Atopie

Hohe Temperaturen, niedrige Luftfeuchtigkeit, Hitzestau	▷ trocknen die ohnehin sebostatische Haut weiter aus und begünstigen das Eindringen von Allergenen; die Juckreizschwelle wird herabgesetzt
Physikalisch-chemische Noxen	▷ führen durch chronische Traumatisierung zur Ekzematisation
Typ I-Allergene	▷ Nahrungsmittel- und Inhalationsallergene, ubiquitäre Allergene durch Umweltverschmutzung und Pollenflug (IgE-vermittelt) sind bei Atopie häufig; ihre Bedeutung für das Ekzem ist allerdings noch nicht schlüssig.
Typ IV-Allergene	▷ z.B. Nickelallergie; trotz der gestörten zellulären Immunität häufige Realisationsfaktoren bei Atopie
Psychische Faktoren	▷ können möglicherweise einen Einfluß auf die Entstehung und den Verlauf atopischer Erkrankungen ausüben. Bei Streß könnten neurogene Peptide als Mediatoren zur Stimulation immunologischer Phänomene führen. Nervös bedingtes Kratzen!

Sebostase mit Xerosis, die Schweißdrüsensekretionsstörung und die genannten immunologischen und neurovegetativen Alterationen können den entzündlichen Prozeß an der Haut in Gang setzen.

Neben der bisher noch ausstehenden Antwort, inwieweit die atopische Dermatitis unmittelbar durch Allergenkontakt oder durch immunologische Vorgänge besonderer Art in Gang gesetzt wird, ist beim heutigen Stand des Wissens davon auszugehen, daß das Ekzem oft als *Folge einer irritativen Dauerbelastung bei bestehender Prädisposition der Haut* zu betrachten ist. Derartige Dauerbelastungen können mechanischer Art sein: Beispielsweise führt das ständige Reiben beim Tragen falscher Kleidung und das damit verbundene unablässige Kratzen zu epidermalen Traumen, Ekzematisation, Superinfektion etc.; andere physikalische Noxen, Allergene und psychische Faktoren kommen dazu (s. Tabelle 9.3). In jedem Falle stellen *exogene Irritantien* Präzipitations- bzw. aggravierende Faktoren dar, die für die effiziente Behandlung einer manifesten atopischen Dermatitis unbedingt unterbunden werden müssen.

9.5 Allgemeine Richtlinien für die Behandlung und Betreuung von Atopikern

Eine adäquate Behandlung der atopischen Dermatitis setzt voraus, daß der Arzt sich über das Zusammenspiel der 2 entscheidenden Komponenten im klaren ist, einerseits der genetisch verankerten *atopischen Diathese* und zum anderen der *Realisationsfaktoren*, die die klinische Manifestationsform und den Verlauf der Hauterkrankung steuern. Durch die gestörte zelluläre und humorale Immunität, die Dysregulation der Vasokonstriktion sowie durch die Sebostase, die Xerosis und durch das pathologisch veränderte Schwitzen entsteht die *atopische Diathese*, wodurch die Haut des Atopikers *gegen äußere und innere irritative Reize besonders anfällig wird*. Durch das Zusammenwirken der genetischen Diathese mit den diversen Realisationsfaktoren kommt es zur Auslösung und Unterhaltung des atopischen Ekzems.

Da eine kausale Therapie der Atopie bis heute nicht möglich ist, setzt eine effektive Behandlung florider Hautveränderungen neben einer lokalen symptomatischen Behandlung auch präventive Maßnahmen, vor allem aber die Ausschaltung aller denkbaren Realisationsfaktoren voraus. Ziel dieser Maßnahmen ist eine möglichst lange anhaltende Symptomfreiheit.

Tabelle 9.4. Konzept des Zusammenwirkens von atopischer Diathese, irritabler Haut und unspezifischen Realisationsfaktoren

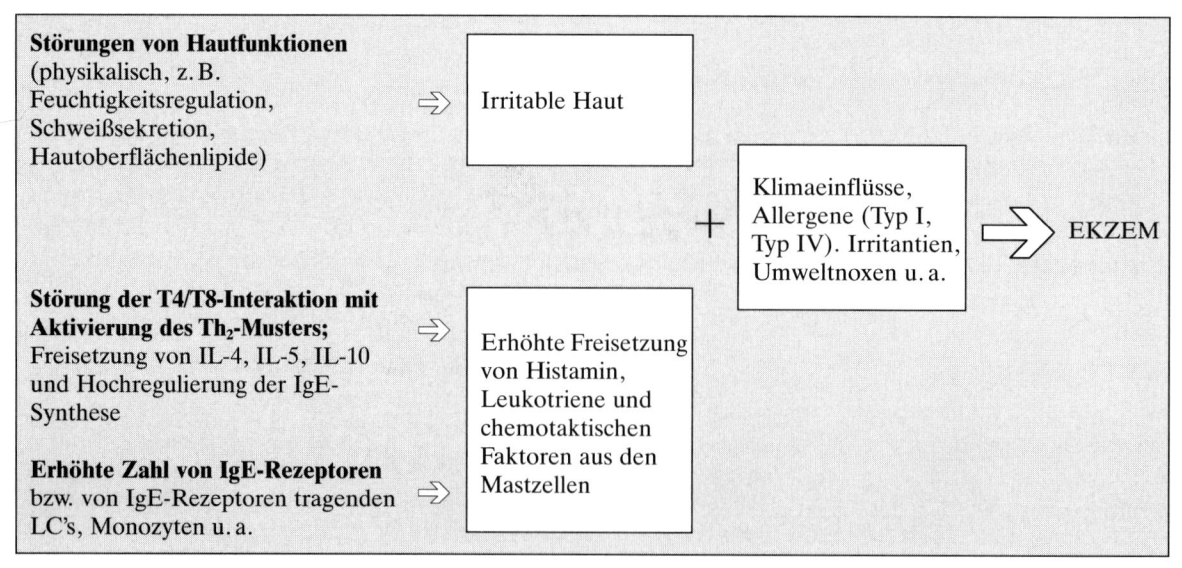

Störungen von Hautfunktionen (physikalisch, z.B. Feuchtigkeitsregulation, Schweißsekretion, Hautoberflächenlipide)	⇒ Irritable Haut		
		+ Klimaeinflüsse, Allergene (Typ I, Typ IV). Irritantien, Umweltnoxen u.a.	⇒ EKZEM
Störung der T4/T8-Interaktion mit Aktivierung des Th$_2$-Musters; Freisetzung von IL-4, IL-5, IL-10 und Hochregulierung der IgE-Synthese	⇒ Erhöhte Freisetzung von Histamin, Leukotriene und chemotaktischen Faktoren aus den Mastzellen		
Erhöhte Zahl von IgE-Rezeptoren bzw. von IgE-Rezeptoren tragenden LC's, Monozyten u.a.	⇒		

Realisationsfaktoren

Physikalische-chemische Noxen
　Temperatur (Hitzestau)
　Niedrige Luftfeuchtigkeit
　Mechanische Friktion und sonstige Irritationen (Wolle etc.)
Allergenreize
　Nickel (andere häufige Kontaktallergene)
　Hausstaub, -milben
　Tierhaare (z.B. Katze)
Lokale und fokale Infekte
　Staphylokokkenbesiedlung, Streptokokkenfozi u. a.
Verstärktes Kratzen durch
　Kaffee, Alkohol, Nervosität
　Andere pruritogene Noxen
Psychogene Reize, Belastungen, Streß

Tabelle 9.5. Diagnostisches Vorgehen zwecks Festlegung der therapeutischen Strategie bei atopischer Dermatitis

Anamnestische Exploration
　Erkennung bzw. Lokalisation der im Einzelfall verantwortlichen Realisationsfaktoren
Blutuntersuchungen
　Standardblutstatus, IgE-Spiegel, Candidatiter; weitere gezielte Untersuchungen
Focussuche
　Untersuchung von Lungen, Nieren, Darm (Röntgenthorax, Urinstatus, Candida- bzw. Darmparasiten); im Einzelfall Virusinfekte, Chlamydien und sonstige Infektionen ausschließen; HNO-ärztliche, augen-, zahnärztliche Untersuchungen bei Verdacht
Nachweis Typ I- bzw. Typ IV-Allergene
　Epikutan- und Scratch-Allergietests auf topische Kontakt- bzw. Inhalationsallergene.
　Zum „screening": Tests auf Haustaub, Hausstaubmilben, Katzenhaare, Nickel
Nachweis von Nahrungsmittelallergien bzw. Intoleranzen
　bei entsprechendem klinisch-anamnestischen Hinweis: diätetische Einstellung
　und Durchführung von:
　Reibetests, Scratch/Prick-Tests, orale Expositionstests (z.B. Acetylsalicylsäure, evtl. gezielte Nahrungsmittelkarenz); bei gezieltem Verdacht RAST-Teste durchführen
Sonstiges
　Bedeutung von Sebostasis, Xerosis und der gestörten Vasoregulation im Einzelfall, Einschätzung der Rolle von Familie, Beruf, Hobbies und Streß zum Zwecke einer gezielten Beratung des Kranken

Grundsätzlich zu unterscheiden ist zwischen der Behandlung der Rhinitis allergica (Heuschnupfen) bzw. des Bronchialasthmas einerseits und einer Dermatitis atopica andererseits. Während beim Heuschnupfen und beim Bronchialasthma, d.h. bei der Typ I-Reaktion, der ätiologische Zusammenhang meist klar ist und positive Hauttestungen eindeutige Hinweise auf den auslösenden Faktor der Erkrankung erbringen, muß bei der atopischen Dermatitis nach unspezifischen Reizen gesucht werden, und die im Hauttest diagnostizierten Allergien bleiben oft ohne erkennbare klinische Bedeutung. Eindeutige Hinweise für die Auslösung eines atopischen Schubes durch Exposition mit einem vorher im Hauttest nachgewiesenen Allergen sind im Schrifttum bislang nur spärlich beschrieben.

Es empfiehlt sich daher, den Patienten hinsichtlich *allgemeiner Verhaltensregeln* und klinisch wie anamnestisch auffälliger Zusammenhänge umfassend zu informieren und dem Einfluß von nachgewiesenen Allergenen einen bedeutsamen, aber keinen überhöhten Stellenwert zukommen zu lassen. Im folgenden wird auf die allgemeinen Verhaltensregeln für Atopiker eingegangen, die sich bei uns bewährt haben.

9.5.1 Raumtemperatur, Hitzestau

Bei latenter oder manifester atopischer Dermatitis ist von höheren Temperaturen abzuraten, da sie die Impulse für den Juckreiz in den Nervenendigungen steigern und vermehrtes Schwitzen sowie Juckreiz auslösen. Insbesondere bei kleinen Kindern und Jugendlichen ist darauf zu achten, daß durch lockere, leichte Kleidung und eher kühler Zimmertemperatur die Entstehung ekzematogener Reize verhindert wird. Hitzestau sollte durch Vermeidung von heißen Bädern, starker körperlicher Anstrengung, zu warmer bzw. schwerer Kleidung, psychischem Streß und hohen Umgebungstemperaturen reduziert werden. Für ausreichende Luftzufuhr in den Wohn- und Arbeitsräumen ist zu sorgen.

9.5.2 Luftfeuchtigkeit

Sie sollte zwischen 40–65 % liegen, um die ohnehin trockene Atopikerhaut vor weiterem Austrocknen zu bewahren. Elektrische Luftbefeuchter zu Hause und am Arbeitsplatz bewähren sich besonders in Räumen mit trockener Fernheizung. Längeres Spaziergehen und Wandern, Aufenthalt im Freien etc. ist zu empfehlen.

9.5.3 Luftverschmutzung, Pollenflug

Verschmutzte Luft durch Abgase und industrielle Umweltbelastung, aber auch Zigarettenrauch, Insektenvernichtungsmittel, Riechstoffe, Öle etc. können als Irritation bzw. als Allergenreize beim Atopiker Rhinitis und Asthmaanfälle hervorrufen und auch zu Ekzemschüben führen, bis zur Erythrodermie. Eine weitgehende Vermeidung dieser Einflüsse ist wünschenswert, kann jedoch in der Realität meist nicht erreicht werden. Jahreszeitliche Einflüsse auf die Atopie hinsichtlich des Pollenfluges sind inbesondere bei der Reaktivierung eines Asthma bronchiale und der Rhinitis allergica, weit weniger jedoch bei der atopischen Dermatitis zu erwarten. Informationsdienste für Pollenflugzeiten etc. sind in mehreren deutschen Städten eingerichtet; ebenso sollte der Pollenallergiker über die Blüteperioden der wichtigsten Heufieberpflanzen informiert sein, um Allergenexpositionen zu vermeiden.

9.5.4 Kleidung, Wäsche

Kleidung sowie Bettwäsche aus tierischem Material (z. B. Wolle, Seide, Leder, Pelze) sollten vom Atopiker wegen der häufigen Unverträglichkeiten gegen tierisches Eiweiß gemieden werden. Angorapullover, -blusen, etc. werden häufig nicht vertragen. Ebenfalls sollte man enganliegende Stoffe meiden, die „kratzen", d.h., die die Haut einer permanenten mechanischen Beanspruchung aussetzen (z.B. rauhe Wolle, rauhe Jeans,

Tabelle 9.6. Industrielle Luftverschmutzung (bei Atopikern: Irritantien, Allergene)

Stickoxyde, Schwefeldioxide (Reizgase)	Schwebstoffe, Schwebstäube, Pollen, Schimmelsporen u. ä.	Kohlenmonoxid, Kohlenwasserstoffe (Benzole, Kresole etc.)

Kunstfaserunterwäsche, -socken, -hemden etc.). Am besten für den Atopiker geeignet ist „farbechte" Kleidung guter Qualität sowie Bettwäsche aus weißem Leinen oder weicher Baumwolle. Die Kleidung sollte immer sauber, bequem und luftig sein. Wärmestau und vermehrtes Schwitzen sollte vermieden werden. Als Unterwäsche ist weiße Baumwollwäsche zu empfehlen; beim Wäschewaschen sollte man auf Bleichmittel und Weichspülmittel verzichten und einen doppelten Spülgang einschalten, um Rückstände aller Art gründlich zu entfernen. Kleidung von Mitbewohnern, die tagsüber mit Staub und Tierhaaren in Berührung gekommen sind, sollten über Nacht im Kleiderschrank verbleiben.

9.5.5 Hausstaub, Hausstaubmilben

Die Berührung mit *Staub* sollte vom Atopiker möglichst vermieden werden; dies gilt für das häusliche Milieu, aber auch für die Auswahl des Arbeitsplatzes. Speziell in der Wohnung sollte auf sog. „Staubfänger", insbesondere in den Schlafräumen, verzichtet werden; dazu gehören Teppiche, besonders Wollteppiche, Plüschmöbel, Vorhänge und Decken. Rigoroses Staubsaugen und feuchtes Aufwischen der Böden, möglichst mit reinem Wasser, sollte am besten in Abwesenheit des Patienten erfolgen. Besondere *Staubsauger mit feuchtem Staubfilter* sind für Hausstauballergiker zu empfehlen.

Die Hausstaubmilbe *Dermatophagoides pteronyssimus* findet man vorwiegend in Federkissen, Matratzen und Decken, in ofenbeheizten Wohnungen und unteren Etagen von Mehrfamilienwohnungen. Spezifische IgE-Antikörper gegen die Milbe sind bei Atopikern häufig nachweisbar. Das eigentliche Allergen ist der *Milbenkot*, dessen Menge mit dem Nahrungsmittelangebot (im wesentlichen abgeschilferte Körperschuppen) und steigender Raumtemperatur sowie fehlender Luftfeuchtigkeit zunimmt. Bei bekannter Hausstaubmilbenallergie empfiehlt sich daher die Verwendung von Viskosekissen und -decken sowie möglichst Vermeidung der o.g. Staubfänger in der Wohnung. Eine Lokaltherapie mit einer *5–10%igen Harnstoffzubereitung* vermindert das Nahrungsmittelangebot für die Milben, und die

Tabelle 9.7. Prophylaktische Maßnahmen bei Atopikern mit positiver Hautreaktion auf Hausstaub, -milben etc.

▷ Entfernung von Teppichen, Vorlagen etc., insbesondere aus den häufig bewohnten Räumen (z. B. Schlafzimmer, Wohnzimmer, Arbeitsräume)
▷ Entfernung von gepolsterten Möbeln oder Vermeidung ihres regelmäßigen Gebrauchs
▷ Verwendung von Bezügen, die für Milben bzw. Milbenallergene undurchlässig sind (insbesondere Bett- und Kissenbezüge)
▷ Wöchentliches heißes Waschen (ca. 50–55 °C) der Bettbezüge
▷ Verwendung von Staubsaugern mit feuchten Staubfang, Vermeidung von Staubeinwirkung im Haus
▷ Verwendung akarizider Präparate

Einhaltung der für Atopiker optimalen Raumtemperatur samt Luftfeuchtigkeit setzt ihre Stoffwechselaktivität herab. Bei nachgewiesener Überempfindlichkeit gegen Hausstaubmilben und schwerem Hautbefall wäre zu empfehlen, bei der nächsten Gelegenheit (Urlaub) die Wohnung einmal gründlich zu lüften und zu reinigen, evtl. unter Verwendung milbentötender Chemikalien (z. B. *Akarosan-Schaum*), die verschiedentlich für die Wohnungen von Atopikern angeboten werden und in Apotheken erhältlich sind.

9.5.6 Tierkontakte

Tierkontakte sind unbedingt zu vermeiden; auf Haustiere mit Fell sollte man möglichst ganz verzichten, insbesondere auf Katzen, Hunde, Kaninchen, Meerschweinchen, Hamster. Aber auch andere Haustiere bringen durch ihre Pflege und Haltung Probleme mit sich. So enthalten z. B. Heu und Futtermittel oft allergene Substanzen, die vom Atopiker schlecht vertragen werden. Der Aufenthalt in einem Stall kann für den Atopiker ein erheblicher Provokationsreiz sein, auch wenn er auf Pferdehaare nicht unmittelbar allergisch reagiert. Obsolet ist eine routinemäßig Hauttestung vor der Anschaffung eines Haustieres, wie z. T. in der Laienpresse empfohlen, da die Überempfindlichkeit sich erst nach einiger Zeit zu manifestieren pflegt und zu diesem Zeitpunkt die Tierhaltung problematisch wird. Eltern müssen ensprechend beraten werden, wenn Kinder bzw. Jugendliche mit Atopie sich eine Katze, ein Meerschweinchen o. ä. wünschen.

9.5.7 Pflanzenkontakte

Zahlreiche Zimmer- und Gartenpflanzen sowie Gras, Büsche und Bäume (Birke, Erle, Eiche, Linde u. a.) können über Pflanzenstaub oder direkten Kontakt häufig zu allergischen, z. T. auch zu toxischen Dermatitiden führen. Auch haben Schimmelpilze, die oft durch Pflanzen in die Wohnung getragen werden, keinen unerheblichen Einfluß auf die Entwicklung und Unterhaltung einer atopischen Dermatitis.

9.5.8 Diätverhalten

Über die Bedeutung der Diät bei der atopischen Dermatitis besteht kein allgemeiner Konsens. Eine generelle Diätempfehlung für Atopiker (etwa „allergenfreie Diät"!) läßt sich trotz aller Bemühungen nicht zusammenstellen. Der Atopiker sollte alles essen dürfen, außer dem, wovon er sicher weiß, daß er es nicht verträgt. Dennoch ist es sinnvoll, *allergenarme (hypoallergene)* Diätzusammenstellungen zu beachten, um Überempfindlichkeiten zu vermeiden. *Pseudoallergische Reaktionen* auf *Konservierungsmittel* (p-Hydroxybenzoesäure, Sorbinsäure, Benzoate), *Antioxidantien* (Butylhydroxyanisol, Butylhydroxytoluol), *Farbstoffe* (Tartrazin, Erythrosin, Amaranth u. a.) und weitere *Zusätze* (z. B. Glutamat) sind zu beachten. Objektivieren lassen sich diese Unverträglichkeiten durch die anamnestischen Angaben sowie durch Intrakutantestungen bzw. mittels RAST-Untersuchung. Oft können jedoch solche Angaben nicht mit Sicherheit gemacht werden, und die im RAST festgestellten Nahrungsmittelallergien sind klinisch nicht reproduzierbar. Aus diesem Grunde sind allgemeine Ratschläge hinsichtlich des Eßverhaltens und die Vermeidung der häufigsten Nahrungsmittelunverträglichkeiten dem Atopiker zu empfehlen. Dazu gehören
scharfe Gewürze, diverse Genußmittel (z. B. Kaffee, Cola), Zitrusfrüchte und ihre Säfte (z. B. Vit-

amin-C-haltige), Fisch, Schalentiere, Tomaten, Nüsse, Erdbeeren, Erbsen, Schokolade und alle stark konservierten Nahrungsmittel, die nur in kleinen Mengen und mit Vorsicht genossen werden dürfen. Stellt ein Atopiker hingegen fest, daß er auf ein spezifisches Nahrungsmittel immer wieder reagiert, so sollte er in Zukunft auf verwandte Produkte der gleichen Art möglichst ganz verzichten. Zurückhaltung sollte allgemein beim Essen von Schweinefleisch geübt werden, da dieses arachidonsäurereich ist und Entzündungsvorgänge in der Haut begünstigen kann.

● Auch die Bedeutung des *Stillens* für das spätere Auftreten einer Atopie beim Kind wird kontrovers diskutiert, zumal die Muttermilch mit Schadstoffen belastet sein kann. Erblich belastete Neugeborene sollten jedoch unseres Erachtens von der Mutter möglichst lange, über ca. 6 Monate, gestillt werden. Dabei ist von der stillenden Mutter zu beachten, daß sie während der Schwangerschaft und der 6monatigen Stillzeit auf potentielle Nahrungsmittelallergene (s. oben) weitgehend verzichtet. Eine *Kuhmilchallergie* kommt gelegentlich vor, ist aber in keiner Weise die Regel bei Kindern mit atopischer Dermatitis. Selbstverständlich müssen Atopiker alle zusätzlichen *pruritogenen Reize* in der Nahrung meiden: Alkohol, übermäßiger Genuß von Kaffee, Tee, Colagetränken, Pfeffer, Paprika, Curry u. ä. Alles in allem wird dem Atopiker eine milde, möglichst nicht chemisch vorbehandelte und gut verträgliche Kost angeraten.

9.5.9 Körperpflege

Eine richtige Körperpflege ist für den Patienten mit atopischer Dermatitis außerordentlich wichtig. Sie ist Teil der therapeutischen Maßnahmen und wichtiger Bestandteil der Krankheitsprophylaxe, weswegen bei der Besprechung der Lokalbehandlung hierauf gesondert eingegangen wird.

9.5.10 Kosmetika, Modeschmuck etc.

Bei Frauen sollte der Arzt überprüfen, inwieweit die Anwendung von Kosmetika, speziell im Gesicht (Make-up, Lippenstift, Lidschatten, Lidstift, Puder, Tages- und Nachtcremes, Masken, Peeling, alkoholische Gesichtswässer, Reinigungsmilch, Parfums, Haarspray, Haarkuren, Haarfärbemittel) eine gleichzeitig bestehende atopische Dermatitis ungünstig beeinflußt. Eine ausführliche Testung auf Kontaktallergien durch Kosmetika etc. ist nützlich. Jungen Frauen sollte man empfehlen, sich so wenig wie möglich zu schminken und nur wenige Körperpflegemittel bzw. Kosmetika zu benutzen. Besonders auf Deodorant- und Haarsprays, die auch als Inhalationsallergene wirken können, ist ganz zu verzichten. Für Männer, die zunehmend mehr kosmetische Präparate benutzen, gilt ähnliches. Hinzu kommt die Frage nach der Verträglichkeit von Rasierschaum, Aftershaves und der Rasiermethode selbst. Man denke auch immer an Unverträglichkeitsreaktionen des Patienten auf Kosmetika des Partners (Parfum, Aftershave etc.), was nicht allzu selten vorkommt. Das Tragen metallener Gegenstände mit unmittelbarem Körperkontakt ist bei Atopie möglichst zu meiden (Uhren, Gürtelschnallen, Jeansknöpfe u. ä.), zumal Kontaktallergien auf Metalle bei Atopikern häufig sind. Auf Modeschmuck etc. (Nickel!) ist zu achten, insbesondere bei Frauen. Die Prävalenz einer Nickelallergie ist bei Atopikern bei weitem höher als bei Nichtatopikern. Bei Frauen korreliert sie unter anderem mit der Häufigkeit durchstochener Ohren für das Tragen von Ohrringen. Davon muß Atopikern abgeraten werden, zumal auch Männer neuerdings Ohrringe tragen.

9.5.11 Nahrungsmittelallergien bzw. -intoleranzen

Echte Nahrungsmittelallergien können zweifellos bei der Auslösung bzw. Unterhaltung einer atopischen Dermatitis eine Rolle spielen; allerdings wird eine genauere Einschätzung ihrer Bedeutung kontrovers beurteilt, nicht zuletzt auch deswegen, weil die klinische Symptomatik nicht genau definierbar ist: Neben Urtikaria und Juckreiz können auch Kopfschmerzen, Kreislaufschwäche, unklare Magen-Darm-Symptomatik u. v. a. auf eine Unverträglichkeit hindeuten. Eine nahrungsmittelbedingte (IgE-abhängige) Urtikaria kommt nachweislich bei Atopikern signifikant häufiger vor als bei Nichtatopikern (8–10 % vs.

Tabelle 9.8. Parameter und Definition einer Nahrungsmittelallergie

Anamnese	leer	Zusammenhang möglich (1- bis 2maliges Auftreten)	Zusammenhang wahrscheinlich (> 2maliges Auftreten)	Zusammenhang eindeutig (regelmäßig)
Hauttests (Scratch/Prick)	∅	+	++	+++ oder stärker
RAST-Test (Klasse)	∅	1	2	3
Punktzahl:	0	1	2	3

Nahrungsmittelallergie: ab 4–5 Punkte (oraler Provokationstest kann gesondert bewertet werden)

1 %). Auf Befragung geben mindestens ⅓ aller manifesten Atopiker an, daß sie zumindest ein Nahrungsmittel nicht „vertragen". Etwa bei 50 % davon ist ein positiver Ausfall zumindest einer der Allergietests zu erwarten. Ein einfacher *Reibetest* kann manchmal aufschlußreich sein und eine ausführliche Testung rechtfertigen *(prick, scratch); orale Expositions-* und *RAST-Tests* müßten folgen, insbesondere beim begründeten Verdacht, daß eine Allergie bzw. Intoleranz auf Ei, Milch und Milchbestandteile, Soja, Fisch, Schalentiere etc. vorliegt. Dennoch bleiben bei einem großen Teil der Kranken alle Tests ohne sichere Aussage, und selbst eine mehrwöchige selektive Nahrungsmittelkarenz bleibt auf das Krankheitsgeschehen *an der Haut* ohne Einfluß. Insofern ist der prädiktive Wert der Tests auf Nahrungsmittelallergien für den Arzt und den Atopiker oft unbefriedigend. In der Tabelle 9.8 wird die Nahrungsmittelallergie nach Anamnese und Ergebnissen der Haut- und RAST-Tests definiert.

Bei nachgewiesener Nahrungsmittelallergie ist neben der gezielten Karenz der Einsatz von *Dinatriumchromoglicicum* zu erwägen (Intal®, Colimune®, s. S. 243), vorzugsweise bei Kindern und Jugendlichen. *Diätetische Empfehlungen* allgemeiner Art sind zwar dem Atopiker hilfreich (s. oben), auf einschneidende Karenzanweisungen sollte man jedoch eher verzichten, wenn eine Nahrungsmittelallergie nach einer vorgegebenen Punktzahl nicht nachgewiesen werden kann. Den generellen Rat, bei belasteten Kleinkindern auf Kuhmilch, Eiweiß etc. wegen des möglichen Verdachtes auf eine Kuhmilchintoleranz gänzlich zu verzichten, halten wir für nicht gerechtfertigt. Angaben von seiten der Eltern über andere „Unverträglichkeiten" sind meist nicht reproduzierbar, ebensowenig sind von einer strikten Diät allein therapeutische Erfolge zu erwarten.

9.5.12 Hyposensibilisierung

Hyposensibilisierungsverfahren haben sich zur Behandlung gesicherter Inhalationsallergien, insbesondere bei der Rhinitis allergica, bewährt. Da sich der Pathomechanismus der atopischen Dermatitis jedoch von dem der Inhalationsallergie unterscheidet, können gleiche Erfolge bei der Hautsymptomatik nicht erwartet werden. In der Therapie der atopischen Dermatitis hat sich die spezifische Hyposensibilisierung daher nicht die gewünschten Erfolge gezeigt. Klinische Beobachtungen zeigen sogar, daß sich ein atopisches Ekzem unter Hyposensibilisierungsbehandlung verschlechtern kann, während sich eine Rhinitis allergica zur gleichen Zeit zurückbildet. So kann bei der atopischen Dermatitis generell nur eine Hyposensibilisierung gegen *ein genau definiertes Allergen*, das sowohl in den Tests (Prick und RAST) reaktiv ist als auch nachweislich in der Anamnese zu Hautreaktionen führt, empfohlen werden.

9.5.13 Psychosomatische Aspekte

Kinder mit atopischen Erkrankungen leiden nicht selten an Aufmerksamkeitsproblemen und zeigen häufiger Unruhe, sozial störende Verhaltensweisen und Erziehungsprobleme als gesunde Kinder.

Eine gesteigerte „emotionelle Sensitivität" wird angenommen. Der erwachsene Atopiker steht durch seine chronische, mitunter stark juckende Hautkrankheit, die seinen Tagesablauf in der Familie, im Beruf und in seinen privaten Beziehungen erheblich beeinträchtigt, unter gesteigertem psychischem Druck. Aus diesen Gründen sind psychosomatische Aspekte bei der Behandlung der Neurodermitis zu berücksichtigen.

Autogenes Training, Entspannungsübungen etc. sind bei manchen Kranken eine durchaus wirksame Maßnahme, um die chronischen Beschwerden der ständig trockenen, juckenden Haut besser verarbeiten zu können. In vielen Fällen können bei Verschlimmerung einige Tage Ortswechsel bzw. Urlaub die Hauterkrankung günstig beeinflussen, wobei auf geeignete klimatische Verhältnisse geachtet werden muß. Oft ist schon nach wenigen Tagen auch ohne intensive Therapie eine deutliche Besserung des Hautbefundes festzustellen. Psychosomatische Gespräche können bei Patienten mit entsprechender Compliance wesentlich zur Besserung der Krankheit beitragen.

In chronischen, schweren Fällen ist im allgemeinen eine stationäre Einweisung anzustreben, damit in wenigen Wochen eine entscheidende Besserung und Stabilisierung des Hautbefundes herbeigeführt werden kann. Gleichzeitig wird man die dafür vorgesehenen bzw. geeigneten Patienten einer psychosomatischen Beratung zuführen. Unruhige Patienten sollten vorübergehend, insbesondere nachts, zur Vermeidung von unbewußtem Kratzen möglichst ruhiggestellt werden. Dabei empfehlen sich neben der Anwendung *sedierender Antihistaminika* (Clemastin, Tavegil®), *Sedativa* wie Alimemazin (Repeltin® Tbl. à 5 bzw. 25 mg) oder Promethazin (Atosil® Drg. à 25 mg, Sirup), das auch bei Kindern gegeben werden kann, oder *niedrigdosierte, kurzwirkende Benzodiazepine* (z. B. Triazolam; Halcion® mite Tbl. à 0,125 mg). Bei manifesten psychischen Störungen, Angstzuständen etc. sollte vor dem Einsatz von Benzodiazepinen eine psychiatrische Exploration und Beratung vorausgehen.

Psychische Konflikte in der Familie bzw. im Berufsleben haben bei der Atopie häufig einen aggravierenden, wenn auch nicht krankheitsauslösenden Effekt; bei einer Exazerbation sollte immer der Ausschluß nichtpsychogener und auch psychogener Faktoren geführt werden. Eine Entspannung der jeweils vorliegenden psychischen Konfliktsituation sollte parallel, wenn nötig unter Einschaltung einer psychosomatischen Mitbetreuung, in die Wege geleitet werden. Die Eltern atopischer Kinder sollten vom Arzt gründlich über die Erkrankung aufgeklärt und entsprechend beraten werden. Auch muß man in jedem Einzelfall überlegen, ob auffällige psychische Belastungen Ursache oder Folge des atopischen Ekzems sind oder beides.

Behandlungen in Form einer *klassischen Psychotherapie* sind allerdings bei Atopie nur in wenigen Fällen im Sinne einer entscheidenden Besserung des Hautzustandes erfolgreich. Neben der lokalen bzw. systemischen Dermatotherapie sind aber alle Maßnahmen wichtig, die darauf abzielen, den Kranken zu beruhigen, Verständnis für seine Erkrankung zu erzeugen und sein Kratzverhalten positiv zu beeinflussen. Oft ist besonders bei jungen Patienten ein ausführliches Gespräch mit der engeren Familie und eine entsprechende Beratung über den Umgang und das Zusammenleben mit dem Kranken außerordentlich hilfreich.

9.5.14 Berufswahl

Die Wahl einer geeigneten beruflichen Tätigkeit ist für den jungen Atopiker von entscheidender Bedeutung (Tabelle 9.9). Auch wenn die ekzematösen Veränderungen abgeklungen bzw. selten geworden sind, bleibt die *Irritabilität der Haut mit der Bereitschaft zur Sensibilisierung* erhalten. Berufe, die mit intensiver Handarbeit verbunden sind, Kontakte mit Chemikalien aller Art, Farbstoffen, Lösungsmitteln, Staub, Pflanzen, exotischen Hölzern etc. voraussetzen und daher eine verstärkte Allergenexposition mit sich bringen, sollten vermieden werden. Saubere Tätigkeiten in frischer Luft oder in staubfreien Räumen sind vorzuziehen. Der Umgang mit Seifen, Waschmittel, Detergentien und der häufige Kontakt mit Wasser ist besonders ungünstig. Ebenso ist von Berufen abzuraten, die durch starke körperliche Anstrengung vermehrtes Schwitzen provozieren und häufig zu Streßsituationen führen (s. auch Kap. 53, S. 1226 ff.).

Tabelle 9.9. Berufe, die für Atopiker ungeeignet sind (Auswahl)

Bäcker (Mehlstaub, Milben)	Melker (Tierkontakte)
Dreher (Lösungen, Chemikalien)	Schloßer (Metalle)
Fliesenleger	Schneider (Textilien, Farbstoffe)
Friseur (Chemikalien)	Steinmetz (Staub)
Gärtner (Pflanzen)	Reinigungsberufe (Chemikalien)
Koch (Gewürze u. a.)	Tierpfleger (Tierkontakte)
Krankenpfleger/-schwester	Verkäufer (diverse Substanzen)
Kürschner (Pelze)	Veterinär (Tierkontakte)
Maler (Farbstoffe, Chemikalien)	Zimmermann (Hölzer, Holzstaub)
Maurer (Zement)	

sowie
Arbeiten in der Gummi-, Holz-, Textil-, Lederindustrie wie auch in allen metallverarbeitenden Berufen

9.6 Lokale pflegerische Maßnahmen

Die entscheidende lokale Maßnahme bei Atopie ist die *Vermeidung weiterer Dehydrierung und eine ständige Fettung der Haut.* In der Regel verordnen wir abends, je nach Verträglichkeit, eine fettende Grundlage (Fettsalbe oder Salbe) und morgens eine Ö/W- oder W/Ö-Emulsion. Hierfür kommen in Frage:

Abendpflege
Fettsalben
(wegen Hitzestau sollten Fettsalben nur in ausgewählten Fällen angewendet werden):
▷ *Eucerinum anhydricum*
 (Wollwachsalkoholsalbe DAB 9)
▷ *Ungt. paraffini*
 (Paraff. liqu. + Paraff. sol. $\overline{aa}$ ad 100,0)
 Stellenweise:
▷ *Ungt. molle DAB 6*
 (Lanolin, Vasel. flav. $\overline{aa}$ ad 100,0)
Salben
(als Standardmedikation besser geeignet)
▷ „*Eucerin mix*"
 (Eucer. anhydr. + Eucer. c. aqua $\overline{aa}$ ad 100,0)
 oder
▷ *Ungt. emulsificans*
 (hydrophile Salbe DAB 9; emulg.
 Cetylstearylalkohol 30,0
 Paraff. dur. 35,0, Vasel. alb. 35,0)
▷ *Bei überempfindlichen Kranken:*
 Vasel. alb. purissimum (ad usum ophthalmicum)

Auf eine regelmäßige Abendpflege ist bei atopischer Dermatitis besonders zu achten. Nicht übersehen werden sollten dabei mögliche Unverträglichkeiten bzw. Sensibilisierungen gegen *Cetylstearylalkohol* (in Eucerinum), *Lanolin* und *Wollwachs*. Auch ein Wärmestau durch übermäßige Anwendung von Fettsalben sollte vermieden werden. Gern werden von den Patienten Originalpräparate, z. B. pH$_5$-Eucerin Salbe®, Linola® Fett, Xeroderm®, Lipocreme Cordes® u. v. a. verwendet, die allerdings in Anbetracht der großen Mengen, die für eine Ganzkörperanwendung benötigt werden, relativ teuer sind. Bei einer Behandlung des ganzen Körpers beim Erwachsenen mit einer Creme bzw. Salbe sind ca. 80–100 g/d erforderlich.

Tagespflege
▷ *Eucerinum c. aqua*
 (Wollwachsalkoholsalbe DAB 9 + Aqua purif. aa ad 100,0)
 oder
▷ *Ungt. emulsificans aquosum*
 (hydrophile Salbe DAB 9 30,0, Aqua purif. 70,0)
 oder
▷ *Basiscreme DAC 1986*
 Rp. Glycerolmonostearat   4,0
  Cetylalkohol   6,0
  Triglyzeride   7,5
  Polyoxyäthylenglyzerolmonostearat 7,0
  Propylenglykol   10,0
  Vasel. alb.   25,0
  Aqua purif.   40,0

Gelegentlich wird den Grundlagen Harnstoff (5–10 %) zur besseren Hydratisierung der Hornschicht beigefügt.
Auch *handelsübliche Externa*, z. B. pH$_5$-Eucerin®-Creme, Lotio, Lotio F, Hydrocreme Cordes®, Wolff Basis-Creme® halbfett oder auch Nivea®-

Milch, -Lotio u. ä., wären für umschriebene Flächen zu erwägen; eine gut verträgliche harnstoffhaltige Präparation ist Laceran® als Lotio oder Creme (3–10 %). Für besonders exponierte Hautareale verschreiben wir gern mehrfach täglich hochwertige Basiscremes und -salben (Dermatop® Basisfettsalbe oder Basiscreme, Neribas® Creme, Salbe oder Fettsalbe, Oleatum® Creme). Cremes haben durch ihren Wasseranteil aufgrund der Verdunstung einen angenehm kühlenden Effekt und wirken leicht entzündungshemmend. Bei sehr hohem Wasseranteil oder bei längerer, häufiger Anwendung kann es hingegen zur Austrocknung durch stärkere Verdunstung kommen.

Bäder und Seifen. Der Atopiker muß längeren Kontakt mit Wasser, der hautaustrocknend wirkt, konsequent meiden. Zur täglichen Hygiene empfehlen wir gern Stückseifen (Eubos® Seife, Oleatum® Seife), darunter vor allem Produkte, die nachfettend bzw. für die Babypflege vorgesehen sind. In den USA werden gern z. B. Alphakeri, Neutrogena, Dove u. ä. verwendet. Dagegen sind *Schaumbäder, flüssige Seifen, Duschgele u. ä. zu meiden*, ebenso wie alkalische und parfümierte Seifen im allgemeinen. Als Badezusatz eignen sich rückfettende Produkte (z. B. Balneum-Hermal®, Ölbad Cordes®, Oleobal®), evtl. mit gesondertem Fettzusatz; derartige Produkte sind gekennzeichnet mit „F" oder als „extra fett". Pflanzliche Fette führen dabei zur Bindung der Feuchtigkeit in der Hornschicht, Paraffinzusatz breitet sich als Film schützend über die Haut aus. Meerbäder mit anschließender Sonnenexposition sind erlaubt, allerdings sollte die Haut danach gründlich eingefettet werden (Tabelle 9.10).

Tabelle 9.10. Medizinische Ölbäder

> Balneovit O®
> Balneum Hermal® (F®, Plus®, mit Teer®[a], mit Schwefel®[b])
> Ölbad Cordes® (F®, Sulfo Ölbad Cordes®)
> Linola®-Fett-Ölbad
> Olatum Öl®
> Oleobal®

[a] Steinkohlenteer 30 %
[b] Schwefel 10 % und Pyrithionzink

Manche erfahrene Therapeuten empfehlen das sog. „Kleopatra-Bad", bestehend aus dem Zusatz von 1 Tasse Milch und 1 Eßlöffel Olivenöl auf eine Kinderbadewanne; in jedem Falle ist es sinnvoll, nach einem Bad die noch feuchte Haut mit einer Pflegecreme (s. oben) zu behandeln. Die Badedauer sollte eher kurz (10 min), die Temperatur eher lauwarm (30°–37°C) sein. Selbstverständlich sind bei akuter, z. T. nässender Ekzematisation Bäder insgesamt ungünstig.

Die meisten nachfettenden Badezusätze enthalten Sojaöl, Paraffin und Palmitoylaskorbinat; das gelegentlich irritierende *Erdnußöl* ist in Balneum Hermal F® und in Ölbad Cordes F® enthalten.

9.7 Therapie der klassischen atopischen Dermatitis

9.7.1 Lokale Behandlungsmaßnahmen

Die Behandlung der atopischen Dermatitis entspricht weitgehend der Lokaltherapie eines gewöhnlichen Ekzems und ist wie diese stadienabhängig. Einen sicheren Erfolg auf die Akuität der Erkrankung versprechen vor allem milde kortikoidsteroidhaltige Salben und Cremes. In Routinefällen gehen wir folgendermaßen vor:

Abends: 1 % Hydrocortisonacetat in Ungt. emulsificans oder Augenvaseline; alternativ: Ichthocortin® fett oder Linola H® fett; nach Abklingen der akuten Symptomatik nochmals vor dem Schlafengehen Liquor carb. detergens (LCD) in weißer Vaseline 5–10 % auftragen. Evtl. „weiche" Kortikosteroide: Hydrocortisonbutyrat, Hydrocortisonaceponat, Prednicarbat u. ä. (für umschriebene Stellen).

Morgens: Salbenreste entfernen (evtl. durch kurzes Abduschen; ggf. milde Seife) und anschließend UVB-Bestrahlung (SUP = selektive UV-Therapie).

Tagsüber: Eucerin mix, Ungt. emulsificans aquosum oder Augenvaseline (Vasel. alb. purissimum), je nach Verträglichkeit und Bedarf 2- bis 3mal/d auftragen. Alternative ist Remederm® Creme (harnstoffhaltig) oder wiederum Ichthocortin fett®, falls der erneute Einsatz einer geringen Cortisondosis (0,4–0,5 %) notwendig erscheint. Exponierte Stellen wie die Hände, evtl. auch das Gesicht, müssen ohnehin mehrfach täglich eingefettet werden (Oleatum® Creme, Xeroderm®, Basodexan® u.a.).

Für stark nässende, oder schuppig-krustöse, superinfizierte Herde können feuchte Umschläge, Farbstofflösungen (Brillantgrün, Pyoctanin 0,5 %), später Keratolytika bzw. Lokalantibiotika notwendig sein. Wir bevorzugen Clioquinol: z.B. Vioform® Lotio 1–3 % oder 3–5 % in Fettgrundlage. Für eine milde lokale Kortikosteroidtherapie eignet sich auch eines der neueren „weichen" Kortikosteroide: *Hydrokortisonbutyrat* (Alfason®), *-aceponat* (Retef®), Methylprednisolonaceponat (Advantan®) oder *Prednikarbat* (Dermatop®), deren Anwendung allerdings für größere Flächen teuer ist. Gern werden von uns bei superinfizierten, ausgedehnten Ekzemen Eigenrezepturen von Triamcinolon 0,025 % mit Vioform® 3 % in Cremegrundlagen verwendet, bis zur Abheilung der akuten Phase. Seltener ist – stellenweise – Triamcinolonacetonid 0,05 oder gar 0,1 % (Volon A® Salbe, Creme) notwendig. Eine Neomycinallergie ist bei Atopikern häufig, und auch die lokale Anwendung von Gentamicin ist selten indiziert.

Stärkere fluorierte Kortikosteroide werden für die längerfristige Anwendung bei den subakutchronischen Verläufen der atopischen Dermatitis nicht empfohlen. Andererseits sollte vor einem *allzu zurückhaltenden Einsatz von milden Kortikosteroiden gewarnt werden.* Vorurteile gegen ihre Anwendung sind weit verbreitet. Im Gegenteil: ihre rechtzeitige Anwendung kann akute Krankheitsschübe kupieren, den Verlauf insgesamt verkürzen und den langfristigen Verbrauch von Kortikosteroiden eher reduzieren. Nichtfluorierte Präparate wie die oben angeführten können über Monate täglich verabreicht werden ohne die Gefahr nennenswerter Nebenwirkungen (z.B. Hautatrophie, Striae, NNR-Suppression). Nach Besserung der akut-entzündlichen Komponente wird die Lokalbehandlung auf *milde Teere* umgestellt, etwa in der Reihenfolge:

- *Ichthyol* (Ammonium sulfichthyolicum) oder *Tumenol ammonium* (milder Schieferteer), 5–10 % in Vaseline oder auch in weicher Zinkpaste auf umschriebene Areale;
- *Liquor carbonis detergens* (LCD; flüssiger Teerextrakt, farblos und geruchsarm), 5–10 %, evtl. bis zu 20 %, in Vaseline bzw. in hydrophiler Cremegrundlage; später LCD pur (kurzfristig);
- *Pix lithanthracis* (ungereinigter Steinkohlenteer), 5–10 %, meist in Pasta zinci oder in weißer Vaseline, selten höher konzentriert (bis zu 20 %, Teer pur).

Derartige Teerpräparate wirken antiphlogistisch und keratoplastisch und eignen sich gut zur intermittierenden Anwendung mit einem milden Kortikosteroid zwecks Abschluß und Stabilisierung der Therapie. *Teerhaltige und teerfreie Grundlagen sollte man in 3tägigem Turnus abwechseln.* Empfohlen wird auch die Anwendung von Teer in Badezusätzen (Balneum Hermal-Öl mit Teer®, 1 × morgens), meist in Verbindung mit einer selektiven UVB-Phototherapie (SUP; ca. 3 × wöchentlich in aufsteigender Dosierung: 30 sec, alle 3–5 Tage steigern bis zu 5 min. UV-Expositionszeit). Längere Teerapplikation auf behaarte Hautareale führt allerdings zum Auftreten einer lästigen *Irritationsdermatitis* bzw. einer *Teerfollikulitis* (sog. Teerakne; Terminalhaarfollikel!), die sich gerade an der trockenen Haut des Atopikers als außerordentlich therapieresistent erweisen kann. Eine echte Überempfindlichkeit gegen Steinkohlenteer ist nach unseren Erfahrungen selten, LCD und Schieferteer werden in der Regel gut vertragen. Eine weitere Nebenwirkung der Teerbehandlung ist *Phototoxizität*; eine *Kanzerogenität* ist bei Menschen umstritten.

Insgesamt stellen die
▷ leicht fettenden, *indifferenten Salben- bzw. Cremegrundlagen*,
▷ die *nichtfluorierten Kortikosteroide*
▷ und eine *milde Teerbehandlung*, evtl. kombiniert mit einer längerfristigen *UVB-Phototherapie*,

die Grundpfeiler der lokalen Behandlung der atopischen Dermatitis dar. Harnstoffhaltige Externa wären eine unterstützende Maßnahme.

Weitere symptomatische Lokaltherapeutika. Gelegentlich wird es notwendig sein, auf das lokale

Antipruriginosum *Thesit*® (Polidocanol) zurückzugreifen. Es hat eine lokalanästhetische bei nur geringer allergisierender Wirkung. Das Präparat wird 3–5 %ig in einer Cremegrundlage verwendet:

    Rp. Thesit® 5,0
        Eucer. anhydricum
        Eucer. c. aqua $\overline{aa}$ ad 100,0

Ansonsten ist Thesit® als Badezusatz in Balneum-Hermal-Öl Plus® enthalten. *Salicylsäure* und *nichtsteroidale Antiphlogistica* (Bufexamac; Parfenac® Fettsalbe) bieten bei der Lokalbehandlung der atopischen Dermatitis nach unseren Erfahrungen keinen besonderen Vorteil. *Harnstoff* soll die Wasserbindungskapazität der Hornschicht erhöhen und auf diesem Wege die Haut des Atopikers pflegen. Darüber liegen bei Neurodermitis mehrere Erfahrungsberichte vor, jedoch fehlen langfristige kontrollierte Studien. Zahlreiche harnstoffhaltige Präparate sind auf dem Markt, z.B. Remederm® Creme, Hydrodexan® S (mit 1 % Hydrocortison) und werden häufig zur Pflege der trockenen Haut des Atopikers mit gutem Erfolg verwendet.

9.7.2 Phototherapie

Eine Phototherapie mit UV-Licht wird im allgemeinen als adjuvante Behandlung der atopischen Dermatitis und zur Hautstabilisierung gegen Ende der sonstigen Behandlung mit Abklingen der akuten Phase durchgeführt. Man unterscheidet zwischen einer Therapie mit einem *selektiven UVB-Spektrum* (SUP), Kombinationen von *UVB* mit *UVA*, *PUVA* und neuerdings auch eine Monotherapie mit „*High-dose*"-*UVA*. Nachteilig ist die stärkere Austrocknung der Haut des Atopikers und das erhöhte Krebsrisiko.

Der *Wirkungsmechanismus* der Phototherapie auf die atopische Dermatitis ist noch weitgehend unerforscht. Bekannt ist, daß UVB-Licht zu einer Hemmung zellvermittelter Immunantworten, insbesondere durch zahlenmäßige Reduzierung bzw. Aktivitätsminderung der Langerhans-Zellen führt. Auch weisen neuere Untersuchungen darauf hin, daß UVB die ICAM-1-Expression auf menschlichen Keratinozyten deutlich hemmt und somit zu einer Unterdrückung von Entzündungsreaktionen in der Haut führen kann. Möglicherweise spielen auch antimikrobielle Effekte eine Rolle. Über eine spezifische Wirkungsweise der PUVA- und der alleinigen UVA-Bestrahlung auf die atopische Dermatitis liegen bis heute keine genauen Informationen vor. Eine Vorstellung geht dahin, spezielle Wirkungen des hochdosierten UVA-Lichtes auf die IgE-tragenden Langerhans-Zellen als Wirkmechanismus anzunehmen.

Vor Einsatz der Behandlung sollten photosensibilisierende Medikamente abgesetzt werden. Eine augenärztliche Voruntersuchung ist empfehlenswert. Kinder im Vorschulalter eignen sich weniger zur Phototherapie, da aufgrund ihrer Unruhe eine genaue Strahlendosierung schwierig ist. Patienten vom Hauttyp I können bereits bei niederen UV-Dosierungen schwere, langanhaltende Erytheme entwickeln, so daß therapeutisch wirksame Dosen oft nicht erreicht werden. Kontraindiziert ist der UV-Einsatz bei gleichzeitig vorliegenden lichtprovozierbaren Dermatosen.

■ *Selektive UVB-Phototherapie (SUP).* Die Anfangsdosierung der *SUP-Bestrahlung (vorwiegend 290–320 nm)* sollte der individuellen minimalen Erythemdosis (MED) für den UVB-Bereich entsprechen. Bei der 2. Sitzung sollte die MED um 50 %, bei der dritten Sitzung um 40 % und im folgenden um 30 % gesteigert werden. Angestrebt werden mindestens 3, besser noch 5 Bestrahlungen pro Woche. Bei unerwünschtem Auftreten eines starken Erythems ist die Behandlung zu unterbrechen und ggf. mit topischen Kortikoiden zu behandeln. Nach Abklingen des Erythems sollte dann wieder mit 50 % der letzten Dosierung fortgefahren werden. Bei mehrtägiger Unterbrechung der Therapie ist ebenfalls wieder mit der Hälfte der zuletzt verabreichten Dosis weiterzubehandeln.

Nebenwirkungen sind eine evtl. Dermatitis solaris durch Überdosierung sowie das Risiko der Entwicklung epithelialer, möglicherweise auch melanozytärer Neoplasien. Das Abdecken des Gesichtes und der Genitalgegend bei der Bestrahlung wird empfohlen.

Neuerdings wurden Lampen mit einem *Schmalspektrum-UVB* (um 312 ± 2 nm) bei schwerer atopischer Dermatitis empfohlen, doch liegen darüber noch keine ausreichenden Erfahrungen vor.

■ *Kombination von UVB- mit UVA-Strahlen (UVAB-Therapie).* Neuere Untersuchungen lassen annehmen, daß eine Kombination von UVB *(300 ± 5 nm)* mit *UVA (350 ± 30 nm)* einen besseren Effekt auf die Abheilung der atopischen Dermatitis hat als UVB- bzw. SUP-Bestrahlung allein. Auch scheint der kurative Langzeiteffekt hierbei günstiger zu sein. Dennoch ist auch diese Behandlungsvariante in der Regel nicht als Monotherapie, sondern als adjuvante Maßnahme zur lokalen Kortikoidsalbenapplikation einzusetzen. Die simultane Bestrahlung des Patienten erfolgt durch 2 verschiedene Lichtquellen in der gleichen Kabine. Zu Beginn der Behandlung wird wiederum die MED bestimmt und mit 80 % der MED die erste Bestrahlung begonnen. Die UVA-Anfangsdosis sollte dabei ca. 3 J/cm^2 und die UVB-Anfangsdosis 0,02 J/cm^2 betragen. Die Fortführung der Bestrahlung erfolgt analog der Vorgehensweise bei SUP. Die Dosissteigerung entspricht für beide Bestrahlungsarten der Anfangsdosierung und sollte bis zu einer maximalen Dosierung von 6 J/cm^2 für UVA und 0,18 J/cm^2 für SUP fortgeführt werden.
Nebenwirkungen sowie Kontraindikationen entsprechen denen der SUP-Therapie.

■ *„High-dose"-UVA$_1$.* Hierbei handelt es sich um eine neuere Variante, bei der mit sog. UVA$_1$, d. h. UVA-Strahlung im langwelligen Bereich von 340–440 nm in hoher Dosierung bis zu *140 J/cm^2 pro Sitzung*, bestrahlt wird. Dazu sind besondere Lichtquellen erforderlich; die Bestrahlungsdauer beträgt ca. 30 min. Es wird berichtet, daß bereits nach 6–9 Sitzungen mit einem deutlichen therapeutischen Erfolg zu rechnen ist (bis zu 50 % Besserung) und daß diese Bestrahlungsart in einigen Fällen evtl. auch in Form einer Monotherapie erfolgreich sein könnte. Wegen der exorbitant hohen UVA-Dosen, deren Langzeitnebenwirkungen noch völlig unübersehbar sind, halten wir es jedoch für unbedingt notwendig, derartige Bestrahlungsmaßnahmen allenfalls auf die akuten Phasen schwerer, generalisierter Fälle und ihre Durchführung als experimentelle Therapie auf wenige universitäre Zentren zu beschränken. Das Verfahren ist als akute Interventionsmaßnahme über kurze Zeit aufzufassen. Genauere Studien über längere Zeiträume stehen noch aus.

Ein Wirkungsmechanismus ist nicht bekannt, eine Minderung von Entzündungsmediatoren einschl. Interferon-gamma über die Lichteinwirkung wird vermutet.

■ *PUVA.* Eine Therapie mit PUVA ist u. E. nur bei exazerbierter atopischer Dermatitis indiziert, bei der Kontraindikationen gegen den Einsatz von Kortikosteroiden bestehen. Dabei ist das Ansprechen der Erkrankung recht gut, doch der Einsatz von PUVA bis zum Erreichen eines stabilen Behandlungserfolges erfordert im allgemeinen doppelt so viele Sitzungen, wie sie beispielsweise bei der Psoriasis notwendig sind. In einer neueren Studie wurde die notwendige, mittlere kumulative UVA-Dosis mit 1118 J/cm^2 und die mittlere Zahl der notwendigen Sitzungen bei Kindern mit 59 angegeben. Rasches Absetzen ist oft mit einem „Rebound-Phänomen" verbunden.
Der Einsatz von PUVA bei jüngeren Individuen mit Atopie setzt das strikte Beachten der bekannten Richtlinien und entsprechende Voruntersuchungen voraus. Gerade bei jüngeren Patienten ist die Indikationsstellung aufgrund der noch unbekannten Langzeiteffekte äußerst zurückhaltend zu stellen. *Kontraindiziert* ist die Therapie bei Frauen mit Kinderwunsch und Gravidität sowie bei Leber- und Nierenerkrankungen (s. S. 274).

9.7.3 Systemische Behandlung

Der Einsatz systemischer Pharmaka bei atopischer Dermatitis blieb bisher unbefriedigend. *Systemische Kortikosteroide* sind durchaus effektiv, aber sie wirken bekanntlich symptomatisch und sind als Dauerbehandlung nicht geeignet. Allenfalls in akuten Phasen einer schweren Neurodermitis wird man darauf kurzfristig zurückgreifen müssen: Prednisolon 30–60 mg/d über 2–3 Wochen in absteigender Dosierung. Alternativ käme Triamcinolonacetonid als i.m.-Injektion (Volon A® 40 mg) in Frage, vor allem während akuter Phasen (z. B. Pollenflug).

■ Wirksame *Antihistaminika* sind als zusätzliche antipruriginöse Begleitmaßnahmen notwendig, obwohl der Pruritus bei atopischer Dermatitis eher durch die Trockenheit der Haut, Sebostase etc. und weniger oder kaum durch Histaminfreisetzung hervorgerufen wird. Nicht zuletzt aus diesem Grunde bevorzugen wir zentralsedierende Präparate der ersten H_1-Antagonistengeneration wie *Clemastin* und *Dimetinden* (Tavegil®, Fenistil®), zumindest während der Einleitung der sonstigen Lokalbehandlung. H_2-Antagonisten allein haben sich nicht bewährt. Die Kombination von H_1- + H_2-Antagonisten kann versucht werden. Selbstverständlich sind dann andere zentral wirkende Pharmaka und Alkohol zu meiden. Längerfristige Anwendung von Clemastin und Dimetinden ist auch bei Kindern bzw. Jugendlichen möglich, z.B. als Sirup bzw. Lösung (ca. 20 Fenistil® Tropf. = 1 mg Dimetinden; *cave:* Parabene als Konservierungsmittel!).

Vorzugsweise werden derartige Präparate unter stationären Bedingungen verabreicht. Bei ambulanten Kranken ist die Fahrtüchtigkeit eingeschränkt, so daß sie nur als Nachtmedikation in Frage kommen. Die neue Generation der nichtsedierenden Antihistaminika wie die bekannten *Astemizol, Loratadin, Cetirizin* (Hismanal®, Lisino®, Zyrtec®) haben einen sehr guten bis guten Effekt auf die Typ I-Reaktionen (allergische Rhinitis etc.), sind aber als Antipruriginosa nach unseren Erfahrungen eher schwach wirksam. *Terfenadin* (Teldane® Tbl. à 60 mg, Teldane® Forte Tbl. à 120 mg) und *Ketotifen* (Zaditen®) können versucht werden, evtl. in Kombination mit H_1-Antagonisten der ersten Generation zur Nacht. *Tritoqualin* (Inhibostamin® Tbl. à 100 mg, Tropfen) hemmt die Histidindekarboxylase und verhindert die Histaminsynthese. Es ist gut verträglich und hat sich bei der Langzeittherapie der Pollinosis und des Pruritus durchaus bewährt (bis zu 3- bis 4mal 1 Tbl./d).

■ *Promethazin* (Atosil® Drg. à 25 mg) oder *Alimemazin* (Repeltin® Tbl. à 5,25 mg, Theralene® Tropfen) wirken stärker sedierend, anticholinerg und auch antihistaminisch an den H_1-Rezeptoren. Abendliche Gaben führen im allgemeinen zu gutem Durchschlafen und zur Reduktion des unbewußten Kratzens (evtl. auch als Suppositorien). Für Kinder und Kleinkinder stehen auch Tropfen und Sirup zur Verfügung (Promethazin), sollten aber nur mit erhöhter Vorsicht appliziert werden. In angelsächsischen Ländern werden oft als starke Antipruriginosa *Hydroxyzin* (Atarax®, ™) und *Doxepin* (Aponal®, Sinquan®, Sinequan™) eingesetzt.

■ *Chloralhydrat* (Chloraldurat®, Chloralhydrat-Rectiole Miniaturklistier) wirkt bei Kindern und älteren Menschen besonders gut zur Kupierung kurzfristiger Erregungszustände oder zur Vermeidung von Streßreaktionen, z.B. bei bevorstehenden schmerzhaften Untersuchungen (Chloraldurat® rot, 1–4 Kaps. à 250 mg). Als Durchschlafmittel finden dünndarmlösliche Kapseln Anwendung (Chloratdurat® blau).

■ *Benzodiazepine* können ebenfalls als Sedativa, insbesondere bei Erwachsenen, eingesetzt werden. Hier ist zu unterscheiden, ob lediglich ein ruhiges Durchschlafen oder eine Sedierung über längeren Zeitraum erzielt werden soll. Zur Behandlung von Ein- und Durchschlafstörungen sollten kurzwirkende Benzodiazepine verwendet werden. An dieser Stelle seien genannt Oxazepam (Adumbran®, Praxiten®), Lormetazepam (Noctamid®) und Triazolam (Halcion®). Aber auch viele andere kurzwirkende Präparate (HWZ < 10 h), die hier nicht alle aufgeführt werden können, eignen sich bei dieser Indikation. Zur mehrtägigen Behandlung sollten eher langwirkende Benzodiazepine (HWZ > 10 h) wie Diazepam (Valium®, Tranquase® u.a.), Chlordiazepoxid (Librium®, Multum®), Clobazam (Frisium®), Bromazepam (Normoc®, Lexotanil® u.a.) zum Einsatz kommen. Auch weitere, hier nicht genannte Präparate dieser Gruppe können gut eingesetzt werden. *Benzodiazepine dürfen nicht über einen längeren Zeitraum und schon gar nicht ohne ärztliche Kontrolle gegeben werden.* Bei Dauergebrauch kann es zu psychischer und physischer Abhängigkeit kommen. Kontraindiziert ist die Gabe bei Berufskraftfahrern, Lokomotiv- oder Flugzeugführern oder Personen mit vergleichbarem Beruf, da es, insbesondere im Zusammenhang mit Alkohol, zu erheblicher Wirkungssteigerung kommen kann.

■ *Cromoglicinsäure* (Dinatrium cromoglycicum, DNCG; Colimune® Kaps. à 100 mg, Colimune® S 100, S 200 Granulat) wird vor allem bei Kindern mit Nahrungsmittelallergien oral eingesetzt. Das

Präparat hemmt die Histaminfreisetzung und hat am ehesten einen Wert, wenn es in den symptomfreien Phasen des Atopikers als Dauermedikation gezielt gegeben wird; indiziert ist es bei Kranken mit nachgewiesenen Nahrungsmittelallergien zum Zwecke der Prävention. Notwendig ist allerdings eine relativ hohe Dosis (2 × 4 Kaps./d), bei Kindern 20–40 mg/kg KG; als Granulat bis zu 4 × 1 Beutel à 200 mg/d.

■ *Zink*mangelzustände können offenbar bei Atopikern vorkommen. Die Frage, ob dies auf mangelnde Ernährung oder erhöhten Verbrauch zurückzuführen ist, konnte bis heute nicht mit Sicherheit beantwortet werden. Bei schweren Verläufen wäre eine Substitutionsbehandlung mit Solvezink® (3 × 1 Brausetbl. à 200 mg Zinksulfat) unter Kontrolle des Zinkspiegels im Blut zu erwägen.

■ *γ-Linolensäure* (Epogam®, Efamol®, Glandol® Kaps. à 500 mg) wurde zur Behandlung der atopischen Dermatitis eingeführt, ihre Wirksamkeit ist aber keinesfalls erwiesen. Bereits seit den 30er Jahren sind Öle mit hohem Gehalt an γ-Linolensäure bekannt; sie werden aus Extrakten der Nachtkerze, der schwarzen Johannisbeere etc. gewonnen. Vor 60 Jahren wurden sie kurze Zeit bei der Behandlung der atopischen Dermatitis eingesetzt, gerieten aber nach der Einführung der topischen Steroide schnell wieder in Vergessenheit. Zu Beginn der 80er Jahre haben plazebokontrollierte Doppelblindstudien wahrscheinlich gemacht, daß sich nach oralen Gaben des γ-Linolensäurereichen Nachtkerzenöls der Juckreiz sowie die Ausdehnung und Schwere der atopischen Dermatitis signifikant bessern. Spätere Untersuchungen ließen die Vermutung aufkommen, daß bei Atopie eine Aktivitätsminderung der Delta-6-Desaturase bestehe und somit ein *Mangel an γ-Linolensäure*. Ebenso fand sich in der Milch von Müttern von Atopikerkindern ein niedrigerer Gehalt an langkettigen ungesättigten Fettsäuren. Ähnlich günstige Effekte wurden durch die Applikation von *Eikosapentaensäure* mitgeteilt. Weitere Studien zur abschließenden Beurteilung derartiger Befunde stehen jedoch noch aus, so daß eine orale Behandlung der atopischen Dermatitis mit derartigen Präparaten nicht als allgemein etabliert gilt. In einer neueren plazebokontrollierten Studie an 123 Patienten mit Nachtkerzenöl fanden die Autoren „keine Wirkung bei der atopischen Dermatitis". Auch in einer weiteren Studie an 28 Kindern, die über Wochen Borretschöl (Glandol® 4 × 1 Kaps./d) bekamen, fand sich kein Unterschied zu Plazebos. γ-Linolensäure wird auch zur *Substitution* während der Schwangerschaft bzw. während der Stillzeit atopischer Mütter zur *Prävention* empfohlen. Die eigenen Erfahrungen mit derartigen Präparaten sind insgesamt nicht überzeugend, allerdings ist die Zahl der von uns behandelten Kranken noch zu gering, um eine definitive Aussage zu treffen. Interessant dürfte die neuerdings lokale Applikation von Cremes mit 20%igem Nachtkerzenöl sein (Laceran®, Nioled®).

Tabelle 9.11. Synopsis einer therapeutischen Empfehlung bei atopischer Dermatitis

▷ **Gründliche Beratung und Prophylaxe**
Beratung im Hinblick auf Hautreinigung, Kleidung, Diät, Beruf, Hobbies, Streß, u. v. a. und sorgfältige *Prophylaxe* durch Vermeidung von Haustieren, gute Belüftung der Wohnräume, feuchtes Abwischen und Vermeidung von Teppichböden, Verwendung polyurethanbeschichteter Bettwäsche etc.

▷ **Lokalbehandlung**
Morgens: Teerbad und UVB
Tagsüber: nachfettende Cremes oder Salben (mehrfach), je nach Hautqualität bzw. Bedarf
Abends: Hydrocortisonhaltige Rezepturen (oder eine der neueren „weichen" Kortikosteroidcremes)

▷ **Systemische Behandlung**
Orale Kortikosteroide nur bei Bedarf während schwerer, akuter Phasen; Antihistaminika, evtl. in Kombination mit Mastzellstabilisatoren; bei vorliegender Indikation Antibiotika, möglichst gezielt. Zur Nacht: sedierende Maßnahmen, evtl. Tranquilizer. Bei Nahrungsmittelallergien bzw. -intoleranzen: Diät, evtl. Cromoglicinsäure

Erwachsene sollen z.B. 2 × 4–6 Epogam® Kaps./d, Kinder im Alter von 1–12 Jahren 2 × 2–4 Kaps./d nach den Mahlzeiten mit viel Flüssigkeit einnehmen. Für Kinder kann man die Kapseln auch aufbrechen und mit Flüssigkeit (z.B. Milch) verdünnen. Ein Erfolg soll bis zu mehreren Monaten auf sich warten lassen. Nebenwirkungen können gelegentliche Übelkeit und Kopfschmerzen sein. Relativ kontraindiziert ist das Präparat bei Patienten, die Phenothiazine einnehmen, da die Kombination zu epileptischen Anfällen führen kann.

9.7.4 Antibiose bzw. Fokussanierung

Eine längerbestehende atopische Dermatitis ist erfahrungsgemäß großflächig mit Staphylokokken besiedelt und sollte – evtl. nach Antibiogramm – mit Lokalpräparaten oder systemisch gründlich und konsequent behandelt werden. Aus unserer Sicht ist dies eine wichtige Regel, die immer wieder vergessen wird. Für die intertriginösen Räume eignen sich gut *Farbstofflösungen* (Triphenylmethane: z.B. Brillantgrün 1 % wäßrige Lösung), *Clioquinol* (Vioform®) 1 % in Lotio oder Creme, wenn notwendig auch *Gentamycin* (Refobacin®, Sulmycin®) oder *Fusidinsäure* (Fucidine®). Eine systemische Antibiose ist bei ausgedehnten Superinfektionen nach Antibiogramm angezeigt (Erythromycin, Doxycyclin u.a.).
Langanhaltende fokale Infekte, insbesondere durch Streptokokken, können über die antigene Wirkung ihrer Toxine eine atopische Dermatitis triggern oder unterhalten. Bei hartnäckigen, schweren Verlaufsformen lohnt es sich, derartige Infekte gezielt zu behandeln bzw. eine Ausschlußdiagnostik durchzuführen und vorhandene Foci medikamentös oder operativ zu sanieren. Gern verwenden wir zu diesem Zweck *Amoxicillin* (Clamoxyl® Kaps. à 500 mg) in Verbindung mit *Flucloxacillin* (Staphylex® Kaps. à 500 mg), evtl. auch parenteral, über 5–10 Tage im Rahmen einer stationären Behandlung. Erythromycin, Tetracycline und Cephalosporine, darunter auch Cefadroxil (Bidocef®), dem eine IgE-senkende Eigenschaft nachgesagt wird, kommen auch in Frage.

9.7.5 Elimination anderer Begleitkrankheiten

Krankheitsbilder, die *potentiell pruritogen* sind, sollten als Auslöser mechanischer Hautirritationen während einer gründlichen stationären Behandlung einer ausgedehnten atopischen Dermatitis möglichst erfaßt und behandelt werden. Es sind dies im wesentlichen: Diabetes mellitus, Hepatopathien, biliäre Erkrankungen, Niereninsuffizienz, Hyperthyreose, Lymphome, hormonelle Dysregulationen in der Menopause, Neoplasien, Polycythaemia vera, Parasitosen, Tinea u.a. Aber auch an die pruritogene Wirkung von einigen Medikamenten sollte man denken und diese gegebenenfalls durch andere ersetzen.

9.7.6 Klimakuren

Kuren in Europa im Hochgebirge (über 1500 m) und an der See (insbesondere Nordsee und Mittelmeer) haben oft einen bemerkenswert günstigen Einfluß auf die atopische Dermatitis, ohne daß ein bestimmter Grund direkt verantwortlich gemacht werden kann. Spezielle Kurkliniken kommen hierfür in Frage; die Kosten werden bei vorliegender Indikation in der Regel von den Krankenkassen in Deutschland übernommen. Während einer Klimakur kann in vielen Fällen auf Kortikoide verzichtet oder ihre Dosis reduziert werden. Nach Absetzen kann ein langes symptomfreies Intervall eintreten, das nur durch präventive und pflegerische Maßnahmen begleitet werden muß. Häufige und regelmäßige Kuren können in manchen Fällen zu dauerhaften Besserungen führen. Zu bedenken ist dabei jedoch auch die Abnahme der Beschwerden des Atopikers mit zunehmendem Alter. Über allgemeine Richtlinien zur Körperpflege, Bäder etc. s. S. 208 ff.
Als Gründe für die Wirksamkeit einer Klimakur können die *Allergenarmut* bzw. der *Allergenwechsel* und das *Fehlen häuslicher Realisationsfaktoren*, d.h. der Milieuwechsel, genannt werden. Auch die erhöhte Luftkonvektion trägt zur günstigen Beeinflussung der Erkrankung bei. Eine hohe *UV-Bestrahlung* und häufige Aufenthalte im Freien haben einen zusätzlichen Effekt, vielleicht auch der *unspezifische Reiz des Klimawechsels* auf das vegetative Nervensystem (Tabelle 9.12).

Tabelle 9.12. Charakteristika des Höhenklimas
(z.B. Schweiz, > 1500 m)

> ▷ **Zunahme der Globalstrahlung** (Sonnen- und Himmelsstrahlung, 10–20 % Zunahme/1000 m Höhenzunahme); hohe Sonnenscheinstundendauer/Jahr (UVB und UVA)
> ▷ **Niedriger Luftdruck** (bei geringerem O_2-Partialdruck)
> ▷ **Hohe Lufttrockenheit**
> ▷ **Niedrige Lufttemperatur**
> ▷ **Luftreinheit** durch nur geringe Staub- und Allergenbelastung (Pollen, Schimmelpilzsporen) und minimalem Gehalt an Reizgasen (Schwefeldioxide u. a.). Milben sind ab > 800–1000 m Höhe kaum noch vorhanden.

Psychisch ist der Patient von häuslichen Streßfaktoren abgeschirmt. Er kommt in einer Kurklinik mit anderen Menschen zusammen und kann mit Leidensgenossen und Ärzten seine Probleme und Erfahrungen austauschen. Auf diese Weise ist es ihm möglich, nützliche Informationen über den Umgang mit seiner Erkrankung zu sammeln, die sich günstig auf die *Compliance* bei der weiteren Betreuung durch seinen Arzt am Heimatort erweisen können und auch zu einer besseren Ausnutzung der empfohlenen Behandlungsmaßnahmen führen.

9.8 Experimentelle Behandlungsansätze

In neuerer Zeit konnte eine Reihe weiterer Pharmaka, darunter diverse Immunmodulatoren, bei der Behandlung der atopischen Dermatitis geprüft werden. Keines dieser Präparate hat jedoch einen Stand erreicht, der seine Einführung in die Routinebehandlung auf absehbare Zeit erhoffen läßt.

Oxatomid (Tinset® Tbl. à 30 mg) ist ein antiallergisch wirksamer Kalziumblocker, der offenbar die Mastzellen langfristig stabilisiert und Typ I-Reaktionen (einschl. Pollinosis, Urtikaria) weitgehend unterbinden soll. Sein Wert bei atopischer Dermatitis ist umstritten, wird aber von manchen Autoren nachhaltig empfohlen. Ähnlich verhält es sich mit *Nedocromil* (Tilade®; nur als Suspension zur Inhalation erhältlich).

Cyclosporin A (Sandimmun®, oral 5 mg/kg KG/d) zeigte in einigen Studien einen raschen klinischen Effekt, obwohl die Prick-Tests auf Inhalationsallergene und der IgE-Spiegel bei den behandelten Kranken unverändert blieben und ebenso rasch Rezidive auftraten. Möglicherweise könnte Cyclosporin A in therapierefraktären Fällen schwerer Neurodermitis kurzfristig Verwendung finden. Die Hautveränderungen gehen nach 4–6wöchiger Behandlung zu 80–90 % zurück, ein Reboundeffekt ist jedoch nach Absetzen regelmäßig zu erwarten, so daß eine Erhaltungsdosis von 2–4 mg/kg KG/d für die Vermeidung von Rückfällen notwendig erscheint. Pruritus und Schlafstörungen sollen sich darunter bessern. Die eigenen Erfahrungen bei schwerer Neurodermitis mit dem Ziel, die Cortisondosis zu reduzieren, blieben jedoch auf die Dauer insgesamt unbefriedigend, so daß wir diese medikamentöse Behandlung nicht empfehlen können. Gerade für eine ausgesprochen chronische Erkrankung wie die Neurodermitis erscheint uns die Anwendung von Cyclosporin A kaum angebracht. Selbst die orale Einnahme in niedriger Dosis (5 mg/kg KG/d) ist ohne regelmäßige Kontrolle der Blutspiegelwerte kaum zu vertreten.

Interleukin-2 (10–50 000 U/kg KG i.v. alle 8 h) scheint Remissionen herbeizuführen, doch die zahlreichen intolerablen Nebenwirkungen lassen seine Anwendung nicht zu. Die Rolle von IL-4 auf die IgE- bzw. IgG-Produktion bei atopischer Dermatitis wird zur Zeit geprüft.

Thymopentin (Timunox® Inj. à 10, 100 mg) ist ein Medikament, das bei Immunmangelzuständen eingesetzt wird und in einer kürzlich durchgeführten kontrollierten Doppelblindstudie nach 6 Wochen eine Besserung brachte. Das Präparat ist allerdings teuer und die Behandlung umständlich (s. spez. Gebrauchsanweisung).

Interferone (rIFN-α, rIFN-γ) sind offenbar in der Lage, die IgE-Synthese zu reduzieren; insbesondere rIFN-γ (0,01, 0,05, 0,1 mg/m² über 6 Wochen) zeigte bei atopischer Dermatitis mit erhöhtem IgE auch klinisch einen guten Effekt, während rIFN-α bei 2 Patienten nach einer Dosis von 3 × 6 Mio. IE/wöchentlich über 12–14 Wochen wirkungslos war. In einer plazebokontrollierten Studie bekamen 40 Atopiker 0,05 mg/m² rIFN-γ über 12 Wochen, und 45 % davon zeigten über 50%ige Besserung nach Ansicht der behandelnden Ärzte, im Vergleich zu 21 % der

Kranken in der Placebogruppe. Erythem, Juckreiz und Zahl der Eosinophilen nahmen ab, nur milde Nebenwirkungen traten auf. Möglicherweise könnte rIFN-γ bei schwerer Atopie intermittierend eingesetzt werden. In Deutschland ist es als Polyferon® (20, 50 µg s.c. Inj.) in Deutschland zur Behandlung der chronischen Polyarthritis zugelassen.

Andere Möglichkeiten sind neue *Phosphodiesteraseinhibitoren*, neue *Ca^{++}-aktive Substanzen* etc., die die Funktion der Entzündungsmediatoren beeinflussen konnten.

Auch Injektionen autologer *Antigen-Antikörper-Komplexe* der Hausmilbe *Dermatophagoides pteronyssimus* wurden über 1 Jahr therapeutisch appliziert, anscheinend mit gutem Erfolg; die Besserung trat nach 3- bis 4monatiger Behandlung auf, 2/10 Patienten zeigten komplette, 8/10 partielle Remission. Nach 2 Jahren Nachbeobachtung waren 5 Patienten symptomfrei, 3 hatten ein leichtes Rezidiv. Eine Minderung des spezifischen IgE war bei 7/8 Patienten festzustellen, die in klinischer Remission waren. Auch in einer neueren Doppelblindstudie an 24 Patienten mit atopischer Dermatitis, die auf die Hausmilbe positiv waren, erwies sich die Injektionstherapie als günstig. Dementsprechend wird zur Zeit eine *Hyposensibilisierungsbehandlung* bei atopischer Dermatitis von vielen Therapeuten erwogen.

Einige vorläufige Erfahrungen liegen bei schwer erkrankten Atopikern mit *extrakorporaler Photopherese* vor, allerdings bisher ohne überzeugendes Ergebnis. Unabhängig davon kommt der Aufwand einer solchen Behandlung für die meisten Patienten ohnehin nicht in Frage.

Literatur

Atherton DJ (1983) Breast feeding and atopic eczema. Br Med J 287: 775–776
Barth J (1992) Aktuelle Therapieansätze bei atopischem Ekzem. Hautarzt 43 [Suppl XI]: 33–35
Behrendt H, Ring J (1990) Histamine, antihistamines and atopic eczema. Clin Exp Allergy, 10 [Suppl 4]: 25–30
Benton EC, McFarlane HA, Barnetson RS (1990) Trial of nedocromil sodium in atopic eczema. Br J Dermatol 122: 817–820
Berth-Jones J, Graham-Brown RA (1993) Placebo-controlled trial of essential fatty supplementation in atopic dermatitis. Lancet 341: 1557–1560
Boguniewicz M, Jaffe HS, Izu A et al. (1990) Recombinant gamma interferon in treatment of patients with atopic dermatitis and elevated IgE levels. Am J Med 88: 365–37
Bosse K (1990) Psychosomatische Gesichtspunkte bei der Betreuung atopischer Ekzematiker. Z Hautkr 65: 422–427
Broberg A, Kalimo K, Lindblad B, Swanbeck G (1990) Parental education in the treatment of childhood atopic eczema. Acta Derm Venerol 70: 495–499
Bruynzeel-Koomen C, van Wichen DF, Toonstra J et al. (1986) The presence of IgE molecules on epidermal Langerhans cells from patients with atopic dermatitis. Arch Dermatol Res 278: 199–205
Businco L, Cantani A (1990) Food allergy in children: diagnosis and treatment with sodium cromoglycate. Allergol Immunopathol (Madr) 18: 339–348
Businco L, Ioppi M, Morse NL et al. (1993) Breast milk from mothers of children with newly developed atopic eczema has low levels of long-chain polyunsaturated fatty acids. J Allergy Clin Immunol 6: 1134–1139
Cabotin PP, Janier M (1990) Oxatomide: review of pharmacodynamic effects and clinical effects in dermatology. Allerg Immunol (Paris) 22: 61–69
Camp RDR, Reitamo S, Friedmann PS et al. (1993) Cyclosporin A in severe, therapy-resistant atopic dermatitis: report of an international workshop. Br J Dermatol 129: 217–220
Chien CH, Hsieh KH (1990) Interleukin-2 immunotherapy in children. Pediatrics 86: 937–943
Devlin J, David TJ, Stanton RH (1991) Elemental diet for refractory atopic eczema. Arch Dis Child 66: 93–99
Devlin J, David TJ, Stanton RH (1991) Six food diet for childhood atopic dermatitis. Acta Derm Venerol 71: 20–24
Diepgen TL, Fartasch M, Hornstein OP (1991) Kriterien zur Beurteilung der atopischen Hautdiathese. Beruf und Umwelt 39: 75–89
George SA, Bilsland DJU, Johnson BE, Ferguson J (1993) Klimatisierte Schmalspektrum UVB (TL-01)-Phototherapie der chronischen schweren atopischen Dermatitis bei Erwachsenen. Z Hautkr 68: 117–124
Gieler U, Köhnlein B, Schauer U, Freiling G, Stangier U (1992) Eltern-Beratung bei Kindern mit atopischer Dermatitis. Hautarzt 43 [Suppl XI]: 37–42
Gil K, Keefe F, Sampson H, McCaskill C, Crisson J (1987) The relation of stress and family environment to atopic dermatitis symptoms in children. J Psychosom Res 31: 673–684
Grant SM, Goa KL, Fitton A, Sorkin EM (1990) Ketotifen. A review of his pharmacodynamic and pharmacokinetic properties, and therapeutic use in asthma and allergic disorders. Drugs 40: 412–448
Hanifin JM (1990) The role of antihistamines in atopic dermatitis. J Allgery Clin Immunol 86: 666–669

Hanifin JM (1991) Atopic dermatitis: New therapeutic considerations. J Am Acad Dermatol 24: 1097–1101

Hanifin JM, Schneider LC, Leung DYM et al. (1993) Recombinant interferon gamma therapy for atopic dermatitis. J Am Acad Dermatol 28: 189–197

Hencoq E, Vargaftig BB (1988) Skin eosinophilia in atopic patients. J Allergy Clin Immunol 81: 691–695

Hsieh KH, Chou CC, Huang SF (1991) Interleukin 2 therapy in severe atopic dermatitis. J Clin Immunol 11: 22–28

Jekler J, Diffey B, Larko O (1990) Ultraviolet radiation dosimetry in photothérapie for atopic dermatitis. J Am Acad Dermatol 23: 49–51

Jekler J, Larko O (1990) Combined UVA-UVB versus UVB phototherapy of atopic dermatitis: a paired-comparison study. J Am Acad Dermatol 22: 49–53

Jekler, J, Larko O (1990) The effect of ultraviolet radiation with peaks at 300 nm and 350 nm in the treatment of atopic dermatitis. Photodermatol Photomed 7: 169–172

Joost T van, Stolz E, Heule F (1987) Efficacy of low-dose cyclosporine in severe atopic disease (letter). Arch Dermatol 123: 166–167

Joost T van, Kozel MMA, Tank B et al. (1992) Cyclosporine in atopic dermatitis. J Am Acad Dermatol 27: 922–928

Kiehl R, Ionescu G, Manuel P et al. (1993) Klinische, immun- und lipidmodulatorische Effekte einer Behandlung mit ungesättigten Säuren bei atopischer Dermatitis. Z Hautkr 69: 42–47

Kimata H, Igarashi M (1990) Inhibition of human allergic skin reactions in vivo by pretreatment with cromolyn (disodium cromoglycate). Allergy 45: 393–395

Kimata H, Igarashi M (1990) Topical cromolyn (disodium cromoglycate) solution in the treatment of young children with atopic dermatitis. Clin Exp Allergy 20: 281–283

Kirkpatrick CH (1989) Biological response modifiers. Interferons, interleukins and transfer factor. Ann Allergy 62: 170–176

Klein GL, Galant SP (1980) A comparison of the antipruritic efficacy of hydroxyzine and cyproheptadine in children with atopic dermatitis. Ann Allergy 44: 142–145

Knobler RM (1987) Photopheresis – extracorporal irradiation of 8-MOP containing blood – a new therapeutic modality. Blut 54: 2497–2500

Korting HC, Zienicke H, Schafer-Korting M, Braun-Falco O (1990) Liposome encapsulation improves efficacy of betamethasone dipropionate in atopic eczema but not in psoriasis vulgaris. Eur J Clin Pharmacol 39: 349–351

Krutmann J, Schöpf E (1991) Neuere Aspekte der UV-Therapie der atopischen Dermatitis. Hautarzt 42: 284–288

Krutmann, J, Czech W, Diepgen T et al. (1992) High dose UVA_1 therapy in the treatment of atopic dermatitis. J Am Acad Dermatol 26: 225–230

Leroy BP, Boden G, Lachapelle JM et al. (1993) A novel therapy for atopic dermatitis with antigen-antibody complexes. A double-blind placebo-controlled study. J Am Acad Dermatol 28: 232–239

Leroy BP, Lachapelle JM, Somville MM et al. (1991) Injection of allergen-antibody complexes is an effective treatment of atopic dermatitis. Dermatologica 182: 98–106

Leung DY, Hirsch EL, Schneider L et al. (1990) Thymopentin therapy reduces the clinical severity of atopic dermatitis. J Allergy Clin Immunol 85: 927–933

MacKie RM (1990) Interferon-alpha for atopic dermatitis (letter). Lancet 335: 1282–1283

Manku M, Horrobin DF, Morse NS et al. (1982) Reduced levels of prostaglandin precursors in the blood of atopic patients: defective delta-6-desaturase function as a biochemical basis for atopy. Prostaglandin, Leukotrienes Med 9: 615–628

Margolis TP, Ostler HB (1990) Treatment of ocular disease in eczema herpeticum. Am J Ophthalmol 110: 274–279

Massev WA, Lichtenstein LM (1990) The effects of antihistamines beyond H_1 antagonism in allergic inflammation. J Allergy Clin Immunol 86: 1019–1024

McDonagh AJG, Wright AL, Cork MJ, Gawkrodger DJ (1992) Nickel sensitivity: the influence of ear piercing and atopy. Br J Dermatol 126: 16–18

Meffert H, Sönnichsen N, Herzog M, Hutschenreuter A (1992) HVA-1-Kaltlichttherapie des akut exazerbierten, schweren atopischen Ekzems. Dermatol Monatsschr 178: 291–296

Melnik BC, Plewig G (1989) Ein neues Konzept zur Ätiopathogenese und Prävention der Atopie. Hautarzt 40: 685–692

Michel L, De Vos C, Dubertret L (1990) Cetirizine effects on the cutaneous allergic reaction in humans. Ann Allergy 65: 512–516

Morse PF, Horrobin DF, Mankus MS et al. (1989) Metaanalysis of placebo-controlled studies of the efficacy of Epogam in the treatment of atopic eczema. Relationsship between plasma essential fatty acid changes and clinical response. Br J Dermatol 1989: 75–90

Munro CS, Higgins EM, Marks JM et al. (1991) Cyclosporin A in atopic dermatitis: therapeutic response is dissociated from effects on allergic reactions. Br J Dermatol 124: 43–48

Noma T, Yoshizawa I, Baba M et al. (1990) Effect of ketotifen on antigen-induced interleukin 2 (IL-2) responsiveness in lymphocytes from patients with atopic dermatitis and/or bronchial asthma. Int J Immunopharmacol 12: 269–277

Oakes RC, Cox AD, Burgdorf NHC (1983) Atopic dermatitis. A review of diagnosis, pathogenesis and management. Clin Pediatr 22: 467–475

Otto J, Urbanek R (1991) Neurodermitis im Kindesalter. Fortschr Med 109: 141–144

Prost Y de, Bodemer C, Teillac D (1989) Randomized double-blind placebo-controlled trial of local cyclosporin in atopic dermatitis. Acta Derm Venerol (Sup) 144: 136–138

Rajka G (1975) Atopic dermatitis. Saunders, Philadelphia, 165 pp

Reinhold U, Wehrmann W, Kunkel S, Kreysel HW (1990) Recombinant interferon-gamma in severe atopic dermatitis (letter). Lancet 335: 1282

Reitamo S, Visa K, Kähönen K, Käyhkö K, Stubb S, Salo OP (1986) Eczematous reactions in atopic dermatitis patients caused by epicutaneous testing with inhalant allergens. Br J Dermatol 114: 303–310

Romagnani S, Maggi E, Del Prete GF et al. (1989) Role of interleukin 4 and gamma interferon in the regulation of human IgE synthesis: possible alterations in atopic patients. Int Arch Allergy Appl Immunol 88: 111–113

Salek MS, Finlay AY, Luscombe DK et al. (1993) Cyclosporin greatly improves the quality of life of adults with severe atopic dermatitis. A randomized, double-blind, placebo-controlled trial. Br J Dermatol 129: 422–430

Sampson HA (1988) The role of food allergy and mediator release in atopic dermatitis. J Allergy Clin Immunol 81: 635–645

Sheehan MP, Atherton DJ, Norris P, Hawk J (1993) Oral psoralen photochemotherapy in severe childhood atopic eczema: an update. Br J Dermatol 129: 431–436

Simons FE, Simons KJ (1991) Second-generation H_1-receptor antagonists. Ann Allergy 66: 5–16

Soeyland E, Rajka G, Bjoerneboe A, Bjoerneboe GE, Drenon CA (1989) The effect of eicosapentaenoic acid in the treatment of atopic dermatitis. A clinical study. Acta Derm Venereol 144 [Suppl]: 139–146

Sowden JM, Berth-Jones J, Ross JS et al. (1991) Double-blind, controlled, crossover study of cyclosporin in adults with severe refractory atopic dermatitis. Lancet 338: 137–140

Swieter M, Ghali WA, Rimmer C, Befus D (1989) Interferon-β inhibits IgE-dependent histamine release from rat mast cells. Immunol 66: 606–619

Taieb A (1990) Dermatite atopique; place de l'oxatomide. Ann Dermatol Venerol 117 [Suppl 1]: 15–19

Taube KM (1992) Feuchthalteeffekt und Verträglichkeit von harnstoffhaltigen Externa bei Neurodermitikern. Hautarzt 43 [Suppl XI]: 30–32

Turner MA, Devlin J, David TJ (1991) Holidays and atopic eczema. Arch Dis Child 66: 212–215

Wahlberg CF, Scheynius A, Hägermark Ö (1990) Antipruritic effect of oral cyclosporin A in atopic dermatitis. Acta Derm Venereol 70: 323–329

Wahlgren CF, Hägermark Ö, Bergström R (1990) The antipruritic effect of a sedative and a non-sedative antihistamine in atopic dermatitis. Br J Dermatol 122: 545–551

Wright S, Burton IL (1982) Oral evening primrose-seed oil improves atopic eczema. Lancet II: 1120–1122

Farbabbildungen

1 Charakteristische Manifestationen eines atopischen Ekzems an Gesicht und Hals mit Superinfektion (Staphylococcus aureus)

2 Cheilitis und periorale Dermatitis bei Atopie mit Superinfektion durch Candida albicans (Perlèche, Angulus infectiosus)

3,4 Licheninfiziertes Beugenekzem an den Kniekehlen bei einem 10-jährigen Mädchen afrikanischer Herkunft und bei einem 25-jährigen Mann

5 Weißer Dermographismus am Rücken eines Patienten mit latenter atopischer Dermatitis

Farbabbildungen

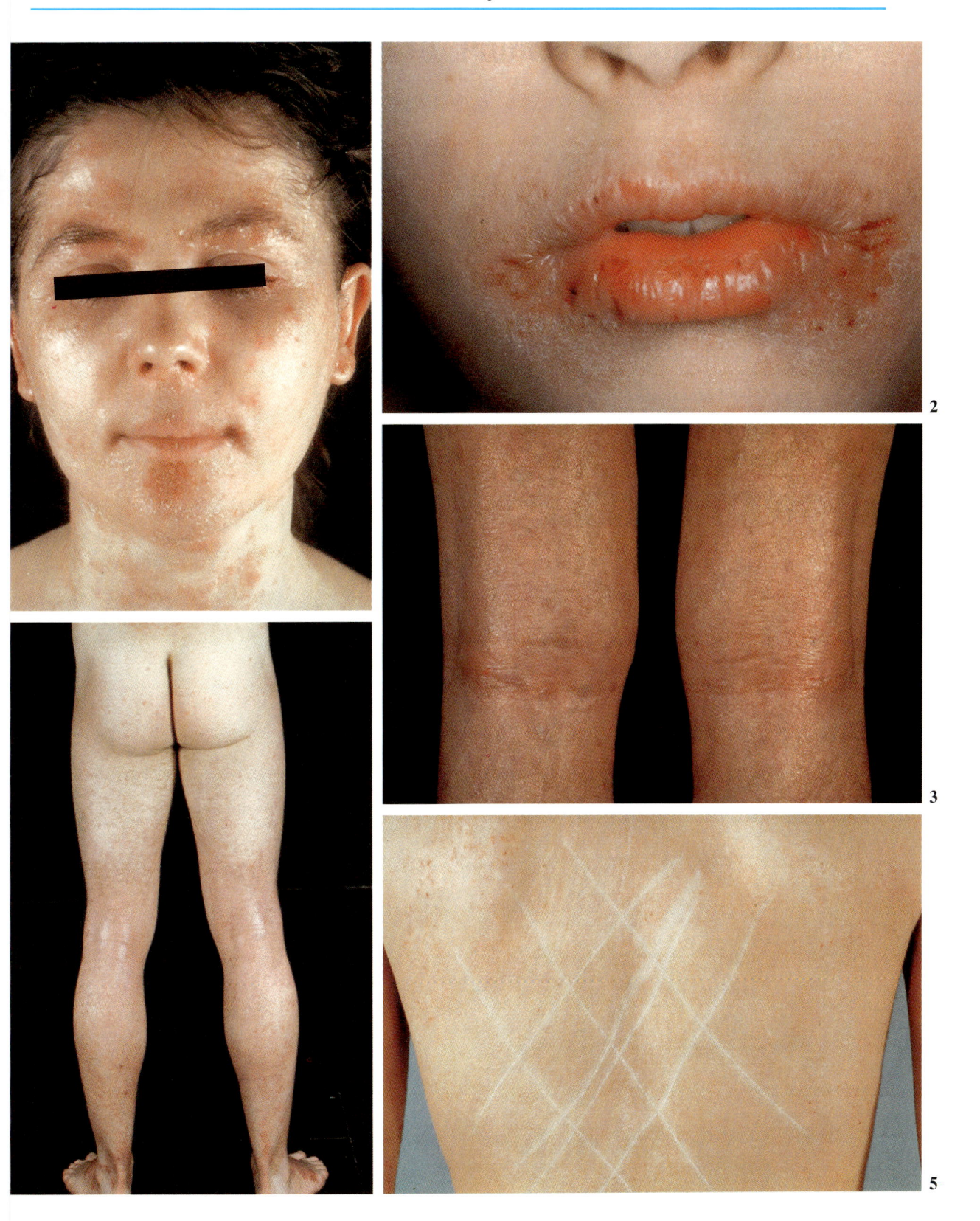

10.1 Pruritus und seine Ursachen

> Als *Pruritus* wird eine anhaltende, verstärkte Juckreizempfindung verstanden, die zum Teil somatischen, zum anderen Teil aber auch psychogenen Ursprungs sein kann. Der Juckreiz ist keine spezifische Empfindungsqualität; er begleitet viele entzündliche Dermatosen und ist in der Regel auf eine unspezifische Reizung freier polymodaler Nervenendigungen (Nozirezeptoren) im Bereich der dermoepidermalen Basalzone zurückzuführen, nicht zuletzt als Folge der Ausschüttung entzündungsbedingter Mediatoren und von entzündlichem Begleitödem. Für die Übermittlung der Juckreizempfindung sind marklose, capsaicinsensitive Nervenfasern verantwortlich. Die Behandlung der juckenden Dermatose mit Minderung der entzündlichen Phänomene führt auch zur symptomatischen Linderung des Juckreizes.

Über *Pruritus sine materia* (= neurogener bzw. psychogener Pruritus), der ohne erkennbare somatische Ursache auftritt, s. Kap. 54.

Neben der weitgehend unspezifischen, z.T. *entzündlichen* Genese des Juckreizes können bestimmte *pruritogene Substanzen*, die unter verschiedenen Bedingungen im Gewebe freigesetzt werden, zur gezielten Reizung von marklosen Nervenfasern und damit zum Juckreiz führen. Offenbar sind solche Fasern bei chronischen Dermatosen, die stark jucken, auch quantitativ vermehrt, z.B. bei *Prurigo nodularis Hyde*. Als das klassische Pruritogen überhaupt gilt das *Histamin*. Bei mehreren Krankheitsbildern war es möglich, die Stärke der Juckreizempfindung mit der Menge des zirkulierenden bzw. des gewebegebundenen Histamins in Verbindung zu bringen. Eine Erhöhung des Plasmahistamins kann offenbar unter verschiedenen Bedingungen herbeigeführt werden, z.B. bei IgE-abhängiger Urtikaria, bei Nahrungsmittelintoleranzen, aber auch durch Leberkrankheiten, Niereninsuffizienz und durch unspezifische Reize, z.B. eine wiederholte Nierendialyse bei Urämie. Auch „Bypass"-Operationen wurden neuerdings als pruritogen beschrieben, möglicherweise auf der Basis einer Erhöhung des zirkulierenden Histamins. Allerdings ist die *individuelle Toleranzschwelle* der Kranken für das freigesetzte Histamin recht unterschiedlich, so daß die klinische Ansprechbarkeit auf Antihistaminika individuell erheblich variiert.

Zu den Substanzen, die mehr oder weniger *pruritogen* sind, zählen unter anderem
▷ *Proteasen*
  (Trypsin, Plasmin, Chymotrypsin, Kallikrein, Kathepsin, Endopeptidasen, Leukoproteasen, u.a.),
▷ *Peptide*
  (Bradykinin, Sekretin, Substanz P, Neurotensin, Endorphine, Enzephaline),
▷ *Eikosanoide*
  (Prostaglandine, Leukotriene, Lipoxine)
▷ *Opiate bzw. Opioide*
  und viele andere. Klinisch relevante Unterscheidungen von Juckreizqualitäten werden in Tabelle 10.1 angeführt.

Tabelle 10.1. Pruritus unterschiedlicher Genese und klinische Beispiele

Histaminbedingter Juckreiz (durch Erhöhung der Gewebs- bzw. des zirkulierenden Histamins)	Chronisch-rezidivierende Urtikaria, urtikarieller Dermographismus u.a.
Unspezifischer, entzündlicher Juckreiz (Proteasen, Prostaglandine, Substanz P)	Ekzem, bullöses Pemphigoid, Psoriasis u.v.a.
Psychogener- bzw. psychosomatisch bedingter Juckreiz (andere Neuropeptide?)	„Acné excoriée", Pruritus sine materia, Artefakte
Juckreiz bei/durch Xerosis (Mediatoren?)	Exsikkationsekzem, „Eczéma craquelé",
Juckreiz gemischter Genese (Xerosis, Histamin, erhöhtes IgE, vermehrt IgE-Rezeptoren)	Atopie u.v.a.

Tabelle 10.2. Pruritusinduzierende Medikamente (Auswahl)

Häufig (> 5 %)	Weniger häufig (1–5 %)	Selten (< 1 %)
Bleomycin	Ampicillin	Clindamycin
Miconazol	Cephalosporine	Hormone (orale
Phenoprofen	Co-trimoxazol (TMP/SMX)	Kontrazeptiva)
Goldpräparate	Isoniazid	Erythromycin
Captopril	Metronidazol	Penicilline
Chloroquin	Aciclovir	Rifampicin
Clonidin	Ganciclovir	Ethambutol
u. a.	Ketoconazol	Codein
	Fluconazol	Furosemid
	Etretinat	Zidovudin
	u. a.	DDI/DDC
		Opiate u. a.

Neben vielen entzündlichen Mediatoren und dem Histamin führen in charakteristischer Weise bestimmte *Erreger*, z. B. Soorpilze und diverse Fadenpilze, zum verstärkten Juckreiz, und zwar geophile wie auch zoophile Spezies. Ebenso wirken Milben und viele Parasiten an der menschlichen Haut stark pruritogen, einschl. Läusen und Flöhen (Hunde, Katzen), Neutrombicula autumnalis, Zerkarien (Plathelminthen) sowie Wurmlarven unterschiedlicher Provenienz (Ankylostoma, Onchocerca u. v. a.). Vielfach werden körpereigenes Histamin bzw. verschiedene pruritogene Substanzen durch die entzündlichen Phänomene, die eine Parasitose ins Gewebe freisetzt, bedingt, andererseits stellen aber auch die Parasiten selbst bzw. ihre Bestandteile die pruritogene Noxe dar (z. B. Skabies).

Der *cholestatische* Pruritus ist ein regelmäßiger Befund bei Erhöhung des Serumbilirubins, z. T. verbunden mit Ikterus, der auf Reduzierung des Bilirubinspiegels prompt anspricht. Dennoch ist die Annahme, daß Bilirubin bzw. Gallenprodukte pruritogen wirken, eine Vereinfachung komplizierter Vorgänge, die sich im ZNS abspielen.

Bemerkenswert ist die Eigenschaft diverser *Medikamente*, einen hartnäckigen Pruritus zu induzieren. Bei einigen davon ist der Pruritus als Folge einer Mastzelldegranulation (z. B. Morphin, Opiate) zu verstehen, bei anderen bleibt die pruritogene Wirkung ungeklärt (Tabelle 10.2).

Vor allem bei älteren Menschen wird ein langanhaltender Juckreiz durch die altersbedingte *Xerosis* der Haut und gleichzeitig Einnahme eines Medikamentes als Triggermechanismus hervorgerufen. Über *Pruritus gravidarum* s. S. 1155.

Allgemeine Behandlungsmaßnahmen. Liegen eine Dermatose oder sonstige erkennbare Ursachen vor, die für den Pruritus verantwortlich gemacht werden können, so müssen diese zunächst gezielt angegangen werden. Insbesondere aggravierende Faktoren sind nach Möglichkeit auszuschalten (zu warme Kleidung, hohe Temperaturen, pruritogene Diät etc.). In vielen Fällen ist eine zusätzliche symptomatische antipruriginöse Behandlung angezeigt, die oft mit Hilfe oraler Antihistaminika erfolgt. Die sedierende Wirkung der meisten klassischen Antihistaminika wirkt sich lindernd auf den Juckreiz aus. Ihr Einsatz ist vor allem bei Urtikaria und dem urtikariellen Dermographismus erfolgreich, womit die Histaminfreisetzung verringert und ihre Wirkung im Gewebe blockiert wird. Weitere Präparate, die oral antipruriginös wirken, sind Cholestyramin sowie mastzellstabilisierende Substanzen, z. B. Ketotifen (Zaditen®) und Dinatriumchromoglicicum (DNCG; Intal®, Colimune® etc., s. S. 243). Cholestyramin wird insbesondere beim hartnäckigen cholestatischen Pruritus eingesetzt, z. T. in Verbindung mit UVB-Bestrahlungen. Neuerdings wurde berichtet, daß in einer Doppelblindstudie 24-h-Infusionen von Naloxon in einer Dosis 0,2 mg/kg KG/min. beim cholestatischen Pruritus erfolgreich waren. Dies unterstreicht die Rolle von Peptiden mit Opioidcharakter bei der Pathogenese des cholestatischen Pruritus.

Die Bestrahlung des gesamten Integuments mit UV-Licht verschiedener Wellenlänge kann bei Pruritus unterschiedlicher Genese therapeutisch zur Anwendung kommen, z. T. mit Erfolg. Allerdings blieb es bisher unklar, ob derartige Maßnahmen mit einer Blockierung des gewebsgebundenen Histamins oder aber mit dem Abbau anderer pruritogener Mediatoren im Körper verbunden sind.

Bei *urämischem Pruritus* wurde neuerdings die Anwendung von niedrigdosiertem Erythropoietin (18 U/kg KG, 3 × wöchentl. i.v.) als erfolgreich beschrieben. Auch bei Patienten mit Urämie und starkem Pruritus wurde ein erhöhter Histaminblutspiegel nachgewiesen, im Gegensatz zu vergleichbaren Kranken ohne Pruritus, so daß orale Antihistaminika zur Anwendung kommen sollten. Weitere Möglichkeiten beim urämischen Pruritus sind orale Gabe von Aktivkohle, die lokale Applikation von Capsaicin sowie bei Überladung mit Aluminiumsalzen die Applikation von Desferrioxaminmesylat als Chelatbildner.

Der Pruritus *bei physikalischer Urtikaria* (z. B. durch Kälte, Wärme oder Druck) ist offenbar nicht histaminabhängig und spricht eher auf lokale und systemische Kortikosteroide oder auf Lokalanästhetika u. ä. an. Bei *cholinergischer Urtikaria* könnte Danazol antipruriginös wirken, wenngleich die Angriffspunkte der antipruriginösen Wirkung nicht klar erkennbar sind. Bei *aquagenem Pruritus* wurde unter anderem die Anwendung einer systemischen Photochemotherapie (PUVA) zur Linderung des Juckreizes empfohlen.

Lokale Behandlungsmaßnahmen. Die lokalen Maßnahmen beim Pruritus unterschiedlicher Genese richten sich u. a. nach der Qualität der Juckreizempfindung:
▷ lokalisiert – generalisiert
▷ konstant – paroxysmal
▷ temperaturabhängig
▷ postbrandial (pruritogene Noxen etc.)
▷ neurogen – neurovegetativ

Tabelle 10.3. **Pruritus unterschiedlicher Genese und seine Ansprechbarkeit auf Antihistaminika bzw. Degranulationshemmer**

Pruritus bei	Wirksame Gruppe
IgE-abhängiger Urtikaria Urtikarieller Dermographismus Chronisch-rezidivierende Urtikaria Diffuse Mastozytose	H_1-Blocker der 1. u. 2. Generation
nicht-IgE-abhängiger Urtikaria Kälte-Wärme-Druck-Urtikaria Cholinergische Urtikaria Aquagene Urtikaria	H_1-Blocker der 1. Generation evtl. Degranulationshemmer Dazu: Systemische Photochemotherapie (PUVA) Kortikosteroide (?)
nahrungsmittelbedingten Allergien	Degranulationshemmer, evtl. H_1- + H_2-Blocker
Intoleranzreaktionen bzw. Pseudoallergien	H_1-, H_2-Blocker + Tranquilizer, Sedativa
Nierenkrankheiten (mit und ohne Erhöhung von harnpflichtigen Substanzen)	z. T. H_1-Blocker, Erythropoietin
Leberkrankheiten (mit und ohne Erhöhung des Serumbilirubins)	nicht genau geprüft
Karzinoidsyndrom	Degranulationhemmer, H_1-Blocker mit Antiserotoninwirkung
Diabetes	nicht genau geprüft
Medikamenten (z. B. Chloroquin, Opiate, Codein u. a.)	H_1- + H_2-Blocker Degranulationshemmer

Derartige Sonderqualitäten müssen erfaßt und entsprechend angegangen werden. Dabei sind alle in Frage kommenden pruritogenen Noxen lokaler und innerlicher Art möglichst auszuschließen: z.B. ungeeignete, austrocknende Seifen, übermäßige Wärme (heißes Duschen), aber auch Gewürze, Kaffee, histaminreiche Kost und insbesondere *Alkohol*.

Lokal wird zur Linderung der Juckreizempfindung in der Regel eine Lotion oder Emulsion bzw. Creme zur Anwendung kommen, in der

3–5 % Polidocanol
0,5 % Kampfer
0,5 % Menthol

oder ein klassisches Lokalanästhetikum (Lidocain, Benzocain 5–10 %) enthalten ist. Fettgrundlagen sind zu vermeiden. Geeignete Handelspräparate sind in Deutschland Anaesthesin® Creme bzw. Salbe 5, 10 und 20 %, Xylocain® Gel 2 %, Xylocain® Salbe 5 %, Anaesthecom® Gel, Anaesthesulf® P, Lotio (mit 8 % Polidocanol), Pruricalm® Lotio u.a. Eine antipruriginöse Wirkung hat auch Crotamiton 10 % als Lotio oder Creme (Euraxil®).

■ **Polidocanol** (Thesit®) $C_{12}H_{25}$-(COC_2H_2)-OH ist eine stickstofffreie, aliphatische Verbindung mit amphiphilem Charakter und lokalanästhetischer Wirkung, die sich als lokales Antipruriginosum gut bewährt hat. Polidocanol wird als milde 1–3 %ige Lotio, Creme oder Salbe lokal appliziert. Offenbar kommt es unter Polidocanol zur reversiblen Blockierung der oberflächlichen Schmerzrezeptoren, die um ein Mehrfaches stärker ist als beim Procain. Die analgetische Wirkung wird in 2–5 min erreicht und dauert ca. 3–4 h. Eine 3 ×/d-Applikation als Antipruriginosum ist ausreichend. Die Substanz wird örtlich ausgesprochen gut vertragen, lokal-irritierende oder allergisierende Eigenschaften sind nicht bekannt.

Lokal kühlende Maßnahmen sind insgesamt bei pruriginösen Hautzuständen empfehlenswert, wozu auch kaltes Duschen und niedrigtemperierte Bäder gehören. Bei paroxysmalen Pruritus-Anfällen ist es hilfreich, den Patienten mit nassen Tüchern (0,9 %ige NaCl-Lösung) einzuwickeln und ein sedierendes Antihistaminikum oral (z.B. Alimemazin, Repeltin® forte 25 mg) zu verordnen. Sobald die Tücher trocken geworden sind, ist der Kranke mit Thesit® Lotio oder Creme 5 % oder Pruricalm® Lotio einzureiben, in einigen Fällen ist auch eine triamcinolonhaltige Creme in niedriger Konzentration (0,05 %) abwechselnd hilfreich. Bei aquagenem Pruritus hilft oft eine kühlende Emulsion bzw. ein Bad mit Zusatz von Na-Bikarbonat (s. S. 372).

Bei Hautirritationen, Brennen und auch bei Pruritus unterschiedlicher Genese (Hämodialyse, postzosterischen Neuralgien, diabetischen Neuropathien) wird gelegentlich die lokale Applikation von *Capsaicin* (Trans-8-Methyl-N-Vanillyl-6-Nonenamid) in 0,01–0,025 %iger Konzentration als Creme oder auch als Lösung empfohlen (z.B. Zostrix®).

■ *Capsaicin* wird aus Capsicumfrüchten (Chili) gewonnen und löst an der Haut und den Schleimhäuten eine stark brennende oder schmerzende Empfindung aus. Nach wiederholter lokaler Applikation kommt es jedoch zur Gewöhnung, einer Art Desensibilisierung des betroffenen Areals, und Nachlassen der lokalen Empfindung. Capsaicin und Capsacinoide werden in Externa zur lokalen Applikation verabreicht (z.B. Nicodan® Creme, Thermazet®). Möglicherweise werden dadurch Neuropeptide freigesetzt, womit eine lokale Irritation mit nachfolgender Hypästhesie erzeugt wird. Auf diese Weise führt Capsaicin ein langanhaltendes Nachlassen von Juckreiz und Schmerz herbei.

Capsaicin

Pharmakologisch geht die lokale Hypästhesie allem Anschein nach mit einer Depletion der Substanz P aus den C-Neuronen der Haut einher. Demgegenüber bleiben aminerge und cholinerge Übertragungssysteme weitgehend intakt. Als Indikationen kommen neben der Bekämpfung von Pruritus unterschiedlicher Genese (Niereninsuffizienz, Hydroxylstärke u.a.) und Zosterschmerz auch physikalische Urtikaria und Vulvodynie in Frage. Auch bei hartnäckiger, juckender Psoriasis soll Capsaicin zum Erfolg geführt haben. Neuerdings wurde Capsaicin (0,025, 0,5, 1 %; 3 ×/d) bei 5 Patienten mit aquagenem Pruritus als erfolgreich bezeichnet, und es wurde der Schluß gezogen, daß auch bei dieser Erkrankung Neuropeptide eine Rolle spielen. Weitere Indikationen sind postzosterische Neuralgien und Hautbeschwerden (Parästhesien) bei diabetischer Neuropathie.

Harnstoffhaltige Externa (2–10 %) können durch die Hydratation der Hornschicht und Besserung der Xerosis eine günstige lokale Wirkung bei pruriginösen Hautzuständen haben.
Bei chronischem, konstantem Pruritus nicht hinreichend geklärter Genese empfiehlt es sich, eine kombinierte Behandlung mit *Teer* (z.B. LCD 10–20 %) in Verbindung mit *UVB-Bestrahlungen* (täglich, in ansteigender Dosierung) einzusetzen. Nach der Bestrahlung ist tagsüber bzw. über Nacht 1 % Hydrocortison-Creme oder Triamcinolon-Creme (0,025–0,5 %) zu empfehlen, evtl. auch Ichthocortin®-Fett. Eine *PUVA-Therapie* könnte kurzfristig versucht werden.

Einige besondere Formen des Pruritus sollen hier angeführt und ihre Behandlung kurz besprochen werden.

● **Ablagerungsbedingter Pruritus.** (z.B. bei Amyloidose, Ablagerung von Hydroxylstärke u.a.). Ablagerungsdermatosen können mit lang anhaltendem, hartnäckigem Pruritus auftreten. Bekannt ist der Pruritus bei kutaner Amyloidose. Neuerdings wurde bei ca. ⅓ aller Patienten, die aus verschiedenen Diagnosen im HNO-ärztlichen Bereich (Tinnitus, Hörsturz etc.) Infusionen von Hydroxylstärke (z.B. HAES steril® 6–10 %) erhielten, ein persistierender Pruritus beschrieben. Offenbar handelt es sich hier um die ablagerungsbedingte, mechanische Reizung der Juckreizrezeptoren, denn die Juckreizempfindung scheint von der Menge der infudierten Hydroxylstärke abhängig zu sein; niedermolekulare Präparate können durch ihre Ablagerung in dermalen Makrophagen das Auftreten des Pruritus eher begünstigen. Die Beschwerden treten erst nach mehrmonatiger Behandlung mit Hydroxylstärke z.T. mit einer Latenz von 1–3 Wochen auf und können mehrere Wochen bis zu 2 Jahre andauern.

Zur Behandlung des ablagerungsbedingten Pruritus sind lokale Kortikosteroide und moderne H_1-Blocker nutzlos. Am ehesten wirken breit wirksame, sedierende Präparate, z.B. Hydroxyzin (Atarax®), sowie eine Phototherapie, sei es als UVB-Bestrahlung oder als PUVA, in mehreren Sitzungen. Lokal ist Polidocanol in kühlenden Grundlagen zu empfehlen, auch capsaicinhaltige Präparate (Nicodan® Creme) wurden mit Erfolg eingesetzt.

● **HIV-induzierter Pruritus.** Bei zahlreichen HIV-infizierten Kranken sind während der frühen Phasen der sich entwickelnden Immundefizienz HIV-assoziierte Dermatosen zu erwarten, die z.T. mit lästigem Juckreiz verbunden sind. Bei einigen davon kann der Pruritus das dominierende Symptom sein, während Hautveränderungen allenfalls nur diskret vorhanden sind. Hier spielt die HIV-Infektion insofern eine Rolle, als sie durch Minderung der Hautoberflächenlipide zur Xerosis der Haut führt; Kolonisation mit Pityrosporon ovale und Staph. epidermidis kommen dazu. Als zusätzlicher, erschwerender Faktor ist die psychische Belastung des Kranken anzusehen. Bei einem Kollektiv von HIV-Patienten mit persistierendem Pruritus wurden in einem hohen Prozentsatz (76 %) zirkulierende Antikörper vom bullösen Pemphigoid-Typ nachgewiesen, während sich bei HIV-Infizierten ohne Pruritus nur zu 38 % diese Antikörper nachweisen ließen. Zur Behandlung des HIV-induzierten Pruritus ist neben der Elimination der bakteriellen Kolonisation, etwa mit Hilfe von Antibiotika oder lokaler Anwendung von Ketoconazol (z.B. Terzolin® Shampoo 1–2 × wöchentlich, breitflächig), die Behandlung der Xerosis erforderlich. Darüber hinaus muß der Arzt auf den Patienten eingehen und ihn auch psychologisch betreuen bzw. entsprechend beraten. Die ärztliche Zuwendung ist eine wichtige Voraussetzung für die Behandlung HIV-assoziierter Beschwerden. Heiße Bäder, Kaffee und Alkohol sind zu meiden.

● **Medikamenteninduzierter Pruritus.** Zahlreiche Medikamente, die oral eingenommen werden, können einen hartnäckigen, langanhaltenden Pruritus hervorrufen; ihre unterschiedliche chemische Struktur spricht dafür, daß hier unspezifische Reize verantwortlich sind, die sich einer gezielten Analyse entziehen (s. Tabelle 10.2).

Unter den Medikamenten, die Juckreiz hervorrufen können, ist *Chloroquin* ein klassisches Beispiel. Es scheint, daß besonders bei den Völkern Afrikas ein chloroquininduzierter Pruritus häufig vorkommt, wenn auch alle Rassen davon betroffen sind. Der Pathomechanismus ist unbekannt, im Gegensatz zu manchen pruritogenen Pharmaka, die unspezifische Mastzell-Degranulatoren sind; möglicherweise treten erst über die Metabolisierung der diversen Medikamente pruritogene Produkte auf. Eine effektive Behandlung setzt das Absetzen des verantwortlichen Medikamentes voraus. Symptomatisch wird DADPS als besonders wirksam angesehen, wie etwa beim M. Duhring. Unter den Antihistaminika können Cyproheptadin und Chlorpheniramin versucht werden, während Clemastin, Ketotifen und Kortikosteroide beim medikamentös induzierten Pruritus offenbar wirkungslos bleiben.

Literatur

Abdel-Naser MB, Gollnick H, Orfanos CE (1993) Aquagenic pruritus as a presenting symptom of polycythemia vera. Dermatology 187: 130–133

Asawalam B, Osifo NG, Haller L (1993) Drugs against chloroquine antimalarial itch. J Eur Acad Derm Venereol 2: 193–199

Bayoumi A-HM, Highet AS (1986) Baking soda baths for aquagenic pruritus. Lancet II: 464

Bernhard JD (1991) Pruritus: advances in treatment. In: Callen JP, Dahl MV, Golitz LE et al. (Eds) Advances in dermatology, vol 6. Mosby, St. Louis, pp 57–71

Breneman DL, Cardone JS, Blumsack RF et al. (1992) Topical capsaicin for treatment of hemodialysis-related pruritus. J Am Acad Dermatol 26: 91–94

Carson TE (1991) Aquagenic pruritus: effective treatment with intramuscular triamcinolone acetonide. Cutis 48: 382

Cerio R, Murphy GM, Shaden GE, McDonald GM (1988) A combination of phototherapy and cholestyramine for the relief of pruritus in primary biliary cirrhosis. Br J Dermatol 116: 265–267

De Marchi S, Cecchin E, Villalta D et al. (1992) Relief of pruritus and decrease in plasma histamine concentrations during erythropoietin therapy in patients with uremia. N Engl J Med 326: 969–974

Denman ST (1986) A review of pruritus. J Am Acad Dermatol 14: 386–392

Duo LJ (1987) Electrical needle therapy of uremic pruritus. Nephron 47: 179–183

Ellis CN, Berberian B, Sulica VI et al. (1993) A double-blind evaluation of topical capsaicin in pruritic psoriasis. J Am Acad Dermatol 29: 438–442

Fjellner B, Hägermark O (1982) Influence of ultraviolett light on itch and flare reactions in human skin induced by histamine and the histamine liberator compound 48/80. Acta Derm Venereol 62: 137–140

Gall H, Kaufmann R, von Ehr M et al. (1993) Persistierender Pruritus nach Hydroxylstärken-Infusionen. Hautarzt 44: 713–716

Gilchrest BA, Stern RS, Steinman TI et al. (1982) Clinical features of pruritus among patients undergoing maintenance hemodialysis. Arch Dermatol 118: 154–156

Gilchrest BA, Rowe JW, Brown RS et al. (1978) Relief of uremic pruritus with ultraviolet phototherapy. N Engl J Med 297: 136–138

Greaves MW (1993) New pathophysiological and clinical insights into pruritus. J Dermatol 20: 735–740

Hermann J, Gall H (1990) Diagnose und Therapie des persistierenden Pruritus nach Infusion von Hydroxylstärke (HÄS). Akt Dermatol 16: 166–167

Kantor GR, Lookingbill DP (1983) Generalized pruritus and systemic disease. J Am Acad Dermatol 9: 375–382

Kinloch de Loes S, Didierjean L, Rieckhoff-Canton L et al. (1991) Bullous pemphigoid autoantibodies and HIV-1 infections. AIDS 5: 451–454

Lorette G, Vaillant L (1990) Pruritus-current concepts in pathogenesis and treatment. Drugs 39: 218–223

Lotti T, Teofoli P, Tsampau D (1994) Treatment of aquagenic pruritus with topical capsaicin cream. J Am Acad Dermatol 30: 232–235

May CD (1976) High spontaneous release of histamine in vitro from leukocytes of persons hypersensitivity to food. J Allergy Clin Immunol 58: 432–437

Menagé Du HP, Norris PG, Hawk JLM, Greaves MW (1993) The efficacy of psoralen photochemotherapy in the treatment of aquagenic pruritus. Br J Dermatol 129: 163–165

Mettang T, Fritz P, Weber J et al. (1990) Uremic pruritus in patients on hemodialysis or continuous ambulatory peritoneal dialysis (CAPD) the role of plasma histamine and skin mast cells. Clin Nephrol 34: 136–141

Okor RS (1990) Responsiveness of chloroquin-induced pruritus to antihistamine therapy: a clinical survey. J Clin Pharm Ther 15: 147–150

Parker NE, Porter JB, Williams HJM, Leftley N (1982) Pruritus after administration of hetastarch. Br Med J 284: 385–386

Runne O, Orfanos CE (1977) Cutaneous neural proliferation in highly pruritic lesions of chronic prurigo. Arch Dermatol 113: 787–791

Stähle-Bäckdahl M (1992) Pruritus in hemodialysis patients. Skin Pharmacol 5: 14–20

Stockenhuber F, Kurz RW, Sertl K, Grimm G, Balcke P (1990) Increased plasma histamine levels in uraemic pruritus. Clin Sci 79: 477–482

Swerlick RA (1985) Photochemotherapy treatment for pruritus associated with polycythaemia vera. J Am Acad Dermatol 13: 675–677

Tapia L, Cheigh JS, David DS et al. (1977) Pruritus in dialysis patients treated with parenteral lidocaine. N Engl J Med 296: 261–262

10.2 Antihistaminika

Antihistaminika oder Histaminantagonisten sind Medikamente, die Histaminrezeptoren *(H_1, H_2)* im Gewebe kompetitiv blockieren. Für die dermatologische Anwendung wurden diese Medikamente besonders interessant, nachdem gesichert wurde, daß die Mikrovaskulatur der Haut H_1- und teilweise auch H_2-Rezeptoren enthält. Die meisten der gängigen Präparate sind allerdings nicht selektiv, sondern haben antagonistische Wirkungen auch gegen Serotonin-, Acetylcholin-, α-adrenerge und andere Rezeptoren im Gewebe. Darüber hinaus sind manche Antihistaminika in der Lage, neben der Blockierung der Histaminrezeptoren und der Ausschüttung des Histamins auch den Austritt anderer Mediatoren (Leukotriene, PGD_2, PF_4 etc.) aus den Mastzellen teilweise zu verhindern oder zumindest zu reduzieren. Dazu gehören vor allem die Vertreter der 2. Generation (s. Seite 239). Mit diesem pharmakologischen Profil hemmen sie an der Haut sowohl histaminabhängige Reaktionen als auch Entzündungsvorgänge im allgemeinen.

Eine weitere Wirkung des Histamins ist die Beeinflussung der glatten Muskulatur an inneren Organen (Bronchien, Darm, Urogenitalorgane). Als Blocker von H_2-Rezeptoren kontrollieren Antihistaminika darüber hinaus die histamingesteuerte Magensäureproduktion.

Inwieweit H_2-Rezeptoren an der Haut wichtige Funktionen ausüben, ist bis heute nicht gänzlich geklärt. Die suboptimale klinische Effizienz von H_1-Antagonisten bei dermatologischen Indikationen ist zwar ein Hinweis auf ihre Existenz, obgleich die Anwendung von H_2-Antagonisten bzw. die Kombination von *H_1- + H_2-Blockern* klinisch oft unbefriedigend ist. Lediglich beim urtikariellen Dermographismus ist die Bedeutung von H_2-Rezeptoren am Hautorgan pharmakologisch belegt. Möglicherweise übt Histamin über histaminerge Rezeptoren eine wichtige Mediatorfunktion auch im ZNS aus.

Einige klassische Antihistaminika haben neben ihrer peripheren Blockerfunktion eine unterschiedliche *zentralsedative*, z. T. auch *neuroleptische* Wirkung. Im Gegensatz zu anderen Schlafmitteln und zentralwirksamen Pharmaka erzeugen sie allerdings keine Abhängigkeit. Der *antipruriginöse* Effekt der klassischen Antihistaminika wurde vor allem auf ihre sedativen Eigenschaften zurückgeführt; andere vermuten eine besondere lokalanästhetische Wirkung. Präparate mit diesem Wirkungsprofil werden auch als *Antiemetika* klinisch gezielt eingesetzt (z. B. Diphenhydramin, Emesan®).

Struktur. Die meisten Antihistaminika haben mit dem Histamin eine Seitenkette gemeinsam: *N-C-C-N*. Je nach Modifikation kommen neben dem *Ethylendiamintyp* auch ein *Colamintyp* und ein *Propylamintyp* vor, etwa nach der Formel

$$\begin{array}{c}R_1\\ \backslash\\ R_2\end{array}\!\!X\text{-}CH_2\text{-}CH_2\text{-}N\!\!\begin{array}{c}\diagup R_3\\ \\ \diagdown R_3\end{array}$$

wobei X ein O-Atom (Colamintyp) bzw. ein C-Atom (Propylamintyp) sein kann. Die R-Substituenten können aromatische oder heteroaromatische Ringe sein. Einige weitere Antihistaminika sind Piperazin- und Piperidinderivate bzw. Phenothiazinabkömmlinge (Promethazin, Mequitazin, Alimemazin); in neuerer Zeit wurden zahlreiche abweichende Substanzgruppen synthetisiert, z. T. mit trizyklischer Struktur.

Eine *Histaminfreisetzung* im Gewebe kann unter verschiedenen krankhaften Bedingungen, aber auch durch verschiedene chemische Substanzen bzw. Medikamente (z. B. Aminoglykoside, Hydralazin, Pentamidin, Chloroquin, diverse Narkotika, Phenothiazine) erfolgen. Auch Alkohol, erhöhte Körpertemperatur, Streß etc. sind dazu in der Lage. Vor allem bei Allergien kommt es zur Degranulierung dermaler Mastzellen mit Vasodilatation, erhöhter Gefäßpermeabilität und interstitiellem Ödem (Flush, Quaddelbildung, Pruritus). Bei der *Typ 1-Reaktion* erfolgt die Histaminfreisetzung über zellfixierte IgE-Globuline; hierzu müssen die Antikörper an der Mastzelloberfläche durch das bivalente Antigen überbrückt werden. Die diversen chemischen Histaminliberatoren üben offenbar eine Membranwirkung aus, die zur Freisetzung von Mastzellgranula führt. Bei manchen *Schockzuständen* (z. B. Verbrennungsschock) kommt es neben dem Histamin auch zur Freisetzung zahlreicher Entzündungsmediatoren, Spaltprodukte des Komplements (C3 und C5a = Anaphylatoxine etc.), so daß die klassischen Antihistaminika kaum oder nur in den sehr frühen Phasen der Entwicklung einwirken können. Bei *Karzinoidsyndrom* werden neben dem Histamin gleichzeitig Serotonin und Bradykinin in großen Mengen freigesetzt. Breitbasig wirkende Antihistaminika und Mastzelldegranulationshemmer (z. B. Ketotifen) sind in derartigen Situationen eher indiziert, meist in Verbindung mit systemischen Kortikosteroidgaben.

Klinische Anwendung. Die *Einnahme* von Antihistaminika sollte in der Regel mit den Mahlzeiten erfolgen, da man auf diese Weise ihre Nebenwirkungen mildert oder reduziert, z. B. Schwäche, Schwindelgefühl, Übelkeit. Andere Nebenwirkungen sind Arzneimittelexantheme und Lichtsensibilisierung. Die *dermatologischen Indikationen* für Antihistaminika sind außerordentlich vielfältig. Hierzu gehören akute Krankheitsbilder wie anaphylaktischer Schock (zusammen mit Kortikosteroiden, Epinephrin), akute Urtikaria, Glottisödem, angioneurotisches Ödem, andere Schockfragmente wie auch subakut-chronische bzw. chronisch-rezidivierende Zustände der Haut und Schleimhaut einschließlich Rhinitis bzw. Conjuctivitis allergica, chronisch-rezidivierenden Urtikaria, Neurodermitis, Pruritus unterschiedlicher Genese, Prurigo u. v. a. (Tabelle 10.4). Auch der Einsatz von Antihistaminika bei nichthistaminabhängigem Pruritus erscheint durch ihre gleichzeitige sedierende Wirkung gerechtfertigt, denn nichtsedierende Derivate haben darauf kaum einen Einfluß. Mastzellkrankheiten (Urticaria pigmentosa, diffuse kutane Mastozytose), bei denen der Histamingehalt in der Haut vermehrt ist, sprechen gut auf Antihistaminika an. Weniger oder kaum wirksam sind Antihistaminika beim Pruritus durch Urtikariavaskulitis, cholinergische Urtikaria und bei physikalischer Urtikaria (z. B. durch Kälte, Wärme, Druck etc.)

Symptomatisch können Antihistaminika bei Hautkranken mit unspezifischem Pruritus am Hautorgan, allgemeiner Gereiztheit und Agitation zur Anwendung kommen, insbesondere die H_1-Antagonisten der 1. Generation, die *sedierend* wirken. Für die Tagesmedikation bei chronischer Urtikaria etc. sind hingegen die neueren, nichtsedierenden H_1-Antagonisten besser geeignet.

Bei *Kindern* ist der Einsatz von Antihistaminika genauer zu dosieren und zu überwachen, da sie langsamer metabolisiert werden können und eine nur schmale therapeutische Breite zeigen. Die versehentliche Einnahme mehrerer Tabletten oder Dragées kann leicht zu toxischen Nebenwirkungen führen (s. auch Seite 244).

Tabelle 10.4. Dermatologische Indikationen für Antihistaminika

Anaphylaktischer Schock	einschl. Schockfragmenten, Glottisödem etc.
Urtikaria-Krankheiten	Urtikarieller Dermographismus, akute Urtikaria, chronisch-rezidivierende Urtikaria sowie aquagene und adrenerge Urtikaria, sog. idiopathische Urtikaria
Atopischer Formenkreis	Rhinitis allergica, Conjuctivitis allergica (Pollinosen), Neurodermitis
Insektenstichreaktionen	Bienenstiche, Wespenstiche u. a.
Ausgedehnte, unklare Kontaktekzeme	
Pruritus histaminergischer Genese	(unter Einschränkungen: Pruritus bei diversen Dermatosen, Pruritus senilis etc.)

Trotz neuer Erkenntnisse über die pharmakologischen Eigenschaften der einzelnen Präparate wird man schließlich bei der klinischen Anwendung von Antihistaminika auf *empirische Werte* nicht verzichten können, da die Ansprechbarkeit individuell unterschiedlich sein kann.
Interaktionen mit Antihistaminika sind durch Alkoholeinnahme und Barbiturate bekannt, die ihre Wirkung potenzieren. Wenn gleichzeitig Antikoagulantien gegeben werde, ist die Blutungszeit verlängert.

Die *lokale Anwendung* einiger Antihistaminika hat sich bisher in der klinischen Praxis bei Wespenstichreaktionen, Dermatitis solaris u. a. zum Teil bewährt (z. B. Dimetinden, Chlorphenoxamin; Fenistil® Gel, Systral® Gel u. a.). Bei Pruritus anderer Genese ist jedoch ihre lokale Applikation wenig erfolgversprechend, zumal der Juckreiz nicht immer auf die Ausschüttung von Histamin zurückzuführen ist. Gelegentlich werden derartige Präparate in kühlenden Grundlagen, die gleichzeitig angenehm wirken, bei jukkenden Schwangerschaftsdermatosen verwendet, wenn es gilt, systemische Behandlungsmaßnahmen möglichst zu vermeiden.
Neuerdings wurde zur Behandlung der Rhinitis allergica bzw. der perennialen Rhinokonjuktivitis als lokales Antihistaminikum Levocabastin eingeführt (Livocab® Nasenspray, Augentropfen). Es handelt sich um einen potenten H_1-Antagonisten, der einen kurzen Wirkungseintritt und langanhaltende Wirkung haben soll (ca. 12 h). Bei starker Pollenbelastung kann das Präparat prophylaktisch zur Anwendung kommen und ist vergleichbar dem Terfenadin bzw. DNCG. Erfahrungen an einem großen Krankenkollektiv stehen allerdings noch aus.
Über *Toleranzen* auf diverse Antihistaminika, die zur Wirkungslosigkeit führen, wird gelegentlich berichtet, vor allem nach längerer Anwendung. Ein genauer Mechanismus ist jedoch nicht bekannt, möglicherweise werden die Medikamente verstärkt metabolisiert, so daß ihre Wirkungsphase stark reduziert wird.

10.3 Klassische H_1-Blocker der 1. Generation

Die klassischen Antihistaminika sind basische, lipophile Substanzen unterschiedlicher Struktur mit H_1-antagonistischer Wirkung, die meist oral eingenommen werden. Die erhöhte Gefäßpermeation bei der allergischen Entzündung wird dadurch unterdrückt. Durch ihre Lipophilität sind die klassischen Antihistaminika ZNS-gängig und wirken in unterschiedlichem Maße *sedierend*. Die meisten der klassischen H_1-Antagonisten wirken nicht selektiv, sondern hemmen auch die pharmakologischen Aktivitäten von *5-HT, Acetylcholin* und *Dopamin*. Einige davon verbinden mit der antihistaminischen eine schwache *neuroleptische Wirkung* (Phenothiazine: z. B. Alimemazin, Mequitazin, Promethazin), vor allem bei höherer Dosierung. Die klinische Wirksamkeit der klassischen oralen Antihistaminika tritt nach ca. 60–80 min auf und kann, je nach Präparat, über nur wenige bis 24 h oder länger andauern.
Bei chronischen Hautkrankheiten allergischer Genese, z. B. bei chronisch-rezidivierender Urtikaria werden H_1- mit den neueren H_2-Antagonisten bevorzugt *kombiniert* verabreicht, etwa Chlorpheniramin bzw. Clemastin, in Verbindung mit Cimetidin. Möglicherweise wird dadurch ein mastzellstabilisierender Effekt erreicht. Ein Wirkungsvorteil ist jedoch mit derartigen Kombinationen klinisch nicht mit Sicherheit zu erwarten.

Nebenwirkungen. Durch fehlende Spezifität können H_1-Blocker auch andere pharmakologische Vorgänge beeinflussen und unerwünschte Nebenwirkungen ausüben, z. B. als *antiadrenerge* und *anticholinerge Substanzen:* gastrointestinale Störungen, Mundtrockenheit, Miktionsstörungen, Obstipation, Sehstörungen sowie Glaukomanfälle können daraus resultieren bzw. damit verbunden sein. Die zentral dämpfende Wirkung ist mit Einschränkung der Reaktionsfähigkeit verbunden und für eine ambulante Tagesmedikation unerwünscht (verminderte Fahrtüchtigkeit); zentralnervöse Störungen (Auslösung von Anfällen bei Epileptikern, paradoxe Reaktionen bei Kindern) können auftreten. Die gleichzeitige Einnahme von Alkohol, Barbituraten und anderen zentral wirkenden Präparaten und H_1-Blockern sollte unterbleiben. Bei Prostatakarzinom ist die

Hauptvertreter der klassischen Antihistaminika (1. Generation):

Clemastin
(Tavegil®)

Diphenhydramin
(Benadryl®,
Sekundal® u. a.)

Chlorpheniramin
(Polaronil®)

Chlorphenoxamin
(Systral®)

Dimetinden
(Fenistil®)

Mebhydrolin
(Omeril®)

Promethazin
(Atosil®)

Anwendung von Antihistaminika unerwünscht. Durch Phenothiazinabkömmlinge ist Photosensibilisierung möglich. Allerdings sind Arzneiexantheme durch Antihistaminika relativ selten. Fixe Arzneimittelexantheme wurden beschrieben.

10.4 Neuere, nichtsedierende H$_1$-Blocker der 2. Generation

Während der letzten Dekade hat sich immer wieder gezeigt, daß Medikamente, die allein den Histaminrezeptor blockieren, für eine wirksame Behandlung von Pruritus und allergischen Erkrankungen, die mit Pruritus einhergehen, nicht ausreichen. Sie sind nur dann nützlich,

Tabelle 10.5. Vergleich unterschiedlicher Angriffspunkte von Antihistaminika (1., 2. Generation)

	Wirkung auf			
	Periphere H_1-Rezeptoren	Serotonin	Acetylcholin	Dopamin
z. B. *Chlorpheniramin* (1. Generation)	+	++	+++	+++
z. B. *Astemizol* (2. Generation)	+++	+	0	+

Tabelle 10.6. H_1-Antihistaminika der 2. Generation, die auch als Antiallergika wirken

Terfenadin (Teldane®, Seldane™, Terfemundin®, Hisfedin®, Triludan™)
Astemizol (Hismanal®)
Cetirizin (Zyrtec®)
Loratadin (Lisino®, Claritine™)
Azelastin
Acrivastin (Semprex™)
Levocabastin (Livocab®), nur zur lokalen Applikation

Wirkungsprofil: Kompetitive H_1-Rezeptorhemmung, keine anticholinergische Wirkung, nicht oder wenig sedierend; durch Hemmung des Ca^{++}-Influxes breites Wirkungsspektrum als Antiallergika.
In Erprobung: Ebastin, Nobertin, Temelastin, Tazifyllin u. a.

Antiallergische Wirkung:
Stabilisierung der MZ-Membran
↓
Hemmung des Ca^{++}-Influxes
↓
Minderung der Histaminfreisetzung
Minderung der Freisetzung von PGD_2, LTC_4, ECF, Proteasen, Kininen u. a.

wenn lediglich Histamin freigesetzt wird. Die Antihistaminika der 2. Generation haben ein besonderes Profil, weil sie nicht sedierend wirken. Letztere Eigenschaft beruht auf mangelnder Rezeptoraffinität im ZNS (z. B. Astemizol) oder auf fehlende Lipophilie, womit die Blut-Hirn-Schranke nicht überwunden wird (z. B. Terfenadin). Mit quantitativen Unterschieden sind die Antihistaminika der 2. Generation zusätzlich in der Lage, den Ca^{++}-Influx, der die Mastzellgranula mobilisiert, zu hemmen. Dadurch ist die Freisetzung von ECF, PGD_2 und LTC_4 reduziert, so daß Entzündungszeichen, Ödem und Juckreiz nachlassen. Insofern sind die neueren Antihistaminika der 2. Generation in der Regel *Antiallergika* in weiterem Sinne.

Mehrere Präparate dieser Art sind bereits auf dem Markt, andere noch in Erprobung (Tabelle 10.6). Die Halbwertszeit ist bei den neueren Vertretern meist kurz, so daß sie gut steuerbar sind. Dennoch ist man laufend auf der Suche nach Präparaten, die optimale Voraussetzungen für antiallergische/antientzündliche Wirkungen erfüllen (Tabelle 10.7).

■ *Astemizol* (Hismanal®, Tbl. à 10 mg) ist eins der am längsten bekannten und der am meisten eingesetzten, nichtsedierenden Antihistaminika der 2. Generation (Tabelle 10.6). Das Präparat hat eine mehrtägige Wirkungsdauer und ist gut verträglich.

Tabelle 10.7. Hauptvertreter der nichtsedierenden H_1-Antihistaminika und ihre Anwendung

Indikationen: Allergische Rhinitis, Konjunktivitis, Urtikaria, Quincke-Ödem, Pollenasthma, Neurodermitis

Terfenadin (Teldane®)	**Astemizol** (Hismanal®)	**Loratadin** (Lisino®)	**Cetirizin** (Zyrtec®)
Dosis:			
2 × 60 mg	10–20 mg/d	10–20 mg/d	10–20 mg/d
Wirkung:			
Langanhaltende Wirkung über 24 h; guter antipruriginöser Effekt	Langsam auftretender, langanhaltender Effekt (> 24 h bis zu einigen Wochen); Eliminierungszeit einschl. Metaboliten: 10 Tage	Schneller Wirkungseintritt, ca. 12–24 h anhaltend, gut steuerbar	Sehr schneller Wirkungseintritt, langanhaltend (bis zu 24 h), gut steuerbar

Alternativen:
Oxatomid (Tinset®, Celtect™): 2 × 30 mg/d (versuchsweise auch bei Pruritus senilis)

Evtl. Kombinationen:
H_1-Blocker + Cimetidin (Tagamet®) 2 × 400 mg/d (z. B. Pruritus bei therapierefraktärer chronisch-rezidivierender Urtikaria, Neurodermitis)
H_1-Blocker + Ketotifen (Zaditen®) bis zu 2 × 2 Kps. à 1 mg/d (z. B. Pruritus bei therapierefraktärer chronisch-rezidivierender Urtikaria, Neurodermitis, Pollinosis, Allergien etc.)
H_1-Blocker + Hydroxyzin (Atarax®) 20–50 mg/d (z. B. Pruritus bei Kälteurtikaria)

■ *Loratadin* (Lisino®, Claritine™) ist ein selektiver peripherer H_1-Antagonist mit schnellem Wirkungseintritt (t_{max} = ca. 1,5 h) und langanhaltender Wirkung (über 12–18 h). Chemisch leitet sich die Substanz vom älteren Antihistaminikum Azatadin (Optimine®) ab. Nennenswerte Wirkungen auf das ZNS kommen in der empfohlenen Dosierung nicht vor; die Halbwertszeit beträgt 11–15 h. Neben der Hemmung der H_1-Rezeptoren soll Loratadin auf die Mastzellmembran stabilisierend wirken. Neuerdings wurde auch eine hemmende Wirkung auf die Eosinophilenchemotaxis beschrieben. Auch die Freisetzung von LTC_4 wird gehemmt. Klinisch hat Loratadin eine sichere antiallergische Wirkung bei Urtikaria und allergischer Rhinitis. Die histamininduzierte Quaddel wird weitgehend über 12–24 h unterdrückt. Keine Toleranzentwicklung, kaum Nebenwirkungen.

■ *Cetirizin* (Zyrtec®, Filmtbl. à 10 mg) ist ein selektiver peripherer H_1-Antagonist mit schnellem Wirkungseintritt (t_{max} = 1 h) und langanhaltender Wirkung (bis zu 24 h). Seine sedierende Wirkung ist gering. Pharmakologisch ist die Substanz ein aktiver karboxylierter Metabolit des Hydroxyzins. Keine ZNS-Wirkungen; maximale Plasmaspiegel werden bereits nach 1 h erreicht, die Halbwertszeit beträgt 7–9 h, wobei die Substanz unverändert im Urin ausgeschieden wird. Cetirizin soll zusätzlich eine hemmende Wirkung auf die Eosinophilenmigration ausüben, z.T. auch auf die neutrophilen Granulozyten (schwach) und die Thrombozytenaktivierung bei allergischen Reaktionen. Eine breite antientzündliche Wirkung wird somit angenommen, das Präparat wird gelegentlich auch bei eosinophilenreichen Gewebsreaktionen verwendet. Klinisch ist Cetirizin bei allergischer Rhinitis und Pollenasthma sicher wirksam, Kälteurtikaria und urtikarieller Dermographismus werden gehemmt (über 24 h). Nebenwirkungen sind selten und nur von geringer Ausprägung. Das Präparat kann auch bei Kleinkindern zur Anwendung kommen (bis 30 kg KG 5 mg/d, über 30 kg KG 10 mg/d).

■ *Terfenadin* (Teldane®, Tbl. à 60 mg, 120 mg; Suspension 5 ml = 30 mg) hat offenbar eine selektive Wirkung auf periphere H_1-Rezeptoren. Das Medikament hat in der üblichen Dosierung keine zentralen Begleiteffekte, eine sedierende Wirkung tritt nicht ein. Ebenso fehlt beim Terfenadin eine anticholinerge Symptomatik wie beispielsweise Mundtrockenheit etc. Die Wirkdauer beträgt ca. 17–24 h mit einem Maximum zwischen der 4. und 8. Stunde. Terfenadin hat sich als nichtsedierendes Antiallergikum (Urtikaria, Pollinosis, Neurodermitis) über viele Jahre bereits bewährt, in seinem antipruriginösen Effekt ist das Medikament dem Chlorpheniramin überlegen. Offenbar wird unter Terfenadin die Freisetzung von Prostaglandinen (PGD_2) und Leukotrienen (LTC_4, LTD_4) gehemmt, die Gefäßpermeabilität reduziert. Gleichzeitige Medikation von Azolen (Keto-, Itraconazol) und Makrolidantibiotika (Erythromycin) kann zur Akkumulation führen, weil dadurch das Zytochrom P_{450} und somit die Metabolisierung zu Terfenadinsäure gehemmt wird. Auch Ca^{++}-Antagonisten sind zur Kombination wenig geeignet. Nebenwirkungen sind selten. Schwangerschaft und Stillperiode gelten als Kontraindikation.

Nebenwirkungen. Gastrointestinale Beschwerden, Kopfschmerzen oder auch Gewichtszunahme nach längerer Anwendung (Astemizol) sind möglich. Insgesamt sind jedoch die neuen Antihistaminika nach den bisherigen klinischen Erfahrungen gut verträgliche Medikamente. Über Exantheme etc. wurde bisher kaum berichtet. Da die ZNS-Wirkung ausbleibt, sind zentralnervöse Nebenwirkungen kaum zu erwarten.

10.5 H_2-Antagonisten

Diese Medikamente sind vorwiegend spezifische Blocker der H_2-Rezeptoren und für dermatologische Indikationen von untergeordneter Bedeutung; die Existenz von H_2-Rezeptoren im Hautorgan ist umstritten. Strukturell sind sie unmittelbar mit dem Histamin verwandt (hydrophiler Imidazol- bzw. Furanring) und werden hauptsächlich zur Behandlung hyperazider Gastritiden, Magenulkus, Streßsituationen etc. verwendet. Eine ZNS-Wirkung liegt nicht vor.

Obwohl sie allein verabreicht eine nur geringe antipruriginöse Wirkung entfalten oder gar zu Exazerbationen führen können (z. B. Pruritus bzw. urtikarieller Dermographismus durch Cimetidin), werden *H_2-Antagonisten in Kombination mit H_1-Antagonisten* bei hartnäckiger Neurodermitis, chronischer Urtikaria u. ä. Indikationen oft empfohlen. Cimetidin in Verbindung mit Hydroxyzin soll bei urtikariellem Dermographismus gar in 80 % der Fälle erfolgreich sein. Eine synergistische Wirkung der H_1 + H_2-Blocker ließ sich bis heute nicht mit Sicherheit belegen, dennoch ist ein Therapieversuch in geeigneten Fällen, vor allem im Hinblick auf die individuelle Ansprechbarkeit des einzelnen Kranken auf Antihistaminika im allgemeinen, nicht obsolet. Vor allem die therapierefraktäre chronisch-rezidivierende Urtikaria, lästiger Pruritus bei urtikariellem Dermographismus und anaphylaktische Zustände kommen hierfür in Frage. Mögliche Kombinationen sind beispielsweise Ranitidin (2 × 150 mg/d) und Cetirizin (10 mg zur Nacht) oder Ranitidin (2 × 150 mg/d) und Terfenadin (2 × 60 bzw. 120 mg/d). Bei Urticaria pigmentosa bzw. Mastozytose der Haut führt nach unseren Erfahrungen die H_1 + H_2-Kombination zur Besserung des Juckreizes einschl. einer evtl. Begleitsymptomatik (Sodbrennen, abdominelle Beschwerden, Durchfälle). Gleichzeitige bzw. intermittierende Gaben von DNCG (s. u.) sind hier zu erwägen.

Nebenwirkungen. Nach Einnahme von H_2-Antagonisten werden gelegentlich Schläfrigkeit, Müdigkeit, Schwindel, Kopfschmerzen etc. beobachtet, doch keine ernsthaften Nebenwirkungen. Das Cimetidin hat eine antiandrogene Wirkung

Hauptvertreter:

Cimetidin (Tagamet®)

Ranitidin (Zantic®, Sostril®)

und kann nach längerer Anwendung zur Gynäkomastie und Oligospermie führen (Prolaktinerhöhung?); nach Absetzen des Präparates sind beide Nebenwirkungen reversibel. Diese Wirkung ist allerdings zu schwach und zu wenig zuverlässig, um das Medikament als Antiandrogen zu nutzen. Immunmodulierende bzw. immunstimulierende Wirkungen werden dem Cimetidin gelegentlich zugeschrieben, die aber klinisch wenig fundiert erscheinen (Begleitmedikation bei Malignomen, z. B. Melanom). Die Typ IV-Reaktion soll unter Cimetidingaben deutlich verstärkt ablaufen. Über das Zytochrom P_{450} wird durch Cimetidin die Metabolisierung anderer Pharmaka gehemmt (β-Blocker, Phenytoin, Antikoagulantien, Diazepam u. a.).

10.6 Anwendung von Mastzelldegranulationshemmern und verwandten Substanzen

Derartige Substanzen können von ihrer Wirkung her allenfalls nur prophylaktisch bei Pruritus und chronischen allergischen bzw. hyperergischen Zuständen eingesetzt werden, während sie bei akuten Zuständen nicht indiziert sind. Hierzu gehören das *Ketotifen* (Zaditen®) und das *DNCG* (Dinatriumcromoglicicum), die offensichtlich eine breitere Wirkung als Hemmer der Degranulation von Mastzellen und auch der basophilen

Tabelle 10.8. Ein gutes Antiallergikum müßte

▷ periphere H_1-Rezeptoren blockieren,
▷ Histaminfreisetzung möglichst stark hemmen,
▷ Freisetzung von PGD_2, LTC_4, Bradykinin, PAF, ECF und anderer Mediatoren möglichst unterbinden,
sowie
▷ schnell ein Wirkungsmaximum erreichen,
▷ gutes Toxizitätsprofil aufweisen,
▷ bei Kindern und Jugendlichen sowie auch im Alter gut verträglich sein.

Leukozyten (nur Ketotifen) entfalten und damit, neben ihrem Antihistamincharakter, auch andere Gewebshormone und Mediatoren blockieren (Ketotifen: antianaphylaktische Wirkung). Bei Pruritus (z. B. urämischer Genese) soll Ketotifen gut wirken. Der Wirkungsmechanismus auf die Mastzelle ist nicht genau bekannt. Möglicherweise wird die Plasmamembran stabilisiert, womit eine breite antiallergische Wirkung herbeigeführt wird. DNCG ist ein kompetitiver Hemmer der Phosphodiesterase (→ cAMP-Erhöhung). Im Gegensatz zum Ketotifen, das vollständig resorbiert wird, wirkt das oral eingenommene DNCG beim Menschen ausschließlich lokal auf die Mastzellen der Schleimhaut und möglicherweise auch der parenchymatösen Organe, während eine nennenswerte Wirkung auf die Hautmastzellen fehlt bzw. weitgehend umstritten ist. Ein weiterer Vorteil von DNCG ist die fehlende Tachyphylaxie.

Tabelle 10.9. Klinische Applikationen von Dinatriumcromoglicicum (DNCG)

Allergische Rhinitis (Pollinosis)	Lomupren® Nasenspray, Intal® nasal; intranasal mehrmals einsprühen bzw. Kaps. à 20 mg 4 ×/d in die Nase einstäuben
Allergische Konjunktivitis (Pollinosis)	Opticrom® 4 × 1–2 mg/d in den Konjunktivalsack einbringen
Nahrungsmittelallergien mit Urtikaria, Pruritus bzw. gastrointestinalen Störungen;	Colimune® Kaps. 4 × 100–200 mg/p.o. einnehmen
Urticaria pigmentosa mit gastrointestinaler Symptomatik, Durchfällen etc.	Colimune® Kaps. 4 × 100–200 mg/d p.o. einnehmen
Allergische Bronchitis bei Neurodermitis, atopischem Formenkreis etc.	Intal® Aerosol/Kaps. mehrmals/d mittels Inhalationen anwenden

Hauptvertreter

Ketotifen (Zaditen®)

Dinatriumcromoglicicum (Intal®, Colimune®)

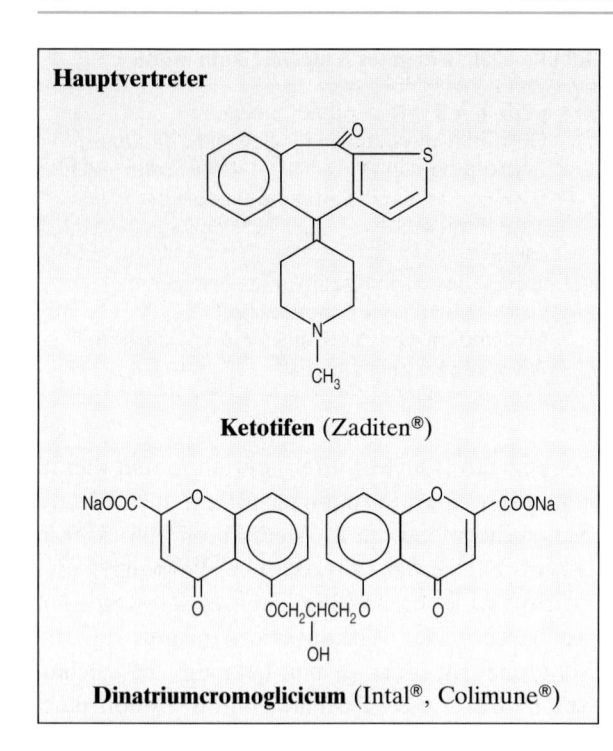

Tabelle 10.10. Indikationen für Antihistaminika bei Kindern

1. Generation:	Erbrechen unterschiedlicher Genese, Unruhezustände (sedierend)
2. Generation:	Allergische Rhinitis (Pollinosis), schwere Neurodermitis, Pruritus, z. B. Cetirizin 5–10 mg/d (Zyrtec®)

Cave: bei Kleinkindern ist eine versehentliche einmalige Einnahme von 10–20 Drg. eine nahezu letale Dosis! Vgl. Tabelle 51.8., S. 1186.
Details zur Anwendung von Antihistaminika in der Schwangerschaft siehe unter Abschn. 50.5.2, S. 1166.

Das Ketotifen ist dem Cyproheptadin chemisch verwandt und wird in der Klinik bei diversen Indikationen wie ein H_1-Antagonist systemisch genutzt. Bei Kindern ist eine erheblich höhere Dosierung notwendig, da das Präparat schneller metabolisiert wird.

Tabelle 10.11. Zusammenstellung der oralen Generika mit H_1-Blocker-Wirkung (Auswahl): (C) Colamin-, (E) Ethylendiamin-, (P) Propylamin-, (*) Phenothiazinderivate

Generikum	Präparatbeispiele
Alimemazin (*)	Repeltin®, Theralene®
Astemizol (P)	Hismanal®
Azatadin	Optimine®
Bamipin (E)	Soventol®
Brompheniramin (P)	Ilvin®, Dimegan®
Carbinoxamin	Polistin-T®
Chlorpheniramin (P)	Polaronil®
Chlorphenoxamin (C)	Systral®
Cetirizin	Zyrtec®
Clemastin	Tavegil®, Tavegyl™
Cyproheptadin	Periactinol®, Periactin™, Peritol®
Dimetinden (P)	Fenistil®
Diphenhydramin (C)	Als Sedativum (Dolestan®, Sekundal D®, Sediat®), in Hustensäften (Benadryl®) und als *Antiemeticum* (Emesan®) häufig eingesetzt
Doxylamin (C)	Alsadorm®, Mereprine® u. a.
Loratadin	Lisino®, Claritine™
Mebhydrolin (C)	Omeril®
Meclozin (E)	Bonamine®, Calmonal® u. a.
Mequitazin (*)	Metaplexan®, Primalan™
Mianserin	Tolvin®, Prisma®
Oxomemazin (*)	Aplexil®
Pheniramin (P)	Avil®
Promethazin (*)	Atosil®
Terfenadin (P)	Teldane®, Seldane™, Terfemundin® u. a.
Tolpropamin (P)	Pragman®
Triprolidin (P)	Pro-Actidil®, Actifed®

Hauptindikationen für Mastzelldegranulationshemmer wie Ketotifen sind Krankheiten mit Mastzellvermehrung an der Haut und anderen Organen (z.B. Urticaria pigmentosa), während die lokal wirksame Cromoglicinsäure vorwiegend beim Asthma (Pollinosis) in Form von Inhalationen, Sprays bzw. oral bei nahrungsmittelinduzierter Urtikaria verabreicht wird. Auch bei allergischer Rhinitis und Konjunktivitis wird das Präparat lokal empfohlen (Otriven® H Lösung, Opticrom® Lösung). Bei atopischer Dermatitis mit Pruritus sollen orale Gaben von DNCG eine gute Wirkung entfalten, unabhängig von evtl. Nahrungsmittelallergien; der IgE-Spiegel blieb dabei unbeeinflußt (Tabelle 10.7). Beide Substanzen können mit Kortikosteroiden, Sympathikomimetika, Theophyllin u.ä. kombiniert werden.

Weitere Präparate:
Oxatomid (Tinset®), ED: 1–2 mg. Die Wirkung und der Einsatz von Oxatomid ähneln weitgehend denen des Ketotifens. Die Halbwertszeit ist relativ lang (ca. 20 h), klinisch wird das Präparat am ehesten bei chronisch-rezidivierender Urticaria verabreicht. Die Verträglichkeit ist gut; geringfügige anticholinergische Wirkung (Müdigkeit).

Nebenwirkungen. Das Ketotifen kann aufgrund seiner Verwandtschaft mit Cyproheptadin Antiserotonin- und ZNS-Wirkungen bzw. Nebenwirkungen entfalten (Mundtrockenheit, Schwindel), allerdings meist nur in der Initialphase der Behandlung. Das DNCG ist wenig toxisch; über uncharakteristische Beschwerden wurde nach höheren Dosen berichtet (Kopfschmerzen, Übelkeit, Müdigkeit, Schlaflosigkeit). Allenfalls lokale Reizungen der behandelten Schleimhäute können vorkommen (Rötungen, Husten, Bronchospasmen). Urtikarielle Exantheme wurden unter DNCG-Therapie berichtet, z.T. mit anaphylaktoiden Zügen.

Literatur

Aram H (1987) Cimetidine in Dermatology. Int J Dermatol 26: 161–166

Bateman DN, Chapman PH, Rawlins MD (1983) The effects of astemizole on histamine-induced wheal and flare. Eur J Clin Pharmacol 25: 547–551

Berth-Jones J, Graham-Brown RA (1989) Failure of terfenadine in relieving the pruritus of atopic dermatitis. Br J Dermatol 121: 635–637

Brooks CD, Karl KJ (1988) Hay fever treatment with combined antihistamine and cyclooxygenase-inhibiting drugs. J Allergy Clin Immunol 81: 1110–1117

Campbell AM, Bousquet J (1993) Anti-allergic activity of H_1 blockers. Int Arch Allergy Immunol 101: 308–310

Coulie P, De Vos C, Ghys L, Rihoux JP (1989) Pharmacologic modulation by cetirizine 2 HCl and loratadine of the histamine-induced skin reaction in mice and humans. Drug Dev Res 17: 199–206

Coulie P, Wery M, Rihoux JP (1989) Pharmacologic modulation of cetirizine – 2HCl on cutaneous reactions and pruritus in man after experimental mosquito bites. Skin Pharmacol 2: 38–40

Dahinden CA, Krieger M, Brunner T et al. (1991) Factors promoting histamine and leukotriene release. In: Ring J, Przybilla B (eds) New trends in allergy, vol III. Springer, Berlin Heidelberg New York, pp 138–142

Diller G, Orfanos CE (1983) Behandlung der idiopathischen Urticaria mit H_1 + H_2- Antagonisten. Ergebnisse einer Crossover Doppelblind-Langzeitstudie. Z Hautkr 58: 785–793

Dupont C, de Maubeuge J, Kotlar W et al. (1984) Oxatomide in the treatment of pruritus senilis. A double-blind placebo-controlled trial. Dermatologica 169: 348–353

Fadel R, Herpin-Richard N, Rihoux JP, Henocq E (1987) Inhibitory effect of cetirizine 2 HCl on eosinophil migration in vivo. Clin Allergy 17: 373–379

Farnam J, Grant JA, Guemsey BG et al. (1984) Successful treatment of chronic idiopathic urticaria and angioedema with cimetidine alone. J Allerg Clin Immunol 73: 842–845

Francos GC, Kauh YC, Gittlen SD et al. (1991) Elevated plasma histamine in chronic uremia. Effects of ketotifen on pruritus. Int J Dermatol 30: 884–889

Frosch PJ, Schwanitz HJ, Macher E (1984) A double blind trial of H_1 and H_2 receptor antagonists in the treatment of atopic dermatitis. Arch Dermatol Res 276: 36–40

Gengo FM, Gabos C (1987) Antihistamines, drowsiness, and psychomotor impairment: central nervous system effect of cetirizine. Ann Allergy 59: 53–57

Hägermark Ö, Wahlgren CF, Giös I (1992) Inhibitory effect of loratadine and clemastine on histamin release in human skin. Skin Pharmacol 5: 93–98

Ichinose AV, Belvisi MG, Barnes PJ (1990) Histamines H_3 receptors inhibit neurogenic microvascular leakage in airway. J Appl Physiol 68: 21–25

Jankowski R, Wagenmann M, Baroody FM, Naclerio R (1993) Effect of terfenadine on nasal provocation. Int Arch Allergy Immunol 101: 311–317

Knowles S, Shear NH (1989) Antihistamines. Clin Dermatol 7: 48–59

Kobza Black A (1992) H$_1$-Antagonists in the management of the itch of urticarias. Skin Pharmacol 5: 21–24

Kobza Black A, Aboobaker J, Gibson JR et al. (1988) Acrivastine versus hydroxyzine in the treatment of cholinergic urticaria. Acta Derm Venereol 68: 541–544

Krause L, Schuster S (1983) Mechanism of action of antipruritic drugs. Br Med J Clin Res 287: 1199–1200

Krause LB, Shuster S (1985) A comparison of astemizole and chlorpheniramine in dermographic urticaria. Br J Dermatol 112: 447–453

Milsmann E, Rohdewald P (1985) Placebo-controlled study on the efficacy of topical antihistamines against histamine-induced pruritus. Dermatologica 170: 230–234

Mitsuhashi M, Payan DG (1992) Functional diversity of histamine and histamine receptors. J Invest Dermatol 98 [Suppl]: 8S–11S

Monroe EW (1988) Chronic urticaria: Review of non sedating H$_1$ antihistamines in treatment. J Am Acad Dermatol 19: 842–849

Monroe EW, Cohen SH, Kalbfleisch J, Schulz CI (1981) Combined H$_1$ and H$_2$ antihistamine therapy in chronic urticaria. Arch Dermatol 117: 404–407

Naclerio RM, Kagey-Sobotka A, Lichtenstein LM et al. (1990) Terfenadine, an H$_1$-antihistamine, inhibits histamine release in vivo in the human. Am Rev Respir Dis 142: 167–171

Okor RS (1990) Responsiveness of chloroquine-induced pruritus to antihistamine therapy. J Clin Pharm Ther 15: 147–150

Paul E, Bodeker RH (1986) Treatment of chronic urticaria with terfenadine and ranitidine. Europ J Clin Pharmacol 31: 277–280

Rakowski J, Neumann Y (1989) Loratadin: Ein neues Antihistaminikum. Arzneimitteltherapie 7: 95–98

Rihoux JP, Dupont P (1987) Comparative study of the peripheral and central effects of terfenadine and cetirizine 2 HCl. Ann Allergy 59: 235–238

Rihoux JP, Dupont P (1989) Pharmacological modulation by astemizole and cetirizine 2 HCl of the skin reactivity to histamine. Acta Therapeutica 15: 265–270

Saihan EM (1981) Ketotifen and terbutaline in urticaria. Br J Dermatol 104: 205–206

Savin JA, Dow R, Harlow BJ, Massey H, Yee KF (1986) The effect of a new non-sedative H$_1$-receptor antagonist (LN 2974) on the itching and scratching of patients with atopic eczema. Clin Exper Dermatol 11: 600–602

Schultze-Werninghaus G (1990) Cetirizin – ein neues nicht sedierendes Antihistaminikum. Arzneimitteltherapie 8: 346–349

Sharpe GR, Shuster S (1993) In dermographic urticaria H$_2$ receptor antagonists have a small but therapeutic irrelevant additional effect compared with H$_1$ antagonists alone. Br J Dermatol 129: 575–579

Shin MS, Baroody F, Proud D et al. (1992) The effect of azelastine on the early allergic response. Clin Exp Allergy 22: 289–295

Sigler RW, Evans R, Horakova Z et al. (1980) The role of cyproheptadine in the treatment of cold urticaria. J Allergy Clin Immunol 65: 309–312

Simons FE (1990) Recent advances in H$_1$ receptor antagonist treatment. J Allergy Clin Immunol 86: 995–999

Simons FE, Simons KJ, Chung M, Yeh J (1987) The comparative pharmacokinetics of H$_1$-receptor antagonists. Ann Allergy 59: 20–24

Wahlgren CF, Hägermark Ö, Bergstrom R, Hedin B (1988) Evaluation of a new method of assessing pruritus and antipruritic drugs. Skin Pharmacol 1: 3–13

Wahlgren CF, Hägermark Ö, Bergstrom R (1990) The antipruritic effect of a sedative and a non-sedative antihistamine in atopic dermatitis. Br J Dermatol 122: 545–551

Watson WTA, Simons KJ, Chen XY, Simons FER (1989) Cetirizin: a pharmacodynamic evaluation in children with seasonal allergic rhinitis. J Allergy Clin Immunol 84: 457–464

Weck de AL, Derer T, Bischoff SC, Takafuji S (1993) The effect of terfenadine on the immediate and late-phase reactions mediated by immunoglobulin E. Int Arch Allergy Immunol 101: 326–332

Werner RJ, Marsch WC (1992) Therapie einer Druckurtikaria vom verzögertem Typ mit Cetirizin. Dermatol Monatsschr 178: 187–190

Kapitel 11 Lichen ruber und lichenoide Dermatosen

11.1	Allgemeines	248
11.2	Lichen ruber planus	249
11.2.1	Lokale Maßnahmen	250
11.2.2	Systemische Behandlung	250
11.2.3	Sonstige Behandlungsmöglichkeiten	251
11.2.4	Antipruriginöse Therapie	251
11.3	Lichen ruber hypertrophicus	252
11.4	Lichen ruber mucosae	252
11.5	Lichen ruber follicularis	254
11.6	Weitere Lichenvarianten	255
11.6.1	Lichen simplex chronicus Vidal	255
11.6.2	Lichen nitidus	256
11.6.3	Lichen tropicus	256
11.6.4	Lichen pigmentosus	257
11.7	Lichen ruber-LE-Überlappungssyndrom	256
11.8	Arzneimittelinduzierter Lichen und lichenoide Arzneimittelreaktionen der Haut	258
11.9	Keratosis lichenoides chronica	259
11.10	Lichenoide Hautreaktion bei „Graft-versus-Host"-Krankheit	260

11.1 Allgemeines

Der *Lichen ruber* bzw. verwandte lichenoide Dermatosen sind ausschließlich auf die Haut oder/und die Schleimhaut beschränkte, chronische Krankheitszustände, als unspezifische Reaktionen des Hautorgans. Manifestationen an anderen Organen wurden bisher vermutet, jedoch nicht gesichert. Morphologisch kommen zahlreiche *Varianten* eines Lichen vor; typisch für lichenoide Läsionen sind rötlich-livide bis bräunlich-rote, glatt-glänzende polygonale Papeln, die oft follikulär lokalisiert sind. Konfluierende Herde sind häufig zentral etwas eingedellt und zeigen eine netzförmige, mit der Lupe gut sichtbare, weiße bis gräuliche Zeichnung, die sog. Wickham-Streifen. Daneben kommen gelegentlich anuläre, atrophische oder hypertrophisch-hyperkeratotische Läsionen vor. Lichen und lichenoide Dermatosen sind in der Regel mit mehr oder weniger starkem Juckreiz verbunden.

Prädilektionsstellen für den klassischen Lichen ruber sind vor allem die Beugeseiten, hier besonders die Handgelenkbeugen und der Stamm, oft mit symmetrischem Befall. Lokale (mechanische, chemische, physikalische etc.) Reize spielen jedoch als *Provokations-* bzw. *Präzipitationsfaktoren* eine wichtige Rolle, so daß ein Lichen überall auftreten kann. Nach Abheilung der akuten Läsionen bleibt oft eine Restpigmentierung über mehrere Monate bestehen, in anderen (selteneren) Fällen sind die Hautveränderungen von Anfang an hyperpigmentiert *(Lichen pigmentosus)*.

Lichenläsionen können generalisiert oder auch lokalisiert herdförmig auftreten; herdförmige Läsionen entsprechen oft der hypertrophischen, verrukösen Variante, die als *fakultative Präkanzerose* anzusehen ist. Über die Entstehung eines Plattenepithelkarzinoms auf dem Boden eines verrukösen Lichen ruber wurde mehrfach berichtet. Übergang in ein *Karzinom* kann auch beim schleimhautlokalisierten Lichen vorkommen *(Lichen ruber mucosae)*, allerdings erst nach längerer Bestandsdauer.

Selten sind Handteller und Fußsohlen von einem Lichen betroffen, und die Läsionen neigen dort gelegentlich zu Erosionen bzw. Ulzerationen *(Lichen ruber erosivus bzw. ulcerosus)*. Primär bullöse oder sekundär sich in subepidermale Blasen umwandelnde Formen sind möglich (Lichen *bullosus* bzw. *pemphigoides*). Dabei ist die Frage offen, ob es sich um einen echten Lichen ruber mit Blasenbildung handelt oder aber die *Koexistenz* eines Lichen mit einem bullösen Pemphigoid vorliegt. Auch Überlappungen eines Lichen mit einem LE kommen vor. In derartigen Fällen sollte man an eine Paraneoplasie denken und nach einem Karzinom fahnden.

Bei etwa 5–10 % der betroffenen Kranken sind *Nagelveränderungen* nachzuweisen, die offenbar auf den Befall der Nagelmatrix zurückzuführen sind. Möglicherweise ist auch das Nagelbett mit in den Krankheitsprozeß einbezogen. Die *Trachyonychie* (sog. „twenty-nail dystrophy") ist am ehesten klinischer Ausdruck eines Lichen der Nagelmatrix bzw. des gesamten Nagelorgans.

Der Haarfollikel und die Verhornungsprozesse im Akroinfundibulum sind während der lichenoiden Reaktion in besonderer Weise betroffen. Die *behaarte Kopfhaut* ist beim Lichen in über 30 % aller Fälle mitbefallen; hier kann die Erkrankung zu einer bleibenden, *narbigen Alopezie* führen (Lichen ruber follicularis s. capillitii; Pseudopelade). Eine besondere Variante des Lichen mit vorwiegender Kopfhautlokalisation ist das Lassueur-Graham-Little-Syndrom (s. Seite 254).

Charakteristisch für einen Lichen ist der Befall der *Schleimhäute* (> 50 % der Fälle), die auch ohne Hautveränderungen alleiniger Manifestationsort eines Lichen sein können. Meist ist die Mundhöhle betroffen (Lichen ruber oralis), so daß Beschwerden beim Verzehr von scharfen Speisen, Obstsäften, Gewürzen, Nüssen, Tomaten etc. damit verbunden sind. Die Schleimhautveränderungen beim Lichen müssen, auch wenn sie keine Beschwerden hervorrufen, behandelt werden, da sie in eine erosive Form übergehen können. Sie sind dann besonders schmerzhaft, und die Wahrscheinlichkeit einer malignen Entartung nimmt zu. *Glans penis, Vulva* und *Analring* sind weitere häufige Manifestationen eines Lichen ruber, z. T. unter dem Bild einer sog. *Vulvadystrophie*. Auch hier kann es zu schmerzhaften, erosiven bzw. ulzerösen Veränderungen kommen, die oft vernarben. Sie sind selbst nach Abheilung auf die mögliche Entstehung eines Karzinoms zu kontrollieren.

Der *natürliche Verlauf* einer Lichenerkrankung ist, wenn auch chronisch verlaufend, meistens zeitlich limitiert (1–2 Jahre); zumindest die Akuität der Erkrankung nimmt innerhalb einiger Monate ab. Allerdings kann eine spontane Abheilung auch erst nach mehreren Jahren erfolgen. Vielfach heilen exanthematische Formen unter Hinterlassung umschriebener zarter Narben, z. T. mit geringfügiger, diskreter Pigmentierung ab. *Familiäre Fälle* eines Lichen ruber sind beschrieben worden und zeigen häufiger eine Schleimhaut- und Nagelmanifestation.

11.2 Lichen ruber planus

Der klassische *Lichen ruber planus* tritt fast ausschließlich bei Erwachsenen auf, bevorzugt zwischen dem 30. und 60. Lebensjahr. Die *Pathogenese* der Erkrankung ist bislang nicht bekannt, immunologische Faktoren werden diskutiert. Offenbar handelt es sich am ehesten um eine spontan auftretende, unspezifisch ausgelöste Minimalvariante einer „*Graft-versus-host*"-Reaktion am Hautorgan. Zusätzliche psychosomatische Aspekte wurden diskutiert. Histologisch stellt sich die Lichenläsion als epidermotrope lymphozytäre Reaktion polyklonalen Charakters dar, die zur Zerstörung des Stratum basale und anderen sekundären Veränderungen innerhalb der Epidermis führt. Im Zellinfiltrat prädominieren Suppressor- bzw. zytotoxische Lymphozyten sowie die antigenpräsentierenden Langerhans-Zellen.

Korrelationen eines Lichen ruber planus mit anderen Erkrankungen finden sich bei ca. 1/3 aller Fälle. So wurden wiederholt Patienten beschrieben, insbesondere solche mit Schleimhautbeteiligung, die gleichzeitig einen *Diabetes mellitus* bzw. eine *Hypercholesterinämie* hatten. Bei anderen Kranken fand sich überdurchschnittlich häufig eine *Hepatopathie* (primäre biliäre Zirrhose, chronisch-aktive Hepatitis) oder auch eine *Vitiligo*, gleichzeitig mit disseminiertem Lichen ruber (hepatitisassoziierter Lichen planus; Vitiligo-Lichen-Krankheit). Regelmäßige Kontrollen der Leberwerte und der Blutfette sind somit bei Kranken mit ausgedehntem Lichen durchaus sinnvoll. Auch eine *Hyperurikämie* wurde gehäuft beschrieben. Ansonsten können beim Lichen ruber diverse *Immunopathien* an der Haut oder an anderen Organen auftreten: Pemphigus vulgaris, bullöses Pemphigoid, LE, Alopecia areata, Atopie, Urtikaria, Vitiligo, Myasthenia gravis, Sjögren-Syndrom, Thymome, Lymphome etc; auch eine *Psoriasis* kann gelegentlich vorkommen. Auf die auffällige klinische Assoziation eines therapierefraktären Lichen ruber mit *Castleman-Tumor* wurde kürzlich hingewiesen.

Behandlung. Die Behandlung eines ausgedehnten Lichen ruber planus sollte als *1. Schritt* die Ausschaltung aller denkbaren *Präzipitationsfaktoren* zum Ziel haben. Obwohl ein direkter Zusammenhang mit der Einnahme von *Medikamenten* und anderen Noxen nicht bei jedem Kranken nachzuweisen ist, sollten Arzneimittel soweit als möglich beim Auftreten eines ausgedehnten Lichen abgesetzt werden (s. auch arzneimittelinduzierter Lichen). Auch sämtliche *systemischen* und *lokalen Faktoren* (z. B. Filmentwickler!), die ein *Köbner-Phänomen* auslösen bzw. unterhalten können, sollten gemieden werden, wozu ein klärendes Gespräch mit dem Kranken notwendig ist. *Beruf, Hobbies, Diät*, aber auch das *soziale Umfeld* und der *psychische Zustand* des Kranken sind zu beachten.

Ein 2. wichtiger Schritt ist es, die Einsicht und das *Verständnis des Patienten für seine Krankheit zu stärken*, ihn über die Art und den weiteren Verlauf seiner Erkrankung zu informieren und letztlich durch eine adäquate ärztliche Führung – oder auch medikamentös – zu beruhigen. Er muß wissen, daß seine Hauterkrankung chronisch, aber nicht bedrohlich, auch nicht ansteckend und mit keiner nennenswerten Organbeteiligung verbunden ist. Konsequenzen für die Familie sind zu besprechen. Unter Umständen besteht bei Lichenkranken eine *Karzinophobie*, die einfühlsam vom Arzt ausgeräumt werden muß.

11.2.1 Lokale Maßnahmen

Der *herdförmige* Lichen ruber planus wird vom Patienten aus kosmetischen Gründen und wegen des starken Juckreizes als störend empfunden. Unmittelbares Behandlungsziel ist neben der Abheilung der Hautveränderungen die Beseitigung des Juckreizes. Mechanische Reize (kratzen) und sonstige lokale Irritationen, durch die immer wieder neue Herde entstehen können *(isomorpher Reizeffekt)*, sind möglichst zu unterbinden. Für die lokale Routinebehandlung haben sich kortikosteroidhaltige Salben und Cremes bewährt, evtl. auch Tinkturen. Für den umschriebenen Lichen geringer Ausdehnung bevorzugen wir Triamcinolon (z. B. Volon® A Tinktur) oder Desoximetason (z. B. Topisolon® Lotio), die 2 × täglich in die Herde eingerieben werden. Nach kurzem Austrocknen wird darüber eine Creme mit einem stärkeren fluorierten Kortikosteroid aufgetragen (Betamethason; z. B. Diprogenta® bzw. Celestan® V Creme). Auch neuere, nichtfluorierte Präparate sind beim Lichen gut wirksam, z. B. Dermatop® Creme (Prednicarbat), Retef® (Hydrocortison-21-Acetat-17-Propionat), wobei Okklusivverbände den Effekt in umschriebenen Regionen verstärken können. Zur Behandlung von Schleimhautläsionen (L. ruber oralis) kommen alle Maßnahmen in Frage, die beim erosiven Schleimhauttyp angeführt sind (s. Seite 252). Zur Behandlung der Nagelveränderungen s. Kap. 47.

● *Exanthematisch* auftretende, ausgedehnte Lichenformen bedürfen in der Regel einer intensiveren Therapie, allerdings ohne fluorierte Kortikosteroide. Dazu gehört Hydrocortisonacetat 0,5–1 % in Salbengrundlagen, evtl. auch teerhaltige Präparate (z. B. 5–10 % Liquor carbonis detergens in Vaseline, Ichthocortin® fett, 2 ×/d), die die entzündliche Reaktion lindern und eine Heilung oft innerhalb von 2–3 Wochen einleiten. Teerölbäder 1 ×/d werden von den Patienten meist als angenehm empfunden; z. B. Balneum Hermal® Ölbad mit Teer, am besten in Verbindung mit einer UVB-Phototherapie (z. B. SUP-Bestrahlungen). Die Haut sollte jedoch nach jeder Bestrahlung mit einer milden Creme eingerieben werden, um ein weiteres Austrocknen und den damit verbundenen Juckreiz zu vermeiden.

Tabelle 11.1. Therapeutisches Vorgehen bei Lichen bzw. lichenoiden Dermatosen

▷ **Prophylaxe**
Ausschluß aller Provokations- bzw. Präzipitationsfaktoren (lokal, systemisch)

▷ **Lokale Behandlung**
Während der Eruptionsphase Kortikosteroide (fluoriert oder nicht, je nach Ausdehnung), danach Übergang in Teer (Ichthocortin®, Teer-Linola® Fett, LCD 10–20 %, Pix lithanthr. 10 % in Vaseline) zur Stabilisierung
Alternative:
Gleich zu Beginn LCD bzw. Teervaseline 10 % oder Teerbäder in Verbindung mit UVB- bzw. SUP-Bestrahlungen

▷ **Systemische Therapie** (in ausgedehnten Fällen)
Kortikosteroide (Prednisolon oder Methylprednisolon: Decortin® H, Urbason® 30 mg bzw. 24 mg/d p.o. ausschleichend über 6–8 Wochen) oder Etretinat oder Acitretin (ca. 50 mg/d über 3 Wochen, reduzierend über ca. 3–4 Monate).
Alternative:
PUVA-Therapie (lokal oder systemisch) bzw. PUVA-Bad.
Dazu ist eine beruhigende oder/und antipruriginöse, meist systemische Therapie notwendig; Präparat und Dosierung je nach Bedürfnissen des Einzelfalles.

Zur Hautpflege zwischen den Behandlungen haben sich, je nach Hautqualität, Eucerin® cum aqua, ph$_5$-Eucerin® Creme oder Lotio, Linola® Fett, Nivea- oder Satina-Milch bei uns bewährt. Sind Erosionen, Blasen oder gar flache Ulzerationen an der Haut vorhanden, müssen sie lokal wie eine bullöse Dermatose behandelt werden.

11.2.2 Systemische Behandlung

Bei der exanthematischen Form wird eine systemische Behandlung in vielen Fällen erforderlich. In erster Linie kommen hierfür orale Kortikosteroide in Betracht (Prednisolon, z. B. Decortin H® 25–30 mg/d), mit allmählicher Reduzierung der Dosis über ca. 6–8 Wochen. Auch Triamcinoloninjektionen (Volon A® Amp. à 40 mg i.m.; evtl. 1–2 × wiederholen) haben gute Erfolgsaussichten. Eine milde, einschleichende PUVA-Therapie (3 × wöchentlich, insgesamt 20–40 J/cm^2) hat sich

in hartnäckigen Fällen als günstig erwiesen, allerdings müssen Provokationsfaktoren ausgeschaltet werden. Dasselbe gilt für PUVA-Bäder (50 mg Trioxsalen/150 l Wasser + UVA-Bestrahlung; ca. 3–5 J/cm^2, 20 Sitzungen). Als gängige therapeutische Alternative bei exanthematischem Lichen, einschl. der bullösen und pemphigoiden Varianten, sind orale Retinoide, insbesondere bei Schleimhautbeteiligung (Mundhöhle, Genitale): Etretinat bzw. Acitretin in einer mittelhohen Dosierung von ca. 0,5–0,7 mg/kg KG/d über ca. 3–4 Wochen führt nach langsamer Reduzierung der oralen Dosis auf 0,3–0,5 mg/kg KG/d zur langsamen Abheilung. Die Behandlung sollte allerdings über 3–4 Monate fortgesetzt werden. Auf Rezidive ist zu achten. Auch Isotretinoin in Form von Roaccutan® 0,5 mg/kg KG/d ist erfolgreich. Orale Retinoide sind bekanntlich teratogen, so daß die Behandlung bei Frauen sorgfältig abgewogen werden muß. Die Antikonzeption muß *während* der Einnahme von Etretinat (Tigason®) oder auch Acitretin (Neotigason®) *und bis zu 2 Jahren nach Absetzen der Medikamente fortgesetzt werden.*
Eine orale Retinoidtherapie ist vor allem für Patienten mit schwerer Nagelbeteiligung im Rahmen eines ausgedehnten Lichen ruber oder aber beim isolierten Lichen ruber der Nägel zu empfehlen; die Nagelmatrix spricht in der Regel nach einer mehrmonatigen, eher niedrigdosierten Retinoidtherapie mit Etretinat gut an.

11.2.3 Sonstige Behandlungsmöglichkeiten

DADPS (Dapson-Fatol®, anfangs 150 mg, auf 50 mg reduzierend) hat oft eine überraschend gute Wirkung auf den exanthematischen Lichen ruber planus. Orale Gaben von Cyclosporin A (Sandimmun®, 6 mg/kg KG/d) über 8 Wochen sollen in schweren, ausgedehnten Fällen eines Lichen ruber planus bei der Mehrzahl der Patienten zu einer dauerhaften Abheilung führen. Als weitere therapeutische Alternativen sind Gaben von Griseofulvin (Fulcin S®, 125–250 mg 2 ×/d über mehrere Wochen bzw. Monate) zu nennen. Auch sedierende Antihistaminika, Tranquilizer, trizyklische Antidepressiva (Amitriptylin) wurden mit unterschiedlichem Erfolg versucht.

Grenzstrahlen dürften als überholt gelten, der Einsatz von Zytostatika bzw. Immunsuppressiva (Cyclophosphamid, Azathioprin, Aminopterin) erscheint trotz der Chronizität der Hauterkrankung nicht gerechtfertigt. Ansonsten wurden beim hartnäckigen Lichen unter anderem Penicillin, Chloroquin, Trimethoprim-Sulfamethoxazol, ACTH, INH, Vitamin D$_3$ u.v.a. mit unterschiedlichem Erfolg eingesetzt, doch die Wirkung derartiger Therapien dürfte die Plazebogrenze nicht überschreiten.

11.2.4 Antipruriginöse Therapie

Bei ausgedehnten Formen des Lichen ruber planus ist der *Juckreiz* oft ein vordringliches therapeutisches Problem. Kühlende Externa mit lokalen Antipruriginosa, z.B. Polidocanol (Thesit®) in Zinkschüttelmixtur oder in Cremegrundlage 3%ig, Tumenol ammonium 5–10%ig in Zinkpaste, Menthol 0,25–0,5% u.ä. können 2–3 ×/d aufgetragen werden. Auch Kombinationen von Thesit® mit Prednisolon und Promethazin sind als Salben im Handel (Pruriderm® ultra), vor allem für die Schleimhautlokalisation (auch Kraurosis vulvae).
Oft wird jedoch eine systemische antipruriginöse Therapie unumgänglich. Geeignet sind Antihistaminika mit sedierender Wirkung, z.B. Clemastin (Tavegil®), Cyproheptadin (Periactinol®), Chlorpheniramin (Polaronil®) und verwandte Substanzen, vor allem als Abend- bzw. Nachtmedikation. Günstig sind auch reine Tranquilizer bzw. Sedativa wie Belladonna- oder Diazepampräparate, z.B. Bellergal® ret. 2–3 × 1 Drg./d, Valium®, Lexotanil® nach Bedarf u.a. Bei älteren Kranken mit hartnäckigem Pruritus werden von uns Phenothiazine bevorzugt (Atosil®, Repeltin® 25–50 mg/d; günstige Verteilung: 10, 10, 25 mg/d oder 10, 0, 50 mg/d), die eine starke antipruriginöse und eine leichte neuroleptische Wirkung entfalten. Auch das Hydroxyzin (Atarax®) wird empfohlen. Für die Tagesmedikation wäre evtl. ein Antihistaminikum ohne sedative Eigenschaften heranzuziehen (z.B. Loratadin, Cetirizin; Lisino® oder Zyrtec® 10 mg/d), die antipruriginöse Wirkung nichtsedierender Antihistaminika der 2. Generation ist allerdings beim Lichen nicht belegt.

Tabelle 11.2. Therapie des lichenbedingten Pruritus

▷ **Lokale Maßnahmen**
Kühlende Umschläge bzw. Lotiones Menthol 0,25–0,5 %, Thesit® 3 % in Zinkschüttelmixtur bzw. in Cremegrundlagen, evtl. im Wechsel mit milden Kortikosteroiden
Alternative:
Intensive UVB- bzw. SUP-Bestrahlungen mit anschließender Applikation einer Feuchtigkeitscreme bzw. Nachfettung

▷ **Systemische Antipruriginosa**
Alternativen:
Tranquilizer bzw. Belladonnapräparate (Bellergal® ret.), Diazepamderivate (Valium®, Lexotanil®)
Sedierende Antihistaminika (1. Generation): Clemastin (Tavegil®), Cyproheptadin (Periactinol®), u. a.
Phenothiazine mit sedativ-neuroleptischer Wirkung: Promethazin (Atosil®), Alimemazin (Repeltin®), Hydroxyzin (Atarax®)

▷ **Sonstiges**
Lokal muß eine Xerosis der Haut unbedingt vermieden werden, insbesondere bei gleichzeitig vorliegender Atopie; evtl. Kombinationen von Antipruriginosa sind möglich. Eine Fokussanierung (Nitrofurantoin, Metronidazol, Bactrim®) kann sich auf den Pruritus günstig auswirken, ebenso milde Diät, Einschränkung von Kaffee etc. Kein Alkohol!

11.3 Lichen ruber hypertrophicus

Synonym: Lichen ruber verrucosus

Beim hypertrophischen bzw. verrukösen Lichen ruber handelt es sich um eine besondere morphologische Manifestation der Erkrankung, die therapeutisch hartnäckig ist. *Prädilektionsstellen* sind der Prätibial- bzw. der Knöchelbereich, aber auch andere Körperregionen, die mechanisch exponiert sind. Selten wurde ein Lichen ruber hypertrophicus an der Schleimhaut beschrieben (z. B. an der Glans penis). Klinisch findet man kleine, nodulär angeordnete, bis zu handtellergroße Plaques mit hyperkeratotisch-verruköser Oberfläche. Klassische, polygonale, glatt-glänzende Papeln sind nur in den Randbereichen nach Abtragen der Schuppen sichtbar. Meist sind die Läsionen auf eine Region beschränkt. Der *Juckreiz* ist oft unerträglich.

Behandlung. Eine besonders intensive Behandlung des Lichen ruber hypertrophicus ist zu fordern. Kortikosteroidhaltige Tinkturen bzw. Lotiones werden auf die Herde 2 ×/d aufgeträufelt und eingerieben und nach kurzem Antrocknen kortikosteroidhaltige Salben aufgetragen bzw. okklusiv unter Druck verbunden. Auch Sermaka® Folie, die anfangs täglich gewechselt werden sollte, kommt hierfür in Frage. In hartnäckigen Fällen kann Triamcinolon intrafokal injiziert werden (Volon A® Kristallsuspension Amp. à 10 mg, mit ca. 10–20 ml 0,9 %iger physiologischer NaCl-Lösung verdünnen). Auf steroidbedingte Atrophien etc., vor allem im Prätibialbereich, ist zu achten.

Die lokale *Kryotherapie* mit der Kryosondenkontaktmethode oder mit Spray (Stickoxidul, –86 °C) ist eine gute therapeutische Alternative und kann bei umschriebenen verrukösen Herden eines Lichen erfolgreich sein (bis zu 20 Sitzungen). Eine lokale PUVA-Therapie wurde vereinzelt versucht. Gelegentliche Biopsien sind bei persistierenden Herden erforderlich, um die mögliche neoplastische Umwandlung eines verrukösen Lichen frühzeitig zu erkennen. In Einzelfällen bzw. wenn der klinische Verdacht nicht völlig auszuräumen ist, wird man prophylaktisch einen umschriebenen Lichenherd operativ in toto entfernen können bzw. müssen.

11.4 Lichen ruber mucosae

Synonyme: Lichen ruber oralis, Lichen ruber erosivus; auch Lichen ruber bullosus bzw. Lichen ruber pemphigoides[1]

Hierbei handelt es sich um besondere Varianten eines Lichen, die im Bereich der Schleimhäute vorkommen, in vielen Fällen primär erosiv auf-

---

[1] Die Begriffe *L. r. bullosus* und *L. r. pemphigoides* werden im Schriftum unterschiedlich gebraucht und geben Anlaß zu Mißverständnissen. Da es sich um Varianten mit Blasenbildung handelt, die mit oder ohne Zeichen eines bullösen Pemphigoids an der Schleimhaut auftreten können, werden sie hier gemeinsam mit dem erosiven Schleimhautlichen besprochen.

Tabelle 11.3. Behandlung des hypertrophischen, verrukösen Lichen

> ▷ **Lokale Anwendung potenter (fluorierter) Kortikosteroide** (Cremes, Salben, Pflaster), evtl. okklusiv
> ▷ **Intraläsionale Kortikosteroidinjektionen** (Triamcinolonacetonid, -diacetat)
> ▷ **Kryotherapie** (Kryosonde −86 °C)
> ▷ **Lokale PUVA-Therapie**
> ▷ **Operative Entfernung in toto** (prophylaktisch bei Verdacht auf CA)

treten und zu bullösen bzw. flach-ulzerierenden Veränderungen führen können. Die Wangenschleimhaut, aber auch der weiche Gaumenbogen sind vor allem betroffen, Frauen erkranken offenbar häufiger als Männer.

Der Schleimhautlichen gilt im allgemeinen als *Präkanzerose*, von manchen Autoren wird er auch als *Paraneoplasie* angesehen. Auf die häufige Korrelation mit *Leberschäden* wurde kürzlich erneut hingewiesen. Gelegentlich wird man klinisch bzw. immunhistologisch echte Überlappungen bzw. Übergänge eines erosiven Lichen ruber mucosae in ein *bullöses Pemphigoid* feststellen können.
Auch die Abgrenzung gegenüber den Schleimhautmanifestationen eines *LE* kann Schwierigkeiten bereiten. In Ausnahmefällen breiten sich erosive Formen auf das Ösophagusepithel aus und führen zu Vernarbungen bzw. *Strikturen*.

Behandlung. Gerade beim Lichen ruber mit primärer Schleimhautlokalisation sind vor allem *prophylaktische Maßnahmen* bzw. der Ausschluß aller *Provokations-* bzw. *Präzipitationsfaktoren* außerordentlich wichtig. Hierzu gehört als erstes die Regelung der Mundpflege bzw. eine gründliche Gebißsanierung. Zahnprothesen müssen optimal angepaßt sein und Reizeffekte durch schlecht sanierte Zähne beseitigt werden. Unterschiedliche Metallverbindungen im Zahnbereich (Gold, Amalgam etc.) sind bei der erosiven Form eines Lichen ruber möglichst zu entfernen bzw. durch Kunststoffmaterial zu ersetzen. Die Zahnpflege muß auf das notwendige Minimum mit einer möglichst milden Zahnpasta (nur 1 ×/d!) reduziert werden. Mundspülungen, Munddeodorantien, Mundsprays etc. müssen abgesetzt werden.
Medikamente können durchaus einen Lichen mit vorwiegender oder ausschließlicher Schleimhautlokalisation zur Manifestation bringen (z.B. Goldpräparate, s. S. 258).

● Der Patient mit oralem Lichen muß *diätetisch* intensiv beraten werden. Alle Substanzen, die als Schleimhautreiz gelten könnten, müssen gemieden werden. Dazu gehören Zitrusfrüchte, Essigprodukte, Obstsäfte, Sauerkraut, frische Tomaten bzw. Tomatenmark, Zwiebeln, Gewürze, scharfe Soßen etc., ebenso harte Produkte wie knusprige Brötchen, Toast, Zwieback, Brotkrusten, Nüsse, Mandeln, Körnerkost u.ä. Auch besonders heiße und besonders kalte Speisen sind ungünstig, Kau- (Kaugummi) und Lutschgewohnheiten sollten geändert werden. Unabdingbar ist das Absetzen von *Alkohol* und *Nikotin*. Blasinstrumente o.ä. als Hobbies sind zu registrieren und ihr Gebrauch wegen der mechanischen Belastung der Mundschleimhäute einzuschränken.

Bereits diese allgemeinen Maßnahmen mit einer milden Diät werden eine Besserung erbringen. Örtlich können zusätzlich Kortikosteroide zur Anwendung kommen: Volon A® Haftsalbe wird 3 ×/d auf die betroffenen Schleimhautherde aufgetragen, evtl. Betnesol® WL Tbl. à 0,5 mg bis zu 4 × 1/d lutschen lassen. In geeigneten Fällen können umschriebene Herde mit Triamcinolonacetonid in Kristallsuspension (Volon® A, Amp. à 10 mg) unterspritzt werden. Hierzu reichen 3–5 mg in ca. 5 ml einer 0,9%igen NaCl-Lösung für jede Wange. Die Substanz ist in möglichst kleinen Portionen submukös zu verteilen.
Eine besonders gute therapeutische Wirkung hat die Anwendung synthetischer Retinoide bei der erosiven Form des Schleimhautlichen. Sowohl Etretinat als auch Isotretinoin scheinen lokal gut wirksam zu sein wie auch weitere synthetische Derivate, mit denen wir vorläufige Erfahrungen gesammelt haben (0,05%); doch ein gezielt für die orale Anwendung geeignetes Präparat liegt vom Hersteller nicht vor. Unterstützend wirken Airol® Creme, Eudyna® Gel, mehrfach täglich. Vereinzelt wurde Tretinoin 0,1% in einer adhäsiven Cremegrundlage lokal mit Erfolg appliziert

(z. B. Retin A™ Gel). Die orale Einnahme von Etretinat (Tigason®) in einer Dosierung von 25–50 mg/d zeigt nach 3 Wochen meist ein gutes Ergebnis mit der Aussicht, das Medikament nach ca. 3 Monaten völlig absetzen zu können. Desgleichen ist orales Isotretinoin (Roaccutan®) 0,5–1 mg/kg KG/d wirksam. Auch niedrigere Dosen waren erfolgreich (20 mg/d). Auf die teratogene Wirkung der Retinoide muß immer wieder hingewiesen werden, ebenso wie auf weitere Kontraindikationen (Hypercholesterinämie, Diabetes etc.). In hartnäckigen Fällen bzw. bei einer Kombination mit bullösem Pemphigoid werden Retinoide mit 30 mg Prednisolon/d kombiniert, wobei das Kortikosteroid wöchentlich um ca. 10 mg reduziert wird. Nach 3 Wochen wird die Behandlung mit Retinoid allein bis zu 3–4 Monaten fortgesetzt.

Als *therapeutische Alternativen* beim Lichen ruber mucosae gelten DADPS (Dapson-Fatol® Tbl. à 50 mg; 100 mg/d über 3 Wochen, anschließend auf 50 mg reduziert über 6–8 Wochen), ebenso Metronidazol (Flagyl® 400 mg, 2 × 1 Tbl./d). Das früher empfohlene Nikotinsäureamid ist u. E. wirkungslos. Gute Erfolge wurden neuerdings nach lokaler Anwendung von Cyclosporin A (Sandimmun®) mitgeteilt. Hierzu wurde die Mundhöhle 4 ×/d mit 25 mg Sandimmun® in einer öligen Lösung kräftig gespült und die Flüssigkeit ausgespuckt. 3–4 Wochen nach dieser Behandlung kam es zur kompletten Abheilung der Erkrankung ohne signifikante systemische Absorption bzw. sonstige Nebenwirkungen. Derartige Behandlungsmethoden sind jedoch als experimentell anzusehen und darüber hinaus kostspielig. Vereinzelt wurden auch Erfolge mittels lokaler Cyclosporinpinselungen bei genitaler Lokalisation mitgeteilt (1 ml der handelsüblichen Lösung, 3 ×/d).

Vor allem beim Lichen ruber pemphigoides bzw. bei Überlappungssyndromen, die sich nicht genau einordnen lassen, sollte man an eine begleitende *Paraneoplasie* denken und eine innere Geschwulst durch eingehende Tumorsuche ausschließen.

11.5 Lichen ruber follicularis

Synonyme: Lichen pilaris, Lichen planopilaris, Lassueur-Graham-Little-Syndrom

Diese seltene, mit oder ohne Juckreiz einhergehende Erkrankung der Kopfhaut ist als follikuläre Variante des Lichen ruber planus anzusehen. Sie tritt vorwiegend im mittleren Erwachsenenalter, seltener bei Kindern und Jugendlichen auf. Mit oder ohne gleichzeitige, typische Haut- und Schleimhautveränderungen findet man hyperkeratotische Papeln an den Follikeln der Terminalhaare, die später zu Plaques konfluieren können. Die betroffenen Follikel gehen langsam zugrunde, eine klinisch sichtbare Atrophie mit *Vernarbung* ist die Folge (sog. *Pseudopelade Brocq*). Oft sieht der Kliniker lediglich den Vernarbungszustand, wobei der Lichen als zugrundeliegende Dermatose nur histologisch, meist am Rande der Läsion, nachzuweisen ist.

Differentialdiagnostisch ist ein LE auszuschließen, u. a. mit Hilfe der Immunfluoreszenz. Das Auftreten erosiver und ulzeröser Übergangsformen wurde vereinzelt beschrieben. Eine seltene Variante ist das sog. *Lassueur-Graham-Little-Syndrom*, das als *Folliculitis decalvans et atrophicans* bezeichnet wird und fast ausschließlich bei Erwachsenen auftritt. Hierfür charakteristisch sind follikuläre, keratotische Herde am Körper mit der Beteiligung der Terminalhaarfollikel und manchmal einer nichtvernarbenden Alopezie der Achsel- und Schamhaare. Diese Veränderungen können zeitgleich auftreten oder aber in größeren zeitlichen Abständen nacheinander.

Tabelle 11.4. Behandlung des Lichen ruber mucosae (oralis, erosivus)

▷ **Ausschluß lokaler Präzipitations- bzw. Provokationsfaktoren;** kein Nikotin, kein Alkohol, keine Gewürze etc., milde Diät

▷ **Lokal: Kortikosteroide** (Haftsalben, Tinkturen; evtl. intraläsionale Injektionen) oder/und Vitamin A-Säure-Präparate (0,05–0,1 %)

▷ **Systemisch:** Etretinat 35–50 mg/d p.o. über mehrere Monate; alternativ: Isotretinoin

▷ **Sonstige Möglichkeiten:** DADPS, Cyclosporin A (lokale Anwendung als Behandlungsversuch) u. a.

Behandlung. In den frühen Stadien ist eine intensive Therapie der Kopfhautläsionen erforderlich, um bleibende Schäden in Form einer narbigen Alopezie zu verhindern. Die Behandlung in fortgeschrittenen Stadien hat lediglich zum Ziel, die weitere Ausbreitung der Herde einzuschränken. Zunächst sollten äußerliche Therapiemaßnahmen versucht werden, insbesondere Kortikosteroidtinkturen, Volon A® Tinktur, Betnesol®-V crinale etc. Zusätzlich wird in der Regel die intrafokale Applikation einer Kristallsuspension in die noch aktiven Herde, vor allem in ihren progredienten aktiven Rand (Volon A® 10 mg Amp. in 10 ml Injektionslösung) vorgenommen.

Sind bereits *narbige Veränderungen* in Form einer *Pseudopelade Brocq* entstanden, so ist die Haartransplantation eine letzte Möglichkeit, sofern die Aktivität der Erkrankung inzwischen erloschen ist. Auch Reduktionsplastiken sind denkbar und werden z. T. mit gutem Erfolg praktiziert. Kleinfleckige Herde können in toto exzidiert werden, evtl. unter nachfolgender systemischer Kortikosteroidtherapie zur Verhütung neuer Schübe. Röntgenbestrahlungen, orale Arsenpräparate, Vitamin D_3-Gaben u. ä. sind als therapeutische Maßnahmen inzwischen weitgehend aufgegeben worden.

11.6 Weitere Lichenvarianten

11.6.1 Lichen simplex chronicus Vidal

Merkmal des *Lichen simplex Vidal* sind ca. handtellergroße infiltrierte Herde mit leicht hyperkeratotischer Oberfläche und Lichenifikation. Die Haut ist durch ständige Manipulation, Kratzen und Scheuern ekzematös irritiert, z. T. nässend, manchmal superinfiziert. Die Erkrankung wird immer wieder durch den *Juckreiz*, der derartige Superinfektionen begleitet, unterhalten, so daß der Verlauf ausgesprochen chronisch ist.

Diese stark juckende Lichenvariante wird recht häufig bei *Atopikern*, nicht selten bei Frauen gesehen. Oft wird die Bezeichnung *Neurodermitis circumscripta* verwendet, doch blieb bislang ungeklärt, inwieweit diese Bezeichnung gerechtfertigt ist und der L. Vidal im kausalen Zusammenhang mit einer Atopie bzw. einer Neurodermitis steht. *Prädilektionsstellen* sind vor allem der Nacken, vorderer oder seitlicher Halsbereich bis zu den Schulterblättern, aber auch andere Körperstellen wie Oberschenkel, Unterschenkel, Hand- und Fußgelenke können betroffen sein. Möglicherweise bestehen klinische Korrelationen zu *Leber- und Darmerkrankungen*.

Behandlung. Der Patient muß zunächst darüber aufgeklärt werden, daß er jegliche lokale Manipulation unterlassen muß; dazu sind wirksame juckreizstillende Maßnahmen (evtl. Antihistaminika) erforderlich. Als nächstes sollte über einen begrenzten Zeitraum eine äußerliche Therapie mit potenten Kortikosteroiden versucht werden. Ihre Wirkung könnte durch Vorbehandlung oder Zusatz von Salicylsäure (3–5 %) oder von Harnstoff (ca. 10 %) noch weiter verstärkt werden (Calmurid®, Calmurid® HC, Hydrodexan® Creme). Hier können lokale Präparate wie Dermatop® Creme, Celestan®-V Creme, bei Sekundärinfektion Sulmycin mit Celestan®-V Creme oder Millicorten-Vioform® Salbe zur Anwendung kommen, evtl. unter Plastikfolie im Okklusivverband. Lokale Antipruriginosa reichen in der Regel nicht aus.

Intraläsionale Injektionen einer Triamcinolonkristallsuspension (Amp. à 10 mg), in kleinen Dosen über den gesamten Herd verteilt, werden erfolgreich sein, sofern die Hauterkrankung nicht sekundär infiziert ist. Teerhaltige Pasten (z. B. Picis lithanthr. 5,0 oder/und Tumenol amm. 5,0, Acid. salicyl. 5,0; Pasta zinci mollis ad 100,0) können als Nachbehandlung zur Anwendung kommen, um den Befund zu stabilisieren. Eine alternative Behandlungsmaßnahme sind lokale PUVA-Bestrahlungen (3 × wöchtlich, 3–5 J/cm^2, bis zu 20 Sitzungen). Eine konsequente Verbandanwendung muß alle mechanischen Reize während der Therapie fernhalten. Lokale Applikation von Tretinoin 0,05 % oder eines aromatischen Retinoids (Tasmaderm®, Schweiz) können versucht werden. Vereinzelt wurde eine Kryotherapie versucht; zuverlässige Erfahrungsberichte darüber liegen jedoch nicht vor.

11.6.2 Lichen nitidus

Der *Lichen nitidus* ist eine chronische Lichenvariante, die sich am häufigsten am Penisschaft, an den Unterarm- und Handgelenkbeugeseiten und seltener auch in anderen Körperregionen manifestiert; in seltenen Fällen kann sie nahezu generalisiert am Stamm auftreten. Auf sonst unauffälliger, intakter Haut finden sich multiple, stecknadelkopfgroße, hautfarbene bis rötliche, etwas konisch zugespitzte Papeln. Juckreiz wird eher selten angegeben, meist ist der Verlauf chronisch, aber asymptomatisch. Im Vordergrund steht für den Patienten der kosmetische Aspekt. Die Verlaufsdauer kann mehrere Jahre (meist 1–3) betragen, Spontanremissionen sind nicht selten.

Behandlung. Der Patient mit einem Lichen nitidus muß wissen, daß seine Hautkrankheit harmlos, ungefährlich und nicht ansteckend ist und durchaus spontan abheilen kann, allerdings erst nach längerer Zeit. Auf intensive Behandlungsmaßnahmen reagiert sie oft hartnäckig, so daß wir therapeutische Zurückhaltung empfehlen. Wird dennoch eine Therapie gewünscht, insbesondere bei ausgedehnten Formen und bei Juckreiz, so kann zunächst äußerlich Fluocortolon (Ultralan®), Fluocinonid (Topsym®, Synalar™, Lidex™) bzw. eines der neueren, „weichen" Kortikosteroidcremes, z. B. Dermatop®, Retef® u. ä. appliziert werden. Gute Erfolge wurden auch nach lokaler PUVA-Behandlung gesehen. Die Wirkung systemischer Kortikosteroide ist eher zweifelhaft. Etretinat (Tigason®) in einer Dosierung von 0,5–0,7 mg/kg KG/d führte in Einzelfällen mit oder ohne lokale Kortikosteroidanwendung zur Abheilung. Frauen sind hinsichtlich der Teratogenität ausführlich aufzuklären. Bei vorhandener Beschwerdesymptomatik empfehlen wir, eine konsequente RePUVA-Behandlung über ca. 4–6 Wochen einzusetzen und lokal Hydrocortison 1 % in Ungt. emulsificans oder Ichthocortin® Fett über Nacht zu applizieren. Diese Behandlung wird in der Regel ausreichend sein.
Kasuistisch wurde berichtet, daß die Hautveränderungen nach alleiniger Anwendung von H_1-Blockern, z. B. Astemizol (Hismanal® Tbl. oder Tropfen) abheilten. Andere Antihistaminika wurden bisher nicht eingesetzt.

11.6.3 Lichen tropicus

Synonym: Lichen actinicus

Diese Lichenvariante wurde erstmals und wird immer wieder in arabischen Ländern bei Landarbeitern beobachtet. Die typischen, klassischen, polygonalen, meist rot-violetten, glänzenden Papeln treten oft in Form hartnäckiger anulärer Herde, vorwiegend in lichtexponierten Hautarealen wie Gesicht, Brust, Rücken, Handrücken und Unterarmstreckseiten auf und verursachen starken Juckreiz. Anamnestisch gehen *starke Sonneneinwirkung* über längere Zeit, große *Hitze* und *Überwärmung* voraus.

In gemäßigten Klimazonen, z. B. in Europa, wurde über derartige Erkrankungen selten berichtet. In einem kürzlich aus Deutschland berichteten Fall handelte es sich um einen männlichen Patienten, der im Sommer täglich in seinem Schrebergarten arbeitete. Er hatte allerdings zusätzlich diverse *Medikamente* eingenommen wie Acetylsalicylsäure, Ranitidin, Diuretika u. a., so daß das Krankheitsbild möglicherweise in die Gruppe photosensitiver lichenoider Arzneimittelreaktionen einzuordnen ist.

Behandlung. Therapeutisch ist in erster Linie eine wirksame Prophylaxe in Form von Lichtschutz anzuraten, z. B. durch Kleidungstücke, Hüte etc., oder auch durch medizinische Lichtschutzpräparate, z. B. Contralum® Creme, Contralum® ultra Creme, Spectraban® Lichtschutzlösung u. v. a. Auch stärkere Sonnenschutzmittel oder abdeckende Pasten kommen in Frage. Die Hautveränderungen und der Juckreiz werden am besten durch die topische Anwendung von bewährten Kortikosteroiden behandelt, wie Ultralan® Creme, Dermatop® Creme u. ä., 1–2 ×/d. Ein oraler Versuch mit Chloroquin (Resochin® 250 mg/d) über mehrere Wochen wäre zu erwägen.

11.6.4 Lichen pigmentosus

Synonyme: Erythema dyschromicum perstans, sog. „ashy dermatitis"; kleinfleckige Pigmentdermatose

Lichen pigmentosus und lichenoide Gewebsreaktionen im allgemeinen heilen oft mit Pigmentverschiebungen ab, vor allem bei Patienten mit

Haut-Typ III–V. Doch beim Lichen planus pigmentosus (LPP) tritt bereits zu Beginn eine meist *kleinfleckige Hyperpigmentierung* auf, die mit zunehmender Abblassung und Abflachung des lichenoiden Infiltrats herdweise immer deutlicher wird, gelegentlich anulär. Ähnliche Hautveränderungen sind für das von Convit beschriebene *Erythema dyschromicum perstans* charakteristisch. Die Erkrankung manifestiert sich oft *exanthematisch* am Stamm, manchmal auch an den Extremitäten, wobei das erste lichenoide Stadium der Läsionen meist vermißt wird und nur noch die bräunlich-gräulichen („ashy") Läsionen zu sehen sind. Schleimhautlokalisation kommt vor, der Juckreiz ist eher gering oder fehlt völlig. Histologisch tritt in allen Varianten eine *Melanininkontinenz* mit melaninbeladenen Melanophagen und Ablagerungen von Hämosiderin- und Lipofuszinpigment in der oberen Dermis in den Vordergrund. Insgesamt gesehen ist es trotz aller Ähnlichkeiten unklar geblieben, ob der erstmalig in Japan beschriebene „Lichen planus pigmentosus" und die wenig später in Südamerika beobachtete „Dermatosis cenicienta" („ashy dermatosis") völlig identische Krankheitsbilder sind.

Behandlung. Das therapeutische Vorgehen ist in jedem Falle außerordentlich diffizil, eine spezielle Behandlung steht nicht zur Verfügung. Sollten in der Anamnese Medikamente oder andere Chemikalien vorkommen, müssen sie sämtlich abgesetzt werden. An industrielle Noxen, besondere Diätgewohnheiten etc., sollte gedacht werden. Lokale Maßnahmen, milde Externa, Kortikosteroide, Salicylsäure in Fettcremes etc. haben unterstützenden Charakter, allenfalls wird man bei besonderer Lokalisation an sichtbaren Stellen (Gesicht, Hals, Hände) ein depigmentierendes Präparat versuchen, z.B. Monobenzon (5–10%, Depigman® Creme) in Verbindung mit Lichtschutz. Kombinierte Präparate, etwa Hydrochinon 0,5–2,0%, Vitamin A-Säure 0,1% und Hydrocortison 1% in einer hydrophilen Grundlage (z.B. Ungt. emulsificans) sind bei umschriebenen Pigmentflecken im Gesicht hilfreich; ein Handelspräparat mit dieser Zusammensetzung ist Pigmanorm® Creme. Die Behandlung sollte abends stattfinden, während tagsüber ein wirksamer Lichtschutz verwendet werden sollte (z.B. Solabar® 17 Emulsion). Bei ausgedehnten Formen der kleinfleckigen Pigmentdermatose blassen die Läsionen nach mehreren Monaten langsam ab; systemische Kortikosteroide können über eine beschränkte Zeit, vor allem zu Beginn des Schubes, versucht werden (Prednisolon 30 mg/d p.o. oder Triamcinolon 40 mg i.m., 1–2malige Injektion).

Retinoide sind nach eigenen Erfahrungen eher wirkungslos, über DADPS, Chloroquin (Resochin®, Aralen™) und verwandte Medikamente liegen nur kasuistische Erfahrungen vor. In neuerer Zeit wurde über günstige Erfahrungen mit Clofazimin (Lamprene®) berichtet, allerdings sollte bei einer derart differenzierten Behandlung die Indikation enger gestellt werden.

11.7 Lichen ruber-LE-Überlappungssyndrom

Hierbei handelt es sich um eine seltene Erkrankungsvariante, die sowohl klinisch als auch histologisch und immunpathologisch die Charakteristika beider Krankheiten, sowohl die des Lichen ruber planus als auch die eines *diskoiden Lupus erythematodes*, aufweist. Histologisch werden alle Zeichen eines Lichen gemeinsam mit denen eines diskoiden LE gefunden, manchmal sind die Hautveränderungen klinisch eher in die LE-Gruppe, histologisch aber eher in die Lichen-ruber planus-Gruppe einzuordnen. Die direkte Immunfluoreszenz zeigt häufig das Bild eines Lichen ruber planus, der *Lupusbandtest* kann positiv sein. An der Haut findet man diskoide Herde mit zentral abgeblaßtem, z.T. atrophischem Zentrum und blauroten randbetonten Papeln. Prädilektionsstellen sind die Streckseiten der Extremitäten sowie von Handteller und Fußsohlen.

Behandlung. Die Therapie erweist sich als außerordentlich schwierig und unbefriedigend. Recht gute Erfolge wurden beschrieben nach Gabe von Dapson (Dapson-Fatol® Tbl., 50–200 mg/d). Ansonsten müssen im Einzelfall alle therapeutischen Möglichkeiten ausgeschöpft werden, die für einen hartnäckigen Lichen bzw. einen therapierefraktären LE in Frage kommen. Insbesondere der erosiv-ulzerative Typ des Lichen/LE-

Überlappungssyndroms an den Füßen kann für den Patienten hinderlich sein und muß über mehrere Wochen mit systemischen Kortikosteroiden, in Verbindung mit Chloroquin (250 mg/d) oder Azathioprin (100 mg/d) angegangen werden.

Lokal können salbendurchtränkte Gazeverbände (Braunovidon® Gaze, Sofra-Tüll® u. ä.) zur Anwendung kommen, um den Vorgang der Epithelisierung zu ermöglichen bzw. zu fördern. In ausgedehnten Fällen mit schlecht heilenden Ulzerationen kann eine Spalthauttransplantation hilfreich sein, um die Abheilung zu beschleunigen.

11.8 Arzneimittelinduzierter Lichen und lichenoide Arzneimittelreaktionen der Haut

Über das Auftreten eines histologisch gesicherten Lichen ruber planus bzw. einer seiner Varianten nach Einnahme bestimmter Medikamente wurde oft berichtet (Haut- und Schleimhautbefall; erosive, pemphigoide Formen). Dazu kommen lichenoide Arzneimittelexantheme vor, die klinisch und histologisch einem Lichen gleichen, aber nicht mit ihm identisch sind. Das Vorkommen einer lichenoiden Dermatitis durch parenterale Anwendung von *Goldpräparaten* (Tauredon®, Aureotan®, Myochrysine™ als i.m.-Injektion) ist relativ häufig und bekannt; eine Beteiligung der Kopfhaut bzw. der Schleimhäute ist möglich. Neuerdings wurde die Entstehung derartiger Reaktionen der Haut mit einem bestimmten *HLA-Muster* in Verbindung gebracht (HLA-A_1, HLA-B_8 und HLA-DR_3).

Anscheinend sind vor allem *SH-Gruppen* mit dem Auftreten eines Lichen bzw. einer lichenoiden Hautreaktion ursächlich in Verbindung zu bringen. So trat nach Einnahme des SH-haltigen ACE-Hemmers Captopril (z. B. Lopirin®) ein histologisch gesicherter Lichen pemphigoides auf, und nach Einnahme von Hydroxycarbamid (Litalir®) wurde ein erosiver, ulzerierender Lichen der Handteller beobachtet; beide Veränderungen heilten erst nach Absetzen der Präparate ab. Die histologische Untersuchung des captoprilinduzierten Lichen zeigte *pemphigus*ähnliche Veränderungen im Sinne einer positiven intraepidermalen Immunfluoreszenz. Gelegentlich wurden lichenoide Dermatitiden auch in Verbindung mit einer histologischen *Riesenzellreaktion* beschrieben. Selten ist eine Gewebsreaktion, die eine *Mycosis fungoides* nachahmt. Lichenoide Dermatitiden der Haut traten ferner nach Einnahme von Antimalariamitteln, Aminophenazon, Penicillin, Schwermetallpräparaten, Salicylaten, Chloralhydrat, Hexamethylentetramin und Arsenpräparaten, Hydrochlorothiazid, Methyldopa, Tolazamid, Chlorpropamid, β-Rezeptorenblocker, Spironolacton, Naproxen, Enalapril, Tiopronin, Carbamazepin und Nandrolon auf. Arzneimittelinduzierte *lichenoide Photodermatosen* wurden in Einzelfällen nach Einnahme von Chinidin, Phenothiazin, Carbamazepin und Hydrochlorothiazid mitgeteilt.

Bei arzneimittelinduzierten lichenoiden Reaktionen kann es gelegentlich zum gleichzeitigen Auftreten anderer Hautveränderungen kommen, z.B. *Prurigo, Erythema exsudativum multiforme, angioneurotisches Ödem* (z. B. durch ACE-Hemmer) u. a. Klinisch ist es nicht immer leicht, eine arzneimittelinduzierte lichenoide Dermatitis von einem idiopathischen Lichen ruber planus zu unterscheiden. Aus histologischer Sicht scheinen fokale Parakeratose, fokale Unterbrechung des Stratum granulosum und das Auftreten zytoider Körper im Stratum granulosum bzw. im Stratum corneum für eine Arzneimittelgenese zu sprechen.

Behandlung. Für lichenoide Dermatitiden, die durch Arzneimittel induziert sind, gilt die gleiche Behandlung wie für allergische Arzneimittelexantheme. Therapeutisch ist in erster Linie das sofortige Absetzen aller o. g. Medikamente zu fordern. Arzneimittelinduzierte lichenoide Dermatitiden heilen in der Regel innerhalb kurzer Zeit ab. Nur bei Persistenz, ggf. nach histologischer Sicherung, sollte eine entsprechende lokale Behandlung erfolgen: Zinkschüttelmixtur oder 1%iges Hydrocortisonacetat in einer Cremegrundlage sind, je nach Hautbefund, angebracht. Für einen echten, klinisch und histologisch gesicherten Lichen ruber planus, pemphigoides, erosivus oder mucosae gelten die in den entsprechenden Abschnitten angeführten speziellen Behandlungsmaßnahmen.

Tabelle 11.5. Medikamente, die einen Lichen bzw. lichenoide Hautreaktionen auslösen können

I. Arzneimittelinduzierter Lichen
durch
Captopril (Lopirin®, Cor Tensobon®)
Hydroxycarbamid (Litalir®)

II. Arzneimittelinduzierte lichenoide Dermatitis
durch
Antimalariamittel (Resochin®)
D-Penicillamin (Metalcaptase®)
Hg-, Antimon- und Arsenpräparate
Goldpräparate (Tauredon®)
Hydrochlorothiazid (Esidrix®)
Methyldopa (Presinol®)
Tolazamid (Norglycin®)
Chlorpropamid
β-Blocker (Propanolol)

Spironolacton (Aldactone®)
Naproxen (Proxen®)
Chloralhydrat
Enalapril (Xanef®)
Tiopronin (Captimer®)
Carbamazepin (Tegretal®)
Hexamethylentetramin
Nandrolon (Deca-Durabolin®)
selten: Tetracycline, Streptomycin

III. Arzneimittelinduzierte lichenoide Photodermatosen
durch
Chinin, Chinidin
Phenothiazine
Carbamazepin
Hydrochlorothiazid

Lokal:
Paraaminosalicylanilide
Paraphenylendiamin

11.9 Keratosis lichenoides chronica

Synonyme: Lichen ruber verrucosus et reticularis; Trikeratosis chronica

Es ist nicht völlig geklärt, ob die *Keratosis lichenoides chronica* eine Lichenvariante oder eine eigenständige Erkrankung ist. Bei dieser außerordentlich seltenen Dermatose handelt es sich um hyperkeratotische erythematopapulöse Herde, die oft streifenförmig bzw. retikulär angeordnet sind. Sie können sowohl am Stamm als auch an den Extremitäten, dort nicht selten leicht verrukös in periungualer Lokalisation, auftreten. *Nagelveränderungen* können vorkommen und über Jahre persistieren bzw. zur Onycholyse führen. Eine Schleimhautbeteiligung ist möglich. Histologisch ähnelt die Erkrankung einem hypertrophischen Lichen ruber, doch die Verhornungsstörung nimmt zugleich Züge einer *Psoriasis* bzw. eines *M. Darier* an und ist nosologisch nicht genau einzuordnen (sog. Trikératose).

Behandlung. Die Keratosis lichenoides chronica ist therapeutisch außerordentlich refraktär. Man sollte lokale Keratolytika in Verbindung mit fluorierten Kortikosteroiden applizieren, obwohl nur ein mäßiges Ergebnis zu erwarten ist. Innerlich eignet sich am besten eine kombinierte RePUVA-Therapie: Etretinat oral 50 mg/d über 10–14 Tage, dann PUVA einsetzen und über 6–8 Wochen intensiv fortsetzen; das orale Retinoid sollte auf 30–40 mg/d reduziert werden, und die PUVA-Sitzungen werden auf 1 Sitzung/Woche oder 1 × alle 10 Tage als Erhaltungstherapie eingestellt.

11.10 Lichenoide Hautreaktionen bei „Graft-versus-Host"-Krankheit

Bei der chronischen Verlaufsform einer Graft-versus-Host-Krankheit, meist bei Knochenmarktransplantation, kommen lichenoide Veränderungen bzw. *Exantheme* der Haut vor, die z.B. von einer goldinduzierten lichenoiden Dermatitis oder auch von einem echten Lichen ruber planus kaum zu unterscheiden sind (ca. 70% aller Fälle). Bei der Graft-versus-Host-Krankheit können die lichenoiden Veränderungen mit *sklerodermiformen Läsionen* verbunden sein oder in solche übergehen. Symptome eines *Sicca-Syndroms* etc. kommen dazu.

Behandlung. Insgesamt ist die Graft-versus-Host-Krankheit schwer zu kontrollieren. Die therapeutischen Maßnahmen richten sich nach der Schwere der Symptomatik und dem Verlauf. In der Regel sind in akuten Fällen Kombinationen von Prednisolon 30–60 mg/d p.o. und Azathioprin (Imurek® 150 mg/d) bzw. der Einsatz von Cyclosporin A (Sandimmun®, 5–7 mg/kg KG/d) über mehrere Wochen wirksam, doch die immunsuppressive Therapie bzw. die Erhöhung der Dosis zeigt auf die Hautveränderung nur wenig Wirkung. Insbesondere chronische Hautläsionen bei Langzeitüberlebenden sind therapeutisch hartnäckig. In solchen Fällen kann sich ein Versuch mit Thalidomid oder der Einsatz einer PUVA-Behandlung sich als hilfreich erweisen. Insgesamt wären ca. 15–20 Sitzungen à 5–6 J/cm² zu verabreichen, um einen klinischen Erfolg zu verzeichnen. Über Rückfälle wurde berichtet, so daß eine Erhaltungsbestrahlung anzustreben wäre.

Zur Graft-versus-Host-Krankheit s. auch Seite 515.

Literatur

Aihara M, Kitamura K, Ikezawa Z (1989) Lichenoid drug eruptions due to nandrolone furylpropionate (Demelon). J Dermatol 16: 330–334

Atkin SL, McKenzie TM, Stevenson CJ (1990) Carbamazepine-induced lichenoid eruption. Clin Exp Dermatol 15: 382–383

Ayala F, Balato N, Tranfaglia A, Guadagnino V, Orlando R (1986) Oral erosive lichen planus and chronic liver disease. J Am Acad Dermatol 14: 139–140

Baran R (1990) Retinoids and the nails. J Dermatol Treat 1: 151–154

Bonnekoh B, Kuhn A (1986) Plattenepithelkarzinom auf Lichen ruber hypertrophicus – Fallbericht mit Literaturübersicht. Z Hautkr 61: 394–402

Bork K (1988) Lichenoid eruptions. In: Bork K (ed) Cutaneous side effects of drugs. Saunders, Philadelphia, pp 170–171

Braun-Falco O, Bieber T, Heider L (1989) Keratosis lichenoides chronica: Krankheitsvariante oder Krankheitsentität? Hautarzt 40: 614–622

Camisa C, Neff JC, Rossana C, Barrewtt JL (1986) Bullous lichen planus. J Am Acad Dermatol 14: 464–469

Capusan I, Lazar V, Weingart F (1983) Die intraläsionalen Injektionen mit Triamcinolon-Acetonid bei der Behandlung des Lichen ruber der Mundschleimhaut. Z Hautkr 58: 1309–1322

Clasen R, Voigt H (1992) Ciclosporin-A-Kontakttherapie des Lichen planus mucosae. Akt Dermatol 18: 77–80

David M, Filhaber A, Rotem A et al. (1989) Keratosis lichenoides chronica with prominent telangiectasia: response to etretinate. J Am Acad Dermatol 21: 1112–1114

Duschet P, Schwarz T, Gschnait F (1987) Keratosis lichenoides chronica. Hautarzt 38: 678–682

Eisen D, Ellis CN, Duell EA et al. (1990) Effect of topical cyclosporine rinse on oral lichen planus. New Engl J Med 323: 290–294

Eisen D, Griffiths CEM, Ellis CN et al. (1990) Cyclosporin wash for oral lichen planus. Lancet 335: 535–536

Eppinger T, Ehninger G, Steinert M et al. (1990) 8-Methoxypsoralen and ultraviolet A therapy for cutaneous manifestations of graft-versus-host disease. Transplantation 50: 807–811

Falk DK, Latour DL, King LE Jr (1985) Dapsone in the treatment of erosive lichen planus. J Am Acad Dermatol 12: 567–570

Firth NA, Reade PC (1989) Angiotensin-converting enzyme inhibitors implicated in oral mucosal lichenoid reactions. Oral Surg Oral Med Oral Pathol 67: 41–44

Flageul B, Foldes C, Wallach D et al. (1986) Captopril-induced lichen planus pemphigoides with pemphigus-like features. A case report. Dermatologica 173: 248–255

Francès C, Boisnic S, Etienne S, Szpirglas H (1988) Effect of the local application of ciclosporin A on chronic erosive lichen planus of the oral cavity. Dermatologica 177: 194–195

Franz CB, Massullo RE, Welton WA (1990) Lichenoid drug eruption from chlorpropamide and tolazamide. J Am Acad Dermatol 22: 128–129

Giustina TA, Stewart JCB, Ellis CN et al. (1986) Isotretinoin gel improves oral lichen planus. Arch Dermatol 122: 534–536

Gonzalez JG, Marcus MD, Cruz DJ (1986) Giant cell lichenoid dermatitis. J Am Acad Dermatol 15: 87–92

Halevy S, Grunwald MH, Feuerman EJ, Livni E (1986) Lichenoid eruption due to hydrochlorothiazide. Diagnostic aid of macrophage migration inhibition factor (MIF) test. Ann Allergy 56: 402–405

Handler HL (1984) Isotretinoin for oral lichen planus. J Am Acad Dermatol 10: 674

Haneke E (1987) Klinisches Spektrum des oralen Lichen ruber planus. Z Hautkr 62: 589–592

Helm T, Camisa C, Liu AY et al. (1994) Lichen planus associated with neoplasia. A cell-mediated immune response to tumor antigens? J Am Acad Dermatol 30: 219–224

Hornstein OP, Stuhler C, Schirner E, Simon M Jr (1984) Lichen ruber und Diabetes mellitus – pathogenetische Beziehungen? Hautarzt 35: 287–291

Huwyler T, Kunzi W, Dorzapf O (1989) Lichen ruber ulcerosus plantae. Hautarzt 40: 28–30

Izumi AK (1982) Allergic contact gingivostomatitis due to gold. Arch Dermatol Res 272: 387–391

Kato N, Ueno H (1993) Isolated lichen planus of the nails treated with etretinate. J Dermatol 577–580

Kawabe Y, Mizuno N, Yoshikawa K, Matsumoto Y (1988) Lichenoid eruption due to mercaptopropionylglycine. J Dermatol 15: 434–439

Keller J, Simon M Jr, Fartasch M, Hornstein OP (1985) Koinzidenz von Lichturtikaria und Lichen ruber planus. Hautarzt 36: 512–515

Kennedy BJ, Smith LR, Goltz RW (1975) Skin changes secondary to hydroxyurea therapy. Arch Dermatol 111: 183–187

Kurumaji Y, Miyazaki K (1990) Tiopronin-induced lichenoid eruption in a patient with liver disease and positive patch test reaction to drugs with sulfhydryl group. J Dermatol 17: 176–181

Lamminger C, Pagenstecher A, Schröter R (1991) Lichen ruber in ausschließlich lichtexponierten Hautarealen. Hautarzt 42: 48–49

Levy A, Stempler D, Yuzuk S et al. (1986) Treatment of lichen planus with griseofulvin. Int J Dermatol 25: 405

Maercke P van, Gunther M, Groth W et al. (1988) Lichen ruber mucosae with esophageal involvement. Endoscopy 20: 158–160

Mahood JM (1983) Familial lichen planus: 9 cases from 4 families. Arch Dermatol 119: 292

Mahrle G, Meyer-Hamme S, Ippen H (1982) Oral treatment of keratinizing disorders of skin and mucous membranes with etretinate. Arch Dermatol 118: 97–100

Narwutsch M, Sladeczek M (1986) PUVA-Therapie des Lichen ruber planus – eine histologische Studie. Dermatol Monatsschr 172: 133–144

Narwutsch M, Narwutsch M (1989) Rezidive und morphologische Resistenzphänomene des PUVA-therapierten Lichen ruber planus cutaneus. Dermatol Monatsschr 175: 148–154

Ocampo J, Torne R (1989) Generalized lichen nitidus; report of two cases treated with asthemizole. Int J Dermatol 28: 49–51

Oliver GF, Winkelmann RK, Muller SA (1989) Lichenoid dermatitis: a clinicopathologic and immunopathologic review of sixty-two cases. J Am Acad Dermatol 21: 284–292

Ortonne JP, Thivolet J, Sannwald C (1978) Oral photochemotherapy in the treatment of lichen planus (LP): Clinical results, histological and ultrastructural observations. Br J Dermatol 99: 77–88

Pachinger W (1983) Zum paraneoplastischen Lichen ruber pemphigoides. Z Hautkr 58: 1024–1037

Patrone P, Ricci G, Andriani GC, Patrizi A (1985) Su di un caso di lichen ruber planus associato a vitiligine, diabete mellito e gozzo tiroideo. G Ital Dermatol Venereol 120: 133–135

Patrone P, Reggiani M, Minghetti G et al. (1986) Epatopatie e lichen ruber planus. G Ital Dermatol Venereol 121: 79–81

Piquero-Martin J, Perez AAR (1989) Clinical trial with clofazimine on treating erythema dyschronicum perstans. Int J Dermatol 28: 198–200

Plewig G, Jansen T, Jungblut RM, Röher HD (1990) Castleman-Tumor, Lichen ruber und Pemphigus vulgaris: Paraneoplastische Assoziation immunologischer Erkrankungen? Hautarzt 41: 662–670

Powell FC, Rogers RS III, Dickson ER (1983) Primary biliary cirrhosis and lichen planus. J Am Acad Dermatol 9: 540–545

Randle HW, Sander HM (1986) Treatment of generalized lichen nitidus with PUVA. Int J Dermatol 25: 330–331

Rebora A, Rongioletti F, Grosshans E (1985) Le syndrome lichen-hepatite. Revue générale a propos d'un cas. Ann Dermatol Venereol 112: 27–32

Regezi JA, Ellis CN, Stewart JCB, Giustina TA (1986) Histologic changes associated with the topical use of isotretinoin on oral lichen planus. Oral Surg Med Oral Pathol 61: 479–484

Rogers S, McGabe M (1988) Lichenoid gold eruption simulating graft-versus-host-disease. In: Wilkinson DS, Mascaró JM, Orfanos CE (eds) Clinical dermatology. The CMD Case Collection. Schattauer, Stuttgart New York, pp 211–212

Romppanen U, Tuimala R, Ellmen J, Lauslahti K (1986) Orale Behandlung der Dystrophie der Vulva mit einem aromatischen Retinoid, Etretinat. Geburtshilfe Frauenheilkd 46: 242–247

Rotstein, E, Rotstein H (1989) Drug eruptions with lichenoid histology produced by captopril. Australas J Dermatol 30: 9–14

Russwurm R, Hagedorn M (1989) Lichen ruber ulcerosus. Hautarzt 40: 233–235

Shai A, Halevy S (1992) Lichen planus and Lichen planus-like eruptions. Pathogenesis and associated diseases. Int J Dermatol 31: 379–384

Shelley WB, Shelley ED (1984) Urinary tract infection as a cause of lichen planus: metronidazole therapy. J Am Acad Dermatol 10: 905–907

Silverman D Jr, Gorsky M, Lozada-Nur F (1985) A prospective followup study of 570 patients with oral lichen planus: persistence, remission, and malignant association. Oral Surg Oral Med Oral Pathol 60: 30–34

Simon M Jr, Keller J (1984) Subpopulations of T lymphocytes in peripheral blood and in skin lesions in lichen ruber planus. Dermatologica 169: 112–116

Simon M Jr, Moessinger S, Nusslein HG (1986) HLA-Muster von Patienten mit lichenoidem Arzneiexanthem. Z Hautkr 61: 1169–1171

Sloberg K, Hersle K, Mobacken H, Thilander H (1979) Topical tretinoin therapy and oral lichen planus. Arch Dermatol 115: 716–718

Snyder RA, Schwartz RA, Schneider JS, Elias PM

(1982) Intermittent megadose corticosteroid therapy for generalized lichen planus. J Am Acad Dermatol 6: 1089–1090

Stary A, Schwarz T, Duschet P, Gschnait F (1987) Das Lichen ruber planus – Lupus erythematodes/Overlap-Syndrom. Z Hautkr 62: 381–394

Sudqvist KG, Wanger L (1989) Expression of lymphocyte activation markers in benign cutaneous T cell infiltrates. Discoid lupus erythematosus versus lichen ruber planus. Acta Derm Venereol (Stockh) 69: 292–295

Torras H, Martin-Ortega E, Lecha M, Mascaró JM (1993) UVA and PUVA therapy in the treatment of cutaneous graft versus host disease. Eur J Dermatol 3: 447–451

Väätäinen N, Hannuksela M, Karvonen J (1981) Trioxsalen baths plus UV-A in the treatment of lichen planus and urticaria pigmentosa. Clin Exp Dermatol 6: 133–138

Van den Haute V, Antoine JL, Lachapelle JM (1989) Histopathological discriminant criteria between lichenoid drug eruption and idiopathic lichen planus: retrospective study on selected samples. Dermatologica 179: 10–13

Vega ME, Waxtein L, Arenas R et al. (1992) Ashy dermatosis and lichen planus pigmentosus. A clinicopathologic study of 31 cases. Int J Dermatol 31: 90–94

Welykyj S, Gradini R, Nakao J, Massa M (1990) Carbamazepine-induced eruption histologically mimicking mycosis fungoides. J Cutan Pathol 17: 111–116

Wolf R, Dorfman B, Krakowski A (1987) Quinidine-induced lichenoid and eczematous photodermatitis. Dermatologica 174: 285–289

Woo TY (1985) Systemic isotretinoin treatment of oral and cutaneous lichen planus. Cutis 35: 385–386, 390–391, 393

Wörheide J, Bonsmann G, Kolde G, Hamm H (1991) Plattenepithelkarzinom auf dem Boden eines Lichen ruber hypertrophicus an der Glans penis. Hautarzt 42: 112–115

Wozel G, Rietzschel I, Heidenbluth I (1983) Lichen ruber pemphigoides durch Goldbehandlung bei Rheumatoid-Arthritis. Dermatol Monatsschr 169: 125–129

Wright S (1984) Successful treatment of lichen nitidus. Arch Dermatol 120: 155–156

Yasuda S, Mizuno N, Kawabe Y, Sakakibara S (1988) Photosensitive lichenoid reaction accompanied by nonphotosensitive subacute prurigo caused by carbamazepine. Photodermatol 5: 206–210

Farbabbildungen

1 Lichen ruber mucosae an der bukkalen Mundschleimhaut und Wickham'sche Streifen

2 Weißliche plaqueartige Veränderungen bei Lichen ruber linguae

3 Charakteristische polygonale Papeln mit glänzender Oberfläche an den distalen Unterarm-Beugeseiten

4,5 Lichen ruber pigmentosus bzw. kleinfleckige Pigmentdermatose

6,7 Lichen ruber mucosae erosivus an der Zunge und Zustand nach 6-wöchiger Therapie mit Etretinat (0,5 mg/kg KG/d)

8,9 Lichen ruber hypertrophicus (partim verrucosus) bei einem 49-jährigen Mann

10 Charakteristische, stark juckende Papeln bei Lichen nitidus

Farbabbildungen

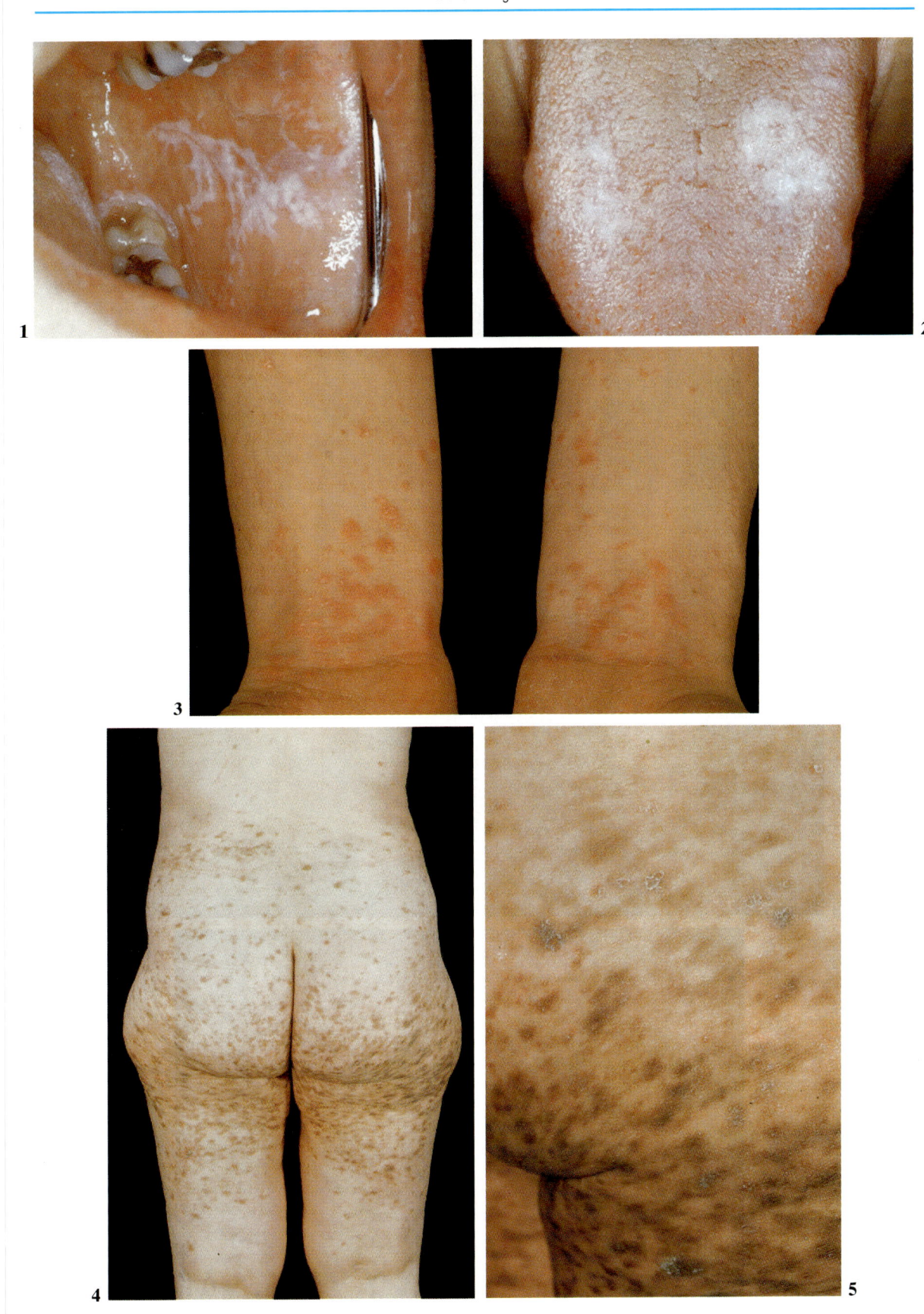

12.1 Allgemeines

Die *Psoriasis* ist eine genetisch verankerte, chronische Dermatose, die weltweit bei Millionen von Menschen aller Rassen vorkommt; Männer und Frauen sind etwa gleichhäufig befallen. Die Inzidenz ist bei den Kaukasiern weißer Hautfarbe am höchsten, während in den Bevölkerungen Afrikas und Asiens die Erkrankung bei weitem seltener vorkommt. Die *Prävalenz* bei Mittel- bzw. Nordeuropäern, eine Psoriasis zu entwickeln, beträgt ca. 2,8 %; insgesamt ca. 0,5–1 % der deutschen Bevölkerung sind wegen einer Psoriasis in ärztlicher Behandlung bzw. Kontrolle. In tropischen Klimazonen ist die Psoriasis extrem selten. Die Erkrankung zeigt eine *familiäre Häufung*, ohne regelmäßigen, klar erkennbaren Erbgang. Bei zweieiigen Zwillingen ist die Chance, daß beide Kinder eine Psoriasis entwickeln, ca. 20 %, bei eineiigen Zwillingen > 60 %. Offenbar beschränkt sich die genetische Komponente in der polygenen Vererbung einer *psoriatischen Disposition*, die durch das Hinzukommen von unspezifischen Präzipitationsfaktoren klinisch manifest wird. *Vulgäre, erythrodermische* und *pustulöse* Formen können sich unter den Mitgliedern einer Familie oder auch bei einem einzigen Kranken abwechseln. Insbesondere pustulöse Verlaufsformen der Psoriasis (ca. 0,5–2,5 % aller Psoriatiker) können in verschiedenen Varianten mit unterschiedlicher Penetranz vorkommen (P. pustulosa Zumbusch, palmoplantaris; pustulöse Schübe einer Psoriasis vulgaris u. a.). Die *arthropathische* Psoriasis (Psoriasis arthropathica, Psoriasisarthritis) ist offenbar ein gesondertes Kollektiv (ca. 5–7 % aller Kranken), das in über 80–85 % aller Fälle den HLA-B27-Marker aufweist, mit Nagelpsoriasis häufig vergesellschaftet vorkommt und mit einem M. Reiter gelegentlich Überlappungen zeigt.

Die Erkrankung manifestiert sich vorzugsweise während der Pubertät oder bei jüngeren Erwachsenen. Kinder erkranken seltener, Psoriasis beim Säugling ist eine Rarität. Häufig entspricht der erste Schub einer *Psoriasis guttata*, die spontan abheilt; der weitere Verlauf ist in der Regel chronisch-stationär mit wenigen exanthematischen Läsionen, die sich nur langsam zurückbilden. In anderen Fällen ist er chronisch-progressiv mit erythrodermischen, z. T. auch mit pustulösen Phasen. 10–20 % aller Psoriatiker bedürfen wegen ihrer schweren Psoriasis systemischer Behandlung. *Psoriasisstigmata* (Tüpfelnägel, verstärkte Kopfschuppung, Verhornungsstörungen an Handflächen und Fußsohlen u. a.) können während der erscheinungsfreien Perioden den latenten Psoriatiker kennzeichnen, doch ein wie auch immer gearteter Test, um potentielle Psoriatiker zu erkennen, steht uns nicht zur Verfügung. Sämtliche heute verfügbaren Modalitäten zur Behandlung einer Psoriasis wirken symptomatisch, so daß jeder manifeste Psoriatiker in der Regel *ca. 1 × jährlich* einer konsequenten ärztlichen Behandlung über mehrere Wochen bedarf. Die Wahrscheinlichkeit, daß ein psoriatischer Schub sich spontan zurückbildet, beträgt *ca. 30 %*, während die Erfolgschance, unter den verschiedenen Behandlungsmodalitäten Erscheinungsfreiheit über 3 Monate zu erzielen, *ca. 60 %* erreicht. Auch aus diesem Grund ist – trotz ihrer Chronizität – eine Behandlung der klinisch manifesten Psoriasis angezeigt.

12.2 Pathogenetische Mechanismen

Die Ätiologie der Psoriasis blieb bis heute unklar, obwohl in neuerer Zeit zahlreiche Erkenntnisse über die pathogenetischen Wege, die zur Entstehung der psoriatischen Läsion führen, bekannt geworden sind. Gesichert ist, daß beim Psoriasiskranken
▷ eine genetisch verankerte (möglicherweise an Chromosom 6 gebundene) *Wachstumsstörung* der epidermalen Keratinozyten vorliegt, die durch
▷ einen *zytokingesteuerten Entzündungsprozeß* in der Dermis begleitet und klinisch manifest wird.
Die Psoriasis hat mit anderen Worten sowohl *epidermal-hyperproliferativen* als auch *entzündlichen* Charakter. Während in der gesunden Epidermis (auch unter beschleunigten Wachstumsbedingungen wie z. B. bei der Wundheilung) die Population von Keratinozyten, die nach oben wandert

und sich terminal differenziert, überwiegt und der Zellzyklus schnell abläuft (s. Tabelle 12.1), ist die Mitosedauer in der psoriatischen Epidermis verlängert. Damit tritt ein Überhang an Stammzellen auf, die sich nur unvollständig differenzieren. Offenbar verhalten sich nach der Zellteilung in der psoriatischen Epidermis beide Tochterzellen als proliferierende Stammzellen. Dadurch kommt es zwar zur Vermehrung der epidermalen Zellzahl, ihre Differenzierung bleibt jedoch aus (Abb. 12.1). Zugleich ist die Durchschleusungszeit („turnover-time") in der psoriatischen Epidermis 10mal schneller als in der normalen.

Der epidermale Wachstumsfehler kann sich spontan manifestieren oder kommt erst dann zum Vorschein, wenn bei vorliegender psoriatischer Diathese *unspezifische Stimuli* endogener oder exogener Art eine epidermale Hyperproliferation, d. h. die Teilung der Stammzellen in der Epidermis auslösen. Mit anderen Worten, eine unspezifisch angeregte Hyperproliferation führt letztlich zur Psoriasis (klinisch: Köbner-Phänomen). Der psoriatische Keratinozyt läßt dabei die Differenzierungsmarker CK_1 und CK_{10} vermissen, während die Proliferationsmarker CK_6 und CK_{16} stärker exprimiert sind und die verdickten Zellhüllen („cornified envelopes") als Zeichen einer vollständigen Verhornung in der psoriatischen Hornschicht fehlen.

Dem gesteigerten Zellwachstum bei Psoriasis liegt offenbar eine Aktivierung der *PKC-α* zugrunde, wie sie auch nach Einwirkung des lokalen Tumorpromoters *TPA* in normaler Epidermis vorkommt. Ebenso ist in der psoriatischen wie auch in der *TPA*-behandelten Epidermis die Expression von *TGF-α* erhöht, ein Faktor der seinerseits die PKC-α aktivieren kann und sozusagen als „mitotischer Antreiber" bei Psoriasis wirkt.

Die dermalen Phänomene bei Psoriasis lassen sich als Wirkungsfolgen der Zytokine IL-1, IL-6 und IL-8 verstehen, die zur Freisetzung von Entzündungsmediatoren und zur Attraktion von Neutrophilen in die erkrankte Epidermis führen (z.B. bei Psoriasis pustulosa). IL-6 scheint hier eine besondere Rolle bei der Kapillarproliferation zu spielen, die der psoriatischen Läsion eigen ist (Tabelle 12.2). Dermale Endothelzellen bei Psoriasis sind offenbar in der Lage, vermehrt IL-6

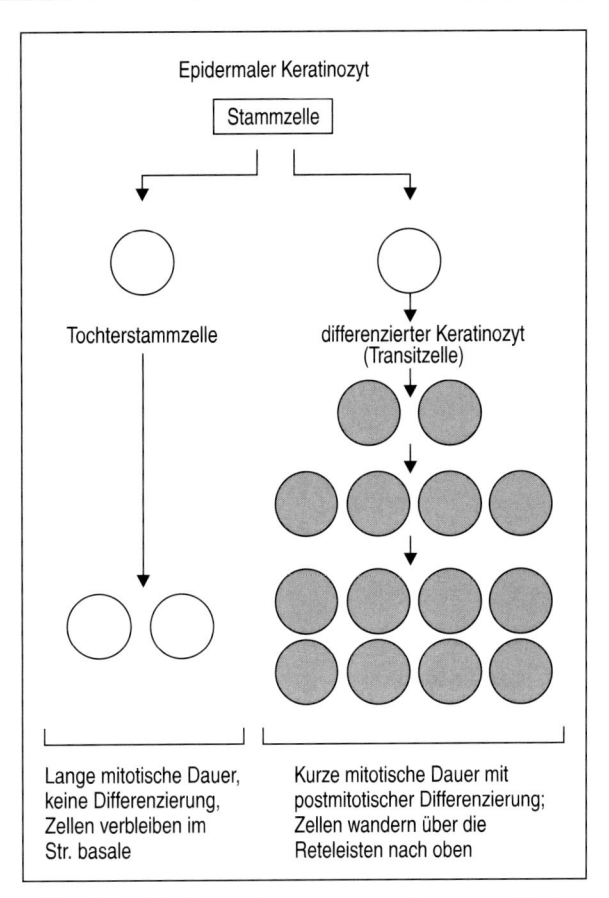

Abb. 12.1. Wachstumskonzept normaler menschlicher Epidermis. (nach Lavker u. Sun, modifiziert)

Tabelle 12.1. Pathogenese der psoriatischen Reaktion bei vorliegender Prädisposition

Genetische Prädisposition für Psoriasis
⇩
Phase 1: Nichtspezifischer Reiz (z. B. Mikrotrauma)
Phase 2: Nichtspezifische Freisetzung von Zytokinen und diverser Faktoren als Entzündungsmediatoren in der Dermis
Phase 3: Spezifische Antwort mit gesteigerter Synthese und Freisetzung von TGF-α als mitotischen Antreiber (→ Aktivierung der PKC-α) und IL-6 als Stimulus dermaler Endothelzellen
Phase 4: PKC-α führt zur schnellen Proliferation wenig differenzierter Keratinozyten; Synthese und Anreicherung von IL-8 in der Hornschicht, Attraktion von Neuropeptiden → Perpetuierung der dermoepidermalen Reaktion
⇩
Manifeste Psoriasis

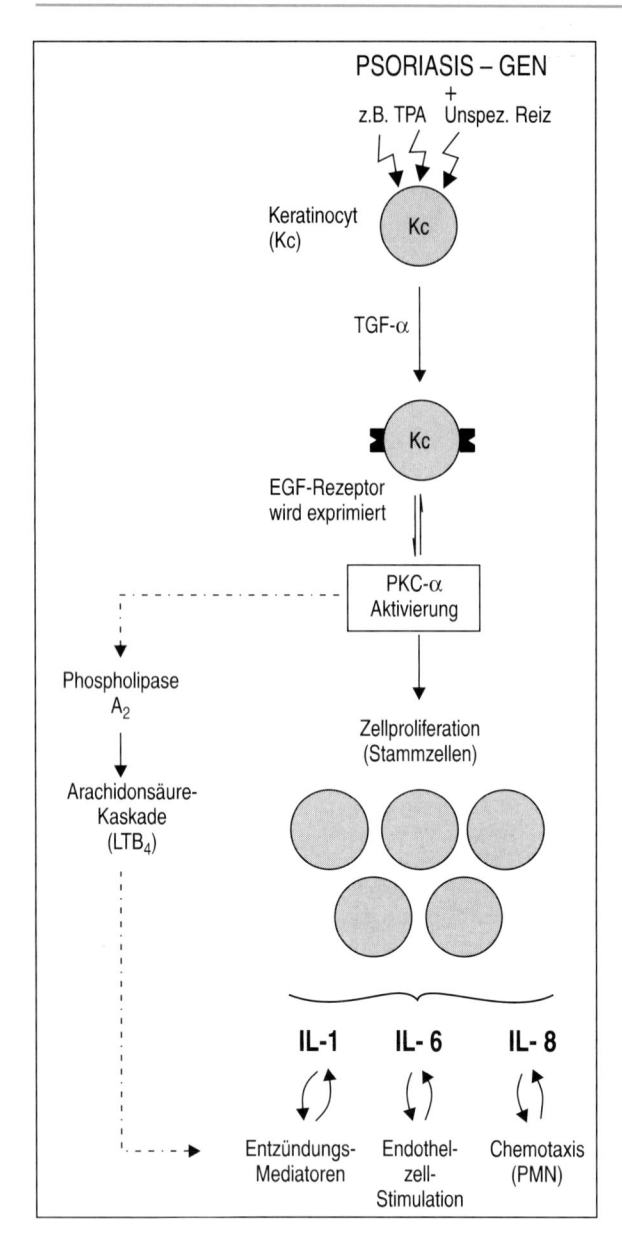

Abb. 12.2. Ablauf der pathogenetischen Mechanismen in der psoriatischen Läsion als Konzept

Eine *Begleitsymptomatik* bei Psoriasis wird vor allem durch die bekannte psoriatische Arthropathie bedingt, obwohl diskrete Veränderungen auch in anderen Organen beschrieben wurden (psoriatische Myopathie, psoriatische angiookklusive Krankheit u. v. a.). Die Manifestation der Wachstums- und Differenzierungsstörung in der verhornenden Epidermis steht bei weitem im Vordergrund.

12.3 Provokationsfaktoren

Die Psoriasis kann in klassischer Weise durch endogene oder exogene Reize provoziert, d. h. zur klinischen Manifestation gebracht und unterhalten werden. Die Kenntnis dieser Faktoren und ihre Ausschaltung ist für jede effektive Therapie von seiten des Arztes eine unabdingbare Voraussetzung. Dazu gehören vor allem *Streptokokken-* und andere z. T. *lokale Infekte*, die auch latent vorhanden sein können, und überaus häufig *Medikamente*, die in Unkenntnis ihrer Wirkung verabreicht bzw. eingenommen werden und immer wieder zu Rezidiven führen. Dazu zählen insbesondere:

▷ *β-Blocker*
  (z. B. Propanolol, Practolol, Exprenolol u. a.)
▷ *ACE-Hemmer*
▷ *Antimalaria-Mittel* (z. B. Chloroquin)
▷ *Nichtsteroidale Antiphlogistika*
  (z. B. Aspirin, Indometacin u. a.)
▷ *Lithium*

Möglicherweise greifen solche Pharmaka in die Wachstumsregulation der Epidermis ein oder modulieren das Zytokinnetzwerk der Haut, so daß eine latent vorhandene Psoriasis unspezifisch angeregt wird. Beispielsweise können β-Blocker über die Hemmung der adrenergen Stimulation die Adenylzyklaseaktivität und damit den Ca^{++}-Strom beeinflussen. Damit wird die Homeostase in der Epidermis gestört und eine hyperproliferative Reaktion begünstigt. Auch ACE-Hemmer könnten über eine Herauf- bzw. Herunterregulierung des Ca^{++} eine *psoriasigene* Wirkung entfalten.

Eine lokale Provokation von Psoriasisherden ist durch *mechanische Belastung* (Druck, Reibung

zu produzieren und den epidermalen Proliferationsprozess zu unterhalten. Während der letzten Phase der psoriatischen Umwandlung wird darüber hinaus IL-8 in der Hornschicht angereichert, so daß der Prozeß perpetuiert wird. Bei der psoriatischen Proliferation ist auch *TGF-β* involviert, doch seine genaue Rolle bleibt noch zu definieren; ebenso werden während der Frühphase *Neuropeptide* über eine gesonderte Aktivierung der Mastzellen wirksam.

etc.) auslösbar und wird durch *Austrocknung* der Haut an den exponierten Körperstellen verstärkt. *Intensives Waschen* mit Detergentien, die zur Entfettung der Hautoberfläche führen, tragen zusätzlich dazu bei, daß die Abschuppung angeregt und somit ein Proliferationsschub ausgelöst wird. *UV-Exposition* ist im allgemeinen für die Psoriatiker günstig, doch eine regelmäßige Nachfettung ist notwendig, um der UV-induzierten Xerosis entgegenzuwirken. Akute *Sonnenbrandzustände* können gelegentlich über den unspezifischen Entzündungsreiz in eine Psoriasis einmünden. Das gleiche ist durch andere *Kontaktreize* toxischer oder allergischer Art zu erwarten (Tabelle 12.2).

Einen besonders ungünstigen Einfluß im Sinne einer Provokation und Unterhaltung der psoriatischen Reaktion an der Haut übt die Einnahme von *Alkohol* aus. Die Bedeutung dieses Faktors kann nicht eindringlich genug unterstrichen werden. Für eine aussichtsreiche Behandlung einer ausgedehnten Psoriasis ist die Einstellung des Alkoholkonsums nach unseren Erfahrungen eine wichtige Voraussetzung. Psoriasisschübe werden immer wieder durch exzessiven Alkoholgenuß provoziert. Auch *Traumata, Operationen, Dermatosen unterschiedlicher Genese* sowie *psychische Belastungen und Streß* können als neurogene Stimuli einen Psoriasisschub provozieren und den Krankheitsverlauf ungünstig gestalten.

Tabelle 12.2. Provokationsfaktoren bei Psoriasis

▷ **Lokal wirksam**
- Mechanische Reize (Druck, Reiben, Traumata, Narben etc.)
- Xerosis, Austrocknung (häufiges Waschen; Detergentien, andere Chemikalien)
- UV-Exposition (akutes UV-Erythem, Sonnenbrand)
- Allergische bzw. toxische Kontaktdermatitis
- Dermatosen anderer Genese (Zoster, Mykosen, Pyodermien etc.)

▷ **Systemisch wirksam**
- Infekte (Streptokokken!)
- Medikamente (psoriasigene, pharmakologische Wirkung, Nebenwirkungen, AZM-Exantheme)
- Alkoholgenuß
- Psychische Belastungen, Streß etc.

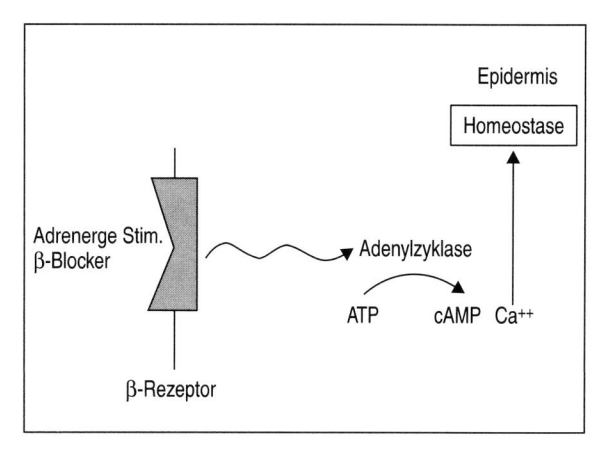

Abb. 12.3. β-Blocker als Provokationsfaktor

Literatur

Gupta MA, Schork NJ, Gupta AK, Ellis CN (1993) Alcohol intake and treatment responsiveness of psoriasis: A prospective study. J Am Acad Dermatol 28: 730–732

12.4 Wirkung von Antipsoriatika

Es war bis heute nicht möglich, genauer zu ermitteln, ob die angeführten Pathomechanismen primären Charakters oder vielmehr Epiphänomene sind, die aus einem unkontrollierten Zellwachstum resultieren. Ebenso ist unklar geblieben, auf welche Weise die diversen Antipsoriatika ihre Wirkung entfalten und zur Normalisierung der erkrankten Haut führen. Vermutlich erfolgt die Wirkung auf verschiedenen Wegen: Dithranol, UVB-Strahlen und Calcipotriol scheinen eher auf die epidermale Hyperproliferation, MTX und CyA hingegen überwiegend auf die dermalen Veränderungen einschließlich der Zytokinsekretion einzuwirken. PUVA, Retinoide und Kortikosteroide haben sowohl auf die dermalen wie auch auf die epidermalen Prozesse einen Einfluß. Insbesondere Kortikosteroide und Retinoide sind als potente Antipsoriatika in der Lage, die Aktivierung der PKC-α zu unterdrücken. Zusätzlich wird unter der Einwirkung oraler Retinoide der ontogenetische Rückfall in die Frühdifferenzierungsphase der epidermalen Stammzelle vermieden oder rückgängig gemacht und ein Differenzierungsschub angeregt.

Da alle Pharmaka und Behandlungsmodalitäten nicht gezielt auf die psoriatische Funktionsstörung, sondern eher auf unterschiedlichen symptomatischen Wegen wirken, sind Kombinationstherapien bei Psoriasis insgesamt sinnvoll, um additive Effekte anzustreben.

12.5 Lokale Behandlungsmaßnahmen

12.5.1 Pflege der psoriatischen Haut und Behandlung milder Psoriasis

Die Haut des Psoriatikers bedarf einer *regelmäßigen Nachfettung*. Wir empfehlen, Duschen und flüssige Seifen zu meiden, statt dessen die Anwendung täglicher Ölbäder (Balneum Hermal®, Oleobal® F) abends, bei nochmaliger Nachfettung morgens mit einer herkömmlichen Öl-Wasser-Emulsion als Körpercreme, die der Patient gern verwendet und gut verträgt. Falls die Haut ausgesprochen xerotisch erscheint, ist Balneum Hermal® Öl extra fett (mit Erdnußöl) bzw. eine stärker nachfettende Creme nach dem Bad zu verwenden (z.B. Vaseline, Linola® Fett o.ä.). Sind einzelne psoriatische Herde an den Prädilektionsstellen vorhanden, ist örtlich über Nacht Salicylvaseline 2–5 % oder eine harnstoffhaltige Salbe zu applizieren (z.B. Basodexan®), möglichst mit Verband. Morgens sind alle Salbenreste etc. zu entfernen und nachzufetten. Für den Psoriatiker werden milde feste Seifen empfohlen (z.B. Glycerinseife, pH$_5$-Eucerin® Seife) oder rückfettende Babyseifen, die nicht stark austrocknen und reizen können.

Eine sinnvolle Ergänzung für diese lokalen Maßnahmen ist vor allem bei exanthematischer Ausdehnung der Herde (z.B. Psoriasis guttata) eine tägliche UV-Exposition in steigender Dosierung bis in den suberythematogenen Bereich, sei es als Heliotherapie oder mit Hilfe künstlicher UV-Lampen (s. Seite 272). Gern wird in deutschsprachigen Ländern die SUP-Therapie in steigender täglicher Dosis verwendet, bis zu ca. 20–30 Sitzungen. Ebenso ist bei umschriebenen Herden (z.B. Ellenbogen, Knien etc.) die Kombination mit der lokalen Anwendung von Dithranol (Cignolin, Anthralin) möglich (s. unten).

■ Die tägliche nachfettende Körperpflege unter Vermeidung aller überflüssigen Kosmetika und Chemikalien, die als Reizstoffe wirken können, das Tragen einer luftigen, möglichst leichten und mechanisch nicht belastenden Kleidung, die Vermeidung von Alkohol und einer allzu stark gewürzten Kost sind wichtige Voraussetzungen für jede Psoriasisbehandlung in allen Schwerestufen. Insbesondere bei *Kindern* und *Schwangeren* empfiehlt es sich, die Behandlung, zumindest zu Beginn, auf die genannten Maßnahmen zu beschränken und eine allmähliche, spontane Rückbildung der Läsionen abzuwarten.

12.5.2 Lokale Kortikosteroide

Die lokale Anwendung von kortisonhaltigen Cremes und Salben zur Behandlung von Psoriasisherden führt schnell zur Besserung der Läsionen und ist kosmetisch für den Patienten angenehm. Dennoch ist die Anwendung von Kortison bei einer chronischen Erkrankung wie die Psoriasis wegen der bekannten Nebenwirkungen grundsätzlich nicht zu empfehlen. Die Erfolge sind nur vorübergehend, und die behandelten Herde sprechen nach längerer Kortikosteroidanwendung auf die Kortikosteroide selbst wie auch auf andere Antipsoriatika weniger gut oder kaum noch an. Im Gegenteil, die Ausdehnung der Psoriasisherde nimmt allmählich zu, Reboundphänomene sind zu erwarten. Die Beliebtheit der Kortikosteroide beim Arzt nimmt mit zunehmender Erfahrung ab. Zu den bekannten Langzeitnebenwirkungen (Hautatrophie, Striae, Candidainfektionen, Steroidakne u.v.a.) kommt in letzter Zeit eine neue dazu: die Zunahme der allergischen Kontaktreaktionen auf die diversen neuen Kortikosteroide, die schwer zu diagnostizieren ist und Koebner-Phänomene mit sich bringt.

Von der Empfehlung, auf Kortikosteroide bei der Psoriasistherapie zu verzichten, gibt es 3 Ausnahmen, bei denen ihre lokale Anwendung, allerdings über einen beschränkten Zeitraum, sinnvoll erscheint:

■ Bei der Behandlung *irritierter*, z.B. *ekzematisierter Psoriasis* ist die Anwendung einer hydrocortisonhaltigen Creme oder Salbe (z.B. Hydrocortison 1 % in Ungt. emulsificans, Ichthocortin® Fett, Linola® H Fett u.a.) hilfreich, um die Haut zu beruhigen und den Verlauf abzukürzen. Dies kann über 2–3 Tage, höchstens über 1 Woche erfolgen mit anschließendem Übergang in die konventionelle antipsoriatische Therapie. Auch bei sonstigen Reizungen (Dithranol, Retinoide, PUVA) könnte man *intervallmäßig* auf die lokalen Kortikosteroide zurückgreifen.

■ Bei der Behandlung hartnäckiger *chronifizierter Plaques*, z.B. bei *hyperkeratotisch-rhagadiformer palmoplantarer Psoriasis*, erscheint die Anwendung eines fluorierten Steroids (z.B. Betamethason) in Salbengrundlage über 3–5 Tage angezeigt, um die Herde abzuflachen und für eine nachfolgende antipsoriatische Behandlung, z.B. eine PUVA-Therapie, besser zugänglich zu machen (evtl. mit Okklusivverband). Diese Intervalle können innerhalb der konventionellen Therapie wiederholt werden.

■ Bei der Behandlung von *Psoriasis-Herden im Bereich des behaarten Kopfes* ist die Anwendung einer kortikosteroidhaltigen Tinktur über die ersten Behandlungswochen hilfreich (s. auch Seite 300). Hierzu empfehlen wir die abendliche Anwendung einer Fettsalbe (z.B. Lygal® Kopfsalbe), die in die schuppende Kopfhaut reichlich eingerieben und über Nacht dort belassen wird (evtl. Nachtkappe). Morgens wird alles abgewaschen (z.B. mit Polytar® Shampoo), die Schuppenreste möglichst entfernt und anschließend eine kortikosteroidhaltige Tinktur aufgetragen (z.B. Betnesol® V crinale). Diese Behandlung wird über 2–3 Wochen fortgesetzt, wonach die Anwendung des Kortikosteroids langsam reduziert wird. Bemerkenswert ist, daß eine kortikosteroidbedingte Atrophie im Bereich der behaarten Kopfhaut auch nach längerer Behandlung kaum vorkommt und auch weitere Nebenwirkungen (Steroidakne, Follikulitiden etc.) nicht auftreten.
Unter Umständen können fluorierte Kortisonpräparate bei der lokalen Behandlung der Nagelpsoriasis zur Anwendung kommen (s. Seite 299).

Insgesamt darf die prompte Ansprechbarkeit der psoriatischen Läsionen auf lokale Kortikosteroide den Arzt nicht dazu verleiten, sie als Erst- und Dauerbehandlung der Psoriasis einzusetzen. Der Patient wird davon auf längere Sicht mehr Schaden als Nutzen haben. Es kommt dazu, daß auf diese Weise ihr gezielter Einsatz in schwierigen Situationen, in denen sie durchaus indiziert sein können, erschwert wird.

12.5.3 Phototherapeutische Techniken einschl. Teer- und PUVA-Behandlung

Die Verwendung von UV-Licht ist ein beliebtes Verfahren, das als Erstbehandlung einer vulgären, ausgedehnten Psoriasis durchaus in Frage kommt. Sein therapeutischer Einsatz beruht auf der empirischen Erfahrung, daß

▷ die Psoriasis in sonnenreichen geographischen Gegenden bei weitem seltener vorkommt,
▷ die Verläufe dort unbestritten leichter sind, und
▷ eine Lichtexposition im Sommer die Psoriasis-Läsionen meistens bessert.

Künstliche Strahler mit unterschiedlicher Emission wurden inzwischen entwickelt, um das natürliche Sonnenlicht bei der Psoriasistherapie zu ersetzen. Neben einer *Heliotherapie*, die heute für die Behandlung zahlreicher Psoriatiker in Europa Verwendung findet, wird UV-Licht *allein* oder in Verbindung mit einem *Lichtsensibilisator*, der lokal appliziert oder innerlich eingenommen wird, verwendet. Traditionell werden *Teere* in Verbindung mit dem energiereichen, kurzwelligen UVB-Licht (Sensibilisierungsbereich: um 310 nm) und *Psoralene* mit dem energieärmeren, langwelligen UVA-Licht (Sensibilisierungsbereich: um 360 nm) verwendet. Aus der letzteren, photochemischen Kombination wurde die PUVA-Behandlung entwickelt.
Welche *Wirkungsweise* dem UV-Licht bei der Behandlung der Psoriasis zukommt, bedarf noch der näheren Klärung. Wiederholte UVB-Exposition führt zur Aktivierung der Mitosen, Verkürzung der Mitosedauer und einer histologisch sichtbaren Akanthose, bei der sich die Keratinozyten terminal differenzieren. Möglicherweise werden auch Entzündungsmediatoren in der Dermis degradiert, die die psoriatische Reaktion unterhalten (z.B. LTB_4). Psoralene führen

zusätzlich zur Bildung von Thymidindimeren im Zellkern, die unter UVA-Exposition zum Zelltod führen. Sowohl UVB als auch PUVA üben Einfluß auf die Langerhans-Zellen, Lymphozyten und Makrophagen aus und wirken immunmodulierend. Dennoch bleiben viele Zusammenhänge unerforscht, so daß die Phototherapie der Psoriasis noch heute weitgehend auf empirischer Basis beruht und ebenso empirisch von Zentrum zu Zentrum praktiziert wird. Zur Anwendung am Kranken stehen verschiedene Modalitäten zur Verfügung (Tabelle 12.3).

Die UVB-Therapie bedarf insgesamt 20–35 Sitzungen (meist täglich, evtl. jeden 2. Tag), je nach Ausdehnung bzw. Schwere der Erkrankung. Die notwendige Einzeldosis ist nach dem Hauttyp und der individuellen Verträglichkeit mit Hilfe der Expositionsdauer einzustellen.

Die Kombination von UVB-Bestrahlungen mit *oralen Retinoiden* hat sich insgesamt bewährt, zumal die orale Retinoiddosis auf 0,5 mg/kg KG/d reduziert werden kann und dem Patienten viele mukokutane Nebenwirkungen erspart bleiben. Die *ReUVB*- bzw. *ReSUP*-Kombination sind zur Zeit in der Berliner Klinik Standardverfahren. Die oralen Retinoidgaben können vor Einleitung der UV-Sitzungen eingeleitet und müssen nach Abschluß der Behandlungsserie von ca. 25 Sitzungen über 3 Monate in der gleichen Dosis

Tabelle 12.3. Anwendungen von UV-Licht bei Psoriasis

Kurzwelliges UV-Licht (280–320 nm)
UVB-Breitband als Monotherapie
UVB-Schmalband (um 311 nm) als Monotherapie
UVB + Teer (zur Potenzierung, vermutlich mittels Sensibilisierung)
UVB + orale Retinoide (zur Potenzierung, vermutlich additiv)

Selektive UV-Phototherapie (SUP)
UVB/UVA mit Hilfe von Quecksilberhalogenid-Hochdrucklampen (mehrere Maxima 295– ca. 360 nm), evtl. in Verbindung mit Teer oder/und Retinoiden (ReSUP)

Langwelliges UV-Licht (320–400 nm)
UVA allein (wird kaum verwendet, da zu schwach)
UVA + Psoralene: PUVA
UVA + Psoralene + orale Retinoide: RePUVA

Tabelle 12.4. Nebenwirkungen bzw. Effekte der UVB-Phototherapie

▷ Xerosis
▷ UV-Erythem, Pigmentstörungen (Lichtempfindlichkeit!)
▷ Intensiver Juckreiz (öfters nachts, brennend)
▷ Akneiforme Dermatosen (sog. Mallorca-Akne u. ä.)
▷ Polymorphe Lichtdermatosen
▷ Aktinische Keratosen, aktinische Hautschäden (Alterung)
▷ Präkanzerosen, Karzinogenitätsrisiko

fortgesetzt werden. Nach den eigenen Befunden wird hiermit ein längeres rezidivfreies Intervall gewährleistet (ca. 60% über 6 Monate).

In neuerer Zeit wurde ein *Schmalband-UVB* mit einem Emissionsmaximum um *311 nm* in der Psoriasisbehandlung geprüft und als wirkungsvoll angesehen, vergleichbar mit einer Breitband-UVB-Therapie. Die Behandlungsdauer mit einem entsprechenden monochromatischen Strahler (Philips TL-01) betrug 4–6 Wochen, die Gesamtdosis im Durchschnitt 8–12 J/cm^2, eine Besserung trat bei > 80% aller Patienten auf. Die Kombination von Etretinat (0,5 mg/kg KG/d über 2 Wochen) mit 311 nm UVB erwies sich als günstig, die UVB-Dosis blieb an der unteren Grenze. Nach Absetzen der Mono- oder kombinierten Therapie blieben 30–50% der Kranken über 6 Monate erscheinungsfrei. Auch die Kombination mit Dithranol erwies sich als gut wirksam. Die Effizienz der Schmalband-UVB-Bestrahlung kann offenbar durch ein 8-MOP-Bad verstärkt werden.

Ein *Karzinogenitätsrisiko* ist bei jeder UVB-Therapie im Prinzip vorhanden, obwohl genaue Studien fehlen und auch die klinische Erfahrung wenig Hinweise dafür bietet. In jedem Falle empfiehlt es sich, UVB-Phototherapien genauer zu registrieren und die kumulative UVB-Dosis möglichst niedrig zu halten.

■ **Lokale Anwendung von Teer.** Phototherapeutische Maßnahmen bei Psoriasis werden in nahezu allen europäischen Ländern gern mit einer lokalen Teerapplikation kombiniert. In den Vereinigten Staaten hat sich diese Kombination nur in einzelnen Zentren durchgesetzt, und die lichtsensibilisierende bzw. additive Wirkung von Teer wurde z. T. bestritten. Hinzu kommt, daß die Anwendung von holz- und steinkohlenteerhaltigen Präparaten in einer wirksamen Lösung von 5% oder höher praktisch nur stationär möglich ist. In der Berliner Klinik verwenden wir gern zur Einleitung oder zum Abschluß einer Psoriasisbehandlung Steinkohlenteer in Vaseline in 10–20%iger Konzentration (mit oder ohne Salicylsäurezusatz 2–3%). In jedem Fall ist 5–10% Teervaseline bei weitem wirksamer als eine kosmetisch akzeptable Präparation von etwa nur 1%. Leichter vom Patienten zu akzeptieren ist die Anwendung von flüssigem Teer (liquor carbonis detergens, LCD) in einer höheren Konzentration, z.B. 10–20% in Vaseline oder als LCD pur. In einer neueren Studie wurde nachgewiesen, daß auch LCD besser ist als eine Grundlage allein (48,7% gegen 35,3% Besserungen), selbst in geringer Konzentration (5%).

Am günstigsten erwies sich die Anwendung von Ölbädern mit Teerzusatz (z. B. Balneum-Hermal® mit Teer u. a.) morgens, mit anschließender Phototherapie mit einem konventionellen UVB-Strahler oder mit einem Metallhalogenidstrahler (Quecksilberhochdrucklampe; selektive UV-Phototherapie: SUP) in steigender Expositonsdauer. Anschließend kann den ambulanten Patienten tagsüber, je nach Hautqualität, eine weiche Grundlage empfohlen werden (z. B. Linola® Fett, Basodexan®, Ungt. emulsificans). Unter stationären Bedingungen ergänzen wir die morgendliche Teer-UVB/A-Behandlung tagsüber bzw. abends mit erneuter Teerapplikation, z. B. LCD-Vaseline 10% oder mit Dithranol in aufsteigender Konzentration (0,1–1%ig in Vaseline), mit oder ohne Netzverband. Gegen Ende der Behandlung kann, bei Bedarf, die Konzentration von Teer bzw. LCD kurzfristig erhöht werden. Dieses kombinierte Verfahren gehört seit Jahren zur Routinebehandlung stationärer Psoriasiskranker in der Berliner Klinik und hat sich gut bewährt (s. Tabelle 12.5). Evtl. könnte man ambulante Patienten tagsüber mit einem Emolliens und nur abends (über Nacht) mit Dithranol behandeln.

Beispiele. Psoriasis nummularis, Hauttyp II, Mo + Di 0,25 J/cm^2, Do + Fr 0,5 J/cm^2, alle 2 Tage um 0,25 J/cm^2 steigern.

Tabelle 12.5. Kombinierte Teer-UVA/B-Dithranol-Anwendung als Erstbehandlung bei ausgedehnter Psoriasis vulgaris

Morgens:	Teerhaltiges Ölbad über 10–20 min; Haut kurz abtrocknen und Bestrahlung mit einem Metallhalogenidstrahler (SUP) bis in den suberythematösen Bereich (langsam steigern)
Tagsüber:	Lokale Applikation von Dithranol in Salicylvaseline 2% in steigender Konzentration 0,1-, 0,25-, 0,5% etc., am besten mit Netzverband (z. B. tg-Lohmann-Schlauchverband)
Abends:	Vaseline, Salicylvaseline 2% oder LCD-Vaseline 10%, je nach Fall oder Dithranol in Salicylvaseline 2% in gleicher Konzentration oder in niedriger Konzentrationsstufe erneut mit Netzverband applizieren

Psoriasis nummularis, Hauttyp III, Mo + Di 0,5 J/cm^2, Do + Fr 1,0 J/cm^2, alle 2 Tage um 0,5 J/cm^2 steigern.

Vorsichtsmaßnahme: Bei RePUVA gleiche Dosishöhe, aber langsamere Steigerung.

■ **Klimakuren, Heimbestrahlungen etc.** Zweifellos hat sich in Europa eine *Heliotherapie* der Psoriatiker in den sonnenreichen Ländern um den mediterranen Raum bewährt (Israel, Jugoslawien, Spanien), auch an der Schwarzmeerküste (Bulgarien) wird eine Helio-Thalasso-Therapie angeboten. Kombinierte Klima- und Badekuren sind bei Psoriasis sehr hilfreich, sie werden von uns für Psoriasisfälle leichter bis mittelgradiger Ausprägung empfohlen. Die Kosten werden in vielen Ländern, zumindest teilweise, von den Krankenkassen und anderen Kostenträgern übernommen. In Deutschland sind auch Bade- und Klimakuren an der Nordsee während der Sommermonate hilfreich, in der Schweiz bietet sich ein Höhenklimaaufenthalt an. Neben der günstigen, UV-reichen Lichtexposition wird auch die Hornschicht einschl. der darin enthaltenen Mediatoren durch die Bäder eluiert, so daß die entzündlichen Prozesse nachlassen.

Gelegentlich werden Bäder mit höheren Salzkonzentrationen verabreicht (z. B. NaCl, KJ, Sulfate,

Tabelle 12.6. Indikationen für PUVA-Therapie bei Psoriasis

Klinischer Typ	PUVA lokal	PUVA-Bad	PUVA systemisch	RePUVA
Psoriasis vulgaris (ausgedehnt)	∅	+	++	+
Psoriasis erythrodermica	∅	+	(+)	++
Psoriasis pustulosa	∅	∅	(+)	++
Psoriasis palmoplantaris	++	+	(+)	(+)

Dosierung von 8-MOP (nach Körpergewicht)

–30 kg KG: 10 mg/d   66–80 kg KG: 40 mg/d
31–50 kg KG: 20 mg/d   81–90 kg KG: 50 mg/d
51–65 kg KG: 30 mg/d   > 90 kg KG: 60 mg/d

Präparate

▷ Oxsoralen®: Bestrahlung 30–45 min nach der Einnahme
▷ Meladinine®: Bestrahlung 1–2 h nach der Einnahme
▷ Trisoralen™: Bestrahlung 2–4 h nach der Einnahme

Vorsichtsmaßnahmen: Tragen einer geeigneten UVA-Brille mit Seitenschutz, Sonnenexposition meiden

---

Sulfide, Magnesiumsalze [0,3–3%]) mit dem Ziel einer Potenzierung der UV-Wirkung; z.T. wird das Bad mit Ozon angereichert.

Heimbestrahlungen durch eigene Geräte werden von uns nicht empfohlen, insbesondere für Patienten vom Hauttyp I oder II. UV-Bestrahlungen haben eine kumulative Wirkung, und selbst bei ordnungsgemäßer Anwendung machen sich die möglichen Schäden auf epidermale DNS erst viel später bemerkbar. Das Risiko ist schwer kontrollierbar und kaum abzuschätzen. Darüber hinaus sind die Sicherheitsvorschriften und die technische Überwachung solcher Geräte nicht ausreichend.

■ **UVA-Therapie, PUVA, RePUVA.** Wie bei der UVB-Therapie erfolgt die Anwendung des UVA-Lichtes bei Psoriasis auf weitgehend empirischer Basis, meist in Kombination mit Psoralenen (PUVA). Hierzu werden *5-MOP, 8-MOP* und *Trimethoxypsoralen* (TMP) in einer Dosis von 0,3–0,6 mg/kg KG/d (meist 20–40 mg/d) verwendet, selten mehr. Die Gabe erfolgt oral 30 min bis 2 h vor der Lichtexposition. Der Patient wird anschließend in Kabinen bzw. in Vorrichtungen mit genau dosierbarer Strahlungsintensität dem UVA-Licht exponiert (Max. bei 360 nm). Steh-, Dreh- und Liegevorrichtungen mit der Möglichkeit abwechselnder UVA- bzw. UVB-Emission sind in Gebrauch. Bei den meisten davon wird auch bei der UVA-Einstellung in geringem Maße UVB emittiert (~ 1–3%).

Psoralen

5-Methoxypsoralen
(= Bergapten)

8-Methoxypsoralen

4,5',8-Trimethylpsoralen

Tabelle 12.7. Niedrigdosisschema für PUVA, je nach klinischem Befund und Hauttyp (Initialdosis in J/cm^2)

Klinischer Befund	Hauttyp					
	I	II	III	IV	V	VI
Psoriasis nummularis	–	0,25	0,5	0,5	0,5	0,5
Psoriasis geographica	–	0,25	0,5	0,5	0,5	0,5
Psoriasis erythrodermica	–	0,125	0,25	0,25	0,5	0,5
Psoriasis palmoplantaris	0,125	0,125	0,125	0,25	0,25	0,25

Gesamtbestrahlungszahl: ca. 25 Sitzungen
Gesamtbestrahlungsdosis: ca 50–60 J/cm^2

Hauptindikation für die PUVA-Therapie ist die ausgedehnte, hartnäckige vulgäre Psoriasis (Tabelle 12.7). Die Dosierung des UVA ist individuell einzustellen, am besten durch vorherige Testung oder auch empirisch, je nach Hauttyp. Eine vorherige Testung mit Bestimmung der phototoxischen Dosis kann zeitlich aufwendig und für die klinische Routine ungeeignet bzw. nur in Einzelfällen notwendig sein. Höhere Anfangsdosen setzen eine vorherige Testung voraus. Viele ziehen es vor, mit sehr niedrigen UVA-Dosen unterhalb der MED zu beginnen (0,1–0,3 J/cm^2) und erst langsam, je nach Befund, allmählich zu steigern. Dieses *Niedrigdosisverfahren* wird von uns in der Berliner Klinik praktiziert (s. Tabelle 12.7). In anderen Behandlungszentren dürfte eine Dosis von 0,5–1,0 J/cm^2 beim Hauttyp I und II, von 2–3 bis zu 5 J/cm^2 beim Hauttyp III und IV als initiale Wirkungsdosis angesehen werden. Eine wöchentliche Steigerung erfolgt bis zu einer Enddosis von 5 bis höchstens 8–10 J/cm^2. Nach ca. 4 Wochen und einer UVA-Gesamtdosis von 25–60 J/cm^2 kommt es zu einer signifikanten Besserung bei >85% aller Psoriatiker vom chronisch-stationären Typ.

Für erythrodermatische und pustulöse Formen ist die PUVA-Therapie weniger gut geeignet.

Die *lokale* PUVA-Behandlung kommt für umschriebene Psoriasisläsionen in Frage, nach topischer Pinselung mit einer 0,15%igen Lösung von 8-MOP (Meladinine®); dabei ist die systemische Aufnahme von 8-MOP nur geringfügig. Das Verfahren ist besonders für umschriebene Läsionen oder den umschriebenen Befall der Hände bzw. der Füße geeignet.

Auch die Anwendung als *PUVA-Bad* (≤ 0,003%ige Psoralenlösung) wird vor allem von skandinavischen Autoren praktiziert, durchaus mit gutem Erfolg. Ein großer Vorteil ist, daß *das Tragen einer UVA-Brille hier entfällt*. Auf phototoxische Reaktionen an der Haut sollte man bei diesem Verfahren besonders achten, da Psoralene bis 72 h in nennenswerter Konzentration in der Haut verbleiben können. Allerdings ist offenbar das Karzinogenitätsrisiko (s. unten) durch die lokale Applikation von 8-MOP als PUVA-Bad geringer als bei der systemischen PUVA-Therapie. Über Indikationen und Durchführung s. Tabellen 12.8 und 12.9.

Tabelle 12.8. Indikationen für PUVA-Bad-Therapie

▷ Patienten, die die orale Einnahme von 8-MOP nicht gut vertragen
▷ Patienten mit Hauttyp I oder II, die überempfindlich sind und nur niedrige Bestrahlungszeiten vertragen (überaus lange Behandlungsdauer der systemischen PUVA)
▷ Patienten, die unter systemischer PUVA schnell pigmentieren (Hauttyp IV und V) und somit resistent sind
▷ Patienten mit sonstigen Gegenindikationen für PUVA systemisch (z. B. Leberfunktionsstörung, Neigung zur Kataraktbildung, Brillenträger u. a.)

Vorsichtsmaßnahme: Während der PUVA-Bad-Behandlung Sonnenexposition strikt vermeiden und Sonnenschutz (Sonnenblocker Faktor 25–30) auftragen.

Tabelle 12.9. PUVA-Bad-Therapie der Psoriasis

▷ **Oxsoralen**™ (5 Kaps. à 10 mg; Gerot, Österreich) in heißem Wasser auflösen, Badewanne mit ca. 150 l badewarmem Wasser füllen und die Oxsoralenlösung beimengen
oder
▷ **100 ml Tripsor**® (0,5 mg/ml Lösung; Orion, Finnland) in die volle Badewanne geben. Konzentration: 50 mg/150–180 l = 0,0027–0,003 %
Badedauer: ca. 10–15 min (nur Körper; Kopf und Hals schonen)
Nach dem leichten Trocknen erfolgt die *UVA-Bestrahlung* (möglichst innerhalb 30 min)
UVA-Dosis zu Beginn bei 0,5–1,0 J/cm² einstellen; nach 2–3 Bestrahlungen steigern
Frequenz: ca. 3–4 × wöchentlich bis zur ≥ 75 % Besserung, danach Behandlung auf 2–3 × wöchentlich reduzieren

● Als *Nebenwirkungen* sind zunächst Intoleranzen auf das orale 8-MOP (Meladinine®) zu nennen (Nausea, Erbrechen, Magen-Darm-Störungen), ebenso eine gewisse Hepatotoxizität der Psoralene. Eine weitere Besonderheit stellt die Akkumulation der Psoralene in der Augenlinse mit der Gefahr einer Katarakt dar, so daß tagsüber während der gesamten Behandlung eine geeignete *UVA-Brille* mit Seitenschutz getragen werden muß. Phototoxische Reaktionen an der Haut können auftreten, allerdings wird das Medikament schnell metabolisiert, so daß 24 h nach der oralen Gabe kein Blutspiegel mehr nachweisbar ist. Vorsicht ist bei der lokalen und der Badeapplikation geboten. Ansonsten kommt es auf lange Sicht zu UV-Schädigungen der Haut mit Xerosis, Pigmentstörungen (PUVA-Epheliden), aktinischer Elastose, Keratosen; Präkanzerosen und Plattenepithel-CA wurden beschrieben, selten dagegen wurde ein malignes Melanom nach längerer PUVA-Behandlung beobachtet. Es scheint, daß der Hauttyp und die individuelle Disposition für das Auftreten derartiger Veränderungen entscheidende Faktoren sind. Die Angaben über das Vorkommen von epithelialen Neoplasien nach Langzeit-PUVA sind unterschiedlich, ein Plattenepithel-CA wurde in 0,3–2,2 % der Fälle gesehen und ein bis auf das 12fache erhöhtes Risiko angegeben. Nach 2 neueren europäischen Studien betrug das Risiko nach längerer Bestrahlung (> 1000–1200 J/cm²) ein Plattenepithel-CA zu entwickeln 4,6–30,7 ×. In einer davon war das Risiko 7,1 × höher, selbst in der Gruppe, die nur 400–1200 J/cm² erhalten hatte. In jedem Falle hat es den Anschein, daß das PUVA-induzierte Krebsrisiko auf lange Sicht höher ist als das Risiko durch die seit vielen Jahrzehnten praktizierte Teer-UVB-Phototherapie bei Psoriasis. Eine kumulative PUVA-Gesamtdosis, die langfristig vertretbar erscheint, dürfte zur Sicherheit *1000–1200 J/cm² nicht übersteigen*.

Anhand der neueren epidemiologischen Studien an größeren Kollektiven in den USA und in Europa dürfte die Situation des *PUVA-Risikos* folgendermaßen zusammengefaßt werden:
▷ *0–200 J/cm²:* kein Risiko
▷ *200–1000 J/cm²:* Risiko nur bei vorliegender Prädisposition (Hauttyp) oder entsprechender Anamnese (Arsen, Röntgenstrahlen, UVB + Teer); PUVA ist ein Kokarzinogen
▷ *> 1000 J/cm²:* Risiko 5–30 × erhöht. PUVA ist ein unabhängiges Karzinogen

Bei Patienten mit Hauttyp I, zahlreichen atypischen Nävuszellnävi, Basaliomen oder gar Melanomen in der Familie sollte man von einer PUVA-Therapie definitiv abraten. Ebenso bei Schwangeren und jüngeren Frauen mit Kinderwunsch. Über weitere Einzelheiten zur klinischen Anwendung der PUVA-Therapie s. Kap. 35, Seite 769. Dort gibt es auch Hinweise zum notwendigen *Brillenschutz*.
Bei der *RePUVA-Behandlung* handelt es sich um die Kombination von PUVA mit oralen Retinoiden in einer Dosis von 0,5–1,0 mg/kg KG/d. Anzuraten ist, mit Etretinat (evtl. auch Acitretin) 10 Tage vor Bestrahlungsbeginn zu beginnen und während bzw. nach Beendigung der UV-Bestrahlung in reduzierter Dosis 3 Monate lang fortzusetzen. Dadurch ist eine Reduktion der kumulativen

Tabelle 12.10. RePUVA-Behandlung bei hartnäckiger Psoriasis

> **Retinoid** einsetzen, 1,0 mg/kg KG/d über 10 Tage
>
> **PUVA** einsetzen 4 × wöchentlich und Retinoiddosis auf 0,5 mg/kg KG/d reduzieren
>
> **Nach dem klinischen Erfolg** (= 20–25 Bestrahlungen) über ca. 6 Wochen PUVA 1–2 × wöchentlich und Retinoid 0,3–0,5 mg/kg KG/d über 3 Monate fortsetzen

UVA-Dosis und des Krebsrisikos zu erwarten. Auch die Dauer der Erscheinungsfreiheit nach Absetzen der Behandlung wird verlängert. Die RePUVA-Behandlung blieb bis heute *eine der wirksamsten antipsoriatischen Maßnahmen*, die uns zur Verfügung stehen. Eine signifikante Besserung des Hautbefundes ist nach 6wöchiger Behandlung mit einer Kombinationsdosis von 30–50 J/cm^2 in über 90–95 % aller Fälle zu erwarten. Auch für schwere Formen und *arthropathische Psoriasis* ist die RePUVA-Therapie besonders gut geeignet. Limitiert wird die Behandlung durch die Nebenwirkungen des Retinoids und die gebotene Einschränkung der UVA-Exposition auf ein Minimum.

Von einer PUVA- bzw. RePUVA-Therapie ausgeschlossen bleiben müssen ferner Patienten mit Leberschäden, Einschränkungen der Nierenfunktion, Fettstoffwechselstörungen und sonstigen Gegenindikationen für eine UV-Therapie (phototoxische Pharmaka, Lichtempfindlichkeit etc.). Vorbehandlung mit Methotrexat ist ein Grund zur Vorsicht. Auf die *Teratogenität* oraler Retinoide muß strikt hingewiesen werden. Frauen im gebärfähigen Alter müssen eine sichere Antikonzeption betreiben. Demgegenüber ist die PUVA-Behandlung allein mit keinem erhöhten Risiko für kongenitale Mißbildungen verbunden. Das in der allgemeinen Bevölkerung vorhandene Mißbildungsrisiko (ca. 4,8 %) ist bei Frauen, die vor ihrer Schwangerschaft mit PUVA behandelt werden, nicht erhöht.

Literatur

Abels DJ, Kattan-Byron J (1985) Psoriasis treatment at the Dead Sea: A natural selective ultraviolet phototherapy. J Am Acad Dermatol 12: 639–643

Beiteke U, Budde J, Lentner A et al. (1988) Multiple eruptive keratoses and squamous cell carcinomata following PUVA therapy of more than 11 years. Photodermatology 5: 274–276

Bergner T, Przybilla B (1992) Malignant melanoma in association with phototherapy. Dermatology 184: 59–61

Boer J, Schothorst AA, Boom B et al. (1982) Influence of water and salt solutions on UVB irradiation of normal skin and psoriasis: Arch Dermatol Res 273: 247–259

Boer J, Schothorst AA, Suurmond D (1980) UV-B phototherapy of psoriasis. Dermatologica 161: 250–258

Brynzeel I, Bergman W, Hartevelt HM et al. (1991) High „single-dose" European PUVA regimen also causes an excess of non-melanoma skin cancer. Br J Dermatol 124: 49–55

Calzavara P, Ortel B, Carlino A et al. (1992) Phototoxic reactions and treatment schedules in bath PUVA therapy. Photochem Photobiol 55: 38

Diffey BL, Larkö O, Swanbeck G (1982) UV-B doses received during different outdoor activities and UV-B treatment of psoriasis. Br J Dermatol 106: 33–41

Diffey BL, DeBerker DAR, Saunders PJ, Farr PM (1993) A device for phototesting patients before PUVA-therapy. Br J Dermatol 129: 700–703

Eells LD, Wolff JM, Garloff J, Eaglstein WH (1984) Comparison of suberythemogenic and maximally aggressive ultraviolet B therapy for psoriasis. J Am Acad Dermatol 11: 105–110

Flindt-Hansen H, McFadden N, Eeg-Larsen T, Thune P (1991) Effect of a new narrow-band UVB lamp on photocarcinogenesis in mice. Acta Derm Venereol 71: 245–248

Green C, Ferguson J, Lakshmipathi T, Johnson BE (1988) 311 nm UV-B phototherapy – an effective treatment for psoriasis. Br J Dermatol 119: 691–696

Green C, Lakshimpathi T, Johnson BE, Ferguson J (1992) A comparison of the efficacy and relapse rates of narrowband UVB (TL-01) monotherapy vs. etretinate (re-TL-01) vs. etretinate-PUVA (re-PUVA) in the treatment of psoriasis patients. Br J Dermatol 127: 5–9

Gunnarskog JG, Kalen AJ, Lindelof BG et al. (1993) Psoralen photochemotherapy (PUVA) and pregnancy. Arch Dermatol 128: 320–323

Henseler T, Christophers E, Hönigsmann H, Wolff K (1987) Skin tumors in the European PUVA study. Eight-year follow up of 1643 patients treated with PUVA for psoriasis. J Am Acad Dermatol 16: 108–116

Hölzle E, Plewig G (1986) Biologische Wirkungen und Risiken des langwelligen ultravioletten Lichts. Hautarzt 37: 290–294

Iest J, Boer J (1989) Combined treatment of psoriasis with acitretin and UVB phototherapy compared with acitretin alone and UVB alone. Br J Dermatol 120: 665–670

Jung EG (1988) Schwere Zwischenfälle mit SUP und PUVA. Akt Dermatol 14: 323–325

Kanzler MH, Gorsulowsky DC (1993) Efficacy of topical 5 % liquor carbonis detergens vs. its emollient base in the treatment of psoriasis. Br J Dermatol 129: 310–314

Krutmann J (1991) Dermatologische Phototherapie. Hautarzt 42: 407–414

Larkö O, Swanbeck G (1982) Is UVB treatment of psoriasis safe? A study of extensively UVB-treated psoriasis patients compared with a matched control group. Acta Derm Venereol 62: 507–512

Lauharanta J, Juvakoski T, Lassus A (1981) A clinical evaluation of the effects of an aromatic retinoid (Tigason), combination of retinoid and PUVA, and PUVA alone in severe psoriasis. Br J Dermatol 104: 325–332

Lindelöf B, Sigurgeirson B, Tegner E et al. (1991) PUVA and Cancer: a large scale epidemiological study. Lancet 338: 91–93

Lowe JG, Ferguson J (1988) Which emollients should be used during phototherapy (UVB)/photochemotherapy (PUVA) for psoriasis? A study of emollient effect on minimal erythema (MED) and phototoxic (MPD) doses. Br J Dermatol 119 [Suppl 33]: 52–53

Lowe NJ, Wortzman MS, Breeding J et al. (1983) Coal tar phototherapy for psoriasis reevaluated: erythemogenic versus suberythemogenic ultraviolet with a tar extract in oil and crude coal tar. J Am Acad Dermatol 8: 781–789

Millar B, Green C, Ferguson J et al. (1989) A study of the photodegradation of leukotriene B_4 by ultraviolet irradiation (UVB, UVA). Br J Dermatol 120: 145–152

Orfanos CE, Steigleder GK, Pullmann H et al. (1979) Oral retinoid and UVB radiation: a new, alternative treatment for psoriasis on an out-patient basis. Acta Derm Venereol 59: 241–244

Ortel B, Perl S, Dinaciyan T et al. (1993) Comparison of narrow-band (311 nm) UVB and broadband UVA after oral bath-water 8-methoxypsoralen in the treatment of psoriasis. J Am Acad Dermatol 29: 736–740

Paramsothy Y, Collins M, Lawrence CM (1988) Effect of UVB therapy and a coal tar bath on short contact dithranol treatment for psoriasis. Br J Dermatol 118: 783–789

Petrozzi JW, Barton JO, Kaidbey KK, Kligman AM (1978) Updating the Goeckerman regimen for psoriasis. Br J Dermatol 98: 437–444

Pham CT, Koo YM (1993) Plasma levels of 8-methoxypsoralen after topical paint PUVA. J Am Acad Dermatol 28: 460–466

Sakuntabhai A, Diffey BL, Farr PM (1993) Response of psoriasis to psoralen-UVB phototherapy. Br J Dermatol 128: 296–300

Schwarz T (1988) Die Bedeutung epidermaler Zytokine in der UV-induzierten Immunsuppression. Hautarzt 39: 642–646

Seppälä J, Laulainen M, Reunala T (1988) Comparison of etretinate (Tigason®) and parenteral gold in the treatment of psoriatic arthropathy. Clin Rheumatol 7: 498–503

Slaper H, Schothorst AA, van der Leun JC (1986) Risk evaluation of UVB therapy for psoriasis: comparison of calculated risk for UVB therapy and observed risk in PUVA-treated patients. Photodermatology 3: 271–283

Snellman E, Lauharanta J, Reunanen A et al. (1993) Effect of heliotherapy on skin and joint symptoms in psoriasis: a 6-month follow-up study. Br J Dermatol 128: 172–177

Stern RS, Zierler S, Parrish JA (1980) Skin carcinoma in patients with psoriasis treated with topical tar and artificial ultraviolet radiation. Lancet I: 732–735

Stern RS, Laird N, Melski J et al. (1984) Cutaneous squamous cell carcinoma in patients treated with PUVA. N Engl J Med 310: 1156–1161

Stern RS, Scotto J, Fears TR (1985) Psoriasis and succeptibility to nonmelanoma skin cancer. J Am Acad Dermatol 12: 65–73

Stern RS, Gange RW, Parrish J et al. (1986) Contribution of topical tar oil to ultraviolet B phototherapy for psoriasis. J Am Acad Dermatol 14: 742–747

Storbeck K, Hölzle E, Schurer N (1993) Narrow-band UVB (311 nm) versus conventional broadband UVB with and without dithranol in phototherapy for psoriasis. J Am Acad Dermatol 28: 227–231

Studniberg HM, Weller P (1993) PUVA, UVB, psoriasis and nonmelanoma skin cancer. J Am Acad Dermatol 29: 1013–1022

Swinehart JM, Lowe NJ (1991) UVABA therapy for psoriasis. J Am Acad Dermatol 24: 594–597

Takashima A, Ymamato K, Kimura S et al. (1991) Allergic contact and photocontact dermatitis due to psoralens in patients with psoriasis treated with topical PUVA. Br J Dermatol 124: 37–42

Williams REA, Tillman DM, White SI et al. (1992) Re-examining crude coal tar treatment for psoriasis. Br J Dermatol 126: 608–610

12.5.4 Behandlung mit Dithranol (Cignolin)

Die lokale Behandlung der Psoriasis mit aufsteigenden Konzentrationen von Dithranol gehört in vielen europäischen Ländern zu den Routineverfahren, vor allem bei stationären Kranken. Das Dithranol (in Deutschland „*Cignolin*", in den USA „*Anthralin*" genannt) kam bereits 1915/16 in die klinische Anwendung und hat sich inzwischen gut bewährt. Hauptindikation ist die chronisch-stationäre Psoriasis vulgaris; für exsudative und pustulöse Psoriasisfälle bzw. für akute Psoriasisschübe ist die Dithranoltherapie weniger gut bzw.

Tabelle 12.11. Antipsoriatisch wirksame Hydroxyanthrone

Vorläufer	Chrysophansäure, Chrysarobin
Hauptvertreter	Dithranol (1,8-Dihydroxy-9-Anthron); amphiphiles, leicht oxidierbares Molekül, das leicht in eine Ketoenolisomerie übergeht; keine Karzinogenität, keine Mutagenität beim Menschen
Wirksame Konzentration	Beginnend bei 0,05 % bis zu 2–5 %; in den höheren Konzentrationsstufen stark irritierend (toxische Kontaktdermatitis). Toleranzschwelle individuell unterschiedlich
Grundlagen	Antipsoriatisch wirksam am besten in Fettgrundlagen, z. B. in Vaseline oder in weichem Paraffin. Unter entsprechender Galenik kann es auch in W/Ö- oder Ö/W-Emulsionen inkorporiert und stabilgehalten werden. Lösungsmittel: Chloroform (1 %)
Stabilisation	Ascorbinsäure, Salicylsäure (0,5–2,0 %); evtl. Kombinationen mit Harnstoff (2–17 %)

nicht geeignet. Ebenso sollten Patienten, die vor kurzem noch lokal oder systemisch Kortikosteroide erhielten, erst nach einer mehrwöchigen Auswaschphase lokal mit Dithranol behandelt werden. Exazerbationen der hartnäckigen Läsionen sind bei Nichtbeachtung möglich.

Stabilität. Die Behandlung mit Dithranol ist unter anderem problematisch, weil die Substanz in wäßrigem Milieu extrem instabil und auch in Fettgrundlagen nur eine begrenzte Stabilität hat. In Anwesenheit von Licht und Luft-O_2 oxidiert es leicht zu *Danthron*, das keine antipsoriatische Wirkung hat und im Urin ausgeschieden wird. Gleichzeitig entstehen andere O_2-Radikale, die im Gewebe nachgewiesen werden können.

Neben dem Danthron entstehen auf dem Oxidationswege Dimere und polyzyklische Hydrocarbone („Cignolinbraun"), die ebenfalls keine antipsoriatische Wirkung entfalten.

Saure Zusätze, z. B. Salicylsäure in niedriger Konzentration (0,5–2,0 %) können das Dithranolmolekül über eine begrenzte Zeit stabilisieren und werden aus diesem Grunde den Dithranolzubereitungen routinemäßig beigemischt. Ohne den Zusatz sind dithranolhaltige Salben 1 × monatlich auf ihren Zustand zu kontrollieren. Weitere Oxidations- bzw. Metabolisierungsprodukte von Dithranol sind kovalente Bindungen an N-haltige Eiweiße der Hautoberfläche, z. B. an Keratinpeptide, die seine Wirkung offenbar neutralisieren.

Penetration. Die Penetration von Dithranol in die Haut ist außerordentlich gut und hängt mit seiner amphiphilen Natur zusammen (hydrophil auf der Seite der OH-Gruppen, lipophil auf der Seite der freien H_2-Gruppe). Versuche, dieses Gleichgewicht, etwa durch Veresterung bzw.

Tabelle 12.12. Abbau des Dithranols in unwirksame Produkte

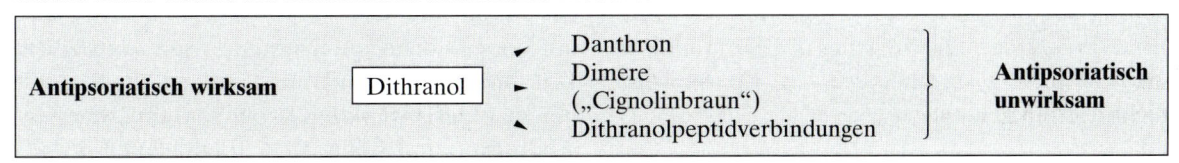

Antipsoriatisch wirksam	Dithranol	→	Danthron Dimere („Cignolinbraun") Dithranolpeptidverbindungen	Antipsoriatisch unwirksam

Radikalsubstitution, zu verändern, brachte eine verminderte Penetration und eine Wirkungsminderung mit sich. Nach lokaler Applikation von Dithranol ist bereits nach 30 min der größte Teil des Wirkstoffs in das Str. Malpighii eingedrungen. Aus diesen Erkenntnissen heraus wurde die sog. „Minutentherapie" mit Dithranol („short contact anthralin therapy", SCAT) eingeführt, die in höherer Konzentration mit geeigneten Lokalpräparaten (Psoralon® MT) heute vielfach ambulante Anwendung findet.

Wirkungspotential und antipsoriatische Wirkung. Das Dithranol wird zwar klinisch fast ausschließlich bei Psoriasis verwendet, ist aber kein spezifisches Antipsoriatikum. Auch andere Hauterkrankungen unterschiedlicher Ätiologie (seborrhoisches Ekzem, nummuläres Ekzem, oberflächliche Mykosen u. v. a.) sprechen gut auf Dithranol an. Seine Wirkung beruht offenbar auf der hohen Reaktivität des Moleküls. Bei Psoriasis zeigte sich, daß die OH-Gruppe bei C_1, die C=O-Gruppe in C_9 und die 2 Wasserstoffatome in Position C_{10} für die Wirksamkeit des Moleküls unentbehrlich sind. Versuche, diese Gruppen zu binden, haben therapeutische Wirkungsverluste zur Folge. Gleichzeitig geht auch die Eigenschaft des Dithranols, von einer Konzentration von ca. 0,25–0,5% aufwärts, eine toxische Kontaktdermatitis hervorzurufen, verloren.

Auf welche Weise Dithranol zur allmählichen Abheilung der psoriatischen Läsion führt, bleibt trotz zahlreicher Studien und Spekulationen letztlich unklar. Fest steht, daß der aktive Wirkstoff nur in der Epidermis nachweisbar ist und von dort aus die Abheilung der Läsion einleitet. Offenbar ist diese Wirkung auf den Einfluß reaktiver Oxidationsmechanismen zurückzuführen und setzt einen Generationswechsel psoriatischer Keratinozyten voraus, denn sie benötigt 2–3 Wochen. Es scheint, daß wichtige, energieabhängige biosynthetische Vorgänge unter den freien O_2-Radikalen, die das Dithranol freisetzt, unterdrückt werden, so daß es allmählich zu einer Minderung der keratinozytären Proliferation kommt. Eine direkte dermale Wirkung des Dithranols in vivo ist nicht wahrscheinlich, da die Substanz nicht dorthin gelangt.

Klassische Dithranolbehandlung. Die lokale Dithranoltherapie wird in den verschiedenen Behandlungszentren unterschiedlich gehandhabt, je nach eigener Empirie und den Besonderheiten des örtlichen Kollektivs. Vielfach werden eigene Rezepturen herangezogen. Bei uns hat sich die Applikation des Dithranols in Vaseline, in Verbindung mit Salicylsäure, am besten bewährt:

> *Rp.* Dithranol   0,05–0,5 (selten: 1,0–2,0)
> (1,8-Dihydroxy-9-Anthron)
> Acid. salicyl.   0,5–2,0
> Vasel. alb. ad   100,0

In der Regel wird man mit einer 0,05–0,1%igen Salbe über 3–5 Tage beginnen, bis eine leichte Reizung der periläsionalen gesunden Haut auftritt. Ist dies der Fall, wird die Konzentrationsstufe beibehalten und die Behandlung fortgesetzt, andernfalls wird die Konzentration stufenweise über 0,1–0,25–0,5% gesteigert. Die Steigerungsintervalle sollen jeweils 3–5 Tage betragen, auch wenn keine Reizung auftritt. Ist hingegen die Reizung stark und für den Patienten nicht tolerabel, so wird die Behandlung mit einer niedrigeren Konzentrationsstufe fortgeführt. Eine Verstärkung der Wirkung kann auch durch 2×/d-Applikation des Dithranols, nach Möglichkeit mit Verband (z. B. tg-Lohmann-Schlauchverband) angestrebt werden. Über Nacht wird die Haut mit einer fetthaltigen Creme o. ä. gepflegt. In der Klinik verwenden wir gern „Eucerin mix" (= 50:50 Eucerin anhydr. und Eucerin c. aqua), Ungt. emulsificans, 2% Salicylvaseline oder 2:3% Salicyl-Schwefel-Vaseline. Für Kranke mit empfindlicher Haut wird Augenvaseline (Vasel. album purissimum) verordnet. Treten Irritationen auf, wird über 2–3 Tage Hydrocortison 1% in Augenvaseline verabreicht.

■ **Minutentherapie.** Eine Variante der klassischen Dithranolbehandlung ist die Minutentherapie. Hierbei wird das Dithranol in höherer Konzentration (1,0–2,0–3,0%) über 10–20–30 min auf die Läsionen appliziert (je nach Verträglichkeit bis zu 1 h) und anschließend wieder mit einem öldurchtränkten Läppchen abgewaschen. Abduschen und Abbaden sind manchmal problematisch, solange noch Dithranolreste auf der Haut verbleiben. Der Patient muß das praktische Vorgehen erst erlernen, auch um die Schleimhäute (Augen!) nicht zu reizen, und der Arzt muß die Behandlung überwachen. Eine Minutentherapie funktioniert nur dann, wenn von beiden Seiten die Technik beherrscht wird, zumal es sich um eine zeitaufwendige Prozedur handelt. Psoriatiker, die für eine Minutentherapie geeignet sind und das Verfahren praktizieren wollen, sollten am besten kurzfristig (ca. 3 Tage) stationär aufgenommen und von erfahrenem Krankenpflegepersonal im einzelnen eingewiesen werden.

■ **Kombinationen.** Tägliche Ölbäder, häufig auch mit *Teerzusatz*, sind vor allem in Verbindung mit *UVB-Bestrahlungen* durchaus sinnvoll, um die Gesamtdauer der Therapie mit Dithranol zu verkürzen. Der Patient empfindet die Abfolge „Salbe–Bad–Bestrahlung–Salbe" als angenehm. Das kombinierte Verfahren gehört zur klinischen Routine, sofern der Patient Licht gut verträgt und die Möglichkeiten vorhanden sind. Dabei wird morgens 10–20 min gebadet, dann mit UVB oder SUP bestrahlt und anschließend das Dithranol aufgetragen. Das Ganze sollte 5 × wöchentlich wiederholt werden, 2 Tage in der Woche sollte der Patient seine Haut nur mit einer milden Creme seiner Wahl pflegen.

Eine traditionelle Kombinationstechnik (Teerbad + UVB-Bestrahlung + Dithranol) ist das sog. Ingram-Schema, wobei das Dithranol in Paste gezielt auf die Läsionen appliziert wird; anschließend werden die Stellen bepudert und mit einem Verbandsstrumpf überzogen. Die Pastenanwendung nach Ingram hat allerdings in Deutschland kaum Anhänger gefunden, zugunsten der älteren Empfehlung von Unna, das Dithranol in Vaseline zu inkorporieren. Die Konzentration von Dithranol in einer Paste sollte höher sein als in Vaselingrundlage, da der Wirkstoff offenbar weniger leicht mit der Haut in Berührung kommt. Der Vorteil der Paste liegt hingegen darin, daß die Substanz nicht verschmiert wird.

Die Einarbeitung von *Teer* in Dithranolsalben erscheint nicht sinnvoll, da die Oxidationsvorgänge in einer Mischung Steinkohlenteer/Dithranol verstärkt werden und die Wirksamkeit des Dithranol nachläßt. Allenfalls mit flüssigem Teer (Liquor carbonis detergens, LCD 10%), in Anwesenheit von 2% Salicylsäure, bleibt das Dithranol über eine begrenzte Zeit weitgehend stabil.

> *Dithranolpaste bzw. Pastensalbe:*
> Rp. Dithranol   0,5–5,0
>   Acid. salicyl.   0,5–2,0
>   Zinkoxid   30,0
>   Vasel. alb. ad   100,0
> Rp. Dithranol   0,5–5,0
>   Acid. salicyl.   0,5–2,0
>   Paraffinwachs   5,0
>   Zinkoxid   20,0
>   Vasel. alb. ad   100,0

Kombinationen von Dithranol mit lokalen *Kortikosteroiden* haben offenbar keinen additiven Effekt. Allenfalls wäre eine kurzfristige Intervallanwendung eines milden Kortikosteroids (z. B. Ichthocortin® Fett, Retef® oder Dermatop®) einzuschalten, wenn die Haut des mit Dithranol behandelten Patienten überreizt ist und eine kurze Pause notwendig erscheint. Eine Kombination der lokalen Dithranoltherapie mit einem *oralen Retinoid* ist hingegen möglich und könnte in hartnäckigen Fällen zur Verkürzung der Behandlungsdauer führen.

● **Dithranoldermatitis.** Dithranol wirkt ab einer Konzentrationsstufe von ca. 0,25–0,5% auf die Haut reizend, allerdings können derartige Reizungen bei empfindlichen Individuen bereits bei 0,1% oder auch bei niedrigeren Konzentrationsstufen (selten) auftreten. Es handelt sich eher um eine „Dithranolempfindlichkeit" und weniger um eine echte Kontaktallergie im Sinne einer Typ IV-Reaktion. Insofern muß die Behandlung entsprechend vorsichtig eingeleitet werden. Treten Reizungen auf, so empfiehlt es sich, generell eine Pause von 2–3 Tagen einzulegen, damit ein Koebner-Phänomen vermieden wird. Dazu wird die Haut mit einer milden Salbe oder Creme gepflegt. Gelegentlich wird man intervallmäßig milde Kortikosteroidexterna anwenden (s. oben).

● **Bräunung durch Dithranol.** Ein unangenehmer Begleiteffekt der lokalen Dithranolbehand-

rates in mice and clinical responses in human psoriasis. Arch Dermatol 117: 698–700
Marsden JR, Coburn PR, Marks J, Shuster S (1983) Measurement of the response of psoriasis to short-term application of anthralin. Br J Dermatol 109: 209–218
Montes LF, Wilborn WH, Brody I (1979) Low strength anthralin in psoriasis. J Cutan Pathol 6: 445–456
Morison WL, Parrish JA, Fitzpatrick TB (1978) Controlled study of PUVA and adjunctive topical therapy in the management of psoriasis. Br J Dermatol 98: 125–132
Müller R, Naumann E, Detmar M et al. (1987) Stabilität von Cignolin (Dithranol) in teerhaltigen Salben mit und ohne Salicylsäurezusatz. Hautarzt 38: 107–111
Mustakallio KK (1981) Irritation, staining and antipsoriatic activity of 10-acyl analogues of anthralin. Br J Dermatol 105: 23–27
Mustakallio KK (1992) The history of dithranol and related hydroxyanthrones, their efficacy, side effects, and different regimens employed in the treatment of psoriasis. Acta Derm Venereol 172: 7–9
Orfanos CE, Runne U (1976) Systemic use of a new retinoid with and without local dithranol treatment in generalised psoriasis. Br J Dermatol 95: 101–103
Orfanos CE, Steigleder GK (1976) Psoriasis-Therapie mit Cigudin (Dihydroxyanthranol). Das Kölner CSV-Therapie-Schema Z. Hautkr. 51: 473–480
Pearlman DL, Burns J, Cannon TC et al. (1984) Paper-tape occlusion of anthralin paste. Arch Dermatol 120: 625–630
Ponec-Waelsch, Hulsebosch HJ (1974) Further studies on interaction between anthralin, salicylic acid, and zinc oxide in paste. Arch Dermatol Forsch 294: 141–152
Przybilla B, Kaudewitz P, Bieber K (1989) Harnstoff in Kombination mit Dithranol zur Therapie der Psoriasis vulgaris. Hautarzt 40: 54–57
Pullmann H, Enderer K, Steigleder GK (1981) Cytokinetic effects of anthralin on psoriatic keratinocytes. Br J Dermatol 105: 55–56
Raab WG (1976) Dithranol (anthralin) versus triacet-oxyanthracene. Br J Dermatol 95: 193–196
Reshad H, Barth JH, Darlex CR, Baker H (1984) Does UV-A potentiate „short contact" dithranol therapy? Br J Dermatol 111: 155–158
Runne U, Kunze J (1982) Short-duration („minutes") therapy with dithranol for psoriasis: a new outpatient regimen. Br J Dermatol 106: 135–139
Runne U, Kunze J (1983) Psoriasis: Die praktische Anwendung der Minuten-Therapie mit Dithranol (Anthralin). Z Hautkr 58: 219–229
Schaefer H, Farber EM, Goldberg L, Schalla W (1980) Limited application period for dithranol in psoriasis. Br J Dermatol 102: 571–573
Schalla W, Bauer E, Schaefer H (1981) Skin permeability of anthralin. Br J Dermatol 105: 104–108
Seville RH (1975) Simplified dithranol treatment for psoriasis. Br J Dermatol 93: 205–208
Seville RH (1976) Relapse rate of psoriasis worsened by adding steroids to a dithranol regime. Br J Dermatol 95: 643–646
Seville RH (1986) Dithranol-based therapies. In: Kerkhof PCM van de (ed) Textbook of psoriasis. Churchill Livingstone, Edinburgh, pp 178–189
Seville RH, Walker GB, Whitefield M (1979) Dithranol cream. Br J Dermatol 100: 457–458
Statham BN, Ryatt KS, Rowell NR (1984) Short contact dithranol therapy – a comparison with the Ingram regime. Br J Dermatol 110: 703–708
Steigleder GK, Schulze H (1984) Ein neues Kölner Therapie-Schema: Zusatz von Teer zur Cignolin-Salicylsäure-Weisse Vaselin-(CSV)-Therapie (TCSV) der Psoriasis vulgaris. Z Hautkr 59: 188–192
Steigleder GK, Schumann H, Lennartz KJ (1973) Autoradiographic in vitro examination of psoriatic skin before, during and after dithranol treatment. Arch Dermatol Forsch 246: 231–235
Swinehart JM, Lowe NJ (1991) UVABA therapy for psoriasis. J Am Acad Dermatol 24: 594–597
Whitelfield M (1981) Pharmaceutical formulations of anthralin. Br J Dermatol 105: 28–32
Williamson DM (1983) Treatment of chronic psoriasis by psoradrate (0.1 % dithranol in a 17 % urea base) applied under occlusion. Clin Exp Dermatol 8: 287–290
Wilson PD, Ive FA (1980) Dithrocream in psoriasis. Br J Dermatol 102: 105–106
Young E, Van Weelden H (1987) Treatment of psoriasis with a combination of dithranol and coal tar. Br J Dermatol 116: 281–282

12.5.5 Vitamin-D_3-Derivate: Calcipotriol

Nachdem erstmalig japanische Autoren auf die antipsoriatische Wirkung des natürlichen Vitamin D_3 hingewiesen haben, wurden mehrere Vitamin-D_3-Derivate lokal oder systemisch bei Psoriasis klinisch geprüft (Tabelle 12.14). Inzwischen wurde das Vitamin-D_3-Derivat Calcipotriol als lokales Antipsoriatikum in vielen Ländern zugelassen (Daivonex®, Dovonex®, Psorcutan®; 50 µg/g in Cremezubereitung), zumal die Substanz schnell eliminiert und in inaktive Metaboliten umgewandelt wird. Offensichtlich wird die Wirkung von Calcipotriol bei Psoriasis über Vitamin-D_3-Rezeptoren der Keratinozyten vermittelt, die sowohl in der normalen wie auch in der psoriatischen Epidermis vorhanden sind und auf entsprechende Reize antworten. Ist ein Überfluß des Vitamins

Tabelle 12.14. Vitamin D_3 und Analoga zur antipsoriatischen Therapie

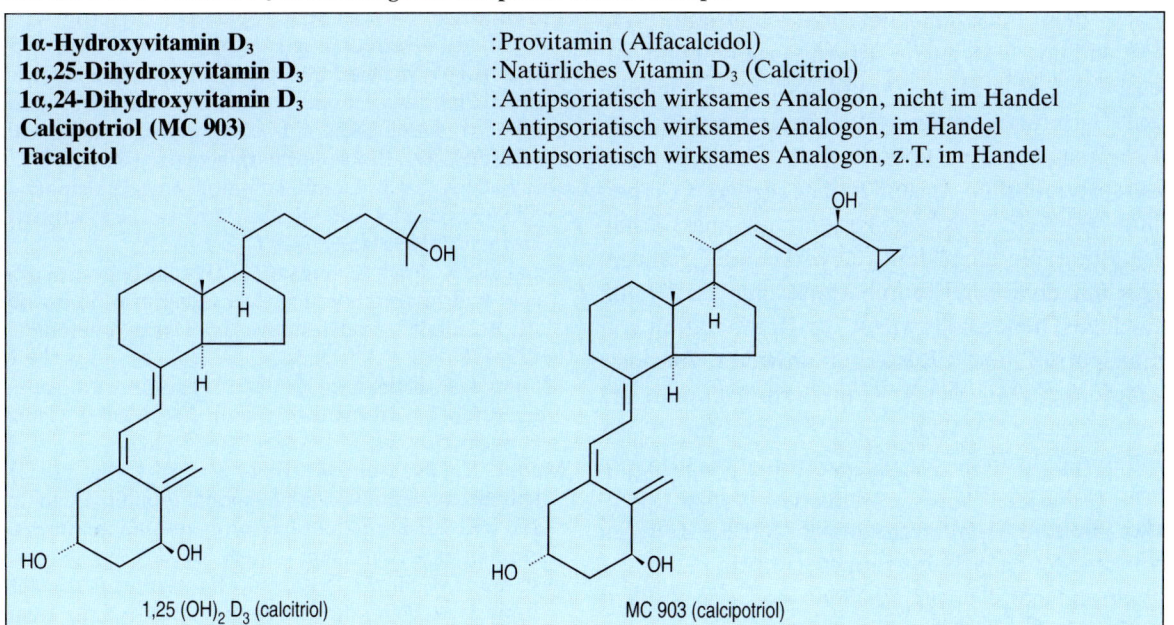

1α-Hydroxyvitamin D_3	: Provitamin (Alfacalcidol)
1α,25-Dihydroxyvitamin D_3	: Natürliches Vitamin D_3 (Calcitriol)
1α,24-Dihydroxyvitamin D_3	: Antipsoriatisch wirksames Analogon, nicht im Handel
Calcipotriol (MC 903)	: Antipsoriatisch wirksames Analogon, im Handel
Tacalcitol	: Antipsoriatisch wirksames Analogon, z.T. im Handel

1,25 $(OH)_2$ D_3 (calcitriol)   MC 903 (calcipotriol)

bzw. seiner Derivate am Rezeptor vorhanden, wird die Proliferation der Keratinozyten gebremst und ihre terminale Differenzierung gefördert. In der Dermis soll das Präparat die IL-1-Sekretion selektiv reduzieren, IL-8 regulieren und damit die antigeninduzierte T-Zellaktivierung normalisieren; damit hätte Calcipotriol eine Hemmung der zellvermittelten immunologischen Reaktion zur Folge. Demgegenüber ist seine Wirkung auf den Ca^{++}-Stoffwechsel nur schwach ausgeprägt.

Die lokale Behandlung mit Calcipotriol führt erst langsam zur Besserung und ist für psoriatische Läsionen milder bzw. mäßiger Ausprägung gut geeignet. Nach 4 Wochen zeigten 44 % der behandelten Patienten eine 57%ige Minderung des PASI-Score und ca. 60–65 % aller Psoriatiker nach 6wöchiger Behandlung eine gute bis sehr gute (> 75 %) Besserung. Vergleiche mit 0,1 % Betamethason bzw. Dithranolminutentherapie ergaben keine wesentlichen Unterschiede in der antipsoriatischen Potenz. Das Präparat wird im allgemeinen gut vertragen, bei ca. 5–10 % aller behandelten Kranken tritt allerdings eine Irritationsdermatitis (Gesicht!) auf, z.T. mit leichtem Brennen und Juckreiz. Der limitierende Faktor bei der lokalen Calcipotrioltherapie ist sein Einfluß auf den Ca^{++}-Stoffwechsel, wenn auch das Risiko einer Hyperkalzämie bzw. Hyperkalzurie in der gebräuchlichen Konzentration gering ist. Aus diesem Grunde muß die Applikationsfläche eingeschränkt und die Behandlungsdauer auf 6 Wochen limitiert werden. Im Gegensatz zum Calcitriol, dessen orale Verabreichung in einer Dosierung von 2 µg/d über längere Zeit Nierenschäden nach sich zieht, hat Calcipotriol eine über 100fach schwächere Wirkung auf die Ca^{++}-Mobilisierung (Ratte). Die Substanz wird in wenigen Minuten oxidiert, in 2 inaktive Metaboliten umgewandelt und eliminiert. Zu beachten ist, daß erhöhte Ca^{++}-Ausscheidung im Urin mit dem Risiko der Nierensteinbildung verbunden ist, ohne vorherige Hyperkalzämie. Blut- und Urinkontrollen sind vor und während der Calcipotriolbelastung bei Psoriasis zu kontrollieren.

Klinische Anwendung. Das Präparat kann bei vulgärer Psoriasis aller Schweregrade als Erstbehandlung lokal zur Anwendung kommen. Seine Wirkung auf pustulöse und erythrodermatische Psoriasis wurde noch nicht genau geprüft. Die Applikation erfolgt 1–2 ×/d über 6 Wochen, wobei 100 g Salbe/Woche nicht überschritten werden sollten. Die Kombination mit einer UVB-Phototherapie ist offenbar möglich, ein zusätzlicher Vorteil ist allerdings fraglich. Da 4–6 Wochen nach dem Absetzen der lokalen Vitamin-D_3-Behandlung mit einem Rezidiv zu rechnen ist, empfiehlt es sich, nach Calcipotriolanwendung auf Dithranol oder UVB-Bestrahlungen als Erhaltungstherapie überzugehen. Damit werden die psoriatischen Läsionen zur völligen Abheilung gebracht und der Patient auf eine Erhaltungstherapie eingestellt. Zuverlässige Erfahrungen mit diversen Kombinationsschemata stehen noch aus; neuerdings wurde die Kombination von Calcipotriol und PUVA bei schwerer Psoriasis empfohlen: Mit dieser Kombination konnte die erforderliche UVA-Dosis von 57 J/cm² für PUVA allein auf 30 J/cm² für die Kombination Calcipotriol (lokal) + PUVA (systemisch) reduziert werden. Weitere Kombinationen werden zur Zeit von verschiedenen Arbeitsgruppen geprüft.

Während der Schwangerschaft und der Stillzeit sollte Calcipotriol am besten nicht zur Anwendung kommen, bei Kindern gibt es noch relativ wenig Erfahrungen.

Literatur

Berth-Jones J, Chu AC, Dodd WAH, Ganpule M et al. (1992) A multicentre, parallel-group comparison of calcipotriol ointment and short-contact dithranol therapy in chronic plaque psoriasis. Br J Dermatol 127: 266–271

Bhalla AK, Amento EP, Serog B. Glimcher LH (1984) 1,25-Dihydroxyvitamin D_3 inhibits antigen-induced t-cell activation. J Immunol 133: 1748–1754

Binderup L, Bramm E (1988) Effects of a novel Vitamin D analoque MC 903 on cell proliferation and differentiation in vitro and on Calcium metabolism in vivo. Biochem Pharmacol 37: 889–895

Cunliffe WJ, Berth-Jones J, Claudy A, Fairiss G et al. (1992) Comparative study of calcipotriol (MC 903) ointment and betamethasone 17-valerate ointment in patients with psoriasis vulgaris. J Am Acad Dermatol 26: 736–743

De Mare S, De Jong EGJM, van de Kerkhof PCM (1990) DNA content and $K_s8.12$ binding of the psoriatic lesion during treatment with the vitamin D_3 analogue MC 903 and betamethasone. Br J Dermatol 123: 291–295

Frappaz A, Thivolet J (1993) Calcipotriol in combination with PUVA: A randomized double-blind placebo study in severe psoriasis. Eur J Dermatol 3: 351–354

Gray JD, Bottomley W, Layton AM et al. (1992) The use of calcipotriol in HIV-related psoriasis. Clin Exper Dermatol 17: 342–343

Healy E, Mulcahy F, Barnes L (1993) The spectrum of psoriasis in an irish HIV population. J Europ Acad Dermatol Venereol 2: 253–257

Kissmeyer A-M, Binderup L (1991) Calcipotriol (MC 903): Pharrnacokinetics in rats and biological activities of metabolites. A comparative study with 1,25$(OH)_2D_3$. Biochem Pharmacol 41: 1601–1606

Kragballe K (1990) Combination of topical calcipotriol (MC 903) and UVB radiation for psoriasis vulgaris. Dermatologica 181: 211–214

Kragballe K, Fogh K, Sogaard H (1991) Long-term efficacy and tolerability of topical calcipotriol in psoriasis. Results of an open study. Acta Derm Venereol 71: 475–478

Morimoto S, Kumahara Y (1985) A patient with psoriasis cured by 1α-hydroxyvitamin D_3. Med J Osaka Univ 35: 51–54

Muller K, Svenson M, Bendtzen K (1988) 1α,25-Dihydroxyvitamin D_3 and a novel vitamin D analogue MC 903 are potent inhibitors of human interleukin 1 in vitro. Immunol Letters 17: 361–366

Nishimura M, Hori Y, Nishiyama S, Nakamizo Y (1993) Topical 1α,24(R)-dihydroxyvitamin D_3 for the treatment of psoriasis. Review of the literature. Eur J Dermatol 3: 255–261

12.6 Systemische antipsoriatische Therapie

Die systemische Behandlung der schweren Psoriasis erfolgt in der Regel mit oralen Retinoiden oder Methotrexat. Beide Medikamente sind mit Nebenwirkungen verbunden, so daß ihre Anwendung erst nach erfolgloser Anwendung von Dithranol in Kombination mit Teer + UVB-Bestrahlungen bzw. in Verbindung mit den genannten lokalen Verfahren angewandt werden sollte, um die Dosis und Dauer der systemischen Behandlung zu reduzieren. Retinoide können darüber hinaus mit PUVA kombiniert werden (RePUVA). Um die Nebenwirkungen der verschiedenen antipsoriatischen Modalitäten zu reduzieren, wurde von einigen Autoren ein *Rotationsprinzip* beim Einsatz der diversen, insbesondere der systemischen Antipsoriatika angeregt mit abwechselnder Anwendung von

▷ Teer + UVB,
▷ PUVA,
▷ oralen Retinoiden und
▷ Methotrexat (MTX)

Inwieweit ein solches Vorgehen sinnvoll ist, muß die Zukunft zeigen.

Literatur

Weinstein GD, White GM (1993) An approach to the treatment of moderate to severe psoriasis with rotational therapy. J Am Acad Dermatol 28: 454–459

12.6.1 Behandlung mit Methotrexat

Die therapeutische Anwendung von *Methotrexat* (MTX) bei Psoriasis wird bereits seit den 60er Jahren bis heute in vielen Ländern stationär und auf ambulanter Basis bei zahlreichen Patienten praktiziert, wenn auch nicht als Erstbehandlung. Indikation für den Einsatz von MTX ist
a) die *schwere, ausgedehnte Psoriasis*, die bereits auf konventionelle Kombinationstechniken nicht angesprochen hat, und
b) *verschiedene Sonderformen*, wie hartnäckige palmoplantare Psoriasis, die den Patienten in seinem Tagesablauf erheblich beeinträchtigt, lokalisierte oder disseminierte pustulöse Varianten sowie die schwere psoriatische Arthropathie.

Wirkungsweise. Das Medikament wirkt offenbar nicht spezifisch antipsoriatisch, d. h. seine zytostatische Wirkung reicht für den antipsoriatischen Effekt nicht aus. Möglicherweise wirkt es auf mehrere Phasen der Entwicklung der Psoriasisläsion gleichzeitig (s. Seite 267) und kann die Synthese und Freisetzung von IL-1 und IL-6 reduzieren; seine Wirkung ist sowohl auf die Epidermis (Mitosehemmung) als auch auf die Dermis (Entzündungshemmung) gerichtet, seine therapeutische Wirkung bei Psoriasis wird in der gebräuchlichen Dosierung allerdings erst nach ca. 3 Wochen klinisch sichtbar. Hierzu ist eine systemische Applikation notwendig. Lokal appliziert führt MTX zu einer dramatischen Minderung der epidermalen Mitosen, ein klinischer Effekt auf die Psoriasis bleibt jedoch weitgehend aus.

Klinischer Einsatz. Voraussetzung für den Einsatz einer MTX-Therapie bei schwerer, therapieresistenter Psoriasis ist die strikte Beachtung der Kontraindikationen, insbesondere seiner Hepatotoxizität bei längerfristiger Behandlung. Ebenso muß bedacht werden, daß das Medikament nur zuverlässigen Patienten verordnet werden darf, da die leichte orale Verabreichung den Patienten entgegen den Anordnungen des Arztes zu Dosisfehlern und übermäßigem Gebrauch verleiten kann. Für eine adäquate Dosierung sind mehrere Schemata in Gebrauch, von denen 2 Varianten sich allgemein bewährt haben und im Hinblick auf Wirkung und Nebenwirkungen gut übersehbar sind:

- MTX 25–35 mg p.o. oder i.m. 1 × wöchentlich, oder
  MTX 5–7,5 mg, 3 × in 12stündigen Abständen p.o. als 1 × wöchentlicher Zyklus.

Diese Dosierung wird in der Regel gut vertragen; sie reicht aus, selbst hartnäckige Läsionen nach

Tabelle 12.15. Einsatz von Methotrexat (Amethopterin, MTX) bei schwerer Psoriasis

Wirkung	Hemmer der Dihydrofolatreduktase; Minderung von DNA und RNA und allgemeine Hemmung der Eiweißsynthese
Antipsoriatische Wirkung	Offenbar polysymptomatisch; Hemmung der epidermalen Proliferation, der PMN-Chemotaxis und der Freisetzung von Entzündungsmediatoren (IL-1, IL-6, LTB_4 u. a.)
Applikation	Nur systemisch (i.v., i.m., p.o.), keine lokale antipsoriatische Wirkung
Nebenwirkungen	Allgemeine zytotoxische Wirkung; Hepatotoxizität, Schleimhautläsionen (Mund- und Magen-Darm-Ulzera), Kopfschmerzen, Nausea, Müdigkeit u. a.
Interaktionen	▷ TMP/SMX, Phenylbutazon, Salicylate, systemische Kortikosteroide, Retinoide, Probenecid, Phenytoin ▷ Zytostatika dürfen nicht gleichzeitig verordnet werden; Barbiturate, Penicillin, Cephalosporine sind auch zu vermeiden ▷ Besondere Vorsicht bei TMP/SMX und nichtsteroidalen Antiphlogistika (Kontraindikation!) ▷ Keine Kombination mit PUVA wegen möglicher Co-Karzinogenität

4–6 Wochen zur Abheilung zu bringen. In verschiedenen Studien wurde gezeigt, daß in größeren Kollektiven mit einer > 75 % Besserung bei 60–90 % der Patienten zu rechnen ist. In einer neueren Studie an 113 Patienten wurde die niedrige Dosierung (15 mg/Woche, sog. Weinstein-Schema) als wirksam und arm an Nebenwirkungen angesehen und zum langfristigen Einsatz empfohlen.

Mit Hilfe der MTX-Therapie ist es möglich, die Lebensqualität der Kranken mit schwerer Psoriasis erheblich zu verbessern und Krankenhausaufenthalte zu vermeiden, allerdings ist nach Absetzen des Präparates in > 50 % der Fälle ein Krankenhausaufenthalt erforderlich, um die Behandlung auf eine andere Modalität einzustellen. PUVA und orale Retinoide kommen in erster Linie in Frage, um schwere Rezidive zu vermeiden.

Die *Nebenwirkungen* des Methotrexats sind wie bei anderen Zytostatika häufig und vielfältig, haben aber den Vorteil, daß sie nahezu alle dosisabhängig und damit bei Beachtung der wichtigen Voraussetzungen für die Anwendung des Präparates gut übersehbar sind. Ein Vorteil der MTX-Therapie ist die akkumulierte ärztliche Erfahrung im Umgang mit dem Medikament. Für akute Zwischenfälle während einer Chemotherapie mit MTX steht als bewährtes Antidot *Leukovorin* (5-Formyltetrahydrofolat, „citovorum factor") zur Verfügung. Das Leukovorin soll nicht nur die toxische, sondern auch die antipsoriatische MTX-Wirkung aufheben. MTX-Nebenwirkungen hängen meist mit seinen zytostatischen Eigenschaften zusammen und konzentrieren sich vor allem auf die Beeinträchtigung der Leberfunktion und die toxische Schädigung der Schleimhäute (Mundschleimhauterosionen, -ulzera, Magenulkus). Alkohol und andere schleimhautschädigenden Substanzen (Salicylate, systemische Kortikosteroide) sind während der MTX-Therapie strikt zu meiden.

Häufige Nebenwirkungen des MTX sind subjektive Beschwerden wie Nausea (ca. 60 %), Müdigkeit und Kopfschmerzen (ca. 30 %), gastrointestinale Symptomatik (ca. 30 %) etc., die sämtlich nach Absetzen des Medikamentes reversibel sind. Vielfach verschwinden sie spontan nach 4- bis 6wöchiger Behandlung oder nach Dosisreduktion. Gaben von Folsäure (5 mg/d) während der Behandlung wurden zur Besserung der gastrointestinalen Symptomatik als hilfreich angesehen, ohne Minderung der therapeutischen Wirksamkeit. Am besten sollte MTX möglichst *allein* verordnet werden, da zahlreiche Medikamente (nichtsteroidale Antiphlogistika, Antibiotika, Diuretika, Hydantoine u. a.) seine Toxizität erhöhen können.

Längerfristige Hepatotoxizität. Für das Auftreten einer toxischen Leberschädigung sind die Dauer des MTX-Einsatzes (1–3 Jahre oder mehr) und die kumulative Dosis des Medikamentes die entscheidenden Faktoren. Während der Behandlung sind anfangs alle 6 Wochen, später alle 3 Monate die Leberwerte zu kontrollieren (Transaminasen, γ-GT, alkalische Phosphatase, LDH) ebenso wie Harnstoff und Kreatinin. Bei signifikikanter Erhöhung der Werte sollte das Medikament abgesetzt und die Werte 2 Wochen später kontrolliert werden. Ggf. muß das Medikament völlig abgesetzt werden. Im allgemeinen ist nach einer *Gesamtdosis von 2 g MTX* besondere Vorsicht geboten. Längerfristige Kombinationen mit PUVA-systemisch (Psoralene) und mit oralen Retinoiden, die auch hepatotoxische Eigenschaften haben, werden *nicht* empfohlen. Bei Übergang von MTX auf eine Retinoidtherapie wurden akute Hepatitiden mit ungünstigem Ausgang beschrieben. Trotz aller Vorsichtsmaßnahmen und der niedrigen Dosierung ist es nicht zu ver-

Tabelle 12.16. Voraussetzungen für den MTX-Einsatz bei schwerer Psoriasis

▷ Beachtung der eingeschränkten klinischen Indikation
▷ Ausschluß von Krankheiten bzw. Funktionsstörungen (z.B. der Leber, der Nieren und des Knochenmarks)
▷ Keine Gravidität bzw. Kinderwunsch (vorsichtshalber auch bei Kinderwunsch des Mannes)
▷ Keine chronische Gastritis bzw. Magenulzera (Ulkusanamnese)
▷ Keine weiteren System- oder Infektionskrankheiten
▷ Zuverlässiger Patient, Alkoholabstinenz während der Therapie

meiden, daß nach mehrjähriger MTX-Behandlung bei einem nennenswerten Teil der Kranken mit einer Leberfibrose (ca. 10%), bei anderen mit einer Zirrhose (3-4%) zu rechnen ist. Die längerfristige Hepatotoxizität ist somit der limitierende Faktor bei der Behandlung der Psoriasis mit MTX, zumal eine Alkoholabstinenz auf die Dauer bei den meisten Kranken schwer zu realisieren bzw. vom Arzt kaum zu überwachen ist. In einer neueren retrospektiven Studie wird empfohlen, eine Leberbiopsie während der ersten 3 Monate und jeweils nach der kumulativen Gabe von 1,5 g MTX zu veranlassen.

Rezidive bzw. erscheinungsfreies Intervall. Das erscheinungsfreie Intervall ist nach einer MTX-Therapie kurz. Ca. 40-50% der Kranken rezidivieren nach 4 Wochen und bedürfen ärztlicher Behandlung, nach 3-6 Monaten sind es ca. 75%. Sollte das Medikament abgesetzt werden, muß der Arzt auf andere wirksame antipsoriatische Maßnahmen übergehen, am besten zu einer konsequenten PUVA, Retinoid- oder/und lokalen Dithranoltherapie unter stationären Bedingungen. Die orale MTX-Dosis sollte dabei langsam reduziert und die lokale antipsoriatische Therapie eingesetzt werden, da abruptes Absetzen zu pustulösen Eruptionen führen kann. Eine längere Kombination von MTX und oralen Retinoiden ist allerdings zu vermeiden.

● **Psoriatische Arthropathie.** Bei schwerer psoriatischer Arthropathie ist der Einsatz von MTX kurz- oder langfristig hilfreich und anderen therapeutischen Modalitäten überlegen. In der Regel beginnen wir mit MTX 5 mg/d p.o. über 5 Tage, während der kommenden Wochen werden 25 mg i.m. 1× wöchentlich verabreicht. Unter dieser Behandlung sind nach 3 Wochen die Gelenke weitgehend mobilisiert, die subjektiven Beschwerden gebessert. Nach der 3- bis 4wöchigen Behandlung wird die wöchentliche Dosis auf 3 × 5 mg in 12stündigen Abständen reduziert und in dieser Höhe über insgesamt 3 Monate fortgesetzt. Nach diesem Zeitintervall wird der Versuch gemacht, das Medikament ganz abzusetzen und *anschließend* auf nichtsteroidale Antiphlogistika bzw. Antirheumatika überzugehen. Ein Reboundphänomen ist bei psoriatischer Arthropathie nicht zu erwarten. Evtl. ist eine PUVA-Therapie anzuschließen, die sich auch bei psoriatischer Arthropathie günstig auswirkt. Gerade bei der psoriatischen Arthropathie ist darauf zu achten, daß die gleichzeitige Gabe von MTX und nichtsteroidalen Antiphlogistika strikt zu vermeiden ist.

Tabelle 12.17. Methotrexat: Notwendige Laboruntersuchungen vor und während der Therapie

▷ **Blutbild, Thrombozyten**	vor und während d. Th. alle 6 Wochen
▷ **Urinstatus, Nierenwerte** einschl. Kreatinin im Serum und Creatinumclearance	vor und während d. Th. alle 6 Wochen
▷ **Leberwerte,** einschl. γ-GT, alkal. Phosphatase und Bilirubin	vor und während d. Th. alle 6 Wochen
▷ **Thoraxröntgen;** organbezogene Diagnostik je nach Anamnese und Symptomen	alle 3-6 Monate
▷ **Leberbiopsie**	1-2 Jahre nach kombinierter MTX-Therapie; nach 2 g MTX in kumulativer Dosis

Literatur

Ashton RE, Millward-Sadler GH, White JE (1982) Complications in methotrexate treatment of psoriasis with particular reference to liver fibrosis. J Invest Dermatol 79: 229-232

Burkhart CG (1980) Treatment of psoriasis with methotrexate and folinic acid. J Am Assoc Dermatol 3: 207

Cream JJ, Poll DS (1980) The effect of methotrexate and hydroxyurea on neutrophil chemotaxis. Br J Dermatol 102: 557-563

Dooren-Greebe RJ van, Kuijpers ALA, Mulder J et al. (1994) Methotrexate revisited: effects of long-term treatment in psoriasis. Br J Dermatol 130: 204-210

Duhra P (1993) Treatment of gastrointestinal symptoms associated with methotrexate treatment for psoriasis. J Am Acad Dermatol 28: 4566-469

Hendel L, Hendel J, Johnsen A, Gudmand-Hoyer E (1982) Intestinal function and methotrexate aborption in psoriatic patients. Clin Exp Dermatol 7: 491-498

Kerkhof PCM van de (1986) Methotrexate. In: Mier PD, van de Kerkhof PCM (eds) Textbook of psoriasis. Churchill Livingstone, Edinburgh, pp 233-251

Kerkhof PCM van de, Mali JWH (1982) Methotrexate maintenance following Ingram therapy in difficult psoriasis. Br J Dermatol 106: 623–627
Kerkhof PCM van de, Hoefnagels WHL, van Haelst UJGM, Mali JWH (1985) Methotrexate maintenance therapy and liver damage in psoriasis. Clin Exp Dermatol 10: 194–200
Kragballe K, Zachariae E, Zachariae H (1982) Methotrexate in psoriatic arthritis: A retrospective study. Acta Dermatovenereol 63: 165–167
Mali-Gerrits MGH, Gaasbeck D, Boezeman J, van de Kerkhof PCM (1991) Psoriasis therapy and the risk of skin cancers. Clin Exper Dermatol 16: 85–89
Miller JA, Dodd H, Rustin MHA et al. (1985) Ultrasound as a screening procedure for methotrexate-induced hepatic damage in severe psoriasis. Br J Dermatol 113: 699–705
Mitchell D, Johnston RJ, Testa HJ et al. (1987) Ultrasound and radionuclide scans – poor indicators of liver damage in patients treated with methotrexate. Clin Exp Dermatol 12: 243–245
Nyfors A, Jensen H (1983) Frequency of malignant neoplasms in 248 long-term methotrexate treated psoriatics. Dermatologica 167: 260–261
Roenigk HH Jr, Auerbach R, Maibach HI, Weinstein GD (1988) Methotrexate in psoriasis: revised guidelines. J Am Acad Dermatol 19: 145–156
Stern RS, Zierler S, Parrish JA (1982) Methotrexate used for psoriasis and the risk of noncutaneous and cutaneous malignancy. Cancer 50: 869–872
Walsdorfer U, Christophers E, Schröder JM (1983) Methotrexate inhibits polymorphonuclear leucocyte chemotaxis in psoriasis. Br J Dermatol 108: 451–456
Weinstein GD, Frost P (1971) Methotrexate for psoriasis: A new therapeutic schedule. Arch Dermatol 103: 33–38
Zachariae H, Kragballe K, Sogaard H (1980) Methotrexate induced liver cirrhosis: studies including serial liver biopsies during continued treatment. Br J Dermatol 102: 407–412
Zachariae H, Sogaard H (1987) Methotrexate induced liver cirrhosis. A follow-up. Dermatologica 175: 178–182

12.6.2 Orale Retinoidbehandlung

Retinoide sind natürliche und synthetische Vitamin A-verwandte Substanzen, die stark lipophil sind und deren Bioverfügbarkeit von Transportproteinen bzw. -lipoproteinen abhängig ist. Sie werden mit der Nahrung aufgenommen, in der Leber als Ester gespeichert und bei Bedarf an die Vitamin A-abhängigen Gewebe in die Peripherie abgegeben. *Natürlich* vorkommende Retinoide sind Vitamin A und Vitamin A-Säure (All-trans- und 13-cis-Isomere), *synthetische* Retinoide sind die monoaromatischen Etretinat und Acitretin sowie die polyaromatischen Arotinoide, die sämtlich antipsoriatische Wirkungen entfalten. Heute stehen zur Psoriasisbehandlung Etretinat und als freie Säure sein Metabolit Acitretin zur Verfügung. Arotinoide sind stark antipsoriatisch wirksam, ihre Entwicklung wurde jedoch auf Grund der starken embryotoxischen Wirkung aller wirksamer Retinoide nicht weiterverfolgt. Bei allen Frauen in gebärfähigem Alter, die Retinoide einnehmen, ist eine *strikte Antikonzeption* notwendig, mehrere Fälle retinoidinduzierter Mißbildungen sind vorgekommen. Bei Männern ist nach dem heutigen Kenntnisstand kein Risiko vorhanden, allerdings dürfen Patienten, die orale Retinoide einnehmen, kein Blut spenden.

Der klinische Einsatz oraler Retinoide kommt für besondere Fälle einer ausgedehnten Psoriasis in Frage, lokal sind sie nur schwach wirksam. Sie sind vorgesehen

- als *Erstbehandlung* bei erythrodermischen und pustulösen Varianten,
- als *adjuvante Behandlung* für hartnäckige Fälle einer disseminierten, großflächigen Psoriasis vulgaris in Verbindung mit Dithranol, Teer + UVB-Phototherapie oder PUVA (RePUVA) und
- als *Reservebehandlung* für besondere Manifestationen einer stark hyperkeratotischen Psoriasis (z. B. palmoplantaris), um eine schnellere Desquamation zu erreichen oder auch als langfristige, niedrigdosierte Gabe bei schwerer Nagelpsoriasis.

Wirkungsweise. Retinoide sind zelluläre Genregulatoren und haben tiefgreifende Wirkungen auf das Zellverhalten. Wenn synthetische Retinoide oral eingenommen werden, sind sie in der Lage, Proliferation und Differenzierung der Epidermis je nach Dosishöhe zu modulieren und eine verstärkte Desquamation einzuleiten. Bei Psoriasis wird die Population psoriatischer Keratinozyten abgestoßen, eine neue Generation von Keratinozyten, die sich terminal differenziert, tritt unter dem Schutz des Retinoids auf. Als erste wird nach ca. 7–10 Tagen die Desquamation klinisch sichtbar, nach ca. 3 Wochen wird die psoriatische Akanthose weitgehend gebessert, die dermale Entzündung

Tabelle 12.18. Retinoide

\multicolumn{2}{l}{Retinoide sind natürliche und synthetische Vitamin A-verwandte Substanzen, die stark lipophil sind und deren Bioverfügbarkeit von Transportproteinen bzw. -Lipoproteinen abhängig ist.}
Natürlich	Retinol (Vitamin A)
	Retinsäure (Vitamin A-Säure, VAS)
	All-trans-VAS
	13-cis-VAS (Roaccutan®, Accutane™)
Synthetisch	Monoaromatische Retinoide
	Etretinat (Tigason®, Tegison™)
	Acitretin (Neotigason®, Soriatane™)
	Polyaromatische Retinoide
	Arotinoide
Natürlich	R = Aldehyd, Alkohol, Ester, freie Säuren
Synthetisch	

Tabelle 12.19. Beeinflussung der Karzinogenese durch Retinoide

Hemmung von karzinogeninduzierten epithelialen Tumoren in der Promotionsphase
  z. B. Nitrosourea → Mamma-CA
        DNCB → Plattenepithel-CA
        u. a.

Förderung der Differenzierung in der Myelopoese
  z. B. promyelozytäre Leukämie (HL-60-Linie) u. a.

Klinisch: Schutz vor Entstehung epithelialer Krebse (Basaliome, Plattenepithel-CA, Lungen-CA?)

läßt nach ca. 6–8 Wochen nach. Möglicherweise aufgrund der verstärkten Desquamation und der dünneren Epidermis ist die Lichtempfindlichkeit der Haut erhöht, Kombinationen oraler Retinoide mit Phototherapien haben eine additive Wirkung und werden klinisch gern verwendet (RePUVA, ReSUP). Zusätzlich haben Retinoide einen günstigen Effekt auf die Karzinogenese und werden gern für Langzeittherapien mit UV-Licht herangezogen, um das Risiko epithelialer Karzinome als Folge derartiger Maßnahmen zu mindern.

● *Wirkungsweise:* Modulation der epidermalen Proliferation und Differenzierung, der Fibroblastenaktivität und der T-Zellantwort; Förderung der Desquamation; die Präparate sind embryotoxisch.

Absorption und Pharmakokinetik. Die Bioverfügbarkeit der oralen Retinoide ist mit 35–60% individuell unterschiedlich, wobei die Blutspiegelwerte ca. *3–6 h* nach der Einnahme ihr Maximum erreichen. Zur Steigerung der enteralen Aufnahme ist es notwendig, daß die Medikamente mit einer fetthaltigen Mahlzeit eingenommen werden. Dennoch gibt es gelegentlich Patienten, die trotz vorschriftsmäßiger Einnahme in der vorgesehenen Dosierung die notwendigen Blutspiegel
▷ Etretinat: *65–130 ng/ml*
▷ 13-trans-Acitretin: *20–30 ng/ml*
▷ 13-cis-Acitretin: *130–160 ng/ml*
im „steady-state" nicht erreichen und demnach auch klinisch kaum ansprechen. Durch Bestimmung der Blutspiegelwerte ist es möglich, derartige „non-responders" ausfindig zu machen und die Dosis entsprechend zu erhöhen. Ein wichtiger

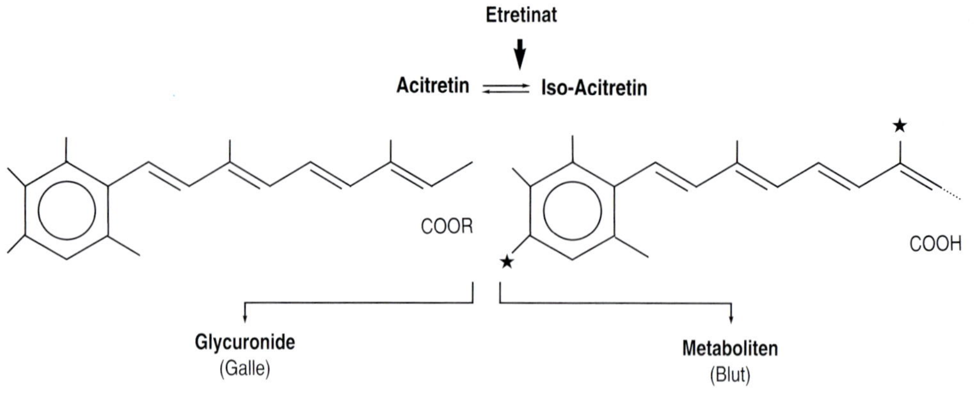

Abb. 12.4 Metabolismus des Etretinats

Metabolit des Etretinats ist trans-Acitretin (t-Acitretin), vor allem aber 13-cis-Acitretin oder Isoacitretin, der im „steady-state" stets die höchsten Blutspiegelwerte erreicht. Das trifft auch nach Acitretineinnahme zu. Etretinat hat eine überaus lange Halbwertszeit von ca. 100 Tagen, die von t-Acitretin und 13-cis-Acitretin betragen nur wenige Tage. Allerdings werden diese freien Säuren unter Umständen biologisch rückverestert, so daß *bei beiden Präparaten eine strikte Antikonzeption während und 2 Jahre nach Abschluß der Behandlung einzuhalten ist.* Dies ist eine erhebliche Einschränkung beim Einsatz einer oralen Retinoidtherapie. Vor allem gleichzeitige Einnahme von Alkohol fördert die Rückveresterung von Acitretin in Etretinat und erhält damit zirkulierende Etretinatblutspiegel aufrecht. Bei Kinderwunsch sollte vor dem Absetzen der Antikonzeption ein Retinoidrestspiegel im Blut mittels HPLC-Bestimmung (Nachweisgrenze: ca. 2 ng/ml) ausgeschlossen werden.

Klinischer Einsatz. Die Standarddosierung von Etretinat/Acitretin ist 0,5–1,0 mg/kg KG/d. Wesentliche Unterschiede sind in ihrem toxikologischen und Wirkungsprofil nicht vorhanden. Allerdings muß das therapeutische Vorgehen an die jeweilige Indikation angepaßt werden. Für optimale Dosierung s. Tabelle 12.20. Voraussetzung für den Retinoideinsatz ist das Fehlen von Leber- und Nierenkrankheiten, anderer Grundkrankheiten einschl. Diabetes, insbesondere aber auch das Fehlen einer Prädisposition zu Fettstoffwechselstörungen. Die antipsoriatische Retinoidwirkung tritt allmählich ein, das Behandlungsergebnis stellt sich in der Regel, mit Ausnahme der prompten Ansprechbarkeit der schweren, pustulösen Psoriasis, erst nach mehreren Wochen ein und erreicht nach 2–3 Monaten sein Maximum.

Tabelle 12.20. Dosierungsschemata der oralen Retinoidbehandlung bei Psoriasis

Retinoid als Erstbehandlung	
Erythrodermie:	Niedrig dosieren, ca. 0,3–0,5 mg/kg KG/d, langsam (über 3–4 Wochen); Dosis bis auf ca. 0,75 mg/kg KG/d steigern und über längere Zeit (ca. 3–4 Monate) Behandlung fortsetzen
Pustulöse Varianten:	Hoch dosieren, ca. 1,0 mg/kg KG/d, bis die pustulöse Eruption sistiert (nach ca. 2 Wochen) und auf eine Erhaltungstherapie um 0,5 mg/kg KG/d über mehrere Monate einstellen
Retinoid als adjuvante Behandlung	
In der Regel die Behandlung mit einer hohen Dosis, ca. 1,0 mg/kg KG/d, beginnen, über 2 Wochen geben, dann Retinoid in Verbindung mit Dithranol, Teer + UVB, PUVA etc. auf eine Erhaltungsdosis von 0,5 mg/kg KG/d einstellen, bis sich der Behandlungserfolg eingestellt und stabilisiert hat.	
Retinoid als Reservebehandlung	
Je nach Indikation: z.B. zur Förderung der Desquamation meist über kurze Zeit hoch dosieren; ansonsten s. Nagelpsoriasis	

Wir empfehlen die Gabe einer *Erhaltungsdosis* (0,3–0,5 mg/kg KG/d) über weitere 3–6 Monate, damit die klinische Besserung bzw. Abheilung stabilisiert wird. Danach sollte am besten auf pflegerische Maßnahmen (mit einer 1–2 ×/Woche UVB-Phototherapie) übergegangen werden. Die Kombination oraler Retinoide mit einer PUVA-Therapie (RePUVA) ist eine der wirksamsten antipsoriatischen Behandlungsmodalitäten, die uns zur Verfügung stehen (s. Seite 277). Insgesamt ist ein Vorteil der Retinoidbehandlung darin zu sehen, daß Kombinationen mit anderen Antipsoriatika additive Wirkung haben. Unter Umständen ist es auf diesem Wege auch möglich, die Toxizität bzw. Nebenwirkungen anderer Pharmaka bzw. Techniken zu mindern.

Nebenwirkungen. Die Nebenwirkungen der oralen Retinoide betreffen vor allem die Blutfettwerte, die bei entsprechender Prädisposition nach 3–6 Wochen einen signifikanten Anstieg zeigen und gelegentlich zum Behandlungsabbruch führen können. Signifikante Erhöhungen der Leberwerte sind selten, wenn die Leberfunktion vor Beginn der Therapie intakt ist. Gelegentlich kommt es nach längerer Einnahme zur Ca^{++}-Mobilisierung und Verkalkung von Ligamenten im Bereich der Wirbelsäule und Hyperostosen, z. B. an den Akren, die auch Schmerzen verursachen können. Bei Kindern ist die Indikation auf besonders schwere Fälle zu beschränken und unter erhöhter Vorsicht durchzuführen (evtl. Störungen der Knochenentwicklung überwachen). Die wichtigste Nebenwirkung der Retinoide ist ihre Embryotoxizität bzw. die Teratogenität bei jüngeren Frauen. Die Antikonzeption muß während und 2 Jahre nach Beendigung der Behandlung eingehalten werden. Wir haben bis zu 18 Monate nach Therapie Retinoidspuren (meist 13-cis-Acitretin) im Blut nachgewiesen.

Interaktionen sind mit Tetracyclinen, Phenytoin, Barbituraten, nichtsteroidalen Antiphlogistika, Ketoconazol, Cyclosporin A und anderen Medikamenten möglich. Überlappungen bzw. Kombinationen mit Methotrexat sind wegen additiver hepatotoxischer Wirkungen kontraindiziert. In neueren Studien wird darauf hingewiesen, daß Retinoide den CyA-Metabolismus hemmen und den CyA-Spiegel erhöhen.

Tabelle 12.21. Vorgehen bei Retinoidbehandlung

Vor Therapiebeginn
▷ Bei Frauen Schwangerschaft ausschließen
▷ Patientinnen gründlich informieren und Kontrazeption sichern
▷ Leber- und Nierenfunktionsstörungen sowie Grundkrankheiten (Diabetes, Fettstoffwechselstörungen) ausschließen
▷ Medikamenteninteraktionen ausschließen (*Cave:* Nichtsteroidale Antiphlogistika, Phenytoin, Ketoconazol u. a.)

Während der Therapie
▷ Kontrazeption überwachen
▷ Leber- und Nierenwerte anfangs alle 3 Wochen, später alle 6 Wochen kontrollieren
▷ Cholesterin und Neutralfette im Blut anfangs alle 3 Wochen, später alle 2–3 Monate kontrollieren

Literatur

Burge S, Ryan T (1985) Diffuse hyperostosis associated with etretinate. Lancet II: 397–398

Dubertret L, Chastang C, Beylot C (1985) Maintenance treatment of psoriasis by Tigason: a double-blind, randomized clinical trial. Br J Dermatol 113: 323–330

Goldfarb MT, Ellis CN, Gupta AK et al. (1988) Acitretin improves psoriasis in a dose-dependent fashion. J Am Acad Dermatol 18: 665–662

Gollnick H, Bauer R, Brindley C et al. (1988) Acitretin versus etretinate in psoriasis. Clinical and pharmacokinetik results of a german multicenter study. J Am Acad Dermatol 19: 458–469

Gollnick H, Orfanos CE (1991) Clinical efficacy of retinoids: European experiences. In: Roenigk HH Jr, Maibach HI (eds) Psoriasis. Dekker, Basel, pp 725–748

Gollnick H, Rinck G, Bitterling T, Orfanos CE (1990) Pharmakokinetik von Etretinat, Acitretin und 13-cis-Acitretin: neue Ergebnisse und Nutzen der Blutspiegel-orientierten klinischen Anwendung. Z Hautkr 65: 40–50

Gollnick H, Zaun H, Ruzicka T et al. (1993) Relapse rate of severe generalized psoriasis after treatment with acitretin or etretinate. Results of the first randomized double-blind multicenter halfyear follow-up study. Eur J Dermatol 3: 442–446

Korstanje MJ, van de Staak WJBM (1990) Combination-therapy cyclosporin A-etretinate for psoriasis. Clin Exp Dermatol 15: 172–173

Kullavanijaya P, Kulthanan K (1993) Clinical efficacy and side effects of acitretin on the disorders of keratinization: A one-year study. J Dermatol 20: 501–506

Larsen FG, Jakobsen P, Knudsen J (1993) Conversion of acitretin to etretinate in psoriatic patients is influenced by ethanol. J Invest Dermatol 100: 623–627

Lassus A, Geiger JM, Nyblom M et al. (1987) Treatment of severe psoriasis with etretin (Ro 10–1670). Br J Dermatol 117: 333–341

Laugier JP, Berbis P, Brindley C et al. (1989) Determination of acitretin and 13-cis-acitretin in skin. Skin Pharamacol 2: 181–186

Lauharanta J, Geiger JM (1989) A double-blind comparison of acitretin and etretinate in combination with bath PUVA in the treatment of extensive psoriasis. Br J Dermatol 121: 107–112

Ledo A, Martin M, Geiger JM, Marron JM (1988) Acitretin (Ro 10–1670) in the treatment of severe psoriasis. Acta Derm Venereol 69: 35–40

Melnik B, Gluck S, Jungblut RM, Goerz G (1987) Retrospective radiographic study of skeletal changes after long-term etretinate therapy. Br J Dermatol 116: 207–212

Orfanos CE, Bauer R (1983) Evidence for antiinflammatory activities of oral synthetic retinoids: experimental findings and clinical experience. Br J Dermatol 109: 55–60

Orfanos CE, Ehlert R, Gollnick H (1987) The retinoids. A review of their clinical pharmacology and therapeutic use. Drugs 34: 459–503

Orfanos CE, Goerz G (1978) Orale Psoriasis-Therapie mit einem neuen aromatischen Retinoid (Ro 10–9359) Eine multizentrische kontrollierte Studie an 291 Patienten in der Bundesrepublik. Dtsch Med Wochenschr 103: 195–199

Orfanos CE, Stadler R, Gollnick H, Tsambaos D (1985) Current developments of oral retinoid therapy with three generations of drugs. In: Orfanos CE (ed) Current problems in dermatology. Karger, Basel, pp 33–50

Prendiville J, Binghan EA, Burrows D (1986) Premature epiphyseal closure – A complication of etretinate therapy in children. J Am Acad Dermatol 15: 1259–1262

Rinck G, Gollnick H, Orfanos CE (1989) Duration of contraception after etretinate. Lancet I: 845–846

Ruzicka T, Sommerburg C, Braun-Falco O et al. (1990) Efficiency of acitretin in combination with UV-B in the treatment of severe psoriasis. Arch Dermatol 126: 482–486

Shah IA, Whiting PH, Omar G et al. (1993) The effects of retinoids and terbinafine on the human hepatic microsomal metabolism of cyclosporin. Br J Dermatol 129: 395–398

Webber IR, Back DJ (1993) Effect of etretinate on cyclosporin metabolism in vitro. Br J Dermatol 128: 42–44

12.6.3 Einsatz von Cyclosporin A

Cyclosporin A (CyA) ist ein stark immunsuppressiv wirkendes Medikament, das bei organtransplantierten Kranken in der postoperativen Behandlung eine wichtige Rolle spielt und auch bei einigen Autoimmundermatosen Verwendung findet (Tabelle 12.22). Unter Umständen kann CyA bei der Behandlung schwerster therapierefraktärer Psoriasis eingesetzt werden; auch in diesen Fällen eignet es sich jedoch *in keiner Weise zur Erstbehandlung*, sondern wird nur dann herangezogen, wenn eine vorausgegangene Dithranol- bzw. eine längere RePUVA-Therapie erfolglos geblieben sind. Von vielen Therapeuten, so auch in unserer Berliner Klinik, wird MTX dem CyA vorgezogen, weil MTX in seiner antipsoriatischen Wirkung und seinen Nebenwirkungen besser übersehbar, d. h. berechenbar ist (s. S. 288). Die Zahl der Kranken, die auf eine konsequente Behandlung mit Dithranol bzw. RePUVA und schließlich auf MTX nicht ansprechen, ist selbst in einem großen Behandlungszentrum außerordentlich klein. Insofern ist die CyA-Anwendung bei Psoriasis allenfalls nur für sehr seltene Fälle vorzubehalten.

Das Medikament erreicht eine Bioverfügbarkeit von 20–40 %, doch zur Zeit sind neue, mikrosomale Formulierungen in Entwicklung, die bessere Konzentrationen in kürzerer Zeit erreichen könnten. Die CyA-Wirkung ist *dosisabhängig*, wobei eine tägliche Dosis von 5 mg/kg KG/d notwendig ist, um in 3–4 Wochen einen guten klinischen Effekt zu erzielen. Dabei sind sowohl für vulgäre wie auch für pustulöse Psoriasisformen offenbar die gleichen Dosen erforderlich (Tabelle 12.23). Die Erhaltungsdosis dürfte bei 2–3 mg/kg KG/d liegen. Als wichtigste Nebenwirkung ist vor allem die Nephrotoxizität der Substanz unerwünscht. Nephrotoxische Wirkungen machen sich

Tabelle 12.22. Dermatologische Indikationen für Cyclosporin A (CyA, Sandimmun®)

I. Mögliche Indikationen
▷ Autoimmunkrankheiten, z. B. Dermatomyositis, Pemphigus vulgaris, SLE (Lupus-Nephritis)
▷ Pyoderma gangraenosum mit oder ohne monoklonale Gammopathie
▷ Wegener-Granulomatose

II. Eingeschränkte Indikation
▷ Schwerste therapieresistente Psoriasis
▷ Schwerste therapieresistente psoriatische Arthropathie

Tabelle 12.23. Therapeutische Anwendung von CyA bei Psoriasis

Wirksame Dosis	5 mg/kg KG/d p.o.; nach Besserung auf 2–3 mg/kg KG/d reduzieren, allerdings nur über einen beschränkten Zeitraum anwenden (≤ 12 Wochen)
Indikation	Nur schwerste, therapieresistente Psoriasis, die auf die übliche Behandlung (Dithranol, RePUVA) nicht angesprochen hat
Behandlungskontrollen	▷ Serumkreatinin (alle 2 Wochen) ▷ Blutdruckkontrollen (regelmäßig) *Erwünscht:* ▷ Bestimmung des CyA-Spiegels zur individuellen Einstellung der Dosis; ▷ Kreatininclearance
Unterbrechen bzw. Abbrechen der Therapie	Bei Erhöhung des Blutdrucks um 30–40 mm Hg Bei Erhöhung des Serumkreatinins um > 50 % (bei > 30 %iger Erhöhung → Dosisreduktion um 25–50 %)
Besonderheiten:	Einsatz nur bei zuverlässigen Kranken; keine gleichzeitige Medikation von nichtsteroidalen Antiphlogistika (z. B. Diclofenac), Betablockern, Retinoiden oder Ketoconazol

während der ersten 2–3 Wochen bemerkbar und erreichen nach 1–2 Monaten ihr Maximum. Dabei kommen sowohl tubuläre Funktionsstörungen als auch (seltener) Vaskulopathien und Glomerulosklerose vor. Nach dem notwendigen Absetzen der oralen CyA-Einnahme ist in aller Regel mit einem Rückfall der Psoriasis zu rechnen, der mit anderen Antipsoriatika, lokal oder systemisch, abgefangen werden muß. Dieser Umstand macht die CyA-Therapie vor allem bei der Behandlung einer chronischen Dermatose wie der Psoriasis unbefriedigend.

Die antipsoriatische Wirkung von CyA wie auch des stärkeren Immunsuppressivums FK 506 ist zweifellos unspezifisch; sie beruht am ehesten auf der Unterbrechung der T-Zellproliferation in der G_0-Phase; allerdings besteht darüber noch keine Übereinstimmung. Sowohl CyA als auch FK 506 binden an ein Rezeptorprotein (*Immunophilin*), wodurch die Synthese von IL-2 inhibiert wird. Auch die mRNA-Expression von IL-1 α und IL-1 β, IL-8 und TNF-α wird in Keratinozyten durch CyA gehemmt, so daß ein spezifischer antipsoriatischer Mechanismus offenbar nicht vorliegt. Die topische Anwendung von CyA und FK 506 wie auch Versuche einer intermittierenden Therapie sind z. Z. in Erprobung.

Zur Vermeidung von *Nebenwirkungen* bei der therapeutischen Anwendung von CyA bei allen dermatologischen Indikationen ist vor allem die engmaschige Kontrolle des Serumkreatinins und des Blutdrucks unbedingt zu fordern. Etwa 5–10 % der mit CyA behandelten Kranken dürften nach mehrwöchiger Therapie eine Erhöhung der Kreatininwerte von über 30 % zeigen. Keine Übereinstimmung herrscht darüber, ob die Kreatininbestimmung allein zur rechtzeitigen Erkennung nephrotoxischer Schäden bei der Behandlung der Psoriasis ausreicht. Transplantationsmediziner, die über langjährige Erfahrungen mit CyA verfügen, stellen die Behandlung nicht nach dem Serumkreatininwert, sondern vorzugsweise nach dem *Blutspiegel* ein, wobei ein Wert von ca. *500 ng/ml* zu Beginn der immunsuppressiven Behandlung angestrebt wird. Für die dauerhafte Unterdrückung der Transplantatabstoßung sind ca. *350 ng/ml* CyA im Rahmen der immunsuppressiven Erhaltungstherapie notwendig. Bei der Psoriasis fehlen noch entsprechende Erfahrungen, so daß die bisherigen Dosierungsschemata noch vorläufigen Charakter haben dürften. Warnungen, das CyA nicht ohne Blutspiegelkontrollen anzuwenden, werden u. a. dadurch unterstützt, daß die Medikamentenabsorption interindividuell um den Faktor 10, die Medikamentenclearance um den Faktor 6 variieren können. Daraus dürfte eine 60fache Schwankungsbreite des CyA-Blutspiegels bei gleicher Dosierung resultieren, die Unsicherheit in der Behandlung und Gefahren für den Patienten mit sich bringt. Es kommt hinzu, daß bei einer pathologischen Erhöhung der Kreatininwerte bereits irreversible

Endothelschäden der Nierenarterien mit permanenter Reduzierung der glomerulären Filtration entstehen können. Eine laufende Blutspiegelkontrolle würde ohne jeden Zweifel das vorhandene nephrotoxische Risiko auf ein Minimum reduzieren, zumal ältere Patienten unter erhöhtem Risiko stehen.

Lymphome und andere Tumoren wurden bei Psoriatikern unter CyA-Therapie bisher nicht in gehäuftem Maße gesehen; allerdings liegen darüber keine langfristigen Erfahrungen vor. Bei nierentransplantierten Kranken ist die Zunahme der Inzidenz epithelialer Tumoren und von Kaposi-Sarkomen bekannt.

Insgesamt sollte man sich eine evtl. CyA-Behandlung der Psoriasis *ausschließlich als Krisisbehandlung* vorbehalten bzw. sie auf eine intermittierende Kurzanwendung beschränken. Da das Medikament auf ambulanter Basis oral zu applizieren ist, sollte man es *nur bei zuverlässigen Patienten einsetzen*. Bei der letzten europäischen Konsensuskonferenz über die mögliche Anwendung von CyA bei Psoriasis wurde nachdrücklich empfohlen, bei einer CyA-Behandlung die Kooperation mit einem erfahrenen Nephrologen anzustreben. Das gemeinsame Ziel muß sein, die CyA-Dosis so niedrig einzustellen, daß die Beeinträchtigung der Nierenfunktion möglichst gering bleibt und damit irreversible Schädigungen vermieden werden.

Andere Nebenwirkungen und Interaktionen. Gastrointestinale Symptomatik, Erbrechen, Nausea, Erhöhungen der Blutfettwerte sowie Hypertension (ca. 10–15% aller Patienten) kommen vor. Blutdruckwerte sind regelmäßig zu kontrollieren (insbesondere bei atopischer Dermatitis), bei Persistenz erhöhter Werte ist die Dosis zu reduzieren oder das Medikament umgehend abzusetzen. Gelegentlich wird Nifedipin verordnet, auf Betablocker sollte man jedoch bei der CyA-induzierten Hypertonie verzichten. Auch Diltiazem und Verapamil sollten vermieden werden, da sie den CyA-Metabolismus beeinflussen können. Bei Nichtansprechen des Hypertonus muß die Behandlung sofort abgebrochen werden. Bei bis zu 15% aller Kranken wurde eine Hypertrichosis gesehen, oft als Zunahme von Lanugohaaren an Gesicht und Extremitäten, z. T. mit Umwandlung in Intermediärhaare. Im Hinblick auf Interaktionen wird von manchen Autoren davor gewarnt, gleichzeitig mit CyA nichtsteroidale Antiphlogistika zu verordnen, da sie die CyA-induzierte Nephrotoxizität möglicherweise noch verstärken. Retinoide und Ketoconazol können den CyA-Blutspiegel erhöhen. Inwieweit dies sich als Vor- oder Nachteil auswirkt, wird unterschiedlich beurteilt.

Anwendung bei Kindern. Anwendung von CyA bei Kindern mit Psoriasis halten wir nicht für vertretbar. Es kommt hinzu, daß Kinder höherer Dosen bedürfen und auch dann weniger gut auf das Medikament reagieren als Erwachsene.

Die kritische Phase der CyA-Behandlung im Hinblick auf die Nephrotoxizität sind die ersten 2–6 Wochen nach dem Einsatz des Medikamentes, was besonders beachtet werden sollte. Eine Einschränkung der Glomerulusfiltration um 20% bei Transplantationspatienten ist nach 3- bis 6monatiger CyA-Therapie häufig; sie beruht oft auf Tubulusschäden. Bei Fortsetzung der Behandlung mit der gleichen Dosierung wird die Situation nicht verschlimmert.

Insgesamt hat die Erkenntnis über die prompte Wirksamkeit des Cyclosporins bei Psoriasis unsere therapeutischen Horizonte bei der Entwicklung neuer Antipsoriatica erheblich erweitert, auch wenn der praktische Nutzen für die Behandlung auf kleinstem Kreis beschränkt bleiben muß. Neue Substanzgruppen sind dadurch denkbar geworden, die in ersten klinischen Prüfungen einbezogen werden können und Forschungsaktivitäten haben damit einen neuen Vorschub erhalten.

Tabelle 12.24. CyA-Nephrotoxizität

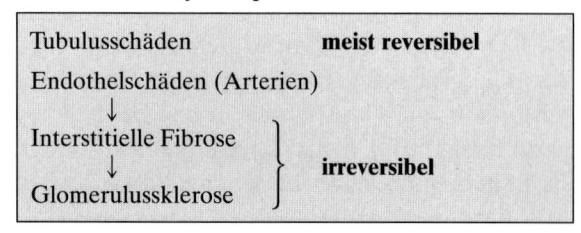

Tubulusschäden	**meist reversibel**
Endothelschäden (Arterien) ↓ Interstitielle Fibrose ↓ Glomerulussklerose	**irreversibel**

Richtlinien

Die *Arzneimittelkommission der Deutschen Ärzteschaft* hat empfohlen[1], die CyA-Anwendung bei Psoriasis nur in schwersten, therapieresistenten Fällen, und zwar während der ersten Jahre nur in Fachkliniken unter genauer Überwachung einzusetzen. Dies trifft auch bei niedriger Dosierung zu, d. h. 2,5–5,0 mg/kg KG/d. Die Informationen des Herstellers über die Einschränkung der Nierenfunktion, Gefahr einer interstitiellen Nephritis, RR-Erhöhung, Begünstigung von Infektionen, Interaktionen mit anderen Pharmaka und möglichem Auftreten von Lymphomen sollten eingeholt werden. Bei Psoriasis könnte wegen vorausgegangener Therapie (z. B. PUVA) ein erhöhtes Risiko vorliegen. Empfehlungen für eine fortlaufende Überwachung werden gegeben. Die Bestimmung der Konzentration von CyA im Vollblut wird als *sinnvoll* angesehen; das gilt auch bei gleichzeitiger Einnahme von Arzneistoffen, die das arzneistoffabbauende Enzymsystem hemmen; dazu kommt, daß fettleibige Patienten höhere Blutkonzentrationen haben als schlanke Personen. Folgende Voruntersuchungen werden empfohlen:

- Ausschluß einer Hypertonie (160/90 mm Hg)
- Mindestens 3 × Kreatininbestimmung und Feststellung von Normwerten unter Berücksichtigung des Einzelfalls
- Bestimmung von Bilirubin, Transaminasen, Elektrolyten, Fetten und Harnsäure

Die Dosis von 5 mg/kg KG/d darf nicht überschritten werden, die Anwendungsdauer darf in der Regel höchstens 12 Wochen betragen.

Literatur

Bunse T, Schulze H-J, Mahrle G (1990) Lokale Anwendung von Cyclosporin bei Psoriasis vulgaris. Z Hautkr 65: 538–542

Cooper KD, Baadsgaard O, Ellis CN et al. (1990) Mechanisms of cyclosporine A inhibition of antigen-presenting activity in uninvolved and lesional psoriatic epidermis. J Invest Dermatol 94: 649–656

Cooper KD, Voorhees JJ, Fisher GJ et al. (1990) Effects of cyclosporine on immunologic mechanisms in psoriasis. J Am Acad Dermatol 23: 1318–1328

Christophers E, Mrowietz U, Henneicke HH et al. (1992) Cyclosporine in psoriasis: a multicenter dose-finding study in severe plaque psoriasis. J Am Acad Dermatol 26: 86–90

Fradin MS, Ellis CN, Voorhees JJ (1990) Management of patients and side effects during cyclosporine therapy for cutaneous disorders. J Am Acad Dermatol 23: 1265–1275

Griffiths CEM, Powles AV, Baker BS et al. (1987) Comparison of psoriasis treated with cyclosporin alone or cyclosporin and clobetasol proprionate. Br J Dermatol 117: 35–36

Griffiths CEM, Powles AV, McFadden J et al. (1989) Long-term cyclosporin for psoriasis. Br J Dermatol 120: 253–260

Grossman RM, Delaney RJ, Brinton EA et al. (1991) Hypertriglyceridemia in patients with psoriasis treated with cyclosporine. J Am Acad Dermatol 25: 648–651

Gupta AK, Matteson EJ, Ellis CN et al: (1989) Cyclosporine in the treatment of psoriatic arthritis. Arch Dermatol 125: 507–510

Gupta AK, Ellis CN, Nickoloff BJ et al. (1990) Oral cyclosporine in the treatment of inflammatory and noninflammatory dermatoses. Arch Dermatol 12: 339–350

Ellis CN, Gorsulowsky DC, Hamilton TA et al. (1986) Cyclosporine improves psoriasis in a double-blind study: J Am Med Assoc 256: 3110–3116

Ellis CN, Fradin MS, Messana JM et al. (1991) Cyclosporine for plaque-type psoriasis. N Engl J Med 324: 277–284

Hatfield SM, Roehm NW (1992) Cyclosporine and FK 506 inhibition of murine mast cell cytokine production. J Pharmacol Exp Ther 260: 680–688

Joost TV, Bos JD, Heule F et al. (1988) Low-dose cyclosporin A in severe psoriasis: a double-blind study. Br J Dermatol 118: 183–190

Korstanje MJ, van Breda Vriesman CJP, van de Staak WJBM (1990) Cyclosporine and methrotrexat: A dangerous combination. J Am Acad Dermatol 23: 320–321

Krupp P, Monka C (1990) Side effect profile of cyclosporin A in patients treated for psoriasis. Br J Dermatol 122: 47–56

Meinardi MMHM, De Rie MA, Bos JD (1990) Oral cyclosporin A is effective in clearing persistant pustulosis palmaris et plantaris. Acta Derm Venereol 70: 77–79

Mihatsch MJ, Wolff K (1992) Consensus Conference on cyclosporin A for psoriasis. Br J Dermatol 126: 621–623

Piscascia DD; Garden JM, Freinkel RK et al. (1987) Treatment of resistant severe psoriasis with systemic cyclosporine. J Am Acad Dermatol 17: 408–414

---

[1] Deutsches Ärzteblatt 90: 1519–1520 (1993)

Reitamo S, Mustakallio KK (1989) Cyclosporin in erythrodermic psoriasis. Acta Derm Venereol 146: 140–141

Stiller MJ, Pak GH, Kenny C et al. (1992) Elevation of fasting serum lipids in patients treated with low-dose cyclosporine for severe plaque-type psoriasis. J Am Acad Dermatol 27: 434–438

12.6.4 Sonstiges

Zahlreiche weitere Medikamente wurden zur systemischen Psoriasisbehandlung eingesetzt, doch insgesamt blieb bisher ein nennenswerter Erfolg aus. *Hydroxurea, Azathioprin* und andere Zytostatika, die die DNS-Synthese hemmen und immunmodulierend wirken, erwiesen sich in der Vergangenheit insgesamt als nur schwache Antipsoriatika mit einem ungünstigen Verhältnis in der Nutzen-Risiko-Abwägung. Unter *6-Thioguanin*, das gelegentlich zur Anwendung gekommen ist ($1 \times 7{,}5$ mg/Woche), wurde eine akute toxische Hepatitis mit lebensbedrohlicher intrahepatischer venookklusiver Symptomatik mitgeteilt. In einer neueren Studie wurde das Medikament bei 81 Patienten, die zum Teil mit MTX vorbehandelt waren oder wegen Hepatopathie keiner MTX-Therapie zugeführt werden konnten, als wirksam befunden (49 %; Dosis: 40 mg/d langsam aufsteigend bis auf 80–160 mg/d). *Cimetidin* und *Ranitidin* (2×400 mg/d) ließen in einigen Kasuistiken einen günstigen Einfluß auf psoriatische Läsionen erkennen, doch zuverlässige Studien an größeren Kollektiven fehlen. Ein neuerer Bericht darüber war wenig überzeugend.

■ *Fumarsäure* kam lokal und auch systemisch zur Anwendung; immer wieder wird über Erfolge berichtet, doch eine antipsoriatische Wirkung dieser Substanz ist zur Zeit eher umstritten. Offensichtlich können einige Psoriatiker unter systemischer Einnahme von Fumarsäure und Einhaltung strikter Diät davon profitieren. Die lokale Applikation von Fumarsäurepräparaten war allerdings in unseren Händen wirkungslos. Eine Aussage über den Wert der Fumarsäure als systemisches Antipsoriatikum ist noch abzuwarten (seit kurzem im Handel: Fumaderm®).

Größere Hoffnungen wurden darin gesetzt, daß *ungesättigte Fettsäuren* den Arachidonsäuremetabolismus beeinflussen und die Synthese hochaktiver entzündlicher Mediatoren, wie z. B. LTB_4, reduzieren. Diäten, die reich an derartigen Säuren (Fischöle) sind, sowie analoge Lokalbehandlungen (Eikosapentaensäure, EPA) wurden mit unterschiedlichem Erfolg geprüft. Eine neuere Doppelblindstudie mit *ω-3-polyungesättigten Fettsäuren* zeigte allerdings keinen signifikanten Unterschied gegenüber Plazebo.

Methimazol, ein Schilddrüsenpräparat, das bei Hyperthyroidismus eine Alternative zum Propylthiouracil darstellt, hat kürzlich in einer offenen Studie (2×20 mg/d über 8 Wochen) ein zufriedenstellendes Ergebnis erreicht; seine antipsoriatische Wirkung müssen noch weitere Studien untermauern. Ein fettlöslicher Inhibitor der Dihydrofolatreduktase, *Piritrexim*, wurde in neuerer Zeit zahlreichen Patienten mit Psoriasis verabreicht (150–450 mg/Woche) und führte bei 24/41 Kranken zur $\geq 50\%$ Besserung. Möglicherweise lassen sich daraus MTX-Analoga mit geringer Toxizität ableiten; z. Z. hat es jedoch nicht den Anschein, als ob die Substanz dem MTX überlegen wäre.

FK 506 ist ein weiteres, stark immunsuppressiv wirkendes Medikament, das dem CyA verwandt ist und in einer Dosis von ca. 0,3 mg/kg KG/d bei Psoriasiskranken experimentell zur Anwendung kam. Das Medikament scheint wirksam zu sein ohne Rückwirkungen auf die Niere und den Blutdruck, allerdings sind die Informationen darüber zur Zeit noch spärlich.

Literatur

Bittiner SB, Cartwright I, Tucker WFG, Bleehen SS (1988) A double-blind randomised, placebo-controlled trial of fish oil in psoriasis. Lancet I: 388–390

Elias AN, Goodman MM, Rohan MK et al. (1993) Methimazole (2-mercapto 1-methyl-imidazole) in psoriasis – Results of an open trial. Dermatology 187: 26–29

Guzzo C, Benik K, Lazarus G et al. (1991) Treatment of psoriasis with piritrexim, a lipid-soluble folate antagonist. Arch Dermatol 127: 511–514

Hennecke-v. Zeppelin HH, Mrowietz U, Färber L et al. (1993) Highly purified omega-3-polyunsaturated fatty acids for topical treatment of psoriasis. Br J Dermatol 129: 713–717

Kao NL, Rosenblate HJ (1993) 6-Thioguanine therapy for psoriasis causing toxic hepatic venoocclusive disease. J Am Acad Dermatol 28: 1017–1018

Maurice PDL, Allen BR, Barkley ASJ et al. (1987) The effects of dietary supplementation with fish oil in psoriasis. Br J Dermatol 117: 599–606

Merk H, Goerz G, Runne U et al (1983) Cimetidine and chlorpheniramine in the treatment of psoriasis. Dermatologica 166: 94–96

Molin L, Thornsen K (1987): Thioguanine treatment in psoriasis. Acta Derm Venereol 67: 85–88

Nielsen HJ, Nielsen H, Georgson J (1991) Ranitidine for improvement of treatment-resistant psoriasis. Arch Dermatol 127: 270

Perkins W, Williams REA, Vestey JP et al. (1993) A multicentre 12-week open study of a lipidsoluble folate antagonist, piritrexim in severe psoriasis. Br J Dermatol 129: 584–589

Wallach D, Cottenol F (1982) Cimetidine versus placebo in the treatment of psoriasis. Dermatologica 165: 197–203

Witkamp L, Velthuis PJ, Verhaegh MEJM et al. (1993) An open prospective clinical trial with systemic ranitidine in the treatment of psoriasis. J Am Acad Dermatol 28: 778–781

Zackheim HS, Maibach RI (1988) Treatment of psoriasis with 6-thioguanine. Austr J Dermatol 29: 163–167

Zackheim HS, Glogau RG, Fisher DA, Maibach HI (1994) 6-Thioguanine treatment of psoriasis: Experience in 81 patients: J Am Acad Dermatol 30: 452–458

12.7 Behandlung der Sonderformen

12.7.1 Nagelpsoriasis

Die Nagelveränderungen bei Psoriasis sind therapeutisch hartnäckig und auch technisch außerordentlich schwierig zu behandeln. Grundlage für jeden Behandlungsversuch ist der *Schutz des Nagels* gegen mechanische Einwirkungen und Mikrotraumata aller Art. Die Hände und das Paronychium müssen immer wieder mit einer nachfettenden Handcreme nachgefettet, auf Maniküre und sonstige Manipulationen muß verzichtet werden. Die Nägel sollen am besten mit einem durchsichtigen Lack lackiert werden, durch den die Nagelplatte geschützt wird. Sollte eine Candidaparonychie oder allergische Kontaktekzeme (Testung!) gleichzeitig vorhanden sein und die Psoriasis unterhalten, muß möglichst kausal vorgegangen werden, d. h. das Kontaktallergen muß eliminiert und die lokale Anwendung von Nystatin (z.B. Candiohermal® Paste über Nacht) eingeleitet werden; evtl. ist orales Ketoconazol (Nizoral® Tbl. 1 × 1/d).

Tabelle 12.25. Behandlungsempfehlung bei Nagelpsoriasis

▷ Evtl. vorhandene *Onychomykose* zuerst diese ausreichend behandeln, bis Pilzkulturen negativ sind

▷ Bei allgemeiner *Körperpflege* Hände möglichst selten waschen, nur milde Seifen verwenden, gut abtrocknen

▷ Morgens eine *Calcipotriolcreme* (Psorcutan®, Daivonex®) 10 min lang um die Nägel herum einreiben

▷ Tagsüber die Hände immer mit einer Creme pflegen, *vor Belastungen schützen*. Bei der Hausarbeit müssen Frauen Handschuhe tragen, Männer die Hände möglichst schonen

▷ Abends *Triamcinolon* (Volon A® Tinktur) in die Paronychialräume einmassieren, anschließend wieder Hände pflegen, über Nacht Handschuhe tragen

▷ Falls nach 2–3 Monaten keine Besserung sichtbar ist, *Etretinat* niedrigdosiert, 0,3–0,5 mg/kg KG/d, über 6–8 Monate verordnen

Zum *Ausschluß einer gleichzeitigen Onychomykose* sind vor Beginn der antipsoriatischen Therapie entsprechende Kulturen erforderlich. Ist der psoriatische Nagel zusätzlich mykotisiert (was nicht selten vorkommt), empfehlen wir eine intensive antimykotische Therapie über mindestens 3 Monate mit einem der neuen Präparate. Hierzu verordnen wir in der Regel Amorolphin (Loceryl® Lack, 2 × wöchentlich), das zusätzlich als Schutzlack wirkt; alternativ kommt Terbinafin als Lokalpräparat über Nacht oder als orale Medikation mit Tabletten (Lamisil® Creme, Tbl. 1 × 1/d) in Frage. Die Behandlung muß fortgesetzt werden, bis 2 negative Kulturbefunde vorliegen. Harnstoffhaltige Salben (z.B. Psorcutan®), die die Nagelplatte auflösen sollen, sind leicht reizend und bieten in der Behandlung der Nagelpsoriasis wenig Vorteile. Zur anschließenden lokalen antipsoriatischen Behandlung empfehlen wir, die Nagelmatrix und das Paronychium mit Calcipotriol-Creme 1 ×/d 10 min lang einzureiben, evtl. abwechselnd mit einer triamcinolonhaltigen Tinktur, die in die Paronychialräume eingerieben wird. Sind über 5 Nägel befallen, ist die orale Verabreichung von Etretinat/Acitretin in niedriger Dosierung indiziert: 25–35 mg/d (0,3–0,5 mg/kg KG/d) über 6–8 Monate, unter Durchführung der bekannten Leberkontrollen (s.

Abschn. 12.6.2.). Bei dieser Behandlungsstrategie rechnen wir mit einem Erfolg in ca. 70–80 % der Fälle; allerdings ist hierfür Ausdauer und Konsequenz von seiten des Patienten erforderlich.

Alternativen. Als Alternativmöglichkeit käme
▷ eine lokale (oder systemische) PUVA-Therapie,
▷ die lokale Umspritzung der Nagelmatrix mit Triamcinolonkristallsuspension (schmerzhaft!), evtl. auch
▷ eine niedrigdosierte, oberflächliche Röntgentherapie, die heute noch von manchen Zentren praktiziert wird, in Frage.

Auf die Medikation von MTX, die einen günstigen Einfluß auf die Nagelpsoriasis ausübt, wird man allenfalls bei ausgedehntem, gleichzeitigem Befall der Haut bzw. bei schwerer Psoriasisarthritis zurückgreifen dürfen. Vgl. auch S. 1092 f.

12.7.2 Kopfpsoriasis

Die Behandlung der Psoriasis des behaarten Kopfes ist eine besondere Aufgabe für den Arzt, da sie recht häufig vorkommt und den Patienten durch die vermehrte Schuppung, den lästigen Juckreiz und die z. T. sichtbaren Läsionen sehr belästigt. Mindestens *50 %* aller Psoriasiskranken leiden unter einer mehr oder weniger ausgeprägten Kopfpsoriasis, *ca. 10 %* aller Psoriatiker zeigen ausschließlich im Kopfbereich lokalisierte Läsionen.
Klinisch lassen sich drei Schweregrade der Kopfpsoriasis unterscheiden, die auch therapeutisch unterschiedlich angegangen werden müssen:
● Eine besonders *milde Form, Sebopsoriasis* oder *Seborrhiasis* genannt, die praktisch von einer vermehrten Kopfschuppung bei Pityriasis sicca oft schwer zu unterscheiden ist. Sie kann gelegentlich auch eine leichte erythematöse Infiltration zeigen ohne sichere Psoriasisherde. Hier bewährt sich häufig Ketoconazol als Shampoo (Terzolin®) anfangs täglich, später 1 × wöchentlich unter Abwechslung mit einem anderen milden Kopfwaschmittel (z. B. pH$_5$-Eucerin® Pflegeemulsion). Nach dem Waschen können, falls notwendig, hydrocortisonhaltige Tinkturen (z. B. Lygal® Kopftinktur) in die Kopfhaut eingerieben werden, anfangs täglich, später 1–2 × wöchentlich. Lokale Provokationsfaktoren, die eine Kopfpsoriasis unterhalten können (z. B. heiße Föns, Friseurmaßnahmen etc.), müssen gerade bei diesem Typ im Hinblick auf eine langfristige Besserung vermieden werden.
● Eine Psoriasis vulgaris *der behaarten Kopfhaut in mittelgradiger Ausprägung*, die bei genauer Untersuchung umschriebene Psoriasisherde zeigt und gelegentlich über die Stirnhaargrenze auf die nicht behaarte Kopfhaut übergreift. Hier empfehlen wir abends das reichliche Einreiben einer möglichst gut abwaschbaren Fettgrundlage (z. B. Lygal® Kopfsalbe), die die psoriatischen Schuppen über Nacht aufweichen und ablösen soll. Morgens wird das Kopfhaar mit einem wirksamen Shampoo gewaschen (Lygal® Kopfwäsche, Selsun®) und anschließend, je nach Schweregrad, Lygal® Kopftinktur oder Betnesol® V crinale in die Kopfhaut eingerieben.
● Bei *schweren chronifizierten, schuppig-krustigen oder/und stark juckenden Formen* wird zunächst eine Superinfektion ausgeschlossen bzw. entsprechend antibiotisch behandelt. Zur Besserung der Ekzematisation kann über 3–5 Tage Bet-

Tabelle 12.26. Vorgehen bei Kopfpsoriasis

▷ **Voruntersuchen**
Schuppenmaterial zwecks Nativuntersuchung und Ansetzen von Kulturen abnehmen: Mykotisation? Überpopulation von P. ovale? Evtl. Bakterienkolonisation? (In Ausnahmefällen mit bakterieller Superinfektion wird man gelegentlich antibiotisch vorbehandeln müssen. Wir bevorzugen die systemische Gabe eines Makrolid-Antibiotikums bzw. eines Gyrasehemmers.)

▷ **Patienten informieren**
Für eine effiziente Therapie müssen alle lokalen kosmetischen Manipulationen am Kopfhaar unterbleiben (Tönen, Färben, Dauerwellen u. a.). Auch sog. Haarkuren, heißes Fönen etc. können die Kopfpsoriasis unterhalten. Nur zuverlässige Patienten haben Aussicht auf Erfolg.

▷ **In schweren Fällen vorbehandeln**
Bei Plaques mit festhaftender Schuppung abends 5 % Salicylöl reichlich in die Kopfhaut einmassieren und den Kopf über Nacht mit einer festsitzenden Kappe bedecken. Morgens mit einem potenten Shampoo abwaschen.

Tabelle 12.27. Kopfpsoriasis: Berliner Behandlungsschema

▷ **Abends** eine möglichst abwaschbare Fettcreme oder Salbe (z. B. Lygal® Kopfsalbe) in die Kopfhaut reichlich einmassieren (wenn notwendig Badekappe über Nacht)
▷ **Morgens** mit einem geeigneten Shampoo abwaschen, z. B. als potenter Fettlöser: Polytar®, bei festhaftenden Schuppen: Desquaman®, bei Mykotisation: Terzolin® Shampoo
▷ Anschließend eine kortikosteroidhaltige Tinktur in die Kopfhaut einreiben, in schweren Fällen: Betnesol V crinale®, in leichten Fällen: Lygal® Kopftinktur
Dauer: Über 3–4 Wochen tgl. wiederholen, anschließend Maßnahmen allmählich auf eine milde Pflege reduzieren.
Falls keine Besserung
▷ **Alternativen:** UV-Therapie (evtl. SUP-Kamm) oder lokale Dithranolbehandlung (0,1–0,5 %), am besten abends applizieren (z. B. Stielasan® Salbe 0,4 %)

nesol® V Lotio verwendet werden, danach wird zur Ablösung der festhaftenden Schuppen Salicylöl 5–10 % über Nacht appliziert, mit einer Kappe abgedeckt, die morgens entfernt wird. Der Kopf wird mit einem stark schuppenlösenden Shampoo (z. B. zinkpyrithionhaltig, Desquaman®) 1–2 × gewaschen. Anschließend wird tagsüber Lygal® Kopftinktur eingerieben und der gesamte Vorgang abends wiederholt. Bei stationären Kranken kann auch tagsüber mit einer Fettgrundlage zur schnelleren Ablösung der Schuppen behandelt werden, evtl. 0,1–0,5 %igem Dithranolzusatz (z. B. Stielasan®, Psoradexan® mite, forte). Eine Alternative wäre folgende Rezeptur:

Rp.	Dithranol	0,1–0,5
	Acid. salicyl.	2,0–5,0
	Liquor carbonis det.	10,0
	in einer abwaschbaren Fettgrundlage	

Sie ist, je nach Verträglichkeit, über ca. 30′–1 Stunde einzureiben und gleich abzuwaschen (Vorsicht Augen u. Schleimhäute!).
Wichtig für alle Formen der Kopfpsoriasis ist die Vermeidung aller haarkosmetischen Maßnahmen (übermäßige Hitze, Dauerwelle, Tönung, Färbung, Kuren), die zur Austrocknung der Kopfhaut und damit zur lokalen Provokation bzw. Unterhaltung der Kopfpsoriasis führen. Ein mildes, nachfettendes Babyshampoo ist Psoriatikern mit Neigung zur Kopfpsoriasis zur Nachbehandlung zu empfehlen. Das Haar sollte möglichst locker getragen werden, häufiges Schwitzen (Huttragen!), Metallklammern etc. sind zu meiden. Haarsprays können gelegentlich Irritationen hervorrufen und eine Kopfpsoriasis unterstützen. Bei spärlicher Kopfbehaarung kann eine UV-Therapie als unterstützende Maßnahme herangezogen werden, obwohl ihre Anwendung mühsam und ein zusätzlicher Vorteil fraglich ist. Speziell für die Kopfapplikation stehen in Deutschland SUP-Kämme zur Verfügung, die in geeigneten Fällen Verwendung finden können.

12.7.3 HIV-assoziierte Psoriasis

Bei HIV-infizierten Patienten kommt eine Psoriasis anscheinend gehäuft vor, wenn auch gegenteilige Meinungen darüber vorliegen. Die Prävalenz wird von einigen Autoren mit ca. 6 % angegeben, und auch in unserem Kollektiv, das über längere Zeit beobachtet und dokumentiert wurde (n = 456 Pat.) kam eine Psoriasis in 5,6 % der Fälle vor. Unbestritten ist, daß es sich hierbei um ausgedehnte hartnäckige Formen, z. T. erythrodermatische oder auch vorübergehende pustulöse Varianten handelt. Auch akrolokalisierte Psoriasis und Reiter-Syndrom wurde bei HIV-Infektion beschrieben. In vielen Fällen liegt zugleich eine Xerosis mit Irritationsdermatitis vor, wie bei Atopie, so daß bei den HIV-Patienten vielfach Mischbilder einer ausgedehnten, juckenden psoriasiformen Dermatitis entstehen.
Die Behandlung der HIV-assoziierten Psoriasis gestaltet sich in fast allen Fällen außerordentlich schwierig. Ein zuverlässiges Behandlungsschema kann nicht gegeben werden. Erfolge wurden in der Regel erst nach systemischer Anwendung von oralen Retinoiden (Etretinat) 0,5–1,0 mg/kg KG/d über 3 Monate, Methotrexat 10–15 mg/Woche über 5–6 Wochen, oder auch Cyclosporin (5 mg/kg KG/d) gesehen. Die Frage, inwieweit es vertretbar ist, gerade bei HIV-Patienten eine zusätzliche Immunsuppression mit CyA in Kauf

zu nehmen, wird von Fall zu Fall verschieden beantwortet werden müssen. Berichte über schwere HIV-Verläufe unter MTX-Therapie mahnen jedenfalls zur Vorsicht. Anfängliche Berichte über Besserungen einer HIV-assoziierten Psoriasis unter Zidovudintherapie allein – allerdings in höherer Dosierung – wurden in den letzten Jahren nicht wieder bestätigt. Möglicherweise ist der angenommene antipsoriatische Effekt des Zidovudins dosisabhängig. Obwohl heute die überwiegende Mehrheit der HIV-Infizierten 2 × 250 mg/d Zidovudin einnimmt, werden immer wieder hartnäckige HIV-assoziierte Psoriasisfälle beobachet. Ein Versuch mit systemischer PUVA-Anwendung kann unternommen, auf UVB-Bestrahlung sollte eher verzichtet werden (Virusaktivierung?).

Kasuistisch wurde erneut Cimetidin in einem resistenten Fall eingesetzt und mit einer Dosis von 4 × 400 mg/d (22 mg/kg KG/d) ein guter Erfolg erzielt, ohne Rezidiv über 2 Jahre.

Bei HIV-Infizierten empfehlen wir insgesamt eine äußerst milde lokale Hautpflege (keine Seifen, statt dessen nachfettende Ölbäder), die Ganzkörperanwendung von Terzolin® Shampoo 1 × wöchentlich und den Versuch einer niedrigdosierten Dithranoltherapie in Vaselingrundlage (1/16–1/10 %), am besten unter stationären Bedingungen. Schnelles Erreichen der Reizgrenze sollte man möglichst meiden, evtl. Reizungen mit Ichthocortin® Fett unterbrechen. Zur Unterstützung werden adjuvant 25–50 mg/d Retinoid (Tigason®, Neotigason®) verabreicht. Als Alternative zur lokalen Dithranolapplikation, insbesondere bei Patienten, die in ambulanter Behandlung bleiben wollen, bietet sich Calcipotriol (Psorcutan®) über 6 Wochen an, bei gleichzeitiger oraler Retinoideinnahme. Anschließend sollte man auf andere blande pflegerische Maßnahmen übergehen.

Literatur

Allen BR (1992) Use of cyclosporin for psoriasis in HIV-positive patient. Lancet 339: 686

Duvic M (1990) Immunology of AIDS related to psoriasis. J Invest Dermatol 95 [Suppl]: 38S–40S

Duvic M, Johnson TM, Rapini RP et al. (1987) Acquired immunodeficiency syndrome-associated psoriasis and Reiter's syndrome. Arch Dermatol 123: 1622–1632

Healy E, Mulcahy F, Barnes L (1993) The spectrum of psoriasis in an Irish HIV population. J Eur Acad Derm Venereol 2: 253–257

Kaplan MH, Sadick NS, Wieder J et al. (1989) Antipsoriatic effect of zidovudine in HIV-associated psoriasis. J Am Acad Dermatol 20: 76–82

Sadick NS, McNutt NS, Kaplan MH (1990) Papulosquamous dermatoses of AIDS. J Am Acad Dermatol 22: 1270–1277

Stashower ME, Yeager JK, Smith KJ et al (1993) Cimetidine as therapy for treatment-resistant psoriasis in a patient with acquired immunodeficiency syndrome. Arch Dermatol 129: 848–850

Farbabbildungen

1,2 Psoriasis vom chronisch-stationären Plaque-Typ und Zustand nach 2-wöchiger Behandlung mit Dithranol (Cignolin): Rötung und bräunliche Verfärbung der umgebenden Haut (psoriatisches Pseudoleukoderm)

3,4 Zustand nach 4-wöchiger Cignolin-Minutentherapie einer chronischen stationären Psoriasis vom Plaquetyp. Abheilung der Herde ohne stärkere bräunliche Verfärbung

5,6 Weitgehende Abheilung einer chronisch stationären Psoriasis vom Plaquetyp nach mehrwöchiger lokaler Applikation von Calcipotriol

7,8 Ausgedehnter psoriatischer Schub und Zustand nach Behandlung mit Etretinat (0,7 mg/kg KG/d über 5 Wochen)

9,10 Behandlung einer chronisch stationären Psoriasis vom Plaque-Typ mit Acitretin (0,5 mg/kg KG/d über 6 Wochen)

11,12 Acrodermatitis continua suppurativa Hallopeau (acrolokalisierte Psoriasis) und Ergebnis einer 3-monatigen Behandlung mit Etretinat

Farbabbildungen

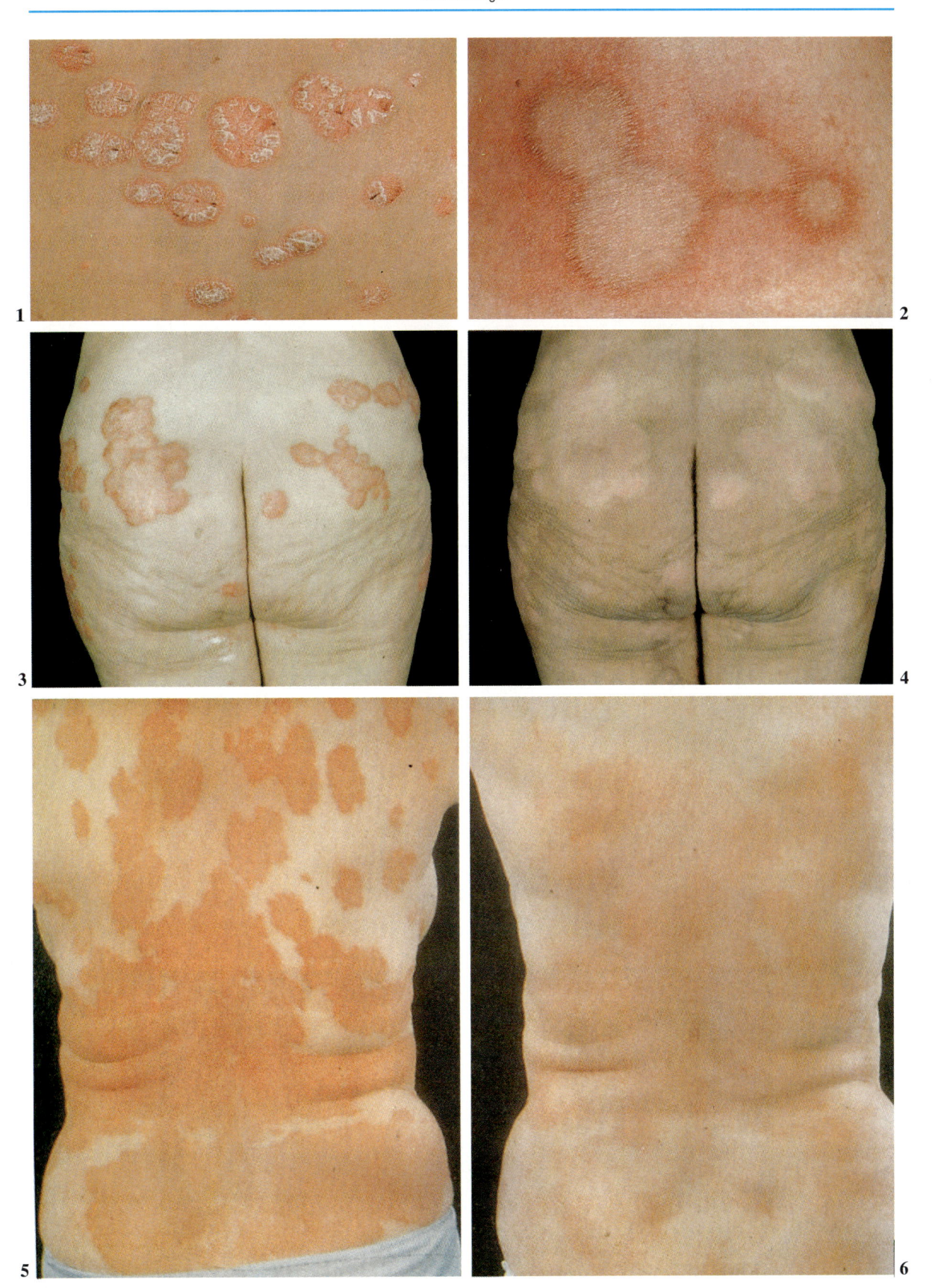

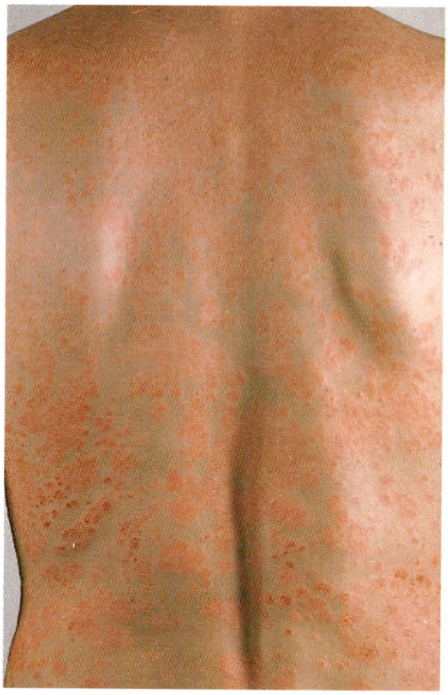
7

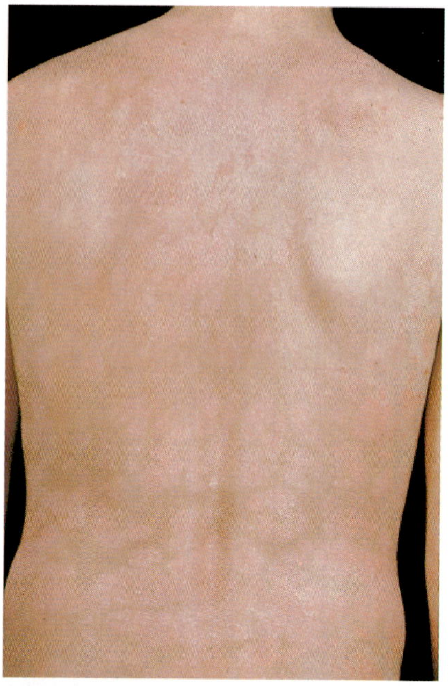
8

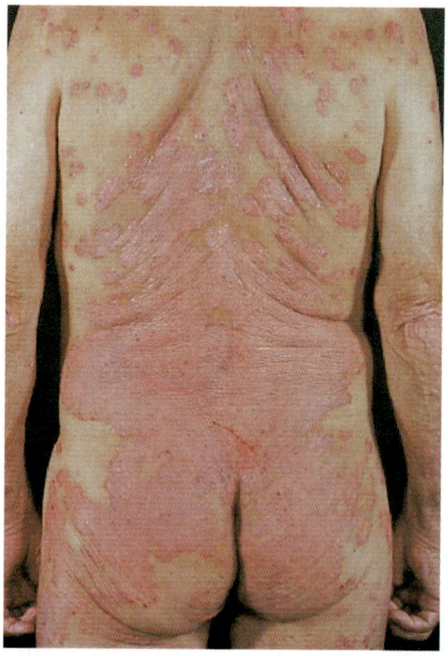
9

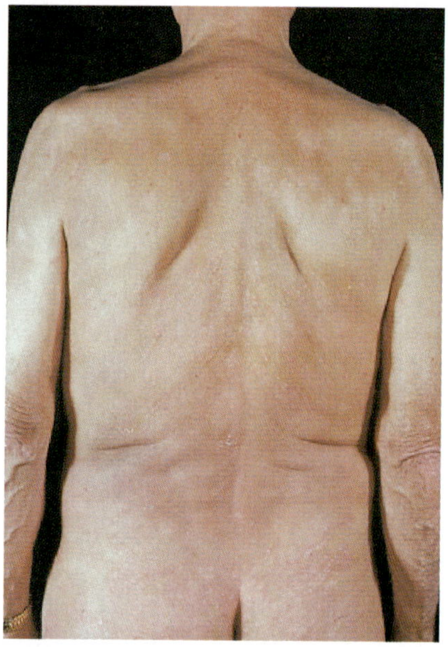
10

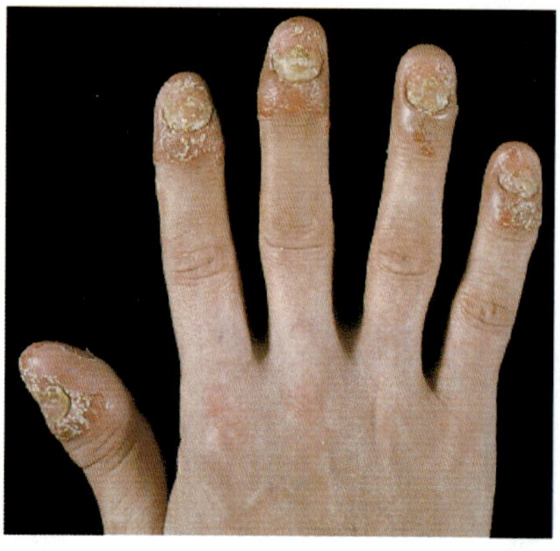
11

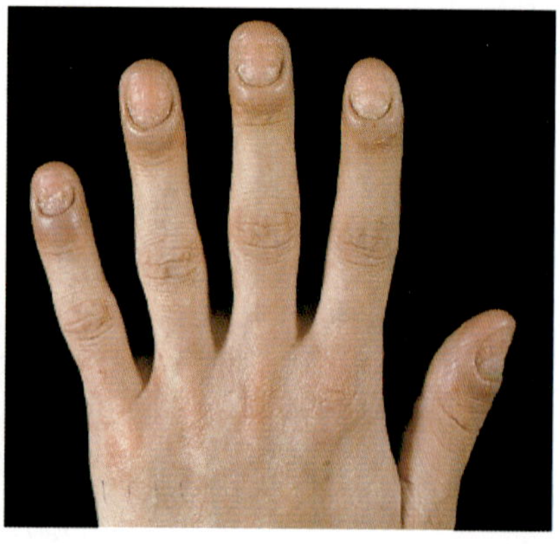
12

Kapitel 13 Die Parapsoriasisgruppe

13.1 Allgemeines. 306
13.2 Pityriasis lichenoides chronica
 (Juliusberg) 306
13.3 Pityriasis lichenoides et varioliformis
 acuta (Mucha-Habermann) 308
13.4 Parapsoriasis en plaques (Brocq) 310
13.5 Parapsoriasis lichenoides 311
13.6 Lymphomatoide Papulose. 311

13.1 Allgemeines

Die sog. *Parapsoriasisgruppe* ist eine wenig homogene Gruppe von Hauterkrankungen, die klinisch z.T. mit einer Vaskulitis einhergehen und als hyperergische Hautreaktionen im Anschluß oder in Verbindung mit einer Infektion auftreten (z.B. Pityriasis lichenoides et varioliformis acuta), zum anderen Teil aber als Vorstadien eines kutanen T-Zell-Lymphoms (CTCL) gelten (z.B. Parapsoriasis en plaques). Das Verbindungsglied zwischen beiden stellt die lymphomatoide Papulose dar, deren Definition erst in den 60er Jahren aus der vaskulitischen Subgruppe heraus erfolgte (McCauley). Dieses Krankheitsbild muß in seinem nosologischen Wert als *Pseudo-* bzw. *Prälymphom* aufgefaßt werden. Dazu kommt, daß Übergänge und zahlreiche historisch gewachsene Bezeichnungen bzw. Synonyme den Überblick erschweren. Der Verlauf aller Entitäten in dieser Gruppe ist in der Regel chronisch, der prognostische Ausgang schwer abzuschätzen, da Merkmale mit Markerfunktion fehlen.

In der therapeutischen Handhabung wird man demnach eine Langzeitbeobachtung fordern müssen, um die therapeutischen Schritte möglichst gezielt zu wählen. Mit Hilfe bioptischer Kontrollen muß in regelmäßigen Abständen der mögliche Übergang in ein kutanes Lymphom überwacht werden. Auf dieser Basis empfehlen wir eine Befund-orientierte sequentielle Therapie bei allen Parapsoriasis-Varianten. Sämtliche therapeutische Maßnahmen müssen allerdings symptomatisch bleiben, da kausal-genetische Vorstellungen fehlen.

13.2 Pityriasis lichenoides chronica (Juliusberg)

Synonym: Parapsoriasis guttata

Die *Pityriasis lichenoides chronica* (PLC) ist eine chronische Dermatose unbekannter Ätiologie, die mit erythematosquamösen Papeln einhergeht. Obwohl eine Kontagiosität unwahrscheinlich erscheint, wird immer wieder eine bakterielle oder virale Genese diskutiert, zumal die Erkrankung nach antibiotischer Therapie gelegentlich abheilt. Die Sanierung infektiöser Foci, welche z.T. als Provokationsfaktoren für die Manifestation einer PLC angesehen werden, hat offenbar einen günstigen Effekt auf den Verlauf der Erkrankung und läßt an ein infektionsabhängiges Geschehen denken. Ebenso deutet das Vorkommen von Immunkomplexen im Serum der Patienten auf infektallergische Vorgänge hin. Die PLC tritt bevorzugt bei jüngeren Erwachsenen auf; Männer werden dabei leicht bevorzugt, Kinder sind selten betroffen.

Klinisch treten disseminiert erythematös-schuppende Papeln am Stamm und den Extremitäten auf, die im weiteren Verlauf abflachen und bräunlich abblassen, um schubweise wieder neu aufzutreten. Im stationären Stadium ist die sog. „marienglasähnliche" Schuppung der Einzelläsionen typisch, welche sich von der Seite her im Ganzen abheben läßt. Die Hautveränderungen sind relativ gleichmäßig verteilt, wobei akut und chronisch imponierende Läsionen nebeneinander bestehen können. Übergänge in eine Pityriasis lichenoides et varioliformis acuta (PLEVA; s. unten) können vorkommen. Subjektive Be-

Tabelle 13.1. Prognostische Einschätzung der Dermatosen aus der Parapsoriasisgruppe

Krankheitsbild	Prognose
Pityriasis lichenoides chronica (PLC) *Pityriasis lichenoides et varioliformis acuta* (PLEVA)	▷ Übergang in ein Non-Hodgkin-Lymphom: fraglich bzw. *sehr selten.* *Histologisch:* Vaskulitis
Parapsoriasis en plaques Klin. Typen: großflächig, kleinflächig, digitiform	▷ Übergang in ein Non-Hodgkin-Lymphom: *gelegentlich (je nach klinischem Typ)*
Parapsoriasis lichenoides (variegata) *Lymphomatoide Papulose*	▷ Übergang in ein Non-Hodgkin-Lymphom: *häufig.* *Histologisch:* lymphozytäres Infiltrat mit zahlreichen CD_{30}^+-Zellen

schwerden fehlen gänzlich, selbst während der Phasen der Dissemination.

Histologisch ist der Befund relativ diskret. Die Epidermis ist leicht akanthotisch mit einer parakeratotischen Schuppe bedeckt. In der Dermis findet sich ein gemischtes mononukleäres Zellinfiltrat aus CD_4/CD_8-Lymphozyten, das sich epidermal orientiert. Die CD_1^+-dendritischen Zellen sollen vermindert auftreten. Bei den Übergängen zur PLEVA ist eine milde Vaskulitis vorhanden. Im weiteren Verlauf ist in der Regel mit einer spontanen Regression innerhalb von 1–2 Jahren zu rechnen, wobei die Erkrankung offenbar durch unspezifische Reize provoziert bzw. unterhalten wird. Übergänge in ein Non-Hodgkin-Lymphom wurden gelegentlich beschrieben; es ist jedoch nicht ganz klar, ob dies erst über den Übergang in eine PLEVA oder über eine lymphomatoide Papulose erfolgt. Für derartige lymphähnliche oder lymphsimulierende Fälle wurde der Begriff „*lymphomatoide Pityriasis lichenoides*" verwendet. Die immunhistologischen Parameter bei PLC, PLEVA und bei lymphomatoider Papulose weisen jedenfalls starke Ähnlichkeiten auf und können als Indiz für fließende Übergänge gelten.

Behandlung. Der Patient kommt mit einer PLC zum Arzt, weil die Hautveränderungen ihn beunruhigen bzw. optisch stören. Bei fehlender Beschwerdesymptomatik wird die therapeutische Strategie eher zurückhaltend sein, um eine evtl. spontane Remission möglichst abzuwarten. Wir empfehlen zunächst eine milde Emulsion, um die Haut geschmeidig zu halten, und das Tragen leichter, luftiger weicher Kleidung. Die Vermeidung einer meist austrocknenden, aufwendigen Körperkosmetik ist eine wichtige Vorsichtsmaßnahme, scharfe Detergentien, Badezusätze etc. sind zu meiden. In einer verträglichen Cremegrundlage werden milde Glukokortikoide (z.B. 1 % Hydrokortisonacetat in Ungt. emulsificans, Ichthocortin® Fett, Retef® o. ä.) lokal appliziert. Damit verbunden führen palliative UVB-Ganzkörperbestrahlungen in der Regel zur Abheilung, doch dieses Verfahren ist wegen der leichten Provozierbarkeit der Erkrankung erst bei ausgedehntem Befall und in vorsichtiger Dosierung indiziert.

● In allen Fällen ist eine Erhaltungsbehandlung notwendig. Einen günstigen Einfluß auf die PLC hat die Klimatherapie, d. h. Meerbäder in Verbindung mit UV-reicher, natürlicher Sonnenexposition (Heliotherapie) in trockenem Klima. Wird ein Focus als auslösende Ursache der Erkrankung vermutet, womit gelegentlich zu rechnen ist, so wird man systemisch Antibiotika versuchsweise verabreichen, z.B. Penicillin G (3–4 Mio. IE/d) oder Tetracyclin (1–2 g/d) bzw. Erythromycin (20–50 mg/kg KG/d) bei Kindern. Auch andere Antibiotika kamen vereinzelt zur Anwendung. Die antibiotische Therapie muß über mehrere Wochen durchgeführt werden. Nach unseren Erfahrungen erweist sich ein solcher Behandlungsversuch in ca. 50 % der Fälle als erfolgreich, ohne Rezidiv. Kortikosteroide in einer Dosierung von 20–40 mg Prednisolonäquivalenten/d haben eine morbostatische Wirkung, sind aber nur selten notwendig.

● Ein guter therapeutischer Effekt ist auch durch eine systemische PUVA (RePUVA)-Therapie bzw. durch die intermittierende Anwendung von niedrigdosiertem Methotrexat (5–15 mg/Woche) oder Cyclosporin A (Sandimmun®, 6 mg/kg KG/d) über mehrere Wochen erzielt worden, wobei PUVA im Vergleich zur alleinigen milden Lokaltherapie überlegen war. Hier muß allerdings der klinische Befund mit dem therapeutischen Aufwand bzw. mit möglichen klinischen Nebenwirkungen kritisch abgewogen werden. Durchweg handelt es sich nur um symptomatische Therapien.

Es gibt Hinweise darauf, daß auch DADPS einen guten bis sehr guten therapeutischen Wert bei der Behandlung der PLC bzw. der PLEVA ausübt; allerdings wurden in neuerer Zeit keine größeren Studien mit dem Präparat durchgeführt. Möglicherweise wäre ein Behandlungsversuch mit Dapson-Fatol® (100 mg/d) über 4–6 Wochen sinnvoll.

Literatur

Boelen RE, Faber WR, Lambers JCCA et al. (1982) Long-term follow up of photochemotherapy in pityriasis lichenoides. Acta Derm Venereol 62: 442–444

Gelmetti C, Rigoni C, Alessi E et al. (1990) Pityriasis lichenoides in children: A long-term follow-up of eighty-nine cases. J Am Acad Dermatol 23: 473–478

Groisser DS, Griffiths CE, Ellis CN, Voorhees JJ (1991) A review and update of the clinical uses of cyclosporine in dermatology. Dermatol Clin 9: 805–817

Gupta AK, Ellis CN, Nickoloff BJ et al. (1990) Oral cyclosporine in the treatment of inflammatory and noninflammatory dermatosis. Arch Dermatol 126: 339–350

Isoda M (1989) Pityriasis lichenoides-like eruption occurring during therapy for myelogenous leukemia. J Dermatol 16: 73–75

Klene C, Cony M, Plantin P et al. (1991) Pityriasis lichenoide (parapsoriasis en gouttes) de l'enfant. Ann Pediatr Paris 38: 469–475

Le Vine MJ (1983) Phototherapie of pityriasis lichenoides. Arch Dermatol 119: 378–380

Lynch PJ, Saied NK (1979) Methotrexate treatment of pityriasis lichenoides and lymphomatoid papulosis. Cutis 23: 634–636

Panizzon RG, Speich R, Dazzi H (1992) Atypical manifestations of pityriasis lichenoides chronica: development into paraneoplasia and non-Hodgkin lymphomas of the skin. Dermatology 184: 65–69

Powell FC, Muller SA (1984) Psoralens and ultraviolet A therapy of pityriasis lichenoides. J Am Acad Dermatol 10: 59–64

Rogers M (1992) Pityriasis lichenoides and lymphomatoid papulosis. Semin Dermatol 11: 73–79

Truhan AP, Herbert AA, Esterly NB (1986) Pityriasis lichenoides in children: Therapeutic response to erythromycin. J Am Acad Dermatol 15: 66–70

Wood GS, Strickler JG, Abel EA et al. (1987) Immunhistology of pityriasis lichenoides et varioliformis acuta and pityriasis lichenoides chronica: Evidence for their interrelationship with lymphomatoid papulosis. J Am Acad Dermatol 16: 559–570

13.3 Pityriasis lichenoides et varioliformis acuta (Mucha-Habermann)

Synonym: Parapsoriasis guttata, PLEVA

Es ist fraglich, ob es sich bei der *Pityriasis lichenoides et varioliformis acuta* (PLEVA) um ein eigenständiges Krankheitsbild handelt. In der neueren Literatur scheint sich die Ansicht durchzusetzen, daß die PLEVA und die PLC zwei Verlaufsformen derselben Entität mit akuten Schüben und chronischem Verlauf darstellen. Immunhistochemische Gemeinsamkeiten sind nachgewiesen; u. a. findet sich ein dermoepidermales Infiltrat aktivierter CD_4/CD_8^+-Lymphozyten, begleitet von einer Verminderung CD_1^+-dendritischer Zellen. Allerdings kommt die PLEVA seltener als die PLC vor und tritt häufiger bei Kindern mit Gipfeln um 5. und 10. Lebensjahr auf. Sie wurde vereinzelt auch bei Neugeborenen beschrieben. Neuerdings wurde bei PLEVA klonales „gene rearrangement" nachgewiesen und angenommen, daß beim Krankheitsbild eher ein lymphoproliferatives als ein entzündliches Geschehen vorliegt. Möglicherweise besteht eine leichte Androtropie.

Klinisch treten, z. T. nach einem fieberhaften Infekt, papulosquamöse hämorrhagische Bläschen auf, die sich im weiteren Verlauf papulonekrotisch umwandeln und unter varioliformer Narbenbildung abheilen. Läsionen wie bei PLC sind darunter zu finden, der Rumpf und die proximalen Extremitäten werden bevorzugt betroffen. Die Effloreszenzen entstehen kontinuierlich über einige Wochen, einige davon heilen ab, während andere neu auftreten. Wie bei der PLC gibt es in der Regel keine Beschwerdesymptomatik. Selten wird der Verlauf durch einige *ulzeronekrotische* Läsionen kompliziert und die Erkrankung von Lymphadenopathie und schwerem Krankheitsgefühl begleitet. Das Krankheitsbild kann innerhalb weniger Wochen bis Monate völlig abheilen oder aber in Schüben über 1–2 Jahre auftreten, selten länger. Meist heilen die Läsionen ohne Narbenbildung ab, leichte Hyper- bzw. Hypopigmentierungen sind möglich. Auch Übergänge in ein CTCL wurden beschrieben. Allerdings ist es auch hier fraglich, ob dies erst über den Übergang in eine lymphomatoide Papulose erfolgt, zumal die Abgrenzung gelegentlich unscharf ist. Superinfektionen, z. T. mit Bakteriämie, Fieber, Arthritis und rheumatoide Krankheitsbilder wurden im Zusammenhang mit PLEVA beschrieben, insbesondere bei Kindern und Jugendlichen.

Behandlung. Die Behandlung der PLEVA ist außerordentlich schwierig und bleibt in der Regel unbefriedigend. Die therapeutische Strategie wird im Individualfall je nach Ausdehnung, Dauer und sonstiger Symptomatik variieren und muß dem Therapeuten überlassen bleiben.

Als erster Schritt müssen sämtliche *Provokationsfaktoren*, die das Krankheitsbild auslösen oder unterhalten können, konsequent ausgeschlossen werden. Hierzu gehören vor allem *Medikamente*, die möglichst abgesetzt werden müssen. Insbesondere auf Nebenmedikationen, Vitamine, Mineralien, Lutschbonbons, Aufbaumittel, Bitterstoffe, Farbstoffe etc. ist zu achten. Ebenso gründlich und konsequent müssen Infektionsherde als auslösende bzw. unterhaltende Faktoren eliminiert werden. Sie sind ex juvantibus zu behandeln, vor allem auf Foci im Kiefer- und Magen-Darm-Bereich ist zu achten. Hierzu empfehlen wir in jedem Fall die Einnahme von Tetracyclin (1–2 g/d über 20 Tage) mit anschließender Gabe von Clindamycin (Sobelin®, Kaps. à 300 mg 4 × 1/d) über 2–3 Wochen. Bei Kindern wird man auf Erythromycin (20–40 mg/kg KG/d über 2–3 Wochen) ausweichen.

Auch eine evtl. begleitende seltene Infektion (Bruzellose, Toxoplasmose, EBV-Infektion etc.), über deren klinische Korrelation mit PLEVA mehrfach berichtet wurde, muß einer gezielten Behandlung unterzogen werden. Nach Würmern und Yersinien ist zu fahnden, und Darmparasiten sind ggf. zu eliminieren.

● Versuchsweise ist bei längerer persistierender PLEVA die Applikation einer PUVA-Therapie über 20–30 Sitzungen zu empfehlen; UVB-Bestrahlungen führen nicht zur Abheilung, mildern aber die Läsionen. Die Phototherapie kann bei PLEVA durchaus zur Remission führen, ist aber eine symptomatische Maßnahme und muß als solche zeitlich limitiert werden.

Auf eine lokale Behandlung spricht die PLEVA in der Regel nicht an; milde Kortikosteroide können allenfalls den Effekt der Fokalsanierung bzw. der systemischen PUVA-Therapie unterstützen. In den akuten Stadien empfiehlt sich am besten eine Zinkschüttelmixtur (evtl. mit Vioform® 1%), in den späteren Phasen Hydrocortison 1% oder Triamcinolon 0,5% in einer hydrophilen Cremegrundlage. Systemische Kortikosteroide bleiben meist ohne nennenswerte Wirkung.

Die Wirkung von DADPS (Dapson-Fatol®, Tbl. à 100 mg/d) sollte genauer geprüft werden, ebenso die anderer oraler Präparate (z.B. periphere Vasodilatoren u.a.), die kasuistisch zur Anwendung gekommen sind. Ein Versuch erscheint in refraktären Fällen gerechtfertigt.

Literatur

Auster BI, Santa Cruz DJ, Eisen AZ (1979) Febrile ulceronecrotic Mucha-Habermann's disease with interstitial pneumonitis. J Cut Pathol 6: 66–76

Edwards BL, Bonagura VR, Valacer DJ et al. (1989) Mucha-Habermann's disease and arthritis: possible association with reactivated Epstein-Barr virus infection. J Rheumatol 16: 387–389

Ellesworth JE, Cassidy JT, Ragsdale CG et al. (1982) Mucha-Habermann's disease in children: the association with rheumatic diseases. J Rheumatol 9: 319–324

Falcini, F, Bartolozi G, Montanelli F (1987) La malattia di Mucha-Habermann. Descrizione di un caso in eta pediatrica. Pediatr Med Chir 9: 343–345

Fortson JS, Schröter AL, Esterly NB (1990) Cutaneous T-cell lymphoma (parapsoriasis en plaques). An association with pityriasis lichenoides et varioliformis acuta in young children. Arch Dermatol 126: 1449–1453

Franc MP, Barrut D, Moulin G (1980) Le parapsoriasis en gouttes. Ann Dermatol Venereol 107: 895–899

Gelmetti C, Rigoni C, Allessi E et al. (1990) Pityriasis lichenoides in children: a long-term follow-up in eighty-nine cases. J Am Acad Dermatol 23: 473–478

Gritiyarangsan P, Pruen Glampoo S, Ruangratanarote P (1987) Comparative studies of treatments for pityriasis lichenoides. J Dermatol 14: 258–261

Levine MJ (1983) Phototherapy of pityriasis lichenoides. Arch Dermatol 119: 378–380

Longley J, Demar L, Feinstein RP et al. (1987) Clinical and histologic features of pityriasis lichenoides et varioliformis acuta in children. Arch Dermatol 123: 1335–1339

Luberti AA, Rabinowitz LG, Ververeli KO (1991) Severe febrile Mucha-Habermann's disease in children: case report and review of the literature. Pediatr Dermatol 8: 51–57

Lynch PJ, Saied NK (1979) Methotrexate treatment of pityriasis lichenoides and lymphomatoid papulosis. Cutis 23: 634–636

Phiamphongsant T (1974) Tetracycline for the treatment of pityriasis lichenoides. Br J Dermatol 91: 319–322

Powell FC, Muller SA (1984) Psoralens and ultraviolet. A therapy of pityriasis lichenoides. J Am Acad Dermatol 10: 59–64

Rongioletti F, Rivara G, Rebora A (1987) Pityriasis lichenoides et varioliformis acuta and aquired toxoplasmosis. Dermatologica 175: 41–44

Sauer GC (1985) Pentoxifylline (Torental) therapy for vasculitis of pityriasis lichenoides and varioliformis. Arch Dermatol 121: 1487

Sharin JS, Jones AT, Aton JK et al. (1978) Mucha Habermann's disease in children. Treatment with erythromycin. Arch Dermatol 114: 1679–1680

Tham SN (1985) UVB phototherapy for pityriasis lichenoides. Aust J Dermatol 26: 9–13

Thivolet J, Ortonne JP, Gianadda B et al. (1981) Photochimiothérapie orale du parapsoriasis en gouttes. Dermatol 163: 12–18

Varga FJ, Vonderheid EC, Olbricht SM, Kadin ME (1990) Immunohistochemical distinction of lymphomatoid papulosis and pityriasis lichenoides et varioliformis acuta. Am J Pathol 136: 979–987

Weiss LM, Wood GS, Ellisen LW et al. (1987) Clonal T-cell populations in pityriasis lichenoides et varioliformis acuta (Mucha-Habermann disease). Am J Pathol 126: 417–421

13.4 Parapsoriasis en plaques (Brocq)

Synonyme: Kleinfleckige bzw. großfleckige Parapsoriasis

Dabei handelt es sich um eine chronische erythematosquamöse Dermatose unbekannter Ätiologie, die in größeren und kleineren, flachen Papeln meist am Stamm oder an den oberen Extremitäten auftritt und von Pruritus begleitet ist. Manche Läsionen sind bis 10–15 cm groß, bei der kleinfeckigen Variante – auch *„digitiforme Dermatitis"* genannt – sind sie kleiner (2–3 cm), meist länglich und den Hautlinien entlang angeordnet. Betroffen sind überwiegend Männer im mittleren Erwachsenenalter, Kinder sind extrem selten unter den Patienten. Die Erkrankung verläuft in der Regel chronisch-stationär, beginnt diskret, die Herde werden allmählich sichtbar und der Juckreiz lästiger. Aus den flachen Papeln können sich im Laufe von 5–10 Jahren infiltrierte Plaques entwickeln. Kontaktallergien (Metalle) und Atopie können den klinischen Phänotyp überdecken.

Histologisch ist der Befund in den Anfangsstadien wie bei chronischer Dermatitis uncharakteristisch, ein eher mildes lymphozytäres CD_4/CD_8-Zellinfiltrat mit einigen Eosinophilen prädominiert. Nicht selten ist das Infiltrat dicht und ausgesprochen polymorph. CD_{30}^+-Zellen können vorkommen.

Prognostisch wird die Parapsoriasis en plaques den Prälymphomen zugerechnet und vielfach als prämykotisches Stadium (T_0) einer Mykosis fungoides angesehen. Der Übergang kann aber 5–10 Jahre oder mehr andauern, und trotz aller Verbesserungen der feingeweblichen Diagnostik, z. B. mit Hilfe der modernen Immunzytologie, ist es nicht möglich, die Fälle, die in ein kutanes T-Zell-Lymphom (CTCL) übergehen, frühzeitig zu erkennen. Manche Autoren sind gar der Ansicht, daß dies bei nahezu 100 % aller Kranken der Fall ist; doch derartige Angaben sind eher spekulativ. Genaue Daten an größeren Kollektiven fehlen. Generell wird angenommen, daß bei 30–50 % aller Kranken mit großfleckiger Parapsoriasis diese allmählich in das Plaquesstadium einer Mykosis fungoides übergeht, doch auch Spontanremissionen oder Abheilungen kommen vor. Die kleinfleckige, z. T. „digitiforme" Parapsoriasis, die vielfach auch als „digitiforme Dermatitis" (s. Kap. 43) bezeichnet wird, entspricht offenbar einer eher benignen Pseudolymphom-Variante, die nach 1–3 Jahren spontan abheilt. Ein Übergang in größere Plaques oder einen Mischtyp einer Parapsoriasis en plaques ist selten – wenn überhaupt – zu erwarten.

Behandlung. Die Behandlung der Parapsoriasis en plaques hängt von der prognostischen Einschätzung des jeweils behandelnden Arztes ab und variiert somit erheblich. Obwohl andere von vornherein mit eingreifenden Schemata als prophylaktischer Maßnahme beginnen, um den erwarteten Übergang einer großfleckigen Parapsoriasis en plaques in ein CTCL zu verhindern, empfehlen wir eher ein vorsichtiges Herantasten mit sequentieller Steigerung der therapeutischen Schritte. Hierzu gehören:

● Ambulante Kontrolle des dermatologischen Befundes alle *6 Monate*, und zwar *klinisch* und *histologisch*;
● genaues Staging zum Ausschluß einer systemischen Manifestation eines CTCL alle 1–2 Jahre (einschl. Röntgenthorax, LK-Sonographie, KM-Punktion u. ä.).

Wir beginnen mit einer milden lokalen Behandlung mit milden Kortikosteroiden in Verbindung mit einer Heliotherapie bzw. UVB-Bestrahlungen (suberythematogene Dosen zu Beginn über 4–6 Wochen 2–3 × wöchentlich, später 1 × wöchentlich). Bei Remission Unterbrechung des UVB-Einsatzes und Fortsetzung mit milden Externa. Erst mit fortschreitender Entwicklung infiltrierter Plaques, die von einer Prämykose kaum unterscheidbar sind, wird vorzugsweise eine PUVA-Therapie in der üblichen Dosierung eingesetzt. Während der Nacht Nachfettung mit Ungt. emulsificans, pH5-Eucerin® Salbe oder Creme, evtl. auch Ichthocortin® Fett o. ä. Antihistaminika sind selten notwendig, können aber bei stärkerem Juckreiz eingesetzt werden, z. B. Tavegil® oder Zyrtec®, je nach Bedarf. Die Retinoiddosis braucht nach unseren Erfahrungen die 0,5 mg/kg-KG/d-Grenze nicht zu überschreiten, ist aber über längere Zeit (mindestens 6 Monate) mit oder ohne PUVA fortzusetzen. Offenbar hat Etretinat (Tigason®) an sich einen Einfluß auf den Krankheitsverlauf; inwieweit Acitretin ähnliche Wirkungen aufweist, ist z. Z. ungeklärt.

Man sollte sich vor Augen halten, daß die Behandlung der Parapsoriasis eher als palliative Maßnahme zur Induktion einer länger andauernden Remission und weniger als gezielte Therapie anzusehen ist. Insofern sollte man immer wieder Behandlungspausen einlegen, um die UVB- bzw. UVA-Dosis über die Jahre möglichst niedrig zu halten.

Alternativen. Die früher praktizierten Röntgenbestrahlungen erscheinen heute obsolet, Methotrexat wird gelegentlich in niedriger Dosierung verwendet und erwies sich als wirksam (ca. 15 mg/Woche). Lokale Zytostatika (z. B. Mechlorethamin u. a.) und weitergehende Maßnahmen dieser Art sind allenfalls in Fällen gerechtfertigt, bei denen bereits mit dem Nachweis von Pautrier-Mikroabzessen der Übergang in eine Mykosis fungoides belegt ist.

Literatur

Claudy AL, Rouchouse B, Boucheron S et al. (1983) Treatment of cutaneous lymphoma with etretinate. Br J Dermatol 109: 49–56

Fortson JS, Schröter AL, Esterley NB (1990) Cutaneous T-cell lymphoma (parapsoriasis en plaques). An association with pityriasis lichenoides et varioliformis acuta in young children. Arch Dermatol 126: 1449–1453

Kikuchi A, Naka W, Harada T et al. (1993) Parapsoriasis en plaques: its potential for progression to malignant lymphoma. J Am Acad Dermatol 29: 419–422

Milstein HJ, Vonderheid EC, Van Scott EJ et al. (1982) Home ultraviolet phototherapy of early mycosis fungoides preliminary observations. J Am Acad Dermatol 6: 335–362

Powell FC, Spiegel GT, Muller SA (1984) Treatment of parapsoriasis and mycosis fungoides: the role of psoralen and long-wave ultraviolet light A (PUVA). Mayo Clin Proc 59: 538–546

Ramsay DL, Halperin PS, Zeleniuch-Jacquotte A (1988) Topical mechlorethamine therapy for early stage mycosis fungoides. J Am Acad Dermatol 19: 684–691

Roenigk HH Jr, Kuzel TM, Skontelis AP et al. (1990) Photochemotherapy alone or combined with interferon alpha-2a in the treatment of cutaneous T-cell lymphoma. J Invest Dermatol 95: 198–205

Souteyrand P, Thivolet J, Fulton R (1981) Treatment of parapsoriasis en plaques and mycosis fungoides with an oral aromatic retinoid (Ro 10–9359). In: Orfanos CE (ed): Retinoids. Springer, Berlin Heidelberg New York, pp 313–316

13.5 Parapsoriasis lichenoides

Synonyme: Lichen variegatus, Parapsoriasis variegata, Poikiloderma vasculare atrophicans Jacobi

Dieses Krankheitsbild ist durch den poikilodermischen Charakter mit Teleangiektasien, atrophischen Arealen und Pigmentverschiebungen gekennzeichnet. Meist handelt es sich um wenige größere Areale, die sich über längere Zeit entwickeln. Diese Variante stellt nach allgemeiner Übereinstimmung ein Prälymphom oder bereits das erste Stadium eines kutanen T-Zell-Lymphoms dar. Fälle mit LK-Schwellung, die in 1–2 Jahren in ein manifestes Lymphom übergehen, sind bekannt.

Behandlung. Nach eingehender Diagnostik zum Ausschluß einer extrakutanen Lymphommanifestation wird man die Behandlung selbst bei unsicherer Histologie mit einer PUVA- oder RePUVA-Therapie angehen müssen. Das weitere therapeutische Prozedere wird vom Verlauf abhängen.

13.6 Lymphomatoide Papulose

Bei der *lymphomatoide Papulose* (LP) handelt es sich um eine seltene (1,2–1,9 Fälle/Mio. Einwohner), zunächst klinisch benigne, schubweise verlaufende Hautkrankheit, die feingeweblich an ein malignes Lymphom der Haut erinnert. Die Erkrankung kommt bei Männern und Frauen vor,

Tabelle 13.2. CD$_{30}$-positive Hautkrankheiten

▷ Großzellig-anaplastisches K$_1^+$-Lymphom (mehr als 50 % der Infiltratzellen positiv)
▷ Hautinfiltrate bei M. Hodgkin (ca. 30 %)
▷ Lymphomatoide Papulose (< 30 %)
▷ Pityriasis lichenoides et varioliformis acuta (Mucha-Habermann)
seltener: atypische CTCL, atypische Histiozytosen u. a.

eine Geschlechtsbevorzugung ist umstritten; das durchschnittliche Alter der Patienten liegt bei 40 (35–45) Jahren. Auch ihr Auftreten im Kindesalter und bei jüngeren Erwachsenen ist beschrieben.

Klinisch kommt es oft innerhalb weniger Tage zum Auftreten zahlreicher disseminierter entzündlicher Papeln, die z. T. leicht schuppen und sich teilweise zentral hämorrhagisch-nekrotisch umwandeln; nach einigen Wochen oder Monaten heilen sie häufig mit Hyperpigmentierung narbig ab. Stamm und Extremitäten sind bevorzugt befallen, Beschwerden liegen nicht vor. Schübe treten immer wieder auf, und Rückfälle werden auch noch nach Jahren beschrieben. Hin und wieder fällt eine relative Lymphozytose auf, selten sind die Lymphknoten geschwollen.

Histologisch ist das Bild relativ charakteristisch und von der klinisch ähnlich aussehenden PLEVA gut unterscheidbar. Es finden sich Infiltrate von kleineren und größeren lymphoiden Zellen, die sich immunhistochemisch mehrheitlich als T-Zellen erweisen mit überwiegender T-Helferzellpopulation. Auffällig ist ein meist nur geringer Epidermotropismus sowie das Vorkommen großer lymphoider Zellen mit gelappten Kernen. Histologisch wird insgesamt ein Lymphom vorgetäuscht, wobei man die Erkrankung feingeweblich in *zwei Gruppen* unterteilen kann: Bei der 1. Gruppe überwiegen die großen Zellelemente, die an Langerhans-Zellen oder Sternberg-Riesenzellen erinnern, bei der 2. Gruppe dominieren kleinere, aber atypische T-Lymphozyten mit hyperchromatischen Kernen und klonalem „gene rearrangement". In beiden Gruppen sind CD$_{30}$-positive Zellelemente vorhanden, so daß Ähnlichkeiten mit anderen Erkrankungen bestehen, die CD$_{30}$-positiv sind (Tabelle 13.2).

Die *Prognose* ist insgesamt schwer abzuschätzen. Übergänge in eine Parapsoriasis en plaques, eine Mykosis fungoides und andere maligne Lymphome der Haut kommen in etwa 5–20 % der Fälle vor. Zuverlässige prognostische Marker sind allerdings nicht bekannt. Die CD$_{30}$-positiven Zellen sind sowohl in den benignen (Vor-)Stadien als auch in den Fällen nachweisbar, die in ein Lymphom übergehen. Unterschiedliche Typen (A bzw. B) sind zumindest klinisch-prognostisch nicht aufrechtzuerhalten. Die Behandlung muß den Verlauf im Einzelfall berücksichtigen. Läsionen, die größer als 3 cm sind, sollten histologisch stets untersucht werden, um ein Lymphom auszuschließen.

Behandlung. Eine erfolgversprechende, generelle Behandlungsempfehlung für die lymphomatoide Papulose kann zur Zeit nicht gegeben werden. Die Lokalmaßnahmen haben allenfalls symptomatischen Charakter, systemische Antibiotika sind insgesamt eher wirkungslos. Lokale und systemische Kortikosteroide können über eine begrenzte Zeit in Verbindung mit UVB-Bestrahlungen versucht werden, ebenso eine PUVA-Therapie, am besten in Verbindung mit Etretinat (0,5 mg/kg KG/d). Methotrexat in einer niedrigen Dosis (2,5–12 mg/Woche) erwies sich in vielen Fällen als wirksam, allerdings bei fraglicher Remissionsstabilität; Rezidive sind nach dem Absetzen des Medikamentes die Regel. Mit einer erneuten Eruption muß auch nach erfolgreicher PUVA-Behandlung gerechnet werden.

Tabelle 13.3. Behandlungsvorschlag bei lymphomatoider Papulose

Abwartend-sequentiell, je nach klinischem Verlauf:
Kortikosteroide + UVB-Phototherapie
Prednisolon (30 mg/d) evtl. mit Teerbädern
PUVA bzw. RePUVA
Niedrigdosierte MTX-Anwendung allein oder in Kombination

Bei Übergang in ein Lymphom:
PUVA, RePUVA, rIFN-α + PUVA (α-PUVA) bzw. systemische Chemotherapie je nach Befund

Versuchsweise möglich: Intrafokale Applikation von rIFN-α, i.v. Aciclovir, BCNU, Röntgenstrahlen

Aber auch das erstmalige Auftreten einer lymphomatoiden Papulose während einer PUVA-Therapie bei CTCL wurde beschrieben. Regelmäßige klinische und histologische Kontrollen müssen durchgeführt werden, um den Übergang in ein Lymphom rechtzeitig zu erkennen und weitergehende therapeutische Schritte einzuleiten. Die Erkrankung wird von den meisten Autoren und auch von uns als potentielles Lymphom *(Pseudo- oder Prälymphom)* angesehen, selbst wenn sie über mehrere Jahre benigne verläuft. Die therapeutische Strategie muß dementsprechend sequentiell und erst mit dem Übergang in ein Lymphom in eine Bestrahlungs- bzw. systemische Chemotherapie einmünden; neben MTX wurde in den USA die lokale Anwendung von BCNU empfohlen: Anfangs wird eine höherkonzentrierte alkoholische BCNU-Lösung (10 mg/ml) appliziert, um allmählich auf niedrigere Konzentrationen überzugehen (2–4 mg/ml). Solche langfristigen Chemotherapien finden allerdings im europäischen Raum kaum Zuspruch.

Vorstellungen, daß die PLEVA bzw. auch die lymphomatoide Papulose möglicherweise mit einer Herpesvirusinfektion zusammenhängen, haben die i.v.-Applikation von Aciclovir nahegelegt. Remissionen wurden kasuistisch beschrieben (in 2 von 9 Fällen), doch derartige Erfahrungen blieben bis heute unbewiesen. Auch rIFN-α (Roferon® A, Intron® A), Röntgenstrahlen, schnelle Elektronen und diverse kombinierte Schemata kommen gelegentlich zur Anwendung.

Literatur

Baumgartner G, Duschet P, Schwarz T et al. (1986) Lymphomatoid papulosis: remission following intravenously administered acyclovir. Dermatol 172: 305–309

Beljaards RC, Willemze R (1992) The prognosis of patients with lymphomatoid papulosis associated with malignant lymphomas. Br. J Dermatol 126: 596–602

Blondeel A, Knitelius AC, De Coninck A et al. (1982) Papulose lymphomatoide ameliorée par PUVA therapie. Dermatologica (Basel) 165: 466–468

Burg G, Klepzig K, Klaudewitz P et al. (1986) Acyclovir in lymphomatoid papulosis and mycosis fungoides. JAMA 256: 214–215

Cockerell CJ, Stetler LD (1991) Accuracy in diagnosis of lymphomatoid papulosis. Am J Dermatopathol 13: 20–25

Erpaiboon P, Mihara I, Niimura M et al. (1991) Lymphomatoid papulosis: clinicopathological comparative study with pityriasis lichenoides et varioliformis acuta. J Dermatol 18: 580–585

Everett MA (1984) Treatment of lymphomatoid papulosis with methotrexate. Br J Dermatol 111: 631

Karp DL, Horn TD (1994) Lymphomatoid papulosis. J Am Acad Dermatol 30: 379–395

Kaudewitz P, Stein H, Burg G (1986) Atypical cells in lymphomatoid papulosis express the Hodgkin cell-associated antigen Ki-1. J Invest Dermatol 86: 350–354

Kaudewitz P, Burg G (1991) Lymphomatoid papulosis and Ki-1 (CD30)-positive cutaneous large cell lymphomas. Semin Diagn Pathol 8: 117–124

Lange-Wantzin G, Thomsen K (1982) PUVA-treatment in lymphomatoid papulosis. Br J Dermatol 107: 687–690

Lange-Wantzin G, Thomsen K (1984) Methotrexate in lymphomatoid papulosis. Br J Dermatol 111: 93–95

Lynch PJ, Saied NK (1979) Methotrexate treatment of pityriasis lichenoides and lymphomatoid papulosis. Cutis 23: 634–636

Parks JD, Synovec MS, Masih AS et al. (1992) Immunophenotypic and genotypic characterization of lymphomatoid papulosis. J Am Acad Dermatol 26: 968–975

Thomsen K, Lange-Wantzin G (1987) Lymphomatoid papulosis. A follow-up study of 30 patients. J Am Acad Dermatol 17: 632–636

Trautmann Ch, Hahnemann HG, Hilbert ET et al. (1995) Das großzellig-anaplastische Ki-1-positive Lymphom der Haut. Hautarzt 46: 28–34

Whittaker S, Smith N, Jones RR, Luzzatto L (1991) Analysis of beta, gamma and delta T-cell receptor genes in lymphomatoid papulosis: cellular basis of two distinct histologic subsets. J Invest Dermatol 96: 786–791

Willemze R, Meijer CJLM, van Vloten WA, Scheffer E (1982) The clinical and histological spectrum of lymphomatoid papulosis. Br J Dermatol 107: 131–144

Willemze R, Beljaards RC (1992) Spectrum of primary cutaneous CD30 (Ki-1-)-positive lymphoproliferative disorders. A proposal for classification and guidelines for management and treatment. J Am Acad Dermatol 28: 973–980

Zackheim HS, Epstein EH, Crain WR (1985) Topical carmustine therapy for lymphomatoid papulosis. Arch Dermatol 121: 1410–1414

Farbabbildungen

1,2 Pityriasis lichenoides et varioliformis acuta (PLEVA), zum Teil ekzematisiert. Weitgehende Therapieresistenz, deutliche Besserung nach PUVA-Therapie

3,4 Lymphomatoide Papulose mit nachfolgendem Übergang in ein Ki_1^+-Lymphom

5,6 Morphologische Varianten der Manifestation der lymphomatoiden Papulose

Farbabbildungen

315

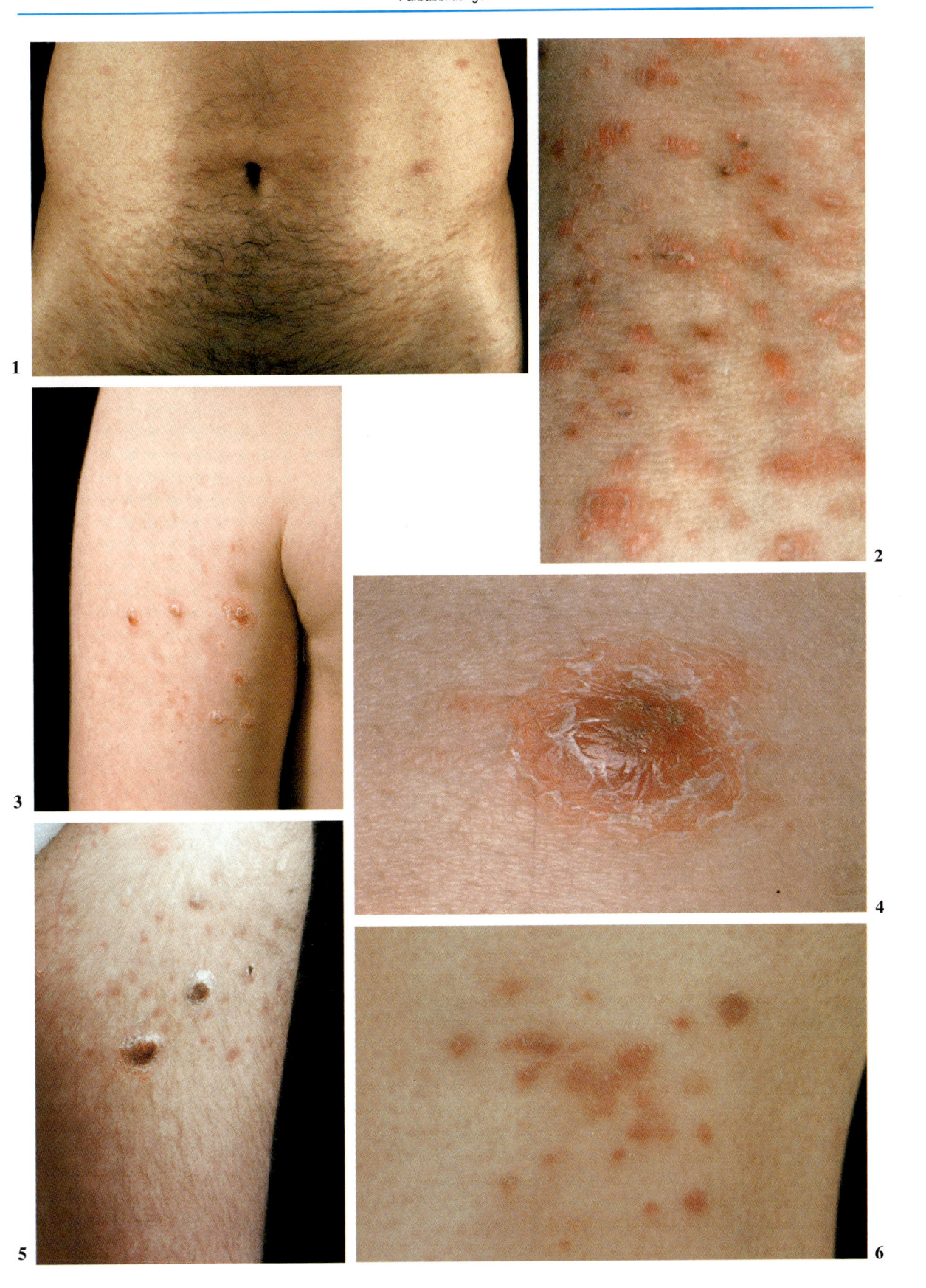

Kapitel 14 Akne, akneiforme Dermatosen und Rosazea

14.1	Allgemeines zur Akne 318	14.9.1	Acne infantilis und Acne juvenilis. . 334
14.2	Therapieplanung und Dokumentation 320	14.9.2	Spättypakne. 335
14.3	Therapeutische Angriffspunkte und Aknetherapeutika 322	14.9.3	Acne excoriée 335
		14.9.4	Gramnegative Follikulitis 336
14.3.1	Wirkung auf die follikuläre Hyperkeratose 322	14.9.5	Pyoderma faciale 336
		14.10	Kosmetikaakne, Acne venenata bzw. medikamentenprovozierte Akne . . 337
14.3.2	Wirkung auf die Talgdrüsen- hyperplasie und Seborrhö 323	14.11	Der sog. therapierefraktäre Aknepatient. 338
14.3.3	Wirkung auf die mikrobielle Kolonisation des Follikels 324	14.12	Behandlung akneiformer Dermatosen. 339
14.3.4	Antientzündlich wirksame Medikamente. 325	14.12.1	Periorale Dermatitis 339
		14.12.2	Sog. Mallorca-Akne 340
14.4	Adjuvante Maßnahmen 325	14.12.3	Steatocystoma multiplex 341
14.5	Unerwünschte Nebenwirkungen bei der Aknebehandlung 326	14.12.4	Naevoide akneiforme Dermatosen . 341
		14.12.5	Lupus miliaris disseminatus faciei (Acne agminata). 342
14.6	Behandlung der vulgären Akne . . . 328		
14.6.1	Acne comedonica 328	14.12.6	Sterile akneiforme Dermatosen . . . 342
14.6.2	Acne papulopustulosa (partim nodosa) 329	14.12.7	Behandlung anderer akneiformer Dermatosen mikrobiellen Ursprungs 343
14.7	Behandlung der schweren entzündlichen Akne. 330	14.12.8	Pityrosporon-Follikulitis 343
		14.12.9	Milien und Zysten 343
14.7.1	Acne conglobata und Acne nodulocystica 330	14.13	Rosazea und Rhinophym 344
		14.14	Rosazeaartige Erythrosis faciei . . . 345
14.7.2	Acne inversa bzw. Acnetetrade . . . 331	14.15	Anhang: Dermabrasio und Peeling . 348
14.7.3	Acne fulminans und Acne tropicalis. 332	14.15.1	Dermabrasio 348
		14.15.2	Chemisches Peeling 350
14.8	Behandlung von Aknenarben und Acne keloidalis 333	14.15.3	Kryopeeling 352
14.9	Sonderformen und ihre Behandlung 334		

14.1 Allgemeines zur Akne

Die *Akne* ist eine weltweit und in allen Rassen verbreitete Erkrankung. Die klinische Akne hat ihren Gipfel zwischen dem 16. und 18. Lebensjahr und kann in einigen Fällen bis zur 4.–6. Lebensdekade dauern (Spättypakne). Im allgemeinen setzt die Akne bei Mädchen etwas eher ein als bei Jungen. Die Komedonenakne kommt am häufigsten um das 12. Lebensjahr (> 50 %) vor, die papulöse und pustulöse Akne um das 16. Lebensjahr mit gut 70–80 %, während die tiefen entzündlichen, z. T. knotigen Formen später, zwischen dem 16. und 20. Lebensjahr (ca. 12 %) auftreten. Die unterschiedliche Altersverteilung und das differierende klinische Bild der Akne verlangt genaueres Wissen über die Pathogenese der Erkrankung und klinische Erfahrung bei ihrer Behandlung. Akneiforme Dermatosen oder Medikamente, die akneiforme Hautreaktionen nach sich ziehen, komplizieren das Bild.

Die *Ätiologie* der Akne ist vielfältig wie ihr klinisches Erscheinungsbild. *Genetische Untersuchungen* haben keine eindeutigen Beweise für Vererbungsfaktoren gezeigt. Allerdings findet man bei homozygoten Zwillingen eine auffallende Übereinstimmung der Sebumexkretionsrate (SER) mit 97,9 %, heterozygote Zwillinge dagegen zeigen diese nur in knapp 46 %; auf der anderen Seite sind Akneverteilungstyp und Schweregrad bei Zwillingen nicht identisch. Daraus läßt sich ableiten, daß zusätzliche Faktoren die Erkrankung beeinflussen müssen. Weitere genetische Untersuchungen haben einen besonderen Chromosomentyp mit einer XYY-Konstellation gezeigt, wobei die damit verbundene klinische Symptomatik mit verstärktem Längenwachstum und mentaler Retardierung nicht immer vorhanden war. Insgesamt zeigt sich jedoch bei familienanamnestischen Erhebungen, daß man, je häufiger und schwerer eine Akne in der Verwandtschaft aufgetreten ist, desto mehr mit einem schweren Verlauf bei den Nachkommen rechnen muß. Es ist auffallend, daß die Inzidenz der Neurodermitis unter Aknepatienten und ihren Verwandten 1. Grades statistisch deutlich niedriger ist als bei Nichtaknepatienten oder Gesunden. Möglicherweise hängt dies mit der signifikant niedrigeren Sebumexkretionsrate bei Atopikern zusammen.

- Untersuchungen zur Verteilung und zum Schweregrad der Akne in den *verschiedenen Populationen* zeigen, daß sie bei Kaukasiern in der Regel schwerer ist als bei stärker pigmentierten Rassen oder gar bei Afrikanern. Japaner haben in der Regel eine mildere Akne als andere Rassen. Solche Beobachtungen wie auch die höhere Inzidenz der androgenetischen Alopezie bei Kaukasiern im Vergleich zu Asiaten könnte Ausdruck einer möglichen differenten Entwicklung hinsichtlich sexualhormonabhängiger Erkrankungen der Haut und ihrer Anhangsorgane sein.

- Physiologische Veränderungen wie der *Menstruationszyklus* der Frau haben nur geringen Einfluß auf den Verlauf der Akne, jedoch spielt die zu bestimmten Zykluszeiten verstärkte Ödembildung für die Follikellumenweite und eine damit zusammenhängende kurzfristige Verschlechterung der Akne eine Rolle. Hinsichtlich der *Schwangerschaft* gibt es widersprüchliche Befunde, die zum einen Besserung und zum anderen Verschlechterung zeigen. Nach unseren Erfahrungen hat eine normal ablaufende Schwangerschaft einen eher günstigen Effekt.

- *Ernährungsfaktoren*, insbesondere Nüsse und Schokolade, sind in der Vergangenheit immer für die Verschlechterung oder Unterhaltung einer Akne angeschuldigt worden. Eine frühere Studie an mehreren Tausend Freiwilligen mit einer schokoladenangereicherten Diät hat keinerlei Verlaufsunterschiede aufgezeigt. Dennoch gibt es immer wieder Patienten, bei denen nachweislich eine diätetische Abhängigkeit des Akneverlaufs klinisch unbestritten ist. Insbesondere tierische Fette (Hammeltalg, Schweinefett), pflanzliche Öle, Nüsse, scharfe Käsesorten, Gewürze etc. haben oft einen ungünstigen Effekt. Eine über 50 % kalorienreduzierte Diät kann die Androgensekretion und damit sekundär auch die Sebumexkretion vermindern.

● *Jahreszeitliche Schwankungen* der Akne bestehen in der Regel nicht, die scheinbare Besserung in den Sommermonaten ist größtenteils auf einen abdeckenden Effekt durch die Pigmentierung zurückzuführen. Es wird sogar über eine Verschlechterung mit Induktion von Komedonen durch eine UVA-Strahlung berichtet. Andere *Umweltfaktoren* mögen gelegentlich eine Rolle spielen, wie z. B. Verschlechterung einer bestehenden Akne in tropisch-feuchtem Klima (poraler Okklusionseffekt) mit Übergang in eine *Acne tropicalis*.

Obwohl in jüngerer Zeit häufig behauptet, hat *Streß* keinen sicheren Einfluß auf eine Akne. Eine durch *psychische Faktoren* induzierte Akne gibt es u. E. nicht; allerdings führt eine Akne häufig zu einer reaktiven depressiven Verstimmung, die mit persönlichem Wertigkeitsverlust, Abkapselung vom sozialen Umfeld und Aggressionen verbunden sein kann. Die Arbeitslosigkeit ist bei Patienten mit schwerer Akne deutlich höher als bei Jugendlichen und Erwachsenen zu Beginn des Berufslebens.

Vier *pathogenetische Faktoren* (vgl. Abb. 14.1) sind für das Auftreten einer Akne verantwortlich:
▷ follikuläre Hyperkeratose,
▷ gesteigerte Talgdrüsenaktivität mit Hyperseborrhö,
▷ mikrobielle Hyperkolonisation,
▷ Entzündung und immunologische Wirtsreaktion.

Bereits vor dem Auftreten klinisch sichtbarer Akneeffloreszenzen findet sich im Infrainfundibulum und im Talgdrüsenausführungsgang eine Veränderung des Keratinisierungsmusters. Normalerweise folgt das Akroinfundibulum dem Verhornungstyp der Epidermis, während im Infrainfundibulum kein Stratum granulosum vorhanden ist. Jüngere Befunde zeigen nun, daß möglicherweise durch die Vergrößerung des Talgdrüsenvolumens ein relatives, lokales *Defizit an Linolensäure* im Sebum entsteht und eine verstärkte Verhornung auftritt, wobei ein z. T. mehrschichtiges Stratum granulosum im Infrainfundibulum sichtbar wird. Die Korneozyten lösen sich in dichtgepackten Häufchen ab, füllen das Lumen aus und führen damit zu einer Aufweitung des Follikelkanals, histologisch einem Mikrokomedo entsprechend. Weitere Hypothesen für das Auftreten der krankhaften Follikelkeratose bei Akne sind ein direkter Einfluß von Androgenen oder aber eine lokale Störung des Vitamin A-Säure-Metabolismus.

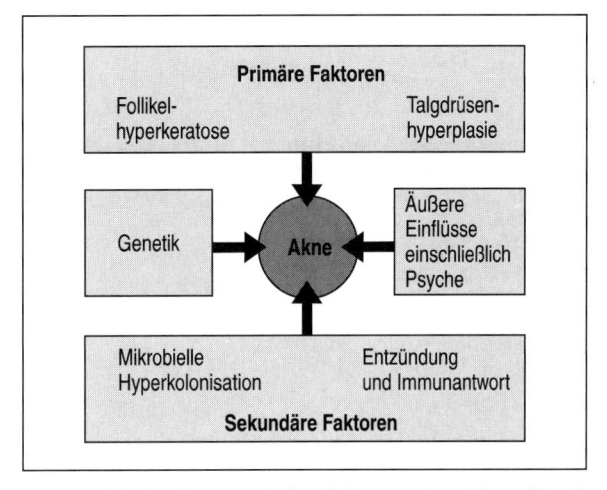

Abb. 14.1. Pathogenetische Faktoren der Akne (Nach Gollnick H: Therapiewoche 43, 42 [1993])

Die *Talgdrüsen* und besonders die basalen, undifferenzierten Sebozyten werden durch *Androgene* (Testosteron, DHT, auch DHEA u. ä.) entscheidend beeinflußt. Noch bevor das *freie Testosteron* in der Pubertät ansteigt, findet sich bereits eine Vermehrung der androgenen Vorstufen in der Nebennierenrinde, z. B. des *Dehydroepiandrosteronsulfats* (DHEAS). Daher ist anzunehmen, daß die erste Stimulation durch die Nebennierenrinde und eine spätere durch das in Testes und Ovar produzierte Testosteron erfolgt (vgl. Abb. 14.2). Das im Zytoplasma der Sebozyten mittels 5α-Reduktase konvertierte Testosteron wird als *Dehydrotestosteron (DHT)* an einen zytoplasmatischen Proteinrezeptor gekoppelt und zum Kern transloziert, wo entsprechende Signale die Differenzierung der Sebozyten und die Zunahme der Sebumproduktion veranlassen.

Mehrere Untersuchungen zeigten, daß eine direkte Beziehung zwischen Schweregrad der Akne und Sebumexkretionsrate besteht, d. h., je schwerer die Akne, desto höher ist die Sebumproduktion; eine umgekehrte Korrelation fehlt. Darüber hinaus gibt es Hinweise, daß bei Akne

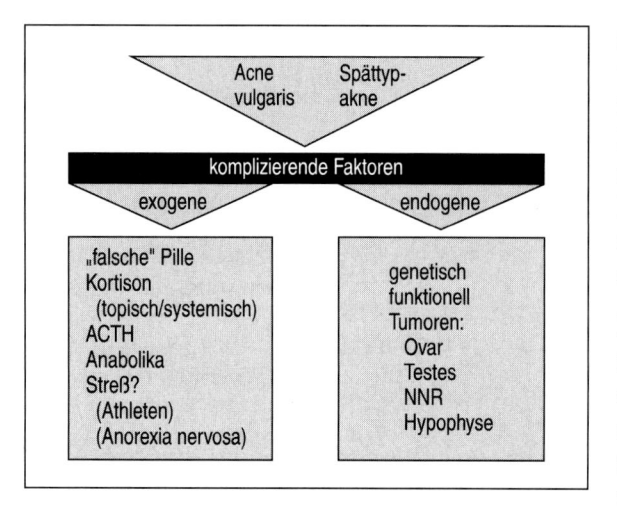

Abb. 14.2. Hormoneinflüsse bei Akne (Nach Gollnick H: Therapiewoche 43, 42 [1993])

eine erhöhte Rezeptordichte mit höherer Drüsenaktivität vorliegt. Dennoch ist die Akne keine grundsätzlich hormonelle Erkrankung, denn bei den meisten Aknepatienten findet sich keine erkennbare Störung des Hormonstoffwechsels. Jüngste Ergebnisse weisen auf eine unterschiedliche Ansprechbarkeit der Sebozyten auf die androgene Stimulation hin: Die verstärkt auf Androgene ansprechenden Talgdrüsen sind diejenigen, die den klinisch befallenen Körperabschnitten wie Gesicht, Brust, Rücken und apokrine Areale entsprechen. Des weiteren zeigen histoplanimetrische Untersuchungen, daß die Zahl der Talgdrüsenläppchen pro Drüse bei Patienten mit Seborrhö höher ist als bei Gesunden, d.h. die Volumenzunahme zu Lasten einer erhöhten Läppchenzahl geht. Bei der Akne findet sich keine weitere Vermehrung der Läppchen pro Drüse, jedoch eine Vergrößerung der Einzelläppchen. Eine verstärkte Seborrhö sowie Hyperandrogenämie muß allerdings *nicht* in einer Akne münden, sondern der Faktor der follikulären Verhornungsstörung ist zusätzlich notwendig.

Die *mikrobielle Hyperkolonisierung* spielt für die Induktion der Akne kaum eine Rolle, ist aber ein entscheidender Faktor für ihren weiteren Verlauf. *Propionibacterium acnes* (P. acnes) befällt nicht jeden Follikel bei Akne, trägt jedoch wesentlich zur Unterhaltung der entzündlichen Form der Erkrankung bei. P. acnes produziert u.a. Lipasen, die Triglyzeride in freie Fettsäuren aufspalten, die wiederum auf das Follikelepithel irritierend wirken und damit komedogen sind. Weitere Enzyme wie Hyaluronidase und Proteinasen sind mitbeteiligt. Die *entzündlichen Phänomene* in der Dermis und im Follikel sind demnach die Folgeerscheinungen, die für die klinische Manifestation entscheidend sind.

In der frühesten Entwicklung der Follikelveränderung sieht man zunächst Lymphozyten, erst später werden polymorphkernige Granulozyten durch chemoattraktive Substanzen angezogen, die zum einen von P. acnes stammen, zum anderen aus dem Debris des Follikelinhalts herrühren und in die Peripherie der Follikelwand bzw. in die umgebende Dermis gelangen. Bei schweren Formen der Akne können Antikörper gegen P. acnes nachgewiesen werden. Ein grundlegender immunologischer Defekt liegt jedoch bei Akne nicht vor.

14.2 Therapieplanung und Dokumentation

Der erste Besuch eines Aknepatienten beim Arzt sollte zum Zwecke einer genaueren Therapieplanung eine sorgfältige Anamnese mit gründlicher körperlicher Untersuchung sowie eine *Graduierung des klinischen Befundes* mittels optischer oder numerischer Verfahren umfassen. Es ist z.B. wichtig zu unterscheiden, ob man die Behandlung eines Jugendlichen oder eines Erwachsenen plant, eher mild oder aggressiv beginnen will bzw. mit einer guten oder mangelhaften Compliance rechnet. Anamnestische Angaben im Hinblick auf die berufliche Tätigkeit, die Dauer der Erkrankung und die psychologische Einstellung des Patienten sind wichtige Parameter für die einzuleitende therapeutische Strategie. Weiterhin spielt es eine Rolle, ob es sich um einen hell- oder dunkelhäutigen Hauttyp handelt (gerade der letztere neigt zu verstärkter postinflammatorischer Hyperpigmentierung) und ob Hinweise auf eine überschießende Narbenbildung vorliegen. Die klinische Inspektion muß stets das gesamte Integument einbeziehen, da neben den sichtbaren Akneläsionen auch *Androgenisierungserscheinungen* bei Frauen sowie Hinweise auf eine sog. *Acne inversa* vorliegen können.

● Die *Graduierung* der Akne ist eine wichtige Aufgabe des Arztes, sowohl bei der Erstuntersuchung als auch während der Wiedervorstellungen, um den Effekt der Behandlung richtig einschätzen zu können. Wegen der Vielzahl von Patienten, die der Arzt pro Tag sieht, muß er beim nächsten Patientenbesuch einen Rückgriff auf Daten haben, die seine Therapiewahl hinsichtlich ihrer Effektivität belegen. Eine gute Methode ist die *Auszählung aller Akneläsionen*, z. B. im Bereich einer halben Gesichtshälfte: nichtentzündliche, offene und geschlossene Komedonen einerseits und entzündliche Läsionen, d. h. Flecken, Papeln, Pusteln, Knoten und evtl. Zysten andererseits. Bei alleinigem Befall von Rücken und Brust reicht meist ein 20 × 20 cm großes, repräsentatives Areal im Schulterbereich zur Dokumentation aus. Ein *Polaroidphoto* kann eine Hilfe sein, erlaubt jedoch keine Aussage über tieferliegende Effloreszenzen. Gelegentlich mag eine Effloreszenz auf den ersten Blick einer Papel, jedoch bei Palpation einem tief sitzenden Knoten entsprechen. Eine derartige *klinische Graduierung*, die inzwischen auch von der WHO empfohlen wird, unterteilt den klinischen Befund in *10 Grade* mit Viertelschritten von 0–2. Die Grade 0,25–0,75 zeigen eher eine physiologische, nicht behandlungsbedürftige Akne, die Grade 1 und größer entsprechen der klinisch manifesten Akne und werden in die Grade 1,0, 1,5, 2,0, 2,5, 3, 4, 5 und 7 eingeteilt. Im Lehrbuch von Cunliffe wie auch in einem Leitfaden der WHO sind klinische Bilder als Beispiele für diese Graduierungen zu finden.

Eine in jüngerer Zeit von der American Academy of Dermatology vorgeschlagene Aknegraduierung ist in Tabelle 14.1 zusammengestellt.

● Das erste *Gespräch mit dem Patienten* hat stets eine sorgfältige Evaluierung von exogenen und endogenen Provokationsfaktoren wie Kosmetika, Medikamente, androgenwirksame Substrate einschl. Anabolika, Antikonzeptiva mit restandrogener Wirkung, vorausgegangene Antibiotikatherapie, Einnahme von Vitamin B-Präparaten, familiäre Belastung, lokale Manipulation u. v. a., zum Ziel. Darüber hinaus muß eine Einschätzung der Prognose der Erkrankung und des absehbaren Therapieerfolgs vorgenommen werden. Eine A. papulopustulosa mittelschweren Grades, die mit 1 g Tetracyclin-HCl/d und 5 % Benzoylperoxid 2 ×/d topisch behandelt wird, läßt nach kontrollierten Studien etwa folgendes Ergebnis erwarten:
– 10 % Besserung nach 1 Monat,
– 35–40 % nach 2 Monaten,
– 50 % nach 3 Monaten,
– 60 % nach 4 Monaten,
– > 80 % nach 6 Monaten.

Jedem Aknepatienten muß vor Behandlungsbeginn mitgeteilt werden, daß eine Akne einer *Langzeitbehandlung* bedarf und somit viel *Geduld* von seiten des Patienten voraussetzt. In der Regel werden die Patienten nach Verschreibung spezifischer Medikamente nach ca. 3–4 Wochen wieder einbestellt und je nach klinischer Wirkung bzw. Nebenwirkungen in größeren Abständen kontrolliert. Die pubertäre Akne der

Tabelle 14.1. Vereinfachte Einteilung der Akneschweregrade für die Therapieentscheidung

Schweregrad	Komedonen	Papeln/Pusteln	Knötchen Zysten Fistelgänge	Knoten	Entzündungen	Vernarbung
mild	wenige	keine oder wenige	keine	keine	keine	keine
mäßig	zahlreiche	wenige bis viele	keine bis wenige	keine	deutlich	keine
schwer	zahlreiche	sehr zahlreich	viele	keine bis wenige	stark	vorhanden
sehr schwer	Fistelkomedonen	sehr zahlreich	viele	wenige bis viele und tiefgehend	sehr stark	vorhanden

Jugendlichen bedarf nach klinischer Abheilung einer prophylaktischen Weiterbehandlung über mehrere Jahre.

14.3 Therapeutische Angriffspunkte und Aknetherapeutika

14.3.1 Wirkung auf die follikuläre Hyperkeratose

Die follikuläre Hyperkeratose wird direkt durch topische und systemische Retinoide sowie durch die lokale Anwendung von Azelainsäure beeinflußt. Aber auch eine Reihe weiterer Medikamente kann sekundär, über die Veränderung anderer pathogenetischer Faktoren, eine Besserung der Follikelhyperkeratose herbeiführen.

■ Das Standardpräparat unter den *lokalen Retinoiden* ist die *all-trans-Retinsäure* (Tretinoin, Vitamin A-Säure). Das Präparat liegt in Cremes, Gelen und Lösungen (einschl. Tupfern) vor. Die Konzentrationen reichen von 0,025–0,1 %, meist aber bei 0,05 %. Gebräuchliche Präparate in Deutschland sind Airol® (Creme, Lösung, Tupfer), Cordes VAS® Creme und Gel, Epi-Aberel® Creme, Gel, Lösung und Tupfer sowie Eudyna® Creme und Gel. Clinesfar® ist die Kombination von 0,025 % Tretinoin mit 4 % Erythromycin. Innerhalb von 8–14 Tagen kommt es nach Anwendung von Tretinoin, insbesondere in Form von Gel oder Lösung zu einem scheinbaren Aufflakkern der Akne mit verstärkter Expulsion von Komedonen mit Pustelbildung. In anderen europäischen Ländern ist ein aromatisches, topisch wirksames Retinoid (*Motretinid;* Schweiz) mit etwas geringerer Wirksamkeit als Tretinoin, jedoch besserer Verträglichkeit zugelassen. Für die Zukunft deutet sich ein weiteres *Retinoid der 4. Generation* an, das auf einem Naphthalingerüst beruht (*Adapalene;* Galderma, Frankreich) und das sich bei der Prüfung gegenüber Placebo und Vitamin A-Säure als überlegen bzw. gleichwertig zeigte. Es hat möglicherweise eine zusätzliche antiinflammatorische Wirkung. Eine topische Formulierung von Isotretinoin 0,05 % ist das Isotrex™, das erst vor wenigen Jahren in den USA und in mehreren europäischen Ländern eingeführt wurde. Dieses Präparat zeigte sich etwa gleichwertig dem Tretinoin, bei etwas geringerer lokaler Irritation. Zum Teil wird bei topischer Applikation Isotretinoin durch UV-Licht in all-trans-Retinsäure konvertiert. Das systemisch einsetzbare Derivat *Isotretinoin* (Roaccutan®) wirkt, wie Tretinoin, auf die krankhafte Verhornung im Akroinfundibulum. Auch unter der systemischen Medikation ist mit einem Aufflackern der Akne zu Beginn der Behandlung zu rechnen.

■ *Azelainsäure* (20 % Creme; Skinoren®) ist ein neueres Medikament zur lokalen Applikation mit antikomedogenen Eigenschaften, das spät in die Keratinisierung eingreift, vermutlich bei der Bildung der keratinfilamentaggregierenden Proteine. Bei A. comedonica zeigt Azelainsäure eine gleichgute Wirkung wie Tretinoin. Toxikologisch ist die Substanz unbedenklich; sie kann auch bei jüngeren Personen und bei Frauen während der Schwangerschaft appliziert werden. Lokal ist allenfalls leichtes Prickeln, Brennen und Jucken zu beobachten, vor allem während der ersten Minuten nach ihrer Anwendung. Kontaktallergien oder photodynamische Reaktionen sind nicht oder kaum zu erwarten. Die perkutane Absorption beim Menschen ist gering (ca. 3,6 %).

$$HOOC\text{-}(CH_2)_7\text{-}COOH$$
Azelainsäure (C_9-Dicarbonsäure)

Die Wirkung der Azelainsäure bei Akne bewirkt die Normalisierung der follikulären Verhornungsstörung und führt zur Hemmung der mikrobiellen Besiedlung, wobei auf die Seborrhö und die dermalen Entzündungsvorgänge kein direkter Einfluß zu erwarten ist.

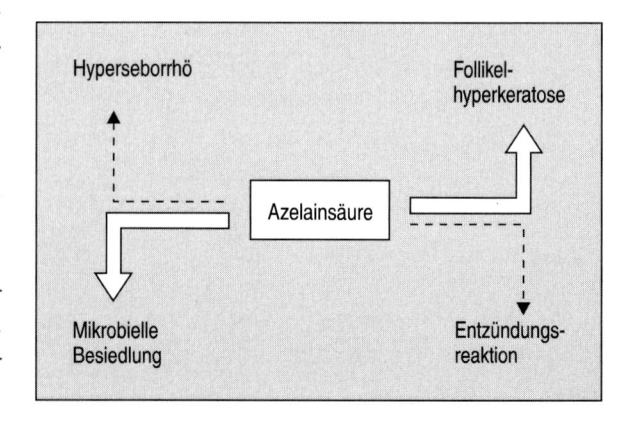

■ Eine nur geringe Wirkung auf die follikuläre Hyperkeratose und damit untergeordnete Bedeutung haben *Keratolytika*, wie z. B. *Salicylsäure*. Sie wird bei Akne in verschiedenen Präparationen lokal, vorwiegend in Lösungen appliziert, z. B. Aknederm® Salbe N (0,5%ig), Aknelan® Lotio (0,5%ig), Aknichtol® N und Aknichtol® soft (je 0,5%ig), Aknin® Winthrop (1%ig), Animbo® N (1%ig) sowie Animbo® Tinktur (2- und 5%ig). In den vorgenannten Präparaten sind z. T. Schwefel, Dexpanthenol, Resorcin u. v. a. beigemengt. Alternativ kann man einen 0,5–5%igen Salicylspiritus als lokales adstringierendes und zusätzlich keratolytisch wirksames Mittel verschreiben.

14.3.2 Wirkung auf die Talgdrüsenhyperplasie und Seborrhö

Eine Sebosuppression läßt sich bei Akne auf 2 Wegen erzielen, zum einen durch antiandrogene Substanzen und zum anderen durch Isotretinoin.

■ Die *hormonelle Behandlung* der Seborrhö mittels Antiandrogenen bleibt verständlicherweise zur Behandlung der Akne bei Frauen vorbehalten. Selbst die topische Anwendung von z. B. Östradiol bei Männern würde bis zum Einsetzen eines antiseborrhoischen Effektes systemische Nebenwirkungen nach sich ziehen. Eine wirksame Substanz mit antiandrogener Wirkung aus der Gruppe der Hydroxyprogresterone ist *Cyproteronacetat* (CPA). CPA blockiert die Bindung von DHT an den zytoplasmatischen Rezeptoren der basalen Sebozyten. Das hormonelle Antikonzeptivum Diane® 35 enthält 2 mg CPA, kombiniert mit 35 mg Äthinylöstradiol, wobei es unter dieser Medikation auch zu einer signifikanten Erhöhung des zirkulierenden SHBG kommt. Zur Steigerung der antiandrogenen Wirkung, insbesondere bei Hinweisen auf Hyperandrogenämie, kann Cyproteronacetat während der ersten Hälfte des Zyklus über 10 Tage verabreicht werden (Androcur® 10–20 mg/d). Alternativ, bei schlechter Resorption oder ungenügender Compliance, kann einmal zu Anfang des Zyklus eine i.m.-Injektion von 100–300 mg gegeben werden (Androcur® Depot). Eine Alternative als antiandrogen wirksames Gestagen ist *Chlormadinonacetat*, das in weiteren Antikonzeptiva enthalten ist (Neo-Eunomin®, Eunomin® 21 sowie im Gestafortin®); in diesen Kombinationen liegt Chlormadinonacetat mit 35 mg Äthinöstradiol oder 50 mg Mestranol vor. Alternativ könnte zur Unterdrückung der androgenen Sekretion der Nebennierenrinde Prednisolon 2,5–5 mg/d eingesetzt werden.

■ Eine weitere Möglichkeit, antiandrogen einzuwirken, stellt der systemische Einsatz von *Spironolacton* (Aldactone® Drg. à 25 mg; Kaps. à 100 mg) dar. Spironolacton 200 mg/d wirkt sicher antiandrogen und hat eine ausreichend sebosuppressive Wirkung, kann allerdings bei Frauen Zyklusstörungen zur Folge haben. Die topische Anwendung von Spironolacton wurde in 3–5 %iger Konzentration geprüft, ist aber nicht ausreichend sebosuppressiv. Auch Ketoconazol (Nizoral® Tabl. à 200 mg) in einer Dosis von > 200 mg/d wirkt leicht antiandrogen, ebenso der H_2-Antagonist Cimetidin (Tagamet®).

■ *Isotretinoin* (Roaccutan®, Accutane™) hat einen direkten, auf die Proliferation und Differenzierung des Sebozyten einflußnehmenden Effekt, der in einer ausgeprägten Sebosuppression resultiert. Die Sebosuppression ist dosisabhängig; sie setzt bei 0,1 mg/kg KG/d nach frühestens 10–12 Wochen ein, bei 1 mg/kg KG/d spätestens nach 4 Wochen. Nach Absetzen des Medikamentes ist ein Reboundphänomen nicht zu erwarten, jedoch tritt die Seborrhö nach 0,1 mg/kg rasch, nach 1 mg/kg meist erst nach 2–3 Monaten wieder ein, aber erreicht häufig nicht den Schweregrad wie vor der Therapie. Bei einer ausreichend hohen Gesamtdosis über eine angemessene Behandlungsdauer (ca. 6 Monate bis 1 Jahr) sind die Remissionen stabil. Eine kumulative Gesamtdosis von 150 mg/kg sollte nicht überschritten werden. Zahlreiche *Nebenwirkungen* zwingen zur Vorsicht beim Einsatz oraler Retinoide zur Behandlung einer schweren Akne. Insbesondere auf die *Teratogenität* bei jungen Frauen muß immer wieder hingewiesen werden. Patienten mit Leberschäden, anderen Organkrankheiten, Diabetes, Neigung zu Fettstoffwechselstörungen müssen von der Behandlung ausgeschlossen, Leberwerte und Fettwerte im Blut regelmäßig kontrolliert werden. Ebenso ist bei langfristiger Therapie auf Veränderungen im Knochensystem zu achten (sog. DISH-Syndrom; „diffuse idiopathic skeletal hyperostosis").

14.3.3 Wirkung auf die mikrobielle Kolonisation des Follikels

Antibiotika führen sowohl bei lokaler als auch bei systemischer Applikation zur Reduktion der Kolonisation der tieferen Follikelabschnitte mit P. acnes und der oberflächlichen Besiedlung mit Staphylococcus aureus. Einige Präparate haben auch antiinflammatorische Wirkungen. Für die topische Anwendung stehen *Erythromycin* und *Clindamycin* (Sobelin®) im Vordergrund, auch *Tetracycline* finden Anwendung. Neomycin ist wirkungslos, Chloramphenicol nur schwach wirksam; Penicillin ist in vitro auf P. acnes stark wirksam, in vivo nicht. Neuere Antibiotika zur lokalen Anwendung aus der Gruppe der *Gyrasehemmer* (Chinolone) stehen bisher nur experimentell zur Verfügung. Die lokalen Antibiotika in unterschiedlichen Formulierungen sind in Tabelle 14.2 verzeichnet. Erythromycin ist darüber hinaus in Kombination (4%) mit Tretinoin (0,025%)

Tabelle 14.2. Unterschiedliche Angriffspunkte der Aknetherapeutika in der Pathogenese der Akne (*s* systemisch, *t* topisch)

	Follikuläre Hyperkeratose	Seborrhö	Mikrobielle Besiedlung	Entzündung
Azelainsäure (t)	++	–	++	+
Benzoylperoxid (t)	(+)	–	+++	(+)
Chinolone	–	–	+++	?
Chlormadinonacetat (s)	–	+	–	–
Clindamycin (t)	–	–	++	–
Cyproteronacetat (s)	–	++	–	–
Erythromycin (t)	–	–	++	–
Isotretinoin (s)	++	+++	(+)	++
Tetracycline (s)	–	–	++	+
Tretinoin (t)	++	–	(+)	–

+++ Sehr stark, ++ stark, + mäßig, (+) indirekt/schwach.

erhältlich (Clinesfar® Gel) sowie mit Zinkacetat (Zineryt®, Pulver und Lösungsmittel zum Auftragen 30 ml; Erythromycin 1,2 g). Von einer alleinigen lokalen Antibiotikatherapie bei Akne ist jedoch im allgemeinen eher abzuraten, da die sonstigen pathogenetischen Faktoren der Akne nicht ausreichend beeinflußt werden und darüber hinaus die Gefahr der Resistenzbildung besteht. Letztere kann z.B. durch die kombinierte Anwendung mit Benzoylperoxid oder auch mit Azelainsäure verhindert oder zumindest reduziert werden.

■ Mittel der Wahl bei der systemischen Antibiotikatherapie mittelgradiger bzw. schwerer Akneformen sind orale *Tetracycline*. In der Regel wird Tetracyclin-HCl 1 g/d über mehrere Monate gegeben und erst nach weitgehender klinischer Besserung eine Reduktion der Dosis vorgenommen. Das Präparat wird meist 2×/d ½ h vor dem Essen verabreicht, um eine optimale Resorption zu gewährleisten. Die gleichzeitige Einnahme mit Milch und anderen Chelatbildnern ist zu vermeiden. Alternativ kann *Doxycyclin* 50–200 mg/d gegeben werden, wobei der Kostenfaktor zu berücksichtigen ist. Teurer, aber wegen einer offenbar geringeren Nebenwirkungsrate günstiger, ist *Minocyclin* (Klinomycin®) 100 mg/d (2 × 50 oder 1 × 100 mg). Alternativ kann *Erythromycin* in einer Dosierung von 1 g/d gegeben werden, wobei dünndarmlösliche Präparationen vorzuziehen sind. *Clindamycin* (Sobelin®) ist sehr gut wirksam, hat jedoch bei der Langzeittherapie der Akne wegen der möglichen Induktion einer Enterokolitis Nachteile. *Trimethoprim-Sulfamethoxazol* (Bactrim® 2 × 1 Drg./d) ist zwar bei Akne wirksam, sollte jedoch eher für die gramnegative Follikulitis reserviert bleiben. Systemische Antibiotika lassen sich für die Routinebehandlung gut mit topischen Präparaten, insbesondere Tretinoin, Azelainsäure und Benzoylperoxid kombinieren.

■ Ein weiteres, stark wirksames antimikrobielles Aknemittel ist *Benzoylperoxid* (BPO), das weltweit in Gels, Lotiones, Cremes und Waschlösungen für die lokale Behandlung der Akne papulopustulosa zur Verfügung steht. Die Konzentrationen reichen von 2–10% und in besonderen Fällen bis zu 20%. Für empfindliche Haut empfiehlt sich z. B. Panoxyl® W Emulsion (10 %), oder Panoxyl® mild (2,5 %). BPO 5 % gibt es in Kombination mit *Miconazolnitrat* (2 %) als Acnidazil® in Deutschland im Handel. Das Präparat dürfte bei der zusätzlichen lokalen Besiedlung mit *Pityrosporon orbiculare* indiziert sein. Azelainsäure ist wie BPO antimikrobiell wirksam mit besonderer Wirkung auf *P. acnes* und *Staphylococcus aureus*. Beide Präparate bewirkten bisher keine Resistenzbildung bzw. keine Änderung des Erregerphänotyps, weder in vitro noch in vivo. Aus diesem Grunde sind sie für die antimikrobielle topische Langzeittherapie besonders geeignet.

Eine weitere interessante Substanz ist *Äthyllaktat*, die aber bisher noch nicht in fertigen Aknepräparationen vorliegt. Äthyllaktat wird von P. acnes metabolisiert, und zwar durch seine Lipasen, die den Ester in Laktatsäure überführen, woraus eine Aussäuerung des Milieus resultiert, die den Bakterien praktisch den Lebensboden entzieht. Des weiteren sind verschiedene *desinfizierende Substanzen* zu erwähnen, die zur lokalen Aknebehandlung in verschiedenen Ländern gebräuchlich sind, z.B. *Hexachlorophen* 0,5 % (Aknefug® simplex), *Chloroxylenol* mit *Resorcin* und *Schwefel* (Akne Aid® Creme) sowie einige der oben bereits erwähnten Kombinationen mit Salicylsäure oder Tannin mit 4-Hexylresorcin und Schwefel (Akne medice® Kombipack) oder Dequaliniumdecylenat 0,3 % (Mederma® Akneschaum). Es sollte darauf geachtet werden, daß der übermäßige Gebrauch von Detergentien die Akne komplizieren und zu einer *Detergensakne* führen kann. In Tabelle 14.2 ist eine Reihe von Substanzen wiedergegeben, für die ein eindeutiger Wirksamkeitsnachweis bei der Akne geführt worden ist.

14.3.4 Antientzündlich wirksame Medikamente

Bei entzündlicher, papulopustulöser Akne spielen die systemisch eingesetzten *Antibiotika* eine entscheidende Rolle. Tetracycline und insbesondere Minocyclin haben eine starke Wirkung auf die Freisetzung von reaktiven Sauerstoffspezies aus Neutrophilen. Hierauf beruht auch ein wichtiger zusätzlicher Grund für ihren Einsatz bei Akne. Die Reduktion der systemischen Dosis auf ca. 0,5 g Tetracyclin-HCl oder 50 mg Minocyclin/d (Klinomycin®) nach ausreichender klinischer Besserung verhindert einerseits die weitere Proliferation der Keime, hat aber auch eine ausreichende antiinflammatorische Wirkung. Ebenso konnte für Azelainsäure bereits in vitro der Nachweis einer antiinflammatorischen Wirksamkeit geführt werden.

Nichtsteroidale Antiphlogistika (NSA), z.B. Parfenac®, oder auch diverse systemisch wirksame Substanzen kommen bei der Akne nur selten zur Anwendung. Indikationen über wenige Tage bis Wochen sind schwere entzündliche Formen wie Acne conglobata und Acne fulminans, insbesondere bei Entwicklung eines Erythema nodosum. Die topische Anwendung von NSA hat nach eigenen Untersuchungen insgesamt keinen ausreichenden Einfluß auf die Akne.

Auf *lokale Kortikosteroide* kann bei der routinemäßigen Aknetherapie verzichtet werden. Der Einsatz einer systemischen Steroidtherapie kann allenfalls bei schwersten entzündlichen Formen, wie Acne fulminans u.ä., zur Unterdrückung einer übersteigerten immunologischen Reaktion gegenüber P. acnes mit zirkulierenden Antikörpern bzw. beim Auftreten eines Erythema nodosum oder einer Vaskulitis notwendig werden. Lediglich bei abszedierenden Fistelgängen und bei der Narbenbehandlung könnten Kortikosteroide zur symptomatischen Minderung der entzündlichen Reaktion *intrafokal injiziert* werden.

In jüngerer Zeit wurde *Zink* topisch oder auch systemisch gegeben; Berichte über einen Zinkmangel in der Epidermis und Dermis bei Akne sind allerdings kritisch zu betrachten. Ein Indikationsbereich für Zinkgaben bei Akne ist somit nicht überzeugend erkennbar.

14.4 Adjuvante Maßnahmen

Neben den spezifisch in die Pathogenese der Akne eingreifenden, lokal und systemisch wirksamen Medikamenten ist es oft notwendig, die Aknebehandlung durch zusätzliche Maßnahmen zu unterstützen:

■ Sog. *Aknetoilette:* Geschlossene Komedonen sprechen schlechter auf keratolytische Medikamente wie Tretinoin und Azelainsäure an als die offenen. Ihre mechanische Beseitigung durch Stichelung mittels einer sterilen schmallumigen Kanüle oder durch eine feine Impflanzette mit anschließender *Exprimierung* des Komedo kann die Wirkung der eben genannten Medikamente unterstützen und beschleunigen. Bereits bestehende Komedonen werden dadurch beseitigt, wobei gleichzeitig der Komedogenese vorgebeugt wird. Bei offenen Komedonen kann der Komedonenextraktor mit vorsichtigem Druck angewandt werden. Diese Maßnahmen sollten allerdings nur durch einen Arzt oder eine erfahrene Medizinkosmetikerin durchgeführt werden. *Inzisionen* von tieferliegenden Zysten beim nodulozystischen Typ, *Injektionen von Kortikosteroiden* oder auch *Sklerosierung der Zystenwand* mittels z. B. Aethoxysklerol® (0,5–4,0 %) sind in vielen Fällen sinnvoll.

■ Sog. *„peeling creams"* (Rubbelcremes), die feinverteilte Aluminiumoxidpartikel (z. B. Brasivil® fein/medium) oder Magnesium-Aluminium-Silikat-Gelpartikel enthalten, bewirken bei regelmäßiger abendlicher Anwendung mit Massage der offenen und geschlossenen Komedonen das Herauslösen der Follikelpfröpfe bzw. die Öffnung der Follikel. Dadurch können die Follikelkanäle besser entleert werden. Die gleichzeitige Anwendung von lokal irritativen Substanzen, wie Tretinoin und BPO, ist dabei zu berücksichtigen.

■ *UV-Bestrahlungen* haben in erster Linie einen austrocknenden und durch die herbeigeführte Bräunung einen abdeckenden Effekt auf die entzündlichen Läsionen und sollten in der Regel erst nach Besserung des klinischen Befundes als unterstützende Maßnahme eingesetzt werden. Interaktionen mit topischen und systemischen Präparationen sind zu bedenken (Phototoxizität!). Das tiefer eindringende UVA, insbesonde bei reinen UVA-Strahlern und in Solarien, verstärkt die Peroxidation von Squalen und erhöht deren Komedogenität; daher sollte man lieber auf UVB bzw. auf die selektive Ultraviolettphototherapie (SUP) zurückgreifen. Die Wirkung des UVB könnte neben der Austrocknung und Bräunung auch in einer Freisetzung von Entzündungsmediatoren (PGE_2, T-Zell-suppressive Effekte) und damit in einem verstärkten Schäleffekt zu suchen sein.

■ Bei starker Seborrhö ist die Anwendung einer porentief wirksamen *Akneseife* oft sinnvoll, doch *übertriebene Gesichtshygiene* mit vermehrtem Waschen ist bei Akne in der Regel zu vermeiden. Im Gegenteil, Hyperhydratation der Follikel führt zum Aufstau des Talgs und kann eine verstärkte Entzündung hervorrufen. Den Patienten ist anzuraten, selbst in keinem Fall Komedonen zu exprimieren, weil dadurch meist eine Verstärkung der Entzündung mit Pigmentverschiebungen und Vernarbungen entsteht.

■ Bei *reaktiv-depressiver* Verstimmung ist der Einsatz eines Antidepressivums angezeigt. Zusätzlich kann die konsiliarische Hinzuziehung eines Psychosomatikers erwogen werden. Nur in seltenen Fällen wird ein aufhellendes Psychopharmakon notwendig (*cave:* Aknegenität) sein.

■ Zwar gibt es keine sicheren Hinweise auf den Einfluß der *Ernährung* auf die Akne, doch sollte man nicht versuchen, Patienten, die glauben, daß bestimmte Essensgewohnheiten ihre Akne verschlechtern, unbedingt vom Gegenteil zu überzeugen. Man sollte sie eher darin unterstützen und ihre Ausführungen zum Anlaß nehmen, um mit ihnen über eine ausgewogene Kost zu sprechen. Übermäßiger Alkoholgenuß (unter anderem auch Histaminfreisetzung!), möglicherweise auch starkes Rauchen, sind für die Akne ungünstig.

14.5 Unerwünschte Nebenwirkungen bei der Aknebehandlung

Unerwünschte Arzneimittelnebenwirkungen sind in erster Linie beim Einsatz von Tretinoin und BPO zu erwarten, die eine *verstärkte Desquamation, Brennen, Prickeln, Trockenheit* und *Juckreiz* auslösen können. Diese Nebenwirkungen sind dosis- und applikationsfrequenzabhängig. Verglichen damit sind die Nebenwirkungen der lokalen Behandlung mit Azelainsäure bei weitem geringer. BPO bewirkt zusätzlich *Verfärbung der Haare*, wenn es an der Stirnhaargrenze zu weit in den Haaransatz hineingebracht wird, oder auch der Wäsche. Für eine *Karzinogenität* des BPO beim Menschen, die von manchen BPO-Gegnern ins Feld geführt wird, finden sich keine verläßliche Daten. Tretinoin ist in der Lage, die *UV-Empfindlichkeit zu steigern*; seine Anwendung ist daher bei starker Lichtexposition eher einzuschränken. Azelainsäure ist nicht phototoxisch und kann auch in sonnenreicher Jahreszeit und sonnenreichen Gegenden angewandt werden. Topische Antibiotika können die Entwicklung einer *bakteriellen Resistenz* nach sich ziehen, meist nach 4–8 Wochen. Die Entwicklung von *Kontaktallergien* durch BPO und Antibiotika ist möglich, bei Tretinoin und Azelainsäure jedoch kaum zu erwarten (Tabelle 14.3).

Bei der systemischen Therapie sind nach mehrmonatiger Antibiotikabehandlung bakterielle Resistenzen nicht selten. *Gastrointestinale Beschwerden* unter Tetracyclinen und Clindamycin mit Magendrücken und Übelkeit, selten auch *Enterocolitis* durch Überwucherung mit Clostridium difficile, wurden beschrieben. Als Gegenmittel ist Metronidazol angezeigt. Gleichzeitig beobachtet man bei Frauen das Auftreten bzw. die Verstärkung einer *vaginalen Candidabesiedlung*, oft über den Intestinaltrakt. Eine Herabsetzung der UV-Lichtschwelle unter Tetracyclinen, nicht jedoch unter Minocyclin, ist häufig. Eine schmerzhafte *Onycholyse* wurde unter Tetracyclin-HCl gelegentlich beobachtet. Minocyclin kann *Hyperpigmentierungen* hervorrufen, wobei es zu einer Reaktion mit freiem Eisen kommt. Eine *Verfärbung* der Zähne bei Kindern unter 10 Jahren, selten auch bei Erwachsenen, wird durch Einnahme von *Tetracyclinen* verursacht. Da Tetracycline auch in der Schwangerschaft, spätestens ab der 10. Gestationswoche, kontraindiziert sind, sollte man alternativ Erythromycin verabreichen.

Mögliche Nebenwirkungen hormoneller Antikonzeptiva bestehen in *Appetit-* und *Gewichtszunahme* sowie *Brustspannen*. Die Kontraindikationen bei *Übergewicht, Varikosis, postthrombotischem Syndrom* und *Nikotinabusus* müssen beachtet werden. Daher sollte die Erstverschreibung dieser Präparate möglichst in Zusammenarbeit mit einem Gynäkologen erfolgen.

Die Einnahme von Isotretinoin verursacht mukokutane und systemische Nebenwirkungen. Im Vordergrund stehen *Cheilitis, Dermatitis facialis* und *Xerosis* in talgdrüsenarmen Körperregionen bis hin zum Exsikkationsekzematoid. Die Austrocknung der Schleimhäute in Nase und Mund, bei höheren Dosierungen z. T. mit *Epistaxis*, wird beobachtet. Der Austrocknung kann durch nicht zu heißes Duschen und regelmäßiges Rückfetten der nichtbefallenen Körperareale begegnet werden. Wegen der *Teratogenität* ist das Präparat bei Frauen streng kontraindiziert. Nur in Ausnahmefällen nach voller Aufklärung und mit schriftlichem Einverständnis der Patientin bzw. konse-

Tabelle 14.3. Häufigste Nebenwirkungen lokaler Aknetherapeutika

Präparat (lokal)	Nebenwirkung
BPO > Tretinoin > Azelainsäure	Irritative Dermatitis (Austrocknungsexzem)
Tretinoin > BPO > Azelainsäure	Erythem
Tretinoin > BPO > Azelainsäure	Schuppung
BPO	Haarbleichung
Tretinoin > BPO	Phototoxizität
Tetracycline, Erythromycin, Clindamycin	Bakterielle Resistenz
Antibiotika, BPO	Allergische Kontaktdermatitis

Tabelle 14.4. Häufigste Nebenwirkungen systemischer Aknetherapeutika

Präparat (systemisch)	Nebenwirkung
Tetracycline > Erythromycin > Co-trimoxazol > Minocyclin	Bakterielle Resistenz
Clindamycin, Tetracycline	Gastrointestinale Effekte
Antibiotika	Vaginale Candidose
Minocyclin > Tetracyclin	Hyperpigmentierung
Hormonelle Antikonzeptiva	Brustspannen, Ödeme, Thrombosen
Isotretinoin	Haut-/Schleimhautirritation, Teratogenität, Knochenveränderungen, Erhöhung der Blutfettwerte (Neutralfette, Cholesterin)

quenter Durchführung einer Antikonzeption kann das Präparat eingesetzt werden. Des weiteren sind bei jüngeren Individuen Einflüsse auf den *Knochenstoffwechsel* (sog. DISH-Syndrom) sowie *Anstiege der Serumlipide* zu berücksichtigen (Tabelle 14.4).

14.6 Behandlung der vulgären Akne

Die routinemäßige Behandlung der üblichen Akne von Jugendlichen beider Geschlechter erfolgt in der Regel durch lokal applizierte Aknetherapeutika und allgemeine Begleitmaßnahmen. Sie richtet sich danach, ob es sich vorwiegend um eine A. comedonica oder eine A. papulopustulosa handelt.

14.6.1 Acne comedonica

Die A. comedonica tritt vorzugsweise in der frühen Pubertät auf. Zwei Komedotypen werden unterschieden, der *offene* und der *geschlossene* bzw. gemischte Typ. Sie treten meist an der Stirn und in der Jochbeinregion auf. Komedoähnliche Effloreszenzen an der Nase sind keine Komedonen, sondern stark erweiterte Follikelausführungsgänge, die mit komedolytischen Substanzen mitbehandelt werden können.

Behandlung. Diese (s. Abb. 14.3) erfolgt meist lokal mit *Tretinoin* 0,05 %, initial 1 ×/d (abends) über 5–8 Tage und je nach Toleranz steigernd auf 2 ×/d. Bei empfindlichen Hauttypen beginnt man mit einer Creme und geht später auf ein Gel über. Wenn der Patient gut mitarbeitet und sich vom Hauttyp her eignet, können auch tretinoingetränkte Tupfer oder eine Lösung benutzt werden. Nach den ersten 8–10 Tagen kommt es zu einem Aufflackern der Akne mit verstärkter Reizung, die sich bei Fortsetzung der Behandlung zurückbildet. Darauf sollte man die Patienten vor Beginn der Behandlung hinweisen. Auch Schuppung und Erythem bilden sich langsam zurück. Die Behandlung muß nach Abheilung der Komedonen fortgesetzt werden, um die Entstehung neuer Akneeffloreszenzen zu vermeiden. Gerade bei der juvenilen Akne ist mit Rezidiven zu rechnen, bis zur natürlichen Regression im 3. Lebensjahrzehnt. Nach Abheilung der alten Läsionen ist eine prophylaktische Applikation jeden 2. Tag ausreichend. Alternativ kann statt Tretinoin *Azelainsäure* 20 % (Skinoren®) zunächst für einige

Medikament	Aknetyp			
	comedonica	papulopustulosa	papulopustulosa nodosa	conglobata
Tretinoin	a	a		
Benzoylperoxid (BPO)			b	b
Azelainsäure (AZA)		b	b	
Topische Antibiotika		a	a	
Systemische Tetracycline			c	c
Isotretinoin				
Antiandrogene Hormone			d	d

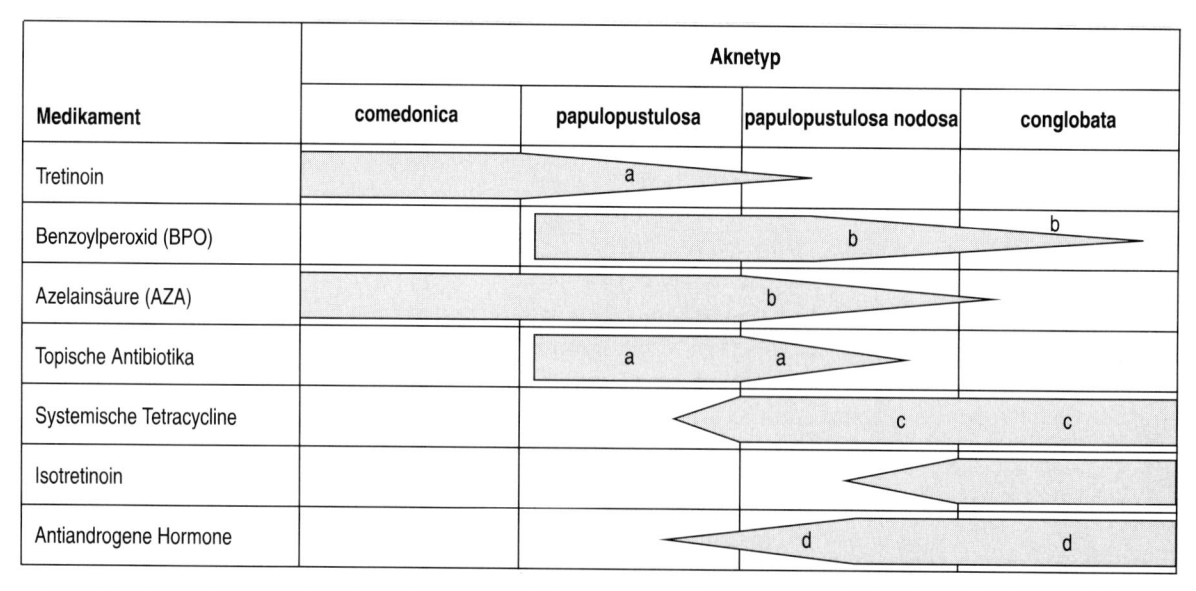

Abb. 14.3. Strategie der Aknetherapie. Auswahl der Therapeutika nach Aknetyp bei Erstbehandlung: *a* prinzipiell mit BPO oder AZA kombinieren; *b* mit Tetracyclinen kombinieren, bei Frauen mit antiandrogenen Hormonen; *c* prinzipiell mit Tretinoin, BPO oder AZA in Abhängigkeit vom vorherrschenden Effloreszenzentyp kombinieren; *d* prinzipiell mit topischen Mitteln kombinieren

Tage 1 ×/d (abends), dann 2–3 ×/d angewandt werden. Bei Patienten mit trockener Haut bzw. Neigung zu verstärkter Reizung ist Azelainsäure vorzuziehen. Bei Frauen mit starker Komedonenakne und Seborrhö könnte die gleichzeitige Gabe von Azelainsäure und einem hormonellen Antikonzeptivum günstig sein, da auf diese Weise alle 3 therapeutischen Effekte (Sebosuppression, antimikrobielle und antikeratisierende Wirkung) auf einmal erzielt werden.
Adjuvante Maßnahmen, z. B. Komedonenextraktion bzw. eine konsequent durchgeführte Aknetoilette, sind bei A. comedonica in vielen Fällen notwendig. Auch salicylsäurehaltige adstringierende alkoholische Wässer können zusätzlich verordnet werden.

14.6.2 Acne papulopustulosa (partim nodosa)

Auch bei der *gewöhnlichen A. papulopustulosa*, die noch keine Tendenz zur Knotenbildung und zur Vernarbung zeigt, ist eine lokale Behandlung in der Regel ausreichend. Bei leichteren Formen ist Mittel der ersten Wahl BPO, zunächst 1 ×, nach mehrtägiger Gewöhnung 2 ×/d, evtl. in aufsteigender Konzentration (5–10%). Die Pustulation sistiert meist rasch, u. a. über die zusätzliche antiinflammatorische Wirkung. Gel oder Lotio trocknen stark aus und verursachen eine Schuppung, die die Patienten gelegentlich als unangenehm empfinden, an die sie sich aber relativ schnell gewöhnen. Alternativ kann auch hier Azelainsäure eingesetzt werden, zunächst über einige Tage 1 ×, dann 2–3 ×/d. Die Wirkung ist gegenüber BPO verzögert, d. h., erst nach mehreren Wochen tritt eine deutliche klinische Besserung ein. Diese Tatsache ist dem Patienten bei der Therapieplanung mitzuteilen, damit seine Compliance erhalten bleibt.
Bei den *mittelschweren papulopustulösen Akneformen* sollten lokale Antibiotika eingesetzt werden. Falls nach 2–3 Wochen keine signifikante Besserung eintritt, sollten systemische Antibiotika dazukommen. Weiterhin können all-trans-Retinsäure und BPO abwechselnd eingesetzt werden; allerdings ist diese Kombination stark austrocknend und wird nur bei gleichzeitiger Seborrhö vertragen.

Mittel der Wahl für die routinemäßige, systemische Antibiotikatherapie der papulopustulösen Akne ist Tetracyclin-HCl 1 g/d über mindestens 3–6 Monate; eine Kurzzeittherapie mit Antibiotika ist bei der Akne ohnehin nutzlos. In ausgeprägten Fällen soll die Dosis frühestens nach 3–4 Monaten auf 750 bzw. 500 mg/d reduziert werden. Doxycyclin und Minocyclin (200, 100 bis zu 50 mg/d) sind Alternativmedikamente, die jedoch wesentlich teurer sind. Wir bevorzugen oft Minocyclin wegen seiner besseren Resorption, der fehlenden Phototoxizität und der geringeren Nebenwirkungen auf den Gastrointestinaltrakt (z. B. Klinomycin® 100 mg/d über 2–3 Monate, danach auf 50 mg/d reduziert). Wenn Tetracycline nicht vertragen werden oder kontraindiziert sind (z. B. während der Schwangerschaft), kann Erythromycin (1 g/d) eingesetzt werden; dabei sind dünndarmlösliche Präparate vorzuziehen. Die Wirkung von 1 g Tetracyclin-HCl und 1 g Erythromycin ist äquivalent. Clindamycin sollte nur über kurze Zeit systemisch eingesetzt werden, insbesondere dann, wenn komplizierende bakterielle Besiedlungen, z. B. mit Streptokokken und Staphylokokken, vorhanden sind. Cephalosporine und Gyrasehemmer haben nur ausnahmsweise eine Berechtigung, z. B. bei auffallender Veränderung des Besiedlungsspektrums mit aknefremden Keimen.

Besonderheiten
● Gibt es bei Frauen Anzeichen einer *peripheren Androgenisierung* mit starker Seborrhö und Hypertrichosis, evtl. auch mit Zyklusstörungen, oder wird von den Patientinnen eine prämenstruelle Verschlimmerung der Akne angegeben, so sollte stets in Absprache mit einem Gynäkologen, bei Minderjährigen auch mit den Eltern, eine *systemische antiandrogene Therapie* mit einem hormonellen Antikonzeptivum in Erwägung gezogen werden, z. B. Cyproteronacetat (CPA)- und Chlomadinonacetat (CMA)-haltige Präparate (Diane®, Neo-Eunomin®), die in vielen Ländern weltweit erhältlich sind (nicht in den USA). Derartige Medikamente enthalten antiandrogen wirkende Gestagene. Mit einer Abnahme der Seborrhö ist bei einer derartigen Medikation nicht vor 3 Monaten zu rechnen, möglicherweise auf dem Boden einer Erhöhung des SHBG bei

gleichzeitiger Blockade von Androgenrezeptoren. Gleichzeitig wird sich auch die oft vorhandene Seborrhö der Kopfhaut bessern. Eine langfristig durchgeführte kombinierte Therapie mit hormonellen Antikonzeptiva und Tetracyclin, Minocyclin oder Erythromycin kann von Fall zu Fall nützlich sein; das Tetracyclin oder ein anderes Antibiotikum kann in der 1. Therapiephase schneller zu einem Durchbruch verhelfen; anschließend ist auf eine lokale Antibiose überzugehen.

● Bei der A. papulopustulosa *mit beginnender Knotenbildung* ist eine besonders intensive Therapie notwendig. Hier geht es vor allem darum, langfristige Schäden mit Vernarbung und Hypo- bzw. Hyperpigmentierungen zu vermeiden. In diesen Fällen sollte der Einsatz von Isotretinoin (Roaccutan®, Accutane™) erwogen werden. Meist wird eine Dosierung von 0,75 oder auch 0,5 mg/kg KG/d ausreichen. Die Behandlung sollte auf mindestens 4–6 Monate ausgelegt werden, denn je länger die Therapie, desto besser das therapeutische Ergebnis mit langfristiger Remission. Je nach klinischem Erfolg und unerwünschten Nebenwirkungen wird die Dosis langsam in 0,1mg/kg-Schritten reduziert. Bei Frauen im gebärfähigen Alter ist das Präparat wegen seiner Teratogenität kontraindiziert.

14.7 Behandlung der schweren entzündlichen Akne

14.7.1 Acne conglobata und Acne nodulocystica

Die A. conglobata ist gekennzeichnet durch erhebliche Knoten, die stets über 1 cm groß, tief in die Cutis/Subcutis hineinreichend und in der Regel auch schmerzhaft sind. Oft fließen mehrere Knoten zusammen und bilden Herde mit abszedierenden Fistelgängen, wobei abheilende Knoten zystische Veränderungen hinterlassen können. Es entsteht das Bild der A. nodulocystica. Derartige Akneformen können nur das Gesicht, aber auch Brust und Rücken, häufig jedoch alle drei Körperregionen befallen.

Behandlung (s. Abb. 14.3). Mittel der Wahl für die Therapie dieses Typs der Akne ist *Isotretinoin* (Roaccutan® Kaps. à 10, 20 mg). Initial wird das Präparat in einer Dosierung zwischen 0,8–1,0 mg/kg KG/d, meist in 2 Gaben über den Tag verteilt gegeben. Die Dosis sollte je nach klinischer Wirkung in 0,1mg-Schritten etwa alle 4 Wochen reduziert werden. Je länger und je höher die Dosierung zu Anfang, desto besser die Wirkung auf die Seborrhö und die Remissionszeit. Durchschnittliche *Behandlungsdauer: 1 Jahr.*

Da unter dem Präparat stets mit störenden mukokutanen Nebenwirkungen zu rechnen ist, sind diese dem Patienten vor Aufnahme der Behandlung ausführlich darzulegen. Die Abheilung erfolgt in der Regel zunächst im Gesicht. In den abheilenden Arealen entsteht im Rahmen des reparativen Prozesses eine Rötung bei Verdünnung der Haut und verstärkter Vaskularisation. Dann folgen Rücken, Brust und Schulterpartie. Effloreszenzen am Gesäß und im Bereich der Oberschenkel sprechen meist rasch an. Die Behandlung mit Isotretinoin ist stets erfolgversprechend; bei mindestens 80 % aller Kranken werden langfristige Remissionen erzielt. Die Erfolge bei älteren Patienten sind grundsätzlich besser als bei 16–18jährigen mit A. conglobata. Bei ihnen kann in 10–20 % aller Fälle ein 2. Behandlungszyklus mit gleicher Dosierung über die gleiche Zeit notwendig werden. Nur bei etwa 1 bis maximal 2 % der Kranken wird ein 3. Zyklus notwendig. Offenbar ist für eine stabile Remission eine ausreichend hohe kumulative Dosis entscheidend (> 120 mg/kg). Bei Patienten, die mit 0,5 mg/kg KG/d oder einer kumulativen Dosis von Isotretinoin von weniger als 120 mg/kg KG behandelt wurden, ist mit einer signifikant höheren Rezidivrate zu rechnen.

Exazerbation unter Isotretinoin
● Gelegentlich wird eine Akne 4–6 Wochen nach Beginn einer oralen Isotretinoinbehandlung Zeichen einer milden Exazerbation zeigen. Selten kann es jedoch vorkommen, daß ca. 2–3 Wochen nach dem Einsatz einer Isotretinointherapie bei schwerer Acne conglobata oder/und nodulocystica zu einer massiven Exazerbation der Erkrankung mit Übergang in eine Acne fulminans (s. S. 332) kommt. Der Grund für dieses Verhalten ist nicht klar, doch es scheint, daß der Einsatz dieses Medikamentes in einer Phase starken Eruptions-

drucks erfolgte. Therapeutisch wird man bei einer isoretinoidinduzierten Acne fulminans das Medikament sofort absetzen, ein orales Tetrazyklin in Verbindung mit Prednisolon 20–30 mg/d verabreichen und den Rückgang der akuten Symptomatik abwarten. Erst danach wird man erneut mit einer einleitenden Isotretinointherapie beginnen können (ca. 10 mg/d). Bei einigen Fällen wird man das Prednisolon mit 10–15 mg/d fortsetzen müssen, bis man eine wirksame Isotretinoindosis erreichen kann. Lokalmaßnahmen müssen das schwierige therapeutische Procedere bei diesen Patienten unterstützen.

● Isotretinoin kann bei einigen Patienten zu einer *Stimulation von Autoimmunphänomenen* führen, mit Vorkommen antinukleärer Antikörper, bis zum Auftreten einer nekrotisierenden Immunkomplexvaskulitis. Auch falsch-positive serologische Reaktionen wurden beschrieben, z. B. ein positiver HIV-Test, wobei p24-Antikörper über mehrere Monate nachgewiesen werden konnten. Das Bundesgesundheitsamt in Berlin hat darauf hingewiesen (ASI 3/94).

● Bei jüngeren Frauen mit dem nodulozystischen Aknetyp gestaltet sich die Behandlung erheblich schwieriger, da *wegen seiner Teratogenität Isotretinoin kontraindiziert ist*. Ausnahme sind Patientinnen, die bereits sterilisiert sind oder bei denen eine nachgewiesene Infertilität besteht. Nur in Einzelfällen darf das Präparat, nach einem offenen Gespräch mit der Patientin und ihrem Partner einschließlich schriftlicher Einwilligung, auch bei fertilen Frauen verordnet werden. Dann wird bei der Dosierung genauso vorgegangen wie bei Männern. Konzeptionsfähige Frauen müssen jedoch mindestens 1 Monat vor, mehrfach während und 2 Monate nach Absetzen der Behandlung Schwangerschaftstests durchführen lassen. In der Regel wird man bei Frauen mit diesem Aknetyp eine *antiandrogene Antikonzeption* mit zusätzlicher Gabe von 10–20 mg/d Cyproteronacetat (Androcur®), Tetracyclin-HCl 1 g/d sowie eine externe BPO- oder Azelainsäure-Therapie (Skinoren®) durchführen. Das hormonelle Antikonzeptivum vom antiandrogenen Typ muß nach Absetzen des Isotretinoins langfristig weitergegeben werden, am besten über 1 Jahr. Die Verkleinerung der Talgdrüsen mit Verminderung der Sebumexkretion ist ein wesentliches Ziel dieser Behandlung. Indirekt kommt es über die verminderte Sebumexkretion und die Änderung des Follikelmilieus auch zu einer Verbesserung der Verhornungsvorgänge im Infundibulum.

Besonderheiten. Bei stark entzündlicher Reaktion kann gelegentlich eine kurzfristige, niedrigdosierte, *systemische Kortikosteroidbehandlung* mit Dosen zwischen 10 und 15 mg/d Prednisolon notwendig werden. Dies ist dann besonders der Fall, wenn reaktive *Arthritiden* und *Myalgien* auftreten. In seltenen Fällen wurden in Verbindung mit Akne Hämaturien beschrieben, möglicherweise aufgrund zirkulierender Immunkomplexe gegen *P. acnes*, ebenso sterile Knochenumbauvorgänge. Sollten Arthralgien allein vorliegen, könnten auch nichtsteroidale Antiphlogistika kurzfristig eingesetzt werden.
Liegen trotz aller therapeutischen Maßnahmen abszedierende Fistelgänge vor, so sollten sie, wenn sie oberflächlich lokalisiert sind, durch *Inzision* eröffnet und entleert werden. Tamponade mit Jodoform® Gaze und lokale antibiotische Therapie, Einlegen von z. B. Refobacin® Styli müssen sich anschließen. Darüber hinaus besteht die Möglichkeit, *Triamcinolon*injektionen intraläsional vorzunehmen; pro Läsion werden etwa 0,025–0,1 mg injiziert. Dabei ist darauf zu achten, daß die Injektion in das Zentrum der Zyste erfolgt und nicht nur in den Wandbereich oder daneben, da sonst Atrophien entstehen können. Weiterhin können *flüssiger Stickstoff* bzw. *kryochirurgische Maßnahmen* angewandt werden. Tieferliegende Fistelgänge bedürfen der chirurgischen Sanierung mit Offenlegung und sekundärer Wundheilung. Besonders im Bartbereich von Männern mit Acne conglobata finden sich inveterierte Haare, die über den Fremdkörperreiz zu einer permanenten Unterhaltung der Entzündung führen.

14.7.2 Acne inversa bzw. Aknetetrade

Hierbei handelt es sich um knotig-entzündliche, mit Komedonen und Fistelkomedonen sowie mit fistulierenden Gängen einhergehende Veränderungen im Bereich der großen Beugefalten in den Achseln, in der Inguinal- und Genitalregion, im Nacken sowie bei Frauen in der submammären Region. Bei stark adipösen Individuen sieht man sie auch im Bereich der Nabelbauchfalte. Die Erkrankung wird auch *„apokrine Akne"* genannt; Frauen werden häufiger als Männer (3:1) betroffen. Oft sind die Patientinnen adipös, befinden sich im 3.–4. Lebensjahrzehnt und haben einen gestörten Androgenmetabolismus, z. T. mit Erniedrigung des SHBG. Zur Behandlung sind eine *antiandrogene Medikation* und *Gewichtsreduktion* indiziert. Nach Vorliegen eines Antibiogramms ist zusätzlich eine langfristige antibiotische Therapie notwendig, wofür wir vor allem Clindamycin, Cotrimoxazol oder Erythromycin empfehlen. Später sollten als Langzeitbehandlung Tetracycline eingesetzt werden. Tiefsitzende Fistelgänge und Knoten bedürfen der Inzision. In fortgeschrittenen Fällen mit narbigen Verziehungen und langjährigen Rezidiven ist ein *dermatochirurgisches Vorgehen* mit Ausräumung der betroffenen Areale einschließlich der Schweißdrüsen notwendig. Eine sekundäre Wundheilung kann allerdings gerade in diesen Körperabschnitten Wundkontraktionen mit sich bringen, so daß unter antibiotischer Abschirmung eine 2. plastische Deckung notwendig wird. Besonders im Bereich der Inguinalregion sind die operativen Verhältnisse sowohl bei Frauen als auch bei Männern komplizierter. Zusätzlich können lokal Antibiotikalösungen (Sobelin® Aknestift, Erythromycin® Stift mit Applikator) mehrmals täglich angewandt werden. Adstringierende Sitzbäder, z. B. Eichenrinde oder Fertigpräparate mit Tannin (Tannolact®), sind nützlich. Der Einsatz von Roaccutan® ist bei dieser Form der Erkrankung weniger erfolgversprechend als bei der A. conglobata.

In *fortgeschrittenen Stadien* und vorzugsweisem Befall der Axillen wird die A. inversa oft mit einer sog. *Hidradenitis suppurativa* verwechselt, zumal Übergänge vorkommen können. Bei letzterer handelt es sich um eine primäre Erkrankung der Schweißdrüsen, während bei der A. inversa durch die tiefgehende Follikelentzündung die Schweißdrüsen sekundär einbezogen werden und dann das Bild einer Hidradenitis suppurativa vortäuschen. Eine Verkennung der pathogenetischen Ursachen beider Krankheitsbilder kann zu therapeutisch falschen Konsequenzen führen. Viele Autoren bezweifeln allerdings gänzlich die Existenz einer Hidradenitis suppurativa als nosologische Entität.

● Die *Aknetetrade* vereinigt in sich die *Acne conglobata*, die *Acne inversa*, die *Folliculitis nuchae abscedens et suffodiens* sowie den inkompletten oder kompletten *Pilonidalsinus*. Bei dieser wohl schwersten Form der Akne mit erheblicher körperlicher Entstellung sollte neben der Therapie mit Roaccutan® parallel stets ein chirurgisches Vorgehen sowie an die Effloreszenzen und Körperregionen adaptierte lokale Maßnahmen mit z. B. BPO, adstringierenden Lösungen, alkoholischen Antibiotika, Pinselungen, Injektionen, Teilexzisionen u. a. eingeplant werden. Die häufigen narbigen Umbauvorgänge mit Atrophie und Hypertrophie sowie Keloiden sind gesondert anzugehen (s. 14.8). Diese Patienten bedürfen einer besonders engagierten Führung durch den Arzt; der Aufbau eines besonderen Vertrauensverhältnisses und die Notwendigkeit, dem Patienten ein Gefühl der Hoffnung zu geben, sind unabdingbar.

14.7.3 Acne fulminans und Acne tropicalis

Bei der *A. fulminans* handelt es sich um die massive Exazerbation einer Acne conglobata mit hochentzündlichem Erkrankungsbild, Fieber, Arthralgien, Auftreten von Erythema nodosum, Leukozytose und erheblicher Verschiebung der Akutphasenproteine. Die Ursache der Exazerbation bleibt meist unklar, vielfach sind Medikamente, u. a. auch Isotretinoin sowie Pharmaka mit androgener Restpotenz der auslösende Faktor (s. S. 337). Die Erkrankung kann sich jedoch auch aus einer lokalisierten Akne plötzlich entwickeln, so z. B. nach Bettlägerigkeit unter Okklusion mit einem Gipsverband. Schwerste Krankheitszustände, oft mit viszeraler Symptomatik (z. B. Perikarditis), wurden im Zusammenhang mit einer Acne fulminans beschrieben; sie erfordern eine intensive Behandlung. Hochdosierte Antibiotikatherapie mit Clindamycin, Erythromycin und Tetracyclin in Kombination mit Kortikosteroiden, Prednisolon 60 mg/d initial in absteigender Dosierung über etwa 6 Wochen wird meist notwendig. Dann kann die Behandlung evtl. mit Isotretinoin fortgesetzt werden, allerdings mit einschleichenden, niedrigen Dosen. Die Patienten sind vorzugsweise stationär zu behandeln.

Bei der *A. tropicalis* kommt es durch einen erhöhten Feuchtigkeitsgehalt der Haut zu einer poralen Okklusion, die einen verminderten Talgfluß, Auflockerung der Follikelwand und vermehrte Freisetzung chemoattraktiver Substanzen in die umgebende Dermis nach sich zieht und damit eine verstärkte Entzündung hervorruft. Dieses Krankheitsbild sieht man vorzugsweise bei Patienten mit milder bis schwerer Akne, die sich in tropisch-feuchtem Klima massiv verschlechtert. Eine intensive systemische antibiotische Therapie und Verlassen der tropischen Region ist zur Abheilung notwendig.

14.8 Behandlung von Aknenarben und Acne keloidalis

Eine Reihe von Patienten entwickelt in Abhängigkeit von der Dauer der Akne, der persönlichen Disposition und dem Schweregrad der Akne postinflammatorische, hyper- und hypotrophe Narben. Die Narben sind entweder wurmstichartig aggregiert, flach, tief eingezogen mit fibrotischem Boden oder weich ausgerundet, überstehend gezackt bis schließlich wulstartig-hypertroph mit Übergang in Keloide. Je nach Narbentyp muß die Behandlung adaptiert werden, wobei zahlreiche Behandlungsmöglichkeiten in Frage kommen (s. Tabelle 14.5).

■ **Kollagenunterspritzung.** Runde, weiche, nicht in der Tiefe eingezogene und durch die Auffüllung mit Kollagensubstrat anhebbare Narben eignen sich gut für dieses Verfahren. Nachdem eine Testdosis zur Abschätzung einer möglichen Überempfindlichkeit verabreicht und die Neigung zur Granulombildung abgeklärt wurde, kann 3 Wochen nach der Testdosis die erste *Kollagenunterspritzung* mit *Zyderm II®* vorgenommen werden. Mittels einer Fertigspritze wird die Narbe in der Regel um das 1,25- bis 1,5fache des Volumens aufgefüllt. Nach Abschluß der Injektion sollte die Oberfläche der Narbe über das umgebende Hautniveau hinausragen. Häufig sind mehrere Sitzungen notwendig. Eine sorgfältige Photodokumentation vor, während und nach der Behandlung ist notwendig. Kraterförmige, derbe und gezackte Narben sind ungeeignet. Die Behandlung setzt Erfahrung voraus.

Tabelle 14.5. Behandlungsmöglichkeiten von Aknenarben

▷ **Therapeutisches Vorgehen bei hypertrophen Narben bzw. Aknekeloiden**
- keine Behandlung,
- intraläsionale Kortikosteroidinjektion,
- lokale fluorierte topische Steroidcremes,
- Tretinoin.

▷ **Therapeutisches Vorgehen bei anderen Narbentypen**
- keine Behandlung,
- Rinderkollageninjektion,
- Dermabrasio (s. S. 348),
- Kryotherapie und Kryopeeling (s. S. 334),
- Kombination von Kollagenunterspritzung und Dermabrasio,
- lokale Exzision und Rotationsstanze (Punchbiopsie).

■ **Dermabrasio.** Großflächige Vernarbungen, vor allem mit hyper-, aber auch mit hypotrophen Narben werden durch eine Dermabrasio angegangen. Das *hochtourige Schleifen* und Fräsen setzt allerdings entsprechende Erfahrung voraus und sollte bei größeren Flächen nur stationär erfolgen, da die postoperative Wundheilung einige Tage beobachtet werden muß (große Wundfläche, Infektionsgefahr, Herpes- und Streptokokkenbesiedlung). Bei Vorliegen verschiedener Narbentypen ist zunächst die Dermabrasio und anschließend die Kollageninjektion vorzunehmen. Eine sorgfältige Aufklärung über das zu erwartende Behandlungsergebnis ist notwendig. Eine langfristige *UV-Karenz* über mehrere Monate nach Therapie ist wegen der Gefahr von Hyperpigmentierungen zu empfehlen. Die Dermabrasio ist nicht gut geeignet für Vernarbungen, die eispickel- oder höhlenartig gestaltet sind, weil durch Freilegen der oberen Schichten der tieferliegende Narbenboden sichtbar wird.

■ **Kryochirurgie.** Zur Anwendung kommen 2 Verfahren: *Kryopeeling* und *offenes* oder *geschlossenes Kontaktverfahren*. Das Kryopeeling wird in der Regel nur bei oberflächlicher Vernarbung ohne tiefgreifende Verziehungen und Hypertrophie und ohne Keloide angewandt. Hierzu wird man mit einem großen (ca. 1–2 cm im Durchmesser) Applikator des Kryogerätes langsam flächenhaft bzw. strichförmig über das gesamte Gesicht gehen, wobei man die Kälte ca. 10–30 sec pro Fläche einwirken läßt. Es besteht auch die Möglichkeit, 2× hintereinander zu behandeln und die Applikationszeit auf 10 sec pro Fläche zu reduzieren mit zwischenzeitiger Auftauphase. Nach dieser Behandlung kommt es zu starker Rötung und Exfoliation. Die Behandlung ist, vorzugsweise in den Wintermonaten, mehrfach zu wiederholen. Während des Sommers kann statt dessen eine *externe Schleifbehandlung* mit Aluminiumsilikatpartikeln (z.B. Brasivil®, Jaikin® N) in Kombination mit Vitamin A-Säure durchgeführt werden. Das Kontaktverfahren eignet sich für einzelne hypertrophe Narben, wobei ein kombinierter Gefrier-Auftau-Zyklus mit Applikationszeiten zwischen 10 und 20 sec durchgeführt wird. Die anschließend auftretende Schmerzhaftigkeit, Blasen- und Krustenbildung sind für den Patienten unangenehm, müssen aber bei den Kranken mit ausgedehnten Keloidnarben in Kauf genommen werden. Das Verfahren kann auch mit intrafokalen Injektionen von Triamcinolonkristallsuspension (Volon® A Amp. à 10 mg) kombiniert werden.

Bei der *Acne keloidalis* handelt es sich um einen mit lokalen Schmerzen und verstärktem Juckreiz einhergehenden besonderen Vernarbungszustand nach schwerer Akne, aber auch vereinzelt bei Patienten mit milder Akne, vorzugsweise in der Brust- und Schultergegend. Die Kombination von Kryotherapie mit Injektion von Triamcinolonkristallsuspension sowie Abtragung der Keloide mit dem CO_2-Laser und anschließender Kryotherapie bzw. lokaler Applikation von fluorierten Steroiden zur Prävention neuer Keloide, sind gängige und erfolgreiche Verfahren. Vereinzelt wurde als neueres experimentelles Verfahren die lokale Injektion von γ-Interferon versucht, ohne allerdings zu überzeugen.

Einzelheiten zur technischen Durchführung von Dermabrasio und Peeling s. S. 348.

14.9 Sonderformen und ihre Behandlung

14.9.1 Acne infantilis und Acne juvenilis

Die A. infantilis (Säuglingsakne) und die *A. juvenilis* sind Erkrankungen, die mit typischen Läsionen in einem akneuntypischen Alter auftreten. Der Säuglingsakne, besonders bei männlichen Säuglingen, liegt eine Hyperplasie der Talgdrüsen infolge einer während der letzten Schwangerschaftswochen eingetretenen adrenalen Hyperaktivität zugrunde. Bei beiden Geschlechtern ist unmittelbar nach der Geburt die Sebumexkretionsrate deutlich erhöht; sie geht innerhalb der folgenden 4–12 Wochen auf das typische niedrige Niveau zurück, bis dann mit beginnender Pubertät der eigentliche Anstieg erfolgt. Die Effloreszenzen im Säuglings- und Kleinkindesalter sind meistens Papeln und Pusteln, nur selten und bei längerem Bestand findet man auch Komedonen. Häufig sind diese Hautunreinheiten Anlaß für die Eltern, reichlich pflegende Cremes aufzutragen, die durch bestimmte Konservierungsstoffe und durch zu fette Grundlagen eine zusätzliche komedogene Reizung bewirken.

Behandlung. Milde Hautreinigung und Vermeiden überflüssiger Lokalmaßnahmen, Weglassen fetter Grundlagen mit Übergang auf Lotionen und Emulsionen sind Grundvoraussetzungen für eine suffiziente Behandlung. Wie bei der Pubertätsakne können topische Mittel angewandt werden, jedoch sind wegen der Empfindlichkeit der Säuglings- und Kleinkindeshaut mit verminderter Barrierefunktion und erhöhter Resorptionsrate schwächere Konzentrationen und geringere Applikationsfrequenzen vorzuziehen. Zu Beginn wird man BPO als Waschlösung oder Lotio in 1–2%iger Konzentration anwenden, wobei man aber das Einreiben der Lokaltherapeutika vermeiden muß. Zu empfehlen ist, BPO für ca. 30 sec unter Beobachtung einwirken zu lassen und anschließend den Überschuß vorsichtig abzuwaschen. Liegen vorwiegend Komedonen vor, wird man lokal Tretinoin (0,05 %) oder, wegen der geringeren Reizung, Azelainsäure bevorzugen. Bei schweren Verläufen kann Erythromycin als Suspension 2 × 125 mg p.o./d für einige Wochen gegeben werden. Die lokale Behandlung sollte langfristig über die klinische Abheilung hinaus fortgesetzt werden, um einer noch verbliebenen Komedobildung vorzubeugen. Tetracycline dürfen wegen der *Dentation* nicht systemisch gegeben werden. Bei ungenügendem klinischem Ansprechen sollte nach aknegenen Substanzen und letztendlich nach einer funktionellen oder pathologischen adrenalen bzw. testikulären/ovariellen Androgensekretion gesucht werden. Schließlich muß eine oberflächliche *Candidainfektion* ausgeschlossen werden.

14.9.2 Spättypakne

Eine Akne, die nach dem 20. Lebensjahr auftritt und nach dem 25. Lebensjahr oder noch länger persistiert, ist für den behandelnden Arzt stets Anlaß zu verstärkten diagnostischen Überlegungen. Folgende Ursachen können der Spättypakne zugrunde liegen:
▷ Bereits im üblichen Aknealter lag eine schwere Akne vor, die nicht ausreichend abgeheilt ist und weiter schwelt.
▷ Die Akne tritt neu auf und wird durch endogene oder exogene Faktoren provoziert.

Solche Faktoren sind in der Regel funktionelle Hyperplasien mit vermehrter adrenaler und ovarieller/testikulärer Hormonsekretion, Tumoren (z. B. Ovarialtumoren, Prolaktinome u. v. a.) und schließlich androgenwirksame Präparate wie hormonelle Antikonzeptiva mit restandrogener Wirkung, Anabolika u. ä. Häufig wird eine Spättypakne zusätzlich durch die fehlerhafte Anwendung komedogener Langzeitkosmetika unterhalten oder provoziert.

Behandlung. Die Behandlung der Spättypakne richtet sich nach den Ursachen. Sie setzt in erster Linie – soweit möglich – deren Elimination durch Karenz oder durch entsprechende medikamentöse bzw. (bei Tumoren) operative Maßnahmen voraus. Sowohl die Lokalbehandlung als auch die systemische Therapie mit Antiandrogenen bei der Frau oder Antibiotika bei beiden Geschlechtern erfolgt wie bei der üblichen Akne, je nach Schweregrad. Bei länger bestehender Spättypakne sind häufig Pigmentverschiebungen und Vernarbungen vorhanden oder zu erwarten, so daß entsprechende Maßnahmen von vornherein miteinzuplanen sind.

14.9.3 Acne excoriée

Während diese Erkrankung in früheren Jahren ausschließlich Frauen befiel, kann man sie heute auch bei jüngeren Männern vorfinden, nicht zuletzt bei beruflich stark angespannten Personen, die erfolgsorientiert sind. Meist ist dieser Typ der Akne mild, jedoch wird jede neue Effloreszenz sofort vor dem Spiegel attackiert, ausgedrückt, aufgekratzt oder auch mit Instrumenten behandelt. In der Regel ist das Gesicht betroffen. Der Übergang der A. excoriée zu einer Erkrankung mit neurotischer Fehlhaltung ist fließend. Oft findet sich eine reaktive Depression.

Behandlung. Tritt die Erkrankung bei älteren Patienten auf, müssen Ursachen der Spättypakne zunächst ausgeschlossen werden. In jedem Fall wird man vorsichtig versuchen, Zugang zur Psyche des Kranken zu finden. Falsch wäre es, den Patienten von vornherein zu sagen, daß sie einfach übernervös sind oder unter „Streß" stehen, die wenigen Effloreszenzen manipulieren und damit das ganze Krankheitsbild selbst unterhalten. Erst wenn man nach einigen Besuchen ein Vertrauensverhältnis aufgebaut hat, wird man über diesen Punkt sprechen können. In der Regel nützt es wenig, bei solchen Patienten mit einer lokalen Behandlung allein zu beginnen; man sollte eher großzügig zu den oralen Antibiotika greifen und zusätzlich lokale Mittel, antibiotische Lösungen etc. einsetzen. Wenn Pigmentverschiebungen vorhanden sind, ist an Vitamin A-Säure zu denken. Oft wird allerdings die Irritation durch eine intensive Lokaltherapie vom Patienten nicht akzeptiert, erscheint aber auch objektiv nicht sinnvoll.

Wenn die Dermatose zur Ruhe gekommen und der entzündliche Charakter weitgehend zurückgedrängt ist, können die Pigmentverschiebungen z. B. mit einer hydrochinonhaltigen Formulierung

(s. Kap. 36) angegangen oder auch ein Kryopeeling durchgeführt werden.

14.9.4 Gramnegative Follikulitis

Die *gramnegative Follikulitis* ist eine Sonderform der Akne, die in der Regel *iatrogen* entsteht. Es gibt 2 Typen, einen papulopustulösen, mehr einer oberflächlichen Follikulitis ähnlichen und einen mit tieferer Knotenbildung einhergehenden Typ. Typisch ist die periorale und perinasale Lokalisation, andere Lokalisationen in Akneareal sind jedoch möglich. Unter lokaler, weniger unter systemischer antibiotischer Therapie kommt es durch Resistenzbildung zum Überwuchern der normalen Akneflora mit gramnegativen Keimen, vorzugsweise *Enterobacteriaceae, Proteus* und auch *Pseudomonas*-Spezies. Selten findet man Komedonen. Diagnostische Abstriche von aktiven Effloreszenzen und vom Naseneingang sind notwendig.

Behandlung. Eingesetzt werden, am besten nach entsprechender Resistenzbestimmung, Ampicillin, Clindamycin und Cotrimoxazol sowie neuerdings Chinolone. Eine sehr gute Wirkung hat bei der gramnegativen Follikulitis unerwarteterweise auch das Isotretinoin. Häufig ist die Elimination der Keime schwierig; es kommt zu Rezidiven durch Reservoire im Nasenrachenraum, im Naseneingang und in den Gehörgängen. Es gelten die üblichen Dosierungen der Antibiotika. Der zusätzliche Einsatz von BPO und austrocknenden Gel- und Lotiogrundlagen kann zusätzlich das Keimwachstum reduzieren. Isotretinoin wird in der üblichen Dosierung zwischen 0,8 und 1,0 mg/kg KG/d gegeben. Die Dosierung muß an die klinische Wirkung adaptiert werden und wird von regelmäßig entnommenen Abstrichen zur Überprüfung der Keimlage abhängig gemacht. Wegen der hohen Rezidivrate können mehrere Isotretinoineinsätze notwendig werden.

14.9.5 Pyoderma faciale

Das *Pyoderma faciale* ist eine seltene Sonderform der Akne, die ausschließlich jüngere Frauen befällt, meist im 2.–3. Lebensjahrzehnt. Die Erkrankung ist auf das Gesicht beschränkt. Sie beginnt plötzlich mit dem Aufschießen von tiefen Knoten und superfiziellen bis tiefen Zysten, die rasch aneinander Anschluß gewinnen und größere Fistelgänge bilden. In der Regel finden sich keine Komedonen. Das Gesicht hat einen violettrötlichen Farbton und ist ödematös geschwollen, z. T. druckschmerzhaft. Fieber kann vorkommen. Die Betroffenen werden von dem plötzlichen Aufschießen der Effloreszenzen überrascht und neigen zu depressiver Verstimmung. Eine Keimanalyse aus der Tiefe der Effloreszenzen ist notwendig, unterschiedliche Erregerpopulationen kommen vor, einschl. Anaerobier. Wenn anamnestisch das Wiederauftreten einer A. conglobata ausgeschlossen wurde und ein plötzliches Androgen-Überangebot laborchemisch nicht in Frage kommt, gilt die Diagnose als gesichert. Bei ausbleibender Behandlung geht das Krankheitsbild in das chronische Stadium einer A. conglobata über. Leider fehlen ausreichende Langzeitbeobachtungen.

Behandlung. Eine Behandlung sollte möglichst früh beginnen. Mittel der Wahl ist bei diesem oft schweren Krankheitsbild *Isotretinoin*, das jedoch wegen seiner Teratogenität und der Konzeptionsfähigkeit der meist jüngeren Patientinnen mit erheblichen Risiken verbunden bzw. kontraindiziert ist. Man sollte jedoch den Versuch unternehmen, mit schriftlichem Einverständnis der Kranken, Hinzuziehen eines Zeugen etc., die Behandlung mit dem Medikament doch noch einzuleiten. Die Dosierung beginnt mit Isotretinoin (Roaccutan®) 1 mg/kg KG/d und wird langsam je nach dem klinischen Bild über Monate reduziert. Alternativ werden hochdosierte Tetracycline, 1–1,5 g/d über 3–6 Monate mit zusätzlicher lokaler Behandlung, z. B. mit BPO und topischen Antibiotika, verordnet. Falls Anaerobier nachgewiesen wurden, sollte eine systemische Clindamycinbehandlung (Sobelin® 2–3 × 600 mg/d) eingeleitet werden. Einige Autoren empfehlen im akuten Stadium Prednisolon (ca. 30 mg/d in absteigender Dosierung). Zusätzliche intraläsionale Injektionen von Triamcinolon (Volon® A Amp. à 10 mg, vorsichtig verdünnt, ca. 0,5 mg/Injektionsstelle) sowie Inzisionen von drainierenden Fistelgängen und Zysten können vorgenommen werden. In der Mehrzahl der Fälle kommt es innerhalb von 6 Monaten, spätestens innerhalb eines Jahres zur Abheilung. Oft wird jedoch eine prophylaktische Weiterbehandlung länger als 1 Jahr fortgesetzt werden müssen.

In einem Fall haben wir im akuten Stadium eine ungewöhnliche neurologische Symptomatik mit Paresen beobachtet.

14.10 Kosmetikaakne, Acne venenata bzw. medikamentenprovozierte Akne

Eine *Kosmetika-* bzw. die sog. *Pomadenakne* wird durch Applikation von fetten Grundlagen, die in kosmetische Pflegestoffe, Hautschutzmittel oder Lichtschutzmittel eingearbeitet sind, provoziert und unterhalten. Die Testung solcher Inhaltsstoffe am Kaninchenohr und an der Rückenhaut läßt nach mehrtägiger Okklusion den Komedogenitätsgrad abschätzen. Typische *komedogene Substanzen* wie *Isopropylmyristat*, *Kakaobutter*, *Lanoline*, einige *Pflanzenöle* und chemische Fette wie *Butylstearat*, *Stearylalkohol* und *Ölsäure* stehen an erster Stelle. Dunkelhäutige wenden oft Vaseline im Haarstirnbereich an, um das Haar zu glätten, was zur Okklusion der Follikelöffnungen führt und komedogene Effekte mit Auftreten von überwiegend geschlossenen Komedonen erzeugt.

Behandlung. Vor einer wirksamen Therapie muß zunächst mit der Patientin (Frauen/Männer: 10:1) ausführlich über ein neues Pflegeprogramm für ihre Haut gesprochen werden, um den häufigen Wechsel von einem Kosmetikpräparat zum anderen abzustellen. Zunächst soll auf unparfümierte Grundlagen möglichst mit klarer Inhaltsdeklaration, d.h. Inhaltsstoffe, die keine komedogenen Substrate enthalten, ausgewichen werden. Wir empfehlen oft Präparate von Widmer, RV-Cremes, Roche Posay, Linique, Viviane (Schering) sowie Linola® Emulsion. Ein mildes alkoholisches adstringierendes Gesichtswasser und eine nichtparfümierte Seife ohne Rückfettung dürfen am Abend angewandt werden. Bei Vorliegen entzündlicher Effloreszenzen sind Waschlösungen mit BPO, bei überwiegendem Vorhandensein von Komedonen Vitamin A-Säure und Azelainsäure anzuwenden. Evtl. kann über 2–3 Monate eine orale Tetracyclinbehandlung notwendig werden. Eine straffe Führung der Patienten mit regelmäßigen Vorstellungen ist notwendig.

● Übermäßig starke Körperwaschungen mit Detergentien führen zur sog. *Detergensakne*, bei der eine Verschiebung der Keimflora zusätzliche entzündliche Effloreszenzen bewirkt. Einige der Detergentien sind selbst komedogen. Beratung, Elimination aller komedogenen Stoffe und, je nach Effloreszenztyp, vorwiegend topische Behandlung mit keratolytischen oder antientzündlichen Präparaten sind in solchen Fällen angezeigt.

● Die *arzneimittelprovozierte Akne* (A. venenata) wird vornehmlich bei Einnahme von hormonellen *Antikonzeptiva mit restandrogener Wirkung*, von *Anabolika* sowie von systemischen Kortikosteroiden gesehen. Soweit möglich ist eine Karenz einzuhalten. Andere aknegene Medikamente wie *Phenobarbital, Lithium, Isoniazid, Chinin, Thiouracil, Vitamin B 12* u.v.a. müssen, wenn möglich, abgesetzt werden. Die topische Behandlung entspricht dem Effloreszenztyp der Akne. Kann, wie z.B. bei Patienten nach Nierentransplantation, die Multimedikation mit komedogenem Einfluß (meist Kortikosteroide, Azathioprin und Cyclosporin A) nicht abgesetzt werden, muß eine aggressive Lokalbehandlung mit Vitamin A-Säure und BPO durchgeführt werden. Alternativ ist Azelainsäure anzuwenden. In schweren Fällen kann in Absprache mit dem Internisten eine antibiotische Zusatzmedikation verordnet werden, wobei evtl. Interaktionen zwischen den Medikamenten beachtet werden müssen. Erfahrungen zeigen, daß Isotretinoin ohne schwerwiegende Nebenwirkungen in der Posttransplantationsphase eingesetzt werden kann.

● Bei der *Steroidakne*, die vorwiegend durch systemische Anwendung fluorierter und nichtfluorierter Kortikosteroide induziert wird, findet sich eine synchrone Entwicklung papulopustulöser Läsionen durch Verdünnung der Epithelwand und verstärkter Freisetzung chemoattraktiver Substanzen. Die Läsionen befinden sich typischerweise am Rücken (Schultern!), doch auch im Gesicht. Komedonen bilden sich erst sekundär. Die Erkrankung geht wenige Wochen nach Absetzen der Steroidmedikation spontan zurück. Bei prädisponierten Patienten kann die Rückbildung allerdings längere Zeit dauern. In solchen Fällen sind therapeutische Maßnahmen erforderlich. Vorzuziehen ist eine Behandlung mit BPO sowie, wenn möglich, mit systemischen Tetracyclinen in üblicher Dosierung.

● Ein schwerwiegender, exogen induzierter Aknetyp ist die *Chlorakne*. Bei ihr kommt es durch die lokale Exposition oder über die inhalative Ingestion primär zur Komedobildung. Am häufigsten betroffen sind die Ohrgegend, Beine, Stirn und Nacken, selten auch die Genitalregion und das Gesäß. Neben Komedonen sieht man auch Zysten und Vernarbungen sowie Pigmentverschiebungen. Zu den häufigsten Auslösern gehören *polychlorierte Biphenyle* (PCB), *polychlorierte Dibenzofurane* (PCDF), *chlorphenolkontaminierte Substanzen wie Tetrachlordibenzodioxin* (TCDD) und *Chlorbenzol*. Schwere Arbeitsunfälle mit Freisetzung von chloraknegenen Substanzen haben zu epidemieartiger Ausbreitung einer Chlorakne im unmittelbaren Kontaminationsbereich geführt. Durch langjährige Beobachtung hat sich die tierexperimentell bewiesene Karzinogenität auch für den Menschen herausgestellt. Die Behandlung ist vom Schweregrad und dem Effloreszenzentyp im Einzelfall abhängig und eine langfristige, oft lebenslange Beobachtung notwendig. Zur Behandlung ist vorzugsweise Tretinoin topisch einzusetzen. Aknetoilette mit Beseitigung der Komedonen und Zysten, evtl. Elektrokauterisierung oder der Einsatz eines CO_2-Lasers werden empfohlen. Bei ausgebrannten Fällen kann auch Kryopeeling oder auch eine Dermabrasio nützlich sein.

● Schweröle können z. B. bei Automechanikern etc. durch Kontakt mit der Haut eine *Ölakne* provozieren, auch außerhalb der typischen Akneareale. Eine Behandlung wird je nach Effloreszenzentyp entweder mit Hilfe keratolytischer bzw. antikomedogen wirksamer Substanzen wie Tretinoin oder Azelainsäure erfolgen oder aber mit antientzündlich wirksamen Substanzen, vorzugsweise Azelainsäure und BPO.

14.11 Der sog. therapierefraktäre Aknepatient

Die Akne ist eine der am besten behandelbaren chronischen Dermatosen. Dennoch erlebt man immer wieder Mißerfolge, die meist auf folgenden Ursachen beruhen:
▷ Der Arzt klärt den Patienten nicht genügend über das Krankheitsbild, die Prognose und die eingeleitete Behandlung auf, d.h., es besteht ein Arzt-Patienten-Verhältnis mit ungenügender Compliance.
▷ Es handelt sich um Patienten, die aus verschiedenen Gründen ungewöhnlich rasch und häufiger als üblich unter Nebenwirkungen der topischen bzw. systemischen Behandlung leiden.
▷ Schwere entzündliche Akne (Acne conglobata, Aknetetrade, Pyoderma faciale).
▷ Patienten mit zahlreichen Zysten, die ohnehin auf die Behandlung nur zögerlich ansprechen.

Ein häufiger Fehler, der bei der Aknetherapie unbedingt vermieden werden muß, ist die *unzureichende Aufklärung* des Patienten über die Ursachen seiner Erkrankung und die diversen Faktoren, die sie unterhalten können. Auch mangelnde Aufklärung über die eingesetzten Präparate und den Zeitraum, in dem ein Behandlungserfolg zu erwarten ist, erweist sich als ungünstig. In der Großstadt wird man erleben, daß der Patient nach solchen Fehlern nur einen Straßenzug weiter den nächsten Arzt aufsucht. Ein Patient, der nach Einnahme von Tetracyclinen rasch einen Sonnenbrand bekommt bzw. das Medikament mit Milch einnimmt und nach mehreren Wochen immer noch keine Wirkung verspürt, wird an Präparat und Arzt zweifeln. Schwierig ist die Situation, wenn trotz optimaler Aufklärung, guter Compliance und am Krankheitsbild adaptierter topischer oder systemischer Medikation in den zu erwartenden Zeiträumen keine adäquate Besserung eintritt. Neben Ausschluß eines Erregerwechsels zu gramnegativen Bakterien, anderweitiger aknegener Medikation, die bis dahin übersehen wurde, funktionell oder pathologisch erhöhten Androgenen im peripheren Blut u.ä. sind auch vom Apotheker falsch abgegebene Präparate, Konzentrationen, Dosierungen sowie mögliche Interaktionen mit anderen Pharmaka abzuklären. Finden sich hier keine

Hinweise, ist die Therapie völlig umzustellen. Man sollte keine Zeit verlieren und eine hochdosierte systemische Antibiotikabehandlung, evtl. in Verbindung mit Isotretinoin, einsetzen.

Einige Patienten haben einen *empfindlichen Hauttyp*, wie beispielsweise die unter den Aknekranken relativ seltenen *Atopiker*. Bei ihnen können BPO und Tretinoin nur in geringer Konzentration und Applikationshäufigkeit eingesetzt werden. Hier ist Azelainsäure sowie eine orale Tetracyclinbehandlung vorzuziehen. Frauen berichten häufiger über verstärkten Vaginalfluor nach längerer Einnahme von systemischen Antibiotika. Eine gleichzeitige Sanierung des Gastrointestinaltraktes sowie der Vagina mit Nystatin ist in solchen Fällen notwendig; sog. „Pingpongeffekte" sollten ausgeschlossen werden. Wird Tetracyclin-HCl wegen gastrointestinaler Nebenwirkungen, Nausea, Benommenheit etc. nicht vertragen, sollten Doxycyclin oder Minocyclin versucht werden, wobei Placebogaben zur Aufklärung von Nebenwirkungen angezeigt sind. Eine Prävention mukokutaner Nebenwirkungen ist beim Einsatz von Isotretinoin rechtzeitig vorzunehmen. Manche Patienten können erheblich unter einer Xerosis bzw. einer Cheilitis mit Rhagadenbildung leiden.

Die *schweren entzündlichen Formen der Akne* wie *A. conglobata, A. nodulocystica, Aknetetrade* und *Pyoderma faciale* bedürfen einer besonders engen Führung der Patienten, die Zuspruch und Vertrauen zwischen Arzt und Patient besonders brauchen. Mit der Zusicherung eines Behandlungserfolges sollte man vorsichtig sein, um nicht falsche Hoffnungen zu wecken, die möglicherweise nicht erfüllt werden können, und alle Möglichkeiten der medikamentösen und adjuvanten Aknetherapie ausnutzen. Kranke, die nach Abheilung ihrer Akne noch zahlreiche Zysten aufweisen, besonders bei ausgebrannter A. conglobata, werden auf eine lokale Behandlung allein oder auch auf die Einnahme von Tetracyclin und Isotretinoin nicht ansprechen. Derartige Zysten müssen durch zusätzliche Maßnahmen mittels Exzision, Drainage, Kauterisierung, Kryotherapie oder Triamcinoloninjektionen beseitigt werden.

Sonstiges. Patienten mit *Vernarbung* und Keloidbildung bedürfen der langfristigen, meist über 1–2 Jahre dauernden Behandlung, ehe ein durchgreifender Effekt erzielt wird; die Vorbereitung auf eine Langzeitbehandlung muß vorausgehen. Patienten mit *raschen Rezidiven* nach der Behandlung sind meist solche mit einer besonders *starken Seborrhö*. Es ist bekannt, daß topisch angewandte Mittel durch den starken Sebumfluß in nicht ausreichender Konzentration in das Infundibulum penetrieren können. In solchen Fällen muß die systemische Behandlung vorgezogen werden. Patienten mit papulopustulöser Akne, die trotz systemischer Behandlung rasch rezidivieren, sollten mit Isotretinoin behandelt werden. Häufige Rezidive sind ihrerseits Anlaß, nach gramnegativen Keimen zu suchen. Bei einer kleineren Gruppe von Kranken spielen schließlich sekundäre, nur am Rande mit der Akne im Zusammenhang stehende Probleme (Probleme am Arbeitsplatz oder mit dem Partner) eine Rolle, die zum Therapieversagen führen. Wenn weitgehend abgeheilte Akne durch Manipulation unterhalten (A. excoriée) wird, liegt oft eine *Dysmorphophobie* vor, die gesondert angegangen werden muß.

14.12 Behandlung akneiformer Dermatosen

Akneiforme Dermatosen zeigen morphologisch die typischen Effloreszenzen, folgen jedoch meist nicht dem pathogenetischen Konzept der Akne; auch nach Geschlecht und Alter entsprechen sie nicht der typischen Akne. Es kann sich auch um Dermatosen handeln, die typische Akneläsionen imitieren.

14.12.1 Periorale Dermatitis

Die periorale Dermatitis, auch *rosazeaartige Dermatitis* genannt, ist ein relativ monomorphes, mit kleinen Papeln und gelegentlich Pusteln einhergehendes Krankheitsbild, das vorwiegend bei Frauen auftritt (9:1). Die Bezeichnung „*periorale Dermatitis*" beruht auf der ursprünglichen Beobachtung eines Befalls in vorwiegend perioraler Lokalisation, doch in den letzten Jahren hat sich zunehmend auch ein Befall des gesamten Gesichtes gezeigt. Ein gehäuftes Vorkommen bei Atopie, eine Disposition zur Akne sowie der vorausgegangene oder andauernde Gebrauch von z. B. fluorierten Steroiden werden anamnestisch angegeben. *Pathogenetisch* ist das Auftreten der Erkrankung nicht völlig geklärt, doch in jüngerer Zeit wurde die Hyperhydratation des Follikelepithels durch zu häufigen Gebrauch von Feuchtigkeitslotions und Cremes bei Frauen angeschuldigt, meist in Verbindung mit fluorierten Kortikosteroiden. Auf die Dauer wird durch sie das ökologische Gleichgewicht der Hautflora gestört, und ortsfremde Erregerpopulationen siedeln sich an. Differentialdiagnostisch müssen eine *Pityrosporon-Follikulitis*, eine *Candida-Follikulitis*, *pustulöse Arzneimittelreaktionen* und schließlich eine *superinfizierte Kontaktdermatitis* ausgeschlossen bzw. mitberücksichtigt werden.

Behandlung. Entscheidend für die Behandlung der perioralen Dermatitis ist zunächst eine sachgerechte Aufklärung der Kranken; oft handelt es sich dabei um Frauen, die nicht einsehen wollen, daß sie für eine erfolgreiche Behandlung alle Kosmetika absetzen müssen. Mittel der Wahl ist neben der Vermeidung aller in Frage kommenden externen Provokationsfaktoren ein austrocknendes Behandlungsprinzip, am besten die Anwendung einer Zinkschüttelmixtur, die über Tag auch in getönter Form als Abdeckung dienen kann (z. B. Lotio Cordes®). Im Einzelfall wird man entscheiden müssen, ob systemische Antibiotika, UVB-Bestrahlungen o. ä. erforderlich sind. Versuchsweise wird die lokale Applikation einer 2 %igen Metronidazolcreme empfohlen, die in ca. ⅔ aller Fälle zur Abheilung führt. Da es häufig nach Steroidentzug zu einem markanten Aufflackern mit weiterer Verstärkung der Entzündung kommt, geben wir zunächst innerlich 1 g Tetracyclin oder 2 × 50 mg/d Minocyclin (Klinomycin®) und setzen die innerliche Antibiose und die lokale Metronidazolapplikation langsam ab. Irritierende Externa (BPO, Tretinoin) sollte man tunlichst meiden. Nicht selten kann bei schwerem Verlauf, wegen der oft depressiven Verstimmung der Patientinnen und der Scheu vor dem Umfeld ein kurzfristiger stationärer Aufenthalt notwendig werden. Während dieser Zeit sind sie sorgfältig hinsichtlich des Gebrauchs von Kosmetika zu beraten und konsequent austrocknend zu behandeln; bei Meiden aller Noxen ist die Prognose gut.

14.12.2 Sog. Mallorca-Akne

Die sog. *Mallorca-Akne* oder auch *A. aestivalis* ist eine akneiforme Dermatose bei zur follikulären Reaktion disponierten Patienten, die durch den übermäßigen Gebrauch zu fetter Grundlagen in Sonnenschutzmitteln (Salben, Sonnenöle), natürliches Sonnenlicht, manchmal auch durch Solarien entsteht. Die Verteilung der Effloreszenzen beschränkt sich auf die Streckseiten der Arme, Schultern, Brust und Gesicht, ist seltener am Bauch und den Unterschenkeln und entspricht in vieler Hinsicht einer *polymorphen Lichtdermatose*. Oft liegt in der Tat gleichzeitig eine polymorphe Lichtdermatose vor. Durch den komedogenen Reiz, besonders durch Gebrauch von Sonnenschutzmitteln mit komedogenen Inhaltsstoffen, die durch UVA bewirkten komedogenen Reizungen und die Bildung von Squalenperoxid kommt es zum Aufschießen von Papeln und Pusteln. Gleichzeitig kommen aber Papulovesikeln vor, die nicht zur Akne gehören. Komedonen können bei diesem Krankheitsbild fehlen oder erst später hinzukommen. Abzugrenzen ist eine *durch UV-Licht provozierte A. vulgaris.* Vereinzelt kann die Reaktion auch nach Photochemotherapie beobachtet werden.

Behandlung. Grundsätzlich sind bei Auftreten der Läsionen am Urlaubsort die Sonnenexposition zu vermeiden sowie alle fetthaltigen Sonnenschutzpräparate, After-Sun-Lotions, Cremes etc. abzusetzen. Bei Komedonenbildung ist eine äußerliche Behandlung mit Tretinoin in niedriger Konzentration (möglichst 0,025 %) als Gel, im Falle zu starker Reizung in Cremegrundlage, anzuwenden. Bei stärker entzündlicher Note mit Pustulation soll kurzfristig über 3–4 Wochen innerlich Minocyclin 2 × 50 mg/d oder auch Tetracyclin/HCl 1 g/d gegeben werden. Die Prognose ist gut. Nach der Behandlung müssen zum Ausschluß einer polymorphen Lichtdermatose ein Lichttest und gegebenfalls ein ausführlicher Epikutantest durchgeführt werden.

14.12.3 Steatocystoma multiplex

Beim Krankheitsbild der *Steatocystoma multiplex* handelt es sich um eine autosomal dominant vererbbare akneiforme Dermatose, die vorzugsweise Männer befällt. Zysten können schon bei Geburt vorhanden sein. Die Verteilung zeigt eine Bevorzugung der Brust- und Sternalregion, des Skrotums, des Rückens, weniger der oberen Extremitäten. Bei der histologischen Routineuntersuchung findet sich oft nur das Bild einer Epidermoidzyste, bei Aufarbeitung in Stufenschnitten läßt sich jedoch der der Zystenwand anhängende Talgdrüsenapparat nachweisen. Differentialdiagnostisch ist ein ausgebranntes Stadium der A. conglobata mit Zysten abzugrenzen. Bei multiplen Zysten im Rahmen dieser Erkrankung, vor allem im Rückenbereich, kann sich durch Ruptur der Zystenwand eine Entzündung ausbilden, die das Bild der A. conglobata vortäuscht.

Behandlung. Die Behandlung ist nicht einfach und sollte nur dann eingeleitet werden, wenn von seiten des Kranken ein Behandlungswunsch ausdrücklich besteht. Versuche mit *Isotretinoin* zeigen ein Ansprechen der entzündlichen Reaktion sowie nach eigenen Erfahrungen auch eine Verkleinerung der Zysten, möglicherweise aufgrund der verminderten Sekretion von Talg in das Lumen. Bei den meisten Kranken empfehlen wir die *sukzessive Exzision oder Verödung der Zysten*. Bewährt hat sich folgendes Vorgehen: Umspritzen der Zystenwand mit 1%igem Xylocain® mit Adrenalinzusatz (1%), schlitzförmiger Inzision über dem oberen Pol der Zyste, dann kurzfristiges Elektrokoagulieren der freiliegenden Zystenwand, die dadurch sich bei Weiterleitung des Stroms leichter aus ihrem Bindegewebsfett herauslösen läßt. Dann wird sie mit einer gebogenen stumpfen Schere freipräpariert, mit einer Gefäßklemme gefaßt und die ganze Wand freigelegt. Gelegentlich kann zur Erleichterung des Herauspräparierens etwas Zysteninhalt exprimiert werden. Oft ist wegen des Gewebedefekts eine Subkutannaht notwendig. Die Schnittgröße oberhalb der Zyste sollte keinesfalls über 0,5–1 cm hinausgehen. Zysten, die häufig Entzündungen und damit periläsionale Vernarbungen aufweisen und sich nicht mit ihrer Wand vollständig entfernen lassen, können mit dem Elektrokauter verödet werden. Die Behandlung im Skrotalbereich gestaltet sich schwieriger. Bei großen Zysten ist das operative Vorgehen zu bevorzugen, bei den kleinen entweder das elektrokaustische Vorgehen oder die Behandlung mit dem CO_2-Laser.

14.12.4 Naevoide akneiforme Dermatosen

Hinter dem Begriff *nävoide akneiforme Dermatosen* verbergen sich verschiedene Erkrankungen, die entweder kongenital angelegt sind oder sich tardiv während der Jugend entwickeln. Das *Adenoma sebaceum*, heute besser als *M. Bourneville-Pringle* oder *tuberöse Sklerose* bezeichnet, geht mit kleinen gelblich bis rötlichen, in der Regel perinasal lokalisierten Angiofibrome bzw. Trichoepitheliome einher, die mit Talgdrüsenhyperplasien, juvenilen Warzen und Aknepapeln verwechselt werden können. Gleichzeitig bestehen Bindegewebsnaevi, typische periunguale Fibrome und, je nach Ausbildung des Krankheitsbildes, Epilepsie und mentale Retardierung. *Talgdrüsenhyperplasien* können in vorwiegend sonnenexponierten Arealen einzeln auftreten oder auch großflächig naevoid angelegt sein.

Behandlung. Eine Behandlung kann nur symptomatisch sein, bleibt aber oft unbefriedigend. Bei ausgeprägten Trichoepitheliomen, Adenomen, Fibromen etc. ist der Einsatz eines CO_2-Lasers günstig. Ausgedehnte Talgdrüsenhyperplasien treten mit zunehmendem Alter gehäuft auf und sind oft durch eine übermäßige Sonnenexposition bedingt. Sie sprechen auf eine langfristige lokale Vitamin A-Säurebehandlung an, z.B. auf abendliches Betupfen mit 0,05%iger Airol® Lösung. Eine weitere Möglichkeit ist der orale Einsatz von Isotretinoin. Man gibt zunächst über 4 Wochen eine deutlich sebosuppressive Dosis, die etwa zwischen 0,5 und 0,8 mg/kg KG/d liegt, und geht dann auf eine Erhaltungsdosis von 0,5–0,3–0,1 mg/kg KG/d zurück. Meist kann mit einer Gabe von nur 20–40 mg 2×/Woche der Erfolg erhalten werden. Nebenwirkungen sind bei dieser Dosierung kaum zu erwarten. Weitere Maßnahmen sind Elektrokauterisierung mit der spitzen Nadel, Argonlaser, CO_2-Laser und schließlich Kryotherapie, die oft mit Erfolg eingesetzt werden können. Vermeidung übermäßiger Sonnenexposition bzw. Lichtschutz sind zur Prävention notwendig. Bei naevoidem Auftreten flächiger Talgdrüsenhyperplasien sollte man in der Regel eine Behandlung mit oralem Isotretinoin vorziehen; sie wurde von uns mit Erfolg praktiziert.

14.12.5 Lupus miliaris disseminatus faciei (Acne agminata)

Diese seltene Erkrankung wurde früher als *Haut-Tuberkulid* aufgefaßt; sie zeichnet sich durch kleine braune bis rötliche derbe Läsionen aus, die älteren Aknepapeln ähneln. In typischer Weise treten sie mit zunehmender Dichte im Bereich der Infraorbitalregion und auf den Augenlidern auf, Regionen, die für eine endogene Akne recht uncharakteristisch sind. Bei Glasspateldruck kann sich eine gelbliche Tönung als Ausdruck der granulomatösen Entzündung mit zentraler Verkäsung zeigen, doch eine Infektion mit M. tuberculosis liegt *nicht* vor.

Behandlung. Nach histologischer Sicherung erfolgt eine unspezifische antigranulomatöse Behandlung, z.B. mit INH 300–500 mg/d über mehrere Wochen (*cave:* Nebenwirkungsspektrum) oder – besser – mit *Isotretinoin* (0,5–0,8 mg/kg KG/d). Fluorierte Steroide sind wirksam, ziehen jedoch meist sekundäre akneiforme Effloreszenzen nach sich. Ein Versuch mit Clofazimin (Lampren® 100 mg/d) kann ebenfalls durchgeführt werden. Bei minimalem Befall sind auch intrafokale Injektionen eines Steroids, z.B. Triamcinolon (Volon® A Amp. à 10 mg, verteilt), zur Unterdrückung der Granulombildung indiziert. Lokale Maßnahmen sind meist wirkungslos und können die Erkrankung unterhalten oder irritieren. Allenfalls könnte man eine getönte austrocknende Lotio oder ein mildes Make-up zur Abdeckung während der mehrwöchigen Behandlung empfehlen.

14.12.6 Sterile akneiforme Dermatosen

● Eine *Acne varioliformis* tritt meist zwischen dem 30. und 60. Lebensjahr bei beiden Geschlechtern auf und äußert sich in papulösen und pustulösen Effloreszenzen mit follikulärgebundener Lokalisation. Meist sind es kleine Papeln von 2–5 mm Größe und einer zentralen Nabelung, die den varioliformen Aspekt hervorrufen. Juckreiz und Kratzeffekte können vorkommen. Später wandeln sich die Effloreszenzen krustig um, haben einen nekrotischen Aspekt und können oberflächlich vernarben. Die Ätiologie ist unklar. Nach differentialdiagnostischer Abwägung einschließlich einer Prurigo simplex oder einer Prurigo nodularis empfehlen sich systemische Antibiotika, Tetracycline 1 g/d für 2–3 Monate, alternativ Erythromycin. Zusätzlich können lokal topische Antibiotika aufgetupft werden und ein nichtfluoriertes Steroid die Entzündung zum Abklingen bringen helfen.

● Die *Acne necroticans* ist eine auf der behaarten Kopfhaut und der Stirnhaargrenze lokalisierte Variante der A. varioliformis des Stamms. Es finden sich kleine Pusteln, die mit gerötetem Hof durch Juckreiz zur Exkoriation gebracht werden und sich mit einer hämorrhagischen Kruste bedecken. Abzuklären ist eine bakterielle oder mykotische Follikulitis sowie eine atopische Konstitution. Mit adstringierenden Kopfhaarwässern auf alkoholischer Basis zur lokalen Desinfektion und durch zusätzliches Betupfen der Effloreszenzen mit clindamycin- und erythromycinhaltigen Lösungen kann zunächst ein Behandlungsversuch durchgeführt werden. Bei unzureichender Beeinflussung des Juckreizes ist in das Haarwasser ein Kortikosteroid, vorzugsweise Prednisolon, zu mischen. In seltenen Fällen wird man auf eine wochenlange systemische Tetracyclinbehandlung zurückgreifen müssen.

● In jüngerer Zeit wurde eine *HIV-assoziierte akneiforme Dermatose* mit Befall von Gesicht und Stamm zunehmend beschrieben, die sich unter starkem Juckreiz durch kleine Papeln, z.T. Papulopusteln und umgebender Entzündungsrötung manifestiert. Ein ursächlicher Erreger konnte bisher nicht gefunden werden. Histologisch fällt oft eine starke Eosinophilie auf. Klassische Aknebehandlungen sind wirkungslos, im Vordergrund steht die Grundkrankheit; arzneimittelinduzierte akneiforme Eruptionen und eine Parasitose müssen ausgeschlossen werden. Antihistaminika und lokale juckreizlindernde Maßnahmen (z.B. Thesit® Lotio 3%) sowie UVB-Bestrahlungen sind oft symptomatisch hilfreich.

14.12.7 Behandlung anderer akneiformer Dermatosen mikrobiellen Ursprungs

Mikrobiell bedingte akneiforme Dermatosen werden entweder durch bakterielle, mykotische oder parasitäre Erreger verursacht. Am häufigsten sind bakterielle Erreger. Vor allem die *superfizielle Follikulitis* durch Staphylokokken ist zu erwähnen, gegen die desinfizierende adstringierende Lösungen sowie topische Antibiotika eingesetzt werden. Je nach Erregerspektrum im Antibiogramm sind auch andere Mittel zu erwägen. Auf Resistenzbildungen ist zu achten. Bei Männern bildet sich durch tiefer eindringende Infektionen die sog. *Sycosis barbae* aus. In diesen Fällen muß neben einer äußerlichen, auf alkoholischer Basis beruhenden antibiotika- oder desinfizientienhaltigen Lösung eine systemische antibiotische Therapie nach Antibiogramm durchgeführt werden. An erster Stelle stehen wiederum Tetracycline, Clindamycin, Erythromycin, evtl. gegen gramnegative Keime auch Gyrasehemmer. Vorwiegend im Stirn- und seitlichen Wangenbereich sieht man kleine Pusteln und Papeln, die meist nicht aggregieren und bei verstärkter Kolonisation des Follikels mit *Demodex folliculorum* rosazeaartig imponieren. Lokale Behandlung mit Metronidazol 2% in einer mittelfetten Grundlage (z.B. Wolff Basiscreme) kann innerhalb von 14 Tagen das Bild beseitigen. Alternativ kann Jacutin® Emulsion 1:2 verdünnt über Nacht angewandt werden. Schließlich kann Metronidazol (Clont® Tbl. 2 × 1/d) über 10 Tage systemisch gegeben und eine Lokalbehandlung angeschlossen werden.
Bei Infektion mit *Candida albicans* können vorwiegend periorale, z.T. periorbitale Papeln und Pusteln auftreten, bei tiefem dermalem und follikulärem Befall auch Knötchenbildung. Eine Immuninsuffizienz ist abzuklären. Eine systemische Behandlung mit Ketoconazol (Nizoral® 1 Tbl./d über 3 Wochen) oder Itraconazol (Sempera® 1 Tbl./d über 14 Tage) ist notwendig. Lokal wendet man Clotrimazol 2% in einer wäßrigen Grundlage an, die das Eindringen in den Follikel erlaubt.

14.12.8 Pityrosporon-Follikulitis

Eine Infektion mit *P. ovale* äußert sich in verschiedenen Effloreszenzentypen: Zum einen sehen wir eine *Tinea versicolor*, zum anderen eine entzündliche erythrosquamöse Dermatitis oder auch eine *Pityrosporon-Follikulitis*, wobei letztere eine papulopustulöse Akne imitieren kann. Diskrete Schuppung, kleine pustulöse Effloreszenzen, das Fehlen von Komedonen und eine meist umschriebene Entzündung, die flächenhaft mit Juckreiz auftritt, helfen, die Diagnose aufzuklären.

Behandlung. Folgende Behandlung der Pityrosporon-Follikulitis hat sich bei uns bewährt: Gaben von 1 × 1 Tbl. Ketoconazol (Nizoral®) über 10 Tage oder 2 × 1 Tbl. über 4 Tage; Kopfhautwaschungen mit pyrithioninzink- oder ketoconazolhaltigen Shampoos (z.B. Desquaman®, Terzolin®), nach Abklingen der Dermatose auch zur Beseitigung des Erregerreservoirs auf der Kopfhaut. Lokale Behandlung mit Clotrimazol 2% in einer mittelfetten Grundlage, alternativ Ketoconazol lokal. Die Patienten sollten künftig Feuchtigkeitslotions meiden und Wäsche mit guter Abdunstung (keine dichten Kunstfasern, die die Abdunstung verhindern) bevorzugen.

14.12.9 Milien und Zysten

Die hier genannten Effloreszenzentypen werden bei multiplem Auftreten im Gesicht gelegentlich mit Akneeffloreszenzen verwechselt. Milien sind kleine, unterhalb der Epidermis im oberen Kutisdrittel lokalisierte Zysten. Sie können nach Anritzen mit einer Kanüle oder mit einem anderen geeigneten, sterilen Instrument exprimiert werden. Aggregierte Milien sind periorbital häufig, eine Verwechslung mit geschlossenen Komedonen ist möglich. Gelegentlich treten sie zusammen mit einer Akne auf. Neben der mechanischen Beseitigung kann lokal ein Versuch mit Tretinoin durchgeführt werden; dabei ist eine Reizung in der Augenumgebung zu vermeiden.
Zysten können in Form von *Epidermoidzysten*, *Tricholemmalzysten* und *Hamartomen* bei Steatocystoma multiplex oder anderen erblichen Der-

matosen wie dem *Gardner-Syndrom* auftreten. Epidermoidzysten sieht man vorwiegend im Gesicht und am Stamm, Trichilemmalzysten z. T. im Gesicht, vorwiegend in der Kopfhaar- und Nackenregion. Die Exzision ist zu bevorzugen.

14.13 Rosazea und Rhinophym

Die *Rosazea* ist eine Erkrankung ungeklärter Ätiologie, die im 4. oder 5. Lebensjahrzehnt auftritt und mit zentrofazialem Befall unter Ausbildung von Erythemen, Teleangiektasien, Papeln und Pusteln einhergeht. Im Gegensatz zur Akne fehlen die Komedonen. Die Geschlechtsverteilung ist etwa gleich. Differentialdiagnostisch sind neben der halogeninduzierten Akne Lichtdermatosen, Kontaktdermatitiden, periorale Dermatitis und ein ungewöhnlicher subakutkutaner Lupus erythematodes auszuschließen. Sonderformen der Rosazea sind die R. conglobata, die *steroidprovozierte Rosazea* sowie die seltenen Varianten *Erythrosis faciei* und *Pseudogranulosis rubra nasi*. Befall von Brust und Rücken sind selten; differentialdiagnostisch wäre an eine retikuläre erythematöse Muzinose (REM-Syndrom) zu denken. Weiterhin sieht man bei der Rosazea häufig eine *Kerato-* bzw. *Blepharoconjunctivitis sicca*, die Konjuktiven sind trocken (Xerophthalmie). Man spricht auch von einer „okulären Rosazea" (bei bis zu 5 % aller Patienten). Bei älteren Kranken kommt eine Augenbeteiligung häufiger vor. Provokationsfaktoren für diese Hautläsionen sind heiße und stark gewürzte Speisen und vor allem Kaffee und Alkohol. Komplikationen treten gelegentlich durch den Befall mit *Demodex folliculorum* auf.

Behandlung. Die klassische Rosazea wird gleichzeitig lokal und systemisch angegangen. Die Entzündung wird am besten durch orale Einnahme von Tetracyclinen 1 g/d initial, später 500–250 mg/d, unterdrückt. Alternativ kann Minocyclin 2 × 50 mg, später 50 mg/d gegeben werden. Zwar besteht in der Regel bei Rosazea keine oder nur selten eine Seborrhö, dennoch ist von fettenden Grundlagen abzuraten. Lokale Lotiones mit Tetracyclinen, z. B. Vioform 0,1 % und 30 % Terramycin® Creme in Ungt. emulsificans, ist eine bewährte Rezeptur. Nur bei starker Entzündung dürfen in der Initialphase der Behandlung nichtfluorierte kortikosteroidhaltige Lotionen angewendet werden. Bewährt hat sich bei uns auch der Einsatz von Metronidazol 1–2 % in Lotio oder in halbfetter Cremegrundlage. Gleichzeitig wird bei Auftragen der lokalen Mittel eine kreisförmige Massage empfohlen (sog. *Rosazeamassage*). Lichtprovokation ist zu vermeiden, so daß Lichtschutzpräparate bei Sonnenexposition zu empfehlen sind (z. B. Solabar 17® Emulsion, Anthelios® u. a.).

Bei schwerem Befall mit einer R. conglobata bzw. bei tiefsitzenden Papeln und Knoten sowie bei Ausbildung eines Rhinophyms (s. unten) ist eine systemische Behandlung mit Tetracyclin 1 g/d in absteigender Dosierung über mehrere Monate bis zu ½ Jahr oder aber als Intervallbehandlung zu empfehlen. Dadurch wird auch eine evtl. mitbestehende Blepharokonjunktivitis günstig beeinflußt. Falls eine Xerophthalmie besteht, wird man mit künstlicher Tränenflüssigkeit symptomatisch vorgehen. Alternativ oder in resistenten Fällen kann bei Männern Isotretinoin (Roaccutan®) in mittelhoher Dosierung zwischen 0,5 und 0,75 mg/kg KG/d gegeben werden. Auf eine zusätzliche Xerosis ist zu achten. Ebenso ist an einen evtl. Anstieg der Serumlipide vor allem bei älteren Männern zu denken. Isotretinoin beeinflußt vor allem die Entzündung durch Reduktion der Pustel- und Papelbildung und Abnahme des Erythems. Eine parallel bestehende Seborrhö bildet sich gut zurück. Sowohl beim Einsatz der Tetracycline als auch des Isotretinoins kann es nach Absetzen zu Rezidiven innerhalb von 8–12 Wochen kommen, so daß die orale Behandlung längere Zeit fortgesetzt und langsam ausgeschlichen werden muß.

Bei *Therapieresistenz* oder Rückfällen nach einer Tetracyclintherapie kann auch Isotretinoin (25–50 mg/d) über mehrere Wochen mit Erfolg zur Anwendung kommen. Vereinzelt wird auch die Gabe von Spironolakton (50 mg/d), DADPS und anderen nichtsteroidalen Antiphlogistika befürwortet. In granulomatösen, lupoiden Fällen wurde der Einsatz von INH als erfolgreich bezeichnet, wie auch beim verwandten Lupus miliaris disseminatus faciei.

● Das *Rhinophym* bei Rosazea kann in 3 verschiedenen Stadien auftreten:
▷ ödematöses Stadium mit Talgdrüsenhyperplasie,
▷ zunehmende Fibrosierung und Knötchenbildung und
▷ Knollenbildung mit derber Fibrose, Zysten und Komedonen.

Im *1. Stadium* bewirkt eine Tetracyclin- und Isotretinointherapie in mittelhoher Dosierung eine Rückbildung der vergrößerten Talgdrüsen, einen Rückgang der Entzündung und eine Stabilisierung des Befundes. Auf die Beeinflussung der Blutfettwerte durch Isotretinoin, insbesondere bei älteren Männern, muß geachtet werden.

Im *2. Stadium* sollten nach Vorbehandlung mit Tetracyclin und Isotretinoin operative Maßnahmen erwogen werden, insbesondere eine Dermabrasio.

Im *3. Stadium* ist grundsätzlich eine operative Behandlung notwendig: Unter Vollnarkose erfolgt das scharfe Abtragen mit dem Skalpell sowie die Modellierung des Nasenprofils durch Fräsen und Schleifen. Anschließend wird mit Gaze (z. B. Adaptic®, Branolind® o. ä.) und evtl. mit milden lokalen Kortikosteroiden zur Vermeidung einer überschießenden Wundheilung nachbehandelt. In der Nachbehandlungsphase verwenden wir gern desinfizierende Cremegrundlagen unter Einschluß von Tetracyclin (Terracortril® oder Terramycin® Creme). Die Prognose ist gut, da sich das Epithel der multiplen Ausführungsgänge der Talgdrüsen rasch neubildet. An adjuvanten Maßnahmen bedürfen die Patienten einer eingehenden Beratung, damit Rezidive, z. B. durch Alkoholgenuß, zu stark gewürzte Speisen, heiße Getränke etc. vermieden werden.

Eine *Rotationsmassage* wird von einigen Dermatologen zur Erhaltung des Behandlungsergebnisses empfohlen und kann mit der Lokalbehandlung kombiniert werden. Wenn auch die Anazidität des Magens als ätiologischer Faktor der Rosazea umstritten ist, ist bei Patienten mit entsprechenden Symptomen eine Abklärung aus prophylaktischen Gründen durchaus zu empfehlen. Rezidive werden dennoch immer wieder vorkommen, insbesondere während der Sommermonate bzw. noch bei mangelhaftem Lichtschutz.

14.14 Rosazeaartige Erythrosis faciei

Die *Erythrosis faciei* ist, neben einer konstitutiven, häufig bei der Landbevölkerung gesehenen, familiären auffälligen Rötung des Gesichts, auch als alleiniges Bild einer Rosazea mit Teleangiektasien zu sehen; Papeln und Pusteln treten jedoch nicht auf. Meist kommt es nach Wärme, z. B. bei Betreten eines geheizten Raums, durch Blutfülle und Gefäßerweiterung zu leichtem Brennen. Treten gleichzeitig auch Akrozyanose und Pernionen auf, ist vom Krankheitsbild einer *Erythrozyanose* auszugehen. Differentialdiagnostisch sind *essentielle* oder *progressive Teleangiektasien* auszuschließen.

Behandlung. Therapeutisch muß Überwärmung, z. B. durch endogene und exogene Faktoren und durch UV-Licht vermieden werden. Abdeckende Kosmetika sind vorzuziehen. Prominente Teleangiektasien können mit dem Argonlaser angegangen werden.

Literatur

Aizawa H, Niimura M (1992) Oral spironolactone therapy in male patients with rosacea. J Dermatol 19: 293–297

Akamatsu H, Komura J, Asada Y et al. (1991) Inhibitory effect of azelaic acid on neutrophil functions: a possible cause for its efficacy in treating pathogenetically unrelated disease. Arch Dermatol Res 283: 162–166

Akamatsu H, Nishijima S, Takahashi M et al. (1991) Effects of subminimal inhibitory concentrations of erythromycin, tetracycline, clindamycin and minocycline on the chemotactic factor production in Propionibacterium acnes biotype 1–5 for human neutrophils. J Dermatol 18: 247–251

Akamatsu H, Zouboulis ChC, Orfanos CE (1992) Control of human sebocyte proliferation in vitro by testosterone and 5-alpha-dihydrotestosterone is dependent on the localization of the sebaceous glands. J Invest Dermatol 99: 509–511

Barth JH, MacDonald-Hull SP, Mark J et al. (1993) Isotretinoin therapy for acne vulgaris: a reevaluation of the needs for measurements of plasmalipids and liver function tests. Br J Dermatol 129: 704–707

Chivot M, Midoun H (1990) Isotretinoin and acne – a study of relapses. Dermatologica 180: 240–243

Cunliffe WJ (1987) Evolution of a strategy for the treatment of acne. J Am Acad Dermatol 16: 591–599

Detmar M, Mayer-da Silva A, Stadler R et al. (1989) Effects of azelaic acid on proliferation and ultrastructure of mouse keratinocytes in vitro. J Invest Dermatol 93: 70–74

Downing DT, Stewart ME, Wertz PW et al. (1986) Essential fatty acids and acne. J Am Acad Dermatol 14: 221–225

Driesch P von den, Schell H, Haneke E (1986) Acne fulminans: Therapie mit 13-cis-Retinsäure und Indometazin. Z Hautkr 61: 1145–1151

Eady EA, Cove JH, Blake J et al. (1988) Recalcitrant acne vulgaris. Clinical, biochemical and microbiological investigation of patients not responding to antibiotic treatment. Br J Dermatol 118: 415–423

Flückiger R, Furrer HJ, Rufli T (1988) Efficacy and tolerance of a miconazole-benzoyl peroxide cream combination versus a benzoyl peroxide gel in the topical treatment of acne vulgaris. Dermatologica 177: 109–114

Fulton JE, Pray SR, Fulton III. JE (1984) Comedogenicity of current therapeutic products cosmetics and ingredients in the rabbit ear. J Am Acad Dermatol 10: 96–105

Gassmüller H, Graupe K, Orfanos CE (1985) Azelaic acid and sebum excretion rate. Br J Dermatol 113: 800–802

Gollnick H (1987) New indications and new retinoids. Dermatologica 175: 192–195

Gollnick H (1990) A new therapeutic agent: Azelaic acid in acne treatment. J Dermatol Treat 1 [Suppl 3]: 23–28

Gollnick H, Graupe K (1989) Azelaic acid for the treatment of acne: Comparative trials. J Dermatol Treat 1: 27–30

Gollnick HPM, Zouboulis CC, Akamatsu H et al. (1991) Pathogenesis and pathogenesis related treatment of acne. J Dermatol 18: 489–499

Gollnick HPM, Vogt K, Hermann J et al. (1994) Topical chinolone OPC-7251: a clinical and microbiological study. Eur J Dermatol 4: 210–215

Goodfellow A, Alaghband-Zadeh J, Carter G et al. (1984) Oral spironolactone improves acne vulgaris and reduces sebum excretion. Brit J Dermatol 111: 209–214

Greenwood R, Burke B, Cunliffe WJ (1986) Evaluation of a therapeutic strategy for the treatment of acne vulgaris with conventional therapy. Brit J Dermatol 114: 353–358

Gudmundsen KJ, O'Donell BF, Powell FC (1992) Schirmer testing in patients with rosacea. J Am Acad Dermatol 26: 211–214

Habbema L, Koopmans B, Menke HE et al. (1989) A 4% erythromycin and zinc combination (Zineryt®) versus 2% erythromycin (Eryderm®) in acne vulgaris: A randomized double-blind comparative study. Br J Dermatol 121: 497–502

Hogan DJ, To T, Wilson ER et al. (1991) A study of acne treatments as risk factors for skin cancer of the head and neck. Br J Dermatol 125: 343–348

Holland KT, Bojar RA, Cunliffe WJ et al. (1992) The effect of zinc and erythromycin on the growth of erythromycin-resistant and erythromycin-sensitive isolates of Propionibacterium acnes: an in vitro study. Br J Dermatol 126: 505–509

Hughes BR, Murphy CE, Barnett J, Cunliffe WJ (1989) Strategy of acne therapy with long-term antibiotics. Br J Dermatol 121: 623–628

Katsambas A, Graupe K, Stratigos J (1989) Clinical studies of 20% azelaic acid cream in the treatment of acne vulgaris. Comparison with vehicle and topical tretinoin. Acta Derm Venereol 143: 35–39

Katsambas A, Towarky AA, Stratigos J (1987) Topical clindamycin phosphate compared with oral tetracycline in the treatment of acne vulgaris. Br J Dermatol 116: 387–391

Layton AM, Knaggs H, Taylor J, Cunliffe WJ (1993) Isotretinoin for acne vulgaris – 10 years later: a safe and successful treatment. Br J Dermatol 129: 292–296

Lehucher-Cheyrac D, Weber-Buisset MJ (1993) Isotretinoin and acne in practice: a prospective analysis of 188 cases over 9 years. Dermatology 186: 123–128

Leming JP, Holland KT, Cunliffe WJ (1985) The pathological and ecological significance of microorganisms colonising acne vulgaris comedones. J Med Microbiol 20: 11–16

Lesnik RH, Kligman LH, Kligman AM (1992) Agents that cause enlargement of sebaceous glands in hairless mice. I. Topical substances. Arch Dermatol 284: 100–105

Lesnik RH, Kligman LH, Kligman AM (1992) Agents that cause enlargement of sebaceous glands in hairless mice. II. Ultraviolet radiation. Arch Dermatol 284: 106–108

Leyden JJ, McGinley KJ, Foglia AN (1986) Qualitative and quantitative changes in cutaneous bacteria associated with systemic isotretinoin therapy for acne conglobata. J Invest Dermatol 86: 390–393

Leyden JJ, Shalita AR (1986) Rational therapy for acne vulgaris: An update on tropical treatment. J Am Acad Dermatol 15: 907–914

Mardsen JR, Shuster S (1989) The treatment of acne. In: Greaves MW; Shuster S (eds) Pharmacology of the skin II. Springer, Berlin Heidelberg New York, pp 473

Mayer-da-Silva A, Gollnick H, Detmar M et al. (1989) Effects of azelaic acid on sebaceous gland, sebum excretion rate and keratinization pattern in human skin. An in vivo and in vitro study. Acta Derm Venereol 143: 20–30

Mayer-da-Silva A (1989) Acelaic acid: pharmacology, toxicology and mechanism of action in acne. J Dermatol Treatm 1: 11–16

Mayer-da-Silva A, Gollnick H, Imcke E et al. (1987) Azelaic acid vs placebo: effects on normal human keratinocytes and melanocytes. Acta Derm Venereol 67: 116–122

Medansky R (1982) Self-evaluation of acne and emotion: a pilot study. Psychosomatics 22: 379–383
Meffert H, Gaunitz K, Gutewort T et al. (1990) Aknetherapie mit sichtbarem Licht. Verkürzung der Bestrahlungszeit durch Verwendung eines Hochdruckstrahlers vom Blaulichttyp. Dermatol Monatsschr 176: 597–603
Mesquita-Guimares J, Ramos S, Tavares MR et al. (1989) A double-blind clinical trial with a lotion containing 5 % benzoylperoxyde and 2 % miconazole in patients with acne vulgaris. Clin Exp Dermatol 14: 357–360
Motley RJ, Finlay YY (1989) How much disability is caused by acne? Clin Exp Dermatol 14: 194–198
Nacht S, Yeung D, Beasley JN et al. (1981) Benzoyl peroxyde: percutaneous penetration and metabolic disposition. J Am Acad Dermatol 4: 31–34
Nader S, Rodriguez-Rigau LJ, Smith KD, Steinberger E (1984) Acne and hyperandrogenism: impact of lowering androgen levels with glucocorticoid treatment. J Am Acad Dermatol 11: 256–259
Nazarro-Porro M, Passi S, Picardo M et al. (1983) Beneficial effect of 15 % azelaic acid creme on acne vulgaris. Br J Dermatol 109: 45–48
Orfanos CE (1989) Retinoide: der neue Stand. Erhaltungstherapie, Resorptionsstörungen bei „nonresponders", Interaktionen und Interferenzen mit Medikamenten, Behandlung von Kindern und Knochentoxizität, Acitretin und 13-cis-Acitretin. Hautarzt 40: 123–129
Orfanos CE, Ehlert R, Gollnick H (1987) The retinoids – a review of their clinical pharmacology and therapeutic use. Drugs 34: 459–403
Pierini AM, Gutierrez O, Scrigni A, Ordonez CP (1993) Acne fulminans. A propósito de un caso con pericarditis. Arch Argent Dermatol XLIII: 315–323
Pochi PE (1988) Endocrine therapy of acne. In: Orfanos CE, Stadler R, Gollnick H (eds) Dermatology in five continents. Proc 17th World Cong Dermatol. Springer, Berlin Heidelberg New York pp 404–406
Pochi PE (1990) The pathogenesis and treatment of acne. Ann Rev Med 41: 181–198
Pochi PE, Shalita AR, Strauss JS et al. (1991) Report of the consensus conference on acne classification. J Am Acad Dermatol 24: 495–500
Pochi PE, Strauss JS, Downing DT (1979) Age related changes in sebaceous gland activity. J Invest Dermatol 73: 108–111
Rajka G (1985) On therapeutic approaches to some special types of acne. Acta Derm Venereol 120: 39–42
Roenigk HH, Pinski JB, Robinson JK, Hanke CW (1985) Akne retinoids and dermabrasion. J Dermatol Surg Oncol 11: 396–398
Rubenstein R, Roenigk HH Jr, Stegman SJ, Hanke CW (1986) Atypical keloids after dermabrasion of patients taking isotretinoin. J Am Acad Dermatol 15: 280–285
Rumsfield JA, West DP, Tse CS et al. (1983) Isotretinoin in severe, recalcitrant cystic acne: a review. Drug Intell Clin Pharm 17: 329–333
Schachner L, Eaglstein W, Kittles C et al. (1990) Topical erythromycin and zinc therapy for acne. J Am Acad Dermatol 22: 253–260
Schell H (1985) Formenkreis der Akne und Rosacea. In: Hornstein OP, Nürnberg E (eds) Externe Therapie von Hautkrankheiten. Thieme, Stuttgart New York, pp 352–361
Schmidt JB, Spona J (1983) Haut-Wirkungen von Östriol – Klinische, hormonelle und Sebum-Parameter bei Patientinnen mit Akne. Z Hautkr 58: 1228–1241
Schmidt JB, Gebhardt W, Raff M, Spona J (1984) 13-cis retinoic acid in rosacea. Acta Derm Venereol 64: 15–21
Schmidt JB, Neumann R, Fanta D, Raab W (1988) 1 % Clindamycinphosphatlösung versus 5 % Benzoylperoxyd-Gel bei papulopustulöser Akne. Z Hautkr 63: 374–376
Schutte H, Cunliffe WJ, Forster RA (1982) The short-term effects of benzoylperoxyde lotion on the resolution of inflamed acne lesions. Brit J Dermatol 106: 91–94
Slaga TJ, Klein-Szanto AJP, Triplett LL et al. (1981) Skin tumor-promoting activity of benzoyl peroxide, a widely used free radical-generating component. Science 213: 1023–1025
Stainforth JM, Layton AM, Taylor JP, Cunliffe WJ (1993) Isotretinoin for the treatment of acne vulgaris: which factors may predict the need for more than one course? Br J Dermatol 129: 297–301
Stern RS, Pass TM, Komaroff AL (1984) Topical and systemic agent treatment for papulopustular acne. A cost-effectiveness analysis. Arch Dermatol 120: 1571–1578
Studt H, Riehl A, Gollnick H (1986) Acne conglobata: Persönlichkeit und seelische Folgen einer 13-cis-Retinsäure-Therapie. Z Hautkr 61: 743–754
Täuber U, Weiss C, Matthes H (1992) Percutaneous absorption of acelaic acid in humans. Exp Dermatol 1: 176–179
Tipper JL, Jones CE, Cove JH et al. (1992) The continuing evolution of antibiotic resistant Propionibacteria: an emerging clinical problem. J Invest Dermatol 98: 521
Traupe H, von Muhlendahl KE, Bramswig J, Happle R (1988) Acne of the fulminans type following testosterone therapy in three excessively tall boys. Arch Dermatol 124: 414–417
Tunessen WW (1984) Acne: An approach to therapy for the pediatrician. Adv Pediatr 31: 325–358
Verschoore M, Langner A, Wolska H et al. (1991) Efficacy and safety of CD271 alcoholic gels in the topical treatment of acne vulgaris. Br J Dermatol 124: 368–371
Verschoore M, Schäfer H (1991) Topische Retinoide und Akne. Z Hautkr 66: 36–38
Vogt K, Hermann J, Blume U et al. (1992) Comparative activity of the topical chinolone OPC-7251, a

sicherheitshalber ist NaCl-Lösung griffbereit zu halten.

Zweckmäßigerweise wird jede Gesichtsregion entsprechend den sog. kosmetischen Einheiten separat bepinselt. Der Hals kann mitbehandelt werden, jedoch empfiehlt sich hier die Anwendung einer nur niedrigprozentigen Lösung (15–20% TCA). Ein *einmaliges* Bestreichen mit einer Gesamtdauer von wenigen Minuten ist in der Regel ausreichend, die mehrfache Anwendung führt zu einer erhöhten Tiefenwirkung.

Merke: Aus Sicherheitsgründen sollte bei Eingriffen dieser Art 0,9%ige NaCl-Lösung immer in unmittelbarer Umgebung des Behandlungsplatzes erreichbar sein, um überschüssige Peelinglösung notfalls verdünnen zu können. Für ein Peelingverfahren sind nur gesunde Individuen geeignet. Patienten mit Herz-, Nieren- oder Leberleiden müssen davon ausgeschlossen bleiben. Auf kreislaufschwache Personen ist besonders zu achten. Unerfahrene ohne Vorschulung sollten von der eigenständigen Durchführung Abstand nehmen.

Komplikationen und Risiken. Bei Trägern des Herpes-simplex-Virus werden gelegentlich Exazerbationen nach einer Schälbehandlung beobachtet. Die Einnahme von Aciclovir (Zovirax® 2 × 400 oder 5 × 200 mg p.o. über 5 Tage) wirkt als Prophylaxe. Bei Patienten, die mit phenolhaltigen Schälsubstanzen behandelt werden, können gelegentlich systemische kardiale Nebenwirkungen auftreten; ein Monitoring der Herzaktion ggf. mit adäquater Flüssigkeitssubstitution ist in einem solchen Fall notwendig.

Pigmentverschiebungen sind die häufigsten unerwünschten Nebenwirkungen einer Schälbehandlung, sie werden in der Regel erst nach 3–6 Monaten sichtbar. Sie sollten jedoch nicht als echte Komplikation betrachtet werden, obwohl sie im Einzelfall subjektiv als störend empfunden werden. Hyperpigmentierungen können insbesondere bei zu früher Sonnenexposition, Auftragen von Make-up und auch nach oraler Einnahme von östrogenhaltigen Medikamenten während oder nach einer Behandlung auftreten. Die postoperative Anwendung einer Bleichcreme ist in solchen Fällen hilfreich (z.B. Pigmanorm®, Eldoquin™ forte). Auch Kombinationen von Hydrochinon (4%) und all-trans-Vitamin A-Säure (0,1%) in Verbindung mit einem Kortikosteroid werden verwendet.

Hypertrophe Narbenbildungen wurden nach einem Peeling selten beobachtet, ebenso wie in den ersten postoperativen Wochen auftretende Milien.

Nachbehandlung. Die Einwirkungszeit der Schällösung soll *auf wenige Minuten* beschränkt, in Ausnahmefällen *bis auf höchstens 30–60 min* ausgedehnt werden. Die Entscheidung darüber wird der Therapeut fällen, je nach der verwendeten Konzentration und der von ihm gewünschten Tiefenwirkung. Zur Unterbrechung des Vorganges werden feuchte NaCl-Kompressen appliziert, danach ist ggf. die Anwendung einer kühlenden Feuchtigkeitscreme zu empfehlen, die dem Patienten deutliche Linderung verschafft.

Nach 3 Tagen kann eine lipophile steroidhaltige Creme, evtl. mit Antibiotikazusatz, appliziert werden. Ab dem 2. Tag kann das Gesicht mit Wasser gewaschen werden. Beginnende Schuppungen und Verkrustungen dürfen nicht abgezogen werden. Nach der anfänglichen Reepithelisierung wird die Haut ähnlich wie bei der Dermabrasion noch für einige Wochen eine rötliche Farbe behalten. Die Patienten sollten Sonnenlicht 6 Monate lang strikt meiden oder eine Sonnenschutzcreme mit hohem Lichtschutzfaktor (≥ 15) verwenden. Das Endergebnis ist nach ca. 3 Monaten zu erwarten und gemeinsam mit dem Patienten zu beurteilen. Eine Wiederholung des Schälvorganges bei nicht ausreichendem Erfolg sollte frühestens nach 6 Monaten erfolgen.

14.15.3 Kryopeeling

Neben dem oben beschriebenen Verfahren mit schälenden bzw. ätzenden Chemikalien läßt sich ein Peeling auch durch die großflächige Anwendung einer Kryosonde bei −86 °C oder durch das Sprayverfahren mit flüssigem Stickstoff erzielen. Die Indikationen sind die gleichen wie beim chemischen Peeling. Eine präoperative Sedierung mit Diazepam o. ä. sowie die Durchführung lokal anästhesierender Maßnahmen wie Applikation von EMLA® Creme oder Leitungsanästhesie sind je nach Schmerztoleranz zu erwägen. Bei der praktischen Durchführung wird die Haut gespannt, um eine gleichmäßige Verteilung des Stickstoffs zu ermöglichen. Es sollten wegen der auftretenden Schmerzen nur jeweils einzelne kosmetische Einheiten besprüht werden und zwischenzeitlich eine Erholungspause von mindestens 30 sec gewährt werden. Zu erwartende Nebenwirkungen sind die für Sekunden auftretenden Schmerzen durch die Einfrierung des Gewebes, ein dumpfes Nachgefühl für einige Minuten und die spätere Schwellung, gelegentlich mit Blasenbildung. Außerdem kann es im weiteren Verlauf zu Hypo- und Hyperpigmentierungen kommen.

Vorteile des Kryopeeling gegenüber dem chemischen Peeling ist die schnellere Abheilungszeit sowie die bessere Kontrollierbarkeit, *Nachteil* ist die gelegentlich nicht ausreichende Tiefenwirkung. Das vor- und postoperative Vorgehen ist bei beiden Verfahren weitgehend identisch.

Unter Umständen kann ein oberflächliches Peeling durch eine mehrtägige oder mehrwöchige Vorbehandlung mit *0,05% Tretinoin* in seiner Wirkung verstärkt werden. Sind melasmaartige Pigmentierungen vorhanden, können auch hydrochinonhaltige Rezepturen (s. S. 789 f.) vor und nach dem Peeling zur täglichen Anwendung verordnet werden.

Literatur

Beeson WH, McColough EG (1985) Chemical face peeling without taping. J Dermatol Surg Oncol 11: 985–990

Benedetto AV, Griffin TD, Benedetto EA, Humeniuk HM (1992) Dermabrasion: Therapy and prophylaxis of the photoaged skin. J Am Acad Dermatol 27: 439–447

Brody HJ (1991) The role of chemical peeling in the treatment of photodamaged skin. J Dermatol Surg Oncol 16: 945–954

Coleman WP (1991) Surgical notes. Dermabrasion and hypertrophic scars. Int J Dermatol 30: 629–631

Don PC Carney PS, Lynch WS (1987) Carbon dioxide laser abrasion: a new approach to management of familial benign chronic pemphigus (Hailey-Hailey disease). J Dermatol Surg Oncol 13: 1187–1194

Drake DB, Morgan RF, Cooper PH (1992) Shave excision and dermabrasion for facial angiofibroma in tuberous sclerosis. Ann Plast Surg 28: 377–380

Fratila A, Uerlich M (1992) Chemical peeling. Z Hautkr 67: 639–647

Fulton JE (1991) The prevention and management of postdermabrasion complications: J Dermatol Surg Oncol 17: 431–437

Katz BE, Oca AG (1991) A controlled study of the effectiveness of spot dermabrasion („scarabrasion") on the appearance of surgical scars. J Am Acad Dermatol 24: 462–466

Matarasso SL, Salman SM, Glogau RG, Rogers GS (1990) The role of chemical peeling in the treatment of photodamaged skin. J Dermatol Surg Oncol 16: 945–954

McCollough EG, Langsdon PR (1988) (eds) Dermabrasion and chemical peel. A guide for facial plastich surgeons. Thieme, Stuttgart New York

Melandri A, Carruthers A (1992) Widespread basal carcinoma of the scalp treated by dermabrasion. J Am Acad Dermatol 26: 270–271

Monheit GD (1989) The Jessner's TCA peel: a medium-depth chemical peel. J Dermatol Surg Oncol 15: 945–950

Morrow M (1992) Chemical peeling of eyelids and periorbital area. J Dermatol Surg Oncol 18: 102–110

Peters W (1991) The chemical peel. Ann Plast Surg 26: 564–571

Raab B (1991) A new hydrophilic copolymer membrane for dermabrasion. J Dermatol Surg Oncol 17: 323–328

Shiarello SE (1992) Full face cryo-(liquid nitrogen) peel. J Dermatol Surg Oncol 18: 329–332

Spencer JM, Katz BE (1992) Successful treatment of porokeratosis of Mibelli with diamond fraise dermabrasion. Arch Dermatol 128: 1187–1189

Zachariae B (1992) Dermabrasion of Hailey-Hailey disease and Darier's disease. J Am Acad Dermatol 27: 136

Farbabbildungen

1,2 Acne comedonica und Behandlungsergebnis nach 5-wöchiger Tretinoin-Therapie

3,4 Eröffnung von Komedonen und nachfolgende Expression des Inhalts bei einer Acne papulopustulosa et comedonica (sog. Akne-Toilette)

5,6 Akutes Pyoderma faciale und Behandlungsergebnis nach einschleichender Behandlung mit Isotretinoin 1 mg/kg KG/d über 11 Wochen

7,8 Rosazea conglobata und Behandlung mit Isotretinoin 0,6 mg/kg KG/d über 7 Wochen

Farbabbildungen

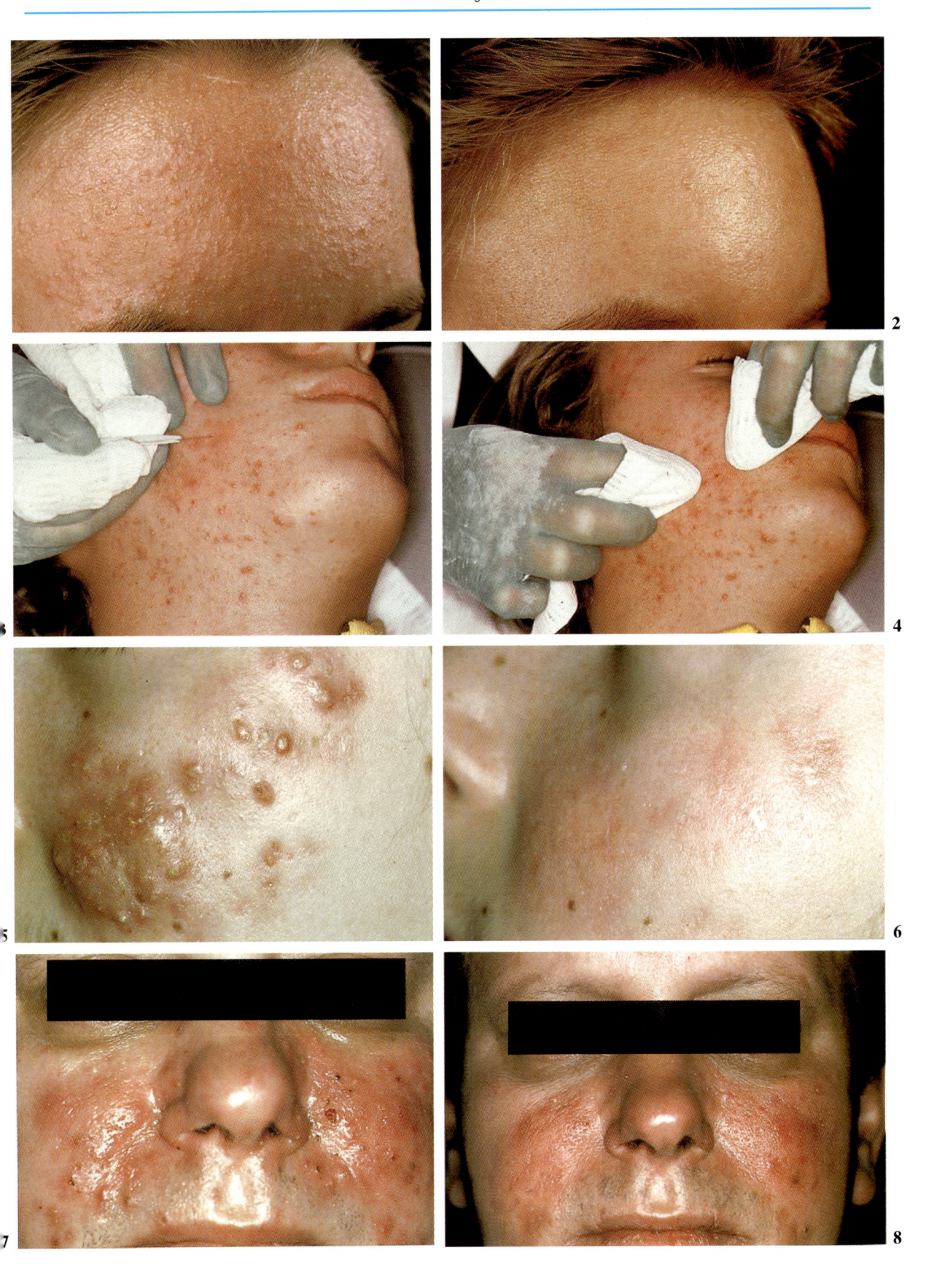

Kapitel 15 Urtikaria und Nahrungsmittelallergien bzw. -intoleranzen

15.1	Allgemeines	358
15.2.	Akute Urtikaria vom Soforttyp bzw. akute urtikarielle Reaktionen	360
15.2.1	Behandlung der lokalisierten akuten Urtikaria (Schweregrad I)	361
15.2.2	Behandlung der generalisierten akuten Urtikaria (Schweregrad II)	361
15.2.3	Behandlung der akuten Urtikaria mit Schockfragmenten (Schweregrad III)	362
15.2.4	Behandlung der akuten Urtikaria mit Angioödem bzw. des anaphylaktischen Schocks (Schweregrad IV)	363
15.3	Subakute bzw. chronisch-rezidivierende Urtikaria	364
15.3.1	Diagnostisch-therapeutisches Vorgehen	365
15.3.2	Ambulante Erhaltungsbehandlung und prophylaktische Maßnahmen	367
15.3.3	Weitere Möglichkeiten	368
15.4	Physikalische Urtikaria	369
15.4.1	Urtikarieller Dermographismus	369
15.4.2	Kälteurtikaria	369
15.4.3	Wärme-(Hitze-)Urtikaria	370
15.4.4	Druckurtikaria	370
15.4.5	Licht-(Sonnen-)Urtikaria	371
15.4.6	Aquagene Urtikaria (Aquagener Pruritus)	372
15.4.7	Adrenerge Urtikaria	373
15.4.8	Cholinergische Urtikaria	373
15.5	Nahrungsmittelallergien bzw. -intoleranzen	374
15.6	Urtikarielle Arzneimittelexantheme	378
15.7	Urtikariavaskulitis	378
15.8	Hereditäres Angioödem	379

15.1 Allgemeines

Urtikarielle Gewebsreaktionen sind vorwiegend Folge einer IgE-mediierten (sog. „bridging") histaminabhängigen Vasodilatation, die von einer Erhöhung der Gefäßpermeabilität in der Haut begleitet ist und sich klinisch mit Quaddelbildung (Ödem) und Juckreiz manifestiert. Im Bereich der Weichteile und der hautnahen Schleimhäute kann es zu massiven Schwellungen kommen. Solche Reaktionen können einmalig akut auftreten und nach wenigen Tagen verschwinden *(akute Urtikaria)* oder auch über mehrere Jahre persistieren bzw. immer wieder Rückfälle zeigen *(chronisch-rezidivierende Urtikaria)*. Die auslösende Ursache ist sehr unterschiedlich oder bleibt oft ungeklärt. Doch sehr häufig spielen oral eingenommene Noxen, z. B. Nahrungsmittelallergene aber auch Medikamente, eine wichtige Rolle.

Die klassische Urtikaria entspricht pathogenetisch einer *Überempfindlichkeitsreaktion vom Soforttyp*, da sie von zahlreichen Allergenen (körperfremden Eiweißen, Pollen, Penicillin) ausgelöst werden kann und unmittelbar nach Allergenexposition auftritt. Durch die Antigen-Antikörper-Reaktion entsteht ein Signal an die Fc-Rezeptoren der Hautmastzellen, wodurch über einen komplizierten Mechanismus ihre Degranulation und damit eine Kaskade nachfolgender Gewebsreaktionen ausgelöst wird. Allerdings verläuft die klinische Quaddelbildung nicht ausschließlich mit der Histaminausschüttung aus den Mastzellen parallel. Neben dem Histamin sind weitere *primäre Mediatoren* zu nennen, die gleichzeitig aus der Mastzelle bzw. den basophilen Leukozyten freigesetzt werden. Dazu gehören chemotaktische Faktoren wie ECF und NCF, aber auch Substanzen wie Heparin, Kallikrein und andere Kinine sowie α-Chymotrypsin und Arylsulfatase A. Die biologische Rolle und die Zusammensetzung dieser Mediatoren ist je nach Urtikariatyp unterschiedlich. Ferner kommen *sekundäre Mediatoren* hinzu, die erst im Anschluß an die Mastzelldegranulation im Gewebe gebildet werden und die nachfolgende entzündliche Hautreaktion steuern: Leukotriene (z. B. LTB_4, LTC_4), diverse Prostaglandine (z. B. PGE_2), HETE und der thrombozytenaktivierende Faktor (PAF), der als potenter Entzündungsmediator eine wichtige Rolle spielt. Manche Autoren denken auch an die sog. Substanz P und andere Neurotransmitter.

Für die *anaphylaktische Reaktion* sind neben dem Auftreten einer Urtikaria, oder davon unabhängig, gesteigerte Gefäßpermeation und Schwellungszustände in den unmittelbaren Erfolgsorganen (Haut, Respirationstrakt, Gastrointestinaltrakt) bzw. den Schleimhäuten (vor allem im Gesicht und in der Mundhöhle) charakteristisch, wodurch es zu lebensbedrohlichen Zuständen kommen kann. Ein ähnliches klinisches Bild zeigen auch das *erworbene* bzw. das *hereditäre Angioödem* bzw. ausgedehnte urtikarielle Weichteilschwellungen mit Kreislaufkollaps, die *mit einem anaphylaktischen Schock* verbunden sind: Diese Zustände werden meist durch parenterale Zufuhr des Allergens hervorgerufen und sind weniger durch IgE vermittelt, sondern – zusätzlich – durch Komplementbestandteile bzw. -fragmente induziert (Tabelle 15.1).

● Ähnliche urtikarielle Reaktionen der Haut und der Schleimhäute sind auch durch andere, *nichtimmunologische Mechanismen*, die zur massiven Degranulierung der Mastzellen führen können, auslösbar, beispielsweise durch diverse Ionophore, polykationische Substanzen (z. B. Substanz 48/80), Antibiotika (Aminoglykoside, Neomycin, Polymyxin B), Dextrane sowie durch Schlangen- und Bienengifte. Hier handelt es sich eher um membranaktive *Histaminliberatoren*

Tabelle 15.1. Mediatoren der klassischen Urtikaria vom Soforttyp, die bei bzw. nach der Mastzelldegranulation im Gewebe wirksam werden

Primäre Mediatoren (aus den Mastzellen)	Sekundäre Mediatoren (aus dem Gewebe selbst)
Histamin	Leukotriene (vor allem LTB_4, LTC_4 u. a.)
Kinine (Bradykinin, Kallikrein u. a.)	Prostaglandine (PGE_2, PGD_2, TXA_2 u. a.)
α-Chymotrypsin	
Arylsulfatase A	PAF
ECF, NCF	Sonstige
Heparin	(z. B. Neurotransmitter?)

Außerdem: Komplementfragmente (C_1, C_{3a}, C_{5a} = Anaphylatoxine) bei der anaphylaktoiden Reaktion

Tabelle 15.2. Klassifikation der Urtikaria und ihrer Varianten nach ihrem pathogenetischen Mechanismus

I. Immunologisch bedingte Urtikaria
▷ *IgE-abhängig*
  Klassische, akute bzw. chronisch-rezidivierende Urtikaria vom Soforttyp
  Dermographische Urtikaria (U. factitia)
  Kälteurtikaria (+ IgA, IgG, IgM)
▷ *Komplementinduziert*
  Hereditäres bzw. erworbenes Angioödem (C_1-Esteraseinhibitorenmangel; C_2, C_4)
  Anaphylaktoide urtikarielle Reaktion (C_{3a}, C_{5a})
  Urtikaria-Vaskulitis (diverse Immunkomplexe)

II. Nicht immunologisch bedingte Urtikaria
▷ *Durch physikalisch-chemische Reize*
  Wärmeurtikaria (Komplement?)
  Druckurtikaria (Mediatoren?)
  Lichturtikaria (Mediatoren?)
  Aquagene Urtikaria (Mediatoren?)
  Cholinergische Urtikaria (Neurotransmitter?)
▷ *Durch diverse Histaminliberatoren*
  Medikamente: Hydralazin, Aminoglykoside, Pentamidin, Neomycin, Chloroquin, Phenothiazine, Chlorpromazin, Polymyxin B, Narkotika, Opiate, Muskelrelaxantien u. a.
  Sonstiges: Substanz 48/80, Dextran, Protamin, Schlangen- bzw. Bienengifte (Mellitin), Curare
▷ *Durch Induktoren von Intoleranzreaktionen und sog. Pseudoallergische Reaktionen (PAR)*
  Z.B. Acetylsalicylsäure, Benzoesäure, Sorbinsäure, Tartrazin, andere Additiva (Freisetzung zahlreicher Entzündungsmediatoren); ferner diverse Nahrungsmittel

III. Urticaria pigmentosa
Vermehrung der Gewebsmastzellen in der Haut mit und ohne viszerale Beteiligung (systemische Mastozytose)

---

unterschiedlicher Herkunft und Wirkungsweise, deren biologische Aktivität klinisch zu einer Urtikaria führen kann. Sie ist von einer immunologisch bedingten, IgE-abhängigen Urtikaria vom Soforttyp klinisch nicht unterscheidbar. Auf ähnlichem Wege können sich auch *Intoleranzreaktionen* und *Pseudoallergische Reaktionen* (PAR) manifestieren, wobei der pathogenetische Mechanismus dieser klinischen Erscheinungsformen der urtikariellen Reaktion auch nicht annähernd geklärt ist. Intoleranzen auf Nahrungsmittel und diverse Additiva (Konservierungsmittel, Geschmackskorrigenzien, Farbstoffe) sind hier als Ursache zu nennen.

Intoleranzreaktionen spielen in der klinischen Praxis eine bedeutende Rolle; etwa 40–50 % aller Fälle mit einer akut-subakuten urtikariellen Reaktion sind nach eigenen Erfahrungen auf derartige Phänomene zurückzuführen, während die Patienten mit einer immunologisch bedingten Urtikaria vom klassischen Soforttyp eher in der Minderzahl sind.

Vielfach sind urtikarielle Reaktionen mit einer *Atopie* (ca. ⅓ aller Fälle) und Neigung zu diversen *Allergien* am Hautorgan verbunden. Bemerkenswert ist jedoch das *postprandiale* Auftreten einer Urtikaria, ohne daß Nahrungsmittelallergien nachweisbar wären. Die Tatsache, daß neben Antihistaminika auch nichtsteroidale Antiphlogistika die urtikarielle Gewebsreaktion teilweise unterdrücken (z.B. Acetylsalicylsäure, Indometacin) spricht für das vielfältige Spektrum der urtikariaauslösenden Mechanismen (Tabelle 15.2).

Behandlungsstrategie bei Urtikaria. Zu den therapeutischen Möglichkeiten bei allen Urtikariaformen gehören folgende Schritte:

● Unmittelbare Elimination der verantwortlichen Noxe. Am häufigsten kommen hierfür in Frage:
– Nahrungsmittelintoleranzen bzw. Allergien,
– okkulte Infektionsfoci,
– Medikamente bzw. sonstige Unverträglichkeiten,
– Candidosis.

Falls dies nicht gelingt:
- *Maßnahmen zur Inaktivierung* der histaminhaltigen Zielzellen in der Haut (meist die Gewebsmastzellen);
- *Blockierung des freigesetzten Histamins* bzw. seiner Rezeptoren in der Peripherie (Haut, Schleimhäute, Gefäßsystem) mittels H_1- bzw. H_2-Antagonisten (Blocker), evtl. $H_1 + H_2$-Kombination; die meisten klassischen Antihistaminika haben ein breites Wirkungsspektrum und wirken gegen mehrere Gewebsmediatoren gleichzeitig;
- *adrenerge Stimulation* der Gefäßrezeptoren in der Haut bzw. in den Schleimhäute mittels Adrenalin bzw. durch den Einsatz anderer β-Sympatikomimetika (z. B. Orciprenalin, Terbutalin);
- *Einsatz von Kortikosteroiden* und anderen antientzündlich wirksamen Medikamenten zur Unterdrückung der nachfolgenden Gewebsreaktion. Allerdings werden nichtsteroidale Antiphlogistika bei der Behandlung einer Urtikaria nicht gern verwendet, da gerade Acetylsalicylsäure und Indometacin selbst urtikarielle Intoleranzreaktionen auslösen können.

Der Einsatz der genannten Behandlungsmöglichkeiten ist vor allem je nach der *Akuität* des klinischen Bildes unterschiedlich und muß im Einzelfall sorgfältig abgewogen werden. Der pathogenetische Typ spielt zunächst für die Wahl der therapeutischen Maßnahmen bei einer akut auftretenden Urtikaria eine untergeordnete Rolle, wird aber mit zunehmender Bestandsdauer und auch mit der Entwicklung neuer Medikamente, die die urtikarielle Gewebsreaktion unterschiedlicher Genese gezielter unterdrücken können, immer wichtiger.

15.2 Akute Urtikaria vom Soforttyp bzw. akute urtikarielle Reaktionen

Die akute Urtikaria vom Soforttyp ist Folge einer allergischen Überempfindlichkeitsreaktion auf ein bestimmtes, systemisch wirkendes Agens, die mittels IgE zur plötzlichen Histaminfreisetzung führt. Häufig gehören dazu körperfremde Eiweiße sowie bestimmte Medikamente (z. B. Penicillin). IgE-vermittelte anaphylaktische bzw. anaphylaktoide Reaktionen mit oder ohne Urtikaria sind in der Klinik durch den Gebrauch von Röntgenkontrastmitteln nicht selten. Vielfach handelt es sich um organische Jodverbindungen, wobei das Risiko mit 5–20 % angegeben wird. Aber auch nicht immunologisch bedingte *Intoleranzreaktionen* auf Nahrungsmittel (Fisch, Hummer, andere Schalentiere, Erdbeeren, Käse u. ä.) sowie Additiva aller Art (Salicylate, Benzoesäure, Sorbinsäure, Tartrazin, diverse Farbstoffe etc.) können eine akute urtikarielle Reaktion auslösen. In der Klinik wird man öfters urtikarielle Reaktionen unterschiedlicher Genese und Ausprägung auf oral oder parenteral eingenommene Arzneimittel sehen, die eine anaphylaktoide Reaktion imitieren können. Die Quaddeln persistieren über nur wenige Stunden, um an anderen Stellen neu aufzutreten. Juckreiz ist bei der akuten Urtikaria, unabhängig von ihrer Pathogenese, ein häufiges, lästiges Begleitsymptom. Selten kann hier und da eine blasige Abhebung an den Quaddeln sichtbar werden. Doch eine gefäßtoxische Komponente, die über 24 h persistiert, fehlt, womit sich die akute Urtikaria von einer *Urtikariavaskulitis* bzw. *Immunkomplexvaskulitis* unterscheidet.

In allen diesen Fällen wird der Arzt sofort eingreifen und symptomatisch behandeln müssen. Selbstverständlich sind die *pathogenetische Klassifikation* der Urtikaria und die *Elimination des*

Tabelle 15.3. Schweregrade der akuten urtikariellen Reaktion – Einteilung für eine adäquate Behandlungsstrategie

Lokalisierte Quaddelbildung	**Schweregrad I**
Generalisierte Quaddelbildung bzw. lokalisierte Quaddelbildung mit Schwellungszuständen an umschriebenen Körperarealen (Hände, Füße, Kopf)	**Schweregrad II**
Zusätzliche Beteiligung der Schleimhäute (Lippen, Mundhöhle, Larynx/Pharynx) oder/und gastrointestinale Symptomatik (abdominale Krämpfe bzw. Bauchschmerzen, Diarrhö)	**Schweregrad III**
Zusätzliche Kreislaufsymptomatik mit Blutdruckabfall, Tachykardie bzw. Schockzuständen	**Schweregrad IV**

auslösenden Agens der erste therapeutische Schritt. Gerade beim akuten Urtikariaschub wird man jedoch kaum dazu in der Lage sein; neben dem Absetzen aller in Frage kommenden Medikamente und Anordnung einer leichten Diät wird man sich zunächst auf die Einleitung der notwendigen therapeutischen Maßnahmen konzentrieren müssen. Die Behandlung wird sich dabei nach *einer Gradeinteilung* richten als Maß für die Schwere der urtikariellen Reaktion (Tabelle 15.3).

15.2.1 Behandlung der lokalisierten akuten Urtikaria (Schweregrad I)

Bei der lokalisierten Urtikaria, aber auch bei generalisierten Verlaufsformen einer akuten Urtikaria vom Schweregrad I und II wird man auf drei grundsätzlich wichtige Therapieschritte nicht verzichten können:

● *Elimination des Allergens* bzw. des auslösenden Agens. Durch exakte anamnestische Exploration wird man die Ursache der Urtikaria zu erfassen oder zumindest ansatzweise einzugrenzen versuchen. Das Absetzen sämtlicher nicht lebensnotwendiger *Medikamente* (falls notwendig unter ärztlicher Beobachtung) einschließlich Vitaminen, Tees, Abführmitteln, Hustensäften, Stärkungsmitteln, oral oder auf andere Weise eingenommener Chemikalien etc. ist unbedingt erforderlich.

● Dem Patienten wird eine *leichte Diät* verordnet, möglichst arm an Konservierungsmitteln (Benzoesäure, p-Hydroxybenzoesäure, PHB-Ester) und sonstige Additiva (Tartrazin, BHT, BHA). Unerwünscht sind auch diverse Getränke (Farbstoffe), Kaugummi (Riechstoffe), Lutschbonbons etc. Falls die Erkrankung über mehrere Tage Schübe zeigen sollte, ist kurzfristig abzuführen (Magnesiumsulfat, Paraffinöl) und eine Tee-/Zwiebackdiät zu verordnen.

● Die *lokalen Behandlungsmaßnahmen* werden sich, je nach Ausdehnung und Beschwerden, auf milde kortikosteroidhaltige Externa beschränken. Wir bevorzugen Hydrocortisonacetat 1% in Augenvaseline oder lediglich Pinselungen der betroffenen Areale mit Zinkschüttelmixtur. Lokale Antipruriginosa (Polidocanol 1–3%, Kampfer, Menthol) werden auch gern verwendet.

In der Regel werden diese Behandlungsmaßnahmen ausreichend sein, um eine lokalisierte Urtikaria zu beherrschen und weitere Schübe abzufangen. Eine *Testung* auf verdächtige Noxen sollte sich frühestens nach 3–6 Wochen anschließen.

15.2.2 Behandlung der generalisierten akuten Urtikaria (Schweregrad II)

Bei der generalisierten Urtikaria vom Schweregrad II müssen die unter 15.2.1 erwähnten therapeutischen Schritte in gleicher Weise zur Anwendung kommen. Für eine bessere Exploration sind auch die Angehörigen des Patienten anamnestisch zu befragen; die Exploration muß gründ-

Tabelle 15.4. Zusammenfassung der Behandlungsmaßnahmen bei der akuten urtikariellen Reaktion (akute Urtikaria)

▷ **Schweregrad I**
  Elimination aller denkbaren Allergene bzw. Noxen von außen (z.B. Medikamente u.ä.)
  Elimination aller denkbaren Allergene bzw. Noxen von innen (Abführen, Diät)
  Milde lokale Therapie: Hydrocortisonacetat in Salben- bzw. in Cremegrundlage 1%, lokale Antipruriginosa (z.B. Thesit 3%) bzw. Zinkschüttelmixtur
▷ **Schweregrad II**
  Wie bei Schweregrad I; zusätzlich Antihistaminika p.o., ausnahmsweise Prednisolon (nur bei protrahiertem Verlauf)
▷ **Schweregrad III**
  Wie bei Schweregrad I; zusätzlich Kortikosteroide in höherer Dosierung in Verbindung mit einem H_1-Blocker p.o., i.m. oder i.v.
▷ **Schweregrad IV**
  Wie bei Schweregrad I; zusätzlich Adrenalin s.c. (in hochakuten Fällen i.v.) + hochdosierte Kortikosteroide (0,5–1,0 g i.v.) + Antihistaminika i.m. oder i.v.

Tabelle 15.5. Therapie des anaphylaktischen Schocks (Grad IV)

▷ **Vorbereitung**
  Seitenlage
  Hochlagerung der Beine
  0,9 % isotonische NaCl-Infusion o. ä. anlegen (Venenkatheter)
▷ **Medikamentöse Therapie**
  Adrenalin (Suprarenin® 1:1000) 0,3–0,5 ml s.c.;
  bei Bedarf 0,3 ml erneut 1:10 verdünnen und langsam ml per ml i.v. applizieren
  Kortikosteroide (Solu-Decortin®) 250 – 500 – 1000 mg i.v. je nach klinischer Wirkung verabreichen
  H_1-Blocker (Tavegil®) 1–2 Amp. i.m. oder i.v. verabreichen
▷ **Evtl. zusätzliche Maßnahmen**
  Bei Injektionen (Penicillin, Serum etc.) Injektionsstelle mit verdünnter Adrenalinlösung s.c. umspritzen;
  evtl. Extremität abbinden
  Bei Atembeschwerden, Stridor etc. Alupent® Spray 1–2 Stöße bzw. Bricanyl® Inj. ½–1 Amp. à 0,5 ml;
  evtl. Euphyllin® Inj. 1–2 Amp. i.v. oder Euphyllin® 0,48 Kurzinfusion – evtl. Intubation + Beatmung

lich erfolgen und die diätetischen Maßnahmen müssen strikt geplant und eingehalten werden. Eine *Tee-/Zwiebackdiät* über 3 Tage und eine anschließende *Aufbaukost* könnten erforderlich sein. Lokale medikamentöse Maßnahmen bleiben unverändert, jedoch wird man beim Schweregrad II zusätzlich vesuchen, mit einem *oralen H_1-Blocker* die Quaddelbildung und den Juckreiz zu limitieren. Wir bevorzugen Clemastin (Tavegil®) 1, 1, 2 mg/d (evtl. 2, 2, 4 mg/d) oder Cetirizin (Zyrtec®) 2 × 10 mg/d. Kortikosteroide werden kaum notwendig sein, allenfalls bei protrahierten, ausgedehnten Schüben wird man ein Kortikosteroid über 3 Tage in mittlerer Dosierung verabreichen müssen (75 mg, 50 mg, 25 mg Prednisolon, Solu-Decortin® Amp. i.m. oder i.v.). Bei Schwangerschaft muß die Indikation für Antihistaminika streng gestellt werden (nicht vor Ablauf des 3. Schwangerschaftsmonats!, s. S. 1166), systemische Kortikosteroide werden bevorzugt. Bei Kindern: Tavegil® Sirup, falls notwendig.

Manche Autoren verzichten bei der primären Behandlung der generalisierten akuten Urtikaria gänzlich auf Antihistaminika und empfehlen nur Adrenalin (z.B. Epinephrin bzw. Suprarenin® Amp. 1:1000) 0,2–0,5 ml s.c.- oder i.m.-Injektion(en).

15.2.3 Behandlung der akuten Urtikaria mit Schockfragmenten (Schweregrad III)

Bei dieser ernsten und manchmal lebensbedrohlichen Verlaufsform der akuten Urtikaria sind neben der histaminbedingten Symptomatik mit Quaddelbildung und Juckreiz auch *anaphylaktoide Züge* mehr oder weniger erkennbar; sie weisen auf eine Beteiligung zusätzlicher Komplementfragmente und Entzündungsmediatoren (z.B. Leukotriene, PAF) hin. Schleimhautschwellungen (Angioödem) können in wenigen Minuten auftreten, wobei *Lippe, Mundhöhle* und *Kehlkopf* die am häufigsten betroffenen Körperteile sind. Ein beginnender anaphylaktischer Schock (Übergang in Schweregrad IV) wird oft durch Kribbeln bzw. Juckreiz an den Händen und Füßen, pelziges Gefühl auf der Zunge bzw. der Zungenspitze, kalte Finger etc. angekündigt; Schwindelgefühl, Bauchschmerzen und Kreislaufschwäche können hinzukommen.

Neben den üblichen therapeutischen Schritten (s. unter 15.2.1) ist beim Schweregrad III eine *stationäre Aufnahme* mit ärztlicher Überwachung unbedingt zu empfehlen und eine systemische Therapie mit Clemastin bzw. Dimetinden (Tavegil® Amp. i.m. oder i.v., Fenistil® Amp. i.v.) sowie eine hochdosierte Kortikosteroidtherapie unmittelbar einzuleiten: Prednisolon (Decortin®) 100–250 mg i.v.; nach wenigen Stunden wiederholen, falls keine sichtbare Besserung. Die eingeleitete Kortisonmedikation sollte in reduzierter Dosis (100 – 75 – 50 mg/d) mindestens über 3 Tage fortgesetzt werden. Inwieweit Adrenalininjektionen beim Schweregrad III erforderlich sind, wird die Kreislaufsituation entscheiden (ggf. 0,2 ml Adrenalin in 1:1000-Lösung s.c. oder i.m.). Auf die Gegenindikationen für Antihistaminika (Glaukom, Prostatahypertrophie, Vorsicht bei Schwangeren; bei Kindern können para-

Tabelle 15.6. Medikamente für eine Schockapotheke

Adrenalin
 Suprarenin® Amp. (1:1000) bzw. Arterenol® Amp. (1:1000);
 Adrenalin Medihaler®
β-Sympathikomimetika
 Alupent® Dosieraerosol bzw. Bricanyl® Dosieraerosol, Sultanol® Dosieraerosol; Bricanyl® Amp. à 0,5 ml
Kortikosteroide
 Solu-Decortin H® Amp. à 50 mg, 250 mg, 1 g Trockensubstanz + Lösungsmittelampullen
Antihistaminika
 Tavegil® Amp. (i.m. oder i.v.), Fenistil® Amp. (nur i.v.!)
Theophyllin
 Euphyllin® 0,24 Inj.-Lösung 1 ml (i.v.), Euphyllin® 0,48 Kurzzeitinfusion, Inf.-Lösung 50 ml (i.v.)
Infusionslösungen
 0,9 % isotonische NaCl-Lösung 100 ml, 500 ml, Infusionslösung Ringer-Laktat 1000 ml, Sterofundin® Infusionslösung 1000 ml, Tutofusin® u. ä.

Sonstiges: Staubinden, Blutdruckapparat, Alkohol bzw. Alkoholtupfer, Einmalkanülen, Einmalspritzen, Verweilkanülen, Venenkatheter, Laryngoskop, Trachealtubus, Infusionsbesteck, Beatmungsbeutel, Absaugpumpe

doxe Reaktionen auftreten) ist zu achten. Zentralsedierende H_1-Blocker sollten alkoholisierten Kranken und Patienten unter Tranquilizern nicht gegeben werden.
Terfenadine (Teldane®)und Ketotifen (Zaditen®) können zur Erhaltung des Therapieerfolgs und zur weiteren Prophylaxe einer generalisierten Urtikaria von Nutzen sein. Nach einer erfolgreichen stationären Behandlung wird der Patient mit einer milden Diät und einer mittleren H_1-Blocker-Dosis (z.B. Teldane® 2 × 60 mg/d) entlassen. Alternative: Zyrtec® 2 × 10 mg/d.

15.2.4 Behandlung der akuten Urtikaria mit Angioödem bzw. des anaphylaktischen Schocks (Schweregrad IV)

Der Schweregrad IV stellt eine lebensgefährliche Notsituation dar, bei der der Arzt schnell handeln muß. Vor allem der beginnende anaphylaktische Schock muß rechtzeitig erkannt werden. Dabei sind zu erwarten:
▷ grau-blasse Zyanose,
▷ Tachykardie,
▷ Blutdruckabfall mit vasomotorischem Kollaps,
▷ Bewußtlosigkeit, Erbrechen, evtl. Krämpfe, Urinabgang.

Beim anaphylaktischen Schock, mit oder ohne Urtikaria bzw. Quincke-Ödem, steht somit die akute Notsituation im Vordergrund, so daß die *Adrenalininjektion 0,3–0,5 ml* (Suprarenin® *1:1000*) *s.c.* als erste therapeutische Maßnahme angezeigt ist; bei Larynx- bzw. Glottisödem und akuter Atemnot ist eine Gesamtdosis bis zu 1 ml möglich.
Gleichzeitig sind hochdosierte *Kortikosteroide* parenteral zu empfehlen (Prednisolon ca. 500 mg i.v.), wobei die hohe Dosis je nach Bedarf wiederholt werden kann. Vor allem auch bei obstruktiven Atembeschwerden bzw. Atemnot kommen als Ergänzung zum Adrenalin Injektionen eines β-Sympathomimetikums (Terbutalin) in Frage: Bricanyl® Inj. ½–1 Amp. à 0,5 mg, bis zu 2 mg/d als Maximaldosis. In angelsächsischen Ländern wird Terbutalin gern zur Behandlung einer akuten Urtikaria in Verbindung mit Antihistaminika verabreicht. In der Regel wird man jedoch auf die subkutane Adrenalininjektion zurückgreifen müssen. Die *i.v.* Applikation von 0,5 ml Adrenalin (Suprarenin® 1:1000) darf nur in hochakuten Fällen praktiziert werden, und dann ist die Injektionslösung *erneut 1:10 mit steriler Kochsalzlösung zu verdünnen und langsam ml per ml i.v. zu verabreichen.* Der Einsatz von H_1-Antagonisten im akuten Schub eines Angioödems bzw. eines anaphylaktischen Schocks dürfte theoretisch von untergeordneter Bedeutung sein; im Notfall wird man jedoch auf die parenterale Zufuhr von Tavegil® (1–2 Amp. i.v.) oder Fenistil® nicht verzichten können.
Weiterhin ist beim Kranken auf eine stabile *Seitenlage mit Hochlagerung der Beine* und auf *Flüssigkeitszufuhr* zur Volumsubstitution zu achten,

am besten nach Anlegen einer 0,9%igen NaCl-Infusion mit Hilfe eines Venenkatheters. Ist die Injektion eines Medikamentes an einer Extremität (Penicillin, Insulin) dem akuten Ereignis unmittelbar vorausgegangen, so wäre daran zu erwägen, die Extremität evtl. abzubinden, um die abrupte Zufuhr des Mittels in den Kreislauf zu verhindern (Binde ca. alle 8–10 min kurzfristig lockern!). Eine Tracheotomie als letzte Maßnahme wird durch den sofortigen medikamentösen Einsatz zu verhindern sein (Tabelle 15.4).

Für die postakute Phase sind Terfenadin (Teldane®), evtl. auch $H_1 + H_2$-*Kombinationen* (z.B. Chlorpheniramin und Cimetidin, Cetirizin und Cimetidin) als tägliche Dosis über mehrere Wochen zu verordnen. Auch die Kombination Hydroxyzin (Atarax®) und Cimetidin wird oft genannt, insbesondere in den angelsächsischen Ländern.

Besonderheiten. Bei obstruktiven Atembeschwerden bzw. Atemnot, die gelegentlich im Schweregrad IV mit im Vordergrund stehen können, ist auch Theophyllin (Phosphodiesterasehemmer zur Minderung der Zellantwort auf die Histaminreizung) zwecks Relaxation der Bronchien angezeigt, evtl. Inhalationen mit Salbutamol (Sultanol®) + DNCG 1–2 Amp. i.v. sowie Terbutalin (Bricanyl®) 1–2 Amp. i.v.

15.3 Subakute bzw. chronisch-rezidivierende Urtikaria

Unter diesem Begriff wird eine meist disseminierte bzw. generalisierte Urikaria verstanden, die *länger als 6 Wochen* (= subakute U.) oder auch *länger als 6 Monate* bis zu mehreren Jahren bestehen kann und in relativ kurzen Zeitabständen immer wieder auftritt (= chronisch-rezidivierende U.). Nicht selten sind die Urtikariapatienten gleichzeitig *Atopiker*. Erwachsene mittleren Alters sind bevorzugt betroffen, doch auch Kinder und Jugendliche können an einer subakuten bzw. chronisch-rezidivierenden Urtikaria erkranken.

Tabelle 15.7. Ursachen für das Auftreten einer urtikariellen Reaktion sowohl als akute wie auch als chronisch-rezidivierende Urtikaria

---

Typ I-Allergien (Soforttyp)
  Körperfremdes Eiweiß: Fisch, Kuhmilch, Pollen, tierische Haare und Federn
  Medikamente: Penicillin, Insulin, Röntgenkontrastmittel, diverse Vakzinen
  Blutprodukte u.v.a.
  Insektengifte (Biene, Wespe)
Anomalien von Komplement und andere Immunopathien
  Defekte von C_1, C_{3a}, C_{5a}; Aktivierung der Komplementkaskade durch Kryoglobuline, Kälteagglutinine u.a.
Intoleranzen von Nahrungsmitteln und Additiva (sog. pseudoallergische Reaktionen, PAR)
  Tomaten, Gewürzkräuter, diverse Obstsorten
  Konservierungsmittel: Benzoesäure bzw. Benzoate, Sorbinsäure (Ester)
  Azofarbstoffe (z.B. Tartrazin), BHT (Butylhydroxytoluol), BHA (Butylhydroxyanisol) etc.
Intoleranzen von Medikamenten
  Acetylsalicylsäure, Salicylate, ACE-Hemmer, Indometacin bzw. andere nichtsteroidale Antiphlogistika, Sulfonamide, Pentamidin, Opiate u.v.a.
Inhalationen
  Formaldehyd, Menthol (Zigaretten), Zimtaldehyd (Zahnpasta, Kaugummi), Kampfer, andere aetherische Öle, Parfums
Bakterielle Infektionen
  Streptokokkeninfekte, Anaerobierinfektionen, Aspergillusinfektion
Pilzinfektionen und Parasitosen
  Candidosen, Lambliasis, Amöbiasis, Wurmkrankheiten (z.B. Askariden)
Physikalische Reize
  Kälte, Wärme, Druck, Sonnenlicht, vermehrtes Schwitzen, Wasserkontakt
Andere Immunopathien, Neoplasmen
Emotionaler Streß und adrenerge Reize

● Beispielweise Acetylsalicylsäure, Salicylate und neuerdings auch ACE-Hemmer (Captopril, Enalapril etc.) können akute urtikarielle Reaktionen, z. T. mit Angioödem, auslösen. Die Ursache der chronisch-rezidivierenden U. ist individuell verschieden und bleibt in vielen Fällen ungeklärt (Tabelle 15.7). Es können mehrere Urtikariaformen nebeneinander vorliegen, z. B. eine immunologisch bedingte Urtikaria vom Soforttyp, eine dermographische Urtikaria (U. factitia) und eine Kälteurtikaria zugleich. Nicht selten liegen einer chronisch-rezidivierenden Urtikaria *Nahrungsmittelallergien* bzw. *-intoleranzen* auf diverse Additiva zugrunde. Ebenso können kausalgenetisch Foci unterschiedlicher Lokalisation (intestinale Candidose!), Dyspepsien, Darmfunktionsstörungen, Obstipation, Arzneimittelallergien, physikalische Reize etc. eine Rolle spielen. Schilddrüsenkrankheiten wurden gelegentlich beschrieben. Differentialdiagnostisch muß eine Urtikariavaskulitis histologisch abgegrenzt werden, wozu eine *Biopsie mit histologischer Untersuchung* einschl. *Immunfluoreszenz* erforderlich ist. Bei allen Formen, die auf Antihistaminika nicht ansprechen, sollte man an eine Urtikariavaskulitis denken. Oft wird jedoch die Ursache einer chronisch-rezidivierenden Urtikaria dem Arzt und dem Patienten über längere Zeit bzw. bis zur *Spontanabheilung*, die nach einigen Jahren oft eintritt, verborgen bleiben. *Psychogene Faktoren* werden gelegentlich angenommen.

Aufgabe des behandelnden Arztes ist es, eine *Aufschlüsselung der diversen Faktoren*, die zur urtikariellen Reaktion führen, vorzunehmen, die Krankheit im Einzelfall genauer zu *klassifizieren* und die Behandlung möglichst gezielt einzusetzen. Vielfach werden Urtikariapatienten ambulant symptomatisch kontrolliert (Antihistaminika), zumal die Krankheit lediglich durch den quaddelbegleitenden Pruritus somatische Beschwerden hervorruft. Auf diese Weise ist jedoch eine endgültige Abklärung des Leidens nicht möglich. Bei jeder längerbestehenden Urtikaria (> 2 Jahre) befürworten wir einen *stationären Aufenthalt*, damit der Patient genauer beobachtet und eine diagnostische Klärung mit anschließender gezielter Behandlung herbeigeführt werden kann.

15.3.1 Diagnostisch-therapeutisches Vorgehen

Sämtliche Medikamente und sonstigen Nebenmedikationen sind zunächst strikt abzusetzen (Tabelle 15.8). Da bei ca. 50% aller Patienten

Tabelle 15.8. Medikamente und sonstige Präparate, die bei Patienten mit chronisch-rezidivierender Urtikaria abzusetzen sind

I. Medikamente	Kopfschmerz-Mittel Abführmittel Schlaf- und Beruhigungsmittel (Tranquilizer) Grippemittel (Halspastillen, Hustenmittel etc.) Hormonpräparate Kreislaufmittel Antazida, Vaginalovula, Suppositorien
II. Nebenmedikationen	Vitamine Mineralien Stärkungspillen, Aufbautropfen etc. Reinigungstees etc. Brustbalsam, Kräuterbalsam
III. Genuß- und Pflegemittel	Tonic water, Limonaden, Aperitifs Kekse, Schokoladen, Pralinen Lutschbonbons, Kräuterbonbons Gummibärchen, Lakritze, Trockenobst Kaugummi Mundsprays, aromatisierte Zahnpasta (Zimtaldehyd!) Inhalationen aller Art Mentholzigaretten Aromatische bzw. aromatisierte Teemischungen

mit chronisch-rezidivierender Urtikaria vor allem Nahrungsmittelintoleranzen vorkommen können, sind Maßnahmen zum Ausschluß eines Focus bzw. einer anderen Erkrankung im Magen-Darm-Bereich ein wichtiger diagnostischer und zugleich therapeutischer Schritt. Dazu gehören:

● die *Darmentleerung* und die Einhaltung einer *Eliminationsdiät* über 10 Tage. Während dieser Zeit wird durch konsiliarische zahnärztliche, augenärztliche und HNO-ärztliche Untersuchungen eine
● *Focussuche* stattfinden. Vielfach können Zahngranulome, Abszesse, chronische Angina, Sinusitis, Otitis, Fisteln, chronische Darminfektionen, Divertikulitis, Parasitosen, chronische Appendizitis, Urogenitalinfekte, Zystitis, Prostatitis u. v. a. nachgewiesen werden, die umgehend antibiotisch behandelt werden müssen. In der Berliner Klinik hat sich zu diesem Zweck Clindamycin (Sobelin®) über 2–3 Wochen bewährt (3 × 1 Kps. à 300 mg/d, evtl. höher; Vorsicht bei Asthma bronchiale). Auf Streptokokkeninfekte ist gezielt zu achten. Sind Entzündungszeichen (BSG-Erhöhung, Leukozytose, AST-Erhöhung) bei okkultem Focus vorhanden, so wird von uns eine kombinierte Therapie aus Amoxicillin (Clamoxyl®) und Flucloxacillin (Staphylex®) über 10 Tage durchgeführt (anfangs über 3 Tage: Amoxicillin 3 × 2 g i.v. + Flucloxacillin 3 × 2 g i.v. Infusion/d; später je 3 × 1 Kps. à 1 g p.o.).

Nach Ablauf der Eliminationsdiät wird eine
■ *Aufbaukost* angeschlossen mit dem Ziel, die Darmfunktion allmählich anzuregen und Nahrungsmittelallergien bzw. -intoleranzen zu erkennen zwecks späterer Testung und Diätberatung. Sind Hinweise auf Dyspepsien, Meteorismus, Obstipation etc. vorhanden, so wird anschließend
■ eine *Darmsanierung* mit Hilfe einer hochdosierten Tetracyclintherapie begonnen (Hostacyclin®, 3–4 × 1 Filmtabl. à 500 mg/d) und gegebenenfalls die Substitution der Darmflora mit Bactisubtil®, Colibiogen®, Omniflora® bzw. ein vergleichbares Präparat durchgeführt.
■ Bei *Candida* im Sputum bzw. im Stuhl oder erhöhtem Candidatiter (bei chronisch-rezidivierender U. häufig!) ist eine *orale Behandlung mit Ketoconazol* (Nizoral® 1 × 1/d über längere Zeit, 20 Tage bis zu 3 Monaten) angezeigt (s. auch Diätvorschriften in Tabelle 15.15).

Diese Maßnahmen werden in vielen Fällen ausreichend sein, um Erscheinungsfreiheit herbeizuführen, wobei man darauf achten muß, daß diese nicht abrupt erfolgt, sondern sich allmählich durch Reduktion der Quaddelzahl und Frequenz der Schübe abzeichnet. Der Einsatz von *Antihistaminika, Kortikosteroiden* und sonstigen Medikamenten ist während der Phase der diagnostischen Abklärung und Behandlung einer chronisch-rezidivierenden Urtikaria eher unerwünscht, da sie diagnostisch wichtige Hautreaktionen unterdrücken können. Erst nach Abschluß dieser Maßnahmen werden Antihistaminika während des stationären Aufenthalts eingesetzt, sofern eine völlige Beschwerdefreiheit nicht erreicht wurde *(sog. idiopathische chronische U.)*. Hierzu setzen wir *Antihistaminika der I. Generation*, z. B. Clemastin 2–4 mg/d bzw. Dimetinden 2–6 mg/d (Tavegil® bzw. Fenistil®) einerseits sowie solche der *II. Generation*, z. B. Loratadin 2 × 10 mg/d bzw. Cetirizin 2 × 10 mg/d (Lisino® bzw. Zyrtec®) andererseits ein, evtl. in Kombination mit Mastzelldegranulationshemmern wie Tinset® bzw. Teldane® (2 × 30 mg/d bzw. 2 × 60 mg/d). DNCG (Colimune® 4 × 2 Kps. à 100 mg vor den Mahlzeiten, max. 40 mg/kg KG) kann bei Nahrungsmittelallergien etc. empfohlen werden. Zusatz von Cimetidin (H_2) wird in einigen Fällen das therapeutische Ergebnis verbessern. Die optimale Beratung und ambulante Einstellung eines Kranken mit chronisch-rezidivierender Urtikaria muß allerdings der Arzt individuell vornehmen (s. unten).

Während der Darmsanierung, aber auch während der nachfolgenden diagnostischen und therapeutischen Maßnahmen, ist es möglich, daß es erneut zu einem akuten urtikariellen Schub kommt. Therapeutisch wird man hier wie bei akuter Urtikaria je nach Schweregrad (I–IV) vorgehen. Für solche Zwischenfälle werden von uns *Kortikosteroide* (Prednisolon 60–80 mg i.m./i.v.) bevorzugt, vor allem wegen ihrer kurzen Halbwertzeit. Das Behandlungsschema sollte jedenfalls möglichst nicht oder, wenn notwendig, nur kurzfristig unterbrochen werden. Akute Schübe im Anschluß an den Einsatz einer oralen medikamentösen Therapie sind eher Hinweise dafür, daß man in die richtige Richtung stößt. Das diagnostisch-therapeutische Vorgehen ist in der Tabelle

Tabelle 15.9. Diagnostisch-therapeutisches Vorgehen bei chronischer Urtikaria mit Verdacht auf Nahrungsmittelallergien bzw. -intoleranzen

Darmentleerung
Magnesiumsulfat, Magnesiumperoxid etc. (z.B. Ozovit®), Paraffinum liqu., evtl. Klysmen (Salofalk®, Klysma-Sorbit®, Babylax®) u.a.

Eliminationsdiät
2–3 Tage: schwarzer Tee und Zwieback, anschließend 7–8 Tage: Kartoffel-Reis-Wasser-Diät

Langsam aufbauende Kost
Täglicher Zusatz von: Margarine, Butter, Milch- und Milchprodukten, Ei, Fisch, Geflügel, Rindfleisch, Schweinefleisch, Mischkost, Konservenkost und schließlich die Verordnung einer „Supermahlzeit"

Darmsanierung
Hostacyclin® 4 × 1 Filmtbl. à 500 mg/d über ca. 10 Tage, in Verbindung mit Ketoconazol (Nizoral®) 1 × 1 Tbl./d über insgesamt 20 Tage. Nach Abschluß der Tetracyclinmedikation: evtl. Bactisubtil® 3 × 1 Kaps./d vor den Mahlzeiten über 10 Tage

15.9 zusammengefaßt. Liegen gleichzeitig weitere Urtikariaformen (z.B. physikalische Urtikaria: Wärme, Kälte, Licht, Druck) bzw. Arzneimittelallergien vor, so ist der Patient entsprechend zu beraten und zu behandeln. Dasselbe gilt für eine gleichzeitig vorliegende Atopie bzw. eine Urtikariavaskulitis, die gesondert angegangen werden muß (s. S. 378).

15.3.2 Ambulante Erhaltungsbehandlung und prophylaktische Maßnahmen

Wenn ein Patient nach dem stationären Aufenthalt beschwerdefrei entlassen wird, so müssen ihm für die weitere ambulante Kontrolle eine Reihe prophylaktischer Maßnahmen empfohlen werden (Tabelle 15.10).
Als erstes muß die Darmtätigkeit reguliert werden. Eine milde Kost, möglichst arm an künstlichen Farbstoffen, Konservierungsmitteln und anderen Zusätzen ist unbedingt auch weiterhin notwendig. Fisch, Schalentiere, Erdbeeren, Ananas, Kiwi sowie ungeschälte Tomaten, Curry, Oregano und sonstige Aromastoffe bzw. Gewürze, vor allem in größeren Mengen, sind unerwünscht. Überhaupt *muß der Urtikariapatient kleinere Mahlzeiten 5–6 ×/d einnehmen und eine übermäßige Darmbelastung vermeiden*. Manche Beobachtungen sprechen dafür, daß allein die mechanische Überdehnung des Magen-Darm-Traktes einen Urtikariaschub auslösen kann. Für eine sinnvolle *Urtikariadiät* siehe Tabelle 15.15. Auch die Vorschriften in Tabellen 15.16 und 15.17 sind zu beachten. Der Einsatz von DNCG (Colimune® 2 × 4 Kps./d oder Colimune® S Granulat 4 × 1 Btl./d vor den Mahlzeiten) ist als Prophylaxe zu erwägen und erweist sich oft als hilfreich. Alkohol und Medikamente (insbesondere Aspirin, Indometacin) sind unbedingt zu meiden,

Tabelle 15.10. Ambulante Patienteneinstellung bei therapierefraktärer, chronisch-rezidivierender Urtikaria

Urtikariadiät
Diätplanung und Vorschriften s. Seite 376 f.; bei Verdacht auf Nahrungsmittelallergie soll der Patient eine Empfehlungsliste nach Tabellen 15.15–15.17 erhalten
Evtl. DNCG (Colimune® 4 × 1 bzw. 4 × 2 Kps./d oder Colimune® S Granulat in Beuteln, einzunehmen vor den Mahlzeiten als Dauermedikation oder bei Bedarf)
Nichtsedierende Antihistaminika (H_1-Blocker) als Tagesmedikation, z.B. Astemizol (Hismanal® 1 × 1 Tbl. à 10 mg morgens, evtl. bei Kindern Suspension); Loratadin (Lisino® 2 × 10 mg/d) oder Cetirizin (Zyrtec® 2 × 10 mg/d)
Sedierende Antihistaminika (H_1-Blocker) bei Bedarf oder abends z.B. Clemastin (Tavegil 2 × 1 Tbl. à 1 mg z.N.), Alimemazin (Repeltin® 2 × 1 Tbl. à 5 mg z.N. oder 1 × 1 Tbl. à 25 mg, bis zu 50 mg)
Alternativ, z.B. bei neurovegetativer Labilität, Unruhe, Angstzuständen etc.: Hydroxyzin (Atarax® 2 × 25 mg/d), evtl. Doxepin (Aponal® 2 × 10 bis 2 × 25 mg/d)
In hartnäckigen Fällen Kombination mit H_2-Blocker (Cimetidin; Tagamet® 1 × 1 Oblongfilmtbl. à 800 mg/d) oder einem Mastzelldegranulationshemmer, z.B. Oxatomid (Tinset® 2 × 30 mg/d), Terfenadin (Teldane®, 2 × 60 mg/d) oder Ketotifen (Zaditen® 1 × 1 Tbl./d oder Sirup)
Keine weiteren Medikamente: insbesondere auf Aspirin, Indometacin, ACE-Hemmer, Antibiotika etc. achten
Allgemeine Vorsichtsmaßnahmen: übermäßige Wärme, Kälte, körperliche Anstrengungen etc. vermeiden; Kaffeegenuß reduzieren, kein Alkohol (einschl. Bier)

ebenso große Hitze, heiße Klimazonen und übermäßige körperliche Anstrengungen. Krankheiten, die mit Fieber einhergehen, sind sofort und gezielt zu behandeln, am besten durch einen erfahrenen Arzt, der über die Urtikariaanamnese des Patienten informiert ist. Übermäßiger Genuß von Kaffee und sonstigen anregenden Mitteln können einen erneuten Schub provozieren. Neurovegetativ labile Kranke sind für eine Übergangszeit am besten mit Hydroxyzin (Atarax® 2 × 25 mg/d) oder auch Doxepin (Aponal® 2 × 10 bis 2 × 25 mg/d) einzustellen. Eventuell ist es möglich, die Dosis von H_1-Antagonisten als Tagesmedikation zu verabreichen, während ein mildes Thymoleptikum (Doxepin, Promethazin, Alimemazin) abends zu empfehlen ist (z.B. Repeltin® 25 mg z.N.). Sedierende H_1-Antagonisten (Clemastin, Cyproheptadin, Chlorpheniramin etc.) sind für die ambulante Einstellung eines Kranken mit chronischer Urtikaria auf längere Sicht kaum geeignet (Fahruntüchtigkeit; Patient ist zu informieren!). Weitaus besser geeignet sind Astemizol (Hismanal®), Loratadin (Lisino®) und Cetirizin (Zyrtec®). Die Einstellung muß individuell erfolgen. Kortikosteroide sind für die ambulante Behandlung und Einstellung von Patienten mit chronisch-rezidivierender Urtikaria nicht indiziert.

Im angelsächsischen Schrifttum wird oft Terbutalin in oraler Form (Brethine™, Bricanyl®) bis zu 5 mg/d über eine beschränkte Zeit empfohlen, evtl. in Verbindung mit Ketotifen.

15.3.3 Weitere Möglichkeiten

Selbstverständlich sollte vor Beginn der Urtikariatherapie eine Urtikariavaskulitis gründlich untersucht und abgegrenzt werden, am besten mittels Biopsie und histologischer Abklärung. In Zweifelsfällen wäre es möglich, einen therapeutischen Versuch, etwa mit *DADPS* (Dapson-Fatol® Tbl. à 50 mg, 2 × 1/d), evtl. in Verbindung mit *Colchicin*, zu unternehmen. *Metronidazol* (Arilin®, Clont®, Flagyl®) wurde in Fällen von chronisch-rezidivierender Urtikaria mit einer *Lambliasis* empfohlen, aber auch Patienten ohne derartige Infektionen sollen davon profitiert haben (7 mg/kg KG, 2–3 ×/d).

Thiabendazol und *Griseofulvin* wurden vereinzelt, z.T. *ex juvantibus*, mit Erfolg gegeben, zumal korrespondierende Infekte bei Kranken mit chronischer Urtikaria gelegentlich vorkommen. Auch mit Hilfe von *Sulfasalazin* (Azulfidine® 4 × 500 mg/d) und *DADPS* (Dapson-Fatol® 50–75 mg/d) über eine beschränkte Zeit wurden in einigen Fällen mit chronisch-rezidivierender Urtikaria unbekannter Genese Erfolge mitgeteilt. Sie sollen die IgE-Bindung und damit die Mastzelldegranulation verhindern.

Neuerdings konnte in einer Doppelblindstudie wahrscheinlich gemacht werden, daß Ca^{++}-Blocker, z.B. *Nifedipin* (Adalat®, Procardia™; 2 × 10 bzw. 2 × 20 mg/d), über 4 Wochen gegeben, in Verbindung mit Antihistaminika eine signifikante Besserung im Hinblick auf Zahl und Ausdehnung der Quaddeln herbeiführt. Möglicherweise ist es auf diese Weise möglich, symptomatisch die Mastzelldegranulation zu verhindern. Es bleibt abzuwarten, ob diese Beobachtung bestätigt wird.

In einer weiteren Studie an 8 Patienten mit chronischer, sog. „idiopathischer" Urtikaria erwies sich die *Plasmapherese* als wirksam, weshalb die Autoren das Vorliegen histaminfreisetzender Autoantikörper als Mediator angenommen haben.

Die beschriebene Anwendung von *Cyclosporin A* (6 mg/kg KG/d über 3 Wochen) kann nur als Krisenintervention verstanden werden, da die Erkrankung nach Absetzen der Therapie unmittelbar wieder aufflammt.

In seltenen Fällen wurde eine chronisch-rezidivierende Urtikaria als Ausdruck einer anderen zugrundeliegenden Erkrankung, z.B. als *Paraneoplasie*, beschrieben. Derartige Zusammenhänge sind jedoch nicht zuverlässig belegt. In vielen Fällen handelt es sich hier eher um eine Urtikariavaskulitis (s. dort), im Rahmen einer *Autoimmunopathie*. Beobachtet wurde auch die klinische Assoziation mit *Nierenamyloidose* (Muckle-Wells-Syndrom), die einer gezielten Abklärung und Behandlung bedarf.

15.4 Physikalische Urtikaria

15.4.1 Urtikarieller Dermographismus

Die häufigste Form einer physikalischen Urtikaria ist der *urtikarielle Dermographismus (Urticaria factitia)*, der unterschiedlich ausgeprägt sein kann und meist keiner Behandlung bedarf. Nicht selten manifestiert sich die Krankheit während der Schwangerschaft, nach der Einnahme verschiedener Medikamente (Penicillin), nach Infektionen oder im Anschluß an unterschiedliche Reize (Insektenstiche) und verschwindet spontan nach wenigen Monaten.

Behandlung. Der urtikarielle Dermographismus ist *IgE-abhängig* und *histaminvermittelt*; insofern sind H_1-Blocker in der Lage, die mechanisch ausgelöste urtikarielle Reaktion vom dermographischen Typ zu unterdrücken. Unter Umständen (lange Reisen, Tragen von Gewichten, Rucksack etc.) verordnen wir gern Loratadin (Lisino® 1 × 10 mg/d) und Cimetidin bei Bedarf. Der urtikarielle Dermographismus tritt allerdings oft mit anderen Urtikariaformen vergesellschaftet als „Marker" auf (bis zu 50% der Patienten), so daß in vielen Fällen eine eingehende diagnostische Abklärung und Behandlung erforderlich wird. Neuerdings wurden gute Ergebnisse mit Hilfe einer UVB-Therapie mitgeteilt (5 × wöchtlich über 2–3 Wochen).

15.4.2 Kälteurtikaria

Die *Kälteurtikaria* ist immunologisch bedingt und gilt als *IgE-abhängige Reaktion vom Soforttyp*, obwohl auch *verzögerte Formen* mit relativ spät auftretenden Quaddeln vorkommen (bis zu 24 h nach Kälteexposition). Vermutlich spielen neben dem IgE auch weitere Immunglobuline (IgA, IgG, IgM) bei der Auslösung der kälteinduzierten urtikariellen Reaktion eine Rolle. Für die verzögerte Kälteurtikaria wurde darüber hinaus ein C_3-*Inhibitormangel* diskutiert. Als Mediatoren sind Histamin, vermutlich aber auch Leukotriene anzunehmen.

Die Erkrankung ist relativ selten, befällt meist nur die exponierten Hautpartien (Gesicht, Hals, Hände) und verschwindet in der Regel spontan nach einigen Monaten oder Jahren. Während der akuten Phase kann es bei Kälteexposition zu viszeraler Mastzelldegranulation mit ausgedehnter Kreislaufsymptomatik kommen. Lebensgefährliche Notsituationen können vor allem durch plötzlichen Temperaturabfall entstehen (Unfälle in Eiswasser etc.). Gleichzeitiges Vorkommen mit urtikariellem Dermographismus bzw. einer klassischen chronisch-rezidivierenden Urtikaria, evtl. mit Neigung zu Quincke-Ödem, wird öfter beobachtet, in anderen Fällen sind diverse Grundkrankheiten nachweisbar (LE, Kryoglobulin- bzw. Kälteagglutininkrankheiten, B-Zell-Lymphome, M. Hodgkin, lymphombezogene oder kryptogene Paraproteinämien, Lues, Tumoren).

Über familiäre Häufung bzw. eine *autosomaldominante*, familiäre Form der *Kälteurtikaria* wurde selten berichtet. Diese tritt in frühem Kindesalter auf, ist meist durch kalte Luft provozierbar und durch eine Allgemeinsymptomatik mit kälteinduzierter Leukozytose, Arthralgien etc. gekennzeichnet. Quaddeln können dabei fehlen.

Behandlung. Prophylaktische Maßnahmen gegen Kälte, kaltes Wasser u. ä. sind durch entsprechende Kleidung und Schutz unbedingt erforderlich, da die Wirkung der klassischen Antihistaminika bei Kälteurtikaria weniger erfolgreich ist und auch Kortikosteroide oft versagen. Von manchen Autoren wurde eine konsequente *Penicillintherapie* empfohlen (Penicillin G 1 Mio. IE/d i.m. über 10–20 Tage). Thymoleptika mit Antihistaminwirkung (z. B. Atosil®, Repeltin®) könnten gerade bei Kälteurtikaria wirksamer sein als die klassischen H_1-Antagonisten. Kortikosteroide sind weniger bzw. kaum wirksam, Kombinationen von *Hydroxyzin* (Atarax® Tbl. à 25 mg, 50 bis zu 100 mg/d) mit *Ketotifen* (Zaditen®, morgens und abends je 1 Kps. à 10 mg bzw. 5 ml Sirup) oder *Cyproheptadin* (Peritol®, Periaktin®) in der üblichen Dosierung wird von uns als Standardtherapie der Kälteurtikaria angesehen und ist in vielen Fällen erfolgreich. Die nichtsedierenden Antihistaminika der neuen Generation (Lisino®, Zyrtec®, Teldane®) können versucht werden, auch Doxepin (Aponal®, Sinquan®) wurde prophylaktisch beim Soforttyp der Kälteurtikaria mit Erfolg verabreicht.

Tabelle 15.11. Klinische Formen und Therapie der kälteinduzierten Urtikaria

Klinik [angelehnt an Wanderer AA (1990) J Allergy Clin Immunol 85: 965–981]
▷ *Erworbene kälteinduzierte Urtikaria*
  – primär = idiopathisch
  – sekundär = bei assoziierten Erkrankungen, z.B. Kryoglobulinämie, Infektionen u.a.
▷ *Familiäre kälteinduzierte Urtikaria*
  seltene Form; möglicherweise autosomal-dominant
▷ *Atypische Varianten*
  – Kälteinduzierter Dermographismus
  – Kälteinduzierte cholinergische Urtikaria
  – Kälteurtikaria vom verzögerten Typ
  – Kältereflexurtikaria (lokalisiert)

Therapeutische Möglichkeiten
▷ Assoziierte Erkrankungen ausschließen bzw. behandeln (Fokussuche; Paraproteinämien, Neoplasien)
▷ Evtl. Versuch einer Penicillintherapie (i.m. oder i.v.) über 2–3 Wochen; Fokuselimination
▷ Orale Antihistaminika bzw. Mastzelldegranulationshemmer, z.B. Hydroxyzin, Cyproheptadin, Ketotifen; evtl. Doxepin 10–15 mg/d
▷ Desensibilisierung („hardening") mit kalten Duschen, Bädern etc. über 3–4 Wochen; Erhaltungsanwendung alle 24 h
▷ Beratung und Dauerprophylaxe

Unter stationären Bedingungen wird in geeigneten Fällen versucht, die Patienten durch tägliche Kälteexposition immer größerer Körperareale zu „*desensibilisieren*", z.B. 5–30 min täglich in kaltem Wasser (ca. 15 °C über 3–4 Wochen). Andere Autoren beginnen bei 8–10 °C. Man exponiert zunächst beide Hände, dann beide Füße, Unterschenkel, Beine, den Unterkörper bis zum Bauchnabel, bis schließlich der ganze Körper in einer Badewanne der Kälte ausgesetzt wird. Auf Herz- und Kreislaufsituationen ist zu achten. Als Erhaltungstherapie nach Gewöhnung werden Kaltduschen über 5 min alle 12–24 h angesetzt. Derartige Maßnahmen können eine Kältetoleranz induzieren und über die akute Phase der Erkrankung hinweghelfen. Ihre ambulante Durchführung ist jedoch, zumindest zu Beginn, nicht zu empfehlen, da ärztliche Überwachung erforderlich ist. Nach Absetzen der Kaltduschen kann es nach einer Latenzzeit von 3–6 Monaten zu Rezidiven kommen.

Liegen manifeste Kryoglobulinämien, evtl. eine Paraproteinämie bzw. B-Zell-Lymphome vor, wird man die Behandlung entsprechend gestalten müssen. Milde *Chemotherapien* kämen in Frage (Chlorambucil 0,4 mg/kg KG/d + Prednisolon 75 mg, 50 mg, 25 mg über 3 Tage; Wiederholung alle 3 Wochen, Knospe-Schema).
Neuerdings wurde in einer Studie an 42 Patienten mit Kälteurtikaria ein gutes therapeutisches Ergebnis mit Hilfe von Terbutalin (Bricanyl® 3 × 50 mg/d über 1 Woche, später 3 × 2,5 mg/d) in Verbindung mit Aminophyllin, 3 × 150 mg/d über ca. 6 Wochen mitgeteilt.

15.4.3 Wärme-(Hitze-)Urtikaria

Bei dieser sehr seltenen Urtikariaform kommt es an den exponierten Körperstellen zu größeren erythematösen Plaques nach Hitzeeinwirkung über 40 °C. Generalisierte Formen mit Kreislaufsymptomatik und Neigung zu Krämpfen wurden beschrieben. Heiße Bäder, Sauna, ausgiebiges Essen, Erregungszustände und körperliche Anstrengungen können auslösende Faktoren sein, die daran beteiligten Mediatoren sind allerdings nicht geklärt. Möglicherweise spielen Komplementfragmente eine Rolle, eine C_3-Hypokomplementämie ist im Schub nachweisbar.

Behandlung. Eine sichere Therapie der Wärmeurtikaria ist nicht bekannt. Vermeidung der Exposition und emotionaler Streßsituationen sind unabdingbar. Vermehrtes Schwitzen ist zu vermeiden, zumal im Schrifttum gelegentlich fließende Übergänge mit einer cholinergischen Urtikaria beschrieben werden. Im Schub wird man wie bei einer akuten urtikariellen Reaktion je nach Schweregrad vorgehen. In Verbindung mit H_1-Blockern hat man in einem Fall Beschwerdefreiheit durch lokale Thermosensibilisierung erreicht.

15.4.4 Druckurtikaria

Im Anschluß an persistierenden Druck kann es in Bereichen des betroffenen Hautareals zu umschriebenen, tiefliegenden, z.T. schmerzhaften Schwellungen kommen. Häufig sind die

Füße, das Gesäß oder die Hände nach dem Tragen schwerer Gegenstände betroffen. Die Reaktion ist durch *das Auflegen eines Gewichtes (ca. 10 kg) über 30 min an jeder beliebiger Hautstelle provozierbar*, wobei die Schwellungen 3–12 h nach der Druckexposition auftreten, selten auch bis zu 24 h später (*verzögerte Druckurtikaria*), und einige Stunden anhalten. Der genauere Pathomechanismus dieser klassischen physikalischen Urtikaria ist unklar, die Reaktion ist *nicht IgE-vermittelt*. Eine begleitende allgemeine Symptomatik mit Fieber, Arthralgien etc. ist möglich.

Behandlung. Am besten eignen sich prophylaktische Maßnahmen. Druckreize, schwere Kleidung, schwere Schuhe, Tragen von Taschen etc. sollten vermieden werden. Kortikosteroide sind im Prinzip wirksam, doch eine medikamentöse Therapie ist selten indiziert, zumal der Juckreiz oft fehlt bzw. minimal ist. Kalte Duschen können das brennende Druckgefühl geschwollener Areale mildern. Im Bereich der Füße können prophylaktisch milde Kortikosteroidexterna zur Anwendung kommen. Klassische Antihistaminika sind nahezu wirkungslos, Therapieversuche mit Colchicin und diversen Antiphlogistika blieben unbefriedigend, die Wirksamkeit von H_1-Blockern der 2. Generation ist z. Z. nicht genau einzuschätzen. Kürzlich wurde ein guter Behandlungserfolg mit 20 mg Cetirizin in Verbindung mit 2–3 mg Methylprednisolon täglich mitgeteilt.

15.4.5 Licht-(Sonnen-)Urtikaria

Es handelt sich um einen sehr seltenen Typ einer physikalischen Urtikaria, wobei vor allem der UVA-Anteil und das kurzwellige sichtbare Sonnenlicht (400–520 nm) bei intensiver Einstrahlung an den exponierten Stellen Quaddeln hervorrufen. Frauen scheinen offenbar bevorzugt. Der UVB-Anteil spielt offenbar eine untergeordnete Rolle. Die Hautreaktion tritt ausschließlich im Bereich der exponierten Stellen innerhalb weniger Minuten (3–15 min) nach Sonnenlichtexposition auf und persistiert bis zu wenigen Stunden nach Lichteinwirkung (2–4 h), während der Juckreiz in der Regel nicht stark ausgeprägt ist; die Patienten suchen den Arzt wegen der sichtbaren Rötungen im Gesicht, Rücken etc. auf, zumal die Erkrankung über mehrere Jahre persistiert. Eine allgemeine anaphylaktoide Symptomatik (Blutdruckabfall, Asthma) wurde beschrieben. Die Sonnenurtikaria dürfte in einigen Fällen eine Typ I-Reaktion darstellen, doch ihr genauer Pathomechanismus ist nicht bekannt. Aufgrund der vielfältigen Symptomatik wurden von manchen Autoren *6 verschiedene Varianten* unterschieden (s. unten), wobei der Typ VI einer erythropoietischen Protoporphyrie entspricht. In einigen Fällen wurde ein *zirkulierender Serumfaktor* (Photoallergen), der durch die Lichtexposition gebildet werden soll, beschrieben, ebenso die Möglichkeiten einer passiven Übertragung. Die Rolle des IgE bzw. der IgE-vermittelten Histaminfreisetzung aus den Mastzellen wird bei der Lichturtikaria kontrovers beurteilt.

Behandlung. Zur gezielten Behandlung ist neben der Expositionsprophylaxe eine genauere Testung der verantwortlichen Bereiche des Sonnenlichtes bzw. des UV-Spektrums einschließlich einer Langzeitbeurteilung erforderlich. Eine weitere Klärung wird durch den positiven oder fehlenden Nachweis eines zirkulierenden Photoallergens herbeigeführt, wobei an das Vorliegen einer Protoporphyrinämie gedacht werden muß. *Lichtschutzpräparate* werden je nach Befund eingesetzt, z. B. Spectraban® 4, Contralum Ultra®: LSF 7 (UVA) bzw. 10 (UVB); Solabar® 17. Im Bereich des Gesichtes und des Halses ist ein abdeckendes Make-up zu verwenden. Gegebenenfalls wird auch *Carotaben®* p.o. verabreicht. Die Dosierung beträgt 3–5 Kaps. à 25 mg/d bis zum Erreichen der protektiven Hautfärbung, anschließend reduziert auf eine Erhaltungsdosis von 25–50 mg/d. Vgl. S. 737.
Prophylaktische Desensibilisierung bzw. „hardening" kann mittels täglicher, einschleichender UVA- bzw. SUP-Therapie – oder auch als PUVA – versucht werden. Die UVA-Dosis sollte allmählich gesteigert werden bis zur Induktion einer *Lichttoleranz*.
Die klinische Wirkung von Antihistaminika bei Lichturtikaria ist nicht genau geklärt; es scheint aber, daß sie die Quaddelwirkung und den Pruritus reduzieren, ohne das Erythem entscheidend

Klassifikation[a]

Klinischer Typ	Pathomechanismus	Passiver Übergang	Lichtqualität
I	Allergisch	+	UVB
II	Unbekannt	–	UVA
III	Unbekannt	–	sichtbares Licht
IV	Allergisch	+	sichtbares Licht
V	Unbekannt	–	UVB, UVA, sichtbares Licht
VI	Protoporphyrie	–	sichtbares Licht

[a] Nach Ledo (1993) Int J Dermatol 32: 387

zu beeinflussen. Vereinzelt wurde *Terfenadin* (2 × 60 mg) als wirksam beschrieben. Bei Patienten mit positivem Nachweis eines zirkulierenden Serumfaktors soll *Plasmapherese* erfolgreich gewesen sein. Die Möglichkeit einer Behandlung mit Antimalariamitteln (Chloroquin; Resochin® Tbl. ca. 50–100 mg/d) und Kortikosteroiden in niedriger Dosierung ist nicht ausreichend geprüft, sollte aber in hartnäckigen Fällen erwogen werden.

15.4.6 Aquagene Urtikaria (Aquagener Pruritus)

Nur wenige Fälle einer *wasservermittelten Urtikaria*, z.T. mit brennendem Schmerz, wurden bisher beschrieben, wobei das Wasser möglicherweise als Träger eines epidermalen Antigens dient. Vereinzelt wurden neuerdings Patienten beobachtet, die bei Kontakt mit Wasser stärkeren Pruritus angeben *(sog. aquagener Pruritus)*. Die Art des Wassers (Meerwasser, Trinkwasser, destilliertes Wasser) sowie seine Temperatur sind dabei unerheblich. Offenbar kommt es zu Mastzelldegranulation mit erhöhtem Histamin- und Acetylcholingehalt in den betroffenen Arealen. Die Schleimhäute reagieren offensichtlich kaum oder nicht.

Schwierig ist es, den *aquagenen Pruritus sine materia* von einem Pruritus bei älteren Patienten mit *Xerosis* differentialdiagnostisch abzugrenzen, der erfahrungsgemäß durch Wasserkontakt verstärkt wird. Ebenso ist ein aquagener Pruritus bei Patienten mit *Polycythaemia vera* beschrieben, ein Krankheitsbild, das ohnehin gehäuft mit hartnäckigem Pruritus verbunden ist.

Behandlung. Abgesehen von einer Prophylaxe ist eine gezielte Behandlung der aquagenen Urtikaria bisher nicht bekannt. Der Wert von Antihistaminika ist nicht mit Sicherheit geklärt, eine überzeugende Wirkung ließ sich bisher kaum nachweisen. Bei jüngeren Personen wird von uns eine *Badebehandlung mit NaHCO$_3$* in Verbindung mit Sonnen- bzw. UVB-Bestrahlungen bevorzugt. Vorbehandlung der Haut mit *Vaseline* (oder eine sonstige fettige Grundlage, z.B. pH$_5$-Eucerin® Salbe) soll vor dem Wasserkontakt prophylaktisch wirken. Einmal tägliches Duschen soll zusätzlich *Wassertoleranz* induzieren können. Als weitere Möglichkeit werden *UVB-Bestrahlungen* bzw. *Sonnenbäder* (Heliotherapie) empfohlen, wenn auch die Wirksamkeit derartiger Maßnahmen nicht eingehend geprüft wurde. Empfohlen wurde auch die Anwendung einer systemischen PUVA-Therapie. Da Rezidive nach 2–24 Wochen zu erwarten sind, ist allerdings eine Erhaltungsbestrahlung erforderlich.

Beim aquagenen Pruritus älterer Menschen ist eine konsequente lokale Behandlung der trockenen Haut evtl. mit niedrigdosiertem Kortikosteroidzusatz (z.B. Ichthocortin® Fett o.ä.) zu empfehlen. Ansonsten wurden Gaben von H$_2$-Antihistaminika, Acetylsalicylsäure, Cholestyramin sowie eine orale Eisenmedikation therapeutisch versucht, mit unterschiedlichem Ergebnis. Ist die aquagene Urtikaria Begleitsymptom einer *Polycythaemia vera*, so können Aderlässe (500 ml anfangs 2 × wöchentlich, später alle 2 Wochen) zum Erfolg führen, Aspiringaben können zusätzlich verabreicht werden. Neuerdings wurde die lokale Anwendung von Capsaicin als erfolgreich beschrieben.

Tabelle 15.12. Differentialdiagnostische Abgrenzung des durch Wasserkontakt bedingten Pruritus

Aquagener Pruritus (sine materia)
  Männer und Frauen betroffen; altersabhängig
  Wasserqualität, Temperatur: irrelevant
  Auftreten: einige Minuten nach Wasserkontakt, Dauer: 30 min bis 2 h
  Psychosomatische Überlagerung oft vorhanden
  ▷ *Therapie:* $NaHCO_3$ im Badewasser (ca. 25–200 g); Sonne, UVB-Bestrahlung
Aquagener Pruritus bei älteren Menschen (senilis)
  Ältere Frauen bevorzugt (über 60 J.);
  Nach längerem Wasserkontakt, meist warm oder heiß
  Auftreten: einige Minuten nach dem Wasserkontakt, nachdem die Haut ausgetrocknet ist, Dauer: 10–30 min
  Verschlimmerung meist im Winter
  ▷ *Therapie:* Milde Cremes zum Nachfetten, UVB-Bestrahlungen, evtl. PUVA-Therapie
Aquagener Pruritus bei Polycythaemia vera (PV)
  Männer und Frauen betroffen; altersunabhängig
  Meist durch heißes Wasser (Bad) oder auch andere Triggermechanismen auslösbar
  (trockene Hitze, Alkohol, Kaffee)
  Auftreten: einige Minuten nach Kontakt mit warmen Wasser, über 1–2 h
  ▷ *Therapie:* Behandlung der PV (z. B. Aderlässe); Antihistaminika, UVB-Bestrahlungen, Cholestyramin,
       Acetylsalicylsäure

15.4.7 Adrenerge Urtikaria

Hier handelt es sich um einen erst 1985 an wenigen Patienten beschriebenen, neuen Urtikariatyp, der bei emotionalem Streß, Genuß von Kaffee etc. auftritt, möglicherweise als Reaktion auf adrenerge Reize unterschiedlicher Art. Die Hautveränderungen können durch subkutane Injektionen von Norepinephrin provoziert werden.

In diese Kategorie gehört vermutlich auch die neuerdings beschriebene *anstrengungsinduzierte Urtikaria* („exercise-induced"), die nach körperlicher Anstrengung auftritt und deren Symptomatik bis zur Entwicklung eines Angioödems mit Kollaps reichen kann; sie wird auch *anstrengungsinduzierte Anaphylaxie* genannt und kommt bei Atopikern gehäuft vor. Für die Differentialdiagnose ist die fehlende Auslösung der Urtikaria durch passive Wärme, etwa durch ein warmes Bad wie bei Wärmeurtikaria, ausschlaggebend.

Therapeutisch wirksam ist nur eine entsprechende Prophylaxe: Vermeidung von Anstrengungen aller Art, Streßsituationen, umfangreichen Mahlzeiten, Kaffee und blutdrucksteigernden Mitteln. Propranolol wurde als therapeutisch wirksam angegeben. Die Wirkung von Antihistaminika ist bei adrenerger Urtikaria nicht gesichert.

15.4.8 Cholinergische Urtikaria

Die *cholinergische Urtikaria* ist nach dem urtikariellen Dermographismus die zweithäufigste Form einer physikalischen Urtikaria. Ihr klinisches Bild ist recht charakteristisch: Es finden sich kleinere, juckende erythematöse Papeln, in typischen Fällen disseminiert verteilt in Bereichen mit dichterem Besatz an aktiven Schweißdrüsen (Achselhöhlen, Thoraxflanken). Die Läsionen treten 10–15 min nach verstärktem Schwitzen auf und verbleiben über wenige Stunden. Emotionaler Streß, heiße Bäder und körperliche Anstrengungen, die mit verstärktem Schwitzen verbunden sind, rufen die Erkrankung hervor. Ein unmittelbarer Mediator ist nicht bekannt (Neurotransmitter?); IgE ist jedoch *nicht* oder zumindest *nicht allein* ausschlaggebend. Spontane Remissionen nach 1–2 Jahren sind die Regel. Kombinationen mit Kälteurtikaria können vorkommen.

Behandlung. Prophylaktisch sollten emotionale Streßsituationen und schweißtreibende Kost (Kaffee, Tee, Alkohol, Gewürze etc.) gemieden werden; der Patient ist entsprechend zu beraten. Auch die Wahl entsprechender Kleidung (Baumwolle, Leinen; keine Kunstfaser) ist wichtig.

Die tägliche körperliche Belastung ist entsprechend zu regulieren. Insbesondere ist eine leichte kontrollierte sportliche Aktivität zu empfehlen, um größere Ausbrüche juckender, urtikarieller Läsionen zu vermeiden und einen Mastzellerschöpfungseffekt herbeizuführen. Mit diesem Training soll letztlich ein „hardening" erreicht werden.

Die cholinergische Urtikaria spricht relativ gut auf die medikamentöse Behandlung mit den klassischen Antihistaminika an, vor allem auf die der 1. Generation mit sedierender Wirkung. Wir bevorzugen Clemastin (Tavegil®), Cyproheptadin (Periactinol®) oder auch Hydroxyzin (Atarax®) als Medikamente 1. Wahl. Zu Beginn sollte man die Behandlung mit höheren Dosen einleiten (Atarax® Tbl. 2–4 × 1/d, 50–100 mg/d) und auf eine Erhaltungsdosis reduzieren (25–50 mg/d). Es wäre lohnenswert, die neuen Antihistaminika der 2. Generation systematisch bei cholinergischer Urtikaria einzusetzen. Kortikosteroide sind bei dieser Urtikariavariante nicht indiziert.

Die Prognose ist gut, die Erkrankungsdauer beträgt selten mehr als 2–3 Jahre.

15.5 Nahrungsmittelallergien bzw. -intoleranzen

Nahrungsmittel können gelegentlich allergische Reaktionen vom Soforttyp auslösen, wobei bereits eine geringe Menge des eingenommenen Produkts ausreicht und als Antigen wirkt. Beispielsweise können Fisch, Gemüse, Gewürze, Obstsorten, Milch oder Eier sowie eine Reihe anderer natürlicher Nahrungsmittel (s. Tabelle 15.13) oral eingenommen anaphylaktische Reaktionen mit einer mehr oder weniger schweren allgemeinen Symptomatik hervorrufen. Selbst der Geruch gekochten Fisches wurde in seltenen Fällen als Auslöser einer IgE-vermittelten Reaktion der Haut bzw. der Schleimhäute beschrieben. Bei Kindern mit Erdnußbutterallergie kann es zu Erbrechen, gastrointestinaler Symptomatik (Diarrhoen) und einem anaphylaktischen Schock kommen. In anderen Fällen vermag erst eine größere Menge des Nahrungsmittels, urtikarielle Reaktionen auszulösen, die aber nicht IgE-mediiert sind. Derartige *Intoleranzreaktionen (pseudoallergische Reaktionen, PAR)* werden seltener durch die Nahrungsmittel selbst, sondern eher durch die verschiedenen *Zusätze* hervorgerufen, die als Konservierungsmittel, Farbstoffe, Antioxydantien etc. der Nahrung hinzugefügt werden (Tabelle 15.14). Dazu kommen *Enzymdefekte*, die zu metabolischen Unverträglichkeiten führen können, sowie *psychosomatische Überlagerungsphänomene*, die eine genaue Diagnose erschweren.

Eine weitere Ursache für Nahrungsmittelintoleranzen kann ein *verminderter Histaminabbau* in Lebensmitteln sein, möglicherweise durch einen *Diaminoxydasemangel* bedingt. Histaminreiche Kost soll bei Hautkranken zur Verschlimmerung bzw. Unterhaltung des Hautkrankheitsbildes führen. Umstritten ist die Frage, inwieweit Nahrungsmittelantigene eine Typ IV-Reaktion auslösen oder auch unterhalten können. Selten wurden IgE-mediierte allergische Reaktionen vom Typ II oder Typ III auf Nahrungsmittel, meist auf Additiva, beschrieben.

Insgesamt sind Nahrungsmittelunverträglichkeiten *eher selten*; sie machen allenfalls *0,5 %* des Krankengutes einer großen allergologischen Ambulanz aus. Wenn klinische Unverträglichkeitsreaktionen auf Nahrungsmittel IgE-vermittelt sind, ist es durch entsprechende *Hauttests* (Prick, intrakutan) und durch Messung des *spezifischen IgE (RAST)* möglich, eine genauere Diagnose zu stellen. Pseudoallergische oder Intoleranzreaktionen werden durch orale bzw. parenterale Provokationstests nachgewiesen, die erst ab einer gewissen Schwellenmenge positiv werden. Orale Provokationstests mit *Acetylsalicylsäure*,

Tabelle 15.13. Nahrungsmittel, die häufiger Typ I-Allergien hervorrufen können

Gemüse und Kräuter (Zwiebeln, Knoblauch, Tomaten, Soja, Gewürze)
Obst (Erdbeeren, Melone, Mango, Kiwi)
Fisch (z. B. Schellfisch) und Schalentiere (Hummer, Krabben, Muscheln)
Milch und Milchprodukte (z. B. Kuhmilch)
Eier
Käse (Weichkäse, Edelpilzsorten etc.)
Schweinefleisch (Hühnerfleisch und andere Fleischsorten) sowie
Schokolade, Kakao, Nüsse, Erdnußbutter, Mandelfüllungen

Tabelle 15.14. Gruppen von Chemikalien, die in Deutschland als Zusatzstoffe für Nahrungsmittel erlaubt sind: sog. Additiva

Konservierungsstoffe	Benzoesäure, p-Hydroxybenzoesäure (PHB), Sorbinsäure, Ameisensäure, Propionsäure, Sulfite, Phenyle, Phenolate)
Natürliche Farbstoffe	Lactoflavin, Riboflavin, Carotinoide, Lykopin, Xanthophylle, Flavoxanthin, Kryptoxanthin, Kathaxanthin u. v. a.
Künstliche Farbstoffe	Tartrazin, Erythrosin, Gelborange S, Azorubin u. a.
Säuerungsmittel	Zitronensäure, Zitrate
Antioxidantien	Ascorbinsäure, Butylhydroxytoluol (BHT), Butylhydroxyanisol (BHA)
Verdickungs- und Geliermittel	Alginsäure, Alginate, Propylenglykol, Mono- und Diglyceride
Mineralische Pigmente	Titandioxid, Eisenoxide, Aluminium u. a.
Aromastoffe	Vanille, Menthol, Eukalyptol u. v. a.
Emulgatoren und Säuerungsmittel	Lecithine, Laktate, Weinsäure und Tartrate, Phosphorsäure und Phosphate

Sonstiges: Zuckeraustauschstoffe (Sorbit, Mannit), Saccharose, Zellulose, Glycerin und Glycerinester, Pektine, Backtreibmittel, Glutamat und andere Geschmacksverstärker, Trennmittel, Paraffin, Wachse

Tabelle 15.15. Zusätze, die als Konservierungsmittel in Nahrungsmitteln zugelassen sind

Benzoesäure	Na-Benzoat, K-Benzoat, Ca-Benzoat
p-Hydroxybenzoesäure	PHB, PHB-Ester (-Propylester, -Methylester)
Sorbinsäure	Na-Sorbat, K-Sorbat, Ca-Sorbat
Ameisensäure	Na-Formiat, K-Formiat, Ca-Formiat
Propionsäure	Na-Propionat, K-Propionat, Ca-Propionat
Schwefeldioxid	Na-Sulfit, K-Sulfit, Ca-Sulfit
Phenyle, Phenylphenolate, Thiabendazol	

Indometacin, Tartrazin u. a. können für das Vorliegen derartiger Reaktionen hinweisenden Charakter haben. Nicht selten werden Intoleranzreaktionen auf die diversen Konservierungsmittel zurückzuführen sein, so daß der Patient entsprechende *Diätvorschriften* für eine Eliminationsdiät benötigt. In Anbetracht der Vielzahl der chemischen Substanzen (Tabelle 15.13) und ihrer weitverbreiteten Anwendung sind jedoch derartige Vorschriften außerordentlich kompliziert und relativ schwierig einzuhalten (s. unten).

Verlauf und Prognose. Nahrungsmittelallergien bzw. -intoleranzen treten in der Regel bereits in der Jugend auf und verschwinden oft im mittleren Erwachsenenalter. Nur selten bleiben sie über das ganze Leben unverändert bestehen. Atopische Stigmata sind häufig, und Urtikaria bzw. Angioödeme anderer Genese kommen häufig mit einer Nahrungsmittelallergie bzw. -intoleranz vergesellschaftet vor.

Behandlung. Bei Urtikaria und Verdacht auf eine Nahrungsmittelallergie oder -intoleranz ist eine konsequente Darmentleerung mit anschließender Eliminationsdiät die beste therapeutische Maßnahme (s. Tabelle 15.9). Akute anaphylaktische Reaktionen auf Nahrungsmittel werden wie allergische Reaktionen vom Soforttyp (Schweregrad IV) behandelt. Dazu gehören Adrenalininjektionen (Suprarenin® 1:1000 0,2–0,5 ml s.c., evtl. nach 15 min wiederholen), *Kortikosteroide* (Decortin H® solubile 100–250 mg i.v.) sowie H_1-*Blocker* (Clemastin bzw. Dimetinden oder auch Diphenhydramin; je nach Akuität p.o., i.m. oder i.v.). In Schocksituationen sind β-Sympathikomimetika und Flüssigkeitsersatz erforderlich. Evtl. sind Terbutalin (Bricanyl® Inj. oder Spray),

Tabelle 15.16. Allgemeine Diät-Richtlinien bei Nahrungsmittelallergien bzw. -intoleranzen

Milch, Buttermilch, Joghurt, Kefir, Quark
  nur in geringen Mengen (ohne Zusätze, z. B. Kräuter, Früchte u. ä.)
Kondensmilch, Schlagsahne
  nur in geringen Mengen
Bohnenkaffee, koffeinfreier Kaffee, Malzkaffee, getrockneter Kaffee, echter Kakao
  nur in geringen Mengen
Harte Käsesorten
  Keine Sorten mit Farbstoff oder sonstigen Zusätzen, z. B. Champignons, Kräutern, Salami, Zwiebeln u. ä. (Kennzeichnung beachten!)
Butter, Speiseöle, Biskin, Palmin u. ä., Margarine, Halbfettmargarine
  nur wenn ohne Konservierungsstoffe und ohne Farbstoff hergestellt (Kennzeichnung beachten!).
Frische Schinkensorten
  geräucherter Schinken in geringen Mengen
Frische Fleisch- und Geflügelsorten
  Vorsicht bei Schweinefleisch!
Tiefgekühlte Fleisch- und Geflügelsorten,
  die nicht zubereitet sind (Soßen etc.)
Frischer Fisch nur mit Vorsicht und in geringen Mengen,
  möglichst kein Schellfisch, keine Schalentiere; evtl. geräucherter Fisch, z. B. Aal, Schillerlocken, Forelle. Tiefgekühlter Fisch ist generell unerwünscht, da damit gerechnet werden muß, daß er künstlich gesäuert ist. Das gleiche gilt für Fischkonserven aller Art, z. B. Ölsardinen, Thunfisch in Öl, Fisch in Soßen u. ä. Achtung: Kein Fisch aus dem Glas!

Gestattet sind:

Kartoffeln und Reis ohne Einschränkung
Mehl, Grieß, Graupen, Haferflocken, Nudeln
Frische Brötchen bzw. Brot, Zwieback, Knäckebrot,
  ebenso verpacktes Brot und verpackte Brötchen ohne Konservierungsstoffe (Kennzeichnung beachten!). Ausnahme: Brot- und Brötchen mit Zusätzen, z. B. Zwiebeln, Rosinen u. ä.
Frische oder tiefgekühlte Obstsorten mit Vorsicht
  Ausnahme: Zitrusfrüchte und deren Kreuzungen (Zitronen, Orangen, Mandarinen, Clementinen, Satsumas, Tangerinen, Nektarinen, Pampelmusen/Grapefruits); möglichst keine Erdbeeren, Himbeeren, Sauerkirschen, Johannisbeeren, Preiselbeeren, Heidelbeeren, Pflaumen; Melonen, Ananas, Kiwi
Frische Gemüsesorten
Gemüse aus dem Glas oder aus der Dose
  Ausnahme: Champignons, Sauerkraut mit Wachholderbeeren, sauer eingelegtes Gemüse, z. B. Gewürzgurken, Mixed pickles, Silberzwiebeln, Knoblauchzehen etc.
Tiefgekühltes, nicht zubereitetes Gemüse
  ohne Soßen oder Zusätze, z. B. Wachholderbeeren u. ä.
Mineralwasser, Coca Cola, Pepsi Cola
  Ausnahme: Coca Cola „light" bzw. „Diät Pepsi" enthalten mehrere künstliche Farbstoffe, Saccharin, Säuerungsmittel sowie den künstlichen Süßstoff Aspartam, der vereinzelt zu Urtikaria führen kann
Schwarzer Tee, Malventee, Pfefferminztee, Kamillentee, Fencheltee
  lose oder in Teebeuteln
Frischer Streuselkuchen, Zuckerkuchen, Butterkuchen;
  abgepackter Kuchen ist nur dann erlaubt, wenn er ohne Zusätze hergestellt wurde
Blätterteiggebäck ohne Marmelade, Füllung etc.
Diverse Kekssorten
  z. B. Butterkekse, Löffelbisquits, gerollte Waffeln (Bahlsen), Mikado (De Beukelaer), Schokini-Kekse (Bahlsen), Bunte Waffeln (Bahlsen) sind erlaubt, jedoch ohne Füllung, Schokolade, Fruchtgeschmack u. ä.
Bienenhonig, Zuckerrübensirup
Zucker und Traubenzucker aller Art
Backpulver

Isoprenalin (Aludrin® Spray) o. ä. hilfreich. In den Zwischenphasen bei bekannter Nahrungsmittelallergie mit DNCG prophylaktisch behandeln (Colimune® 2 × 4 Kaps./d oder Colimune® S 100 Granulat 4 × 1 Btl./d vor den Mahlzeiten). Wenn eine gesicherte allergische Reaktion auf ein bestimmtes Nahrungsmittel mittels RAST-Test nachgewiesen ist, wäre unter Umständen eine *Hyposensibilisierung* zu erwägen. Die Methode ist jedoch nicht gänzlich ungefährlich und sollte nur von erfahrenen Ärzten am besten unter stationären Bedingungen stattfinden.

Diätplanung bzw. Vorschriften. Eine allgemeine Diätplanung als verbindliche Empfehlung für Urtikariapatienten ist schwierig. Eine Reihe von Empfehlungen und Vorschriften muß dabei berücksichtigt werden, um folgendes zu gewährleisten:

- *Ausschluß von Nahrungsmitteln*, die als häufige Allergene bekannt sind oder symptomatisch als Mastzelldegranulatoren wirken können (z. B. Fisch, Eier, Erdbeeren, Erdnußbutter, u. a.).
- *Minderung der Belastung durch Hilfsstoffe und Zusätze*, die Intoleranzreaktionen und PAR auslösen können. Hierzu gehören vor allem die vielfältigen Konservierungsmittel sowie natürliche Salicylate, die beispielsweise in Frisch- und Trockenobst (Beerenfrüchten, Rosinen, Datteln, Aprikosen) sowie in Gewürzen (Curry, Paprika u. a.) enthalten sind. Auch die Verarbeitung von Nahrungsmitteln spielt dabei eine Rolle: Der Salicylatgehalt frischer Tomaten nimmt bei ihrer Verarbeitung in Tomatenmark oder Ketchup um ein Vielfaches zu. Ebenso verhält es sich bei frischen Trauben im Vergleich zu Rosinen.
- *Minderung von biogenen Aminen*, die durch Mikroorganismen in leicht verderblicher Kost entstehen (z. B. Hefeextrakte, Käse, Fleisch- und Wurstwaren, Majonnaise) und Unverträglichkeiten im Gastrointestinaltrakt hervorrufen. Biogene Amine entstehen aus Aminosäuren durch Dekarboxylierung und sind in zahlreichen Geweben sowie in mikrobiell hergestellten Lebensmitteln (z. B. Käse, Rotwein u. a.) enthalten.
- *Minderung des mit der Nahrung aufgenommenen natürlichen Histidins*, da durch bakterielle Decarboxylasen hohe Konzentrationen von Histamin in der Nahrung entstehen können.

Tabelle 15.17. Hefearme Diät bei Urtikaria mit Hefepilzinfektionen

▷ **Vermeiden, Reduzierung von**
Brot- und Backwaren
Weizenkleie, Haferflocken
Weichen Käsesorten, Edelpilzkäse
Rotwein
Bier

Tabelle 15.18. BHT/BHA-arme Diät bei nachgewiesener Intoleranz

▷ **Vermeiden, Reduzierung von:**
Trockenhefe
Brot- und Backwaren
Fertiggerichten
Fertigkuchen
Milchpulver
Kartoffelpuffer
Ölen, Fetten, Margarine
Salatsaucen, Mayonnaise aus der Tube etc.
Schokolade, Süßigkeiten aller Art
Fertiglimonaden, konservierten Fruchtsäften

Besonders Fisch (Thunfisch, Makrele) enthält hohe Histidinmengen. Bei wärmeren Temperaturen können sich Bakterienarten vermehren, die eine Histidindecarboxylase bilden und somit Histamin entstehen lassen (→ histaminreiche Nahrungsmittel). Die Tabelle 15.16 gibt einen Überblick über eine Reihe von Lebensmitteln und *Richtlinien*, die wir bei Urtikariapatienten als allgemeine ambulante Richtlinien empfehlen.

Generell nicht zu empfehlen sind alle Artikel, die aus Kartoffeln *künstlich* hergestellt werden (Kartoffelchips, Kartoffelsticks, Chipsletten usw.); ebenso alle Sorten von Gewürzmischungen, da diese getrocknete und somit behandelte Zwiebeln enthalten. Getrocknete Kräuter, Knoblauch, Zimt, Gewürznelken, Tomatenketchup, Tomatenmark, Pizza, Erdnüsse und Artikel mit Erdnußgeschmack, Marmeladen, Gelees, Mischgewürze, Gewürzsalz, Krokant, Nougat, Rosinen, Mandeln etc. sind zu meiden.

Insgesamt erfordert das therapeutische Vorgehen des Arztes bei Nahrungsmittelallergien- bzw. Intoleranzen eine längere Beobachtung des Patienten, große Erfahrung und Einfühlungsvermögen.

Tabelle 15.19. Prophylaktische Maßnahmen bei Schwangeren mit familiärer Belastung mit Nahrungsmittelallergien bzw. -intoleranzen

Schwangerschaft	Mutter sollte alle potentiellen Allergene möglichst meiden (potentielle Allergene in der Kost, Kontakte mit tierischen Haaren etc.)
Stillzeit	Neugeborene möglichst über 6 Monate stillen; während der gesamten Stillzeit konsequent Allergenkarenz bei der Mutter; Beikost erst spät hinzufügen
Erstes Lebensjahr	Nach der Stillzeit familiär belastete Kleinkinder mit hypoallergener Kost ernähren: Hydrolysate, hitzedenaturiertes EW u. ä. Kontaktallergene im Umfeld (Spielzeuge etc.) möglichst eliminieren.

15.6 Urtikarielle Arzneimittelexantheme

Urtikarielle Arzneimittelexantheme sind pathogenetisch gemischten Ursprungs. Viele Medikamente können eine echte allergische Typ I-Reaktion auslösen oder aber andere Reaktionen im Körper hervorrufen, die eine solche imitieren (Tabelle 15.20). Klinisch bleiben die urtikariellen Läsionen oft länger bestehen und sind z. T. auch purpuriform, seltener hämorrhagisch. Sie heilen unter Hinterlassung blasser Erytheme ab. Histologisch finden sich Kapillarschädigungen und Erythrozytenextravasate. Zytotoxische (Typ II-)Reaktionen können mit Leukopenie bzw. Thrombozytopenie verbunden sein, z. T. mit allgemeiner Beschwerdesymptomatik.
In anderen Fällen liegt lediglich eine idiosynkratische *Intoleranz* vor, die bereits bei der ersten Einnahme des Mittels auftritt und trotz der Medikation spontan abheilt.

Tabelle 15.20. Medikamentengruppen, die urtikarielle Reaktionen bzw. Exantheme hervorrufen können

ACE-Hemmer (Captopril, Enalapril u. a.);
  cave: → Angioödem!
Acetylsalicylsäure und Salicylate
Penicillin, Aminoglykoside, Cephalosporine
Sulfonamide und verwandte Verbindungen
Schlafmittel und Tranquilizer (Barbiturate, Chloralhydrat, Chlorpromazin)
Analgetika und nichtsteroidale Antiphlogistika (Indometacin, Phenacetin, Phenylbutazon)
Antihypertensiva (Reserpin, Hydralazin)
Antiepileptika (Phenytoin, Hydantoin, Carbamazepin)
Sonstige: Insulin, Jodpräparate, Hg-Präparate, Thiouracil, Opiate, Saccharin, Menthol u. a.

Zur *Behandlung* urtikarieller Arzneimittelexantheme muß das verantwortliche Medikament, vor allem bei Verdacht auf eine echte Allergie, abgesetzt werden. Um den Verlauf abzukürzen, sind in ausgedehnten Fällen mittelhohe Dosen von Kortikosteroiden (Decortin® H bzw. Predni® H Tbl., seltener i.m. oder i.v., 60–80 mg/d in schneller Reduktion) hilfreich. Bei längerer Halbwertzeit des Medikaments ist mit Nachschüben zu rechnen, die aber nur lokal (z. B. milde Hautkortikosteroide, Zinkschüttelmixtur) angegangen werden sollten. Auch lokale Antipruriginosa (z. B. Thesit 3 % in Zinkschüttelmixtur) kommen in Frage. Eine *Desensibilisierung* z. B. gegen Penicillin, findet kaum noch Anwendung.
Bei pseudoallergischen Reaktionen (z. B. sog. „*Ampicillin-Exanthem*") wird von Fall zu Fall entschieden, je nach Indikation wird man die Medikamenteneinnahme ohne Gefahr fortsetzen können und sich auf die lokalen Maßnahmen beschränken. Die urtikariellen Papeln gehen spontan zurück.

15.7 Urtikariavaskulitits

Das Krankheitsbild ist durch länger persistierende Quaddeln gekennzeichnet, die histologisch das Bild einer Venulitis, z. T. mit Leukozytoklasien, Extravasaten und größeren Hämorrhagien zeigen. Bläulich-bräunliche Flecken bleiben nach Abheilung der Quaddeln zurück. Gleichzeitig können Arthralgien, Angioödeme, chronisch-obstruktive Lungenaffektionen, abdominelle Symptomatik, Purpura und Hypokomplementämie vorkommen. Liegen Immunkomplexe im Gewebe vor bzw. ist eine positive LE-Serologie nachweisbar, so ist die Erkrankung als *LE-Variante* anzusehen (Behandlung s. S. 470). Differentialdiagnostisch kommen auch urtikarielle Arzneimittelexantheme in Frage (s. oben). Eine geeignete medikamentöse Behandlung wird erst nach genauer Diagnose der vorliegenden Symptomatik möglich.

Zur *Behandlung* sind bei vorherrschender urtikarieller Symptomatik zunächst sämtliche Medikamente abzusetzen, der Patient muß abgeführt werden, und eine milde Kost ist zu verordnen (s. S. 361). Antihistaminika sind bei Urtikariavaskulitis wenig hilfreich. Auch bei den Fällen, die immunserologisch stumm verlaufen, kommen am ehesten als Medikamente erster Wahl Immunmodulatoren in Frage, insbesondere Chloroquin, DADPS, Kortikosteroide, Colchicin und nichtsteroidale Antiphlogistika. Einen Versuch wert wäre Dapson-Fatol® Tbl. à 50 mg, 2 × 1/d in Verbindung mit Decortin® H Tbl. à 5 mg, 3 × 2/d. Als erste Alternative kommt Chloroquin (Resochin® 1–2 Tbl./d) in Frage, während Zusatz von Indometacin (Amuno® Supp. 100 mg z.N.) die Wirkung verstärken kann. In hartnäckigen Fällen wurde auch Plasmapherese versucht.

Liegen Zeichen einer chronischen Infektion vor (Streptokokken!), so wird man den Focus durch Antibiotika angehen müssen (sog. *infektionsallergische Vaskulitis*).

15.8 Hereditäres Angioödem

Synonyme: angioneurotisches Ödem, hereditäres angioneurotisches Ödem

Hier handelt es sich um einen *hereditären, autosomal-dominanten Defekt in der Komplementaktivierung*, durch den lebensbedrohliche Schwellungen der Schleimhäute (Lippen, Mundhöhle, Larynx) auftreten können. Im Blut ist ein Defekt oder Mangel an funktionell aktivem C_1-*Esteraseinhibitor* nachweisbar, vor allem während der akuten Phasen, die sich alle 2–3 Wochen oder in größeren Abständen wiederholen und in der Regel 1–3 Tage dauern. Klinisch kommt es zu einer unkontrollierten Aktivierung der Komplementkaskade mit Freisetzung vasoaktiver Mediatoren, die zur Ödembildung führt. Auch die Haut kann betroffen sein (Gesicht, Extremitäten), und Fieber, Kreislaufbeschwerden bzw. eine gastrointestinale Symptomatik sind im Anfall geradezu die Regel. Juckreiz ist gering ausgeprägt oder fehlt völlig. Eine Eosinophilie kann vorkommen. Lebensgefährliche Situationen sind mit dem Auftreten eines Glottisödems verbunden und machen den sofortigen Einsatz einer gezielten Therapie notwendig.

Manche Autoren unterscheiden *3 Typen des hereditären angioneurotischen Ödems:*

- *Typ I:* Verminderte Synthese des C_1-Esteraseinhibitors in der Leber; etwa 90 % aller Fälle;
- *Typ II:* Synthese eines funktionell inaktiven C_1-Esteraseinhibitors in nahezu normaler Konzentration (selten);
- *Typ III:* Synthese eines komplexgebundenen, funktionell inaktiven C_1-Esteraseinhibitors in erhöhter Konzentration (sehr selten).

Klinik. Das hereditäre Angioödem tritt meist in der Jugend bzw. im mittleren Erwachsenenalter zutage, oft im Anschluß an ein Trauma, Operationen, Infekte sowie physischen und psychischen Streß etc. Minderung von C_2 und vor allem von C_4 in der Serumkonzentration können damit verbunden sein und den Verlauf kennzeichnen, wohingegen das C_3 *stabil* bleibt. Die Erkrankung tritt gehäuft beim LE auf; offenbar besteht eine Prädisposition für Autoimmunerkrankungen im allgemeinen (Lymphom, leukozytoklastische Vaskulitis, monoklonale Gammopathien, Kryoglobulinämie), bei denen eine erworbene Form der Erkrankung gehäuft auftritt. Auch Medikamente können eine erworbene Form des angioneurotischen Ödems induzieren.

Differentialdiagnostisch ist es oft schwierig, urtikarielle Typ I-Reaktionen und anaphylaktoide Reaktionen bzw. erworbene Angioödeme vom hereditären Angioödem als umschriebene Komplementmangelkrankheit abzugrenzen. C_{1q} und C_1 sollen beim erworbenen Angioödem erniedrigt sein, physikalische Stimuli oder Arzneimittel kommen als auslösende Faktoren in Frage. Insbesondere *ACE-Hemmer* wurden in letzter Zeit als Auslöser eines Angioödems beschrieben

(Captopril, Enalapril, Lisinopril u.a.), z.T. *mit letalem Ausgang*. Bei 0,1–0,2 % aller Patienten, die ACE-Hemmer einnehmen, soll ein Angioödem vorkommen, so daß hier besondere Vorsicht geboten ist.

Urtikaria kann sowohl beim hereditären Angioödem mit dem klassischen C_1-Esteraseinhibitordefekt oder -mangel vorhanden sein, aber auch beim erworbenen Angioödem vorkommen; die erworbene Variante kommt gehäuft mit anderen Immunopathien vor (z.B. LE, Thyreoiditis, Lymphome, Hypereosinophiliesyndrom u.a.). Beide Varianten können zu einer *Mortalität von 25–30 %* führen (Larynxödem!), zumal die Erkrankung über längere Zeit milde verlaufen und unerkannt bleiben kann.

Behandlung. Beim akuten Anfall eines Angioödems bzw. im Notfall ist sofort *C_1-Inaktivator® Behring* als i.v.-Injektion langsam zu verabreichen. Die Einzeldosis beträgt 500 E (10 ml), in schweren Fällen 1000 E (20 ml) oder auch mehr (max. bis ca. 10 000 E). Das Medikament wird als Trockensubstanz mit getrennter Injektionsflüssigkeit (0,9 % NaCl) geliefert und ist über begrenzte Zeit haltbar. Die klinische Besserung tritt 20–30 min nach der Kurzinfusion auf, im Blut nimmt die C_4-Konzentration zu (evtl. Therapiekontrolle!). Auch prophylaktisch ist das C_1-Konzentrat in höheren Dosen wirksam und notwendig, wenn beispielsweise operative Eingriffe geplant sind. Infusionen von *Frischplasma, Gefrierplasma* (500 ml) sowie *lyophilisiertes, gerinnungsaktives Humanplasma* können hilfreich sein, wenn eine gezielte Behandlung mit dem Konzentrat nicht möglich ist. In früheren Studien wurden auch ε-Aminokapronsäure (Amicar™, bis 6 g/d oder auch höher) bzw. *Tranexamsäure* (Anvitoff® Kps. à 250, 500 mg; Cyklokapron® Tbl. à 500 mg, bis 3 g/d) empfohlen, mit zufriedenstellendem Erfolg; allerdings ist ihre Anwendung mit Nebenwirkungen verbunden (z.B. Thromboserisiko u.a.). Inzwischen wird auf diese Medikamente weitgehend verzichtet. Neuerdings wurde nach Cyklokapron® ein fixes Arzneiexanthem beschrieben.

■ Als weiterer therapeutischer Fortschritt ist die Anwendung von Anabolika mit androgener Restpotenz anzusehen: *Danazol* (Ethinyltestosteronderivat; Winobanin® 1–3 × 1 Kps. à 200 mg/d; Danacrine™; 200–800 mg für die akuten Episoden bzw. 200 mg/d als Prophylaxe) ist gut wirksam und führt offenbar zu einer Steigerung der Synthese des C_1-Esteraseinhibitors. Die Einstellung auf eine Langzeitprophylaxe erfolgt durch langsame Reduktion, je nach klinischer Wirkung, auf die minimal wirksame Dosis: Danazol 200 mg, 100 mg, evtl. auch 50 mg/d als Dauerdosis. Bei Kindern wird ca. die Hälfte der Erwachsenendosis verabreicht. Wegen seiner androgenen Potenz ist allerdings bei der Danazoldauertherapie von Frauen, Jugendlichen etc. mit einer androgeninduzierten peripheren Symptomatik zu rechnen (Menstruationsstörungen, z.B. Zwischenblutungen oder auch Amenorrhö) sowie *Seborrhö, Akne, Hirsutismus, Alopezie (SAHA-Syndrom)*. Eine Pseudopubertas praecox wurde beschrieben. Während der Therapie mit Danazol sind keine oralen Antikonzeptiva angezeigt. Klinische Kontrollen (heisere Stimme bei Frauen) sowie Kontrolle der Fettwerte im Blut sind erforderlich, Vorsicht bei Migräne und Epilepsie ist zu empfehlen. Die gesamte Symptomatik ist dosisabhängig und nach Absetzen der Danazolmedikation reversibel. Als Kontraindikationen sind Gravidität einschl. der Stillperiode sowie schwere Leber- und Nierenschäden anzuführen. Ebenso wirksam ist *Stanozolol* (Stromba®, Winstrol™ Tbl. à 5 mg, Strombaject® Amp. à 50 mg i.m.), unabhängig davon, ob ein quantitativer Mangel oder ein funktioneller Defekt des C_1-Inhibitors vorliegt. Zusätzliche Kontrollen der Leberfunktion bei der Medikation von Stanozolol sind erforderlich. Die Langzeitprophylaxe erfolgt mit 3 × 1 Tbl. à 5 mg/d (5–15 mg/d).

■ Auf *Kortikosteroide* wird man im akuten Anfall eines Angioödems nicht verzichten wollen (Prednisolon 250–500 mg i.v., evtl. zu wiederholen), vor allem wegen der differentialdiagnostischen Schwierigkeiten. Beim echten hereditären Angioödem werden sie jedoch immer wieder als unwirksam beschrieben, genauso wie *Antihistaminika* und *Adrenalininjektionen*. Dennoch wird man im akuten Anfall alles versuchen, um eine *Tracheotomie* zu vermeiden.

Als *Behandlungskontrolle* können die Normwerte des C_1-Esteraseinhibitors und von C_4 im Blut herangezogen werden, doch praktischer ist die Einstellung nach dem klinischen Befund.

Prophylaktisch kann es angebracht sein, alle nichtspezifischen Noxen zu meiden, die einen Anfall induzieren können (Medikamente, Operationen, Mikrotraumata und andere physikalische Reize, emotionale Streßsituationen u. ä.). Beispielsweise wird heute empfohlen, Patienten, die in ihrer Anamnese urtikarielle Episoden hatten, *keine ACE-Hemmer* zu verordnen. Bei größeren Operationen ist besondere Vorsicht geboten. Vielfach wird dem Kranken ein *Notfallset* mit C_1-Konzentrat, Prednisolon 250 mg (Tbl. oder Trinkamp.), Tropfen eines Antihistaminikums und ein Adrenalindosieraerosol als Vorsichtsmaßnahme rezeptiert.

Literatur

Abdel-Naser MB, Gollnick H, Orfanos CE (1993) Aquagenic pruritus as a presenting symptom of polycythemia vera. Dermatology 187: 130–133

Arendt C, Bernheim I (1989) Double-blind comparison of maintenance of chronic idiopathic urticaria by cetirizine and terfenadine. Curr Res 46: 724–734

Asad SI, Kemeny DM, Youlten LJF, Frankland AW, Lessow MH (1984) Effect of aspirin in „aspirin sensitive" patients. Br Med J 288: 745–748

August PJ, O'Driscoll J (1989) Urticaria successfully treated by desensitization with grass pollen extract. Br J Dermatol 120: 409–410

Berchtold E, Maibach R, Muller U (1992) Reduction of side effects from rush-immunotherapy with honey bee venom by pretreatment with terfenadine. Clin Exp Allergy 22: 59–65

Bernhard JD, Jaenicke K, Momtaz TK, Parrish JA (1984) Ultraviolet A phototherapy in the prophylaxis of solar urticaria. J Am Acad Dermatol 10: 29–33

Bielory L, Lee SS, Holland CL, Jaker M (1992) Long-acting ACE inhibitor-induced angioedema. Allergy Proc 13: 85–87

Birgerson L (1991) Tranexamic acid in the treatment of hereditary angioedema (letter). Am J Med 91: 102

Bressler RB, Sowell K, Huston DP (1989) Therapy of chronic idiopathic urticaria with nifedipine: Demonstration of beneficial effect in a double-blinded, placebo-controlled, crossover trial. J Allergy Clin Immunol 83: 756–763

Canonica GW, Pesce G, Ruffoni S et al. (1992) Cetirizine does not influence the immune response. Ann Allergy 68(3): 251–254

Casale TB, Sampson HA, Hanifin J et al. (1988) Guide to physical urticarias. J Allergy Clin Immunol 82: 758–763

Champion RH, Highet AS (1982) Investigation and management of chronic urticaria and angio oedema. Clin Exp Dermatol 7: 291–300

Cicardi M, Bergamaschini L, Cugno M, Hack E, Agostoni G, Agostoni A (1991) Long-term treatment of hereditary angioedema with attenuated androgens: a survey of a 13-year experience. J Allergy Clin Immunol 87: 768–773

Cicardi M, Bergamaschini L, Marasini B, Boccasini G, Tucci A, Agostoni A (1982) Hereditary angioedema: an appraisal of 104 cases. Am J med Sci 284: 2–9

Cox NH, Higgins EM, Farr PM (1989) Terfenadine inhibits itch and weal but not abnormal erythema in physical urticarias. J Am Acad Dermatol 2: 586–587

Czarnetzki BM, Breetholt KH, Traupe H (1986) Evidence that water acts as a carrier for an epidermal antigen in aquagenic urticaria. J Am Acad Dermatol 15: 623–627

Diffey BL, Farr PM (1988) Treatment of solar urticaria with terfenadine 5: 25–29

Diller G, Orfanos CE (1983) Behandlung der idiopathischen Urticaria mit H_1 + H_2 Antagonisten: Ergebnisse einer Crossover-Doppelblind-Langzeitstudie. Z Hautkr 58: 785–793

Donaldson VH, Hess EV, McAdams AJ (1977) Lupus erythematosus-like disease in three unrelated women with hereditary angioneurotic edema. Ann Intern Med 86: 312–313

Duschet P, Leyen P, Schwarz T, Hocker P, Greiter J, Gschnait F (1987) Solar urticaria effective treatment by plasmapheresis. Clin Exp Dermatol 12: 185–188

Duschet P, Schwarz T, Gschnait F (1989) Plasmapherese bei Lichturtikaria. Ein rationales Therapiekonzept in Fällen mit nachgewiesenem Serumfaktor. Hautarzt 40: 553–555

Eichelberg D (1988) Desensibilisierung („Hardening") der Wärme-Urticaria. Z Hautkr 63: 385–386

Farnam J, Grant JA, Guernsey BG, Jorrizzo JL, Petrusa ER (1984) Successful treatment of chronic idiopathic urticaria and angioedema with cimetidine alone. J Allergy Clin Immunol 73: 842–845

Ferguson I, MacDonald KJS, Kenicer KJA (1985) Terfenadine and placebo compared in the treatment of chronic idiopathic urticaria. Br J Clin Pharmacol 20: 639–641

Fradin MS, Ellis CN, Goldfarb MT, Voorhees JJ (1991) Oral cyclosporine for severe chronic idiopathic urticaria and angioedema. J Am Acad Dermatol 25: 1065–1067

Fredriksson T, Hersle K, Hjorth N et al. (1986) Terfenadine in chronic urticaria: A comparison with clemastine and placebo. Cutis 35: 128–130

Göhring HD, Späth P (1992) Erfahrungen in der Therapie des hereditären Angioödems. Dermatol Monatsschr 178: 116–120

Grattan CEH, Francis DM, Slater NGP et al. (1992) Plasmapheresis for severe unremitting, chronic urticaria. Lancet 339: 1078–1080

Grassegger A, Greil R, Feichtinger J, Fritsch P, Hintner H (1990) Urtikarielle Vaskulitis als Symptom des Muckle-Wells-Syndroms? Hautarzt 42: 116–119

Greaves M, Lawlor F (1991) Angioedema: manifestations and management. J Am Acad Dermatol 25: 155–161

Greene SP, Reed CE, Schroeter AL (1985) Double-blind crossover study comparing doxepin with diphenhydramine for the treatment of chronic urticaria. J Am Acad Dermatol 12: 669–675

Grzelewska-Rzymowska I, Roznlecki J, Szmidt M (1988) Aspirin „desensitization" in patients with aspirin-induced urticaria and angioedema. Allergol Immunopathol (Madr) 16: 305–308

Häberle M (1987) Salicylate und biogene Amine – natürliche Inhaltsstoffe von Nahrungsmitteln als Auslöser von Pseudoallergien. Ernährungs-Umschau 34: 287–296

Harto A, Sendagorta E, Ledo A (1985) Doxepin in the treatment of chronic urticaria. Dermatologica 170: 90–93

Henquet CJM, Martens BPM, van Vloten WA (1992) Cold urticaria: a clinico-therapeutic study in 30 patients with special emphasis on cold desensitization. Eur J Dermatol 2: 75–77

Hopfl R, Schwarz S, Fritsch P, Hintner H (1990) Danazol-Langzeittherapie bei hereditärem Angioödem. Dtsch Med Wochenschr 115: 133–138

Horio T, Yoshioka A, Okamoto H (1984) Production and inhibition of solar urticaria by visible light exposure. J Am Acad Dermatol 11: 1094–1099

Huerter CJ, Bergfeld WF, Wagner WO, Dijkstra JWE (1989) Treatment of chronic idiopathic urticaria with astemizole. Cleve Clin J Med 56: 263–266

Husz S, Toth-Kasa I, Kiss M, Dobozy A (1994) Treatment of cold urticaria. Intern J Dermatol 33: 210–213

Ichihashi M, Hasei K, Hayashibe K (1985) Solar urticaria: Further studies on the role of inhibition spectra. Arch Dermatol 121: 503–507

Illig L, Paul E (1983) Nahrungsmittel-bedingte und pseudoallergische Reaktionen an der Haut und Schleimhaut mit besonderer Berücksichtigung der nahrungsmittelbedingten Urtikaria und RAST. Z Hautkr 59: 793–813

Israili ZH, Hall WD (1992) Cough and angioneurotic edema associated with angiotensin-converting enzyme inhibitor therapy. A review of the literature and pathophysiology. Ann Intern Med 117: 234–242

Johnsson M, Falk ES, Volden G (1987) UVB treatment of factitious urticaria. Photodermatol 4: 302–304

Juhlin L, Arendt C (1988) Treatment of chronic urticaria with cetirizine dihydrochloride, a non-sedative antihistamine. Br J Dermatol 119: 67–72

Juhlin L, Malmros-Enander I (1986) Solar urticaria: mechanism and treatment. Photodermatol 3: 164–168

Kailasam V, Mathews KP (1987) Controlled clinical assessment of astemizole in the treatment of chronic idiopathic urticaria and angioedema. J Am Acad Dermatol 16: 797–804

Kamide R, Niimura M, Ueda H, Imamura S, Yamamoto S, Yoshida H, Kukita A (1989) Clinical evaluation of ketotifen for chronic urticaria: multicenter double-blind comparative study with clemastine. Ann Allergy 62: 322–325

Kavanagel GM, Sansom JE, Harrison P et al. (1993) Tranexamic acid (Cyklokapron®) induced fixed drug eruption. Br J Dermatol 128: 229–230

Kaur S, Greaves M, Eftekhavi N (1981) Factitious urticaria (dermographism): Treatment by cimetidine and chlorpheniramine in a randomized double-blind study. Br J Dermatol 104: 185–190

Keahey TM, Indrisano J, Kaliner MA (1988) A case study on the induction of clinical tolerance in cold urticaria. J Allergy Clin Immunol 82: 256–261

Krause LB, Shuster S (1985) A comparison of astemizole and chlorpheniramine in dermographic urticaria. Br J Dermatol 112: 447–453

Kulczycki A (1986) Aspartame-induced urticaria. Ann Intern Md 104: 207–208

Lawlor F, Greaves MW (1990) Die Entwicklung neuer Strategien der Urtikariatherapie als ein Ergebnis klinisch orientierter Forschung. Z Hautkr 65: 17–27

Ledo E (1993) Photodermatosis. Part I: Photobiology, photoimmunology, and idiopathic photodermatoses. Int J Dermatol 32: 387–396

Leenutaphong V, Hoelzle E, Plewig G, Grabensee B, Kutkuhn B (1987) Plasmapheresis in solar urticaria. Photodermatol 4: 308–309

Leenutaphong V, von Kries R, Hoelzle E, Plewig G (1988) Solar urticaria induced by visible light and inhibited by UVA. Photodermatol 5: 170–174

Legrain V, Taieb A, Sage T, Maleville J (1990) Urticaria in infants: a study of forty patients. Pediatr Dermatol 7: 101–107

Lindelöf B, Sigurgeirsson B, Wahlgren CF, Eklund G (1990) Chronic urticaria and cancer: an epidemiological study of 1155 patients. Br J Dermatol 123: 453–456

Logan RA, O'Brien TJ, Greaves MW (1989) The effect of psoralen photochemotherapy (PUVA) on symptomatic dermographism. Clin Exp Dermatol 14: 25–28

Mehregan DR, Hall MJ, Gibson LE (1992) Urticarial vasculitis: a histopathologic and clinical review of 72 cases. J Am Acad Dermatol 26: 441–448

Millns JL, Randle HW, Solley GO, Dicken CH (1980) The therapeutic response of urticarial vasculitis to indomethacin. J Am Acad Dermatol 3: 349–355

Monroe EW, Cohen SH, Kalbfleisch J, Schulz CI (1981) Combined H_1 and H_2 antihistamine therapy in chronic urticaria. Arch Dermatol 117: 404–407

Neittaanmaki H, Myohanen T, Fraki JE (1984) Comparison of cinnarizine, cyproheptadine, doxepin, and hydroxyzine in treatment of idiopathic cold urticaria:

Usefulness of doxepin. J Am Acad Dermatol 11: 483–489
Olafsson JH, Larko O, Roupe G, Granerus G, Bengtsson U (1986) Treatment of chronic urticria with PUVA or UVA plus placebo: a double-blind study. Arch Dermatol Res 278: 228–231
Parrish JA, Jaenicke KF, Morison WL, Momtaz K, Shea C (1982) Solar urticaria: Treatment with PUVA and mediator inhibitors. Br J Dermatol 106: 575–580
Paul E, Bödeker R (1989) Comparative study of astemizole and terfenadine in the treatment of chronic idiopathic urticaria: a randomized double-blind-study of 40 patients. Ann Allergy 62: 318–320
Rajatanavin N, Bernhard JD (1988) Solar urticaria: treatment with terfenadine (letter). J Am Acad Dermatol 18: 574
Ring I (1989) Pseudo-allergische Reaktionen durch Nahrungsmittel und Zusatzstoffe. Allergologie 12: 165–168
Ring I, Braun-Falco O (1987) Allergie-Diät: Verfahren zur Diagnostik und Therapie von Nahrungsmittelallergien und -Pseudoallergien. Hautarzt 38: 198–205
Saihan EM (1981) Ketotifen and terbutaline in urticaria. Br J Dermatol 104: 205–206
Schwegler F, Marsch WC (1992) Doxepin-Therapie bei Kältereflexurtikaria vom Soforttyp. Dermatol Monatsschr 178: 262–263
Settipane GA (1984) Adverse reactions to sulfites in drugs and foods. J Amer Acad Dermatol 10: 1077–1080
Sheffer AL, Horan RF (1989) Current concepts of urticaria and angioedema. Allergy Proc 10: 237–41
Shelley WB, Shelley ED (1985) Adrenergic urticaria: A new form of stress-induced hives. Lancet II: 1031–1033
Shertzer CL, Lookingbill DP (1987) Effects of relaxation therapy and hypnotizability in chronic urticaria. Arch Dermatol 123: 913–916
Simons FE, Simons KJ, Frith EM (1984) The pharmacokinetics and antihistaminic action of the H_1 receptor antagonist hydroxyzine. J Allergy Clin Immunol 73: 69–75
Soter NA (1991) Treatment of urticaria and angioedema: low-sedating H_1-type antihistamines. J Am Acad Dermatol 24: 1084–1087
Stafford CT (1990) Urticaria as a sign of systemic disease. Ann Allergy 64: 264–270
Steinman HK, Greaves MW (1985) Aquagenic pruritus. J Am Acad Dermatol 13: 91–96
Stephansson E, Koskimies S, Lokki ML (1991) Exercise-induced urticaria and anaphylaxis. Acta Derm Venerol (Stockh) 71: 138–142
Tatnall FM, Gaylarde PM, Sarkany I (1984) Localised heat urticaria and its management. Clin Exp Dermatol 9: 367–374
Thormann J, Laurberg G, Zachariae H (1980) Oral sodium cromoglycate in chronic urticaria. Allergy 35: 139–141
Twarog FJ (1983) Urticaria in childhood: pathogenesis and management. Pediatr Clin North Am 30: 887–898
Ulmer JL, Garvey MJ (1992) Fatal angioedema associated with lisinopril. Ann Pharmacother 26: 1245–1246
Veronesi S, Palmerio B, Negosanti M, Tosti A (1983) Urticaria and giardiasis. Dermatologica 166: 42–43
Verschave A, Stevens E, Degreef H (1983) Pseudo-allergenfree diet in chronic urticaria. Dermatologica 167: 256–259
Wanderer AA (1990) Cold urticaria syndromes: historical background, diagnostic classification, clinical and laboratory characteristics, pathogenesis, and management. J Allergy Clin Immunol 85: 965–981
Wantke F, Götz M, Jarisch R (1993) Die histaminfreie Diät. Hautarzt 44: 512–516
Warin RP (1989) Clinical observations on delayed pressure urticaria. Br J Dermatol 121: 225–228
Werner RJ, Marsch WC (1992) Therapie einer Druckurtikaria vom verzögerten Typ mit Cetirizin. Dermatol Monatsschr 178: 187–190
Widmer M, Späth P, Wüthrich B (1989) Hereditäres Angioödem (HAO): Substitutionstherapie mit C1-Inhibitor-Konzentrat zur Intervallbehandlung. Allergologie 12: 432–439
Wolf C, Pehamberger H, Breyer S, Leiferman KM, Wolff K (1989) Episodic angioedema with eosinophilia. J Am Acad Dermatol 20: 21–27
Wüthrich B (1990) Gibt es Nahrungsmittelallergien vom Typ III? Allergologie 13: 371–375
Zurlo JJ, Frank MM (1990) The long-term safety of danazol in women with hereditary angioedema. Fertil Steril 54: 64–72

Farbabbildungen

1 Akutes urtikarielles Exanthem, z.T. gyriert, Quaddel mit zentraler Ablassung in Rückbildung

2 Cholinergische Urtikaria mit stecknadelkopf- bis linsengroßen Quaddeln

3 Urtikarielle Kontaktreaktion auf Aprikose, Auslösung urtikarieller Läsionen durch Reibetest

4,5 Kälteurtikaria, Reaktion nach 10-minütiger Auflage eines Kühlelementes und weitgehende Rückbildung nach 45 Minuten

Farbabbildungen 385

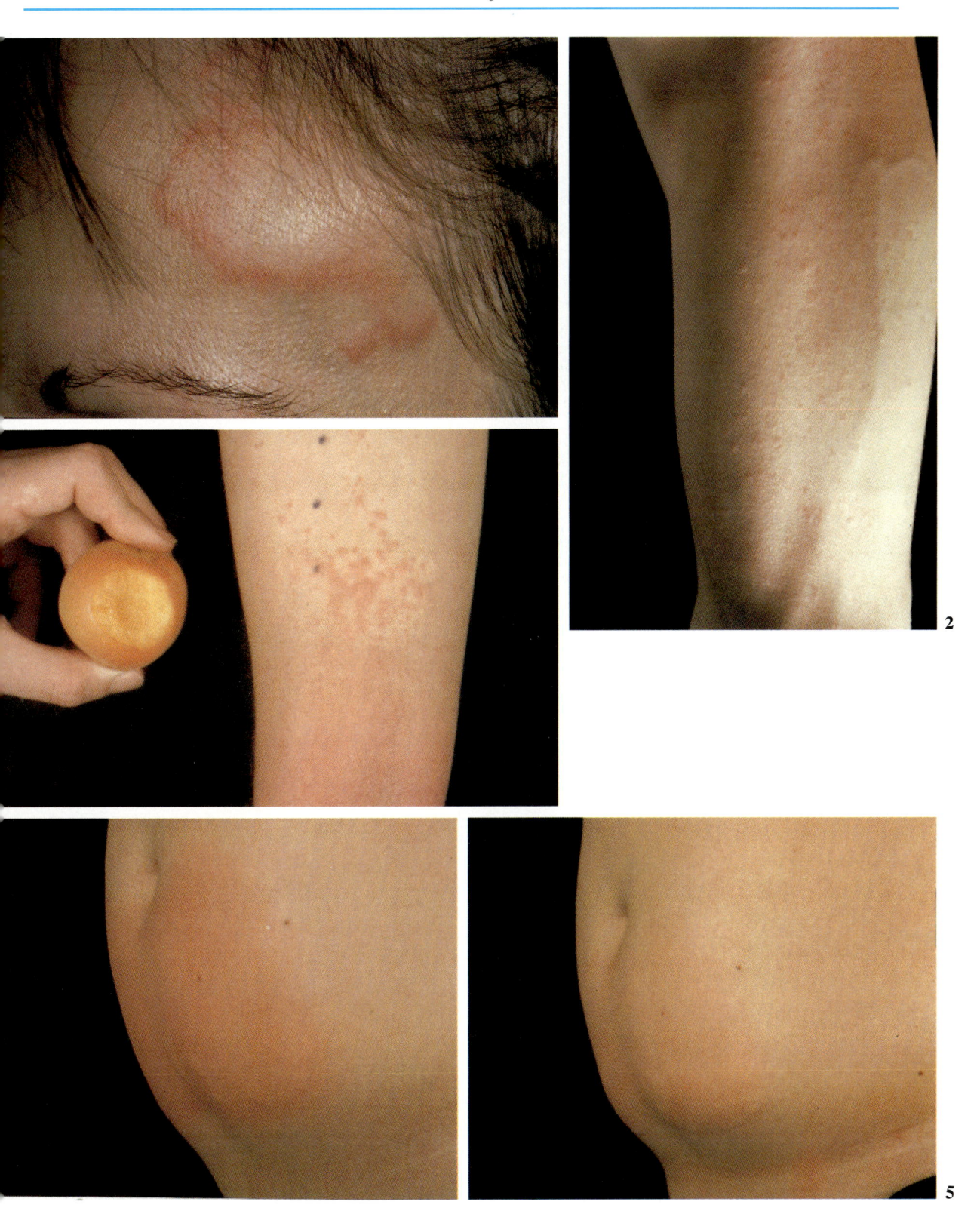

Kapitel 16 Die Erythema multiforme-Gruppe

16.1	Allgemeines	388
16.2	Erythema multiforme (EM)	388
16.3	Erythema multiforme mit Schleimhautbeteiligung	391
16.4	Necrolysis toxica combustiformis	392
16.4.1	Arzneimittelbedingte Nekrolyse	392
16.4.2	Staphylokokkenbedingte Nekrolyse	395
16.5	Akute febrile neutrophile Dermatose	396

16.1 Allgemeines

> Die *Erythema multiforme-Gruppe* umfaßt eine Reihe von Krankheiten mit mukokutaner Manifestation, die klinisch und histologisch ähnlich sind bzw. fließende Übergänge aufweisen. Das Erythema multiforme (EM) ist eine selbstlimitierende, eher milde verlaufende Erkrankung mit exanthematisch auftretenden erythematösen Makeln und Papeln, die in ihrem entwickelten Stadium kokardenförmig aussehen. Eine schwere, z. T. bullöse Verlaufsform des EM mit ausgeprägter Schleimhautbeteiligung wird als „EM majus" oder *Stevens-Johnson-Syndrom* bezeichnet. Als schwerste Variante dieser Krankheitsgruppe manifestiert sich die *Necrolysis toxica combustiformis* mit einer generalisierten oberflächlichen Ablösung größerer Hautareale, wie bei einer Verbrennung 2. Grades. Übergänge schwerer Formen eines Stevens-Johnson-Syndroms in eine toxischen Nekrolyse kommen vor.

Den verschiedenen Verlaufsformen des EM liegen offenbar unterschiedliche Auslösefaktoren zugrunde. So tritt das klassische EM häufig *postherpetisch* auf, aber auch Fälle eines Stevens-Johnson-Syndroms wurden nach HSV-Infektionen beobachtet. Als auslösende Faktoren schwerer Verlaufsformen werden dagegen in der Mehrzahl der Fälle *Medikamente* angesehen, z. B. Sulfonamide, Antikonvulsiva, Penicilline und andere Antibiotika sowie in seltenen Fällen nichtsteroidale Antirheumatika. Die genaue Pathogenese des EM wurde allerdings bisher nicht vollständig geklärt. Eine Immunreaktion auf virale und bakterielle Antigene sowie auf Medikamente wird diskutiert, wobei Reaktionen vom Typ III und IV an der Pathogenese der Krankheit offenbar beteiligt sind. Für den Typ III spricht der histologische Nachweis von IgM und C_3 an den dermalen Gefäßen sowie das Auftreten von zirkulierenden Immunkomplexen im peripheren Blut. Hinweisend für eine Typ IV-Reaktion ist das Auffinden von CD_4-positiven Helferlymphozyten in der Dermis und von CD_8-positiven Lymphozyten in der Epidermis, insbesondere um die nekrotischen Keratinozyten herum, ähnlich wie es auch bei der Graft-versus-host-Krankheit gesehen wird.

Für den behandelnden Arzt stehen zwei Ziele im Mittelpunkt der Überlegungen bei Krankheiten der EM-Gruppe:
- zum einen soll das auslösende Agens erkannt und so schnell wie möglich eliminiert werden,
- zum anderen gilt es, die Ausbreitung der Erkrankung zu verhindern.

Zum Erreichen des letztgenannten Zieles werden vornehmlich Kortikosteroide in hoher bis sehr hoher Dosierung eingesetzt. Ihr Einsatz kann aber andere Krankheitssymptome verschleiern und allergologische Testungen über längere Zeit unmöglich machen. Je nach Ausprägung des Krankheitsbildes wird man abwägen müssen, welches Ziel im Einzelfall Priorität hat. Bei schweren Verläufen steht die *Suppression der Krankheitsprogression* eher im Vordergrund, und der Einsatz von Kortikosteroiden in hoher Dosierung ist angezeigt. Bei weniger schweren Verläufen erscheint eine *abwartende Haltung* oft vorteilhafter, da sie eine schnelle Abklärung der Ätiologie ermöglicht. Daneben kann die Behandlung von zugrundeliegenden oder assoziierten Erkrankungen eine wichtige Rolle spielen, z. B. bei *HSV-assoziiertem EM* und beim *EM majus*. Eine antivirale Behandlung im akuten Krankheitsfall und auch eine Rezidivprophylaxe können geboten sein.

Die richtige Therapiewahl hat also drei Gesichtspunkte zu berücksichtigen:
▷ Die Art des auslösenden Faktors und die Frage, ob dieser bekannt ist oder nicht;
▷ die Notwendigkeit der Therapie einer zugrundeliegenden oder assoziierten Erkrankung;
▷ den Schweregrad des zu erwartenden klinischen Verlaufs.

16.2 Erythema multiforme (EM)

Synonym: Erythema exsudativum multiforme

Das Erythema multiforme ist eine akut auftretende, milde verlaufende Hautkrankheit, die durch symmetrisch lokalisierte, überwiegend extremitätenbetonte Läsionen gekennzeichnet ist, die sich zu sog. *Kokarden* entwickeln. Die

Schleimhäute bleiben bei der sog. Minorform ausgespart, selten findet man isolierte orale Schleimhautläsionen. Überwiegend sind Personen zwischen dem 20. und 30. Lebensjahr betroffen, bis zu 20% der EM-Fälle wurden bei Kindern und Jugendlichen beschrieben. Die jährliche *Inzidenz* liegt zwischen 0,01% und 0,1%, wobei bei den betroffenen Individuen immer wieder Rezidive auftreten können (1–2 ×/Jahr).

Oftmals manifestiert sich die Krankheit im Verlaufe einer Infektion mit Viren oder Bakterien sowie nach der Einnahme von Medikamenten, die als Trigger- oder Auslösefaktoren gelten. Derartige Auslösefaktoren sind mannigfaltig; eine Zusammenstellung der am häufigsten mit einem EM assoziierten Faktoren ist in Tabelle 16.1 dargestellt. Für das EM minor wurde am häufigsten eine Assoziation mit einer HSV-Infektion (Typ 1 oder 2) beschrieben *(postherpetisches EM)*. Neuere Untersuchungen mittels PCR fanden in ⅔ der untersuchten EM-Läsionen DNS-Sequenzen von HSV, und zwar auch in Fällen mit positiver wie auch mit negativer HSV-Anamnese. Hier bleibt abzuwarten, welche pathogenetische Bedeutung diesen Befunden zukommt. Auch nach abgelaufenen bzw. latenten *Infektionen mit anderen Viren* wie z.B. Ebstein-Barr-Viren, Adenoviren, Masernviren, Hepatitisviren sowie als *Folge von Impfungen* wurde das Auftreten eines EM beschrieben. Häufig treten Schübe der Erkrankung bei *Streptokokkeninfekten* des oberen Respirationstraktes auf. Auch im Verlaufe von Yersiniosen, Histoplasmosen, Typhus, Syphilis, Diphtherie, Tuberkulose und Tularämie kann sich ein EM manifestieren. Seltener wurden EM-Schübe *nach Bestrahlungen von Malignomen* oder im Rahmen von *Autoimmunerkrankungen* wie LE, Periarteriitis nodosa und Wegener-Granulomatose beschrieben.

Behandlung. Das klassische Erythema multiforme heilt in der Regel spontan innerhalb von 2–3 Wochen ab. Nach der Elimination eines möglichen induzierenden Agens (Infektion oder Medikament) ist eine *lokale symptomatische Behandlung* in den meisten Fällen ausreichend. Da die Patienten oft Juckreiz, Brennen oder Spannung im Bereich der betroffenen Hautareale empfinden, ist ggf. die Anwendung von Zinkschüttelmixtur oder von Cremes mit Zusatz von Kortikosteroiden und/oder Polidocanol (Thesit®) zu empfehlen. Bei ausgeprägtem Juckreiz können zusätzlich Antihistaminika (Tavegil®, Repeltin®) verabreicht werden. Bei Ausbildung von Erosionen bzw. bei Superinfektion sind evtl. antibiotikahaltige Cremes (z.B. Refobacin®) indiziert. In den selteneren Fällen mit Mundschleimhautveränderungen sollten die Patienten scharfe und saure Speisen meiden. Mundspülungen mit Kamillosan® mehrmals täglich können hilfreich sein, ebenso die Anwendung von Xylocain® Gel vor der Nahrungsaufnahme. Eine Milderung der Symptome und eine Beschleunigung des Heilungsverlaufes

Tabelle 16.1. Faktoren, die als auslösende Ursache eines Erythema multiforme in Frage kommen

▷ **Viren**	▷ **Bakterien**	▷ **Neoplasien**
HSV	Streptokokken	Leukämien
EBV	Salmonella typhi	Lymphome
VZV	Pseudomonas aeruginosa	Beckentumoren
Paravakzinevirus	Proteus mirabilis	Leiomyome
Mumpsvirus	Pneumokokken	
Masernvirus	Yersinien	▷ **Physikalische Faktoren**
Influenzavirus	Francisella tularensis	Sonnenlicht
Chlamydien	Mykoplasmen	Radiatio von Tumoren
Enteroviren	Mycobacterium tuberculosis	
Adenoviren	C. diphtheriae	▷ **Andere Krankheiten**
Hepatitisvirus	Treponema pallidum	Lupus erythematodes
Impfungen		Sarkoidose
	▷ **Pilze**	
	Histoplasmen	▷ **Andere Faktoren**
	Kokzidien	Schwangerschaft
	Dermatophyten	

scher Antibiotikagabe durchgeführt. Dazu werden penicillinasefeste Penicilline wie z. B. Flucloxacillin (Staphylex® p. o. oder i. v.) oder Cephalosporine (Spicef®, Elobact® u. a.) verabreicht. Bei ausgedehntem Befall sollten die Medikamente initial intravenös gegeben werden. Die systemische Gabe von Steroiden bringt keinen therapeutischen Vorteil und wird wegen der Verschlechterung der Immunabwehr eher als kontraindiziert angesehen.

Die *lokale Behandlung* folgt denselben Leitlinien wie beim medikamenteninduziertem Lyell-Syndrom. Metalline® Folie als nichtanklebende äußere Hülle sollte routinemäßig verwendet werden. Eine desinfizierende Behandlung sollte mit milden Desinfizientien, z. B. mit 0,5 %igem Brillantgrün in wäßriger Lösung, durchgeführt werden. Bei *Neugeborenen und Kleinkindern* muß gegebenfalls ein intravenöser Ausgleich der Flüssigkeits- und Elektrolytbilanz vorgenommen werden. Gefürchtete Komplikationen sind die Entwicklung von Pneumonien und Sepsis. Die Überwachung des Allgemeinbefindens, die Auskultation und wiederholte Untersuchung des Blutbildes gehören deshalb zu den notwendigen Überwachungsmaßnahmen. Vgl. S. 1182.

Literatur

Avakian R, Flowers FP, Araujo OE et al. (1991) Toxic epidermal necrolysis: A review. J Am Acad Dermatol 25: 69–79

Bagot M, Charue D, Heslan M et al. (1993) Impaired antigen presentation in toxic epidermal necrolysis. Arch Dermatol 129: 721–727

Bourlond A, Pirard C (1990) Management of nonstaphylococcal toxic epidermal necrolysis. Dermatologica 181: 237–239

Gerard A, Schooneman F, Roche G et al. (1984) Lyell's syndrome: treatment by plasma exchange. Plasma Ther Transfus Technol 5: 259–260

Guillaume J-C, Roujeau J-C, Revuz J et al. (1987) The culprit drugs in 87 cases of toxic epidermal necrolysis (Lyell's syndrome). Arch Dermatol 123: 1166–1170

Halebian PH, Corder VJ, Madden MR et al. (1986) Improved burn center survival of patients with toxic epidermal necrolysis managed without corticosteroids. Ann Surgery 204: 503–512

Lyell A (1983) The staphylococcal scalded skin syndrome in historical perspective: Emergence of dermopathic strains of Staphylococcus aureus and discovery of the epidermolytic toxin. J Am Acad Dermatol 9: 285–294

Opal SM, Johnson-Winegar AD, Cross AS (1988) Staphylococcal scalded skin syndrome in two immunocompetent adults caused by exfoliatin B-producing Staphylococcus aureus. J Clin Microbiology 26: 1283–1286

Renfro L, Grant-Krels JM, Daman LA (1989) Drug-induced toxic epidermal necrolysis treated with cyclosporin. Int J Dermatol 28: 441–444

Revuz J, Roujeau J-C, Guillaume J-C et al. (1987) Treatment of toxic epidermal necrolysis. Creteil's experience. Arch Dermatol 123: 1156–1158

Roujeau J-C, Chosidow O, Saiag P, Guillaume J-C (1990) Toxic epidermal necrolysis (Lyell syndrome). J Am Acad Dermatol 23: 1039–1058

Rzany B, Mockenhaupt M, Stocker U, et al. (1993) Incidence of Stevens-Johnson syndrome and toxic epidermal necrolysis in patients with the acquired immunodeficiency syndrome in Germany (letter). Arch Dermatol 129: 1059

Schöpf E, Stühmer A, Rzany B JF (1991) Toxic epidermal necrolysis and Stevens-Johnson syndrome. An epidemiologic study from West Germany. Arch Dermatol 127: 839–842

Tegelberg-Stassen MJAM, van Vloten WA, Baart de la Faille H (1990) Management of nonstaphylococcal toxic epidermal necrolysis: Follow-up study of 16 case histories. Dermatologica 180: 124–129

16.5 Akute febrile neutrophile Dermatose

Synonym: Sweet-Syndrom

Diese Erkrankung geht mit akut auftretenden, schmerzhaften roten Papeln und Plaques, schwerem Krankheitsgefühl, Fieber und Leukozytose einher. Für die Diagnosestellung wurden mehrere Haupt- und Nebenkriterien vorgeschlagen, wobei 2 Haupt- und 2 Nebenkriterien obligat sind (Tabelle 16.4).

Tabelle 16.4. Diagnostische Kriterien des Sweet-Syndroms

I. Hauptkriterien
▷ Plötzliches Auftreten von schmerzhaften, tiefroten Papeln und Plaques
▷ Dermales Infiltrat von neutrophilen Granulozyten ohne leukozytoklastische Vaskulitis

II. Nebenkriterien
▷ Fieber oder vorausgehender Infekt
▷ Leukozytose
▷ Assoziation mit Arthralgien, Konjuktivitis oder Malignomen
▷ Rasches Ansprechen auf Kortikoide und fehlendes Ansprechen auf Antibiotika

Tabelle 16.5. Auslösende Faktoren und assoziierte Krankheiten bei Sweet-Syndrom

▷ **Medikamente**
  Minocyclin
  Trimethoprimsulfamethoxazol
  Hydralazin
  Furosemid
  G-CSF

▷ **Neoplasien des Blutsystems**
  Akute myeloische Leukämie
  Chronische myeloische Leukämie
  Chronische lymphatische Leukämie
  Haarzelleukämie
  Multiples Myelom
  Myelodysplastisches Syndrom

▷ **Solide Tumoren**
  Urogenitaltrakt
  Brust
  Gastrointestinaltrakt

▷ **Infektionen**
  Streptokokken
  Salmonellen
  Yersinien
  Mycobacterium tuberculosis
  Histoplasmen
  Toxoplasmen

▷ **Autoimmunkrankheiten**
  Rheumatoide Arthritis
  M. Crohn
  Colitis ulcerosa
  Sarkoidose
  Erythema nodosum

Die Erkrankung tritt oft unerwartet, ohne erkennbaren Grund auf, in einigen Fällen ist sie mit anderen Krankheiten assoziiert (Tabelle 16.5). Am häufigsten kommen *Infektionen des Respirationstraktes* 1–3 Wochen vor Manifestation des Krankheitsbildes vor. Deneben wurde das Sweet-Syndrom als *Paraneoplasie* in Assoziation mit lymphoproliferativen Erkrankungen, soliden Tumoren (Karzinomen) sowie Autoimmunkrankheiten beschrieben (s. Kap. 40). Nur selten wurde über das Auftreten eines Sweet-Syndroms *nach Medikamenteneinnahme* berichtet. Die Pathogenese der Erkrankung blieb bisher ungeklärt. Einzelne Autoren halten das Krankheitsbild nicht für eine eigenständige Entität und ordnen es als EM-Variante ein.

Aufgrund der oben beschriebenen Assoziationen vermutet man eine immunologisch bedingte Reaktion gegen virale, bakterielle oder tumorale Antigene, ohne jedoch das Vorliegen einer klassischen immunkomplexvermittelten, komplementabhängigen Reaktion. Nach der Allergenstimulation bilden sich offenbar *Immunkomplexe*, die nach Ablagerung im Gewebe eine direkte Aktivierung von Entzündungszellen und eine Freisetzung von Entzündungsmediatoren und Zytokinen hervorrufen. Vor allem die Serumspiegel von *IL-6* (induziert Fieber und Krankheitsgefühl) und *G-CSF* (führt zu einer Differenzierung von Knochenmarksstammzellen zu neutrophilen Granulozyten sowie zu deren Aktivierung) fanden sich in der akuten Phase der Erkrankung bis um das 300fache erhöht. Für die Behandlung des Sweet-Syndroms ist die Identifikation von möglichen assoziierten Krankheiten wichtig, insbesondere von Infekten und Neoplasien (Tabelle 16.5). Vor allem paraneoplastisch auftretende Erkrankungsfälle können einen therapierefraktären Verlauf, oftmals mit Rezidiven, zeigen. Bei allen Kranken sollte ein *Tumorscreening* durchgeführt werden, einschließlich einer ausführlichen anamnestischen und klinischen Untersuchung. Laborchemisch sollte immer ein Blutbild und Differentialblutbild vorhanden sein, Leberparameter und LDH, CEA-Bestimmung, Papanicolau-Test bei Frauen, Urinstatus und Urinzytologie sowie Stuhluntersuchung auf okkultes Blut. Weiterhin ist eine röntgenologische Thoraxuntersuchung und eine Sonographie des Abdomens durchzuführen. Wenn 1 Jahr nach Diagnosestellung kein Karzinom diagnostiziert wird, ist ein späteres Auftreten eher unwahrscheinlich. Die Hautläsionen heilen narblos ab, spontane Rückbildungen wie auch rezidivierende Verläufe wurden beschrieben. Unbehandelt bleiben die Hautveränderungen in der Regel über Wochen bis Monate bestehen.

Tabelle 16.6. Behandlung des Sweet-Syndroms

Lokalmaßnahmen
Zinklotio oder milde Steroidcremes

Systemische Maßnahmen
Standardtherapie:
Prednisolon 30–60 mg/d, p.o.

Alternativen
Colchicin 1 mg/d, p.o.
Kaliumjodid 900 mg/d, p.o.

Behandlung. Eine *systemische Therapie* ist vor allem bei Patienten mit Fieber und relativer Granulozytose sowie bei ausgeprägten schmerzhaften Knoten notwendig (Tabelle 16.6). Medikamente der Wahl sind Kortikosteroide, nach denen es fast stets zu einem prompten Ansprechen kommt. Mittlere Dosen von 30–60 mg Prednisolon/d über 1 Woche und die schrittweise Reduktion bis zum Absetzen innerhalb von 3 Wochen sind in den meisten Fällen ausreichend. Höhere Steroiddosen sind selten erforderlich. Aufgrund des guten Ansprechens auf Steroide liegen nur begrenzte Erfahrungen mit anderen Medikamenten vor, nur wenige Fälle wurden beschrieben. Niedrigdosiertes Prednisolon kann bei Patienten mit Rezidivneigung mit DADPS (Dapson-Fatol®) 100 mg/d kombiniert werden. Als effektive Behandlung, mit gutem Anprechen innerhalb von 1 Woche, wurde die orale Anwendung von Colchicin 1 mg/d beschrieben. Auch Kaliumjodid wurde für die Behandlung des Sweet-Syndroms von einigen Autoren mit Erfolg eingesetzt. Dosierungschemata mit 900 mg/d oder 10 Tropfen einer gesättigten Lösung 3 ×/d wurden verwendet. Eine stärkere immunsuppressive Medikation bei rezidivierenden Fällen mit Cyclosporin A 2–5 mg/kg KG/d wurde mitgeteilt.

Lokalmaßnahmen allein sind für milde Verlaufsformen ausreichend oder als unterstützende Behandlung bei schwereren Fällen mit disseminiertem Befall zu empfehlen. Zur Lokaltherapie wird die Anwendung von Schüttelmixturen, z.B. Lotio zinci, oder Cremes mit fluorierten Kortikosteroiden, z.B. Betamethason (Celestan®-V Creme oder Betnesol® V Creme) empfohlen.

Literatur

Ashizawa K, Kodama H, Fukurhiro S et al. (1983) Two cases of Sweet's syndrome. Nishinihon J Dermatol 45: 982–986
Bourke JF, Berth Jones J, Graham Brown RA (1992) Sweet's syndrome responding to cyclosporin. Br J Dermatol 127: 36–38
Cohen PR (1993) Pregnancy-associated Sweet's syndrome: world literature review. Obstet Gynecol Surv 48: 584–587
Cohen PR, Holder WR, Rapini RP (1992) Concurrent Sweet's syndrome and erythema nodosum: a report, world literature review and mechanism of pathogenesis. J Rheumatol 19: 814–820
Cohen PR, Talpaz M, Kurzrock R (1987) Malignancy-associated Sweet's syndrome: Review of the world literature. J Clin Oncol 6: 1887–1897
Demitsu T, Tadaki T (1991) Atypical neutrophilic dermatosis on the upper extremity affected by postmastectomy lymphedema: report of 2 cases. Dermatologica 183: 230–233
Driesch P von den, Schlegel-Gomez R (1991) Sweet-Syndrom: Therapie und Verlauf. Z Hautkr 66: 62–65
Heise H (1971) Akute febrile neutrophile Dermatose oder Erythema exsudativum multiforme? Dermatol Monatsschr 157: 278–284
Horio T, Danno K, Okamoto H (1983) Potassium iodide in erythema nodosum and other erythematous dermatoses. J Am Acad Dermatol 9: 77–81
Horio T, Imamura ST et al. (1980) Treatment of acute febrile neutrophilic dermatosis with potassium iodide. Dermatologica 160: 341–347
Joshi RK, Atukorala DN, Abanmi A et al. (1993) Successfullsful treatment of Sweet's syndrome with doxycycline. Br J Dermatol 128: 584–586
Kemmet D, Hunter JAA (1990) Sweet's syndrome: A clinicopathologic review of twenty-nine cases. J Am Acad Dermatol 23: 503–507
Leibivici V, Matzner Y, Lijovetzky G (1987) Sweet's syndrome. Int J Dermatol 26: 178–180
Metz R, Frosch PJ, Schirmer U, Kramer MD (1990) Akute febrile neutrophile Dermatose (Sweet-Syndrom). Fallbericht und immunhistologische Untersuchung neutrophilenassoziierter proteolytischer Enzyme und ihrer Inhibitoren. Hautarzt 41: 485–489
Myatt AE, Baker DJ, Byfield DM (1987) Sweet's syndrome: a report on the use of potassium iodide. Clin Exp Dermatol 12: 345–349
Pouchot J, Bourgeois Droin C, Vinceneu P et al. (1993) Sweet's syndrome and mediastinal lymphadenopathy due to sarcoidosis: three cases of a new association (letter). Arch Dermatol 129: 1062–1064
Sharpe GR, Leggat HM (1992) A case of Sweet's syndrome and myelodysplasia: response to cyclosporin. Br J Dermatol 127: 538–539
Smolle J, Kresbach H (1990) Sweet-syndrom und erythema exsudativum multiforme – Varianten eines gemeinsamen Spektrums? Z Hautkr 66: 157–161

Smolle J, Kresbach H (1990) Akute febrile neutrophile Dermatose (Sweet-Syndrom). Eine retrospektive klinische und histologische Analyse. Hautarzt 41: 549–556
Su DWP, Liu HN (1986) Diagnostic criteria for Sweet's syndrome. Cutis 37: 167–174
Suehisa S, Tagami H (1981) Treatment of acute febrile neutrophilic dermatosis (Sweet's syndrome) with colchicine. Br J Dermatol 105: 483
Suehisa S, Tagami H, Inoue F et al. (1983) Colchicine in the treatment of acute febrile neutrophilic dermatosis (Sweet's syndrome). Br J Dermatol 108: 99–101
Thibault M-J, Billick RC, Srolovitz H (1992) Minocycline-induced Sweet's syndrome. J Am Acad Dermatol 27: 801–804
Uchida H, Ikari Y, Hashizume S et al. (1990) A case of Sweet's syndrome with early gastric cancer. Dermatologica 181: 224–227
Wilkinson SM, Heagerty AH, English JS (1993) Acute febrile neutrophilic dermatosis in association with erythema nodosum and sarcoidosis. Clin Exp Dermatol 18: 47–49

Farbabbildungen

1 Postherpetisches Stevens-Johnson-Syndrom mit erosiven Hautveränderungen und z.T. blutigen Krusten an den Lippen

2 Erythema exsudativum multiforme mit Schleimhautlokalisation und erosiven Veränderungen an der Zunge

3,4 Akute febrile neutrophile Dermatose Sweet. Postinfektiöses Sweet-Syndrom nach Infektion mit beta-hämolysierenden Streptokokken

5 Erythema exsudativum multiforme und charakteristische Hautveränderungen am Unterarm

6 Erythema exsudativum multiforme: charakteristische kokardenförmige Hautläsion

Farbabbildungen

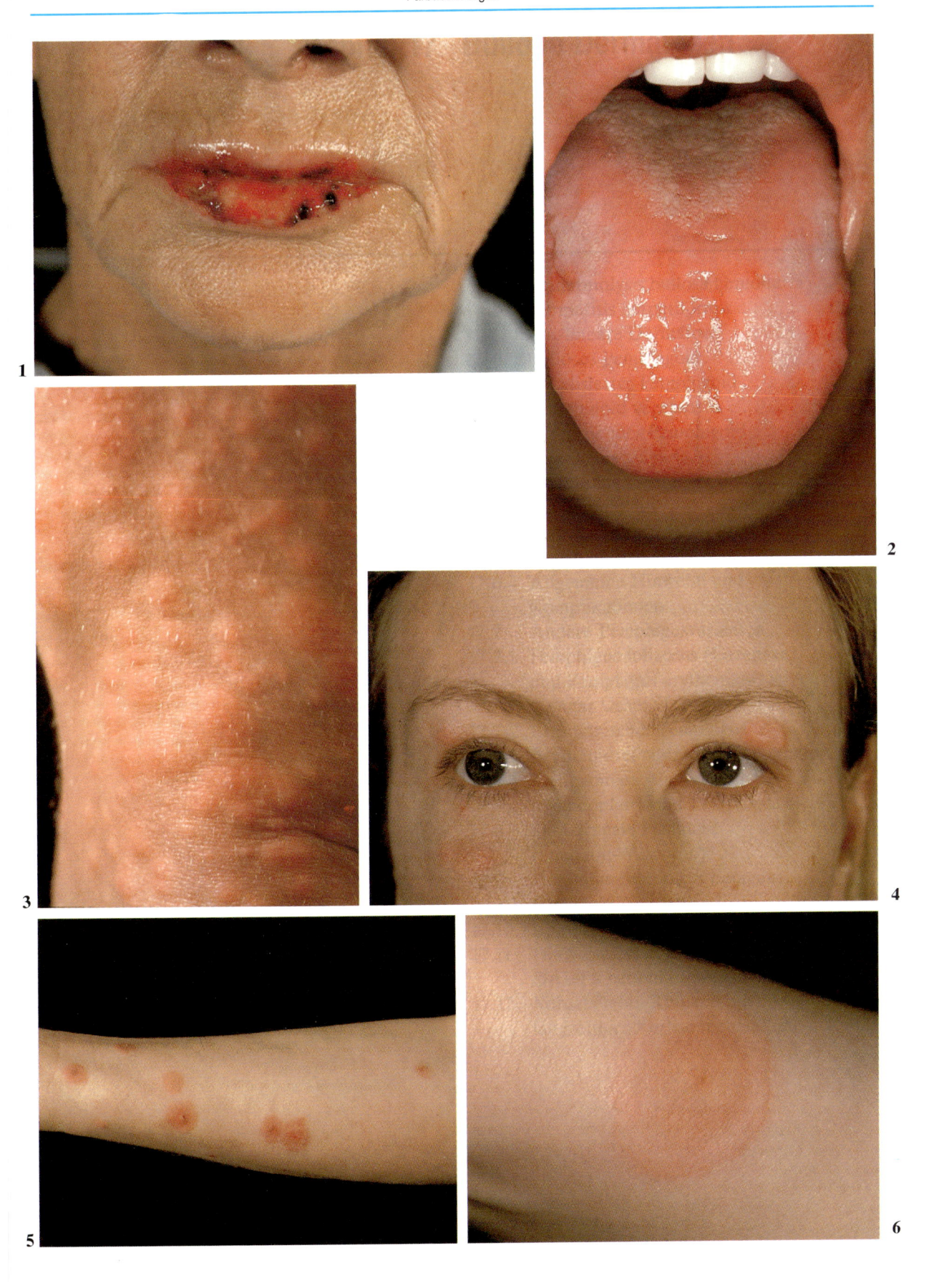

Enteropathie Voraussetzung für die Entwicklung der Hauterkrankung ist; warum es bei manchen derart prädisponierten Kranken zur verstärkten IgA-Synthese und Ablagerung in der Haut kommt, bleibt offen. Bioptische Veränderungen der Darmschleimhaut, z.T. im Sinne einer Enteropathie, finden sich jedenfalls bei *60–70%* aller Untersuchten. Darüber hinaus lassen sich relativ häufig bei Patienten mit DH Störungen der Schilddrüsenfunktion nachweisen. Das relative Risiko, ein Malignom zu entwickeln, insbesondere ein gastrointestinales Lymphom, ist bei Patienten mit DH erhöht.

Behandlung. Die Dermatitis herpetiformis bedarf in der Regel einer systemischen Langzeitbehandlung, bestehend aus einer medikamentösen Therapie in Verbindung mit diätetischen Maßnahmen. Medikamentös kommen im allgemeinen Sulfone, Sulfapyridine, Sulfamethoxypyridazin und Sulfasalazine in Frage. Standardtherapeutikum mit hoher Wirksamkeit ist Diaminodiphenylsulfon (DADPS; Dapson-Fatol®), die adäquate Tagesdosis liegt je nach Verträglichkeit zwischen 50–150 mg/d. Dosen bis zu 200 mg/d können verabreicht werden. Unabhängig von einer evtl. bestehenden Enteropathie wird das Medikament gut resorbiert. In den ersten 3–4 Wochen der DADPS-Therapie könnte diese mit adjuvanten Kortikosteroidgaben in mittlerer Dosierung kombiniert werden, z.B. Prednisolon 20–40 mg/d (Decortin® H, Predni-H®, Urbason®).

Damit wird die therapeutische Wirkung der Sulfone beschleunigt. Da die DADPS-Einnahme von manchen Patienten schlecht vertragen und von einer Reihe von Nebenwirkungen begleitet wird, sollte das Medikament einschleichend dosiert werden. Wir beginnen in der Regel mit einer Anfangsdosis von 50 mg/d und steigern, je nach klinischer Verträglichkeit, nach 2 Wochen auf die notwendige wirksame Dosis, unter Beachtung etwaiger Nebenwirkungen. Zur Vermeidung einer DADPS-bedingten Methämoglobinämie wird phasenweise Ascorbinsäure (Vitamin C) 1 g/d verabreicht; entsprechende Kontrollen dazu sind erforderlich (s. auch S. 413f.).

Dem DADPS verwandte Pharmaka wie Sulfapyridin und Sulfamethoxypyridazin sind ebenfalls als wirksam beschrieben und relativ gut verträglich, allerdings in Deutschland nicht zugelassen. Sulfamethoxypyridazin kann auf Anfrage bei der Fa. Lederle bezogen werden. In mehreren Fällen mit Darmbeteiligung haben wir mit Sulfasalazin (Azulfidine®) auch auf den Hautbefund ein günstiges Ergebnis erzielt, unter mittlerer Dosierung. Insgesamt empfehlen wir, einen Auslaßversuch für die systemische Therapie frühestens nach 6 Monaten klinischer Erscheinungsfreiheit zu versuchen.

Alternativen. Bei Wirkungslosigkeit bzw. bei bekannter Sulfonamidallergie steht eine Reihe therapeutischer Alternativen zur Verfügung: Colchicin (Colchicum dispert® Drg.), kann in einer

Tabelle 17.4. Therapie der Dermatitis herpetiformis

Standardtherapeutikum	DADPS	50–150 mg/d
ggf. zur Wirkungsbeschleunigung	Kombination mit oralen Kortikosteroiden	
Therapeutische Alternativen	– Colchicin	3 × 0,5 mg/d
	– Nicotinamid plus	3 × 500 mg/d
	– Tetracycline	500 mg/d
	– Colestyramin	3 × 4 g/d
Lokal	Polidocanol (Thesit®) 3–5% in Cremegrundlage	
	Hydrocortison 1% in Cremegrundlage	
Diätetisch	In allen Fällen jodarme Diät; bei Kranken mit klinischer Manifestation einer Enteropathie: glutenfreie Kost (d.h. Mais und Reis statt Weizen, Roggen, Gerste und Hafer u.ä.)	
Zu beachten: Glutenfreie Kost hat einen DADPS-Spareffekt und einen günstigen Einfluß auf die Hautveränderungen, der aber erst nach längerer Zeit einsetzt		

Dosis von 3 × 0,5 mg/d), kombiniert mit systemischen Kortikosteroiden versucht werden. Kasuistisch wurde kürzlich der erfolgreiche Einsatz von Nicotinamid (Dosis: 3 × 500 mg/d; Nicobion®) in Kombination mit Tetracyclinen (Dosis: 500 mg/d, z.B. Achromycin® Kps., Hostacyclin® 500 Filmtbl., Tetracyclin-ratiopharm® Kps.) mitgeteilt. Eine gute Wirksamkeit hat Colestyramin (z.B. Quantalan® 50 Pulver) bei 2 Patienten gezeigt, die wegen einer Sulfonamidüberempfindlichkeit nicht mit DADPS behandelt werden konnten. Die empfohlene Dosis von Colestyramin ist 3 × 4 g/d. In therapierefraktären Fällen kann Cyclosporin A (Sandimmun® Lösung; Dosis: 5 mg/kg KG/d) versucht werden, neuerdings wurden mit 7 mg/kg KG/d 2 therapierefraktäre Fälle erfolgreich behandelt: Innerhalb 3 Wochen heilten die Blasen ab, doch das Auftreten eines Tumors war Anlaß, die CyA-Behandlung abzubrechen. Die IgA-Ablagerungen blieben unter der CyA-Einnahme unverändert.

Unterstützend zur systemischen Therapie sollte eine antipruriginöse Lokaltherapie durchgeführt werden. Geeignet hierfür sind z.B. Polidocanol (Thesit®) 3–5% in Cremegrundlage oder Hydrocortison 1% in Cremegrundlage. Auf Superinfektionen der Hauteffloreszenzen ist zu achten und gegebenfalls eine antimikrobielle Lokalbehandlung durchzuführen. Bei einigen Patienten wird sich der Pruritus trotz adäquater lokaler und systemischer Maßnahmen nicht vollständig unterdrücken lassen, so daß zusätzlich Antihistaminika eingesetzt werden müssen. Bevorzugt verordnen wir nichtsedierende Medikamente (z.B. Teldane®, Lisino®, Zyrtec®). Zur Vermeidung einer DADPS-bedingten Erhöhung des Methämoglobins werden täglich 500–1000 mg Vitamin C verabreicht. Eine Kontrolle der Met-Hb-Werte sollte alle 7–14 Tage erfolgen (s. auch S. 432).

Zahlreiche weitere, z.T. kombinierte Therapien wurden beschrieben, doch die Wirkung von DADPS erwies sich in allen Fällen als überlegen.

Diätetische Maßnahmen. Die DH ist häufig mit einer *glutensensitiven Enteropathie* assoziiert. Bei 60–70% der Patienten lassen sich histologisch Veränderungen der Darmschleimhaut nachweisen, wie sie für eine Enteropathie charakteristisch sein können; doch lediglich bei *20–30%* aller Patienten mit DH wird die Enteropathie auch klinisch manifest. Die Patienten haben unter Diarrhöen zu leiden, die durch den Genuß von glutenhaltigen Nahrungsmitteln induziert werden. Daher sind diätetische Richtlinien für diese Kranken erforderlich. Durch *glutenfreie Kost*, z.B. Reis und Mais statt Weizen, Roggen, Gerste und Hafer, werden in solchen Fällen auch die kutanen Manifestationen der DH günstig beeinflußt; der Effekt setzt jedoch erst nach 3–6 Monaten ein. Durch eine glutenfreie Diät läßt sich darüber hinaus in solchen Fällen die Tagesdosis von DADPS langfristig reduzieren („DADPS-Spareffekt"). Vor allem bei den Patienten, bei denen die Enteropathie zur klinischen Symptomatik geführt hat, ist die Einhaltung einer glutenfreien Diät zur Behandlung der Hautläsionen zu empfehlen.

Tabelle 17.5. Antigen-Determinanten bullöser Dermatosen

Bullöse Dermatose	Assoziierte Antigene
P. vulgaris	▷ 130 kD-Glykoprotein
	85 kD-Glykoprotein (Plakoglobin)
P. foliaceus	▷ 160 kD-Glykoprotein (Desmoglein I)
P. brasiliensis (fogo selvagem)	▷ 85 kD-Glykoprotein (Plakoglobin)
Bullöses Pemphigoid	▷ BP-Antigen I 230 KD
	seltener:
	BP-Antigen II 180 kD
Dermatitis herpetiformis	▷ Mikrofibrillen der oberen Papillarzone
	(ungenau charakterisiert, Fibrillin)
IgA-lineare Dermatose	▷ Lamina lucida-Antigen (97 kD?)
Vernarbendes Pemphigoid	▷ Basalmembranzoneantigen
	(nicht näher definiert)

Hauteffloreszenzen der DH lassen sich in der Regel durch lokale Applikation oder systemische Aufnahme von jodhaltigen Substanzen *provozieren*. Dies wird vielfach auch zu diagnostischen Zwecken genutzt. Stark jodhaltige Nahrungsmittel, z. B. Meeresfisch oder jodhaltiges Salz, sind demnach nach Möglichkeit zu meiden.

Literatur

Fry L (1982) The treatment of dermatitis herpetiformis. Clin Exp Dermatol 7: 633–642
Fry L, Leonard JN, Swain F et al. (1982) Long-term follow-up of dermatitis herpetiformis with and without dietary gluten withdrawal. Br J Dermatol 107: 631–640
Hall RP (1992) Dermatitis herpetiformis. J Invest Dermatol 99: 873–881
Leonard JN, Tucker WFG, Fry JS et al. (1983) Increased incidence of malignancy in dermatitis herpetiformis. Br Med J 286: 16–18
Ljunghall K, Tjiernlund U (1983) Dermatitis herpetiformis: effect of gluten-restricted and gluten free diet on dapsone requirement and on IgA and C3 deposits in uninvolved skin. Acta Derm Venereol (Stockh) 63: 129–136
Reunala T, Mäki M (1993) Dermatitis herpetiformis: a genetic disease. Eur J Dermatol 3: 519–526
Shelley WB (1980) Treatment of dermatitis herpetiformis with cholestyramine. Br J Dermatol 103: 663–666
Silvers DN, Juhlin EA, Berczeller PH, McSorley J (1980) Treatment of dermatitis herpetiformis with colchicine. Arch Dermatol 116: 1373–1374
Stenveld HJ, Starink TM, van Joost T, Stoof TJ (1993) Efficacy of cyclosporine in two patients with dermatitis herpetiformis resistant to conventional therapy. J Am Acad Dermatol 28: 1014–1015
Zemtsov A, Neldner KH (1993) Successful treatment of dermatitis herpetiformis with tetracycline and nicotinamide in a patient unable to tolerate dapsone. J Am Acad Dermatol 28: 505–506

17.3 IgA-lineare Dermatose

Die *IgA-lineare Dermatose* kann als Sonderform der Dermatitis herpetiformis aufgefaßt werden. Sie kommt meistens bei Erwachsenen, seltener bei Kindern und Adoleszenten vor. Offenbar ist die sog. „chronische, bullöse Dermatose im Kindesalter" mit der IgA-linearen Dermatose bei Kindern identisch.
Die kutanen Manifestationen sind bei DH und IgA-linearen Dermatose ähnlich. Auch bei der IgA-linearen Dermatose im Erwachsenenalter zeigen sich Papeln und/oder Vesikeln an den Streckseiten der Extremitäten, vorzugweise im Bereich der hinteren Schweißrinne, die zumeist intensiv jucken. Rundliche, anuläre, zirzinär begrenzte Effloreszenzen sind jedoch für die IgA-lineare Dermatose charakteristisch. Eine Beteiligung der Mundschleimhaut wird häufiger gesehen als bei DH, orale Läsionen und Beteiligung der Mundschleimhaut können bei bis zu 50 % der Kranken vorkommen.
Eine glutensensitive Enteropathie *fehlt*. In der direkten Immunfluoreszenz findet sich eine lineare Ablagerung von IgA entlang der Basalmembran, während bei der DH die IgA-Ablagerungen granulär sind. Es handelt sich wahrscheinlich um ein *97 KD-Protein*, das manchmal auf beiden Seiten der Lamina lucida vorhanden ist. Immunhistologisch ist mit Hilfe monoklonaler Antikörper Kollagen Typ IV am Blasengrund nachweisbar, zirkulierende IgA-Antibasalmembranantikörper kommen bei ca. 1/3 aller Kranken vor. Eine HLA-Assoziation ist nicht gesichert. HLA-B8 kommt häufig vor, hat allerdings keinen diagnostischen Charakter.

Behandlung. Schwer resorbierbare Sulfonamide (Sulfone, Sulfapyridine etc.) sind auch bei IgA-linearer Dermatose wirksam. Mittel der ersten Wahl ist Diaminodiphenylsulfon (DADPS; Dapson-Fatol®), wobei je nach individueller Verträglichkeit eine Dosis von 50–150 mg/d zu wählen ist (1–2 mg/kg KG/d). Da die DADPS-Einnahme häufig zu Nebenwirkungen (Methämoglobinanstieg u. a.) führen kann, empfiehlt sich eine einschleichende Dosierung. Wir beginnen meist mit 50–75 mg/d und steigern erst nach 2 Wochen bei unauffälligem Methämoglobin- und Blutbildbefund auf die volle Dosis von 100–150 mg/d bis zur klinischen Abheilung, um dann auf eine Erhaltungsdosis zu gelangen, die nur 5–6 × wöchentlich eingenommen wird. Zu Beginn kann adjuvant Prednisolon 20–40 mg/d (z. B. Decortin® H, Predni-H®, Urbason®) zugeführt werden, um einen raschen Wirkungseintritt zu erzielen (bei Kindern: 1 mg/kg KG/d). Eine Entscheidung über die Effektivität der Behandlung sollte frühestens nach 3 Monaten getroffen werden. Der klinische Verlauf ist für die Fortsetzung der Behandlung entscheidend. Bei deutlicher Befundbesserung ist DADPS fortzusetzen. Zeitweise kann die kurzfristige Gabe von Prednisolon erforderlich sein, um temporäre Verschlechterungen des Hautbefundes abzufangen. Ein Auslassen der systemischen Medikation sollte erst nach 6 Monaten klinischer Erscheinungsfreiheit versucht werden.

● Ist der klinische Erfolg mit diesem Kombinationsschema unbefriedigend, kann alternativ Azathioprin (Dosis: 1–2 mg/kg KG/d; z.B. Imurek®, Zytrim 50® Tbl.) in Kombination mit systemischen Kortikosteroiden eingesetzt werden. In einer neueren Studie an 2 Patienten wurde der erfolgreiche Einsatz von Nicotinamid (3 × 500 mg/d) in Kombination mit Tetracyclinen (4 × 500 mg/d) mitgeteilt; bei beiden kam es zur schnellen, kompletten Abheilung. Bei einem Kranken mußte die Behandlung nach 2 Monaten wegen Kopfschmerzen unterbrochen werden, die Remission dauerte ca. 1 Jahr. Auch über die adjuvante Wirksamkeit von Interferon-α zusätzlich zur Prednisolon- und DADPS-Therapie wurde in einem Einzelfall berichtet.

Diätetische Maßnahmen sind bei IgA-linearer Dermatose weitgehend wirkungslos.

Unterstützend zur systemischen Therapie ist eine lokale, antipruriginöse Behandlung z.B. mit 3–5% Polidocanol (Thesit®) in Cremegrundlage im Wechsel mit hydrocortisonhaltigen Cremes zu empfehlen. In Ausnahmefällen kann zur Reduktion des Pruritus eine systemische Gabe von Antihistaminika versucht werden. Wir bevorzugen die neueren, nichtsedierenden Antihistaminika (z.B. Lisino®, Teldane®, Zyrtec®) in der üblichen Dosierung, evtl. auch Terfenadin (Teldane®).

Literatur

Chaffins ML, Collison D, Fivenson DP (1993) Treatment of pemphigus and linear IgA dermatosis with nicotinamide and tetracycline: A review of 13 cases. J Am Acad Dermatol 28: 998–1000

Chan LS, Cooper KD (1992) Interferon alpha for linear IgA bullous dermatosis. Lancet 340: 425

Chorzelski T, Jablonska S (1988) Evolving concept of linear IgA dermatosis. Semin Dermatol 7: 225–232

Collier PM, Wojnarowska F (1993) Linear IgA disease and chronic bullous disease of childhood. Eur J Dermatol 3: 623–634

Gosch S, Tronnier M, Wolff HH (1993) Die Therapie der IgA-linearen Dermatose im Kindesalter. Dermatol Monatsschr 179: 330–333

Kelly SE, Frith PA, Millard PR et al. (1988) A clinicopathological study of mucosal involvement in linear IgA disease. Br J Dermatol 119: 161–170

Leonard JN, Haffenden GP, Ring NP et al. (1982) Linear IgA disease in adults. Br J Dermatol 107: 301–316

Mobacken H, Kastrup W, Ljunghall K et al. (1983) Linear IgA dermatosis: a study of ten adult patients. Acta Derm Venereol (Stockh) 63: 123–128

Peoples D, Fivenson DP (1992) Linear IgA bullous dermatosis: successful treatment with tetracycline and nicotinamide. J Am Acad Dermatol 26: 498–499

Schiffner JH (1982) Therapy of childhood linear IgA dermatitis herpetiformis. J Am Acad Dermatol 6: 403–404

Wilson BD, Beutner EH, Kumar V et al. (1985) Linear bullous dermatosis. An immunologically defined disease. J Dermatol 24: 596–574

Wolfkamp L, Silleus-Smith JH (1991) Linear IgA dermatosis of childhood. Br J Dermatol 125: 395–396

17.4 Bullöses Pemphigoid

Das *bullöse Pemphigoid (BP)* ist eine Dermatose vorwiegend des höheren Erwachsenalters, meist beginnend mit erythematösen, z.T. urtikariellen Hauteffloreszenzen an den Extremitäten, denen nach mehrwöchiger Dauer Blasen von straffer Konsistenz folgen. Läsionen an der Mundschleimhaut kommen vor, eine Schleimhautbeteiligung ist jedoch insgesamt selten. In der überwiegenden Mehrheit der Fälle sind ältere Männer (über 60–70 Jahre) betroffen. Juckreiz ist oft vorhanden. Die manifeste Erkrankung ist statistisch signifikant mit Diabetes mellitus und Psoriasis assoziiert und verläuft ausgesprochen chronisch, aber nicht lebensbedrohlich. Sie ist durch phasenhafte Schübe gekennzeichnet, die über Jahre bestehen. Spontanremissionen wurden beschrieben. Bei allen BP-Patienten sollte nach medikamentösen Faktoren gesucht werden, die möglicherweise das Krankheitsbild provozieren oder unterhalten können, unabhängig vom Ausfall der immunologischen Gewebsreaktionen. Zu den Pharmaka, die hierfür in Frage kommen, zählen nichtsteroidale Antiphlogistika, Antibiotika, β-Blocker u.v.a. Auch UV-Exposition kann ein BP auslösen (Tabelle 17.6).

Klinische Sonderformen sind eine nahezu ausschließlich auf die Intertrigines beschränkte vegetierende Variante *(Pemphigoid vegetans)* sowie das *lokalisierte Pemphigoid*, das meist an den unteren Extremitäten auftritt. Weitere morphologische Varianten kommen vor. Seltener wurde im Kindesalter ein *juveniler BP-Typ* beschrieben, allerdings blieb es bisher unklar, ob es sich hier um eine Sonderentität handelt.

Histologisch zeigt sich in allen Fällen eine subepidermale Blasenbildung mit zahlreichen Eosinophilen und Neutrophilen, die klinisch ohne Narben abheilt. In der direkten Immunfluoreszenzuntersuchung finden sich Ablagerungen von IgG und C3 oder C3 allein entlang der Basalmembran. Andere Ig-Klassen kommen seltener vor. Das *BP-Antigen I* als Antigendeterminante ist in den Hemidesmosomen lokalisiert. Durch Immunpräzipitation bzw. Immunoblotting lassen sich im Patientenserum Antikörper gegen dieses *230 kD-Protein* nachweisen, aber auch Antikörper gegen andere Proteine (z.B. *180 kD; BP-Antigen II*) können gelegentlich gefunden werden. Über 50–70% aller BP-Kranken haben zirkulierende Antikörper vom IgG-Typ gegen die Basalmembranzone, meist zu der IgG_4-Subklasse gehörend. Eine HLA-Assoziation besteht nicht.

Es ist zwar nicht statistisch gesichert, daß bei BP-Patienten Malignome häufiger auftreten als in altersentsprechenden Normalkollektiven, dennoch ist bei allen Patienten mit BP eine *Tumorsuche* empfehlenswert. Wir veranlassen ein kleines Programm mit Blut- und Urinuntersuchung, Hämokult, Röntgenthorax und Oberbauchsonographie sowie eine Untersuchung der Prostata. Bei Frauen sollte darüber hinaus eine gynäkologische Untersuchung erfolgen.

Behandlung. Bei jedem BP-Kranken müssen zunächst sämtliche nicht notwendigen Medikamente abgesetzt und die evtl. notwendigen entsprechend umgesetzt werden, um eine *medikamentöse Provokation* der Blasenbildung auszuschließen. Anschließend muß eine Tumorsuche erfolgen. Das Vorhandensein oder die Titerhöhe zirkulierender Antikörper ist für den Verlauf der Erkrankung irrelevant; insofern sind für die Wahl der therapeutischen Maßnahmen ausschließlich klinische Parameter ausschlaggebend.

Tabelle 17.6. Provokationsfaktoren beim bullösen Pemphigoid

Medikamente:	D-Penicillinamin, Penicillin Sulfonamide, Sulfasalazin, Sulfapyridine Goldpräparate, parenteral Furosemid Ibuprofen Phenacetin ACE-Hemmer (z.B. Captopril) INH u.v.a.
Sonstiges:	UVB-, UVA-reiche Lichtexposition (SUP-, PUVA-Therapie)

Die Behandlung erfolgt in der Regel mit *Kortikosteroiden* allein, seltener in Kombination mit Immunsuppressiva. Prednisolon (Decortin® H, Predni-H®, Urbason®) wird in einer Anfangsdosis von 40–80 mg/d eingesetzt. Nach klinischer Besserung, erfahrungsgemäß nach 3–4 Wochen, kann die Kortikosteroiddosis schrittweise, d.h. wöchentlich um 5 mg, reduziert werden, möglichst bis zu einer Erhaltungsdosis von 5–10 mg/d. Ein Auslaßversuch kann nach mehreren Monaten klinischer Erscheinungsfreiheit versucht werden. Wir setzen hierzu als Zeitraum 6 Monate an. Ein Teil der Patienten kann danach als geheilt betrachtet werden, wohingegen andere nach einem mehr oder weniger langen Zeitraum ein Rezidiv entwickeln. Triamcinoloninjektionen i.m. (Volon A®, Kenalog®), die gelegentlich vorgenommen werden, halten wir nicht für empfehlenswert, da dieses Vorgehen keine genaue Dosierung erlaubt und mißbraucht werden kann. Wegen des meist höheren Lebensalters der Patienten kann eine diabetische Stoffwechsellage vorliegen oder aber unter der exogenen Steroidzufuhr provoziert werden. In der Anfangsphase der Behandlung sind wöchentliche Blutzuckerkontrollen empfehlenswert. Über die Langzeittherapie mit systemischen Kortikosteroiden s. S. 433. Zwecks Einsparung von systemischen Kortikosteroiden ist eine Kombinationsbehandlung mit Azathioprin (Imurek®, Zytrim® 50; Dosis 1–1,5 mg/kg KG/d) zu empfehlen. Ein Wirkungseintritt ist jedoch erst nach ca. 8 Wochen zu erwarten. Während dieser Zeit sind wöchentliche Blutbild- und Transaminasenkontrollen erforderlich. Bei unauffälligem Befund kann das Kontrollintervall auf 4 Wochen ausgedehnt werden.

Tabelle 17.7. Therapie des bullösen Pemphigoids

Lokal:	Austrocknende, desinfizierende Externa
Systemisch:	Prednisolon 40–60 mg/d, evtl. in Verbindung mit Azathioprin 1,0–1,5 mg/kg KG/d. Dosis allmählich auf das notwendige Minimum reduzieren; auf Steroiddiabetes achten. Versuch, Steroid einzusparen durch Nicotinamid (1 g/d) + Tetracyclin (2 g/d).
In hartnäckigen Fällen:	Methylprednisolon-Pulstherapie evtl. Cyclosporin A 5–7 mg/kg KG/d als Krisisbehandlung über kurze Zeit
Sonstiges:	Tumor ausschließen, langfristig kontrollieren; BP-induzierende Medikamente sorgfältig ausschließen

Alternativen. Bei Nichtansprechen auf das klassische Behandlungsschema bietet sich eine Reihe therapeutischer Alternativen an: Ein Teil der Patienten reagiert günstig auf die Behandlung mit *Diaminodiphenylsulfon* (DADPS, Dapson-Fatol®) in einer Dosis von 50–150 mg/d, die in der Regel adjuvant eingesetzt wird. Allerdings ist DADPS wegen einer Reihe von Nebenwirkungen nicht unproblematisch. Weiterhin kann *Azathioprin* allein in der üblichen Dosierung zur Anwendung kommen (Imurek® 75–150 mg/d). Der Einsatz von Cyclophosphamid wird kaum notwendig sein. In kasuistischen Mitteilungen wurde über den erfolgreichen Einsatz von *Tetracyclinen* (Dosis: 500–1500 mg/d) berichtet. Auch die Wirksamkeit von *Erythromycin* beim BP ist belegt (meist 2 × 500 mg/d). In therapierefraktären Fällen hat sich der Einsatz von *Cyclosporin A* (Sandimmun® Lösung; Dosis: 5 mg/kg KG/d) als wirksam erwiesen, allerdings ist das Medikament wegen seiner Toxizität gerade bei älteren Kranken kaum zu empfehlen. Ferner wurde über den Erfolg einer *Methylprednisolon-Pulstherapie* berichtet. Eine Plasmapherese wurde in wenigen Fällen beim bullösem Pemphigoid eingesetzt; eine kontrollierte klinische Studie konnte zeigen, daß durch den Einsatz von *Plasmapherese* kein signifikanter Vorteil gegenüber einer Prednisolonmonotherapie oder einer kombinierten Prednisolon-/Azathioprintherapie zu erwarten ist. Methotrexat, Chlorambucil oder Levamisol haben beim bullösen Pemphigoid keinen nennenswerten therapeutischen Wert.

Unterstützend zu den systemischen Maßnahmen ist eine antientzündliche Lokalbehandlung durchzuführen. Im akuten Krankheitsstadium mit Blasenbildung sind bei stationären Kranken austrocknende Externa zu empfehlen, z. B. Brillantgrün 0.1 % in wäßriger Lösung 2 ×/d. Ambulant wird man eine andere austrocknende Maßnahme empfehlen, evtl. Pinselungen mit einer Lotio (evtl. triamcinolonhaltig o. ä.). Werden keine neuen Blasen mehr gebildet, kann die Lokaltherapie auf milde kortisonhaltige Externa umgestellt werden. Bei lokaler Superinfektion sind desinfizierende Maßnahmen indiziert, z. B. Clioquinol-Creme oder Lotio 3–5 %, evtl. handelsübliche antibiotikahaltige Cremes. In den angelsächsischen Ländern: z. B. Cremes, die Silbersulfadiazin enthalten (Silvadene® Cream).

17.4.1 Lokalisiertes Pemphigoid

Diese Variante kann unter alleiniger Therapie mit lokalen Kortikosteroiden zur Abheilung gebracht werden. Dazu eignen sich z. B. 0,05 % Triamcinolon enthaltende Cremes oder eins der neueren, weichen Lokalkortikosteroide. Falls sich nach 3–4 Wochen konsequenter Lokaltherapie kein zufriedenstellendes Behandlungsergebnis zeigt, sollte die Medikation auf die orale Einnahme von systemischen Kortikosteroiden umgestellt werden (s. o.).

Literatur

Adoue D, Vilain C, Fontan B et al. (1987) Utilisation de tres faibles doses d'immunoglobulines intraveineuses pour de traitement des pemphigoides bulleuses. Presse Med 16: 1625–1627

Barthelemy H, Thivolet J, Cambazard F et al. (1986) Cyclosporin A in the treatment of bullous pemphigoid. Ann Dermatol Venereol 113: 309–313

Berk MA, Lorincz AL (1986) The treatment of bullous pemphigoid with tetracycline and niacinamide. Arch Dermatol 122: 670–674

Burton JL, Greaves MW (1974) Azathioprine for pemphigus and pemphigoid. Br J Dermatol 91: 103–109

Curley RK, Holden CA (1991) Steroid-resistent bullous pemphigoid treated with cyclosporin A. Clin Exp Dermatol 16: 68–69

Fox BJ, Odom RB, Findlay RF (1982) Erythromycin therapy in bullous pemphigoid: possible anti-inflammatory effects. J Am Acad Dermatol 7: 504–510

Guillaume JC, Vaillant L, Bernard P et al. (1993) Controlled trial of azathioprine and plasma exchange in addition to prednisolone in the treatment of bullous pemphigoid. Arch Dermatol 129: 49–53

Korman N (1987) Bullous pemphigoid. J Am Acad Dermatol 16: 907–924

Nemeth AJ, Klein AD, Gold EW et al. (1991) Bullous pemphigoid in children 127: 378–386

Ruocco V, Sacerdoti G (1991) Pemphigus and bullous pemphigoid due to drugs. Int J Dermatol 30: 307–312

Siegel J, Eaglstein WH (1984) High-dose methylprednisolone in the treatment of bullous pemphigoid. Arch Dermatol 120: 1157–1165

Stabley JR, Hawley-Nelson P, Yuga SH et al. (1981) Characterization of bullous pemphigoid antigen: a unique basement membrane protein of stratified squamosus epithelia. Cell 24: 897–903

Thivolet J, Barthelemy H, Rigot-Muller G, Bendelac A (1985) Effects of cyclosporin on bullous pemphigoid and pemphigus. Lancet I: 334–335

Thomas I, Khorenian S, Arbesfeld DM (1993) Treatment of generalized bullous pemphigoid with oral teracycline. J Am Acad Dermatol 28: 74–77

Thornfeldt CR, Menkes AW (1987) Bullous pemphigoid controlled by tetracycline. J Am Acad Dermatol 16: 305–310

Ueda Y, Nashiro K, Seki Y et al. (1989) Pemphigoid vegetans. Br J Dermatol 120: 449–453

Venning VA, Millard PR, Wojnarowska F (1989) Dapsone as first line therapy for bullous pemphigoid. Br J Dermatol 120: 83–92

Venning VA, Wojnarowska F (1992) Lack of predictive factors for the clinical course of bullous pemphigoid. J Am Acad Dermatol 26: 585–589

17.4.2 Pemphigoid vegetans

Dieses Krankheitsbild bedarf als *BP-Sonderform* insofern besonderer Beachtung, da es vornehmlich in den Hautfalten lokalisiert ist und durch bakterielle und/oder mykotische Superinfektionen kompliziert sein kann. Abstriche bzw. Kulturen sind notwendig, die Lokaltherapie muß sich nach dem vorliegenden Erregerspektrum richten.

Wir betupfen die großflächigen Läsionen zunächst mit Solutio Castellani (farblos) oder Brillantgrün 0,1 % (wäßrig). Anschließend wird ein Antimykotikum aufgetragen (z.B. Candio-Hermal® A Softpaste). In ausgedehnten Fällen bakterieller Kontamination (meist Staph. aureus) behandeln wir mit systemischen Antibiotika (z.B. Flucloxacillin, Staphylex® 750 mg Kps. 3 × 2/d) über 7–10 Tage; bei mykotischer Superinfektion empfiehlt sich Ketoconazol oder Itraconazol (Dosis: 1 Tbl./d über 10 Tage). Die sonstige systemische Behandlung erfolgt wie beim klassischen bullösen Pemphigoid.

17.5 Vernarbendes Pemphigoid

Synonym: Benignes Schleimhautpemphigoid

Das *vernarbende Pemphigoid* ist eine relativ seltene, eigenständige bullöse Dermatose mit vorwiegendem Befall der hautnahen Schleimhäute, die in der Regel Erwachsene mittlerer und älterer Altersstufen bevorzugt (häufig 60–80 Jahre alt) und chronisch verläuft. Hauptlokalisation ist die Mundschleimhaut (80 %), gefolgt von einseitiger oder doppelseitiger Manifestation an den Konjunktiven; Hautläsionen kommen bei < 20 % der Patienten vor. Die Mundschleimhautveränderungen bestehen aus einem Nebeneinander von Vesikeln, Blasen und Erosionen, die sich auf Larynx und Ösophagus ausbreiten können.

Als *Komplikation* der vernarbenden Läsionen können Strikturen auftreten, die zur Atembehinderung oder Beeinträchtigung der Nahrungsaufnahme führen. Auch Entropium und Visusminderung bis zur völligen Blindheit kommen vor. Andere Schleimhautbereiche wie Vulva, Anus etc. sind seltener befallen. Neben den charakteristischen Schleimhautmanifestationen kann das vernarbende Pemphigoid auch am übrigen Integument auftreten. Neben dem klassischen Typ gibt es eine *lokalisierte, sich häufig am Capillitium manifestierende Variante* (Typ Brunsting-Perry) des vernarbenden Pemphigoids, die zur vernarbenden Alopezie neigt. Disseminierte, bullöse Eruptionen werden gelegentlich beobachtet, die klinisch dem bullösen Pemphigoid ähneln.

Histologisch zeigt sich eine subepidermale bzw. submukosale Blasenbildung, die elektronenmikroskopisch innerhalb der Lamina lucida lokalisiert ist. Immunhistologisch ist der Befund mit dem des klassischen bullösen Pemphigoids identisch: Es finden sich lineare IgG-Ablagerungen, gelegentlich auch vom IgM- und IgA-Typ entlang der Basalmembran. Zirkulierende Antikörper kommen selten vor und sind, wenn vorhanden, nur in niedrigen Titerstufen nachweisbar. Eine HLA-Assoziation besteht nicht.

Der *Verlauf* ist chronisch, der Ausgang individuell unterschiedlich. Obwohl die Lebenserwartung nicht eingeschränkt ist, kann es durch die Vernarbungen zu erheblichen Funktionseinschränkungen im Bereich der betroffenen Schleimhäute kommen. Eine lebenslange ärztliche Kontrolle der Kranken ist erforderlich.

Behandlung. Frühzeitige Diagnosestellung und rechtzeitige Behandlung können sich günstig auf die Prognose des Leidens auswirken. Es empfiehlt sich, das Therapiekonzept auf den Individualfall abzustimmen.

Die Manifestationen an der Mundschleimhaut können durch lokale antiinflammatorische Maßnahmen kontrolliert werden. Wir empfehlen, mindestens 3 ×/d Mundspülungen mit einem geeigneten, desinfizierenden Mundwasser durchzuführen, evtl. mit 3%iger Wasserstoffperoxidlösung, die je nach Verträglichkeit auf bis zu 1:5 zu verdünnen ist, im Wechsel mit Kortikosteroiden, z.B. 3 ×/d Mundspülung mit Betamethasonlösung (Celestamine® N 0,5 liquidum). Einzelläsionen an der Mundschleimhaut können mit 0,01–0,05 % Triamcinolonacetat, inkorporiert in Stoma-Adhesive-Paste® oder Hermal-Haftsalbe® behandelt werden. In den angelsächsischen Ländern: Kenalog™ in orabase. Auf lokale Infektionen muß geachtet werden. Bei klinischem Verdacht auf bakterielle Superinfektion ist ein Keimabstrich zu entnehmen und entsprechend der Keimbesiedlung bzw. der Resistenzprüfung eine systemische Antibiose einzuleiten. Diätetisch sind scharf gewürzte und scharfkantige Nahrungsmittel sowie säurehaltige Nahrung, z.B. Zitrusfrüchte, Fruchtsäfte u.a. zu meiden, da diese zu einer Verstärkung der Schmerzintensität führen können.

Tabelle 17.8. Behandlungskriterien für das vernarbende Pemphigoid

▷ Lokalisation der Blasen und Erosionen am Körper; Strikturengefahr?
▷ Ausdehnung der Effloreszenzen; Infektionsgefahr?
▷ Dauer und Progredienz der Erkrankung
▷ Bereits eingetretene Komplikationen (z.B. Beschwerden beim Essen u. Trinken, Strikturen im Larynx, Minderung der Sehfähigkeit)

Eine Augenbeteiligung erfordert eine interdisziplinäre Betreuung des Patienten vom Augenarzt und Dermatologen. Manifestationen an den Konjunktiven können lokal durch Anwendung von kortikosteroidhaltigen Augensalben (z.B. Ficortril®) behandelt werden.

Die Läsionen an der Haut (Kopf, Hals, Schulter) zeigen meist, wenn vorhanden, einen milden Verlauf und bedürfen allenfalls einer symptomatischen Behandlung. Oft heilen sie ohne Behandlung spontan ab, allerdings unter Hinterlassung zarter Narben.

Systemische Maßnahmen. Die Indikation zur systemischen Behandlung richtet sich nach der Ausdehnung der Effloreszenzen und dem Ansprechen auf eine alleinige Lokaltherapie. Medikamente der ersten Wahl sind *orale Kortikosteroide*. Als Anfangsdosis empfehlen wir 60–80 mg/d Prednisolon; da eine systemische Kortikosteroidgabe meist Langzeittherapie bedeutet, ist auf die bekannten Nebenwirkungen und Komplikationen zu achten. Allein oder in Kombination mit systemischen Steroiden hat sich *Diaminodiphenylsulfon* (DADPS; Dapson-Fatol®) als wirksam gezeigt. Die Erhaltungsdosis von 150 mg/d sollte langsam einschleichend erreicht werden.

Als therapeutische Alternative bietet sich Sulfamethoxypyridazin an (Dosis: 500–2000 mg/d).

Weitere Therapieschemata kombinieren Immunsuppressiva mit systemischen Kortikosteroiden. Indikationen sind therapierefraktäre Fälle, die auf die Behandlung mit systemischen Kortikosteroiden allein oder kombiniert mit DADPS nicht ansprechen. Auch bei Rezidiven oder deutlicher Progredienz sowie bei Kranken mit Larynx- und Ösophagusbeteiligung kann Azathioprin (Imurek®, Zytrim®) in einer Dosis von 1–2 mg/kg

Tabelle 17.9. Therapie beim vernarbenden Pemphigoid

Mundschleimhaut:	Mundspülungen mehrfach täglich mit desinfizierendem Mundwasser (evtl. Bepanthen®, verdünntem H_2O_2 o. ä.) Lokale Anwendung von Kortikosteroiden (z. B. Celestamin® N liquidum)
Schwere Fälle:	Systemische Kortikosteroide (Anfangsdosis: 60–80 mg/d) allein oder in Kombination mit: DADPS (50–150 mg/d) Azathioprin (1–2 mg/kg KG/d) Cyclophosphamid (0,5–2 mg/kg KG/d)

KG/d versucht werden. Der volle Wirkungseintritt ist allerdings erst nach 8–12 Wochen zu erwarten, so daß eine Kombinationsbehandlung mit systemischen Kortikosteroiden empfehlenswert ist. Der Einsatz von Cyclophosphamid (Endoxan®) in einer Dosis von 0,5–2,0 mg/kg KG/d wurde bei Augenbeteiligung beschrieben, wird aber in der Regel nicht erforderlich sein. Operative Maßnahmen am Auge durch Transplantation von gesunder Mundschleimhaut wurden mitgeteilt.

Literatur

Ahmed AR, Kurgis BS, Rogers RS (1991) Cicatricial pemphigoid. J Am Acad Dermatol 24: 987–1001

Anhalt GJ, Morrison LH (1991) Bullous and cicatrial pemphigoid. J Autoimmun 4: 17–35

Eisen D, Ellis CN, Voorhees JJ (1990) Topical cyclosporine for oral bullous disorders. J Am Acad Dermatol 23: 936–937

Fern AI, Jay JL, Young H, MacKie R (1992) Dapsone therapy for the acute inflammatory phase of ocular pemphigoid. Br J Ophthalmol 76: 332–335

Fine JD, Neises GR, Katz SI (1984) Immunofluorescence and immunoelectron microscopic studies in cicatricial pemphigoid. J Invest Dermatol 82: 39–43

Foster CS (1986) Cicatricial pemphigoid. Trans Am Ophthalmol Soc 84: 527–663

McFadden JP, Leonard JN, Powles AV et al. (1989) Sulphamethoxypyridazine for dermatitis herpetiformis, linear IgA disease and cicatricial pemphigoid. Br J Dermatol 121: 759–762

Mondino BJ, Brown SI (1983) Immunosuppressive therapy in ocular cicatricial pemphigoid. Am J Ophthalmol 96: 453–459

Rogers RS, Seehafer JR, Perry HO (1982) Treatment of cicatricial (benign mucous membrane) pemphigoid with dapsone. J Am Acad Dermatol 6: 215–223

Shore JW, Foster CS, Westfall CT, Rubin PAD (1992) Results of buccal mucosal grafting for patients with medically controlled ocular cicatricial pemphigoid. Ophthalmology 99: 383–395

Tauber J, Sainz de la Maza M, Foster CS (1991) Systemic chemotherapy for ocular cicatricial pemphigoid. Cornea 10: 185–195

17.6 Pemphigus vulgaris

Der *Pemphigus vulgaris (PV)* ist die klassische Autoimmunkrankheit des Hautorgans, die klinisch durch das Auftreten schlaffer Blasen auf klinisch gesunder Haut und auf den hautnahen Schleimhäuten gekennzeichnet ist. Sie ist eine Erkrankung des Erwachsenalters ohne Geschlechtsprädisposition. In ca. 50 % aller Fälle beginnt sie an der Mundschleimhaut; hier zeigen sich scharf begrenzte Erosionen, die schmerzhaft sind und zur Behinderung der Nahrungsaufnahme führen können. Nach Monaten oder gar Jahren kann es zur Ausbreitung am gesamten Integument kommen. Die Konjunktival- und Genitalschleimhäute, der Larynx sowie die nasalen Schleimhäute sind bei weitem seltener betroffen. Sonstige Prädilektionsstellen sind Gesicht, Stamm und Intertrigines. *Nikolski-Phänomen* und *Tzanck-Test* sind positiv. Nagelveränderungen kommen gelegentlich vor.

Histologisch findet sich eine suprabasale Akantholyse. Bei der direkten Immunfluoreszenz zeigen sich intraepidermale Ablagerungen von IgG und C3, womit die Diagnose bestätigt wird; seltener können IgM und IgA vorkommen (in ca. 20 % aller Fälle). Die Akantholyse wird offenbar durch IgG-Antikörper der IgG_4-Subklasse induziert, die gegen epidermale Antigene, meist gegen desmosomale Proteine gerichtet sind. Offensichtlich sind daran als Hauptantigene *Gly-*

Tabelle 17.10. Pathogenese des Pemphigus vulgaris

▷ *Akantholyse*, induziert durch IgG-Antikörper
▷ *Hauptantigen* ist ein desmosomales Glykoprotein 130–135 kD; als Nebenantigen Plakoglobin 85 kD
▷ *Komplementaktivierung*
▷ *Proteasenaktivierung*, z.B. Plasminogenaktivator
▷ *Assoziation* mit HLA-DRw 4 und HLA-DRw 6

koproteine *von 130–135 kD* beteiligt, ansonsten wird als Nebenantigen das desmosomale *Plakoglobin mit 85 kD* vermutet. Die Zytolyse erfolgt unter Aktivierung des Komplementsystems und der Proteasen wie dem Plasminogenaktivator. Eine Assoziation des Pemphigus vulgaris mit den Gruppen HLA-DRw 4 und HLA-DRw 6 konnte gezeigt werden. Bei einer Reihe von Patienten lassen sich aus dem Serum zirkulierende *antiepitheliale Antikörper* (alle IgG-Subklassen, vor allem IgG_4) nachweisen, wobei die Höhe des Antikörpertiters eine Aussage über die Aktivität der Erkrankung erlaubt. Das therapeutische Vorgehen wird man aber im allgemeinem am klinischen Verlauf orientieren.

Behandlung. Durch die Einführung der systemischen Kortikosteroide in die Behandlung ist die Prognose der gesamten Pemphigusgruppe erheblich verbessert worden. Dennoch kann ein P. vulgaris letal verlaufen, nicht zuletzt auch durch Sekundärinfektionen, die durch die therapeutische Immunsuppression begünstigt werden.

Lokale Maßnahmen. Bei Vorliegen zahlreicher, oft schmerzhafter Mundschleimhautläsionen ist den Patienten zunächst eine milde Diät zu emp-

Tabelle 17.11. Behandlung von Mundschleimhautläsionen bei Pemphigus vulgaris

Milde Diät: Meidung von scharfkantigem Brot, sauren Fruchtsäften, Gewürzen etc.
Mehrfache tägliche Mundspülungen
(z.B. Kamillosan®, Bepanthen® Lösung)
Evtl. Mundspülungen mit 5 ml CyA (1:4 verdünnt, 3 ×/d; später Frequenz reduzieren)
Anwendung lokaler Steroide (z.B. 0,01–0,1 % Triamcinolon, 1 % Hydrocortison) in eine Haftsalbe inkorporiert
In schweren Fällen: systemische immunsuppressive Therapie

fehlen; scharfkantiges Vollkornbrot ist zu meiden, auf säurehaltige Nahrungsmittel, inbesondere Fruchtsäfte, Zitrusfrüchte, Tomaten, Paprika etc. sollte nach Möglichkeit verzichtet werden, da sie zu einer unspezifischen Reizung der Mundschleimhauterosionen führen und die Schmerzintensität erhöhen können. Mehrfache tägliche Mundspülungen sind schmerzlindernd; dazu eignen sich Lösungen wie Kamillosan®, Bepanthen® oder 3 %ige Wasserstoffperoxidlösung. Eine lokale Kortisonbehandlung mit 0,01–0,1 % Triamcinolonacetat bzw. 1 % Hydrocortison in Adhäsivpasten ist sinnvoll, z.B. in Hermal-Haftsalbe® oder Stoma-Adhesive® oder als Fertigpräparat Volon A® Haftsalbe. In den angelsächsischen Ländern: Kenalog® in orabase. Alternativ kämen 0,05 % Clobetasolpropionat sowie andere weiche Kortikosteroide in Frage. Auch Mundspülungen mit Cyclosporin A (Sandimmun®) sind wirksam. Dabei werden von uns jeweils 5 ml einer Lösung, die 100 mg enthalten, mit physiologischer 0,9 %-iger NaCl-Lösung 1:4 verdünnt und 3 ×/d zur Spülung verwendet; eine klinische Besserung tritt bereits nach ca. 1 Woche ein. Anschließend kann die Behandlung an jedem 2. Tag erfolgen. Nebenwirkungen der lokalen CyA-Anwendung sind bei dieser Dosierung nicht zu erwarten, wie unsere 6monatige Erfahrung zeigt.

Die Läsionen an der Haut sollten ausgetrocknet und durch sterile Verbände vor Superinfektionen geschützt werden. Dazu eignen sich Farbstofflösungen, die antiseptisch wirken, evtl. auch antibakteriell wirksame Cremes und Lotiones (Millicorten-Vioform®, Vioform® Lotio 3 %, Silvadene® Cream). Nach Besserung des klinischen Zustandbildes ist die Lokaltherapie auf hydrocortisonhaltige Externa umzustellen.

Systemische Maßnahmen. Bei allen Patienten mit Pemphigus vulgaris ist eine Langzeittherapie mit systemischen Kortikosteroiden erforderlich. Bei alleiniger Schleimhautbeteiligung bzw. bei geringer kutaner Ausprägung wird man zunächst mit einer Lokalbehandlung und mit einer Prednisolonanfangsdosis von 40–60 mg/d (Predni-H®, Urbason®, Decortin® H) auszukommen versuchen. Bei Patienten mit ausgedehnten Effloreszenzen, die weite Areale des Integumentes bedecken, ist hingegen eine hochdosierte Prednisolontherapie mit einer Anfangsdosis von 100–200 mg/d vorzuziehen. Nach klinisch sichtbarer Wirkung, etwa nach 2–3 Wochen, wird die Dosis schrittweise um 5–10 mg in wöchentlichen Intervallen bis zu einer Erhaltungsdosis von 10–20 mg/d reduziert, bis das Neuauftreten von Blasen unterbleibt. Kriterium für die Erhaltungsdosis ist die dauerhafte Suppression der Blasenbildung. Übersteigt die notwendige Erhaltungsdosis 30–40 mg/d, so wird man nach zusätzlichen Medikamenten suchen, um die Dosis zu reduzieren, oder Behandlungsversuche mit anderen Modalitäten einsetzen.

Langzeittherapien mit systemischen Kortikosteroiden erfordern regelmäßige Laborkontrollen, augenärztliche Kontrollen, Osteoporosediagnostik etc. (s. S. 433 ff.). Um die tägliche Dosis zu reduzieren, wird vielfach eine Kombinationsbehandlung mit Immunsuppressiva empfohlen („Cortisonspareffekt"). Wir bevorzugen eine *Kombination mit Azathioprin* in einer Dosis von 1–1,5 mg/kg KG/d (Imurek® Tbl., Zytrim 50® Tbl.). Die zusätzliche Gabe von oralem Cyclophosphamid (Endoxan®; Dosis: 50–75 mg/d, bis zu 150 mg/d über eine beschränkte Zeit) allein oder in Kombination mit systemischen Kortikosteroiden kann anstatt der Kortikosteroid- + Azathioprinmedikation versucht werden. Entsprechende Blutbildkontrollen sind notwendig. Kasuistisch mitgeteilt wurde die Verabreichung monatlicher Infusionen von *500–1000 mg Cyclophosphamid („Pulstherapie")* allein oder in Kombination mit der systemischen Kortikosteroidgabe mit gutem Erfolg bei hartnäckigen Erkrankungen. Ein Alternativpräparat ist Chlorambucil (Leukeran®); langfristige Erfahrungen mit diesem Medikament sind allerdings spärlich.

Tabelle 17.12. Standardtherapie des Pemphigus vulgaris

Systemische Kortikosteroide
a. Anfangsdosis: 40–60 mg/d Prednisolon
(indiziert bei Mundschleimhautbefall und geringer Ausbreitung am Integument)
b. Anfangsdosis: 100–200 mg/d Prednisolon
(indiziert bei schweren, ausgedehnten Fällen)
In Kombination mit Immunsuppressiva
Azathioprin (Dosis: ca. 1,5 mg/kg KG/d)
evtl. Cyclophosphamid ca. 50–75 mg/d
Alternativen: Methotrexat, Chlorambucil, CyA

Nicht jeder Patient mit Pemphigus vulgaris muß lebenslang behandelt werden. Bei Remission oder aber wenn nur noch ein Minimalbefund besteht, sollte nach einem Beobachtungszeitraum von 6 Monaten, in dem der Befund stabil ist, ein Auslaßversuch unternommen werden. Erst bei einem Rezidiv wird die Kombination Prednisolon + Azathioprin wieder eingesetzt. Mit dieser Methode ist eine Reduktion der langfristigen Nebenwirkungen zu erwarten.

● Nicht alle PV-Patienten sprechen auf die klassische Cortison- + Azathioprin-(Cyclophosphamid)-Kombination an, doch die Entscheidung für eine therapeutische Alternative sollte *nicht voreilig* getroffen werden. Erst nach konsequenter, aber erfolgloser Anwendung über ca. 2–3 Monate wird man an Alternativen denken müssen oder weitere Kombinationen versuchen, um Steroide einzusparen. Im Gegensatz zur intramuskulären (Auro-Detoxin®, Myochrysine®) ist die *orale Goldtherapie* mit Auranofin (Ridaura®; Dosis 2 × 3 mg/d) eine gut steuerbare, nebenwirkungsarme Therapiemöglichkeit. Die Goldanwendung sollte bis zum Wirkungseintritt während der ersten Wochen mit systemischen Kortikosteroidgaben (Dosis: ca. 40–60 mg/d Prednisolon) kombiniert werden. Auch Levamisol kann zur Behandlung des Pemphigus vulgaris eingesetzt werden. Die empfohlene Dosis ist 50 mg jeden 2. Tag oder 50 mg an 3 aufeinanderfolgenden Tagen pro Woche.

Ein mildes Therapieschema ist die *Kombination der oralen Kortikosteroide mit Nicotinamid* (Dosis: 1500 mg/d) und *Tetracyclinen* (Dosis: 2000 mg/d). In einer unkontrollierten Studie wurden 6 Patienten mit P. vulgaris behandelt, davon hatten immerhin 3 eine komplette, 2 eine partielle Remission, 1 blieb unbeeinflußt; dazu wurde Prednisolon in einer Dosis von 8 mg/d verabreicht. Möglicherweise hat diese Kombination einen steroidsparenden Effekt.

Weitere Therapiealternativen sind *Cyclosporin A* (Sandimmun® Lösung) allein oder in Kombination mit systemischen Kortikosteroiden, mit einer Anfangsdosis von ca. 5–7 mg/kg KG/d sowie Methotrexat (Dosis: 20–50 mg/Woche).

Sonstige Verfahren. Mit der *extrakorporalen Photopherese* bietet sich ein neues Therapieverfahren an, das sich in einigen therapierefraktären Fällen als wirksam erwiesen hat. Der Patient nimmt oral einen Photosensibilisator auf, z.B. Oxsoralen® 2–4 Tbl. à 10 mg/d; nach 30 min werden in mehreren Zyklen insgesamt 500 ml Blut entnommen, durch Zentrifugation die Leukozyten von den übrigen Blutbestandteilen getrennt, mit UVA bestrahlt und anschließend reinfundiert. Dieses Verfahren wird 1 ×/Monat wiederholt und ist für den Patienten physisch wenig belastend. Die Indikation hierzu könnte in schweren Fällen, die auf eine konventionelle Therapie nicht oder nur unbefriedigend ansprechen, gestellt werden. Ebenso kommen Fälle in Betracht, bei denen Kontraindikationen gegen eine hochdosierte oder langjährige Kortikosteroidtherapie bestehen, z.B. Patienten mit Diabetes mellitus oder schwerer Osteoporose. Zu berücksichtigen ist, daß dieses invasive Therapieverfahren eine apparative Technik vorausetzt, die nicht überall zur Verfügung steht.

Anhand einiger Fälle konnte in letzter Zeit gezeigt werden, daß die Behandlung insbesondere des kortikosteroidresistenten PV mit der *Plasmapherese*, ggf. in Kombination mit einer *Cyclophosphamid-Pulstherapie*, eine mögliche therapeutische Alternative bei schwerem Pemphigus vulgaris bedeutet. Dabei können Zentrifugation oder/und Plasmapherese mit doppelter Filtration verwendet werden, die zu einer schnellen Minderung der zirkulierenden Pemphigusantikörper und zur Besserung des klinischen Befundes führen; in manchen Fällen läßt sich die Kortikosteroiddosis dadurch reduzieren. Der Nachteil besteht allerdings in der kurzen Remissionsdauer; nach Absetzen der Plasmapherese kommt es schnell wieder zur Erhöhung des Antikörpertiters und zu Rezidiven.

17.6.1 Pemphigus vegetans

In die Gruppe des klassischen Pemphigus vulgaris gehört der *Pemphigus vegetans* mit zwei klinischen Varianten, *Typ Neumann* und *Typ Hallopeau*. Er gleicht im wesentlichen dem Pemphigus vulgaris, bevorzugt aber jüngere Altersgruppen und zeigt im Gegensatz zu diesem insbesondere in den Hautfalten neben Blasen und Erosionen vegetierende Läsionen mit Granulationen. Histologisch finden sich oft neben der Akantholyse auch Akanthose mit intraepidermalen Mikroabszessen, die neutrophile und eosinophile Granulozyten enthalten, IgG- und C_3-Ablagerungen sind nachweisbar. Patienten mit P. vegetans haben eine bessere Prognose als die mit P. vulgaris, doch die Vegetationen in den Hautfalten sind manchmal therapeutisch schwieriger zu beherrschen.

Behandlung. Die Behandlung des P. vegetans entspricht der des P. vulgaris und besteht im wesentlichen in der lokalen oder/und systemischen Anwendung von Kortikosteroiden mit oder ohne Immunsuppressiva. Die Lokalisation ist besonders zu beachten. Läsionen in den Intertrigines neigen zu bakterieller und/oder mykotischer Sekundärinfektion. Im akuten Stadium wenden wir 1–2 ×/d Solutio Castellani (farblos) an. Anschließend werden antimykotische Externa aufgetragen (z.B. Candio Hermal® Softpaste).

In schweren Fällen, die sich durch eine antibakterielle/antimykotische Lokaltherapie bei gleichzeitiger systemischer Anwendung von Kortikosteroiden nicht beherrschen lassen, sollte innerlich antibiotisch behandelt werden. Lassen sich Sproßpilze oder Dermatophyten kulturell sichern, geben wir ein Antimykotikum systemisch (z.B. Nizoral® 1 Tbl./d über 10 Tage)

17.6.2 IgA-Pemphigus

Eine neu beschriebene Variante ist der *IgA-Pemphigus*, wobei anstatt IgG, antiepitheliale Antikörper vom IgA-Typ nachgewiesen werden. Klinisch liegt eine subkorneale Pustulose vor, in anderen Fällen finden sich intraepidermale Ansammlungen von Neutrophilen und Pustelbildung im Str. Malpighii, zusammen mit IgA-Ablagerungen. Mehrere Fälle bei Kindern, oft durch stärkeren Pruritus gekennzeichnet, wurden beschrieben. Das Nikolski-Phänomen ist meist negativ, Schleimhäute sind seltener befallen.

Die Erkrankung zeigt einen eher günstigen Verlauf, die Behandlung erfolgt wie in allen milden

Varianten des P. vulgaris mit mittelhohen Dosen systemischer Kortikosteroide. Auch DADPS war in Einzelfällen erfolgreich.

17.6.3 Therapieschemata mit kurativem Anspruch

Bereits früh wurden Versuche unternommen, den Pemphigus vulgaris mit initial sehr hohen Steroiddosen (bis zu 1 g/d Methylprednisolon) mit kurativem Anspruch zu behandeln. Schwere Steroidnebenwirkungen, insbesondere Infektionen, gastrointestinale Blutungen, Diabetes mellitus, ZNS-Toxizität, Myopathien, Katarakt und Osteoporose traten jedoch häufig auf, so daß die Mortalität von 60–80 % *nur auf 15–45 %* gesenkt werden konnte. Durch die Einführung zusätzlicher Gaben von Immunsuppressiva konnten Steroide eingespart werden (Tageshöchstdosis initial bis 400 mg Methylprednisolon). Langfristige Studien haben die Annahme unterstützt, daß langandauernde Remissionen bzw. sogar Heilungen bei ca. 50 % der so behandelten Patienten zu erzielen sind. Von einigen Autoren werden mittlere Steroiddosen zwischen 40 und 200 mg/d Methylprednisolon ausdrücklich abgelehnt, da sie nicht zum Erfolg führen sollen und das verschleppte Ansprechen mit verlängerter Behandlungsdauer das Auftreten schwerer lebensbedrohender Nebenwirkungen begünstigt. Als Konsens haben sich folgende Möglichkeiten einer hochdosierten immunsuppressiven Therapie bei schweren Formen einer bullösen Dermatose herauskristallisiert:

■ *Hochdosisschema (nach Lever).* Gleichzeitige Gabe von Azathioprin und Methylprednisolon. Azathioprin in einer Dosis von 1–3 mg/kg KG/d initial, nach eingetretener Besserung als Erhaltungsdosis 1–2 mg/kg KG/d; eine gute Wahl sind auch 100 mg Azathioprin/d als feste Dosis. Methylprednisolon wird initial in einer Dosis von 120 mg/d gegeben; jeweils nach 4–7 Tagen wird die tägliche Dosis Methylprednisolon um 60 mg gesteigert, bis keine neuen Läsionen mehr auftreten. Die erreichte Steroiddosis wird 2–8 Wochen bzw. bis zur weitgehenden Abheilung beibehalten. Danach erfolgt eine abrupte Reduktion auf 40 mg/d für 1 Woche, danach auf 30 mg/d für 1 Woche sowie auf 25 mg/d für eine weitere Woche. Anschließend wird auf alternierende Dosen, z. B. 40 mg/ jeden 2. Tag, übergegangen oder vorsichtig weiter reduziert. Die niedrigen Steroiderhaltungsdosen werden für 2–12 Monate beibehalten und dann langsam ausgeschlichen. Das Azathioprin wird gegen Ende des 2. Jahres nach Behandlungsbeginn vorsichtig reduziert und schließlich ganz abgesetzt. Rezidive bei Dosisreduktion oder unter Erhaltungstherapie werden wie Ersterkrankungen behandelt.

Insbesondere für Patienten mit häufigen Rezidiven, mit persistierenden Antikörpertitern und daraus resultierender Notwendigkeit einer längerfristigen Erhaltungstherapie sowie für Patienten mit weniger bedrohlichen blasenbildenden Autoimmundermatosen als Pemphigus vulgaris, wie z. B. dem bullösen Pemphigoid, wurde nach langfristig noch nebenwirkungsärmeren Therapien gesucht. Hier wurden insbesondere hochdosierte Steroidstoßtherapien unter Hinzufügung von Cyclophosphamid nach dem Vorbild des Vorgehens bei Lupusnephritis eingesetzt. Varianten einer Dexamethason-Cyclophosphamid-Stoßtherapie wurden propagiert, die günstige Langzeitergebnisse erzielen sollen. In Deutschland sind die Erfahrungen mit einer derartig hochdosierten Therapie noch begrenzt. Auch bei schweren Varianten eines bullösen Pemphigoids bzw. eines vernarbenden Schleimhautpemphigoids können derartige Schemata zum Einsatz kommen.

■ *Dexamethason-Cyclophosphamid-Stoßtherapie.* Der einzelne Stoß wird an 3 aufeinanderfolgenden Tagen unter Magenschutz mit H_2-Blockern und Antacidum durchgeführt: *1. Tag:* 250 ml physiologische Kochsalzlösung i.v., 500 mg Cyclophosphamid i.v., 100 mg Dexamethason in 250 ml physiologischer Kochsalzlösung i.v.; *2. und 3. Tag:* 100 mg Dexamethason in 250 ml physiologischer Kochsalzlösung i.v. Im Intervall zwischen den Stößen werden 50 mg/d Cyclophosphamid p.o. verabreicht; die Intervalle betragen dabei regulär 4 Wochen, können anfangs jedoch auf 2 Wochen verkürzt und bei gutem Therapieerfolg auf 6–8 Wochen verlängert werden. Sollte das Ansprechen der Behandlung initial nicht ausreichend sein, kann im Intervall zwischen den ersten Stößen Methylprednisolon bis zu einer Dosis von 100 mg/d gegeben werden. Es werden insgesamt 14–48 Stöße benötigt; danach wird entweder für eine Weile Cyclophosphamid 50 mg/d weiter gegeben oder die Therapie beendet. *Cave:* Vorsicht bei der Behandlung von Patienten im reproduktionsfähigen Alter! Kumulative Gesamtdosis des Cyclophosphamids beachten!

Weitere Therapieansätze finden sich derzeit bei verschiedenen Gruppen in der Erprobung. Hierbei handelt es sich insbesondere um unterschiedliche Kombinationen der Plasmapherese, der Dexamethason- und/oder Cyclophosphamid-Stoßtherapie und der hochdosierten i.v.-Gabe von Immunglobulinen.

17.6.4 Allgemeine Hinweise und Komplikationen

Jeder Pemphiguspatient bedeutet für den Therapeuten eine langfristige Herausforderung. Die eingreifenden Behandlungsmaßnahmen sind mit Nebenwirkungen verbunden, die erhöhte Aufmerksamkeit voraussetzen. Ein konsequentes Verhalten von Arzt und Patient ist notwendig. Während der Behandlung ist sorgfältig auf bakterielle und mykotische Sekundärinfektionen zu achten, die sich an den erodierten Hautarealen manifestieren können. Aber auch opportunistische Infektionen an Schleimhäuten, im bronchopulmonalen System, im Urogenitalttrakt und anderswo, begünstigt durch die meist notwendige immunsuppressive Therapie, können auftreten. Regelmäßiges klinisches und diagnostisches Monitoring aller Pemphiguskranken alle 4–6 Wochen ist zu empfehlen.

Literatur

Aberer W, Wolff-Schreiner EC, Stingl G, Wolff K (1987) Azathioprine in the treatment of pemphigus vulgaris. A long-term follow-up. J Am Acad Dermatol 16: 527–533

Ahmed AR, Moy R (1982) Death in pemphigus. J Am Acad Dermatol 7: 221–228

Ahmed AR, Hombal S (1987) Use of cyclophosphamide in azathioprine failures in pemphigus. J Am Acad Dermatol 17: 437–42

Appelhans M, Bonsmann G, Oerge C, Bröcker E-B (1993) Dexamethason-Cyclophosphamid-Stoßtherapie bei blasenbildenden Autoimmundermatosen. Hautarzt 44: 143–147

Barthelemy H, Frappaz A, Cambazard F et al. (1988) Treatment of nine patients with pemphigus vulgaris with cyclosporine. J Am Acad Dermatol 18: 1262–1266

Burton JL, Greaves MW (1974) Azathioprine for pemphigus and pemphigoid. Br J Dermatol 91: 103–109

Bystryn JC (1984) Adjuvant therapy of pemphigus. Arch Dermatol 120: 941–951

Chaffins ML, Collison D, Fivenson DP (1993) Treatment of pemphigus and linear IgA dermatosis with nicotinamide and tetracycline: a review of 13 cases. J Am Acad Dermatol 28: 998–1000

Euler HH, Löffler H, Christophers E (1987) Synchronization of plasmapheresis and pulse cyclophosphamide therapy in pemphigus vulgaris. Arch Dermatol 123: 1205–1210

Fellner MJ, Katz JM, McCabe JB (1978) Successful use of cyclophosphamide and prednisone for the initial treatment of pemphigus vulgaris. Arch Dermatol 114: 889–894

Gollnick HPM, Owsianowski M, Taube KM, Orfanos CE (1993) Unresponsive severe generalized pemphigus vulgaris successfully controlled by extracorporeal photopheresis. J Am Acad Dermatol 28: 122–124

Guillaume JC, Roujeau JC, Morel P et al. (1988) Controlled study of plasma exchange in pemphigus. Arch Dermatol 124: 1659–1663

Lever WF (1972) Methotrexate and prednisone in pemphigus vulgaris: therapeutic results obtained in 36 patients between 1961–1970. Arch Dermatol 106: 491–497

Lever WF, Schaumburg-Lever G (1984) Treatment of pemphigus vulgaris. Arch Dermatol 120: 44–47

Lozada F, Silverman S, Cram D (1982) Pemphigus vulgaris and prednisone: a study of 6 cases treated with levamisole. Oral Surg 54: 161–165

Mashkilleyson N, Mashkilleyson AL (1988) Mucous membrane manifestations of pemphigus vulgaris: a 25-year survey of 185 patients treated with corticosteroids or with combination of corticosteroids with methotrexate or heparin. Acta Derm Venereol (Stockh) 68: 413–421

Pandya AG, Sontheimer RD (1992) Treatment of pemphigus vulgaris with pulse intravenous cyclophosphamide. Arch Dermatol 128: 1626–1630

Pasricha JS, Sood VD, Minocha Y (1975) Treatment of pemphigus with cyclophosphamide. Br J Dermatol 93: 573–576

Pasricha JS, Thanzama J, Kumar Khan U (1988) Intermittent high–dose dexamethasone–cyclophosphamide therapy for pemphigus. Br J Dermatol 119: 73–77

Pasricha JS, Das SS (1992) Curative effect of dexamethasone–cyclophosphamide pulse therapy for the treatment of pemphigus vulgaris. Int J Dermatol 31: 875–877

Penneys NS, Eaglstein WH, Frost P (1976) Management of pemphigus with gold compounds. Arch Dermatol 112: 185–187

Poulin Y, Perry HO, Muller SA (1985) Pemphigus vulgaris: results of treatment with gold as a steroid-sparing agent in a series of thirteen patients. J Am Acad Dermatol 11: 851–857

Rook AH, Jegasothy BV, Heald P et al. (1990) Extracorporeal photochemotherapy for drug-resistant pemphigus vulgaris. Ann Intern Med 112: 303–305

Roujeau JC, Andre C, Fabre MJ et al. (1983) Plasma exchange in pemphigus. Arch Dermatol 119: 215–221

Siegel J, Eaglstein WH (1984) High–dose methylprednisolone in the treatment of bullous pemphigoid. Arch Dermatol 120: 1157–1165

Smolle J (1985) Zur Therapie der Pemphiguskrankheiten. Hautarzt 36: 96–102

Takamori K, Yamada H, Morioka S, Ogawa H (1993) Long-term remission successfully achieved in severe types of pemphigus vulgaris and bullous pemphigoid by the use of plasmapheresis. Eur J Dermatol 3: 433–437

Tan-Lim R, Bystryn JC (1990) Effect of plasmapheresis therapy on circulating levels of pemphigus antibodies. J Am Acad Dermatol 22: 35–40

Thivolet J, Barthelemy H, Rigit-Muller G, Bendeloc A (1985) Effects of cyclosporin on bullous pemphigoid and pemphigus. Lancet I: 334–335

William DM (1989) Vesiculobullous mucocutaneous disease: pemphigus vulgaris. J Oral Pathol Med 18: 544–553

17.7 Andere Pemphigusvarianten

17.7.1 Pemphigus foliaceus (Cazenave) und Pemphigus erythematosus (Senear-Usher)

Diese zwei Varianten unterscheiden sich vom klassischen Pemphigus vulgaris sowohl klinisch als auch histologisch. Beide zeigen keine suprabasale, sondern eher eine oberflächliche, d. h. subkorneal bzw. im Stratum granulosum gelegene epidermale Kontinuitätstrennung. Klinisch sichtbare Blasenbildungen sind eher selten vorhanden – beim P. erythematosus sowohl interzellulär im Str. Malpighii als auch granulär entlang der Basalmembran –, dagegen überwiegen erythematöse Hautareale mit aufgelagerten Schuppen oder Krusten. Intraepidermale IgG- und C_3-Ablagerungen sind vorhanden, zirkulierende Pemphigusantikörper können vorkommen. Als das P. foliaceus-Antigen gilt *Desmoglein* I (*160 kD*), das in Zubereitungen aus Desmosomen nachgewiesen worden ist. Der P. erythematosus wird von einigen Autoren als eigenständige Entität aufgefaßt, da er manche klinischen und immunserologischen Beziehungen zum kutanem Lupus erythematodes aufweist. Sowohl P. foliaceus wie auch P. erythematosus können nach UV-Exposition exazerbieren und sind in Ländern mit sonnenreichem Klima häufiger, vielfach an den lichtexponierten Stellen lokalisiert.

Behandlung. Therapie der ersten Wahl ist die Gabe systemischer Kortikosteroide in einer Anfangsdosis von 40–80 mg/d Prednisolon (Predni-H®, Urbason®, Decortin® H). Die zusätzliche Verabreichung oraler *Antimalariamittel* ist adjuvant insbesondere bei den häufigen photosensitiven Varianten mit bevorzugter Lokalisation an der lichtexponierten Haut (Gesicht, Hals, oberer Schultergürtel) zu empfehlen. Hydroxychloroquin (Quensyl®) in einer Dosierung von 2 × 200 mg/d hat sich als Langzeittherapeutikum bewährt. In den Anfangsphasen können beide Medikamente kombiniert gegeben und anschließend die Dosis bis auf die notwendige Erhaltungsdosis reduziert werden.

Monotherapie des P. foliaceus bzw. P. erythematosus mit *Diaminodiphenylsulfon* (DADPS, Dapson-Fatol®) in höherer Dosierung von 200–300 mg/d hat sich in einer Studie bei einem Teil der Patienten als effizient erwiesen. Wegen des Risikos von Nebenwirkungen empfehlen wir in leichteren Fällen einen Behandlungsversuch mit 200 mg/d als Initialdosis.

Kasuistisch mitgeteilt wurde die erfolgreiche Behandlung beider Pemphigusvarianten mit *Cyclosporin A* (Sandimmun® Lösung) in einer Dosis von 3,5–6,5 mg/kg KG/d und der Einsatz der *Plasmapherese* bei ansonsten therapierefraktären Patienten.

Zusätzlich zur systemischen Therapie werden je nach Ausdehnung und Akuität der Erkrankung lokal Kortikosteroide appliziert; z.B. anfangs 0,05 % Triamcinolonacetat und nach 1–2 Wochen, je nach klinischem Verlauf, 1 % Hydrocortison in Cremegrundlage. Evtl. sind auch „weiche" Lokalkortikosteroide neueren Typs angezeigt (Advantan®, Dermatop® u. ä.). Auf Sekundärinfektionen der Haut ist zu achten. Als prophylaktische Maßnahme ist die Langzeitanwendung von Sonnenschutzcremes zu empfehlen; ein vorausgehender Lichttest ist in vielen Fällen sinnvoll.

Literatur

Amerian ML, Ahmed AR (1985) Pemphigus foliaceus: Senear-Usher syndrome. Int J Dermatol 24: 16–25
Balda BR, Rosenzweig D (1986) Cyclosporin A in der Behandlung von Pemphigus foliaceus und Pemphigus erythematosus. Hautarzt 37: 454–457
Bassett N, Guillot B, Michel B et al. (1987) Dapsone as initial treatment in superficial pemphigus. Arch Dermatol 123: 783–785
Cintin C, Joffe P (1992) Pemphigus foliaceus treated successfully with plasma exchange. Int J Dermatol 31: 871–872
Hymes SR, Jordon RE (1992) Pemphigus foliaceus. Use of antimalarial agents as adjuvant therapy. Arch Dermatol 128: 1462–1464
Roujeau J, Andre C, Fabre JM et al. (1983) Plasma exchange in pemphigus. Arch Dermatol 119: 215–221

17.7.2 Brasilianischer Pemphigus

Synonym: Fogo selvagem

Der *brasilianische Pemphigus* ist eine endemische Variante des P. foliaceus, die vorwiegend in den ländlichen Regionen von Brasilien auftritt. Ca. 15 000 Fälle dieser Erkrankung wurden bislang in südamerikanischen Ländern registriert. In erster Linie sind Kinder und jüngere Erwachsene betroffen, die auf dem Land handwerklich tätig sind.
Klinisch findet sich oberflächliche Blasenbildung mit zellreichen Krusten bis hin zur ausgedehnten exfoliativen Erythrodermie. Eine jüngst erschienene Studie zur Analyse von Risikofaktoren belegt, daß chronische Exposition mit einer Schwarzfliege der Familie *Simuliidae (S. pruinosum)* ein Risikofaktor für das Auftreten des brasilianischen Pemphigus ist. Dabei wird angenommen, daß IgG_4-Antikörper die gegen Simuliidenantigene gerichtet sind mit epidermalen Antigenen kreuzreagieren und zur epidermalen Akantholyse führen. Andere Autoren fanden eine Erhöhung des *Thymosin-a_1* und nehmen eine virale Ätiologie an. *Histologisch* entspricht das Krankheitsbild einem P. foliaceus.

Behandlung. Bevorzugt werden systemische Kortikosteroide in einer Anfangsdosis von 40–60 mg/d Prednisolon (Decortin® H, Predni-H®, Urbason®) verabreicht. Alternativ kann ein Behandlungsversuch mit Antimalariamitteln, z. B. Hydroxychloroquin (Quensyl®) 2 × 200 mg/d, durchgeführt werden. Die Empfehlungen für die Lokalterapie entsprechen denen bei P. foliaceus bzw. P. erythematosus. In sonnenreichen Ländern sollte man vor allem auf eine Lichtprovokation achten und entsprechenden Lichtschutz betreiben. In Brasilien wird die lokale Anwendung von Teerpasten praktiziert. Gelegentlich kommen spontane Remissionen vor.

Literatur

Diaz LA, Sampaio SA, Rivitti EA et al. (1989) Endemic pemphigus foliaceus (fogo selvagem): I. Clinical features and immunopathology. J Am Acad Dermatol 20: 657–669
Diaz LA, Sampaio SA, Rivitti EA et al. (1989) Endemic pemphigus foliaceus (fogo sevalgem): II. Current and historic epidemiologic studies. J Invest Dermatol 92: 4–12
Lombardi C, Borges PC, Chaul A et al. (1992) Environmental risk factors in endemic pemphigus foliaceus (fogo selvagem). J Invest Dermatol 98: 847–850
Roscoe JT, Naylor PH, Diaz LA, et al. (1986) Elevated thymosin alpha 1 levels in Brasilian pemphigus foliaceus. Br J Dermatol 115: 147–150

17.7.3 Arzneimittelinduzierter Pemphigus

Nur selten kann ein *Arzneimittel als Provokationsfaktor* für einen Pemphigus eruiert werden. Die arzneimittelinduzierten Pemphigusvarianten ähneln klinisch und histologisch dem idiopathischen P. vulgaris, öfter aber einem P. foliaceus oder P. erythematosus. Als häufigster medikamentöser Auslöser eines Pemphigus wird *D-Penicillamin* angegeben. Pemphigusähnliche Läsionen können bei ca. 7 % aller D-Penicillamin-behandelten Kranken nach einem Behandlungszeitraum von mehr als 6 Monaten beobachtet werden. Die anderen pemphigusinduzierenden Medikamente können in 2 Gruppen eingeteilt werden:
● Medikamente, *die eine Sulfhydrylgruppe (SH) in ihrer Struktur aufweisen* und damit der

Tabelle 17.13. Medikamente, die einen Pemphigus auslösen oder aggravieren können

SH-gruppenhaltige Medikamente	Andere, nicht SH-gruppenhaltige Medikamente
D-Penicillamin Captopril Natriumthiomalat bzw. -sulfat Thiopronin Pyritinol u. a. *Ferner:* Radiotherapie, UV-Phototherapie	Penicillin Ampicillin und andere Penicillinderivate Cefalexin und andere Cephalosporine Phenobarbital und andere Barbiturate Phenylbutazon und andere Pyrazolderivate Piroxicam, Propranolol, Levodopa, Rifampicin u. v. a.

chemischen Struktur des D-Penicillamins ähnlich sind. Häufigster Vertreter dieser Gruppe ist beispielsweise Captopril;
- andere, *nicht-SH-gruppenhaltige Medikamente*. Dazu gehören Antibiotika wie Penicillinderivate, aber auch Rifampicin, nichtsteroidale Antiphlogistika, Barbiturate u. v. a. (s. Tabelle 17.13). Manche davon werden bei der Metabolisierung in eine Thiolverbindung umgewandelt, andere weisen Schwefelreste in einer Ringstruktur auf.

Ein gemeinsames Merkmal aller pemphigusinduzierenden Medikamente ist jedoch nicht auszumachen. Eine Voraussetzung für die Manifestation der Erkrankung scheint auch eine Disposition zu sein.

In der *1. Gruppe* findet sich häufig das klinische Bild eines P. foliaceus oder P. erythematosus, in der *2. Gruppe* wird gelegentlich ein idiopathischer P. vulgaris imitiert. Klinisch sind Fälle dokumentiert, in denen sich der arzneimittelinduzierte Pemphigus nach Absetzen des verdächtigen Medikamentes vollständig zurückbildete. Bei anderen Kranken kam es trotz Absetzen zum Fortbestand der Erkrankung. In einer retrospektiven Literaturübersicht zeigten 39,4% bzw. 52,6% der Fälle, die durch Penicillamin bzw. andere SH-haltige Medikamente ausgelöst wurden, eine Remission nach Absetzen des Provokationsfaktors. Demgegenüber kam es nur bei 15% der Pemphiguspatienten, die andere Medikamente erhalten hatten, zu einer Rückbildung des Krankheitsbildes, so daß man dem Medikament lediglich die Wirkung eines *Triggerfaktors* zumessen muß.

Behandlung. Bei Verdacht auf einen medikamentös induzierten Pemphigus sollten die in Frage kommenden Medikamente unverzüglich abgesetzt oder, falls erforderlich, durch andere Substanzklassen ersetzt werden. Im Einzelfall ist in Abhängigkeit von der Schwere der Blasenbildung zu entscheiden, ob diese Maßnahme allein ausreicht. Eventuell sind lokal Kortikosteroide einzusetzen. Zur schnelleren Abheilung können systemisch Kortikosteroide verabreicht werden: 30–40 mg/d Prednisolon (Predni-H®, Urbason®, Decortin® H) über 2–3 Wochen, anschließend schrittweise Dosisreduktion bis zum Auslaßversuch.

Alternativ zur systemischen Kortikosteroidtherapie kann eine Behandlung mit Tetracyclinen (Dosis: 1000 mg/d; z.B. Hostacyclin® 500 Filmtbl.) versucht werden. Sollte es nach Absetzen der bisherigen Medikamente bzw. der systemischen Kortikosteroide weiterhin zur Blasenbildung kommen, so ist von einem medikamentös getriggerten, klassischen P. vulgaris auszugehen.

Literatur

Anhalt GJ (1989) Drug-induced pemphigus. Semin Dermatol 8: 166–172

Civatte J (1989) Durch Medikamente induzierte Pemphiguserkrankungen. Dermatol Monatsschr 175: 1–7

Kaplan RP, Potter TS, Fox JN (1992) Drug-induced pemphigus related to angiotensin-converting enzyme inhibitors. J Am Acad Dermatol 26: 364–366

Ruocco V, Pisani M (1982) Induced Pemphigus. Arch Dermatol Res 274: 123–140

Ruocco VR, Sacerdoti G (1991) Pemphigus and bullous pemphigoid due to drugs. Int J Dermatol 30: 307–312

Shelton RM (1991) Pemphigus foliaceus associated with enalapril. J Am Acad Dermatol 24: 503–504

Verdier-Sevrain S, Joly P, Thomine E et al. (1994) Thiopronine-induced herpetiform pemphigus: report of a case studied by immunoelectronmicroscopy and immunoblot analysis. Br J Dermatol 130: 238–240

Wolf R, Tamir A, Brenner S (1991) Drug-induced versus drug-triggered pemphigus. Dermatologica 182: 207–210

17.7.4 Malignomassoziierter und paraneoplastischer Pemphigus

Die Inzidenz maligner Tumoren wird bei Patienten mit Pemphigus als erhöht angesehen, obwohl Untersuchungen an größeren Patientenzahlen mit hoher Signifikanz fehlen. Ungewöhnliche Krankheitsbilder mit bullöser Komponente sollten jedenfalls an einen malignomassoziierten bzw. einen paraneoplastischen Pemphigus denken lassen und Anlaß genug sein, eine Tumorsuche durchzuführen.

● Gelegentlich können Patienten beobachtet werden, bei denen in relativ kurzem zeitlichem Zusammenhang mit dem Auftreten eines Pemphigus ein maligner Tumor diagnostiziert wird. Mindestens 60 Fälle eines *malignomassoziierten Pemphigus* sind bislang im Schrifttum mitgeteilt. Klinisch entsprechen die Hautveränderungen entweder einem P. vulgaris oder einem P. foliaceus bzw. P. erythematosus. Männer werden offenbar bevorzugt betroffen. Bei Patienten mit malignomassoziiertem P. vulgaris wird zuerst die blasenbildende Dermatose klinisch sichtbar, und anschließend tritt ggf. die Tumorerkrankung auf. Demgegenüber wurden bei der Mehrzahl der Patienten mit dem klinischen Bild eines P. foliaceus resp. P. erythematosus die bullösen Veränderungen erst *nach* der Diagnose des Tumors beschrieben. Beim P. vulgaris handelte es sich vorwiegend um Kaposisarkome, gefolgt von chronisch-lymphatischer Leukämie, Non-Hodgkin-Lymphomen u.a. Auch Einzelfälle mit soliden malignen Tumoren anderer Organe wurden nachgewiesen, z.B. im weiblichen Genitalapparat, in Lunge, Ösophagus u.a. Die *Prognose* wurde im Einzelfall von der Tumorerkrankung bestimmt. Bei totaler Entfernung bzw. ausreichender sonstiger Behandlung des Tumors war auch die Prognose der bullösen Dermatose durchaus günstig. Bei dem selteneren klinischen Bild des malignomassoziierten P. foliaceus bzw. erythematosus wurden überwiegend benigne oder maligne Thymome nachgewiesen.

● Vom malignomassoziierten Pemphigus wurde in den letzten Jahren eine andere Entität genauer abgegrenzt, der *paraneoplastische Pemphigus*, der ein charakteristisches Muster im „antigen-mapping" erkennen läßt. Er zeigt klinisch, histologisch und immunserologisch einige Besonderheiten: Die Läsionen entsprechen nicht dem klassischen Pemphigus, sondern sie stellen sich eher polymorph dar, meist an ein Mischbild von Erythema exsudativum multiforme und P. vulgaris erinnernd. Auch die Schleimhäute, z.B. Lippen bzw. Mundhöhle, können in den Krankheitsprozess einbezogen sein, so daß eine *schmerzhafte Mukositis* entsteht. Malignome, die mit einem paraneoplastischen Pemphigus assoziiert vorkommen, sind Non-Hodgkin-Lymphome, CLL, Thymome und undifferenzierte Sarkome. *Histologisch* finden sich suprabasale Akantholyse, Dyskeratosen sowie Vakuolisierung der basalen Keratinozyten. Immunhistologisch sind intraepidermal und entlang der Basalmembran Ablagerungen von IgG und Komplement C3 nachzuweisen. In der Immunpräzipitation von Patientenserum findet sich nicht das typische Muster eines P. vulgaris, sondern mehrere Autoantikörper, die gegen *Desmoplakin I* (250 kD), *Desmoplakin II* (210 kD), das *BP-Antigen* (230 kD) sowie ein *190 kD-Protein* gerichtet sind.

Tabelle 17.14. Varianten des malignomassoziierten Pemphigus

Typ P. vulgaris	**Typ paraneoplastischer Pemphigus** (polymorpher, EM-artiger)	**Typ P. erythematosus**
Zuerst bullöse Veränderungen, dann Tumor	Tumor und bullöse Veränderungen zugleich	Zuerst der Tumor, dann bullöse Veränderungen
▷ *Assoziation:* KS, Lymphome, solide Tumoren	▷ *Assoziation:* Lymphome, Thymome, Sarkome Auto-AK gegen – Desmoplakin I – Desmoplakin II – BP-Antigen – 190-kD-Antigen	▷ *Assoziation:* Thymome

Tabelle 17.15. Antigen-Determinanten und ihre klinische Assoziation

Antigene	Auto-Antikörper vorhanden bei
Plakoglobin 85 kD	Pemphigus vulgaris
E-Cadherin 130 kD	Pemphigus vulgaris
Desmoglein 160 kD	Pemphigus foliaceus
BP-Antigen 180 kD	bullösem Pemphigoid II
Unbenannt (190 kD-Protein)	paraneoplastischem Pemphigus
Desmoplakin II 210 kD	paraneoplastischem Pemphigus
BP-Antigen 230–240 kD (hemidesmosomal)	bullösem Pemphigoid I
Desmoplakin I 250 kD	paraneoplastischem Pemphigus
Typ VII-Prokollagen 290 kD	Epidermolysis bullosa acquisita

Behandlung. Verlauf und Prognose werden durch die Tumorerkrankung bestimmt. In den bislang mitgeteilten Kasuistiken war der Verlauf meist letal. Therapeutische Interventionen beim paraneoplastischen Pemphigus waren bisher weitgehend erfolglos; hochdosierte Kortikosteroide, Pulstherapie und Kombination mit Azathioprin scheiterten. In einem Fall ließ sich ein günstiges Ergebnis mit CyA 5 mg/kg KG/d erreichen. Ansonsten ist die umgehende Entfernung des assoziierten Malignoms zu empfehlen.

Literatur

Anhalt GJ, Kim SC, Stanley JR et al. (1990) Paraneoplastic pemphigus. N Engl J Med 323: 1729–1735

Camisa C, Helm TN, Liu YC et al. (1992) Paraneoplastic pemphigus: a report of three cases including one long-term survivor. J Am Acad Dermatol 27: 547–553

Fullerton SH, Woodley DT, Smoller BR et al. (1992) Paraneoplastic pemphigus with autoantibody deposition in bronchial epithelium after autologous bone marrow transplantation. JAMA 267: 1500–1502

Horn TD, Anhalt GJ (1992) Histologic features of paraneoplastic pemphigus. Arch Dermatol 128: 1091–1095

Oursler JR, Labib RS, Ariss-Abdo L et al. (1992) Human autoantibodies against desmoplakins in paraneoplastic pemphigus. J Clin Invest 323: 1775–1782

Younis J, Ahmed AR (1990) The relationship of pemphigus to neoplasia. J Am Acad Dermatol 23: 498–502

17.8 Subkorneale Pustulose (Sneddon-Wilkinson)

Bei der subkornealen Pustulose liegt eine oberflächliche, subkorneal lokalisierte sterile Blasenbildung mit Ansammlung zahlreicher Granulozyten vor. Prädilektionsstellen sind die Hautfalten und die Beugeseiten der Extremitäten. Handflächen und Fußsohlen können manchmal betroffen sein, Schleimhautmanifestationen treten nicht auf. Es imponieren flache Blasen, die sich leicht eröffnen und unter Krustenbildung abheilen. Assoziationen mit Gammopathien vornehmlich vom IgA-Typ sind beschrieben. Diese Symptomkoinzidenz wird von einigen Autoren unter dem Namen „*IgA-lineare Pustulose*" als eigenständige Entität von der subkornealen Pustulose abgegrenzt.

Behandlung. Hierzu ist am ehesten Diaminodiphenylsulfon (DADPS; Dapson-Fatol®) in einer Dosierung von 75–200 mg/d erfolgversprechend. Eine Besserung ist nach ca. 7–10 Tagen zu erwarten, so daß die Dosis allmählich auf ein Minimum reduziert werden kann. Falls die Erkrankung nach 3 Wochen therapierefraktär ist, kann zusätzlich PUVA verordnet werden. Orales Etretinat (Tigason®) oder Acitretin (Neotigason®) in mittlerer Dosierung (0,5 mg/kg KG/d) kann in Einzelfällen versucht werden, evtl. als Kombination mit PUVA (RePUVA).

Literatur

Iandoli R, Monfrecola G (1987) Treatment of subcorneal pustulosis with etretinate. Dermatologica 175: 235–238

Sneddon JB, Wilkinson DS (1979) Subcorneal pustular dermatosis. Br J Dermatol 100: 61–68

Todd DJ, Bingham EA, Walsh M, Burrows D (1991) Subcorneal pustular dermatosis and IgA paraproteinaemia: response to both etretinate and PUVA. Br J Dermatol 125 387–389

17.9 Pemphigus chronicus benignus familiaris

Synonym: M. Hailey-Hailey

Diese bullöse Dermatose wird vermutlich *autosomal-dominant* vererbt und tritt gewöhnlich erstmals während der Pubertät auf, oft begleitet von intensivem Pruritus. Eine positive Familienanamnese findet sich allerdings nur in 70 % der Fälle. Offenbar ist die Penetranz der Erkrankung variabel. Prädilektionsstellen sind die Hautfalten bzw. die Hautbereiche mit erhöhter Feuchtigkeit (Schwitzen) und mechanischer Friktion, z. B. der Hals, die Achselhöhlen, der submammäre Hautbereich und die Leisten. Dabei gelten oberflächliche Infektionen mit Staphylokokken oder Candida albicans sowie Wärme und Mazeration als Provokationsfaktoren. *Klinisch* finden sich schlaffe Blasen auf normaler oder erythematöser Haut, die leicht platzen und in Krusten übergehen. Sekundärinfektionen sind häufig.
Histologisch zeigt sich ein dem Pemphigus vulgaris ähnliches Bild mit suprabasal lokalisierter, akantholytischer Blasenbildung; allerdings *fehlt* der Nachweis intraepithelialer IgG-Antikörper. Offenbar ist die Proteinzusammensetzung der Desmosomen fehlerhaft und die Keratinozytenadhäsion herabgesetzt. Möglicherweise liegt beim M. Hailey-Hailey, wie beim M. Darier, ein Desmosomendefekt vor.
Der Verlauf der Erkrankung ist ausgesprochen chronisch, doch erfährt ein Teil der Patienten mit zunehmendem Lebensalter eine spontane Besserung.

Behandlung. In erster Linie wird man versuchen, die befallenen Areale lokal mit milden Wundauflagen (z. B. Adaptic®, Branolind®) und mit kortikosteroidhaltigen Externa allein oder in Kombination mit lokalen Antibiotika bzw. lokalen Antimykotika zu behandeln (z. B. Sofra-Tüll®). Feuchtigkeit ist möglichst zu meiden, und bei nässenden Stellen muß lokal austrocknend behandelt werden (Farbstoffe, Pasten etc.). Beispielweise können akut betroffene Areale mit Solutio Castellani farblos oder Brillantgrün wäßrig 0,1 % betupft werden. Verkrustete, abheilende Stellen werden mit einer kortikosteroidhaltigen Creme leicht eingerieben und mit weicher Zinkpaste abgedeckt.

Potente, fluorierte *Lokalkortikosteroide* erweisen sich immer wieder als wirksam und sind gut geeignet, um einen akuten Schub abzufangen. Doch gerade die Lokalisation der Erkrankung im Bereich der Hautfalten ist mit Nebenwirkungen (Steroidatrophie, Striae) verbunden. Daher sollte ihre Anwendung nur über kurze Zeit erfolgen. Bewährt hat sich unserer Erfahrung nach die Applikation von 0,05 % Triamcinolonacetonid in Cremegrundlage 2 ×/d. Ein Behandlungszyklus sollte 3–4 Wochen nicht überschreiten. Auch neuere, weiche Kortikosteroide, z. B. Prednicarbat (Dermatop®), haben sich in unseren Händen bewährt.

Falls eine mykotische Superinfektion nachgewiesen werden kann – meist handelt es sich um Candida albicans – ist eine Therapie mit einem antimykotischen Wirkstoff indiziert (z. B. Candio-Hermal® Softpaste, Canesten®).

Bei massiver bakterieller oder mykotischer Superinfektion ist eine gleichzeitige *systemische Behandlung* mit Antibiotika bzw. Antimykotika empfehlenswert. Zur systemischen Antibiose verordnen wir Flucloxacillin (Staphylex® 500 Kps. 3 ×2/d) bzw. bei Kontraindikation von Penicillin Erythromycin (z. B. Duraerythromycin® Kps. 3 ×2/d) jeweils über 7–10 Tage. Als systemisches Antimykotikum empfiehlt sich Ketoconazol (Nizoral®) 1 Tbl./d über 10 Tage.

Eine intensive Lokaltherapie führt meist nicht zu einer kompletten Remission des Krankheitsbildes, wohl aber zu einer deutlichen Besserung. Die meisten Patienten werden mit dem Ergebnis der externen Therapie zufrieden sein, bei einem kleineren Teil der Kranken ist eine systemische Therapie erforderlich.

Systemische Maßnahmen. Für Fälle, die durch eine Lokaltherapie nicht zufriedenstellend angegangen und zum Stillstand gebracht werden können, bietet sich eine Reihe von Therapeutika aus der Gruppe der Immunsuppressiva bzw. der Immunmodulatoren an. Da es sich um ein seltenes Krankheitsbild handelt, beschränken sich die bisherigen Behandlungserfahrungen auf kasuistische Mitteilungen.

Die Gabe von *systemischen Kortikosteroiden* kann in erster Linie versucht werden. Um einen ausreichenden morbostatischen Effekt zu erzielen, sind meist Prednisolondosen von ca. 30–40 mg/d erforderlich (Predni-H®, Decortin® H, Urbason®). Eine Langzeittherapie mit systemischen Kortikosteroiden sollte in Anbetracht der insgesamt guten Prognose der Erkrankung nach Möglichkeit vermieden werden. Der Einsatz systemischer Kortikosteroide sollte sich auf akute Schübe beschränken und nur wenige Wochen bis zur klinischen Besserung fortgesetzt werden.

Als therapeutische Alternative bietet sich *Diaminodiphenylsulfon* (DADPS, Dapson-Fatol®) in einer Dosis von 50–150 mg/d an. Auch *Vitamin E* kann versucht werden, doch ist es eher als adjuvantes Therapeutikum aufzufassen (Dosis: 1000 mg/d). Eine weitere therapeutische Alternative sind *orale Retinoide*. In therapierefraktären Fällen wird man einen Versuch mit Acitretin (Neotigason®) in einer Dosis von 0,35 mg/kg KG/d einleiten und ggf. die Behandlung über 6–8 Wochen in dieser Dosishöhe fortsetzen.

In einem Fall konnte ein gutes therapeutisches Ergebnis durch den Einsatz von *Thalidomid* (300 mg/d über 8 Tage, dann 200 mg/d über 3 Wochen) erzielt werden. Dieses Präparat ist auf dem deutschen Arzneimittelmarkt nicht zugelassen, kann aber auf Anfrage bei der Herstellerfirma Grünenthal bezogen werden. Weitere Zytostatika, die versucht werden können, sind Methotrexat (15 mg/Woche i.m.) und Cyclosporin A (Sandimmun® Lösung) (Dosis: 5 mg/kg KG/d). In jedem Fall sind Nutzen und Risiko der Therapie gegeneinander abzuwägen, da schwerwiegende Nebenwirkungen auftreten können.

Operative und physikalische Maßnahmen. In der Vergangenheit ist versucht worden, den Pemphigus chronicus benignus familiaris mit Röntgenbestrahlungen zu behandeln. Heute sollte man auf dieses Therapieverfahren wegen des Auftretens von semimalignen und malignen epithelialen Tumoren als Spätfolge eher verzichten.

Andere Techniken sind eine *CO_2-Laseranwendung* sowie die *Dermabrasio*. Beide Verfahren sind neben der gelegentlich noch geübten totalen Exzision der befallenen Hautareale (mit nachfolgender plastischer Deckung) weniger aufwendig und für den Patienten nicht besonders belastend. Dabei sollte nach unseren Erfahrungen das Verfahren großflächig erfolgen und die gesunde Haut über die Grenzen der Läsionen 1–2 cm hinausgehend miterfassen. Offenbar wird jedoch das schadhafte Epithel von den Schweißdrüsen- und Follikelepithelien restauriert, denn bereits 6 Monate–1 Jahr später können *Lokalrezidive* auftreten. In hartnäckigen Fällen kann eine *PUVA-Therapie* versucht werden. Günstige Behandlungsergebnisse sind in manchen Fällen auch durch *Kryotherapie* zu erzielen. Eine elektrokaustische Behandlung der Hautläsionen erscheint weniger vorteilhaft, da die Narbenbildung kosmetisch nicht akzeptabel ist.

Insgesamt blieb die Behandlung des M. Hailey-Hailey bis heute unbefriedigend; ein wirksames Therapiekonzept fehlt, so daß unter Hinzuziehung einer Reihe von Verfahren ein Nachlassen der allgemeinen Akuität der Dermatose abgewartet werden muß.

Literatur

Ayres S Jr (1983) Hailey-Hailey disease: response to vitamin E therapy. Arch Dermatol 119: 450

Burge SM (1992) Hailey-Hailey disease: the clinical features, response to treatment and prognosis. Br J Dermatol 126: 275–282

Don PC, Carney PS, Lynch WS et al. (1987) Carbon dioxide laser abrasion: a new approach to management of familial benign chronic pemphigus (Hailey-Hailey disease). J Dermatol Surg Oncol 13: 1187–1194

Fairris GM, White JE, Leppard BJ, Goodwin PG (1986) Methotrexate for intractable benign familial chronic pemphigus. Br J Dermatol 115: 640

Galimberti RL, Kowalczuk AM, Bianchi O et al. (1988) Chronic benign familial pemphigus. Int J Dermatol 27: 495–500

Hums R (1984) PUVA-Therapie bei Pemphigus chronicus benignus familiaris. Dermatol Monatsschr 170: 715–718

Ikeda S, Suga Y, Ogawa H (1993) Successful management of Hailey-Hailey disease with potent topical steroid ointment. J Dermatol Sci 5: 205–211

Kartamaa M, Reitamo S (1992) Familial benign chronic pemphigus (Hailey-Hailey disease). Treatment with carbon dioxide laser vaporization. Arch Dermatol 128: 646–648

Kauten JR, Zook EG, Kumar AA, Kinkead LR (1982) Surgical management of familial benign chronic pemphigus by excision and primary closure. Ann Plast Surg 9: 337–343

Kirtschig G, Gieler U, Happle R (1993) Treatment of Hailey-Hailey disease by dermabrasion. J Am Acad Dermatol 28: 784–786

McElroy JA, Mehregan DA, Roenigk RK (1990) Carbon dioxide laser vaporization of recalcitrant symptomatic plaques of Hailey-Hailey disease and Darier's disease. J Am Acad Dermatol 23: 893–897

Ormerod AD, Duncan J, Stankler L (1991) Benign familial pemphigus responsive to cyclosporin, a possible role for cellular immunity in pathogenesis. Br J Dermatol 124: 299–305

Peled I, Weinrauch L, Kaplan H, Wexler MR (1980) Surgical management of Hailey-Hailey disease: report of a case. J Dermatol Surg Oncol 6: 662–663

Quitadamo MJ, Spencer SK (1991) Surgical management of Hailey-Hailey disease (letter). J Am Acad Dermatol 25: 342–343

Schnitzler L (1984) Effect bénéfique de la thalidomide dans un cas de pemphigus de Hailey-Hailey (letter). Ann Dermatol Venereol 111: 285–286

Sire DJ, Johnson BL (1971) Benign familial chronic pemphigus treated with dapsone. Arch Dermatol 103: 262–265

17.10 Epidermolysis bullosa acquisita

Die *Epidermolysis bullosa acquisita (EBA)* ist eine relativ seltene, chronisch-rezidivierende bullöse Erkrankung, die sich meist erst im Erwachsenenalter manifestiert. Offenbar handelt es sich um eine erworbene Autoimmundermatose, bei der *Autoantikörper gegen das Kollagen Typ VII* gebildet werden, so daß die Widerstandsfähigkeit der dermoepidermalen Verbindung angegriffen wird. Dieser Kollagentyp ist fast ausschließlich in der Basalmembranzone geschichteter Epithelien vorhanden (sog. „anchoring fibrils"), so z. B. im Bereich der Lamina densa.

Klinisch ist das Auftreten schlaffer Blasen, die durch Minimaltraumen induziert werden, charakteristisch. In der Regel sind die Blasen an den Streckseiten der Extremitäten lokalisiert und heilen unter Zurücklassen von atrophischen Narben und Milien ab. Eine Beteiligung der Mundschleimhaut (weicher Gaumen, Zunge, Gingiva) sowie Ausdehnung der EBA auf Larynx und Ösophagus wurden oft beschrieben. Auch Augenbeteiligung kann vorkommen und zu Vernarbungen bzw. Synechien im Bereich der Konjunktiven führen.

Histologisch findet sich die Blasenbildung subepidermal mit oder ohne Neutrophilenansammlung; sie ist elektronenmikroskopisch unterhalb der Basallamina gelegen identifizierbar. In der indirekten Immunfluoreszenz sind entlang der Basalmembran meist IgG- und gelegentlich auch C3-Ablagerungen zu finden, ähnlich wie beim bullösen Pemphigoid. Auch zirkulierende Antibasalmembranantikörper vom IgG-Typ können vorkommen.

● Die differentialdiagnostische Abgrenzung gegenüber dem bullösen Pemphigoid ist aufgrund klinischer und histologischer Kriterien manchmal nicht einfach. Eine Unterscheidung ist aber erforderlich, da die EBA im allgemeinen eine schlechtere Prognose als das bullöse Pemphigoid hat und daher aggressivere Therapieverfahren voraussetzt. Hilfreich ist hier die direkte Immunfluoreszenz an einer Hautprobe, die aus klinisch gesunder Haut entnommen und in eine 1-molaren NaCl-Lösung gelegt wird. Durch diese Prozedur tritt eine Kontinuitätstrennung in der Ebene der Lamina lucida auf, wobei sich die Immunglobuline bei der EBA am Blasengrund, beim bullösen Pemphigoid hingegen am Blasendach oder am Blasengrund finden. Laminin und Typ IV-Kollagen lagern sich bei der EBA am Blasendach, beim BP hingegen am Blasengrund („*antigen mapping*") ab. Weiteres Unterscheidungskriterium zwischen EBA und bullösem Pemphigoid ist die Expression bestimmter Integrine, die bei der EBA immunhistologisch nachgewiesen werden können und beim bullösen Pemphigoid fehlen.

Zur differentialdiagnostischen Abgrenzung EBA gegen BP kann auch das *Immunoblotting-Verfahren* genutzt werden: Serum von EBA-Patienten reagiert gegen ein *dermales 250–300 (290) kD-Protein*, das offenbar der C-terminalen Domäne des Typ VII-Prokollagens entspricht; demgegenüber ist beim Serum von BP-Patienten die Reaktion gegen ein 230 kD-Protein gerichtet. Bei der

Tabelle 17.16. Abgrenzung von Epidermolysis bullosa acquisita (EBA) gegenüber dem bullösem Pemphigoid (BP)

Direkte Immunfluoreszenz an klinisch unauffälliger Haut
Einbringen einer entnommenen Hautprobe in eine 1-mol/l-NaCl-Lösung → Kontinuitätstrennung im Bereich der Lamina densa
EBA: IgA-Ablagerungen am Blasengrund
BP: IgA-Ablagerungen am Blasendach oder Blasengrund

„Antigen mapping" mit Antikörpern gegen Laminin, Kollagen IV
EBA: Anheftung der AK am Blasendach
BP: Anheftung der AK am Blasengrund

Immunoblotting von Patientenserum mit Hautproteinen
EBA: Reaktion mit einem 250–300 kD-Protein
BP: Reaktion mit einem 230 kD-Protein

Elektronenmikroskopie
EBA: Ig-Ablagerungen unterhalb der Lamina densa
BP: Ig-Ablagerungen an den Hemidesmosomen

---

ultrastrukturellen Immunhistochemie befinden sich Immunglobulinablagerungen unterhalb der Lamina densa, beim bullösen Pemphigoid hingegen an den Hemidesmosomen.

Behandlung. Insgesamt ist die EBA außerordentlich schwer zu behandeln. Da die Krankheit selten ist, ist es verständlich, daß kontrollierte klinische Studien fehlen, so daß hier nur eigene Erfahrungen wiedergegeben bzw. über kasuistische Mitteilungen aus dem Schriftum berichtet werden kann. Alle EBA-Patienten bedürfen einer Langzeittherapie.
Nicht selten zeigen EBA-Patienten eine Resistenz gegenüber systemischen Kortikosteroiden. Dennoch ist das initiale Therapiekonzept die systemische Anwendung von Kortikosteroiden (Anfangsdosis: 60–80 mg/d Prednisolon) in Kombination mit Azathioprin (Imurek®, Zytrim®; Dosis: 1–2 mg/kg KG/d).
Alternativ zum Azathioprin können die immunsuppressiven und kortikosteroidsparenden Eigenschaften von Cyclophosphamid (Dosis: 50 mg/d) oder Methotrexat (Dosis: 25 mg/Woche p.o. oder i.m.) genutzt werden. Kasuistische Mitteilungen belegen auch die Wirksamkeit von Gold (Dosis: 50 mg/Woche i.m.). In einigen Fällen hat sich Cyclosporin A allein oder in Verbindung mit oralem Prednisolon (Anfangsdosis 2–6 mg/kg KG/d) als wirksam gezeigt.
Neuerdings wurde berichtet, daß Infusionen mit Immunglobulin G einen ansonsten therapierefraktären Verlauf von EBA günstig beeinflußt haben. Hierzu wurde IgG i.v., 400 mg/kg KG/d (z.B. Polyglobulin®), über 4 Tage verabreicht und diese Behandlung alle 2 Wochen wiederholt. Nach 4 Zyklen konnte die vorbestehende kombinierte Prednisolon/CyA-Dosis reduziert werden, und die zirkulierenden IgG-Antikörper verschwanden. Auch in einem eigenen weiteren Fall haben wir i.v.-Gaben von Immunglobulinen eingesetzt (Venimmun®) und ein günstiges Ergebnis wenn auch keine Abheilung erzielt.

Literatur

Crow LL, Finkle JP, Gammon WR, Woodley DT (1988) Clearing of epidermolysis bullosa acquisita with cyclosporine. J Am Acad Dermatol 19: 937–942
Gammon WR, Briggaman RA, Inman AO et al. (1984) Differentiating anti-lamina lucida and sublamina densa anti-BMZ antibodies by indirect immunofluorescence on 1.0 M sodium chloride-separated skin. J Invest Dermatol 82: 139–144
Gammon WR (1991) Epidermolysis bullosa acquisita: a disease of autoimmunity to type VII collagen. J Autoimmun 4: 59–71
Livden JK, Nilson R (1979) Acquired epidermolysis bullosa treated with a gold compound. Acta Derm Venereol 59: 378–379
Meier F, Sönnichsen K, Schaumburg-Lever G et al. (1993) Epidermolysis bullosa acquisita: efficacy of high-dose intravenous immunoglobulins. J Am Acad Dermatol 29: 334–337
Merle C, Blanc D, Zultak M et al. (1990) Intractable epidermolysis bullosa acquisita: efficacy of cyclosporin. Dermatologica 181: 44–47
Michalaki H, Staquet MJ, Cerri A et al. (1990) Expression of the α6/β4 integrin in lesional skin differentiates bullous pemphigoid (BP) from epidermolysis bullosa acquisita (EBA). J Invest Dermatol 98: 204–208
Nieboer C, Boorsma DM, Woerdeman MJ et al. (1980) Epidermolysis bullosa acquisita. Br J Dermatol 102: 383–392
Woodley DT, Brigggaman RA, Gammon WR (1988) Review and update of epidermolysis bullosa acquisita. Semin Dermatol 7: 111–122

Yaoita H, Briggaman RA, Lawley TJ et al. (1981) Epidermolysis bullosa acquisita: ultrastructural and immunological studies. J Invest Dermatol 76: 288–292

Zachariae H (1987) Cyclosporine A in epidermolysis bullosa acquisita. J Am Acad Dermatol 17: 1058–1059

17.11 Hinweise zur Anwendung von DADPS bei bullösen Dermatosen

Die Behandlung mit Diaminodiphenylsulfon (DADPS), die bei vielen bullösen Dermatosen praktiziert wird, kann problematisch sein. DADPS ist ein Sulfon, das offensichtlich als Antagonist der p-Aminobenzoesäure und durch Hemmung der Folatsynthetase seine Wirksamkeit im Organismus entfaltet. Eingesetzt wird es bei einer Reihe von dermatologischen Krankheiten, meist in einer Dosierung von 1–2 mg/kg KG/d; die Resorption ist vollständig, nach 2–6 h wird die maximale Konzentration im Plasma erreicht (1,2–1,4 mg/l bei 100 mg/d). Das Präparat wird zu 70–80 % an Albumin gebunden, seine Bioverfügbarkeit ist gut. Die Halbwertszeit liegt bei 10–50 h. Da in vielen Fällen chronische oder chronisch-rezidivierende Indikationen vorliegen, ist eine langfristige Dosierung von ca. 50–150 mg/d notwendig, die mit Unterbrechungen (z. B. Samstag-Sonntag) eingenommen werden sollen. Im Rahmen einer längerfristigen Applikation ist bei der DADPS-Therapie mit dosisabhängigen Nebenwirkungen zu rechnen.

Der *Wirkungsmechanismus* von DADPS ist nicht völlig geklärt. Das Medikament wirkt offenbar bei jenen entzündlichen Dermatosen, bei denen pathogenetisch neutrophile und eosinophile Granulozyten eine Rolle spielen bzw. bei vorliegender Vaskulitis. Offenbar werden dabei toxische O_2-Intermediärprodukte aktivierter polymorphonuklearer Granulozyten reduziert, woraus eine antientzündliche Wirkung resultiert. Unter DADPS ist die Synthese bestimmter Membranphospholipide gehemmt, PGE_2 und PGD_2 reduziert, LTC_4 und LTB_4 eingeschränkt. Auch die integrinvermittelte Zelladhäsion wird möglicherweise durch DADPS blockiert.

Nebenwirkungen. Kopfschmerzen und Nausea, die besonders in den ersten Wochen auftreten, bei fortgesetzter Therapie jedoch spontan wieder verschwinden, können bei ca. der Hälfte der Behandelten vorkommen. Allergischer Art sind kutane Nebenwirkungen, die sich in verschiedenen Formen von Arzneimittelexanthemen manifestieren können. Häufig sind fixe Arzneimittelexantheme, gelegentlich können mononukleoseartige Krankheitsbilder beobachtet werden. EEM-artige Arzneiexantheme bis zum Lyell-Syndrom sind nicht auszuschließen.

Die häufigsten Nebenwirkungen betreffen das hämatopoetische System: DADPS führt dosisabhängig zur Methämoglobinbildung, die je nach der Disposition der Kranken z. T. erheblich sein kann (< 10 %). Bei 2,5 mg/kg KG/d muß bereits innerhalb von 48 h mit Met-Hb Bildung gerech-

Tabelle 17.17. Dermatologische Indikationen für DADPS

Blasenbildende Dermatosen	*Einsatz von DADPS*
– Pemphigus vulgaris	als therapeutischer Versuch in besonderen Fällen
– Dermatitis herpetiformis	als Medikament 1. Wahl
– IgA-lineare Dermatose	als Medikament 1. Wahl
– Bullöses Pemphigoid	erst als 2. Wahl in refraktären Fällen
– Subkorneale pustulöse Dermatose	evtl. in schwierigen Fällen
– Vernarbendes Schleimhautpemphigoid	als Behandlungsversuch
Weitere Indikationen	
– Erythema elevatum et diutinum	als Behandlungsversuch
– Granuloma anulare	als Behandlungsversuch
– Urtikariavaskulitis	als Medikament 1. Wahl
– Granuloma faciale	evtl. in schwierigen Fällen
– Lepra	als Standardmedikament

Tabelle 17.18. Pharmakologische Eigenschaften von DADPS

Wirkung:	Unspezifisch antientzündlich – Hemmung des O_2-abhängigen zytotoxischen Systems – Hemmung von Funktionen der polymorphonuklearen Granulozyten, möglicherweise auch der Zelladhäsion – Reduzierung von Entzündungsmediatoren
Applikation:	Oral 1–2 mg/kg KG/d
Nebenwirkungen:	– Nausea, Kopfschmerzen, Pruritus – dosisabhängige Methämoglobinbildung (5–10 %); gelegentlich hämolytische Anämie, Agranulozytose – Hypoalbuminämien, Hepatoxizität – evtl. Neuropathien (selten)
Überempfindlichkeitsreaktionen:	Fixes Arzneiexanthem (selten andere Morphen, Lyell-Syndrom möglich)
Kontraindikationen:	Sulfonamidallergien, Glukose-6-Phosphatasemangel, klinisch relevante Anämien, Gravidität, Stillzeit, Kindesalter
Interaktionen:	Rifampicin, Probenecid, Pyrimethamin, Ganciclovir, Zidovudin oder Zytostatika

net werden (> 1 %). Vorsicht ist geboten, doch ist eine Erhöhung des Met-Hb bis zu 5 % in der Regel unbedenklich; erst ab 8–10 % ist mit einer klinischen Symptomatik zu rechnen (Zyanose, Ateminsuffizienz etc.). Zur Prophylaxe ist bei allen Kranken die tägliche Einnahme von 500–1000 mg Vitamin C, möglicherweise auch von Vitamin E zu empfehlen. Liegt trotz dieser Maßnahmen eine Met-Hb-Erhöhung von > 5 % vor, so ist die Dosis zu reduzieren. Unter DADPS-Therapie kann auch eine hämolytische Anämie auftreten, wobei Patienten mit hereditärem Glukose-6-Phosphatasemangel gefährdet sind. Bei risikoverdächtigen Patienten (Bewohner des östlichen Mittelmeerraumes, Afrikaner, Chinesen) sollte daher eine Bestimmung dieses Enzyms vor Einleitung der DADPS-Therapie erfolgen. Wichtig ist, daß die Patienten auf diese dosisabhängigen Nebenwirkungen hingewiesen werden müssen, um Dosiserhöhungen ohne Anweisungen des Arztes vorzubeugen.

Arzneimittelinteraktionen. Arzneimittelinteraktionen zwischen DADPS und anderen Medikamenten sind bekannt. Unter gleichzeitiger Gabe von Rifampicin wird DADPS beschleunigt inaktiviert. Probenecid bewirkt eine verzögerte renale Elimination. Medikamente wie Pyrimethamin, Zidovudin, Ganciclovir und Zytostatika im allgemeinen erhöhen bei DADPS-Therapie das Risiko einer hämatologischen Nebenwirkung. Patienten mit bekannter Sulfonamidallergie sollten wegen möglicherweise auftretender Kreuzallergien nicht mit DADPS behandelt werden. Ebenso ist bei Leberkrankungen Vorsicht geboten, da DADPS hepatotoxisch wirken kann.

Kontrolluntersuchungen. Zu Beginn der DADPS-Therapie sind Methämoglobin- und Blutbildkontrollen alle 1–2 Wochen durchzuführen. Nach 3 Monaten kann das Intervall bei unauffälligem klinischem Befund und konstanter Dosis auf 4 Wochen ausgedehnt werden.

Maßnahmen bei DADPS-Nebenwirkungen. Bei schwerwiegenden hämatologischen Komplikationen muß das Medikament abgesetzt werden; ein Glukose-6-Phosphatasemangel ist zu überprüfen. Ein Absetzen von DADPS ist auch beim Auftreten von allergischen Nebenwirkungen oder bei Manifestation einer Polyneuropathie anzuraten.

Tabelle 17.19. Kontrolluntersuchungen bei DADPS-Therapie

Bestimmung der Glukose-6-Phosphatase
vor Therapieeinleitung bei risikoverdächtigen Kranken (z. B. Patienten aus dem östlichen Mittelmeerraum, Afrikanern, Chinesen).

Gabe von Vitamin C: 1 g/d.

Blutbild- und Met-Hb-Kontrollen
in der Einleitungsphase 14tägig, bei unauffälligen Befunden nach 3 Monaten 1 ×/Monat. Erst bei Met-Hb-Erhöhung von > 5 % → Dosisreduktion.

Tabelle 17.20. Maßnahmen bei DADPS-Nebenwirkungen

> ▷ Absetzen von DADPS bei Hb-Abfall unter 10 g/dl, allergischen Reaktionen, Polyneuropathien
> ▷ Bei einem Met-Hb-Wert zwischen 5–10 % Dosisreduktion um 50 % sowie Vitamin C 2 g/d
> ▷ Bei schweren Intoxikationen (Dyspnoe, Tachykardie, Niereninsuffizienz) → intensivmedizinische Betreuung

Ein Methämoglobingehalt von bis zu 1 % im menschlichen Blut ist physiologisch. Steigt der Met-Hb-Wert während der DADPS-Therapie auf ca. 5–10 % an, so sollte die Dosis kurzfristig um die Hälfte reduziert und die tägliche Vitamin-C-Einnahme auf 2 g erhöht werden; in der Regel reicht die Dosisreduktion zur Minderung des Wertes auf 2–3 % aus, so daß die Behandlung fortgesetzt werden kann. Notfalls ist das Medikament ganz abzusetzen. Zu berücksichtigen ist bei der Beurteilung des Methämoglobinwertes, daß dieser bei Rauchern ohnehin erhöht sein kann. Daher sollten Patienten, die unter DADPS stehen, ihren Zigarettenkonsum möglichst reduzieren. In seltenen Fällen einer schweren Intoxikation mit ausgeprägten kardiopulmonalen Symptomen oder Niereninsuffizienz wird eine intensivmedizinische Betreuung erforderlich.

Literatur

Wozel G (1993) Dapson – Pharmakologie, Wirkungsmechanismus und klinischer Einsatz in der Dermatologie. Dermatol Monatsschr 179: 1–9

17.12 Vorgehen bei Kranken mit langzeitiger Kortisonbehandlung

Langzeittherapie mit systemischen Kortikosteroiden erfordert eine Reihe von Kontrolluntersuchungen, die in regelmäßigen Abständen durchzuführen sind, um Nebenwirkungen der Therapie rechtzeitig zu erfassen und ggf. durch Änderung des therapeutischen Vorgehens den Schaden zu begrenzen.

Vor Einleitung einer Kortisonlangzeittherapie sollte eine Röntgenthoraxuntersuchung erfolgen, um eine Tuberkulose auszuschließen. Gegebenenfalls ist eine prophylaktische Gabe von Tuberkulostatika oder gar eine tuberkulostatische Therapie zu veranlassen.

Häufigste Nebenwirkungen der systemischen Kortikosteroide sind gastrointestinale Beschwerden von Nausea bis hin zu Gastritis und Ulzera der Magen- bzw. Duodenalschleimhaut. Allen Patienten mit einer täglichen Dosis von über 20 mg Prednisolon/d verordnen wir Antazida (z. B. Maalox® 70 Suspension, Gelusil® Lac Tbl.), die am besten 1 h nach den Mahlzeiten eingenommen werden sollten. Patienten, bei denen aus der Anamnese rezidivierende Gastritiden oder sogar Magen- bzw. Duodenalulzera bekannt sind, geben wir H_2-Antagonisten (z. B. Sostril® Filmtbl. 300 mg, Tagamet® 400 Oblong-Filmtbl.), meist als einmalige Medikation über Nacht.

Regelmäßig, d. h. bei jedem Arztbesuch, sind während einer mehrmonatigen Kortikosteroideinnahme Blutzucker, Natrium und Kalium im Blut zu überprüfen sowie der Blutdruck zu kontrollieren. Eine natriumarme, kohlenhydratarme und eiweißreiche Kost wird den Langzeitkortisonpatienten im allgemeinen empfohlen.

Eine augenärztliche Kontrolluntersuchung sollte in jährlichen Abständen durchgeführt werden, um ein kortisoninduziertes Glaukom oder trophische Störungen der Hornhaut auszuschließen. Geringfügige Augenkomplikationen erfordern nicht unbedingt ein Absetzen der systemischen Kortikosteroide; im Einzelfall ist zwischen Nutzen und Risiko der Therapie kritisch zu entscheiden.

Tabelle 17.21. Prophylaktische Maßnahmen und Kontrolluntersuchungen bei Patienten mit systemischer Kortikosteroidlangzeittherapie

> ▷ Antazida (z. B. Gelusil® Lac-Tbl., Maalox®) bzw. H_2-Antagonisten (z. B. Sostril® Tbl., Tagamet® 400 Oblong-Filmtbl.)
> ▷ Regelmäßige Blutentnahmen: Blutzucker-, Elektrolytkontrolle
> ▷ Regelmäßige Blutdruckkontrolle, natriumarme, kohlenhydratarme und eiweißreiche Kost
> ▷ Augenärztliche Kontrolle 1 ×/Jahr
> ▷ Osteoporosediagnostik 1 ×/Jahr
> ▷ Gegebenenfalls Notfallausweis

Eine Osteoporosediagnostik führen wir in 1- bis 2jährigen Abständen mittels computertomographisch gestützter Knochendichtemessung durch. Bei Vorliegen einer Osteoporose ist neben gezielten krankengymnastischen Übungen eine orale Kalziumzufuhr, gegebenenfalls kombiniert mit Vitamin D, einzuleiten. Bei Frauen in der Postmenopause kann zudem eine hormonelle Therapie mit einem kombinierten Östrogen-/Progesteronpräparat erwogen werden.

Patienten, die länger als 3 Monate systemische Kortikosteroide einnehmen müssen, und bei denen abzusehen ist, daß eine langjährige, wenn nicht sogar lebenslange Kortisonbehandlung erforderlich ist, händigen wir einen Notfallausweis aus. In diesen werden bisherige Dauer, Dosierung und Grund der Kortisontherapie eingetragen.

Farbabbildungen

1,2 Pemphigus vulgaris und Symptomenfreiheit nach einer 5-monatigen oralen Gold-Therapie mit Auranofin 2 × 3 mg/d

3,4 Pemphigus benignus familiaris Hailey-Hailey, vor und 4 Wochen nach operativer Intervention (Dermabrasio)

5,6 Epidermolysis bullosa aquisita an der Mundschleimhaut und Besserung unter Therapie mit Cyclosporin A (5 mg/kg KG/d über 10 Wochen)

Farbabbildungen

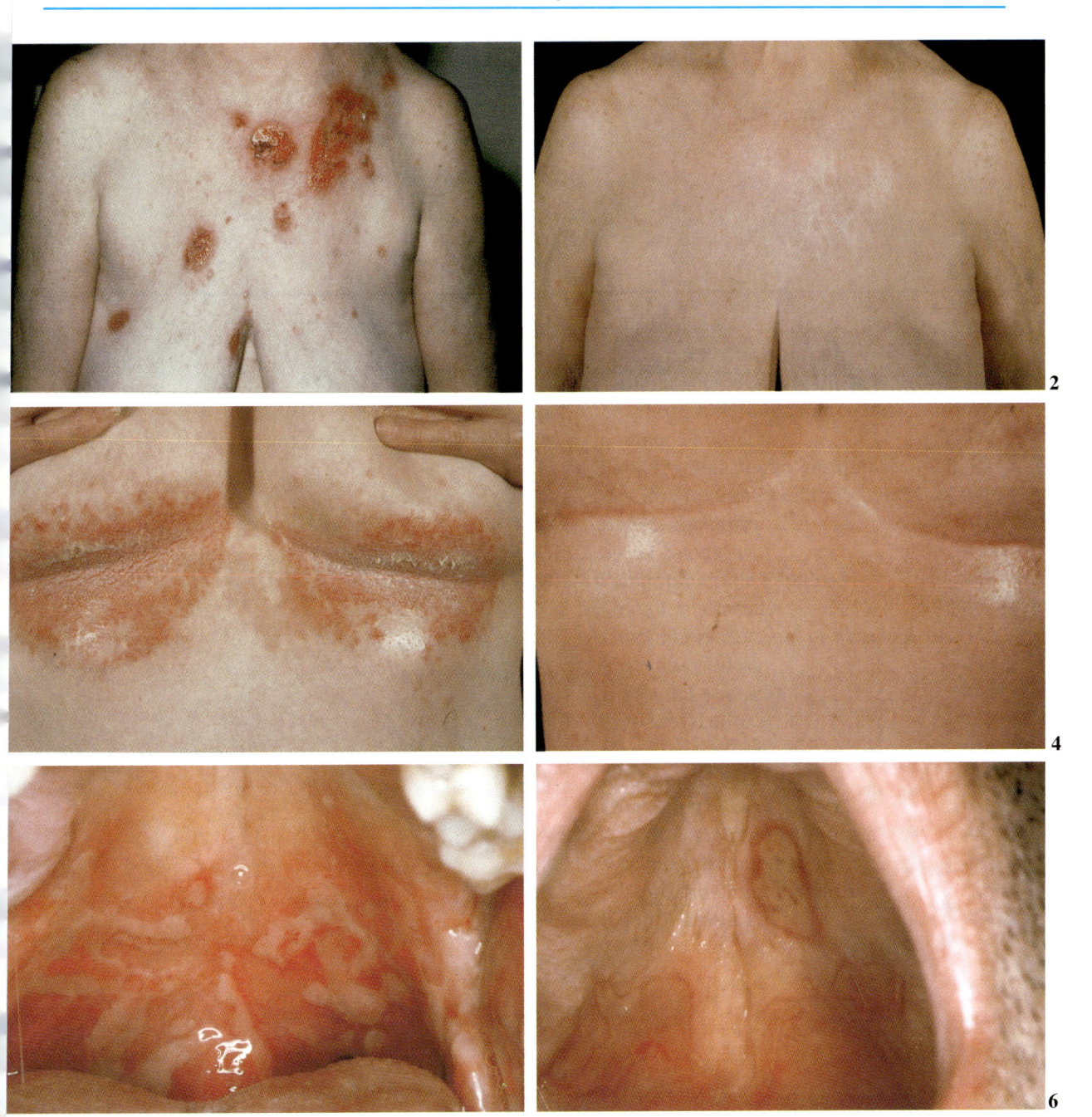

18.1 Allgemeines

Unter dem klinischen Begriff *kutane Vaskulitis* wird ein weites Spektrum von Dermatosen verstanden, deren gemeinsames Merkmal histologische Entzündungszeichen an den Hautgefäßen und Veränderungen im umliegenden perivaskulären Gewebe sind.

Eine international einheitliche *Klassifikation* der diversen Vaskulitiden hat sich bisher weder klinisch noch histologisch durchgesetzt. Definitionsgemäß wird bei einer Vaskulitis die Wand kleinerer und kleinster, selten der großen Gefäße, als Zielorgan primär betroffen; dies kann durch eine Reihe unspezifischer Noxen ausgelöst werden, die Gefäßwand wird dabei geschädigt und kann ihre Funktion nicht mehr ausüben. Die Gefäßendothelien schwellen an, und als Zeichen der Schädigung tritt eine *fibrinoide Nekrose* auf; das Gefäß wird an dieser Stelle durchlässig, und Blutplasma sowie Zellen treten aus. Das Gefäßlumen erscheint z.T. verstopft, eine Gewebsnekrose mit Hämorrhagie ist in fortgeschrittenen Stadien die Folge.

Vom histologischen Substrat ausgehend ist man in der Lage, *leukozytoklastische, lymphozytäre und granulomatöse Vaskulitiden* voneinander abzugrenzen, wobei auch gemischte Typen vorkommen können bzw. solche, die unklassifizierbar bleiben.

Eine derartige Unterteilung kann aber nur der feingeweblichen Diagnose dienen. Die Vaskulitis bleibt vielfach nur Teilsymptom einer übergeordneten klinischen Entität. Zuweilen finden sich Gefäßverschlüsse als prominentes Zeichen. Lediglich die leukozytoklastische Vaskulitis und – seltener – bestimmte granulomatöse Formen erreichen den Status einer eigenständigen Erkrankung. Der Symptomcharakter trifft vor allem für die lymphozytäre Vaskulitis zu, die darüber hinaus auch als späte Phase einer leukozytoklastischen Vaskulitis auftreten kann.

Zur Einteilung der Vaskulitiden nach histologischen Kriterien s. Tabelle 18.1.

In der klinischen Praxis werden die kutanen Vaskulitiden vielfach auch nach der Hautetage bzw. nach der Gefäßdimension unterschieden, in der sie sich abspielen: z.B. eine Vaskulitis im *oberen* bzw. im unteren Gefäßplexus (kleine bzw. große Gefäße). Ebenso wird vielfach zur diagnostischen Kennzeichnung einer Vaskulitis das *klinische Erscheinungsbild* (z.B. hämorrhagisch-nekrotisierende V., nodöse V. u.a.), die *Ätiopathogenese* (z.B. postallergische, postinfektiöse, medikamentös-toxische V. etc.) sowie *klinische Korrelationen* (V. bei Autoimmunerkrankungen, Malignom-assoziierte V. etc.) herangezogen.

Für eine adäquate Behandlung ist es besonders wichtig, zwischen den limitierten, auf das Hautorgan beschränkten *kutanen* und *den organübergreifenden systemischen Vaskulitisformen* zu unterscheiden, bei denen neben der Haut auch viszerale Organe von der Gefäßentzündung betroffen sind. Im folgenden werden die wichtigsten Krankheitsbilder angeführt, die durch ihre besondere Symptomatik als Entität angesehen werden können und einer gezielten diagnostischen Abklärung und Behandlung bedürfen.

Möglicherweise müssen die in neuerer Zeit erkannten *ANCA-Autoantikörper* (s. Tabelle 18.8 und 18.9) und deren detaillierte Aufschlüsselung in künftige Klassifikationen der systemischen Vaskulitiden einbezogen werden.

18.1.1 Pathogenetische Konzepte

Die *Verletzung der Endothelzelle* ist zweifellos das primäre Ereignis bei jeder Vaskulitis. Dieser Vorgang wird polyätiologisch, d.h. (a) durch *infektallergische Mechanismen*, (b) *arzneimittelbedingte Noxen* oder (c) *autoimmunologische Prozesse* induziert. Fremdantigene, Autoantigene, Tumorantigene, Medikamente, Additiva etc. spielen dabei eine Rolle. Bevorzugte Lokalisation der Endothelschädigung sind die Kapillaren bzw. die postkapillären Venolen des oberen Gefäßplexus, wobei hämodynamische Faktoren, z.B. die Verlangsamung des Blutflusses (s. unten), prädisponierend wirken. Die geschädigten Endothelzellen vermögen ihrseits, mittels Zytokinaktivierung und Expression von Adhäsionsmolekülen neutrophile Granulozyten zu attrahieren, die die Gefäß-

Tabelle 18.1. Histologische Klassifizierung der Vaskulitiden

I. Leukozytoklastische Vaskulitis
▷ Polyätiologisch oder idiopathisch, z. B.
  M. Gougerot-Ruiter
  M. Schönlein-Henoch
▷ Assoziiert mit Autoimmunerkrankungen, z. B. bei
  rheumatoider Arthritis
  Polyarteriitis nodosa
  Kollagenosen (z. B. LE, Sklerodermie, Dermatomyositis)
  polyklonalen Kryoglobulinämien
  Pyoderma gangraenosum, Paraproteinämien u. a.
▷ Als eigenständiges Krankheitsbild
  (z. B. Sweet-Syndrom)
▷ Assoziiert mit Tumorerkrankungen
  (z. B. Lymphomen)

II. Lymphozytäre Vaskulitis
  Purpura anularis teleangiectodes Majocchi
  Purpura pigmentosa progressiva Schamberg
  „Ekzematid-like" Purpura Doukas-Kapetanakis
  Lichenoide Purpura Gougerot-Blum
  Pityriasis lichenoides et varioliformis acuta
    Mucha-Habermann
  Lymphomatoide Papulose

III. Leukozytoklastische Vaskulitis mit Granulombildung
  Erythema nodosum
  Granuloma faciale
  Erythema elevatum et diutinum
  Allergische Granulomatose
    (Churg-Strauss-Syndrom)
  Wegener-Granulomatose
  Riesenzellarteriitis (Arteriitis temporalis Horton)

IV. Kutane, durch Gefäßverschlüsse bedingte Vaskulitiden
  Purpura fulminans
  Antiphospholipidsyndrom
  Livedo racemosa
  Atrophie blanche
  Thrombangiitis obliterans
  Monoklonale Kryoglobulinämien
  Kumarinnekrosen
  Kutane Cholesterinembolien

wand durchwandern und sich perivaskulär anordnen. Der Granulozytendiapedese durch das Endothelzellrohr folgt oft eine lymphozytäre Reaktion, bei manchen Formen der Vaskulitis kann sich in fortgeschrittenen Stadien eine Granulombildung anschließen. Ein weiterer wichtiger Pathomechanismus ist die Ablagerung von *Immunkomplexen* (IgG, IgM, IgA, C_3, C_4, C_1 und C_q) an den Endothelzellen und in ihrer Umgebung, wenn auch die genaue Bedeutung dieser Ablagerungen bis heute nicht völlig geklärt ist. Derartige Immunglobulin- und/oder Komplementablagerungen in den Gefäßwänden fördern eine Attraktion von neutrophilen Leukozyten.

Auslösefaktoren

● Der *verlangsamte Blutdurchfluß* spielt möglicherweise bei der Induktion des Krankheitsbildes in oberflächlicher Lokalisation hämodynamisch eine entscheidende Rolle. Kapillaren sind aber auch in der tieferen Dermis und zwischen den Fettlobuli zu finden, wo sie Zielorgan tiefer, nodöser Vaskulitiden sind.

● *Kälte* ist als weiterer Kofaktor zu nennen: Erniedrigung der Hauttemperatur führt zur Vasokonstriktion im arteriellen Kapillarschenkel, wodurch eine Dilatation der präkapillären Venolen hervorgerufen wird. Durch geringe Reize kann es hier primär zur Ausprägung einer Vaskulitis kommen.

● Erhöhte *Blutviskosität* prädisponiert zu einer oberflächlichen Vaskulitis, so daß beim Vorliegen ausgeprägter Fibrinablagerungen auch an eine Störung des Gerinnungssystems zu denken ist. In neuerer Zeit haben in diesem Zusammenhang die Antikardiolipinantikörper (ACA) als pathogenetischer Faktor bei Vaskulitiden Bedeutung erlangt.

● *Bakterielle Infektionen* sind häufige klinische Auslöser von Vaskulitiden als Reaktion auf Bakterien- bzw. Fremdproteine. Vor allem Streptokokkeninfekte der oberen Luftwege gehen der manifesten Erkrankung 1–3 Wochen voraus. Während derartige Infekte mit einer meist akuten, leukozytoklastischen Vaskulitis verbunden sind, kommen bei Vaskulitiden gemischt-lymphozytären Charakters eher chronische Infekte, etwa Zahngranulome, als Auslöser in Frage. Wenn auch die Suche nach einem entzündlichen Focus beim Vorliegen einer Vaskulitis oft erfolglos

Tabelle 18.2. Manifestationen der kutanen Vaskulitis

Oberflächlicher Gefäßplexus (kleine Gefäße)	Tiefer Gefäßplexus (größere Gefäße)
neutrophil ⟶ ⇓ ⟵ lymphozytär	neutrophil ⇓ lymphozytär (oder/und) granulomatös

bleibt, kann eine ex juvantibus durchgeführte systemische Antibiose zur Abheilung führen. Mykobakterien und Mykoplasmeninfektionen, Syphilis, eine verschleppte Gonorrhoe, ebenso Mykosen, z. B. eine intestinale Candidose, sowie Hepatitis B-Infektionen können Auslöser sein. In einem Fall wurde eine neonatale HSV-Infektion als Ursache einer nekrotisierenden Vaskulitis aufgedeckt.

● *Medikamente und Chemikalien* sind häufige Auslöser von Vaskulitiden, meist gemischt-lymphozytärer Prägung, wobei in erster Linie an Acetylsalicylsäure und systemische Antibiotika zu denken ist. Diuretika (Thiazide) und Sulfonamide bzw. Sulfamethoxazol, Phenothiazine, Pyrazolone u. a. kommen als weitere Auslöser in Frage. Aber auch Nahrungsadditiva, z. B. Tartrazin, sind kasuistisch als Induktoren gemischter, z. T. eosinophilenreicher Vaskulitiden bekannt geworden.

● In seltenen Fällen kann eine Vaskulitis *malignomassoziiert* sein, möglicherweise durch Tumorantigene bedingt. Am häufigsten werden derartige Krankheitsbilder im Zusammenhang mit Lymphomen beschrieben, aber auch beim Mammakarzinom und gastrointestinalen Tumoren wurden kasuistische Mitteilungen veröffentlicht.

Die Auffindung und Elimination der genannten Faktoren ist bei der Behandlung einer vaskulitischen Erkrankung eine wichtige Voraussetzung.

18.1.2 Vaskulitis als Begleitsymptom

Chronische Infektions- und insbesondere Autoimmunkrankheiten führen nicht selten zum Auftreten einer Vaskulitis, die das klinische Bild mitprägt und für die Behandlung bedeutsam sein kann. Weltweit die häufigste Ursache für eine infektiös bedingte, akute Vaskulitis ist die *Lepra*, die zu schweren systemischen Reaktionen führen kann (Typ I-Leprareaktion: *Erythema nodosum leprosum*). Vaskulitiden treten auch bei *Tuberkulose* auf, z. B. im Sinne einer allergisch-hyperergischen Reaktion, die sich klinisch am Hautorgan als *papulonekrotisches Tuberkulid* oder als *Erythema induratum Bazin* manifestiert. Eine sinnvolle Behandlung muß sich in solchen Fällen nach der Grundkrankheit richten.

Bei Autoimmunkrankheiten werden als Reaktion auf Autoantigene vor allem leukozytoklastische Vaskulitiden (s. dort), z. B. bei *rheumatoider Arthritis*, beim *Sjögren-Syndrom*, beim *systemischen Lupus erythematodes (SLE)* sowie bei *Sklerodermie* und *Dermatomyositis* beobachtet. Ebenso ist in manchen Fällen beim *Morbus Behçet* eine Vaskulitis als Hauptsymptom vorhanden. Andere Dermatosen, bei denen eine polymorphonukleärbetonte Vaskulitis häufig vorkommt, sind das *Sweet-Syndrom* wie auch *vegetierende Pyodermien* und das *Pyoderma gangraenosum*.

Lymphozytäre bzw. gemischt-lymphozytäre Vaskulitiden sind in ihrer Mehrheit in übergeordnete Krankheitsbilder eingebettet, so z. B. das Erythema exsudativum multiforme und die Gruppe der Pigmentpurpura unterschiedlicher Ätiologie (Übersicht s. Tabelle 18.3).

Tabelle 18.3. Dermatosen mit vorwiegend lymphozytärer bzw. lymphozytär-gemischter Vaskulitis

▷ Erythema exsudativum multiforme
▷ Pityriasis lichenoides et varioliformis acuta Mucha-Habermann
▷ Pigmentpurpura-Formen (Purpura pigmentosa progressiva Schamberg, Purpura anularis teleangiectodes Majocchi)
▷ Bakterien-, Viren- u. Rickettsieninfektionen (z. B. Fleckfieberexanthem)
▷ Arthropodenreaktionen

Ferner: Granuloma anulare, Necrobiosis lipoidica, Lichen aureus u. a.

18.1.3 Diagnostische Maßnahmen bei kutaner Vaskulitis

Legt das klinische Erscheinungsbild den Verdacht auf eine kutane Vaskulitis nahe, ist zur besseren Erkennung und Behandlung eine *histologische* und *immunhistologische Sicherung* notwendig. Stasis an den Unterschenkeln kann unter Umständen histologisch eine Vaskulitis vortäuschen. Bei Vorliegen einer Vaskulitis an den unteren Extremitäten sollten deshalb diagnostische Biopsien nach Möglichkeit oberhalb der Knien entnommen werden; ferner ist eine arterielle Hypertonie zu berücksichtigen, die ihrerseits zu Gefäßdilatation und Endothelzellproliferationen führen kann.

Histologische Hauptkriterien für eine Vaskulitis sind perivaskuläre Infiltrate mit Auftreten einer

Leukozytoklasie. In späteren Stadien dominieren die mononukleären Zellinfiltrate. Die Gefäße sind dilatiert und die Endothelzellen geschwollen. Fibrinablagerungen, die zu intraluminalen Thrombosen führen können, gehören zum klassischen Bild. In der direkten Immunfluoreszenz lassen sich oft Immunglobulinablagerungen und Komplementniederschläge finden. Diese Veränderungen sind nicht immer alle gleichzeitig nachweisbar, ihr Auftreten hängt vom Stadium und der Dauer der Erkrankung ab. Da sich eine Vaskulitis nicht nur im oberen Gefäßplexus, sondern auch in den Kapillaren zwischen Fettlobuli abspielen kann, sollte immer eine Biopsie mit Fettanteil entnommen werden. Fettgewebsnekrosen mit Granulombildung können bei chronischen Formen vorkommen.

Eine *weiterführende Diagnostik* erfolgt je nach klinischem Bild und ausführlicher Anamnese. Infektiöse Ursachen sind auszuschließen, z. B. Infektionen des oberen Respirationstraktes, Zahnentzündungen sowie Hepatitisinfektionen; nach mykotischen Infektionen des Gastrointestinaltraktes sowie nach urogenitalen Infektionen ist zu fahnden. In den letzten Jahren wurden schwere Fälle von Vaskulitiden bei einer HIV-Infektion mitgeteilt. Eine *immunhistologische* Untersuchung ist notwendig, um die Frage nach Immunkomplexen bzw. einer Immunvaskulitis zu beantworten. Im positiven Fall muß die Suche nach Autoimmunerkrankungen (SLE, Dermatomyositis) und Malignomen (Lymphome, Karzinome) angeschlossen werden.

● *Labormäßig* eignet sich als einfacher Verlaufsparameter für eine Vaskulitis am besten die BSG, die in akuten Fällen stark beschleunigt oder gar dreistellig ist. Als Aktivitätsparameter hat sich die Bestimmung von Faktor VIII-Antigen bewährt, der Nachweis von Antikardiolipinantikörpern (ACA) kann diagnostisch weiterführen. Zum Ausschluß einer Wegener-Granulomatose ist der serologische Test auf spezifische Antikörper gegen neutrophile, zytoplasmatische Antigene (ANCA) zu veranlassen. Immunserologische (ANA-Titer, dsDNS-Antikörper, C_{1q}-, C_3- und C_4-Serumspiegel) sowie andere Entzündungsparameter (AST, Rheumafaktor etc.) sind oft hinweisend. Hyperglobulinämie, Hypokomplementämie und positiver Rheumafaktor sind für eine ausgedehnte Vaskulitis recht charakteristisch.

18.2 Leukozytoklastische Vaskulitis

Synonyme: Allergische Vaskulitis, Hypersensitivitätsangiitis, leukozytoklastische nekrotisierende Angiitis, superfizielle Kapillaritis bzw. Arteriolitis Gougerot-Ruiter, nekrotisierende Vaskulitis, leukozytoklastisches Allergoid u. v. a.

Die *leukozytoklastische Vaskulitis* ist eine meist akute, ganz überwiegend neutrophile Entzündungsreaktion der kleinen und kleinsten Kapillaren, die die gesamte Gefäßwand betrifft und zur fibrinoiden Nekrose der Gefäßwände führt. Im umliegenden Gewebe kann es zu hämorrhagischen Nekrosen kommen. In der direkten Immunfluoreszenz lassen sich hier regelmäßig Immunglobulinablagerungen an den Gefäßwänden nachweisen, meist vom IgM-Typ. Aber auch IgG und C_3-Komplement können beobachtet werden. Leukozytoklasie („Kernstaub") und Erythrozytendiapedese sind prädominante histologische Merkmale der Erkrankung.

Das *klinische Erscheinungsbild* zeigt als häufigste Manifestationsform die an den unteren Extremitäten oder am Stamm lokalisierte *palpable Purpura*. Andere Morphen, z. B. urtikarielle und papulöse Effloreszenzen sowie hämorrhagische Nekrosen, z. T. mit Ulzerationen, können auftreten, evtl. von Pruritus oder/und Schmerzen begleitet. Arthralgien, Myalgien, Fieber sind Begleitsymptome. Akute, subakute und (selten) chronische Verläufe kommen vor.

In 20–30 % der Fälle lassen sich als Auslöser exogene Faktoren nachweisen, z. B. Arzneimittel oder bakterielle und virale Infektionen. Bei ca. $1/3$ der Patienten findet sich eine Autoimmunerkrankung mit entsprechender Symptomatik (LE, Dermatomyositis, rheumatoide Arthritis). Recht charakteristisch ist die Vaskulitis beim Behçet-Syndrom. Das Sweet-Syndrom, zum Teil auch das Granuloma faciale und das Erythema elevatum et diutinum, zeigen histologisch als eines ihrer Hauptmerkmale eine leukozytoklastische Vaskulitis. Selten werden nekrotisierende, leukozytoklastische Vaskulitiden als (temporäres) Begleitsymptom bei Malignomen beobachtet (s. Tabelle 18.4). Bei einem nicht unerheblichen Anteil der Kranken bleibt die Ursache der leukozytoklastischen Vaskulitis jedoch letztlich ungeklärt.

Tabelle 18.4. Die leukozytoklastische Vaskulitis als Krankheitsentität bzw. Begleitsymptom bei anderen Krankheitsbildern

Leukozytoklastische Vaskulitis

▷ *als eigenständiges Krankheitsbild:*
  Superfizielle Kapillaritis (Gougerot-Ruiter)
  Purpura Schönlein-Henoch
  Hämorrhagisch-nekrotisierende kutane Vaskulitis
▷ *als Teilsymptom von:*
  Autoimmunkrankheiten (rheumatoide Arthritis, Sjögren-Syndrom, SLE, Urtikariavaskulitis, Pyoderma gangraenosum)
  Behçet-Syndrom
  Sweet-Syndrom
  Lymphomatoide Papulose (bzw. PLEVA*)
  Granuloma faciale
  Erythema elevatum et diutinum
▷ *Kann vorkommen bei:*
  Infektionen
  Kryoglobulinämien
  Maligner Hypertonie
  Malignen Tumoren (z. B. Lymphomen, Plasmozytomen)

* Pityriasis lichenoides et varioliformis acuta.

● Als besondere klinische Variante einer leukozytoklastischen Vaskulitis kann die *Purpura Schönlein-Henoch* (Synonym: anaphylaktoide Purpura, Hypersensitivitätsangiitis) angesehen werden. Zusätzlich zu den purpuriformen Effloreszenzen an den unteren Extremitäten und dem unteren Stamm haben ca. ⅔ aller Patienten Arthralgien bzw. Myalgien, seltener werden Abdominalbeschwerden (Darmpurpura bzw. Darmblutungen) und eine Nierenbeteiligung gefunden. Recht charakteristisch ist hier die Ablagerung von IgA in den Gefäßwänden, im Gegensatz zu IgG und/oder IgM bei anderen Varianten. Die Purpura Schönlein-Henoch ist ein charakteristisches klinisches Syndrom, das mit sog. „*palpabler Purpura*" vorzugsweise das Kindesalter oder das jüngere Erwachsenalter betrifft. Saisonale Häufungen im Frühjahr wurden beschrieben. Der Purpura liegen eine leukozytoklastische Vaskulitis oder neben den schon genannten Ursachen Infektionen mit Streptokokken zugrunde, aber auch Varizellen, Hepatitis B und Yersinien können auslösende Faktoren sein. Gelegentlich haben wir eine Purpura Schönlein-Henoch in Verbindung mit einer HIV-Infektion gesehen, ohne sonstige erkennbare Ätiologie.

● Die *Urtikariavaskulitis* ist eine weitere Sonderform mit persistierender Quaddelbildung (über 24 h), die oft einer leukozytoklastischen, gelegentlich einer gemischt-lymphozytären Vaskulitis entspricht. Sie wird in Kap. 19 besprochen, da sie sich in der Regel im Rahmen eines SLE manifestiert und einer entsprechenden Behandlung bedarf.

Behandlung. Vor der Einleitung einer Therapie einer leukozytoklastischen Vaskulitis müssen drei wichtige Fragen beantwortet werden:
▷ Liegt ein *exogener auslösender Faktor* oder eine Grunderkrankung vor?
▷ Besteht eine *Systembeteiligung*, oder ist nur das Hautorgan betroffen?
▷ Wie ist die *Akuität* der Erkrankung?

Bei akuten Verläufen sowie bei erheblicher Beeinträchtigung des Allgemeinbefindens ist eine stationäre Aufnahme indiziert. Wichtig ist die Einhaltung von Bettruhe, wodurch auch statische Faktoren, die die Vaskulitis begünstigen, beseitigt werden. Die Kompressionsbehandlung der unteren Extremitäten mit Pütterverbänden ist eine zusätzliche symptomatische Therapiemaßnahme, die unabhängig von der Akuität der Erkrankung empfohlen werden kann. Ausnahme sind Patienten mit nässenden, ulzerösen Vaskulitisformen. In diesen Fällen sind zunächst feuchte Umschläge bzw. lokale Antiseptika, z. B. mit Rivanol®, 2 % Vioform® Lotio u. ä. indiziert.

Infektiöse Ursachen müssen, soweit sie bakterieller Natur sind, *antibiotisch* behandelt werden (z. B. mit Penicillin G 3–4 Mio. IE/d, Erythrocin® 250 Filmtbl. 3 × 2/d). Lassen sich beispielsweise im Intestinaltrakt Yersinieninfektionen nachweisen, ist eine Behandlung mit Tetracyclinen über 10 Tage zu empfehlen (z. B. Hostacyclin® Filmtbl. à 500 mg 3 × 1/d, Vibramycin® Tbl. à 100 mg/d). Auch Cephalosporine oder neuere Gyrasehemmer kommen in Frage. Eine Tuberkulose oder sonstige Grunderkrankung muß spezifisch angegangen werden.

Systemische Kortikosteroide und/oder *Immunsuppressiva* sind in ausgedehnten, akuten Fällen sowie bei viszeralen Organmanifestationen einer Vaskulitis indiziert. Die Anfangsdosis beträgt 60–80 mg Prednisolonäquivalente (z. B. Decortin® H, Urbason® u.a.) in absteigender Dosierung über 3–4 Wochen. In einzelnen, therapierefraktären Fällen ist die Plasmapherese mit Erfolg eingesetzt worden. In subakuten und chronischen Fällen oder bei ausschließlich kutanem Befallsmuster der Vaskulitis kann eine Behandlung mit *Diaminodiphenylsulfon* (DADPS, Dapson-Fatol® Tbl.) in einer initialen Dosierung von 100–150 mg/d versucht werden. Diese Behandlung erfordert zu Beginn wöchentliche Blutbild- und Met-Hb-Kontrollen, die nach 3monatiger Therapie auf 4wöchige Intervalle ausgedehnt werden können. Zur Vorbeugung einer DADPS-induzierten Methämoglobinämie sollte gleichzeitig Vitamin C (z.B. Cebion® 500 Brausetbl. 2 × 1/d) verordnet werden, später ist die Dosis auf 50–75 mg/d zu reduzieren. Alternativ ist in subakuten und chronischen Varianten eine initiale Behandlung mit *Colchicin* (z.B. Colchicum Dispert® 1–2 Drg./d) zu empfehlen. Vor allem bei der Behandlung der Purpura Schönlein-Henoch sollte mit dem Einsatz von systemischen Kortikosteroiden nicht gezögert werden; in einer Langzeitstudie an 84 Kindern hat sich ein prophylaktischer Nutzen systemischer Kortikosteroide hinsichtlich der Entwicklung einer Nephropathie gezeigt. Die empfohlene Dosis ist ca. 1 mg/kg KG/d über mindestens 2 Wochen.

Diverse *Immunsuppressiva*, z.B. Methotrexat, Azathioprin und auch Cyclosporin A (Sandimmun® 2–10 mg/kg KG/d) sind in einzelnen Fällen mit unterschiedlichem Erfolg versucht worden. Die Aufmerksamkeit des Therapeuten muß weniger auf derartige eingreifende Maßnahmen, sondern vielmehr auf die Elimination der auslösenden bzw. unterhaltenden Faktoren bei rezidivierenden Fällen gelenkt werden.

Ansonsten erscheint eine leukozytoklastische Vaskulits als Teilsymptom der nachfolgend aufgeführten Krankheitsbilder und bedarf jeweils gesonderter therapeutischer Überlegungen.

18.2.1 Autoimmunkrankheiten

Siehe Kap. 19, 20.

18.2.2 Behçet-Syndrom

Siehe Kap. 22.

18.2.3 Sweet-Syndrom

Siehe akute febrile neutrophile Dermatose, Abschn. 16.5.

18.2.4 Lymphomatoide Papulose

Die *lymphomatoide Papulose* ähnelt einer Pityriasis lichenoides et valioliformis acuta, zeigt allerdings zelluläre Atypien und muß nosologisch als *Pseudolymphom* aufgefaßt werden. Sie tritt im fortgeschrittenen Alter auf, trifft beide Geschlechter und kann symptomatisch wie jede andere leukozytoklastische Vaskulitis angegangen werden. Die Abheilung erfolgt durch allmähliche Vernarbung der z.T. ulzerierenden Läsionen. Die Applikation von PUVA reicht zur Behandlung oft nicht aus. Langfristig muß die Erkrankung kontrolliert werden, um den Übergang in ein Lymphom rechtzeitig zu erkennen (ca. 10%iges Risiko). In hartnäckigen Fällen und bei Progredienz ist der Einsatz von MTX in niedriger Dosierung (10–20 mg wöchentlich) zu empfehlen. In einem Fall haben wir innerhalb von drei Jahren eine Umwandlung in ein anaplastisches K_1-Lymphom beobachtet.

18.2.5 Granuloma faciale

Das *Granuloma faciale* tritt in der Regel in Verbindung mit einer leukozytoklastischen Vaskulitis auf, allerdings ist das Infiltrat in Spätläsionen vorwiegend lymphozytär-granulomatös mit zahlreichen Eosinophilen und Plasmazellen vermischt. Die granulomatösen, knotigen Infiltrate finden sich im Weichteilbereich des Gesichtes und sprechen gut auf intrafokale Kortikosteroidinjektionen (ca. 5 mg Triamcinolon/Läsion) an. Allmähliche Abheilung tritt nach 7–14 Tagen ein; evtl. 1 × wiederholen. Weitere Möglichkeiten sind die Kryochirurgie (Kontaktverfahren –86 °C, 15–20 sec/Sitzung; 3 Sitzungen) oder die Anwendung eines CO_2-Lasers. Eine systemische medikamentöse Behandlung wird selten notwendig.

18.2.6 Granuloma elevatum et diutinum

Das *Granuloma elevatum et diutinum* ist eine eher seltene Erkrankung im Zusammenhang mit leukozytoklastischer Vaskulitis, die meist chronisch verläuft und eleviert-knotige, z. T. ulzerierende Läsionen zeigt. Die bläulich-rötlichen Knoten mit Plaques sind häufig an den Akren über Knochenprominenzen zu finden. Vielfach klagen die Patienten über Gelenkbeschwerden. Immunserologisch und auch mittels direkter Immunfluoreszenz finden sich Übergänge in eine Autoimmunopathie mit rheumatoider Arthritis (*Dermatoarthritis*). Paraproteinämien (IgA, IgG) und Kryoglobulinämien (myelodysplastisches Syndrom) kommen vor.

Behandlung. Zunächst muß die Erkankung labordiagnostisch in ihrer Ausdehnung und in ihrem systemischen Charakter erfaßt und dann, je nach Befall, systemisch angegangen werden. Zu Beginn wird man am ehesten DADPS einsetzen (75–150 mg/d) in Verbindung mit niedrigdosierten Kortikosteroiden (Prednisolon 25–40 mg/d) und Vitamin C (2 × 500 mg/d). In fortgeschrittenen Fällen stellt das Erythema elevatum et diutinum eine äußerst schwierig zu behandelnde Erkrankung dar und benötigt die gesamte Palette von Medikamenten, die für diese Gruppe von Erkankungen zur Verfügung steht (s. Tabelle 18.5). Die Einstellung muß nach den individuellen Besonderheiten und den Erfahrungen des Therapeuten erfolgen; ein etabliertes Behandlungsschema steht nicht zur Verfügung.

Literatur

Boom BW, Mommaas AM, Vermeer BJ (1992) Presence and interpretation of vascular immune deposits in human skin: the value of direct immunofluorescence. J Dermatol Sci 3: 26–34
Callen JP (1985) Colchicine is effective in controlling chronic cutaneous leukocytoclastic vasculitis. J Am Acad Dermatol 13: 193–200
Cupps TR, Fauci AS (1981) The vasculitides. Saunders, Philadelphia, 211 pp
DeVita S, Neri R, Bombardieri S (1991) Cyclophosphamide pulses in the treatment of rheumatic diseases: an update. Clin Exp Rheumatol 9: 179–193
Dinarello CA (1992) Interleukin-1 and tumor necrosis factor: effector cytokines in autoimmune diseases. Semin Immunol 4: 133–145
Duquesnoy B (1991) Henoch-Schönlein purpura. Baillieres Clin Rheumatol 5: 253–261
Fauci AS, Haynes BR, Costa J et al. (1982) Lymphomatoid granulomatosis. Prospective, clinical and therapeutic experience over 10 years. N Engl J Med 306: 68–74
Gaskin G, Savage CO, Ryan JJ (1991) Anti-neutrophil cytoplasmic antibodies and disease activity during longterm follow-up of 70 patients with systemic vasculitis. Nephrol Dial Transplant 6: 689–694
Horn T (1985) Long-standing erythematous facial plaques: Granuloma faciale. Arch Dermatol 121: 1553–1557
James WD, Odom RB, Katzenstein AL (1981) Cutaneous manifestations of lymphomatoid granulomatosis: Report of 44 cases and review of the literature. Arch Dermatol 117: 196–202
Katz SI, Gallin JI, Hertz KC et al. (1977) Erythema elevatum diutinum: Skin and systemic manifestations, immunologic studies, and successful treatment with dapsone. Medicine 56: 443–455
Longley J, Demar L, Feinstein RP et al. (1987) Clinical and histologic features of pityriasis lichenoides et varioliformis acuta in children. Arch Dermatol 123: 1335–1339
McCune WJ, Friedman AW (1992) Immunosuppressive drug therapy for rheumatic disease. Curr Opin Rheumatol 4: 314–312
Mertz LE, Conn DL (1992) Vasculitis associated with malignancy. Curr Opin Rheumatol 4: 39–46
Mollica F, Li Volti S, Garozzo R, Russo G (1992) Effectiveness of early prednisolone treatment in preventing the development of nephropathy in anaphylactoid purpura. Eur J Pediatr 151: 140–144
Planaguma M, Puig L, Alomar A et al. (1992) Pyoderma gangrenosum in association with erythema elevatum diutinum. Report of two cases. Cutis 49: 201–206
Sams WM (1980) Necrotizing vasculitis. J Am Acad Dermatol 3: 1–13
Sanchez NP, Van Hale HM, Su WPD (1985) Clinical and histopathological spectrum of necrotizing vasculitis: Report of findings in 101 cases. Arch Dermatol 121: 220–224
Wilkinson SM, English JSC, Smith NP et al. (1992) Erythema elevatum diutinum: A clinicopathological study. Clin Exp Dermatol 17: 87–93
Willemze R (1985) Lymphomatoid papulosis. Dermatol Clin 3: 735–747

18.3 Vasculitis nodosa

Nodöse Vaskulitiden sind im allgemeinen gut abgrenzbare klinische Entitäten, die vornehmlich die Gefäße der tieferen Dermis bzw. auch des subkutanen Fettgewebes befallen und hier nach längerer Bestandsdauer zu Fettgewebsnekrosen, evtl. auch zu Granulombildung führen. *Klinisch* sind sie durch plaqueartige, blaurote, mehr oder weniger infiltrierte Knoten vorzugsweise an den Unterschenkeln, aber auch an anderen Körperstellen, charakterisiert. Betroffen sind zumeist

Frauen ab dem 4. Lebensjahrzehnt. Dabei lassen sich klinisch und histologisch zahlreiche Varianten unterscheiden, beginnend von flüchtiger Knotenbildung, dem typischen *Erythema nodosum* (s. unten), bis zu chronisch-ulzerierenden Formen, z. B. einem *Erythema induratum Bazin*. Nodöse Vaskulitiden zeigen oft einen chronisch-rezidivierenden Verlauf und können in eine Pannikulitis übergehen bzw. eine solche in die Symptomatik miteinbeziehen.

Behandlung. Symptomatische Therapiemaßnahmen bei V. nodosa sind *Kompressionsverbände* und häufiges Entlasten der Beine durch Hochlagern. Stehende Berufstätigkeiten wirken sich ungünstig auf den Verlauf aus.
Mittel der Wahl für eine systemische Therapie sind in der Regel *nichtsteroidale Antiphlogistika*. Bewährt hat sich Indometacin 3 × 50 mg/d (z. B. Amuno® u. a.), aber auch Diclofenac kommt in Frage; die Behandlung mit Acetylsalicylsäure (z. B. Colfarit® 3 × 250 mg/d) reicht oft aus. Läßt sich eine V. nodosa mit nichtsteroidalen Antiphlogistika und Kompression der Beinvenen nicht hinreichend beeinflussen, kann *Diaminodiphenylsulfon* (Dapson-Fatol®) in einer Dosis von 50–100 mg/d versucht werden. Alternativ hat sich eine Behandlung mit *Colchicin* (z. B. Colchicum-Dispert® Drg. à 0,5 mg 1–2 ×/d) in einigen akuten Verlaufsformen als effizient gezeigt. Eine niedrigdosierte Prednisolontherapie mit 10–30 mg/d Prednisolonäquivalent (Predni-H®, Decortin® H, Urbason® u. a.) ist ebenfalls wirksam. Allerdings sind Nutzen und Risiko einer längeren Kortikosteroidtherapie sorgfältig gegeneinander abzuwägen. Bei chronischen Verläufen sind zugrundeliegende Infektionen bzw. Autoimmunerkrankungen auszuschließen und entsprechend therapeutisch anzugehen. Oft muß man die diagnostischen Maßnahmen wiederholen, bis man fündig wird. *Zytostatika* (Methotrexat) wurden kasuistisch in niedriger Dosis als erfolgreich beschrieben.

18.4 Erythema nodosum

Das *Erythema nodosum* ist das häufigste klinische Korrelat einer vaskulitischen Erkrankung. Sie geht mit nodösen Infiltraten einher und wird aufgrund des typischen klinischen Erscheinungsbildes hier gesondert besprochen. Die Erkrankung wird vermutlich durch Immunkomplexablagerungen in und um die Hautgefäße hervorgerufen, denen eine entzündliche Reaktion vom gemischtlymphozytären, später vom z. T. granulomatösen Typ folgt. Leukozytoklasie kann stellenweise vorkommen. *Klinisch* imponieren druckschmerzhafte, erythematöse Knoten, welche in der Regel symmetrisch an der Vorderseite der Unterschenkel lokalisiert sind. Einseitige oder disseminierte Formen können gelegentlich beobachtet werden. Begleiterscheinungen sind reduziertes Allgemeinbefinden, Fieber und Arthralgien. Letztere treten bei ca. 50 % der Patienten auf. Das E. nodosum ist eine Erkrankung des jüngeren Lebensalters mit einem Häufigkeitsgipfel in der 3. und 4. Lebensdekade. Frauen sind insgesamt bis zu 6mal häufiger betroffen als Männer.
Als gesonderte Variante können die nodösen Läsionen auch plaqueartig im Bereich der Rückseite der Unterschenkel auftreten, wo sie häufig flach ulzerieren (*E. induratum Bazin*).

● *Auslösende Faktoren* bzw. *assoziierte Krankheiten* des Erythema nodosum sind je nach geographischer Breite unterschiedlich. Während in der nördlichen Hemisphäre Infektionen des oberen Respirationstraktes, Sarkoidose und Medikamente als häufigste Triggerfaktoren gelten, finden sich in anderen Regionen häufig Tuberkulose und ausgedehnte Mykosen als auslösende Ursache. Infektionen des oberen Respirationstraktes, die meist mit einer Latenz von 7–14 Tagen zu einem E. nodosum führen, werden bevorzugt durch β-hämolysierende Streptokokken hervorgerufen. Andere Erreger, die als Auslöser in Betracht kommen, sind M. tuberculosis (E. induratum Bazin), Chlamydia trachomatis und Chlamydia psittaci, Yersinien-Spezies u. a. Auch Medikamente, z. B. hormonelle Kontrazeptiva und Sulfonylharnstoffderivate (z. B. orale Antidiabetika), kommen als Auslöser einer nodösen Vaskulitis in Frage. Bei Verdacht auf eine medikamentöse Induktion müssen zunächst alle Medikamente abgesetzt oder, wenn eine Medikation unbedingt notwendig ist, umgesetzt werden.
Die Assoziation des E. nodosum mit einer Sarkoidose im Sinne eines *Löfgren-Syndroms* muß differentialdiagnostisch in Erwägung gezogen werden.

Behandlung. Die therapeutischen Maßnahmen richten sich nach der jeweiligen Ursache und dem Schweregrad der Erkrankung. Eine stationäre Behandlung wird nur in schweren Fällen, in denen das Allgemeinbefinden deutlich eingeschränkt ist, erforderlich sein. Kompression der Unterschenkel, am besten mit Pütterverbänden oder Kompressionsstrümpfen, stellt eine wichtige adjuvante therapeutische Maßnahme dar. Selbstverständlich muß eine zugrundeliegende Erkrankung bzw. Infektion spezifisch angegangen werden, falls möglich.

■ Eine symptomatische Behandlung des E. nodosum mit nichtsteroidalen Antiphlogistika ist in erster Linie zu erwägen. Wir bevorzugen die Verordnung von Indometacin in einer Dosierung von 3×50 mg/d. Aber auch Acetylsalicylsäure ist wirksam (z. B. Colfarit® 2×1 Tbl./d, ASS-ratiopharm® à 100 mg 3×1 Tbl./d).

■ Wird ein Streptokokkeninfekt als Ursache angenommen (z.B. Rachenabstrich!), ist eine orale Penicillintherapie (z. B. 3–4 Mio. IE/d) über 2 Wochen zu empfehlen. Bei Kontraindikationen gegen Penicillin bietet sich alternativ die Behandlung mit Erythromycin (z.B. Erythrocin® 250 Filmtbl. 3×2/d) an. Läßt sich eine Yersinieninfektion sichern, so sollte eine Behandlung mit Tetracyclinen über einen Zeitraum von 10 Tagen durchgeführt werden (z.B Hostacyclin® Filmtbl. à 500 mg 3×1/d, Vibramycin® Tbl. à 100 mg 1×1/d). Bei Kontraindikationen gegen Tetracycline ist alternativ die Behandlung mit Cephalosporinen zu empfehlen.

■ Ein für den Patienten wenig belastendes und mit einer raschen Rückbildung des E. nodosum verbundendes Therapeutikum ist Kalium jodatum (Rp.: Kalium jodatum 10,0, Aqua dest. ad 150,0, 3×1 Teelöffel/d).

Vasodilatorische Maßnahmen (z. B. Pentoxifyllin) und Antikoagulantien (Heparin 2×7500 IE/d) können manchmal von Nutzen sein.

Spricht das E. nodosum auf die genannten therapeutischen Maßnahmen nicht an, oder liegt ein Löfgren-Syndrom vor, so ist eine systemische Behandlung mit Kortikosteroiden indiziert. Anfangsdosis: in der Regel 30 mg/d Prednisolonäquivalent, selten mehr. Die Behandlung sollte bis zur vollständigen klinischen Erscheinungsfreiheit durchgeführt werden, d.h. über ca. 6 Wochen. Bei Rezidiven ist besonders intensiv nach den möglichen Auslösefaktoren zu fahnden. Die orale Anwendung von Goldpräparaten (Auranofin; Ridaura® Filmtbl. à 3 mg, 2×1/d) wurde kasuistisch als erfolgreich beschrieben. Bei längerer Anwendung sollte man Augenkontrolluntersuchungen vornehmen; Thrombozytopenien können als Nebenwirkung auftreten.

Literatur

Horio T, Danno K, Okamoto H et al. (1983) Potassium iodide in erythema nodosum and other erythematous dermatosis. J Am Acad Dermatol 9: 77–81

Schafer N, Kerdel FA (1991) Nodular vasculitis (erythema induratum) Treatment with auranofin. J Am Acad Dermatol 25: 426–429

Tabelle 18.5. Medikamente für den systemischen Einsatz bei Vaskulitis

Nichtsteroidale Antiphlogistika	in erster Linie Indometacin 50–150 mg/d; ferner: Ibuprofen, Diclofenac u. a.
Jodide	Kalium jodatum 0,3–1,5 g, 3–4 ×/d
Thrombozytenaggregationshemmer, Fibrinolytika etc.	Acetylsalicylsäure 250–750 mg/d (selten hochdosiert bis zu 3 g/d) Heparin 2×7500 IE/d ferner: Pentoxifyllin, Nifedipin, Dipyridamol
Immunmodulatoren u.ä.	Diaminodiphenylsulfon (DADPS) 50–100 mg/d Colchicin $1–2 \times 0,5$ mg/d Auranofin 2×3 mg/d
Kortikosteroide	Prednisolon 20–40 mg/d (selten hochdosiert von 80 bis zu 250 mg/d)
Zytostatika bzw. Immunsuppressiva	Methotrexat ca. 15 mg wöchentlich Azathioprin 75–150 mg/d selten: Cyclophosphamid, Chlorambucil, Cyclosporin A

Soderstrom RM, Krull EA (1978) Erythema nodosum: a review. Cutis 21: 806–810

Ubogy Z, Persellin RH (1982) Suppression of erythema nodosum by indomethacin. Acta Derm Venereol 62: 265–267

Upchurch KS, Heller K, Bress NM (1987) Low-dose methotrexate therapy for cutaneous vasculitis with rheumatoid arthritis. J Am Acad Dermatol 17: 355–359

18.5 Livedovaskulitis

Synonyme bzw. verwandt: Atrophie blanche, Livedo reticularis mit Ulzerationen, segmentale hyalisierende Vaskulitis, Sommerulzerationen

Die *Livedovaskulitis* ist klinisch durch elfenbeinfarbige, zarte Narben charakterisiert, die, von Erythemen, Teleangiektasien und Hyperpigmentierungen umgeben, oft an den Unterschenkeln in der Nähe der Malleoli lokalisiert sind. Gelegentlich findet sich in der Peripherie derartiger Läsionen eine Purpura. Vorzugsweise sind Frauen betroffen. In der Regel ist der Verlauf asymptomatisch und chronisch-rezidivierend, seltener sind jedoch die Läsionen mit erheblichen Schmerzen verbunden. Durch Minimaltraumen oder auch spontan induziert können die Läsionen erodieren bzw. ulzerieren, wobei eine jahreszeitliche Häufung in den Sommermonaten beobachtet wird. Inwiefern eine Stasis bei vorliegender chronisch-venöser Beinveneninsuffizienz eine prädisponierende Rolle spielt, wird kontrovers diskutiert. In jedem Falle muß diagnostisch und therapeutisch eine Varicosis beachtet bzw. eine Funktionsstörung der tiefen Venen berücksichtigt werden. Die Erkrankung kann in seltenen Fällen mit zugrundeliegenden Autoimmunerkrankungen assoziiert sein (LE, andere Angiopathien).

Pathogenetisch handelt es sich wahrscheinlich um eine primär thrombotische Vaskulopathie. Die klinischen Symptome einschl. der Schmerzen sind im allgemeinen durch eine Okklusion der kleinsten Gefäße bedingt. Inbesondere die Bestimmung der *Antikardiolipinantikörper* (ACA) ist hierbei zu empfehlen. *Histologisch* zeigt sich eine Verdickung der kleinen Gefäße in der mittleren und tiefen Dermis. Leukozytoklasie und Gefäßdestruktionen gehören dagegen nicht zum typischen Bild.

Behandlung. Zur Behandlung müssen zugrundeliegende Gefäßleiden erkannt und entsprechend angegangen werden.

Unmittelbare therapeutische Maßnahmen sind Bettruhe und antiseptische Wundbehandlung von evtl. vorhandenen Ulzerationen, bis zur Abheilung. Anschließend ist eine vorsichtige krankengymnastische Behandlung mit Wundrandmassagen zum Training der kleinsten Hautgefäße zu empfehlen. Lokale Pflege mit einer heparinhaltigen Salbe ist hilfreich, evtl. in Verbindung mit nichtsteroidalen Antiphlogistika. Kortikosteroide sind nicht zu empfehlen. Eine systemische Behandlung kann in Einzelfällen erwogen werden, insbesondere bei längerer Schmerzsymptomatik. Wirksame Therapeutika richten sich gegen eine Hyperkoagulopathie, z.B. Acetylsalicylsäure (Colfarit® 2 × 1 Tbl. à 500 mg/d), allein oder in Kombination mit Dipyridamol (Persantin® forte 3 × 1 Drg./d). Die Gaben von „Lowdose"-Heparin 2 × 7500 IE/d s.c. sind langfristig zu empfehlen. Auch eine Langzeittherapie mit

Tabelle 18.6. Klassifikation und Behandlung der Livedovaskulitis

Klassifikation:	idiopathische Livedovaskulitis Livedovaskulitis mit Livedo reticularis Livedovaskulitis mit anderen Gefäßerkrankungen Livedovaskulitis mit Autoimmunkrankheiten (LE, Sjögren-Syndrom u.a.)
Behandlung:	Ausschluß und evtl. gezielte Behandlung von Begleitkrankheiten Lokale symptomatische Maßnahmen, z.B. heparinhaltige Cremes, Wundrandmassage, Druckverbände u.a. Orale Gaben von Acetylsalicylsäure 2 × 500 mg/d und Dipyridamol 3 × 75 mg/d
Alternativen:	Heparin s.c. 2 × 5–7500 IE/d Pentoxifyllin 3 × 400 mg/d

Pentoxiphyllin (Trental 600® 1 × 1 Tbl./d) oder Nifedipin (z. B. Adalat® Kps. à 5–10 mg 3 × 1/d) hat einen günstigen Einfluß auf die Erkrankung und die damit verbundenen Beschwerden. Andere Medikamente, die bisher mit unterschiedlichem Ergebnis zur Anwendung kommen, sind Phenformid-HCl (2 × 50 mg/d), Östrogene, Erythromycin und zahlreiche andere Medikamente einschl. verschiedener Fibrinolytika. Bei den gelegentlichen Superinfektionen ist die Gabe systemischer Antibiotika zu erwägen. Kasuistisch wurde der Einsatz des Sulfasalazin beschrieben: (Azulfidine® 3 × 500/d über 3 Tage, danach 3 × 1000 mg/d über 2–8 Wochen) mit hervorragendem Erfolg. Die Läsionen heilten in 8 Wochen ab, Rezidive traten erst nach mehreren Monaten auf.

Literatur

Bisalbutra P, Kullavanijaya P (1993) Sulfasalazine in atrophie blanche. J Am Acad Dermatol 28: 275–276

Drucker CR, Duncan WC (1982) Antiplatelet therapy in atrophie blanche and livedo vasculitis. J Am Acad Dermatol 7: 359–363

Jetton RL, Lazarus GS (1983) Minidose heparin therapy for vasculitis of atrophie blanche. J Am Acad Dermatol 8: 23–26

Milestone LM, Braverman IM, Lucky P, Fleckman P (1983) Classification and therapy of atrophie blanche. Arch Dermatol 119: 963–969

Purcell SM, Hayes TJ (1986) Nifedipine treatment of idiopathic atrophie blanche. J Am Acad Dermatol 14: 851–854

Sams MW (1988) Livedo vasculitis. Therapy with pentoxifyllin. Arch Dermatol 124: 684–687

Sauer GC (1986) Pentoxifylline (Trental) therapy for the vasculitis of atrophie blanche. Arch Dermatol 122: 380–381

Turner AN, Whittaker S, Banks I (1990) Plasma exchange in refractory cutaneous vasculitis. Br J Dermatol 122: 411–415

18.6 Livedo racemosa

Die *Livedo racemosa (LR)* ist eine kutane Vaskulitis, die klinisch durch blitzfigurenartige, blauviolette Gefäßzeichnungen der Haut in Erscheinung tritt. Sie sind permanent sichtbar, treten jedoch unter Kälteeinfluß prominent hervor; sie können an der Haut entweder lokalisiert oder generalisiert vorhanden sein (*Livedo racemosa generalisata*: Ehrmann-Syndrom). Klinische Klassifikationen unterscheiden zwischen der *idiopathischen* und der häufigeren *sekundären LR*. Letztere tritt bei einer Reihe von Autoimmunkrankheiten auf, z. B. bei Lupus erythematodes, Dermatomyositis, Polyarteriitis nodosa und rheumatoider Arthritis. Häufig ist eine LR mit einem *Antiphospholipidsyndrom* assoziiert, sie kann aber auch bei bakteriellen Infektionen wie Syphilis oder Tuberkulose auftreten oder sich bei Thrombozytämie, Pankreatitis und Lymphom manifestieren. Kryoglobulinämien oder Kälteagglutininämien können ebenfalls zum klinischen Bild der LR führen. Auch bei Patienten mit Hyperparathyreoidismus im Rahmen einer chronischen Niereninsuffizienz wurde eine LR beobachtet.

Gelegentlich tritt eine LR nach einer Arteriographie auf; hierbei handelt es sich um meist an den unteren Extremitäten lokalisierte *Cholesterinembolisationen* der Endstrombahn.

Von manchen Autoren wird die *Livedovasculitis* als Sonderform der LR aufgefaßt. Neben der LR besteht hier klinisch eine sog. „Atrophie blanche", die gelegentlich ulzerieren kann.

Histologisch zeigt sich bei der LR eine Vaskulitis der kleinen und mittleren Gefäße an der Dermis-/Subkutisgrenze. Frühen entzündlichen Veränderungen folgt eine Endothelzellproliferation und schließlich eine Fibrose.

Behandlung. Falls sich eine Systemkrankheit sichern läßt, steht deren Behandlung im Vordergrund. Eine LR durch Cholesterinembolisation ist meist asymptomatisch, bildet sich innerhalb weniger Wochen spontan zurück und bedarf in aller Regel keiner weiteren Behandlung. Eine

Tabelle 18.7. Serologisches Basisuntersuchungsprogramm bei Livedo racemosa

ANA
Anti-DNS-Antikörper
Antiphospholipid-AK
Lupusantikoagulant (VDRL, Quick, PTT)
Blutbild
Kreatinin
Rheumafaktor
Kryoglobuline, Kälteagglutinine
Calcium, Phosphat, Vitamin D

Behandlung der idiopathischen LR ohne weitere Symptomatik ist nicht unbedingt erforderlich. Allerdings sollten die Patienten engmaschig überwacht werden, um eine Systembeteiligung der Erkrankung frühzeitig zu erkennen. In einigen Fällen kann eine LR einer Systemkrankheit vorausgehen.

Gelegentlich bereitet die Erkrankung *Schmerzen*, inbesondere dann, wenn sie über den Malleoli lokalisiert ist. In diesen Fällen hat sich die Medikation niedrigdosierter Acetylsalicylsäure (z. B. Colfarit® Tbl. à 500 mg 2 × 1/d) durchaus bewährt. Alternativ kann auch ein Kombinationspräparat, bestehend aus Acetylsalicylsäure (330 mg) und Dipyridamol (75 mg) eingesetzt werden (Asasantin® Kps. 3 × 1/d).

Variante: Sneddon-Syndrom

Bei dieser seltenen Erkrankungsvariante handelt es sich um eine *Sonderform der LR*, bei der nicht nur eine Vaskulitis der Hautgefäße besteht, sondern auch die kleinen Hirngefäße in den Krankheitsprozeß einbezogen sind. Dadurch kann eine neurologische Symptomatik auftreten. Transitorische ischämische Attacken und apoplektische Insulte, aber auch Epilepsien, können Ausdruck einer Vaskulitis der Hirngefäße sein. Eine Reihe von Patienten hat zudem eine arterielle Hypertonie. Sneddon beschrieb erstmalig 1965 die Koinzidenz von ausgedehnter LR, neurologischer Symptomatik (Kopfschmerzen, Schwindelgefühl u. a.), arterieller Hypertonie und Nierenversagen bei 6 Patienten, wobei die Livedo der Gesamtsymptomatik um mehrere Jahre vorausgehen kann.

Zur Diagnostik ist auch bei fehlender klinischer Symptomatik eine Kernspin- oder Computertomographie des Schädels zu veranlassen, um eine möglicherweise noch klinisch stumme Vaskulitis im ZNS-Bereich frühzeitig zu erkennen.

Behandlung. Wegen der Seltenheit der Erkrankung fehlen kontrollierte Therapiestudien. Da das morphologische Korrelat der LR die Durchblutungseinschränkung der peripheren Endstrombahn ist, sind Therapieversuche mit Acetylsalicylsäure (z. B. Colfarit® 2 × 1/d) allein oder in Kombination mit Dipyridamol gerechtfertigt (Asasantin® Kps. 3 × 1/d). Der Einsatz von systemischen Kortikosteroiden allein oder in Kombination mit Immunsuppressiva ist nicht in jedem Fall erforderlich. Eine gleichzeitig bestehende arterielle Hypertonie ist medikamentös einzustellen.

Gelegentlich findet man Mischbilder eines Sneddon-Syndroms mit einem systemischen Lupus erythematodes, bei denen eine immunsuppressive Therapie indiziert ist. Nach unserer Erfahrung hat sich hier eine Kombinationsbehandlung mit Prednisolon und Azathioprin bewährt.

Literatur

Alegre VA, Winkelmann RK, Gastineau DA (1990) Cutaneous thrombosis, cerebrovascular thrombosis and lupus anticoagulant – the Sneddon syndrome. Int J Dermatol 29: 45–49

Asherson RA, Cervera R (1993) Antiphospholipid syndrome. J Invest Dermatol 100: 21S–27S

Deffer TA, Berger TG, Gelinas-Sorell D (1987) Sneddon's syndrome. J Am Acad Dermatol 16: 1084–1087

Falanga V, Fine MJ, Kapoor WN (1986) The cutaneous manifestations of cholesterol embolization. Arch Dermatol 112: 1194–1198

Gollnick H, Cerda JH, Bradac GB (1985) Livedo racemosa generalisata (Ehrmann) mit cerebrovaskulärer Beteiligung (Herman-Sneddon). Akt Dermatol 11: 17–21

Grattan CE, Burton JL (1991) Antiphospholipid syndrome and cutaneous vasoocclusive disorders. Semin Dermatol 10: 152–159

Lubach D, Stamm T, Schwabe C et al. (1990) Livedo racemosa generalisata – an evaluation of thirty-four cases. J Am Acad Dermatol 22: 633–639

Naldi L, Locati F, Marchesi L et al. (1993) Cutaneous manifestations associated with antiphospholipid antibodies in patients with suspected primary antiphospholipid syndrome: a case-control study. Ann Rheum Dis 52: 219–222

Rautenberg W, Hennerici M, Aulich A et al. (1988) Immunosuppressive therapy and Sneddon's syndrome. Lancet II: 639–630

Stephens CJ (1992) Sneddon's syndrome. Clin Exp Rheumatol 10: 489–492

Stockhammer G, Felber SR, Zelger B (1993) Sneddon's syndrome: diagnosis by skin biopsy and MRI in 17 patients. Stroke 24: 685–690

Zelger B, Sepp N, Stockhammer G et al. (1993) Sneddon's syndrome: a long-term follow-up of 21 patients. Arch Dermatol 129: 437–447

18.7 Periarteriitis nodosa (Kussmaul-Maier)

Synonyme: Polyarteriitis nodosa, Panarteriitis nodosa

Die *Periarteriitis nodosa (P.n.)* ist eine Vaskulitis der kleinen und mittleren Arterien. Sie tritt bei beiden Geschlechtern etwa gleich häufig auf. Hauptmanifestationsalter sind die 5. und 6. Lebensdekade. Man unterscheidet eine limitierte, auf das Hautorgan beschränkte *kutane* Variante von einer *systemischen* Verlaufsform. Die P.n. der Haut hat im Vergleich zur systemischen Variante eine günstigere Prognose.
Klinisch finden sich bei 30–50 % aller Kranken schmerzhafte, meist über den Gelenken lokalisierte subkutane Knoten, die gelegentlich zu Ulzerationen neigen. Prädilektionsstellen sind in 90 % dieser Fälle die unteren Extremitäten. Die Knoten können 3–5 Tage bis einige Monate bestehen bleiben, sich spontan zurückbilden, während sich an anderen Stellen neue Läsionen entwickeln. An Fingern und Zehen kann es aufgrund der Gefäßinfarzierung zu Hämorrhagien, Osler-Knoten und Gangrän kommen. Manche Patienten berichten über intensive Befindlichkeitsstörungen mit Fieber, Abgeschlagenheit und Myalgien. Kompliziert wird der Verlauf der systemischen P.n. durch Beteiligung des Gefäßsystems anderer Organe, z.B. der Nieren, des Herzens und des Zentralnervensystems, ebenso durch diverse *assoziierte* Erkrankungen, insbesondere virale Infektionen (Hepatitis B), Darmkrankheiten (Colitis ulcerosa), Immunopathien (rheumatoide Arthritis, Sjögren-Syndrom) und Neoplasien (Haarzelleukämie). Regelmäßige Kontrolluntersuchungen sind unerläßlich, um einen Übergang von einer kutanen in eine systemische Verlaufsform rechtzeitig zu diagnostizieren.
Histologisch bietet sich das Bild einer nekrotisierenden Arteriitis mit Entzündungszeichen und Nekrosezonen, die die gesamte Gefäßwand einbeziehen. Betroffen sind in der Haut vornehmlich die Arterien an der dermal-subkutanen Grenzzone. Immunkomplexablagerungen, meist vom IgM-Typ, lassen sich im superfiziellen und tiefen Gefäßplexus finden.
Häufige pathologische *Laborbefunde* sind stark erhöhte BSG, Anämie, Leukozytose, Hypokomplementämie und andere immunserologische Parameter.
Eine infantile Form der P.n. mit Beteiligung der Lymphknoten stellt eine eigenständige Entität dar (*Kawasaki-Krankheit*, mukokutanes Lymphknotensyndrom).

Behandlung. Die P.n. ist eine potentiell lebensbedrohliche Erkrankung, die in der Regel eine Langzeittherapie mit systemischen Kortikosteroiden erforderlich macht. Als Anfangsdosis der systemischen Kortikosteroidtherapie sind in den meisten Fällen 60–80 mg/d Prednisolonäquivalente zu empfehlen, die je nach klinischem Befund über mehrere Wochen oder Monate auf eine Erhaltungsdosis von möglichst 5–10 mg/d reduziert werden sollten. Selten werden höhere Dosen bis zu 250 mg/d benötigt, zumindest über kurze Zeit. Zusätzlich ist in schweren Fällen Cyclophosphamid (Endoxan®) in mittlerer Dosierung indiziert, seltener als Pulstherapie. Experimentelle Verfahren, z.B. eine intravenöse Immunglobulintherapie und die Plasmapherese kommen als Alternativen in schweren, anders nicht zu beherrschenden Fällen in Betracht, allerdings liegen darüber nur kasuistische Mitteilungen vor. Insgesamt ist bei der systemischen P.n. mit Fünfjahresüberlebensraten von 50–70 % zu rechnen. Studien an großen Kollektiven fehlen.
Ist die P.n. auf das Hautorgan limitiert, kann auch mit niedrigeren Kortikosteroiddosen begonnen werden, d.h. mit etwa 30 mg/d Prednisolonäquivalenten. Je nach Ausdehnung der Effloreszenzen und Beeinträchtigung des Patienten durch die Erkrankung kann in der Therapie der kutanen P.n. zunächst auch ein Behandlungsversuch mit nichtsteroidalen Antiphlogistika gemacht werden, z.B. Indometacin (Amuno®) 3 × 50 mg/d oder Acetylsalicylsäure (Colfarit®) 2 × 1 Tbl. à 100–250 mg/d.

Literatur

Diaz-Perez JL, Winkelmann RK (1980) Cutaneous periarteritis nodosa: A study of 33 cases. In Wolff K, Winkelmann RK (eds) Major problems in dermatology. Saunders, Philadelphia, 273 pp
Goslen JB, Graham W, Lazarus GS (1983) Cutaneous polyarteritis nodosa: Report of a case associated with Crohn's disease. Arch Dermatol 119: 326–329

Guillevin L, Fain O, Lhote F et al. (1992) Lack of superiority of steroid plus plasma exchange to steroids alone in the treatment of polyarteritis nodosa and Churg-Strauss-Syndrom. Arthritis Rheum 35: 208–215

Thomas RH, Meyrick, Black MM (1983) The wide clinical spectrum of periarteritis nodosa with cutaneous involvement. Clin Exp Dermatol 8: 47–59

18.8 Arteriitis temporalis (Horton)

Synonyme: Riesenzellarteriitis, kraniale Arteriitis;
Verwandt: Polymyalgia rheumatica, Takayasu-Krankheit

Die *Arteriitis temporalis (A.t.)* ist eine Vaskulitis der mittleren und größeren Arterien, die in charakteristischer Weise mit Riesenzellen und Granulombildung einhergeht. In 80 % der Fälle handelt es sich um ältere Patienten jenseits des 60. Lebensjahres. Epidemiologische Studien belegen, daß die Prävalenz der Erkrankung im Ansteigen ist; sie beträgt derzeit etwa 10–20/100 000 Einwohner, wobei geographische und ethnologische Unterschiede offenbar vorhanden sind. Die höchsten Prävalenzzahlen werden aus Europa und Nordamerika berichtet. Selten scheint die A.t. in nichtkaukasischen Bevölkerungsgruppen aufzutreten.
Klinisch liegt primär eine einseitige, gelegentlich auch doppelseitige Entzündung der Temporalterien vor, z. T. mit Fieber, Anämie und Abgeschlagenheit. Die Temporalarterie ist verdickt, Pulsationen lassen sich nicht palpieren, ein Hautulkus kann daraus entstehen. Neben diesem typischen Befallsmuster können auch andere Gefäße im Kopfbereich betroffen sein. Schmerzen beim Kauen oder beim Schlucken sowie halbseitige Schmerzen an der Zunge sind oft Zeichen einer beginnenden arteriellen Gefäßentzündung.
● Die A.t. steht der *Polymyalgia rheumatica* nahe; beide Krankheitsbilder werden von einigen Autoren als Entität angesehen. Neben Myalgien in den proximalen Extremitätenabschnitten, dem Schulter- und Beckengürtel, können auch arterielle Gefäße an anderen viszeralen Organen betroffen sein.
Relativ häufig treten bei der A.t. Manifestationen im Nervensystem auf mit rezidivierenden, hartnäckigen Kopfschmerzen. Auch Abdominalbeschwerden, die sich insbesondere nach der Nahrungsaufnahme einstellen, können im Rahmen einer A.t. beobachtet werden. Gefürchteste Komplikation ist aber ein durch die Beteiligung der Retina *plötzlich einsetzender, permanenter Sehverlust*, der bereits zu Beginn oder auch nach mehrjähriger Beschwerdesymptomatik auftreten kann. Bei ungefähr 10 % der Patienten liegt eine Minderperfusion der großen Extremitätenarterien vor. Inbesondere bei Kranken mit arteriellen Ulcera crurum, die über ständige Kopfschmerzen klagen, ist differentialdiagnostisch an eine A.t. zu denken.
Die *diagnostische Sicherung* erfolgt mittels Probebiopsie. Histologisch zeigt sich im Frühstadium eine lymphozytäre Infiltration der Arterien mit Fragmentation der Membrana elastica interna; später kommt es zu einer nichtverkäsenden Granulombildung aus Histiozyten und multinukleären Riesenzellen. Aktivitätsparameter der A.t. ist die stark beschleunigte BSG, die sich unter adäquater Therapie rasch normalisiert.
Eine Variante der Riesenzellarteriitis ist die *Takayasu-Krankheit*, die sich vor allem als Aortitis manifestiert.

Behandlung. Wenn differentialdiagnostisch eine A.t. erwogen wird, muß die Diagnose möglichst rasch durch eine Biopsie der Temporalarterien gesichert werden. Eine *sofort eingeleitete, systemische Kortikosteroidtherapie* kann die gefürchtete Komplikation der Augenbeteiligung verhindern. Kortikosteroide werden in einer Anfangsdosis von 60–80 mg/d Prednisolonäquivalenten, oder auch höher, eingesetzt. Nach klinischem Ansprechen und Normalisierung der BSG sollte die Kortikosteroiddosis längerfristig auf 5–15 mg/d Prednisolonäquivalenten reduziert werden. Steroidsparende Effekte werden durch Kombinationsbehandlung mit Diaminodiphenylsulfon (Dapson-Fatol® Tbl.) in einer Dosierung von 75–100 mg/d erzielt. Über die notwendige Behandlungsdauer liegen unterschiedliche Empfehlungen vor. Mehrheitlich wird jedoch eine Behandlung *über 24 Monate* empfohlen. Nach dieser Zeit kann bei fehlender klinischer Symptomatik und normaler BSG ein Auslaßversuch gemacht werden. Allerdings sind regelmäßige Nachkontrollen der Patienten weiterhin zu empfehlen.

Literatur

Abdullah AN, Keczkes K, Wyatt EH (1989) Skin necrosis in giant cell (temporal) arteritis: Report of three cases. Br J Dermatol 120: 843–846

Braun EW, Sams WM, Payne RR (1982) Giant cell arteritis: a systemic disease with rare cutaneous manifestations. J Am Acad Dermatol 6: 1081–1088

Doury P, Fabresse FX, Pattin S et al. (1984) La place de la dapsone dans le traitement de la maladie de Horton et de la pseudopolyarthrite rhizomelique. Ann Med Interne (Paris) 135: 31–35

Hall S, Barr W, Lie JT et al. (1985) Takayasu arteritis. A study of 32 North American patients. Medicine 64: 89–99

Hitch JM (1970) Dermatologic manifestations of giant-cell (temporal, cranial) arteritis. Arch Dermatol 101: 409–415

Hunder GG (1990) Giant cell (temporal) arteriitis. Rheum Dis Clin North Am 16: 399–409

Liozon F, Vidal E, Bonnetblanc JM et al. (1986) Disulon in the treatment of Horton's disease. Experience with 20 patients. Ann Med Interne (Paris) 137: 299–306

Perniciaro CV, Winkelmann RK, Hunder GG (1987) Cutaneous manifestations of Takayasu's arteritis: A clinicopathologic correlation. J Am Acad Dermatol 17: 998–1005

18.9 Wegener-Granulomatose

Synonyme: „Lethal midline granuloma", granulomatöse systemische Vaskulitis

Die *Wegener-Granulomatose* ist eine relativ seltene nekrotisierende Systemvaskulitis der kleinen und mittleren Gefäßen, die sich hauptsächlich im Nasenrachenraum, in der Lunge und in den Nieren abspielt. Auch andere Organe können betroffen sein. Es handelt sich um eine lebensbedrohliche Erkrankung im jüngeren Erwachsenenalter, die unbehandelt zum Tode führt. Hautmanifestationen lassen sich bei ca. 50% aller Patienten nachweisen.

Klinisch ist das Spektrum der Hautveränderungen vielgestaltig. Es lassen sich Petechien, Purpura, Erytheme, Papeln, Vesikeln, Urticae, Ulzerationen wie auch Pyoderma gangraenosumartige Läsionen finden. Die Diagnose wird aufgrund der klassischen Symptomtrias mit *Ulzerationen im Nasenrachenraum, Lungenbefunden und Nierenbeteiligung* gestellt. Eine bioptische Sicherung läßt sich am einfachsten aus der Nasen-Rachen-Schleimhaut durchführen, da hier die Entnahme von Biopsiematerial am wenigsten aufwendig ist. In der Haut ist der Befund hingegen oft uncharakteristisch.

● In den letzten Jahren hat in der Diagnostik eine spezifische Immunserologie mit der Einführung von Tests auf *antineutrophile, zytoplasmatische Antikörper* (ANCA) an Bedeutung gewonnen (Tabellen 18.8 und 18.9). Diese für systemische Vaskulitiden relativ charakteristischen Autoantikörper werden derzeit in 2 Untergruppen – *c-ANCA* und *p-ANCA* – unterteilt: c-ANCA haben eine 95%- bis 97%-Spezifität für die Wegener-Granulomatose, lassen sich aber gerade bei den klinisch nicht so eindrucksvollen Krankheitsvarianten lediglich in 60% der Fälle nachweisen; ihre Sensitivität ist stadienabhängig. p-ANCA sind Indikatoren für mehrere Varianten systemischer Vaskulitiden (s. Tabelle 18.9). Weitere häufige Laborauffälligkeiten bei der Wegener-Granulomatose sind hypochrome Anämie, Beschleunigung der BSG, Vermehrung des C-reaktiven Proteins und Nachweis von Faktor VIII-Antigen.

Behandlung. Die Wegener-Granulomatose erfordert eine *Langzeitbehandlung* mit systemischen Kortikosteroiden in einer Anfangsdosis von ca. 1 mg/kg KG/d in Verbindung mit Cyclophosphamid (Endoxan®) 2 mg/kg KG/d. Diese Kombination wird heute als Standardschema allgemein akzeptiert. Durch die kombinierte Behandlung wird eine Remission angestrebt, und das Kortikosteroid wird ausschleichend reduziert. Die Anwendung einer Cyclophosphamid-Pulstherapie (0,5–1,0 g/m^2 in 4wöchigen Abständen) in Kombination mit systemischen Kortikosteroiden wird vor allem zur Erhaltung der Remissionen erfolgreich eingesetzt. Die Indikation zur Behandlung und die Dosishöhe ergeben sich aus dem klinischen Befund und auch *aus der Höhe des c-ANCA-Titers:* Ansteigende Titer weisen auf zunehmende Akuität der Erkrankung und ein bevorstehendes Rezidiv hin. Bei hohen Titern wird eine effizientere Pulstherapie bevorzugt. Dementsprechend dürfte der Titerhöhe auch als Therapiekontrolle Bedeutung zukommen, doch liegen darüber bislang nur geringe Erfahrungen vor.

In den letzten Jahren sind beachtliche Erfahrungen mit Trimethoprim-Sulfamethoxazol in einer

Tabelle 18.8. Diagnostische Bedeutung der ANCA-Serologie
ANCA = antineutrophile zytoplasmatische Antikörper; systemische vaskulitisassoziierte Autoantikörper

Untergruppe	Zielantigen	Assoziierte Erkrankung
c-ANCA (zentral-akzentuiert, zytoplasmatische Fluoreszenz)	Proteinase 3 (PR3)	Wegener-Granulomatose
p-ANCA (peripher-akzentuierte, zytoplasmatische Fluoreszenz)	Myeloperoxidase	Polyarteriitis
	Elastase, Lysozym, Kathepsin G Laktoferrin ?	Polyarthritis, Still-, Felty-Syndrom rheumatische Vaskulitis Riesenzellarteriitis

Tabelle 18.9. Mögliche Assoziation von Immunopathien bzw. Infektionen mit antineutrophilen zytoplasmatischen Antikörpern. (Modifiziert nach Hagen et al. 1993)

	IIF-Muster	Zielantigen
Systemische Vaskulitiden		
Wegener-Granulomatose	cANCA, kaum pANCA	PR3, kaum MPO
Mikroskopische Polyangiitis	cANCA, pANCA	PR3, MPO
Churg-Strauss-Syndrom	pANCA	MPO
Klassische Polyarteriitis nodosa	ANCA (geringer Prozentsatz)	selten PR3 oder MPO
Sonstige Vaskulitiden	selten	kein PR3 oder MPO
Krankheiten außerhalb des Vaskulitidenformenkreises		
▷ *Rheumatische Erkrankungen*		
Rheumatoide Arthritis	GS-ANA/pANCA/atypische ANCA	unbekannt, ANA, selten MPO, Lactoferrin
Systemischer Lupus erythematodes	pANCA	selten MPO, Lactoferrin
▷ *Entzündliche Darmerkrankungen*		
Ulcerative Colitis	pANCA/atypische ANCA	Cathepsin-G
M. Crohn	pANCA/atypische ANCA	Lactoferrin
▷ *Sonstige Erkrankungen*		
Chronische Hepatitiden	pANCA/atypische ANCA	weitere unbekannte Antigene
Akute/chronische Infektionen	ANCA?	unbekannt
HIV	cANCA	unbekannt

Dosis von 2 × 160 mg/800 mg (z. B. Bactrim® forte, Eusaprim® forte 2 × 1 Tbl./d) mitgeteilt worden, die den erfolgreichen Einsatz dieser Substanzgruppe in der Therapie der rein granulomatösen Initialphase der Wegener-Erkrankung vielversprechend dokumentieren. Ein derartiger Behandlungsversuch ist in allen nicht fortgeschrittenen Fällen vor Einsatz der Cyclophosphamid-Kortikosteroid-Medikation zu empfehlen. Als weitere Behandlungsalternativen sind Methotrexat (ca. 15–25 mg i.m. wöchentlich) oder Cyclosporin A (Sandimmun® 7–10 mg/kg KG/d) zu nennen. Kasuistisch wurde auch die erfolgreiche Behandlung der Wegener-Granulomatose mit intravenös verabreichten, gepoolten Immunglobulinen berichtet. Die *5-Jahresüberlebensrate* wird unter einer konsequenten kombinierten Therapie mit ca. 80–90 % angegeben.

Literatur

Brandwein S, Esdaile J, Daniff D et al. (1983) Wegener's granulomatosis: clinical features and outcome in 13 patients. Ann Intern Med 143: 476–479

DeRemee RA, McDonald TJ, Weiland LH (1985) Wegener's granulomatosis: observation and treatment with antimicrobial agents. Mayo Clin Proc 60: 27–32

DeRemee RA, McDonald TJ, Weiland LH (1987) Aspekte zur Therapie und Verlaufsbeobachtung der Wegener'schen Granulomatose. Med Welt 38: 470–473

Fauci AS, Haynes BF, Katz P, Wolff SM (1983) Wegener's granulomatosis: prospective clinical therapeutic experience with 85 patients for 21 years. Ann Intern Med 98: 76–85

Gross WL, Hauschild S, Schmitt WH (1993) Immunodiagnostische und immunopathogenetische Bedeutung von Anti-Neutrophilen-Cytoplasma Antikörpern. Dtsch Med Wochenschr 118: 191–199

Hagen EC, Ballieux BE PB, Daha MR et al. (1992) Fundamental and clinical aspects of antineutrophil cytoplasmic antibodies (ANCA). Autoimmunity 11: 199–207

Hagen EC, Ballieux BEPB, van Es LA et al. (1993) Antineutrophil cytoplasmic autoantibodies: a review of the antigens involved, the assays, and the clinical and possible pathogenic consequences. Blood 81: 1996–2002

Hu CH, O'Loughlin S, Winkelmann RK (1977) Cutaneous manifestations of Wegener's granulomatosis. Arch Dermatol 113: 175–182

Israel HL (1988) Sulfamethoxazol-trimethoprim therapy for Wegener's granulomatosis. Arch Intern Med 148: 2293–2295

Jayne DR, Davies MJ, Fox CJ (1991) Treatment of systemic vasculitis with pooled intravenous immunoglobulin. Lancet 337: 1137–1139

Nölle B, Specks U, Lüdemann J et al. (1989) Anticytoplasmic autoantibodies: Their immunodiagnostic value in Wegener granulomatosis. Ann Intern Med 111: 28–40

Novack SN, Pearson CM (1971) Cyclophosphamide therapy in Wegener's granulomatosis. N Engl J Med 284: 938–942

Raitt JW (1971) Wegener's granulomatosis: Treatment with cytotoxic agents and adrenocorticoids. Ann Intern Med 74: 344–356

Specks S, Wheatley CL, McDonald TJ et al. (1989) Anticytoplasmic autoantibodies in the diagnosis and follow-up of Wegener's granulomatosis. Mayo Clin Proc 64: 28–36

Steppat D, Gross WL (1989) Stage-adapted treatment of Wegener's granulomatosis. First results of a prospective study. Klin Wochenschr 67: 666–671

Thomas RH, Payne CM, Black MM (1982) Wegener's granulomatosis presenting as pyoderma gangrenosum. Clin Exp Dermatol 7: 523–527

Weiner SR, Paulus HE (1989) Treatment of Wegener's granulomatosis. Semin Respir Med 10: 156–161

18.10 Allergische Granulomatose (Churg-Strauss)

Die *allergische Granulomatose* ist eine seltene Systemvaskulitis, einhergehend mit chronischem Bronchialasthma, Haut- und Bluteosinophilie (10–30 %) und positiver Atopieanamnese, die von der Periarteriitis nodosa abgegrenzt wird. Kutane vaskulitische Läsionen kommen bei ca. 70 % aller Kranken vor. Die Prognose der Erkrankung ist ernst, aber weniger lebensbedrohlich als die der Wegener-Granulomatose.

Die *Behandlung* besteht in einer Monotherapie mit systemischen Kortikosteroiden, worauf in der Regel ein gutes Ansprechen zu erwarten ist. Das weitere Vorgehen muß individuell auf den Einzelfall abgestimmt werden. Die neueren Immunsuppressiva bzw. Immunmodulatoren dürfen auch in Erwägung gezogen werden, doch ihre Wirksamkeit ist zur Zeit nicht ausreichend bekannt bzw. gesichert.

Literatur

Chumbley LC, Harrison EG, DeRemee RA (1977) Allergic granulomatosis and angiitis (Churg-Strauss-Syndrom). Report and analysis of 30 cases. Mayo Clin Proc 52: 477–484

Churg J, Strauss L (1951) Allergic granulomatosis, allergic angiitis, and periarteritis nodosa. Am J Pathol 27: 277–301

Crotty CP, DeRemee RA, Winkelmann RK (1981) Cutaneous clinicopathologic correlation of allergic granulomatosis. I Am Acad Dermatol 5: 571–581

Finan MD, Winkelmann RK (1983) The cutaneous necrotizing granuloma (Churg-Strauss syndrome) and systemic disease: review of 27 cases. Medicine 62: 142–158

Haas C, Geneau C, Odinot JM (1991) L'angeite allergique avec granulomatose: syndrome de Churg et Strauss. Ann Med Interne (Paris) 142: 335–342

Lanham JG, Elkon KB, Pusey CD, Hughes GR (1984) Systemic vasculitis with asthma and eosinophilia: a clinical approach to the Churg-Strauss syndrome. Medicine 63: 65–81

Specks U, DeRemee RA (1990) Granulomatous vasculitis: Wegener's granulomatosis and Churg-Strauss syndrome. Rheum Dis Clin North Am 16: 377–397

Allgemeine Literatur zur Vaskulitis

Callen JP, Kalbfleisch S (1982) Urticarial vasculitis: A report of nine cases and review of the literature. Br J Dermatol 107: 87–93

Dubost JJ, Souteyrand P, Sauvezie B (1991) Drug-induced vasculitides. Baillieres Clin Rheumatol 5: 119–138

Ekenstam EAF, Callen JP (1984) Cutaneous leukocytoclastic vasculitis: Clinical and laboratory features of 82 patients seen in private practice. Arch Dermatol 120: 484–489

Gibson LE, Su WP (1990) Cutaneous vasculitis. Rheum Dis Clin North Am 16: 309–324

Goeken JA (1991) Antineutrophil cytoplasmic antibody – a useful serological marker for vasculitis. J Clin Immunol 11: 161–174

Jorizzo JL (1993) Classification of vasculitis. J Invest Dermatol 100: 106S–110S

Lancet editorial (1988) Factor VIII related antigen and vasculitis. Lancet I: 1203–1204

Lawley TJ, Kubota Y (1990) Vasculitis. Dermatol Clin 8: 681–687

Mackel SE (1982) Treatment of vasculitis. Med Clin North Am 66: 941–954

Mader R, Keystone EC (1992) Infections that cause vasculitis. Curr Opin Rheumatol 4: 35–38

Monroe EW (1981) Urticarial vasculitis: An updated review. J Am Acad Dermatol 5: 88–95

Pusey CD (1990) Plasma exchange in immunological disease. Prog Clin Biol Res 337: 419–424

Sanchez NP, Van Hale HM, Su WP (1985) Clinical and histopathologic spectrum of necrotizing vasculitis. Report of findings in 101 cases. Arch Dermatol 121: 220–224

Smoller BR, McNutt NS, Contreras F (1990) The natural history of vasculitis. Arch Dermatol 126: 84–89

Stephens CJM (1991) The antiphospholipid syndrome. Br J Dermatol 125: 199–210

Tsokos M, Lazarou SA, Moutsopoulos HM (1987) Vasculitis in primary Sjögren's syndrome: Histologic classification and clinical presentation. Am J Clin Pathol 88: 26–31

Venning MC, Quinn A, Broomhead V, Bird AG (1990) Antibodies directed against neutrophils (C-ANCA and P-ANCA) are of distinct diagnostic value in systemic vasculitis. Q J Med 77: 1287–1296

Wolff K, Winkelmann RK (1980) Vasculitis. Saunders, Philadelphia

Farbabbildungen

1,2 Arzneimittelinduzierte hämorrhagisch nekrotisierende Vaskulitis, ausgelöst durch Cotrimoxazol; histologisch: leukozytoklastische Vaskulitis

3,4 Prätibial lokalisierte Läsionen eines Erythema nodosum bei einer 27-jährigen Frau im Rahmen eines Loefgren-Syndroms

5 Livedo racemosa bei einem Patienten mit Sneddon-Syndrom

6 Wegener'sche Granulomatose mit nekrotisierend ulzerösen Hautveränderungen am li. Unterschenkel nach Art einer Pyoderma gangraenosum

Farbabbildungen

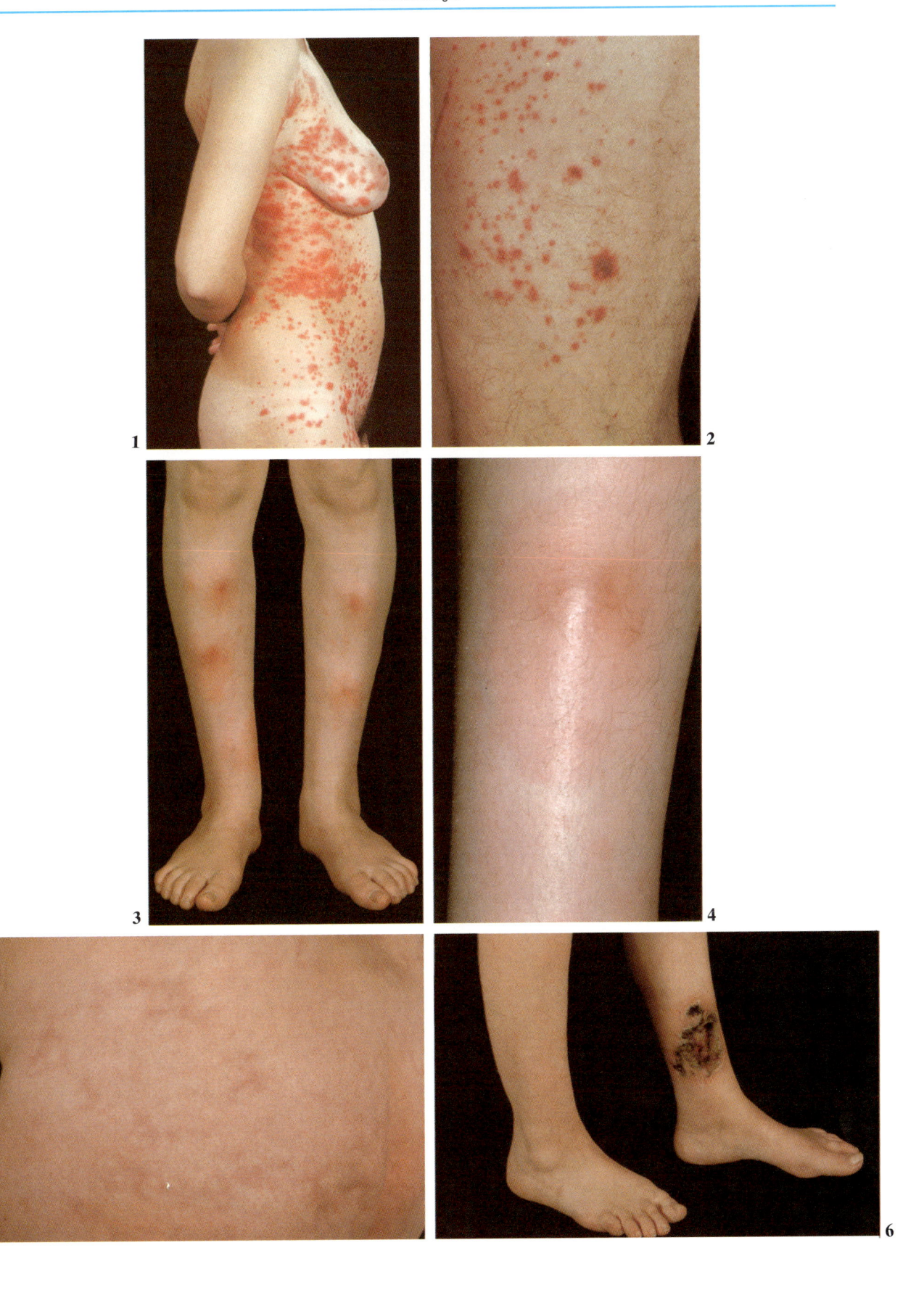

Kapitel 19 Lupus erythematodes und Varianten (einschließlich Überlappungssyndrome)

19.1	Allgemeines	460
19.2	Chronisch-diskoider LE (CDLE)	461
19.2.1	Lokale Behandlungsmaßnahmen	462
19.2.2	Systemische Therapie	462
19.3	Subakut-kutaner LE (SCLE)	463
19.3.1	Standardbehandlung des SCLE	464
19.3.2	Weitere Behandlungsmöglichkeiten (CDLE und SCLE)	464
19.4	Systemischer LE (SLE)	466
19.5	Sonstige LE-Varianten	468
19.5.1	Neonataler LE	468
19.5.2	LE im Kindesalter	469
19.5.3	LE hypertrophicus	469
19.5.4	Bullöser LE	470
19.5.5	LE-Pannikulitis (LE profundus)	470
19.5.6	Sog. Urtikariavaskulitis (LE-Vaskulitis)	470
19.5.7	Arzneimittelinduzierter LE	471
19.6	Überlappungssyndrome	472
19.6.1	„Mixed connective tissue disease"	472
19.6.2	Sjögren-Syndrom (Sicca-Syndrom)	473
19.7	Bedeutung der immunserologischen Parameter als Behandlungs- bzw. Verlaufskontrolle	473
19.8	Spezielle Behandlungsempfehlungen	474
19.8.1	Kutan-vaskuläre Manifestationen	474
19.8.2	Prophylaktische Maßnahmen	475
19.8.3	Psychosoziale Aspekte	476
19.8.4	LE und Schwangerschaft	476

19.1 Allgemeines

Der *Lupus erythematodes (LE)* ist eine Multisystemerkrankung unbekannter Ätiologie, die früher zu den sog. Kollagenosen gerechnet wurde. Grund dafür ist die fibrinoide Degeneration des Kollagens, die man histologisch häufig bei LE-Läsionen sieht. Diese Einordnung ist jedoch heute von historischer Bedeutung, da der LE keine Erkrankung des kollagenen Bindegewebes, sondern eine gegen verschiedene körpereigene Zellantigene gerichtete *Regulationsstörung der zellulären und humoralen Immunantwort* ist. Daher ist die Definition „Autoimmunerkrankung" treffender. Genetisch liegt offenbar eine Prädisposition vor, insbesondere zum SLE; angeborene Komplementdefekte (C_2-, C_4-Mangel bzw. Polymorphismen) gehen häufig mit einem LE einher. Histologisch findet man mittels Immunfluoreszenz die *Ablagerung von Immunkomplexen* an der Dermoepidermalgrenze (sog. Lupusband) oder um die dermalen Gefäße. Serologisch nachweisbar und z. T. meßbar ist die immunologische Regulationsstörung durch das Vorhandensein der diversen *zirkulierenden Antikörper* (s. Tabelle 19.1). Diese immunhistologischen und immunserologischen Parameter werden zur Diagnosesicherung eines LE genutzt. Darüber hinaus können sie unter Umständen auch auf den Verlauf der Erkrankung hinweisen und somit prognostischen Wert haben (s. S. 474).

Tabelle 19.1. Wichtige Antikörpergruppen gegen Zellbestandteile, die beim LE als Antigene wirken

Gegen Ribonukleoproteine: Sm, SSA/Ro, SSB/La, U_1RNP
Gegen Histone: H_1, H_2A, H_2B, H_3, H_4
Gegen Nukleotide: dsDNS, ssDNS, RNS
Gegen DNS-Histonkomplexe: DNAP, DNP, SNP u. a.

Charakteristisch für den LE ist die *Photosensitivität* (UVB, UVA bzw. UVB + UVA), die in einem hohen Prozentsatz aller Fälle nachweisbar ist (30–60 %) und auch pathogenetisch durch Induktion von Zytokinen eine Rolle spielen soll. Dazu kommt der *wechselhafte chronische Verlauf*, wobei zwischen den Krankheitsschüben und den Manifestationen an einem oder mehreren Organen klinisch symptomfreie Intervalle über Monate oder gar Jahre vorkommen können. Der Angriff des eigenen Immunsystems auf körpereigene Zellen bzw. Zellbestandteile kann zu pathologischen Veränderungen an jedem Organsystem des Körpers führen. Eine Beteiligung des lichtexponierten Hautorgans tritt in *70–85 % aller Fälle* im Krankheitsverlauf auf. Die Schleimhäute (Lippen, Mundhöhle, Genitale, Auge) sind bei ca. 20–25 % der Patienten mitbefallen, wenn auch oft asymptomatisch.

Ausgehend von der kutanen Beteiligung lassen sich 3 prognostisch wichtige und gut voneinander abgrenzbare klinische Hauptmanifestationsformen des Lupus erythematodes unterscheiden:
- *chronisch-diskoider LE (CDLE)*,
- *Subakut-kutaner LE (SCLE)*,
- *systemischer LE (SLE)*.

Übergänge zwischen CDLE und SCLE zum SLE sind möglich. Daneben kommt eine Reihe von *LE-Varianten* vor, z. B. bullöser LE, LE hypertrophicus, LE-Pannikulitis (LE profundus), arzneimittelinduzierter LE, Urtikariavaskulitis, neonataler LE sowie *Überlappungsyndrome* zwischen LE, meist vom SCLE-Typ, und anderen Autoimmunerkrankungen (Dermatomyositis, Sklerodermie, rheumatoide Arthritis, Sjögren-Syndrom u. a.). Auch *klinische Korrelationen* mit anderen Immunopathien, nicht zuletzt am Hautorgan (Alopecia areata, Vitiligo), treten in Verbindung mit einem LE gehäuft auf. Das gleichzeitige Auftreten von SCLE mit hereditärem Angioödem wurde beschrieben.

Spontane Involutionen des LE bzw. aller LE-Varianten kommen nach mehrjährigem Verlauf durchaus vor. Doch selbst wenn die Krankheitsaktivität erlischt, sind durch die chronische Ablagerung von Immunkomplexen im Gewebe Funktionsausfälle zu erwarten, die einer intensiven organbezogenen Behandlung bedürfen.

Das *therapeutische Vorgehen* muß in Anbetracht der komplizierten, syndromartigen klinischen Ausprägung des LE für längere Zeit im voraus geplant und über Jahre ärztlicherseits überwacht werden. Nur dadurch wird ein optimales Ergebnis erzielt. Nach histologischer Sicherung geht die Behandlung des kutanmanifestierten LE in folgenden Schritten vor sich:

● *Genauere Klassifikation* des klinischen Befundes in CDLE bzw. SCLE und Bestimmung der Ausdehnung der kutanen Manifestation (lokalisiert, disseminiert).

● *Abschätzung des Risikos* einer systemischen Beteiligung bzw. des möglichen Überganges in einen SLE.

Dafür sprechen
▷ das Vorhandensein einer allgemeinen klinischen Symptomatik (Krankheitsgefühl, Leistungsschwäche, Fieber, Gelenkschmerzen, Raynaud-Phänomen, Haarausfall u. a.);
▷ pathologischer Ausfall allgemeiner Laborparameter (BSG-Erhöhung, Leukopenie, positiver Rh-Status, Albuminurie u. a.);
▷ ANA-Titerhöhe, Vorhandensein von ENA-Antikörpern sowie der sog. „Lupusbandtest" an der Haut haben hinweisenden Charakter.

Der Nachweis einer das Hautorgan überschreitenden Manifestation (Nieren, Lunge, Gelenke, etc.), möglicherweise auch das Vorhandensein zirkulierender Anti-dsDNS-Antikörper weisen auf das Vorliegen eines SLE hin und legen die Notwendigkeit einer systemischen Behandlung nahe.

Die bekannten *ARA-Kriterien* sind für eine genauere LE-Klassifikation überholt und gestatten allenfalls eine grobe prognostische Einschätzung. Grundsätzlich gilt, daß *nur beim Vorliegen einer klinischen Symptomatik eine Behandlungsindikation vorliegt;* pathologischer Ausfall immunserologischer Parameter ohne klinische Krankheitssymptome des LE rechtfertigen weder eine prophylaktische noch eine therapeutische Intervention. Man kann davon ausgehen, daß in vielen Fällen mit positiver Immunserologie das körpereigene Immunsystem noch ausreichend in der Lage ist, die immunologische Regulationsstörung selbst zu kontrollieren. Allerdings ist eine engmaschige *ambulante Kontrolle* gerade dieser Patienten unerläßlich, um Hautläsionen bzw. andere Organmanifestationen frühzeitig zu erfassen.

19.2 Chronisch-diskoider LE (CDLE)

Synonyme: LE chronicus discoides, LE erythematodes integumentalis

Der *CDLE* ist die *häufigste Variante des LE*, tritt hauptsächlich zwischen dem 30. und 50. Lebensjahr auf und befällt Frauen 3mal häufiger als Männer. Die CDLE-Läsionen sind gekennzeichnet durch scheibenförmige, scharf begrenzte, erythematosquamöse Plaques mit bevorzugter Lokalisation im Gesicht und am Kapillitium; kutandisseminierte Varianten können vorkommen.

Die Hautläsionen des CDLE heilen mit einer zarten narbigen Atrophie ab und können Hypo- und Hyperpigmentierungen sowie narbige Alopezien zurücklassen. Histologische Charakteristika sind Atrophie der Epidermis, vakuolige Degeneration des Stratum basale und perivaskuläre bzw. periadnexale lymphozytäre Infiltrate in der oberen Dermis. In der Immunhistologie sind bandförmige Ablagerungen von IgG und C_3 an der Dermoepidermalgrenze typisch; allerdings bleiben sie auf die befallene Haut beschränkt. Nach unseren Erfahrungen haben ca. 60% der CDLE-Patienten antinukleäre Antikörper (ANA), meist nur in niedrigen Titerstufen, und bei immerhin bis zu ⅓ der Kranken lassen sich auch zirkulierende Anti-DNS-Antikörper nachweisen. Eine erhöhte UVA/UVB-Lichtempfindlichkeit liegt bei einem großen Teil der CDLE-Patienten vor. Klinische Zeichen einer beginnenden, auf andere Organe übergreifenden Manifestation (einschl. Abgeschlagenheit, Fieber, Arthralgien, Myalgien u. a.) treten bei etwa ⅓ der Patienten mit CDLE im Krankheitsverlauf auf. Rückfälle der Hautläsionen sind häufig.

Prognostisch ist der CDLE insgesamt als günstig einzustufen, Überlappungen mit SCLE und gesicherte Übergänge in einen SLE mit viszeralem Organbefall sind jedoch möglich (5%). Auf älteren, abgeheilten LE-Narben können gehäuft Plattenepithelkarzinome auftreten.

19.2.1 Lokale Behandlungsmaßnahmen

Bestehen ausschließlich kutane Einzelläsionen, ist eine Lokaltherapie des CDLE ausreichend. Grundsätzlich gilt für die externe Therapie, daß primär *fluorierte Kortikosteroide mit mittelstarker Wirkpotenz* zur Anwendung kommen. Sie sind jedoch nur begrenzt auf die Läsionen aufzutragen und kurzfristig anzuwenden, d. h. über 3–4 Wochen 2–3 ×/d. (z. B. Amciderm®, Celestan-V®, Locacorten®). Zusätzlich müssen die Patienten *lokale Provokationsfaktoren* meiden (übermäßige Kälte, Hitze, mechanische Reize) und für einen entsprechenden Lichtschutz (z. B. durch Solabar®) sorgen. Wenn die Läsionen auf diese Lokaltherapie gut ansprechen, kann die Behandlung durch 2- bis 3malige Anwendung/d von 0,1–2 % Hydrocortisonderivaten (z. B. Alfason®, Retef®, Advantan®) bis zur völligen Abheilung fortgesetzt werden. Okklusive Behandlung mit Fludroxycortid (Sermaka® Folie) über 48 h ist bei stärker infiltrierten Plaques kurzfristig zu empfehlen. Läsionen am Kapillitium lassen sich mit flüssigen, halogenierten Kortikosteroiden behandeln, z. B. Betnesol-V crinale 0,1 %® oder Volon A® Tinktur 2 ×/d. Damit wird jedoch nur ein zentrifugales Fortschreiten der Herde unterbunden. Da die Haarfollikel oft zerstört sind, ist ein Haarwachstum in den narbigatrophischen Arealen nicht zu erwarten.

Falls nach 6- bis 8wöchiger Behandlungszeit kein deutliches Ansprechen der CDLE-Läsionen zu verzeichnen ist, können die Hauterscheinungen mit intrafokalen Injektionen von Triamcinolonacetonid (z. B. Volon A® Amp. à 10 mg, 1:4 verdünnt mit Xylocain 1 %) angegangen werden; evtl. in wöchentlichen Abständen wiederholen. Einzelläsionen können auch kryotherapeutisch angegangen werden. Geeignet ist die Anwendung von Stickoxydul (−70–90 °C) 2 × 15 sec mit 4 min Auftauzeit. Zu beachten ist hierbei, daß Atrophien und Depigmentierungen als Folge der Behandlung auftreten können.

19.2.2 Systemische Therapie

Für therapierefraktäre Einzelläsionen sowie für den *kutan-disseminierten CDLE* sind die bewährten Antimalariamittel die Medikamente der I. Wahl. In der Regel ist eine Intervalltherapie über 3 Monate ausreichend mit Gaben von *Chloroquin* 250 mg/d (Resochin®, Aralen®) bzw. *Hydroxychloroquin* 200–400 mg/d (Quensyl®, Plaquenil®), evtl. in Kombination mit mittelhohen Dosen von Prednisolon (z. B. Decortin H®, 20–30 mg/d in absteigender Dosierung) während der ersten 4 Wochen des Behandlungszyklus. In den angelsächsischen Ländern wird auch Quinacrin (Atabrine®) verwendet (ED: 100 mg/d). Bei den Patienten, die zu häufigen Rezidiven neigen, ist es sinnvoll, eine Dauermedikation mit geringen bis mittleren Dosen systemischer Kortikosteroide durchzuführen, bei ausgedehnten Krankheitsschüben kombiniert mit einer Chloroquin- bzw. Hydroxychloroquin-Zyklustherapie. Limitiert wird die langfristige Anwendung von Antimalariamitteln durch die bekannte *irreversible Retinopathie*, die auch noch nach Absetzen des Medikaments weiter fortschreiten kann. Augenärztliche Kontrolluntersuchungen vorausgesetzt, kann die Behandlung über 1–2 Jahre, allerdings in niedriger Dosierung, fortgesetzt werden. Die Gesamtdosis des Chloroquins über den Behandlungszeitraum dürfte *ca. 500 g nicht überschreiten;* erst ab Gesamtdosen von 250 g und mehr sind Retinopathien festgestellt worden. Bei Gesichtsfeldeinschränkung bzw. Pigmentstörungen im Fundus ist sofortiges Absetzen erforderlich.

Weitere *Nebenwirkungen* der Antimalariamitteltherapie sind Nausea, Erbrechen, hartnäckiger Pruritus, Leukopenie, Thrombozytopenie, Nervosität, Muskelschwäche, neurologische Störungen bis zu Paresen, Psychosen, Toxikodermien aller Art, Phototoxizität, Exantheme u. a. Die Substanzen (Chloroquin, stärker noch Quinacrin) binden sich offenbar an das Melanin der Haut bzw. der Schleimhäute und können zur Bildung schwer abbaubarer Komplexe führen (harter Gaumen, Nase, Ohren, Knorpel), während sich das Haar unter langfristiger Chloroquineinnahme aufhellen kann. Auf die Exazerbation einer gleichzeitig bestehenden Psoriasis durch Chloroquin ist zu achten. Seltene Korrelationen mit Leberschäden bzw. einer Porphyrie sind beim Einsatz von Chloroquin zu berücksichtigen.

Kontrollen zur Vermeidung von Chloroquinschäden, die ab einer Gesamtdosis von 250 g wahrscheinlich werden, sind ca. alle 1–3 Monate erforderlich. Dazu gehören ophthalmologische Visuskontrollen (evtl. einschließlich Elektroretinogramm etc.) und die notwendigen Laboruntersuchungen (Blutbild, Transaminasen, CK). Bei entsprechenden Hinweisen auf eine Neuropathie ist ein Neurologe heranzuziehen.

Als Alternative zum Chloroquin ist das Retinoid *Etretinat* (Tigason® Kaps., 25–50 mg/d) zu erwägen, vor allem bei schuppend-hyperkeratotischen oder hypertrophischen Varianten. Allerdings ist bei den oft jungen LE-Patientinnen auf eine konsequente Antikonzeption während der Behandlung zu achten (Teratogenität!).

Beim Vorliegen einer *hautüberschreitenden Manifestation* müssen die CDLE-Patienten in jedem Fall systemisch behandelt werden. Eine Gelenkbeteiligung wird durch Chloroquin 125–250 mg/d oder Strukturanaloga günstig beeinflußt. Liegen Hinweise auf eine allgemeine klinische Symptomatik oder aber Kontraindikationen gegen Antimalariamittel vor, ist mit Azathioprin 1,5–2 mg/kg KG/d (Imurek®) in Kombination mit Prednisolon 5–20 mg/d (Decortin H®, Predni-H®) bzw. Methylprednisolon 4–16 mg/d (Urbason®) zu behandeln. Meist ist bei diesen Patienten eine Dauertherapie notwendig um sie erscheinungsfrei zu halten. Hierzu werden die Azathioprin-Dosis auf 50–75 mg/d und das Prednisolon auf 5–15 mg/d herabgesetzt. Ein Aussetzen der Behandlung sollte erst *nach 6 Monaten* Erscheinungsfreiheit versucht werden.

19.3 Subakut-kutaner LE (SCLE)

Synonyme: LE superficialis, psoriasiformer LE, disseminierter CDLE, makulopapulöser, photosensitiver LE

Der SCLE ist eine Variante des kutanen LE, die charakteristische genetische, klinische und serologische Besonderheiten aufweist. Eine genetische Prädisposition ist aufgrund der Assoziation des SCLE mit den Antigenen *HLA-B8* und *HLA-DR3* als Marker wahrscheinlich. Auch an SCLE erkranken 3mal mehr Frauen als Männer; das Haupmanifestationsalter liegt zwischen dem 30. und 50. Lebensjahr. Selten wurde ein SCLE bei *Kindern* beschrieben. Meist bestehen kutandisseminierte SCLE-Läsionen in lichtexponierten Hautarealen, aber auch lokalisierte Verlaufsformen sind möglich. Möglicherweise ist gerade beim SCLE das *Licht* ein besonderer Provokationsfaktor, da bis zu *60–70 %* der betroffenen Kranken eine erhöhte *Photosensitivität* zeigen.

Klinisch kann man oft zwischen einem *anulär-polyzyklischen* und einem *papulosquamösen SCLE-Typ* unterscheiden. Übergänge können vorkommen. Im Gegensatz zum CDLE heilen die Hautveränderungen bei SCLE in der Regel ab, ohne Narben zu hinterlassen. Follikuläre Hyperkeratosen fehlen. *Histologisch* bestehen graduelle Unterschiede zum CDLE, eine genauere histologische Abgrenzung ist jedoch oft schwierig. IgG und C_3-Ablagerungen sind allerdings auch an nichtbefallener Haut meist vorhanden. Bei ca. 80 % der SCLE-Patienten sind nach unseren Untersuchungen ANA im Serum nachweisbar, wobei 40 % auch Antikörper gegen dsDNS besitzen. Relativ charakteristisch für den SCLE sind zirkulierende Anti-SSA/Ro-Antikörper, die von uns bei 60 % aller SCLE-Patienten gefunden werden. Andere Antikörper gegen extrahierbare Kernantigene wie Anti-SSB/La, Anti-U_1-RNP und Anti-Sm treten dagegen seltener auf. Experimentell läßt sich die Expression von ENA an der Oberfläche kultivierter Keratinozyten durch UVB-Exposition induzieren, während UVA weniger wirksam oder unwirksam blieb. Klinisch lassen sich durch Licht (UVB, UVA, UVA + UVB) bei einem großen Teil der SCLE-Patienten Hautläsionen provozieren. Auftreten eines kutanen LE durch PUVA-Therapie wurde gelegentlich beschrieben.

Die *Prognose* des SCLE ist mit Vorsicht zu stellen, da nach neueren Schätzungen ca. 50–60 % aller Kranken während eines mehrjährigen weiteren Verlaufes ihrer Krankheit doch noch eine auf andere Organe übergreifende Symptomatik entwickeln. Eine evtl. systemische Manifestation zeigt jedoch in der Regel einen gutartigen Verlauf, schwere Nierenbeteiligung ist beim SCLE selten.

19.3.1 Standardbehandlung des SCLE

Für eine suffiziente Behandlung müssen zunächst alle *provozierenden Faktoren* gemieden werden, wozu insbesondere Medikamente und UV-Lichtexposition gehören. Vor allem Thiazide und Östrogene, aber auch Piroxicam, Penicillamin, Procainamid, orale Antidiabetika, Betablocker, Spironolakton, Goldpräparte und Griseofulvin kommen als Auslöser in Frage und müssen gezielt ausgeschlossen werden.

In der Regel bedarf der SCLE neben der milden lokalen Kortikosteroidanwendung mit ausreichendem *Lichtschutz* (vor allem vor UVB-Exposition!) einer oralen Therapie mit *Antimalariamitteln*, evtl. in Kombination mit systemischen Kortikosteroiden. Standardschema ist die Gabe von Chloroquin (Resochin®, Aralen®) 125–250 mg/d oder Hydroxychloroquin 200–400 mg/d (Quensyl®) in Kombination mit Prednisolon 10–20 mg/d. Oft ist die Behandlung nur über einen Zeitraum von 3 Monaten bis zur Abheilung der Herde an der Haut erforderlich und kann gegebenfalls wiederholt werden (*Intervalltherapie*). Stark photosensible Patienten sind besser mit einer alleinigen Kortikosteroiddauermedikation zu behandeln, die bei akuten Exazerbationen mit Chloroquin oder Hydroxychloroquin kurzfristig zu kombinieren ist. Etwa 80% aller SCLE-Patienten lassen sich mit einer solchen Therapie gut kontrollieren.

Falls der SCLE mit einem Intervallstandardschema nicht beherrschbar ist, oder auch beim Vorliegen von Parametern, die auf einen möglichen oder beginnenden Übergang in einen SLE hinweisen, ist am besten *Azathioprin* 1,5–2 mg/kg KG/d, kombiniert mit systemischen Kortikosteroiden (Anfangsdosis: Prednisolon 60–80 mg/d) einzusetzen. Nach 6–8 Wochen sollten die systemischen Kortikosteroide je nach klinischem Verlauf auf 5–7,5 mg/d reduziert werden und das Azathioprin auf ca. 75 mg/d. Bei den meisten Patienten muß dieses Kombinationsschema als Dauertherapie bis zur klinischen Abheilung durchgeführt werden. Ein Therapieauslaßversuch ist nach 6 Monaten Beschwerdefreiheit sinnvoll.

Eine gleichzeitige Gelenkbeteiligung wird beim SCLE durch Antimalariamittel günstig beeinflußt. In Einzelfällen wird jedoch der zusätzliche Einsatz nichtsteroidaler Antiphlogistika (Acetylsalicylsäure, Ketoprofen, Naproxen etc.) erforderlich sein. Wir verwenden gern Alrheumun® ret Kps., Felden® oder auch Proxen® Kps. bzw. Supp. Bei akuten Exazerbationen mit Übergang in einen SLE (Fieber, nephritischer Symptomatik; sog. „*Lupuskrisen*") wird der Einsatz von Cyclophosphamid (s. S. 467) unumgänglich. In solchen Fällen haben wir auch gute Erfahrungen mit einer milden Pulstherapie mit Chlorambucil in einer niedrigen täglichen Dosis (ca. 2 mg/d, höchstens 4 mg/d) oder in Anlehnung an das *Knospe-Schema* gemacht: Chlorambucil 0,4 mg/kg KG über 3 Tage in Verbindung mit Prednisolon in absteigender Dosierung (ca. 75 mg, 50 mg, 25 mg): nach 2–3 Wochen wiederholen, bis zu 4–6 ×, danach möglichst auf eine milde tägliche Kortikosteroiddosis (7,5 mg/12,5 Prednisolon) einstellen.

Tabelle 19.2. Standardtherapieschemata beim CDLE und SCLE

▷ **Lokalisierter Hautbefall**
lokale Kortikosteroidapplikation
Unterspritzung mit Kortikosteroid Kristallsuspension
evtl. Kryotherapie

▷ **Disseminierter Hautbefall**
Intervalltherapie über 3 Monate mit Chloroquin 250 mg/d bzw. Hydroxychloroquin 200–400 mg/d, evtl. in der Anfangsphase kombiniert mit Prednisolon 60–80 mg/d (auf 5–15 mg/d reduzieren)
Prednisolonlangzeittherapie (10–20 mg/d), evtl. kombiniert mit Chloroquin- bzw. Hydroxychloroquinzyklen

▷ **Hautorganüberschreitende Manifestationen (Übergang in SLE)**
Azathioprin 1,5–2 mg/kg KG/d in Kombination mit Prednisolon (Anfangsdosis: ca. 60–120 mg/d)

19.3.2 Weitere Behandlungsmöglichkeiten (CDLE und SCLE)

Mit den genannten therapeutischen Standardschemata wird ein Teil (ca. 10–15%) der CDLE- und SCLE-Patienten nicht effizient zu behandeln sein, so daß alternative Therapien versucht werden müssen.

Beim CDLE und SCLE liegen Erfahrungen über den erfolgreichen Einsatz *synthetischer Retinoide* wie Etretinat (Tigason®), Isotretinoin (Roaccutan®) und Acitretin (Neo-Tigason®) vor. Etretinat, in einer Anfangsdosis von 50 mg/d gegeben, führt bei ca. 50 % der behandelten Kranken zu einem relativ guten Behandlungseffekt. Mit Isotretinoin in einer Dosis von 80 mg/d lassen sich die Hauterscheinungen ebensogut zur Rückbildung bringen. Eine klinische Studie zur Anwendung von Acitretin beim kutanen LE ergab eine Erfolgsrate von 75 % (Anfangsdosis 50 mg/d). Allerdings haben synthetische Retinoide beim LE nur eine morbostatische Wirkung, und Rezidive nach ihrem Absetzen wurden häufig beobachtet. Zu beachten ist die *Teratogenität* aller Vitamin A-Derivate, so daß ihre Anwendung bei jüngeren Frauen mit Kinderwunsch kontraindiziert ist. Die Antikonzeption (Östrogene!) muß bei Etretinat und Acitretin weitere *2 Jahre*, beim Isotretinoin mindestens weitere *3 Monate* nach Absetzen des Retinoids fortgesetzt werden. Insgesamt ist der Einsatz oraler Retinoide gerade beim SCLE in Anbetracht der eher mäßigen Wirksamkeit und der möglichen Nebenwirkungen bei Frauen nur in ausgewählten Fällen zu empfehlen.

Inbesondere bei chloroquinresistenten CDLE- und SCLE-Patienten bietet sich *Diaminodiphenylsulfon* (DADPS, Dapson-Fatol® Tbl. à 50 mg) in einer Dosis von 50–100 mg/d als therapeutische Alternative an. Rascher Wirkungseintritt innerhalb weniger Wochen ist zu erwarten, so daß meist nur Intervalltherapien notwendig sind. Viszerale Organmanifestationen scheinen jedoch nicht beeinflußbar. Die Dauerbehandlung sollte möglichst auf 50 mg/d eingestellt werden. Dapson-Fatol® kann zur Methämoglobinbildung führen, daher sind die prophylaktische Einnahme von Vitamin C 500 mg/d sowie regelmäßige Methämoglobinkontrollen – in den ersten 4 Wochen wöchentlich, dann in 4wöchigen Abständen – notwendig. Auch auf Sulfonamidallergien, Leukopenie bzw. Agranulozytose und eine periphere, motorische Neuropathie ist bei DADPS-Einnahme zu achten.

■ Ein wirksames, jedoch durch eine Reihe von Nebenwirkungen in seiner klinischen Anwendung limitiertes Präparat ist *Thalidomid*. Die therapeutische Dosis liegt bei 100–300 mg/d, die Erhaltungsdosis bei 50–100 mg/d. Insbesondere bei SCLE mit bzw. ohne systemischer Symptomatik oder bei SLE kann das Medikament mit 60–80 mg Prednisolon/d kombiniert werden. Häufigste Nebenwirkungen sind vor allem periphere, motorisch-sensorische Polyneuropathie und Blutbildveränderungen; hinzu kommt, daß Thalidomid teratogen ist. Das Medikament ist in Deutschland nicht zur Behandlung des LE zugelassen, kann aber in Ausnahmefällen direkt vom Hersteller bezogen und als Reservemedikament in resistenten Fällen erfolgreich eingesetzt werden. Wir haben Thalidomid bei schwierigen Patienten intermittierend verabreicht und bemerkenswerte Erfolge erzielen können.

■ Vor der Antimalariaära war die intramuskuläre *Goldtherapie* (z. B. Tauredon® Amp. à 10–50 mg) eine gebräuchliche therapeutische Alternative bei der Behandlung des kutanen LE, die sich allerdings weniger bewährt hat und zum Teil von Nebenwirkungen begleitet war. Heute steht mit Auranofin (Ridaura® Filmtabl. à 3 mg) ein *orales Goldpräparat* zur Verfügung, das weniger Nebenwirkungen hat und gut steuerbar ist, so daß dessen Anwendung bei therapierefraktären kutanen LE-Varianten sowie bei LE-Varianten mit Gelenkbeteiligung durchaus zu empfehlen ist. In einer oralen Dosis von 2–3 × 3 mg/d gegeben ist ein Wirkungseintritt von Ridaura® allerdings erst nach 2–6 Monaten zu erwarten, so daß die Kombination mit lokalen, evtl. auch mit systemischen Kortikosteroiden über die ersten 2–3 Monate sinnvoll erscheint. Man kann mit 1–2 initialen Tauredon® Inj. à 50 mg i.m. den Effekt der oralen Medikation beschleunigen. Falls nach einer kumulativen Gesamtdosis von ca. *500 mg* Gold keine gutes Therapieergebnis vorliegt, ist die Behandlung abzubrechen. Irreversible Einlagerungen von Goldpartikeln in die Kornea sind möglich. Daher sind 4wöchentliche Augenuntersuchungen angebracht. Regelmäßige Laborkontrollen (BB, Transaminasen, Kreatinin, Harnstoff, Urinsediment) sollten zu Beginn der Goldtherapie alle 2 Wochen, später alle 4 Wochen durchgeführt werden. Als Nebenwirkungen sind (lichenoide) Golddermatitis, Leukopenie, Thrombozytopenie, Nierenschädigungen u. a. bekannt.

■ Erfolgreiche Behandlung des kutanen LE mit *Clofazimin* (Lampren®) (Dosis: 100 mg/d) als Monotherapie oder auch in Kombination mit niedrigdosiertem Chloroquin und systemischen Kortikosteroiden wurde kürzlich von mehreren Autorengruppen bestätigt. Dennoch hat die Clofaziminanwendung bisher keine breite Anwendung gefunden, zumal das Präparat in vielen Ländern nicht erhältlich ist. Der Wirkungsmechanismus ist unbekannt, die Nebenwirkungsrate ist eher gering. Möglicherweise wird die phagozytotische Aktivität der polymorphonukleären Leukozyten bzw. ihre Chemotaxis reduziert.

■ Kasuistische Mitteilungen über Besserung des kutanen LE unter systemischer Langzeittherapie mit Vitamin E (Dosis: 300–1200 IE/d) allein oder in Kombination mit lokaler Vitamin E-Applikation wurden kürzlich veröffentlicht. Des weiteren liegen Einzelbeobachtungen vor, die den erfolgreichen Einsatz von β-Carotin (Carotaben®) 3 × 50 mg/d beim CDLE dokumentieren. Unter Kurzzeittherapie kann es bereits nach 1–2 Wochen zur Besserung und später zur Abheilung der Hautläsionen kommen.

■ Manche Frauen beobachten eine prämenstruelle Verschlechterung des LE, so daß eine hormonelle Mitbeeinflussung des Krankheitsbildes angenommen werden kann. In diesen Fällen kann therapeutisch Danazol (Winobanin®) in einer oralen Dosierung von 200–400 mg/d versucht werden. Andere Hormone bzw. orale Kontrazeptiva sind abzusetzen. Auch beim seltenen gleichzeitigen Vorkommen eines LE mit hereditärem Angioödem erscheint der Einsatz von Danazol sinnvoll. Danazol wirkt hemmend auf die Gonadotropinsynthese und hat androgene Wirkungen, daher kommt es zu einer medikamenteninduzierten Amenorrhö. Die Patientinnen können verschiedene Androgenisierungszeichen entwickeln (Akne, Seborrhö etc.). Auf weitere Nebenwirkungen der Danazoltherapie ist zu achten (gastrointestinale Beschwerden, Urtikaria). Neuerdings wurden darunter Pankreatitis bzw. Hepatitis beschrieben.

■ Der Effekt von Cyclosporin A (Sandimmun®) auf den kutanen LE wird von mehreren Autoren als eher mäßig wirksam eingeschätzt. Unsere eigenen Erfahrungen mit diesem Medikament bestätigen diese Einschätzung. Eine nur mäßige Besserung des Hautbefundes unter einer Cyclosporin A-Dosis von 5 mg/kg KG/d ist zu beobachten, in Verbindung mit Kortikosteroiden ist jedoch ein kortikoidsparender Effekt anzunehmen. Aber auch Exazerbationen eines LE und ungünstige Effekte auf die Nierenfunktion wurden beschrieben. Insgesamt scheint Cyclosporin A für die Behandlung des kutanen LE wenig geeignet.

■ Ein experimenteller Therapieansatz ist die Applikation von rekombinantem Interferon-α (Roferon A®, Intron A®; Amp. à 3 bzw. 5 Mio. IE) beim CDLE und SCLE. Bislang liegen allerdings Erfahrungen mit kurzfristigem Einsatz von 18–120 Mio. IE/Woche nur in wenigen Fällen vor. Bemerkenswert ist die hohe Rezidivquote nach Absetzen des Präparates. Interferon-γ hingegen scheint eine Exazerbation (SLE) auszulösen. In einer Kasuistik wurde auch die Induktion eines SLE durch α-Interferon mitgeteilt.

19.4 Systemischer LE (SLE)

Synonyme: LE acutus, LE visceralis

Der *SLE* ist eine primäre systemische Autoimmunerkrankung des Gefäßsystems und der serösen Häute. Doch auch Läsionen der Haut wie das typische Schmetterlingserythem, uncharakteristische Eryrtheme und makulopapulöse Exantheme sowie ausgedehnte Livedo racemosa kommen als Ausdruck eines SLE bei einem Teil der Patienten vor.

Der SLE manifestiert sich vorzugsweise im jüngeren Erwachsenalter, wobei Frauen mit 10:1 bevorzugt befallen sind. Auch *Kinder* sind nicht selten betroffen. Familiäre Häufung wurde mehrfach mitgeteilt. Die *SLE-Indizenz* hat in den letzten Jahren weltweit zugenommen, im wesentlichen durch 2 Faktoren bedingt: einerseits hat die Einführung der Antikörperdiagnostik zu einer frühzeitigen Erfassung von milden Verlaufsformen der Krankheit geführt, und zum anderen ist durch Verbesserung der therapeutischen Maßnahmen die Lebenserwartung der SLE-Patienten deutlich angestiegen. Die *Fünfjahresüberlebensrate* liegt neuerdings bei etwa 90%. Grundsätzlich kann jedes Organ durch Ablagerung von Immunkomplexen im Rahmen eines SLE betroffen sein, wobei am häufigsten die *Gelenke* (z. T. mutilierend) im Vordergrund stehen. Prognostisch ungünstiger ist eine Manifestation in den *Nieren*, im *ZNS* und im *kardiopulmonalen System* anzusehen. Neben der vaskulären Symptomatik sind gelegentlich Polyneuropathien und Übergänge in eine Sklerodermie vorhanden, eine LE-Beteiligung der Leber kommt vor, ist aber äußerst selten. Eine Autoimmunthrombozytopenie ist für den SLE recht charakteristisch. Auch ophthalmologische Komplikationen (Episkleritis u. a.) sind beschrieben.

Behandlung. Die Behandlung des SLE richtet sich nach Art und Schwere der viszeralen Organmanifestation. Standardtherapeutika für den vorzugsweise mit einer Arthropathie bzw. Polyarthritis manifestierten SLE sind die klassischen *Antimalariamittel* allein oder aber in den meisten Fällen in Kombination mit nichtsteroidalen Antiphlogistika. Bei weiterem Befall parenchymatöser Organe ist Azathioprin (Imurek®) 1,5–2 mg/kg KG/d in Kombination mit oralen *Kortikosteroiden* (Prednisolon; Decortin H®) vorzuziehen und einer Kortikosteroidmonotherapie überlegen. Gute Erfolge wurden mit *Cyclophosphamid* 50–75 mg/d (Endoxan®) und oralen Kortikosteroiden (60–120 mg/d) erzielt, über mehrere Wochen in absteigender Dosierung. Die weitere Erhaltungsdosis muß individuell eingestellt werden.

Zur Minderung der Nebenwirkungen der zytostatischen Immunsuppresion hat sich die *Pulstherapie* mit einmaligen Gaben von 800–1000 mg Endoxan® in Verbindung mit 250 mg Prednisolon in 4wöchigen Abständen bewährt.

Auch Cyclosporin A (Sandimmun®) in einer Dosierung von 5–7 mg/kg KG/d zur Einsparung systemischer Kortikosteroide ist bei therapiere-

Tabelle 19.3. Medikamente und ihr Einsatz bei Lupus erythematodes

Medikamente	Dosis	Besondere Indikation
▷ **Standardtherapeutika (Medikamente 1. Wahl)**		
Kortikosteroide	30–250 mg/d in absteigender Dosierung	Alle LE-Varianten und -Schwerestadien
Antimalariamittel (Chloroquin, Hydroxychloroquin)	200–400 mg/d in absteigender Dosierung	Haut, subkutanes Fettgewebe, Gelenke; alle Fälle mit Disseminations- bzw. Rezidivneigung
▷ **Therapeutische Alternativen (Medikamente 2. Wahl)**		
Retinoide (Etretinat, Isotretinoin)	0,5 mg/kg KG/d	CDLE diss., LE hypertrophicus
Dapson (DADPS)	50–150 mg/d (selten höher) in absteigender Dosis	LE-Pannikulitis, LE-Arthritis, Urtikariavaskulitis, bullöser LE
Clofazimin	ca. 100–200 mg/d	Bei allen chloroquin- bzw.
Thalidomid	ca. 100–200 mg/d	kortikosteroidresistenten Fällen
Goldsalze	3–9 mg/d (oral)	
▷ **Für therapieresistente, schwere Fälle**		
Azathioprin	1,5–2,0 mg/kg KG/d, bis 50 mg/d Erhaltungsdosis	Haut, Gelenke, diss. viszeraler Befall; sog. „Lupuskrisen" bei SCLE etc.
Chlorambucil	ca. 2–4 mg/d; evtl. 0,4 mg/kg KG/d über 3 Tage, alle 2–3 Wochen (Knospe)	bei akuten Exazerbationen bzw. schwerem viszeralem Befall
Cyclophosphamid	50–75 mg/d; evtl. 800–1000 mg einmalig mit 250 mg Prednisolon	bei akuten Exazerbationen bzw. schwerem viszeralem Befall

Experimentell: Interferon-α (Roferon A®, Intron A®), Cyclosporin A
Unterstützende Medikation: Nichtsteroidale Antiphlogistica (Acetylsalicylsäure, Ibuprofen u. a.)
Spezielle Indikation: Nifedipin, Pentoxifyllin, Heparin, Marcumar, β-Caroten, Danazol u. a.

fraktären SLE-Patienten mit unterschiedlichem Erfolg eingesetzt worden. Auf die Nierenfunktion ist beim Cyclosporineinsatz besonders zu achten. Selbst bei den zu erwartenden therapeutischen Blutspiegeln sind Nebenwirkungen nicht ausgeschlossen. Bei schweren, lebensbedrohlichen und medikamentös nicht beherrschbaren Krankheitsfällen kann *Plasmapherese* bzw. *Plasmaaustausch* versucht werden. In einer neueren Studie an 86 Patienten mit schwerer LE-Nephritis wurde die Standardtherapie des SLE (Cyclophosphamid und Prednisolon) mit und ohne Plasmapherese (3 × wöchentlich) verglichen und kein Vorteil der Plasmapherese im Hinblick auf die Nierenfunktion nachgewiesen. Unter den kombinierten Verfahren kam es zwar zur schnelleren Reduktion der zirkulierenden DNS-Antikörper, jedoch ohne weitere Beeinflussung des klinischen Befundes. Bei ausgeprägter Niereninsuffizienz infolge LE-Nephritis wird die Hämodialyse bzw. Peritonealdialyse über längere Zeit symptomatisch eingesetzt werden müssen. Gegen weitere viszerale Komplikationen (interstitielle Lungenbeteiligung, Autoimmunthrombozytopenie etc.) sind internistisch gezielte symptomatische Maßnahmen einzusetzen. Über die erfolgreiche intravenöse Zufuhr von Immunglobulinen wurde beim SLE berichtet.

● Sind *Antikardiolipinantikörper* vorhanden, die auf ein gesteigertes Thromboserisiko hinweisen, wäre der zusätzliche Einsatz von Heparin bzw. Acetylsalicylsäure (Colfarit®) zu erwägen. Da die antikoagulante Fraktion vornehmlich dem IgM zuzuordnen ist, kann auch bei erhöhtem Thromboserisiko die Plasmapherese herangezogen werden.

Als experimenteller Ansatz wurde neuerdings die *extrakorporale Photopherese* bei einigen Kranken mit SLE erfolgreich eingesetzt. Sie ist allerdings nur in wenigen Zentren möglich. Das klinische Bild soll sich dadurch entscheidend bessern trotz nahezu unveränderter immunserologischer und sonstiger Laborsymptomatik. Als weitere nichtmedikamentöse Behandlungsform wurde die totale Lymphknotenbestrahlung angegeben, die günstige Erfolge inbesondere durch Progressionshemmung einer LE-Nephritis gezeigt haben soll.

19.5 Sonstige LE-Varianten

19.5.1 Neonataler LE

Der *neonatale LE* ist eine seltene Manifestationsform der Erkrankung; man rechnet mit einem Fall auf 20 000–25 000 Lebendgeburten. Er tritt meist bei Neugeborenen während des 1. Lebensmonats auf, deren Mütter an einem schweren LE erkrankt sind. Aber auch spontane Fälle ohne klinisch manifeste Erkrankung der Mütter wurden beschrieben. Die betroffenen Säuglinge zeigen einen photosensitiven, SCLE-ähnlichen Hautbefall, mit relativ benignem Verlauf. Die Erkrankung heilt spontan unter Meidung direkter Sonnenexposition meist innerhalb des 1. Lebensjahres ab. Die Erkennung ist jedoch wichtig, da bis zu 35 % der Säuglinge mit neonatalem LE einen *kongenitalen atrioventrikulären Herzblock* haben, der zum kompletten Herzblock führen kann; ebenso kann eine Lebererkrankung damit verbunden sein (ca. 15 %). Der neonatale LE ist mit dem Nachweis von *Anti-SSA/Ro-Antikörpern* (bis zu 90 %) assoziiert, die offenbar diaplazentar von der Mutter auf den Föten übertragen und pathogenetisch wirksam werden. Auch Anti-SSA/LA mit Thrombozytopenie und hämolytischer Anämie sowie Anti-U_1RNP wurden beschrieben (ca. 10 %). Anti-DNS-Antikörper können gelegentlich vorkommen.

Behandlung. Bei Frauen mit SCLE, Sjögren-Syndrom und ähnlicher klinischer Symptomatik mit positiver ENA-Serologie (Anti-SSA/Ro, -SSB/La und -U_1RNP) ist während einer Schwangerschaft besondere Vorsicht geboten. Eine gute gynäkologisch-geburtshilfliche Betreuung ist in diesen Fällen während der 2. Hälfte der Schwangerschaft anzuraten. Bei Verdacht auf Herzinsuffizienz bzw. auf einen Herzdefekt des Fötus müssen für die Geburt entsprechende Vorsichtsmaßnahmen getroffen und das Personal im Kreissaal informiert werden. Etwa 1–2 % aller Frauen mit Anti-SSA/Ro werden ein Kind mit neonatalem LE bekommen, beim Vorliegen eines SLE mit positivem Antikörperbefund ist die Wahrscheinlichkeit noch größer. Nur die Hälfte aller Neugeborenen mit neonatalem LE zeigen Hautveränderungen.

Nach der Geburt werden Behandlungsmaßnahmen für Mutter und Kind nur dann erwogen, wenn lebensbedrohliche Komplikationen vorliegen und ein therapeutischer Eingriff (z. B. Plasmapherese, hochdosierte Kortikosteroide) notwendig erscheint. Demgegenüber ist der prophylaktische Einsatz von Kortikosteroiden bei der Mutter vor der Geburt umstritten bzw. nur bei entsprechender Symptomatik des Fötus (Herzfrequenz etc.) gerechtfertigt.

Das Neugeborene wird gründlich auf Hautveränderungen, Herz-, Leber- und Blutsymptomatik untersucht, einschl. der notwendigen Labordiagnostik (EKG, vollständiger Blutstatus).

Eine gezielte medikamentöse Behandlung der Hautläsion beim neonatalen LE ist nicht unbedingt erforderlich. Außer Lichtschutz wird das medikamentöse Vorgehen je nach Lage des Einzelfalls zunächst abwartend, später individuell zu bestimmen sein. Bei Bedarf werden Kortikosteroide systemisch eingesetzt, doch ihr Wert ist schwer abzuschätzen, da die Erkrankung ohnehin spontan zurückgeht. Die *Langzeitprognose* ist nicht völlig geklärt. Neulich wurde berichtet, daß 8,3% von 60 ausgewerteten Fällen (Japan) in einen SLE übergingen. Möglicherweise entwickeln die erkrankten Kinder später häufiger Autoimmunerkrankungen, so daß ärztliche Überwachung über mehrere Jahre in jedem Falle angebracht erscheint. Bei Kindern mit kongenitalem Herzblock ist u. U. die Implantation eines Herzschrittmachers lebensrettend.

19.5.2 LE im Kindesalter

Kinder und auch Kleinkinder im Vorschulalter können gelegentlich an einem LE erkranken, bei weitem überwiegend Mädchen. Die Haut ist offenbar weniger häufig befallen als bei Erwachsenen, vor allem der CDLE-Typ ist selten. Meist liegt ein SLE mit Gelenk- und Nierenbeteiligung vor, doch auch kardiovaskuläre, neuropsychiatrische und hämatologische Manifestationen mit positiver Serologie können vorkommen. Die kindliche Körperentwicklung ist oft beeinträchtigt, eine Hepatosplenomegalie kommt als Komplikation hinzu. Eine familiäre Belastung ist oft nachweisbar, homozygote Zwillinge sind konkordant.

Behandlung. Die LE-Therapie bei Kindern und Jugendlichen ist in der Regel schwierig, da oft Wachstums- und Verhaltensstörungen hinzukommen. Hauptanliegen des Therapeuten wird es sein, die klinische Symptomatik mit möglichst niedrigdosierten antiinflammatorischen Pharmaka (Acetylsalicylsäure, Ibuprofen, Naproxen, Indometacin; auch Kortikosteroiden, wenn nötig) in tolerierbaren Grenzen zu halten. Bei organübergreifender Manifestation kommen am ehesten (möglichst kurzfristig) Antimalariamittel (Resochin® Saft, Junior Tbl. à 50 mg 1 × 1/d) und höhere Dosen von Methylprednisolon (Urbason® Tbl. à 4 mg, ca 1 mg/kg KG/d) in Betracht. Auch DADPS ist bei Kindern und Jugendlichen zu erwägen. Bei gezieltem Organbefall sind weitere eingreifende Maßnahmen notwendig (Plasmapherese, Plasmaaustausch, Peritonealdialyse, Nephrektomie bzw. Nierentransplantation, Splenektomie etc.). Völlige Abheilungen wurden beschrieben, in vielen Fällen ist jedoch die Prognose des kindlichen LE eher ungünstig.

19.5.3 LE hypertrophicus

Allein oder in Assoziation mit CDLE-Läsionen sind gelegentlich hyperkeratotische, verruköse Läsionen des kutanen LE zu beobachten, die differentialdiagnostisch von einem Keratoakanthom, Basaliom, Prurigo nodularis oder verrukösen Lichen ruber planus abzugrenzen sind. Diese als *LE hypertrophicus* bezeichnete seltene Erscheinungsform des kutanen LE erweist sich oftmals resistent gegenüber LE-Standardtherapeutika. Der Einsatz von Etretinat (Tigason®) oder auch Isotretinoin (Roaccutan®) jeweils in einer Dosierung von 1 mg/kg KG/d, später reduziert auf 0,5 mg/kg KG/d, wurde in derartigen Fällen als erfolgreich beschrieben. Vor allem die keratotische Komponente spricht gut darauf an. In den Fällen, in denen eine klinische Abgrenzung zum Basaliom oder Keratoakanthom schwierig ist, ist die operative Entfernung mit histologischer Untersuchung zu empfehlen.

19.5.4 Bullöser LE

Bullöse Varianten des kutanen LE (meist SCLE) mit intraepidermaler oder subepidermaler Blasenbildung sind eine seltene morphologische Entität, die oft diagnostische und therapeutische Probleme bereitet. Daneben sind klinische und histologische Mischbilder zwischen LE und bullösem Pemphigoid oder Pemphigus vulgaris bekannt. Eine Medikamentenprovokation der bullösen LE-Läsionen im Sinne eines Übergangs in ein Erythema exsudativum multiforme (sog. *Rowell-Syndrom*) muß ausgeschlossen und alle in Frage kommenden Medikamente müssen abgesetzt werden. Mikrobiologische Untersuchungen des Blaseninhaltes zum Ausschluß von Infektion als Ursache der Läsionen sind durchzuführen.

Therapeutisch ist der bullöse LE am besten mit Diaminodiphenylsulfon 50–100 mg/d (Dapson-Fatol®) anzugehen, vor allem wenn die Blasenbildung auf systemische LE-Standardtherapeutika (Antimalariamittel) nicht anspricht. In manchen Fällen wird die Kombination von DADPS und oralen Kortikosteroiden in mittlerer Dosierung (30–40 mg/d Prednisolon) notwendig sein.

19.5.5 LE-Pannikulitis (LE profundus)

Die *LE-Pannikulitis* ist eine seltene Krankheit, die durch eine lymphozytäre Vaskulitis im unteren Corium und begleitende Pannikulitis gekennzeichnet ist. Klinisch imponieren subkutane Knoten, die an normaler Haut auftreten können, sich aber auch in chronisch-diskoiden LE-Läsionen zu entwickeln vermögen. Die Herde des LE profundus heilen mit Atrophie und Substanzverlust unter Einziehung der darüberliegenden Hautoberfläche ab. Bei der Hälfte aller Kranken findet sich eine viszerale Organbeteiligung.

Die *Behandlung* erfolgt systemisch mit den üblichen Behandlungsschemata. Als Therapie der Wahl werden Antimalariamittel oder Diaminodiphenylsulfon (Dapson-Fatol® Tbl. à 50 mg; ca. 100 mg/d, in schweren Fällen 150 mg/d als kurzfristige Anfangsdosis unter Met-Hb-Kontrollen, später 50–75 mg/d) allein bzw. in Kombination mit systemischen Kortikosteroiden in mittelhoher Dosierung bevorzugt.

19.5.6 Sog. Urtikariavaskulitis (LE-Vaskulitis)

Die *Urtikariavaskulitis* ist eine Entität, die durch klinische Korrelationen, entsprechende Laborbefunde etc. zu einem Teil dem LE zugeordnet werden kann. *Klinisch* ist die Erkrankung durch länger als 24 h persistierende, meist juckende oder leicht brennende urtikarielle Papeln, gelegentlich begleitet von einem Angioödem, gekennzeichnet. Fleckige Eritheme, lokalisierte Purpura, Livedo reticularis können gleichzeitig vorkommen; ebenso wird oft über Arthralgien geklagt mit Übergängen in eine rheumatoide Arthritis. Rheumatoide Knoten sind jedoch nicht vorhanden, und der Rheumafaktor fehlt. Episoden treten über Monate oder Jahre rezidivierend auf. Etwa in der Hälfte der Fälle liegt eine Hypokomplementhämie (C_{1q}, C_4, gelegentlich auch C_3 und C_5) vor. Eine assoziierte Nephropathie (Proteinurie, Hämaturie) mit oder ohne zirkulierende antinukleäre Antikörper könnte nachweisbar sein.

Histologisch findet sich eine leukozytoklastische, oft nekrotisierende Venulitis, in typischen Fällen mit fibrinoider Nekrose und Erythrozytenextravasaten und Ablagerung von Immunkomplexen (IgG, C_3; Immunkomplexvaskulitis). Eosinophilie kann vorkommen.

Behandlung. Liegen bei einer Urtikariavaskulitis positive immunhistologische bzw. immunserologische Parameter für einen LE vor, so ist die Erkrankung als LE-Manifestation anzusehen und die Behandlung entsprechend einzuleiten. Zugrundeliegende bakterielle Foci bzw. virale Infekte sollten ausgeschlossen werden. Auf Medikamente, die eine LE induzieren bzw. eine serologische ANA-Reaktion auslösen können, ist besonders zu achten, evtl. verdächtige Präparate sind abzusetzen. Kortikosteroide können kurzfristig eingesetzt werden, zumal die Erkrankung in Schüben verläuft. Ein Versuch mit Resochin® (250 mg/d) und evtl. Lichtschutz kann unternommen werden. Langfristige therapeutische Erfolge lassen sich mit Diaminodiphenylsulfon (Dapson-Fatol®) in einer Dosis von 50–100 mg/d über 6 Monate erzielen. Prophylaktisch (*cave:* Methämoglobulinämie) ist an regelmäßige Vitamin-C-Gaben, z.B. 2 × 500 mg/d, zu denken. In hartnäckigen Fällen einer ausgedehnten Urtikariavaskulitis sprechen Einzelbeobachtungen für den erfolgreichen Einsatz von Cyclophosphamid in mittelhoher Dosierung (Endoxan® 0,5–1,0 mg/kg KG/d) in Verbindung mit oralen Kortikosteroiden (Prednisolon 60–80 mg/d) in absteigender Dosierung. Die Urtikariavaskulitis bleibt allerdings oft eine diagnostische und therapeutische Herausforderung.

19.5.7 Arzneimittelinduzierter LE

Eine Vielzahl von Arzneimitteln können einen kutanen LE induzieren, wobei es bis heute nicht völlig klar ist, ob die Erkrankung *neu initiiert* wird oder aber das Medikament einen *Präzipitationsfaktor bereits bei bestehender Prädisposition* zum LE darstellt. In vielen Fällen handelt es sich lediglich um LE-ähnliche Arzneimittelexantheme, die nach Absetzen des Medikamentes verschwingen *(sog. Pseudo-LE)*. Andere Medikamente rufen lediglich eine *positive ANA-Reaktion* hervor, die nach Absetzen erst allmählich verschwindet, allerdings ohne klinische Symptomatik.

Vom klinischen Erscheinungsbild her ähnelt der arzneimittelinduzierte LE in den meisten Fällen einem SCLE bzw. einer milden Verlaufsform des SLE, allerdings werden bei arzneimittelinduzierten LE-Fällen häufiger *Lungenmanifestationen* beobachtet. Fieber und LE-Nephritis sind hingegen bei arzneimittelinduzierten Fällen selten. Frauen werden auch hier bevorzugt betroffen (4:1). Diagnostisch wegweisend ist neben dem positiven Nachweis (ca. 90%) von ANA der relativ spezifische Nachweis von Antikörpern gegen *Histone* (H_2A, H_2B). Anti-Ro-Antikörper können vorkommen, vor allem beim SCLE-Typ. Antimitochondriale Antikörper (AMA) als diagnostischer Marker haben sich im großen und ganzen nicht bewährt; Anti-dsDNS-Antikörper treten beim arzneimittelinduzierten LE nur selten auf.

Die in Frage kommenden Medikamente sind in Tabelle 19.4 zusammengestellt.

Die Mechanismen der *LE-Induktion* sind von Medikament zu Medikament unterschiedlich. Möglicherweise spielt die Prävalenz eines bestimmten Phänotyps eine Rolle. Bei einem Teil der Patienten ist die metabolische Fähigkeit zur *Azetylierung von Arzneimitteln* für das Auftreten des arzneimittelinduzierten LE verantwortlich. Das Auftreten der Erkrankung ist direkte Folge ihrer pharmakologischen Eigenschaften. So ist bekannt, daß die langsame Azetylierung des Hochdruckmittels Hydralazin (Nepresol® Tbl. entspr. 25/50 mg Dihydralazin) mit dem Auftreten eines arzneimittelinduzierten LE korreliert; bei ca. 10% der mit Nepresol® behandelten Kranken tritt eine hydralazininduzierte ANA-Reaktion auf. Noch höher ist dieser Anteil nach langfristiger Einnahme von Isoniazid oder Procainamid.

Tabelle 19.4. LE-induzierende bzw. aggravierende Arzneimittel

Häufig:	Thiazide	
	Procainamid	
	Hydralazin	
	Diphenylhydantoin, Carbamazepin u. a. Antikonvulsiva	
	Isoniazid	
	Chlorpromazin	
	Orale Kontrazeptiva (Östrogenpräparate!)	
Seltener:	Aminosalicylsäure	Chinidin
	Penicillin	Reserpin
	D-Penicillamin	Sulfonamide
	L-Dopa	Chlorothiazide
	Methyl-/Propylthiouracil	Captopril
	Phenylbutazon	Griseofulvin
	β-Blocker	Azulfidine
	Tetracycline	Phenothiazine

Tabelle 19.5. Interaktionen zwischen LE und Medikamenten

Wirkung	Medikamente
▷ *Induktion* eines echten LE z.B. bei langsamer Azetylierung, vorliegender LE-Diathese (LE in der Familie u.a.) etc.	z.B. Procainamid Hydralazine Antikonvulsiva Sulfonamide Thiazide bzw. Hydrochlorothiazide
▷ *Exazerbation* einer bestehenden LE-Erkrankung	z.B. Sulfonamide Östrogene Penicilline u.a.
▷ *Auslösung* eines LE-ähnlichen Arzneimittelexanthems (sog. „Pseudo-LE")	z.B. Phenylbutazon Rutinpräparate u.a.

Behandlung. Die erste therapeutische Maßnahme beim arzneimittelinduzierten LE ist zweifellos, das verdächtige Arzneimittel *abzusetzen* bzw., wenn notwendig, durch ein anderes einer differenten Substanzgruppe zu ersetzen. In milden Fällen ist dies in Verbindung mit Lichtschutz (testen!) ausreichend; bei ausgedehnter klinischer Manifestation muß eine orale Behandlung analog zum klassischen LE durchgeführt werden. Sind immunserologische Parameter positiv vorhanden, so werden sie erst nach mehreren Monaten negativ, in vielen Fällen auch ohne spezielle Behandlung.

Zahlreiche Medikamente wie orale Kontrazeptiva, Sulfonamide und Penicillin können einen bereits bestehenden LE *aggravieren*. Östrogenhaltige Präparationen sollten bei der Behandlung von jungen LE-Patientinnen gezielt anamnestisch erfaßt und möglichst abgesetzt werden. Bis auf Sulfonamide sind jedoch keine Medikamente streng kontraindiziert.

19.6 Überlappungssyndrome

Neben dem gesicherten gleichzeitigen Vorkommen eines LE mit anderen Hauterkrankungen (z.B. Lichen ruber p. erosivus, Porphyria cutanea tarda), sind Überlappungen zwischen mehreren Autoimmunerkrankungen häufig zu beobachten. Da es sich hier um klinisch geschaffene Entitäten handelt, sind derartige Überlappungen durchaus verständliche und pathophysiologisch nachvollziehbare Phänomene.

19.6.1 „Mixed connective tissue disease"

Synonyme: Gemischte Kollagenose, MCTD, Sharp-Syndrom

Bei der *„mixed connective tissue disease" (MCTD)* ist herauszustellen, daß klinisch, serologisch und prognostisch wesentliche Unterschiede zu den klassischen Autoimmunerkrankungen SLE, Sklerodermie und Dermatomyositis bestehen. Charakteristisch ist der Nachweis von ANA mit *getüpfeltem Fluoreszenzmuster* und von U_1-RNP-Antikörpern (lösliche ENA-Fraktion) in höheren Titerstufen. Klinisch präsentiert sich die MCTD als eine Multisystemerkrankung mit relativ benignem Verlauf und Hauptmanifestation an den Gelenken, M. Raynaud, Myositis und Lymphadenopathie. Urtikariavaskulitis, neurologische Symptome, Thrombozytopenie u.a. können vorkommen.

Selten wird eine Nephritis in diesem Kollektiv beobachtet (bis ca. 10%), insofern ist die Prognose besser. Bei jüngeren Frauen kann die Erkrankung nach mehrjährigem Verlauf zur völligen Abheilung kommen; bei anderen kommt es zum Übergang in einen SLE oder eine progressive Sklerodermie.

Behandlung. Die Behandlung richtet sich nach der jeweiligen klinischen Symptomatik und ihrem Verlauf. Therapeutisch kontrollierbar ist die MCTD am besten mit einer Kortikosteroidmonotherapie; nach einer höheren Initialdosis (Prednisolon 60–80 mg) wird eine Dauerdosis von ca. 7,5–10 mg/d ausreichen. Die Prognose ist insgesamt gut. Nur in Ausnahmefällen mit beginnendem viszeralen Organbefall sind Chloroquin (Resochin®) oder Azathioprin (Imurek®) in gleicher Dosierung wie beim SLE einzusetzen. Eine evtl. Überlappung mit einer *Borreliose* (Borrelientiter!) sollte mit einer antibiotischen Therapie, die individuell eingestellt werden muß (s. S. 104ff.), angegangen werden. Für die Behandlung der Raynaud-Symptomatik bzw. einer sklerodermiformen Komponente s. S. 500 ff. Sklerodermiforme Veränderungen bei der MCTD können sich durch die Behandlung völlig zurückbilden.

19.6.2 Sjögren-Syndrom (Sicca-Syndrom)

Eine weitere Variante, die nicht allzu selten ist (ca. 3 Mio. Kranke in den USA), ist die *Überlappung eines LE mit einem Sjögren-Syndrom* (= SSLE-Überlappungssyndrom; Keratoconjunctivitis sicca, Xerostomie, rheumatoide bzw. LE-Arthritis). Die Frauen-/Männerrelation ist 9:1 wie bei SLE. Xerostomie mit Hypogeusie und Hyposmie sowie allgemeiner Müdigkeit sind die prominenten klinischen Symptome. Purpura, leukozytoklastische Vaskulitis, ZNS-Symptomatik und Urtikaria können mit diesem Syndrom vergesellschaftet sein. Ein Malignom muß ausgeschlaftet werden. Häufig, bei bis zu 45–50 % dieser Kranken, sind *Anti-SSA/Ro-Antikörper* nachzuweisen (seltener Anti-SSB/La); mit empfindlichen Techniken ist ihr Vorhandensein fast bei allen Kranken nachweisbar, so daß ein immunogenetisch homogener Typ mit SCLE und neonatalem LE vermutet wird. Es kommt hinzu, daß Patientinnen mit SCLE und SLE Mütter von Neugeborenen mit neonatalem LE waren.

Behandlung. Eine entsprechende Beratung der meist weiblichen Kranken im Hinblick auf eine evtl. Schwangerschaft ist außerordentlich wichtig (s. auch S. 476).
Die systemische Behandlung erfolgt wie bei einer milden SLE-Form bzw. organspezifisch je nach klinischer Manifestation. Allerdings sind zusätzliche Lokalmaßnahmen zur Bekämpfung der Sicca-Symptomatik erforderlich. Die Xerostomie muß mit häufigem Trinken, durch Kauen von zuckerlosem Kaugummi und täglich wiederholten Mundspülungen (z. B. Kamille, Pfefferminztee, Bepanthen® Lutschtbl.) angegangen werden. Eine sorgfältige Mundhygiene, zahnärztliche Kontrollen etc. sind unbedingt erforderlich, auch zur Vermeidung von zahnärztlichen Komplikationen (ausgedehnte Karies!). Antihistaminika und andere Pharmaka, die die Mundbefeuchtung zusätzlich mindern, sind zu vermeiden. Eine Steinbildung im Speichelgang muß HNO-ärztlich versorgt werden. Bei Bedarf sind Analgetika bzw. nichtsteroidale Antiphlogistika indiziert. Wegen der Trockenheit der Augen (Keratoconjunctivitis sicca) sind sog. „künstliche Tränen" indiziert, die häufig in den Konjuktivalsack eingeträufelt werden (Methylzellulose, Polivinylalkohol), über längere Zeit oder gar Jahre. In einigen Fällen sind Kontaktlinsen als Schutz durchaus nützlich. Augenärztliche Kontrollen sind notwendig, auch um einen evtl. operativen Verschluß der Tränenpünktchen zu erwägen.
Ähnliche „Weichmacher", hydrophile Cremegrundlagen u. ä., sind zur lokalen symptomatischen Behandlung der Austrocknung der Nasen- und Genitalschleimhaut zu verordnen. Am Genitale von Frauen sind östrogenhaltige Präparate (z. B. Oecolp® Creme) nützlich.

19.7 Bedeutung der immunserologischen Parameter als Behandlungs- bzw. Verlaufskontrolle

Als Behandlungskontrolle dient bei allen LE-Varianten vor allem die *klinische Symptomatik*; bei CDLE, SCLE und SLE mit Hautmanifestation sind die Veränderung an der Haut hilfreich. Ebenso wichtig sind die allgemeinen Entzündungsparameter (BSG, rotes bzw. weißes Blutbild, Akutphasenproteine) sowie die Laborwerte, die auf die diversen Organfunktionen beim SLE hinweisen (Leberwerte, Kreatinin, Urinbefund etc.). Demgegenüber besitzen die spezifischen immunserologischen Parameter einschl. *ANA-Titer, ENA-Antikörper* und *Anti-dsDNS-AK* als Behandlungskontrolle keinen gesicherten Aussagewert. Die Titerhöhe kann jeweils schwanken. Allenfalls kann der *Komplementverbrauch (C_3, C_4)* für die Krankheitsaktivität hinweisend sein, während das erstmalige Auftreten zirkulierender Anti-dsDNS-AK während der Therapie bzw. eine Erhöhung der DNS-Bindungskapazität als Verlaufsparameter auf eine systemische Krankheitsaktivität hindeuten, die besonderer Beachtung bedarf und eine Intensivierung der Behandlungsmaßnahmen nach sich ziehen sollte.
Das Vorhandensein vom sog. „lupus anticoagulant antibody", der *Antikardiolipinantikörper* (AK) ist kein krankheitsspezifischer, aber zusätz-

Tabelle 19.6. Einordnung der immunoserologischen Parameter nach klinischer Korrelation und prognostischer Relevanz

Immunoserologische Parameter	Klinische Korrelation	Klinische Relevanz
Antinukleäre Antikörper (ANA)	Unspezifischer LE-Marker	Indifferent
Anti-SSA/Ro-AK	CDLE, SCLE, neonataler LE, Sjögren-Syndrom, Sicca-Syndrom	Prognostisch günstig; Schwangerschaftsberatung
Anti-SSB/La-AK	CDLE, SCLE, neonataler LE, Sjögren-Syndrom, Sicca-Syndrom	Prognostisch günstig; Schwangerschaftsberatung
Anti-U$_1$RNP-AK (nRNP)	MCTD, Überlappungssyndrome	Prognostisch eher günstiger Verlauf
Anti-SM-AK	SLE (LE-Nephritis, ZNS)	mittelschwerer Verlauf
Anti-dsDNS-AK (erhöhte DNS-Bindungskapazität)	SLE (LE-Nephritis, Polyserositis etc.)	Viszeraler Organbefall; prognostisch ungünstig
Antikardiolipin-AK[a]	Mikro- u. Makroangiopathiemarker (Thrombose, Embolie, Infarkt, Abort)	Vaskulitisrisiko erhöht; prophylaktische Maßnahmen

[a] Schaller J, Breier B (1993) Kutane Nekrosen bei Antiphospholipid-Syndrom. Z Hautkr 68: 96–101; Wiethölter H (1992) Antiphospholipid-Syndrom. Dtsch Med Wschr 117: 194–196

licher nützlicher Marker, um das Risiko von Mikro- und Makroangiopathien mit erhöhter Thrombosegefahr beim SCLE oder SLE frühzeitig zu erkennen. Insbesondere der IgG-Isotyp ließ eine positive statistische Korrelation mit vaskulärer Symptomatik im eigenen Kollektiv erkennen. Vaskulitis, M. Raynaud, Livedo racemosa, z. T. mit ZNS-Beteiligung, Infarkte, Embolien größerer Arterien (A. iliaca, renale Gefäße u. a.) sind bei erhöhtem Antikardiolipin-AK-Titer häufiger anzutreffen und ziehen entsprechende therapeutische und prophylaktische Maßnahmen nach sich (Streptokinasetherapie, Heparin, Marcumar®, Colfarit®). Mit Hilfe einer Plasmapheresetherapie kann die Entfernung der verantwortlichen IgG- bzw. IgM-Fraktionen mit antikoagulanter Aktivität durchgeführt werden.

19.8 Spezielle Behandlungsempfehlungen

19.8.1 Kutan-vaskuläre Manifestationen

Bei 10–20% aller CDLE- bzw. SCLE-Patienten und bei ca. 25% der SLE-Kranken tritt ein *M. Raynaud* auf, gelegentlich von vaskulitischen Infarkten und Fingerkuppennekrosen begleitet. Die Kranken sind vor Kälte als einem wesentlichen Provokationsfaktor dieses Symptoms zu warnen und das Tragen von Handschuhen in der kalten Jahreszeit ist anzuraten. Eine zusätzliche Behandlung mit vasoaktiven Pharmaka kann in schweren Fällen erforderlich sein, z. B. Nifedipin 3 × 5 mg/d (Adalat®) oder Nifedipin 5 mg/d in Kombination mit Pentoxifyllin 600 mg/d (Trental 600®). Die Dosis kann bis zu 3 × 20 mg/d erhöht werden. Für weitere Details zur Behandlung des sekundären M. Raynaud bzw. von *Mikrozirkulationsstörungen* s. S. 500 ff. Vaskulitische Läsionen können durch eine morbostatisch wirkende Langzeittherapie mit Colchicin (Dosis: 2 × 0,6 mg/d) günstig beeinflußt werden. Die gelegentlich vorkommende, ausgedehnte *Livedo racemosa* spricht auf systemische Behandlungsmaßnahmen kaum an.

Oftmals werden die bei LE auftretenden *Teleangiektasien* von den Patienten als kosmetisch störend empfunden. Eine Behandlung dieser Gefäßerweiterungen kann mit dem Argonlaser versucht werden. Nach eigenen Erfahrungen werden kutane LE-Läsionen durch Laserstrahl-Therapie nicht provoziert.

Tabelle 19.7. Immunserologische Hinweise auf klinische Symptomatik und Behandlungspräferenz

Vorhandensein von	Klinische Symptomatik	Therapie
Anti-SSA/Ro *Anti-SSB/La*	Disseminierter Hautbefall, Photosensitivität, Arthropathien, Trockenheit der Schleimhäute, neonatale Manifestation	Lichtschutz, Kortikosteroide (niedrige Dosen)
Anti-U_1RNP	M. Raynaud, Arthritis, Myositis, andere Überlappungssymptomatik	Kortikosteroide, DAPDS, Medikamente 2. Wahl (Thalidomid, Clofazimin u. a.)
Anti-Sm *Anti-dsDNS*	Nephritis, schwerer Befall parenchymatöser Organe	Kortikosteroide, Immunsuppressiva
Antihistone (H_2A, H_2B u. a.)	Arzneimittelinduzierter LE, unterschiedliche klinische Symptomatik	Absetzen des Medikaments! Symptomatisch, je nach Fall

● *Thrombosen* können beim SCLE bzw. SLE in erhöhtem Maße vorkommen, vor allem, wenn Antikardiolipin-AK in höheren Titerstufen vorhanden sind. Beim sog. *Antiphospholipidsyndrom* müssen alle Provokationsfaktoren, die zum Auftreten von Antikardiolipin-AK führen, ausgeschlossen und Thrombozytenaggregationshemmer, Antikoagulantien sowie fibrinolytische Maßnahmen therapeutisch eingesetzt werden. Der prophylaktische Einsatz von Heparin (low dose oder je nach Indikation 25000–40000 Einheiten/d) bzw. von Dikumarinen (20 mg/d) erscheint hier unter entsprechenden Kontrollen angebracht (*cave:* mediastinale Hämorrhagien!). In akuten Situationen (Embolien, Thrombosen größerer Arterien beim SLE) wird eine fibrinolytische Therapie mit Streptokinase eingesetzt. 250–500 mg/d Acetylsalicylsäure ist in Risikofällen dieser Art als Dauertherapie empfehlenswert, gelegentlich reichen auch 100–200 mg/d aus. Eine „gepulste", hochdosierte Kortikosteroidtherapie, evtl. in Verbindung mit Immunsuppressiva (Azathioprin, Cyclophosphamid), wird in akuten Fällen eines Antiphospholipidsyndroms mit ausgedehnten Nekrosen notwendig sein.

19.8.2 Prophylaktische Maßnahmen

Obwohl ein großer Teil von LE-Patienten mit kutanen Manifestationen eine erhöhte *Photosensitivität* zeigt (im Gesamtkollektiv ca. 30%, in besonderen Varianten bis zu 60–70%), sollte der behandelnde Arzt dafür sorgen, daß die Patienten keine übermäßige, *irrationale Photophobie* entwickeln. Mit wenigen konsequent durchgeführten Maßnahmen läßt sich eine Lichtprovokation der kutanen LE-Läsionen meist verhindern. Den Patienten ist gezielt anzuraten, direkte Sonnenexposition und Solariumbesuche zu meiden und im Beruf und bei Urlaubsreisen in sonnenreiche Gegenden den Aufenthalt im Freien so kurz wie möglich zu halten oder ganz zu vermeiden. Ein wichtiger Hinweis ist, daß bei sportlichen Aktivitäten im Schnee oder auf dem Wasser die Wirkung des UV-Lichtes durch Reflexion verstärkt wird. Prophylaktisch empfiehlt sich die ganzjährige Anwendung von *Sonnenschutzmitteln mit hohem Lichtschutzfaktor* sowohl im UVB- wie auch im UVA-Bereich (z. B. Anthelios 11B/4A®, Contralum ultra®, Solabar 17® Emulsion, RoC-Total-Sunblock® Cream u. a.) in lichtexponierten Hautarealen. Beim SCLE sollte man besonders auf einen suffizienten UVB-Schutz achten. Eine vorbeugende Einnahme von β-Carotin (Carotaben®) 3 × 50 mg/d während der lichtintensiven Jahreszeiten oder kurz vor bzw. während des Urlaubs ist zu erwägen, falls seitens des Patienten keine Einwände gegen die gelegentlich durch diese Behandlung auftretende gelb-rötliche Hautverfärbung bestehen. Bei intermittierender Einnahme etwa alle 4–6 Wochen mit 2wöchiger Unterbrechung sind derartige Nebenwirkungen zu vermeiden.

19.8.3 Psychosoziale Aspekte

Da der LE eine chronische, in der Regel nicht heilbare Erkrankung ist, kommt der psychischen Betreuung der Patienten eine besondere Bedeutung zu. Der Patient sollte möglichst umfassend über sein Krankheitsbild informiert werden, mit besonderer Betonung der *Behandelbarkeit* seiner Erkrankung. Krankheitsauslösende bzw. verstärkende Faktoren wie Infektionen, Operationen, körperlicher und seelischer Streß sowie Medikamente müssen ihm bewußt gemacht werden. Die besonderen Beziehungen zur Schwangerschaft müssen eingehend erörtert werden (s. unten). Wichtig ist, daß der Patient sich mit seiner Erkrankung nicht alleingelassen fühlt. Oftmals wird auch der Hinweis auf *Selbsthilfegruppen* dankbar angenommen.

19.8.4 LE und Schwangerschaft

Bei ca. *60 %* aller Frauen mit einem systemischen LE verlaufen Schwangerschaften komplikationslos, die Wahrscheinlichkeit einer Frühgeburt liegt jedoch immerhin bei *20 %*; gleich häufig treten *Spontanaborte* auf. Dennoch ist von einer Schwangerschaft bei LE nicht grundsätzlich abzuraten. LE-Patientinnen mit ausschließlich kutanem LE (CDLE oder SCLE) haben kein erhöhtes Schwangerschaftsrisiko. Dagegen exazerbieren *25 %* der SLE-Patientinnen während der Schwangerschaft, *10–15 %* erleben einen Krankheitsschub post partum. Besonders gefährdet scheinen Patientinnen mit LE-Nephritis zu sein.

Besteht bei LE-Patientinnen *Kinderwunsch*, sollte darauf hingewiesen werden, daß die Erziehung eines Kindes durchaus eine seelische und körperliche Belastung darstellen kann, die sich möglicherweise ungünstig auf den Krankheitsverlauf auswirkt. Um abschätzen zu können, ob der Fötus möglicherweise einen neonatalen LE entwickeln wird, sollten bei allen LE-Patientinnen mit Kinderwunsch zum Zwecke einer gezielten Schwangerschaftsberatung *Anti-SSA/Ro-Antikörper* bestimmt werden. Des weiteren ist die Bestimmung von *Antikardiolipin-AK* zu empfehlen; die Häufigkeit von Totgeburten, Neigung zu Spontanaborten und Thromboserisiko sind bei ihrem Vorhandensein offensichtlich erhöht.

Medikamente sind nach Möglichkeit während der Schwangerschaft ganz zu meiden, wenn sie für die Mutter nicht absolut lebensnotwendig sind. Retinoide, Salicylate, nichtsteroidale Antiphlogistika, hochdosierte Kortikosteroide und alle Immunsuppressiva sind wegen ihrer z.T. teratogenen Potenz mehr oder weniger kontraindiziert. Wichtig ist die Beratung der LE-Patientinnen in bezug auf *kontrazeptive Maßnahmen*. Orale Kontrazeptiva sollten gemieden werden, da eine hormonelle Provokation des LE nicht auszuschließen ist. Besser geeignet sind Intrauterinpessare, allerdings mit der Einschränkung, daß bei Patientinnen unter hochdosierter immunsuppressiver Medikation gehäuft Vaginalinfektionen auftreten. In entsprechend gelagerten Fällen ist dem Diaphragma der Vorzug zu geben.

Literatur

Akashi K, Nagasawa K, Mayumi T et al. (1990) Successful treatment of refractory systemic lupus erythematosus with intravenous immunoglobulins. J Rheumatol 17: 375–379

Alexander EL, McNicholl J, Watson RM et al. (1989) The immunogenetic relationship between anti-Ro(SS-A)/La(SS-B) antibody positive Sjögren's lupus erythematosus overlap syndrome and the neonatal lupus syndrome. J Invest Dermatol 93: 751–756

Ali US, Dalvi RB, Merchant RH et al. (1989) Systemic lupus erythematosus in Indian children. Indian Pediatr. 26: 868–873

Ayres S, Mihan R (1979) Lupus erythematosus and vitamin E: an effective and nontoxic therapy. Cutis 23: 49–54

Ballow M, Parke A (1989) The uses of intravenous immune globulin in collagen vascular disorders. J Allergy Clin Immunol 84: 608–612

Bauer R, Stadler R, Gollnick H (1983) Kutan-disseminierter LE: Therapie mit aromatischem Retinoid (abstr). Hautarzt 34 [Suppl VI]: 39–43

Bechet PE (1942) Aurotherapy in lupus erythematosus. N Y State J M 42: 609–614

Burge SM, Frith PA, Juniper RP, Wojnarowska F (1989) Mucosal involvement in systemic and chronic cutaneous lupus erythematosus. Br J Dermatol 121: 727–741

Callen JP (1985) Colchicine is effective in controlling chronic cutaneous leukocytoclastic vasculitis. J Am Acad Dermatol 13: 193–200

Chieregato G, Peroni A, Castellani L, Nigro MA (1990) Effects of hydroxychloroquine on „band test" in discoid lupus erythematosus. Dermatologica 180: 130–132

Coburn PR, Shuster S (1982) Dapsone and discoid lupus erythematosus. Br J Dermatol 106: 105–106

Crovato F, Levi L (1981) Clofazimine in the treatment of annular lupus erythematosus. Arch Dermatol 117: 249–250

Dalziel K, Going G, Cartwright PH et al. (1986) Treatment of chronic discoid lupus erythematosus with an oral gold compound (auranofin). Br J Dermatol 115: 211–216

Dupré A, Bonafé JL, Lassère J et al. (1978) Traitement du lupus érythémateux chronique par le lamprène (clofazimine). Ann Dermatol Venereol 105: 423–425.

Duhra P, Holmes J, Porter DI (1990) Discoid lupus erythematosus associated with hereditary angioneurotic oedema. Br J Dermatol 123: 241–244

Englert HJ, Hughes GVR (1988) Danazol and discoid lupus. Br J Dermatol 119: 407–408

Enzenauer RJ, West SG, Rubin RL (1990) D-penicillamine-induced lupus erythematosus. Arthritis Rheum 33: 1582–1585

Exkreis BD, Eng AM, Furey NL (1988) Surgical excision of trauma-induced verrucous lupus erythematosus. J Dermatol Surg Oncol 14: 1296–1299

Fenton DA, Black MM (1986) Low-dose dapsone in the treatment of subacute cutaneous lupus erythematosus. Clin Exp Dermatol 11: 102–103

Feutren G, Quérin S, Tron F et al. (1986) The effect of cyclosporine in patients with systemic lupus. Transplant Proc 18: 643–644

Furner BM (1990) Treatment of subacute cutaneous lupus erythematosus. Intern J Dermatol 29: 542–547

Furukawa F, Kashihara-Sawami M, Lyons MB, Norris DA (1990) Binding of antibodies to the extractable nuclear antigens SS-A/Ro and SS-B/La is induced on the surface of human keratinocytes by ultraviolet light (UVL): implications for the pathogenesis of photosensitive cutaneous lupus. J Invest Dermatol 94: 77–85

Goerz G, Lehmann P, Schuppe HC et al. (1990) Lupus erythematodes. Z Hautkr. 65: 229–234

Graf N, Bambauer R, Jost W, Schäfer M (1990) Status of plasmapheresis and cyclosporin A in the treatment of systemic lupus erythematosus. Monatsschr Kinderheilkd 138: 395–398

Gree SG, Piette WW (1987) Successful treatment of hypertrophic lupus erythematosus with isotretinoin. J Am Acad Dermatol 17: 364–368

Grupper C, Berretti B (1984) Lupus erythematosus and etretinate. In: Cunliffe WJ, Miller AJ (eds), Retinoid therapy, Lancaster, Boston, The Hague, Dordrecht: MTP Press, 1984, 73–82

Gudat W, Bork K (1989) Hereditary angiooedema associated with subacute cutaneous lupus erythematosus. Dermatologica 179: 211–213

Haeger-Aronsen B, Krook G, Abdulla M (1979) Oral carotenoids for photohypersensitivity in patients with erythrohepatic protoporphyria, polymorphous light eruptions and lupus erythematodes discoides. Int J Dermatol 18: 73–82

Hall RP, Lawley TJ, Smith HR et al. (1982) Bullous eruption of systemic lupus erythematosus. Dramatic response to dapsone therapy. Ann Intern Med 97: 165–170

Heule F, van Joost T, Beukers R (1986) Cyclosporine in the treatment of lupus eythematosus. Arch Dermatol 122: 973–974

Hinterberger-Fischer M, Hocker P, Lechner K et al. (1989) Oral cyclosporin-A is effective treatment for untreated and also for previously immunosuppressed patients with severe bone marrow failure. Eur J Haematol 43: 136–142

Ho VC, Jui H, McLean DI (1990) Cyclosporine in nonpsoriatic dermatoses. J Am Acad Dermatol 23: 1248–1259

Hughes GRV (1987) Mixed connective tissue disease. In: Hughes GRV (ed) Connective tissue diseases. Blackwell, London, pp 185–191

Jordan SC (1989) Intravenous gamma-globulin therapy in systemic lupus erythematosus and immune complex disease. Clin Immunol Immunopathol 53: 164–169

Jordan SC, Ho W, Ettenger R et al. (1987) Plasma exchange improves the glomerulonephritis of systemic lupus erythematosus in selected pediatric patients. Pediatr Nephrol 1: 276–280

Kaneko F, Tamji O, Hasegawa T et al. (1992) Neonatal lupus erythematosus in Japan. J Am Acad Dermatol 26: 397–403

Katz VL, Thorp JM, Watson WJ et al. (1990) Human immunoglobulin therapy for preeclampsia associated with lupus anticoagulant and anticardiolipin antibody. Obstet Gynecol 76: 986–988

Knop J, Bonsmann G, Happle R et al. (1983) Thalidomide in the treatment of sixty cases of chronic discoid lupus erythematosus. Br J Dermatol 108: 461–466

Lee LA (1993) Neonatal lupus erythematosus. J Invest Dermatol 100: 9S–13S

Lehmann P, Hoelzle E, Kind P et al. (1990) Experimental reproduction of skin lesions in lupus erythematosus by UVA and UVB radiation. J Am Acad Dermatol 22: 181–187

Leung WH, Wong KL, Lau CP et al. (1990) Association between antiphospholipid antibodies and cardiac abnormalities in patients with systemic lupus erythematosus. Am J Med 89: 411–419

Lewis EJ, Junsicker LG, Lan SP et al. (1992) A controlled trial of plasmapheresis therapy in severe lupus nephritis. N Engl J Med 326: 1373–1379

Lindskov R, Reymann F (1986) Dapsone in the treatment of cutaneous lupus erythematosus. Dermatologica 172: 214–217

Lipnick RN, Tsokos GC, Bray GL, White PH (1990) Autoimmune thrombocytopenia in pediatric systemic

lupus erythematosus: alternative therapeutic modalities. Clin Exp Rheumatol 8: 315–319
Lo JS, Berg RE, Tomecki KJ (1989) Treatment of discoid lupus erythematosus. Int J Dermatol 28: 497–507
Lockshin MD, Qamar T, Levy RA, Druzin ML (1989) Pregnancy in systemic lupus erythematosus. Clin Exp Rheumatol 7: 195–197
Lubach D, Wagner G (1984) Erfolgreiche Behandlung eines subakut kutanen Lupus erythematodes mit Etretinat. Akt Dermatol 10: 142–144
Machold KP, Smolen JS (1990) Interferon-gamma induced exacerbation of systemic lupus erythematosus. J Rheumatol 17: 831–832
Mackey JP, Barnes J (1974) Clofazimine in the treatment of discoid lupus erythematosus. Br J Dermatol 91: 93–96
Matthews CNA, Saihan EM, Warin RP (1978) Urticaria-like lesions associated with systemic lupus erythematosus: response to dapsone. Br J Dermatol 99: 455–456
McCormack LS, Elgart ML, Turner MLC (1984) Annular subacute cutaneous lupus erythematosus responsive to dapsone. J Am Acad Dermatol 11: 397–401
McGrath H, Scopelitis E, Nesbitt LT (1990) Subacute cutaneous lupus erythematosus during psoralen ultraviolet A therapy. Arthritis Rheum 33: 302–303
Miescher PA, Favre H, Mihatsch MJ et al. (1988) The place of cyclosporine A in the treatment of connective tissue diseases. Transplant Proc 20: 224–237
Morley KD, Parke A, Hughes GRV (1982) Systemic lupus erythematosus: two patients treated with danazol. Br Med J 284: 1431–1432
Moschella SL (1989) Dermatologic overview of lupus erythematosus and its subsets. J Dermatol 16: 417–428
Newbold PCH (1976) Beta-carotene in the treatment of discoid lupus erythematosus. Br J Dermatol 95: 100–101
Newton RC, Jorizzo JL, Solomon AR et al. (1986) Mechanism-oriented assessment of isotretinoin in chronic or subacute cutaneous lupus erythematosus. Arch Dermatol 122: 170–176.
Nichols CJ, Mieler WF (1989) Severe retinal vasoocclusive disease secondary to procainamide-induced lupus. Ophthalmology 96: 1535–1540
Nishimoto M, Takaiwa T, Kodama H, Nohara N (1989) Cutaneous mucinosis associated with SLE – a case provoked by PUVA. J Dermatol 16: 374–378
Nossent HC, Swaak TJ, Berden JH (1990) Systemic lupus erythematosus: analysis of disease activity in 55 patients with end-stage renal failure treated with hemodialysis or continuous ambulatory peritoneal dialysis. Dutch Working Party on SLE. Am J Med 89: 169–174
Oner A, Topaloglu R, Besbas N, Topaloglu H (1990) Carbamazepine-induced systemic lupus erythematosus. Another warning. Clin Neurol Neurosurg 92: 261–262
Orfanos CE, Bauer R (1983) Contemporary aspects of lupus erythematosus and its subsets. In: AJ Rook, HI Maibach (eds) Recent advances in dermatology. Churchill Livingstone, Edinburgh 6: 213–236
Prost Y de, Bodemer C (1990) Lupus neonatal. Ann Med Interne Paris 141: 250–252
Ronnblom LE, Alm GV, Oberg KE (1990) Possible induction of systemic lupus erythematosus by interferon-alpha treatment in a patient with a malignant carcinoid tumour. J Intern Med 227: 207–210
Rosove MH, Tabsh K, Wasserstrum N et al. (1990) Heparin therapy for pregnant women with lupus anticoagulant or anticardiolipin antibodies. Obstet Gynecol 75: 630–634
Runge HM, Rother E, Kerl J et al. (1990) Systemischer Lupus erythematosus und Schwangerschaft. Klinisch Aspekte, Serologie und Therapie. Geburtshilfe Frauenheilkd 50: 560–568
Ruzicka T, Goerz G (1981) Dapsone in the treatment of lupus erythematosus. Br J Dermatol 104: 53–56
Ruzicka T, Meurer M, Braun-Falco (1985) Treatment of cutaneous lupus erythematosus with etretinate. Acta Derm Venereol (Stockh) 65: 324–329
Ruzicka T, Meurer M, Bieber T (1988) Efficiency of acitretin in the treatment of cutaneous lupus erythematosus. Arch Dermatol 124: 897–902
Schneider M, Berning T, Waldendorf M et al. (1990) Immunoadsorbent plasma perfusion in patients with systemic lupus erythematosus. J Rheumatol 17: 900–907
Shornick JF, Formica N, Parke AL (1991) Isotretinoin for refractory lupus erythematosus. J Am Acad Dermatol 24: 49–52
Strober S, Field E, Hoppe RT et al. (1985) Treatment of intractable lupus nephritis with total lymphoid irradiation. Ann Int Med 102: 450–458
Tebbe B, Orfanos CE (1987) Lupus Erythematodes der Haut. Eine Analyse von 97 Patienten. Z Hautkr 62: 1583–1584
Tebbe B, Orfanos CE (1992) Antikardiolipin-Antikörper beim kutanen Lupus erythematodes. Hautarzt 43: 130–133
Tebbe B, Orfanos CE (1992) Heutige therapeutische Aspekte beim kutanen Lupus erythematodes. Dermatol Monatsschr 178: 99–104
Tebbe B, Lau M, Gollnick H (1992) Therapy of cutaneous lupus erythematosus with recombinant interferon alpha-2a: a case report. Eur J Dermatol 2: 253–255
Tebbe B, Hoffmann S, Orfanos CE (1994) Verlauf und Prognose des subakut-kutanen Lupus erythematodes. Hautarzt 45: 690–694
Thivolet J, Nicolas J.F., Kanitakis J et al. (1990) Recombinant interferon alpha2a is effective in the treatment of discoid and subacute cutaneous lupus erythematosus. Br J Dermatol 122: 405–409
Tsokos GC, Caughman SW, Klippel JH (1985) Successful treatment of generalized discoid skin lesions with

azathioprine: Its use in a patient with systemic lupus erythematosus. Arch Dermatol 121: 1323–1325

Uitto J, Santa Cruz DJ, Eisen AZ Leone P (1978) Verrucous lesions in patients with discoid lupus erythematosus. Br J Dermatol 98: 507–20

Weelden H van, Velthuis PJ, Baart de la Faille H (1989) Light-induced skin lesions in lupus erythematosus: photobiological studies. Arch Dermatol Res 281: 470–474

Weyand C (1990) Diagnostic, prognostic and therapeutic aspects of systemic lupus erythematosus and rheumatoid arthritis. Klin Wochenschr 68: 55–63

Winkelmann RK (1983) Panniculitis in connective tissue disease. Arch Dermatol 119, 336–344

Wollina U, Prifert K (1990) Cryogenic contact therapy of cutaneous lesions of lupus erythematosus. Dermatol Monatsschr 176: 105–109

Zachariae H, Bjerring P, Cramers M (1988) Argon laser treatment of cutaneous vascular lesions in connective tissue diseases. Acta Derm Venereol (Stockh) 68: 179–182

Farbabbildungen

1,2 Ausgedehnter, subakut kutaner Lupus erythematodes mit viszeraler Beteiligung. Therapieresistent auf systemische Kortikosteroide, Azathioprin und Cyclophosphamid. Vollständige Remission unter Thalidomid, darunter auch Rückbildung des steroidinduzierten M. Cushing

3,4 Subakut kutaner Lupus erythematodes unter Behandlung mit Hydroxychloroquin, Remission nach Umstellung der Therapie auf Chloroquin

5,6 26-jährige Patientin mit systemischem Lupus erythematodes. Abheilung unter kombinierter Stoßtherapie mit Prednisolon und Cyclophosphamid

Farbabbildungen

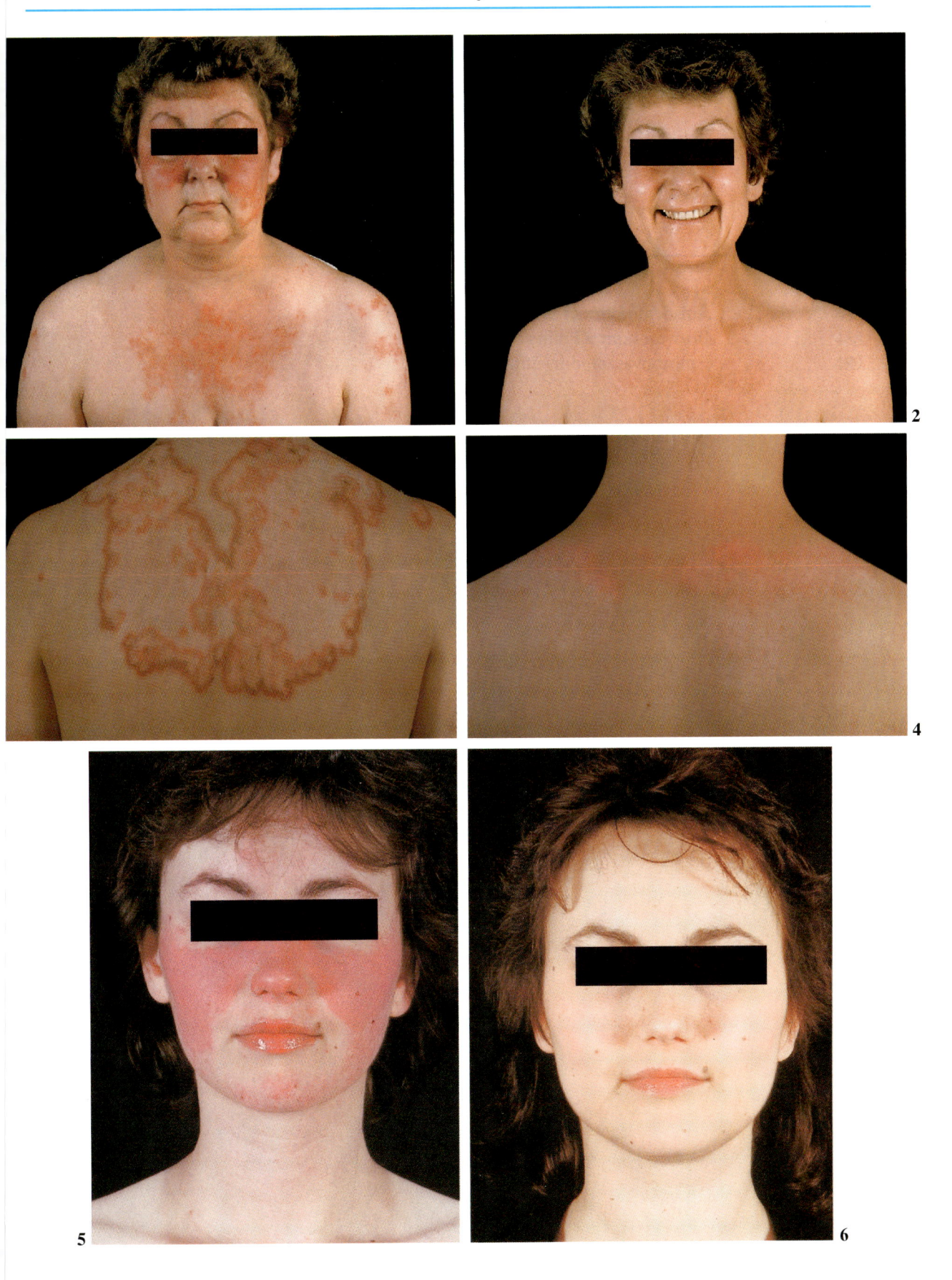

20.1 Allgemeines

Die *Dermatomyositis (DM)* ist eine chronische, in Schüben verlaufende Systemerkrankung des Haut- und Muskelgewebes, vermutlich auf autoimmunologischer Grundlage; sie ist im Vergleich zum LE oder der Sklerodermie ein seltenes Krankheitsbild. Zu unterscheiden ist eine *adulte* Form im 5.-7. Dezenium und eine *juvenile Variante*, die sich meist bereits vor dem 10. Lebensjahr manifestiert.

Der Dermatomyositis nahestehend ist die *Polymyositis (PM)*, die auch als DM ohne kutane Manifestationen angesehen werden kann. Krankheiten aus dem *DM/PM-Formenkreis* lassen sich demnach klinisch klassifizieren (s. Tabelle 20.1). Allerdings dient eine derartige Klassifikation eher zum Verständnis der klinischen Verläufe und des damit verbundenen therapeutischen Vorgehens als der Abgrenzung gesonderter nosologischer Entitäten.

Typischer Hautbefund bei DM sind unscharf begrenzte Eryteme, oft von dunkelroter bis violetter Farbe, vornehmlich im Bereich der lichtexponierten Hautareale (Gesicht, Hals), aber auch an druckbelasteten Körperpunkten, den Ellenbogen, der Knie- und Gesäßregion. Es finden sich häufig periorbitale Ödeme, die sich manchmal auf das gesamte Gesicht ausdehnen. Über den Fingergelenken, z.T. auch über den Zehengelenken, sind oftmals erythematöse Papeln zu finden, die als *Gottron-Zeichen* bezeichnet werden; ebenso charakteristisch sind periunguale Teleangiektasien. Nach längerem Krankheitsverlauf zeigt ein Teil der Patienten eine *Calcinosis cutis*, die vor allem bei der juvenilen DM in ca. 50% aller Fälle auftritt, selten dagegen bei der adulten Form. Von etwa 10% der Patienten mit DM wird eine Raynaud-Symptomatik angegeben. Juckreiz kommt bei DM/PM gelegentlich vor.

Bevorzugte Lokalisation der muskulären Beteiligung bei DM/PM ist der Schultergürtelbereich. Andere bevorzugte Muskelgruppen sind die Pharynx- und Zungenmuskulatur, z.T. mit dysphagischen Beschwerden. Bei Befall der Becken- und/oder der Oberschenkelmuskulatur werden von den Patienten besonders Schwierigkeiten beim Treppensteigen oder Aufstehen von Sitzflächen berichtet. Arthritis und interstitielle Lungenerkrankung kommen gelegentlich vor, auch andere Körperorgane können in den Krankheitsprozeß einbezogen sein (s. Diagnosekriterien, Tabelle 20.2).

Von diesen *5 Kriterien* müssen, neben dem DM-typischen Hautbefund, 3 oder 4 weitere erfüllt sein, um die Diagnose zu sichern. Bei typischem Hautbefund und 2 weiteren positiven Kriterien ist eine DM wahrscheinlich, ansonsten kann eine DM vermutet bzw. ein Frühstadium angenommen werden. Von einigen Autoren wird die letztgenannte DM-Variante (Typ VI) als eigenständige Entität angesehen und als „amyopathische Dermatomyositis" oder „Dermatomyositis sine myositis" bezeichnet.

Neben der ausführlichen Anamnese und Erhebung des körperlichen Befundes sind an weiteren *diagnostischen Maßnahmen* bei Verdacht auf eine DM ein Elektromyogramm sowie eine Muskelbiopsie zu veranlassen. Die Entnahme einer Hautbiopsie ist nicht unbedingt erforderlich, kann aber bei klinischem Verdacht eines Überlappungssyndromes zwischen LE oder Sklerodermie und Dermatomyositis von Nutzen sein. Laborchemisch sind die Enzyme Kreatinkinase, Aldolase und Laktatdehydrogenase zu bestimmen. Diese sind nicht nur als diagnostisches Kriterium zu werten, sondern als Verlaufsparameter während der Therapie zu nutzen.

Bei Patienten mit DM im Erwachsenalter muß als Präventivmaßnahme regelmäßig etwa 1 ×/Jahr eine *Tumorsuche* erfolgen. Dazu gehören Rönt-

Tabelle 20.1. Klassifikation der Dermatomyositis/Polymyositis-Gruppe

Typ I	Adulte (idiopathische) Polymyositis
Typ II	Adulte (idiopathische) Dermatomyositis
Typ III	Dermatomyositis bzw. Polymyositis, assoziiert mit Malignom (paraneoplastische oder maligne DM/PM)
Typ IV	Juvenile Dermatomyositis
Typ V	Dermatomyositis bzw. Polymyositis in Verbindung mit anderen Kollagenosen (Überlappungssyndrome)
Typ VI	Amyopathische oder prämyopathische Dermatomyositis

Tabelle 20.2. Diagnosekriterien für Dermatomyositis

▷ **Typischer Hautbefund**
Fingergelenkpolster, periunguale Erytheme und Teleangiektasien, livid-rote Gesichtserytheme u. a.
▷ **Symmetrische proximale Muskelschwäche**
mit oder ohne Dysphagie oder Beteiligung der Atemmuskulatur
▷ **Erhöhung von Muskelenzymen**
Kreatinphosphokinase, LDH, Aldolase, Transaminasen
▷ **Pathologisches Elektromyogramm**
EMG-Befunde als Ausdruck myopathischer Prozesse, Ausschluß neurogener Erkrankungen
▷ **Pathologische Muskelbiopsie**
evtl. auch ein charakteristisches Muster in der Immunserologie (ANA-Antikernprotein, Anti-SRP, Antiaminoacyl-tRNA-Synthetase, Anti-PM, Anti-PM-Scl u. a.)

genthorax, Oberbauchsonographie bzw. Computertomographie des Abdomens und Hämokult sowie eine gynäkologische Untersuchung bei Frauen. Das gemeinsame Vorkommen viszeraler Tumoren mit einer Dermatomyositis wird mit *bis zu 40%* angegeben; allerdings ist der zeitliche Zusammenhang *nur in ca. 10–15%* der Fälle gegeben. Das relative Risiko von DM/PM-Kranken ein Neoplasma zu entwickeln ist *ca. 3fach erhöht*. Am häufigsten sind der Gastrointestinaltrakt (Magen, Jejunum, Colon, Rektum) sowie Lunge und Mamma betroffen.

Die *Ätiologie* der DM ist unbekannt; am ehesten läßt sich wohl eine Autoimmungenese vermuten. Der serologische Nachweis von antinukleären oder antizytoplasmatischen Antikörpern, die bei bis zu 90% aller DM Patienten beobachtet werden können, sind dafür ein Hinweis. Etwa 35–40% der PM/DM-Patienten zeigen z. T. myositisspezifische Autoantikörper in ihrem Serum (Antisynthetase-AK, Anti-SRP, Anti-PM-Scl, Anti-Mi-2 u. a.). Eine genetische Disposition kommt vermutlich dazu. So konnte eine Assoziation der juvenilen DM mit HLA-B8 sowie der adulten Variante mit HLA-DR3 und HLA-B14 nachgewiesen werden. Es wird vermutet, daß *Infektionen*, z. B. mit Coxsackieviren, eine DM auszulösen vermögen; erhöhte IgM-Antikörper gegen Toxoplasma gondii bei Patienten mit DM lassen einen ätiologischen Zusammenhang vermuten. *Medikamente* wie D-Penicillamin, Tamoxifen oder Progesteron sind in Einzelfällen als Auslöser einer Dermatomyositis von vielen Autoren berichtet worden.

Literatur

Abdel Naser BM, Chun SC, Gollnick H, Orfanos CE (1993) Amyopathic dermatomyositis (dermatomyositis sine myositis) in a male patient and possible induction by UV light. Eur J Dermatol 3: 367–370

Basset-Sequin N, Roujeau J-C, Gherardi R (1990) Prognostic factors and predictive signs of malignancy in adult dermatomyositis. Arch Dermatol 126: 633–637

Bernard P, Bonnetblanc JM (1993) Dermatomyositis and malignancy. J Invest Dermatol 100: 128–132

Bohan A, Peter JB, Bowman RL, Pearson CM (1977) A computer-assisted analysis of 153 patients with polymyositis and dermatomyositis. Medicine 56: 255–286

Callen J (1985) Dermatomyositis – an update 1985. Sem Dermatol 4: 114–125

Cox PH, Lawrence C, Langtry JAA, Ive A (1990) Dermatomyositis. Arch Dermatol 126: 61–65

Euwer RL, Sontheimer RD (1991) Amyopathic dermatomyositis (dermatomyositis sine myositis). J Am Acad Dermatol 24: 959–966

Henriksson KG, Sandstedt P (1982) Polymyositis treatment and prognosis: a study of 107 patients. Acta Neurol Scand 65: 280–300

Lakhanpal S, Bunch TW, Ilstrup DM, Melton LJ (1986) Polymyositis-dermatomyositis and malignant lesions: does an association exist? Mayo Clin Proc 61: 645–653

Love LA, Leff RL, Fraser DD et al. (1991) A new approach to the classification of idiopathic inflammatory myopathy: myositis-specific autoantibodies define useful homogeneous patient groups. Medicine 70: 360–374

Manchul LA, Jin A, Pritchard KI et al. (1985) The frequency of malignant neoplasms in patients with polymyositis-dermatomyositis. Arch Intern Med 145: 1835–1839

Rockerbie NR, Woo TY, Callen JP, Giustina T (1989) Cutaneous changes of dermatomyositis precede muscle weakness. J Am Acad Dermatol 20: 629–632

Sigurgeirsson B (1992) Skin disease and malignancy: an epidemiological study. Acta Derm Venereol [Suppl] 178: 1–110

Sigurgeirsson V, Lindelöf B, Edhag O, Allander E (1992) Risk of cancer in patients with dermatomyositis or polymyositis. N Engl J Med 326: 363–367

Stonecipher MR, Jorizzo JL, White WL et al. (1993) Cutaneous changes of dermatomyositis in patients with normal muscle enzymes. Dermatomyositis sine myositis? J Am Acad Dermatol 28: 951–956

Trautmann Ch, Abdel Naser BM, Soehnchen R et al. (1995) Prämyopathische vs. amyopathische Dermatomyositis. Hautarzt 46: 47–52

20.2 Adulte Dermatomyositis

Die klassische *adulte Dermatomyositis* ist eine relativ seltene Erkrankung mit Hauptmanifestationsalter im 5.–7. Lebensjahrzehnt (Frauen:Männer 2:1). Die Erkrankung verläuft chronisch-rezidivierend in Schüben und erfordert in der Regel eine systemische Langzeittherapie über mehrere Jahre. Die kutanen Veränderungen sind durch periorbitale Ödeme und photosensitive Hauterscheinungen gekennzeichnet sowie durch periunguale Teleangiektasien und Fingergelenkpolster. Belastender als die kutanen Manifestationen der DM ist für den Patienten meist die Muskelschwäche, die bis zur völligen Immobilisation führen kann.

Die Dermatomyositis des Erwachsenenalters ist oft mit dem Auftreten von *malignen Tumoren* assoziiert. Retrospektiv angelegte Studien zeigen, daß die Häufigkeit von malignen Tumoren bei DM zwischen 6–32 % beträgt, allerdings war der Unterschied zur Normalbevölkerung nicht in allen Kollektiven signifikant. In neueren Studien konnte keine erhöhte Malignomfrequenz bei Patienten mit DM gefunden werden. Sigurgeirsson (1992) belegte zwar ein erhöhtes Risiko, an einem Malignom zu erkranken, und zwar für Frauen vorwiegend an einem kolorektalen Malignom und für Männer vorwiegend an Neoplasien des Pankreas und der Lunge; die Unterschiede zum Kontrollkollektiv waren jedoch geringfügig.
Die *Prognose* der adulten DM ist insgesamt eher als ungünstig zu beurteilen, trotz der heute zur Verfügung stehenden therapeutischen Möglichkeiten.
Die Ansprechbarkeit der DM/PM-Kranken auf therapeutische Maßnahmen ist individuell sehr unterschiedlich, so daß oft die ganze Palette der therapeutischen Möglichkeiten in Anspruch genommen werden muß. Nicht zuletzt können die unterschiedlichen Verläufe durch das Vorhandensein eines die Krankheit unterhaltenden, bisher unerkannten Tumors erklärt werden.

Behandlung. Zur Behandlung der DM werden in der Regel systemische Kortikosteroide in einer höheren Anfangsdosis von 1–2 mg/kg KG/d (Urbason®, Decortin® H u.a.) eingesetzt, in akuten Fällen bis zu 250 mg/d. Nach Rückgang der initial entzündlichen Haut- und Muskelveränderungen wird nach ca. 3 Wochen die Dosis langsam reduziert und eine Erhaltungsdosis von 10–15 mg/d angestrebt. Als *Aktivitätsmarker* der entzündlichen Muskelaktivität dienen, neben dem klinischen Befund, Bestimmungen von Kreatinkinase, Aldolase und Laktatdehydrogenase. Meist ist eine Langzeitmedikation mit therapeutischen Dosen von > 1 Jahr erforderlich. Dabei sprechen die Muskelveränderungen häufig schneller als die Hauterytheme an, die sich gelegentlich als äußerst hartnäckig erweisen; dies soll den Therapeuten nicht dazu verleiten, die Reduzierung der Kortisondosis zu verzögern. Ein Auslaßversuch kann erst nach einigen Monaten klinischer Erscheinungfreiheit versucht werden. Nach 2 Jahren ist eine generelle Reevaluierung der klinischen und Laborsymptomatik notwendig, um das weitere Prozedere im Einzelfall zu bestimmen. Alternierende Kortisondosen sollten erst dann eingeführt werden, wenn man einen therapeutischen Effekt erzielt, d.h. die klinische Symptomatik bereits „im Griff" hat.

Wirksame Medikamente
■ Von vielen Autoren wird *Azathioprin* (Imurek®) in Kombination mit systemischen Kortikosteroiden als initiale Behandlung empfohlen, so auch von uns. Azathioprin ist das einzige immunsuppressive Pharmakon, das bei der DM in kontrollierten, klinischen Studien bislang getestet wurde und einen kortikosteroidsparenden Effekt erzielt hat (Dosis: 2–2,5 mg/kg KG/d). Ist es nach 6–8 Wochen mit einer hochdosierten Monotherapie mit Kortikosteroiden nicht gelungen, die Symptomatik voll zu beherrschen, ist es in jedem Falle notwendig, Azathioprin zusätzlich einzusetzen. Allerdings wird die Azathioprinwirkung erst in 3–6 Wochen eine klinisch relevante Besserung herbeiführen können, so daß ein früher Einsatz des Medikamentes von uns vorgezogen wird.
■ Ein anderes Immunsuppressivum, das mit Erfolg bei DM eingesetzt wurde, ist *Methotrexat* (Dosis: 0,5–0,8 mg/kg KG, p.o. oder i.v., 1 ×/Woche). Intramuskuläre Injektionen von MTX bei der DM/PM-Behandlung sind wegen der injektionsbedingten Toxizität mit Erhöhung der Muskelenzyme und der daher nicht eindeutig

beurteilbaren serologischen Verlaufskontrolle eher zu vermeiden. Die Wirkung des Medikamentes tritt schneller ein als beim Azathioprin; allerdings sind stärkere Nebenwirkungen zu erwarten.

■ *Hydroxychloroquin* (z.B. Quensyl®) in einer Dosierung von 200–400 mg/d hat sich als effizient erwiesen, vor allem in der Behandlung von kutanen Manifestationen der DM, wohingegen die Muskelbeteiligung dadurch weniger oder kaum beeinflußt wird. Eine Kombination mit geringen Kortikosteroiddosen ist daher zu empfehlen. Für die amyopathische Dermatomyositis könnte eine Monotherapie mit Hydroxychloroquin versucht werden, erst später sind Kombinationen mit Kortikosteroiden oder auch Azathioprin einzusetzen.

■ In therapierefraktären Fällen oder zur Einsparung von Kortikosteroiden kann eine Kombinationsbehandlung von systemischen Kortikosteroiden und *Cyclosporin A* (Sandimmun®) in einer Dosierung von 5 mg/kg KG/d versucht werden. Die Cyclosporindosis wird auf 2 Einzeldosen im Abstand von 12 h verteilt. Zu beachten ist, daß regelmäßige Kontrollen des Cyclosporin-Serumspiegels durchzuführen sind, um toxische Effekte zu vermeiden.

■ Über den erfolgreichen Einsatz von *Chlorambucil* (Leukeran®, Dosis: 4–10 mg/d) als Monotherapeutikum oder in Kombination mit Prednisolon ist bei der DM berichtet worden.

■ Die Wirksamkeit von *Cyclophosphamid* (Endoxan®, Dosis: 75–125 mg/d) in der Behandlung der DM wird kontrovers diskutiert, vor allem wegen seiner Nebenwirkungen bei der notwendigen langfristigen Einnahme. Ein Bericht dokumentiert die günstige Beeinflussung des Krankheitsverlaufes in 10 Fällen von Patienten mit Myositis, davon 2 Patienten mit Dermatomyositis. Von manchen Autoren wird es vor allem bei der juvenilen Form empfohlen.

■ In mehreren Fällen von Polymyositis, Dermatomyositis und Sklerodermatomyositis hat sich der Einsatz von *intravenös applizierten Gamma- bzw. Immunglobulinen* (Venimmun®, Endobulin®, Sandoglobin® u.a.) als wirksam erwiesen (Dosis: 1 g/kg KG/d für 2 Tage oder 0,4 g/kg KG/d für 5 Tage mit Wiederholung in 4wöchigen Abständen). Der Kostenaufwand ist jedoch hoch, daß kontrollierte Studien abgewartet werden müssen. Insbesondere bei juvenilen Formen wurden intravenöse Gaben von Gammaglobulinen als steroidsparende, nichtzytotoxische Maßnahme empfohlen. Sie können bei Steroiddiabetes etc. eine gute Alternative darstellen.

Sonstiges. Da die Patienten meist eine Kortikosteroidlangzeittherapie über Jahre erhalten, sind zur Vermeidung von Nebenwirkungen geeignete Vorsichtsmaßnahmen zu empfehlen. Den Patienten ist während der Behandlung eine salzarme Kost und Flüssigkeitseinschränkung anzuraten und krankengymnastische Übungen bzw. eine Physiotherapie anzubieten. Bei Anzeichen einer beginnenden *Osteoporose* ist eine Medikation mit oralen Calciumpräparaten indiziert (2 × 500 mg/d), gegebenenfalls in Kombination mit Vitamin D (z.B. Vigantoletten® 1000 1 Tbl./d). Bei Frauen in der Postmenopause kann zudem eine hormonelle Osteoporoseprophylaxe mit Östrogenen (z.B. Presomen® 0,6) in Erwägung gezogen werden.

Da die kutanen Läsionen der Dermatomyositis häufig *photosensitiv* sind, ist die lokale Anwendung von Lichtschutzcremes mit einem hohen Lichtschutzfaktor anzuraten (z.B. Solabar® 17, Anthelios® 20B/10A).

Zusätzliche therapeutische Maßnahmen sind die Durchführung einer *Physiotherapie*, zum einen unter dem Aspekt der Kontrakturprophylaxe des Muskelapparates, zum anderen um durch gezieltes Training der Atemmuskulatur einer respiratorischen Insuffizienz vorzubeugen.

Als ultima ratio bleibt die *Plasmapherese* den schweren, therapierefraktären Einzelfällen vorbehalten. Die doppelte Filtrationstechnik wurde für schwere Fälle empfohlen, die auf systemische Kortikosteroide nicht ansprechen; über längere Remissionen wurde von japanischen Autoren berichtet.

Zur klassischen adulten Dermatomyositis als *paraneoplastisches Syndrom* s. auch Seite 918.

Literatur

Bodemer C, Teillac D, Le Bourgeois M et al. (1990) Efficacy of intravenous immunoglobulins in sclero-dermatomyositis. Br J Dermatol 123: 545–546

Bombardieri S, Hughes GRV, Neri et al. (1989) Cyclophosphamid in severe polymyositis. Lancet I: 1138–1139

Boyd AS, Neldner KH (1994) Therapeutic options in dermatomyositis/polymyositis. Intern J Dermatol 33: 240–250

Bunch TW (1981) Prednisone and azathioprine for polymyositis: longterm-follow-up. Arthritis Rheum 24: 45–48

Casato M, Bonomo L, Caccavo D, Giorgi (1989) Clinical effects of cyclosporin in dermatomyositis. Clin Exp Dermatol 15: 121–123

Cherin P, Herson S, Wechsler B (1991) Efficacy of intravenous gammaglobulin therapy in chronic refractory polymositis and dermatomyositis: an open study with 20 adult patients. Am J Med 91: 162–168

Dau PC (1981) Plasmapheresis in idiopathic inflammatory myopathy. Experience with 35 patients. Arch Neurol 38: 544–552

Derancourt C, Humbert P, Agache P (1992) Immunglobulines polyvalentes intraveineuses: utilisation en dermatologie. Ann Dermatol Vénéréol 119: 487–488

Herson S, Lok C, Ronjeau JC et al. (1989) Plasma exchange in dermatomyositis and polymyositis. Retrospective study of 38 patients of plasma exchange. Ann Med Intern Paris 1040: 453–455

MacPherson A, Berth CC, Graham BRA (1989) Carcinoma-associated dermatomyositits responding to plasmapheresis. Clin Exp Dermatol 14: 304–305

Metzger AL, Bohan A, Goldberg LS et al. (1974) Polymyositis and dermatomyositis: combined methotrexate and corticosteroid therapy. Ann Intern Med 81: 182–189

Morgan SH, Bernstein RM, Coppen J et al. (1985) Total body irradiation and the course of polymyositis. Arthritis Rheum 28: 831–835

Lang BA, Laxer RM, Murphy G et al. (1991). Treatment of dermatomyositis with intravenous gammaglobulin. Am J Med 91: 169–172

Sinoway PA, Callen JP (1993) Chlorambucil: an effective corticosteroid-sparing agent for patients with recalcitrant dermatomyositis. Arthritis Rheum 36: 319–324

Susa Y, Ikeda S, Yamada H, Ogawa H (1993) Double filtration plasmapheresis for the treatment of dermatomyositis. Clinical trial of 3 cases. Eur J Dermatol 3: 438–441

Targoff JN (1993) Humoral immunity in polymyositis/dermatomyositis. J Invest Dermatol 100: 116S–123S

Woo TY, Callen JP, Voorhees JJ et al. (1984) Cutaneous lesions of dermatomyositis are improved by hydroxychloroquine. J Am Acad Dermatol 10: 592–600

20.3 Juvenile Dermatomyositis

Von der seltenen *juvenilen DM* werden in erster Linie Kinder vor dem 10. Lebensjahr betroffen. Das klinische Bild ist dem der adulten Variante ähnlich. Einzig die Calcinosis cutis ist häufiger bei der juvenilen DM und wird in etwa der Hälfte der Fälle beobachtet. Assoziationen mit malignen Erkrankungen kommen nicht vor. Eine nicht seltene, zusätzliche Problematik bei der juvenilen DM sind die beginnenden Muskelkontrakturen; hier gilt es, rechtzeitig einzugreifen und präventive Maßnahmen einzuleiten. Vgl. S. 1178.

Behandlung. Im akuten Krankheitsstadium ist den betroffenen Kindern zunächst möglichst Bettruhe zu empfehlen. In der Regel werden gleichzeitig systemische Kortikosteroide verabreicht, in einer Anfangsdosis von 1–2 mg/kg KG/d. Wir empfehlen die Behandlung über einen genügend langen Zeitraum, d. h. über etwa 6 Wochen fortzusetzen, um den Verlauf günstig zu beeinflussen. Das Medikament ist je nach Verlauf auf eine Erhaltungdosis von 7,5–15 mg/d schrittweise über mehrere Monate zu reduzieren. Auch eine Pulstherapie kommt durchaus in Frage. Zu empfehlen ist dabei die Gabe von Methylprednisolon (Urbason®) in einer Dosis von ca. 10 mg/kg KG/d (oder höher) als i.v.-Infusion, z. B. in Elektrolytlösungen oder 5%iger Glukoselösung über 2 h. Die Behandlung sollte an 3 aufeinanderfolgenden Tagen morgens durchgeführt und in 3- bis 4wöchigen Abständen wiederholt werden.

In therapierefraktären Fällen wurden auch Azathioprin, MTX und Cyclosporin A (2,5–7,5 mg/kg KG/d) als wirksam angesehen und wird vielfach als das klassische immunsuppressive Mittel bei der juvenilen Form empfohlen.

Der Einsatz von Hydroxychloroquin (2–5 mg/kg KG/d) hat sich insbesondere bei der Behandlung der Hautsymptomatik als günstig erwiesen. In einer neueren Studie an 2 Kranken, die resistent gegen Kortikosteroide waren (2 mg Prednisolon/kg KG/d) erwiesen sich intravenöse Gaben von Gammaglobulin als hilfreich: 1 g/kg KG/d an 2 aufeinanderfolgenden Tagen, alle 4 Wochen über einen Behandlungsraum von 9 Monaten. Die Behandlung wurde als nichtzytotoxische, steroidsparende Alternative empfohlen. Nebenwirkungen wurden nicht gesehen. Vgl. auch S. 1178.

Sonstige Maßnahmen. Nach Besserung des Krankheitsbildes sollten *physiotherapeutische Maßnahmen* zur Prophylaxe von Kontrakturen und pulmonalen Infektionen folgen. Zur Behandlung der manchmal ausgeprägten Calcinosis cutis wurde der Einsatz von Aluminium-/Magnesiumhydroxid, Inhaltsstoffe von Antazida z. B. Maaloxan®, Progastrit®, 15–15 ml 4 ×/d als günstig empfohlen. *Psychosoziale Aspekte* spielen insbesondere bei Kindern mit chronischen Krankheiten eine wichtige Rolle oder stehen oft gar im Vordergrund. Wichtig ist daher, daß die Betreuer von Kindern mit Dermatomyositis (Eltern, Geschwister), aber auch sonstige Familienangehörige und Lehrer über die Krankheit aufgeklärt sind und im Umgang mit dem Kind dessen krankheitsbedingte Beeinträchtigung der körperlichen Leistungkraft wie auch die Einschränkung seiner Lebensqualität berücksichtigen.

Literatur

Anderson L, Liter FA (1981) Plasmapheresis via central catheter in dermatomyositis. A new method for selected pediatric patients. J Pediatr 98: 200–241

Ansell BM (1991) Juvenile Dermatomyositis. Rheum Dis Clin North Am 17: 931–942

Collet E, Dalac S, Maerens B et al. (1994) Juvenile Dermatomyositis: treatment with intravenous gammaglobulin. Br J Dermatol 130: 231–234

Heckmatt J, Hasson N, Saunders C et al. (1987) Cyclosporin in juvenile dermatomyositis. Lancet I: 1063–1066

Hiketa T, Matsumo Y, Ohashi M, Sasaki R (1992) Juvenile dermatomyositis: A statistical study on 114 patients with dermatomyositis. J Dermatol 19: 470–476

Lang BA, Laxer RM, Murphy G et al. (1991) Treatment of dermatomyositis with intravenous gammaglobulin. Amer J Med 91: 69–72

Norins AL (1989) Juvenile dermatomyositis. Med Clin North Am 73: 1193–1209

Olson NY, Lindsley CB (1989) Adjunctive use of hydroxychloroquine in childhood dermatomyositis. J Rheumatol 16: 1545–1547

Wang WJ, Lo WL, Wong CK (1988) Calcinosis cutis in juvenile dermatomyositis : remarkable response to aluminium hydroxide therapy. Arch Dermatol 124: 1721–1722

20.4 Antisynthetasesyndrom

Von einigen Autoren wird das sog. *Antisynthetasesyndrom* im Spektrum der DM/PM-Varianten als eigenständige Entität hervorgehoben. Hierbei lassen sich serologisch myositisspezifische Antikörper, gerichtet gegen Aminoacyl-tRNS-Synthetasen, nachweisen. Darüber hinaus unterscheidet sich das Antisynthetasesyndrom aufgrund klinischer Charakteristika von der klassischen Dermatomyositis/Polymyositis.

● *Aminoacyl-tRNS-Synthetasen* sind zytoplasmatische Enzyme, die die Bindung von Aminosäuren an ihre spezifische tRNS katalysieren, um so den Aminosäurentransport zu den Ribosomen und damit die Proteinsynthese zu gewährleisten. Insgesamt sind bislang 5 Antisynthetaseantikörper bekannt: Antihistidyl (Jo-1), Antialanyl (PL-12), Antiisoleucyl (OJ), Antithreonyl (PL-7), Antiglycyl (EJ). Der häufigste Antisynthetaseantikörper ist *Antihistidyl (Jo-1)*.

Patienten mit Antisynthetaseantikörpern zeigen klinisch in 50–75 % der Fälle eine interstitielle Lungenerkrankung, während diese nur bei 10–20 % der Patienten mit anderen Myositisformen auftritt. Ferner werden beim Antisynthetasesyndrom Arthritiden (> 90 %) und eine Raynaud-Symptomatik (ca. 60 %) gehäuft beobachtet. In einer kürzlich erschienenen Studie wird berichtet, daß die Myositis von Patienten mit Antisynthetaseantikörpern auf systemische Kortikosteroidtherapie weniger gut anspricht und häufiger einer immunsuppressiven Kombinationstherapie mit Zytostatika bedarf als Myositisformen ohne Antisynthetaseantikörper.

Behandlung. Allgemein verbindliche Empfehlungen zur Behandlung des Antisynthetasesyndroms sind gegenwärtig nicht möglich. Im wesentlichen unterscheiden sich die medikamentösen Maßnahmen jedoch nicht von denen bei der Behandlung der klassischen Dermatomyositis. Die klinische Charakteristik mit interstitieller Lungenerkrankung, häufigen Arthritiden und Raynaud-Symptomatik erfordert im Einzelfall eine organbezogene Therapieentscheidung.

Literatur

Bernstein RM, Morgan SH, Chapmann J et al. (1984) Anti-Jo-1 antibody: a marker for myositis with interstitial lung disease. Br Med J 289: 151–152

Love LA, Leff RL, Fraser DD et al. (1991) A new approach to the classification of idiopathic inflammatory myopathy: myositis-specific autoantibodies define homogenous patient groups. Medicine 70: 360–374

Mirande M (1991) Aminoacyl-tRNA synthetase family from prokaryotes and eukaryotes: structural domains and their implications. Prog Nucleic Acid Res Mol Biol 40: 95–142

Yoshida S, Akizuki M, Mimori M et al. (1983) The precipitating antibody to an acid nuclear protein antigen, the Jo-1, in connective tissue diseases. A marker for subset of polymyositis with interstitial pulmonary fibrosis. Arthritis Rheum 26: 604–611

Farbabbildungen

1,2 Dermatomyositis, weitgehende Rückbildung der Hauterscheinungen unter Prednisolon, beginnend mit 100 mg/d

3,4 Dieselbe Patientin, Rückbildung der Hauterscheinung an den Händen

5,6 Dermatomyositis bei Mamma-Karzinom. Abheilung nach chirurgischer Entfernung des Tumors und kurzfristiger Einnahme von Prednisolon

Farbabbildungen

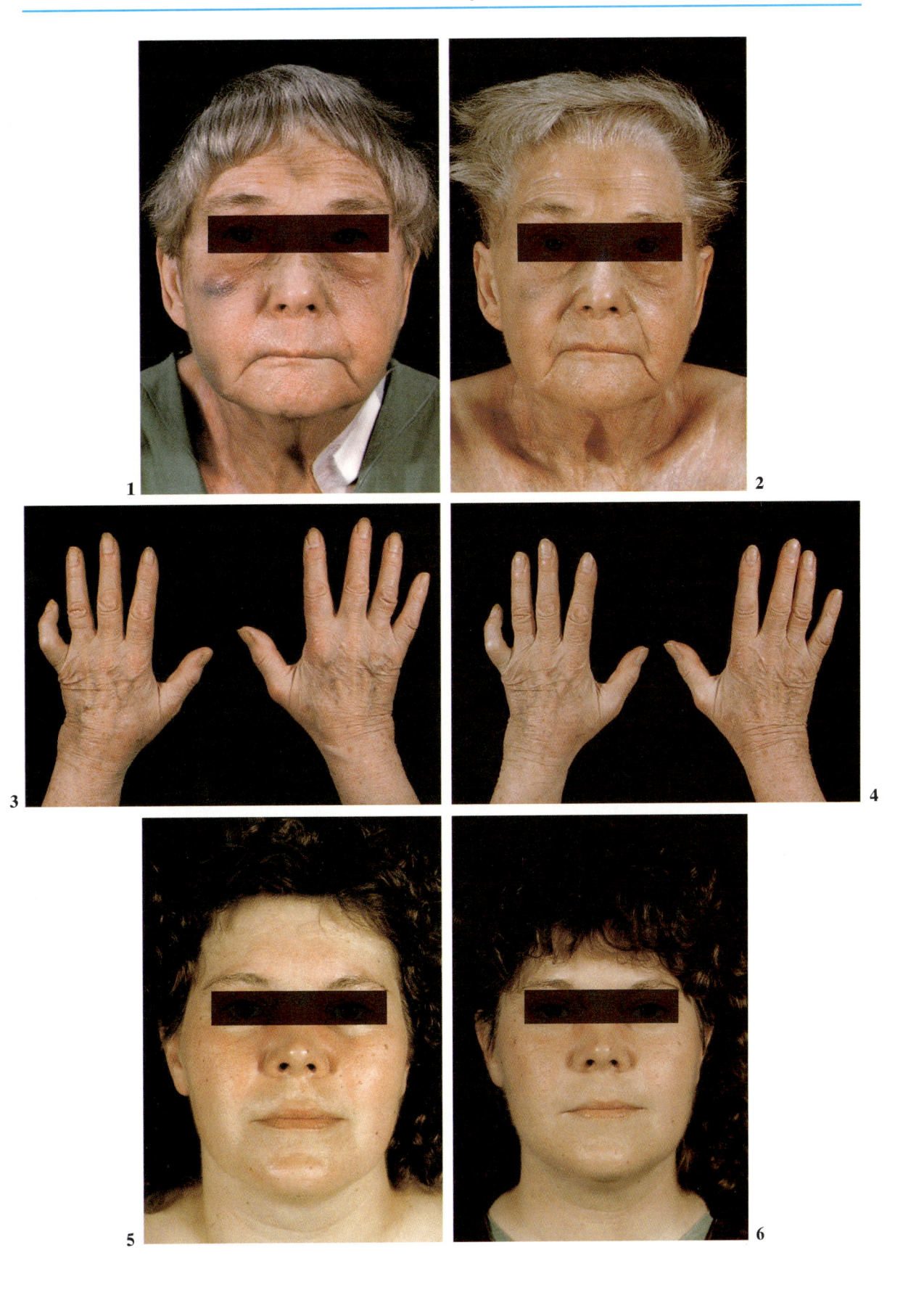

Kapitel 21 Sklerodermie und sklerodermiforme Dermatosen

21.1	Allgemeines	494
21.2	Zirkumskripte Sklerodermie	494
21.2.1	Lokale und physiotherapeutische Maßnahmen	495
21.2.2	Systemische Therapie	496
21.3	Progressive systemische Sklerodermie	498
21.3.1	Physiotherapie	500
21.3.2	Behandlungsmaßnahmen bei Mikrozirkulationsstörungen	500
21.3.3	Antientzündliche bzw. immunsuppressive Behandlung	502
21.3.4	Beeinflussung der Kollagensynthese	503
21.3.5	Organbezogene Therapieverfahren	505
21.4	Eosinophile Fasziitis	507
21.5	Eosinophilie-Myalgie-Syndrom	507
21.6	Pseudosklerodermien	507
21.7	Lichen sclerosus et atrophicans	510
21.8	Scleroedema adultorum	512
21.9	Skleromyxödem	514
21.10	Graft-versus-Host-Krankheit	515

21.1 Allgemeines

Die *Sklerodermie* ist eine chronische Erkrankung, die mit Anomalien des zellulären Immunsystems, Mikrozirkulationsstörungen und einer erhöhten Kollagensynthese einhergeht. Diese Symptomtrias führt allmählich zur Hautsklerose, verbunden mit Beengungsgefühl und Bewegungseinschränkung. Klinisch sind zwei Manifestationsformen mit unterschiedlicher klinischer Symptomatik und Prognose voneinander abzugrenzen. Dennoch dürfte es sich dabei um verschiedene Ausdrucksformen des gleichen pathogenetischen Mechanismus handeln, zumal Ödem, Sklerose und Atrophie der Haut bei beiden Manifestationsformen vorhanden sind. Es handelt sich um folgende Formen:

● *Zirkumskripte Sklerodermien* sind in der Regel auf das Hautorgan beschränkt; Raynaud-Phänomen oder viszerale Organmanifestationen treten daher nicht auf. Allerdings ist über seltene Übergänge einer zirkumskripten in eine systemische progressive Sklerodermie berichtet worden.

● Die *progressive systemische Sklerodermie* ist eine Multisystemerkrankung mit Beteiligung der Haut und der viszeralen Organe. In Verbindung mit der Hautsklerose sind am häufigsten Ösophagus-, Lungen-, Herz- und Nierenbeteiligungen zu finden. Die Prognose der Erkrankung hängt entschieden von dem Ausmaß und der Schwere der viszeralen Symptomatik und der damit verbundenen Funktionsausfälle ab.

Neben diesen zwei Sklerodermievarianten sind weitere Krankheitsbilder bekannt, die mit einem sklerodermieähnlichen Befund an der Haut einhergehen: Relativ häufig sind die sog. *Pseudosklerodermien*, bei denen durch exogene oder endogene Triggerfaktoren sklerodermiforme Hautveränderungen provoziert werden. Pseudosklerodermien kommen als Begleitsymptom viszeraler Erkrankungen im Rahmen angeborener Stoffwechselstörungen sowie medikamentös bzw. toxisch induziert vor und sind meist reversibel. Der Gruppe der Pseudosklerodermien ist ferner das Tryptophan-induzierte *Eosinophilie-Myalgie-Syndrom* zuzuordnen, das aber aufgrund seiner klinischen Ausprägung eine Sonderstellung einnimmt und daher an anderer Stelle gesondert besprochen wird. Andere, seltene Krankheitsbilder mit sklerodermiformen Hautveränderungen sind die *eosinophile Fasziitis*, das *Scleroedema adultorum Buschke* und das *Skleromyxödem Arndt-Gottron*.

Zweifellos handelt es sich bei diesen Krankheiten um Entitäten mit morphologischen Ähnlichkeiten mit Sklerodermie, die aber pathogenetisch von dieser zu trennen sind. Sie belegen aber, daß Fibroblastenaktivität und Kollagenneubildung auf unterschiedlichem Wege gesteuert bzw. beeinflußt werden könnten.

21.2 Zirkumskripte Sklerodermie

Synonyme: Morphaea, lokalisierte Sklerodermie

Bei den *zirkumskripten Sklerodermien (ZS)* ist die pathogenetische Störung auf die Haut und das subkutane Fettgewebe begrenzt, wobei es nicht gänzlich geklärt ist, ob es sich in allen Fällen um eine einzige ätiopathogenetische Einheit handelt. Nur in seltenen Fällen kann es zur Einbeziehung des Muskels und des dazugehörigen Knochenapparates kommen. Aufgrund der klinisch-morphologischen Ausbreitung der kutanen Läsionen unterscheidet man *kleinfleckige*, *plaqueförmige*, *erythematöse* und *bandförmige* ZS-Varianten; ebenso die Sonderformen *„en coup de sabre"* und die *Hemiatrophia progressiva faciei*, die *noduläre* ZS, *subkutane* ZS und die *zirkumskripte Sklerofaszie* (Tabelle 21.1). Andere Autoren ordnen der zirkumskripten Sklerodermie weiterhin die primär-atrophische Sklerodermie vom Typ Gowers zu. Für therapeutische Zwecke in der klinischen Praxis ist eine klinische Klassifizierung in den *plaqueförmigen*, den *bandförmigen* oder *linearen* und den *profunden* Typ der ZS ausreichend; zusätzlich spielt die Ausdehnung der Krankheit eine wichtige Rolle.

Tabelle 21.1. Klinische Einteilung der zirkumskripten Sklerodermien

Plaqueförmiger Typ
- Anzahl der Läsionen < 5
- Anzahl der Läsionen > 5
- Großflächige, plaqueförmige ZS, sog. „disambling pansclerotic type"

Kleinfleckiger Typ (Guttata-Typ; Lichen sclerosus-artig)

Erythematös-atropischer Typ (Pasini-Pierini)

Bandförmiger Typ

Sonderformen
- Sklerodermie „en coup de sabre"
- Hemiatrophia progressiva faciei

Ferner: Nodulärer Typ, Subkutaner Typ, zirkumskripte Sklerofaszie

Im Unterschied zur progressiven systemischen Sklerodermie (s. unten) zeigt die zirkumskripte Sklerodermie keine Gefäßsymptomatik und auch keinen Befall viszeraler Organe. Sie ist häufiger bei Frauen, z. T. auch bei jungen Mädchen anzutreffen, wobei die lineare Variante überwiegt. Immunserologische Veränderungen kommen nicht selten vor, vor allem antinukleäre Antikörper (ANA) sind bei bis zu 70% der Patienten nachweisbar. Auch DNS-Antikörper werden bei schwerer linearer Sklerodermie bzw. bei der Sklerodermie im Kindesalter gehäuft nachgewiesen. Neuerdings konnten bei einer Reihe von Kranken Antikörper gegen *Borrelia burgdorferi* gefunden werden. Bei einigen ließ sich der Erreger selbst in immunhistologischen Gewebeschnitten identifizieren, so daß ein infektiöser Triggermechanismus der zirkumskripten Sklerodermie nicht ausgeschlossen ist. Dies trifft vor allem für die entzündlichen Sklerodermien zu, während für die atrophischen Varianten (z. B. vom Typ Pasini-Pierini) keine oder nur vereinzelt positive serologische Befunde erhoben wurden.

Von Ausnahmen abgesehen, hat die zirkumskripte Sklerodermie eine relativ günstige *Prognose*, doch die Spontanremissionsrate ist nicht genau abschätzbar. Der Plaquetyp dürfte eine durchschnittliche Bestandsdauer von 3–5 Jahren haben, auch die bandförmige oder lineare Sklerodermie kann sich nach einigen Jahren zurückbilden. Allerdings kann letztere insbesondere im Kindesalter auch zu Muskelatrophien bzw. Mutilationen am darunterliegenden Stützapparat führen, die irreversibel sind. Insbesondere die Prognose der profunden wie auch der ausgedehnten linearen Sklerodermie ist mit Vorsicht zu stellen, da in seltenen Fällen größere Areale des Körpers erfaßt werden und auch vereinzelte viszerale Manifestationen (z. B. Ösophagusstenose) auftreten können (sog. „disabling pansclerotic type").

Behandlungsindikation. Vor jeder Therapieentscheidung stehen die *Aufklärung* und *Beratung* des Patienten über den möglichen Verlauf seiner Erkrankung im Vordergrund. Da einige Varianten einen selbstlimitierenden Charakter und eine eher günstige Spontanremissionsrate zeigen, sollten eingreifende, die Lebensqualität des Patienten beeinträchtigende Therapieverfahren vermieden werden. Die Therapie der ZS besteht, von Ausnahmen abgesehen, aus physiotherapeutischen Maßnahmen und der lokalen Anwendung von milden kortikosteroidhaltigen Externa. In erster Linie systemisch zu behandeln sind hingegen ausgedehnte Fälle der plaqueförmigen und linearen Varianten sowie die profunde ZS, vor allem aber der ausgedehnte pansklerotische Typ.

21.2.1 Lokale und physiotherapeutische Maßnahmen

Bei Einzelläsionen ohne Progredienzneigung ist der Patient über den relativ gutartigen, oft selbstlimitierenden Charakter der Erkrankung aufzuklären. Eine therapeutische Intervention muß nicht notwendigerweise in jedem Fall erfolgen. Sollte der Patient einen Behandlungsversuch ausdrücklich wünschen, ist zunächst eine 1- bis 2mal tägliche Anwendung von fettenden Salben oder auch Cremes mit 1% Hydrokortison bzw. anderen milden *Lokalkortikoiden* der neuen Generation angebracht. Bei starker entzündlicher Komponente mit ausgeprägtem „lilac ring" kann die periphere Unterspritzung der Läsion mit je 0,1–0,3 ml Triamcinolonacetonid (Volon® A Amp. à 10 mg) 1:2 verdünnt mit Lokalanästhetika zur Einschränkung der Progredienz und Minderung bzw. Abheilung der entzündlichen Symtomatik führen. Die Injektionen können alle 3 Wochen wiederholt werden. *Physiotherapeutische*

Maßnahmen sind in jedem Stadium der Krankheit sinnvoll und stellen insbesondere bei der plaqueförmigen, nur aus Einzel- oder wenigen disseminierten Läsionen bestehenden ZS sowie beim linearen Typ die Therapie der 1. Wahl dar. Verschiedene Behandlungsmodalitäten sind dabei zu empfehlen:

Bei der *plaqueförmigen* Variante ist es oft ausreichend, dem Patienten eine pflegende Creme zu verordnen, die täglich für ca. 15 min in die Läsionen einmassiert werden soll. Mittelfristig können mittelstarkwirksame Kortikosteroide 1–2 ×/d lokal aufgetragen werden (z.B. Retef®, Alfason Cresa®).

Falls der Patient kooperativ genug ist, um eine mehrmals wöchentliche physikalische Therapie unter ärztlicher und physiotherapeutischer Anleitung durchzuführen, bietet sich eine sog. *Phonophorese* an: Dabei handelt es sich um ein Verfahren, bei dem Ultraschallwellen die zuvor mit einer Kortikosteroidcreme behandelten Hautareale durchdringen und die Rückbildung der Läsionen anregen sollen. Auch mit der *Iontophoresetechnik*, regelmäßigen *Massagen*, *Vibrationstechniken* etc. wurden zufriedenstellende therapeutische Ergebnisse erreicht.

Die lineare zirkumskripte Sklerodermie sollte den Arzt eher noch als die plaqueförmige Variante veranlassen, eine regelmäßige, d.h. 3- bis 4mal wöchentliche physiotherapeutische Behandlung durchführen zu lassen. Vor allem bei Jugendlichen sollte das Auftreten von Knochenatrophien und Gelenkkontrakturen möglichst verhindert bzw. bei bereits vorliegenden Gelenkversteifungen eine Mobilisation angestrebt werden. *Lymphdrainage*, *Bindegewebsmassage*, *Unterwasserdruckstrahlmassage* sind weitere mögliche Behandlungsempfehlungen. Daneben sind *krankengymnastische Bewegungsübungen* zur Prophylaxe und Therapie von Gelenkversteifungen indiziert.

21.2.2 Systemische Therapie

Viele Pharmaka sind in der systemischen Behandlung der zirkumskripten Sklerodermie versucht worden, doch nur in einem Teil der Fälle ließen sich auf diese Weise überzeugende Therapieerfolge erzielen:

■ In den Frühstadien der zirkumskripten Sklerodermie kann eine antibiotische Behandlung mit *Phenoxymethylpenicillin* (Isocillin®, P-Mega Tablinen®) in einer Dosierung von 3 × 1 – 1,2 Mio. IE/d über einen Zeitraum von 6–8 Wochen Erfolge zeigen. Auch *Cephalosporine* über 2–3 Wochen kommen in Frage (Rocephin® Kaps. à 500 mg, 2 × 1/d). Eine 2- bis 3malige Behandlungswiederholung im Abstand von 3 Monaten wird von manchen Autoren empfohlen. Die Behandlung der ZS mit Antibiotika ist heute in Fällen mit positiver Borrelienserologie, die in Mitteleuropa immer wieder vorkommen, als Therapie 1. Wahl anzusehen. Eine Kombination der antibiotischen Behandlung mit *Vitamin E* (Evion®, Eusovit® 300, Embial® 600) in einer Tagesdosis von 300–600 mg scheint empfehlenswert, da dieses Pharmakon die Kollagensynthese wie auch den Tryptophanmetabolismus günstig beeinflussen soll. Befunde, die einen schlüssigen Wirkungsnachweis belegen, liegen allerdings nicht vor. Bei der linearen, zirkumskripten Sklerodermie im Kindesalter hat die Kombinationsbehandlung von *Procainpenicillin* (möglichst intramuskulär oder intravenös in einer Dosis von 1 Mio. IE/d über mindestens 10 Tage, möglichst etwas länger, verabreicht) in Verbindung mit *Antimalariamitteln* (z.B. Chloroquin; Resochin® Tbl. à 250 mg jeden 2. Tag) als Langzeitmedikation ein akzeptables Therapieergebnis gezeigt. Bei Kontraindikationen gegen Penicillin bzw. Cephalosporine (Kreuzallergie) ist die Gabe von *Tetracyclinen* (z.B. Hostacyclin® Filmdrg. à 500 mg 2 × 1/d) oder *Erythromycin* (z.B. Duraerythromycin® 500 2 × 1/d) zu erwägen. Andere Autoren bevorzugen Doxycyclin 200 mg/d über 4 Wochen (Vibramycin® Tabl., 2 × 1 à 100 mg). Im Kindesalter sollte wegen der bekannten Nebenwirkungen der Tetracycline (Zähne!) dem Erythromycin (Dosis: 30 mg/kg KG/d) der Vorzug gegeben werden.

■ Bei Patienten mit ausgedehnten Läsionen, die auf Penicillin nicht ansprechen oder aber aus anderen Gründen nicht für die Antibiotikatherapie geeignet erscheinen, können *systemische Kortikosteroide*, z.B. Prednisolon in einer Anfangsdosis von 30–40 mg/d über einen Zeitraum von mindestens 3 Monaten verabreicht werden. Eine völlige Abheilung der Läsionen ist darunter nicht

Tabelle 21.2. Standardtherapieschema bei zirkumskripten Sklerodermien

	Einzelläsionen oder geringgradig disseminierter, plaqueförmiger und linearer Typ	Profunde, ausgedehnte lineare, plaqueförmige Varianten
Physiotherapie	Eigenmassage Phonophorese Iontophorese etc.	Lymphdrainage Bindegewebsmassage Unterwasserdruckstrahlmassage
Lokaltherapie	1 % hydrocortisonhaltige Cremes bzw. Salben oder analoge Originalpräparate einschl. milder Kortikosteroide (Dermatop®, Retef® u.a.); periphere Unterspritzung der Herde mit Volon A® (10 mg) o.ä.	
Systemische Therapie	keine	Penicillin (Dosis: 3 × 1–1,2 Mio. IE/d), alternativ Cephalosporine oder Tetracycline; evtl. zusätzlich Prednisolon (Anfangsdosis: 30–40 mg/d), Phenytoin (Dosis: 200 mg/d), Sulfalazin, D-Penicillamin, Antimalariamittel u.a., je nach Ausdehnung und Progredienz

zu erwarten, wohl aber eine Besserung des sklerodermiformen Charakters der Hautveränderungen bzw. einer evtl. damit verbundenen Bewegungseinschränkung.

■ Bei ausgedehnter ZS kann auch *Phenytoin* (Phenydan®, Zentropil®, Dilantin™) in einer niedrigen Dosierung von 200 mg/d zur Anwendung kommen. Seine Wirksamkeit ist zwar nicht unumstritten, als therapeutische Alternative erscheint uns aber Phenytoin durchaus geeignet; im eigenen Kollektiv hatten wir den Eindruck, daß es nach 8–10 Wochen zur Auflockerung der sklerotischen Plaques kommt.

■ In ausgedehnten Fällen plaqueförmiger Sklerodermie (sog. „pansclerotic type") wurde von mehreren Autoren, so auch von uns, *D-Penicillamin* (Trolovol®, Metalkaptase® Filmtbl. à 150 bzw. 300 mg; einschleichend bis auf 300–600 mg/d) als Langzeitmedikation mit Erfolg eingesetzt. Dabei können bei einem nicht unbeträchtlichen Teil der Patienten Nebenwirkungen auftreten (z.B. Blutbildveränderungen, Nausea, neurologische Ausfälle einschl. Seh- und Geschmackstörungen). Das Nutzen-Risiko-Verhältnis ist daher im Einzelfall streng abzuwägen.

■ Optimistische Einzelbeobachtungen von mehrmonatiger Behandlung der generalisierten zirkumskripten Sklerodermie mit *Sulfasalazin* (Azulfidine® Drg. oder Tbl. à 500 mg/d) in einer ansteigenden Dosierung von 1–4 g/d sind in letzter Zeit mitgeteilt worden. Kontrollierte Studien gibt es allerdings bisher nicht.

■ *Etretinat* (Tigason®, Tegison™ Kaps. à 10 oder 25 mg) hat bei der Sklerodermie im allgemeinen vermutlich nur eine morbostatische Wirkung. Größere Studien über seinen evtl. Einsatz bei zirkumskripter Sklerodermie liegen nicht vor. Das Medikament ist bekanntlich teratogen und hat eine außerordentlich lange Eliminationszeit. Seine Anwendung im Kindesalter ist wegen möglicherweise wachstumshemmender Effekte am Knochenapparat nicht angebracht (vorzeitiger Epiphysenschluß). *Isotretinoin* (1 mg/kg KG/d) wäre eine Alternative, da es eine Hemmung der Typ I-Kollagensynthese bewirken soll.

Insgesamt und in Anbetracht der Vielfalt der symptomatischen Möglichkeiten wird man bei zirkumskripter Sklerodermie ein individualisiertes Behandlungsschema entwerfen müssen, das die Besonderheiten des Einzelfalles berücksichtigt (vgl. Tabelle 21.2) und auch dem Leidensdruck und der Compliance des Patienten entspricht.

Literatur

Aberer E, Klade H, Stanek G, Gebhardt W (1991) Borrelia burgdorferi and different types of morphea. Dermatologica 182: 145–154

Arbeitsgruppe Sklerodermie der Arbeitsgemeinschaft Dermatologische Forschung (ADF) (1990) Klassifi-

kation der zirkumskripten Sklerodermie (CS). Multizentrische Untersuchung an 286 Patienten. Hautarzt 41: 16–21
Curley RK, Macfarlane AW, Evans S, Woodrow JC (1987) The treatment of linear morphea with D-penicillamine. Clin Exp Dermatol 12: 56–57
Czarnecki DB, Taft EH (1982) Generalized morphea successfully treated with salazopyrine. Acta Derm Venereol (Stockh) 62: 81–82
Falanga V, Medsger TA (1990) D-Penicillamine in the treatment of localized scleroderma. Arch Dermatol 126: 609–612
Jablonska S, Lovell CR (1988) Localized Scleroderma. In: Jayson MIV, Black CM (eds) Systemic Sclerosis: Scleroderma. Wiley, New York
Milbradt R, Leschhorn R (1985) Behandlung der Morphaea mit Salazopyrin. Akt Dermatol 11: 105–107
Milburn PB, Singer JZ, Milburn MA (1989) Treatment of scleroderma skin ulcers with hydrocolloid membrane. J Am Acad Dermatol 21: 200–204
Morgan RJ (1971) Scleroderma: Treatment with diphenylhydantoin. Cutis 8: 278–282
Nagy E, Ladányi É (1987) Behandlung der umschriebenen Sklerodermie im Kindesalter. Z Hautkr 62: 547–549
Naschitz JE, Yeshurun D, Rosner I et al. (1990) Treatment with cimetidine of atypical fasciitis panniculitis syndrome. Ann Rheum Dis 49: 788–792
Neuhofer J, Fritsch P (1984) Treatment of localized scleroderma and lichen sclerosus with etretinate. Acta Derm Venereol (Stockh) 64: 171–174
Oikarinen A (1992) Dermal connective tissue modulated by pharmacologic agents. Int J Dermatol 31: 149–156
Stava Z, Kobikova M (1977) Salazopyrin in the treatment of scleroderma. Br J Dermatol 96: 541–544
Takehara K, Moroi Y, Nakabayashi Y, Ishibashi K (1983) Antinuclear antibodies in localized scleroderma. Arth Rheum 26: 612–616

21.3 Progressive systemische Sklerodermie

Synonyme: diffuse Sklerodermie, progressive Systemsklerose (PSS), Sclerodermia diffusa seu progressiva

Die progressive Sklerodermie (PSS) befällt als systemische Antoimmunerkrankung neben der Haut auch die inneren Organe, am häufigsten den Gastrointestinaltrakt, die Niere, die Lunge, und das Herz. Die jährliche Inzidenzrate von ca. 4,5–12 Pat./1 Mio. ist im Vergleich zu anderen Autoimmundermatosen gering, wobei Frauen ca. 3 × häufiger betroffen werden als Männer (regional bis zu 6:1). Annähernd 85 % der Patienten erkranken zwischen dem 20. und 60. Lebensjahr, der Gipfel liegt in der 4. Lebensdekade.

Pathogenetisch werden verschiedene Konzepte diskutiert; möglicherweise liegt der PSS ein primärer Schaden der Gefäßendothelien zugrunde, der offenbar über Lymphokinfreisetzung zu immunologischen Regulationsstörungen führt, die eine Stimulierung der Fibroblastenaktivität und der Kollagensynthese zur Folge hat. Andere Autoren vertreten die Ansicht, daß der primäre Krankheitsprozeß von einer direkten Störung der Fibroblastenaktivität ausgeht. Neuerdings wird auch der Mastzelle eine Schlüsselstellung innerhalb der PSS-Pathogenese zugeschrieben. Eine Vermehrung der Mastzelldegranulationsphänomene geht der progredienten Fibrose voraus.

Als *Realisationsfaktor* spielt offenbar in nicht wenigen Fällen eine Infektion mit *Borrelia burgdorferi* eine Rolle; die genauen Zusammenhänge blieben jedoch bisher ungeklärt. Insbesondere blieb bis heute umstritten, ob eine Sklerodermie direkte Folge einer Hautinfektion mit Borrelien sein kann. Andere Triggermechanismen kommen mit großer Wahrscheinlichkeit auch in Frage, bekannt sind beispielsweise Fälle von Sklerodermie bzw. sklerodermieähnlichen Hautveränderungen nach längerer, z. T. beruflicher *Vinylchlorid-* und *Silikatexposition* bzw. nach Einwirkung toxischer Agentien, Umweltfaktoren etc. (s. auch Pseudosklerodermien).

● *Klinisch-morphologisch* bzw. vom Verlauf her lassen sich 3 Varianten unterscheiden:

Typ I:	Akrosklerosetyp der PSS
Typ II:	Akral beginnende PSS, die das Hand- bzw. Sprunggelenk überschritten hat, mit zentripetaler Ausbreitung zum Stamm hin
Typ III:	Zentral beginnende PSS mit Befall des Stammes und zentrifugaler Ausbreitung auf die Extremitäten

Der Befall innerer Organe nimmt mit zunehmender Verlaufsdauer der Erkrankung zu: *Gelenke, Lunge, Niere, Herz* und *Muskulatur* sind in dieser Reihenfolge am häufigsten mitbetroffen, mit entsprechenden funktionellen Störungen.

● Eine von den Typen I–III abgrenzbare Verlaufsform der PSS ist das *CRST- oder CREST-Syndrom* (Synonym: *Thieberge-Weissenbach-Syndrom*), bestehend aus *Calcinosis cutis, Raynaud-Symptomatik, Sklerodaktylie* und *zentrofazialen Teleangiektasien*, oft mit Beteiligung der *Ösophagusschleimhaut*. Vielfach überschneidet sich das CREST-Syndrom mit dem Akrosklerosetyp der PSS (Typ I) oder kann davon differentialdiagnostisch nur schwer abgegrenzt werden. Daneben kommen *Überlappungssyndrome* mit anderen sog. Kollagenosen (LE, Dermatomyositis, Polymyositis) vor, die z.T. genetisch geprägt sind (HLA-Assoziation). Darunter ist die sog. *gemischte Kollagenose* („mixed connective tissue disease", MCTD) zu erwähnen, obwohl diese Erkrankung als nosologische Entität heute eher umstritten ist.

Weitere Klassifikationsversuche, nicht zuletzt aus rheumatologischer Sicht (diffuse, kutane Systemsklerose, limitierte kutane Systemsklerose etc.), haben sich aus unserer Sicht nicht bewährt. Die *Prognose* der PSS ist beim Typ I besser und der Verlauf langsamer, während bei den Typen II und III eine viszerale Ausbreitung früher und häufiger auftritt, so daß auch mit therapeutischen Maßnahmen frühzeitig eingesetzt werden sollte. *Übergänge* von einem Sklerodermietyp in einen anderen (z.B. Typ I → Typ II) sind während des Verlaufs möglich und gar nicht selten. Insgesamt leiden ca. 80–90% der PSS-Kranken an einem mehr oder weniger ausgeprägten M. Raynaud, der gelegentlich der Hautsklerose um Jahre vorausgeht. Der weitere Krankheitsverlauf ist insgesamt variabel; neben Patienten, deren Zustandsbild über mehrere Jahre unverändert bleibt, kommen Perioden rascher Progredienz sowie ungewöhnliche Verläufe mit schwerer Lungen- bzw. Nierenbeteiligung und letalem Ausgang binnen weniger Monate oder 2–3 Jahren vor. Die *Zehnjahresüberlebensrate* der PSS-Kranken wird im Einzelfall durch die Beteiligung viszeraler Organe bestimmt und beträgt annähernd 60%, wobei allerdings bei Männern die Prognose in der Regel etwas schlechter ist. Häufigste Todesursachen sind Herz-Kreislauf-Versagen und terminale Niereninsuffizienz.

● *Autoimmunphänomene* wie positiver ANA-Titer etc. werden bei 60%, in einigen Kollektiven bis zu 90% der PSS-Patienten (> 1:80) beobachtet, allerdings ist ihr Vorkommen stadiumabhängig; in Frühstadien sind sie häufiger, in Spätstadien tritt oft eine serologisch stumme Hautsklerose in den Vordergrund. Relativ charakteristisch für die PSS ist das *nukleoläre ANA-Muster* bzw. der positive Nachweis von *Anti-Scl-70* und *Antizentromerantikörpern*, die jedoch lediglich bei 20–30% aller Patienten gefunden werden (häufiger bei Typ II und III). Die Höhe des ANA-Titers ist für die Diagnose der Sklerodermie und ihren Verlauf (z.B. Vorhandensein einer viszeralen Beteiligung) irrelevant. Antikörper gegen U_1RNP, U_3RNP und *Doppelstrang-DNS* werden seltener bei PSS-Patienten nachgewiesen. *Klinische Korrelationen*, z.T. auch diverse Überlappungen mit anderen Autoimmunerkrankungen (LE, Dermatomyositis, Sjögren-Syndrom, Myasthenia gravis, Polymyositis, primär-biliäre Zirrhose u.a.) kommen häufig vor, oft mit dem Vorhandensein von Ro-SSA-Antikörpern. Auch Alopecia areata, Vitiligo, Urticaria pigmentosa wurden mit einer PSS beschrieben, deren Verlauf meist protrahiert ist.

Exakte prospektive klinische Studien zur Evaluierung wirksamer *Medikamente* bei PSS liegen kaum vor. Die PSS-Behandlung basiert im wesentlichen auf empirischen Erfahrungen. *Behandlungskriterien* sind die Ausdehnung des Hautbefundes, die vaskuläre Beteiligung, die Einschränkung der Beweglichkeit (Ankylosierung der Gelenke), serologisch meßbare Entzündungsparameter sowie das Ausmaß und die Schwere der vorliegenden viszeralen Organmanifestationen. Ösophagussklerose bzw. -stenose, Lungenfibrose, Myokardfibrose, Nephrosklerose u.a. können vorkommen und bedürfen einer besonderen Behandlung bzw. Kontrolle durch den Therapeuten. In einem Kollektiv von 31 PSS-Patienten aus der Berliner Klinik nahm die Ösophagusstenose im Verlauf zu, von 28% zum Zeitpunkt der Diagnose auf 69% 8 Jahre später; 56% entwickelten eine (z.T. leichte) Lungenfibrose. Um eine Progredienz der PSS zu erfassen, sind daher *alle 6 Monate* bzw. 1 × jährlich Staginguntersuchungen erforderlich. Sie sollten Blutuntersuchungen mit Bestimmung der immunserologischen Parameter, Röntgenthorax, kardiopulmo-

Tabelle 21.3. Diagnostische Parameter zur Klassifizierung und Stadieneinordung der Sklerodermie

▷ **Haut und Gefäße**	Dopplerunterlersuchung Thermometrie Kapillarmikroskopie Ultraschall Elastizitätsmessung evtl. Hautmuskelbiopsie
▷ **Gastrointestinaltrakt**	Ösophagoskopie (Manometrie, Szintigraphie) Gastroskopie
▷ **Lunge/Herz**	Röntgenthorax EKG/ECHO Phonokardiogramm Lungenfunktionsprüfungen (Vitalkapazität etc.)
▷ **Niere**	Urinstatus, Urinsediment etc. Kreatinin (Clearance)
▷ **Labor**	BSG, Rh-Faktor, AST, C_3/C_4, ANA, ENA, Scl 70-AK, Antizentromer-AK evtl. Gerinnungsfaktoren (β-Thromboglobulin), AK gegen dsDNS

nale Funktionsprüfungen, Ösophagusszintigraphie bzw. -Manometrie sowie, bei entsprechender Symptomatik, auch endoskopische Untersuchungen des Gastrointestinaltraktes umfassen. Die notwendigen Untersuchungen müssen im Einzelfall variiert werden.

21.3.1 Physiotherapie

Physiotherapeutische Behandlungsmaßnahmen nehmen als Basisbehandlung in der PSS-Therapie eine wichtige Position ein. Jeder PSS-Patient sollte über längere Zeit (mindestens 1–2 ×/Woche) an physiotherapeutischen Sitzungen (Bäder, Übungen, Bewegungstherapien aller Art, Applikation von Wärme, Ultraschall etc.) teilnehmen. Als Kontraindikation gelten allerdings akut-entzündliche Phasen einer evtl. begleitenden Gelenkerkrankung, kardiale Insuffizienz etc. Auch Infrarotbestrahlungen (als Wärmeapplikation), CO_2-Bäder etc. kommen in Frage (ca. 2 × wöchentlich, über mehrere Wochen oder Monate), etwa bei chronischer Steifheit der Gelenke.

Zum routinemäßigen Behandlungsprogramm gehört die manuelle *Lymphdrainage*, die besonders im ödematösen Stadium des Krankheitsprozesses wirksam ist. Befinden sich die befallenen Hautareale bereits im sklerotischen Stadium, sind *Bindegewebsmassagen* zu bevorzugen. Günstige Effekte auf den Hautbefund hat auch eine mehrmals wöchentlich durchgeführte *Unterwasserdruckstrahlmassage*. Gezielte *krankengymnastische Bewegungsübungen* zur Prophylaxe und Therapie von Kontrakturen sowie *Atemgymnastik* sind in geeigneten Fällen ein weiterer wichtiger Bestandteil des physiotherapeutischen Behandlungsprogramms bei systemischer Sklerodermie.

21.3.2 Behandlungsmaßnahmen bei Mikrozirkulationsstörungen

Da bis zu 90 % der PSS-Patienten an einer *Gefäßsymptomatik* (Akrozyanose, sekundärem M. Raynaud etc.) leiden und als Folge einer schweren Mikrozirkulationsstörung der Endstrombahnen oftmals Fingerkuppennekrosen zeigen, ist ein tägliches *Gefäßtraining* zur Verbesserung der Mikrozirkulation von eminenter Bedeutung. Patienten mit ausgeprägtem M. Raynaud empfehlen wir, vor dem Verlassen von beheizten Räumen die Hände für 3–5 min in 37 °C temperiertes Wasser einzutauchen (danach gut abzutrocknen). Das kann auch während des Tages alle 4 h wiederholt werden. Dies kann die Häufigkeit und Dauer von Raynaud-Attacken mindern. Kälteexposition, kühle Feuchtigkeit und emotionale Reize sollten möglichst vermieden werden. *Autogenes Training* ist zu diesem Zweck manchmal hilfreich, zumal die Kranken auf psychovegetative Reize verstärkt reagieren. Auch hier läßt sich die Frequenz und Schwere von Raynaud-Anfällen reduzieren. Einfach und vom Patienten zu Hause durchführbar ist zur Verbesserung der peripheren Blutversorgung und zur Kontrakturprophylaxe das *Fangokneten*.

Je nach dem jahreszeitlichen Auftreten der klinischen Beschwerden, d.h. saisonal oder ganzjährig, ist das Tragen von *wärmenden Handschuhen* bei Verlassen der Wohnung anzuraten. Zusätzlich können mit Petroleum oder Granitharzen beheizbare *Taschenwärmer* benutzt werden, wie sie im

Angel- und Jagdsport Verwendung finden. *Beheizbare Handschuhe* (z. B. Fa. Medmek, Großbritannien) sind eine Alternative. Aber *cave:* Übermäßige Erwärmung der Finger kann auch zur Verstärkung der Minderdurchblutung im Bereich der Endarterien führen.

Selbstverständlich müssen Patienten mit PSS und M. Raynaud jeglichen *Nikotingenuß* meiden, wie auch clonidin-, ergotamin- bzw. epinephrinhaltige Pharmaka nicht verordnet werden sollten, da Vasokonstriktion und damit eine Verschlechterung der ohnehin eingeschränkten peripheren Mikrozirkulation dadurch provoziert wird. Die Finger sind vor Traumen zu schützen. Nach Bagatellverletzungen sind desinfizierende Maßnahmen angezeigt, und bei Anzeichen einer bakteriellen Superinfektion ist mit dem Einsatz von systemischen Antibiotika nicht zu zögern.

■ *Fingerkuppennekrosen* werden antiseptisch behandelt mit z. B. 2 % Merbrominlösung (Mercuchrom®) 2 ×/d oder Vioform-Creme (z. B. Linola-sept®) 2 ×/d. Trockene Nekrosen werden nicht abgetragen, vielmehr ist die spontane Demarkation abzuwarten. Günstig scheint die Behandlung von Fingerkuppennekrosen mit *hydrokolloidalen Wundverbänden* zu sein (z. B. Duoderm®). Der Einsatz von Dimethylsulfoxid (DMSO) in verschiedenen Konzentrationen bzw. unter verschiedenen Bedingungen hat sich dagegen im allgemeinen nicht bewährt. Zur Prophylaxe von Fingerkuppennekrosen erscheint die lokale Applikation von *2 % Nitroglycerinformulationen*, z. B. Glyceroltrinitrat, sinnvoll (Nitro Rorer® Salbe, Nitrobid™, Nitrostat™); auch isosorbidnitrathaltige Externa, z. B. Isoket® Salbe u. a. sind geeignet. Derartige Präparate können zumindest vorübergehend den Befund bessern und die Beschwerden des Patienten mindern.

Einsatz von vasoaktiven Substanzen. Eine effektive systemische Therapie bei vorliegenden Mikrozirkulationsstörungen, Akrozyanose bzw. ausgeprägtem M. Raynaud ist die orale Verabreichung des Ca^{++}-Antagonisten *Nifedipin* (Adalat®, Procardia™) 3 × 5 mg/d, der eine arterioläre Dilatation bewirken soll, oder Nifedipin 5 mg/d in Kombination mit *Pentoxifyllin* (Trental®) 600 mg/d; die Dosis kann auf 3 × 10 bis zu 3–4 × 20 mg/d gesteigert werden, wobei derartige Nifedipindosen von den Patienten wegen orthostatischer Dysregulationen (Hypotension, Beinödeme) oft nicht vertragen werden. Bei der langfristigen Verordnung von Pentoxifyllin ist auf Hautblutungen zu achten; vereinzelt wurden bei vorliegender Prädisposition Retinaablösungen beschrieben *(cave!)*. Ein weiterer Calziumantagonist ist *Diltiazem*, der bei spastischen Mikroangiopathien eingesetzt werden kann. (Dilzem®, Dilzem® retard Tbl. à 60 bzw. 90 mg); das Präparat ist vor allem für Koronarspasmen zugelassen, wurde aber gelegentlich gegen die Raynaud-Symptomatik bei Sklerodermie eingesetzt. Andere Autoren bevorzugen als Vasodilatator den $α_1$-Rezeptorenblocker *Prazosin* (Minipress® Tbl. à 1, 2, 5 mg, evtl. in Retardform von Kapseln), langsam beginnend mit 1 mg oral nachts und wenn nötig erneut morgens 1 mg, bis auf eine Erhaltungsdosis von ca. 4 mg/d. Vor allem Fälle mit Gefäßspasmen können mit Prazosin gut kontrolliert werden.

■ Der Einsatz von *Acetylsalicylsäure* in niedriger Dosierung (0,25–0,5 g/d) zur Besserung des Blutdurchflusses kann hilfreich sein. Auch durch *Ketanserin*, das selektiv antagonistisch auf Serotonin II-Rezeptoren wirkt und dadurch die Thrombozytenaggregation hemmt, läßt sich die periphere Durchblutung verbessern (Dosis: 60–120 mg/d), obwohl die Progression der Erkrankung offenbar unverändert bleibt. Eine Doppelblindstudie darüber wurde vor einigen Jahren veröffentlicht, doch ein zugelassenes Ketanserinhandelspräparat gibt es z. Z. zumindest in Deutschland nicht. Weitere Präparate zur peripheren Durchblutungsförderung: *Cinnarizin* (Stutgeron®), *Flunarizin* (Sibelium®), *Naftidrofurylhydrogenoxalat* (Dusodril®), *Bencyclanhydrogenfumarat* (Fludilat®) u. a. Bei ischämischen Anfällen kann auch Nitroglycerin sublingual eingenommen zum Erfolg führen.

■ *Papaverinhydrochlorid* (Panergon® Kapseln à 150 mg), in einer Dosis von 450 mg/d eingenommen, hat in kleineren PSS-Kollektiven einen guten therapeutischen Effekt auf spastische Mikrozirkulationsstörungen gezeigt. Darüber hinaus können Langzeitinfusionen mit *Prostaglandin E_1* (Alprostadil; Prostavasin® Trockensubst. p. Inf.; ca 20 g/h über 3 h) die akrale Durchblutung deutlich bessern, und Fingerkuppennekrosen heilen rascher ab. Ähnlich günstige Effekte hat die intravenöse Infusion mit *Carbaprostacyclin* (Iloprost®) gezeigt. Dies Medikament wird in einer Dosis von ca. 2,5–10 mg/kg KG/min über 72 h bzw. als 3malige 8h-Infusion über 3 Tage verabreicht. Beide Therapieverfahren sind relativ aufwendig, bedürfen klinischer Kontrolle und sind ambulant nicht leicht durchführbar. Carbaprostacyclin in oraler Darreichungsform ist derzeit in der Entwicklung.

■ Weitere Versuche, die Symptomatik des M. Raynaud zu unterdrücken, wurden mit dem ACE-Hemmer *Captopril* unternommen (75–150 mg/d; Lopirin® Tbl. à 25, 50 mg) und subjektive Besserung, aber auch Erfolge im Hinblick auf den Blutdruck und eine evtl. vorhandene renale Symptomatik erzielt. Klinische Erfahrungen mit den Veränderungen der Haut bzw. der Schleimhaut blieben allerdings bisher unvollständig. Darüber hinaus wurde eine Reihe von Nebenwirkungen von Captopril beschrieben, die z. T. gravierend waren (z. B. Pemphigus).

Weiterhin wird *Calcitonin* als vasoaktives Prinzip bei der Behandlung der PSS von einigen Autoren empfohlen, obwohl Calcitonin selbst keine direkte vasodilatorische Wirkung besitzt. Appliziert wurde das Präparat (Cibacalcin®, Casalm®) als experimentelle Therapie als i.v.-Infusion von 0,5–1 mg; in einer Studie wurde Calcitonin unter strenger klinischer Überwachung mit RR-Kontrollen täglich über 10 Tage appliziert (100 IE Lachs-Calcitonin in 250 ml 0,9 % NaCl). Die Zyklen wurden 2–3 × jährlich wiederholt. Angenommen wurde, daß Calcitonin Prostacyclin aus den Endothelzellen freisetzt, die Raynaud-Attacken reduziert und die PSS stabilisiert.

Die früher in schweren Fällen gelegentlich geübte regionale *Sympathektomie* findet heute selten bzw. kaum noch Anwendung. Die Erfolge sind meist nur vorübergehend.

21.3.3 Antientzündliche bzw. immunsuppressive Behandlung

Die Klassifikation der PSS in einen *entzündlichen* und einen *nichtentzündlichen Typ* hat sich vielfach bewährt; sie ist aufgrund serologischer Parameter relativ leicht zu treffen. Zum entzündlichen Typ gehören eine erhöhte BSG, positiver Waaler-Rose-Latex-Test, γ-Globulinvermehrung, Leukozytose sowie ein positiver ANA-Titer. Klinisch gehören Polyarthritis und Myositis dazu. Sind 3 der genannten 5 Kriterien bei einem Patienten erfüllt, so muß man von einem entzündlichen Typ der PSS ausgehen.

■ Beim entzündlichen Typ der PSS empfiehlt sich eine kurz- bzw. mittelfristige systemische Behandlung mit *Kortikosteroiden* (Anfangsdosis: Prednisolon ca. 30–50 mg/d), die einerseits antientzündlich wirken, zusätzlich aber die Kollagenbiosynthese durch Enzymhemmung bremsen. Die Anwendung der Kortikosteroide wird von uns intermittierend empfohlen, alle 3–6 Monate über ca. 4 Wochen. Eine „Erhaltungsdosis" hat sich nicht bewährt. Sie werden in der Regel in Kombination mit *Azathioprin* (Imurek®) (Dosis: 1,5–2,0 mg/kg KG/d) oder mit anderen Immunsuppressiva verabreicht. Mit der kombinierten Kortikosteroid-Azathioprin-Behandlung sind vorübergehende Besserungen zu erzielen, zumindest ist aber auch nach eigenen Erfahrungen auf längere Sicht bei 60 % der Kranken mit einer Morbostase zu rechnen. Insbesondere das fulminante Fortschreiten viszeraler Manifestationen ist durch eine derartige systemische Therapie zu kontrollieren. Die günstige Beeinflussung der PSS durch Immunsuppressiva ist jedoch umstritten oder im Falle des *Chlorambucil* (Leukeran®) und des *Cyclophosphamids* (Endoxan®) weitgehend widerlegt; von einer Therapie mit derartigen harten Zytostatika nehmen wir weitgehend Abstand. In Anbetracht seiner vielfältigen Nebenwirkungen kann auch Cyclosporin A für die Sklerodermie nicht empfohlen werden. *Nichtsteroidale Antiphlogistika* haben bei PSS eine eher bescheidene, symptomatische Wirkung, sind aber oft klinisch hilfreich bei Kranken mit Arthropathien bzw. begleitender Gelenkbeteiligung.

Sonstiges. Die Anwendung der *Plasmapherese* in der PSS-Langzeittherapie ist umstritten, da meist nur kurzfristige Besserungen des Krankheitsbildes erzielt wurden. Diese Technik sollte daher am ehesten schweren, therapierefraktären Verlaufsformen vorbehalten bleiben. Eine Kombination der Plasmapherese mit Kortikosteroiden und

Immunsuppressiva erscheint in derartigen Fällen angemessen. Erste ermutigende Resultate kennzeichnen demgegenüber die *extrakorporale Photopherese* als ein mögliches Behandlungskonzept bei der PSS. Der Wirkungsmechanismus ist unklar, beruht aber am ehesten auf den immunmodulierenden Eigenschaften dieses Verfahrens bei T-Zellen. Die extrakorporale Photopherese ist für den Patienten wenig belastend, erfordert jedoch einen technisch-apparativen Aufwand, der nur wenigen klinischen Zentren zur Verfügung steht. Eine exakte Auswertung der Methode an einem größeren Kollektiv steht noch aus. Offensichtlich wird in erster Linie die Hautsklerose günstig beeinflußt.

Ermutigende Resultate wurden in neuerer Zeit durch Infusionsbehandlungen mit *5-Fluorouracil* mitgeteilt. Dabei ließen sich nicht nur die Hautsklerose, sondern auch die viszeralen Organmanifestationen günstig beeinflussen.

In Einzelfällen ist auch über den erfolgreichen Einsatz von *Cyclosporin A* (Sandimmun®) in einer Dosierung von 1,5–7,5 mg/kg KG/d berichtet worden. Der Einsatz von Cyclosporin sollte jedoch zunächst genauer überprüft werden, zumal ein Reboundphänomen mit aller Wahrscheinlichkeit zu erwarten ist. Insbesondere ist auf die Nierentoxizität zu achten.

Ein anderer immunmodulierender Angriffspunkt sind die häufig bei PSS-Kranken in der Frühphase vorhandenen, degranulierenden Mastzellen. *Ketotifen* (Zaditen®), als ein Mastzellstabilisator, in einer Dosis von 2 × 3 mg/d gegeben, hat nach Einzelbeobachtungen nach mehrmonatiger Einnahme eine Verbesserung des kutanen Schwerebildes gezeigt.

21.3.4 Beeinflussung der Kollagensynthese

Liegt eine *nichtentzündliche Variante* der PSS vor, d. h. steht mehr eine erhöhte Kollagensynthese bzw. die Sklerose im Vordergrund, so ist das Basistherapeutikum *D-Penicillamin* (Metalcaptase®, Trolovol®) vorzuziehen. Dieses Medikament ist experimentell in der Lage, durch Hemmung der Lysyloxidaseaktivität die Quervernetzung des Kollagens zu verhindern bzw. zu

Wirkung des D-Penicillamins auf Kollagen

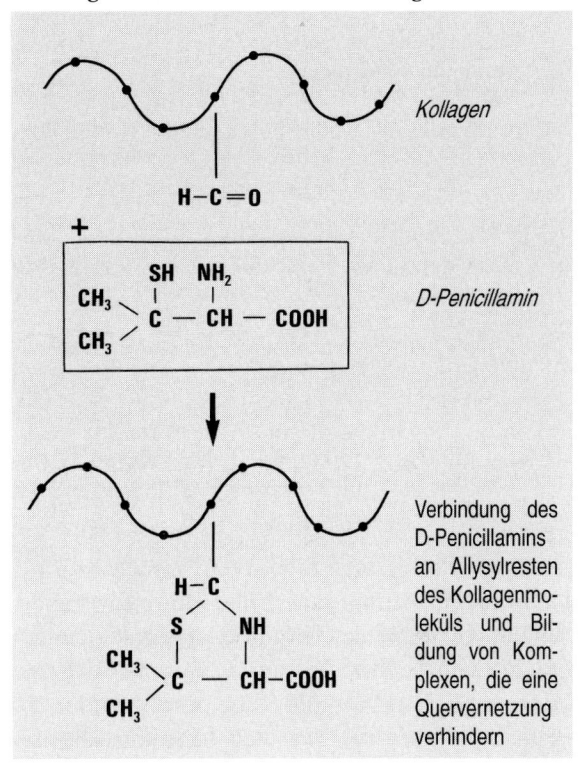

Verbindung des D-Penicillamins an Allysylresten des Kollagenmoleküls und Bildung von Komplexen, die eine Quervernetzung verhindern

lösen, so daß man damit einen günstigen Effekt auf die Hautsklerose erwarten kann. Allerdings ist der Effekt von D-Penicillamin auf viszerale Organmanifestationen der PSS nicht hinreichend belegt, und auch bei Lungenfibrose sind die Berichte widersprüchlich. Dennoch soll es darunter zur Besserung der Hautfibrose und Verlängerung der Fünfjahresüberlebensrate kommen.

D-Penicillamin wird in einer Anfangsdosis von 150–300 mg/d mit langsamer, aber kontinuierlicher Steigerung auf eine Zieldosis von 600–1200 mg/d verabreicht. Nach einigen Monaten ist die Dosis zu reduzieren und auf ca. 150–300 mg/d als Erhaltungsschwelle einzustellen, die über Jahre beibehalten wird. Bei der zumeist langfristigen Anwendung (1–3 Jahre) ist erhöhte Aufmerksamkeit von seiten des Arztes hinsichtlich des Auftretens von *Nebenwirkungen* notwendig, die bei etwa der Hälfte aller behandelten Kranken beobachtet werden. Am häufigsten sind Nausea, kutane Arzneimittelreaktionen (LE-, Pemphigus-artige Symptomatik), gastrointestinale Begleitsymptome, Geschmacks- bzw.

Tabelle 21.4. Symptomorientierte Behandlung bei progressiver Sklerodermie

Entzündlicher Typ bzw. Autoimmunphänomene	Mikrozirkulationsstörungen	Hautsklerose und Kontrakturen (nichtentzündlicher Typ)
▷ Antibiotika (Penicillin, Tetracycline)	Nifedipin (+ Pentoxifyllin)	D-Penicillamin; evtl. Versuch mit Colchicin, Isotretinoin oder Östrogenanaloga
▷ Nichtsteroidale Antiphlogistika (nach Wahl: Ibuprofen, ASS, Indometacin)	Prazosin, Ketanserin sowie z. B. Flunarizin u. ä.	Physiotherapeutische Maßnahmen (Massagen, Training etc.)
▷ Immunsuppressiva, Kortikosteroide (Prednisolon), Zytostatika (Azathioprin)	Prostaglandin E_1, Carbaprostacyclin, ACE-Hemmer u. a.	

Neuere Ansätze: Extrakorporale Photophorese, rIFN-γ, Calcitonin, Prolylhydroxylasehemmer u. a.

---

andere neurologische Störungen, renale Komplikationen (Proteinurie etc.) und Blutbildveränderungen (Leukopenie, Thrombozytopenie). Selten beschrieben ist das Auftreten einer Myasthenia gravis und Brustvergrößerung unter oraler D-Penicillamintherapie. Bei den Kranken, die das Medikament über längere Zeit tolerieren können, ist mit einer Verlängerung der Überlebenszeit zu rechnen, allerdings litten bisherige Studien an der Inhomogenität des behandelten Kollektivs.

Weitere Möglichkeiten. Bei Patienten mit neurovegetativen Zirkulationsstörungen, Akrozyanose, M. Raynaud etc. als sekundärer Symptomatik bei Sklerodermie sind gelegentlich milde *Sedativa* angezeigt; Reserpin bzw. Phenothiazine als Nachtmedikation kommen hierfür in Frage.

Eine hormonelle Beeinflussung der Kollagensynthese von PSS-Kranken ist u. a. mit *Cyclofenil*, einem Östrogenanalogon, versucht worden. Cyclofenil ist eine schwach östrogenwirksame Substanz, die kurzfristig zur Ovulationsauslösung bei sekundärer Amenorrhö eingesetzt wird (Fertodur® Tbl. à 200 mg; 3 × 1/d über 5–6 Tage) und die Kollagensynthese als Nebeneffekt reduziert, ebenso wie *Clomiphen* (Dyneric®) und andere Östrogenanaloga. Allerdings sind nach deren langfristigem Einsatz bei einem nicht unbeträchtlichen Teil der Kranken Erhöhungen der Transaminasen beobachtet worden. Günstiger scheint daher ein Versuch mit *Östriol* (Dosis: 10–20 mg/Woche i.m.), wenn auch derartige Behandlungsversuche als experimentelle Ansätze zu werten sind.

Kaliumparaaminobenzoat (Potaba™ Glennwood Kaps. à 500 mg) soll durch Beeinflussung des Serotoninmetabolismus antifibrotische Eigenschaften bei PSS entfalten; es fehlen allerdings kontrollierte klinische Studien, um seine Wirkung in der PSS-Therapie hinreichend zu belegen. Eine Allergie auf Paraaminogruppen ist dabei zu beachten, ebenso eine ausreichende Nierenfunktion. Die antifibrotische Wirksamkeit von *Colchicin*, das die Kollagenaseaktivität stimuliert und bereits relativ früh eingesetzt wurde, wird immer noch kontrovers diskutiert. Seine Wirkung ist eher bescheiden einzuschätzen. In einer Dosis von 1 mg/d wurden gelegentlich günstige Effekte beobachtet. Auch *Isotretinoin* (Roaccutan® Kaps. à 2, 5, 10 und 20 mg; Dosis: 1 mg/kg KG/d) soll die Hautsklerose günstig beeinflussen, eine Wirkung auf befallene innere Organe ist nicht bekannt (*cave:* Teratogenität).

Als neuerer Therapieansatz ist die Behandlung der PSS mit *γ-Interferon* anzuführen (ca. 3 × 50 μg/wöchentlich), das auf unterschiedliche Weise inhibierend auf die Kollagensynthese wirken soll. In einer Erhaltungsdosis von 100 μg s.c. konnte nach 6monatiger Behandlung eine Besserung der Hautsklerose und z. T. auch der viszeralen Organmanifestationen beobachtet werden.

Experimentelle Behandlungsansätze der neueren Zeit haben unter anderem die Hemmung der

Tabelle 21.5. Behandlungsansätze bei progressiver systemischer Sklerodermie

Physiotherapie	Lymphdrainage, Bindegewebsmassage, Unterwasserdruckstrahlmassage, Krankengymnastik, Atemübungen, autogenes Training etc.
Behandlung von Mikrozirkulationsstörungen	Vermeidung von Kältetraumen, Gefäßtraining, Zufuhr exogener Wärme; Nifedipin 3 × 5 mg/d (Adalat®) oder Nifedipin 3 × 5 mg/d in Verbindung mit Pentoxifyllin 600 mg/d (Trental®); in schweren Fällen höhere Dosen oder Anwendung anderer peripherer Spasmolytika bzw. vasodilatorisch wirksamer Substanzen (Prazosin, Ketanserin, PGE_1, ACE-Hemmer u. a.)
Antientzündliche bzw. immunsuppressive Therapien	Azathioprin (Imurek®) 1,5–2,0 mg/kg KG/d, in Verbindung mit Prednisolon ca. 60 mg/d (Anfangsdosis); Behandlung in dieser Dosishöhe über ca. 4–6 Wochen, dann allmählich reduzieren
Beeinflussung der Kollagensynthese	D-Penicillamin ca. 600–900 mg/d (Erhaltungsdosis), evtl. höher, auf Erhaltungsdosis reduzieren; evtl. Colchicin, Isotretinoin, Östrogenanaloga (z. B. Cyclofenil, Östriol)?

Hydroxylierung von Prolylresten zum Ziel, z.B. unter Verwendung nichthydroxylierbarer Prolinanaloga oder diverser Hemmfaktoren. Damit soll die verstärkte Fibrosierung unterbunden werden, beispielsweise mittels potenter *Prolylhydroxylasehemmer*, die an einer Schlüsselposition die Kollagenbiosynthese blockieren. Klinische Versuche stehen allerdings noch aus.

21.3.5 Organbezogene Therapieverfahren

Im Individualfall ist aufgrund der viszeralen Organbeteiligung oftmals eine zusätzliche organbezogene Therapie erforderlich. Wenn bei Ösophagusbeteiligung (ca. 60–70 %) eine *Dysphagie* auftritt, ist eine milde Diät, mit Flüssigkeit in kleinen Portionen eingenommen, notwendig. Viele Kranke leiden an einer PSS-Ösophagitis (ca. 10 %), die mit *Antazida* (z.B. Maaloxan®) und H_2-*Antagonisten*, z.B. Cimetidin bzw. Ranitidin (z.B. Tagamet®, Sostril®) behandelt werden muß. Nicht alle Patienten sprechen allerdings auf dieses Therapiekonzept an. Neuerdings steht mit *Omeprazol* (Antra®) ein sehr wirksames Präparat zur Verfügung. Langzeiterfahrungen fehlen jedoch noch. Eine beschleunigte Magenentleerung läßt sich durch *Erythromycin, Cisaprid* (Propulsin®) und *Metoclopramid* (Paspertin®) erzielen.
Bei einer im Rahmen der PSS gelegentlich auftretenden malignen arteriellen Hypertonie sind heute *ACE-Hemmer* wie z.B. Captopril (Lopirin®, Tensobon®) oder Enalapril (Xanef®, Pres®) die Mittel der Wahl. Auf die diversen Nebenwirkungen dieser Medikamente wird hingewiesen; an der Haut haben wir mehrfach psoriasiforme und lichenoide Exantheme beobachten können.

Bei Lungenbeteiligung mit Ateminsuffizienz (interstitielle Lungenfibrose), evtl. mit Cor pulmonale, sind entsprechende Maßnahmen von seiten des Pneumologen bzw. Kardiologen zu empfehlen. Wichtig ist bei allen Kranken mit ausgeprägter PSS ein begleitendes *Atemtraining* mit regelmäßigen Atemübungen, zumal es bei fortgeschrittener diffuser Hautsklerose im Thoraxbereich zu einer Reduzierung des Atemvolumens kommt.

Literatur

Altomare GF, Pigatto PD, Polenghi MM (1988) Ketanserin in the treatment of progressive systemic sclerosis. Angiology 39: 583–586

Beckett VL, Donadio JV, Brennan LA et al. (1985) Use of captopril as early therapy for renal scleroderma: a prospective study. Mayo Clin Proc 60: 763–771

Bosmansky K, Tauchmannova H, Lukac J, Zitnan D (1985) Auswertung der Panergontherapie bei Raynaud-Syndrom im Rahmen einer progressiven Sklerodermie. Z Rheumatol 44: 242–245

Casas JA, Subauste CP, Alarcón GS (1987) A new promising treatment in systemic sclerosis: 5-fluorouracil. Ann Rheum Dis 46: 763–767

Dull JS, Raufman JP, Zakai MD, Strashun A, Straus

EW (1990) Successful treatment of gastropareisis with erythromycin in a patient with progressive systemic sclerosis. Am J Med 89: 528–530

Edelson RL (1989) Photopheresis: a new therapeutic concept. Yale J Biol Med 62: 565–577

Engelhart M (1988) Ketanserin in the treatment of Raynaud's phenomenon associated with generalized scleroderma. Br J Dermatol 119: 751–754

Francès C, Branchet MC, Blétry O, Lefevre C, Boisnic S, Kern P, Godeau P (1988) Skin collagen from scleroderma patients before and after cyclosporin A treatment. Clin Exp Derm 13: 1–3

Furst DE, Clements PJ, Hillis S et al. (1989) Immunosuppression with chlorambucil versus placebo for scleroderma. Arthritis Rheum 322: 584–593

Geppert T (1990) Southwestern internal medicine conference. Clinical features, pathogenic mechanisms and new developments in the treatment of systemic sklerosis. Am J Med Sci 299: 193–209

Gevatter M, Keller J, Hornstein OP (1989) Zur thermoregulatorischen Wirksamkeit von Calcitonin bei progressiver Sklerodermie. Z Hautkr 64: 507–510

Gibson T, Grahame R (1983) Cyclofenil treatment of scleroderma – a controlled study. Br J Rheumatol 22: 218–223

Goodfield MJD, Rowell NR (1988) Hand warming as a treatment for Raynaud's phenomenon in systemic sclerosis. Br J Dermatol 119: 643–646

Goodfield MJD, Rowell NR (1989) Treatment of peripheral gangrene due to systemic sclerosis with intravenous pentoxifylline. Clin Exper Dermatol 14: 161–162

Gruber BL, Kaufman LD (1990) Ketotifen-induced remission in progressive early diffuse scleroderma: evidence for the role of mast cells in the disease pathogenesis. Am J Med 89: 392–395

Guillevin L, Amoura Z, Merviel P et al. (1990) Treatment of progressive systemic sclerosis by plasma exchange: long-term results in 40 patients. Int J Artif Organs 13: 125–128

Haustein U-F (1992) Heutiger Stand und Trends der Sklerodermie-Behandlung. Hautarzt 43: 409–416

Hornstein OP, Steffan C, Diepgen TL et al. (1993) Therapie der progressiven systemischen Sklerodermie mit Calcitonin. Ein 10jähriger Erfahrungsbericht. Z Hautkr 68: 437–442

Horowitz M, Maddern GJ, Maddox A et al. (1987) Effects of cisapride on gastric and esophageal emptying in progressive systemic sclerosis. Gastroenterology 93: 311–315

Jimen SA, Sigal H (1989) A fifteen year prospective study of treatment of rapidly progressive systemic sclerosis (PSS) with D-penicillamine (D-PEN). Arthritis Rheum 32: 534

Johnson DA, Drane WE, Curran J et al. (1987) Metoclopramide response in patients with progressive systemic sclerosis. Effect on esophageal and gastric motility abnormalities. Arch Int Med 147: 1597–1601

Kahan A, Bour B, Couturier D et al. (1985) Nifedipine and esophageal dysfunction in progressive systemic sclerosis. Arthritis Rheum 28: 490–495

Kahan A, Amor B, Menkes CJ, Strauch G (1989) Recombinant interferon-gamma in the treatment of systemic sclerosis. Am J Med 87: 273–277

Katayama H, Ohsawa K, Yavita H (1984) Improvement of progressive systemic sclerosis (PSS) with estriol treatment. Acta Derm Venerol (Stockh) 64: 168–171

Keller J, Kaltenecker A, Schricker KT et al. (1985) Inhibition of platelet aggregation by a new stable prostacyclin introduced in therapy of patients with progressive scleroderma. Arch Derm Res 277: 323–335

Langewitz P, Buskila D, Lee P, Urowitz MB (1989) Treatment of refractory ischemic skin ulcers in patients with Raynaud's phenomenon with PGE1 infusions. J Rheumatol 16: 1433–1435

Maurice PDL, Bunker CB, Dowd PM (1989) Isotretinoin in the treatment of systemic sclerosis. Br J Dermatol 121: 367–374

Meyrick-Thomas RH, Rademaker H, Grimes SM et al. (1987) Nifedipine in the treatment of Raynaud's phenomenon in patients with systemic sclerosis. Br J Dermatol 117: 237–241

Mohrland JS, Porter JM, Smith EA et al. (1985) A multi-clinic, placebo-controlled study of prostaglandin E1 in Raynaud's syndrome. Ann Rheum Dis 44: 754–760

Olive A, Maddison PJ, Davis M (1989) Treatment of oesophagitis in scleroderma with omeprazole. Br J Rheumatol 28: 553

Ortonne JP, Torzuoli C, Dujardin P et al. (1989) Ketanserin in the treatment of systemic sclerosis; a double-blind controlled trial. Br J Dermatol 120: 261–266

Rademaker M, Cooke ED, Almond NE et al. (1989) Comparison of intravenous infusions of iloprost and oral nifedipine in treatment of Raynaud's phenomenon in patients with systemic sclerosis: a double-blind randomized study. Br Med J 298: 561–564

Roald OK, Seem E (1984) Treatment of Raynaud's phenomenon with ketanserin in patients with connective tissue disease. Br Med J 289: 577–579

Rook AH, Freundlich B, Nahass GT (1989) Treatment of autoimmune disease with extracorporeal photochemotherapy: progressive systemic sclerosis. Yale J Biol Med 62: 639–645

Seibold JR, Jageneau AH (1984) Treatment of Raynaud's phenomenon with ketanserin, a selective antagonist of the serotonin2 (5-HT2) receptor. Arthr Rheum 27: 139–146

Seibold JR, Giorno RC, Claman HN (1990) Dermal mast cell degranulation in systemic sclerosis. Arthr Rheum 33: 1702–1709

Steen VD, Medsger TA Jr, Rodnan GP (1982) D-penicillamine therapy in progressive systemic sclerosis (scleroderma): a retrospective analysis. Ann Intern Med 97: 652–659

Steen VD, Owens GR, Redmond C et al. (1985) The effect of D-penicillamine on pulmonary findings in systemic sclerosis. Arthritis Rheum 28: 882–888

Steen VD, Blair S, Medsger TA (1986) The toxicity of D-penicillamine in systemic sclerosis. Ann Int Med 104: 699–705

Steen VD (1990) Systemic sclerosis. Rheum Dis Clin North Am 6: 611–654

Steen VD, Costantino JP, Shapiro AP, Medsger TA (1990) Outcome of renal crisis in systemic sclerosis: relation to availability of angiotensin converting enzyme (ACE) inhibitors. Ann Intern Med 113: 352–357

Surwit RS, Gilgor RS, Allen LM, Duvic M (1984) A double-blind study of prazosin in the treatment of Raynaud's phenomenon in scleroderma. Arch Dermatol 120: 329–331

Torres MA, Furst DE (1990) Treatment of generalized systemic sclerosis. Rheum Dis Clin North Am 16: 217–241

Uhlemann C (1993) Physiotherapie bei Kollagenosen mit besonderer Berücksichtigung der Sklerodermie. Z Hautkr 68: 678–683

Vayssairat M, Bandot N, Boitard C et al. (1990) Cyclosporin therapy for severe systemic sclerosis associated with the anti Scl-70 autoantibody. J Am Acad Dermatol 22: 295–296

Walker M, Harley R, LeRoy EC (1990) Ketotifen prevents skin fibrosis in the tight skin mouse. J Rheumatol 17: 57–59

Wehrmann T, Caspary WF (1990) Einfluß von Cisaprid auf die Ösophagusmotilität bei Gesunden und Patienten mit progressiver Sklerodemie. Klin Wochenschr 68: 602–607

White CJ, Phillips WA, Abrahams LA et al. (1986) Objective benefit of nifedipine in the treatment of Raynaud's phenomenon. Am J Med 80: 623–625

Williams HJ, Furst DE, Dahl SL et al. (1985) Double-blind, multicenter controlled trial comparing topical dimethyl sulfoxide and normal saline for treatment of hand ulcers in patients with systemic sclerosis. Arthritis Rheum 28: 308–314

Zachariae H, Halker-Sorensen L, Heickendorff L et al. (1990) Cyclosporin A treatment of systemic sclerosis. Br J Dermatol 122: 677–681

Zarafonetis CJD, Dabich L, Skovronski JJ et al. (1988) Retrospective studies in scleroderma: skin response to potassium paraaminobenzoate therapy. Clin Exper Rheumatol 6: 261–268

21.4 Eosinophile Fasziitis

s. Kap. 23

21.5 Eosinophilie-Myalgie-Syndrom

s. Kap. 23

21.6 Pseudosklerodermien

Den *Pseudosklerodermien* zugerechnet werden Krankheitsbilder, bei denen sklerodermiforme Hautläsionen als Begleitsymptom innerer oder angeborener Erkrankungen auftreten oder durch einen medikamentösen bzw. andere toxischen Stimulus ausgelöst werden. Eine wesentliche Voraussetzung für ihre Behandlung ist die Auffindung des auslösenden Agens. Sie sind grundsätzlich reversibel, wenn die zugrundeliegende Erkrankung entsprechend behandelt oder sonst eliminert wird; allerdings werden gelegentlich Übergänge in eine progressive Systemsklerose mit schlechter Prognose beobachtet.

● *Pseudosklerodermien als Begleitsymptom.* Eine Pseudosklerodermie kommt beispielsweise gelegentlich als Begleitsymptom einer *Porphyria cutanea tarda* vor. Durch Behandlung der Grunderkrankung mit Aderlässen einschl. Antimalariamitteln ist eine Remission der Pseudosklerodermie möglich. Andere viszerale Erkrankungen, bei denen als Begleitsymptom eine Pseudosklerodermie auftreten kann, sind *Amyloidose, Plasmozytom, Karzinoidsyndrom, rheumatoide Arthritis, biliäre Zirrhose* und eine *Graft-versus-host-Krankheit* nach Knochenmarkstransplantation (GvHD). Auch in derartigen Fällen steht therapeutisch vor allem die Behandlung der Grunderkrankung im Vordergrund. Bei der GvHD wird man über mehrere Monate bis zu 1 Jahr eine Kombination von Prednisolon (40–80 mg/d) in Verbindung mit Azathioprin (75–150 mg/d) oder Cyclophosphamid (50–100 mg/d) einsetzen. Thalidomid und die anderen Alternativpräparate, die beim pansklerotischen Typ der Morphaea verabreicht werden, sind ebenfalls wirksam. In mehreren Fällen haben wir eine eindrucksvolle Besserung durch extrakorporale Photophorese erzielt.

Der Verlauf der Hautsklerose kann von Fall zu Fall unterschiedlich sein. Im Falle der Graft-versus-host-Krankheit können trotz aller Behandlungsversuche die ursprünglich entzündlichen, lichenoiden Hautveränderungen in eine echte PSS mit Beteiligung des Gastrointestinaltrakts einmünden. Bullöse Veränderungen wurden beschrieben. Therapeutisch kamen auch Kortikosteroide systemisch sowie PUVA (Methoxsalen) zur Anwendung.

Angeborene Erkrankungen mit Pseudosklerodermie sind *Phenylketonurie, Poikilodermie* und das *Werner-Syndrom* (Progerie). Dem sklerodermiformen Hautbefund kommt hier keine prognostische Bedeutung für die Gesamterkrankung zu, so daß nur bei funktionellen Einschränkungen therapeutische Maßnahmen indiziert erscheinen.

● *Chemisch induzierte Pseudosklerodermien.* Durch toxische Chemikalien induzierte Porphyrien (z. B. durch *Hexachlorbenzolderivate*, sog. Porphyria turcica) können in späten Phasen sklerodermiforme Hautveränderungen mit Hyalinisierung des perivaskulären Kollagens zeigen. Die Kontamination von Pestiziden mit Hexachlorbenzol ist dafür verantwortlich und muß eliminiert werden.
Medikamentös induzierte Pseudosklerodermien treten beispielsweise nach Einnahme von *Bleomycin* auf. Auch *Cisplatin* wurde mit sklerodermiformen Läsionen in Verbindung gebracht. Neben der kutanen Fibrose mit Akrosklerose und Beugekontrakturen kann sich nach Bleomycin eine Lungenfibrose manifestieren. Eine Remission der Nebenwirkungen ist in der Regel nach Absetzen des Medikamentes zu erwarten. Ein weiteres Medikament, das eine Pseudosklerodermie induzieren kann, ist *Pentazocin* bzw. sein Abusus als Analgetikum (Fortral®); dabei finden sich z. T. fibrotische, z. T. granulomatös-vaskulitische Gewebsläsionen mit Ulzeration. Vor allem Diabetiker sind davon betroffen. Auch *β-Blocker* wurden mit der Induktion einer verstärkten Fibrosierung (retroperitoneale Fibrose, sklerosierende Peritonitis, Morphaea) in Verbindung gebracht; allerdings erscheint der Zusammenhang fraglich.
Über die Besonderheit *L-Tryptophan-haltiger* Medikamente, die sklerodermiforme Hautzustände hervorrufen können, wird an anderer Stelle eingegangen (Eosinophilie-Myalgie-Syndrom, s. Seite 543). Nach der Ingestation von mit Anilin verunreinigtem *Rapsöl* wurden erstmalig 1981 in Spanien akute Vergiftungsfälle beobachtet, die großes Aufsehen erregten. Ingesamt sind ca. 18 000 Erkrankungsfälle des sog. „toxic-oil-syndrome" (TOS, sog. Giftölsyndrom) unterschiedlicher klinischer Ausprägung bekannt geworden. Ein Teil der Patienten entwickelte später, nach mehrmonatiger 1- bis 2jähriger Latenz Hautbefunde, die an eine lokalisierte oder generalisierte Sklerodermie erinnerten. Über Fälle mit PSS und gastrointestinaler Beteiligung ist berichtet worden. Symptomatische Behandlungsmaßnahmen meist lokaler bzw. physikalischer Art sind in solchen Fällen angezeigt, um eine Remission einzuleiten.
Bei der sog. *Vinylchloridkrankheit* kommt es bei einem Teil der exponierten Personen zu einer Pseudosklerodermie mit Raynaud-Phänomen, Sklerodaktylie und Akroosteolyse. Neurologische bzw. psychiatrische Störungen wurden beschrieben. Offenbar kommt es hierbei zu Endothelschäden im mikrovaskulären Bereich mit Ischämie, trophischen Störungen und sekundärer Fibrose, die bei den pathogenetischen Überlegungen zur Sklerodermie modellhaften Charakter haben. Möglicherweise spielt auch eine genetische Prädisposition für diese Erkrankung eine Rolle.
Organische Lösungsmittel im allgemeinen, z. B. aromatische Hydrokarbone (Trichloräthylen etc.) wie auch *Pestizide* und vor allem *Epoxyharze* können ebenfalls Pseudosklerodermien verursachen. Erste und vermutlich einzige sinnvolle therapeutische Maßnahme ist in solchen Fällen die Expositionskarenz. Sollte neben dem Hautorgan eine Multisystemerkrankung etwa mit Myopathie oder gastrointestinaler Beteiligung etc. vorliegen, ist eine systemische Kortikosteroidtherapie zu empfehlen.
Berufliche Berührung mit *Siliziumoxiden* (Quarz) kann zu PSS bzw. zu einem der PSS-ähnlichen Krankheitsbild führen, bei dem Haut- und Lungenbeteiligung in klassischer Weise auftreten. In Deutschland ist ein durch Silikatstaub induziertes Krankheitsbild als Berufskrankheit anerkannt (bislang nur in der ehemaligen DDR), wenn auch seine genaue Klassifizierung als echte oder Pseudosklerodermie unklar bleibt.

● *Injiziertes Silikon* kann bei Frauen mit einer *Mammaplastik*, offenbar durch Umwandlung in Silikate und Stimulierung der Fibroblasten, zu einer sklerodermiformen Umwandlung der umliegenden Haut führen. Auch SLE, Sjögren-Syndrom und rheumatoide Bilder mit Arthralgien, Fieber etc. wurden beschrieben, die Autoimmunphänomenen entsprechen oder solche imitieren. Silikon ist ein inertes, farbloses Polymerisationsprodukt, das je nach Polymerisationsgrad als Flüssigkeit bzw. als Gel oder auch in fester Form erhältlich ist und als Implantat für kosmetische Zwecke Verwendung findet (Mammaplastiken, Narbenkorrekturen, Gelenkprothesen u. a.; vgl. S. 1296). Für Mammakorrekturen wird die Substanz als Gel, in eine feste Umhüllung eingekapselt, implantiert. Entzündliche Reaktionen mit granulomatösen Reaktionen und Fibrose in der Umgebung des Implantats oder auch in einiger Entfernung im regionären Abflußgebiet können vorkommen. Silikonpartikel und Granulombildung sind bei Silikonprothesen bzw. bei Hämodialysepatienten, die Silikonschläuche verwenden, in parenchymatösen Organen nachgewiesen worden (Leber, Lunge, Knochenmark), und Antisilikonantikörper wurden nach Implantation von Brustprothesen im Blut indentifiziert. Die Latenzzeit ist lang (bis zu 10–20 Jahre), eine prophylaktische Entfernung des Implantats wäre in Risikofällen zu erwägen, nach der sich die klinische Symptomatik – soweit vorhanden – bessert.

Eine restitutio ad integum ist nicht immer zu erwarten, möglicherweise weil Silikonpartikel bereits im Körper diffus verteilt sind. Aus diesem Grunde wurden kürzlich in den USA von der Aufsichtsbehörde Silikatimplantate für Mammaplastiken *ausschließlich bei Rehabilitationsindikation* empfohlen. Die kosmetische Indikation wurde nicht für ausreichend angesehen, um das Risiko zu rechtfertigen.

Literatur

Centers für Disease Control (1990) Eosinophilia-myalgia-syndrome – New Mexico. MMWR 38: 765–767

Chosidow O, Bagot U, Vernant JP et al (1992) Sclerodermatous chronic graft-versus-host disease. J Am Acad Dermatol 26: 49–55

Cohen IS, Mosher MB, O'Keefe EJ et al. (1973) Cutaneous toxicity of bleomycin therapy. Arch Dermatol 107: 553–555

DeDobbeleer G, Engelholm JL, Heenen M (1993) Morphea after beta-blocker therapy. Eur J Dermatol 3: 108–109

Finch WR, Buckingham RB, Rodman GP et al (1985) Scleroderma induced by bleomycin. In: Black CM, AR Myers (eds) Systemic sclerosis (scleroderma). Gower, New York

Fishman SF, Russo GG (1991) The toxic pseudosclerodermas. Int J Dermatol 30: 837–842

Flindt-Hansen H, Isager H (1987) Scleroderma after occupational exposure to trichlorethylen and trichloraethan. Acta Derm Venereol 67: 263–264

Tabelle 21.6. Pseudosklerodermien und ihre Ursachen

▷ **Angeborene Stoffwechselstörungen**
  Phenylketonurie, Werner-Syndrom (Progerie)

▷ **Erworbene Stoffwechselstörungen**
  Porphyria cutanea tarda (Porphyria turcica), Amyloidose, Plasmozytom, Paraproteinämien

▷ **Immunopathien**
  Rheumatischer Formenkreis (rheumatoide Arthritis), MCTD, Sjögren-Syndrom, Graft-versus-host-Krankheit (GvHD); Übergänge in eine irreversible PSS möglich

▷ **Chemisch-toxische Einwirkungen**
  Epoxyharze, Vinylchlorid, Siliziumdioxid bzw. Silikate (Quarzsalze), Pestizide (Hexachlorbenzol), organische Lösungsmittel (aliphatische u. aromatische Hydrokarbone), sog. Giftölsyndrom durch Rapsöl; ferner: Medikamente, z.B. Bleomycin (Cisplatin), Pentazocin, L-Tryptophan, Cocain (vereinzelt Übergänge in eine irreversible PSS möglich), β-Blocker (?)

▷ **Sonstiges (selten)**
  Karzinoidsyndrom, biliäre Hepatopathien (Zirrhose) u.a.

Haustein U-F, Ziegler V, Herrmann K et al. (1990) Silica-induced scleroderma. J Am Acad Dermatol 22: 444–448

Haustein U-F, Ziegler V, Herrmanns K (1992) Chemisch induzierte Sklerodermie. Hautarzt 43: 469–474

Hymes AF, Farmer ER, Burns WH et al. (1985) Bullous scleroderma like changes in chronic graft vs host disease. Arch Dermatol 121: 1189–1192

Hymes SR, Morison WL, Farmer ER et al. (1985) Methoxysalen and UVA in treatment of chronic cutaneous graft-versus-host-reaction. J Am Acad Dermatol 12: 30–37

Kilbourne EM, Rigau-Perez JG, Heath CW et al. (1983) Clinical epidemiology of toxic-oil-syndrome. N Engl J Med. 309: 1408–1414

Mehlhorn J, Harzbecker K (1990) Zusammenhänge zwischen Quarzstaubexposition, Sklerodermie und Lungenfunktion. Z Erkr Atmungsorgane 175: 42–45

Rocco VK, Hurd ER (1986) Scleroderma and scleroderma-like disorders. Semin Arthritis Rheum 16: 22–69

Rush PJ, Bell MJ, Fam AG (1984) Toxic oil syndrome (Spanish oil disease) and other chemically induced scleroderma-like conditions. J Rheumatol 11: 262–264

Sahn EE, Garen PD, Silver RM, Maize JC (1990) Scleroderma following augmentation mammaplasty: report of a case and review of the literature. Arch Dermatol 126: 1192–1202

Senff H, Köllner A, Engelmann L et al. (1990) L-Tryptophan-induziertes Eosinophilie-Myalgie-Syndrom unter dem Bild einer diffusen Fasziitis mit Eosinophilie. Hautarzt 41: 578–782

Solomon G, Barland P, Rifken H (1982) Eosinophilic fasciitis responsive to cimetidine. Ann Intern Med 97: 547–549

Spiera H (1988) Scleroderma after silicone augmentation mammaplasty. J Am Med Assoc 260: 236–238

Van Nunen SA, Gatenby PA, Basten A (1982) Postmammoplasty connective tissue disease. Arthr Rheum 25: 294–297

Varga J, Jimenez SA (1990) Augmentation mammoplasty and scleroderma. Is there an association? Arch Dermatol 126: 1220–1222

Yamakage A, Ishikawa H (1982) Generalized morphea-like scleroderma in people exposed to organise solvents. Dermatologica 165: 186–193

Ziegler V, Haustein UF, Mehlhorn J, Munzenberger H, Rennau H (1986) Quarzinduzierte Sklerodermie, Sklerodermieähnliches Syndrom oder echte progressive Sklerodermie. Dermatol Monatsschr 172: 86–90

21.7 Lichen sclerosus et atrophicans

Synonyme: Lichen albus, white spot disease, Weißfleckenkrankheit

Es handelt sich um eine chronische, langsam progrediente Erkrankung mit bevorzugter Lokalisation in der Anogenitalregion; aber auch extragenitale Manifestationen besonders an der lateralen Halsseite, in der Klavikularegion sowie am oberen Rücken und submammär sind gelegentlich zu beobachten. Frauen werden 5- bis 10mal öfter betroffen als Männer, eine familiäre Häufung wurde beschrieben. Relativ häufig ist der *juvenile* Lichen sclerosus et atrophicans mit einem Anteil von 7–10%, der mit wenigen Ausnahmen fast ausschließlich Mädchen befällt.

Klinisch imponieren elfenbeinfarbene, lichenoide Papeln, die zur Konfluenz neigen und sich zu atrophisch-sklerotischen Plaques entwickeln. Blasige Abhebungen, selten hämorhagisch, können vorkommen. Veränderungen in der Genitalgegend können von quälendem Juckreiz begleitet sein, *extragenitale Manifestationen* sind dagegen in der Regel asymptomatisch. Die Mundschleimhaut bleibt in der Regel ausgespart. Jahrelanger *Verlauf* kann im Genitalbereich zur Schrumpfung der Ostien führen; bei der Frau zur *Kraurosis vulvae* mit funktioneller Einschränkung des Introitus vaginae, beim Mann zur *Balanitis xerotica obliterans* mit sekundärer Phimose. Der juvenile Lichen sclerosus et atrophicans hat eine hohe Spontanremissionsrate, wobei die Hautläsionen sich zum Zeitpunkt der Pubertät zurückbilden. Demgegenüber sind späte Manifestationsformen der Erkrankung besonders hartnäckig. Korrelationen mit anderen Autoimmunerkrankungen kommen vor.

Die *Pathogenese* der Erkrankung ist gänzlich ungeklärt. Histologisch steht eine amorphe, ödematös-hyaline Kollagendegeneration im Vordergrund, vor allem im oberen Korium. Möglicherweise spielen hormonelle Faktoren eine Rolle, z.B. in der physiologischen Konversion von Testosteron zu seinem Metaboliten Dihydrotestosteron. Auf eine evtl. positive Borrelienserologie ist zu achten, eine Assoziation mit diversen Autoimmunerkrankungen kommt vor (LE, Alopecia areata, Vitiligo u. a.). Häufig findet sich die klinische Korrelation mit einem früh manifestierten Diabetes mellitus.

Behandlung. Die Behandlung des Lichen sclerosus et atrophicans richtet sich vor allem nach der Ausdehnung des Lokalbefundes, den evtl. vorliegenden funktionellen Einschränkungen sowie dem Leidensdruck des Patienten. Selbstverständlich muß im Vorfeld ein *Diabetes* (auch latent) ausgeschlossen bzw. exakt eingestellt werden. *Lokaltherapeutisch* sollten inbesondere bei intensivem Juckreiz *Kortikosteroide* mit mittelstarker Wirkungspotenz (z. B. Retef® Creme, Alfason-Cresa®, Dermatop®) 1–2 × täglich angewandt werden. Juckreizstillend sind tägliche Sitzbäder mit Kamillosan® oder Tannolact®. Sinnvolle lokaltherapeutische Maßnahmen beinhalten die Anwendung von *milden östrogenhaltigen Externa* (z. B. Linoladiol® H). Auch *Androgene* wurden zur Lokalbehandlung empfohlen (Testosteronpropionat 2 % in Creme oder Salbengrundlage), inzwischen aber nur noch selten. Bei jungen Frauen sollte bei längerer Anwendung den Östrogenen der Vorzug gegeben werden, da lokal appliziertes Testosteron resorbiert wird und zu Virilisierungerscheinungen (lokal: z. B. Klitorishypertrophie) führen kann. Beim juvenilen Lichen sclerosus et atrophicans sind testosteronhaltige Externa eher kontraindiziert. Bei ihm hat sich die Anwendung progesteron- oder östrogenhaltiger Externa gut bewährt (Oecolp® Creme, Ovestin® Creme). Bei starkem Juckreiz im anogenitalen Bereich ist die vorsichtige intraläsionale Unterspritzung mit *Triamcinolonkristallsuspension* (z. B. Volon® A Amp. à 10 mg) 1:2 verdünnt mit Lokalanästhetika durchaus sinnvoll. Extrakte des Thymus (z. B. Thymoval®) sollen eine Behandlungsalternative ohne Nebenwirkungen sein, über die allerdings keine gesicherten Beobachtungen vorliegen.

● In rasch progredienten oder bereits weit fortgeschrittenen Fällen sollte ein *systemischer Behandlungsversuch* mit oralen Retinoiden durchgeführt werden. *Etretinat* (Tigason®, Tegison® Kaps. à 25 mg) in einer Dosierung von 0,6 mg/kg KG/d über mehrere Monate kann zu einer Abnahme des Juckreizes und zu einem Weicherwerden des Lokalbefundes führen (bei Frauen Antikonzeption notwendig!); allerdings bleibt die Größe der Herde unverändert. Als Erhaltungsdosis reichen in der Regel 0,3–0,4 mg/kg KG/d. In neuerer Zeit steht mit dem *Acitretin* ein weiterer Metabolit zur Verfügung, dessen Elimination schneller abläuft als die des Etretinats; gute Erfahrungen mit Acitretin wurden kürzlich mitgeteilt, 14/22 Patienten zeigten eine Besserung im Vergleich zu 6/24 Kranken, die Placebo eingenommen hatten. Eine langfristige Antikonzeption ist auch bei Acitretin (Neotigason® Kaps. à 25 mg) notwendig (bis zu 2 Jahren nach Absetzen der oralen Medikation).

● *Männliche Patienten*, bei denen sich allmählich eine Phimose entwickelt oder sogar bereits Veränderungen des Harnstrahles vorliegen, so daß von einem Befall des Meatus urethrae auszugehen ist, sollten *zirkumzidiert* werden. In manchen Fällen wird in Kooperation mit dem Urologen eine Meatotomie und Meatoplastik notwendig. Berichtet wurde auch, daß der frühzeitigen *Zirkumzision* eine prophylaktische Bedeutung zukommen könnte, da auf diese Weise die Inzidenz des Leidens gesenkt werden kann oder aber beim schon vorliegenden Befall eine Progredienz des Leidens verhindert wird. Bei der Inspektion der befallenen Hautareale insbesondere im Anogenitalbereich ist auf Veränderungen zu achten, die eine *maligne Transformation* des Gewebes zeigen und eine Probebiopsie erforderlich machen. Verdächtige Stellen müssen rechtzeitig in toto operativ entfernt werden (*cave:* Plattenepithel-CA), vor allem bei Frauen. Entartungsrisiko: ca. 5 %. In solchen Fällen sollte die orale Verabreichung von Etretinat (Tigason®) über längere Zeit in mittlerer Dosierung (0,5 mg/kg KG/d) als Prophylaxe fortgesetzt werden.

● Eine neuere Behandlungsmöglichkeit der Balanitis xerotica obliterans und der Kraurosis vulvae ist der Einsatz des *CO_2-Lasers*. Es gibt kasuistische Mitteilungen, die nach Reepithelisierung über einen guten Behandlungserfolg berichten. Auch über eine *Kryotherapie* des vulvären Lichen sclerosus et atrophicans in Einzelfällen und eine Abnahme des Juckreizes mit partieller Remission der Läsionen wurde berichtet; allerdings blieben derartige Versuche auf wenige Fälle beschränkt.

Kaliumparaaminobenzoat (Potaba™ Glennwood; 4–12 g/d oral) hat in wenigen berichteten Fällen zu einer Besserung des Lichen sclerosus et atrophicans geführt. Blutbildveränderungen können dabei als Nebenwirkung auftreten (cave: Paragruppenallergie), so daß diese Behandlungsalternative in neuerer Zeit kaum noch Anwendung findet. Kontrollierte Studien liegen nicht vor.

Literatur

Allevato MAJ, Itala JH, Donatti LB et al. (1982) Tratamiento del liquen escleroso atrofico de vulva con el derivado aromatico acido retinoico, Ro 10-9359. Act Terap Dermatol 3: 145-157

August PJ, Milward TM (1980) Cryosurgery in the treatment of lichen sclerosus et atrophicus of the vulva. Br J Dermatol 103: 667-670

Ayhan A, Urman B, Yüce K, Ayhan A (1989) Topical testosterone for lichen sclerosus. Int J Gynecol Obstet 30: 253-255

Berth-Jones J, Graham-Brown RAC, Burns DA (1991) Lichen sclerosus et atrophicus – a review of 15 cases in young girls. Clin Exp Dermatol 16: 14-17

Bousema MT, Romppanen U, Geiger JM et al. (1994) Acitretin in the treatment of severe lichen sclerosus et atrophicus of the vulva: A double-blind, placebo-controlled study. J Am Acad Dermatol 30: 225-231

Dalziel KL, Millard PR, Wojnarowska F (1991) The treatment of vulval lichen sclerosus with a very potent topical steroid (clobetasol propionate 0.05 %) cream. Br J Dermatol 124: 461-464

Feldmann R, Harms M (1991) Lichen sclerosus et atrophicus. Hautarzt 42: 147-153

Kaufman RH, Friedrich EG (1985) The carbon dioxide laser in the treatment of vulvar disease. Clin Obstet Gynecol 28: 220-229

Klein LE, Cohen SR, Weinstein M (1984) Bullous lichen sclerosus et atrophicus: treatment with tangential excision. J Am Acad Dermatol 10: 346-350

Meyrick Thomas RH, Ridley CM, Black MM (1987) Clinical features and therapy of lichen sclerosus and atrophicus affecting males. Clin Exp Dermatol 12: 126-128

Mork SJ, Jensen P, Hoel PS (1986) Lichen sclerosus et atrophicus treated with etretinate (Tigason). Acta Derm Venereol 66: 363-365

Neuhofer J, Fritsch P (1984) Treatment of localized scleroderma and lichen sclerosus with etretinate. Acta Derm Venereol (Stockh) 64: 171-174

Niesert J, Lubach D (1992) Therapie des Lichen sclerosus et atrophicus der Vulva mit Etretinat (Tigason®). Dermatol Monatsschr 178: 123-125

Niinimäki A, Kallioinen M, Oikarinen A (1989) Etretinate reduces connective tissue degeneration in lichen sclerosus et atrophicus. Acta Derm Venereol (Stockh) 69: 439-442

Penneys NS (1984) Treatment of lichen sclerosus et atrophicans with potassium para-amino-benzoate. J Am Acad Dermatol 10: 1039-1042

Romppanen U, Tuimala R, Punnonen R, Koskinen T (1985) Serum vitamin A and E levels in patients with lichen sclerosus and carcinoma of the vulva-effect of oral etretinate treatment. Ann Chir Gynaecol 74 [Suppl 197]: 27-29

Rosenberg SK, Jacobs H (1982) Continuous wave carbon dioxide treatment of balanitis xerotica obliterans. Urology 19: 539-541

Skierlto P, Heise H (1987) Testosteronpropionat-Salbe – ein Therapieversuch beim Lichen sclerosus et atrophicus. Hautarzt 38: 295-297

Tremaine RDL, Miller RAW (1989) Lichen sclerosus et atrophicus. Int J Dermatol 28: 10-16

21.8 Scleroedema adultorum

Synonyme: Scleroedema Buschke, Sklerödem

Hierbei handelt es sich um eine chronisch-progrediente Bindegewebserkrankung unbekannter Ätiologie, die binnen relativ kurzer Zeit, z.T. weniger Wochen, zu einer brettharten Verfestigung der oberen Rumpfhaut führt, häufig begleitet von einer grippeähnlichen Symptomatik. Frauen sind häufiger befallen als Männer. Das Gesicht und die Mundschleimhaut können beteiligt und geschwollen sein, auch die viszeralen serösen Häute (Pleura, Peritoneum) sind gelegentlich in den Krankheitsprozess miteinbezogen. Makroglossie, Hepatomegalie, Myositis und EKG-Veränderungen sind weitere Hinweise für eine viszerale Beteiligung. Beim *Scleroedema Buschke* kommt es offenbar zu einer Vermehrung der Kollagensynthese mit erhöhter Prokollagen-mRNA in den Fibroblasten, ohne Zunahme ihrer Zahl. Im Ultraschall kann man eine deutliche Verdickung der Dermis nachweisen. Die *Ursache* dafür ist unbekannt. Das Krankheitsbild, dem oftmals eine akute Infektion mit Streptokokken, Influenza-, Masern- oder Mumpsviren Tage bis wenige Wochen vorausgeht, kann recht fulminant verlaufen. *Diabetes mellitus* ist offenbar ein prädisponierender Faktor, denn er wird bei ca. 30-50 % aller betroffenen Kranken gesehen.

Die *klinische Korrelation mit einem Myelom* bzw. einer monoklonalen IgG- oder IgA-Paraproteinämie wurde mehrfach beschrieben, kürzlich auch Hyperparathyreoidismus, rheumatoide Arthritis und Sjögren-Syndrom. In der Mehrzahl der Fälle entwickelt sich das Sklerödem mehrere Jahre vor dem Auftreten der Gammopathie, im weiteren Verlauf kann es zum Plasmozytom bzw. zur diffusen Plasmozytose kommen.

Die *Prognose* der Erkrankung ist insgesamt eher günstig, da es oft innerhalb von 2 Jahren zu Spontanremissionen kommt, wenn auch Rezidive mit der gleichen Symptomatik nach Jahren auftreten können. Der Begriff „Scleroedema adultorum" hat sich zwar durchgesetzt, ist aber irreführend, da etwa *20–30 % der Patienten zu Beginn der Erkrankung jünger als 20 Jahre sind*.

In manchen Fällen ist die differentialdiagnostische Abgrenzung gegenüber einem Skleromyxödem Arndt-Gottron bzw. einer Pseudosklerodermie mit allen damit verbundenen Implikationen, z.B. Induktion durch toxische Chemikalien, Medikamente etc., nicht leicht.

Behandlung. Eine zuverlässige, allgemein anerkannte Therapie des Scleroedema Buschke ist nicht bekannt. UV-Bestrahlungen, Einsatz von Schilddrüsenhormonen, systemischen Kortikosteroiden, Antibiotika, Methotrexat, Östradiol, Penicillamin u.a. brachten in Einzelfällen unterschiedliche Ergebnisse. Der Krankheitsverlauf ist insgesamt milde und für den Patienten in der Regel wenig belastend.

Eine Begleitentzündung, der oft begleitende Diabetes und andere Stoffwechselstörungen müssen als erste Maßnahme gezielt therapeutisch angegangen werden. Dazu gehören Antibiotika, nichtsteroidale Antiphlogistika, möglichst scharfe Einstellung des Diabetes u.ä. Ebenso muß eine Pseudosklerodermie (s. Seite 507) sorgfältig abgegrenzt werden. Physikalische Maßnahmen im Sinne von krankengymnastischen Atemübungen, Bädern, Massagen etc. sind weiterhin sinnvoll, um sekundäre Komplikationen durch Einschränkung der Atembeweglichkeit zu verhindern.

Ein Versuch mit systemischen Kortikosteroiden scheint in schweren Fällen gerechtfertigt, um symptomatische Erleichterung zu verschaffen. Vor allem in Fällen mit monoklonaler Gammopathie ist eine systemische Behandlung notwendig, zumal es den Anschein hat, daß die Hautsymptomatik mit einem zugrundeliegenden Myelom in kausalem Zusammenhang steht, wie auch beim Skleromyxödem. Wir beginnen in der Regel mit Prednisolon 1 mg/kg KG/d in Verbindung mit Cyclophosphamid 50–75 mg/d über mehrere Monate. Das Kortikosteroid muß allmählich bis auf 10–15 mg/d reduziert werden. Darunter wird es zur Besserung der Symptomatik kommen, wobei das weitere Prozedere je nach klinischem Verlauf entschieden wird. Neuerdings wurden mit guter Wirkung schnelle Elektronen eingesetzt (20 Gy in 10 Sitzungen mit einer 7 MeV-Quelle).

Literatur

Angeli-Bessou C, Koeppel MC, Jaquet P et al. (1994) Electron beam therapy in scleredema adultorum with associated monoclonal hypergammaglobulinemia. Br J Dermatol 130: 394–397

Berk MA, Lorincz AL (1988) Scleredema adultorum of Buschke and primary hyperparathyroidism. Int J Dermatol 27: 647–649

Carrington PR, Sanusi ID, Winder PR et al. (1984) Scleredema adultorum. Int J Dermatol 23: 514–522

Greenberg LM, Geppert C, Worthen HG et al. (1963) Scleredema „adultorum" in children: Report of three cases with histochemical study and review of world literature. Pediatrics 32: 1044–1054

Hodak E, Tamir R, David M et al. (1988) Scleredema adultorum associated with IgG-kappa multiple myeloma – a case report and review of the literature. Clin Exp Dermatol 13: 271–274

Miyagawa S, Dohi K, Tsuruta S et al. (1989) Scleredema of Buschke associated with rheumatoid arthritis and Sjögren-Syndrom. Br J Dermatol 121: 517–520

Monk BE, Pembroke AC, Vollum DI (1983) Scleroedema of Buschke and diabetes mellitus: a report of two cases. Clin Exp Dermatol 8: 389–391

Oikarinen A, Ala Kokko L, Palatsi R et al. (1987) Scleredema and paraproteinemia. Enhanced collagen production and elevated type I procollagen messenger RNA level in fibroblasts grown from cultures from the fibrotic skin of a patient. Arch Dermatol 123: 226–229

Salisbury JA, Shallcross H, Leigh IM (1988) Scleredema of Buschke associated with multiple myeloma. Clin Exp Dermatol 13: 269–270

Schmidt KT, Gattuso P, Messmore H et al. (1992) Scleredema and smoldering myeloma. J Am Acad Dermatol 26: 316–321

Venencie PY, Powell FC, Daniel SU et al. (1984) Scleredema: a review of thirty-three cases. J Am Acad Dermatol 11: 128–134

21.9 Skleromyxödem

Synonyme: Arndt-Gottron-Syndrom, Lichen myxoedematosus, papular mucinosis

Das *Skleromyxödem Arndt-Gottron* ist eine seltene, chronisch-progrediente Erkrankung, gekennzeichnet durch ein sklerodermieartiges Erscheinungsbild mit Akrosklerose und mimischer Starre, hervorgerufen durch Fibroblastenstimulation und Einlagerung mukoider Substanzen in die Dermis. Gleichzeitig besteht eine unspezifische entzündliche Infiltration. Weitere kutane Zeichen sind eine elephantenartige Dick- und Weithäutigkeit sowie oftmals stark juckende lichenoide Papeln. Charakteristisch ist eine offenbar der Hauterkrankung zugrundeliegende, meist *monoklonale Gammopathie* (IgG-λ); in mehreren Fällen wurde gleichzeitig oder im weiteren Verlauf der Hautsymptomatik ein Plasmozytom gesichert.

Durch Ablagerung von Immunglobulinen in Haut, Gefäßen, Muskeln und Herz wird das Krankheitsbild in der Regel *prognostisch* limitiert und kann nach jahrelangem chronischem Verlauf zu Bronchopneumonie, kardiovaskulären Komplikationen mit Sklerosierung von Nieren- und Koronararterien (Myopathie, Insuffizienz, Herzinfarkt) und zum letalen Ausgang führen. Auch Polyneuropathien und andere neurologische Symptome (Paresen, Vertigo) können vorkommen.

Behandlung. Verbindliche therapeutische Empfehlungen für das Skleromyxödem lassen sich in Anbetracht der Seltenheit der Dermatose nicht geben, zumal viele kasuistische Versuche langfristig unbefriedigend geblieben sind.

Aufgrund der schwerwiegenden, im klassischen Fall langsam letal verlaufenden Erkrankung, sollte bei systemischem Befall bzw. bei vorhandener Gammopathie mit dem Einsatz von systemischen Kortikosteroiden in Kombination mit Immunsuppressiva bzw. Zytostatika nicht gezögert werden. Kortikosteroide allein sind eher wirkungslos oder nur schwach wirksam.

Erfahrungen liegen vor mit *Cyclophosphamid* (Endoxan®) als Dauermedikation, das in einer Anfangsdosis von 2,0–2,5 mg/kg KG/d (150–200 mg/d; nach einer Einleitungsphase auf 50–75 mg/d reduzieren) oder in höherer Dosis als Pulstherapie (1 g i.v. als Bolus) verabreicht wird. Eine in dieser Dosis mittelgradige myelotoxische Wirkung des Medikamentes muß kontrolliert werden. Frühere Erfahrungen mit *Melphalan* (Alkeran® Tbl. à 2 und 5 mg; Dosis ca. 25–30 mg/d) erwiesen sich auch als wirksam, aber nebenwirkungsreicher; Kortikosteroide in mittlerer Dosis sind hierbei als Begleitmedikation unbedingt zu empfehlen.

Bei ausschließlich kutaner Krankheitsmanifestation der Erkrankung ist über den günstigen Einfluß von *Isotretinoin* (Roaccutan® Kaps. à 2,5, 10, 20 mg; Dosis: 40–70 mg/d) berichtet worden; auch Etretinat wurde als erfolgreich bezeichnet. Eine *PUVA*- bzw. *RePUVA*-Therapie kommt beim Skleromyxödem zu Beginn durchaus in Frage (Anfangsdosen: 2–3 J/cm^2). Eine genauere Abschätzung der Wirksamkeit solcher Maßnahmen ist jedoch schwierig.

Plasmapherese (15 l/Behandlungszyklus) und die *extrakorporale Photopherese* (ECP) können erwogen werden, sofern die technischen Möglichkeiten vorhanden sind. In einem Fall mit manifester IgG-Gammopathie haben wir nach 10 ECP-Zyklen ein hervorragendes Ergebnis sowohl hinsichtlich des Haut- als auch des Blutbefundes erzielt. Kasuistisch wurde von anderen Autoren immer wieder auf schnelle Elektronen zurückgegriffen (7MeV-Elektronen, mehrere Sitzungen bis zu einer Herdgesamtdosis von 16–28,5 Gy), offenbar mit gutem Erfolg. Auf oberflächliche Röntgenbestrahlungen sollte man eher verzichten, da hohe Dosen notwendig sind. Ganzkörper-Bestrahlungen sind unseres Erachtens nicht zu empfehlen.

Literatur

Aberer W, Wolff K (1988) Skleromyxödem: immunsuppressive Therapie mit Zyklophosphamid. Hautarzt 39: 277–280

Berksam M, Lazarus GS, Uberti-Benz M, Rook AH (1991) Extracorporeal photochemotherapy: a potentially useful treatment for scleromyxedema. J Am Acad Dermatol 25: 274

Brenner S, Yust I (1984) Treatment of scleromyxoedema with etretinate. J Am Acad Dermatol 10: 295–296

Farr PM, Ive FA (1984) PUVA treatment of scleromyxoedema. Br J Dermatol 110: 347–350
Harris RB, Perry HO, Kyle RA et al. (1979) Treatment of scleromyxedema with melphalan. Arch Dermatol 115: 295–299
Hisler BM, Savoy LB, Hashimoto K (1991) Improvement of scleromyxedema associated with isotretinoin therapy. J Am Acad Dermatol 24: 854–857
Keong C-H, Asaka Y, Fukuro S et al. (1990) Successful treatment of scleromyxedema with plasmapheresis and immunsuppression. J Am Acad Dermatol 22: 843–844
Koeppel MC, Aquilina C, Terrier G, Sayag J (1993) Electron-beam therapy in Arndt-Gottron's scleromyxoedema. Br J Dermatol 129: 733–735
Lang E, Zabel M, Schmidt H (1984) Skleromyxödem Arndt-Gottron und assoziierte Phänomene. Dermatologica 169: 29–35
Lang E, Goos M (1986) Interne Krankheitsbefunde bei Skleromyxödem Arndt-Gottron. Dtsch Med Wochenschr 111: 820–823
Lominska-Lasota K, Rosen-Uzelac G, Reichl W, Bauer R (1988) Skleromyxödem-Therapie mit Isotretinoin. Z Hautkr 63: 137–141
Lowe NJ, Dufton PA, Hunter RD, Vickers CFH (1982) Electron-beam treatment of scleromyxedema. Br J Dermatol 106: 449–454
McFarlane AW, Davenport A, Verbov UL et al. (1987) Scleromyxoedema-successful treatment with plasma exchange and immunosuppression. Br J Dermatol 117: 653–657
Milam CP, Cohen LE, Fenske NA et al. (1988) Skleromyxoedema: therapeutic response to isotretinoin in three patients. J Am Acad Dermatol 19: 469–477
Schirren CG, Betke M, Eckert F, Przybilla B (1992) Skleromyxödem Arndt-Gottron. Fallbericht und Übersicht über die therapeutischen Möglichkeiten. Hautarzt 43: 152–157
Westheim AI, Lookingbill DP (1987) Plasmapheresis in a patient with scleromyxoedema. Arch Dermatol 123: 786–789

21.10 Graft-versus-Host-Krankheit

Synonym: „Graft versus host-disease" (GvHD)

Hautveränderungen bei Patienten mit Knochenmarkstransplantation werden in letzter Zeit mit der Zunahme der Zahl der Eingriffe immer häufiger gesehen. Dabei können *akute* und *chronische* Formen während der Phase der postoperativen Immunsuppression auftreten. Bei den akuten Formen sind eher erythematöse, z.T. epidermolytische Hautveränderungen, bei den chronischen lichenoide und sklerodermiforme Läsionen an der Haut zu erwarten. Exanthematische Schübe und Pruritus kommen begleitend hinzu. Chronische Formen, die meist nach einer Reduzierung bzw. nach dem Absetzen der CyA-Therapie > 100 Tage postoperativ auftreten, können disseminiert sein und bis zu einer generalisierten Pansklerosis führen, z.T. mit erosiven bullösen Läsionen.

Behandlung. Neben den lokalen, symptomatischen Maßnahmen ist eine systemische Behandlung der GvHD unumgänglich. Zum einen wird durch die schnelle, wirksame Erhöhung der immunsuppressiven Dosis ein akuter Schub abgefangen (z.B. Prednisolon 250 mg/d, CyA bis zu 10–15 mg/d), zum anderen wird man versuchen, immunmodulierend einzugreifen und den Prozeß zu unterbrechen. Hierfür stehen 3 Möglichkeiten zur Verfügung:

■ *Orale Immunmodulation* (z.B. Thalidomid 200–400 mg/d über kurze Zeit, auf 100 mg/d reduzieren).

■ *PUVA-Therapie:* Initiale Dosis 0,5–0,25 J/cm^2 bei 0,6 mg/kg KG/d Meladinine®; Dosiserhöhung bis zu 8 J/cm^2 über mehrere Sitzungen. Die Steigerung ist dem Hauttyp des Kranken anzupassen mit einem Behandlungsziel von ca. 12 Sitzungen. Eine Besserung ist nach ca. 50–100 J/cm^2 zu erwarten, eine Behandlungsfrequenz von 1–2wöchentlichen Sitzungen ist als Erhaltungstherapie über 1–2 Jahre anzustreben. Längere Erfahrungen sind allerdings rar. Auf epitheliale Tumoren ist bei den immunsupprimierten Kranken besonders zu achten. Die PUVA-Therapie ist vor allem bei chronischen Formen der GvHD zu empfehlen. Eine gleichzeitige orale Medikation mit Kortikosteroiden ist nicht erforderlich.

■ *Extrakorporale Photopherese:* Mit Hilfe der extrakorporalen Photopherese haben wir bei einer kleinen Anzahl von Patienten mit GvHD gute bis sehr gute Ergebnisse erzielt. Analoge Erfahrungen anderer Gruppen wurden im Schrifttum mitgeteilt. Obwohl diese Behandlung als experimentell eingestuft werden muß, halten wir sie für eine gute Alternative, z.B. bei Kranken mit ausgedehnter GvHD im Sinne der Pansklerose oder bei Kranken, bei denen das Risiko epithelialer Neoplasien hoch ist und eine längere PUVA-Behandlung nicht sinnvoll erscheint.

Literatur

Eppinger T, Ehninger G, Steinert M et al. (1990) 8-Methoxypsoralen and ultraviolet. A therapy for cutaneous manifestations of graft-versus-host-disease. Transplantation 50: 807–811

Ferrara JLM, Deeg HJ (1991) Graft-versus-host disease. N Engl J Med 324: 667–674

Jampel RM, Farmer ER, Vogelsang GB et al. (1991) PUVA therapy for chronic cutaneous graft-vs-host disease. Arch Dermatol 127: 1673–1678

Read D, Pièrard GE; Brassinne M, Burg J (1988) Traitment de la rèaction cutanée aigue du greffon contre l'hote par cyclosporine et PUVA. Ann Dermatol Venereol 115: 427–431

Torras H, Martin-Ortega E, Lecha M, Mascaro JM (1993) UVA and PUVA therapy in the treatment of cutaneous graft versus host disease. Eur J Dermatol 3: 447–451

Vogelsang GB, Farmer ER, Hess AD et al. (1992) Thalidomide for treatment of chronic graft-versus-host disease. N Engl J Med 326: 1055–1058

Volc-Platzer B, Hönigsmann H, Hinterberger W, Wolff K (1990) Photochemotherapy improves chronic cutaneous graft-versus-host disease. J Am Acad Dermatol 23: 220–228

Farbabbildungen

1 Mikrostomie mit Pseudo-Parrotschen Furchen (sog. Tabaksbeutelmund) und stark sklerosiertes und verkürztes Zungenbändchen bei progressiv systemischer Sklerodermie (PSS)

2 Progressiv systemische Sklerodermie vom diffusen Typ mit ausgeprägter Sklerosierung der Haut am Oberarm

3 Bläulich-rötliche Verfärbung der Finger bei Raynaud-Phänomen bei PSS

4 Madonnenfinger mit Sklerosierung im Bereich der Mittel- und Endphalangen und Gelenkkontraktionen im Bereich der Interphalangealgelenke bei PSS

5 Calcinosis cutis im Bereich des distalen Interphalangealgelenkes am Zeigefinger eines Patienten mit Crest-Syndrom

6 Bullöse Variante der zirkumskripten Sklerodermie

Farbabbildungen

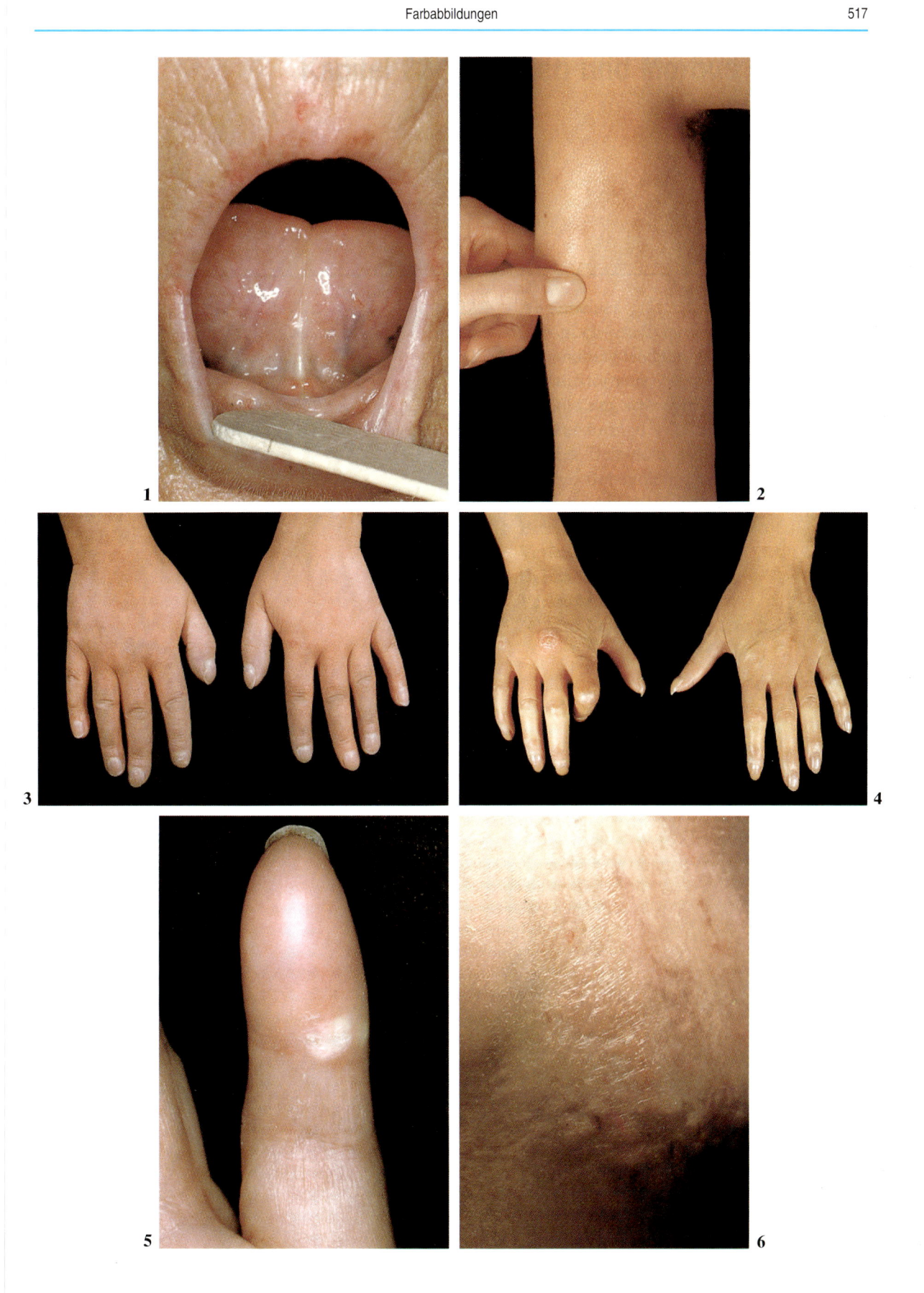

22.1 Allgemeines

Aphthen sind solitäre, meist aber in der Mehrzahl auftretende, schmerzhafte, linsen- bis über 10 mm große, entzündliche Ulzerationen der oralen bzw. genitalen Schleimhaut. Sie sind von einer Fibrinmembran bedeckt und von einem hyperämischen Hof umgeben, entstehen rasch, rezidivieren häufig und können über mehrere Jahre bestehen.

Folgende Einteilung der Aphthosen erscheint nicht zuletzt aus therapeutischen Gründen sinnvoll:

- *Chronisch-rezidivierende, sog. habituelle Aphthen* (benigne Aphthosen)
  a) Minorform (Mikulitz)
  b) Majorform (Sutton)

- *M. Behçet* (maligne Aphthose unklarer Genese)

- *Infektiöse Aphthosen*
  a) Gingivostomatitis herpetica
  b) Hand-, Fuß- und Munderkrankung
  c) Herpangina Zahorsky

Die häufige *Minorform* rezidivierender Aphthen (Aphthen < 5 mm) kommt bei über 80% der Erkrankten vor; eine schwere Variante mit über 100 Läsionen (Aphthosis herpetiformis Cooke) und eine *Majorform* (Aphthen von 5–30 mm, ca. 10% aller Fälle) sind weitere, seltene Verlaufsformen.
Die *Prognose* dieser rezidivierenden Aphthosen ist im allgemeinen gut und der Verlauf relativ benigne, mit spontaner Remission nach einigen Jahren. Doch bei einigen Patienten mit rezidivierender benigner Aphthose geht die Erkrankung nach längerem Bestehen in einen M. Behçet über (ca. 16%, s. später), so daß die Prognose einer benignen Aphthose nicht leicht zu stellen ist. Wegen dieser Möglichkeit wurde neuerdings bei jüngeren Kranken, insbesondere männlichen Geschlechts, bei denen die Erkrankung mit einer schlechteren Prognose verbunden ist, eine systemische Behandlung als *Prophylaxe* empfohlen.

Da jedoch die meisten Medikamente, die hierfür in Frage kommen, wie Thalidomid, Kortikosteroide, Colchicin und Azathioprin, mit z. T. erheblichen Nebenwirkungen behaftet sind, wird ein solches Vorgehen nicht einfach sein und vom Arzt im Einzelfall gründlich überdacht werden müssen. Die infektiösen Aphthosen sind eigenständige Krankheitsbilder, die als Folge diverser Virusinfektionen auftreten. Sie werden gesondert in Kap. 3 besprochen.

22.2 Chronisch-rezidivierende Aphthen

Synonyme: habituelle Aphthen, rezidivierende orale Ulzera, rezidivierende aphthöse Stomatitis u. a.

Die *Ätiologie* aller benignen Aphthosen ist unklar. Eine familiäre Häufung (ca. 45%) deutet möglicherweise auf eine genetische Prädisposition hin. Ein gehäuftes Vorkommen bestimmter Antigendeterminanten des HLA-Systems wurde in manchen Patientenkollektiven gefunden, die in *verschiedenen Populationen* variieren können (Engländer: HLA-A2 und Aw29 gehäuft, aber nicht signifikant, Griechen: HLA-A28, Cw2 und DR5, Süditaliener: HLA-DR7, Chinesen: HLA-DRw9, Türken: keine Assoziation mit HLA-Allelen).
Die *epidemiologischen Angaben* über das Vorkommen rezidivierender Aphthen sind recht unterschiedlich: Eine Aphthose wurde bei 2% der Teilnehmer einer schwedischen Studie diagnostiziert, eine Aphthenanamnese fand sich in anderen Erhebungen bei 5–66% der Kranken. Obwohl man früher eine Gynäkotropie beobachtete (Frauen : Männer etwa 2:1), werden heute beide Geschlechter gleichmäßig befallen. Häufig beginnen die Aphthenschübe im 2. oder 3. Lebensjahrzehnt, nicht selten aber auch schon in der Kindheit; die meisten Patienten erkranken im 3.–4. Lebensjahrzehnt.
Der Arzt sollte beachten, daß eine benigne Aphthose als erstes Symptom einer Anämie, einer sog. zyklischen Neutropenie, eines Folsäure- oder Eisenmangels, einer familiären selektiven Vitamin-B_{12}-Resorptionsstörung oder einer anderen gastrointestinalen Erkrankung auftreten kann. Dies ist bei ca. 18% aller benignen Aphthosen der Fall, wobei klinisch das Bild einer per-

Tabelle 22.1. Indikations- und Wirkungsbereich verschiedener Therapieansätze der benignen Aphthosen

Behandlung	Schmerzlinderung	Verkürzung der Dauer der Aphthen	Vermeidung des Auftretens neuer Aphthen
Diätetische Maßnahmen	+	–	–
Lokalbehandlung			
Ätztherapie	+	+/–	–
Antiseptika	+	–	–
Anästhetika	+	–	–
Kortikosteroide	+	+	–
Tetracyclin	+	+	–
Systemische Behandlung			
Thalidomid	+	+	+
Colchicin	+	+/–	–
DADPS	+	+/–	–
Kortikosteroide	+	+	–
Aciclovir	+	+/–	–
Levamisol	+	+/–	–

sistierenden oder häufig rezidivierenden Aphthose der Majorform vorliegt. Bei 3–5 % der Patienten mit rezidivierenden Aphthen wird darüber hinaus eine *glutensensitive Enteropathie* nachgewiesen.

Behandlung. Die Therapie der chronisch-rezidivierenden Aphthen bleibt bis heute symptomatisch und polypragmatisch. Ziele der verschiedenen Behandlungsmaßnahmen sind einerseits die unmittelbare Schmerzlinderung, zum anderen die Verkürzung der Schübe und die Verlängerung der symptomfreien Intervalle bzw. die Vermeidung des Auftretens neuer Aphthen. Aus der Tabelle 22.1 sind die Angriffspunkte der diversen Medikamentengruppen bzw. der Einzelsubstanzen zu entnehmen, die bei der Behandlung chronisch-rezidivierender Aphthen eingesetzt werden.

22.2.1 Behandlung leichter Verlaufsformen

Bei den meisten Patienten ist die Symptomatik der benignen, chronisch-rezidivierenden Aphthose so milde ausgeprägt (Typ Mikulitz), daß eine Therapie entfallen kann. Vielfach wird von dem Kranken angegeben, daß Nahrungsmittel, insbesondere Nüsse und Tomaten, neue Aphthen hervorrufen bzw. ihr Auftreten begünstigen. Obwohl entsprechende *diätetische Maßnahmen* im Rahmen kontrollierter Studien bisher keine sichere Besserung der Symptomatik ergaben, sollten vorsichtshalber vor einer medikamentösen Therapie folgende Nahrungs- und Hygienemittel, insbesondere bei klarem anamnestischen Zusammenhang, gemieden werden:

▷ *Harte Speisen* (z. B. Zwieback, hartes Toastbrot)
▷ *Nüsse* (alle Arten: Walnüsse, Haselnüsse, Nußschokolade)
▷ *Saure und salzige Speisen* (Obstsäfte, Zitrusfrüchte, Tomaten)
▷ *Gewürze oder gewürzte Speisen* (Pfeffer, Paprika, Curry)
▷ *Alkoholische oder CO_2-haltige Getränke*
▷ *Mundwässer, Zahnpasten* u. a.

Bei solitären oder nur wenigen Aphthen kommt überwiegend eine *lokale Ätztherapie* in Frage mit dem Ziel, die Erosionen zu beseitigen. Die Einzelläsionen können mit einer der folgenden Lösungen 1–2 ×/d betupft werden: Silbernitratlösung (1–2 %), Myrrhentinktur (5–10 %), Wasserstoffperoxidlösung (0,5 %) oder Methylviolett (Gentianaviolett 0,5 %). Auch diverse Kombinationspräparate (z. B. Para-Muc® Lsg.: Hexylresorcin 5 %, Tetracain 0,25 %, Tinct. myrrhae 10 % w/v) sind zu diesem Zweck im Handel erhältlich. Das Ergebnis ist im allgemeinen

Tabelle 22.2. Symptomatisch wirkende Lokalpräparate zur Behandlung rezidivierender Aphthen

▷ **Antiseptisch**
  Hexetidin: Doreperol® Lsg., Hexoral® Lsg, Neo-angin® Lsg., (1%) stas® Lsg.
  Chlorhexidin: Chlorhexamed® Lsg., Chlorhexamed® Dental-Gel
  Benzydamin: Tantum® Verde Lsg.
  Sonstige Präparate: Kamillosan® Lsg., Bepanthen® Lsg. oder Lutschtbl., Blend-a-med® Fluid, Salviathymol® Tropfen u. a.

▷ **Lokalanästhetisch**
  Lidocain (2–5%): Dynexan® A Gel, Xylocain® Viskös, Salbe
  Mepivacain (1,5%): Meaverin® Gel
  Tetracain (0,5–1%): Herviros® Lsg.
  Kombinationspräparate: Scandicain® Gel (Mepivacain 1,5% + Polidocanol 1%) u. a.

▷ **Lokale Kortikosteroide**
  Triamcinolon: Volon® A Haftsalbe
  Betamethason: Betnesol® Pastillen

zufriedenstellend, die Aphthen verschwinden nach 2- bis 3maliger Anwendung. Die weiteren Schritte einer medikamentösen Therapie umfassen, falls notwendig, lokale antiseptische und antiphlogistische Maßnahmen (z. B. Kamillosan® Lsg., Bepanthen® Lsg., 0,1–0,2%ige Chlorhexidin Lsg.: z. B. Chlorhexamed® u. v. a.), lokale Anästhetika (z. B. Kamistad® Gel oder Dynexan® A Gel) sowie lokale Kortikosteroide oder Tetracyclin, z. B. Aureomycin® Dentalpaste (Tabelle 22.2).

Die lokale antiseptische und antiphlogistische Behandlung soll die therapeutischen Versuche zur *Verkürzung der Aphthendauer* begleiten. Dazu sind am besten Mundspülungen mit milden entzündungshemmenden Lösungen indiziert, aber auch Lutschtabletten u. ä. sind als Alternative geeignet (z. B. Bepanthen®, Chlorhexamed® Lutschtbl. u. v. a.). Gelegentlich werden hypertone Zuckerlösung, Kaffeekohle und ähnliche empirische Maßnahmen empfohlen. Diese Substanzen als Monotherapie haben allerdings kaum einen Einfluß auf Dauer und Rezidivhäufigkeit der Aphthen.

Gelegentlich werden zur lokalen Behandlung Farbstoffe empfohlen wie z. B. *Acriflavin* (Panflavin® Pastillen, stas®). Eine zufriedenstellende medikamentöse Schmerzlinderung ist häufig durch lokale Applikation von *Anästhetika* (Benzocain, Lidocain, Mepivacain, Tetracain) 2–3 ×/d zu erreichen. Zähflüssige Präparate oder Präparate in einer Gel-, Pasten- oder Salbengrundlage (Haftsalben, Solcoseryl Dental Adhäsivpaste®) zum Auftragen auf die Läsionen werden bevorzugt, um die Erfassung größerer Teile der Mundschleimhaut möglichst zu vermeiden. Unverdünnte Anästhetikalösungen können vorsichtig auf die Läsionen gepinselt werden. Die Möglichkeit einer allergischen Reaktion auf lokale Anästhetika sollte vor Beginn der Behandlung ausgeschlossen werden.

Die lokalen *Kortikosteroide* hemmen die Entzündungsreaktion und können die Aphthendauer verkürzen, sind jedoch nicht in allen Fällen ausreichend effektiv. Besondere Nebenwirkungen wurden nicht beobachtet. Die Kombination von Betamethason-Pastillen, max. 4 × 1/d (Betnesol® Pastillen), tagsüber und einer Triamcinolonhaftsalbe zur Nacht (Volon® A Haftsalbe) hat sich gut bewährt.

Auch die lokale *Tetracyclin*-Behandlung hat sich als wirksam erwiesen und ist in den USA die bevorzugte lokale Therapie benigner Aphthosen, kontrollierte Studien darüber liegen jedoch bis heute nicht vor. Die Behandlung beeinflußt allerdings nicht die Rezidivhäufigkeit der Erkrankung. Die Mundspülungen werden mit einer Tetracyclinsuspension von 250 mg/5 ml Wasser oder Glycerin für 2 min, 4–6 ×/d durchgeführt. *Cave:* Eine Schwangerschaft gilt als Kontraindikation für die Behandlung.

22.2.2 Behandlung schwerer Verlaufsformen

Bei der *schweren Majorform* der rezidivierenden benignen Aphthose *(Typ Sutton)* können ebenfalls alle genannten lokalen Behandlungsmaßnahmen zur Anwendung kommen. Darüber hinaus sind bei besonders schmerzhaften tiefen Aphthen *intrafokale Infiltrationen* mit einer Triamcinolonkristallsuspension 0,1–0,5 ml pro Läsion (z. B. Delphicort® 25, Volon® A 10) angezeigt.

Lokale Anästhetika werden bei der Majorform und bei der herpetiformen Variante der Minorform der Erkrankung 3–4 ×/d zum Gurgeln und Spülen (Dolo-Dobendan® Lsg., Trachisan® Lsg.) als Lutschtabletten (z. B. Hexoraletten®, Dolo-Dobendan® Pastillen) eingesetzt. Eine systemische Therapie ist nur in wenigen schweren oder resistenten Verläufen einer benignen Aphthose der Majorform indiziert.

■ *Thalidomid* ist eins der wenigen mit Sicherheit systemisch wirksamen Medikamente zur Behandlung einer schweren Aphthose. Das Medikament wurde auch bei HIV-infizierten, immunsupprimierten Kranken mit aphthösen Ulzera unklarer Genese erfolgreich eingesetzt. Der Wirkmechanismus der Substanz beruht wahrscheinlich auf der Hemmung der Synthese von Immunkomplexen und der Minderung der chemotaktischen Aktivität der neutrophilen Granulozyten. Nach dem Schweregrad der Erkrankung können Therapieschemata mit 50–400 mg/d verwendet werden (empfohlene Dosis: 100 mg/d abends über mindestens 2 Monate). Eine dosisabhängige Wirkung wird innerhalb von 7–10 Tagen beobachtet. Die Aphthen rezidivieren allerdings oft ca. 3 Wochen nach Therapieende, vor allem nach nur kurzfristiger Anwendung des Medikaments. Als Nebenwirkungen sind eine vorübergehende zerebrale Symptomatik (Schläfrigkeit und Kopfschmerzen) sowie Xerostomie und Verstopfung zu erwarten. Teratogenität und periphere Neuropathie (bei kumulativen Dosen von über 30–50 g) belasten das Medikament, das in Deutschland z. Z. vor seiner erneuten Zulassung steht.

■ *Colchicin* (Colchicum-Dispert® Drg.) wird als Hemmer der chemotaktischen Aktivität der neutrophilen Granulozyten verwendet, ist allerdings bei den diversen rezidivierenden Aphthosen nicht immer wirksam. Eine Dosis von 0,5 mg/d p.o. 1–3 ×/d über 4–6 Wochen wird empfohlen. Bei Therapieerfolg rezidivieren die Aphthen häufig kurz nach Absetzen der Behandlung. Oligozoospermie und gastrointestinale Beschwerden (Übelkeit, Brechreiz, Durchfälle, Bauchschmerzen) sind die wichtigsten Komplikationen. Während der Schwangerschaft ist eine Behandlung mit Colchicin kontraindiziert.

■ Eine Dauertherapie mit *Diaminodiphenylsulfon* 50–100 mg/d (DADPS; Dapson-Fatol®, Dapsone™ Tbl.) zeigt gelegentlich Erfolge. Als Nebenwirkung kann eine hämolytische Anämie auftreten. Met-Hb-Kontrollen sind erforderlich, gerade im endemischen südosteuropäischen Raum. Intermittierende Gaben von Ascorbinsäure (Vitamin C; z. B. Cebion® 500 mg/d) sind während der Behandlung sinnvoll.

22.2.3 Weitere Behandlungsmöglichkeiten

Systemische *Steroide* und *Aciclovir* (getestete Dosis: 800 mg/d über 1 Jahr; Zovirax® Tbl.) haben einen nur geringen Einfluß auf die Rezidivhäufigkeit der Aphthen. Eine Wirksamkeit von *Levamisol* (150 mg/d an jeweils 2 aufeinanderfolgenden Tagen pro Woche, nur während der Schübe) wurde gelegentlich beobachtet. Die Behandlung erfordert eine strenge Patientenkontrolle, da die Gefahr einer lebensbedrohlichen Agranulozytose besteht. Bei prämenstruell auftretenden Aphthen können östrogenbetonte orale *Kontrazeptiva* verwendet werden. Ein sichtbarer Effekt ist allerdings erst nach 3–6 Monaten zu erwarten. Ferner ist die Beseitigung konditionierender Grundkrankheiten für die Behandlung der Aphthen von großer Bedeutung. Eine Substitutionstherapie ist erforderlich bei Patienten mit subklinischem Eisen-, Folsäure- und Vitamin-B12-Mangel (z. B. durch Verabreichung von Eryfer® Tbl., Folsan® Tbl., Nicobion® Tbl., Cytobion® Injektionen u. a.). Weiterhin ist eine Focussuche und -sanierung, die Therapie einer Gastritis oder eines Ulcus ventriculi, eine Säuresubstitution und der Wiederaufbau einer normalen

Darmflora erforderlich. Auf eine glutenfreie Diät sollen 25 % der gastroenterologisch symptomfreien Patienten ansprechen.

22.2.4 Neurere Behandlungsansätze

Die lokale Anwendung einer Creme mit 5 % *5-Aminosalicylsäure* (Mesalazin) 3 ×/d bewirkte neuerdings eine signifikante Besserung der Schmerzsymptomatik und eine Verkürzung der Dauer rezidivierender Aphthen in einer doppelblind durchgeführten, plazebokontrollierten Studie an 22 Patienten. Ferner war die Anwendung folgender Substanzen bei einzelnen Patienten erfolgreich:

▷ *Transferfaktor* (s.c.-Injektionen von Extrakten aus Lymphozyten gesunder Probanden) mit dem Ziel, die Abwehrfunktionen zu verbessern;
▷ *Cyclosporin A* (Sandimmun® Lsg.) 500 mg 3 ×/d zum Mundspülen über 2 Monate als lokale immunsuppressive Therapie;
▷ *Etretinat* (Tigason® Kps.) 25 mg/d über 2 Monate, wobei ein Ansprechen innerhalb von 3 Wochen beobachtet wurde; die Aphthen rezidivierten allerdings 3 Wochen nach Absetzen der oralen Etretinateinnahme.
▷ Lokale Applikation von *Prostaglandin E_2* Gel 0,3 mg 2 ×/d über 10 Tage zeigte eine signifikante Abnahme der Zahl neuer Läsionen, doch die Abheilungsgeschwindigkeit und der Schmerzgrad blieben im Vergleich zum Plazebo unbeeinflußt.
▷ Die Anwendung einer 5 %igen *Amlexanox-Paste* ($C_{16}H_{14}N_2O_4$) führte zu einer signifikanten Größenabnahme der Läsion und des Erythems, jedoch ohne Verringerung der Schmerzen im Vergleich zu Plazebos.
▷ Einige weibliche Patienten mit prämenstrueller Aphthose bekamen s.c.-Injektionen von *Testosteronimplantaten*, 100 mg 1 × jährlich, durch die sich die Zahl der Aphthen pro Schub verringerte und die aphthenfreien Intervalle länger wurden.

Die Wirksamkeit und die Toxizität dieser Medikamente müßte noch im Rahmen experimenteller Studien weiter untersucht werden. Insgesamt gesehen bleibt die Behandlung und Prävention chronisch-rezidivierender Aphthosen bislang noch unbefriedigend, auch wenn man im Einzelfall durch den intensiven Einsatz einer polypragmatischen Therapie die Aphthenbildung kontrollieren kann. Entscheidend für eine bessere, gezielte Behandlung ist die Aufklärung der Ätiologie, die allem Anschein nach nicht einheitlich ist.

Literatur

Boisnic S, Tovaru S (1991) Bilan et traitément des aphtoses buccales. Ann Dermatol Venereol 118: 53–59
Bork K (1987) Differentialdiagnose und Therapie der rezidivierenden Aphthen. Z Hautkr 62: 845–849
Chadwick B, Addy M, Walker DM (1991) Hexetidine mouthrinse in the management of minor aphthous ulceration and as an adjunct to oral hygiene. Br Dent J 171: 83–87
Collier PM, Neill SM, Copeman PWM (1992) Topical 5-aminosalicylic acid: a treatment for aphthous ulcers. Br J Dermatol 126: 185–188
Denman AR, Schiff AA (1979) Treatment of reccurent aphthous ulceration of the oral cavity. Br Med J 1: 1248–1249
Drinnan AJ, Fischman SL (1978) Randomized, double-blind study of levamisole in recurrent aphthous stomatitis. J Oral Pathol 7: 414–417
Eisen D, Ellis CN (1990) Topical cyclosporine for oral mucosal disorders. J Am Acad Dermatol 23: 1259–1264
Gatot A, Tovi F (1984) Colchicine therapy in recurrent oral ulcers (letter). Arch Dermatol 120: 994
Genvo MF, Faure M, Thivolet J (1984) Traitément de l'aphtose par la thalidomide et la colchicine. Dermatologica 168: 182–188
Ghigliotti G, Repetto T, Farris A et al. (1993) Thalidomide: Treatment of choice for aphthous ulcers in patients seropositive for human immunodeficiency virus. J Am Acad Dermatol 28: 271–272
Graykowski EA, Kingman A (1978) Double-blind trial of tetracycline in recurrent aphthous ulceration. J Oral Pathol 7: 376–382
Greer RO Jr, Lindenmuth JE, Juarez T, Khandwala A (1993) A double-blind study of topically applied 5 % amlexanox in the treatment of aphthous ulcers. J Oral Macillofac Surg 51: 243–249
Grinspan D, Fernández Blanco G, Agüero S (1989) Treatment of aphthae with thalidomide. J Am Acad Dermatol 20: 1060–1063
Handfield-Jones S, Allen BR, Littlewood SM (1985) Dapsone use with oral-genital ulcers (letter). Br J Dermatol 113: 501
Hay D, Reade PC (1984) The use of an elimination diet in the treatment of recurrent aphthous ulceration of the oral cavity. Oral Surg Oral Med Oral Pathol 57: 504–507

Hunter L, Addy M (1987) Chlorhexidine gluconate mouthwash in the management of minor aphthous stomatitis. Br Dent J 162: 106–110

Jenkins JS, Powell RJ, Allen BR, Littlewood SM, Maurice PDL, Smith NJ (1984) Thalidomide in severe orogenital ulceration. Lancet II: 1424–1426

Kaplan B, Cardarelli C, Pinnell SR (1978) Double-blind study of levamisole in aphthous stomatitis. J Oral Pathol 7: 400–404

Mascaro JM, Lecha M, Torras H (1979) Thalidomide in the treatment of recurrent, necrotic and giant mucocutaneous aphthae and aphthosis. Arch Dermatol 115: 636–637

Matthews RW, Scully CM, Levers BGH, Hislop WS (1987) Clinical evaluation of benzylamine, chlorhexidine, and placebo mouthwashes in the management of recurrent aphthous stomatitis. Oral Surg Oral Med Oral Pathol 63: 189–191

Miller MF, Silvert ME, Laster LL, Green P, Ship II (1978) Effect of levamisole on the incidence and prevalence of recurrent aphthous stomatitis: a double-blind clinical trial. J Oral Pathol 7: 387–392

Misra R, Anderson DC (1989) Treatment of recurrent premenstrual orogenital aphthae with implants of low doses of testosterone. Br J Med 299: 834

Murphy GM, Griffiths WAD (1989) Aphthous ulcers responding to etretinate – a case report. Clin Exp Dermatol 14: 330–331

Olson JA, Silverman S (1978) Double-blind study of levamisole therapy in recurrent aphthous stomatitis. J Oral Pathol 7: 793–399

Porter SR, Scully C (1991) Aphthous stomatitis – an overview of aetiopathogenesis and management. Clin Exp Dermatol 16: 235–243

Revuz J, Guillaume J-C, Janier M et al. (1990) Crossover study of thalidomide vs placebo in severe recurrent aphthous stomatitis. Arch Dermatol 126: 923–927

Ruah CB, Stram JR, Chasin WD (1988) Treatment of severe recurrent aphthous stomatitis with colchicine. Arch Otolaryngol Head Neck Surg 114: 671–675

Schulkind ML, Heim LR, South MA, Jeter WS, Small PA (1984) A case report of the successful treatment of recurrent aphthous stomatitis with some preparations of orally administered transfer factor. Cell Immunol 84: 415–421

Taylor LJ, Walker DM, Bagg JA (1993) Clinical trial of prostaglandin E2 in recurrent aphthous ulceration. Br Dent J 175: 125–129

Thompson AC, Nolan A, Lamey PJ (1989) Minor aphthous oral ulceration: a double-blind cross-over study of beclomethsone dipropionate aerosol spray. Scott Med J 34: 531–532

Wormser GP, Mack L, Lenox T et al. (1988) Lack of effect of oral acyclovir on prevention of aphthous stomatitis. Otolaryngol Head Neck Surg 98: 14–17

22.3 Maligne Aphthose: M. Behçet

Synonyme: M. Adamantiades-Behçet, Grand Aphthose Touraine

Der *M. Behçet* ist eine polysymptomatische und chronisch-progredient verlaufende entzündliche Erkrankung unklarer Ätiologie. Die klinische Symptomatik ist recht charakteristisch, doch spezifische Laborbefunde fehlen, so daß die Diagnose mit Hilfe klinischer Kriterien gestellt wird. Darüber liegen unterschiedliche Vorschläge vor, aus denen wir hier 2 herausgreifen (Tabelle 22.3). Die Erkrankung beginnt bei 50–75 % aller Kranken mit oralen Aphthen, während sich das Vollbild als Multisymptomkrankheit im Laufe von durchschnittlich 1–6 Jahren entwickelt. Dabei können die verschiedensten Organe bzw. Organsysteme befallen werden (Tabelle 22.4).

Der M. Behçet tritt *endemisch* auf und wird gehäuft in Fernost, vor allem in Japan (10/100 000 E) und in Korea, sowie im östlichen Mittelmeerraum (Türkei: 10–80/100 000 E) gesehen. Demgegenüber ist die Erkrankung in den meisten euro-

Tabelle 22.3. Definition der malignen Aphthose (M. Behçet)

M. Behçet
nach den Richtlinien des *Behçet's Syndrome Research Committee of Japan:*
▷ *Komplette Verlaufsform:* Alle 4 Hauptkriterien, d. h. rezidivierende orale Aphthen, Hautveränderungen, Augenveränderungen und Genitalulzera sind vorhanden
▷ *Inkomplette Verlaufsform:* Drei der vier Hauptkriterien sind vorhanden (oder 2 Hauptkriterien und 2 Nebenkriterien) (Arthralgien, gastrointestinale Beteiligung, Epididymitis, Gefäßmanifestation, zerebrale Manifestation)

M. Behçet
nach den *Richtlinien der International Study Group for Behçet's disease:*
▷ Rezidivierende orale Aphthen (mindestens 3x jährlich) + ≥ 2 weitere Kriterien aus der Gruppe von Genitalulzera, Augenveränderungen (Uveitis, Iritis, Retinitis), Hautveränderungen (Erythema nodosum, Follikulitis, sterile Pusteln, aphthöse Ulzerationen), positiver Pathergie-Test

Tabelle 22.4. Der M. Behçet als Multisymptomkrankheit

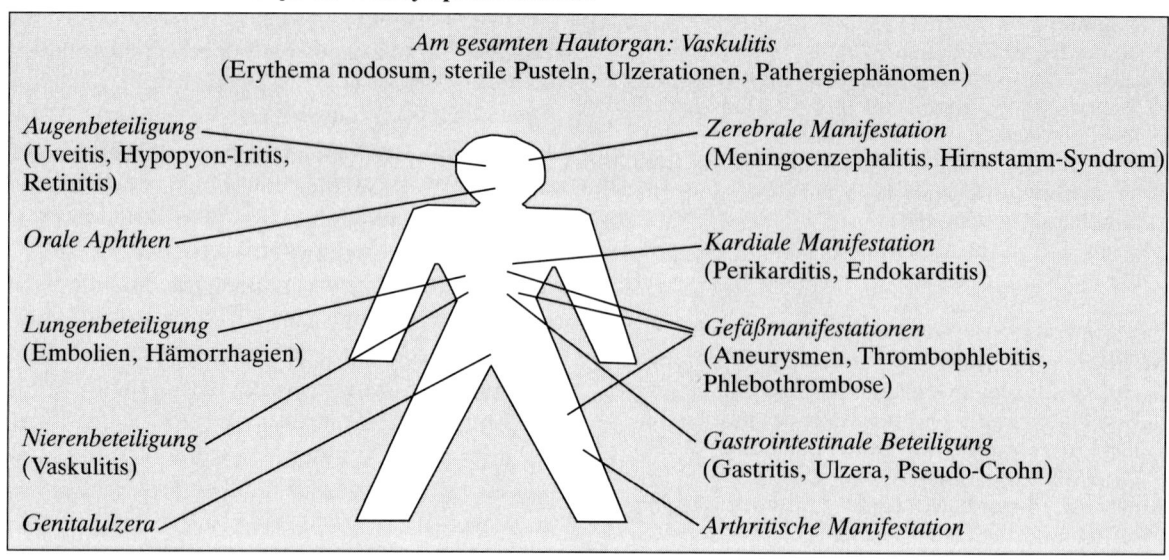

Am gesamten Hautorgan: Vaskulitis
(Erythema nodosum, sterile Pusteln, Ulzerationen, Pathergiephänomen)

Augenbeteiligung
(Uveitis, Hypopyon-Iritis, Retinitis)

Zerebrale Manifestation
(Meningoenzephalitis, Hirnstamm-Syndrom)

Orale Aphthen

Kardiale Manifestation
(Perikarditis, Endokarditis)

Lungenbeteiligung
(Embolien, Hämorrhagien)

Gefäßmanifestationen
(Aneurysmen, Thrombophlebitis, Phlebothrombose)

Nierenbeteiligung
(Vaskulitis)

Gastrointestinale Beteiligung
(Gastritis, Ulzera, Pseudo-Crohn)

Genitalulzera

Arthritische Manifestation

---

päischen Ländern und in den USA selten (0,4–0,6/100 000 E). Die betroffenen Kranken sind überwiegend jüngere Erwachsene (3.–4. Lebensjahrzehnt), aber auch Kinder. In den Endemiegebieten beobachtete man früher eine deutliche Androtropie (Männer : Frauen ca. 4:1), die nach den Ergebnissen neuerer epidemiologischer Studien abnimmt. In den allerdings seltenen Fällen in Deutschland, England und in den USA sind mehr Frauen betroffen. Die *Prognose* ist insgesamt als ernst anzusehen (Tabelle 22.5). Darüber hinaus gelten das männliche Geschlecht und die Manifestation der Erkrankung im jüngeren Alter als negative prognostische Kriterien.

Klinisch leiden die meisten Patienten (über 50 %) an eine leichter verlaufenden *mukokutanen Form* der Erkrankung, bestehend aus oralen Aphthen, unterschiedlich ausgeprägten Genitalulzera, Erythema nodosum, follikulitisähnlicher Vaskulitis, positivem Pathergiephänomen (sog. Katzenellenbogen-Test) und gelegentlich Fieber, Malaise, arthritischer und gastrointestinaler Symptomatik, die dem Patienten zusätzliche subjektive Beschwerden verursachen. Nach längerem Bestehen kann die Erkrankung in eine ausgesprochen *systemische Form* mit unterschiedlichen Organmanifestationen übergehen. Derartige Verlaufsformen können auch primär ohne vorausgehende mukokutane Symptomatik entstehen. Insbesondere *okuläre*, *neurologische* und *vaskuläre Verlaufsvarianten* sind hier zu erwähnen.

Pathogenetisch wird angenommen, daß eine oder mehrere exogene Noxen eine lokale Entzündung auslösen, woraus bei genetischer Prädisposition Antigenantikörperkomplexe in den Kreislauf freigesetzt werden. Diese rufen über eine

Tabelle 22.5. Manifestationen des M. Behçet, die sich ungünstig auf die Prognose auswirken

Manifestation	Häufigkeit	Komplikation
▷ **Augenbefall**	27–90 %	Erblindungsgefahr (in ca. 20 % aller Fälle)
▷ **Zerebrale Beteiligung**	4–44 %	Erhöhte Mortalität (bis zu 40 %)
▷ **Befall der großen Gefäße**	10–40 %	Ruptur größerer Gefäße mit signifikanter Erhöhung der Mortalität
▷ **Gastrointestinaler Befall**	bis zu 60 %	Darmperforation, Arteriitis mesenterica (bis zu 40 %)

Immunkomplexvaskulitis eine generalisierte Erkrankung hervor. Das *vermehrte Auftreten innerhalb von Familien* und das häufige Vorkommen antigener *HLA-Determinanten* (HLA-B5 und insbesondere Bw51 mit einem relativen Risiko ≥ 4; außer Westeuropa und den USA) deuten auf die genetische Prädisposition hin. Viren, Streptokokken, möglicherweise auch Umweltgifte unterschiedlicher Herkunft werden als auslösende Noxen angenommen. Eine Immunreaktion vom verzögerten Typ (autoallergisches Phänomen) und eine gleichzeitig ablaufende humorale Immunreaktion vermitteln den Übergang der lokalen Affektion in eine multifokale Erkrankung. Begünstigend auf die Entzündung wirken eine erhöhte Granulozytenmotilität (Hyperchemotaxis) sowie Störungen der thrombozytären und plasmatischen Gerinnung mit Neigung zu Thrombosen.

22.3.1 Behandlung der mukokutanen Verlaufsform

Gegen *leichte Verlaufsformen* der mukokutanen Variante mit rezidivierenden Aphthen, Genitalulzera und sonstigen Veränderungen der Haut und der Schleimhäute werden überwiegend Lokalpräparate eingesetzt, wobei alle Maßnahmen, die bei der Behandlung der benignen Aphthosen genannt wurden, auch hier geeignet erscheinen, einschl.:

▷ Diät (s. Seite 521)
▷ Ätzbehandlung isolierter Aphthen (z. B. Para-Muc® Lsg.)
▷ Lokale antiseptische und antiphlogistische Maßnahmen (z. B. Kamillosan® Lsg., Bepanthen® Lsg., Hexoral® Lsg., Chlorhexamed® Dental Gel u. a.)
▷ Lokale Anästhetika (z. B. Dynexan® A Gel, Herviros® Lsg.)
▷ Lokale Kortikosteroide oder Tetracyclin (Volon® A Haftsalbe; Aureomycin® Dentalpaste 2–4 ×/d; Achromycin® 250 mg/5 ml Aqua dest. oder Glycerin, tgl. spülen).

Für die lokale Behandlung der Genitalulzera und der kutanen Läsionen hat sich die Kombination fluorierter Kortikosteroide und Antiseptika in einer Cremengrundlage bewährt, z. B. Dexamethason + Chlorhexidin (Dexatopic®), Diflucortolon + Chlorquinaldol (Nerisona® C) oder etwa Flumetason + Clioquinol (Locacorten®-Vioform®). Bei schmerzhaften Ulzerationen im Bereich des Skrotums ist die adjuvante Anwendung lokaler Anästhetika in Gel, Cremegrundlagen, evtl. auch als intrafokale Injektion (vorsichtig applizieren! nur geringe Dosen) empfehlenswert.
Bei *schweren Verläufen* der mukokutanen Form der Erkrankung, bei denen die Schübe sich in kurzen Abständen wiederholen oder/und auf die lokalen Behandlungsmaßnahmen kaum ansprechen, müssen *systemische Kortikosteroide* eingesetzt werden: z. B. Prednisolon 40–60 mg/d p.o. für mehrere Wochen in absteigender Dosierung, evtl. in Verbindung mit *Azathioprin* (Imurek® Filmtbl.) 100 mg/d oder auch *Thalidomid* 100–400 mg/d. Die kombinierte Behandlung muß über mehrere Wochen bzw. 2–3 Monate durchgeführt werden, bis man in der Lage ist, das systemische Kortikosteroid abzusetzen und auf die Monotherapie mit Azathioprin oder Thalidomid oder aber auf andere Therapieschemata (s. unten) überzugehen. Die lokalen Maßnahmen sind zur symptomatischen Linderung der Beschwerden über die gesamte Dauer beizubehalten und auch nach weitgehender Abheilung der Läsionen prophylaktisch fortzusetzen. Als Alternative können bei der kutanen Symptomatik und insbesondere beim Erythema nodosum *Diaminodiphenylsulfon* (DAPDS) und *Colchicin* eingesetzt werden. Beide Substanzen hemmen die erhöhte chemotaktische Aktivität der neutrophilen Granulozyten. Nach Absetzen des DADPS werden allerdings Rezidive beobachtet.

> *Dosierung:*
> ■ Diaminodiphenylsulfon (Dapson-Fatol®, Dapsone™ Tbl.) 100–150 mg/d, über 4–7 Monate;
> ■ Colchicin (Colchicum-Dispert® Drg.) 1,0–2,0 mg/d p.o. in 2–3 täglichen Dosen als Initialdosis und 0,5–1 mg alle 1–2 Tage über 2 Monate bis 2 Jahre als Erhaltungsdosis.

Darüber hinaus sollen hohe Dosen von *Indometacin* (z. B. Amuno® Kps.), 100 mg/d in 4 täglichen Gaben über 3 Monate, in manchen Fällen von schwerem M. Behçet effektiv auf die kutanen

Veränderungen einwirken. Antivirale Medikamente, z. B. Aciclovir (Zovirax® Tbl.) haben sich gegen die bipolare Aphthose des M. Behçet als *nicht wirksam* erwiesen.

22.3.2 Behandlung systemischer Verlaufsformen

Auch bei den systemischen Verlaufsformen konzentriert sich die Behandlung mangels einer kausalen Therapie auf die Beeinflussung der jeweils bestehenden Organsymptomatik. Die Bewertung der Therapieerfolge wird durch den schubweisen Spontanverlauf und die bisher geringe Zahl kontrollierter Studien erschwert. Auswahl und Dosierung der einzusetzenden Medikamente hängen von der Aktivität und dem Manifestationsschwerpunkt der Erkrankung ab. Die Behandlungsempfehlungen der verschiedenen Autorengruppen gehen weit auseinander, doch über einige Einzelaspekte der Behandlung besteht allgemeine Übereinstimmung:

▷ Systemische Kortikosteroide sind gegen die bipolare Aphthose wirksam.
▷ Hochdosierte Kortikosteroide sind in der Lage, ZNS-Manifestationen des M. Behçet zu kontrollieren, und sind somit in solchen Fällen indiziert.
▷ Nichtsteroidale Antiphlogistika sind gegen die entzündliche Arthritis wirksam.
▷ Colchicin hat eine günstige Wirkung auf das Erythema nodosum und andere kutane Vaskulitiden.
▷ Bei okulärer Manifestation werden Immunsuppressiva, bei weiterer Progredienz Cyclosporin A, eingesetzt; eine seit mindestens 2 Jahren in Remission bestehende okuläre Manifestation ist nicht mehr therapiebedürftig.

Da die stärkerwirkenden Pharmaka wegen der Art und Häufigkeit ihrer Nebenwirkungen nur bei schwerwiegenden Komplikationen indiziert sind, ist das prognostisch schlechteste Symptom für die therapeutische Richtung ausschlaggebend (Tabelle 22.6).

Vorwiegend okuläre Verlaufsform. Immunsuppressiva, überwiegend Cyclosporin A, Azathioprin und Kortikosteroide, sind für den akuten Augenbefall beim M. Behçet die Therapie der ersten Wahl. Man muß jedoch davon ausgehen, daß eine medikamentöse Therapie nicht in der

Tabelle 22.6. Wirkungsbereich verschiedener Medikamente im Symptomspektrum des M. Behçet

	Klinische Manifestationen					
	Mukokutan	**Okulär**	**Neurologisch**	**Vaskulär**	**Artikulär**	**Gastrointestinal**
Lokalbehandlung	+	+	–	–	–	+[a]
Thalidomid	+	–	–	–	–	–
Nichtsteroidale Antiphlogistika	+[b]	–	–	–	+	+[c]
Colchicin	+	–	–	–	+	–
DADPS	+	–	–	–	–	–
Kortikosteroide	+	+	+	+	+	–[d]
Azathioprin	+	+	–	+	–	–[d]
Andere Immunsuppressiva	–	+	+[e]	–	–	–
Cyclosporin A	–	+	–	+	–	–
Antikoagulantien	–	–	–	+/–	–	–

[a] Chirurgische Resektion, [b] Überwiegend kutane Läsionen, [c] Sulfasalazin, [d] Mitteilungen über Verschlimmerungen (u. a. Darmperforation), [e] Cyclophosphamid und Chlorambucil.

Lage ist, eine schon bestehende Minderung der Sehkraft zu verbessern.

■ *Cyclosporin A* (Sandimmun® Lsg. oder Kps.) 5–6 mg/kg KG/d (bis 10 mg/kg KG/d bei besonders akutem Befall) in 2 ×/d über 3 Monate ist zweifellos das am schnellsten wirksame Medikament auf die akut-entzündlichen Veränderungen der Augenmanifestation. Nicht nur die Uveitis, sondern auch die mukokutanen Läsionen sprechen gut darauf an, insbesondere während der ersten 6 Monate der Behandlung. Wegen der Nebenwirkungen des Cyclosporins (Nephrotoxizität, Leberinsuffizienz, arterielle Hypertonie, gastrointestinale Beschwerden, Malignome bei langzeitiger Einnahme, Hypertrichosis) sollte die Therapie jedoch nur unter strenger klinischer und serologischer Beobachtung durchgeführt werden. Serumspiegel von 50–150 ng/ml monoklonales Cyclosporin A sind anzustreben. Bei schneller Dosisreduktion und bei einer Dosis unter 3 mg/kg KG/d sind Reboundphänomene zu erwarten. Bei Nichtansprechen ist die Kombination mit systemischen Kortikosteroiden, z.B. Prednisolon 0,2–0,4 mg/kg KG/d p.o. manchmal vorteilhaft und erlaubt darüber hinaus auf das Cyclosporin A zu verzichten. Die Schwangerschaft, Stillzeit und eine vorbestehende Niereninsuffizienz gelten als Kontraindikationen.

■ *Azathioprin* (Imurek® Filmtbl.) 100–150 mg/d oder 1,0–2,5 mg/kg KG/d als Monotherapie oder in Kombination mit Kortikosteroiden i.v. oder p.o. hemmt die Entwicklung der Augenmanifestation und wirkt vorbeugend auf den Befall des anderen Auges bei uniokulärem Befall. Seine häufigsten Nebenwirkungen sind Sterilität, Myelosupression, opportunistische Infektionen und Leberveränderungen. Als Kontraindikationen gelten Schwangerschaft, eine schwere Knochenmarksdepression, schwere Leberschäden, schwere Infekte und das Kindesalter (Wachstumshemmung).

■ Hochdosierte *Kortikosteroide* als i.v.-Pulstherapie, z.B. Methylprednisolon (Urbason® solubile forte) 0,5–1,0 g als Kurzinfusion in 1- bis 2tägigen Abständen, und Prednisolon (Solu-Decortin® H i.v., Ultracorten® H „wasserlöslich") 60–100 mg/d oder 1 mg/kg KG/d können die okuläre Entzündung bessern, haben aber keinen Einfluß auf die Rezidivhäufigkeit und die Gesamtprognose einer Uveitis.

Folgende weiteren Medikamente wirken auf die akute Entzündung, ohne allerdings die Langzeitprognose der Sehkraft zu beeinflussen:

▷ *Chlorambucil* (Leukeran®) 6–8 mg/d p.o. oder 0,1 mg/kg KG/d mit Prednisolon 2 mg/kg KG/d alle 1–2 Tage als Erhaltungsdosis. Als Komplikationen werden Myelotoxizität, Leukopenie und Sterilität beobachtet. Schwangerschaft, Stillzeit, schwere Knochenmarksdepression und akute Infektionen gelten als Kontraindikationen.

▷ *Cyclophosphamid* (Endoxan®) max. 2 mg/kg KG/d p.o. bis zur Leukopenie und danach 50 mg/d oder 500 mg/1 × Woche i.v.-Bolustherapie als Erhaltungsdosis. Seine Nebenwirkungen sind Sterilität, Leukämie und hämorrhagische Zystitis. Schwangerschaft, Stillzeit, schwere Knochenmarksdepression, akute Infektionen und eine vorbestehende Niereninsuffizienz gelten als Kontraindikationen.

▷ *Methotrexat* 7,5–15 mg/1 × Woche als i.v.-Bolustherapie über 6–12 Monate. Schwangerschaft, Stillzeit, schwere Knochenmarksdepression, Leberfunktionsstörungen, akute Infektionen, Ulzerationen des Magen-Darm-Traktes und eine vorbestehende Niereninsuffizienz gelten als Kontraindikationen.

Topische *Mydriatika* mit oder ohne Kortikosteroidzusatz werden als prophylaktische Mittel zur Vermeidung von Synechienbildung adjuvant appliziert. Permanente strukturelle Veränderungen im Auge können mittels chirurgischer Verfahren, nämlich Linsenextraktion und Vitrektomie beseitigt werden. Obwohl es noch keine ausreichenden Erfahrungen an einer genügenden Zahl von Kranken zur Verfügung steht, wird eine *präventive Behandlung* mit Azathioprin bei jüngeren männlichen Patienten wegen ihrer schlechteren Prognose im Vergleich zu den anderen Patientengruppen empfohlen.

Vorwiegend neurologische Verlaufsformen. Das einzige sicher wirksame Medikament bei steriler Meningoenzephalitis, erhöhtem intrakranialem Druck und einem pyramidozerebellaren Syndrom sind die systemischen hochdosierten *Kortikosteroide* (Prednisolon 1,5 mg/kg KG/d i.v. oder p.o.), mit langsamer Dosisreduktion über mehrere Wochen oder sogar Monate. *Cyclophosphamid* 1000 mg/1 ×/Woche als i.v.-Bolustherapie über 4 Wochen und *Chlorambucil* 0,1 mg/kg KG/d p.o. können wirksame Alternativen sein. Allerdings sind größere Studien notwendig, um das Nutzen/Risiko-Verhältnis herauszuarbeiten. Epileptische Anfälle werden konventionell mit *Antiepileptika* behandelt. Eine psychische Symptomatik wird nicht selten beobachtet und benötigt in manchen Fällen eine *psychosomatische* oder auch *psychiatrische Betreuung*.

Vorwiegend vaskuläre Verlaufsformen. Die kombinierte Anwendung von *Kortikosteroiden* (Prednisolon 100–250 mg/d) in Verbindung mit *Immunsuppressiva* (z.B. Azathioprin 200 mg/d) ist wie bei jeder anderen schwerer Vaskulitis auch bei der systemischen Gefäßmanifestation der Erkrankung (*M. Adamantiades-Behçet*) absolut indiziert, zumal derartige Varianten oft mit einer schlechten allgemeinen Prognose behaftet sind. Aneurysmen der kleinen Arterien werden embolisiert, bei großen Arterien werden sie operativ beseitigt. Wegen des nicht seltenen Zusammentreffens von pulmonaler Vaskulitis und Thrombophlebitis (*Hughes-Stovin-Syndrom*) sowie von rezidivierenden Hämoptysen und Lungenembolie ist in diesen Fällen die Anwendung von *Antikoagulantien* nicht empfehlenswert.

Im Gegensatz dazu wird eine akute Thrombophlebitis beim M. Adamantiades-Behçet mit *Heparininfusionen* und/oder *Acetylsalicylsäure* 100–250 mg/d behandelt, bei akuten Phlebothrombosen der großen Venen sind Gaben von Heparin sowie Fibrinolytika (Streptokinase: Streptase®) angezeigt. Eine Langzeitnachbehandlung erfolgt mit *Kumarinpräparaten* (Marcumar®, Sintrom®) oder *Warfarin* (Coumadin®). Antikoagulantien in Kombination mit Cyclosporin A, frühzeitig und lange gegeben, wirken thromboembolischen Komplikationen entgegen.

Gastrointestinale Manifestationen. *Sulfasalazin* (z.B. Azulfidine®, Colo-Pleon® als Filmdrg., Klysma etc.) in einer Dosis von 2–4 g/d ist die Therapie der Wahl bei Ulzerationen des gastrointestinalen Traktes. Eine evtl. Darmperforation sollte, falls sie frühzeitig erkannt wird, vom Chirurgen operativ beseitigt werden. Am häufigsten wird eine rechte Hemikolektomie mit Entfernung eines Teiles des terminalen Ileums durchgeführt; in 50% der Fälle handelt es sich um eine Notoperation. Trotz der operativen Behandlung kann es bei 20% der Patienten zu Rezidiven kommen.

Gelenkmanifestationen. Arthralgien und leichte Arthritis werden mit nichtsteroidalen Antiphlogistika, z.B. *Indometacin*, 100 mg/d über 3 Wochen, oder Methylprednisolon 4–8 mg/d zufriedenstellend behandelt, eine schwere Arthritis einzelner Gelenke mit intraartikulären Kortikosteroidinjektionen. Auch *Colchicin* zeigt häufig eine positive Wirkung auf die Gelenksymptomatik des M. Behçet.

22.3.3 Neuere Behandlungsansätze

■ *Interferone* wurden neuerdings in der Behandlung mukokutaner Varianten von uns und anderen Arbeitsgruppen eingesetzt. Erste Erfahrungen mit 9–12 Mio. IE Interferon-α-2a (Roferon®) 3 ×/Woche s.c. über 6 Monate waren positiv, so daß wir diese Behandlung in hartnäckigen Fällen durchaus empfehlen. Dagegen erwies sich Interferon-α-2c lokal appliziert als Gel (10 Mio. E/g) bei der Behandlung der oralen Aphthen beim M. Behçet als nicht effektiv. Mukokutane und arthritische Symptome sprechen auf Interferon-gamma (Polyferon®) 100 µg/d s.c. initial und dann alle 2 Tage über 6 Monate bei manchen Patienten an, während die okulären Veränderungen persistieren.

Eine weitere experimentelle Substanz, das *Prostaglandin* E_1 (30 µg/d p.o.) wurde bei der Behandlung von Beinulzera im Rahmen der Erkrankung versuchsweise verabreicht, mit gutem Ergebnis.

Die *Plasmapherese* wurde in einigen Fällen von M. Behçet mit akuter systemischer Symptomatik als Notmaßnahme zur Immunkomplexeliminierung überwiegend in Frankreich eingesetzt. Es ergaben sich Hinweise, daß die Methode sowohl die Akuität der Erkrankung mindert als auch die rezidivfreien Intervalle verlängert. Der Einsatz sollte in kurzen Abständen während der akuten Phase und später in längeren Intervallen als Erhaltungsbehandlung erfolgen.

Literatur

Aktulga A, Altac M, Muftuoglu AU et al. (1980) A double blind study of colchicine in Behçet's disease. Haematologica 65: 399–402

Ammann AJ, Johnson A, Fyfe GA, Leonards R, Wara DW, Cowan MJ (1985) Behçet's syndrome. J Pediatr 107: 41–43

Arbesfeld SJ, Kurban AK (1988) Behçet's disease. New perspectives on an enigmatic syndrome. J Am Acad Dermatol 19: 767–779

Davies UM, Palmer RG, Denman AM (1988) Treatment with acyclovir does not affect orogenital ulcers in Behçet's syndrome: a randomized double-blind trial. Br J Rheumatol 27: 300–302

Diaz-Llopis M, Cervera M, Menezo JL (1990) Cyclosporin treatment of Behçet's disease: a long-term study. Curr Eye Res 9 [Suppl]: 17–23

Dührsen U, Kirch W (1985) Therapie des Behçet-Syndroms. Dtsch Med Wochenschr 110: 267–270

Elidan J, Levi H, Cohen E, BenEzra D (1991) Effect of cyclosporine A on the hearing loss in Behçet's disease. Ann Otol Rhinol Laryngol 100: 464–468

Fierlbeck G, Rassner G (1990) Morbus Behçet: Therapie mit rekombinantem Interferon gamma. Akt Dermatol 16: 226–230

Hamuryudan V, Yurdakul S, Rosenkaimer F, Yazici H (1991) Inefficacy of topical alpha interferon in the treatment of oral ulcers of Behçet's syndrome: a randomized, double blind trial. Br J Rheumatol 30: 395–396

Du LT, Fain O, Wechsler B et al. (1990) Intérêt des „bolus" de cyclophosphamide dans la maladie de Behçet. Expérience de 17 cas. Presse Med 19: 1355–1358

Hamza M, Meddeb S, Mili I, Ouertani A (1992) Les bolus de cyclophosphamide et de methylprednisolone dans l'uveite de la maladie de Behçet. Resultats preliminaires comportant l'utilisation de nouveaux criteres d'evaluation. Ann Med Interne (Paris) 143: 438–441

International Study Group for Behçet's disease (1990) Criteria for diagnosis of Behçet's disease. Lancet 335: 1078–1080

Jaimovich L (1992) Tratamiento del sindrome de Behçet. Med Cutan Ibero Lat Am 20: 31–35

Jorizzo JL, White WL, Wise CM et al. (1991) Low-dose weekly methotrexate for unusual neutrophilic vascular reactions: cutaneous polyarteriitis nodosa and Behçet's disease. J Am Acad Dermatol 24: 973–978

Lambert D, Rifle G, Guiod-Deschamps I, Collet E (1990) Plasma exchange in patients with Behçet's disease (letter). J Am Acad Dermatol 22: 1123

Larson H (1990) Treatment of severe colitis in Behçet's syndrome with thalidomide. J Intern Med 228: 405–407

Margolis DJ, Guzzo C, Johnson J, Lazarus GS (1992) Alterations in renal function in psoriasis patients with cyclosporine, 5 mg/kg/day. J Am Acad Dermatol 26: 195–197

Masuda K, Urayama A, Kogure M et al. (1989) Double-masked trial of cyclosporin versus colchizine and long-term open study of cyclosporin in Behçet's disease. Lancet I: 1093–1096

Nussenblatt RB (1988) The use of cyclosporin in ocular inflammatory disorder. Transplant Proc 20 [Suppl 4] 114–121

O'Duffy JD, Robertson DM, Goldstein NP (1984) Chlorambucil in the treatment of uveitis and meningoenzephalitis of Behçet's disease. Am J Med 76: 75–84

Prieto J, Suarez J, Civeira P (1984) Acyclovir in Behçet's disease. Ann Intern Med 101: 565–566

Sharquie KE (1984) Suppression of Behçet's disease with dapsone. Br J Dermatol 110: 493–494

Simsek H, Dundar S, Telatar H (1991) Treatment of Behçet's disease with indomethacin. Int J Dermatol 30: 54–57

Stadler R, Bratzke B, Orfanos CE (1987) Therapeutischer Einsatz von alpha-Interferon bei metastasierendem malignen Melanom, disseminiertem Kaposi-Sarkom und schwerem Morbus Behçet. Hautarzt 38: 453–460

Takeuschi A, Hashimoto T (1988) Oral prostaglandin E1 as a therapeutic modality for leg ulcers in Behçet's disease. Int J Clin Pharmacol Res 7: 283–289

Torras H, Lecha M, Mascaró JM (1982) La talidomida en el tratamiento de las aftosis y enfermedad de Behçet. Experiencia de cuatro anos. Med Cutan Ibero Lat Am 10: 103–112

Tsambaos D, Eichelberg D, Goos M (1986) Behçet's syndrome: treatment with recombinant leucocyte alpha-interferon. Arch Dermatol Res 278: 335–336

Yazici H, Barnes CG (1991) Practical treatment recommendations for pharmacotherapy of Behçet's syndrome. Drugs 42: 796–804

Yazici H, Pazarli H, Barnes CG et al. (1990) A controlled trial of azathioprin in Behçet's syndrome. N Engl J Med 322: 281–285

Zouboulis ChC, Büttner P, Djawari D et al. (1993) HLA-Muster bei Morbus Adamantiades-Behçet in Deutschland: Assoziation zum Auftreten, der klinischen Symptomatik und dem Krankheitsverlauf bei 39 Patienten. Hautarzt 44: 81–85

Zouboulis ChC, Treudler R, Orfanos CE (1993) Morbus Adamantiades-Behçet: therapeutischer Einsatz von systemischen rekombinantem Interferon-alpha-2a. Hautarzt 44: 440–445

Farbabbildungen

1,2 Singuläre Aphthen bei habitueller Aphthosis

3 Multiple Aphthen bei Morbus Behçet

4 Pustulöse Follikulitis im Rahmen der Vaskulitis bei M. Behçet

5,6 Morbus Behçet: Skrotalulkus, Abheilung nach Therapie mit Interferon-α

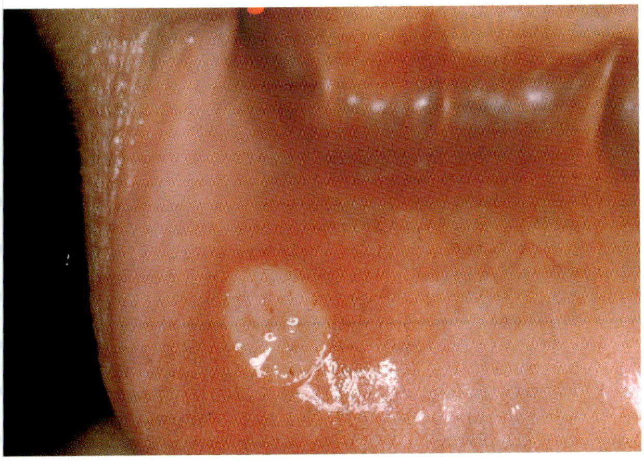

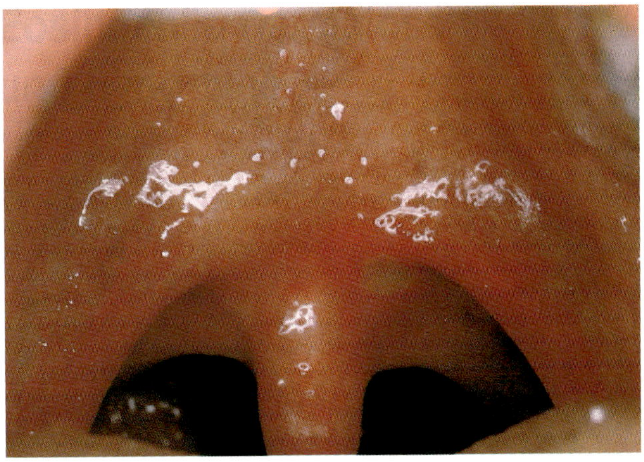

2

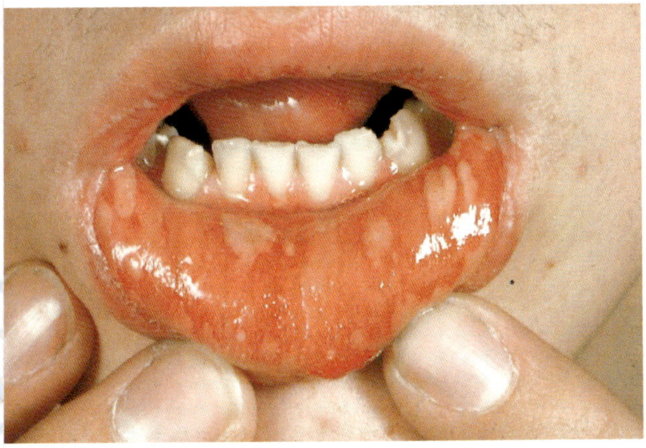

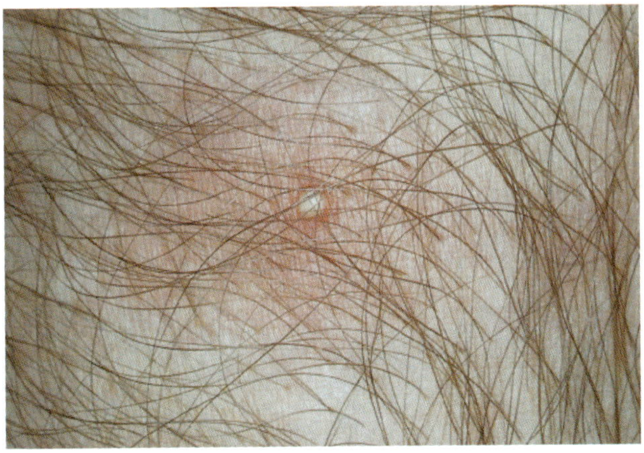

4

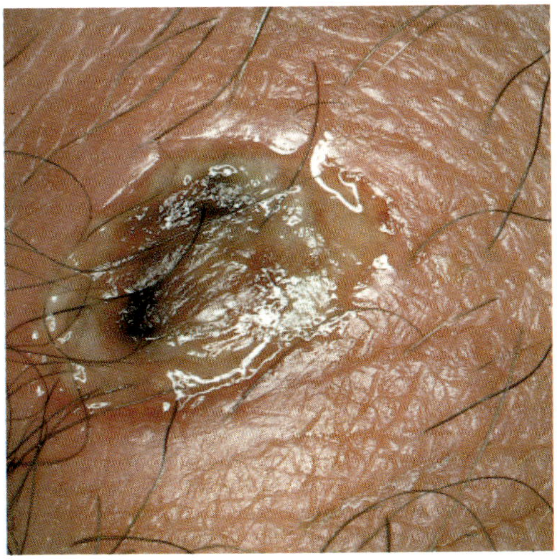

5

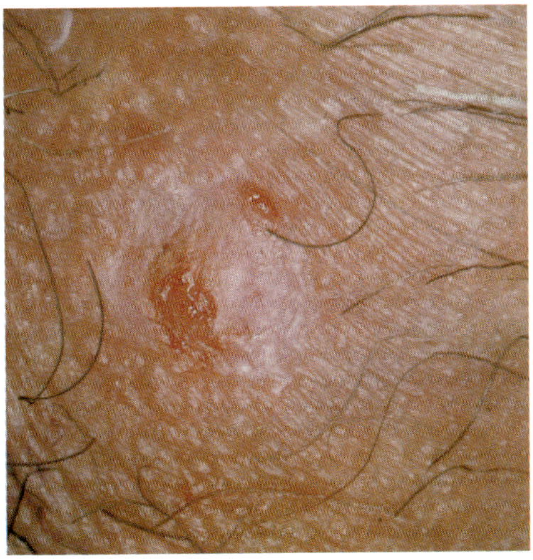

6

23.1 Allgemeines

Der *eosinophile Granulozyt* hat seinen Ursprung in Stammzellen des Knochenmarks und ist an einer Vielzahl pathogenetischer Reaktionen im Körper beteiligt. Im Verlauf der Ausschüttung eosinophiler Granula kommt es zur Freisetzung von Sauerstoffmetaboliten, basischen Proteinen und Enzymen (Tabelle 23.1). Außerdem interagieren die Proteinprodukte des eosinophilen Granulozyten mit den Effektormechanismen anderer Entzündungszellen, z.B. Makrophagen, Mastzellen und Thrombozyten. Mastzellen, Basophile, Komplement C_{5a}, Fibrinbestandteile, Antigenantikörperkomplexe u.v.a. sind in der Lage, gezielt Eosinophile zu attrahieren.

Die Effektormechanismen der eosinophilen Granulozyten wurden am besten bei der Abwehr *parasitärer Infektionen* untersucht. Dabei hängt das Ausmaß der Eosinophilie von der Art des jeweiligen Parasiten ab. Der relative Anteil eosinophiler Granulozyten an allen Gewebsleukozyten kann bis zu 80 % erreichen. Von allen Parasitosen gehen *Wurmerkrankungen* am häufigsten mit einer Eosinophilie einher. Nach der Infektion provozieren *parasitäre Antigene* eine T- und B-Lymphozyten-vermittelte Immunreaktion mit Bildung spezifischer Immunglobuline der Typen IgG und IgE. Unter dem Einfluß *mastzellabhängiger Peptide* (PAF, LTB_4, eosinophile Peptide) und parasitenspezifischer chemotaktischer Faktoren kommt es zu einer massiven lokalen Gewebsinfiltration durch eosinophile Granulozyten, wobei der Parasit von zahlreichen immunkompetenten Zellen umlagert wird. Da Würmer oder ihre Larven im allgemeinen zu groß und daher nicht phagozytierbar sind, *binden sich die eosinophilen Granulozyten mittels spezieller Rezeptoren* (IgG-, IgE-, C3-Rezeptoren) *an deren Oberfläche*. Dadurch kommt es zur Aktivierung und Degranulation eosinophiler Granulozyten und zur Freisetzung von Mediatoren bzw. zur Stimulation der anderen Effektorzellen. Unter der Einwirkung eosinophiler Produkte wird somit die Hülle des Parasiten zerstört, so daß lösliche Faktoren und Effektorzellen eindringen und zu seiner Vernichtung beitragen können.

Eosinophile Granulozyten sind ferner *an entzündlichen Reaktionen z.B. bei besonderen Formen einer Vaskulitis, vor allem aber im Rahmen IgE-vermittelter Erkrankungen* beteiligt. Das gilt für das Asthma bronchiale sowie für eine Reihe von Hautkrankheiten (Tabelle 23.2), wobei sie

Tabelle 23.1. **Eigenschaften der wichtigsten granulären Bestandteile des eosinophilen Granulozyten.** (Nach Kroegel u. Matthys, 1992)

Bezeichnung	Molare Masse	Isoelektrischer Punkt	Wirkungen
Major basic protein (MBP)	1400	> 11	Toxisch für Parasiten, einschl. ihrer Eier bzw. Larven, Tumorzellen und andere Säugetierzellen; induziert Histaminfreisetzung durch Basophile und Mastzellen; neutralisiert Heparin
Eosinophiles kationisches Protein (ECP)	21 000	basisch	Verkürzt die Gerinnungszeit und verlängert die Fibrinolyse; helminthotoxisch; neurotoxisch; induziert Histaminfreisetzung aus Mastzellen; besitzt schwache RNSase-Aktivität
Eosinophiles Protein X (EPX)	19 000	basisch	Stark neurotoxisch, toxisch für Parasiten; hemmt Lymphozytenkulturen; besitzt RNSase-Aktivität
Eosinophile Peroxidase (EPO)	74 000	> 11	In Gegenwart von H_2O_2 und einem Halogen toxisch für Mikroorganismen, Tumorzellen; induziert Histaminfreisetzung aus Mastzellen und inaktiviert Leukotriene

Tabelle 23.2. Krankheiten mit Blut- oder/und Gewebseosinophilie

▷ Parasitäre Erkrankungen	Helminthen, Protozoen, Epizoen (Schistosomiasis Trichinosis Trypanosomiasis Strongyloidiasis u. a.)
▷ Atopischer Formenkreis	Asthma bronchiale Rhinitis allergica Neurodermitis
▷ Hautkrankheiten	Urtikaria Pemphigus vulgaris bullöses Pemphigoid Dermatitis herpetiformis Duhring Urticaria pigmentosa hyperergische Vaskulitis Stevens-Johnson-Syndrom
▷ Lungenkrankheiten	Löffler-Syndrom Polyarteriitis nodosa Churg-Strauss-Syndrom eosinophile Pneumonie
▷ Gastrointestinale Erkrankungen	Colitis ulcerosa eosinophile Gastroenteritis
▷ Malignome	eosinophile Leukämie M. Hodgkin andere solide Tumoren Mycosis fungoides
▷ Immunopathien	Immundefekte Nezelof-Syndrom Wiskott-Aldrich Syndrom Hyper-IgE-Syndrom Graft-versus-host-Krankheit
▷ Besondere Syndrome mit Eosinophilie	Hypereosinophiliesyndrom eosinophile Zellulitis (Wells-Syndrom) eosinophile Fasziitis (Shulman-Syndrom) Eosinophilie-Myalgie-Syndrom (L-Tryptophan-Krankheit)
▷ Arzneimittelreaktionen	s. Tabelle 23.3

von Antigenantikörperkomplexen angezogen werden. Auch hierbei werden die pathogenetischen Veränderungen durch toxische Effektormechanismen des Eosinophilen vermittelt. Der eosinophile Granulozyt *kann IgE binden und durch Antigen-IgE-Komplexe aktiviert* werden. Nach den bisherigen Erkenntnissen scheint somit der eosinophile Granulozyt neben den Mastzellen zunehmend eine Position als zweite zentrale Entzündungszelle im Rahmen entzündlicher Reaktionen einzunehmen.

Weiterhin kommt eine periphere Eosinophilie im Rahmen von *Arzneimittelreaktionen* vor. Am bekanntesten ist die Reaktion auf L-Tryptophan, die auch als Eosinophilie-Myalgie-Syndrom bezeichnet wurde und hier noch gesondert abgehandelt wird. Häufig kann eine Eosinophilie nach Einnahme verschiedener Antibiotika (Sulfonamide, Erythromycin etc.), von Schwermetallverbindungen und anderen Medikamenten auftreten (Tabellen 23.2 und 23.3).

23.2 Hypereosinophiliesyndrom

Besteht eine *Eosinophilie von mindestens 1500 Zellen/ml länger als 6 Monate*, so liegt nach Ausschluß anderer Ursachen, die eine derartige Eosinophilie hervorrufen können, ein *Hypereosinophiliesyndrom* vor. Vor der Diagnosestellung

Tabelle 23.3. Medikamente, die zu einer Eosinophilie führen können (mit und ohne kutane Überempfindlichkeitsreaktion bzw. Arzneimittelexanthem)

Acetylsalicylsäure	Isoniazid
Allopurinol	L-Tryptophan
Appetithemmer	Methysergil
Arsenverbindungen	Nitrofurantoin
Azathioprin	Organische Lösungsmittel
Bleomycin	Penicilline
Busulfan	Pentazocin (Fortral®)
Cephalosporin	Phenothiazine
Chloramphenicol	Phenylbutazone
Codein	Phenytoin
Dapson	Polymyxin
Erythromycin	Polyvinylchlorid
Goldverbindungen	Quecksilberverbindungen
Halothan	Sulfonamide
Indometacin	Sulfonylharnstoffe
Iodverbindungen	Tetracycline
	Thiazide

eines Hypereosinophiliesyndroms müssen somit die in Tabellen 23.2 und 23.3 aufgeführten möglichen Ursachen einer Blut- bzw. Gewebseosinophilie sorgfältig ausgeschlossen werden. Da der eosinophile Granulozyt in erster Linie eine im Gewebe vorkommende Zelle ist, beträgt der Anteil der eosinophilen Granulozyten in der Regel etwa nur 1% der Leukozyten im peripheren Blut. Der eosinophile Granulozyt hält sich durchschnittlich nur 24–26 h im Blut auf, bevor er ins Gewebe migriert, um dort noch etwa weitere 14 Tage zu überleben. Eine periphere Eosinophilie liegt im allgemeinen dann vor, wenn die Zahl der zirkulierenden eosinophilen Granulozyten *450/ml überschreitet* oder ihr relativer Anteil *mehr als 4%* aller zirkulierenden Leukozyten beträgt.

An einem Hypereosinophiliesyndrom erkranken vor allem Männer zwischen 20 und 50 Jahren (Männer : Frauen 9:1). Zwei Schweregrade der Erkrankung lassen sich unterscheiden:

● die *prognostisch günstigere Verlaufsform*, die durch eine Eosinophilie mit Haut-, evtl. auch mit Lungenbeteiligung und zumeist ein Angioödem charakterisiert ist; Patienten mit dieser Symptomatik zeigen meistens eine deutliche Erhöhung des IgE-Spiegels und sprechen auf eine Behandlung mit Kortikosteroiden gut an. Im Rahmen der

● *prognostisch ungünstigeren Form* stehen hingegen kardiale und neurologische Manifestationen, meist im ZNS, im Vordergrund. Bei dieser ungünstigen Verlaufsform ist ein Ansprechen auf die Behandlung weniger zufriedenstellend und die Prognose quoad vitam eher ungünstig. Vor allem *kardiale Beteiligungen* sind mit mehr als 60% die häufigste extrakutane Manifestationsform des Hypereosinophiliesyndroms und äußern sich zunächst in Form therapieresistenter Arrhythmien, die im Spätstadium zum Links- oder Rechtsherzversagen führen können. Histologisch finden sich multiple akute Myokardnekrosen.

Die *zentralnervöse Manifestation* erfolgt durch die Bildung von Hämorrhagien sowie Thromben in den kleinen und großen zerebralen Gefäßen und äußert sich entweder diffus (Dementia, Ataxie) oder fokal (Hemiplegie, Hirnnervenparese). Weiterhin kommt es häufig zu Thrombembolien in den mittleren und großen Gefäßen sowie zur Beteiligung der Lunge und des Intestinums.

Dermatologische Manifestationen finden sich beim Hypereosinophiliesyndrom bei *30–60%* aller Patienten. Am häufigsten sind klinisch prurigoartige Papeln und Infiltrate sowie urtikarielle Effloreszenzen bis hin zur Manifestation eines Angioödems vorhanden. Daneben wurden vielfältige andere Hauterscheinungen beschrieben, z.B. purpuriforme Effloreszenzen, Erytheme bis zur Erythrodermie, Blasen- sowie Schleimhautulzerationen. Die beschriebenen Hautveränderungen können eine frühe Manifestationsform des Hypereosinophiliesyndroms darstellen. In jedem Falle muß eine ausführliche Diagnostik multidisziplinär unter Einbeziehung von Kardiologen und Neurologen durchgeführt werden, um mögliche Manifestationen an diesen Organsystemen auszuschließen. Je nach Befallsmuster ist zunächst eine Einordnung in die *prognostisch günstige* oder *prognostisch ungünstige* Verlaufsform vorzunehmen. Erst auf dieser Grundlage ist das geeignete therapeutische Vorgehen festzulegen.

Behandlung. Die Wahl der Behandlungsmaßnahmen beim Hypereosinophiliesyndrom richtet sich nach den Organmanifestationen der Krankheit. Insbesondere gilt dies für die kardiale oder neurologische Beteiligung, aber auch für Hautmani-

Tabelle 23.4. Klinische Verlaufsvarianten des Hypereosinophiliesyndroms und Behandlungsansätze

Diagnose: > 1500/mm^3 Eosinophile im Blut, länger als 6 Monate persistierend

▷ **Prognostisch günstige Variante**
Klinik: Urtikaria, Angioödem, IgE-Erhöhung, evtl. Lungenbeteiligung
Therapie: Gutes Ansprechen auf Kortikosteroide (mittelhohe Dosis), DADPS, DNCG (Cromoglicinsäure)

▷ **Prognostisch ungünstige Variante**
Klinik: Purpuriforme Erytheme, pruriginöse Papeln und Knoten
kardiale Beteiligung (Myokarditis, Herzinsuffizienz, Myokardnekrosen)
ZNS-Beteiligung (Mikrothrombosen, Hämorrhagien, Paresen, Ataxie, Demenz)
Therapie: Kortikosteroide in höherer Dosierung in Verbindung mit Zytostatika bzw. Immunsuppressiva; symptomatische Maßnahmen (Herzmittel, Kreislaufmittel u.a.)

festationen. In der prognostisch günstigeren Form mit eosinophiler Dermatitis ist *Behandlung der Wahl* die lokale Anwendung von kortikosteroidhaltigen Cremes sowie die orale Medikation von Prednisolon, beginnend mit ca. 60 mg/d. Ist ein stärkerer Pruritus vorhanden, müssen lokale Antipruriginosa (z.B. Polidokanol, s. Kap. Pruritus) zur Anwendung kommen. Bei einem Ansprechen der Patienten auf das orale Kortikosteroid sieht man innerhalb weniger Tage nach Behandlungsbeginn einen dramatischen Rückgang sowohl der Hautveränderungen als auch der Eosinophilie im peripheren Blut bis zur Normalisierung der Werte. Eine länger andauernde Therapie mit mittleren Dosen von Prednisolon (20–30 mg/d) ist allerdings zur Erhaltung des therapeutischen Ergebnisses erforderlich.
Neben den Kortikosteroiden wurde insbesondere zur Therapie der Hautbeteiligung auch der Einsatz von DADPS und von Dinatriumcromoglykat (DNCG) empfohlen, von anderen Autoren werden Antibiotika empfohlen. DADPS (Dapson-Fatol®) inhibiert in erster Linie die Chemotaxis der neutrophilen Granulozyten, während DNCG vorwiegend auf die Mastzelle wirkt und ihre Degranulation verhindert. Mastzellenproteine sind stark chemotaktisch für Eosinophile. DADPS wird in Dosen zwischen 100–150 mg/d verabreicht, DNCG mit 600 mg/d (Colimune® 3 × 2 Kaps./d). Es ist zu bemerken, daß DNCG nur zu 0,1–1,4% resorbiert und in die Blutbahn aufgenommen wird; dennoch scheint eine systemische Wirkung bei oraler Gabe erreichbar. Auch eine kombinierte Behandlung mit DADPS *und* DNCG, ohne Einsatz von Kortikosteroiden, ist bei Hautmanifestationen des Hypereosinophiliesyndroms als erfolgreich beschrieben worden.
Bei *schwerwiegenden inneren Komplikationen*, z.B. bei Ausbildung einer Myokardfibrose oder beim Vorhandensein neurologischer Symptome, ist zusätzlich der Einsatz von Immunsuppressiva oder/und Zytostatika (Vincristin, Hydroxycarbamid) zu erwägen. Die Entscheidung muß im Einzelfall getroffen werden, je nach dem Zustand des Kranken. Bei Ausbildung einer Endomyokardfibrose kann eine Endomyokardektomie notwendig werden und bei Klappendestruktion ein operativer Klappenersatz. Bei Auftreten von Thrombembolien oder endomyokardialer Thromben wird der Einsatz von Antikoagulantien notwendig.
Weitere Medikamente, die eine mäßige Wirkung auf die Eosinophilie haben, sind Antihistaminika wie Cetirizin (Zyrtec®), das die eosinophile Mobilität hemmt, Ketotifen (Zaditen®) wie auch Nedocromil (Tilade®), das als Antiasthmatikum verwendet wird. Sie können bei eosinophilen Gewebsreaktionen bei Bedarf eingesetzt werden. Kasuistisch wurde die Anwendung von rIFN-α (3 × 6 Mio. E s.c.) 2 × wöchentlich über 4 Wochen berichtet.

23.3 Hypereosinophile Dermatitis

Die *hypereosinophile Dermatitis* wurde erstmalig von Nir u. Westfried 1981 beschrieben; sie ist durch papulöse, zum Teil pruriginöse, stark jukkende Hautveränderungen in Kombination mit Bluteosinophilie gekennzeichnet und wird von einigen Autoren vom Hypereosinophiliesyndrom abgegrenzt. Die Bluteosinophilie kann bei der hypereosinophilen Dermatitis schwächer ausgeprägt sein als beim Hypereosinophiliesyndrom.

Angesichts der Gleichartigkeit der diagnostischen Kriterien erhebt sich die Frage, ob die hypereosinophile Dermatitis tatsächlich eine eigene Entität darstellt oder nur als Vorstufe des breiten klinischen Spektrums des Hypereosinophiliesyndroms einzuordnen ist. Übergänge in das Hypereosinophiliesyndrom wurden auch beschrieben. Die Diagnosestellung einer hypereosinophilen Dermatitis erfolgt ebenso wie beim Hypereosinophiliesyndrom durch einen exakten Ausschluß der differentialdiagnostisch in Frage kommenden Krankheitsbilder.

Behandlung. Die Behandlung folgt den gleichen Überlegungen wie beim Hypereosinophiliesyndrom, wobei eine mittelhohe orale Kortikosteroidbehandlung mit ca. 60 mg *Prednisolon*/d empfohlen wird. Darunter kommt es zu einer schnellen Rückbildung der Eosinophilie und der Hauteffloreszenzen sowie zu einem Nachlassen des oft quälenden Juckreizes; ein allzu schnelles Absetzen der oralen Kortikosteroide löst jedoch meist ein Rezidiv aus. Die lokale Anwendung von Kortikosteroiden ist wirkungslos. Ebenso wie beim Hypereosinophiliesyndrom können Behandlungen mit *Sulfonen* (Dapson-Fatol®, ca. 100 mg/d) und mit *Dinatriumcromoglicium* versucht werden (s. oben). *Antihistaminika* der neuen Generation (z. B. Cetirizin, Loratadin: Zyrtec®, Lisino® 1–2 × 10 mg/d) bzw. Ketotifen (Zaditen® Kaps. 3 × 1/d, Sirup morgens und abends) können bei Bedarf eingesetzt werden und sind bei der Juckreizbekämpfung hilfreich.

Als *Alternative* ist bei der hypereosinophilen Dermatitis ohne weitere Organbeteiligung auch eine erfolgreiche systemische Therapie mit PUVA beschrieben worden. Auch die eigenen Erfahrungen mit PUVA oder RePUVA (Etretinat, Tigason® Kaps. ca. 0,3 mg/kg KG/d) waren in einigen Fällen vielversprechend.

23.4 Eosinophile Zellulitis

Synonym: Wells-Syndrom

Die seltene Erkrankung wurde zunächst 1971 von Wells als eine „*rezidivierende granulomatöse Dermatitis mit Eosinophilie*" definiert und 1979 erneut unter dem Begriff der *eosinophilen Zellulitis* vorgestellt. Sie stellt eine zumeist akut beginnende entzündliche Hauterkrankung mit eosinophilenreichen Infiltraten und z.T. Ausbildung granulomatöser Herde dar. Sog. „Flammenfiguren" sind histologisch recht charakteristisch. Eine Bluteosinophilie gehört zum Krankheitsbild. Die Hautveränderungen, die in der Regel innerhalb weniger Wochen auftreten, bestehen aus urtikariellen Exanthemen oder erythematösen Plaques, zum Teil mit einer anulären Morphe. Zentrale Blasenbildung kommt vor. Während der Anfangsphase wurden Fieber und allgemeines Krankheitsgefühl beschrieben, insgesamt aber bleibt die Erkrankung auf die Haut beschränkt. Auch bei diesem Krankheitsbild erscheint es möglich, daß es sich um eine Vorstufe oder eine Verlaufsvariante des Hypereosinophiliesyndroms handelt. Eine spontane Rückbildung ist möglich, Rezidive kommen aber häufiger vor.

Behandlung. Die Behandlung der äußerst seltenen eosinophilen Zellulitis besteht wie bei den anderen dermatologischen Manifestationsformen des Hypereosinophiliesyndroms in einer mittleren Dosierung oraler Kortikosteroide; 40–60 mg Prednisolon wurden mit Erfolg verabreicht. Am besten empfiehlt es sich, gleichzeitig Dapson-Fatol® 100 mg/d zu verabreichen und die Dosis des Kortikosteroids bis auf 10–15 mg über 6–8 Wochen zu reduzieren. Eine kombinierte Erhaltungsmedikation mit Prednisolon von 7,5–10 mg/d in Verbindung mit 75 mg DADPS wäre über einige Monate anzustreben, um Rezidive zu vermeiden.

23.5 Eosinophile Follikulitis

Hierzu s. HIV-assoziierte Dermatosen, Kap. 42.

23.6 Sterile eosinophile Pustulose

Synonyme: Eosinophile pustulöse Follikulitis, Ofuji-Krankheit

Die relativ seltene *sterile eosinophile Pustulose* ist durch juckende, follikuläre oder perifollikuläre, 1–3 mm große Papeln und Pusteln charakterisiert, die anulär oder polyzyklisch auf erythematösem Grund angeordnet sind und schnell verkrusten. Kopf und Stamm sind häufig befallen. Bei ca. 20 % aller Kranken sind auch die Handflächen und Fußsohlen beteiligt. Histologische Untersuchungen und nicht zuletzt die palmoplantare Lokalisation weisen darauf hin, daß die Krankheit *nicht ausschließlich follikulär gebunden ist*, wie ursprünglich von der japanischen Autorengruppe angenommen. Beziehungen zur Atopie sind umstritten. Die Erkrankung weist eine eindeutige Androtropie auf und wird insbesondere bei jungen Männern beobachtet (Männer : Frauen 4:1). In neuerer Zeit wurde das Krankheitsbild mehrfach an Jugendlichen und Kindern beschrieben. Ebenso wurden mehrere Fälle bei HIV-Infektion bekannt. Die Hautveränderungen fangen meist am Gesicht und an den Oberarmen an. Histologisch werden z. T. kleine eosinophile Abszesse in der Epidermis, im oberen Korium und z. T. auch um die Haarfollikel sowie in den Talg- und Schweißdrüsen, selten bis ins subkutane Fettgewebe, beobachtet. Eine *periphere Bluteosinophilie* wurde in ca. 60–75 % der beschriebenen Fällen beobachtet, in 50 % davon bei gleichzeitiger Leukozytose. Sekundärinfektion der Herde kann im Bereich des Kopfes mit oder ohne vernarbender Alopezie vorkommen.

Die Beziehungen der früher beschriebenen sterilen eosinophilen Pustulose bzw. der Ofuji-Krankheit zur eosinophilen Follikulitis (s. oben) sind noch unklar.

Behandlung. Das therapeutische Vorgehen besteht in der Verabreichung von Kortikosteroiden in einer mittleren Dosierung (20–40–60 mg Prednisolon) über längere Zeit, mit dem Versuch, eine möglichst niedrige Erhaltungsdosis zu erreichen. Auch eine Behandlung mit Sulfonen (Dapson-Fatol® 100–150 mg/d) wurde als erfolgreich beschrieben, ebenso die Gaben von Indometacin und von Isotretinoin in mittleren bis hohen Dosen. Kasuistisch wurde ein gutes Ansprechen auf die UVB-Therapie bei einer Patientin beschrieben, die gegen lokale Kortikosteroide und DADPS resistent war. Die Wirkung von Antihistamika ist unsicher, sie könnten aber eingesetzt werden, vor allem beim regelmäßig vorhandenen Juckreiz. Antibiotika sind bei Sekundärinfektion lokal oder systemisch einzusetzen. Obwohl die Erkrankung inzwischen bei mehr als 100 Kranken beschrieben wurde, blieb ihre Ätiologie und ihre Behandlung bisher völlig unklar und der weitere Verlauf unvorhersehbar. Spontane Abheilungen nach mehrmonatigem Verlauf sind möglich.

23.7 Angiolymphoide Hyperplasie mit Eosinophilie

Synonym (bzw. verwandt): Kimura-Krankheit

Eine *angiolymphoide Hyperplasie mit Eosinophilie* ist ein relativ seltenes Krankheitsbild, das erstmalig als „abnormes Granulom" mit lymphoidartiger Proliferation von Kimura, später als z. T. subkutane angiolymphoide Hyperplasie mit Eosinophilie von Autoren in Großbritannien und in den USA beschrieben wurde. Eine scharfe Unterscheidung der 2 Krankheitsbilder ist kaum möglich; ihre nosologische Einordnung bleibt noch zu klären. Die Erkrankung führt in beiden Fällen zur Manifestation angiomartiger subkutaner Knötchen, zumeist an Kopf und Hals (Ohrengegend) mit dem typischen histologischen Bild hämangiomartiger Gefäßproliferationen, die von eosinophilenreichen, lymphomatoiden Infiltraten umgeben sind. Pruritus kann vorhanden sein. Eine Eosinophilie des peripheren Blutes wurde bei annähernd 3/4 aller beschriebenen Patienten mitgeteilt und betrug zwischen *15–45 %*, eine inkonstante Lymphadenopathie wurde beschrieben.

Die angiolymphoide Hyperplasie wurde zum Teil im Sinne eines reaktiven Pseudolymphoms oder auch von persistierenden Arthropodenreaktionen eingeordnet, z. T. als atypisches oder Pseudogranuloma pyogenicum, z. T. als *Pseudolymphom* angesehen. Auch ein Übergang in ein echtes Lymphom in den späteren Stadien der Erkrankung wird vermutet. Spontane Regressionen können vorkommen.

Behandlung. Zur Behandlung ist für einzelne oder wenige Läsionen mit längerer Bestandsdauer die lokale Totalexzision zu empfehlen, evtl. kann der CO_2-Laser herangezogen werden, zumal die Läsionen stärker bluten. Rezidive werden allerdings bei 1/3 der Patienten beobachtet.

Die Behandlung von Rezidiven kann mit Röntgenoberflächenbestrahlung (20–30 gy) sowie mit intraläsionalen Kortikosteroidinjektionen erfolgen. In einem eigenen Fall haben wir CO_2-Laserbestrahlungen in Verbindung mit periläsionaler Kortikosteroidapplikation mit gutem therapeutischem Ergebnis durchgeführt. Es erscheint jedenfalls ratsam, operative Maßnahmen mit größerem Sicherheitsabstand vorzunehmen oder größerflächige Bestrahlungsfelder zu wählen.
Auch Etretinat bzw. Acitretin wurden kasuistisch mit gutem Erfolg gegeben.

23.8 Eosinophile Fasziitis

Synonyme: Shulman-Syndrom, diffuse Fasziitis mit Eosinophilie

Erstmalig 1974 hat Shulman ein Syndrom mit *diffuser Fasziitis, Hypergammaglobulinämie* und *Eosinophilie* beschrieben. Die eosinophile Fasziitis zeigt einen akuten Beginn meist mit diffusem Schmerz und der Entwicklung von Ödemen insbesondere an den Extremitäten (Armen), oft symmetrisch, unter gelegentlicher Aussparung von Händen und Füßen. Stammlokalisationen sind selten. Im weiteren Verlauf entwickeln sich tiefe subkutane sklerotische Verhärtungen, die generell symmetrisch auftreten und das Gesicht aussparen.
Die *klinische Symptomatik* erinnert an eine beginnende Sklerodermie. Allerdings werden bei der eosinophilen Fasziitis *Schmerzen* angegeben, wohingegen ein M. Raynaud und viszerale Beteiligung fehlen. Myalgien und Arthralgien können vorkommen. Die histologische Untersuchung zeigt eine sklerosierende Verdickung der Muskelfaszie mit einem entzündlichen Infiltrat, das zahlreiche eosinophile Granulozyten enthält; selten fehlt eine Gewebseosinopholie. Gleichzeitig findet sich aber eine *periphere Bluteosinophilie* (in bis zu 70 % aller Fälle), eine erhöhte Blutsenkungsgeschwindigkeit und oft eine polyklonale Hypergammaglobulinämie (in ca. 50 % aller Fälle). Spontane Rückbildungen nach mehreren Jahren wurden beschrieben.
Die *Ätiologie* des Leidens bleibt unbekannt. Eine Abgrenzung zur *L-Tryptophan-Krankheit* (s. unten) ist nicht immer leicht. Gelegentlich ist die Gewebseosinophilie vor allem im Bereich des subkutanen Fettgewebes prominent (sog. *eosinophile Pannikulitis*).

Behandlung. Die eosinophile Fasziitis zeigt insgesamt eine Verwandtschaft mit einer frühen entzündlichen Form einer systemischen oder auch einer zirkumskripten Sklerodermie; von vielen wird vermutet, daß sie auf die Dauer in eine solche übergehen kann. Mehr als 70 Fallberichte in der Literatur zeigen aber, daß es sich wohl doch um eine distinkte Entität mit eigenständigem Charakter und eigenem klinischen Bild handelt, die zumeist vollständig zur Ausheilung gebracht werden kann, ohne Rezidive. Dies entspricht auch unserer eigenen Erfahrung. Tryptophan und andere Medikamente, die eine Eosinophilie induzieren können, müssen sämtlich abgesetzt werden.

Die Therapie der Wahl ist hier die orale Behandlung mit mittleren Dosen von Prednisolon, in der Regel beginnend mit 40–60 mg/d. In den meisten Fällen führt die Prednisolontherapie zu einem prompten Ansprechen mit Rückgang der Schwellung und der Verhärtung der Haut sowie einer besseren Gelenkbeweglichkeit. In ihrem guten therapeutischen Ansprechen auf die Kortikosteroide unterscheidet sich die eosinophile Fasziitis von der zirkumskripten Sklerodermie. Insbesondere die periphere Eosinophilie bildet sich schnell zurück, und auch die oft erhöhte Blutsenkungsgeschwindigkeit normalisiert sich. Die Dosis sollte innerhalb von ca. 8–12 Wochen auf 10 mg/d reduziert werden. Neben der Kortikosteroidtherapie wurden Behandlungsversuche mit Antimalariamittel, z.B. mit Chloroquin (Resochin® Tbl. 250 mg/d) bzw. Hydroxychloroquin (Quensyl® Drg. 2 × 200 mg/d) sowie mit Acetylsalicylsäure (ca. 2–3 g/d) unternommen, die zu einer Besserung der klinischen Symptomatik führten. Kasuistisch wurde auch die erfolgreiche Anwendung von Cimetidin (Tagamet®, 6 × 400 mg/d) mitgeteilt, wenn auch andere Autoren ein Krankheitsbild ähnlich dem Shulman-Syndrom nach Einnahme von Cimetidin beschrieben haben. Antihistaminika im allgemeinen sind eher wenig hilfreich; Cetirizin (Zyrtec® 1–2 × 10 mg/d) kann allerdings bei prominenter Eosinophilie sinnvoll sein.

Die *Prognose* der eosinophilen Fasziitis ist im allgemeinen gut, zumal die Krankheit mit niedrigen Kortikosteroiddosen zumeist unterhalb der Cushingschwelle kontrolliert werden kann. Nach einer konsequenten Behandlungsphase von 1–2 Jahren ist bei den meisten Patienten eine weitere Behandlung nicht mehr notwendig. Manche Fälle können jedoch allen therapeutischen Versuchen widerstehen.

23.9 Eosinophilie-Myalgie-Syndrom

Synonym: L-Tryptophankrankheit

Das *Eosinophilie-Myalgie-Syndrom*, das mit Eosinophilie, Leukozytose, Fieber und diffusen Muskelschmerzen einhergeht, manifestiert sich an der Haut mit makulösen oder urtikariellen Erythemen, Ödemen und nach längerem Vorhandensein mit sklerodermiformen Hautveränderungen. Myopathien und Neuropathien kommen bei einem Teil der Kranken dazu. Schleimhautläsionen wurden beschrieben. Myalgien bzw. Arthralgien sind jedoch die Regel. Weiterhin besteht in der frühen Phase ein allgemeines Krankheitsgefühl, die Entwicklung einer Pneumonie mit Husten, Hypoxämie und Dyspnö ist nicht selten, Kardiopathien wurden vereinzelt beobachtet. Ähnlichkeiten des Krankheitsbildes mit der *eosinophilen Fasziitis* (Shulman) bzw. dem sog. *Giftölsyndrom* (s. S. 508) sind unübersehbar.

Charakteristisch für die Erkrankung sind:
- Periphere Eosinophilie (> 1000 mm^3) über 4 Wochen persistierend (3 Kontrollen)
- Muskelschmerzen, persistierend oder rezidivierend mit Bewegungseinschränkung
- Fieber, Krankheitsgefühl, Arthralgien
  Fakultativ:
  Hautsymptomatik (Erytheme, Ödeme, sklerodermiforme Läsionen, ca. 60 % aller Fälle)
  Neurologische Symptomatik (periphere Neuropathie)
  Allgemeine internistische Symptomatik (z. B. Lunge, Herz, Gastrointestinaltrakt)
- Einnahme tryptophanhaltiger Mittel in der Anamnese sichert die Diagnose

Ende 1989 wurde aus den USA erstmals über eine Assoziation dieses Krankheitsbildes mit der oralen Einnahme von *L-Tryptophan* berichtet, inzwischen sind weit über 1500 Fälle bekannt, mehrere davon auch in europäischen Ländern; auch über Todesfälle wurde berichtet. Dabei war die Expositionszeit mit 2 Wochen bis zu 15 Jahren recht unterschiedlich.

L-Tryptophan wurde seit den 70er Jahren zur Behandlung von Schlafstörungen oder depressiver Verstimmungszustände eingesetzt, oft als Selbstmedikation, ohne daß dadurch eine relevante Toxizität beobachtet wurde. 1990 wurde berichtet, daß als Hauptauslöser des Syndroms wahrscheinlich eine Verunreinigung des gentechnologisch hergestellten L-Tryptophans mit bakteriellen Antigenen des *Bacillus amyloliquefaciens* nach der Umstellung auf ein neues Produktionsverfahren bei der japanischen Herstellerfirma zugrunde liegt. Möglicherweise liegt auch eine *Aktivitätsstörung der Indolamin-2,3-dioxygenase*, eines Schlüsselenzyms des Tryptophanmetabolismus vor. Eine endgültige Klärung der Krankheitsursache blieb jedoch bis heute aus. Die Injektion von L-Tryptophan bzw. einer ähnlichen Aminosäure in Lewis-Mäusen führte zu sklerodermieähnlichen Veränderungen an der Haut; viszerale Veränderungen (z. B. Lunge, Herz) blieben aus. Möglicherweise wird beim Menschen durch die Einnahme von L-Tryptophan eine Sklerodermie getriggert. In jedem Fall ist bemerkenswert, daß die beschriebene Symptomatik in relevantem Umfang erst ab 1989 beobachtet wurde, obwohl die Substanz bereits viel früher zum Einsatz kam. Unter den betroffenen Kranken kann es in Einzelfällen zu schweren Neuropathien, Pneumonitis, Myokarditis etc. kommen, bis zum Exitus letalis. In Deutschland sind bereits seit mehreren Jahren alle L-Tryptophanhaltigen Arzneimittel vom Bundesgesundheitsamt in Berlin vom Markt genommen worden (z. B. Kalma® u. v. a.). Als letztes war bis 1991 das Präparat Sedanoct® (Woelm-Pharma) erhältlich. Seither wird L-Tryptophan nur noch im Rahmen kombinierter Aminosäureinfusionslösungen verabreicht.

Behandlung. Bei Verdacht auf ein Eosinophilie-Myalgie-Syndrom sollte zunächst anamnestisch nach einem L-Tryptophan-haltigen Präparat gefahndet werden. Neben dem sofortigen Entzug des auslösenden Agens ist eine Kortikosteroidbehandlung mit Prednisolon in Höhe von ca. 60–80 mg/d angezeigt, ebenso lokale unterstützende Maßnahmen (Physiotherapie, Massagen etc.). Eine spontane Rückbildung der Krankheit nach Weglassen des L-Tryptophans allein ist im allgemeinen nicht zu erwarten. Unter der systemischen Kortikosteroidbehandlung zeigt sich hingegen eine relativ schnelle Rückbildung der Krankheitssymptome, insbesondere der Eosinophilie und auch der Myalgien. Hautverhärtung, Muskelschwäche und auch periphere Neuropathien können jedoch längere Zeit bestehen bleiben. Eine niedrigdosierte Kortikosteroidbehandlung (10–15 mg/d) sollte, ähnlich wie bei der eosinophilen Fasziitis, über mehrere Monate fortgesetzt werden. Krankengymnastische Übungen sind notwendig, um dermatogene Kontrakturen zu vermeiden.

Da die auslösende Ursache der Krankheit nicht mit letzter Sicherheit geklärt ist, bleiben alle Behandlungsversuche zunächst *symptomatisch*. Auch die *Langzeitprognose* der Krankheit muß zur Zeit noch offenbleiben. Fest steht, daß es auch nach Absetzen des Medikaments und mehrmonatiger Kortikosteroidbehandlung zu einem rheumatoid-sklerodermiformen Krankheitsbild kommen kann, das immer wieder rezidiviert und die Befindlichkeit des Kranken durch Muskelschmerzen, Brennen, Juckreiz, Kribbeln, Gelenkschwellungen etc. erheblich beeinträchtigt. Der protrahierte Verlauf führt stellenweise zu einer gespannten, z.T. atrophischen Haut mit Haut- und Muskelfibrose, die einer permanenten, niedrigdosierten Kortikosteroidtherapie und lokaler Pflege bedarf.

23.10 Granuloma faciale eosinophilicum

Synonyme: Granuloma faciale (benignum), Granuloma eosinophilicum faciei

Bei dem *Granuloma faciale eosinophilicum* handelt es sich um eine seltene Erkrankung unbekannter Ätiologie. Klinisch imponieren erythematöse Plaques oder Knoten im Gesicht, die gut umschrieben sind. Histologisch finden sich in den meisten Fällen Zeichen einer Vaskulitis, die besonders eosinophilenreich ist. Der Verlauf ist benigne, die Läsionen können aber über viele Jahre persistieren.

Behandlung. Die Herde verhalten sich relativ therapieresistent; konservative Behandlungsversuche mit Salben, Cremes etc. führen kaum zum Erfolg. Eine Radioresistenz wurde beschrieben. Lokale Behandlung mit Glukokortikosteroiden, entweder okklusiv (z.B. Sermaka® Folie) oder intraläsionale Injektion von Triamcinolonacetonidkristallsuspension (Volon A®, 10 mg 1:3–1:5 verdünnt mit einem Lokalanästhetikum) können zu einer unvollständigen Rückbildung der Herde führen. Auch die innerliche Anwendung von Kortikosteroiden und von Chloroquin (Resochin® 250 mg/d) wurde empfohlen, hat aber nur einen morbostatischen Effekt. DADPS wurde in allen Fällen mit Erfolg eingesetzt (Dapson Fatol®, 50–150 mg/d), teilweise mit vollständiger Rückbildung. Eine Rückbildung wurde ebenfalls nach Anwendung von Phenylbutazon (3 × 100 mg/d) oder Clofazimin (Lampren® 300 mg/d) berichtet. Wenn konservative lokale und systemische Behandlung nicht zum gewünschten Erfolg führen, kommt eine chirurgische Behandlung in Frage, z.B. Dermabrasion. Bei umschriebenen Herden ist die Behandlung der Wahl die vollständige Exzision; lokale Rezidive können allerdings auftreten.

Als weitere therapeutische Strategien wurden Behandlungen der Läsionen mit Kryotherapie (Kontaktverfahren mit Temperaturen > −50 °C, einmalige Vereisung für 30 sec) und mit CO_2-Laser vorgenommen. Bei der CO_2-Lasertherapie wird bei 10–15 W Leistung mit kontinuierlichem oder gepulstem Strahl die gesamte Läsion in toto vaporisiert.

Literatur

Aberer W, Konrad K, Wolff K (1988) Wells' syndrome is a distinctive disease entity and not a histological diagnosis. J Am Acad Dermatol 18: 105–114

Altman LC, Hill JS, Harfield WM, Mullarky KF (1981) Effect of corticosteroids on eosinophilic chemotaxis and adherence. J Clin Invest 67: 28–36

Anderson CR (1975) Dapsone in granuloma faciale (letter). Lancet I: 642

Arzneimittelkommission der Deutschen Ärzteschaft (1989) Einschränkung der Anwendungsgebiete L-Tryptophan-haltiger Fertigarzneimittel. Dtsch Ärztebl 86: 2692

Basran GS, Page CP, Paul W, Morley J (1983) Cromoglycate (DSCG) inhibits responses to platelet activating factor in man: an alternative mode of action for DSCG in asthma. Eur J Pharmacol 86: 143–144

Berbis P, Jancovici E, Lebreuil G et al. (1989) Eosinophilic pustular folliculitis (Ofuji's diseases: efficacy of isotretinoin. Dermatologica 179: 214–216

Bergfeld WF et al. (1976) Granuloma faciale treated by dermabrasio. Cleve Clin Q 37: 215

Britt WJ, Duray PH, Dahl MN et al. (1980) Diffuse fasciitis with eosinophilia: a steroid responsive variant of scleroderma. J Pediatr 97: 432–434

Buchness MR, Lim HW, Hatcher VA et al. (1988) Eosinophilic pustular folliculitis in the acquired immune deficiency syndrome: treatment with ultraviolet B phototherapy. N Engl J Med 318: 1183–1186

CDC (1990) Eosinophilia-myalgia-syndrome – New Mexico. MMWR 38: 765–767

Chun Si JHG (1992) Kimura's disease and angiolymphoid hyperplasie with eosinophilia. Clinical and pathological differences. J Am Acad Dermatol 27: 954–958

Chusid MJ, Dale DG, West BC, Wolff SM (1975) The hypereosinophilic syndrome: analysis of 14 cases with review of literature. Medicine 54: 1–27

Clauw DJ, Nashel DJ, Umhau A et al. (1990) Tryptophan associated eosinophilic connective tissue disease. JAMA 263: 1502–1506

Fauci AS, Harley J, Roberts W et al. (1982) The idiopathic hypereosinophilic syndrome. Clinical, pathophysiologic and therapeutic considerations. Ann Intern Med 97: 78–92

Freundlich B, Werth VP, Rok AW et al. (1990) L-Tryptophan injection associated with eosinophilic fasciitis but not progressive systemic sclerosis. Ann Intern Med 2: 758–762

Giard F, Marcoux D, McCuaig C et al. (1991) Eosinophilic pustular folliculitis (Ofuji disease) in childhood: a review of four cases. Pediatr Dermatol 8: 189–193

Gizycki-Nienhaus B von, Meurer M, Krieg T et al. (1991) Eosinophilie-Myalgie-Syndrom und L-Tryptophaneinnahme. Hautarzt 42: 179–182

Guill MA, Aton JK (1982) Facial granuloma responsive to dapsone therapy. Arch Dermatol 118: 332

Hardy WR, Anderson RE (1968) The hypereosinophilic syndromes. Ann Intern Med 68: 1220–1229

Henocq E, Vargaftig BB (1988) Skin eosinophilia in atopic patients. J Allergy Clin Immunol 81: 691–695

Herson S, Brechignac S, Piette JC (1990) Capillary microscopy during eosinophilic fasciitis in 15 patients: distinction from systemic scleroderma. Am J Med 88: 598–600

Hertzman PA, Blevins WL, Mayer J et al. (1990) Association of the eosinophilia-myalgia-syndrome with the ingestion of tryptophan. N Engl J Med 322: 869–873

Hintner H, Tappeiner G, Egg D, Wolff K (1981) Fasziitis mit Eosinophilie. Das Shulman-Syndrom. Hautarzt 32: 75–79

Hoffmann A, Kuhn A, Albig SJ et al. (1993) Eosinophilie-Myalgie-Syndrom nach Einnahme von L-Tryptophan. Zwei Fallberichte. Z Hautkr 68: 783–788

Ishibashi A, Mishiyama Y, Miyata C et al. (1974) Eosinophilic pustular folliculitis (Ofuji). Dermatologica 149: 240–247

Jacyk WK (1981) Facial granuloma in a patient treated with clofazimine. Arch Dermatol 117: 597–598

Jameson MD, Segraves SD (1988) Idiopathic hypereosinophilic syndrome. Postgrad Med 84: 93–96

Kazmierowski JA, Chusid MJ, Parillo JE et al. (1978) Dermatologic manifestations of the hypereosinophilic syndrome. Arch Dermatol 114: 531–535

Kent LT, Cramer SF, Moskowitz RW (1981) Eosinophilic fasciitis. Clinical, laboratory and microscopic considerations. Arthritis Rheum 24: 677–683

Kroegel C, Matthys H (1992) Mit dem eosinophilen Granulozyten assoziierte Erkrankungen. Neue pathogenetische und therapeutische Aspekte. Arzneimitteltherapie 10: 140–151

Kuo T, Shih LY, Kola AH (1988) Kimura's disease. Am J Surg Path 12: 843–854

Leprevost C, Capron M, De Vos C, Tomassini M, Capron A (1988) Inhibition of eosinophil chemotaxis by a new antiallergic compound (cetirizine). Int Arch Allergy Clin Immunol 87: 9–13

Liesveld JL, Abboud CN (1991) State of the art; the hypereosinophilic syndromes. Blood Rev 5: 29–37

Lindscheid KR, Zabel M (1988) Hypereosinophiliesyndrom mit kutanen Manifestationen, „Burning-Hand"-Syndrom und Immunglobulinerhöhungen. Behandlung mit einer Kombination von DADPS mit Dinatriumcromoglykat. Z Hautkr 63: 338–343

Loffin EB (1983) Cimetidine and eosinophilic fasciitis. Ann Intern Med 97: 111–112

Malanin G, Helander I (1989) Eosinophilic pustular folliculitis (Ofuji's disease): response to dapsone but not to isotretinoin therapy. J Am Acad Dermatol 20: 1121

Marcoux C, Bourlond A, Decroix J (1991) Hyperplasie angiolymphoide avec éosinophilie (Hale). Remission sous acitretine. Ann Dermatol Venereol 118: 217–221

Martin RW, Duffy J, Engel AG et al. (1990) The clinical spectrum of the eosinophilia-myalgia syndrome associated with L-tryptophan ingestion: clinical features in 20 patients and aspects of pathophysiology. Ann Intern Med 113: 124–134

Mensing H, Schmidt K-U (1985) Diffuse fasciitis with eosinophilia associated with morphoea and lichen sclerosus et atrophicans. Acta Derm Venereol 65: 80–83

Mensing H, Schallreuter KU, Senff H, Steinkraus V (1992) Das Eosinophilie-Myalgie-Syndrom. Klinik und Verlauf bei 10 Patienten. Hautarzt 43: 436–440

Michel L, De Vos C, Rihoux JP, Burtin C, Benveniste J, Dubertret L (1988) Inhibitory effect of oral cetirizine on in vivo antigen-induced histamine and PAF-acether release and eosinophil recruitment in human skin. J Allergy Clin Immunol 82: 101–109

Newton JA, Singh AK, Greaves MW et al. (1990) Aquagenic pruritus associated with the idiopathic hypereosinophilic syndrome. Br J Dermatol 122: 103–106

Nir MA, Westfried M (1981) Hypereosinophilic dermatitis. A distinct manifestation of the hypereosinophilic syndrome with response to dapsone. Dermatologica 161: 445–450

Oppolzer G, Duschet P, Schwarz T et al. (1988) Die hypereosinophile Dermatitis (Nir-Westfried). Eine Variante im Spektrum des Hypereosinophilie-Syndroms. Z Hautkr 63: 123–125

Orfanos CE, Sterry W (1978) Sterile eosinophile Pustulose. Dermatologica 157: 193–205

Porneuf M, Guillot B, Barneon G, Guilhou JJ (1993) Eosinophilic pustular folliculitis responding to UVB-therapy. J Am Acad Dermatol 29: 259–260

Reinauer S, Plewig G (1991) Das Eosinophilie-Myalgie-Syndrom. Hautarzt 42: 137–139

Senff H, Köllner A, Engelmann L et al. (1990) L-Tryptophan induziertes Eosinophilie-Myalgie-Syndrom unter dem Bild einer diffusen eosinophilen Fasziitis mit Eosinophilie. Hautarzt 41: 578–582

Silver RM, Heyes MP, Maize JC et al. (1990) Scleroderma, fasciitis, and eosinophilia associated with the ingestion of tryptophan. N Engl J Med 322: 874–881

Solomon G, Barland P, Rifkin H (1982) Eosinophilic fasciitis responsive to cimetidine. Ann Intern Med 97: 547–549

Souillet G, Rousset F, de Vries JE (1989) Alpha-Interferon treatment of a patient with hyper IgE-syndrome. Lancet I: 1384

Spira I, Simon M, Keller J (1986) Sterile eosinophilic pustulose. Hautarzt 37: 222–225

Spry CJF (1982) The hypereosinophilic syndrome: Clinical features, laboratory findings and treatment. Allergy 37: 539–551

Spry CJF, Davies J, Tai PC et al. (1983) Clinical features of 15 patients with the hypereosinophilic syndrome. Quart J Med 52: 1

Szeimies RM, Meurer M (1993) Tryptophan-assoziiertes Eosinophilie-Myalgie-Syndrom. Klinische Verlaufsbeobachtung bei acht Patienten. Dtsch Med Wochenschr 118: 213–220

Taïeb A, Bassan-Andrien L, Maleville J (1992) Eosinophilic pustulosis of the scalp in childhood. J Am Acad Dermatol 27: 55–60

Takematsu H, Nakamura K, Igarashi M, Tagami H (1985) Eosinophilic pustular folliculitis. Report of two cases with a review of the Japanese literature. Arch Dermatol 121: 917–920

Varga J, Vitto J, Jimenez SA (1992) The cause and pathogenesis of the eosinophilia-myalgia syndrome. Ann Intern Med 116: 140–147

Varga J, Jimenez SA, Vitto J (1993) L-Tryptophan and the eosinophilic-myalgia syndrome: current understanding of the etiology and pathogenesis. J Invest Dermatol 100: 97S–105S

Wells GC, Smith NP (1979) Eosinophilic cellulitis. Br J Dermatol 100: 101–109

Wemmer U, Thiele B, Steigleder GK (1988) Hypereosinophilie-Syndrom (HES) – erfolgreiche PUVA-Therapie. Hautarzt 39: 42–44

Wells GC, Whimster IW (1969) Subcutaneous angiolymphoid hyperplasia with eosinophilia. Br J Dermatol 81: 1–15

Whittaker SJ, Jones RR, Spry CJ (1988) Lymphomatoid papulosis and its relationship to „idiopathic" hypereosinophilic syndrome. J Am Acad Dermatol 18: 339–344

Wood ML, Slater DN (1984) Cutaneous manifestations of the hypereosinophilic syndrome treated with sodium cromoglycate. Clin Exp Dermatol 9: 139–142

Zillikens D, Bammel A, Lurz C et al. (1991) Eosinophilie-Myalgie-Syndrom nach Einnahme von L-Tryptophan. Hautarzt 42: 154–157

Farbabbildungen

1,2 Eosinophile Dermatitis bei einer 68-jährigen Patientin, gutes Ansprechen auf systemische Kortikosteroide

3,4 Sterile eosinophile Pustulose (eosinophile Follikulitis Ofuji)

Farbabbildungen

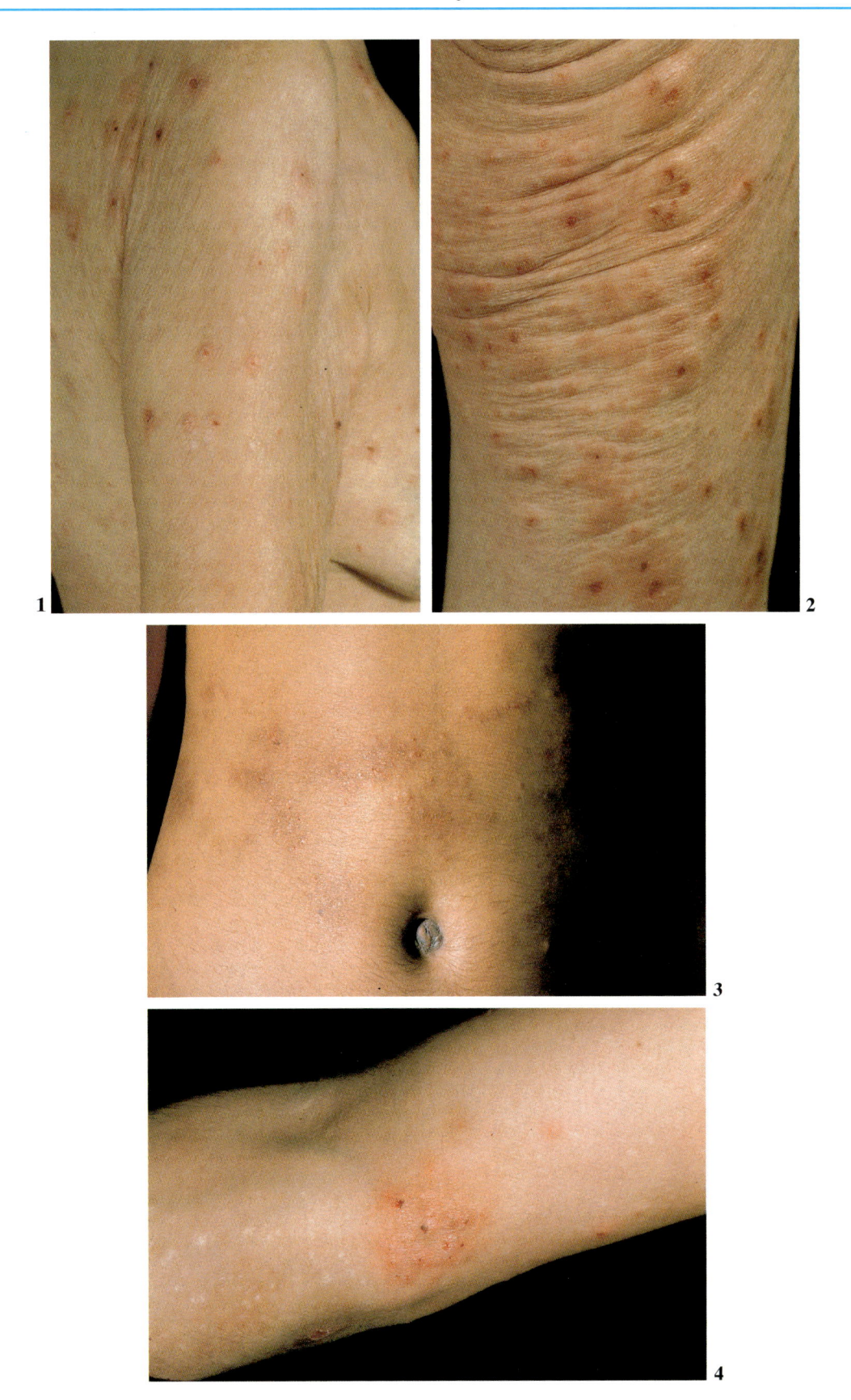

Kapitel 24 Mastzellkrankheiten

24.1 Allgemeines 550
24.2 Klinische Bilder 551
24.2.1 Teleangiektasia macularis eruptiva
 perstans 551
24.2.2 Urticaria pigmentosa 551
24.2.3 Mastozytome 551
24.2.4 Diffuse kutane Mastozytose 552
24.2.5 Systemische Mastozytose 552
24.3 Behandlung 553
24.3.1 Allgemeines 553
24.3.2 Medikamentöse
 Behandlungsmaßnahmen 553
24.3.3 Bestrahlungsbehandlung 554
24.3.4 Sonstiges 555

Derartige Tumoren bestehen oft bereits bei der Geburt oder entwickeln sich wenig später an beliebigen Lokalisationen. Sie imponieren als bis zu münzgroße, rot-gelbliche, infiltrierte Knoten. Häufig fällt als Folge einer zusätzlichen Hyperpigmentierung auch ein bräunlicher Farbton auf. Dichte Mastzellinfiltrate im oberen Korium kennzeichnen das histologische Bild.

Einige Mastozytome sind auf das Darier-Zeichen positiv, andere völlig *symptomlos*. Sehr selten sind systemische histaminvermittelte Reaktionen wie Blutdruckabfall, Flush, Schwindel, Kopf- oder Bauchschmerzen vorhanden, offenbar als Ausdruck viszeraler Herde. Innerhalb von Jahren können sich isolierte Mastozytome spontan zurückbilden.

Eine *Entartung* der Mastozytome im Sinne einer Fernmetastasierung ist nicht bekannt, doch Knoten mit atypischen Mastzellen und mehreren Mitosen kommen histologisch vor und sollten therapeutisch in toto entfernt werden. Bei fehlender sonstiger Lokalisation bzw. Symptomatik sind weitergehende Maßnahmen nicht erforderlich.

24.2.4 Diffuse kutane Mastozytose

Diffuse kutane Mastozytosen sind in der Regel benigne Mastzellvermehrungen in der Haut, die sowohl bei Kindern als auch bei Erwachsenen auftreten können. Bei klinischer Manifestation bis zum 3. Lebensjahr ist mit *systemischem Befall* des Knochenmarks, des Magen-Darm-Trakts oder/und parenchymatöser Organe zu rechnen. Spontanremissionen bis zum 5. Lebensjahr kommen vor. Die Komplikationen bestehen in einer Flush-Symptomatik mit Hypotonie, bis hin zu akuten Schockzuständen mit letalem Ausgang. Bei Erwachsenen ist eine systemische Beteiligung selten.

Histologisch findet sich eine bandartige diffuse Mastzellinfiltration im oberen Korium.

Die diffuse kutane Mastozytose bezieht oft das gesamte Integument mit ein. Es ist durchaus möglich, daß die Mastzellvermehrung klinisch nicht oder kaum sichtbar wird und lediglich der *Pruritus* den Patienten zum Arzt führt. In anderen Fällen zeigt die Haut ein rot-gelb-bräunliches Kolorit, teilweise mit orangenhautartiger Beschaffenheit der Oberfläche. Erythrodermische Formen mit ödematöser Schwellung der stärker befallenen Areale kommen vor, in ausgeprägten Fällen ist die Haut lederartig und pachydermisch. Gelb- oder cremefarbene Knötchen, die einem Xanthom oder einem Pseudoxanthoma elasticum ähneln, wurden beschrieben (*Mastocytosis cutis xanthelasmoidea*). *Der Juckreiz ist meist intensiv.* Die befallene Haut ist dabei leicht verletzbar und reagiert bei stärkerer mechanischer Beanspruchung oft mit Blasenbildung. Eine dauerhafte Überproduktion von Histamin, PGD_2 und anderer Mediatoren ist ein Hinweis auf das Vorliegen einer systemischen Beteiligung, während in der Regel eine Erhöhung zirkulierender Mediatoren nur in Episoden der Mastzellaktivierung meßbar ist.

24.2.5 Systemische Mastozytose

Eine *systemische Mastozytose* kann mit und ohne Hautveränderungen einhergehen und hat eine deutlich schlechtere Prognose als die diffusen kutanen Varianten. Dies trifft besonders dann zu, wenn das Hautorgan klinisch kaum befallen ist. Evtl. vorhandene Hautveränderungen sind unterschiedlichen Charakters (Urticaria pigmentosa-artig, Knoten, diffuse Infiltration). Oft findet man klinisch Lymphknotenschwellung und Hepatosplenomegalie (in über 50 % der Fälle) als Folge von Mastzellinfiltration. Splenomegalie allein soll bei systemischer Mastozytose in über 70 % aller Kranken vorkommen, sei es durch Mastzellinfiltrate oder reaktiv.

Das klinische Bild hängt vom Ausmaß und der Lokalisation der Mastzellinfiltrate ab und wird bei ca. 15 % der Kranken durch assoziierte häma-

Tabelle 24.3. Systemische Mastozytose. Klinisches Erscheinungsbild und mögliche Komplikationen

Hämatologische Komplikationen	Anämie Thrombozytopenie/-zytose Eosinophilie (bis zu 30–40 %) Monozytose
Klinische Phänotypen	Lymphadenopathiesyndrom Myeloproliferatives Syndrom Mastzellenleukämie (sehr selten)
Assoziiert	Non-Hodgkin-Lymphome Akute Leukämien (sekundär)

tologische Manifestationen kompliziert. Insbesondere kommen Anämien (ca. 50 %) oder/und Thrombozytopenien (ca. 25 %) vor. Weniger häufig findet man Eosinophilie, Monozytose oder auch Thrombozytose. Eine erhöhte Zahl zirkulierender Mastzellen wird nur in wenigen Fällen beschrieben, gelegentlich sind darunter auch atypische unreife Formen. Maligne und prämaligne assoziierte hämatologische Erkrankungen zeigt Tabelle 24.3. Eine reine Mastzellenleukämie ist ein extrem seltenes Ereignis.

Inwieweit eine systemische Mastozytose gehäuft von anderen Neoplasien begleitet wird, ist eine noch offene Frage. Langfristige Kontrollen sind zu empfehlen.

24.3 Behandlung

24.3.1 Allgemeines

Die Behandlung der Mastzellerkrankungen richtet sich fast ausschließlich gegen die klinische Symptomatik, die durch die Freisetzung der Mastzellgranula und der darin enthaltenen Mediatoren entsteht. Das Ausmaß der Behandlungsmaßnahmen hängt von der *Ausdehnung der Erkrankung an der Haut* bzw. der *Mastzellzahl in den befallenen Organen* (Haut, Mund- bzw. Magen-Darm-Schleimhaut, parenchymatöse Organe etc.) ab. Bei den kutanen Mastozytosen aller Varianten ist die prophylaktische *Vermeidung jeglicher mechanischer, thermischer oder chemischer Irritationen* befallener als auch nichtbefallener Haut eine wichtige Voraussetzung.

Patienten mit Urticaria pigmentosa oder systemischen Mastozytosen sollten nach Möglichkeit langfristig eine *histaminarme Diät* einhalten und sich darüber hinaus *vor Insektenstichen (Hymenoptera) etc. vorsehen*, die eine übermäßige akute Symptomatik auslösen können. Auch an unspezifische Histaminliberatoren in der Nahrung bzw. im Rahmen einer begleitenden medikamentösen Therapie ist zu denken. Natürliches *Sonnenlicht* kann zunächst eine Degranulation provozieren, hat aber in einigen Fällen zur Besserung der Symptome an der Haut geführt. Kontrollierte Studien einer systematischen UV-Exposition bei Mastozytose liegen nicht vor.

24.3.2 Medikamentöse Behandlungsmaßnahmen

Isolierte Mastozytome sind meist symptomarm und bedürfen nur selten einer gezielten Behandlung. Oft bilden sie sich mit zunehmendem Alter zurück; andernfalls kommt eine chirurgische Entfernung in Frage. Palliative externe Applikation von Antihistaminika wie z. B. Tavegil® Gel schafft unter mehrmaliger täglicher Anwendung Linderung. Darüber hinaus können lokale Kortikosteroide wie z. B. Triamcinolon 0,05–0,1 % oder Hydrocortison 0,5–1,0 % in Creme- bzw. Salbengrundlagen eingesetzt werden. Über U. pigmentosa wurde berichtet, daß 0,05 % Betamethasondipropionat unter Okklusionsbedingungen erfolgreich war, bis zur völligen Auflösung der Läsionen.

■ *Klassische H_1-Antihistaminika* haben in der Regel einen günstigen Einfluß auf die durch Juckreiz und Flush gekennzeichnete Irritierbarkeit der Haut bei Mastozytosen. Insbesondere bei Kindern ist die zentral dämpfende Wirkung derartiger Pharmaka von Nutzen, um ständiges Kratzen zu mindern. In Frage kommt Clemastin, z. B. Tavegil® Sirup bzw. Tavegil® Tabletten in folgender altersabhängiger Dosierung: Kinder von 1–6 Jahren bekommen 2 × 1–2 Teelöffel Sirup/d. Vom 6. bis zum 12. Lebensjahr können 2 × 1 Eßlöffel Sirup oder 2 × ½–1 Tablette/d verabreicht werden. Erwachsene nehmen 2 × 2 Eßlöffel Sirup bzw. 2 × 1 Tablette/d. Alternativ kann Cyproheptadin (Nurdelin®, Periactinol™) verordnet werden.

Die sedierende Nebenwirkung – falls vom Kranken unerwünscht – kann durch Verwendung von Loratadin (Lisino® Tbl.) oder Cetirizin (Zyrtec® Tbl.; auch Tropfen oder Saft) vermieden werden. Kindern von 6–12 Jahren können ½ Tablette Lisino® bzw. Zyrtec® oder 10 Tropfen Zyrtec® am Abend gegeben werden. Jenseits des 12. Lebensjahres reicht eine einmalige Medikation aus (1 Tablette, 20 Tropfen oder 5 ml Saft/d).

Manche Therapeuten favorisieren gerade bei U. pigmentosa Hydroxyzin oder Doxepin. Hydroxyzin steht in Tablettenform (Atarax® Tabletten) und flüssig (Atarax® liquidum) zur Verfügung. Kinder zwischen 6 und 10 Jahren sollten Atarax®, 2 × 1 Tbl., bzw. 12,5–25 ml Atarax® liquidum/d erhalten. Ab dem 10. Lebensjahr kann die Dosis auf 1½–3 Tabletten bzw. auf 18,75–37,5 ml liquidum gesteigert werden. Doxepin (Aponal® Drg. und Tbl. bzw. Sinquan® Kps.) kommt für Kinder nicht in Frage. Bei Erwachsenen ist ein abrupter Therapiebeginn und -abbruch zu vermeiden (Einschleichen/Ausschleichen!). Einen Therapieversuch beginnt man mit 50 mg/d am Abend und steigert innerhalb 1 Woche auf 100–150 mg/d.

■ In einigen Fällen hat sich die *Kombination von H₁- und H₂-Antihistaminika* wie z.B. Cimetidin (Tagamet® Filmtbl., 400–800 mg/d) in Verbindung mit Cyproheptadin (1 × 1 Kps./d) oder mit Reserpin (einschleichend 1–4 Tbl./d) à 0,25 mg bewährt. H₂-Blocker sind insbesondere bei Gastritis oder peptischen Ulzera, die gelegentlich durch pathologisch hohe Histaminspiegel bei Mastozytosekranken unterhalten werden, von Nutzen. Bei systemischen Mastozytosen mit gastrointestinalem Befall und entsprechender Symptomatik (Diarrhö, Bauchschmerzen, Nausea, Erbrechen) können zur Verminderung der Mastzelldegranulation und Histaminfreisetzung im Magen-Darm-Trakt 400–800 mg/d *Cromoglicinsäure* (Colimune® Kps. oder Granulat) gegeben werden. Das Medikament wirkt auf die gastrointestinale Symptomatik, während die kutane Symptomatik eher unbeeinflußt bleibt. Allerdings wurde bei 2 Kindern mit bullöser kutaner Mastozytose über einen bemerkenswerten Erfolg mit 60–200 mg/d berichtet. Auch migräneartige Kopfschmerzen bei diffuser Mastozytose können auf Antihistaminika ansprechen.

Bei erfolglosem Einsatz der üblichen Antihistaminika ist ein Versuch mit *Ketotifen* (z.B. Zaditen® Kps. 2 × 1 mg/d) sinnvoll. Fälle mit promptem Ansprechen des Pruritus etc. sind beschrieben worden. Alternativpräparat: Terfenadin (Teldane®), 2 × 60 mg/d, evtl. 2 × 120 mg (Teldane® forte Tbl.).

■ Die Anwendung von *Kortikosteroiden* ist wegen ihrer Langzeitnebenwirkungen problematisch; sie bleiben nur schweren Fällen vorbehalten, da sie nur vorübergehend die Mastzelldegranulation unterdrücken. Indiziert sind sie bei schweren bullösen Formen im Kindesalter sowie bei Malabsorbtion und Aszites als Folge ausgedehnter systemischer Störungen. 40–60 mg Prednisolon p.o. über 2–3 Wochen führen zur Besserung. Als Erhaltungsdosis können 15 mg jeden

Tabelle 24.4. Antihistaminika für den Einsatz bei Urtikaria und Mastozytosen

Traditionelle H₁-Antihistaminika
  Chlorpheniramin (Chlor-Trimeton™ Tbl.)
  Chlorphenoxamin (Systral® Creme, Gel)
  Cyproheptadin (Periactinol™; Nurdelin® Kps., Saft)
  Clemastin (Tavegil® Tbl., Sirup, Gel, Inj.)
  Diphenhydramin (Benadryl® Saft, Dormutil®, Sedopretten® Tbl.)
  Hydroxyzin (Atarax® Tbl., Liqu., Masmoran® Saft)

Neue H₁-Antihistaminika (nichtsedierende)
  Astemizol (Hismanal® Tbl. Tropf.)
  Terfenadin (Teldane® Tbl., Teldane® forte Tbl.; Susp., Systral® Tbl., Terfemundin®, Seldane™)
  Loratadin (Lisino® Tbl.)
  Cetirizin (Zyrtec® Filmtbl., Saft, Tropf.)

H₂-Antagonisten
  Cimetidin (Tagamet® Filmtbl., Oblongtbl., Susp., Inj.)
  evtl. Ranitidin (Sostril®)

Antihistaminisch wirksames Antidepressivum
  Doxepin (Sinquan® Kps.; Aponal® Filmtbl., Drg., Amp.)

2. Tag verabreicht werden. Neuerdings wurde Tixocortolpivalat bei gastrointestinaler Beteiligung empfohlen. Die regelmäßige lokale Anwendung von Kortikosteroiden kann unter Rückgang des Mastzellinfiltrats zur Besserung der Hautsymptomatik bis zu 1 Jahr führen; danach kommt es meist zum Rezidiv. Bei ausgedehnter Anwendung über längere Zeit und besonders bei Kindern sind die systemischen Nebenwirkungen zu beachten.

24.3.3 Bestrahlungsbehandlung

Die Anwendung einer *PUVA-Behandlung* sollte erwachsenen Patienten mit ausgedehnten kutanen Manifestationen (U. pigmentosa mit und ohne Systembeteiligung) vorbehalten bleiben, die auf Antihistaminika oder Mastzelldegranulationshemmer nicht ansprechen. Nach 3–6 Monaten (ca. 25 Bestrahlungen à 3–5 J/cm²) kann eine signifikante Besserung mit Negativwerden des Darier-Zeichens und fast völligem Rückgang des

Tabelle 24.5. Symptomatische Behandlungsmöglichkeiten bei den kutanen Mastozytosen

▷ **Leichteren Grades**

Antihistaminika
H$_1$-Antagonisten: Cyproheptadin, Clemastin, Loratadin, Cetirizin, Hydroxyzin, Doxepin
Indikation: Pruritus, Flush
H$_2$-Antagonisten: Cimetidin, Ranitidin
Indikation: Magen-Darm-Symptomatik

Mastzelldegranulationshemmer Ketotifen, Terfenadin
Cromoglicinsäure/Na-Cromoglicicum (bei zusätzlichen gastrointestinalem Befall)
Indikation: Magen-Darm-Symptomatik (Bauchschmerz, Diarrhö), die nicht auf H$_2$-Antagonisten anspricht

PUVA-Therapie *Indikation:* Ausgeprägte Hautsymptomatik (Pruritus, Hautläsionen)

▷ **Schweren Grades** (mit systemischer Manifestation) zusätzlich je nach Fall:

Systemische Kortikosteroide: Prednisolon, 40–80 mg/d, selten mehr
Indikation: Allgemeine hartnäckige Beschwerden und Kreislaufbeschwerden (Kollaps)

Systemische Chemotherapie (je nach Alter, Ausdehnung, Organbefall) oder/und

Splenektomie *Indikation:* Schwere progrediente Systembeteiligung

Ferner: Lokale Kortikosteroide, nichtsteroidale Antiphlogistika, Anticholinergika, Adrenalin u. a., je nach Fall und Bedarf

---

Pruritus erwartet werden. Etwa ⅔ aller Kranken sprechen gut bis sehr gut auf die Bestrahlungen an; ein dauerhafter Therapieerfolg ist allerdings mit PUVA nicht zu erzielen. Die PUVA-Behandlung führt jedoch zu einer Angleichung des Hautkolorits zwischen befallener und nichtbefallener Haut und damit zu einem von vielen Patienten erwünschten kosmetischen Effekt.

Als begleitende Maßnahme sollte bei U. pigmentosa zusätzlich zu den Bestrahlungssitzungen ein H$_1$-Antihistaminikum verabreicht und der Patient gründlich beraten werden, jegliche lokale Provokation der Hautläsionen zu unterlassen (leichte Kleidung, Vermeidung von heißen Bädern, mechanischer Reizung etc.).

In ausgeprägten Fällen sollte man ihm Diätanweisungen aushändigen, um histaminreiche Kost zu meiden, z. B. diverse Fisch- und Käsesorten, leicht verderbliche Nahrungsmittel, Rotwein u. a.

24.3.4 Sonstiges

Acetylsalicylsäure (bei Kindern 13 mg/kg KG als Einzelhöchstdosis, bei Erwachsenen 2–3 × 500 mg/d) und andere *nichtsteroidale Antiphlogistika* (z. B. Ibuprofen, 2–3 × 400 mg/d, Diclofenac, 3 × 50 mg/d, Indometacin 2–3 × 25 mg/d) können bei Patienten mit häufiger Flushsymptomatik versucht werden. Dabei, insbesondere bei Acetylsalicylsäure, sollte man allerdings auf Intoleranzreaktionen bzw. auf eine unspezifische Mastzelldegranulation mit Histaminsymptomatik achten. Der Einsatz dieser Substanzen sollte darüber hinaus gegen die mögliche Verstärkung der ohnehin häufig vorhandenen gastralen Hyperazidität und deren Folgen abgewogen werden.

Kommt es durch verstärkte Degranulation der Mastzellen zu Hypotonie und akuten kollaps- oder schockartigen Ereignissen, die durch Antihistaminika nicht kontrolliert werden können, sind *Sympathomimetika* indiziert, z. B. Epinephrin (Effortil® Tropf.; Kinder bis zum 6. Lebensjahr 3 × 5–10 Tropf./d, Schulkinder und Erwachsene 3 × 10–20 Tropf./d) oder bei schweren Schockzuständen evtl. Gaben von Adrenalin (0,5–1 ml einer Adrenalininjektionslösung 1:10 000). Abdominale Schmerzen und Krämpfe sind am ehesten mit *Anticholinergika* (z. B. Atropin; Kleinkinder 1–3 × 0,25 mg/d, Schulkinder 1–3 × 0,5 mg/d, Erwachsene 1–3 × 0,5–1 mg/d) günstig zu beeinflussen.

Kasuistisch wurde auch der erfolgreiche Einsatz von Nifedipin (3 × 10 mg) beschrieben, allerdings nicht weiter bestätigt.

Assoziierte hämatologische Erkrankungen müssen gezielt angegangen werden (Anämien, Thrombozytopenien u. a.; Substitution von Blutzellen, Thrombozyten, Wachstumsfaktoren etc). Für maligne Varianten von Mastozytosen kommt eine Chemotherapie in Betracht, allerdings sind dafür keine Richtlinien etabliert.

■ In neuerer Zeit wurde bei einem Kranken mit aggressiver systemischer Mastozytose und Knochenmarksbefall *Interferon-alpha-2b* eingesetzt (Intron A®, 5 Mio. IE/d, später 3 × wöchentlich). Möglicherweise regulieren Zytokine die Mastzellaktivität. Auch Interferone könnten hier eine wichtige Rolle spielen, z. B. durch Reduzierung der spontanen Mastzelldegranulation. In einigen Fällen schien das rIFN-α die klinische Symptomatik insgesamt zu mildern. Zahl und Ausprägung der Hautläsionen und der histologische Mastzellnachweis blieben jedoch unverändert. Eine Kombination mit Kortikosteroiden erscheint sinnvoll.

Die Indikation zur *Splenektomie* ist nicht scharf definiert. Möglicherweise tolerieren Patienten mit Splenektomie eine erforderliche Chemotherapie, die wegen assoziierter maligner hämatologischer Manifestationen erforderlich ist, besser. Doch bei fehlender Systembeteiligung bzw. Malignität bleibt die Splenektomie ohne prognostischen Einfluß auf die Mastzellerkrankung. Aus diesem Grunde sollte dieses Verfahren nur bei ausgesuchten Patienten mit diffuser systemischer Mastozytose angewandt werden.

Literatur

Ashinoff R, Soter NA, Freedberg IM (1993) Solitary mastocytoma in an adult. Treatment by excision. J Dermatol Surg Oncol 19: 487–488

Christophers E, Hönigsmann H, Wolff K, Langner A (1978) PUVA treatment of urticaria pigmentosa. Br J Dermatol 98: 701–702

Czarnetzki BM (1983) A double-blind corss-over study of the effect of ketotifen in urticaria pigmentosa. Dermatologica 166: 44–47

Czarnetzki BM, Rosenbach T, Kolde G, Frosch PJ (1985) Phototherapy of urticaria pigmentosa: clinical response and changes of cutaneous reactivity, histamine and chemotactic leukotrienes. Arch Dermatol Res 277: 105–113

Czarnetzki BM, Algermissen B, Jeep et al. (1994) Interferon treatment of patients with chronic urticaria and mastocytosis. J Am Acad Dermatol 30: 500–501

Emanuel PD, Barton JC, Gualtieri RJ, Sams WM (1991) Urticaria pigmentosa and preleukemia: evidence for reactive mast cell proliferation. J Am Acad Dermatol 24: 893–897

Evans S, Vickers CFH (1981) Bullous urticaria pigmentosa (cutaneous mastocytosis) and sodium cromoglycate. Acta Derm Venereol 61: 572–575

Fairley JA, Pentland AP, Voorhees JJ (1984) Urticaria pigmentosa responsive to nifedipine. J Am Acad Dermatol 11: 740–743

Fjellner B, Hägermark O (1982) Histamine release from rat peritoneal mast cells exposed to ultraviolet light. Acta Derm Venereol 62: 215–220

Friedman B, Darling G, Norton J et al. (1990) Splenectomy in the management of systemic mast cell disease. Surgery 107: 94–100

Friedman BS, Metcalfe DD (1991) Effects of tixocortol pivalate on gastrointestinal disease in systemic mastocytosis: a preliminary study. Clin Exp Allergy 21: 183–188

Gasior-Chrzan B, Falk ES (1992) Systemic mastocytosis treated with histamine H_1 and H_2 receptor antagonists. Dermatology 184: 149–152

Granerus G, Roupe G, Swanbeck G (1981) Decreased urinary histamine metabolite after successful PUVA treatment of urticaria pigmentosa. J Invest Dermatol 76: 1–3

Guzzo C, Lavker R, Roberts LJ et al. (1991) Urticaria pigmentosa. Systemic evaluation and successful treatment with topical steroids. Arch Dermatol 127: 191–196

Horan RF, Sheffer AL, Austen KF (1990) Cromolyn sodium in the management of systemic mastocytosis. J Allergy Clin Immunol 85: 852–855

Horan RF, Schneider LC, Sheffer AL (1992) Allergic skin disorders and mastocytosis. JAMA 268: 2858–2868

Horny HP, Ruck M, Wehrmann M, Kaiserling E (1990) Blood findings in generalized mastocytosis: evidence of frequent simultaneous occurrence of myeloproliferative disorders. Br J Haematol 76: 186–193

Horny HP, Ruck MT, Kaiserling E (1992) Spleen findings in generalized mastocytosis. A clinicopathologic study. Cancer 70: 459–468

Jackson Roberts II L, Oates JA (1991) Pharmacological aspects of mast cell disease. J Invest Dermatol 96: 19S–25S

Janjan NA, Conway P, Lundberg J, Derfus G (1992) Radiation therapy in a case of systemic mastocytosis: evaluation of histamine levels and mucosal effects. Am J Clin Oncol 15: 337–339

Johnson GJ, Silvis SE, Roitman B et al. (1980) Long-term treatment of systemic mastocytosis with histamine H_2 receptor antagonists. Am J Gastroenterol 74: 485–489

Kamajian G, Felix J (1993) Acute mastocytosis: a potential dermatologic emergency. J Am Osteopath Assoc 93: 792–796

Kettelhut BV, Metcalfe DD (1987) Plasma histamine concentration in evaluation of pediatric mastocytosis. J Ped 111: 419–421

Kettelhut BV, Metcalfe DD (1991) Pediatric mastocytosis. J Invest Dermatol 96: 15S–18S

Kluin-Nellemans HC, Breukelmans JHJ, Wolthers BG et al. (1992) Response to interferon-alpha-2b in a patient with systemic mastocytosis. N Engl J Med 326: 619–623

Kors JW, van Doormal JJ, de Monchy JG (1993) Anaphylactoid shock following hymenoptera sting as a presenting symptom of systemic mastocytosis. J Int Med 233: 255–258

Langer K, Wolff K (1990) Das klinische Spektrum der Mastozytosen. Hautarzt 41: 188–195

Longley BJ Jr, Morganroth GS, Tyrrell L et al. (1993) Altered metabolism of mast-cell growth factor (c-kit ligand) in cutaneous mastocytosis. N Engl J Med 328: 1302–1307

Metcalfe DD (1991) The treatment of mastocytosis: An overview. J Invest Dermatol 96: 55S–59S

Parker RI (1991) Hematologic aspects of mastocytosis: II: Management of hematologic disorders in association with systemic mast cell disease. J Invest Dermatol 96: 52S–54S

Povoa P, Ducla-Soares J, Fernandes A, Palma-Carlos AG (1991) A case of systemic mastocytosis: Therapeutic efficacy of ketotifen. J Int Med 229: 475–477

Oranje AP, Soekanto W, Sukardi A et al. (1991) Diffuse cutaneous mastocytosis mimicking staphylococcal scalded-skin syndrome: report of three cases. Pediatr Dermatol 8: 147–151

Pardini S, Bosincu L, Bonfigli S et al. (1991) Anaphylactic-like syndrome in systemic mastocytosis treated with alpha-2-interferon. Acta Haematol 85: 220

Revert A, Jorda E, Ramon D et al. (1991) Xanthelasmoid mastocytosis. Pediatr Dermatol 8: 152–154

Soter NA (1991) The skin in mastocytosis. J Invest Dermatol 96: 32S–39S

Soter NA, Austen KF, Wasserman SI (1979) Oral disodium cromoglycae in the treatment of systemic mastocytosis. N Engl J Med 301: 465–469

Stevens RL, Austen KF (1989) Processes with mast cell involvement. Immunol Today 10: 381–386

Tabar AI, Vives R, Valcayo A et al. (1990) Urticaria pigmentosa. Histaminuria and treatment. Allergol Immunopahtol (Madr) 18: 101–103

Torrey E, Simpson K, Wilbur S et al. (1990) Malignant mastocytosis with circulating mast cells. Am J Hematol 34: 283–286

Toyota N, Kitamura Y, Ogawa K (1990) Administration of 8-methoxypsoralen and ultraviolet A irradiation (PUVA) induces turnover of mast cells in the skin of C57BL/6 mice. J Invest Dermatol 95: 353–358

Travis WD, Li CY, Bergstralh (1989) Solid and hematologic malignancies in 60 patients with systemic mast cell disease. Arch Pathol Lab Med 113: 365–368

Väätäinen N, Hannuksela M, Karvonen J (1981) Trioxsalen baths plus UV-A in the treatment of lichen planus and urticaria pigmentosa. Clin Exp Dermatol 6: 133–138

Vella Briffa D, Eady RAJ, James MP et al. (1983) Photochemotherapy (PUVA) in the treatment of urticaria pigmentosa. Br J Dermatol 109: 67–75

Welch EA, Alper JC, Bogaars H, Farrell DS (1983) Treatment of bullous mastocytosis with disodium cromoglycate. J Am Acad Dermatol 9: 349–353

Kapitel 25 Ichthyosen und andere Verhornungsstörungen

25.1	Ichthyosen	560
25.1.1	Allgemeines und Einteilung	560
25.1.2	Ichthyosis vulgaris	561
25.1.3	X-chromosomale rezessive Ichthyosis	563
25.1.4	Lamelläre Ichthyosen	564
25.1.5	Ichthyosis hystrix	566
25.1.6	Epidermolytische Hyperkeratosen	566
25.1.7	Ichthyosisformen bei Neugeborenen	567
25.1.8	Hereditäre Syndrome mit Ichthyosis	568
25.1.9	Erworbene Ichthyosen	571
25.2	Palmoplantarkeratosen	571
25.2.1	Allgemeines	571
25.2.2	Isolierte Palmoplantarkeratosen	572
25.2.3	Hereditäre Syndrome mit Palmoplantarkeratosen	573
25.3	Dyskeratosis follicularis (Darier)	574
25.4	Transitorische akantholytische Dermatose (Grover)	575
25.5	Langzeitbehandlung mit synthetischen Retinoiden	576

25.1 Ichthyosen

25.1.1 Allgemeines und Einteilung

Der Begriff Ichthyosen leitet sich aus dem griechischen Wort *Ichthys* (= Fisch) ab und wird bereits seit dem 18. Jahrhundert verwendet. Darunter wird eine heterogene Gruppe von Genodermatosen zusammengefaßt, die eine verdickte Hornschicht aufgrund einer keratinozytären Hyperproliferation oder Hyperretention aufweisen. Diese Verhornungsstörungen sind in der Regel vererbt, wenn auch erworbene Formen vorkommen. Unter den verschiedenen Varianten bestehen Unterschiede im klinischen Bild, im Schweregrad und im Vererbungsmodus.

Zahlreiche Klassifikationen der Ichthyosen wurden im Schrifttum vorgeschlagen, wobei eine Einteilung in *4 Hauptformen* am ehesten akzeptiert wird:
- die *Ichthyosis vulgaris*, die *X-chromosomal rezessive Ichthyose*, die *lamellären Ichthyosen* und die *epidermolytischen Hyperkeratosen*.

Die ersten beiden Erkrankungen zählen dabei zu den weniger schweren Verlaufsformen, während die letzten beiden schwere Verlaufsformen mit verschiedenen Subtypen umfassen. Daneben gibt es eine Anzahl von hereditären Syndromen, die als ein Symptom eine Ichthyosis aufweisen. Diese werden gesondert zusammengefaßt. Schließlich wurden erworbene Ichthyosen beschrieben, die im Zusammenhang mit der Einnahme von Arzneimitteln oder der Manifestation anderer Erkrankungen auftraten.

In Tabelle 25.1 wird eine Einteilung wiedergegeben, der die vorliegende Darstellung folgt. Da die genetischen Defekte der diversen Ichthyosen bisher nicht ausreichend bekannt sind, ist diese ebenso wie andere Einteilungen vorläufig und versucht, den gegenwärtigen Kenntnisstand bestmöglich zusammenzufassen.

Grundlagen der Behandlung. Allen Ichthyosisvarianten ist gemeinsam, daß es sich um hyperkeratotische Verhornungsstörungen auf der Grundlage einer *Retentions-* oder *Proliferationshyperkeratose* handelt und daß eine ausgeprägte *Trockenheit* (Xerosis) der Haut mit Neigung zu Rhagadenbildung vorhanden ist. Insofern richten sich die therapeutischen Bemühungen darauf, eine Abschuppung der Haut zu erreichen bzw. die überstürzte Keratinisation zu normalisieren und eine verbesserte *Hydratation* und *Geschmeidigkeit der Haut* zu erreichen.

Die Wahl der therapeutischen Optionen richtet sich vor allem auch nach dem Schweregrad der Erkrankung. So wird bei milderen Formen der Ichthyosis vulgaris und bei milden Verlaufsformen der X-chromosomalen rezessiven Ichthyosis oftmals eine lokale Behandlung ausreichend sein, während bei den schweren Formen der lamellären Ichthyosen oder der epidermolytischen Hyperkeratosen in der Regel auch eine innerliche Behandlung mit systemischen Retinoiden zur Anwendung kommen sollte. Eine Übersicht über die Therapieempfehlungen ist in Tabelle 25.2 zusammengefaßt.

Bei lokaler Behandlung spielt die Wahl der für den Patienten günstigsten Salbengrundlage eine wichtige Rolle. *Salicylsäure* wird zumeist in Vaseline rezeptiert; diese Grundlage kann aber für einige Patienten zu fett sein und bei entsprechender Veranlagung auch Juckreiz erzeugen. *Harnstoff* oder *Milchsäure* sollten in der Regel in wasserhaltigen Salben oder Cremes verabreicht werden, um Wasser für diese wasserbindenden Mole-

Tabelle 25.1. Einteilung der häufigen Ichthyosen und bisher bekannt gewordene Defekte

Ichthyosis-Typ	Molekularer Defekt	Genetischer Defekt
Ichthyosis vulgaris	Filaggrin	unbekannt
X-chromosomale Ichthyose	Steroidsulfatasemangel	Xp 22.3
lamelläre Ichthyosen	unbekannt	unbekannt
Ichthyosis hystrix	unbekannt	unbekannt
Harlekin-Ichthyose	unbekannt	unbekannt
epidermolytische Hyperkeratosen	Keratine 1 + 10	12 q

Tabelle 25.2. Therapeutische Optionen bei verschiedenen Schweregraden der Ichthyosiskrankheiten

	Ichthyosis vulgaris	X-chromosomal rezessive Ichthyosen	Lamelläre Ichthyosen	Epidermolytische Hyperkeratosen
▷ **Keratolytische Maßnahmen**				
Salicylsäure lokal	++	++	+	+
Harnstoff	+++	+++	+++	+++
▷ **Hydratation**				
Harnstoff	+++	+++	++	++
Milchsäure	++	++	+	–
▷ **Lokale Retinoide**				
Tretinoin	–	++	+	+
Isotretinoin	–	–	++	?
▷ **Systemische Retinoide**				
Etretinat/Acitretin	(+)	+	+++	++

küle bereitzustellen. Die richtige Fettstufe für das jeweilige Krankheitsbild und die individuelle Konstitution des Patienten ist durch entsprechende Versuche mit verschiedenen Grundlagen herauszufinden.

Bei den schweren Ichthyosisformen wird in der Regel eine innerliche Behandlung mit *synthetischen Retinoiden* erforderlich. Bei der Anwendung oraler Retinoide kommt es darauf an, die richtige Erhaltungsdosis herauszufinden, die den gewünschten Therapieeffekt mit den geringsten Nebenwirkungen verbindet. Während in den 80er Jahren die Langzeitanwendung von Retinoiden wegen der möglichen Ausbildung von Hyperostosen und Ossifizierung von Sehnenansätzen eher kritisch gesehen wurde, sprechen langfristige Erfahrungen dafür, daß diese ossären Nebenwirkungen als selten anzusehen sind. Insofern findet das Konzept der Langzeitanwendung von systemischen Retinoiden neuerdings wieder verstärkt Eingang in die Behandlung von schweren Ichthyosisverlaufsformen.

Literatur

Happle R, van de Kerkhof PC, Traupe H (1987) Retinoids in disorders of keratinization: their use in adults. Dermatologica 175: 107–124

Moll I, Traupe H, Voigtlander V, Moll R (1988) Das Zytoskelett der hereditären Ichthyosen. Hautarzt 39: 82–90

Orfanos CE, Ehlert R, Gollnick H (1987) The retinoids. A review of their clinical pharmacology and therapeutic use. Drugs 34: 459–503

Rand RE, Baden HP (1983) The ichthyoses – a review. J Am Acad Dermatol 8: 285–305

Schnyder UW (1986) Was ist aus den Erythrodermies congenitales ichthyosiformes von Brocq geworden? Hautarzt 37: 123–125

Shwayder T, Ott F (1991) All about ichthyosis. Pediatr Clin North Am 38: 835–857

Steijlen PM, Reifenschweiler DO, Ramaekers FC et al. (1993) Topical treatment of ichthyoses and Darier's disease with 13-cis-retinoic acid. A clinical and immunohistochemical study. Arch Dermatol Res 285: 221–226

Traupe H (1989) The ichthyoses. A guide to clinical diagnosis, genetic counseling and therapy. Springer, Berlin Heidelberg New York Tokio

Traupe H (1991) Comprendre l'ichtyose. Ann Dermatol Venereol 118: 487–496

Williams ML (1992) Ichthyosis: mechanisms of disease. Pediatr Dermatol 9: 365–368

Williams ML, Elias PM (1987) Genetically transmitted, generalized disorders of cornification: the ichthyoses. Dermatol Clin 5: 155–178

25.1.2 Ichthyosis vulgaris

Die *Ichthyosis vulgaris* ist eine autosomal-dominante Erkrankung mit einer vergleichsweise milden Ausprägung ihrer klinischen Symptomatik. Die Krankheit ist relativ häufig, und ihre Prävalenz wird mit 1:300 Personen angegeben. Ein klinisches Charakteristikum der vulgären Ichthyose besteht darin, daß die Beugeseiten der Extremitäten, insbesondere die Ellenbeugen und Kniekehlen, ausgespart bleiben. *Histologisch* fällt insbesondere ein fehlendes oder deutlich reduziertes Stratum granulosum auf. Die Erkrankung manifestiert sich bereits in den ersten Lebensjahren, frühestens nach den ersten 3 Lebensmonaten. Die Manifestationen sind in der Kindheit ausgeprägter als im Erwachsenenalter, und eine Besserung des Krankheitsbildes mit zunehmendem Alter ist häufig. Die Krankheit wird durch klimatische Bedingungen beeinflußt; ein warmes sowie feuchtes Klima kann eine deutliche Besserung bewirken. Häufig sind Assoziationen zu einer *atopischen Diathese*. Die Assoziation mit einer atopischen Dermatitis ist wichtig für die therapeutischen Überlegungen. Daneben ist eine *Keratosis pilaris* nicht selten mit der Ichthyosis vulgaris assoziiert.

Behandlung. Die Therapie der Ichthyosis vulgaris ist symptomatisch. Insbesondere werden lokal salicylsäurehaltige Präparate und harnstoffhaltige Externa verwendet. So kann beispielsweise *Salicylsäure* 5–10 % in Vaseline angewendet werden. Eine Alternative ist äthanolhaltiges Salicylsäure-Gel 6 % (NRF 11.54), das als Grundlage im wesentlichen *Propylenglykol* enthält und gleichzeitig eine hydratisierende Wirkung auf die Haut hat. Eine Anwendung am ganzen Körper sollte 1–2 ×/d erfolgen. Bei großflächiger Anwendung von Salicylsäure ist zu berücksichtigen, daß diese in den Organismus aufgenommen werden kann und daß toxische Wirkungen einschließlich von Nierenschäden resultieren können. Deshalb wurde in den letzten Jahren wiederholt von der großflächigen Anwendung von salicylsäurehaltigen Präparaten abgeraten, und harnstoffhaltige Externa wurden als Präparate der Wahl herausgestellt. Verwendet werden bevorzugt wasserhaltige Cremes mit einer Konzentration von 10–15 % *Harnstoff* (z. B. Balisa® Creme 12 %, Carbamid-Creme® Widmer 12 %, Elacutan® Creme 10 %, Ureotop® Creme 12 %, Basodexan® Creme 10 %). Harnstoff erhöht die Wasserbindungskapazität der Epidermis und stellt zur Zeit die am häufigsten verwendete Feuchthaltesubstanz in der Dermatologie dar. Die Haut wird nach Anwendung von Harnstoff weicher, und ihre mechanische Beanspruchbarkeit sowie ihre plastische Verformbarkeit ohne Rißbildungen nimmt zu. Gleichzeitig wird die Adhäsion von Keratinozyten verringert, und es kommt zu einer vermehrten Desquamation. Harnstoff hat auch eine antimikrobielle Wirkung, hemmt die Proliferation der Epidermis und fördert die Penetration. Die letzte Eigenschaft wird genutzt, wenn Harnstoff in Verbindung mit anderen Substanzen zur Anwendung kommt (Kortikosteroide, Vitamin-A-Säure, Dithranol u. a.).

■ Eine weitere Substanzgruppe, die bei Ichthyosis der Haut zur Anwendung kommt, sind die α-*Hydroxycarbonsäuren*, insbesondere die Milchsäure. Die α-Hydroxycarbonsäuren, zu denen neben der Milchsäure auch die Zitronensäure, die Weinsäure, die Glucuronsäure und die Mandelsäure zählen, greifen in den Keratinisierungsprozeß ein. Sie reduzieren die Kohäsion zwischen den Zellen des Stratum corneum unmittelbar über dem Stratum granulosum und führen zu einer Verminderung seiner Dicke. Milchsäure wird zumeist in einer Konzentration von 5 % angewendet, zum Teil auch in Kombination mit Harnstoff (Calmurid® Creme, anionische Harnstoff-Creme 5 % oder 10 % NRF 11.71, hydrophile Harnstoffemulsion 5 % oder 10 % NRF 11.72). Die kombinierte Verwendung von Milchsäure mit Harnstoff hat gleichzeitig den Vorteil, daß der pH-Wert der Creme stabilisiert und die Haltbarkeit des Harnstoffs in der Rezeptur verbessert wird. Im angelsächsischen Schrifttum wird auch die Verwendung von Ammoniumlactat in einer Konzentration von 12 % berichtet, das bei trockener Haut der alleinigen Verwendung von Milchsäure 5 % überlegen war.

■ Bei Ichthyosen mit stärkerer Verhornungsstörung hat sich die zusätzliche Anwendung von *Vitamin A-Säure* lokal bewährt. Vitamin-A-Säure bewirkt eine Auflockerung und Verdünnung der Hornschicht und hat einen keratolytischen Effekt. In kombinierter Anwendung mit Harnstoff wird ihre Penetration in die Epidermis gefördert, und Vitamin A-Säure wie auch andere Retinoide führen zu einer verbesserten Differenzierung der reifenden Keratinozyten. Vitamin A-Säure wird in einer Konzentration von 0,03–0,3 % in der Regel in Kombination mit Harnstoff verwendet (z.B. Balisa® VAS Creme, Carbamid+VAS Creme Widmer, Ureotop®+VAS Creme). Die Anwendung sollte an allen betroffenen Körperarealen 1–2 ×/d erfolgen. An Arealen mit besonders starken Verhornungsstörungen kann die Wirkung durch okklusive Anwendung noch verbessert werden.

Literatur

Buxman M, Hickman J, Ragsdale W et al. (1986) Therapeutic activity of lactate 12% lotion in the treatment of ichthyosis. Active versus vehicle and active versus a petrolatum cream. J Am Acad Dermatol 15: 1253–1258

Elsayed Ali H, Barton S, Marks R (1992) Stereological studies of desmosomes in ichthyosis vulgaris. Br J Dermatol 126: 24–28

Jessberger B (1988) Therapie des Symptoms der „trokkenen Haut". Z Hautkr 63 [Suppl 3]: 12–15

Mevorah B, Krayenbuhl A, Bovey EH, van Melle GD (1991) Autosomal dominant ichthyosis and X-linked ichthyosis. Comparison of their clinical and histological phenotypes. Acta Derm Venereol (Stockh) 71: 431–434

Petres J, Antal I, Fuzesi S (1990) Klinische Erfahrungen zur Intervallbehandlung mit harnstoffhaltigen Dermatika. Z Hautkr 65: 740–745

Racz I, Soos G, Jakab E (1989) Wassergehalt der Epidermis nach Salicylsäure- und Harnstoffbehandlung. Hautarzt 40 [Suppl 9]: 61–62

Rogers RS 3d, Callen J, Wehr R, Krochmal L (1989) Comparative efficacy of 12% ammonium lactate lotion and 5% lactic acid lotion in the treatment of moderate to severe xerosis. J Am Acad Dermatol 21: 714–716

Schnyder UW (1989) Harnstoff und Harnstoffkombinationen bei Ichthyosen. Hautarzt 40 [Suppl 9]: 51–53

Swanbeck G (1989) Harnstoff als Monotherapeutikum bei trockener Haut. Hautarzt 40 [Suppl 9]: 42–43

Sybert VP, Dale BA, Holbrook KA (1985) Ichthyosis vulgaris: identification of a defect in synthesis of filaggrin correlated with an absence of keratohyaline granules. J Invest Dermatol 84: 191–194

Wehr RF, Kantor I, Jones EL et al. (1991) A controlled comparative efficacy study of 5% ammonium lactate lotion versus an emollient control lotion in the treatment of moderate xerosis. J Am Acad Dermatol 25: 849–851

Wohlrab W (1988) Therapie der „trockenen Haut" mit harnstoffhaltigen Externa. Z Hautkr 63 [Suppl 3]: 20–23

25.1.3 X-chromosomale rezessive Ichthyosis

Die *X-chromosomale rezessive Ichthyose* tritt nur bei Männern auf und manifestiert sich in der Regel bereits im 1. Lebensjahr. Nahezu das gesamte Integument ist betroffen und von einer groblamellösen festhaftenden Schuppung bedeckt. Die für die autosomal-dominante Ichthyosis vulgaris charakteristische Aussparung der Beugen ist weniger deutlich oder fehlt bei diesem Krankheitsbild. Als opthalmologische Manifestation kann eine *Hornhautdystrophie* auftreten. Weiterhin kann es zu *Hypogonadismus*, einem *verspäteten Descensus testis*, *Kryptorchismus* sowie zu einem *erhöhten Risiko von Hodenkrebs* kommen. Die Fertilität scheint bei Personen mit X-chromosomaler rezessiver Ichthyose nicht signifikant herabgesetzt zu sein. Das Krankheitsbild ist die zweithäufigste Form von Ichthyosen, und seine Prävalenz wird in der Literatur mit 1:2000–3000 Männern angegeben.

Die *Pathogenese* des Krankheitsbildes ist weitgehend aufgeklärt: Es liegt ein *Mangel der Enzyme Steroidsulfatase* und *Arylsulfatase C* vor. Der Enzymmangel der Steroidsulfatase wurde in verschiedenen Geweben einschließlich Fibroblasten, Keratinozyten, Haarfollikeln, Leukozyten und von Hodengewebe gezeigt. Die Steroidsulfatase katalysiert die Hydrolyse verschiedener β-Hydroxysterolsulfate und von Sterolen wie z.B. Dihydroepiandrosteronsulfat (DHEAS). In Keratinozyten wird Cholesterolsulfat akkumuliert und findet sich in hoher Konzentration in den Ichthyosisschuppen. Anders als bei den lamellären Ichthyosen oder den epidermolytischen Hyperkeratosen kommt es zu keiner Hyperproliferation, sondern die epidermale Zellkinetik ist weitgehend normal. Vielmehr bildet sich eine *Retentionshyperkeratose* aus. Die Hyperkeratose entsteht offensichtlich aufgrund einer vermehrten Kohäsion und einer verminderten Abschuppung der Korneozyten. Es wurde vermutet, daß Cholesterolsulfat bei der interzellulären Kohäsion von Korneozyten eine Rolle spielt und die normale Abschuppung der Hornzellen verhindert.

Der *genetische Defekt* bei der X-chromosomalen rezessiven Ichthyose wurde auf dem distalen kurzen Arm des X-Chromosoms lokalisiert (Xp 22.3).

Die Krankheit kann durch Punktmutation in dem Steroidsulfatase-Gen ausgelöst werden, oder es können Deletionen des kurzen distalen Arms des X-Chromosoms auftreten. Dabei können kombinierte genetische Defekte vorkommen; so wurden Beziehungen mit dem *Kallmann-Syndrom* (= hypogonadotroper Hypogonadismus und Anosmie) oder mit *Chondrodysplasia punctata* und Wachstumsstörungen beschrieben.

Behandlung. Alle Behandlungsmaßnahmen zur Behebung der Verhornungsstörung sind symptomatisch. Der Einsatz von harnstoffhaltigen Cremes insbesondere in Kombination mit topischer Vitamin A-Säure wurde beschrieben (s. Ichthyosis vulgaris). Bei der X-chromosomalen rezessiven Ichthyosis können auch *Retinoide* innerlich eingesetzt werden. Bei Behandlung mit Etretinat/Acitretin wurde eine deutliche Rückbildung der Hyperkeratosen und Schuppungen während der Therapie gesehen. 35 mg Acitretin/d zeigten in einer Anwendungsbeobachtung bei 8 Patienten eine gute Wirksamkeit, mit relativ geringen Nebenwirkungen. Nach Absetzen der Therapie entwickeln sich nach wenigen Wochen bis Monaten Hyperkeratose und Schuppung wie vorher bestehend.

Da der genetische Defekt bei der X-chromosomalen rezessiven Ichthyosis bekannt ist, ist es für die Zukunft denkbar, daß eine ursächliche Therapie mittels gentherapeutischer Strategien erreicht werden kann. In vitro kultivierte Keratinozyten von Patienten mit Steroidsulfatasemangel wurden bereits mit einem Genkonstrukt des Steroidsulfatasegens transfiziert, und es konnte eine Normalisierung des Zellwachstums und der Zellmorphologie beobachtet werden. Inwieweit sich daraus relevante therapeutische Möglichkeiten am lebenden Organismus ergeben, bleibt abzuwarten.

Literatur

Ballabio A, Parenti G, Tippett P et al. (1986) X-linked ichthyosis, due to steroid sulphatase deficiency, associated with Kallmann syndrome (hypogonadotropic hypogonadism and anosmia): linkage relationships with Xg and cloned DNA sequences from the distal short arm of the X-chromosome. Hum Genet 72: 237–240

Ballabio A, Parenti G, Carrozzo R et al. (1987) Isolation and characterization of a steroid sulfatase cDNA clone: genomic deletions in patients with X-chromosome-linked ichthyosis. Proc Natl Acad Sci USA 84: 4519–4523

Ballabio A, Parenti G, Carrozzo R et al. (1988) X/Y translocation in a family with X-linked ichthyosis, chondrodysplasia punctata, and mental retardation: DNA analysis reveals deletion of the steroid sulphatase gene and translocation of its Y pseudogene. Clin Genet 34: 31–37

Ballabio A, Carrozzo R, Parenti G et al. (1989) Molecular heterogeneity of steroid sulfatase deficiency: a multicenter study on 57 unrelated patients, at DNA and protein levels. Genomics 4: 36–40

Ballabio A, Zollo M, Carrozzo R et al. (1991) Deletion of the distal short arm of the X-chromosome (Xp) in a patient with short stature, chondrodysplasia punctata, and X-linked ichthyosis due to steroid sulfatase deficiency. Am J Med Genet 41: 184–187

Basler E, Grompe M, Parenti G et al. (1992) Identification of point mutations in the steroid sulfatase gene of three patients with X-linked ichthyosis. Am J Hum Genet 50: 483–491

Bruckner-Tuderman L, Sigg C, Geiger JM, Gilardi S (1988) Acitretin in the symptomatic therapy for severe recessive X-linked ichthyosis. Arch Dermatol 124: 529–532

Jensen TG, Jensen UB, Jensen PK et al. (1993) Correction of steroid sulfatase deficiency by gene transfer into basal cells of tissue-cultured epidermis from patients with recessive X-linked ichthyosis. Exp Cell Res 209: 392–397

Shapiro LJ, Yen P, Pomerantz D et al. (1989) Molecular studies of deletions at the human steroid sulfatase locus. Proc Natl Acad Sci USA 86: 8477–8481

Traupe H, Happle R (1983) Clinical spectrum of steroid sulfatase deficiency: X-linked recessive ichthyosis, birth complications and cryptorchidism. Eur J Pediatr 140: 19–21

Yen PH, Allen E, Marsh B et al. (1987) Cloning and expression of steroid sulfatase cDNA and the frequent occurrence of deletions in STS deficiency: implications for X-Y interchange. Cell 49: 443–454

25.1.4 Lamelläre Ichthyosen

Synonyme: Ichthyosis congenita-Gruppe, nichtbullöses ichthyosiformes Erythroderma, erythrodérmie congenitale ichthyosiforme non-bulleuse (trockener Typ)

Unter dem Begriff der *lamellären Ichthyosen* wird im folgenden eine offenbar heterogene Gruppe von Verhornungsstörungen zusammengefaßt, die im internationalen Schrifttum unter unterschiedlichen Bezeichnungen angeführt bzw.

klassifiziert werden. Gemeinsam ist dieser Krankheitsgruppe, daß von Geburt an oder aber spätestens ab dem Alter von 3 Monaten eine ausgeprägte Hyperkeratose am gesamten Integument vorhanden ist. Insbesondere in der Kindheit finden sich erythrodermische Veränderungen, die mit zunehmenden Alter weniger ausgeprägt erscheinen. Im Gegensatz zur vulgären Ichthyose sind die Beugen der Extremitäten auch befallen bzw. nach längerem Bestand z.T. stark einbezogen. Es können auch ausgeprägte Nagelveränderungen mit subungualen Hyperkeratosen und Nageldystrophien auftreten, die an Psoriasis erinnern können. Handflächen und Fußsohlen sind in der Regel mitbetroffen und zeigen Hyperkeratosen und Ulzerationen wie bei palmoplantaren Keratosen. Bei einem Teil der Patienten kommt es nach längerer Bestandsdauer zu einem Ektropion.

Molekulare Defekte wurden bisher nicht sicher identifiziert. Wegen der unterschiedlichen klinischen Verläufe ist es wahrscheinlich, daß verschiedene, z.T. seltene molekulare Defekte einer lamellären Ichthyose zugrunde liegen. Besonders in der deutschsprachigen Literatur wurden diese Krankheiten unter dem Begriff der *Ichthyosis congenita der Typen I–IV*, je nach Schweregrad der Erkrankung, zusammengefaßt. Normalerweise liegt ein *autosomal-rezessiver Erbgang* vor, während das Auftreten von Krankheiten dieser Gruppe mit einer Häufigkeit von 1:100 000–300 000 Einwohnern angegeben wird. Autosomal-dominante Erbgänge werden seltener beobachtet.

Behandlung. In der Behandlung lamellärer Ichthyosisformen nimmt der Einsatz *synthetischer Retinoide* eine wichtige Stellung ein. Gutes Ansprechen und eine dramatische Rückbildung der Hyperkeratosen wurde bei Einnahme von Etretinat oder Acitretin (Tigason® bzw. Neotigason®) und auch unter Einnahme von Isotretinoin (Roaccutan®) beschrieben. Die angewendeten Dosen liegen initial bei 1 mg/kg KG und werden sukzessive auf 0,2–0,3 mg/kg KG gesenkt. Beim Einsatz von Retinoiden muß versucht werden, eine Balance zwischen den zu erwartenden Nebenwirkungen und dem therapeutischen Gewinn zu halten. Die Kunst des Therapeuten besteht darin, die optimale Dosierung zu definieren. Als Nebenwirkungen treten zuerst Trockenheit des Mundes, Trockenheit der Lippen sowie eine Neigung zu einer Dermatitis auf. Sobald die Dosierung etwas zu hoch gewählt wurde, kann eine entzündliche Dermatitis am gesamten Integument auftreten. Diese kündigt sich oftmals zunächst mit Juckreiz an. Bei manchen Patienten kann unter Retinoiden auch Haarausfall auftreten.

● Gerade bei der längerfristigen Anwendung von Retinoiden ist es außerordentlich wichtig, mit dem Patienten vorab die möglichen Nebenwirkungen zu besprechen und ihn darauf hinzuweisen, daß durch Dosismodifikationen diese auch reversibel sind. Beim Einsatz von Retinoiden für eine Langzeitmedikation ist die *Zusammenarbeit mit den Patienten* intensiv vorzubereiten. Der Patient muß eingehend darüber informiert werden, daß er sich selber an der Steuerung der Nebenwirkungen durch rechtzeitige Rückmeldung beteiligen muß. Nur so ist der therapeutische Effekt einer Retinoidlangzeitbehandlung optimal anwendbar (s. Abschn. 25.5).

Die lokalen Behandlungsstrategien für Ichthyosen wurden eingehend im Abschnitt 1.2 (Ichthyosis vulgaris) dargelegt. Bei innerlicher Anwendung von Retinoiden sollte vorzugsweise eine Behandlung mit harnstoffhaltigen Externa oder mit einer Kombination von α-Hydroxycarbonsäuren und von harnstoffhaltigen Externa erfolgen. Im Falle, daß keine innerliche Therapie mit Retinoiden erfolgt, sollte eine kombinierte Anwendung von Harnstoff und niedrigdosierten Vitamin A-Säure-Zubereitungen lokal durchgeführt werden. Die Anwendung anderer Medikamente, auch von Cyclosporin A, blieb bisher ohne sicheren Erfolg.

Literatur

Arnold ML, Anton Lamprecht I, Melz Rothfuss B, Hartschuh W (1988) Ichthyosis congenita type III. Clinical and ultrastructural characteristics and distinction within the heterogeneous ichthyosis congenita group. Arch Dermatol Res 280: 268–278

Garty BZ, Wiseman Y, Metzker A et al. (1985) Hypernatremic dehydration and hypothermia in congenital lamellar ichthyosis. Pediatr Dermatol 3: 65–68

Ho VC, Gupta AK, Ellis CN et al. (1989) Cyclosporine in lamellar ichthyosis. Arch Dermatol 125: 511–514
Kolde G, Happle R, Traupe H (1985) Autosomal-dominant lamellar ichthyosis: ultrastructural characteristics of a new type of congenital ichthyosis. Arch Dermatol Res 278: 1–5
Mathys C, De Dobbeleer G, Ledoux M, Achten G (1985) Ichtyose lineaire circonflexe de Comel: traitement par Ro 10–9359. Étude en microscopie electronique. Dermatologica 171: 283–290
Niemi KM, Kuokkanen K, Kanerva L, Ignatius J (1993) Recessive ichthyosis congenita type IV. Am J Dermatopathol 15: 224–228
Niemi KM, Kanerva L, Kuokkanen K (1991) Recessive ichthyosis congenita type II. Arch Dermatol Res 283: 211–218
Traupe H, Kolde G, Happle R (1984) Autosomal dominant lamellar ichthyosis: a new skin disorder. Clin Genet 26: 457–461
Waisman Y, Rachmel A, Metzker A et al. (1989) Failure of etretinate therapy in twins with severe congenital lamellar ichthyosis. Pediatr Dermatol 6: 226–228
Williams ML, Elias PM (1984) Elevated n-alkanes in congenital ichthyosiform erythroderma. Phenotypic differentiation of two types of autosomal recessive ichthyosis. J Clin Invest 74: 296–300
Williams ML, Elias PM (1985) Heterogeneity in autosomal recessive ichthyosis. Clinical and biochemical differentiation of lamellar ichthyosis and nonbullous congenital ichthyosiform erythroderma. Arch Dermatol 121: 477–488

25.1.5 Ichthyosis hystrix

Synonym: Sauriasis

Die *Ichthyosis hystrix-Gruppe* umfaßt ebenfalls ein heterogenes Krankheitsspektrum, das als schwerste Form von Verhornungsstörungen auffällt und mit verrukösen, meist hyperpigmentierten und hyperkeratotischen Leisten imponiert. Verschiedene Subtypen des Krankheitsbildes wurden beschrieben, die mit familiären Konstellationen verbunden waren und vorzugsweise dominant vererbt wurden. Hervorgehoben wurden der *Lambert-Typ* und der *Curth-Macklin-Typ*.

Behandlung. Für die Behandlung gelten dieselben Prinzipien wie bei den lamellären Ichthyosen. Da dieses Krankheitsbild einen besonders schweren Verlauf nimmt, ist ein Therapieversuch mit oralen Retinoiden zweifellos indiziert. Eine Langzeitigbehandlung muß erwogen werden, wobei die Aufgabe des Therapeuten darin besteht, die Compliance des Patieten durch entsprechende Aufklärung auch der Familie zu erreichen. Mögliche Nebenwirkungen müssen den Patienten erläutert und ihre Steuerbarkeit durch Dosismodifikationen vorausgesagt werden. Für die lokale Behandlung kommen vor allem harnstoffhaltige Externa oder topische Zubereitungen von Salicylsäure in Betracht. Hier ist die individuelle Verträglichkeit verschiedener Rezepturen zu erproben. Wegen einer Neigung zur Superinfektion der mächtigen Hyperkeratosen ist eine desinfizierende Komponente in der täglichen Körperhygiene angezeigt. Hierzu können Bäder mit desinfizierenden Lösungen, Gele oder Seifen (z.B. Betaisodona® Lösung oder Wasch-Antiseptikum) empfohlen werden.

Literatur

Bonifas JM, Bare JW, Chen MA et al. (1993) Evidence against keratin gene mutations in a family with ichthyosis hystrix Curth-Macklin. J Invest Dermatol 101: 890–891
Braun Falco O, Schurig V, Meurer M, Klepzig K (1985) Ichthyosis hystrix mit Parakeratose nach Art der kornoiden Lamelle. Hautarzt 36: 132–141

25.1.6 Epidermolytische Hyperkeratosen

Synonyme: Erythrodermia ichthyosiformis congenitalis bullosa, bullöse kongenitale ichthyosiforme Erythrodermie, kongenitale Ichthyosis bullosa

Die *epidermolytischen Hyperkeratosen* stellen eine seltene Gruppe von Verhornungsstörungen dar, die *autosomal-dominant* vererbt werden und die insbesondere in der Kindheit durch Blasenbildung und gleichzeitige Ausbildung von Hyperkeratosen gekennzeichnet sind. Darunter kommen Varianten mit und ohne Erythrodermie (*Typ Siemens*) vor. Die Prävalenz dieser Genokeratosen ist seltener als 1:300000; sie kommt in allen ethnischen Bevölkerungen vor und ist bei beiden Geschlechtern etwa gleich häufig. Mittels pränataler Diagnose kann der kongenitale Defekt in den meisten Fällen erkannt werden. Bei der epidermolytischen Hyperkeratose kommt es zu einer suprabasalen Spaltbildung. Neuere Forschungsergebnisse haben gezeigt, daß *Defekte der Keratine 1 und/oder 10* dafür verantwortlich sind. Bei verschiedenen Familien wurden *Punktmutationen* der kodierenden Gene beschrieben. Die kodierende Region liegt nach den neueren Ergebnissen offenbar auf dem *Chromosom 12 q*.

Behandlung. Eine bemerkenswerte Verbesserung wird klinisch unter der Gabe oraler Retinoide erzielt. Im Schrifttum und auch von uns wird darauf hingewiesen, daß orale Retinoide vergleichsweise *niedrig dosiert* werden sollten, damit die Tendenz zur granulösen Degeneration mit Neigung zur Blasenbildung nicht unnötig provoziert wird. Als wirksam erwiesen sich sowohl Etretinat und Acitretin als auch Isotretinoin (Roaccutan®). In einzelnen Fällen sind bereits Erhaltungsdosen von 10–25 mg wirksam.

Für die äußerliche Behandlung werden harnstoffhaltige Cremes, α-Hydroxycarbonsäuren und Salicylsäure verwendet. Die lokalen Behandlungsmöglichkeiten sind in Abschnitt 1.2 (Ichthyosis vulgaris) dargestellt. Im Neugeborenen- und Kleinkindesalter wurde von einigen Autoren die Verwendung systemischer Kortikosteroide zur Minderung der Blasenbildung empfohlen. Äußerlich sind bei Blasenbildung desinfizierende Maßnahmen vorzunehmen; bewährt hat sich die Verwendung von Brilliantgrün 0,5 % in wäßriger Lösung. Bei ausgeprägter Blasenbildung ist die Verwendung von Metalline® Folie angezeigt. Im Falle von Superinfektionen sollten innerlich und/oder äußerlich Antibiotika zur Anwendung kommen.

Literatur

Bale SJ, Compton JG, DiGiovanna JJ (1993) Epidermolytic hyperkeratosis. Semin Dermatol 12: 202–209

Bonifas JM, Bare JW, Chen MA et al. (1992) Linkage of the epidermolytic hyperkeratosis phenotype and the region of the type II keratin gene cluster on chromosome 12. J Invest Dermatol 99: 524–527

Cheng J, Syder AJ, Yu QC et al. (1992) The genetic basis of epidermolytic hyperkeratosis: a disorder of differentiation-specific epidermal keratin genes. Cell 70: 811–819

Chipev CC, Korge BP, Markova N et al. (1992) A leucine-proline mutation in the H1 subdomain of keratin 1 causes epidermolytic hyperkeratosis. Cell 70: 821–828

McLean WH, Eady RA, Dopping Hepenstal PJ et al. (1994) Mutations in the rod 1A domain of keratins 1 and 10 in bullous congenital ichthyosiform erythroderma (BCIE). J Invest Dermatol 102: 24–30

Nychay SG, Khorenian SD, Schwartz RA et al. (1991) Epidermolytic hyperkeratosis treated with etretinate. Cutis 47: 277–280

Pulkkinen L, Christiano AM, Knowlton RG, Uitto J (1993) Epidermolytic hyperkeratosis (bullous congenital ichthyosiform erythroderma). Genetic linkage to chromosome 12q in the region of the type II keratin gene cluster. J Clin Invest 91: 357–361

Rothnagel JA, Longley MA, Holder RA et al. (1994) Prenatal diagnosis of epidermolytic hyperkeratosis by direct gene sequencing. J Invest Dermatol 102: 13–16

Steijlen PM, Perret CM, Schuurmans Stekhoven JH et al. (1990) Ichthyosis bullosa of Siemens: further delineation of the phenotype. Arch Dermatol Res 282: 1–5

Steijlen PM, van Dooren Greebe RJ, Happle R et al. (1991) Ichthyosis bullosa of Siemens responds well to low-dosage oral retinoids. Br J Dermatol 125: 469–471

25.1.7 Ichthyosisformen bei Neugeborenen

Bei Neugeborenen werden zwei Ausprägungsformen von Ichthyosen unterschieden: das *Kollodium-Baby* und der *Harlekin-Fötus*. Der Harlekin-Fetus (*Ichthyosis congenita gravis*) stellt die schwerste Verlaufsform dar. Die Haut ist panzerartig verdickt und eingerissen. Wegen der Starrheit der verdickten Haut kommt es zu einem ausgeprägten Ektropion. Nase und Ohren sind abgeflacht bzw. nur unvollständig ausgebildet. Haare und Nägel sind hypoplastisch oder fehlen. Die fehlende Elastizität der Haut führt zu Beugckontrakturen aller Gelenke. Das Kollodium-Baby stellt eine weniger schwere Ausprägung der ichthyosiformen Veränderung bei der Geburt dar. Die Kinder sind bei der Geburt vollständig von einer glatt-glänzenden, glasigen Membran bedeckt. Es besteht ebenfalls ein Ektropion, und die Ohren sind abgeflacht und z.T. verschrumpelt. Finger und Zehen sind gebeugt, und ihre Bewegung ist durch die Steifigkeit der Membran über den Gelenken eingeschränkt. Die Membran beginnt sich bald nach der Geburt abzuschälen und löst sich oftmals in großen Stücken. Die darunterliegende Haut ist erythematös. Andere Organsysteme sind in der Regel nicht betroffen. Das Kollodium-Baby sowie der Harlekin-Fötus können in Assoziation mit verschiedenen Formen der Ichthyosen auftreten. So kann bei Vorliegen einer X-chromosomal rezessiven Ichthyosis ebenso wie bei weniger schweren Formen der lamellären Ichthyose als auch bei epidermolytischen Hyperkeratosen die Erscheinungsform bei der Geburt die eines Kollodium-Babys sein.

Analysen der Haut von Harlekin-Föten zeigten ein uneinheitliches Bild der epidermalen Veränderungen und uneinheitliche Expression von Keratinen und Filaggrin. Offenbar können *verschiedene genetische Defekte* zu einem weitgehend gleichen Erscheinungsbild führen.

Die *Überlebensprognose* ist bei Kollodium-Babys in der Regel günstig und bei Harlekin-Föten schlecht. Harlekin-Föten überleben in der Regel nur wenige Stunden bis Tage. Allerdings wurden in jüngerer Zeit erfolgreiche Therapieversuche mit oralen Retinoiden und intensiver topischer Therapie beschrieben, und in einem Fall wurde das Überleben eines Harlekin-Fötus über 9 Jahre beschrieben. Die Prognose der Kollodium-Babys ist dagegen eher günstig. Die membranartigen Veränderungen schälen sich gewöhnlich innerhalb der ersten 3 Lebenswochen ab. Vielfach schließen sich relativ milde Verläufe einer lamellären Ichthyose an. Vgl. S. 1176.

Behandlung. Die zumeist frühgeborenen Kinder sollten zu Beginn in einem Brutkasten mit erhöhter Luftfeuchtigkeit behandelt werden. Cremegrundlagen dienen zu einer besseren Hydratisierung der Haut. Wegen der erhöhten Resorption sollten allerdings Keratolytika etc. nicht verwendet werden. Bei Harlekin-Föten wurde beschrieben, daß ein vorsichtiges Lösen der Hyperkeratosen in lauwarmen Ölbädern einen günstigen Effekt hatte. Zum Lösen der Hyperkeratosen kann zusätzlich Seife (Kernseife) verwendet werden. Ein vermehrtes Infektionsrisiko ist zweifellos vorhanden, so daß Kinder ggf. zu Beginn antibiotisch oder mit äußerlichen Desinfizientien behandelt werden sollten.

Bei Harlekin-Föten wurde eine erfolgreiche Behandlung mit Isotretinoin und mit Etretinat mehrfach beschrieben. Das Kind, das am längsten überlebte, erhielt 0,5 mg/kg KG Isotretinoin ab dem 2. Lebenstag für insgesamt 24 Tage, ohne daß dabei Nebenwirkungen festgestellt werden konnten. In späteren Behandlungszyklen wurde die Dosierung bis zu 4 mg/kg KG/d Isotretinoin gesteigert. Etretinat wurde in Dosierungen von 0,5–1 mg/kg KG verwendet. Eine orale Retinoidtherapie bei Kollodium-Babys erscheint nicht erforderlich.

Literatur

Dale BA, Holbrook KA, Fleckman P et al. (1990) Heterogeneity in harlequin ichthyosis, an inborn error of epidermal keratinization: variable morphology and structural protein expression and a defect in lamellar granules. J Invest Dermatol 94: 6–18

Frenk E, de Techtermann F (1992) Self-healing collodion baby: evidence for autosomal recessive inheritance. Pediatr Dermatol 9: 95–97

Langer K, Konrad K, Weninger M, Wolff K (1991) Kollodiumbaby mit Übergang in milde lamelläre Ichthyose. Klinischer Verlauf, Histopathologie und ultrastrukturelle Befunde. Hautarzt 42: 34–38

Lawlor F, Peiris S (1985) Progress of a harlequin fetus treated with etretinate. J R Soc Med 78 [Suppl 11]: 19–20

Lawlor F, Peiris S (1985) Harlequin fetus successfully treated with etretinate. Br J Dermatol 112: 585–590

Nayar M, Chin GY (1992) Harlequin fetus treated with etretinate. Pediatr Dermatol 9: 311–314

Roberts LJ (1989) Long-term survival of a harlequin fetus. J Am Acad Dermatol 21: 335–339

Rogers M, Scraf C (1989) Harlequin baby treated with etretinate. Pediatr Dermatol 6: 216–221

Ward PS, Jones RD (1989) Successful treatment of a harlequin fetus. Arch Dis Child 64: 1309–1311

25.1.8 Hereditäre Syndrome mit Ichthyosis

Verschiedene Ichthyosisformen treten im Rahmen hereditärer Syndrome kombiniert mit anderen Krankheitsmanifestationen auf. Die Kenntnis dieser Kombination ist sowohl differentialdiagnostisch als auch differentialtherapeutisch von Bedeutung. Im folgenden werden die wichtigsten hereditären Syndrome mit Ichthyosis kurz besprochen.

● Das *Sjögren-Larsson*-Syndrom besteht aus Ichthyosis, mentaler Retardierung und spastischer Diplegie oder Tetraplegie. Die Krankheit wird autosomal-rezessiv vererbt. Das Krankheitsbild wurde vornehmlich in Schweden im Bezirk Västerbotten beschrieben. Die ichthyosiformen Hautveränderungen sind bereits seit der Geburt vorhanden mit besonderer Betonung der Beugen, und es besteht ein Erythroderm. Die Krankheitserscheinungen gleichen denen bei lamellärer Ichthyose und sind möglicherweise auf einen Defekt im Fettsäurenstoffwechsel zurückzuführen. Therapeutisch wurden deshalb auch Diäten mit mittelkettigen Fettsäuren versucht, die eine gewisse Besserung der Hautveränderungen bewirkten. Orale Retinoide (Etretinat/Acitretin) haben sich bei diesem Krankheitsbild bewährt. Die Lokalbehandlung folgt denselben Richtlinien wie bei den übrigen Ichthyosen.

● Als *Netherton-Syndrom* wird die Kombination von Bambushaaren (*Trichorrhexis invaginata*), einer ichthyosiformen Erythrodermie (*Ichthyosis linearis circumflexa*) und im klassischen Fall auch einer atopischen Diathese bezeichnet. Die Manifestation der Ichthyosis linearis circumflexa beginnt bereits bei der Geburt oder im 1. Lebensjahr; die hyperkeratotischen Hautveränderungen imponieren als serpiginöse oder polyzyklische Läsionen mit erhabenen, hyperkeratotischen und erythematösen Randwellen. In der lokalen Behandlung des Netherton-Syndroms haben sich milchsäurehaltige Externa (ca. 10–12 %ig) bewährt, aber auch die anderen lokalen Therapiemaßnahmen bei Ichthyosen (s. 25.1.2) können mit Erfolg angewendet werden. Orale Retinoide haben sich bei diesem Syndrom nach unserer Erfahrung bewährt, obwohl die vereinzelten Angaben im Schrifttum widersprüchlich sind. Wir empfehlen niedrige Dosen von 25–30 mg/d Etretinat oder Acitretin; sie bewirken nicht nur eine Verbesserung der ichthyosiformen Hautveränderungen, sondern auch eine teilweise Normalisierung der Haarschaftveränderungen. Einzelne Berichte legen eine niedrigere Dosierung der oralen Retinoide nahe, als Erhaltungsdosis wurden gar 5–10 mg/d als wirksam beschrieben.

● Das *CHILD-Syndrom* stellt die Kombination einer *c*ongenitalen *H*emidysplasie mit einem *i*chthyosiformen Nävus und Defekten der Glieder ("*l*imb *d*efects"). Das CHILD-Syndrom wird gekennzeichnet durch eine halbseitige, scharf abgegrenzte Erythrodermie, die unterschiedlich stark in verschiedenen Körperregionen ausgeprägt ist. Das Gesicht bleibt zumeist ausgespart. Von dem Krankheitsbild sind fast ausschließlich Mädchen betroffen, deshalb wird ein X-chromosomal gebundener dominanter Erbgang angenommen. Für männliche Träger scheint das zugrundeliegende Gen, ähnlich wie bei Incontinentia pigmenti, einen Letalfaktor darzustellen. Die Prognose des Syndroms ist variierend, und es sind wiederholt spontane Regressionen beschrieben worden. Die therapeutische Anwendung von Etretinat 0,5 mg/kg KG erwies sich als unterschiedlich erfolgreich im Hinblick auf die Hautveränderungen in verschiedenen Körperregionen. Der Ausgleich der Beinlängendifferenzen muß mit orthopädischen Maßnahmen erfolgen.

● Das *Chanarin-Dorfman-Syndrom* stellt eine autosomal-rezessive Multisystemerkrankung des Fettstoffwechsels dar, das durch eine kongenitale Ichthyosis und der Ablagerung von Lipiden in verschiedenen Geweben gekennzeichnet ist. Veränderungen finden sich in den meisten Organsystemen und imponieren wegen der Fettablagerungen zumeist als Vakuolen z. B. in Leukozyten oder Granulozyten etc. in der feingeweblichen Beurteilung. Es kommt zu neurologischen Symptomen einschließlich einer mentalen Retardierung sowie zur Einbeziehung der Leber und des muskulären Gewebes. Erfolgreiche Behandlungsversuche wurden bisher nicht beschrieben.

● Die *X-chromosomal-dominante Chondrodysplasia punctata* ist ein heterogenes Krankheitsbild, bei dem eine ichthyosiforme Erythrodermie mit Manifestation in den Blaschko-Linien auftritt, die sich in den ersten Lebenswochen weitgehend rückbildet und eine Atrophie der Haut (follikuläres Atrophoderm) hinterlassen kann. Die viszeralen Veränderungen weisen punktartige Verkalkungen des Hyalinknorpels auf, asymmetrische Verkürzungen der Extremitäten und Katarakte. Das Krankheitsbild wurde nahezu ausschließlich bei Mädchen beschrieben und eine X-chromosomal-dominante Vererbung wird angenommen, während der zugrundeliegende Gendefekt als Letalfaktor für männliche Embryonen angesehen wurde. Wirksame Behandlungen sind bisher nicht bekannt.

● Das *KID-Syndrom* stellt eine Kombination von *K*eratitis, *I*chthyosis und Schwerhörigkeit ("deafness") dar. Assoziationen mit Ektodermaldysplasien, neuromuskulären Veränderungen, Hepatitis und chronischen Infektionen wurden beschrieben. Wachstumsstörungen und mentale Retardierung kommen ebenfalls vor. An der Haut findet sich eine diffuse Hyperkeratose mit keratotischen Plaques. Die systemische Behandlung mit Ketoconazol und mit oralen Retinoiden war in Einzelfällen mit einer mäßiggradigen Besserung verbunden.

● Als *Trichothiodystrophie (Tay-Syndrom)* bzeichnet man eine seltene, *autosomal-rezessiv* vererbte Krankheit mit schütterem Haar bei vermindertem Schwefelgehalt, mentaler und physischer Retardierung und kongenitaler Ichthyosis. Verschiedene andere Organbeteiligungen können vorkommen. Verwandte Symptomkombinationen wurden auch als BIDS-Syndrom ("*b*rittle hair, *i*ntellectual deficit, *d*ecreased fertility, *s*mall stature"), IBIDS- und PIBIDS-Syndrom beschrieben, die zusätzlich Ichthyosis und Photosensitivität einschließen.

Wirksame Behandlungen sind bei allen diesen seltenen Genodermatosen nicht bekannt geworden.

Literatur

Dale BA, Kimball JR, Fleckman P et al. (1992) CHILD syndrome: lack of expression of epidermal differentiation markers in lesional ichthyotic skin. J Invest Dermatol 98: 442–449

Elias PM, Williams ML (1985) Neutral lipid storage disease with ichthyosis. Defective lamellar body contents and intracellular dispersion. Arch Dermatol 121: 1000–1008

Emami S, Rizzo WB, Hanley KP et al. (1992) Peroxisomal abnormality in fibroblasts from involved skin of CHILD syndrome. Case study and review of peroxisomal disorders in relation to skin disease. Arch Dermatol 128: 1213–1222

Greene SL, Muller SA (1985) Netherton's syndrome. Report of a case and review of the literature. J Am Acad Dermatol 13: 329–337

Grob JJ, Breton A, Bonafe JL et al. (1987) Keratitis, ichthyosis, and deafness (KID) syndrome. Vertical transmission and death from multiple squamous cell carcinomas. Arch Dermatol 123: 777–782

Happle R, Traupe H, Grobe H, Bonsmann G (1984) The Tay syndrome (congenital ichthyosis with trichothiodystrophy). Eur J Pediatr 141: 147–152

Happle R, Karlic D, Steijlen PM (1990) CHILD-Syndrom bei Mutter und Tochter. Hautarzt 41: 105–108

Hartschuh W, Hausser I, Petzoldt D (1989) Erfolgreiche Retinoidtherapie des Netherton-Syndroms. Hautarzt 40: 430–433

Hausser I, Anton Lamprecht I, Hartschuh W, Petzoldt D (1989) Netherton's syndrome: ultrastructure of the active lesion under retinoid therapy. Arch Dermatol Res 281: 165–172

Hazen PG, Walker AE, Stewart JJ et al. (1992) Keratitis, ichthyosis, and deafness (KID) syndrome: management with chronic oral ketoconazole therapy. Int J Dermatol 31: 58–59

Iselius L, Jagell S (1989) Sjögren-Larsson syndrome in Sweden: distribution of the gene. Clin Genet 35: 272–275

Jagell S, Liden S (1983) Treatment of the ichthyosis of the Sjögren-Larsson syndrome with etretinate (Tigason). Acta Derm Venereol (Stockh) 63: 89–91

Kanwar AJ, Ghosh S, Handa S et al. (1993) Keratitis, ichthyosis, deafness (KID) syndrome – the first report from India. Clin Exp Dermatol 18: 386–388

Langer K, Konrad K, Wolff K (1990) Keratitis, ichthyosis and deafness (KID)-syndrome: report of three cases and a review of the literature. Br J Dermatol 122: 689–697

Lehmann AR, Arlett CF, Broughton BC et al. (1988) Trichothiodystrophy, a human DNA repair disorder with heterogeneity in the cellular response to ultraviolet light. Cancer Res 48: 6090–6096

Levisohn D, Dintiman B, Rizzo WB (1991) Sjögren-Larsson syndrome: case reports. Pediatr Dermatol 8: 217–220

Motley RJ, Finlay AY (1989) A patient with Tay's syndrome. Pediatr Dermatol 6: 202–205

Peter C, Meinecke P (1993) CHILD-Syndrom. Fallbericht einer seltenen Genodermatose. Hautarzt 44: 590–593

Plantin P, Delaire P, Guillet MH et al. (1991) Syndrome de Netherton. Aspects actuels. A propos de neuf cas. Ann Dermatol Venereol 118: 525–530

Rizzo WB, Dammann AL, Craft DA (1988) Sjögren-Larsson syndrome. Impaired fatty alcohol oxidation in cultured fibroblasts due to deficient fatty alcohol:-nicotinamide adenine dinucleotide oxidoreductase activity. J Clin Invest 81: 738–744

Srebrnik A, Tur E, Perluk C et al. (1987) Dorfman-Chanarin syndrome. A case report and a review. J Am Acad Dermatol 17: 801–808

Stefanini M, Lagomarsini P, Giliani S et al. (1993) Genetic heterogeneity of the excision repair defect associated with trichothiodystrophy. Carcinogenesis 14: 1101–1105

Tronnier M, Froster Iskenius UG, Schmeller W et al. (1992) X-chromosomal dominante Chondrodysplasia punctata (Happle) bei einem Knaben. Hautarzt 43: 221–225

Wehr RF, Hickman J, Krochmal L (1988) Effective treatment of Netherton's syndrome with 12% lactate lotion. J Am Acad Dermatol 19: 140–142

Wilson GN, Squires RH Jr, Weinberg AG (1991) Keratitis, hepatitis, ichthyosis, and deafness: report and review of KID syndrome. Am J Med Genet 40: 255–259

25.1.9 Erworbene Ichthyosen

Erworbene ichthyosiforme Hautveränderungen kommen sowohl im Zusammenhang mit Medikamenteneinnahme als auch im Zusammenhang mit anderen Erkrankungen, z.B. als *paraneoplastische Dermatose* (M. Hodgkin) oder auch *bei fortgeschrittener HIV-Infektion* vor allem im Bereich der Extremitäten vor. Das Vorkommen ichthyosiformer Hautveränderungen im Zusammenhang mit *Medikamenteneinnahme* ist selten, kann aber vorkommen und differentialdiagnostische Schwierigkeiten bereiten. Es wurde nach Einnahme von *Nicotinsäure* (Niconacid®), *Clofazimin* (Lamprene®), *Dixyrazin* (Esucos®) und von *Maprotilin* (Ludiomil®) mitgeteilt, wobei das Absetzen der Medikamente zu einer Rückbildung der ichthyosiformen Hautveränderungen führte. Bei verschiedenen Neoplasmen, insbesondere bei Mammakarzinomen und bei multiplen Myelomen, wurden ebenfalls z.T. ausgedehnte ichthyosiforme Hautveränderungen beobachtet. Ob es sich dabei um eine Manifestationsbedingung für eine bereits erblich angelegte Ichthyosisform handelt, ist nicht geklärt.

● Eine Sonderform der erworbenen Ichthyosen stellt möglicherweise die *familiäre Pityriasis rotunda* dar. Diese Erkrankung kommt vor allen Dingen bei Japanern und bei Personen mit schwarzer Hautfarbe vor. Dabei treten persistierende, runde, ichthyosiforme Hautveränderungen auf. Eine Assoziation zu Neoplasien wurde beschrieben. Ähnliche ichthyosiforme Hautveränderungen mit Xerosis, Ekzematisation etc. wurden von uns bei fortgeschrittener HIV-Infektion und bei Lymphomen beobachtet.

Erworbene Ichthyosen werden symptomatisch behandelt. Medikamenteninduzierte symptomatische Ichthyosen bilden sich nach Absetzen der Medikamente zurück. Symptomatisch werden lokale Behandlungen mit harnstoffhaltigen und/oder salicylsäurehaltigen Externa durchgeführt (s. Abschnitt 25.1.2).

Literatur

Aram H (1984) Acquired ichthyosis and related conditions. Int J Dermatol 23: 458–461

Gaveau D, Rotteleur G, Bauters F, Thomas P (1986) Acrokératose et ichtyose acquises associées a un myelome multiple. Ann Dermatol Venereol 113: 829–832

Lodi A, Betti R, Chiarelli G et al. (1990) Familial pityriasis rotunda. Int J Dermatol 29: 483–485

Kaplan MH, Sadick NS, McNutt NS et al. (1993) Acquired ichthyosis in concomitant HIV-1 and HTLV-II infection: a new association with intravenous drug abuse. J Am Acad Dermatol 29: 701–708

Niederauer HH, Bacharach Buhles M, Altmeyer P (1991) Ichthyose und Alopezie nach Maprotilin: Korneolyse infolge passagerer Keratinisierungsstorung. Hautarzt 42: 455–458

Polisky RB, Bronson DM (1986) Acquired ichthyosis in a patient with adenocarcinoma of the breast. Cutis 38: 359–360

25.2 Palmoplantarkeratosen

25.2.1 Allgemeines

Palmare und plantare Hyperkeratosen *(Keratoderma palmoplantare)* sind mit einer Vielzahl vererbter oder erworbener Erkrankungen assoziiert. Sie zeigen verschiedene Vererbungsmuster, weisen verschiedene klinische Ausprägungen auf (diffus vs. zirkumskript vs. linear), beginnen in unterschiedlichem Lebensalter und können über die Handflächen und Fußsohlen hinausreichen (Typ *transgrediens* und *progrediens*). Es wurden viele Fälle beschrieben, die in gängige Klassifikationsschemata nicht eindeutig einzuordnen sind. Die Liste der assoziierten Erkrankungen ist lang und umfaßt den Bewegungsapparat, Haare und Nägel, Zähne, Pigmentierung, Augen, das Nervensystem, metabolische Störungen, maligne Neoplasien und andere Krankheiten. Die festhaftenden palmaren und plantaren Hyperkeratosen können auch die Beweglichkeit von Händen und Füßen beeinträchtigen und zu einer erheblichen Beeinträchtigung der Gefühlswahrnehmung sowie der Feinmotorik führen. Dieser Aspekt sollte bei Überlegungen zur Behandlungsindikation berücksichtigt werden.

Behandlung. In der Behandlung spielen heute, wie bei den hereditären Ichthyosen, orale Retinoide eine wichtige Rolle. Nahezu alle palmoplantaren Keratosen sprechen gut auf orale Retinoide an. Als wirksam erwiesen sich sowohl Etretinat und Acitretin als auch Isotretinoin. Die Dosierungen liegen dabei im Bereich von 0,5–0,8 mg/kg KG/d. Problematisch ist, daß eine Langzeitbehandlung mit oralen Retinoiden durchgeführt werden muß (vgl. Abschn. 25.5).

Für die lokale Behandlung kommen dieselben Substanzen in Frage wie bei den Ichthyosen (vgl. 25.1.2). In erster Linie haben sich harnstoffhaltige und salicylsäurehaltige Externa bewährt. Zusätzlich können α-Hydroxycarbonsäuren angewendet werden. Für die lokale Behandlung palmoplantarer Keratosen sind salicylsäurehaltige Präparate besonders geeignet, da hier ohne Probleme höhere Konzentrationen auch okklusiv angewendet werden können und keine wesentliche Resorption wie z. B. bei Ganzkörperanwendung befürchtet werden muß. 5–10 % Salicylsäure in Vaseline oder das äthanolhaltige Salicylsäuregel 6 % (NRF 11.54) haben sich hier besonders bewährt. Wenn eine Behandlung begonnen wird, so ist sie zu Beginn nachts nach Möglichkeit okklusiv durchzuführen.

■ Als weitere Behandlungsmöglichkeit hat sich auch die lokale *PUVA-Behandlung* als wirksam erwiesen, die auch mit einer innerlichen Retinoidbehandlung kombiniert werden kann (RePUVA). Eine Alternative zu den lokalen PUVA-Sitzungen kann die sog. *„Aqua-SUP-Behandlung"* darstellen, bei der die UV-Strahlen durch ein Wasserbad auf die Haut von Händen und Füßen treffen und durch die Verringerung der Wärmestrahlung der Fokus-Haut-Abstand bis auf 5 cm reduziert werden kann. Allerdings ist diese Bestrahlungsart für die behandelnde Einrichtung aufwendiger als die lokale PUVA-Bestrahlung und hat sich deshalb auch nicht in breiterem Rahmen durchgesetzt.

Schließlich spielen *Superinfektionen* bei den Palmoplantarkeratosen eine wichtige Rolle. In einem größeren Kollektiv betrug die Zahl der mykotisch superinfizierten palmoplantaren Keratosen ca. *35 %*. Die Superinfektion mit Trichophyten erfordert eine längerdauernde antimykotische Behandlung, die zumeist äußerlich und innerlich kombiniert vorgenommen werden sollte. Da Patienten mit Palmoplantarkeratosen häufig auch eine verstärkte Schweißbildung in diesem Bereich aufweisen, können diese Keratosen mazerieren, und es kann auch eine bakterielle Superinfektion auftreten. In diesem Fall sollte eine Behandlung mit Desinfizienzien erfolgen. Dazu kann Solutio Castellani sine colore verwendet werden. Gegebenenfalls muß zur Sanierung auch eine innerliche antibiotische Behandlung erwogen werden.

Es sind auch Behandlungsversuche der palmaren und plantaren Hyperkeratosen mit *Hauttransplantaten* vorgenommen worden. Im Schrifttum wurden verschiedene Beobachtungen beschrieben, bei denen Hauttransplantate von einer erneuten Ausbildung einer Hyperkeratose ausgenommen blieben. Bei ausgesprochen therapieresistenten Varianten einer palmaren Hyperkeratose waren Versorgungen mit Hauttransplantaten erfolgreich.

Literatur

Deschamps P, Leroy D, Pedailles S, Mandard JC (1986) Keratoderma climactericum (Haxthausen's disease): clinical signs, laboratory findings and etretinate treatment in 10 patients. Dermatologica 172: 258–262

Gamborg Nielsen P (1984) Dermatophyte infections in hereditary palmo-plantar keratoderma. Frequency and therapy. Dermatologica 168: 238–241

Hunziker T, Haudenschild Falb E, Schmidli J, Krebs A (1987) „Aqua-SUP" bei chronischen palmoplantaren Dermatosen. Hautarzt 38: 165–167

Laurent R, Prost O, Nicollier M et al. (1985) Composite keratohyaline granules in palmoplantar keratoderma: an ultrastructural study. Arch Dermatol Res 277: 384–394

Sybert VP, Dale BA, Holbrook KA (1988) Palmar-plantar keratoderma. A clinical, ultrastructural, and biochemical study. J Am Acad Dermatol 18: 75–86

25.2.2 Isolierte Palmoplantarkeratosen

Das *diffuse Keratoderma palmoplantare (Unna-Thost)* stellt die häufigste Palmoplantarkeratose dar. Zumeist manifestiert es sich bereits in der Kindheit, in manchen Fällen aber auch erst im frühen Erwachsenenalter. Es persistiert während des gesamten Lebens ohne weitere Verschlechterung (*non progrediens*). Die Hautveränderungen sind zumeist scharf begrenzt und auf Palmae und Plantae limitiert.

Behandlung. Bei leichteren Formen von Palmoplantarkeratosen kann man sich auf eine lokale Behandlung mit salicylsäurehaltigen Präparaten und/oder harnsäurehaltigen Externa beschränken (s. oben). Bei schwerem Befall und zur Verbesserung beruflicher Einsatzmöglichkeiten ist die innerliche Anwendung von Retinoiden indiziert. Neben den diffusen Palmoplantarkeratosen kommen auch zirkumskripte, papulöse oder makulöse Formen vor (*Keratoma palmare et plantare dissipatum*). Weiterhin gibt es transgrediente Formen, die auf Handrücken, Fußrücken, Unterarme und Unterschenkel übergreifen (*Keratoma palmare et plantare hereditarium transgrediens*, Mal de Meleda). Hinsichtlich der Behandlung ist so vorzugehen wie bei der diffusen, zirkumskripten Keratosis palmoplantaris, obwohl die Möglichkeiten insgesamt beschränkt sind.

Literatur

Baran R, Juhlin L (1983) Keratodermia palmoplantare papuloverrucoides progressiva: successful treatment with etretinate. J Am Acad Dermatol 8: 700–702

Brambilla L, Pigatto PD, Boneschi V et al. (1984) Unusual cases of Meleda keratoderma treated with aromatic retinoid etretinate. Dermatologica 168: 283–286

Camisa C, Rossana C (1984) Variant of keratoderma hereditaria mutilans (Vohwinkel's syndrome). Treatment with orally administered isotretinoin. Arch Dermatol 120: 1323–1328

Goldfarb MT, Woo TY, Rasmussen JE (1985) Keratoderma hereditaria mutilans (Vohwinkel's syndrome): a trial of isotretinoin. Pediatr Dermatol 2: 216–218

Kanitakis J, Tsoitis G, Kanitakis C (1987) Hereditary epidermolytic palmoplantar keratoderma (Vorner type). Report of a familial case and review of the literature. J Am Acad Dermatol 17: 414–422

Mobacken H, Rosen K, Swanbeck G (1983) Oral psoralen photochemotherapy (PUVA) of hyperkeratotic dermatitis of the palms. Br J Dermatol 109: 205–208

Rivers JK, Duke EE, Justus DW (1985) Etretinate: management of keratoma hereditaria mutilans in four family members. J Am Acad Dermatol 13: 43–49

Tropet Y, Zultak M, Blanc D et al. (1989) Surgical treatment of epidermolytic hereditary palmoplantar keratoderma. J Hand Surg [Am] 14: 143–149

Wereide K (1984) Mutilating palmoplantar keratoderma successfully treated with etretinate. Acta Derm Venereol (Stockh) 64: 566–569

25.2.3 Hereditäre Syndrome mit Palmoplantarkeratosen

Bei verschiedenen hereditären Syndromen mit Palmoplantarkeratosen kann die rechtzeitige Einleitung einer Behandlung mit oralen Retinoiden schwerwiegende Krankheitsmanifestationen und Komplikationen z.B. auch Mutilationen verhindern. Dabei stehen weniger die palmoplantaren Keratosen als die assoziierten oder zeitlich folgenden Krankheitssymptome im Mittelpunkt. Einige typische Beispiele für diesen Einsatz der oralen Retinoide werden im folgenden aufgeführt.

● Das *Papillon-Lefèvre-Syndrom* stellt die Kombination einer transgredienten palmoplantaren Hyperkeratose mit einer Periodontopathie dar, die zu einem Verlust der Zähne führt. Die hyperkeratotischen Hautveränderungen sollen sehr gut auf orale Retinoide ansprechen. Interessanterweise wird auch die Periodontopathie unter der Gabe von oralen Retinoiden günstig beeinflußt. So konnte gezeigt werden, daß sich bei Kindern durch Behandlung mit Acitretin (Neotigason®) die Zähne ohne Zahnfleischtaschen entwickelten und unter der Behandlung gesund blieben. Dieselben Effekte wurden auch bei Gabe von Etretinat beobachtet. Die Behandlung mit oralen Retinoiden ist insbesondere in der Kindheit zur Zeit der Zahnentwicklung indiziert. In einer Beobachtung, in der die Behandlung zum Zeitpunkt der sekundären Dentition durchgeführt wurde, blieben die Zähne auch noch 6 Jahre nach Absetzen der Etretinatbehandlung gesund.

● Die *Keratosis palmoplantaris mutilans (Vohwinkel)* stellt ein sehr seltenes, dominant vererbtes Krankheitsbild dar, bei dem keratotische Schnürfurchen im Bereich der Finger zu Mutilationen führen können. Bei diesem Krankheitsbild gelang es, durch orale Behandlung mit Retinoiden die Blutzirkulation wieder zu normalisieren. Auch weitere Mutilationen bzw. spontane Amputationen traten unter der Gabe sowohl von Isotretinoin als auch von Etretinat nicht mehr auf. Insofern dürfte dieses Krankheitsbild eine besondere Indikationsstellung für den Einsatz von oralen Retinoiden sein.

● Das *Richner-Hanhart-Syndrom* ist gekennzeichnet durch eine zirkumskripte palmoplantare Hyperkeratose, die sich zumeist bereits in der Kindheit manifestiert. Die Veränderungen können schmerzhaft sein, und Blasenbildung sowie Erosionen sind möglich. Entzündliche Augenveränderungen findet man meist bereits vor der Manifestation der Hautveränderungen. Diese können in Hornhauttrübungen und entzündlichen Veränderungen bestehen, die bis zu Ulzerationen fortschreiten können. Die Krankheit beruht auf einem Mangel an hepatischer Tyrosinaminotransferase, der autosomal-rezessiv vererbt wird. Die Diagnose wird aufgrund erhöhter Tyrosinspiegel im Blut gestellt. Die Behandlung der Wahl besteht in einer Diät, die geringere Mengen an Tyrosin und Phenylalanin enthält. Behandlungsversuche mit oralen Retinoiden zeigten ein gutes Ansprechen.

● Das *Olmsted-Syndrom* stellt die Kombination eines mutilierenden Keratoderma palmoplantare mit periorifiziellen Keratosen dar. Es beruht auf einer hereditären Keratinisierungsstörung. Auch bei diesem Krankheitsbild wurde über eine bemerkenswerte Besserung der Keratinisierungsstörung nach Gabe oraler Retinoide berichtet.

● Ein weiteres Syndrom mit palmoplantarer Hyperkeratose und gleichzeitigem Vorkommen von Nagelhypertrophien, alopezischen Veränderungen, Hyperhidrosis, kornealer Dyskeratose und Katarakten stellt die *Pachyonychia congenita* dar. Das führende Symptom ist die Verdickung und Verfärbung der Nägel. Die Palmoplantarkeratosen können mit bullösen und erosiven Hautveränderungen einhergehen. Spezifische Behandlungen sind nicht beschrieben worden, das Vorgehen richtet sich nach der Ausprägung der individuellen Symptomatik und den oben dargelegten Behandlungsrichtlinien. Eigene Versuche mit oralen Retinoiden blieben erfolglos.

Literatur

Bergman R, Bitterman Deutsch O, Fartasch M et al.(1993) Mal de Meleda keratoderma with pseudoainhum. Br J Dermatol 128: 207–212
Crovato F, Desirello G, Gatti R et al. (1985) Richner-Hanhart syndrome spares a plantar autograft. Arch Dermatol 121: 539–540
El Darouti MA, Al Raubaie SM, Eiada MA (1988) Papillon-Lefèvre syndrome. Successful treatment with oral retinoids in three patients. Int J Dermatol 27: 63–66
Gelmetti C, Nazzaro V, Cerri D, Fracasso L (1989) Long-term preservation of permanent teeth in a patient with Papillon-Lefèvre syndrome treated with etretinate. Pediatr Dermatol 6: 222–225
Hausser I, Frantzmann Y, Anton Lamprecht I et al. (1993) Olmsted-Syndrom. Erfolgreiche Therapie durch Behandlung mit Etretinat. Hautarzt 44: 394–400
Kellum RE (1989) Papillon-Lefèvre syndrome in four siblings treated with etretinate. A nine-year evaluation. Int J Dermatol 28: 605–608
Nazzaro V, Blanchet Bardon C, Mimoz C et al. (1988) Papillon-Lefèvre syndrome. Ultrastructural study and successful treatment with acitretin. Arch Dermatol 124: 533–539
Nguyen TQ, Greer KE, Fisher GB Jr, Cooper PH (1986) Papillon-Lefèvre syndrome. Report of two patients treated successfully with isotretinoin. J Am Acad Dermatol 15: 46–49
Su WP, Chun SI, Hammond DE, Gordon H (1990) Pachyonychia congenita: a clinical study of 12 cases and review of the literature. Pediatr Dermatol 7: 33–38
Wehrmann W, Traupe H, Happle R (1985) Papillon-Lefèvre-Syndrom (Keratosis palmoplantaris mit Periodontopathie). Behandlung mit Etretinat. Hautarzt 36: 173–175

25.3 Dyskeratosis follicularis (Darier)

Die *Dyskeratosis follicularis* ist eine seltene Genodermatose mit einer Keratinisierungsstörung, die *autosomal-dominant* vererbt wird. Die Prävalenz beträgt 1:50000–100000. Insbesondere an den seborrhoischen und intertriginösen Arealen kommt es zur Ausbildung von schmutzig graubraunen Papeln. Diese sind entweder follikulär gebunden oder perifollikulär. Sie können beetartig konfluieren. Häufig kommt es zu Superinfektionen, die auch therapeutisch ein Problem darstellen. Das Kapillitium ist zumeist mitbefallen. An Handtellern und Fußsohlen finden sich Unterbrechungen des Papillarreliefs, auf den Handrücken häufig flache hautfarbene Papeln, die an flache Warzen erinnern und als *Acrokeratosis verruciformis Hopf* bezeichnet werden bzw. einer solchen entsprechen. Die Nägel können rissige Veränderungen zeigen, und auch Schleimhautläsionen kommen vor. Die Art des molekularen oder genetischen Defektes des M. Darier ist bisher nicht bekannt.

Der Erkrankungsbeginn liegt zumeist in der 2. oder 3. Lebensdekade. Häufig nimmt der Schweregrad der Krankheitsausprägung mit zunehmendem Alter zu. Vielfach führt eine *Exposition gegenüber Sonnenlicht bzw. UV-Strahlen* zu einer Exzerbation der Krankheit und stellt nicht selten den auslösenden Stimulus für die Krankheitsmanifestation dar. Eine Exazerbation kann auch in feuchtem, heißem Klima beobachtet werden. Schwitzen sowie Reibung stellen weitere Provokationsfaktoren dar.

Behandlung. Zunächst muß der Patient über die möglichen Provokationsfaktoren seiner Krankheit, z.B. UV-Licht etc., aufgeklärt werden. Für die lokale Behandlung werden keratolytische und hydratisierende Externa verwendet. Hierbei haben sich sowohl Harnstoff in Cremegrundlage als auch salicylsäurehaltige Präparate bewährt (vgl. Abschnitt 25.1.2). Zur Vorbeugung von Superinfektionen wird eine Körperpflege mit desinfizierenden Seifen (z.B. Betaisodona® Waschlösung o.ä.) empfohlen. Bei ausgedehnten Verlaufsformen ist die systemische Gabe von oralen Retinoiden indiziert. Hierbei hat sich Etretinat als wirksam erwiesen. Eine Standardbehandlung wird mit 0,5–0,7 mg/kg KG/d durchgeführt. Die Dosis kann weiter verringert werden bis zu Dosierungen zwischen 10 und 25 mg täglich. Die richtige Erhaltungsdosis ist durch ein Ausbalancieren unter Berücksichtigung der Nebenwirkungen des Retinoids wie auch des morbostatischen Effektes längerfristig einzustellen.

Es gibt offenbar auch retinoidresistente Krankheitsverläufe von M. Darier. In solchen Fällen wurde bei ausgedehntem Befall auch chirurgisch interveniert und Spalthaut zur Versorgung der am stärksten betroffenen Gebiete eingesetzt, oder die Areale wurden mit CO_2-Laserbehandlung in bestimmten Bezirken abgetragen. Allerdings liegen keine längerfristigen Verlaufsbeobachtungen über den Erfolg dieser Behandlungen vor.

Literatur

Ayres S Jr (1983) Darier's disease: update on an effective new therapy. Arch Dermatol 119: 710
Barron L, Burkhart CG (1987) The treatment of Darier's disease: an update. Int J Dermatol 26: 334
Dooren Greebe RJ van, van de Kerkhof PC, Happle R (1989) Acitretin monotherapy in Darier's disease. Br J Dermatol 121: 375–379
Lauharanta J, Kanerva L, Turjanmaa K, Geiger JM (1988) Clinical and ultrastructural effects of acitretin in Darier's disease. Acta Derm Venereol (Stockh) 68: 492–498
McElroy JA, Mehregan DA, Roenigk RK (1990) Carbon dioxide laser vaporization of recalcitrant symptomatic plaques of Hailey-Hailey disease and Darier's disease. J Am Acad Dermatol 23: 893–897
Orfanos CE, Kurka M, Strunk V (1978) Oral treatment of keratosis follicularis with a new aromatic retinoid. Arch Dermatol 114: 1211–1214
Serup J, Thomsen K (1992) A double-blind comparison of acitretin and etretinate in the treatment of Darier's disease. Acta Derm Venereol (Stockh) 72: 150–152
Steijlen PM, Happle R, van Muijen GN, van de Kerkhof PC (1991) Topical treatment with 13-cis-retinoic acid improves Darier's disease and induces the expression of a unique keratin pattern. Dermatologica 182: 178–183
Toombs EL, Peck GL (1989) Electrosurgical treatment of etretinate-resistant Darier's disease. J Dermatol Surg Oncol 15: 1277–1280

25.4 Transitorische akantholytische Dermatose (Grover)

Die *transitorische akantholytische Dermatose* manifestiert sich mit Papeln und Papulovesikeln, die histologisch durch eine fokale akantholytische Dyskeratose charakterisiert sind. Das Krankheitsbild findet sich vorwiegend bei Männern im mittleren Lebensalter. Es kommen sowohl akute als auch chronische Verläufe vor. Eine erbliche Belastung wurde kasuistisch beschrieben. Als auslösende Faktoren wurden sowohl Sonnenlicht, Hitze, Schwitzen und auch ionisierende Strahlung beschrieben. Mehrfach wurde auch eine Beziehung zu internen malignen Neoplasien berichtet. Die Patienten leiden teilweise unter Juckreiz.

Behandlung. Bei milden Verläufen ist eine symptomatische Behandlung mit Salbengrundlagen oder milden topischen Steroiden angezeigt. Dabei geht es vor allem darum, den Juckreiz zu lindern. Auch die systemische Gabe von Steroiden hat einen morbostatischen Effekt. Neuerdings wurde über erfolgreiche Behandlungen mit oralen Retinoiden berichtet; dabei erwiesen sich sowohl Etretinat als auch Isotretinoin als wirksam. Es wurden Dosen von 0,5–1 mg/kg KG verabreicht. Ein günstiges Behandlungsergebnis unter PUVA-Therapie wurde ebenfalls beschrieben.

Literatur

Fawcett HA, Miller JA (1983) Persistent acantholytic dermatosis related to actinic damage. Br J Dermatol 109: 349–354

Gollnick H (1987) New indications and new retinoids. Dermatologica 175 [Suppl 1]: 182–195

Heenan PJ, Quirk CJ (1980) Transient acantholytic dermatosis. Br J Dermatol 102: 515–520

Helfman RJ (1985) Grover's disease treated with isotretinoin. Report of four cases. J Am Acad Dermatol 12: 981–984

Hu CH, Michel B, Farber EM (1985) Transient acantholytic dermatosis (Grover's disease). A skin disorder related to heat and sweating. Arch Dermatol 121: 1439–1441

Paul BS, Arndt KA (1984) Response of transient acantholytic dermatosis to photodermography. Arch Dermatol 120: 121–122

Wolff HH (1977) Transient acantholytic dermatosis (Grover). Hautarzt 28: 78–82

25.5 Langzeitbehandlung mit synthetischen Retinoiden

Die Anwendung oraler Retinoide bei Ichthyosen und anderen hyperkeratotischen Genodermatosen muß *langfristig* erfolgen. Weiterhin stellt sich die Frage nach der Behandlung vielfach bereits in der frühen Kindheit. Unter diesem Aspekt sind die möglichen Nebenwirkungen der Retinoide und insbesondere ihrer Langzeitfolgen zu beachten. Auf der anderen Seite setzt die Langzeitanwendung einen Behandlungserfolg voraus, und alle Ursachen für das Ausbleiben eines Behandlungserfolges müssen sorgfältig analysiert werden. Für die erfolgreiche Behandlung mit oralen Retinoiden müssen ausreichend *hohe systemische Retinoidspiegel* aufgebaut werden. Dazu ist die Resorption der oral verabreichten Retinoide notwendig; sie sollten nach dem Frühstück mit etwas Fett (z. B. Butterbrötchen) eingenommen werden. Die gleichzeitige Gabe anderer Medikamente kann das Erreichen einer wirksamen Dosis negativ beeinflussen. Entsprechende Beobachtungen liegen vor allem bei gleichzeitiger Einnahme von *nichtsteroidalen Antiphlogistika* (insbesondere Indometacin) und von *Antiepileptika* (Phenytoin) vor, wenn auch andere Medikamente dafür in Frage kommen. Zur Sicherheit sollten orale Retinoide *möglichst als Monotherapie*, auf jeden Fall aber allein eingenommen werden, mit mehreren Stunden Abstand zu anderen Medikamenten. Im Falle einer unzureichenden Wirkung kann versucht werden, initial die Dosis zu erhöhen, um den notwendigen Blutspiegel zu erreichen, und nach Ansprechen auf die Medikation, eine niedrigere Erhaltungsdosis zu finden.

● Unbedingt zu beachten ist die *Teratogenität* der Retinoide. Bei Frauen im konzeptionsfähigen Alter muß auf einen sicheren Konzeptionsschutz geachtet werden. Die Frauen sind ausführlich über das mit der Retinoideinnahme verbundene Risiko der Entstehung von Embryopathien aufzuklären. Der Konzeptionsschutz sollte nach Absetzen des Medikamentes noch mindestens 1 Jahr, möglichst aber über 2 Jahre fortgeführt werden.

Die Langzeitanwendung von Retinoiden setzt eine gute *Compliance* der Patienten voraus. Der Patient selbst wird zumeist die mukokutanen Nebenwirkungen subjektiv als störend empfinden (Tabelle 25.3).

● Am häufigsten sind *mukokutane Nebenwirkungen*, von denen die trockenen Lippen am ausgeprägtesten sind. Hier soll dem Patienten empfohlen werden, von Anfang an die Lippen mit Augenvaseline oder anderen fetten Grundlagen mehrfach täglich zu fetten. Die externe Behandlung mit fettenden Grundlagen ist auch geeignet, um *Juckreiz* und *Xerosis* der Haut zu mindern. Wenn eine *Retinoiddermatitis* auftritt, muß die Dosis des Retinoids reduziert werden.

● Der durch Retinoid entstehende *Haarausfall* unterschiedlichen Grades kann insbesondere bei Frauen ein ernsthaftes Problem für die Compliance darstellen und ist einer der häufigsten Gründe für den Abbruch einer Retinoidtherapie. Der Haarausfall ist unter Acitretin signifikant stärker ausgeprägt als unter Isotretinoin oder Etretinat. Insofern kann der Versuch gemacht

Tabelle 25.3. Häufigkeit mukokutaner Nebenwirkungen bei oraler Retinoidbehandlung.
(Nach Orfanos et al. 1987)

Nebenwirkungen	Etretinat 0,25–1 mg/kg KG/d	Isotretinoin 0,5 mg/kg KG/d	Isotretinoin 1,0 mg/kg KG/d
Cheilitis/trockene Lippen	75–100 %	75 %	95 %
Trockener Mund	25 %	20 %	30 %
Trockene Nase	25 %	35 %	50 %
Epistaxis	5 %	25 %	25 %
Gesichtsdermatitis	5 %	30 %	50 %
Palmoplantare Desquamation	40 %	10 %	20 %
Desquamation der Haut	30 %	10 %	20 %
Verdünnung der Haut	50 %	15 %	25 %
Xerosis	20 %	30 %	50 %
Retinoiddermatitis	5 %	5 %	5 %
Haarausfall (unterschdl. Ausmaß)	50 %	10 %	20 %
Konjunktivitis	5 %	30 %	30 %
Juckreiz	15 %	25 %	25 %

werden, bei Auftreten von Haarausfall unter Etretinat/Acitretin auf Isotretinoin zu wechseln. Symptomatische Behandlungen des Haarausfalls sind nicht bekannt.

● Die wichtigsten Veränderungen von *Laborparametern* im Blut betreffen einen möglichen Anstieg der *Leberenzyme* und einen Anstieg der Serumlipide. Etwa 10 % aller Patienten unter oralen Retinoiden entwickeln einen Anstieg der Leberenzyme, der bei Dosisreduktion oder Absetzen des Medikamentes reversibel ist. Langzeitbeobachtungen haben gezeigt, daß auch bei einer mäßigen Erhöhung der Leberenzyme keine signifikante Lebertoxizität resultiert und histologisch nachweisbare Veränderungen nicht auftreten. Vorsicht ist bei Behandlung von Patienten geboten, bei denen eine *Vorschädigung der Leber* bereits bekannt ist. Es ist im Einzelfall abzuwägen, ob bei einem Anstieg der Leberenzyme unter Retinoidtherapie die Behandlung abgebrochen werden sollte.

● Ein Anstieg der *Triglyzerid- und Cholesterinwerte* im Plasma findet sich bei ca. 20–30 % aller Patienten, die mit Etretinat/Acitretin oder mit Isotretinoin behandelt werden. Anstiege der Blutlipide finden sich bevorzugt bei Patienten mit weiteren Risikofaktoren wie Diabetes mellitus, Alkoholismus, Adipositas und Nikotinabusus. Bei Patienten, die unter Retinoiden pathologische Blutlipidwerte entwickeln, sollte zunächst durch diätetische Maßnahmen mit einer *fettarmen und kohlenhydratreduzierten Diät* versucht werden, eine Normalisierung zu erreichen. Es kann auch versucht werden, die Dosis des Retinoids zu reduzieren und dadurch eine Normalisierung der Blutlipide zu erreichen. Bleiben diese Maßnahmen ohne Erfolg, und besteht eine starke Indikation für die weitere Verwendung von Retinoiden, so ist die Anwendung von *Lipidsenkern* aus der Gruppe der Clofibrinsäure und ihrer Derivate möglich. Bewährt hat sich die Verabreichung von 3 × 200 mg Bezafibrat (Cedur®, Azufibrat®, Bezacur® u.a.) oder von 1 × 400 mg Bezafibrat-Retarddragees (Cedur® retard). Andere verwandte Lipidsenker können ebenfalls verwendet werden.

● Als spezifische Langzeitnebenwirkung der systemischen Retinoidtherapie wurden in der Literatur *Knochenveränderungen* beschrieben. Demineralisation und ossäre Rarefizierung, kortikale Hyperostosis, periossäre Kalzifikation und vorzeitiger Epiphysenfugenverschluß sind bereits als häufige Symptome einer chronischen Hypervitaminosis-A seit langem bekannt. Seit Anfang der 80er Jahre wurden ähnliche Symptome auch unter der Therapie mit Etretinat/Acitretin und mit Isotretinoin beschrieben. Isotretinoin scheint diese Veränderungen früher und stärker ausgeprägt auszulösen als Etretinat. Das Auftreten der Knochenveränderungen ist von der applizierten Dosis der Retinoide und von der Behandlungsdauer (mehr als 6–12 Monate) abhängig. Vorzeitige Epiphysenfugenverschlüsse und Hyperostosen wurden vor allem bei Jugendlichen beobachtet, die mit hohen Dosen von ≥ 2 mg/kg KG/d Isotretinoin über längere Zeit wegen hyperkeratotischer Genodermatosen behandelt wurden. Als Folge davon traten vornehmlich Hyperostosen an der Wirbelsäule, den Schienbeinen, den Handgelenkknochen und den Ellbogen auf. Aufgrund dieser Berichte wurden an vielen Zentren engmaschige radiologische Untersuchungen routinemäßig im Verlauf der Retinoidbehandlungen durchgeführt, darunter vor allem gezielte Röntgenaufnahmen des knöchernen Skeletts und Knochenszintigraphien. Inzwischen liegen die Langzeitauswertungen verschiedener Zentren vor und korrigieren die Besorgnisse der frühen 80er Jahre. Die am besten dokumentierte Untersuchung wurde bei mehr als 40 Kindern mit diversen Ichthyosen vorgenommen, bei denen 0,4–1,0 mg/kg KG/d Etretinat im Mittel 5 Jahre lang verabreicht worden war und die kumulative Beobachtungsdauer ca. 200 Jahre betrug. Ausgeprägte knöcherne Veränderungen traten bei diesen Patienten nicht auf. Etretinat in in Dosen von *nicht mehr als 1,0 mg/kg KG/d* führt bei Jugendlichen offenbar nicht zu schwerwiegenden ossären Nebenwirkungen und Wachstumsstörungen. Auch ein vorzeitiger Epiphysenverschluß wurde in dieser größten untersuchten Serie von Patienten nicht beobachtet.

Aus den beschriebenen Beobachtungen leitet sich insgesamt eine positive Beurteilung für den Einsatz systemischer Retinoide *bei Kindern* ab. Vorzugsweise sollte Etretinat/Acitretin (Neotigason®) in einer Dosierung von ca. 1 mg/kg KG/d oder weniger verwendet werden. Bei Kindern wurden früher höhere Dosierungen bis zu 2–3 mg/kg KG/d empfohlen, um ein Ansprechen zu erreichen. Solche höheren Dosierungen können durchaus zu Beginn einer Behandlung über eine kurze Zeit (Tage bis wenige Wochen) eingesetzt werden. Nach einem sichtbaren Ansprechen der behandelten Dermatose sollte aber möglichst bald eine Erhaltungsdosis von unter 1 mg/kg KG/d angestrebt werden. Zur Zeit kann die engmaschige radiologische Kontrolle bei einer Etretinat/Acitretin-Behandlung nicht als unbedingt notwendig bezeichnet werden. Dennoch sollten bei Kindern im Rahmen einer Langzeitbehandlung mit Retinoiden in jährlichen Abständen Röntgenuntersuchungen der Knochen an einem Arm und einem Bein vorgenommen werden, um frühzeitig evtl. entstehende Veränderungen zu erkennen.

Literatur

Archer CB, Elias PM, Lowe NJ, Griffiths WA (1989) Extensive spinal hyperostosis in a patient receiving isotretinoin-progression after 4 years of etretinate therapy. Clin Exp Dermatol 14: 319–321

Burge S, Ryan T (1985) Diffuse hyperostosis associated with etretinate. Lancet II: 397–398

El Ramly M, Zachariae H (1983) Long-term oral treatment of two pronounced ichtyotic conditions: lamellar ichthyosis and epidermolytic hyperkeratosis with the aromatic retinoid, Tigason (RO 10–9359). Acta Derm Venereol (Stockh) 63: 452–456

Ellis CN, Madison KC, Pennes DR et al. (1984) Isotretinoin therapy is associated with early skeletal radiographic changes. J Am Acad Dermatol 10: 1024–1029

Ellis CN, Pennes DR, Hermann RC et al. (1988) Long-term radiographic follow-up after isotretinoin therapy. J Am Acad Dermatol 18: 1252–1261

Fritsch PO (1992) Retinoids in psoriasis and disorders of keratinization. J Am Acad Dermatol 27: S8–14

Glover MT, Peters AM, Atherton DJ (1987) Surveillance for skeletal toxicity of children treated with etretinate. Br J Dermatol 116: 609–614

Gollnick H, Luley C, Schwartzkopff W, Orfanos CE (1982) Veränderungen der Serumlipidfraktionen als Nebenwirkung oraler Retinoide. Z Hautkr 57: 1255–1267

Gollnick H, Orfanos CE (1983) Klinisch-therapeutischer Index und Dosimetrie der oralen Behandlung mit aromatischem Retinoid. Ein Vergleich unterschiedlicher Dosierungen. Hautarzt 34: 605–611

Gollnick H, Rinck G, Bitterling T, Orfanos CE (1990) Pharmakokinetik von Etretinat, Acitretin und 13-cis-Acitretin: neue Ergebnisse und Nutzen der Blutspiegel-orientierten klinischen Anwendung. Z Hautkr 65: 40–50

Halkier Sorensen L, Laurberg G, Andresen J (1987) Bone changes in children on long-term treatment with etretinate. J Am Acad Dermatol 16: 999–1006

Happle R, van de Kerkhof PC, Traupe H (1987) Retinoids in disorders of keratinization: their use in adults. Dermatologica 175 [Suppl 1]: 107–124

Haustein UF, Heilmann S (1987) Knochenveränderungen unter Langzeittherapie mit Etretinat (Tigason). Z Hautkr 62: 395–396, 399–400

Mahrle G, Orfanos CE, Ippen H, Hofbauer M (1979) Haarwachstum, Leberwerte und Lichtempfindlichkeit unter oraler Retinoid-Therapie bei Psoriasis. Dtsch Med Wochenschr 13: 473–477

Mork NJ, Kolbenstvedt A, Austad J (1992) Efficacy and skeletal side effects of two years' acitretin treatment. Acta Derm Venereol (Stockh) 72: 445–448

Orfanos CE (1984) Teratogenität von Isotretinoin. Hautarzt 35: 503–505

Orfanos CE (1989) Retinoide: der neue Stand. Hautarzt 40: 123–129

Orfanos CE, Stadler R, Gollnick H, Tsambaos D (1985) Current developments of oral retinoid therapy with three generations of drugs. In: Orfanos CE (Ed) Current Problems in Dermatology Vol 13, pp 33–49, Karger, Basel

Orfanos CE, Ehlert R, Gollnick H (1987) The retinoids. A review of their clinical pharmacology and therapeutic use. Drugs 34: 459–503

Paige DG, Judge MR, Shaw DG et al. (1992) Bone changes and their significance in children with ichthyosis on long-term etretinate therapy. Br J Dermatol 127: 387–391

Pittsley RA, Yoder FW (1983) Retinoid hyperostosis. Skeletal toxicity associated with long-term administration of 13-cis-retinoic acid for refractory ichthyosis. N Engl J Med 308: 1012–1014

Prendiville J, Bingham EA, Burrows D (1986) Premature epiphyseal closure – a complication of etretinate therapy in children. J Am Acad Dermatol 15: 1259–1262

Traupe H, Happle R (1985) Etretinate therapy in children with severe keratinization defects. Eur J Pediatr 143: 166–169

Farbabbildungen

1,2 Kongenitale lamelläre Ichthyosis

3,4 Keratoma palmoplantare und Schäleffekt nach 2-wöchiger hochdosierter Therapie mit Etretinat (1 mg/kg KG/d)

5,6 Morbus Darier im Bereich der Ellenbeugen und weitgehende Abheilung nach niedrig dosierter Behandlung mit Acitretin (0,25 mg/kg KG/d)

7,8 Morbus Darier bei einer 22-jährigen Patientin und Behandlungsergebnis nach 6-wöchiger Behandlung mit Etretinat (0,7 mg/kg KG/d)

9,10 Ichthyosis congenita vor und nach 5-wöchiger Behandlung mit Etretinat (0,8 mg/kg KG/d)

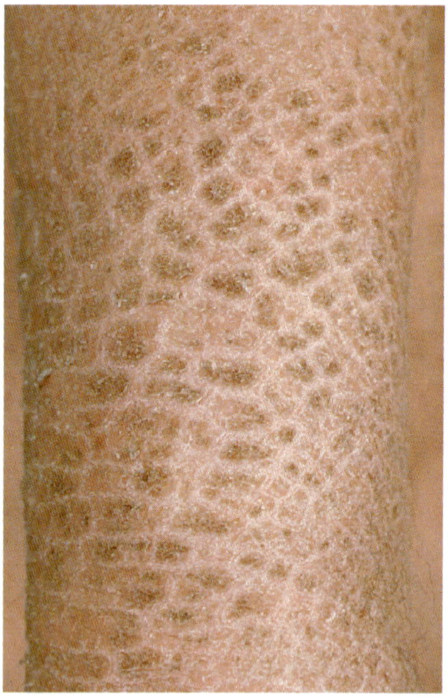
1

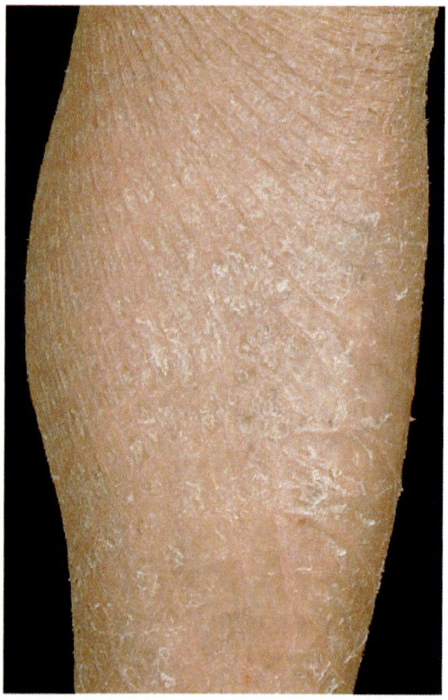
2

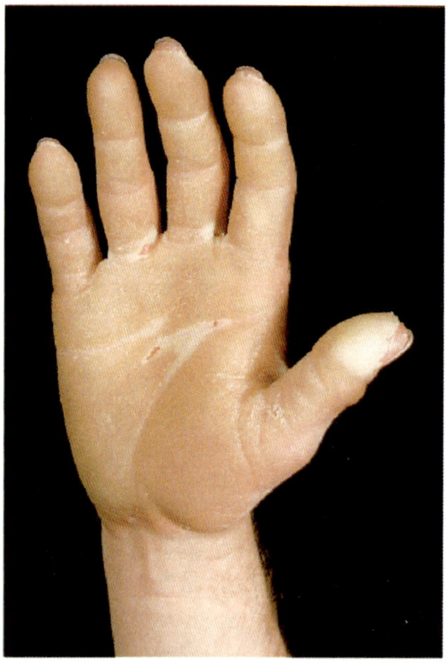
3

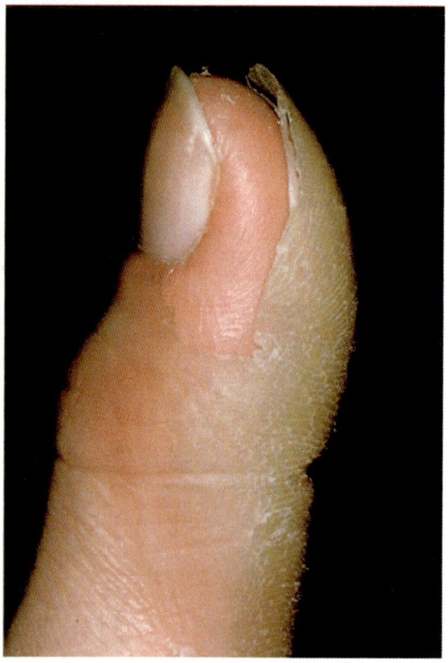
4

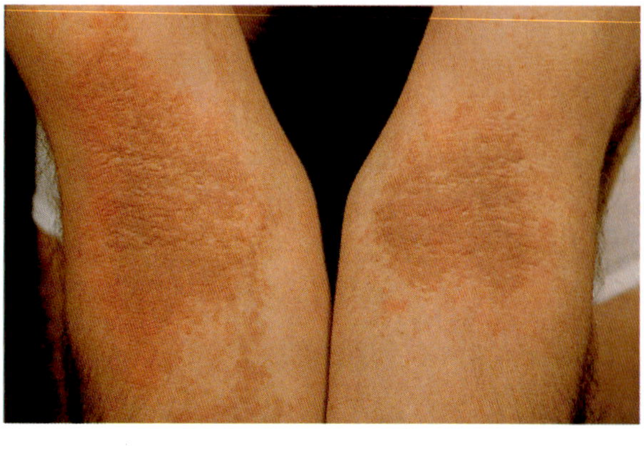
5

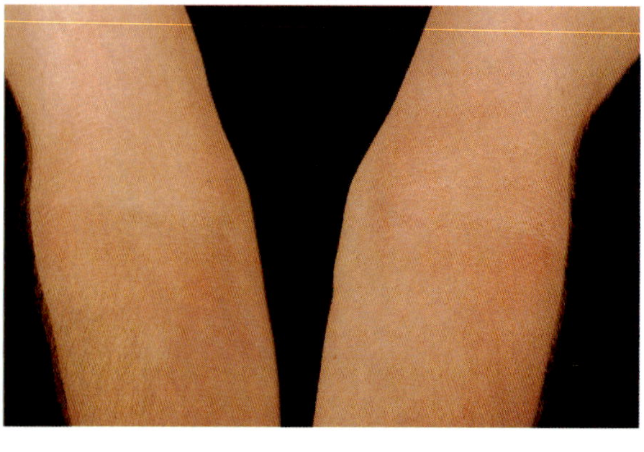
6

Farbabbildungen 581

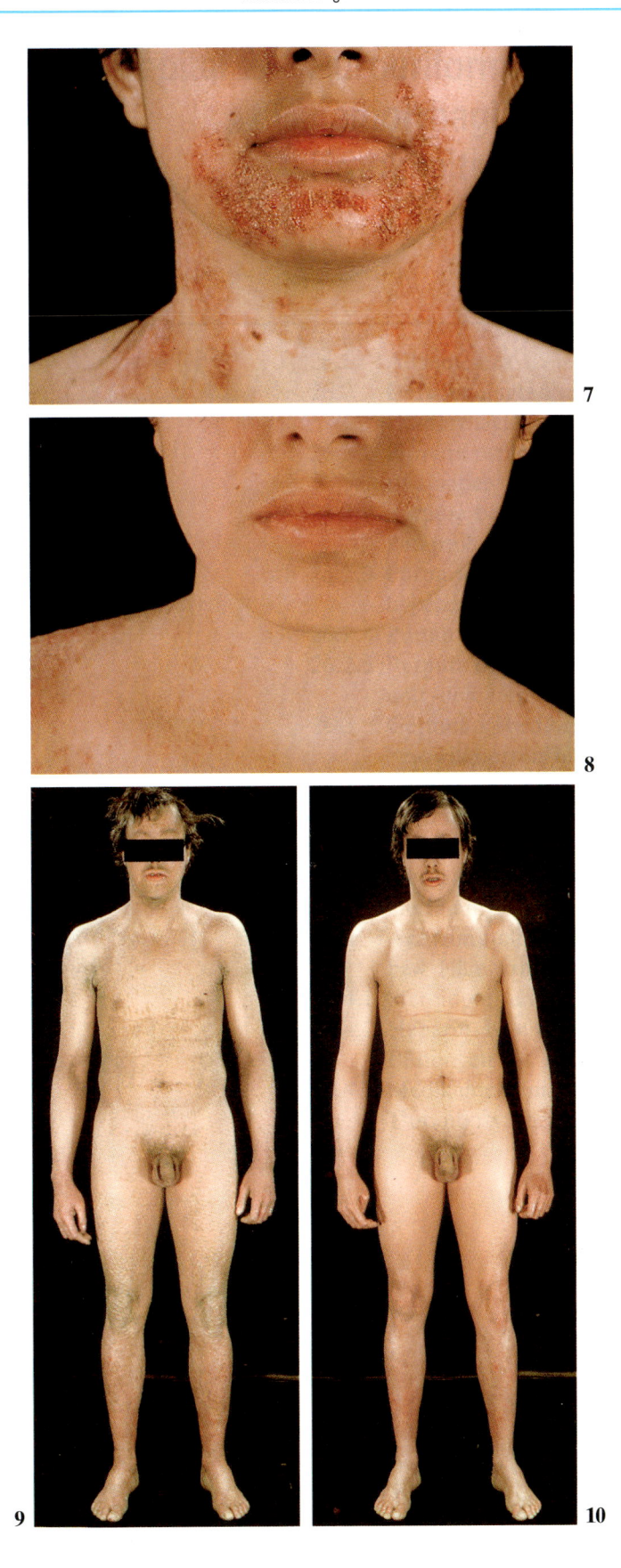

26.1 Allgemeines

Blutaustritte aus dem Gefäßnetz der Haut können morphologisch unterschiedlich aussehen: In vielen Fällen stellen sie sich in Form stecknadelkopfgroßer Punktblutungen aus den oberflächlichen Kapillaren des Str. papillare dar, die als „Purpura" im engeren Sinne aufzufassen sind; zum anderen treten sie als größere Hautblutungen, d. h. als Hämorrhagien und Suffusionen, aus dem tiefgelegenen korialen Gefäßplexus auf. Vielfach entsteht an der Haut ein buntes Bild, das entweder auf eine *spezifische Dermatose* oder aber auf eine allgemeine *hämorrhagische Diathese* hinweisen und damit diagnostische Bedeutung haben kann, z. B. zur Erkennung einer hämatologischen Erkrankung (Tabelle 26.1).

Grundsätzlich ist bei der Einordnung und Behandlung purpuriformer Hautzustände die Unterscheidung wichtig, ob die Hautpurpura *gefäß-* oder *gerinnungsbedingt* ist. Zur diagnostischen Abgrenzung gehört:

● eine Hautbiopsie, möglichst aus frischen Läsionen, und
● eine Blutuntersuchung mit ausführlichem Gerinnungstatus.

Im *ersten* Fall liegen den Hautblutungen in der Regel dermatologische Krankheitsbilder zugrunde, sei es im Sinne einer *nichtentzündlichen, degenerativen Schädigung* der Gefäßwand oder aber als Folge einer *entzündlichen Kapillaritis* bzw. *Vaskulitis* unterschiedlicher Ätiologie. Beides führt zur erhöhten Gefäßpermeabilität, unter Umständen zur Gefäßbrüchigkeit und damit zum Austritt von Erythrozyten aus dem Gefäßlumen. Hier ist unter anderem die Hautbiopsie eine unabdingbare diagnostische Maßnahme.

Im *zweiten* Fall liegen dem kutanen Erscheinungsbild *Gerinnungsfehler* zugrunde, als Folge hereditärer oder erworbener Defekte bzw. Schäden im komplizierten Ablauf der Gerinnungsprozesse. In solchen Fällen ist die Purpura ein Leitsymptom und die Haut lediglich Präzipitationsorgan einer allgemeinen hämorrhagischen Diathese, die entsprechender Abklärung und Behandlung von seiten des Hämatologen bedarf.

Bei der *Betreuung von Kranken mit Hautblutungen* wird man generell versuchen, alle mechanischen Belastungen des Hautorgans, die die Neigung zu Hämorrhagien verstärken können, zu vermeiden. Eine entsprechende Lagerung ist zu berücksichtigen. Trockene Druckverbände sind geeignet, traumatische Einflüsse zu verhindern und die Haut, besonders an exponierten Stellen,

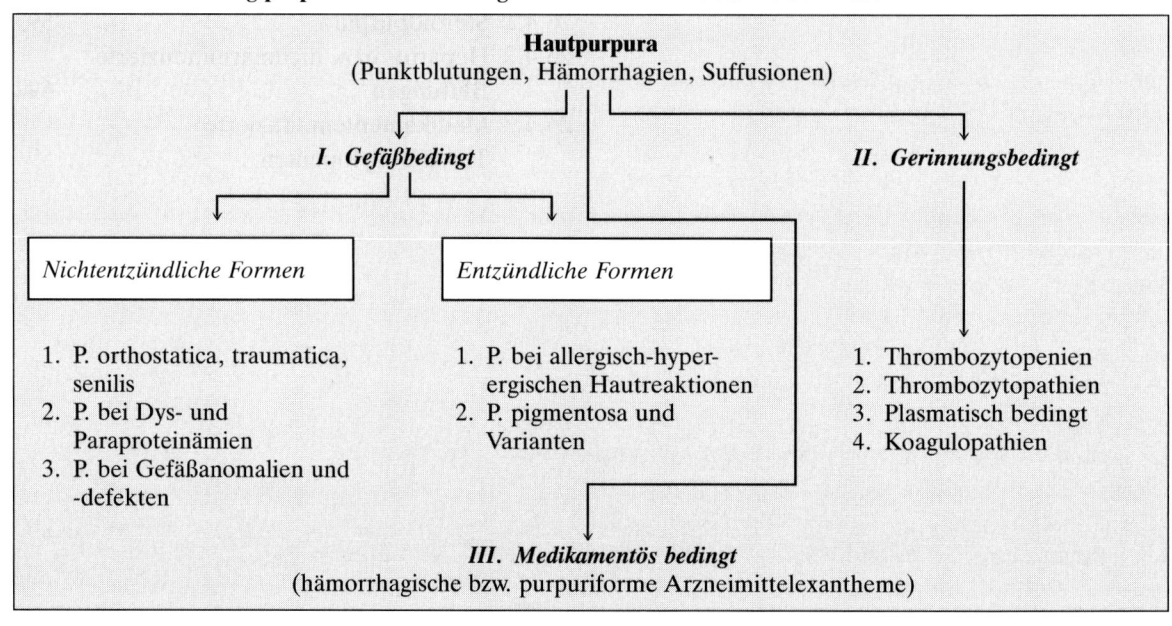

Tabelle 26.1. Einteilung purpuriform-hämorrhagischer Krankheitszustände der Haut

Hautpurpura (Punktblutungen, Hämorrhagien, Suffusionen)	
I. Gefäßbedingt	**II. Gerinnungsbedingt**

Nichtentzündliche Formen	*Entzündliche Formen*	
1. P. orthostatica, traumatica, senilis 2. P. bei Dys- und Paraproteinämien 3. P. bei Gefäßanomalien und -defekten	1. P. bei allergisch-hyperergischen Hautreaktionen 2. P. pigmentosa und Varianten	1. Thrombozytopenien 2. Thrombozytopathien 3. Plasmatisch bedingt 4. Koagulopathien

III. Medikamentös bedingt
(hämorrhagische bzw. purpuriforme Arzneimittelexantheme)

zu schützen. Hauteingriffe, Biopsien etc. sind nur bei genauer Abgrenzung der Indikation und unter besonderen Vorsichtsmaßnahmen durchzuführen. Bei notwendigen dermatochirurgischen Eingriffen ist unter Umständen an die Heranziehung eines CO_2-Lasers für den operativen Eingriff zu denken, um die Blutungsgefahr möglichst gering zu halten.

26.2 Gefäßbedingte Purpura bzw. Hämorrhagien (entzündliche und nichtentzündliche Formen)

26.2.1 Purpura orthostatica, senilis, traumatica (artefacta)

Hämodynamische Faktoren können im Bereich der unteren Extremitäten durch die höhere Gefäßbelastung zu purpuriformen Veränderungen führen, vor allem dann, wenn zusätzliche Prädispositionsfaktoren dazu kommen, z.B. Adipositas, oberflächliche Varizenbildungen, Diabetes u.a. (P. orthostatica). Vielfach sind derartige Phänomene in den erweiterten Gefäßsträngen lokalisiert zu beobachten (*Angiodérmite purpurique*) und breiten sich stellenweise in die Umgebung aus. Oft bestehen zugleich eine chronisch-venöse Insuffizienz bzw. ein postthrombotisches Syndrom mit Stauungsdermatitis. Vor allem ältere Erwachsene sind von einer orthostatisch bedingten Purpura betroffen. Im Alter kommt die epidermale und bindegewebige Atrophie dazu und verstärkt die Neigung zur Purpura. In höherem Alter können neben den Punktblutungen auch diffuse Spontanblutungen größerer Gefäße auftreten (*P. senilis*). Insbesondere die lichtexponierten Hautareale im Bereich des Handrückens, der Unterarmstreckseiten, am Hals und Gesicht werden davon betroffen, dort wo die kumulierte UV-Schädigung und die aktinische Elastose am stärksten sind. Es kommt z.T. zu größeren Ekchymosen, die auch mechanisch provoziert werden können.

Traumata aller Art können durch massive Stauung, mechanisches Stumpftrauma, Einspritzung von Chemikalien bzw. Medikamenten zu kombinierten Schäden mit purpuriformer Komponente führen.

Derartige Manipulationen kommen auch als *Artefakte* vor und können differentialdiagnostische Schwierigkeiten bereiten, z.B. beim *Syndrom der blauen Flecken* (sog. „painful bruising syndrome", „Diamond syndrome").

Behandlung. In derartigen Fällen ist die Besserung der hämodynamischen Verhältnisse durch die Behebung einer evtl. Stauung eine wichtige Voraussetzung für die Behandlung. Dazu gehören
▷ physikalische Muskelübungen zur Stärkung der Muskulatur,
▷ Druckverbände zur Entlastung der überforderten Gefäßwand,
▷ evtl. auch abendliche Hochlagerung und Pflege der Haut mit einer milden Hautcreme.

Wir empfehlen auch Kalt- und Warmduschen der unteren Extremitäten, insbesondere der Sprunggelenke und der Unterschenkel, Trockenübungen mit dem Stehfahrrad und abendliche Massagen (von distal nach proximal) mit einer heparinhaltigen Creme oder auch mit einer anderen pflegenden Creme. Falls notwendig, ist ein Venenstatus und ggf. eine spezielle Varizenbehandlung (s. Kap. 30) angezeigt.

Dünne Stützstrümpfe tagsüber sind, wenn sie gut angepaßt sind und vom Patienten vertragen werden, eine sinnvolle Ergänzung und können auch bei atrophischer seniler Haut vor Mikrotraumen schützen. Da die verletzliche Altershaut zugleich auch trocken ist, bedarf sie tagsüber einer täglichen Pflege mit einer geeigneten Creme (z.B. pH_5-Eucerin® Creme, Lotio, Fett o.ä.). Bei weiterer Lichtexposition ist für entsprechenden Lichtschutz zu sorgen.

Bei Verdacht auf artefizielle Manipulation sollte man zunächst Okklusivverbände anordnen, evtl. unter stationärer Beobachtung, und positivenfalls eine psychosomatisch-psychiatrische Exploration anstreben bzw. einleiten (s. auch Kap. 54).

26.2.2 Purpura bei Dys- und Paraproteinämien

Hierbei handelt es sich um eine *symptomatische Purpura*, deren Ursache nicht in der Haut, sondern in quantitativen und qualitativen Veränderungen der Bluteiweißkörper zu finden ist. Sind die zirkulierenden Plasmaeiweiße in stärkerem Maße verändert, so hat dies einen Einfluß auf die Gerinnung und eine Minderung der Gefäßabdichtung zur Folge. Insbesondere sollen sich Makroglobuline an den Thrombozyten anlagern und auch Gerinnungsfaktoren absorbieren. Die Bezeichnungen *Purpura hyperglobulinaemica, P. makroglobulinaemica* (Waldenström) u. a. sollen derartige Zustände begrifflich definieren.

Bei *Kryoglobulinämien*, die bei Leukämien, Plasmozytomen, SLE und anderen Immunopathien vorkommen können, kann es bei Abkühlung unter 37 °C zur Bildung von IgG-, IgA- oder/und von IgM-Immunkomplexen kommen. Daraus resultieren eine Viskositätserhöhung des Blutes und eine hypoxämische Schädigung der Gefäßendothelien mit erhöhter Gefäßpermeabilität, die sog. *Purpura kryoglobulinaemica*.

Bei allen derartigen Zuständen ist eine echte Paraproteinämie, insbesondere eine monoklonale IgM-Vermehrung, auszuschließen.

Behandlung. Die Behandlung ist in jedem dieser Fälle symptomatisch. Zunächst muß eine differentialdiagnostische Abklärung des zugrundeliegenden Krankheitsbildes erfolgen. Die klinischen Verläufe sind recht unterschiedlich, meist liegen Purpuraschübe in den hydrodynamisch belasteten unteren Extremitäten (bezeichnenderweise auch an den Fußsohlen) vor, die sich spontan bessern. Vor allem Kortikosteroide in mittelhoher Dosierung können die Ig-Synthese reduzieren und die Folgen von poly- wie auch monoklonalen Hyperglobulinämien günstig beeinflussen.

Symptomatische Lokalmaßnahmen zur Druckentlastung (elastische Strümpfe etc.) sind zusätzlich angezeigt. Bei Kryoglobulinämien werden auch regelmäßige warme bzw. heiße Bäder empfohlen; Kälteexposition ist zu vermeiden.

Plasmapherese und Austauschtransfusionen sollen in schweren Fällen einen günstigen Effekt haben.

26.2.3 Purpura bei allergisch-hyperergischen Hautreaktionen

S. Kap. 18.

26.2.4 Purpura pigmentosa und Varianten

Unter dem Begriff „*Pigmentpurpura*" werden hier mehrere morphologische Purpuravarianten zusammengefaßt, die zum Teil als eigenständige Dermatose angesehen werden, doch eine nosologische Spezifität vermissen lassen. Dazu gehören die

- *Purpura pigmentosa progressiva* (Schamberg),
- *Purpura teleangiectodes anularis* (Majocchi),
- *Purpura lichénoide purpurique et pigmentée* (Gougerot-Blum),

die in das traditionelle dermatologische Schrifttum gesondert Eingang gefunden haben. Die sog. „*ekzematid-like purpura*" (Doukas-Kapetanakis) dürfte im weitesten Sinne dazu gehören.

Vom *klinischen Verlauf* her entsprechen diese Krankheitsbilder einer subakut-rezidivierenden, meist an den unteren Extremitäten lokalisierten, entzündlichen Purpuraform. Fast ausschließlich werden Erwachsene mittleren Alters betroffen. Die klinische Manifestation beginnt meist an den Unterschenkeln bzw. am Sprunggelenk beidseits und hinterläßt nach mehreren Schüben bräunliche, punktförmige Pigmentierungen. *Histologisch* finden sich während der Schübe eine Kapillaritis mit lymphozytären perivaskulären Infiltraten sowie Erythrozytenextravasate. Die verstärkte Pigmentierung ist offenbar auf das Hämosiderin zurückzuführen, das nur unvollständig abtransportiert wird. Doch auch das epidermale Pigment ist im Str. basale oft vermehrt vorhanden, wahrscheinlich als Folge einer postentzündlich verstärkten Melaninsynthese. Die Purpuraherde können spontan abblassen und allmählich verschwinden. Sind Pigmentherde vorhanden, ist eine Chronifizierung anzunehmen, die therapeutisch schwer anspricht.

Behandlung. Die Prognose aller Varianten der Pigmentpurpura ist insgesamt gut, eine hämorrhagische Diathese liegt nicht vor. Meist sind es kosmetische Gründe, die den Patienten zum Arzt führen. Einige geben unklare Beschwerden (Brennen, Stechen, Jucken etc.) an, die sie mit der Pigmentpurpura in Verbindung bringen. In solchen Fällen wäre es möglich, Lotionen mit antipruriginöser, kühlender Wirkung zu verordnen (z. B. Thesit® 3 % in Lotio alba aquosa) oder entsprechende Cremes (z. B. Antiprurit® Creme, Schaum). Antihistaminika haben kaum eine Wirkung und erscheinen uns nicht gerechtfertigt. Studien darüber liegen nicht vor.

Soweit eine *Varikosis* oder Phlebektasien vorliegen, sollte man an eine Verbesserung der Durchblutung denken und Stauung bzw. Beinödeme beheben (Herzfunktion? evtl. Diuretika, elastische Binden). Die hämodynamische Belastung ist sicherlich für jede Pigmentpurpura ein prädisponierender Faktor. Abendliche Massagen mit einer milden Creme zur Verstärkung der Durchblutung werden von den Patienten als angenehm empfunden.

Kausal sollte man immer an ein Arzneimittelexanthem denken, zumal bestimmte Arzneimittelreaktionen, insbesondere auf *Barbiturate, Phenothiazine, Benzodiazepine*, andere *Tranquilizer*, das Bild einer Pigmentpurpura vortäuschen können. Auch *Konservierungsmittel, Farbstoffe* und andere *Additiva* könnten ggf. eine milde subakutrezidivierende Purpura hervorrufen, die zu allmählich zunehmenden Pigmentierungen führt. Es wird sicher hilfreich sein, alle nicht ärztlich indizierten Medikamente und sonstigen Gesundheitstropfen, Tees, Pillen etc. abzusetzen und dem Patienten eine leichte natürliche Kost und körperliche Tätigkeit mit den Beinen zu empfehlen.

Es empfiehlt sich, den Patienten alle 4–6 Wochen ambulant zu kontrollieren und die Einhaltung aller ärztlichen Anweisungen zu überwachen.

26.2.5 Purpura bei Gefäßanomalien und -defekten

Dazu gehören 2 Krankheitsbilder, die hier gesonderte Erwähnung finden sollen:

● Die *Teleangiectasia hereditaria haemorrhagica (Rendu-Osler)*, die autosomal-dominant mit unterschiedlicher Penetranz vererbt wird. Es handelt sich um Gefäßveränderungen in den kapillären Endstrombahnen der Haut und der Schleimhäute (Mundhöhle, Nase), zum Teil mit arteriovenösen Anastomosen, bei denen es zu Permeabilitätsänderungen und Erythrodiapedese kommen kann. Teleangiektasien und kleinere Angiomknötchen im Gesicht (Wangen, Ohren, Kinn und Lippen) sowie an den Händen und Füßen führen zum typischen äußeren Erscheinungsbild dieser Erkrankung. Gleiche Veränderungen können (selten) an inneren Organen vorhanden sein und zu einem breiten Spektrum von Symptomen führen.

Behandlung. Eine kausale Therapie des M. Osler ist nicht möglich, so daß lediglich die Stillung evtl. auftretender Blutungen angestrebt werden muß. Kleinere Angiome bzw. evtl. vorhandene N. aranei können mit dem Argon- bzw. mit dem CO_2-Laser angegangen werden.

● Das *Kasabach-Merritt-Syndrom* faßt als Symptomentrias ein großflächiges Hämangiom, eine Thrombozytopenie und eine damit verbundene hämorrhagische Diathese zusammen. Dabei steht das meist kavernös aufgebaute, plane Hämangiom ätiologisch und pathogenetisch im Vordergrund, da es durch ständige Blutgerinnungsvorgänge innerhalb der erweiterten Gefäße zu einer Verbrauchsthrombozytopenie und -koagulopathie kommt, die letztlich zur hämorrhagischen Diathese führen.

Behandlung. Es muß eine möglichst frühzeitige systemische Kortikosteroidtherapie (Prednisolon 20–30 mg/d über 3–4 Wochen mit anschließender langsamer Dosisreduktion) eingeleitet werden, die zur Rückbildung führt. Weitere therapeutische Eingriffsmöglichkeiten stellen die operative Entfernung, eine Röntgenbestrahlung sowie die CO_2-Laserung des Hämangioms dar.

26.3 Gerinnungsbedingte Purpura bzw. Hämorrhagien

Beim Verdacht auf eine allgemeine hämorrhagische Diathese ist neben der Anamnese und der klinischen Untersuchung (u. a. Rumpel-Leede-Test) vor allem die ausführliche Untersuchung der Gerinnungsparameter (Thrombozytenzahl, Quicktest, PTT, Blutungszeit, Thrombinzeit) zu fordern. Folgende Übersicht soll die Diagnosestellung erleichtern (Tabelle 26.2). Eine schematische Darstellung des Gerinnungssystems findet sich unter Koagulopathien. Zur Behandlung derartiger hämorrhagischer Diathesen werden in großem Umfang Bluttransfusionen und Blutprodukte eingesetzt. Dabei kann die Gefahr nicht vollständig ausgeschlossen werden, daß es zu einer Übertragung einer infektiösen Erkrankung (z. B. Non-A-Non-B-Hepatitis, HIV-1, HIV-2) kommt. Hieraus ergibt sich die Verpflichtung einer sehr engen Indikationsstellung, einer ausführlichen Patientenaufklärung und einer lückenlosen Dokumentation hinsichtlich des verwendeten Produkts und seines Herstellers, der Charge und des Behandlungsdatums bzw. der Behandlungsmodalitäten.

26.3.1 Thrombozytopenien

Petechiale Blutungen können bei Thrombozytopenien mit Werten von < 10 000/µl auftreten.

Man kann aufgrund ihrer Ätiologie 5 verschiedene Hauptformen der Thrombozytopenien unterscheiden (s. u.). Eine Indikation zur Thrombozytenkonzentrat-Gabe besteht auch bei Werten von über 10 000 Thrombozyten/µl, falls spontane Blutungszeichen auftreten.

● Bei der autosomal-rezessiv vererbten *familiären amegakaryozytären Thrombozytopenie mit Radiusaplasie* treten bereits bei der Geburt petechiale Blutungen und Ekchymosen auf. Im Knochenmark sind die Megakaryozyten stark vermindert, und es ist stets eine beidseitige Radiusaplasie vorhanden. Darüber hinaus wird eine Vielzahl weiterer Mißbildungen beschrieben.

Therapeutisch kommen im Blutungsfalle lediglich Thrombozyteninfusionen in Frage, wobei das Ziel ist, das 1. Lebensjahr des Patienten zu über-

Tabelle 26.2. Befundkonstellationen bei hämorrhagischen Diathesen und Differentialdiagnosen

Testergebnisse	Differentialdiagnose
▷ *Thrombozyten erniedrigt* *Blutungszeit verlängert*[a]	Thrombozytopenie (evtl. Thrombozytopathie)
▷ *Thrombozyten normal* *Blutungszeit verlängert*	Thrombozytopathie, Vasopathie, Willebrand-Jürgens-Syndrom
▷ *PTT erhöht* *Blutungszeit verlängert*	Willebrand-Jürgens-Syndrom
▷ *PTT erhöht* *Quicktest normal*	mit Blutungen: Hämophilie A (Faktor VIII-Mangel), Hämophilie B (Faktor IX-Mangel), Faktor XI-Mangel, Heparinmedikation
	ohne Blutungen: Faktor XII-Mangel, Antikardiolipinantikörper (ACA)
▷ *PTT erhöht* *Quicktest erniedrigt*	Faktor II-Mangel, Faktor V-Mangel, Faktor X-Mangel, Fibrinogenmangel, Kumarintherapie, Vitamin K-Mangel, Lebererkrankungen
▷ *PTT normal* *Quicktest erniedrigt*	Faktor VII-Mangel
▷ *Thrombinzeit erhöht* (häufig in Kombination mit pathologischem PTT und Quicktest)	Fibrinogenmangel, Heparinmedikation

[a] Blutungszeit nach Mielke: Blutdruckmanschette am Oberarm (40 mmHg), 2 kleine Inzisionen an der Volarseite des Unterarmes. Zeit bis zum Blutungsstillstand messen (normal bis 8 min).

brücken, denn hier ist die Prognose besonders ungünstig. Nach dem 1. Lebensjahr bessert sich die Prognose, da es zum Thrombozytenanstieg kommen kann.

● Das *Wiskott-Aldrich-Syndrom* ist eine X-chromosomal-rezessiv vererbte Krankheit mit Thrombozytopenie, erhöhter Infektanfälligkeit und ekzematösen Hautveränderungen, ähnlich einer atopischen Dermatitis.
Therapeutisch wird man symptomatisch vorgehen müssen. Die Prognose des Leidens ist, bei einer mittleren Lebenserwartung von 3–4 Jahren, schlecht. Im Notfall kommen Thrombozyteninfusionen in Betracht. Bei Infekten muß eine antibiotische Therapie erwogen werden. Die ekzematösen Hautveränderungen werden lokal mit kortikosteroidhaltigen Externa behandelt.

● Das autosomal-rezessiv vererbte *Fanconi-Syndrom* stellt eine Panmyelopathie dar, in deren Rahmen es u. a. zu Thrombozytopenien kommt. Weitere Mißbildungen, z. B. am Skelett und inneren Organen, wurden mehrfach beschrieben. Therapeutisch kommen in Abhängigkeit von der hämatologischen Konstellation Thrombozyten- und Bluttransfusionen in Betracht. Der Einsatz von Kortikosteroiden und Androgenen wurde auch beschrieben. Insgesamt ist die Prognose ungünstig.

● Von *infektionsbedingten Thrombozytopenien* sind vorwiegend Kinder betroffen, die an einer, meist viralen, Infektionskrankheit leiden. Mumps, Masern, Röteln, Keuchhusten, Varizellen, Hepatitis, infektiöse Mononukleose, Diphtherie oder Sepsis kommen in Frage. Die Remission der thrombozytopenischen Blutbildveränderungen kann bis zu ¼ Jahr betragen. Eine Ausnahme stellen Thrombozytopenien im Rahmen der HIV-Infektion dar, die als idiopathisch gilt, möglicherweise immunologisch bedingt ist und gelegentlich ein therapeutisches Problem für den Hämatologen darstellt.

Behandlung. Ein therapeutisches Eingreifen ist bei infektionsbedingten Thrombozytopenien selten notwendig. Der Einsatz von Kortikosteroiden wird teilweise empfohlen, sollte aber aufgrund der immunsuppressiven Wirkung und des fehlenden Nachweises seiner Wirksamkeit zurückhaltend erfolgen. Bei schweren Krankheitsverläufen kommt die hochdosierte, intravenöse Immunglobulintherapie in Frage. Die Gabe von 400 mg/kg KG erfolgt an 5 aufeinanderfolgenden Tagen. Thrombozytenkonzentrate werden bei vorhandener Indikation selten notwendig sein. Neuerdings stehen Zytokine bzw. Wachstumsfaktoren zur Verfügung, die die Thrombozytenproduktion im Knochenmark stimulieren (GM-CSF u. a.).

● An erster Stelle der *immunologisch bedingten Thrombozytopenien* steht die *idiopathische thrombozytopenische Purpura Werlhof*, die als akute und chronische Verlaufsform beschrieben ist. Die akute Form hat ihren Häufigkeitsgipfel im Kindesalter. Pathogenetisch wird ein Autoimmunprozeß angenommen; dabei ist die Thrombozytenüberlebenszeit drastisch verkürzt. Aufgrund des häufigen Zusammentreffens eines vorausgegangenen Virusinfektes und einer Thrombozytopenie wird auch die Möglichkeit der Bildung von Virusimmunkomplexen als Ursache diskutiert. Die Prognose der akuten Form im Kindesalter ist gut, deshalb ist eine zurückhaltend-beobachtende Haltung angebracht. Dahingegen bedarf die chronische Verlaufsform aufgrund der geringen Spontanremissionstendenz einer Therapie.

Behandlung. Kortikosteroide führen zwar in den meisten Fällen zu einer partiellen, selten aber zu einer kompletten Rückbildung. Die Behandlung wird mit Prednisolon in einer Initialdosis von 60 mg begonnen. Bei Ansprechen auf diese Therapie erfolgt eine Dosisreduktion in 10 mg-Schritten alle 5 Tage bis zum Erreichen der Erhaltungsdosis von 10–20 mg Prednisolon. Bei Therapieresistenz ist die Splenektomie mit einer Erfolgsquote von 50–80 % eine weitergehende Stufe der therapeutischen Möglichkeiten. Dabei sollte eine aktive Immunisierung mit Pneumokokkenantigenen vorausgehen, da ein gehäuftes Auftreten von lebensbedrohlichen Pneumokokkeninfektionen nach Splenektomie beobachtet wurde. Führt auch dies nicht zum Erfolg, was vor allem bei älteren Patienten der Fall sein kann, so können Immunsuppressiva eingesetzt werden. Hier ist der Einsatz von Azathioprin in Dosierungen von

50–150 mg/d für 4–8 Wochen indiziert. Die Gaben von Cyclophosphamid (50–150 mg/d) oder Danazol (initial 600 mg/d p.o., nach Ansprechen Dosisreduktion auf 400 mg, später 200 mg/d) stellen weitere Therapiemöglichkeiten dar.
Bei Kontraindikationen gegen Kortikosteroide oder gegen eine Splenektomie sowie zur präoperativen Anhebung der Thrombozyten kommt die hochdosierte, intravenöse Immunglobulintherapie in Betracht. Die Gabe von 400 mg/kg KG an 5 aufeinanderfolgenden Tagen führt bei ca. 70 % der behandelten Patienten zu Thrombozytenzahlen von über 100 000/µl.
In einer neuen Veröffentlichung wurde auf das Ansprechen der resistenten idiopathischen thrombozytopenischen Purpura auf eine hochdosierte Dexamethasonpulstherapie hingewiesen. Dabei wurde Dexamethason 40 mg/d über 4 Tage alle 28 Tage verabreicht.

● Die *posttransfusionelle Thrombozytopenie* kann bei bestehender Inkompatibilität des AB0- und Rh-Systems aufgrund unterschiedlicher Thrombozytenantigene zwischen dem 3. und 8. Tag nach einer Bluttransfusion auftreten. Betroffen sind vorwiegend Frauen, die während einer früheren Schwangerschaft sensibilisiert wurden, oder Personen, bei denen es durch eine Bluttransfusion zur Sensibilisierung kam. Es kommt zu ausgeprägten petechialen Haut- und Organblutungen.
Therapeutisch sind Kortikosteroide fast immer ineffektiv, zumal es nach 10 Tagen bis zu 6 Wochen zur Spontanremission kommt. Bei bedrohlichem Krankheitsbild ist die Plasmapherese die Therapie der Wahl.

26.3.2 Thrombozytopathische Zustände

Bei den *hereditären* Thrombozytopathien, wie beispielsweise der *Thrombasthenie Glanzmann-Naegeli* oder der *„dystrophie thrombocytaire hémorrhagipare congénitale"* (Bernard-Soulier) handelt es sich um seltene Thrombozytenanomalien. Als kausale Therapie zur Behebung der Blutungsneigung dienen bei diesen hämatologischen Erkrankungen Thrombozytentransfusionen. Symptomatisch können auch Antifibrinolytika kurzfristig über einige Tage, bei Frauen beispielsweise prophylaktisch vor der Mensesblutung, gegeben werden.
Häufiger sind *erworbene* Thrombozytopathien, die in der Regel durch die Einnahme von diversen Medikamenten induziert werden. Medikamenteninduzierte Thrombozytopathien zeichnen sich durch eine verminderte Thrombozytenaggregation bei normaler Thrombozytenzahl aus. Tabelle 26.3 führt Medikamente, die in Frage kommen, auf, wobei ihr Wirkungsmechanismus auf die Thrombozyten bzw. die Megakaryozyten teilweise unterschiedlich ist. Eine erworbene Thrombozytopathie kann auch im Rahmen einer schweren Niereninsuffizienz auftreten. In diesem Zusammenhang kann es durch Störungen der Thrombozytenadhäsion und -aggregation zur hämorrhagischen Diathese kommen. Kausal führt hier die Peritoneal- oder Hämodialyse zur Normalisierung der Thrombozytenfunktion. Symptomatisch kann Desmopressin (0,4µg/kg KG; 30 min i.v.) oder die i.v.-Gabe von Faktor VIII zur Steigerung der Blutgerinnung eingesetzt werden.

Tabelle 26.3. Medikamente, die eine erworbene Thrombozytopathie auslösen können

Acetylsalicylsäure	Ibuprofen
Antihistaminika	Imipramin
β-Blocker	Indometacin
Benzylpenicillin	Latamoxef
Carbenicillin	Phenylbutazon
Chlorpromazin	Promethazin
Coffein	Reserpin
Dextrane	Theophyllin
Hydroxyethylstärke (HES)	Trizyklische Antidepressiva

26.3.3 Koagulopathien

Als Koagulopathien bezeichnet man angeborene oder erworbene Störungen des plasmatischen Gerinnungssystemes; dabei kann ein *intravaskuläres* („intrinsic") von einem *extravaskulären* („extrinsic") System unterschieden werden. Abbildung 26.1 veranschaulicht beide plasmatische Gerinnungssysteme. Störungen in der Koagulation können zur hämorrhagischen Diathese und somit zur Purpura führen. Die Biosynthese

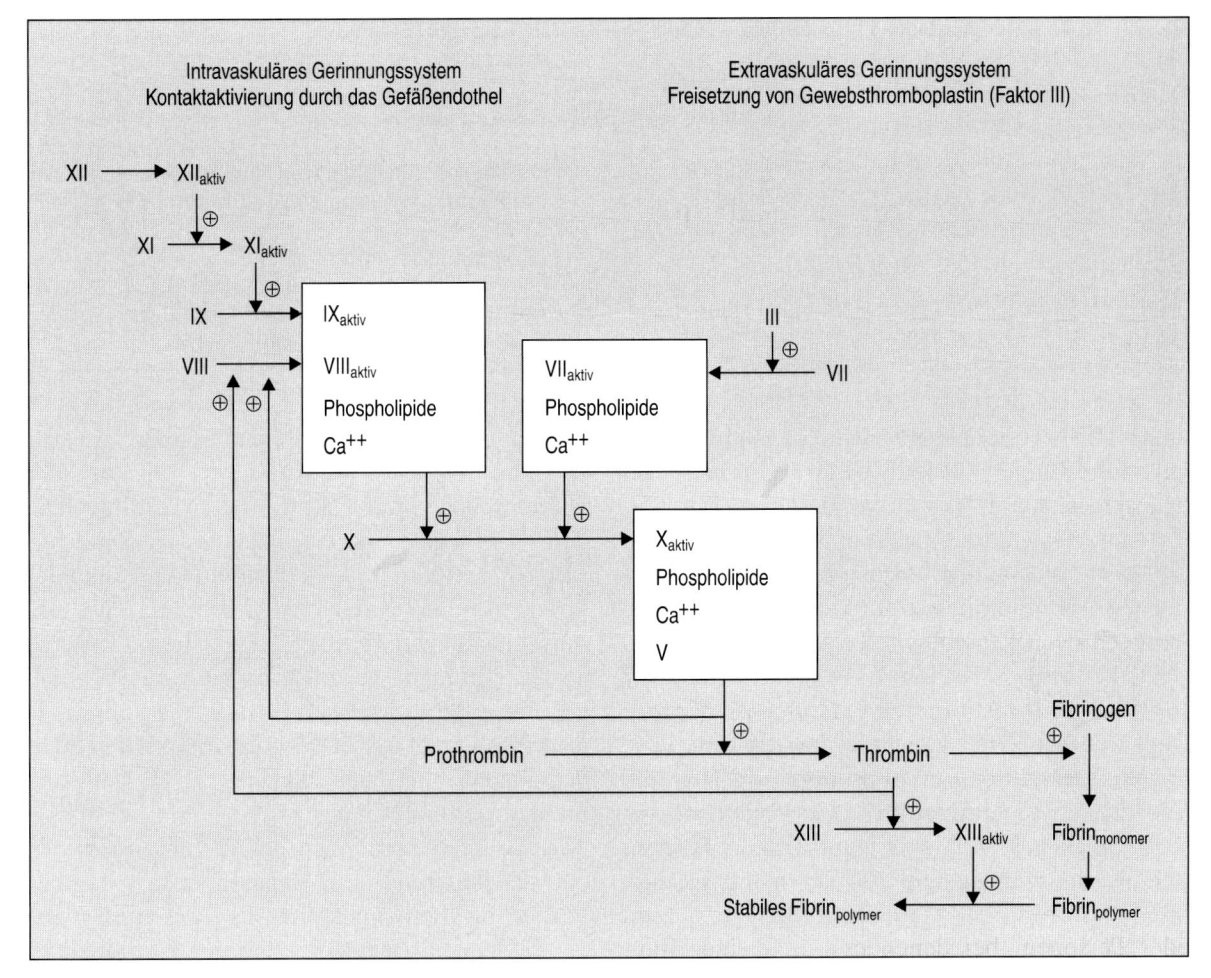

Abb. 26.1. Plasmatische Gerinnungssysteme

aller plasmatischen Gerinnungsfaktoren ist, mit Ausnahme von Faktor VIII, in der Leber lokalisiert. Während die Synthese der Gerinnungsfaktoren II, VII, IX und X Vitamin K-abhängig sind, werden die Faktoren I, V, XI, XII und XIII Vitamin K-unabhängig synthetisiert.

26.3.4 Plasmatisch bedingte Gerinnungsstörungen

Angeborene *Mangelzustände der Faktoren I (Fibrinogen), II (Prothrombin), V, VII, X, XI und XIII* werden autosomal-rezessiv vererbt und sind sehr selten. Entsprechend des Vererbungsmodus sind beide Geschlechter gleichermaßen betroffen, und es kommt vorwiegend bei Homozygoten zu Blutungen. Tabelle 26.4 faßt die therapeutischen Leitlinien für derartige seltene Gerinnungsstörungen zusammen und gibt Auskunft über Halbwertzeit und hämostatische Mindestaktivität.

● Der *kongenitale Faktor VIII-Mangel (Hämophilie A)* wird X-chromosomal-rezessiv vererbt und ist somit fast ausschließlich auf Männer beschränkt. In der Bundesrepublik Deutschland ist die Häufigkeit für beide Hämophilieformen, A (Faktor VIII) und B (Faktor IX), 1:10000, wobei die Hämophilie A 5mal häufiger vorkommt als die Hämophilie B. Es kommt im Rahmen dieser Erkrankung neben Hautblutungen vor allem zu Gelenk- und Muskelblutungen, aber auch Gastrointestinal- und Nierenblutungen. Die Halbwertzeit des Faktors VIII beträgt 10–14 h.

Behandlung. Therapeutisch kommen Faktor VIII-Konzentrate zur Anwendung, wie z.B. Hae-

Tabelle 26.4. Therapeutische Leitlinien bei seltenen kongenitalen Koagulopathien

Faktor	Halbwertszeit [h]	Hämostatische Mindestaktivität	Therapie
I	96–120	12–30 %	Plasma, hitzeinaktives Humanfibrinogen
II	41– 72	20 %	Plasma, Prothrombinkomplex
V	12– 15	10–15 %	Frischplasma
VII	2– 5	10 %	Plasma, Prothrombinkomplex
X	20– 42	20 %	Plasma, Prothrombinkomplex
XI	10– 20	15–20 %	Frischplasma
XIII	100–120	2– 3 %	Frischplasma, Fibrogammin HS®

mata HS®, wobei als Regel für die Substitution gilt: Eine Einheit Faktor VIII/kg KG erhöht den Blutspiegel um 1 %. Zur Vermeidung von Muskel- und Gelenkblutungen sind Blutspiegel von 10–30 % für 2–4 Tage anzustreben, bei intrakraniellen, intrathorakalen, intraabdominellen Blutungen oder Operationen 30–50 %, teilweise bis zu 100 % für 1–3 Wochen. Es ist zu beachten, daß ca. 10 % der substituierten Patienten Antikörper gegen Faktor VIII entwickeln. Hier ist eine Plasmapherese oder eine immunsuppressive Therapie (Prednisolon, Azathioprin oder Cyclophosphamid) möglich. Bei milden Hämophilie A-Formen mit Restaktivitäten über 5 % kann mit Desmopressin (Minirin®) in einer Dosierung von 0,4 µg/kg KG als i.v.-Kurzinfusion alle 12 h behandelt werden. Mit Zunahme der Behandlungsdauer kann es zum Verlust der Wirksamkeit dieser Behandlung kommen. Es sind deshalb regelmäßige Laborkontrollen vorzunehmen.

● Der *kongenitale Faktor IX-Mangel (Hämophilie B)* wird ebenfalls X-chromosomal-rezessiv vererbt. Das klinische Erscheinungsbild entspricht in etwa dem der Hämophilie A. Die Halbwertszeit von Faktor IX beträgt 18–30 h und ist somit doppelt so lang wie für Faktor VIII. Dies begünstigt die Substitutionstherapie. Therapeutisch werden Faktor IX-Konzentrate eingesetzt, die von verschiedenen Firmen angeboten werden, z.B. Faktor IX HS®. Als Regel für die Substitution gilt, daß eine Einheit Faktor IX/kg KG den Blutspiegel um 1–2 % anhebt.

● Eine dritte Form hämorrhagischer Diathesen ist das *Willebrand-Jürgens-Syndrom*. Dieses Krankheitsbild wird autosomal-dominant vererbt, wobei es unterschiedliche phänotypische Ausprägungsformen gibt. Betroffen ist, wie bei der Hämophilie A, der Faktor VIII. Allerdings handelt es sich nicht um eine quantitative Synthesestörung, sondern um eine qualitative Störung der Biosynthese eines der beiden Proteine, die zum funktionsfähigen Faktor VIII gehören. Dadurch ist die Thrombozytenadhäsion gestört, ohne daß ein Thrombozytendefekt vorliegt. Es kommt, je nach Schweregrad, zu purpuriformen Haut- und Schleimhautblutungen bis hin zu Nieren- und Gastrointestinalblutungen.

Therapeutisch bietet sich bei leichteren Formen eine Behandlung mit Desmopressin, in einer Dosierung von 0,4µg/kg KG als Kurzinfusion alle 12–24 h, an. Bei schweren Formen ist das Mittel der Wahl Faktor VIII-Kryopräzipitat, 20–40 IE/kg KG. Ersatzweise kann auch Frischplasma zur Anwendung kommen.

Erworbene *plasmatische Gerinnungsstörungen* kommen wesentlich häufiger vor als angeborene. Meist sind, im Gegensatz zu den angeborenen Defekten, mehrere Gerinnungsfaktoren betroffen. Ursächlich lassen sich Leberkrankheiten, Vitamin K-Mangel, Massentransfusionen, Septikämie etc. als Auslöser anführen. Gelegentlich liegt die Kombination ausgeprägter Purpura, intravasaler Gerinnung mit resultierender Verbrauchskoagulopathie und Mikrothrombosierungen sowie schwerem Schockzustand vor. Der *therapeutische* Effekt einer Heparingabe ist nicht unumstritten. Trotzdem ist eine niedrigdosierte, kontinuierliche Heparingabe (500 IE/h) angebracht. Je nach Ausprägung der Verbrauchskoagulopathie ist die Gabe von „fresh frozen plasma" indiziert (2 bis zu 10 Infusionen/d).

- Das *Waterhouse-Friederichsen-Syndrom* ist ein hoch fieberhaftes, meist letal ausgehendes Krankheitsgeschehen unter dem Bild eines schweren anaphylaktischen Schocks und ausgeprägten Haut- und Nebennierenblutungen, das meist bei Meningokokkensepsis im Kleinkindesalter auftritt. Ätiologisch wird eine starke Endotoxinausschüttung für die Auslösung der Krankheit verantwortlich gemacht. Charakteristisch ist ein Fehlen eines Intervalles zwischen Infekt und hämorrhagischer Diathese, so daß beispielsweise in der initialen Phase häufig ein Meningismus fehlt.
Therapeutisch ist eine möglichst frühzeitige Einleitung entsprechender Maßnahmen besonders bei diesem foudroyanten Krankheitsgeschehen von prognostischer Bedeutung. Neben intensivmedizinischer Schockbehandlung und systemischer Antibiotikagabe ist die intravenöse Heparintherapie (500 IE/h) einzuleiten. In schweren Fällen kann eine Streptokinasebehandlung der Heparinisierung vorangestellt werden.

- Die *Purpura fulminans (Henoch-Glanzmann)* ist ätiologisch eine infektionsallergische Zweiterkrankung, d.h. zwischen Infektion und Krankheitsbeginn liegt fast immer ein freies Intervall. Es sind vorwiegend Kleinkinder betroffen, die gerade eine Varizellen-, Masern- oder Streptokokkeninfektion durchgemacht haben. Initial kommt es zu allergisch bedingten Gefäßwandschädigungen und Mikrothrombenbildung. Eine Verbrauchskoagulopathie schließt sich an. Neben symmetrischen Hämorrhagien treten bei diesem Krankheitsbild sehr schnell Nekrosen auf. Differentialdiagnostisch läßt sich die Purpura fulminans von der Purpura Schönlein-Henoch durch das Auftreten einer Verbrauchskoagulopathie sowie der nekrotischen Phase abgrenzen.
Therapeutisch ist auch bei diesem Krankheitsbild das rasche Einleiten einer fibrinolytischen Therapie mit intravenöser Gabe von Streptokinase und nachfolgender Heparinisierung entscheidend. Außerdem kommen aufgrund der allergischen Ätiologie hochdosiert Kortikosteroide in Betracht.

26.4 Arzneimittelbedingte Purpura bzw. Hämorrhagien

Purpuriforme Krankheitsbilder der Haut sind häufig Ausdruck eines Arzneimittelexanthems. *Medikamente* können auf unterschiedliche Art und Weise zu einem purpuriform-hämorrhagischen Bild an der Haut führen: Beispielsweise kann eine langfristige Kortisontherapie durch ihre pharmakodynamische Wirkung zu einer atrophisch-degenerativen Schädigung der Gefäßwand und damit zu Ekchymosen bzw. Hämorrhagien führen, ähnlich einer Purpura senilis. Die Mehrzahl der medikamentös induzierten Blutungen ist jedoch auf eine direkte toxische Gefäßwandschädigung, z.B. durch Phenothiazine oder Barbiturate, bei vorliegender Arzneimittelüberempfindlichkeit zurückzuführen. Andere Arzneimittel haben selbst eine gerinnungshemmende Wirkung (Heparinoide, Kumarine), eine dritte Gruppe kann eine Thrombozytopenie bzw. eine Thrombozytopathie hervorrufen, z.B. Pyrazolone, woraus die Blutungsneigung entsteht.

26.4.1 Steroidpurpura

Eine längerfristige lokale Applikation oder systemische Gabe von Kortikosteroiden kann zu einer Schädigung des Gefäßlagers, besonders der Kollagenfasern, und einer allgemeinen Atrophie der Haut führen. Dies ist auf die katabole Wirkung von Kortikosteroiden auf den Protein-, speziell den Kollagenstoffwechsel und die Wachstumshemmung von Bindegewebszellen zurückzuführen. Als Folge kommt es durch Ruptur der Gefäßwände zu petechialen Blutungen bis hin zu ausgedehnten Suffusionen. Der Rumpel-Leede-Test ist, bei normalem Gerinnungsstatus, meist positiv.
Therapeutisch gilt es zunächst, die Steroidgabe zu reduzieren. Dabei ist darauf zu achten, daß dies bei längerfristiger, systemischer Gabe langsam geschieht. Zusätzlich empfiehlt sich während der Reduktion eine Kontrolle des Blutzuckers und der Nierenparameter. Therapieunterstützend sollte eine eiweißreiche Kost gegeben und durch spezielle Lagerung und Polsterung der betroffenen Areale eine Traumatisierung verhindert wer-

den. Bei ausgeprägten Krankheitsbildern ist durchaus auch die systemische Gabe von Anabolika (z. B. Primobolan® 100 mg i.m. alle 2 Wochen) indiziert, da sie der angesprochenen katabolen Wirkung der Glukokortikoide entgegenwirkt.

26.4.2 Heparin- bzw. dicumarininduzierte Blutungen

● *Heparin* beeinflußt, neben seiner Wirkung als Thrombininhibitor, auch die Gerinnungsfaktoren IXa und Xa. Bei einer Überdosierung kann es durch Störung der Hämostase zu Haut- und Schleimblutungen kommen. Zur Kontrolle der Heparintherapie und somit auch zur Diagnose einer Überdosierung eignet sich die Thrombinzeit und die partielle Thromboplastinzeit. Der beste Überwachungsparameter ist allerdings der Plasmaspiegel.
Therapeutisch ist in den meisten Fällen, aufgrund der kurzen Halbwertszeit von Heparin von 90 min, lediglich das Absetzen der Heparinmedikation ausreichend.

● *Dicumarininduzierte Blutungen* können bei Überdosierung im Rahmen einer Antikoagulationstherapie oder nach Vergiftung mit Ratten-/Mäusegift auf Cumarinbasis auftreten. Dabei ist zu bedenken, daß verschiedene Medikamente, wie beispielsweise Sulfonamide, Diphenylhydantoin, D-Thyroxin, Indometacin, Metronidazol oder Salicylate, die Cumarinwirkung verstärken können. Differentialdiagnostisch müssen dicumarininduzierte Blutungen von den seltenen hämorrhagischen Hautnekrosen unter Cumarintherapie abgegrenzt werden, bei denen keine Dosis-Wirkungs-Beziehung besteht. Cumarine sind Vitamin K-Antagonisten. Dementsprechend ist die Vitamin K-abhängige Synthese der Gerinnungsfaktoren II, VII, IX und X unter Cumarintherapie gehemmt. Der Quick-Wert ist ein verläßlicher Parameter für die Kontrolle einer Cumarintherapie.
Therapeutisch setzt man die Cumarinmedikation zunächst ab und gibt 10 mg Vitamin K als i.v.-Gabe. Darunter erreicht der Quick-Wert innerhalb von 12 h bei normaler Leberfunktion hämostatische Werte.

26.4.3 Medikamenteninduzierte Thrombozytopenien

Verschiedene Medikamente können toxische oder allergisch bedingte Thrombozytopenien auslösen. Bei den medikamentös induzierten, *toxischen Thrombozytopenien* kommt es zur Suppression der Thrombozytengenese, vorwiegend durch Chemotherapeutika. Anders verhält es sich bei den *Thrombozytopenien als Überempfindlichkeitsreaktion* auf ein gegebenes Medikament. In solchen Fällen setzt die hämorrhagische Symptomatik mit dichtstehenden petechialen Blutungen, Schleimhautblutungen sowie Hämaturie wenige Stunden nach der Verabreichung des Medikaments akut ein. Der Rumpel-Leede-Test ist positiv.
Pathogenetisch handelt es sich vielfach um eine Immunreaktion, bei der sich Immunkomplexe an die Thrombozytenoberfläche lagern und eine komplementvermittelte Thrombozytolyse einleiten. Bei einer Gruppe von Medikamenten wird eine Immunreaktion vermutet, ohne daß allerdings bisher spezifische Antikörper nachgewiesen wurden.
Die Tabelle 26.5 führt Medikamente auf, bei deren Einnahme eine Thrombozytopenie beschrieben wurde.

Behandlung. Die primäre Therapie besteht im Absetzen des Medikamentes. Meist reicht dies schon aus, um einen spontanen Thrombozytenanstieg innerhalb 1 Woche zu erreichen. Tritt eine Thrombozytopenie mit petechialen Blutungen im Rahmen einer Chemotherapie auf, so ist neben einer Thrombozytensubstitution (Infusion) ggf. auch die Dosisreduktion und/oder Verlängerung des chemotherapiefreien Intervalls indiziert. Thrombozyteninfusionen und der Einsatz von Kortikosteroiden sind allerdings selten notwendig und nur bei schwerer Symptomatik zu erwägen. Als Initialdosis sollten 100–150 mg Prednisolon H über wenige Tage gegeben werden, dann rasche Dosisreduktion innerhalb von 7–10 Tagen.

Tabelle 26.5. Medikamente und andere Noxen, die eine Thrombozytopenie induzieren können

▷ **Toxische Einwirkung**
- Benzol und Benzolderivate
- Chloramphenicol
- Chlorothiazide
- Colchicin
- Ethanol
- Goldpräparate
- Methylphenylethylhydantoin
- Phenylbutazon
- Quinakrin
- Tolbutamid
- Zytostatika

▷ **Allergisch-hyperergische Einwirkung**
- Acetazolamid (Diamox)
- Carbamazepin
- Chinin
- Chinidin
- Chlorothiazid
- Chlorpropamid
- Desipramin
- Digitoxin
- Heparin
- Hydroxychloroquin
- Methyldopa
- p-Aminosalicylsäure (PAS)
- Phenytoin
- Rifampicin
- Stibophen
- Sulfamethazin
- Sulfathiazol

▷ **Idiopathisch unklar**
- Acetaminophen
- Acetylsalicylsäure
- Aminopyrin
- Ampicillin
- Barbiturate
- Carbutamid
- Cephalothin
- Chloroquin
- Chlorpromazin
- Codein
- Dextroamphetamin
- Diazoxid
- Digitalispräparate
- Disulfiram
- Ergotamin
- Erythromycin
- Furosemid
- Isoniazid
- Meperidin
- Meprobamat
- Nitroglycerin
- Paramethadion
- Penicillin
- Phenacetin
- Phenylbutazon
- Prednisolon
- Prochloroperazin
- Promethazin
- Propylthiouracil
- Pyrazinamid
- Reserpin
- Spironolacton
- Streptomycin
- Sulfonamide
- Tetracycline
- Thioharnstoffderivate
- Trimethadion
- Trimethoprim-Sulfamethoxazol
- Wismut

Literatur

Andressen JC (1994) Response of resistant idiopathic thrombocytopenic purpura to pulsed high-dose dexamethasone therapy. N Engl J Med 330: 1560–1564

Barrios NJ, Humbert JR, McNeil J (1993) Treatment of acute idiopathic thrombocytopenic purpura with high-dose methylprednisolone and immunglobulin. Acta Haematol 89: 6–9

Ben-Yehuda D, Gillis S, Eldor A (1994) Clinical and therapeutic experience in 712 Israeli patients with idiopathic thrombocytopenic purpura. Acta Haematol 91: 1–6

Berchtold P (1993) Kostenbewußtes Vorgehen bei der Behandlung der autoimmunthrombozytopenischen Purpura. Ther Umsch 50: 88–93

Blanchette VS, Kirby MA, Turner C (1992) Role of intravenous immunglobulin G in autoimmune hematologic disorders. Semin Hematol 29 [Suppl]: 72–82

Breddin HK (1985) Angeborene Thrombozytopathien. Hämostaseologie 5: 17–31

Bussel JB, Pham LC (1987) Intravenous treatment with gammaglobulin in adults with immune thrombocytopenic purpura: review of the literature. Vox Sang 52: 206–211

Collins PW, Newland AC (1992) Treatment modalities

of autoimmune blood disorders. Semin Hematol 29: 64–74
Dragoni F, Arcieri R, Chistolini A et al. (1993) Splenectomy outcome in a hemophilic patient with HIV-related immunethrombocytopenia. Haematologica 78: 61–63
Figueroa M, Gehlsen J, Hammond D et al. (1993) Combination chemotherapy in refractory immune thrombocytopenic purpura. N Engl J Med 328: 1226–1229
Frey BM, Fopp M (1993) Therapeutische Plasmapherese – eine kritische Würdigung unter Berücksichtigung der aktuellen Literatur. Schweiz Med Wochenschr 123: 1725–1735
Gunsilius E, Seifried E (1993) Therapie der Autoimmunthrombozytopenie des Erwachsenen. Infusionsther Transfusionsmed 20 [Suppl 1]: 87–98
Hiller E (1987) Hämostasetherapie im septischen Schock. Anästh Intensivmed 28: 171–175
Hiller E, Riess H (1988) Hämorrhagische Diathese und Thrombose. Wiss. Verl.-Ges, Stuttgart
Hord JD, Grossman NJ (1993) Intravenous corticosteroids versus intravenous gammaglobulin in the treatment of acute immune thrombocytopenic purpura. Pediatr Hematol Oncol 10: 323–327
Illig L (1976) Purpura (I). Fortschr Med 94: 1108–1147
Illig L (1976) Purpura (IV). Fortschr Med 94: 1512–1115
Imbach P, Barandun S, d'Apuzzo V et al. (1981) High-dose intravenous gammaglobulin for idiopathic thrombocytopenic purpura in childhood. Lancet I: 1228–1231
Jablonska S, Groniowska M, Dabrowski J (1979) Comparative evaluation of skin atrophy in man induced by topical corticoids. Br J Dermatol 100: 193–205
Kitchens CS (1984) Purpura. Semin Thromb Hemostas 10: 173–207
Mammen EF (1983) Congenital coagulation disorders. Semin Thromb Hemostas 9: 1–56
McVerry BA (1985) Management of idiopathic thrombocytopenic purpura in adults. Br J Haematol 59: 203–208
Nydegger U (1994) Alte und neue Aspekte der intravenösen Immunglobulintherapie. Schweiz Med Wochenschr 124: 5–25
Ormerod AD (1985) The Wiskott-Aldrich syndrome. Int J Dermatol 24: 77–81
Ratnoff OD, Forbes CD (1991) Disorders of hemostasis. 2. Aufl. Saunders, Philadelphia
Rose M, Rowe JM, Eldor A (1993) The changing course of thrombotic thrombocytopenic purpura and modern therapy. Blood Rev 7: 94–103
Scharrer J (1983) The Von Willebrand-Syndrome. Blut 47: 123–130
Winkelmann M, Scharf RE, Schneider W (1987) Therapie der chronischen idiopathischen thrombocytopenischen Purpura. Dtsch Med Wochenschr 112: 221–224
Wordell CJ (1991) Use of intravenous immune globulin therapy: an overview. DICP 25: 805–817
Zouboulis CC, Gollnick H, Weber S et al. (1991) Intravascular coagulation necrosis of the skin associated with cryofibrinogenemia, diabetes mellitus, and cardiolipin autoantibodies. J Am Acad Dermatol 25: 882–888

Farbabbildungen

1 Lichenoide Läsionen bei Pigmentpurpura (Typ Gougerot-Blum)

2 Sugillation bei hämorrhagischer Diathese (Thrombozytopenie)

3,4 Hämorrhagisch-nekrotisierende hyperergische Vaskulitis (histologisch: leukozytoklastische Vaskulitis) nach Einnahme von Ampicillin, vollständige Abheilung nach niedrig dosierter Prednisolon-Therapie (Beginn mit 60 md/d)

5,6 Nahaufnahmen zu o.g. Fall

Farbabbildungen

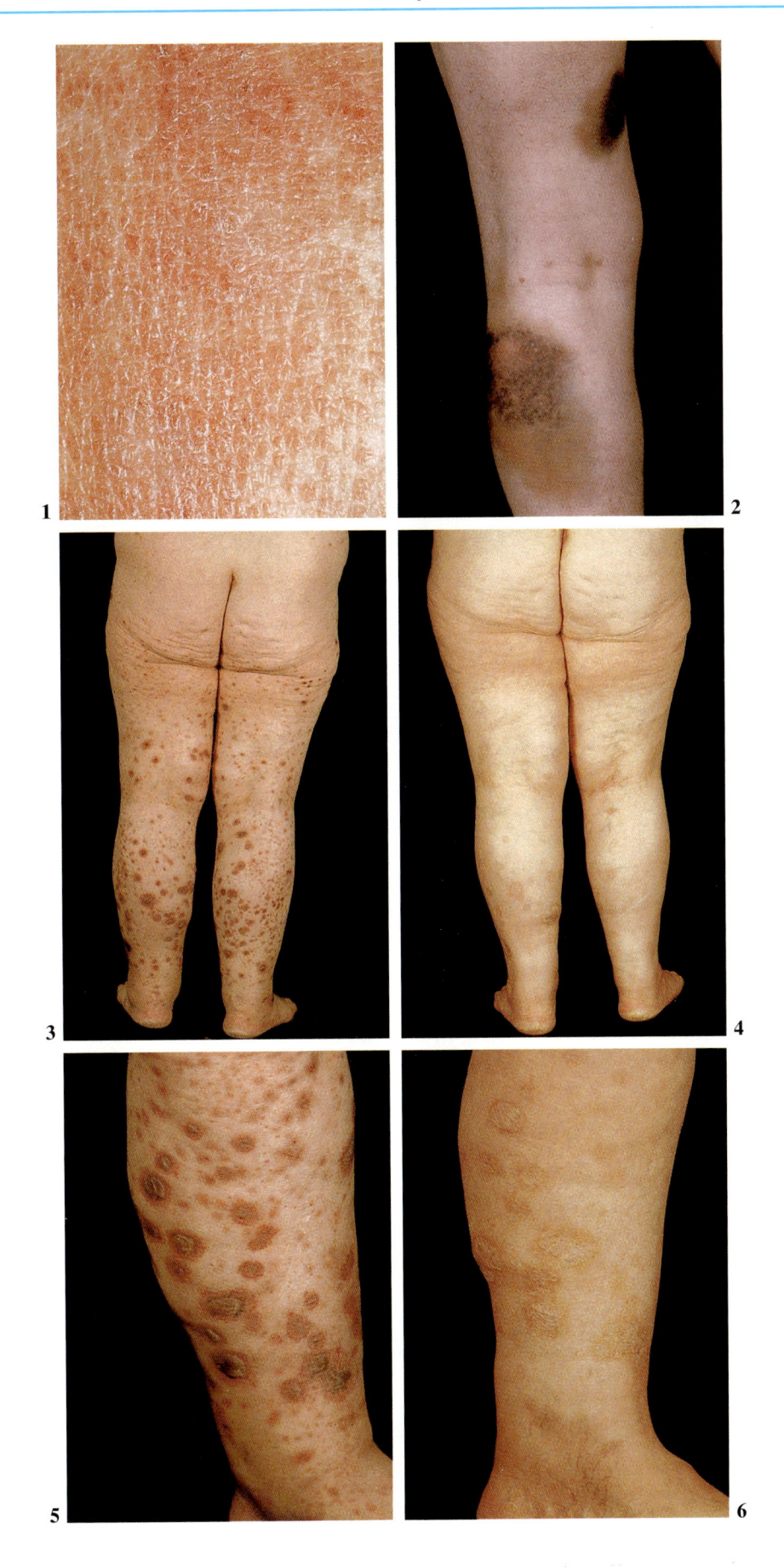

Kapitel 27 Hauttuberkulose einschl. atypischer Mykobakteriosen und Lepra

27.1 Allgemeines zur Tuberkulose 600
27.2 Chemotherapie und Chemoprophylaxe 600
27.3 Multiresistente Tuberkulose 602
27.4 Hauttuberkulose 603
27.4.1 Tuberculosis cutis luposa 603
27.4.2 Tuberculosis cutis colliquativa 604
27.4.3 Andere, seltene Varianten 605
27.5 Atypische Mykobakteriosen 606
27.5.1 Allgemeine Therapierichtlinien 607
27.5.2 Infektionen mit atypischen Mykobakterien 608
27.6 Lepra 613
27.6.1 Allgemeines 613
27.6.2 Erreger 613
27.6.3 Immunologische Aspekte 614
27.6.4 Epidemiologische Situation 614
27.6.5 Medikamentöse Strategien 615
27.6.6 Behandlung 615
27.6.7 Nebenwirkungen 618
27.6.8 Ausblick 619

27.1 Allgemeines zur Tuberkulose

Trotz aller neuen Entwicklungen in der medikamentösen Behandlung der Tuberkulose hat die Morbidität der Infektion mit dem *Mycobacterium tuberculosis* während der letzten Jahre weltweit zugenommen. Heute kommen nach den Angaben der WHO ca. 8 Mio. neue Infektionen pro Jahr dazu, ca. 3 Mio. Tote sind jährlich zu beklagen. In New York und anderen amerikanischen Großstädten hat sich während der Jahre 1980–1990 die Zahl der Tuberkulosefälle verdoppelt, und auch in den europäischen Ländern nimmt deren Zahl offenbar zu. Aus Österreich, Dänemark und der Schweiz werden während der letzten 5–10 Jahre Zunahmen von 16–33 % gemeldet. Zum Teil ist diese Entwicklung auf multiple Resistenzen bei Kranken zurückzuführen, die primär auf Isoniazid und andere Tuberkulostatika nicht ansprechen *(multiresistente Stämme)*. Zum anderen Teil sind weltweit die sozioökonomischen Verhältnisse, nicht zuletzt auch in Ländern der Dritten Welt, sowie das Vorliegen immunsupprimierender Faktoren wie die *HIV-Infektion* für diese Zunahme verantwortlich. In manchen afrikanischen Ländern mit hoher HIV-Prävalenz sind über 30 % aller Tbc-Kranken HIV-positiv. Patienten mit sog. „multidrug-resistance" (MDR) und das HIV-Kollektiv sind offenbar die wichtigsten Reservoirs, die heute weltweit die Tbc-Infektion auf einem hohen Prävalenzniveau halten.

Die *Übertragung* des Tuberkuloseerregers erfolgt als Tröpfcheninfektion durch Patienten mit Erkrankungen der Lunge bzw. der Atemwege. Als Erreger kommt in über 95 % aller Fälle das *Mycobacterium tuberculosis* (Typus humanus) in Frage, Infektionen wie *M. bovis* sind eher Raritäten, ebenso die mit *M. africanum*. Während in der Dritten Welt vorwiegend unterernährte Bevölkerungsteile, insbesondere Kinder, gefährdet sind, werden in den westlichen Ländern immunsupprimierte (HIV-Infektion, Kortikosteroide u. ä.), meist jüngere und ältere Erwachsene betroffen.
Das *Risiko* eines Tbc-Infizierten bzw. eines Tbc-Trägers, an einer Tuberkulose manifest zu erkranken, ist ca. 10 %. Bei immungeschwächten Individuen ist dieser Prozentsatz erheblich höher. Die klinische Manifestation der Erkrankung setzt offenbar einen Einbruch in der phagozytären Elimination der Mykobakterien voraus, sei es in Form der Neuaktivierung dormanter Infektionsherde oder neu eingedrungener Erreger sowie ihrer Proliferation in Gewebsmakrophagen.

27.2 Chemotherapie und Chemoprophylaxe

Ziel der Behandlung bei jeder Tbc-Infektion ist die Elimination des Erregers und damit der Gefahr seiner weiteren Übertragung. Bei der Hauttuberkulose wird das Erreichen dieses Ziels durch den Rückgang bzw. das Verschwinden der Hautveränderungen belegt, auch wenn bei den erregerarmen Herden des Lupus vulgaris die Übertragungsgefahr gering ist. Dennoch kommen immer wieder kolliquative bzw. lokal ulzerierende Hautherde vor, bei denen der Erregernachweis, im Gegensatz zum vulgären Lupus, positiv ausfällt. Bei immunsupprimierten Patienten wurden gerade in den letzten Jahren disseminierte Herde mit positivem Erregernachweis beschrieben.

In aktiven Tuberkuloseherden sind in der Regel verschiedene Erregerpopulationen nebeneinander vorhanden, deren Ansprechbarkeit auf die verschiedenen Pharmaka unterschiedlich ist. Aus diesem Grunde wird gerade bei der Tuberkulose empfohlen, Kombinationen mehrerer Medikamente einzusetzen.
Fünf Medikamente sind heute für kombinierte Behandlungsschemata als unverzichtbar anzusehen:

- **Isoniazid (INH)** wirkt bakterizid (sterilisierend)
- **Rifampicin** wirkt bakterizid (auch gegen „persister")
- **Pyrazinamid** wirkt bakterizid (intrazellulär) – nicht auf Mycobacterium bovis
- **Ethambutol** wirkt bakteriostatisch
- **Streptomycin** wirkt bakterizid (extrazellulär)

Bei Überempfindlichkeitsreaktionen auf die essentiellen bakteriziden Pharmaka Isoniazid und Rifampicin könnte man versuchen, unter strikter Überwachung durch niedrige, langsam ansteigende Dosierung (vgl. S. 981 ff.) eine Desensibilisierung vorzunehmen. Die anderen Tuberkulostatika sind ersetzbar.

Bei der Behandlung der Hauttuberkulose wird auf die Anwendung des Streptomycins weitgehend verzichtet, so daß in der Regel eine Dreierkombination *INH + Rifampicin mit Pyrazinamid* (oder Ethambutol) als Ergänzung genügt. Weitere Medikamente, die vereinzelt zur Anwendung kommen, sei es aus Gründen von Resistenzen, Gegenindikationen oder geographischen Notwendigkeiten, nicht zuletzt auch aus Gründen ökonomischer Natur, sind *Thioacetazon, Para-aminosalicylsäure (PAS), Kanamycin, Cycloserin* und mehrere andere. In letzter Zeit zeichnen sich neuere Entwicklungen ab, die z. T. in klinischer Erprobung sind, insbesondere mit neueren Chinolonderivaten (4-Fluorochinolone) und anderen Antibiotika.

Bei *schwangeren Frauen* und in der *Stillzeit* werden bei vorliegender Indikation in der Regel INH, Rifampicin und Pyrazinamid vorgezogen. Sollte ein 4. Medikament notwendig werden (bei der Hauttuberkulose selten), ist Ethambutol vorzuziehen.

■ Isoniazid
(z. B. Isozid® Tbl. à 50, 100, 200 mg)

Es handelt sich um das Hydrazid der Isonicotinsäure, das gut bioverfügbar ist und weiterhin als Tuberkulostatikum 1. Wahl als unverzichtbar gilt (Halbwertszeit: 1–3 h). Die Substanz wirkt bakterizid gegen aktive Tuberkelbakterien und ist die Basis nahezu aller Kombinationsschemata. Auf die INH-Monotherapie wird heute weitgehend verzichtet, während sie in mittlerer Dosis (300 mg/d) zur *Langzeitprophylaxe* herangezogen wird (6 Monate – 1 Jahr). Die wirksame therapeutische Dosis beträgt *5–7 mg/kg KG/d*, bei Kindern *10 mg/kg KG/d*. Gelegentlich können Störungen der üblichen Leberfunktion und Erhöhung der Transaminasen vorkommen; *periphere Neuropathien* (auch Optikusneuritis, epileptiforme Anfälle) wurden beschrieben. Bei INH-Medikation erhalten Risikopatienten (Diabetes mellitus, chronischer Alkoholabusus) zusätzlich Pyridoxin (Vitamin B_6) 10 mg/d als Prophylaxe. Interaktionen von INH mit Carbamazepin und Phenytoin sind möglich.

■ Rifampicin
(z. B. Rimactan® Kaps. à 150, 300 mg)

Als wichtiges Tuberkulostatikum wirkt Rifampicin gegen M. tuberculosis und verwandte Mykobakterien bakterizid, sowohl intra- wie auch extrazellulär. Das Medikament ist fettlöslich, liquordurchlässig und erreicht praktisch mit einer Halbwertzeit von 2–4 h alle Organe. Optimale Anwendung findet es in Kombinationsschemata, da Rifampicinresistenzen relativ selten auftreten. Dosis: *10 mg/kg KG/d*, meist als *600 mg-Standarddosis* täglich oder 3 × wöchentlich: das Medikament sollte *30–60 min* vor den Mahlzeiten eingenommen werden. Neben Leberstörungen (Hepatitis) können nach längerer Rifampicinmedikation *Thrombozytopenien* auftreten, was ein sofortiges Absetzen des Präparats erfordert. Unter anderem wurde auch eine Rotfärbung des Urins und der Tränenflüssigkeit (Kontaktlinsen!) beschrieben. Interaktionen mit zahlreichen Medikamenten, die in der Leber verstoffwechselt werden, sind bekannt.

■ Pyrazinamid
(z. B. Pyrafat® Filmtbl. à 500 mg)

Das Präparat wird in letzter Zeit aufgrund seiner ergänzenden Wirkung zu den vorgenannten als eins der wichtigsten Tuberkulostatika angesehen. Die Verbindung ist ein synthetisches Derivat des Nicotinamids, wirkt gegen M. tuberculosis nur schwach bakterizid, entfaltet aber eine ausgesprochene potente Wirkung während der ersten entzündlichen Stadien der Infektion im sauren Milieu. Die Gesamtbehandlungsdauer einer Organtuberkulose wird damit auf 6–8 Monate verkürzt. Gute Bioverfügbarkeit, Halbwertszeit: ca. 8–10 h. Die Dosierung während der ersten 2 Monate der Behandlung beträgt *30 mg/kg KG/d* oder 50 mg/kg 3 × wöchentlich. Als Nebenwirkung sind Überempfindlichkeitsreaktionen bzw. Exantheme an der Haut, Arthralgien, Erhöhungen der Transaminasen und der Harnsäure, die insgesamt beherrschbar sind; je nach Bedarf ist eine Nebenmedikation mit Acetylsalicylsäure, Parazetamol (Benuron®) bzw. mit Allopurinol (Zyloric®) angezeigt. Ein evtl. bestehender Diabetes muß kontrolliert werden.

■ Ethambutol
(z. B. Myambutol® Tbl. à 100, 400 mg)

Ethambutol hat eine breite bakteriostatische Wirkung gegen viele Mykobakterien, einschl. der atypischen. Das Medikament wird zusammen mit INH + Rifampicin als 3. Medikament in kombinierten Schemata verwendet, alternativ zum Pyrazinamid. Ziel ist die Vermeidung einer Resistenzentwicklung. Gut verträglich und mit einer Halbwertszeit von 3–4 h hat Ethambutol den Nachteil *ophthalmologischer Nebenwirkungen* (Neuritis des N. opticus, Verlust der Farbempfindung), *die permanente Schäden hinterlassen können, wenn die Medikation fortgesetzt wird*. Regelmäßige ophthalmologische und neurologische Kontrollen während der Therapie und ggf. sofortiges Absetzen beim Auftreten evtl. Beschwerden sind somit erforderlich. Aus diesem Grund wird zur Ergänzung der INH + Rifampicin-Kombination vielfach Pyrazinamid vorgezogen (z. B. bei Kindern, bettlägerigen Kranken u. a.). Dosis: *25 mg/kg KG/d über 2 Monate*, später auf ca. *15 mg/kg KG/d* reduzierend, evtl. auch 40 mg/kg KG/d 3 × wöchentlich. Die Dosisangaben sind möglichst genau einzuhalten und die Nierenfunktion zu berücksichtigen bzw. zu kontrollieren.

27.3 Multiresistente Tuberkulose

Ein wichtiger Grund für die weltweite Zunahme der Tbc-Infektion war offenbar das Auftreten von Resistenzen gegen mehrere wichtige Tuberkulostatika, insbesondere Isoniazid, während der Jahre 1960–70. Die Wahrscheinlichkeit einer Heilung bei konsequenter Einhaltung eines Behandlungsschemas liegt heute für die Tbc-Infektion bei ca. 90 %. Mißerfolge sind auf *Primärresistenzen* zurückzuführen. Sie haben inzwischen erheblich an Umfang zugenommen: bis zu 20 % aller isolierten Erregerstämme waren 1991 in New York gegen INH und Rifampicin resistent.

Multiresistente Stämme gegen mehrere wichtige Chemotherapeutika gegen die Tuberkulose sind heute bei einem relativ großen Teil von Kranken nachweisbar, insbesondere bei HIV-Infizierten mit geschwächter Immunabwehr, und sind für den Tod vieler dieser Kranken verantwortlich. *MDR-Tuberkulosen* sind für alle Länder eine Gefahr geworden. Die sozioökonomische Situation, Obdachlosigkeit, schlechte hygienische Verhältnisse, zunehmende Migration aus Ländern mit hoher Tbc-Prävalenz und fehlende Behandlungskonsequenz bzw. mangelhafte Compliance bei den Behandlungsmaßnahmen sind weitere Gründe für die Ausbreitung resistenter Stämme. Möglicherweise muß retrospektiv eingeräumt werden, daß gerade die bei der Behandlung der Hauttuberkulose übliche Monotherapie mit INH während der vergangenen Dekaden diese Entwicklung begünstigt haben könnte. Dennoch sind in Deutschland Resistenzen zur Zeit eher noch rar. Allenfalls bei 5 % der Stämme dürfte mit Resistenz gegen ein Tuberkulostatikum gerechnet werden.

Die Resistenz gegen Tuberkulostatika erfolgt zum Teil spontan, so daß bei verschiedenen Bakterienpopulationen die *Spontanmutante* während der Behandlung selektiert wird. Für INH-Resistenzen ist zum Teil die *katG-Mutation*, d. h. ein Katalase/Peroxidase-Defekt verantwortlich, der dazu führt, daß die Bildung des aktiven Metaboliten Isonicotinsäure ausbleibt. Ein weiterer Mechanismus wird auf die Inaktivierung eines Enzyms des Mykolsäurestoffwechsels zurückgeführt; Mutationen im verantwortlichen *inhA-Gen* sollen beispielsweise eine Doppelresistenz gegen INH und Ethionamid zur Folge haben. Andere Genmutationen sind auch für die Rifampicin- und die Streptomycinresistenz verantwortlich (*rpoB-Mutation*, Mutation in der ribosomalen RNS u. a.).

Diese Resistenzen und das steigende Übertragungsrisiko, insbesondere in Risikokollektiven, z. B. beim medizinischen Personal, in Krankenhäusern etc., ist der Grund für die Einführung bzw. die Einhaltung verschärfter hygienischer Maßnahmen bis zur Einführung einer medikamentösen Chemoprophylaxe bei gefährdeten Kranken.

24.4 Hauttuberkulose

Die verschiedenen, traditionell beschriebenen, morphologischen Ausdrucksformen der Hauttuberkulose sind heute als hämatogen entstandene, sekundäre Organtuberkulosen aufzufassen, wozu insbesondere die *Tuberculosis cutis luposa* (Lupus vulgaris) und die *Tuberculosis cutis colliquativa* (sog. Skrofuloderm) zählen. Weitere klassische Varianten wie die *primäre Tuberkulose der Haut, die Tuberculosis cutis verrucosa* als direkte kutane Inokulation des Erregers, oder die *Tuberculosis cutis miliaris* (partim *ulcerosa*) sind äußerst selten geworden und haben eine nur untergeordnete Bedeutung. Die hämatogene Hauttuberkulose zählt heute nach den Kriterien der WHO aufgrund ihres langsamen granulomatösen Verlaufs und ihrer meist geringen Bedeutung als lebensbedrohliche Erkrankung zu den „erregerarmen" Organtuberkulosen mit eher niedriger Behandlungspriorität (Kategorie III). Dies ist vor allem im Hinblick auf die schweren Infektionen in den überbevölkerten Ländern der Dritten Welt zu sehen, wo die Tuberkulose als Volksseuche wieder auf dem Vormarsch ist.

Nicht völlig geklärt bleibt die Frage, inwieweit der *Lupus vulgaris* nicht auch als *Indikator* anderer Infektionsherde im Körper aufgefaßt werden kann. In einer neueren Publikation wurden in 5 von 10 Patienten mit Lupus vulgaris vorangegangene oder bestehende Tuberkuloseherde anderer Organe gefunden. Von den Autoren wurde darauf hingewiesen, daß eine Assoziation der Hauterkrankung mit viszeraler Tuberkulose nicht selten sei. Mit modernen Techniken können heute häufiger Erreger in bzw. aus tuberkuloiden Hautgranulomen nachgewiesen werden als früher und legen damit ihre tuberkulöse Ätiologie nahe. In einer anderen Studie war es möglich, in 11 von 22 Biopsien von 12 Patienten mit *papulonekrotischem Tuberkulid* mit Hilfe der PC-Reaktion M. tuberculosis-DNS nachzuweisen. Diese in den europäischen Ländern selten gewordene, z. T. umstrittene Entität und das gelegentlich auftretende *Erythema induratum Bazin*, als Variante einer Tbc-induzierten Vaskulitis im Bereich der unteren Extremitäten, werden zunehmend als *reaktive Tbc-Formen* angesehen, die einer gezielten kombinierten Chemotherapie bedürfen. Gerade bei derartigen Varianten wurde empfohlen, *eine langfristige antituberkulöse Therapie mit einem Dreierschema einzusetzen*. Differentialdiagnostische Schwierigkeiten in der Abgrenzung des Erythema Bazin gegenüber einer hyperergischen Vaskulitis müssen von Fall zu Fall entsprechend abgeklärt werden. Hilfreich hierzu ist der stark positive Ausfall der Tuberkulin-Reaktion.

In immunsupprimierten Kollektiven, insbesondere bei HIV-infizierten Kranken, wurde während der letzten Jahre eine Reihe von Hauttuberkulosen beschrieben, die *atypisch sind* oder *atypisch verlaufen* und sämtlich einer intensiven, kombinierten Chemotherapie bedürfen.

Tabelle 27.1. WHO-Einteilung der Tuberkulose nach ihrem Behandlungsbedarf bzw. ihrer Behandlungspriorität

▷ **Kategorie I**
Abstrichpositive Lungentuberkulose- und andere Patienten mit schwerer Tuberkulose

▷ **Kategorie II**
Rückfälle und Behandlungsfehlschläge, die abstrichpositiv bleiben

▷ **Kategorie III**
Abstrichnegative Lungentuberkulose beschränkten Ausmaßes und andere „erregerarme" Organtuberkulosen

▷ **Kategorie IV**
Chronische Tuberkulose

27.4.1 Tuberculosis cutis luposa

Synonym: Lupus vulgaris

Der früher häufige Lupus vulgaris war gerade in den vergangenen Dekaden in Deutschland selten geworden, doch wurden während der letzten Jahre ausgedehnte Fälle beschrieben, die nur langsam auf die Behandlung ansprachen oder zum Teil tumoröse Formen angenommen hatten. Bemerkenswert ist, daß auch unter den veränderten epidemiologischen Bedingungen die lupoiden Granulome erregerarm bleiben und erst in der Kultur den Erregernachweis gestatten. Im Hinblick auf die Behandlung wird heute immer wieder empfohlen, von der früher üblichen Monotherapie mit INH Abstand zu nehmen und eine Kombination INH + Rifampicin oder vorzugsweise ein Dreierschema, wie bei den sonstigen Organtuberkulosen üblich, einzusetzen. Die Behandlungsdauer *darf 6 Monate nicht unterschreiten*, bei der Zweierkombination ist eine 9monatige Behandlung zu fordern; bei immunsupprimierten Kranken muß mit Rezidiven gerechnet werden.

Behandlung. Als Minimalvariante in nicht vorbehandelten Fällen wird von uns empfohlen:

INH 5 mg/kg KG = in der Regel 300 mg/d
und
Rifampicin 10 mg/kg KG = in der Regel 600 mg/d

über 6 Monate. Anschließend wird je nach klinischem Befund vorgegangen. Bei verzögerter Abheilung wird die Behandlung über 9 Monate, notfalls über 1 Jahr fortgesetzt. In ausgedehnten Fällen bzw. bei vorausgegangener unbefriedigender Vorbehandlung ist dieses klassische Schema während der ersten 2–3 Monate durch Pyrazinamid (2 g/d) oder/und mit Ethambutol (25 mg/kg KG/d) zu ergänzen, die während der entzündlichen Phase der Krankheit im sauren Milieu eine hohe bakteriostatische Wirksamkeit entfalten; die bakterizide Wirkung von INH/Rifampicin wird dadurch ergänzt bzw. potenziert.

Unter dieser Kombinationstherapie schmelzen allmählich die tuberkuloiden Granulome ein, eine mehr oder weniger ausgeprägte Vernarbung ist stellenweise zu sehen. Rezidive können vorkommen, eine Nachkontrolle nach 6 bzw. 12 Monaten ist zu empfehlen.

27.4.2 Tuberculosis cutis colliquativa

Synonym: Skrofuloderm

Die kolliquative Hauttuberkulose entwickelt sich in der Regel im Halsbereich als Folge einer Infektion der Halslymphknoten bei relativ guter bis hyperergischer Abwehrlage der betroffenen, meist älteren Kranken. Die Zahl der kolliquativen Hauttuberkulosen nimmt offenbar in vielen Ländern zu, die ältere Bezeichnung „Skrofuloderm" kommt im neueren Schrifttum immer wieder vor. Die Behandlung derartiger Fälle ist oft schwieriger als die des Lupus vulgaris. Gelegentlich tritt eine Gewebseinschmelzung mit Hautbeteiligung als Folge anderer Organtuberkulosen auf (Gelenke, Knochen, Nebenhoden u. a.). Die Wahrscheinlichkeit einer Fistulation bei Halslymphknoten-Tbc ist mit ca. 5–10 % anzusetzen; allerdings ist sowohl in der Haut als auch im Fistelinhalt die Zahl der Erreger gering, und der Erregernachweis gelingt erst nach mehrfachen Abstrichen. Bei entsprechendem Verdacht gelingt die Sicherung der Diagnose besser, wenn Gewebsbröckchen des eingeschmolzenen Fistelgangs entnommen und der histochemischen bzw. kulturellen Untersuchung zugeführt werden. Anreicherung und Zentrifugation können hier hilfreich sein.

Eine Resistenzprüfung wäre in jedem Fall anzustreben, vor allem bei Kranken, die vorbehandelt worden sind.

Behandlung. Die Behandlung erfolgt in klassischer Weise im Rahmen eines 6- bis 9-Monate-Behandlungsschemas nach den Empfehlungen der WHO.

Tabelle 27.2. Standardbehandlung der Hauttuberkulose

Phase I:	INH	5 mg/kg KG	=	in der Regel	300 mg/d
	Rifampicin	10 mg/kg KG	=	in der Regel	600 mg/d
	Pyrazinamid oder	30 mg/kg KG	=	in der Regel	2 g/d
	Ethambutol	25 mg/kg KG	=	in der Regel	1600 mg/d
	über 2–3 Monate, dann anschließend				
Phase II:	dieselbe Medikation 3 × wöchentlich über weitere 4–6 Monate; Ethambutol während der Phase II absetzen oder auf 15 mg/kg KG/d reduzieren.				

Gesamtbehandlungszeit: mindestens *6 Monate* oder bei älteren, geschwächten Kranken mindestens *8 Monate*. Bei jüngeren immunsupprimierten Patienten wird man vorsichtshalber eine *4fache Kombination* anwenden und die Behandlung je nach Verlauf länger fortsetzen. Eine anschließende Chemoprophylaxe wäre in diesem Risikokollektiv von Fall zu Fall zu empfehlen.

Bei vorbehandelten Kranken, bei denen die Gefahr einer Medikamentenresistenz größer ist, wird man beim Fehlen einer geeigneten Resistenzprüfung überlegen müssen, ob die Phase I verlängert werden oder eine vielfache Kombination eingesetzt werden kann.

> **Beispiel:**
> Phase I über 4 Monate
> Phase II über 4–6 Monate oder
> *4fache Kombination*
>   Isoniazid 300 mg/d
>   Rifampicin 600 mg/d
>   Pyrazinamid 2 g/d
>   Ethambutol 1,2 g/d
>   oder
>   Streptomycin

Ergänzend zur antituberkulösen Therapie werden in geeigneten Einzelfällen chirurgische Maßnahmen mit Ausräumung der tuberkulösen Herde (einschl. befallener Lymphknoten) erwogen werden müssen.

27.4.3 Andere, seltene Varianten

Sämtliche seltenen Varianten der Infektion mit M. tuberculosis sprechen auf die erwähnten Kombinationen an. Genauere Studien liegen nicht vor, doch es empfiehlt sich – sofern eine Resistenzprüfung nicht vorliegt – in allen fraglichen Fällen während der ersten 2–3 Monate die klassische antituberkulöse Kombination INH + Rifampicin in voller Dosis mit Ethambutol/Pyrazinamid zu kombinieren und über *insgesamt 9 Monate* die Behandlung fortzusetzen. Zur Stabilisierung gefährdeter Kranker sollte INH + Rifampicin über weitere 4–6 Monate verabreicht werden.

Literatur

Arianayagam AV, Ash S, Jones RR (1994) Lichen scrofulosorum in a patient with AIDS. Clin Exp Dermatol 19: 74–76

Bartmann K, Radenbach KL, Zierski M (1985) Wandlungen in den Auffassungen und der Durchführung der antituberkulösen Chemotherapie. Prax Klin Pneumol 39: 397–420

Bassiri A, Chan NB, McLeod A et al. (1993) Disseminated cutaneous infection due to Mycobacterium tuberculosis in a person with AIDS. Can Med Assoc J 148: 577–578

Beck-Sague C, Dooley SW, Hutton MD et al. (1992) Hospital outbreak of multidrug-resistant mycobacterium tuberculosis infections. Factors in transmission to staff and HIV-infected patients. J Am Acad Dermatol 268: 1280–1286

Behrendt H, Korting HC, Ring J (1989) Disseminierte Tuberculosis cutis colliquativa infolge hämatogener Streuung von Mycobacterium tuberculosis. Z Hautkr 65: 1036–1038

Bonnekoh B, Schutt-Gerowitt H, Thiele B, Mahrle G (1990) Tuberculosis cutis luposa gigantea mit Nachweis von Mycobacterium bovis. Z Hautkr 65: 937–940

British Thoracic Society Research Committee (1992) Six-months versus nine-months chemotherapy for tuberculosis of lymph nodes: preliminary results. Respir Med 86: 15–19

Brodt HR (1992) Aktuelle Therapie atypischer Mykobakteriosen. Immunität und Infektion 20: 39–45

Burns DN, Rohatgi PK, Rosenthal R, Seiler M, Gordin FM (1990) Disseminated Mycobacterium fortuitum successfully treated with combination therapy including ciprofloxacin. Am Rev Respir Dis 142: 468–470

Castro DJ, Hoover L (1985) Cervical mycobacterial lymphadenitis – medical vs. surgical management. Arch Otorhinolaryngol 111: 816–819

Corbella X, Carratala J, Rufi G, Gudiol F (1993) Unusual manifestations of miliary tuberculosis: cutaneous lesions, phalanx osteomyelitis, and paradoxical expansion of tenosynovitis. Clin Infect Dis 16: 179–180

Dandapat MC, Mishra BM, Dash SP, Kar PK (1990) Peripheral lymph node tuberculosis: a review of 80 cases. Br J Surg 77: 911–912

Degitz K, Messer G, Schirren H et al. (1993) Successful treatment of Erythema induratum of Bazin following rapid detection of mycobacterial DNA by polymerase chain reaction. Arch Dermatol 129: 1619–1620

Deutsches Zentralkommitee zur Bekämpfung der Tuberkulose (1977) Die Tuberkulosen der Haut. Hautarzt: 28: 266–269

Deutsches Zentralkommitee zur Bekämpfung der Tuberkulose (1991) Die Bakteriologie der Tuberkulose. Pneumologie: 45: 753–774

Galietti F, Chirillo MG, Gulotta C et al. (1993) Rapid

identification of mycobacteria from culture using acridinium-ester-labelled DNA probes. Eur J Med 2: 148–152
Gart GS, Forstall GF, Tomecki KJ (1993) Mycobacterial skin disease: approaches to therapy. Semin Dermatol 12: 352–356
Golsch S, Engst R, Schön B (1994) Tuberculosis cutis colliquativa bei Lymphknotentuberkulose. Hautarzt 45: 489–493
Horsburgh CR Jr (1991) Mycobacterium avium complex infection in the acquired immunodeficiency syndrome. New Engl J Med 324: 1332–1338
Iizawa O, Aiba S, Tagami H (1991) Tuberculosis verrucosa cutis in a tumour-like form. Br J Dermatol 125: 79–80
Kakakhel KU, Fritsch P (1989) Cutaneous tuberculosis. Int J Dermatol 28: 355–362
Kiehl P, Eicher U, Vakilzadeh F (1992) Lupus-vulgaris-artige atypische Mykobakteriose durch Mycobacterium xenopi (Lupus xenopi). Hautarzt 43: 569–575
Konohana A, Noda J, Shoji K et al. (1992) Primary tuberculosis of the glans penis. J Am Acad Dermatol 26: 1002–1003
Kullavanijaya P, Sirimachan S, Suwantaroj S (1991) Papulonecrotic tuberculid. Necessity of long-term triple regimens. Int J Dermatol 30: 487–490
Kuramoto Y, Aiba S, Tagami H (1990) Erythema induratum of Bazin as a type of tuberculid. J Am Acad Dermatol 22: 612–616
Marcoval J, Servitje O, Moreno A et al. (1992) Lupus vulgaris. Clinical, histopathologic, and bacteriologic study of 10 cases. J Am Acad Dermatol 26: 404–407
McFarland EJ, Kuritzkes DR (1993) Clinical features and treatment of infection due to mycobacterium fortuitum/chelonae complex. Curr Clin Top Infect Dis 13: 188–202
Milligan A, Chen K, Graham-Brown RA (1990) Two tuberculides in one patient – a case report of papulonecrotic tuberculide and erythema induratum occurring together. Clin Exp Dermatol 15: 21–23
Penneys NS, Leonardi CL, Cook S et al. (1993) Identification of Mycobacterium tuberculosis DNA in five different types of cutaneous lesions by the polymerase chain reaction. Arch Dermatol 129: 1594–1598
Piketty C, Danic DL, Weiss L et al. (1993) Sporotrichosislike infection caused by Mycobacterium avium in the acquired immunodeficiency syndrome. Arch Dermtaol 129: 1343–1344
Pramatarov K, Balabanova M, Miteva L, Gantcheva M (1993) Tuberculosis verrucosa cutis associated with lupus vulgaris. Int J Dermatol 32: 815–817
Puiatti P, Salvai M, Alberico G et al. (1990) Cutaneous tuberculosis: atypical skin lesions in immunodepressed patients. G Ital Dermatol Venereol 125: 445–448
Ramesh V, Misra RS, Saxena U, Mukherjee A (1991) Comparative efficacy of drug regimens in skin tuberculosis. Clin Exp Dermatol 16: 106–109
Rietbroek RC, Dahlmans RP, Smedts F et al. (1991) Tuberculosis cutis miliaris disseminata as a manifestation of miliary tuberculosis: literature review and report of a case of recurrent skin lesions. Rev Infect Dis 13: 265–269
Rohatgi PK, Palazzolo JV, Saini NB (1992) Acute miliary tuberculosis of the skin in acquired immunodeficiency syndrome. J Am Acad Dermatol 26: 356–359
Schmied E, Schmied C, Mainetti C (1990) Manifestations cutanées de la tuberculose. Schweiz Rundsch Med Prax 79: 1244–1249
Sehgal VN, Wagh SA (1990) Cutaneous tuberculosis. Current concepts. Int J Dermatol 29: 237–252
Serfling U, Penneys NS, Leonardi CL (1993) Identification of Mycobacterium tuberculosis DNA in a case of lupus vulgaris. J Am Acad Dermatol 28: 318–322
Sharma VK, Kumar B, Radotra BD, Kaur S (1990) Cutaneous inoculation tuberculosis in laboratory personnel. Int J Dermatol 29: 293–294
Sloan JB, Medenica M (1990) Papulonecrotic tuberculid in a 9-year-old American girl: case report and review of the literature. Pediatr Dermatol 7: 191–195
Stoneburner RL (1988) Tuberculosis and acquired immunodeficiency syndrome-New York City. J Am Acad Dermatol 259: 338–343
Tham SN, Choong HL (1992) Primary tuberculous chancer in a renal transplant patient. J Am Acad Dermatol 26: 342–344
Victor T, Jordaan HF, Van Nierkerk DJ et al. (1992) Papulonecrotic tuberculid. Identification of Mycobacterium tuberculosis DNA by polymerase chain reaction. Am J Dermatopathol 14: 491–495
WHO Guidelines for National Programmes (1993) Treatment of tuberculosis. World Health Organization, Geneva
Zierski M (1987) Die gegenwärtige Standardtherapie der Tuberkulose. Dtsch Med Wochenschr 112: 1950–1955

27.5 Atypische Mykobakteriosen

Die sog. *atypischen Mykobakteriosen* gewinnen zunehmend an Bedeutung, einerseits durch die besseren diagnostischen Möglichkeiten und andererseits durch die steigende Anzahl opportunistischer Infektionen bei immunsupprimierten Kranken. Die Taxonomie der atypischen Mykobakterien nach ihrem kulturellen Phänotyp ermöglicht eine grobe Einteilung (Tabelle 27.3), allerdings ohne klinisch-prognostische Relevanz. Mittlerweile sind nahezu *40 Arten* von atypischen Mykobakterien als Spezies anerkannt, von denen etwa die Hälfte als *potentiell pathogen* anzusehen ist. Sie kommen häufig im Wasser (Schwimmbäder, Aquarien), in Staub, Schmutz und fauligen

Tabelle 27.3. Runyon-Klassifikation atypischer Mykobakterien

I. **Photochromogen**
(Pigmentproduktion mit Licht bei 37 °C)
M. kansasii
M. marinum
M. simiae
M. ulcerans

II. **Skotochromogen**
(Pigmentproduktion ohne Licht bei 37 °C)
M. gordonae
M. scrofulaceum
M. szulgai

III. **Nichtchromogen**
(keine Pigmentproduktion bei 37 °C)
M. avium
M. intracellulare
M. xenopi

IV. **Schnellwachsend**
(Koloniebildung in 3–4 Tagen bei 37 °C)
M. fortuitum
M. chelonae

Weitere potentiell pathogene:
M. africanum, M. asiaticum, M. farcinogenes,
M. haemophilum, M. malmoense,
M. senegalense u. a.

Abfällen vor und können bei bis zu 18 % offensichtlich gesunden Personen im Speichel und Sputum nachgewiesen werden. Eine Übertragung von Mensch zu Mensch ist unwahrscheinlich.
Klinisch können lokalisierte wie auch disseminierte Krankheitsbilder auftreten. Disseminierte Infektionen betreffen hauptsächlich Lunge und Gastrointestinaltrakt und sind nahezu ausschließlich bei stark immunsupprimierten Patienten, in zunehmendem Maße im Rahmen einer fortgeschrittenen HIV-Infektion, zu beobachten. Häufige Allgemeinsymptome sind Fieber, Nachtschweiß, Gewichtsverlust, Inappetenz und Diarrhöen, der klinische Verlauf kann bis zur Auszehrung führen. Lokalisierte Infektionen manifestieren sich überwiegend an der Haut oder an den hautnahen Lymphknoten (meist zervikal), anamnestisch finden sich oft Hinweise auf den Übertragungsmodus, z. B. durch Verletzungen, Injektionen, operative Eingriffe, Kontakte mit Fischen, Aquarien oder Abwässern. Erythematopapulöse, z. T. warzige Läsionen, infiltrierte Knoten oder Plaques, z. T. in linearer, sporotrichoider Anordnung sowie schlecht heilende oberflächliche oder tiefe Ulzerationen lassen daran denken. Lymphangitis, Infektionen von Gelenken und Synovia, z. T. mit Fistelbildung, wie auch rosazeaartige Läsionen und septisch-metastatische Hautherde wurden beschrieben. Ein protrahierter Verlauf mit schlechter Heilungstendenz, sollte an das Vorliegen einer atypischen Mykobakteriose denken lassen.

Histologisch finden sich teilweise verkäsende Granulome aus Epitheloid- und Fremdkörperriesenzellen mit lymphohistiozytärem und plasmazellulärem Umgebungsinfiltrat, wobei die mikroskopische Unterscheidung der atypischen von den klassischen Mykobakterien auch in Spezialfärbungen kaum möglich ist. Bei immunsupprimierten Patienten kann aufgrund der beeinträchtigten zellulären Immunabwehr das histologische Bild untypisch sein und anstelle einer geordneten Granulombildung nur diffuse Infiltrate aufweisen.

Die *Diagnose* einer atypischen Mykobakteriose läßt sich durch kulturelle Anzüchtung aus Biopsie- bzw. Abstrichmaterial erhärten, wobei die Identifizierung und Differenzierung der Erreger einen erheblichen methodischen Aufwand erfordert. Eine *Resistenzprüfung* ist hierbei aus diagnostischen und therapeutischen Gründen notwendig. Mehrfachresistenzen legen frühzeitig den Verdacht auf atypische Mykobakterien nahe, der durch weiterführende Untersuchungen (Niazin- und Nitratreduktasetest, biochemische und molekularbiologische Tests) erhärtet werden muß.

27.5.1 Allgemeine Therapierichtlinien

Das therapeutische Vorgehen bei atypischen Mykobakteriosen ist immer dem individuellen Krankheitsbild und seiner Ausdehnung unter Berücksichtigung einer möglichen Immunsuppression anzupassen. Bei kleineren Herden kann eine Totalexzision im Gesunden mit primärem Wundverschluß zur Heilung führen, ebenso eine evtl. notwendige Lymphknotenexstirpation bei unkompliziertem Lymphknotenbefall. Bei größeren, tieferen Weichteilinfektionen mit abszedierendem oder fistulierendem Charakter ist nach

Inzision und Drainage kaum mit einer Abheilung zu rechnen. Eine großzügige Entfernung im Gesunden mag hier ebenfalls kurativ sein, wobei jedoch mit einem langwierigen Heilungsverlauf und mit Rezidiven zu rechnen ist.

In *komplizierten Fällen* wie auch bei disseminiertem Befall und zugrundeliegender Immunsuppression ist eine antibakterielle Behandlung, evtl. in Verbindung mit chirurgischen Maßnahmen, indiziert. Bei der Auswahl geeigneter Chemotherapeutika ergeben sich Schwierigkeiten, da atypische Mykobakterien gegenüber den gebräuchlichen Antibiotika eine unterschiedliche und häufig nur geringe Empfindlichkeit aufweisen. Die Ergebnisse einer Resistenzprüfung in vitro sind wichtig, doch sie lassen sich nicht immer auf die Verhältnisse in vivo übertragen. In Abhängigkeit vom Erregertyp und dem Krankheitsbild kann auch eine antibiotische Monotherapie, vorwiegend Trimethoprim/Sulfamethoxazol (TMP/SMX), sowie Doxycyclin ausreichen, überwiegend wird jedoch eine kombinierte, an der Resistenzprüfung orientierte Polychemotherapie notwendig sein. Die Therapiedauer kann in Abhängigkeit vom Erreger und vom Krankheitsbild erheblich variieren und 2 Jahre und mehr betragen. In jedem Fall sollte jedoch *über die klinische Abheilung hinaus behandelt werden*.

Die langfristig suffiziente Therapie atypischer Mykobakteriosen erfordert eine gut durchdachte therapeutische Strategie, die an die Geduld von Patient und Arzt gleichermaßen hohe Ansprüche stellt; die kurzfristige Änderung eines rationalen Therapiekonzeptes wegen scheinbaren Therapieversagens sollte vermieden werden.

27.5.2 Infektionen mit atypischen Mykobakterien

● *M. marinum.* Vorkommen in Meer, See, Flüssen, Schwimmbädern, Brunnen, Aquarien; als Überträger gelten Salz- und Süßwasserfische, Delphine, Krabben, Schnecken, Wasserflöhe etc. Das Patientengut rekrutiert sich demzufolge in erster Linie aus Fischern, Arbeitern in der Fischindustrie, Zoohändlern, Zooangestellten, Aquarienliebhabern, Schwimmern, Tauchern und Kanalarbeitern. Inkubationszeit: ca. 3 Wochen. Infektionsherde sind meist an den Extremitäten nach Bagatellverletzungen (Fischzüchtergranulom, Schwimmbadgranulom, sog. Aquarienarm) zu finden. Beginn mit in der Regel indolenten rötlichen Papeln, dann Umwandlung in verruköse oder indurierte Plaques und Knoten, evtl. mit Sekretabsonderung, teilweise sporotrichoide Anordnung bzw. Lymphangitis. Synovia- oder Gelenksinfektion möglich, ähnlich einem Karpaltunnelsyndrom oder einer V-Phlegmone. Spontanheilungen nach 3 Monaten bis zu 3 Jahren sind beschrieben. Disseminierte Infektionen bei Immunschwäche wurden beobachtet.

Therapeutisch wird die Infektion durch lokale chirurgische Maßnahmen (Exzision, Inzision und Drainage, Elektrokautern, Kürettieren, evtl. mit Hauttransplantation) angegangen. Bei Lymphangitis bzw. sporotichoider Ausbreitung oder bei Befall von Sehnenscheiden oder gelenknahen Arealen ist eine zusätzliche medikamentöse Behandlung indiziert, die *2 Monate über die klinische Abheilung hinaus* fortgesetzt werden muß. Sie erfolgt bei kleineren, unkomplizierten Herden mit TMP/SMX allein (Bactrim® forte $2 \times 1/d$ über ca. 3 Wochen) oder in Kombination mit Doxycyclin (2×100 mg/d). Alternativ wäre bei ausgedehnten Infektionen die Kombination Rifampicin + Ethambutol über 6 Monate oder länger einzusetzen. Die überwiegende Anzahl der Aminoglykoside und Cephalosporine sowie Isoniazid und Clofazimin zeigen in vitro nur unzureichende Wirksamkeit. Da das Empfindlichkeitsmuster in vitro erfahrungsgemäß nicht immer der klinischen Wirksamkeit entspricht, kann der Einsatz dieser Substanzen im Rahmen von Mehrfachregimen erwogen werden.

● *M. kansasii.* Bemerkenswert ist das Wachstum des Erregers auf biosynthetischen Oberflächen, z. B. Silikonschläuchen in medizinischen Versorgungseinrichtungen(!) und die Möglichkeit einer iatrogenen Inokulation durch Venenverweilkanülen sowie durch die Injektion von Steroidkristallsuspension. Hohe Inzidenz im Vergleich zu anderen atypischen Mykobakterien in Bezug auf Lungenaffektionen, jedoch geringe Fallzahl ausschließlich kutaner Manifestationen. Eine steigende Inzidenz disseminierter Infektionen mit kutaner Beteiligung bei zugrundeliegender Immunsuppression ist zu beobachten. *Klinisch* finden sich verruköse Papeln oder indurierte Plaques, verkrustete Ulzerationen, Knoten mit sporotrichoider Ausbreitung, Papulopusteln mit zentraler Nekrose sowie erysipelähnliche Bilder bzw. Lymphknotenbeteiligung. Fieber, Nachtschweiß, Husten, Dyspnoe, pleuritische Schmerzen, Durchfall und abdominelle Schmerzen weisen auf eine systemische Infektion hin.

Therapeutisch ist abhängig vom klinischen Bild ist eine chirurgische Intervention zu erwägen (umschriebene Prozesse, Lymphknoten, Lungeninfektion). Eine systemische Polychemotherapie wird in der Regel unumgänglich sein, da eine Spontanheilung kaum zu erwarten ist. Medikamentös empfiehlt sich am besten die übliche Dreierkombination INH + Rifampicin + Ethambutol über mehrere Monate wie bei der Hauttuberkulose. Auch INH und Rifampicin allein sind wirksam. Erfolge wurden beschrieben mit Erythromycin, Minocyclin und TMP/SMX. Häufig liegt INH-Resistenz der Stämme vor, die jedoch bei der Kombination mit Rifampicin für den Ausgang der Behandlung unerheblich ist. Falls Rifampicin nicht eingesetzt werden kann und bei sekundären Therapieversagern ist der Einsatz von Sulfonamiden, Clofazimin, Erythromycin, Chinolonen und den neuen Makrolidantibiotika Amikacin oder Clarithromycin in Kombinationstherapien zu erwägen.

● *M. scrofulaceum.* Auftreten hauptsächlich bei immunsupprimierten Patienten und Kindern, Infektionsquelle meist unklar. Einzelfallberichte über Infektionsmodus wie bei M. marinum (z. B. Aquarienarm, Fischzüchtergranulom). *Klinisch* finden sich lange bestehende symptomlose Plaques oder sporotrichoide Knoten an den Extremitäten. Multiple, wahrscheinlich hämatogene Hautabszesse bei immunsupprimierten Patienten (SLE, Zustand nach Organtransplantation). Zervikale Lymphadenitis (Eintrittspforte wahrscheinlich Oropharynx) und inguinale Lymphadenitis sind hauptsächlich bei Kindern zu beobachten.

Therapeutisch ist beim Vorliegen einer Lymphadenitis die chirurgische Exzision und Exstirpation der betroffenen Lymphknotenareale das Mittel der Wahl und nahezu immer kurativ. Bei alleiniger Inzision und Drainage ist mit einer hohen Rezidivrate zu rechnen. Zur medikamentösen Behandlung empfiehlt sich am besten die INH + Rifampicin-Kombination.

● *M. chelonae.* Der Erreger wurde aus Wasser (auch Leitungswasser und Aqua destillata), Erde, Staub und auch aus Gentianaviolettlösung in Krankenhäusern (Markierung von chirurgischen Inzisionslinien) isoliert. Übertragung durch kontaminierte medizinische Instrumente, Venenverweilkanülen und Bagatellverletzungen wurde beschrieben. *Klinisch* finden sich sporotrichoide dermale Knoten, evtl. mit Ulzeration, elevierte erythematöse keratotische Plaques oder verruköse Knoten. Infizierte Spritzenabszesse können bei Diabetikern vorkommen, auch purulente Konjunktivitis und Keratitis mit epithelialer Ulzeration sowie postoperative Wundinfektionen kommen vor.

Therapeutisch sollte die Totalexzision bei umschriebenen Prozessen vorgezogen werden, doch Selbstheilung ist möglich. Ein genaues medikamentöses Behandlungsschema ist nicht etabliert. Versuche mit Erythromycin, anderen, neueren Makrolidantibiotika (Amikacin, Clarithromycin) wurden mit gutem Erfolg unternommen. In Zweifelsfällen wird man auf die bewährte antituberkulöse Dreierkombination zurückgreifen. Auch Clofazimin wurde als wirksam beschrieben.

● *M. fortuitum.* Der Erreger wurde aus Wasser, Erde und Staub isoliert, Übertragung durch kontaminierte medizinische Instrumente mehrfach beschrieben. Einzelfallbericht einer Übertragung durch Hundebiß. Aus klinischer Sicht große Ähnlichkeiten zu M. chelonae. *Klinisch* finden sich multiple entzündliche Knoten mit Ulzerationen, abszedierende Entzündungsherde mit grünlichem Eiter durch Venenkatheter und disseminierte Infektionen bei immunsupprimierten Patienten.

Therapeutisch sollte bei umschriebenen Prozessen die Exzision des Herdes vorgenommen werden, ansonsten sind antibiotische Monotherapie mit Amikacin, evtl. in Kombination mit Ofloxacin bzw. TMP/SMX angezeigt.

● *M. gordonae.* Weitverbreitet in Erde, Wasser (auch Leitungswasser), Schlamm, Schwimmbecken und Heißsprudelbecken. Eine Infektion durch Rattenbiß zeigte *klinisch* rotblaue, teilweise exulzerierte Knoten am Handrücken mit Lymphadenitis (wenige Monate nach dem Biß). In einem anderen Fall entstand eine sezernierende Wunde an der Fußsohle nach penetrierender Verletzung durch einen Nagel. Disseminierte Infektionen können von ventrikuloatrialen Shunts oder Herzklappenprothesen ausgehen sowie von Knochenmarksinfektion bei Aids.

Therapeutisch ist die Exzision bei umschriebenen Prozessen, Entfernung von infiziertem Prothesenmaterial, Therapieversuch mit Rifampicin, evtl. auch in der Dreierkombination, angezeigt.

● *M. ulcerans* (sog. *Buruli-Ulkus*). Als Infektionsquellen wurden Bagatellverletzungen (Dornenstiche) und Insektenstiche beschrieben. Vorkommen in Australien, Zaire, Uganda, Ghana, Kamerun, Malaysia, Neuguinea, Französisch Guayana und Mexiko, in erster Linie in wasserreichen Gebieten. Der Erreger hat ein Wachstumsoptimum bei 32–33 °C, weshalb Infektionen auf die Körperoberfläche begrenzt bleiben. Eine besondere Eigenschaft von M. ulcerans ist die Produktion eines hitzelabilen Toxins mit zytotoxischer, immunsuppressiver und gewebetoxischer Wirkung. *Klinisch* sind indurierte Papeln oder Knoten, evtl. mit Schuppung oder Ulzeration, zu sehen, z. T. mit unterminiertem Randwall und scharfer Grenze. Der Ulkusgrund erscheint mukoid, offenliegendes Fettgewebe weißlich und stumpf. Häufig seröses Exsudat.

Therapeutisch ist vorab anzumerken, daß die bisherigen mit M. ulcerans gewonnenen Erfahrungen in Drittweltländern gemacht wurden, wobei wahrscheinlich in den meisten Fällen beschränkte therapeutische Möglichkeiten vorhanden waren. Die Therapie der Wahl scheint die chirurgische Exzision zu sein, die im nodulären Stadium am meisten erfolgversprechend ist. Bei ulzerösen Läsionen kann ebenfalls eine komplette Exzision, evtl. kombiniert mit einer Hauttransplantation, erfolgen. Hierbei muß mit einer protrahierten Wundheilung, starker Narbenbildung, Kontrakturen und Deformität der betroffenen Extremität gerechnet werden. Über Verluste einer Extremität wurde berichtet.

Die untersuchten Stämme von M. ulcerans zeigten in vitro eine gute Empfindlichkeit gegen Rifampicin, Streptomycin, Clofazimin und Diaminodiphenylsulfon, die Wirksamkeit in vivo ist jedoch eher als enttäuschend einzustufen (langsame und inkomplette Heilung). Versuchsweise sollte eine Kombination aus TMP/SMX + Rifampicin + Minocyclin eingesetzt werden, alternativ Streptomycin + Dapson + Ethambutol.

Insgesamt ist die Behandlung eines voll entwickelten Buruli-Ulkus schwierig. Nach unserer Auffassung scheint eine kombinierte Behandlungsstrategie, bestehend aus chirurgischer, systemischer und lokaler antibiotischer/antiseptischer Therapie, am ehesten erfolgversprechend, wobei gerade die lokaltherapeutischen Maßnahmen eine regelmäßige und kurzfristige Betreuung des Patienten erfordern. Da M. ulcerans hitzeempfindlich ist, sollte auch eine lokale Temperaturerhöhung (Okklusivverbände, Bestrahlungen) als therapieunterstützende Maßnahme erwogen werden.

● *M. malmoense.* Der Erreger wurde 1977 erstmals in Malmö, Schweden, identifiziert. Isolierung aus Lungen- und Lymphknotengewebe wurden aus Australien, Wales und den USA berichtet. Eine systemische Infektion mit kutaner Beteiligung wurde bei einer Patientin mit chronisch-myeloischer Leukämie berichtet. *Klinisch* lagen multiple disseminierte weiche erythematöse Knötchen vor mit Lymphangitis und/oder Lymphadenitis.

Therapeutisch ist die chirurgische Resektion aller Herde angezeigt, vor allem bei gleichzeitiger Lymphadenitis. Medikamentös wurde das Kombinationsschema aus INH + Rifampicin und Pyrazinamid eingesetzt, in einem anderen Fall Ethambutol + Rifampicin + Ethionamid und Cycloserin.

● *M. avium intracellulare.* Weitverbreiteter Erreger, der aus Erde, Hausstaub, Süß- und Meerwasserfischen, Milchprodukten, heißem und kaltem Leitungswasser und aus tierischem Gewebe isoliert wurde. Saprophyt menschlicher Schleimhäute. Infektionsmodus wie bei M. marinum wurde beschrieben. Bei immunkompetenten Patienten sind typischerweise respiratorische Infektionen bekannt. Bei immunsupprimierten Patienten können gastrointestinale bzw. disseminierte Infektionen vorkommen. *Klinisch* sind erythematöse Makeln und Plaques, Pusteln, Knötchen, die z. T. ulzerieren, erysipelartige Bilder, Abszesse, Ulzera mit Pannikulitis, fistulierende Entzündungen und Lymphadenitis zu sehen. Bei Zeichen einer systemischen Infektion mit Beteiligung des Gastrointestinaltraktes, der Lunge, der Knochen, des Knochenmarks und der Lymphknoten sind entsprechende Allgemeinsymptome zu erwarten.

Therapeutisch ist chirurgische Exzision bei Lymphadenitis das Mittel der Wahl. Eine medikamentöse Therapie ist derzeit nicht mit Sicherheit zu empfehlen, am ehesten sollte eine Kombination aus den 4 essentiellen Tuberkulostatika eingesetzt werden, d. h. *Rifampicin + Isoniazid + Ethambutol und Streptomycin*; alternativ wurde *Ethambutol + Clofazimin + Clarithromycin + Ciprofloxacin* oder Ofloxacin eingesetzt. Als Reserve- bzw. Ersatzmedikamente kommen in erster Linie Amikacin, Cycloserin und Ansamycin in Frage. Bei therapeutischer Resistenz sollte der Einsatz neuerer Chemotherapeutika (Rifapentin, Azithromycin, Sparfloxacin) erwogen werden. Bei Aids-Patienten ist die Kombination von mindestens zwei Antibiotika, wovon eines Azithromycin oder Clarithromycin sein sollte, das zweite Ethambutol, zu erwägen. Im Bedarfsfall Hinzufügung einer der folgenden Substanzen als 3. und 4. Zusatzmedikament: Clofazimin, Rifabutin, Rifampicin, Ciprofloxacin oder Amikacin. Die Therapie ist lebenslang durchzuführen (Empfehlung der Public Health Services Task Force on Prophylaxis and Therapy for Mycobacteriumavium complex 1993).

Literatur

Altekrüger I, Abeck D, Kunz B et al. (1994) Mykobakteriosen durch Mycobacterium marinum – Beitrag zur Differentialdiagnose und Therapie anhand dreier Fundbeobachtungen. Z Hautkr 69: 175–177

Arai H, Nakajima H, Naito S et al. (1986) Amikacin treatment for mycobacterium marinum infection. J Dermatol 13: 385–389

Black MM, Eykyn SJ (1977); The successful treatment of tropical fish tank granuloma (Mycobacterium marinum) with cotrimoxazole. Br J Dermatol 97: 689–692

Brodt HR (1992) Aktuelle Therapie atypischer Mykobakteriosen. Immun Infekt 20: 39–45

Chiu J, Nussbaum J, Bozette S et al. (1990) Treatment of disseminated mycobacterium avium complex infection in AIDS with amikacin ethambutol, rifampicin, and ciprofloxacin. Ann Int Med 113: 358–361

DeCoste SD, Dover JS (1989) Kaposi's sarcoma and Mycobacterium avium-intracellulare with cellulitis in a patient with aquired immunodeficiency syndrome. J Am Acad Dermatol 21: 574–576

Donta ST, Smith PW, Levitz RE, Quintilani R (1986) Therapy of mycobacterium marinum infections. Arch Intern Med 146: 902–904

Drabick JJ, Hoover DL, Roth RE et al. (1988) Ulcerative perineal lesions due to mycobacterium kansasii. J Am Acad Dermatol 18: 1146–1147

Ewig S, Kühnen E, Niese D et al. (1990) Tuberkulose und atypische Mykobakteriosen bei HIV-Infektion. Ergebnisse des Zentrums Bonn 1985 bis 1989. Med Klin 85: 355–360

Faust H, Treadwell P (1991) Cutaneous Histoplasma capsulatum in a nonimmunocompromised patient with previously treated cutaneous mycobacterium kansasii. J Am Acad Dermatol 25: 418–422

Flepp M, Rhyner K, Lüthy R et al. (1988) Mykobakteriosen bei Patienten mit HIV-Infektion. Dtsch Med Wochenschr 113: 711–718

Franck N, Cabie A, Villete B et al. (1993) Treatment of mycobacterium chelonae-induced skin infection with clarithromycin. J Am Acad Dermatol 28: 1019–1021

Franz H (1987) Erkrankungen durch atypische Mykobakterien – Diagnose und Therapie. Öff Gesundh-Wes 49: 449–455

Gannon M, Otridge B, Hone R et al. (1990) Cutaneous mycobacterium malmoense infection in a immunocompromised patient. Int J Dermatol 29: 149–150

Gengoux P, Portaels F, Lachapelle JM et al. (1987) Skin granulomas due to mycobacterium gordonnae. Int J Dermatol 26: 181–184

Grange JM, Noble WC, Yates MD, Collins CH (1988) Inoculation mycobacterioses. Clin Exp Dermatol 13: 211–220

Groves RW, Newton JA, Hay RJ (1991) Cutaneous mycobacterium kansasii infection – treatment with erythromycin. Clin Exp Dermatol 16: 300–302

Hanke CW, Temofeew RK, Slama SL (1987) Mycobacterium kansasii infection with multiple cutaneous lesions. J Am Acad Dermatol 16: 1122–1128

Häusser M, Ippen H (1985) Dermatosen in Schwimmbädern. Hautarzt 36: 436–440

Hendrick SJ, Jorizzo JL, Newton RC (1986) Giant

seine Kultivierung im sog. *Mauspfoten-Model* bzw. beim *Armadillo*. Dadurch ist es heute möglich, neue Substanzen auf ihre Antilepra-Wirkung hin zu untersuchen, Resistenzprüfungen auf Medikamente, die in der Lepra-Behandlung eingesetzt werden, durchzuführen und auch größere Erregermengen zu erhalten, die für Vakzinationsversuche notwendig sind. Für die Sicherung der Diagnose wird der Erreger färberisch nach Ziehl-Neelsen dargestellt, der Nachweis gelingt jedoch nicht immer, vor allem bei TT- und BT-Patienten. Versuche wurden gemacht, ein *phenolisches Glykolipid (PGL-1)* als Bestandteil des M. leprae im Urin nachzuweisen und diagnostisch auszuwerten, doch die Sensitivität dieses Testes war nur für LL- und BL-Patienten befriedigend (92 % bzw. 56 % positiv), für BT-Patienten aber nur schwach (18 %). Für die Therapie-Kontrolle bei Lepra fehlt ein geeigneter Test, obwohl der PGL-1-Nachweis mittels Elisa zur Früherkennung von Rückfällen in wenigen Fällen als nützlich angesehen wurde. In neuerer Zeit gelang es mit Hilfe der PCR ein *36 kDa-Antigen* zum Teil zu amplifizieren und die M. leprae-DNS mit größter Sensitivität nachzuweisen. Derartige molekularbiologische Techniken können gerade bei der Lepra zur Früherkennung der Anfangsstadien der Erkrankung beitragen und zum besseren Verständnis der komplizierten Abläufe der Erregermultiplikation bzw. seiner Elimination führen. Von 92 Patienten mit erregerreichen Läsionen, die kürzlich überprüft wurden waren 99 %, unter den Kranken mit erregerarmen Läsionen 74 % *PCR-positiv*; alle Nicht-Lepra-Patienten, die als Kontrollen untersucht wurden, blieben hingegen negativ. Möglicherweise könnte die PCR auch zur Amplifikation von Schutzantigenen beitragen und neue therapeutische Möglichkeiten eröffnen.

27.6.3 Immunologische Aspekte

Bei allen TT-Formen ist die zelluläre Immunität des infizierten Kranken gut ausgeprägt, so daß eine Kontrolle der mykobakteriellen Proliferation durchaus gewährleistet ist. Dabei führt die Auseindersetzung mit dem Erreger zur Entwicklung epitheloidzelliger Granulome (Leprome). Während die Erreger-Elimination bei der tuberkuloiden Lepra zufriedenstellend abläuft, kommt es durch die überstürzte Granulombildung zu Schäden an der Haut und den peripheren Nerven, die langfristig zu Funktionsausfällen, Sensibilitätsstörungen etc. führen. Im Gegensatz dazu wird die lepromatöse LL-Verlaufsform durch die zelluläre Anergie geprägt, die durch entsprechende Hauttestungen (z. B. Multitest-Mérieux) belegt werden kann; histologisch lassen sich Schaumzellen (Hansen-Zellen) nachweisen. Die Mykobakterien werden nicht oder nur unvollständig in den Makrophagen abgebaut, sie sind im befallenen Gewebe mittels der klassischen Ziehl-Neelsen-Färbung intra- und extrazellulär haufenweise als „*Globi*" nachweisbar. Weitere Spezialfärbungen (z. B. Fite-Faraco u. a.) können den Befund untermauern, und Dissemination des Erregers in parenchymatösen Organen kann die Folge sein. Zahlreiche Studien weisen darauf hin, daß die Manifestation dieser oder jener Lepraform Beziehungen zum *HLA-Muster* zeigt, wobei HLA-DR3 offenbar vermehrt bei Patienten mit TT-Lepra und selten bei LL- und BL-Patienten vorzufinden ist. Demnach sind möglicherweise HLA Klasse II-Antigene für die Art der klinischen Manifestation der Lepra mitverantwortlich. Anderseits ist bei LL-Lepra die Zahl der T_s-Lymphozyten erhöht und die der T_h-Lymphozyten erniedrigt, im Gegensatz zur TT-Form, so daß man annimmt, daß der Ablauf der T-Zellaktivierung für die Entwicklung einer *protektiven Immunität* mit Bevorzugung einer bestimmten Lepra-Variante entscheidend ist. Immunologische Defekte der Antigenerkennung und Antigenpräsentation, Makrophagen-Defekte und Supprimierung der T-Zell-abhängigen Reaktion wurden als Ursache für den lepromatösen Typ beschrieben.

27.6.4 Epidemiologische Situation

Seit der weltweiten Einführung des Diaminodiphenylsulfons (DADPS, DDS, Dapson) in die Behandlung der Lepra während der Jahre 1960–1970 hat sich die Prognose der Erkrankung erheblich gebessert. Innerhalb relativ kurzer Zeit hatte man den Eindruck, die Infektion in den Griff zu bekommen, auch wenn in den Jahren nach 1970 und später zunehmend *Sulfonresisten-*

zen auftraten. Sie sind sowohl *primären* als auch *sekundären Charakters*. Zur Zeit nehmen die Erkrankungsfälle an Lepra deutlich ab. Während der vergangenen 10 Jahren ist die geschätzte Gesamtzahl der Leprakranken weltweit von ca. 10–12 Mio. auf 2,7 Mio. im Jahre 1994 zurückgefallen, obwohl eine nennenswerte Zahl von Neuerkrankungen jährlich registriert wird. Ca. 50 % der neu erfaßten Kranken sind mit sulfonresistenten Erregern infiziert. Offenbar ist die drastische Reduzierung der Gesamtzahl auf die Einführung und seit 1982 konsequente Praktizierung kombinierter Behandlungsschemata unter Hinzuziehung des Rifampicins zurückzuführen. Nicht zuletzt haben die standardisierten *MDT (= multidrug therapy)-Programme* der WHO erheblich dazu beigetragen, daß die Zahlen weiter jährlich um ca. 8–10 % abnehmen. Ende 1990 waren über 55 % aller Leprakranken einer MDT zugeführt; heute dürften weit über 2 Mio., d. h. über 80 % aller registrierten Patienten unter regelmäßiger MDT-Behandlung stehen, wobei der relative Anteil regional unterschiedlich ist. Über 1 Mio. Kranke haben seit 1985 eine MDT-Behandlung abgeschlossen. Inzwischen besteht die Hoffnung, die Lepra bis zum Jahr 2000 weitestgehend unter Kontrolle zu bringen. Das *Risiko von Rückfällen* nach einer erfolgreich durchgeführten MDT-Behandlung ist zur Zeit mit *1* % relativ gering und spielt für die Inzidenz der Erkrankung keine nennenswerte Rolle. Die Rückfallquote blieb über die vergangenen 10 Jahre konstant, so daß die Resistenzgefahr nach derartigen Kombinationen zur Zeit als gering eingeschätzt wird. In der Vergangenheit war das Rückfall-Risiko einer Monotherapie mit DADPS, insbesondere bei BL- und LL-Patienten, mit ca. *10–20* % besonders hoch. Sollte es bei der geringen Rate einer Rifampicin-Resistenz des M. leprae weiterhin bleiben, erscheint die Hoffnung auf eine Elimination der Lepra während der kommenden Dekade durchaus realistisch.

27.6.5 Medikamentöse Strategien

Die Heranziehung mehrerer Medikamente zur Behandlung der diversen Formen der Lepra ist heute ein allgemein akzeptiertes Prinzip, dessen konsequente Anwendung in der jüngsten Vergangenheit bei der Bekämpfung der Krankheit überaus erfolgreich war. Die Kombination besteht in der Regel aus den *bakteriostatisch* wirksamen Pharmaka DADPS und Clofazimin in Verbindung mit der monatlichen Gabe von Rifampicin, ein Medikament, das gegen das M. leprae in hohem Maße *bakterizid* wirkt. Ein wichtiger Grund für die Propagierung derartiger Kombinationen war es, daß bereits wenige Jahre bzw. Dekaden nach Einführung der Sulfon-Monotherapie bevorzugt bei LL-Patienten Rückfälle auftraten, z. T. mit resistenten Erregern, die für ihre Umgebung eine beachtliche Infektionsgefahr darstellten. Zu diesen sekundären kamen später, offenbar durch stufenweise Mutation des Erregers bedingt, auch primäre Sulfon-Resistenzen dazu. Besorgniserregend war, daß die Resistenzentwicklung mit zunehmender Monotherapiedauer zunahm. Die anfangs der 80er Jahre von der WHO empfohlene Polychemotherapie (MDT) sollte sowohl der primären als auch der sekundären Sulfonresistenz entgegenwirken und alle Erreger eliminieren, einschl. der *DADPS-resistenten Mutanten* und der sog. „persisters". Bei den „persisters" handelt es sich um dormante Mykobakterien, die sich vielfach im Nervengewebe akkumulieren sollen, dort kaum vermehren und medikamentös schwer anzugehen sind. Ihre klinische Bedeutung ist unklar. Die MDT-Kombinationen haben sich inzwischen bestens bewährt, wobei in allen Schemata Rifampicin eine wichtige Rolle spielt: Weniger als 1:1000 der Mykobakterien sprechen auf das Rifampicin nicht an und müssen mit der täglichen DADPS/Clofazimin-Dosis eliminiert werden. Weitere Pharmaka mit ausgeprägter leprozider bzw. leprostatischer Wirkung sind Minocyclin, einige Makrolid-Antibiotika sowie Quinolone, die als Medikamente II. Ordnung verwendet werden können. Darunter sind vor allem Clarithromycin (ED: 500 mg/d) und Ofloxacin (ED: 400 mg/d) anzuführen, während Erythromycin und Ciprofloxacin weitgehend unwirksam sind. Unter den Tetracyclinen hat Minocyclin in relativ niedriger Dosis (100 mg/d) eine ausgezeichnete Wirkung, die der des Clarithromycins offenbar überlegen ist.

Unter den fluorierten Quinolonen hat auch Pefloxacin (Peflacin®) eine zuverlässige bakterizide

Tabelle 27.4. Wirksamkeit diverser Medikamente bei Lepra in vivo bzw. gegen M. leprae im Tierexperiment (Mauspfoten-Modell)

	Wirksame Einzeldosis
▷ **Gut/sehr gut wirksam: Medikamente I. Wahl**	
Diaminodiphenylsulfon (DDS, DADPS)	(50–)100 mg/d
Clofazimin	50(–100) mg/d
Rifampicin	300–600 mg/Monat
▷ **Ausreichend/sehr gut wirksam: Medikamente II. Wahl**	
(für besondere Fälle, Rückfälle etc. vorzuhalten)	
Minocyclin	100 mg
Clarithromycin (Klacid®)	250 mg
Roxithromycin (Rulid®)	150 mg
Ofloxacin (Tarivid®)	400 mg
Pefloxacin (Peflacin®)	400 mg
ferner: Sparfloxacin, Temafloxacin, Iomefloxacin	
▷ **Schwächer wirksam**	
(selten in Gebrauch; gelegentlich in Kombination mit Rifampicin)	
Isoniazid, Cotrimoxazol, Thionamide u. a.	
▷ **Keine Wirkung**	
β-Laktam-Antibiotika, Aminoglykoside, Tetracycline (z. B. Doxycyclin), Makrolide (Erythromycin, Azithromycin), Gyrasehemmer (z. B. Ciprofloxacin)	

Aktivität gegen das M. leprae. Pefloxacin und Ofloxacin wurden in einer Studie vor Beginn des MDT-Schemas über wenige Wochen gegeben und waren offenbar in der Lage, die Gesamtbehandlungsdauer zu verkürzen. Demgegenüber erwiesen sich β-Laktam-Antibiotika und Aminoglykoside für die Lepra-Therapie als nicht geeignet. Amoxicillin + Clavulansäure hat nur in hoher Dosierung (400 mg/kg KG/d) eine gute Wirkung. Neue Makrolide werden zur Zeit in vitro und in vivo geprüft, insbesondere solche mit hoher Lipophilität, die leicht durch die Mykobakterienwand penetrieren (Tabelle 27.4).

■ *Rifampicin* (Rifa®, Rimactan®; Drg. Kaps. à 150, 300 mg) ist das klassische leprozide Medikament, das seit seiner erstmaligen Einführung 1967 einen unerwarteten Durchbruch in der Lepratherapie einbrachte. Seine Wirkung beruht auf der Blockierung der RNS-Synthese des M. leprae durch Hemmung der DNS-abhängigen RNS-Polymerase. Wenige Tage nach einer einmaligen höheren Gabe sind die Patienten, insbesondere auch LL-Kranke, für einen beschränkten Zeitraum nicht mehr infektiös. Seine Aufnahme in der monatlichen Dosierung von 600 mg in die MDT-Lepraprogramme der WHO ermöglichte es, selbst erregerreiche Lepraformen in relativ kurzer Zeit unter Kontrolle zu bringen und die Übertragungsmöglichkeiten drastisch zu reduzieren. Bei dieser Dosierung halten sich die Nebenwirkungen in Grenzen. Vorsicht ist geboten beim Einsatz des Rifampicins zur Behandlung von Patienten mit ausgeprägtem neuronalem Befall, wobei es zu Typ II-Reaktionen kommen kann. Die 1 × monatliche Kontrolle ist erforderlich, um seine gelegentliche hepato- und nierentoxische Nebenwirkungen zu überwachen. Intravaskuläre Hämolyse, die zu akutem Nierenversagen führte, wurde in wenigen Fällen beschrieben. Eine primäre Resistenz des M. leprae auf das Rifampicin ist extrem selten, auch sekundäre Resistenzen treten sehr selten auf.

■ *Clofazimin* (Lamprene®; Drg. Kaps. à 50, 100 mg) hat auf das M. leprae eine potente und insgesamt auf die Lepraläsion eine antiinflammatorische Wirkung. Es scheint auch milde immunsuppressiv zu wirken und das Erythema nodosum leprosum im Rahmen von Typ II-Reaktionen bei BL- und LL-Patienten günstig zu beeinflussen. In einer niedrigen Dosierung von 50 mg/d ist Clofazimin praktisch frei von gefährlichen Nebenwirkungen, während seine Wirksamkeit voll erhalten bleibt. Lediglich eine gelblich-bräunliche Hyperpigmentierung der Haut und Schleimhäute kann durch die Ablagerung von Clofazimin-Kristallen auftreten. Ebenso zeigen 40–50 % aller behandelten Kranken rötlich-bräunliche Hyperpigmentierungen der Conjunctiva und Cornea, allerdings ohne Funktionsausfälle. Eine höher dosierte Clofazimin-Monotherapie (> 100 mg/d) geht gelegentlich mit akuter Bauchschmerzsymptomatik und gastrointestinalen Beschwerden einher. Das Medikament ist auch bei anderen Indikationen, z.B. gegen *Mycobacterium avium*-Infektionen (MAC) bei Kranken mit HIV-indizierter Immunsuppression (Aids), in unterschiedlichen Kombinationen indiziert. In Deutschland ist allerdings das Medikament nicht zugelassen.

■ *Thionamide* (Ethionamid und Protionamid; z.B. Peteha® Filmtbl. à 250 mg). Diese Medikamente sind Derivate des Isonikotinsäure-Thionamids; sie finden vor allem bei Tuberkulose Anwendung, da sie eine gute antimykobakterielle Wirkung besitzen und bakterizid gegen proliferierende Keime wirken *(M. tuberculosis, M. leprae, atypische Mykobakterien)*. In der Behandlung der Lepra werden sie gelegentlich mit Rifampicin und DADPS kombiniert, doch sie haben eine höhere Toxizität als Clofazimin in der heute üblichen niedrigen 50-mg/d-Dosierung. Als Sulfon-Ersatz sind sie wegen ihres höheren Preises nicht geeignet, so daß sie nur für besondere Fälle in Frage kommen. Das Nebenwirkungs-Spektrum ähnelt dem des Isoniazids (ZNS, Leber u.a.).

27.6.6 Behandlung

Als *Indikation* zur Einleitung einer Lepra-Therapie gilt die Sicherung der klinischen Diagnose auf dem Wege histologischer Untersuchung. Der Nachweis des Erregers mittels Ziehl-Neelsen-Färbung ist erwünscht, doch Mykobakterien sind vielfach weder im Abstrich noch im Gewebe mit Sicherheit vorhanden bzw. darstellbar. Kulturtechniken haben zwar in letzter Zeit durch die Einführung des *Mauspfoten-Models* an Bedeutung gewonnen und können zur Resistenzbestimmung des Erregers auf diverse Pharmaka bei rückfälligen Kranken herangezogen werden, derartige Techniken sind aber nur in wenigen Zentren durchführbar. Lassen sich nach 3maliger Untersuchung von Abstrichen bzw. von exzidiertem Gewebe (drei verschiedene Stellen; vielfach im sog. „split-skin"-Verfahren) wenige oder keine Erreger nachweisen, wird in Verbindung mit dem typischen histologischen Befund die Diagnose einer *„erregerarmen Lepraform"* gestellt, und eine entsprechende medikamentöse Routinekombination wird eingeleitet werden müssen. Die Zuordnung der Infektion in ein bestimmtes klinisches Erscheinungsbild ist für das weitere therapeutische Procedere, wenn überhaupt, von untergeordneter Bedeutung. Ist auf Grund des Mangels an technischen Voraussetzungen, z.B. in Entwicklungsländern, der Erregernachweis nicht erreichbar, so muß die Behandlung einer *„erregerreichen Lepraform"* eingeleitet werden. Die Wahl der notwendigen medikamentösen Kombination richtet sich somit nach den Empfehlungen der WHO ausschließlich danach, ob die Abstriche bzw. die Hautläsionen vom lepromatösen, *erregerreichen*, oder vom tuberkuloiden, *erregerarmen*, Typ sind. In beiden Fällen wird längerfristig ein kombiniertes Schema empfohlen mit dem Ziel, Resistenzen der Mykobakterien auf einzelne Medikamente, insbesondere auf die noch bis vor kurzem praktizierte *DADPS-Monotherapie*, entgegenzuwirken. Die empfohlenen MDT-Kombinationen werden im einzelnen in der Tabelle 27.5 angeführt.

Tabelle 27.5. **Kombinationsschemata zur routinemäßigen Leprabehandlung (MDT)** (in Anlehnung an die Empfehlungen der WHO 1994)

▷ **Tuberkuloide Lepra und alle „erregerarmen" Varianten**
DADPS (Dapson-Fatol®) 100 mg/d
  als Selbstmedikation
+ Rifampicin (Rifa®, Rimactan®) 600 mg/Monat
  ärztlich überwacht
Dauer: 6 Monate; danach Überprüfung des Befundes und evtl. Fortsetzung oder Änderung des Schemas, je nach Bedarf

▷ **Lepromatöse Lepra und alle „erregerreichen" Varianten**
DADPS (Dapson-Fatol®) 100 mg/d
  als Selbstmedikation
+ Clofazimin (Lamprene®) 50 mg/d
  als Selbstmedikation und 300 mg/Monat
  ärztlich überwacht
+ Rifampicin (Rifa®, Rimactan®) 600 mg/Monat
  ärztlich überwacht
Dauer: 2 Jahre; danach Überprüfung des Befundes und evtl. Fortsetzung/Änderung des Schemas, je nach Bedarf

Tabelle 27.6. MDT-Leprabehandlung bei Rückfall mit Progredienz bzw. bei Verdacht auf Rifampicin-Resistenz

Clofazimin (Lamprene®)	50 mg/d	
Ofloxacin (Tarivid®)	400 mg/d	*über*
Minocyclin (Klinomycin®)	100 mg/d	*6 Monate*
und *anschließend*		
Clofazimin (Lamprene®)	50 mg/d	*über*
Ofloxacin (Tarivid®)	400 mg/d	*18 Monate*

Viele inzwischen gesammelte Erfahrungen und Berichte sprechen dafür, daß die Einführung der relativ kurzen, ½- bis zu 2jährigen MDT-Behandlungsdauer für die Behandlung eines großen Teils der Leprakranken ausreicht und darüber hinaus zu einer gesteigerten Compliance von seiten der Patienten in den ländlichen Gegenden der Dritten Welt unter den dort gegebenen Lebens- und Umweltbedingungen führt. Insbesondere die tägliche Selbstmedikation in Verbindung mit einer monatlichen Rifampicin-Einnahme in Verbindung mit ärztlicher Überwachung haben sich in der modernen Leprabehandlung gut bewährt.

● *Rückfälle.* Patienten, die nach einer DADPS-Monotherapie rückfallig geworden sind, müssen mit einer Dreierkombination über 2 Jahre konsequent behandelt werden. Sollte nach Ablauf einer MDT-Behandlung über 6 Monate bzw. 2 Jahre das klinische Ergebnis unbefriedigend sein oder gar ein *Rückfall* auftreten, muß die Behandlung zeitlich unbegrenzt bis zur Elimination des Erregers fortgesetzt werden. Beim Rückfall nach einer konsequenten MDT-Therapie, die mit klinischer Progredienz oder gar Zunahme der Erregerzahl einhergeht, ist an die Möglichkeit einer *Rifampicin-Resistenz* zu denken. Eine Resistenzprüfung im Mauspfoten-Model ist in solchen Fällen anzustreben, um den Verdacht zu bestätigen. Als Behandlungsalternative hierzu empfehlen sich Kombinationen unter Zuhilfenahme von Minocylin in Verbindung mit Ofloxacin (s. Tab. 27.6).

27.6.7 Nebenwirkungen

Sämtliche MDT-Schemata zur langfristigen Leprabehandlung müssen unter ärztlicher Überwachung durchgeführt werden mit Berücksichtigung evtl. *Kontraindikationen* und *Nebenwirkungen*. Häufige unerwünschte Reaktionen während der Therapie lassen sich grundsätzlich in zwei Typen unterscheiden:

Typ I. Meist handelt es sich um das programmierte Auftreten von entzündlichen Läsionen (Ödem, Dermatitis) im Bereich des Gesichtes, des Halses und der Hände bzw. Füße. Sie treten meist an verschiedenen Körperstellen zugleich, in der Regel bei BB/BT-Patienten auf und sind mit antiphlogistischen Maßnahmen, z. B. Acetylsalicylsäure 500 mg alle 6 h, beherrschbar.

Typ II. Hier liegen akut-entzündliche Läsionen mit entsprechender Schmerzsymptomatik in Form von Arthritis, Lymphadenitis, Myositis, Uveitis, Orchitis etc. vor. In ausgeprägten Fällen spricht man von einer *Lepra-Reaktion*, die den Charakter einer Systemvaskulitis unter dem Bild eines *Erythema nodosum leprosum* mit Fieber, Allgemeinsymptomatik und schwerem Krankheitsgefühl hat. Derartige Reaktionen kommen fast ausschließlich bei den erregerreichen LL-Formen vor. Therapeutisch ist der Einsatz von Thalidomid als Abendmedikation (400 mg/d) über eine beschränkte Zeit, meist in Verbindung mit Kortikosteroiden (Prednisolon 60–80 mg/d), angezeigt. Die Teratogenität des Thalidomids ist bekannt, so daß sein Einsatz bei jüngeren Frauen eingeschränkt ist. In einigen Fällen war auch Clofazimin hilfreich.

Im Falle von DADPS-bedingten Unverträglichkeitsreaktionen, Methämoglobinämie etc. ist das Medikament abzusetzen und ggf. durch Clofazimin zu ersetzen. Die Verabreichung von Clofazimin ist allerdings auf die niedrige Dosierung (50 mg/d) und möglichst auf eine Gesamtdauer von ca. 6 Monaten zu beschränken. Bei Verdacht auf evtl. Clofazimin-Nebenwirkungen (z. B. Bauchschmerzen) ist alternativ auf den Einsatz von Ofloxacin und Minocyclin, evtl. auch des neuen Makrolid-Antibiotikums Clarithromycin (Klacid® 500 mg/d) zu denken. Die klinischen Erfahrungen mit derartigen Kombinationen sind allerdings noch relativ beschränkt, so daß sie nur in geeigneten Einzelfällen und engmaschiger Kontrolle zu empfehlen sind. Frühere Schemata mit täglichen Gaben von Rifampicin waren mit

Leber- und nierentoxischen Nebenwirkungen verbunden, dies ist bei der monatlichen Medikation von 600 mg nicht oder nur sehr selten der Fall. Weitere Nebenwirkungen bzw. Komplikationen, die während einer MDT-Therapiebehandlung auftreten können, sind vor allem neurologische und ophthalmologische Symptomatiken (Neuritis, Iridocyclitis, Lagophthalmos; siehe unten), die von den entsprechenden Fachkollegen betreut werden müssen. Im Zweifelsfalle sind kurzfristig Kortikosteroide systemisch (60–80 mg Prednisolon/d) einzusetzen. Insgesamt haben sich die genannten Kombinationsschemata selbst unter erschwerten Bedingungen bewährt und die Aufgabe der Gesundheitsbehörden bei der Betreuung von Leprakranken erheblich erleichtert. Die WHO unterstützt zahlreiche Länder in ihren Bemühungen, die Lepra-Programme erfolgreich unter genauer Überwachung der Nebenwirkungen zu betreuen (Leprosy Control, Div. of Control of Tropical Diseases, WHO, 1211 Genf 27, Schweiz).

● *Ophthalmologische Komplikationen.* Augenveränderungen sind bei Lepra keine allzu seltene Komplikation, wobei unterschiedliche Mechanismen hierfür als Ursache in Frage kommen:

▷ Im Rahmen einer *Typ I-Reaktion* bei allen erregerarmen oder „borderline"-Varianten kann es durch Beteiligung des N. facialis, insbesondere des N. zygomaticus und des N. orbicularis oculi zu Anästhesie bzw. Hypästhesie der Cornea und zu Lagophthalmos kommen. Nicht selten liegt ein Gesichtsödem vor. Als Folge davon entstehen Trockenheit der Cornea und Keratitis mit der Gefahr der Vernarbung bzw. Ulcusbildung. Zur Behandlung sind Kortikosteroide indiziert (40–60 mg Prednisolon/d) mit langsamer Reduzierung der Dosis über mehrere Wochen bzw. Monate. Dazu kommen Schutzmaßnahmen (Sonnengläser, Abdeckung des Gesichtes über Nacht, Zufuhr künstlicher Tränenflüssigkeit etc.). Die Betreuung durch einen Ophthalmologen ist unbedingt erforderlich, um Folgeschäden zu vermeiden.

▷ Im Rahmen einer *Typ II-Reaktion* bei erregerreichen Varianten kann es zu einer akuten Iritis und Skleritis kommen; gelegentlich nach Einleitung einer medikamentösen Therapie, oder auch nach längerem Krankheitsbestand ohne Behandlung („rotes Auge bei Lepra"). Auch hier ist bei vorliegender akuter Symptomatik mit Schmerzen (nicht selten einseitig) der Einsatz einer systemischen Kortikosteroidbehandlung zu fordern. Das weitere Vorgehen mit Mydriatika, Behandlung eines evtl. sekundären Glaukoms etc. muß dem Ophthalmologen überlassen bleiben. Man sollte differentialdiagnostisch daran denken, daß auch hohe Clofazimin-Dosen das bilaterale Auftreten von „roten Augen" bei Lepra als Folge verstärkter Pigmentierung hervorrufen können.

Weitere ophthalmologische Komplikationen können vor allem bei erregerreichen Lepraformen durch den intraokulären Befall, z. T. Beteiligung der Augennerven herrühren. Chronische Iritis, chronische Dakryocystitis, intraokuläre Leprome, Glaukom etc. kommen dazu. Der frühzeitige Einsatz einer Kombinationsbehandlung, insbesondere bei den erregerreichen Lepraformen, ist wichtig, um dauernde Augenschäden zu meiden.

● *Das gleichzeitige Vorkommen von Lepra und HIV-Infektion* ist offenbar nicht überdurchschnittlich häufig, so daß darüber nur wenig zuverlässige Informationen vorliegen. Die MDT-Behandlung bei HIV-positiven Leprakranken sollte angesetzt werden, wie oben angeführt. Über die Rolle der Helfer-Lymphozyten bei der Abwehr gegen das M. lepra liegen nur Spekulationen vor. Ebensowenig Informationen liegen darüber vor, ob *kombinierte Infektionen mit M. leprae und M. tuberculosis* – vor allem in Anbetracht der ansteigenden Inzidenz der Tuberkulose – eine nennenswerte Rolle spielen. In einem solchen Fall sollte das kombinierte Behandlungsschema an die Bedürfnisse einer suffizienten antituberkulösen Therapie angepaßt werden.

27.6.8 Ausblick

Zur Zeit werden weltweit intensive Anstrengungen unternommen, um die Entwicklung und klinische Erprobung neuer Pharmaka, die gegen das M. tuberculosis und das M. leprae wirken, voranzutreiben. Aus den In-vitro-Studien wurde ersichtlich, daß bestimmte *Gyrasehemmer* eine gute mykobakterizide Wirkung entfalten und neue *Makrolid-Antibiotika* offenbar geeignete Kandidaten sind, um die zur Zeit üblichen Kombinationsschemata zu bereichern und die Behandlungsdauer zu verkürzen. Insbesondere *Ofloxacin in Verbindung mit Rifampicin* wird zur Zeit nicht zuletzt anhand der Befunde im Tierexperiment (Maus) als potentes Antilepra-Medikament angesehen und auch *Clarithromycin* zeigt eine bemerkenswerte bakterizide Wirkung, die sich mit DADPS und Rifampicin kombinieren läßt. Neuere Konzepte deuten an, daß für künftige Antilepra-Programme die neuen *4-Fluoroquinolone* (Ofloxacin, Pefloxacin und Sparfloxacin) verstärkt Verwendung finden könnten.

Auch die Möglichkeit einer einmaligen monatlichen Behandlung, z. B. mit einer Minocyclin/Clarithromycin-Kombination erwies sich inzwischen als wirksam. Dazu kommen neue Rifamipicin-Abkömmlinge (z. B. Rifabutin und Clofazimin-verwandte Phenazinanaloga), die zur Zeit geprüft werden.

Die weltweiten MDT-Programme haben seit 1982 eine erhebliche Verbesserung in der Behandlung der Lepra gebracht, dennoch fehlt immer noch heute ein Medikament, das den Erreger mit größter Sicherheit innerhalb kurzer Zeit eliminiert und eine kurzfristige Therapie ermöglicht. Für eine weltweite Elimination der Lepra ist aber auch eine adäquate *Schulung* der betroffenen Patienten eine wichtige Voraussetzung. Ausreichende Aufklärung ist notwendig, um vorzeitige Therapieabbrüche zu vermeiden und die Notwendigkeit einer längerfristigen Therapie begreifbar zu machen. Der Patient muß über mögliche Komplikationen informiert werden, z. B. über Störungen der Sensibilität, die zu Folgeschäden führen können (Verletzungen, Verbrennungen etc.). Eine *psychosoziale Betreuung* wird schließlich notwendig sein, um soziale Tabus zu überwinden, die bisher eine dramatische Ausgrenzung und Isolierung der Leprakranken in nahezu allen gesellschaftlichen Strukturen zur Folge hatten.

Literatur

Aldovini A, Young RA (1991) Humoral and cell mediated immune responses to live recombiant BCG-HIV vaccines. Nature 351: 1479–482

Bahmer FA (1984) Gegenwärtiger Stand der Lepra in der Bundesrepublik Deutschland. Hautarzt 35: 402–407

Bahmer FA, Menzel S (1987) Lepratherapie heute. Hautarzt 38: 1–3

Baker RJ (1990): The need for new drugs in the treatment and control of leprosy. Int J Lepr Other Mycobact Dis 58: 78–97

Banerjee DK, McDermott-Lancaster RD (1992) An experimental study to evaluate the bactericidal activity of ofloxacin against an established Mycobacterium leprae infection. Int J Lepr Other Mycobact Dis 60: 410–415

Becker D, Bräuniger W (1994) Klinik und Therapie der frühen Lepromatosen. Lepra an einem Fallbespiel. Hautarzt 45: 845–848

Becx-Bleumink M (1992) Relapses in leprosy patients after release from dapsone monotherapy; experience in the leprosy control program of the all Africa Leprosy and Rehabilitation Training Center (ALERT) in Ethiopia. Int J Lepr Other Mycobact Dis 60: 161–172

Becx-Bleumink M (1992) Relapses among leprosy patients treated with multidrug therapy: experience in the leprosy control program of the All Africa Leprosy and Rehabilitation Training Center (ALERT) in Ethiopia; practical difficulties with diagnosing relapses; operational procedures and criteria for diagnosing relapses. Int J Lepr Other Mycobact Dis 60: 421–435

Becx-Bleumink M (1992) Duration of multidrug therapy in paucibacillary leprosy patients; experience in the leprosy control program of the All Africa Leprosy and Rehabilitation Training Center (ALERT) in Ethiopia. Int J Lepr Other Mycobact Dis 60: 436–444

Birdi TJ, Antia NH (1989) The macrophage in leprosy: a review on the current status. Int J Lepr 57: 511–525

Bwire R, Kawuma HJ (1993) Human immunodeficiency virus and leprosy – type 1 reactions, nerve damage and steroid therapy: a case report. Lepr Rev 64: 267–269

Chong PY, Ti TK (1993) Severe abdominal pain in low dosage clofazimine. Pathology 25: 24–26

Chin-a-Lien RA, Faber WR, van Rens MM et al. (1992) Follow-up of multibacillary leprosy patients using a phenolic glycolipid-I-based ELISA. Do increasing ELISA-values after discontinuation of treatment indicate relapse? Lepr Rev 63: 21–27

Clark-Curtiss JE, Jacobs WR, Docherty MA et al. (1985) Molecular analysis of DNA and construction of genomic libraries of Mycobacterium leprae. J Bact 191: 1093–1102

Dhople AM, Ibanez MA (1994) In vivo susceptibility of Mycobacterium leprae to ofloxacin either singly or in combination with rifampicin and rifabutin. Antileprosy activity of ofloxacin and ansamycins in mice. Arzneimittelforschung 44: 563–565

Ellard G (1990) The chemother of leprosy, part 1. Int J Lepr 58: 704–716

Ellard GA (1991) The chemother of leprosy. Part 2. Int J Lepr 59: 82–94

Franzblau SG, Hastings RC (1988) In vitro and in vivo activities of macrolides against Mycobacterium leprae. Antimicrob Agents Chemother 32: 1758–1762

Franzblau SG, Parrilla ML, Chan GP (1993) Sparfloxacin is more bactericidal than ofloxacin against Mycobacterium leprae in mice. Int J Lepr Other Mycobact Dis 61: 66–69

Fuchs J, Schulz F, Ochsendorf H et al. (1992) Diagnostische und therapeutische Probleme bei Leprapatienten aus dermatologischer Sicht. Akt Dermatol 18: 231–235

Garrelts JC (1991) Clofamizimine: a review of its use in leprosy and Mycobacterium avium complex infection. Disp 25: 525–531

Gart GS, Forstall GJ, Tomecki KJ (1993) Mycobacterial skin disease: approaches to therapy. Semin Dermatol 12: 352–356

Gelber RH (1987) Activity of minocycline in Mycobacterium leprae-infected mice. J Infect Dis 156: 236–239

Gelber RH (1987) Activity of minocycline in Mycobacterium leprae-infected mice. J Infect Dis 156: 236–239

Gelber RH, Brennan PJ, Hunter SW et al. (1990) Effective vaccination of mice against leprosy bacilli with subunits of Mycobacterium leprae. Infect Immun 58: 711–718

Gelber RH, Siu P, Tsang M, Murray LP (1991) Activities of various macrolide antibiotics against Mycobacterium leprae infection in mice. Antimicrob Agents Chemother 35: 760–763

Gelber RH, Iranmanesh A, Murray L et al. (1992) (Activities of various quinolone antibiotics against Mycobacterium leprae in infected mice. Antimicrob Agents Chemother 36: 2544–2547

Gonzalez NM, De Vries RRP et al. (1985) HLA linked control of predisposition to lepromatous leprosy. J Infect Dis 151: 9–17

Grosset JH, Ji B, Guelpa-Lauras CC, Perani EG, N'Deli L (1990) Clinical trial of pefloxacin and ofloxacin in the treatment of lepromatous leprosy. Int J Lepr 58: 281–295

Gupta A, Sakhuja V, Gupta KL, Chugh KS (1992) Intravascular hemolysis and acute renal failure following intermittent rifampin therapy. Int J Lepr Other Mycobact Dis 60: 185–188

Hartskeerl RA, De Wit MYL, Klatser PR (1989) Polymerase chain reaction for the detection of Mycobacterium leprae. J Gen Microbiol 135: 2357–2364

Ji B, Perani EG, Petinon C, Grosset JH (1992) Bactericidal activities of single or multiple doses of various combinations of new antileprosy drugs and/or rifampin against M. leprae in mice. Int J Lepr Other Mycobact Dis 60: 556–561

Katoch K, Natarajan M, Bhatia AS, Yadav VS (1992) Treatment of paucibacillary leprosy with a regimen containing rifampicin, dapsone and prothionamide. Indian J Lepr 64: 303–312

Kaur I, Ram J, Kumar B et al. (1990) Effect of clofazimine on eye in multibacillary leprosy. Indian J Lepr 62: 87–90

Kaur S, Sharma VK, Basak P, Kaur I (1992) Paucibacillary multidrug therapy in leprosy. 7½ years experience. Indian J Lepr 64: 153–161

Mahon AC, Nurlign A, Kebede B et al. (1991) Urinary phenolic glycolipid 1 in the diagnosis and management of leprosy. J Infect Dis 163: 653–656

Marchoux Chemotherapy Study Group (1992) Relapses in multibacillary leprosy patients after stopping treatment with rifampicin-containing combined regimens. Int J Lepr Other Mycobact Dis 60: 525–535

McDougall AC (1992): Modified multiple drug therapy in the National Leprosy Eradication Programme, India. Lepr Rev 63: 288–290

Meyers WM, Marty AM (1991) Current concepts in the pathogenesis of leprosy. Clinical, pathological, immunological and chemotherapeutic aspects. Drugs 41: 832–856

Miller RA (1991) Leprosy and AIDS: a review of the literature and speculations on the impact of $CD4^+$ lymphocyte depletion on immunity to Mycobacterium leprae. Int J Lepr Other Mycobact Dis 59: 639–644

Nadkarni NJ, Grugni A, Kini MS (1993) Fixed duration MDT in paucibacillary leprosy (classical and modified). Int J Lepr Other Mycobact Dis 61: 25–28

Noordeen SK (1991) Leprosy control through multidrug therapy (MDT). Bull World Health Organ 69: 263–269

Pattyn SR, Bourland J, Kazeze (1992) Ambulatory treatment of multibacillary leprosy with a regimen of eight months duration. Lepr Rev 63: 36–40

Pattyn SR, Groenen G, Janssens L et al. (1992) Treatment of multibacillary leprosy with a regimen of 13 weeks duration. Lepr Rev 63: 41–46

Pattyn SR (1993) Search for effective short-course regimens for the treatment of leprosy. Int J Lepr Other Mycobact Dis 61: 76–81

Pattyn SR, Ghys P, Janssens L et al. (1994) A randomized clinical trial of two single-dose treatments for paucibacillary leprosy. Lepr Rev 65: 45–57

Prakash K, Sehgal VN, Aggarwal R (1993) Evaluation of phenolic glycolipid-I (PGL-I) antibody as a multidrug therapy (MDT) monitor. J Dermatol 20: 16–20

Rose P, Waters MFR (1991) Reversal reactions in leprosy and their management. Lepr Rev 62: 113–121

Satish M, Essner RE, Thole JER, Clark-Curtiss JE

(1990) Identification and characterisation pantigenic determinants of Mycobacterium leprae that react with antibodies in sera of leprosy patients. Infect Immun 58: 1327–1336

Shetty VP, Suchitra K, Uplekar MW, Antia NH (1992) Persistence of Mycobacterium leprae in the peripheral nerve as compared to the skin of multidrug-treated leprosy patients. Lepr Rev 63: 329–336

Stingl P (1990) Lepra. Pathogenese – Klassifizierung – Diagnostik – Behandlung. Hautarzt 41: 126–130

Stingl P (1992) Lepra in Afrika. Aktueller Stand und epidemiologische Bedeutung. Fortschr Med 110: 170–173

Tomioka H, Saito H (1993) Therapeutic efficacy of some new quinolones and a combination of ofloxacin with rifampin against Mycobacterium leprae infection induced in athymic nude mice. Int J Lepr Other Mycobact Dis 61: 250–254

Walker LL, Van Landingham RM, Shinnick TM (1993) Clarithromycin is bactericidal against strains of Mycobacterium leprae resistant and susceptible to dapsone and rifampin. Int J Lepr Other Mycobact Dis 61: 59–65

Waters MF (1993) Chemotherapy of leprosy – current status and future prospects. Trans R Soc Trop Med hyg 87: 500–503

Watson JD (1989) Prospects for new generation vaccines for leprosy: Progress, barriers and future strategies. Int J Lepr 57: 834–843

Williams DL, Gillis TP, Fiallo P et al. (1992) Detection of Mycobacterium leprae and the potential for monitoring antileprosy drug therapy directly from skin biopsies by PCR. Mol Cell Probes 6: 401–410

Yoder LJ, Jacobson RR, Hastings RC (1991) The activity of rifabutin against Mycobacterium leprae. Lepr Rev 62: 280–287

Farbabbildungen

1 Lupus vulgaris bei einer 37jährigen Frau

2 Lupus vulgaris mit z. T. narbiger Abheilung am Unterschenkel eines 46jährigen Mannes

3 Erythema induratum Bazin bei einer 34jährigen Frau

4 Tuberkuloide Vaskulitis am Unterschenkel einer 57jährigen Frau

5 Atypische Mykobakteriose am Zeigefingergrundgelenk (Mycobacterium marinum)

6,7 Atypische Mykobakteriose (Schwimmbadgranulom) nach Infektion mit Mycobacterium marinum und Zustand nach 3monatiger tuberkulostatischer Behandlung (Kombination von Isoniazid, Rifampicin und Ethambutol)

Farbabbildungen

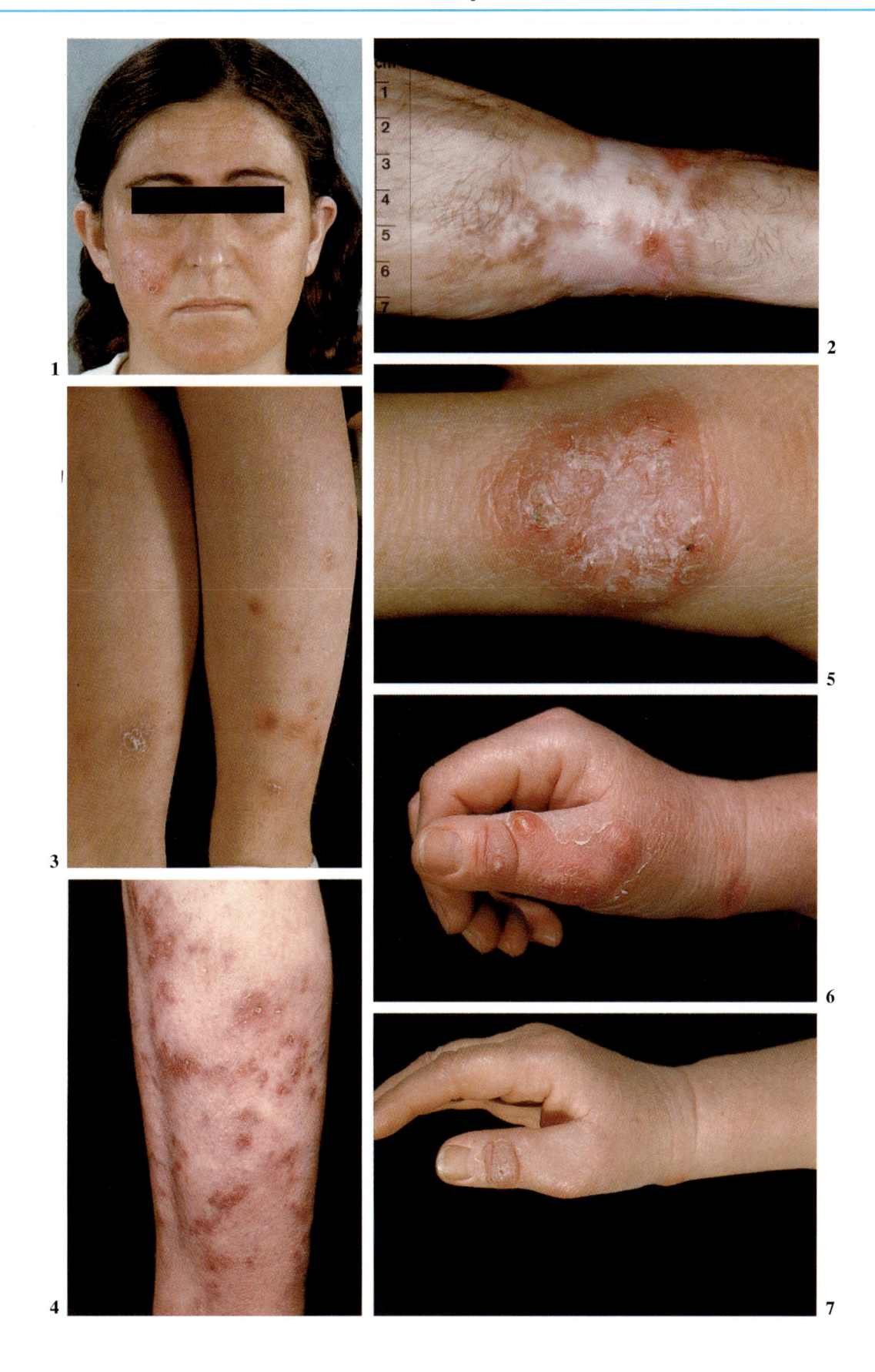

Kapitel 28 Nichtinfektiöse granulomatöse Krankheiten

28.1 Allgemeines.................. 626
28.2 Fremdkörpergranulome 626
28.3 Granuloma anulare 627
28.4 Granuloma eosinophilicum faciei 630
28.5 Necrobiosis lipoidica 631
28.6 Sarkoidose der Haut 633
28.7 Melkersson-Rosenthal-Syndrom..... 636
28.8 Granuloma centrofaciale 639

28.1 Allgemeines

> Granulomatöse Reaktionen treten im Rahmen verschiedener infektiöser und nichtinfektiöser Erkrankungen auf. *Granulome* stellen eine fokale, chronisch-entzündliche Reaktion dar, die durch die Ansammlung aktivierter Makrophagen, von Epitheloid- und Riesenzellen sowie von randständigen mononukleären Zellen einschl. T-Lymphozyten und Plasmazellen gekennzeichnet ist. Eosinophile und neutrophile Leukozyten wie auch Fibroblasten sind offenbar sekundär beteiligt. Manche Granulome zeigen zentrale Nekrosen. Ätiologie und Pathogenese der Granulombildung sind im einzelnen uneinheitlich und nur zum Teil geklärt. Grundlegendes Prinzip ist die Aktivierung des mononukleären Phagozytosesystems durch unterschiedliche Stimuli.

28.2 Fremdkörpergranulome

Verschiedene *körpereigene* und *körperfremde* Substanzen können in der Haut auf allergischer oder nichtallergischer Basis Fremdkörpergranulome induzieren. Als körperfremde Substanzen sind zu nennen Metall- oder Holzsplitter, Nadeln, Stacheln von verschiedenen Pflanzen oder Tieren, Farbstoffe im Rahmen von Tätowierungen, Nahtmaterial, Aluminium (z. B. als Zusatzstoff in Impfstoffen), Paraffin und andere ölige Substanzen, Talk und Mineralien wie Beryllium, Zirkonium und Silizium.

Beispiele einer *Granulombildung auf körpereigenes Material* ist die Reaktion auf Haare beim *Friseurgranulom*, auf Keratin beim *Pilomatrixom* oder auf Gewebsmaterial aus rupturierten Zysten sowie auf Uratsalze bei der *Gicht*. Neben dem klassischen findet man histologisch auch ein tuberkuloides, epitheloidzelliges Bild mit oder ohne verkäsende Nekrose. Das pathophysiologische Prinzip der Fremdkörperreaktion ist noch ungeklärt und vermutlich nicht einheitlich. Wichtig ist die Aktivierung des mononukleären Phagozytosesystems, die wahrscheinlich in zytokinvermittelter Interaktion mit sensibilisierten Lymphozyten zur Granulombildung führt. Abhängig von der Art des Fremdkörpers und der zugrundeliegenden Reaktion ist die Latenzperiode bis zur Entwicklung eines Granuloms unterschiedlich lang und kann bis zu mehreren Jahrzehnten, z. B. bei Silikonölen und Silika, betragen. *Spontanremissionen* sind möglich, wenn auch selten.

Behandlung. Die Therapie der Wahl bei Fremdkörpergranulomen ist die Entfernung des Fremdkörpers bzw. die Totalexzision der gesamten Läsion. Die begleitende, entzündliche Reaktion kann mit intraläsionalen Injektionen von Kortikosteroiden (Triamcinolonacetonidkristallsuspension, z. B. Volon® A 10 1:4, mit einem Lokalanästhetikum verdünnt) angegangen werden und damit an Größe bzw. Ausdehnung abnehmen. Im Fall von Silikonölgranulomen kann ein Therapieversuch mit Retinoiden (z. B. Roaccutan® 0,5–2,0 mg/kg KG/d) über 6 Monate versucht werden; bei wenigen Patienten haben wir damit eine Besserung im Sinne einer Volumenreduktion gesehen. Weitere Maßnahmen können allenfalls symptomatischen Charakter haben.

Literatur

Bode U, Ring J, Schmoeckel C (1984) Granulombildung nach intrakutaner Applikation von Procain-Polyvinylpyrrolidon (PVP). Hautarzt 35: 474–477

Jansen T, Kossmann E, Plewig G (1993) Silikonome. Ein interdisziplinäres Problem. Hautarzt 44: 636–643

Kasper CS, Chandler PJ (1994) Talc deposition in skin and tissues surrounding silicone gel-containing prosthetic devices. Arch Dermatol 130: 48–53

Mowry RG, Sams WM Jr, Caulfield JB (1991) Cutaneous silica granuloma. A rare entity or rarely diagnosed? Report of two cases with review of the literature. Arch Dermatol 127: 692–694

Skelton HG 3d, Smith KJ, Johnson FB et al (1993) Zirconium granuloma resulting from an aluminum zirconium complex: a previously unrecognized agent in the development of hypersensitivity granulomas. J Am Acad Dermatol 28: 874–876

Suzuki H, Baba S (1993) Cactus granuloma of the skin. J Dermatol 20: 424–427

Walsh NM, Hanly JG, Tremaine R, Murray S (1993) Cutaneous sarcoidosis and foreign bodies. Am J Dermatopathol 15: 203–207

28.3 Granuloma anulare[1]

Das *Granuloma anulare* ist eine benigne Hauterkrankung, die durch hautfarbene, anuläre Papeln und Knötchen gekennzeichnet ist. Sie verläuft überwiegend symptomlos, gelegentlich kommt Juckreiz vor; sie kann aber vor allem in ihrer generalisierten Verlaufsform ein kosmetisches Problem darstellen. Die histologische Untersuchung zeigt eine fokale Degeneration des Kollagens und Granulombildung in verschiedenen Etagen der Dermis. Die Ätiologie ist unbekannt. Das Vorkommen des Granuloma anulare bei eineiigen Zwillingen und in familiärer Konstellation spricht für eine genetische Disposition. Es besteht eine Assoziation zum insulinpflichtigen Diabetes mellitus.

Es gibt eine breite Palette *klinischer Manifestationen* des Granuloma anulare. Die klassische Variante kommt häufig an den Dorsalseiten von Händen und Armen sowie an Füßen und Beinen vor, andere Varianten sind an allen Körperstellen zu finden und sind morphologisch unterschiedlich (Tabelle 28.1).

● Das *Granuloma anulare disseminatum superficiale* zeigt makulöse, papulöse und noduläre, z. T. großflächige Hautveränderungen mit Tendenz zu anulärer Anordnung an Stamm und Extremitäten. Möglicherweise werden die Läsionen durch Licht provoziert. Typisch ist ein später Krankheitsbeginn, längerer Verlauf, seltene Spontanremissionen, ein schlechteres Ansprechen auf die Therapie im Vergleich zum klassischen Bild sowie eine Prävalenz des weiblichen Geschlechts. Das tiefe, dermale oder *subkutane Granuloma anulare* tritt am ehesten bei Kindern und Jugendlichen in Gelenksnähe auf und muß von Rheumaknoten abgegrenzt werden. Ebenfalls bevorzugt bei Kindern ist das *Granuloma anulare perforans* als seltene Variante zu sehen. Das gehäufte Auftreten eines Granuloma anulare *nach Insektenstichen*, *Infektionen* (Zoster, Varizellen, Borreliosen, Virusakanthome bzw. bei HIV-Infektion), nach *Tuberkulintest*, *Traumen* und *Goldtherapie*

Tabelle 28.1. Klinische Manifestationen des Granuloma anulare

▷ Granuloma anulare (klassisch)
▷ Granuloma anulare disseminatum superficiale
▷ Granuloma anulare subcutaneum
▷ Granuloma anulare perforans

sowie in *lichtexponierten Arealen* wird beschrieben. Diese Assoziationen deuten auf eine zellvermittelte Immunreaktion vom verzögerten Typ hin, wobei infektiöse und/oder veränderte dermale antigene Stimuli die Immunreaktion vermitteln könnten.

Das Granuloma anulare ist ganz überwiegend eine selbstlimitierende Erkrankung, die innerhalb von Wochen bis Jahren schließlich ohne Residuen abheilt. Häufige, oft therapieresistente Rezidive sind charakteristisch.

Behandlung. Die therapeutischen Modalitäten werden jeweils von dem klinischen Bild bestimmt und sind für die lokalisierten und generalisierten/disseminierten Verlaufsformen unterschiedlich. Für die klassischen ringförmigen Herde ist eine Behandlung nicht zwingend. Kasuistisch wurden Behandlungsansätze bzw. -versuche mit lokalen/intraläsionalen Kortikosteroiden, Mepivacain, Sulfonen, Interferon-β intraläsional, CO_2-Laser und chirurgischen Maßnahmen berichtet. Die Annahme, daß schon ein lokales Trauma zur Abheilung der Granulome führe, konnte in gut kontrollierten Untersuchungen nicht bestätigt werden.

Die besten Ergebnisse werden nach der eigenen Erfahrung mit Kryotherapie mittels Kontaktmethoden erzielt (Tabelle 28.2). Der Anwendung von *Stickoxydul (–86 °C)* ist gegenüber flüssigem *Stickstoff (–196 °C)* bei weniger Nebenwirkungen (Atrophie, Narben) und gleicher Wirksamkeit der Vorzug zu geben. Gelegentlich kommt es zu Hypopigmentierungen als Folge der Kryotherapie. Alternativ kann lokal/intraläsional mit Kortikosteroiden behandelt oder ein lokaler Therapieversuch mit Vitamin E unternommen werden (Tabelle 28.2). Weniger erfolgreich ist der Einsatz von Diaminodiphenylsulfon (DADPS; Dapson-Fatol®); das Medikament sollte daher bei lokalisiertem Granuloma anulare nur in Ausnahmefällen zur

---

[1] Die Erkrankung wird im Schrifttum als *G. anulare* oder *G. annulare* angeführt. Da ringförmige Granulome (anus = Ring; annum = Jahr) damit gemeint sind, wird hier *G. anulare* bevorzugt.

Tabelle 28.2. Therapie des lokalisierten Granuloma anulare superficiale

Kryotherapie		
Stickoxydul	Läsionen < 2 cm ∅ = Behandlung der ganzen Läsion	1 Frier-/Auftauzyklus, Dauer 20 sec, ggf. Wiederholung nach 1 Monat
	Läsionen > 2 cm ∅ = Behandlung des aktiven Randwalls	
Flüssiger Stickstoff	wie Stickoxydul	Therapiedauer 10–15 s
Kortikosteroide		
Lokal okklusiv	z. B. Fludroxycortid (Sermaka®)-Folie	1–2 ×/Woche über 3–4 Wochen, evtl. bis zu 6 Wochen
Intraläsionale Injektionen	z. B. Triamcinolonacetonid, 1:1 mit Lokalanästhetikum verdünnt, 2 mg/cm^2	1 ×/Monat; 2–3 × durchführen

Anwendung kommen. Ein zurückhaltendes therapeutisches Vorgehen ist insgesamt bei Kindern zu empfehlen, zumal die Tendenz zur Spontanheilung im jugendlichen Alter relativ hoch ist.

Auch für das *generalisierte Granuloma anulare* ist ein etabliertes Behandlungskonzept bis heute nicht bekannt. Kasuistisch wurde über Therapieversuche mit Kaliumiodid, systemischem und lokalem Vitamin E, Chloroquin und Hydroxychloroquin, Niacinamid, Gold, Clofazimin, Chlorpropamid, Sulfonen, Kortikosteroiden systemisch und lokal, Photochemotherapie (PUVA), Cyclosporin A, Retinoiden und alkylierenden Substanzen berichtet. Eine Therapieempfehlung kann für Retinoide und Photochemotherapie (PUVA) sowie eingeschränkt für Sulfone gegeben werden (Tabelle 28.3). Bei der Verordnung oraler Retinoide muß die Teratogenität dieser Substanzen beachtet und ggf. für eine angemessene Kontrazeption gesorgt werden. Vor und während der Therapie müssen Leberwerte, Blutzucker- und -fette kontrolliert werden. Wegen der bei ausreichender Dosierung auftretenden Lippentrockenheit sollte eine Fettsalbe mitverordnet werden. Unter der Photochemotherapie treten dosisabhängig aktinische Hautschäden auf. Eine *kumulative Dosis von 1000 J/cm^2* sollte nicht überschritten werden. Sulfone werden in der Regel gut vertragen, Kopfschmerzen und Abgeschlagenheit können auftreten. Eine therapiebedingte Agranulozytose ist beschrieben worden.

Die Frage wird sich jedoch stellen, ob derartige eingreifende Therapien überhaupt erforderlich sind, zumal die Erkrankung in der Regel symptomlos verläuft und auch kosmetisch nicht besonders auffällig ist. Zurückhaltung ist geboten, wenn kein ausdrücklicher Behandlungswunsch von seiten des Patienten vorgetragen wird.

Bei störenden Einzelherden kann ein Versuch mit Kortikosteroiden intraläsional oder lokal unter-

Tabelle 28.3. Therapie des Granuloma anulare disseminatum superficiale

Retinoide			
Isotretinoin	0,5 mg/kg KG/d	8–12 Wochen; Hände und Füße länger nicht genau bekannt	evtl. niedrigdosierte Erhaltungstherapie für 4–8 Wochen nicht genau bekannt
Acitretin	0,5–0,8 mg/kg KG/d		
PUVA	UVA 2,0–4,0 J/cm^2 8-MOP 0,4 mg/kg KG	2–4 × pro Woche zunächst über 3 Monate kumulative Gesamtdosis 100–400 J/cm^2	Erhaltungstherapie 1–2 × pro Woche über mehrere Wochen
Sulfone			
Dapson	100 mg/d	> 6 Wochen	Erhaltungstherapie notwendig (ca. 50 mg/d)

nommen werden. Alkylierende Substanzen wie Chlorambucil und Melphalan sind in der Regel wirksam, werden jedoch dem Charakter des Granuloma anulare superficiale disseminatum als benigne, selbstlimitierende Erkrankung zweifellos nicht gerecht. Unter allen Therapien sind Rezidive bzw. Neuauftreten an anderer Stelle möglich.

Bei ausgedehntem Befall sollte bei allen Varianten auf Lichtschutz geachtet werden.

Literatur

Ashamalla L, Maurice M, Sidhom K (1988) Topical vitamin E in granuloma annulare Int J Dermatol 27: 348

Baba T, Hoshino M, Uyeno K (1988) Resolution of cutaneous lesions of granuloma annulare by intralesional injection of human fibroblast interferon. Arch Dermatol 124: 1015–1016

Blume-Peytavi U, Zouboulis Ch C, Jakobi H et al. (1994) Successful outcome of cryosurgery in patients with granuloma annulare. Br J Derm 130: 494–497

Caserio RJ, Eaglstein WH, Allen CM (1984) Treatment of granuloma annulare with potassium iodide. J Am Acad Dermatol 10: 294–295

Cohen PR, Grossman ME, Silvers DN, DeLeo VA (1990) Generalized granuloma annulare located on sun-exposed areas in a human immunodeficiency virus-seropositive man with ultraviolet B photosensitivity. Arch Dermatol 126: 830–831

Dabski K, Winkelmann RK (1989) Generalized granuloma annulare: clinical and laboratory findings in 100 patients. J Am Acad Dermatol 20: 39–47

Davids JR, Kolman BH, Billman GF, Krous HF (1993) Subcutaneous granuloma annulare: recognition and treatment. J Pediatr Orthop 13: 582–586

Filotico R, Vena GA, Coviello C, Angelini G (1994) Cyclosporine in the treatment of generalized granuloma annulare. J Am Acad Dermatol 30: 487–488

Friedman SJ, Fox BJ, Albert HL (1986) Granuloma annulare arising in herpes zoster scars. Report of two cases and review of the literature. J Am Acad Dermatol 14: 764–770

Friedman SJ, Winkelmann RK (1987) Familial granuloma annulare. Report of two cases and review of the literature. J Am Acad Dermatol 16: 600–605

Ghadially R, Sibbald RG, Walter JB, Haberman HF (1989) Granuloma annulare in patients with human immunodeficiency virus infections. J Am Acad Dermatol 20: 232–235

Goihman Yahr M (1993) Disseminated granuloma annulare and intranasal calcitonin. Int J Dermatol 32: 150

Goldstein RK, Zillikens D, Miller K, Elsner P et al. (1991) Lokalbehandlung des disseminierten Granuloma anulare mit einer Vitamin-E-Emulsion. Hautarzt 42: 176–178

Harth W, Richard G (1993) Retinoide in der Therapie des Granuloma anulare disseminatum. Hautarzt 44: 693–698

Hindson TC, Spiro JG, Cochrane H (1988) PUVA therapy of diffuse granuloma annulare. Clin Exp Dermatol 13: 26–27

Jones SK, Harman RR (1989) Atypical granuloma annulare in patients with the acquired immunodeficiency syndrome. J Am Acad Dermatol 20: 299–300

Kerker BJ, Huang CP, Morison WL (1990) Photochemotherapy of generalized granuloma annulare. Arch Dermatol 126: 359–361

Lo JS, Guitart J, Bergfeld WF (1991) Granuloma annulare associated with metastatic adenocarcinoma. Int J Dermatol 30: 281–283

Martin N, Belinchon I, Fuente C et al. (1990) Granuloma annulare and gold therapy. Arch Dermatol 126: 1370–1371

Mensing H (1989) Clofazimine – therapeutische Alternative bei Necrobiosis lipoidica und Granuloma anulare. Hautarzt 40: 99–103

Potter MN, Yates P, Slade R, Kennedy CT (1989) Agranulocytosis caused by dapsone therapy for granuloma annulare. J Am Acad Dermatol 20: 87–88

Rapaport MJ (1984) Granuloma annulare caused by injectable collagen. Arch Dermatol 120: 837–838

Rouilleault P (1988) CO_2 laser and granuloma annulare. J Dermatol Surg Oncol 14: 120

Schleicher SM, Milstein HJ (1985) Resolution of disseminated granuloma annulare following isotretinoin therapy. Cutis 36: 147–148

Shideler SJ, Richards M (1986) Granuloma annulare arising after herpes zoster. J Am Acad Dermatol 15: 1049–1050

Steiner A, Pehamberger H, Wolff K (1985) Sulfone treatment of granuloma annulare. J Am Acad Dermatol 13: 1004–1008

Stewart KA, Cooper PH, Greer KE, Kersh CR (1989) Granuloma annulare temporally associated with carcinoma of the breast. J Am Acad Dermatol 21: 309–311

Strle F, Preac Mursic V, Ruzic E et al. (1991) Isolation of Borrelia burgdorferi from a skin lesion in a patient with granuloma annulare. Infection 19: 351–352

Tada J, Seno A, Ueda M et al. (1993) Association of generalized granuloma annulare with autoantibodies. J Dermatol 20: 293–297

Willemsen MJ, de Coninck AL, Jonckheer MH, Roseeuw DI (1987) Autoimmune thyroiditis and generalized granuloma annulare: remission of the skin lesions after thyroxine therapy. Dermatologica 175: 239–243

28.4 Granuloma eosinophilicum faciei

Synonym: Granuloma faciale

Das *Granuloma eosinophilicum faciei* ist eine relativ seltene, gutartige, aber chronisch-persistierende Erkrankung unbekannter Ätiologie. *Klinisch* sind meist asymptomatische, oft 0,5–2 cm durchmessende, hautfarbene bis braunrote, scharf begrenzte infiltrierte Plaques oder Knötchen im Gesicht charakteristisch. Die Läsionen treten einzeln oder multipel, zumeist an der Nase, im Bereich der Schläfen, an den Wangen und an der Stirn auf. Die sonst glatte Oberfläche weist oft erweiterte Follikelöffnungen auf (sog. „Orangenhaut"); Teleangiektasien und Schuppung können auftreten. *Histologisch* zeigt sich eine Kombination aus granulomatösem Infiltrat und leukozytoklastischer Vaskulitis. In der oberen und mittleren Dermis, manchmal auch in der tiefen Dermis und im subkutanen Gewebe, findet sich ein mäßig dichtes polymorphes Infiltrat aus polymorphkernigen Leukozyten, Lymphozyten, Plasmazellen, Mastzellen, Histiozyten und Eosinophilen. Es ist typischerweise durch eine „Grenzzone" von der Epidermis und den Adnexorganen getrennt. Die Kapillaren sind erweitert und weisen eosinophiles fibrinoides Material in und um die Gefäße auf. Extravadierte Erythrozyten und Hämosiderinablagerungen werden gefunden. Die direkte Immunfluoreszenz zeigt Ablagerungen von Immunglobulinen, Fibrin und Komplement entlang der Basalmembran und perivaskulär.

Die Erkrankung tritt bevorzugt bei Männern in mittlerem Lebensalter auf, weißhäutige Kaukasier sind bevorzugt betroffen. Als *pathogenetisches Prinzip* wird eine Typ III (Arthus)-Reaktion im Sinne einer Immunvaskulitis auf noch unbekannte Triggermechanismen diskutiert. Bakterielle oder virale Antigene konnten bislang nicht nachgewiesen werden, jedoch wurden histologisch identische Krankheitsbilder bei Dermatophyteninfektionen beschrieben. Typisch ist ein protrahierter Krankheitsverlauf mit ausgeprägter Neigung zu Persistenz und Therapieresistenz. *Spontanremissionen* sind sehr selten.

Behandlung. Eine Standardtherapie des Granuloma eosinophilicum faciei ist nicht etabliert. Nach histologischer Sicherung mittels Biopsie erfolgt die Behandlung je nach Ausmaß und Lokalisation der Läsionen. Ein gängiges Behandlungskonzept ist die Verordnung von Diaminodiphenylsulfon (DADPS; Dapson Fatol®) 100–200 mg/d über ca. 4 Monate. Erst bei Therapieresistenz bzw. bei nur einzelnen Läsionen kommen Totalexzision, Dermabrasio (bei flachen Herden), CO_2-Laser und Elektrochirugie zur Anwendung. Kasuistisch wurde über die Behandlung mit Kortikosteroiden (lokal, intraläsional und systemisch) sowie mit Chloroquin, Antibiotika, Clofazimin, PUVA, Goldinjektionen, Argonlaser und Kryotherapie berichtet, in der Regel mit gutem Ergebnis.

Eine Gewichtung der genannten Maßnahmen ist jedoch nicht möglich, da bis heute keine größeren kontrollierten Studien vorliegen. Die Behandlungswahl wird in der Regel je nach den vorhandenen Möglichkeiten individuell vorgenommen.

Literatur

Büchner SA, Koch B, Itin P et al. (1988) Facial granuloma. On the clinic-histologic extent of variations of finding in 5 patients. Hautarzt 39: 217–222

Dinehart SM, Gross DJ, Davis CM, Herzberg AJ (1990) Granuloma faciale. Comparison of different treatment modalities. Arch Otolaryngol Head Neck Surg 116: 849–851

Frankel DH, Soltani K, Medenica MM, Rippon JW (1988) Tinea of the face caused by Trichophyton rubrum with histologic changes of granuloma faciale. J Am Acad Dermatol 18: 403–406

Kerkhof PC van de (1994) On the efficacy of dapsone in granuloma faciale. Acta Derm Venereol (Stockh) 74: 61–62

Kolbusz RV, Pearson RW (1993) A solitary plaque of the cheek – granuloma faciale. Arch Dermatol 129: 634–637

Otsuka F, Seki Y, Takizawa K et al. (1986) Facial granuloma associated with Trichosporon cutaneum infection. Arch Dermatol 122: 1176–1179

Perrin C, Lacour JP, Michiels JF et al. (1992) Facial granuloma. Ann Dermatol Venereol 119: 509–516

Sears JK, Gitter DG, Stone MS (1991) Extrafacial granuloma faciale. Arch Dermatol 127: 742–743

Smoller BR, Bortz J (1993) Immunophenotypic analysis suggests that granuloma faciale is a gamma-interferon-mediated process. J Cutan Pathol 20: 442–446

28.5 Necrobiosis lipoidica

Varianten: Necrobiosis lipoidica diabeticorum, non diabeticorum; Granulomatosis disciformis chronica et progressiva Miescher

Hier handelt es sich um eine chronische Hauterkrankung unklarer Ätiologie, die *klinisch* durch scharf begrenzte, rötlich bis gelblich-braune Plaques mit zentraler Atrophie oder Sklerose und erhabenem Randwall, oft im Bereich der Unterschenkeln, gekennzeichnet ist. Die Hautveränderungen treten einzeln oder mehrfach auf und sind in der Regel bis auf Hypästhesie und Hypohidrosis symptomlos. Die Erkrankung kann vor allem bei Frauen (über 80% aller Fälle) ein erhebliches kosmetisches Problem darstellen.

Klinisch und *histologisch* werden 2 Varianten unterschieden: Ein oft mit *Diabetes mellitus assoziierter Typ* (70–80% aller Fälle) zeigt in der mittleren und unteren Dermis nekrobiotische Kollagenareale mit Lipidablagerungen und z.T. pallisadenförmige, entzündliche Infiltrate sowie Zeichen einer Vaskulopathie. Die bevorzugt *bei Nichtdiabetikern vorkommende Variante* ist durch eine tuberkuloid-granulomatöse Reaktion ohne Nekrobiose und ohne prominente vaskuläre Schäden charakterisiert. Auch diese Variante kann jedoch der klinischen Manifestation eines Diabetes mellitus vorausgehen.

Die Necrobiosis lipoidica kann in jedem Alter auftreten, wobei das junge und mittlere Erwachsenenalter bevorzugt wird. Fälle einer Koinzidenz mit kutaner Sarkoidose und Granuloma anulare wurden beschrieben. Die charakteristischen Hautveränderungen finden sich ganz überwiegend prätibial, bei etwa 15% der Kranken auch in anderer Lokalisation wie Handrücken und Unterarmen. Am behaarten Kopf können die atrophischen Herde als *Pseudopelade* imponieren. Die *Granulomatosis disciformis chronica et progressiva* (Miescher) stellt keine eigene Entität dar, sondern kann als Maximalvariante einer Necrobiosis lipoidica non diabeticorum mit tuberkuloid-granulomatöser Reaktion angesehen werden.

Die *Pathogenese* der Necrobiosis lipoidica ist noch ungeklärt. In befallener Haut wurden Mikrozirkulationsstörungen nachgewiesen. Möglicherweise liegt der Erkrankung eine fokale Degeneration des Kollagens zugrunde. Das Krankheitsgeschehen wird aber auch als Folge einer entzündlichen Antwort auf noch unbekannte Triggermechanismen verstanden.

Der *Verlauf* ist chronisch; ohne Behandlung können die Läsionen eine erhebliche Größe erreichen. In etwa 35% der Fälle treten zum Teil schmerzhafte *Ulzerationen* auf. Eine langsame Ausbreitung der Hautveränderungen über Jahre ist charakteristisch. *Spontanremissionen* mit Narbenbildung werden in ca. 20% gesehen. Das Ausmaß der Necrobiosis lipoidica diabeticorum ist nicht mit dem Schweregrad des Diabetes mellitus korreliert; auch ein direkter Zusammenhang zwischen Einstellung des Diabetes mellitus und dem Krankheitsverlauf ist nicht zu erwarten. In chronifizierten Herden wurden vereinzelt Basaliome beschrieben.

Behandlung. Es gibt keine allgemein anerkannte Standardtherapie der Necrobiosis lipoidica. In leichteren Fällen kann die lokale, z.T. okklusive oder intraläsionale Anwendung von Kortikosteroiden in Verbindung mit Druckverbänden (elastische Strümpfe etc.) die Progredienz der Erkrankung verhindern oder gar zur Abheilung der Hautveränderungen führen.

In schweren Fällen, vor allem bei Ulzerationen, wird die systemische Medikation von Kortikosteroiden unter Umständen indiziert sein. Ein manifester Diabetes mellitus ist, je nach Schweregrad, nicht unbedingt als Kontraindikation anzusehen; in jedem Falle bedarf er, ebenso wie der Blutdruck, der Kontrolle und einer exakten Einstellung. Therapieversuche mit Pentoxifyllin, hochdosiertem Nicotinamid oder Clofazimin in den üblichen Dosierungen sind möglich und gelegentlich erfolgreich (Tabelle 28.4). Unter Clofazimin kann in den nichtexponierten Arealen eine (reversible) rotbräunliche Hauttönung auftreten; in seltenen Fällen wurden schwere Nebenwirkungen beschrieben, so daß der Einsatz des Präparates mit Vorsicht zu vertreten ist. Über die erfolgreiche Behandlung mit hyperbarer Oxygenierung und Fibrinolytika wurde kasuistisch berichtet. Auch Acetylsalicylsäure (Colfarit® 1–2 × 1 Tbl. à 500 mg/d) und Dipyridamol (Persantin® 3 × 25 mg/d) können neben günstigen Resultaten auch zur Verschlechterung des Krankheitsgesche-

Tabelle 28.4. Medikamentöse Therapie der Necrobiosis lipoidica

▷ **Kortikosteroide lokal okklusiv**
　Clobetasolpropionat　　　　　　　　　　　　　　Dermoxin® 1 ×/d über 6–8 Wochen
　Fludroxycortid　　　　　　　　　　　　　　　　Sermaka® Folie Erhaltungstherapie 1 ×/Monat

▷ **Kortikosteroide intraläsional**
　Triamcinolonacetonid　　　　　　　　　　　　　Volon® A 10 1×/Monat unterspritzen,
　Kristallsuspension 1:1　　　　　　　　　　　　　1–2 × wiederholen
　verdünnt mit Lokalanästhetika (ca. 2 mg/cm^2)

▷ **Kortikosteroide systemisch**
　Methylprednisolon 1 mg/kg KG/d　　　　　　　über 1 Woche, dann 30 mg/d für 4 Wochen

▷ **Andere Medikamente**
　Pentoxifyllin (Trental® etc.)　　　　　　　　　　über 2–6 Monate
　2–3 × 400 mg/d p.o.
　Nicotinamid (Nicobion® etc.)　　　　　　　　　6 Monate
　3 × 500 mg/d p.o.
　Clofazimin (Lamprene®)　　　　　　　　　　　bei Ansprechen Reduktion auf 100 mg/d für weitere
　2 × 100 mg/d p.o.　　　　　　　　　　　　　　6 Monate (auf Nebenwirkungen achten!)

▷ **Weitere Kombinationen**
　ASS (Colfarit®) 2–3 × 500 mg/d p.o.　　　　　　über längere Zeit
　Dipyridamol (Persantin®) 3 × 25 mg/d p.o.　　　(unter entsprechenden Kontrollen)
　Alternative: Asasantin® 3 × 1 Kaps. à 75 mg
　　bzw. 330 mg/d p.o.

hens führen; sie sind daher nur eingeschränkt empfehlenswert. Unter der Behandlung mit dem Thrombozytenaggregationshemmer Ticlopidin (Tiklyd® Drg., 250–500 mg/d) wurden Besserungen beschrieben; auf hämatologische Nebenwirkungen ist zu achten. Das Präparat sollte nicht in Verbindung mit Acetylsalicylsäure, Heparin oder nichtsteroidalen Antiphlogistika verordnet werden.

Therapieresistenz kann chirurgische Maßnahmen, z. B. Exzision und plastische Versorgung des Defektes, notwendig machen. Exulzerierte Läsionen können lokal symptomatisch mit verschiedenen Wundauflagen, z. B. auf Seegrasbasis o. ä., versorgt werden. Gute kosmetische Ergebnisse sind bei flachen Läsionen auch durch abdeckende Cremes (Camouflage) zu erzielen.

Literatur

Beck HI, Bjerring P (1988) Skin blood flow in necrobiosis lipoidica during treatment with low-dose acetylsalicylic acid. Acta Derm Venereol (Stockh) 68: 364–365

Beck HI, Bjerring P, Rasmussen I et al. (1985) Treatment of necrobiosis lipoidica with low-dose acetylsalicylic acid. A randomized double-blind trial. Acta Derm Venereol (Stockh) 65: 230–234

Boateng B, Hiller D, Albrecht HP, Hornstein OP (1993) Kutane Mikrozirkulation bei prätibialer Nekrobiosis lipoidica. Vergleichende Laser-Doppler-Fluxmetrie und Sauerstoffpartialdruckmessungen bei Patienten und Hautgesunden. Hautarzt 44: 581–586

Dwyer CM, Dick D (1993) Ulceration in necrobiosis lipoidica – a case report and study. Clin Exp Dermatol 18: 366–369

Goette DK (1990) Resolution of necrobiosis lipoidica with exclusive clobetasol propionate treatment. J Am Acad Dermatol 22: 855–856

Gudmundsen K, Smith O, Dervan P, Powell FC (1991) Necrobiosis lipoidica and sarcoidosis. Clin Exp Dermatol 16: 287–291

Handfield Jones S, Jones S, Peachey R (1988) High dose nicotinamide in the treatment of necrobiosis lipoidica. Br J Dermatol 118: 693–696

Kavanagh GM, Novelli M, Hartog M, Kennedy CT (1993) Necrobiosis lipoidica – involvement of atypical sites. Clin Exp Dermatol 18: 543–544

Kelly WF, Nicholas J, Adams J, Mahmood R (1993) Necrobiosis lipoidica diabeticorum: association with background retinopathy, smoking, and proteinuria. A case controlled study. Diabet Med 10: 725–728

Littler CM, Tschen EH (1987) Pentoxifylline for necrobiosis lipoidica diabeticorum J Am Acad Dermatol 17: 314–316
Lowitt MH, Dover JS (1991) Necrobiosis lipoidica. J Am Acad Dermatol 25: 735–748
Mensing H (1989) Clofazimine – therapeutische Alternative bei Necrobiosis lipoidica und Granuloma anulare. Hautarzt 40: 99–103
Monk BE, Du Vivier AW (1987) Necrobiosis lipoidica and sarcoidosis. Clin Exp Dermatol 12: 294–295
Noz KC, Korstanje MJ, Vermeer BJ (1993) Ulcerating necrobiosis lipoidica effectively treated with pentoxifylline. Clin Exp Dermatol 18: 78–79
Sawada Y (1985) Successful treatment of ulcerated necrobiosis: lipoidica diabeticorum with prostaglandin E1 and skin flap transfer – a case report. J Dermatol 12: 449–454
Schumacher F, Schnyder UW (1991) Necrobiosis lipoidica und Koebner-Phänomen. Hautarzt 42: 587–588
Straube R (1988) Necrobiosis lipoidica – Klinik und Therapie bei 20 Fällen. Dermatol Monatsschr 174: 681–685
Taniguchi Y, Sakamoto T, Shimizu M (1993) A case of necrobiosis lipoidica treated with systemic corticosteroid. J Dermatol 20: 304–307
Weisz G, Ramon Y, Waisman D, Melamed Y (1993) Treatment of necrobiosis lipoidica diabeticorum by hyperbaric oxygen. Acta Derm Venereol (Stockh) 73: 447–448

28.6 Sarkoidose der Haut

Die Sarkoidose ist eine *granulomatöse Multisystemerkrankung unklarer Genese*. Die Erkrankung manifestiert sich am häufigsten an Lunge, Lymphknoten, Augen und Haut; aber auch Leber, Milz, ZNS, Herz, Knochen und Knochenmark, Speicheldrüsen und Gefäße können betroffen sein. 10–35 % der Patienten mit Systembefall zeigen auch Befall des Hautorgans, die Haut kann aber auch alleiniger Manifestationsort sein. Das Ausmaß des Hautbefundes korreliert nicht mit dem systemischen Befall. Die Veränderungen bestehen in der Regel aus braunroten bis livid-roten Papeln und Plaques, wobei durch zentrales Abheilen anuläre und zirzinäre Läsionen entstehen können. Der *histologische* Befund ist recht charakteristisch, aber unspezifisch. Es zeigen sich umschriebene Granulome mit dem Nachweis von Epitheloidzellen ohne Verkäsung. In den Randbereichen der epitheloidzelligen Granulome sind auch lymphoide Zellen nachweisbar. Die Hautveränderungen sind meistens symptomlos, können aber kosmetisch entstellend sein.

Gewöhnlich sind junge Erwachsene von einer Sarkoidose betroffen. Bilaterale hiläre Lymphadenopathie, Lungeninfiltrate, Augen- und Hautmanifestationen sind typische Befunde. Frauen scheinen etwas häufiger als Männer an Sarkoidose zu erkranken. Eine familiäre Häufung mit bestimmten HLA-Assoziationen deutet auf eine genetische Disposition hin. Die Sarkoidose tritt in allen Rassen auf, in den USA und Südafrika jedoch häufiger bei der schwarzen Bevölkerung. In den USA treten bei weißhäutigen Kaukasiern etwa 5 Fälle auf 100 000 Einwohner auf; bei der schwarzen Bevölkerung ist die Erkrankung ca. 10 × häufiger und zeigt öfter atypische Hautveränderungen mit fulminantem Verlauf und schlechter Prognose. Das gehäufte Auftreten von Malignomen ist bei Sarkoidosekranken beschrieben.

Klinisch werden mehrere Varianten gesehen, die auch unterschiedliche *Verläufe* zeigen können. Die akute Erkrankung zeigt meist unspezifische Hautveränderungen wie das Erythema nodosum mit Sarkoidosemanifestationen in anderen Organen. Chronische Verlaufsformen sind hingegen oft mit nichtverkäsenden granulomatösen Infiltraten assoziiert.

● Das *Löfgren-Syndrom* ist durch einen *akuten* Krankheitsbeginn mit Fieber, Arthralgien, bihilärer Lymphadenopathie und Erythema nodosum gekennzeichnet. Das Erythema nodosum stellt die häufigste kutane Manifestation dieser Variante dar, kommt aber bei ca. 30 % aller Sarkoidosepatienten vor. Es sind hauptsächlich Frauen betroffen mit einer Erkrankungshäufung im Frühjahr. Das Löfgren-Syndrom heilt in 85 % der Fälle innerhalb von 6 Monaten ohne Einsatz spezifischer Behandlungsmaßnahmen ab.
● Der *Lupus pernio* ist eine relativ häufige und für die *chronische* Verlaufsform charakteristische Hautmanifestation. Kennzeichnend sind die knotigen Infiltrate im Bereich von Nase, Wangen, Stirn und Ohren. Im weiteren Verlauf kommt es zu fibrosierenden Prozessen, vor allem im oberen Respirationstrakt und Lunge sowie zu Sarkoidoseherden in anderen Organen wie Leber, Knochen, Nieren und Speicheldrüsen. Hyperkalzurie

In der *Langzeittherapie* sollte die Chloroquindosis 4 mg/kg KG nicht überschreiten, wobei das Idealgewicht und nicht das tatsächliche Gewicht zugrunde gelegt werden muß. Kleinere Läsionen werden erfolgreich mit Kortikosteroiden intraläsional oder okklusiv lokal behandelt. Bei der Narbensarkoidose können die Herde exzidiert werden. Kasuistisch wurde ferner über Therapieversuche mit Allopurinol, Isotretinoin, Kryo- und Radiotherapie sowie PUVA berichtet, mit unterschiedlichem Erfolg.

Literatur

Blobstein SH, Weiss HD, Myskowski PL (1985) Sarcoidal granulomas in tattoos. Cutis 36: 423–424
Brungger A (1987) Hautsarkoidose unter dem Bild einer Necrobiosis lipoidica. Hautarzt 38: 238–240
Collison DW, Novice F, Banse L et al. (1989) Split-thickness skin grafting in extensive ulcerative sarcoidosis. J Dermatol Surg Oncol 15: 679–683
Elgart ML (1986) Cutaneous sarcoidosis: definitions and types of lesions. Clin Dermatol 4: 35–45
Gibson LE, Winkelmann RK (1986) The diagnosis and differential diagnosis of cutaneous sarcoidosis. Clin Dermatol 4: 62–74
Graham Brown RA, Shuttleworth D, Sarkany I (1985) Coexistence of sarcoidosis and necrobiosis lipoidica of the legs – a report of two cases. Clin Exp Dermatol 10: 274–278
Griffiths CE, Leonard JN, Walker MM (1986) Acquired ichthyosis and sarcoidosis. Clin Exp Dermatol 11: 296–298
Hebel JL, Snider RL, Mitchell D (1993) Lofgren's syndrome. Cutis 52: 223–224
Higgins EM, Salisbury JR, Du Vivier AW (1993) Subcutaneous sarcoidosis. Clin Exp Dermatol 18: 65–66
Jones E, Callen JP (1990) Hydroxychloroquine is effective therapy for control of cutaneous sarcoidal granulomas. J Am Acad Dermatol 23: 487–489
Kaltenbach G, Chapelon Abric C, Frances C et al. (1993) Sarcoidosis in a cicatrix: à propos of 5 cases. Rev Med Interne 14: 218–222
Kerdel FA, Moschella SL (1984) Sarcoidosis. An updated review. J Am Acad Dermatol 11: 1–19
Lewis FM, Harrington CI (1993) Lupus pernio following facial trauma. Clin Exp Dermatol 18: 476–477
Lower EE, Baughman RP (1990) The use of low dose methotrexate in refractory sarcoidosis. Am J Med Sci 299: 153–157
Manz LA, Rodman OG (1993) Reappearance of quiescent scars. Sarcoidosis. Arch Dermatol 129: 105–108
Meurer A, Lohmoller G, Keller C (1993) Gottron's acrogeria and sarcoidosis. Clin Invest 71: 387–391
Monk BE, Du Vivier AW (1987) Necrobiosis lipoidica and sarcoidosis. Clin Exp Dermatol 12: 294–295
Morin G, De Wazieres B, Humbert P, Dupond JL (1993) Value of methotrexate in a case of florid cutaneous sarcoidosis. Ann Dermatol Venereol 120: 143–146
Muthiah MM, Macfarlane JT (1990) Current concepts in the management of sarcoidosis. Drugs 40: 231–237
Nayar M (1993) Sarcoidosis on ritual scarification. Int J Dermatol 32: 116–118
Perry HO, Lofgren RK (1984) Secondary and tertiary syphilis presenting as sarcoidal reactions of the skin. Cutis 34: 253–255
Pfeiff B, Pullmann H (1986) Kutane Sarkoidosen. Z Hautkr 61: 1311–1317
Picard C, Crickx B, Perron J et al. (1989) Florid cutaneous sarcoidosis. Therapeutic difficulties. Ann Dermatol Venereol 116: 817–820
Spiteri MA, Taylor SJ (1985) Retinoids in the treatment of cutaneous sarcoidosis. Arch Dermatol 121: 1486
Vainsencher D, Winkelmann RK (1984) Subcutaneous sarcoidosis. Arch Dermatol 120: 1028–1031
Veien NK (1986) Cutaneous sarcoidosis: prognosis and treatment. Clin Dermatol 4: 75–87
Veien NK, Stahl D, Brodthagen H (1987) Cutaneous sarcoidosis in Caucasians. J Am Acad Dermatol 16: 534–540
Walsh NM, Hanly JG, Tremaine R, Murray S (1993) Cutaneous sarcoidosis and foreign bodies. Am J Dermatopathol 15: 203–207
Webster GF, Razsi LK, Sanchez M, Shupack JL (1991) Weekly low-dose methotrexate therapy for cutaneous sarcoidosis. J Am Acad Dermatol 24: 451–454
Weiss JS (1991) Antimalarial medications in dermatology. A review. Dermatol Clin 9: 377–385
Wilkinson SM, Heagerty AH, English JS (1993) Acute febrile neutrophilic dermatosis in association with erythema nodosum and sarcoidosis. Clin Exp Dermatol 18: 47–49
Yamada S, Yagi A, Shiraishi S, Miki Y (1986) A case of extensive subcutaneous sarcoidosis. J Dermatol 13: 217–221
York EL, Kovithavongs T, Man SF et al. (1990) Cyclosporine and chronic sarcoidosis. Chest 98: 1026–1029

28.7 Melkersson-Rosenthal-Syndrom

Das klassische Bild des Melkersson-Rosenthal-Syndroms (MRS) besteht aus einer Symptomentrias von

- *Cheilitis granulomatosa,*
- *Fazialisparese* und
- *Lingua plicata.*

Nicht in allen Fällen liegen alle diese Symptome gleichzeitig vor, die Angaben schwanken zwischen 20 und 70%. Häufiger sind *oligosymptomatische* oder *monosymptomatische Verläufe*, wobei die orofaziale Schwellung gewöhnlich das Kardinalsymptom darstellt. In etwa 30–50% der Fälle wird eine Fazialisparese oder eine Beteiligung anderer kranialer Nerven und in 20–50% eine Lingua plicata nachgewiesen. Die Cheilitis granulomatosa ist durch eine schmerzlose, diffuse Schwellung einer oder beider Lippen charakterisiert; zusätzlich oder auch anstatt der Lippenschwellung kann es zu Schwellungen im Bereich der Stirn *(Metopitis)*, der Wangen *(Pareitis)*, der Augenlider *(Blepharitis)*, der Gingiva *(Gingivitis)* und der Zunge *(Glossitis)* kommen. Chronische Schwellungen der Vulva oder der Vorhaut werden als genitale Varianten ebenfalls beschrieben. *Histologisch* stellen sich abhängig vom Krankheitsstadium Ödeme, ein lymphoidplasmazelluläres Infiltrat und/oder diffuse oder fokale tuberkuloide Zellinfiltrate dar. Gelegentlich treten auch epitheloidzellige Granulome wie bei der Sarkoidose auf. Das Infiltrat ist primär submukosal lokalisiert und kann bis auf den darunterliegenden Muskel reichen. Regionäre Lymphknoten können befallen sein (ca. 50% aller Fälle) und ein ähnliches histologisches Bild zeigen.

Der *Verlauf* zeigt episodenhafte Schübe mit einer zum Teil fluktuierenden Schwellung oder mit einem wenige Stunden bis Tage andauernden orofazialen Ödem. Frequenz und Ausmaß der Schwellung nehmen zu, und Schwellungszustände mit Konsistenzvermehrung können persistieren. Das Hautkolorit und die Oberfläche der Haut sind normalerweise unverändert, eine blaurote Verfärbung und Rißbildung der Lippen können auftreten. Bei Befall beider Lippen kann der Mund ein rüsselförmiges Aussehen annehmen.

Die *Ätiologie* des MRS ist unbekannt. Die Erkrankung ist selten, tritt aber in allen Teilen der Welt auf. Betroffen sind meist junge Erwachsene, es besteht keine Geschlechtspräferenz, Fälle familiärer Häufung und Manifestation bei Zwillingen deuten auf eine genetische Disposition hin. Eine infektiöse wie auch allergische bzw. autoimmune Genese werden diskutiert. Einige Fälle stellen möglicherweise eine lokalisierte Form der Sarkoidose oder die kutane Manifestation eines M. Crohn dar. Dabei können die oralen Manifestationen den Krankheitserscheinungen im Darm offenbar um Monate bis Jahre vorausgehen. Für neurovegetative Begleitsymptome wie Fieber, Schnupfen und migräneähnliche Zustände werden vasomotorische Störungen der Vasa nervorum und der kleinen Arteriolen des subkutanen Gewebes auf einen unspezifischen Stimulus verantwortlich gemacht. Eine Fremdkörperreaktion auf degenerative Veränderungen, vor allem des subkutanen Fettgewebes, wird diskutiert. Spontane Heilungen sind selten, können aber vorkommen.

Behandlung. Die Behandlung des rezidivierenden Melkersson-Rosental-Syndroms ist eine schwierige und oft undankbare Aufgabe. Bei leichter Symptomatik können intraläsionale Kortikosteroidinjektionen mit Erfolg durchgeführt werden. Bei vollentwickeltem MRS wurden kasuistisch Behandlungsversuche mit Hydroxychloroquin, Bestrahlungen, Tuberkulostatika, Antibiotika, Antimykotika, Vitaminen, DADPS, Danazol, Salazosulfapyridin, Phenylbutazon und Immunsuppressiva beschrieben. Mehr Erfahrun-

Tabelle 28.7. Therapie der Cheilitis granulomatosa

▷ **Leichte Symptomatik**	Kortikosteroide intraläsional – Triamzinolonazetonid 2 mg/m²	z. B. Volon® A 10 Kristallsuspension 1:1 mit Lokalanästhetikum alle 3 Wochen, wiederholen für ggf. 6 Monate
▷ **Ausgedehnte oder schwere Symptomatik**	Clofazimin	z. B. Lamprene® 100 mg/d über 10 Tage; dann 200–400 mg/Woche über 4 Monate
	Kortikosteroide systemisch – Prednisolon	z. B. Decortin H® 40 mg/d über 2–4 Wochen, ausschleichende Reduktion
	Chirurgisch	Reduktionsplastik

gen liegen mit Glukokortikoiden, Clofazimin und chirurgischen Maßnahmen vor. Die Kombination dieser Maßnahmen ist heute bei ausgedehntem Befall als erste Behandlungswahl anzusehen. Obwohl eine infektiöse Genese der Erkrankung nicht gesichert ist, sollte vorab eine *Fokussuche* im Mund-Rachen-Raum und ggf. eine Sanierung vorhandener Herde durchgeführt werden. Weitere therapeutische Maßnahmen sind in Tabelle 28.7 dargestellt.

Gute Behandlungsergebnisse lassen sich auch *operativ*, z. B. mit einer *Reduktionsplastik* der Lippen, erzielen. Chirurgische Maßnahmen sollten allerdings in Phasen fehlender Krankheitsaktivität durchgeführt und durch nachfolgende intraläsionale Steroidinjektionen ergänzt bzw. stabilisiert werden.

Literatur

Allen CM, Camisa C, Hamzeh S, Stephens L (1990) Cheilitis granulomatosa: report of six cases and review of the literature. J Am Acad Dermatol 23: 444–50

Connelly TJ, Kauh YC, Luscombe HA, Becker G (1986) Leukemic macrocheilitis associated with hairy-cell leukemia and the Melkersson-Rosenthal syndrome. J Am Acad Dermatol 14: 353–358

Ellitsgaard N, Andersson AP, Worsaae N, Medgyesi S (1993) Long-term results after surgical reduction cheiloplasty in patients with Melkersson-Rosenthal syndrome and cheilitis granulomatosa. Ann Plast Surg 31: 413–20

Friedrich W, Timmermann J (1990) Die Cheilitis granulomatosa Miescher. Diagnostische und therapeutische Aspekte. Laryngol Rhinol Otol (Stuttg) 69: 564–568

Glickman LT, Gruss JS, Birt BD et al. (1992) The surgical management of Melkersson-Rosenthal syndrome. Plast Reconstr Surg 89: 815–821

Graham MD, Kartush JM (1989) Total facial nerve decompression for recurrent facial paralysis: an update. Otolaryngol Head Neck Surg 101: 442–444

Graham MD, Kemink JL (1986) Total facial nerve decompression in recurrent facial paralysis and the Melkersson-Rosenthal syndrome: a preliminary report. Am J Otol 7: 34–37

Greene RM, Rogers RS (1989) Melkersson-Rosenthal syndrome: a review of 36 patients. J Am Acad Dermatol 21: 1263–1267

Hackel H, Hartmann AA, Burg G (1991) Vulvitis granulomatosa and anoperineitis granulomatosa. Dermatologica 182: 128–131

Jenss H, Plauth M, Hoffmann R, Weber P (1989) Cheilitis granulomatosa als erste Manifestation eines Morbus Crohn. Dtsch Med Wochenschr 114: 1524–1527

Keane JR (1988) Melkersson's syndrome associated with syphilis. J Clin Neuroophthalmol 8: 249–253

Knopf B, Schaarschmidt H, Wollina U (1992) Monosymptomatisches Melkersson-Rosenthal-Syndrom mit nachfolgender Vulvitis und Perivulvitis granulomatosa. Hautarzt 43: 711–713

Meisel Stosiek M, Hornstein OP, Stosiek N (1990) Family study on Melkersson-Rosenthal syndrome. Some hereditary aspects of the disease and review of literature. Acta Derm Venereol (Stockh) 70: 221–226

Podmore P, Burrows D (1986) Clofazimine – an effective treatment for Melkersson-Rosenthal syndrome or Miescher's cheilitis. Clin Exp Dermatol 11: 173–178

Pryce DW, King CM (1990) Orofacial granulomatosis associated with delayed hypersensitivity to cobalt. Clin Exp Dermatol 15: 384–386

Samaratunga H, Strutton G, Wright RG, Hill B (1991) Squamous cell carcinoma arising in a case of vulvitis granulomatosa or vulval variant of Melkersson-Rosenthal syndrome. Gynecol Oncol 41: 263–269

Schumacher F, Schnyder UW (1991) Cheilitis et pareitis granulomatosa: Spontanverlauf. Hautarzt 42: 516–517

Stosiek N, Hornstein OP, Meisel-Stosiek M (1990) Melkersson-Rosenthal-Syndrom bei Dystrophia myotonica Curschmann-Steinert. Hautarzt 41: 87–90

Stosiek N, Birolleau S, Capesius C, Hornstein OP (1992) Chronicity and diagnostic doubts of Melkersson-Rosenthal syndrome. Analysis of developing ways in 5 cases. Ann Dermatol Venereol 119: 635–638

Sussman GL, Yang WH, Steinberg S (1992) Melkersson-Rosenthal syndrome: clinical, pathologic, and therapeutic considerations. Ann Allergy 69: 187–194

Tausch I, Sonnichsen N (1992) Erfahrungen mit der Clofazimin-Therapie des Melkersson-Rosenthal-Syndroms. Hautarzt 43: 194–198

Williams PM, Greenberg MS (1991) Management of cheilitis granulomatosa. Oral Surg Oral Med Oral Pathol 72: 436–439

Zimmer WM, Rogers RS, Reeve CM, Sheridan PJ (1992) Orofacial manifestations of Melkersson-Rosenthal syndrome. A study of 42 patients and review of 220 cases from the literature. Oral Surg Oral Med Oral Pathol 74: 610–619

28.8 Granuloma centrofaciale

Synonym: Lethal midline granuloma, Granuloma gangraenescens

Das Granuloma centrofaciale ist ein sehr seltenes, meist ad exitum führendes Krankheitsbild, das durch eine nekrotisierende granulomatös-ulzerierende Entzündung im Bereich des Gesichtes charakterisiert ist. Die Differentialdiagnose zum M. Wegener ist schwierig. *Histologisch* stellt sich ein T-Zell-Lymphom, seltener ein B-Zell-Lymphom mit nekrotischen Gefäßen dar. Nach oft langen Vorstadien mit unspezifischer Entzündung kommt es zu herdförmiger Induration im Bereich des Vestibulums, Septums oder der Nasenmuschel. Die nekrotische Gewebszerstörung kann Knorpel und Knochen des Nasengerüsts, des Gaumens, der Nasennebenhöhlen und des Oberkiefers, auch den Kehlkopf und die Trachea erreichen. In Folge von Aspiration kann es zu pulmonaler Herdbildung kommen. *Ätiologisch* liegt dem Krankheitsgeschehen nach neueren Befunden häufig eine Epstein-Barr-Infektion zugrunde. Die *Prognose* der Krankheit ist in der Regel ungünstig.

Behandlung. Therapie der Wahl ist eine konsequente Röntgenbestrahlung mit einer Gesamtdosis von ca. 45–50 Gy. Chemotherapien allein sind nicht erfolgversprechend, eine Kombination mit der Bestrahlung kann versucht werden. Als Komplikation der Bestrahlungstherapie können allerdings Erblindung und Hirnstamminsulte auftreten, so daß Vorsicht geboten ist.

Literatur

Drake Lee AB, Milford CA (1989) A review of the role of radiology in non-healing granulomas of the nose and nasal sinuses. Rhinology 27: 231–236

Gaulard P, Henni T, Marolleau JPM et al. (1988) Lethal midline granuloma (polymorphic reticulosis) and lymphomatoid granulomatosis. Evidence for a monoclonal T-cell lymphoproliferative disorder. Cancer 62: 705–710

Gold JE, Ghali V, Gold S et al. (1990) Angiocentric immunoproliferative lesion/T-cell non-Hodgkin's lymphoma and the acquired immune deficiency syndrome: a case report and review of the literature. Cancer 66: 2407–2413

Harabuchi Y, Kataura A, Kobayashi et al. (1992) Lethal midline granuloma (peripheral T-cell lymphoma) after lymphomatoid papulosis. Cancer 70: 835–839

Hirota J, Osaki T, Yoneda K et al. (1992) Midline malignant B-cell lymphoma with leukemic transformation. Cancer 70: 2958–2962

Marsot Dupuch K, Cabane J, Raveau V et al. (1992) Lethal midline granuloma: impact of imaging studies on the investigation and management of destructive mid facial disease in 13 patients. Neuroradiology 34: 155–161

Minarovits J, Hu LF, Imai S et al. (1994) Clonality, expression and methylation patterns of the Epstein-Barr virus genomes in lethal midline granulomas classified as peripheral angiocentric T cell lymphomas. J Gen Virol 75: 77–84

Ratech H, Burke JS, Blayney D et al. (1989) A clinicopathologic study of malignant lymphomas of the nose, paranasal sinuses, and hard palate, including cases of lethal midline granuloma. Cancer 64: 2525–2531

Rothacher UM, Rump JA, Herbst EW et al. (1994) Differentialdiagnostische Aspekte des lethalen Midline-Granuloms (Granuloma gangraenescens). Immun Infekt 22: 158–160

Su IJ, Hsieh HC (1992) Clinicopathological spectrum of Epstein-Barr virus-associated T cell malignancies. Leuk Lymphoma 7: 47–53

Suttner HJ, Enzmann H (1990) Lethal midline granuloma as a result of months-long immunosuppressive therapy. A case report. Laryngol Rhinol Otol (Stuttg) 69: 660–662

Thalacker U, Takacsi Nagy L et al. (1993) Difficulties in recognition and treatment of lethal midline granuloma and otolaryngologic and radiotherapeutic practice. Laryngol Rhinol Otol (Stuttg) 72: 57–59

Farbabbildungen

1,2 Kutane Sarkoidose bei einem 29-jährigen Mann

3 Lupus pernio

4 Sog. „midline granuloma" bei einem jungen Mann mit nachfolgendem letalen Ausgang

5,6 Granuloma anulare am Mittelfinger und vollständige Rückbildung nach Kryotherapie

Farbabbildungen

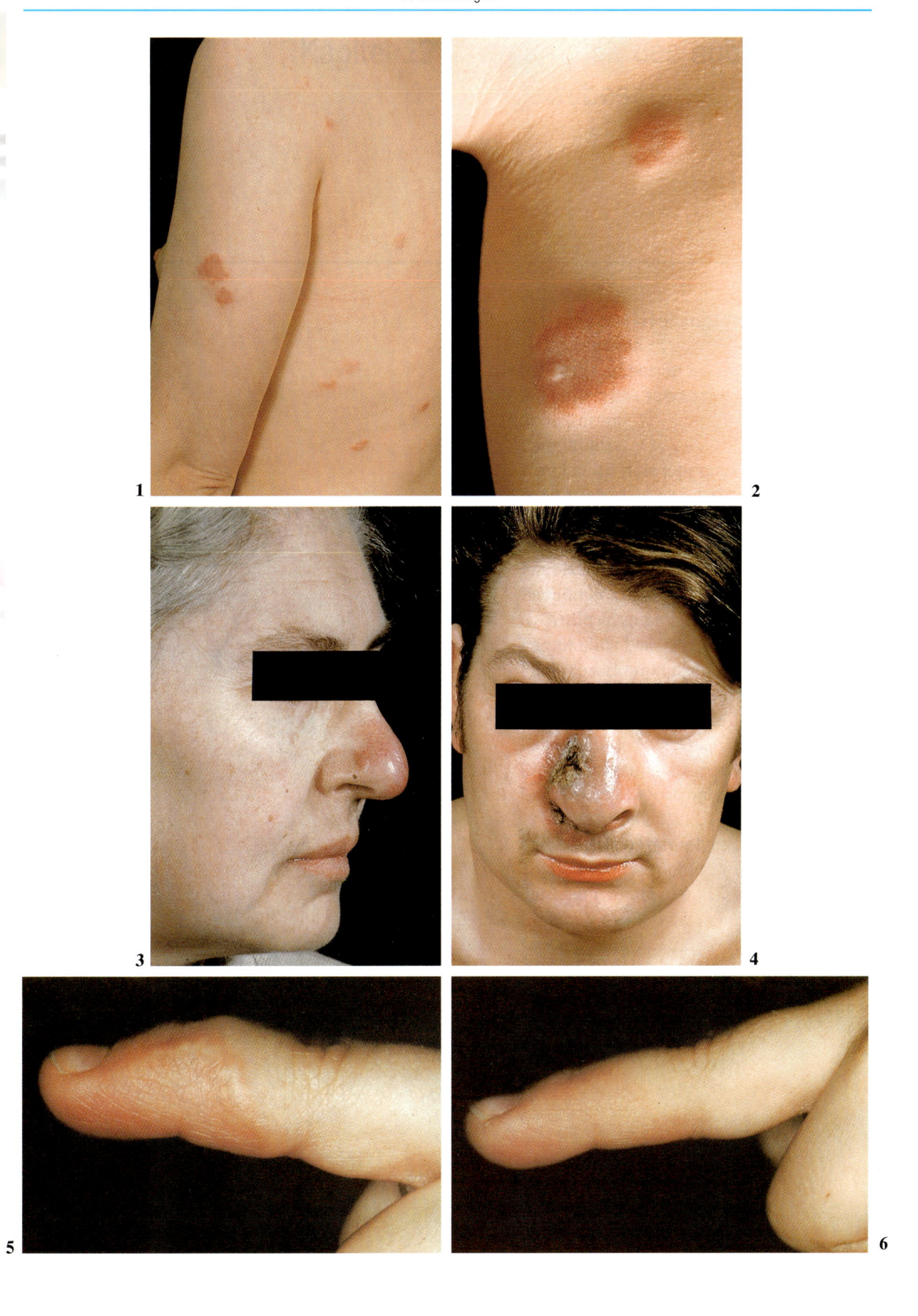

29.1 Allgemeines

Im Mittel entfallen *10–14%* der Körpermasse eines gesunden Erwachsenen auf das subkutane Fettgewebe; jedoch zeigt der relative Masseanteil der Subkutis ausgeprägte interindividuelle Unterschiede, die von Ernährung, Geschlecht, Alter, familiärer Disposition und Rasse abhängig sind. Die wichtigsten Funktionen des unter der Haut gelagerten Fettgewebes sind mechanische Schutzfunktion, Thermoregulation sowie Speicherung und Freisetzung von Energieträgern. Das Körperfett enthält ca. *80%* der Energiereserven des Körpers, wobei sein hoher Energiegehalt vor allem auf dem geringen Sauerstoffanteil im Molekül sowie der Ablagerung als wasserfreies Neutralfett beruht. Das Fett wird in den *Adipozyten* entweder direkt aus Kohlenhydraten synthetisiert oder durch Pinozytose aus dem Extrazellularraum aufgenommen. Während der Embryogenese werden die *Lipoblasten* um die *14. Schwangerschaftswoche* angelegt. In frühen Stadien der Differenzierung sind diese Zellen noch fähig, sich auch zu anderen mesenchymalen Zellen zu entwickeln. Nach abgeschlossener Differenzierung bleibt jedoch die Zahl der Adipozyten im Körper wahrscheinlich zeitlebens konstant.

Man unterscheidet „braunes" und „weißes" Fettgewebe. Das plurivakuoläre braune Fettgewebe ist durch reiche Vaskularisation, zahlreiche Mitochondrien im Zytoplasma der Adipozyten sowie durch seinen hohen Zytochromgehalt charakterisiert. Es ist vor allem in der Perinatalzeit ein wichtiges Depot der Wärmebildung, wobei die Fettmobilisierung durch Noradrenalin bewirkt wird. Beim Erwachsenen kommt das braune Fettgewebe nur noch in geringem Maße vor. Die weißen Fettzellen sind hingegen univakuolär und verdanken ihre gelbliche Farbe besonderen Lipochromen. Sie sind durch gefäßführende bindegewebige Septen in zahlreiche kleine Lobuli zusammengefaßt.

Für die pathogenetische Einordnung von Fettgewebsentzündungen ist es oft wichtig zu erkennen, ob die entzündlichen Prozesse primär von den *fibrösen Septen* (septale Pannikulitis), von den *Fettgewebsläppchen* selbst (lobuläre Pannikulitis) oder von den *Gefäßen* der Kutis bzw. der Subkutis (tiefe Vaskulitis) ausgehen. Diese Unterscheidung gelingt jedoch nicht immer. Zwei wesentliche Gründe sind dafür verantwortlich: Auf der einen Seite können unterschiedliche ätiologische Faktoren in gleichartige pathogenetische Mechanismen einmünden und zu uniformen Alterationen des Gewebes führen; andererseits sind für differenzierte histologische Diagnosen tiefe Biopsien aus möglichst frischen Läsionen, die den Ursprung der Veränderungen noch erkennen lassen, erforderlich. Oftmals aber können die Gewebeproben nur noch aus Läsionen mit bereits fortgeschrittener Gewebsreaktion gewonnen werden. Die meisten Fettgewebserkrankungen betreffen isoliert den Panniculus adiposus in der Subkutis; seltener werden angrenzende Organsysteme einbezogen, oder das subkutane Fettgewebe wird erst sekundär affiziert.

Literatur

Felig P, Havel RJ, Smith LH (1981) Metabolism and nutrition. In: Smith LH, Thier SO (eds) Pathophysiology. The biological principles of disease. Saunders, Philadelphia, pp 479–652

Hausmann GJ, Richardson LR (1982) Histochemical and ultrastructural analysis of developing adipocytes in the fetal pig. Acta Anat 114: 228–247

Heaton JM (1972) The distribution of brown adipose tissue in the human. Anatomy 112: 35–39

Jung RT, Shetty PS (1979) Reduced thermogenesis in obesity. Nature 279: 322–323

Mallory SB (1991) Neonatal skin disorders. Pediatr Clin North Am 38: 745–761

29.2 Fettgewebserkrankungen des Neugeborenen

29.2.1 Sclerema adiposum neonatorum

Synonym: Fettsklerem

Es handelt sich um eine sehr seltene Erkrankung, die fast ausschließlich Neugeborene in den ersten 10 Lebenstagen betrifft. Obwohl *Ätiologie* und *Pathogenese* noch nicht vollständig geklärt sind, fällt in den meisten Fällen eine Assoziation des

Fettsklerems *mit anderen schweren Allgemeinerkrankungen* auf, an denen die Neugeborenen bereits zum Zeitpunkt des Krankheitsausbruchs leiden. Frühgeburt und zu geringe Körpergröße scheinen prädisponierend zu sein, jedoch tritt das Fettsklerem auch nach Plazentainsuffizienz, im Zusammenhang mit schweren Infektionen, angeborenen Herzfehlern und anderen kongenitalen Defekten sowie nach hypothermen Episoden auf. Es werden ätiologische Zusammenhänge mit der noch nicht vollständig entwickelten Fähigkeit zur Fettmobilisation und zu der im Vergleich zum Erwachsenen anderen Relation von gesättigten und ungesättigten Fettsäuren diskutiert, die im Zusammenhang mit anderen schweren Allgemeinerkrankungen zum Fettsklerem führen.

Klinisch imponiert, ausgehend von Gesäß oder Oberschenkeln und später auf das gesamte Integument übergreifend, eine leder- bzw. holzartig verhärtete Haut. Lediglich Handflächen, Fußsohlen und Genitalien bleiben ausgespart. Die Haut erscheint wächsern, gelblich-blaß, gelegentlich mit zyanotisch-lividen Zeichnungen und fühlt sich kühl an. Die Beweglichkeit ist stark eingeschränkt, und das Gesicht erscheint maskenartig starr. Die betroffenen Neugeborenen zeigen stets Zeichen einer sehr schweren Allgemeinerkrankung.

Behandlung. Wichtig ist in erster Linie eine suffiziente Therapie der Grundkrankheit, wobei besonderer Wert auf die Einhaltung einer konstanten Körpertemperatur (Inkubator), Stabilisierung der kardiopulmonalen Funktion (z.B. Erhöhung des O_2-Angebotes) sowie ausreichende Flüssigkeitszufuhr und Ernährung (Infusionen, Sonden, Glukoseangebot) zu legen ist. Bei Infekten muß umgehend antibiotisch behandelt werden. Die systemische Gabe von Kortikosteroiden bringt keinen Überlebensvorteil, jedoch scheinen (ggf. wiederholte) Austauschtransfusionen die Überlebenschancen signifikant zu erhöhen.

Trotz frühzeitig einsetzender Therapie ist die *Prognose* sehr ernst. Die *Mortalität liegt zwischen 50 und 75 %* (bis zu 90 %). Bei den Überlebenden bilden sich die Hautveränderungen vollständig zurück. Über spätere Komplikationen wird nicht berichtet.

Literatur

Jardine D, Atherton DJ, Trompeter RS (1990) Sclerema neonatorum and subcutaneous fat necrosis of the newborn in the same infant. Eur J Pediatr 150: 125–126

Kellum RE, Tay TL, Brown GR (1968) Sclerema neonatorum. Arch Dermatol 97: 372–380

Mallory SB (1991) Neonatal skin disorders. Pediatr Clin North Am 38: 745–761

Pearse RG, Sauer PJ (1978) Exchange transfusion in treatment of serious infection in the newborn and sclerema neonatorum. Arch Dis Child 53: 262

Pelet B (1980) C3, Factor B, alpha-1-antitrypsin in neonatal septicemia with sclerema. Arch Dis Child 55: 782–788

29.2.2 Adiponecrosis subcutanea neonatorum

Synonyme: subkutane Fettnekrose des Neugeborenen, symmetrische Fettsklerose

Hier handelt es sich um fokale, relativ scharf begrenzte subkutane Knoten, die meist gut verschieblich sind und sich in den ersten Tagen bis zu 6 Wochen nach der Geburt entwickeln.

Klinisch ist die Haut über den Läsionen verhärtet, z.T. livid-erythematös verfärbt. Betroffen sind in erster Linie voll ausgetragene, normgewichtige und gesund erscheinende Neugeborene. Prädilektionsstellen sind die bei der Geburt mechanisch oder thermisch (Kälte) belasteten Areale: Gesäß, Schultern, Rücken und Wangen. In etlichen Fällen wurden eine Assoziation mit *Hyperkalzämie* sowie *Störungen des Fettstoffwechsels* und *Thrombozytopenie* beschrieben. Ursächliche Verbindungen mit Fehlanlagen des braunen Fettgewebes, einem *Mangel an α_1-Antitrypsin* oder erhöhter Empfindlichkeit gegenüber Vitamin D werden diskutiert. Neuerdings fand man im Rahmen der Erkrankung eine Mobilisierung der Vitaminreserven mit erhöhtem Vitamin D-Blutspiegel. Einige Fälle von Adiponekrosis wurden nach Herzeingriffen in Hypothermie beschrieben. Offenbar führt lokale Ischämie über umschriebene Fettgewebsnekrosen zur Ausbildung von Lipogranulomen.

Histologisch zeigen sich fokale Fettnekrosen mit einem Infiltrat aus vielkernigen Riesenzellen und doppelbrechenden Kristallen im polarisierten Licht. Der weitere *Verlauf* ist relativ günstig: In den meisten Fällen kommt es zu *spontaner Remission* innerhalb einiger Wochen bis zu 6 Monaten ohne Residuen; manchmal werden Kalzifizierungen oder eine mäßige Atrophie der Subkutis beobachtet. Komplikationen können jedoch aus der häufig begleitenden Hyperkalzämie resultieren. Über einige Todesfälle durch Herzstillstand oder schwere Infektionen ist berichtet worden.

Behandlung. Wegen der guten Prognose der Erkrankung ist eine spezifische Therapie meist nicht nötig, die spontane Remission kann abgewartet werden; lediglich die Überwärmung der betroffenen Hautareale sollte vermieden werden. Eine regelmäßige Überwachung des Serum-Kalzium-Spiegels ist allerdings angezeigt sowie eine engmaschige Überwachung der Patienten hinsichtlich *klinischer Zeichen einer Hyperkalzämie:* motorische Erregbarkeit, Anorexie, Verstopfung und allgemeine Störungen der Entwicklung.

In manchen Fällen kann eine Behandlung des erhöhten Kalziumspiegels, z.B. durch intravenöse Hydratation und forcierte Diurese mit Furosemid (1 mg/kg alle 6 h) und/oder durch diätetische Reduktion der Zufuhr von Kalzium und Vitamin D, indiziert sein. In besonders hartnäckigen und schweren Fällen wurden Kortikosteroide oral mit gutem therapeutischen Erfolg verabreicht. Die Behandlung mit Prednisolon 1 mg/kg KG alle 6 h intravenös über 2 Tage mit nachfolgendem Umsetzen auf 1–2 mg/kg KG/d oral für wenige Wochen und anschließendem Ausschleichen erwies sich als wirksam. Ebenfalls wirksam war die Behandlung mit 2 mg/kg KG/d Fluocortolon über 2 Wochen mit subsequenter langsamer Reduktion. Begleitende Krampfneigung wurde in Einzelfällen mit Phenobarbital erfolgreich behandelt. In manchen Fällen konnte die ggf. kosmetisch störenden subkutanen atrophischen Bezirke durch plastisch-chirurgische Maßnahmen gebessert werden.

Literatur

Cook JS, Stone MS, Hansen JR (1992) Hypercalcemia in association with subcutaneous fat necrosis of the newborn: studies of calcium-regulating hormones. Pediatrics 90: 93–96

Cunningham K, Atkinson SA, Paes BA (1990) Subcutaneous fat necrosis with hypercalcemia. Can Assoc Radiol J 41: 158–159

Fernandez-Lopez D, Garcia-Dorado J, De Unamuno P et al. (1990) Subcutaneous fat necrosis of the newborn and idiopathic hypercalcemia. Dermatologica 180: 250–254

Finne PH, Sanderud J, Aksnes L et al. (1988) Hypercalcemia with increased and upregulated 1,25-dihydroxyvitamin D production in a neonate with subcutaneous fat necrosis. J Pediatr 112: 792–794

Friedman SJ, Winkelmann RK (1989) Subcutaneous fat necrosis of the newborn: light, ultrastructural and histochemical microscopic studies. J Cutan Pathol 16: 99–105

Glover MT, Catterall MD, Atherton DJ (1991) Subcutaneous fat necrosis in two infants after hypothermic cardiac surgery. Pediatr Dermatol 8: 210–212

Hicks MJ, Levy ML, Alexander J et al. (1993) Subcutaneous fat necrosis of the newborn and hypercalcemia: case report and review of the literature. Pediatr Dermatol 10: 271–276

Higgins JN, Haddock JA, Shaw DG (1993) Case report: soft tissue and perivisceral calcification occurring in an infant: a case of brown fat necrosis. Br J Radiol 66: 366–368

Janssens PM, Vonk J, Demacker PN (1993) Hypertriglyceridemia in a case of subcutaneous fat necrosis in a newborn. Ann Clin Biochem 30: 482–484

Kruse K, Irle U, Uhlig R (1993) Elevated 1,25-dihydroxyvitamin D serum concentrations in infants with subcutaneous fat necrosis. J Pediatr 122: 460–463

Lewis A, Cowen P, Rodda C et al. (1992) Subcutaneous fat necrosis of the newborn complicated by hypercemia and thrombocytopenia. Australas J Dermatol 33: 141–144

Liu FT, Dobry MM, Shames BS et al. (1993) Subcutaneous nodules and hypercalcemia in an infant. Subcutaneous fat necrosis of the newborn. Arch Dermatol 129: 898–902

Silverman AK, Michels EH, Rasmussen JE (1986) Subcutaneous fat necrosis in an infant, occurring after hypothermic cardiac surgery. J Am Acad Dermatol 15: 331–336

Taieb A, Douard D, Maleville J (1987) Subcutaneous fat necrosis and brown fat deficiency. J Am Acad Dermatol 16: 624–625

Thomsen RJ (1980) Subcutaneous fat necrosis of the newborn and idiopathic hypercalcemia. Arch Dermatol 116: 1155–1158

Vonk J, Janssens PM, Demacker PN et al. (1993) Subcutaneous fat necrosis in a neonate, in association with aberrant plasma lipid and lipoprotein values. J Pediatr 123: 462–464

Wolach B, Raas-Rothschild A, Vogel R et al. (1990) Subcutaneous fat necrosis with thrombocytopenia in a newborn infant. Dermatologica 181: 54–55

29.3 Pannikulitis

29.3.1 Panniculitis non suppurativa recidivans

Synonyme bzw. verwandt: Panniculitis non suppurativa febrilis (Typ Pfeiffer-Weber-Christian), Panniculitis non suppurativa non febrilis (Typ Rothmann-Makai), Lipogranulomatosis subcutanea

Hier handelt es sich um eher seltene Erkrankungen, von denen bevorzugt junge erwachsene Frauen, seltener Kinder betroffen werden. *Klinisch* finden sich multiple, druckschmerzhafte und bis zu mehreren cm messende subkutane Knoten, über denen die Haut im akuten Schub erythematös geschwollen ist (P. nodularis). Später kann es zu dellenartigen Hauteinziehungen kommen, und vereinzelt werden Spontanperforationen beobachtet. Oft sind die Unterschenkel symmetrisch befallen, jedoch kann das gesamte Integument betroffen sein, ein Befall des Gesichtes wurde ausnahmsweise beobachtet. Vereinzelt wird auch das Fettgewebe *im Körperinneren*, vor allem im Abdomen und retroperitoneal, systemisch befallen, was sich klinisch durch Bauchschmerzen, Fieber und starkes allgemeines Krankheitsgefühl bemerkbar machen kann.

● Ein chronisch-rezidivierender Verlauf ist häufig. Bei der Variante von *Pfeifer-Weber-Christian* (*P. febrilis*) ist der Beginn meist akut, und die Schübe sind von Allgemeinerscheinungen wie Fieber, Schwächegefühl, Myalgien, Arthralgien, Gewichtsabnahme, Müdigkeit und Erbrechen begleitet; dagegen fehlen Allgemeinsymptome und Fieber bei der Variante von *Rothmann-Makai* (*P. non febrilis*). Da es fließende Übergänge gibt und eine histologische Differenzierung kaum möglich erscheint, ist eine scharfe Trennung der einzelnen Varianten umstritten und wird auch hier nicht vorgenommen.

Histologisch liegt in allen Fällen eine *lobuläre Pannikulitis* vor. Die Frühstadien sind durch entzündliche Infiltrate, meist aus polymorphkernigen Leukozyten, aber auch Lymphozyten und Histiozyten gekennzeichnet. Später kommen Makrophagen dazu, die das freigesetzte Fett phagozytieren, durch ihr schaumiges Zytoplasma auffallen und schließlich zur Entwicklung von lipophagen Granulomen führen. Die Granulome heilen z.T. narbig ab.

Die *Ätiologie* dieser sog. idiopathischen Pannikulitisformen ist unbekannt; eine multifaktorielle Entstehung wird diskutiert. Der akute Beginn, der schubweise Verlauf und die gelegentlich beobachtete Koinzidenz mit Infektionskrankheiten führten zur Hypothese infektiöser oder infektallergischer Erkrankungen. Auch Medikamente, Autoimmunreaktionen, Pankreaserkrankungen und Traumata wurden als ursächlich diskutiert. Die Diagnose einer *idiopathischen Pannikulitis nach Pfeifer-Weber-Christian oder Rothmann-Makai wird daher erst nach Ausschluß aller anderen Pannikulitiden* gestellt. Differentialdiagnostisch auszuschließen sind ferner traumatische Lipogranulome, eine poststeroidale Pannikulitis, Lipomatosen etc. Zu denken ist auch an syphilitische Gummen und an eine nodöse Vaskulitis.

Behandlung. Die Behandlung der gelegentlich schmerzhaften, rezidivierenden Pannikulitisknoten ist lediglich symptomatisch. Im Vordergrund steht eine oft wirksame Analgesie; meist wird mit nichtsteroidalen Antiphlogistika (z.B. Acetylsalicylsäure, Indometacin) eine ausreichende Schmerzlinderung erreicht. Besonders schmerzhafte Knoten können in der akuten Phase durch Eisbeutel oder durch feuchte Umschläge gekühlt werden. In weniger schweren Fällen sollten lokal Kortikosteroide, z.B. triamcinolonhaltige Externa, angewendet werden. Besonders im entzündlichen und druckschmerzhaften Initialstadium sollte die Wirkung lokaler Kortikosteroide durch Okklusion verbessert werden. Daneben empfehlen wir, soweit möglich, Kompressionsverbände mit elastischen Binden, die die Ausbildung des entzündlichen Infiltrates und die ödematöse Schwellung, z.B. an den Extremitäten, mechanisch vermindern und damit die Schmerzentstehung unterdrücken helfen.

In ausgedehnten Fällen, ggf. mit systemischer Beteiligung, können die entzündlichen Knoten und auch die Allgemeinsymptome mit oralen Kortikosteroidgaben zur Rückbildung gebracht werden. Ein Beginn mit 60–100 mg Prednisolon/d über 1–2 Wochen bzw. bis zum deutlichen Ansprechen und langsames Ausschleichen über einen Zeitraum von 4–6 Wochen wird als Regelbehandlung empfohlen. Dabei ist eine genaue Verlaufskontrolle erforderlich, um evtl. Rückfällen mit einer Dosisanpassung begegnen zu können. Bei Koinzidenz mit Infekten (z. B. Streptokokken, Candida, B. burgdorferi) muß entsprechend antibiotisch bzw. mit Antimykotika behandelt werden.

Der individuelle *Verlauf* vor oder nach Therapie ist kaum vorhersehbar. Im allgemeinen kommt es innerhalb von Wochen oder Monaten zu allmählicher Rückbildung der Hautveränderungen und zur Abnahme der Allgemeinsymptomatik. Es ist allerdings nicht immer sicher zu entscheiden, ob die eingetretene Besserung als Behandlungsfolge oder spontan eingetreten ist. Meist treten intermittierend über einen Zeitraum von Monaten bis Jahren erneute Schübe auf, bevor nach durchschnittlich 2–5 Jahren eine permanente Remission eintritt. Die Hautknoten können gelegentlich kalzifizieren.

In verschiedenen Kasuistiken der letzten Jahre werden auch andere Therapieschemata mitgeteilt:

■ Unter Steroidtherapie progrediente Krankheitsbilder wurden in Einzelfällen erfolgreich mit dem Cyclosporin A behandelt. 100 mg Cyclosporin A i.v./d wurde 1 Monat lang gegeben (Einstellung des Plasmaspiegels zwischen 100 und 150 nmol/l) und danach 300 mg täglich oral über 6 Monate.

■ Auch Zytostatika wurden angewendet, z. B. Cyclophosphamid (im akuten Schub z. B. 4 mg/kg KG/d für 5 Tage, 3 mg/kg KG/d für 5 Tage und danach eine Erhaltungsdosis von 2 mg/kg KG/d) oder Methotrexat (10–20 mg/m^2 2 × wöchentlich).

■ Erfolgreiche Behandlung mit Hydroxychloroquin und Colchicin sowie niedrigen Steroiddosen wurde berichtet. Dabei konnte unter Gabe von 4 mg/kg KG/d Hydroxychloroquin und 0,025 mg/kg KG/d Colchicin die Prednisolondosierung von 1,5 auf 0,1 mg/kg KG/d gesenkt werden.

■ Die systemische Therapie mit Dapson (50–150 mg/d unter engmaschiger Kontrolle des Met-Hb-Spiegels), die intravenöse Gabe von humanem Immunglobulin (400 mg IgG/kg KG) sowie die systemische Gabe von Cimetidin wurden ebenfalls kasuistisch mit unterschiedlichem Erfolg angewandt.

Literatur

Aronson IK, Zeitz HJ, Variakojis D (1988) Panniculitis in childhood. Pediatr Dermatol 5: 216–230

Entzian P, Barth J, Monig H et al. (1987) Treatment of Weber-Christian panniculitis with cyclosporine A. Rheumatol Int 7: 181

Hassler D, Zorn J, Zoller L et al. (1992) Noduläre Pannikulitis: eine Verlaufsform der Lyme-Borreliose? Hautarzt 43: 134–138

Kirch W, Duhrse U, Hoensch H, Ohnhaus E (1985) Cyclophosphamide-induced remission in Weber-Christian panniculitis. Rheumatol Int 5: 239–240

Lemley DE, Ferrans VJ, Fox LM et al. (1991) Cardiac manifestations of Weber-Christian disease: report and review of the literature. J Rheumatol 18: 756–760

Naschitz JE, Yeshurun D, Rosner I et al. (1990) Treatment with cimetidine of atypical fasciitis panniculitis syndrome. Ann Rheum Dis 49: 788–792

Ohara S, Koh CS, Yanagisawa N (1992) Myalgia as the major symptom in systemic panniculitis (Weber-Christian disease). Eur Neurol 32: 321–323

Panush RS, Yonker RA, Dlesk A et al. (1985) Weber-Christian disease. Analysis of 15 cases and review of the literature. Medicine 64: 181–191

Randle SM, Richter MB, Palmer RG et al. (1991) Panniculitis – a report of four cases and literature review. Arch Dis Child 66: 1057–1060

Sharma BK, Talukdar B, Mathur RP (1990) Weber-Christian disease. An unusual occurrence in a 12-year-old child. Int J Dermatol 29: 358–359

Singh NK, Singh DS (1984) Weber-Christian disease (febrile relapsing non-suppurative nodular panniculitis): a case report. J Postgrad Med 30: 49–50

Sorensen RU, Abramowsky C, Stern RC (1990) Corticosteroid-sparing effect of hydroxychloroquine in a patient with early-onset Weber-Christian syndrome. J Am Acad Dermatol 23: 1172–1174

Sorensen RU, Abramowsky CR, Stern RC (1986) Ten-year course of early-onset Weber-Christian syndrome with recurrent pneumonia: a suggestion for pathogenesis. Pediatrics 78: 115–120

Usuki K, Kitamura K, Urabe A et al. (1988) Successful treatment of Weber-Christian disease by cyclosporin A. Am J Med 85: 276–278

29.3.2 Eosinophile Pannikulitis

Der Begriff „eosinophile Pannikulitis" steht weniger für ein spezifisches Krankheitsbild als vielmehr für ein uniformes Reaktionsmuster der Subkutis, bei dem massenhaft eosinophile Granulozyten zwischen die Adipozyten einwandern. Dieser Reaktionstyp kann mit verschiedenen

Erkrankungen assoziiert sein, die den Panniculus adiposus affizieren: Erythema nodosum und andere tiefe Vaskulitiden, traumatische Granulome, Arthropodenstiche und -bisse sowie kutane Lymphome. An der Haut findet man stets eine noduläre Pannikulitis, die von Pusteln über Ulzera und purpuriforme Veränderungen bis zu urtikariellen Papeln und Plaques begleitet ist. Klinisch und histologisch stehen die genannten Hautveränderungen im Vordergrund. Die Prognose orientiert sich an der Grunderkrankung und ist meist gut. Eine spezifische Therapie ist nicht bekannt (s. auch Kap. 18 u. 23).

Literatur

Glass LA, Zaghloul AB, Solomon AR (1989) Eosinophilic panniculitis associated with chronic recurrent parotitis. Am J Dermatopathol 11: 555–559

Winkelmann RK, Frigas E: Eosinophilic panniculitis (1986) A clinicopathologic study. J Cutan Pathol 13: 1–12

29.3.3 Zytophagisch-histiozytäre Pannikulitis

Bei dieser sehr seltenen chronischen Erkrankung des Fettgewebes beginnen die Hautveränderungen mit rezidivierenden, erythematösen und relativ weichen subkutanen Knoten. Meist sind die Hautläsionen von Fieber, peripherer Lymphadenopathie, Schleimhautulzera, Ekchymosen sowie Hepatosplenomegalie begleitet. Häufig werden auch Gerinnungsstörungen, Leberdysfunktionen, Hypokalzämie, Leukopenie und Anämie beobachtet. Die Krankheit entwickelt sich meistens zu einer systemischen Histiozytose, die von Panzytopenie und abnormer Blutungsneigung begleitet wird.

Histologisch findet sich eine lobuläre Pannikulitis; ferner sind Fettnekrosen, hyaline Nekrosen, Ödeme und Hämorrhagien mit zahlreichen phagozytierenden Histiozyten in der Subkutis nachweisbar. In späteren Stadien sind oft auch Lymphknoten, Knochenmark und das retikuloendotheliale System betroffen, die allmählich durch histiozytäre Synzytien, in geringerem Ausmaß auch T-Lymphozyten und Plasmazellen, ersetzt werden.

Die *Ätiologie* der Erkrankung ist unbekannt; Beziehungen zu T- oder B-Zell-Lymphomen und zur malignen Histiozytose werden diskutiert. Die zytophagisch-histiozytäre Pannikulitis nimmt meist einen schweren, *chronisch-progressiven Verlauf*, häufig mit tödlichem Ausgang trotz Therapie, wobei die Todesursache meist in viszeralen Hämorrhagien zu suchen ist. Kasuistisch wurde über einzelne Patienten berichtet, bei denen die Erkrankung einen gutartigen Verlauf nahm oder nach Therapie vollständig remittierte.

Behandlung. Die ernste Prognose gebietet eingreifende Therapieschemata mit zytotoxischen Chemotherapeutika. Wegen der geringen Zahl der bisher berichteten Fälle können Therapieempfehlungen nur kasuistisch gegeben werden: Bei einigen Kranken führte ein Bleomycin-CHOP-Schema zur dauerhaften Remission. Während der 5tägigen Zyklen wurden hier alle 4 Wochen Bleomycin (4 mg/m^2 an Tag 1 und 5), Vincristin (2 mg/m^2 Tag 1 und 5), Cyclophosphamid (750 mg/m^2 an Tag 1), Doxorubicin (50 mg/m^2 an Tag 1) und Prednisolon (100 mg an Tag 1–5) verabreicht. In einem weiteren Fall führte eine Polychemotherapie mit Cyclophosphamid (650 mg/m^2/d), Vincristin (1,2 mg/m^2/d), Doxorubicin (40 mg/m^2/d) und Prednisolon (80 mg/d) zur vollständigen Remission. Auch über die erfolgreiche Anwendung des Immunsuppressivums Cyclosporin A wurde berichtet, das zumindest zeitweilig die Progression aufhalten konnte. Die Therapie wurde mit 6,5 mg/kg KG/d oral begonnen und über 1 Jahr beibehalten (Einstellung des Serumspiegels auf 150–350 nmol/l). Für 1 weiteres Jahr wurden 3,25 mg/kg KG/d verabreicht (Serumspiegel ca. 70 nmol/l), danach wurde die Therapie ausgesetzt.

Literatur

Alegre VA, Winkelmann RK (1989) Histiocytic cytophagic panniculitis. J Am Acad Dermatol 20: 177–185

Alegre VA, Fortea JM, Camps C et al. (1989) Cytophagic histiocytic panniculitis. Case report with resolution after treatment. J Am Acad Dermatol 20: 875–878

Barron DR, Davis BR, Pomeranz JR et al. (1985) Cytophagic histiocytic panniculitis. A variant of malignant histiocytosis. Cancer 55: 2538–2542

Csato SM, Szekeres L, Frecska I et al. (1981) Zytophagische Pannikulitis. Hautarzt 32: 370–371

Peters MS, Winkelmann RK (1985) Cytophagic panniculitis and B cell lymphoma. J Am Acad Dermatol 13: 882–885

Pettersson T, Kariniemi AL, Franssila K (1990) Treatment of cytophagic histiocytic panniculitis with combination chemotherapy. Eur J Hematol 44: 77–78

Pettersson T, Kariniemi AL, Tervonen S et al. (1992) Cytophagic histiocytic panniculitis: a report of four cases. Br J Dermatol 127: 635–640

Royle G, Blacklock H, Miller M (1992) Treatment of cytophagic panniculitis with cyclosporin A. Am J Med 92: 704–705

White JW, Winkelmann RK (1989) Cytophagic histiocytic panniculitis is not always fatal. J Cutan Pathol 16: 137–144

Willis SM, Opal SM, Fitzpatrick JE (1985) Cytophagic histiocytic panniculitis. Arch Dermatol 121: 910–913

Winkelmann RK, Bowie EJW (1980) Hemorrhagic diathesis associated with benign histiocytic cytophagic panniculitis and systemic histiocytosis. Arch Intern Med 140: 1460

Yanagawa T, Yokoyama A, Noya K et al. (1990) Cytophagic histiocytic panniculitis evolving into total lipodystrophy. South Med J 83: 1323–1326

29.3.4 Pannikulitis bei α_1-Antitrypsinmangel

α_1-Antitrypsin oder *α_1-Proteaseninhibitor* ist ein physiologischer Inhibitor von Trypsin, pankreatischer und neutrophiler Elastase, Kollagenase, Kallikrein, Faktor VIII sowie weiterer Serumproteasen. Ein ausgeprägter Mangel wird meist bei homozygoten Patienten (Häufigkeit 1:2500) gefunden. Als Triggerfaktoren der klinischen Symptomatik werden Alkoholabusus und Tabakkonsum angesehen.

Mangel an α_1-Antitrypsin ist assoziiert mit unterschiedlichen klinischen Symptomen: häufig mit *Lungenemphysem*, bei ca. 10 % der Patienten mit *Leberzirrhose* oder *Hepatitis*, sowie seltener mit *Vaskulitis, Urtikaria* sowie *Angioödem*. Die Pannikulitis gehört dazu, ist jedoch eine eher seltene Korrelation. In der Subkutis entstehen bei einer kleineren Zahl Betroffener zunächst relativ weiche Knoten, die später ulzerieren, eine gelbliche Flüssigkeit sezernieren und in eine noduläre nekrotisierende Pannikulitis übergehen. Die subkutanen Läsionen entstehen bevorzugt an Oberarmen, Oberschenkeln und am Stamm und heilen unter Narbenbildung sowie unter Atrophie des subkutanen Fettgewebes ab.

Die Pannikulitis bei α_1-Antitrypsinmangel stellt eine ernste Erkrankung dar, die letal ausgehen kann. In den meisten Fällen kommen Ulzerationen der subkutanen Knoten vor, jedoch sind auch relativ gutartige Verläufe bekannt.

Behandlung. Die Therapie kann lediglich die klinischen Symptome unterdrücken, nicht aber kausal wirken. Standardtherapieschemata existieren nicht. Etwa ⅓ aller beschriebenen Kranken scheint von systemischen DADPS-Gaben, ggf. in Kombination mit Plasmapherese, zu profitieren (50–150 mg/d über einen Zeitraum von mehreren Wochen, dabei engmaschige Kontrolle des Met-Hb). Systemische Therapie mit Tetracyclinen (Doxycyclin) wurde ebenfalls berichtet; darunter sollen die Antikollagenaseeigenschaften der Tetracycline zu einer vollständigen Remission der Symptome führen. Es wurden initial 200 mg Doxycyclin/d über mehrere Wochen verabreicht und anschließend auf eine Erhaltungsdosis von 100 mg/d reduziert. Auch Gaben von α_1-Antitrypsinkonzentrat können die klinischen Symptome unterdrücken; eine wöchentliche Infusion von 60 mg/kg KG wird empfohlen.

Cyclophosphamid, Colchicin, Kortikosteroide, Hydroxychloroquin und Frischplasma sind in einzelnen Fällen zur Therapie einer α_1-Antitrypsinmangel-assoziierten Pannikulitis eingesetzt worden; der therapeutische Erfolg wurde jedoch als nur mäßig beurteilt. In einem anderen Fall einer nodösen Pannikulitis lag neben dem α_1-Antitrypsinmangel eine mediastinale Histoplasmose vor. Bei diesem Patienten wurde die Pannikulitis mit Ketoconazol vollständig zur Rückbildung gebracht.

Zur *Prophylaxe* sollten die Patienten alles vermeiden, was zu einer additiven oder potenzierenden Organschädigung führen kann. Insbesondere sollten sie das Rauchen (Lungenerkrankungen) nach Möglichkeit einstellen und den Alkoholkonsum reduzieren (Lebererkrankungen). Eine Phänotypisierung der Familienmitglieder kann helfen, gefährdete Personen frühzeitig zu erkennen.

Literatur

Breit SN, Clark P, Robinson JP (1983) Familial occurrence of α_1-antitrypsin deficiency and Weber-Christian disease. Arch Dermatol 119: 198–202

Humbert P, Faivre B, Gibey R et al. (1991) Use of anticollagenase properties of doxycycline in treatment of alpha1-antitrypsin deficiency panniculitis. Acta Derm-Venereol (Stockh) 71: 189–194

Irvine C, Neild V, Stephens C et al. (1990) Alpha-1-antitrypsin deficiency panniculitis. J R Soc Med 83: 743–744

Pittelkow MR, Smith KC, Su WP (1988) Alpha-1-antitrypsin deficiency and panniculitis. Perspectives on disease relationship and replacement therapy. Am J Med 84: 80–86

Pottage JC, Trenholme GM, Aronson IK et al. (1983) Panniculitis associated with histoplasmosis and alpha-1-antitrypsin deficiency. Am J Med 75: 150–153

Schadendorf D, Haas N, Nürnberger F et al. (1993) Rezidivierende moduläre Pannikulitis bei alpha 1-Antitrypsinmangel. Erfolgreiche Dapson-Therapie 653–657

Smith KC, Su D (1989) Clinical and pathologic correlation in 96 patients with panniculitis, including 15 patients with deficient levels of α_1-antitrypsin. J Am Acad Dermatol 21: 1192–1196

Smith KC, Pittelkow MR, Su D (1987) Panniculitis associated with severe α_1-antitrypsin deficiency. Treatment and review of the literature. Arch Dermatol 123: 1655–1661

Strunk RW, Scheld WM (1986) Cyclophosphamide treatment for Weber-Christian disease associated with alpha1-antitrypsin deficiency. South Med J 79: 1425–1427

Wozel G (1994) Rezidivierende noduläre Pannikulitis bei α_1-Antitrypsinmangel. Hautarzt 44: 653–657

29.3.5 Pannikulitis bei Pankreaserkrankungen

Bei Erkrankungen des Pankreas, meist im Rahmen akuter Schübe einer *chronisch-rezidivierenden Pankreatitis*, aber auch bei Pankreaskarzinom, können lipolytische Enzyme (Amylase, Lipase, Trypsin) in den Kreislauf gelangen und zur fokalen Nekrose des subkutanen Fettgewebes führen. *Klinisch* tritt eine systemische noduläre Pannikulitis auf, die von Arthralgien, Fieber und Bluteosinophilie begleitet sein kann. Prädilektionsstellen für die Hautveränderungen sind Beine und Rumpf. Die weichen subkutanen Knoten heilen meist innerhalb einiger Wochen ohne Narbenbildung, aber unter Hinterlassung hyperpigmentierter, leicht eingesunkener Stellen, ab. Diagnostisch sind Amylase und Lipase im Serum wegweisend; auch die Bestimmung der Enzymaktivität im Urin kann hilfreich sein. Einzelne Fälle ohne Pankreaserkrankung sind berichtet worden, wobei die Ätiologie der Pannikulitis hier unklar ist. Das *histologische Bild* ist charakterisiert durch sog. „ghost cells" mit dicken schattenartigen Zellmembranen, denen die Kerne fehlen. Die Nekrosen sind umgeben von einem entzündlichen Infiltrat aus neutrophilen und eosinophilen Granulozyten, Schaumzellen, Fremdkörperriesenzellen und Histiozyten.

Behandlung. Die Therapie orientiert sich an der zugrundeliegenden internistischen Erkrankung. Grundsätzlich gelten folgende Richtlinien: Im akuten Schub einer Pankreatitis erhält der Patient nichts zu essen und zu trinken. Bei länger andauernder Krankheit ist parenterale Ernährung indiziert. Kontinuierliche Absaugung des Magensaftes durch eine Sonde vermindert die Schmerzen und unterbindet die Stimulation der Pankreassekretion. Bei Exsikkose oder Störungen des Elektrolyt- und Säure-Basen-Gleichgewichts ist ein intravenöser Ausgleich indiziert, bei Hyperglykämie ist Insulin angezeigt. Auf frühzeitige Erkennung und Behandlung einer Schocksymptomatik muß geachtet werden. Schwere Schmerzen können zur rapiden Verschlechterung des Allgemeinsymptomatik führen und können mit stark wirksamen Analgetika (z. B. Pentazocin 30–60 mg alle 3–4 h) behandelt werden; wegen der Kontraktion des Sphincter oddi ist Morphin nicht indiziert. Persistierende Schmerzen könnten durch eine Epiduralanästhesie zum Teil erfolgreich angegangen werden. Infektionen durch Darmbakterien sollten frühzeitig antibiotisch (z. B. Gentamycin 1 mg/kg KG i.v. oder i.m. alle 8 h) angegangen werden. Abszesse werden chirurgisch drainiert.

Bei Pankreaskarzinomen ist in manchen Fällen eine *Pankreatikoduodenektomie* erfolgreich. Bei inoperablen Pankreaskarzinomen führten in manchen Fällen Polychemotherapien zur (meist vorübergehenden) Rückbildung der Haut- und Allgemeinsymptome. Ein im Schrifttum mitgeteiltes Schema mit 5-Fluorourazil (300 mg/m² an Tag 1–5), Doxorubicin (50 mg/m² an Tag 1), Cisplatin (100 mg/m² an Tag 1) führte zur deutlichen Besserung der klinischen Symptomatik. Auch Bestrahlungen, ggf. in Kombination mit Chemotherapie, können die klinische Symptomatik günstig beeinflussen und eine Verlängerung der Überlebenszeit bewirken. Die symptomatische Therapie der Hautveränderungen besteht in erster Linie aus physikalischen Maßnahmen, z. B. Kühlung.

Literatur

Braun-Falco O, Hohenleutner U, Von der Helm D et al. (1989) Pankreatogene Pannikulitis. Hautarzt 40: 778–781
Cannon IR, Pitha JV, Everett MA (1979) Subcutaneous fat necrosis in pancreatic disease. J Cutan Pathol 6: 501–506
Dhawan SS, Jimenez-Acosta F, Poppiti RJ et al. (1990) Subcutaneous fat necrosis associated with pancreatitis: histochemical and electron microscopic findings. Am J Gastroenterol 85: 1025–1028
Fine RM (1983) Subcutaneous fat necrosis, pancreatitis and arthropathy. Int J Dermatol 22: 575–576
Forstrom L, Winkelmann RK (1975) Acute generalized panniculitis with amylase and lipase in the skin. Arch Dermatol 111: 497–502
Hughes PSH, Apisarnthanarax P (1975) Subcutaneous fat necrosis associated with pancreatic disease. Arch Dermatol 111: 506
Klaveren RJ van, De Mulder PH, Boerbooms AM et al. (1990) Pancreatic carcinoma with polyarthritis, fat necrosis, and high serum lipase and trypsin activity. Gut 31: 953–955
Lewis CT, Tschen JA, Klima M (1991) Subcutaneous fat necrosis associated with pancreatic islet cell tumor. Am J Dermatopathol 13: 52–56
Millns JL, Evans HL, Winkelmann RK (1979) Association of islet cell carcinoma of the pancreas with subcutaneous fat necrosis. Am J Dermatopathol 1: 273–280
Potts DE, Mass MF, Iseman MD (1975) Syndrome of pancreatic disease, subcutaneous fat necrosis and polyserositis. Am J Med 58: 417–423
Rutledge PL, Warshaw AL (1988) Persistent acute pancreatitis. A variant treated by pancreatoduodenectomy. Arch Surg 123: 597–600
Sibrack LA, Gonterman IH (1978) Cutaneous manifestations of pancreatic disease. Cutis 21: 763–768

29.3.6 Autoimmunpannikulitis
(bei LE, PSS, Vaskulitis etc.; lipoatrophische Pannikulitis)

Bei verschiedenen Autoimmundermatosen, z. B. bei progressiver systemischer Sklerodermie, Immunvaskulitis, Dermatomyositis oder bei Lupus erythematodes kann eine subakut-chronische Pankreatitis im Sinne einer Beteiligung des subkutanen Fettgewebes vorkommen. Eine noduläre Pannikulitis ist am häufigsten beim CDLE zu finden, wird aber auch bei bis zu 2 % der Patienten mit SLE beobachtet. Kasuistisch werden Pannikulitiden berichtet, deren genaue Zuordnung zu einer bekannten Autoimmunkrankheit nicht klar ist, bei denen jedoch eine Genese auf autoimmunologischer Basis angenommen wird, z. B. lipoatrophische Pannikulitis oder Bindegewebspannikulitis. Komplementmangel kann vorkommen. *Klinisch* imponieren hier inflammatorische subkutane Knoten mit Bevorzugung des Stammes und der proximalen Extremitäten. *Histologisch* finden sich hyaline Fettgewebsnekrosen mit lymphoiden Follikeln (Differentialdiagnose zu anderen Pannikulitiden), begleitet von lymphozytären Vaskulitiden.

Behandlung. Grundlage einer Behandlung sind immunsuppressive Maßnahmen, z. B. systemische Gabe von Kortikosteroiden und Antimalariamedikamenten (z. B. Hydroxychloroquin, Quensyl® 200 mg 2 ×/d), von denen die meisten Patienten profitieren. Auch DADPS (Dapson-Fatol® 50–150 mg/d) ist erfolgreich eingesetzt worden. Weitere Maßnahmen richten sich im einzelnen nach den Besonderheiten der zugrundeliegenden Grunderkrankung.

Literatur

Fox JN, Klapman MH, Rowe L (1987) Lupus profundus in children treatment with hydroxychloroquine. J Am Acad Dermatol 16: 839–844
Hainaut P, Fievez C, Coche E (1988) Immune-mediated panniculitis, mimicking pancreatic disease-associated fat necrosis. Clin Rheumatol 7: 522–526
Peters MS, Su WP (1989) Lupus erythematosus panniculitis. Med Clin North Am 73: 1113–1126
Sánchez NP, Peters MS, Winkelmann RK (1981) The histopathology of lupus erythematosus panniculitis. J Am Acad Dermatol 5: 673–680
Tada J, Arata J, Katayama H (1991) Linear lupus erythematosus profundus in a child. J Am Acad Dermatol 24: 871–874
Tuffanelli DL (1985) Lupus panniculitis. Semin Dermatol 4: 79–81

Winkelmann RK (1983) Panniculitis in connective tissue disease. Arch Dermatol 119: 336–344
Winkelmann RK, Padilha-Goncalves A (1980) Connective tissue panniculitis. Arch Dermatol 116: 291–294
Yamada Y, Dekio S, Jidoi J et al (1989) Lupus erythematosus profundus. Report of a case treated with dapsone. J Dermatol 16: 379–382
Yell JA, Burge SM (1989) Lupus erythematosus profundus treated with clobetasol propionate under a hydrocolloid dressing. Br J Dermatol 128: 103

29.3.7 Andere symptomatische Pannikulitiden

● *Kältepannikulitis.* Eine lokalisierte Pannikulitis kann gelegentlich durch Kälteeinwirkung nach 6–72 h am Ort der hypothermischen Schädigung entstehen. Kinder, vor allem Neugeborene und Säuglinge, sind davon betroffen, meist am Kinn oder im Bereich der Wangen. Im Erwachsenenalter findet sich eine symptomatisch durch Kälte induzierte Pannikulitis bei fettleibigen Frauen, vor allem nach Skifahren, Reiten o. ä., meist an den Oberschenkeln und am Gesäß. *Klinisch* können tiefe, indurierte subkutane Knoten und Plaques palpiert werden, die darüberliegende Haut erscheint livid-rötlich und fühlt sich kalt an. Histologisch liegt eine lymphozytäre Pannikulitis vor. Wenn keine erneute Kälteexposition erfolgt, bilden sich die Hautveränderungen innerhalb eines Zeitraumes von einer bis mehreren (meist 2–3) Wochen spontan zurück, meist ohne Narbenbildung, gelegentlich jedoch unter Hinterlassung eines atrophisch eingesunkenen Areals. Eine spezifische Therapie ist nicht bekannt. Prophylaktisch sollte Kälteexposition vermieden werden und bei potentiell gefährdenden Tätigkeiten (Skifahren u. ä.) auf das Tragen warmer und ausreichend weiter Kleidung geachtet werden.

● *Panniculitis factitia.* Unter der Bezeichnung Panniculitis factitia werden seltene Krankheitsbilder zusammengefaßt, die iatrogen oder durch den Patienten selbst verursacht werden. Häufig sind Frauen jüngeren bis mittleren Alters, aber auch medizinisches Personal betroffen. In den meisten Fällen entsteht die Pannikulitis nach Injektionen verschiedenster Substanzen (z. B. Milch, Pentazocin, Paraffin, Morphin, Fäkalien u. a.). Prädilektionsstellen sind die distalen Streckseiten der Extremitäten, Läsionen werden jedoch auch an Brust, Oberschenkeln und Gesäß gefunden. Histopathologisch werden histiozytäre Pannikulitiden mit Riesenzellen, Lipophagen und Zysten, die von Histiozyten gesäumt werden, sowie Fibrosierungen gesehen. Wenn die Manipulationen unterbunden werden (z. B. durch Okklusion o. ä.), heilen die subkutanen Knoten in der Regel spontan, z. T. unter Hinterlassung atrophischer Areale, ab. Ansonsten ist die Therapie symptomatisch: Kühlung, Säuberung, bei Superinfektionen ggf. Antibiose. Sehr wichtig ist eine frühzeitige und umfassende psychiatrische Betreuung der Betroffenen.

● *Post-steroid Pannikulitis.* Einige Tage nach Absetzen einer hochdosierten Kortikosteroidtherapie können sich vor allem bei Kindern Pannikulitiden an Wangen, Armen und am Stamm entwickeln. Es handelt sich um eine seltene Erkrankung. Klinisch imponieren subkutane Knoten von 0,5–4 cm Durchmesser. Histologisch findet man eine lobuläre Pannikulitis mit nadelförmigen Kristallablagerungen in Riesenzellen. Die Prognose ist gut; meist bilden sich die Hautveränderungen spontan vollständig zurück. Eine spezifische Therapie ist nicht bekannt.

● *Pannikulitis bei subkutanen Kristallablagerungen.* Cholesterinembolisationen, die von atherosklerotischen Plaques ausgehen, kristalline Lipide bei verschiedenen Fettgewebserkrankungen (Sclerema neonatorum, subkutane Fettnekrose des Neugeborenen, Poststeroid Pannikulitis u. a.), Uratkristalle bei Gicht und unterschiedliche Drogen (z. B. Pentazocin, Meperidin) können gelegentlich durch kristalline Ablagerung im Gewebe pannikulitische Hautveränderungen verursachen. Auch bei Nierenerkrankungen treten manchmal disseminierte Mikroverkalkungen auf, die sekundär zur Entstehung einer Pannikulitis führen. Das klinische Bild erinnert an eine noduläre Pannikulitis, häufig kann die genaue Diagnose erst histologisch anhand der spezifischen Kristallformationen gestellt werden. Die Behandlung richtet sich nach der zugrundeliegenden Erkrankung und kann gegebenenfalls durch symptomatische Maßnahmen ergänzt werden.

● *Oleom (Oleogranulom, Paraffinom, sklerosierendes Lipogranulom).* Bei diesem Krankheitsbild handelt es sich um granulomatöse Gewebsreaktionen, die nach (oft längere Zeit zurückliegenden) Injektionen öliger, zäher Flüssigkeiten (z. B. zur Auffüllung von Gewebedefekten) in der Subkutis entstehen. Da aufgrund der Entwicklung besser gewebeverträglicher Ersatzmaterialien heute keine Indikationen zur subkutanen Injektion derartiger Substanzen mehr bestehen, sind Oleome selten geworden. Entsprechend der Anwendung der fraglichen Substanzen sind die Prädilektionsstellen das Gesicht, die Brüste bei Frauen und das Skrotum bei Männern.

Einmal entstandene Läsionen persistieren hartnäckig und bilden sich nicht spontan zurück. Gelegentlich können Ulzerationen vorkommen. In Einzelfällen wurde sarkomatöse Entartung beschrieben. Die einzige effektive Therapie ist die vollständige Exzision der Läsionen. Bei stark entzündlichen Reaktionen oder sehr ausgedehnten Befunden kann eine Behandlung mit hochdosierten Kortikosteroiden versucht werden, die allerdings nur temporäre symptomatische Linderung der entzündlichen Veränderungen bewirken.

Literatur

Ackerman AB, Mosher DT, Schwamm HH (1966) Factitial Weber-Christian syndrome. J Am Med Assoc 198: 731–736
Baruchin AM, Scharf S (1988) Cold panniculitis in children. Burns, including thermal injury 14: 51–52
Duncan WC, Freeman RG, Heaton CL (1966) Cold panniculitis. Arch Dermatol 94: 722–724
Förström L, Winkelmann RK (1974) Factitial panniculitis. Arch Dermatol 110: 747–750
Grob JJ, Legre R, Bertocchio P et al. (1989) Calcifying panniculitis and kidney failure. Case report with resolution after treatment. Int J Dermatol 28: 129–131
Jaffé N, Hann HWL, Vawter GF (1971) Post-steroid panniculitis in acute leukemia. New Engl J Med 284: 366
Kossard S, Ecker RI, Dicken CH (1980) Povidone panniculitis (polyvinyl-pyrrolidone panniculitis). Arch Dermatol 116: 704–706
Le Boit PE, Schneider S (1987) Gout presenting as lobular panniculitis. Am J Dermatol Pathol 9: 334–338
Lowe LB (1968) Cold panniculitis in children. Am J Dis Child 115: 709–713
McCaulay JC (1986) Occupational high-pressure injection injury. Br J Dermatol 115: 379–381
Niemi KM (1977) Panniculitis of the legs with urate crystal deposition. Arch Dermatol 113: 655–656
Oertel YC, Johnson FB (1977) Sclerosing lipogranuloma of male genitalia. Arch Pathol Lab Med 101: 321–326
Parks DL, Perry HO, Muller SA (1971) Cutaneous complications of pentazocine injections. Arch Dermatol 104: 231–235
Silverman RA, Newman AJ, Le Vine MJ et al. (1988) Post-steroid panniculitis: a case report. Pediatr Dermatol 5: 92–93
Solomon LM, Beerman H (1963) Cold panniculitis. Arch Dermatol 88: 265–268
Spagnuolo M, Taranta A (1988) Post-steroid panniculitis. Ann Intern Med 54: 1181
Urbach F, Wine SS, Johnson WC (1971) Generalized paraffinoma (sclerosing lipogranuloma). Arch Dermatol 103: 277–291
Winkelmann RK, Barker SM (1985) Factitial traumatic panniculitis. J Am Acad Dermatol 12: 988–994

29.4 Lipoatrophien und Lipodystrophien

29.4.1 Lokalisierte Lipoatrophie bzw. -dystrophie

Unter dem Begriff einer lokalisierten Lipodystrophie werden Erkrankungen unterschiedlicher Genese zusammengefaßt, wobei häufig Mikrotraumata (z. B. Injektionen etc.) und sonstige artefizielle Noxen, z. T. Pharmaka, für ihre Entstehung eine Rolle spielen. Die *Insulinlipodystrophie* tritt relativ selten bei Diabetikern am Ort der Injektion auf (noch seltener kommen dadurch Lipohypertrophien vor). Frauen und Kinder sind häufiger betroffen als Männer. Die Läsionen entstehen meist 6–24 Monate nach Beginn der Insulintherapie. Es werden ätiologische Beziehungen zur Dosis des injizierten Insulins, zum Grad der Verunreinigung und zu Kreuzreaktionen von Insulinantikörpern mit zellulären Epitopen angenommen. Die *Kortikoidlipoatrophie* kann nach Injektion von Kortikoidkristallsuspensionen oder, seltener, nach topischer Anwendung fluorierter Kortikoide unter Okklusion entstehen. Es kommt zu einer symptomarmen, nichtinflammatorischen kutanen und subkutanen Atrophie des Fettgewebes. Die *Lipoatrophia semicircularis* betrifft meist Frauen im Bereich des Oberschenkels und ist durch eine rasch entstehende, bandartig-zirkuläre Einziehung bei unveränderter Epidermis gekennzeichnet. Die *Lipodystrophia centrifugalis* (abdominalis infantilis) ist sehr selten und wurde vorwiegend bei japanischen Kindern beobachtet, bei denen sich abdominelle subkutane Atrophien zentrifugal ausbreiteten.

Behandlung. Insulinlipodystrophien bilden sich meist bei Verwendung hochgereinigter Insuline (besonders Humaninsulin) und ständiger Variation der Injektionsstelle zurück. Die Kortikoidlipodystrophie bildet sich ebenfalls, meist innerhalb einiger Jahre, spontan zurück. Eine spezifische Therapie ist in beiden Fällen nicht bekannt. Für die Lipoatrophia semicircularis und die Lipodystrophia centrifugalis abdominalis infantilis ist ebenfalls keine spezifische Therapie bekannt; jedoch soll es auch hier in ca. 75 % aller Fälle zu spontanen Remissionen kommen. Eventuell können oral oder topisch applizierte, weiche Kortikosteroide zu einer Rückbildung der Symptome beitragen. Eine mechanische Belastung der betroffenen Stellen (gelegentlich wurden Strumpfhalter o. ä. bei Frauen als Ursache beschuldigt) sollte vermieden werden. Auch auf andere Mikrotraumata ist zu achten.

Literatur

Bloch PH, Runne U (1978) Lipoatrophia semicircularis beim Mann. Zusammentreffen von Arterienvarietät und Mikrotraumata als mögliche Krankheitsursache. Hautarzt 29: 270–272

Giam YC, Rajan VS, Hock OB (1982) Lipodystrophia centrifugalis abdominalis infantilis. Br J Dermatol 106: 461–464

Gschwandtner WR, Münzberger H (1974) Lipoatrophia semicircularis. Hautarzt 25: 222–227

Imamura S, Yamada M, Ikeda T (1971) Lipodystrophia centrifugalis abdominalis infantilis. Arch Dermatol 104: 291–298

Imamura S, Yamada M, Yamamoto K (1984) Lipodystrophia centrifugalis abdominalis infantilis. A follow up study. J Am Acad Dermatol 11: 203–209

Jablonska S, Szczepanski A, Gorkiewicz A (1975) Lipoatrophy of the ankles and its relation to other lipoatrophies. Acta Derm Venereol 55: 135–140

Peters MS, Winkelmann RK (1980) Localized lipoatrophy (atrophic connective tissue panniculitis). Arch Dermatol 116: 1363–1368

Peters MS, Winkelmann RK (1986) The histopathology of localized lipoatrophy. Br J Dermatol 114: 27–36

Rongioletti F, Rebora A (1989) Annular and semicircular lipoatrophies. Three cases and review of the literature. J Am Acad Dermatol 20: 433–436

Thiele B, Ippen H (1983) Multilokuläre progrediente Lipoatrophia semicircularis. Hautarzt 34: 292–293

Zachary CB, Wells RS (1984) Centrifugal lipodystrophy. Br J Dermatol 110: 107–110

29.4.2 Partielle Lipodystrophie

Synonyme bzw. verwandt: Simons-Barraquer-Syndrom, progressive Lipodystrophie

Es handelt sich um eine seltene degenerative Veränderung des subkutanen Fettgewebes, die vorwiegend bei Kindern und jungen Erwachsenen mit Bevorzugung des weiblichen Geschlechts (ca. 80 % aller Fälle) auftritt. *Klinisch* finden sich vollständige symmetrische Atrophien des Panniculus adiposus im Gesicht (resultierend in der typischen sog. „Kadaver-Facies") und am oberen Stamm. Manchmal wird begleitend eine Fetthypertrophie der unteren Körperhälfte beobachtet. Bei 90 % aller Patienten entwickelt sich eine Glomerulonephritis, und bei etwa ⅓ davon ist Diabetes mellitus vorhanden. Ätiologische Zusammenhänge mit bestimmten Formen von Komplementmangel, Infekten, familiärer Disposition, zentralnervösen Schädigungen und autoimmunologischen Prozessen werden diskutiert. *Histologisch* wird eine komplette Fettatrophie in den betroffenen Regionen gefunden. Die *Prognose* ist ernst; bis zu 30 % der Patienten sterben nach mehreren Jahren, meist an Nierenversagen.

Eine spezifische Therapie ist nicht bekannt. Wichtig sind jedoch die frühzeitige Diagnose und Behandlung der Nierenerkrankung sowie von anderen Begleiterkrankungen wie Infekten und Diabetes mellitus.

Literatur

Eisinger AJ, Shortland JR, Moorhead PJ (1972) Renal disease in partial lipodystrophy. Quart J Med 41: 343–354

Ipp MM, Minta JO, Gelfand EW (1976) Disorders of the complement system in lipodystrophy. Immunol Immunopathol 7: 281–287

Ljunghall S, Fjellstrom KE, Wibell L (1974) Partial lipodystrophy and chronic hypocomplementaemic glomerulonephritis. Acta Med Scand 195: 493–497

Perrot H, Delaup J-P, Chouvet B (1987) Partial lipodystrophy, complement abnormalities and cutaneous leucocytoclastic vasculitis. Ann Dermatol Venereol 114: 1083–1091

Simpson NB, Cunliffe WJ, Davison A (1979) Partial lipodystrophy, glomerulonephritis and hypocomplementaemia. Br J Dermatol 101 [Suppl 17]: 11

Wilson WA, Sissons JGP, Morgan OS (1978) Multiple autoimmune diseases with bilateral optic atrophy and lipodystrophy. Ann Intern Med 89: 72–73

29.4.3 Totale Lipodystrophie

Synonyme bzw. verwandt: Lawrence-Seip-Syndrom, lipoatrophischer Diabetes mellitus, generalisiertes Lipodystrophiesyndrom, kongenital-progrediente Lipodystrophie

Diese seltenen Krankheitsbilder bestehen aus Symptomkombinationen von generalisierter totaler Lipoatrophie (in Einzelfällen nur der Beine) mit einer „totenschädelartigen" Facies, Hepatosplenomegalie, Hyperlipidämie, Muskel- und Klitorishypertrophie sowie einem juvenilen, insulinresistenten Diabetes mellitus. Ferner findet man häufig eine ausgeprägte Hypertrichose (mit sehr tiefer Stirn-Haar-Grenze), eine verstärkte Ausbildung der Venen (Phlebomegalie), postnatal akromegaloide Knochenhypertrophie und andere Skelettanomalien, retardierte geistige Entwicklung und juckende, Acanthosis nigricans-ähnliche Hautveränderungen an Füßen, Leisten, Achseln und Hals. Meist manifestiert sich die Erkrankung vor dem 2. Lebensjahr.

Ätiologie und *Pathogenese* sind noch nicht vollständig geklärt. Es werden Fehlregulationen dienzephaler und hypophysärer Hormone angenommen. Bei manchen Patienten wurden erhöhte Serumspiegel verschiedener Releasingfaktoren (CT-Rf, MSH-Rf, FSH-Rf) nachgewiesen. Die Krankheit wird oft *autosomal-rezessiv* vererbt; daneben kommen jedoch erworbene Formen vor.

Behandlung. Es sind lediglich symptomatische Maßnahmen bekannt, doch ist das klinische Ansprechen meist unzureichend. In Einzelfällen werden Verbesserungen einzelner Symptome berichtet. Ein Versuch kann mit Verabreichung des Dopaminantagonisten Pimozid (Orap® 1 mg/d) durchgeführt werden, um die erhöhten Werte hypothalamischer Releasingfaktoren zu senken und den Fettaufbau zu unterstützen. Wichtig ist die frühzeitige und konsequente Einhaltung einer Diabetikerdiät. Die Hyperlipidämie kann symptomatisch mit Lipidsenkern (Clofibrinsäurederivate, z. B. Bezafibrat: Cedur® u. ä., 3 × 200 mg/d) und/oder Plasmapherese angegangen werden.

Literatur

Griebel M, Mallory SB (1988) Generalized weight loss in a child. Arch Dermatol 124: 571–576

Seip M, Trygstad O (1963) Generalized lipodystrophy. Arch Dis Child 38: 447–453

Senior B, Gellis SS (1964) The syndromes of total lipodystrophy and of partial lipodystrophy. Pediatrics 33: 593–612

29.5 Fetthypertrophien

29.5.1 Lipome

Lipome sind umschriebene gutartige Neubildungen des Fettgewebes. Es handelt sich um weiche, langsam wachsende, meist mehrere Zentimeter durchmessende Tumoren, die an jeder Stelle des Integumentes auftreten können, bevorzugt jedoch an Oberarmen, Oberschenkeln, Hals und Rücken. Subjektive Beschwerden sind selten, können aber vorkommen, wenn z. B. Nerven oder Muskeln komprimiert werden oder das Fettgewebe nekrotisch wird. Lipome in der Lumbosakralgegend sind relativ häufig mit einer *Spina bifida occulta* assoziiert. Etwa 7 % aller Lipomträger haben mehrere oder viele Tumoren. Maligne Entartung ist eine Rarität. Histologisch sind etwa *10 %* aller Lipome *Angiolipome*, die durch eine parallele Hyperproliferation von Fettgewebe und Gefäßen entstehen. Angiolipome sind häufig schon makroskopisch durch ihre weichere Konsistenz und ihre bläuliche Farbe zu erkennen. Häufiger als Lipome verursachen sie Schmerzen, weshalb öfter therapeutische Interventionen indiziert sind. Sehr selten sind Lipome aus embryonalem braunem Fett *(Hibernom, granulärzelliges Lipom)*.

Behandlung. Meist ist der Wunsch des Patienten, kosmetisch störende Lipome zu entfernen, das entscheidende Kriterium für die Interventionsindikation. Die Inzision und das Ausschälen des Tumors ist das Vorgehen der Wahl. Wegen der möglichen Assoziation mit einer *Spina bifida occulta* sollten Lipome der Lumbosakralgegend *besonders vorsichtig und erst nach genauer diagnostischer Abklärung* operativ angegangen werden. Mechanische Absaugung des Fettgewebes, die sog. *Liposuktion*, ist bei Lipomen schwieriger als die Absaugung normalen subkutanen Fettgewebes, da die Fettzäppchen vielfach von einer (dünnen) Kapsel umgeben sind; ferner kommen bei *Angiolipomen* Blutungen vor, so daß die Methode bei Fettgewebsneoplasien weniger gut geeignet ist.

Auch schmerzhafte Angiolipome können mit gutem Erfolg exzidiert werden. Alternativ wurden im Schrifttum die erfolgreichen systemischen Therapien mit *β-Blockern* mitgeteilt. Beispielsweise Atenolol (50 mg/d) führte nach 24 h zum Nachlassen der Schmerzen; Fortsetzung der Therapie über 2–3 Monate wurde empfohlen, um eine dauerhafte Besserung zu erzielen. Über den therapeutischen Nutzen der intravenösen Gabe von Lokalanästhetika (z. B. Lidocain 5mg/kg KG über 45 min) wurde ebenfalls berichtet. Allerdings traten nach der Anwendung von Lidocain die Schmerzen innerhalb weniger Wochen wieder auf.

Literatur

Field L (1984) Liposuction surgery: review. J Dermatol Surg Oncol 10: 530–538

Fogh H, Agner T, Agner E (1990) Multiple angiolipomata treated with intravenous infusions of lignocaine. Clin Exp Dermatol 15: 63–64

Goodfield MJD, Rowell NR (1988) The clinical presentation of cutaneous angiolipomata and the response to β-blockade. Clin Exp Dermatol 13: 190–192

29.5.2 Lipomatosen

Synonyme bzw. verwandt: Lipomatosis diffusa congenita, Lipomatosis benigna symmetrica Launois-Bensaude, sog. Puffärmellipomatose, Madelung-Fetthals u. a.

Unter dem Begriff der *Lipomatosen* werden verschiedene Krankheitsbilder und klinische Syndrome zusammengefaßt, die sämtlich durch verhältnismäßig diffuses überschießendes Wachstum des subkutanen Fettgewebes an definierten Regionen des Körpers gekennzeichnet sind. Es handelt sich um seltene Erkrankungen. Eine grobe klinische Einteilung kann in *symmetrische* und *nichtsymmetrische Lipomatosen* vorgenommen werden. Nach dem Verteilungsmuster des hypertrophen Fettes erfolgt die weitere klinische Differenzierung der einzelnen Krankheitsbilder. Eine *autosomal-dominante* Vererbung wird bei einigen Lipomatosen angenommen. Die symmetrischen Lipomatosen (Launois-Bensaude, Madelung-Fetthals u.a.) sind manchmal von erhöhten Serumtriglyzeridspiegeln, erhöhten HDL-Werten, Hyperurikämie, verminderter Glukosetoleranz und renal-tubulärer Azidose begleitet. Ein gehäuftes Auftreten bei Alkoholikern wurde beobachtet. Bei einigen Lipomatosen wird über Assoziationen mit Fehlbildungen anderer Organe berichtet (kongenitale diffuse Lipomatose, Proteussyndrom).

Behandlung. Die zahlreichen klinischen Varianten einer Lipomatose sind in erster Linie kosmetisch, seltener funktionell störend, so daß eine Therapie meist nur auf ausdrücklichen Wunsch des Patienten eingeleitet werden sollte. In Fällen einer Assoziation mit anderen Erkrankungen bzw. Fehlbildungen anderer Organe werden die Begleiterkrankungen symptomatisch behandelt. Kausale Therapien sind nicht bekannt. Je nach Fall kann durch Lipektomie oder Fettabsaugung *(Liposuktion)* kosmetisch oder funktionell störendes Fettgewebe entfernt werden. Häufig kommt es allerdings zu Rezidiven, so daß eine Wiederholung der Behandlung notwendig werden kann.

Literatur

Bannayan GA (1971) Lipomatosis, angiomatosis and macroencephalia. Arch Pathol 92: 1–5

Field L (1984) Liposuction surgery review. J Dermatol Surg Oncol 10: 530–538

Findlay GH, Duvenage M (1989) Acquired symmetrical lipomatoses of the hand – a distal form of the Madelung-Launois-Bensaude syndrome. Clin Exp Dermatol 14: 58–59

Klein JA, Barr RJ (1986) Diffuse lipomatosis and tuberous sclerosis. Arch Dermatol 122: 1298–1302

Leffell DJ, Braverman IM (1986) Familial multiple lipomatosis. Report of a case and review of the literature. J Am Acad Dermatol 15: 275–279

Mohar N (1980) Familial multiple lipomatosis. Acta Derm-Venereol 60: 509–513

Ruzicka T, Vieluf D, Landthaler M (1987) Benign symmetric lipomatosis Launois-Bensaude. Report of ten cases and review of the literature. J Am Acad Dermatol 17: 663–674

29.5.3 Andere Fetthypertrophien

Synonym bzw. verwandt: M. Dercum, Adipositas dolorosa, Lipomatosis dolorosa, Lipalgie, Adiposalgie

Bei den verschiedenen *Fetthypertrophien* handelt es sich um seltene, chronisch-progrediente Krankheitsbilder, bei denen klinisch disseminierte Fettansammlungen, ausgedehnte subkutane Polster bzw. Plaques und z.T. auch Ekchymosen auftreten. Prädilektionsstellen sind die juxtaartikulären Areale; grundsätzlich können aber sämtliche Körperregionen betroffen sein. Oft stehen schubweise *Schmerzen* im Vordergrund, die sich bei Berührung und Bewegung verstärken und die betroffenen Kranken weitgehend immobilisieren. In den meisten Fällen sind übergewichtige Frauen in der Menopause davon betroffen; ein M. Dercum tritt nur ausnahmsweise bei Männern auf. Vereinzelt wird auch familiäres Auftreten beobachtet.

Die Erkrankung beginnt in vielen Fällen mit Phasen starker emotionaler Belastung; häufig neigen die Patienten zu Depressionen. Meist besteht allgemeines Krankheitsgefühl, die Patienten können im Verlauf ihrer Erkrankung stark an Gewicht abnehmen, so daß klinisch eine dysproportionierte Fettverteilung resultiert.

Histologisch zeigt sich ein unspezifisches Bild mit Fettnekrosen, Hyperproliferation des interstitiellen Bindegewebes und selten diskreten Entzündungszeichen.

Behandlung. Alle therapeutischen Maßnahmen haben die Linderung der subjektiven Symptomatik und die psychische Betreuung der Kranken zum Ziel. Vor allem in der Initialphase der Erkrankung sollte eine deutliche Gewichtsreduktion angestrebt werden, da sie häufig einen günstigen Effekt auf die Schmerzen hat. Einzelne, gut lokalisierte und störende Tumoren können chirurgisch entfernt werden. Die hartnäckigen Schmerzen beim M. Dercum sprechen insgesamt auf die gebräuchlichen Analgetika nicht ausreichend an. Im Schrifttum wurde allerdings mehrfach mitgeteilt, daß die intravenöse Gabe von Lidocain zu einem bemerkenswerten Rückgang der Beschwerden führt. Initial werden 100 mg i.v. injiziert und danach 4 mg/kg KG/h per infusionem verabreicht; eine Tagesgesamtdosis von 1300 mg über 4 Tage kann unter engmaschiger klinischer Überwachung erreicht werden. Diese Maßnahme kann nach mehreren Wochen wiederholt werden. Schmerzfreie Perioden von 3 Wochen bis zu 1 Jahr sind zu erwarten, wobei die schmerzfreien Phasen bei Wiederholung der Infusionen länger werden. Möglicherweise entfaltet gerade das Lidocain eine spezifische Wirkung, selbst wenn andere Schmerzmittel versagt haben. Eine adäquate Diätberatung, Bewegungsübungen bzw. physiotherapeutische Maßnahmen und psychosomatische Betreuung sind von Fall zu Fall gezielt einzusetzen.

Literatur

Atkinson RL (1982) Intravenous lidocaine for the treatment of intractable pain of adiposis dolorosa. Int J Obesity 6: 351–357

Juhlin L (1986) Long-standing pain relief of adiposis dolorosa (Dercum's disease) after intravenous infusion of lidocaine. J Am Acad Dermatol 15: 383–385

Petersen P, Kastrup J (1984) Treating the pain of Dercum's disease. Br Med J 288: 1880

Petersen P, Kastrup J (1987) Dercum's disease (Adiposis dolorosa). Treatment of the severe pain with intravenous lidocaine. Pain 28: 77–80

Kapitel 30 Phlebologische Erkrankungen

30.1	Allgemeines	660
30.2	Anatomie der Beinvenen	660
30.2.1	Das oberflächliche (epifasziale) Beinvenensystem	660
30.2.2	Das tiefe (subfasziale) Beinvenensystem	663
30.2.3	Perforansvenen	663
30.3	Hilfsmechanismen der Venenfunktion	664
30.4	Varikosis und venöse Insuffizienz	665
30.4.1	Oberflächliche Veneninsuffizienz (CVI) – primäre Varikose	666
30.4.2	Tiefe Veneninsuffizienz – sekundäre Varikose	667
30.4.3	Perforansinsuffizienz	668
30.4.4	Venöses Ulcus cruris	668
30.5	Behandlung der Varikose und der venösen Insuffizienz	670
30.5.1	Lokale Kompression	672
30.5.2	Sklerosierung	674
30.5.3	Operative Therapie	676
30.5.4	Diuretika	677
30.5.5	Ödemprotektive Pharmaka	677
30.5.6	Venentonisierende Pharmaka	678
30.6	Phlebothrombose	679
30.6.1	Antikoagulation	679
30.6.2	Fibrinolyse	680
30.7	Thrombophlebitis	681
30.7.1	Antiphlogistika und Rheologika	682
30.8	Behandlung des venösen Ulcus cruris	682

30.1 Allgemeines

Die besondere Bedeutung der Venenleiden in medizinischer und sozioökonomischer Hinsicht wurde erst in neuerer Zeit erkannt. Insbesondere großangelegte Studien aus den 70er Jahren zeigten, daß es sich hier um weitverbreitete Leiden mit weitreichenden Folgen für die Gesundheit des Einzelnen und die finanzielle Belastung der Allgemeinheit handelt. In Deutschland leidet jeder 8. Erwachsene im Alter zwischen 20 und 70 Jahren an chronisch-venöser Insuffizienz, die bei ca. 2 % davon zur Entwicklung von Beinulzera führt. Jährlich sterben in Deutschland zwischen 30000 und 40000 Menschen an den Folgen einer Lungenembolie im Rahmen phlebologischer Erkrankungen der Bein- und Beckenvenen. Wird eine Lungenembolie überlebt, kommt es nicht selten zu Folgeerkrankungen anderer Organsysteme, die eine intensive, oft lebenslange ärztliche Betreuung des Patienten notwendig machen. Dazu kommt der ökonomische Faktor: Untersuchungen in den Niederlanden in den 60er Jahren zeigten, daß die durch Venenerkrankungen verursachte mittlere Dauer der Arbeitsunfähigkeit pro Jahr um 50 % über der durch andere vergleichbare Leiden verursachten Arbeitsunfähigkeitsdauer liegen soll. Die Gesamtbelastung der Volkswirtschaft durch direkte und indirekte Kosten (Arzt, Behandlung, Produktionsausfall, Berentung) betrug in Deutschland während der 70er Jahre jährlich mehr als 1,3 Mrd. Mark.

Angesichts dieser Zahlen steht der Ärzteschaft bzw. den wenigen spezialisierten Fachärzten ein riesiges Patientengut gegenüber. Aus diesem Grunde kommt den niedergelassenen Ärzten und insbesondere den Dermatologen in der phlebologischen Krankenversorgung eine besondere Verantwortung zu.

Literatur

Brand FN, Dannenberg AL, Abbott RD et al. (1988) The epidemiology of varicose veins: The Framingham study. Am J Prev Med 4: 96–101

Eberth-Willershausen W, Marshal M (1984) Prävalenz, Risikofaktoren und Komplikationen peripherer Venenerkrankungen in der Münchner Bevölkerung. Hautarzt 35: 68–77

Fischer H (1981) Venenleiden – eine repräsentative Untersuchung in der Bevölkerung der Bundesrepublik Deutschland. Urban & Schwarzenberg, München, Wien, Baltimore

Fischer H (1984) Socio-epidemiological study on distribution of venous disorders among a resedential population. Int Angiol 3: 89–94

Schultz-Ehrenburg U, Weindorf N, Matthes U et al. (1992) New epidemiological findings with regard to initial stages of varicose veins (Bochum study I–III). In: Raymond-Martimbeau P, Prescott R, Zummo M (eds) Phlebologie '92. Libbey, Paris, pp 234–236

Widmer LK (1978) Venenkrankheiten, Häufigkeit und sozialmedizinische Bedeutung. Beobachtungen bei 4529 gesunden Personen. Basel-Studie III. Huber, Bern Stuttgart Wien

30.2 Anatomie der Beinvenen

Der Rückfluß des venösen Blutes aus den unteren Extremitäten zum Herzen erfolgt vornehmlich über die *tiefen*, intramuskulär gelegenen (sub- oder intrafaszialen), aber auch über die *oberflächlichen*, subkutan liegenden (epifaszialen) Beinvenen. Beide Gefäßsysteme sind durch den Faszienstrumpf des Beines (Fascia lata, Fascia cruris, Fascia pedis) voneinander getrennt. Funktionelle Verbindungen werden durch die Vv. perforantes hergestellt. In allen 3 Bereichen finden sich *Venenklappen*, die es dem Blut erlauben, vom oberflächlichen System ins tiefe und von dort zum Herzen hin abzuströmen.

30.2.1 Das oberflächliche (epifasziale) Beinvenensystem

Epifaszial finden sich die Stammvenen und das retikuläre System. Zu den Stammvenen gehören die V. saphena magna, die V. saphena parva und die V. femoropoplitea.

● Die *V. saphena magna* ist die längste Vene des menschlichen Körpers und wegen ihrer kräftigen Wand für die Bypass-Chirurgie geeignet. Sie entspringt dem Arcus venosus dorsalis pedis, der hier direkte Verbindungen zum tiefen Beinvenensystem besitzt, und zieht vor dem medialen Knöchelgelenk entlang der medialen Tibiakante,

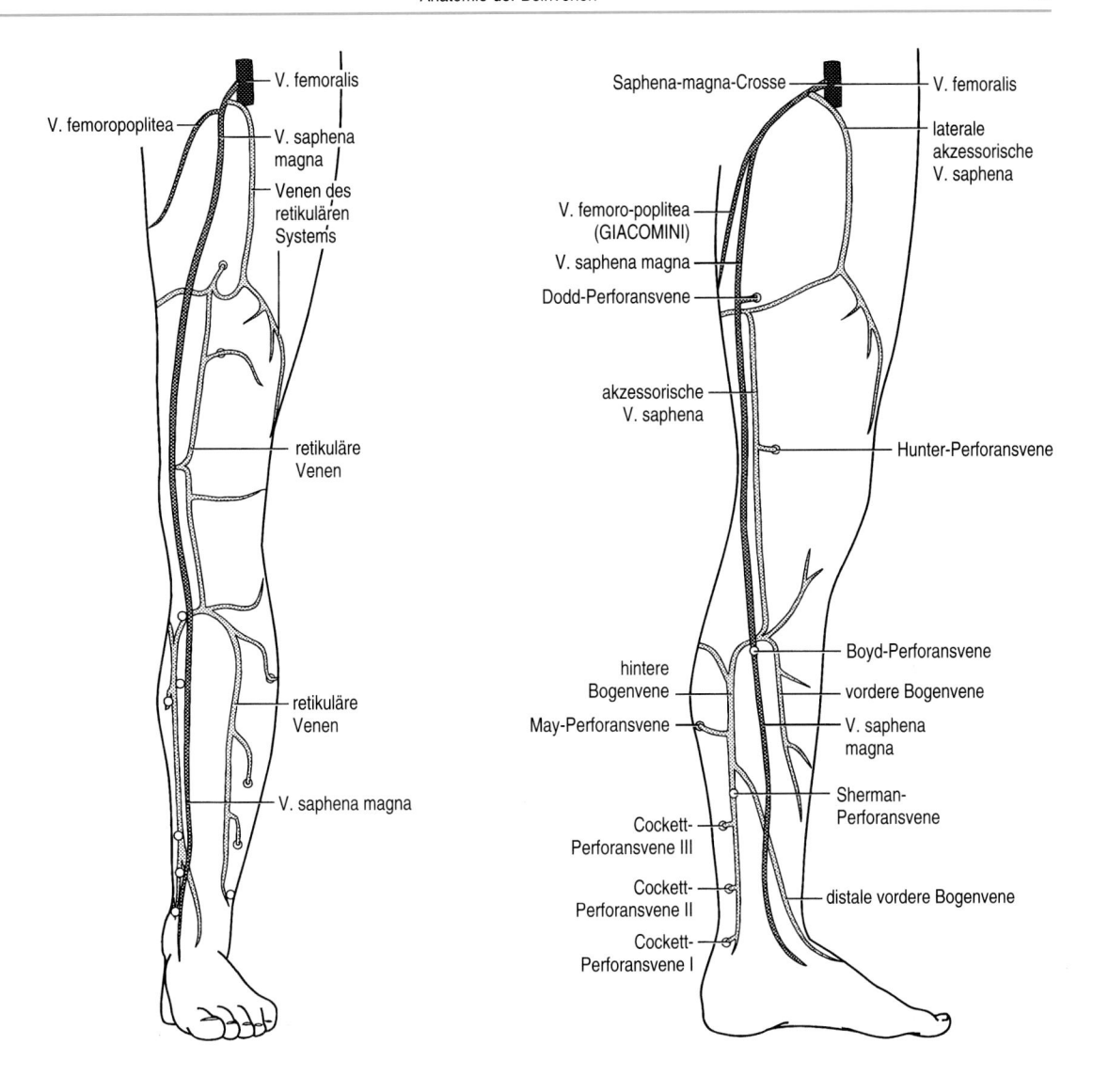

Abb. 30.1. Oberflächliches Beinvenensystem mit Verteilung der Venenklappen und wichtiger Perforansvenen

meist in unmittelbarer Nähe des N. saphenus, hinter dem Condylus medialis femoris zum Oberschenkel. Hier verläuft sie entlang des hinteren Randes des M. sartorius zum Hiatus saphenus, wo sie die Fascia lata durchbricht und in die V. femoralis mündet. Die Konfluenz der beiden Venen an dieser Stelle bezeichnet man als *Krosse*. Nur wenige Zentimeter vor der Krosse nimmt sie die 5 Seitenäste des sog. *Venensterns* auf, die für die Varizenchirurgie von besonderer Bedeutung sind (s. unten). Die V. saphena magna besitzt 4–5 Klappenebenen: eine *Krossenklappe*, unmittelbar darunter findet sich eine eng hintereinandergeschaltete Klappenserie, die *Schleusenklappen*, eine weitere Klappe liegt in der Mitte des Oberschenkels, die nächste weiter distal in Höhe des medialen Tibiakopfes und die letzte etwas oberhalb des Innenknöchels (s. Abb. 30.1). Durch diese Klappen wird die Vene in 4 Etagen aufgeteilt und der hydrostatische Druck in der Blutsäule herabgesetzt. Proximal jeder Klappe münden jeweils Seitenäste in den Stamm ein, die ihrerseits klappenlos sind, aber an der Konfluenz Klappen aufweisen. Direkte Verbindung zum tiefen Beinvenensystem besitzt die V. saphena magna in der Regel nur über die Krosse. Die Perforansvenen gehen nur selten direkt vom Stamm ab; in der Regel verbinden sie stammnahe Seitenäste mit dem subfaszialen Venensystem.

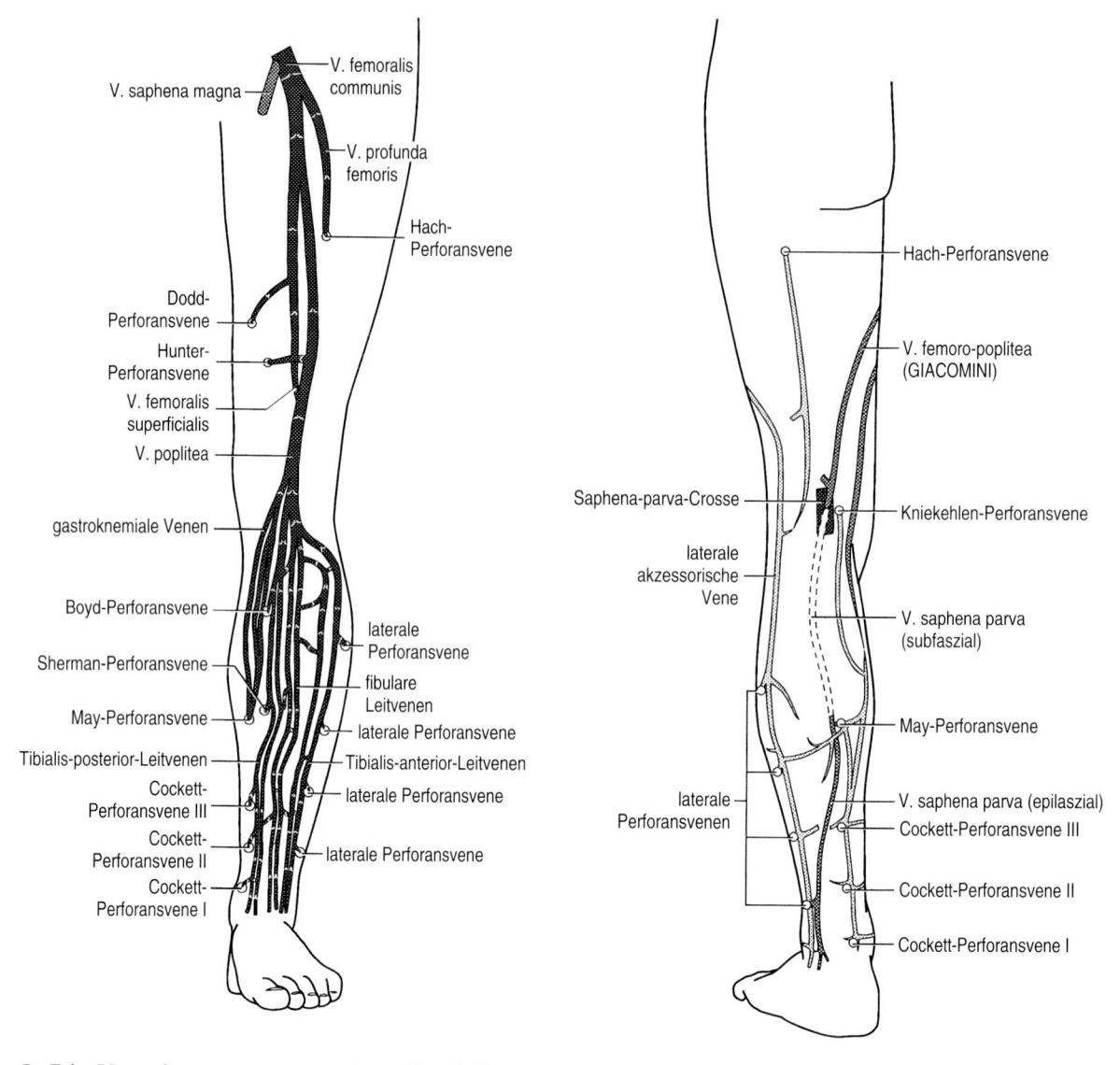

● Die *V. saphena parva* entspringt ebenfalls aus dem Arcus venosus dorsalis pedis und zieht lateral, zwischen Außenknöchel und der Kontur der Achillessehne, steil nach proximal. Am Ansatz des M. gastrocnemius läuft sie leicht geschwungen nach medial. Ab der Wadenmitte verläuft sie dann intrafaszial etwa fingerbreit lateral steil aufwärts. Sie mündet nach einer kurzen Krümmung in der Kniekehle in die V. poplitea. Die Mündungsregion der V. saphena parva wird ebenfalls als *Krosse* bezeichnet und ist zuweilen von ihrer Anatomie her sehr variabel. Aufgrund dieser Variabilität und der Nähe zur A. poplitea sowie zum N. peroneus können sich *Krossektomien* hier mitunter weitaus schwieriger gestalten als im Mündungsgebiet der V. saphena magna.

Abb. 30.2. Tiefes Beinvenensystem mit Verteilung der Venenklappen und wichtigste Verbindungen zu den oberflächlichen Beinvenen

● Die *V. femoropoplitea* (Giacomini-Vene) zieht von der proximalen V. saphena parva quer über den medialen Oberschenkel zur proximalen V. saphena magna. Sie ist selten varikös verändert und erlangt erst Bedeutung als Umgehungskreislauf bei einer Thrombose der V. poplitea und der V. femoralis.

● Das *retikuläre System* besteht aus den Seitenästen der Stammvenen und einem weitverzweigten Netz nachgeordneter, klappenloser, immer kleiner werdender Seitenäste, wobei nur die größeren Seitenäste eine anatomische Zuordnung zulassen. Der Abfluß des Blutes zum tiefen System erfolgt entweder über Perforansvenen oder über die Stammvenen.

● Der *Venenstern* wird unterhalb der Mündung der V. saphena magna in die V. femoralis von der V. saphena accessoria lateralis, der V. accessoria medialis, der V. pudenda externa, der V. epigastrica superficialis und der V. circumflexa ilium gebildet. Diese Venen münden gewöhnlich in Höhe oder oberhalb der Schleusenklappen und können z. T. doppelt angelegt sein. Gelegentlich münden einzelne Äste auch direkt in die V. femoralis. Die anatomischen Verhältnisse können im Einzelfall variieren. Um *Rezidive nach einer Krossektomie zu verhindern, ist es nötig, alle Äste des Venensterns zu unterbinden.*

30.2.2 Das tiefe (subfasziale) Beinvenensystem

Die *subfaszialen Beinvenen* werden auch als Leitvenen bezeichnet. Sie sind oft paarweise angeordnet und begleiten die gleichnamigen Arterien. Im *Unterschenkel* finden sich die Vv. tibiales anteriores, die Vv. tibiales posteriores und die Vv. fibulares-Gruppe; sie sind mit sog. Brückenvenen miteinander verbunden. Eine Besonderheit stellen die Gastroknemiusvenen dar. Sie sind zwar reine Muskelvenen (also keine Leitvenen), haben aber durch die V. May perforans (s. u.) und ihre Einmündung in die Krosse der V. saphena parva Kontakt zum epifaszialen Venensystem. In der *Kniebeuge* münden die Venengruppen des Unterschenkels in die einfach angelegte V. poplitea. Kurz nach dieser Vereinigung ist die anatomisch oft sehr variable Krosse der V. saphena parva etwas weiter proximal lokalisiert. Die V. poplitea ist 5–10 cm lang und geht in die häufig doppelt angelegte V. femoralis superficialis über. Nach deren Vereinigung mit der V. femoralis profunda, einige Zentimeter unterhalb des Leistenbandes, heißt sie V. femoralis communis. Im Beckenbereich ist die V. iliaca einfach angelegt und mündet in die V. cava inferior. Im Bereich der V. iliaca communis sinistra befindet sich häufig der sog. *Venensporn,* der, embryonal angelegt, Grund für venöse Abflußstörungen im Erwachsenenalter sein kann.

Die *tiefen Beinvenen* sind, im Gegensatz zu den oberflächlichen, *weitaus dichter mit Venenklappen besetzt.* Die Dichte der Klappen nimmt von distal nach proximal hin ab, so daß sich im Oberschenkelbereich nur noch 2–3 Klappen finden. Im Bereich der Krosse der V. saphena magna befindet sich meist die letzte Klappe. Zu den Beckenvenen hin fehlen im allgemeinen weitere Klappen, so daß der hydrostatische Druck der großen Körpervenen direkt auf die Krossenklappe wirkt (Abb. 30.2).

30.2.3 Perforansvenen

Als *Vv. perforantes* werden alle Verbindungsvenen zwischen epifaszialem und intrafaszialem Venensystem bezeichnet. Dazu gehören die Vv. perforantes des Oberschenkels, die selten primär den proximalen Punkt einer Stamminsuffizienz bilden, und die Vv. perforantes des Unterschenkels, die meist sekundär erst durch Druckbelastung aus dem tiefen oder oberflächlichen System her aufgeweitet werden können. Pro Extremität können bis zu 200 Perforansvenen gezählt werden, von denen jedoch nur wenige hämodynamisch relevant sind. Man unterscheidet die *transmuskulären Perforantes,* die zumeist singulär angelegt sind und eine Strecke lang intramuskulär verlaufen, und die hämodynamisch bedeutenderen *transfaszialen Perforantes,* die doppelt angelegt sind und die Faszie auf dem kürzesten Weg durchbrechen. Die Perforansvenen besitzen 1–3 subfaszial liegende Klappen.

Im einzelnen sind folgende Perforansvenen anzuführen, die ihren *Abfluß in die Leitvenen des Oberschenkels* finden:

● *Dodd-Perforans:* Sie liegt im proximalen bis mittleren Oberschenkelbereich, zwischen dem M. sartorius und dem Kopf des M. vasti medialis. Durch einen medialen Seitenast steht sie mit der V. saphena magna in Verbindung.

● *May-Perforans* (Gastroknemiuspunkt): Sie liegt in der Wadenmitte, hat zur Tiefe, über die gastroknemialen Venen, Verbindung zur V. poplitea und zu Seitenästen der V. saphena magna und zur hinteren Bogenvene.

● *Hach-Perforans:* Sie befindet sich in der Mitte des proximalen, dorsalen Oberschenkels und hat Verbindung zur V. profunda femoris. Zum oberflächlichen System hin steht sie mit einem Seitenast in Verbindung, der aus der Krosse der V. saphena parva entspringt.

Demgegenüber haben folgende Perforantes *ihren Abfluß in die Venen des Unterschenkels:*

● *Boyd-Perforans:* Sie liegt hinter der Kopfkante der Tibia. Über einen kleinen Seitenast ist sie mit der V. saphena magna verbunden, selten geht sie auch direkt von der V. saphena magna ab.

● *Sherman-Perforans:* Sie liegt ca. 24 cm vom Boden entfernt in der Linton-Linie in Höhe der Unterschenkelmitte medial der Schienbeinkante.

● *Cockett-Perforantes:* Sie liegen in der Linton-Linie, entlang oder in kurzen seitlichen Nebenschlüssen zur hinteren Bogenvene und sind gleichmäßig verteilt. Von distal nach proximal werden sie als Cockett-Perforantes I–III bezeichnet. Die früher starre Zentimeterangabe (Cockett I 6–7 cm, Cockett II 13,5 cm und Cockett III 18,5 cm vom Boden) wurde weitgehend verlassen und stellt nur eine ungefähre Orientierungshilfe dar. Die Cockett-Perforantes sind die am weitesten distal liegenden großen Perforansvenen und deshalb hämodynamisch am stärksten belastet. Sie haben alle direkte Verbindungen zur Gruppe der V. tibialis posterior.

Laterale Perforantes: Die meist 4, in gleichen Abständen verteilten lateralen Perforantes liegen in einer Linie, etwa 1–2 cm hinter der Fibula und haben Verbindung zu den Vv. peroneae.

Literatur

Bouissou H, Julian M, Pieragi M et al. (1988) Vein morphology. Phlebologie 3: 1–8
Bravermann IM, Keh-Yen A (1983) Ultrastructure of the human dermal microcirculation. IV. Valve-containing collecting veins at the dermal-subcutaneous junction. J Invest Dermatol 81: 438–442
Browse NL, Burnand G, Lea Thomas M (1988) Diseases of the veins: pathology, diagnosis and treatment. Arnold, London
Fischer R, Fullemann HJ, Alder W (1987) Zum phlebologischen Dogma der Pradilektionsstellen der Cockettschen Venae perforantes. Phlebol Proktol 16: 184–187
Hach W, Hach-Wunderle V (1994) Phlebographie der Bein- und Beckenvenen, 4. Aufl. Springer, Berlin Heidelberg New York Tokyo
Kubik S (1986) Anatomie der Beinvenen. In: Wuppermann TW (Hrsg.): Varizen, Ulcus cruris und Thrombose. Springer, Berlin Heidelberg New York Tokyo
May R (1974) Chirurgie der Bein- und Beckenvenen. Thieme, Stuttgart
May R (1974) Die Normalanatomie der Bein- und Beckenvenen und ihre therapeutischen Konsequenzen. Phlebol Proktol 3: 235–241
May R, Nissel R (1973) Die Phlebographie der unteren Extremität, 2. Aufl. Thieme, Stuttgart
Miller SS (1974) Investigation and management of varicose veins. Ann R Coll Surg Engl 55: 245–252
Stritecky-Kähler T (1994) Chirurgie der Krampfadern. Thieme, Stuttgart
Thompson H (1979) The surgical anatomy of the superficial and perforating veins of the lower limb. Ann R Coll Surg Engl 61: 198–205

30.3 Hilfsmechanismen der Venenfunktion

Durch das Druckgefälle vom linken zum rechten Herzen beträgt der Blutdruck nach Passage des Kapillarsystems in den Venolen gerade noch *ca. 20 mmHg*. Im Liegen würde diese Kraft ausreichen, um das Blut zum rechten Vorhof, in dem Druckverhältnisse um ca. 0–4 mmHg herrschen, zurückzupumpen. Doch in der Orthostase addiert sich im venösen System ein entgegengesetzter hydrostatischer Druck von ca. 90 mmHg im Fußbereich. Es bedarf daher, insbesondere bei körperlicher Tätigkeit, einiger Hilfsmechanismen, die es dem Blut gestatten, dieses negative Druckgefälle zu überwinden. Die wichtigsten

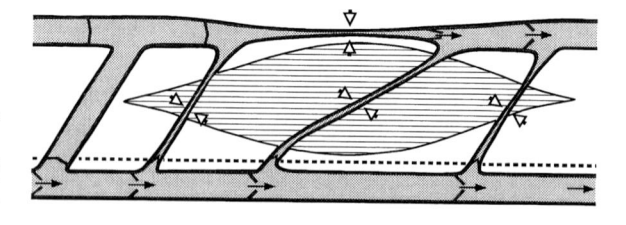

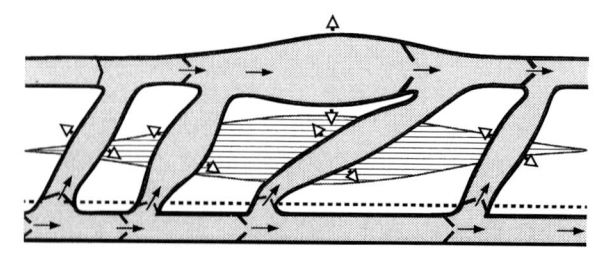

Abb. 30.3. Die Muskelpumpe als Hilfsmechanismus der Venenfunktion

davon sind die *Venenklappen, Atemmechanik und Herzaktion* sowie die *Muskelpumpe* einschl. der Fußsohlenpumpe (s. Abb. 30.3).

Die Beinmuskeln liegen innerhalb einer unnachgiebigen Faszie. Der Druck, der in der *Muskelsystole* ausgeübt wird, wird nach innen weitergeleitet und erhöht den intravasalen Druck der tiefen Beinvenen. Die Venenklappen in der Peripherie und die der Vv. perforantes schließen sich, und das Blut strömt im tiefen Beinvenensystem in Richtung des Herzens ab. Auch im epifaszialen System fließt Blut ungehindert nach zentral. In der Muskeldiastole erweitern sich die tiefen Beinvenen, und es kommt zur Sogwirkung. Eine proximale Klappe schließt sich und verhindert den Rückfluß, wobei das Blut über die offenen Perforantes vom epifaszialen ins tiefe Beinvenensystem fließt. *In Ruhe* sind die Perforantes geschlossen. In beiden Systemen besteht eine zentrale Strömung.

Literatur

Bjordal R (1970) Simultaneous pressure and flow recordings in varicose veins of the lower extremities. Acta Chir Scand 136: 309–317

Burton A (1969) Physiologie und Biophysik des Kreislaufs. Schattauer, Stuttgart New York

Folkow B, Neil E (1971) Circulation. Oxford Univ Press, Oxford

Kappert A (1976) Lehrbuch und Atlas der Angiologie, 8. Aufl. Huber, Bern

Rose SS, Ahmed A (1985) Some thoughts on the aetiology of varicose veins. Int J Cardiovasc Surg 27: 584–593

30.4 Varikosis und venöse Insuffizienz

Kommt es zum Versagen eines oder mehrerer der genannten Hilfsmechanismen, so führt dies zur venösen Insuffizienz. Von einer *chronisch-venösen Insuffizienz (CVI)* ist meist sowohl das oberflächliche als auch das tiefe System betroffen. Die Gründe für den Ausfall der Hilfsmechanismen der Venenfunktion können direkte Schädigungen der Klappen, z.B. durch Verletzungen, Entzündungen u.a., oder aber funktionelle Klappeninsuffizienzen sein. Letztere sind zu erwarten, wenn sich die Venen druckbedingt aufweiten (s. Tabelle 30.1). Folge der Insuffizienz ist schließlich die Entstehung einer Varikosis, die ihrerseits zur weiteren Verstärkung der Insuffizienz führt, so daß die hydrodynamischen Strömungsverhältnisse in diesem Gefäßabschnitt progredient außer Kontrolle geraten.

Die *klinische Einteilung* der Veneninsuffizienz erfolgt aufgrund der klinischen Symptomatik, die

Tabelle 30.1. Gründe für den Ausfall der Hilfsmechanismen der Venenfunktion

Insuffizienz der Venenklappen		
Konstitutionelle bzw. familiäre Belastung, aggraviert durch stehende oder sitzende Tätigkeit, Adipositas, Schwangerschaft, chronische Obstipation, Hormone, Alter		*Primäre Varikosis*
Thrombophlebitis, Unfälle, Operationen, äußere Obstruktion der Venen (z.B. durch Tumoren, Schwangerschaft, Knochensporn), Klappen- und Angiodysplasien, arteriell-venöse Shunts, Phlebothrombose im Beinbereich		*Sekundäre Varikosis*
Zusätzliche Faktoren		
Atemmechanik und Herzaktion	▷ Lungenerkrankungen ▷ Herzerkrankungen ▷ Zwerchfelllähmungen	
Muskelpumpe	▷ Muskelerkrankungen bzw. Verletzungen ▷ Nervenlähmungen ▷ Gelenkerkrankungen	
Fußsohlenpumpe	▷ Verlust der statischen Funktion des Fußgewölbes	

ziale als auch auf das epifasziale System als *postthrombotisches Syndrom (PTS)* bezeichnet werden. Andere, eher seltene Ursachen einer tiefen Beinveneninsuffizienz können z.B. mechanische Obstruktionen durch Knochensporne, Tumoren, arteriovenöse Shunts und Klappen- oder Angiodysplasien sein. Bis zu 10 % aller Menschen in Deutschland machen in ihrem Leben eine tiefe Beinvenenthrombose durch und entwickeln leichtere oder schwere Formen eines PTS. Risikopersonen für die Ausbildung einer sekundären Varikosis bzw. eines PTS sind Patienten mit Phlebothrombosen und/oder Lungenembolie in der Anamnese oder mit Hinweis auf stumm abgelaufene tiefe Venenthrombosen. Weitere *Risikofaktoren* können sein: Schwangerschaft, Östrogene in Verbindung mit Nikotinabusus, Blutgerinnungsstörungen (z.B. AT III-Mangel, Immunvaskulitiden) und genetische Krankheiten (z.B. Klinefelter-Syndrom).

Abgelaufene Thrombosen im tiefen Leitvenensystem heilen nur in wenigen Fällen mit einer restitutio ad integrum ab. In den meisten Fällen kommt es durch die Organisation des Thrombus zu entzündlichen Umbauvorgängen mit meist nur partieller Rekanalisation. Das Lumen der Vene wird z.T. spaltförmig, z.T. strickleiterartig verengt, die Venenklappen vernarben, und es entwickeln sich kavernöse Gefäßaussackungen. Die Venenwand wird sklerotisch, verdickt und lagert teilweise Kalk ein. Es entsteht ein starres, unelastisches Venensegment, das seine Transportfunktion einbüßt. Mikrozirkulatorisch entstehen durch den erhöhten intravasalen Druck, der sich bis in das Kapillarbett fortsetzen kann, zunächst subfasziale, eiweißreiche Ödeme mit entzündlichen Folgereaktionen. Die Entzündungsreaktionen können auch die Lymphgefäße betreffen, die durch den vermehrten Flüssigkeitstransport überlastet sind und schließlich dekompensieren. Im Rahmen eines PTS ist also nicht nur eine chronisch-venöse Insuffizienz (CVI), sondern vielmehr eine *chronisch-venös-lymphatische Insuffizienz (CVLI)* zu erwarten mit epifaszialem Ödem, Hämosiderose, Dermatosklerose, Stauungsdermatitis und rezidivierender Thrombophlebitiden bis hin zum Ulcus venosum mit Schmerzsymptomatik.

30.4.3 Perforansinsuffizienz

Primäre Perforansinsuffizienzen entstehen im Rahmen einer primären anlagebedingten Varikose oder in seltenen Fällen als Folge einer entzündlichen Klappendestruktion. Bei intaktem tiefen Beinvenensystem entwickelt sich bei Undichtigkeit von Perforansklappen ein *retrograder Fluß* (Stromumkehr) aus dem tiefen ins oberflächliche Beinvenensystem. Klinisch zeigt sich an der Stelle der insuffizienten Perforansvenen ein sog. *„Blow out"-Phänomen*. Die Perforansvene ist nach außen hin ballonartig aufgeweitet und so verdickt, daß sie die Muskelfaszie zu einem tastbaren Ring auseinanderdrängt.

Im Oberschenkelbereich kann sich über solchen Perforansinsuffizienzen eine inkomplette Stammvarikose ausbilden. Im proximalen Unterschenkelbereich sind sie nur hämodynamisch wirksam, wenn mehrere Perforantes betroffen sind, wohingegen im distalen Unterschenkelbereich, insbesondere bei den Cockett-Perforantes, eine einzelne insuffiziente Vene ausreicht, um zu einer CVI bis zur Ausbildung eines Ulkus zu führen. Typisch ist dann hier die Ausprägung der CVI direkt über der betroffenen Perforansvene.

30.4.4 Venöses Ulcus cruris

Eine besondere Stellung in der Therapie venöser Erkrankungen nimmt das Ulcus cruris als Folge einer chronisch-venösen Insuffizienz ein. Venöse Ulzera finden sich meist im unteren Drittel des Unterschenkels im supramalleolären Bereich des medialen Knöchels, sei es im Rahmen einer primären Varikosis, einer sekundären Varikosis, einer primären Perforansinsuffizienz oder häufig als klinisches Hauptsymptom eines PTS. Charakteristisch für die CVI mit Ulkusbildung ist die konstant erhöhte *venöse Hypertonie*, die beim Laufen nur wenig abnimmt. Je nach Ausprägung und klinischer Symptomatik wird die CVI, die zur Ulkusbildung führt, in *3 Schweregrade* eingeteilt (s. Tabelle 30.5).

Etwa 90 % aller Unterschenkelgeschwüre entstehen aufgrund einer venösen Hypertonie. Die Ur-

Tabelle 30.5. Schweregrade der CVI mit venösem Ulkus

Grad I	Corona phlebectatica, Ödem (subfaszial)
Grad II	Epi- und subfasziales Ödem, Stasis dermatitis, Dermatosklerose, Pigmentverschiebungen, „atrophie blanche"
Grad III	Florides oder abgeheiltes Ulcus cruris

Tabelle 30.6. Differentialdiagnose von Ulcera crurum

Ulcera crurum können bedingt sein durch:
▷ venöse Stauung (ca. 90 %)
▷ arterielle Verschlußkrankheit (ca. 5 %)
▷ Infektionen (z. B. Erysipel, Mykobakteriose, Lues)
▷ hämatopoetische Erkrankungen (z. B. Anämie)
▷ immunologische Erkrankungen (z. B. Vaskulitis)
▷ Neoplasien (z. B. Karzinom, Melanom, Lymphom, Kaposi-Sarkom)
▷ Stoffwechselstörungen (z. B. Diabetes mellitus)
▷ als Begleitsymptom (z. B. Hypertonus, Colitis ulcerosa)

sache der venösen Ulzera ist in ca. der Hälfte aller Fälle *in einem PTS* und in der anderen Hälfte *in einer primären Varikosis* zu suchen. In Deutschland erleiden ca. 2 % aller Männer und 3 % aller Frauen zumindest 1 × in ihrem Leben ein venöses Ulkus, 5 % aller Beinulzera sind arteriell bedingt, während weitere ca. 5 % durch andere Ursachen entstehen (s. Tabelle 30.6).

Pathogenetisch können unter den venös bedingten Ulzerationen solche der oberflächlichen Venen, die als Folge von stumpfen Traumen oder Varizenrupturen anzusehen sind, von Ulzerationen bei CVI unterschieden werden, die bei tiefen Abflußstörungen infolge des vollständigen Versagens der physiologischen Regulationsmechanismen entstehen. Die venös bedingten Ulcera crurum können klinisch verschiedenen Subtypen mit charakteristischer Pathogenese zugeordnet werden (Tabelle 30.7).

Die bessere Erkennung der pathogenetischen Verhältnisse ist eine wichtige Voraussetzung für die Wahl einer adäquaten Therapie.

Tabelle 30.7. Differentialdiagnostische Abgrenzung venöser Ulzera am Unterschenkel (nach Wienert)

▷ **Das thrombophlebitische oder periphlebitische Ulkus**
entsteht durch Einschmelzung einer Thrombophlebitis entlang einer Stammvarize, meist der V. saphena magna, und ist in der Regel nicht stauungsbedingt.

▷ **Das Kissen- oder Knöchelulkus**
entwickelt sich über variköse Konvoluten zirkulär um die Knöchel.

▷ **Das Gamaschenulkus**
ist zirkulär um den Unterschenkel lokalisiert und entsteht als Folge von Mikroembolien in retikulären Varizen.

▷ **Das postthrombotische Ulkus**
entwickelt sich nach abgelaufener tiefer Beinvenenthrombose bei ca. 20 % aller Patienten früher oder später. Dieses Ulkus kann sowohl an der Streck- wie auch an der Lateralseite des Unterschenkels auftreten und ist oft im Gegensatz zu den Ulzerationen bei primärer Varikosis sehr schmerzhaft. Die Ränder sind wie ausgestanzt. Als Begleitbefund findet sich häufig ein sekundäres Lymphödem. Spitzfußstellung und Ankylosierungen des oberen Sprunggelenkes treten infolge schmerzbedingter Fehlhaltungen bei jahrelangem Bestehen des Ulkus auf.

▷ **Das kallöse oder Stasisulkus**
entsteht durch die Stromumkehr vom tiefen in das oberflächliche System („Blow-out-Phänomen"), bei insuffizienten Vv. perforantes. Diese Ulzera sind insbesondere in Höhe der Cockett-Perforantes gelegen, also retromalleolär, und in der Regel wenig schmerzhaft. Es bildet sich zunächst direkt über der Perforansvene ein sog. „Präulkus" mit entsprechend schwer gestörter Trophik, das dann bei Verletzung leicht in ein manifestes Ulkus übergeht.

▷ **Das V.-saphena-parva-Ulkus**
ist im Bereich des lateralen Knöchels lokalisiert und entsteht durch Insuffizienz der V. saphena parva.

Literatur

Almgren B, Eriksson I (1990) Valvular incompetence in superficial, deep and perforator veins of limbs with varicose veins. Acta Chir Scand 156: 69–74

Altenkämper H, Felix W, Gericke A, Gerlach HE, Hartmann M (1991) Phlebologie für die Praxis. De Gruyter, Berlin New York

Cockett FB (1955) The pathology and treatment of venous ulcers of the leg. Br J Surg 43: 260–267

Fegan WG, Lambe R, Henry M (1967) Steroid hormones and varicose veins. Lancet I: 1070–1071

Feuerstein W (1979) Die Diagnose des postthrombotischen Syndroms. Phlebol Proktol 8: 18–46

Feuerstein W (1984) Zur Pathogenese des postthrombotischen Beingeschwürs. Phlebol Proktol 13: 21–23

Feuerstein W (1989) Sekundäre Varizen. Phlebol Proktol 18: 79–81

Goldman MP, Weiss RA, Bergan JJ (1994) Diagnosis and treatment of varicose veins: A review. J Am Acad Dermatol 31: 393–413

Gundersen J (1972) Hereditare Faktoren bei der Entstehung der Varikosis. In: Schneider KW (ed.) Die venöse Insuffizienz. Wittstock, Baden-Baden

Gundersen J, Hauge M (1969) Hereditary factors in venous insufficiency. Angiology 20: 346–355

Hach W (1986) Die Krampfaderkrankheit. Angiologische Schriften, Bd 1. Perimed, Erlangen

Hach W (1993) Die Rezirkulationskreise der primären Stammvarikose. Chir Praxis 47: 319–322

Kistner, RL (1980) Primary venous valve incompetence of the leg. Am J Surg 140: 218–224

Lechner W (1991) Die inkomplette Stammvarikose. Phlebologie 20: 66–70

Mastroroberto P, Chello M, Marchese AR (1992) Distribution of valvular incompetence in patients with venous stasis ulceration. J Vasc Surg 16: 307

McEnroe CS, O'Donnell TF, Mackey WC (1988) Correlation of clinical findings with venous insufficiency. Am J Surg 156: 148–152

Moore DJ, Himel PD, Sumner DS (1986) Distribution of venous valvular incompetence in patients with the postphlebitic syndrome. J Vasc Surg 3: 49–57

Mullane DJ (1952) Varicose veins in pregnancy. Am J Obstet Gynecol 63: 620–626

Netzer CO, v Rudowsky A, Hinz A, Sturm B (1985) Zur Prognose des spät- und postthrombotischen Zustandes. Phlebol Proktol 14: 28

Niermann H (1970) Genetische Problematik des varikösen Symptomenkomplexes. Ergebn Angiol 4: 25–29

Nitzche H, Petter O (1991) Peripheres Lymphabfluß-System der unteren Extremitäten bei chronischer Veneninsuffizienz. Phlebologie 20: 21–24

Sadick NS (1992) Predisposing factors of varicose and telangiectatic leg veins. J Dermatol Surg Oncol 18: 883–886

Schneider W, Fischer H (1969) Die chronisch venöse Insuffizienz. Enke, Stuttgart

Sigg K (1976) Varizen, Ulcus cruris und Thrombose, 4. Aufl. Springer, Berlin Heidelberg New York

Wienert V (1984) Die Beinveneninsuffizienz. Schattauer, Stuttgart

Wokalek H, Vanscheidt W, Murtag K et al. (1989) Morphology and localization of sunburst varicosities: an electron microscopic and morphometric study. J Dermatol Surg Oncol 15: 149–154

Zimmermann B (1985) Thromboselokalisation und klinisches Bild des postthrombotischen Syndroms. Phlebol Proktol 14: 38

30.5 Behandlung der Varikose und der venösen Insuffizienz

Die grundlegende Therapie bei allen venösen Insuffizienzerkrankungen ist die Anpassung der prädisponierenden Lebensgewohnheiten. Bei subfaszialer Stauung im Rahmen einer Insuffizienz der tiefen Beinvenen sollte initial eine *Kompressionstherapie* mit möglichst unelastischen Dauerverbänden durchgeführt werden. Bei ausgeprägtem subfaszialem Ödem können zusätzlich *kaliumsparende Diuretika* eingesetzt werden. Nach erfolgreicher Behandlung des subfaszialen Ödems sind die betroffenen Extremitäten mit *elastischen Kurzzugbinden*, die zur Therapie des epifaszialen Restödems geeignet sind, zu wickeln. Liegen hingegen nur epifasziale Ödeme vor, wie bei primärer Varikose, so kann von Beginn an mit Kurzzugbinden behandelt werden. Ist das Bein wieder schlank, werden zur Erhaltungstherapie Kompressionsstrümpfe empfohlen. Unterstützend, aber nicht alternativ zu den o. g. Maßnahmen, ist der Einsatz medikamentöser Venentherapeutika geeignet.

Im Anschluß an die Entstauung schließt sich die Frage nach einer zusätzlichen invasiven Behandlung der Varikose wie *Sklerotherapie* oder *Operation* an. Grundsätzlich kommt ein Patient entweder wegen der optisch störenden Krampfadern oder wegen Beschwerden, die venöser Genese sein können, zum Arzt. Dazu gehören Schmerzen, Krämpfe, Stauung, Ödeme und Beinulzera. Krampfadern bei unkomplizierter, oberflächlicher Varikose müssen nicht unbedingt invasiv angegangen werden. Venentypische Beschwerden hingegen, bei ansonsten unauffälliger äußerer Inspektion, die sich bei eingehender Untersuchung als Ausdruck einer schwerwiegenderen hämodynamischen Störung herausstellen, können eine Operation notwendig machen. Entscheidend für die Indikation zu invasiven Maßnahmen sind nicht der äußere Befund oder die Beschwerden, sondern beides, und immer in engerem Zusammenhang mit dem jeweils erhobenen hämodynamischen Befund.

Die richtige *Indikationsstellung für eine Verödungsbehandlung bzw. für eine operative Therapie* setzt bei jedem Patienten eine gründliche phlebologische Untersuchung voraus. Stellt sich heraus, daß neben der sichtbaren varikösen Umwandlung Insuffizienzen in übergeordneter Venenabschnitten bestehen, sollten diese, soweit möglich, mitbehandelt werden. Eine Verödung der Krossenregionen oder von Perforansvenen ist aus heutiger Sicht kaum noch indiziert, da die Ergebnisse der operativen Varizenbehandlung bei diesen Indikationen überlegen sind (Tabelle 30.8).

● Die *unkomplizierte, oberflächliche Varikose ohne Krossenbeteiligung* bedarf, außer den oben angeführten Basismaßnahmen, keiner weiteren Behandlung. Bei der Kompression reicht bei Frauen das Tragen von handelsüblichen Stützstrumpfhosen, insbesondere bei stehender und sitzender Tätigkeit. Es können auch knielange Kompressionsstrümpfe der Klasse I–II verordnet werden. In der Regel ist jedoch die Compliance gegenüber der angenehmer zu tragenden Handelsware besser und ausreichend. Sklerosiert oder operiert wird nur aus kosmetischen Gründen auf ausdrücklichen Wunsch des Patienten oder bei Beschwerden wie ständigem Reiben von Varizen an der Oberschenkelinnenseite sowie bei rezidivierenden Thrombophlebitiden oder Varixknoten, die zu rupturieren drohen.

Tabelle 30.8. Indikationsabgrenzung zur Sklerosierung bzw. operativer Intervention bei Varikosis

	Operative Intervention	Sklerosierung
Besenreiser	–	+++
Retikuläre Varikose	+	++
Seitenästevarikose	++	++
Stammvarikose	+++	+
Krosseninsuffizienz	+++	–
Perforansvarikose	+++	–

● Die *oberflächliche Varikose mit Krosseninsuffizienz* macht ein differenzierteres therapeutisches Vorgehen notwendig. Liegt eine Insuffizienz der V. saphena magna Grad I–II vor, die sich auf den Stamm beschränkt, so kann prophylaktisch eine Krossektomie, evtl. mit Resektion des insuffizienten Venensegmentes, durchgeführt werden. Andererseits kann der klinische Verlauf auch unter einer Basistherapie abgewartet werden. Das Stadium I sollte auch operiert werden, wenn die V. saphena magna acc. lat. varikös bis in den lateralen Unterschenkel umgewandelt ist, da sie dann Anschluß an die lateralen Perforanvenen bekommen und sich in der Folge ein Rezirkulationskreislauf ausbilden kann. Eine absolute Operationsindikation ist beim dekompensierten Rezirkulationskreislauf gegeben. Dabei wird eine Krossektomie und im Anschluß ein Stripping des insuffizienten Venensegmentes bis unterhalb des distalen Insuffizienzpunktes durchgeführt. Im Unterschenkelbereich müssen zusätzlich die Perforansvenen mitligiert werden, da sie hier nicht direkt in die V. saphena magna münden. Bei inkompletten Stammvarizen, deren oberer Insuffizienzpunkt meist in einer Perforansvene des Oberschenkels liegt, gilt das gleiche Prinzip. Auch hier wird der obere Insuffizienzpunkt an der V. femoralis ligiert und die insuffiziente Vene über den distalen Insuffizienzpunkt hinaus gestrippt.

Für die V. saphena parva gelten bei Krosseninsuffizienz mit nachfolgender Insuffizienz der V. parva Grad I–III die gleichen Überlegungen. Da diese Vene jedoch hämodynamisch weniger bedeutend und Operationen durch die sehr variable Anatomie und Nähe zu großen Nerven und Arterien erschwert ist, genügt es meist, diese Vene zu sklerosieren.

● Einzelne *primäre Perforansveneninsuffizienzen* haben, insbesondere im Oberschenkelbereich, keinen Krankheitswert. Vom Oberschenkel ausgehend können sie jedoch inkomplete Stammvarizen ausbilden, die sich nach distal in die V. saphena magna oder in die hintere bzw. vordere Bogenvene fortsetzen und über die Perforantes des Unterschenkels zu Rezirkulationskreisläufen führen können. Inkomplette Stammvarizen, die von einer Oberschenkelperforansvene ausgehen, sollten deshalb operativ angegangen werden. In diesem Fall wird eine *perkutane Perforansdiszision* durchgeführt und die davon abgehende varikös entartete Stammvene nach distal hin reseziert. Die Resektion erfolgt bis zum Übergang in den suffizienten Bereich, oder, bei Rezirkulation, bis unterhalb des unteren Insuffizienzpunktes. „Blow outs" im Oberschenkel werden ebenfalls mittels perkutaner Perforansdiszision beseitigt, da mit der Ausbildung inkompletter Stammvarizen zu rechnen ist. Im Unterschenkelbereich können mehrere insuffiziente Perforansvenen zum Entstehen einer CVI führen. „Blow outs" bilden bei längerer Bestandsdauer ein sog. „Präulkus" aus oder können leicht perforieren. Des weiteren können *Stasisulzera* (kallöse Ulzera) direkt über den Perforansvenen, besonders in Höhe der Cockett-Gruppe entstehen. Die genannten Symptome wie auch Beschwerden, die mit einer Perforansinsuffizienz in Einklang gebracht werden können, sind eine Indikation zur operativen Therapie. Etablierte Techniken sind (a) die *Perforansdiszision, mit Ligatur der Vene* am Übergang ins tiefe System und Fasziennaht, oder (b) die *blinde Durchtrennung der Perforansvenen* mit Spatel, Schere oder Finger. Beide Methoden eignen sich bei gut lokalisierbaren Perforantes ohne Umgebungsreaktionen (z. B. Entzündung, Stasisdermatitis, Ulkus).

In derartigen Fällen gibt es heute zusätzlich die Möglichkeit einer *endoskopischen Perforanssanierung* (EPS) oder einer sondierenden *Lasertherapie* mittels Neodym-Yag-Laser. Diese Verfahren sind insbesondere bei der Behandlung von Perforansveneninsuffizienzen einzusetzen, bei denen sich ein perkutaner operativer Zugang verbietet oder zumindest Risiken beinhalten würde (Umgebungsreaktionen etc.).

30.5.1 Lokale Kompression

● Sowohl bei akuten thrombotischen Erkrankungen und deren Nachbehandlung als auch bei CVI kommen initial *Kompressionsverbände* zum Einsatz. Allein mit dieser Maßnahme können etwa *75% aller Venenleiden* erfolgreich angegangen werden. Durch korrekt angelegte Kompressionsverbände wird dem Austritt intravasaler Flüssigkeit ins Gewebe entgegengewirkt, bestehende Ödeme werden rückresorbiert. Der Kompressionsverband gibt darüber hinaus der Beinmuskulatur ein Widerlager und wirkt wie eine 2. Muskelfaszie. Der Andruck soll dort am höchsten sein, wo die Funktion der Muskulatur am ehesten unterstützt wird, d. h. besonders am Ansatz des M. gastrocnemius und in Höhe des Adduktorenkanals. Epifasziale Venen werden so komprimiert, daß sie wieder ihren physiologischen, nach oben gerichteten Fluß aufweisen. Aber auch subfasziale Venen können in ihrem Lumen erheblich eingeengt oder verschlossen werden. Im Liegen reichen am Unterschenkel Kompressionsdrücke von *ca. 40 mmHg* und am Oberschenkel von *ca. 60 mmHg* aus, um die tiefen Beinvenen erheblich einzuengen, wodurch auch frische Thromben zusammengepreßt werden und die Organisation nach einigen Stunden beginnen kann. Je akuter eine Venenerkrankung und je größer das Embolierisiko ist, um so höher müssen der Kompressionsdruck und um so unnachgiebiger die Kompressionsbinden sein. Bei akuten thrombotischen Zuständen und schwerer Stauungssymptomatik ist zunächst ein *unnachgiebiger Dauerverband* und nach Überwinden der akuten Phase ein *elastischer Wechselverband* anzulegen.

● Wenn ein Verband über längere Zeit am Bein fixiert bleiben soll, werden *Dauerverbände* verordnet. Diese sind angebracht bei akuten und subakuten Thrombosen, Phlebitiden sowie akuten und chronischen Beinödemen im Rahmen eines PTS. Dauerverbände sind aufwendig und müssen in der Regel von medizinischem Personal angelegt werden. *Unelastische Dauerverbände* (z. B. Zinkleimverband mit Steifgaze oder Mullbinden) werden zur akuten Thrombosetherapie und Entstauung subfaszialer Ödeme verwendet. Da sich diese Verbände mit der Zeit lockern, müssen sie immer wieder erneuert werden. *Elastische Dauerverbände* werden in der Regel mit elastischen Pflasterbinden ca. 2–3 Wochen nach Abklingen akuter Venenerkrankungen angelegt. Der Ruhedruck ist durch die Elastizität relativ hoch, wohingegen der Arbeitsdruck, d. h. der Druck bei Muskelkontraktion, durch das geringere Gegenlager geringer ist. Die Tiefenwirkung und damit die entstauende Funktion auf ein subfasziales Ödem ist daher geringer als bei den unelastischen Binden, doch die elastische Binde paßt sich den Ödemschwankungen an, kann ca. 2 Wochen belassen werden und ist, nach vorangegangener Entstauung durch einen unelastischen Verband, insbesondere bei epifaszialen Ödemen wirkungsvoll.

● Nachdem das therapeutische Ziel des Dauerverbandes erreicht wurde (z.B. Fixieren eines Thrombus, subfasziale Entstauung), oder wenn der Hautzustand einen ständigen Verbandswechsel nötig macht, kommen *Wechselverbände* zum Einsatz wie beim sezernierenden Ulcus cruris oder bei nässenden Stauungsdermatosen. Elastische Wechselverbände reichen nicht aus, um ein chronisch entzündliches Ödem oder gar eine akute Thrombose zu therapieren. Bei zuvor ausreichend entstautem Bein durch Dauerbinden sind jedoch elastische Wechselverbände durchaus in der Lage, ein epifasziales Ödem weiter positiv zu beeinflussen und seine Verlagerung nach subfaszial zu verhindern. Die Indikation besteht also in der CVI leichten bis mittelschweren Grades und der Nachbehandlung von Venenerkrankungen.

Das Anlegen *medizinischer Kompressionsstrümpfe* dient entweder der *Prophylaxe* oder der *Erhaltungstherapie* nach vorangegangener Entstauung durch Kompressionsverbände bzw. auch durch Diuretika. Dabei wirkt der Andruck des Strumpfes, der im Knöchelbereich am größten und im Oberschenkelbereich am geringsten ist, der Ödembildung entgegen, indem der interstitielle Druck erhöht wird und erweiterte venöse Gefäße soweit zusammengedrückt werden, daß sie ihre Funktion wieder aufnehmen. Darüber hinaus wird der venöse Rückstrom beschleunigt und das Thromboserisiko herabgesetzt.

Indikationen für die Behandlung mit Kompressionsstrümpfen sind vor allem CVI, PTS, Lymphödeme sowie Zustände nach Venenoperationen oder Verödungstherapie. Vielfach werden sie zur Thromboseprophylaxe angelegt. *Kontraindikationen* sind die fortgeschrittene arterielle Verschlußkrankheit (Knöcheldrucke unter 60 mmHg erlauben höchstens Kompressionsklasse I), nässende Dermatosen und Ulzera, dekompensierte Herzinsuffizienz sowie orthopädische oder neurologische Behinderungen, die es dem Patienten nicht erlauben, die Strümpfe adäquat anzuziehen. Bei den modernen Kompressionsstrümpfen handelt es sich in der Regel um *Zweizugkompressionsstrümpfe*, die sowohl längs- als auch querelastisch sind. Dabei soll ein den physiologischen Verhältnissen angepaßter, von distal nach proximal linear abfallender Druck von 100 % im Knöchelbereich auf 40 % im Oberschenkelbereich ausgeübt und eine möglichst genaue Paßform in den Problem-

Tabelle 30.9. Klasseneinteilung von Kompressionsstrümpfen, je nach Druckwirkung und Indikation

Klasse	Eigenschaften	Indikation
I	▷ *leichte Oberflächenwirkung* *Fesseldruck 20 mmHg*	Prophylaxe Leichte Varikose Schwangerschaftsvarikose
II	▷ *Mittlere Oberflächenwirkung* *Fesseldruck 30 mmHg*	Ausgeprägte Varikose Nach Abheilung kleinerer Ulzerationen Starke Schwangerschaftsvarikose Nach oberflächlichen Thrombophlebitiden Nach Sklerosierung oder Stripping-OP Zur Erhaltung des Therapieerfolgs
III	▷ *Oberflächen- und Tiefenwirkung* *Fesseldruck 40 mmHg*	Schwere CVI (Stadium III und IV) PTS Nach Abheilung großer Ulzera Reversibles Lymphödem
IV	▷ *Verstärkte Tiefenwirkung* *Fesseldruck > 60 mmHg*	Schwerstes PTS Irreversibles Lymphödem

bereichen wie der Knöchelregion erreicht werden. Die *Kompressionsklasse I* übt den geringsten, die *Klasse IV* den höchsten Druck auf das Bein aus. Werden 2 Strümpfe übereinander getragen, addiert sich die Kompressionswirkung. Die Eigenschaften der Kompressionsklassen und ihre Indikationen sind in Tabelle 30.9 zuammengefaßt.

Bei der Verordnung von Kompressionsstrümpfen (z. B. Bauernfeind®, Ganzoni®, Sigvaris®, Varitex®, Varoderm®, Weco®) sind neben der *Kompressionsklasse* auch die *Länge des Strumpfes* und ggf. auch die *Umfangsmaße* an typischen Stellen anzugeben. Die Längen teilt man ein in: *A-B* Socke, *A-C* Wadenstrumpf, *A-D* Kniestrumpf, *A-F* Halbschenkelstrumpf und *A-G* Schenkelstrumpf. An den korrespondierenden proximalen Abschlüssen der Stümpfe werden die Umfänge gemessen und mit kleinen Buchstaben bezeichnet, so z. B. der Umfang in Höhe des Kniestrumpfes mit „d". Im allgemeinen stimmen die gängigen Beingrößen mit den Konfektionsgrößen überein. Werden abweichende Maße gemessen, so muß eine *Maßanfertigung* des Strumpfes vorgenommen werden. Eine Maßanfertigung ist meist auch nötig bei Verordnungen der Klasse III und praktisch immer bei Klasse IV (Tabelle 30.9). Wird ein Kompressionsstrumpf konsequent getragen, verliert er seine Wirksamkeit nach *ca. 6 Monaten*.

30.5.2 Sklerosierung

Das Prinzip der Sklerosierung besteht in einer *iatrogen verursachten, entzündlichen Gefäßendothelschädigung*, als deren Folge das Endothel verklebt und die Vene für das Blut unpassierbar macht. Während der *ersten Stunden* nach Injektion entsteht ein wandständiger Thrombus, bereits *einen Tag später* kommt es zur beginnenden Organisation. Nach *5 Wochen* bildet sich Granulationsgewebe, das sich in der *7. Woche* zu Narbengewebe umwandelt. Unter günstigen Bedingungen bleibt das Gefäß verschlossen. Ein Verschluß des Gefäßes bleibt jedoch aus oder gelingt nur unvollständig, wenn es zur *Rekanalisation* kommt. Dies kann insbesondere der Fall sein, wenn es sich um ein großlumiges Gefäß mit entsprechend hohem intravasalen Druck handelt oder die Kompression von außen zu gering ist. Es genügt nicht, bei der Verödungstherapie lediglich ein Sklerosierungsmittel zu injizieren, es muß auch sichergestellt sein, daß dieses durch äußere Kompression möglichst intensiven Kontakt mit der Gefäßintima erfährt, damit es zur Verklebung kommt.

Sklerosierungen werden in der Regel an Seitenästen durchgeführt, seltener werden Stammvarizen verödet, da der intravasale Druck in diesen Gefäßen oft sehr groß ist und zur Rekanalisation bzw. zu Rezidiven innerhalb von Monaten bis Jahren führt. Die Rezidive sind sowohl sklerosierungstechnisch als auch operativ schwieriger anzugehen.

Unter einer Vielzahl von Verödungsmitteln haben sich in Deutschland *Natriumjodid* (Varigloban®) und *Polidocanol* (Aethoxysklerol®) bewährt bzw. durchgesetzt. In Tabelle 30.10 wird ihre Anwendung in verschiedenen Konzentrationen bei unterschiedlichen Varizentypen angeführt.

Besenreiser- und retikuläre Varizen rufen meist keine Beschwerden hervor, jedoch werden sie als kosmetische Indikation zur Sklerosierung angesehen. Tieferliegende Insuffizienzen größerer Venenbereiche sind oft damit verbunden, so daß eine vorhergehende phlebologische Untersuchung notwendig ist. Falls tiefere Venen betroffen sind, müssen diese mitbehandelt werden, um einen Therapieerfolg zu garantieren. Vor jeder Sklerosierung sind Allergien gegen das Sklerosierungsmittel auszuschließen, und die Möglichkeit des Auftretens bräunlicher Pigmentierungen infolge der Verödung, insbesondere unter UV-Licht, muß mit dem Patienten besprochen werden.

■ *Technisches Vorgehen.* Der Einstich erfolgt unter einem Winkel von ca. *25°*; dann wird die Venektasie unter ganz flachem Führen der Spritze punktiert, so daß die Haut leicht angehoben wird und die Spitze der Kanüle in der Haut bzw. im Gefäß sichtbar wird. Dann erst wird das Sklerosierungsmittel eingespritzt. Es empfiehlt sich, die Kanüle einige Sekunden nach dem Einspritzen in dem Gefäß zu belassen, um intensiven Kontakt zwischen Verödungsmittel und Venenwand zu erreichen. Gelingt die Punktion einer

Tabelle 30.10. Verödungsmittel und ihre Indikationen

	Besenreiservarizen 0,1–0,2 ml	Retikuläre Varikose 0,5 ml	Seitenastvarikose 0,5–1 ml	Stammvarikose 1–2 ml
▷ *Natriumjodid* (Varigloban®)				
2 %		+	+	
4 %			+	++
8 %			(+)	++
12 %				+
▷ *Polidocanol* (Aethoxysklerol®)				
0,5 %	+			
1,0 %	(+)	++		
2,0 %		++		
3,0 %		+	++	+
4,0 %			+	++

Venektasie nicht, so kann eine kleine Quaddel mit Sklerosierungsmittel gesetzt werden (Durchmesser ca. *2 mm*). Die Sklerosierung wird dann über eine Periphlebitis erreicht. Allerdings sind paravasale Injektionstechniken weniger effizient und häufiger mit Nebenwirkungen (Pigmentierung!) verbunden.

Nach Beendigung der Injektionen werden die behandelten Bezirke dünn mit einer Steroidcreme behandelt. Über jedes sklerosierte Areal wird ein kugeliger Mulltupfer mit festhaftendem Klebeband unter Kompression fixiert. Anschließend wird ein Verband über dem sklerosierten Areal angelegt, am besten ein Kompressionsverband mit elastischen Kurzzugbinden. Die *Seitenastvarikosis* ist eine Domäne der Sklerosierungsbehandlung. Bei nicht allzu großen Seitenästen ist sie den Operationsverfahren darin überlegen, daß sie schnell und einfach ambulant durchführbar ist. Hier müssen die Varizen immer im Zusammenhang mit weiterreichenden Veränderungen des Venensystems gesehen und nicht als kosmetisches Problem betrachtet werden; eine eingehende phlebologische Untersuchung ist vor jeder Sklerosierung erforderlich.

Kontraindikationen bestehen in Sklerosierungsmittelallergien, mangelnder Mobilisierbarkeit, stärkeren Beinödemen, arteriellem Knöcheldruck von < *70 mmHg*, arteriovenösen Fisteln, Superinfektionen im Verödungsbereich und dekompensiertem Herz-, Leber- oder Nierenleiden.

■ *Technisches Vorgehen (nach Sigg).* Am aufrechtstehenden Patienten, dessen Knie sich etwa in Augenhöhe des Untersuchers befinden, werden die sichtbaren Varizen mit einem Filzstift zunächst nachgezeichnet. Die zu- und abführenden Venen werden mit einem Doppler auf Suffizienz geprüft und ggf. insuffiziente Abschnitte bis zum proximalen bzw. distalen Insuffizienzpunkt verfolgt und in ihrem Verlauf angezeichnet.

Am stehenden Patienten werden dann die insuffizienten Venen in Abständen von ca. 8–10 cm punktiert und vorübergehend abgestöpselt. Nachdem alle Punktionen vorgenommen sind, legt sich der Patient hin. Die zu behandelnde Extremität wird hochgelagert, damit die Venen kollabieren und ein intensiver Kontakt von Venenwandung und Verödungsmittel gewährleistet wird. Von distal nach proximal wird dann Verödungsmittel injiziert. Die Menge und Konzentration des einzuspritzenden Verödungsmittels geht aus der Tabelle 30.10 hervor. Nach der Injektion des Verödungsmittels wird die Kanüle entfernt und die Punktionsstelle mit Tupfer und Pflasterstreifen versorgt. Nach Ende der Injektionsserie wird bei weiterhin hochgelagertem Bein ein Kompressionsverband angelegt. Nach der Behandlung sollte der Patient mindestens 30–60 min gehen, um die Entstehung von Appositionsthromben im tiefen Beinvenensystem zu verhindern. Der Kompressionsverband sollte bis zum nächsten Morgen belassen werden. Dann wird der Verband abgenommen, und die Tupfer werden entfernt. Der Verband wird dann erneut angelegt und auch über Nacht getragen (ggf. nach erneutem abendlichen Anwickeln). Gleiches gilt für den 2. Tag nach Behandlung. Ab 3. Tag soll der Verband noch für 7 Tage nur tagsüber getragen werden.

Als *Komplikationen* kommen Hämatome vor, die im allgemeinen keiner Therapie bedürfen. Hyperpigmentierungen können am Injektionsort auftreten, die sich nach Wochen bis Monaten wieder zurückbilden. Therapeutisch sind sie schwer zu beeinflussen. Eine Behandlung mit depigmentierenden Externa (z.B. Pigmanorm®) kann versucht werden. Bei paravasaler Injektion kann es zu Nekrosen kommen, die initial mit nichtsteroiden Antiphlogistika, nach ihrer Demarkierung mittels Exzision behandelt werden. Indurationen entlang der sklerosierten Venen sind nicht selten und therapeutisch kaum zu beeinflussen.

30.5.3 Operative Therapie

Stammvarikosen, Krosseninsuffizienzen und Perforansinsuffizienzen gelten heute als die Domäne dermatochirurgischer Behandlungsmaßnahmen. Durch die Operation können definierte, als insuffizient erkannte Venensegmente oder ganze Stammvenen sicher entfernt werden. Bei korrektem Operationsverfahren ist mit Rezidiven meist nicht zu rechnen.

Der Vorteil bei der *Krossektomie* und der *Perforansdissektion* besteht darin, daß unter Sicht ein genaues Präparieren der Vene möglich ist und Schäden der tiefen Venen vermieden werden können. Der Verschluß der Krossen und Perforansvenen ist, im Gegensatz zur Sklerosierung, endgültig. Auch Seitenäste und retikuläre Varizen können reseziert werden. Dies ist jedoch nur bei mittleren und größeren Seitenästen sinnvoll; mit Hilfe der Operation wird man die oft störenden Indurationen sklerosierter Venen vermeiden.

■ Bei *Krossektomie und Stripping der V. saphena magna* nach Babcock wird in der Leistenbeuge über dem Hiatus saphenus eine ca. 3–4 cm lange Inzision vorgenommen. Die Einmündung der V. saphena magna wird stumpf präpariert, und die Abgänge des Venensterns werden dargestellt. Dabei ist auf anatomische Variationen der V. saphena magna-Krosse und ihrer Seitenäste zu achten. Die V. saphena magna wird an ihrer Einmündung in die V. femoralis im Niveau ligiert. Die Seitenäste des Venensterns werden ebenfalls ligiert, nachdem sie vorher ein Stück nach distal reseziert wurden. Zum Stripping der V. saphena magna wird eine Babcock-Sonde vom proximalen Stumpf der Vene bis unterhalb des distalen Insuffizienzpunktes eingeführt. Über dem Sondenende wird die Haut inzidiert, die Vene mit dem Sondenende freigelegt und unterhalb der Sonde, unter Abklemmung nach distal, die Vene durchschnitten. An das Sondenende wird ein Kopfteil montiert und das Venenende mittels Ligatur an der Sonde fixiert. Danach erfolgt das Stripping unter Zug von distal nach proximal. Die Blutstillung erfolgt durch Beinhochlagerung während der Operation und sofortiges Anlegen eines Kompressionsverbandes postoperativ. Eine Redon-Drainage wird bei Bedarf angelegt. Bei gleichzeitig vorliegenden Perforansinsuffizienzen der Cockett-Venen müssen diese, da sie in der hinteren Bogenvene liegen, gesondert behandelt werden. Postoperativ soll eine „Low-dose"-Heparinisierung von 2×7500 IE Heparin s.c. (bzw. 3×5000 IE) vorgenommen werden. Der Patient wird ab dem 1. postoperativen Tag voll mobilisiert. Ein Kompressionsverband mit elastischen Kurzzugbinden muß wegen der Nachblutungsgefahr bzw. Ödembildung 4–6 Wochen lang getragen werden.

■ Bei der *Seitenastexhairese* (z.B. mikrochirurgisches Vorgehen nach Varady), die ambulant in Lokalanästhesie durchgeführt werden kann, werden entlang einer variköss veränderten Vene kleine Stichinzisionen gemacht, durch die ein speziell entwickelter Spatel eingeführt wird, mit dem die Adhärenzen der Vene am Gewebe gelöst werden. Mit einem Häkchen wird die Vene herausgezogen und entweder abgerissen oder ligiert. Auf diese Weise kann man von distal nach proximal mehrere Inzisionen machen und so eine ganze Vene entfernen. Postoperativ sind die Patienten sofort wieder mobil, so daß sich eine Heparinisierung erübrigt. Ein elastischer Kurzzugverband sollte ca. 4 Wochen lang getragen werden.

- Bei der *subfaszialen Perforansligatur* wird über der tastbaren Faszienlücke ein longitudinaler Schnitt von 1–2 cm angelegt und der Durchtritt des varikösen Seitenastes durch die Faszie aufgesucht. Die Perforansvene wird subfaszial ligiert und die Faszienlücke wieder verschlossen. Bei Perforansligaturen im Unterschenkelbereich sind die Patienten sofort mobil. Die Operation kann ambulant durchgeführt werden. Eine Heparinbehandlung erübrigt sich. Ein Kompressionsverband sollte ca. 4 Wochen lang getragen werden. Bei Operationen im Oberschenkelbereich ist die Blutungsgefahr höher und ein kurzer stationärer Aufenthalt deshalb ratsam.

Eine Vielzahl weiterer varizenchirurgischer Verfahren kommt, abhängig vom Muster der Varikosis und deren Einteilung nach Schweregraden, in Frage. Grundsätzlich ist diesen Operationsverfahren jedoch gemein, daß bei einer Stammvarikosis immer der proximale Insuffizienzpunkt ausgeschaltet und nur das variköse Venensegment reseziert wird. Bei einem kompensierten Rezirkulationskreislauf reicht es, den unteren Insuffizienzpunkt zu eliminieren (durch Stripping bis unterhalb des distalen Insuffizienzpunktes), bei einem dekompensierten Rezirkulationskreislauf müssen die betroffenen Perforantes mitbehandelt werden.

30.5.4 Diuretika

Diuretika bewirken den Übertritt interstitieller Flüssigkeit in die Gefäße und führen zur Ausschwemmung von Ödemen. Der diuretische Effekt ist um so stärker, je weniger Eiweiß in der interstitiellen Flüssigkeit konzentriert ist. Auf diese Weise werden insbesondere *eiweißarme Ödeme* effektiv behandelt. Bei längerem und schwerem Krankheitsverlauf kann es allerdings zu sog. *eiweißreichen Ödemen* kommen, die sich dadurch auszeichnen, daß sie sich bei längerer Hochlagerung der Extremität nicht mehr zurückbilden. Gibt man bei diesen Ödemen Diuretika, so entsteht ein *paradoxer Effekt:* Die durch die Diurese konzentrierten Eiweißpartikel können durch die porösen Kapillare ins Gewebe übertreten und das Ödem verstärken. Nicht zuletzt aus diesen Gründen ist die Gabe von Diuretika bei länger bestehenden Ödemen kaum hilfreich (Oedema perstans). Die Gabe eines Diuretikums sollte nur von kurzer Dauer sein, z. B. in Kombination mit Kompressionsbehandlung. Auch in den heißen Sommermonaten, wenn das Tragen der Kompressionsstrümpfe zur Last wird, kann vorübergehend mit Diuretika behandelt werden. Die Behandlung sollte jedoch *immer nur symptomatisch, nie prophylaktisch sein*.

- Zur Anwendung kommen insbesondere mittel- bis langfristig wirkende Präparate, z. B. Thiazide, evtl. in Verbindung mit kaliumsparenden Mitteln wie Triamteren und Amilorid (z. B. Dytide H®, Moduretik® u. a.). Spironolacton (Aldactone®) ist als kaliumsparendes Diuretikum auf längere Sicht eher ungeeignet, da als Nebenwirkungen u. a. Gynäkomastie bei Männern, Spontanlaktationen bei Frauen und auch sedierende Effekte auftreten können.

30.5.5 Ödemprotektive Pharmaka

Bei dieser Gruppe handelt es sich um *pflanzliche Glykoside*, die halbsynthetisch hergestellt werden. Sie sollen sich in die defekten Endothelmembranen einbauen und auf diese Weise die Endstromgefäße durch eine membranstabilisierende Wirkung undurchlässiger machen. Angegeben wird ferner ein stabilisierender Einfluß auf die Lysosomenmembranen, wodurch die Freisetzung proteolytischer Enzyme verhindert werden soll. Sie können sowohl bei eiweißarmen als auch bei eiweißreichen Ödemen therapeutisch eingesetzt werden. Vor allem bei CVI liegen überzeugende kontrollierte und randomisierte Doppelblindstudien nicht vor, doch erfahrene Therapeuten nehmen derartige Medikamente, die auch als „Venentherapeutika" vertrieben werden, gern in Anspruch. Unterteilt werden sie in 3 Gruppen:

■ *Saponine:* Es handelt sich um sog. Roßkastanienextrakte mit ihrem Hauptvertreter, dem Aescin, das als Reinsubstanz zur Verfügung steht (z. B. Proveno®, Venostasin®, Venoruton®).

■ *Flavonoide:* Sie werden meist aus den gelben Schalen von Zitrusfrüchten gewonnen und halbsynthetisch umgewandelt. Die wichtigsten Stoffe sind die Rutoside (z. B. Troxerutin, Posorutin®) und die Hesperidine (z. B. Veno SL®).

Tabelle 30.11. Empfohlene Tagesdosen von Ödemprotektiva bzw. Venentherapeutika

Saponine	Aescin	35– 100 mg
	Roßkastaniensamenextrakt (ca. 17% Aescin)	200– 600 mg
Flavonoide	O-(β-Hydroxyaethyl)-rutoside	600–1200 mg
	Troxerutin	600–1200 mg
Ruscusglykoside	Extrakt aus Ruscus aculeatus	300– 800 mg

■ *Ruscusglykoside:* Hierbei handelt es sich um Extrakte des Mäusedorns, die Steroidglykoside enthalten; bislang liegen sie noch nicht in reiner Form vor. Der Wirkstoffextrakt enthält wahrscheinlich noch einen anderen Stoff, der venentonisierend wirken soll (z. B. Phlebodril®).
Ödemprotektive Substanzen haben in der Regel nur eine geringe Resorptionsquote über den Darm, so daß man auf eine ausreichende Dosierung achten muß (Tabelle 30.9). Nicht selten sind sie in Präparaten mit bis zu 20 anderen Stoffen enthalten, so daß sie oft unterdosiert sind. Wenn überhaupt, empfiehlt sich die Anwendung von Monopräparaten oder solcher Zusammensetzungen, die nicht mehr als 3 Einzelsubstanzen enthalten. Nebenwirkungen wurden kaum beschrieben.

30.5.6 Venentonisierende Pharmaka

Auch diese Medikamente gelten als „Venentherapeutika", deren Wirkung vor allem durch Tierexperimente bekannt ist. Langzeiterfahrungen zur Pharmakodynamik dieser Stoffe beim Menschen liegen kaum vor. Allerdings konnte in letzter Zeit wahrscheinlich gemacht werden, daß varikös entartete Venen noch die Fähigkeit zur Kontraktion besitzen, so daß sie pharmakologisch genutzt werden könnte. Man nimmt an, daß die Wirkung venentonisierender Stoffe am Menschen darin besteht, die kapazitativen und ableitenden Venolen in annähernd gleicher Weise zu kontrahieren. Durch die Reduktion des Gefäßquerschnitts führt dies zu einer Zunahme der Strömungsgeschwindigkeit, andererseits zur vermehrten Blutkonzentration im Thorax. Durch die Volumenrezeptoren des Herzens und der herznahen Gefäße soll dadurch reflektorisch zu einer verstärkten Diurese (Gauer-Henry-Reflex) kommen. Ist der Effekt stark genug, so führt dies initial zum therapeutisch nachteiligen Anstieg der Blutviskosität. Aus diesem Grund ist es ratsam, eine Therapie mit venentonisierenden Pharmaka einschleichend zu beginnen. Auf lange Sicht führt eine solche Therapie jedoch zu einer Abnahme des zirkulierenden Blutvolumens von bis zu 1 l. Folgende Wirkgruppen kommen zur venentonisierenden Behandlung in Frage:

■ *Dihydroergotamin:* Dihydroergotamin ist das gebräuchlichste Medikament aus dieser Gruppe. Es tonisiert vorwiegend die kapazitativen und ableitenden Venen, während sein sowohl tonisierender als auch dilatierender Effekt auf die Arterien gering ist. Von der oral verabreichten Menge sind nur ca. 10% des Dihydroergotamins oder seiner Metaboliten im Körper wirksam. Die Halbwertszeit beträgt ca. 24 h. Kontraindiziert ist es bei Schwangerschaft, Herzinsuffizienz, ischämischen Gefäßerkrankungen und Hypertonus.

■ *α-Sympathomimetika:* Diese Substanzen wirken gefäßtonisierend sowohl auf die Venen als auch auf die arterielle Strombahn. Sie sind deshalb vor allem bei denjenigen venösen Insuffizienzkrankheiten indiziert, die mit Hypotonus einhergehen. Substanzen, die zur Anwendung kommen, sind Norfenefrin (z. B. Novadral®), Etilefrin (Effortil®) u. a. Die kurze Halbwertszeit der Substanzen von nur einigen Stunden ermöglicht das Absetzen der Medikation zur Nacht. Kontraindiziert sind sie u. a. bei Hypertonus, Herzinsuffizienz, Herzrhythmusstörungen, Schilddrüsenüberfunktion und Glaukom.

30.6 Phlebothrombose

Die Diagnose einer schweren *Phlebothrombose* macht eine stationäre Behandlung unbedingt erforderlich. Der Patient wird immobilisiert und soll strenge Bettruhe einhalten. Das Bein wird dabei in einer gepolsterten Schiene etwas hochgelagert. Lokal werden feuchte Umschläge appliziert. In Zusammenarbeit mit dem Internisten und dem Chirurgen wird die weitere Vorgehensweise festgelegt. Bei femoroiliakaler Thrombose, die nicht älter ist als 1 Woche, kommt auch eine chirurgische Thrombektomie in Frage. Im Normalfall wird eine antikoagulative Behandlung eingeleitet, und bei ausgedehnten Thrombosen mit Gefahr der Embolie ist auch eine fibrinolytische Behandlung indiziert.

30.6.1 Antikoagulation

Die *Behandlung mit Antikoagulantien* wird entweder primär zur Behandlung einer Thrombose oder als Erhaltungstherapie nach Beendigung der Fibrinolyse eingesetzt. Das Therapieziel ist die Prävention einer Embolie, die Verhinderung der weiteren Ausdehnung bzw. eines Rezidivs der Thrombose.

■ Für eine *Heparintherapie* ist die intravenöse Infusion (über Perfusor) das Vorgehen der Wahl. Die intermittierende subkutane Injektion in Intervallen von 8–12 h soll nach Meinung einiger Autoren vergleichbare Wirkungen haben und kann ggf. alternativ eingesetzt werden.

Technisches Vorgehen: Die Dosierung beträgt initial 5000 IE Heparin im Bolus i.v., im weiteren *25 000–50 000 IE Heparin i.v./Tag*. Als Therapiekontrolle dient der PTT-Wert, der um die 60 s liegen und 1–2 × täglich kontrolliert werden sollte. Bei fehlendem oder zu geringem PTT-Anstieg gibt man noch einmal zusätzlich 2000 IE Heparin im Bolus i.v. und erhöht die Tagesdosis um 5000 IE. Bei einer PTT von mehr als 80 s unterbricht man die kontinuierliche Therapie für zunächst 2 h und kontrolliert den PTT-Wert. Nach Erreichen des therapeutischen PTT-Wertes setzt man die Therapie unter Reduktion der Tagesdosis um 5000 IE Heparin fort. Die Halbwertszeit des Heparins beträgt 1–2 h, die Therapiedauer zwischen 5 und 10 Tagen.

Kontraindikationen sind hämorrhagische Diathese, gastrointestinale Ulzera, schwere Nephropathien, Endokarditis und vorausgegangene Operationen und Geburten. Als *Komplikationen* können Überempfindlichkeitsreaktionen, Blutungen, Thrombozytopenie, passagerer Transaminasenanstieg und Alopezie auftreten. Als Antidot wird Protaminchlorid empfohlen.

■ *Cumarine* hemmen die Synthese der in der Leber gebildeten Vitamin K-abhängigen Gerinnungsfaktoren II (Prothrombin), VII, IX und X. Der Faktor VII mit seiner Halbwertszeit von 1,5 Tagen wird als 1. Gerinnungsfaktor gehemmt. Ein Quick-Wert im therapeutischen Bereich (15–25 %) ist normalerweise am 4. Tag der Cumarintherapie erreicht. Bei Einnahme von Phenprocoumon (Marcumar®) werden am 1. Tag 5 Tabletten zu je 3 mg und am 2. Tag 4 Tabletten zu je 3 mg verabreicht. Am 3. Tag erfolgt die Dosierung entsprechend dem Quick-Wert. Meist ist ein therapeutischer Wert jedoch noch nicht erreicht, so daß nochmals 3 Tabletten à 3 mg verordnet werden (Tabelle 30.12).

Beim *Übergang von der Heparintherapie zur Cumarintherapie* wird so lange mit Heparin im therapeutischen Bereich weiterbehandelt, bis auch der Quick-Wert therapeutische Bereiche erreicht hat. Dann wird das Heparin abgesetzt. Der Marcumar®-Wert wird ambulant alle 2–4 Wochen kontrolliert und ein sog. „Marcumarpaß" ausgestellt, in dem die wöchentliche Gabe des Medikamentes festgelegt wird. Der therapeutische Bereich sollte weiter bei 15–25 % liegen.

Die Einnahmedauer der Cumarine richtet sich nach der auslösenden Ursache der tiefen Beinvenenthrombose. Thrombosen, die auf Ursachen zurückzuführen sind, die eliminiert wurden oder nicht mehr vorhanden sind (Operationen, Un-

Tabelle 30.12. Einleitung einer Marcumar®-Therapie (unter täglicher Quick-Wertbestimmung)

	1. Tag	2. Tag	3. Tag	danach
Marcumar® (3 mg)	5 Tbl.	4 Tbl.	3 Tbl.	nach Quick

Tabelle 30.13. Interaktionen der Cumarine mit anderen Medikamenten

I. Gefahr der Überdosierung durch	
Verdrängung aus der Eiweißbindung im Blut	▷ Phenylbutazon ▷ Tolbutamid ▷ Diphenylhydantoin ▷ Indometacin
Hemmung der Cumarinmetabolisierung	▷ Allopurinol ▷ Chloramphenicol
Verminderung der Vitamin K-Resorption aus dem Darm	▷ Cholestyramin ▷ Antibiotika ▷ Laxanzien
II. Gefahr der Unterdosierung durch	
Vitamin K-haltige Lebensmittel	▷ Spinat ▷ Wirsing ▷ Grünkohl

fälle, mechanische Einengungen, Pille) sollten ½ Jahr behandelt werden. Thromboseursachen, die nicht zu beseitigen sind wie Antithrombin III-Mangel oder Erniedrigung von Protein C und Protein S benötigen eine lebenslange Cumarintherapie. Bei unbekannter Thromboseursache sollte eine halbjährliche Therapie durchgeführt werden. Kontraindikationen sind schwere Hepatopathien, Gravidität, Laktation, ungenügende Compliance, hämorrhagische Diathese, gastrointestinale Ulzera, akute Pankreatitis und Aortenaneurysmen. Als Komplikationen können Cumarinnekrosen, reversible Alopezie, Urtikaria und fötale Schäden auftreten. Als Antidot wirkt Vitamin K1 (Konakion®). Informationen über eine mögliche Wirkungsverstärkung oder -abschwächung der Cumarintherapie sind in Tabelle 30.13 enthalten.

30.6.2 Fibrinolyse

Zur Fibrinolyse *akuter* und *subakuter ausgedehnter Venenthrombosen, insbesondere bei Thrombosen mit hohem Emboliersiko*, wird zumeist die Kurzzeitlyse mit ultrahoher Streptokinasedosierung empfohlen.

■ Die *Kurzzeitlyse mit ultrahoher Streptokinasedosierung* erfolgt stationär am liegenden Patienten unter engmaschiger Kontrolle. Ziel ist die Auflösung des Thrombus. Das Vorgehen erfolgt stationär folgendermaßen: Die Initialdosis beträgt zunächst *250 000 IE* und wird in 40 ml 4%iger Glucoselösung mit einer Geschwindigkeit von 120 ml/h über 20 min mit dem Perfusor infundiert. Während dieser Phase erfährt ca. ⅓ aller Patienten eine sog. „Frühreaktion" mit den Zeichen von Dyspnoe, Flush und Rückenschmerzen. Diese Reaktion ist jedoch harmlos und läßt sich durch i.v.-Gaben von 50–100 mg Prednisolon rasch abfangen. Der Patient sollte vorher darüber aufgeklärt werden. Nach der Initialdosis wird die ultrahohe Streptokinasekurzzeitlyse eingeleitet. Über den Perfusor werden jetzt *4,5 Mio. IE* Streptokinase, gelöst in 36 ml 5%iger Glucoselösung, verabreicht. Der Perfusor wird auf 12 ml/h eingestellt, so daß die Spritze in 3 h entleert ist; danach wird der Vorgang wiederholt, so daß nach 6 h insgesamt *9 Mio. IE* Streptokinase verabreicht sind. Im Anschluß erfolgt am nichtpunktierten Arm eine Blutabnahme zur Überprüfung des Postthrombinzeit- (PTT-)Wertes, der um 60 s liegen sollte. Im allgemeinen werden *2 Zyklen* der oben beschriebenen Therapie *im Abstand von 24 h* durchgeführt. Am Morgen des 3. Tages nach Einleitung der Therapie erfolgt die 1. phlebographische Kontrolle. Hat eine Lyse des Thrombus noch nicht stattgefunden, so wird ein *3. Zyklus* mit 9 Mio. IE Streptokinase über 6 h angeschlossen. Am nächsten Tag erfolgt erneut eine Phlebographie. Ist der Thrombus aufgelöst, so erfolgt die Behandlung mit 3 × 7500 IE Heparin und simultane Marcumar®-Einleitung.

■ Die *konventionelle Streptokinasebehandlung* wird ebenfalls stationär mittels Perfusor mit einer Initialdosis von *100000 IE* verabreicht. Danach werden *1,2 Mio. IE* Streptokinase, gelöst in 36 ml 5%iger Glukoselösung, mit einer Laufgeschwindigkeit von 3 ml/h über 12 h infundiert. Dies entspricht einer Dosierung von *100000 IE/h*. Alle 12 h wird eine neue Perfusorspritze aufgezogen und der o.g. Vorgang wiederholt. Ab der 24. h werden 14400 IE Heparin zusätzlich zur Streptokinase in den Perfusor gegeben, so daß nun die Dosierung *1200 IE/h* beträgt. Der -aPTT-Wert wird alle 12 h bestimmt und sollte bei 60 s liegen. Die Therapie dauert so lange, bis die Lyse erreicht ist, jedoch nicht länger als 5–6 Tage, da dann mit Antikörperbildung zu rechnen ist. Eine Streptokinasetherapie kann danach frühestens nach ½ Jahr wiederholt werden. Für die Weiterführung einer Therapie steht dann Urokinase zur Verfügung. Alle 2–3 Tage muß eine Phlebographie gemacht werden, um die Therapie zu kontrollieren. Bei erfolgreicher Lyse wird die Streptokinasetherapie beendet und sofort, unter dem Schutz des Heparins, eine orale Antikoagulation eingeleitet.

Kontraindikationen für die Lysetherapie sind u.a. Apoplex innerhalb des vorausgegangenen Jahres, hämorrhagische Diathesen, gastrointestinale Ulzera, Arterienpunktionen innerhalb der letzten 14 Tage, größere operative Eingriffe oder stumpfe Traumata innerhalb der letzten 4 Wochen, Hypertonus mit diastolischen Werten von > 100 mm Hg, Karzinom, Mitralvitien, Streptokinasebehandlung innerhalb der letzten 4 Monate. Als *Komplikationen* können Blutungen, am gefährlichsten Gehirnblutung sowie Embolien, Hypotonie, allergische Reaktionen, Thrombozytopenie und Fieber auftreten. Im Komplikationsfall können als Antidot ein Fibrinolysehemmer (z.B. Tranexamsäure: Anvitoff®, Cyklokapron®) oder Proteinaseinhibitoren (Aprotinin: Trasylol®) bzw. Fibrinogen und Frischplasma eingesetzt werden.

■ Die *Urokinasetherapie* ist heute nach der Anwendung von Streptokinase die Behandlung 2. Wahl, da mit einer Thrombusauflösung nicht vor 1 Woche zu rechnen ist. Anderseits ist die Verträglichkeit der Urokinase hervorragend. Frühreaktionen oder allergische Reaktionen wie bei Streptokinase werden nicht beobachtet. Mittel der Wahl ist die Urokinase auch bei Rethrombosierungen innerhalb von 6 Monaten nach einer Streptokinasetherapie. Auch die Urokinasetherapie wird stationär, am liegenden Patienten, durchgeführt.

Technisches Vorgehen: Initial beginnt man mit einer Dosis von *600000 IE,* die mittels Perfusor innerhalb von 20 min infundiert wird. Die Erhaltungstherapie besteht in einer kontinuierlichen Gabe von *100000 IE Urokinase/h*. Aufgelöst wird das Fibrinolytikum in 5%iger Glukoselösung oder einer physiologischen NaCl-Lösung. Begleitend zur Erhaltungsdosis sollten *600–1000 IE Heparin/h* kontinuierlich mitinfundiert werden. Der 2 ×/d kontrollierte aPTT-Wert sollte um die 60 s liegen. Eine erfolgreiche Therapie erstreckt sich über 6–10 Tage.

Es bestehen die gleichen *Kontraindikationen* bei Gabe von Urokinase wie bei der Streptokinasetherapie. Mögliche *Komplikationen* sind Blutungen, Embolien, Transaminasenerhöhung und Thrombozytenaggregation. Als Antidot werden dieselben Substanzen verwendet wie bei Streptokinase.

30.7 Thrombophlebitis

Thrombophlebitiden sind eine Komplikation des Krampfaderleidens. Neu auftretende Thrombophlebitiden sind ein Zeichen dafür, daß eine bislang durchgeführte phlebologische Therapie nicht mehr ausreichend ist und intensiviert werden muß. Eventuell sind operative Maßnahmen oder eine Sklerosierungstherapie nach Abklingen der akuten Beschwerden erforderlich. Jede Thrombophlebitis, insbesondere die der V. saphena magna, kann mit einer tiefen Beinvenenthrombose einhergehen. Tritt eine Thrombophlebitis bei einem Patienten ohne bekanntes Venenleiden auf, so kann dies auf eine Tumorerkrankung hindeuten.

Meist ist die *akute Thrombophlebitis* jedoch eine unkomplizierte Erkrankung und, bei adäquater Therapie, in wenigen Tagen abgeheilt. Mit einem

Übergreifen der Thrombose auf das tiefe Beinvenensystem ist meist nicht zu rechnen. Allerdings sollte man Thrombophlebitiden der V. saphena magna besondere Beachtung schenken, da diese gelegentlich *Appositionsthromben* bilden können, die über die Perforansvenen das tiefe Venensystem erreichen. Besondere Vorsicht ist bei krossennahen Thrombosen der V. saphena magna geboten. Dann ist in jedem Fall eine Phlebographie oder eine Duplexsonographie zum Ausschluß einer Beteiligung des tiefen Beinvenensystems indiziert.

Behandlung. Bei der *unkomplizierten, frischen Thrombophlebitis* sollten am besten sofort in Lokalanästhesie zunächst eine oder mehrere Stichinzisionen vorgenommen und der Thrombus exprimiert werden. Auf diese Weise kommt es zu einer raschen Beschwerdefreiheit. Ist der Thrombus älter als 1 Woche, so ist er meist bereits so weit organisiert, daß er durch diese Methode nicht mehr zu behandeln ist. Immer ist eine Kompressionstherapie indiziert, entweder mit Kurzzugbinden, oder, besser, mit einem Zinkleimverband bis unterhalb des Knies. Ist der Oberschenkel mitbetroffen, so wird zusätzlich ein Pflasterkompressionsverband angelegt.

Der Patient wird angewiesen, sich viel zu bewegen. Auf diese Weise kommt es zur Beschleunigung des Blutes intravaskulär, wobei der Thrombus durch den festen Kompressionsverband zwischen den Venenwänden zusätzlich festgepreßt wird. Bei Schmerzen können orale Antiphlogistika verschrieben werden. Zusätzlich kann man 10 Tage lang Acetylsalicylsäure 3 × 100 mg/d verabreichen und evtl. lokal mit hochkonzentrierten Heparinsalben behandeln.

Bei Verdacht auf eine *aufsteigende Thrombophlebitis* der V. saphena magna oder der Lokalisation des Thrombus in Perforans- oder gar Krossennähe sollte 3 × 5000 IE Heparin/d s.c. injiziert werden, um einer potentiellen Lungenembolie vorzubeugen. Dies sollte initial unter stationären Bedingungen durchgeführt werden. Es empfiehlt sich, die Patienten engmaschig nachzukontrollieren. Wie bei der unkomplizierten Thrombophlebitis ist eine konsequente Kompressionstherapie, zum Schluß evtl. mit angepaßten Kompressionsstrümpfen, bis zur völligen Beschwerdefreiheit durchzuführen.

30.7.1 Antiphlogistika und Rheologika

Antiphlogistika, z. B. die Pyrazolonderivate Phenylbutazon und Oxyphenbutazon sowie Indometacin sind stärker antientzündlich wirksam als Acetylsalicylsäure und kommen insbesondere zur adjuvanten Therapie von Thrombophlebitiden zum Einsatz. Die Tagesdosis beträgt bei den Pyrazolderivaten 200–400 mg und bei Indometacin 50–150 mg; ihr Einsatz erfolgt nur vorübergehend, solange entzündliche Symptome bestehen. An *unerwünschten Nebenwirkungen* können auftreten: Übelkeit, allergische Hautreaktionen, allergisches Asthma, Störungen der Hämatopoese, Leber- und Nierenschäden u. a.

Acetylsalicylsäure kann nicht zuletzt als Thrombozytenaggregationshemmer zur Prophylaxe rezidivierender Thrombophlebitiden in einer Dosis von 100 mg/d eingesetzt werden. Kontraindikationen sind u. a. Magen-Darm-Ulzera, Dicumarineinnahme, Gicht und Asthma bronchiale. Zur postoperativen Prophylaxe einer tiefen Beinvenenthrombose ist eine wirksame Antikoagulationstherapie mit *Heparin* den Thrombozytenaggregationshemmern überlegen (s. 30.5.10).

30.8 Behandlung des venösen Ulcus cruris

Soll ein *venös bedingtes Ulcus cruris* behandelt werden, so ist die Erkennung und weitgehende Sanierung der auslösenden Ursache und Behebung oder Korrektur der Veneninsuffizienz erforderlich. Sind keine Kontraindikationen vorhanden, so sollten insuffiziente Venen sklerosiert oder operativ entfernt werden. Hämodynamisch bedeutend für ein Ulkus sind insbesondere Stammvenen, Perforansvenen in der unmittelbaren Umgebung des Ulkus und sog. Nährvenen, bei denen es sich um Seitenastvarizen handelt, die das Ulkusgebiet drainieren.

Unabdingbar sind auf jeden Fall eine adäquate Kompressionstherapie und mobilisierende Maßnahmen, wie sie oben beschrieben wurden. Ein ausreichender Druck auf das Ulkus und seine Umgebung wird unter Verwendung eines angepaßten harten Schaumstoffkissens erreicht und soll den erhöhten Filtrationsdruck am hämodynamischen locus minoris resistentiae normalisieren.

Patienten mit einem Ulcus cruris venosum haben oft *multivalente Kontaktallergien*, insbesondere auf Inhaltsstoffe der von ihnen z. T. jahrelang angewandten Lokaltherapeutika. Vor der topischen Behandlung eines Ulkuspatienten empfiehlt sich daher eine Epikutantestung, insbesondere auf Salbengrundlagen und auf die Lokaltherapeutika, die verwendet werden sollen. Grundsätzlich ist bei der Lokaltherapie eines Ulkus stets zu beachten, daß eine Polypragmasie in der Anwendung der Mittel möglichst vermieden wird. Die Lokaltherapeutika sollten von ihrer Zusammensetzung her so einfach wie möglich sein und die Anzahl der verwendeten Substanzen so gering wie möglich gehalten werden.

In der lokalen Ulkustherapie sind heutzutage grundsätzlich *2 Vorgehensweisen* akzeptiert, nämlich eine *phasenadaptierte* und eine *phasenübergreifende Wundbehandlung*. Diese Therapiekonzepte beziehen sich auf die 3 Phasen der Wundheilung, die wie folgt ablaufen:
▷ Exsudationsphase (häufig ausgelöst durch eine Superinfektion des Ulkus),
▷ Granulationsphase,
▷ Epithelisierungsphase.

Die *phasenadaptierte Wundheilung* entspricht der konventionellen, althergebrachten Therapie, muß ständig verändert werden und ist aufwendig, aber preiswert. Die *phasenübergreifende Therapie*, die sich moderner Wunddressings bedient, mit denen während aller 3 Phasen auf die gleiche Weise behandelt werden kann, ist wesentlich einfacher zu handhaben, aber auch teurer. Beide Therapieverfahren sind im therapeutischen Effekt miteinander vergleichbar. Die *phasenadaptierte Wundbehandlung* greift in die 3 Wundheilungsphasen wie folgt ein:
▷ Reinigung,
▷ Granulationsförderung,
▷ Förderung der Epithelisierung durch Austrocknung.

● Ziel der *Reinigung* ist Herstellung eines sauberen Wundgrundes. Dazu müssen zunächst Salbenreste und Krusten z. B. mit Olivenöl beseitigt und evtl. vorhandene Nekrosen abgetragen werden. Letzteres geschieht am besten mit dem scharfen Löffel und mit Pinzette und Schere. Um dabei Schmerzen möglichst zu vermeiden, empfiehlt sich die Applikation von Emla® Salbe auf das Ulkus ca. 1 h vor dem Eingriff. Zusätzlich kann man enzymatische Salben verwenden, die vorzugsweise denaturiertes Protein abbauen. Sie enthalten Stoffe wie Trypsin, Chymotrypsin, Kollagenase, Fibrolysin, Streptokinase etc. (z.B. Vazidase®, Fibrolan® u.a.). Die Ulkusumgebung sollte dabei immer durch Auftragen von harter Zinkpaste geschützt werden. Parallel hierzu erfolgt die regelmäßige Desinfektion durch Bäder, z. B. in Kaliumpermanganat, Betaisodona®, Rivanol® oder Chloramin. Dies sollte jedoch nur so lange erfolgen, wie infektiöse Beläge auf dem Ulkus nachweisbar sind. Eine zu lange desinfizierende Behandlung beeinträchtigt die Granulation und Epithelisierung. Alternativ zu den Bädern hat sich auch die Anwendung von Umschlägen mit hypertoner NaCl-Lösung (10%) bewährt. Sie vermindern die bakterielle Besiedlung und trocknen stark sezernierende Ulzera aus.

Auf die Anwendung lokaler Antibiotika *sollte verzichtet werden*, da zum einen die Resistenzentwicklung, zum anderen die Sensibilisierungsrate hoch ist. Systemische Antibiotika haben im allgemeinen beim infizierten Ulcus cruris keinen Effekt, da sie im sauren pH der Ulkuswunde kaum Wirkung entfalten. Sind jedoch tiefere Gewebsschichten oder die Umgebung z. B. in Form eines Erysipels betroffen, bewährt sich ihr Einsatz, insbesondere bei Therapie nach Antibiogramm.

Die Ulkusumgebung muß immer mitbehandelt werden. Durch das aggressive Wundsekret oder durch enzymatische Salben kann die intakte Haut in der Umgebung Schaden nehmen, weshalb die direkte Umgebung am besten mit harter Zinkpaste abgedeckt wird. Die übrige Haut des Unterschenkels pflegt man vorzugsweise mit Augenvaseline, auf die selten Kontaktallergien entstehen. Ist die Haut ekzematisiert, so können vorübergehend Kortikoidexterna angewandt werden. Die Verwendung diverser Farbstofflösungen wie Pyoktanin und Brilliantgrün etc. sollte Ausnahmen vorbehalten bleiben.

● Die *Granulation* wird durch mechanische Reizung angeregt. Deshalb ist heute noch die Curettage mit dem scharfen Löffel ein sehr erfolgreiches Mittel. Etwas milder kann man den Wundgrund mit Seesand, Kristallzucker oder Dextranpuder (Debrisorb®) reizen. Auch hypertone Traubenzucker- und NaCl-Lösungen sind granulationsfördernd. Manchmal ist auch die alleinige Okklusivbehandlung des Ulkus erfolgreich, wobei das ausgeschwitzte Exsudat als Granulationsreiz fungiert. Dabei muß die Ulkusumgebung jedoch gründlich mit Zinkpaste geschützt werden. Die früher üblichen Behandlungen mit Salben, Farbstoffen und Mineralölraffinaden werden von uns nicht empfohlen, da sie nicht selten bei längerer Anwendung zu Kontaktallergien führen. Es bieten sich vielmehr moderne Wundauflagen wie Xerodressings (z.B. Actisorb®), Hydrokolloiddressings (z.B. Tegasorb®) und Kunstschäume (z.B. Silastic®) an, die einfach verwendbar sind und in der Regel keine Sensibilisierung provozieren. Diese Wundauflagen sind z.T. auch für eine phasenübergreifende Wundbehandlung geeignet.

● In der *Epithelisierungsphase* soll das empfindliche neugebildete Gewebe geschützt und die Epithelisierung gefördert werden. Die *Epithelisierung* setzt ein, wenn das Granulationsgewebe das obere Hautniveau erreicht hat. Kommt es zu einer überschießenden Granulation, kann dies die Epithelisierung behindern. In diesem Fall muß das überstehende Granulationsgewebe mit einem Silbernitratstift geätzt werden, bis es im Hautniveau ist.
Als epithelisierungsfördernde Wundauflage eignet sich eine ganze Reihe von Präparaten, so z.B. Hydrogele (z.B. Geliperm®), Hydrokolloide (z.B. Varihaesive®), Schaumstoffkompressen (z.B. Epigard®), Gazegitter (z.B. Branolind®) u.a. Weiter können auch autologe und heterologe Keratinozytentransplantationen oder die Transplantation von Spalthaut vorgenommen werden.

Bei der *phasenübergreifenden Wundbehandlung* werden die z.T. bereits erwähnten Wundauflagen verwendet. Sie entfalten in jeder Phase ihre Wirkung und können als Monotherapie zur Behandlung des Ulkus eingesetzt werden. Es handelt sich dabei insbesondere um trockene Wundauflagen und Gele (Xerodressings und Xerogele) sowie um hydrokolloidale Wundauflagen (Hydrokolloiddressings). Zu ihren Eigenschaften gehören die Exsudatretention, die Ulkusreinigung sowie die Förderung der Granulation und Epithelisierung. Daneben zeichnen sie sich durch eine sehr geringe Neigung zur Sensibilisierung aus (Tabelle 30.14).

Tabelle 30.14. Präparate zur phasenübergreifenden Wundbehandlung

▷ **Trockene Wundauflagen und Gele**
 (Xerodressings und Xerogele)
  ▷ *Indikation:* exsudative, stark bakteriell kolonisierte Ulzera
  ▷ Aktivkohle (Actisorb Plus®),
  ▷ Calciumalginat (Tegagel®, Algosteril®)
  ▷ Modifizierte Stärke (Jodosorb®, Debrisorb®)

▷ **Hydrokolloidale Wundauflagen**
 (Hydrokolloiddressings)
  ▷ *Indikation:* atonische, gering bakteriell kolonisierte Ulzera
  ▷ Zellulose, Karayagummi (Dermiflex®)
  ▷ Pektin, Gelatine (Tegasorb®)
  ▷ Pektin, Gelatine, Karayagummi (Duoderm®)

Literatur

Anning ST (1952) The cause and treatment of leg ulcers. Lancet I: 789–794
Becker D (1973) Aspekte der medikamentösen Therapie bei chronisch venöser Insuffizienz. Z Allgemeinmedizin 49: 898–901
Bergan JJ (1992) Surgical procedures for varicose veins: axial stripping and stab avulsion. In: Bergan JJ, Kistner RL (eds.) Atlas of venous surgery. Saunders, Philadelphia, pp 61–77
Bergan JJ (1993) The current management of varicose and telangiectatic veins. Surg Annu 25: 141–156
Bishop CC, Jarrett PEM (1986) Outpatient varicose vein surgery under local anaesthesia. Br J Surg 73: 821–822
Bollinger A (1987) Zur Diagnose und Therapie des postthrombotischen Syndroms. Internist 28: 344–355
Bülau B (1992) Medikamentöse Therapie der chronisch-venösen Insuffizienz. Vasomed 4: 714
Chester JF, Taylor RS (1990) Hookers and French strippers: a technique for varicose vein surgery. Br J Surg 77: 560–561
Conrad P (1992) Groin-to-knee downward stripping of the long saphenous vein. Phlebologie 7: 20–22
Corbett CR, Runcie JJ, Lea Thomas M et al. (1988) Reasons to strip the long saphenous vein. Phlebologie 41: 766–769
Corbett R, Njayakumar K (1989) Cleanup varicose vein surgery: use a tourniquet. Ann R Coll Surg Engl 71: 57–58

Dodd H, Cockett FB (1976) The pathology and surgery of veins of the lower limb, 2nd edn. Livingstone, Edinburgh London New York

Esser W (1975) Zur medikamentösen Therapie der Venopathien. Fortschr Med 93: 1506–1507

Fegan WG (1963) Continuous compression technique of injecting varicose veins. Lancet II: 109–112

Feuerstein W, Feuerstein P (1990) Ambulante Eingriffe am Venensystem. Z Hautkr 66: 104–105

Fraser IA, Perry EP, Hatton M et al. (1985) Prolonged bandaging is not required following sclerotherapy of varicose veins. Br J Surg 72: 488–490

Fratila A, Rabe E, Krysel HW (1993) Percutaneous minisurgical phlebectomy. Semin Dermatol 12: 117–122

Glashoff E (1971) Venenerkrankungen in der Allgemeinpraxis. Med Welt 22: 1674–1676

Groot WP de (1989) Treatment of varicose veins: modern concepts and methods. J Dermatol Surg Oncol 15: 191–198

Groot WP de (1991) Practical phlebology: sclerotherapy of large veins. J Dermatol Surg Oncol 17: 589–595

Hach W (1987) Krampfadern – welche Therapie? Gynäkologe 20: 182–184

Hach W, Vanderpuye R (1985) Operationstechnik der paratibialen Fasziotomie zur Behandlung des chronisch-venösen Stauungssyndroms bei schwerer primärer Varikose und beim postthrombotischen Syndrom. Med Welt 36: 1616–1618

Hauer G (1989) Diagnostik und chirurgische Therapie der Varikosis. Herz 5: 274–282

Hobbs JT (1974) Surgery and sclerotherapy in the treatment of varicose veins: a random trial. Arch Surg 109: 793–796

Hobbs JT (1988) Compression sclerotherapy in venous insufficiency. Acta Chir Scand 544: 75–80

Hördegen KM (1989) Sklerosierung der Varikosis. Heutiger Stand im Rahmen der Varizenbehandlung. Münch Med Wochenschr 131: 28–32

Koc, H (1973) Zur Basistherapie des Ulcus cruris. Therapiewoche 23: 2073–2076

Leu HJ (1990) Chronisch-venöse Insuffizienz heute (eine Standortbestimmung). VASA 19: 195–202

Linton RR (1938) The communicating veins of the lower leg and the operative technic for their ligation. Ann Surg 107: 582

McMullin GM, ColeridgeSmith PD, Scurr JH (1991) Objective assessment of high ligation without stripping the long saphenous vein. Br J Surg 78: 1139–1142

Müller R. (1962) Behandlung des Ulcus cruris und des postthrombotischen Syndroms. Ärztl Praxis 11: 634–635

Mund-Hoym WD (1976) Klinische Erfahrungen bei der Behandlung von Ulcera cruris. Therapiewoche 26: 6551–6557

Munn SR, Morton JB, MacBeth WAAG et al. (1981) To strip or not to strip the long saphenous vein? A varicose vein trial. Br J Surg 68: 426–428

Neglen P (1993) Treatment of varicosities of saphenous origin: comparison of ligation, selective excision, and sclerotherapy. In: Bergan JJ, Goldman MP (eds) Varicose veins and telangiectasis: diagnosis and management. Quality Med Publ, St Louis, pp 148–165

Raymond-Martimbeau P (1990) Two different techniques for sclerosing the incompetent saphenofemoral junction: a comparative study. J Dermatol Surg Oncol 16: 626–631

Ris HB, Wittwer P, Tschudi J, Stirnemann H, Doran JE (1988) Langzeitresultate nach Varizenoperation. Chirurg 59: 592–597

Ruckley CV (1988) Surgical management of venous disease. Wolfe, London

Rutherford RB, Sawyer JD, Jones DN (1990) The fate of residual saphenous vein after partial removal or ligation. J Vasc Surg 12: 422–428

Samuels PB (1981) Technique of varicose vein surgery. Am J Surg 142: 239–244

Sarin S, Scurr JH, Coleridge Smith PD (1992) Assessment of stripping the long saphenous vein in the treatment of primary varicose veins. Br J Surg 79: 889–893

Shouler PJ, Runchman PC (1989) Varicose veins: optimum compression after surgery and sclerotherapy (see comments). Ann R Coll Surg Engl 71: 402–404

Stemmer R (1981) Indikationen zur Varizenbehandlung. Z Hautkr 57: 153–161

Varady Z (1993) Neue Therapiemöglichkeiten bei Besenreiservarizen. Dtsch Dermatologe 5: 538–541

Vargha A (1970) Zur Behandlung von Thrombophlebitiden. Med Monatsschr 24: 420–452

Weindorf U, Schultz-Ehrenburg U (1991) Komplikationen der Varizenverödung. Phlebologie 20: 144–150

Weiss RA, Weiss MA (1994) Sclerotherapy. In: Wheeland RG (ed.) Cutaneous surgery. Saunders, Philadelphia, pp 951–981

Wunderlich U, Orfanos CE (1991) Behandlung der Ulcera cruris venosa mit trockenen Wundauflagen. Hautarzt 42: 446–450

Farbabbildungen

1 Retikuläre Varikosis im Bereich der Kniekehle

2 Verödungsbehandlung eines Seitenastes der Vena saphena magna

3 Verödungsbehandlung der Vena saphena magna und abgehender Seitenäste nach dem Verfahren von Sigg

4 Mikrochirurgische Venenexhairese nach Varady

5 Intraoperativer Situs: Darstellung der Krosse mit Übergang der Vena saphena magna in die Vena femoralis (Vena saphena magna durchtrennt)

6–8 Manschettenulcus venöser Genese und Reepithelisierung unter konservativer lokaler Behandlung mit austrocknender Wundauflage (Xerodressings)

Farbabbildungen

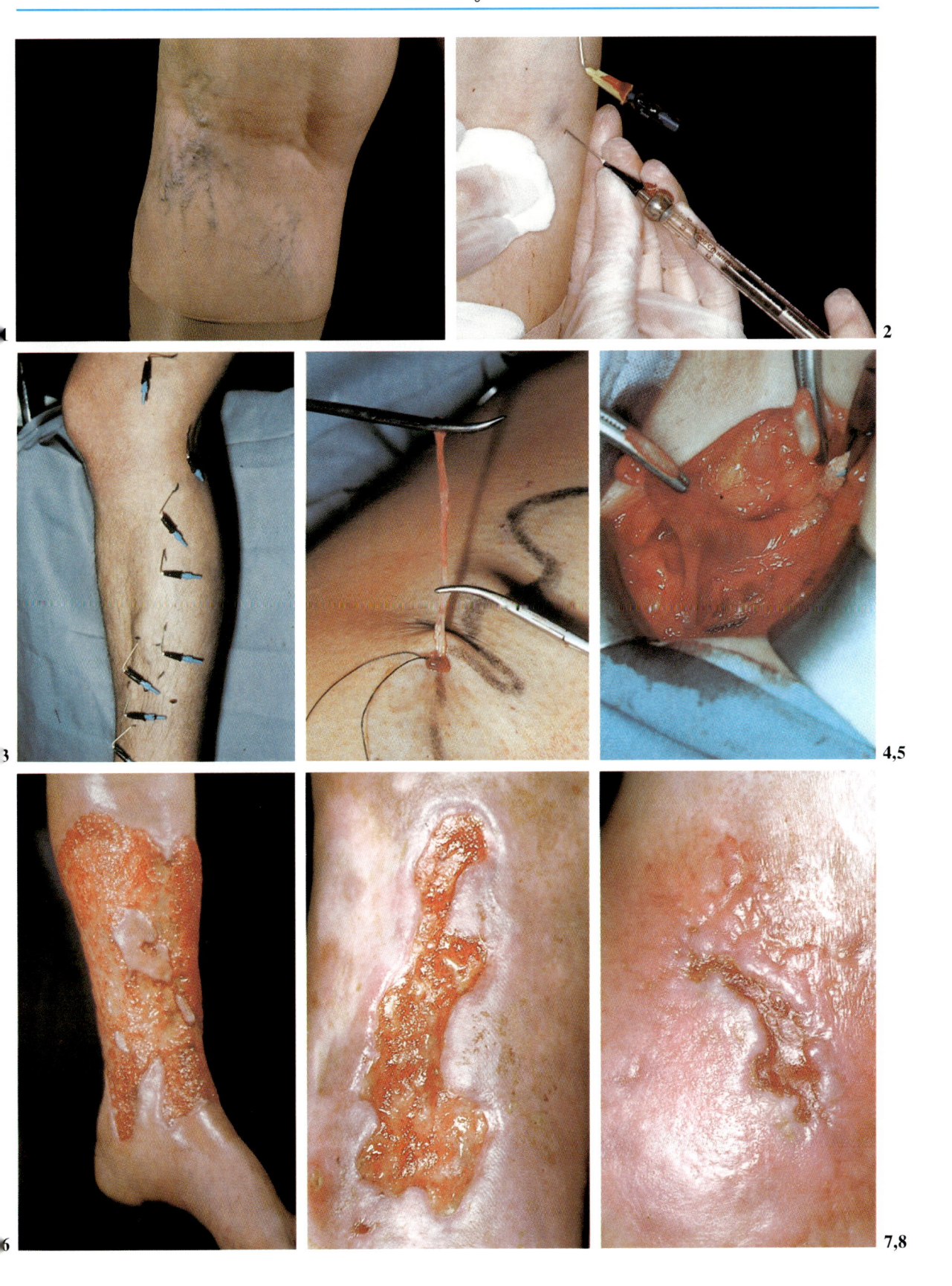

Kapitel 31 Ablagerungsdermatosen, Hautveränderungen bei Stoffwechselstörungen und Mangelsyndromen

31.1	Gicht	690	31.6.2	Prätibiales Myxödem bei Hyperthyreose	700
31.2	Lipidosen der Haut	691	31.6.3	Lichen myxoedematosus	700
31.2.1	Zirkumskripte Xanthome	691	31.6.4	Skleromyxödem Arndt-Gottron	701
31.2.2	Eruptive papulöse Xanthome	693	31.6.5	Retikuläre erythematöse Muzinose (REM-Syndrom)	701
31.2.3	Xanthoma disseminatum mit Diabetes insipidus	693	31.6.6	Scleroedema adultorum Buschke	702
31.2.4	Juvenile Xanthogranulome	693	31.6.7	Mucinosis follicularis	702
31.3	Amyloidosen der Haut	694	31.7	Acrodermatitis enteropathica und erworbener Zinkmangel	704
31.3.1	Lichen amyloidosus	695	31.7.1	Acrodermatitis enteropathica	705
31.3.2	Andere Formen der primären kutanen Amyloidose	695	31.7.2	Sekundärer oder erworbener Zinkmangel	705
31.4	Kalzinosen	695	31.8	Pellagra und Pellagroid	706
31.4.1	Metastatische Kalzinosen	696	31.9	Anomalien des intermediären Aminosäurestoffwechsels mit Hautsymptomatik	706
31.4.2	Idiopathische Kalzinosen	696			
31.4.3	Dystrophische Kalzinosen	697			
31.5	Hyalinosen	698	31.9.1	Phenylketonurie	706
31.5.1	Hyalinosis cutis et mucosae Urbach-Wiethe	698	31.9.2	Tyrosinämie	707
31.6	Muzinosen	699	31.9.3	Argininsukzinoazidurie	707
31.6.1	Diffuses und zirkumskriptes Myxödem bei Hypothyreose	699			

31.1 Gicht

Gicht ist auf eine heterogene Störung des Purinstoffwechsels zurückzuführen und manifestiert sich durch Hyperurikämie im Serum sowie durch Ablagerung von Uratkristallen im Gelenkbereich bzw. unter der Haut. Vor allem Männer ab dem 40. Lebensjahr sind betroffen. Im Verlauf treten rezidivierend akute Gichtanfälle, vorzugsweise in den Gelenken der distalen Extremitäten *(Podagra)* auf. Bei chronischem Verlauf kommt es zu destruierenden Gelenkveränderungen, Nephrolithiasis und anderen Nephropathien. An der Haut kommt es vorzugsweise im Bereich der äußeren Helix der Ohren sowie an den Finger- und Zehengelenken zur Entstehung von *Gichttophi* infolge von Uratkristallablagerungen.

Die *primäre Form* der Gicht beruht auf einer anlagebedingten Harnsäureüberproduktion und/oder verminderten renalen Ausscheidung. Die *sekundäre Form* entsteht infolge eines vermehrten Anfalls von Nukleinsäuren mit daraus resultierendem Harnsäureüberschuß. Dies ist u. a. der Fall bei chronischen Leukämien, anderen myeloproliferativen Syndromen wie z. B. der Polycythaemia vera, sowie unter zytostatischen oder immunsuppressiven Behandlungen (z. B. mit Cyclosporin A). Purinreiche Kost und Äthylismus führen zu einer Exazerbation des Leidens.

Behandlung. In der Therapie der Gicht müssen alle medikamentösen Maßnahmen von der Einhaltung einer purinarmen Diät, einer Reduktion des Körpergewichts und einer Einschränkung des Alkoholkonsums begleitet werden. Dies gilt insbesondere für Patienten mit asymptomatischer Hyperurikämie, von denen etwa $\frac{1}{5}$ im weiteren Verlauf eine Gicht entwickelt. Die eingehende Aufklärung der Patienten über diese Zusammenhänge und das Einwirken auf eine Veränderung ihrer Ernährungsgewohnheiten steht im Mittelpunkt aller therapeutischen Bemühungen.

Die medikamentöse Therapie unterscheidet sich in eine solche für den *akuten* Gichtanfall und in weiteren Medikamenten für die *chronische* Verlaufsform. Im akuten Anfall besteht die Therapie der Wahl in der Gabe von nichtsteroidalen Antiphlogistika (NSA). Patienten, bei denen der Einsatz von NSA kontraindiziert ist, können mit systemischen Kortikosteroiden behandelt werden. Der Einsatz von Colchicin im akuten Anfall wird heute wegen seiner Toxizität kaum noch empfohlen; hingegen kann Colchicin in niedriger Dosierung (0,6–1,2 mg/d) zur Prophylaxe von rekurrenten Gichtattacken verwandt werden. Bei den *chronischen* Gichtformen stehen Urikosurika zur Erhöhung der renalen Harnsäureausscheidung und Urikostatika (z. B. Allopurinol) zur Hemmung der Xanthinoxydase und damit einer Blockierung der Harnsäurebildung zur Verfügung (Tabelle 31.1).

Auf die Nierenfunktion ist während der Behandlung stets zu achten.

Tabelle 31.1. Medikamentöse Therapie der akuten und chronischen Gicht

▷ **Akuter Gichtanfall**		
	Nichtsteroidale Antiphlogistika	600 mg Phenylbutazon i.m. an Tag 1
		3 × 200 mg p.o. ab Tag 2 für 1–3 Tage
		oder
		3 × 50–75 mg Indometacin p.o. für 2–3 Tage
		oder
	Kortikosteroide	40–60 mg Triamcinolonacetonid i.m.
		oder
		10 mg Triamcinolonacetonid intraartikulär nach Punktion des Gelenkergusses
▷ **Chronische Gicht**		
	Urikostatika	300 (–600) mg Allopurinol (z.B. Zyloric®) p.o. täglich
		oder
	Urikosurika	500–1000 mg Probenecid p.o. täglich
		50–100 mg Benzbromaron p.o. täglich

Cave: Einschleichende Dosierung der Urikosurika, da bis Einstellung eines normalen Harnsäurespiegels die Gefahr tubulärer Harnsäureausfällung mit Harnsteinbildung besteht.

31.2 Lipidosen der Haut

Unter Lipidosen der Haut werden Lipideinlagerungen in Form von *Xanthomen* oder *Xanthelasmen* verstanden, die Manifestationen von Erkrankungen sein können, die in den Fettstoffwechsel eingreifen und sich im Serum als *Hyperlipoproteinämien* (HLP) äußern. Die Art der dermatologischen Erscheinungsbilder ist häufig bereits hinweisend auf den Typ der HLP, die für die Patienten aufgrund des damit verbundenen Arterioskleroserisikos von prognostischer Bedeutung sein kann. Kutane Lipidosen kommen jedoch auch ohne nachweisbare Fettstoffwechselstörung vor.

Klinisch können die primären familiären Formen von den sekundären oder reaktiven Formen abgegrenzt werden. Letztere können durch Alkoholkonsum, fettreiche Ernährung oder einen ungenügend eingestellten Diabetes mellitus bedingt sein und äußern sich in Form einer *Hypertriglyzeridämie*. Ursachen von *Hypercholesterinämien* sind u. a. Hypothyreose, Nephropathie, Cholestase und auch Medikamente (z. B. β-Blocker, Thiazide). Daneben existieren *Mischformen*, bei denen durch Adipositas oder Alkoholabusus latente Erbanlagen manifest werden können. Die Lipoproteine des Plasmas bestehen aus Lipiden (Triglyzeriden, Cholesterin, Phospholipiden), die mit den sog. Apoproteinen größere Komplexe bilden, während freie Fettsäuren sich an Albumine binden.

Die WHO-Klassifikation der Lipoproteinphänotypen basiert auf der Bestimmung der einzelnen Lipoproteinfraktionen mittels Lipoproteinelektrophorese und Ultrazentrifugation. Sie unterscheiden sich in ihrem Apolipoproteingehalt wie in dem Anteil von Triglyzeriden, Cholesterin und Phospholipiden, die die Wanderungsgeschwindigkeit in der Elektrophorese, ihre optische Dichte und ihre Sedimentationskonstante bestimmen. Die *Klassifikation* der Hyperlipoproteinämien aufgrund dieser Bestimmungsmethoden ist in Tabelle 31.2 zusammengefaßt.

31.2.1 Zirkumskripte Xanthome

Unter *Xanthomen* versteht man gelbliche nodöse Hautveränderungen, die durch lokale Lipideinlagerungen in gewebsständigen Makrophagen (Schaumzellen) verursacht werden. Im Bereich der Augenlider werden diese Läsionen als *Xanthelasmen* bezeichnet.

Klinisch unterscheidet man a) die *planen Xanthome*, d. h. makulöse Gelbverfärbungen der Haut. Finden sich diese im Bereich der Palmae in Form von striären gelben Läsionen im Verlauf der Handlinien, ist dies ein pathognomonisches Zeichen für die Typ III-Hyperlipoproteinämie. Den *diffusen* Formen – insbesondere am Stamm – können sekundäre HLP vom Typ III-Muster aufgrund von Lymphomen oder Myelomen zugrunde liegen; meist besteht eine monoklonale Gammopathie im Serum. b) *Xanthelasma palpebrarum* sind hellgelbe Plaques im Bereich der Augenlider, die durch Cholesterinablagerungen bedingt sind. In jungem Alter sind sie praktisch immer eine Folge einer HLP vom Typ II. Bei

Tabelle 31.2. **WHO-Klassifikation der Hyperlipoproteinämien** (nach Fredrickson)

Typ	Bezeichnung	Überschuß von
Typ I	Hyperchylomikronämie (exogene Hypertriglyzeridämie)	Chylomikronen
Typ IIa	Hyperbetalipoproteinämie (Hypercholesterinämie)	LDL[a]
Typ IIb	Hyperbeta-/Präbetalipoproteinämie (Hypercholesterinämie/Hypertriglyzeridämie)	LDL + VLDL[b]
Typ III	Breite Betakrankheit (Hypercholesterinämie/Hypertriglyzeridämie)	IDL[c]
Typ IV	Hyperpräbetalipoproteinämie (endogene Hypertriglyzeridämie)	VLDL
Typ V	Hyperpräbetalipoproteinämie + Hyperchylomikronämie (endogene/exogene Hypertriglyzeridämie)	VLDL + Chylomikronen

[a] LDL = low density lipoproteins;
[b] VLDL = very low density lipoproteins;
[c] IDL = intermediate density lipoproteins.

Tabelle 31.3. Diätetische Behandlung der wichtigsten Hyperlipoproteinämien

	Typ IIa	Typ IIb/III	Typ IV
▷ Cholesterin	< 300 mg/d	< 300 mg/d	300–400 mg/d
▷ Fett	30–35 % der kJ (kcal), Beschränkung gesättigter Fette	bis 40 % der kJ (kcal)	40–50 % der kJ (kcal) überwiegend ungesättigte Fette
▷ Kohlenhydrate	nicht beschränkt	40 % der kJ (kcal) Reduktion niedermolekularer Zucker	30–35 % der kJ (kcal) keine rasch mobilisierbaren Zucker
▷ Eiweiß	nicht beschränkt	eiweißreich, ca 20 % der kJ (kcal)	nicht beschränkt

einer Behandlung des Fettstoffwechsels sind Xanthelasmen häufig therapieresistent. In höherem Alter entstehen sie meistens unabhängig von Fettstoffwechselstörungen. c) *Xanthome vom tuberösen Typ* können in der Größe von kleinen Papeln bis hin zu mehreren Zentimeter großen Tumoren variieren. Oftmals haben die gelb-orangenen Effloreszenzen einen erythematösen Randsaum. Lokalisiert sind sie an funktionell belasteten Regionen wie Ellbogen, Knien und Achillessehnen. Meist liegt eine HLP vom Typ II oder III mit Hypercholesterinämie und Erhöhung der LDL-Fraktion zugrunde. d) *Tendinöse Xanthome* entwickeln sich langsam in Form von subkutanen Noduli vorzugsweise an den Fingerstreckseiten in Höhe der Fingergrundgelenke. Assoziiert sind sie mit einer Typ II-HLP oder mit einer sekundärer HLP aufgrund von Cholestase.

Behandlung. Die Behandlung der zugrundeliegenden Hyperlipoproteinämien spielt eine entscheidende Rolle. Darüber hinaus sprechen die meisten Xanthome auf eine cholesterinarme und mit ungesättigten Fettsäuren angereicherte Diät an. Bei Adipositas ist eine Gewichtsreduktion unbedingt anzustreben. Bei einer alkoholinduzierten Hyperlipoproteinämie ist eine strenge Alkoholkarenz einzuhalten. Die wichtigsten diätetischen Empfehlungen sind in Tabelle 31.3 zusammengefaßt.

Zur medikamentösen Behandlung von *Hypertriglyzeridämien* und *Hypercholesterinämien* werden Clofibrinsäurederivate und andere Lipidsenker eingesetzt. Der medikamentöse Einsatz von Lipidsenkern ist wegen der umfangreichen Nebenwirkungen, wie z.B. gastrointestinalen Störungen, Transaminasenanstieg, Myopathien

Tabelle 31.4. Medikamentöse Therapie von Lipidosen der Haut bei Hyperlipoproteinämien

▷ **Clofibrinsäurederivate** (Typ IIb/III u. IV/V)	3–4 × 500 mg Clofibrat p.o./d 3 × 200 mg Bezafibrat p.o./d 3 × 300 mg Etofibrat p.o./d
▷ **Ionenaustauscherharze** (Typ IIa, evtl bei IIb/III)	12–32 g Colestyramin p.o./d 5–30 g Colestipol p.o./d
▷ **Cholesterinreabsorptionshemmer** (Typ IIa und IIb/III)	6–32 g Sitosterin p.o./d
▷ **HMG-CoA-Reduktasehemmer** (Typ IIa und IIb/III)	20–40 mg Lovastatin p.o./d 10–40 mg Simvastatin p.o./d 10–40 mg Pravastatin p.o./d

(CK-Anstieg), diabetogene Wirkung etc., in der Indikation streng zu stellen. Die therapeutische Anwendung wichtiger Lipidsenker bei Hyperlipoproteinämien ist in Tabelle 31.4 zusammengestellt. Zirkumskripte Xanthome sind auch mit lokalen Maßnahmen gut behandelbar. Bei Xanthelasmen ist die Behandlung der Wahl die operative Exzision. Als alternative therapeutische Methoden gelten die CO_2-Laservaporisation (Leistung: 5 W oder 2 W bei dem Superpulsmodus, Pulsdauer 0,2 sec mit Dauertakt, defokussiert mit einem Strahldurchmesser von 2 mm), die Kryochirurgie (Kontaktverfahren, 20–30 sec bei –86 °C, eine Sitzung/Monat, Minimum 4–6 Sitzungen) und die Ätzung mit Trichloressigsäure (50%). Kosmetisch oder funktionell störende Xanthome sollten chirurgisch entfernt werden.

31.2.2 Eruptive papulöse Xanthome

Eruptive papulöse Xanthome treten plötzlich auf und manifestieren sich in größerer Zahl und symmetrischer Anordnung. *Eruptive* Xanthome können auf das Vorliegen einer HLP vom Typ I, IV oder V hinweisen. Sie können assoziiert sein mit Diabetes mellitus, Nephropathien, Hypothyreosen und medikamentös induziert werden durch Östrogene, Steroide und Retinoide. Darüber hinaus können eruptive Xanthome auch unter normolipämischen Bedingungen auftreten. Mikrotraumen sind oftmals eine Manifestationsbedingung im Sinne eines Koebner-Phänomens. Sie erscheinen als kleinpapulöse gelbe Effloreszenzen, die von einem entzündlichem Randsaum umgeben sind und vorzugsweise in der Glutäalregion und an den Extremitätenstreckseiten vorkommen.

Behandlung. Eine spezifische Therapie der eruptiven Xanthome ist nicht bekannt. In erster Linie ist eine fettarme Diät angeraten (Tabelle 31.3). Weiterhin sollen medikamentöse Behandlungen mit Lipidsenkern versucht werden, allerdings können alle Behandlungsversuche erfolglos bleiben und die eruptiven Xanthome über längere Zeit persistieren, trotz Normalisierung einer bestehenden HLP.

31.2.3 Xanthoma disseminatum mit Diabetes insipidus

Synonym: Montgomery-Syndrom

Eine Sonderform stellt das *Xanthoma disseminatum bei Diabetes insipidus* dar, das in ⅓–½ der Fälle von disseminierten Xanthomen mit Normolipidämie auftreten kann. Charakteristisch ist die klinische Trias von kutanen disseminierten Xanthomen, Schleimhautxanthomen und Diabetes insipidus. Die kutanen Xanthome sind vorwiegend an den Augenlidern, perioral, an den seitlichen Halspartien und inguinal lokalisiert. Die Schleimhautveränderungen bevorzugen den Oropharyngealbereich; daneben wurden auch zerebrale Xanthome beschrieben, die den Verlauf prognostisch bestimmen. Die Einordnung dieser Erkrankung in die Gruppe der Histiozytosis X wird von einigen Autoren favorisiert.

Behandlung. Die Therapie bei Xanthoma disseminatum ist symptomatisch. Funktionell störende Xanthome können chirurgisch, elektrokaustisch und mittels Laser- oder Kryotherapie abgetragen werden. Eine Behandlung des Diabetes insipidus mit Vasopressin sollte durchgeführt werden.

31.2.4 Juvenile Xanthogranulome

Juvenile Xanthogranulome sind eine benigne, selbstlimitierte Erkrankung des Kleinkindesalters, die dem Formenkreis der *Histiozytosen* zugerechnet wird. Klinisch werden 2 Typen, der kleinpapulöse und der noduläre Typ, unterschieden, die nicht mit Fettstoffwechselstörungen assoziiert sind. Es kommt zum schubweisen Auftreten der gelblichen Effloreszenzen insbesondere am Kopf und an den Extremitäten. Selten ist die Beteiligung der Augen oder innerer Organe.

Behandlung. Eine Therapie ist im allgemeinen nicht notwendig. Funktionell störende Läsionen sollten chirurgisch entfernt werden. Bei starker Wachstumstendenz kann eine orale Therapie mit Steroiden, z.B. mit Betamethason 1,5 mg/d durchgeführt werden. Zu beachten ist jedoch die regelmäßige Kontrolle der Augen, da deren Mitbeteiligung u. U. zu Erblindung führen kann.

Ossifikation angesehen. Man unterscheidet zwischen den *idiopathischen* oder primären Kalzinosen, den *dystrophischen* oder sekundären Kalzinosen, die beide nicht mit metabolischen Störungen assoziiert sind, und den *metastatischen* Kalzinosen, die mit Hyperkalzämien oder Hyperphosphatämien verbunden sind.

31.4.1 Metastatische Kalzinosen

Die *metastatische Kalzinose* manifestiert sich in Form von harten weißlichen Papeln, insbesondere um die großen Gelenke, die zu harten Plaques konfluieren und mit dem Austritt von Kalksalzen durch die Epidermis einhergehen können. Der Befund kann mit starken Schmerzen verbunden sein. Daneben kommt es zu einer Verkalkung der Blutgefäße mit Gefäßverschlüssen und den resultierenden Folgeerkrankungen. Dabei spielen Störungen im Kalzium- und Phosphatstoffwechsel eine ursächliche Rolle.
Metastatische Kalzinosen können ursächlich durch *primären* (Inzidenz: 25/100 000) oder *sekundären* bzw. *tertiären* Hyperparathyroidismus bedingt sein. Parathormon, das in den Epithelkörperchen der Nebenschilddrüse gebildet wird, wird bei Erniedrigung des freien Kalziums ins Plasma ausgeschüttet, wodurch eine Aktivierung von Osteoklasten und eine vermehrte tubuläre Rückresorption von Kalzium bewirkt wird. Dadurch wird eine Erhöhung des Kalziumspiegels in der Extrazellulärflüssigkeit hervorgerufen und indirekt durch Stimulation der Bildung von hydroxyliertem Colecalciferol (Vitamin D_3) die Kalziumabsorption im Darm gefördert. Der *primäre Hyperparathyroidismus* ist in über 80 % der Fälle die Folge eines Nebenschilddrüsenadenoms, seltener spielen eine Hyperplasie der Epithelkörperchen oder Karzinome eine Rolle. *Sekundärer Hyperparathyreoidismus* folgt auf Kalziummangelzustände, die durch verminderte Aufnahme mit der Nahrung, verminderte Resorption oder im Rahmen einer chronischen Niereninsuffizienz auftreten können. Sobald der sekundäre Hyperparathyreoidismus nicht mehr der Steuerung durch den Kalziumspiegel unterliegt und autonom wird, spricht man von *tertiärem Hyperparathyreoidismus*; letzterer zeigt die gleichen Krankheitssymptome wie der primäre Hyperparathyreoidismus. Ferner kann eine Hyperkalzämie durch gesteigerte enterale Resorption bei Vitamin D-Intoxikation, Milch-Alkali-Syndrom (Folge einer obsoleten Ulkustherapie mit Kalziumkarbonat + Milch) und bei malignen Tumoren durch Osteolyse oder paraneoplastisch auftreten; ferner bei chronischen Nephropathien, destruierenden Knochenerkrankungen wie M. Paget und Sarkoidose.

Behandlung. Die Reduktion der Parathormonsekretion durch die Senkung des löslichen Kalzium-Phosphat-Produktes ist für die Besserung des Hautbefundes entscheidend. Beim Hyperparathyroidismus wird entweder die Nebenschilddrüse entfernt mit simultaner autologer Epithelkörperchentransplantation auf den Unterarm, oder es erfolgt eine subtotale 3½-Resektion. Daneben sollte eine kalziumarme und bei Hyperphosphatämien eine phosphatarme Diät eingehalten werden. Nach der Nebenschilddrüseteilresektion oder Epithelkörperchenreimplantation tritt bei 20 % der Fälle ein Rezidiv auf. Bei diesen Patienten ist die totale Extirpation der Epithelkörperchen die einzig mögliche erfolgreiche Therapie. Bei Entwicklung von schwer heilenden, ulzerösen Läsionen muß möglichst eine Superinfektion verhindert und ggf. frühzeitig eine antibiotische Therapie durchgeführt werden. Man sollte den Patienten über das Risiko der Entstehung von nichtheilenden verkalkten Ulzerationen auch bei winzigen Verletzungen aufklären.

● Eine operative Entfernung lokalisierter Kalkmassen oder sogar eine Probebiopsie ist beim Bestehen erhöhter Parathormon- oder Kalzium-Phosphat-Produkt-Serumspiegeln mit einem hohen Risiko einer retardierten Wundheilung mit Kalkablagerung und anschließender Ulzeration verbunden.

31.4.2 Idiopathische Kalzinosen

Die *idiopathischen Kalzinosen* sind nicht mit systemischen Störungen im Kalziumstoffwechsel verbunden, jedoch kann die Kalziumausscheidung bei den Betroffenen vermindert sein. Die

Hauptformen sind die *Calcinosis universalis* (Calcinosis lipogranulomatosa progrediens, Teutschländer-Syndrom) und die lokalisierte *Calcinosis circumscripta*. Von der *Calcinosis universalis* sind in erster Linie Mädchen und junge Frauen betroffen. Es kommt zu einer massiven Kalziumsalzablagerung in Form von kutanen und subkutanen Knoten, gefolgt von einer Entzündungsreaktion, Perforation und Ulzeration, aus der sich ein kalkartiges rahmiges Material entleert. Der Verlauf ist chronisch-progedient, und aufgrund von Sekundärinfektionen kommen letale Verläufe vor. Die *Calcinosis circumscripta* ist zumeist an den Akren lokalisiert, wo es in jedem Lebensalter zu Einlagerung und Austritt von Kalkkonkrementen, verbunden mit einer Fremdkörperreaktion, kommen kann. Man vermutet als ätiologischen Faktor periphere Durchblutungsstörungen.

Sonderformen sind das *Thibierge-Weissenbach-Syndrom* mit Auftreten von akral lokalisierten Kalzinosen bei progressiv systemischer Sklerodermie bzw. CRST-Syndrom. Daneben können umschriebene Kalzinosen bei bestimmten Bindegewebserkrankungen wie beim Ehlers-Danlos-Syndrom oder beim Pseudoxanthoma elasticum auftreten.

Behandlung. Die Behandlung der generalisierten idiopathischen Kalzinosen ist symptomatisch. Beschrieben ist die erfolgreiche Einnahme von Aluminiumhydroxid (2,8 g/100 ml) und Magnesiumsilikathydrat (8,75 g/100 ml) (Aludrox®, Gelusil Lac®) in einer Dosis von 15 ml 4 ×/d (1,68 g Aluminiumhydroxid/d) und einer Erhaltungsdosis von 20 ml 4 ×/d (2,24 g Aluminiumhydroxid/d) über 1 Jahr. Eine kalzium- und phosphatarme Diät sollte eingehalten werden. Der Einsatz von Kortikosteroiden kann bei sekundär entzündlichen Veränderungen hilfreich sein. Insbesondere bei schmerzhaften oder funktionell störenden Kalkknoten bzw. im Rahmen einer lokalisierten Kalzinose sollte eine chirurgische Entfernung vorgenommen werden.

31.4.3 Dystrophische Kalzinosen

Die *dystrophischen Kalzinosen* treten sekundär auf ohne nachweisbare Veränderungen des Kalzium-Phosphat-Stoffwechsels oder der Kalziumausscheidung. Voraussetzung ist eine vorbestehende Erkrankung. Man unterscheidet zwischen den hautbeschränkten sekundären Kalzinosen, wie z. B. bei Narben, chronisch-entzündlichen Hautveränderungen bei einer Virusinfektion, einer Acne vulgaris u. s. w., und einer generalisierten Form. Die letztere kommt nicht selten als Thibierge-Weissenbach-Syndrom mit akral lokalisierten Kalzinosen bei progressiv systemischer Sklerodermie und CRST-Syndrom vor. Daneben können umschriebene Kalzinosen bei bestimmten Bindegewebserkrankungen wie bei Sklerodermie, systemischem Lupus erythematodes, Ehlers-Danlos-Syndrom oder Pseudoxanthoma elasticum auftreten. Eine konservative Therapie existiert nicht, lediglich lokalisierte Kalkmassen können operativ beseitigt werden.

Literatur

Cockerell CJ, Dolan ET (1992) Widespread cutaneous and systemic calcification (calciphylaxis) in patients with acquired immunodeficiency syndrome and renal disease. J Am Acad Dermatol 26: 559–562

Cribier B, Grosshans E (1992) Calcinoses cutanées. Ann Dermatol Venereol 119: 151–168

Grosshans E, Cribier B (1990) Kalzinosen der Haut. Hautarzt 41 [Suppl 10]: 60–65

Khafif RA, DeLima C, Silverberg A et al. (1990) Calciphylaxis and systemic calcinosis. Arch Intern Med 50: 956–959

Mehregan AH (1984) Calcinosis cutis: a review of the clinical forms and report of 75 cases. Semin Dermatol 3: 53–61

Mehregan DA, Winkelmann RK (1989) Cutaneous gangrene, vascular calcification, and hyperparathyroidism. Mayo Clin Proc 64: 211–215

Miller JA, Machin SJ, Dowd PD (1988) Cutaneous gangrene with hyperparathyroidism. Clin Exp Dermatol 13: 204–206

Nassim JR, Connolly CK (1970) Treatment of calcinosis universalis with aluminium hydroxide. Arch Dis Child 45: 118–121

Pitt AE, Ethington JE, Troy JL (1990) Self-healing dystrophic calcinosis following trauma with transepidermal elimination. Cutis 45: 28–30

Schuhmachers G, Worret W-I (1992) Osteoma cutis. Pathogenese und therapeutische Möglichkeiten. Hautarzt 43: 422–425

Wang WJ, Lo WL, Wong CK (1988) Calcinosis cutis in juvenile dermatomyositis: remarkable response to aluminium hydroxide therapy. Arch Dermatol 124: 1721–1722

Welk RA, Alix DR (1987) A community hospital expe-

rience with total parathyroidectomy and autotransplantation for renal hyperparathyroidism. Am Surgeon 53: 622–627
Wright S, Navsaria H, Leigh IM (1991) Idiopathic scrotal calcinosis is idiopathic. J Am Acad Dermatol 24: 727–730
Zimmermann J, Hartschuh W, Petzoldt D (1990) Tumorartige Kalzinose. Hautarzt 41: 375–377
Zouboulis CC, Weihe J, Gollnick H et al. (1990) Calcinosis cutis: kutane Manifestationen generalisierter Kalzinose bei renalem Hyperparathyreoidismus. Hautarzt 41: 212–217

31.5 Hyalinosen

Hyalinosen sind seltene, chronisch verlaufende Ablagerungserkrankungen der Haut und der Schleimhäute, bei denen es zur extrazellulären Ablagerung hyaliner Substanzen an der dermoepidermalen Junktionszone, um die Hautanhangsgebilde sowie perivaskulär kommt. Die genaue chemische Natur der hyalinen Substanzen ist nicht bekannt. Es handelt sich um einen Komplex aus kohlenhydratreichen Glykoproteinen mit sekundärer Lipideinlagerung. Immunhistologisch sowie durch in situ-Hybridisierung konnten vermehrte Bestandteile der Basalzellamina (Kollagen Typ IV und Laminin) nachgewiesen werden. Der Pathomechanismus ist bisher nicht geklärt. Diskutiert wird eine pathologische Sekretion von extrazellulären Matrixproteinen aus Fibroblasten oder eine immunologisch bedingte Anreicherung von Basallaminabestandteilen.

31.5.1 Hyalinosis cutis et mucosae Urbach-Wiethe

Die *Hyalinosis cutis et mucosae* ist eine *autosomal-rezessive* Ablagerungskrankheit, bei der die Hyalinablagerung im frühen Kindesalter zumeist an der Schleimhaut beginnt. Ein erstes klinisches Symptom ist Heiserkeit aufgrund der Beteiligung des Pharynx mit Befall von Stimmbändern und Epiglottis. Im weiteren Verlauf kommt es dann zum Auftreten von zumeist juckenden, weißlichgelben, stecknadelkopfgroßen flachen Papeln, die zu Plaques konfluieren können. Bevorzugte Lokalisationen sind die Gesichtsregion mit Betonung der Lider und der Lippen, die Achselhöhlen, Ellbogen und Fingerstreckseiten. In etwa der Hälfte der Fälle findet man am Oberlid eine charakteristische, für das Krankheitsbild pathognomonische, perlschnurartige Anordnung von Papeln am Lidrand mit Wimpern, die im Verlauf der Erkrankung ausfallen. Eine Organbeteiligung des Gastrointestinaltraktes kann vorliegen; es kann auch zu intrakraniellen Verkalkungen mit epileptischen Anfällen kommen. *Histologisch* finden sich eine Akanthose und Hyperkeratose der Epidermis sowie PAS-positives extrazelluläres hyalines Material im Stratum papillare und reticulare um die Gefäße sowie um die Hautanhangsgebilde. Der *Verlauf* kann bis zum Erwachsenenalter chronisch-progredient sein und insbesondere an den Schleimhäuten zu Komplikationen im Sinne einer laryngealen Atemwegsbehinderung führen, die als Ultima ratio eine Tracheotomie erfordern kann. Erworbene Formen der Hyalinosis cutis et mucosae in höherem Lebensalter bei monoklonaler Gammopathie wurden ebenfalls beschrieben.

Behandlung. Eine kausale Therapie ist nicht bekannt, zumal die Pathogenese ungeklärt ist. Der erfolgreiche Einsatz von Dimethylsulfoxid (DMSO) als orale Langzeittherapie über mehrere Jahre wurde beschrieben. Das DMSO soll Kollagen auflösen und durch Radikalenfreisetzung zusätzlich in den gestörten Kollagenstoffwechsel eingreifen. Allerdings ist der bei Einnahme von DMSO auftretende, z.T. intensive Knoblauchgeruch für die Patienten eine als sehr unangenehm empfundene Nebenwirkung. Über ein gutes klinisches Ansprechen der Hyalinosis cutis et mucosae ist ebenfalls unter einer Therapie mit Etretinat 0,5–1,0 mg/kg KG/d p.o. berichtet worden. Symptomatische therapeutische Maßnahmen betreffen insbesondere die Symptomatik im HNO-Bereich und bestehen in der Abtragung von evtl. vorhandenen laryngealen Knötchen, z.B. mittels CO_2-Laser. Funktionell oder kosmetisch störende Hautveränderungen lassen sich mittels Dermabrasio behandeln.

Literatur

Dowlati A, Dowlati Y, Mansauri P et al. (1989) Lipoid proteinosis and its response to etretinate therapy. In: Pierard GE, Pierard-Franchimont C (eds) The dermis: from biology to diseases. Monographies Dermatopathologiques Liegoises, Paris, pp 135–142

Fleischmajer R, Krieg T, Dziadek M et al. (1984) Ultrastructure and composition of connective tissue in hyalinosis cutis et mucosae. J Invest Dermatol 82: 252–258

Haußner I, Biltz S, Rauterberg E et al. (1991) Hyalinosis cutis et mucosae (Morbus Urbach-Wiethe) – ultrastrukturelle und immunologische Merkmale. Hautarzt 42: 28–33

Helm D von der, Ring J, Schmoeckel C, Braun Falco O (1989) Erworbene Hyalinosis cutis et mucosae bei Plasmozytom mit monoklonaler IgG-lambda-Gammopathie. Hautarzt 40: 153–157

Knorr HL, Meythaler HF, Naumann GO (1991) Epiphora als Leitsymptom des Urbach-Wiethe-Syndroms bei einem Geschwisterpaar. Fortschr Ophthalmol 88: 168–172

Olsen DR, Chu ML, Uitto J (1988) Expression of basement membrane zone genes coding for type IV procollagen and laminin by human skin fibroblasts in vitro: elevated a1(IV) collagen mRNA levels in lipoid proteinosis. J Invest Dermatol 90: 734–738

Simon M Jr, Zobe A, Fartasch M (1990) Hyalinosis cutis et mucosae (Urbach-Wiethe) bei einem Geschwisterpaar. Hautarzt 41: 458–460

Wong CK, Lin CS (1988) Remarkable response of lipoid proteinosis to oral dimethyl sulphoxide. Br J Dermatol 119: 541–544

31.6 Muzinosen

Muzinosen der Haut sind durch eine Vermehrung der Muzinverbindungen in der Dermis in Form eines fadenziehenden, schleimartigen Materials gekennzeichnet. Dabei handelt es sich entweder um die Neusynthese von Schleimmaterial durch krankhafte Fibroblasten (Mukoblasten) oder um eine sekundäre Freisetzung von vorhandenem Muzin (Mukophanerose). Das Muzin ist ein normaler Bestandteil der interfibrillären Grundsubstanz der Haut. Es setzt sich aus Glykosaminoglykanen zusammen und enthält einen unterschiedlichen Gehalt an sauren und neutralen Mukopolysacchariden. Bei den sauren Verbindungen handelt es sich vornehmlich um *Hyaluronsäure, Dermatansulfat* oder *Heparan*, die histologisch mit der Alzianblaufärbung darstellbar sind (evtl. auch Kolloideisenfärbung). Die Vermehrung von Muzin kann dem Einfluß von Schilddrüsenhormonen unterliegen oder unabhängig von hormonellen Faktoren auftreten.

Die Muzinosen werden in *primäre*, dermale und epitheliale Formen sowie in *sekundäre* Formen eingeteilt. Bei den primären dermalen Formen unterscheidet man das *diffuse oder zirkumsripte Myxödem bei Hypothyreose* vom *prätibialen Myxödem bei der Hyperthyreose*. Eine Sonderform stellt das sog. *E.M.O.-Syndrom* (s. unten) dar, bei dem es sich um die seltene Symptomenkombination von Exophthalmus, prätibialem Myxödem und hypertropher Osteoarthropathie handelt. Muzinosen bei euthyreoter Stoffwechsellage sind der *Lichen myxoedematosus*, das *Skleromyxödem* sowie die *retikuläre erythematöse Muzinose (REM)*. Zu den primären epithelialen Formen zählt die *Mucinosis follicularis*. Sekundäre Formen können nach entzündlichen Erkrankungen wie Ekzemen, LE, Dermatomyositis, Psoriasis oder auch auf dem Boden von aktinischer Elastose, Basaliomen und hypertrophen Narben auftreten.

31.6.1 Diffuses und zirkumskriptes Myxödem bei Hypothyreose

Das *diffuse Myxödem* entsteht bei Schilddrüsenunterfunktion aufgrund der Anreicherung von sauren Mucopolysacchariden in der Dermis mit Bevorzugung der Akren. Die Haut erscheint insgesamt gelblich-fahl, trocken und ödematös, wobei die Schwellungen aufgrund der Mehranreicherung von Mukopolysacchariden im Gewebe im Gegensatz zu Ödemen nicht wegdrückbar sind. Charakteristisch ist die Facies mit Lippenschwellung, breiter Nase, Makroglossie und geschwollenen Augenlidern. Das zirkumskripte Myxödem kann bei hypothyreoter Stoffwechsellage neben der diffusen Erscheinungsform bzw. an ihrer Stelle in Form plattenartiger, derber Infiltrationen an den Extremitäten auftreten.

Die zugrundeliegende hypothyreote Stoffwechsellage kann primär bedingt sein aufgrund einer angeborenen, ungenügenden Synthese von Schilddrüsenhormonen oder sekundär erworben durch operative Eingriffe in diesem Bereich, entzündliche Erkrankungen der Schilddrüse oder durch mangelnde TSH-Stimulation. Am häufigsten wird das Krankheitsbild im Zusammenhang mit einer Autoimmunthyreoiditis beobachtet.

Behandlung. Das diffuse und zirkumskripte Myxödem sind bei Normalisierung des Schilddrüsenhormons reversibel. Die Behandlung des diffusen Myxödems besteht in der Substitution der zugrundeliegenden Hypothyreose, bei Absetzen sind Rezidive zu erwarten.

31.6.2 Prätibiales Myxödem bei Hyperthyreose

Das *prätibiale Myxödem* ist charakterisiert durch Einlagerung saurer Mukopolysaccharide mit Entwicklung prätibialer Ödeme und Übergang in derbe Infiltrationen bei hyperthyreoter Stoffwechsellage. Zugrunde liegt die Einlagerung von Hyaluronsäuren und Proteoglykanen in die Dermis, wahrscheinlich unter dem Einfluß des bei hyperthyreoter Stoffwechsellage vermehrt im Serum nachweisbaren *LATS-Hormons* (*l*ong *a*cting *t*hyroid *s*timulator). Neuere Befunde zeigten das Vorkommen von IgG-Autoantikörpern bei Patienten mit prätibialem Myxödem, die die Proteoglykansynthese durch humane Fibroblasten stimulierten, aber nicht mit der „thyroid stimulating antibody activity" identisch waren. Auch der hierbei vorkommende Exophthalmus beruht auf der vermehrten Anreicherung saurer Mukopolysaccharide retroorbital. Sekundär entwickelt sich offenbar in den betroffenen Arealen zusätzlich ein Lymphödem.

Behandlung. Die Behandlung der Hyperthyreose als zugrundeliegende Erkrankung steht im Vordergrund. Allerdings bilden sich die dermatologischen und ophthalmologischen Veränderungen hierunter häufig nicht zurück, so daß zusätzliche allgemeine oder Lokalmaßnahmen oft zur Behandlung der Hautveränderungen herangezogen werden. Lokale Therapien mit Unterspritzung von Steroiden oder auch Hyaluronidase zeigen zumeist einen nur zeitlich begrenzten Erfolg. Als wirkungsvolle Behandlung wurde die lokale Anwendung von Clobetasol-17-Propionat-Lösung 0,05 % (Dermoxinale®) 1 ×/Woche unter einem okklusiven hydrokolloidalen Verband beschrieben. Chirurgische Behandlungen der Herde werden versucht; allerdings konnten nach Abtragung der betroffenen Region und Hauttransplantation Rezidive in loco beobachtet werden. Eine lokale Bestrahlung ist nicht immer erfolgreich. In schweren Fällen wurde auch die Plasmapherese mit nachfolgender immunsuppressiver Therapie mit Azathioprin (Imurek® 100–200 mg/d) erfolgreich angewendet. Systemische Therapien mit hochdosierter Gabe von Immunglobulinen zeigten in vorläufigen, kasuistischen Berichten eine Rückbildung der prätibialen Myxödeme. Aufgrund experimenteller Befunde wurde die Behandlung mit Pentoxifyllin (z. B. Trental®) vorgeschlagen; eine klinische Erprobung steht noch aus.

● **E.M.O.-Syndrom.** Eine Sonderform stellt das *E.M.O.-Syndrom* dar, bei dem es sich um die seltene Symptomenkombination von *E*xophthalmus, prätibialem *M*yxödem und hypertropher *O*steoarthropathie handelt. Die Ätiologie des Syndroms ist offenbar identisch mit der beim bereits beschriebenen prätibialen Myxödem. Die Entstehung der hypertrophen Osteoarthropathie blieb allerdings bisher weitgehend ungeklärt. Die Behandlung der Hyperthyreose ist obligat. Eine Rückbildung der Symptome erfolgt jedoch in der Regel nicht bei einer Normalisierung der Schilddrüsenhormone. Für die Behandlung der prätibialen Myxödeme gelten dieselben therapeutischen Optionen wie oben dargestellt. Die Behandlung des Exophthalmus kann seitens der Augenärzte sowohl operativ durch eine transantrale orbitale Dekompression sowie auch durch eine retroorbitale Radiatio erfolgen.

31.6.3 Lichen myxoedematosus

Synonyme: Populäre Muzinose, Scleromyxoedema

Der *Lichen myxoedematosus* ist eine relativ seltene Ablagerungsdermatose; etwa 100 Fälle wurden in der Literatur beschrieben. Sie ist charakterisiert durch eine massive Anreicherung von Hyaluronsäure im Korium sowie die gleichzeitige Proliferation der Fibroblasten. Das *klinische* Erscheinungsbild wird in 4 Formen eingeteilt:
● die generalisierte papulöse Form lichenoiden Charakters mit Bevorzugung der Hände, des oberen Stammes, des Gesichts und des Nackens,
● die diskrete papulöse Form an Stamm und Extremitäten,

- der lokalisierte oder generalisierte Plaquetyp und
- urtikarielle Plaques und Knoten.

Endokrine Dysfunktionen der Schilddrüse treten nicht auf, jedoch ist die Dermatose häufig mit einer *monoklonalen Gammopathie* vom Leichtkettentyp mit Plasmazellinfiltration des Knochenmarks (sog. "*monoclonal gammopathy of undetermined significance*", MGUS) assoziiert. Tritt innerhalb von 5 Jahren kein Plasmozytom auf, wird die Gammopathie per definitionem als benigne bezeichnet.

Behandlung. Immunsuppressiva und Zytostatika werden bei diesem Krankheitsbild eingesetzt. Behandlungen mit Melphalan (Alkeran®) oder Cyclophosphamid (Endoxan®) haben sich zwar als erfolgreich erwiesen, sind jedoch wegen der starken myelosuppressiven Nebenwirkungen in der Anwendung begrenzt. Langzeittherapien mit niedrigdosiertem Melphalan zeigten eine Rückbildung der sklerotischen Komponente. Allerdings besteht auch hier die Gefahr des Auftretens von sekundären Leukämien. Als nebenwirkungsärmere Alternative bietet sich die Anwendung von Chlorambucil (Leukeran®) an, z. B. in einer Dosierung von 4–6 mg/d. Eine Rückbildung der Paraproteinämie ist allerdings unter keiner dieser zytostatischen Therapien gewährleistet. Eine initiale Plasmapherese kann das Ansprechen auf die Behandlung beschleunigen. Als erfolgreich wurde auch die Anwendung von Isotretinoin (Roaccutan®) in einer Dosierung von 40–80 mg/d beschrieben. Bei umschriebenen Formen des Lichen myxoedematosus kann ein Versuch mit intraläsionalen Injektionen von Hyaluronidase oder Kortikosteroid-Kristallsuspensionen unternommen werden. Ggf. kommt auch die Exzision einzelner Läsionen oder ihre Entfernung mittels CO_2-Laserbehandlung bzw. Dermabrasio in Betracht.

31.6.4 Skleromyxödem Arndt-Gottron

Siehe Kap. 21.

31.6.5 Retikuläre erythematöse Muzinose (REM-Syndrom)

Das *REM-Syndrom* stellt innerhalb der Muzinosen ein besonderes Krankheitsbild dar, das jedoch eng mit den plaqueförmigen Muzinosen verbunden ist. Vorwiegend bei Frauen im mittleren Alter kommt es mit Betonung der Brust- und Rückenregion zum Auftreten von netzförmigen Erythemen, z. T. mit einer leichten Infiltration oder urtikariellen Papeln einhergehend. Die Epidermis ist weitestgehend unauffällig, dermal finden sich Alcianblau-reaktive Niederschläge als Zeichen des erhöhten Muzingehaltes sowie dichte perivaskuläre Rundzellinfiltrate. Die Ätiologie ist weiterhin ungeklärt; Photosensibilität, die von einer Reihe von Patientinnen angegeben wird, mag eine Rolle spielen. Möglicherweise entstehen unter der Einwirkung von UV-Licht aus den Muzinablagerungen Entzündungsmediatoren und Hautläsionen, die an einen kutanen LE erinnern.

Behandlung. Die Behandlung der Wahl eines REM-Syndroms besteht in der Gabe von Antimalariapräparaten in Verbindung mit einem Lichtschutzmittel wie beim kutanen LE. Zur Anwendung kommen Chloroquinphosphat (Resochin®) und Hydroxychloroquinphosphat (Quensyl®) in durchschnittlichen Dosierungen von ca. 250 mg/d als Mono- oder Kombinationstherapie. Nach 2–3 Wochen wird die Dosis auf 125 mg/d herabgesetzt. Durchschnittlich wird 1–3 Monate behandelt, bis die Hautveränderungen abgeheilt sind. Rezidive wurden in wenigen Fällen beschrieben. Lokale, intraläsionale oder systemische Kortikosteroide werden alternativ oder als zusätzliche Behandlungsmaßnahme eingesetzt.

Literatur

Cohen PR, Rabinowicz AD, Ruskowski AM, Deleo VA (1990) Reticular erythematous mucinosis syndrome: a review of the world literature and report in a prepubertal child. Pediatr Dermatol 7: 1–10

McFadden N, Larsen TE (1988) Reticular erythematous mucinosis and photosensitivity: a case study. Photodermatol 5: 270–272

Steigleder GK, Kanzow G (1980) Muzinablagerungen in der Dermis und REM-Syndrom. Hautarzt 31: 575–583

31.6.6 Scleroedema adultorum Buschke

Siehe Kap. 21.

31.6.7 Mucinosis follicularis

Synonym: Alopecia mucinosa (Pinkus)

Die *Mucinosis follicularis* zählt zu den „epithelialen" Muzinosen, bei denen es zur mukoiden Degeneration der Haarfollikel, Talgdrüsen und auch der follikelostiennahen Epidermis kommt. An der behaarten Haut ist dies mit einer Alopezie verbunden. Das klinische Bild ist nicht immer charakteristisch; es findet sich ein ödematöses Erythem z. T. mit follikulären Hyperkeratosen. Unterschieden wird zwischen *idiopathischer* und *symptomatischer* Mucinosis follicularis, die mit einem Auftreten von malignen kutanen T-Zell-Lymphomen verbunden ist. Die häufigste Form kommt im Kindes- und jüngeren Erwachsenenalter vor und ist zumeist im Kopf-Hals-Bereich lokalisiert. Sie zeigt eine spontane Heilungstendenz innerhalb weniger Monate bis zu 2 Jahren. Die 2. Form des jüngeren bis mittleren Erwachsenenalters geht mehr mit einem generalisierten Befall unter Ausbildung von Plaques im Gesicht, am Stamm und an den Extremitäten einher und nimmt einen chronisch-rezidivierenden Verlauf. Bei der 3. Form des höheren Lebensalters liegt generalisierter Befall vor, meist als Ausdruck einer Mycosis fungoides.

Behandlung. Bei der *symptomatischen* Form steht der Einsatz von systemischen und lokalen Kortikosteroiden im Vordergrund, z. B. Prednisolon mit 60 mg beginnend, im weiteren Verlauf in einer Dosis von 20–40 mg/d mit langsamer Reduktion. Lokal kann am Kapillitium Betamethason-Dipropionat 0,05 % angewandt werden. Darüber hinaus bietet sich eine Kombination mit 100 mg Diaminodiphenylsulfon (DADPS; Dapson-Fatol® Tabletten) täglich an. Hier ist eine Kontrolle des Met-Hb-Spiegels notwendig, der 10 % nicht überschreiten sollte. Weiterhin wurde der erfolgreiche Einsatz einer PUVA-Therapie beschrieben. Auch die Anwendung von Röntgenoberflächenbestrahlung (Einzeldosen von 1 Gy 3–4 ×/Woche bis zu 12–20 Gy) kommt in Betracht. Bei der Behandlung der *idiopathischen* Form wurden die kompletten Remissionen unter Interferon-α-2b (Intron A®) 5–10 Mio. IE s.c. 3 × wöchentlich zusammen mit rekombinantem Interferon-γ 100 µg s.c./d 1 × monatlich beschrieben. Auch der topische und systemische Einsatz von Indometacin (75 mg/d) wurde als erfolgreich beschrieben.

Literatur

Aberer W, Wolff K (1988) Skleromyxödem: immunsuppressive Therapie mit Zyklophosphamid. Hautarzt 39: 277–280

Bastenie PA, Bonnyns M, Vanhaelst L (1985) Natural history of primary myxedema. Am J Med 79: 91–100

Benoit FL, Greenspan FS (1967) Corticoid therapy for pretibial myxedema: Obervations on the long-acting thyroid stimulator. Ann Intern Med 66: 711–720

Berkson M, Lazarus GS, Uberti-Benz M, Rook AH (1992) Extracorporal photochemotherapy: a potentially useful treatment for scleromyxedema. J Am Acad Dermatol 26: 724

Bleehen SS, Slater DN, Mahood J, Church RE (1982) Reticular erythematous mucinosis: light and electron microscopy, immunofluorescence and histochemical findings. Br J Dermatol 106: 9–18

Blume-Peytavi U, Zouboulis CC, Jacobi H et al. (1994) Successful outcome of cryosurgery in patients with granuloma annulare. Br J Dermatol 130: 494–497

Bonnetblanc JM, Bedane C (1991) Regression of scleromyxedema with topical betamethasone and dimethyl sulfoxide. A 30-month follow-up. Arch Dermatol 127: 1733–1734

Braddock SW, Davis CS, Davis RB (1988) Reticular erythematous mucinosis and thrombocytopenic purpura. Report of a case and review of the world literature, including plaquelike cutaneous mucinosis. J Am Acad Dermatol 19: 859–868

Braddock SW, Kay HD, Maennle D et al. (1993) Clinical and immunologic studies in reticular erythematous mucinosis and Jessner's lymphocytic infiltrate of skin. J Am Acad Dermatol 28: 691–695

Brenner S, Yust I (1984) Treatment of scleromyxedema with etretinate. J Am Acad Dermatol 10: 295–296

Bulengo Ransby SM, Ellis CN, Griffiths CE et al. (1992) Failure of reticular erythematous mucinosis to respond to cyclosporine. J Am Acad Dermatol 27: 825–828

Bull RH, Coburn PR, Mortimer PS (1993) Pretibial myxoedema: a manifestation of lymphoedema? Lancet 341: 403–404

Chang CC, Chang TC, Kao SC et al. (1993) Pentoxifylline inhibits the proliferation and glycosaminoglycan synthesis of cultured fibroblasts derived from patients with Graves' ophthalmopathy and pretibial myxoedema. Acta Endocrinol (Copenh) 129: 322–327

Cohen PR, Rabinowitz AD, Ruszkowski AM, DeLeo VA (1990) Reticular erythematous mucinosis syndrome: review of the world literature and report of the syndrome in a prepubertal child. Pediatr Dermatol 7: 1–10

Dabski K, Winkelmann RK (1989) Generalized granuloma annulare: clinical and laboratory findings in 100 patients. J Am Acad Dermatol 20: 39–47

Dandona P, Marschall NJ, Bidey SP et al. (1979) Successful treatment of exophthalmos and pretibial myxoedema with plasmapheresis. Br Med J 1: 374–376

Farr PM, Ive FA (1984) PUVA treatment of scleromyxoedema. Br J Dermatol 110: 347–350

Fatourechi V, Garrity JA, Bartley GB et al. (1993) Orbital decompression in Graves' ophthalmopathy associated with pretibial myxedema. J Endocrinol Invest 16: 433–437

Gibson LE, Muller SA, Leiferman KM, Peters MS (1989) Follicular mucinosis: clinical and histopathologic study. J Am Acad Dermatol 20: 441–446

Göring HD, Ziemer A (1989) Immunpathogenetische, endokrinologische und therapeutische Probleme des EMO-Syndroms. Betrachtungen anhand einer Krankenbeobachtung. Dermatol Monatsschr 175: 492–498

Hagedorn M, Slanina J, Kuphal K, Wenning J (1986) Behandlung einer symptomatischen Mucinosis follicularis bei Mycosis fungoides mit schnellen Elektronen. Hautarzt 37: 667–672

Harris RB, Perry HO, Kyle RA et al. (1979) Treatment of scleromyxedema with melphalan. Arch Dermatol 115: 295–299

Heymann WR (1992) Cutaneous manifestations of thyroid disease. J Am Acad Dermatol 26: 885–902

Hisler BM, Savoy LB, Hashimoto K (1991) Improvement of scleromyxedema associated with isotretinoin therapy. J Am Acad Dermatol 24: 854–857

Hornstein OP (1984) Schilddrüse, Nebenschilddrüse und Haut. Z Hautkr 59: 1125–1126, 1129–1132, 1137–1143

Horster FA, Wildmeister W (1983) Endokrine Orbitopathie. Therapieerfolge bei 148 Patienten unter Berücksichtigung neuer pathogenetischer Aspekte. Dtsch Med Wochenschr 108: 413–415

Howsden SM, Herndon JH, Freeman RG (1975) Lichen myxedematosus: A dermal infiltrative disorder responsive to cyclophosphamide therapy. Arch Dermatol 111: 1325–1330

Ingber A, Sandbank M (1988) Retikuläre erythematöse Muzinose (REM). Z Hautkr 63: 986–998

Kaufman D, Truhan AP, Roenigk HH Jr (1987) Scleromyxedema: systemic manifestations and cosmetic improvement from dermabrasion. Cutis 39: 321–324

Kaymen AH, Nasr A, Grekin RC (1989) The use of carbon dioxide laser in lichen myxedematosus. J Dermatol Surg Oncol 15: 862–865

Kenicer KJA, Lakshmipathi T (1982) Follicular mucinosis treated with PUVA. Br J Dermatol 107 [Suppl 22]: 48–49

Kodama H, Umemura S, Nohara N (1988) Follicular mucinosis: response to indomethacin. J Dermatol 15: 72–75

Kohn LD, Alvarez F, Marcocci C et al. (1986) Monoclonal antibody studies defining the origin and properties of autoantibodies in Graves' disease. Ann N Y Acad Sci 475: 157–173

Konishi J, Iida Y, Kasagi K et al. (1985) Primary myxedema with thyrotrophin-binding inhibitor immunoglobulins. Clinical and laboratory findings in 15 patients. Ann Intern Med 103: 26–31

Koshiyama H, Mori S, Fujiwara K et al. (1993) Successful treatment of hypothyroid Graves' disease with a combination of levothyroxine replacement, intravenous high-dose steroid and irradiation to the orbit. Intern Med 32: 421–423

Kriss JP (1987) Pathogenesis and treatment of pretibial myxedema. Endocrinol Metab Clin North Am 16: 409–415

Kucer KA, Luscombe HA, Kauh YC (1980) Pretibial myxedema: Recurrence after skin grafting. Arch Dermatol 116: 1076–1077

Lacour JP, Castanet J, Perrin C, Ortonne JP (1993) Follicular mycosis fungoides. A clinical and histologic variant of cutaneous T-cell lymphoma: report of two cases. J Am Acad Dermatol 29: 330–334

Lang PG (1981) Thyroid disorders. In: Callen JP (ed) Cutaneous aspects of internal disease. Year Book Medical Publishers, London, pp 437–450

Lang PG, Sisson JC, Lynch PJ (1975) Intralesional triamcinolone therapy for pretibial myxedema. Arch Dermtol 111: 197–202

Lewis RA, Slater N, Croft DN (1979) Exophthalmos and pretibial myxoedema not responding to plasma phoresis. Br Med J 1: 390–391

Lominska Lasota K, Rosen Uzelac G, Reichl W, Bauer R (1988) Skleromyxödem-Therapie mit Isotretinoin. Z Hautkr 63: 137–8, 141

Lund P, Horslev Petersen K, Helin P, Parving HH (1986) The effect of l-thyroxine treatment on skin accumulation of acid glycosaminoglycans in primary myxoedema. Acta Endocrinol (Copenh) 113: 56–58

Macfarlane AW, Davenport A, Verbov JL, Goldsmith HJ (1987) Scleromyxoedema – successful treatment with plasma exchange and immunosuppression. Br J Dermatol 117: 653–657

Matsuoka LY, Wortsman J, Carlisle KS et al. (1984) The acquired cutaneous mucinoses. Arch Intern Med 144: 1974–1980

McLaughlin H, Hobbs JR (1973) Clinical significance of Bence-Jones-proteinuria. Prot Biol Fl 20: 251–254

Meissner K, Weyer U, Kowalzick L, Altenhoff J (1991) Successful treatment of primary progressive follicular mucinosis with interferons. J Am Acad Dermatol 24: 848–850

Milam CP, Cohen LE, Fenske NA, Ling NS (1988) Scleromyxedema: therapeutic response to isotretinoin in three patients. J Am Acad Dermatol 19: 469–477

Montgomery H, Underwood L (1953) Lichen myxedematosus (differentiation from cutaneous myxedemas or mucoid states). J Invest Dermatol 20: 213–236

Nickoloff BJ, Wood C (1985) Benign idiopathic versus mycosis fungoides-associated follicular mucinosis. Pediatr Dermatol 2: 201–206

Noppen M, Velkeniers B, Steenssens L, Vanhaelst L (1988) Beneficial effects of plasmapheresis followed by immunosuppressive therapy in pretibial myxedema. Acta Clin Belg 43: 381–383

Parker LN, Wu S-Y, Lai MK et al. (1982) The early diagnosis of atypical thyroid acropathy. Arch Intern Med 142: 1749–1751

Penmetcha M, Highet AS, Hopkinson JM (1987) Failure of PUVA in lichen myxoedematosus: acceleration of associated multiple keratoacanthomas with development of squamous carcinoma. Clin Exp Dermatol 12: 220–223

Picascia DD, Magid ML, Minkin RB (1989) Pruritic papular eruption. Papular mucinosis (lichen myxedematosus). Arch Dermatol 125: 986–7, 990

Reynolds NJ, Collins CMP, Burton JL (1992) Discrete papular mucinosis responding to intralesional and topical steroids. Arch Dermatol 128: 857–858

Rongioletti F, Rebora A (1991) The new cutaneous mucinoses: a review with an up-to-date classification of cutaneous mucinoses. J Am Acad Dermatol 24: 265–270

Rongioletti F, Rebora A (1993) Les mucinoses cutanées. Ann Dermatol Venereol 120: 75–87

Rustin MHA, Bunker CB, Levene GM (1989) Follicular mucinosis presenting as acute dermatitis and response to dapsone. Clin Exp Dermatol 14: 382–384

Shishiba Y, Imai Y, Odajima R et al. (1992) Immunoglobulin G of patients with circumscribed pretibial myxedema of Graves' disease stimulates proteoglycan synthesis in human skin fibroblasts in culture. Acta Endocrinol Copenh 127: 44–51

Steigleder GK, Kanzow G (1980) Muzinablagerungen in der Dermis und REM-Syndrom. Hautarzt 31: 575–583

Steigleder GK, Küchmeister B (1985) Cutaneous mucinous deposits. J Cut Pathol 12: 334–347

Steigleder GK, Schultze H-J (1990) Schleimablagerungen (M) in der Haut, ein Autoimmunphänomen? Hautarzt 41 [Suppl 10]: 66–70

Steigleder GK, Gartman H, Linker U (1974) REM syndrome: Reticular Erythematous mucinosis (round-cell erythematosis), a new entity? Br J Dermatol 91: 191–199

Stephens CJ, McKee PH, Black MM (1993) The dermal mucinoses. Adv Dermatol 8: 201–227

Stewart M, Smoller BR (1991) Follicular mucinosis in Hodgkin's disease: a poor prognostic sign? J Am Acad Dermatol 24: 784–785

Tosti A, Fanti PA, Peserico A, Varotti C (1992) Linear alopecia mucinosa along Blaschko lines. Acta Dermatol Venereol (Stockh) 72: 155–156

Trüeb R, Bruckner-Tuderman L (1990) Generalisierte Mucinosis follicularis idiopathica. Hautarzt 41: 625–627

Truhan AP, Roenigk HH Jr (1986) The cutaneous mucinoses. J Am Acad Dermatol 14: 1–18

Varga E, Kiss A, Schneider I (1986) Skleromyxödem. Z Hautkr 61: 439–442

Volden G (1992) Successful treatment of chronic skin diseases with clobetasol propionate and a hydrocolloid occlusive dressing. Acta Derm Venereol (Stockh) 72: 69–71

Wieder JM, Barton KL, Baron JM, Soltani K (1993) Lichen myxedematosus treated with chlorambucil. J Dermatol Surg Oncol 19: 475–476

Yaron M, Yaron I, Yust I, Brenner S (1985) Lichen myxedematosus (scleromyxedema) serum stimulates hyaluronic acid and prostaglandin E production by human fibroblasts. J Rheumatol 12: 171–175

31.7 Acrodermatitis enteropathica und erworbener Zinkmangel

Zink gehört zur Gruppe der essentiellen Elemente und spielt in ionisierter Form eine wichtige Rolle in der Biosyntheseleistung der Zelle. So wird Zink beispielsweise beim Aufbau einer Reihe von Enzymen wie der Laktatdehydrogenase, der alkalischen Phosphatase u. a. benötigt. Zudem hat Zink einen modulierenden Effekt auf das Immunsystem des Organismus. Zink muß extern mit der Nahrung zugeführt werden und ist hierbei eng an den Proteingehalt der Nahrungsmittel gebunden. Darüber hinaus spielt Zink bei der Wundheilung sowie dem Nagel- und Haarwachstum eine Rolle. Die *Tagesdosis* bei Erwachsenen sollte bei etwa *16 mg* liegen; Schwangere und stillende Frauen benötigen höhere Dosen zwischen 20 und 25 mg. *Zinkmangel* kann primärer Genese sein wie bei der Acrodermatitis enteropathica oder sekundär bedingt durch mangelnde exogene Zufuhr. Dermatologisch führt Zinkmangel unabhängig von der Genese zu typischen, auf die Erkrankung hinweisenden entzündlichen kutanen Symptomen.

31.7.1 Acrodermatitis enteropathica

Die *Acrodermatitis enteropathica* wird durch Zinkmangel endogen ausgelöst. Dieser beruht auf ungenügender gastrointestinaler Resorption von Zink bei einem *autosomal-rezessiven* Defekt. Klinisch äußert sich das Krankheitsbild vorwiegend bei Kindern in Form von entzündlichen und erosiven Hautveränderungen und intestinalen Symptomen. Die Hauterscheinungen sind typischerweise um die Körperöffnungen sowie akral an den Extremitäten lokalisiert. Oftmals kommt es sekundär zu bakteriellen Superinfektionen oder Besiedlung mit Candida albicans. Nagelveränderungen in Form von chronischen Paronychien und diffuse Alopezien komplettieren das klinische Bild. Daneben leiden die Patienten unter Diarrhö, die zu einer Retardierung des Wachstums führen können.

Behandlung. Unbehandelt führte die Acrodermatitis enteropathica in der Vergangenheit innerhalb weniger Jahre zum Tode; eine Zinksubstitution ist daher notwendig, die meist bis in das Erwachsenenalter fortgeführt werden muß. Die Substitution wird mit *2 mg/kg KG Zinksulfat* (z. B. Solvezink®) oder Zink-DL-Aspartat täglich p.o. vorgenommen.

31.7.2 Sekundärer oder erworbener Zinkmangel

Das klinische Bild eines sekundär erworbenen Zinkmangels entspricht den Hautveränderungen bei Acrodermatitis enteropathica. Exogener Zinkmangel kann beispielsweise bei langandauernder phytatreicher Ernährung auftreten, wie sie in einigen Gegenden des nahen Ostens beobachtet wurde, oder aber durch ungenügende Resorption bei chronischen Erkrankungen des Darmes wie Colitis ulcerosa bzw. M. Crohn. Zinkmangelsyndrome aufgrund von *längerfristiger parenteraler Ernährung in den Intensivstationen*, die innerhalb weniger Wochen dem Krankheitsbild der Acrodermatitis enteropathica entsprechen können, sind aufgrund zunehmender Kenntnis der Erkrankung und prophylaktischer Zinkgabe heute seltener geworden. Weiterhin können Zinkmangelerscheinungen bei Malabsorptionssyndromen durch chronische Leber- oder Pankreaserkrankungen, infolge von Chemotherapien bei Kindern mit Leukämien und im fortgeschrittenen Stadium bei HIV-infizierten Kranken auftreten.

Behandlung. Auch beim erworbenen Zinkmangel besteht die Notwendigkeit der Substitution, z. B. mit Zinksulfat. Die Dosierungen orientieren sich am Alter und Körpergewicht sowie der Substitutionsart (oral oder parenteral). In der Regel verabreicht man bei Erwachsenen 2–3 ×/d 200 mg Zinksulfat (Solvezink®), um schnell eine Zinkmenge von 2 mg/kg KG zuzuführen. Bei akuten Formen des Zinkmangels kann auch eine parenterale Substitution mit 0,2–0,3 mg Zink/kg KG/d (10–20 mg/d bei Erwachsenen) vorgenommen werden. Zur Prophylaxe eines Zinkmangels bei parenteraler Ernährung sollten *70–80 mg Zink als Tagesdosis* nicht unterschritten werden. Bei Kleinkindern und Säuglingen sollte bei parenteraler Ernährung eine Tagesdosis von *0,1–0,3 mg/ kg KG* verabreicht werden.

Literatur

Barnes PM, Moynahan EJ (1973) Zinc deficiency in acrodermatitis enteropathica: multiple dietary intolerance treated with synthetic diet. Proc Roy Soc Med 66: 327–329

Bilinski DL, Ehrenkranz RA, Cooley-Jacobs J, Mc Guire J (1987) Symptomatic zinc deficiency in a breast-fed, premature infant. Arch Dermatol 123: 1221–1224

Cutler EA, Palmer J, Kontras SB (1977) Chemotherapy and possible zinc deficiency. New Engl J Med 297: 168

Kanekura T, Tashiro M (1991) Zinc deficiency: report of three cases. Cutis 48: 161–164

Michaelsson G (1974) Zinc therapy in acrodermatitis enteropathica. Acta Derm Venereol (Stockh) 54: 377–381

Reichel M, Mauro TM, Ziboh VA, Huntley AC (1992) Acrodermatitis enteropathica in a patient with the acquired immunodeficiency syndrome. Arch Dermatol 128: 415–416

Shils ME, Burke AW, Greene HI et al. (1979) Guidelines for essential trace element preparations for parenteral use. A statement by an expert panel. J Am Acad Dermatol 241: 2051–2054

Walldius G, Michaelsson G, Hardell LI, Aberg H (1983) The effects of diet and zinc treatment on the fatty acid composition of serum lipids and adipose tissue and on serum lipoproteins in two adolescent patients with acrodermatitis enteropathica. Am J Clin Nutr 38: 512–522

31.8 Pellagra und Pellagroid

Pellagra ist die Folge eines Mangels an Nikotinsäure (Vitamin B_3) sowie anderen Faktoren des Vitamin B-Komplexes. Klinisch äußert sich die Pellagra in der Trias *Dermatitis, Diarrhö* und *Demenz*, wobei zunächst Hauterscheinungen auftreten, gefolgt von gastrointestinalen und neurologischen Symptomen. Unter den *Pellagroiden* werden abortive Formen verstanden, die nur mit Hautveränderungen einhergehen. Da die Erkrankung mit einer erhöhten *Photosensibilität* verbunden ist, sind in typischer Weise die unbedeckten, lichtexponierten Körperregionen wie Gesicht, Hals und Handrücken betroffen. Hier kommt es zunächst zu sonnenbrandähnlichen, scharf begrenzten, ödematösen Rötungen, die im weiteren Verlauf eine kleinlamellöse, randbetonte Schuppung aufweisen. In chronischen Stadien verdickt sich die Haut zusehends, es kommt zu Hyperkeratosen und Hämorrhagien. Eine Beteiligung der Schleimhäute äußert sich in Form von Glossitis, Stomatitis und Vulvitis bei Frauen. *Ursächlich* ist Nicotinsäureamid eine wichtige Komponente der 2 Koenzyme NAD und NADP, die für die Glykolyse und andere Vorgänge im Intermediärstoffwechsel erforderlich sind. Da es aus der essentiellen Aminosäure Tryptophan gebildet wird, kann ein Niazinmangel in Gebieten ausschließlicher Ernährung mit Mais endemisch auftreten, da Mais tryptophanarm ist. Darüber hinaus kann ein Niazinmangel bei chronischem Äthylismus, gastrointestinalen Resorptionsstörungen wie auch nach längerer Behandlung mit INH (Isonicotinsäurehydrazid), 5-Fluorouracil und Breitbandantibiotika auftreten. Unbehandelt kann der Mangel an Vitamin B_3 zum Tode führen.

Behandlung. Die Therapie besteht in der gezielten Substitution mit Nicotinsäureamid (Nicobion®), da die Nicotinsäure selbst über starke vasoaktive Eigenschaften verfügt und zu Brennen und Juckreiz führen kann. Die orale Dosis beträgt 100–300 mg/d. Intravenös werden 50–100 mg als Tagesdosis empfohlen. Zusätzlich sollte die Therapie durch eine proteinreiche Diät (ca. 100–150 g Eiweiß täglich) ergänzt werden.

Literatur

Hendricks WM (1991) Pellagra and pellagralike dermatoses: etiology, differential diagnosis, dermatopathology, and treatment. Semin Dermatol 10: 282–292

Rapaport MJ (1985) Pellagra in a patient with anorexia nervosa. Arch Dermatol 121: 255–257

Stratigos JD, Katsambas A (1977) Pellagra: a still existing disease. Br J Dermatol 96: 99–106

31.9 Anomalien des intermediären Aminosäurestoffwechsels mit Hautsymptomatik

In diesem Abschnitt werden 2 Krankheitsbilder kurz erörtert, bei denen es aufgrund eines angeborenen Defektes an Enzymen des Aminosäurestoffwechsels zu Störungen im Intermediärstoffwechsel kommt; Folgeerscheinungen werden, neben der Wachstumsverzögerung und mentaler Retardierung, auch an der Haut und ihren Anhangsorganen beobachtet.

31.9.1 Phenylketonurie

Die Phenylketonurie ist eine autosomal-rezessive Erbkrankheit mit einer Inzidenz von etwa 1:10 000. An der Haut äußert sich die Erkrankung aufgrund des *Mangels an Tyrosin*, das für die Melaninsynthese benötigt wird, in Form eines generalisierten Pigmentmangels. Die Kinder sind im allgemeinen sehr blaß, haben hellblonde Haare und blaue Augen. Ferner kommt es zur *Photosensitivität* und zu einer *Hyperhidrosis* mit dem charakteristischen mäuseurinähnlichen Geruch. Die Haut insgesamt neigt zur Sebostase. Aufgrund eines *Defektes der Phenylalaninhydroxylase* kommt es zu einer Akkumulation von Phenylalanin im Plasma auf Werte > 2 mg/dl mit Störung der Tyrosinbildung. Im Urin werden vermehrt Phenylalanin, Phenylbrenztraubensäure und weitere Abbauprodukte ausgeschieden, was der Erkrankung ihren Namen gegeben hat. Die Erhöhung des Phenylalaninspiegels ist auch im Liquor nachweisbar und führt hier bei den betroffenen Kindern zu Störungen des Zentralnervensystems mit verschieden hohen Graden mentaler Retardierung sowie epileptischen Anfällen.

Behandlung. Die Prognose der Erkrankung ist abhängig von der Früherkennung; aus diesem Grund wird routinemäßig bei Neugeborenen eine Testung des Urins mit 5 % Eisen III-Chloridlösung durchgeführt, der bei Phenylketonurie eine Grünfärbung zeigt. Rechtzeitig diagnostiziert, kann eine phenylalaninarme Diät mit < 250–550 mg Phenylalanin/d unter Zugabe von Tyrosin und Tryptophan für die Zeit der Gehirnentwicklung die zentralnervösen Schäden verhindern. Eine externe Pflege der trockenen Haut sollte unter Anwendung von Badeölen (z.B. Balneum Hermal®, Oleatum®) und rückfettenden Maßnahmen erfolgen. Soweit eine Photosensitivität vorliegt, sollten Lichtschutzpräparate angewandt werden.

31.9.2 Tyrosinämie

Synonym: Richner-Hanhart-Syndrom

Die *Tyrosinämie* ist eine sehr seltene, angeborene Stoffwechselstörung mit autosomal-rezessivem Erbgang, die auf einem Defekt der hepatischen Tyrosinaminotransferase beruht und zu einem Anstieg von Tyrosin im Serum, Tyrosinurie und Anstieg von Tyrosinabbauprodukten im Urin führt. Sie wird auch als *okulokutanes Richner-Hanhart-Syndrom* bezeichnet, da den Hauterscheinungen Schädigungen am Auge mit Vernarbungen der Kornea und Kataraktbildung vorausgehen. An der Haut kommt es zu punkt- bis bandartigen Hyperkeratosen, insbesondere an den Finger- und Zehenkuppen. Auch Hyperkeratosen an der Zunge wurden beschrieben.

Behandlung. Neben externen keratolytischen Maßnahmen (z.B. 10 % Salicylvaseline, 10–30 % Harnstoffsalbe) ist eine tyrosin- und phenylalaninarme Diät mit einer Reduzierung des Proteingehaltes auf 2–3 g/kg KG/d erforderlich.

31.9.3 Argininsukzinoazidurie

Hierbei handelt es sich um einen sehr seltenen Defekt, der mit einem Mangel an Argininsukzinase einhergeht und Störungen im Nervensystem, an den Haaren und in der Leber hervorruft. *Klinisch* äußert sich dieser Mangel bereits bald nach der Geburt am Haar, das spröde und brüchig ist und sich schwer kämmen läßt. Dies läßt sich histologisch anhand der charakteristischen *Trichorrhexis nodosa* nachvollziehen. Des weiteren ist die mentale Entwicklung retardiert, es kann zu Krampfanfällen und Ataxie kommen. Durch das Fehlen des Enzyms Argininsukinase im Harnstoffwechsel kann die Argininbernsteinsäure nicht in Arginin und Fumarsäure gespalten werden, und es kommt zur Argininsukzinoazidurie mit 2–9 g/d.

Therapeutisch kommen einzig diätetische Maßnahmen in Frage.

Literatur

Collins FS, Dummer GK, Schwartz RP et al. (1980) Neonatal arginosuccinic aciduria – survival after early diagnosis and dietary management. J Pediatr 96: 429–431

Goldsmith LA, Thorpe J, Roe CR (1979) Hepatic enzymes of tyrosine metabolism in tyrosinaemia II. J Invest Dermatol 73: 530–532

Hanhart E (1947) Neue Sonderformen von Keratosis palmoplantaris. Dermatologica 94: 286–308

Hill A, Nordin PM, Zaleski WA (1970) Dietary treatment of tyrosinosis. J Am Diet Assoc 56: 308–312

Scriver CR (1989) The hyperphenylalaninaemias. In: Scriver CR et al. (eds) Metabolic basis of inherited disease 6th edn. McGraw-Hill, New York

Farbabbildungen

1,2 Lichen amyloidosus an den unteren Extremitäten

3 Retikuläre erythematöse Muzinosis (REM-Syndrom) bei einer 32-jährigen Patientin

4,5 Pseudoxanthoma elasticum bei einer 68-jährigen Patientin

Farbabbildungen

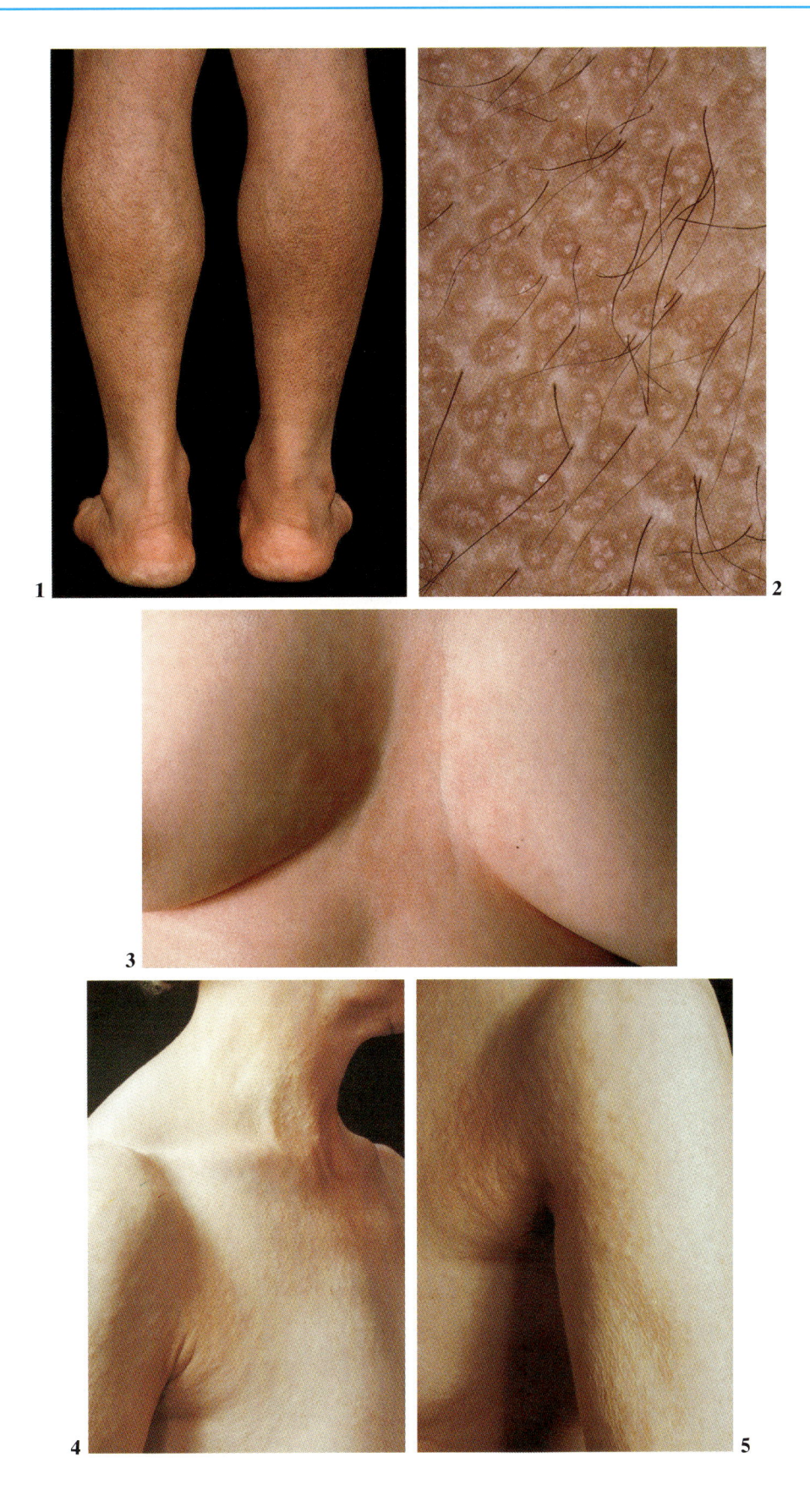

Kapitel 32 Hyperhidrosis und Schweißdrüsenerkrankungen

32.1	Allgemeines	712
32.2	Anhidrosis und Hypohidrosis	713
32.3	Hyperhidrosis	715
32.3.1	Allgemeine Behandlungsmaßnahmen	717
32.3.2	Systemische Antihidrotika	717
32.3.3	Lokale Behandlung	718
32.3.4	Iontophorese	720
32.3.5	Operative Maßnahmen	720
32.4	Bromhidrosis und Chromhidrosis	722
32.4.1	Bromhidrosis	722
32.4.2	Chromhidrosis	723
32.5	Miliaria und Fox-Fordyce-Krankheit	724
32.5.1	Miliaria cristallina	724
32.5.2	Miliaria rubra	724
32.5.3	Apokrine Miliaria (Fox-Fordyce)	725
32.6	Neutrophile ekkrine Hidradenitis	726
32.7	Benigne Schweißdrüsentumoren	727

32.1 Allgemeines

Mit ca. 2–5 Mio. ekkrinen Schweißdrüsen am gesamten Integument sind diese Drüsenstrukturen die häufigsten Drüsen der menschlichen Haut. Ihre Dichte schwankt zwischen ca. *60 Drüsen/cm² am Rücken* und *600–700/cm² an Handflächen und Fußsohlen*. Ekkrine Schweißdrüsen finden sich an der gesamten Körperoberfläche einschließlich der Glans penis und der Vorhaut, aber nicht an den Lippen, dem äußeren Gehörgang, der Klitoris oder den Labia minora. So ausgedehnt kommen ekkrine Schweißdrüsen nur beim Menschen vor, bei anderen Säugetieren finden sie sich vornehmlich auf die Pfoten beschränkt, und lediglich bei Primaten sind sie in wechselnder Ausprägung am übrigen Integument vorhanden. Während die ekkrinen Schweißdrüsen einen direkten Ausführungsgang zur Oberfläche der Epidermis besitzen, mündet der Ausführungsgang der phylogenetisch älteren apokrinen Schweißdrüsen in das supraseboglanduläre Infundibulum der Haarfollikel. Apokrine Schweißdrüsen kommen daher beim Menschen auch nur an den behaarten Körperarealen vor, den Axillae, der Genitoanalregion, periumbilikal und perimamillär sowie im Gesicht und am Kapillitium.

Die ekkrinen Schweißdrüsen dienen vornehmlich der Thermoregulation. Die Aufrechterhaltung einer konstanten Körpertemperatur wird beim Menschen vor allem durch Schwitzen reguliert, während bei anderen Säugetieren das wärmeisolierende Fell eine wesentliche Rolle spielt. Das *thermoregulatorische Schwitzen* wird durch äußerliche (Klima) oder innerliche Hitze (körperliche Aktivität) ausgelöst. Die Steuerung übernimmt ein thermoregulatorisches Zentrum im Hypothalamus. Die Innervation der Schweißdrüsen wird über die sympathischen Fasern des autonomen Nervensystems vermittelt. Neben den thermoregulatorischen Einflüssen auf das Schwitzen können zusätzlich *emotionelle* und *gustatorische Faktoren* Schwitzen auslösen. Emotionelles Schwitzen manifestiert sich vorwiegend an Handflächen und Axillae, zum Teil auch an den Fußsohlen. Gustatorisches Schwitzen nach Genuß scharf gewürzter Speisen oder von Alkohol äußert sich vornehmlich als eine profuse Form des Schwitzens im Gesicht und am Stamm.

Die Sekretion der ekkrinen Schweißdrüsen erfolgt über einen aktiven Transport von Natriumionen ins Lumen der Schweißdrüsenazini, und zum Ausgleich des osmotischen Gradienten fließt Wasser nach. Im dermalen Ausführungsgang der Schweißdrüsen werden Natriumionen rückresorbiert, so daß der Schweiß als eine hypotone Lösung an der Hautoberfläche austritt. Mit dem Schweiß wird gleichzeitig eine Vielzahl anderer Substanzen ausgeschieden, darunter physiologischerweise *Laktat, Harnstoff, Ammonium* und *Aminosäuren*. Auch Medikamente können mit dem Schweiß ausgeschieden werden, so z.B. *Griseofulvin* und *Ketoconazol*, die erst dadurch bei Dermatophyten wirksam werden. Der aktive Sekretionsmechanismus der ekkrinen Schweißdrüsen setzt eine Stimulation durch Acetylcholin voraus, das von den sympathischen Nervenendigungen freigesetzt wird und eine Depolarisation der Zellmembran der sekretorischen Zellen des Azinus bewirkt.

Die häufigsten Schweißdrüsenerkrankungen sind die *emotionelle Hyperhidrosis* und die *Bromhidrosis*. Beide Krankheiten gewinnen ihre Bedeutung erst im sozialen Kontext. Für die betroffenen Patienten stellt vor allem die palmare und axilläre Hyperhidrosis sowie die Bromhidrosis eine schwere psychische Belastung dar. Aus diesen Regulationsstörungen der Schweißbildung kann für die Patienten eine erhebliche Einschränkung ihres subjektiven Wohlbefindens und auch ihres Selbstbewußtseins resultieren. Ärztlicherseits werden diese Beschwerden oft nicht ernst genug genommen. Dabei steht heute ein ganzes Arsenal therapeutischer Möglichkeiten zur Verfügung, das eine zufriedenstellende Behandlung nahezu für alle Patienten mit Hyperhidrosis und Bromhidrosis ermöglicht. Die Instrumente dieser Behandlung werden im folgenden dargestellt.

Literatur

Baser SM, Meer J, Polinsky RJ, Hallett M (1991) Sudomotor function in autonomic failure. Neurology 41: 1564–1566

Hölzle E (1983) Pathophysiologische Aspekte und klinische Erscheinungsbilder der Hyperhidrosis. Hautarzt 34: 596–604

Quinton PM (1983) Sweating and its disorders. Ann Rev Med 34: 429–452

Sato K, Kang WH, Saga K, Sato KT (1989) Biology of sweat glands and their disorders. I. Normal sweat gland function. J Am Acad Dermatol 20: 537–563

Sato K, Kang WH, Saga K, Sato KT (1989) Biology of sweat glands and their disorders. II. Disorders of sweat gland function. J Am Acad Dermatol 20: 713–726

Schiavone A, Brambilla A (1991) Muscarinic M3 receptors mediate secretion from sweat glands in the rat. Pharmacol Res 23: 233–239

32.2 Anhidrosis und Hypohidrosis

Anhidrosis und *Hypohidrosis* können im wesentlichen auf 4 verschiedenen Ursachen beruhen:
▷ Entweder fehlen die Schweißdrüsen anlagebedingt, oder sie sind im Rahmen anderer Erkrankungen atrophisch geworden;
▷ oder es kommt bei einer Verdickung der Epidermis und des Stratum corneum zu einem Verschluß der Ausführungsgänge der Schweißdrüsen;
▷ weiterhin können Störungen der sympathischen Innervation insbesondere im Rahmen von Neuropathien zu einer Verminderung oder zum Sistieren der Schweißbildung führen;
▷ schließlich können zerebrale Störungen im Bereich des Thermoregulationszentrum eine Störung der Schweißbildung hervorrufen (Tabelle 32.1).

● Ein anlagebedingtes Fehlen von Schweißdrüsen wird bei der *anhidrotischen ektodermalen Dysplasie (Christ-Siemens-Touraine)* beobachtet. Dabei handelt es sich um eine X-chromosomale rezessive Erkrankung, deren Gendefekt auf dem Chromosomen *Xq12–q13* lokalisiert wurde. Bei dieser Krankheit findet sich eine gestörte Morphogenese der Zähne, der Haare und der ekkrinen Schweißdrüsen. Die meisten weiblichen Träger des Gendefektes (70–80%) weisen Symptome wie z.B. Hypohidrosis und spärliches Haar auf. Das Hauptproblem bei diesem Krankheitsbild besteht in der Hitzeintoleranz (sowohl bei Fieber als auch bei physischen Aktivitäten und bei warmem Klima). Externe Kühlung einschließlich feuchter Kleidung oder feuchter Umschläge muß versucht werden, da eine spezifische Therapie nicht bekannt ist.

● Eine verminderte Anlage von Schweißdrüsen findet sich ebenfalls bei der *Incontinentia pigmenti (Bloch-Sulzberger)* und bei der *follikulären Atrophodermie (Bazex-Dupré-Christol)*. Die Hypohidrose ist hier aber nicht so ausgeprägt, daß ernsthafte Thermoregulationsstörungen auftreten.

● Bei dem *Angiokeratoma corporis diffusum (Fabry)* wird die Hypohidrosis entweder einer Zerstörung von Schweißdrüsen durch Lipidablagerungen oder einer Störung der autonomen Innervation oder beiden Phänomenen zuge-

Tabelle 32.1. Erkrankungen mit Anhidrosis oder Hypohidrosis

▷ **Fehlen oder Atrophie der Schweißdrüsen:**
Anhidrotische ektodermale Dysplasie (Christ-Siemens-Touraine)
Incontinentia pigmenti (Bloch-Sulzberger)
Follikuläre Atrophodermie mit multiplen Basaliomen, Hypotrichose und Hypohidrose (Bazex-Dupré-Christol)
Angiokeratoma corporis diffusum (Fabry)
Sklerodermie
Sjögren-Syndrom
Acrodermatitis chronica atrophicans

▷ **Verschluß der Ausführungsgänge**
Xerosis bei Ekzemen und atopischer Dermatitis
Ichthyosis
Miliaria

▷ **Störungen der sympathischen Innervation**
Kongenitale sensorische Neuropathie Typ IV (kongenitale Schmerzinsensivität mit Anhidrosis)
Progressive segmentale Hypohidrosis mit Pupillotonie und Areflexie (Ross)
Diabetische Neuropathie
Syringomyelie
Lepra
Sympathektomie

▷ **Zerebrale Störungen**
Zerebrale autonome Dysfunktion
Hyperpyrexie bei Ausfall des thermoregulatorischen Zentrums

schrieben. Eine Atrophie der Schweißdrüsen bei progressiver systemischer Sklerodermie, bei Morphea, bei Sjögren-Syndrom und bei Acrodermatitis chronica atrophicans sind gut bekannt. Bei all diesen Krankheiten ist die Hypohidrosis jedoch nicht so ausgeprägt, daß es zu schwerwiegenden Thermoregulationsstörungen kommt. Therapeutische Maßnahmen im Hinblick auf die Hypohidrose sind in der Regel nicht notwendig.

● Das *Ross-Syndrom* besteht aus einer Pupillotonie mit Anisokorie, einer Areflexie der Sehnenreflexe der unteren Extremität und einer segmentalen Hypohidrosis, die bei einem Teil der Patienten zu einer kompensatorischen segmentalen Hyperhidrose führt. Subjektiv ist die segmentale kompensatorische Hyperhidrose meist das störendere Symptom. Zu ihrer Behandlung wurde die Leitungswasseriontophorese erfolgreich eingesetzt (s. Abschn. 32.3.4). Der erhöhte Pupillentonus und die Reduktion des Schwitzens beim Ross-Syndrom werden auf eine Schädigung postganglionärer cholinergischer parasympathischer und sympathischer Fasern zurückgeführt.

● Eine *Hypohidrose mit Xerosis* kann sich bei Krankheiten ausbilden, die zu einer Verdickung der Epidermis und/oder der Hornschicht führen. Das ist bei chronischen Ekzemen, bei der atopischen Dermatitis, bei der Ichthyosis vulgaris und anderen Ichthyosiserkrankungen der Fall. Weiterhin kommt es zu einer Anhidrosis bei Schweißretentionssyndromen (Miliaria, s. Abschn. 32.5).

● *Störungen der sympathischen Innervation* führen zu einem weitgehenden oder vollständigen Sistieren der Schweißbildung. Dieser Effekt wird in der Therapie der Hyperhidrosis in Form der chirurgischen Sympathektomie genutzt. Nach Unterbrechung der sympathischen Innervation kommt es zu einer dramatischen Abnahme der Schweißbildung (s. Abschn. 32.3.4). Ein ähnlicher Effekt tritt bei Neuropathien auf, die die sympathische Innervation betreffen.

● Ein seltenes hereditäres Syndrom ist die *hereditäre sensorische Neuropathie vom Typ IV* mit Schmerzunempfindlichkeit und generalisierter Anhidrosis sowie mentaler Retardation. Die Krankheit wird auch autosomal-rezessiv vererbt. Es ist eine normale Anzahl von Schweißdrüsen vorhanden, die aber zum Teil atrophisch sind. Eine spezifische Therapie ist nicht bekannt.

Neuropathien des autonomen Nervensystems sind eine häufige Komplikation des Diabetes mellitus und gehen nicht selten den sensomotorischen Polyneuropathien voraus. Distale und segmentale Anhidrosis findet sich bei der Mehrzahl der Diabetespatienten. Thermoregulatorische Störungen können auftreten, erfordern aber in der Regel keine spezifische Therapie.

Schließlich kann eine Hypohidrosis auch durch *zentrale nervöse Störungen* und Ausfälle hervorgerufen werden. So konnte beispielsweise bei Patienten mit *Hirnstamminfarkten* eine persistierende ipsilaterale Hypohidrosis nachgewiesen werden, die nach einem Monat bei 100 % der untersuchten Patienten gefunden wurde. Diese halbseitige Hypohidrose stellt allerdings kein klinisch relevantes Problem dar und bedarf keiner gesonderten Behandlung.

Literatur

Blecher SR, Kapalanga J, Lalonde D (1990) Induction of sweat glands by epidermal growth factor in murine X-linked anhidrotic ectodermal dysplasia. Nature 345: 542–544

Clark RP, Goff MR, MacDermot KD (1990) Identification of functioning sweat pores and visualization of skin temperature patterns in X-linked hypohidrotic ectodermal dysplasia by whole body thermography. Hum Genet 86: 7–13

Dittmer A, Erler T, Gurski A, Muller P (1992) Hypohidrotische ektodermale Dysplasie als Ursache rezidivierender Hyperthermie bei einem jungen Säugling. Kinderärztl Prax 60: 239–242

Fealey RD, Low PA, Thomas JE (1989) Thermoregulatory sweating abnormalities in diabetes mellitus. Mayo Clin Proc 64: 617–628

Hatzis J, Gourgiotou K, Koumelas D et al. (1992) Congenital sensory neuropathy with anhidrosis (hereditary sensory neuropathy type IV). Australas J Dermatol 33: 103–107

Herges A, Stieler W, Stadler R (1993) Das Bazex-Dupré-Christol-Syndrom. Folliküläre Atrophodermie, multiple Basaliome und Hypotrichose. Hautarzt 44: 385–391

Itin P, Hirsbrunner P, Rufli T et al. (1992) Das Ross-Syndrom. Hautarzt 43: 359–360

Kang WH, Chun SI, Lee S (1987) Generalized anhidrosis associated with Fabry's disease. J Am Acad Dermatol 17: 883–887

Kere J, Grzeschik KH, Limon J et al. (1993) Anhidrotic

ectodermal dysplasia gene region cloned in yeast artificial chromosomes. Genomics 16: 305–310
Korpelainen JT, Sotaniemi KA, Myllyla VV (1993) Ipsilateral hypohidrosis in brain stem infarction. Stroke 24: 100–104
Mitchell J, Greenspan J, Daniels T et al. (1987) Anhidrosis (hypohidrosis) in Sjögren's syndrome. J Am Acad Dermatol 16: 233–235
Ozbarlas N, Sarikayalar F, Kale G (1993) Congenital insensitivity to pain with anhidrosis. Cutis 51: 373–374
Plantin P, Gavanou J, Jouan N et al. (1992) Peau collodionnée: un aspect clinique méconnu mais fréquent des dysplasies ectodermiques anhidrotiques en période neonatale. Ann Dermatol Venereol 119: 821–823
Reinauer S, Schauf G, Hölzle E (1993) Ross syndrome: treatment of segmental compensatory hyperhidrosis by a modified iontophoretic device. J Am Acad Dermatol 28: 308–312
Weller M, Wilhelm H, Sommer N et al. (1992) Tonic pupil, areflexia, and segmental anhidrosis: two additional cases of Ross syndrome and review of the literature. J Neurol 239: 231–234
Zonana J (1993) Hypohidrotic (anhidrotic) ectodermal dysplasia: molecular genetic research and its clinical applications. Semin Dermatol 12: 241–246

32.3 Hyperhidrosis

Als *Hyperhidrose* wird eine generalisierte oder lokalisierte Überfunktion ekkriner Schweißdrüsen bezeichnet, die symptomatisch im Rahmen innerer Krankheiten oder bei neurologischen Störungen und auch genuin vorkommen kann. Eine Hyperhidrosis tritt physiologisch in heißem Klima oder bei anstrengender körperlicher Tätigkeit zur Thermoregulation auf. Als physiologisch wird auch *gustatorisches Schwitzen* angesehen. Es tritt insbesondere beim Kauen von scharf gewürzten oder sauren Speisen auf. Reflektorisch kommt es zu Schwitzen insbesondere an Stirn, Wangen und Oberlippe sowie am Oberkörper. Daneben kommt bei einer erheblichen Anzahl von Personen emotionelles Schwitzen vor, das zu einer therapeutisch schwierigen Aufgabe werden kann und sich vor allem axillär, palmar und plantar (s. unten) manifestiert. Neben diesen Hauptformen des Schwitzens treten weitere Formen der generalisierten und lokalisierten Hyperhidrosis auf, die im folgenden kurz besprochen werden und vor der Einleitung einer Therapie der emotionellen Hyperhidrosis auszuschließen sind.

Eine Hyperhidrosis kann bei *neurologischen Störungen* auftreten. Eine Verletzung des Rückenmarks oder der sympathischen Grenzstränge führt unterhalb der Unterbrechung zu einer vollständigen Anhidrosis. Allerdings kann sich Monate bis Jahre nach einer Querschnittslähmung eine autonome Dysreflexie mit profusem Schwitzen einstellen. Dieses Syndrom tritt bei Rückenmarksverletzungen oberhalb der T6-Ebene auf. Eine autonome Dysfunktion findet man auch bei Patienten mit akuten Hirninfarkten, bei der es auf der Seite der Lähmung zu einer vorübergehenden Hyperhidrosis kommt.

Bei einer großen Zahl *innerer Erkrankungen* kann ebenfalls eine generalisierte oder aber eine nächtliche Hyperhidrosis auftreten. Bei Abklärung einer generalisierten Hyperhidrosis ist an diese Erkrankungen zu denken (Tabelle 32.2). Eine *kompensatorische Hyperhidrosis* kann bei einer partiellen Anhidrosis mit Störungen des sympathischen Nervensystems auftreten. Dies ist z. B. auch nach therapeutischer Sympathektomie zur Behandlung einer palmaren und/oder axillären Hyperhidrosis der Fall (vergl. Abschn. 32.3.5). Ein ähnliches Phänomen tritt bei der Schädigung sympathischer Nerven im Rahmen eines Diabetes mellitus auf. Hier kann es z. B. zu einer weitgehenden Anhidrose der unteren Körperhälfte mit einer kompensatorischen Hyperhidrosis der oberen Körperhälfte kommen.

Umschriebene Hyperhidrosen sind vergleichsweise selten. So findet sich in seltenen Fällen eine *unilaterale umschriebene idiopathische Hyperhidrosis* in einer scharf umschriebenen Fläche von zumeist weniger als 10×10 cm^2, die meist im Gesicht oder an den Armen lokalisiert ist. Im Versorgungsgebiet des N. auriculotemporalis kann es zu einer umschriebenen Hyperhidrosis insbesondere nach Operation der Parotis kommen. Diese Hyperhidrosis wird auch als *Frey-Syndrom* bezeichnet und resultiert wahrscheinlich aus einer postoperativen Regeneration des Nervus auriculotemporalis mit Einwachsen postganglionärer sympathischer Fasern. Das Frey-Syndrom kann auch nach Parotitis, Herpes zoster oder anderen Verletzungen in diesem Gebiet auftreten.

Das *emotionelle Schwitzen* stellt die wichtigste Gruppe der Hyperhidrosen im Hinblick auf den Behandlungswunsch von Patienten dar. Am häu-

Tabelle 32.2. Einteilung der Hyperhidrosis

▷ **Generalisierte Hyperhidrosis bei neurologischen Störungen**
  Autonome Dysregulation bei Querschnittslähmungen mit Tetraplegie oder Paraplegie
  Hyperhidrosis bei peripheren Neuropathien (hereditäre sensorische Neuropathie Typ III)
  Hyperhidrosis bei Stammhirnläsionen (Apoplex etc.)

▷ **Generalisierte Hyperhidrosis bei inneren Krankheiten**
  Diabetes mellitus (kompensatorisch bei Anhidrosis)
  Thyreotoxikose
  M. Parkinson
  Phäochromozytom
  Kongestive Herzkrankheit
  Menopause
  Vergiftungen mit Insektiziden, Herbiziden und Quecksilber

▷ **Nächtliche Hyperhidrosis bei inneren Krankheiten**
  Lymphome (M. Hodgkin)
  Tuberkulose
  Endokarditis
  Hyperthyreoidismus
  Diabetes mellitus
  Phäochromozytom
  Karzinoid
  Akromegalie
  Entzugssyndrom

▷ **Kompensatorische Hyperhidrosis**
  nach Sympathektomie
  assoziiert mit Anhidrosis

▷ **Lokalisierte Hyperhidrosis**
  Unilaterale umschriebene idiopathische Hyperhidrosis
  Gustatorisches Schwitzen mit Enzephalitis, Syringomyelie, diabetischer Neuropathie, Parotitis, thorakaler Sympathektomie
  Gustatorisches Schwitzen assoziiert mit aurikulotemporalem oder Frey-Syndrom
  „Blue-rubber-bleb"-Nävus
  Glomustumor
  Pachydermoperiostosis

▷ **Emotionelle lokalisierte Hyperhidrosis**
  Palmare Hyperhidrosis
  Axilläre Hyperhidrosis
  Plantare Hyperhidrosis

figsten ist die *Hyperhidrosis axillaris*, die entweder isoliert oder auch kombiniert mit einer *Hyperhidrosis palmaris et plantaris* auftreten kann. Die Hyperhidrosis palmaris kann aber auch isoliert vorkommen oder nur mit einer Hyperhidrosis plantaris kombiniert sein. Das emotionelle Schwitzen wird auch als idiopathische oder genuine Hyperhidrose bezeichnet. Es beginnt meist in der Pubertät, erreicht seinen Gipfel im 3. und 4. Dezennium und nimmt mit höherem Lebensalter wieder ab. Das Auftreten der Hyperhidrosis ist häufig anfallsartig und wird durch Streßsituationen ausgelöst. Da die Hyperhidrosis axillaris und palmaris häufig als peinlich empfunden wird, entsteht ein Circulus vitiosus mit zusätzlicher psychischer Belastung, die die Hyperhidrosis wiederum verstärkt. Viele Patienten empfinden diese Hyperhidrosis als ein soziales Stigma und haben einen ausgeprägten Behandlungswunsch. Die folgenden Ausführungen zur Behandlung der Hyperhidrosis beziehen sich im wesentlichen auf das emotionelle Schwitzen. Die dargestellten lokalen Behandlungsmaßnahmen sind aber auch bei umschriebenen Formen der Hyperhidrosis wirksam.

Literatur

Andersen LS, Biering Sorensen F et al. (1992) The prevalence of hyperhidrosis in patients with spinal cord injuries and an evaluation of the effect of dextropropoxyphene hydrochloride in therapy. Paraplegia 30: 184–191

Feinstein A, Friedman J, Schewach Millet M (1988) Pachyonychia congenita. J Am Acad Dermatol 19: 705–711

Harper KE, Spielvogel RL (1986) Frey's syndrome. Int J Dermatol 25: 524–526

Hölzle E (1983) Pathophysiologische Aspekte und klinische Erscheinungsbilder der Hyperhidrosis. Hautarzt 34: 596–604

Hölzle E (1984) Therapie der Hyperhidrosis. Hautarzt 35: 7–15

Korpelainen JT, Sotaniemi KA, Myllyla VV (1992) Hyperhidrosis as a reflection of autonomic failure in patients with acute hemispheral brain infarction. An evaporimetric study. Stroke 23: 1271–1275

Leeman CP (1990) Pathophysiology of tricyclic-induced sweating. J Clin Psychiatry 51: 258–259

Posteraro AF (1992) Papillon-Lefèvre syndrome. J Ala Dent Assoc 76: 16–19

Rufli T, Itin P, Gilli L (1992) Localized unilateral hyperhidrosis. Dermatology 184: 298–299

Sato K (1991) Hyperhidrosis. JAMA 265: 651

Sato K, Kang WH, Saga K, Sato KT (1989) Biology of sweat glands and their disorders. I. Normal sweat gland function. J Am Acad Dermatol 20: 537–563

Sato K, Kang WH, Saga K, Sato KT (1989) Biology of sweat glands and their disorders. II. Disorders of sweat gland function. J Am Acad Dermatol 20: 713–726

Sato K, Ohtsuyama M, Samman G (1991) Eccrine sweat gland disorders. J Am Acad Dermatol 24: 1010–1014

Su WP, Chun SI, Hammond DE, Gordon H (1990) Pachyonychia congenita: a clinical study of 12 cases and review of the literature. Pediatr Dermatol 7: 33–38

Tabelle 32.3. Allgemeine Behandlungs- bzw. prophylaktische Maßnahmen bei Hyperhidrosis

▷ **Kleidung und Schuhwerk**
lockere, luftige Kleidung
Baumwolle und Wolle, keine Kunstfaser
Lederschuhe, keine Gummi-, Kunststoff- oder Holzsohlen

▷ **Ernährung**
Meiden von Kaffee und Tee
Kein Alkohol, keine heiße Getränke
Keine scharfen Gewürze
Kleine Mahlzeiten, kalorienreiche Kost meiden

▷ **Hygiene**
Tägliches ein- bis mehrmaliges Duschen
Verwenden von Desodorantien
Verwenden von Antiperspirantien

32.3.1 Allgemeine Behandlungsmaßnahmen

Bei der Behandlung der Hyperhidrosis sollten mit dem Patienten Fragen der allgemeinen Lebensführung und ihres Einflusses auf das Entstehen einer Hyperhidrosis besprochen werden. Eine wichtige Voraussetzung ist die Vermeidung zusätzlicher Stimuli der Hyperhidrosis, die z.B. von ungeeigneter Kleidung und/oder Schuhwerk ausgehen kann. Das Tragen lockerer und luftiger Kleidung, insbesondere aus Baumwolle, sollte empfohlen werden, dagegen sollten Synthetikprodukte vermieden werden. Lederschuhwerk ist zu empfehlen, nicht dagegen Schuhe mit Gummi-, Kunststoff- oder Holzsohlen.

Die Hyperhidrosis kann durch die Nahrung beeinflußt werden, insbesondere kann zusätzlich die Komponente des gustatorischen Schwitzens die Hyperhidrosis verstärken. Deshalb sollten scharfe Gewürze und Alkohol gemieden werden. Auch Koffein und Teein können das Schwitzen verstärken und sollten vermieden oder reduziert werden. Gustatorisches Schwitzen wird ebenfalls durch große, voluminöse Mahlzeiten verstärkt.

Maßnahmen der täglichen Körperhygiene können eine Hyperhidrosis ebenfalls beeinflussen. Mehrmaliges tägliches Duschen kann einen günstigen Effekt haben, und die Verwendung von Desodorantien und von Antiperspirantien kann eine Hyperhidrosis mindern oder erträglicher machen.

Verschiedentlich wird auch empfohlen, eine psychovegetative Umstimmung bei Hyperhidrosis zu versuchen. Hierzu gehört vor allem, daß der Patient lernt, besser mit Streß umzugehen. Zur Erreichung dieses Zieles kann z.B. autogenes Training nützlich sein. Bei entsprechenden Problemkonstellationen kann auch an eine Psychotherapie gedacht werden.

32.3.2 Systemische Antihidrotika

Zur systemischen Behandlung werden vornehmlich *Anticholinergika* empfohlen. Der Einsatzbereich systemischer Anticholinergika ist heute vor allem die Parkinson-Krankheit. Während früher Belladonna-Alkaloide dafür eingesetzt wurden, werden heute synthetische, die Blut-Hirn-Schranke überwindende tertiäre Anticholinergika verwendet. Unter den in Deutschland zugelassenen anticholinerg wirkenden Anti-Parkinson-Mitteln hat das *Bornaprin* (Sormodren®) auch die Zulassung als Antihidrotikum. Die mittlere Tagesdosis in der Parkinson-Behandlung liegt bei 6–12 mg. Die Medikamentengabe hat einschleichend zu erfolgen; es wird mit *2 mg* (½ Tablette) begonnen. Inwieweit sich auch andere anticholinerg wirksame Anti-Parkinson-Medikamente für die Behandlung der Hyperhidrosis eignen, kann aufgrund fehlender Erfahrung nicht beurteilt werden (Artane®, Akineton®, Osnervan®, Cogentinol®, Norflex® und Tremarit®). Da die Anticholinergika parasympathicolytisch wirken, können systemische Nebenwirkungen auftreten.

Tabelle 32.4. Systemische Antihidrotika

▷ **Anticholinergika**	
Bornaprinhydrochlorid	Sormodren® 6–12 mg/d, einschleichend mit 2 mg beginnen, 1 Tabl. = 4 mg
Atropinmethonitrat + Dihydroergotamintartrat + Calciumpantothenat	Ansudoral® 2–3 × 1 Dragée
Belladonnaalkaloide + Ergotamintartrat + Phenobarbital	Bellergal® 2–3 × 1 Dragée oder 1 Retardtablette
▷ **Pflanzliche Mittel**	
Salbeiextrakt	Sweatosan® 3 × 1–2 Dragées
Salbeiextrakt + Rosmarinsäure	Salvysat® 3 × 1–2 Dragées

Hierbei handelt es sich vor allem um eine Beschleunigung der Herzfrequenz, eine Hemmung der glatten Muskulatur des Magen-Darm-Traktes, der Bronchien etc., eine Erweiterung der Pupillen mit Akkomodationsstörungen und neben einer Hemmung der Schweißsekretion auch eine Hemmung der Tränen- und Speichelsekretion. Bei Glaukom und bei Prostata-Adenom sind Parasympatholytika kontraindiziert. Die Wirksamkeit der Anticholinergika auf eine Hyperhidrosis ist zumeist gut, das Auftreten der systemischen Nebenwirkungen reduziert jedoch die Möglichkeiten ihres Einsatzes.

Belladonna-Alkaloide werden zum Teil auch in Kombination mit anderen Medikamenten zur Behandlung der Hyperhidrosis eingesetzt. So enthält das Präparat Bellergal® neben Belladonna-Alkaloiden zusätzlich Ergotamintartrat und Phenobarbital. Dieses Präparat ist zur Behandlung der Hyperhidrosis eher ungeeignet, da es mit Phenobarbital ein Barbiturat mit langer Halbwertzeit von 2–5 Tagen enthält, das bei Langzeitanwendung kumuliert. Diese Kombination begünstigt ebenfalls Medikamentenabhängigkeit und kann bei Absetzen Entzugserscheinungen hervorrufen. Von einer langfristigen Verordnung wird abgeraten. Bei der Anwendung von Anticholinergika sollte im Hinblick auf die Steuerung der Nebenwirkungen Monopräparaten der Vorzug gegeben werden.

Auch *pflanzliche Mittel* vor allen Dingen auf der Grundlage von Salbeiextrakten werden zur Behandlung der Hyperhidrosis empfohlen. Die antihidrotische Wirkung von Salbei und anderen pflanzlichen Extrakten erwies sich allerdings bisher nicht als objektivierbar. Als unterstützende Therapiemaßnahmen in Verbindung mit einer lokalen Behandlung können diese Präparate sich dennoch als nützlich erweisen.

32.3.3 Lokale Behandlung

Bei der lokalen Behandlung der Hyperhidrosis haben *Metallsalze* heute einen festen Platz. Hier werden in erster Linie *Aluminiumhydroxychloridverbindungen* verwendet. In genügender Konzentration angewandt bewirken sie eine Obstruktion des Ausführungsganges im Bereich der unteren und mittleren Epidermis. Als Resultat bildet sich ein obstruktiver Pfropf aus Metallionen, Eiweißen und nekrotischen Zellen. Der antihidrotische Effekt hält nur wenige Wochen an, da es im Rahmen der Epidermopoese zu einer Erneuerung des Akrosyringiums kommt. Die Behandlung mit Aluminiumchloridlösungen muß von daher zumindestens wöchentlich, besser jeden 2.–3. Tag durchgeführt werden. Bei intakter Haut sollte das Aluminiumchloridhexahydrat in alkoholischer Lösung, bei Rissen oder Erosionen im behandelten Bereich sollte die wäßrige Lösung verwendet werden. Bei ungenügender Wirksamkeit kann die Konzentration des Aluminiumchloridhexahydrats bis auf 30 % angehoben werden. Es kann auch in 70%igem Ethanol gelöst werden. In Wasser kann als Lösungsmittel zusätzlich Triton X100 0,5 % verwendet werden. Es stehen auch Fertigpräparate zur lokalen Behandlung zur Verfügung. Gut bewährt hat sich hier der Hydonan® Rollstift, in dem zusätzlich Propanthelinbromid enthalten ist. Dabei handelt es sich um ein lokal wirksames Anticholinergikum. Weitere Präparate sind Ansudor® Emulsion und Puder, die neben Aluminiumsalzen Triclocarban zur Desinfektion beinhalten.

Der Erfolg einer Behandlung mit Aluminiumsalzen und damit auch die Compliance der Patienten ist wesentlich von der Applikationsform der Zubereitungen abhängig. Im Vergleich zu Lotionen sind für den Patienten Gelformen insbesondere axillär leichter zu applizieren. Einen wesentlichen Vorteil stellt die Applikation über einen Roll-on-Stift dar. Das Aufbringen von Gel und von Lösungen kann mit einem Pinsel (Pinselflasche) oder auch mit einem Wattebausch erfolgen. Die vielfältigsten Applikationsformen stehen für freiverkäufliche Präparateserien zur Verfügung, die über Drogerien vertrieben werden. Am bekanntesten sind diverse Präparate, die Aluminiumhydrochloridsalze in unbekannter Konzentration enthalten. Sie umfassen sowohl Cremes als auch Pumpsprays und Sprays, Roll-on-Stifte und Waschgele. Zumindestens bei leichteren Formen der Hyperhidrosis zeigen diese freiverkäuflichen Präparate durchaus eine zufriedenstellende Wirksamkeit.

Tabelle 32.5. Lokale Antihidrotika

▷ **Metallsalze**	
Aluminiumchloridhexahydrat (AlCl$_3$ × 6 H$_2$O) 15–30 %	Wäßrige Aluminiumchloridlösung (mit Triton X100 0,5 %) oder alkoholische Lösung (Ethanol 70 %) jeden 2.–3. Tag
Aluminiumchloridhexahydrat 20 % + Aqua purif. 20 % + Isopropylalkohol 60 %	Isopropylalkoholhaltige Aluminiumchloridhexahydratlösung 20 % (NRF 11.1) jeden 2.–3. Tag
Aluminiumchloridhexahydrat 20 % + Hydroxyethylcellulose 400 5 % + Aqua purif. 75 %	Aluminiumchloridhexahydratgel 20 % (NRF 11.24) jeden 2.–3. Tag
Dialuminiumchloridpentahydroxid 15 % + Triclocarban	Ansudor® Emulsion 1–2 ×/d auftragen
Aldioxa 0,3 % + Acloxa 0,25 % + Triclocarban 0,25 %	Ansudor® Puder 1–2 ×/d auftragen
Aldioxa 0,2 %	ZeaSorb® Puder 1–2 ×/d auftragen
Dialuminiumchloridpentahydroxid 10 % + Propanthelinbromid	Hydonan® Rollstift 1 ×/d auftragen
Aluminiumhydrochlorid + Fragrance + diverse Hilfsstoffe	Hydrofugal® Serie, frei verkäuflich in Drogerien als Creme, Roll-on-Stift, Zerstäuber, Körperspray, Fußspray, Fußzerstäuber, Waschgel
▷ **Gerbstoff**	
Synthethischer Gerbstoff 1 %	Tannosynt® Lotio 1–2 ×/d auftragen
Synthetischer Gerbstoff 0,5 %	Tannosynt® Puder 1–2 ×/d auftragen
Synthethischer Gerbstoff 1,2 %	Tannolact® Puder 1–2 ×/d auftragen
▷ **Formaldehyd**	
Formaldehyd 7,5 %	Lysoform®
Formaldehyd 10 %	Formalinspiritus

Auch *Gerbsäuren* wirken eiweißfällend und erzeugen bei äußerlicher Anwendung durch die Denaturierung des Keratins einen Verschluß des Schweißdrüsenausführungsganges. Dieser ist allerdings nur kurzfristig wirksam, da mit der oberflächlichen Desquamation der Hornzellen der Pfropf wieder beseitigt wird. Die Gerbstoffe werden im allgemeinen gut vertragen, ihre lokale antihidrotische Wirksamkeit ist allerdings im Vergleich zu den Metallsalzen geringer. Eine starke antihidrotische Wirkung haben schließlich *Formaldehyd* und *Glutaraldehyd*, die beide stark eiweißfällend sind und einen Oberflächenverschluß der Schweißdrüsenporen bewirken. Formaldehyd ist die klassische lokale Substanz zur Behandlung der Hyperhidrosis. Ihr Nachteil besteht darin, daß bei ca. 20 % der behandelten Patienten lokale Überempfindlichkeitsreaktionen auftreten. Aus diesem Grund ist eine Behandlung mit Aluminiumchloridhexahydratlösungen oder anderen Aluminiumhydrochloridzubereitungen vorzuziehen, bei denen Sensibilisierungen nur äußerst selten beobachtet werden.

32.3.4 Iontophorese

Die *Iontophorese* ist ein Verfahren, mit dem die zu behandelnden Hautareale von einem schwachen Gleichstrom durchflossen werden. Dieses Prinzip wurde zunächst angewandt, um Medikamente besser in die Haut penetrieren zu lassen. Es gibt z. B. Versuche, lokale Anticholinergika in die von der Hyperhidrosis betroffenen Hautareale einzubringen. Dabei wurde die eigenständige Wirkung der Iontophorese auf die Hyperhidrosis erkannt. Der Wirkungsmechanismus der *Leitungswasseriontophorese* ist bisher nicht klar. Es wird angenommen, daß die Behandlung mit dem Gleichstrom zu einer Erhöhung der Reizschwelle der Schweißdrüsensekretion führt.

Zur *Behandlung* werden 2 flache Kunststoffwannen mit lauwarmem Leitungswasser so weit gefüllt, daß die hyperhidrotische Hautfläche der Hände und Füße gerade eingetaucht werden kann. Über mit Kunststoffschutz überzogene Edelstahlelektroden wird der Strom in das Wasserbad geleitet. Die Stromstärke wird langsam individuell erhöht, so daß sie von dem Patienten gerade ohne unangenehme Empfindungen toleriert wird. Der Stromfluß wird auf eine Größenordnung von 15–25 mA einreguliert. Die Behandlungsdauer beträgt *20–30 min*, dann ist die Ampèrezahl wieder langsam zu reduzieren.

Da die Iontophorese zumeist eine Dauerbehandlung darstellt, wurden inzwischen auch Heimgeräte entwickelt. Dazu gehört beispielsweise das Sweatex® Iontophoreseset (Biopromed, Kornwestheim, Deutschland). Das Gerät ist ein batteriebetriebenes Gleichstromgerät, bei dem aus Sicherheitsgründen die obere Stromstärke auf 25 mA begrenzt ist. Mit diesem Gerät ist nach einer entsprechenden Einweisung durch den behandelnden Arzt eine Heimtherapie ohne Bedenken möglich.

Die Behandlungen müssen in der Anfangszeit *täglich* erfolgen, später dann sind *2- bis 3malige Anwendungen wöchentlich* ausreichend. Der Behandlungserfolg stellt sich im Verlaufe von etwa 2–4 Wochen ein. Durch die Behandlung erfolgt ein gewisser Austrocknungseffekt der Haut, sonst sind keine weiteren Nebenwirkungen bekannt.

Inzwischen wurden auch Methoden beschrieben, bei denen die Iontophorese mit der *lokalen Applikation von Aluminiumchlorid* kombiniert wurde. Eine anfängliche begleitende Behandlung mit Aluminiumhydrochloridexterna sichert einen schnelleren Eintritt des Behandlungserfolges.

32.3.5 Operative Maßnahmen

Wenn konservative Behandlungsmethoden der Hyperhidrosis zu keinem befriedigenden Erfolg führen, so *sind bei der palmaren, der axillären und der plantaren Hyperhidrosis operative Behandlungen möglich*. Bei der axillären Hyperhidrosis können die Schweißdrüsen direkt ausgeräumt werden. Ein sehr guter Behandlungserfolg ist auch durch eine *obere dorsale Sympathektomie* zu erreichen. Die chirurgische Behandlung der Wahl für die palmare Hyperhidrosis ist die obere dorsale Sympathektomie. Zur Behandlung der plantaren Hyperhidrosis kann eine *lumbale Sympathektomie* durchgeführt werden. Wegen der guten Ergebnisse der Sympathektomie wurde auch für die Axilla die direkte Ausräumung der axillären Schweißdrüsen zugunsten der Sympathektomie weitgehend verlassen.

Die obere dorsale Sympathektomie wurde früher zumeist über einen supraklavikulären Zugang durchgeführt, es wurden aber auch andere Zugangswege beschrieben. Zur Behandlung der palmaren Hyperhidrosis werden dabei die sympathischen Ganglia T2 und T3 herausoperiert. In den letzten Jahren wurde an vielen Zentren eine endoskopische Technik eingeführt. Dabei wird im Prinzip eine *transthorakale endoskopische elektrokaustische Verödung des sympathischen Stranges und der Ganglia* vorgenommen. Meist werden im 4. Interkostalraum nach Anlage eines artifiziellen Pneumothorax über 2 Zugänge ein Endoskop und ein Elektrokauter in den Thorax durch Insufflation von Kohlendioxid eingeführt. Der sympathische Strang kann so ausgezeichnet gesehen werden und wird, wie die ausgewählten Ganglien, mittels Diathermie verödet. Pro Körperseite dauert der Eingriff 20–30 min. Im allgemeinen werden die Eingriffe für beide Körperseiten an getrennten Terminen durchgeführt. Das *2. und 3. Ganglion* werden in der Regel zur Behandlung der palmaren Hyperhidrosis und das *4. und 5. Ganglion* für die Behandlung der axillären Hyperhidrosis elektrokoaguliert. Der Erfolg der Behandlung kann sogar intraoperativ durch Thermometrie kontrolliert werden. Die Patienten können in der Regel bereits am Tag nach der Operation aus der stationären Behandlung entlassen werden und innerhalb einer Woche ihre Arbeit wieder aufnehmen.

Die *Langzeiterfolge* der oberen dorsalen Sympathektomie sind insgesamt gut; bei *mehr als 95 %* aller behandelten Patienten kommt es zu einem dauerhaften Sistieren der palmaren und der axillären Hyperhidrosis. Die häufigste *Nebenwirkung* der oberen dorsalen Sympathektomie ist allerdings das Auftreten einer *kompensatorischen Hyperhidrose* (40–60 % aller Patienten). Die kompensatorische Hyperhidrosis betrifft vor allen Dingen den Stamm und die untere Extremität sowie die Füße. Sie wird von den Patienten als wesentlich weniger störend empfunden als die ursprüngliche palmare und axilläre Hyperhidrosis. Mit der endoskopischen transthorakalen Technik sind postoperative Komplikationen sehr selten, und das Entstehen eines Pneumothorax oder eines *Horner-Syndroms* (Ptosis, Miosis und Enopthalmus infolge einer Lähmung der vom Sympathikus invernierten glatten Augenmuskulatur) wird mit etwa 1 % angegeben.

Mit der Anwendung der lumbalen Sympathektomie zur Behandlung der plantaren Hyperhidrosis hat man vergleichsweise viel weniger Erfahrungen. Sie wird eher bei arterieller Verschlußkrankheit der unteren Extremität eingesetzt, wenn eine rekonstruktive arterielle Chirurgie nicht mehr möglich ist, oder bei unbehandelbarer Raynaud-Symptomatik. Die lumbale Sympathektomie kann auch ohne Operation durch die *Injektion von Phenol* in den lumbalen Sympathikusstrang durchgeführt werden. Da diese Methode zur Behandlung der plantaren Hyperhidrosis bisher wenig etabliert ist, sollte sie nur in begründeten Ausnahmefällen angewendet werden.

Literatur

Akins DL, Meisenheimer JL, Dobson RL (1987) Efficacy of the Drionic unit in the treatment of hyperhidrosis. J Am Acad Dermatol 16: 828–832

Bisbal J, del Cacho C, Casalots J (1987) Surgical treatment of axillary hyperhidrosis. Ann Plast Surg 18: 429–436

Bogokowsky H, Slutzki S, Bacalu L et al. (1983) Surgical treatment of primary hyperhidrosis. A report of 42 cases. Arch Surg 118: 1065–1067

Byrne J, Walsh TN, Hederman WP (1990) Endoscopic transthoracic electrocautery of the sympathetic chain for palmar and axillary hyperhidrosis. Br J Surg 77: 1046–1049

Chao C, Tsai CT, Hsiao HC et al. (1993) Transaxillary endoscopic sympathectomy – a report of experience in 150 patients with palmar hyperhidrosis. Surg Laparosc Endosc 3: 365–369

Chester JF, Jeddy TA, Taylor RS et al. (1992) Efficacy of endoscopic transthoracic sympathectomy assessed by peroperative palmar temperature measurement. Br J Surg 79: 752

Chou SH, Lee SH, Kao EL (1993) Thoracic endoscopic T2–T3 sympathectomy in palmar hyperhidrosis: experience of 112 cases. Surg Today 23: 105–107

Claes G, Drott C, Gothberg G (1993) Endoscopic electrocautery of the thoracic sympathetic chain. A minimally invasive way to treat palmar hyperhidrosis. Scand J Plast Reconstr Surg Hand Surg 27: 29–33

Conrad F, Baumgartner H, Wiedermann C, Klein G (1983) Clonidine and hyperhidrosis. Ann Intern Med 99: 570

Dahl JC, Glent Madsen L (1989) Treatment of hyperhidrosis manuum by tap water iontophoresis. Acta Derm Venereol (Stockh) 69: 346–348
Edmondson RA, Banerjee AK, Rennie JA (1992) Endoscopic transthoracic sympathectomy in the treatment of hyperhidrosis. Ann Surg 215: 289–293
Elgart ML, Fuchs G (1987) Tapwater iontophoresis in the treatment of hyperhidrosis. Use of the Drionic device. Int J Dermatol 26: 194–197
Ellis H (1986) Lumbar sympathectomy. Br J Hosp Med 35: 124–125
Fricke PA (1992) Hyperhidrosis axillaris. Dtsch Med Wochenschr 117: 1986
Friedel G, Linder A, Toomes H (1993) Selective video-assisted thoracoscopic sympathectomy. Thorac Cardiovasc Surg 41: 245–248
Glent Madsen L, Dahl JC (1988) Axillary hyperhidrosis. Local treatment with aluminium-chloride hexahydrate 25 % in absolute ethanol with and without supplementary treatment with triethanolamine. Acta Derm Venereol (Stockh) 68: 87–89
Goh CL (1990) Aluminum chloride hexahydrate versus palmar hyperhidrosis. Evaporimeter assessment. Int J Dermatol 29: 368–370
Hashmonai M, Kopelman D, Kein O, Schein M (1992) Upper thoracic sympathectomy for primary palmar hyperhidrosis: long-term follow-up. Br J Surg 79: 268–271
Hehir DJ, Brady MP (1993) Long-term results of limited thoracic sympathectomy for palmar hyperhidrosis. J Pediatr Surg 28: 909–911
Hölzle E, Alberti N (1987) Long-term efficacy and side effects of tap water iontophoresis of palmoplantar hyperhidrosis – the usefulness of home therapy. Dermatologica 175: 126–135
Hölzle E, Ruzicka T (1986) Treatment of hyperhidrosis by a battery-operated iontophoretic device. Dermatologica 172: 41–47
Hölzle E, Pauli M, Braun Falco O (1984) Leitungswasser-Iontophorese zur Behandlung von Hyperhidrosis manuum et pedum. Hautarzt 35: 142–147
Huttenbrink KB (1986) Die Therapie des gustatorischen Schwitzens nach Parotidektomie. Freysches Syndrom. Laryngol Rhinol Otol Stuttg 65: 135–137
Kao MC (1992) Laser endoscopic sympathectomy for palmar hyperhidrosis. Lasers Surg Med 12: 308–312
Kuritzky A, Hering R, Goldhammer G, Bechar M (1984) Clonidine treatment in paroxysmal localized hyperhidrosis. Arch Neurol 41: 1210–1211
Lycka BA (1992) EMLA. A new and effective topical anesthetic. J Dermatol Surg Oncol 18: 859–862
Midtgaard K (1986) A new device for the treatment of hyperhidrosis by iontophoresis. Br J Dermatol 114: 485–488
Moran KT, Brady MP (1991) Surgical management of primary hyperhidrosis. Br J Surg 78: 279–283
Namer IJ, Kansu T, Zileli T (1986) Hyperhidrose paroxystique localisee idiopathique. Traitement par la clonidine. Rev Neurol (Paris) 142: 706–709
Petzoldt D; Lamminger C (1992) Hyperhidrosis axillaris. Dtsch Med Wochenschr 117: 1339
Quraishy MS, Giddings AE (1993) Treating hyperhidrosis. Br Med J 306: 1221–1222
Raulin C; Petzoldt D (1987) Iontophorese-Behandlung bei Hyperhidrosis manuum et pedum. Dtsch Med Wochenschr 112: 1871–1874
Raulin C, Rosing S, Petzoldt D (1988) Heimbehandlung der Hyperhidrosis manuum et pedum durch Leitungswasser-Iontophorese. Hautarzt 39: 504–508
Schmelzer A, Rosin V, Steinbach E (1992) Zur Therapie des Freyschen Syndroms durch ein Anhidrotisches Gel. Laryngorhinootologie 71: 59–63
Shen JL, Lin GS, Li WM (1990) A new strategy of iontophoresis for hyperhidrosis. J Am Acad Dermatol 22: 239–241
Shenaq SM, Spira M, Christ J (1987) Treatment of bilateral axillary hyperhidrosis by suction-assisted lipolysis technique. Ann Plast Surg 19: 548–551
Simpson N (1988) Treating hyperhidrosis. Br Med J Clin Res Ed 296: 1345
Sloan JB, Soltani K (1986) Iontophoresis in dermatology. A review. J Am Acad Dermatol 15: 671–684
Staas WE Jr, Nemunaitis G (1989) Management of reflex sweating in spinal cord injured patients. Arch Phys Med Rehabil 70: 544–546
Stenquist B (1985) Axillary hyperhidrosis: A simple surgical procedure. J Dermatol Surg Oncol 11: 388–391
Takase Y, Tsushimi K, Yamamoto K et al. (1992) Unilateral localized hyperhidrosis responding to treatment with clonazepam. Br J Dermatol 126: 416
Theiss U, Kuhn I, Lucker PW (1991) Iontophoresis – is there a future for clinical application? Methods Find Exp Clin Pharmacol 13: 353–359
Tronnier H (1984) Die Hyperhidrosis und ihre Behandlung. Med Monatsschr Pharm 7: 50–54
Walder D, Penneys NS (1988) Antiperspirants and deodorizers. Clin Dermatol 6: 37–39
Walker BR, Anderson JA, Edwards CR (1992) Clonidine therapy for Shapiro's syndrome. Q J Med 82: 235–245
White JW Jr (1986) Treatment of primary hyperhidrosis. Mayo Clin Proc 61: 951–956

32.4 Bromhidrosis und Chromhidrosis

32.4.1 Bromhidrosis

Synonyme: Osmidrosis, Stinkschweiß

Mit *Bromhidrosis* wird apokrines oder ekkrines Schwitzen bezeichnet, das mit einem ausgeprägten oder abnormalen Körpergeruch verbunden ist. Die Geruchsquelle ist vorwiegend *apokrinen axillären Ursprungs*. Es gibt aber auch eine ekkrine Bromhidrose, die zumeist von der Schweißbildung der Füße ausgeht (*plantare Bromhidrose*).

Schweiß ist normalerweise fast geruchslos. Allerdings können über den Schweiß verschiedene Geruchssubstanzen ausgeschieden werden. Am bekanntesten ist der Geruch nach Knoblauch, der durch Schwitzen freigesetzt werden kann. Auch bei Krankheiten wie Gicht, Diabetes, Skorbut, Typhus etc. gibt es eine eigenständige Geruchskomponente, die von Klinikern mit zur Differentialdiagnose herangezogen wird. Der Geruch des axillären Schweißes entsteht allerdings vornehmlich durch bakterielle Zersetzung von im Schweiß enthaltenen Substanzen durch grampositive Mikroorganismen, vor allem *Corynebakterien (Trichomycosis axillaris)*. Dabei entstehen kurzkettige Fettsäuren, die je nach Zusammensetzung unterschiedliche Geruchskomponenten enthalten. Die apokrine Bromhidrosis tritt nicht vor der Pubertät auf, ist stärker ausgeprägt bei Männern und kommt bei Personen afrikanischer Abstammung mit einer stärkeren Aktivität der axillären apokrinen Drüsen häufiger vor als bei Weißen, dagegen seltener bei Personen asiatischer Abstammung. Wahrscheinlich spielt auch die Ausscheidung androgener Sexualhormone eine Rolle, da Dihydroepiandrosteronsulfat und Androsteronsulfat im Schweiß gefunden wurden. Beide Substanzen haben eine Geruchskomponente.

Die *Körperhygiene* spielt naturgemäß bei der Bromhidrosis eine wichtige Rolle. Geruchsaktive Produkte können sowohl bei apokrinem als auch bei ekkrinem Schweiß erst nach mehreren Stunden entstehen.

Behandlung. Zur Vermeidung eines intensiven bzw. abnormalen Körpergeruchs steht vor allem die Rolle der Körperhygiene im Mittelpunkt. Zumindest einmaliges oder mehrfaches tägliches Duschen oder Waschen im Axillarbereich ist von großer Bedeutung. Auch Desodorantien sind hilfreich. Sie enthalten zum einen antibakterielle Substanzen, die die axilläre Bakterienflora vermindern und so den chemischen Abbau der mit dem Schweiß ausgeschiedenen Substanzen verhindern. Zum zweiten sind Parfums dazu geeignet, den unangenehmen Geruch der Bromhidrose zu überdecken.

Zur Besserung der Symptomatik sollte weiterhin eruiert werden, ob Nahrungsmittel (z. B. Knoblauch, Medikamente etc.) für die Geruchsentwicklung verantwortlich sind. Deren Vermeidung ist dann angezeigt. Weiterhin wirken Maßnahmen zur Verminderung des Schwitzens einschließlich aller Behandlungsmaßnahmen, die im Abschnitt Hyperhidrosis aufgeführt werden, günstig.

32.4.2 Chromhidrosis

Die Sekretion von farbigem Schweiß durch apokrine Schweißdrüsen wird als *apokrine Chromhidrosis* bezeichnet. Der Schweiß ist in der Regel bläulich-schwärzlich, aber es können auch gelbe oder grüne Farbtöne vorkommen. Die apokrine Chromhidrose kommt normalerweise im Bereich der Axillen vor, kann aber auch in sehr seltenen Fällen das Gesicht betreffen. Sie beginnt nach der Pubertät und ist nicht mit anderen Krankheiten verbunden. Die zugrundeliegenden Pigmente sind wahrscheinlich Lipofuszine.

Behandlung. Die Therapie der Chromhidrose zielt darauf ab, die Sekretion der apokrinen Schweißdrüsen zu unterbinden. Die apokrinen Schweißdrüsen sind nicht nur cholinergisch stimuliert, sondern β-adrenerge Stimulation spielt ebenfalls eine wichtige Rolle. Weiterhin wird die Sekretion apokriner Schweißdrüsen durch humorale Faktoren stimuliert. Nichtmyelinisierte C-Fasern aus der Gruppe der sympathischen postganglionären Fasern mit Sekretion der Substanz P scheinen ebenfalls beteiligt zu sein. Die einzig wirksame Behandlung, die beschrieben wurde, ist die lokale Applikation von *Capsaicin*, die eine Entleerung von Substanz P an den peripheren Nervenendigungen bewirkt. Capsaicin bewirkt gleichzeitig eine Neutralisation sensitiver Nervenendigungen und wird auch als schmerzstillendes Präparat eingesetzt. Die apokrine Chromhidrose kann damit erfolgreich behandelt werden; allerdings ist eine lang dauernde Behandlung notwendig. Wenn die Substanz mehrere Tage lang nicht angewendet wird, kommt es erneut zum Auftreten der Chromhidrosis.

Literatur

Cox NH, Popple AW, Large DM (1992) Autofluorescence of clothing as an adjunct in the diagnosis of apocrine chromhidrosis. Arch Dermatol 128: 275–276

Endo T, Nakayama Y (1993) Surgical treatment of axillary osmidrosis. Ann Plast Surg 30: 136–139

Kobayashi T (1988) Electrosurgery using insulated needles: treatment of axillary bromhidrosis and hyperhidrosis. J Dermatol Surg Oncol 14: 749–752

Leyden JJ, McGinley KJ, Hölzle E et al. (1981) The microbiology of the human axilla and its relationship to axillary odor. J Invest Dermatol 77: 413–416

Lucky AW (1991) Acquired bromhidrosis in an 8-year-old boy secondary to a nasal foreign body. Arch Dermatol 127: 129

Mali Gerrits MM, van de Kerkhof PC, Mier PD, Happle R (1988) Axillary apocrine chromhidrosis. Arch Dermatol 124: 494–496

Marks JG Jr (1989) Treatment of apocrine chromhidrosis with topical capsaicin. J Am Acad Dermatol 21: 418–420

Rumsfield JA, West DP (1991) Topical capsaicin in dermatologic and peripheral pain disorders. DICP 25: 381–387

Schwarz T, Neumann R, Duschet P et al. (1989) Apokrine Chromhidrose. Hautarzt 40: 106–109

Shehadeh N, Kligman AM (1963) The bacteria responsible for axillary odor. J Invest Dermatol 41: 3–11

Smith M, Smith LG, Levinson B (1982) The use of smell in differential diagnosis. Lancet II: 1452

32.5 Miliaria und Fox-Fordyce-Krankheit

Die Miliariaerkrankungen sind Folgen einer Verlegung der Schweißdrüsenausführungsgänge. Bei Verlegung der Ausführungsgänge der ekkrinen Schweißdrüsen kommt es je nach Lokalisation zu der oberflächlichen Form der *Miliaria cristallina*, bei der der Verschluß innerhalb der Hornschicht liegt. Die daraus folgenden Hauterscheinungen sind eher flüchtig. Durch intraepidermalen Verschluß im Bereich des Akrosyringiums kommt es zur *Miliaria rubra*, bei der entzündliche Phänomene zu der Schweißretention hinzukommen. Bei Verschluß des distalen dermalen Anteils des Ausführungsganges resultiert die *Miliaria profunda*, die vom klinischen Erscheinungsbild her der Miliaria rubra weitgehend gleicht. Bei einem Verschluß der Ausführungsgänge der apokrinen Schweißdrüsen entsteht eine apokrine Miliaria, die auf die Hautregionen mit apokrinen Schweißdrüsen (Axillen, Genitoanalregion, Mamillen und Nabelregion) begrenzt sind. Die apokrine Miliaria wird auch *M. Fox-Fordyce* genannt.

32.5.1 Miliaria cristallina

Eine *Miliaria cristallina* entsteht bei einer Verlegung des Schweißdrüsenausführungsganges im Bereich des Stratum corneum. Voraussetzung dafür sind in der Regel ein heißes und feuchtes Klima sowie starkes Schwitzen des Patienten. Eine Hyperhydratation des Stratum corneum und bakterielle Kolonisation sind begleitende Faktoren. Eine besondere Prädisposition besteht bei Erkrankungen mit verdicktem Stratum corneum und mit Parakeratose. Eiweißfällende Substanzen wie z. B. Formalin oder Glutaraldehyd können bei topischer Anwendung eine Miliaria cristallina hervorrufen (s. oben). Die Miliaria cristallina tritt vor allen Dingen am Rumpf auf und zeigt sich in oberflächlichen kristallklaren Vesikeln, die hautfarben und nicht entzündlich verändert sind. Die Krankheit ist flüchtig, und die Bläschen platzen spontan oder bei mechanischer Berührung. Juckreiz fehlt in der Regel.

Behandlung. Eine spezifische Therapie ist nicht erforderlich. Vor allem sollte starkes Schwitzen vermieden werden. Dem Patienten ist lockere und luftige Kleidung anzuraten, und schweißtreibende Tätigkeiten sollten nach Möglichkeit unterbleiben.

32.5.2 Miliaria rubra

Bei der *Miliaria rubra* liegt eine Verlegung der Schweißdrüsenausführungsgänge innerhalb der Epidermis oder bei ihrer tiefen Form (Miliaria profunda) in der oberen Dermis vor. Der Schweiß tritt in die Dermis und Epidermis aus und verursacht ein Ödem in der oberen Dermis sowie meist eine Spongiose der Epidermis. Dazu kommt in der Regel ein entzündliches Infiltrat. Klinisch finden sich erythematöse kleine Papeln und Papulovesikeln im Bereich der Schweißporen. Die Läsionen sind nicht mit Haarfollikeln assoziiert und treten bevorzugt an von Kleidung bedeckten Körperstellen auf. Die Patienten klagen meist über Juckreiz oder über ein Prickeln (englisch auch: „prickly heat"). Bei einer Reduktion des Schwitzens können sich die Läsionen innerhalb weniger Tage vollständig zurückbilden.

Behandlung. Eine spezifische Behandlung existiert nicht. Auch bei der Miliaria rubra und Miliaria profunda ist die wichtigste Behandlung das Vermeiden von Schwitzen. Entsprechende Kleidung und das Unterlassen schweißtreibender Tätigkeiten stehen im Vordergrund. Eine symptomatische Besserung wurde bei Gabe von 1 g Vitamin C täglich angegeben. Gegen den Juckreiz wurden blande kühlende Externa, insbesondere Lotio alba, empfohlen, evtl. mit Zusatz von Polidocanol 3 % (Thesit®).

32.5.3 Apokrine Miliaria (Fox-Fordyce)

Als *apokrine Miliaria (Morbus Fox-Fordyce)* wird eine chronische, papulöse Erkrankung der apokrinen Drüsen bezeichnet, die vorwiegend bei jungen Frauen auftritt. Die Erkrankung wird durch eine Okklusion des Ausführungsganges der apokrinen Drüsen verursacht. Es resultiert eine apokrine Anhidrose und intraepidermale Schweißrententionsvesikel. *Klinisch* bilden sich rötliche Papeln in den Körperregionen aus, in denen apokrine Schweißdrüsen lokalisiert sind: vornehmlich an den Axillen und im Genitoanalbereich, zusätzlich auch periumbilikal und im Bereich der Mamillen. Ein Leitsymptom der apokrinen Miliaria ist ein *starker Juckreiz*, der intermittierend auftritt und sich bei Schwitzen verstärkt. Als Folge der apokrinen Miliaria können sich kleine Zysten und lichenifizierte, ekzematisierte Hautveränderungen in den betroffenen Regionen bilden.

Die Krankheit tritt vorwiegend *bei jungen Frauen* auf. Hormonelle Faktoren beeinflussen den Krankheitsverlauf, und eine Verstärkung der Symptomatik ist häufig prämenstruell zu finden. Remissionen während Schwangerschaften wurden beobachtet. Die Krankheit tritt erst nach der Menarche auf und bildet sich in der Regel spätestens mit der Menopause zurück. Der Krankheitsverlauf ist häufig chronisch.

Behandlung. Die Behandlung der apokrinen Miliaria ist schwierig, und eine Standardbehandlung ist nicht bekannt. Es gibt aber eine Vielzahl von Behandlungsmöglichkeiten, die im Einzelfall versucht werden sollen. Topische Behandlungen mit Kortikosteroiden sind nur von begrenzter Wirkung. Zur Verhinderung von Superinfektionen wurden verschiedentlich auch lokale Antibiotika empfohlen; allerdings muß das Sensibilisierungsrisiko angesichts des langjährigen chronischen Krankheitsverlaufes bedacht werden. Eine günstige Wirkung wurde durch die lokale Behandlung mit 0,1 % Vitamin A-Säure (Tretinoin) in Cremegrundlage erzielt, durch die es zu einer deutlichen Reduzierung des Juckreizes sowie zu einer Normalisierung des Haarwachstums kam.

Kortikosteroide sind wirksam, wenn sie intraläsional oder systemisch angewendet werden. Die intraläsionale Behandlung mit Triamcinolonkristallsuspension kann Remissionen für mehrere Monate bewirken. Systemische Steroide sind ebenfalls wirksam. Es sind allerdings relativ hohe Dosierungen erforderlich, so daß eine längere erfolgreiche Behandlung mit internen Steroiden kaum zu rechtfertigen ist.

Orale Kontrazeptiva zeigen eine recht gute Wirksamkeit gegen die apokrine Miliaria bei Frauen, insbesondere Östrogen-Progesteron-Kombinationen und sequentielle Östrogen-Progesteron-Präparate. Auch reine Östrogen-Präparate sollen wirksam sein.

Wenn alle diese Maßnahmen nicht genügend wirksam waren, wurden gelegentlich chirurgische Behandlungen versucht. Eine Exzision der befallenen Areale mit nachfolgender Versorgung mit Schwenklappen oder mit Hauttransplantaten führt zu einer definitiven Heilung der Krankheit. Ein weniger radikales chirurgisches Vorgehen ist jedoch nur von geringem Wert. Die chirurgische Therapie wird allerdings nur sehr wenigen, schweren und therapieresistenten Krankheitsverläufen vorbehalten bleiben.

Literatur

Arpey CJ, Nagashima Whalen LS et al. (1992) Congenital miliaria crystallina: case report and literature review. Pediatr Dermatol 9: 283–287

Fenton DA, Wilkinson JD (1983) Milia, increased nail growth and hypertrichosis following treatment with benoxaprofen. J R Soc Med 76: 525–527
Gupta AK, Ellis CN, Madison KC, Voorhees JJ (1986) Miliaria crystallina occurring in a patient treated with isotretinoin. Cutis 38: 275–276
Kossard S, Commens CA (1988) Keratotic miliaria precipitated by radiotherapy. Arch Dermatol 124: 855–856
Lillywhite LP (1992) Investigation into the environmental factors associated with the incidence of skin disease following an outbreak of miliaria rubra at a coal mine. Occup Med 42: 183–187
Mayser P, Grunder K, Nilles M, Schill WB (1993) Morbus Fox-Fordyce (Apokrine Miliaria). Hautarzt 44: 309–311
Saurat JH, Hu CH (1990) „Giant centrifugal miliaria profunda" may be „sweat-related bromoderma". Pediatr Dermatol 7: 325–326
Straka BF, Cooper PH, Greer KE (1991) Congenital miliaria crystallina. Cutis 47: 103–6

32.6 Neutrophile ekkrine Hidradenitis

Die *neutrophile ekkrine Hidradenitis* ist ein seltenes Krankheitsbild, das vor allem nach der Anwendung von Zytostatika sowie Zidovudine auftritt. Es wurde vornehmlich bei Patienten mit Leukämien, aber auch mit soliden Tumoren und bei Patienten mit HIV-Infektion beschrieben. *Klinisch* bilden sich in der Regel 1–2 Wochen nach Anwendung der Medikamente rote Knötchen, die derb sind und wenige Millimeter bis zu 3 cm groß sein können. Es wurden Verlaufsformen beschrieben, die auch morphologische Ähnlichkeiten zu einem Erythema multiforme aufwiesen. Die Ausbildung der Hautläsionen ist zumeist von allgemeinen Symptomen und Fieber begleitet. *Histologisch* finden sich Infiltrate neutrophiler Granulozyten, die die ekkrinen Schweißdrüsen umgeben und infiltrieren. Die ekkrinen Schweißdrüsen werden dadurch zum Teil zerstört.
Die *Pathogenese* des Krankheitsbildes ist nicht geklärt. Es wird angenommen, daß die Medikamente über den Schweiß ausgeschieden werden und so den entzündlichen Prozeß auslösen. Eine individuelle Disposition zur Entwicklung dieses Krankheitsbildes ist aber offenbar erforderlich, denn im Vergleich zur Anwendung der aufgeführten Substanzen ist seine Manifestation außerordentlich selten. Die Prognose des Krankheitsbildes ist günstig, es klingt in der Regel nach 3–4 Wochen spontan ab. Mehrfaches Auftreten der neutrophilen ekkrinen Hidradenitis unter wiederholten Chemotherapien wurden allerdings beschrieben.

Tabelle 32.6. Medikamente, die eine neutrophile ekkrine Hidradenitis auslösen können

▷ Cytarabin	(Alexan®, Udicil®)
▷ Bleomycin	(Bleomycinum Mack®)
▷ Mitoxantron	(Mitoxantron AWD®, Novantron®)
▷ Cyclophosphamid	(Cyclostin®, Endoxan®)
▷ Chlorambucil	(Leukeran®)
▷ Zidovudin	(Retrovir®)

Behandlung. Die Krankheit spricht gut auf systemische Kortikosteroide an. Bereits niedrige bis mittlere Dosen führen zu einer schnellen Rückbildung der Hautveränderungen. In der Regel ist eine Behandlung mit 30–60 mg Prednisolon oral ausreichend, um eine Rückbildung des Krankheitsbildes zu erzielen. Die Behandlung sollte nicht zu schnell abgesetzt werden, da das Krankheitsbild dann schnell rezidiviert. Eine ausschleichende Kortikosteroidbehandlung über 2–3 Wochen wird empfohlen.

Literatur

Bailey DL, Barron D, Lucky AW (1989) Neutrophilic eccrine hidradenitis: a case report and review of the literature. Pediatr Dermatol 6: 33–38
Bernstein EF, Spielvogel RL, Topolsky DL (1992) Recurrent neutrophilic eccrine hidradenitis. Br J Dermatol 127: 529–533
Burg G, Bieber T, Langecker P (1988) Lokalisierte neutrophile ekkrine Hidradenitis unter Mitoxantron: eine typische Zytostatikanebenwirkung. Hautarzt 39: 233–236
Fernandez Cogolludo E, Ambrojo Antunez P, Aguilar Martinez A et al. (1989) Neutrophilic eccrine hidradenitis – a report of two additional cases. Clin Exp Dermatol 14: 341–346
Greenbaum BH, Heymann WR, Reid CS et al. (1988) Chemotherapy-associated eccrine hidradenitis: neutrophilic eccrine hidradenitis reevaluated: the role of neutrophilic infiltration. Med Pediatr Oncol 16: 351–355
Scallan PJ, Kettler AH, Levy ML, Tschen JA (1988) Neutrophilic eccrine hidradenitis. Evidence implicat-

ing bleomycin as a causative agent. Cancer 62: 2532–2536
Scherbenske JM, Benson PM, Lupton GP (1990) Asymptomatic erythematous papules in a leukemic patient. Neutrophilic eccrine hidradenitis. Arch Dermatol 126: 528–529, 531–532
Smith KJ, Skelton HG 3d, James WD et al. (1990) Neutrophilic eccrine hidradenitis in HIV-infected patients. J Am Acad Dermatol 23: 945–947
Thorisdottir K, Tomecki KJ, Bergfeld WF, Andresen SW (1993) Neutrophilic eccrine hidradenitis. J Am Acad Dermatol 28: 775–777

32.7 Benigne Schweißdrüsentumoren

Die häufigsten benignen Schweißdrüsentumoren sind *Syringome*, die sich als Adenome der ekkrinen Schweißdrüsenausführungsgänge ausbilden. Das Krankheitsbild besteht in multiplen, kleinen flachen Papeln, die hautfarben sind und zumeist an den Unterlidern auftreten. Seltener finden sie sich an Hals und Halsausschnitt, Genitalien und Fingern. Daneben gibt es disseminierte und nävoide Formen, die eine ganze Körperseite umfassen können. Syringome kommen gehäuft bei Frauen vor und finden sich stark gehäuft bei Patienten mit *Morbus Down* (ca. 18 %).

Behandlung. Eine strenge Indikationsstellung für eine Behandlung gibt es nicht. Der Behandlungswunsch wird meist aus kosmetischen Gründen von Frauen geäußert. Zur Abtragung von Syringomen haben sich verschiedene Methoden bewährt. Sie können gut mit Kryotherapie oder mit dem CO_2-Laser, an den Augenlidern auch chirurgisch mit einer Schere entfernt und die sekundäre Heilung abgewartet werden. Die Spontanheilung im Bereich der Lider führt in der Regel zu guten kosmetischen Ergebnissen. Für die operative Abtragung werden Mikroscheren empfohlen, wie sie von den Opthalmologen verwendet werden.

Weitere Schweißdrüsentumoren, die solitär, aber auch multipel auftreten können, sind *ekkrine* und *apokrine Hidrozystome*. Dabei handelt es sich um zystische Erweiterungen der sezernierenden Schweißdrüsenanteile. Solitäre Tumoren werden exzidiert. Dagegen ist die Behandlung multipler Hidrozystome schwierig. Ekkrine Hidrozystome sind meist mit einer starken Hyperhidrosis verbunden. In der Literatur wurde eine *lokale Atropintherapie mit 1%iger Creme* erwähnt, durch die eine leichte Verminderung der mit Schweiß gefüllten Zysten erreicht werden konnte. Die systemische Gabe von Anticholinergika und von Karboanhydrasehemmern zeigte *keinen Einfluß* auf ekkrine Hidrozystome. Apokrine Hidrozystome treten meist an Gesicht und Kopf auf. Bei multiplem Auftreten war eine Behandlung mit dem CO_2-Laser erfolgreich.

Andere gutartige Schweißdrüsentumoren wie *ekkrine Porome, ekkrine Spiradenome, Hidradenome, Syringozystadenome* etc. treten in der Regel solitär auf und lassen sich durch einfache Exzision entfernen. Eine sehr seltene, von den ekkrinen Schweißdrüsen ausgehende Erkrankung ist die *ekkrine Syringofibroadenomatosis (Mascaró)*. Dabei handelt es sich um Hamartome, die von den Ausführungsgängen der ekkrinen Schweißdrüsen ausgehen. Klinisch imponieren entweder solitäre Knötchen oder Plaques, die ausgedehnt sein können, auch an Palmae und Plantae auftreten und dabei an Psoriasis oder an ein Keratoderm erinnern. Bei einigen Fällen wurde eine Beziehung zu einer hidrotischen ektodermalen Dysplasie beobachtet. Begleitende entzündliche Veränderungen und Superinfektionen wurden mit lokalen Steroiden und Antibiotika behandelt. Solitäre Läsionen können exzidiert werden, eine andere erfolgreiche Behandlung ist nicht bekannt.

Literatur

Bickley LK, Goldberg DJ, Imaeda S et al. (1989) Treatment of multiple apocrine hidrocystomas with the carbon dioxide (CO_2) laser. J Dermatol Surg Oncol 15: 599–602
Carey AB, Park HK, Burke WA (1988) Multiple eruptive syringomas associated with Down's syndrome. J Am Acad Dermatol 19: 759–760
Hurt MA, Igra Serfaty H, Stevens CS (1990) Eccrine syringofibroadenoma (Mascaro). An acrosyringeal hamartoma. Arch Dermatol 126: 945–949
Itin P, Bircher A, Gudat F (1989) Ekkrine Hidrozystome. Hautarzt 40: 647–649
Kruger M (1990) Therapie von Syringomen der Augenlider. Z Hautkr 65: 1047–1048
Lee AY, Kawashima M, Nakagawa H, Ishibashi Y (1991) Generalized eruptive syringoma. J Am Acad Dermatol 25: 570–571

Lui H, Stewart WD, English JC, Wood WS (1992) Eccrine syringofibroadenomatosis: a clinical and histologic study and review of the literature. J Am Acad Dermatol 26: 805–813

Maloney ME (1982) An easy method for removal of syringoma. J Dermatol Surg Oncol 8: 973–975

Masri Fridling GD, Elgart ML (1992) Eccrine hidrocystomas. J Am Acad Dermatol 26: 780–782

Matthäus WG, Lange G, Roitzsch E (1976) Die Kryotherapie von Lid- und Bindehauttumoren. Ophtalmologica 173: 53–62

Megahed M, Hölzle E (1993) Papillary eccrine adenoma. A case report with immunohistochemical examination. Am J Dermatopathol 15: 150–155

Nerad JA, Anderson RL (1988) CO_2 laser treatment of eyelid syringomas. Ophthal Plast Reconstr Surg 4: 91–94

Rhodes LE, Verbov JL (1993) Widespread syringomata in Down's syndrome. Clin Exp Dermatol 18: 333–334

Sala GP, Marinaro P, Rossi E et al. (1990) Einseitige nävoide Syringome. Hautarzt 41: 272–273

Zitelli JA (1983) Wound healing by secondary intention. J Am Acad Dermatol 9: 407–415

Kapitel 33 Lichtdermatosen und Lichtschutz

33.1	Allgemeines	730
33.2	Idiopathische Lichtdermatosen	733
33.2.1	Polymorphe Lichtdermatose	733
33.2.2	Lichturtikaria	736
33.2.3	Hidroa vacciniformis	738
33.2.4	Chronisch-aktinische Dermatitis	738
33.2.5	Aktinische Prurigo	741
33.3	Phototoxische und photoallergische Reaktionen der Haut	742
33.4	Hereditäre Lichtdermatosen	743
33.5	Radiodermitis	744
33.6	Lichtschutz	745

33.1 Allgemeines

> Eine Vielzahl von Dermatosen ist lichtabhängig, d.h. die Hautveränderungen werden in ihrer Manifestation bzw. in ihrem natürlichen Verlauf durch die Einwirkung des Lichtes beeinflußt. Dabei unterscheiden wir Dermatosen, die durch Licht *induziert*, z.B. die polymorphe Lichtdermatose oder die Lichturtikaria, von anderen, die durch die Lichtexposition *aggraviert* werden, z.B. Rosazea, Dyskeratosis follicularis u.a. Eine 3. Gruppe von lichtabhängigen Dermatosen umfaßt Krankheitsbilder, die durch Licht *gebessert* oder sogar zur Abheilung gebracht werden können; wichtige Vertreter dieser Gruppe sind die Psoriasis vulgaris und der Lichen ruber planus.

Überschneidungen zwischen diesen 3 Gruppen sind möglich; beispielsweise kann eine lichtinduzierte Hautkrankheit wie die polymorphe Lichdermatose auch therapeutisch mit Licht angegangen werden. Umgekehrt wird eine Psoriasis vulgaris, die in der Regel auf Licht gut anspricht, in seltenen Fällen durch eine langanhaltende UV-Exposition verschlimmert werden. Hier ist die individuelle Reaktion auf die Lichteinwirkung entscheidend. Nicht zuletzt wird diese Reaktion durch Pharmaka moduliert.

Verantwortlich für die Induktion photobiologischer Effekte an der Haut sind unter natürlichen Bedingungen kurzwellige Anteile des Sonnenspektrums, insbesondere im UVB- (280–320 nm) und im UVA-Bereich (320–400 nm), bei weitem seltener das sichtbare Licht selbst (400–700 nm). Die UV-Anteile machen lediglich ca. *3%* des Sonnenlichtes aus, sind aber energiereich und somit biologisch wirksam. Es kommt dazu, daß durch die Minderung des Ozons, vor allem in der südlichen Hemisphäre, das UVB im Sonnenspektrum an der Erdoberfläche zunimmt. Immerhin soll auch am Jungfraujoch in der Schweiz der UVB-Anteil von 1980–1989 um *11%* zugenommen haben.

Je nach Wellenlängenbereich wird UV-Licht beim Auftreffen auf diverse Oberflächen *reflektiert, transmittiert, gestreut* oder *absorbiert*. Ungefähr 5% des UV-Anteils des Sonnenlichtes werden von der Hautoberfläche reflektiert. Glatte Oberflächen, z.B. Schnee reflektiert das UV-Licht zu *85%*, Sandflächen zu *25%*. Nebel kann hingegen

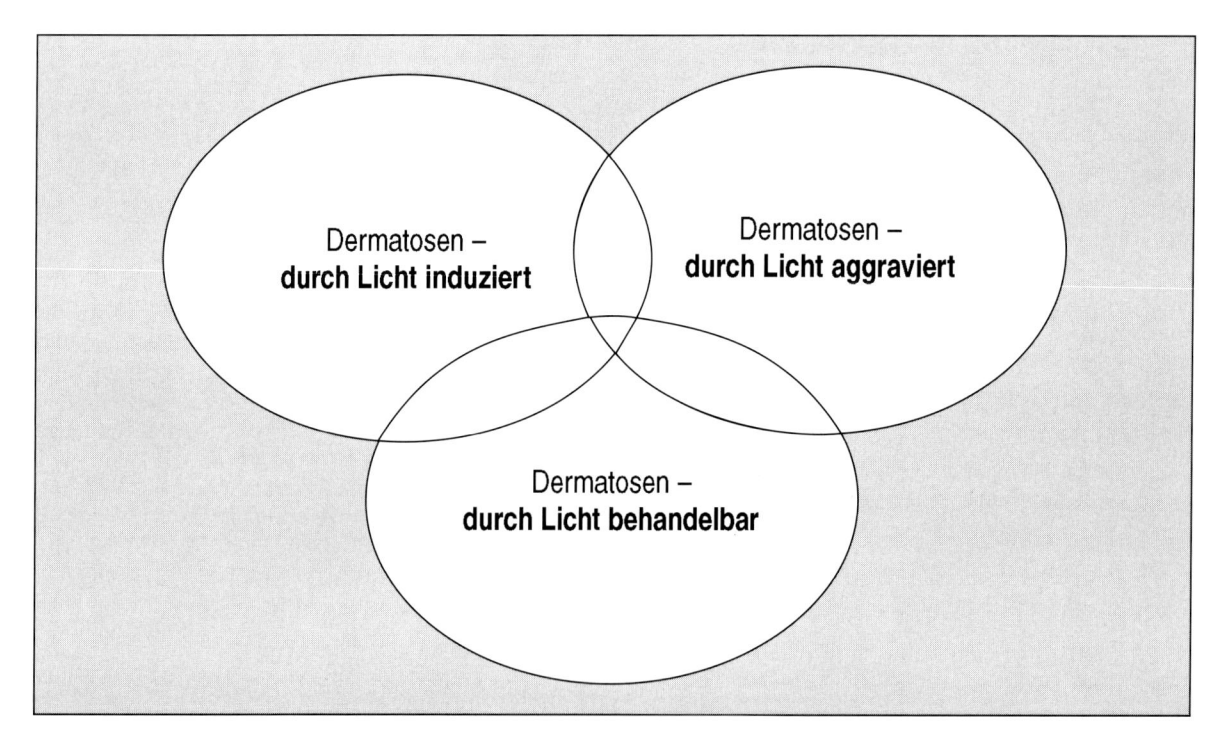

Abb. 33.1. Lichtabhängige Dermatosen

die Reflexion der UV-Strahlung bis zu 90 % reduzieren, während beim Eindringen in Wasser bereits nach 50 cm Tiefe eine Minderung der kurzen Wellenlängenbereiche des UV-Lichts um 60 % resultiert. Von der Haut wird UV-Licht mit einer Wellenlänge von unter 300 nm größtenteils innerhalb der Epidermis absorbiert, dagegen dringt UV-Licht im Wellenlängenbereich von über 300 nm zum Teil bis in die obere bzw. mittlere Dermis ein.

Voraussetzung für die Wirkung des Sonnenlichtes auf die menschliche Haut ist die Absorptionsfähigkeit zellulärer Chromophore, hauptsächlich der Desoxyribonukleinsäure (DNS). Die direkten Effekte auf die DNS werden fast ausschließlich durch UV-Licht mit einer Wellenlänge von 230–300 nm hervorgerufen, da in diesem Aktionsbereich die Absorptionsmaxima ihrer Hauptbestandteile der Purin- und Pyrimidinbausteine liegen. Unter dem Einfluß von UVB kommt es zur *Dimerisierung von Pyrimidinen mit Bildung von Zyklobutanringen* (cis-syn-Zyklobutandimere); daneben entsteht das Photoprodukt Pyrimidin-(6–4)-Pyrimidon. Unter Beteiligung anderer zellulärer Chromophore wie Porphyrin, Riboflavin und NADH trägt auch UV-Licht höherer Wellenlängen, einschließlich des relativ langwelligen UVA, zu DNS-Veränderungen bei. Diese Chromophore sind indirekt an *DNS-Schäden* beteiligt, indem sie Licht absorbieren, freie Radikale bilden und dadurch Energie auf die DNS übertragen.

Die UV-Strahlung und das sichtbare Licht bewirken an der Haut eine Reihe von Früh- und Späteffekten, die in gewissem Maße als „physiologische" Reaktionen des biologischen Materials aufzufassen sind.

● *Früheffekte* der UV-Strahlung sind Entzündung, Pigmentierung, das Auftreten einer sog. Lichtschwiele, immunologische Veränderungen, wie z.B. der immunologische Kompetenzverlust der Langerhans-Zellen, und Vitamin D-Biosynthese.

Die *erythemerzeugende* Wirkung des Sonnenlichtes ist in erster Linie auf den UVB-Anteil zurückzuführen. Primäre Angriffspunkte sind DNS und Proteine, wodurch eine Zellzerstörung induziert wird. Ebenso wird durch UV-Wirkung eine Reihe von Entzündungsmediatoren von epidermalen und dermalen Zellen freigesetzt. Histologisch zeigen sich in der Epidermis eine Spongiose und sog. *Sonnenbrandzellen* („sunburn cells"). Dermale Veränderungen sind vor allem Vasodilatation und Ödem.

Tabelle 33.1. Einwirkung des UV-Lichtes auf die menschliche Haut

▷ **Früheffekte**
Freisetzung von Entzündungsmediatoren und entzündliche Reaktion
Melaninoxidation, Polymerisierung und direkte Pigmentierung
Lichtschwiele (Förderung der mitotischen Aktivität und Hyperproliferation)
Immunologische Veränderungen (Langerhans-Zellen, Zytokine)
Förderung der Vitamin-D-Biosynthese

▷ **Späteffekte**
Hemmung der mitotischen Aktivität im Basalzellager und epidermale Atrophie
Hautalterung (DNS- und Bindegewebsschaden)
Induktion epithelialer Neoplasien
Förderung melanozytärer Dys- und Neoplasien

Die Pigmentierung der Haut verläuft in 2 Phasen: Eine direkte oder *Sofortpigmentierung*, induziert durch UVA, ist durch Oxidation und Polymerisation der vorhandenen Melaninmonomere und Aufnahme des reifen Melaninpigmentes in die Keratinozyten bedingt. Die Sofortpigmentierung setzt unmittelbar nach der Sonnenexposition ein. Demgegenüber beginnt die *Spätpigmentierung* erst nach Stunden, kann dafür aber Tage oder Wochen anhalten. Physiologisch liegt diesem Prozeß eine Melaninneusynthese zugrunde.

Als weiterer Früheffekt einer UV-Exposition findet zunächst eine Mitosehemmung der basalen Keratinozyten statt, der nach fortgesetzter UV-Einwirkung eine Proliferation mit Akanthose der Epidermis und Verdickung der Hornschicht, die sog. *Lichtschwiele*, folgt. Die Lichtschwiele wird durch UVB, in der Regel aber nicht durch UVA induziert.

Ein weiterer physiologischer Effekt von UVB-Licht ist die Umwandlung von 7-Dehydrocholesterol in das Provitamin D3, das schließlich zu Vitamin D3 metabolisiert wird.

● *Späteffekte* einer meist über Jahre erfolgten intensiven UV-Exposition können eine vorzeitige Hautalterung und die Induktion von nichtmela-

Tabelle 33.2. Reaktion auf UV-Licht und Klassifikation der gesunden Haut in 6 unterschiedliche Hauttypen

Hauttyp I	Immer Sonnenbrand, niemals Pigmentierung
Hauttyp II	Meist Sonnenbrand, gelegentlich Pigmentierung
Hauttyp III	Manchmal Sonnenbrand, meist Pigmentierung
Hauttyp IV	Niemals Sonnenbrand, immer Pigmentierung
Hauttyp V	Mäßige, konstitutionelle Pigmentierung
Hauttyp VI	Schwarze Komplexion

nozytären, epithelialen Neoplasien (lichtinduzierte Basaliome, Plattenepithelkarzinome) sein. Auslösende Strahlungsquellen sind nicht nur die natürliche Sonne, sondern auch künstliche UV-Strahler, z.B. Bräunungsanlagen bzw. Solarien. Klinische Charakteristika der vorzeitigen Hautalterung sind ein vergröbertes Hautrelief, eine Hautatrophie und eine Poikilodermie. Photokarzinogene Effekte sind größtenteils durch UVB bedingt, obgleich auch durch UVA derartige Prozesse ausgelöst werden können (s. Kap. 56).

Die gesunde menschliche Haut ist durchaus in der Lage, die akuten und im begrenzten Maße auch die chronischen Folgen der UV-Exposition abzufangen bzw. zu *reparieren*. Bekannt sind 2 unterschiedliche Mechanismen: die *Photoreaktivierung*, die durch UV-Licht aktiviert wird, und die *Exzisionsreparatur*, bei der durch eine Kaskade von Enzymen die schadhaften DNS-Anteile ausgetauscht werden. Diese Reaktion findet ohne Einfluß von UV-Licht statt und wird daher auch als *„darkrepair"* (Dunkelreaktion) bezeichnet.

Die Empfindlichkeit der Haut gegenüber Sonnenlicht ist individuell sehr verschieden. Klinische Klassifikationen berücksichtigen zum einen die Erythemneigung und zum anderen das Pigmentierungsverhalten der Haut. Mit Hilfe dieser Kriterien lassen sich *6 Hauttypen* voneinander unterscheiden (Tabelle 33.2).

Lichtdermatosen im eigentlichen Sinne sind idiopathische, z.T. akut verlaufende Krankheitsbilder, zu denen u.a. die polymorphe Lichtdermatose und die Lichturtikaria gehören. Auf der anderen Seite kommen chronische Dermatosen vor, denen u.a. die persistierende Lichtreaktion und das aktinische Retikuloid zuzurechnen sind. Eine weitere Gruppe der Lichtdermatosen sind Krankheiten, bei denen ein endogener oder exogener Lichtsensibilisator eine auslösende Rolle spielt. Hierzu sind die phototoxischen und photoallergischen Hautreaktionen und die Porphyrie zu zählen. Raritäten sind hereditäre Lichtdermatosen, wie z.B. das Bloom-Syndrom, das Hartnup-Syndrom u.a.

Zum diagnostischen Basisprogramm für die Aufklärung einer Lichtdermatose gehören die Durchführung einer UVB- und UVA-Lichtsensitivitätsprüfung zur Bestimmung der *minimalen Ery-*

Tabelle 33.3. Die unterschiedliche Herkunft von Lichtdermatosen

▷ **Idiopathische Lichtdermatosen**	
a) *akut*	Polymorphe Lichtdermatose
	Lichturtikaria
	Hidroa vacciniformis
b) *chronisch*	Persistierende Lichtreaktion
	Aktinisches Retikuloid
	Aktinische Prurigo
▷ **Lichtdermatosen – induziert durch endogene/exogene Photosensibilisatoren**	Phototoxische Dermatitis
	Photoallergische Dermatitis
	Porphyrie
▷ **Hereditäre Lichtdermatosen**	Xeroderma pigmentosum
	Bloom-Syndrom
	Cockayne-Syndrom
	Hartnup-Syndrom
	Rothmund-Thomsen-Syndrom

themdosis (MED) bzw. der *minimalen Pigmentierungsdosis (MPD)*, Epikutantestungen auf Photoallergene mit oder ohne Lichtexposition (belichteter Läppchentest oder *Photopatchtest*) und gegebenfalls die Durchführung eines systemischen, meist *oralen Expositionstests* mit dem fraglichen Photoallergen.

Literatur

Diffey BL (1990) Human exposure to ultraviolett radiation. Semin Dermatol 9: 1–10

Farr P, Marks JM, Diffey BL et al. (1988) Skin fragility and blistering due to sunbeds. Br Med J 296: 1708–1709

Kligman LH, Kligman AM (1986) The nature of photoaging: its prevention and repair. Photodermatology 3: 215–217

Lowe NJ (1990) Photoprotection. Semin Dermatol 9: 78–83

Rosenstein DS, Mitchell DL (1987) Action spectra for the pyrimidine (6–4) pyrimidone photoproducts and pyrimidine dimers in normale human skin fibroblasts. Photochem Photobiol 45: 775–780

Young AR (1990) Cumulative effects of ultraviolet radiation on the skin: cancer and photoaging. Semin Dermatol 9: 25–31

33.2 Idiopathische Lichtdermatosen

33.2.1 Polymorphe Lichtdermatose

Die *polymorphe Lichtdermatose (PLD)* ist die häufigste Hautkrankheit, die durch Licht induziert wird. In gemäßigten Klimazonen haben 10–20 % der Bevölkerung ein lebenslanges Risiko, eine derartige Dermatose zu entwickeln. Allerdings nimmt nur etwa ein ¼ aller Betroffenen ärztliche Hilfe in Anspruch. In erster Linie erkranken daran junge Frauen. Eine Korrelation zu hormoneller Dysregulation, Schwangerschaften oder Postmenopause wird vermutet, konnte jedoch bislang nicht mit Sicherheit nachgewiesen werden.
Klinisch bilden sich in lichtexponierten Hautarealen juckende, erythematöse Papeln, Plaques oder Vesikeln innerhalb von Stunden oder wenigen Tagen nach intensiver Lichtexposition (2 h – 5 Tage). Die interindividuelle Vielgestaltigkeit dieses Krankheitsbildes ist die Regel; beim einzelnen Kranken findet sich jedoch meist nur ein Primäreffloreszenztyp. Selten kann nur Pruritus vorhanden sein ohne das Auftreten von Hautveränderungen. Bei 60–70 % aller Kranken läßt sich eine *PLD vom papulösen Typ* diagnostizieren, während andere Varianten wie der *Plaquetyp* oder der *vesikulöse Typ* weitaus seltener sind. Bei fehlender weiterer Lichtexposition verschwinden die Hautveränderungen nach ca. 5–7 Tagen.
Auslösender Faktor für die PLD ist bei den meisten PLD-Patienten das *UVA-Licht (ca. 75 % aller Fälle)*, bei weitem seltener können das UVB-Licht allein (ca. 10 %) oder UVA + UVB (ca. 15 %) hierfür verantwortlich gemacht werden. Manche Patienten erleiden immer wieder Krankheitschübe, wohingegen in anderen Fällen spontane Remissionen auch nach mehreren Jahren auftreten können.
Die wichtigsten *Differentialdiagnosen* der PLD sind der kutane Lupus erythematodes (CDLE oder SCLE), die Lichturtikaria und die erythropoetische Porphyrie. Bei der Lichturtikaria treten die Läsionen innerhalb von Minuten oder allenfalls 1–2 h auf und können auch früher verschwinden; eine erythropoetische Porphyrie manifestiert sich in der Regel vor der Pubertät. Am schwierigsten ist es, den Plaquetyp der PLD von einem CDLE abzugrenzen. Gemeinsames Merkmal beider Erkrankungen ist die UV-Provokation, die obligat bei der PLD, aber auch bei 60–70 % der Patienten mit kutanen LE vorhanden ist. Der Verteilungsmodus der Hauteffloreszenzen mit Bevorzugung des Gesichtes, der oberen Extremitäten und des proximalen Stamms ist bei PLD und LE ähnlich. Auch das Hauptmanifestationsalter in der 3.–5. Lebensdekade und die Geschlechtsverteilung zugunsten der Frauen macht eine Abgrenzung zwischen den 2 Kollektiven schwierig. Hilfreich sind der klinische Verlauf sowie die Bestimmung immunserologischer Parameter. Der kutane LE entwickelt sich meist erst mehrere Wochen nach einer intensiven Lichtexposition, wohingegen die PLD innerhalb weniger Tage auftritt und trotz fortgesetzter Lichtexposition sich nicht verschlimmert, oftmals sogar zurückbildet. Als immunserologischer Unterscheidungsparameter eignen sich die Bestimmung von antinukleären Antikörpern (ANA) und Anti-Ro/SS-A-Antikörpern. Bei ⅔ der Kran-

Murphy GM, Logan RA, Lovell CR et al. (1987) Prophylactic PUVA and UVB therapy in polymorphic light eruption – a controlled trial. Br J Dermatol 116: 531–538

Neumann R, Rappold E, Pohl-Markl H (1986) Treatment of polymorphic light eruption with nicotinamide: A pilot study. Br J Dermatol 115: 77–80

Norris PG, Hawk JLM (1989) Successful treatment of severe polymorphous light eruption with azathioprine. Arch Dermatol 125: 1377–1399

Ortel B, Tanew H, Wolff K et al. (1986) Polymorphous light eruption: action spectrum and photoprotection. J Am Acad Dermatol 14: 748–753

Ortel B, Wechdorn D, Tanew A, Hönigsmann H (1988) Effect of nicotinamide on the phototest reaction in polymorphous light eruption. Br J Dermatol 118: 669–673

Pao C, Norris PG, Corbett M, Hawk JLM (1994) Polymorphic light eruption: prevalence in Australia and England. Br J Dermatol 130: 62–64

Praag MCG van, Boom BW, Vermeer BJ (1994) Diagnosis and treatment of polymorphous light eruption. Intern J Dermatol 33: 233–239

Rücker BU, Häberle M, Koch HU et al. (1991) Ultraviolet light hardening in polymorphous light eruption – a controlled study comparing different emission spectra. Photodermatol Photoimmunol Photomed 8: 73–78

33.2.2 Lichturtikaria

Die *Lichturtikaria* ist eine seltene, akut verlaufende Lichtdermatose des Erwachsenenalters. Pathophysiologisch handelt es sich dabei um eine Überempfindlichkeitsreaktion vom Typ I (Soforttyp) mit Entwicklung zahlreicher, disseminierter Quaddeln unmittelbar nach Lichtexposition, die oft binnen Sekunden oder wenigen Minuten auftreten (bis zu 1 h). Gelegentlich kann sich eine generalisierte Urtikaria oder sogar eine schwere, anaphylaktische Reaktion mit Atemnot, Kreislaufdekompensation und Bewußtseinsverlust entwickeln. Eine besondere Variante ist die *fixe Lichturtikaria*, bei der es trotz Ganzkörperexposition gegenüber Licht immer wieder nur in den gleichen, lokal begrenzten Hautarealen zum Auftreten von Quaddeln kommt. Die Dauer der Läsionen beträgt selten > 1 h.

Das verantwortliche Aktionsspektrum des Lichtes ist bei der Lichturtikaria von Fall zu Fall verschieden; es kann sich auf den *UVB- oder UVA-Anteil* des Lichtes beschränken oder auch den sichtbaren Anteil umfassen. Möglicherweise gibt es hinsichtlich des Aktionsspektrums ethnologische Unterschiede: So sollten Patienten in Japan vornehmlich auf sichtbares Licht reagieren, wohingegen Patienten in Nordamerika und Europa häufiger auf den UVB- und UVA-Bereich eine Lichturtikaria entwickeln.

Pathophysiologisch wird angenommen, daß bei den betroffenen Individuen durch UV-Licht ein endogener oder exogener Chromophor in der Haut in einen angeregten Zustand versetzt und in ein *Photoallergen* umgewandelt wird. Dieses bindet an spezifische IgE-Rezeptoren an der Oberfläche von Mastzellen, wodurch eine Freisetzung von Histamin und anderen Mediatoren erfolgt. Dadurch kommt es zur Vasodilatation mit Serumexsudation und zum klinischen Bild einer Urtikaria. Bei einem Teil der Patienten läßt sich in der Tat das Vorhandensein eines zirkulierenden Serumfaktors belegen Vgl. auch S. 371 f.

Für die klinische Praxis hat sich nach unserer Auffassung eine Unterscheidung in eine *primäre* oder idiopathische und eine *sekundäre* Lichturtikaria bewährt. Bei letzterer tritt die Lichturtikaria im Zusammenhang mit einer erythropoetischen Protoporphyrie oder einer Porphyria cutanea tarda auf. Aber auch Medikamente wie Benoxyprofen, Sulfonamide oder Chlorpromazin u.a. sind als Auslöser einer sekundären Lichturtikaria bekannt. Die Abgrenzung von einem lichtinduzierten, urtikariellem Arzneimittelexanthem ist in solchen Fällen schwierig.

Behandlung. Die therapeutischen Möglichkeiten sind in Anbetracht der Seltenheit der Erkrankung empirischer Art und wurden nur kasuistisch mitgeteilt. An 1. Stelle steht der Ausschluß einer sekundären Variante. Das gemeinsame Erarbeiten von individuellen Provokationsfaktoren (z.B. Medikamenten), die sich aus den Lebensgewohnheiten der Patienten ergeben, ist eine wichtige prophylaktische Maßnahme, um einen u.U. lebensbedrohlichen Schub zu vermeiden. Dazu gehört es auch, den Patienten eindringlich vor Solarienbenutzung zu warnen.

Bei anamnestisch beschriebenen Allgemeinreaktionen ist die Rezeptur einer Notfallmedikation erforderlich, verbunden mit einer Aufklärung über Art und Weise der Anwendung.

Weitere *prophylaktische Maßnahmen* sind die

Tabelle 33.8. Therapiemöglichkeiten bei Lichturtikaria

▷ **Externe Lichtschutzmittel** (möglichst UVA + UVB)
▷ **Antihistaminika**
   z.B. Terfenadin 2 × 1 Tbl./d
       Astemizol 1 × 1 Tbl./d
       Cetirizin 1 × 1 Tbl./d z.N.
▷ **Betacaroten**   75–150 mg/d
▷ **Chloroquin**   250 mg/d, evtl. später auf 125mg/d reduzieren
▷ **PUVA**   Initialdosis: 0,125 J/cm^2 und langsame Dosissteigerung bis auf Toleranzschwelle
▷ **Plasmapherese**   nur in ausgewählten Fällen

Verordnung von Lichtschutzmitteln. Wir bevorzugen Präparate, die einen Lichtschutzfaktor von 15 (nach DIN) im UVB-Bereich und einen möglichst hohen LSF im UVA-Bereich haben. Externe Lichtschutzmittel allein sind allerdings nicht ausreichend, so daß sich eine zusätzliche Langzeitprophylaxe mit oralen Antihistaminika empfiehlt. Dabei sind nichtsedierende H$_1$-Blocker wie Terfenadin (Teldane®; Dosis: 2 × 1 Tbl./d), Astemizol (Hismanal®; Dosis: 1 Tbl./d) oder Cetirizin (Zyrtec®; 1 Tbl./d z.N.) allein oder in Kombination mit H$_2$-Blockern (z.B. Cimetidin (Tagamet® 400 Oblong Filmtbl.; Dosis: 1 Tbl./d), hilfreich. Auch mit Ketotifen oder Indometacin kann eine Prophylaxe der Lichturtikaria erfolgen.

Betacaroten (BellaCarotin mono® Kps., Carotaben® Kps.) in einer Dosis zwischen 75 und 150 mg/d kann das Auftreten von Quaddeln verhindern. Allerdings ist zu beachten, daß höhere Dosen zu einer gelborangefarbener Hautverfärbung führen, die vom Patienten unter Umständen als kosmetisch störend empfunden wird. Auch Chloroquin (Resochin®; Dosis: 250 mg/d) ist als prophylaktische Therapie bei Lichturtikaria hilfreich, wobei die individuelle Ansprechbarkeit unterschiedlich ist.

Eine Phototherapie mit PUVA kann in anders nicht beherrschbaren Fällen versucht werden. Eher noch von akademischem Interesse ist gegenwärtig der Einsatz der Plasmapherese. Unter dem Aspekt der Elimination eines zirkulierenden Serumfaktors erscheint das Verfahren durchaus sinnvoll, allerdings bleibt es wegen seines hohen apparativen und personellen Aufwandes nur für ausgewählte schwere Fälle wenigen Zentren vorbehalten.

Literatur

Bernhard JD, Jaenicke KF, Momtaz K et al. (1984) Ultraviolet A phototherapy in the prophylaxis of solar urticaria. J Am Acad Dermatol 10: 29–33

Diffey BL, Farr PM (1988) Treatment of solar urticaria with terfenadine. Photodermatology 5: 25–29

Ferguson BD (1991) A comparison of cetirizine and terfenadine in the management of solar urticaria. Photodermatol Photoimmunol Photomed 8: 62–64

Hölzle E, Hofmann C, Plewig G (1980) PUVA-treatment for solar urticaria and persistent light reaction. Arch Dermatol Res 269: 87–91

Horio T, Fujigaki K (1988) Augmentation spectrum in solar urticaria. J Am Acad Dermatol 18: 1189–1193

Kennard CD, Ellis CN (1991) Pharmacological therapy for urticaria. J Am Acad Dermatol 25 [Suppl]: 176–189

Kojima M, Horiko T, Nakamura Y et al. (1986) The relationship of photoallergen and action spectrum. Arch Dermatol 122: 550–555

Leenutaphong V, Hölzle E, Plewig G (1989) Pathogenesis and classification of solar urticaria: a new concept. J Am Acad Dermatol 21: 237–240

Leenutaphong V, Hölzle E, Plewig G (1990) Solar urticaria: studies on mechanism of tolerance. Br J Dermatol 122: 601–606

Leenutaphong V, Hölzle E, Plewig G et al. (1991) Plasmapheresis in solar urticaria. Dermatologica 182: 35–38

Michell P, Hawk JLM, Shafir A et al. (1980) Assessing the treatment of solar urticaria: the dose response as a quantifying approach. Dermatologica 160: 198–207

Monfrecola G, Nappa P, Nini D (1990) Solar urticaria in the visible spectrum sucessfully treated with astemizole. Dermatologica 180: 154–156

Parrish JA, Jaenicke KF, Morison WL et al. (1982) Solar urticaria: treatment with PUVA and mediator inhibitors. Br J Dermatol 106: 575–580

Ramsay CA (1977) Solar urticaria treatment by inducing tolerance to artifical radiation and natural light. Arch Dermatol 113: 1222–1225

Reinauer S, Leenutaphong V, Hölzle E (1993) Fixed solar urticaria. J Am Acad Dermatol 29: 161–165

Sams WM (1986) Chloroquine: its use in photosensitive eruptions. Int J Dermatol 15: 99–111

Tokura Y, Takigawa M, Yamauchi T et al. (1986) Solar urticaria: a case with good therapeutic response to cimetidine. Dermatologica 173: 224–228

Yamazaki M, Kawada A, Noda T et al. (1991) Inhibition spectra of solar urticaria: a case report an a review of the Japanese cases. J Dermatol 18: 360–365

33.2.3 Hidroa vacciniformis

Diese seltene, UV-induzierte Dermatose tritt vornehmlich bei Kindern auf; Jungen scheinen etwas häufiger betroffen zu sein. *Klinisch* finden sich in lichtexponierten Hautarealen erythematöse Makulae, denen Papeln, Vesikeln oder sogar Bullae folgen. Die Abheilung erfolgt unter Zurücklassen von grübchenförmigen Narben. Manchmal kann das Allgemeinbefinden, z. B. durch Fieber oder Kopfschmerzen, beeinträchtigt sein. Die Krankheit manifestiert sich meist in den Sommermonaten, kann aber auch durch künstliche Bestrahlungsquellen induziert werden. Auslösend ist in der Regel UVA-Licht, seltener ist UVB der Induktor. Nach mehrjährigem Verlauf sistiert die Erkrankung meist im jungen Erwachsenenalter.
Histologisch zeigt sich ein relativ charakteristischer Befund mit epidermaler Spongiose, Keratinozytendegeneration sowie epidermaler und dermaler Nekrose. Perivaskuär findet sich ein mononukleäres Zellinfiltrat mit einzelnen neutrophilen Granulozyten.

Behandlung. Im Vordergrund steht die Beratung des kindlichen oder jugendlichen Patienten sowie seiner Eltern über die möglichen Provokationsfaktoren, die zur Manifestation der Erkrankung führen können. Wichtig ist dabei, das Vertrauen der Patienten selbst zu gewinnen, um eine gute Compliance zu gewährleisten. Mit Beginn der sonnenreicheren Jahreszeit, also etwa ab April in den meisten europäischen Ländern, sollten externe Lichtschutzmittel mit einem hohen Lichtschutzfaktor, die sowohl im UVA- wie auch im UVB-Bereich schützen, mehrfach täglich aufgetragen werden. Am besten ist es, die Anwendung des Lichtschutzmittels als zusätzliche Pflegecreme zu empfehlen, die in das tägliche Hautpflegeprogramm aufgenommen wird.

Auch eine prophylaktische, präsaisonale Phototherapie kann in manchen Fällen, in denen Lichtschutz allein nicht ausreichend ist, nützlich sein. Versucht werden können UVB oder SUP-Bestrahlungen 3–4 ×/Woche über 8–12 Wochen. Bei Nichtansprechen kann ein Versuch mit einer PUVA-Behandlung gemacht werden.

Die Behandlung bereits vorhandener Hauteffloreszenzen konzentriert sich auf antientzündliche Lokalmaßnahmen. Geeignet sind hierfür hydrocortisonhaltige Cremes oder die neueren, nicht-atrophogenen Kortikosteroide (z. B. Advantan®, Dermatop®, Ecural® u. a.). Bei Nichtansprechen auf die Lokaltherapie kann ein mehrwöchiger Therapiezyklus mit oralem Hydroxychloroquin (Quensyl®) versucht werden. Zu beachten ist hierbei, daß die Dosierung dem kindlichen bzw. jugendlichem Alter angepaßt werden muß.

Literatur

Bickers DR, Demar LK, DeLeo V (1978) Hydroa vacciniforme. Arch Dermatol 114: 1193–1197

Goldgeier MH, Nordlund JJ, Lucky AW et al. (1982) Hydroa vacciniforme. Diagnosis and therapy. Arch Dermatol 118: 588–591

Halasz CLG, Leach EE, Walther RR et al. (1983) Hydroa vacciniforme: induction of lesions with ultraviolet A. J Am Acad Dermatol 8: 171–176

Jaschke E, Hönigsmann H (1981) Hydroa vacciniforme – Aktionsspektrum: UV-Toleranz nach Photochemotherapie. Hautarzt 32: 350–354

Sonnex TS, Hawk JLM (1988) Hydroa vacciniforme: a review of ten cases. Br J Dermatol 118: 101–108

33.2.4 Chronisch-aktinische Dermatitis

Unter dem Begriff einer chronisch-aktinischen Dermatitis können zwei verschiedene klinische Verlaufsbilder zusammengefaßt werden:
- die *persistierende Lichtreaktion* und
- das sog. *aktinische Retikuloid*.

Leitkriterium ist ein persistierendes Erythem in lichtexponierten Hautarealen, das nicht nur in der sonnenreichen Jahreszeit, sondern auch in den Wintermonaten vorhanden ist. Betroffen sind in erster Linie Männer mittleren und höheren Lebensalters. Die experimentell reproduzierbare Lichtüberempfindlichkeit kann den UVB- und/oder den UVA-Bereich umfassen; einige Patien-

ten reagieren sogar auf sichtbares Licht mit Hautveränderungen. Chronisch-rezidivierende Verläufe sind die Regel, aber nach mehreren Jahren kann das Krankheitsbild spontan abheilen.
Eine *persistierende Lichtreaktion* kann sich plötzlich bei vorher hautgesunden Menschen manifestieren oder einem endogenen Ekzem, einer photoallergischen oder allergischen Kontaktdermatitis superponiert sein, wie auch ein Übergang der polymorphen Lichtdermatose in eine persistierende Lichtreaktion möglich ist. *Histologisch* zeigt sich das Bild einer Kontaktdermatitis, so daß eine Typ IV-Reaktion auf endogene oder exogene Stimuli angenommen wird. Als Provokationsfaktoren lassen sich manchmal Medikamente oder Kosmetika bzw. Duftstoffe herausfinden. Eine entsprechende allergologische Diagnostik und Expositionsmeidung ist somit notwendig.
Im Unterschied zur persistierenden Lichtreaktion findet sich bei dem *aktinischen Retikuloid* meist kein sicherer exogener oder endogener Provokationsfaktor. Klinisch und histologisch ist das aktinische Retikuloid ein Pseudolymphom (s. S. 990), der Übergang in ein Lymphom wird allerdings kontrovers diskutiert.

Behandlung. Die Behandlung derartiger persistierender Lichtreaktionen ist auf den Patienten *individuell abzustimmen*. In die Therapieentscheidung einzubeziehen sind die berufliche Tätigkeit des Kranken und seine Freizeitgewohnheiten. Allergologische Tests zum Ausschluß von Kontaktallergien insbesondere gegen lichtsensibilisierende Pharmaka und sonstige Chemikalien, Duftstoffe, Lichtschutzmittel und Salbengrundlagen gehören in jedem Einzelfall zum diagnostischen Procedere.
Die *Beratung* des Kranken, wie er sich vor längerer Lichtexposition effektiv schützen kann, z.B. durch Änderung seiner Freizeitgewohnheiten, evtl. auch Änderungen des Arbeitsfeldes, ist eine wichtige ärztliche Aufgabe. Beratung über diverse Möglichkeiten des Lichtschutzes gehören zu den ärztlichen Pflichten. Das Tragen eines Hutes mit breiter Krempe kann wenigstens einen Teil der Lichtstrahlen abhalten und durchaus kosmetisch akzeptabel erscheinen. Das Tragen bedeckender Kleidung schützt nahezu vollständig

Tabelle 33.9. Prophylaktische Empfehlungen für lichtempfindliche Patienten

▷ Umfeldberatung (evtl. Arbeitsplatzwechsel, Freizeitgewohnheiten)
▷ Textiler Lichtschutz
▷ Anwendung von lokalen Lichtschutzmitteln
▷ Diätetische Vorsichtsmaßnahmen bzw. Beratung

vor UVB-Licht, wohingegen ein Teil der UVA-Strahlen je nach Material und Art der Kleidung die Haut durchaus erreicht. Wichtig für den Patienten ist zu wissen, daß UVA-Licht Glasscheiben zu durchdringen vermag, d.h. ein Arbeitsplatz in der Nähe eines Fensters ungünstig ist. Auch längere Autofahrten bei strahlendem Sonnenschein können zu einer Verschlechterung der Lichtdermatose führen.
Regelmäßige Anwendung von externen Lichtschutzmitteln, die das Aktionsspektrum der Erkrankung abdecken, gehören zu den prophylaktischen Maßnahmen. Der Patient sollte lernen, geeignete Lichtschutzmittel (s. Abschn. 33.6.) wie eine tägliche Pflegecreme anzuwenden.
Als weitere prophylaktische Maßnahme wäre an diätetische Empfehlungen zu denken, insbesondere an Nahrungsmitteladditiva, z.B. Farbstoffe, sowie Lichtsensibilisatoren pflanzlicher Herkunft (Sellerie, Petersilie, Aromastoffe u.v.a.) und Gewürze sollten vermieden werden.
Als *„UV-hardening-Verfahren"* ist eine niedrigdosierte, einschleichende UVB-Exposition bis zur suberythematogenen Dosis oder aber eine PUVA-Behandlung mit 8-MOP (Dosis: 0,6 mg/kg KG/d) 4 ×/Woche zu empfehlen. Für die Initialphase der PUVA-Behandlung sollte der Patient am besten stationär aufgenommen werden, um andere, das Krankheitsbild unterstützende Noxen zu meiden. Günstig ist es, die PUVA-Behandlung zu Beginn mit oraler Gabe von Prednisolon zu kombinieren. Wir empfehlen begleitende Gaben von Prednisolon über 4–6 Wochen in einer Anfangsdosis von 100 mg/d und schrittweiser Dosisreduktion um 10–20 mg/Woche, je nach klinischem Verlauf. Zeigt die PUVA-Therapie ein gutes Ansprechen, so können die Bestrahlungen schrittweise auf 2 ×, später 1 ×/Woche reduziert werden im Sinne einer Erhaltungsdosis. Die PUVA-Sitzungen sind über 2–3 Monate

Tabelle 33.10. Behandlungsmöglichkeiten bei chronisch-aktinischer Dermatitis

▷ **Standardtherapie**
PUVA-Behandlung;
Kombination sinnvoll mit:
Prednisolon (Anfangsdosis: 100 mg/d) oder
oralen Retinoiden (Dosis: 0,3–0,5 mg/kg KG/d)

▷ **Therapeutische Alternativen**
Azathioprin	1–2 mg/kg KG/d
Cyclosporin A	2,5–6 mg/kg KG/d
Danazol (Winobanin®)	600 mg/d

durchzuführen, bevor eine endgültige Bewertung des Behandlungsergebnisses vorgenommen wird. Nicht alle Patienten sprechen zufriedenstellend auf dieses Verfahren an, so daß in Einzelfällen therapeutische Alternativen gesucht werden müssen. Falls die PUVA-Behandlung allein zu keinem zufriedenstellenden Ergebnis führt, kann diese mit oralem Retinoid (RePUVA) kombiniert werden. Wir empfehlen eine Dosis von 0,3–0,5 mg/kg KG/d Etretinat oder auch Acitretin.

Insbesondere für das aktinische Retikuloid wurde der erfolgreiche Einsatz von Azathioprin (Imurek®; Dosis: 1–2 mg/kg KG/d) oder von Cyclosporin A (Sandimmun®; Dosis: 2,5–6 mg/kg KG/d) beschrieben. Kasuistisch mitgeteilt wurde auch die Remission eines aktinischen Retikuloids unter der Behandlung mit Danazol (Winobanin®; Dosis: 600 mg/d), welches bei einem gleichzeitig bestehenden α_1-Antitrypsinmangel verabreicht wurde. Der Nutzen von Chloroquin bzw. Hydroxychloroquin bei aktinischen Retikuloid wurde diskutiert. Vereinzelte Beobachtungen, meist in Kombination mit Prednisolon, liegen vor, doch genauere Angaben über den Wert einer Behandlung mit Antimalariapräparaten sind nicht möglich.

Literatur

Addo HA, Ferguson J, Johnson BE et al. (1982) The relationship between exposure to fragrance materials and persistent light reaction in the photosensitivity dermatitis with actinic reticuloid syndrome. Br J Dermatol 107: 261–274

Addo HA, Sharma SC, Ferguson J et al. (1985) A study of Compositae plant extract reactions in photosensitivity dermatitis. Photodermatology 2: 68–79

Bilsland D, Ferguson J (1993) Contact allergy to sunscreen chemicals in photosensitivity dermatitis/actinic reticuloid syndrome (PD/AR) and polymorphic light eruption (PLE). Contact Dermatitis 29: 70–73

Chu AC, Robinson D, Hawk JLM et al. (1986) Immunologic differentiation of the Sézary syndrome due to cutaneous T-cell lymphoma and chronic actinic dermatitis. J Invest Dermatol 86: 134–137

Duschet P, Schwarz T, Oppolzer G et al. (1988) Persistent light reaction: successful treatment with cyclosporin. Acta Derm Venereol 68: 176–178

Ferguson J (1990) Photosensitivity dermatitis and actinic reticuloid syndrome (chronic actinic dermatitis). Semin Dermatol 9: 47–54

Frain-Bell W, Lakshmipathi T, Rogers J, Willock J (1976) The syndrome of chronic photosensitivity dermatitis and actinic reticuloid. Br J Dermatol 91: 617–634

Greaves K, Cripps AJ, Cripps DJ (1992) Actinic reticuloid: action spectra and UVA protection factor sunscreens. Clin Exp Dermatol 17: 94–98

Hindson C, Spiro J, Downey A (1985) PUVA therapy of chronic actinic dermatitis: a 5-year follow-up. Br J Dermatol 113: 157–160

Humbert P, Drobacheff C, Vigan M et al. (1991) Chronic actinic dermatitis responding to danazol. Br J Dermatol 124: 195–197

Hunziker T, Zala L, Krebs A (1983) Aromatisches Retinoid – orale Photochemotherapie (RePUVA) bei aktinischem Retikuloid. Dermatologica 166: 311–313

Menagé HP du, Hawk JLM (1993) The red face: chronic actinic dermatitis. Clin Dermatol 11: 297–305

Milde P, Hölzle E, Neumann N et al. (1991) Chronische aktinische Dermatitis. Konzeption und Fallbeispiele. Hautarzt 42: 617–622

Murphy GM, Maurice PDL, Norris PG et al. (1989) Azathioprine in the treatment of chronic actinic dermatitis: a double-blind controlled trial with monitoring of exposure to ultraviolet radiation. Br J Dermatol 121: 639–646

Murphy GM, White IR, Hawk JLM (1990) Allergic airborne contact dermatitis to Compositae with photosensitivity – chronic actinic dermatitis in evolution. Photodermatol Photoimmunol Photomed 7: 38–39

Norris PG, Hawk JLM (1990) Chronic actinic dermatitis: a unifying concept. Arch Dermatol 126: 376–378

Norris PG, Camp RDR, Hawk JLM (1989) Actinic reticuloid: response to cyclosporin A. J Am Acad Dermatol 21: 307–309

Norris PG, Morris J, Smith NP et al. (1989) Chronic actinic dermatitis: an immunohistologic and photobiologic study. J Am Acad Dermatol 21: 966–971

Roelandts R, (1993) Chronic actinic dermatitis. J Am Acad Dermatol 28: 240–249

Wolf K, Hönigsmann H (1988) Das Syndrom der chronisch-aktinischen Dermatitis – persistierende Lichtreaktion – aktinisches Retikuloid. Hautarzt 39: 635–641

33.2.5 Aktinische Prurigo

Die *aktinische Prurigo* ist eine seltene Lichtdermatose, oft im Kindesalter beginnend, die mit urtikariellen Hautläsionen unmittelbar oder kurze Zeit nach Sonnenexposition einhergeht und denen ekzematoide oder pruriginöse Hautveränderungen folgen. Die exkoriierten Papeln heilen mit Narben ab. Gelegentlich treten Streureaktionen in nichtlichtexponierten Hautarealen auf. Typisch sind eine Konjunktivitis und eine Cheilitis. Das klinische Leitsymptom ist jedoch ein schwerer Pruritus, vor allem in der lichtexponierten Haut.

Der *Verlauf* ist chronisch-rezidivierend, zumeist saisonal begrenzt, aber auch eine ganzjährige Beschwerdesymptomatik ist möglich. Eine allmähliche Besserung kann im Erwachsenenalter erfolgen. Insbesondere in Mittel- und Südamerika ist eine familiäre Variante dieses Krankheitsbildes bekannt, eine genetische bzw. rassische Prädisposition wird angenommen. Bei kolumbianischen Indios mit aktinischer Prurigo besteht eine Prävalenz von HLA B 40 und CW 3. *Histologisch* ähneln die Hautveränderungen einer Typ-IV-Reaktion. Granulome, C3/C4- oder IgG-Ablagerungen finden sich nicht. Die Ursache der Erkrankung ist völlig unklar.

Etwa die Hälfte aller Kranken zeigt in der Lichttestung eine Überempfindlichkeit im UVA-Bereich, seltener wird eine UVB-Sensitivität nachgewiesen. Atopiker werden offenbar häufiger von der Dermatose betroffen.

Behandlung. Die Behandlung der aktinischen Prurigo ist außerordentlich schwierig, zumal keine genaueren Vorstellungen über ihre Pathogenese vorliegen. Zu Beginn der Erkrankung sind vor allem prophylaktische Maßnahmen notwendig, um den schweren Pruritus nach Möglichkeit zu mildern, z.B. durch das Tragen entsprechender Bekleidung, die Anwendung von Lichtschutzmitteln mit physikalischer UV-Protektion u.ä. (s. Abschn. 33.6.). Lokale Kortikosteroide, die zur Langzeitanwendung geeignet sind, könnten in dieser Phase hilfreich sein. Liegen bereits pruriginöse Hautveränderungen vor, sind Lichtschutzmittel, lokale und systemische Kortikosteroide, Antihistaminika etc. meist zwecklos. Auch Chloroquingaben und Betacaroten haben offenbar versagt, denn sie sind kaum in der Lage, den schweren Juckreiz zu beeinflussen. Die meisten Kranken kommen aus ländlichen Gegenden und können daher die klimatisch bedingte Sonnenexposition bei Tätigkeit in der Landwirtschaft kaum vermeiden. In Einzelfällen war es möglich, durch konsequente PUVA-Anwendung eine Besserung zu erzielen. Möglicherweise könnte Tocopherol (Dosis: 800 mg IE/d über 6 Monate) als unterstützende Medikation sinnvoll sein. Mehrfach wurde berichtet, daß einzig Thalidomid (Dosis: 200 mg/d) als langfristige Gabe den schweren Pruritus bei der aktinischen Prurigo lindert; Konjunktivitis und Cheilitis bessern sich, allerdings bleiben die lichenifizierten Hautveränderungen unbeeinflußt.

Literatur

Addo HA, Frain-Bell W (1984) Actinic prurigo – a specific photodermatosis? Photodermatology 1: 119–128

Bernal JE, Duran de Rueda MM, Ordonez CP et al. (1990) Actinic prurigo among the Chimila Indians in Colombia: HLA studies. J Am Acad Dermatol 22: 1049–1051

Birt AR, Davis RA (1971) Photodermatitis in North American Indians: familial actinic prurigo. Int J Dermatol 10: 107–114

Farr PM, Diffey BL (1989) Treatment of actinic prurigo with PUVA: mechanism of action. Br J Dermatol 120: 411–418

Fusaro RM, Johnson JA (1991) Topical photoprotection for hereditary polymorphic light eruption of American Indians. J Am Acad Dermatol 24: 744–746

Hölzle E, Rowold J, Plewig G (1992) Aktinische Prurigo. Hautarzt 43: 278–282

Hojyo-Tomoka MT, Dominguez-Soto L, Vargasocamp F (1978) Actinic prurigo: clinicopathological correlation. Int J Dermatol 17: 706–709

Lane PR, Moreland AA, Hogan DJ (1990) Treatment of actinic prurigo with intermittent short-course topical 0.05 % clobetasol 17-propionate. Arch Dermatol 126: 1211–1213

Lane PR, Hogan DJ, Martel MJ (1992) Actinic prurigo: clinical features and prognosis. J Am Acad Dermatol 26: 683–692

Lovell CR, Hawk JLM, Calnan CD et al. (1983) Thalidomide in actinic prurigo. Br J Dermatol 108: 467–471

33.3 Phototoxische und photoallergische Reaktionen der Haut

Exogener Kontakt oder innerliche Einnahme einer lichtsensibilisierenden Substanz kann an der Haut unter Einfluß geeigneter Wellenlängen von UV-Licht zur Manifestation einer photoallergischen oder phototoxischen Dermatose führen. Die *phototoxische Reaktion* gleicht einem Sonnenbrand, der relativ scharf auf die lichtexponierte Haut begrenzt ist; typische Areale, die ausgespart bleiben, sind die nicht-licht-exponierte submentale Kinn- und Retroaurikularregion.

Bei den *photoallergischen* Dermatosen entspricht das klinische und histologische Bild einer ekzematösen Reaktion; sie bleibt meist nicht auf die lichtexponierten Hautareale begrenzt, sondern ist auch auf der nichtlichtexponierten Haut zu finden. Dabei könnten Substanzen, die bei einem Patienten eine phototoxische Dermatitis auslösen, bei einem anderen eine photoallergische Reaktion hervorrufen. Eine Photosenibilisierungsreaktion kann durch das gesamte Spektrum des UV-Lichtes ausgelöst werden; im allgemeinen entspricht aber die verantwortliche UV-Qualität dem Absorptionsspektrum des Lichtsensibilsators.

● Häufige Lichtsensibilisatoren sind *Pflanzeninhaltsstoffe, Duftstoffe, Arzneimittel und Lichtschutzmittel*. Photoallergische Dermatitiden können auch mit einer „*airborne dermatitis*" z. B. gegen Komposten assoziiert sein; daher sollten diagnostische Maßnahmen eine entsprechende allergologische Testung einschließen. Substanzen, die eine photoallergische Reaktion auslösen können, beinhalten oftmals halogenierte, aromatische Kohlenwasserstoffverbindungen, z. B. Salicylanilide, Phenothiazine, topisch verwandte nichtsteroidale Antiphlogistika (Ketoprofen), Sonnenschutzmittel (p-Aminobenzoesäure, Dibenzylmethan, Cinnamate), Anilinfarbstoffe, Moschus, Thiuram u. v. a.

● Typische Substanzen, die *phototoxische* Hautreaktionen auslösen können, sind pflanzliche Furocumarine wie die Psoralene (8-MOP, 5-MOP oder 4,5,8,-Trimethoxypsoralen), enthalten u. a. in Knorpelmöhre, Zitrusfrüchten, Petersilie und Sellerie. Andere Auslöser phototoxischer Hautreaktionen sind diverse Farbstoffe wie Akridinderivate (Akriflavin und Rivanol), aber auch Cadmiumsulfat, das in gelben und roten Farbstoffmischungen enthalten ist, die zur Tätowierung verwendet werden.

Behandlung. Bei Verdacht auf eine Photosensibilisierungsreaktion muß man den Patienten eingehend nach der Anwendung bzw. möglichem Kontakt mit lichtsensibilisierenden Externa oder der Einahme von Medikamenten befragen. Ergeben sich aus der Anamnese konkrete Hinweise, so ist die Substanz zu meiden und ggf. eine Testung zu veranlassen, einschließlich eines belichteten Epikutantestes (sog. *Photopatchtest*). Um die Dermatitis zu einer schnellen Abheilung zu bringen, sind je nach Schweregrad kurzfristig lokale Kortikosteroide anzuwenden. Manche lichtsensibilisierenden Medikamente haben eine außerordentlich lange Halbwertszeit, wie z. B. Phenothiazine, so daß auch nach ihrem Absetzen der Photosensibilisator oder seine Metaboliten länger im Körper verbleiben und die Photosensibilisierungsreaktion unterhalten können. In diesen Fällen wird es erforderlich sein, über einen längeren Zeitraum lokale Lichtschutzmittel anzuwenden.

Die meisten Photosensibilisierungsreaktionen sind mit den genannten Maßnahmen in kurzer Zeit heilbar, doch gelegentlich wird die akut-subakute, lichtinduzierte Dermatitis in eine persistie-

Tabelle 33.11. Charakteristika phototoxischer und photoallergischer Hautreaktionen

	Phototoxisch	Photoallergisch
Vorkommen	häufig	selten
Klinisches Bild	„Sonnenbrand"	„Ekzem"
Streuung	nein	möglich
Übergang in eine persistierende Lichtreaktion	nein	möglich
Längere Latenzzeit nach der ersten Exposition	nein	ja

rende Lichtreaktion übergehen. In diesen Fällen sind intensive therapeutische Maßnahmen erforderlich, vor allem dann, wenn die verantwortliche UV-Wellenlänge in den sichtbaren Lichtbereich reicht. Ein Versuch, den Patienten *mit PUVA oder RePUVA zu desensibilisieren*, kann unternommen werden. Doch vielfach ist das Ergebnis unbefriedigend.
In Ausnahmefällen ist der Einsatz von Azathioprin sowie von Cyclosporin A zu erwägen. Eine langfristige Einnahme von Cyclosporin ist allerdings mit erheblichen Nebenwirkungen verbunden, so daß hier Vorsicht geboten ist.

Literatur

Cirue de Castro JL, Pereira MA, Prates Nunes F et al. (1986) Successful treatment of a musk ambrette sensitive persistent light reactor with azathioprine. Photodermatology 3: 241–242

Ducombs G, Benezra C, Talga P et al. (1990) Patch testing with the sesquiterpene lactone mix: a marker for contact allergy to compositae and other sesquiterpene lactone containing plants. Contact Derm 22: 249–251

Dooms-Goossens A, Chrispeels MT, de Veylder H et al. (1987) Contact and photocontact sensitivity problems associated with thiourea and its derivates; a review of the literature and case reports. Br J Dermatol 116: 573–579

Duschet P, Schwarz T, Oppolzer G et al. (1988) Persistent light reaction: successful treatment with cyclosporin. Acta Derm Venereol (Stockh) 68: 176–178

Lindberg L, Lako O, Roupe G (1986) Successful PUVA treatment for musk ambrette induced persistent light reaction. Photodermatitis 3: 111–112

33.4 Hereditäre Lichtdermatosen

Eine Reihe kongenital angelegter Hautveränderungen und Syndrome gehen mit einer erhöhten Lichtempfindlichkeit einher. Dazu gehören das *Bloom-Syndrom*, das *Cockayne-Syndrom*, das *Hartnup-Syndrom*, das *Rothmund-Thomsen-Syndrom* und das *Xeroderma pigmentosum*.

● Beim *Bloom-Syndrom* entwickeln die Kinder nach Lichtexposition leicht eine sonnenbrandähnliche Dermatitis. Weitere kutane Merkmale sind persistierende diffuse Erytheme vornehmlich im Gesichtsbereich sowie multiple Teleangiektasien.

● Auch beim *Cockayne-Syndrom* zeigen die betroffenen Kinder eine erhöhte Lichtempfindlichkeit, die jedoch mit zunehmenden Alter abnimmt. Statt dessen entwickeln die kleinen Patienten ein präseniles Aussehen mit Hyperpigmentierung und zarten Narben an ihrer lichtexponierten Haut.

● Das *Rothmund-Thomsen-Syndrom* ist gekennzeichnet durch diffuse Erytheme, die sich in den ersten Lebensmonaten entwickeln, gefolgt von einer Poikilodermie mit Atrophie, Teleangiektasien und Pigmentverschiebungen. Oftmals treten multiple Keratosen auf, die gelegentlich maligne entarten können.

● Während bei den genannten kongenitalen Syndromen die Ätiologie unbekannt ist, konnte beim *Hartnup-Syndrom* eine Tryptophanstoffwechselstörung festgestellt werden. Klinische Charakteristika sind ein pellagroides Aussehen der Haut, intermittierende, zerebelläre Ataxien und renale Aminoazidurie. Die manchmal an ein Ekzem erinnernden Hautveränderungen verstärken sich unter Lichtexposition.

● Dem *Xeroderma pigmentosum* liegt demgegenüber ein Teil- oder vollständiger Defekt des DNS-Reparaturmechanismus zugrunde. Die durch UV-Licht induzierten Veränderungen können von den geschädigten Keratinozyten nicht oder nur unvollständig repariert werden (Xerodermoid). Zum klinischen Bild des klassischen Xeroderma pigmentosum gehören das frühzeitige poikilodermatische Aussehen der Haut, auf der sich multiple aktinische Keratosen, Basaliome, Plattenepithelkarzinome und auch Melanome (*DeSanctis-Caccione-Syndrom*) ausbilden können. Die Ausprägung einer Photosensitivität ist sehr variabel, je nach dem Ausmaß des vorliegenden Reparaturdefektes. Zwei Drittel der Patienten versterben vor ihrem 20. Lebensjahr.

Behandlung. Die Behandlung photosensitiver Hautveränderungen bei hereditären Erkrankungen ist in erster Linie symptomatisch bzw. hat prophylaktischen Charakter. Zu empfehlen ist bei allen diesen Syndromen die mehrfach tägliche Anwendung von lokalen Lichtschutzmitteln mit hohem Lichtschutzfaktor. Dabei sollten den Sonnenblockern, die gleichzeitig gegen UVB-, UVA-

und den Wellenlängenbereich des sichtbaren Lichtes schützen, der Vorzug gegeben werden.
Eine kausale Therapiemöglichkeit besteht nur für das *Hartnup-Syndrom*, das durch proteinreiche Kost und die tägliche Einnahme von Nicotinsäureamid (Dosis: 50–300 mg/d) beeinflußbar ist.
Für das *Rothmund-Thomsen-Syndrom* wird über die erfolgreiche Behandlung von warzigen Keratosen mit Etretinat (1 mg/kg KG/d) berichtet.
Die Diagnose *Xeroderma pigmentosum* bedeutet eine infauste Prognose für den Patienten. Er darf sich nicht längere Zeit im Freien bewegen und muß sich meist in verdunkelten Räumen aufhalten. Dadurch wird seine Lebensqualität und die Lebensfreude erheblich eingeschränkt. Die Verwendung von Sonnenblockern in lichtexponierten Hautarealen, das Benutzen eines breitkrempigen Hutes und bedeckende Kleidung sind für die Betroffenen obligat. Systemischer Lichtschutz kann in bescheidenem Maße durch tägliche Gaben von Betacaroten (z.B. Carotaben®) erzielt werden. Die Einnahme oraler Retinoide zur *Tumorprophylaxe* (25–30 mg/d über Jahre) ist bei Patienten mit Xeroderma pigmentosum eine sinnvolle, wenn nicht sogar lebensverlängernde Maßnahme. Vielleicht wäre es hier am besten, intermittierende Gaben von Etretinat zu verabreichen, die länger im Körper bleiben. Treten epidermale Neoplasien auf, so sind sie baldmöglichst durch Exzision zu entfernen. Aktinische Keratosen lassen sich durch eine Dermabrasio oder Anwendung von 5-Fluorouracil (Efudix®) behandeln. Versuche wurden gemacht, die Neoplasien von Patienten mit Xeroderma pigmentosum mittels photodynamischer Lasertherapie anzugehen, doch darüber liegen zur Zeit lediglich experimentelle Erfahrungen vor.

Literatur

Berth-Jones J, Cole J, Lehmann AR (1993) Xeroderma pigmentosum variant: 5 years of tumor suppression by etretinate. J R Soc Med 86: 355–356
Gretzula JC, Oscar Hevia BS, Weber PJ (1987) Bloom's syndrome. J Am Acad Dermatol 17: 479–488
Guillot B, Favier C, Guilhou JJ, Meynadier J (1984) Xeroderma pigmentosum. Un cas traité par l'association betacarotène-canthaxanthine et rétinoide aromatique. Ann Derm Venereol 111: 65–67
Halvorsen K, Halvorsen S (1963) Hartnup disease. Pediatrics 31: 29–38
Kraemer KH, DiGiovanna JJ, Moshell AN et al. (1988) Prevention of skin cancer in xeroderma pigmentosum with the use of oral isotretinoin. New Engl J Med 318: 1630–1637
Mayne LV, Lehmann AR (1982) Failure of RNA synthesis to recover after UV-irradiation: an early defect in cells from individuals with Cockayne's syndrome and xeroderma pigmentosum. Cancer Res 42: 1473–1478
Moss C (1990) Rothmund-Thomsen syndrome: a report of two patients and review of the literature. Br J Dermatol 122: 821–829
Pichler E, Fritsch P (1984) Xeroderma pigmentosum: Tumorprophylaxe mit Etretinat. Hautarzt 35: 159–161
Shuttleworth D, Marks R (1988) Congenital poikiloderma: treatment with etretinate. Br J Dermatol 118: 729–730
Vennos EM, Collins M, James WD (1992) Rothmund-Thomson syndrome: review of the world literature. J Am Acad Dermatol 27: 750–762
Wolf P, Kerl H (1991) Photodynamic therapy in patient with xeroderma pigmentosum. Lancet 29: 1613–1614

33.5 Radiodermitis

Als Folge einer erhöhten Exposition gegenüber ionisierenden Strahlen kann eine Radiodermitis auftreten. Die *akute Radiodermitis* ist dosisabhängig und manifestiert sich meist bereits 7–10 Tage nach Beginn einer Bestrahlungsbehandlung. Unterschieden werden 3 Schweregrade mit Erythem, Erythem mit Blasenbildung, schließlich das Auftreten von Erosionen. Die *chronische Radiodermitis* bietet ein poikilodermatisches Bild mit Atrophie, Teleangiektasien und Pigmentverschiebungen der Haut. Sie tritt erst nach hoher kumultativer Bestrahlungsdosis oder auch akzidentell auf. Aufgrund der Minderperfusion in den Endstrombahnen kann die chronische Radiodermitis leicht traumatisiert werden und exulzerieren (sog. Strahlenulkus, Radiodermitis ulcerosa). Nach mehreren Jahren können sich auf dem Boden einer chronischen Radiodermitis Keratosen oder nicht selten Plattenepithelkarzinome entwickeln.

Behandlung. Bei einer akuten Radiodermitis ist ein Abbrechen der Bestrahlungsbehandlung oft nicht erforderlich. Lokal verwendet man bei Nässen kortikosteroidhaltige Externa oder adstringierende Puder, falls notwendig mit antibiotischem Zusatz.

Bei einer chronischen Radiodermitis sind regelmäßige Kontrollen durch den Arzt zweckmäßig, um eine maligne Transformation frühzeitig zu diagnostizieren. Ein Strahlenulkus heilt meist nur verzögert ab. Falls es die anatomischen Verhältnisse zulassen, ist eine Totalexzision mit histologischer Befundkontrolle die Methode der Wahl. Andernfalls müssen aus den verdächtigen Stellen immer wieder Stanzbiopsien zur Gewebskontrolle entnommen werden. Im übrigen müssen die Läsionen sauber gehalten und ihre Granulationstendenz durch symptomatische Maßnahmen zugleich gefördert werden.

Literatur

Panizzon RG (1993) Dermato-Röntgentherapie. Heutiger Stand. Hautarzt 44: 749–760

33.6 Lichtschutz

Zur Prophylaxe vor dem Auftreten von Lichtdermatosen ist wirksamer Lichtschutz angezeigt, wobei wir einen Lichtschutz durch *vermindertes Expositionsverhalten*, einen *lokalen* Lichtschutz und einen *systemischen* Lichtschutz unterscheiden. Die einzelnen Maßnahmen allein können das Auftreten oder die Verschlimmerung einer Lichtdermatose nicht gänzlich verhindern; kombiniert angewandt ist jedoch ein additiver Effekt zu erwarten.

Patienten mit Lichtdermatosen können durch richtigen Umgang mit dem natürlichen Licht dazu beitragen, eine Exazerbation ihrer Krankheit zu vermeiden oder eine Besserung zu erzielen. Richtige Aufklärung und Beratung durch den Arzt sind hierfür wesentliche Voraussetzungen. Direkte Sonnenexposition ist nach Möglichkeit zu vermeiden, d.h. der lichtempfindliche Patient sollte versuchen, sich weitestgehend im Schatten aufzuhalten, wobei er allerdings wissen muß, daß ihn auch hier ein Teil des UV-Lichtes durch Reflexion erreicht. Insbesondere durch Reflexion an glatten Oberflächen (Meer, Schnee) kann auch UV-Licht im Schatten wirksam sein. Schnee beispielsweise reflektiert UV-Licht zu *85%*, Meer zu ca. *50%* und Sand zu *25%*. Geeignete Kleidung kann wirksam vor UV-Licht schützen, Baumwolle ist hierzu am besten geeignet. Zum textilen Lichtschutz gehört auch das Tragen eines breitkrempigen Hutes. Nach unserer Erfahrung wird dies von den Patienten auch akzeptiert, da es durchaus modisch wirken kann. Allgemeine Empfehlungen für Patienten mit Lichtdermatosen sollten auch Tips für die richtige Urlaubswahl beinhalten. Urlaubsreisen an Orte mit hoher UV-Lichtintensität, z.B. im Hochgebirge, sind zu vermeiden. Die Intensität der UV-Strahlung hängt im allgemeinen von Sonnenstand, geographischer Höhenlage, Luftverschmutzung, Ozongehalt und Streustrahlung ab. Beispielsweise sind Skireisen wegen der hohen Reflexion des Sonnenlichtes durch den Schnee für Patienten mit Lichtdermatosen ungünstig. Auch sollten die Patienten wissen, daß UVA-Licht durch Glas penetriert, wohingegen UVB-Licht weitestgehend abgehalten wird. Dies kann zum Beispiel für UVA-Lichtempfindliche am Arbeitsplatz oder aber bei längeren Autofahrten von Bedeutung sein.

Als *lokalen Lichtschutz* empfehlen wir bei Lichtdermatosen die Anwendung von Lichtschutzmitteln mit mittlerem bis höherem Lichtschutzfaktor (LSF 5–15). Der Patient muß lernen, das Lichtschutzmittel in sein tägliches Hautpflegeprogramm aufzunehmen, wobei das Präparat am besten 15–30 min vor der Sonnenexposiiton aufgetragen bzw. in die Haut eingerieben werden sollte, damit voller Schutz erreicht wird. Unter

Tabelle 33.12. Möglichkeiten des aktiven Lichtschutzes

▷ **Textiler Lichtschutz**
 Bedeckende Kleidung
 Breitkrempiger Hut
 Handschuhe
 u. v. a.

▷ **Anwendung von lokalen Lichtschutzmitteln**
 Präparate mit LSF 5–15
 verstärkte Pigmentierung

▷ **Systemischer Lichtschutz**
 Vitamin A-reiche Ernährung
 Betacaroten
 Evtl.: Tocopherole (z.B. α-Tocopherol und andere Derivate als Schutz gegen UV-induzierte freie Radikale)

den vielen Präparaten die richtige Auswahl zu treffen, ist für Patient und Arzt nicht immer leicht. Bei den lokal anwendbaren Lichtschutzmitteln ist zwischen physikalisch-abdeckenden oder reflektierenden und chemisch-absorbierenden Substanzen zu unterscheiden.

Physikalischer Lichtschutz ist beispielsweise durch mineralische Deckpigmente wie Titandioxid, Zinkoxid, Eisenoxid u. a. gewährleistet, die das Licht reflektieren. Wirksam sind sie sowohl im Bereich des UV-Lichtes als auch im sichtbaren Licht- und im Infrarotbereich. Chemische Lichtschutzsubstanzen haben hingegen eher eine gezielte Wirksamkeit in einem engeren UVB- und UVA-Bereich. Sie fangen die Energie des UV-Lichtes ab, bevor diese an der Haut wirksam sein kann. Vornehmlich im UVB-Breich schützen Derivate von *Paraaminobenzoesäure* (PABA und PABA-Ester), *Zimtsäure* (Cinnamate), *Benzimidazol* und *Kampfer*. Gegen UVA-Licht schützen u. a. Derivate des *Dibenzoylmethan*.

Präparate, die chemischen Lichtschutz sowohl im UVB- als auch im UVA-Bereich anbieten; werden als *UV-Blocker* bezeichnet; enthalten sie darüber hinaus noch mineralische Deckpigmente, sind sie im allgemeinen als sog. *Sonnenblocker* anzusehen.

Für Patienten mit ausgeprägten Lichtdermatosen sind Sonnenblocker am ehesten zu empfehlen. Durch verfeinerte Herstellungstechniken stehen heutzutage Präparate mit mikronisiertem Titandioxid zur Verfügung, die kosmetisch akzeptabel sind. Auf die Deklaration der Inhaltsstoffe sollte geachtet werden, da nicht selten Patienten mit Lichtdermatosen Kontaktallergien gegen Inhaltsstoffe (z. B. PABA-Derivate, Cinnamate u. a.) und Grundlagen von Lichtschutzmitteln entwickeln.

● Die Anwendung von externen Lichtschutzpräparaten erfolgt am besten als milde Lotio (Ö/W-Emulsion) oder Creme, die besser in die Haut eindringen. W/Ö-Emulsionen und ölige Zubereitungen im allgemeinen sind allerdings wasserfester als hydrophile Grundlagen oder gar Lösungen und bleiben länger wirksam. Wasserfeste Formulierungen sind auch wegen des Ausschwitzens bei sportlicher Aktivität und des Badens im Meer während des Urlaubs oft erwünscht. In jedem Falle ist bei lichtempfindlichen Kranken eine Applikation des Lichtschutzmittels 2 ×/d notwendig. Neuerdings wurden Präparate eingeführt, bei denen ein UV-Filter mit hohem LSF in Liposome eingearbeitet ist, der auch nach regelmäßigem Wasserkontakt weitgehend stabil bleiben soll (z. B. Daylong®, Lymphazome®). Hydrogele haben den Vorteil, daß sie vielfach keine Emulgatoren enthalten und somit für Kontaktallergiker besser geeignet sind. Möglicherweise ist die sog. „Mallorca-Akne" auf Ölzubereitungen mit derartigen Zusätzen zurückzuführen.

Die Problematik der Vergleichbarkeit von Lichtschutzmitteln liegt in der unterschiedlichen Definition eines Lichtschutzfaktors (LSF), wobei unterschiedliche Standardwerte nach DIN und nach den Regeln der FDA für den UVB-Bereich existieren. Für die Definition des LSF im UVA-Bereich gibt es noch keinerlei allgemein anerkannte Bestimmungsmethoden. Unsere Empfehlung an Patienten mit ausgeprägten Lichtdermatosen ist, ein Lichtschutzmittel mit einem LSF von ca. 15 nach DIN bzw. 20 nach FDA im UVB-Bereich und einen möglichst hohen UVA-Schutz zu verwenden (Anthelios® 20B, 7A; Ilrido® Plus 15 Milch oder Creme; Spectraban® Ultra). Einige Lichtschutzmittel enthalten zusätzlich Urokanin-

Tabelle 33.13. Klassifikation von lokalen Lichtschutzmitteln

▷ **Physikalischer Schutz** (Abdeckung bzw. Reflexion) z. B. Titandioxid (z. T. mikronisiert) Eisenoxid Zinkoxid u. a.	▷ **Chemische Absorption**	
	UVB-Filter PABA bzw. PABA-Ester Zimtsäure (Cinnamate) Benzimidazole Kampfer	*UVA-Filter* Dibenzoylmethan und Derivate Benzophenone

◀—————— Sonnenblocker ——————————— UV-Blocker ——————▶

säure oder die Antioxidantien Vitamin E und Betacaroten. Alle genannten Substanzen sind in ihrer Eigenschaft als Protektoren gegen Lichteffekte durchaus als günstig zu bewerten.

Selbstbräuner und *Bräunungsbeschleuniger* sind hingegen bei Patienten mit Lichtdermatosen nicht indiziert, teilweise sogar kontraindiziert, da einige von ihnen Furocumarine enthalten. Solarienbenutzungen in Eigenregie des Kranken sind grundsätzlich abzulehnen, zumal die diversen verfügbaren Geräte nicht standardisiert sind und technisch nicht überprüft werden, weder in Deutschland noch in den meisten anderen Ländern.

Der Patient kann selbst durch seine Ernährung einen gewissen Lichtschutz aufbauen, z. B. durch Aufnahme von Vitamin A, was reichlich in Karotten, Spinat und Tomaten enthalten ist. Die Zufuhr von Betacarotenkapseln (Dosis: 50–150 mg/d) kann bei einigen Lichtdermatosen, wie z. B. bei PLD oder der Lichturticaria, eine Exazerbation verhindern.

Literatur

Buescher LS (1993) Sunscreens and photoprotection. Otolaryngol Clin North Am 26: 13–22

Foley P, Nixon R, Marks R (1993) The frequency of reactions to sunscreens: results of a longitudinal population-based study on the regular use of sunscreens in Australia. Br J Dermatol 128: 512–518

Hönigsmann H (1992) Sonnenschutz. Hautarzt 43: 395–401

Kaye ET, Levin JA, Blank IH et al. (1991) Efficiency of opaque photoprotective agents in the visible light range. Arch Dermatol 127: 351–355

Luftman DB, Lowe NJ, Moy RL (1991) Sunscreens. Update and review. J Dermatol Surg Oncol 17: 744–46

Patel NP, Highton A, Moy RL (1992) Properties of topical sunscreens formulations. A review. J Dermatol Surg Oncol 18: 316–320

Schmitz S, Garbe C, Tebbe B, Orfanos CE (1994) Langwellige ultraviolette Strahlung (UVA) und Hautkrebs. Hautarzt 45: 517–525

Sterling GB (1992) Sunscreens: a review. Cutis 50: 221–224

Sternberg G, Larkö Ö (1985) Sunscreen application and its importance for the sun protection factor. Arch Dermatol 121: 1400–1402

Farbabbildungen

1 Polymorphe Lichtdermatose bei einem 6-jährigen Jungen

2 Akute phototoxische Reaktion im Gesichtsbereich durch einen lokal applizierten Lichtsensibilisator

3 Subakute phototoxische Dermatitis nach Einnahme von Chlorpromazin

4 Aktinisches Retikuloid bei einem 42-jährigen Mann

5 Lichttestung: Normale Lichtreaktion im UVA-Bereich, deutlich herabgesetzte Erythemschwelle im UVB-Bereich. Diagnose: UVB-Überempfindlichkeit

Farbabbildungen

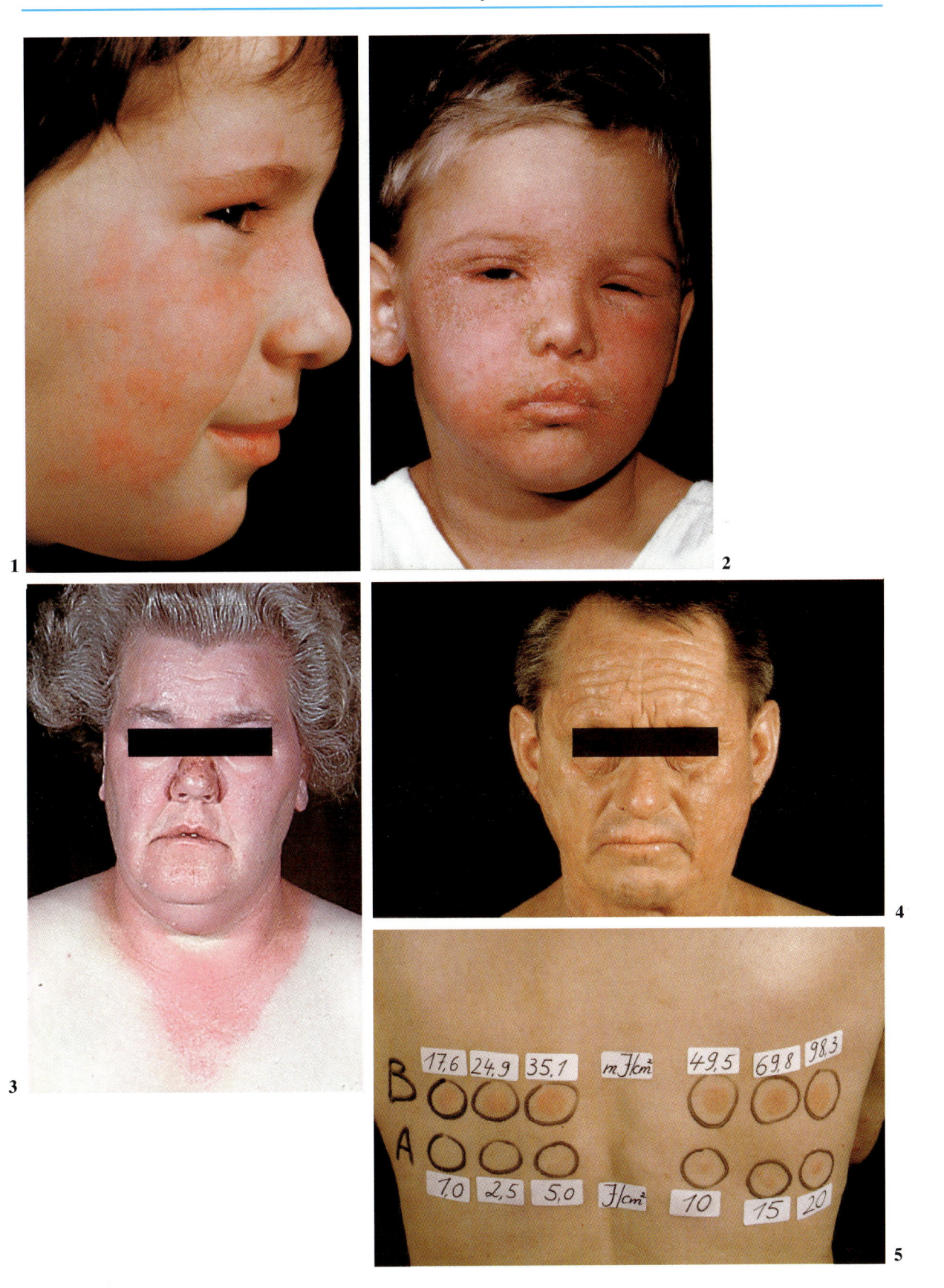

Kapitel 34 Porphyrien

34.1 Allgemeines 752
34.2 Hepatische Porphyrien 755
34.2.1 Akut-intermittierende Porphyrie . . . 755
34.2.2 Porphyria variegata. 756
34.2.3 Hereditäre Koproporphyrie 757
34.2.4 Porphyria cutanea tarda. 758
34.2.5 Pseudoporphyria cutanea tarda
　　　durch Medikamente und Noxen. . . . 761
34.2.6 Pseudoporphyria cutanea tarda bei
　　　chronischer Hämodialyse 762
34.2.7 Hepatoerythropoetische Porphyrie. . 763
34.3 Erythropoetische Porphyrien 764
34.3.1 Erythropoetische Protoporphyrie. . . 764
34.3.2 Kongenitale erythropoetische
　　　Porphyrie 764

34.1 Allgemeines

Die *Porphyrien* stellen eine nicht allzu seltene Gruppe von Stoffwechselkrankheiten dar, in denen stark erhöhte Mengen von *Porphyrinen oder ihrer Vorstufen* im Körper gebildet werden. Ursache dafür sind Störungen der Hämbiosynthese, die auf genetisch bedingten, spezifischen Enzymdefekten beruhen. Teilweise werden diese genetischen Defekte erst dann manifest, wenn eine zusätzliche Belastung durch Arzneimittel oder andere Umweltschadstoffe hinzukommt. Da die Porphyrine phototoxische Substanzen sind, die zum Teil in der Haut in erhöhtem Maße vorhanden sind bzw. dort gelagert werden, ist das klinische Leitsymptom der meisten Porphyrien eine phototoxische Hautreaktion.

Porphyrinbiosynthese und Enzymdefekte: Die Porphyrine sind Schlüsselverbindungen für das Leben tierischer und pflanzlicher Zellen. In tierischen Zellen stellt das Häm den Blutfarbstoff dar und ist die entscheidende Ausgangssubstanz für die Bildung des Hämoglobins, des Myoglobins und der Zytochrome (P 450). Diese Moleküle ermöglichen den Transport, die Aktivierung und die Verarbeitung von O_2 und O_2-Verbindungen in tierischen Zellen und sind somit für den Energiestoffwechsel verantwortlich. In Pflanzen ist das Chlorophyll das wichtigste Porphyrin, das als Katalysator der Photobiosynthese wirkt, d. h. Zucker werden aus Wasser und CO_2 bei UV-Einwirkung unter Freisetzung von O_2 synthetisiert.

Die *Hämbiosynthese* ist in ihren einzelnen Schritten einschließlich der Funktion der daran beteiligten Enzyme weitestgehend aufgeklärt (Tabelle 34.1). Aus Succinyl-CoA und Glycin wird die δ-Aminolävulinsäure synthetisiert, dabei ist die δ-Aminolävulinsäuresynthase das Schrittmacherenzym für die gesamte Hämsynthese, über das die Quantität der Endprodukte reguliert wird. Aus 2 Molekülen der δ-Aminolävulinsäure entsteht Porphobilinogen, und aus 4 Molekülen Porphobilinogen bilden sich die Porphyrine. Uroporphyrinogen III, Koproporphyrinogen III, Protoporphyrinogen IX und Protoporphyrin unterscheiden sich jeweils in ihren Seitenketten, und das Häm wird schließlich durch die Einlagerung von Fe^{++} in das Molekül gebildet (Abb. 34.1).

Porphyrine können in allen menschlichen Zellen gebildet werden, als Hauptorte der Porphyrinsynthese fungieren jedoch das erythropoetische System, die Leber und die Nieren. Die normale Porphyrinausscheidung beträgt ca. *50–100 µg/d* im Urin und *200–500 µg/d* im Stuhl. Der größte Teil der Porphyrine wird nicht ausgeschieden,

Tabelle 34.1. Enzymatische Schritte der Hämbiosynthese und daraus resultierende Krankheitsbilder

Porphyrinkaskade	Verantwortliches Enzym	Bei Enzymdefekt resultierende Krankheit
SUCCINYL-COA + GLYCIN ⇓	δ-Aminolävulinsäure-Synthase	*Sideroachrestische Anämie*
2 × δ-Aminolävulinsäure ⇓	Porphobilinogen-Synthase	*Porphobilinogensynthesemangel (ALA-Dehydratase-Mangel)*
4 × Porphobilinogen ⇓	Uroporphyrinogen I-Synthase	*Akut-intermittierende Porphyrie*
Hydroxymethylbilan ⇓	Uroporphyrinogen III-Cosynthase	*Kongenitale erythropoetische Porphyrie (M. Günther)*
Uroporphyrinogen III ⇓	Uroporphyrinogen III-Decarboxylase	*Porphyria cutanea tarda* Hepatoerythropoetische Porphyrie
Koproporphyrinogen III ⇓	Koproporphyrinogen III-Oxidase	*Hereditäre Koproporphyrie*
Protoporphyrinogen IX ⇓	Protoporphyrinogen IX-Oxidase	*Porphyria variegata*
Protoporphyrin IX + Fe^{++} ⇓ HÄM	Ferrochelatase	*Erythropoetische Protoporphyrie*

Allgemeines

Abb. 34.1. Biosynthese des Hämmoleküls

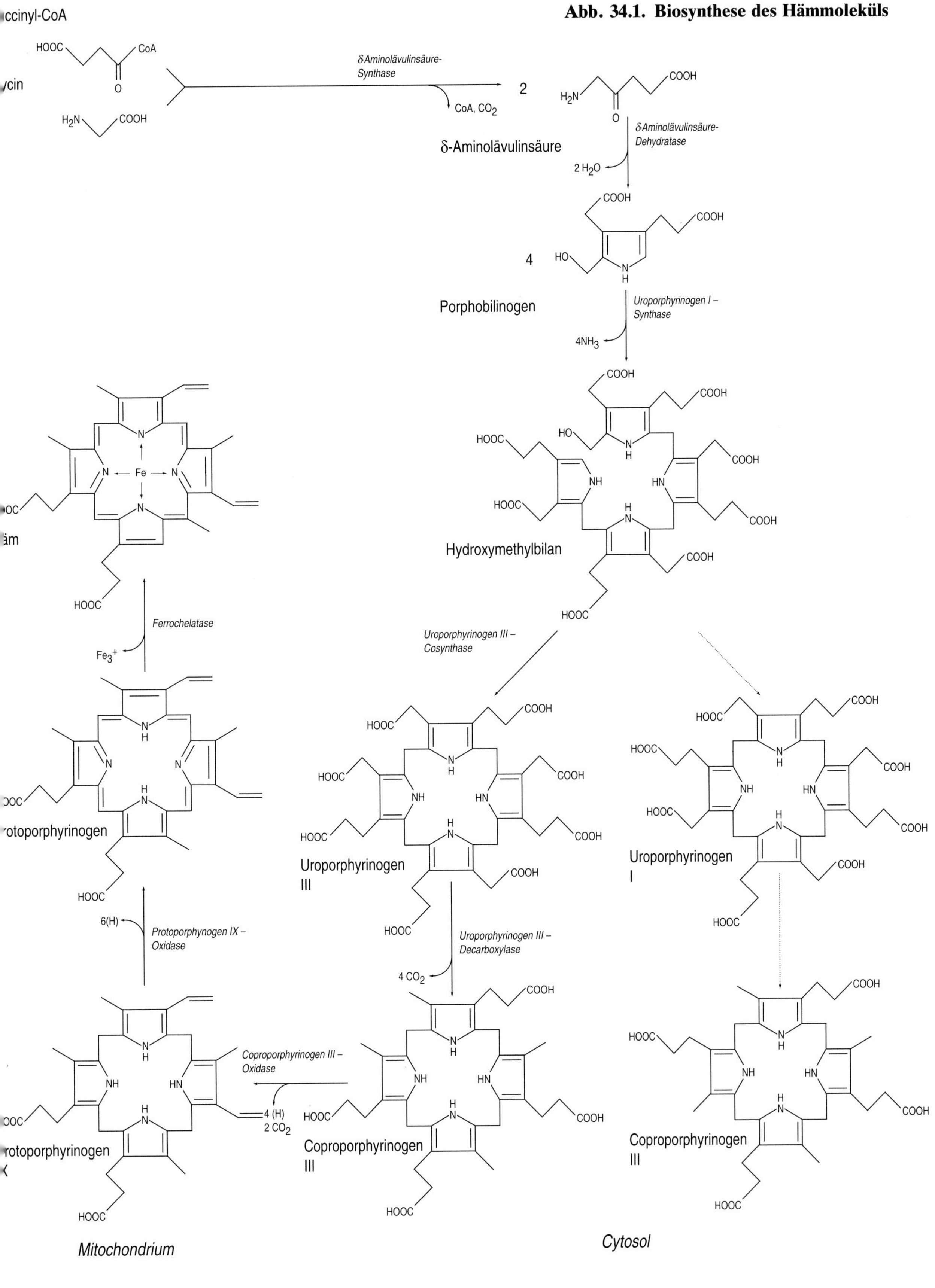

sondern über den enterohepatischen Kreislauf aus dem Darm wieder rückresorbiert. Der Nachweis einer vermehrten Porphyrinausscheidung im Urin und im Stuhl stellt somit den wichtigsten Zugang zur Diagnose einer Porphyriestoffwechselstörung dar.

● Porphyrine werden *durch kurzwelliges sichtbares und langwelliges UVA-Licht angeregt*. Ihr Absorptionsmaximum liegt bei ca. *400 nm (Soret-Band)*. Nach Exzitation emittieren Porphyrine Lichtwellenlängen von *600–610 nm* und von *640–660 nm*, die einer intensiv roten Fluoreszenz entsprechen. Alle Porphyrinderivate sind daher stark rot bzw. fluoreszieren nach Anregung mit langwelligem UV-Licht in rötlicher Farbe; auch der Harn ist bei Porphyrien meist rot gefärbt oder wird nach längerem Stehen rot. Die phototoxischen Reaktionen durch Porphyrine an der Haut werden auf folgenden Mechanismus zurückgeführt: Nach Absorption von Lichtenergie durch die Porphyrine werden Elektronen in einen angeregten Zustand („Triplett") versetzt. Bei Rückkehr der Elektronen in ihren Ausgangszustand wird diese Energie freigesetzt; es findet eine Reaktion mit O_2 statt, bei der freie Radikale und Singlet-O_2-Moleküle gebildet werden, die Moleküle, Zellen und Gewebe angreifen können. Ungesättigte Fettsäuren sind in besonderem Maße für die Reaktion mit Singlet-O_2-Molekülen anfällig, dabei werden Kreuzvernetzungen von Proteinen sowie die Zerstörung von Sulfhydrylgruppen induziert. Betacaroten und andere Radikalfänger können deshalb einen photoprotektiven Effekt auf die phototoxischen Hautreaktionen bei Porphyrinstoffwechselstörungen bewirken.

Ätiologisch können nahezu alle Porphyrien einem spezifischen, genetisch determinierten Enzymdefekt zugeordnet werden (Tabelle 34.1). Die kodierenden Gene der aufgeführten Enzyme wurden inzwischen sequenziert, und Punktmuta-

Tabelle 34.2. Klinische Einteilung der Porphyrien und zugrundeliegende genetische Veränderungen

	Verlauf	Hautveränderungen	Erbgang	Genlokus
▷ **Hepatische Porphyrien**				
Akut-intermittierende Porphyrie (AIP)	akut	keine	autosomal-dominant	11q23
Porphyria variegata (PV)	akut	sporadisch: wie PCT	autosomal-dominant	14q32
Hereditäre Koproporphyrie (HCP)	akut	sporadisch: wie PCT	autosomal-dominant	9p
ALA-Dehydratasemangel (Porphobilinogensynthase-Mangel) (ALADD)	akut	keine	autosomal-rezessiv	9q34
Porphyria cutanea tarda (PCT)	chronisch	phototoxische Reaktionen, Elastose, Epidermolysis bullosaartige Veränderungen	autosomal-dominant (Typ II) erworben (Typ I)	1q34
Hepatoerythropoetische Porphyrie (HEP)	chronisch	wie PCT, Mutilationen	autosomal-rezessiv	1q34
▷ **Erythropoetische Porphyrien**				
Erythropoetische Protoporphyrie (EPP)	chronisch	phototoxische Reaktionen, Hyalinosis cutis-artige, bleibende Veränderungen	autosomal-dominant und rezessiv	18q21.3
Kongenitale erythropoetische Porphyrie (M. Günther; CEP)	chronisch	phototoxische Reaktionen, Verbrennungen	autosomal-rezessiv	1q24

tionen konnten identifiziert werden, die offenbar für die Enzymdefekte verantwortlich sind. Bei der kongenitalen erythropoetischen Porphyrie, die als erste menschliche Porphyrie beschrieben wurde und für die erstmalig ein verantwortlicher Enzymdefekt identifiziert werden konnte, wurde eine Reduktion der Uroporphyrinogen III-Synthase um 80–90 % nachgewiesen, die mit Punktmutationen auf dem kodierenden Gen mit zum Teil identischer Lokalisation in Verbindung gebracht werden konnte. *Die meisten Porphyrien werden autosomal-dominant vererbt*, bei wenigen liegt ein autosomal-rezessiver Erbgang vor (Tabelle 34.2).

Das klinische Auftreten einer Porphyrie kann neben dem zugrundeliegenden genetischen Enzymdefekt weitere Manifestationsfaktoren erfordern. Als solche gelten insbesondere *Alkohol, Östrogene (Kontrazeptiva!), polyhalogenierte Hydrocarbone* und *Hexachlorbenzol*. Für die häufigste klinische Variante, die Porphyria cutanea tarda, wurde neben der *hereditären Form (Typ II)* auch eine *erworbene Form (Typ I)* beschrieben. Bei der hereditären Form läßt sich der Enzymdefekt der Uroporphyrinogen III-Decarboxylase sowohl in hepatischen Zellen als auch in erythropoetischen Zellen nachweisen; bei der erworbenen Form hingegen beschränkt sich die verminderte Enzymaktivität auf die hepatischen Zellen, wobei offensichtlich als Auslöser zusätzliche hepatotoxische Noxen notwendig sind.

Zur *klinischen Einteilung* der Porphyrien hat sich weitgehend ein Konzept durchgesetzt, das zwischen *hepatischen* Porphyrien einerseits und *erythropoetischen* andererseits unterscheidet. Damit wird die Einteilung nach den Organsystemen vorgenommen, in denen die Hauptaktivität des verantwortlichen Enzyms feststellbar ist. Allerdings sind fast alle Enzyme sowohl in den Leberzellen als auch im erythropoetischen System nachweisbar.

Ein 2. Gesichtspunkt für die klinische Einteilung ist die Unterscheidung zwischen den *akuten* und den nichtakuten oder *chronischen* Porphyrien. Bei den akuten Porphyrien sind zumeist durch äußere Faktoren hervorgerufene, anfallsartige Manifestationen vorherrschend, die mit gleichzeitiger neuropsychiatrischer Symptomatik und exzessiver Ausscheidung von Porphyrinvorläufern im Urin einhergehen. Die klinische Einteilung der diversen Porphyrien ist in Tabelle 34.2 zusammengefaßt dargestellt.

Literatur

Brun A, Sandberg S (1991) Mechanisms of photosensitivity in porphyric patients with special emphasis on erythropoietic protoporphyria. J Photochem Photobiol 10: 285–302

Elder GH (1990) The cutaneous porphyrias. Semin Dermatol 9: 63–69

Elder GH (1993) Molecular genetics of disorders of haem biosynthesis. J Clin Pathol 46: 977–981

Goerz G, Bolsen K, Schürer NY (1994) Die Porphyrien: Diagnostik und Therapie. Z Hautkr 69: 79–87

Köstler E (1987) Definition und Klassifikation der Porphyrien. Z Ges Inn Med 42: 528–530

Meola T, Lim HW (1993) The porphyrias. Dermatol Clin 11: 583–596

Moore MR (1993) Biochemistry of porphyria. Int J Biochem 25: 1353–1368

Rimington C (1985) A review of the enzymic errors in the various porphyrias. Scand J Clin Lab Invest 45: 291–301

Young JW, Conte ET (1991) Porphyrias and porphyrins. Int J Dermatol 30: 399–406

34.2 Hepatische Porphyrien

34.2.1 Akut-intermittierende Porphyrie

Die *akut-intermittierende Porphyrie* ist eine *autosomal-dominant* vererbte Erkrankung, die auf einen Defekt der Uroporphyrinogen I-Synthase zurückzuführen ist. Die Krankheit manifestiert sich akut, vorwiegend bei Mädchen und Frauen im Alter zwischen 10 und 40 Jahren. Die Krankheitssymptomatik ist vor allem mit einer Schädigung autonomer Nerven verbunden und besteht in kolikartigen Bauchschmerzen, Konstipation, Vomitus, peripheren Neuropathien, Muskelschwäche bis zu Paresen und Paralyse. Hauterscheinungen fehlen weitestgehend. Das *Leitsymptom sind vor allem die kolikartigen Bauchschmerzen*, die bei *80–90 %* der Patienten während der akuten Krankheit auftreten. Die Auslösung akuter Attacken ist vielfach auf Medikamente als auslösende Faktoren zurückzuführen. Eine Übersicht der in Frage kommenden Medikamente ist in Tabelle 34.3 aufgeführt. Als wei-

Tabelle 34.3. Medikamente, die eine akute Porphyrie auslösen können

▷ **Analgetika**
  Diclofenac, Phenylbutazon, Pyrazolonderivate
▷ **Antihypertensiva**
  Clonidin, Hydralazin, Methyldopa, Spironolacton, Phenoxybenzamin
▷ **Antikonvulsiva**
  Carbamazepin, Diphenylhydantoin, Trimethadion, Valproinsäure, Primidon u. a.
▷ **Antimikrobielle Pharmaka**
  Chloramphenicol, Griseofulvin, Sulfonamide, Pyrazinamid u. a.
▷ **Narkotika**
  Halothan, Ketamine, Pentazocin, Fentanyl u. a.
▷ **Steroidhormone**
  Östrogene, Progesteron, hormonelle Antikonzeptiva
▷ **Sulfonylharnstoffe**
  Tolbutamid, Chlorpropamid
▷ **Tranquilizer**
  Chlordiazepoxid, Clonazepam, Diazepam, Oxazepam, Flurazepam
  ferner Barbiturate, Chloroquin, Dapson, Diäthylpropion, Ergotamin, Furosemid, Imipramin, Theophyllin

tere auslösende Faktoren wurden Äthylalkohol, weibliche Sexualhormone, Fastendiäten und die Ingestion von Schwermetallen beschrieben. Auffällig ist der Urin, der unter UV-Einwirkung eine *rötlich-braune Farbe* annimmt. Diese geht auf eine starke Erhöhung der Ausscheidung von δ-Aminolävulinsäure und Porphobilinogen zurück. Der Nachweis von Porphobilinogen im Urin kann mittels des Hoesch-Tests oder des Tests nach Watson-Schwartz geführt werden. Demgegenüber bleibt die Porphyrinausscheidung im Urin in der Regel im Rahmen der Norm.

Behandlung. Eine spezifische Behandlung für die akut-intermittierende Porphyrie ist nicht bekannt. Im Vordergrund steht die *Vermeidung auslösender Faktoren*, insbesondere diverser Medikamente (Tabelle 34.3). Die Behandlung akuter Anfälle kann eine Intensivüberwachung erforderlich machen. Zur symptomatischen Linderung der akuten Schmerzen kommen Acetylsalicylsäure und Opiatderivate in Betracht. Zusätzlich werden 2 besondere Behandlungsmöglichkeiten gegenwärtig empfohlen, deren therapeutischer Wert weiter bestätigt werden muß:

■ Eine Infusionsbehandlung mit *Glukose* wird aufgrund der Beobachtung empfohlen, daß die Gabe von Kohlenhydraten die Induktion der hepatischen δ-Aminolävulinsäure-Synthase in der Rattenleber mindern konnte. Glukose wird dabei in großen Mengen (bis zu 500 g/d) über Infusionen mit 2–3 l Flüssigkeit zugeführt, die sich in vielen Fällen als hilfreich erwiesen hat.

■ Eine 2. Behandlungsmöglichkeit ist die Infusion von *Hämatin*, das ein strukturelles Analogon des Häm mit Fe^{+++} ist. Sie beruht auf der Vorstellung, daß das Häm die δ-Aminolävulinsäure-Synthase durch einen Rückkopplungsmechanismus hemmt. Die Infusionen mit Hämatin werden in einer Dosierung von 4 mg/kg KG in 500 ml NaCl-Lösung 1–2 ×/d verabreicht, wobei nach 48–72 h ein deutlicher Rückgang der Ausscheidung von δ-Aminolävulinsäure und Porphobilinogen im Urin eintritt. Allerdings kann Hämatin selbst zu vorübergehender Niereninsuffizienz und auch zu Koagulopathien führen.

Literatur

Bickers DR, Pathak MA (1987) The porphyrias. In: Fitzpatrick TB, Eisen AZ, Wolff K, Freedberg IM, Austen KF: Dermatology in general medicine. McGraw-Hill, New York, pp 1666–1715

Mgone CS, Lanyon WG, Moore MR et al. (1993) Detection of a high mutation frequency in exon 12 of the porphobilinogen deaminase gene in patients with acute intermittent porphyria. Hum Genet 92: 619–22

Pierach CA (1982) Hematin therapy for the porphyric attack. Semin Liver Dis 2: 125–128

Scobie GA, Llewellyn DH, Urquhart AJ et al. (1990) Acute intermittent porphyria caused by a C–T mutation that produces a stop codon in the porphobilinogen deaminase gene. Hum Genet 85: 631–634

Watson CJ (1979) Hematin and porphyria. N Engl J Med 293: 605–607

34.2.2 Porphyria variegata

Die *Porphyria variegata* (PV) ist eine seltene, autosomal-dominante Stoffwechselstörung, die auf einem Defekt der Protophorphyrinogen IX-Oxidase beruht. Es treten sowohl akute Schübe als auch chronische Hautveränderungen auf. Die

Erkrankung wird auch als *„gemischte hepatische Porphyrie"* bezeichnet, womit auf die klinische Symptomatik Bezug genommen wird, die sich aus den Symptomen der Porphyria cutanea tarda und solchen der akut-intermittierenden Porphyrie zusammensetzt. Die Krankheit wurde gehäuft in Südafrika beschrieben, während sie in anderen geographischen Gegenden außerordentlich selten ist.

Klinisch ist die PV von anfallsartigen abdominellen Koliken gekennzeichnet sowie von vegetativen Störungen und neuropsychiatrischen Symptomen, die weitestgehend mit den Symptomen bei akuter intermittierender Porphyrie identisch sind. Auch hier werden die akuten Attacken durch exogene Faktoren, besonders durch Medikamente, Alkohol oder Fastendiäten ausgelöst. Im weiteren Verlauf werden bei den Patienten photosensitive Reaktionen und weitere Symptome beobachtet, die mit der Porphyria cutanea tarda identisch sind. Bei der Erkrankung entwickelt sich eine Porphyrinurie; eine starke Vermehrung von Koproporphyrin III und Protoporphyrin IX ist im Stuhl nachweisbar.

Behandlung. An erster Stelle steht bei der PV-Behandlung, wie bei der akut-intermittierenden Porphyrie, die Prophylaxe akuter Anfälle durch *Meidung auslösender Medikamente* (vgl. Tabelle 34.3) sowie von Alkohol, chemischen Noxen und Schwermetallen im Vordergrund. Im akuten Anfall können dieselben therapeutischen Maßnahmen ergriffen werden wie bei AIP. Der kombinierte Einsatz von Cyproteronacetat und Äthinylöstradiol konnte in einer kasuistischen Beobachtung die abdominellen Koliken verhindern. Eine Behandlung von Hautveränderungen wurde auch mit Aderlässen und mit Chloroquin versucht (s. Porphyria cutanea tarda). Beide Behandlungsstrategien erwiesen sich jedoch als wenig hilfreich. Lichtschutz und die Anwendung von Betacaroten werden empfohlen.

Brenner DA, Bloomer JR (1980) The enzymatic defect in variegate porphyria. Studies with human cultured skin fibroblasts. N Eng J Med 302: 765–769

Cramers M, Jepsen LV (1980) Porphyria variegata: failure of chloroquine treatment. Acta Derm Venereol (Stockh) 60: 89–92

Zachariae H, Cramers M (1983) Porphyria variegata treated with cyproterone acetate and ethinyl estradiol. Dermatologica 166: 272–274

34.2.3 Hereditäre Koproporphyrie

Die *hereditäre Koproporphyrie* ist eine sehr seltene *autosomal-dominante* Variante, die mit einem Defekt der Koproporphyrinogen III-Oxydase verbunden ist. Sie manifestiert sich sowohl in akuten Anfällen wie die AIP als auch mit Hautveränderungen wie bei der PCT. Der hereditären Koproporphyrie liegt ein Enzymdefekt zugrunde, der demjenigen der Porphyria variegata in der Hämbiosynthese vorausgeht. Insofern gleicht sich auch die Symptomatik: Sowohl akute Anfälle wie bei AIP als auch vermehrte Photosensitivität mit Blasenbildung und chronischen Hautveränderungen wie bei PCT können auftreten. Letztere sind weniger stark ausgeprägt als bei PCT oder PV. Insgesamt ist die Symptomatik hinsichtlich beider schwerpunktmäßigen Manifestationen weniger stark ausgeprägt als bei AIP oder PV. Die stark erhöhte Ausscheidung von Koproporphyrin III im Stuhl ist *diagnostisch wegweisend*. Während der Anfälle sind auch die Porphyrine im Urin erhöht.

Behandlung. Die Behandlung folgt denselben Richtlinien wie bei PV. Im Vordergrund steht die Vermeidung auslösender Faktoren für akute Anfälle wie Medikamente (vgl. Tabelle 34.3) oder anderer. Ob die Behandlungsvorschläge für AIP und PCT bei entsprechender Symptomatik auch bei der hereditären Koproporphyrie erfolgreich sind, ist bisher nicht geklärt.

Literatur

Bickers DR, Pathak MA (1987) The porphyrias. In: Fitzpatrick TB, Eisen AZ, Wolff K, Freedberg IM, Austen KF (eds) Dermatology in general medicine. McGraw-Hill, New York, pp 1666–1715

Literatur

Bickers DR, Pathak MA (1987) The porphyrias. In: Fitzpatrick TB, Eisen AZ, Wolff K, Freedberg IM, Austen KF (eds) Dermatology in general medicine. McGraw-Hill, New York, pp 1666–1715

Brodie MJ, Thompson GG, Moore MR et al. (1977) Hereditary coproporphyria. Quart J Med 46: 229–241

Goldberg A, Rimington C, Lochhead AC (1967) Hereditary coproporphyria. Lancet I: 632–636

Grandchamp B, Nordmann Y (1977) Decreased lymphocyte coproporphyrinogen III oxidase activity in hereditary coproporphyria. Biochem Biophys Res Comm 74: 1089

34.2.4 Porphyria cutanea tarda

Die häufigste Störung des Porphyrinstoffwechsels ist die *Porphyria cutanea tarda*; sie beruht auf einer verminderten Aktivität der Uroporphyrinogen III-Decarboxylase und wird unterteilt in eine *erworbene* (*Typ I*, sporadisch) und in eine *erbliche* Form (*Typ II*, autosomal dominant). Klinisch ist die Krankheit gekennzeichnet durch Photosensitivität, bullöse Hautveränderungen und einen chronischen Verlauf; akute Manifestationen kommen nicht vor.

Bei der erblichen PCT-Form weist die Uroporphyrinogen III-Decarboxylase insgesamt eine um ca. 50 % verminderte Aktivität auf, während beim sporadischen Typ die Enzymaktivität nur in der Leber herabgesetzt ist. Die Krankheitsauslösung beim sporadischen Typ erfordert somit das Hinzukommen exogener Noxen. Der wichtigste Auslöser ist Alkoholabusus, daneben spielen Östrogene eine wichtige Rolle (Tabelle 34.4). Bei einem großen Teil der Patienten besteht offenbar eine Vorschädigung der Leber durch Hepatitis B und/oder C, bei 70–80 % aller Kranken wurden positive serologische Befunde für die beiden Subtypen der Hepatitis gefunden. Weiterhin wurde bei HIV-infizierten Patienten mehrfach eine PCT beschrieben.

Die Auslösung der Hauterscheinungen der PCT erfolgt durch die Einwirkung von Licht mit einer Wellenlänge von *400–410 nm*; sie sind somit fast ausschließlich an den lichtexponierten Hautpartien nachweisbar. Doch die Patienten sind sich oft nicht bewußt, daß Sonnenlicht die Hautveränderungen auslöst, da eine akute Photosensitivität wie bei den erythropoetischen Porphyrien weitgehend fehlt. Die Hauterscheinungen bestehen vornehmlich in der Bildung von Vesikeln und Blasen, die mit Vernarbung, Pigmentverschiebungen und Atrophie abheilen. Ein weiteres wichtiges Zeichen ist die Entwicklung einer Hypertrichose vornehmlich im Gesicht. Durch den Nachweis einer vermehrten Ausscheidung von Porphyrin im 24-h-Sammelurin wird die Diagnose gesichert.

Tabelle 34.4. Medikamente und Noxen, die eine Porphyria cutanea tarda auslösen können

▷ Eisen-Überschuß
▷ Alkoholabusus
▷ Östrogene bzw. orale Kontrazeptiva
▷ Virusinfektionen (Hepatitis B, C; HIV)
▷ Hepatotoxische Medikamente (Methotrexat, Cyclophosphamid)
▷ Polychlorierte Phenole, Biphenyle, etc. (Hexachlorbenzol, Tetrachlordibenzdioxin u. a.)

Behandlung. Bei beiden Formen der PCT müssen *Manifestationsfaktoren* identifiziert und gezielt vermieden werden. Eine strenge Alkoholkarenz ist zu fordern. Das Absetzen von Östrogenpräparaten oder einer Eisensubstitutionsbehandlung kann in manchen Fällen zu einer kompletten Remission der Krankheit führen. Eine weitere wichtige Maßnahme der Patientenführung besteht in der Aufklärung über die Lichtinduktion der Hautveränderungen und in der Verordnung eines adäquaten Lichtschutzes. Dabei sind Präparate mit physikalischem Lichtschutz vorzuziehen, da bei der PCT der auslösende Wellenlängenbereich an der Grenze des UVA-Lichtes zum sichtbaren Licht liegt (ca. 400–410 nm, Soret-Band). Die meisten chemischen Lichtschutzpräparate decken diesen Bereich nicht ab und haben deshalb einen nur geringen protektiven Effekt.

Zur Behandlung der PCT haben sich inzwischen zwei Vorgehensweisen durchgesetzt:
a) die Aderlaßtherapie nach Ippen und
b) die niedrigdosierte Chloroquinbehandlung.

■ *Aderlaßbehandlung* (Phlebotomie): Dieses Verfahren wird in Deutschland seit den späten 50er Jahren erfolgreich praktiziert. Das Ziel der Aderlaßbehandlung besteht in einer Entleerung der Eisenspeicher und in einer Senkung des Serumeisenspiegels. Es wird angestrebt, den Serumeisenspiegel auf *unter 50 µg/dl* zu senken. Auf der anderen Seite soll der rote Blutfarbstoff nicht unter 11 g/dl abfallen. Beide Parameter sind im Rahmen der Aderlaßtherapie regelmäßig zu kontrollieren.

Das praktische Vorgehen ist wie folgt: 250–500 ml Blut werden zunächst wöchentlich, dann in 2- bis 4wöchentlichen Abständen entnommen. Dieses Vorgehen wird über mindestens 3–6 Monate fortgeführt, wobei die Anpassung der Intervalle sowie der Entnahmemengen aufgrund der Entwicklung des Serumseisenspiegels, des Hämoglobins und des Hämatokrits festgelegt werden. In den meisten Fällen führt die Entnahme einer *Gesamtmenge von 3–5 l Blut* zu einer Remission der Hautveränderungen und zur Normalisierung der Porphyrinwerte im Urin. Ein guter Behandlungserfolg wird in der Regel nach 6–12 Monaten sichtbar. Behandlungszyklen können nach Bedarf wiederholt werden. Wichtig für den behandelnden Arzt ist es, darauf zu achten, daß eine daraus entstehende leichte Anämie nicht etwa durch erneute Eisengaben zu korrigieren versucht wird.

■ *Chloroquintherapie:* Die Chloroquinbehandlung der PCT ist auch bereits seit den 50er Jahren bekannt, hat sich aber erst in den 70er Jahren endgültig durchgesetzt. Der Wirkmechanismus basiert offenbar darauf, daß Chloroquin mit Porphyrinen wasserlösliche Komplexe bildet, die aus den Zellen herausdiffundieren und über die Nieren ausgeschieden werden können. Chloroquin wurde ursprünglich in höheren Dosen angewendet, doch diese können selbst hepatotoxische Wirkungen mit deutlichen Anstiegen der SGOT und SGPT sowie des Bilirubins auslösen. Nach Gabe einer versehentlich 10fach erhöhten Dosis von 1250 mg wurde sogar ein Todesfall beobachtet. Mit der Gabe von *125 mg 2 ×/Woche* über einen Zeitraum von 8–18 Monaten resultierte eine komplette Remission bei allen behandelten Patienten. Das von uns empfohlene Vorgehen bei der Chloroquintherapie ist in Tabelle 34.5 zusammengefaßt.

■ *Kombinierte Aderlaß- und Chloroquinbehandlung:* Die kombinierte Behandlung mit beiden Modalitäten wurde in einer größeren Studie im Vergleich zu den Monotherapien allein untersucht. Es zeigte sich dabei, daß das Eintreten

Tabelle 34.5. Vorgehen bei der Chloroquintherapie der PCT

▷ Leberfunktionstests (SGPT, SGOT, γ-GT, LDH, AP) und augenärztliche Untersuchung vor Behandlungsbeginn durchführen
▷ Einmalige Gabe von 125 mg Chloroquin; nach 7 Tagen erneut Leberfunktionstests durchführen
▷ Bei normalen Werten oder fehlender Verschlechterung: Fortsetzung der Behandlung mit 125 mg Chloroquin 2 ×/Woche
▷ Leberfunktionsteste alle 4–8 Wochen und augenärztliche Untersuchung halbjährlich
▷ Behandlungsdauer: 6–18 Monate bis zur Vollremission

einer vollständigen klinischen und biochemischen Remission mit der kombinierten Behandlung in weniger als der Hälfte der Zeit zu erreichen war. Während das Eintreten der vollständigen Remission mit der jeweiligen Monotherapie *10–12 Monate* dauerte, wurde mit der kombinierten Aderlaß- und Chloroquintherapie eine vollständige Remission im Durchschnitt bereits nach *3,5 Monaten* erreicht. Die Behandlungen wurden mit Aderlässen von 500 ml/Woche während der ersten 4 Wochen und danach alle 2 Wochen vorgenommen. Gleichzeitig wurden 2 × 125 mg/Woche Chloroquin gegeben. Die kombinierte Behandlung der PCT mit Aderlässen und Chloroquin stellt heute aufgrund dieser Ergebnisse das Behandlungsverfahren der Wahl dar, wenn keine Kontraindikationen gegen den Einsatz einer der beiden Behandlungsmodalitäten erkennbar sind.

■ *Deferoxaminbehandlung:* Verschiedentlich wurde in der Literatur eine Behandlung mit Deferoxaminmesilat (Desferal®) beschrieben. Deferoxamin ist ein Stoffwechselprodukt von Aktinomyzeten, das Eisenkomplexe bindet. Dabei wird Eisen aus Ferritin, Transferrin und Hämosiderin, nicht aber aus dem Hämmolekül aufgenommen. Die Eisenionen werden in einen wasserlöslichen Komplex überführt, der durch die Nieren ausgeschieden wird. Deferoxamin wurde für die Behandlung in Dosen von *1,5 g/d mittels subkutaner Infusion 5 Tage/Woche* verabreicht. Bei dieser Dosierung traten keinerlei Nebenwirkungen auf. Die Behandlungsdauer bis zum Erreichen der klinischen und biochemischen

Murphy GM, Wright J, Nicholls DS et al. (1989) Sunbed-induced pseudoporphyria. Br J Dermatol 120: 555–562
Parodi A, Guarrera M, Rebora A (1988) Amiodarone-induced pseudoporphyria. Photodermatol 5: 146–147
Poh Fitzpatrick MB, Ellis DL (1989) Porphyrialike bullous dermatosis after chronic intense tanning bed and/or sunlight exposure. Arch Dermatol 125: 1236–1238
Ramsay CA, Obreshkova E (1974) Photosensitivity from nalidixic acid. Br J Dermatol 91: 523–528
Simon N, Korom I, Szekeres L et al. (1986) Porphyria sclerodermiformis. Z Hautkr 61: 1607–1621
Sola R, Puig LL, Ballarin JA et al. (1987) Pseudoporphyria cutanea tarda associated with cyclosporine therapy. Transplantation 43: 772
Stenberg A (1990) Pseudoporphyria and sunbeds. Acta Derm Venereol (Stockh) 70: 354–356
Stevens HP, Ostlere LS, Black CM, Rustin MH (1993) Generalized morphoea secondary to porphyria cutanea tarda. Br J Dermatol 129: 455–457
Suarez SM, Cohen PR, DeLeo VA (1990) Bullous photosensitivity to naproxen: „pseudoporphyria". Arthritis Rheum 33: 903–908
Weiss J, Jung EG (1990) Solariumpseudoporphyrie. Fallbeschreibung und Literaturübersicht. Hautarzt 41: 671–674
Zelickson AS (1964) Phototoxic reactions with nalidixic acid. J Am Med Assoc 190: 556–557

34.2.6 Pseudoporphyria cutanea tarda bei chronischer Hämodialyse

Die *Pseudo-PCT*, die *bei chronischer Hämodialyse bzw. bei terminaler Niereninsuffizienz* auftritt, besteht vor allem in einer ausgeprägten aktinischen Elastose, erhöhter Vulnerabilität der Haut, Hyperpigmentierungen an den belichteten Hautarealen und Neigung zu Narbenbildung. Subepidermale Blasen treten ebenfalls auf, sind jedoch relativ selten (sog. *bullöse Dermatose bei Hämodialyse*).
Die Untersuchungsbefunde zu den Plasmawerten der Porphyrine bei chronisch hämodialysierten Patienten sind uneinheitlich. Ein Teil der Untersucher fand keine Erhöhung der Plasmaporphyrinkonzentrationen, doch neuere Analysen zeigen deutliche Erhöhungen der Plasmaporphyrinkonzentrationen im Vergleich zu Kontrollkollektiven. Während aber bei der echten PCT neben Uroporphyrin auch Hepta- und Hexaporphyrin im Plasma deutlich erhöht sind, ließ sich bei den Hämodialysepatienten eine fast ausschließliche Erhöhung des Uroporhyrins nachweisen. Aufgrund der unterschiedlichen biochemischen Befunde scheint zur Zeit die Einordnung der Erkrankung als Pseudoporphyria tarda eher gerechtfertigt, wenn auch Fälle einer erworbenen PCT darunter zu erwarten sind.

Behandlung. Auch bei der durch Hämolyse induzierten Pseudo-PCT kommt eine Aderlaßtherapie in Frage. Hier kommt allerdings erschwerend dazu, daß die meisten Patienten aufgrund der eingeschränkten Nierenfunktion bereits unter einer Anämie leiden. Aus diesem Grunde wird empfohlen, die Aderlaßtherapie *auf kleinere Entnahmemengen (100–200 ml)* zu beschränken. Alternativ wurde Deferoxamin appliziert. Neuere Arbeiten weisen darauf hin, daß die Hautveränderungen gut auf das *rekombinante Erythropoietin* (Erypo®, Recormon®) ansprechen. Erythropoietin bewirkt eine Abnahme der Eisenspeichervorräte des Körpers und führt zum Abfall der Ferritinserumwerte. Das Medikament wird in Dosen von *40–50 IE/kg KG 3 ×/Woche* jeweils nach Durchführung der Dialyse verabreicht. Vollständige Remissionen wurden beschrieben. Da die Erythropoietinbehandlung zunehmend einen Standard im Endstadium der Niereninsuffizienz darstellt, mag diese Behandlung zu einer Abnahme der Manifestation von Symptomen der Pseudo-PCT bei Hämodialysekranken führen.

Remissionen der Pseudo-PCT nach Dialyse wurden auch nach Plasmaaustausch beschrieben; allerdings finden sich im Schrifttum keine Angaben über die Dauer der Remission. Interessant ist auch die Beobachtung, daß sich die klinische Symptomatik der Pseudoporphyrie nach erfolgreicher Nierentransplantation weitgehend zurückbildet, so daß hier ursächliche Zusammenhänge zwischen Nierenfunktion und Porphyrinstoffwechsel zu vermuten sind.

Literatur

Anderson KE, Goeger DE, Carson RW et al. (1990) Erythropoietin for the treatment of porphyria cutanea tarda in a patient on long-term hemodialysis. N Engl J Med 322: 315–317

Carson RW, Dunnigan EJ, DuBose TD Jr et al. (1992) Removal of plasma porphyrins with high-flux hemodialysis in porphyria cutanea tarda associated with end-stage renal disease. J Am Soc Nephrol 2: 1445–1450

Disler P, Day R, Burman N et al. (1982) Treatment of hemodialysis related porphyria cutanea tarda with plasma exchange. Am J Med 72: 989–999

Gilchrest B, Rowe JW, Mihm MC Jr (1975) Bullous dermatosis of hemodialysis. Ann Intern Med 83: 480–483

Korting GW (1975) Über Porphyria cutanea tarda-artige Hautveränderungen bei Langzeithämodialysepatienten. Dermatologica 150: 58–61

Piazza V, Villa G, Galli F et al. (1992) Erythropoietin as treatment of haemodialysis-related porphyria cutanea tarda. Nephrol Dial Transplant 7: 438–442

Poh-Fitzpatrick MB, Bellet N, DeLeo VA et al. (1978) Porphyria cutanea tarda in two patients treated with hemodialysis for chronic renal failure. N Engl J Med 299: 292–294

Poh-Fitzpatrick MB, Sosin AE, Bemis J (1982) Porphyrin levels in plasma and erythrocytes of chronic hemodialysis patients. J Am Acad Dermatol 7: 100–104

Praga M, Enriquez de Salamanca R, Andres A et al. (1987) Treatment of hemodialysis-related porphyria cutanea tarda with deferoxamine. N Engl J Med 316: 547–548

Riccioni N, Donati G, Soldani S et al. (1987) Treatment of hemodialysis-related porphyria cutanea tarda with small repeated phlebotomies. Nephron 46: 125–127

Sarkell B, Patterson JW (1993) Treatment of porphyria cutanea tarda of end-stage renal disease with erythropoietin. J Am Acad Dermatol 29: 499–500

Senger E, Bernd A, Kachel HG et al. (1991) Porphyria cutanea uraemica: eine obligate Systemerkrankung bei chronischer Niereninsuffizienz? Hautarzt 42: 764–769

Seubert S, Seubert A, Rumpf KW, Kiffe H (1985) A porphyria cutanea tarda-like distribution pattern of porphyrins in plasma, hemodialysate, hemofiltrate, and urine of patients on chronic hemodialysis. J Invest Dermatol 85: 107–109

Stevens BR, Fleischer AB Jr, Piering F, Crosby DL (1993) Porphyria cutanea tarda in the setting of renal failure. Response to renal transplantation. Arch Dermatol 129: 337–339

Stockenhuber F, Kurz R, Grimm G et al. (1990) Successful treatment of hemodialysis-related porphyria cutanea tarda with deferoxamine. Nephron 55: 321–324

Yaqoob M, Smyth J, Ahmad R et al. (1992) Haemodialysis-related porphyria cutanea tarda and treatment by recombinant human erythropoietin. Nephron 60: 428–431

34.2.7 Hepatoerythropoetische Porphyrie

Die *hepatoerythropoetische Porphyrie* stellt die homozygote Form eines Uroporphyrinogen III-Decarboxylasemangels dar und weist insofern das biochemische Profil der Porphyria cutanea tarda auf. Das klinische Bild ist hingegen eher mit einer kongenitalen erythropoetischen Porphyrie verwandt.

Das Krankheitsbild ist außerordentlich selten; bisher wurden nur etwas mehr als 20 Fälle im Schrifttum beschrieben. Die Manifestation der Krankheit beginnt bereits kurz nach der Geburt, wobei der Urin von Geburt an braun ist. Eine extrem starke Photosensitivität fällt bereits während des 1. Lebensjahres auf. Es kommt zu ausgedehnten Blasenbildungen mit Mutilationen, Hyperpigmentierung, Hypertrichosis und sklerodermieartigen Hautveränderungen.

Behandlung. Ein strenger Lichtschutz steht im Mittelpunkt aller therapeutischen Maßnahmen. Aderlaßtherapien erwiesen sich als nicht wirksam. Für die hepatoerythropoetische Porphyrie ist bisher keine spezifische Therapie bekannt.

Literatur

Czarnecki DB (1980) Hepatoerythropoietic porphyria. Arch Dermatol 116: 307–313

Lazaro P, de Salamanca RE, Elder GH et al. (1984) Is hepatoerythropoietic porphyria a homozygous form of porphyria cutanea tarda? Inheritance of uroporphyrinogen decarboxylase deficiency in a Spanish family. Br J Dermatol 110: 613–617

Smith SG (1986) Hepatoerythropoietic porphyria. Semin Dermatol 5: 125–137

Toback AC, Sassa S, Poh-Fitzpatrick MB et al. (1987) Hepatoerythropoietic porphyria: clinical, biochemical and enzymatic studies in a three-generation family lineage. New Engl J Med 316: 645–650

Verneuil H de, Bourgeois F, de Rooij F et al. (1992) Characterization of a new mutation (R292G) and a deletion at the human uroporphyrinogen decarboxylase locus in two patients with hepatoerythropoietic porphyria. Hum Genet 89: 548–552

34.3 Erythropoetische Porphyrien

34.3.1 Erythropoetische Protoporphyrie

Die *erythropoetische Protoporphyrie* (EPP) ist eine seltene, autosomal-dominant oder autosomal-rezessiv vererbte Erkrankung, durch einen Defekt der Ferrochelatase (Hämsynthase) bedingt. Dabei kommt es zu einem Anstau der Hämvorstufen fast ausschließlich in den Erythrozyten, während es unter Lichteinwirkung (400–410 nm) zu einer vermehrten Bildung von O_2-Radikalen kommt, die zu phototoxischen Entzündungsreaktionen führen.

Klinisch beginnen die Symptome bereits in der Kindheit: Wenige Minuten bis zu 1 h nach Lichtexposition kommt es zu phototoxischen Hautreaktionen mit Entzündung und Juckreiz. Auch urtikariaartige Veränderungen und Purpura treten auf. An den sonnenexponierten Körperarealen kommt es zu einer Verdickung und Vernarbung der Haut. Die Diagnose wird aufgrund der stark erhöhten Werte von Protoporphyrin in den Erythrozyten, im Plasma und im Stuhl gestellt. Da Protoporphyrin nicht wasserlöslich ist, findet es sich nicht im Urin.

Behandlung. Die Vermeidung von Sonnenexposition ist die wichtigste therapeutische Maßnahme bei der EPP. Zur Verbesserung des Lichtschutzes und als Radikalenfänger wird vor allem Betacaroten eingesetzt (Carotaben®) in einer Dosierung von 75 mg/d als Langzeitbehandlung. Während Phasen verstärkter Sonnenexposition kann die Dosierung auf 100–150 mg/d erhöht werden. Früher wurde auch Canthaxanthin als zusätzliche Maßnahme verabreicht, doch dieses führt nach Langzeitapplikation zu retinalen Pigmentablagerungen, so daß es für die langfristige Anwendung nicht empfohlen werden kann.

Bei Sonnenexposition sollten Sonnenschutzmittel mit hohem Lichtschutzfaktor und Wirksamkeit im UVA-Bereich empfohlen werden, am besten solche, die über einen physikalischen Lichtschutzfaktor verfügen (z. B. Contralum® ultra).

Literatur

Goerz G, Bolsen K, Scharffetter K, Lehmann P (1992) Erythropoetische Protoporphyrie: Frühdiagnostik aus dem Nabelschnurblut. Dermatosen 40: 56–57

Gordeuk VR, Brittenham GM, Hawkins CW et al. (1986) Iron therapy for hepatic dysfunction in erythropoietic protoporphyria. Ann Intern Med 105: 27–31

Lehmann P, Scharffetter K, Kind P, Goerz G (1991) Erythropoetische Protoporphyrie: Synopsis von 20 Patienten. Hautarzt 42: 570–574

Mathews Roth MM (1984) Treatment of erythropoietic protoporphyria with beta-carotene. Photodermatol 1: 318–321

Mathews Roth MM (1986) Beta-carotene therapy for erythropoietic protoporphyria and other photosensitivity diseases. Biochimie 68: 875–884

Milligan A, Graham Brown RA, Sarkany I, Baker H (1988) Erythropoietic protoporphyria exacerbated by oral iron therapy. Br J Dermatol 119: 63–66

Samuel D, Boboc B, Bernuau J et al. (1988) Liver transplantation for protoporphyria. Evidence for the predominant role of the erythropoietic tissue in protoporphyrin overproduction. Gastroenterology 95: 816–819

Shehade SA, Chalmers RJ, Prescott RJ (1991) Predictable and unpredictable hazards of erythropoietic protoporphyria. Clin Exp Dermatol 16: 185–187

Todd DJ, Nesbitt GS, Lavery TD et al. (1990) Erythropoietic protoporphyria. The problem of a suitable screening test. Acta Derm Venereol 70: 347–350

Todd DJ, Callender ME, Mayne EE et al. (1992) Erythropoietic protoporphyria, transfusion therapy and liver disease. Br J Dermatol 127: 534–537

Todd DJ, Hughes AE, Ennis KT et al. (1993) Identification of a single base pair deletion (40 del G) in exon 1 of the ferrochelatase gene in patients with erythropoietic protoporphyria. Hum Mol Genet 2: 1495–1496

34.3.2 Kongenitale erythropoetische Porphyrie

Synonym: M. Günther

Die *kongenitale erythropoetische Porphyrie* ist eine seltene, autosomal-rezessiv vererbbare Erkrankung, durch einen Defekt der Uroporphyrinogen III-Cosynthase hervorgerufen. Es kommt zur Akkumulation von Uroporphyrin I und Coproporphyrin I, die stark vermehrt im Urin und Stuhl ausgeschieden werden.

Die Krankheit tritt zumeist während der ersten Lebensmonate auf, bereits kurz nach der Geburt wird der Urin rötlich oder braun. Klinisch steht die Photosensitivität im Mittelpunkt, die zu Schwellungen, Erythemen und Blasenbildungen an der Haut führt. Es kommt zu narbigen Abheilungen mit Mutilation insbesondere im Bereich der Nase, Ohren und Finger. Auch eine Hypertrichose tritt auf. Die Patienten entwickeln in der Regel eine ausgeprägte Photophobie, oftmals besteht eine hämolytische Anämie, und eine Verzögerung des Wachstums ist zu erwarten.

Behandlung. Alle Behandlungsmaßnahmen sind symptomatisch, wobei im Mittelpunkt der Lichtschutz steht. Sonnenschutzmittel erwiesen sich als wenig wirksam. Betacaroten (Carotaben®) kann die Lichttoleranz etwas verbessern, der Effekt ist aber weniger gut als bei der erythropoetischen Protoporphyrie. Wegen der Entwicklung hämolytischer Anämien wurden Splenektomien durchgeführt, die in einigen Fällen zu einer Verbesserung dieses Symptoms führten. Hämatin- und Holzkohleeinnahme wurden kasuistisch versucht.

Literatur

Kauffman L, Evans DI, Stevens RF, Weinkove C (1991) Bone-marrow transplantation for congenital erythropoietic porphyria. Lancet 337: 1510–1511

Rank JM, Straka JG, Weimer MK et al. (1990) Hematin therapy in late onset congenital erythropoietic porphyria. Br J Haematol 75: 617–618

Tishler PV (1988) Oral charcoal therapy of congenital erythropoietic porphyria. Hepatology 8: 183–184

Warner CA, Yoo HW, Roberts AG, Desnick RJ (1992) Congenital erythropoietic porphyria: identification and expression of exonic mutations in the uroporphyrinogen III synthase gene. J Clin Invest 89: 693–700

Farbabbildungen

1,2 Hypertrichosis im Wangen/Schläfenbereich und charakteristische Blasenbildung im Handrückenbereich bei Porphyria cutanea tarda

3,4 Sklerodermiforme Hautveränderungen am Stamm bei einer 33-jährigen Frau im Rahmen einer Porphyria cutanea tarda. Besserung bzw. Abheilung nach Behandlung der Porphyrie mit Aderlässen und Chloroquin

Farbabbildungen

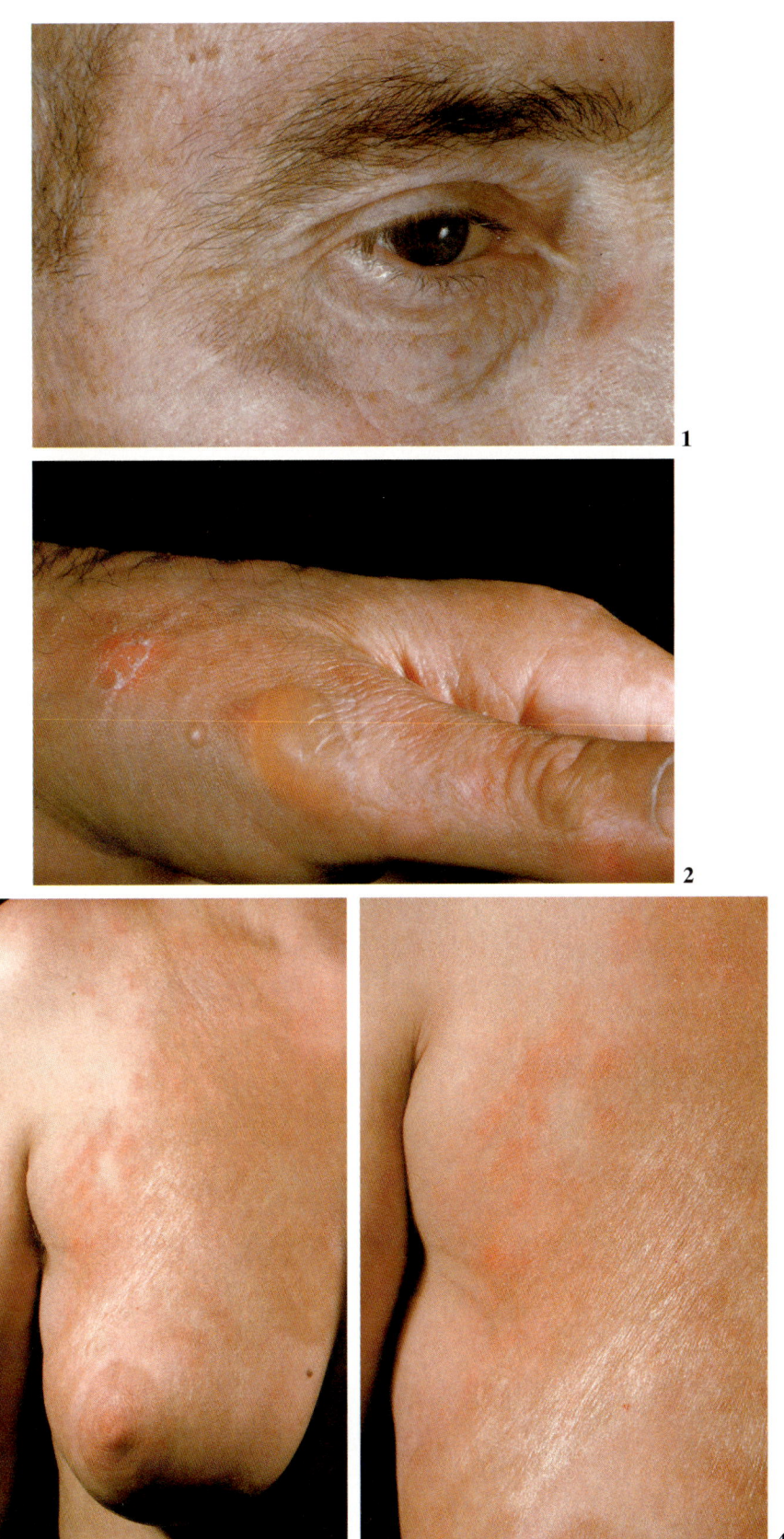

Kapitel 35 Leukoderm und Vitiligo

35.1 Leukoderm 770
35.2 Vitiligo 770

35.1 Leukoderm

Leukoderm(a) (= „weiße Haut") ist ein Begriff, der zur Beschreibung von Hypo- oder Depigmentierungen unterschiedlicher Ätiologie verwendet wird. In der Regel setzt ein Leukoderm das Fehlen des Melaninpigments voraus; selten kann z.B. ein Naevus anaemicus ein Leukoderm vortäuschen. Die häufigsten Krankheiten, die zu einem Leukoderm führen können, sind in Tabelle 35.1 aufgeführt.

Behandlung. Kongenitale Erkrankungen, die mit Leukoderm einhergehen, sind relativ selten. Bei weitem häufiger sind die postinflammatorischen Hypopigmentierungen, wie sie nach Abheilung verschiedener Dermatosen im sichtbaren Hautbereich die Patienten beeinträchtigen können. Eine befriedigende Behandlung der depigmentierten Areale ist kaum möglich; allenfalls mit Betacaroten (BellaCarotin® mono Kps. à 5 mg, Carotaben® Kps. à 25 mg) kann eine symptomatische Besserung des Hautbefundes angestrebt werden. Eine weitere Möglichkeit sind Betacaroten + Canthaxanthin-Kombinationen (Präparat: Phenoro®/Frankreich, Kps. à 10 mg Betacaroten + 15 mg Canthaxanthin). Die Präparate werden oral eingenommen, bis eine Gelbtönung der Haut auftritt (anfangs 3–5, später 2–3 Kps/d), die auch als Lichtschutz dient. Vorsicht bei Leber- und Nierenschäden! Canthaxanthin kann in der Retina abgelagert werden, aus diesem Grunde wurde die Substanz in Deutschland inzwischen aus dem Handel gezogen. Zu den möglichen Indikationen gehören Hypo- und Depigmentierungen, d.h. Leukoderme aller Art, insbesondere Vitiligo (s. unten), evtl. Albinismus, Naevi depigmentosi im Gesichtsbereich, die idiopathische fleckförmige Hypomelanose etc. Die Indikation wird von Fall zu Fall unterschiedlich gestellt, eine gleichzeitige kosmetische Abdeckung des Leukoderms kann in manchen Fällen auch für Abhilfe sorgen (Camouflage, s. S. 776). In manchen Präparaten wird Dihydroxyaceton (DHA) als Selbstbräuner mit Farbstoffen unterschiedlicher Provenienz gemischt (z.B. Tartrazin in Vitadye™ Creme). Wenn die Herde klein sind, wie z.B. beim Piebaldismus, kann man auch an eine Melanozytentransplantation denken (s. S. 775).

Über das *Vogt-Koyanagi-Harada-Syndrom* wurde berichtet, daß orale Gaben potenter Kortikosteroide, z.B. von Dexamethason, eine komplette Remission der Sehstörungen und eine partielle Besserung des Pigmentverlustes von Haut und Haaren zur Folge hatten.

Tabelle 35.1. Ursachen des Leukoderms

▷ **Kongenital**
  Albinismus
  Piebaldismus
  Tuberöse Sklerose
  Naevus depigmentosus
  Hermansky-Pudlak-Syndrom
  Incontinentia pigmenti achromians (ITO)
  Phenylketonurie
▷ **Postinflammatorisch**
  Pityriasis alba
  Psoriasis (z.T. Pseudoleukoderm)
  Atopische Dermatitis
  Parapsoriasis (achromians)
  Chronisch-diskoider Lupus erythematosus
  Halonävus (Sutton)
  Lues, Lepra
  u.a.
▷ **Toxisch**
  Hydrochinone und ihre Monobenzyläther
  p-tertiäres Butylphenol
  Arsenintoxikation
▷ **Verschiedene**
  Pityriasis versicolor
  Idiopathische guttate Hypomelanose
  Vogt-Koyanagi-Harada-Syndrom
  u.a.

35.2 Vitiligo

Synonym: Weißfleckenkrankheit

Die *Vitiligo* stellt einen offenbar auf Autoaggressionsmechanismen beruhenden, klinisch charakteristischen fleckartigen Pigmentverlust dar, der durch das Zugrundegehen der epidermalen Melanozyten gekennzeichnet ist. Die Erkrankung ist relativ häufig, insgesamt ca. 1,0–1,5 % der Bevölkerung sind davon betroffen; die geographische Inzidenz ist jedoch unterschiedlich (regional bis zu 5–8 %). Aus der Statistik ergibt sich ein leichtes Überwiegen der Frauen. Eine Vitiligo kann in jedem Alter auftreten, sie bevorzugt aber jüngere Menschen, wobei bei ca. 50 % der Erkrankten der Pigmentverlust etwa mit 20 Jahren beginnt. Bemerkenswert ist das gleichzeitige Vorkommen einer Vitiligo mit anderen Autoimmunkrankheiten (Alopecia areata, LE, Thyreoiditis, perniziöse Anämie u.a.). Gehäuft kommt die Erkrankung auch bei Kranken mit malignem Melanom vor.

Klinisch ist die Vitiligo auffällig durch eine fast völlige Depigmentierung umschriebener Hautareale. Die Herde beginnen überwiegend akral (Hände, Füße), um die Augen, den Mund bzw. perianogenital und breiten sich langsam aus. Andere sind an prominenten Körperstellen lokalisiert, die mechanisch exponiert sind (z.B. Kinn, Ellenbogen, prätibial). Spontane Repigmentierungen kommen vor, eine restitutio ad integrum ist jedoch insgesamt selten.

Histologisch sind die Veränderungen ausgesprochen diskret; es fehlen in den Vitiligoherden Melanin und Melanozyten. Nur in den Randbereichen sind noch vereinzelte größere Melanozyten mit langen dendritischen, teilweise Melaningranula enthaltenden Ausläufern nachweisbar. Frische, progrediente Vitiligoläsionen weisen zusätzlich ein schütteres bis dichtes, dermales lymphozytäres Infiltrat und vakuoläre Degeneration von Basalzellen auf. Elektronenmikroskopisch und immunhistochemisch lassen sich Veränderungen nachweisen, die darauf hindeuten, daß infolge diskret entzündlicher Phänomene unter Beteiligung zytotoxischer T-Lymphozyten die gesamte Epidermis einschl. der Keratinozyten mitbetroffen ist.

Behandlung. Grundsätzlich bestehen 4 Möglichkeiten zur Behandlung bzw. zur symptomatischen Abhilfe beim Vorliegen einer Vitiligo. Sie umfassen

- *Repigmentierungsversuche* mittels Medikamenten, UV-Exposition etc.,
- *operative Maßnahmen*, vor allem autologe Transplantationsversuche,
- *Zerstörung der verbliebenen Melanozyten* mit Hilfe von Tyrosinaseinhibitoren (z.B. Hydrochinon), um einen Farb- bzw. Pigmentausgleich zu erreichen, und
- *kosmetische Abdeckungsmaßnahmen* (Camouflage).

Der *psychische Leidensdruck* der Vitiligokranken ist oft ungewöhnlich groß. Zu Beginn jeder Behandlung sollte man den Patienten darauf hinweisen, daß es sich weder um eine ansteckende Infektion noch um eine Krebsart handelt. Bei vielen Kranken werden die weißen Flecken als Unheil ankündigende Zeichen einer inneren Krankheit aufgefaßt; sie werden auch als eine Art „Krebs" oder „Siechtum" empfunden, und unausgesprochene innere Ängste häufen sich. Behandlungsziel ist die Angleichung des Pigmentunterschieds, um ein akzeptables kosmetisches Ergebnis herbeizuführen. Eine restitutio ad integrum ist selten möglich, doch eine Verkleinerung der vitiliginösen Areale oder zumindest eine Verlangsamung des Pigmentverlustes ist durch die Kombination medizinischer Maßnahmen durchaus zu erlangen. Bei ausgewählten Patienten ist der Einsatz operativer oder kosmetischer Verfahren sinnvoll, besonders beim Nichtansprechen auf die medikamentösen Versuche.

Die kombinierte systemische Anwendung von *Psoralenen* in Verbindung mit UVA-Bestrahlungen (PUVA) ist die klassische Behandlungsmethode der Vitiligo. Erste erfolgreiche Versuche wurden bereits von El Mofty 1948 mit einem Extrakt der psoralenhaltigen Pflanze *Ammi majus Linn* (Ammoidin) berichtet. PUVA hat sich in vielen Fällen bewährt, vor allem bei den stärker pigmentierten Hauttypen III–V. Sie ist allerdings langwierig und eher umständlich. Dabei zeigen Läsionen im Gesichts- und Halsbereich eine etwas bessere Repigmentierung als in anderen Körperregionen. Die empfohlenen Dosen liegen bei 0,6 mg/kg KG *4',5',8'-Trimethylpsoralen* (*TMP*, Trisoralen®™ Tbl. à 5 mg; 2–4 h vor der UV-Bestrahlung p.o.) für die Hauttypen II und III und 0,3–0,6 mg/kg KG *8-Methoxypsoralen* (*8-MOP*, Meladinine® Tbl. oder Oxsoralen® bzw. Oxsoralen® ultra Kaps. à 10 mg; ca. 40–60 mg/d, 2 h vor der UV-Bestrahlung p.o.) für die Hauttypen IV, V und VI. Die UVA-Initialdosis richtet sich nach dem Hauttyp; sie liegt in der Regel zwischen 0,5 und 0,6 J/cm^2 und kann bei jedem Behandlungsschritt um 0,25–1.5 J/cm^2 gesteigert werden, bis eine leichte Rötung erreicht ist. Empfohlen werden 2–3 Sitzungen/ Woche (s. Tabelle 35.2). Gewöhnlich bedarf es

Tabelle 35.2. Systemische PUVA-Therapie*

Medikament	Dosis	Zeit der UVA-Exposition	UVA-Dosis
▷ **8-Methoxypsoralen** (8-MOP, Meladinine®, Oxsoralen®, Oxsoralen® ultra	0,3–0,6 mg/kg KG	½–2 h nach Einnahme	je nach Hauttyp ca. 60–70 % der individuellen Minimalerythemdosis auf UVA
▷ **4',5',8'-Trimethylpsoralen** (TMP, Trisoralen™)	0,6–1,2 mg/kg KG	2–4 h nach Einnahme	
▷ **5-Methoxypsoralen** (5-MOP, Psoraderme®)	ca. 1 mg/kg KG	2 h nach Einnahme	
Minimalerythemdosis	Typ I: 0,5 J/cm² Typ II: 1,0 J/cm² Typ III: 1,5 J/cm² Typ IV: 2,0 J/cm²		
Errechnete Initialdosis	0,3 J/cm² (Typ I) 0,6 J/cm² (Typ II) 1,0 J/cm² (Typ III) 1,5 J/cm² (Typ IV)	(fraglicher Nutzeffekt!)	
Steigerungsdosis	0,25–0,5 J/cm² (max. 1 J/cm²)		
Maximaldosis	8–10 J/cm², je nach Verträglichkeit (zeitaufwendig!)		
Behandlungsfrequenz	Anfangs 3 ×/Woche, zur Erhaltung 1 ×/Woche		

* *Vor Beginn der Therapie sind auszuschließen:* Frühere Karzinogenexposition (Arsen, Teere etc.), UV-Belastung, epitheliale Tumoren, multiple dysplastische Pigmentnävi, Lichtüberempfindlichkeit, Leber- und Nierenschäden, Augenschäden (Katarakt), Kinder unter 12 Jahre.

20–40 Sitzungen bis zum Beginn einer Repigmentierung und einer Gesamtzahl von 100–300 Sitzungen bis zur vollständigen Repigmentierung. Die Behandlungsdauer beträgt somit 6–12 Monate, bis man ein optimales Ergebnis erreicht, doch wenn nach ca. 3 Monaten (30 Sitzungen) keine perifollikuläre Pigmentierung auftritt, ist die Fortsetzung der Behandlung zwecklos. Sonnenexposition wird gelegentlich als UVA-Quelle herangezogen, doch die Dosierung ist schwierig und die Anwendung insgesamt schwer kontrollierbar.

Kontraindikationen für eine PUVA-Behandlung sind unter anderem Schwangerschaft, Laktation, bekannte Lichtempfindlichkeit (Photodermatosen: LE, Porphyrie), frühere Röntgentherapie, frühere maligne Hauttumoren und ein Lebensalter von unter 12 Jahren. Während der gesamten Behandlungsdauer muß ein ausreichender Schutz der Augen (Brille mit UVA-Filter; Kataraktgefahr) gewährleistet sein (s. Tabelle 35.3). Bei manchen Patienten treten Übelkeit, Beschwerden im Epigastrium, Müdigkeit, Schlaflosigkeit, Pruritus und Somnolenz auf. Auch phototoxische Reaktionen, z.B. Erythem, Blasenbildung, Desquamation und Teleangiektasien sind beobachtet worden, vor allem bei hellhäutigen Europäern. Als weitere, seltene Komplikationen fanden sich Basalzell- und Plattenepithelkarzinome; auch über maligne Melanome und Kataraktbildung wurde berichtet. Aufgrund der möglichen Nebenwirkungen und Komplikationen ist die regelmäßige, umfassende Patientenkontrolle bei langfristiger PUVA-Therapie unumgänglich.

Tabelle 35.3. Brillenschutz für Patienten unter PUVA-Therapie (rezeptfähig)

Clarlet Nr. 35 (Fa. Zeiss)	15 % Tönung
Perfalit L 400 (Fa. Rodenstock)	15 % Tönung
Perfalit L 400 (Fa. Rodenstock)	75 % Tönung

Alle Brillenausführungen sind mit *Seitenschutz* zu verordnen. Bei Brillenträgern: Lichtschutzvorhänger mit mindestens 65 % Lichtabsorption für PUVA-Behandlung.

8-Methoxypsoralen (8-MOP)

4', 5', 8'-Trimethylpsoralen (TMP, Trioxsalen)

Vor kurzem wurde auch über den Erfolg der systemischen PUVA-Behandlung bei oraler Einnahme von *5-Methoxypsoralen (5-MOP; Bergapten, Psoraderme®)* bei Vitiligo berichtet. Es wird wie üblich über einen Zeitraum von 2–10 Monaten 1–2 ×/Woche in einer Dosis von ca. 40–80 mg/d 2 h vor der UVA-Bestrahlung gegeben. 5-MOP ist weniger phototoxisch und kann höhere UVA-Dosen erforderlich machen, doch es hat eine gute Pigmentierungskapazität. In seiner Wirkung erscheint es insgesamt schwächer, und auch die Nebenwirkungen sind geringer, so daß es aufgrund der besseren Toleranz eine gute Alternative darstellt zum konventionellen 8-MOP. Studien an großen Kollektiven mit 5-MOP bei Vitiligo stehen noch aus.

Die *lokale Photochemotherapie* hat sich bei Vitiligo weniger gut bewährt. Ihre therapeutische Breite ist gering und ihre Anwendung schwer steuerbar. Auf die depigmentierten Herde (Fläche ca. 50 cm^2) wird 15'–30' vor Beginn der UVA-Exposition eine 0,15 % Lösung von 8-MOP (Ammoidin; Meladinine® Lsg.) aufgebracht (cave: großflächige Anwendung, Vorsicht bei Sonnenexposition). Wiederbehandlung alle 3 Tage. Die extreme Phototoxizität topischer Psoralene erzwingt die gründliche Beaufsichtigung der Patienten während der Behandlung. Auch TMP und 5-MOP wurden für die lokale Applikation herangezogen, z.T. mit anschließender Sonnenexposition. Aus unserer Sicht kann jedoch das lokale Verfahren aufgrund seiner potentiellen Nebenwirkungen und der insgesamt unbefriedigenden Ergebnisse nicht empfohlen werden.

■ *Khellin*, ein anderes Furanochrom (Herkunft: die Mittelmeerpflanze Ammi Visnage), wurde kürzlich in der Vitiligotherapie eingeführt. 2½ h vor Einsatz des UVA wird eine Dosis von *50–100 mg oral* verabreicht oder *eine 2%ige Lösung* (in Aceton, z.T. Propylenglykol 10 %) topisch angewandt (KUVA). Die anschließende UVA-Dosis hängt vom Hauttyp des Patienten ab, in der Regel kann rasch gesteigert werden (2 → 5 → 10 J/cm^2/Sitzung). Bei 100–200 Sitzungen wurde über eine Erfolgsrate von 41 % berichtet, wobei eine Repigmentierung der betroffenen Areale zu ca. 70 % gelang. Dieses relativ günstige Ergebis wurde allerdings von anderen Autoren nicht bestätigt. Als wichtigste Nebenwirkung fand sich in einer Studie bei ⅓ der Kranken ein vorübergehendes Ansteigen der Transaminasen (selten auch nach topischer Anwendung). Die Wirkung des Khellins erscheint relativ schwach, doch eine endgültige Aussage über den Wert einer therapeutischen Anwendung ist z.Z. nicht möglich, da größere Studien fehlen.
Bei 9 Patienten, bei denen UVA allein vs. UVA nach topischer Anwendung einer 5%igen Khellin-Creme geprüft wurde, fanden sich keine Unterschiede zugunsten des Khellins.

Khellin

■ Die Kombination von *Phenylalanin* (Phe) und *UVA* (PheUVA, PAUVA) ist neuerdings in der Vitiligobehandlung erfolgreich eingesetzt worden. Der Patient erhält *50 mg/kg KG L-Phenylalanin 30 min (bis 1 h) vor der UVA-Bestrahlung*, die in Abhängigkeit vom Hauttyp mit einer Dosis von *2–12 J/cm^2* durchgeführt wird. Etwa ¼ aller Patienten spricht vollständig oder teilweise und der Rest in geringerem Umfang auf die Behandlung an. Bessere Resultate wurden mit einer Kombination von 100 mg/kg KG L-Phenylalanin oral und einer lokal angewandten 10%igen Phenylalanin-Creme mitgeteilt. Ähnliche Ergebnisse wurden kürzlich mitgeteilt, wobei L-Phenylalanin in einer Dosis von 100 mg/kg KG 3 ×/Woche als Sirup oral verabreicht wurde:

Rp.	L-Phenylalanin	20,0
	Sir. simplex	40,0
	Tinct. auranti	10,0
	Aqua	15,0
	Mucilago hydroxyaethyl cellulosi ad	100,0
(1 Teelöfel entspricht 1 g L-Phenylalanin)		

Die UVA-Bestrahlung erfolgt 30–60 min danach, initial mit 0,5 J/cm^2. Die maximale Steigerung beträgt 2 J/cm^2, der Gesamtbehandlungsdauer ca. 6–12 Monate, mit einer Gesamtbestrahlungdosis 150–350 J/cm^2. Die wichtigsten *Kontraindikationen* für diese Behandlungsvariante sind Phenylketonurie, Störungen der Leber- und Nierenfunktion, maligne Hautkrankheiten, Schwangerschaft und Stillzeit, frühere Anwendung von Arsensalzen, Röntgentherapie, Autoimmunstörungen und koronare Herzkrankheit. Eine früher empfohlene Kombination Phe + PUVA wurde nicht wieder aufgegriffen.

■ *Kortikosteroide* werden regelmäßig in der Vitiligotherapie lokal oder auch systemisch verabreicht und wirken sich bei den meisten Patienten günstig aus. Mit einer relativ hohen Dosis (10–20 mg Triamcinolonacetonid intraläsional alle 7–10 Tage über 5 Wochen) kann in einigen Fällen eine bis zu 90%ige Repigmentierung erreicht werden. Empirische Versuche mit Volon-A® 40 mg-Injektionen i.m. oder orale Gaben von Prednisolon (30–40 mg/d) in absteigender Dosierung über längere Zeit wirken sich günstig aus, doch exakte Studien liegen darüber nicht vor. Bei einem Teil der Kranken kann eine Repigmentierung mit lokaler Anwendung halogenierter Kortikosteroide, z.B. Betamethasonvalerat (z.B. Betnesol® V Creme) und Clobetasolpropionat (z.B. Dermoxin® Creme) erreicht werden; z.B. sprachen von 63 mit 0,2%igem Betamethasonvalerat behandelten Patienten 28 vollständig an. In anderen Studien konnte durch die Anwendung von 0,05%igem Clobetasolpropionat bei ca. 80% der Patienten mit Vitiligoläsionen im Gesichtsbereich und bis zu 40% bei anderer Lokalisation eine partielle bis vollständige Repigmentierung erreicht werden. Auch andere fluorierte Kortikosteroidester erscheinen hierzu geeignet, doch genauere Studien, insbesondere mit den neuen „weichen" Kortikosteroiden, liegen bei Vitiligo nicht vor. Besonders bei Langzeitanwendung mit den genannten Derivaten können Atrophie, Striae und Teleangiektasien als Nebenwirkungen auftreten. Wegen der damit verbundenen Nebenwirkungen ist auch eine systemische Behandlung der Vitiligo mit potenten Kortikosteroiden über längere Zeit kaum zu vertreten, doch auch hierüber fehlen aussagekräftige Studien.

Weitere Möglichkeiten:
5-Fluorouracil führt gelegentlich bei systemischer Anwendung zu Hyperpigmentierungen. Über Erfolge bei Vitiligo wurde nach täglicher lokaler Anwendung von 0,5%igem Fluorouracil (Efudix® Creme) in Verbindung mit epidermaler Abrasio in okklusivem Verband berichtet (Dauer: 7–10 Tage). Allerdings sind hier starke Reizung und unkontrollierte Pigmentverschiebungen die limitierenden Faktoren. Als *Melagenine* wird aus Kuba ein Pflanzenextrakt als alkoholische Lösung zur lokalen Applikation verwendet (evtl. in Verbindung mit Infrarot, UV- oder Sonnenlicht); kontrollierte Studien darüber fehlen allerdings, und das Wirkprinzip ist nicht genügend definiert. Oral verabreichtes *Betacaroten* (Carotaben® Kps. à 25 mg; Solatene™ Kps. à 30 mg) hat sich in manchen Fällen akraler Vitiligo als hilfreich erwiesen, wenn auch der Pigmentunterschied dadurch lediglich gemindert wird; besonders bei den gering pigmentierenden Hauttypen I und II erscheint ein Versuch sinnvoll. Empfohlen wird eine Anfangsdosis von 3–5 × 25 mg Betacaroten/d, nach 3–5 Wochen übergehend auf eine Erhaltungsdosis von 1–2 × 25 mg/d. Bei Leberschäden sollte auf die Behandlung mit Betacaroten verzichtet werden, ebenso bei Niereninsuffizienz. Eine Alternative ist *Canthaxanthin* (Orobronze™) allein oder in Kombination mit Betacaroten (Phenoro® Kps. à 15/10 mg), allerdings wurden Ablagerungen von Canthaxanthin in der Retina beschrieben, so daß wir den Einsatz von Canthaxanthin nicht empfehlen können. In

Deutschland wurde Canthaxanthin inzwischen aus dem Handel gezogen. Die übermäßige Einnahme von Betacaroten oder/und Canthaxanthin führt gelegentlich zu einer sichtbaren Gelbfärbung des Gesichtes und der Akren *(Aurantiasis, Xanthoderm)* als limitierenden Faktor. Nach Unterbrechung der oralen Einnahme bzw. nach Absetzen der Medikamente geht die Verfärbung allmählich zurück. Sämtliche Carotinoide sind in höheren Dosen *potentiell teratogen* und damit bei Schwangerschaft kontraindiziert.

Insgesamt ist für alle medikamentösen Versuche zur Repigmentierung von vitiliginösen Herden der Hauttyp und das Vorhandensein einer Restpopulation von Melanozyten in den Haarfollikeln entscheidend, aus denen eine Repigmentierung ihren Ausgang nehmen kann. Bei hellhäutigen, blonden Individuen bleiben oft alle konservativen Maßnahmen erfolglos.

■ *Operative Verfahren* können erst nach erfolgloser konservativer Behandlung erwogen werden. *Transplantate* normaler autologer Epidermis, die dem Patienten auf sichtbare vitiliginöse Hautareale verpflanzt werden, werden gelegentlich eingesetzt. Dabei sind zahlreiche Methoden zur Gewinnung der autologen Epidermistransplantate erprobt worden: zum Teil wurden Stanzbiopsien aus depigmentierten Arealen entnommen und durch Vollhauttransplantate aus normal pigmentierter Haut ersetzt, zum anderen wurden Saugblasen zur Gewinnung eines rein epidermalen Transplantates verwendet. Die besten Resultate hat man hiermit bei Patienten mit lokalisierter bzw. segmentaler Vitiligo erzielt. Bei generalisierter Vitiligo sollte die Behandlung nur im stabilen Stadium durchgeführt werden, um Depigmentierungen an der Entnahmestelle auf dem Wege eines Köbner-Phänomens zu vermeiden. Pflastersteinartige Narbenmuster, fleckige Pigmentierungen bei zu weit voneinander entfernt eingesetzten Transplantaten, Wundinfektion und schlechte Wundheilung sind als Komplikationen in Betracht zu ziehen.

Jüngst erzielte Fortschritte in der Zellkultivierung haben neue Ansätze für eine erfolgversprechende Behandlung der Vitiligo hervorgebracht. Dabei werden wenige autologe Pigmentzellen durch sog. „*Melanozytenexpansion*" in vitro vermehrt und anschließend transplantiert. Keratinozyten und Melanozyten werden zusammen auf einer kollagenbedeckten Membran kultiviert, die 2 Wochen später nach Oberflächenabrasio auf Vitiligoareale verpflanzt wird. Die Gewinnung solcher autologer Melanozytentransplantate ist noch im Versuchsstadium, doch inzwischen sind zahlreiche, vielversprechende Studien zur Gewinnung der Melanozytenanreicherungen erschienen. Eine sichere Routinemethode hat sich bisher allerdings nicht etabliert.

Halder et al. beschrieben 1989 eine Technik zur dauerhaften dermalen Mikropigmentierung unter

Tabelle 35.4. Bleichmittel auf Hydrochinonbasis[a]

Handelsname	Hydrochinon	Hersteller	Zusatzwirkstoffe
▷ **Eldoquin**™ **(forte) Cream**	2% (4%)	ICN	–
▷ **Eldopaque**™ **(forte) Cream**	2% (4%)	ICN	+ Sonnenblocker
▷ **Esoterica medicated fade cream**	2% (sensitive skin-formula: 1,5%)	Smith Kline	+ Lichtschutzmittel (PABA, Benzophenon)
▷ **Pigmanorm**® **Creme**	5%	Widmer	+ Tretinoin (0.1%) und Hydrocortison (1%)
▷ **Solaquin**™ **forte Creme, Gel**	4%	ICN	+ Lichtschutzmittel (PABA, Benzophenon)

[a] *Vorsichtsmaßnahmen und Kontraindikationen:* Keine Anwendung bei Schwangeren, in der Stillzeit, Kinder unter 12 Jahren. Vorsicht bei hautempfindlichen Personen sowie nach mehrwöchiger/-monatiger Anwendung

Anwendung eines *nichtallergenen Eisenoxidpigments*. Obwohl zahlreiche Patienten über späteres Verblassen berichteten, könnte diese Methode nach weiterer Verfeinerung eine Therapiealternative darstellen.

■ Bei nahezu generalisierter Vitiligo kommt eine *Depigmentierung* der restlichen noch pigmentierten Hautareale in Frage. Hierzu werden *20% Monobenzyläther von Hydrochinon* (Monobenzon) in einer Basisgrundlage 2 ×/d angewendet, allerdings kann es durch eine z. T. unsachgemäße Anwendung des Monobenzons zu unregelmäßigen Pigmentverschiebungen kommen. Die bleichende Wirkung ist vermutlich auf die Hemmung der Hydroxylierung von Tyrosin zu Dopa zurückzuführen. Auch Hydrochinon selbst (2–5%) eignet sich zur lokalen Aufhellung, evtl. in Kombination mit 1% Hydrocortison und 0,1% Vitamin A-Säure (z. B. Esoterica fade cream, Pigmanorm® Creme). Eine Kombination von Hydrochinon 4% mit 2 Lichtschutzmitteln (p-Aminobenzoat, Dioxybenzone) ist Silaquin™ forte als Creme oder Gel. *Cave:* Kein Kontakt mit Schleimhäuten (auf Schleimhautreizungen ist zu achten), die Schwangerschaft ist für alle Hydrochinonpräparationen eine Kontraindikation.

Bis zu ersten sichtbaren Erfolgen vergehen nach Hydrochinonanwendung mehrere Monate, eine vollständige Depigmentierung ist nach ca. 1 Jahr erreicht. Der Patient muß vor Beginn dieser Maßnahmen auf die Irreversibilität der damit angestrebten Depigmentierung hingewiesen werden. Bei Langzeitanwendung von Hydrochinon als Bleichmittel sind höhere Konzentrationen zu meiden; cave: Nierenschäden! Als weitere Bleichmittel gelten *Quecksilbersalze* (1–3%), *4-Isopropylkatechol* (4-IPC) sowie in geringerem Maße 20% *Azelainsäure* (Skinoren® Creme).

■ Als symptomatische Alternative für den Vitiligopatienten bietet sich schließlich die *kosmetische Abdeckung* an (Camouflage), die für manche Betroffenen durchaus zufriedenstellend ist (z. B. Covermark® waterproof, Dermacolor® u. a.). Für eine gute Camouflage müssen die verwendeten Substanzen bzw. Farbschattierungen sorgfältig ausgewählt werden, um Farbgleichheit zu erreichen. Die Anwendungsberatung durch eine erfahrene Kosmetikerin ist oft hilfreich. In den Handelspräparaten werden diverse anorganische und organische Farbstoffe verwendet: Eosin, Rhodanin, Naphthol Grün B, Sudanblau, Chrom-3-oxid, Wismutoxid, Titandioxid, mehrere Eisensalze sowie verschiedene Naturfarbstoffe, z. B. Betacaroten, Canthaxantin, Karminrot, Chlorophyll etc. In den Handelspräparaten werden mehrere (10–12 Schattierungen) angeboten, die mit Puder, z. T. auch mit Spray fixiert werden. Die wichtigste Einschränkung der Camouflage liegt darin, daß die verwendeten Substanzen mehr oder weniger abwaschbar sind und in regelmäßigen Abständen erneut auf die betroffenen Areale aufgebracht werden müssen. Bei den meisten Patienten läßt sich außerdem die normale Hautfarbe nicht exakt nachahmen.

■ Eine andere Möglichkeit ist, *künstliche Bräunungsmittel* zu empfehlen. Als solche kommen diverse Substanzen in Frage, die z. T. als „*Selbstbräuner*", z. T. als *Bräunungsakzeleratoren* oder *Bräunungsstimulatoren* Verwendung finden (s. Tabelle 35.5). Dazu gehört vor allem *Dihydroxyaceton* (DHA), das in der Luft in 15–20 min oxidiert, sich offenbar mit NH_2-Gruppen aus den Aminosäuren der Hautoberfläche bzw. dem Schweiß verbindet und in ein braunes Farbstoffgemisch umgewandelt wird *(sog. Melanoidine)*; in ca. 1–2 h sind die obersten Hornlagen sichtbar verdunkelt. Der genaue chemische Ablauf der Reaktion ist nicht bekannt, er erinnert aber an das „Cignolinbraun" im Rahmen der lokalen Psoriasisbehandlung mit Anthralin (Dithranol).

Hydrochinon

4-Isopropylkatechol

Hydrochinon-monobenzyläther (Monobenzon)

Tabelle 35.5. Künstliche Bräunungsmittel in Kosmetika[a]

▷ **Selbstbräuner**	
Vertreter:	Dihydroxyaceton (DHA; $C_3H_6O_3$); das farblose kristalline Pulver dimerisiert sich unter Luft-O_2 und läßt Melanoidine entstehen, die die obere Hornschicht braun verfärben.
ferner:	Naphthochinone (Lawson), Juglon, Kaliumpermanganat u. a. Präparat: Vitadye® (Dihydroxyaceton + Tartrazin)
▷ **Bräunungsakzeleratoren**	
Vertreter:	Mischungen von z. B. Tyrosin, Riboflavin u. ä., mit dem Ziel, die eigene Melaninsynthese zu stimulieren
▷ **Bräunungsstimulatoren**	
Vertreter:	Psoralene (5-MOP, Bergaptene, Bergamottöl) → direkte Bräunung durch Sensibilisierung für UVA

[a] *Präparate* (Auswahl): Dermacolor®, Covermark® waterproof, concealing cream (Elisabeth Arden), Sunless Bronze (Dormer/Canada), Vitadye (Elder), Clinique Bronze, Dermage, u. v. a.

DHA ist in den meisten selbstbräunenden Kosmetika („tanner") enthalten, meist in 3–5 %; höhere Konzentrationen rufen dunklere Farbtönungen hervor. Die Präparate müssen alle 2–3 Tage wiederholt appliziert werden, um den Effekt aufrechtzuerhalten. Gelegentlich werden den DHA-Präparaten Farbstoffe beigemischt (z. B. Tartrazin: Vitadye®). Inwieweit die DHA-Bräunung die vitiliginöse Haut zugleich vor Sonnenbrand schützt, ist nicht ganz sicher. Insgesamt muß der Vitiligopatient beraten werden, in der sonnenreichen Jahreszeit *aktiven Sonnenschutz* zu betreiben. Dazu ist ein potentes Lichtschutzmittel auf die exponierten Läsionen zu applizieren bzw. vor kosmetischer Abdeckung zu unterlegen (z. B. Solabar® 17 Emulsion u. v. a.). Auf dem

Tabelle 35.6. Therapeutische Empfehlung bei behandlungsbedürftiger Vitiligo

▷ **Behandlung I. Wahl**	PUVA (evtl. PheUVA); 20–40 Sitzungen über 3–4 Monate, falls beginnende perifollikuläre Repigmentierung, über 1–1½ Jahre fortsetzen; anschließend Erhaltungsbestrahlung (1 × alle 7–14 Tage)
▷ **Alternative**	Topische Anwendung fluorierter Kortikosteroide; bei Resistenz intrafokale Triamcinoloninjektionen (3–4 × 10 mg alle 7–10 Tage); evtl. in Kombination mit PUVA
▷ **Für ausgewählte, umschriebene Areale**	Falls technisch möglich, Versuch einer Transplantation (autologe Epidermis, Melanozytenexpansion)
▷ **Unterstützende Medikation**	Vitamin B-Komplex, Vitamin C, Folsäure; UVB-Bestrahlungen
▷ **Begleitende Maßnahmen**	Camouflage (Covermark®, Dermacolor®) nach kosmetischer Beratung; kosmetische Selbstbräuner, Lichtschutz bei Bedarf; psychologische Betreuung mancher Kranken erforderlich

[a] *Vitiligo bei Kindern:* Äußerst vorsichtiges Vorgehen, allenfalls Lokalkortikosteroide (kein Clobetasol), unterstützende bzw. abdeckende Maßnahmen

Markt werden zur Zeit weltweit zahlreiche DHA-haltige Kosmetika angeboten.

Da die Farbtönung bei den Selbstbräunern von der Hornschichtdicke abhängig ist, können mit DHA an den Akren (Ellenbogen, Hände, Knie) dunklere Töne entstehen als an anderen Körperstellen; eine gleichmäßige Farbgebung setzt Geschick voraus. Haare und Nägel können mitverfärbt werden. Patienten mit Vitiligo und Hauttyp II bzw. III erreichen die besten Ergebnisse.

Kontaktallergie auf DHA kann vorkommen, ist aber in Anbetracht der hohen Anwendungshäufigkeit recht selten; toxische Nebenwirkungen des DHA sind nicht bekannt.

Diskutiert wurde die Mutagenität von DHA bzw. seiner Metaboliten, ohne allerdings solche Verdachtsmomente zu untermauern.

Literatur

Abdel-Fattah A, Aboul-Enein MN, Wassel GM, El-Menshawi BS (1982) An approach to the treatment of vitiligo by khellin. Dermatologica 165: 136–140

Abdel-Naser MB, Ludwig WD, Gollnick H et al. (1992) Non-segmental vitiligo: decrease of the CD45RA+T-cell subset and evidence for peripheral T-cell activation. Int J Dermatol 97: 410–416

Antoniou C, Schulpis H, Michas T et al. (1989) Vitiligo therapy with oral and topical phenylalanine with UVA exposure. Int J Dermatol 28, 545–547

Antoniou C, Katsambas A (1992) Guidelines for the treatment of vitiligo. Drugs 43: 490–498

Cormane RH, Siddiqui AH (1985) L-Phenylalanine and UVA/sunlight for vitiligo. Arch Derm Res 277: 509

Cormane RH, Siddiqui AH, Westerhof W, Shutgens RBH (1985) Phenylalanine and UVA for the treatment of vitiligo. Arch Dermatol Res 277: 126–130

Draelos ZD (1990) Cosmetics to imitate a summer tan. Cosmet Dermatol 3: 8–10

Duschet P, Schwarz T, Pusch M, Gschnait F (1989) Marked increase of liver transaminases after khellin and UVA-therapy. J Amer Acad Derm 21: 592–594

El Mofty AM (1948) A preliminary clinical report on the treatment of leukoderma with Ammi Majus Linn. J R Egypt Med Assoc 31: 651–665

Falabella R (1989) Grafting and transplantation of melanocytes for repigmenting vitiligo and other types of leukoderma. Int J Dermatol 28: 363–369

Falabella R, Escobar C, Borrero I (1989) Transplantation of in vitro cultured epidermis bearing melanocytes for repigmenting vitiligo. J Am Acad Dermatol 21: 257–264

Falabella R, Escobar C, Borrero I (1992) Treatment of refractory and stable vitiligo by transplantation of in vitro cultured epidermal autografts bearing melanocytes. J Am Acad Dermatol 26: 230–236

Frenk E (1986) Die Behandlung der Vitiligo. Hautarzt 37: 1–5

Frisch W, Milbradt R (1988) Photochemotherapie der Vitiligo mit L-Phenylalanin. Akt Dermatol 14: 361–365

Gauthier Y, Surleve-Bazielle J-E (1992) Autologous grafting with noncultured melanocytes: A simplified method for treatment for depigmented lesions. J Am Acad Dermatol 26: 191–194

Goldstein E, Haberman HF, Menon IA, Pawlowski D (1992) Non psoralen treatment of vitiligo. Part I. Cosmetic, systemic coloring agents and corticosteroids. Int J Dermatol 31: 229–236

Goldstein E, Haberman HF, Menon IA, Pawlowski D (1992) Non-psoralen treatment of vitiligo. Part II. Less commonly used and experimental therapies. Int J Dermatol 31: 314–319

Gupta AK, Anderson TF (1987) Psoralen phototherapy. J Am Acad Dermatol 17: 703–734

Halder RM, Pham HN, Breadon JY, Johnson BA (1989) Micropigmentation for the treatment of vitiligo. J Dermatol Surg Oncol 15: 1092–1098

Hann SK, Cho YM, Im S, Park YK (1991) Treatment of vitiligo with oral 5-methoxypsoralen. J Dermatol 18: 324–329

Hatchome N, Kato T, Tagami H (1990) Therapeutic success of epidermal grafting in generalized vitiligo is limited by Köbner phenomenon. J Am Acad Dermatol 22: 87–91

Hönigsmann H, Ortel B (1985) Khellin photochemotherapy of vitiligo. Photodermatology 2: 193

Johnson JA, Fusaro RM (1992) Broad-spectrum photoprotection: the roles of tinted auto windows, sunscreens and browning agents in the diagnosis and treatment of photosensitivity. Dermatology 185: 237–241

Johnson JA, Fusaro RM (1993) Therapeutic potential of dihydroxyacetone. J Am Acad Dermatol 284–285

Kandil E (1970) Treatment of localized vitiligo with intradermal injections of triamcinolone acetonide. Dermatologica 141: 195–206

Kandil E (1970) Vitiligo – response to 0.2 % betamethasone 17-valerate in flexible collodion. Dermatologica 141: 277–281

Kao CH, Yu HS (1992) Comparison of the effect of 8-methoxypsoralen (8-MOP) plus UVA (PUVA) on human melanocytes in vitiligo vulgaris and in vitro. J Invest Dermatol 98: 734–740

Koga M (1988) Epidermal grafting using the tops of suction blisters in the treatment of vitiligo. Arch Dermatol 124: 1656–1658

Köster W, Wiskemann A (1990) Phototherapie mit UVB bei Vitiligo. Z Hautkr 65: 1022–1029

Kumari J (1984) Vitiligo treated with topical clobetasol propionate. Arch Dermatol 120: 631–635

Lerner AB, Halaban R, Klaus S, Moellmann G. (1987) Transplantation of human melanocytes. J Invest Dermatol 23: 219–224

Levy SB (1992) Dihydroxyacetone-containing sunless or selftanning lotions. J Am Acad Dermatol 27: 989–993

Marx JL, Auerbach R, Possick P et al. (1983) Malignant melanoma in situ in two patients treated with psoralens and ultraviolet A. J Am Acad Dermatol 9: 904–911

Morliere P, Hönigsmann H, Averbeck D et al. (1988) Phototherapeutic, photobiologic and photosensitizing properties of khellin. J Invest Dermatol 90: 720–724

Morren M, Dooms-Goosens A, Heidbuchel M et al. (1991) Contact allergy to dihydroxyacetone. Contact Dermatol 25: 326–327

Mosher DB, Parrish JA, Fitzpatrick TB (1977) Monobenzylether of hydroquinone: A retrospective study of 18 vitiligo patients. Br J Dermatol 97: 669–679

Orecchia G, Perfetti L (1992) Photochemotherapy with topical khellin and sunlight in vitiligo. Dermatology 184: 120–123

Orentreich N, Selmanowitz V (1972) Autograft repigmentation of leukoderma. Arch Dermatol 105: 734–736

Ortel B, Tanew A, Hönigsmann H (1984) Khellin-UVA photochemotherapy of vitiligo. Photochem Photobiol 39: 52

Ortel B, Tanew A, Hönigsmann H (1988) Treatment of vitiligo with khellin and ultraviolet A. J Am Acad Dermatol 18: 693–701

Pietzcker F, Kuner-Beck V (1979) „Pigmentausgleich" durch ß-Karotin. Ein neues therapeutisches Prinzip in der kosmetischen Dermatologie. Hautarzt 30: 308–311

Plott RT, Brysk MM, Newton RC et al. (1989) A surgical treatment for vitiligo. Autologous cultured epithelial grafts. J Dermatol Surg Oncol 15: 1161–1166

Plott RT, Wagner RF (1990) Modern treatment approaches to vitiligo. Cutis 45: 311–316

Procaccini EM, Riccio G, Viola L, Monfrecola G (1993) Valutazione dell'efficacia della fotochemotherapia della vitiligine con kellina topica. Ann Ital Derm Clin Exper 47: 276–278

Skouge JW, Morison WL, Diwan RV, Rotter S (1992) Autografting and PUVA. A combination therapy for vitiligo. J Dermatol Surg Oncol 18: 357–360

Stern RS, Thibodeau LA, Kleinerman RA, Parrish JA, Fitzpatrick TB (1979) Risk of cutaneous carcinoma in patients with oral methoxsalen photochemotherapy for psoriasis. N Engl J Med 300: 809–813

Tanew A, Ortel B, Rappersberger K et al. (1988) 5-methoxypsoralen (Bergapten) for photochemotherapy. J Am Acad Dermatol 18: 333–338

Thiele B (1991) Klinik und Therapie der Vitiligo. Dtsch Med Wochenschr 116: 1025–1029

Thiele B, Steigleder GK (1987) Repigmentierungsbehandlung der Vitiligo mit Phenylalanin und UVA-Bestrahlung (PAUVA). Z Hautkr 62: 519–523

Trebini F, Appiotti A, Bacci R et al. (1991) Vogt-Koyanagi-Harada syndrome: clinical and instrumental contribution. Ital J Neurol Sci 12: 479–484

Tsuji T, Hamada T (1983) Topically administered fluorouracil in vitiligo. Arch Dermatol 119: 722–727

Farbabbildungen

1–4 Poikilodermie-artige Pigmentverschiebungen nach Anwendung eines quecksilberhaltigen Kosmetikums und langfristige Repigmentierung nach lokaler Behandlung mit kortikosteroidhaltigen Externa in Verbindung mit UVB-Bestrahlungen

5,6 Vitiligo: Partielle Repigmentierung bei einer Europäerin und einer Afrikanerin nach ca. 20 PUVA-Behandlungen

Farbabbildungen

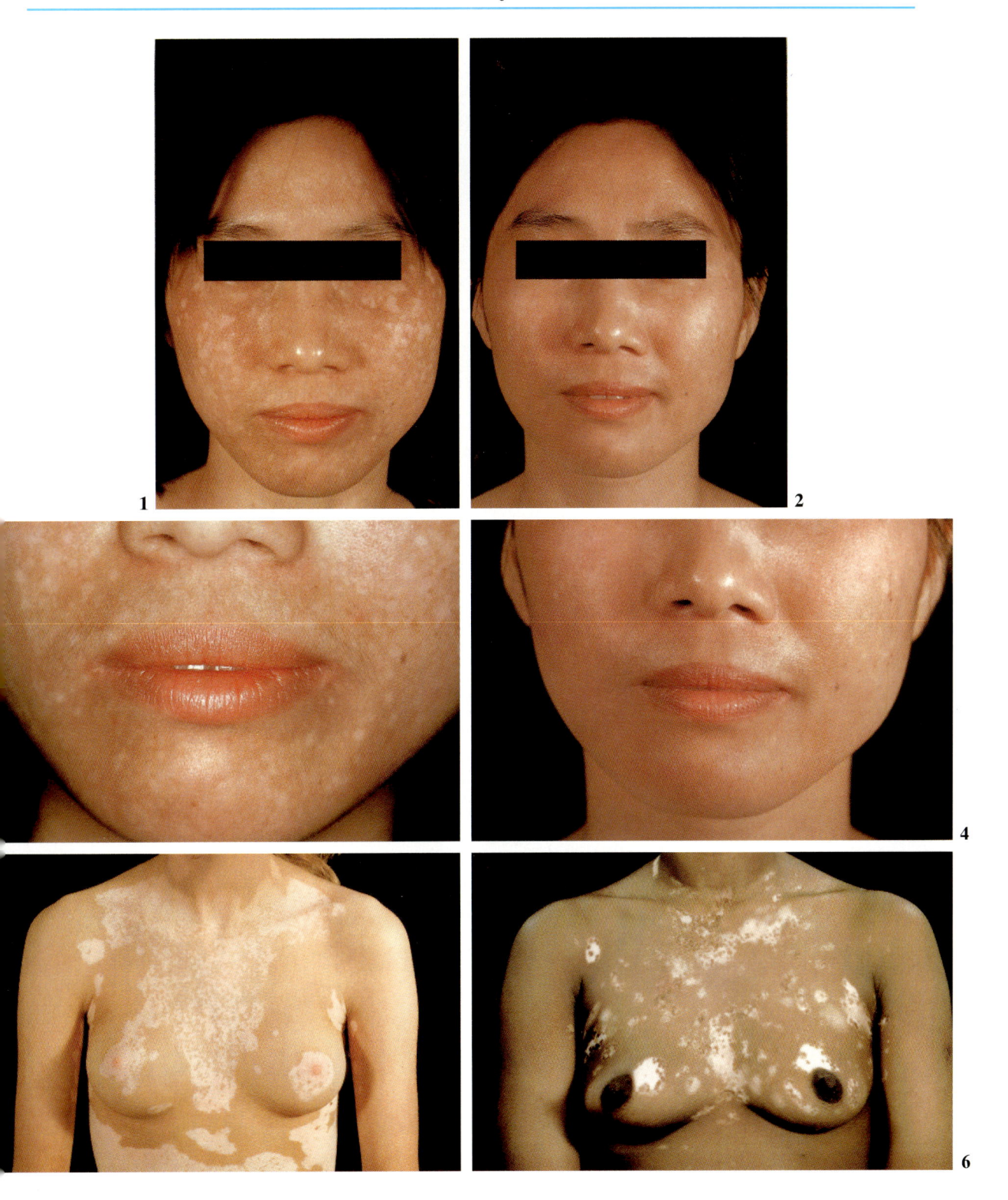

Kapitel 36 Hyperpigmentierungen

36.1	Allgemeines.	784
36.2	Hyperpigmentierungen und ihre Genese	784
36.3	Behandlung.	787
36.3.1	Oxidantien	788
36.3.2	Reduktionsmittel	788
36.3.3	Quecksilberverbindungen	788
36.3.4	Kortikosteroide	788
36.3.5	Hydrochinon und verwandte Substanzen	789
36.3.6	Tretinoin.	790
36.3.7	Azelainsäure und andere Dicarbonsäuren	791
36.3.8	Andere chemische Substanzen. . . .	791
36.3.9	Naturstoffe	792
36.3.10	Kombinierte Präparate.	792
36.3.11	Kryotherapie	792
36.3.12	Chemische Schälbehandlung und Dermabrasion	793
36.3.13	Laserbehandlung von Hyperpigmentierungen	793
36.3.14	Kosmetische Abdeckung (Camouflage).	793

36.1 Allgemeines

Hyperpigmentierungen der Haut wurden seit frühen Zeiten sowohl bei hellhäutigen Kaukasiern wie auch bei dunkelhäutigen Populationen als Zeichen von Unreinheit angesehen. Sie gelten heute lediglich als ästhetisches Problem, und die betroffenen Personen versuchen, dunkle Hautflecken, die kosmetisch störend sind, mit unterschiedlichen Mitteln zu entfernen oder aufzuhellen. Neben chirurgischen Maßnahmen stellte sich hierbei die Bleichwirkung einiger extern auf die Haut aufgetragener Stoffe als hilfreich heraus. Hyperpigmentierungen können allerdings durch Melaninpigment, aber auch durch andere endogene Pigmentprodukte, hierunter vor allem Hämosiderin, und eine Vielzahl exogener Stoffe hervorgerufen werden (s. Tabelle 36.1).

Unter den genannten Hyperpigmentierungen sind lediglich oberflächliche, vorwiegend epidermal lokalisierte, durch Melanin bedingte Läsionen erfolgreich zu behandeln. Über die letzten beiden Jahrzehnte hat sich die *chemische Bleichung* durchgesetzt. Hierfür werden vor allem hydrochinonhaltige Lokalpräparate verwendet, dazu kommen Laser-, „peeling"- und Kryotherapien. Quecksilberverbindungen die früher vielfach Anwendung fanden und heute noch gebräuchlich sind, führen oft zu systemischen Nebenwirkungen. Demgegenüber werden abdeckende Maßnahmen (Make-ups, Camouflage), die in Kosmetikserien angeboten werden, immer beliebter.

36.2 Hyperpigmentierungen und ihre Genese

Die in Tabelle 36.2 aufgeführten Pigmentveränderungen wurden nach klinischen, histologischen und ätiologischen Merkmalen als einer Bleichbehandlung potentiell zugängliche Indikationsgruppen zusammengefaßt. Diese Veränderungen sind teils lokalisierter, teils generalisierter Natur, basieren aber alle auf vermehrtem Melaninpigment. Wegen der herausragenden klinischen Bedeutung der im Gesicht lokalisierten Hyperpigmentierungen wurden diese gesondert zusammengefaßt.

● *Aktinische Lentigines* treten im Alter gehäuft und bevorzugt an sonnenexponierten Körperpartien auf. Als Symptom eines chronischen Lichtschadens besteht allerdings im Gegensatz zu den üblichen Sommersprossen kein saisonaler Zusammenhang zur Sonnenexposition. Histologisch ist eine Hyperpigmentierung der Basalzellschicht der Epidermis mit deutlicher Vermehrung DOPA-positiver Melanozyten und Verlängerungen der dermalen Papillenleisten nachweisbar. Melanosomen lassen sich elektronenmikroskopisch vermehrt in Melanozyten und Keratinozyten in allen epidermalen Schichten bis zum Stratum corneum nachweisen.

Die *Behandlung* von senilen Lentigines ist schwierig, aufgrund ihrer oberflächlichen Natur können aber Behandlungen mit fast allen der nachfolgend aufgeführten Bleichverfahren versucht werden. Die besten Resultate erzielte in unseren Händen die Kryotherapie. Möglich ist auch die aufwendigere, aber häufig weniger erfolgreiche Laserbehandlung.

Tabelle 36.1. Ätiologie der Hyperpigmentierungen

	Endogen	Exogen
▷ **Sporadisch**	Melanin Bilirubin Hämosiderin	Tusche u. a. (Tätowierung) Pulver, Kohle, Schmutz (Schmutztätowierung)
▷ **Therapeutisch**	Arsen (Arsenmelanose) Gold (Chrysiasis) Silber (Argyrose) Wismut Carotin (Aurantiasis)	Cignolin Kaliumpermanganat Silber (Argyrose) Tannin

Tabelle 36.2. Klassifizierte Gruppen von Melaninhyperpigmentierungen (ohne melanozytäre Nävi und Melanome)

▷ **Genetisch bedingte Hyperpigmentierungen**
  Incontinentia pigmenti
  Porphyria cutanea tarda
▷ **Endokrinologisch bedingte Hyperpigmentierungen**
  M. Cushing
  M. Addison
  Schilddrüsenerkrankungen
▷ **Nutritiv-metabolische Erkrankungen, z.T. mit Hyperpigmentierung**
  Hämochromatose
  M. Wilson
  Pellagra
  Vitamin B_{12}-Mangel
▷ **Postinflammatorische Hyperpigmentierungen**
  Morphea
  Lichen planus
  Lupus erythematodes
  Systemisch progressive Sklerodermie
  Erythema dyschromicum perstans
  Kontaktdermatitis
▷ **Paraneoplastische Erkrankung mit Hyperpigmentierung**
  Akanthosis nigricans
▷ **Arzneimittelinduzierte Hyperpigmentierungen**
  Fixe Arzneimittelexantheme
  Hyperpigmentierungen durch Chlorpromazin, Minocyclin, Amiodaron, Bleomycin, Schwermetalle
  Sonstige
▷ **Erythrozytäre Extravasate**
  Stimulation der Melanogenese durch Eisen
▷ **Bestrahlungsfolgen**
  Buschke-Hitzemelanose (Erythema e calore)
  PUVA-Epheliden
  Radiodermitis
▷ **Altershaut**
  Aktinische (senile) Lentigines
▷ **Hyperpigmentierungen im Gesicht**
  Epheliden („Sommersprossen")
  Melasma/Chloasma
  Berloque-Dermatitis
  Riehl-Melanose
  Civatte-Poikiloderm

● *Sommersprossen* (Epheliden) sind meist einzelstehende, fleckförmige Pigmentierungen, die in der Regel im sonnenexponierten Gesichts- und Halsbereich auftreten. Histologisch findet sich eine Melaninvermehrung in den Basalzellen der dermalen Papillen und den Keratinozyten des Stratum spinosum oder stellenweise auch eine vermehrte Melanozytenzahl. In der DOPA-Reaktion abgelöster Epidermis zeigt sich eine verstärkte Melaninbildung von deutlich vergrößerten Melanozyten. Als Ursachen für die Bildung von Epheliden werden erblich-konstitutionelle Faktoren und übermäßige Sonnenexposition angenommen. Die MFD („*minimal freckling dose*", Schwellendosis für die Auslösung von Sommersprossen; engl.: „freckles") liegt bei entsprechend disponierten Personen beim 6- bis 10fachen der *minimalen Erythemdosis (MED)*.
Obwohl Epheliden fast allen der weiter unten aufgeführten Modalitäten *therapeutisch* zugänglich sind, ist ihre Entfernung medizinisch nicht indiziert. Vor eingreifenden Therapieversuchen sollte zunächst die vorbeugende Wirkung von Sonnenschutzmitteln ausgeschöpft werden.

● Das *Melasma (Chloasma)* ist eine erworbene, schwärzlich-bräunliche Hyperpigmentierung des Gesichtes, wobei in der Epidermis eine vermehrte Zahl und Aktivität von Melanozyten und in der Dermis eine vermehrte Zahl an melanintragenden Zellen ursächlich sein können. Obwohl Männer wie Frauen betroffen sein können, kommt das Melasma vorwiegend bei Frauen, vor allem bei Angehörigen stärker pigmentierter Populationen, vor. Als weitere Manifestationsfaktoren wurden die Einnahme von Medikamenten wie Hydantoin und orale Kontrazeptiva sowie das Vorliegen einer Schwangerschaft oder der häufige Gebrauch von Kosmetika beschrieben. Klinische Beobachtungen und experimentelle Ergebnisse bestätigten den aggravierenden Einfluß des UV-Lichtes. Drei charakteristische Verteilungsmuster eines Melasmas kommen vor: zentrofazial, symmetrisch-wangenbetont und mandibulär.

Für die Behandlung ist die Einteilung des Melasmas in *3 verschiedenen Typen* von Bedeutung, die histologisch, aber auch mit Hilfe einer Wood-Lichtuntersuchung klinisch unterschieden werden können (Tabelle 36.3).
Die *Behandlungsindikation* zum Einsatz von topischen Depigmentierungsmitteln stellt sich vorwiegend beim Typ 1 und eingeschränkt beim Typ 3, da lediglich der epidermale Anteil des Melasmas einer bleichenden Behandlung zugänglich

Tabelle 36.7. Hauptindikationen zur Depigmentierungsbehandlung

▷ Epheliden (eingeschränkte Indikation)
▷ Melasma/Chloasma
▷ Senile Lentigines
▷ Berloque-Dermatitis
▷ Postinflammatorische Hyperpigmentierungen

zen, wie z.B. der Azelainsäure, besteht nebeneinander ein bestimmtes Spektrum melanogeneseinhibierender und melanozytotoxischer Wirkungen. Möglicherweise wegen ihrer melanozytotoxischen Wirkung führt Azelainsäure auch zur Besserung prämaligner melanozytärer Läsionen (M. Dubreuilh), worüber vereinzelt berichtet wurde.

36.3.1 Oxidantien

Durch die *Freisetzung von O_2* kann Melanin oxidativ zerstört werden. Als Agentien kommen z.B. Wasserstoffperoxid, Chlorate oder Natriumhypochlorit in Frage. Die Stoffe der Oxidantiengruppe vermögen zwar, Haare aufzuhellen, ihre bleichende Wirkung auf Hyperpigmentierungen der Haut ist jedoch gering. Da andererseits auch die Gefahr von Nebenwirkungen gering ist, kann eine probeweise Anwendung, z.B. nach folgender Rezeptur, versucht werden:

Rp. Hydrogen peroxid. solut. 3 %
  Bismut oxychlorat.
  Zinc oxydat. $\overline{aa}$ 5,0
  Ichthammol (Ichthyol®)   0,5
  Lanolin
  Vasel. alb. $\overline{aa}$ ad 50,0

36.3.2 Reduktionsmittel

Diese Substanzen verwandeln das Melanin in ein „Leukomelanin". Bekanntestes Beispiel ist die Anwendung des Zitronensaftes als Hausmittel zur Behandlung von Sommersprossen. Möglich ist auch die Verwendung von anderen reduzierenden Säuren wie Ascorbinsäure (z.B. 4–15 % in Cremegrundlage), Essigsäure und Zitronensäure.

36.3.3 Quecksilberverbindungen

Alle *Quecksilberverbindungen* werden kutan gut resorbiert, so daß es bei höheren Konzentrationen zu Vergiftungen kommen kann. Eine *Hydrargyrose* als Folge langandauernder Anwendung bei Sommersprossen konnte früher häufiger beobachtet werden. Neben einer antiseptischen Wirkung in 1 %iger Konzentration besitzt Quecksilber eine Schäl- und Bleichwirkung in 3–5 %-Konzentration. Zwei Hypothesen bestehen bezüglich ihrer depigmentierenden Wirksamkeit:

● Quecksilber blockiert oder substituiert Kupferatome, die zur Aktivierung der Tyrosinase benötigt werden.

● Quecksilber bindet sich an bestimmte Sulfhydrylgruppen, ein Vorgang der eine Hemmung des melanozytären Stoffwechsels bewirkt.

Benutzt wurden vor allem Quecksilberpräzipitatsalben etwa mit dem Chloramid des Quecksilbers (Hydragyri amidochloridi unguentum, DAB 9) oder Zinnober (Hydragyri sulfidum rubrum). Hierbei traten allerdings systemische Quecksilbervergiftungen auf (Nephrotoxizität!), so daß die Anwendung metallischer Quecksilberverbindungen in medizinischen und kosmetischen Produkten vom Gesetzgeber in Deutschland und anderen europäischen Ländern eingeschränkt wurde. Die Anwendung niedrigkonzentrierter Quecksilbersalze zur Hautbleichung in Salben ist nicht sonderlich erfolgreich; dennoch erscheinen immer wieder Berichte über Nebenwirkungen, zumal die Abgabe von quecksilberhaltigen Bleichmitteln und Antiseptika noch heute in manchen Ländern nicht geregelt und Mißbrauch möglich ist.

36.3.4 Kortikosteroide

Mit einer Reihe von Untersuchungen wurde inzwischen belegt, daß Kortikosteroide die Haut aufhellen. Eine 0,2 %ige Betamethasoncreme (Anwendungsdauer: ca. 3 Monate) führte bei einer Vielzahl von Melasmapatienten zu einer deutlichen, bei einigen anderen zu einer leichten Besserung. Während der Anwendung wurden keine Hautatrophien beobachtet, jedoch traten bei einigen Patienten Pruritus und/oder akneiforme Effloreszenzen auf. Auch eine 0,05%ige Clobetasolcreme wurde mit gutem Erfolg zur Behandlung von Melasma eingesetzt. Hierbei mußte die Behandlung bei einigen Patienten wegen des Auftretens von Atrophien und Teleangiektasien nach 4 Wochen abgebrochen werden. Aufgrund dieser Berichte kann die Anwendung fluorierter Kortikosteroide zwecks Pigmentaufhellung, nicht zuletzt wegen des Risikos von Nebenwirkungen, nicht empfohlen werden.

36.3.5 Hydrochinon und verwandte Substanzen

In der Therapie von Hyperpigmentierungen spielen *substituierte Phenole*, zu denen das *Hydrochinon, seine Ester- bzw. Ätherabkömmlinge* und das *4-Isopropylkatechol* gehören, heute eine Hauptrolle. Die Entdeckung dieser Gruppe von Wirkstoffen war zufällig; Arbeitsmedizinern waren vermehrt Leukoderme bei Arbeitern in der Gummiindustrie aufgefallen. Die Analyse vermeintlich ursächlicher Kontaktstoffe ermittelte das Hydrochinon und einige weitere ähnlich aufgebaute Phenolverbindungen als verantwortlich, deren industrielle Anwendung als Antioxidantien weit verbreitet ist.

| Hydrochinon | Monomethylester des Hydrochinons | Monobenzyläther des Hydrochinons |

Als *Reduktionsmittel* in der Industrie (z.B. als photographischer Entwickler, Antioxidans und Stabilisator) weithin verwendet, übt das Hydrochinon einen direkten toxischen Effekt auf Melanosomen und zytoplasmatische Strukturen von Melanozyten aus und kann über Bindung und Verstoffwechslung durch die Tyrosinase die Pigmentbildung hemmen.

Zur Depigmentierungsbehandlung werden Konzentrationen *zwischen 2 und 5%* benötigt. In kosmetischen Produkten dürfen nach den innerhalb der europäischen Länder und den USA gültigen Richlinien nur Konzentrationen *bis 2%* verwendet werden. Konzentrationen über 5% führen zum verstärkten Auftreten von Nebenwirkungen, ohne daß hierdurch eine nennenswerte Steigerung der therapeutischen Wirkung erzielt werden könnte. Die Wirksamkeit des Hydrochinons hängt neben der therapeutischen Konzentration auch von der Formulierung der Grundlage ab. Durch Oxidation wird die Wirksamkeit ebenso eingeschränkt, wie sie durch das Vorhandensein eines Reduktionsmittels, wie z.B. *Ascorbinsäure*, verstärkt werden kann. Eine höhere Wirksamkeit als in einer Cremegrundlage wurde in einer wäßrig-alkoholischen Grundlage nachgewiesen. Eine Behandlung mit Hydrochinon ist bei allen Indikationen möglich, jedoch sprechen postinflammatorische Hyperpigmentierungen schlechter an, da die beteiligten Pigmente zum Teil dermal lokalisiert und dem Hydrochinon in den zur Verfügung stehenden Präparaten nicht genügend zugänglich sind.

Die Anwendung von Zubereitungen, die Hydrochinon enthalten, sollte *1–2 ×/d* erfolgen. Eine sichtbare Wirkung ist kaum vor Ablauf von 4 Wochen zu erwarten und erreicht ihren Höhepunkt erst nach ca. 4 Monaten. Der Erfolg ist nicht immer permanent, d.h. innerhalb von 6 Wochen kommt es häufig zu Rezidiven. Aus diesem Grunde wird auch nach gutem Ansprechen der Läsionen eine erhaltende Weiterbehandlung empfohlen.

Die zu erwartenden *Nebenwirkungen* des Hydrochinons sind weniger ausgeprägt als die seiner Derivate. So wurden bisher keine Depigmentierungen von fernen, nichtbehandelten Hautstellen beobachtet, allerdings wurden Leukomelanodermien der behandelten Regionen beschrieben. Irritative Symptome wie ein brennendes, manchmal kribbelndes Empfinden treten in den ersten Behandlungstagen auf und bilden sich meist spontan zurück. Trotzdem wird von manchen erfahrenen Therapeuten für den Fall von Hautirritationen die Applikation einer 1%igen Hydrokortisoncreme empfohlen. Bräunliche Veränderungen der Nägel können ebenfalls auftreten und werden der Ablagerung von Oxidationsprodukten des Hydrochinons zugeschrieben. Bei der in Assoziation zur Hydrochinonanwendung beschriebenen sog. *exogenen Ochronose* scheinen noch andere Faktoren außer dem Depigmentierungsmittel eine Rolle zu spielen. Diese Komplikation tritt gelegentlich bei afrikanischen Patienten nach unkontrollierten, mehrfach täglichen Anwendungen von Präparaten mit höheren Hydrochinonkonzentrationen über mehrere Jahre auf. Klinisch imponieren hierbei bläulich schimmernde, papulöse Läsionen insbesondere über den Wangen, der Nase, dem Kinn und manchmal den Ohren. Histologisch tritt ein gelblich-bräunliches Pigment zwischen den Kollagenbündeln der oberen Dermis in Erscheinung. Das Kollagen erscheint außerdem zerborsten und unregelmäßig angeordnet. Es scheint, daß dieses Material „elastotisch" vermehrt ist, möglicherweise aufgrund der Bildung freier Radikale, insbesondere nach Sonnenbestrahlung. Trotz der beschriebenen Probleme hat sich Hydrochinon als therapeutisches Mittel der ersten Wahl bei der Behandlung von Hyperpigmentierungen etabliert.

■ *Hydrochinonmonobenzyläther:* Hier handelt es sich um ein im Vergleich zum Hydrochinon potentes Depigmentierungsmittel, das allerdings aufgrund seiner Nebenwirkungen heute nicht mehr appliziert werden sollte. Diese äußern sich in Kontaktsensibilisierung, Depigmentierung der Haut entfernter, nichtbehandelter Körperpartien sowie Hyperpigmentierungen und Leukomelanodermen. Pruritus und Haarverlust wurden ebenfalls beschrieben. Eine Ausnahme liegt vor, wenn eine komplette Depigmentierung bei ausgedehnter Vitiligo beabsichtigt ist (s.S. 776). Hierbei ist die Anwendung von Hydrochinonmonobenzyläther, z.B. als 20%-Präparation in Cremegrundlage, eine äußerst wirksame Methode zur Depigmentierung der verbliebenen, normal pigmentierten Haut. Der Pigmentverlust tritt hierbei nach 2–3 Monaten auf.

■ *Hydrochinonmonomethylester:* In einer 10%igen Konzentration ist Hydrochinomomethylester ein wirksames, lokales Depigmentierungsmittel; das Melasma spricht therapeutisch ausgezeichnet an. Leider sind mit der Zeit auch bei den mit Hydrochinonmonomethyläther behandelten Patienten vermehrt Nebenwirkungen wie „konfettiartige" Depigmentierungen und Leukomelanoderme beschrieben worden. Diese betreffen allerdings lediglich die behandelten Hautzonen und konnten in einigen Fällen durch PUVA-Bestrahlung wieder günstig beeinflußt werden. Aufgrund der Nebenwirkungen ist jedoch auch hier Zurückhaltung geboten.

■ *4-Isopropylkatechol:* Eine der depigmentierenden Phenole ist das 4-Isopropylkatechol, das von der Tyrosinase als Substrat verstoffwechselt werden kann. Bei diesem Prozeß wird es oxidiert und geht in ein toxisches freies Radikal über, das Membranen und andere Zellbestandteile schädigen kann (Formel s.S. 776). Zur Behandlung von Melasma wurden Konzentrationen zwischen 1 und 3%, 1–2 ×/d über einen Zeitraum von 3 Monaten, als wirksam gefunden. Eine Depigmentierung der behandelten Areale zeigt sich nach 1–2 Monaten. Eine 3%ige Konzentration ist effektiver als die 1%ige; erstere führt jedoch auch zu stärkerer Hautreizung. Mit einem Rezidiv ist während der ersten Monate nach Behandlungsende zu rechnen. Nebenwirkungen sind das Auftreten von Erythem, Schuppung und brennenden Mißempfindungen. Kontaktallergien wurden beobachtet. Unregelmäßige Depigmentierungen mit „konfettiartigem" Erscheinungsbild können auftreten. Aufgrund seiner Nebenwirkungen sollte 4-Isopropylkatechol nur mit Vorsicht als Therapie 2. Wahl eingesetzt werden.

36.3.6 Tretinoin

Die Verwendung von *0,1%igem Tretinoin (Vitamin A-Säure)* führt insbesondere bei stark pigmentierter Haut nach monatelanger Anwendung zu einer graduellen Aufhellung. Diese Beobachtung hat zum Einsatz des Tretinoins in Kombination mit anderen Bleichmitteln (s. Abschn. 36.3.10), u. a. auch zur Behandlung von im Rahmen der Altershaut auftretenden aktinischen Lentigines (s. Kap. Altershaut) geführt. Neuere

Studien belegen die depigmentierende Wirkung der Substanz als Monotherapie beim Melasma. Aufgrund der zögerlich einsetzenden depigmentierenden Wirkung setzen wir jedoch das Tretinoin weiterhin nur in Kombination mit anderen Mitteln zur Bleichbehandlung ein.

36.3.7 Azelainsäure und andere Dicarbonsäuren

Beobachtungen bei Patienten mit Pityriasis versicolor haben zur Entdeckung der depigmentierenden Eigenschaften von ungesättigten Dicarbonsäuren geführt. Die bei dieser Erkrankung beobachteten Hypopigmentationen werden durch die Wirkung von *Dicarbonsäuren* hervorgerufen, die im *Pityrosporon ovale* bei der Oxidation ungesättigter Fettsäuren entstehen. Eine kompetitive Hemmung der Tyrosinase und einiger mitochondrialer Enzyme der Atemkette wurde dabei festgestellt. Therapeutisch verwertbar sind vor allem *Azelainsäure (C9) und ein Dodekansäureabkömmling (C12)*, wobei mit Azelainsäure bei der Melasmabehandlung die meisten Erfahrungen vorliegen. In verschiedenen Studien konnte die Wirksamkeit der Azelainsäure bei dieser Hautveränderung inzwischen gesichert werden. Eine interessante Eigenschaft der Azelainsäure ist ihre Wirksamkeit bei zellulär bedingten Hyperpigmentierungen, z. B. bei Lentigo maligna. In einer Studie wurde bei 1- bis 2maliger Anwendung pro Tag einer 15%igen Formulierung über 3–12 Monate eine klinische und histologische Ausheilung der Läsion bei einigen Patienten beschrieben. Ähnlich spektakuläre Ergebnisse konnten aber nicht von allen Therapeuten erzielt werden. Ferner wurde berichtet, daß sich die Wirksamkeit der Azelainsäure auch auf Hyperpigmentierungen erstreckt, die durch physikalische und photochemische Prozesse verursacht werden.

Indikationen für die lokale Anwendung von Azelainsäure sind außerdem Melasma, senile (aktinische) Lentigines sowie Fälle ausgedehnter Lentigo maligna, bei denen aus unterschiedlichen Gründen keine chirurgische Entfernung mit histologischer Sicherung angestrebt wird. Eine befriedigende Wirksamkeit wurde auch bei der Behandlung von Restpigmentierungen nach Verbrennungen, anderen Traumen, Herpes labialis und anderen postinflammatorischen Zuständen erreicht. *Keine Wirkung* zeigt die Substanz auf die normale weiße und schwarze Haut, Sommersprossen (Epheliden), Lentigo simplex, pigmentierte seborrhoische Keratosen und Pigmentzellnävi.

Die häufigsten *Nebenwirkungen* einer lokalen Anwendung von 15–20%iger Azelainsäure ist das Auftreten vorübergehender irritativer Erytheme mit Schuppung und Pruritus. Diese Veränderungen, die bei 5–10% der behandelten Kranken auftraten, bilden sich üblicherweise nach 2–4 Wochen Therapiedauer spontan zurück. Systemische Nebenwirkungen wurden bisher nicht beschrieben.

Unsere Erfahrungen sprechen dafür, daß die lokale Anwendung einer ca. 20%igen Formulierung bei der Behandlung von Melasma mit der Wirksamkeit anderer, kombinierter Rezepturen auf lange Sicht etwa vergleichbar ist. Kontrollierte Vergleichsstudien liegen nicht vor.

36.3.8 Andere chemische Substanzen

Ein *Phenolthioester*, das *N-acetyl-4-S-cysteaminylphenol*, besitzt offenbar ausgeprägte depigmentierende Eigenschaften auf melaninproduzierende Zellen. In einigen klinischen Studien erwies sich diese Substanz als geeignet zur Behandlung von Melasmapatienten. Hierbei sei es trotz einer hohen spezifischen Wirksamkeit nur selten zu für Hydrochinon typischen Nebenwirkungen, wie z. B. Irritationen, gekommen. Weitere kontrollierte und vergleichende Studien mit anderen depigmentierenden Substanzen sind notwendig, um den Stellenwert des Phenolthioesters genau einzuschätzen. Weitere chemische Substanzen, deren depigmentierende Wirkung postuliert wird, sind die *Merkaptoamine*, die sich aufgrund ihrer hautreizenden und übelriechenden Eigenschaften bisher nicht als Therapeutika durchsetzen konnten. Prinzipiell scheinen auch verschiedene neuentdeckte Inhibitoren der Tyrosinase und der Cholinesterase, wie z. B. das *Physostigmin*, ferner von Estern der β-D-glukopyranosiduron-1-alkyl-4-pyrocatechinsäure zu depigmentierenden Effekten der Haut führen zu können. Das *Niacin* oder *Niacinamid* (0,5- und 5%ig), wurde ebenfalls als Therapeutikum erwogen, wobei die

Verwendung dieser Substanz aber zu erheblichen vasomotorischen Nebenwirkungen führen kann. *Bismutum subnitricum* ist als basisches Wismutnitrat in verschiedenen Sommersprossensalben enthalten.

36.3.9 Naturstoffe

Extrakte von an *Ascorbinsäure (Vitamin C)-reichen Pflanzen* wurden in der Kosmetik seit langem als Aufheller der Haut verwandt. Empfohlen wurden: Zitronensaft, Petersilie, wildwachsende Nachtschattenpflanzen, Schwertlilien, Agaven, Hagebutten etc. Die Erfolge derartiger Anwendungen sind trotz langfristiger Anwendung mäßig. In der Gurkenmilch befinden sich zahlreiche Aldehyde, zum Beispiel der Veilchenblätteraldehyd (Nonadien-2,6-al-1), dem eine Hemmung der Pigmentsythese nachgesagt wird. Bestimmte Gemüsesorten enthalten Hydrochinonabkömmlinge, z.B. das Bärenkraut (Uva ursi), das bis zu 10% Arbutin und Methylarbutin enthalten kann, Stoffe, die durch β-Glukosidase in Hydrochinon und Hydrochinonmonomethylester umgesetzt werden können. Cinnamylderivate, die die DOPA-Reaktion in vitro blockieren können, sind in der Natur weitverbreitet und kommen in Zimt, Rhabarber, Tomaten und roten Cabernet-Sauvignon-Trauben vor. Depigmentierende Wirkungen sind auch in der chinesischen Pharmakopoe beschrieben. Wirksam sollen der im Frühjahr aus den Wurzeln kommende Saft des Weins und bestimmte phenylalaninenthaltende Extrakte aus Kürbisgewächsen sein. Allerdings sind für die genannten Naturstoffe bis heute keine klinischen Studien bekannt.

36.3.10 Kombinierte Präparate

Die von Kligman u. Willis 1975 propagierte Wirkstoffkombination von Tretinoin, Kortikosteroid und Hydrochinon soll auf einer z.T. empirisch festgestellten Depigmentierungseigenschaft einer jeden der 3 Substanzen beruhen. Die postulierte Wirkung setzt sich dementsprechend zusammen aus:

- der bekannten depigmentierenden Wirkung des Hydrochinons,
- der Aufhellung der Haut von Aknepatienten, die mit Tretinoin behandelt worden sind, und
- der nach Injektionen von Kortikosteroiden bei Patienten mit schwarzer Haut beobachteten mehr oder weniger ausgeprägten Depigmentierungen.

Die Zusammensetzung der 3 verwandten Wirkkomponenten ist *0,1% Tretinoin, 0,1% Dexamethason und 5% Hydrochinon*. Als Grundlage eignet sich entweder eine hydrophile Salbe, evtl. auch eine aus gleichen Teilen Alkohol und Propylenglykol bestehende Lösung. Fertigpräparate ausgenommen, sollte diese Wirkstoffkombination höchstens 30 Tage lang aufbewahrt und verwendet werden. Die 1- bis 2malige Anwendung pro Tag hat sich als optimal erwiesen. Eine Aufhellung tritt nach etwa 3 Wochen auf. Eine anfängliche Hautirritation wird häufig beobachtet, aber keine weiteren Nebenwirkungen, allenfalls solche, wie beim Tretinoin und Hydrochinon, während das Kortikosteroid anscheinend keine Nebenwirkungen verursacht, möglicherweise sogar Reizungen unterdrückt.

Die ursprünglich empfohlene Kombination wurde inzwischen, so auch von uns selbst, mehrfach variiert, z.B. Dexamethason 0,1–0,2%, Hydrochinonbase 5 g, Epi-Aberel®-Lösung (mit 0,1% Tretinoin) ad 100 ml. Bei einem Fertigpräparat auf dem Markt (Pigmanorm®, Fa. Widmer) wurde unter Belassung der anderen Wirkstoffe der Dexamethasonanteil durch 1,0%iges Hydrocortison offenbar ohne Wirkungsverlust ersetzt. Verschiedentlich wird auch die zeitlich getrennte, sequentielle Applikation der drei Wirkkomponenten vorgenommen, z.B. Tretinoin 0,05% morgens, Betamethason 0,1% nachmittags und Hydrochinon 2% abends, wobei dieses Vorgehen zu einer günstigen Ansprechrate bei 65% der Behandelten geführt haben soll.

36.3.11 Kryotherapie

Melanozyten sind gegenüber Kälteschäden empfindlicher als andere epidermale Zellen. Auf dieser Beobachtung basiert die Anwendung der Kryotherapie, vor allem bei aktinischen Lentigines und der hyperpigmentierten Altershaut. Andere, vorwiegend durch hohen Melaningehalt und nicht durch Pigmentzellvermehrung bedingte Läsionen sowie die dermal lokalisierten Pigmentläsionen sprechen weniger gut auf die kryotherapeutische Behandlung an.

36.3.12 Chemische Schälbehandlung und Dermabrasion

Wie die Kryotherapie haben auch die chemische Schälbehandlung („peeling") und die lokalisierte Dermaabrasion der betroffenen Areale ihre hauptsächliche Indikation bei Veränderungen der Altershaut.

36.3.13 Laserbehandlung von Hyperpigmentierungen

Der zunehmende Einsatz des Lasers hat das therapeutische Instrumentarium auch bei der Behandlung von Hyperpigmentierungen erheblich erweitert. Dennoch ist der Laser kein Allheilmittel, wie es in Berichten der Laienpresse gelegentlich suggeriert wird. Nicht alle hyperpigmentierten Läsionen sind einer Lasertherapie zugänglich, und die Möglichkeit zur Entstehung von Hyperpigmentierungen als Nebenwirkung der Laserbehandlung sowie der nicht unbeträchtliche technische Aufwand müssen bei der Indikationsstellung sorgfältig abgewogen werden.

■ *Gepulste Laser* sind zur selektiven Photothermolyse von Melanosomen in der Lage, was ihnen prinzipiell verschiedene epidermale und in der Dermis liegende tiefe zelluläre Pigmentläsionen zugänglich macht. Besonders geeignet sind gütegeschaltete Laser, wie z. B. die *gütegeschalteten Rubin- und Nd:YAG-Laser*. Therapeutische Erfolge wurden bei Behandlung von aktinischen Lentigines, Café-au-lait-Flecken, Epheliden und in bestimmten Fällen von Melasma beschrieben. Auf der dermalen Wirkung des gütegeschalteten Rubinlasers (*694 nm, 40 ns* Pulsbreite) soll das gute Ansprechen des *Ota-Nävus* beruhen, wobei die Behandlung zu keiner oberflächlichen Narbenbildung führen soll.

Gepulste Grünlichtlaser wie der *blitzlampengepumpte Farbstofflaser* eignen sich ebenfalls zur Behandlung von Hyperpigmentierungen. Der blitzlampengepumpte Farbstofflaser mit einer Emission bei *510 nm* und einer *300 ns* Pulsbreite konnte gut zur Behandlung von epidermalen Läsionen wie Café-au-lait-Flecken, Lentigines und Epheliden eingesetzt werden. Das grüne Licht bei *510 nm* penetriert hingegen nicht hinreichend die Epidermis, um den blitzlampengepumpten Farbstofflaser zur Behandlung tieferer dermaler Pigmentläsionen einzusetzen.

■ Der *Kupferdampflaser* emittiert Licht zweier Wellenlängen, nämlich *511 nm* im grünen und *578 nm* im gelben Spektralbereich. Während das gelbe Licht vorwiegend für vaskuläre Läsionen benutzt wird, eignet sich insbesondere das grüne Licht zur Behandlung von Pigmentläsionen. Der Vorteil der Behandlung von Pigmentläsionen bei 511 nm besteht darin, daß diese Wellenlänge vorzugsweise von Melanin absorbiert wird. Günstige bis hervorragende Behandlungsergebnisse sind bei der Behandlung von Lentigines, epidermalen Naevi und Epheliden erzielbar. Café-au-lait-Flecken lassen sich mit dem Kupferdampflaser ebenfalls behandeln, die Resultate sind jedoch individuell unterschiedlich.

In ihren Wirkungen ähnlich dem Kupferdampflaser sind die *nichtgepulsten Laser* im *488–585 nm*-Wellenlängenbereich, wie z. B. der *Argonlaser* und der *argongepumpte Farbstofflaser*. Die nichtgepulsten Laser wirken im Gegensatz zu den gepulsten Lasern über Lichtabsorption und den daraus resultierenden thermischen Umgebungsschäden. Laserlicht zwischen 488 und 585 nm wird vom Melanin sehr gut absorbiert, so daß derartige Laser sich zur Behandlung epidermaler Pigmentläsionen eignen. Aufgrund der im Vergleich zu gepulsten Lasern auftretenden stärkeren thermischen Schädigung kommt es bei diesen Lasern zu vermehrter Beeinträchtigung der Hauttextur und zu dauerhafter Depigmentierung; letzterer Effekt kann, wenn er auf die Läsion beschränkt bleibt, durchaus erwünscht sein.

36.3.14 Kosmetische Abdeckung (Camouflage)

Nicht alle Pigmentflecken lassen sich mit den beschriebenen Mitteln befriedigend behandeln. Dies ist insbesondere bei Pigmentstörungen der Fall, bei denen die Hypermelanose durch dermale Makrophagen verursacht wird, z. B. beim

Lichen ruber planus, fixem Arzneiexanthem, kutanem LE oder anderen entzündlichen Dermatosen. Bei anderen therapeutischen Verfahren übersteigen die potentiellen Risiken den erwarteten Nutzen, einige sind aus anderen Gründen nicht angebracht. Als letzte Möglichkeit ist dann noch die kosmetische Abdeckung zu erwägen. Das Ergebnis wird maßgeblich vom Können einer kosmetisch geschulten Fachkraft abhängen. Ein Vorteil der kosmetischen Abdeckung ist ein nahezu vollständiger Sonnenschutz, der bei allen Hyperpigmentierungen, vor allem bei solchen, bei denen UV-, sichtbares oder infrarotes Licht aggravierend wirkt, erwünscht ist. Einige international gebräuchliche Kosmetikreihen sind Covermark®, Dermablend®, Continuous Coverage®, Reflecta® u. v. a. Vgl. auch S. 776.

Literatur

Baliña LM, Graupe (1991) The treatment of melasma. 20 % azelaic acid versus 4 % hydroquinone creme. Int J Dermatol 30: 893–895

Benmaman O, Sanchez JL (1988) Treatment and camouflaging of pigmentary disorders. Clin Dermatol 6: 50–61

Bulengo-Ransby SM, Griffiths CEM, Kimbrough-Green et al. (1993) Topical tretinoin (retinoic acid) therapy for hyperpigmented lesions caused by inflammation of the skin in black patients. New Engl J Med 328: 1438–1443

Day TW, Padue CC (1993) Preliminary experience with a flashlamp-pulsed tunable dye laser for treatment of benign pigmented lesions. Cutis 51: 188–190

Epstein JH (1989) Postinflammatory hyperpigmentation. Clin Dermatol 7: 55–65

Ferguson J, Frain-Bell W (1989) Pigmentary disorders and systemic drug therapy. Clin Dermatol 7: 44–54

Fitton A, Goa KL (1991) Azelaic acid. A review of its pharmacological properties and therapeutic efficacy in acne and hyperpigmentary disorders. Drugs 41: 780–798

Griffiths CEM, Finkel LJ, Ditre CM et al. (1993) Topical tretinoin (retinoic acid) improves melasma. A vehicle-controlled, clinical trial. Br J Dermatol 129: 415–421

Hendrix JD, Greer KE (1992) Cutaneous hyperpigmentation caused by systemic drugs. Int J Dermatol 34: 458–466

Herzberg JJ (1985) Therapie melaninbedingter Pigmentanomalien. Hautarzt 36: 635–638

Jimbow K (1991) N-acetyl-4-S-cysteaminylphenol as a new type of depigmenting agent for the treatment of melanoderma of patients with melasma. Arch Dermatol 127: 1528–1534

Jimbow M, Jimbow K (1989) Pigmentary disorders in oriental skin. Clin Dermatol 7: 11–27

Kanwar AJ, Dhar S, Kaur S (1994) Treatment of melasma with potent topical corticosteroids. Dermatology 188: 170

Kenney JA (1989) Pigmentary disorders in black skin. Clin Dermatol 7: 1–10

Kligman AM, Willis I (1975) A new formula for depigmenting human skin. Arch Dermatol 111: 40–48

Lerner EA, Sober AJ (1988) Chemical and pharmacological agents that cause hyperpigmentation or hypopigmentation of the skin. Clin Dermatol 6: 327–337

Nordlund JJ (1988) Postinflammatory hyperpigmentation. Clin Dermatol 6: 185–192

Nordlund JJ (1992) The significance of depigmentation. Pigment Cell Res [Suppl 2]: 237–241

Olumide YM, Odunowo BD, Odiase AO (1991) Regional dermatosis in the African. Part I. Facial hypermelanosis. Int J Dermatol 30: 186–189

Ortonne J-P (1990) Pigmentary changes of the ageing skin. Br J Dermatol 35: 21–28

Palumbo A, d'Ischia M, Misuraca G, Prota G (1992) Skin depigmentation by hydroquinone: a chemical and biochemical insight. Pigment Cell Res [Suppl 2]: 299–303

Stern RS, Dover JS, Levin JA et al. (1994) Laser therapy versus cryotherapy of lentigines. J Am Acad Dermatol 30: 985–987

Tan OT, Morelli JG, Kurban AK (1992) Pulsed dye laser treatment of benign cutaneous pigmented lesions. Lasers Surg Med 12: 538–542

Taylor CR, Flotte TJ, Gange W et al. (1994) Treatment of nevus of Ota by Q-switched ruby laser. J Am Acad Dermatol 30: 743–751

Verallo-Rowell VM, Verallo V, Graupe K et al. (1989) Double-blind comparison of azelaic acid and hydroquinone in the treatment of melasma. Acta Derm Venereol (Stockh) [Suppl 143]: 58–61

Farbabbildungen

1 Melasma im Anschluß an eine Schwangerschaft bei einer 27-jährigen Frau in Verbindung mit der Einnahme von Kontrazeptiva

2 Melanodermitis toxica nach Kosmetikaanwendung

3 Konfettiartige Hypopigmentierungen nach Anwendung einer Bleichsalbe bei vorbestehendem Melasma

4 Berloque-Dermatitis nach Anwendung eines parfümierten Toilettenwassers

Farbabbildungen

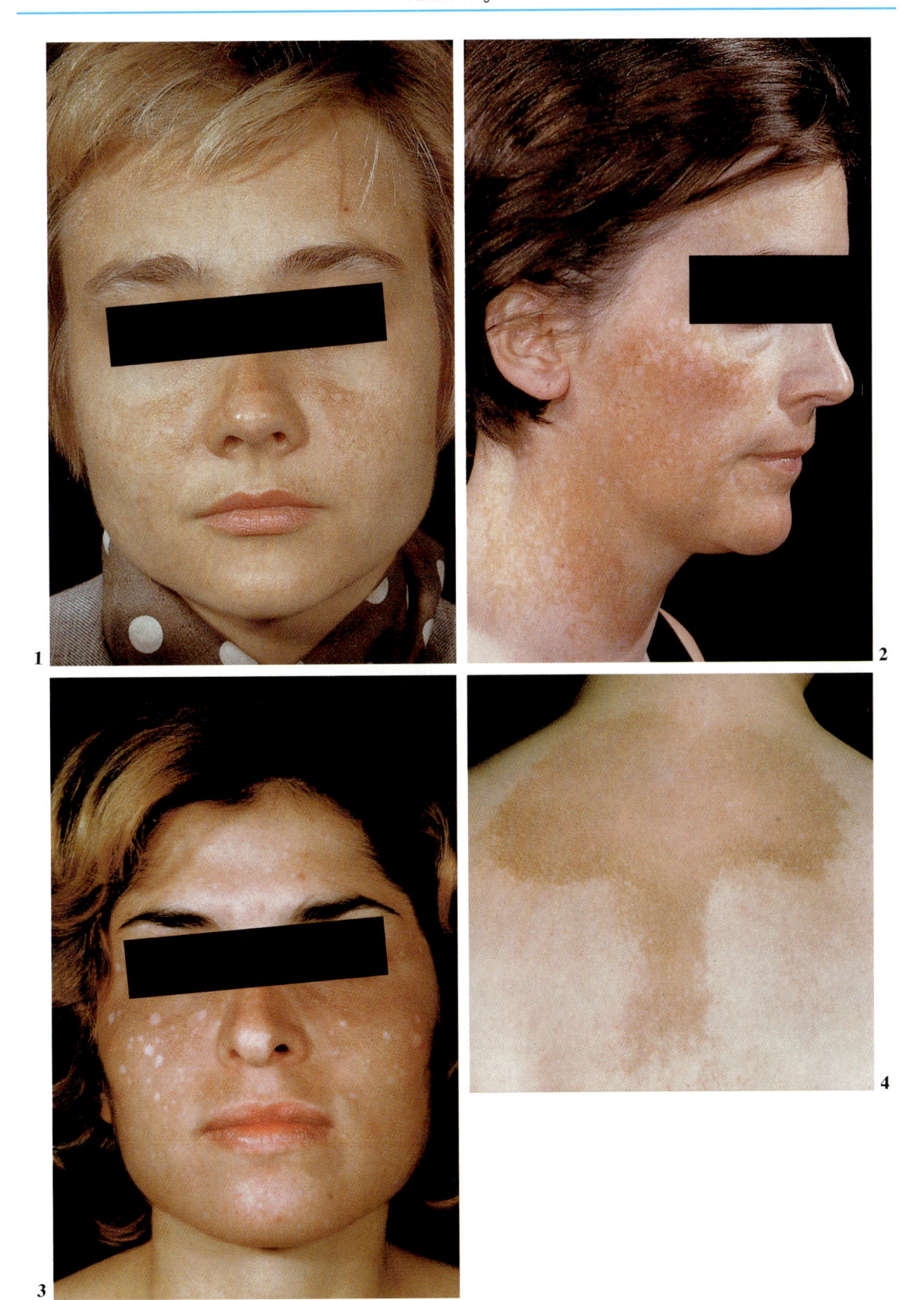

Kapitel 37 Epitheliale Präkanzerosen und Karzinome der Haut

37.1	Epitheliale Präkanzerosen 798	37.5.6	Strahlentherapie 814
37.1.1	Aktinische Keratosen. 798	37.5.7	Experimentelle Behandlungen.... 814
37.1.2	Röntgenkeratosen und Arsenkeratosen 800	37.5.8	Metastasierendes Basaliom 815
37.1.3	M. Bowen 800	37.5.9	Nachsorge 816
37.1.4	Präkanzerosen der Schleimhäute .. 800	37.5.10	Prävention und Einsatz von synthetischen Retinoiden 816
37.2	Papillomatosis cutis carcinoides ... 802	37.6	Plattenepithelkarzinom 819
37.3	Verruköses Karzinom 803	37.6.1	Einteilung und differential- therapeutische Überlegungen 819
37.4	Keratoakanthom. 804		
37.4.1	Solitäres Keratoakanthom. 804	37.6.2	Therapie des primären Plattenepithelkarzinoms........ 820
37.4.2	Multiple Keratoakanthome 805		
37.5	Basaliom. 807	37.6.3	Lymphknotenmetastasen bei Plattenepithelkarzinomen 821
37.5.1	Ziele und Parameter der Basaliomtherapie.......... 809		
		37.6.4	Chemotherapie inoperabler, meta- stasierter Plattenepithelkarzinome . 821
37.5.2	Histologisch kontrollierte Exzision und Technik nach Mohs 811		
		37.6.5	Sonstige Möglichkeiten und Nachsorge 824
37.5.3	Curettage und Elektrodesikkation . 812		
37.5.4	Kryochirurgie und CO_2-Laserbehandlung 813	37.7	M. Paget. 825
		37.8	Merkelzellkarzinom. 827
37.5.5	Topische Behandlung mit 5-Fluorouracil 814	37.9	Adnextumoren bzw. -karzinome... 830

37.1 Epitheliale Präkanzerosen

Unter den *Präkanzerosen der Haut* wurden eine Reihe verschiedener Erscheinungsbilder herausgestellt, die z.T. nach ihrer Ätiologie und z.T. aufgrund ihrer klinischen Morphe unterschieden werden. Nicht alle der im folgenden aufgeführten Entitäten lassen sich eindeutig voneinander abgrenzen; so kann beispielsweise eine bowenoide aktinische Keratose vom M. Bowen weder klinisch noch histologisch eindeutig differenziert werden. Die häufigsten Entitäten, die hier in Frage kommen, sind in der Tabelle 37.1 aufgeführt.

Zeitdauer und Frequenz des Überganges epithelialer Präkanzerosen in invasive Plattenepithelkarzinome sind nicht eindeutig bestimmt. Es wird geschätzt, daß bei etwa *20 %* der Patienten mit multiplen aktinischen Keratosen gleichzeitig invasive Plattenepithelkarzinome vorkommen und daß aktinische Keratosen ohne adäquate Behandlung in etwa *15–20 %* der Fälle langfristig in Plattenepithelkarzinome übergehen. Die Prognose von Röntgenkeratosen oder Arsenkeratosen scheint vergleichsweise ungünstiger zu sein, und Übergänge in invasive Plattenepithelkarzinome kommen häufiger vor.

Das *Ziel der Behandlung* bei Präkanzerosen der Haut besteht in der vollständigen Entfernung der epithelialen Läsion. Bei kleineren und einzelnen Herden stellt die Exzision die Behandlung der Wahl dar. Am histologischen Präparat kann anschließend kontrolliert werden, ob die Läsion in toto entfernt wurde. Gerade bei multiplen Läsionen kommt jedoch eine Vielzahl anderer Behandlungsmöglichkeiten in Betracht. Sollten derartige Maßnahmen herangezogen werden, wäre es notwendig, die Diagnose zuvor histologisch zu sichern. Eine Übersicht über die Behandlungsmöglichkeiten ist in Tabelle 37.2 enthalten.

37.1.1 Aktinische Keratosen

■ *Chirurgische Maßnahmen bzw. Kryotherapie.* Zur Behandlung vereinzelter aktinischer Keratosen ist die *chirurgische Exzision* das Mittel der Wahl. In der histologischen Begutachtung kann festgestellt werden, ob die Läsion in toto entfernt wurde. Bei Auftreten multipler Keratosen stellt die *Curettage* eine einfachere Behandlungsmethode dar, ihre Kombination mit der *Elektrodesikkation* hat sich bei der Behandlung ausgedehnter Läsionen bewährt. Eine histologische Kontrolle der vollständigen Entfernung ist bei dieser Methode allerdings nicht möglich. Die *Kryotherapie* bringt ebenfalls gute Ergebnisse. Wenn es von der apparativen Ausstattung her möglich ist, sollte dem Kontaktverfahren der Vorzug gegeben werden. Eine 2malige Vereisung für ca. 30 s (–86 °C) mit einer Auftauphase von 5 min zwischen den beiden Vereisungen hat sich dabei bewährt (vgl. auch 37.5.4). Auch die Anwendung von flüssigem Stickstoff wurde beschrieben. Dazu wird entweder ein Watteträger in flüssigen Stickstoff eingetaucht und anschließend mit den befallenen Arealen in Kontakt gebracht, oder der Stickstoff wird direkt als Spray aufgesprüht. Allerdings sind diese kryotherapeutischen Verfahren weniger gut kontrollierbar als das Kontaktverfahren, bei dem die Tiefe der Vereisung besser vorauszuberechnen ist.

Tabelle 37.1. Epitheliale Präkanzerosen

> **I. Haut**
> 1. Aktinische Keratosen (solare Keratosen)
>   – hypertrophe aktinische Keratosen (keratotischer Typ, Cornu cutaneum-Typ)
>   – atrophische aktinische Keratosen
>   – bowenoide aktinische Keratosen
>   – akantholytische aktinische Keratosen
>   – pigmentierte aktinische Keratosen
> 2. Röntgenkeratosen
> 3. Arsenkeratosen
>   – palmoplantare Arsenkeratosen
>   – bowenoide Arsenkeratosen
> 4. Teerkeratosen
> 5. M. Bowen
>
> **II. Schleimhaut**
> 6. Leukoplakien
>   – Leukoplakia simplex
>   – Leukoplakia erosiva
> 7. Erythroplasie Queyrat
> 8. Orale Erythroplakie
> 9. Verruköses Karzinom der oralen Mukosa (orale floride Papillomatose)

Tabelle 37.2. Behandlungsmöglichkeiten epithelialer Präkanzerosen

> ▷ Chirurgische Entfernung in toto
> ▷ Curettage; evtl. mit Elektrodesikkation oder lokaler Ätzung (z. B. Zinkchlorid)
> ▷ Kryotherapie
> ▷ CO_2-Laserbehandlung
> ▷ Örtliche Chemotherapie ⎫ vorherige *histologische*
>   – mit 5-Fluorouracil   ⎬ *Sicherung* durch *Probe-*
>   – mit Podophyllin   ⎭ *biopsien* notwendig
> ▷ Lokale Anwendung von Vitamin A-Säure
> ▷ Röntgenoberflächenbestrahlung
> *Prophylaktisch:* synthetische Retinoide (p.o.), Lichtschutz (lokal, evtl. auch p.o.)

■ *CO_2-Laserbehandlung.* Dieses Verfahren ist für den Arzt aufwendiger als die Kryotherapie, hat aber gegenüber dieser eindeutige Vorteile. Insbesondere ist die Nachbehandlung der angegangenen Flächen einfacher und komplikationsarm. Darüber hinaus sollte die Laserbehandlung bei schwierigen anatomischen Verhältnissen in Erwägung gezogen werden, in denen die Kryokontakttherapie technisch kompliziert erscheint (vgl. auch 37.5.4).

■ *Örtliche Chemotherapie.* Das Zytostatikum *5-Fluorouracil* kann in unterschiedlichen Konzentrationen und Zubereitungen topisch angewendet werden (Efudix® Salbe 5%; Efudix™ Lsg. 2% bzw. 5%; Efudex™ Creme 5%). 5-Fluorouracil ist ein Antimetabolit und wirkt weitgehend selektiv auf die hyperproliferativen Anteile der epidermalen Präkanzerosen, während die gesunde Haut weniger beeinträchtigt wird. Allerdings treten auch auf gesunder Haut in der Regel Irritationen auf. Creme, Salbe oder Lösung werden dünn auf die zu behandelnden Stellen 1–2 ×/d aufgetragen. Nach 1–2 Wochen kommt es an den befallenen Stellen zu entzündlichen Reaktionen und erosiven Veränderungen. Die Behandlung soll, je nach klinischem Befund, insgesamt über 4–6 Wochen durchgeführt werden. Angesichts der entzündlichen bis erosiven Reaktionen besteht eines der Hauptprobleme bei Durchführung dieser Behandlung darin, die Compliance der Patienten zu gewährleisten. Eine eingehende Aufklärung über Wirkungsweise und voraussichtliche Reaktion ist deshalb unbedingt erforderlich. Der Patient sollte weiterhin wissen, daß UV-Licht die Reaktion weiter aggravieren kann, so daß *Lichtschutz* erforderlich ist. Einige Autoren empfehlen auch die zusätzliche Anwendung von Triamcinolonacetonid in der Salbe bzw. Creme, um die entzündliche Reaktion zu mindern. Anscheinend hat das Ausmaß der entzündlichen Reaktion keinen Einfluß auf die therapeutische Effektivität.

Podophyllin (Podophyllotoxin; 5 mg/ml: Condylox®) wirkt als Metaphasengift antimitotisch. Es kann auch in 10–25%iger Konzentration in absolutem Alkohol oder in Tinctura benzoe rezeptiert werden und vorsichtig zur Anwendung kommen. Für die Behandlung aktinischer Keratosen wird eine 25%ige Konzentration empfohlen, wobei die einmalige Pinselung in etwa 10tägigen Abständen 2–3 × bis zum Erfolg wiederholt werden kann. Podophyllintinktur in dieser Konzentration muß nach einer gewissen Einwirkdauer (an verhornender Haut ca. 6–24 h) allerdings abgewaschen werden, da es primär toxisch wirkt und es bei zu langer Einwirkungsdauer zu einer toxischen Kontaktdermatitis kommt. In den Abständen zwischen den Behandlungen ist eine milde pflegerische Salbe oder Creme indiziert.

Die lokale Anwendung von *Vitamin A-Säure* (Tretinoin 0,05–0,1 % in Creme; 0,05 %: Airol Roche Creme®, Cordes VAS Creme®, Epi-Aberel Creme®, Eudyna® Creme), wurde ebenfalls mit gutem Erfolg in der Behandlung aktinischer Keratosen eingesetzt. Dazu werden die Läsionen 1×/d mit dem Vitamin A-Säurepräparat über einen Zeitraum von 3–4 Monaten behandelt. Es konnte in Biopsien gezeigt werden, daß sich aktinische Keratosen zurückbilden und daß wieder eine normale Epidermis an ihre Stelle tritt. Inwieweit dieser Behandlung auch ein präventiver Wert zukommt, ist bisher nicht eindeutig belegt. Dagegen ist der protektive Effekt *systemischer aromatischer Retinoide*, insbesondere für Etretinat (Tigason®), gut belegt. Bei multiplen aktinischen Keratosen mit Übergängen in Plattenepithelkarzinome sollte eine systemische Behandlung mit Etretinat in einer Dosierung von 0,5 mg/kg KG als Langzeitbehandlung eingeleitet werden.

■ *Röntgentherapie.* In der älteren Literatur wird über gute Behandlungserfolge von aktinischen Keratosen nach Röntgenweichstrahltherapie berichtet. Heute dagegen wird von der Röntgen-Therapie eher abgeraten, zum einen, da eine zusätzliche Strahlenbelastung längerfristig die Kanzerogenese fördern kann, und zum zweiten, weil diese Behandlung vergleichsweise aufwendig ist.

37.1.2 Röntgenkeratosen und Arsenkeratosen

Bei *Röntgenkeratosen* sowie bei *Arsenkeratosen* kommen Übergänge in ein Plattenepithelkarzinom häufiger vor als bei aktinischen Keratosen; sie manifestieren sich auch in jüngerem Lebensalter als aktinische Keratosen. Aus diesem Grunde sollte bei Röntgen- und Arsenkeratosen die vollständige *chirurgische Entfernung* angestrebt werden, die Exzision mit einem kleinen Sicherheitsabstand (0,2–0,5 cm) gilt dabei als die Behandlung der Wahl. Bei multiplen Herden kommt daneben durchaus auch *Elektrodesikkation mit Curettage, Kryotherapie* und *CO_2-Laserbehandlung* in Frage. Auch eine topische Behandlung mit *5-Fluorouracil* (5 % Efudix® Salbe) kann versucht werden.

Eine weitere *Röntgenbetrahlung* wird dagegen als *kontraindiziert* angesehen. Bei Röntgenkeratosen und Arsenkeratosen ist die Karzinogenese durch potente karzinogene Noxen initiiert worden, und die zusätzliche Applikation von ebenfalls karzinogenen Röntgenstrahlen könnte längerfristig die Entstehung neuer Präkanzerosen und Plattenepithelkarzinome fördern.

Eine *Prophylaxe* neuer Präkanzerosen und Karzinome wird bei diesen Patienten unbedingt empfohlen. In der Prophylaxe hat sich die Anwendung systemischer Retinoide bewährt, sowohl *Etretinat* als auch *Acitretin* (Neotigason®) sind wirksam. Eine erfolgreiche Prophylaxe ist nur von einer Dauermedikation zu erwarten. Als Dosis werden 0,5–1 mg/kg KG Etretinat (Tigason®) empfohlen. Die langfristig eingesetzte Dosis des Medikamentes sollte so gewählt werden, daß retinoidabhängige Symptome wie Cheilitis, Dermatitis etc., die den Patienten belasten, in einem subjektiv erträglichen Rahmen bleiben.

37.1.3 M. Bowen

Zur Behandlung dieses *in situ-Karzinoms* der Haut bzw. der Schleimhäute ist die chirurgische Exzision im Gesunden, soweit die Läsion singulär oder in wenigen Herden vorkommt, die Behandlung der Wahl. Nach histologischer Sicherung kommen grundsätzlich auch die Curettage mit oder ohne nachfolgender Elektrodesikkation sowie die Kryotherapie in Betracht; beide Verfahren wie auch die CO_2-Laserbehandlung haben jedoch den Nachteil, daß eine histologische Kontrolle und damit die Klärung der Frage eines umschriebenen Übergangs in ein Bowen-Karzinom ungeklärt bleibt.

Die lokale zytostatische Behandlung mit *5-Fluorouracil* kann zwar auch beim M. Bowen erwogen werden, die chirurgischen Behandlungsmethoden sind jedoch angesichts des sicheren Behandlungserfolges und des kürzeren Heilungsverlaufes grundsätzlich vorzuziehen. Da die Erkrankung nicht bevorzugt in lichtexponierten Arealen auftritt, kann hier an eine *fraktionierte Röntgenweichstrahltherapie* gedacht werden. Dazu werden tägliche Fraktionen von 3–5 Gy mit einer Gesamtdosis von 40–60 Gy angewendet. Neuerdings wurde für schwer zugängliche Lokalisationen über eine photodynamische Therapie mit einem Lichtsensibilisator berichtet: Es handelt sich um *Photofrin* (Dihämatoporphyrinäther, Polyporphyrin; 1,0 mg/kg KG i.v.) mit anschließender Laserbestrahlung (630 nm) 48 h später. Alle bestrahlten Läsionen verschwanden nach 3 Monaten.

37.1.4 Präkanzerosen der Schleimhäute

Leukoplakien kommen sowohl an Schleimhäuten wie auch am Übergangsepithel vor. Dem klinischen Begriff entspricht nicht immer ein spezifisches histopathologisches Korrelat. Unter diesem Begriff werden sowohl benigne Veränderungen als auch Präkanzerosen subsumiert. Ein Übergang von Leukoplakien in ein Plattenepithelkarzinom wurde im Schriftum in *5–15 % aller Fälle* angegeben. Somit ist bei jeder Leukoplakie eine Biopsie zum histologischen Ausschluß eines In-

situ-Karzinoms oder eines Plattenepithelkarzinoms zwingend indiziert.
Die Therapie der 1. Wahl stellt zweifellos die Exzision im Gesunden dar. Eine gezielte Abtragung kann auch mittels *CO$_2$-Lasertherapie* vorgenommen werden (5–10 W, kontinuierlicher Strahl). Auch eine *Röntgenweichstrahltherapie* ist möglich, es müssen aber Tumordosen (40–60 Gy, fraktioniert in 5 Gy-Dosen) appliziert werden, so daß man bei der Schleimhautlokalisation der Läsion diese Behandlung in der Regel erst in zweiter Linie berücksichtigen wird.

Besondere Varianten:
● Die *Erythroplasie Queyrat* stellt ein Karzinom in situ, vorwiegend im Präputialraum, aber auch an der Vulva, der Mundschleimhaut und sehr selten am Anus dar. Übergänge in Plattenepithelkarzinome sind häufiger als bei der Leukoplakie, deshalb muß in jedem Fall eine Entfernung der Läsion in toto angestrebt werden.
Die *Exzision im Gesunden* mit nachfolgender histologischer Aufarbeitung des Präparates ist die Therapie der 1. Wahl. Nach histologischer Sicherung durch Biopsie kann hier ebenfalls eine *CO$_2$-Lasertherapie* oder aber eine *Röntgenweichstrahltherapie* vorgenommen werden. Genauere Analysen des Behandlungsergebnisses an größeren Kollektiven liegen unseres Wissens nicht vor. Bei allen Modalitäten müssen Rezidive in loco einkalkuliert werden. Aus eigener Erfahrung wird insbesondere das CO$_2$-Laserverfahren empfohlen. Die Strahlintensität muß auf den Individualfall abgestimmt werden.

● Eine weitere Präkanzerose ist die *orale floride Papillomatose*. Klinisch handelt es sich hier um papillomatös wachsende, z.T. verruköse Proliferationen der Mundschleimhaut; histologisch kann diese Entität zunächst einer benignen verrukösen Hyperplasie, aber auch einer Präkanzerose bzw. einem initialen Plattenepithelkarzinom entsprechen. Übergänge der oralen floriden Papillomatose in ein Plattenepithelkarzinom wurden in ca. *10 % der Fälle* beobachtet.
Die Therapie der Wahl ist eine vollständige *Exzision*, falls nötig mit plastischer Defektdeckung. Erfolgreiche Behandlung mit *CO$_2$-Lasertherapie* sowie mit *Neodym-Yag-Laser* wurden beschrieben. Die Anwendung der *Strahlentherapie* wird kontrovers diskutiert. Während einige Autoren die orale floride Papillomatose als weitgehend resistent gegenüber der Radiotherapie ansehen, sind von anderen gute Erfolge beschrieben worden. Zweifellos kommt das Bestrahlungsverfahren nur für Fälle in Betracht, die operativ nicht angegangen werden können. Da die Anwendung der Lasertechnik unsere operative Möglichkeiten erheblich erweiterte, wird man von einer Röntgenbestrahlung der oralen floriden Papillomatose kaum noch Gebrauch machen müssen.

Literatur

Bercovitch L (1987) Topical chemotherapy of actinic keratoses of the upper extremity with tretinoin and 5-fluorouracil: a double-blind controlled study. Br J Dermatol 116: 549–552

Callen JP (1991) Possible precursors to epidermal malignancies. In: Friedman RJ, Rigel DS, Kopf AW et al. (eds) Cancer of the skin. Saunders, Philadelphia, pp 27–34

Dodson JM, DeSpain J, Hewett JE, Clark DP (1991) Malignant potential of actinic keratoses and the controversy over treatment. A patient-oriented perspective. Arch Dermatol 127: 1029–1031

Edwards L, Levine N, Smiles KA (1990) The effect of topical interferon alpha 2b on actinic keratoses. J Dermatol Surg Oncol 16: 446–449

Edwards L, Levine N, Weidner M et al. (1986) Effect of intralesional alpha 2-interferon on actinic keratoses. Arch Dermatol 122: 779–782

Eichmann A (1989) Behandlung von Präkanzerosen der Haut. Ther Umsch 46: 138–141

Goette DK (1981) Topical chemotherapy with 5-fluorouracil. A review. J Am Acad Dermatol 4: 633–649

Hughes BR, Marks R, Pearse AD, Gaskell SA (1988) Clinical response and tissue effects of etretinate treatment of patients with solar keratoses and basal cell carcinoma. J Am Acad Dermatol 18: 522–529

Jones CM, Mang T, Cooper M et al. (1992) Photodynamic therapy in the treatment of Bowen's diseases. J Am Acad Dermatol 27: 979–982

Marks R (1991) The role of treatment of actinic keratoses in the prevention of morbidity and mortality due to squamous cell carcinoma. Arch Dermatol 127: 1031–1033

Misiewicz J, Sendagorta E, Golebiowska A et al. (1991) Topical treatment of multiple actinic keratoses of the face with arotinoid methyl sulfone (Ro 14-9706) cream versus tretinoin cream: a double-blind, comparative study. J Am Acad Dermatol 24: 448–451

Peck GL (1986) Topical tretinoin in actinic keratosis and basal cell carcinoma. J Am Acad Dermatol 15: 829–835

Robinson PJ, Carruth JAS, Cooper M et al. (1988) Photodynamic therapy: a better treatment for widespread Bowen's disease. Br J Dermatol 119: 59–61

37.2 Papillomatosis cutis carcinoides

Die *Papillomatosis cutis carcinoides* ist eine primär gutartige papillomatöse Veränderung der Haut, die in der Regel im Bereich der Akren, oft an den Unterschenkeln symmetrisch auftritt und histologisch einer pseudoepitheliomatösen Hyperplasie entspricht. Sie entwickelt sich zumeist auf dem Boden eines vorgeschädigten Terrains, z. B. einer chronischen Blut- und Lymphstauung, etwa nach schwerem postthrombotischem Syndrom oder nach rezidivierenden Erysipelen mit Verschlußlymphangitis *(Papillomatosis cutis lymphostatica)*.

Histologisch findet sich eine pseudokarzinomatöse Hyperplasie der Epidermis mit lymphatischen Dysplasien und zystisch erweiterten Gefäßen. Auf diesem gestauten und vorgeschädigten Terrain werden mehrfach Übergänge in ein Plattenepithelkarzinom beschrieben, weswegen das Krankheitsbild insgesamt als Präkanzerose eingeordnet werden kann. Die Papillomatosis cutis carcinoides wird im europäischen Schrifttum weitgehend als eigenständige nosologische Entität angesehen, im amerikanischen Schrifttum wird sie dagegen auch als Variante eines *verrukösen Karzinoms* aufgefaßt (vgl. 37.3).

Behandlung. Liegt eine lymphostatische Stauungspapillomatose vor, so muß mit *Hochlagerung der Beine, Lymphdrainage, Diuretika* und *Druckverbänden* der Versuch gemacht werden, eine Entspannung herbeizuführen und das Ödem zu reduzieren. Bei verruköser Papillomatose empfiehlt es sich, gleich zu Beginn *Etretinat* (Tigason®) einzusetzen (anfangs 1 mg/kg KG/d, später auf 0,5 mg/kg KG reduzieren); darunter flachen die Hyperkeratosen und die papillomatöse Hyperplasie ab. Zur lokalen Anwendung wurden harnstoffhaltige Externa empfohlen, evtl. auch antibiotische Salben bei Superinfektion. Bei vorliegendem Karzinom (Histologie!) gilt das *operative Vorgehen* als Therapie der Wahl. Dabei wird eine vollständige Entfernung der Läsion im Gesunden angestrebt. Wegen der Größe der exophytisch wachsenden Läsionen und auch wegen der zum Teil klinisch unübersichtlichen Tumorausbreitung wurde zur Behandlung auch die mikrographische Chirurgie nach Mohs empfohlen (vgl. 37.5.2), beispielsweise als Kombination nach konventioneller Abtragung des exophytisch wachsenden Tumoranteils. Problematisch ist die Behandlung in den Fällen, in denen die Tumorausdehnung eine vollständige Entfernung zur Seite und zur Tiefe hin nicht mehr zuläßt. In diesem Fall ist verschiedentlich die *Röntgenstrahlenbehandlung* mit gutem Erfolg durchgeführt worden. Die Totaldosis betrug ca. 30 Gy, fraktioniert in 10 Einzeldosen 1–2 ×/Woche. Andere Autoren allerdings halten die Strahlenbehandlung für problematisch – wenn nicht für kontraindiziert –, da langfristig bei einer Präkanzerose der Übergang in ein Karzinom gefördert werden könnte.

Als Alternative zur Strahlenbehandlung wurde im Anschluß an die operative Entfernung am Unterschenkel eine kombinierte intraarterielle und intraläsionale Behandlung mit *Bleomycin* (intraarteriell und intraläsional) kasuistisch beschrieben. Unter dieser Behandlung kam es zur vollständigen Rückbildung der Hautveränderungen. Von anderen Autoren wurde *Methotrexat* zur adjuvanten Chemotherapie empfohlen.

Insgesamt muß die Behandlung der Papillomatosis cutis carcinoides mit und ohne karzinomatöser Entartung die Besonderheiten des Einzelfalls berücksichtigen. Bei umschriebenen Tumoren sind *Kryotherapie* und *CO_2-Laser* geeignete Behandlungsmöglichkeiten.

Literatur

Baldauf K, Strohbach F, Laslop M (1982) Zur malignen Entartung der Papillomatosis carcinoides Gottron. Z Ärztl Fortbl (Jena) 76: 69–71

Lindemeyr H (1989) Therapieerfolge mit harnstoffhaltigen Externa bei Papillomatosis cutis verrucosa. Hautarzt 40 [Suppl 9]: 78–79

Petres J, Hagedorn M (1974) Behandlung und Prophylaxe von Rezidiven der Papillomatosis cutis carcinoides Gottron mit Bleomycin. Z Hautkr 49: 335–339

Quednow C, Motsch H, Jahnke G (1983) Zur Frage der malignen Entartung der Papillomatosis cutis carci-

noides Gottron bei vorbestehendem Lichen sklerosus et atrophicans genitalis. Dermatol Monatsschr 169: 179–184
Ruppe JP (1981) Verrucous carcinoma – Papillomatosis cutis carcinoides. Arch Dermatol 117: 184–185
Stöberl C, Partsch H (1988) Lymphostatische Stauungspapillomatose. Hautarzt 39: 441–446
Zouboulis CC, Biczó S, Gollnick H et al. (1992) Elephantiasis cutis verrucosa: beneficial effect of oral etretinate therapy. Br J Dermatol 127: 411–416

37.3 Verruköses Karzinom

Synonym: Epithelioma cuniculatum

Das *verruköse Karzinom* ist ein gut differenziertes, niedrig-malignes Karzinom der Haut und der Schleimhäute. Am häufigsten kommt es an der Fußsohle und den Unterschenkeln vor. Übergänge in ein anaplastisches Plattenepithelkarzinom kommen vor, genaue Daten zur Häufigkeit lassen sich jedoch nicht angeben. Im Genital- und Analbereich werden ähnliche Läsionen auch als *Condylomata gigantea* (Buschke-Löwenstein) bezeichnet bzw. sind von ihnen schwer abzugrenzen. An der Mundschleimhaut entspricht der Begriff der sog. oralen floriden Papillomatose einem verrukösen Karzinom.

Behandlung. Das Vorgehen beim verrukösen Karzinom variiert in Abhängigkeit von der Größe der Läsion und der anatomischen Lokalisation. Angestrebt wird in jedem Falle die *vollständige operative Entfernung* des Tumors. Neben der konventionellen chirurgischen Exzision mit kleinem Sicherheitsabstand wird dafür auch die mikrographisch kontrollierte Chirurgie nach Mohs empfohlen. Insbesondere bei ausgedehnten Läsionen soll letztere sowohl ein gewebsschonendes Vorgehen ermöglichen als auch die vollständige Exzision garantieren. Neben der chirurgischen Behandlung wird für kleinere Läsionen z. B. im Bereich der Mundschleimhaut auch die Behandlung mit *CO_2-Laser* erfolgreich zur Anwendung kommen. Die vollständige Abtragung des verrukösen Karzinoms zeigte gute Ergebnisse im Hinblick auf Rezidivfreiheit und erwies sich als einfache und schnelle Methode zur Behandlung von Schleimhautläsionen mit geringen Nebenwirkungen und relativer Schmerzfreiheit für den Patienten. Bei ausgedehnten Läsionen, die operativ nicht mehr saniert werden können, stellt sich die Frage nach dem Wert der *Röntgenstrahlentherapie*. Viele Autoren sind der Ansicht, daß die Strahlentherapie beim verrukösen Karzinom eine anaplastische Transformation und invasives Wachstum fördert (bis zu 30 % der Fälle) und somit kontraindiziert ist. Neuere Arbeiten weisen jedoch an relativ großen Fallzahlen darauf hin, daß eine Röntgenbehandlung auch beim verrukösen Karzinom wirksam eingesetzt werden kann. Über eine Dreijahresrezidivfreiheitsrate von > 85 % wurde berichtet. Auch in Anbetracht des oft höheren Alters der betroffenen Kranken und der ungünstigen Lokalisation des Tumors wird man sich gelegentlich zu einer Röntgenbestrahlung entscheiden müssen.
Kombinierte Verfahren, d. h. Abtragung des exophytischen Anteils mit anschließender Röntgenbestrahlung, werden manchmal vorgezogen.
Intraläsionale Behandlungen mit Zytostatika und Zytokinen wurden auch beim verrukösen Karzinom versucht. Ein unterschiedliches Ansprechen wurde auf die lokale Injektion von *Bleomycin* beobachtet. Diese Behandlung führt bei einer größeren Zahl von Läsionen nicht zu einer sicheren Rückbildung. Über die erfolgreiche Behandlung eines verrukösen Karzinoms des Penis durch intraläsionale Behandlung mit *Interferon-α* (Roferon A®, Intron A®) mit kompletter Remission wurde berichtet. Für die Dosierung und Dauer der Behandlung gelten bei der Anwendung der Typ I-Interferone dieselben Überlegungen wie für die Basaliome (vgl. 37.5.7.).
Lymphknotenausräumung und andere weiterführende Maßnahmen sind in Anbetracht der relativ guten Prognose des Tumors unnötig bzw. nicht zu empfehlen.

Literatur

Andersen ES, Sorensen IM (1988) Verrucous carcinoma of the female genital tract: report of a case and review of the literatur. Gynecol Oncol 30: 427–434
Apfelberg DB, Maser MR, Lash H, Druker D (1983) CO_2-laser resection for giant perineal condyloma and verrucous carcinoma. Ann Plast Surg 11: 417–422
Brown MD, Zachary CB, Grekin RC, Swanson NA (1988) Genital tumors: their management by micrographic surgery. J Am Acad Dermatol 18: 115–122

Demian SDE, Bushkin FL, Echevarria RA (1973) Perineural invasion and anaplastic transformation of verrucous carcinoma. Cancer 32: 395–401

Dzubow L, Grossman D (1991) Squamous cell carcinoma and verrucous carcinoma. In: Friedman RJ, Rigel DS, Kopf AW et al. (eds) Cancer of the skin. Saunders, Philadelphia, pp 74–84

Flynn MB, White M, Tabah RJ (1988) Use of carbon dioxide laser for the treatment of premalignant lesions of the oral mucosea. J Surg Oncol 37: 232–234

Kao GF, Graham JH, Helwig EB (1982) Carcinoma cuniculatum (verrucous carcinoma of the skin). A clinicopathologic study of 46 cases with ultrastructural observations. Cancer 49: 2395–2403

Mallatt BD, Ceilley RI, Dryer RF (1980) Management of verrucous carcinoma on a foot by a combination of chemosurgery and plastic repair: Report of a case. J Dermatol Surg Oncol 6: 532–534

Mohs FE, Sahl WJ (1979) Chemosurgery for verrucous carcinoma. J Dermatol Surg Oncol 5: 302–306

Mora RG (1983) Microscopically controlled surgery (Mohs' chemosurgery) for treatment of verrucous squamous cell carcinoma of the foot (epithelioma cuniculatum). J Am Acad Dermatol 8: 354–362

Nair MK, Sankaranarayanan R, Padmanabhan TK, Madhu CS (1988) Oral verrucous carcinoma. Treatment with radiotherapy. Cancer 61: 458–461

Pyrhonen S, Maiche AG, Mantyjarvi R (1991) Verrucous carcinoma of the penis successfully treated with interferon. Br J Urol 68: 102–104

Schwartz RA (1990) Buschke-Loewenstein tumor: verrucous carcinoma of the penis. J Am Acad Dermatol 23: 723–727

Tsuji T (1991) Bleomycin iontophoretic therapy for verrucous carcinoma. Arch Dermatotol 127: 973–975

37.4 Keratoakanthom

37.4.1 Solitäres Keratoakanthom

Das *Keratoakanthom* ist ein ungewöhnlicher epithelialer Tumor, der durch außerordentlich schnelles Wachstum, häufig aber auch durch spontane Rückbildung gekennzeichnet ist. Histologisch weist das Keratoakanthom Ähnlichkeiten zum Plattenepithelkarzinom auf, die histologische Abgrenzung ist jedoch nicht in allen Fällen eindeutig; immer wieder wurden Übergänge in ein Plattenepithelkarzinom beschrieben.

Behandlungsindikation. Die spontane Rückbildung des Keratoakanthoms ist zwar die Regel, doch seine Behandlung wird allgemein empfohlen. Im Vergleich zur abwartenden Haltung hat

Tabelle 37.3. Behandlungsmodalitäten des Keratoakanthoms

▷ **Chirurgische Behandlung**
  Chirurgische Exzision
  Curettage und Elektrodesikkation
  Kryochirurgie
  CO_2-Laserbehandlung
▷ **Röntgenweichstrahltherapie** (20–40 Gy)
▷ **Intraläsionale Behandlung mit**
  5-Fluorouracil
  Bleomycin
  Interferon-α, -β (Triamcinolonkristallsuspension)
▷ **Systemische Behandlung mit**
  Isotretinoin
  Etretinat/Acitretin
  Methotrexat
  Interferon-α, -β

die Behandlung des Tumors mehrere Vorteile: Sie verkürzt den Verlauf durch Entfernung der oftmals kosmetisch störenden Knoten, sie verhindert eine Destruktion vom Tumorwachstum betroffener Gewebsanteile und beugt weiterer Destruktion durch mögliches weiteres Tumorwachstum vor. Das endgültige Resultat der Abheilung wird durch seine Behandlung zumeist verbessert, denn beim Abwarten der Spontanheilung ist die Narbenbildung oft hyperpigmentiert und häßlich. Weiterhin beugt die Behandlung einem möglichen Übergang in ein Plattenepithelkarzinom vor. Ziel der Behandlung ist somit die vollständige Entfernung des Keratoakanthoms. Die z. Z. gängigen Behandlungsmodalitäten werden in Tabelle 37.3 zusammengefaßt.

Behandlung. Die komplette Exzision des Tumors mit kleinem Sicherheitsabstand stellt u. E. in den meisten Fällen die Behandlung der 1. Wahl dar. Diese Methode dient zum einen der exakten histologischen Diagnose und ist zum zweiten kurativ mit gutem kosmetischen Ergebnis. Eine gründliche Curettage zur Basis des Tumors mit nachfolgender Elektrodesikkation zur Blutstillung hat sich auch bewährt. Dieses Verfahren sollte allerdings auf kleine Keratoakanthome beschränkt bleiben. Durch unvollständige Entfernung können Probleme entstehen und eingesunkene Narben mit Hypopigmentierung zurückbleiben.

Wegen der Dicke der Läsion und dem oftmals ausgedehnten intradermalen Anteil stellen die *CO_2-Lasertherapie* und die *Kryotherapie* weniger günstige Therapieformen dar, ihre Anwendung sollte auf Lokalisationen begrenzt bleiben, in denen eine chirurgische Tumorexzision aus anatomischen Gründen Schwierigkeiten bereiten könnte (z. B. Lippe, subunguale Lokalisation u. ä.).

■ *Röntgenweichstrahltherapie.* Keratoakanthome sind in den meisten Fällen ausgesprochen strahlenempfindlich. In der Regel reicht eine fraktionierte Dosis von 20 Gy aus, um den Tumor zur Rückbildung zu bringen (auch Einzeldosen von 10 Gy wurden beschrieben). Das Verfahren empfehlen wir allerdings nur vereinzelt bei älteren Patienten oder allenfalls bei multiplen Tumoren in schwieriger Lokalisation.

■ *Intraläsionale Behandlung mit 5-Fluorouracil (5-FU).* Die intraläsionale Behandlung mit 5-Fluorouracil ist beim Keratoakanthom äußerst wirksam und relativ leicht durchzuführen: 0,2–0,3 ml einer Lösung von 50 mg Fluorouracil werden in wöchentlichen Abständen 4 × um die Basis des Tumors injiziert. Da die systemischen *Nebenwirkungen* (Myelosuppression, gastrointestinale Symptome) dosisabhängig sind, werden sie bei dieser niedrigen Dosis nicht beobachtet. Ein weiterer Vorteil der intraläsionalen 5-FU-Behandlung besteht darin, daß das Medikament relativ preiswert ist. Sie ist besonders geeignet für Körperregionen, die bei chirurgischer Exzision ein aufwendigeres Vorgehen erfordern (z. B. Ohr, Nase, Lippe etc.). Vielfach erfolgt bereits nach einmaliger Applikation eine restitutio ad integrum, und die Narbenbildung ist oft besser als das durchschnittliche Ergebnis chirurgischer Verfahren.

■ *Intraläsionale Behandlung mit Bleomycin.* Eine intraläsionale Behandlung mit 2,5–5,0 mg Bleomycin mehrfach in wöchentlichen Abständen wurde ebenfalls als wirksam beschrieben (Bleomycinum® Mack: Inj. Fl. à 15 mg Bleomycinsulfat). Wegen der möglichen *Nebenwirkungen* von Bleomycin (pulmonale Fibrose, Haut- und Schleimhauttoxizität: Erytheme, Hyperpigmentierung, Sklerose, Nagelverlust, Ulzeration), die auch schon bei niedrigeren Dosen des Medikamentes auftreten können, scheint bei der Anwendung dieses Zytostatikums größere Vorsicht und sorgfältige Indikationsstellung geboten.

■ *Intraläsionale Behandlung mit Triamcinolonkristallsuspension.* Eine intraläsionale Behandlung mit Triamcinolonkristallsuspension (Volon A 10®), evtl. verdünnt mit einem Lokalanästhetikum, erwies sich nicht in allen Fällen als wirksam. Ein eindeutiger Nachweis für eine schnellere Rückbildung unter dieser Behandlung im Vergleich zur spontanen Regression fehlt.

Insgesamt ist die *Prognose* des solitären Keratoakanthoms bei allen therapeutischen Verfahren gut, Rezidive kommen nur selten (< 5%) vor, noch seltener nach der vollständigen chirurgischen Entfernung solitärer Tumoren. Beim Wiederauftreten des Tumors sollte man an ein Plattenepithelkarzinom denken. Der Tumor ist dann großzügig operativ zu entfernen und die histologische Diagnose zu revidieren.

37.4.2 Multiple Keratoakanthome

Multiple Keratoakanthome kommen bei weitem seltener als der solitäre Typ vor. Es gibt 2 Hauptvarianten:

● *Multiple selbstheilende Keratoakanthome* (Ferguson-Smith): Diese treten bereits in der Jugend oder dem frühen Erwachsenenalter insgesamt zu Hunderten auf. Zu einem Zeitpunkt finden sich meist nicht mehr als ein Dutzend. Spontane Rückbildungen sind die Regel, die Abheilung erfolgt jedoch vernarbend, und oft bestehen multiple Narben nach früheren Keratoakanthomen.

● *Multiple eruptive Keratoakanthome* (Grzybowski, Witten, Zak u. a.): Bei dieser extrem seltenen Variante treten zumeist ab dem 4.–7. Lebensjahrzehnt generalisierte eruptive Keratoakanthome von wenigen Millimeter Durchmesser auf. Häufig entwickeln sich Keratoakanthome an der Schleimhaut. Es können Hunderte von Läsionen gleichzeitig auftreten.

Behandlungsindikation. Angesichts der Selbstheilungstendenz der Läsionen ist beim Vorliegen zahlreicher Tumoren eher eine abwartende Haltung angezeigt. Gleichzeitig sollte durch eine gründliche Durchuntersuchung ein internes *Neoplasma* ausgeschlossen werden. Die Behandlung einzelner Läsionen an der Haut erscheint vor allem dann indiziert, wenn durch ihr Wachstum anliegende Gewebestrukturen zerstört werden könnten. Dies ist besonders im Gesicht (Nase, Lippen, Lider, Ohren) zu beachten. Die Behandlungsmodalitäten sind bereits oben aufgeführt. Zusätzlich kann bei diesen Patienten eine systemische Behandlung empfohlen werden. Hierfür haben sich in den letzten Jahren insbesondere die synthetischen Retinoide bewährt, aber auch zytostatische Behandlungen wurden beschrieben.

Behandlung. Die chirurgische Entfernung einzelner Läsionen, die kosmetisch oder aus anderen Gründen funktionell störend sind, wird wie bei solitären Tumoren vorgenommen. Ansonsten wird man durch eine lokale oder systemische Behandlung versuchen, das Wachstum multipler Läsionen einzuschränken und ihre spontane Rückbildung zu fördern. Dazu gehören:

■ *Einsatz von Retinoiden:* Orale Behandlungen mit Etretinat (Tigason®) und Isotretinoin (13-cis-Retinsäure; Roaccutan®, Accutane™) haben sich immer wieder als effektiv bei der Behandlung multipler Keratoakanthome erwiesen. Unter beiden synthetischen Retinoiden wird sowohl eine Regression präexistenter Läsionen als auch eine Prophylaxe der Entwicklung neuer Keratoakanthome beobachtet. Möglicherweise ist die Behandlung mit Etretinat aufgrund seiner Langzeitwirkung besser wirksam als die mit Isotretinoin. Die Dosierung von Etretinat soll während einer längerfristigen Behandlung zwischen 0,5 und 1,0 mg/kg KG betragen. Die Tumoren sprechen nach 4–6 Wochen an.

■ *Einsatz von Methotrexat:* Erfolgreiche Behandlung mit innerlicher Gabe von Methotrexat (ca. 25 mg/Woche i.m.) wurde in der älteren Literatur mehrfach beschrieben. Angesichts der möglichen Nebenwirkungen gerade bei Langzeitbehandlung (insbesondere hepatische und renale Toxizität) sollte heute eher von einer chemotherapeutischen Therapie der Keratoakanthome Abstand genommen und der Behandlung mit Retinoiden der Vorzug gegeben werden.

■ *Einsatz von Interferon-α:* Interferon ist offenbar in der Lage, die Proliferation und Differenzierung humaner Keratinozyten zu beeinflussen. In mehreren Fällen wurde über die klinische Wirksamkeit systemischer Gaben von Interferon-α (Roferon A®, Intron A®) bei Keratoakanthomen berichtet. Sichere Aussagen zur optimalen Dosierung sowie über die Langzeiterfolge liegen nicht vor, doch eine intraläsionale Therapie mit 3 × 3–6 Mio. IE/Woche führt offenbar nach 3–7 Wochen zur Regression der Tumoren mit gutem kosmetischem Ergebnis. Rezidive wurden 6 Monate bis 3 Jahre später bei 5 Patienten nicht beobachtet.

Literatur

Caccialanza M, Sopelana N (1989) Radiation therapy of keratoacanthomas: results in 55 patients. Int J Radiat Oncol Biol Phys 16: 475–477

Cipollaro VA (1983) The use of podophyllin in the treatment of keratoacanthoma. Int J Dermatol 22: 236–240

Cristofolini N, Piscioli F, Zumiani G et al. (1985) The role of etretinate in the management of keratoacanthoma. J Am Acad Dermatol 12: 633–638

Donahue B, Cooper JS, Rush S (1990) Treatment of aggressive keratoacanthomas by radiotherapy. J Am Acad Dermatol 23: 489–493

Goldberg LH, Rosen T, Becker J, Knauss A (1990) Treatment of solitary keratoacanthomas with oral isotretinoin. J Am Acad Dermatol 23: 934–936

Grob JJ, Suzini F, Richard MA et al. (1993) Large keratoacanthomas treated with intralesional interferon alfa-2a. J Am Acad Dermatol 29: 237–241

Kestel JL, Blair DS (1973) Keratoacanthoma treated with methotrexate. Arch Dermatol 108: 723–724

Koster W, Nasemann T, Reimlinger S, Wiskemann A (1985) Röntgendifferentialtherapie des Keratoakanthoms – Ein kasuistischer Beitrag. Z Hautkr 60: 215–218

Mensing H, Wagner G (1988) Etretinat-Therapie bei solitären Keratoakanthomen. Z Hautkr 21: 234–236

Neumann RA, Knobler RM (1990) Argon laser treatment of small keratoacanthomas in difficult locations. Int J Dermatol 29: 733–736

Odom RB, Goette DE (1978) Treatment of keratoacanthoma with intralesional fluorouracil. Arch Dermatol 114: 1779–1783

Parker CM, Hanke CW (1986) Large keratoacanthomas in difficult locations treated with intralesional 5-fluorouracil. J Am Acad Dermatol 14: 770–777
Seifert A, Nasemann T (1989) Das Keratoakanthom und seine klinischen Varianten. Literaturübersicht und histopathologische Analyse von 90 Fällen. Hautarzt 40: 189–202
Shaw JC, White CR (1986) Treatment of multiple keratoacanthomas with oral isotretinoin. J Am Acad Dermatol 15: 1079–1082
Stadler R, Müller R, Orfanos CE (1986) Effect of recombinant alpha A interferon on DNA synthesis and differentiation of human keratinocytes in vitro. Br J Dermatol 114: 273–277
Street ML, White JW, Gibson LE (1990) Multiple keratoacanthomas treated with oral retinoids. J Am Acad Dermatol 23: 862–866

37.5 Basaliom

Synonyme: Basalzellepitheliom, Basalzellkarzinom, Ulcus rodens u.a.

Basaliome stellen *semimaligne* Tumoren der Haut dar, die von epidermalen bzw. follikulären Keratinozyten mit basalzellähnlichem Charakter ausgehen. Vieles spricht dafür, daß das Basaliom aus pluripotenten embryonalen Zellen des primordialen Follikels stammt und einem Hamartom ähnlich ist. Mit der Einordnung als „semimaligne" wird der Tatsache Rechnung getragen, daß diese Tumoren lokal destruierend wachsen, aber in der Regel nicht metastasieren. Basaliome der Haut gehören zu den häufigsten Tumoren des Menschen und treten vorwiegend in höherem Alter auf. In den USA werden 400 000 Menschen jährlich davon betroffen. In Deutschland wird die Inzidenz mit ca. 80/100 000 Einwohner/Jahr bei Männern und ca. 50/100 000 Einwohner/Jahr bei Frauen angegeben, in Australien mit über 300/100 000 Einwohner/Jahr. Eine herausragende Rolle in der Entstehung von Basaliomen nimmt das kurzwellige *UV-Licht* ein (290–320 nm). Je näher Personen mit weißer Hautfarbe zum Äquator wohnen, desto größer wird das Risiko, epitheliale Hautkrebse wie die Basaliome zu entwickeln, vor allem am Hals und Kopf, aber auch am Körperstamm. Daneben ist eine *helle Hautfarbe* und ein UV-empfindlicher Hauttyp ein wichtiger Risikofaktor (z.B. Australien). Bei pigmentierten Bevölkerungen kommen Basaliome und Plattenepithelkarzinome bei weitem seltener vor. Entsprechend der wesentlichen ätiopathogenetischen Rolle des Sonnenlichtes treten die meisten Basaliome in den Körperregionen auf, in denen lebenslang die höchste kumulative UV-Dosis erreicht wird. Dazu zählen Kopf und Hals, bei Männern vor allem auch die obere Extremität (besonders der Rücken), bei Frauen auch die untere Extremität. Besonders im Bereich der Weichteile des Gesichtes bzw. des Kopfes kommt es zu aggressivem Wachstum und Destruktionen.

Behandlungsindikation und Radikalität der Behandlung sind von verschiedenen Faktoren abhängig, so vor allem von dem Wachstumstyp des Basalioms und seiner Ätiopathogenese sowie von Wirtsfaktoren. Klinisch und histologisch werden unterschiedliche Varianten von Basaliomen unterschieden, die verschiedene Wachstumstypen repräsentieren. Hier ist insbesondere die Unterscheidung zwischen den *umschriebenen*, den *diffus infiltrierenden* und den *destruierenden* Basaliomen zu treffen (Tabelle 37.4).

Genetische Prädisposition und pathogenetische Faktoren. Bei einer relativ kleinen Zahl genetisch belasteter Patienten treten multiple Basaliome

Tabelle 37.4. Wachstumstypen von Basaliomen

▷ **Umschriebene Basaliome**
  Solides Basaliom
  Adenoides Basaliom
  Zystisches Basaliom
  Trichoepitheliomartiges Basaliom
  Fibroepitheliomartiges Basaliom
  Basaliom mit talgdrüsenartiger Differenzierung
  Basaliom mit ekkriner
    Schweißdrüsendifferenzierung
  Basaliom mit Amyloidablagerung
  Zylindroides Basaliom
▷ **Diffus wachsende Basaliome**
  Sklerodermiformes Basaliom
  Keloidiformes Basaliom
  Rumpfhautbasaliom
  Ekkrine- und apokrine Basaliome
▷ **Destruierend wachsende Basaliome**
  Ulcus rodens (ulzerierendes Basaliom)
  Ulcus terebrans (Destruktion verschiedener
    Gewebsanteile, z.B. Knorpel, Knochen etc.)

Tabelle 37.5. Diagnostische Merkmale des Basalzellnävussyndroms

▷ **Haut**	Punktförmige Grübchen („pits") an Handflächen und Fußsohlen, Milien und Zysten
▷ **Gesicht**	Verbreiterter Nasenrücken, Hypertelorismus, vorspringende Glabella
▷ **Knochenfehlbildungen**	Kieferzysten, Zahndefekte, Kyphoskoliose, Spina bifida occulta
▷ **Augenanomalien**	Strabismus, Katarakte, Kolobome, Glaukom, kongenitale Amaurose
▷ **Neurologische Symptome**	Mentale Retardierung, Verkalkungen der Falx cerebri, kongenitaler Hydrocephalus
▷ **Endokrine Störungen**	Männlicher Hypogonadismus; bei Frauen: fibromatöse Veränderungen der Ovarien

bereits in der Jugend bzw. im frühen Erwachsenenalter auf, so beim *Basalzellnävussyndrom* (Goltz-Gorlin-Syndrom) und beim *Xeroderma pigmentosum*.

● Das *Basalzellnävussyndrom* ist eine autosomal-dominante Erkrankung, die verschiedene Organsysteme einschließt und durch besonders frühe Manifestationen von Basaliomen und mandibulären Zysten auffällig wird. Bei Patienten mit Basalzellnävussyndrom treten häufig Basaliome verschiedener Typen gleichzeitig auf (superfizielle, noduläre, penetrierende etc.). Die Patienten können wenige, aber auch Hunderte von Tumoren aufweisen. Die Diagnose des Basalzellnävussyndroms wird anhand der klinischen Symptome gestellt, die Kenntnis der entsprechenden Symptomatik ist daher für die richtige Einordnung entscheidend. Die häufigsten diagnostischen Merkmale sind in Tabelle 37.5 zusammengefaßt. Gezielte Röntgenaufnahmen (Gesichtsschädel), augenärztliche und neurologische Untersuchungen sowie die Beobachtung weiterer Veränderungen der Haut und des Endokriniums sind beim Basalzellnävussyndrom notwendig, das mit unterschiedlicher Penetranz auftreten kann.

● Das *Xeroderma pigmentosum* ist eine autosomal-rezessive Erkrankung mit stark erhöhter UV-Sensibilität, früher Ausbildung aktinischer Lentigines, Keratosen sowie epidermaler Hautkrebse. Das mediane Alter für die Entwicklung von Hautkrebsen beträgt 8 Jahre, während in der allgemeinen Bevölkerung das mediane Alter höher als 60 Jahre ist. Es liegt ein Defekt verschiedener DNS-Reparaturenzyme vor. Nach dem jeweiligen molekularen Defekt werden z. Zt. mindestens 10 Varianten des Xeroderma pigmentosum (complementation groups) unterschieden. Aufgrund des frühen Auftretens der Hautkrebse sowie der übrigen aktinischen Schäden kann die Diagnose früh eindeutig gestellt werden. Neben dem konsequenten Lichtschutz werden zur Prophylaxe der Karzinomentstehung synthetische Retinoide (Etretinat, Acitretin, Isotretinoin) in mittelhoher Dosierung (25–50 mg/d) eingesetzt.

Auch nach *Arsenexposition* treten multiple epitheliale Hautkrebse mit einer Latenzzeit von 10–30 Jahren auf. Der Mechanismus der Arsenkarzinogese ist nicht vollständig aufgeklärt, aber offenbar inhibiert Arsen DNS-Reparaturenzyme („dark repair mechanism") und ist auch in der Lage, selbst die DNS zu schädigen. Arsen wurde früher zur Behandlung der Psoriasis (Fowler-Lösung) und auch zur Behandlung von Blutarmut eingesetzt. In Deutschland wurden Arsenbehandlungen der Psoriasis bis in die 60er Jahre hinein noch vereinzelt vorgenommen. Weitere Expositionsquellen resultieren aus der Anwendung *arsenhaltiger Insektizide* (Anwendung insbesondere durch Winzer; in Deutschland nicht mehr im Handel), und auch durch den Genuß der Nachpressung der vergorenen, arsenhaltigen Traubenrückstände (Haustrunk). Die Verwendung anorganischen Arsens als Arzneimittel wird seit Mitte der 60er Jahre als kontraindiziert angesehen. Aufgrund der langen Latenzzeiten ist aber nach wie vor mit dem Auftreten von arseninduziertem Hautkrebs zu rechnen. Auch Trinkwasserverunreinigungen mit Arsen in einigen Regionen können zu arsenbedingten Hautkrebsen führen (Argentinien: sog. *endemischer Arsenizismus*).

Röntgenbestrahlung ist ein weiterer ätiopathogenetischer Faktor der Basaliomentstehung, insbesondere wenn sie in frühem Alter erfolgt. Gelegentlich treten Basaliome z.B. nach Röntgenbestrahlungen von Naevi flammei oder anderen benignen Hautläsionen in der Kindheit auf. Deshalb wird heute die Strahlenbehandlung benigner Hautläsionen in der Kindheit als kontraindiziert angesehen. Weiterhin können Basaliome und auch Plattenepithelkarzinome in Narben nach Traumata, insbesondere nach Verbrennungen, auftreten.

Bei *Immunsuppression* werden vermehrt Hautkrebse beobachtet. Das Risiko für die Entwicklung epithelialer Hautkrebse ist bei nierentransplantierten Patienten unter immunsuppressiver Therapie $> 10 \times$ höher als für die Allgemeinbevölkerung. Ähnliche Berichte liegen über Patienten mit Langzeitbehandlung mit Methotrexat wegen Psoriasis und über Patienten mit chronischer lymphatischer Leukämie vor. Für immunsupprimierte Patienten steigt offenbar das Risiko zur Entwicklung von Plattenepithelkarzinomen stärker an als das für die Entwicklung von Basaliomen.

Indikationsstellung und Behandlungskonzept müssen vor Einsatz der Therapie den genannten Faktoren Rechnung tragen. Bei Vorliegen ätiopathogenetischer Risikofaktoren sind vor allem auch prophylaktische Konzepte unbedingt erforderlich. In jedem Fall sind gerade bei jüngeren Patienten mögliche disponierende Faktoren abzuklären, um gezielt eine Prophylaxe vornehmen zu können.

37.5.1 Ziele und Parameter der Basaliomtherapie

Die Behandlung von Basaliomen schließt 5 Teilziele ein:
a) die vollständige Entfernung des Tumors und damit die sichere Vorbeugung eines Rezidivs in loco;
b) die Einhaltung eines Sicherheitsabstandes mit Entfernung einer definierten Zone von umliegendem gesunden Gewebe;
c) die Erhaltung der Funktion;
d) ein gutes kosmetisches Ergebnis und
e) die Prophylaxe vor dem Auftreten neuer Basaliome, insbesondere bei Vorliegen entsprechender Risikofaktoren.

An erster Stelle steht dabei natürlich die radikale Entfernung des Tumors, während die übrigen Teilziele sich diesem Hauptziel unterordnen müssen. Die frühe radikale Entfernung der Basaliome mit einem gesunden Sicherheitsabstand ist somit die einzig sichere Methode, um spätere, evtl. mehrfache Rezidive und auch Mutilationen zu verhindern.

Das zu wählende *therapeutische Vorgehen* hängt von vielen Faktoren ab, insbesondere von
▷ der Größe der Läsion und dem Wachstumstyp des Basalioms,
▷ seinem Charakter als primärer Tumor oder Rezidiv,
▷ der Gesamtzahl der vorhandenen Tumoren,
▷ dem Vorhandensein ätiopathogenetischer Risikofaktoren,
▷ der anatomischen Lokalisation, und
▷ dem Alter des Patienten.

● Die *Größe des Basalioms* ist für verschiedene therapeutische Überlegungen entscheidend. Bei kleinen, umschriebenen Tumoren wird in der Regel die einfache *Exzision* das Vorgehen der Wahl sein. Andere Behandlungsstrategien wie *Curettage* und *Elektrodesikkation*, *Kryochirurgie* oder topische sowie *intraläsionale* Behandlungen mit *5-Fluorouracil* oder *Interferonen* können wahlweise in Betracht gezogen werden. Bei größeren Basaliomen, bei denen nach Exzision zur Deckung der Defekte freie Transplantate oder Verschiebeplastiken notwendig werden, bleibt zu überlegen, ob nicht von vornherein Verfahren wie Kryochirurgie oder die Röntgenbestrahlung das einfachere Vorgehen darstellen und ob nicht auch die kosmetischen Resultate mit diesen therapeutischen Vorgehensweisen befriedigender wären. In verschiedenen Untersuchungen wurde herausgestellt, daß die *kritische Größe* ein Tumordurchmesser von *2 cm* ist. Größere Basaliome zeigten unter verschiedenen Behandlungsmodalitäten wesentlich häufiger Rezidive als Läsionen mit einem Durchmesser von < 2 cm. Deshalb ist ein möglichst radikales Vorgehen bei größeren Läsionen von vornherein angezeigt.

● *Der Wachstumstyp des Basalioms* ist dafür entscheidend, inwieweit sich die Ausbreitung von Basaliomzellinseln klinisch erkennen läßt. Bei soliden, nodulären Basaliomen ist diese Voraussetzung im allgemeinen gegeben. Dagegen wachsen sklerodermiforme Basaliome und Rumpfhautbasaliome zum Teil mit ihren Tumorinseln über die klinisch erkennbaren Grenzen hinaus. Bei diesen Wachstumstypen sollten histologisch nicht kontrollierte Therapieformen wie die Curettage und Elektrodesikkation, die Kryochirurgie und die Radiatio nach Möglichkeit nicht angewendet werden. Die Behandlung dieser Tumoren ist die Domäne der sog. von Mohs inaugurierten, mikroskopisch kontrollierten Technik oder der Exzision mit anschließender histologischer Kontrolle.

● Die *Zahl der Basaliome* beeinflußt ebenfalls die therapeutischen Überlegungen. Liegt eine größere Zahl von Basaliomen vor, so können Methoden angewendet werden, die weniger zeitaufwendig sind. Dazu gehören in erster Linie Kryochirurgie, Curettage und Elektrodesikkation und ebenfalls die topische Behandlung mit 5-Fluorouracil. Diese Behandlungsstragien kommen insbesondere bei multiplen Rumpfhautbasaliomen in Betracht.

● Das *Vorhandensein ätiopathogenetischer Risikofaktoren für Basaliome* ist sowohl ein wichtiger Faktor für die Wahl des Behandlungsverfahrens als auch für die Wahl der adäquaten prophylaktischen Strategie. Grundsätzlich sollten Behandlungsverfahren mit einer potentiellen kanzerogenen Wirkung wie die Radiatio und evtl. auch die topische Anwendung von Zytostatika bei diesen Patienten nicht zur Anwendung kommen. Dieses gilt insbesondere für Patienten mit früherer Arsenintoxikation, mit Basalzellnävussyndrom und mit Xeroderma pigmentosum. Bei diesen Patienten sind gut überlegte Strategien des UV-Schutzes und zusätzlich die Anwendung aromatischer Retinoide zur Prophylaxe in aller Regel erforderlich.

● Die *anatomische Lokalisation* beeinflußt ebenfalls die Wahl der Behandlungsmodalitäten. So ist beispielsweise im zentrofazialen Bereich ein funktionserhaltendes Vorgehen mit guten kosmetischen Resultaten besonders wichtig. Hier wird man sich in einer Reihe von Fällen eher zu einer Radiatio als zu einer Exzision entschließen, da insbesondere im Lidbereich die Erhaltung der Funktion besser gewährleistet werden kann; für diese Lokalisation haben sich auch kryochirurgi-

Tabelle 37.6. Empfehlungen zum therapeutischen Vorgehen bei Basaliomen

Typ des Basalioms	Behandlungsempfehlung	Alternativen
▷ **Solides Basaliom** $\varnothing < 1$ cm	Exzision mit 3–5 mm SA und histologischer Kontrolle; Kryochirurgie oder Radiatio bei zentrofazialen Lokalisationen	Curettage mit Elektrodesikkation CO_2-Laserchirurgie
▷ **Solides Basaliom** $\varnothing$ 1–2 cm	Exzision mit 5 mm SA und histologischer Kontrolle; Kryochirurgie	CO_2-Laserchirurgie Radiatio
▷ **Solides Basaliom** $\varnothing > 2$ cm	Exzision mit 10 mm SA und histologischer Kontrolle; Mohs-Chirurgie; Kryochirurgie	CO_2-Laserchirurgie Radiatio
▷ **Ulcus rodens** bzw. **Ulcus terebrans**	Mohs-Chirurgie; Exzision mit 10–20 mm SA und histologischer Kontrolle (zweizeitiges Vorgehen)	Kryochirurgie Radiatio
▷ **Rumpfhautbasaliom** (oberflächlich, multizentrisch)	Exzision mit 5–10 mm SA und histologischer Kontrolle; CO_2-Laserchirurgie	Curettage mit Elektrodesikkation Kryochirurgie; 5-Fluorouracil
▷ **Sklerodermiformes Basaliom** und **Basaliomrezidiv**	Exzision mit 10 mm SA und histologischer Kontrolle; Mohs-Chirurgie	CO_2-Laserchirurgie mit 10 mm SA

SA = Sicherheitsabstand

sche Verfahren bewährt. Andererseits wurde berichtet, daß Rumpfhautbasaliome weniger gut auf eine Radiatio ansprechen, weshalb man in diesen Regionen in der Regel von der Radiatio Abstand nehmen wird. Die Kryochirurgie wiederum ist schwierig durchzuführen in Regionen mit starker Vaskularisierung, z. B. am behaarten Kopf, an den Lippen etc., und gilt in diesen Regionen als nicht indiziert.

● *Das Alter* ist schließlich ein bei der Wahl der Behandlungsstrategie wichtiger, in Erwägung zu ziehender Faktor. So wird eine Strahlenbehandlung im allgemeinen für jüngere Patienten abgelehnt, da als Folge der Behandlung selbst ein karzinogener Effekt langfristig erwartet werden muß und weil auch das kosmetische Resultat der Strahlenbehandlung sich mit der Zeit verschlechtert *(Radioderm)*. Weiterhin sind nach einer Bestrahlung im Falle eines Rezidivs die Heilungsbedingungen nach einer chirurgischen Exzision verschlechtert, und eine erneute Bestrahlung ist für die Behandlung von Rezidiven ausgeschlossen. Bei jüngeren Patienten steht oftmals auch das kosmetische Ergebnis mehr im Vordergrund. Gute kosmetische Resultate werden in erster Linie durch die Exzision mit primärem Wundverschluß, aber auch durch die Kryochirurgie und die laserchirurgische Behandlung erzielt, während die Curettage und Elektrodesikkation zu weniger günstigen kosmetischen Resultaten führen. Auch nach der lokalen Behandlung mit 5-Fluorouracil resultieren zumeist Abheilungen ohne störende Narbenbildung. Eine Übersicht über das therapeutische Vorgehen in Abhängigkeit vom Typ des Basalioms und von weiteren Faktoren ist in Tabelle 37.6 zusammengestellt.

● *Basaliomrezidive* sind grundsätzlich schwieriger zu behandeln als primäre Basaliome. Die exakte Ausdehnung eines Rezidivs ist oftmals klinisch nicht sicher zu erkennen. Häufig findet sich eine ausgedehnte Ausbreitung von kleinen Tumorinseln in einer sklerosierten Matrix, die klinisch nicht erkennbar ist, aber mittelfristig zu ausgedehnten Destruktionen des Gewebes führen kann. In all diesen Fällen ist eine histologisch kontrollierte Exzision unbedingt zu empfehlen.

37.5.2 Histologisch kontrollierte Exzision und Technik nach Mohs

Eine histologisch kontrollierte Totalexzision ist zumeist das Verfahren der Wahl bei der Behandlung von Basaliomen. Bei kleineren Tumoren mit einer Größe von < 2 cm ist die einfache Exzision mit kleinem *Sicherheitsabstand* von 3–5 mm angezeigt. Das Exzisat wird anschließend histologisch untersucht, ob die Exzisionsränder frei von Tumor sind; falls notwendig, wird mit einem zeitlichen Abstand von wenigen Wochen eine Nachexzision erfolgen.

Schwieriger gestaltet sich das therapeutische Vorgehen bei Vorliegen größerer Basaliome (> 2 cm), bei *sklerodermiformen* Wachstumstypen oder bei *Basaliomrezidiven*. Hier sind Unterschiede in den Empfehlungen der amerikanischen und der meisten europäischen Schulen vorhanden: In Europa wird im allgemeinen die Exzision mit einem möglichst großen Sicherheitsabstand (1 oder gar 2 cm) vorgezogen und eine histologische Aufarbeitung des gesamten Biopsates wird vorgenommen. Wenn der Tumor nicht sicher im Gesunden exidiert wurde, so ist eine erneute Exzision oder eine zusätzliche Behandlung mittels anderer Modalitäten (Kryochirurgie, Radiatio) erforderlich. Dieses Vorgehen ist dann nachteilig, wenn größere Defekte durch Verschiebeplastiken oder freie Transplantate versorgt wurden. Eine erneute operative Versorgung nach der Feststellung unzureichender Ausräumung gestaltet sich dann oftmals schwierig, und die schon gelungene plastisch-chirurgische Versorgung muß noch einmal revidiert werden. Deshalb wird in diesen Fällen oft eine weitere *zweizeitige Versorgung* empfohlen: Zuerst wird der Tumor großzügig ausgeräumt und dann wird nach einer zwischenzeitlichen granulationsfördernden Behandlung der Defekt chirurgisch versorgt, etwa mit einer freien Hautplastik.

In den USA hingegen hat sich für ausgedehnte Basaliome die sog. *mikrographische Chirurgie nach Mohs* durchgesetzt. Diese Technik wurde aus einem als *Chemochirurgie* bezeichneten Verfahren entwickelt, wobei eine Präkanzerose oder ein Hautkrebs mittels 20%iger Zinkchloridlösung behandelt wird. Mohs entdeckte, daß die Einwirkung von Zinkchlorid das Gewebe fixierte und die feingeweblichen Strukturen einer mikroskopischen Beurteilung zugänglich machte. Daraufhin ging er dazu über, die Exzisionspräparate intraoperationem mikroskopisch zu kontrollieren. So können größere Basaliome, Basaliomrezidive und sklerodermiform wachsende Basaliome Stück für Stück soweit abgetragen werden, bis die Exzisionsränder tumorfrei sind. Dieses Vorgehen gestaltete sich allerdings außerordentlich zeitaufwendig und hat insbesondere in früherer Zeit oft mehrere Tage gedauert. Heute nimmt es unter Einsatz der Gefrierschnittechnik immer noch mehrere Stunden pro Operation in Anspruch. Wohl aus diesem Grunde konnte sich dieses Verfahren bisher in Europa nur schwer durchsetzen.

Die *Technik von Mohs* wurde in den folgenden Jahren mehrfach verändert. Insbesondere verließ man die Anwendung von Zinkchloridlösung oder Paste als chemisches Fixativ, um den Zeitaufwand des operativen Eingriffes von mehreren Tagen auf einige Stunden zu reduzieren. Außerdem wurden dadurch auch entzündliche Veränderungen und Schmerzen durch die chemische Fixation vermieden. Insgesamt umfaßt die mikrographische Chirurgie heute folgende Schritte:

1. Lokale Anästhesie.
2. Reduktion der Tumormassen mit Curettage.
3. Exzision des gesamten Tumors knapp im Gesunden.
4. Anfertigung einer Karte, die anatomisch exakt mit dem entfernten Tumorgewebe und der Anatomie des Operationssitus korrespondiert.
5. Der exzidierte Tumor wird in Segmente eingeteilt und Markierungspunkte werden farbkodiert für ihre adäquate Identifikation während der histologischen Beurteilung.
6. Die Tumorsegmente und ihre Farbkodierungen werden auf der Karte eingetragen.
7. Im histologischen Labor werden Gefrierschnitte angefertigt und diese auf Tumorfreiheit in den Exzisionsrändern untersucht.
8. Im Falle verbliebener Tumorreste in den Exzisionsrändern werden die entsprechenden Areale auf der Karte des Tumors markiert.
9. In den entsprechenden Bezirken wird nachexzidiert.
10. Nachexzision, Farbkodierung des Gewebes, Eintragungen auf der Karte und mikroskopische Untersuchungen werden solange wiederholt, bis der Tumor vollständig entfernt ist.
11. Für die Wundheilung wird anschließend das Wundbett offengelassen. Es kommt zu einer sekundären Wundheilung, oder aber der Patient wird zur operativen Versorgung an einen plastischen Chirurgen überwiesen.

Für die oben genannten Indikationen scheinen die Ergebnisse einer Versorgung mit der mikrographischen Chirurgie nach Mohs die besten Heilungsraten zu garantieren und mit den geringsten Rezidivraten belastet zu sein.

37.5.3 Curettage und Elektrodesikkation

Für die Curettage wird in der Regel ein scharfer chirurgischer Löffel (Curette) verwendet. Mittels dieses Löffels wird der Tumor herausgeschält. Die zusätzliche Elektrodesikkation mit Hochfrequenzstrom und einer nadelförmigen Elektrode soll möglicherweise in kleinen Nestern verbliebene Tumorzellen am Rande der Läsion und an der Basis zerstören; zusätzlich dient sie der Blutstillung.

Der *Vorteil* der Curettage und Elektrodesikkation liegt in der Einfachheit des Vorgehens und in der preiswerten Ausrüstung, die für dieses Vorgehen notwendig ist. Von allen möglichen Methoden ist sie mit die zeitsparendste Vorgehensweise. Der *Nachteil* dieses Vorgehens besteht darin, daß eine klare Aussage über die Tumorfreiheit der Exzisionsränder nicht getroffen werden kann. Der mit Curettage herausgeschälte Tumor kann zwar histologisch beobachtet werden, das Vorgehen beruht aber darauf, verbliebene Tumorreste durch zusätzliche Elektrodesikkation noch zu zerstören. Ein weiterer Nachteil besteht darin, daß bei diesem Vorgehen die Wundheilung sekundär erfolgt. Vielfach ist das kosmetische Resultat schlechter als bei der Exzision mit primärem Wundverschluß. Auch hypertrophe Narbenbildungen wurden nach Curettage mit Elektrodesikkation beschrieben.

In den USA sind Curettage und Elektrodesikkation zur Behandlung kleiner Basaliome das am weitesten verbreitete Vorgehen. In Europa wird dagegen die kleine Exzision mit primärem Wundverschluß und anschließender histologischer Beurteilung der Wundränder dieser Methode vorgezogen.

37.5.4 Kryochirurgie und CO_2-Laserbehandlung

Die *Kryochirurgie* und die *CO_2-Laserbehandlung* wurden in der letzten Dekade vermehrt zur Behandlung von Basaliomen herangezogen. Die Anwendungsgebiete liegen zum einen in der Behandlung multipler Läsionen, zum anderen kommen sie für besondere anatomische Regionen in Frage. Die Kryochirurgie wird vor allem bei der Behandlung von Basaliomen in der Nähe der *Augenlider* empfohlen. Der *Vorteil* besteht darin, daß normales Gewebe geschont wird, hier insbesondere der Tränengang, und die Funktion der Lider erhalten bleibt. Der allgemeine Vorteil der Laserbehandlung besteht in der exakten Abtragung zur Tiefe und zu den Seiten hin, so daß das umliegende Gewebe optimal geschont wird. Weiterhin ist die Blutungsneigung gering, trockene Wundflächen mit karbonisierter Oberfläche bleiben zurück und können in der Heilungsphase leicht versorgt werden.

Ein wesentlicher *Nachteil* ist, daß die Abtragungsränder nicht histologisch kontrolliert werden können. Aus diesem Grunde sollten derartige Methoden in der Regel nicht bei sklerodermiformen Basaliomen oder bei Basaliomrezidiven herangezogen werden.

■ Die kryochirurgische Behandlung sollte in der Regel im *Kontaktverfahren* vorgenommen werden. Um die Tumorzellen sicher abzutöten, ist ein 2maliges Einfrieren mit einer zwischenzeitlichen Auftauphase bei Temperaturen von $-86\,°C$ notwendig. Für oberflächliche, kleine Basaliome empfehlen wir Kryokontaktsonden bei einer Temperatur von $-86\,°C$ von 2×30 s, dazwischen soll eine Auftauzeit von 5 min liegen. In dem behandelten Gebiet kommt es wenige Tage nach Kälteanwendung zur Ausbildung einer Blase. Gegebenenfalls wird sie steril punktiert, die Blasendecke soll aber so lange wie möglich als Schutz gegen Infektionen erhalten bleiben. Nach Ablösung der Blase ist ein Verband mit einer antibiotischen Creme (z. B. Gentamicin) zu empfehlen. Durch den Salbenverband werden die Austrocknung und die Verkrustung der Läsion verhindert und damit eine bessere Reepithelisierung erreicht. Die Wundheilung erfolgt sekundär, es kommt zur Ausbildung von flachen Narben, die während der ersten Monaten häufig depigmentieren. Ein bleibendes *Leukoderm* kann daraus entstehen (s. S. 792). Die Entwicklung hypertropher Narben nach einer kryochirurgischen Behandlung ist demgegenüber außerordentlich selten.

■ Die *CO_2-Laserchirurgie* von Basaliomen wird mit fokusierten Laserstrahlen (Strahldurchmesser 0,5–1 mm) bei einer Leistung zwischen 10 und 20 W durchgeführt. Bei dieser Leistung wird der Laser entweder zum Schneiden oder zur Vaporisation der entsprechenden Läsion benutzt. Mit dem Laserstrahl kann eine Läsion wie mit einem Skalpell vollständig exzidiert werden. Im Gegensatz zur Elektrodesikkation wird dabei der Rand des Biopsates kaum verändert, so daß eine histologische Beurteilung gut möglich ist. Zumeist wird der CO_2-Laser jedoch benutzt, um eine Läsion durch Vaporisation zu entfernen. Dazu können bei der angegebenen Leistung sowohl der kontinuierliche Strahl als auch Kurzzeitpulse verwendet werden. Bei Verwendung des kontinuierlichen Strahles wird dieser systematisch über die Läsion geführt, bis sie bis zur gewünschten Tiefe vollständig vaporisiert ist. Eine noch genauere Dosierung der Strahlen läßt sich durch die Verwendung von Einzelpulsen (0,1–2 s) erreichen; dieses Vorgehen ist jedoch zeitaufwendiger. Der *Vorteil* der Laserbehandlung besteht darin, daß mit dem Laserstrahl gleichzeitig die kleinen Blutgefäße verschlossen werden. Dadurch wird die Abtragung der Läsion in einem praktisch blutfreien Operationssitus vorgenommen. Im allgemeinen ist im Anschluß an die Operation eine leicht karbonisierte Fläche ohne Blutungen vorhanden. Diese kann mit austrocknenden, desinfizierenden Externa, z.B. *2% Merbrominlösung* (Mercuchrom®), behandelt und entweder ohne

Verband belassen oder durch trockene Verbände abgedeckt werden. Auch für die weitere Behandlung hat es sich bewährt, die Läsionen mit 2%igem Merbromin mehrfach täglich zu pinseln und ohne festen Verband abheilen zu lassen. Allenfalls wäre bei größeren Läsionen, z. T. als Schutz, z. T. aus kosmetischen Gründen, eine Abdeckung des operierten Areals notwendig. Ein weiterer Vorteil der Lasertechnik besteht in der relativ geringen Schmerzhaftigkeit der Läsion während der postoperativen Phase.

37.5.5 Topische Behandlung mit 5-Fluorouracil

Die Behandlung mit *5-Fluorouracil* wurde bereits unter 37.1.1 ausführlich besprochen. Der Hauptnachteil der Methode besteht in der langen Behandlungsdauer von mindestens 6 Wochen, manchmal können 3 Monate bis zum vollständigen Verschwinden aller Tumormassen notwendig werden. Während dieser Zeit sollte das 5-Fluorouracil 2×/d örtlich (5% Salbe: Efudix®) aufgetragen werden. Dabei können erhebliche Nebeneffekte auftreten, insbesondere starke Entzündung, Pigmentverschiebungen und Narbenbildung. Die lokale Reizung kann an lichtexponierten Stellen durch UVB-Einwirkung verstärkt werden. Manchmal ist es notwendig, die umliegende Haut durch Zinkpaste u. ä. abzudecken, damit das gesunde Gewebe geschont wird. Vereinzelt wurde berichtet, daß der Tumor nur oberflächlich zerstört wurde, während tieferliegende Tumorinseln infiltrativ wuchsen. Aus diesen Gründen wird eine lokale Monotherapie von Basaliomen mit 5-Fluorouracil zumindest in Europa in der Regel nicht mehr durchgeführt.

37.5.6 Strahlentherapie

Die *Röntgenbestrahlung* ist eine wirksame Behandlungsmethode und erreicht bei Basaliomen Fünfjahresheilungsraten zwischen 90% und 95%; bei größeren Basaliomen sind sie niedriger. Wegen häufiger Rezidive wird allerdings von der Strahlenbehandlung sklerodermiformer Basaliome abgeraten. Eine Indikation zur Anwendung der Strahlentherapie besteht am ehesten bei Läsionen, bei denen eine operative Entfernung zu einer Schädigung der Funktion oder zu kosmetisch störenden Resultaten führen könnte. Dieses ist meist im Gesichtsbereich der Fall. Eine Bestrahlung wird hier am häufigsten bei Basaliomen im Lidbereich, an der Nase sowie zentrofazial vorgenommen.

Bei der *Röntgenoberflächenbestrahlung* ist die Eindringtiefe relativ gering, und das tiefer gelegene Gewebe wird dadurch geschont. Für ein solides Basaliom wird im allgemeinen eine Strahlendosis von ca. 60 Gy als notwendig angesehen. Diese wird in Dosen von 4–5 Gy fraktioniert und mehrmals wöchentlich oder auch in längeren Abständen appliziert. Bei größeren Basaliomen (>4 cm Durchmesser) reichen etwas niedrigere Zieldosen zwischen 50 und 60 Gy aus, die Fraktionierungen erfolgen mit 3–4 Gy, und es wird ebenfalls mehrmals wöchentlich bestrahlt. Zur Schonung des umgebenden Gewebes werden Bleimasken angefertigt, die das zu bestrahlende Areal (Basaliom + 0,5–1 cm Sicherheitsabstand) aussparen. Bei einer Bestrahlung von Basaliomen im Bereich der Lider werden die Augäpfel mit Bleischalen geschützt.

2–3 Wochen nach Beginn der Strahlenbehandlung ist mit einer *erosiven Strahlendermatitis* zu rechnen. Von dieser Phase ab sollen die bestrahlten Läsionen mit Salbenverbänden behandelt werden. So wird eine Krustenbildung verhindert und die Epithelisierung unterstützt. Als Ergebnis können Narbenbildung und Pigmentverschiebungen resultieren.

37.5.7 Experimentelle Behandlungen

Immuntherapeutische Strategien sind in der Lage, einen Teil der Basaliome vollständig zur Regression zu bringen. Zu diesem Zweck wurden *bakterielle (Recall-)Antigene* benutzt, um eine unspezifische Immunantwort anzuregen. Mit ähnlichem Erfolg wurden obligate Kontaktallergene wie *Dinitrochlorobenzol (DNCB)* benutzt, um eine Kontaktdermatitis zu erzeugen. Der genaue Wirkmechanismus der DNCB-Wirkung auf die Basaliome ist nicht geklärt, es soll jedoch eine selektive Schädigung der Basaliome erfolgen ohne andere bleibende Hautveränderungen an den behandelten Stellen. Da nur ein Teil der

Tumoren in verschiedenen Studien, ca. 25–80 %, auf diese Behandlung ansprechen, sind diese in den 70iger Jahren erprobten Behandlungen in neuerer Zeit nicht mehr fortgesetzt worden.

■ Eine *intraläsionale Behandlung mit Interferon alpha* wurde in neuerer Zeit geprüft, z.T. mit Erfolg. In einer initialen Studie führte die Behandlung von 8 Basaliomen mit 3 × wöchentlich 1,5 Mio. IE rekombinantem Interferon-α (Roferon A®, Intron A® Amp. à 3 bzw. 5 Mio. IE) intraläsional über 3 Wochen zu ihrer vollständigen Rückbildung. Möglicherweise kommt es hierbei zu einer verstärkten T-Zell-mediierten Immunreaktion. In einer späteren placebokontrollierten, doppelblinden und randomisierten Studie wurde diese Behandlung an mehr als 160 Patienten erprobt. Bei einer Nachbeobachtungszeit von 1 Jahr betrug die Heilungsrate bei Applikation der o. a. Dosierung immerhin 81 %. Auch große Basaliome mit 7–15 cm Durchmesser sprachen bei Gabe höherer Dosierungen in nahezu demselben Prozentsatz auf die Behandlung an. Eine weitere Studie bestätigte in neuerer Zeit die günstige intraläsionale IFN-Wirkung mit 14 kompletten und 9 partiellen Remissionen bei 27 behandelten Kranken (1,5 Mio. IE 3 × wöchentlich über 3 Wochen), besonders bei Basaliomen vom superfiziellen Typ. Noduläre Tumoren sprachen weniger gut darauf an. Diese Befunde legen es durchaus nahe, Therapieversuche bei Basaliomen in schwieriger anatomischer Lokalisation oder bei ausgedehnt destruierend wachsenden Varianten *(Ulcus rodens, Ulcus terebrans)* mit Hilfe einer intraläsionalen Behandlung mit Interferon-α-2a oder -2b durchzuführen und diese Modalität anderen, eingreifenderen chirurgischen Vorgehensweisen voranzustellen. Lokal wirkende Retardpräparate von IFN-α sind z. Z. in Entwicklung.

■ Neuere Studien weisen darauf hin, daß auch rekombinantes *Interferon-β*, intraläsional appliziert, komplette Remissionen von Basaliomen herbeiführen kann. Die vorläufigen Befunde müssen noch bestätigt werden.

■ Unter *photodynamischer Therapie* (PDT) wird die Gabe von *Hämatoporphyrinderivaten*, z.B. Dihämatoporphyrinäther (*Photofrin*), und eine nachfolgende Laserbestrahlung bei einer Wellenlänge von 630 nm durch einen *regelbaren Farbstofflaser* verstanden. Die photodynamische Therapie beruht darauf, daß sich die Hämatoporphyrinderivate bei systemischer Gabe in Tumoren in einem höheren Maße anreichern als in dem umgebenden Gewebe. Die Lichtabsorption durch die aktive Komponente führt zur Bildung von O_2-Radikalen mit zytotoxischen Effekten auf die Tumorzellen. Der Nachteil dieser Methode besteht bisher in der Limitierung der Eindringtiefe (ca. 1 cm) und auch darin, daß bei systemischer Gabe der Hämatoporphyrinderivate eine starke *Photosensibilität* induziert wird, die 1–6 Monate nach Behandlung noch anhält. Auch eine topische Variante wurde beschrieben, bei der *Tetraphenylporphyrinsulfon* auf die zu bestrahlenden Basaliome aufgebracht wird und anschließend wiederum mit einer Wellenlänge von 630 nm bestrahlt wurde. Dabei kam es zu einer Rückbildung aller behandelten ≤ 2 mm dicken Läsionen ohne nachfolgende Photosensitivität. Die Anwendung dieses therapeutischen Vorgehens ist zur Zeit auf wenige Prüfzentren limitiert, zumal nur in wenigen Zentren regelbare Farbstofflaser zur Verfügung stehen.

Als weitere Variante wurde lokal *5-Aminolävulinsäure* (5-ALA, 20 % Ö/W-Emulsion) appliziert und die Läsionen (superfizielle Basaliome, flachulzerierende Basaliome, früh-invasive Plattenepithelkarzinome) 4 h später mit sichtbarem Licht (Philips 250 W) mit hoher Intensität (50–100 mW) über 5–10 min bestrahlt. Diese Behandlung wurde gut vertragen, ein Teil der Tumoren verschwand.

37.5.8 Metastasierendes Basaliom

Die *Metastasierung eines Basalioms* ist äußerst selten, kann aber bei ausgedehnten Tumoren durchaus vorkommen. Die *Prognose* ist in der Regel schlecht. Sobald eine Fernmetastasierung eingesetzt hat, beträgt die mediane Überlebenszeit nicht mehr als 10–20 Monate. Für eine systemische Therapie wurden in der Regel Schemata angewendet, die vom Plattenepithelkarzinom her bekannt sind. Am wirksamsten scheint der Einsatz von *Cisplatin* zu sein (100 mg/m^2 Körperoberfläche alle 3–4 Wochen); weitere Zytostatika, die bei metastasierenden epithelialen Tumoren im allgemeinen Anwendung finden, sind *5-Fluorouracil, Bleomycin, Cyclophosphamid* und *Vinkalkaloide*, vor allem Vincristin. Entsprechende Behandlungsschemata werden ausführlich bei der Therapie des metastasierten Plattenepithelskarzinoms besprochen (s. 37.6.4). Zusätzlich wird man je nach Befall versuchen, die Tumormassen mittels operativer Exzisionen und durch Anwendung einer Röntgenbestrahlung zu reduzieren.

Tabelle 37.7. Indikationen für eine präventive Behandlung von Basaliomen

▷ **Absolute Indikation**
  Xeroderma pigmentosum
  Basalzellnävussyndrom
  Zustand nach längerer Arseneinnahme
▷ **Relative Indikation**
  Multiple Basaliome bei immunsupprimierten
    Patienten (Zustand nach Organtransplantation)
  Multiple Basaliome nach schwerwiegendem
    Lichtschaden der Haut

37.5.9 Nachsorge

Bei Patienten mit einmal aufgetretenen Basaliomen besteht grundsätzlich ein erhöhtes Risiko für eine Neuentwicklung von Basaliomen an anderen Körperstellen. Dieses Risiko ist um so größer, je jünger der Patient bei der Manifestation des ersten Basalioms ist, und am größten bei Patienten mit einer *genetischen Disposition* (z.B. *Basalzellnävussyndrom, Xeroderma pigmentosum*). Die Nachsorgeuntersuchungen sollen eine frühe Erkennung neuer Tumoren sowie von Rezidiven ermöglichen und damit durch Frühbehandlung spätere Komplikationen verhindern helfen. Zu diesem Zweck muß das gesamte Integument des Patienten inspiziert werden, Narben bereits behandelter Basaliome ebenso wie die dazugehörigen regionären Lymphphoten müssen palpiert werden. In Abhängigkeit vom Alter des Trägers bei der Erstmanifestation werden folgende Zeitabstände für die Nachsorgeuntersuchungen empfohlen:

- *3monatige Intervalle* bei Manifestationen vor dem 20. Lebensjahr (Xeroderma pigmentosum, Basalzellnävussyndrom);
- *6monatige Intervalle* bei Manifestationen vor dem 50. Lebensjahr (Zustand nach Arsenintoxikation bzw. intensiver UV-Exposition);
- *jährliche Intervalle* bei Manifestationen nach dem 50. Lebensjahr.

37.5.10 Prävention und Einsatz von synthetischen Retinoiden

Eine präventive Behandlung von Basaliompatienten mit *Etretinat* und *Isotretinoin* ist insbesondere dann erforderlich, wenn *multiple* Basaliome auftreten oder aufgetreten sind. Die Indikation für eine präventive Behandlung sind in Tabelle 37.7 aufgeführt. Bei einer Dosishöhe von ca. 0,5 mg/kg KG/d (Tigason®, Roaccutan®) sind kaum nennenswerte Nebenwirkungen zu erwarten. Die *Langzeittoxizität* beider Substanzen ist relativ gering, allenfalls bei Jugendlichen, die ohnehin selten an Basaliomen erkranken (Ausnahme: Xeroderma pigmentosum) wäre an eine retinoidinduzierte Knochentoxizität, bei jungen Frauen auch an die bekannte *Teratogenität* zu denken.

Die Vitamin A-Derivate haben vielfältige Effekte auf Wachstum und Differenzierung epidermaler Zellen mit einer deutlichen Förderung der Zelldifferenzierung. Welche Wirkungen im einzelnen für die Antitumoraktivität verantwortlich sind, ist bis heute nicht genau geklärt. Zahlreiche Erfahrungen mit dem Einsatz synthetischer Retinoide wurden bei *Basalzellnävussyndrom* gesammelt. Bei einem Patienten mit dieser Erkrankung wurden vor Behandlungsbeginn 102 Basaliome gezählt; nach Behandlung konnte eine vollständige Rückbildung von 83% seiner Läsionen innerhalb weniger Monate dokumentiert werden. Nach Absetzen der Medikamenten-Einnahme kam es bereits 3 Monate später zu Rezidiven. Amerikanische Autoren behandelten Patienten mit Basalzellnävussyndrom und anamnestischer Arsenexposition bis zu 7 Jahren lang mit unterschiedlichen Dosen von *Isotretinoin* (Roaccutan®) und konnten wenige Monate nach Absetzen des Medikamentes Rezidive beobachten. Morbostatische Erfahrungen haben wir in unserem eigenen Krankengut gemacht. Aus diesem Grunde empfehlen wir bei multiplen Basaliomen, eine Langzeitbehandlung mit 25–40 mg/d *Etretinat* bzw. Acitretin zur Morbostase und Prävention neuer Hautkrebse durchzuführen. Auch bei Patienten mit Xeroderma pigmentosum wurde durch Anwendung von Isotretinoin und Etretinat eine deutliche Reduktion der Inzidenz neuauftretender Hauttumoren erreicht. Dieser Effekt war nach Abbruch der Therapie nicht länger vorhanden. Es wurde beschrieben, daß bei eineiigen Zwillingen mit Basalzellnävussyndrom die Effektivität der präventiven Behandlung von der Höhe der Dosis des eingesetzten Isotretinoins abhängig war und höhere Dosen zu einer verbesserten Rezidivprophylaxe führten. Höhere Dosen sind allerdings durch ihre bekannten mukokutanen Nebenwirkungen nur mit Einschränkungen klinisch anwendbar. In der Langzeitbehandlung ist die Wahl der Dosis so vorzunehmen, daß die entstehenden Nebenwirkungen für die Patienten tolerierbar bleiben. Bei Auftreten einer *Retinoiddermatitis* ist die Dosis entsprechend zu reduzieren, eine *Retinoidcheilitis* sollte mit Augenvaseline vom Patienten mehrfach täglich behandelt werden. Auch die bei dieser Dosis selten entstehende *Mundtrockenheit* sollte durch häufiges Trinken gemindert werden.

Zur Prävention des Entstehens neuer Basaliome bei den aufgeführten Indikationen gehört auch ein wirksamer *Lichtschutz*. Die Patienten müssen ausführlich darüber aufgeklärt werden, daß intensive UV-Bestrahlung auf die Dauer ein Manifestationsfaktor für das Auftreten von Hautkrebs sein kann. Als Lichtschutz sollte in erster Linie entsprechende Bekleidung unter Einschluß von Sonnenhüten empfohlen werden. Zusätzlich sind Sonnenschutzcremes mit hohem Lichtschutzfaktor für UVB (z. B. Lichtschutzfaktor > 15) zu empfehlen. Es wurde auch versucht, mit oralem *Betacaroten* (Carotaben® Kaps. à 25 mg, 3 × 1–2 Kaps./d) einen verbesserten Lichtschutz zu erreichen. Das Betacaroten lagert sich als gelblich-bräunliches Pigment in die Haut ein und wirkt nach mehrwöchiger Sättigung mit 75–100 mg/d UV-protektiv. In einer großangelegten placebokontrollierten Studie an über 1800 Patienten wurde jedoch kürzlich gezeigt, daß ein präventiver Effekt im Hinblick auf die Entwicklung neuer Hautkrebse durch das Betacaroten allein nicht zu erreichen ist. Das Präparat ist in Deutschland verschreibungspflichtig, eine gleichzeitige Einnahme mit Vitamin A bzw. Vitamin A enthaltenden Polyvitaminpräparaten sollte vermieden werden.

Literatur

Amon RB, Goodkin PE (1976) Topical 5-fluorouracil and the basal cell nevus syndrome. N Engl J Med 295: 677–678

Bennett RG (1987) Mohs' surgery. New concepts and applications. Dermatol Clin 5: 409–428

Boneschi V, Brambilla L, Chiappino G et al. (1991) Intralesional alpha 2a recombinant interferon for basal cell carcinoma. In J Dermatol 30: 220–224

Brooks NA (1984) Curettage and shave excision. A tissue saving technic for primary cutaneous carcinoma worthy of inclusion in graduate training programs. J Am Acad Dermatol 10: 279

Buechner St (1991) Intralesional interferon alfa-2b in the treatment of basal cell carcinoma. J Am Acad Dermatol 24: 731–734

Buschmann W, Haigis W (1991) Technik und Ergebnisse der Stickstoff-Kryotherapie von Lidbasaliomen. Klin Monatsbl Augenheilkd 198: 55–58

Caccialanza M, Piccinno R, Beretta MV, Sopelana N (1993) Radiotherapy of Bowen's disease. Skin Cancer 8: 115–118

Chahbazian CM, Brown GS (1980) Radiation therapy for carcinoma of the skin of the face and neck. Special considerations. J Am Med Assoc 244: 1135–1137

Cornell RC, Greenway HT, Tucker SB et al. (1990) Intralesional interferon therapy for basal cell carcinoma. J Am Acad Dermatol 23: 694–700

Cristofolini M, Zumiani G, Scappini P et al. (1984) Aromatic retinoid in the chemoprevention of the progression of nevoid basal-cell carcinoma syndrome. J Dermatol Surg Oncol 10: 778–781

Drake LA, Ceilley RI, Cornelison RL et al. (1992) Guidelines of care for basal cell carcinoma. J Am Acad Dermatol 26: 117–120

Dubin N, Kopf AW (1983) Multivariate risk score for recurrent cutaneous basal cell carcinomas. Arch Dermatol 119: 373–377

Epstein E (1985) Fluorouracil paste treatment of the basal cell carcinoma. Arch Dermatol 121: 207–213

Greenberg ER, Baron JA, Stukel TA et al. (1990) A clinical trial of beta carotene to prevent basal-cell and squamous-cell cancers of the skin. The Skin Cancer Prevention Study Group. N Engl J Med 323: 789–795

Greenway HT, Cornell RC, Tanner DJ et al. (1986) Treatment of basal cell carcinoma with intralesional interferon. J Am Acad Dermatol 15: 437–443

Grob JJ, Collet AM, Munoz MH, Bonerandi JJ (1988) Treatment of large basal-cell carcinomas with intralesional interferon-alpha-2a (letter). Lancet 1: 878–879

Guthrie TH, McElveen LJ, Porubsky ES, Harmon JD (1985) Cisplatin and doxorubicin: An effective chemotherapy combination in the treatment of advanced basal cell and squamous cell carcinoma of the skin. Cancer 55: 1629–1632

Hauben DJ, Zirkin H, Mahler D, Sachs M et al. (1982) The biologic behavior of basal cell carcinoma: Analysis of recurrence in excised basal cell carcinoma II. Plast Reconstr Surg 69: 110–116

Hodak E, Ginzburg A, David M et al. (1987) Etretinate treatment of the nevoid basal cell carcinoma syndrome. Therapeutic and chemopreventative effect. Int J Dermatol 26: 606–609

Hughes BR, Marks R, Pearse AD, Gaskell SA (1988) Clinical response and tissue effects of etretinate treatment of patients with solar keratoses and basal cell carcinoma. J Am Acad Dermatol 18: 522–529

Johnson TM, Tromovitch TA, Swanson NA (1991) Combined curettage and excision: a treatment method for primary basal cell carcinoma. J Am Acad Dermatol 24: 613–617

Kennedy JC, Pottier RH, Pross DC (1990) Photodynamic therapy with exogenous photoporphyrin. J Photobiol 6: 134–138

Khandekar JD (1990) Complete response of metastatic basal cell carcinoma to cisplatin chemotherapy: a report on two patients (letter). Arch Dermatol 126: 1660

Kligman LH, Akin FJ, Kligman AM (1980) Sunscreens prevent ultraviolet photocarcinogenesis. J Am Acad Dermatol 3: 30–35

Kowalzick L, Rogozinski T, Schober C et al. (1994) Treatment of basal cell carcinoma with intralesional recombinant interferon beta: a dose-finding study. Eur J Dermatol 4: 430–433

Kraemer KH, DiGiovanna JJ, Moshell AN et al. (1988) Prevention of skin cancer in xeroderma pigmentosum with the use of oral isotretinoin. N Engl J Med 318: 1633–1637

Kuflik EG (1985) Cryosurgery for carcinoma of the eyelids. A 12-year experience. J Dermatol Surg Oncol 11: 243–246

Lang PG Jr, Maize JC (1991) Basal Cell Carcinoma. In: Friedman RJ, Rigel DS, Kopf AW et al. (eds) Cancer of the skin. Saunders, Philadelphia, pp 35–73

Lo JS, Snow SN, Reizner GT et al. (1991) Metastatic basal cell carcinoma: report of twelve cases with a review of the literature. J Am Acad Dermatol 24: 715–719

McDaniel WE (1983) Therapy for basal cell epitheliomas by curettage only. Further study. Arch Dermatol 119: 901–903

McLaughan JS, Gay JT, Hicks W et al. (1989) Photodynamic therapy for cutaneous and subcutaneous malignant neoplasms. Arch Surg 124: 211–216

McLean DI, Haynes HA, McCarthy PL, Baden HP (1978) Cryotherapy of basal cell carcinoma by a simple method of standardized freeze-thaw cycles. J Dermatol Surg Oncol 4: 175–177

Peck GL (1987) Long-term retinoid therapy is needed for maintenance of cancer chemopreventive effect. Dermatologica 175: 138–144

Peck GL, DiGiovanna JJ, Sarnoff DS et al. (1988) Treatment and prevention of basal cell carcinoma with oral isotretinoin. J Am Acad Dermatol 19: 176–185

Riefkohl R, Pollack S, Georgiade GS (1985) A rationale for the treatment of difficult basal cell and squamous cell carcinoma of the skin. Ann Plast Surg 15: 99–104

Robinson JK (1987) Use of a combination of chemotherapy and radiation therapy in the management of advanced basal cell carcinoma of the head and neck. J Am Acad Dermatol 17: 770–774

Robinson JK (1987) What are adequate treatment and following care for nonmelanoma cutaneous cancer? Arch Dermatol 123: 331–333

Roenigk RK, Ratz JL, Bailin PL, Wheeland RG (1986) Trends in the presentation and treatment of basal cell carcinomas. J Dermatol Surg Oncol 12: 860–865

Sacchini V, Lovo GF, Avioli N et al. (1984) Carbon dioxide laser in scalp tumor surgery. Laser Surg Med 4: 261–269

Sachini V, Melloni E, Marchesini R et al. (1987) Preliminary clinical studies with PDT by topical TPPS in neoplastic skin lesions. Lasers Surg Med 7: 6–11

Spiller WF, Spiller RF (1984) Treatment of basal cell epithelioma by curettage and electrodesiccation. J Am Acad Dermatol 11: 808–814

Suhge d'Aubermont PC, Bennett RG (1984) Failure of curettage and electrodesiccation for removal of basal cell carcinoma. Arch Dermatol 120: 1456–1460

Tsuji T, Otake N, Nishimura M (1993) Cryosurgery and topical fluorouracil: A treatment method for wide spread basal cell epithelioma in basal cell nevus syndrome. J Dermatol 20: 507–513

Wickramasinghe L, Hindson TC, Wacks M (1989) Treatment of neoplastic skin lesions with intralesional interferon. J Am Acad Dermatol 20: 70–74

Wolf P, Rieger E, Kerl H (1993) Topical photodynamic therapy with endogenous prophyrins after application of 5-aminolevulinic acid. J Am Acad Dermatol 28: 17–21

Zacarian SA (1985) Complications, indications, and contraindications in cryosurgery. In: Zacarian SA (ed) Cryosurgery for skin cancer and cutaneous disorders. Mosby, St Louis, p 283

37.6 Plattenepithelkarzinom

Das *Plattenepithelkarzinom* ist ein maligner Tumor der Haut und der Schleimhäute, der erst intraepithelial entsteht und dann in ein invasiv wachsendes Karzinom übergeht. Plattenepithelkarzinome weisen alle Zeichen der Malignität auf, wie z.B. die Destruktion angrenzender Gewebe und die Fähigkeit zur Fernmetastasierung. Pathogenetisch spielen zahlreiche Faktoren eine Rolle, z.B.
▷ *Strahlen* (Röntgenstrahlen, UV-Strahlen)
▷ *Chemische Karzinogene* (Arsen, Teer, verschiedene Erdöldestillate)
▷ *Traumata* der Haut wie Narben, Verbrennungsnarben, chronische Ulzera etc.
▷ *Immunsuppression des Tumorträgers* (Plattenepithelkarzinome resultieren unter dieser Bedingung weitaus häufiger als Basaliome)
▷ Möglicherweise auch die Einwirkung *humaner Papillomviren* (HPV 5, 8, 14 und seltenere Typen; Vorkommen bei der Epidermodysplasia verruciformis und auch in Papillomen bei immunsupprimierten Organtransplantatempfängern).

Insbesondere bei *immunsupprimierten Patienten* ist das Risiko ca. *100 ×* erhöht; bei nierentransplantierten Patienten wird die Häufigkeit von Neoplasien mit 1,6–5,6 % angegeben, wovon ca. 50 % Hautkarzinome sind.
In die Genese der diversen Plattenepithelkarzinome sind wahrscheinlich mehrere Karzinogene involviert. Gerade am Beispiel des Plattenepithelkarzinoms der Haut wurde im Tiermodell das Konzept der *Mehrschrittkarzinogenese* entwickelt. Hierfür ist charakteristisch, das zunächst ein *Initiator*, z.B. ein chemisches Karzinogen, in der Lage ist, Vorläuferläsionen (Papillome) zu initiieren. Zur Entwicklung des Karzinoms kommt es unter der Einwirkung eines darauffolgenden *Promoters* (z.B. UV-Strahlung). Bei Patienten mit entsprechender toxischer Schädigung (z.B. Arsenexposition) findet die Karzinomentwicklung häufig auch in anatomischen Lokalisationen mit chronischer oder intermittierender Sonnenexposition statt. Die Kenntnis der pathogenetischen Faktoren für die Entstehung von Plattenepithelkarzinomen ist für die Einschätzung ihrer Prognose und für die Auswahl der zu ergreifenden therapeutischen Maßnahmen wichtig: Plattenepithelkarzinome auf dem Boden aktinischer Keratosen bzw. aufgrund einer UV-Lichtschädigung der Haut haben eine relativ günstige *Prognose* und metastasieren nur selten ($<5\%$); nach Einwirkung von Röntgenstrahlen oder auch chemischen Kanzerogenen steigt die Metastasierungsrate auf $>20\%$. Daneben ist das Risiko der Metastasierung offenbar von der anatomischen Lokalisation abhängig. Insbesondere bei Lokalisationen an der *Lippe*, am *Penis*, an der *Vulva* und am *Anus* wurden höhere Metastasierungsraten als im Durchschnitt aller Plattenepithelkarzinome beschrieben.

37.6.1 Einteilung und differentialtherapeutische Überlegungen

Für Plattenepithelkarzinome der Haut sieht die *TNM-Klassifikation* eine Unterteilung nach der Oberflächenausdehnung des Primärtumors und nach der Ausdehnung einer evtl. Metastasierung vor (Tabelle 37.8).
Das therapeutische Vorgehen richtet sich nach der Ausbreitung des Tumors. In den Stadien I und II ist eine vollständige chirurgische Ausräumung geboten; liegt hingegen eine Invasion des Tumorgewebes in tiefe extradermale Strukturen, Knorpel, Skelettmuskeln oder Knochen vor (T 4), so ist oftmals eine chirurgische Sanierung nicht mehr möglich. In diesen Fällen ist – ggf. nach

Tabelle 37.8. TNM-Klassifikation von Karzinomen der Haut

T1:	Ausdehnung ≤ 2 cm		
T2:	2 cm–5 cm		
T3:	>5 cm		
T4:	Invasion tiefer extradermaler Strukturen (Knorpel, Skelettmuskel, Knochen)		
N1:	Regionärer Lymphknotenbefall		
M1:	Fernmetastasierung		
Stadium I:	T1	N0	M0
Stadium II:	T2	N0	M0
	T3	N0	M0
Stadium III:	T4	N0	M0
	jedes T	N1	M0
Stadium IV:	jedes T	jedes N	M1

chirurgischer Reduktion der Tumormassen – eine Bestrahlung, evtl. in Kombination mit Chemotherapie, die beste Behandlung. Bei Befall regionärer Lymphknoten ist zusätzlich eine radikale Lymphadenektomie anzustreben. Im Stadium der Fernmetastasierung bleibt allerdings die Prognose des Plattenepithelkarzinoms zumeist infaust. Hier sind verschiedene Polychemotherapieschemata beschrieben, die das Tumorleiden – zumindest zeitweilig – zur Remission bringen und damit lebensverlängernd wirken können. Zusätzlich sind palliative Maßnahmen zur Verringerung der Tumormasse (Röntgenbestrahlungen, chirurgische Eingriffe) angezeigt, womit auch eine lebensverlängernde Wirkung erzielt werden kann.

37.6.2 Therapie des primären Plattenepithelkarzinoms

Die chirurgische Behandlung des primären Plattenepithelkarzinoms folgt weitestgehend denselben Richtlinien wie die Behandlung der Basaliome. Im Vergleich zu den Basaliomen ist jedoch die Ausdehnung der Plattenepithelkarzinome klinisch besser erkennbar und eine diffuse, tiefergelegene Ausbreitung wie beim sklerodermiformen Basaliom tritt selten auf. Aus diesem Grunde stellt die *chirurgische Exzision mit nachfolgender histologischen Kontrolle der Exzisionsränder* die Therapie der Wahl dar. Je nach Größe der Plattenepithelkarzinome sollte ein Sicherheitsabstand von 5–10 mm eingehalten werden. Für kleine Plattenepithelkarzinome (bis 2 cm Tumordurchmesser, T 1) ist auch die *Curettage und Elektrodesikkation* ein akzeptiertes Behandlungsverfahren. In Langzeitbeobachtungen wurden Heilungsraten von >90% beschrieben. Niedrigere Heilungsraten wurden für die Stirn, die Unterschenkel sowie für Füße und Zehen gefunden. Bei kleinen Plattenepithelkarzinomen wurde ebenfalls über gute therapeutische Ergebnisse durch Anwendung der CO_2-*Laserchirurgie* sowie mit *Kryochirurgie* berichtet.

Ein therapeutisches Problem können ausgedehnte Plattenepithelkarzinome mit Destruktion tiefergelegener Gewebsstrukturen darstellen. Die Behandlung so ausgedehnter Plattenepithelkarzinome ist mit konventionellen chirurgischen Vorgehensweisen meist nicht in sano möglich. Für derartige Fälle wurde auch die *mikrographische Chirurgie nach Mohs* empfohlen und erfolgreich angewendet. Daneben wurde über Behandlungen ausgedehnter Plattenepithelkarzinome mit der *Kryochirurgie* berichtet. Dabei ist allerdings zu berücksichtigen, daß nach Anwendung der Kryochirurgie ausgedehnte nekrotische Areale entstehen, deren weitere Pflege und Versorgung erhebliche Probleme aufwerfen kann.

Bei ausgedehnten Tumoren kann auch die *Strahlenbehandlung mit schnellen Elektronen* (Telekobalt) zur Anwendung kommen. Bei größeren Läsionen wurden allerdings bei einem relativ hohen Prozentsatz der Patienten auch Rezidive beobachtet.

In Fällen, in denen eine chirurgische Sanierung aussichtslos erscheint, wurde über Erfolge mit verschiedenen experimentellen Behandlungen berichtet. Dazu gehört die *intraläsionale Behandlung* mit *Interferon α und β*. Bei ausgedehnten Tumoren im Bereich des Kopfes und Halses hat sich insbesondere das Interferon β bewährt, mit dem bei der Hälfte der Läsionen klinisch weitgehende bis komplette Remissionen erreicht wurden. Hierzu wurden 3 × wöchentlich 3–5 Mio. IE Interferon β (Fiblaferon®) intratumoral injiziert, bis eine Rückbildung erreicht wurde (3–6 Wochen). Auch Interferon α 2a und 2b (Roferon A®, Intron A®) wurden kasuistisch als wirksam beschrieben, evtl. werden Interferone systemisch in Kombination mit synthetischen *Retinoiden* (Etretinat, Isotretinoin) verabreicht. Derartige Versuche haben allerdings eher präventiven Charakter und sind für adjuvante Maßnahmen zu erwägen. Allenfalls bei lokal ausgedehnten, inoperablen Tumoren ist eine kombinierte systemische rIFN und Retinoidtherapie zu empfehlen (s. S. 824).

Eine *intraarterielle Perfusionstherapie mit Zytostatika* wurde für ausgedehnte Plattenepithelkarzinome ebenfalls versucht. Diese ist allerdings nur bei entsprechender anatomischer Lokalisation, insbesondere an den Extremitäten, möglich. Als wirksamstes Medikament scheint sich dabei, ebenso wie in der systemischen Behandlung, das *Cisplatin* herauszukristallisieren (vgl. zur systemischen Behandlung 37.6.4).

Bei derart ausgedehnten Karzinomen kommt es häufig in der Folge zur lymphogenen Metastasierung. Aus diesem Grunde wurde insbesondere bei Karzinomen am Hals und Kopf früher häufig eine *elektive Lymphadenektomie* durchgeführt, auch wenn klinisch keine verdächtigen Lymphknoten erkennbar waren. Größere Serien dieses Vorgehens wurden mit Lymphknotenausräumungen zu einem späteren Zeitpunkt verglichen, wenn sich klinisch ein Anhalt für eine Lymphknotenmanifestation des Karzinoms ergab. Für die weitere Ausbreitung der Erkrankung und für die Überlebensprognose ergab sich durch die elektive Lymphknotendissektion kein Vorteil. Aus diesem Grunde ist eine adjuvante elektive Lymphknotendissektion bei ausgedehnten Plattenepithelkarzinomen *nicht indiziert*.

37.6.3 Lymphknotenmetastasen bei Plattenepithelkarzinomen

Bei klinisch eindeutigem Verdacht auf eine Lymphknotenmetastasierung wird eine *radikale Lymphadenektomie* empfohlen. Die meisten Lymphknotenmetastasierungen finden sich entsprechend dem bevorzugten Vorkommen der Plattenepithelkarzinome an Hals und Kopf im Bereich der Halslymphknoten. Hier ist eine radikale „neck dissection" indiziert. Im Bereich der axillären Lymphknoten wird eine Ausräumung der Level 1 und 2 analog zum Mammakarzinom empfohlen. Im Bereich der inguinalen Lymphknoten wird eine radikale Ausräumung in den Leisten mit einer Erweiterung nach iliakal bevorzugt.
Die Lymphknotenmanifestation ist häufig ein Indiz für die Generalisation der Krankheit. Hier stellt sich die Frage, ob bereits in diesem Stadium eine *adjuvante Chemotherapie* vorgenommen werden sollte. Neben den adjuvanten Behandlungen nach operativer Ausräumung der Lymphknoten wurden auch sog. Induktionstherapien erprobt. Ihr Ansatz besteht darin, *vor* der operativen Therapie bereits mit der Chemotherapie zu beginnen und die operativen Maßnahmen *nach* Regression der metastatisch befallenen Lymphknoten vorzunehmen. Wie bei der adjuvanten Therapie wird dadurch ein Effekt auf möglicherweise vorhandene Mikrometastasen und auf die weitere Ausbreitung der Erkrankung erhofft. Aus randomisierten Studien liegt derzeit kein Hinweis dafür vor, daß Induktionstherapien oder adjuvante chemotherapeutische Behandlungen bei lokoregionärer Metastasierung des Plattenepithelkarzinom geeignet sind, die Prognose zu verbessern.

37.6.4 Chemotherapie inoperabler, metastasierter Plattenepithelkarzinome

Die Indikation zur Chemotherapie bei inoperablen und metastasierten Plattenepithelkarzinomen ist in Abhängigkeit vom Alter und Allgemeinzustand des Patienten zu stellen. Da das Plattenepithelkarzinom vor allem ein *Tumor des höheren Alters* ist, sind die Patienten bei der Diagnosestellung eines inoperablen oder metastasierten Plattenepithelkarzinoms nicht selten bereits in einem reduzierten Allgemeinzustand, so daß von einer Chemotherapie meist abzusehen ist. Bei jüngeren Kranken und solchen in gutem Allgemeinzustand stehen verschiedene therapeutische Vorgehensweisen zur Verfügung.
Das *Ziel einer Chemotherapie* kann bei inoperablen Plattenepithelkarzinomen ohne Metastasierung noch auf eine Heilung ausgerichtet sein. Hier werden Induktionstherapien empfohlen, die vor oder parallel zur Radiotherapie oder operativen Versorgung durchgeführt werden. Kommt es unter der chemotherapeutischen Behandlung zu einer deutlichen Regression des Tumors, so ist nachfolgend auch an eine chirurgische Exzision des Resttumors zu denken. Bei weit fortgeschrittenen Tumoren und bei metastasiertem Plattenepithelkarzinom sind Heilungen kaum zu erwarten, und das Ziel der Chemotherapie ist rein palliativ. Dabei können eine Lebensverlängerung und eine Linderung von Beschwerden angestrebt werden. Unter dieser Zielsetzung sind die Belastungen des Patienten durch die gewählte Chemotherapie besonders sorgfältig abzuwägen. Die meisten Erfahrungen in der chemotherapeutischen Behandlung von Plattenepithelkarzinomen liegen für Tumoren im *Kopf-* und *Halsbereich* vor. Die größten Studien sind bei Patienten mit Plattenepithelkarzinomen in diesen Lokalisationen durchgeführt worden, und die folgenden Empfehlungen beziehen sich weitgehend auf die Ergebnisse von Studien an Plattenepithelkarzinomen in diesen Lokalisationen. Die häufigsten

Zytostatika, die zur Behandlung fortgeschrittener epithelialer Geschwülste herangezogen werden, sind in Tabelle 37.9 angeführt.

Die klassische Chemotherapie bei inoperablen und metastasierten Plattenepithelkarzinomen ist die Monotherapie mit *Methotrexat*-Injektionen i.m., 40–60 mg/m^2 Körperoberfläche wöchentlich. Diese Behandlung wird relativ gut vertragen und kann auch ambulant durchgeführt werden. Bei eingeschränkter Nierenfunktion ist auch an eine Monotherapie mittels kontinuierlicher Infusionen von *5-Fluorouracil* zu denken (1000 mg/m^2 Körperoberfläche über 5 Tage, alle 3 Wochen). Wenn bei einem inoperablen Plattenepithelkarzinom eine möglichst vollständige Heilung angestrebt wird, so ist eine kombinierte Behandlung mit Röntgenbestrahlungen und Chemotherapie das Vorgehen der Wahl. Hierbei hat sich *Cisplatin* oder Carboplatin (Platinex®, Platiblastin®, Carboplat®) als wirksames Medikament erwiesen und wird gleichzeitig mit der Radiatio in einer Dosierung von ca. 100 mg/m^2 Körperoberfläche in 3wöchentlichen Abständen verabreicht. Als noch wirksamer erwies sich eine *kombinierte Behandlung von Cisplatin und 5-Fluorouracil*, bei der nach einer einmaligen Gabe von Cisplatin nachfolgend 5-Fluorouracil als 5tägige kontinuierliche Infusionsbehandlung gegeben wird. Allein mit dieser Behandlung wird bereits eine hohe Rate von kompletten Remissionen bei Plattenepithelkarzinomen erreicht. Die Dosierung von Cisplatin beträgt ca. 100–120 mg/m^2 Körperoberfläche als i.v.-Infusion alle 3–4 Wochen, bei Verwendung von Carboplat®, einem z.T. besser verträglichen Präparat, ist die Dosis höher, ca. 400 mg/m^2 Körperoberfläche als i.v.-Kurzinfusion (15–20 min). Weitere Kombinationen können mit Bleomycin, Methotrexat u.a. erfolgen, beispielsweise auch *Dreierkombinationen* mit Cisplatin, 5-Fluorouracil und Bleomycin. Selbstverständlich müssen bei derart eingreifenden Chemotherapien die Wirkung-Nebenwirkung-Relationen genauestens überdacht werden.

In der Tabelle 37.10 sind einige gebräuchliche Varianten der Chemotherapie epithelialer Tumoren zusammengestellt.

Tabelle 37.9. Zytostatika, die zur Behandlung metastasierender epithelialer Tumoren oft herangezogen werden

▷ **Bleomycin**	
– Inj.-Fl. Bleomycinsulfat à 15 mg Bleomycin	ED: 15 mg i.m. oder i.v., intraläsional
▷ **Cisplatin**	
– Cisplatin Trockensubst. bzw. Lösung à 10, 25, 50 mg	ED: 50–120 mg/m^2 i.v.-Infusion (1–2 h)
– Cisplatinlösung Inf.-Fl. à 25, 50, 100 mg	
– Platiblastin® Lösung Inj.-Fl. à 10, 20, 50 mg	
– Platinex® Lösung Inj.-Fl. à 10, 25, 50 mg	
▷ **Carboplatin**	
– Carboplat® Lösung Inj.-Fl. à 50, 150, 450 mg	ED: 400 mg/m^2 i.v.-Kurzzeitinfusion (15–60 min)
▷ **Cyklophosphamid**	
– Cyclostin® Drg à 50 mg Inj.-Fl. à 100, 200, 500, 1000 mg	ED: Anfangs 3–6 mg/kg KG, später höher, je nach Schema (p.o., i.m, i.v.)
– Endoxan® Drg à 50 mg	
▷ **Fluorouracil**	
– Fluorouracil Kapseln à 250 mg Amp. à 250 mg	ED: Unterschiedlich; je nach Schema und Fall (p.o. oder i.v.-Kurzzeitinfusion)
– Fluorouracil R.P. Lösung Inj.-Fl. à 50 mg (1 ml)	
▷ **Vincristin**	
– Vincristin Inj.-Fl. à 1 oder 2 mg	ED: 1–2 mg/m^2 i.v.-Inj.

Beim bereits *metastasierten Plattenepithelkarzinom* kann in palliativer Absicht die oben beschriebene Methotrexatmonotherapie angewendet werden, die relativ gut verträglich ist. Bessere Ergebnisse werden mit *Cisplatin* sowie mit Kombinationsschemata unter Einschluß von Cisplatin erreicht. Bei Anwendung derartiger Kombinationsschemata ist zu bedenken, daß die Belastung des Patienten durch die starke emetische Wirkung des Medikamentes groß ist und ein guter Allgemeinzustand vorausgesetzt werden muß. Behandlungen können entweder mit Cisplatin allein, mit der kombinierten Gabe von *Cisplatin und 5-Fluorouracil* als auch mit kombinierter Gabe von *Cisplatin, Bleomycin und Methotrexat* durchgeführt werden. Kürzlich wurde ein modifiziertes Schema zur Gabe von Cisplatin mit Fluorouracil kombiniert beschrieben, bei dem auch das Cisplatin als kontinuierliche Infusion niedriger Dosierung über 5 Tage gegeben wird und gleichzeitig *Leukovorin* als Antidot von Folsäureantagonisten zur Milderung der Nebenwirkungen durch das Fluorouracil hinzugefügt wird. Die Verträglichkeit dieses Schemas ist offenbar etwas besser als bei Gabe von Cisplatin in höheren Dosen (Tab. 37.11).

Schließlich ist eine *antionkogrammorientierte Polychemotherapie* eine an die Eigenschaften des individuellen Tumors angepaßte Alternative. Hierzu müssen allerdings die entsprechenden Laboratoriumsvoraussetzungen zur Verfügung stehen. Im Prinzip wird vorgegangen ist wie folgt:

a) Aus dem Tumor wird eine Gewebsprobe entnommen und aus dem Biopsat eine Einzelzellsuspension hergestellt.
b) Die Zellen werden anschließend in eine Agarkultur gebracht, um Tumorzellkolonien zum Wachstum zu bringen. Neben unbehandelten Kontrollen werden Proben der Suspension vor ihrer Kultivierung jeweils für 1 h mit unterschiedlichen Zytostatika inkubiert.
c) Es wird beurteilt, welche Zytostatika auf die Tumorstammzellen eine nachweisbare zytostatische Wirkung haben, und
d) das Chemotherapieschema wird aus den in vitro als wirksam erwiesenen Zytostatika zusammengesetzt.

Erweist sich eine Substanz in vitro als wirksam, so ist damit in nicht *mehr als ca. 50 % eine richtige Voraussage* für ihre Wirksamkeit in vivo gewährleistet. Mit diesem Versuchsansatz wird daher eine relativ hohe Rate falsch-positiver Voraussa-

Tabelle 37.10. Systemische Therapieschemata für ausgedehnte Plattenepithelkarzinome mit inoperablem Lokalbefund (KO = Körperoberfläche)

▷ **Methotrexatmonotherapie**, 40–60 mg/m² KO i.v. wöchentlich, für mindestens 10–12 Wochen bis zur Beurteilung des Ansprechens; bei Mukositis *Leukovorin* 4 × 15 mg alle 6 h, Beginn 24 h nach der Methotrexatgabe.
▷ **5-Fluorouracil** 1000 mg/m² KO/d als kontinuierliche Infusion über 5 Tage (bei Vorbestrahlung nur 4 Tage), Wiederholung der Behandlung alle 3 Wochen.
▷ **Radiatio** mit Telekobalt oder schnellen Elektronen in Fraktionen von 2 Gy mit einer Zieldosis von 60–70 Gy, kombiniert mit Gabe von *Cisplatin* 100 mg/m² KO am Tag 1 + 22 der Behandlung (Erfolgsquote: 64 % CR + 32 % PR).
▷ **Cisplatin** (Amp. à 10, 25, 50 mg), 100 mg/m² KO an Tag 1 in Verbindung mit *5-Fluorouracil* 1000 mg/m² KO als kontinuierliche Infusion an Tag 1–5. Wiederholung alle 3 Wochen, bei kompletter Remission noch 3 Erhaltungszyklen. Bei Remission evtl. weitere Reduktion der Tumormassen durch Exzision oder Radiatio (Erfolgsquote: 43 % CR, 47 % PR).

Tabelle 37.11. Systemische Polychemotherapie bei metastasierendem Plattenepithelkarzinom (KO = Körperoberfläche)

▷ **Cisplatin** 100 mg/m² KO an Tag 1 in Verbindung mit *5-Fluorouracil* 1000 mg/m² KO als kontinuierliche Infusion an Tag 1–5. Wiederholung des Schemas erfolgt alle 3 Wochen.
▷ **Cisplatin** 100 mg/m² KO an Tag 1 alle 4 Wochen + **Bleomycin** 10 mg i.m. an Tag 1, 8, 15 und 22 + **Methotrexat** 75 mg i.m. an den Tagen 1, 4, 8, 11, 15, 18, 22 und 25. Wiederholung der Zyklen erfolgt alle 4 Wochen.
▷ **Cisplatin** 25 mg/m² KO als kontinuierliche Infusion an Tag 1–5 in Verbindung mit *5-Fluorouracil* 800 mg/m² KO als kontinuierliche Infusion an Tag 2–6 und zusätzlich *Leucovorin* (Folinsäure) 500 mg/m² KO als kontinuierliche Infusion an Tag 1–6. Zykluswiederholung erfolgt alle 4 Wochen (Erfolgsquote: 66 % CR + 14 % PR).
▷ **Antionkogrammorientierte Polychemotherapie**

gen erzielt. Auf der anderen Seite ist das In-vitro-Ergebnis einer fehlenden Sensitivität der Tumorzellen für ein Medikament mit recht hoher Zuverlässigkeit auch in vivo gültig. Insofern kann das Antionkogramm dazu beitragen, auf Medikamente zu verzichten, die bei dem Tumor nicht wirksam sein werden.

37.6.5 Sonstige Möglichkeiten und Nachsorge

Die Wirkung von *Interferonen* als sog. Antikrebsmittel steht seit langem zur Diskussion, sei es allein oder als synergistische Medikation. Immer wieder werden Versuche unternommen, Alternativtherapien zur Chemotherapie inoperabler Karzinome zu entwickeln. Neuerdings wurden eindrucksvolle Remissionen bei 13/14 Patienten mit inoperablen Plattenepithelkarzinomen mit Hilfe von *Isotretinoin* (1 mg/kg KG/d) in Verbindung mit lokal *rIFN-α-2a* (3 Mio. IE/d s.c.) über mehrere Wochen mitgeteilt, die denen einer Cisplatinmonotherapie zumindest gleichwertig waren. Ein Versuch mit derartigen Maßnahmen erscheint somit durchaus gerechtfertigt.

Ähnlich wie bei Basaliomen soll auch bei Patienten mit Plattenepithelkarzinomen eine regelmäßige Nachsorge erfolgen. Auch für diese Patienten ist nach erfolgter operativer Versorgung ein nennenswertes Rezidivrisiko gegeben, zum anderen besteht ein deutlich erhöhtes Risiko, weitere Plattenepithelkarzinome an anderer Stelle zu entwickeln. Für das Vorgehen und für die Planung der Nachsorgeintervalle gelten dieselben Überlegungen wie beim Basaliom (vgl. 37.5.9). Im Vergleich zum Basaliom ist beim Plattenepithelkarzinom die Möglichkeit der Metastasierung in deutlich größerem Ausmaß gegeben. Aus diesem Grunde sollten nach operativer Entfernung von Plattenepithelkarzinomen mit einem signifikanten Metastasierungsrisiko in regelmäßigen Abständen (zumindest 1 × jährlich) über einen Zeitraum von 5–10 Jahren auch Staging-Untersuchungen durchgeführt werden. Hierbei ist vor allem eine Röntgenuntersuchung des Thorax sowie eine Oberbauchsonographie oder ein CT-Abdomen zu empfehlen.

Literatur

Cassisi NJ (1989) Postoperative irradiation for squamous cell carcinoma of the head and neck: an analysis of treatment results and complications. Int J Radiat Oncol Biol Phys 16: 25–36

Clark JR, Dreyfuss AI (1991) The role of cisplatin in treatment regimens for squamous cell carcinoma of the head and neck. Semin Oncol 18 [Suppl 3]: 34–48

Cognetti F, Pinnaro P, Ruggeri EM et al. (1989) Prognostic factors for chemotherapy response and survival using combination chemotherapy as initial treatment of advanced head and neck squamous cell cancer. J Clin Oncol 7: 829–837

Dreyfuss AI, Clark JR, Wright JE et al. (1990) Continuous infusion high-dose leucovorin with 5-fluorouracil and cisplatin for untreated stage IV carcinoma of the head and neck. Ann Intern Med. 112: 167–172

Dzubow LM, Rigel DS, Robins P (1982) Risk factors for local recurrence of primary cutaneous squamous cell carcinomas. Arch Dermatol 118: 900–902

Gollnick H, Orfanos CE (1991) Theoretical aspects of the use of retinoids as anticancer agents. In: Marks R (ed) Retinoids in cutaneous malignancy. Blackwell, Oxford, pp 41–65

Greenberg ER, Baron JA, Stukel TA et al. (1990) A clinical trial of beta carotene to prevent basal-cell and squamous-cell cancers of the skin. The Skin Cancer Prevention Study Group. N Engl J Med 323: 789–795

Guthrie TH Jr, McElveen LJ, Porubsky ES et al. (1985) Cisplatin and doxorubicin. An effective chemotherapy in the treatment of advanced basal cell and squamous carcinoma of skin. Cancer 55: 629–632

Guthrie TH Jr, Porubsky RS, Luxenberg MN (1990) Cisplatin-based chemotherapy of advanced basal and squamous cell carcinomas of the skin: Results in 28 patients including 13 patients receiving multimodality therapy. J Clin Oncol 8: 342–346

Harrison LB, Pfister DG, Fass DE et al. (1991) Concomitant chemotherapy-radiation therapy followed by hyperfractionated radiation therapy for advanced unresectable head and neck cancer. Int J Radiat Oncol biol Phys 21: 703–708

Hong WK, Lippmann SM, Itri LM et al. (1990) Prevention of second primary tumors with isotretinoin in squamous cell carcinoma of the head and neck. N Engl J Med 323: 795–801

Jacobs JR, Pajak TF, al-Sarraf M et al. (1989) Chemotherapy following surgery for head and neck cancer. A Radiation Therapy Oncology Group Study. Am J Clin Oncol 12: 185–189

Khafif RA, Gelbfish GA, Tepper P, Attie JN (1991) Elective radical neck dissection in epidermoid cancer of the head and neck. A retrospective analysis of 853 cases of mouth, pharynx and larynx cancer. Cancer 67: 67–71

Khansur T, Kennedy A (1991) Cisplatin and 5-fluorouracil for advanced locoregional and metastatic squamous cell carcinoma of the skin. Cancer 67: 2020–2032

Kuflik EG, Gage AA (1991) The five-year cure rate achieved by cryosurgery for skin cancer.J Am Acad Dermatol 24: 1002–1004

Lippman SM, Meyskens FL Jr (1987) Treatment of advanced squamous cell carcinoma of the skin with isotretinoin. Ann Intern Med 107: 499–502

Lippman SM, Parkinson DR, Itri LM et al. (1992) 13-cis-Retinoic acid and interferon a-2a: Effective combination therapy for advanced squamous cell carcinoma of the skin. J Natl Cancer Inst 84: 235–241

Miller RA, Spittle MF (1982) Electron beam therapy for difficult cutaneous basal and squamous cell carcinomas. Br J Dermatol 106: 429–436

Mohs FE (1978) Chemosurgery: Microscopically controlled surgery for skin cancer. Thomas, Springfield/IL

Müller KP, Zouboulis CC, Garbe C (1990) Antionkogramm-orientierte Polychemotherapie bei metastasierendem Plattenepithelkarzinom der Haut: eindrucksvolle partielle Remission. Hautarzt 41: 566–568

Paccagnella A, Pappagallo GL, Segati R et al. (1990) Response and toxicity of cisplatin and 120-h 5-fluorouracil infusion in pretreated and untreated patients with advanced epidermoid cancer of the head and neck. Am J Clin Oncol 13: 194–198

Sadek H, Azli N, Wendling JL et al. (1990) Treatment of advanced squamous cell carcinoma of the skin with cisplatin, 5-fluorourazil and bleomycin. Cancer 66: 1692–1696

Schweitzer VG (1990) Photodynamic therapy for treatment of head and neck cancer. Otolaryngol Head Neck Surg 102: 225–232

Vokes EE, Mick R, Lester EP et al. (1991) Cisplatin and fluorouracil chemotherapy does not yield long-term benefit in locally advanced head and neck cancer: results from a single institution. J Clin Oncol 9: 1376–1384

Wells G, Koh WJ, Pelton J et al. (1989) Fast neutron teletherapy in advanced epidermoid head and neck cancer. Am J Clin Oncol 12: 295–400

37.7 M. Paget

Der *M. Paget* wird als eine *epidermotrope Invasion von Adenokarzinomzellen* angesehen, die von darunterliegenden Karzinomen der Milchdrüsenausführungsgänge oder der apokrinen Schweißdrüsen ausgeht. Bei weitem am häufigsten kommt die Erkrankung im Bereich der Mammae vor und entwickelt sich dort als eine scharf begrenzte ekzematoide Läsion im Bereich der Brustwarze sowie des Brustwarzenhofes. Relativ selten kommt ein M. Paget *extramammär*, vor allem in der Perianalregion und an den Genitalien, aber auch am Gesäß, an den Oberschenkeln und in den Axillen vor. Vereinzelt wurde der Tumor auch in anderen anatomische Regionen angetroffen.

Klinisch finden sich erythematöse, schuppende und mit Krusten belegte Herde, die erosiv werden und ausgedehnte Areale befallen können. Histologisch ist das Krankheitsbild durch die typischen, die Epidermis durchwandernden Klarzellen charakterisiert, und die positive Färbung mit Antikörpern gegen karzinoembryonales Antigen belegt die glanduläre Abstammung der Zellen. Wird bei Vorhandensein eines mammären M. Paget eine darunterliegende palpable Tumormasse gefunden, so sind in der Regel schon bei ⅔ der Patienten die Lymphknoten befallen, und die *Prognose* ist ungünstig. Zehnjahresüberlebensraten von lediglich 20–30 % werden in diesen Fällen angegeben. Dagegen ist die Prognose ohne das Vorhandensein palpabler Tumormassen relativ günstig, und nach adäquater Therapie ist eine Zehnjahresüberlebensrate von 80–90 % zu erwarten. In jedem Fall wird ein M. Paget als Hinweis für ein darunterliegendes *Adenokarzinom* apokriner Milchdrüsen angesehen, auch wenn dieses durch Mammographie oder Mammasonographie nicht immer eindeutig belegt werden kann.

Behandlung. Die Therapie besteht in der *Mastektomie* unterschiedlicher Radikalität, je nach Ausdehnung des Tumors. Je nach der vermutlichen Ausdehnung und Prognose ist dabei auch an eine radikale Lymphadenektomie, eine Bestrahlung des Lymphabflußgebietes oder/und an eine adjuvante Chemotherapie zu denken.

Bei extramammärer Lokalisation ist die Prognose günstig, wenn der Tumor frühzeitig in toto exzidiert wird. Leider ist dies aus der eigenen Erfahrung nur selten der Fall. Ein extramammärer M. Paget wird häufig längere Zeit als therapieresistentes Ekzem angesehen, insbesondere in der Genitalregion. Jedes therapieresistente „Ekzem" in dieser Region sollte deshalb bioptisch unter der Fragestellung eines extramammären M. Paget

len ab und hat die Fähigkeit, neurosekretorische Granula mit verschiedenen Transmittern zu synthetisieren. Merkelzelltumoren sind histochemisch positiv für *Keratinmarker* sowie für *neuronenspezifische Enolase*. Sie haben damit eine enge Verwandschaft zum kleinzelligen Karzinom des Respirationstraktes und zu polypeptidhormonbildenden Karzinomen des Gastrointestinaltraktes. Die Tumoren dieser Gruppe werden in neuerer Zeit auch unter dem Begriff *Apudome* (APUD-Zellen: "*a*mine and *p*recursor *u*ptake and *d*ecarboxylation") oder *neuroendokrine Karzinome* zusammengefaßt.

Klinisch entstehen Merkelzelltumoren bevorzugt bei Personen im höheren Alter zwischen 60 und 70 Jahren und treten vor allem an Hals und Kopf (50%) sowie an den oberen und unteren Extremitäten (jeweils 15%) auf. Dabei handelt es sich um schnell wachsende, derbe, indolente Knoten, die zuerst hautfarben und später livid imponieren. *Histologisch* finden sich Tumorzellnester mit kleinen Kernen, die eine organoide oder trabekuläre Anordnung zeigen, aber auch ein undifferenziertes Bild aufweisen können. Im Krankheitsverlauf kommt es zur frühen, zumeist lymphogenen Metastasierung. In einer Literaturübersicht wurde zum Zeitpunkt der Erstdiagnose ein Lymphknotenbefall bei ca. der Hälfte von 121 Patienten festgestellt und die Dreijahresüberlebensrate betrug lediglich *60%*. Die Analyse eines weiteren Kollektivs von 54 Patienten, von denen über 50% zum Zeitpunkt der Einleitung der Behandlung bereits lokoregionäre Rezidive aufwiesen, ergab insgesamt eine *Fünfjahresüberlebensrate* von nur *30%*. Die mediane Überlebenszeit betrug für Patienten ohne Lymphknotenbeteiligung 40 Monate und für diejenigen mit Lymphknotenbeteiligung 13 Monate. Bei Fernmetastasierung wurde trotz Anwendung einer Chemotherapie mit initialer kompletter Remission bei 5 von 6 Patienten nur eine mediane Überlebenszeit von 6½ Monaten berichtet, in wenigen Fällen über spontane Regressionen eines Merkelzellkarzinoms.

Folgende *Stadien* können beim Merkelzellkarzinom definiert werden:
Stadium I: Primärtumor allein,
Stadium II: Regionäre- und Lymphknotenmetasen,
Stadium III: Fernmetastasen.

Eine angemessene Behandlung setzt die korrekte Stadieneinordnung im Einzelfall voraus. Beim Merkelzellkarzinom ist die Metastasierung ganz überwiegend *lymphogen;* weniger als 2% der Metastasierungen erfolgen *hämatogen*. Diagnostische Untersuchungen zur Stadieneinordnung sollten unter anderem eine röntgenologische Untersuchung des Thorax sowie CT-Thorax und CT-Abdomen umfassen.

Behandlung. Unter den epithelialen Tumoren der Haut gehört das Merkelzellkarzinom zu den *aggressivsten Varianten* der Hautkarzinome. Die Zielsetzung richtet sich je nach der Krankheitsausbreitung auf die Kontrolle der lokoregionären Krankheit oder auf die palliative Behandlung der disseminierten Erkrankung. Die Aggressivität des Tumors und auch der Metastasierungsmodus erinnern an das maligne Melanom der Haut. Das Vorgehen bei der primären Behandlung des Tumors kann sich an das Vorgehen beim Melanom anlehnen. Eine Besonderheit des Merkelzellkarzinoms besteht offenbar darin, daß es strahlenempfindlich ist, die *Strahlentherapie* nimmt somit, im Gegensatz zum Melanom, in der adjuvanten und palliativen Behandlung der Merkelzellkarzinome einen wichtigen Stellenwert ein. Bei der *Chemotherapie* im fortgeschrittenen Stadium wurde insbesondere die biologische Ähnlichkeit des Merkeloms mit dem kleinzelligen Bronchialkarzinom berücksichtigt. Wirksame Chemotherapien, die zum Erreichen kompletter Remissionen führten, sind solche, die in Anlehnung an beim kleinzelligen Bronchialkarzinom gebräuchliche Schemata geplant wurden. Neuerdings wurden Versuche mit dem Einsatz von Tumornekrosefaktor (TNF) sowie mit der Kombination Radiotherapie + Hyperthermie unternommen.

■ *Behandlung im Stadium I:* Die primäre Behandlung des Merkelzellkarzinoms muß auf die vollständige Entfernung des Tumors und die Vermeidung lokoregionärer Rezidive ausgerichtet sein. In bisherigen Studien mit operativer Entfernung des Primärtumors wurden im weiteren Verlauf bei 30–40% der Patienten lokale Rezidive beschrieben. Zur Vermeidung derartiger Lokalrezidive sollte bei der Operation ein *Sicher-*

heitsabstand von ca. 2–3 cm eingehalten werden. Von angelsächsischen Autoren wurde aufgrund der Erfahrungen an 54 Patienten eine postoperative adjuvante Röntgenbestrahlung unter Einschluß eines größeren Feldes mit einer Zieldosis von 50 Gy in Fraktionen von 2 Gy empfohlen. Zusätzlich sollte eine Bestrahlung der ableitenden Lymphwege mit derselben Dosis erfolgen. Anhand der eigenen Erfahrungen mit dem aggressiven Tumor halten wir dieses eingreifende Verfahren für durchaus sinnvoll. Bisher liegen keine Befunde vor, die eine elektive Lymphadenektomie empfehlenswert erscheinen lassen.

■ *Behandlung im Stadium II:* Für die Behandlung des primären Tumors wird dasselbe Vorgehen wie im Stadium I empfohlen. Zusätzlich ist eine radikale Lymphadenektomie durchzuführen. Im Anschluß daran soll auch die ausgeräumte Lymphknotenregion mit einer Tumordosis von 50 Gy bestrahlt werden. Die Prognose im Stadium II ist bereits schlecht, so daß alle denkbaren adjuvanten Maßnahmen empfehlenswert erscheinen.

■ *Behandlung im Stadium III:* Im fernmetastasierten Stadium des Merkelzellkarzinoms ist die Behandlung nunmehr palliativ, Heilungen sind bisher nicht bekannt geworden. Ein kurzfristiges Ansprechen auf die Chemotherapie mit Remissionen für wenige Monate erscheint allerdings mit verschiedenen Chemotherapieschemata möglich. Angesichts der relativ kurzen Remissionszeiten ist dabei die Verträglichkeit der einzusetzenden Behandlung ein wesentlicher Gesichtspunkt. Wirksame *Zytostatika* sind Etoposid (Vepesid® K Kaps. à 100 mg), Cyclophosphamid (Endoxan®, Cyclostin®), Cisplatin (Cisplatin®, Carboplat®, Platinex®) und die Vinkaalkaloide. Als weniger aggressives Schema kann die Kombination von *Etoposid* und *Vincristin* herangezogen werden: 150 mg/m² Körperoberfläche Etoposid werden oral an den Tagen 1–5 verabreicht. Vincristin wird zusätzlich am Tag 1 in einer Dosierung von 2 mg gegeben, bei Patienten über 60 Jahren in einer Dosierung von 1,5 mg und bei Patienten über 70 Jahren in einer Dosierung von 1 mg. Diese chemotherapeutischen Zyklen werden alle 3 Wochen wiederholt und können ambulant durchgeführt werden. Nebenwirkungen halten sich im allgemeinen in Grenzen. Auch die Kombination *Adriamycin + Streptozocin* wurde als geeignete Kombination beschrieben.

Ein aggressiveres Kombinationsschema stellt die Therapie mit *Cisplatin* und *Etoposid* dar. Cisplatin wird in einer reduzierten Dosierung von 50 mg/m² i.v. in einer 2stündigen Infusion an den Tagen 1 und 7 verabreicht. Etoposid wird mit 170 mg/m² i.v. als 1stündige Infusion an den Tagen 3, 4 und 5 gegeben. Die Wiederholung der Zyklen erfolgt alle 3–4 Wochen.

Komplette Remissionen über längere Zeit wurden mit folgenden polychemotherapeutischen Schemata beschrieben:

Cyclophosphamid/Methotrexat/5-Fluorouracil

Cyclophosphamid	600 mg/m² KO	i.v.-Infusion Tag 1 + 8
Methotrexat	40 mg/m² KO	i.v.-Infusion Tag 1 + 8
5-Fluorouracil	600 mg/m² KO	i.v.-Infusion Tag 1 + 8

Wiederholung am Tag 28; KO = Körperoberfläche

VP-16/Cisplatin/Doxorubicin/Bleomycin

VP-16	150 mg/m² KO i.v.-Bolus	Tag 1 + 2
Cisplatin	150 mg/m² KO i.v. 1–2 h Inf.	Tag 1 + 2
Doxorubicin	150 mg/m² KO i.v.-Bolus	Tag 1
Bleomycin	150 mg/m² KO i.v.-Bolus	Tag 1

Wiederholung am Tag 22; KO = Körperoberfläche

Mit dem Schema *Cyclophosphamid/MTX/5-FU* wurden nach 2–6 Zyklen bei ⅘ Patienten komplette und in ⅕ Patienten partielle Remissionen beschrieben, mit dem 2. Schema wurde eine komplette Remission über 15 Monate erreicht. Insgesamt stellt das Merkel-Zellkarzinom eine therapeutische Herausforderung dar, auch wenn ermutigende Ansätze die Notwendigkeit einer zytostatischen Behandlung unterstreichen.

Literatur

Andrew JE, Silvers DN, Lattes R (1991) Merkel cell carcinoma. In: Friedman RJ, Rigel DS, Kopf AW et al. (eds) Cancer of the skin. Saunders, Philadelphia, pp 288–295

Ashby MA, Jones DH, Tasker AD et al. (1989) Primary cutaneous neuroendocrine (Merkel cell or trabecular carcinoma) tumour of the skin: a radioresponsive tumour. Clin Radiol 40: 85–87
Azagury M, Chevalier B, Atlan D et al. (1993) VP-16, cisplatin, doxorubicin and bleomycin in metastatic Merkel cell carcinoma. Am J Clin Oncol 16: 102–104
Bacchiocchi M, Brusco JE, Brusco HA (1993) Carcinoma de células de Merkel. Revisión. Arch Argent Dermatol XLIII, 285–308
Brierley JD, Stockdale AD, Rostom AY (1991) Merkel cell (trabecular) carcinoma of skin treated by radiotherapy. Clin Oncol R Coll Radiol 3: 117–118
Davis MP, Miller EM, Rau RC et al. (1990) The use of VP16 and cisplatin in the treatment of Merkel cell carcinoma. J Dermatol Surg Oncol 16: 276–278
Duncan WCh, Tschen JA (1993) Spontaneous regression of Merkel cell (neuroendocrine) carcinoma of the skin. J Am Acad Dermatol 29: 653–654
Fenig E, Lurie H, Sulkes A (1993) The use of cyclophosphamide, methotrexate and 5-fluorouracil in the treatment of Merkel cell carcinoma. Am J Clin Oncol 16: 54–57
Ferran F, Innocenzi D (1993) Primary Merkel cell tumor: a clinical analysis of eight cases. Int J Dermatol 32: 345–349
Feun LG, Savaraj N, Legha SS et al. (1988) Chemotherapy for metastatic Merkel cell carcinoma. Review of the M.D. Anderson Hopital's experience. Cancer 62: 683–685
Hanke WC, Conner AC, Temofeew RK, Lingeman RE (1989) Merkel cell carcinoma. Arch Dermatol 125: 1096–1100
Hasle H (1991) Merkel cell carcinoma: the role of primary treatment with radiotherapy. Clin Oncol R Coll Radiol 3: 114–116
Hitchcock CL, Bland KI, Laney RG et al. (1988) Neuroendocrine (Merkel cell) carcinoma of the skin; its natural history, diagnosis and treatment Ann Surg 207: 201–207
Ito Y, Kawamura K, Miura T et al. (1989) Merkel cell carcinoma. A successful treatment with tumor necrosis factor. Arch Dermatol 125: 1093–1095
Kayashima K, Ono T, Johno M et al. (1991) Spontaneous regression in Merkel cell (neuroendocrine) carcinoma of the skin. Arch Dermatol 127: 550–553
Knox SJ, Kapp DS (1988) Hyperthermia and radiation therapy in the treatment of recurrent Merkel cell tumors. Cancer 62: 1479–1486
Mercer D, Brander P, Liddell K (1990) Merkel cell carcinoma: the clinical course. Ann Plast Surg 25: 136–141
Mills CH, Anstey AV, Williams N, Holt PJA (1994) Primary neuroendocrine carcinoma of the skin (PNCS); report of a case and reviews of current concepts. Eur J Dermatol 4: 456–458
Morrison WH, Peters LJ, Silva EG et al. (1990) The essential role of radiation therapy in securing locoregional control of Merkel cell carcinoma. Int J Radiat Oncol Biol Phys 19: 583–591
Raaf JH, Urmacher C, Knapper WK et al. (1986) Trabecular (Merkel cell) carcinoma of the skin. Treatment of primary, recurrent and metastatic disease. Cancer 57: 178–182
Redmond J III, Perry J, Sowray P et al. (1991) Chemotherapy of disseminated Merkel-cell carcinoma. Am J Clin Oncol 14: 305–307
Ronan SG, Green AD, Shilkaitis A (1993) Merkel cell carcinoma: In vitro and in vivo characteristics of a new cell line. J Am Acad Dermatol 25: 715–722
Sharma D, Flora G, Grunberg SM (1991) Chemotherapy of metastatic Merkel cell carcinoma: case report and review of the literature. Am J Clin Oncol 14: 166–169
Shaw JH, Rumball E (1991) Merkel cell tumour: clinical behaviour and treatment. Br J Surg 78: 138–142
Sibley RK, Dehner LP, Rosai J (1985) Primary neuroendocrine (Merkel cell?) carcinoma of the skin. I. A clinicopathological and ultrastructural study of 43 cases. Am J Surg Pathol 9: 95–100

37.9 Adnextumoren bzw. -karzinome

Adnextumoren sind in der Mehrzahl gutartig (*Porome, Syringome, Adenome* etc.) und können mittels chirurgischer Entfernung in toto therapeutisch angegangen werden. Von den Hautadnexen ausgehende *Karzinome* sind äußerst seltene bösartige Neubildungen der Haut. Ihre Einordnung erfolgt auf der Grundlage der histologischen Architektur der Tumoren, die zum Teil den Aufbau der ursprünglichen Adnexstrukturen imitieren. Stark entdifferenzierte Formen, die von epithelialen Adnexstrukturen ausgehen, sind von einem Plattenepithelkarzinom nicht mehr sicher zu unterscheiden. Die Adnexorgane, von denen aus sich solche Karzinome entwickeln können, sind die ekkrinen und apokrinen Schweißdrüsen, die Talgdrüsen und die Haarfollikel. Eindeutige klinische Zeichen für die klinische Diagnosestellung existieren nicht. Für einige Tumoren gibt es Prädilektionsstellen, so für das *Talgdrüsenkarzinom*, das vorzugsweise an den Lidern vorkommt, für das digitale, aggressive *papilläre Adenokarzinom*, das an Fingern und Zehen vorkommt, und für das *mikrozystische ekkrine Karzinom*, das an der Unterlippe auftritt.

Möglicherweise kann bei den Adnextumoren ein aggressiverer Verlauf als bei gewöhnlichen Plat-

Tabelle 37.12. Schweißdrüsenkarzinome und Talgdrüsenkarzinome

▷ **Primäre ekkrine Schweißdrüsenkarzinome** (direkt mit den Schweißdrüsen verbunden)	
– Syringoides ekkrines Karzinom	Solitärer Tumor meist im Gesicht oder am behaarten Kopf älterer Patienten
– Muzinöses ekkrines Karzinom	Zumeist an Augenlidern
– Klarzellkarzinom (Klarzellhydradenom, Klarzellhidradenokarzinom, malignes Klarzellakrospirom)	Solitäre Tumoren im Gesicht, am behaarten Kopf oder am Fuß, die wahrscheinlich vom benignen Klarzellhidradenomen ausgehen. Ausgedehnte Metastasierung ist nicht ungewöhnlich.
– Mikrozystisches ekkrines Karzinom	Plaques oder Knoten, insbesondere an Oberlippe und Wangen. Lokale Rezidive wurden beschrieben.
– Digitales aggressives papilläres Adenom und Adenokarzinom	Vorkommen an Händen und Füßen als solitäre Knoten mit hoher lokaler Rezidivrate und Tendenz zur Fernmetastasierung (> 40 %, vorwiegend Lungenmetastasen).
– Ekkrines Adenokarzinom	Schnell wachsende, oft ulzerierte Knoten. Eine sichere Unterscheidung von Metastasen viszeraler Adenokarzinome ist nicht möglich. Die Diagnose wird nach Ausschluß innerer Karzinome wahrscheinlich. Hohe Malignität und frühe Metasierung.
▷ **Sekundäre Schweißdrüsenkarzinome**	Entwicklung aus einem vorexistierenden Schweißdrüsentumor.
– Malignes ekkrines Spiradenom	Extrem selten; Auftreten in einem vorbestehenden Spiradenom. Schnelle Metastasierung (8 Fälle).
– Malignes Zylindrom	Extrem selten; entsteht aus einem Zylindrom (nur etwa 14 Berichte).
– Ekkrines Porokarzinom	Entsteht aus einem ekkrinen Porom.
– Malignes chondroides Syringom	Entsteht aus einem chondroiden Syringom.
– Malignes Syringoakanthom	Entsteht aus einem Syringoakanthom.
▷ **Apokrines Schweißdrüsenkarzinom**	seltenes Vorkommen hauptsächlich in den Axillen von älteren Personen (bisher nur ca. 35 Berichte).
▷ **Talgdrüsenkarzinom**	Vorwiegend an den Augenlidern, äußerst selten. Nach vorhergehenden Strahlenbehandlungen beschrieben.

tenepithelkarzinomen vorkommen. Untersuchungen an größeren Fallzahlen fehlen allerdings, und von vielen der im folgenden aufgeführten Entitäten sind jeweils nur weniger als 50 Fallberichte im Schrifttum vorhanden. Die Übersicht in Tabelle 37.12 soll dazu beitragen, die verschiedenen histologischen Diagnosen einzuordnen und damit den Zugang zu einer adäquaten Therapie zu erleichtern.

Behandlung. Aufgrund des seltenen Vorkommens der Adnexkarzinome und fehlender systematischer Untersuchungen von Behandlungsergebnissen können therapeutische Empfehlungen im einzelnen nicht formuliert werden. Im allgemeinen sollte daher wie bei der Behandlung von Plattenepithelkarzinomen der Haut vorgegangen werden. Bei isolierten Tumoren wird man die vollständige chirurgische Exzision in jedem Falle vorziehen müssen, vorsichtshalber mit einem Sicherheitsabstand von 1 cm, mit anschließender histologischer Abklärung. Bei den aggressiveren Adnexkarzinomtypen könnte man in Anlehnung an die Behandlung des Merkelzellkarzinoms eine Röntgennachbestrahlung erwägen, je nach Lokalisation, Alter des Patienten etc.

Literatur

Hashimoto K (1991) Adnexal carcinoma of the skin. In: Friedman RJ, Riegel DS, Kopf AW et al. (eds) Cancer of the skin. Saunders, Philadelphia, pp 209–218

Farbabbildungen

1,2 Keratoakanthom und Zustand 4 Wochen nach intraläsionaler Behandlung mit Methotrexat

3 Ulcus rodens im Rahmen eines langjährig bestehenden, z.T. verwilderten Basalioms

4 Cornu cutaneum und aktinischer Keratosen

5,6 Ausgedehntes Plattenepithel-Karzinom auf dem Boden eines vernarbenden, chronisch-diskoiden Lupus erythematodes

Farbabbildungen

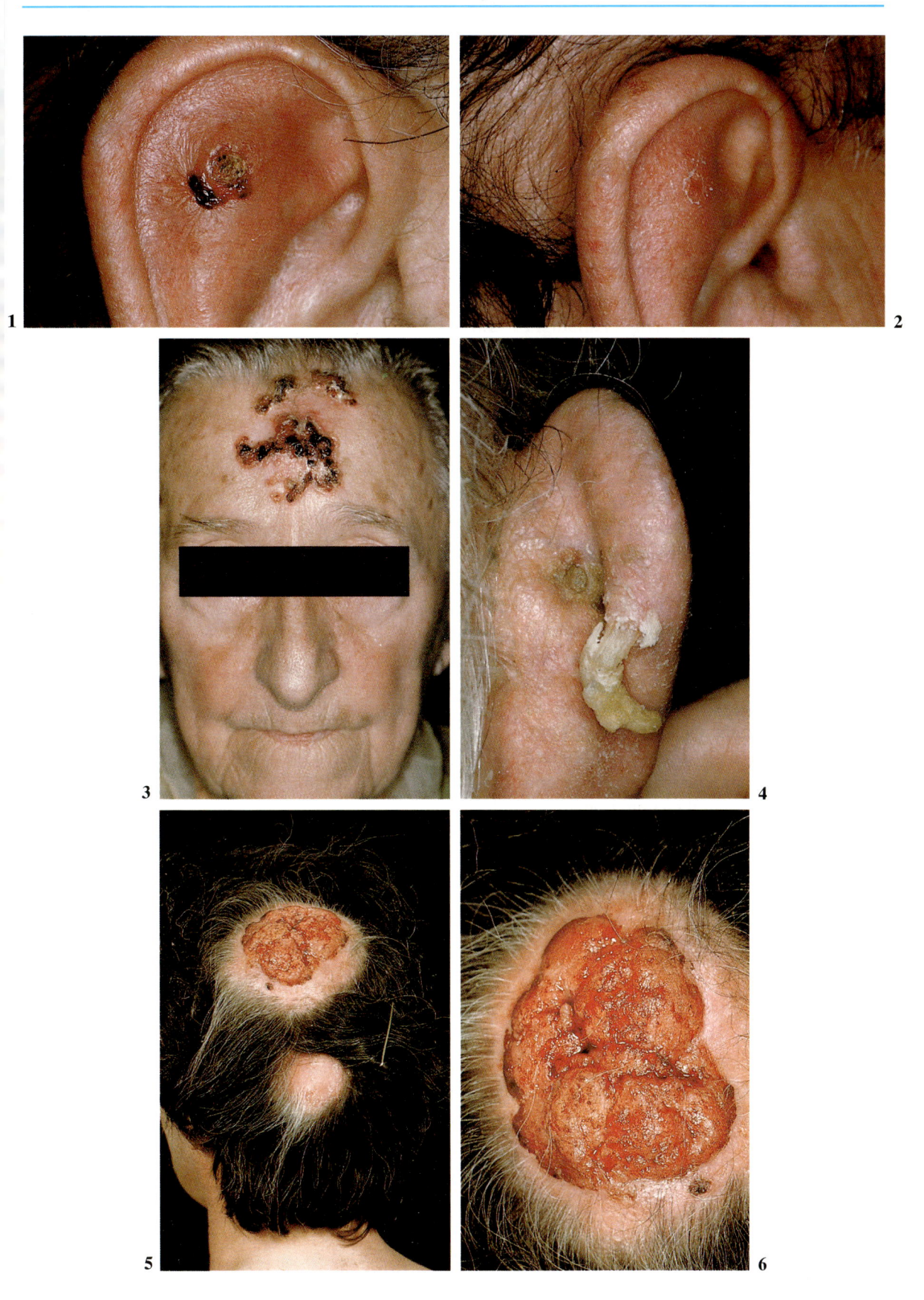

38.1 Allgemeines

Das *Pigmentzellsystem* hat beim Menschen ein relativ kleines Volumen von etwa 1,5 cm^3, das entspricht etwa der Masse eines Stückes Würfelzucker. Trotz dieser geringen Masse stellen melanozytäre Neoplasien insbesondere bei der weißen Bevölkerung ein wichtiges therapeutisches Problem dar. In der Dermatoonkologie ist das maligne Melanom (MM) für den größten Teil der Sterblichkeit an Hautkrebs verantwortlich. Die Abgrenzung und richtige Einordnung der gutartigen melanozytären Neubildungen, die Bewertung ihrer Indikatorfunktion für ein erhöhtes Risiko zur Entwicklung von Melanomen und schließlich ihre Einordnung und Behandlung als potentielle Vorläuferläsionen von Melanomen sind daher eine wichtige Aufgabenstellung für den Dermatologen.

Die Melanozyten finden sich in ihrem ganz überwiegenden Anteil in der Basalzellschicht der Epidermis. Darüber hinaus werden Melanozyten auch zum Teil an den Schleimhäuten gefunden sowie in Organen, die entwicklungsgeschichtlich mit dem Neuroektoderm in Verbindung stehen. Dazu gehören insbesondere die Retina des Auges, das Innenohr, das Cerebrum, die Leptomeningen etc. Schließlich können versprengte Melanozyten nahezu in allen Organen vorkommen. Entsprechend findet sich auch eine extrakutane Entstehung von melanozytären Hyperplasien, von Pigmentzellnävi und selten von Melanomen (in weißen Bevölkerungsgruppen weniger als 5 % dieser Tumoren).

Die *benignen Neoplasien* des melanozytären Systems werden in erster Linie unter dem Gesichtspunkt ihres Entartungsrisikos therapeutisch angegangen. Gerade in dieser Hinsicht sind im letzten Jahrzehnt eingehende Untersuchungen durchgeführt und neue Erkenntnisse gewonnen worden, die relativ klare Risikoabschätzungen für eine maligne Entartung ermöglichen. Auf dieser Grundlage können heute begründete Empfehlungen zur Therapie formuliert werden. Natürlich können sich therapeutische Indikationen auch unter mehr kosmetischen Aspekten ergeben.

Die *Prävention* maligner Melanome ist inzwischen in einer Reihe von westlichen Industrieländern zu einem Ziel geworden, das insbesondere von Dermatologen mit öffentlichkeitswirksamen Aufklärungskampagnen verfolgt wurde. Dabei wurden 2 Teilziele angestrebt: Zum einen sollte durch Verhaltensänderungen in der Bevölkerung die Entstehung neuer Melanome verhindert werden, und zum anderen wurde versucht, melanozytäre Läsionen in einem möglichst frühen Stadium der malignen Transformation zu entfernen, bevor eine Tumorabsiedlung bereits stattgefunden hat.

Die *Melanomentstehung zu verhindern* setzt voraus, daß die relevanten ätiologischen Faktoren bekannt sind. Es gibt eine gute epidemiologische Evidenz dafür, daß die UV-Bestrahlung von nichtadaptierter Haut einen Risikofaktor für die Melanomentstehung darstellt. Aus diesem Grunde wurde insbesondere in Ländern mit intensiver Sonneneinstrahlung eine breite Palette von *Sonnenschutzmaßnahmen* empfohlen. Hier steht an erster Stelle der natürliche Sonnenschutz im Schatten und durch Bekleidung, darüber hinaus wurde auch die Anwendung von Sonnenschutzmitteln angeraten.

Die möglichst frühe Erkennung von melanozytären Läsionen auf dem Wege der malignen Transformation setzt *ein Konzept der verschiedenen Schritte der malignen Transformation* voraus. Daher wurde vor allem das Konzept der Melanomvorläuferläsionen intensiv untersucht. Hier wurden vor allem 3 Typen von Vorläuferläsionen herausgestellt, aus denen sich maligne Melanome entwickeln können:

● *Kongenitale Pigmentzellnävi,* insbesondere große kongenitale Nävi, können Ausgangspunkt für die Entwicklung von Melanomen bereits in der Kindheit sein.

● *Erworbene atypische und evtl. auch gewöhnliche Pigmentzellnävi* scheinen im mittleren Lebensalter bei einem relevanten Prozentsatz der Patienten Vorläuferläsionen für die Entstehung von Melanomen zu sein.

● Im fortgeschrittenen Lebensalter stellt die *Lentigo maligna* die Vorläuferläsion der sich dann entwickelnden Lentigo maligna-Melanome dar.

Die frühe Erkennung maligner Melanome macht es erforderlich, auf Personen mit einem erhöhten Risiko besonders zu achten und diese zu befähigen, verdächtige Läsionen selbst zu erkennen. Als wichtigster Risikomarker wurde inzwischen eine hohe Zahl von melanozytären Nävi am gesamten Integument herausgearbeitet. Jüngste Untersuchungsergebnisse über die Entstehung von Nävi lassen vermuten, daß diese bei Personen mit einer entsprechenden Disposition auch durch *UV-Licht* induziert werden können, insbesondere durch intensive, intermittierende Sonnenexposition in Kindheit und Jugend. Ein weiterer wesentlicher Risikomarker ist das Vorkommen sog. *atypischer Pigmentzellnävi*. Schließlich spielt offenbar der *Haut-Typ*, insbesondere die Sonnenempfindlichkeit der Haut, eine wichtige Rolle. Personen, die schnell einen Sonnenbrand bekommen und die andere Merkmale einer geringen Pigmentierung wie rote oder hellblonde Haare und blaue Augen aufweisen, weisen ein höheres Risiko sowohl für die Entwicklung von Pigmentzellnävi als auch von Melanomen auf als Personen mit einer guten Tendenz zur Bräunung und einem stärker pigmentierten Hauttyp.

38.2 Pigmentzellnävi

Synonyme: Melanozytäre Nävi, Nävuszellnävi

Pigmentzellnävi sind gutartige melanozytäre Neubildungen vorwiegend an der Haut, selten an Schleimhäuten, Nägeln, Augen etc. Nach initialer Melanozytenhyperplasie kommt es zur Nestbildung an der dermoepidermalen Grenzzone *(junktionale Pigmentzellnävi)*, in der weiteren Entwicklung zu einer „Abtropfung" der Nävuszellverbände in die darunterliegende Dermis (bei gleichzeitigem Vorhandensein junktionaler Nävuszellnester: *Compoundnävus;* bei ausschließlich dermalen Zellverbänden: *dermaler Nävuszellnävus)*. Mit dem Verbleiben der Nävuszellverbände in der Dermis kommt es zu einer Zellatrophie und zum Verlust der Fähigkeit zur Pigmentbildung. Bleibt die Fähigkeit zur Pigmentbildung der Nävuszellen auch im Bereich der Dermis erhalten, so entsteht der *blaue Nävus (Naevus coeruleus)*.

Vorkommen und Ätiopathogenese. Bei Geburt sind in weißen Bevölkerungen nur bei jedem 100.–400. Kind einzelne Pigmentzellnävi erkennbar. Große kongenitale Nävi (d.h. > 15 cm im Durchmesser beim Erwachsenen) mit Hypertrichose (Naevus pigmentosus et pilosus) kommen sehr selten (< 1:10000) vor. Die meisten melanozytären Nävi werden in der Kindheit und Adoleszenz erworben, ihre Manifestation ist mit Episoden intensiver, intermittierender Sonnenexposition (Sonnenbrände) assoziiert. Bei erwachsenen Personen wurden in Deutschland im Durchschnitt 10–20 Pigmentzellnävi (Durchmesser $\geq$ 2 mm) gezählt. Im höheren Alter nimmt ihre Zahl deutlich ab. Sie finden sich selten in Körperregionen, die überwiegend auch in der Freizeit vor der Sonne geschützt werden (z.B. Gesäß, Brust bei Frauen); meist finden sie sich in den Körperregionen, die vermehrt der Sonne exponiert werden (Schulterregion, Arme, Beine insbesondere bei Frauen). Die *Prävalenz* von Pigmentzellnävi unterscheidet sich in verschiedenen Ländern mit weißen Bevölkerungen. In Regionen mit größerer Sonneneinstrahlung wird über höhere Nävuszahlen berichtet als in Gebieten mit geringerer Insolation.

38.2.1 Kleine kongenitale Pigmentzellnävi

Kleine kongenitale Pigmentzellnävi sind melanozytäre Läsionen mit einem Durchmesser von *1–3 cm* beim Erwachsenen, die in der Regel eine mehr oder weniger stark ausgeprägte Behaarung aufweisen. Eine Einordnung aufgrund anamnestischer Kriterien ist in der Regel nicht sicher möglich. Genaue Angaben zur Entstehung von malignen Melanomen auf dem Boden kleiner kongenitaler Pigmentzellnävi können zur Zeit nicht gemacht werden. Die Entartungsrate dürfte aufgrund der vorliegenden Untersuchungsergebnisse aber deutlich kleiner als 1 % sein.

Behandlung. Die Indikationsstellung für die Exzision kleiner kongenitaler Pigmentzellnävi ist relativ. Es ist verschiedentlich darauf hingewiesen worden, daß aus Kapazitätsgründen eine Exzision aller kleinen kongenitalen Pigmentzellnävi in einer Bevölkerung gar nicht durchführbar ist.

Die Indikation für eine Exzision sollte dann gestellt werden,
- wenn die betreffende Person *weitere Risikomerkmale* für die Entwicklung von Melanomen aufweist und
- wenn der kongenitale Pigmentzellnävus *morphologische Auffälligkeiten* aufweist, die an die Entstehung eines Melanoms denken lassen.

Entsprechende Risikomerkmale der Person liegen bei anamnestischem Vorkommen von *malignen Melanomen in der Familie* vor. Weiterhin werden ein *besonders lichtempfindlicher Hauttyp* oder ein leicht aktivierbares Pigmentzellsystem mit *hohen Zahlen von Pigmentzellnävi* als Risikomerkmale gewertet.

Als morphologische Auffälligkeit gilt insbesondere das Vorkommen umschriebener Abweichungen in der Pigmentierung. Dazu gehören besonders dunkel pigmentierte Areale, aufgehellte Zonen mit Pigmentverlust oder eine besondere Asymmetrie in der Läsion, die das Gewicht zugunsten der Exzision verschieben. Die Exzision sollte mit 5–10 mm Sicherheitsabstand und zur Tiefe hin bis zur Subkutis erfolgen. Da kongenitale Näuszellnävi Pigmentzellnester bis in die tiefe Dermis, selten auch bis ins subkutane Fettgewebe bis zur Faszie aufweisen können, ist hier die Möglichkeit gegeben, daß bei ungenügender Tiefe der Exzision *Rezidivnävi* entstehen können. Diese weisen oft – trotz ihres benignen Charakters – bizarre Morphen mit variierender Pigmentierung auf, die klinisch mit Melanomen verwechselt werden können *(sog. Pseudomelanom)*.

Symmetrisch aufgebaute, regelhafte kleine kongenitale Pigmentzellnävi brauchen nicht exzidiert zu werden; es reicht aus, den Patienten auf Malignitätsmerkmale hinzuweisen, die oben beschrieben sind. In jedem Fall muß der Patient darüber aufgeklärt werden, daß eine Wiedervorstellung und gegebenenfalls Exzision dann notwendig wird, wenn ein Pigmentzellnävus seine Farbe oder Form verändert.

38.2.2 Gewöhnliche erworbene Pigmentzellnävi

Gewöhnliche erworbene Pigmentzellnävi stellen benigne melanozytäre Neubildungen dar, die in der Regel einen Durchmesser von 5–10 mm nicht überschreiten, ein homogenes Pigmentmuster aufweisen und symmetrisch aufgebaut sind. Lebensgeschichtlich gehen sie von *junktionalen Pigmentzellnävi in Compoundnävi* und schließlich *dermale Näuszellnävi* über, ihre Pigmentierung bildet sich im Laufe der Jahrzehnte zurück, und sie können im Zuge ihrer Umwandlung exophytische Anteile entwickeln.

Entartungsrisiko. Die Zahl der vorhandenen Pigmentzellnävi stellt den wichtigsten Indikator eines erhöhten Risikos für maligne Melanome dar. Untersuchungen aus Europa und den USA zeigen, daß bei Personen mit mehr als 100 Pigmentzellnävi ($\geq$ 2 mm) am gesamten Integument gegenüber Personen mit weniger als 10 Pigmentzellnävi das Risiko der Melanomentwicklung *um einen Faktor 7–15 steigt*. Dieser Indikator bringt möglicherweise einen Aktivitätszustand des Pigmentzellsystems zum Ausdruck, der vielleicht auf die Stimulierung der Pigmentzellen durch Sonnenexposition zurückgeführt werden kann. Gewöhnliche Pigmentzellnävi sind allerdings im Verhältnis zu ihrer gesamten Prävalenz selten direkte Vorläuferläsionen für maligne Melanome. Bei ca. *20–50 %* aller malignen Melanome können im histologischen Präparat Nävusanteile nachgewiesen werden. Da bei dickeren primären Melanomen wahrscheinlich vorbestehende Nävusanteile durch das Melanom überwachsen werden, und da rein junktionale Nävusanteile kaum sicher vom Melanom abgrenzbar sind, muß angenommen werden, daß ein großer Teil der Melanome sich offenbar auf dem Boden präexistenter melanozytärer Nävi entwickelt.

Behandlung. Im Hinblick auf die Prävention des malignen Melanomes ergibt sich keine strenge Indikation zur Exzision gewöhnlicher Pigmentzellnävi. Nur im Ausnahmefall, wenn sie entzündlich alteriert oder aber in bestimmten Körperregionen einem ständigen mechanischen Reiz ausgesetzt sind, sollte die operative Entfernung empfohlen werden. Im Falle der Exzision sollte ein Sicherheitsabstand von ca. 5 mm eingehalten werden, um das Entstehen von Rezidivnävi zu verhindern. Andere Techniken (CO_2-Laser, Kältechirurgie u. a.) erscheinen nicht empfehlenswert, da eine histologische Untersuchung des Exzisats in jedem Falle anzuraten ist.

38.2.3 Blaue und kombinierte Pigmentzellnävi

Blaue Pigmentzellnävi weisen pigmentproduzierende Formationen von Melanozyten ausschließlich in der Dermis auf. Die blaugraue bis schwarze Farbe dieser Pigmentläsionen entsteht durch den optischen Effekt des tieferliegenden Melanins. Längere Wellenlängen des sichtbaren Lichtes penetrieren in die Dermis und werden dort durch das Melanin absorbiert, während die kürzeren (blauen) nicht so tief eindringen und zum Auge des Betrachters zurückreflektiert werden. *Kombinierte Pigmentzellnävi* bestehen aus der Kombination eines junktionalen Pigmentzellnävus mit einem dermalen blauen Näuszellnävus.

Entartungsrisiko. Blaue und kombinierte Pigmentzellnävi kommen selten vor. Zumeist handelt es sich um singuläre Läsionen, die überall am Körper auftreten können. In der Mehrzahl werden sie erworben, bei Untersuchungen an Neugeborenen konnten sie nicht entdeckt werden. In seltenen Fällen können blaue Pigmentzellnävi zum sog. *malignen blauen Nävus* entarten, der eine Melanomvariante darstellt. Es gibt keine Hinweise dafür, daß die maligne Transformation häufiger vorkommt als bei den gewöhnlichen erworbenen Pigmentzellnävi.

Behandlung. Eine strenge Indikation zur Exzision besteht nicht. Allerdings können blaue Pigmentzellnävi und besonders kombinierte Pigmentzellnävi in der Abgrenzung gegenüber malignen Melanomen differentialdiagnostisch Schwierigkeiten bereiten. Dazu tragen zum einen die blauschwarze Pigmentierung, zum anderen immer wieder auftretende morphologische Unregelmäßigkeiten bei. Aus diesem Grunde sollte die Indikation zur Exzision großzügig gestellt werden.

38.2.4 Der Spitz-Nävus

Synonyme: Juveniles Melanom, benignes juveniles Melanom, Spitz-Tumor, epitheloidzelliger spindelzelliger Nävus

Spitz-Nävi stellen eine Variante gewöhnlicher erworbener Nävi dar, die vorwiegend bei Kindern und Jugendlichen vorkommt. In der Regel handelt es sich um solitäre papulöse oder noduläre Läsionen, die keine charakteristische Morphologie aufweisen und von dunkel pigmentierten zu rötlichen Farbtönen variieren können. Histologisch finden sich aktivierte Pigmentzellen, die von ihrer Architektur und zellulären Morphologie an ein Melanom erinnern können; insgesamt aber läßt sich die Läsion histologisch eindeutig von einem malignen Melanom abgrenzen.

Entartungsrisiko. Übergänge von einem Spitz-Nävus in ein echtes malignes Melanom sind nicht mit Sicherheit beschrieben worden. Absiedlung von Zellverbänden des Spitz-Nävus in Lymphknoten kommen vor, es kommt aber offenbar zu keiner Fernmetastasierung.

Behandlung. Wegen seines uncharakteristischen Äußeren kann ein Spitz-Nävus klinisch nicht sicher diagnostiziert werden, insofern kann auch keine primäre klinische Behandlungsindikation abgeleitet werden. Aus diagnostischen Gründen mag zur Abgrenzung von Melanomen in einer Reihe von Fällen eine diagnostische Exzision mit 5–10 mm Sicherheitsabstand empfehlenswert sein. Bei inkompletter Exzision ist insbesondere bei diesem Nävus das Risiko eines Rezidivs in loco hoch. In diesem Fall wird eine Nachexzision mit einem Sicherheitsabstand von 5–10 mm empfohlen. Bei einem lege artis exzidierten Spitz-Nävus mit einem Sicherheitsabstand von mindestens 5 mm besteht keine Indikation für eine Nachexzision oder für andere weitergehende therapeutische Maßnahmen.

38.2.5 Der Halonävus

Synonyme: Sutton-Nävus, Leucoderma acquisitum centrifugum

Der *Halonävus* besteht aus einem gewöhnlichen Pigmentzellnävus, der von einem depigmentierten Hof umgeben ist. Dieses Phänomen weist zumeist auf die Rückbildung und nachfolgende Regression des zentral liegenden Nävus hin.

Entartungsrisiko. Halonävi können sowohl einzeln als auch multipel auftreten. Dabei liegt offenbar eine zellulär oder auch humoral vermittelte immunologische Reaktion zugrunde, deren exakter Mechanismus bis heute nicht genau aufgeklärt ist. Da diese Reaktion auch immer wieder bei Melanompatienten beschrieben wurde, ergibt sich aus dem Auftreten eines Halonävus die Notwendigkeit, das gesamte Integument genau zu inspizieren. Die Patienten sollten auch darüber aufgeklärt werden, daß möglicherweise ein vergrößertes Risiko vorliegt, *andere Pigmentierungsstörungen* zu entwickeln. Dazu gehört insbesondere die Vitiligo und das Auftreten weiterer Halonävi. Ein vermehrtes Risiko zur Entwicklung von Melanomen wurde bisher nicht bekannt.

Behandlung. Halonävi brauchen nicht exzidiert zu werden. In der Regel kommt es zur spontanen Regression unter Hinterlassung eines depigmentierten Herdes. Nach Monaten bis Jahren wird in aller Regel das betreffende Areal repigmentiert.

38.2.6 Atypische Pigmentzellnävi

Ein *Syndrom atypischer Pigmentzellnävi* wurde zuerst bei Familien mit hereditären malignen Melanomen beschrieben. Es handelt sich dabei um morphologisch besonders auffällige, in der Regel größere Pigmentzellnävi als bei den gewöhnlichen erworbenen melanozytären Nävi. Solche atypischen Nävi kommen allerdings auch außerhalb von Familien mit hereditären Melanomen vor, und ihre Prävalenz beträgt in weißen Bevölkerungen *2–8 %*. In mehreren epidemiologischen Untersuchungen konnten diese atypischen Pigmentzellnävi aufgrund makromorphologischer Kriterien von gewöhnlichen Pigmentzellnävi zuverlässig unterschieden werden, und es konnte gezeigt werden, daß bei Vorhandensein dieser atypischen Pigmentzellnävi ein deutlich erhöhtes Risiko zur Entwicklung maligner Melanome vorhanden war, unabhängig von der Gesamtzahl aller pigmentierten Nävi.

Zu Beginn der 80er Jahre wurde nun versucht, diese Pigmentmale aufgrund histologischer Merkmale zu definieren, und der Begriff der „dysplastischen" Nävi wurde geprägt. Als *histologische Merkmale* wurden das Vorliegen einer melanozytären Dysplasie (pleomorphe und hyperchromatische Zellkerne) sowie architektonischer Dysplasiezeichen, z.B. irreguläre Nestbildung mit Brücken zwischen benachbarten Reteleisten, Ausdehnung einer intraepidermalen melanozytären Hyperplasie über die Grenzen der intradermalen Nävuskomponente hinaus (die sog. „Schulter"), dermales lymphomononukleäres Infiltrat und eosinophile Fibroplasie, gefordert.

Der „dysplastische" Pigmentzellnävus wird z. Z. allerdings nicht von allen Dermatohistologen als eine eigenständige Entität akzeptiert. Erfahrene Autoren betrachten ihn lediglich als Variante des gewöhnlichen Pigmentzellnävus mit besonderer junktionaler Aktivität. Insofern bleibt eine eindeutige Definition des „dysplastichen" Pigmentzellnävus bis heute schwierig, zumal der Übergang vom gewöhnlichen zum „dysplastischen" Nävus offenbar ein Kontinuum darstellt. Eine eindeutige Übereinstimmung zwischen den makromorphologischen und histologischen Kriterien ist ebenfalls nicht gegeben. Aus diesen Gründen wurde in der Literatur vom Begriff der „dysplastischen" Nävi in den letzten Jahren weitestgehend Abstand genommen und statt dessen zunehmend der makromorphologisch definierte Begriff des *atypischen Pigmentzellnävus* gebraucht.

Atypische Pigmentzellnävi sind klinisch gegenüber den gewöhnlichen erworbenen Pigmentzell-

Tabelle 38.1. Klinische Merkmale atypischer Pigmentzellnävi

▷ *Begrenzung*	Unscharf, allmählicher Übergang der Pigmentierung zum Farbton der Haut
▷ *Rand*	Unregelmäßig, z. T. ausgefranst wirkend
▷ *Pigmentierung*	Variierend innerhalb der Läsion, vor allem unterschiedliche Brauntöne, z. T. mit kokardenförmigem Aspekt
▷ *Oberfläche*	Papulöse und makulöse Anteile innerhalb derselben Läsion
▷ *Durchmesser*	In der Regel > 5 mm

Tabelle 38.2. Einteilung des Syndromes atypischer Pigmentzellnävi (SDN)[a]

Typ des SDN	Patient		Verwandte[b]	
	DN	MM	DN	MM
A	+	−	−	−
B	+	−	+	−
C	+	+	−	−
D 1[c]	+	+	+	−
	+	−	−	+
	+	−	+	+
D 2[c]	+	+/−	+/−	+(+)

[a] Nach Kraemer u. Greene (1985).
[b] Verwandte 1. und 2. Grades (Eltern, Geschwister, Kinder, Großeltern, Onkel, Tanten).
[c] D 1 braucht nur einen Anverwandten in der Familie mit malignem Melanom (z. B. auch den Patienten) aufzuweisen. Für die Einordnung als D 2 müssen mindestens 2 Verwandte (einschließlich des Patienten) ein Melanom haben.

nävi abgrenzbar. Klinisch zeigen diese Läsionen eine morphologische Variabilität von Form und Pigmentierung sowie eine unscharfe Begrenzung, zum Teil mit Unregelmäßigkeiten des Randes, und sie sind in der Regel größer als 5 mm im Durchmesser. In Tabelle 38.1 sind die in größeren klinischen Studien validierten Kriterien aufgeführt. Wenn zumindest 3 der aufgeführten 5 Kriterien zutreffen, so sollte ein Pigmentzellnävus als atypischer melanozytärer Nävus eingeordnet werden.

Klassifikation und Entartungsrisiko. Das Syndrom der atypischen Nävi tritt in unterschiedlichen Variationen auf, die von Kraemer u. Greene in 5 verschiedene Varianten eingeteilt wurden (Tabelle 38.2). Entsprechend dieser Einteilung stellt der Typ D den Typ mit familiärem Vorkommen von Melanomen dar. Bei Vorliegen dieses Typs ist das lebenslange Risiko, ein Melanom zu entwickeln, für die betroffenen Personen > 50 %, und besondere Vorsichtsmaßnahmen werden hier erforderlich (vgl. 38.3.3 und 38.4). Die meisten Träger gehören jedoch zu den Ausprägungen A–C des Syndroms. Diese kommen entweder sporadisch vor oder aber sind bei familiärem Vorkommen nicht mit der Entwicklung von Melanomen verbunden gewesen. Für diese Personengruppe gilt, daß sie im Vergleich zu Personen ohne atypische Nävi ein erhöhtes Risiko aufweisen, ein Melanom zu entwickeln. Die Größenordnung der Risikoerhöhung liegt nach unterschiedlichen Studien unabhängig von der Gesamtzahl der Pigmentzellnävi etwa bei einem Faktor 7. Diese Risikoerhöhung kommt zusätzlich zu derjenigen Risikoerhöhung hinzu, die durch das Vorhandensein einer hohen Zahl von Pigmentzellnävi vorliegen kann.

Behandlung. Bei den Typen A–C scheint das Auftreten eines oder mehrerer atypischer Pigmentzellnävi eher als Marker für ein erhöhtes Melanomrisiko gewertet werden müssen, als daß die einzelnen Läsionen Melanomvorläufer sind. Bei Patienten, die über längere Zeit mit Fotodokumentation kontrolliert wurden, ließ sich auch die de novo Entwicklung von Melanomen *neben* den vorbestehenden atypischen Nävi sichern. Das Vorgehen bei dieser Patientengruppe sollte folgende Gesichtspunkte berücksichtigen:

● Histologische Untersuchung besonders morphologisch auffälliger Pigmentzellnävi nach Exzisionsbiopsie zum Ausschluß eines Malignitätsverdachtes.
● Beratung und Anleitung des Trägers zur Selbstbeobachtung.
● Regelmäßige Kontrollen der Träger durch einen erfahrenen Arzt.

Da das Vorliegen atypischer Pigmentzellnävi auch ohne positive Familienanamnese längerfristig die erhöhte Aufmerksamkeit des Trägers sowie möglichst regelmäßige Nachkontrollen durch den Arzt erforderlich macht, ist zur besseren Einordnung des Befundes und des Grades mikromorphologischer Atypien auch eine histologische Untersuchung nach Exzisionsbiopsien angezeigt. Zu diesem Zweck sollen zumindestens 1–3 auffällige Läsionen entnommen werden, die den morphologischen Kriterien eines atypischen Pigmentzellnävus am ehesten entsprechen (Tabelle 38.1). Bei Vorhandensein eines einzelnen oder nur weniger atypischer Pigmentzellnävi werden gleichzeitig mit der histologischen Sicherung des Befundes auch die Läsionen entfernt, die im Hinblick auf eine maligne Transformation potentiell gefährlich sein könnten. In diesen Fällen mag eine nachfolgende

10 000 Neugeborenen (kleine kongenitale Pigmentzellnävi: 1:100). Ihre Prognose hinsichtlich der malignen Entartung muß aber grundsätzlich als ernst bezeichnet werden. Alle vorliegenden Untersuchungen geben eine Entartungsrate von $\geq 5\%$ an. Bei großen kongenitalen Pigmentzellnävi wird die Entartung häufig bereits während des Kindesalters oder der Adoleszenz beschrieben.

Behandlung. Die vollständige Entfernung aller Läsionen wäre so frühzeitig als möglich anzustreben. Dieses Ziel ist aber in vielen Fällen aus 2 Gründen nicht zu erreichen:
● Kongenitale Naevi können außerordentlich ausgedehnt sein und große Teile des Stammes oder einer sowie mehrerer Extremitäten umfassen. Nach allen bisher bekannten Verfahren ist eine so umfassende Behandlung kaum möglich.
● Kongenitale Pigmentzellnävi weisen Nävuszellverbände in der tiefen Kutis und zum Teil in der Subkutis bis zur darunterliegenden Faszie oder sogar der darunterliegenden Muskulatur auf. Die am tiefsten gelegenen Nävuszellverbände sind daher nicht sicher zu erfassen.
Es wurde beschrieben, daß die Eindringtiefe der Nävuszellverbände in den ersten Lebensmonaten deutlich zunimmt und daher eine frühestmögliche Behandlung angestrebt werden sollte. Mit Sicherheit wachsen behaarte kongenitale Nävi mit dem Wachstum von Terminalhaarfollikeln in die Tiefe.
Weiterhin bleibt zu bedenken, daß große kongenitale Pigmentzellnävi mit ausgeprägten Terminalbehaarung auch langfristig ein schweres kosmetisches Problem darstellen. Die Verbesserung des kosmetischen Resultates sollte daher als Therapieziel nicht außer acht gelassen werden.

Die *großflächige Dermabrasio* in Vollnarkose stellt das Mittel der Wahl im Neugeborenen- und Säuglingsalter dar. Sie sollte möglichst innerhalb der ersten 3–6 Lebensmonate angewandt werden, da spätere Behandlungsversuche wegen des zunehmenden Wanderns der Nävuszellnester in die Tiefe weniger erfolgreich sind. Bei diesem Eingriff muß bedacht werden, daß während der 1. Sitzung meist nur ein oberflächlicher Teil der Läsion entfernt werden kann. Tiefere Nävuszellnester bleiben in der Regel erhalten und müssen in einer 2. Sitzung erneut abradiert werden. Damit wird oft eine deutliche Aufhellung erreicht. Weitere Sitzungen, evtl. auch partiell, oft im Zentrum der Läsion, können folgen. Das Verfahren ist eher diffizil, stellt nur in den Händen des Erfahrenen das geeignete Behandlungsmittel dar und wird daher nur in wenigen Zentren angewendet. Das zu erwartende kosmetische Ergebnis muß individuell mit der Belastung durch den Eingriff und durch die Phase der Wundheilung sorgfältig abgewogen werden.

Vielfach muß die *mehrzeitige Exzision* bei Läsionen mit begrenzter Ausdehnung als Behandlung der Wahl angesehen werden. Dieses Verfahren hat den Vorteil, daß durch den primären Wundverschluß komplizierte Heilungsabläufe gerade bei Säuglingen und Kleinkindern vermieden werden. Schließlich können größere Flächen auch mit Spalthaut oder Vollhauttransplantaten versorgt werden. Das endgültige kosmetische Resultat wird dabei in hohem Maße von den technischen Fertigkeiten des Operateurs und seiner Erfahrung mit derartigen Verfahren im Kindesalter abhängen.

38.3.3 Das familiäre Syndrom atypischer Pigmentzellnävi mit Melanom

Synonym: Familial atypical multiple mole melanoma syndrome („FAMMM syndrome")

Das familiäre Vorkommen des Syndroms atypischer Pigmentzellnävi sowie von malignen Melanomen entspricht dem Typ D (s. Tab. 38.2). In Familien, in denen maligne Melanome vorgekommen sind, weisen Träger des Syndroms ein außerordentlich hohes Melanomrisiko auf. Atypische Pigmentzellnävi konnten in diesem Personenkreis als Melanomvorläuferläsionen angesehen werden.
Während der atypische Pigmentzellnävus als Einzelläsion nicht sicher gegenüber dem gewöhnlichen erworbenen Pigmentzellnävus abgrenzbar ist, so stellt doch das familiäre Syndrom atypischer Nävi mit Vorkommen von Melanomen eine klinisch klar abgrenzbare Entität dar. Die Träger

weisen oft multiple, von der Form und Pigmentierung her bizarre, auffällige Pigmentzellnävi auf. Die sichere Einordnung in diese Kategorie ist aufgrund des klinischen Befundes sowie der anamnestischen Angaben meist eindeutig möglich.

● Das *Melanomrisiko* für diesen Personenkreis geht am besten aus einer Studie von Greene et al. hervor. 242 Familienmitglieder aus 14 Familien mit hereditären Melanomen und einem Teil der Familienmitglieder mit dem Syndrom atypischer Nävi wurden im Durchschnitt 6 Jahre lang beobachtet. Diejenigen Familienmitglieder, die keine atypischen Pigmentzellnävi aufwiesen, entwickelten auch keine Melanome (125 Personen, kein Melanom); das höchste Risiko wiesen Personen mit bereits früher diagnostizierten Melanom auf, die Träger des Syndroms waren: Ihr relatives Risiko war *500fach* höher als in der Normalbevölkerung (40 Personen, 10 neue Melanome). Ein ebenfalls stark erhöhtes Risiko fand sich bei Personen mit dem Syndrom atypischer Pigmentzellnävi *ohne* vorangegangenes Melanom, ihr Risiko war auf das *148fache* im Vergleich zur Normalbevölkerung erhöht (77 Personen, 4 neue Melanome). Aus diesen Zahlen wurde errechnet, daß Personen mit dem D 2-Typ des Syndroms in einer 25jährigen Beobachtungsphase ein persönliches Risiko von 40 % aufweisen, ein Melanom zu entwickeln. Greene et al. schätzten das Risiko für den betroffenen Personenkreis, im Alter zwischen 20–49 Jahren ein Melanom zu entwickeln, auf 56 %. Diese Zahlen legen es nahe, eine engmaschige Beobachtung des betroffenen Personenkreises von der Adoleszenz bis ins fortgeschrittene Alter vorzunehmen.

Das *klinische Vorgehen* steht in enger Übereinstimmung mit den Vorschlägen, die für atypische Pigmentzellnävi bereits formuliert wurden. Zunächst sollte eine histologische Untersuchung besonders morphologisch auffälliger Pigmentzellnävi durch die Entnahme von ca. 1–3 Läsionen unbedingt erfolgen. Im weiteren Verlauf sind engmaschige ärztliche Kontrollen, ergänzt durch eine Selbstbeobachtung des Patienten notwendig. Die dabei zu beachtenden Leitlinien sind im folgenden Abschnitt dargelegt. Das unmittelbare Ziel in der Beobachtung von Patienten mit familiärem Syndrom der atypischen Pigmentzellnävi besteht darin, sich entwickelnde Melanome frühzeitig zu erkennen und zu exzidieren. Bei Verdacht ist die entsprechende Läsion mit einem Sicherheitsabstand von ca. 1 cm operativ zu entfernen und histologisch sorgfältig aufzuarbeiten. Bei engmaschiger Nachbeobachtung kann in der Regel erreicht werden, daß ein Teil sich entwickelnder Melanome als intraepidermale Läsion, ein anderer Teil als frühinvasive Melanome mit einer Heilungsrate von annähernd 100 % operativ entfernt werden können.

Bei Patienten mit dem Typ D des atypischen Nävussyndroms kann im übrigen die Indikation zur operativen Entfernung atypischer Pigmentzellnävi auch großzügiger gestellt werden. Für einige Patienten mit bereits diagnostiziertem Melanom oder aber sogar mit Todesfällen durch maligne Melanome in der Familie kann das Vorhandensein atypischer Pigmentzellnävi an ihrer Haut eine *psychische Belastung* darstellen, und die regelmäßigen Kontrolltermine können eine ständige Angst auslösen. In solchen Fällen sollte der betreuende Arzt prüfen, ob nicht die meisten Läsionen an einem oder an wenigen Terminen operativ entfernt werden können. Auch dann ist eine regelmäßige Nachkontrolle weiterhin erforderlich, aber ggf. für die Patienten weniger belastend.

38.4 Beobachtung von Risikopersonen und Früherkennung maligner Melanome

Ein erhöhtes Risiko für die Entwicklung maligner Melanome tragen vor allem Personen mit multiplen Pigmentzellnävi bzw. solche mit atypischen Pigmentzellnävi. Zumeist liegen bei Vorkommen hoher Zahlen von Pigmentzellnävi gleichzeitig auch atypische Pigmentzellnävi vor. Unter den Personen mit atypischen Nävi sind diejenigen mit dem familiären Typ des Syndroms und gleichzeitigem Vorkommen von Melanom am meisten gefährdet. Annäherungsweise lassen sich aufgrund bisher vorliegender Untersuchungen folgende Risikokollektive definieren:
● Personen mit dem familiären Syndrom atypischer Pigmentzellnävi und familiären Melanomen

(Typ D 2): relatives Risiko im Vergleich zur Allgemeinbevölkerung: *150- bis 500fach*.

● Personen mit > 50 erworbenen gewöhnlichen Pigmentzellnävi, mit ≥ 5 atypischen Pigmentzellnävi und gleichzeitigem Vorkommen von aktinischen Lentigines. Bei dieser Gruppe betrug das relative Risiko im Vergleich zu Personen mit weniger als 10 Pigmentzellnävi sowie ohne atypische Nävi und ohne aktinische Lentigines mehr als das *100fache* in einer multizentrischen Studie im deutschsprachigen Raum.

● Personen mit sehr vielen erworbenen gewöhnlichen Pigmentzellnävi (> 50) und gleichzeitigem Vorkommen atypischer Nävi (> 1) oder aktinischen Lentigines: Das relative Risiko zur Entwicklung von Melanomen betrug im Vergleich zu Personen mit weniger als 10 Pigmentzellnävi das *10- bis 20fache*.

Bei diesen Personenkreisen sollte eine eingehende Beobachtung zur Früherkennung möglicherweise entstehender Melanome erfolgen. Die dafür geeigneten Strategien werden im folgenden beschrieben.

38.4.1 Fotografische Dokumentation

Die fotografische Dokumentation hat sich als ein nützliches Instrument erwiesen, um Veränderungen an Pigmentzellnävi genau beurteilen zu können. Zu diesem Zweck wurden vielfach die einzelnen besonders auffälligen atypischen Läsionen gesondert in Großaufnahmen dokumentiert. Dieses Vorgehen hat allerdings den Nachteil, daß Veränderungen oftmals an denjenigen Läsionen stattfinden, die primär nicht zu den auffälligsten gehörten. Weiterhin kann mit diesem Vorgehen das Neuauftreten von Läsionen nicht klar erfaßt werden.

Kopf und seine Mitarbeiter haben deshalb den Vorschlag für eine *Ganzkörperfotodokumentation* entwickelt, mit der die Pigmentzellnävi am gesamten Integument auf Übersichtsaufnahmen erfaßt werden, die groß genug sind, um noch Details zu erkennen. Zu diesem Zweck wurden 23 Übersichtsaufnahmen nach einem festen Schema vom gesamten Körper angefertigt (Abb. 38.1). Diese sollten in der Regel als Diaaufnahmen erfolgen, um durch Projektion Details je

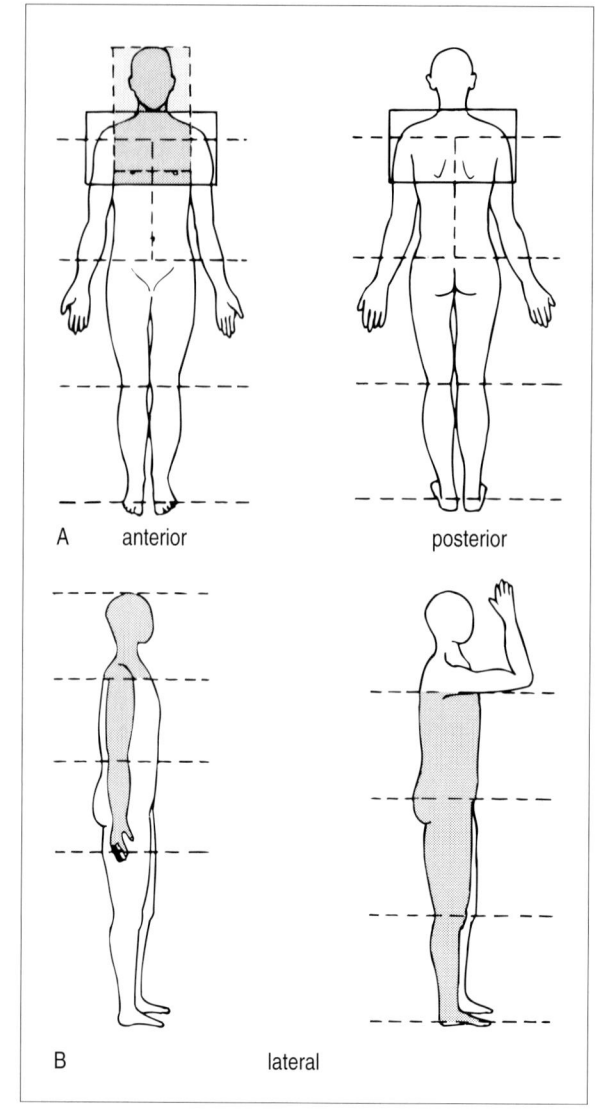

Abb. 38.1. 23 unterschiedliche Ausschnitte für die fotografische Dokumentation des gesamten Körpers. Die Ausschnitte sind durch unterbrochene Linien und geschlossene Rechtecke markiert. *A* Von der vorderen und hinteren Ansicht werden alle markierten Areale fotografiert. *B* Von den seitlichen Ansichten werden nur die markierten Areale fotografiert

nach Wunsch vergrößern zu können. Für die Routinekontrolle genügt dann ein Diabetrachter. In der letzten Zeit wurde auch vorgeschlagen, dem Patienten 8–10 Papierabzüge als Übersichtsaufnahmen an die Hand zu geben, um die Selbstuntersuchung zu erleichtern.

38.4.2 Ärztliche Untersuchungen

Regelmäßige ärztliche Kontrollen in Intervallen von *3–12 Monaten* von der Adoleszenz bis in das spätere Erwachsenenalter werden empfohlen. Sicherlich ist es ratsam, in der Anfangszeit die Häufigkeit der ärztlichen Kontrollen etwas engmaschiger zu wählen (3–6 Monate), um sie dann zu verlängern, wenn keine auffälligen oder schnellen Veränderungen an den Pigmentzellnävi zu erkennen sind.

Die ärztliche Untersuchung muß eine *eingehende Ganzkörperuntersuchung* sein, die alle potentiellen Manifestationsorte einschließt. Der Patient sollte dazu in der Regel waagerecht auf einer Untersuchungsliege liegen. Eine entsprechend gute Ausleuchtung des zu untersuchenden Integuments ist erforderlich. Für die Untersuchung des behaarten Kopfes wird die Benutzung eines Föns empfohlen, um auch in diesem Areal alle Läsionen erfassen zu können. Selbstverständlich sollte die Untersuchung auch die Inspektion des Genitalbereiches umfassen.

Stellt der Arzt das Vorliegen eines familiären Syndroms atypischer Nävi fest, so gehört es zur ärztlichen Aufgabe, *den Patienten auch über die Gefährdung seiner Verwandten aufzuklären*. Da der Vererbungsmodus wahrscheinlich autosomal dominant ist, ist zu erwarten, daß in der Regel die Hälfte der Familienmitglieder betroffen sind. Für sie alle gilt das oben dargelegte Risiko. Insofern muß dem Patienten dringend empfohlen werden, daß seine Angehörigen sich entweder bei ihren behandelnden Dermatologen oder aber bei anderen erfahrenen Ärzten vorstellen und ebenfalls unter ständiger Kontrolle bleiben.

38.4.3 Selbstuntersuchung des Patienten

Die Selbstuntersuchung des Patienten kann die ärztliche Untersuchung nicht ersetzen, da die Beurteilung von Pigmentläsionen gerade für den Laien außerordentlich schwierig sein kann. Dennoch aber muß der Patient über die wesentlichen Malignitätskriterien bei Pigmentzelläsionen so-

Tabelle 38.3. Merkmale einer bösartigen Pigmentzelläsion (malignes Melanom, ABCD-Regel)

▷ A: Asymmetrie	Das Gesamtbild des Herdes ist unregelmäßig; zweigeteilt lassen sich die Hälften nicht exakt übereinanderklappen
▷ B: Begrenzung unregelmäßig	Die Begrenzung ist andeutungsweise ausgefranst, oder es entwickeln sich zungenförmige Ausläufer.
▷ C: Colorit wechselnd	Die Pigmentierung nimmt verschiedene Farbtöne an, neben Brauntönen finden sich schwarze Anteile oder aufgehellte (rosa, weißliche) Bezirke.
▷ D: Durchmesser	≥ 6 mm

Tabelle 38.4. Veränderungen von Pigmentzelläsionen, die auf die Entwicklung eines malignen Melanoms hinweisen können

▷ **Veränderungen der Größe**	Allmähliche oder sogar plötzliche Größenzunahme
▷ **Veränderung der Pigmentierung**	Entwicklung verschiedener Abstufungen von Braun- oder Schwarztönen sowie Ausbildung rötlicher, bläulicher oder weißlicher Bezirke
▷ **Veränderungen in der Form**	Entwicklung von Unregelmäßigkeiten in der Begrenzung
▷ **Nässen und Bluten**	Verletzungen der Oberfläche, auch mit Bildung von Krusten und Schuppen
▷ **Veränderung der Empfindung**	Juckreiz und Brennen in der Läsion
▷ **Entwicklung knotiger Anteile**	Vor allem, wenn diese nicht im Zentrum des Pigmentherdes liegen

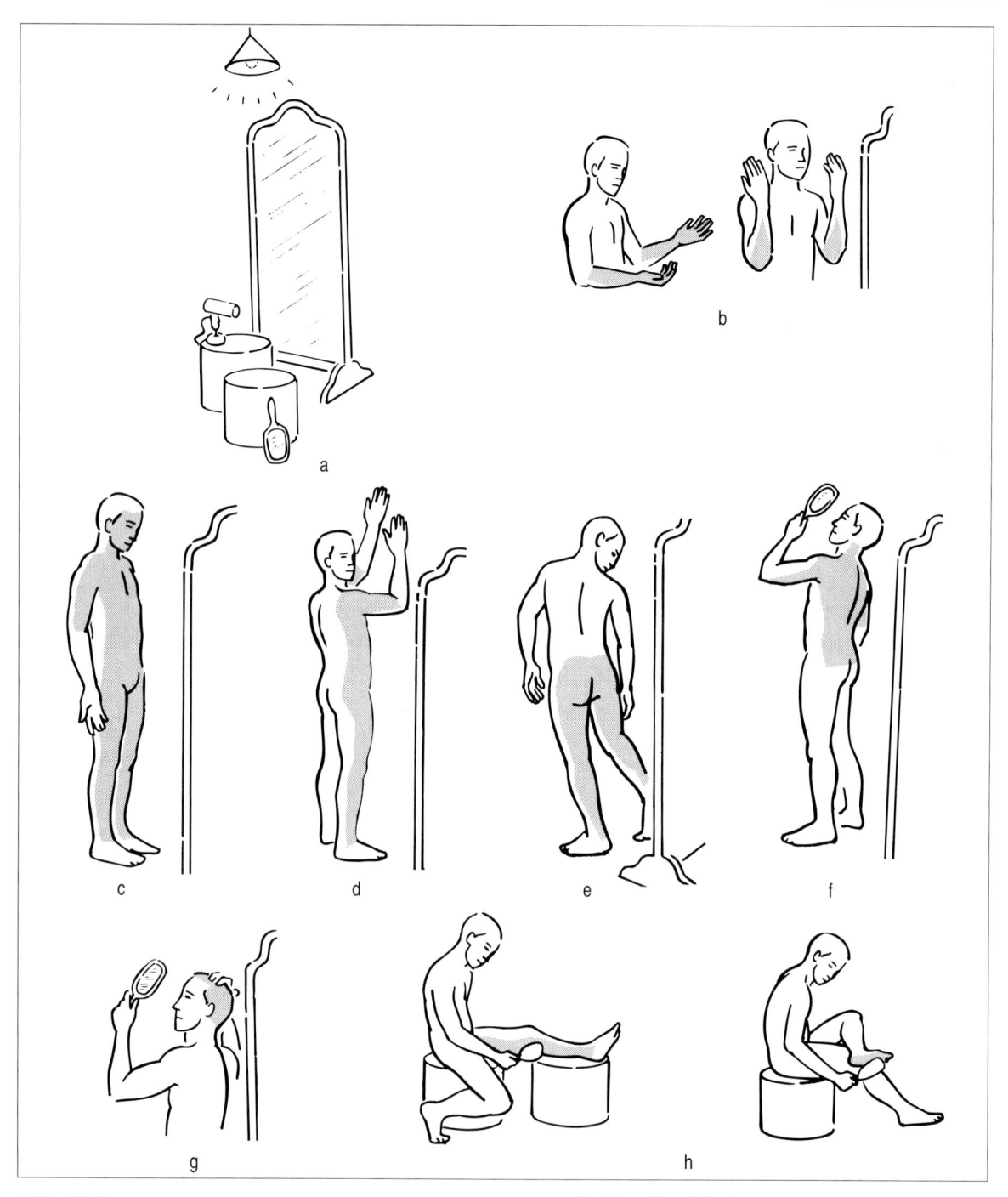

Abb. 38.2
a Für die Selbstuntersuchung werden ein großer Spiegel, 1 Handspiegel, 2 Stühle und ausreichende Lichtquellen benötigt. Vollständige Entkleidung ist erforderlich.
b Halten Sie Ihre Hände mit den Handtellern zum Gesicht, wie in der Abbildung gezeigt. Betrachten Sie Ihre Handteller, die Finger, die Fingerzwischenräume und die Unterarme. Drehen Sie dann die Hände um und untersuchen die Handrücken, die Finger und die Fingerzwischenräume, die Fingernägel und die Unterarme. Stellen Sie sich dann vor den großen Spiegel. Beugen Sie Ihre Arme in den Ellenbogen und halten Sie sie nach oben mit den Handtellern zu Ihrem Gesicht. Untersuchen Sie im Spiegel die Rückseiten Ihrer Unterarme und Ellenbogen.
c Benutzen Sie wieder den großen Spiegel und betrachten Sie die gesamte Vorderseite Ihres Körpers. Betrachten Sie nacheinander Ihr Gesicht, den Hals und die Arme. Wenden Sie Ihre Handteller zum Spiegel und betrachten Sie Ihre Oberarme. Sehen Sie dann Ihren

wie über Gefahrenzeichen für die Entwicklung von malignen Melanomen aufgeklärt werden. Dem Patienten sollten Leitlinien an die Hand gegeben werden, zu denen die *A,B,C,D-Regel* (Tabelle 38.3) und eine Erläuterung von Gefahrenzeichen für die Entwicklung eines Melanoms (Tabelle 38.4) gehören.

Regelmäßige Selbstuntersuchungen des Patienten können geeignet sein, die ärztlichen Untersuchungen zu ergänzen und evtl. auch die Intervalle der ärztlichen Untersuchungen zu vergrößern.

Als Anleitung zur Selbstuntersuchung können die Hinweise beachtet werden, die von der amerikanischen Krebsgesellschaft für die Früherkennung von Hautkrebs herausgegeben worden sind. Danach soll von entsprechend gefährdeten Personen eine eingehende Ganzkörperuntersuchung selbst vorgenommen werden. Dazu wird ein mannshoher Spiegel benötigt und zusätzlich ein Handspiegel, 1 Fön und 2 Stühle. Die Selbstuntersuchungen sollten systematisch Schritt für Schritt in einer festgelegten Reihenfolge erfolgen. Die einzelnen Schritte sind in der Abb. 38.2 a–h detailliert wiedergegeben.

Literatur

1. Kongenitale Pigmentzellnävi

Castilla EE, DaGraca Dutra M, Orioli-Parreiras IM (1981) Epidemiology of congenital pigmented nevi; incidence rates and relative frequencies. Br J Dermatol 104: 307–315

From L (1987) Removal of congenital nevi. Cons. Chicago, Adv Dermatol Year Book Medical Publishers 2: 97–106

Hori Y, Nakayama J, Okamoto M et al. (1989) Giant congenital nevus and malignant melanoma. J Invest Dermatol 92 [Suppl]: 310–314

Illig L, Weidner F, Hundeiker M et al. (1985) Congenital nevi ≤ 10 cm as precursors to melanoma: 52 cases, a review, and a new conception. Arch Dermatol 121: 1274–1281

Jacobs AH, Hurwitz S, Prose NS et al. (1984) The management of congenital nevocytic nevi. Pediatr Dermatol 2: 143–156

Johnson HA (1977) Permanent removal of pigmentation from giant hairy nevi by dermabrasion in early life. Br J Plast Surg 30: 321–323

Kaplan EN (1974) The risk of malignancy in large congenital nevi. Plast Reconstr Surg 53: 421–428

Kopf AW, Bart RS, Hennessey P et al. (1979) Congenital nevocytic nevi and malignant melanomas. J Am Acad Dermatol 1: 123–130

Kopf AW, Levine LJ, Rigel DS et al. (1985) Congenital nevus-like nevi, nevi spili, and café-au-lait spots in patients with malignant melanoma. J Dermatol Surg Oncol 11: 275–280

Llaneras MR, Morgan RF, Pham ST et al. (1989) Congenital giant hairy nevus: implications for treatment. J Emerg Med 7: 25–28

Brustkorb und Ihren Bauch an, die Schamregion, die Oberschenkel und die Unterschenkel.

d Weiterhin vor dem großen Spiegel. Heben Sie Ihre Arme über den Kopf, die Handteller einander zugewendet. Drehen Sie Ihre rechte Seite zum Spiegel hin und betrachten Sie die ganze Seite Ihres Körpers – Ihre Hände und Arme, die Unterarme, die seitlichen Partien des Stammes, die Oberschenkel und die Unterschenkel. Dann drehen Sie sich um und wiederholen Sie dasselbe mit der linken Seite.

e Mit Ihrem Rücken zum großen Spiegel gewendet betrachten Sie Ihr Gesäß und die Rückseiten der Oberschenkel und Unterschenkel.

f Nun nehmen Sie den Handspiegel. Nach wie vor mit dem Rücken zum großen Spiegel gewendet betrachten Sie die Rückseite Ihres Halses, Ihren Rücken und Ihr Gesäß. Betrachten Sie auf diese Weise auch die Rückseiten Ihrer Arme. Einige Regionen sind schwer zu beurteilen, und es könnte hilfreich sein, Ihren Ehegatten oder eine befreundete Person um Hilfe zu bitten.

g Benutzen Sie den Handspiegel und den großen Spiegel, um Ihren behaarten Kopf zu betrachten. Weil dieser schwierig zu untersuchen ist, wird vorgeschlagen, einen Fön mit Kaltluft zu benutzen, um die Haare systematisch von der Kopfhaut abzuheben. Auch für die Untersuchung des behaarten Kopfes könnte es hilfreich sein, eine andere Person hinzuzuziehen.

h *Links:* Nun setzen Sie sich und legen Sie ein Bein auf einen Stuhl oder Hocker vor Ihnen. Betrachten Sie mit dem Handspiegel die Innenseite des aufgelegten Beines von der Leiste an bis hinunter zum Unterschenkel und Fuß. Wiederholen Sie diese Untersuchung am anderen Bein. *Rechts:* Immer noch in Sitzposition legen Sie bitte ein Bein über das andere. Benutzen Sie den Handspiegel, um Ihren Vorfuß zu untersuchen, die Zehen, die Zehennägel und die Zehenzwischenräume. Dann betrachten Sie die Fußsohle und die Ferse. Wiederholen Sie dieselbe Untersuchung am anderen Fuß.

(Wiedergegeben mit freundlicher Erlaubnis der Amerikanischen Krebsgesellschaft (1985) Early detection of malignant melanoma: The role of physician-examination and self-examination of the skin. CA 17: 35)

Lorentzen M, Pers M, Bretteville-Jensen G (1977) The incidence of malignant transformation in giant pigmented nevi. Scand J Plast Reconstr Surg 11: 163–167

Miller CJ, Becker DW Jr (1979) Removing pigmentation by dermabrading naevi in infancy. Br J Plast Surg 32: 124–126

Rhodes AR, Melski JW (1982) Small congenital nevocellular nevi and the risk of cutaneous melanoma. J Pediatr 100: 219–224

Rhodes AR, Wood WC, Sober AJ et al. (1981) Nonepidermal origin of malignant melanoma associated with a giant congenital nevo-cellular nevus. Plast Reconstr Surg 67: 782–790

Rhodes AR, Sober AJ, Day CL et al. (1982) The malignant potential of small congenital nevocellular nevi. J Am Acad Dermatol 6: 230–241

Sagebiel RW, Williams ML, Vasconez LO (1984) Giant congenital melanocytic nevus: quantification of nevus debulking after split-thickness excision. Pediatr Dermatol 2: 118–123

Solomon LM (1980) The management of congenital melanocytic nevi. Arch Dermatol 116: 1017

Sweren RJ (1984) Management of congenital nevocytic nevi: a survey of current practices. J Am Acad Dermatol 11: 629–634

Trozak DJ, Rowland WD, Hu F (1975) Metastatic melanoma in prepubertal children. Pediatrics 55: 191–204

Walton RG (1984) Not all congenital nevi should be removed. In: Epstein E (ed) Controversies in Dermatology. Saunders, Philadelphia, p 18

2. Erworbene Pigmentzellnävi

Barnhill RL, Mihm MC Jr (1989) Pigmented spindle cell naevus and its variants: distinction from melanoma. Br J Dermatol 121: 717–725

Epstein WL, Sagebeil R, Spitler L et al. (1973) Halo nevi and melanoma. JAMA 225: 373–377

Fishmann HC (1976) Malignant melanoma arising with two halo nevi. Arch Dermatol 112: 407–408

Gallagher RP, McLean DI, Yang CP et al. (1990) Anatomic distribution of acquired melanocytic nevi in white children. A comparison with melanoma: the Vancouver Mole Study. Arch Dermatol 126: 466–471

Gallagher RP, McLean DI, Yang CP et al. (1990) Suntan, sunburn, and pigmentation factors and the frequency of acquired melanocytic nevi in children. Similarities to melanoma: the Vancouver Mole Study. Arch Dermatol 126: 770–776

Garbe C (1994) Pigmentmäler an den Fußsohlen. Hautarzt 45: 49

Gartmann H (1981) Der pigmentierte Spindelzellentumor (PSCT). Z Hautkr 56: 862–876

Green A, Siskind V, Hansen ME et al. (1989) Melanocytic nevi in schoolchildren in Queensland. J Am Acad Dermatol 20: 1054–1060

Green A, Swerdlow AJ (1989) Epidemiology of melanocytic nevi. Epidemiol Rev 11: 204–221

Kikuchi I, Inoue S, Ogata K et al. (1984) Disappearance of a nevocellular nevus with depigmentation. Arch Dermatol 120: 678–679

Korting GW, Brehm G, Nürnberger F et al. (1968) Zur klinischen Variationsbreite des sog. juvenilen Melanoms. Z Hautkr 43: 233–238

MacKie RM, English J, Aitchison TC et al. (1985) The number and distribution of benign pigmented moles (melanocytic naevi) in a healthy British population. Br J Dermatol 113: 167–174

Maize JC, Foster G (1979) Age-related changes in melanocytic naevi. Clin Exp Dermatol 4: 49–58

Merot Y, Frenk E (1989) Spitz nevus (large spindle cell and/or epithelioid cell nevus). Age related involvement of the suprabasal epidermis. Virchows Arch A 415: 97–101

Mishima Y (1970) Cellular blue nevus: melanogenic activity and malignant transformation. Arch Dermatol 101: 104–110

Parkinson RW (1989) What to do about moles. Postgrad Med 86: 40–46, 51–53, 57

Rupec M, Kint A, Horn W et al. (1979) Das juvenile Melanom. Hautarzt 30: 581–585

Sagebiel RW, Chinn EK, Egbert BM et al. (1984) Pigmented spindle cell nevus: clinical and histologic review of 90 cases. Am J Surg Pathol 8: 645–653

Sigg C (1989) Management von erworbenen Nävuszellnävi in der Praxis. Ther Umsch 46: 133–137

Sigg C, Pelloni F (1989) Frequency of acquired melanonevocytic nevi and their relationship to skin complexion in 939 schoolchildren. Dermatologica 179: 123–128

Smith KJ, Barrett TL, Skelton HG et al. (1989) Spindle cell and epithelioid cell nevi with atypia and metastasis (malignant Spitz nevus). Am J Surg Pathol 13: 931–939

Stadler R, Garbe C (1991) Nävus-assoziierte maligne Melanome – diagnostische Sicherung und Prognose. Hautarzt 42: 424–429

Stern J (1983) Recurrent spindle and epithelial cell nevi. Arch Dermatol 119: 849

Stolz W, Schmoeckel C, Landthaler M, Braun Falco O (1989) Association of early malignant melanoma with nevocytic nevi. Cancer 63: 550–555

Weedon D, Little JH (1977) Spindle and epithelioid cell nevi in children and adults: a review of 211 cases of Spitz nevus. Cancer 40: 217–225

Welkovich B, Landthaler M, Schmoeckel C, Braun Falco O (1989) Anzahl und Verteilung von Nävuszellnävi bei Patienten mit malignem Melanom. Hautarzt 40: 630–635

3. Atypische Pigmentzellnävi

Clark WH, Reimer RR, Greene M et al. (1978) Origin of familial malignant melanomas from heritable melanocytic lesions. Arch Dermatol 114: 732–738

Clark WH, Elder DE, Guerry D et al. (1984) A study of tumor progression: The precursor lesions of superficial spreading and nodular melanoma. Hum Pathol 15: 1147–1165

Duray PH, Livolsi VA (1984) Recurrent dysplastic nevus following shave excision. J Dermatol Surg Oncol 10: 811–815

Elder DE, Goldman LI, Goldman SC et al. (1980) Dysplastic nevus syndrome: A phenotypic association of sporadic cutaneous melanoma. Cancer 46: 1787–1794

Friedman RJ, Heilman ER, Rigel DS et al. (1985) The dysplastic nevus. Clinical and pathologic features. Dermatol Clin 3: 239–249

Greene MH, Clark WH, Tucker MA et al. (1984) Managing the dysplastic naevus syndrome. Lancet I: 166–167

Greene MH, Clark WH, Tucker MA et al. (1985) Acquired precursors of cutaneous malignant melanoma. N Engl J Med 312: 91–97

Greene MH, Clark WH, Tucker MA et al. (1985) High risk of malignant melanoma in melanoma-prone families with dysplastic nevi. Ann Intern Med 102: 458–465

Hastrup N, Osterlind A, Drzewiecki KT, Hou Jensen K (1991) The presence of dysplastic nevus remnants in malignant melanomas. A population-based study of 551 malignant melanomas. Am J Dermatopathol 13: 378–385

Kelly JW, Crutcher WA, Sagebiel RW (1986) Clinical diagnosis of dysplastic melanocytic nevi. J Am Acad Dermatol 14: 1044–1052

Kopf AW, Lindsay AC, Rogers GS et al. (1985) Relationship of nevocytic nevi to sun exposure in dysplastic nevus syndrome. J Am Acad Dermatol 12: 656–662

Kraemer KH, Greene MH (1985) Dysplastic nevus syndrome: Familial and sporadic precursors of cutaneous melanoma. Dermatol Clin 3: 225–237

Lynch HT, Fusaro RM, Pester J et al. (1980) Familial atypical multiple mole melanoma (FAMMM) syndrome: Genetic heterogeneity and malignant melanoma. Br J Cancer 42: 58–70

Lynch HT, Fusaro RM, Danes BS (1983) A review of hereditary malignant melanoma including biomarkers in familial atypical multiple mole melanoma syndrome. Cancer Genet Cytogenet 8: 325–358

MacKie RM (1982) Multiple melanomas and atypical melanocytic naevi – evidence of an activated and expanded melanocytic system. Br J Dermatol 107: 621–629

Murphy GF, Halpern A (1990) Dysplastic melanocytic nevi. Normal variants or melanoma precursors? Arch Dermatol 126: 519–522

Rhodes AR (1985) Acquired dysplastic melanocytic nevi and cutaneous melanoma: Precursors and prevention. Ann Intern Med 102: 546–548

Rhodes AR, Harrist TJ, Day CL et al. (1983) Dysplastic melanocytic nevi in histologic association with 234 primary cutaneous melanomas. J Am Acad Dermatol 9: 563–574

Rhodes AR, Mihm MC Jr, Weinstock MA (1989) Dysplastic melanocytic nevi: a reproducible histologic definition emphasizing cellular morphology. Mod Pathol 2: 306–319

Rigel DS, Friedman RJ, Kopf AW (1985) Surgical margins for removal of dysplastic nevi. J Dermatol Surg Oncol 11: 745

Rivers JK, Kopf AW, Vinokur AF et al. (1990) Clinical characteristics of malignant melanomas developing in persons with dysplastic nevi. Cancer 65: 1232–1236

Sagebiel RW (1989) The dysplastic melanocytic nevus. J Am Acad Dermatol 20: 496–501

Sigg C, Pelloni F, Schnyder UW (1989) Gehäufte Mehrfachmelanome bei sporadischem und familiarem dysplastischen Nävuszellnävus-Syndrom. Hautarzt 40: 548–552

Titus Ernstoff L, Ernstoff MS et al. (1991) A relation between childhood sun exposure and dysplastic nevus syndrome among patients with nonfamilial melanoma. Epidemiology 2: 210–214

Vasen HF, Bergman W, van Haeringen A et al. (1989) The familial dysplastic nevus syndrome. Natural history and the impact of screening on prognosis. A study of nine families in the Netherlands. Eur J Cancer Clin Oncol 25: 337–341

Weinstock MA, Stryker WS, Stampfer MJ et al. (1991) Sunlight and dysplastic nevus risk. Results of a clinic-based case-control study. Cancer 67: 1701–1706

Weiss J, Garbe C, Büttner P, Jung EG (1993) Dysplastic nevi – dysplastic nevus syndromes. Clinical features and genetic aspects. Recent Results Cancer Res 128: 101–118

4. Relatives Risiko für die Entwicklung von Melanomen

Albert LS, Rhodes AR, Sober AJ (1990) Dysplastic melanocytic nevi and cutaneous melanoma: markers of increased melanoma risk for affected persons and blood relatives. J Am Acad Dermatol 22: 69–75

Consensus Conference (1984) Precursors to malignant melanoma. JAMA 251: 1864–1865

Evans RO, Kopf AW, Lew RA et al. (1988) Risk factors for the development of malignant melanoma. I. Review of case-control studies. J Dermatol Surg Oncol 14: 393–408

Friedman RJ, Rigel DS, Heilman ER (1988) The relationship between melanocytic nevi and malignant melanoma. Dermatol Clin 6: 249–256

Garbe C, Krüger S, Stadler R et al. (1989) Markers and relative risk in a German population for developing malignant melanoma. Int J Dermatol 28: 517–523

Garbe C, Büttner P, Weiß J et al.(1994) Risk factors for developing cutaneous malignant melanoma and criteria for identification of persons at risk. Multicenter Case Control Study of the German Central Malignant Melanoma Registry. J Invest Dermatol 102: 695–699

Garbe C, Büttner P, Weiß J et al.(1994) Associated factors to the prevalence of > 50 common melanocytic nevi, atypical melanocytic nevi and actinic lentigines. Multicenter Case Control Study of the German Cen-

tral Malignant Melanoma Registry. J Invest Dermatol 102: 700–705
Grob JJ, Gouvernet J, Aymar D et al. (1990) Count of benign melanocytic nevi as a major indicator of risk for nonfamilial nodular and superficial spreading melanoma. Cancer 66: 387–395
Halpern AC, Guerry D 4th, Elder DE et al. (1991) Dysplastic nevi as risk markers of sporadic (nonfamilial) melanoma. A case-control study. Arch Dermatol 127: 995–999
Holly EA, Kelly JW, Shpall SN et al. (1987) Number of melanocytic nevi as a major risk factor for malignant melanoma. J Am Acad Dermatol 17: 459–468
Kopf AW, Rigel DS, Friedman RJ (1982) The rising incidence and mortality rate of malignant melanoma. J Dermatol Surg Oncol 8: 760–761
Kraemer KH, Tucker M, Tarone R et al. (1986) Risk of cutaneous melanoma in dysplastic nevus syndrome types A and B. N Engl J Med 315: 1615–1616
Krüger S, Garbe C, Büttner P et al. (1992) Epidemiologic evidence for the role of melanocytic nevi as risk markers and direct precursors of cutaneous malignant melanoma. Results of a case control study in melanoma patients and non-melanoma controls. J Am Acad Dermatol 26: 920–926
MacKie RM, Freudenberger T, Aitchison TC (1989) Personal risk factor chart for cutaneous melanoma. Lancet II: 487–490
Rhodes AR (1984) The risk of malignant melanoma arising in congenital melanocytic nevi. An argument against the assignment of risk based on size alone. Am J Dermatopathol 6: 184–188
Rigel DS, Friedman RJ, Kopf AW et al. (1985) Precursors of malignant melanoma. Problems in computing the risk of malignant melanoma arising in dysplastic and congenital nevocytic nevi. Dermatol Clin 3: 361–365
Rigel DS, Rivers JK, Kopf AW et al. (1988) Risk gradient for malignant melanoma in individuals with dysplastic naevi. Lancet I: 352–353
Rigel DS, Rivers JK, Kopf AW et al. (1989) Dysplastic nevi. Markers for increased risk for melanoma. Cancer 63: 386–389
Swerdlow AJ, English J, MacKie RM et al. (1984) Benign nevi associated with high risk of melanoma. Lancet II: 168
Weinstock MA, Colditz GA, Willett WC et al. (1989) Moles and site specific risk of nonfamilial cutaneous malignant melanoma in women. J Natl Cancer Inst 81: 948–952
Weiss J, Garbe C, Bertz J et al. (1990) Risikofaktoren fur die Entwicklung maligner Melanome in der Bundesrepublik Deutschland. Ergebnisse einer multizentrischen Fall-Kontroll-Studie. Hautarzt 41: 309–313

5. Lentigo maligna
Clark WH Jr, Mihm MC Jr (1969) Lentigo maligna and lentigo-maligna melanoma. Am J Pathol 55: 39–67
Michalik EE, Fitzpatrick TB, Sober AJ (1983) Rapid progression of lentigo maligna to deeply invasive lentigo-maligna melanoma. Arch Dermatol 119: 831–835
Silvers DN (1976) Focus on melanoma. J Dermatol Surg 2: 108–110

6. Strategien zur Früherkennung
Elwood JM (1989) Epidemiology and control of melanoma in white populations and in Japan. J Invest Dermatol 92 [Suppl]: 214–221
Friedman RJ, Rigel DS, Kopf AW (1985) Early detection of malignant melanoma: The role of physician examination and self-examination of the skin. CA 35: 130–151
Jung EG (1989) Wie kann man Melanome verhindern? Prävention der Melanome und Früherkennung der Melanomvorläufer. Dtsch Med Wochenschr 114: 393–397
Keefe M, Dick DC, Wakeel RA (1990) A study of the value of the seven point checklist in distinguishing benign pigmented lesions from melanoma. Clin Exp Dermatol 15: 167–171
Koh HK, Caruso A, Gage I et al. (1990) Evaluation of melanoma/skin cancer screening in Massachusetts. Preliminary results. Cancer 65: 375–379
Slue W, Kopf AW, Rivers JK (1988) Total-body photographs of dysplastic nevi. Arch Dermatol 124: 1239–1243
Sober AJ, Fitzpatrick TB, Mihm MC et al. (1979) Early recognition of cutaneous melanoma. JAMA 242: 2795–2799
Titus-Ernstoff L, Ernstoff MS, Kirkwood JM et al. (1989) Usefulness of frequent skin examination for the early detection of second primary cutaneous melanoma. Cancer Detect Prev 13: 317–321

Farbabbildungen

1–3 Atypisches Naevussyndrom mit multiplen atypischen melanozytären Naevi, die in Form und Pigmentierung voneinander stark variieren

4 Mittelgroßer kongenitaler melanozytärer Naevus bei Zustand nach einer ersten Teilexzision

5 Kongenitaler Naevus pigmentosus et pilosus am Stamm eines 6 Monate alten Säuglings mit z.T. fleckförmiger Dissemination (sog. melanotische Phakomatose)

Farbabbildungen 853

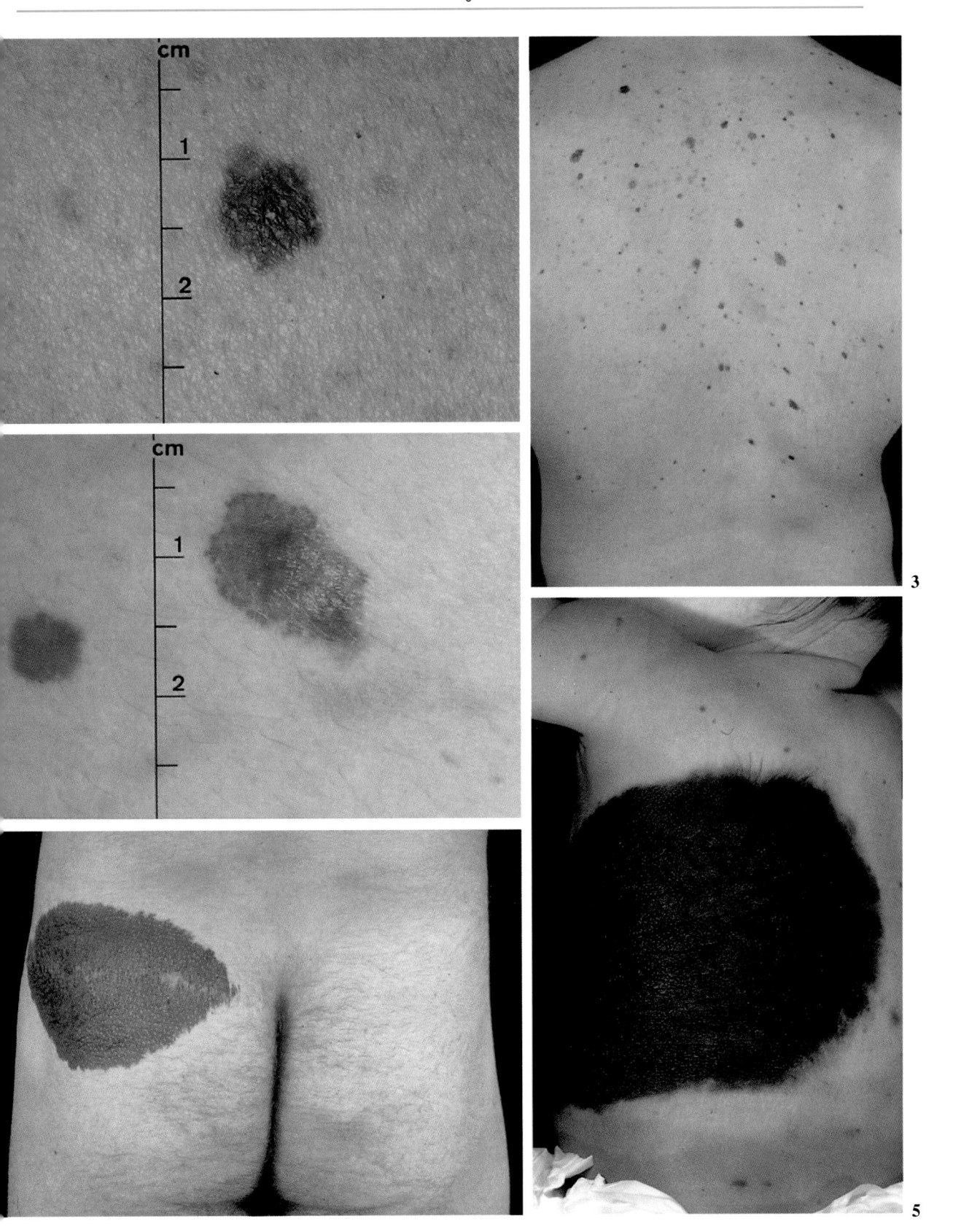

Kapitel 39 Malignes Melanom

39.1	Allgemeines. 856	39.11.1	Hypertherme Extremitäten-
39.2	Heilungsaussichten 859		perfusion. 866
39.3	Ausbreitungsdiagnostik 860	39.12	Adjuvante Therapie. 867
39.4	Exzision des Primärtumors 861	39.12.1	Adjuvante Immuntherapie 867
39.4.1	Sicherheitsabstand 861	39.12.2	Adjuvante Chemotherapie 868
39.4.2	Narkoseverfahren 862	39.13	Behandlung des fernmetastasierten
39.4.3	Einzeitiges und zweizeitiges		Melanoms (Stadium IV). 869
	Vorgehen 862	39.13.1	Operative Therapie 869
39.5	Strahlentherapie primärer maligner	39.13.2	Strahlentherapie 869
	Melanome. 862	39.13.3	Chemotherapie. 870
39.6	Behandlung von Melanomen in	39.13.4	Therapien mit definierten
	schwieriger Lokalisation. 863		Zytokinen 876
39.7	Behandlung von Melanomen in der	39.13.5	Chemoimmuntherapie 880
	Kindheit und bei Schwangerschaft . 863	39.14	Verhaltensregeln für den
39.8	Behandlung multipler primärer		Melanompatienten 880
	Melanome. 864	39.14.1	Umgang mit UV-Licht 880
39.9	Experimentelle Behandlungen	39.14.2	Schwangerschaft nach
	primärer maligner Melanome 864		Melanomdiagnose. 881
39.10	Elektive Lymphknotendissektion . . 864	39.15	Nachsorge 881
39.11	Behandlung lokoregionärer		
	Metastasierung		
	(Stadium IIIa + IIIb) 865		

39.1 Allgemeines

> Das *maligne Melanom* ist ein invasiver maligner Tumor, der von den Melanozyten ausgeht. Mehr als 90 % der Tumoren entwickeln sich primär an der Haut; entsprechend dem Vorkommen von Melanozyten können maligne Melanome auch an der Retina des Auges, an Schleimhäuten (z. B. Nasenschleimhaut, Vagina), am Innenohr, an den Meningen etc. entstehen.

Die *Ätiologie* der malignen Transformation ist bisher nur z. T. bekannt. In epidemiologischen Studien konnten eine Reihe von *Risikofaktoren* bestimmt werden. In weißen Bevölkerungen liegt die Melanominzidenz um einen Faktor 10–100 höher als bei Afrikanern oder Asiaten. Dieser Befund weist auf eine *genetische Disposition* hin. Möglicherweise ist der geringere Pigmentschutz gegenüber UV-Licht für das häufigere Entstehen von Melanomen bei Kaukasiern verantwortlich. In weißen Bevölkerungen wurden in Regionen mit starker Sonneneinstrahlung (Australien, Südstaaten der USA) Inzidenzen von 30–45 je 100 000 Einwohner/Jahr beschrieben, während in Mitteleuropa die Inzidenz derzeit bei etwa 10/100 000 Einwohner/Jahr liegt. In Fallkontrollstudien wurde ermittelt, daß das relative Risiko für die Entwicklung von Melanomen nach schmerzhaften Sonnenbränden um das 2- bis 3fache anstieg. Eine genetische Disposition zur Entwicklung von Melanomen wird insbesondere durch Befunde zum atypischen Nävussyndrom (s. dort) und zum familiären Vorkommen von Melanomen belegt. Träger von atypischen Nävi mit familiärem Vorkommen von Melanomen entwickeln mit > 50 %iger Wahrscheinlichkeit in ihrem Leben ein Melanom. Ohne das Vorkommen familiärer Melanome weisen Träger atypischer Nävuszellnävi immer noch ein ca. 7fach erhöhtes Risiko auf, ein Melanom zu entwickeln.

In Tierversuchen konnten bisher durch *UV-Bestrahlung* allein Melanome nicht sicher erzeugt werden. Wurden geeignete Versuchstiere jedoch mit einer karzinogenen *Initiatorsubstanz* vorbehandelt (z. B. Dimethylbenzanthrazen), so entstanden maligne Melanome sowohl nach Bestrahlung mit UVA- als auch mit UVB-Licht. Dieser Befund kann zum einen auf die Bedeutung noch nicht identifizierter chemischer Substanzen hinweisen, zum anderen die *Promoterfunktion* von UV-Licht bei entsprechend genetisch disponierten Individuen erklären.

● *Klassifikation:* Nach dem biologischen Verhalten und nach histologischen Kriterien werden heute 4 Typen des malignen Melanoms unterschieden: das *superfiziell-spreitende Melanom* (SSM), das *noduläre Melanom* (NM), das *Lentigo maligna-Melanom* (LMM) und das *akrolentiginöse Melanom* (ALM). Das SSM und das NM treten bevorzugt im mittleren Lebensalter mit einem Manifestationsgipfel zwischen dem 40. und 60. Lebensjahr auf. Das SSM zeigt eine *primär*

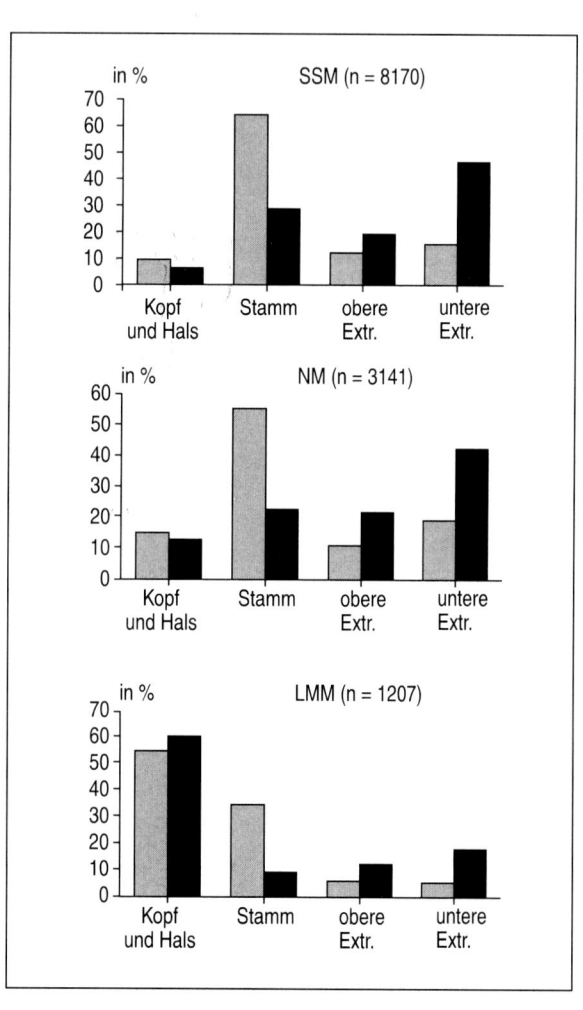

Abb. 39.1. Lokalisation von Melanomen nach Geschlecht und histologischem Subtyp

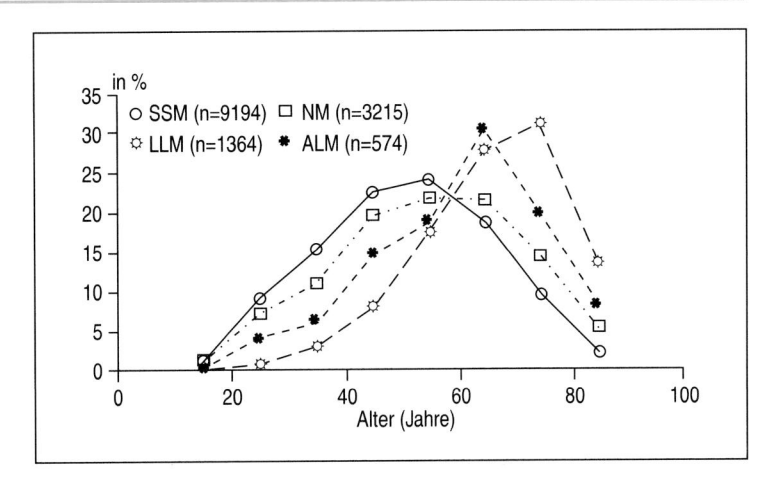

Abb. 39.2. Altersverteilung von Melanomen nach histologischem Subtyp

radiale Wachstumstendenz, während das NM von Beginn an *vertikal* wächst und sich exophytisch mit Knotenbildung sowie frühzeitig invasiv in die Dermis ausbreitet. Das LMM tritt demgegenüber mit einer zeitlichen Verzögerung von 15–20 Jahren gegenüber den beiden erstgenannten Melanomtypen auf. Auch das akrolentiginöse Melanom zeigt eine ähnliche Altersverteilung wie das LMM (Abb. 39.1). Die Lokalisationsverteilung der verschiedenen Melanomtypen unterscheidet sich wesentlich. SSM und NM kommen bei Männern bevorzugt am Stamm (insbesondere am Rücken) und bei Frauen am häufigsten an der unteren Extremität (insbesondere an den Unterschenkel) vor. Das LMM manifestiert sich dagegen bei beiden Geschlechtern zu etwa 60 % am Kopf (Gesicht), die Verteilung der übrigen Tumoren ähnelt der von SSM und NM (Abb. 39.2). Das ALM ist fast ausschließlich an Palmae und Plantae sowie subungual lokalisiert.

● *Prognose:* Die durchschnittlichen Zehnjahresüberlebensraten von Patienten mit malignem Melanom variieren derzeit in der weißen Bevölkerung Mitteleuropas, in den USA und in Australien zwischen 70 und 80 %. In Ländern mit niedriger Melanominzidenz werden die Tumoren häufig erst später erkannt, und die Prognose dürfte im allgemeinen als ungünstiger bewertet werden. Der wichtigste Parameter für die Einordnung der Prognose ist die Ausbreitung des Tumors. Die Metastasierung erfolgt zu ca. 70 % *primär lymphogen*, in den restlichen 30 % *primär hämatogen*. Die lymphogene Metastasierung kann zunächst zur Ausbildung von Satellitenmetastasen bis zu etwa 3 cm vom Tumorrand entfernt führen, weiterhin können im Verlauf der Lymphwege vor den regionären Lymphknoten In-transit-Metastasen entstehen. Als nächstes werden die regionären Lymphknoten befallen. Fernmetastasen können auf dem Wege der hämatogenen und lymphogenen Metastasierung entstehen und betreffen

Tabelle 39.1. Klinische Stadieneinteilung (nach den Empfehlungen der DDG 1994)

				Zehnjahresüberlebensrate[a]
Stadium I a	pT1 (≤ 0,75 mm)	N0	M0	97 %
Stadium I b	pT2 (0,76–1,5 mm)	N0	M0	90 %
Stadium II a	pT3 (1,51–4,0 mm)	N0	M0	67 %
Stadium II b	pT4 (> 4,0 mm)	N0	M0	43 %
Stadium III a	pTa, pTb (Satelliten- bzw. In-transit-Metast.)	N0	M0	28 %
Stadium III b	jedes pT	N1, N2	M0	19 %
Stadium IV	jedes pT	jedes N	M1	3 %

[a] Die angeführten Zehnjahresüberlebensraten wurden anhand der Krankheitsverläufe von 2495 Patienten im Rahmen einer multizentrischen Studie des Zentralregisters Malignes Melanom in Berlin berechnet.

bevorzugt folgende Organsysteme mit abnehmender Häufigkeit: *Haut, Lunge, Lymphknoten, Leber, Hirn, Knochen, Nebennieren.*

In Anlehnung an die TNM-Klassifikationen wurde von der Kommission Malignes Melanom der Deutschen Dermatologischen Gesellschaft die in Tabelle 39.1 zusammengefaßte Stadieneinteilung zur Einordnung der Tumorausbreitung vorgeschlagen.

Wenn möglich sollte bei den TNM-Angaben der *C-Faktor* (C = „certainty") angeführt werden (C_1 klinische Untersuchung + Standardröntgenaufnahmen; C_2 spezielle technische diagnostische Maßnahmen; C_3 chirurgische Exploration + Biopsie; C_4 definitive Chirurgie + pathologische Untersuchung; C_5 Autopsie; vgl. TNM-Klassifikation von 1987).

Anmerkung: Die TNM-Klassifikation von 1987, die vorwiegend prognostische Kriterien zu berücksichtigen versucht, ist unseres Erachtens weniger für die Klassifizierung des malignen Melanoms geeignet. In dieser werden z.T. unterschiedliche biologische Ausbreitungsstufen des Melanoms in einem Stadium zusammengefaßt (dicke primäre MM + regionäre Metastasen als Stadium III). In Untersuchungen an größeren Kollektiven konnte aber gezeigt werden, daß diese Gruppen eine signifikant unterschiedliche Prognose besitzen. Die alte TNM-Klassifikation von 1978 hatte demgegenüber den Vorteil, daß die biologische Ausbreitung des Tumors exakt beschrieben wurde. Beim malignen Melanom der Haut hat sich daher die TNM-Klassifikation von 1987 im klinischen Sprachgebrauch kaum durchsetzen können. Die von der Kommission malignes Melanom der DDG vorgeschlagene Stadieneinteilung versucht, durch bessere Differenzierung einen Ausweg aus der Unvereinbarkeit der beiden TNM-Klassifikationen von 1979 und 1987 zu finden.

In weißen Bevölkerungen werden 80–90% aller malignen Melanome im Stadium des Primärtumors allein ohne erkennbare Metastasen diagnostiziert. Je nach Tumormerkmalen variiert die Zehnjahresüberlebensprognose in diesem Stadium zwischen < 20% und > 95%, deshalb ist hier eine zusätzliche prognostische Einteilung sinnvoll. Die wichtigsten Faktoren für eine Einteilung der Prognose sind der *vertikale Tumordurchmesser* (Tumordicke), das *Geschlecht* und die *Lokalisation des Primärtumors.* Möglicher-

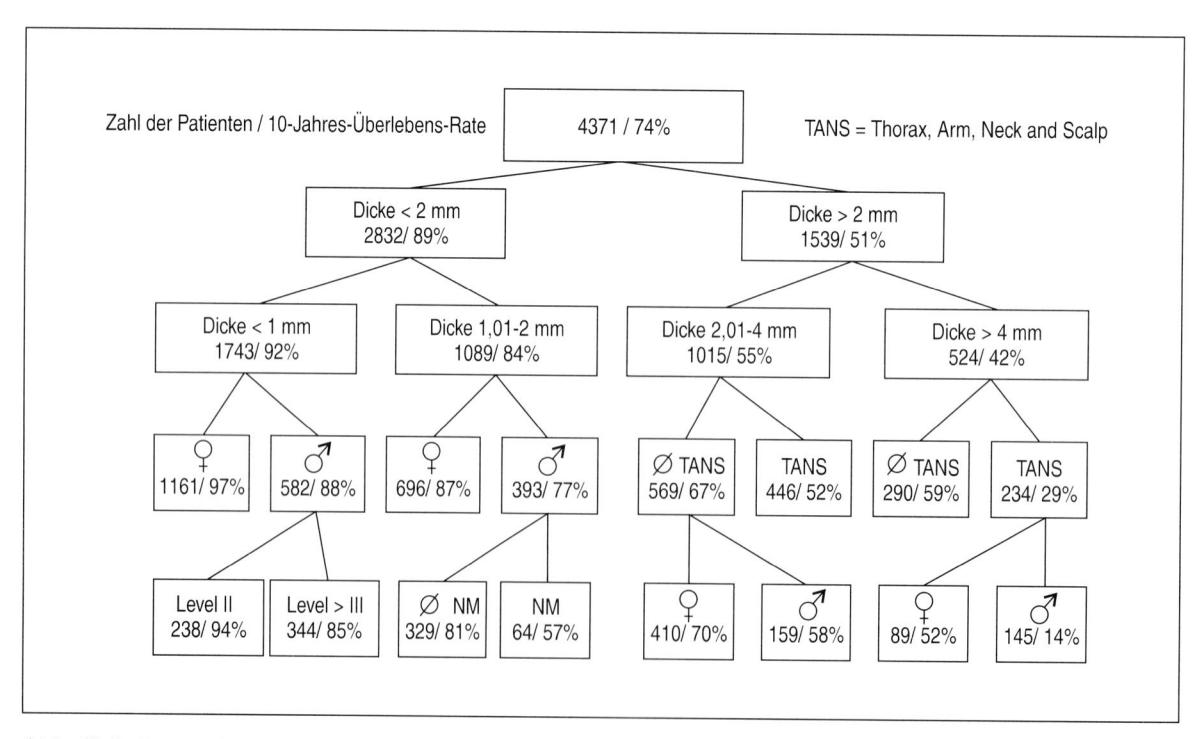

Abb. 39.3. Regressionsbaumanalyse prognostischer Faktoren bei 4371 Patienten mit primärem malignem Melanom

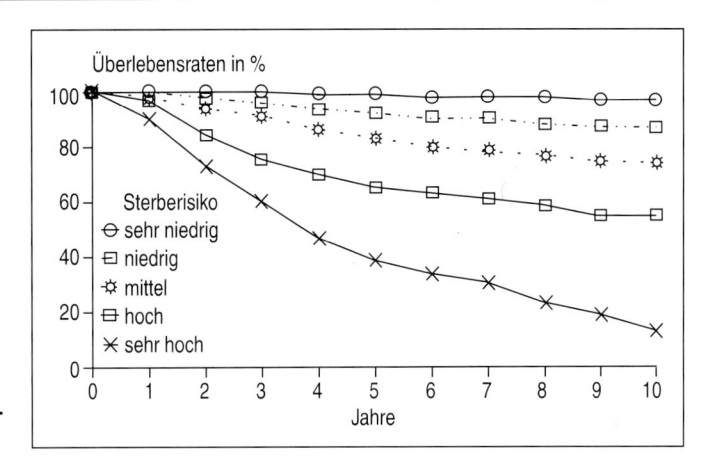

Abb. 39.4. Überlebenskurven für Patienten mit primären MM nach prognostischen Gruppen

Tabelle 39.2. Prognostische Risikogruppen bei primären malignen Melanomen (zusammengefaßte Gruppen aus Abb. 39.3)

Risikogruppe: Sterberisiko	Männlich	Weiblich	5-Jahres-Überlebensrate (%) (95% Vertrauensbereich)	10-Jahres-Überlebensrate (%) (95% Vertrauensbereich)
1. *Sehr niedrig* n = 1399	< 1 mm + Level II	< 1 mm	99 (98,2–99,8)	97 (95,2–98,8)
2. *Niedrig* n = 1040	< 1 mm + Level ≥ III	1,01–2 mm	92 (90,0–94,0)	87 (83,6–90,4)
3. *Mittel* n = 739	1,01–2 mm außer NM	2,01–4 mm außer TANS[a]	83 (79,8–86,2)	74 (69,2–78,8)
4. *Hoch* n = 1048	1,01–2 mm + NM; 2,01–4 mm außer TANS	2,01–4 mm + TANS[b] > 4 mm	65 (61,6–68,4)	55 (50,4–59,6)
5. *Sehr hoch* n = 145	> 4 mm + TANS	–	39 (29,0–49,0)	14 (0,8–27,2)

[a] *Günstige Lokalisationen:* unterer Stamm, Extremitäten ohne Oberarme, Gesicht
[b] *Ungünstige Lokalisationen:* oberer Stamm, Oberarme, Hals und Kapillitium (*TANS* = „upper trunk, upper arm, neck, scalp")

weise ergeben sich in Zukunft weitere Kriterien für die Abschätzung der Prognose durch neuere histologische und immunhistologische Untersuchungen. Auf der Basis heute etablierter histologischer und klinischer Kriterien wurden bei mehr als 4000 Patienten mit primären malignen Melanomen vom Zentralregister Malignes Melanom der DDG durch Analyse mittels eines Regressionsbaums die bestimmenden Faktoren herausgearbeitet (Abb. 39.3). Eine prognostische Einteilung nach 5 Gruppen ist in Tabelle 39.2 dargestellt (Abb. 39.4).

39.2 Heilungsaussichten

Eine sichere Heilung des malignen Melanoms ist derzeit nur durch eine frühzeitige, totale operative Entfernung des Primärtumors mit ausreichendem Sicherheitsabstand möglich. Im Stadium I, bei Vorliegen eines Primärtumors allein, beträgt die Zehnjahresüberlebenrate und damit letztendlich auch die Heilungsaussicht heute etwa 80%. Da ca. 90% aller Patienten heute im Stadium I + II (Primärtumor allein) zur ersten Diagnose kommen, ist das maligne Melanom nun-

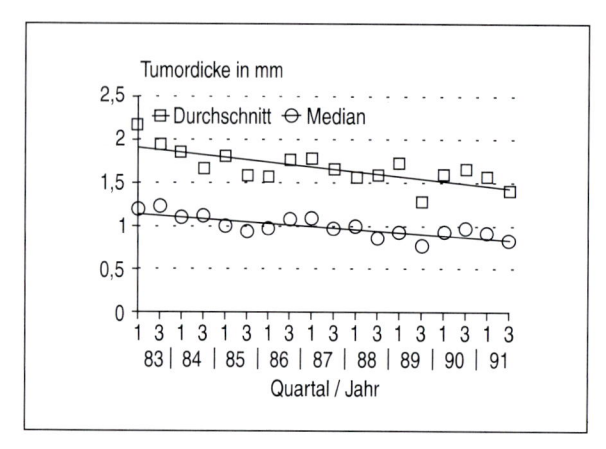

Abb. 39.5. Tumordicke maligner Melanome bei der ersten Diagnose (Deutschland, 1983–1991)

mehr eine Krebskrankheit mit sehr guten Heilungschancen. Wie bereits bei der Diagnose der prognostischen Faktoren erläutert, ist die *Tumordicke* der entscheidende Faktor für das Überleben bei allen Patienten mit malignem Melanom. Eine Senkung der Melanommortalität wurde in den letzten Jahren und Jahrzehnten vor allem durch eine Verbesserung der Früherkennung nach besonderen Anstrengungen zur Aufklärung der Ärzteschaft sowie der Bevölkerung über diesen Tumor erreicht. Tatsächlich konnte in den 80er Jahren in Deutschland wie auch in anderen Ländern eine deutliche Verringerung der durchschnittlichen Tumordicke (Abb. 39.5) erreicht und damit eine wichtige Verbesserung der Überlebensprognose bewirkt werden.

Sobald die Metastasierung des malignen Melanoms einsetzt, sind mit chirurgischen Eingriffen nur noch bei einem geringen Teil der Patienten Heilungen zu erreichen. Dazu gehören alle radikalen Ausräumungen der erreichbaren Tumormassen. Wenn die Tumorausbreitung durch chirurgische Maßnahmen nicht mehr sicher aufgehalten werden kann, ist der Ausgang der Krankheit meist letal. Therapien des metastasierten Melanoms mit Chemotherapeutika, Radiatio oder immuntherapeutischen Verfahren haben zur Zeit vorwiegend *palliativen Charakter und können in der Regel nur lebensverlängernd wirken sowie Beschwerden lindern.*

39.3 Ausbreitungsdiagnostik

Vor der Festlegung des therapeutischen Vorgehens ist eine eingehende Ausbreitungsdiagnostik des Tumors erforderlich. Hierzu ist die klinische Inspektion und die Suche nach möglichen Zweitmelanomen notwendig.

Die ableitenden Lymphwege müssen palpatorisch genau untersucht werden, ebenso wie die regionären Lymphknotenstationen palpatorisch und mittels *Lymphknotensonographie*. Routinemäßig halten wir folgende technischen Untersuchungen für notwendig: *LK-Sonographie, Thoraxröntgen, Oberbauchsonographie* oder *Abdomen-CT, Knochenszintigramm* und *Schädel-CT*. Blutuntersuchungen sind als Screening von Organfunktionen sinnvoll, spezifische Tumormarker oder sonstige auf eine Metastasierung des Melanoms hinweisende Parameter sind nicht vorhanden.

Die initiale Ausbreitungsdiagnostik hat nicht nur den Sinn, Metastasen zu entdecken, sondern die Untersuchungsergebnisse sind auch für den Vergleich mit späteren Befunden eine wesentliche Grundlage. Auffällige Untersuchungsergebnisse nach der Diagnose eines Melanoms werden natürlich oft im Sinne von Metastasen interpretiert. Eine Erhärtung oder Verwerfung dieses Verdachtes ist in der Regel nur im Vergleich zu gut dokumentierten Vorbefunden möglich. Unter diesen Gesichtspunkten wurde das nachfolgende Untersuchungsprogramm zur Tumorausbreitung zusammengestellt (Tabelle 39.3).

Tabelle 39.3. Routineausbreitungsdiagnostik und Befunddokumentation beim malignen Melanom

▷ Thoraxröntgen
▷ Computertomographie des Abdomens oder Oberbauchsonographie
▷ Computertomographie des Schädels
▷ Lymphknotensonographie
▷ Knochenszintigraphie
▷ Blutuntersuchung
 (Blutbild und Differentialblutbild, Blutkörperchensenkungsgeschwindigkeit, GOT, GPT, γ-GT, LDH, Kreatinin, Harnstoff)

39.4 Exzision des Primärtumors

Unter allen Ärzten, die sich therapeutisch mit dem malignen Melanom befassen, besteht Übereinstimmung darüber, daß *die frühzeitige Exzision des malignen Melanoms die wirksamste Behandlungsmaßnahme darstellt*, mit der allein möglich ist, den größten Teil der Melanompatienten definitiv zu heilen.

39.4.1 Sicherheitsabstand

Unterschiedliche Konzepte gibt es bei der Wahl des Sicherheitsabstandes. Ein größerer Sicherheitsabstand wurde bereits 1907 vorgeschlagen, als das Auftreten von Satellitenmetastasen um den Primärtumor herum beobachtet wurde. Damals wurde empfohlen, primäre Melanome mit einem Abstand von etwa 2–3 cm zu exzidieren. In der Folgezeit wurden insbesondere in den 50er und 60er Jahren Empfehlungen zu deutlich weiteren Sicherheitsabständen gegeben, in den 70er Jahren bestand weitgehende Einigkeit darüber, daß 5 cm Sicherheitsabstand für ein optimales Behandlungsergebnis notwendig sind. In den 80er Jahren wurde in verschiedenen Studien gezeigt, daß bei einem Sicherheitsabstand von 3 cm keine schlechteren Ergebnisse als mit einem Sicherheitsabstand von 5 cm zu erwarten sind. Mit 3 cm Sicherheitsabstand können offenbar lokale Rezidive und Satellitenmetastasen mit der notwendigen Sicherheit vermieden werden.

Neuerdings wurden Versuche unternommen, den Sicherheitsabstand für dünne maligne Melanome bei der primären Exzision weiter zu vermindern. So wurde vorgeschlagen, daß Melanome mit einer Tumordicke von < 1 mm nur noch mit 1 cm Sicherheitsabstand operiert werden. Retrospektive Studien haben aufgezeigt, daß die Mortalität bei dünnen Melanomen unter dieser Behandlung im Vergleich zu einer größeren Exzision nicht signifikant unterschiedlich war. Eine größere randomisierte Studie zeigte bei dünnen Melanomen nach einer Exzision mit 1 cm Sicherheitsabstand im Vergleich zu 3 cm Sicherheitsabstand ebenfalls keine höhere Mortalität. In der Gruppe, die mit kleinem Sicherheitsabstand operiert worden war, fanden sich allerdings einige Lokalrezidive (1 %).

In einer eigenen Untersuchung fanden wir, daß Exzisionen mit weniger als 2 cm Sicherheitsabstand bei Langzeitbeobachtung mit einem relativ hohen Prozentsatz von Lokalrezidiven und Satellitenmetastasen verbunden waren. Diese Operationen mit kleinem Sicherheitsabstand waren insbesondere im Gesicht durchgeführt worden. In einzelnen Fällen fanden wir auch bei dünnen Melanomen (< 1 mm) nach dem Auftreten von Satellitenmetastasen eine weitere Metastasierung und konnten noch nach 10–15 Jahren letale Ausgänge beobachten.

Ein mehrfach abgestuftes Vorgehen mit Sicherheitsabständen von 1, 2 und 3 cm bei verschiedenen Tumordicken wurde ebenfalls von einigen Autoren vorgeschlagen. Dieses eher pragmatische Vorgehen hat bisher allerdings keine ausgewiesene wissenschaftliche Grundlage. Uns sind keine Untersuchungen bekannt, die darauf hinweisen, daß Satellitenmetastasen in Abhängigkeit von der Tumordicke in unterschiedlicher Distanz zum Primärtumor entstehen. Eine Differenzierung bei der Wahl des Sicherheitsabstandes kann nur unter dem Gesichtspunkt erfolgen, mit einem kleinen Sicherheitsabstand das Entstehen lokaler Rezidive und mit einem weiteren Sicherheitsabstand die Entstehung von Satellitenmetastasen verhindern zu wollen.

Unter Berücksichtigung der bisherigen Befunde kam 1994 die Kommission Malignes Melanom der Deutschen Dermatologischen Gesellschaft zu folgenden Empfehlungen für die Exzision primärer maligner Melanome:

Dünne maligne Melanome sollen mit einem Sicherheitsabstand von ≥ 1 cm, dicke maligne Melanome mit einem weiten Sicherheitsabstand von 3 cm exzidiert werden. Patienten mit klinisch sicherem Melanom bzw. begründetem Melanomverdacht sollen dort behandelt bzw. abgeklärt werden, wo auch die definitive Therapie durchgeführt wird. Bei Patienten mit atypischen Pigmentherden, bei denen ein Melanom nicht mit Sicherheit ausgeschlossen werden kann, kann zunächst eine operative Entfernung in toto erfolgen, eine Nachexzision mit dem je nach Tumordicke notwendigen Sicherheitsabstand ist bei histologischer Bestätigung des Melanomverdachtes zu veranlassen.

39.4.2 Narkoseverfahren

Für die weite Exzision maligner Melanome wird im allgemeinen eine *Intubationsnarkose* oder eine *Leitungsanästhesie* empfohlen. Damit ist die Voraussetzung gegeben, um die weite Exzision technisch optimal durchzuführen und den Wundverschluß mittels Verschiebelappen oder Deckung mit Spalthaut- oder Vollhauttransplantation vorzunehmen. Die Art der Narkose ist unter Berücksichtigung des operationstechnischen Vorgehens und des Gesundheitszustandes des Patienten festzulegen. Im Hinblick auf die Prognose des Tumors ließ sich ein Unterschied zwischen Lokalanästhesie und Vollnarkose anhand der Daten des Berliner MM-Zentralregisters nicht sichern.

39.4.3 Einzeitiges und zweizeitiges Vorgehen

Nach Stellung der klinischen Diagnose eines malignen Melanoms wird zur primären Versorgung eine *einzeitige Totalexzision* mit dem adäquaten Sicherheitsabstand empfohlen. Liegt lediglich der Verdacht auf ein malignes Melanom vor, wird empfohlen, bei geeigneten Differentialdiagnosen (DD: Basaliom, Verruca seborrhoica, Hämangiom, Histiozytom etc.) den Tumor erst mit kleinem Sicherheitsabstand zu entfernen, eine intraoperative Schnellschnittdiagnose vorzunehmen und in Abhängigkeit davon die endgültige Exzisionsweite festzulegen.

In Zweifelsfällen, bei denen eine Schnellschnittdiagnose nicht sinnvoll erscheint (DD: dysplastischer Nävuszellnävus, blauer Nävuszellnävus, Spitz-Nävus etc.) ist ein zweizeitiges Vorgehen akzeptabel. Nach histologischer Bestätigung des Melanomverdachtes muß jedoch die Nachexzision mit adäquatem Sicherheitsabstand angeschlossen werden. Das zweizeitige Vorgehen wird auch dann empfohlen, wenn ein malignes Melanom unter Verkennung der Diagnose primär mit einem zu geringen Sicherheitsabstand exzidiert wurde. Auch in solchen Fällen ist eine Nachexzision mit entsprechendem Sicherheitsabstand erforderlich. Sie sollte möglichst *innerhalb von 4 Wochen* durchgeführt werden, ist aber auch dann noch zu empfehlen, wenn dieser Zeitraum nicht eingehalten werden kann.

39.5 Strahlentherapie primärer maligner Melanome

Das maligne Melanom gilt im allgemeinen als *wenig strahlensensibel*, und die Exzision muß daher grundsätzlich als die bessere therapeutische Alternative angesehen werden. Nur das *Lentigo maligna-Melanom* zeigte in größeren Untersuchungen ein ähnlich gutes Ansprechen auf die Strahlentherapie wie auf die chirurgische Exzision. Hierbei muß allerdings bedacht werden, daß die Patienten mit LMM nicht selten bereits im 7.–8. Dezennium sind und daher lange Nachbeobachtungszeiten nur schwer realisiert werden können.

Autoren neuerer Studien berichteten über Langzeitnachbeobachtungen an 18 mit Strahlentherapie behandelten Patienten mit einem Lentigo maligna-Melanom. Bei 2 von ihnen kam es während einer durchschnittlichen Nachbeobachtungszeit von 7,3 Jahren zu einem lokalen Rezidiv. Die Heilungsrate betrug damit 89 %. Bei den in den letzten 25 Jahren behandelten Patienten waren keine Rezidive aufgetreten. Dabei wird heute vollzogen, mit höheren Einzeldosen zu bestrahlen, als das früher der Fall war. Empfohlen wird für die Behandlung mit Weichstrahlen die Verwendung von Einzeldosen von 6 Gy mit einer Zieldosis von 42–54 Gy. Dünne Melanome bis 1 mm Tumordicke sollten mit Grenzstrahlen,

Tabelle 39.4. Bestrahlung von Lentigo-maligna-Melanomen (nach Panizzon 1990)

	Grenzstrahlen	Weichstrahlen
▷ **Tumordicke**	bis 1 mm	über 1 mm
▷ **kV**	12	20, 30, 40, 50
▷ **Filter, mm**	1,0 Cellon	0,4, 0,5, 1,0, 2,0 Aluminium
▷ **Fokus-Haut-Abstand**	12/20/28,3	12/20/28,3 cm
▷ **Gewebehalbwerttiefe**	0,25/1,0/1,0	2,5–22,5 mm
▷ **Einzeldosis, Gy**	10/20	6
▷ **Fraktionierung**	10–12/5–6	7–9
▷ **Intervall, Tage**	3–4	3–4

über 1 mm durchmessende Melanome mit Weichstrahlen bestrahlt werden. Die empfohlenen Dosierungen sind in Tabelle 39.4 zusammengefaßt.

39.6 Behandlung von Melanomen in schwieriger Lokalisation

Als schwierige anatomische Lokalisation werden vor allem die Körperregionen betrachtet, in denen sich eine Exzision mit dem gewünschten Sicherheitsabstand von 3 cm nicht ohne weiteres realisieren läßt.

Bei *Melanomen im Gesicht* ist vielfach die Einhaltung eines entsprechenden Sicherheitsabstandes nicht möglich, besonders in der Periorbitalregion sowie an der Nase. Melanome in diesen Regionen gehören ganz überwiegend zum LMM-Typ, die vor allem im späteren Alter auftreten. Bei diesen Melanomen könnte als Alternative zur Operation eine Radiatio durchgeführt werden. Bei Melanomen an der Ohrmuschel muß je nach Lokalisation entweder an die Ablatio eines Teiles oder der gesamten Ohrmuschel gedacht werden. In anderen Regionen des Gesichtes kann meist ein Sicherheitsabstand von 2–3 cm mit plastischen Operationen oder aber durch Deckung des Defektes mit einem Vollhautlappen erreicht werden.

Bei *subungualen Melanomen oder bei Melanomen an Fingern und Zehen* ist die Entfernung der Endphalangen oder aber des gesamten Strahls erforderlich. Bei Melanomen an den Zehen wird in der Regel die Entfernung des gesamten Strahles vorgenommen. Dabei kann es für die spätere Funktion von Vorteil sein, das Köpfchen des Os metatarsale des jeweiligen Strahles mitzuentfernen. Im Bereich der Finger und des Daumens wird man je nach genauem Sitz und nach der Tumordicke entweder das Endglied oder den ganzen Strahl entfernen.

Auch in anderen Körperregionen wie z. B. *palmar, plantar und im Bereich der Genitalien* ist manchmal die Einhaltung des angestrebten Sicherheitsabstandes nicht möglich. In diesen Fällen wird man einen Kompromiß eingehen und einen etwas verminderten Sicherheitsabstand wählen müssen, der den anatomischen Gegebenheiten angepaßt ist.

39.7 Behandlung von Melanomen in der Kindheit und bei Schwangerschaft

Melanome in der Kindheit sind selten. Systematische Untersuchungen über die Prognose von Melanomen in der Kindheit fehlen, kasuistisch beschriebene Verläufe zeigen aber häufig eine ungünstige Prognose. Dies gilt insbesondere für Melanome, die auf dem Boden großer kongenitaler Pigmentzellnävi entstanden sind. In diesen Fällen ist die operative Tumorentfernung schwierig, da die Tumorentstehung *multizentrisch* in dem großen *kongenitalen Nävus* erfolgen kann. Weiterhin ist naturgemäß in einem Pigmentzellnävus die Abgrenzung von Tumorgewebe und gutartigem Nävus schwierig.

Gerade bei Kindern sollten jedenfalls keine Abstriche an der Radikalität des operativen Vorgehens gemacht werden. Neben der primären Exzision mit weitem Sicherheitsabstand sollte auch eine elektive Lymphadenektomie mit in die Überlegungen einbezogen werden. Vor dem Hintergrund der zumeist ungünstigen Prognose müssen diese Entscheidungen im Einzelfall getroffen werden. Kontrollierte Untersuchungsergebnisse zur Melanombehandlung bei Kindern liegen nicht vor.

● Eine *Schwangerschaft* zum Zeitpunkt der Melanomdiagnose galt seit Jahrzehnten als prognostisch ungünstiger Faktor, aus dem für einen Teil der Patientinnen die Indikation für eine Interruptio abgeleitet wurde. Auch Schwangerschaften in den auf die Melanomdiagnose folgenden Jahren wurden für den Krankheitsverlauf als kontraindiziert angesehen. Eine Reihe neuerer Untersuchungen zeigten nun im Vergleich zwischen Patientinnen mit Schwangerschaften während der Melanomdiagnose, mit Schwangerschaften in den nachfolgenden Jahren und solchen ohne Schwangerschaften keine signifikanten Unterschiede im Hinblick auf die Überlebensprognose. Insofern erscheint es sinnvoll, bei schwangeren Patientinnen für die operative Therapie nach denselben Regeln vorzugehen wie bei allen anderen Patienten. Adjuvante Therapien mit Chemotherapeutika oder den neueren Zytokinen sind allerdings in der Schwangerschaft kontraindiziert. Empfehlungen einer Interruptio bei

Melanomdiagnose und zur Vermeidung von Schwangerschaften nach der Diagnose eines MM, um ungünstige Einflüsse auf den Krankheitsverlauf zu vermeiden, sind aufgrund der derzeitigen Datenlage *nicht länger gerechtfertigt*. Eine Wartezeit hinsichtlich späterer Schwangerschaften empfiehlt sich bei malignen Melanomen mit relevantem Metastasierungsrisiko allenfalls für den Zeitraum mit der höchsten Rezidivrate (die ersten 2–3 Jahre), um mehr Sicherheit über einen günstigen Verlauf der Tumorkrankheit zu erhalten.

Auch hinsichtlich der Einnahme von *Hormonpräparaten zur Kontrazeption und in der Menopause* haben sich die Empfehlungen in den letzen Jahren verändert. Die Einnahme oraler Kontrazeptiva sowie von östrogenhaltigen Präparaten in der Menopause wurde früher mit einem erhöhten Risiko für die Melanomentwicklung und für die Manifestation von Metastasen bei Melanompatientinnen in Verbindung gebracht. Studien aus der letzten Dekade konnten diese Vermutungen nicht bestätigen. Auch der Gebrauch von Hormonpräparaten zur Kontrazeption und in der Menopause kann nicht länger als kontraindiziert für Patientinnen gelten, bei denen einmal ein malignes Melanom diagnostiziert wurde.

39.8 Behandlung multipler primärer Melanome

Insbesondere bei Patienten mit dem Syndrom atypischer Nävi vom Typ D (s. Kap. 38) können *multiple maligne Melanome* auftreten. Grundsätzlich sind die allgemeinen Regeln der Melanomchirurgie bei jeder einzelnen Läsion einzuhalten. Das schließt die Empfehlung ein, auch mehrere maligne Melanome bei einem Patienten jeweils mit weitem Sicherheitsabstand von 3 cm zu exzidieren, sofern sie dicker als 1 mm sind. Eine Indikationsstellung für weitergehende Behandlungen, z. B. eine adjuvante Therapie, ist in Abhängigkeit von derjenigen Läsion zu entscheiden, die die ungünstigsten prognostischen Parameter (insbesondere die größte Tumordicke) aufweist. Darüber hinaus sind für die Behandlung multipler Melanome keine gesonderte Maßnahmen vorgesehen.

Patienten mit zwei oder mehr Melanomen haben ein besonders hohes Risiko, später noch weitere Melanome zu entwickeln. Daher ist bei ihnen eine konsequente, engmaschige Kontrolle in der Nachsorge zu empfehlen.

39.9 Experimentelle Behandlungen primärer maligner Melanome

Maligne Melanome könnten auch mit *CO_2-Lasertherapie* (Vaporisation mit kontinuierlichem Strahl bei 10–20 W Leistung) sowie mit *Kontaktkryotherapie* entfernt werden. Zu diesen Behandlungsmodalitäten finden sich vereinzelt Berichte in der Literatur. Nach der Lasertherapie kann allerdings keine histologische Diagnose gestellt werden, daher ist dieses Verfahren bei Melanomen abzulehnen. Kryotherapeutische Vorgehensweisen haben zusätzlich den Nachteil, daß der Behandlungserfolg bisher nicht gesichert ist und die Wundheilung oft langwierig sein kann. Aus diesen Gründen erscheint die Etablierung dieser Verfahren als Standardtherapien nicht wahrscheinlich.

Bei Lentigo maligna-Melanomen wurde bei älteren Patienten auch eine lokale Behandlung mit *Azelainsäure* versucht, die im Einzelfall in der Tat gelingen mag. Allerdings muß diese Substanz in einer Cremegrundlage für mindestens 6 Monate bis zu 1 Jahr appliziert werden, um eine deutliche Rückbildung der Tumoren zu bewirken. Insgesamt ist das Vorgehen gegenüber der operativen Entfernung oder bei entsprechender Indikation gegenüber einer Radiatio als nachteilig anzusehen.

39.10 Elektive Lymphknotendissektion

Das Ziel der *elektiven Lymphknotendissektion* besteht in einer Entfernung von Mikrometastasen in den Lymphknoten, bevor eine weitere Ausbreitung der Metastasierung einsetzt. Dazu ist eine radikale Lymphadenektomie erforderlich. In der Tat fanden sich bei histologischer Untersuchung von Lymphknoten bei einem solchen Vorgehen mit zunehmender Dicke des Primärtumors in einem hohen Prozentsatz (20–50 %) Mikrometastasen.

Aufgrund retrospektiver Untersuchungen wird die elektive LK-Dissektion insbesondere bei primären Melanomen mit *1,5–4 mm Tumordicke* vorgeschlagen. Bei dickeren Tumoren war in diesen retrospektiven Untersuchungen kein Überlebensvorteil mehr erkennbar. Zu gleichartigen Empfehlungen kommt auch eine multizentrische retrospektive Studie aus dem deutschsprachigen Raum, in der die Autoren einen Überlebensvorteil für Melanompatienten mit mittlerer Tumordicke nach elektiver Lymphadenektomie fanden. Die aus retrospektiven Untersuchungen geschlossenen Überlebensvorteile konnten allerdings in prospektiven Studien bisher nicht gesichert werden. Möglicherweise sind größere Kollektive mit mittlerer Tumordicke erforderlich, um einen eventuellen Vorteil herauszuarbeiten.

Bei exakter radikaler Ausräumung der Lymphknoten kann natürlich die elektive Lymphadenektomie die regionäre Manifestation von Lymphknotenmetastasen bei gefährdeten Personen verhindern und somit zu längeren rezidivfreien Intervallen führen. Dieses Vorgehen sollte daher auch bei Patienten mit dickeren primären Melanomen als 4 mm erwogen werden, wenn eine regelmäßige Nachuntersuchung der Patienten in etwa 3monatigen Abständen über die ersten 5 Jahre nicht gewährleistet und somit die Früherkennung eines Lymphknotenrezidivs nicht erwartet werden kann.

Somit wird die elektive Lymphadenektomie im allgemeinen *nur bei primären Melanomen mit einer Tumordicke von 1,5–4 mm* für sinnvoll gehalten. Bei malignen Melanomen am Stamm sollten vorher mittels *Lymphabflußszintigraphie* die drainierende(n) Lymphknotenregion(en) genauer ermittelt werden. Der Wert der elektiven Lymphadenektomie bei Melanomen mit höherem Metastasierungsrisiko liegt zum einen in einer Verlängerung der rezidivfreien Überlebenszeit und zum anderen in einer möglichen Verlängerung des allgemeinen Überlebens.

Die elektive Lymphadenektomie sollte daher Patienten angeboten werden, die zu der genannten prognostischen Gruppe gehören und bei denen die Lymphabflußregion aufgrund klinischer Kriterien bzw. der Lymphabflußsonographie eindeutig zu sein scheint. Zweifellos ist bei der regionären Lymphadenektomie zu bedenken, daß Heilungsstörungen auftreten können und daß in einigen Fällen ein Lymphödem resultiert. Die Indikation zur elektiven Lymphadenektomie muß somit nach wie vor als *relative Indikation* angesehen werden, und deshalb sollte der Patient unter Abwägung der möglichen Vorteile und Nachteile und unter Kenntnis der relativen Indikationsstellung nachhaltig in den Entscheidungsprozeß über dieses therapeutische Vorgehen einbezogen werden. Angesichts der recht gut belegten Hinweise auf einen Überlebensvorteil in der angesprochenen Gruppe erscheint es jedoch problematisch, dem Patienten dieses Behandlungsangebot vorzuenthalten.

39.11 Behandlung lokoregionärer Metastasierung (Stadium III a + III b)

Das primäre Ziel der Behandlung von regionären Metastasen ist *die vollständige chirurgische Entfernung aller befallenen Areale*, möglichst unter Einhaltung eines Sicherheitsabstandes. Bei großen Zahlen von regionären Metastasen kann auch die laserchirurgische Entfernung vorzugsweise mit dem Neodym-Yag-Laser in Frage kommen. Frühzeitig angewendet, ist diese Therapie geeignet, eine Vielzahl von Metastasen mit kleiner Tumormasse vollständig zu entfernen. Nur in Ausnahmefällen, wenn aufgrund des Allgemeinzustandes der Patienten eine Operation nicht in Frage kommt (z. B. fehlende Narkosefähigkeit) oder wenn aufgrund der hohen Zahl von lokoregionären Metastasen ein chirurgisches Vorgehen nicht sinnvoll erscheint, kommt als Alternative eine Radiatio in Betracht.

Bei *lokalen Rezidiven* empfiehlt sich die Exzision wiederum mit einem weiten Sicherheitsabstand. Dadurch ist es in einzelnen Fällen möglich, die weitere Ausbreitung der Erkrankung zu verhindern. Bei Auftreten von lokalen Rezidiven werden häufig auch bereits die regionären Lymphknoten zumindest mikrometastatisch befallen, so daß in diesem Fall entweder eine therapeutische oder eine elektive Lymphknotendissektion empfohlen wird.

Bei *Satellitenmetastasen* ist bei der Exzision nur dann noch ein weiter Sicherheitsabstand einzuhalten, wenn es sich um einzelne Läsionen handelt. Sobald diese Metastasen multipel auftreten, können sie über eine gewisse Zeit mit kleiner Exzision oder aber gegebenenfalls auch mit anderen chirurgischen Methoden (Lasertherapie, Kryotherapie) beherrscht werden. Bei multiplem Auftreten von Satellitenmetastasen in Extremitätenlokalisationen ist die Indikation für eine *hypertherme Extremitätenperfusion* (s. unten) zu erwägen. Als Alternative kommt eine systemische Chemotherapie in Frage. Aus eigener Erfahrung ist das Ansprechen dieser subkutanen Metastasen auf eine systemische Chemotherapie günstiger als bei Fernmetastasierung. Gute Resultate wurden auch gefunden, wenn systemische Chemotherapie mit lokaler Laserbehandlung (vorzugsweise Neodym-Yag-Laser) kombiniert wurde.

Bei *regionären Lymphknotenmetastasen* ist die radikale Lymphadenektomie die Behandlung der Wahl. Dabei ist unbedingt darauf zu achten, daß eine sorgfältige und vollständige Ausräumung der jeweiligen Lymphknotenregion durchgeführt wird, wobei bei inguinaler Lymphknotenlokalisation auch die angrenzenden iliakalen Lymphknoten mit entfernt werden sollten. Nur bei sorgfältiger und vollständiger Ausräumung können regionäre Rezidive weitestgehend vermieden werden.

Die *Prognose* von regionären metastasierten malignen Melanomen ist im Durchschnitt deutlich ungünstiger als die bei primären malignen Melanomen, und Überlebenszeiten von 5 Jahren werden nur für 20–40 % dieses Kollektivs beschrieben. Meist sind bei dieser Patientengruppe zum Zeitpunkt der Erkennung des lokoregionären Rezidivs bereits Fernmetastasen angelegt. Daher stellt sich insbesondere in diesem Stadium die Frage nach der Durchführung einer adjuvanten Therapie (s. unten).

39.11.1 Hypertherme Extremitätenperfusion

Die *hypertherme Extremitätenperfusion* stellt zur Zeit ein experimentelles Therapieverfahren dar, das in einigen Fällen eindrucksvolle Erfolge bei malignen Melanomen mit multiplen Satelliten- und/oder In-transit-Metastasen aufweisen konnte. Es sollte nur in auf dieses Verfahren spezialisierten Zentren durchgeführt und nach Möglichkeit nur im Rahmen multizentrischer Studien angewendet werden.

Das Ziel der hyperthermen Extremitätenperfusion besteht darin, multiple Metastasen und Mikrometastasen im Bereich einer Extremität durch Anwendung von Zytostatika zu beschränken und zu heilen. Zu diesem Zweck wird die Extremität einmal oder mehrfach mit hohen Dosen eines Zytostatikums oder eines Kombinationsschemas perfundiert und die Stoffwechselaktivität der Zellen durch Erwärmung der Extremität auf eine Temperatur von 39°–42°C erhöht. Die Indikation für diese Behandlung ist dann gegeben, wenn ausschließlich In-transit- oder Satelliten-Metastasen in größerer Zahl vorliegen, die durch operative Verfahren oder Radiatio nicht beherrschbar erscheinen.

Das Verfahren setzt die Anlegung eines extrakorporalen Kreislaufes der Extremität voraus. Dabei müssen operativ die Hauptarterie und Hauptvene der Extremität mit einer Herz-Lungen-Maschine verbunden werden. Da bei Herstellung des extrakorporalen Kreislaufes nur geringe Mengen der in diesem System verwendeten Medikamente in den übrigen Körper gelangen, können deutlich höhere Konzentrationen der Zytostatika als bei einer systemischen Therapie verwendet werden. Vorzugsweise wurde für die hypertherme Extremitätenperfusion Melphalan verwendet. Auch andere Zytostatika wie Cisplatin, Vincristin oder neuerdings auch Tumornekrosefaktor (TNF) und Kombinationen dieser Medikamente sind beim Melanom angewendet worden.

Nach einmaliger oder wiederholter hyperthermer Extremitätenperfusion kann in einem relativ hohen Prozentsatz (> 50–80 % je nach berichtetem Schema) eine vollständige Remission erreicht werden, allerdings ist zum Teil mit *Nebenwirkungen* zu rechnen. Die häufigsten davon sind arterielle und venöse Schäden, die zur nachfolgenden Einschränkung der Durchblutung und in einzelnen Fällen auch zum Verlust der Extremität führen können. Derartig schwere Behandlungsfolgen können auch noch nach einem Zeitraum von mehr als einem Jahr nach der letzten Behandlung auftreten. Zumeist wird die hypertherme Perfusionstherapie mit einer radikalen Lymphadenektomie verbunden. In einem höheren Prozentsatz als bei der Lymph-

adenektomie allein kommt es hierbei zur Ausbildung von Lymphödemen.
Es ist immer wieder von Verfechtern dieser Methode versucht worden, die Indikationsstellung der hyperthermen Perfusionstherapie auszuweiten, auch als adjuvante Therapiemaßnahme bei Extremitätenmelanomen. Dies wird zur Zeit in größeren prospektiven Studien überprüft.

39.12 Adjuvante Therapie

Eine *adjuvante Chemotherapie* soll nach chirurgischer Entfernung aller erkennbarer Tumormassen das Risiko einer Metastasierung mindern und die Überlebensprognose bessern. Diese Strategie wird vor allem bei primären malignen Melanomen mit einem hohen Metastasierungsrisiko sowie nach regionärer Metastasierung versucht. Dabei kommen vor allem 2 Ziele in Frage: Zum einen soll eine Stimulation des körpereigenen Immunsystems eine weitere Metastasierung verhindern, und zum anderen soll der Einsatz von Chemotherapeutika evtl. vorhandene Mikrometastasen zur Remission bringen.

Obwohl seit mehr als 20 Jahren intensiv nach wirksamen adjuvanten Therapieformen gesucht wird, gibt es bisher *keine gesichert wirksame adjuvante Behandlung*. Die weitere Suche ist aber für die Behandlung des Melanoms von großer Bedeutung. Wenn man sich vergegenwärtigt, daß bei primären Melanomen mit hohem Risiko die Fünfjahresüberlebensrate < 50 % und nach regionärer Metastasierung sogar nur noch bei 20–40 % liegt, so erscheint das Ziel einer Verbesserung der Überlebensraten in diesem Stadium als wichtiger Schritt zur Verbesserung der Behandlungsergebnisse.

39.12.1 Adjuvante Immuntherapie

Umfangreiche und langjährige Erfahrungen bestehen in der adjuvanten Behandlung des malignen Melanoms mit *BCG-Impfungen*. Diese Vorgehen führte nach intraläsionaler Anwendung bei > 50 % der behandelten Metastasen aufgrund einer immunologischen Reaktion zu einer vollständigen Regression des Tumors. Insofern erschien es attraktiv, dieses Behandlungsprinzip auch in der adjuvanten Therapie zu versuchen. Während zunächst in kleineren Studien deutliche Vorteile aufgezeigt wurden, erwies sich in einer großen prospektiven randomisierten Studie der WHO die BCG-Therapie als ineffektiv; sie wurde deshalb allgemein aufgegeben. Interessanterweise erschien 7 Jahre nach der ersten Veröffentlichung eine zweite Auswertung, die einen Überlebensvorteil für diejenigen Patienten unter BCG-Behandlung ausmachte, die primär tuberkulinnegativ reagierten und im Verlaufe der Therapie eine positive Reaktionslage entwickelten.

Weitere experimentelle immuntherapeutische Behandlungsansätze sind zur Zeit in Erprobung. Unter diesen verdienen 3 Strategien besondere Aufmerksamkeit:

● die spezifische Vakzination mit Melanomzellantigenen (definierten Antigenen oder Onkolysaten),
● die Anwendung monoklonaler Antikörper,
● der Einsatz definierter Zytokine.

Die *Impfung mit Onkolysaten* (die eine Mischung aus Melanomzellantigenen enthalten) oder die *Impfung mit definierten Melanomzellantigenen* (insbesondere die Ganglioside GD-3 und GM-2) sind möglicherweise den bisherigen Strategien der unspezifischen Immunstimulation überlegen. Durch die Stimulation einer spezifischen zellulären und humoralen Immunantwort gegen Melanomzellen wird versucht, vorhandene Tumorzellen zu lysieren und so eine Tumorausbreitung zu verhindern. Beim metastasierten Melanom wurde mit diesem Behandlungsansatz über erste Erfolge berichtet, und es liegen auch bereits präliminarische erfolgversprechende Ergebnisse aus adjuvanten Anwendungsversuchen vor.

Der *Einsatz monoklonaler Antikörper* gegen Melanomzellantigene ist noch dadurch eingeschränkt, daß bisher nur Mausantikörper zur Verfügung standen. Gegen diese entwickelt sich in der Regel nach kurzer Zeit eine Sensibilisierung der behandelten Individuen. Neuerdings ist es aber möglich, auch humane Antikörper herzustellen oder chimärische Antikörper zu benutzen. Letztere werden ursprünglich in der Maus erzeugt, aber die konstanten Regionen, die die murinen Charakteristika aufweisen, werden mittels molekularbiologischer Verfahren weggeschnitten und durch menschliche Sequenzen ausgetauscht. Auf die direkte Gabe von Antikörpern wurden besonders in den 80er Jahren große Hoffnungen gesetzt. Allerdings waren die Erfolge beim metastasierten Melanom eher mäßig, und in der adjuvanten Anwendung liegen nur wenige Berichte aus nichtkontrollierten Studien vor. Möglicherweise ist die humorale Immunantwort als Antitumorzellmechanismus weniger effektiv als die zelluläre Immunantwort. Diese Ansicht hat in den letzten Jahren zu einer Renaissance der Vakzinationsversuche geführt.

Beim *Einsatz definierter Zytokine* wurden bisher insbesondere die *Interferone* zur Anwendung gebracht. Keines der untersuchten Interferone zeigte bisher in kontrollierten und randomisierten adjuvanten Studien einen signifikanten Effekt auf das Überleben der Patienten. Möglicherweise wurde in längerfristig angelegten Behandlungen mit *rekombinantem Interferon-α* ein Überlebensvorteil der behandelten Patienten erreicht. Zur Zeit werden Versuche durchgeführt, das Interferon-α niedrigdosiert über mehrere Jahre hinweg zu verabreichen. Auch für *Interferon-β* wurde im Vergleich zu historischen Kontrollen über einen positiven Effekt berichtet. Mehrere kontrollierte und randomisierte Studien werden zur Zeit durchgeführt; ihre Ergebnisse müssen abgewartet werden. Das *rekombinante Interferon-γ* scheint eher eine Tumorprogression zu fördern, mehrere Studien mit dieser Substanz wurden unter diesem Verdacht abgebrochen. Die Typ I-Interferone (α, β) sind auch für die adjuvante Therapie interessante Kandidaten in der Kombination mit Zytostatika, evtl. auch im Zusammenhang mit Vakzinationstherapien.

39.12.2 Adjuvante Chemotherapie

In klinischen Studien zur *adjuvanten Chemotherapie* fanden insbesondere diejenigen Zytostatika Anwendung, die beim fernmetastasierten Melanom die besten Ansprechraten erzielten. Dazu gehörte in erster Linie das Dacarbacin (DTIC), das entweder als Monosubstanz oder kombiniert mit Immuntherapeutika oder weiteren Zytostatika verabreicht wurde. In einer Reihe von prospektiven und randomisierten Studien wurde für die Gesamtgruppe der adjuvant behandelten Patienten in den Stadien I und II keine signifikante Verbesserung der Überlebensprognose gefunden. Daraufhin wurde die adjuvante chemotherapeutische Behandlung in vielen Zentren verlassen.

In einigen kontrollierten klinischen Studien konnte für die Untergruppe der Patienten im Stadium III (lokoregionäre Metastasierung) eine Verbesserung der Prognose nach längerfristiger Therapie mit DTIC (≥ 1 Jahr) oder nach kombinierter Chemotherapie gezeigt werden. Dabei fand vor allem das *BHD-Schema* weitergehende Verbreitung. Die als wirksame adjuvante chemotherapeutische Behandlung im Stadium III (lokoregionäre Metastasierung) beschriebenen Schemata sind in Tabelle 39.5 zusammengefaßt. Größere kontrollierte Studien dazu stehen allerdings noch aus.

Im *Stadium I + II (Primärtumor allein)* fanden sich hingegen keine Belege für die Wirksamkeit dieser adjuvanten Behandlung. Dennoch erscheint eine weitere Prüfung von adjuvanten Therapien bei Patienten mit hohem bzw. sehr hohem Metastasierungsrisiko in diesem Stadium sinnvoll. Dies gilt insbesondere für die männlichen Patienten mit dicken Melanomen, bei denen mit großer Wahrscheinlichkeit bereits Mikrometastasen vorliegen.

Im *Stadium III (lokoregionäre Metastasierung)* sollte eines der dargelegten chemotherapeutischen Behandlungsverfahren oder ein anderes

Tabelle 39.5. Adjuvante Chemotherapie – Schemata, die im Stadium III (lokoregionäre Metastasierung) als wirksam beschrieben wurden

▷ **DTIC** (12–24 Zyklen)	DTIC 250 mg/m² i.v. (Tag 1–5) Wiederholung alle 4 Wochen; 12–24 Zyklen
▷ **BHD-Schema** (6 Zyklen)	BCNU 150 mg/m² i.v. (Tag 1) (nur jeden 2. Zyklus) Hydroxyurea 1500 mg/m² p.o. (Tag 1–5) DTIC 150 mg/m² i.v. (Tag 1–5) Wiederholung alle 4 Wochen; 6–12 Zyklen

adjuvantes Therapieschema im Rahmen einer kontrollierten Studie angeboten werden. Neuere Schemata unter Einschluß der Interferone und von Vakzinationsverfahren werden zur Zeit im Rahmen kontrollierter Therapiestudien geprüft.

39.13 Behandlung des fernmetastasierten Melanoms (Stadium IV)

Im Stadium der Fernmetastasierung ist bis heute die Behandlung grundsätzlich palliativ; unmittelbares Ziel ist die Einleitung einer möglichst langandauernden Remission, wenn auch eine Heilung in der Regel nicht zu erwarten ist. Vereinzelt wird kasuistisch über Patienten mit Überlebenszeiten von mehr als 5 Jahren nach fernmetastasierten Melanomen berichtet. Bei Patienten, die auf eine systemische Behandlung ansprechen, werden nicht selten Überlebenszeiten von > 2–3 Jahren beobachtet. Demgegenüber beträgt die durchschnittliche Überlebenszeit im Stadium IV ohne Behandlung nach Diagnosestellung 4–7 Monate. Bei der Behandlung des fernmetastasierten Melanoms wird versucht, je nach Ausdehnung der Krankheit vor allem zwei Ziele zu erreichen:

- In einer frühen Phase der Fernmetastasierung ist es durch operative, radiologische und chemotherapeutische Maßnahmen möglich, das Tumorleiden zu einer *Remission* zu bringen und das Fortschreiten der Krankheit zeitlich aufzuhalten.
- In einer späteren Phase der Fernmetastasierung steht die *Linderung von Beschwerden* im Vordergrund. Auch zu diesem Zweck können operative, radiologische und chemotherapeutische Maßnahmen eingesetzt werden.

39.13.1 Operative Therapie

Die operative Therapie hat beim fernmetastasierten Melanom einen begrenzten Stellenwert. Sie ist vorwiegend bei einzelnen oder wenigen ZNS-Metastasen sowie Lungen-, Haut- und Lymphknotenmetastasen sinnvoll. In der Regel werden operative Vorgehensweisen nur dann eingesetzt, wenn die Tumorausbreitung noch gering ist. Bei einzelnen oder wenigen operablen *ZNS-Metastasen* ist die operative Entfernung die Therapie, die am ehesten erfolgversprechend ist. Sie kann lebensverlängernd wirken und ist somit medizinisch indiziert. Bei zerebraler Metastasierung ist die Operabilität deshalb in jedem Falle sorgfältig zu prüfen.

Bei singulären *Lungenmetastasen* oder aber bei Vorliegen von wenigen Metastasen in einem begrenzten Areal der Lunge wird in der Regel eine Lobektomie empfohlen. Dadurch kann ebenfalls eine Verbesserung der Überlebensprognose erreicht werden.

Bei iliakalen und intraabdominellen *Lymphknotenmetastasen* kann eine Ausräumung in dem Falle, daß nur einzelne Lymphknoten befallen sind, den Krankheitsverlauf günstig beeinflussen. Wenn viele Lymphknoten befallen sind, so ist in der Regel trotz einer großzügigen Ausräumung eine rasche Progression der Tumorkrankheit zu erwarten.

Bei *Hautmetastasen* werden chirurgische Maßnahmen am häufigsten und am längsten eingesetzt. In der frühen Phase der Fernmetastasierung wird versucht, neuauftretende Hautmetastasen frühzeitig zu exzidieren. In der Regel ist relativ schnell der Punkt erreicht, an dem wegen der Vielzahl der neuentstehenden Läsionen mit dieser Methode keine weitere Eindämmung der Krankheit mehr erreicht werden kann. Zur Behandlung von Hautmetastasen wurden auch kryotherapeutische Verfahren sowie die Lasertherapie (Neodym-Yag- und CO_2-Laser) mit gutem Erfolg eingesetzt. Diese Verfahren haben den Vorteil des geringen Aufwandes für den Arzt, die verbleibenden Wunden heilen allerdings schlechter als nach der einfachen Exzision mit primärem Wundverschluß.

39.13.2 Strahlentherapie

Das Melanom spricht auf Behandlungen mit Röntgenstrahlen und schnellen Elektronen nur in begrenztem Umfang an. Die strahlentherapeutische Vorgehensweise hat zwar einen Stellenwert in der Therapie des fernmetastasierten Melanoms, allerdings bleiben die therapeutischen

Erfolge in vielen Fällen temporär. Das klinische Ansprechen ist abhängig von der gesamten Strahlendosis, bei fraktionierten Schemata von der applizierten Einzeldosis und vor allem vom Tumorvolumen.

Metastasen mit einem Durchmesser bis zu 2 cm sprechen relativ gut an und könnten bei adäquater Dosis in 80–100 % zur vollständigen Rückbildung gebracht werden. Bei Metastasen mit mehr als 4 cm Durchmesser ist die Ansprechrate allerdings kleiner als 50 %. Entscheidend bei fraktionierten Bestrahlungen scheint die Wahl der applizierten Einzeldosen zu sein. Deutlich bessere Ansprechraten als bei der konventionellen Fraktionierung mit Dosen von 2 Gy wurden mit Einzeldosen von > 5 Gy erzielt; Einzeldosen bis zu 9 Gy wurden empfohlen. Je nach Lokalisation sollten Gesamtdosen von mindestens 30–50 Gy angestrebt werden.

Der wichtigste Anwendungsbereich der Strahlentherapie sind *Knochenmetastasen*. Die mit Knochenmetastasierung verbundene Schmerzsymptomatik kann oftmals mit einer Strahlentherapie wirkungsvoll behandelt werden. Weiterhin kann eine Strahlentherapie das Entstehen pathologischer Frakturen verhindern oder aber aufschieben.

Bei *intrazerebraler Metastasierung* kann mit einer Radiotherapie bei einem Teil der Patienten eine temporäre Rückbildung der Metastasen erreicht werden. Dabei wird empfohlen, relativ hohe Dosen (≥ 5 Gy) in kurz aufeinanderfolgenden zeitlichen Abständen (am besten täglich) über einen relativ kurzen Zeitraum hinweg zu applizieren.

Weiterhin können beim malignen Melanom auch *Hautmetastasen* und *Lymphknotenmetastasen* strahlentherapeutisch behandelt werden. Diese Möglichkeit sollte vor allem dann genutzt werden, wenn die chirurgische Behandlung besonders schwierig oder gar nicht realistisch erscheint. Palliativ kann zum Teil eine Linderung der Beschwerden bei Invasion von Haut- oder Lymphknotenmetastasen im Nervenplexus angestrebt werden.

Tabelle 39.6. Objektive Ansprechraten des fernmetastasierten Melanoms bei Monochemotherapie

	Objektive Ansprechraten
▷ **DTIC**	21 %
▷ **Fotemustin**	20 %
▷ **BCNU**	17 %
▷ **Cisplatin**	16 %
▷ **Vindesin**	15 %
▷ **Vinblastin**	12 %

39.13.3 Chemotherapie

Das der Fernmetastasierung angemessene Konzept der Behandlung ist zweifellos eine *systemische Chemotherapie*. Hierbei wird insbesondere durch die Anwendung von Zytostatika versucht, eine vollständige oder teilweise Rückbildung der erkennbaren Tumormassen zu erreichen. Leider spricht nur ein relativ geringer Teil der Melanome auf eine zytostatische Behandlung an. Objektive Remissionen, d. h. eine Rückbildung der Tumormassen um mehr als 50 %, werden nur bei einem Anteil von ca. 15–20 % der Patienten nach einer *Monochemotherapie* beobachtet (Tabelle 39.6).

Man hat versucht, die Ansprechraten durch *kombinierte chemotherapeutische Behandlungen* zu verbessern. Das ist in begrenztem Ausmaß gelungen, d. h. die durchschnittlichen Ansprechraten für die wirksamsten Schemata betragen derzeit durchschnittlich etwa *25–35 %*. Die wichtigsten Schemata, ihre Dosierungen und sequentielle Anwendung und ihre unterschiedlichen Ansprechraten in verschiedenen Therapieversuchen sind in Tabelle 39.7 dargestellt.

Der Einsatz von *Polychemotherapieschemata* erfordert es, ihre Toxizität gegenüber ihren möglichen heilenden Wirkungen abzuwägen. Für den Patienten stehen zunächst *Nausea* und *Vomitus* im Vordergrund, die unter DTIC und auch unter den Nitrosoharnstoffen (BCNU, CCNU) auftreten und am stärksten unter Cisplatin ausgeprägt sind. Hier hat die Einführung *neuer Antiemetika* eine entscheidende Verbesserung bewirkt. Die neuen *5-Hydroxytryptamin-3-Rezeptorantagonisten* wie Ondansetron (Zofran®) oder Tropisetron (Navoban®) sind geeignet, Nausea und Emesis in bis zu 80–90 % aller Behandlungen auch mit stark eme-

Tabelle 39.7. Behandlungsergebnisse beim metastasierten malignen Melanom mit Polychemotherapie
(Abkürzungen s. S. 880)

Quelle	Therapieplan	n aw. Pat. S Stadium	Therapieresultate in % (Zahl der Patienten)					RD Remissionsdauer ÜZ Überlebenszeit Median (Monate)
			CR	PR	CR+PR	NC	PD	
Constanzi et al. 1975	BCNU 150 mg/m² i.v. d1 q 2. Zyklus HU 1480 mg/m² p.o. d1–5 DTIC 150 mg/m² i.v. d1–5 q 4 Wo × (na)	n = 89 S = IV	8 (7)	19 (17)	27 (24)	17 (15)	56 (50)	ÜZ = 10 RD > 6 (CR + PR)
Carter et al. 1976	BCNU 2 mg/kg i.v. d2 HU 30 mg/kg p.o. d2, 5, 9, 12, 16, 19 DTIC 2,7 mg/kg i.v. d1–5 q 6 Wo × (na)	n = 63 S = IV	5 (3)	8 (5)	13 (8)	49 (31)	38 (24)	ÜZ = 7 RD = 6 (CR + PR)
Constanzi et al. 1984	BCNU 150 mg/m² i.v. d1 q 2. Zyklus HU 1500 mg/m² p.o. d1–5 DTIC 150 mg/m² i.v. d1–5 q 4 Wo × (na)	n = 177 S = IV	7 (12)	18 (32)	25 (44)			ÜZ = 6 RD = 7 (CR + PR)
	BHD gesamt	n = 329	7 (22)	16 (54)	23 (76)			
Beretta et al. 1973	BCNU 100 mg/m² i.v. d1 VCR 1,4 mg/m² i.v. d1+14 DTIC 100 mg/m² i.v. d1–5 q 4 Wo × 6	n = 41 S = III-IV	7 (3)	12 (5)	19 (8)	24 (10)	56 (23)	ÜZ = 12 (CR+PR+SD) ÜZ = 6 (PD) RD = 6 (CR + PR)
Einhorn et al. 1974	BCNU 150 mg/m² i.v. d1 VCR 2 mg/m² i.v. d1+5 DTIC 150 mg/m² i.v. d1–5 q 4–6 Wo × (na)	n = 106 S = IV	3 (2)	17 (18)	19 (20)	34 (37)	47 (49)	ÜZ = 5,5 (alle) ÜZ = 10 (CR + PR) ÜZ = 6 (NC) RD = 5 (CR + PR)
Carter et al. 1976	BCNU 2 mg/kg i.v. d2 VCR 0,027 mg/kg i.v. d1+5 DTIC 2,7 mg/kg i.v. d1–5 q 6 Wo × (na)	n = 65 S = IV	5 (0)	8 (15)	13 (15)	49 (23)	38 (27)	ÜZ = 7 RD = 6 (CR + PR)
Cohen et al. 1977	BCNU 65 mg/m² i.v. d1–4 VCR 1–1,5 mg/m² i.v. q 7d DTIC 250 mg/m² i.v. d1–4 q 6 Wo × (na)	n = 40 S = IV	7 (3)	35 (14)	42 (17)	– –	58 (23)	ÜZ = 9 (CR + PR) ÜZ = 2 (PD) RD = 4 (CR + PR)
Hill et al. 1979	BCNU 2,0–3,6 mg/kg i.v. d2 VCR 0,027–0,032 mg/kg i.v. d1+5 DTIC 2,7–5,4 mg/kg i.v. d1–5 q 6 Wo × (na)	n = 156 S = III–IV	4 (7)	16 (25)	21 (32)	55 (86)	24 (38)	ÜZ = 5–11 (mit versch. Dosierungen)
	BVD gesamt	n = 408	4 (15)	19 (77)	23 (92)	38 (156)	39 (160)	

Tabelle 39.7. (Fortsetzung)

Quelle	Therapieplan	n aw. Pat. S Stadium	\multicolumn{5}{c	}{Therapieresultate in % (Zahl der Patienten)}	RD Remissionsdauer ÜZ Überlebenszeit Median (Monate)
			CR	PR	CR+PR	NC	PD	
Gerner et al. 1973	DTIC 2,5 mg/kg i.v. d1–10 Act-D 0,25 mg i.v. d1–10 q 4 Wo × (na)	n = 69 S = IV	13 (9)	7 (5)	20 (14)	32 (22)	48 (33)	ÜZ = 10 (CR + PR) ÜZ = 3 (NC + PD) RD = 8 (CR + PR)
Samson et al. 1978	DTIC 650–950 mg/m² i.v. d1 Act-D 1–2 mg/m² i.v. d1 q 3–4 Wo × (na)	n = 22 S = IV	9 (2)	14 (3)	23 (5)			
Halpern et al. 1981	DTIC 250 mg/m² i.v. d1–5 Act-D 1,5 mg/m² i.v. d1 q 3 Wo × (na)	n = 15 S = IV	7 (1)	7 (1)	13 (2)			ÜZ = 8
Robidoux et al. 1982	DTIC 250 mg/m² i.v. d1–5 Act-D 2 mg/m² i.v. d1 q 3 Wo × (na)	n = 65 S = IV	5 (3)	9 (6)	14 (9)	40 (26)	46 (30)	ÜZ = 8
Constanzi et al. 1984	DTIC 750 mg/m² i.v. d1 Act-D 1,5 mg/m² i.v. d1 q 3 Wo × (na)	n = 103 S = IV	7 (7)	15 (15)	22 (22)			ÜZ = 8
Hochster et al. 1985	DTIC 800 mg/m² i.v. d1 Act-D 1,2 mg/m² i.v. d1 q 3 Wo × (na)	n = 18 S = IV	17 (3)	6 (1)	22 (4)			ÜZ = 12 (CR + PR) ÜZ = 9 (NC + PD)
	DA gesamt	n = 292	9 (25)	11 (31)	19 (56)			
Seigler et al. 1980	BLM 15 U s.c. d1+4 CCNU 80 mg/m² p.o. d1 VCR 1 mg/m² i.v. d1+5 DTIC 200 mg/m² i.v. d1–5 q 4–6Wo × (na)	n = 72 S = IV	10 (7)	30 (22)	40 (29)	17 (12)	43 (31)	ÜZ = 8 (alle) ÜZ = 16 (CR + PR + NC) ÜZ = 5 (PD) RD = 7 (CR + PR + NC)
Ahn et al. 1983	BLM 15 U i.v. d1+4 CCNU 80 mg/m² p.o. d1, 8, 15, 21 VCR 1 mg/m² i.v. d1 DTIC 200 mg/m² i.v. d1–5 q 4–6Wo × (na)	n = 42 S = IV	10 (4)	36 (15)	46 (19)	12 (5)	43 (18)	ÜZ = 6,5 (alle) ÜZ = 11 (CR + PR + NC) ÜZ = 6 (PD) RD = 4 (CR + PR + NC)
Jose et al. 1985	BLM 15 mg i.v. d1+4 CCNU 80 mg/m² p.o. d1 VCR 1 mg/m² i.v. d1+5 DTIC 200 mg/m² i.v. d1–5 q 4–6Wo × (na)	n = 79 S = IV	14 (11)	30 (24)	44 (35)	12 (9)	44 (35)	ÜZ = 21 (CR) ÜZ = 8 (PR) ÜZ = 5 (NC) ÜZ = 2 (PD) RD = 5 (CR + PR + NC)

Tabelle 39.7. (Fortsetzung)

Quelle	Therapieplan	n aw. Pat. S Stadium	Therapieresultate in % (Zahl der Patienten)					RD Remissionsdauer ÜZ Überlebenszeit Median (Monate)
			CR	PR	CR+PR	NC	PD	
York et al. 1988	BLM 15 U i.v. d1+4 CCNU 80 mg/m² p.o. d1 VCR 1 mg/m² i.v. d1+5 DTIC 200 mg/m² i.v. d1–5 q 4–6 Wo × (na)	n = 46 S = IV	11 (5)	11 (5)	22 (10)	19 (9)	59 (27)	ÜZ = 6 (alle) ÜZ = 25,5 (CR) ÜZ = 17 (PR) ÜZ = 10 (NC) ÜZ = 5 (PD)
Prudente Foundation 1988	BLM 15 U s.c. d1+4 CCNU 80 mg/m² p.o. d1 VCR 1 mg/m² i.v. d1+5 DTIC 200 mg/m² i.v. d1–5 q 4–6 Wo × (na)	n = 51 S = IV	0 (0)	4 (2)	4 (2)	– –	96 (49)	ÜZ = 4
	BOLD gesamt	n = 292	9 (27)	23 (68)	32 (95)	12 (35)	55 (162)	
Nathanson et al. 1981	VBL 6 mg/m² i.v. d1+2 BLM 15 mg/m² c.i. d1–5 bis 300 mg/m², dann DTIC DDP 50 mg/m² i.v. d5 q 4 Wo × (na)	n = 34 S = III–IV	9 (3)	38 (13)	47 (16)	24 (8)	29 (10)	ÜZ = 6 (alle) ÜZ = 9 (CR + PR) ÜZ = 6 (NC) ÜZ = 5 (PD) RD = 6 (CR + PR)
Bajetta et al. 1982	VBL 6 mg/m² i.v. d1+2 BLM 15 mg/m² c.i. d1–5 DDP 50 mg/m² i.v. d5 q 3 Wo × (na)	n = 29 S = III–IV	10 (3)	17 (5)	28 (8)	34 (10)	38 (11)	ÜZ = 8 (CR + PR) ÜZ = 5 (NC + PD) RD = 3 (CR + PR)
Creagan et al. 1982	VBL 6 mg/m² i.v. d1+2 BLM 15 mg/m² c.i. d1–5 DDP 50 mg/m² i.v. d5 q 4 Wo × (na)	n = 18 S = IV	6 (1)	6 (1)	11 (2)	50 (9)	39 (7)	ÜZ = 7 RD = 5 + (CR + PR)
York et al. 1983	VBL 6 mg/m² i.v. d1+2 BLM 15 mg/m² c.i. d1–5 DDP 50 mg/m² i.v. d5 q 3 Wo × (na)	n = 20 S = III–IV	0 (0)	0 (0)	0 (0)	30 (6)	70 (14)	ÜZ = 15 (NC) ÜZ = 5 (PD)
Luikart et al. 1984	VBL 6 mg/m² i.v. d1+2 BLM 15 mg/m² c.i. d1–5 bis 300 mg/m², dann Stop DDP 50 mg/m² i.v. d5 q 4 Wo × (na)	n = 41 S = IV	0 (0)	10 (4)	10 (4)	46 (19)	44 (18)	ÜZ = 4 ÜZ = 7 (PR) RD = 5 (PR)
National Cancer Institute 1984	VBL 6 mg/m² i.v. d1+2 BLM 20 mg i.v. d1, dann 15 mg/m² c.i. d1–4 DDP 50 mg/m² i.v. d5 q 4 Wo × (na)	n = 64 S = IV	5 (3)	14 (9)	19 (12)	20 (13)	61 (39)	RD = 6 (CR) RD = 5 (PR)

Tabelle 39.7. (Fortsetzung)

Quelle	Therapieplan	n aw. Pat. S Stadium	\multicolumn{5}{c}{Therapieresultate in % (Zahl der Patienten)}					RD Remissionsdauer ÜZ Überlebenszeit Median (Monate)
			CR	PR	CR+PR	NC	PD	
Johnson et al. 1983	**VBL** 12 mg/m² i.v. d1 **BLM** 30 mg i.v. q Woche × 9 **DDP** 50 mg/m² i.v. d1 q 3 Wo × (na)	n = 50 S = III–IV	6 (3)	16 (8)	22 (11)	18 (9)	60 (30)	ÜZ = 5 (alle) ÜZ = 7 (CR + PR) ÜZ = 9 (NC) RD = 4 (CR + PR)
	VBD gesamt	**n = 256**	**5** (13)	**16** (40)	**21** (53)	**29** (74)	**50** (129)	
Gunderson et al. 1987	**DTIC** 250 mg/m² i.v. d1–5 **VDS** 3 mg/m² i.v. d1 **DDP** 100 mg/m² i.v. d1 q 3 Wo × (na)	n = 27 S = IV	15 (4)	30 (8)	44 (12)	19 (5)	37 (10)	RD = 4 (CR + PR)
Verschrae-gen et al. 1988	**DTIC** 450 mg/m² i.v. d1+8 **VDS** 3 mg/m² i.v. d1+8 **DDP** 50 mg/m² i.v. d1+8 q 4 Wo × (na)	n = 92 S = IV	4 (4)	20 (18)	24 (22)	23 (21)	53 (49)	ÜZ = 8 (alle) RD = 6 (CR + PR)
Legha et al. 1989	**DTIC** 800 mg/m² i.v. d1 **VBL** 1,6 mg/m² i.v. d1–5 **DDP** 20 mg/m² i.v. d2–5 q 3 Wo × (na)	n = 50 S = IV	4 (2)	36 (18)	40 (20)	8 (4)	52 (26)	ÜZ = 10 (alle) RD = 10 (CR + PR)
	DVP gesamt	**n = 169**	**6** (10)	**26** (44)	**32** (54)	**18** (30)	**50** (85)	
Del Prete et al. 1984	**DTIC** 220 mg/m² i.v. d1–3 **BCNU** 150 mg/m² i.v. d1 q 6 Wo **DDP** 25 mg/m² i.v. d1–3 **TAM** 2 × 10 mg p.o. tägl. q 3 Wo × (na)	n = 20 S = IV	20 (4)	35 (7)	55 (11)	–	45 (9)	ÜZ = 9 (alle) RD = 10 (CR + PR)
McClay et al. 1987	**DTIC** 220 mg/m² i.v. d1–3 **BCNU** 150 mg/m² i.v. d1 q 6 Wo **DDP** 25 mg/m² i.v. d1–3 **TAM** 2 × 10 mg p.o. tägl. q 3 Wo × (na)	n = 20 S = IV	20 (0)	35 (10)	55 (10)	–	45 (10)	RD = 7 + (PR)
Richards et al. 1992	**DTIC** 220 mg/m² i.v. d1–3 **BCNU** 150 mg/m² i.v. d1 q 6 Wo **DDP** 25 mg/m² i.v. d1–3 **TAM** 2 × 10 mg p.o. tägl. q 3 Wo × (na)	n = 20 S = IV vorbehandelt mit IL-2	0 (0)	55 (11)	55 (11)	–	45 (9)	ÜZ = 5 (alle) RD = 3 (CR + PR)

Tabelle 39.7. (Fortsetzung)

Quelle	Therapieplan	n aw. Pat. S Stadium	CR	PR	CR+PR	NC	PD	RD Remissionsdauer ÜZ Überlebenszeit Median (Monate)
Saba et al. 1992	**DTIC** 200 mg/m² i.v. d1–3 **BCNU** 150 mg/m² i.v. d1 q 8 Wo **DDP** 25 mg/m² i.v. d1–3 **TAM** 2 × 10 mg p.o. tägl. q 4 Wo × (na)	n = 14 S = IV	21 (3)	7 (1)	29 (4)	21 (3)	50 (7)	ÜZ = 9 (alle) RD = 10 (CR + PR)
	DBCT gesamt (Cave: tiefe Venenthrombosen)	n = 74	9 (7)	39 (29)	49 (36)			
Jacquillat et al. 1990	**Fotemustin** 100 mg/m² i.v. d1, 8, 15, dann 5 Wo Pause Fortsetzung q 3 Wo	n = 39 S = IV *Hirnmetast.*	5 (2)	23 (9)	28 (11)	23 (9)	49 (19)	ÜZ = 6 (alle) ÜZ = 12 (CR + PR) ÜZ = 4 (NC + PD)

togenen Zytostatika vollständig zu unterdrücken. Sie sollten deshalb in der Regel bei Gabe der o. g. Substanzen zusätzlich verabreicht werden. Bei Gabe von Cisplatin sollte zusätzlich zu einem der neuen Antiemetika Dexamethason in Dosen von 12–20 mg/d gegeben werden. Cisplatin bewirkt eine Spätmanifestation von Nausea und Emesis („delayed type"), deshalb muß die antiemetische Behandlung über 3–5 Tage nach Gabe des Medikamentes fortgeführt werden. Neuere Präparate wie insbesondere das Vindesin und das Fotemustin haben kaum einen emetischen Effekt. Die zusätzliche Anwendung der neuen antiemetischen Therapiekonzepte hat die klassischen Zytostatika beim malignen Melanom wieder in den Mittelpunkt der therapeutischen Anwendung gerückt, die Schwelle der Anwendung von Chemotherapeutika sowohl in der Polychemotherapie als auch in Kombination mit Zytokinen ist wegen der verminderten subjektiven Nebenwirkungen deutlich gesenkt worden.

Alle Zytostatika bewirken eine *Myelosuppression*, die früher wegen der drohenden Agranulozytose und dem damit verbundenen Infektionsrisiko ebenfalls eine wichtige Einschränkung beim Einsatz von Zytostatika darstellte. Heute stehen neue *koloniestimulierende Faktoren* zur Verfügung, insbesondere der die Granulozyten-Kolonie stimulierende Faktor (G-CSF, Neupogen®) und der Granulozyten-Makrophagen-Koloniestimulierende Faktor (GM-CSF). Ihre Gabe ist indiziert, wenn die Zahl der Leukozyten unter 1500–1000 fällt. Ein deutlicher Anstieg der Leukozytenzahlen ist dann bereits nach 1–3 Tagen zu erwarten. Auch diese neuen therapeutischen Möglichkeiten bestärken eine Neubewertung des Einsatzes von Zytostatika.

Verschiedene Klassen von Zytostatika bewirken unterschiedliche *Organtoxizitäten*. *Platinpräparate* sind z. B. stark nephrotoxisch. Zur Abwendung dieser Gefahr wurden jedoch im letzten Jahrzehnt wirksame Konzepte entwickelt. Bei Gabe von Cisplatin oder (in vermindertem Maße) auch bei Gabe von Carboplatin werden zur Erreichung einer schnellen Nierenpassage des Medikamentes eine Hyperhydratation und eine medikamentöse Diurese empfohlen. Die prätherapeutische und posttherapeutische Hyperhydratation besteht in der oralen oder i.v.-Gabe von jeweils 1–2 l Flüssigkeit, zusätzlich sollte Furosemid als Diuretikum gegeben werden. Bei Anwendung dieser Maßnahmen in Kombination mit der antiemetischen Behandlung ist die Gabe von Platinpräparaten einfacher und für die Patienten verträglicher geworden.

Die gefürchteste *Nebenwirkung von Vinkaalkaloiden* besteht in ihrer *Neurotoxizität*. Dagegen gibt es bisher keine gesicherte wirksame suppor-

tive Behandlung. Die engmaschige Nachbeobachtung (alle 14 Tage) und das Achten auf Zeichen einer peripheren Neuropathie ist bei Anwendung dieser Substanzen notwendig. Die Patienten sollen unbedingt darüber unterrichtet werden, daß Gefühlsunsicherheiten an Händen und Füßen ein frühes Warnzeichen sind, die sich in feinmotorischen Unsicherheiten wie beim Schließen von Knöpfen oder in Gangunsicherheiten zuerst zeigen. In solchen Fällen muß eine Reduktion der Dosis vorgenommen werden oder das Medikament abgesetzt werden. Erfahrungsgemäß stellen sich diese Nebenwirkungen zumeist nach 3- bis 6monatiger Anwendung ein.
Die *Organtoxizität von Dacarbazin und Nitrosoharnstoffderivaten* ist vergleichsweise gering. Eine Lebertoxizität muß anhand der üblichen Blutentnahmen kontrolliert werden.

● Dacarbazin kann in äußerst seltenen Fällen ein *Budd-Chiari-Syndrom* (Lebervenenokklusionssyndrom) hervorrufen, das tödliche Ausgänge zur Folge haben kann. Die Untersuchung der veröffentlichten Fälle führte zur Kenntnis folgender Warnzeichen: Erhöhung der Leberwerte GOT, GPT, γ-GT > 50 U/l, AP > 180 U/l; Eosinophilie im peripheren Blut > 8 % und grippeähnliche Symptomatik mit Fieber ≥ 38 °C. Bei gleichzeitigem Auftreten von mindestens 2 dieser Symptome sollte die Behandlung mit Dacarbazin abgebrochen werden. Das Budd-Chiari-Syndrom tritt unter der Dacarbazinbehandlung in der Regel während des 2. Zyklus auf und scheint auf einer hyperergischen Reaktion zu beruhen.

Eine weitere wichtige Nebenwirkung vieler Zytostatika besteht in der Ausbildung einer diffusen bis vollständigen *Alopezie*. Diese ist sicher nach Gabe von Platinpräparaten zu erwarten und etwa in 30–50 % nach Gabe von Vinkaalkaloiden. Das Auftreten dieser Nebenwirkung kann durch die Applikation von Eiskappen während der Behandlung mit den entsprechenden Zytostatika gemindert, aber nicht vollständig verhindert werden. Dacarbazin und Nitrosoharnstoffderivate haben nur eine geringe alopezische Wirkung, so daß ein besonderer Schutz nicht erforderlich ist.

Bei Anwendung von Polychemotherapien können verschiedene Schweregrade der Belastung der Patienten (und auch möglicherweise der Erfolgsaussichten) unterschieden werden (vgl. Tabelle 39.7): Vergleichsweise wenig belastend bei sachgerechter Gabe antiemetischer Behandlung ist die Applikation des BHD-Schemas, Organtoxizitäten treten dabei relativ selten auf. Andere wirksame Schemata enthalten Cisplatin (CVP, CBDT) und sind mit einer erheblich höheren Toxizität verbunden. Bisher gibt es für die systemische Chemotherapie beim fernmetastasierten Melanom keine allgemein anerkannten Methoden, und die Wahl der Behandlung muß daher unter Beachtung der möglichen Nebenwirkungen sowie des angestrebten Behandlungserfolges individuell, im Rahmen kontrollierter Studien vorgenommen werden.

39.13.4 Therapien mit definierten Zytokinen

Langjährige Erfahrungen liegen mit dem Einsatz von verschiedenen Interferontypen vor. Dabei konnte gezeigt werden, daß insbesondere das *Interferon-α* in der Behandlung des disseminierten malignen Melanoms mit Ansprechraten von 13–14 % in den Bereich hineinreicht, der mit Zytostatika erzielt wird. Monotherapien mit Interferonen wurden wegen dieser insgesamt recht niedrig liegenden Ansprechraten inzwischen verlassen. In Zukunft wird das Präparat vorzugsweise in Kombination mit Zytostatika oder aber mit anderen definierten Zytokinen verabreicht.

Eine weitere interessante Substanz ist offenbar das *Interleukin-2* (IL-2). Dieses wurde zunächst benutzt, um Lymphozyten in vitro zur Proliferation zu bringen. Therapieversuche wurden damit begonnen, dem Patienten Lymphozyten zu entnehmen, diese in vitro unter dem Einfluß von Interleukin-2 zur Proliferation und zur Differenzierung zu bringen und sie als sog. *lymphokinaktivierte Killerzellen* (LAK-Zellen) anschließend dem Patienten wieder zu reinfundieren. Tatsächlich wurden Ansprechraten in einer Größenordnung von 15–25 % mit diesem Behandlungsverfahren erzielt. Nach der Reinfusion der Lymphozyten mußte allerdings weiterhin Interleukin-2 systemisch appliziert werden. Dabei treten schwerwiegende Nebenwirkungen, insbesondere der Austritt von intravasalem Volumen in den Extravasal-

Tabelle 39.8. Behandlungsergebnisse beim metastasierten malignen Melanom mittels kombinierter Interferon-Zytostatika-Applikation (Abkürzungen s. S. 880)

Quelle	Therapieplan	n aw. Pat. S Stadium	Therapieresultate in % (Zahl der Patienten)					RD Remissionsdauer ÜZ Überlebenszeit Median (Monate)
			CR	PR	CR+PR	NC	PD	
Hersey et al. 1989	DTIC 200–1000 mg/m^2 i.v. steigend d1q 3 Wo IFN-α 3 mIU d1–3, 9 mIU d4–70, dann 2 × pro Wo	n = 74 S = IV	9 (7)	18 (13)	27 (20)	33 (25)	39 (29)	RD = 18 (CR + PR)
Kerr et al. 1989	DTIC 800 mg/m^2 i.v. d15 IFN-α 10 mIU s.c. d1–14 q 4 Wo × (na)	n = 17 S = IV	0 (0)	6 (1)	6 (1)	18 (3)	76 (13)	
Bajetta et al. 1990	DTIC 800 mg/m^2 i.v. d1q 3 Wo × 6 Mo IFN-α 9 mIU d1–6 × 10 Wo dann 9 mIU 3 × pro Wo	n = 75 S = IV	8 (6)	17 (13)	25 (19)	– –	75 (56)	RD = 8 (CR + PR)
Breier et al. 1990	DTIC 800 mg/m^2 i.v. d1+2 IFN-α 10 mIU s.c. d1–10 q 4 Wo × 6	n = 17 S = III–IV	25 (4)	29 (5)	53 (9)	18 (3)	29 (5)	ÜZ = 72 RD = 15 (CR + PR)
Mulder et al. 1990	DTIC 750 mg/m^2 i.v. d1 IFN-α 9 mIU s.c. tägl. q 4 Wo × 6	n = 30 S = IV	10 (3)	27 (8)	37 (11)	– –	63 (19)	ÜZ = 6 RD = 6 (CR + PR)
Falkson et al. 1991	DTIC 200 mg/m^2 i.v. d22–26 q 4 Wo × 24 Mo IFN-α 15 mIU d1–5 × 3 Wo dann 10 mIU 3 × pro Wo	n = 30 S = IV	40 (12)	13 (4)	53 (16)	33 (10)	13 (4)	RD = 8 (CR + PR)
Sertoli et al. 1992	DTIC 800 mg/m^2 i.v. d1q 3 Wo × 6 Mo IFN-α 9 mIU tägl. × 6 Mo oder 3 mIU 3 × pro Wo × 6 Mo	n = 136 S = IV	7 (9)	19 (26)	26 (35)	- –	74 (101)	RD = 8 (CR + PR)
Thomson et al. 1992	DTIC 200, 400, 800 mg/m^2 i.v. steigend d1q 3 Wo IFN-α 9 × 10 mIU tägl. × 10 Wo dann 9 × 10 mIU 2 × pro Wo	n = 87 S = IV 86 vorbeh.	7 (6)	14 (12)	21 (18)	17 (15)	62 (54)	ÜZ = 8 RD = 9 (CR + PR)
	DTIC-IFNα gesamt	n = 466	10 (47)	18 (82)	28 (129)	12 (56)	60 (281)	
Schuchter et al. 1989	DDP 20–60 mg/m^2 i.v. d4 IFN-α 3–12 mIU s.c. d1–3 q 3 Wo × (na)	n = 14 S = IV	0 (0)	14 (2)	14 (2)	7 (1)	79 (11)	
Oratz et al. 1989	DDP 25 mg/m^2 i.v. d4+11+18 IFN-α 5 mIU s.c. d1, 4, 8, 11, 15, 18 q 5 Wo	n = 10 S = IV	10 (1)	0 (0)	10 (1)	40 (4)	50 (5)	

Tabelle 39.8. (Fortsetzung)

Quelle	Therapieplan	n aw. Pat. / S Stadium	CR	PR	CR+PR	NC	PD	RD Remissionsdauer / ÜZ Überlebenszeit Median (Monate)
			Therapieresultate in % (Zahl der Patienten)					
Richner et al. 1990	**DDP** 50 mg/m² i.v. d8+9 **IFN-α** 10 mIU s.c. tägl. q 4 Wo × (na)	n = 15 S = IV	7 (1)	20 (3)	27 (4)	40 (6)	33 (5)	RD = 5 (CR + PR)
Margolin et al. 1990	**DDP** 40 mg/m² i.v. d1+8 **IFN-α** 3 mIU s.c. d1–5 +8–12 q 3 Wo × (na)	n = 24 S = IV	0 (2)	14 (4)	14 (6)	– –	79 (18)	
	DDP-IFNα gesamt	**n = 63**	**6** (4)	**14** (9)	**21** (13)	**17** (11)	**62** (39)	
Gunderson et al. 1989	**VBL** 0,075–0,15 mg/m² i.v. steigend d1 wöchentl. **IFN-α** 3 mIU d1–3, 9 mIU d4–70, dann 3 × pro Wo × 6 Mo	n = 17 S = IV	6 (1)	6 (1)	12 (2)	12 (2)	76 (13)	RD = 4 (CR + PR + SD)
Kellokumpu et al. 1989	**VBL** 0,075–0,15 mg/m² i.v. steigend q 3 Wo **IFN-α** 3 mIU d1–3, 9 mIU d4–70, dann 3 × pro Wo	n = 10 S = IV	0 (0)	10 (1)	10 (1)	30 (3)	60 (6)	ÜZ = 5 RD = 7 (PR + SD)
	VBL-IFNα gesamt	**n = 27**	**4** (1)	**7** (2)	**11** (3)	**19** (5)	**70** (19)	
Smith et al. 1992	**VDS** 3 mg/m² i.v. q 3 Wo × 12 Mo **IFN-α** 3–9 mIU s.c. tägl.	n = 19 S = IV	21 (4)	5 (1)	26 (5)	10 (2)	64 (12)	ÜZ = 12 RD = 7 (PR + SD)
Garbe et al. 1993	**VDS** 3 mg/m² i.v. q 2 Wo × 12 Mo **IFN-α** 3–9 mIU s.c. 3 × q Wo	n = 25 S = IV	12 (3)	4 (1)	16 (4)	40 (8)	44 (13)	ÜZ = 14 RD = 7 (PR + SD)
	VDS-IFNα gesamt	**n = 44**	**16** (7)	**5** (2)	**20** (9)	**23** (10)	**57** (25)	

raum, auf. Diese Behandlungen wurden daher zumeist unter intensivmedizinischer Überwachung durchgeführt. Inzwischen wurden neue Dosierungsschemata und Applikationswege untersucht, und mit niedriger dosierter IL-2-Behandlung und mit subkutaner Applikation ohne wesentliche Toxizität wurden ebenfalls gute Ansprechraten gesehen. IL-2 findet zur Zeit zunehmend Eingang in *kombinierte chemoimmuntherapeutische Behandlungsschemata* (vgl. 39.13.5), die experimentell eingesetzt werden und deren Ergebnis noch aussteht.

Tabelle 39.9. Behandlungsergebnisse beim metastasierten malignen Melanom mittels kombinierter Interleukin-2-Zytostatika-Applikation (Abkürzungen s. S. 880)

Quelle	Therapieplan	n aw. Pat. S Stadium	\multicolumn{5}{c}{Therapieresultate in % (Zahl der Patienten)}	RD Remissionsdauer ÜZ Überlebenszeit Median (Monate)
			CR	PR	CR+PR	NC	PD	
Dillman et al. 1990	DTIC 1200 mg/m^2 i.v. d28 IL-2 18 mIU c.i. d1–5 + LAK-Zell-Infus. d11–15 Intervalle nicht definiert	n = 27 S = IV	7 (2)	19 (5)	26 (7)	22 (6)	52 (14)	ÜZ = 10 RD = 14, 23 (CR) RD = 4 (PR)
Flaherty et al. 1990	DTIC 1000 mg/m^2 c.i. d1 IL-2 12–30 mIU i.v. d15–19 + 22–26 q 4 Wo × (na)	n = 32 S = IV	3 (1)	19 (6)	22 (7)	28 (9)	50 (16)	ÜZ = 9 (alle) ÜZ = 22 (CR + PR) RD = 5 (CR + PR)
Dummer et al. 1991	DTIC 250 mg/m^2 c.i. d1–5 IL-2 18 mIU i.v. d21–24 + 28–31 q 7 Wo × (na)	n = 14 S = IV	0 (0)	36 (5)	36 (5)	21 (3)	43 (6)	
Demchak et al. 1991	DDP 135–150 mg/m^2 i.v. d32, 53 oder DDP 50 mg/m^2 i.v. d32–35 + d53–55 IL-2 6 × 10 (5) mIU i.v. q 8 hr d1–5 + d15–19 q 10 Wo × (2)	n = 27 S = IV	11 (3)	26 (7)	37 (10)	11 (3)	52 (14)	RD = 9, 16, 30 (CR) RD = 3 (PR)
	Monochemo.-IL-2 gesamt	n = 100	6 (6)	23 (23)	29 (29)	21 (21)	50 (50)	
Hamblin et al. 1991	DTIC 750 mg/m^2 i.v. d1 DDP 100 mg/m^2 i.v. d1 IFN-α 3 mIU s.c. d12, 14, 16, 20, 22, 24 IL-2 18 mIU/m^2 c.i. d12–17 + 20–25 q 4 Wo × 4	n = 12 S = IV	25 (3)	58 (7)	83 (10)	–	17 (2)	
Legha et al. 1992	DTIC 800 mg/m^2 i.v. d8 VBL 8 mg/m^2 i.v. d8 DDP 80 mg/m^2 i.v. d8 IFN-α 5 mIU/m^2 s.c. d1–4 + 15–19 IL-2 18 mIU/m^2 c.i. d1–4 + 15–19 q 3 Wo × 6	n = 30 S = IV	20 (6)	37 (11)	57 (17)	–	43 (13)	RD = 5 (CR + PR)

Tabelle 39.9. (Fortsetzung)

Quelle	Therapieplan	n aw. Pat. S Stadium	Therapieresultate in % (Zahl der Patienten)					RD Remissionsdauer ÜZ Überlebenszeit Median (Monate)
			CR	PR	CR+PR	NC	PD	
Richards et al. 1992	**DTIC** 220 mg/m² i.v. d1–3 + 23–25 **BCNU** 150 mg/m² i.v. d1 **DDP** 25 mg/m² i.v. d1–3 + 23–25 **TAM** 2 × 10 mg p.o. tägl. **IFN-α** 6 mIU/m² s.c. d4–8 + 17–21 **IL-2** 9 mIU/m² i.v. q 8 hr d4–8 + 17–21 q 6 Wo × (na)	n = 74 S = IV	15 (11)	40 (30)	55 (41)	25 (18)	45 (15)	ÜZ = 14 (alle) RD = 9 (CR + PR)
	Polychemo.-IL-2-IFNα ges.	n = 116	17 (20)	41 (48)	58 (68)	16 (18)	26 (30)	

Abkürzungen: *CR* komplette Remission; *PR* partielle Remission; *NC* stabile Erkrankung; *PD* progressive Krankheit; *Act-D* Actinomycin-D; *BCNU* Carmustin (BCNU); *BLM* Bleomycin; *CCNU* Lomustin (CCNU); *DDP* Cisplatin; *DTIC* Dacarbazin, *HU* Hydroxyurea; *IFN-α* Interferon-α; *IL-2* Interleukin-2; *TAM* Tamoxifen; *VBL* Vinblastin; *VCR* Vincristin; *VDS* Vindesin; *c.i.* kontinuierliche Infusion; *d1–5* Tag 1–5; *d1+8* Tag 1 und 8; *hr* Stunden; *mIU* Millionen internationaler Einheiten; *na* nicht angegeben; *p.o.* per os (oral); *q 4 Wo × 6* alle 4 Wochen × 6 Zyklen; *aw. Pat.* auswertbare Patienten.

39.13.5 Chemoimmuntherapie

Die kombinierte Anwendung von Zytokinen und Zytostatika wurde bereits bei relativ großen Patientenkollektiven untersucht. Die meisten Erfahrungen liegen mit der Kombination des klassischen melanomaktiven Zytostatikums *Dacarbazin mit Interferon-α* vor, die auf verbesserte Resultate im Vergleich zur Behandlung mit der zytostatischen Substanz allein hinweisen. Auch die Kombination von Interferon-α mit anderen Zytostatika erwies sich z.T. als sinnvoll (Tabelle 39.8).

Eine neue Annäherung an verbesserte Therapieergebnisse stellt *die kombinierte Anwendung von Interferon-α, Interleukin-2 und Zytostatika* dar. In dieser Kombination wurden Ansprechraten erreicht, die insgesamt befriedigend waren (Tabelle 39.9). Über mehr als 50 % objektives Ansprechen wurde mit diesen Kombinationen berichtet. Es bleibt abzuwarten, ob sich diese günstigen Ergebnisse an größeren und weniger selektierten Patientenkollektiven bestätigen lassen werden.

39.14 Verhaltensregeln für den Melanompatienten

Es ist immer wieder versucht worden, die Prognose der Melanomkrankheit durch Verhaltensmaßregeln zu beeinflussen. Dazu gehört insbesondere die Empfehlung von Vorsichtsmaßnahmen gegen UV-Bestrahlung und die Vermeidung von Schwangerschaften. Schließlich werden auch verschiedene diätetische Konzepte empfohlen. Für keine dieser Empfehlungen ist bisher empirisch belegt, daß ihre Einhaltung die Prognose der Melanomkrankheit beeinflußt.

39.14.1 Umgang mit UV-Licht

Wie bereits in Abschn. 39.1 ausgeführt, ist heute aufgrund epidemiologischer Daten gut belegt, daß UV-Licht einen *Risikofaktor* für die Entwicklung von Melanomen darstellt. Melanompatienten haben ein deutlich erhöhtes Risiko, Zweitmelanome zu entwickeln.

Aus diesem Grund ist die Empfehlung berechtigt, daß Melanompatienten übermäßige Sonnenexposition vermeiden sollten. Vor allem scheint eine kurzfristige intensive Sonnenbestrahlung mit nachfolgenden Sonnenbränden besonders im Kindes- und Jugendalter das Risiko für die Melanomentstehung zu fördern. Nur für die Entstehung von LMM scheint die langdauernde, chronische Sonnenbestrahlung eine Rolle zu spielen. Deshalb sollten im Interesse des Patienten Empfehlungen zum Schutz vor Sonne mit einer gewissen Zurückhaltung geäußert werden. Das Diktat einer *absoluten Sonnenkarenz* läßt sich mit wissenschaftlichen Untersuchungsergebnissen *nicht* untermauern.

39.14.2 Schwangerschaft nach Melanomdiagnose

In der Literatur wurden immer wieder Empfehlungen gegeben, in den ersten Jahren nach einer Melanomdiagnose nicht schwanger zu werden. Diese Empfehlungen gründeten sich auf kasuistische Berichte über Melanompatientinnen, bei denen nach einer Schwangerschaft eine auffällige Krankheitsprogredienz beobachtet wurde. Die wenigen bisher publizierten kontrollierten Studien, die den Einfluß der Schwangerschaft auf den Verlauf der Melanomkrankheit untersuchten, konnten die Vermutung eines negativen Einflusses auf die Prognose *nicht bestätigen*. Deshalb erscheint es aufgrund der derzeit vorliegenden Ergebnisse nicht notwendig, Patientinnen mit Melanom von einer Schwangerschaft abzuraten.

39.15 Nachsorge

Das Ziel der Nachsorgeuntersuchung bei Melanompatienten besteht darin, *Rezidive frühzeitig zu erkennen*, um sie durch geeignete Behandlungsmaßnahmen zu heilen oder aber die Überlebensprognose deutlich zu verbessern. Aus diesem Grunde dürfen die Nachsorgeintervalle nicht zu lange Zeiträume umfassen; jährliche Intervalle z. B. dürften in der Regel nicht genügen, um bei einem möglichen Rezidiv eine frühzeitige Behandlung durchzuführen.

Je nach Rezidivrisiko halten wir ein abgestuftes Vorgehen für sinnvoll: Im Stadium I + II (Primärtumor allein) erscheinen uns in den ersten 5 Jahren Intervalle von 3 Monaten als ausreichend, in den Stadien der regionären Metastasierung sollten in den ersten 3 Jahren Nachuntersuchungen in 2monatlichen Intervallen erfolgen. Bei Fernmetastasierung wird sich die ärztliche Betreuung individuell unterschiedlich je nach Befallsmuster der Krankheit und nach Therapie gestalten.

In der Melanomnachsorge sind die *Inspektion* und die *Palpation* die wichtigsten Untersuchungen. Hier gilt es, durch sorgfältige Inspektion die Entwicklung lokaler Rezidive, von Satelliten- und In-transit-Metastasen oder aber das Entstehen neuer Melanome auszuschließen. Mittels der Palpation der regionären Abfluß- sowie auch der übrigen wesentlichen Lymphknotenstationen ist eine gute Chance gegeben, eine Lymphknotenmetastasierung frühzeitig zu erkennen. Routinemäßig gehört zum Untersuchungsprogramm heute die *Lymphknotensonographie*, die in jedem Fall bei einem auffälligen Tastbefund geeignet ist, den Verdacht auf eine Lymphknotenmetastasierung zu konkretisieren. Weiterhin halten wir die Durchführung der Lymphknotensonographie im Stadium I + II (Primärtumor allein) in jährlichen Abständen und nach lokoregionärer Metastasierung in 6monatigen Abständen für sinnvoll.

Spezifische Blutuntersuchungen zur Erkennung einer Metastasierung existieren bisher nicht. Allenfalls kann die Veränderung einiger Parameter Hinweise auf eine bestimmte Organmetastasierung liefern. Im Rahmen der technischen Untersuchungen nehmen wir daher auch eine Blutentnahme vor (s. Tabelle 39.10). Nach unserer Erfahrung stellt die LDH dasjenige Enzym dar, das bei einer Metastasierung am ehesten Veränderungen aufweist.

Tabelle 39.10. Blutuntersuchungen in der Nachsorge des malignen Melanoms

▷ Blutbild, Differentialblutbild, Thrombozyten und BSG
▷ LDH, GOT, GPT, γ-GT, AP
▷ Kreatinin, Na, Ka
▷ Gesamteiweiß im Serum und Elektrophorese

Tabelle 39.11. Nachsorgeintervalle und Ausbreitungsdiagnostik

Stadium	Inspektion und Palpation	Ausbreitungsdiagnostik
I–II	1.– 5. Jahr: 3monatlich 5.–10. Jahr: 6monatlich	jährlich: Blutentnahme, Thoraxröntgen, Oberbauchsonographie, LK-Sonographie
III	1.– 3. Jahr: 2monatlich 4.– 5. Jahr: 3monatlich 6.–10. Jahr: 6monatlich	1.–5. Jahr: 6monatliche Untersuchungen Blutentnahme, Thoraxröntgen, Abdomen-CT LK-Sonographie, Schädel-CT, Knochenszintigraphie, 6.–10. Jahr: jährliche Untersuchungen
IV	monatlich	nach Befall und Therapie

Als technische Untersuchung in der jährlichen Ausbreitungsdiagnostik nach Behandlung von Stadium-I-Melanomen oder aber in halbjährlichen Intervallen nach lokoregionärer Metastasierung halten wir *Thoraxröntgen, Oberbauchsonographie* oder *Abdomen-CT* und, wie bereits erwähnt, die *Lymphknotensonographie* für erforderlich. Zusätzlich sollten nach lokoregionärer Metastasierung jeweils noch *Knochenszintigraphie* und *Schädel-CT* durchgeführt werden (Tabelle 39.11).

Ausgewählte Literatur

1. Prognose und Übersichten zur Therapie und Nachsorge in verschiedenen Stadien

Ames FC, Balch CM, Reintgen D (1992) Local recurrences and their management. In: Balch CM, Houghton AN, Milton GW, Sober AJ, Soong SJ (eds) Cutaneous melanoma. Lippincott, Philadelphia, pp 287–294

Braun-Falco O, Landthaler M, Hölzel D, Konz B, Schmoeckel C (1986) Therapie und Prognose maligner Melanome der Haut. Dt Med Wochenschr 111: 1750–1756

D'Hoedt B, Stroebel W, Stutte H, Rassner G (1990) Nachsorge des malignen Melanoms an der Tübinger Hautklinik. In: Orfanos CE, Garbe C (Hrsg) Das maligne Melanom der Haut. Zuckschwerdt, München, S 304–311

Garbe C (1993) Schwangerschaft, Hormonpräparate und malignes Melanom. Hautarzt 44: 347–352

Garbe C, Orfanos CE (1992) Epidemiology of malignant melanoma in Central Europe. Risk Factors and prognostic predictors. Pigment Cell Res 5 (Suppl 2): 285–294

Garbe C, Orfanos CE (1993) Malignes Melanom der Haut. In: Seeber S, Schütte J (Hrsg.) Therapiekonzepte Onkologie. Berlin: Springer, S 229–250

Garbe C, Stadler R, Orfanos CE (1986) Prognoseorientierte Therapie bei malignem Melanom. Hautarzt 37: 365–372

Garbe C, Büttner P, Bertz J et al. (1990) Die Prognose des primären malignen Melanoms – eine multizentrische Studie an 5093 Patienten. In: Orfanos CE, Garbe C (Hrsg) Das maligne Melanom der Haut. Zuckschwerdt, München, S 41–59

Garbe C, Taud W, Karg Ch, Orfanos CE (1990) Nachsorge des metastasierenden malignen Melanoms. In: Orfanos CE, Garbe C (Hrsg) Das maligne Melanom der Haut. Zuckschwerdt, München, S 316–324

Häffner AC, Garbe C, Büttner P et al. (1992) The prognosis of primary and metastasizing melanoma. An evaluation of the TNM classification in 2,495 patients and proposals for their revision. Br J Cancer 66: 856–861

Ho VC, Sober AJ (1990) Therapy for cutaneous melanoma: an update. J Am Acad Dermatol 22: 159–176

Hundeiker M, Drepper H (1987) Therapie der malignen Melanome. Dt Med Wochenschr 112: 553–555

Illig L (1985) Moderne Mehrstufentherapie des malignen Melanoms der Haut. Med Welt 36: 1024–1080

Ketcham AS, Moffat FL, Balch CM (1992) Classification and staging. In: Balch CM, Houghton AN, Milton GW, Sober AJ, Soong SJ (eds) Cutaneous melanoma. Lippincott, Philadelphia, pp 165–187

Landthaler M, Braun-Falco O (1989) Zur Therapie des malignen Melanoms im Stadium I. Offene Fragen und Empfehlungen. Onkologie 12: 269–272

Legha SS (1989) Current therapy for malignant melanoma. Semin Oncol 16: 34–44

Orfanos CE, Jung HG, Rassner G et al. (1994) Stellungnahme und Empfehlungen der Kommission Malignes Melanom der Deutschen Dermatologischen Gesellschaft zur Diagnostik, Behandlung und Nachsorge des malignen Melanoms der Haut – Stand 1993/94. Hautarzt 45: 285–291

Polk HC Jr (1989) Individual treatment for malignant melanoma. J Surg Oncol 40: 46–48

Singletary SE, Balch CM (1992) Recurrent regional metastases and their management. In: Balch CM, Houghton AN, Milton GW, Sober AJ, Soong SJ (eds) Cutaneous melanoma. Lippincott, Philadelphia, pp 427–435g

2. Primäre Exzision

Ackerman AB, Scheiner AM (1983) How wide and deep is wide and deep enough? A critique of surgical practice in excision of primary cutaenous malignant melanoma. Human Pathol 14: 743–744

Aitken DR, Clausen K, Klein JP et al. (1983) The extent of primary melanoma excision. A reevaluation – how wide is wide? Ann Surg 198: 634–641

Breslow A, Macht SD (1977) Optimal size of resection margin for thin cutaneous melanoma. Surgery Gynecol Obstet 145: 691–692

Cascinelli N, van der Esch EP, Breslow A, Morabito A, Butalino R (1980) Stage I melanoma of the skin: the problem of resection margin. Eur J Cancer 16: 1079–1085

Day CL Jr, Mihm MC Jr, Sober AJ, Fitzpatrick TB, Malt RA (1982) Narrower margins for clinical stage I malignant melanoma. N Engl J Med 306: 479–482

Garbe C, Stadler R, Orfanos CE (1989) Lokalrezidive und Metastasierung bei dünnen malignen Melanomen (> 1 mm). Hautarzt 40: 337–343

Kelly JW, Sagebiel RW, Calderon W, Murillo L, Dakin RL, Blois MS (1984) The frequency of local recurrence and microsatellites as a guide to reexcision margins for cutaneous malignant melanoma. Ann Surg 200: 759–763

Landthaler M, Braun-Falco O, Hölzel D, Konz B, Schubert-Fritsche G (1990) Der Sicherheitsabstand bei der primären operativen Versorgung des malignen Melanoms. In: Orfanos CE, Garbe C (Hrsg.) Das maligne Melanom der Haut. Zuckschwerdt, München, S 209–213

Petres J, Lohrisch I, Rezazada M. Azim (1990) Operative Therapie des malignen Melanoms. In: Orfanos CE, Garbe C (Hrsg) Das maligne Melanom der Haut. Zuckschwerdt, München, S 191–208

Petres J, Müller RPA (1987) Strategie der operativen Therapie des malignen Melanoms. In: Petres J (Hrsg) Fortschritte der operativen Dermatologie, Bd 3, Aktuelle Behandlungsverfahren. Springer, Berlin Heidelberg New York Tokio, S 119–133

Schmoeckel C, Bockelbrink A, Bockelbrink H, Braun-Falco O (1983) Low- and high-risk malignant melanoma. III. Prognostic significance of the resection margin. Eur J Cancer Clin Oncol 19: 245–249

Urist MM, Balch CM, Soong SJ, Shaw HM, Milton GW, Maddox WA (1985) The influence of surgical margins and prognostic factors predicting the risk of local recurrence in 3445 patients with primary cutaneous melanoma. Cancer 55: 1398–1402

Veronesi U, Cascinelli N, Adamus J et al. (1988) Thin stage I primary cutaneous malignant melanoma. Comparison of excision with margins of 1 or 3 cm. N Engl J Med 318: 1159–1162

3. Elektive Lymphadenektomie

Balch CM (1980) Surgical management of regional lymph nodes in cutaneous melanoma. J Am Acad Dermatol 3: 511–524

Balch CM (1988) The role of elective lymph node dissection in melanoma: Rationale, results, and controversies. J Clin Oncol 6: 163–172

Balch CM, Soong SJ, Milton GW et al. (1982) A comparison of prognostic factors and surgical results in 1786 patients with localized (stage I) melanoma treated in Alabama, USA, and New South Wales, Australia. Ann Surg 196: 677–684

Balch CM, Milton GW, Cascinelli N, Sim HF (1992) Elective lymph node dissection: pros and cons. In: Balch CM, Houghton AN, Milton GW, Sober AJ, Soong SJ (eds) Cutaneous melanoma. Lippincott, Philadelphia, pp 345–366

Drepper H, Bieß B, Bröcker EB et al. (1990) Ergebnisse einer vergleichenden Studie zur elektiven Lymphknotendissektion. In: Orfanos CE, Garbe C (Hrsg) Das maligne Melanom der Haut. Zuckschwerdt, München, S 214–221

Drepper H, Köhler CO, Bastian B et al. (1993) Benefit of elective node dissection in subgroups of melanoma patients – results of a multicenter study in 3616 patients. Cancer 72: 741–749

Milton GW, Shaw HM, McCarthy WH, Pearson L, Balch CM, Soong SJ (1982) Prophylactic lymph node dissection in clinical stage I cutaneous malignant melanoma: Results of surgical treatment in 1319 patients. Br J Surg 69: 108–111

Reintgen DS, Cox EB, McCarthy KS Jr, Vollmer RT, Steigler HF (1983) Efficacy of elective lymph node dissection in patients with intermediate thickness primary melanoma. Ann Surg 198: 379–385

Veronesi U, Adamus J, Bandiera DC et al. (1977) Inefficacy of immediate node dissection in stage I melanoma of the limbs. N Engl J Med 297: 627–630

Veronesi U, Adamus J, Bandiera DC et al. (1982) Delayed regional lymph node dissection in stage I melanoma of the skin of the lower extremities. Cancer 49: 2420–2430

4. Adjuvante Therapie

Balch CM, Hersey P (1985) Current status of adjuvant therapy. In: Balch CM, Milton GW (eds) Cutaneous melanoma. Clinical management and treatment results worldwide. Lippincott, Philadelphia, pp 197–218

Beiteke U, Ruppert P, Garbe C et al. (1993) Adjuvante Therapie des primären malignen Melanoms mit natürlichem humanen Interferon-beta. Signifikanter Überlebensvorteil bei 96 behandelten Patienten im Vergleich zu 288 unbehandelten Symptomenzwillingen. Hautarzt 44: 365–371

Burg G, Lechner W, Müller W (1990) Adjuvante Nachbehandlung beim malignen Melanom. In Orfanos CE, Garbe C (Hrsg) Das maligne Melanom der Haut. Zuckschwerdt, München, S 312–315

Czarnetzki BM, Aragon V, Bröcker EB et al. (1986) Adjuvante Polychemotherapie zusätzlich zur radikalen operativen Behandlung regionaler Lymphknotenmetastasen beim malignen Melanom. Dt Med Wochenschr 11: 732–736

Elsasser-Beile U, Garbe C, Stadler R et al. (1989) Adjuvante Therapie mit rekombiniertem Interferon alpha-2a beim metastasierten malignen Melanom. Hautarzt 40: 266–270

Fiedler H, Hetschko I, Wohlrab W et al. (1990) Ergebnisse einer randomisierten Polychemotherapiestudie beim malignen Melanom. Hautarzt 41: 369–374

Garbe C, Guenther-Eymann K, Stadler R et al. (1988) Adjuvante Chemotherapie des malignen Melanoms mit DTIC. Wirkungslosigkeit im Stadium I, mögliche Verbesserung der Überlebensprognose im Stadium IIb. Hautarzt 39: 205–212

Koh HK, Sober AJ, Harmon DC et al. (1985) Adjuvant therapy of cutaneous malignant melanoma: a critical review. Med Pediatr Oncol 13: 244–260

Lejeune FJ (1987) Phase III adjuvant studies in operable malignant melanoma (review). Anticancer Res 7: 701–706

Lejeune FJ, Macher E, Kleeberg U et al. (1988) An assessment of DTIC versus levamisole or placebo in the treatment of high risk stage I patients after surgical removal of a primary melanoma of the skin. A phase III adjuvant study. EORTC protocol 18761. Eur J Cancer Clin Oncol [Suppl 2] 24: 81–90

Veronesi U, Adamus J, Aubert C et al. (1982) A randomized trial of adjuvant chemotherapy and immunotherapy in cutaneous melanoma. New Engl J Med 307: 913–916

5. Strahlentherapie

Bentzen SM, Overgaard J, Thames HD, Overgaard M, Vejby-Hansen P, von-der-Maase H, Meder J (1989) Clinical radiobiology of malignant melanoma. Radiother Oncol 16: 169–182

Harwood AR, Cummings BJ (1981) Radiotherapy for malignant melanoma: a re-appraisal. Cancer Treat Rev 8: 271

Harwood AR, Dancuart F, Fitzpatrick PJ (1981) Radiotherapy in nonlentiginous melanoma of the head and neck. Cancer 48: 2599

Overgaard J (1985) A randomized study comparing two high dose per fraction radiation schedules in recurrent or metastatic malignant melanoma. Int J Radiat Oncol Biol Phys 11: 1837–1839

Overgaard J (1986) The role of radiotherapy in recurrent and metastatic malignant melanoma: a clinical radiobiological study. Int J Radiat Oncol Biol Phys 12: 867

Panizzon R (1986) Die Radiotherapie des malignen Melanoms der Haut – eine Renaissance? Hautarzt 37: 481–484

Panizzon R, Alber R, Schnyder UW (1990) Die dermatologische Radiotherapie des Melanoms der Haut mit besonderer Berücksichtigung des Lentigo-maligna-Melanoms. In: Orfanos CE, Garbe C (Hrsg) Das maligne Melanom der Haut. Zuckschwerdt, München, S 232–235

6. Chemotherapie

Ahmann DL, Creagan ET, Hahn RG et al. (1989) Complete responses and long-term survivals after systemic chemotherapy for patients with advanced malignant melanoma. Cancer 63: 224–227

Ahn SS, Giuliano A, Kaiser L et al. (1983) The limited role of BOLD chemotherapy for disseminated malignant melanoma. Proc Am Soc Clin Oncol 2: 228, C-893

Bajetta E, Rovej R, Buzzoni R et al. (1982) Treatment of advanced malignant melanoma with vinblastine, bleomycin, and cisplatin. Cancer Treat Rep 66: 1299–1302

Bellet RE, Mastrangelo MJ, Berd D et al. (1979) Chemotherapy of metastatic malignant melanoma. In: Clark WH Jr, Goldmann LI, Mastrangelo MJ (eds) Human malignant melanoma. Grune & Stratton, New York, pp 325–354

Beretta G, Bajetta E, Bonadonna G et al. (1973) Polichemioterapia con 5-(3,3 dimetil-1-triazeno)-imidazole-4-carboxamide (DTIC; NSC-45388), 1,3-bis (2-cloroetil)-1-nitrosourea (BCNU; NSC-409962) e vincristina (NSC-67574) nel melanoma in fase metastatizzata. Tumori 59: 239–248

Cartei G, Ceschia T, Marsilio P et al. (1989) Effectiveness and toxicity of „BELD" polychemotherapy in advanced malignant melanoma. Tumori 75: 229–232

Carter RD, Krementz ET, Hill GJ et al. (1976) DTIC (NSC-45388) and combination therapy for melanoma. I. Studies with DTIC, BCNU (NSC-409962), CCNU (NSC-79037), vincristine (NSC-67574), and hydroxyurea (NSC-32065). Cancer Treat Rep 60: 601–609

Cohen SM, Greenspan EM, Ratner LH, Weiner MJ (1977) Combination chemotherapy of malignant melanoma with imidazole carboxamide, BCNU and vincristine. Cancer 39: 41–44

Constanzi JJ, Vaitkevicius VK, Quagliana JM et al. (1975) Combination chemotherapy for disseminated malignant melanoma. Cancer 35: 342–346

Constanzi JJ, Fletcher WS, Balcerzak SP et al. (1984) Combination chemotherapy plus levamisole in the treatment of disseminated malignant melanoma. Cancer 53: 833–836

Creagan ET, Ahmann DL, Schutt AJ et al. (1982) Phase II study of the combination of vinblastine, bleomycin, and cisplatin in advanced malignant melanoma. Cancer Treat Rep 66: 567–569

Del Prete SA, Maurer LH, O'Donnell J et al. (1984) Combination chemotherapy with cisplatin, carmustine, dacarbazine, and tamoxifen in metastatic melanoma. Cancer Treat Rep 68: 1403–1405

Einhorn LH, Burgess MA, Vallejos C et al. (1974) Prognostic correlations and response to treatment in advanced metastatic melanoma. Cancer Res 34: 1995–2004

Garbe C (1993) Chemotherapy and chemoimmunotherapy in disseminated malignant melanoma. Melanoma Res 3: 291–299

Garbe C, Drechsler S, Schroeder K et al. (1994) Dose comparison of 5 and 10 mg Tropisetron orally in the prophylaxis of dacarbazine-induced nausea and emesis. Semin Oncol 21: 12–16

Gerner RE, Moore GE, Didolkar MS (1973) Chemotherapy of disseminated malignant melanoma with dimethyl triazeno imidazole carboxamide and dactinomycin. Cancer 32: 756–760

Gundersen S (1987) Dacarbacine, vindesine, and cisplatin combination chemotherapy in advanced malignant melanoma: a phase II study. Cancer Treat Rep 71: 997–999

Halpern J, Catane R, Biran S et al. (1981) DTIC and actinomycin D with and without C. Parvum immunotherapy in advanced malignant melanoma. Tumori 67: 215–217

Hill GJ, Krementz ET, Hill HZ (1984) Dimethyl triazeno imidazole carboxamide and combination therapy for melanoma. IV. Late results after complete response to chemotherapy (Central Oncology Group Protocols 7130, 7131, and 7131A). Cancer 53: 1299–1305

Hochster H, Levin M, Speyer J et al. (1985) Single-dose dacarbazine and dactinomycin in advanced malignant melanoma. Cancer Treat Rep 69: 39–42

Houghton AN, Legha S, Bajorin DF (1992) Chemotherapy for metastatic melanoma. In: Balch CM, Houghton AN, Milton GW, Sober AJ, Soong SJ (eds) Cutaneous melanoma. Lippincott, Philadelphia, pp 498–508

Jacquillat C, Khayat D, Banzet P et al. (1990) Chemotherapy by fotemustine in cerebral metastases of disseminated malignant melanoma. Cancer Chemother Pharmacol 25: 263–266

Johnson DH, Presant C, Einhorn L et al. (1985) Cisplatin, vinblastine, and bleomycin in the treatment of metastatic melanoma: a phase II study of the Southeastern Cancer Study Group. Cancer Treat Rep 69: 821–824

Jose DG, Minty CCJ, Hillcoat BL (1985) Treatment of patients with disseminated malignant melanoma with bleomycin, oncovin, lomustine and DTIC (BOLD). First international conference on skin melanoma, may 6–9, Venice (abstract 151)

Karg CH, Garbe C, Orfanos CE (1990) Chemotherapie des malignen Melanoms – Aktueller Stand. Hautarzt 41: 56–65

Legha SS, Ring S, Papadopoulos N et al. (1989) A prospective evaluation of a triple-drug regimen containing cisplatin, vinblastine, and dacarbazine (CVD) vor metastatic melanoma. Cancer 64: 2024–2029

Luikart SD, Kennealey GT, Kirkwood JM (1984) Randomized phase III trial of vinblastine, bleomycin, and cis-dichlorodiammine-platinum versus dacarbazine in malignant melanoma. J Clin Oncol 2: 164–168

McClay EF, Mastrangelo MJ, Bellet RE, Berd D (1987) Combination chemotherapy and hormonal therapy in the treatment of malignant melanoma. Cancer Treat Rep 71: 465–469

Nathanson L, Kaufman SD, Carey RW (1981) Vinblastine, infusion, bleomycin, and cis-dichlorodiammine-platinum chemotherapy in metastatic melanoma. Cancer 48: 1290–1294

National Cancer Institute of Canada Melanoma Group (1984) Vinblastine, bleomycin, and cis-platinum for the treatment of metastatic malignant melanoma. J Clin Oncol 2: 131–134

Orfanos CE, Garbe C, Karg CH (1990) Chemotherapie des malignen Melanoms. In: Orfanos CE, Garbe C (Hrsg) Das maligne Melanom der Haut. Zuckschwerdt, München, S 222–231

Pectasides D, Yianniotis H, Alevizakos N et al. (1989) Treatment of metastatic malignant melanoma with dacarbazine, vindesine and cisplatin. Br J Cancer 60: 627–629

Richards JM, Gilewski TA, Ramming K et al. (1992) Effective chemotherapy for melanoma after treatment with interleukin-2. Cancer 69: 427–429

Robidoux A, Gutterman JU, Bodey GP et al. (1982) Actinomycin-D plus 5-(3,3-dimethyl-1-triazeno)-imidazole-4-carboxamide (DTIC) with or without intravenous Corynebacterium parvum in metastatic malignant melanoma. Cancer 49: 2246–2251

Rümke P, Dewit L (1987) Non-surgical treatment of melanoma. In: Veronesi U, Cascinelli N, Santinami M (eds) Cutaneous melanoma. Status of knowledge and future perspective. Academic Press, London, pp 63–97

Saba HI, Cruse CW, Wells KE et al. (1992) Treatment of stage IV malignant melanoma with dacarbazine, carmustine, cisplatin, and tamoxifen regimens: a University of South Florida and H. Lee Moffitt Melanoma Center Study. Ann Plast Surg 28: 65–69

Samson MK, Baker LH, Talley RW et al. (1978) Phase I–II study of intermittent bolus administration of DTIC and actinomycin D in metastatic malignant melanoma. Cancer Treat Rep 62: 1223–1225

Schröder K, Garbe C, Rinck G, Orfanos CE (1992) Einsatz von Tropisetron beim Zytostatika-induzierten Erbrechen. Erfahrungen an 20 Patienten mit malignem Melanom während der Polychemotherapie (BHD-Schema: BCNU, Hydroxyurea, Dacarbazin). Derm Monatsschr 178: 425–430

Seigler HF, Lucas VS Jr, Pickett NJ et al. (1980) DTIC, CCNU, bleomycin and vincristine (BOLD) in metastatic melanoma. Cancer 46: 2346–2348

The Prudente Foundation Melanoma Study Group (1989) Chemotherapy of disseminated melanoma with bleomycin, vincristine, CCNU, and DTIC (BOLD regimen). Cancer 63: 1676–1680

Verschraegen CF, Kleeberg UR, Mulder J et al. (1988) Combination of cisplatin, vindesine, and dacarbazine in advanced malignant melanoma. Cancer 62: 1061–1065

Voigt H, Kleeberg UR (1986) Systemische Chemotherapie maligner Melanome. In: Voigt H, Kleeberg UR (Hrsg) Malignes Melanom. Springer, Berlin Heidelberg New York Tokyo, S 235–298

York RM, Foltz AT (1988) Bleomycin, vincristine, lomustine, and DTIC chemotherapy for metastatic melanoma. Cancer 61: 2183–2186

York RM, Lawson DH, McKay J (1983) Treatment of metastatic malignant melanoma with vinblastine, bleomycin by infusion and cisplatin. Cancer 52: 2220–2222

Young DW, Lever RS, English JSC, Mackie RM (1985) The use of BELD combination therapy (bleomycin, vindesine, CCNU and DTIC) in advanced malignant melanoma. Cancer 55: 1879–1881

7. Immuntherapie

Bajetta E, Negretti E, Giannotti B et al. (1990) Phase II study of interferon-alpha-2a and dacarbazine in advanced melanoma. Am J Clin Oncol 13: 405–409

Breier S, Pensel R, Roffe C et al. (1990) High dose DTIC with recombinant human interferon alpha-2b (rhifn2b) for the treatment of metastatic malignant melanoma (MMM). Proc Annu Meet Am Soc Clin Oncol 9: A1090

Demchak PA, Mier JW, Robert NJ et al. (1990) Interleukin-2 and high-dose cisplatin in patients with metastatic melanoma: a pilot study. J Clin Oncol 9: 1821–1830

Dillman RO, Oldham RK, Barth NM et al. (1990) Recombinant interleukin-2 and adoptive immunotherapy alternated with dacarbazine therapy in melanoma: a National Biotherapy Study Group trial. J Natl Cancer Inst 82: 1345–1349

Dummer R, Becker JC, Kalhammer U et al. (1991) Combined chemo- and immunotherapy using dacarbazine and continuous infusion of interleukin 2 in metastatic malignant melanoma. Results of a phase II clinical trial. Eur J Dermatol 1: 201–205

Falkson CI, Falkson G, Falkson HC (1991) Improved results with the addition of recombinant interferon alpha-2b to dacarbazine in treatment of patients with metastatic malignant melanoma. J Clin Oncol 9: 1403–1408

Flaherty LE, Redman BG, Chabot GG et al. (1990) A phase I–II study of dacarbazine in combination with outpatient interleukin-2 in metastatic malignant melanoma. Cancer 65: 2471–2477

Garbe C (1994) Perspectives of cytokine treatment in malignant skin tumors. Recent Results Cancer Res (in press)

Garbe C, Krasagakis K (1993) Effects of interferons and cytokines on melanoma cells. J Invest Dermatol 100: 239S–244S

Garbe C, Krasagakis K, Zouboulis C et al. (1990) Antitumor activities of interferon-alpha, -beta and -gamma on malignant melanoma cells in vitro. Changes of proliferation, melanin synthesis and immunophenotype. J Invest Dermatol 95: 231S–237S

Garbe C, Kreuser ED, Zouboulis CC et al. (1992) Combined Treatment of Metastatic Melanoma with Interferons and Cytotoxic Drugs. Semin Oncol 19 [Suppl 4]: 63–69

Garbe C, Zouboulis CC, Krüger S et al. (1992) Kombination von Interferon-alpha mit Zytostatika: Erfolgversprechender Therapieansatz beim metastasierten Melanom. Hautarzt 43: 4–10

Garbe C, Zouboulis CC, Stadler R et al. (1993) Prolongation of life in stage IV melanoma by combined treatment with IFN-a-2a and vindesine. Pigment Cell Res 6: 278

Gundersen S, Flokkmann A (1989) Interferon in combination with vinblastine in advanced malignant melanoma. A phase I–II study. Cancer 64: 1617–1619

Hamblin TJ, Davies B, Sadullah S et al. (1991) A phase II study of the treatment of metastatic malignant melanoma with a combination of dacarbazine, cisplatin, interleukin-2(IL-2) and alfa-interferon (IFN). Proc Annu Meet Am Soc Clin Oncol 10: A1029

Hersey P, McLeod RC, Thomson DB (1989) Phase I/II study of tolerability and efficacy of recombinant interferon (Roferon) with dacarbazine (DTIC) in advanced malignant melanoma. J Interferon Res 9 [Suppl 2]: 118

Keilholz U, Scheibenbogen C, Tilgen W et al. (1993) Interferon-a and interleukin-2 in the treatment of metastatic melanoma. Comparison of two phase II trials. Cancer 72: 607–614

Kellokumpu-Lehtinen P, Nordman E, Toivanen A (1989) Combined interferon and vinblastine treatment of advanced melanoma: Evaluation of the treatment results and the effects of treatment on immunological functions. Cancer Immunol Immunother 28: 213–217

Kerr R, Pippen P, Mennel R, Jones S (1989) Treatment of metastatic malignant melanoma with a combination of interferon-alpha-2a (ifn-alpha-2a, Roferon) and dacarbazine (DTIC). Proc Annu Meet Am Soc Clin Oncol 8: A1122

Legha SS (1986) Interferons in the treatment of malignant melanoma. A review of recent trials. Cancer 57: 1675–1677

Legha S, Plager C, Ring S et al. (1992) A phase II study of biochemotherapy using interleukin-2 (IL-2) + Interferon alfa-2a (IFN) in combination with cisplatin (C) vinblastine (V) and DTIC (D) in patients with metastatic melanoma. Proc Annu Meet Am Soc Clin Oncol 11: A1179

Margolin K, Doroshow J, Akman S et al. (1990) Treatment (RX) of advanced melanoma with cis-diamminedichloroplatinum (CDDP) and alpha interferon (alpha IFN). Proc Annu Meet Am Soc Clin Oncol 9: A1074

McLeod GRC, Thomson DB, Hersey P (1987) Recombinant interferon alpha 2 in advanced malignant melanoma. A phase I–II study in combination with DTIC. Int J Cancer [Suppl] 1: 31–35

Meyskens FL Jr, Kopecky K, Samson M et al. (1990) Recombinant human interferon gamma: adverse effects in high-risk stage I and II cutaneous malignant melanoma (letter). J Natl Cancer Inst 82: 1071

Mitchell MS, Kan-Mitchell J, Kempf RA et al. (1988) Active specific immuno-therapy for melanoma: phase I trial of allogeneic lysates and a novel adjuvant. Cancer Res 48: 5883–5893

Mitchell MS, Kempf RA, Harel W et al. (1988) Effectiveness and tolerability of low-dose cyclophosphamide and low-dose intravenous interleukin-2 disseminated melanoma. J Clin Oncol 6: 409–424

Mittelman A, Huberman M, Puccio C et al. (1990) A phase I study of recombinant human interleukin-2 and alpha-interferon-2a in patients with renal cell cancer, colorectal cancer, and malignant melanoma. Cancer 66: 664–669

Mulder NH, Schraffordt-Koops H, Sleijfer DT et al. (1990) Dacarbacine and alpha-interferon for disseminated malignant melanoma. Proc Annu Meet Am Soc Clin Oncol 9: A1083

Oratz R, Dugan M, Walsh C et al. (1989) Phase II trial of r-alpha 2b-interferon (IFN) and cisplatin (CDDP) in metastatic malignant melanoma (MM). Proc Annu Meet Am Soc Clin Oncol 8: A1123

Richards J, Mehta N, Schroeder L, Dordal A (1992) Sequential chemotherapy/immunotherapy for metastatic melanoma. Proc Annu Meet Am Soc Clin Oncol 11: A1189

Richards JM, Mehta N, Ramming K, Skosey P (1992) Sequential chemoimmunotherapy in the treatment of metastatic melanoma. J Clin Oncol 10: 1338–1343

Richner J, Cerny T, Joss RA et al. (1990) A phase II study of continuous sc alpha-2b interferon (IFN) combined with cisplatin (CDDP) in advanced malignant melanoma (MM). Proc Annu Meet Am Soc Clin Oncol 9: A1085

Rosenberg SA, Lotze MT, Muul LM et al. (1985) Observations on the systemic administration of autologous lymphokine activated killer cells and recombinant interleukin-2 to patients with metastatic cancer. New Engl J Med 313: 1485–1492

Rosenberg SA, Spiess P, Lafreniere R (1986) A new approach to the adoptive immunotherapy of cancer with tumor-infiltrating lymphocytes. Science 233: 1318–1321

Rosenberg SA, Lotze MT, Mull LM et al. (1987) A progress report on the treatment of 157 patients with advanced cancer using lymphokine-activated killer cells and interleukin-2 or high-dose interleukin-2 alone. N Engl J Med 316: 889–897

Rosenberg SA, Pachard BS, Aebersold PM et al. (1988) Use of tumor-infiltrating lymphocytes and interleukin-2 in the immunotherapy of patients with metastatic melanoma. New Engl J Med 319: 1676–1680

Rosenberg SA, Lotze MT, Yang JC et al. (1989) Experience with the use of high dose interleukin-2 in the treatment of 652 cancer patients. Ann Surg 210: 474–485

Schuchter L, McGuire WP, Wohlganger J, Redden T (1989) Sequential treatment of metastatic melanoma with interferon-alpha (IFN) plus cis-platinum (CDDP). Proc Annu Meet Am Soc Clin Oncol 8: A1120

Sertoli MR, Queirolo P, Bajetta E et al. (1992) Dacarbacine (DTIC) with or without recombinant interferon alpha-2a at different dosages in the treatment of stage IV melanoma patients. Prelimanary results of a randomized trial. Proc Annu Meet Am Soc Clin Oncol 11: A1185

Smith KA, Green JA, Eccles JM (1992) Interferon alpha 2a and vindesine in the treatment of advanced malignant melanoma. Eur J Cancer 28: 438–441

Stadler R, Garbe C (1990) Interferon-Therapie beim malignen Melanom. Z Hautkr 65: 504–507

Stadler R, Garbe C (1991) Disseminated malignant melanoma. New therapeutic approaches. Int J Dermatol 30: 239–42

Thomson D, Adena M, McLeod GRC et al. (1992) Interferona-2a (IFN) does not improve response or survival when added to dacarbazine (DTIC) in metastatic melanoma: Results of a multi-institutional Australian randomized trial QMP8704. Proc Annu Meet Am Soc Clin Oncol 11: A1177

Tilgen W, Keilholz U, Zierott U et al. (1993) Metastasiertes Melanom: Neue Therapieformen. In: Braun-Falco O, Plewig G, Meurer M (Hrsg) Fortschritte der praktischen Dermatologie und Venerologie. Bd 13. Springer, Berlin Heidelberg New York Tokyo, S 167–178

Wussow P von, Block B, Hartmann F, Deicher H (1988) Intralesional interferon-alpha therapy in advanced malignant melanoma. Cancer 61: 1071–1074

Kapitel 40 Sonstige Hauttumoren

40.1 Allgemeines 892
40.2 Histiozytom 892
40.3 Trichoepitheliom 893
40.4 Neurolemmom 894
40.5 Neurofibrom(atose) 895
40.6 Glomustumor 896
40.7 Atypisches Fibroxanthom 898
40.8 Dermatofibrosarkom 898
40.9 Leiomyom und Leiomyosarkom 899
40.10 Angiosarkom 901
40.11 Granularzelltumor (Abrikossoff) . . . 902
40.12 Mammakarzinom bei Mann 903
40.13 Andere maligne, z. T. metastasierende
      Adnexkarzinome der Haut 905

40.1 Allgemeines

Neben den Hauptvertretern der epithelialen Hauttumoren (Basaliom und Plattenepithelkarzinom), den kutanen Lymphomen und dem Kaposi-Sarkom kommen an der Haut und ihren Adnexen zahlreiche weitere Tumoren unterschiedlicher Provenienz und biologischer Wertigkeit vor. Insbesondere manche mesenchymale Hauttumoren stellen relativ seltene Neoplasien mit zum Teil rascher, aggressiver Metastasierungstendenz dar. Die rechtzeitige Diagnosestellung ist von eminenter Bedeutung und sollte zu einer schnellen Therapie mit entsprechender Verbesserung der Prognose für den Patienten führen.

Grundsätzlich können benigne und maligne Hauttumoren am gesamten Integument auftreten, wenn auch für die einzelnen Tumorentitäten besondere Prädilektionsstellen aufgeführt werden. Für die hier diskutierten Tumoren gilt insgesamt *die rechtzeitige Erkennung* und ihre *Entfernung in toto* als Behandlung 1. Wahl. Ist es im Einzelfall zu einer Metastasierung gekommen, haben weitere therapeutische Maßnahmen in der Regel nur palliativen Charakter.

40.2 Histiozytom

Synonyme: Histiocytoma cutis, Dermatofibrom, sklerosierendes Angiom

Das *Histiozytom* ist ein häufiger, benigner Tumor der Haut, der meist reaktiv als Folge eines Mikrotraumas entsteht (Insektenstich, Nadelverletzung u. a.). Die relativ harten nodulären Läsionen sind meist wenige mm bis zu 1 cm groß, leicht gerötet und erscheinen später pigmentiert (Hämosiderin, Melanin). Sie sind in der Regel an den Extremitäten zu finden. Histologisch zeigt die Epidermis eine pseudoepitheliomatöse Hyperplasie, die mittlere Dermis ist von proliferierenden, ineinander verflochtenen Fibroblasten eingenommen.

Eine *Behandlung* wird meist aus kosmetischen Gründen gewünscht. Gelegentlich reicht es aus, 0,3–0,5 ml einer Triamcinolon-Ampulle intrafokal zu injizieren (Volon A® Kristallsusp. à 10 mg), um die Läsion abzuflachen und aufzuhellen. Auch eine Kryotherapie mit dem Kontaktverfahren kommt in Frage. Totalexzision und histologische Untersuchung sind gelegentlich notwendig, um eine melanozytäre Läsion bzw. ein pigmentiertes Basaliom auszuschließen. Lokalrezidive sind beim benignen Histiozytom nicht zu erwarten.

● *Maligne Histiozytome* (malignes fibröses Histiozytom) können selten als pleomorphe Tumoren vorkommen und unterschiedliche Differenzierungsrichtungen zeigen (myxoid, angiomatös, gliomatös), z. T. mit Riesenzellen und atypischen Mitosen. Sie kommen vorzugsweise an den Extremitäten vor, 2:1 bei Männer gegenüber Frauen. Familiäres Vorkommen wurde beschrieben. In der Regel handelt es sich um schnell wachsende Weichteiltumoren, die mit anderen Erkrankungen assoziiert vorkommen können, z. B. Basalzellnävus-Syndrom, Gardner-Syndrom, Neurofibromatose u. a. Das klinische Verhalten ist unterschiedlich, doch unvollständig exzidierte maligne Histiozytome können lokal rezidivieren und seltener auch metastasieren bzw. sich viszeral ausbreiten. Gelegentlich ist ihre differentialdiagnostische Abgrenzung gegenüber einem amelanotischen malignen Melanom oder einem sonstigen Weichteilsarkom (Liposarkome, Fibrosarkome, maligne Fibroxanthome u. a.) kaum mit Sicherheit möglich.

Behandlung. Eine großzügige operative Entfernung in toto ist die Behandlung der Wahl. Bei Lokalrezidiven ist eine gründliche Durchuntersuchung notwendig, um Tochtergeschwülste auszuschließen. Das Rezidiv muß lokal mit 2–3 cm Sicherheitsabstand bis zur Faszie entfernt werden. Diverse Chemotherapien wurden gelegentlich mit unterschiedlichem Erfolg verabreicht: beispielsweise Kombinationen von Doxorubicin, Cyclophosphamid und Methotrexat, z. T. auch adjuvant, nach operativer Entfernung des Primärtumors. Als Alternative wurde eine Monochemotherapie mit Adriamycin vorgeschlagen. Möglicherweise können adjuvante Chemotherapien die rezidivfreien Intervalle verlängern. Neuerdings wurde in einem Fall ein hervorragendes therapeutisches Ergebnis bei einem größeren Rezidiv unter hohen Dosen von Chlorambucil (8 mg/d) und Methotrexat (50 mg) mitgeteilt.

Die *Fünfjahresüberlebensrate* bei größeren malignen Weichteilneoplasien der Haut ist mit ca. 60–65 % einzuschätzen, Metastasierungen erfolgen vor allem lokal-progressiv oder sind in den regionären Lymphknoten bzw. in der Lunge und im Darm zu erwarten.

Progressive und *eruptiv-disseminierte Histiozytome* und zahlreiche Varianten einer *malignen retikulohistiozytären Proliferation* sind bekannt geworden, doch verbindliche therapeutische Empfehlungen fehlen.

Literatur

Abrams RA, Hanson G, Hansen R et al. (1985) Malignant histiocytosis resistant to anthracycline. Response to intensive treatment to etoposide and amsacrine. Arch Intern Med 145: 742–743

Basset F, Nezelof C (1983) Histiocytoses. Presse Med 12: 2809–2814

Berry DH, Becton DL (1987) Salvage of relapsed malignant histiocytosis by autologous bone marrow transplant. Bone Marrow Transpl 4: 123–125

Buckley C, Thomas V (1992) Cancer familial syndrome associated with multiple malignant melanoma and a malignant fibrous histiocytoma. Br J Dermatol 126: 83–85

Chang P, Fernandez VF (1994) Malignant fibrous histiocytoma of the skin. Int J Dermatol 33: 50–51

Gherlinzoni F, Bacci G, Picci C et al. (1986) A randomized trial for the treatment of high-grade soft tissue sarcomas of the extremities: preliminary observations. J Clin Oncol 4: 552–558

Glenn J, Kinsella T, Glatstein E et al. (1985) A randomized, prospective trial of adjuvant chemotherapy in adults with soft tissue sarkomas of the head and neck, breast and trunk. Cancer 55: 1206–1214

Weiss SW (1978) Malignant fibrous histiocytoma. An analysis of 200 cases. Cancer 41: 2250–2266

40.3 Trichoepitheliom

Synonyme: Epithelioma adenoides cysticum Brooke, multiple cystic epithelioma Fordyce

Meist kommen diese genetisch determinierten Tumoren in der Mehrzahl vor, selten solitär. In der multiplen Variante (*Trichoepitheliomatose*) wird die Erkrankung *autosomal-dominant* vererbt, wobei Frauen leicht überwiegen sollen. Gemeinsames Vorkommen von Trichoepitheliomen mit anderen Adnextumoren (Syringome, Zylindrome etc.) sowie mit epidermalen Zysten und Milien ist häufig. Es handelt sich in der Regel um 2–6 mm große fleischfarbene Papeln und Knötchen, die in typischer Weise in zentrofazialen Bereich lokalisiert sind (Nase, Oberlippe) und nur langsam wachsen. Sie sind selten an anderen Körperstellen (Kopf, Stamm, Extremitäten) zu finden, und noch seltener wurden *aggressive Transformationen* von Trichoepitheliomen beschrieben. Histologisch finden sich gelegentlich Züge eines sklerodermiformen Basalioms, manchmal kommen Trichoepitheliome mit einem gut ausdifferenzierten, verhornenden Plattenepithelkarzinom gemeinsam vor oder können selbst in ein Karzinom übergehen.

Behandlung. Für die Behandlung der benignen Trichoepitheliome im Gesichtsbereich kommt heute am besten die Kryo- bzw. die CO_2-Lasertherapie, evtl. mit anschließender Dermabrasio, in Betracht. Auch der Argonlaser wurde als effektiv angesehen. Wir bevorzugen das Kontaktkälteverfahren mit der Kryosonde (–86 °C), wobei je nach Ausdehnung und Größe bzw. Tiefe der Tumoren 3–4 Sitzungen erforderlich sind. Größere, prominente Tumoren werden mit dem CO_2-Laser abgetragen bzw. abgeflacht, wobei man ein tieferes Eindringen vermeiden muß, um Narben möglichst zu vermeiden. Das kosmetische Ergebnis, besonders im Nasolabialfaltenbereich, ist meist gut, eine anschließende Dermabrasio, möglichst in Vollnarkose, wird bei ausgedehntem Befall sinnvoll sein und das Endergebnis verbessern. Etretinat und sonstige synthetische Retinoide als Langzeittherapie sind unwirksam. Der Wert einer lokalen Röntgenbestrahlung ist umstritten und bleibt nur dem Geübten vorbehalten, zumal Augen, andere Schleimhautbereiche etc. besonders geschützt werden müssen. Dosierungsempfehlungen können nicht gegeben werden, sie müssen empirisch von Fall zu Fall vom behandelnden Arzt bestimmt werden.

Bei aggressiven, infiltrierenden Varianten ist eine großzügige operative Entfernung erforderlich. Von manchen Autoren wird die Mohs-Technik bevorzugt.

Bei Verdacht auf maligne Transformation ist jedenfalls eine vollständige, großzügige operative Entfernung aller fraglicher Tumoren anzustreben.

Literatur

Aygun C, Blum JE (1993) Trichoepithelioma 100 years later: A case report supporting the use of radiotherapy. Dermatology 187: 209–212
Bibi CO, Fliss DM, Avinoach I et al. (1990) Multiple trichoepithelioma occluding both external auditory canals. Head Neck 12: 257–260
Bress S, Rogozinski TT, Majewski S, Jablonska S (1993) Generalized trichoepitheliomatosis. Eur J Dermatol 3: 460–463
Buecker JW, Estes SA, Zalla JA (1986) Multiple trichoepitheliomas treated with the carbon dioxide laser. J Ky Med Ass 84: 543–544
Duhra P, Paul JC (1988) Cryotherapy for multiple trichoepithelioma. J Dermatol Surg Oncol 14: 1413–1415
Flores JT, Apfelberg DB, Maser MR, Lash H (1983) Trichoepithelioma: Successful treatment with the argon laser. Plast Reconstr Surg 74: 984–988
Guana AL, Goldberg LH, Kolbusz RV et al. (1993) Aggressive trichoepithelioma versus keratotic basal cell carcinoma. Int J Dermatol 32: 728–730
Johnson SC, Bennett RG (1993) Occurrence of basal cell carcinoma among multiple trichoepitheliomas. J Am Acad Dermatol 28: 322–326
Pariser RJ (1986) Multiple hereditary trichoepitheliomas and basal cell carcinoma. J Cutan Pathol 13: 111–117
Sawchuk WS, Heald PW (1984) CO_2 laser treatment of trichoepithelioma with focused and defocused beam. J Dermatol Surg Oncol 10: 905–907
Wheeland RG, Bailin PL, Kronberg E (1984) Carbon dioxide (CO_2) laser vaporization for the treatment of multiple trichoepithelioma. J Dermatol Surg Oncol 10: 470–475

40.4 Neurolemmom

Synonym: Schwannom

Neurolemmome sind benigne Tumoren aus der Schwann-Scheide peripherer Hautnerven, die oft als kutan-subkutane Knötchen imponieren. An der Haut sind sie meist im Bereich der Extremitäten bzw. der Akren als hautfarbene Knötchen (bis zu 5 cm groß) lokalisiert. Auch im Bereich der Tonsillen, des parapharyngealen Raums und der Genitalschleimhäute kommen sie vor mit z. T. unterschiedlicher Differenzierung und biologischer Wertigkeit bis zur Metastasierung. Gelegentlich treten sie in Verbindung mit Neurofibromen auf. bzw. mit einer Neurofibromatosis Recklinghausen auf.

Die Neurolemmome sind meist solitäre Tumoren, selten kommen *multiple Neurolemmome* (sog. Neurolemmomatose) vor. Sie gehören zusammen mit den Glomustumoren, den Leiomyomen bzw. Leiomyosarkomen, den „blue rubber blub naevi" und den ekkrinen Spiradenomen zu den *schmerzhaften* Geschwülsten, die an der Haut und den Schleimhäuten vorkommen können. ⅓ aller Neurolemmome sind allerdings asymptomatisch.

Behandlung. Die Behandlung der Neurolemmome, vor allem dann, wenn sie schmerzhaft sind, beschränkt sich auf die lokale, nicht allzu knappe Totalexzision, die Einhaltung eines größeren Sicherheitsabstandes ist nicht notwendig; Lokalrezidive kommen selten vor. Steht die Diagnose eines Neurolemmons an der Haut fest, so empfiehlt es sich, an das Vorkommen weiterer Neurolemmome mit viszeraler Lokalisation zu denken und sie bei entsprechender Symptomatik gezielt auszuschließen. Gelegentlich wurde das Vorliegen kutaner Neurolemmome als *Marker für das Vorhandensein anderer maligner viszeraler Tumoren* angesehen, so daß auch aus diesem Grunde eine gründliche Durchuntersuchung des Kranken sinnvoll erscheint. Insbesondere die Korrelation mit einer Neurofibromatose macht die Suche nach viszeralen Tumoren notwendig.

Tabelle 40.1. Tumoren der Haut, die druckempfindlich oder spontan schmerzhaft sind

▷ **Leiomyome**
 Alle Varianten einschl. Leiomyosarkome; Schmerzen werden in > 80 % aller Fälle angegeben
▷ **Neurome, Neurolemmome**
 Häufig entlang peripherer Nerven; regelmäßig druck- bzw. schmerzempfindlich
▷ **Glomustumoren**
 Häufig spontan schmerzhaft, insbesondere die solitäre Variante; die multiplen Glomangiome sind selten schmerzempfindlich
▷ **Maligner Granularzelltumor** (Abrikossoff)
▷ **Ekkrine Spiradenome**
 Sonstiges: Endometrioseknoten der Haut, „blue rubber bleb naevi", Angiolipome und Dermatofibrome (selten)

Literatur

Decurtins C, Wey W, Moll C (1988) Schwannome und Neurofibrome im Halsbereich. HNO 36: 437–444

De Saint Maur PP (1991) Le schwannome cellulaire: étude anatomoclinique de 29 cas. Ann Pathol 11: 144–145

Monje Gil F, Gonzalez Estecha A, Naval Gias L, Diaz Gonzalez FJ (1989) Tumeur maligne des gaines nerveuses (Schwannome malin). Présentation d'un cas clinique et révue bibliographique. Rev Stomatol Chir Maxillofac 90: 20–23

Triebel HJ, Heller M, Schumann R, Langkowski JH et al. (1988) CT-Morphologie maligner Schwannome. ROFO 149: 354–360

40.5 Neurofibrom(atose)

Synonym: M. Recklinghausen

Neurofibrome kommen in der Regel in der Mehrzahl in Form einer systemischen Neurofibromatose (NF), als genetisch determinierte, autosomal-dominante Wachstumsstörung neuralen Gewebes vor. Die Häufigkeit wird mit 1:2000 bis 1:3300 Geburten angegeben, bei ca. 50% Spontanmutationsrate. Dabei können zumindest 2 klinische Varianten in Betracht gezogen werden, zum einen der *periphere Typ 1* (NF-1), üblicherweise als M. Recklinghausen bekannt, und zum anderen der *zentrale Typ 2* (NF-2). Das Gen von NF-1 konnte auf dem proximalen, langen Arm des Chromosoms 17 (17q 11.2) identifiziert und lokalisiert werden. Offenbar kommt es dabei zur Aktivierung des Protoonkogens p21ras und Minderung eines Tumorsuppressors *(Neurofigromin)*. Der periphere Typ der Erkrankung ist insbesondere durch die kutanen Neurofibrome und die Café-au-lait-Flecken gekennzeichnet, wohingegen der zentrale Typ Veränderungen des ZNS, häufig mit Befall des VIII. Hirnnerven (N. acusticus) zeigt.

Weitere, nicht genauer klassifizierbare Phänotypen können vorkommen (z.B. NF-Typ I bis VIII nach Riccardi), u.a. auch segmentale Manifestationsformen; die klinische Heterogenität der Erkrankung ist insgesamt außerordentlich groß.

Bei allen Varianten, in klassischer Weise aber auch bei NF-2, können z.T. schwere Mißbildungen der Skelett- und Nervenentwicklung vorhanden sein, u.a. *Skoliosis* (20%), *Pseudoakusis* (5%), *Amaurosis* (2%), *Ataxie, Muskelaffektionen* sowie *Wachstums-* und *Intelligenzdefekte*. Nicht selten, nach einigen Beobachtern bis zu 30% oder mehr, sind mit einer Neurofibromatose als prädisponierendem Faktor andere benigne und auch maligne Tumoren verbunden, z.B. Neurolemmome, Gliome, Astrozytome, Meningiome, neurogene Sarkome, Leiomyosarkome und auch Lymphome. Auf Tumoren des VIII. Hirnnerven muß besonders geachtet werden. Relativ häufig sind Neurolemmome (5–13%), die auch entarten können. Nach einigen Veröffentlichungen im Schrifttum entstehen 90% aller Neurolemmome in Verbindung mit einer Neurofibromatose.

Aus der überaus häufigen *Tumorinzidenz* ergibt sich für den Arzt die Notwendigkeit, Patienten

Tabelle 40.2. Abgrenzung der Neurofibromatose

▷ **Epidemiologie**	Genetisch determinierte, progressive Krankheit, ohne Geschlechtsdisposition, bei allen Rassen; Häufigkeit: ca 1:3000	
▷ **Vererbung**	Autosomal-dominant mit ca. 100% Penetranz, aber variabler Expressivität; ca. 30–50% sporadisch	
▷ **Diagnose**	Etwa > 6 Café-au-lait-Läsionen, axilläre (oder inguinale) Pigmentflecken	
	Etwa > 2 periphere, kutane oder/und subkutane Neurofibrome (oder 1 plexiformes)	
	Gliome des N. opticus (ca. 15%)	
	Knochenläsionen (bis zu 5%), darunter Pseudarthrosen der langen Knochen, sphenoide Dysplasien u.a. (Schwannome, Meningiome, Xanthogranulome, Hamartome etc.)	
▷ **Varianten**	NF-1 peripher, NF-2 zentral oder	
	NF I–VIII nach Riccardi	
▷ **Gendefekt**	NF-1: *Chromosom 17q*	
	NF-2: *Chromosom 22q*	
▷ **Differentialdiagnose**	Watson-Syndrom, Noonan-Syndrom, McCune-Albright-Syndrom	

Tabelle 40.3. Ärztlicher Kontrolluntersuchungsgang bei Neurofibromatose (NF-1: evtl. 1 × pro Jahr)

▷ Anamnese
▷ Eingehende dermatologische Untersuchung
▷ Neurologische, ophthalmologische, HNO-ärztliche Fachuntersuchung
▷ Radiologisch: Thorax, HWS/BWS/LWS, dazu CT-Schädel und weitergehende bildgebende Verfahren (z. B. NMR), je nach Befund
▷ Gezielte organgerichtete Untersuchung bei klinischem Verdacht

mit Neurofibromatose einer regelmäßigen Kontrolle und Betreuung zuzuführen.

Patientenbetreuung und Kontrollen. Die Betreuung von NF-Kranken setzt eine laufende Verlaufskontrolle voraus, die Prognose der Erkrankung ist nicht voraussehbar. Die mögliche Entwicklung einer NF-2 bei Jugendlichen bzw. das Auftreten innerer Tumoren muß genauestens überwacht und die Patienten müssen beraten werden, einschl. ihrer Familienangehörigen (1 ×/ Jahr). Dazu gehören regelmäßige neurologische, ophthalmologische (Gliome), und HNO-ärztliche Untersuchungen (Hörminderung bzw. Hörverlust!).
Zu chirurgischen Maßnahmen ist nur dann zu greifen, wenn funktionelle Ausfälle drohen. Die Entfernung kutaner Neurofibrome ist gestattet, wenn wichtige medizinische Gründe und die psychologische Führung des Kranken dies rechtfertigen; rekonstruktive Maßnahmen werden allerdings selten notwendig sein. Maligne Tumoren müssen in toto entfernt, Lymphome (insbesondere bei Kindern und Jugendlichen) entsprechend behandelt werden. Bestrahlungen sollten nur im Notfall als therapeutische Maßnahme bei NF-Kranken herangezogen werden, insbesondere bei fraglicher Malignität, da es im Anschluß an die Bestrahlung erst recht zur sarkomatösen Entartung kommen kann *("postirradiation sarcoma")*.
Bei jungen Männern und Frauen, die an NF leiden, ist auch die genetische Beratung eine wichtige ärztliche Aufgabe. In geeigneten Fällen ist die Möglichkeit der pränatalen Diagnose zu erwägen.

Relativ selten sind bei NF-1 die Neurofibrome von Juckreiz oder Schmerzen begleitet. In solchen Fällen wurde Ketotifen zur Linderung der Beschwerden empfohlen.

Literatur

Combemale P, Abitan R, Kanitakis J (1994) Segmental neurofibromatosis. Report of two cases and critical review of the literature. Eur J Dermatol 4: 194–201
Enzinger FM, Weiss SW (1983) Benign tumors of peripheral nerves. In: Enzinger FM Weiss SW: Soft tissue tumors. Mosby CV Company, St Louis, p 580–624
Morhi S, Atsusaka K, Sasaki T (1992) Localized multiple neurofibromas. Clin Exp Dermatol 17: 195–196
NIH Consensus Development Conference (1988) Neurofibromatosis. Conference statement. Arch Neurol 45: 575–578
Riccardi VM (1982) Neurofibromatosis: clinical heterogeneity. Curr Probl Cancer 7: 1–34
Riccardi VM (1992) The prenatal diagnosis of NF 1 and NF 2. J Dermatol 19: 885–889
Riccardi VM, Eichner JE (1986) Neurofibromatosis: Phenotype, natural history and pathogenesis. Hopkins Univ Press, Baltimore
Rose I, Vakilzadeh F (1991) Bilaterale segmentale Neurofibromatose. Hautarzt 42: 770–773
Sloan JB, Fretzin D, Bovenmyer DA (1990) Genetic counseling in segmental neurofibromatosis. J Am Acad Dermatol 3: 461–467
Wiklund TA, Blomqvist CP, Räti J et al. (1991) Postirradiation sarcoma. Cancer 68: 524–531

40.6 Glomustumor

Synonyme: Glomangiom, Barré-Masson-Tumor

Glomustumoren sind in der Regel einzeln auftretende, hamartomartige Tumoren, die aus proliferierenden hautständigen Glomuszellen und größeren Gefäßanteilen zusammengesetzt sind. Bei den Glomuszellen handelt es sich um modifizierte Perizyten bzw. Myofibroblasten, die dem tieferliegenden Gefäßnetz der Haut angeschlossen sind und offenbar der Temperaturregelung dienen.
Klinisch sind Glomustumoren langsam wachsende Geschwülste, ca. 0,5–2,0 cm groß, die kutan-subkutan liegen und spontan sowie auf Druck *schmerzhaft* sind. Auch lokale Kälte kann Schmerz hervorrufen. Ihre Hauptlokalisation sind die Akren (Hände, Füße) bzw. die Extremitäten, sie sind aber auch am Stamm und am Kopf beschrieben, ebenso in extrakutaner Lokalisa-

tion: Nasennebenhöhlen und Gesichtsknochen, Gastrointestinaltrakt, Trachea, Lunge u.a. Multiple Glomustumoren kommen oft familiär vor, sind kleiner und weniger oder gar nicht schmerzhaft. Bei starker Vaskularisation stehen vaskuläre Phänomene im Vordergrund *(Glomangiome)*.
Differentialdiagnostisch müssen sie von einem Hämangioperizytom bzw. vom „blue rubber bleb naevus" abgegrenzt werden. Das Magnetresonanzverfahren („magnet resonance imaging", MRI) ist offenbar eine geeignete, nichtinvasive Technik, um die Diagnose bei schwieriger Lokalisation weitgehend zu sichern. *Histologisch* ist das Vorhandensein von Glomuszellen ausschlaggebend. Die Tumoren sind mehrheitlich desminnegativ, enthalten aber in ihrem Zytoplasma Myofilamente als Zeichen von Muskelzellen und sind in der Regel aktinpositiv. Die Muskelzelldifferenzierung unterscheidet die Glomustumoren von den Hämangioperizytomen und den anderen Neoplasien vaskulären Ursprungs.

Behandlung. Knochennahe Tumoren an den Fingern oder Zehen, z.T. periungual, sind auf das Vorliegen eines Glomustumors verdächtig, vor allem, wenn sie bei Belastung schmerzhaft sind. Evtl. kann zur Sicherung eine Inzisionsbiopsie helfen. In einigen vaskulären Tumoren kommen arteriovenöse Anastomosen vor, die in toto, häufig am Periost entlang, komplett ausgeräumt werden müssen, da sie in loco rezidivieren. Dabei ist mit Blutungen zu rechnen, so daß nach histologischer Sicherung alternativ eine Behandlung mit dem CO_2- oder dem Neodym-Yag-Laser in Frage kommt.
Eine maligne Entartung von Glomustumoren ist extrem selten; bei unvollständiger Entfernung von Glomustumoren viszeraler Lokalisation wurden Metastasierungen beschrieben *(Glomangiosarkom)*. Eine Bestrahlungsbehandlung multipler Glomustumoren mit schnellen Elektronen wurde kasuistisch mitgeteilt.

Literatur

Alos-Ribera JL, Umbert I, Umbert P (1989) Glomangioma multiple. Med Cutan Ibero Lat Am 17: 183–185
Balatsouras DG, Eliopoulos PN, Economou CN (1992) Multiple glomus tumours. J Laryngol Otol 106: 538–543
Belanger SM, Weaver TD (1993) Subungual glomus tumor of the hallux. Cutis 52: 50–52
Betke M, Eckert F, Heldwien W et al. (1991) Viszerocutane Hämangiomatose – Das sogenannte Blue-rubber-bleb-nevus-Syndrom. Hautarzt 42: 3–27
Farrior JB, Packer JT (1991) Glomus tumors of the temporal bone: electron microscopic and immunohistochemical evaluation. Otolaryngol Head Neck Surg 104: 24–28
Gandon F, Legaillard P, Brueton R et al. (1992) Forty-eight glomus tumours of the hand. Retrospective study and four-year follow-up. Ann Chir Main 11: 401–405
Geraghty JM, Thomas RW, Robertson JM, Blundell JW (1992) Glomus tumour of the palate: case report and review of the literature. Br J Oral Maxillofax Surg 30: 398–400
Gould EW, Manivel JC, Albores-Saavedra J, Monforte H (1990) Locally infiltrative glomus tumors and glomangiosarcomas. A clinical, ultrastructural, and immunohistochemical study. Cancer 65: 310–318
Heys SD, Brittenden J, Atkinson P, Eremin O (1992) Glomus tumour: an analysis of 43 patients and review of the literature. Br J Surg 79: 345–347
Holzberg M (1992) Glomus tumor of the nail. A „red herring" clarified by magnetic resonance imaging. Arch Dermatol 128: 160–162
Jablon M, Horowitz A, Bernstein DA (1990) Magnetic resonance imaging of a glomus tumor of the fingertip. J Hand Surg Am 15: 507–509
Kato N, Kumakiri M, Ohkawara A (1991) Localized form of multiple glomus tumors: report of the first case showing partial involution. J Dermatol 17: 423–428
Kaye VM, Dehner LP (1991) Cutaneous glomus-tumor. Am J Dermatol 13: 2–6
Landthaler M, Braun-Falco O, Eckert F et al. (1990) Congenital multiple plaque-like glomus tumors. Arch Dermatol 126: 1203–1207
Lenarz T, Plinkert PK (1992) Glomustumoren des Felsenbeines – Operatives Konzept und Ergebnisse. Laryngol Rhinol Otol (Stuttg) 71: 149–157
Matloub HS, Muoneke NV, Prevel CD et al. (1992) Glomus tumor imaging: use of MRI for localization of occult lesions. J Hand Surg Am 17: 472–475
Nishimoto K, Nishimoto M, Yamamoto S et al. (1990) Multiple glomus tumours: successful treatment with electron beam irradiation. Br J Dermatol 123: 657–661
Porter PL, Bigler SA, McNutt M, Gown AM (1991) The immunophenotype of hemangiopericytomas and glomus tumors, with special reference to muscle protein expression: an immunohistochemical study and review of the literature. Mod Pathol 4: 46–52
Schurch W, Skalli O, Lagace R et al. (1990) Intermediate filament proteins and actin isoforms as markers

for soft-tissue tumor differentiation and origin. III. Hemangiopericytomas and glomus tumors. Am J Pathol 136: 771–786
Troschke A, Weyers W, Schill WB (1993) Multiple familiäre Glomangiome. Hautarzt 44: 731–734
Tsuneyoshi M, Enjoji M (1982) Glomus tumor. Cancer 50: 1601–1607

40.7 Atypisches Fibroxanthom

Es handelt sich um einen meist in Bereich der sonnenexponierten Hautareale (Kopf, Hals) vorkommenden weichen Tumor, der z. T. erhebliche Ausmaße erreichen kann. Häufig ist er im Bereich der Weichteile zu finden (Wange, Ohrläppchen u. ä.), von aktinisch geschädigter Haut umgeben bzw. überdeckt, gelegentlich ulzeriert. *Histologisch* ist er ausgesprochen polymorph und kann einen malignen Tumor, z. B. ein Spindelzell-Sarkom, vortäuschen. Auch die Abgrenzung gegenüber einem Dermatofibrosarcoma protuberans ist manchmal schwierig, so daß eine eingehende histochemische Untersuchung zur exakten Diagnosestellung notwendig ist.

Der *klinische Verlauf* ist meist gutartig, wenn auch der Tumor nach seiner totalen Entfernung häufig lokal rezidiviert. Selten wachsen die Lokalrezidive örtlich destruierend und dringen in das darunterliegende Muskelgewebe ein; in solchen Fällen ist die Abgrenzung gegenüber einem malignen Histiozytom schwierig.

Zur *Behandlung* sollte das atypische Fibroxanthom in jedem Fall großzügig, mit einem *< 2 cm großen Sicherheitsabstand,* operativ entfernt werden. Auch die mikrographische Chirurgie nach Mohs wurde als Methode der Wahl empfohlen. Das atypische Fibroxanthom spricht in der Regel auf eine Strahlenbehandlung nicht an, es sei denn, in höheren Dosen (ca. 60–65 Gy).

Literatur

Brown MD, Swanson NA (1989) Treatment of malignant fibrous histiocytoma and atypical fibrous xanthomas with micrographic surgery. J Dermatol Surg Oncol 15: 1287–1292
Frentzin DF, Helwig EB (1973) Atypical fibroxanthoma of the skin: a clinicopathologic study of 140 cases. Cancer 31: 1541–1552

Kuwano H, Hashimoto H, Enjoji M (1985) Atypical fibroxanthoma in distiguishable from spindle cell carcinoma in sarcoma-like skin lesions. Cancer 55: 172–180
Ma CK, Zarbo RJ, Gown AM (1992) Immunohistochemical characterization of atypical fibroxanthoma and dermatofibrosarcoma protuberans. Am J Clin Pathol 97: 478–483
Silvis NG, Swanson PE, Manivel JC et al. (1988) Spindle cell and pleomorphic neoplasms of the skin: a clinicopathologic and immunohistochemical study of 30 cases with emphasis on „atypical fibroxanthomas". Am J Dermatopathol 10: 9–19

40.8 Dermatofibrosarkom

Synonyme: Dermatofibrosarcoma protuberans, Riesenzellfibroblastom (juvenile Variante)

Das infiltrierend und destruierend wachsende *Dermatofibrosarcoma protuberans* ist meist am Stamm, in der Schultergegend sowie ileokrural lokalisiert. Ausgangspunkt sind die Dermis und die Septen des subkutanen Fettgewebes. Hauptmanifestationsalter ist die 3.–5. Dekade. Kinder und Jugendliche stellen allenfalls 10 % des Gesamtkollektivs dar. Sehr selten sind es kongenitale Tumoren. Möglicherweise spielen pathogenetisch Traumen und andere akkumulierte Reize für die Entstehung des Tumors eine Auslöserrolle, denn oft sind mechanisch exponierte Stellen betroffen. Gelegentlich wurde über das Auftreten und schnelle Wachstum eines Dermatofibrosarkoms während der Schwangerschaft berichtet. Auch nach örtlicher Röntgenbestrahlung, z. B. eines benignen Hämangioms oder eines Basalioms, kann nach mehreren Jahren ein Dermatofibrosarkom auftreten. Eine pigmentierte Variante des D. protuberans ist der sog. *Bednar-Tumor,* genannt nach dem Erstbeschreiber, der ca. in 5 % aller Fälle vorkommt.

Behandlung. Die Prognose des D. protuberans ist relativ gut, da der Primärtumor in der Regel keine Fernmetastasen setzt. Dennoch ist eine Behandlung in frühen Stadien notwendig, da der Tumor unaufhaltsam wächst, so daß seine Entfernung immer problematischer wird. Rückfälle können als Riesenzellfibroblastome imponieren, Metastasen wurden beschrieben (Lymphknoten,

Lunge). Das D. protuberans ist kaum strahlensensibel und spricht auf Zytostatika so gut wie nicht an. Das einzig sinnvolle therapeutische Verfahren ist die vollständige operative Entfernung aller befallenen Gewebsanteile. Allerdings ist die *Rezidivneigung in loco* groß (über 50%), so daß ein *Sicherheitsabstand von ca. 3 cm* vom Tumorrand als unabdingbare Voraussetzung empfohlen wird; manche Autoren gehen mit 5 cm Abstand vor, bis weit im Gesunden. Auch in der Tiefe muß radikal vorgegangen und eine plastische Rekonstruktion, soweit notwendig, angeschlossen werden. Mit Lokalrezidiven, die sofort großzügig nachexzidiert werden müssen, ist dennoch zu rechnen (ca. 12%).

Unter diesen Umständen ist die *Fünfjahresüberlebensrate* ca. 95%. Eine elektive Lymphknotendissektion ist nicht indiziert. Der Wert einer postoperativen Röntgenbestrahlung (Dosis: ca. 65 Gy) ist fraglich, z. T. umstritten. Zur Behandlung eines Primärtumors kommt eine Bestrahlung allenfalls als Option in nicht operablen Fällen in Frage.

Literatur

Brabant B, Revol M, Vergote T et al. (1993) Dermatofibrosarcoma protuberans of the chest and the shoulder: wide and deep excisions with immediate reconstruction. Plast Reconstr Surg 92: 459–462

Coyne J, Kaftan SM, Craig RD (1992) Dermatofibrosarcoma protuberans recurring as a giant cell fibroblastoma. Histopathology 21: 184–187

Ding JA, Hashimoto H, Sugimoto T et al. (1990) Bednar tumor (pigmented dermatofibrosarcoma protuberans). An analysis of six cases. Acta Pathol Jpn 40: 744–754

Eisen RN, Tallini G (1993) Metastatic dermatofibrosarcoma protuberans with fibrosarcomatous change in the absence of local recurrence. Cancer 72: 462–468

Goldberg DJ, Maso M (1990) Dermatofibrosarcoma protuberans in a 9 year-old child: treatment by Mohs' micrographic surgery. Pediatr Dermatol 7: 57–59

Gray GR, Freedman SI, Kagan AR (1974) Fibrosarcoma: a complication of interstitial radiation therapy for a benign hemangioma occurring after 18 years. Br J Radiol 47: 60–61

Grosdidier G, Sibille P, Borrelly J, Thomas C (1991) Metastase pulmonaire d'un dermatofibrosarcome. Ann Chir 45: 724–725

Lopez JI, Elisalde JM, Fernandez-Larinoa A (1992) Pigmented dermatofibrosarcoma protuberans (Bednar tumor). Dermatology 184: 281–282

Mark RJ, Bailet JW, Tran LM et al. (1993) Dermatofibroma protuberans of the head and neck. A report of 16 cases. Arch Otolaryngol Head Neck Surg 119: 891–896

Marks LB, Suit HD, Rosenberg AE, Wood WC (1989) Dermatofibrosarcoma protuberans treated with radiation therapy. Int J Radiat Oncol Biol Phys 17: 379–384

McKee PH, Fletcher CD (1991) Dermatofibrosarcoma protuberans presenting in infancy and childhood. J Cutan Pathol 18: 241–246

Rutgers EJ, Kroon BB, Albus-Lutter CE, Gortzak E (1992) Dermatofibrosarcoma protuberans: treatment and prognosis. Eur J Surg Oncol 18: 241–248

Shmookler BM, Enziger FM, Weiss SW (1989) Giant cell fibroblastoma. A juvenile form of dermatofibrosarcoma protuberans. Cancer 64: 2154–2161

Smola MG, Soyer HP, Scharnagl E (1991) Surgical treatment of dermatofibrosarcoma protuberans. A retrospective study of 20 cases with review of the literature. Eur J Surg Oncol 17: 447–453

40.9 Leiomyom und Leiomyosarkom

Leiomyome sind gutartige Tumoren, die häufig multipel auftreten können. Sie stammen aus den glatten Muskelzellen des M. arrector pili, der glatten Gefäßmuskulatur (Angioleiomyome) oder aus glatten Muskelanteilen im Korium, z. B. im Genitalbereich (Skrotum, Vulva). Die Knötchen sind meistens klein, doch oft schmerzhaft und müssen einer Behandlung zugeführt werden. Gelegentlich können maligne Varianten unterschiedlicher biologischer Potenz vorkommen, die *Leiomyosarkome*. Weichteilsarkome sind insgesamt selten, sie vertreten ca. 0,7% aller maligner Neubildungen; Leiomyosarkome haben einen Anteil von 4–6% an allen Weichteilsarkomen. Sie imponieren in der Regel als derbe, rasch wachsende dermale, z. T. druckschmerzhafte, rötliche oder livide Knoten. Liegt der Tumor subkutan, ist klinisch meist erst bei größeren Tumoren eine unscharf begrenzte derbe Weichteilschwellung ohne Rötung oder Überwärmung festzustellen. Darüber hinaus können sie auf Druck oder auch nur bei Berührung *schmerzempfindlich* sein. Auch spontane Schmerzen, z. B. bei Bewegung, werden angegeben. Als Prädilektionsstelle gelten die Unterschenkel, selten kommen Leiomyosarkome am Unterarm und an der Hand vor. Männer sind häufiger (3:1) als Frauen betroffen.

Im Gegensatz zu den abdominellen, retroperitonealen und von den großen Gefäßen ausgehenden Leiomyosarkomen ist die *Prognose* der kutanen Leiomyosarkome relativ günstig. Hierbei muß noch einmal zwischen den *kutanen* und den *subkutanen* Tumoren unterschieden werden. Während bei der oberflächlichen kutanen Variante Lokalrezidive im Vordergrund stehen und eine Metastasierung eher selten (ca. 10% der Fälle) auftritt, ist das subkutane Leiomyosarkom mit einem 40%igen Metastasierungsrisiko behaftet. Ein radikales therapeutisches Vorgehen ist somit vor allem bei den tiefer lokalisierten Tumoren angezeigt.

Behandlung. Leiomyome werden bei Bedarf chirurgisch entfernt, je nach Fall. Bei allen Leiomyosarkomen empfehlen wir die *chirurgische Exzision* in toto einschließlich eines Sicherheitsabstands von *3 cm* als Therapie der Wahl. Neben dem seitlichen Sicherheitsabstand ist eine tiefe Exzision des Tumors einschließlich subkutanem Fettgewebe und Faszie notwendig. Wie bei allen Sarkomen der Haut sollte eine histologische Aufarbeitung der Resektionsränder erfolgen, um möglicherweise verbliebene Tumorreste zu erkennen und ggf. eine Nachresektion zu veranlassen. Grundsätzlich gelten diese Empfehlungen sowohl für die oberflächlichen kutanen als auch für die subkutanen Leiomyosarkome. Bei subkutanen Tumoren, bei denen eine radikale Extirpation unmöglich ist, ist palliativ eine *postoperative Bestrahlung* anzuschließen. Je nach Lokalisation des Tumors sollte hierbei eine Bestrahlung mit Gammastrahlen (Kobalt 69) oder mit ultraharter Röntgenbestrahlung der Kreisbeschleuniger (bis zu 45 MeV) und Linearbeschleuniger (bis zu 16 MeV) erfolgen. Ferner kann mit schnellen Elektronen (bis zu 45 MeV) bestraht werden. Eine Dosis von 50–60 Gy in 5–6 Wochen sollte hierbei nicht überschritten werden. Neben diesen 3 Therapiealternativen aus dem Bereich der Megavolttherapie wird in mehreren Zentren mittlerweile eine *Bestrahlung mit schnellen Neutronen* (Cyclotron/DT) durchgeführt. Die genaue Festlegung der Art und Dosierung der strahlentherapeutischen Maßnahmen bei einem ausgedehnten, subkutanen Weichteilsarkom wird die Aufgabe eines hochspezialisierten strahlentherapeutischen Zentrums sein. Ein derartiges Therapieschema muß von Fall zu Fall neu überdacht und nach den individuellen Gegebenheiten des jeweiligen Tumors (histologischer Differenzierungsgrad, Ausdehnung, Lokalisation) neu festgelegt werden. Die alleinige Bestrahlung bei Leiomyosarkomen ist sicher nicht als suffiziente Therapie anzusehen, unabhängig von der Bestrahlungsqualität. An 1. Stelle steht immer die radikale operative Tumorextirpation; adjuvant oder palliativ kann dann eine Bestrahlung angeschlossen werden.

Für eine *chemotherapeutische Behandlung* fortgeschrittener oder metastasierender Leiomyosarkome sind bis heute etablierte Schemata nicht bekannt. Bei einem fortgeschrittenen Leiomyosarkom wurde im Schrifttum eine komplette Remission nach Chemotherapie mit Doxorubicin und Cyclophosphamid (6 Zyklen) unter gleichzeitiger Ganzkörperhyperthermie beschrieben. In einem 2., gleichartigen Fall blieb diese Behandlung allerdings erfolglos. Aufgrund der relativen Seltenheit des Tumors gehen weitere Erfahrungen über kasuistische Mitteilungen nicht hinaus. Schemata, die bei metastasierenden Sarkomen angewendet werden, können im allgemeinen empfohlen werden.

Literatur

Davidson LL, Frost ML, Hanke WH, Epinette WE (1989) Primary leiomyosarcoma of the skin. J Am Acad Dermatol 21: 1156–1160

Fields J, Helwig EB (1981) Leiomyosarcoma of the skin and subcutaneous tissue. Cancer 47: 156–169

Franke HD, Langendorff G, Schmidt R, Böcker W (1983) Strahlentherapie der Weichgewebssarkome. Chirurg 54: 652–659

Gerard M, van Echo DA, Whitacre M et al. (1984) Doxorubicin, cyclophosphamide, and whole body hyperthermia for treatment of advanced soft tissue carcinoma. Cancer 53: 2585–2591

Jegasothy B, Gilgor R, Hull M (1981) Leiomyosarcoma of the skin and subcutaneous tissue. Arch Dermatol 117: 478–481

Hachisuga T, Hashimoto H, Enjoji M (1984) Angioleiomyoma: A clinical reappraisal of 562 cases. Cancer 54: 126–130

Richard F, Renard L, Wambersie A (1989) Neutron therapy of soft tissue sarcoma at Louvainla-Neuve (interim results 1987). Strahlenther Onkol 165: 306–308

Russel WO, Cohen J, Enzinger FM (1977) A clinical and pathological staging system for soft tissue sarcomas. Cancer 40: 1562
Schmitt G, Scherer E, v Essen CF (1985) Neutron and neutron boost irradiation of soft tissue sarcomas. Strahlentherapie 161: 784–786
Stiller W, Mensing H, Schaeg G, Jehn E (1991) Primäres kutanes Leiomyosarkom. Hautarzt 42: 44–47
Thompson JA (1985) Therapy for painful cutaneous leiomyomas. J Am Acad Dermatol 13: 865–867
Wascher RA, Lee MYT (1992) Recurrent cutaneous leiomyosarcoma. Cancer 70: 490–492

40.10 Angiosarkom

Das *Angiosarkom* zeigt sich in rötlich/blaurötlichen Flecken, Plaques oder Knoten, die häufig multizentrisch auftreten. Als Prädilektionsstellen sind der behaarte Kopf, Gesicht und Hals anzusehen. Die Geschlechtsverteilung (M:F) ist 3:1. Das durchschnittliche Erkrankungsalter liegt bei 65 Jahren, einzelne Fälle wurden auch im Kindes- und Jugendalter beschrieben. Angiosarkome sind hochaggressive Tumoren, die wiederholt Lokalrezidive bilden und sich lymphogen wie auch hämatogen ausbreiten. Insbesondere mehr als 5 cm durchmessende Geschwülste haben eine äußerst schlechte Prognose, die Fünfjahresüberlebensrate liegt unter 10%.

Ca. *20%* aller Fälle von Angiosarkomen sind mit *chronischem Lymphödem* verbunden oder treten auf dem Boden eines bereits bestehenden chronischen Lymphödems, z.B. nach Mastektomie (*Stewart-Trewes-Syndrom*), auf.

Die Latenzzeit bis zum Auftreten des Tumors ist lang, selten unter 8–10 Jahre. Auch nach Röntgenbestrahlung anderer Tumoren, z.B. benigner Hämangiome, Karzinome, etc., meist in der Kindheit, wurden spätere Angiosarkome beschrieben (sog. „*postirradiation angiosarcoma*").

Behandlung. Erste und wichtigste therapeutische Maßnahme bei allen Angiosarkomen ist die umgehende *chirurgische Exzision* des Tumors mit großem Sicherheitsabstand (< 3 cm). Im Schrifttum wird immer wieder eine intraoperative Schnellschnittdiagnostik der Tumorränder diskutiert, um eine vollständige Exzision *in sano* sicherzustellen. Diese Methode ist jedoch nicht unbedingt verläßlich, da maximal 5–10 Stufenschnitte angefertigt und durchgemustert werden können. In weiteren Serienschnitten können postoperativ durchaus noch Tumormanifestationen zur Darstellung kommen. Bei der Primäroperation ist daher ein klinisch ausreichender *Sicherheitsabstand* zu wählen. Anschließend sollten die Resektionsränder des Hautexzidates als mehrere Präparate in Serienschnitten vollständig aufgearbeitet werden. Gegebenenfalls sollte in einer zweiten Sitzung nachexzidiert werden.

Von anderen Autoren wird empfohlen, präoperativ aus der Umgebung des Tumors mehrere radiäre, tiefe *6mm-Stanzen* zu entnehmen. Finden sich in einem Radius histologisch keine Tumormanifestationen mehr, so wird dieser als *Tumorrand* markiert, noch *1 cm* Sicherheitsabstand hinzugefügt. Die so festgelegte Linie dient dann als Resektionsrand. Das Angiosarkom in loco ist meist viel ausgedehnter, als es nach dem klinischen Bild erscheint. Diese Tatsache ist bei der Festlegung des chirurgischen Vorgehens immer zu berücksichtigen.

Ein gleichzeitig bestehendes Lymphödem muß, wenn kausal nicht möglich, symptomatisch angegangen werden.

Weitere Behandlungsmöglichkeiten bzw. Palliativmaßnahmen. Aufgrund der Lokalisation (Gesichtsbereich!) ist oft ein ausreichend radikales chirurgisches Vorgehen nicht möglich. In diesen Fällen sowie beim Auftreten inoperabler Lokalrezidive oder bei primär multizentrischen Angiosarkomen sind *Röntgenbestrahlungen* die Behandlung der Wahl. Zu empfehlen sind die oberflächliche Radiotherapie (Dermopan), aber auch schnelle Elektronen (7 MeV) in kleinen Dosen (2–4 Gy) bis zu einer maximalen Dosis von 50–60 Gy; dies führt meist zu einer Tumorremission, jedoch treten häufig bereits nach kurzer Zeit neue Lokalrezidive auf. Zur palliativen Behandlung plaqueartiger kutaner Lokalrezidive oder Metastasen eignet sich ferner eine Therapie mit dem *CO_2-Laser* (9–10 W, Dauerimpuls in 2–3 Durchgängen). Bei blutenden Tumoren wird dadurch eine gute Blutstillung gewährleistet. Auch bei dieser Methode sollte stets ein ausreichender Sicherheitsabstand eingehalten werden. *Chemotherapeutisch* sind keine etablierten Schemata zur Behandlung des Angiosarkoms bekannt, die empfohlen werden können. *Experimentelle Therapien* mit rekombinantem Interferon (z. B. peri- oder intrafokale Injektionen von rIFN-α; 1–3 Mio. IE Roferon® A), IL-2 und andere kombinierte Maßnahmen können versucht werden. Möglicherweise übt rIFN-α auf proliferierende Endothelzellen einen antiproliferativen Effekt aus. Mit allen bisherigen Kombinationen war es jedoch nicht möglich, die hohe Rezidivneigung des Tumors entscheidend zu beeinflussen und eine Behandlung *in sano* zu erzielen.

Literatur

Barttelbort S, Stahl R, Ariyan S (1989) Cutaneous angiosarcoma of face and scalp. Plast and Reconstr Surg 84: 55–59

Costello SA, Seyright M (1990) Postirradiation malignant transformation in benign hemangioma. Eur J Surg. Oncol 16: 517–519

Eckert F, Braun-Falco O, Landthaler M, Krieg T (1988) Angiosarkom der Kopfhaut. Hautarzt 39: 471–474

Edeiken S, Russo DP, Knecht J et al. (1992) Angiosarcoma after tylectomy and radiation therapy for carcinoma of the breast. Cancer 70: 644–647

Garbe C, Mayer da Silva A, Stadler R, Orfanos CE (1988) Malignant hemorrhagic angiosarcoma with chronic lymphedema of the lower leg secondary to malignant melanoma. In: Wilkinson DS, Mascaró JM, Orfanos CE (eds) Clinical dermatology. The CMD Case Collection. Schattauer, Stuttgart New York, pp 271–273

Goette DK, Detlefs RL (1985) Postirradiation angiosarcoma. J Am Acad Dermatol 12: 922–926

Handfield-Jones SE, Kennedy DTC, Bradfield JB (1988) Angiosarcoma arising in an angiomatous naevus following irradiation in childhood. Br J Dermatol 118: 109–112

Hundeiker M (1989) Gefäßtumoren im Alter. Hautkrankheiten 64: 990–1002

Laaf H, Vibrans U (1992) Kutanes Angiosarkom nach Telekobaltbestrahlung. Hautarzt 43: 654–656

Maddox J, Evans HL (1981) Angiosarcoma of skin and soft tissue: a study of 44 cases. Cancer 48: 1907–1921

Nilles M, Alles J, Paul E (1988) Kutanes, metastasierendes Angiosarkom des Unterarms. Hautarzt 39: 531–533

Steiner A, Sulser H (1991) Angiosarcoma in a mastectomy scar following irradiation. Schweiz Med Wochenschr 121: 429–432

Stokkel MP, Peterse HL (1992) Angiosarcoma of the breast after lymphectomy and radiation therapy for adenocarcinoma. Cancer 69: 2965–2968

40.11 Granularzelltumor (Abrikossoff)

Synonyme: Granuläres Myoblastom, Granularzellmyoblastom

Der histogenetische Ursprung des *Granularzelltumors* war jahrelang ungeklärt. Von Abrikossof 1926 erstmals beschrieben, hielt man lange Zeit Muskelzellen für den Entstehungsort dieses Tumors – daher auch der Name „*Myoblastom*". Neuere elektronenmikroskopische und immunhistologische Untersuchungen zeigten jedoch, daß eher die *Schwann-Zelle* bzw. *neuronale Elemente* als Ausgangspunkt anzusehen sind. *Histologisch* wird der Tumor mit Antikörpern gegen S-100 und „Myelin-basic"-Protein markiert. Sehr viel häufiger als die *maligne* Variante (bisher weniger als 30 publizierte Fälle) ist der *benigne* Granularzelltumor. Wichtig ist hierbei zu beachten, daß maligne Varianten gehäuft bei Patienten mit multiplen gutartigen Granularzelltumoren auftreten. Diese Patienten müssen einer engmaschigen klinischen Befundkontrolle, d. h. alle 3 Monate, einer klinischen Untersuchung des gesamten Integumentes, 1 ×/Jahr einer endoskopischen Exploration des Gastrointestinaltraktes sowie der ableitenden Harnwege, unterzogen werden.

Klinisch handelt es sich oft um einen relativ rasch wachsenden, subkutan/kutan lokalisierten Knoten, der gelegentlich ulzerieren und auch *schmerzempfindlich* sein kann. Multiples Vorkommen bei Kindern wurde beschrieben. Die Größe des Tumors kann nicht unbedingt als Kriterium für eine evtl. Malignität herangezogen werden, der größte gutartige Granularzelltumor hatte einen Durchmesser von 9 cm, der kleinste maligne Tumor einen Durchmesser von lediglich 3,6 cm. Ein aggressives infiltratives Wachstum in das umgebende Weichteilgewebe bzw. die angrenzenden Organe sowie Lokalrezidive sind häufig. Eine frühzeitige Metastasierung in die regionären Lymphknoten sowie hämatogen in Leber, Lunge, Gehirn, Knochen, Milz, Peritoneum, Retroperitoneum gehört beim malignen Granularzelltumor zur Regel. Als Prädilektionsstellen gelten Gesicht, Lippe, Zunge, Stamm, auch tiefe Muskulatur, große periphere Nerven, Gastrointestinaltrakt und Harnblase. Etwa 30–40% dieser Tumoren sind in der Mundhöhle zu finden. Männer und Frauen werden in gleicher Weise befallen. Die Tumorträger sind oft Erwachsene in der 4. oder 5. Lebensdekade, allerdings wurden Tumoren in allen Altersstufen des Erwachsenenalters beschrieben (21–82 Jahre). Bei Kindern sind sie selten.

Behandlung. Erster Therapieschritt bei klinischem Verdacht auf einen Granularzelltumor ist die *chirurgische Exzision in toto*, am besten mit genügendem Sicherheitsabstand. Liegt bereits klinisch der Verdacht auf eine maligne Variante vor, sollte der Sicherheitsabstand *3 cm* nicht unterschreiten. Im amerikanischen Schrifttum wird die mikroskopisch kontrollierte *Mohs-Chirurgie* empfohlen, um intraoperativ tumorfreie Schnittränder zu gewährleisten. Dieses Verfahren wird im europäischen Raum aus vielerlei Gründen nicht bevorzugt; bei fraglichem Behandlungsvorteil empfehlen wir eine exakte histologische Untersuchung der Resektionsränder des mit Sicherheitsabstand entnommenen Operationspräparates. Sollten sich hier histologisch Tumorreste nachweisen lassen, ist in 2. Sitzung eine Nachexzision in toto notwendig. Bei größeren malignen Tumoren (> 5 cm) wird eine prophylaktische Lymphadenektomie im regionären Abflußgebiet empfohlen. Eine *Bestrahlung* sollte als adjuvante Maßnahme bei malignen Varianten oder palliativ bei inoperablen Neoplasien erfolgen. Eine primäre Strahlentherapie des malignen Granularzelltumors ist abzulehnen, wenn eine chirurgische Vorgehensweise möglich ist. Der Wert *chemotherapeutischer Maßnahmen* ist umstritten, und die Erfahrungen mit ihnen reichen noch nicht aus. Adriamycin (Doxorubicin) führte in einem Fall eines metastasierenden malignen Granularzelltumors zu einer partiellen Remission. Der Patient verstarb jedoch 7 Monate später an einer disseminierten Metastasierung. Im eigenen Krankengut (2 Fälle) hatten kombinierte Chemotherapieschemata (z.B. CHOP-Schema) keinen durchschlagenden Erfolg.

Klinische Tumornachsorge. Benigne Granularzelltumoren werden durch die chirurgische Entfernung ausreichend behandelt und rezidivieren allenfalls in loco. Da es sich beim malignen Granularzelltumor um eine hochaggressive Neoplasie mit rascher Metastasierungstendenz handelt, ist eine engmaschige klinische Nachsorge der Operationsstelle, der umgebenden Haut (Lokalrezidive!) sowie der regionären Lymphknoten erforderlich. Alle 3 Monate sollte sich der Patient einer ärztlichen Kontrolle unterziehen. Einmal pro Jahr sollte ferner durch Röntgenaufnahme der Lunge sowie Computertomographien von Abdomen, kleinem Becken und Schädel eine Fernmetastasierung ausgeschlossen werden. Ein derartiges Nachsorgeprogramm sollte mindestens in den ersten 10 Jahren post operationem durchgeführt werden.

Literatur

Cadotte M (1974) Malignant granular cell myoblastoma. Cancer 33: 1417–1422

Dzubow LM, Kramer EM (1985) Treatment of large, ulcerating, granular-cell tumor by microscopically controlled excision. Dermatol Surg Oncol 11: 392–395

Gallo P, Feinsilber D, Cha D, Schroh RG (1993) Tumor de células granulosas. Doble localización en lengua. Arch Argent Dermatol XLIII: 325–529

Khansur T, Balducci L, Tavassoli M (1987) Granular cell tumor. Clinical spectrum of the benign and malignant entity. Cancer 60: 220–222

Shimamura K, Yoshiyuki Osamura R et al. (1984) Malignant granular cell tumor of the right sciatic nerve. Cancer 53: 524–529

Truhan AP, Esterly NB (1985) Firm linear plaque on the lip of a child. Granular cell tumor. Arch Dermatol 121: 1197–1202

Rubenstein D, Shanker DB, Finlayson L et al. (1987) Multiple cutaneous granular cell tumors in children. Pediatr Dermatol 4: 94–97

40.12 Mammakarzinom beim Mann

Mammakarzinome des Mannes sind selten, ihre Häufigkeit beträgt weniger als 1 % aller männlichen Karzinome und weniger als 1 % aller Mammakarzinome überhaupt. Ätiologisch werden erhöhte Östrogenplasmaspiegel, eine familiäre Disposition oder auch eine erhöhte Strahlenexposition diskutiert. Ungefähr 9 % aller männlichen Mammakarzinome sind mit Gynäkomastie vergesellschaftet, der besonders bei einseitigem Auftreten große Bedeutung für die frühe Diagnostik zukommt. Das Manifestationsalter liegt mit durchschnittlich 65 Jahren bei Männern ca. 10 Jahre später als bei Frauen; darüber hinaus ist zum Zeitpunkt der Diagnosestellung bei Männern der Tumor in einem weiter fortgeschrittenen Stadium.

Klinisch manifestiert sich das Mammakarzinom beim Mann durch einen schmerzlosen, retroareolär sitzenden Knoten. *Histologisch* handelt es sich meist um duktale oder papilläre Karzinome, die in 80–100 % der Fälle Östrogenrezeptoren und in 86–93 % der Fälle Progesteronrezeptoren aufweisen. Demgegenüber läßt sich beim Mammakarzinom der Frau nur in 64 % der Fälle Östrogen- und in 44 % der Fälle Progesteronrezeptoren nachweisen.

Behandlung. Die chirurgische Entfernung des Tumors ist indiziert, meist durch radikale Mastektomie mit Entfernung der Mm. pectorales major und minor sowie der dazugehörigen axillären Lymphknoten. Heute wird jedoch, entsprechend dem Vorgehen bei der Frau, immer häufiger die modifizierte radikale Mastektomie mit Entfernung des Mm. pectoralis minor und der axillären Lymphknoten empfohlen. Eine weitere Operationsmethode ist die einfache Mastektomie.

Auch das adjuvante Therapiekonzept bei männlichen Patienten wurde dem der Frau angeglichen. Auswahlkriterien für die postoperativen Maßnahmen (Chemo- oder Hormontherapie) sind der Lymphknotenstatus, ein evtl. weiterer Organbefall, der Hormonrezeptorstatus und das Alter des Patienten. Je nach Organbeteiligung kommt die Chemotherapie zum Einsatz. Der Hormonrezeptorstatus des Tumors bei Patienten im Metastasierungsstadium erlaubt eine Vorhersage über die Erfolgschancen einer Hormontherapie. Tamoxifen (Nolvadex®) hat sich als Antiöstrogen und Zytostatikum aufgrund der günstigen Ansprechrate von Tumoren mit positiven Östrogenrezeptoren, seiner geringen Nebenwirkungsrate und dem hohen Grad der Akzeptanz durch den Patienten als adjuvantes Therapeutikum etabliert, während die Orchidektomie und Adrenalektomie heute in den Hintergrund getreten sind. Eine zusätzliche Strahlentherapie kann bei primärem Lymphknotenbefall eine drastische Senkung der Lokalrezidivrate erreichen, ohne jedoch eine signifikante Verlängerung der Überlebenszeit zu erzielen.

Die *Fünfjahresüberlebensrate* ist vom Tumorstadium und dem Alter bei Diagnosestellung abhängig und wird mit 57 % bei nichtbefallenen und 37 % bei befallenen Regionallymphknoten angegeben. Die Bestimmung des karzinoembryonalen Antigens (CEA) kann als individueller Verlaufsparameter nützlich sein; seine Erhöhung deutet auf zunehmende Tumormasse bzw. auf das Vorliegen ossärer oder viszeraler Metastasen hin. Aufgrund des relativ hohen Anteils falsch-positiver Werte sollte jedoch die klinische Beurteilung immer in Verbindung mit weiteren Parametern (bildgebende Verfahren, γ-GT, alkalische Phosphatase, weitere Tumormarker) erfolgen.

Literatur

Almond-Roesler B, Hettmannsperger U, Detmar M (1993) Mammakarzinom beim Mann: Histochemische Charakterisierung und kombinierte adjuvante Radio-Hormon-Therapie. Z Hautkr 68: 173–177

Beard DB, Haskell CM (1986) Carcinoembryonic antigen in breast cancer. Am J Med 80: 241–245

Bezwoda WR, Hesdorfer C, Dansey R et al. (1987) Breast cancer in men. Cancer 60: 1337–1340

Ciatto S, Iossa A, Bonardi R, Pacini P (1990) Male breast carcinoma: review of a multicenter series of 150 cases. Tumori 76: 555–558

Ehrlichman C, Murphy KC, Elhakim T (1984) Male breast cancer: A 13-year review of 89 patients. J Clin Oncol 2: 903–909

Hultborn R, Friberg S, Hultborn KA et al. (1987) Male breast carcinoma. II. A study of the total material reported to the Swedish Cancer Registry 1958–1967 with respect to treatment, prognostic factors and survival. Acta Oncol 26: 327–341

Kantarjian H, Yap HY, Hortobagyi G et al. (1983) Hormonal therapy for metastatic male breast cancer. Arch Intern Med 143: 237–240

Morimoto T, Komaki K, Yamakawa T et al. (1990) Cancer of the male breast. J Surg Oncol 44: 180–184

Patel JK, Nemoto T, Dao TL (1984) Metastatic breast cancer in males. Assessment of endocrine therapy. Cancer 53: 1344–1346

Riberio G (1985) Male breast carcinoma – A review of 301 cases from the Christie Hospital & Holt Radium Institute, Manchester. Brit J Cancer 51: 115–119

40.13 Andere maligne, z. T. metastasierende Adnexkarzinome der Haut

Die diversen benignen Adnextumoren (Porome, Syringome, Hidradenome, Zylindrome etc.) bedürfen lediglich einer gründlichen Exzision in toto; sie können in seltenen Fällen in ein metastasiertes Karzinom übergehen, z. T. ekkriner oder apokriner Natur. Klarzellige Tumoren können ihren Ausgang nicht mehr erkennbar verraten, syringoide oder muzinöse Differenzierung etc. ist möglich. Vielfach werden erst umfassende immunhistologische Untersuchungen die Herkunft des Tumors bzw. die Richtung seiner Differenzierung zeigen.

Behandlung. Eine großzügige Totalexzision dieser Tumoren, evtl. auch aller erreichbarer Metastasen, ist in jedem Falle angezeigt. Palliativ wird man alle befallenen Areale mit einer fraktionierten oberflächlichen Radiotherapie mit einem Dermopangerät angehen müssen. Zufriedenstellende Erfahrungen wurden mit weiträumigen Telekobalbestrahlungen gemacht: tägliche Einzeldosen von 2–30 Gy (Dosisleistung 0,78 Gy/min, bei 80 cm). Nach wenigen Wochen zusätzliche Bestrahlung des Primärtumores mit schnellen Elektronen (12 MeV, 1,5 Gy/d) bis zu einer Gesamtdosis von 15 Gy.

Die Prognose ist im allgemeinen nicht zufriedenstellend.

Literatur

Goette DK (1988) Hidradenoma papilliferum. J Am Acad Dermatol 19: 133–134

Langfritz K, Grabbe S, Kovacs G et al. (1993) Metastasierendes ekkrines Porokarzinom. Hautarzt 44: 176–179

Farbabbildungen

1,2 Neurofibromatosis von Recklinghausen bei einem 53-jährigen Mann mit bis zu 3 cm durchmessenden Neurofibromen

3 Multiple Zylindrome bei einer 48-jährigen Frau

4 Sister Josef's nodule: Umbilikale Metastase eines inneren Tumors, in diesem Fall eines Pankreaskarzinoms

5 Multiple subkutane Meningeome bei einem 11 Monate alten Säugling

6 Merkelzellkarzinom an der Wange einer 73-jährigen Frau

Farbabbildungen 907

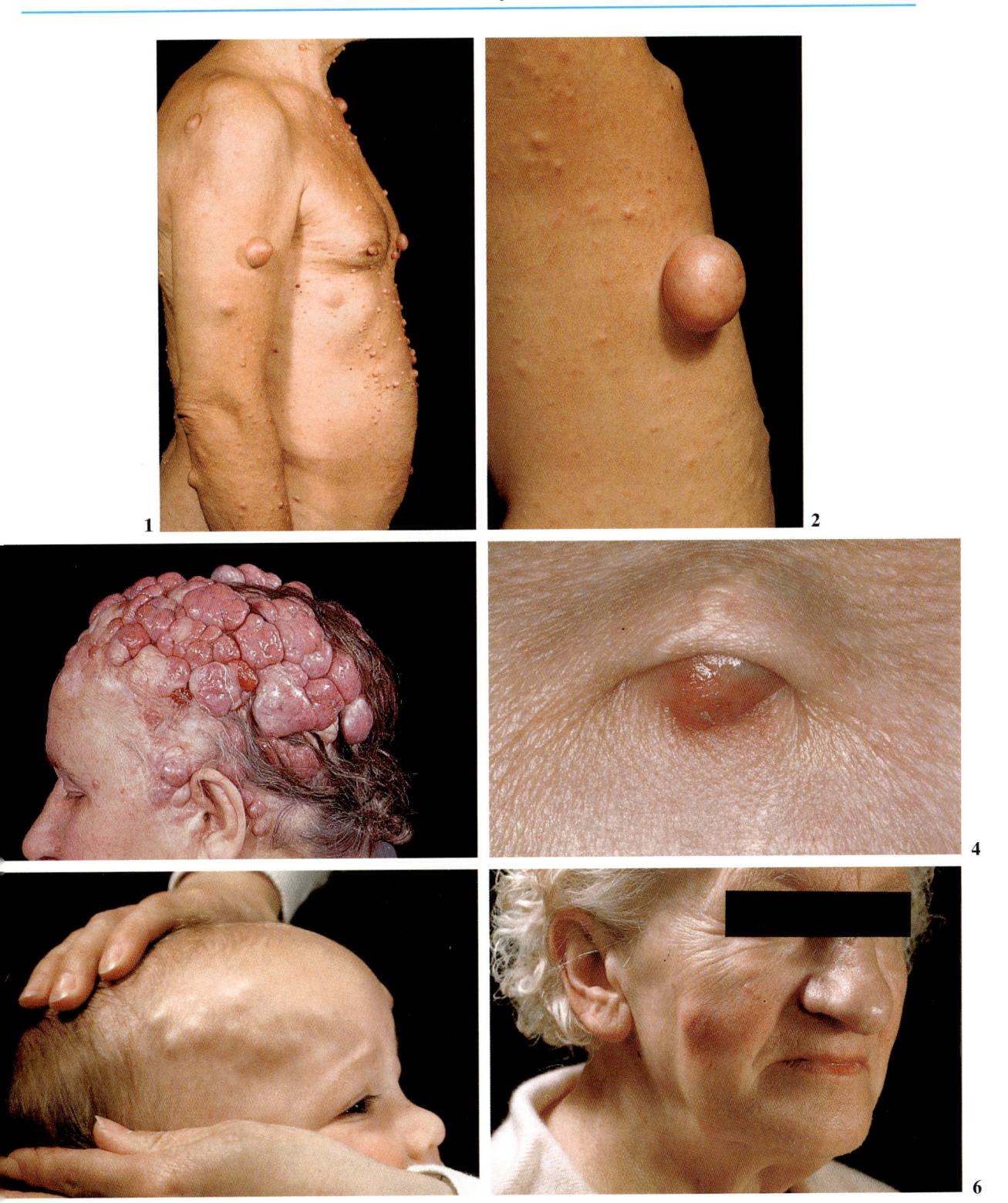

Kapitel 41 Kutane Paraneoplasien

41.1	Allgemeines	910
41.2	Obligat bzw. vorwiegend paraneoplastische Dermatosen	911
41.2.1	Acanthosis nigricans maligna	911
41.2.2	Paraneoplastische Akrokeratose Bazex	912
41.2.3	Erythema gyratum repens	913
41.2.4	Glukagonom-Syndrom	914
41.2.5	Hypertrichosis lanuginosa acquisita	917
41.3	Fakultativ paraneoplastische Dermatosen	918
41.3.1	Dermatomyositis maligna	918
41.3.2	Eruptive seborrhoische Keratosen	920
41.3.3	Thrombophlebitis migrans	921
41.3.4	Erythema anulare centrifugum	922
41.3.5	Erworbene Ichthyosen	923
41.3.6	Erworbene Palmoplantarkeratosen	924
41.3.7	Bullöse Paraneoplasien	925
41.3.8	Erythrodermien	926
41.4	Genodermatosen mit assoziierten Malignomen	927
41.4.1	Cowden-Syndrom	927
41.4.2	Gardner-Syndrom	928
41.4.3	Torre-Muir-Syndrom	930
41.4.4	Peutz-Jeghers-Syndrom	931

41.1 Allgemeines

Paraneoplasien im allgemeinen können mit metabolischen Störungen verbunden sein, z. B. Hyper- und Hypokalzämie, Hyperurikämien, Hormonsekretionsstörungen, oder auch als neuromuskuläre Syndrome auftreten (Neuropathien, Polymyositis). Darüber hinaus können *Körperreaktionen auf Tumorantigene* systemische Autoimmunkrankheiten imitieren wie rheumatische bzw. LE-ähnliche Krankheitsbilder, Vaskulitis, Sjögren-Syndrom etc.

Paraneoplasien der Haut sind entweder eigenständige Krankheitsbilder, die durch eine innere Neoplasie provoziert werden, oder aber unspezifische Phänokopien bekannter Dermatosen, die offenbar mittels *zirkulierender Wachstumsfaktoren*, die vom neoplastischen Gewebe ausgehen, gesteuert werden. Nach ihrem Auftreten können sich kutane Paraneoplasien verselbständigen, so daß sie einer Eigentherapie bedürfen; in den meisten Fällen treten sie jedoch zurück oder verschwinden völlig wenn der Tumor entfernt wird. In über 80 % aller Fälle sind es *Karzinome* unterschiedlicher Herkunft, die zu Paraneoplasien an der Haut führen. Die wichtigste Aufgabe des Therapeuten ist es somit die *Signalwirkung* der Hautsymptomatik zu erkennen und möglichst gezielt nach einem zugrundeliegenden Tumor zu suchen; seine frühzeitige Erkennung und radikale Entfernung ist das wichtigste Ziel der Behandlung. „Screening"-Untersuchungen unterschiedlicher Breite, die in regelmäßigen Zeitabständen durchgeführt werden, sind für das betroffene Risikokollektiv unerläßlich.

Zusätzlich zu den hier im einzelnen angeführten obligaten bzw. fakultativen Paraneoplasien sind weitere Hauterkrankungen zu nennen, die als mögliches klinisches Zeichen für eine zugrundeliegende Neoplasie gelten oder mit einer solchen gehäuft korrelieren. Darunter sind das *Sweet-Syndrom* (lymphoproliferative Erkrankungen, Karzinome), die *Pachydermoperiostose* (intrathorakale bzw. Magen- oder Leberkarzinome), die *Dermatitis ulcerosa* (verschiedene Tumoren, meist im Abdominalbereich), die *subkorneale Pustulose Sneddon-Wilkinson* und die *leukozytoklastische Vaskulitis* (diverse Neoplasien), die *multizentrische Retikulohistiozytose* (myelodysplastisches Syndrom, Lymphome, diverse Neoplasien) sowie das *Skleromyxödem Arndt-Gottron* (Plasmozytome) zu nennen.

Der behandelnde Arzt muß bei derartigen Dermatosen im Einzelfall abwägen, wie weit er die diagnostischen Maßnahmen ansetzen muß, um ein Neoplasma auszuschließen.

Literatur

Aldridge RD, Main RA, Daly BM (1984) Multicentric reticulohistiocytosis and cancer. J Am Acad Dermatol 10: 296–297

Ehrsam EPJ, Thomas PC, Marrakchi S et al. (1993) Sweet's syndrome associated with ovarian carcinoma. J Eur Acad Derm Venereol 2: 235–238

Hatch ME, Farber SS, Superfon NP et al. (1989) Sweet's syndrome associated with chronic myelogenous leukemia. J Am Osteopath Assoc 89: 363–370

Husz S, Korom I (1987) Kutane paraneoplastische Syndrome der Haut. Z Hautkr 62: 206–212

Lindmaier A, Raff M, Seidl G, Jurecka W (1989) Pachydermoperiostose. Klinik, Klassifikation und Pathogenese. Hautarzt 40: 752–757

Longley S, Caldwell JR, Pannish RS (1986) Paraneoplastic vasculitis. Unique syndrome of cutaneous angiitis and arthritis associated with myeloproliferative disorders. Am J Med 80: 1027–1030

Lookingbill DP, Spangler N, Sexton FM (1990) Skin involvement as the presenting sign of internal carcinoma: a retrospective study of 7316 cancer patients. J Am Acad Dermatol 22: 19–26

McLean DI (1986) Cutaneous paraneoplastic syndrome. Arch Dermatol 122: 765–767

Niebauer G (1983) Paraneoplasien der Haut. In: Luger A, Gschnait F (Hrsg) Dermatologische Onkologie. Urban & Schwarzenberg, Wien, S 41–59

Niebauer G (1988) Paraneoplasias of the skin. In: Orfanos CE, Stadler R, Gollnick H (eds) Dermatology in five continents. Springer, Berlin Heidelberg New York, pp 62–65

Poole S, Fenske NA (1993) Cutaneous markers of internal malignancy. I. Malignant involvement of the skin and the genodermatoses. J Am Acad Dermatol 28: 1–13

Rauh G, Gresser U, Meurer M, Dorfler H (1989) Sweet-Syndrom bei chronisch myeloischer Leukämie. Klin Wochenschr 65: 506–510

Smolle J, Kresbach H (1990) Akute febrile neutrophile Dermatose (Sweet-Syndrom). Eine retrospektive klinische und histologische Analyse. Hautarzt 41: 549–566

Thiers BH, Callen GP (1991) Dermatologic manifestations in internal malignancy. In: Friedman RJ, Rigel DS, Kopf AW, Harris MN, Baker D (eds) Cancer of the skin. Saunders, Philadelphia, pp 364–375

41.2 Obligat bzw. vorwiegend paraneoplastische Dermatosen

41.2.1 Acanthosis nigricans maligna

Die *Acanthosis nigricans* wird seit langem als relativ zuverlässiger Indikator für zugrundeliegende Erkrankungen unterschiedlicher Dignität angesehen. So findet sich die Hautkrankheit häufig im Zusammenhang mit endokrinologischen Störungen, z.B. im Rahmen von Syndromen wie dem Stein-Leventhal-Syndrom; auch idiopathisch, z.B. bei Adipositas permagna sowie als Erbleiden mit unregelmäßiger Dominanz kommt eine Acanthosis nigricans vor. Hier beschränken wir uns auf die 4. Variante, d.h. ihre Assoziation mit einem zugrundeliegenden Malignom *(Acanthosis nigricans maligna, ANM)*.

Die ANM ist eine seltene Dermatose, im dermatologischen Krankengut kommt sie in ca. 1:10000 der Fälle vor. Männer und Frauen sind in gleicher Weise betroffen; in einigen Studien wird eine leichte weibliche Prädominanz angegeben. Der Altersgipfel liegt zwischen dem 46. und dem 61. Lebensjahr. Im Kindes- und Kleinkindesalter kommt die Erkrankung praktisch nicht oder selten vor. Der Tumor, meist ein *Adenokarzinom*, befindet sich bei 86% der ANM-Träger im Bauchraum, dort im *Magen* in 62% und in der Leber in 7% der Fälle. In bis zu 10% der Fälle liegt ein *Bronchialkarzinom* zugrunde, seltener wurden auch Assoziationen mit *Uteruskarzinom* (7%), *Mammakarzinomen* (3%), diversen anderen Karzinomen (Ovarien, Pankreas, Hoden, Gastrointestinaltrakt) sowie zu Hodgkin- und Non-Hodgkin-Lymphomen sowie mit einer Mycosis fungoides und Sarkomen beschrieben.

Klinisch werden in erster Linie Achselhöhlen, Genitoanalgegend, Handrücken und Mund- bzw. Lippenschleimhaut (je 20%) befallen, wobei es zunächst zur Ausbildung einer gelblich-braunen, später zur schwarzgrauen Verfärbung der Haut kommt. Innerhalb der hyperpigmentierten Areale beobachtet man aufgereihte, grießkornähnliche, den Spaltlinien der Haut folgende Verdickungen und Vergröberungen des Hautreliefs (baumrindenartiger Aspekt). Diese Hautveränderungen können mit erheblichem *Pruritus* einhergehen. In extremen Fällen kann das gesamte Integument von den beschriebenen Hautveränderungen betroffen sein, auch ein Befall der Rektum- und der Magenschleimhaut ist möglich. Daneben finden sich um die Achselhöhlen, perinanal und perigenital multiple, nichtvirusinduzierte Fibroepitheliome. Bei 17% der Patienten ist die ANM Erstsymptom, d.h. der Tumor wird erst nach ihrem Auftreten nachweisbar, bei 60% treten Neoplasie und ANM gleichzeitig auf, bei 22% kann die paraneoplastische Akanthose der Tumorsymptomatik folgen. Prognostisch ist das Auftreten einer ANM als schlechtes Zeichen zu werten, die Überlebenszeit nach dem Auftreten typischer Hautveränderungen wird mit durchschnittlich 12 Monaten angegeben.

Behandlung. Selbstverständlich ist bei allen kutanen Paraneoplasien, so auch bei der ANM, als erste therapeutische Maßnahme der *Nachweis* und die *Elimination* des zugrundeliegenden Neoplasmas anzustreben. Eine gründliche Durchuntersuchung des Kranken ist demnach zu fordern. In einzelnen Fällen wurde nach sorgfältiger Tumorsuche eine frühzeitige operative Entfernung des Malignoms vorgenommen, worauf die Hautveränderungen sich vollständig zurückbildeten. Häufig war es jedoch bereits vor Diagnosestellung zu einer *Metastasierung* gekommen, so daß die Prognose quoad vitam infaust ist und nur eine palliative Behandlung des Pruritus sowie der kosmetisch störenden Hautveränderungen im Vordergrund steht. Erfolgreich für diese Indikation ist die Anwendung *systemischer PUVA*, wobei nach einer Gesamtdosis von ca. 50 J/cm^2 eine weitgehende Rückbildung der Hautveränderungen sowie des quälenden Pruritus beobachtet wurde. Weiterhin kommen *Antihistaminika* in Frage: *z.B. Cyproheptadin* (Periactinol®) mit einem sowohl histamin- als auch einen serotoninantagonisierenden Effekt; möglicherweise spielt bei der Pathogenese der ANM die Freisetzung eines Wachstumshormons durch die Tumorzellen eine Rolle, dessen Synthese durch das Cyproheptadin unter Umständen vermindert wird. Durch die Antihistaminwirkung kommt es daher zur Besserung des Pruritus, zusätzlich wurde eine Rückbildung der Akanthose und der Papillomatose beobachtet. Cyproheptadin wird in einer Dosierung von 3 × 4 mg/d (Periactinol® Tbl. à 4 mg) verabreicht. Die Kombination von Cyproheptadin mit *Ketotifen* (Zaditen® Kaps. 2 × 1 mg/d) wird von uns aufgrund eigener Erfahrungen empfohlen.

Lokaltherapeutisch kann ggf. eine Behandlung mit topischen Steroiden sowie Vitamin A-Säure versucht werden. Lokale Reizungen müssen allerdings vermieden werden. Bei adipösen Kranken ist die *Gewichtsabnahme* eine wichtige Voraussetzung für alle therapeutischen und präventiven Maßnahmen, ebenso wie die Minderung einer möglicherweise bestehenden *Hyperhidrosis*, die als lokaler Reiz im Bereich der Hautfalten wirkt. Austrocknende Puder o. ä. sind hierfür gut geeignet.

Literatur

Atieler W, Plewig G (1987) Acanthosis nigricans maligna und Leser-Trélat-Zeichen bei Doppelmalignom von Mamma und Magen. Z Hautkr 62: 344–366

Bonnekoh B, Thiele B, Merk H, Mahrle G (1989) Systemische Photochemotherapie (PUVA) bei Acanthosis nigricans maligna: Regression von Keratose, Hyperpigmentierung und Pruritus. Z Hautkr 64: 1059–1062

Gheeraert P, Goens J, Schwartz RA et al. (1991) Florid cutaneous papillomatosis, malignant acanthosis nigricans, and pulmonary squamous cell carcinoma. Int J Dermatol 30: 193–197

Mikhail GR, Fachnie DM, Drukker BH et al. (1979) Generalized malignant acanthosis nigricans. Arch Dermatol 115: 201–202

Oppolzer G, Schwarz T, Zechner G, Gschnait F (1986) Acanthosis nigricans bei Plattenepithelcarcinom des Larynx. Z Hautkr 61: 1229–1237

Rendon MI, Cruz PD, Sontheimer RD (1989) Acanthosis nigricans: a cutaneous marker of tissue resistance to insulin. J Am Acad Dermatol 21: 461–469

41.2.2 Paraneoplastische Akrokeratose Bazex

Synonyme: Syndrome de Bazex et Dupré, Dermatose psoriasiforme acromélique d'étiologie cancereuse

Die *paraneoplastische Akrokeratose* ist eine primär akral lokalisierte, symmetrische Hyperkeratose auf leicht entzündlich verändertem Grund. Eine Koinzidenz zu einem zugrundeliegenden Malignom liegt in nahezu allen Fällen vor. Zum Teil sind bereits Metastasen vorhanden, die beim größten Teil der Fälle oberhalb des Zwerchfells lokalisiert sind. Es handelt sich fast ausschließlich um *Plattenepithelkarzinome* aus dem Bereich des Nasopharynx, des Zungengrundes, der Tonsillen, des Kehlkopfes, des Ösophagus oder der Lunge. Bemerkenswerterweise wurde die paraneoplastische Akrokeratose wiederholt bei *Halslymphknotenmetastasen* von Tumoren diverser primärer Lokalisation beschrieben. Die meisten Beobachtungen wurden in Frankreich festgehalten, auch im angloamerikanischen Raum wurde das Krankheitsbild neuerdings häufiger beschrieben. Die bisher vorliegenden Beobachtungen betreffen *nur Männer* im Alter zwischen 38 und 82 Jahren.

Klinisch beginnen die Hautveränderungen stets akral: Zunächst kommt es an Händen, Füßen, Ohrmuscheln und am Nasenrücken zur Ausbildung bilateral *symmetrischer Hyperkeratosen* auf violett-lividem Grund. Die festhaftende Schuppung ist anfangs diskret, von mehlstaubartigem Aspekt, mit weißlicher bis hin zu grauer oder schwärzlicher Verfärbung. Hinzu treten *Nagelveränderungen* im Sinne einer Verdickung und Krümmung der Nagelplatte sowie subungualer Hyperkeratosen mit Onycholyse. Eine möglichst *frühzeitige Diagnose* der Akrokeratosis Bazex durch den Dermatologen ist von größter Bedeutung, da der zugrundeliegende Tumor bei der Manifestation der Paraneoplasie häufig noch in einem Initialstadium ist (z. B. Mikrokarzinom der Tonsille!). Eine minuziöse interdisziplinäre Tumorsuche (HNO, Pulmologie, Gastroenterologie) ist daher dringend zu empfehlen. Im weiteren Krankheitsverlauf breiten sich die entzündlichen Hyperkeratosen von den Akren auf die angrenzenden Hautareale aus: Von den Fingern erstrecken sich die Läsionen auf Handflächen, Arme und Thorax, von den Zehen auf Füße,

Beine, Abdomen und vom Nasenrücken auf Wangen und Stirn.

In Ausnahmefällen können Adenokarzinome des Magens, des Uterus und der Prostata nachgewiesen werden, ebenso Plattenepithelkarzinom der Vulva.

Behandlung. Wichtigste therapeutische Maßnahme bei der Akrokeratose von Bazex und Dupré ist die Auffindung und Beseitigung der viszeralen Neoplasie; nach Elimination des Malignoms zeigt sich ein Sistieren und eine anschließende Rückbildung der Hautveränderungen. Vor allem im *Frühstadium* der Erkrankung gilt es, den zunächst *oft inzipienten Tumor* im Sinne einer kurativen Therapie zu entfernen. Somit ist der Patient von Tumor und Dermatose zugleich kuriert. Selbstverständlich kann das nicht für fortgeschrittene Tumoren bzw. für zervikale Lymphknotenmetastasen viszeraler Malignome gelten. Jedoch wirkt sich auch hier die Behandlung des Tumorleidens positiv auf den Verlauf der Dermatose aus. In geeigneten Fällen ist Halslymphknotendissektion und anschließende Röntgenbestrahlung zu empfehlen.

Bei Fortbestehen des assoziierten Tumors ist ein Behandlungsversuch mit dem *aromatischen Retinoid Etretinat* (Tigason®) in einer Dosierung von 1 mg/kg KG/d über mehrere Wochen bzw. Monate zu erwägen. Mehrere Autoren berichteten über beeindruckende Therapieerfolge unter oraler Retinoidtherapie bei Patienten, bei denen das Malignom nicht kurativ behandelt werden konnte. Retinoide dürften in derartigen Fällen als Therapie der Wahl anzusehen sein, da sie erwiesenermaßen einen zusätzlichen antikanzerogenen Effekt besitzen. Hierzu wäre eine langfristige Medikation in mittelhoher Dosierung zu empfehlen (Tigason® 25–35 mg/d), auf die Teratogenität und Blutfettkontrollen ist zu achten. Bei kleineren Läsionen können lokal *Vitamin A-Säure*-haltige Externa zur Anwendung kommen, auch *Kortikosteroide* haben eine günstige symptomatische Wirkung. Eine Therapie mit *keratolytischen Externa* ist insbesondere im Bereich der Handflächen und Fußsohlen sinnvoll. Folgendes Vorgehen ist zu empfehlen: 20%ige Salicylvaseline okklusiv über Nacht, am folgenden Morgen über 15 min Hand- und Fußbad, anschließend vorsichtige mechanische Ablösung der Hyperkeratosen mit einer kleinen Schere oder mit dem Skalpell.

Literatur

Bolognia JL, Brewer YP, Cooper DL (1991) Bazex's syndrome (acrokeratosis paraneoplastica). An analytic review. Med 70: 269–280

Grimwood LE, Lekan C (1987) Acrokeratosis paraneoplastica with esophageal squamous cell carcinoma. J Am Acad Dermatol 17: 685–686

Hintzenstern J, Kiesewetter F, Simon M et al. (1990) Paraneoplastische Akrokeratose Bazex – Verlauf unter palliativer Therapie eines Zungengrundkarzinoms. Hautarzt 41: 490–493

Hoepffner N, Albrecht HP, Haagen G et al. (1992) Sonderform einer Acrokeratose Bazex bei kleinzelligem Bronchialkarzinom. Hautarzt 43: 496–499

Jacobsen FK, Abildtrup N, Laursen SO et al. (1984) Acrokeratosis paraneoplastica. Arch Dermatol 120: 502–504

Levi L, Crippa D, Beneggi M, Sala GP (1982) Erythrodermie transitoire au cours d'une acrokératose paranéoplasique de Bazex. Ann Dermatol Venereol 109: 497–500

Pecora AL, Landsman L, Imgrund SP, Lambert WC (1983) Acrokeratosis paraneoplastica (Bazex' syndrome). Arch Dermatol 119: 820–826

Richard M, Giroux JM (1987) Acrokeratosis paraneoplastica. J Am Acad Dermatol 16: 178–183

Schulz C, Lörz M, Sarkar B (1993) Acrokeratosis paraneoplastica (Bazex syndrome): a case report. Eur J Dermatol 3: 484–486

Stolp A, Poweleit H (1987) Akrokeratosis Bazex bei metastasierendem Bronchialkarzinom. Dermatol Monatsschr 173: 258–263

Thiel W, Plog B, Schreiber G, Wollina U (1987) Paraneoplastische Akrokeratose (Bazex-Syndrom). Hautarzt 38: 304–307

Wishart JM (1986) Bazex paraneoplastic acrokeratosis: a case report and response to Tigason. Br J Dermatol 115: 595–599

Witkowski JA, Parish LC (1982) Bazex's syndrome: Paraneoplastic acrokeratosis. JAMA 248: 2883–2884

41.2.3 Erythema gyratum repens

Das *Erythema gyratum repens* (Gammel) ist ein wanderndes Erythem, welches im Bereich der angrenzenden gesunden Haut von einer „collerette" begrenzt ist (sog. Zebrahaut). Bei ca. 40% aller bisherigen Kranken lag der Hauterkrankung ein *Bronchialkarzinom* zugrunde, ferner besteht eine Assoziation zu Karzinomen des Hypopharynx, der Zunge, des Ösophagus und des Magens sowie von Mamma, Zervix, Uterus, Prostata und Harnblase. Die Erkrankung ist selten, genaue Inzidenzangaben liegen nicht vor. Über 50 Fälle dürften inzwischen beschrieben sein, die Geschlechtsverteilung zeigt eine Prävalenz von männlichen Kranken.

Klinisch kommt es im Bereich des Stammes (sowie an den oberen Extremitäten) zur Ausbildung lichtroter wellenartiger Eytheme, die bis zu 3 cm breit und viele Zentimeter lang sein können. Die Erytheme sind nicht infiltriert und erinnern in ihrer Konfiguration an gemasertes Holz. Charakteristischerweise wandern die Läsionen täglich; sie können in 24 h bis zu 1 cm verschoben sein. Die figurierten Herde sind von einer Schuppenkrause auf gesunder Haut begrenzt. Es besteht kein Pruritus. In der überwiegenden Mehrzahl der Fälle ist das Erythema gyratum repens ein *Frühsymptom*, welches dem Tumorleiden häufig um mehrere Monate oder Jahre vorausgeht. Die *Prognose* kann daher durchaus gut sein, wenn die Dermatose als Indikator erkannt wird und eine rechtzeitige Elimination des Tumors erfolgt. Dabei zeigen die Hautveränderungen das typische Parallelverhalten zu einer kutanen Paraneoplasie: Bei Fortbestehen der Grunderkrankung ist die Dermatose nahezu therapieresistent, erfolgt jedoch eine Elimination des Tumors, heilen die Hautveränderungen in 10 Tagen bis höchstens 3–4 Monaten ab. Aber auch spontan kommt es zur völligen Abheilung der Hautveränderungen, ohne sicheren Nachweis einer assoziierten Tumorerkrankung, trotz mehrjähriger Verlaufsbeobachtung.

Behandlung. Eine umfangreiche minuziöse *Tumorsuche* ist nach der Feststellung eines Erythema gyratum repens unabdingbar. Eine interdisziplinäre Diagnostik in Zusammenarbeit mit HNO-Ärzten, Gynäkologen, Pulmologen und Gastroenterologen sollte zur Erkennung und Entfernung der zugrundeliegenden Neoplasie führen, die eine vollständige Rückbildung der Dermatose nach sich zieht. Sollte dies nicht gelingen, so wird eine Behandlung mit hochdosierten Steroiden zu einem milderen Verlauf führen. Wenn eine kurative Behandlung nicht möglich erscheint, ist ein Therapieversuch mit *Kortikosteroiden*, z. B. Prednisolon 100 mg/d oder höher, in langsam absteigender Dosierung indiziert. Doch selbst eine derartig hochdosierte Steroidmedikation wird nicht zu befriedigenden Therapieerfolgen führen, wenn das Tumorleiden unverändert fortbesteht. Da die mitunter ausgedehnten wandernden Erytheme das Leiden sichtbar werden lassen und den Leidensdruck des Patienten zusätzlich erhöhen, ist der symptomatische Einsatz systemischer Kortikosteroide durchaus zu empfehlen.

Literatur

Gammel JA (1952): Erythema gyratum repens: Skin manifestations in a patient with carcinoma of the breast. Arch Dermatol Syphilol 66: 494–505

Gurrett STJ, Roenigk HH (1992): Erythema gyratum repens in a healthy woman. J Am Acad Dermatol 26: 121–122

Juhlin L, Lacour JP, Larrouy JC et al (1989): Episodic erythema gyratum repens with ichthyosis and palmoplantar hyperkeratosis without signs of internal malignancy. Clin Exper Dermatol 14: 223–226

Skolnick M, Mainman ER (1975): Erythema gyratum repens with metastatic adenocarcinoma. Arch Dermatol 111: 227–229

Teller H (1971): Erythema gyratum repens Gammel. In: Kutane paraneoplastische Syndrome. Herzberg JJ, Fischer, Stuttgart

41.2.4 Glukagonom-Syndrom

Synonym: Nekrolytisches migratorisches Erythem

Das seltene *Glukagonom-Syndrom* ist durch Hautveränderungen gekennzeichnet, die in enger Assoziation zu einem zugrundeliegenden glukagonproduzierenden Tumor der α_2-Zellen des Pankreas (Glukagonom, APUDom) steht. Die Erhöhung des Glukagons im Blut ist diagnostisch relevant. Bei ca. 75 % der Kranken handelt es sich um ein *malignes Inselzellkarzinom*, bei weiteren 20 % liegt ein *gutartiges Adenom* des Pankreas vor. Selten wurde das Syndrom auch im Rahmen entzündlicher Pankreasveränderungen beschrieben, z. B. bei chronisch-kalzifizierender Pankreatitis, ebenso selten sind extrapankreatische Tumoren beschrieben worden. Neben dem migrierenden nekrolytischen Erythem, von dem in erster

Linie die periorifiziellen Körperpartien befallen sind, kommt es zu Stomatitis, Anämie, Gewichtsverlust, Diarrhöen und zu diabetischer Stoffwechsellage. Ferner können Dysproteinämien (fakultative Erniedrigung von Alanin, Glutamin, Valin und Glycin) sowie ein Zinkmangel hinzukommen. Frauen werden häufiger befallen als Männer (4:1), meist sind die betroffenen Frauen älter als 40 Jahre, vorwiegend jenseits der Menopause.
Pathogenetisch ist der erhöhte Glukagonspiegel im Serum in erster Linie als Auslöser des nekrolytischen migrierenden Erythems anzusehen; die Hautveränderungen bilden sich unmittelbar nach der Tumorelimination und Normalisierung der Glukagonwerte zurück. Der diesem Prozeß zugrundeliegende pathogenetische Vorgang ist bisher jedoch nicht geklärt. Ein weiterer Faktor ist bemerkenswert: Die beim Glukagonomsyndrom auftretende Symptomkonstellation zeigt zahlreiche Parallelen zu den Befunden, die sich beim Malabsorptionssyndrom wie auch bei der *Acrodermatitis enteropathica* finden. Möglicherweise sind die Hypoaminoazidämien sowie der Zinkmangel, die im Rahmen des Glukagonom-Syndroms auftreten können, ebenfalls von pathogenetischer Bedeutung für die Entstehung der migrierenden Erytheme.
Klinisch kommt es perioral, perigenital, perianal, im Bereich des Dammes, der Achseln, der Leistenbeugen, der unteren Extremitäten und des Gesäßes zur Ausbildung zirzinärer, zur Peripherie migrierender Erytheme, die zentral ohne Narbenbildung abheilen. Die unscharf begrenzten Läsionen zeigen im Randbereich zu Beginn kleine schlaffe Bläschen, danach kommt es durch oberflächliche Nekrosen zu Erosionen, anschließend zur Krustenbildung und Exfoliation. Dadurch entsteht ein Aspekt wie nach chemischer Verätzung. Innerhalb von ca. 2 Wochen verläuft das klinische Bild wie folgt: *Erythem – schlaffe Blase – Erosion/oberflächliche Nekrose – Kruste – Exfoliation* und schließlich *narbenlose Abheilung mit Hyperpigmentierung*. Häufig besteht ausgeprägter *Pruritus*. Daneben kommt es in den meisten Fällen (ca. 80%) zu einer *Glossitis* mit *Candidabesiedlung* und zu *Nageldystrophien*. Ferner wurden Fieber, Schüttelfrost, Diarrhöen, psychische Störungen und normochrome Anämien beschrieben. Aufgrund des *50–150fach über die Norm erhöhten Glukagonspiegels* kommt es zu einer pathologischen Glukosetoleranz bzw. zum manifesten *Diabetes mellitus* sowie zur *Glukosurie*. Bei über 50% aller Patienten mit Glukagonom-Syndrom ist es bereits vor Auftreten der Hautveränderungen zu einer Metastasierung des Pankreaskarzinoms gekommen, womit eine schlechte *Prognose* gegeben ist, obwohl die α-Zell-Tumoren des Pankreas relativ langsam wachsen. Liegen hingegen ein Adenom oder eine chronische Pankreatitis zugrunde, ist die Prognose als gut anzusehen.

Behandlung. Kann der hormonproduzierende Tumor *chirurgisch* vollständig herausoperiert werden, so kommt es unmittelbar danach zur vollständigen Abheilung der Hautveränderungen. Das ist allerdings nur in einem Teil der Fälle durchführbar (ca. 30–40%). Bei diesen Kranken ist die *Tumorelimination* die kausale kurative Therapie des nekrolytischen migrierenden Erythems. Bei den anderen wird der Tumor nicht vollständig entfernt werden können, Rezidive sind zu erwarten.

■ *Somatostatin* (Aminopan®, Stilamin® Trockensubstanz 250 μg, s. spezielle Dosierungsanweisung) inhibiert Glukagon und kann somit zu einem klinischen Rückgang der Erytheme führen, wenn eine kurative Therapie unmöglich ist. Somatostatin sollte als langsame i.v.-Injektion bei regelmäßigen Blutzuckerkontrollen (alle 3–4 h) appliziert werden. Bei Wiederholungsbehandlung ist allerdings auf *Sensibilisierungen* durch das Präparat zu achten; aus diesem Grunde sollte es nur 2–3 Tage hintereinander verabreicht werden, um eine akute Symptomatik zu kontrollieren. Somatostatin ist ein *Tetradekapeptid* (Aminosäuresequenz: Cys-Lys-Asn-Phe-Phe-Trp-Lys-Thr-Phe-Thr-Ser-Cys-), das aus dem Hypothalamus isoliert wurde und heute synthetisch hergestellt wird. Neben der STH-hemmenden Wirkung mindert Somatostatin die Sekretion von TSH, ACTH, Insulin, Histamin und mehreren anderen Gewebshormonen einschl. Glucagon. Das Präparat wird bei verschiedenen Indikationen wie akuten Ulkusblutungen, hämorrhagischer Gastritis (Histaminhemmwirkung) mit Erfolg eingesetzt, ebenso bei akuter Pankreatitis. Die Substanz hat eine relativ kurze Halbwertzeit, daher ist ihre Verabreichung per infusionem angezeigt.

■ Ein neu eingeführtes Präparat mit langanhaltender Wirkung ist *Sandostatin®*, ein synthetisches Oktapeptid, das beim Glukagonom und mehreren anderen neuroendokrinen Tumoren (VIPome, APUDome) neuerdings mit gutem Erfolg eingesetzt wird (Amp. à 0,05, 0,1, 0,5 und 1 mg). Die Dosierungen müssen individuell angepaßt und die Patienten sorgfältig überwacht und kontrolliert werden.

■ *Streptozocin* (Zanosar™) ist ein Inhibitor der α-Zellen des Pankreas, der den Spiegel der zirkulierenden Glucagonimmunantikörper senken kann. Es handelt sich um einen Nitrosoharnstoff als schwach alkylierende Substanz, die fast ausschließlich zur Behandlung eines Inselzellkarzinoms des Pankreas und der seltenen neuroendokrinen Tumoren zur Anwendung kommt. Dosisschema: 500 mg/m² Körperoberfläche/d über 5 Tage, alle 6 Wochen Zyklus wiederholen; alternativ 1 g/m²/Woche über 2 konsekutive Wochen, evtl. wiederholen. Nebenwirkungen: Nierentoxizität, Leber- und Bluttoxizität, Hyperglykämie. Die Kombination von Streptozocin mit *5-Fluorouracil* wurde empfohlen, von anderen Autoren wurde sie aber als weniger effektiv bezeichnet.

■ *Dacarbazin* (DTIC) hat in einigen Fällen zur kompletten Remission eines Glukagonoms geführt, und zwar in relativ niedriger Dosierung (ca. 2,5 mg/kg KG/d in 5-Tage-Zyklen, 1×/ Monat). Stets sollte beim nekrolytischen migrierenden Erythem der *Zinkspiegel* bestimmt werden. Liegt ein erniedrigter Zinkspiegel vor, so sollte je nach Ausmaß des Mangels eine orale oder parenterale *Zinksubstitution* erfolgen. Die orale Applikation in Form von z.B. Solvezink® (Brausetbl. 1 × 1/d) sollte über mehrere Wochen unter Kontrolle des Zinkspiegels im Serum erfolgen. Bei extremen Mangelzuständen 20–40 ml Zinkaspartat/d i.v. applizieren. Bei Überdosierung kann es allerdings zu Kopfschmerzen, Metallgeschmack und Erbrechen kommen; Kontraindikation für die hochdosierte Zinkbehandlung ist ein schwerer Nierenparenchymschaden.

Literatur

Altimari A, Bhoopalam N, O'Dorsio T et al. (1986) Use of a somatostatin analog (SMS 201–995) in the glucagonoma syndrome. Surgery 100: 989–996

Altman AR, Tschen JA, Rice L (1989) Treatment of malignant carcinoid syndrome with a long-acting somatostatin analogue. Arch Dermatol 125: 394–396

Camisa C (1989) Somatostatin and a long-acting analogue octreotide acetate. Arch Dermatol 125: 407–412

Edney JA, Hofmann S, Thompson JS, Kessinger A (1990) Glucagonoma syndrome is an underdiagnosed clinical entity. Am J Surg 160: 625–628

Harris AG (1990) Future medical prospects for Sandostatin. Metabolism 39: 180–185

Haskell CM (1990) Drugs used in cancer chemotherapy. In: Haskell CM (ed) Cancer treatment, 3rd ed. Saunders, Philadelphia, pp 44–102

Hunt SJ, Narus VT, Abell E (1991) Necrolytic migratory erythema: dyskeratotic dermatitis, a clue to early diagnosis. J Am Acad Dermatol 24: 473–477

Jeanmougin M, Civatte J (1988) Glucagonoma syndrome: successful DTIC treatment with complete remission. In: Wilkinson DS, Mascaro JM, Orfanos CE (eds) Clinical dermatology. The CMD Case Collection. Schattauer, Stuttgart New York, pp 71–72

Kasper CS, McMurry K (1991) Necrolytic migratory erythema without glucagonoma versus canine superficial necrolytic dermatitis: is hepatic impairment a clue to pathogenesis? J Am Acad Dermatol 25: 534–541

Kessinger A, Foley JF, Lemon HM (1983) Therapy of malignant cell tumors. Effectiveness of DTIC. Cancer 51: 790–794

Kvols LK, Moertel CG, O'Connell MJ et al. (1986) Treatment of the malignant carcinoid syndrome. New Engl J Med 315: 663–666

Loos T van der, Lambrecht M, Lambers J (1987) Successful treatment of glucagonoma-related migratory erythema with dacarbazine. J Amer Acad Dermatol 16: 468–472

Rappersberger K, Wolff-Schreiner E, Konrad K, Wolff K (1987) Das Glukagonom-Syndrom. Hautarzt 38: 589–598

Sohier J, Jeanmougin M, Lombrail P, Passa P (1980) Rapid improvement of skin lesions in glucagonomas with intravenous somatostatin infusion. Lancet 8158: 40

Stacpoole PW (1981) The glucagonoma syndrome: clinical features, diagnosis and treatment. Endocr Rev 2: 347–361

Swenson KH, Amon RB, Hanifin JM (1978) The glucagonoma syndrome. Arch Dermatol 114: 224–228

Weiss RB (1982) Streptozocin. Cancer Treat Rep 66: 427–438

Tabelle 41.1. Obligate kutane Paraneoplasien und assoziierte viszerale Neoplasien

Akanthosis nigricans	▷ *Karzinome* im einzelnen: Magen-CA 62%, Bronchial-CA 10%, Leber-CA 7%, Uterus-CA 7%, Mamma-CA 3%, andere (Ovar, Hoden, Gastrointestinal u.a.) ca. 10%
Akrokeratose Bazex	▷ *Plattenepithel-CA* im Bereich von Nasopharynx, Tonsillen, Larynx, Ösophagus, Lunge
Erythema gyratum repens	▷ *Bronchial-CA* sowie Karzinome von Hypopharynx, Zunge, Ösophagus, Magen, Mamma, Zervix, Uterus, Prostata, Harnblase
Nekrolytisches migratorisches Erythem	▷ *Pankreas-CA* und Pankreasadenom (Pankreatitis)
Hypertrichosis lanuginosa acquisita	▷ *Dickdarm-CA* sowie Karzinome von Gallenblase, Pankreas, Lunge, Uterus, Mamma

41.2.5 Hypertrichosis lanuginosa acquisita

Synonym: Hypertrichosis lanuginosa et terminalis acquisita

Bei dieser seltenen Paraneoplasie der Haut kommt es übergangslos zu einem synchronisierten vermehrten Haarwachstum. Betroffen ist zumeist die Lanugo-, gelegentlich auch die Terminalbehaarung. Zugrunde liegen bei der überwiegenden Mehrzahl der erwachsenen Patienten viszerale *Karzinome*. So wurde eine Koinzidenz mit Neoplasien des *Dickdarms* (einschl. Karzinoid), der *Gallenblase*, des *Pankreas*, der *Lunge*, des *Uterus*, der *Mamma* sowie in 1 Fall mit einem Lymphom beschrieben. Männer werden häufiger betroffen als Frauen (3:1). Die Pathogenese des plötzlichen synchronisierten anagenen Haarwachstums ist bis heute nicht geklärt. Ein stets vermuteter Haarwachstumsfaktor konnte bisher nicht isoliert werden. In jedem Fall sollte eine *medikamentös induzierte* Hypertrichosis acquisita ausgeschlossen werden, die insbesondere nach Einnahme von Diphenylhydantoin und möglicherweise auch anderer Antikonvulsiva, systemisch applizierten Kortikosteroiden, Streptomycin, Antihypertensiva (Minoxidil, Diazoxid), Cyclosporin A sowie D-Penicillamin auftreten kann (Tabelle 41.2).

Klinisch beobachtet man das plötzlich auftretende Wachstum der Lanugohaare an Stirn, Augenlidern, Ohrmuscheln, Nase, Wangen, Nakken, Stamm und unteren Extremitäten bis zu einer Länge von 4 cm. Auch die Terminalhaare können in den Prozeß miteinbezogen werden und erreichen dann eine Länge bis zu 15 cm. Handflächen und Fußsohlen bleiben stets ausgespart. Zusätzlich können Geschmacksstörungen auftreten. Die *Prognose* ist vom Typ des zugrundeliegenden Tumorleidens abhängig.

Tabelle 41.2. Medikamente, die eine erworbene Hypertrichosis lanuginosa induzieren können

Hormone	Testosteron und Androgene, Kortikosteroide (systemisch und lokal appliziert)
Anabolika (mit restandrogener Wirkung)	Nandrolon, Metenolon, Mesterolon
Antikonvulsiva	Hydantoine und Derivate (Diphenylhydantoin u.a.)
Antihypertensiva	Minoxidil, Diazid, Diazoxid
Gestagene	Norgestrel, Levonorgestrel, Desogestrel, Norethisteronacetat
Sonstige	Cyclosporin A, D-Penicillamin, Phenothiazine, Danazol, Acetazolamid, Hexachlorobenzene (HCH-induzierte Porphyrie), Tretinoin, Streptomycin u.a.

Behandlung. Eine Rückbildung des pathologischen Behaarungsmusters wurde nur in einem der publizierten Fälle nach radikaler operativer Entfernung eines Mammakarzinoms beschrieben. Dennoch sollte die intensive *Tumorsuche* und -elimination, insbesondere im Bereich der Gallenblase sowie des Gastrointestinaltraktes im Vordergrund stehen. Da beim klinischen Auftreten der Hypertrichose jedoch in der Mehrzahl der Fälle bereits eine Metastasierung in die Leber vorliegt, ist eine radikale Beseitigung des zugrundeliegenden Tumors wenig realistisch. Auf hormonalem Wege ist eine Eindämmung der pathologischen Lanugobehaarung jedenfalls nicht möglich. Zusätzlich führt die übermäßige Behaarung im Bereich der Augenlider, -wimpern und Augenbrauen gelegentlich zu einer Beeinträchtigung des Sehvermögens. Hier empfiehlt es sich, die Haare hier 1–2 ×/Woche mit einer Schere mit abgerundeten Enden zu kürzen. Da die vermehrte Behaarung der anderen Körperpartien eine erhebliche kosmetische und somit seelische Belastung für den Patienten darstellt, ist eine symptomatische Behandlung mit einer milden Enthaarungscreme oder einem handelsüblichen, speziell zur Entfernung der Körperbehaarung geeigneten Rasierapparat angezeigt.

Literatur

Foon KA (1984) Increased growth of eyelashes in a patient given leucocyte A interferon. New Engl J Med 311: 1259

Gollnick H, Blume U, Orfanos CE (1990) Unerwünschte Arzneimittelwirkungen am Haar. Z Hautkr 65: 1128–1134

Herzberg JJ (1990) Paraneoplastic changes of the hair. In: Orfanos CE, Happle R (eds) Hair and hair diseases. Springer, Berlin Heidelberg New York Tokyo, pp 763–776

Jemec GBE (1986) Hypertrichosis lanuginosa acquisita: report of a case and review of the literature. Arch Dermatol 122: 805–808

McLean D, Macaulay JC (1977) Hypertrichosis lanuginosa acquisita associated with pancreatic carcinoma. Br J Dermatol 96: 313–316

Merk HF (1990) Drugs affecting hair growth. In: Orfanos CE, Happle R (eds) Hair and hair diseases. Springer, Berlin Heidelberg New York Tokyo, pp 601–609

Rampen FHJ (1983) Hypertrichosis in PUVA-treated patients. Br J Dermatol 109: 657–660

Rousseau C, Willcox D, Bourlond A et al. (1989) Hypertrichosis induced by diazoxide in idiopathic hypoglycemia of infancy. Dermatologica 179: 221

Samson MK, Busoker TR, Henderson MD et al. (1975) Acquired hypertrichosis lanuginosa: Report of two cases and review of the literature. Cancer 36: 1519–1521

Valda-Rodriguez L, Torrico-Velasco J, Zeballos-Vasconcellos R (1990) Hypertrichose lanugineuse acquisé paranéoplasique associée à sclérodermie. Ann Dermatol Venereol 117: 605–610

Wysocki GP, Daley TD (1987) Hypertrichosis in patients receiving cyclosporine therapy. Clin Exp Dermatol 12: 191–196

41.3 Fakultativ paraneoplastische Dermatosen

41.3.1 Dermatomyositis maligna

Die *Dermatomyositis* kann sowohl als eigenständige, organübergreifende Autoimmunkrankheit (s. S 484 ff.) als auch in Assoziation mit einer meist viszeralen Neoplasie als paraneoplastisches Syndrom auftreten. Im klinischen Bereich wird sie bei ca. 1 pro 1000 Patienten angetroffen. Die Koinzidenz der Erkrankung mit einem malignen Tumor schwankt im Schrifttum zwischen 7 und 50%. In einer neueren retrospektiven Studie an 392 Patienten mit Dermatomyositis wurden 61 Krebse an 59 Patienten (15%) registriert. Das relative *Krebsrisiko* war 2,41 bei Frauen (1,6–3,6fach; 95% Vertrauensintervall) und 3,4 für Männer (2,4–4,7; 95%). Auch die Mortalität durch Krebs war im Dermatomyositiskollektiv höher (2,9–4,8; 95%).

Tritt eine Dermatomyositis jenseits des 40. Lebensjahres auf, sollte unbedingt eine Durchuntersuchung zum Ausschluß einer möglicherweise zugrundeliegenden Neoplasie erfolgen, denn als *Paraneoplasie* wird die Erkrankung in der Regel bei älteren Menschen angetroffen; sie findet sich insgesamt bei Frauen häufiger als bei Männern (2:1). In der paraneoplastischen Variante ist allerdings das Geschlechtsverhältnis ausgeglichen. Eine Dermatomyositis kann mit nahezu allen Neoplasien vergesellschaftet sein, häufiger wird aber eine Assoziation mit einem *Bronchialkarzinom, Mammakarzinom, Ovarialtumoren* sowie mit einem *Magenkarzinom* beschrieben. Seltener lagen ein Korpus- bzw. ein Prostatakarzinom sowie eine Neoplasie des myeloischen bzw. des lymphoretikulären Systems (Lymphom, Myelom) oder Thymome vor. Das Krankheitsbild ist in 15% der Fälle ein Frühsymptom, dann treten Haut- und Muskelveränderungen *vor Manifestation des Tumors* auf; in der Regel werden aber Dermatomyositis und Tumor gleichzeitig klinisch manifest. In wenigen Fällen macht sich die Erkrankung an der Haut bemerkbar, *nachdem das Tumorleiden bereits manifest geworden ist*. Dabei bildet sich die Paraneoplasie oft im Anschluß an eine Strahlentherapie oder eine Zweitoperation aus.

Klinisch kommt es zur Ausbildung rötlich-livider Erytheme im Gesichtsbereich und am Stamm, oft mit leichter ödematöser Schwellung der Weichteile. Typisch ist der „weinerliche" Gesichtsausdruck der Kranken, der zum einen durch eine Lidheberschwäche, zum anderen durch eine häufig hinzukommende depressive Verstimmung bedingt ist. Vor allem im Schultergürtel-, Nacken- und Dekolletébereich entstehen lividrote, oft flächenhaft konfluierende erythematöse Herde. Charakteristisch ist das sog. *Gottron-Zeichen*: Über den Interphalangeal- und Metakarpalgelenken bilden sich erythematös-livide, z.T. flüchtige Papeln, über Ellenbogen und Kniegelenken ähnliche Veränderungen. Im Nagelfalzbereich sind oft Teleangiektasien mit Kapillaritis nachweisbar, die z.T. schmerzhaft sein können (sog. *Keining-Zeichen*). Frühzeitig kommt es zu einer Schwäche der Schultergürtelmuskulatur mit Bewegungseinschränkung der Arme über die Horizontale. Ein Befall von Zungen- und Pharynxmuskulatur kann auch zur Dysphagie und Aspirationsgefahr führen. Gelegentlich wurde eine Dermatomyositis ohne Muskelbefall beschrieben (sog. *amyopathische Dermatomyositis*), wobei derartige Varianten später in das Vollbild der Erkrankung übergehen.

Die *Prognose* ist vorsichtig zu stellen. Die nichttumorassoziierte Dermatomyositis hat eine durchschnittliche Überlebenszeit von 5 Jahren bei Frauen und von 2 Jahren bei Männern. In Anbetracht der Tatsache, daß in 85% der Fälle das Neoplasma bereits bei Diagnosestellung vorliegt, verschlechtert sich die Prognose je nach Art und Ausdehnung des Tumors. In einer neueren Studie an 32 Erwachsenen mit Dermatomyositis wurde die Sterblichkeit mit 52% innerhalb von 7 Jahren angegeben.

Behandlung. Kann eine zugrundeliegende Neoplasie ausgemacht werden, ist die *radikale Tumorextirpation* die Therapie der Wahl. Vor allem *Lunge, Mamma, Gastrointestinal-* und *Urogenitaltrakt* sollten genauestens durchuntersucht und ein Tumor ausgeschlossen werden.

Bei der Behandlung der manifesten Erkrankung sind 2 Aspekte von Bedeutung: Einerseits ist der Tumor als der auslösende Faktor möglichst operativ zu beseitigen, andererseits haben Medikamente, die zusätzlich bei der symptomatischen Therapie der Dermatomyositis Anwendung finden, eine immunsuppressive Wirkung, die das Wachstum eines zugrundeliegenden Malignoms möglicherweise begünstigen können. Aus diesem Grunde ist bei jedem Kranken mit Dermatomyositis vor Therapieeinleitung eine minuziöse Tumorsuche zu fordern. In mehreren Fällen wurde beschrieben, daß die klinische Symptomatik nach Entfernung des Tumors völlig zurückgegangen ist.

Systemische Kortikosteroide sind zweifellos bei der Dermatomyositis klinisch indiziert, vor allem in Fällen, bei denen ein Tumor nicht gefunden bzw. eine vollständige Tumorelimination trotz aller Bemühungen nicht möglich ist. Eine sinnvolle Kortikosteroidbehandlung sollte in höherer Dosierung, z.B. ca. 100–125 mg Prednisolon/d, über mehrere Wochen eingeleitet werden. In aggressiven Varianten kann die Dosis initial auf 250 mg/d erhöht werden. Zeigt sich ein klinisches Ansprechen, so ist eine schrittweise Dosisreduktion auf 10–20 mg Prednisolon/d angezeigt, die über mehrere Monate als Erhaltungsdosis beibehalten werden sollte. Je nach klinischer Ausprägung sollte eine Kombinationstherapie von Kortikosteroiden mit *Immunsuppressiva* angestrebt werden, wobei die Indikation von Fall zu Fall überdacht werden muß (vgl. Kap. 20). Insbesondere Paresen im Bereich der Larynx- und Pharynxmuskulatur können zu Schluck- und Atemstörungen führen, so daß eine Behandlung mit *Azathioprin* (Imurek®) in einer anfänglichen Dosierung von 3 mg/kg KG/d unumgänglich sein kann. Je nach klinischem Verlauf sollte nach 4–6 Wochen eine allmähliche Dosisreduktion auf ca.

1 mg Azathioprin/kg KG erfolgen. *Cyclosporin A* in mittelhoher Dosierung (Sandimmun® 5–8 mg/kg KG/d) hat sich zur Behandlung der Dermatomyositis im allgemeinen nicht bewährt, über Kombinationen mit anderen Pharmaka liegen uns keine ausreichenden Erfahrungen vor. Vereinzelt wurde auch die Verabreichung von *Hydroxychloroquin* empfohlen.

Eine *Plasmapherese* kann erwogen werden, wenn sich die Behandlung mit Steroiden und Immunsuppressiva als wirkungslos erweist. Allerdings liegen darüber nur wenig Erfahrungen vor. Neuerdings zeigte eine Retrospektivstudie ein gutes Ergebnis bei 15/21 Patienten. Eine Plasmapherese wurde auch gleichzeitig mit der täglichen Einnahme von 60 mg Prednisolon und 50 mg Azathioprin durchgeführt. Bereits nach dem ersten Zyklus kam es darunter zu einer drastischen Besserung des klinischen Bildes. Unterstützend sollte nach Ablauf der akuten Symptomatik eine *krankengymnastische Betreuung* zur Muskelkräftigung sowie zur Vorbeugung von Kontrakturen erfolgen. Bei eingeschränkter Atemfunktion sind tägliche *Atemgymnastik* sowie krankenpflegerische Maßnahmen zur Pneumonieprophylaxe erforderlich.

Literatur

Basset-Seguin N, Roujeau JC, Gherardi R (1990) Prognostic factors and predictive signs of malignancy in adult dermatomyositis. Arch Dermatol 126: 633–637

Bernard P, Bonnetblanc J-M (1993) Dermatomyositis and malignancy. J Invest Dermatol 100: 128S–132S

Bonnetblanc JM, Bernard P, Fayol BJ (1990) Dermatomyositis and malignancy; a multicenter cooperative study. Dermatologica 180: 212–216

Callen JP (1982) The value of malignancy evaluation in patients with dermatomyositis. J Am Acad Dermatol 6: 253–259

Callen JP (1986) Dermatomyositis and female malignancy. J Surg Oncol 32: 121–124

Callen JP, Hyla JF, Bole GG, Kay DR (1980) The relationship of dermatomyositis and polymyositis to internal malignancy. Arch Dermatol 116: 295–298

Dau PC, Bennington JL (1981) Plasmapheresis in childhood dermatomyositis. J Pediatr 98: 237–240

Euwer RL, Sontheimer RD (1993) Amyopathic dermatomyositis: A review. J Invest Dermatol 100: 124–127

Gabay C, Delaloye B, Laurencet FL (1989) Association dermatomyosite et cancer: mythe où réalité? Schweiz Med Wochenschr 119: 1119–1123

Ganta R, Campbell IT, Mostafa SM (1988) Anaesthesia and acute dermatomyositis/polymyositis. Br J Anaesth 60: 854–858

Heckwatt J, Hasson N, Saunders C et al. (1982) Cyclosporin in juvenile dermatomyositis. Lancet I: 1063–1066

Lok C, Herson S, Roujeau JC et al. (1989) Plasma exchange therapy in dermatomyositis: A retrospective study in 21 patients. Ann Dermatol Venereol 116: 219–224

Lyon MG, Bloch DA, Hollak B, Fries JF (1989) Predisposing factors in dermatomyositis-polymyositis: results of a nationwide survey. J Rheumatol 16: 1218–1224

Manchul LA, Jin A, Pritchard KI et al. (1985) The frequency of malignant neoplasms in patients with polymyositis-dermatomyositis. Arch Int Med 145: 1835–1839

Miller G, Heckmatt JZ, Dubowitz V (1983) Drug treatment of juvenile dermatomyositis. Arch Dis Child 58: 445–450

Mordel N, Margalioth EJ, Harats N et al. (1988) Concurrence of ovarian cancer and dermatomyositis. A report of two cases and literature review. J Reprod Med 33: 649–655

Richardson JB, Callen JP (1989) Dermatomyositis and malignancy. Med Clin North Am 73: 1211–1220

Rowland LP, Clarck C, Olarte M (1977) Therapy for dermatomyositis and polymyositis. Adv Neurol 17: 63–97

Sigurgeirson B, Lindelöf B, Edhag O, Allander E (1992) Risk of cancer in patients with dermatomyositis or polymyositis. N Engl J Med 326: 363–367

Skon M, Monden M, Fujimoto Y et al. (1989) Gastric carcinoma associated with dermatomyositis. Case report. Acta Chir Scand 155: 365–366

Tymms KE, Webb J (1985) Dermatomyositis and other connective tissue diseases: a review of 105 cases. J Rheumatol 12: 1140–1148

Zabel P, Leimenstoll G, Gross WL (1984) Cyclosporin for acute dermatomyositis. Lancet I: 343

41.3.2 Eruptive seborrhoische Keratosen

Synonym: Zeichen von Leser-Trélat

Multiple, plötzlich an Stamm, Schultern und Extremitäten auf nichtirritierter Haut aufschießende, rasch an Größe zunehmende seborrhoische Keratosen mit z. T. starkem Juckreiz kennzeichnen dieses paraneoplastische Symptom. 30 % der Patienten weisen gleichzeitig Symptome einer *Acanthosis nigricans* auf, so daß manche Autoren die Hautveränderung als eine Variante der Acanthosis nigricans maligna bezeichnen. Der Altersgipfel liegt zwichen dem 50. und 80. Lebensjahrzehnt, in Einzelfällen kann das Krankheitsbild jedoch bereits im 2. Dezenium auftreten. Immer wieder wird die Bedeutung des Leser-Trélat-Zeichens als fakultative Paraneoplasie bestritten, allerdings wird die Definition häufig nicht streng genug genommen: Der Patient erlebt das plötzliche Aufschießen überaus zahlreicher „Alterswarzen" und ist oft von kräftigem Juckreiz gequält (der für *nicht* irritierte seborrhoische Keratosen ungewöhnlich ist). Dazu kommt, daß die sog. Alterswarzen auf *nicht* entzündlich irritiertem Grund auftreten.

Sind diese Kriterien erfüllt, so ist das Leser-Trélat-Zeichen als Signal für eine kutane Paraneoplasie zu deuten. In 50 % dieser Fälle gehen die Hautveränderungen einem viszeralen Malignom voraus (bis zu 16 Monate), bei 40 % der Patienten zeigt sich ein paralleles Verhalten, und nur in 10 % der Fälle tritt das Zeichen bis zu 22 Monate nach Tumormanifestation auf. In der Mehrzahl der Fälle handelt es sich um *Adenokarzinome des Gastrointestinaltraktes* (Magen, Kolon), auch um *Mamma- und Uteruskarzinome*, seltener wurden Leber-, Gallenblasen-, Nieren- bzw. Prostata*karzinome* beobachtet. Eine Assoziation mit lymphoproliferativen Erkrankungen wurde gelegentlich vermutet; ein zugrundeliegendes osteogenes Sarkom wurde kürzlich beschrieben.

Behandlung. Eine Beseitigung der zahlreichen verrukösen Wucherungen wird wegen des hohen Eruptionsdruckes nur partiell und vorübergehend möglich sein. Wir empfehlen, größere Läsionen nach Lokalanästhesie mit einem scharfen Löffel zu kürettieren. Zur Erleichterung des Verfahrens kann eine Woche vorher 2 ×/d mit keratolytischen Externa behandelt werden. Wichtiger als diese symptomatische Therapie ist jedoch in jedem Fall die *Tumorsuche*. Zeigt sich bei gründlicher Durchuntersuchung und Persistenz der Hautveränderungen keine Tumormanifestation, so sollte 2 Jahre lang in 3monatigen Abständen ein kleineres Screening-Programm durchgeführt werden. In ½jährlichen Abständen ist eine Koloskopie sowie eine Gastroskopie durchzuführen. Da die Tumorentwicklung in der Regel spätestens 2 Jahre nach Einsetzen des Leser-Trélat-Zeichens manifest wird, ist nach diesem Zeitraum eine weitmaschigere Vorsorgediagnostik möglich. Wir empfehlen, das kleinere Screening-Programm zunächst in ½jährlichem, später in jährlichem Abstand durchzuführen.

Wird eine zugrundeliegende Neoplasie eliminiert, ist eine Rückbildung der multiplen seborrhoischen Keratosen zu erwarten. Ein erneutes Aufschießen der Keratosen sollte als Hinweis auf eine möglicherweise einsetzende Metastasierung gewertet werden, dem unbedingt nachzugehen ist. Auch Zweitmalignome wurden im Rahmen der Erkrankung beschrieben.

Literatur

Barron LA, Prendville JS (1992) The sign of Leser-Trélat in a young woman with osteogenic sarcoma. J Am Acad Dermatol 26: 344–347

Curry SS, King LE (1980) The sign of Leser-Trélat. Arch Dermatol 116: 1059–1060

DeBersaques J (1985) Sign of Leser-Trélat. J Am Acad Dermatol 12: 724

Ellis DL, Kafka SP, Chow JC et al. (1987) Melanoma, growth factors, acanthosis nigricans, the sign of Leser-Trélat and multiple acrochordons. A possible role for alpha-transforming growth factor in cutaneous paraneoplastic syndromes. New Engl J Med 317: 1582–1587

Holdiness MR (1986) The sign of Leser-Trélat. Int J Dermatol 25: 564–673

Holdiness MR (1988) On the classification of the sign of Leser-Trélat. J Am Acad Dermatol 19: 754–757

Kilmer SL, Berman B, Morhenn VB (1990) Eruptive seborrheic keratoses in a young woman with acromegaly. J Am Acad Dermatol 23: 991–994

Wieselthier JS, Bhawan J, Koh HK (1990) Transformation of Sézary syndrome and the sign of Leser-Trélat: a histopathologic study. J Am Acad Dermatol 23: 520–522

41.3.3 Thrombophlebitis migrans

Synonym: Trousseau-Syndrom

Die *Thrombophlebitis migrans* ist gekennzeichnet durch plötzlich einsetzende superfizielle Thrombophlebitiden am Stamm oder an den Extremitäten, welche sich nach ca. 2 Wochen ohne Therapie zurückbilden, um an anderer Stelle, häufig parallel zu einer zuvor befallenen Vene, erneut aufzutreten. Das Krankheitsbild ist selten, die Bevorzugung eines bestimmten Geschlechts ist nicht bekannt. Neben den oberflächlichen kann es zu einem Befall tiefer Venen kommen, ferner bilden sich multiple keine Thrombemboli mit entsprechender Symptomatik. Die Gefahr einer Lungenembolie ist zu beachten. Typisch ist der migrierende Verlauf der Thrombophlebitiden, jedoch wurden auch stationäre Formen beobachtet. Die Gerinnungsparameter liegen stets im Normbereich. Zum Zeitpunkt der Diagnosestellung liegt meist bereits ein inoperables Malignom zugrunde. Allerdings kann die Erkrankung in einigen Fällen der Neoplasie bis zu 6 Monaten vorauseilen, was eine sofortige Tumorsuche erforderlich macht. Die überwiegende Mehrzahl der Tumoren sind im *Pankreas* lokalisiert (ca. 30% Pankreaskörper und -schwanz, 10% Pankreaskopf), weiterhin wurden *Karzinome* in Larynx, Schilddrüse, Mamma, Lunge, Magen, Gallenblase, Leber, Kolon, Ovarien, Uterus, Prostata und Nieren sowie maligne *mesenchymale Tumoren* (Liposarkom, Fibrosarkom, osteogenes Sarkom) und *lymphoproliferative Erkrankungen* (M. Hodgkin, Plasmozytom) mit einer Thrombophlebitis migrans beobachtet.

Behandlung. Die migrierenden Thrombophlebitiden sind therapieresistent. Bei Elimination des zugrundeliegenden Neoplasmas wurde nur in Einzelfällen ein Sistieren beobachtet. Wurde ein Pankreaskarzinom ausgeschlossen, ist eine umfangreiche interdisziplinäre Tumorsuche zum weiteren Ausschluß einer der o.a. Neoplasien erforderlich. Kann ein zugrundeliegendes Malignom nicht nachgewiesen bzw. beseitigt werden, ist eine „low-dose"-*Heparinisierung* (2 x/d 7500 IE Heparin-NaCl s.c.) oder eine niedrigdosierte Behandlung mit *Acetylsalicylsäure* (100–250 mg ASS/d) zur Prophylaxe multipler Thrombembolien zu empfehlen. Weitere symptomatische Maßnahmen können von Fall zu Fall zur Anwendung kommen.

Literatur

James WD (1984) Trousseau's syndrome. Int J Dermatol 23: 205–206

Poole GV (1989) Trousseau's syndrome caused by malignant degeneration of a choledochal cyst. South Med J 82: 1283–1284

41.3.4 Erythema anulare centrifugum

Innerhalb von Wochen zentrifugal wandernde figurierte Erytheme kennzeichnen das *Erythema anulare centrifugum*, welches nur teilweise als Paraneoplasie aufzufassen ist. Zahlreiche andere Ursachen (bakterielle, virale und mykotische Infektionen, Infestationen, Autoimmunerkrankungen, Medikamente, Nahrungsmittel) können dieses Krankheitsbild ebenfalls auslösen.

Klinisch zeichnet sich Hauterkrankung durch einzelne, kleinere erythematös-urtikariell imponierende Makulae bzw. Papeln an Stamm und Extremitäten aus, welche sich innerhalb von Tagen bis Wochen allmählich zentrifugal ausbreiten und zentral abheilen. Assoziierte Malignome sind in der Mehrzahl der Fälle Bronchialkarzinome, leukämische und lymphoproliferative Erkrankungen, selten sind Kolonkarzinome sowie Tumoren des Pankreas und Mammakarzinome.

Behandlung. Eine umfangreiche Diagnostik ist zum Ausschluß eines zugrundeliegenden viszeralen Tumors erforderlich, wobei an 1. Stelle der Ausschluß eines Karzinoms und einer myeloischen Leukämie stehen sollte. Wird die Neoplasie entfernt bzw. ausreichend behandelt, kommt es in der Regel zur Rückbildung der Erytheme. Kann ein Malignom ausgeschlossen werden, ist nach den anderen oben genannten Ursachen zu forschen, um eine möglichst gezielte Therapie einzuleiten. Im Falle einer bakteriellen Infektion ist eine antibiotische Behandlung erfolgversprechend, das gleiche gilt für zugrundeliegende Pilzinfektionen bei antimykotischer Therapie. Interkurrent eingenommene *Salicylate*, *Chloroquin* und *Penicillin* sollten abgesetzt werden, da diese Medikamente ein Erythema anulare centrifugum provozieren können. Eine systemische Behandlung mit *Kortikosteroiden* führt zur Abheilung der Hautveränderungen, wird jedoch die Ursache nicht erkannt und beseitigt, kommt es nach Absetzen der Steroidmedikation regelmäßig zum Rezidiv. *Lokaltherapeutische* Maßnahmen sind ohne nennenswerten Effekt.

Literatur

Bönniger F, Happle R (1976) Erythema annulare centrifugum als Symptom einer akuten myeloischen Leukämie. Z Hautkr 52: 77–80

Everall JD, Dowd PM, Ardalan B (1975) Unusual cutaneous associations of a malignant carcinoid tumour of the bronchus – erythema annulare centrifugum and white banding of the toe nails. Br J Dermatol 93: 341–345

Mahood JM (1983) Erythema annulare centrifugum. A review of 44 cases with special reference to its association with underlying disease. Clin Exp Dermatol 8: 383–387

Zultak M, Blanc D, Merle C et al. (1989) Erythème annulaire centrifuge et leucémie aigue myéloblastique. Ann Dermatol Venereol 116: 477–480

41.3.5 Erworbene Ichthyosen

Synonym: Ichthyosis acquisita

In der überwiegenden Mehrzahl der Fälle stellt die Ichthyose eine genetisch determinierte Erkrankung dar, die sich in den ersten Lebensjahren manifestiert. Tritt ein Krankheitsbild, das von einer autosomal-dominant vererbten Ichthyose in keiner Weise zu unterscheiden ist, jenseits des 20. Lebensjahres spät auf, ist ein zugrundeliegendes Malignom, insbesondere ein M. Hodgkin, auszuschließen: ca. 5 % aller Kranken mit M. Hodgkin entwickeln eine Ichthyose. Die erworbene Ichthyose wird bei Männern häufiger beobachtet als bei Frauen (2:1) und tritt zwischen dem 20. und 80. Lebensjahr auf. Einzelfälle einer *nichthereditären, tumorassoziierten Ichthyose* wurden bei Kindern mit M. Hodgkin bzw. Wilms-Tumor beobachtet. Doch nicht immer ist das Krankheitsbild tumorassoziiert, so können einer erworbenen Ichthyose auch Ernährungsstörungen, endokrinologische Störungen (Hypopituitarismus, Hypothyreose), eine Lepra lepromatosa sowie eine Sarkoidose zugrunde liegen. Exakte Zahlenangaben zur Häufigkeit eines mit Ichthyose assoziierten Tumorleidens liegen nicht vor. Bei schätzungsweise der Hälfte aller Fälle ist mit einem Malignom zu rechnen. Auch lymphoproliferative und leukämische Malignome, Karzinome der Lunge, der Brust und der Cervix uteri sowie ein klassisches Kaposi-Sarkom können mit einer erworbenen Ichthyose vergesellschaftet sein.

Stellt die Ichthyose eine Paraneoplasie dar, zeigt sich ein typisches Parallelverhalten zum Verlauf des Tumorleidens: Bei Elimination des Malignoms kommt es zur Abheilung, bei Rezidiv oder Metastasierung ist ein erneutes Auftreten bzw. eine Exazerbation zu erwarten. Vereinzelt ging die erworbene Ichthyose dem Tumorleiden bis zu 7 Jahre voraus.

Klinisch entspricht das Bild dem der autosomal-dominant vererbten Ichthyose, allerdings kann es in seltenen Fällen zu einem Befall der Beugen kommen. Die Haut ist rauh, trocken, mit größeren rhomboidalen oder polygonalen, festhaftenden Schuppen bedeckt. Hinzukommen können erheblicher Pruritus, palmare und plantare Hyperkeratosen sowie eine diffuse Alopezie. Wichtig ist die differentialdiagnostische Abgrenzung gegenüber einer ekzematösen Dermatitis mit Xerose. *Histologisch* ist die tumorassoziierte, paraneoplastische Ichthyose durch ein dermales entzündliches Infiltrat gekennzeichnet, das bei der genetisch verankerten Ichthyose nicht anzutreffen ist. Ferner spricht die Dermatitis bei Xerosis auf fettende Externa an, bei einer paraneoplastischen, erworbenen Ichthyose ist nach einer derartigen Behandlung keine Abheilung zu erwarten.

Eine Variante einer erworbenen Ichthyose ist offensichtlich die sog. *Pityriasis rotunda*, die bei Japanern, Afrikanern und Patienten aus Mittelamerika beschrieben und als fakultatives paraneoplastisches Zeichen angesehen wurde.

Vgl. auch Kap. 25.

Behandlung. Ist die Diagnose einer erworbenen Ichthyose mit Sicherheit gestellt, sollte eine *Tumorsuche* durchgeführt werden, die insbesondere die häufige Assoziation mit M. Hodgkin berücksichtigt. Wird kein Malignom ausgemacht, sollten – nach Ausschluß einer anderen assoziierten Erkrankung – in 3monatigen Abständen kleine *Screening*-Untersuchungen erfolgen, wobei in 2- bis 3jährigem Abstand erneut eine große Durchuntersuchung fällig ist. Nach diesem Zeitraum kann in großen Intervallen der Verlauf beobachtet werden, eine Tumorassoziation ist dann mit großer Wahrscheinlichkeit auszuschließen. Eine systemische Therapie mit *systemischen Retinoiden* (Etretinat; Tigason® 0,5–1 mg/kg KG) sollte versuchsweise zunächst über 6 Wochen durchgeführt werden. Die Behandlung ist abzubrechen, wenn sie nach mehreren Wochen ohne Effekt bleibt. Als *Lokaltherapie* ist zunächst mehrmals täglich eine Behandlung des gesamten Integuments mit fettenden Externa zu empfehlen, 2 ×/d sollten zusätzlich milde abschuppende Maßnahmen, z. B. Harnstoff 3–10 % oder Salicylsäure 3–5 % in Vaselinum album purissimum oder Olivenöl, erfolgen. Werden *Ölbäder* vorgenommen, ist auch nach dem Bad mit rückfettenden Externa zu behandeln, da es durch das Vollbad zu einer zusätzlichen Dehydrierung der Haut kommt. Geht die Ichthyose mit *Pruritus* einher, sollten je nach Lebensweise des Patienten sedierende oder nichtsedierende *Antihistaminika* zur Anwendung kommen, ferner kann ein Therapieversuch mit *UVB-Bestrahlungen* unternommen werden.

Literatur

DiBisceglie AM, Hodkinson HJ, Berkowitz I et al. (1986) Pityriasis rotunda: A cutaneous marker of hepatocellular carcinoma in South African blacks. Arch Dermatol 122: 802–804

Dykes PJ, Marks R (1977) Acquired ichthyosis: multiple causes for an acquired generalized disturbance in desquamation. Br J Dermatol 97: 327–334

Flint GL, Flam M, Soter NA (1975) Acquired ichthyosis. A sign of non-lymphoproliferative malignant disorders. Arch Derm 111: 1446–1447

Ikada J, Oki M (1974) Concurrent pityriasis rotunda and acquired ichthyosis with IgG myeloma. Br J Dermatol 91: 585–586

Krakowski A, Brenner S, Covo J et al. (1973) Acquired Ichthyosis in Kaposi's Sarcoma. Dermatologica 147: 348–351

Leibowitz MR, Weiss R, Smith EH (1983) Pityriasis rotunda. Arch Dermatol 119: 607–609

Polisky RB, Bronson DM (1986) Acquired ichthyosis in a patient with adenocarcinoma of the breast. Cutis 38: 359–360

41.3.6 Erworbene Palmoplantarkeratosen

Das Krankheitsbild ist gekennzeichnet durch flächenhafte oder punktförmig umschriebene Verhornungsstörungen an Handflächen und Fußsohlen, häufig mit besonderer Betonung von Thenar und Hypothenar. Oft findet sich dieses Bild als Teilsymptom im Rahmen einer Acanthosis nigricans maligna, einer Akrokeratosis Bazex, eines Erythema gyratum repens oder einer erworbenen Ichthyose und ist dann als Teilsymptom der kutanen Paraneoplasie anzusehen. Die isolierte palmoplantare Hyperkeratose allein ist in ihrer Signalfunktion im Hinblick auf ein begleitendes Neoplasma allerdings umstritten. Dennoch kommt das Krankheitsbild 4 × häufiger in Tumorassoziation als ohne zugrundeliegende Neoplasie vor, so daß der Dermatologe bei Diagnosestellung unter anderem auch an eine Paraneoplasie denken muß.

Als häufigstes assoziertes Malignom bei Frauen wurde das *Mammakarzinom* (30 %) bezeichnet, gefolgt vom *Uterus-* (20 %) und *Kolonkarzinom* (10 %). Bei Männern, die dieses Krankheitsbild als Paraneoplasie doppelt so häufig zeigen als Frauen, fanden sich *Basalzellkarzinome* (18 %) und *Plattenepithelkarzinome* der Haut (13 %), *Bronchialkarzinom* (17 %) und *Kolonkarzinom* (15 %). Weiterhin wurden Melanome, Lymphome, Leukämien, Prostata-, Magen-, Pankreas- und Schilddrüsenkarzinome in diesem Zusammenhang beschrieben. Der Altersgipfel liegt zwischen dem 50. und 80. Lebensjahr, mit auffälliger Häufung im 6. Dezennium.

● Das sog. *Howel-Evans-Syndrom* nimmt in diesem Rahmen eine Sonderstellung ein. Diese Entität wurde 1958 an 2 Familien in Liverpool beobachtet: Im 10. Lebensjahr kam es jeweils zu Hyperkeratosen an Handflächen und Fußsohlen sowie zur Ausbildung eines Ösophaguskarzinoms im 4.–5. Dezennium. In den beschriebenen Familien erkrankten 14 von 87 Familienmitgliedern an einer Tylosis palmoplantaris sowie einem Ösophaguskarzinom, 34 der 87 Familienangehörigen entwickelten eine Keratosispalmoplantaris, *ohne* ein Malignom aufzuweisen, 53 Familienmitglieder blieben erscheinungsfrei.

Behandlung. Zunächst sollte der Patient darüber aufgeklärt werden, daß sein Krankheitsbild nur *in seltenen Fällen* mit einem malignen Tumor assoziert ist, woraus die Notwendigkeit einer Durchuntersuchung abgeleitet wird. Bei männlichen Kranken steht vor allem die Inspektion des gesamten Integuments zum Ausschluß eines Basalioms bzw. eines Plattenepithelkarzinoms im Vordergrund. Weitere Untersuchungen sind entsprechend zu veranlassen, einschl. Ausschluß eines *Kolonkarzinoms*. Tritt eine palmoplantare Keratose in familiärer Häufung auf, sollte stets ab dem 40. Lebensjahr an das u. U. gehäuft auftretende *Ösophaguskarzinom* gedacht werden; endoskopische Untersuchungen des Ösophagus sollten regelmäßig erfolgen. Ein Therapieversuch mit *Etretinat* (0,5–1 mg/kg KG) sollte unternommen werden. Zusätzlich ist eine externe Behandlung mit *Keratolytika* (10–20 % Salicylsäure oder 10 % Urea purea in Vaselinum album purissimum) zu empfehlen. Zu Behandlungsbeginn kann die externe Therapie unter okklusiven Bedingungen (bei ambulanter Behandlung z. B. nachts) erfolgen. Nach einem anschließenden Fußbad können die gelösten Keratosen mechanisch entfernt werden. Eine langfristige, *prophylaktische* Medikation von Tigason® 25–35 mg/d wäre zu erwägen, auch wenn keine exakten Befunde über den Wert einer solchen Behandlung verfügbar sind. Vgl. auch Kap. 25.2.

Literatur

Bennion SD, Patterson JW (1984) Keratosis punctata palmaris et plantaris and adenocarcinoma of the colon. J Am Acad Dermatol 10: 587–591

Cuzick J, Harris R, Mortimer PS (1984) Palmar keratoses and cancers of the bladder and lung. Lancet I: 530–533

Dobson RL, Young MR, Pinto J (1965) Palmarkeratoses and cancer. Arch Derm 92: 553–556

Howel-Evans W, McConnell RB, Clarke CA, Sheppard RM (1958) Carcinoma of the esophagus with keratosis palmaris et plantaris (tylosis). Quart J Med 27: 413–417

Perry HO (1976) Less common skin markers of visceral neoplasms. Int J Dermatol 15: 19–25

41.3.7 Bullöse Paraneoplasien

Eine Tumorassoziation der bekannten bullösen Dermatosen wird im Schrifttum kontrovers diskutiert. Bei der *Dermatitis herpetiformis* Duhring wurden assoziierte Karzinome der Lunge, der Prostata, der Harnblase, des Rektums (insbesondere bei Zottenatrophie des Dünndarms), Lymphome sowie ein Retikulumzellsarkom und Choriokarzinome beschrieben. Insbesondere bei Patienten jenseits des 40. Lebensjahres sollte an derartige Tumorassoziationen gedacht werden – entsprechende Untersuchungen sind zu veranlassen.

● Ein *Pemphigus vulgaris* ist nur selten mit einem Malignom vergesellschaftet, kann aber insbesondere mit gut- oder bösartigen *Thymomen*, einem *M. Hodgkin* und anderen lymphoproliferativen Erkrankungen einhergehen. Ferner wurden *Karzinome* der Bronchien, der Haut, der Leber, der Harnblase, des Ovars, des Magens, des Endometriums sowie des Ösophagus bei Pemphiguspatienten nachgewiesen; dabei kann die Hautkrankheit als frühes Zeichen oder parallel zum Tumorleiden auftreten. Die Erkrankung wird neuerdings als eigenständige nosologische Entität angesehen, die vom Pemphigus vulgaris immunologisch abgrenzbar, wenn auch phänotypisch identisch ist („paraneoplastischer Pemphigus", s. S. 425). Bei der Diagnose eines Pemphigus nach dem 40. Lebensjahr ist jedenfalls, wenn auch selten, der Ausschluß eines Thymoms sowie eines Lymphoms mit den notwendigen klinischen und apparativen diagnostischen Maßnahmen zu empfehlen. Eine weitergehende Tumorsuche sollte nach Anamnese und klinischer Untersuchung ggf. gezielt erfolgen.

● Das *bullöse Pemphigoid* ist von allen bullösen Dermatosen am häufigsten malignomassoziert. Allerdings liegen auch zu diesem Krankheitsbild Studien vor, welche belegen, daß die Tumorinzidenz bei Patienten mit bullösem Pemphigoid nicht höher liegt als bei Kontrollgruppen mit Dermatosen, die als nicht tumorassoziert gelten (Psoriasis vulgaris, atopische Dermatitis). Wiederum belegen zahlreiche Kasuistiken ein Parallelverhalten zwischen Tumorleiden und Hauterkrankung, d. h. nach Malignomentfernung kommt es zur Abheilung des Pemphigoids. Dieses Phänomen muß als Indiz gewertet werden, daß das bullöse Pemphigoid im Einzelfall durchaus als kutane Paraneoplasie auftreten kann, und zwar sowohl als Früh-, als auch als Spätsymptom. Folgende Malignome wurden in Assoziation mit einem bullösen Pemphigoid beschrieben: *Karzinome* der Lunge, der Gallenblase, der Prostata, der Niere, des Corpus und der Cervix uteri, des Ovars, der Mamma, des Pankreas, des Magen-Darm-Traktes, des Pharynx und des Mundbodens.

Behandlung. Die Malignomassoziation bullöser Dermatosen wird immer wieder in Abrede gestellt. Diese Tatsache sollte den Kliniker jedoch nicht davon abhalten, vor allem bei therapieresistenten Kranken im Rahmen entsprechender diagnostischer Maßnahmen solche möglichst aufzuspüren bzw. auszuschließen. Weiterführende diagnostische Untersuchungen sollten gezielt veranlaßt werden. Fazit: Es ist besser, einmal zuviel als einmal zuwenig an ein Malignom zu denken! Genauere Beobachtungen, wie sich die Dermatosen nach Entfernung eines begleitenden viszeralen Tumors verhalten, liegen nicht vor. Ein Einsatz der ohnehin symptomatischen Therapie wie bei den idiopathischen Verlaufsformen (Kortikosteroide, Immunsuppressiva) ist zu empfehlen.

Literatur

Anhalt GJ, Kim SC, Stanley JR et al. (1990) Paraneoplastic pemphigus. An autoimmune mucocutaneous disease associated with neoplasia. N Engl J Med 323: 1729–1735

Freeman HJ, Weinstein WW, Shnitka TK et al. (1977) Primary abdominal lymphoma: Presenting manifestation of celiac-sprue or complicating dermatitis herpetiformis. Amer J Med 63: 585–594

Gould DJ, Howell R (1977) Dermatitis herpetiformis and reticulum-cell sarcoma, a rare complication. Brit J Derm 96: 561–562

Ikai K, Imamura S, Ogino A et al. (1978) Bullous pemphigoid and metastatic skin cancer. Dermatologica 156: 55–58

Jablonska S, Chorzelski T, Blaszczyk M et al. (1984) Bullous diseases and malignancy. Sem Dermatol 3: 316–323

Joost T van, Vuzevski VD, Menke HE (1989) Benign papular acantholytic non-dyskeratotic eruption: a new paraneoplastic syndrome? Br J Dermatol 121: 147–148

Lindelöf B, Islam N, Eklund G et al. (1990) Pemphigoid and cancer. Arch Dermatol 126: 66–68

Monti M, Cavicchinis, Caputo R (1988) Pemphigus herpetiformis in a patient with bronchial carcinoma. In: Wilkinson DS, Mascaró J, Orfanos CE (eds) Clinical dermatology, The CMD Case Collection. Schattauer, Stuttgart New York, pp 203–204

Naysmith A, Hancock BW (1976) Hodgkin's disease and pemphigus. Brit J Derm 94: 695–696

Poppel H van, Aswarie H, Baert L et al. (1988) Bullöses Pemphigoid bei Hypernephrom. Hautarzt 39: 121

Schroeter AL (1987) Pemphigoid and malignancy. Clin Dermatol 5: 60–63

Silk JA, Mowat NAG, Riddel RH, Kirby JD (1977) Intestinal lymphoma complicating dermatitis herpetiformis. Brit J Derm 96: 555–560

Sood VD, Pasricha JS (1974) Pemphigus and Hodgkin's disease. Br J Dermatol 90: 575–578

Walton S, Marks J, Ive FA, Ince PG (1984) Atypical dermatitis herpetiformis in two patients with internal malignancy. Clin Exp Dermatol 9: 402–406

41.3.8 Erythrodermien

Erythrodermien unklarer Genese sind mehrfach in Korrelation mit einem viszeralen Tumor beschrieben. Im Rahmen der Diagnostik muß vor allem ein Karzinom im Bereich des gesamten Gastrointestinaltrakts ausgeschlossen werden, aber auch im Bereich der Schilddrüse, der Leber, des Uterus und der Nieren wurden Tumoren beschrieben. Insbesondere wurde das Auftreten der Erythrodermie erst bei der Manifestation von Metastasen registriert, so daß die Hauterkrankung als prognostisch ungünstiges Zeichen gelten muß.

Behandlung. In Anbetracht des oft fortgeschrittenen Stadiums des viszeralen Tumors kommt eine Behandlung der Hauterkrankung meist zu spät. Der Einsatz einer symptomatischen *PUVA-Behandlung* ist zu erwägen. In einem Fall haben wir durch die Behandlung eines Nierenzellkarzinoms mit rekombinantem *Interferon-α* (Roferon®, 3 × 18 Mio. IE s.c./Woche über 2 Monate) das völlige und anhaltende Verschwinden der Erythrodermie beobachtet.

Literatur

Deffer TA, Overton-Keary PP, Koette DK (1985) Erythroderma secondary to esophageal carcinoma. J Am Acad Dermatol 13: 311–313

Faure M, Bertrand C, Mauduit G et al. (1985) Les érythrodermies paranéoplasiques: à propos d'un cas. Dermatologica 170: 147–151

Harper TG, Latuska RF, Sperling HV (1984) An unusual association between erythroderma and an occult gastric carcinoma. Am J Gastroenterol 79: 921–923

Hasan T, Jansén CT (1983) Erythroderma: A follow-up of fifty cases. J Am Acad Dermatol 8: 836–840

King LE, Dufresne RG, Lovett GL, Rosin MA (1986) Erythroderma: review of 82 cases. South Med J 79: 1210–1215

Tebbe B, Schlippert U, Garbe C, Orfanos CE (1991) Erythrodermie „en nappes claires" als Marker eines metastasierenden Nierenkarzinoms. Hautarzt 42: 324–327

41.4 Genodermatosen mit assoziierten Malignomen

Eine Reihe kongenitaler Syndrome tritt mit erhöhter klinischer Korrelation zu Malignomen unterschiedlicher Herkunft auf. Vier klassische Syndrome aus dieser Gruppe werden hier aus therapeutischer Sicht berücksichtigt. Fakultativ können sich jedoch mehrere Syndrome ähnlich verhalten, wie das *Bloom-Syndrom*, das *Zinsser-Cole-Engmann-Syndrom*, das *Luis-Barr-Syndrom* u.a., die z.T. an anderer Stelle erörtert werden.

41.4.1 Cowden-Syndrom

Synonym: Syndrom der multiplen Hamartome

Das *Cowden-Syndrom* ist definiert als eine autosomal-dominant vererbte Erkrankung, welche mit *endo-, ekto-* und *mesodermalen Fehlbildungen* sowie mit *Karzinomen, vor allem der Mamma* und der *Schilddrüse*, einhergeht. Bisher wurden über 100 Fälle eines Cowden-Syndroms weltweit publiziert. Vermutlich ist jedoch die Inzidenz höher als bisher angenommen, da die z.T. nur diskret ausgeprägten assoziierten Hautveränderungen möglicherweise nicht beachtet bzw. fälschlicherweise anderen Syndromen zugeordnet wurden. Das Hauptmanifestationsalter liegt zwischen dem 20. und 40. Lebensjahr. Die assoziierten Malignome können sich ebenfalls bereits im 3. Lebensjahrzehnt, jedoch durchaus auch in höherem Alter manifestieren. Es besteht eine leichte Prädominanz für das weibliche Geschlecht.

Klinisch entscheidend für die Diagnose sind die papulösen, nodösen und verrukösen Läsionen im Gesicht, an den Lippen, an der Mundschleimhaut sowie an den Streckseiten der Unterarme und Hände. Die Papeln im Gesichtsbereich, die histologisch *Tricholemmomen* entsprechen, imponieren klinisch als 2–8 mm durchmessende, fleischfarben-rötliche transluzente, lichenoide Knötchen; sie finden sich bei über 80 % aller beschriebenen Kranken. Diese Läsionen können ähnlich einem Pflastersteinmuster Gesicht, Naseneingang und Augenlider bedecken. Mundschleimhaut und Zunge sind z.T. von kleinen Papillomen derart übersät, daß man bezeichnenderweise von einer *„Kieselsteinzunge"* spricht. Ähnliche papillomatöse Schleimhautautveränderungen werden in seltenen Fällen auch im Ösophagus sowie im Duodenum angetroffen. *Histologisch* handelte es sich in den untersuchten Fällen um fibromähnliche Proliferationen. Weitere Hautveränderungen, die den Dermatologen zu der Diagnose eines Cowden-Syndroms führen, sind Café-au-lait-Flecken (>1,5 cm), Angiome, Angiofibrome, Fibrome, Lipome, Neurofibrome sowie punktförmige Hyperkeratosen an Handflächen und Fußsohlen. Neben der Haut werden die sonstigen Veränderungen im Rahmen des Cowden-Syndroms in Tabelle 41.3 stichwortartig aufgeführt.

Tabelle 41.3. Klinische Manifestationen des Cowden-Syndroms

Skelettsystem	▷ Knochenzysten, Kieferfehlbildungen, Spitzbogengaumen, Trichterbrust, Skoliose, Syndaktylie
Gastrointestinaltrakt	▷ Hamartöse Polyposis, Leiomyome des Sigmoids
Schilddrüse	▷ Struma, Schilddrüsenadenom, -karzinom
Herz-/Kreislaufsystem	▷ Septumdefekt, Gefäßmißbildungen, Mitralinsuffizienz, Aortenstenose, Bluthochdruck
Mamma	▷ Fibrozystische Mastopathie, Gynäkomastie, Mamma-CA
Urogenitaltrakt	▷ Ovarialzysten, Adnexitis, retrovertierter Uterus, Leiomyome des Uterus, Hydrozele
Augen	▷ Myopie, Strabismus, Glaukom, Katarakt
ZNS	▷ Meningeome, Neurome, Intelligenzdefekte

Behandlung. Im Vordergrund einer Betreuung der betroffenen Patienten steht die engmaschige Kontrolle, um möglicherweise auftretende *Neoplasien der Mamma* und der *Schilddrüse* rechtzeitig zu eliminieren. Insgesamt bei ca. 50 % (nach anderen Autoren bis zu 75 %) aller Patienten ist im Verlauf ihrer Erkrankung mit der Entwicklung eines Malignoms zu rechnen, wobei insbesondere Frauen durch die mögliche Entwicklung eines Mammakarzinoms gefährdet sind. *Regelmäßige Mammographiekontrollen* und *szintigraphische* Untersuchungen sind anzuraten. Ferner sollte der Patient über die generell erhöhte Gefahr der Entwicklung eines Malignoms im Rahmen seiner Grunderkrankung aufgeklärt werden und in regelmäßige Vorsorgeuntersuchungen einbezogen werden. Neben diesen *präventiven Maßnahmen* sollte bei Diagnosestellung eine jährliche Durchuntersuchung von internistischer, neurologischer und ophthalmologischer Seite erfolgen, um weitere Tumoren, welche u. U. ebenfalls behandlungsbedürftig sind und herausoperiert werden müssen, auszuschließen. Regelmäßige Gastroduodenoskopien bzw. Kolonoskopien u. ä. sind anzuraten. Einige besonders auffällige Trichilemmome bzw. fibromatöse Knötchen an sichtbaren Stellen (Gesicht) können mittels CO_2-Laser angegangen werden. Kasuistisch wurde beschrieben, daß die Gesichtsläsionen gut auf die Gabe von Isotretinoin (1 mg/kg KG) angesprochen haben.

Literatur

Burnett JW, Goldner R, Calton GJ (1975) Cowden disease. Br J Dermatol 93: 329–336

Kullnig P, Steiner H, Porsch G, Smolle J (1987) Gastrointestinale Polypose bei Cowden-Syndrom. Radiologe 27: 232–234

Lazar AP, Lazar P (1986) Cowden's disese (multiple hamartoma and neoplasia syndrome) treated with isotretinoin. J Am Acad Dermatol 14: 142–144

Nuss DD, Aeling JL, Clemons DE, Weber WN (1978) Multiple hamartoma syndrome (Cowden's disease) 114: 743–746

Petritsch W, Pristautz H, Schreiber F at al. (1990) Cowden-Syndrom. Z Gastroenterol 28: 358–362

Salem OS, Steck WD (1983) Cowden's disease (multiple hamartoma and neoplasia syndrome). A case report and review of the English literature. J Am Acad Dermatol 8: 686–696

Starink TM (1984) Cowden's disease: analysis of fourteen new cases. J Am Acad Dermatol 11: 1127–1141

Starink TM, van der Veen JPW, Arwert F et al. (1986) The Cowden syndrome: a clinical. and genetic study in 21 patients. Clin Genet 29: 222–233

Weary PE, Gorlin RJ, Gentry WC et al. (1972) Multiple hamartoma syndrome (Cowden's disease) 106: 682–690

Wheeland RG, McGillis ST (1988) Cowden's disease: treatment of cutaneous lesions using carbon dioxide laser vaporization. J Dermatol Surg Oncol 15: 1055–1059

41.4.2 Gardner-Syndrom

Das *Gardner-Syndrom* ist charakterisiert durch eine oft *maligne Adenomatosis* in Kolon und Rektum, *Epidermoid-*, *Tricholemmal-* und *Talgdrüsenzysten* der Haut sowie durch Zysten, *Osteome* und *Hyperostosen* von seiten des Knochensystems. Der Vererbungsmodus ist autosomaldominant mit starker Penetranz und wechselnder Expressivität. Charakteristisch ist das Auftreten der Erkrankung bei mehreren Mitgliedern einer Familie gleichzeitig. Frauen und Männer sind in gleicher Weise betroffen. Erste Manifestationen des Syndroms finden sich im 1.–2. Lebensjahrzehnt. Die Entwicklung der Kolonpolypen beginnt zwischen dem 10. und 20. Lebensjahr. Mit ihrer malignen Entartung ist im 2. Lebensjahrzehnt nur in Ausnahmefällen, im 3. bereits bei 50 % der Patienten und im 4. bei 90 % der Patienten zu rechnen. Daher ist es von entscheidender Bedeutung, daß die Diagnose eines Gardner-Syndroms *frühzeitig*, d. h. anhand der kutanen und der ossären Manifestationen, gestellt wird.

Klinisch ist das Gardner-Syndrom an der Haut durch Talg-, Epidermoid- und Trichilemmalzysten, Trichoepitheliome, Pilomatrikome und Epidermoidzysten mit pilomatrikomartigen Veränderungen im Gesicht, am behaarten Kopf, im Bereich der Extremitäten sowie am Stamm gekennzeichnet. Seltener treten Lipome, Neurofibrome sowie Fibrosarkome auf. Knochenveränderungen finden sich bei über 50 % der Patienten insbesondere im Bereich der flachen Knochen des Gehirn- und Gesichtsschädels (Osteomatosis cranii); ferner können Osteome in den langen Röhrenknochen auftreten. Am Augenhintergrund wurde bei 96 % der Kranken mit manifestem Gardner-Syndrom eine kongenitale bilaterale multilokuläre Hyperplasie des Netzhautpigmentepithels beobachtet. Gleichartige Veränderungen fanden sich bei 46 % der erstgradigen Familienangehörigen, bei denen ansonsten keine Manifestationen eines Gardner-Syndroms vorlagen. In einem Fall wurde im Rahmen eines Gardner-Syndroms über polyzystische Lungenveränderungen berichtet. Wichtigste Manifestation ist eine Adenomatosis im Kolon und im Rektum, bei der sich weit über 100 Polypen finden können. Im Gegensatz zu den hamartösen Polypen beim Cowden- und beim Peutz-Jeghers-Syndrom sind die Polypen beim Gardner-Syndrom eine *obligate Präkanzerose*. Sie sind klinisch mit Tenesmen, Diarrhöen und analem Blutabgang verbunden. Wird die Diagnose erst nach dem Auftreten einer derartigen Symptomatik gestellt, so ist bereits in ca. 80 % der Fälle mit einer malignen Entartung zu rechnen. Weiterhin wurde im Rahmen des Gardner-Syndroms eine erhöhte Inzidenz von Schilddrüsen- und Nebennierenkarzinomen beschrieben, auch wurden Karzinome der Papilla vateri sowie der Gallenblase beobachtet (Normalbevölkerung 0,02–0,05; bei Adenomatosis coli 2–3 %; d. h. 100- bis 200fach erhöhtes Risiko).

Behandlung. Da die polypöse Adenomatosis im Rahmen des Gardner-Syndroms als *obligate Präkanzerose* anzusehen ist, stellt die chirurgische *Kolektomie* die Therapie der Wahl dar. Ist das Rektum vollständig befallen, ist eine *totale Proktokolektomie* oder eine *Kolektomie mit Mukosektomie* der Rektumschleimhaut durchzuführen. Bei unvollständigem Rektumbefall sollte eine Kolektomie mit ileorektaler Anastomose vorgenommen werden; in diesem Fall ist jedoch eine endoskopische Befundkontrolle der verbliebenen Rektumschleimhaut in 3- bis 6monatigen Abständen indiziert. Zusätzlich sind in 3jährigen Intervallen endoskopische Untersuchungen des oberen Gastrointestinaltraktes sowie eine endoskopische retrograde *Cholangiopankreatikoskopie (ERCP)* erforderlich. Da es bei Patienten mit Gardner-Syndrom nach Laparatomien häufig zur Ausbildung einer mesenterialen Fibromatose sowie von Desmoidtumoren im Narbenbereich kommt, sind operative Maßnahmen konsequent und möglichst einzeitig durchzuführen. Größere Adenome im oberen Gastrointestinaltrakt sollten ektomiert werden, wobei insbesondere das erhöhte Risiko einer Entartung der Adenome im Bereich der Papilla vateri zu berücksichtigen ist. Darüber hinaus ist in jährlichen Intervallen eine Schilddrüsensonographie sowie eine Computertomographie des Abdomens zum Ausschluß eines Schilddrüsen- bzw. Nebennierenkarzinoms durchzuführen. Zum Ausschluß polyzystischer Veränderungen im Bereich parenchymatöser Organe sollten in 3jährigen Intervallen eine Röntgenaufnahme der Lunge und eine sonographische Untersuchung von Leber, Milz, Pankreas, Nieren und Ovarien erfolgen.

Wird die Diagnose eines Gardner-Syndroms gestellt, ist auch eine Durchuntersuchung der *Familienangehörigen 1. Grades* nicht zu vernachlässigen. Da die Angehörigen häufig eine verdrängende oder abwehrende Haltung einnehmen und die invasive Kolonoskopie scheuen, ist eine umfangreiche Aufklärung und Beratung erforderlich. Die Exploration des Integuments durch einen Dermatologen, eine Röntgenaufnahme des Schädels sowie der langen Röhrenknochen, ein Hämokkulttest sowie die Augenhintergrunduntersuchung durch einen Ophthalmologen können als nichtinvasive diagnostische Maßnahmen hinzugezogen werden. Dennoch ist eine endoskopische Untersuchung des Dickdarms unerläßlich, da die Adenomatosis coli als wichtigstes Teilsymptom des Gardner-Syndroms auch bei den Familienangehörigen auftreten kann.

Literatur

Gardner EJ, Richards RC (1953) Multiple cutaneous and subcutaneous lesions occurring simultaneously with hereditary polyposis and osteomatosis. Am J Hum Genet 5: 139–147

Gregory B, Ho VC (1992) Cutaneous manifestations of gastrointestinal disorders. J Am Acad Dermatol 26: 158–166

Oertel H, Sackmann M, Zwiebel FM (1988) Familiäre Adenomatosis coli (Gardner-Syndrom). Internist 29: 699–703

Rütten A, Wenzel P, Goos M (1990) Gardner-Syndrom mit pilomatrixomartigen Haarfollikelzysten. Hautarzt 41: 326–328

Török L, Fazekas A, Domjan L, Budai S, Kasa M (1990) Gardner-Syndrom. Hautarzt 41: 83–86

Tabelle 41.4. Klinisches Bild und ärztliches Vorgehen bei wichtigen Genodermatosen und assoziierten Malignomen

	Cowden-Syndrom	Gardner-Syndrom	Torre-Muir-Syndrom	Peutz-Jeghers-Syndrom
Leitsymptome an der Haut	*Tricholemmome* (Angiome, Lipome, Angiofibrome, Neurofibrome etc.)	*Epidermoid- und Talgdrüsenzysten* Tricholemmome, Fibrome, Trichoepitheliome, Neurofibrome)	*Talgdrüsenhyperplasien, Talgdrüsentumoren* (Basaliome, Keratoakanthome)	*Lentigines* (Mund, Lippen, Genitale)
Sonstige wichtige Befunde	Weitere Fehlbildungen	Osteome, Hyperostosen, Knochenanomalien	Intestinale Polyposis (jejuni)	Keine
Ausschluß bzw. Behandlung von	*Schilddrüsenkarzinom und Mammakarzinom*	*Dickdarmkarzinom* (auf dem Boden einer adenomatösen Polyposis coli et recti)	*Kolonkarzinom, Uterus-, Ovarial- und Harnblasenkarzinom*	*Pankreaskarzinom, Dünn- bzw. Dickdarmkarzinom* (andere Karzinome)
Sonstige notwendige Maßnahmen	Engmaschige Tumorvor- und -nachsorge; Thoraxröntgen; Mammographien	Kolektomie, Proktokolektomie, Mukosektomie; regelmäßige endoskopische Untersuchungen; auch Familienangehörige untersuchen (adenomatöse Polyposis)!	Engmaschige Tumorvor- und -nachsorge (Gastrointestinal- und Urogenitalsystem)	Weitmaschige Tumorvor- und -nachsorge; endoskopische Gastroduodeno- und Koloskopie, evtl. Laparatomie und Polypenentfernung

Dieser Eingriff wird von einem Team erfahrener Internisten und Chirurgen in Vollnarkose durchgeführt. Zunächst erfolgt eine *Gastroduodeno- und Koloskopie*, bei der eine endoskopische Abtragung der aufgefundenen Polypen erfolgt. Anschließend kann eine *Laparatomie* vorgenommen werden, um eine endoskopische Untersuchung des gesamten Dünndarmes vorzunehmen. Während der Internist endoskopisch kleinere Polypen abträgt (ab 1,0 cm Durchmesser), werden größere Läsionen durch kleine Dünndarmresektionen mit End-zu-End-Anastomose durch den Chirurgen entfernt. Auf diese Weise werden notfallmäßige Operationen, bei denen ausgedehnte Darmanteile geopfert werden müssen, vermieden. In jedem Falle empfiehlt es sich 1×/Jahr eine Magen-Darm-Passage mit Kontrastmittel sowie einen Hämokkulttest in 3monatigen Abständen durchzuführen.

Zum Ausschluß eines assoziierten Malignoms sind ferner folgende *Vorsorgeuntersuchungen* empfehlenswert: 1×/Jahr gynäkologische Untersuchung mit Palpation der Mamma und ggf. Mammographie, Sonographie der Ovarien und des Uterus, bei Menstruationsstörungen oder postmenopausaler Blutung fraktionierte Kürettage. 1×/Jahr Oberbauchsonographie oder Computertomographie des Abdomens; die Überwachung des Gastrointestinaltraktes erfolgt durch die ohnehin notwendigen endoskopischen Untersuchungen im Rahmen der intestinalen Polypose.

Literatur

Benedict LM, Cohen B (1991) Treatment of Peutz-Jeghers lentigines with the carbon dioxide laser. J Dermatol Surg Oncol 17: 954–955

Bumbic S, Stepanovic R, Nestorovic B (1986) Peutz-Jeghers' syndrome – juvenile intestinal polyposis – review of five cases. Z Kinderchir 41: 178–180

Burt RW, Bishop DT, Lynch HT et al. (1990) Risk and surveillance of individuals with heritable factors for colorectal cancer. WHO collaboration centre for the prevention of colorectal cancer. Bull WHO 68: 655–665

Coevorden F van, Mathus-Vliegen EM, Brummelkamp WH (1986) Combined endoscopic and surgical treatment in Peutz-Jeghers syndrome. Surg Gynecol Obstr 162: 426–428

Dippolito AD, Aburano A, Bezouska CA, Happ RA (1987) Enteritis cystica profunda in Peutz-Jeghers syndrome. Report of a case and review of the literature. Dis Colon Rectum 30: 192–198

Foley TR, McGarrity TJ, Abt AB (1988) Peutz-Jeghers syndrome: a clinicopathologic survey of the „Harrisburg family" with a 49-year follow-up. Gastroenterology 95: 1535–1540

Giardiello FM, Welsh SB, Hamilton SR et al. (1987) Increased risk of cancer in the Peutz-Jeghers syndrome. N Engl J Med 316: 1511–1514

Hochstetter AR v, Ess D, Bannwart F, Buhler H (1987) Adenokarzinom der Zervix bei Peutz-Jeghers-Syndrom. Fallbericht und Literaturübersicht. Schweiz Med Wochenschr 117: 1910–1914

Konishi F, Wyse NE, Muto T et al. (1987) Peutz-Jeghers polyposis associated with carcinoma of the digestive organs. Dis Colon Rectum 30: 790–799

Mathus-Vliegen EMH, Tytgat GNJ (1985) Peutz-Jeghers syndrome: Clinical presentation and new therapeutic strategy. Endoscopy 17: 102–104

Narita T, Eto T, Ito T (1987) Peutz-Jeghers syndrome with adenomas and adenocarcinomas in colonic polyps. Am J Surg Pathol 11: 76–81

Perzin KH, Bridge MF (1982) Adenomatous and carcinomatous changes in hamartomatous polyps of the small intestine (Peutz-Jeghers syndrome). Cancer 49: 971–983

Traboulsi EI, Maumenee IH, Drush AJ et al. (1988) Pigmented ocular fundus lesions in the inherited gastrointestinal polyposis syndromes and in hereditary nonpolyposis colorectal cancer. Ophthalmology 95: 964–969

Williams CB, Goldblatt M, Delaney PV (1982) „Top and tail endoscopy" and followup of Peutz-Jeghers Syndrome. Endoscopy 14: 82–84

Farbabbildungen

1 Paraneoplastische Erythrodermie bei einem metastasierenden Nierenzellkarzinom mit charakteristischen „nappes claires"

2 Gute Besserung ca. 3 Wochen nach Behandlung des Nierenkarzinoms mit Interferon-α

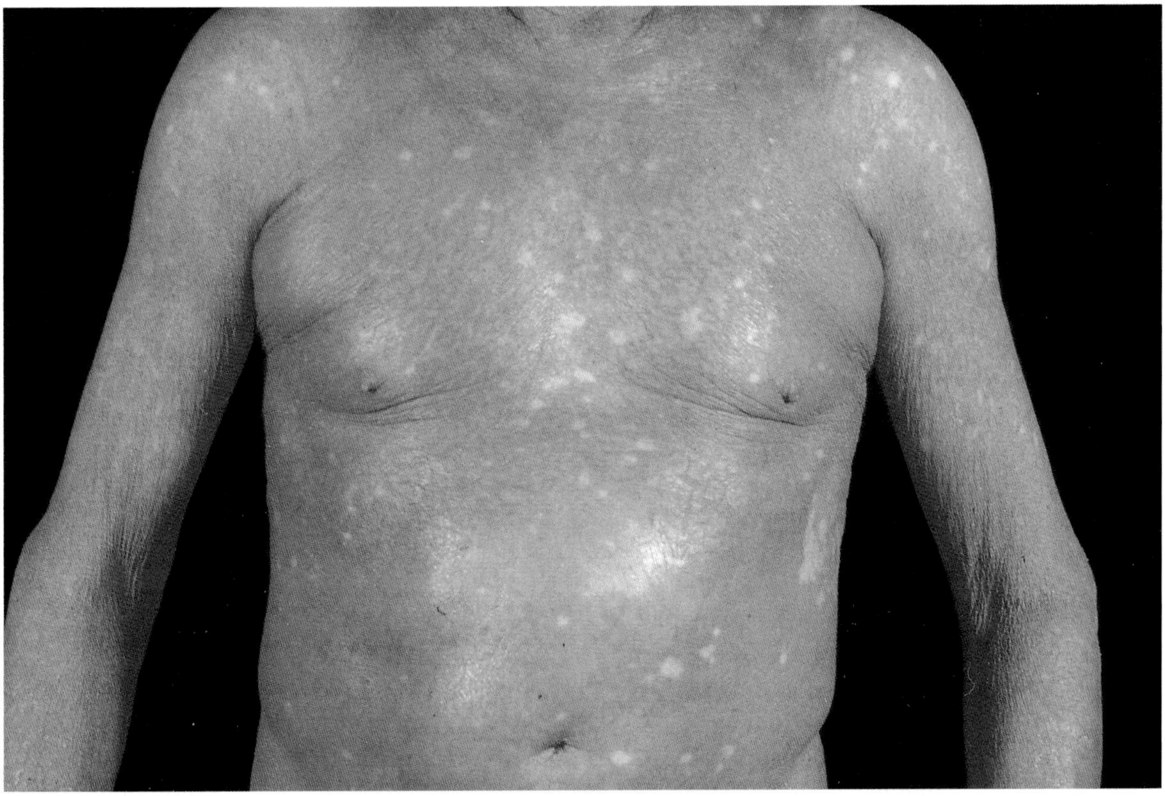

1

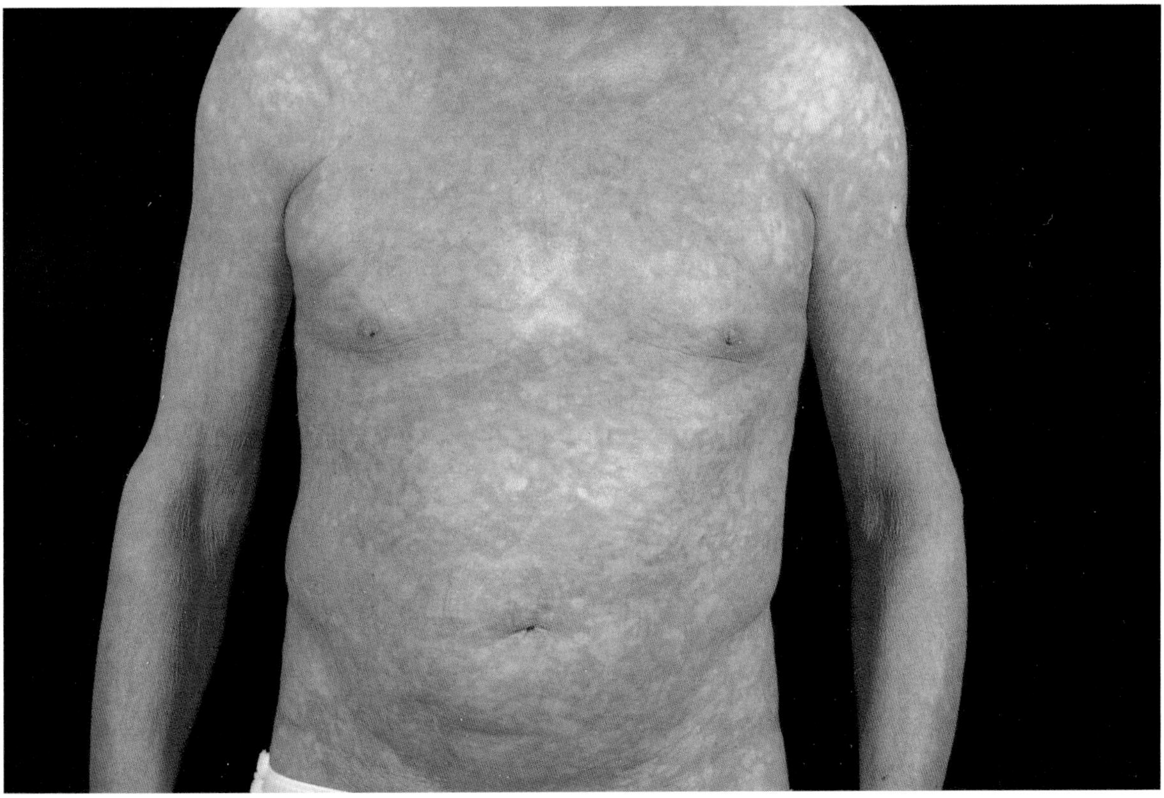

2

42.1 Grundlagen

42.1.1 Allgemeines

Im Jahre 1992 hat die WHO geschätzt, daß ca. 10 Mio. Menschen weltweit HIV-infiziert und ca. 500000 an Aids erkrankt waren. In Deutschland waren Ende 1993 ca. 60000 Menschen infiziert, über 10000 davon manifest erkrankt. Das Infektionsrisiko ist bei Erwachsenen ca. 1:250, in besonderen Regionen allerdings bis zu 1:40. Haut- und Schleimhautveränderungen sind bei HIV-Patienten nicht nur außerordentlich häufig und therapeutisch relevant, vielfach geben sie auch – obwohl an sich unspezifisch – den ersten klinischen Hinweis auf das Vorliegen einer darunter liegenden HIV-Infektion. Dabei hängt oft die Schwere der Hauterkrankung vom Ausmaß des HIV-bedingten Immundefektes ab; HIV-assoziierte Hautkrankheiten gewinnen damit den Charakter eines *klinischen Markers* mit prognostischer Bedeutung, dessen Erfassung es erlaubt, Stadium und zum Teil auch das Progressionsverhalten einer HIV-Infektion abzuschätzen.

Klinische Zeichen *opportunistischen Verhaltens* einer Hautkrankheit sind folgenden Merkmale, die als *atypisch* gelten können:

▷ Ungewöhnliches Manifestationsalter,
▷ gesteigerte Rezidivfrequenz,
▷ Persistenz oder therapierefraktäres Verhalten,
▷ disseminierte oder ungewöhnliche Lokalisation,
▷ Auftreten klinisch atypischer Effloreszenzen
▷ und lokal aggressives Verhalten (z. B. ungewöhnliche Ulzeration etc.).

Diese Merkmale sollten Anlaß sein, an eine HIV-Infektion bzw. einen Immundefekt zu denken und einen *HIV-Test* zu veranlassen. Dazu ist in Deutschland und in anderen europäischen Ländern die *Aufklärung des Patienten und die Einholung seines Einverständnisses* gesetzlich vorgeschrieben.

In der Mehrzahl der Fälle sind die auftretenden Haut- bzw. Schleimhauterkrankungen infektiöser Natur, die sich aufgrund des HIV-bedingten, fortschreitenden Immundefektes bevorzugt manifestieren. Sie können von Region zu Region bzw. von Kontinent zu Kontinent unterschiedlich sein. Ein großer Teil davon tritt offenbar begünstigt durch die Immundysregulation auf, ohne daß die ätiologischen Zusammenhänge ausreichend geklärt wären. Direkt durch die Virusinfektion bedingt ist lediglich die akute HIV-Krankheit und das damit verbundene primäre HIV-Exanthem (s. S. 949).

42.1.2 Pathomechanismen

Für die Aids-Erkrankung indirekt verantwortlich ist ein humanpathogenes Retrovirus, das einer internationalen Konvention folgend als *humanes Immundefizienzvirus* (HIV) bezeichnet und den *Lentivirinae*, einer Unterfamilie der *Retroviridae*, zugeordnet wird. Wie alle Retroviren vermehrt sich HIV mit Hilfe einer virusspezifischen DNS-Polymerase, der *reversen Transskriptase*, die das virale RNS-Genom in eine DNS-Sequenz umkopiert. Diese auch als „Provirus" bezeichnete virusspezifische DNS-Sequenz wird wiederum in das Genom der Wirtzelle integriert, von wo aus es die Bildung neuer Viruspartikel steuert.

Bisher wurden *zwei Subtypen, HIV-1 und HIV-2*, identifiziert, die sich genetisch und serologisch voneinander unterscheiden. Hinsichtlich ihrer biologischen Eigenschaften scheinen beide Subtypen weitgehend identisch zu sein, einige Untersucher glauben allerdings, HIV-2 sei für den Menschen weniger pathogen; HIV-1 hingegen ist weltweit verbreitet und für die Mehrzahl der Aids-Erkrankungen in allen Kontinenten verantwortlich. HIV-2 ist vor allem in Westafrika endemisch, breitet sich aber anscheinend auch auf anderen Kontinenten aus. In Europa kommt dieser Erreger relativ selten vor (bis März 1993: ca. 140 Fälle in Deutschland). Aus Asien (Bombay, Indien) wurde erst kürzlich über HIV-2-positive Blutproben berichtet.

Die bei der HIV-Infektion wirksamen *Pathomechanismen* sind nur zum Teil bekannt. Bildung und Freisetzung neuer Virionen führt offenbar zum Untergang der Wirtszelle. Dies erklärt z. T.

die fortschreitende Verminderung der Zahl CD$_4$-positiven Lymphozyten. Ihre quantitative Erfassung wird oft als Gradmesser für das Ausmaß des HIV-bedingten Immundefektes herangezogen. Darüber hinaus treten auch Störungen der Helferzellfunktion mit Beeinträchtigung physiologischer Funktionen des CD$_4$-Rezeptors auf, wobei Antikörper gegen das *virale Glykoprotein gp120* mit Proteinen des Haupthistokompatibilitätskomplexes kreuzreagieren können. Frei zirkulierende gp120-Moleküle und antiidiotypische Antikörper, die gegen *Anti-gp120-Antikörper* gerichtet sind, können die CD$_4$-Rezeptoren besetzen, funktionell blockieren oder unspezifisch aktivieren. Anti-gp120-Antikörper können an gp120-Moleküle binden, die auf infizierten Zellen exprimiert sind und über eine Komplementaktivierung zur Zerstörung der Zielzellen führen. Andere *Kofaktoren*, die dazu beitragen könnten, sind *Mykoplasmen* (Montagnier) oder *andere Viren* aus der gleichen Gruppe (HTLV-I, HHV-6; Gallo).

Die Pathogenese der immunologischen Störungen, die mit einer HIV-Infektion verbunden sind, wird zusätzlich kompliziert durch die Tatsache, daß dermale Makrophagen und dendritische Zellen, zu denen auch die Langerhans-Zellen der Epidermis gehören, sowie andere Zellpopulationen direkt vom HIV-Virus befallen werden können.

42.1.3 Ablauf und Klassifizierung

Beim Ablauf der HIV-Infektion lassen sich klinisch 4 Phasen erkennen:
Während der *1. Phase* kommt es nach dem Eindringen des Erregers in den Organismus zur Multiplikation des HIV und zum Auftreten einer *akuten HIV-Krankheit*, die mononukleoseartig als Ausdruck einer primären virämischen Phase verläuft. Die primäre Infektion ist mit dem Auftreten einer vorübergehenden klinischen Symptomatik verbunden, die in der Regel 2–8 Wochen andauert. Die *2. Phase* beginnt mit der *Serokonversion* und besteht aus einer *asymptomatischen Latenzperiode*, deren Dauer unbestimmt ist, aber die bis zu mehreren Jahren anhalten kann. Die *3. Phase* ist eine *klinische Vorphase;* bei 80 % der Patienten kommt es zur allmählichen Entwicklung einer persistierenden, generalisierten Lymphadenopathie. B-Symptome (Fieber, Nacht-

Tabelle 42.1. CDC-Klassifikation (1987) zur Erfassung der klinischen Manifestationen der HIV-Infektion

I. Akute HIV-Infektion

II. Asymptomatische Phase
  A. Unauffällige Laborbefunde
  B. Laborauffälligkeiten, z. B. Lymphopenie, Thrombozytopenie, CD$_4$/CD$_8$ < 1,0

III. Persistierende generalisierte Lymphadenopathie (PGL)
  A. Unauffällige Laborbefunde
  B. Laborauffälligkeiten, z. B. Lymphopenie, Thrombozytopenie, CD$_4$/CD$_8$ < 1,0

IV. Manifestationsstadium
  A. Allgemeine Krankheitssymptomatik
      Fieber (> 1 Monat), Diarrhö (> 1 Monat), Gewichtsverlust (> 10 %)
  B. Neurologische Manifestationen, z. B. Demenz, Myelopathie, periphere Neuropathie
  C. Sekundärinfektionen
      1. Opportunistische Infektionen
         (PC-Pneumonie, Kryptokokkose, Isosporiasis, Strongyloidiasis, systemische Candidose, Histoplasmose, atypische Mykobakteriosen, CMV-Infektion, HSV-Infektion, progressive Leukoenzephalopathie u. a.)
      2. Andere Sekundärinfektionen
         (Candidose, Tuberkulose, rezidivierende Salmonellose, Zoster, OHL)
  D. Opportunistische Malignome (Kaposi-Sarkom, Non-Hodgkin-Lymphome, primäres ZNS-Lymphom)
  E. Andere Manifestationen

Tabelle 42.2. Relativ häufige opportunistische Infektionen bei HIV-Patienten mit und ohne nachweisbarer Immunsuppression

▷ Bakteriell	Tuberkulose
	MAI-Infektion
	Andere, atypische Mykobakteriosen
	Salmonellosen
	Rochalimaea-Infektion
▷ Viral	HPV, HSV, VZV, MCV, CMV, EBV
▷ Pilze	Candida, Dermatophyten
	Kryptokokkose
	Histoplasmose
	Ferner: Aspergillose, Coccidioidomycosis, Penicillinose u. a.
▷ Parasitär	Pc-Pneumonie
	Kryptosporidiose
	Isosporidiose
	Toxoplasmose

schweiß u. a.) kommen hinzu, möglicherweise als Folge einer intermittierenden Virämie. Bei der 4., der eigentlichen *Manifestationsphase* der Aids-Erkrankung, treten schließlich unterschiedliche Organmanifestationen mit vielfältiger klinischer Symptomatik auf.

Durch den Befall des Immunsystems und die dramatische Minderung der Helferlymphozyten hat sich ein prognosebestimmender Immundefekt manifestiert, der zu diversen opportunistischen Infektionen führt und auch zum Auftreten von Malignomen beiträgt. Der Phänotyp des klinischen Bildes ist geographisch unterschiedlich, da das epidemiologische Vorkommen der diversen Erreger und die Umweltbedingungen regional variieren. Die Klassifikation dieses ineinandergreifenden klinischen Ablaufs wird am besten durch die Einteilung des amerikanischen Center for Disease Control (CDC) wiedergegeben (Tabelle 42.1).

Die Gruppen I–IV der CDC-Klassifikation sind hierarchisch geordnet, eine Rückstufung ist nicht möglich. Innerhalb der Gruppe IV können mehrere Manifestationen gleichzeitig nebeneinander bestehen. Zur Bewertung individueller Krank-

Tabelle 42.3. Revidiertes Klassifikationssystem der HIV-Infektion und HIV-Krankheit (CDC 1992)

CD_4^+-Lymphozyten (/μl)	Klinische Einteilung		
	A	**B**	**C**
	asymptomatisch	symptomatisch, nicht AIDS	AIDS
≥ 500	A1	B1	C1
200–499	A2	B2	C2
< 200	A3	B3	C3

Detaillierte klinische Einteilung der HIV-Infektion		
A	**B**	**C**
Akute HIV-Infektion	Bazilläre Angiomatose	ösophagale + pulmonale Candidiasis
	Candidiasis	PCP, Toxoplasmose
Asymptomatische HIV-Infektion	Zervikale Dysplasie	Coccidiomycosis etc
	Fieber (38,5°), Diarrhoe	Cytomegalie-Virus-Erkrankung
Persistierende, generalisierte Lymphadenopathie	Orale Haar-Leukoplakie	Ulzerierter Herpes simplex
	Zoster > 1 Dermatom	Histoplasmose
	Thrombozytop. Purpura	Mykobakteriosen
	Listeriose	Kaposi Sarkom; Lymphome
	Gynäkolog. Entzündungen	invasive zervikale Karzinome
	Periphere Neuropathien	Enzephalopathie
		sog. "wasting syndrome"

heitsverläufe und zur Beschreibung des fortschreitenden Ablaufs des HIV-bedingten Immundefektes wird auch die Walter-Reed-Klassifikation herangezogen, die allerdings nur für Erwachsene anwendbar ist. Die häufigen Infektionen, die bei HIV-Patienten auftreten und auch die Haut befallen können, sind in Tabelle 42.2 wiedergegeben.

Im einzelnen Verlauf zeigt das Fortschreiten der HIV-Infektion eine außerordentlich hohe Variabilität sowohl hinsichtlich der Progressionsgeschwindigkeit als auch der Art der auftretenden klinischen Beschwerden. Es muß befürchtet werden, daß alle HIV-Infizierten auf die Dauer an Aids erkranken werden, wenngleich bei einzelnen Virusträgern bereits über > 10 Jahre andauernde, klinisch symptomfreie Verläufe beobachtet wurden.

● Anfang der 90er Jahre hat die CDC-Behörde in den USA vorgeschlagen, zusätzlich zur bisherigen Aids-Definition aus dem Jahre 1987 alle HIV-Infizierten als Aids-Kranke zu klassifizieren, die weniger als 200 CD_4-positive Zellen/µl haben, unabhängig vom klinischen Bild („expanded surveillance case definition for severe HIV-disease"). Solche Patienten sind ausgesprochen gefährdet und bedürfen einer umfassenden prophylaktischen Therapie. Im Jahre 1992 haben allerdings 15 europäische Länder, die der EG-Kommission zur epidemiologischen Erfassung der Aids-Erkrankung angeschlossen sind, beschlossen, diese Empfehlung nicht zu übernehmen. Zugleich hat die CDC ein revidiertes Klassifikationssystem für die HIV-Infektion vorgelegt, das in den USA seit dem 01. Januar 1993 nunmehr üblicherweise praktiziert wird. Dieses Klassifikationssystem berücksichtigt sowohl die Krankheitsmanifestation der HIV-Infektionen als auch die Zahl der CD_4-positiven Lymphozyten. Damit wird eine kombinierte Information über Krankheitsmanifestationen und Immunstatus in die Klassifikation eingeführt. Die Krankheitsmanifestationen werden in die Kategorien A (asymptomatische HIV-Infektion), B (symptomatische, nicht Aids definierende Manifestation) und C (Aids definierende Manifestation) eingeteilt. Bei den CD_4-positiven Lymphozyten wird zwischen Zahlen (1) $\geq$ 500/µl, (2) 200 bis 499/µl, und (3) < 200/µl unterschieden. Die Einstufung des Patienten berücksichtigt dann sowohl die klinische als auch die CD_4^+-Lymphozyten-Kategorie. Eine Kurzform dieser neueren CDC-Klassifikation ist in der Tabelle 42.3 wiedergegeben.

Literatur

Anselle Park RA (1992) European AIDS definition. Lancet 339: 671 und 340: 1199–1201

Bratzke B, Eichhorn R, Höffken G et al. (1988) Akute Primärphase als Indikator der HIV-1-Infektion: Allgemeine Symptomatik und polymorphes Exanthem mit Mundschleimhautbeteiligung 2–6 Wochen vor der Serokonversion 113: 1312–1316

Center for Disease Control (1992) Revised classification system for HIV infection and expanded surveillance case definition for AIDS among adolescents and adults. MMWR 41, No. RR-17: 1–19

Chene G, Morlat P, Dabis F (1992) Impact of revision of AIDS case definition. Lancet 339: 1298–1299

De Cock KM, Odhouri K, Colebunders RL et al. (1990) A comparison of HIV-1 and HIV-2 infections in hospitalized patients in Abidjan, Cote d'Ivoire. AIDS 4: 443–448

DeCock KM, Selik RM, Soro B et al. (1991) AIDS in Africa: a re-appraisal of case definitions. Br Med J 303: 1185–1188

Pauli G, Müller O, Schwartländer B, Koch M (1994): Verbreitung von HIV-2-Infektionen in Deutschland. Dtsch Ärzteblatt 91: B-2291–2294

Redfield RR, Tremont EC (1989) Toward a better classification system for HIV infection. N Engl J Med 320: 1414–1416

Rübsamen-Waigmann H, Briesen HV, Maniar JK et al. (1991) Spread of HIV-2 in India (letter). Lancet 337: 550–551

Santos-Ferreira MO, Cohen T, Lourenco MH et al. (1990) A study of seroprevalence of HIV-1 and HIV-2 in six provinces of People's Republic of Angola: clues to the spread of HIV infection. J AIDS 3: 780–786

World Health Organisation (1988) Acquired immunodeficiency syndrome (AIDS). 1987 revision of CDC/WHO case definition for AIDS. Wkly Epidemiol Rec 63: 1–8

World Health Organisation (1990) Acquired immunodeficiency syndrome (AIDS). Interim proposal for a WHO staging system for HIV infection and disease. Wkly Epidemiol Rec 69: 221–225

42.1.4 Diagnostik und Verlaufskontrolle

Der Nachweis der HIV-Infektion erfolgt entweder über den Erreger oder über spezifische Antikörper. Es existieren folgende virologische Testverfahren, wobei die ersteren einen direkten Hinweis auf den Virusgehalt liefern:

▷ **Nachweis des Erregers selbst bzw. viraler Anteile**

Virusisolierung
mit verschiedenen Methoden. Die Isolierung gelingt in der asymptomatischen Phase bei 60–70 %, im späten Stadium bei ca. 90 % der Patienten.

Serologischer Antigennachweis
p 24-Antigennachweis wird im ELISA quantitativ bestimmt. In der Latenzphase der Infektion häufig negativ.

Nachweis viraler DNS-Sequenzen
mittels In-situ-Hybridisierung, bzw. der „polymerase chain reaction"; die Spezifität läßt sich noch nicht beurteilen.

▷ **Nachweis zirkulierender Antikörper**

ELISA
Hohe Empfindlichkeit aber auch relativ hohe Rate falsch-positiver Reaktionen.

Indirekte Immunfluoreszenz
Hohe Empfindlichkeit, gute Spezifität, keine Automatisierung möglich.

Western-Blot
Höchste erreichbare Empfindlichkeit, kreuzreagierende Antikörper gegen HIV-2 werden erfaßt.

Die *Diagnostik* der HIV-Infektion stützt sich auf die empfindlichen Verfahren ELISA und Western-Blot. Sie muß wegen der schwerwiegenden Konsequenzen verantwortungsvoll ausgeübt und das Ergebnis dem Patienten in einem persönlichen, vertrauensvollen Gespräch mitgeteilt und in seinen Konsequenzen beleuchtet werden.

Da die Gefahr falsch-positiver Reaktionen besteht, darf ein positiver Suchtest (ELISA) allein dem Patienten *nicht mitgeteilt werden*. Vor der notwendigen Aufklärung muß erst eine positive Bestätigungsreaktion im Western-Blot abgewartet werden. Darüber hinaus muß ein positives Ergebnis in einer zweiten, unabhängig gewonnenen Blutprobe zur Sicherung der Diagnose wiederholt werden.

Als virologische *Verlaufsparameter* während der asymptomatischen Phase bzw. während der Behandlung eignen sich die Bestimmung der *Anti-p24-Antikörper* und des *p24-Antigens*. Als immunologische Parameter stehen die Bestimmung der absoluten Zahl der *CD_4-positiven Helferzellen* im peripheren Blut und die *Kutanreaktion auf Recallantigene* zur Verfügung. Im Rahmen der Langzeitbetreuung von HIV-Patienten sind neben regelmäßigen, etwa 3monatlichen vollständigen klinischen Untersuchungen die Bestimmung verschiedener hämatologischer und klinisch-chemischer Parameter erforderlich.

Insgesamt muß bei allen HIV-Infizierten ein Kontrollprogramm *alle 3 (bis 6) Monate* durchgeführt werden (Tabelle 42.5).

Tabelle 42.4. Indikationen zur Einleitung einer antiretroviralen Therapie bei HIV-Infektion

▷ **Erkrankungsstadien**
  - Patienten mit opportunistischen Infektionen, die der Aids-Falldefinition entsprechen
  - Patienten mit anderen klinischen und labormäßig faßbaren Zeichen einer fortgeschrittenen HIV-Infektion

Klinische Zeichen
  - Persistierende orale Candidose (> 1 Monat)
  - Persistierende orale Haarleukoplakie (> 1 Monat)
  - Zoster oder Herpes simplex mit atypischem Verhalten
  - Disseminiertes mukokutanes Kaposi-Sarkom
  - Auszehrungssyndrom („wasting syndrome")

Laborparameter[a]
  - Helferzellzahlen < 500/µl bzw. kutane Anergie
  - Plötzlicher Abfall der Helferzellzahl

▷ **Immundefektunabhängige Manifestationen**
  - Schwere Formen des HIV-bedingten dementiellen Syndroms

[a] Verlaufsuntersuchungen sind aussagefähiger als Einzelbestimmungen.

Tabelle 42.5. Kontrollprogramm für HIV-infizierten Patienten

Klinisch	▷ Inspektion (Haut/Schleimhäute), Lymphknotenstatus
Labor	▷ Rotes und weißes Blutbild, orientierender klinisch-chemischer Status
Serologie	▷ Toxoplasmose, Zytomegalie, Syphilis, evtl. Hepatitisserologie, Epstein-Barr-Virus-Serologie; evtl. p24-Antigen- und Antikörpertiter
Immunstatus	▷ Quantitative CD_4^+-Zellbestimmung; evtl. Kutanreaktion auf Recallantigene (Multitest® Mérieux)
In Abhängkeit vom Immunstatus bzw. der Gesamtsymptomatik	▷ Neurologische Untersuchung, Augenhintergrundbeurteilung, Oberbauchsonographie, Thoraxröntgen, Schädel-NMR/CT

42.1.5 Therapie der HIV-Infektion

Ansätze zur therapeutischen Beeinflussung der HIV-Infektionen haben sich auf unterschiedliche Bereiche orientiert: Als erstes wird zur Zeit eine *Impfprophylaxe* angestrebt, doch bisher sind die Bemühungen nicht sehr ermutigend gewesen. Da mindestens 5 HIV-1-Subtypen und 2 HIV-2-Subtypen bekannt sind, wären hierfür mindestens 7 Impfsera notwendig. Zur Zeit werden *rekombinantes gp120* und *gp160* sowie ein Impfstoff aus *p24-Antigen*-haltigen virusartigen Partikeln geprüft. Ebenso ist eine Elimination des integrierten Provirus bisher nicht gelungen. Eine Reihe weiterer Aktivitäten sind zur Zeit im Gange, mit Hilfe von Biomodulatoren die Immunantwort der Betroffenen zu beeinflussen und die Zahl der immunkompetenten Helfer- oder/und NK-Zellen zu steigern.

Konkrete Erfolge wurden bisher bei der pharmakologischen Entwicklung einer *virostatischen Chemotherapie* erzielt:

■ *Zidovudin* (3'-azido-2', 3'-dideoxythymidin; Azidothymidin, AZT; Retrovir®) ist derzeit weltweit das wichtigste zugelassene Medikament mit nachgewiesener antiretroviraler Wirksamkeit. Bei einer täglichen Maximaldosis von 1000–1200 mg ist seine Bioverfügbarkeit 60–65 %, die Halbwertszeit beträgt 1–3 h, die Blut-Hirn-Schranke wird passiert, ebenso die Plazenta. AZT gehört zur Gruppe der sog. Nukleosidanaloga, deren Wirkung auf ihrem Einbau als falscher Baustein in die provirale DNS-Nukleosidsequenz beruht.

Die *Standarddosis* für Zidovudin liegt heute bei 400–600 mg/d oral, meist 2 × 250 mg/d. Neuere Studien überprüfen z.Z. die Wirksamkeit einer 3 × 200 mg/d-Medikation. Derartige Schemata werden mit einer Vermehrung der CD_4^+-Lymphozyten und Minderung des p24-Antigens beantwortet wie bei der früher üblichen, höheren AZT-Dosierung (bis zu 1200 mg/d) bzw. der häufigen täglichen Einzelgaben (z.B. 6 × 100 mg/d). In der Regel kann unter der oralen AZT-Einnahme ein initialer Anstieg der CD_4^+-Lymphozyten beobachtet werden, der sich allerdings allmählich zurückbildet. Je günstiger die immunologische Ausgangslage der Patienten zu Beginn der Therapie ist, desto länger scheint die klinische Stabilisierung anzuhalten. Über die Entwicklung von *Resistenzen* gegen AZT wird neuerdings häufig berichtet, vor allem nach mehrmonatiger bzw. mehrjähriger Anwendung; nach einjähriger Behandlung wurde je nach Stadium der Erkrankung eine Resistenz bei über 30 % der Fälle

Thymidin

Zidovudin (Retrovir®)

beobachtet. Aus diesem Grunde wird z. T. eine *intermittierende Verabreichung* des Medikamentes empfohlen, allerdings liegen darüber keine genaue Daten vor.

Zidovudin ist nicht teratogen und hat bisher bei HIV-infizierten Schwangeren, die das Medikament eingenommen haben, zu keinen Mißbildungen geführt.

■ Neuere Vertreter dieser Stoffgruppe sind das *2,3′-Dideoxycytidin (Zalcitabin, DDC)* und das *2,3′-Dideoxyinosin (Didanosin, DDI)*, die unter entsprechenden Vorsichtsmaßnahmen, z. B. Ausschluß einer früheren Neuropathie bzw. einer Pankreatitis (Alkohol!), sowohl als Monotherapeutika in Frage kommen, vor allem aber bei der Entwicklung limitierender Nebenwirkungen bzw. von Resistenzen gegenüber dem AZT Einsatz finden. Jede dieser Substanzen ist nach ihrer In-vivo-Phosphorylierung in der Lage, die *reverse Transkriptase* zu hemmen und die Virusmultiplikation zu blockieren.

Zalcitabin (DDC, Hivid®) Didanosin (DDI, Videx®)

Das *DDC (Zalcitabin; Hivid®)* wird meist in einer Dosis von 3 × 0,75 mg/d empfohlen, in Form von darmlöslichen Filmtabletten, um den Magen zu entlasten (Ulzera). Die KM-Toxizität ist gering, ausgeprägte Leukopenien werden nicht gesehen; der limitierende Faktor sind hier periphere Neuropathien, die meist während der ersten Wochen der Behandlung auftreten und dann in der Regel reversibel sind. Das *DDI (Didanosin; Videx®)* ist in mehreren Ländern für Patienten zugelassen, die das AZT nicht vertragen oder auf dieses Medikament nicht reagieren. In einer Dosis höher als 500 mg/d während der asymptomatischen Phase führte das Medikament zur Verzögerung der Aids-Manifestation bzw. des Todeszeitpunktes. Dies erfolgte unabhängig davon, ob vorher Zidovudin verabreicht wurde. Die CD_4^+-Zellzahl steigt unter Didanosin, doch inwieweit auch die Überlebenszeit dadurch verlängert wird, ist noch nicht gänzlich geklärt. Das Didanosin sollte man zwischen den Mahlzeiten einnehmen, um die Resorptionsrate zu erhöhen. Tabelle 42.6 gibt einen Überblick über die Behandlung mit den 3 wichtigsten antiretroviralen Virostatika.

■ *Foscarnet-Natrium* (Foscavir®) ist ein Medikament, das vor allem bei CMV-Infektionen (CMV-Retinitis) verwendet wird (s. Kap. 4), aber auch eine Anti-HIV-Wirkung entfaltet. Foscarnet kann offenbar in Kombination mit AZT die Überlebensdauer der HIV-Patienten verlängern, wobei die bei CMV-Infektion empfohlene Dosis (s. S. 89 f.) hier reduziert wird. Genauere Dosierungsrichtlinien liegen nicht vor. Das Medikament ist nierentoxisch, so daß das Serumkreatinin während der Einnahme regelmäßig kontrolliert werden muß. Bei erheblicher Minderung der Clearance (< 0,4 ml/min/kg) sollte das Präparat abgesetzt werden. Herz- und ZNS-Beschwerden können vorkommen. Die Kombination mit AZT erscheint möglich, die gleichzeitige Gabe von Pentamidin ist allerdings kontraindiziert. Von manchen Autoren wird ein echter synergistischer Effekt von Foscarnet und AZT bei der HIV-Infektion angenommen.

Praktisches Vorgehen. Der Nachweis einer HIV-Infektion rechtfertigt den Einsatz eines der modernen antiretroviralen Virustatika (AZT, DDC oder DDI), wobei der Zeitpunkt für den Beginn der oralen Behandlung noch offenbleibt und individuell entschieden wird. Da in letzterer Zeit das Zidovudin in niedriger Dosierung als vollwirksam erkannt wurde (Mindestdosis: 2 × 200–250 mg/d), ist der frühzeitige Einsatz der Virustase, nicht zuletzt auch während der ersten, klinisch asymptomatischen Stadien bzw. in der Phase der PGL (CDC II und III), durchaus zu erwägen. Wir empfehlen in der Regel zunächst den *Einsatz von Zidovudin als Monotherapie*, wobei in letzter Zeit die kombinierte Einnahme von Zidovudin (Retrovir® 2 × 250mg oder 3 × 200/d) zusammen mit Zalcitabin (Hivid® 3 ×

Tabelle 42.6. Antiretrovirale Therapie mit Zidovudin (AZT), Zalcitabin (DDC) und Didanosin (DDI)

	Zidovudin (Retrovir®) (3-azido-2',3'-Dideoxythymidin)	**Zalcitabin** (Hivid®) (2',3'-Dideoxycytidin)	**Didanosin** (Videx®) (2',3'-Dideoxyinosin)
Dosis	In der Regel 2 × 250 mg/d oder 3 × 200 mg/d, mit oder ohne Zalcitabin, je nach Immunstatus	3 × 0,375 mg/d oder 3 × 0,750 mg/d, in der Regel in Kombination mit Zidovudin	2 × 150–400 mg/d (z. B. 4 × 100 mg) als alternative Monotherapie
Neben-wirkungen (NW)	Kopfschmerzen, Nausea, Krankheitsgefühl, Myalgien; Bluttoxizität in ca. 2–5 %, häufiger in fortgeschrittenen Stadien: Neutropenie, Anämie, vor allem während der ersten 3–9 Behandlungsmonate	Durchfall; periphere Neuropathie (in ca. 5–10 % aller Fälle) meist während der ersten 2–6 Behandlungsmonate; auch Fieber, Myalgien, Bluttoxizität, Schleimhautulzerationen, Pankreatitis u. a.	Periphere Neuropathie (ca. 10 %), Pankreatitis, Leberfunktionsstörungen, abdominale Beschwerden, auch Exantheme, Bluttoxizität, Hyperurikämie u. a., in fortgeschrittenen Stadien
Dosis-abhängigkeit	Ja	Ja	Ja
Reversibilität der NW	Ja	Ja	Ja
Häufigster limitierender Faktor	Neutropenie bei fortgeschrittenen Stadien, allgemeine Malaise bei frühen Stadien	Periphere Neuropathie	Pankreatitis oder Pankreatitisverdacht; abdominale Beschwerden (Krämpfe, Diarrhö); seltener periphere Neuropathie
Vorgehen bei NW	Dosis reduzieren oder Therapie unterbrechen; evtl. symptomatische Maßnahmen, z. B. G-CSF (Neupogen®), Erythropoietin. Falls Absetzen, Übergang auf Didanosin notwendig	Dosis reduzieren oder Medikament absetzen, ggf. Zidovudin allein oder Didanosin als Alternative; evtl. symptomatische Maßnahmen	Dosis reduzieren oder Medikament absetzen, evtl. Zidovudin als Alternative; wiedereinsetzen nur unter Vorsichtsmaßnahmen (z. B. Serum-Amylase täglich kontrollieren)

0,375 mg/d) mancherorts bevorzugt wird. Neuere Studien sprechen dafür, daß bei noch erhaltenem Immunstatus (CD_4-positiven Zellen $> 150/\mu l$) von der Kombinationstherapie ein Vorteil erwartet wird. Die Wahl der Medikamente wird auch in Anbetracht der unterschiedlichen Nebenwirkungsspektren getroffen (z. B. Bluttoxizität für AZT, Polyneuropathie oder/und Pankreatitis bei DDI und DDC; s. unten), je nach anamnestischem Befund. Andere Autoren empfehlen eine Behandlung erst ab der symptomatischen Phase (CDC IV), vor allem bei einer CD_4^+-Zellzahl von $< 500/\mu l$. Feststeht, daß diese Grenze den sich anbahnenden Immundefekt bereits anzeigt. Während der späteren Stadien wird die virustatische Behandlung durch gleichzeitige prophylaktische oder therapeutische Maßnahmen gegen evtl. opportunistische Infektionen ergänzt (P. carinii-Pneumonie, Toxoplasmose). Insbesondere Trimethoprim/Sulfamethoxazol (TMP/SMX) hat sich sowohl für eine *primäre* als auch für eine *sekundäre Prophylaxe* opportunistischer Infektionen bewährt. Insofern sind in der Praxis *2 Behandlungsschemata zu unterscheiden, je eins für die frühe bzw. die späte HIV-Infektion*, mit dem Ziel einer Verlängerung der Überlebenszeit der Betroffenen.

● *Frühe HIV-Infektion (Frühprophylaxe)*
Indikation: Bei asymptomatischen oder geringfügig symptomatischen Patienten, Stadien CDC III, evtl. auch CDC IIB und bei ca. 200–500/µl CD_4-positiven Zellen.
Medikation: Zidovudin 2 × 250 mg/d
  oder
  Zidovudin 3 × 200 mg/d
  oder
  2 × 200 mg/d Zidovudin
  + 3 × 0,375–0,750 mg/d Zalcitabin,
  vor allem bei noch erhaltenem Immunstatus (> 150–300/µl CD_4^+-Zellen)

● *Späte HIV-Infektion (Spätprophylaxe bzw. Therapie)*
Indikation: Bei symptomatischen Patienten, Stadien CDC III, CDC IV etc. und CD_4-positiven T-Lymphozyten von < 150–200/µl.
Medikation: wie oben
  +
  PCP-Prophylaxe (Pentamidin-Aerosol 300 mg 1 ×/Monat;
  Alternative: Bactrim® forte 1 Tbl. à 160 mg/800 mg 3 ×/Woche; von manchen Autoren wird als sekundäre Rezidivprophylaxe 2 × 1 Tabl. à 80 mg/400 mg/d bevorzugt, 7 ×/Woche).

Inwieweit eine antiretrovirale Therapie bei stark reduzierter Zahl der CD_4^+-Zellen (0–50/µl) noch einen Sinn hat, ist überhaupt fraglich. Ein Einsatz wäre allenfalls aus psychologischen Gründen zu rechtfertigen.
In neuerer Zeit fand sich beim Vergleich der Einnahme von DDC (3 × 0,75 mg/d) mit der DDI-Therapie (2 × 200 mg) kein Unterschied in der Verzögerung der Progression des Immundefektes bzw. der Aids-Symptomatik im allgemeinen. Ebenso war in einer anderen Studie im Anschluß an eine 6monatige AZT-Gabe gleichgültig, ob die Patienten weiter AZT (3 × 200 mg/d), DDC (3 × 0,75 mg/d) oder AZT + DDC erhielten. Allenfalls in der Gruppe mit noch erhaltener Immunabwehr (CD_4-positive Zellen: 150–300/µl) war die Kombination AZT + DDC vorteilhaft. Bei stark supprimierten Kranken hingegen scheint eine antiretrovirale Behandlung im Hinblick auf den weiteren Verlauf wirkungslos.

Tabelle 42.7. Erstbehandlung der HIV-Infektion in Abhängigkeit vom Immunstatus

CD_4^+-Zellzahl	Vorgehen
INDIKATION 0–50/µl	▷ Eher keine Behandlung; Einsatz von AZT allenfalls aus psychosozialen Gründen
50–150/µl	▷ AZT-Monotherapie
150–300/µl	▷ AZT oder AZT + DDC
300–500/µl	▷ Je nach Wahl; keine sicheren Studienergebnisse vorhanden
> 500/µl	▷ Keine antiretrovirale Therapie; Abwarten; Klinische u. Labor-Kontrollen, ggf. symptomatische Therapie

Insofern ergibt sich die Möglichkeit, die Entscheidung zur Erstbehandlung von der absoluten CD_4^+-Zellzahl unmittelbar abhängig zu machen und eine Kombinationstherapie nur bei noch erhaltenem Immunstatus (150–300 CD_4^+-Zellen) einzusetzen (s. Tabelle 42.7).

Standardschema
■ AZT 2 × 250 mg p.o./d oder
  3 × 200 mg p.o./d, evtl. in Kombination mit DDC 3 × 0,75 mg/d;
  bei Progression oder Nebenwirkungen (Neutropenie etc.)
  ⇩
■ DDI 150–400 mg p.o./d
  (z. B. 4 × 100 mg oder 2 × 200 mg)
  als alternative Monotherapie

Als weitere Alternative für eine PCP- und Toxoplasmose-Prophylaxe gilt DADPS 75–100 mg/d oder 2 × 100 mg/Woche. Doch darüber liegen nur wenig Daten vor. DADPS und auch Fansidar® sind gerade wegen ihres günstigen Preises und ihrer Wirksamkeit als Langzeitmedikation zu erwägen. Studien zur Ermittlung der günstigsten prophylaktischen Medikation (Pentamidin, TMP/SMX, DADPS) sind zur Zeit im Gange. Zusätzlich wird in den Spätphasen mit < 200 Zellen/µl oder gar mit < 100 Zellen/µl *Itraconazol* (Sempera®) oder *Fluconazol* (Diflucan®) prophylaktisch intermittierend verabreicht. Reservepräparate für schwere opportunistische Infektionen

Tabelle 42.8. Prognostische Marker für Verlaufskontrollen bei HIV-Infektionen

▷ Zahl der zirkulierenden CD_4^+-Zellen/µl
▷ Auftreten eines Kaposi-Sarkoms bzw. anderer Hauterkrankungen, die auf ein Immundefizit hinweisen
  – VZV-Infektion
  – Orale Candidose
  – Orale haarige Leukoplakie
▷ HIV-Isolierung aus dem Blut
▷ Nachweis von p24-Antigen bzw. Abfall des Anti-p24-Antikörpertiters
▷ Anstieg von β_2-Mikroglobulin und vom Neopterinspiegel im Blut

(PC-Pneumonie, Toxoplasmose) sind Clindamycin und die neueren Makrolidantibiotika Clarithromycin und Azithromycin sowie das neue Präparat *Atovaquon* (s. S. 961).

In der Regel wird die Behandlung der HIV-Infektion zu einer Erhöhung der CD_4-positiven T-Lymphozyten und einer Minderung der zirkulierenden p24-Antigenmengen führen, unabhängig vom Stadium der Erkrankung. Die Verteilung auf 2–3 Gaben/d ist der einmaligen Gabe vorzuziehen, neuerdings wird eine Dosierung des Zidovudin mit 3 × 200 mg alle 8 h bevorzugt. Nebenwirkungen des AZT sind in den fortgeschrittenen Stadien häufiger, vor allem eine Leukopenie ist bei gleichzeitiger Gabe von rIFN-α (bei HIV-assoziiertem KS) bei 15–25 % aller Kranken relativ häufig zu erwarten. Während der ersten 6 Monate der Behandlung kann es auch zu einer nennenswerten Anämie kommen.

Nebenwirkungen. Das AZT kann vor allem *Knochenmarkstoxizität* mit z.T. ausgeprägter Leukopenie, gelegentlicher Anämie oder/und Thrombozytopenie hervorrufen. Ihr Ausmaß zwingt gelegentlich zur Dosisreduzierung, Unterbrechung oder auch zum Abbruch der AZT-Medikation. In einigen Fällen wird mit Erfolg Erythropoietin wie auch G-CSF (Neupogen®) eingesetzt, um eine lebensbedrohliche Anämie bzw. Neutropenie zu verhindern. Neben anderen Nebenwirkungen mit geringer klinischer Relevanz wurden *Pigmentstörungen* beschrieben (Nägel, Schleimhäute), die offenbar zidovudininduziert sind.

Demgegenüber ist das Toxizitätsprofil von Zalcitabin (Hivid®) unterschiedlich: *Periphere Neuropathie* steht an 1. Stelle der Nebenwirkungsliste und ist in der Regel der limitierende Faktor (5–10 % aller Kranken). Auch hämatologische Komplikationen mit Exanthemen und Schleimhautreizungen, aphthöse Stomatitis, Ulzerationen werden beobachtet. Das Medikament wird in Filmtabletten verabreicht, um die Magenverträglichkeit zu verbessern. Im Nebenwirkungsspektrum des Didanosin (Videx®) sind periphere Neuropathien wie beim DDC sowie zusätzlich eine *sporadische Pankreatitis* anzuführen, die sich mit allgemeinen abdominellen Beschwerden ankündigt. Diese Beschwerden kommen bei ca. 3–29 % aller Patienten während der Behandlung vor und zwingen zur Vorsicht, vor allem bei Einnahme höherer DDC-Dosen. Bauchschmerzen, Erbrechen oder Schwindelgefühl sind Warnzeichen, die die sofortige Unterbrechung der Behandlung mit Didanosin erforderlich machen. Die Amylasewerte im Serum sollten regelmäßig kontrolliert werden. Eine Wiederaufnahme der Therapie ist nur nach Ausschluß einer Pankreatitis möglich, allerdings unter entsprechender enger Überwachung des Patienten.

Die periphere Neuropathie unter DDC wird mit uncharakteristischen brennenden Schmerzen an den Füßen bzw. den Unterschenkeln angekündigt, meist während der ersten 2–4 Monate nach Behandlungsbeginn. Alkoholgenuß ist ein zusätzlicher Risikofaktor. Nach höherer Dosierung erkranken Patienten mit fortgeschrittener Infektion häufiger, allerdings ist die kumulative DDC-Dosis für das Auftreten der Neuropathie offenbar irrelevant. Bei positiver Anamnese und Alkoholabusus sollte die Medikation von Zalcitabin unterbleiben. Bemerkenswert sind die – seltenen – mukokutanen Nebenwirkungen mit Exanthem, erosiver Stomatitis und gelegentlich hohem Fieber während der ersten 14 Tage nach Behandlungsbeginn. In solchen Fällen sollte die Medikation von Zalcitabin unterbrochen und symptomatisch behandelt werden. Das Auftreten einer Pankreatitis kommt vor, ist aber eher für das Didanosin charakteristisch (bis zu 6–8 %). Abdominelle Beschwerden, Krämpfe und Diarrhö sind Anzeichen dafür, nach denen das Medikament sofort abgesetzt werden muß. Erhöhung des Blutzuckers, Leberfunktionsstörung, Hyperurikämie,

Erhöhung der Serumamylase und des Serumharnstoffs etc. kommen vor.

Sämtliche Nebenwirkungen der genannten antiretroviralen Virostatika sind dosisabhängig und meist reversibel.

● Auf *Interaktionen* der genannten Virostatika mit anderen Medikamenten ist zu achten, insbesondere mit Substanzen, die ihrerseits eine Knochenmarksuppression bzw. Polyneuropathien oder Pankreatitis hervorrufen können:
Bei *Pankreatitis* ist z. B. an Sulfadiazine, Pentamidin, Nitrofurantoine, Tetracycline, Furosemid, Thiazide u. a. zu denken.
Bei *Bluttoxizität* z. B. Sulfadiazine, Pyrimethamin, Trimethoprim-Sulfamethoxazol, Ganciclovir u. a.
Kurz- bzw. mittelfristige Unterbrechung oder Wechsel der fraglichen Medikation (z. B. AZT auf DDC oder umgekehrt), Bluttransfusionen, G-CSF (Filgrastim), GM-CSF (Sargramostim) und Erythropoietin werden zur Behandlung herangezogen. G-CSF (Handelspräparate: Neupogen®, Neutrogin®) und auch GM-CSF (Leukomax®) werden bei medikamentös bedingter Minderung der Granulozyten auf < 800–1000/mm^3 verabreicht. Neutropenien nach Zytostatika sind die Hauptindikation. Bei Myalgien, HIV-assoziierten Polymyopathien und Neuropathien werden gelegentlich Kortikosteroide in mittelhoher Dosierung gegeben.

● Eine Möglichkeit, die neuerdings praktiziert wird, um Nebenwirkungen zu vermeiden, sind monatlich *alternativ wechselnde Gaben* der zur Verfügung stehenden Präparate, auf monatlicher Basis. Genaue Behandlungsempfehlungen darüber liegen jedoch nicht vor.

Weitere Behandlungsansätze. In Anbetracht der schnellen Ausbreitung der HIV-Infektion in allen Kontinenten innerhalb der letzten 10–15 Jahre sind zahlreiche Aktivitäten im Gange, um das Spektrum unserer Behandlungsmöglichkeiten zu erweitern.

a) *Gentechnische Entwicklungen* haben zum Ziel, CD$_4$-ähnliche lösliche Proteine herzustellen, um den zirkulierenden Erreger zu binden und somit sein Eindringen in die gesunden Körperzellen zu unterbrechen.

b) *Polyanionische Substanzen*, die oberflächenaktiv sind, d. h. zahlreiche elektronegative Ladungen tragen, sollen die Zelloberfläche verändern und die Wechselwirkung mit dem Virus, d. h. die Einschmelzung der Virusmembran mit der Zellmembran, unterbinden (Peptide, Dextransulfat, Pentosanpolysulfate u. a.).

c) *Monofunktionelle Nukleotide* wie das AZT sollen die reverse Transkriptase blockieren und die Multiplikation des Virus hemmen. Dazu gehören zahlreiche neue Nukleosidanaloga: Didehydrodeoxythymidin (d4T), Azidodideoxyuridin (AZdU), Difluordioxycytidin, N-butyldeoxynojirimyzin (SC-48334), 3-desaza-Adenosin (3DZA), u. v. a.

d) *Integrationshemmer*, die die Einfügung der viralen DNS in das Genom der Wirtszelle bewirken sollen, sind in der frühen Phase ihrer Entwicklung. Derartige Integraseinhibitoren könnten die Ausbreitung des Virus im Körper verhindern.

e) Weitere neue Forschungsstrategien sollen die weitere Prozessierung des viralen Proteins blockieren, womit die Ausreifung der Viren verhindert wird. Dazu gehört der Proteinasehemmer *Saqinavir*. Ein weiteres Ziel ist die *Blockade des regulatorischen tat-Gens*, das den Replikationszyklus des HIV steuert (TAT-Inhibitor); auch andere regulatorische Gene (*vif-, nef-, rev-, tar-* und *vpu-*) kommen für eine Blockade in Frage.

Kombinationen. Möglicherweise wird man demnächst als Routinebehandlung Kombinationen von AZT mit anderen, evtl. 2–3 Medikamenten in reduzierter Dosis einführen müssen, um die Verträglichkeit zu steigern, aber auch, um die Therapie alternierend zu gestalten und einer Resistenzentwicklung vorzubeugen, z. B. AZT 2–3 × 200 mg/d in Verbindung mit Zalcitabin (DDC) 3 × 0,375 mg/d oder Zalcitabin 3 × 0,750 mg/d, d. h. 0,01 mg/kg KG/d. Denkbar ist auch eine alternierende Medikation als sequentielle Monotherapie über 12 Monate im Wechsel mit einer darauffolgenden 12monatigen Kombinationstherapie. Erwünscht sind vor allem *synergistisch* wirksame Virostatika, die an verschiedenen Stellen der Virusaufnahme Integration, Replikation und weitere Abgabe angreifen. Neuerdings sind die *tat-Antagonisten* hierfür in Diskussion, die wichtige virale Regulatoren blockieren; wenn das notwendige tat-Gen blockiert oder sein Initiationscodon entmachtet wird, ist das Provirus nicht mehr vermehrungsfähig. Derartige Substanzen sind z. Z. in der Entwicklung (z. B. Ro-5335 u. a.). Weitere geeignete Medikamente für eine Kombinationstherapie wären *Biomodulatoren*, um zur Steigerung der Immunreaktion bzw. Erholung der CD_4^+-Zahlen zu gelangen. Zur Erzielung einer suffizienten *Immunprophylaxe* bzw. *Immuntherapie* der HIV-Infektion sind z. Z. zahlreiche Programme in Arbeit. Gentechnisch hergestellte Virusproteine könnten für eine erfolgreiche Impfung in Aussicht gestellt werden.

Literatur

Bratzke B, Eichhorn R, Höffken G, et al. (1988) Akute Primärphase als Indikator der HIV-1-Infektion. Dtsch Med Wochenschr 113: 1312–1316

Collier AC, Bozzette S, Coombs RW et al. (1990) A pilot study of low-dose zidovudine in human immunodeficiency virus infection. N Engl J Med 323: 1015–1021

Cooley TP, Kunches LM, Saunders CA et al. (1990) Once daily administration of 2′,3′-dideoxyinosine (ddI) in patients with the acquired immunodeficiency syndrome or AIDS-related complex. Results of a phase I trial. N Engl J Med 322: 1340–1345

Fischl MA, Richman DD, Causey DM et al. (1989) Prolonged zidovudine therapy in patients with AIDS and advanced AIDS-related complex. JAMA 262: 2405–2410

Fischl MA, Richman DD, Hansen N, et al. (1990) The safety and efficacy of zidovudine (AZT) in the treatment of subjects with mildly symptomatic human immunodeficiency virus type 1 (HIV) infection. A double-blind, placebo-controlled trial. Ann Intern Med 112: 727–737

Fischl MA, Parker CB, Pettinelli C et al. (1990) A randomized controlled trial of a reduced daily dose of zidovudine in patients with the acquired immunodeficiency syndrome. N Engl J Med 323: 1009–1014

Lambert JS, Seidlin M, Reichman RC et al. (1990) 2′,3′-dideoxyinosine (ddI) in patients with the acquired immunodeficiency syndrome or AIDS-related complex. N Engl J Med 322: 1333–1340

Larder BA, Darby G, Richman DD (1989) HIV with reduced sensitivity to zidovudine (AZT) isolated during prolonged therapy. Science 243: 1731–1734

Meng TC, Fischl MA, Boota AM et al. (1992) Combination therapy with zidovudine and dideoxycytidine in patients with advanced HIV disease. A phase I/II study. Ann Intern Med 116: 13–20

Merigan TC, Skowron G, Bozzette SA et al. (1989) Circulating p 24 antigen levels and responses to dideoxycytidine in human immunodeficiency virus (HIV) infections. A phase I and II study. Ann Intern Med 110: 189–194

Prose NS, Abson KG, Scher RK (1992) Disorders of the nails and hair associated with HIV-infection. Int J Dermatol 31: 453–457

Rozencweig M, McLaren C, Beltangady M et al. (1990) Overview of phase I trials of 2′,3′-dideoxyinosine (ddI) conducted on adult patients. Rev Infect Dis 12: S570–S575

Schwartz MS, Brandt LJ (1989) The spectrum of pancreatic disorders in patients with the acquired immune deficiency syndrome. Am J Gastroenterol. 84: 459–462

Spector SA, Kennedy C, McCutchan JA et al. (1989) The antiviral effect of zidovudine and ribavirin in clinical trials and the use of p 24 antigen levels as a virologic marker. J Infect Dis 159: 822–828

Spector SA, Ripley D, Hsia K (1989) Human immunodeficiency virus inhibition is prolonged by 3′-azido-3′-deoxythymidine alternating with 2′,3′-dideoxycytidine compared with 3′-azido-3′deoxythymidine alone. Antimicrob Agents Chemother 33: 920–923

Volberding PA, Lagakos SW, Koch MA et al. (1990) Zidovudine in asymptomatic human immunodeficiency virus infection: a controlled trial in persons with fewer than 500 CD 4-positive cells per cubic millimeter. N Engl J Med 322: 941–949

Yarchoan R, Perno CF, Thomas RV et al. (1988) Phase I studies of 2′,3′-dideoxycytidine in severe human immunodeficiency virus infection as a single agent and alternating with zidovudine (AZT). Lancet I: 76–81

Yarchoan R, Mitsuya H, Thomas RV et al. (1989). In vivo activity against HIV and favorable toxicity profile of 2′,3′-dideoxyinosine. Science 245: 412–415

Yarchoan R, Pluda JM, Thomas RV et al. (1990) Long-term toxicity/activity profile of 2′,3′-dideoxyinosine in AIDS or AIDS-related complex. Lancet II: 526–529

42.2 Die akute HIV-Krankheit

Synonyme: akutes HIV-Exanthem, HIV-Initialexanthem, „early HIV-infection"

Zwischen 5 Tagen und 3 Monaten nach der Infektion mit dem HIV kann die zeitlich begrenzte *akute HIV-Krankheit* auftreten (meist nach 2–8 Wochen). Das klinische Bild erinnert am ehesten an eine infektiöse Mononukleose. Dermatologische Symptome sind ein flüchtiges makulopapulöses Exanthem, das gelegentlich auch vesikulös

Rezepturvorschläge:
Vitamin A-Säure 0,02
Hermal Haftgel® ad 20,0

oder

Vitamin A-Säure 0,1
Glycerin 20,0
Polyacrylati mucilago aquosa ad 100,0

■ Unter oraler Einnahme von *Aciclovir* (Zovirax®; 5 × 200 mg/d) bildet sich die OHL zurück, rezidiviert jedoch prompt nach Therapieunterbrechung. Die Indikation zur systemischen Behandlung muß daher vorsichtig gestellt werden. Zu Beginn einer *Zidovudin*therapie kann sich die OHL in Zusammenhang mit der stabilisierten Immunitätslage zurückbilden, der Effekt scheint jedoch zeitlich auf wenige Monate begrenzt zu sein.
Therapieversuche mit lokal appliziertem *hIFN-β* in Gelform verliefen wenig erfolgversprechend. Systemisch appliziertes *rIFN-α-2a* (1,5 Mio IE/d i.m. über 7 Tage) hat in Kombination mit Zidovudin (400–600 mg/d) einen guten Effekt gezeigt, der möglicherweise überwiegend auf einen verbesserten immunologischen Status infolge der Zidovudintherapie zurückzuführen ist. Erfolgversprechend in der Therapie von EBV-Infektionen und damit auch der OHL ist offenbar ein Analogpräparat des Aciclovir, das *Desciclovir*. In einer Dosierung von 3 × 250 mg/d Desciclovir wurden kürzlich 8 Patienten mit OHL ausreichend behandelt; bei allen kam es zu einer Remission. Es sollte jedoch nicht versäumt werden, eine gleichzeitig vorliegende *Candidainfektion* konsequent mitzubehandeln.

42.3.2 Herpes simplex-Virus- (HSV-) Infektionen

Bei HIV-infizierten Patienten führt die stetig zunehmende Beeinträchtigung des Immunsystems bereits in der frühen Phase des Lymphadenopathiesyndroms (PGL) zu gehäuft rezidivierenden HSV-Infektionen. Ist der Immundefekt nur geringfügig gestört, treten Rezidive als selbstlimitierte Bläscheneruptionen auf, ist er fortgeschritten, persistieren Viren in den Hautläsionen und führen zu progredienten Gewebsnekrosen. Es entstehen exulzerierende, nekrotisierende Läsionen von ungewöhnlicher Größe und von geringer bis nicht vorhandener Spontanheilungstendenz. Differentialdiagnostisch müssen luetische Primäraffekte, Ulcera mollia, CMV-Infektionen und atypische Mykobakteriosen ausgeschlossen werden. HSV-1 oder -2 sind leicht durch elektronenmikroskopische Verfahren, durch den Virusantigennachweis bzw. durch die Viruskultur nachzuweisen. Es kommt zu folgenden klinischen Manifestationen:

● *HSV-Gingivostomatitis, -Pharyngitis.* Bei der HSV-bedingten Gingivostomatitis *(G. herpetica)* handelt es sich um die häufigste Manifestation einer Primärinfektion mit HSV-1. Sie tritt bei fortgeschrittenem Immundefekt auch im Rahmen einer Virusreaktivierung mit Bläschen, Erosionen, Ulzerationen mit polyzyklischem Rand, verbunden mit schmerzhafter Dysphagie, häufig Fieber und regionaler Lymphadenopathie auf.

Behandlung. Lokal wird man desinfizierende Spülungen zur Vermeidung von Superinfektionen (z.B. Betaisodona® Mundantiseptikumlösung, Doreperol® N) vornehmen, ferner, falls notwendig, die topische Anwendung von Lokalanästhetika (z.B. Subkutin® N Lösung) sowie eine Ernährungsumstellung (passierte Kost, Vermeiden von Fruchtsäuren etc.). Systemisch wird man, je nach den Besonderheiten des Einzelfalles, Aciclovir 3 × 5–10 mg/kg KG/d i.v. applizieren.

Aciclovir

● *Herpes labialis.* Bei kompensiertem Immundefekt kommt es unter Umständen zur erhöhten Rezidivfrequenz. Bei beginnender Immundekompensation besteht eine Tendenz zu Persistenz und lokaler Ausbreitung, bei vollständiger Immundekompensation ein Übergang zur Gingivostomatitis herpetica mit z.T. schwerer Allgemeinsymptomatik.

Behandlung. Therapie der Wahl ist Aciclovir, je nach Schweregrad und Immunstatus dosiert. In leichten Fällen: bei ersten Rezidivzeichen Aciclovir topisch (Zovirax® Creme 4 ×/d, lokal austrocknende Maßnahmen zur Nacht, z. B. Clioquinol-Lotio). Bei massiverem Befund ist Aciclovir 5 × 200–400 mg/d p.o. ist oft ausreichend, bei Persistenz oder lokal destruktivem Verhalten Aciclovir 3 × 5 mg/kg/d i.v. Gelegentlich ist eine Rezidivprophylaxe erforderlich.

● *Herpes genitalis bzw. progenitalis.* Bei kompensiertem Immundefekt besteht die Gefahr einer erhöhten Rezidivfrequenz. Bei Vorliegen einer Dekompensation kommt es auch zu schmerzhaften Erosionen und Ulzerationen, die über mehrere Wochen oder gar Monate persistieren. Bei Befall der Urethra wird über Dysurie geklagt.

Behandlung. Ähnlich dem Vorgehen bei labialer Manifestation kann in leichten Fällen Aciclovir topisch (Zovirax® Creme 4 ×/d) versucht werden, und zwar möglichst frühzeitig bei Eruption von Bläschen. Die Abtrocknung von prall gespannten Bläschen wird durch Zinkschüttelmixtur (Lotio alba aquosa) gefördert. Bei Verdacht auf bakterielle Superinfektion sind desinfizierende Penisbäder angezeigt (z. B. Betaisodona® Lsg.). Bei genitalen Schwellungen können Diuretika verordnet werden. Bei massivem Befund oder Nichtansprechen auf die Lokaltherapie wird Aciclovir p.o. (Zovirax® 5 × 200–400 mg/d) gegeben; bei Persistenz oder lokal destruierendem Verhalten Aciclovir 3 × 5–10 mg/ kg/d i.v. Zur Rezidivprophylaxe, für die keine generell gültige Indikation gestellt werden kann, bewährt sich Aciclovir in einer Mindestdosierung von 3 × 200 mg/d p.o. bis zu 4 × 400–800 mg/d über mehrere Monate.

Das generelle Vorgehen bei einer behandlungsbedürftigen, HIV-begleitenden HSV-Infektion wäre wie folgt:
▷ *Diagnostik*
Klinik, Serologie, Abstrich (Elisa, KBR, ELMI), Virusanzüchtung

▷ *Therapie*
örtlich feuchte Umschläge (z. B. ZnSO$_4$ 0,05 %ige Lösung), dazu
Aciclovir p.o. 5 × 200–400 mg/d oder
Aciclovir i.v. 3 × 10 mg/kg KG/d
Alternativ: Foscarnet i.v. 3 × 40 mg/kg KG/d

● *HSV-Proktitis und Genital- bzw. Perianalulzera.* Hierbei handelt es sich um primäre oder sekundäre Manifestationen nach Übertragung des HSV-2 durch den Analverkehr. Sie sind häufig bei HIV-Infizierten mit dekompensiertem Immundefekt. Bei längerem Bestand ist lokal destruierendes Verhalten zu beobachten. Das klinische Bild ist in solchen Fällen recht charakteristisch, vielfach finden sich ausgedehnte erosive Veränderungen, z.T. auch flache Ulzerationen in der Perianalgegend, die längere Zeit persistieren. Differentialdiagnostisch ist beim Vorhandensein von Genitalulzera neben der HSV- eine kutane *CMV-Infektion* abzugrenzen. Bei starker Immundekompensation sind Ulzerationen und Übergreifen auf das Rektum und Kolon möglich, wobei schmerzhafte Tenesmen angegeben werden.

Behandlung. Therapie der Wahl der HSV-Proctitis mit oder ohne Ulzeration ist Aciclovir 3 × 10 mg/ kg KG/d i.v. Lokal: Sitzbäder in desinfizierenden Lösungen oder organischen Gerbstoffen (z. B. Betaisodona® Lsg., Tannosynt® flüssig), evtl. topische Anwendung von Lokalanästhetika (z. B. Xylocain® Gel 2 %). Bei Verdacht auf sekundäre Candidabesiedlung topisch Nystatin, möglichst in austrocknenden Grundlagen, z. B. Candio-Hermal® Soft Paste). Auf Stuhlregulierung sollte geachtet werden. Die Behandlung mit Aciclovir sollte länger als üblich fortgesetzt werden, mindestens 14 Tage lang, doch die Entscheidung über die Behandlungsdauer ist je nach Einzelfall zu treffen. Bei Resistenzen kann ein Versuch mit Foscarnet (Foscavir®) erfolgreich sein; über seine Anwendung s. unter CMV-Infektion (S. 89 ff.).

● *Disseminierte kutane HSV-Infektion.* Sie ist bei ausgeprägtem Immundefizit möglich, klinisch ähnlich Varizellen, jedoch monomorpher. Die *Behandlung* erfolgt mit Aciclovir 5–10 mg/kg/KG i.v. und lokal austrocknenden Maßnahmen (z. B. Clioquinol Lotio 3 %). Die Behandlungsdauer beträgt durchschnittlich 5–8 Tage bis zur völligen Reepithelisierung. Sollte in Einzelfällen eine Rezidivprophylaxe indiziert sein, so darf die Dosis nicht unter 4 × 200 mg/d liegen, um eine Selektion resistenter Stämme möglichst zu vermeiden. Alternative: Brivudin (Helpin®) zur oralen Medikation.

Resistenzen gegenüber Aciclovir sind bei Aids-Patienten wiederholt beobachtet worden, als Mittel der Wahl bei Resistenz kann *Foscarnet* (Foscavir®) 3 × 40–60 mg/kg KG als i.v.-Kurzinfusion alle 8 h gelten; Aciclovir-resistente Stämme sind fast immer auf Foscarnet sensitiv. Der Entschluß zum Einsatz von Foscarnet sollte jedoch nicht ohne den Versuch einer Therapie mit der Maximaldosis von 3 × 10 mg/kg KG/d Aciclovir i.v. getroffen werden. Kombination von Foscarnet mit einer gleichzeitigen antiretroviralen Therapie ist möglich, eine Kombination mit Pentamidin sollte vermieden werden. Wegen der Gefahr der Nierentoxizität sind die Kreatininwerte regelmäßig zu kontrollieren. Der Wert des Brivudins bei Aciclovir-Resistenz muß noch geprüft werden.

42.3.3 Zoster-Varizella-Virus- (ZVV-) Infektion

Synonyme: Herpes zoster, Gürtelrose

Der Zoster ist ein häufiger Indikator für eine zugrundeliegende HIV-Infektion und stellt einen prognostisch ungünstigen Faktor dar. Auffällig ist das atypische junge Alter der Betroffenen und ein relativ schwerer Verlauf der VZV-Infektion. Vielfach kommt es zu multisegmentalen, besonders ausgedehnten oder gar generalisierten Manifestationen und hämorrhagisch-nekrotisierenden Varianten mit Narbenbildung. Zosterrezidive sind bei HIV-infizierten Patienten nicht selten.

Behandlung. Die lokale Behandlung erfolgt wie üblich mit austrocknenden Maßnahmen (Lotio alba aquosa oder Clioquinol Lotio 3 %), bei Verdacht auf Superinfektion Clioquinol-Schüttelmixtur, antibiotische Cremes (z. B. Refobacin® Creme) o. ä. Ein Zoster bei einem HIV-Patienten muß nicht zwingend systemisch behandelt werden. Als Indikationen für eine systemische Aciclovirtherapie empfehlen wir:
▷ *Befall des 1. Trigeminusastes mit Augenbeteiligung,*
▷ *hämorrhagisch nekrotisierender Verlauf oder generalisierte Manifestation,*
▷ *Verdacht auf Zosterenzephalitis,*
▷ *CD 4-positive Zellen < 400/μl.*

Zur systemischen Behandlung wird Aciclovir 3 × 10 mg/kg KG/d verabreicht, wobei die Dosis bis zu 3 × 15–20 mg/kg KG/d gesteigert werden kann. Bei Patienten ohne Immundekompensation (CD_4-positive Zellen > 400/μl) kann evtl. auf eine intravenöse Therapie verzichtet und eine perorale Aciclovirtherapie (5 × 800 mg/d p.o.) versucht werden. Die in ihrem Wert z. T. umstrittene Gabe von Kortikoiden zur Verhütung postzosterischer Neuralgien kann beim Kollektiv HIV-Infizierter aufgrund der damit verbundenem zusätzlichen Immunsuppression kontraindiziert sein.

Zur *Prophylaxe*, nicht zuletzt bei HIV-Infizierten mit hohem Risiko, liegt ein VZV-Hyperimmunglobulin vor (Varitect®); allerdings müßte die protektive Wirkung des Präparates noch an größeren Kollektiven geprüft werden.

42.3.4 Zytomegalievirus- (CMV-) Infektion

Bei der CMV-Infektion sind kutane Manifestationen selten. Die Bedeutung der Erkrankung für HIV-Infizierte bezieht sich vor allem auf die *Chorioretinitis*, die bis zur Erblindung führen kann, sowie auf Infektionen des Magen-Darm-Traktes, des ZNS und auf CMV-Pneumonien.

An *kutanen Manifestationen* wurden vor allem perianale Ulzerationen beobachtet sowie makulöse und hyperkeratotische Läsionen am restlichen Integument. Der Virusnachweis wird durch Isolierung in der Zellkultur geführt, die Differentialdiagnose gegenüber HSV kann durch den Nachweis der sog. *„Eulenaugen"*-Zellen im Biopsat gestellt werden.

Behandlung. Allgemeine Behandlungsrichtlinien bei Viruserkrankungen einschl. der CMV-Infektion s. auch in Kap. 4, S. 89 ff.

- Das Medikament der 1. Wahl bei allen Verlaufsformen einer CMV-Infektion ist *Ganciclovir* (Cymeven®); zur Dosierung bei kutanen Läsionen gibt es allerdings keine einheitlichen Empfehlungen. Zur Initialtherapie sollte 2 ×/d eine 1stündige Tropfinfusion von 5 mg Ganciclovir/kg KG in 12stündigen Abständen für die Dauer von 14 Tagen gegeben werden, zur Erhaltungstherapie 1 ×/d eine 1stündige Tropfinfusion von 5 bzw. 6 mg/kg KG an 7 bzw. 5 Tagen der Woche. Zweifellos ist das Ganciclovir vor allem bei CMV-Pneumonie bzw. CMV-Retinitis gut wirksam; sein Wert bei kutanen Läsionen wird jedoch unterschiedlich beurteilt. Bei erosiver Proktitis haben wir bei wenigen Kranken ein gutes Ergebnis erzielt. Eine Rezidivprophylaxe erscheint hier ratsam, wobei die Indikation bei gesicherter CMV-Infektion sorgfältig gestellt werden sollte.

Ganciclovir (Cymeven®)

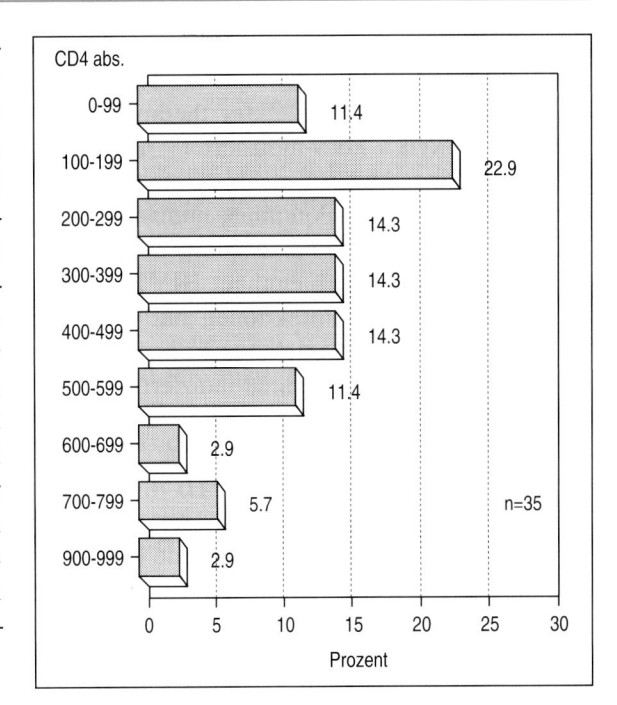

Abb. 42.2. Immunstatus zum Zeitpunkt der Diagnose Zoster bei HIV-Patienten (n = 35)

- Mittel der 2. Wahl ist *Foscarnet* (Foscavir®), wirksam vor allem bei CMV-Retinitis. Auch bei Foscarnet stehen zur Therapie kutaner Läsionen keine allgemein anerkannten Dosierungsempfehlungen zur Verfügung. Die durchschnittliche Dosis beträgt initial 3 ×/d mindestens 1stündige Tropfinfusionen von 50–60 ml/kg KG in 8stündigen Abständen für die Dauer von 2–3 Wochen. Zur Erhaltungstherapie 1 ×/d 2stündige Tropfinfusion mit 90–120 mg/kg KG an 7 Wochentagen. Hinsichtlich seiner Wirkung bei der HIV-Infektion selbst s. auch S. 944.

Bei Patienten mit fortgeschrittener Aids-Erkrankung wird auch eine *Kombination* von Ganciclovir und Foscarnet in jeweils halber Dosierung zur Minderung der Blut- und Nierentoxizität praktiziert. Im Falle einer CMV-Kolitis bzw. CMV-Ösophagitis kann die Therapie nach Abklingen der klinischen Manifestationen (Ulzerationen, Diarrhö) beendet werden, bei CMV-Retinitis ist in jedem Falle eine lebenslängliche Behandlung bzw. sekundäre Prophylaxe erforderlich.

Der Wert einer *primären Prophylaxe* für CMV-Infektionen, z. B. mit γ-Globulininfusionen, ist nicht hinreichend abgesichert (z. B. CMV-Hyperimmunglobulin: Cytotect®).

Literatur

Bournérias I, Boisnic S, Patey P et al. (1989) Unusual cutaneous cytomegalovirus involvement in patients with AIDS. Arch Dermatol 125: 1243–1246

Garbe C, Husak R, Orfanos CE (1994) HIV-assoziierte Dermatosen und ihre Prävalenz bei 456 HIV-Infizierten. Beziehungen zum Immunstatus und ihre Bedeutung als diagnostischer und prognostischer Marker. Hautarzt 45: 623–629

42.3.5 Humane Papillomviren- (HPV-) Infektionen

Bereits vor Beginn der Aids-Epidemie war bekannt, daß die Manifestation multipler Warzen u. a. vom Immunstatus des Trägers abhängt. Untersuchungen bei HIV-Infizierten ergaben, daß es im Rahmen des erworbenen Immunschwä-

HIV-Patienten den Übergang zur Immundekompensation und rechtfertigen den Einsatz einer oralen antiretroviralen Behandlung. Auch die Form bzw. die Ausdehnung der klinischen Manifestationen läßt Abhängigkeiten vom Grad der Immundekompensation erkennen: Bei fortgeschrittener Immundefizienz treten auch erosive, zum Teil auch ulzerierende Entzündungen unter Einbeziehung der Gingiva auf, nicht selten sind *Candidabalanitis, Candidavulvitis* und *candidabedingte Analekzeme*. Intestinale Infektionen und *Candidasepsis* kommen vor.

Behandlung. Bei immunkompetenten Kranken gilt Nystatin als Mittel der Wahl zur Lokaltherapie der Candida albicans-Infektionen, doch bei HIV-infizierten, immundefizienten Patienten zeigt die klinische Erfahrung, daß Nystatin allein häufig nicht ausreicht. Aus diesem Grund empfiehlt sich ein abgestuftes Vorgehen.

Für die orale Candidose (Mundsoor) gilt: Nystatinsuspension (z. B. Moronal® Suspension) in 4–5 Einzeldosen/d 5 min im Mund bewegen, anschließend schlucken. Gut geeignet ist auch Natamycin lokal (Pimafucin® Lutschtabletten zuckerfrei), vor allem bei Patienten mit schmerzhaften kariösen Prozessen, Amphotericin B lokal (Ampho-Moronal® Suspension oder Ampho-Moronal® Lutschtabletten) und Miconazol lokal (Daktar® Mundgel, Tbl.). Zur Prophylaxe könnte man 1 Lutsch-Tbl. Ampho-Moronal®/d nach den großen Mahlzeiten verordnen. Bei nichteintretender Abheilung müssen Breitspektrumantimykotika verabreicht werden. Allgemein durchgesetzt hat sich Ketoconazol in einer Dosis von 200–400 mg/d; die Dosis kann auf 600 mg/d erhöht werden (Nizoral® Tbl. 1 × 1 bis 3 × 1/d). Patienten mit ausgeprägter Immundefizienz benötigen wegen kurzfristig einsetzender Rezidive häufig eine *Soordauerprophylaxe*. Gelegentlich ist nach einer systemischen Ketoconazoltherapie eine lokale Nystatinprophylaxe ausreichend, wenn nicht, hat sich bei uns die intermittierende Gabe von Ketoconazol 200 mg/d alle 2–3 Tage p.o. bewährt.

Nach längerfristiger Anwendung von Ketoconazol sind klinisch *Resistenzen* zu erwarten. In diesen Fällen empfiehlt sich eine Behandlung mit Fluconazol 50–100 mg/d (Diflucan®). Gleichzeitig erscheint auch eine Rezidivprophylaxe mit Fluconazol angemessen, die Frequenz und Dosierung richtet sich nach dem Therapieerfolg. Alternativ kommt *Itraconazol* (Sempera®) in einer Dosierung von 100–400 mg/d in Frage. Die Indikation für Fluconazol und Itraconazol sollte vorsichtig gestellt werden, sowohl im Hinblick auf die Notwendigkeit und die Resistenzgefahr als auch unter Berücksichtigung der Therapiekosten.

42.4.2 Pityrosporon ovale-Infektionen

Synonyme: Pityrosporon orbiculare, Malassezia furfur

Hauterkrankungen, die durch P. ovale hervorgerufen werden, kommen im Rahmen der HIV-Infektion überaus häufig und in mehreren klinischen Varianten vor. Die lipophile Hefeart wird vor allem für die Pityrosporon-Follikulitis, die Pityriasis versicolor sowie für eine ausgedehnte seborrhoische Dermatitis (bei entsprechender Veranlagung) verantwortlich gemacht. Letztere ist ein charakteristischer klinischer Marker während der 1. Phase der HIV-Infektion.

Die *Pityrosporon-Folliculitis* kann sich bei gleichzeitiger HIV-Infektion als äußerst therapieresistent erweisen. Zunächst ist ein Therapieversuch mit einem Imidazolpräparat lokal angezeigt; evtl. Ketoconazol systemisch in einer Dosis von 200–400 mg/d für 30 Tage (Nizoral® Tbl.). Bei zusätzlicher bakterieller Superinfektion sind gleichzeitig Antibiotika indiziert.

Bei der *Pityriasis versicolor* empfehlen sich selendisulfidhaltige Shampoos (Selsun® Suspension), immer mit gleichzeitiger Behandlung des Kapilitiums; als Alternative empfehlen wir lokal Ketoconazol (Terzolin® Lsg.). Evtl. kommen Salicylspiritus 2 %, Ketoconazolcreme (Nizoral® Creme) oder andere Imidazolcremes (z.B. Mycofug® Creme, Fungibacid® Creme) in Frage. Nur in einem Teil der Fälle ist eine systemische Ketokonazoltherapie erforderlich (Nizoral® Tbl. 200 mg/d über 10 Tage).

42.4.3 Systemische Mykosen

Systemische Mykosen können für HIV-Infizierte lebensgefährdend sein. Dazu gehören vor allem die Kryptokokkose und die Histoplasmose, seltener Aspergillosen, Nokardiosen und Coccidioidomycosis. Regional wurden Penizilliosen in größerer Zahl gefunden.

● *Kryptokokkose.* Nach der letzten Europäischen Aids-Konferenz 1992 in Paris kommt die Infektion in 6,1 % aller Fälle vor, in den USA wurde sie bei 1,9–9 % aller Patienten verschiedener HIV-Kollektive nachgewiesen. Ob die häufige Kryptokokkenmeningitis primäre Infektion oder Reaktivierung eines älteren latenten Infektes ist, bleibt dahingestellt.
Der Erreger *Cryptococcus neoformans* wird in der Regel durch Inhalation kontaminierten Taubenkotes übertragen und befällt primär die Lunge und auch das ZNS, von wo aus bei gestörter zellulärer Immunabwehr andere Organsysteme, seltener die Haut, betroffen werden. Die Häufigkeit der Kryptokokkose differiert allerdings regional erheblich. In Mitteleuropa ist die Erkrankung eher selten, in den USA und auf dem afrikanischen Kontinent kommt sie häufiger vor. Das *klinische Bild* am Hautorgan ist außerordentlich variabel, es treten disseminierte erythematöse Papeln, akneiforme Pusteln oder follikuläre Abszesse auf. Der Erreger wird im befallenen Organ, aber auch im peripheren Blut und im Knochenmark durch Spezialfärbungen nachgewiesen (PAS, Alzianblau, Grocott-Färbung). *Therapie der Wahl* ist die Gabe von Amphotericin B 0,5 mg/kg/d i.v. (*cave:* Niereninsuffizienz) in Kombination mit Flucytosin 150 mg/kg KG/d (Ancotil®). Zur *sekundären Rezidivprophylaxe* ist Fluconazol 200 mg/d (Diflucan®) über mindestens 6 Wochen zu empfehlen. Offensichtlich ist das Medikament auch für eine wirkungsvolle primäre Prophylaxe gefährdeter Kranker gut geeignet. Sein routinemäßiger Einsatz hat die Inzidenz der HIV-assoziierten Kryptokokkeninfektion während der letzten Jahre erheblich reduziert. In einer neueren Studie erwies sich das orale Fluconazol der intravenösen Amphotericin B-Therapie sowohl im Hinblick auf seine Wirksamkeit als auch in bezug auf die geringe Rückfallquote (2 %) als überlegen. In anderen Fällen kann es trotz Fluconazolprophylaxe (200 mg/d) zu einer primären kutanen Kryptokokkose bei ansonsten asymptomatischen HIV-Patienten kommen.

● *Histoplasmose.* Die Häufigkeit dieser Infektion ist nicht genau bekannt, dürfte aber unter 2 % liegen. Das klinische Bild an der Haut kann je nach Immunstatus und Infektionsmodus unterschiedlich sein: *Histoplasma capsulatum* infiziert primär aerogen die Lunge. Meist im Rahmen einer Generalisation kann es zu einem makulopapulösen Exanthem, disseminierten Papeln, granulomatösen Veränderungen oder Abzessen kommen, so daß man bei einer therapieresistenten follikulitisähnlichen Dermatose bei HIV-Infizierten auch an eine kutane Histoplasmose denken muß. Als Standard-Behandlung gilt die parenterale Applikation von Amphotericin B. Mittel der 2. Wahl sind Ketoconazol oder Fluconazol in der üblichen Dosierung (z.B. Nizoral® 2 × 100 mg/d). Bei ausgeprägter Immundefizienz ist eine Rezidivprophylaxe in die Wege zu leiten.

● *Penicilliose.* Neuerdings wurden bei mehreren Hundert HIV-Infizierten in Thailand ungewöhnliche Infektionen mit *Penicillium marneffei* beschrieben, eine Pilzinfektion, die bisher sehr selten in Südchina und in Südostasien vorkam.
Es hat den Anschein, daß die Penicilliose zur Zeit eine führende opportunistische Infektion im südostasiatischen Raum darstellt und zusammen mit der papulösen, pruritischen Dermatitis oft das klinische Bild der HIV-Infektion an der Haut prägt. Dabei handelt es sich nicht selten um Patienten im fortgeschrittenen Stadium des Immundefektes, die einen ausgedehnten Befall der Haut (ca. 50 % aller Kranken) und der inneren Organe aufweisen (Lunge, Gastrointestinaltrakt, Knochenmark u.a.). Fieber, Husten und Diarrhöen sind in vielen Fällen Begleitsymptome. Der Infektionsmodus ist unbekannt, an der Haut finden sich zahlreiche disseminierte, akneiforme oder molluscumähnliche Läsionen, einzelstehende genabelte Knötchen, die z.T. papulonekrotisch zerfallen. Der Erreger ist in der Regel unschwer im histologischen Schnitt bzw. aus Gewebeabstrichen färberisch oder kulturell nachweisbar; in Einzelfällen wurde er aus Blutkulturen und auch aus dem Knochenmark gezüchtet.

Behandlung. Als Therapeutikum 1. Wahl wird bei der Penicilliose parenteral Amphotericin B i.v. 0,5 mg/kg KG/d, d.h. 25–40 mg/d, am besten in

Verbindung mit Itraconazol (Sempera®) oral 200 mg/d empfohlen, mindestens über 3–6 Wochen. Die Hautläsionen heilen relativ schnell unter Hinterlassung bräunlicher Hyperpigmentierungen ab, doch die Behandlung sollte bis zu 8–10 Wochen fortgesetzt werden, da davon auszugehen ist, daß der Erreger viszeral manifestiert ist und die Hautläsionen eine hämatogene Streuung darstellen. Eine kumulative Gesamtdosis von 2 g Amphotericin B pro Behandlung dürfte ausreichend sein, dennoch kommen selbst nach mehreren Monaten Rückfälle vor. Eine Dosis mit 200 mg Itraconazol/d als Dauerprophylaxe wird empfohlen. Mischinfektionen mit Histoplasmose und Kryptokokkose wurden beschrieben.

Literatur

Johnson PC, Khardori N, Najiar F et al. (1988) Progressive disseminated histoplasmosis in patients with acquired immunodeficiency syndrome. Am J Med 85: 152–158

Mascaró JM, Ferrando J, Mercé Alcina M et al. (1993) Primary cutaneous cryptococcosis in a patient with AIDS. Eur J Dermatol 3: 570–572

Supparatpinyo K, Khamwan C, Baosoung V et al. (1994): Disseminated Penicillium marneffei infection in Southeast Asia. Lancet 344: 110–113

Peeters P, Depré G, Rickaert F (1987) Disseminated african histoplasmosis in a white heterosexual male patient with AIDS. Mykosen 30: 449–453

Powderly WG, Saag MS, Cloud GA et al. (1992) A controlled trial of fluconazole or amphotericin B to prevent relapse of cryptococcal meningitis in patients with AIDS. N Engl J Med 326: 793–798

42.4.4 Dermatophytosen

Die klinischen Manifestationsformen bei HIV-infizierten, immungeschwächten Individuen unterscheiden sich in der Regel nicht von denjenigen bei immunkompetenten Personen. Bei fortgeschrittenem Immundefekt ist jedoch eine Tendenz zu verminderter therapeutischer Ansprechbarkeit und eine gesteigerte Rezidivhäufigkeit zu verzeichnen. Nur gelegentlich sind ungewöhnliche Varianten zu beobachten. Verschiedene Autoren führen eine Häufung insbesondere flächiger plantarer Formen der Tinea peduum an sowie eine Häufung von Onychomykosen bei Immunkompensierten. Therapeutische Besonderheiten gibt es nicht; eine konsequente langfristige Behandlung mit einem potenten Antimykotikum aus der Imidazolgruppe ist indiziert.

42.5 Opportunistische bakterielle Infektionen

42.5.1 Allgemeines

Ausgedehnte bakterielle Infektionen, insbesondere eine Pneumocystis carinii-Pneumonie (PcP) sowie andere schwere lebensbedrohliche Infektionen gehören zu den Spätstadien der HIV-Erkrankung (PcP: 18,1 %, andere Infekte: 14,3 %).
Die Therapie bzw. die notwendige Prophylaxe einer PcP bzw. der *zerebralen Toxoplasmose*, die heute bei < 300 CD4-positiven T-Lymphozyten/mm^3 gefordert wird, muß mit den zuständigen Infektiologen abgestimmt werden.

● Für die *PcP* werden Pentamidin und TMP/SMX, und zwar sowohl zur Therapie als auch für die Prophylaxe herangezogen (s. Tabelle 42.8). Bei TMP/SMX-Unverträglichkeit steht, neben der Pentamidininfusionsbehandlung, mit *Trimetrexat* ein neues Medikament zur Behandlung der PcP zur Verfügung. Dosierung: 45 mg/m^2 Trimetrexat unter Zugabe von 80 mg Leukovorin/m^2. Liegt eine schwere Pneumonie vor, sollte der Zusatz von DADPS erwogen werden. In einer Studie an 215 Patienten erwies sich eine PcP-Prophylaxe mit Cotrimoxazol (480 bzw. 960 mg/d) als effizienter als die Pentamidininhalationsbehandlung (300 mg alle 4 Wochen). Dennoch bleibt abzuwägen, ob eine mögliche Sensibilisierung gegen Cotrimoxazol in Kauf genommen werden sollte.

● Für die *Toxoplasmose* stehen heute neben den Sulfonen, vor allem der Kombination Pyrimethamin/Sulfadiazin, die als Medikamente 1. Wahl gelten, mit *Clarithromycin* (Klacid®) und *Azithromycin* (Zithromax®) 2 neue potente Makrolidantibiotika zur Verfügung, welche jeweils allein oder auch in Kombination mit Pyrimethamin appliziert werden. Für die Toxoplasmoseprophylaxe bei einer CD$_4$-positiven Zellzahl von > 150–200/µl ist Bactrim® forte 2 × 1/Woche ausreichend, für die Sekundärprophylaxe wird Pyrimethamin (Daraprim®) 1 × 50 mg + Sulfadoxin

Tabelle 42.10. Alternativen zur PcP- und Toxoplasmoseprophylaxe bei Aids-Patienten

Medikament	Dosierung
▷ **Pentamidininhalationen** (z. B. Pentacarinat®)	300 mg 1 ×/Monat
▷ **TMP/SMX** (z. B. Bactrim® forte Tbl.)	160–800 mg 2 ×/Woche
▷ **Diaminodiphenylsulfon, DADPS** (z. B. Dapsol-Fatol® Tbl.)	2 × 50 mg/d oder 2 × 100 mg/Woche
in Verbindung mit *Pyrimethamin/Sulfadiazin/Sulfadoxin* (z. B. Daraprim®, Sulfadiazin-Heyl®, Fansidar® Tbl.)	2 × 25 mg oder 50 mg 1 ×/Woche
▷ **Weitere Möglichkeiten:** Pyrimethamin + Clindamycin, Clarithromycin (Klacid®) oder Azithromycin (Zithromax®) mit und ohne Pyrimethamin; Doxycyclin, Atovaquon	

(Fansidar®) 1 ×/Woche empfohlen. Auch ein neues *Hydroxynaphthoquinon (Atovaquon*, vorges. Handelsname: Mepron®, Burroughs Wellcome) besitzt eine lange Halbwertzeit und zerstört Toxoplasmosezysten; das Medikament ist auch gegen P. carinii wirksam. Zur Zeit laufen Studien, um seinen Wert in der Toxoplasmoseprophylaxe zu prüfen, zumal Überempfindlichkeitsreaktionen gegen Sulfone ihren Wert zur langfristigen Prophylaxe bei Aids-Kranken einschränken. Bei positivem IgG-Toxoplasmose-ELISA-Test und einer CD_4^+-Zellzahl von < 150/μl ist eine primäre Toxoplasmoseprophylaxe (z. B. mit DADPS oder Pyrimethamin) unbedingt indiziert, da diese Patienten auf längere Sicht ein hohes Risiko einer zerebralen Beteiligung haben.
Bei weniger als 100 CD_4^+-Lymphozyten/μl muß die prophylaktische Gabe von Medikamenten gegen PcP und Toxoplasmose intensiviert werden. Übersicht und Dosierungen s. Tabelle 42.10.
Sulfone (TMP/SMX, DADPS, Sulfadiazin) sind besonders kostengünstig, bergen aber die Gefahr der *Sensibilisierung* in sich; jedes täglich einzunehmende Medikament ist für den HIV-infizierten Patienten eine zusätzliche Belastung, so daß eine wöchentliche bzw. monatliche Prophylaxe vorteilhafter erscheint. Bei den Makrolidantibiotika (Clindamycin: Sobelin®; Clarithromyzin: Klacid®) und beim Atovaquon sind die Sicherheitsprofile günstiger.

Bei akuten PcP-Infektionen bzw. bei sekundärer PcP-Prophylaxe kann die Dosierung von Pentamidin auf 2 × 300 mg/Monat erhöht werden.
Für bakterielle Infektionen der Haut mit Staphylokokken- und Streptokokkenstämmen, die bei HIV-Patienten auftreten, gelten die üblichen therapeutischen Richtlinien mit Resistenzbestimmung etc. Gelegentlich wird eine *papulöse, pruritische Follikulitis* durch Streptokokken bedingt oder unterhalten. Für die häufigen pyogenen Infekte der Haut bei HIV-Infizierten wird vielfach Erythromycin 4 × 500 mg p.o./d bevorzugt, eine breitere Abdeckung erfolgt mit Ciprofloxacin (Ciprobay®). Offenbar werden von derartigen Krankheitsbildern insbesondere i.v.-Drogenabhängige betroffen, bei denen sie auch ohne HIV-Positivität bereits gehäuft auftraten. Auch bei Kindern können bakterielle Infektionen mit Eitererreger eine wichtige Rolle spielen. Ausgedehnte Pyodermien werden im Zusammenhang mit schweren HIV- oder therapieinduzierten Neutropenien bei Erwachsenen beobachtet. Bei der antibiotischen Therapie ist immer wieder an die erhöhte Inzidenz von Arzneimittelsensibilisierungen zu denken (s. S. 978), so daß die Wahl des Antibiotikums auch darauf abzustimmen ist.

● Eine charakteristische bakterielle Infektion bei immunsupprimierten Patienten, die erstmalig bei HIV-Kranken beschrieben wurde, ist die *bazilläre Angiomatose*. Aus den Hautläsionen dieser Infektion wurden 2 Rickettsienspezies (*Rochalimaea henselae* und *R. quintana*) gezüchtet. Neben den meist zahlreichen angiomatösen Hautherden kann die Infektion auch viszerale Organe befallen (bazilläre Peliose). Der Nachweis des Erregers erfolgt mit Hilfe der Warthin-Starry-Versilberungsreaktion. Elektronenmikroskopisch finden sich extrazellulär liegende 1–3 µm große kokkoide Stäbchen. Als Risikofaktor für die Infektion wurden Kratz- und Bißverletzungen durch Katzen ermittelt, obwohl ca. ⅓ der Kranken sich an solche Kontakte oder Ereignisse nicht erinnern kann.

Die *Behandlung* einzelner Herde erfolgt mit Erythromycin 2–4 × 500 mg/d über ca. 4 Wochen; bei Verdacht auf eine generalisierte Infektion bzw. viszerale Ausbreitung sind anfangs 4 × 500 mg/d zu applizieren, und die Behandlung ist über 12–16 Wochen fortzusetzen. Weitere Einzelheiten zur bazillären (epitheloiden) Angiomatose s. S. 172. Bei Resistenz sollte Clarithromycin eingesetzt werden. Zur allgemeinen Prophylaxe gegen bakterielle Infektionen bei HIV-Patienten wurde gelegentlich Venimmun® i.v. regelmäßig über 6 Monate eingesetzt und eine Minderung des Infektionsrisikos erreicht.

Literatur

Hettmannsperger U, Söhnchen R, Gollnick H et al. (1993): Bazilläre epithelioide Angiomatose bei fortgeschrittener HIV-Infektion. Hautarzt 44: 361–364

Tappero JW, Mohle-Boetani J, Koehler JE et al. (1993) The epidemiology of bacillary angiomatosis and bacillary peliosis. J Amer Med Assoc 269: 770–775

42.5.2 Mykobakteriosen

Eine Ausnahme unter den bakteriellen Infekten stellen die Mykobakteriosen dar, die im Rahmen der HIV-Infektion ausgesprochen gehäuft opportunistisch auftreten. Damit ist der Trend zur kontinuierlichen Minderung der jährlich gemeldeten neuen Tbc-Fälle, der praktisch zum Verschwinden der Hauttuberkulose führte, aufgehoben. Dem Dermatologen begegnet die Tuberkulose heute bei HIV-Patienten wieder als *Lymphadenitis colliquativa* (Tuberculosis cutis colliquativa), offenbar als Reaktivierung einer latenten Infektion. Seltener wurde über disseminierte papulonekrotische Hauterscheinungen durch M. tuberculosis zum Teil mit Fistulation oder Ulzeration berichtet. Typische Lupus vulgaris-Fälle kommen kaum vor. Zu beachten ist hier die bei HIV-Infizierten als Folge der zellulären Immundefizienz häufig auftretende Anergie, die durch den Tuberkulintest erkennbar wird. Der diagnostische Wert des Verfahrens wird dadurch eingeschränkt. Der kulturelle Erregernachweis muß in jedem Fall versucht werden (aus Sputum, Urin, Blut, Biopsat, Knochenmark, ggf. Liquor). Doch auch ohne kulturellen Nachweis ist eine Therapieeinleitung bei klinischer und histologischer Verdachtsdiagnose in der Regel angezeigt. Bei HIV-Infizierten ist vor allem auf eine nosokomiale Übertragung des M. tuberculosis zu achten.

Auch *atypische Mykobakteriosen*, vor allem durch das *Mycobacterium avium intracellulare* (MAI), werden bei HIV-Patienten gehäuft beobachtet („M. avium complex", MAC). Andere Subtypen (M. marinum, kansasii, fortuitum) spielen bemerkenswerterweise eine untergeordnete Rolle. Die säurefesten Erreger sind bei den immunsupprimierten Kranken in Gewebeabstrichen bzw. im histologischen Schnitt in > 50 % aller Fälle zu finden. Klinisch finden sich vielfach sporotrichoide Granulome bzw. Abszesse.

Behandlung. Die Therapie typischer und atypischer Mykobakteriosen im Rahmen der späten Phase einer HIV-Infektion unterscheidet sich nicht prinzipiell von der bei Immunkompetenten. Einzelne Autoren empfehlen allerdings erhöhte Dosierungen bzw. verlängerte Behandlungsdauer, da gelegentlich Resistenzen, vor allem gegen Isoniazid und auch Rifampicin beschrieben wurden. In den USA wird vorwiegend empfohlen, initial 3 Tuberkulostatika zu applizieren, andere Autoren halten eine Zweifachtherapie für ausreichend. Bei ZNS-Befall wird der Einsatz von 3–4 Substanzen empfohlen. Die Therapiedauer sollte in jedem Fall mindestens 6 Monate betragen. Einen Überblick über die Dosierung der Tuberkulostatika bei HIV-Infektion gibt die Tabelle 42.11. Bei atypischen Mykobakteriosen wurde neben den klassischen Behandlungsrichtlinien auch TMP/SMX 1600 mg/320 mg/d über ca. 6 Wochen als erfolgreich bezeichnet.

Tabelle 42.11. Tuberkulostatika und ihre Dosierung bei HIV-Infektion

Substanz	Dosierung	Nebenwirkungen
Isoniazid	10–15 mg/kg/d bei Kombination, max. 300 mg/d	Hepatitis, periphere Neuritiden, Arthritiden; immer gleichzeitig Pyridoxin (40–50 mg/d)
Rifampicin	Erwachsene: 500 mg/d Kinder: 10–20 mg/kg/d	Hepatotoxizität u. a.
Ethambutol	15–25 mg/kg KG/d	Neuritis nervi optici Hepatotoxizität, Hyperurikämie
Pyrazinamid	20–35 mg/kg KG/d Photosensibilisierung	Hepatotoxizität
Streptomycin	1 g 2 ×/Woche bis 1 g/d	Schädigung des N. statoacusticus Niereninsuffizienz

Als Routineschema für eine Kombinationsbehandlung pulmonaler oder extrapulmonaler Infektionen mit dem *M. tuberculosis* (Typus humanus), nicht zuletzt bei HIV-Infektion, empfehlen wir:

- Isoniazid (Isozid® Tbl.) 300 mg, Rifampicin (Rimactan®, Rifa® Kaps.) 300 mg und Pyrazinamid (Pyrafat® Filmtbl.) 4 × 500 mg p.o./d, in Verbindung mit einem Pyridoxinpräparat als Unterstützung bzw. zur Prophylaxe neurologischer Komplikationen, z. B. Benadon® 2 × 20 mg Drg.

Diese Medikation sollte, bei regelmäßigen Kontrollen des Erregernachweises, über 3–6 Monate fortgesetzt werden. Für Superinfektionen etc. ist die gleichzeitige Gabe von Ciprofloxacin (Ciprobay®) möglich, in schweren Fällen anfangs 2 × 200 mg i.v./d, später auf die orale Medikation übergehend. Sollte sich eine *atypische Mykobakteriose* (M. avium) herausstellen, ist es notwendig, das Schema zu modifizieren:

- Rifampicin 300 mg/d
  +
  Clofazimin (Lamprene®™ Tbl.)
  3 × 1 à 100 mg/d
  +
  Ethambutol (Myambutol® Filmtbl.)
  2 × 400 mg/d

Diese Behandlung sollte über 4–6 Wochen fortgesetzt werden, nach dieser Zeit allmähliche Reduzierung, besonders des Clofazimins, auf 100 mg/d. Auf das evtl. Auftreten einer Tbc-Meningitis sowie auf die vielfältigen Nebenwirkungen ist zu achten. Neuerdings wurde berichtet, daß M.-avium-Infektionen im Tierexperiment auf Makrolidantibiotika gut ansprechen, und vorläufige Erfahrungen beim Menschen waren vielversprechend. Azithromycin (Zithromax ™) ist besonders bei Chlamydieninfektionen wirksam, während Clarithromycin Behandlungsvorteile bei M.-avium-Infektionen bietet.

Literatur

Barnes PF, Bloch AB, Davidson PT et al. (1991) Tuberculosis in patients with human immunodeficiency virus infection. N Engl J Med 324: 1644–1650

Dooley SW, Villarino ME, Lawrence M et al. (1992) Nosocomial transmission of tuberculosis in a hospital unit for HIV-infected patients. JAMA 267: 2632–2635

Fernandez-Martin J, Leport C, Morlat P et al. (1991) Pyrimethamine-clarithromycin combination for therapy of acute Toxoplasma encephalitis in patients with AIDS. Antimicrob Agents Chemother 35: 2049–2052

Gollnick H, Reupke HJ, Orfanos CE (1993) Pruritus bei HIV-Infektion: B-Symptom oder Epiphänomen? Z Hautkr 68: 369–376

Horsburgh CR (1991) *Mycobacterium avium* complex infection in the acquired immunodeficiency syndrome. N Engl J Med 324: 1332–1338

Hoy J, Mijch A, Sandland M et al. (1990) Quadruple-drug therapy for *Mycobacterium avium intracellulare* in AIDS patients. J Infect Dis 161: 801–805

Kovacs JA et al. (1992) Efficacy of atovaquone in treatment of toxoplasmosis in patients with AIDS. Lancet 340: 637–638

Leport C, Raffi F, Matheron S et al. (1988) Treatment of central nervous system toxoplasmosis with pyrimethamine sulfadiazine combination in 35 patients with the acquired immunodeficiency syndrome: efficacy of long-term continuous therapy. Am J Med 84: 94–100

Monno L, Angarano G, Carbonara S et al. (1991) Emergence of drug-resistant Mycobacterium tuberculosis in HIV-infected patients. Lancet 337: 852

Remington JS, Vilde JL (1991) Clindamycin for toxoplasma encephalitis in AIDS. Lancet 338: 1142–1143

Sathe SS, Reichman LB (1989) Mycobacterial disease in patients with the human immunodeficiency virus. Clin Chest Medic 10: 443–465

Schäfer U, Nilles M, Schill W-B, Schütterle G (1992) Atypische Mykobakteriose bei Immunsuppression. Hautarzt 44: 106–109

Small PM, Schecter GF, Goodman PC et al. (1991) Treatment of tuberculosis in patients with advanced human immunodeficiency virus infection. N Engl J Med 324: 289–294

Smith KJ, Shelton WD, James DM et al. (1991) Papular eruption of human immunodeficiency virus disease. Am J Dermatopath 13: 445–451

Young LS, Wiviott L, Wu M et al. (1991) Azithromycin for treatment of *Mycobacterium avium intracellulare* complex infection in patients with AIDS. Lancet 338: 1107–1109

42.6 Nichtinfektiöse Hauterkrankungen

42.6.1 Xerosis und Exsikkationsdermatitis

Die Pathomechanismen der Xerosis und des Exsikkationsekzems, die im Rahmen der HIV-Infektion häufig beobachtet werden, sind nicht sicher geklärt. Sie treten entsprechend der Sebostase und dem Austrocknungsekzem bei älteren Menschen oder Tumorpatienten, auch bei HIV-Infizierten, vor allem bei erheblichem Immundefizit auf. Wahrscheinlich spielt Malnutrition eine wesentliche pathogenetische Rolle, da diese Veränderungen bei HIV-bedingtem sog. „wasting syndrome" in besonders ausgeprägter Form auftreten.

Behandlung. Die Patienten müssen nach ihren Dusch- und Badegewohnheiten befragt werden, die Frequenz des Waschens und der Seifengebrauch sind zu reduzieren. Die Anwendung von Badeölen beim Duschen oder als Zusatz zum Badewasser ist ratsam (z. B. Balneum Hermal F®, Oleobal®, Linola® Fett-Ölbad), um eine

Tabelle 42.12. HIV-assoziierte Dermatitiden, die mit Pruritus einhergehen

▷ **Xerosis, Exsikkationsdermatitis**
 Therapie: Nachfettende Externa, symptomatisch antipruriginös, falls notwendig
▷ **Seborrhoische Dermatitis**
 Häufig unter dem Bild einer ausgedehnten „trockenen" Seborrhiasis. Von einer ekzematisierten atopischen Dermatitis schwer zu unterscheiden, eine provozierte Psoriasis muß auch erwogen werden.
 Therapie: Polysymptomatisch; milde Externa, evtl. antipsoriatisch: Dithranol, Teer + UVB, PUVA
▷ **Papulöse Dermatitis bei HIV-Infektion**
 Differentialdiagnostisch von einer Pityrosporon-Follikulitis abzugrenzen, mit der eosinophilen Follikulitis verwandt.
 Therapie: Antipruriginosa; Metronidazol 2 % in Creme; evtl. UVB-Phototherapie
▷ **Eosinophile Follikulitis**
 Von der papulösen Dermatitis und der früher beschriebenen Ofuji-Krankheit schwer abzugrenzen
 Therapie: Antipruriginosa; Metronidazol 2 % in Creme, evtl. innerlich DADPS

Nachfettung besser zu gewährleisten. Zur regelmäßigen Rückfettung sind evtl. handelsübliche Lotionen oder Cremes ausreichend (z. B. ph$_5$-Eucerin® Creme oder auch Salbe, Nivea® Milch für trockene Haut o. ä.), in anderen Fällen wird die Verordnung medizinischer Salbengrundlagen (z. B. Unguentum emulsificans aquosum, Basiscreme nach DAC etc.) vorgezogen. Um eine bessere Hydratisierung zu erzielen, empfehlen sich Harnstoffrezepturen (3–10 % Urea pura in einer für den Patienten angenehmen Grundlage). Fertigpräparate sind in Deutschland unter anderem Basodexan® Creme oder Salbe, Hydraplex® Lotion mit 2 % oder 10 % Urea, Calmurid®, Ureatop® u. a.

42.6.2 Seborrhoische Dermatitis

In Abhängigkeit vom Stadium der HIV-Infektion sind in westlichen Ländern bis zu 80 % der Patienten von einer oft ausgedehnten seborrhoischen Dermatitis betroffen. Bei einer Prävalenz der Erkrankung von bis 5 % in der Allgemeinbevölkerung bedeutet dies zwar keinen spezifischen

Hinweis auf das Vorliegen einer HIV-Infektion, schwere Verläufe und ungewöhnliche Therapieresistenzen eines seborrhoischen Ekzems sollten jedoch an die Möglichkeit einer HIV-Infektion denken lassen. Klinisch steht bei HIV-Infizierten der zentrofaziale Befall meist im Vordergrund. Häufig finden sich klinisch und histologisch Übergänge zur Psoriasis vulgaris, manchmal sind damit eine Arthropathie bzw. Übergänge zum Reiter-Syndrom verbunden. Ätiologisch sind unter anderem pathogene Hefen *(P. ovale)* an der Entstehung der Dermatitis maßgeblich beteiligt; die Gabe von Antimykotika extern und intern führt nicht selten zur Abheilung, doch vielfach sind die Hautveränderungen außerordentlich hartnäckig.

Behandlung. Mittel der Wahl ist Ketoconazol (Nizoral® Creme) 2×/d appliziert, als Rezidivprophylaxe auch 1×/d. In schweren Fällen ist gelegentlich die systemische Gabe von Ketoconazol (Nizoral® Tbl.) 200 mg/d über mehrere Wochen indiziert. Auch andere Imidazole sind als Lokaltherapeutika wirksam, z.B. Miconazol (Daktar® Creme) oder auch Clotrimazol (Canifug® Creme). Die Substanz kann auch 1%ig in Cremegrundlage rezeptiert werden. Gelegentlich ist ein besseres Ansprechen auf eine externe antibiotische Therapie mit Erythromycin festzustellen (Erythromycin 1–2%ig in Cremegrundlage). Manchmal ist es erforderlich, zusätzlich mit einem lokalen Kortikosteroid zu behandeln. Es empfiehlt sich dann, 1×/d Ketoconazol und Hydrocortisonacetat 1% Creme oder Hydrocortisonaceponat, z.B. Retef Creme®, zu applizieren. Bei Befall des Kapillitiums bewährt sich lokal Ketoconazol (Terzolin® Lösung), evtl. in Kombination mit teerhaltigen Haarwässern oder Shampoos. Alternativ sind pyrithionzinkhaltige Präparate (z.B. de-squaman® Creme) zu empfehlen.
Eine lokale antipsoriatische Therapie sollte versucht werden, z.B. mit Dithranol in der üblichen aufsteigenden Reihe oder auch Teerbäder mit UVB-Bestrahlungen. Erfahrungen mit Vitamin-D-haltigen Externa liegen kaum vor. Vereinzelt wurdet Etretinat mit Erfolg eingesetzt.

42.6.3 Eosinophile Follikulitis

Verwandt: Eosinophile pustulöse Follikulitis (Ofuji), sterile eosinophile Pustulose

Eine eosinophile Follikulitis mit deutlicher Androtropie wurde erstmalig in Japan beschrieben. Ihre Genese ist unklar, ebenso das in neuerer Zeit gehäufte Vorkommen bei HIV-infizierten Kranken. Häufig liegt bei den betroffenen Kranken neben der Gewebs- auch eine Bluteosinophilie vor. Ein Erreger wurde bisher nicht nachgewiesen, obwohl die Annahme einer Infektion naheliegt. Klinisch finden sich nicht immer follikulär gebundene Pusteln, gelegentlich auf umschriebenen erythematösen Arealen, parallel mit narbig abgeheilten Läsionen und postinflammatorischer Hyperpigmentierung. Die Histologie ist durch ein vorwiegend eosinophiles peri- und intrafolliluläres Zellinfiltrat charakterisiert, z.T. mit nekrotischer Follikeldegeneration. Eine Verwandtschaft zur papulösen, pruritischen Dermatitis bei HIV-Infektion wird diskutiert, zumal das klinische Bild manche Ähnlichkeiten zeigt. Diese 2 Dermatosen können bei manchen Kranken den klinischen Phänotyp der HIV-Infektion beherrschen. Auch ihre genaue Abgrenzung gegenüber der von Ofuji beschriebenen eosinophilen pustulösen Follikulitis ist noch unklar.

Behandlung. Im Prinzip gestaltet sich die Behandlung wie bei der papulöser Dermatitis der HIV-Infektion (s. oben). Unter der lokalen Anwendung einer 2%igen Metronidazolcreme haben wir Besserungen gesehen; die systemische Anwendung von Metronidazol (Clont®) kann versucht werden. Von manchen Autoren wird UVB-Phototherapie empfohlen. In ausgeprägten Fällen wäre neben der Anwendung von DADPS auch an eine systemische Behandlung mit Kortikosteroiden zu denken. Bei Sekundärinfektionen sollte man Antibiotika (Erythromycin, Doxycyclin) bzw. Antimykotika (Ketoconazol, Itraconazol) einsetzen; bei stärkerem Juckreiz können Antihistaminika (Asthemizol, Cetirizin) zur Anwendung kommen, allerdings kann das Ergebnis unbefriedigend bleiben.

plantierten und anderen immunsupprimierten Patienten auf (bis zu ca. 2–3 %).

● Das *epidemische, HIV-assoziierte KS* findet sich in Deutschland nahezu ausschließlich bei homosexuellen Männern. Bei Frauen wurden nur vereinzelt HIV-assoziierte KS beschrieben, z. T. mit primärer Lokalisation an der Lunge. Die Häufigkeit des Auftretens des Tumors ist geographisch sehr unterschiedlich: In Südostasien z. B. kommen HIV-assoziierte KS relativ selten vor. Auch der klinische Verlauf weist eine breite Varianz auf, die dem Charakter der Erkrankung als viral induzierte multizentrische Angioneoplasie in Abhängigkeit von der Immunitätslage entspricht. In der Literatur wird häufig über die Schwierigkeit geklagt, ein klinisch nützliches *Klassifikationssystem* für das HIV-assoziierte KS zu entwickeln, das auch den Vergleich unterschiedlicher therapeutischer Strategien ermöglicht. Dies beruht u. a. darauf, daß das KS keinen Primärtumor mit darauffolgender hämatogener bzw. lymphogener Ausbreitung darstellt, sondern *multizentrisch* entsteht und bereits zu Beginn *systemischen Charakter* aufweist. Darüber hinaus wird die Endprognose nicht vom Tumor allein, sondern von einer Vielzahl opportunistischer Infekte, die die Aids-Erkrankung kennzeichnen und während des weiteren Verlaufs auftreten können, mitbestimmt. Diese Problematik wird in den Klassifikationssystemen von Krigel und Mitsuyashu deutlich (Tabellen 42.14 und 42.15).
Es wurde angeregt, eine Klassifikation zu entwickeln, die weitere Variablen zum Vorliegen opportunistischer Infektionen, zum Grad der Immunkompetenz und differenzierte Angaben zur kutanen, mukokutanen und viszeralen KS-Manifestation beinhaltet. Eine wichtige Frage für die Therapie ist die klinisch-prognostische Relevanz im Einzelfall, die aber erst dann zu beantworten sein wird, wenn therapeutische Studien auf Klassifikationen beruhen, in denen das KS eindeutig von den opportunistischen Infektionen getrennt wird.

Behandlung. Eine allgemein akzeptierte Therapie des HIV-assoziierten KS ist nicht bekannt, wohl aber mehrere Möglichkeiten, die Ausbreitung des Tumors einzuschränken. Die bisher eingesetzten therapeutischen Verfahren fußen auf

Tabelle 42.14. Stadieneinteilung des Kaposi-Sarkoms nach Mitsuyashu

	Befallmuster
Stadium 1	Kutan lokalisiert (bis zu 10 Herde oder 1 anatomische Region)
Stadium 2	Kutan disseminiert (mehr als 10 Herde oder mehr als 1 anatomische Region)
Stadium 3	Ausschließlich viszeraler Befall
Stadium 4	Kutaner und viszeraler Befall

Tabelle 42.15. Stadieneinteilung des Kaposi-Sarkoms nach Krigel

Stadium I	Kutanes KS, umschrieben, nicht aggressiv wachsend
Stadium II	Kutanes KS, aggressiv wachsend mit oder ohne regionale Lymphknotenbeteiligung
Stadium III	Generalisiertes mukokutanes KS mit mehr als 5 Einzelherden und kumulativem Gesamtdurchmesser > 2 cm und/oder generalisierter Lymphknotenbeteiligung von mehr als der oberen und mittleren Extremität allein
Stadium IV	Viszerale Beteiligung

A ohne Allgemeinsymptome; *B* mit Allgemeinsymptomatik (persistierendes Fieber > 38 °C über > 2 Wochen ohne bekannte infektiöse Ursache sowie Gewichtsverlust (> 10 % des Körpergewichtes).

den Erfahrungen, die bei der Behandlung der klassischen und der afrikanischen Variante des KS gewonnen wurden (Bestrahlung, Zytostatika), bereichert durch den Einsatz des CO_2-Lasers und der Immuntherapeutika. Die verschiedenen therapeutischen Strategien werden, entsprechend der Heterogenität der Verläufe, den unterschiedlichen Manifestationsformen und Stadien angemessen eingesetzt und sind sämtlich als palliativ anzusehen. Noch immer wird die Notwendigkeit einer systemischen Therapie in frühen KS-Stadien kontrovers diskutiert, wenngleich von verschiedenen Arbeitsgruppen inzwischen gut dokumentierte Erfahrungen vorliegen, die einen frühestmöglichen Einsatz von rIFN-α in Verbindung mit AZT rechtfertigen. Bei Einsatz der vielfältigen therapeutischen Maßnahmen sind die möglichen Auswirkungen der diversen Pharmaka auf den Allgemeinstatus des Patienten

Tabelle 42.16. Prognose des HIV-assoziierten Kaposi-Sarkoms

Kriterium	Prognose günstig: alle aufgeführten Punkte	Prognose ungünstig: einer der folgenden Punkte
▷ KS-Ausdehnung	Haut und/oder LK und/oder minimale Mundschleimhautbeteiligung	KS mit sekundärem Ödem und/oder Ulzeration, ausgedehnter oraler Befall, viszerales KS
▷ Immunsystem	CD_4^+-Lymphozyten $> 200/\mu l$	CD_4^+-Lymphozyten $< 200/\mu l$
▷ Opportunistische Infektionen und andere Folgeerkrankungen	Keine opportunistischen Infektionen, keine B-Symptome, Karnofsky-Index $> 70\%$	Zustand nach opportunistischer Infektion, B-Symptome, Karnofsky-Index $< 70\%$

gegen ihre antitumorale Effizienz abzuwägen. Zur Zeit besteht Einigkeit darüber, bewährte und explorative Therapieverfahren stadiengerecht einzusetzen, die *immunmodulatorische, antiretrovirale* und *zytostatisch* wirksame Maßnahmen kombinieren.

42.7.1 Lokale Behandlungsmaßnahmen

Im Gegensatz zum klassischen KS, das in der Regel akrolokalisiert ist, tritt das HIV-assoziierte KS disseminiert auf, zu Beginn in Form weniger Einzelherde meist im Gesicht und am Hals (bzw. an der oberen Schultergegend) sowie im Genitalbereich auf. Sind es nur wenige Herde, so ist eine Lokalbehandlung durchaus möglich.

■ *Exzisionen* sind bei einzelnen KS-Läsionen nicht zuletzt als diagnostische Maßnahme erforderlich. *Lokalrezidive* treten allerdings häufig auf, weshalb bei der operativen Entfernung ein mögliches „Eisbergphänomen" berücksichtigt und mit entsprechendem Sicherheitsabstand auch in der Tiefe ausreichend exzidiert werden sollte.

■ Die Anwendung des *Argonlasers* ist bei wenigen lokalisierten und flachen KS-Herden durchaus wirksam. Sie führt bei beginnenden Läsionen zu kosmetisch guten Resultaten, jedoch ist die Rezidivquote bei nur oberflächlicher Therapie, die nicht zu Narben führt, hoch. Der Einsatz des CO_2-*Lasers* ist bei ausgedehnten KS-Herden nicht immer indiziert, kann aber bei nodulären, exophytisch wachsenden oder gar gestielten Tumoren mit Erfolg eingesetzt werden. Gerade bei der Behandlung HIV-Infizierter ist das operative Vorgehen ohne Blutung ein beachtlicher Vorteil. Bei größeren KS-Läsionen ist allerdings mit Narbenbildung zu rechnen. Erfahrungen mit dem Neodym-Yag-Laser waren aus unserer Sicht weniger befriedigend. Auf eine Saugvorrichtung und Mundschutz ist zu achten, auch wenn eine Infektionsgefahr nach dem bisherigen Kenntnisstand nicht gegeben ist.

■ Erfahrungen mit *kryochirurgischen Behandlungen* von KS-Läsionen verzeichnen ein gutes Ansprechen vor allem von oberflächlichen Herden im papulösen und frühen Tumorstadium. Die Kryotherapie ist eine einfach durchzuführende und wenig belastende Behandlungsmethode, läßt sich jedoch nur bei Vorliegen von vereinzelten Läsionen sinnvoll einsetzen. In den Initialstadien reicht in der Regel eine einmalige kryochirurgische Sitzung von ca. 20 s mit flüssigem Stickstoff aus, größere knotige Läsionen sollten nach einer Auftauzeit von mehreren Minuten einem 2. Zyklus à 30 s ausgesetzt werden. Das Verfahren kann alle 2 Wochen bis zur völligen Abheilung wiederholt werden. Die palliative Kryochirurgie wird durch die Oberfläche und die Tiefenausdehnung der Tumoren limitiert. Bei KS-Läsionen mit > 1 cm $\emptyset$ kann es zu nur langsam abheilenden, tiefen und schmerzhaften Ulzerationen und zu Narbenresiduen kommen. Auch hier ist mit Rezidiven zu rechnen.
Als nachteilig kann allenfalls die nach einer Kryotherapie auftretende entzündlich-nässende Reaktion, meist mit Blasenbildung, gewertet werden,

die bei einer HIV-Infektion entsprechende Vorsichtsmaßnahmen voraussetzt.

■ Über erfolgreiche intraläsionale Behandlungen an der Haut und Schleimhaut mit *Zytostatika* wurde wiederholt berichtet. Das intraläsionale Therapieverfahren hat sich jedoch nicht etabliert. Eine lokale zytostatische Therapie scheint uns allenfalls bei enoralen KS-Läsionen als Alternative zur Radiatio indiziert, um einer Strahlenmukositis aus dem Wege zu gehen. Einige Autoren injizierten pro Herd ca. 0,5 ml einer Vinblastinlösung lokal (0,2 mg/ml) in orale Läsionen, andere behandelten Hauttumoren mit Vincristin in einer Verdünnung 1:9 mit einem Lokalanästhetikum (Einzeldosen von 0,1–1,0 ml entsprechend 0,01–0,1 mg Vincristin), je nach Tumorvolumen. In einer weiteren Studie wurde 0,5 mg/ml Vinblastin direkt oder nach vorbereitender Injektion eines Lokalanästhetikums (Lidocain 1 %, bikarbonatgepuffert) in die Herde (Haut) eingespritzt, in der Regel 0,03–1,0 ml pro Läsion. Als Nebenwirkung traten in allen Studien z.T. lang anhaltende Schmerzen und lokale Blutungen auf. Das Verfahren wird auch limitiert durch die Zahl der zu behandelnden Läsionen und die damit erreichbare, auch systemisch wirkende Gesamtdosis.

■ Das HIV-assoziierte KS ist ähnlich *strahlenempfindlich* wie seine klassische Variante. Bereits früh wurde über eine hohe Erfolgsquote (85 % aller behandelten Kranken) mit einer mittleren Erfolgsdauer von 4 Jahren berichtet, ohne daß es zu nennenswerten Nebenwirkungen gekommen war. Im Gegensatz zu den operativen Techniken können durch die Röntgenbestrahlung größere Tumorfelder und Lokalisationen wie die Fußsohle, die Mundhöhle und die Glans penis angegangen werden. Die Tumoren können, ähnlich den Lymphomen, mit relativ geringen Strahlendosen behandelt werden. Das HIV-assoziierte KS scheint mit einer besonderen Strahlenempfindlichkeit der Mukosa einherzugehen, die bei der Radiatio anderer Malignome nicht beobachtet wird, so daß die Anwendung möglichst niedriger Einzeldosen ohnehin anzuraten ist. In jedem Falle sollten die Bestrahlungsfelder *einen Saum nichtbetroffener Haut einbeziehen*. Um eine weitgehende Schonung des gesunden Gewebes zu erreichen, wird eine fraktionierte Bestrahlung mit *1,5–2 Gy/Sitzung* bis zu insgesamt 10 Gy empfohlen. Für größere, knotige Läsionen sollte die Gesamtdosis ca. *15–20 Gy* betragen. Für initiale, flache KS-Läsionen ist nach eigenen Erfahrungen die einmalige, *nichtfraktionierte Applikation von 8 Gy* ausreichend. Röntgenstrahlen und schnelle Elektronen sind gleichermaßen wirksam, so daß entsprechend der Tumordicke, Tumorlokalisation und Tumorausdehnung die technisch günstigste Therapieform gewählt werden kann. Bei Bestrahlung kutaner Herde wird das Vorgehen so gewählt, daß die Gewebehalbwertzeit der Tiefenausdehnung des Tumors bis zur unteren Dermis bzw. an die Kutis-Subkutis-Grenze entspricht.

Nebenwirkungen der Strahlentherapie sind je nach Lokalisation ausgeprägte Stomatitis, Ödeme der Weichteile, im Genitalbereich die Gefahr einer Paraphimose sowie langandauernde palmare und plantare Ödeme. Schwere Stomatitiden werden bereits nach 1,5 Gy beobachtet. Bei periorbitaler Anwendung sollten *Bleiaugenschalen* eingelegt werden. Vor Bestrahlung behaarter Körperareale ist der Patient über die möglicherweise auftretende Alopezie im Bestrahlungsfeld hinzuweisen. Reversible Haarausfälle werden ab 4 Gy beobachtet, irreversibel ab etwa 30 Gy. Häufig kommt es gerade bei HIV-Infizierten zu einer posttherapeutischen Hyperpigmentierung, die zu einer kosmetischen Beeinträchtigung des Patienten führen kann.

Zusammenfassend ist festzustellen, daß die KS-Herde mit Hilfe einer Röntgenstrahlentherapie unabhängig vom Immunstatus des Patienten mit einer Erfolgsquote von 80–90 % behandelt werden können, wobei lokale Nebenwirkungen nahezu ausschließlich an Schleimhäuten und Übergangsepithelien auftreten. Es ist empfehlenswert, eine CO_2-Laser- oder Röntgentherapie parallel zur systemischen IFN-Applikation einzusetzen (s. unten), nicht nur, um Funktionsbeinträchtigungen oder schmerzhafte Einzelherde zu beheben oder den berechtigten kosmetischen Ansprüchen der Patienten zu genügen, sondern mit dem Ziel einer Reduktion der Tumormasse. Nachteilig ist der hohe Zeitaufwand bei Vorliegen multipler Läsionen.

Tabelle 42.17. Lokale Behandlungsmöglichkeiten beim HIV-assoziierten KS

▷ **Exzision einzelner Herde** (möglichst mit ca. 1–2 cm Sicherheitsabstand)
  → Histologische Untersuchung
▷ **CO_2-Laser** als Standardbehandlung für kleinere, disseminierte Herde
▷ **Kryotherapie** (2–3 Sitzungen mit der Kryosonde, Kontaktverfahren –86 °C) für besondere Fälle, in Haut-Schleimhaut-Übergangsbereichen oder falls kein Laser zur Verfügung
  Für größere disseminierte Herde:
▷ **Röntgenbestrahlung**, entweder 1 × 8–10 Gy oder 3–4 Sitzungen à 2 Gy, je nach Lokalisation

Alternativen
▷ **Lokale Zytostase**
  z. B. Vincristin 0,1 mg/ml (ca. 0,5–1,0 ml pro Läsion injizieren) oder Vinblastin 0,1 mg/ml (ca. 1–2 ml pro Läsion injizieren; bis zu 1 mg Vincristin/Vinblastin pro Sitzung, evtl. nach 2–3 Wochen wiederholen
▷ **Perifokale Interferonapplikation mit systemischer Wirkung**
  z. B. rIFN-α 1–3 Mio. IE jeden 2. Tag um die Läsionen injizieren, bis zu 9–18 Mio. IE Gesamtdosis pro Sitzung; Dauer: über 3–6 Wochen

Bei kosmetisch störenden KS-Läsionen, Hyperpigmentierungen nach deren Radiatio oder Narben nach chirurgischen Eingriffen sollte den Patienten zu *Camouflage* geraten und ihnen entsprechende Techniken vermittelt werden. Vgl. Tabelle 42.17.

42.7.2 Systemische Behandlung

Interferone. Behandlungsversuche wurden mit verschiedenen Interferonen unternommen. Umfassende Erfahrungen liegen vor allem mit *rIFN-α* vor, das bereits bei weit mehr als 1000 Patienten mit HIV-assoziiertem KS eingesetzt worden ist. Vereinzelt wurde rIFN-α auch *lokal* mittels intrafokalen Infektionen eingesetzt; das Ergebnis war zufriedenstellend, allerdings fand sich keine Signifikanz gegenüber Plazebo.

■ Die Therapie mit *rIFN-α-2a* und *rIFN-α-2b* (Roferon A®, Intron A®) kann inzwischen als Standardverfahren bei HIV-assoziiertem KS gelten. In einem eigenen Kollektiv (n = 112), beobachtet während der Jahre 1982–1992, wovon 68 Patienten Interferon erhielten, betrug der Anteil von kompletten und partiellen Remissionen ca. 30 %, weitere 32,6 % der Kranken waren stabilisiert. In weiteren Studien wurde gezeigt, daß die Ansprechrate Abhängigkeiten von verschiedenen Variablen zeigt: Während keine zuverlässigen Beweise dafür vorliegen, daß es unter rIFN-α-Monotherapie zu einer Besserung des Immunstatus kommt, *weisen Patienten mit KS und nur geringem Immundefizit CD_4^+-Zellen > 100/µl deutlich bessere Ansprechraten auf* als Patienten mit stark herabgesetzter oder gar fehlender zellulärer Abwehrkraft. In einer neueren Studie an mehreren KS-Patienten ohne sonstige Symptomatik fanden sich Remissionen bei 12–13 % der Kranken mit einer Zahl CD_4-positiver Zellen von 100–200/µl, 25 % bei 200–400 Zellen/µl und 45 % bei den Kranken mit > 400 Zellen/µl. Möglicherweise benötigt Interferon für die Entfaltung seiner Wirkung eine zumindest teilweise noch vorhandene immunologische Kompetenz. Nachgewiesen wurden derartige Abhängigkeiten bezogen auf

▷ die absolute Zahl zirkulierender CD_4^+-Lymphozyten,
▷ die CD_4^+/CD_8^+-Ratio,
▷ die absolute Lymphozytenzahl,
▷ die Reagibilität gegenüber mikrobiellen Antigenen und
▷ die Qualität der kutanen Reaktionen auf „recall"-Antigene.

Insbesondere eine *Mindestzahl von > 300 CD_4^+-Zellen gilt als Risikogrenze*, ebenso *eine CD_4/CD_8-Ratio von 0,3*. Ergänzend wird das Vorliegen einer sog. *B-Symptomatik* (Gewichtsverlust, Fieber, Nachtschweiß) als ungünstiger prognostischer Faktor für eine erfolgreiche rIFN-Therapie gewertet. Mehrere Studien haben ferner gezeigt, daß beim Nachweis zirkulierender säurelabiler α-Interferone die exogene rIFN-Applikation mit einer geringeren Ansprechrate verbunden ist.
Die Bedeutung des *Manifestationsmusters* des HIV-assoziierten KS (kutan, mukokutan, viszeral) wird unterschiedlich gewertet, es liegen jedoch mehrfache Analysen vor, die auf *bessere Ansprechraten bei ausschließlich kutaner Manifestation* hindeuten. Aufgrund der eigenen Erfah-

Patienten vorgelegt. Dabei wurde eine Gesamtansprechrate von 42,3 % ermittelt, die Ansprechdauer war 36 Wochen bei 1 Vollremission und 22 Wochen bei 10 Teilremissionen. Die mittlere Überlebenszeit betrug 35 Wochen.

Kombinationen. Die limitierenden Faktoren für eine Polychemotherapie des HIV-assoziierten KS sind die Toxizität und die zusätzliche Immunsuppression. Gute therapeutische Erfahrungen wurden erreicht mit der *Kombination von Doxorubicin (Adriblastin®), Bleomycin und Vinblastin* oder Vincristin (ABV-Schema) an 31 Patienten, die sich nach der Klassifikation von Krigel in den Stadien IIIB oder IV befanden. Es wurde eine Ansprechquote von 84 % ermittelt mit einer mittleren Ansprechdauer von 8 Monaten. Die mittlere Überlebenszeit betrug jedoch nur 9 Monate, da 19 Patienten während oder kurz nach der Therapie opportunistische Infektionen entwickelten. Andere Autoren beobachteten unter kombinierter Anwendung von *Doxorubicin, Bleomycin* und *Vincristin* in niedriger Dosierung eine Ansprechrate von 79 %, mit einer mittleren Ansprechzeit nach Therapieabbruch von 4–12 Wochen. Die mittlere Überlebenszeit nach Therapiebeginn betrug ca. 1 Jahr. Auch wöchentlich alternierende Zweifachkombinationen wurden eingesetzt, ohne daß sich eine überlegene Kombination ermitteln ließ (Vinblastin und Vincristin, Vinblastin und Bleomycin/Vincristin und Bleomycin, Vinblastin und Methothrexat). Auch Kombinationstherapien mit 6 Substanzen, z.B. das sog. *ABV/ADV-Schema* (Doxorubicin, Bleomycin, Vinblastin, Aktinomycin D, Dacarbazin und Vincristin) wurden herangezogen; bei einem Kollektiv von 18 Patienten wurden 3 Vollremissionen und 11 Teilremissionen beobachtet, mit einer durchschnittlichen Ansprechrate von 1 Monat bei Vollremission und 5 Monaten nach Teilremission. Die mittlere Überlebenszeit betrug 6 Monate. Die Vergleichbarkeit der genannten therapeutischen Studien ist aufgrund der oben erläuterten Problematik des KS begrenzt, zumal die Prognose der Patienten von opportunistischen Infektionen mitbestimmt wird. Bei einem KS-Kollektiv, das mit Bleomycin bzw. Vincristin wöchentlich behandelt wurde und gleichzeitig eine PcP-Prophylaxe mit Pyrimethamin/Sulfadiazin oder TMP/SMX erhielt, betrug die Gesamtansprechrate immerhin 72 % und die mittlere Ansprechdauer bei 11 Patienten mit Teilremission 8 Wochen. Die mittlere Überlebenszeit belief sich allerdings auf nicht mehr als 6 Monate, ein wenig zufriedenstellendes Ergebnis.

Alternativ zum Doxorubicin kommt Epirubicin (Farmorubicin®) in Frage (15–20 mg i.m. in 14tägigen Abständen).

Neuerdings kam *liposomales Doxorubicin* (Doxil™) in 14tägigen Abständen in einer Dosis von 20 mg/m² Körperobefläche mit gutem Erfolg zur Anwendung. Vorteilhaft ist dabei die geringe Ausprägung einer zytostatischen Alopezie. Die Neutropenie läßt sich durch G-CSF (Neupogen® ½ oder 1 × 1 i.m. Amp. tgl. oder je nach Bedarf) gut abfangen.

Insgesamt sind sämtliche zytostatischen Maßnahmen bei HIV-assoziierten KS als palliative, bei einem großen Teil der Kranken auch als lebensverlängernde, nicht aber als kurative Behandlung des KS anzusehen.

42.7.3 Therapieplanung

Von allen monotherapeutischen oder kombinierten Chemotherapieverfahren, die bisher publiziert wurden, hat sich keines als signifikant überlegen erwiesen. Therapeutische Schemata mit höherer Effizienz scheinen bisher an erhöhte Toxizitätsraten gebunden zu sein. So muß heute im Einzelfall abgewogen werden, welche therapeutische Strategie zu verfolgen ist. Zukünftige Untersuchungen sollten angesichts des massiven Immundefizits der Patienten mit HIV-assoziiertem KS in das therapeutische Schema eine effektive antiretrovirale Therapie sowie die begleitende Applikation von Hämatopoietinen und Immunmodulatoren (z.B. G-CSF; Neupogen®) einbeziehen. Nach den eigenen Erfahrungen hat sich zur Planung des Therapieeinsatzes das in Tabelle 42.18 angeführte Behandlungsschema bewährt.

Die Ansprechrate des HIV-assoziierten KS variiert je nach dem immunologischen Ausgangsstatus, wobei man in Terminalstadien der Immundefizienz mit < 50–100/µl CD_4^+-Zellen den Eindruck hat, daß ein Behandlungserfolg kaum noch zu erwarten ist. Bei noch erhaltener Immunab-

Tabelle 42.18. Behandlungsschema zur Behandlung des HIV-assoziierten KS

▷ **Lokalisiert** (bei zu 5 Einzelherden in nur 1 anatomischen Lokalisation)	Behandlung mit CO_2-Laser oder Röntgenbestrahlung aller Hautläsionen (ca. 8–10 Gy/Herd); evtl. Camouflage etc. *Bei Schleimhautbefall bzw. bei Progredienz:* rIFN-α 9–18 Mio. IE s.c. 3 ×/Woche; größere Schleimhautherde mit 0,1 mg Vinblastin pro Herd intrafokal behandeln; bei Bedarf nach 2–3 Wochen wiederholen.
▷ **Disseminiert** (mehr als 5 Einzelherde oder/und mehrere anatomische Lokalisationen)	Lokalbehandlung bei Bedarf; dazu rIFN-α 9–18 Mio. IE s.c. 3 ×/Woche *Bei Nichtansprechen bzw. bei Progredienz zusätzlich:* Bleomycin 5 mg i.m. über 3 Tage, alle 2 Wochen wiederholen über 20 Wochen.
▷ **Viszerale Beteiligung**	
Anfangstadien	rIFN-α 9–18 Mio. IE s.c. 3 ×/Woche; Vinblastin 5–10 mg/Woche bis zum Ansprechen (dann Pause über 3 Monate) *oder* Vincristin 2 mg + Bleomycin 10 mg/m²/Körperoberfläche; alle 2–3 Wochen wiederholen.
Fortgeschrittene Stadien	ABV-Schema: Adriblastin 10–20 mg/m²/Körperoberfläche, Bleomycin 10 mg/m²/Körperoberfläche + Vincristin 2 mg; evtl. andere palliative Maßnahmen bei Bedarf alle 2–3 Wochen, je nach Fall.

wehr ist innerhalb von 6–12 Wochen mit einer Ansprechrate (partielle und komplette Remission) von ca. 30–40 % zu rechnen; die Ansprechrate auf Zytostatika ist höher einzuschätzen und tritt schneller (nach ca. 3 Wochen) ein. Dennoch wird man in Anbetracht der Nebenwirkungen ein wirksames zytostatisches Schema den KS-Stadien mit viszeraler Beteiligung vorbehalten, zumal das Grundleiden der Immundefizienz dadurch noch langfristig verstärkt wird.

42.8 Stichverletzungen mit HIV-infektiösem Material

Ärzte und medizinisches Hilfspersonal sind bei der Versorgung von HIV-Infizierten durch ungewollte Blut/Blut-Kontakte bzw. durch Stichverletzungen aller Art (Operateure etc.) gefährdet. Das Risiko einer Serokonversion wird allgemein mit 1:250 angegeben, wenn auch letzte Erhebungen die Größenordnung geringer einschätzen. Unter einer neueren Erhebung des CDC waren demgegenüber bei 7652 untersuchten Personen im medizinischen Beruf immerhin 29 ohne nichtberufliches Risiko HIV-positiv. Bei einer anderen Erhebung fand man unter 1103 Mitarbeitern, die einen entsprechenden Vorfall gemeldet hatten, bei 4 Antikörper gegen HIV. Heute wird auch bei einfachen Haut/Haut-Kontakten das Tragen von Handschuhen (evtl. doppelt) und eine geeignete Desinfektion empfohlen. Ist es dennoch zu einer Stichverletzung gekommen, sollte wie folgt vorgegangen werden.

● *Blutung anregen* durch Druck, um möglichst das gesamte Fremdmaterial aus dem Stichkanal zu entfernen. Dauer: 1–2 min. Die Wirksamkeit eines Blutstaus durch Abbinden zur Infektionsverhinderung ist unklar.
● *Desinfektion.* Stichkanal spreizen, um eine Wirkung des Mittels in der Tiefe zu erleichtern. Im Bedarfsfall Hilfsperson zuziehen. Dauer: 2–3 min. Desinfektionsmittel auf alkoholischer Basis sind zu bevorzugen (die Effektivität der Tiefenwirkung der Desinfektion kann nur am Schmerz gemessen werden).
● *Infektionsgefahr* abschätzen nach Patientenanamnese, Art und Menge des eingebrachten Materials.
● Bei Verdacht auf HIV-Infektion nach Nadelstich besteht die Möglichkeit einer *prophylaktischen Einnahme von Zidovudin* (Retrovir®). Eine derartige Medikation kann die HIV-Infektion nicht sicher verhindern, jedoch die Infektionsgefahr reduzieren. Genauere Daten über den Wert einer postexpositionellen Anwendung von Zidovudin sind nicht bekannt. Die Einnahme

des Medikamentes soll möglichst innerhalb von 30–60 min nach dem Unfall in hoher Dosierung erfolgen (s. unten). Ein Einnahmebeginn später als 6 h nach Unfallereignis erscheint nicht sinnvoll. Beim Einsatz des Medikamentes sind die möglichen Nebenwirkungen (Übelkeit, Kopf- und Gliederschmerzen, Müdigkeit, Exantheme, Leukopenie etc.) abzuwägen.

Vorgehen: Sofort nach der Desinfektion 1 Kapsel Retrovir® à 250 mg einnehmen oder Infusion über 1 h mit 200 ml anlegen; danach die Medikamenteneinnahme in den Tagesrythmus einfügen, etwa um 8.00, 12.00, 16.00, 20.00 und 24.00 Uhr oder mit jeweils 1 Kapsel à 250 mg. Die Medikation 5 × 250 mg/d sollte 14 Tage lang durchgeführt werden.

● Kurz nach dem möglicherweise infektiösen Ereignis soll ein *HIV-Antikörpertest* abgenommen werden, Wiederholungsuntersuchungen nach 14 Tagen, 6 Wochen und 3 Monaten, dann in 3monatlichen Abständen bis zu 1 Jahr.

Literatur

Boudreaux AA, Smith LL, Cosby CD et al. (1993) Intralesional vinblastine for cutaneous Kaposi's sarcoma associated with AIDS. J Am Acad Deramtol 28: 61–65
Bratzke B, Orfanos CE (1988) Akutes Stadium einer HIV-Infektion und Übergang in AIDS mit Kaposi-Sarkom 24 Monate danach Hautarzt 39: 514–518
Bratzke B, Stadler R, Eichhorn R et al. (1987) Disseminiertes mukokutanes Kaposi-Sarkom bei AIDS. Klinische und therapeutische Erfahrungen an 13 Patienten. Hautarzt 38: 286–294
Bratzke B, Stadler R, Gollnick H et al. (1989) Borrelia burgdorferi-induziertes Pseudolymphom mit Erregeranzüchtung bei einem HIV-1-positiven Kranken. Hautarzt 40: 504–509
Caumes E, Guermonprez G, Katlama C et al. (1992) AIDS-associated mucocutaneons Kaposi's sarcoma treated with bleomycin. AIDS 6, 1483–1487
Cooper JS, Sacco J, Newall J (1988) The duration of local control of classic (non-AIDS-associated) Kaposi's sarcoma by radiotherapy. J Am Acad Dermatol 19: 59–66
Dupuy J, Price M, Lynch G et al. (1993) Intralesional interferon-alpha and Zidovudine in epidemic Kaposi's sarcoma. J Am Acad Dermatol 28: 966–972
Epstein JB, Scully C (1989) Intralesional vinblastine for oral Kaposi sarcoma in HIV infection. Lancet II: 1100–1101
Epstein JB, Scully C (1991) Clinical features and treatment of 33 homosexual men with Kaposi's sarcoma. Oral Surg Oral Med Oral Pathol 71: 38–41
Fischl NA (1991) Antiretroviral therapy in combination with interferon for AIDS-related Kaposi's sarcoma. Am J Med 90: 25–75
Gill PS, Rarick MU, Espina B et al. (1990) Advanced acquired immune deficiency syndrome-related Kaposi's sarcoma. Cancer 65: 1074–1078
Hamilton CR, Cummings BJ, Harwood AR (1986) Radiotherapy of Kaposi's sarcoma. Int J Radiat Oncol Biol Phys 12: 1931–1935
Hernandez DE (1993) High doses and low doses of alpha2-interferon plus Zidovudine in the management of Kaposi's sarcoma associated with human immunodeficiency virus infection. J Eur Acad Dermatol 2: 137–140
Hoxtell EO, Mandel JS, Muray SS et al. (1977) Incidence of skin carcinoma following renal transplantation. Arch Dermatol 117: 435–438
Kiehl M, Stoll R, Foerster EC, Domscke W (1993) Infektionsprophylaktischer Einsatz von Immunglobulinen bei Patienten mit AIDS (WR 5/6). Infektionsklinik 6: 22–24
Kovacs JA, Deyton L, Davey R et al. (1989) Combined zidovudine and interferon therapy in patients with Kaposi sarcoma and acquired immunodeficiency syndrome (AIDS). Ann Intern Med 111: 280–287
Krown SE (1990) Approaches to Interferon combination therapy in the treatment of AIDS. Sem Oncol 17: 11–15
Krown SE, Gold JW, Neidzwiecki D et al. (1990) Interferon-alpha with zidovudine: safety, tolerance, and clinical and virologic effects in patients with Kaposi sarcoma associated with the acquired immunodeficiency syndrome (AIDS). Ann Intern Med 112: 812–821
Lane HC, Fallon J, Walker RE et al. (1989) Zidovudine in patients with human immunodeficiency virus (HIV) infection and Kaposi's sarcoma. Ann Intern Med 111: 41–50
Lassoued K, Clauvel JP, Fegueux S et al. (1991) AIDS-associated Kaposi's sarcoma in female patients. AIDS 5: 877–880
Mayer-da-Silva A, Stadler R, Imcke E et al. (1987) Disseminiertes Kaposi's sarcoma in AIDS: Histogenesis-related population and influence of long-term treatment with rIFN-αA. J Invest Dermatol 89: 618–624
Mitsuyasu RT, Taylor JMG, Glaspy J, Fahey HL (1986) Heterogeneity of epidemic Kaposi's sarcoma. Cancer 57: 1657–1661
Myskowski PL, Koziner B, Tuerk L, Safai B (1984) Treatment of Kaposi's sarcoma: a review. In: Ma P, Armstrong D (eds) The acquired immune deficiency syndrome and infections of homosexual men. Yorke Med Books, New York, pp 317–327
Orfanos CE, Bratzke B, Lehmann FM (1988) Das HIV-1-assoziierte mukokutane Kaposi-Sarkom. AIFO 2: 561–569

Orfanos CE, Husak R, Wölfer U, Garbe C (1994) Kaposi's sarcoma: A reevaluation. In: Skin Cancer: Basic Science, Clinical Research and Treatment. C Garbe, S Schmitz, CE Orfanos (Eds), Springer, Berlin, pp: 275–296

Orlow SJ, Cooper D, Petrea S et al. (1993) AIDS-associated Kaposi's sarcoma in Romanian children. J Am Acad Dermatol 28: 449–459

Podzamczer D, Bolao F et al. (1993) Low dose interferon alpha combined with zidovudine in patients with AIDS-associated Kaposi's sarcoma. J Intern Med 233: 244–253

Rozenbaum W, Gharakhanian S, Navarette MS et al. (1990) Long-term follow-up of 120 patients with AIDS-related Kaposi'sarcoma treated with interferon alpha-2a. J Invest Dermatol 95: 161–165

Ruszczak Zb, Mayer-da-Silva A, Orfanos CE (1987) Kaposi's sarcoma in AIDS. Multicentric angioneoplasia in early skin lesions. Am J Dermatopathol 9: 388–398

Rybojad M, Borrador L, Verola O (1990) Non-AIDS associated Kaposi's sarcoma (classical and endemic African types): treatment with low doses of recombinant interferon alpha. J Invest Dermatol 95: 1765–1795

Schaart FM, Bratzke B, Ruszczak ZB et al. (1991) Long-term therapy of HIV-associated Kaposi's sarcoma with recombinant interferon alpha-2a. Br J Dermatol 124: 62–68

Schröder K, Garbe C. Waibel M et al. (1992) Granulozyten-Koloniestimulierender Faktor (G-CSF) in der Behandlung von Patienten mit HIV-assoziiertem mukokutanem Kaposi-Sarkom. Hautarzt 43: 700–706

Serfling U, Hood AF (1991). Local therapies for cutaneous Kaposi's sarcoma in patients with acquired immunodeficiency syndrome. Arch Dermatol 127: 1479–1481

Simonetti S, Pasticci MB, Biasini I et al. (1993) Sarcoma di Kaposi à localizzazione cutanea e polmonare in donna affetta da AIDS. Ann Ital Dermatol Clin Sper 47: 287–290

Smith KJ, Konzelman JL, Lombardo FA (1992) Iontophoresis of vinblastine into normal skin and for treatment of Kaposi's sarcoma in human immunodeficiency virus-positive patients. Arch Dermatol 128: 1365–1370

Spittle MF (1987) A simple and effective treatment for AIDS related Kaposi's sarcoma. Br Med J 295: 248–249

Stadler R, Bratzke B, Orfanos CE (1987) Therapeutischer Einsatz von α-Interferon bei metastasierendem malignen Melanom, disseminierten Kaposi-Sarkom und Morbus Behçet. Hautarzt 38: 453–460

Stadler R, Mayer-da-Silva A, Bratzke B et al. (1989) Interferons in dermatology. J Am Acad Dermatol 20: 650–656

Stadler R, Bratzke B, Schaart F et al. (1990) Long-term combined rIFN-alpha-2a and zidovudine therapy for HIV-associated Kaposi's sarcoma: clinical consequences and side effects. J Invest Dermatol 95: 170–175

Tappero JW, Conant MA, Wolfe SF, Berger TG (1993) Kaposi's sarcoma. Epidemiology, pathogenesis, histology, clinical spectrum, staging criteria and therapy. J Am Acad Dermatol 28: 371–395

Tokars JL et al. (1993) Surveillance of HIV infection and zidovudin use among health care workers after occupational exposure to HIV-infected blood. Ann Intern Med 118: 913–919

Volberding PA, Mitsuyasu RT, Golando JP, Spiegel RJ (1987) Treatment of Kaposi's sarcoma with interferon alfa 2b (Intron® A). Cancer 59: 620–625

Walker RE, Parker RI, Kovacs JA et al. (1988) Anemia and erythropoiesis in patients with the acquired immunodeficiency syndrome (AIDS) and Kaposi sarcoma treated with zidovudine. Ann Intern Med 108: 372–376

Wheeland RG, Bailin PL, Norris MJ (1985) Argon laser photocoagulative therapy of Kaposi's sarcoma: a clinical and histological evaluation. J Dermatol Surg Oncol 11: 1180–1185

Tabelle 42.21. Initialbehandlung bei florider Toxoplasmose und HIV-Infektion

▷ *Sulfadiazin* (Sulfadiazin Heyl Tbl. à 500 mg)	4 × 1500 mg p.o.
+	
Pyrimethamin (Daraprim® Tbl. à 25 mg)	4 × 25 mg p.o.
Alternativen:	
▷ *Clindamycin* (Sobelin® Amp. à 600 mg)	4 × 600 mg i.v.
+	
Pyrimethamin (Daraprim® Tbl. à 25 mg)	4 × 25 mg p.o.
oder	
▷ *DADPS* (Dapson-Fatol® Tbl. à 50 mg)	4 × 50 mg p.o.
+	
Pyrimethamin (Daraprim® Tbl. à 25 mg)	4 × 25 mg p.o.

nationsbehandlung mit *Pyrimethamin und Sulfadiazin* fortzuführen. Bei Verdacht einer allergischen Reaktion auf Sulfadiazin sollte jedoch die Therapie umgestellt werden, da gerade unter Sulfadiazin schwere Unverträglichkeitsreaktionen bis hin zum Lyell-Syndrom beschrieben wurden. Auch mit Hilfe der Kombination *Pyrimethamin mit Clindamycin bzw. DADPS* ist eine suffiziente erfolgreiche Therapie der Toxoplasmose möglich. Diese Präparate kommen auch als Erhaltungsmedikation zur Rezidivprophylaxe erfolgreich zum Einsatz. Bei Sulfadiazin-Überempfindlichkeit wird das DADPS oft durchaus vertragen, so daß es als Alternative in Frage kommt. Bei langfristiger Anwendung von DADPS ist stets die dadurch bedingte Methämoglobinbildung zu kontrollieren (bis zu 5 % unbedenklich, bis zu ca. 10 % tolerierbar) und Vitamin C täglich zuzuführen. Eine weitere Alternative ist der Einsatz der neueren Makrolid-Antibiotika *Clarithromycin* bzw. *Azithromycin* (Klacid®, Zithromax™); allerdings liegen z.Z. nur vereinzelt Erfahrungen vor.

● **Cytomegalievirus- (CMV-) Infektion.** Zur Behandlung der CMV-Infektion stehen mit *Ganciclovir* und *Foscarnet* (Foscavir® Inf.-Fl. 250 ml bzw. 500 ml à 24 mg Foscarnet-Na/ml) 2 Virustatika zur Verfügung, die auch – allerdings in seltenen Fällen – Hautreaktionen hervorrufen können. Wir sahen bei einem Kranken ein ausgedehntes Exanthem nach Foscarnetapplikation. Da die CMV-Infektion, insbesondere an der Retina, eine lebenslängliche Behandlung erfordert, sind neben einem möglicherweise auftretenden Arzneiexanthem zusätzliche Nebenwirkungen zu berücksichtigen: Das Ganciclovir wirkt stark myelosuppressiv (*cave:* Agranulozytose), Foscarnet kann zu erheblichen Beeinträchtigungen der Nierenfunktion, zu gastrointestinalen Komplikationen im Sinne von Nausea und Emesis sowie zur Ausbildung genitaler Ulzerationen führen. Die Entscheidung, welches dieser beiden Präparate langfristig zur Anwendung kommen sollte, ist unter Berücksichtigung sämtlicher genannter Kriterien zu fällen. Foscarnet kann im übrigen auch zur Behandlung von hartnäckigen bzw. Aciclovir-resistenten Zoster- und HSV-Infektionen an der Haut eingesetzt werden und hat möglicherweise einen bremsenden Einfluß auf die HIV-Replikation. Vgl. Tabelle 42.22.

Tabelle 42.22. Medikamente zur Standardbehandlung einer CMV-Infektion

▷ *Ganciclovir* (Cymeven®)	2 × 5 mg/kg KG/d alle 12 h oder 2 × 300 mg als i.v.-Dauertropfinfusion *Erhaltungsdosis:* 1 × 5–6 mg kg KG/d
alternativ:	
▷ *Foscarnet* (Foscavir®)	3 × 60–70 mg/kgKG i.v. alle 8 h bzw. 2 × 90 mg/kgKG i.v./d in Form von Dauertropfinfusionen (ca. 2 h); *Erhaltungsdosis:* 1 × 90–120 mg KG/d. *Nebenwirkungen:* Nierentoxizität, Erbrechen, Hypokalzinose

● **Pneumocystis carinii- (PC-) Pneumonie.** Aufgrund der nunmehr routinemäßig bei allen HIV-Patienten mit Immunschwäche (CD_4-Lymphozyten: < 300/µl) durchzuführenden Inhalation mit Pentamidin (Pentacarinat) ist die Inzidenz der PC-Pneumonie inzwischen deutlich zurückgegangen. Die optimale Behandlung der PC-Pneumonie wird mit *Trimethoprim-Sulfamethoxazol* in einer relativ hohen Dosierung von 100 mg/kg KG i.v. in 3 Tagesdosen durchgeführt. Durch seinen Sulfonamidanteil besitzt das Trimethoprim-Sulfamethoxazol offenbar eine hohe allergene Potenz; im Schrifttum wird bei PCP-Patienten die Frequenz sulfonamidbedingter Arzneimittelexantheme mit ca. 30 und 60 % der behandelten Kranken angegeben. Kommt es im Rahmen der Therapie einer PC-Pneumonie zur Ausbildung eines Arzneimittelexanthems, so tritt dies meist zwischen dem 8. und 12. Behandlungstag auf. Die Sulfonamide stellen z.T. eine für den Erkrankten lebensrettende Medikation dar, zumal das alternativ einsetzbare Pentamidin auch zu einer Reihe von Komplikationen führen kann. Daher wird von einigen Autoren eine *begleitende Kortikoidtherapie* anstelle eines Therapieabbruchs oder einer Therapieumstellung empfohlen. Die Tagesdosen sollten je nach Ausbildung des Exanthems zwischen 30 und 100 mg Prednisolonäquivalent betragen; einige Autoren führten an, bei ihren Patienten bis zu 200 mg/d gegeben zu haben. Die Möglichkeit, bei einem schwer immunsupprimierten Patienten systemische Kortikosteroide in höherer Dosierung anzuwenden, ist durchaus zu erwägen, da eine begleitende Steroidmedikation zur Behandlung der PC-Pneumonie auch ohne Ausbildung einer Arzneimittelallergie in neuerer Zeit zunehmend empfohlen wird. Das Kortikosteroid wirkt sich positiv auf die rasche Rückbildung der akuten klinischen Symptomatik (O_2-Mangel, Atemnot) aus. Aus unserer Sicht besteht bei bereits stark immunsupprimierten Kranken keine Gegenindikation für die Gabe von Kortikosteroiden, z.B. Prednisolon, falls notwendig bis zu 200 mg/d über eine beschränkte Zeit.
Ist die allergische Symptomatik durch höhere Kortikosteroidgaben nicht zu beherrschen, oder kommt es zur Ausbildung schwerwiegender Reaktionen im Sinne eines Erythema exsudativum multiforme bzw. eines Lyell-Syndroms, sollte die Therapie geändert werden. Bei leichten PC-Pneumonien kann eine Behandlung mit Pentakarinat-Inhalationen erfolgen, in schweren Fällen sollte eine Infusionsbehandlung mit 4 mg/kg KG in einer Tagesdosis verabreicht werden (s. Tabelle 42.23).

Tabelle 42.23. Medikamentöse Maßnahmen bei Pneumocystis-carinii-Pneunomie

▷ *Trimethoprim-Sulfamethoxazol*
100 mg/kg KG i.v. in 3 Tagesdosen
(ggf. + 30–100 mg Prednisolon)
alternativ:
▷ *Pentamidin* (Pentacarinat) 4 mg/kg KG i.v. 1 ×/d
oder 300–600 mg per Inhalation 1 ×/d

42.11 Desensibilisierung bei allergischen Reaktionen

42.11.1 Trimethoprim-Sulfamethoxazol

Immer wieder kommt es bei HIV-Patienten zu Situationen, in denen Allergien auf Medikamente auftreten, die für den Erhalt des Lebens der Kranken oder ihrer Lebensqualität unabdingbar sind. In der Mehrzahl dieser Fälle handelt es sich um Präparate, die eine entscheidende Rolle in der Therapie der zerebralen Toxoplasmose oder der Pneumocystis carinii-Pneumonie spielen (s. oben). Das Trimethoprim-Sulfamethoxazol (TMP/SMX) ist die Therapie der Wahl für die Pneumocystis carinii-Pneumonie wegen seiner Effektivität, wobei das Pentacarinat eher zur Dauerprophylaxe herangezogen wird. Ein Grund für die offensichtlich erhöhte Rate allergischer Reaktionen bei HIV-Patienten ist bis heute unbekannt, in mehreren Studien wurde bei Patienten mit Aids eine allergische Reaktion auf TMP/SMX im Rahmen der PCP-Therapie beschrieben, die zur Unterbrechung der Therapie mit diesem Medikament führte. Neben einem makulopapulösen oder hämorrhagischen Exanthem an der Haut sind derartige allergischen Reaktionen mit Fieber, Neutropenie, Thrombopenie sowie Transaminasenerhöhung verbunden.
Eine TMP/SMX-Desensibilisierungstherapie wurde in aufsteigender Dosierung gemäß Tabelle 42.24 angegeben, falls der Einsatz von TMP/SMX unbedingt notwendig erscheint.

Tabelle 42.24. Möglichkeit einer TMP/SMX-Desensibilisierung bei Aids-Patienten

Behandlungstag	Dosierung von Trimethoprim/Sulfamethoxazol
1	0,4–2 mg
2	0,8–4 mg
3	1,6–8 mg
4	3,2–16 mg
5	4,8–24 mg
6	10–50 mg
7	20–100 mg
8	40–200 mg
9	80–400 mg
10–16	160–800 mg
ab 17	2 ×/d 160–800 mg

Tabelle 42.25. Desensibilisierungsbehandlung für Sulfadiazin

Zeit	Dosis	Volumen
1. Tag	10 µg	0,1 ml
	20 µg	0,2 ml
	30 µg	0,3 ml
	40 µg	0,4 ml
	60 µg	0,6 ml
	80 µg	0,8 ml
	100 µg	1,0 ml
	200 µg	2,0 ml
2. Tag	300 µg	3,0 ml
	500 µg	5,0 ml
	600 µg	6,0 ml
	750 µg	7,5 ml
	1 mg	10,0 ml
	2 mg	20,0 ml
3. Tag	4 mg	0,4 ml
	8 mg	0,8 ml
	15 mg	1,5 ml
	30 mg	3,0 ml
	50 mg	5,0 ml
	100 mg	10,0 ml
	200 mg	20,0 ml
4. Tag	250 mg	½ Tbl.
	500 mg	1 Tbl.
5. Tag	500 mg	4 × 1 Tbl.
	500 mg	4 × 2 Tbl.

Das steigende Dosierungsschema wurde in dieser Form von uns kürzlich bei 3 Patienten mit Erfolg durchgeführt, bei 1 Patienten erfolgte aufgrund von generalisiertem Pruritus, Transaminasenerhöhung, Fieber über 39 °C und Thrombozytopenie ein Abbruch der Desensibilisierung am 8. Tag der Behandlung. Dennoch empfehlen wir, bei lebensnotwendiger Behandlungsindikation ein derartiges Desensibilisierungsschema mit TMP/SMX versuchsweise einzusetzen.

42.11.2 Sulfadiazin

Wie beim TMP/SMX kann eine Desensibilisierungsbehandlung auch bei Überempfindlichkeitsreaktionen gegen Sulfadiazin (SD) z. B. im Rahmen einer Toxoplasmosetherapie bei HIV-Kranken durchgeführt werden. Patienten mit massiven Reaktionen, z. B. toxischer epidermaler Nekrolyse, Agranulozytose oder fibrosierender Alveolitis sollten selbstverständlich von derartigen Behandlungsversuchen ausgeschlossen bleiben. Ein erprobtes Desensibilisierungsprotokoll ist in Tabelle 42.25 aufgeführt.

Die Pyrimethaminbehandlung sollte aus Erhaltungszwecken während der SD-Desensibilisierung in einer Dosierung von 2 × 25 mg fortgesetzt werden; bei florider zerebraler Toxoplasmose sollte mit 3 × 25 mg Pyrimethamin behandelt werden. Zusätzlich ist es empfehlenswert, in Ergänzung zur Pyrimethaminbehandlung bzw. zur Prophylaxe einer Folsäuremangelanämie 7,5 mg Folsäure/d zu verabreichen. Da die SD-Dosis während der ersten Tage der Desensibilisierung für eine floride zerebrale Toxoplasmose nicht ausreicht, ist es notwendig, bis zum Tag 5, an dem die volle SD-Dosis erreicht ist, Clindamycin (4 × 600 mg i.v.) oder DADPS (4 × 50 mg p.o.) gleichzeitig zu verabreichen. Nach den bisherigen Erfahrungen soll ein Desensibilisierungsversuch bei bis zu 50 % der Patienten zu einer dauerhaften Verträglichkeit des Medikamentes führen, in mehreren Fällen war ein zweiter Desensibilisierungsversuch erforderlich.

Die hier beschriebenen Schemata sollten stets *unter stationären Bedingungen* erfolgen. In floriden Stadien einer PC-Pneumonie oder einer zerebralen Toxoplasmose ist ergänzend Pentamidin bzw. Clindamycin/DADPS zu verabreichen, um eine optimale Kontrolle der opportunistischen Infektion auch während der Desensibilisierungsphase zu gewährleisten.

42.12 Schlußfolgerungen

Die zahlreichen allergischen Reaktionen auf unterschiedliche Arzneimittel während der Behandlung der HIV-Patienten stellen für den behandelnden Arzt eine Herausforderung dar. In der Regel muß er sich in solchen Fällen für eine der 3 oben beschriebenen Alternativen entscheiden:

▷ Absetzen oder Umsetzen des in Frage kommenden Medikamentes,
▷ zusätzliche systemische Behandlung mit Kortikosteroiden oder
▷ den Versuch einer Desensibilisierung.

Bei der Entscheidung für eine dieser 3 Möglichkeiten sollten stets mehrere Kriterien Berücksichtigung finden: Zu beachten ist das Nebenwirkungsspektrum des bis dato applizierten Medikamentes sowie des alternativ zu verabreichenden Präparates, ferner die Darreichungsform, die Floridität der zu behandelnden Infektion sowie der Gesamtzustand des Kranken (liegen weitere Symptomkomplexe vor, z.B. schwere Myelosuppression, Kontraindikationen zur Applikation von Cymeven® u.ä.?). Arzneimittelexantheme bei HIV-Patienten sollten nicht unterbewertet, aber auch nicht überbewertet werden. Exantheme in leichterer Ausprägung können u.U. zunächst beobachtet werden, ohne das verdächtige Medikament abzusetzen. Einige bilden sich trotz Fortsetzung der Medikation spontan zurück wie bei einer vorübergehenden Intoleranz. Kommt es jedoch zu einem massiven Ausbruch von Hautveränderungen mit hohem Eruptionsdruck, sollten in jedem Fall eine stationäre Überwachung des Patienten eingeleitet und die entsprechenden therapeutischen Konsequenzen gezogen werden.

Literatur

Bell ET, Tapper ML, Pollock AA (1985) Sulphadiazine desensitization in AIDS patients. Lancet I: 163

Carr A, Cooper DA, Penny R (1991) Allergic manifestations of human immunodeficiency virus (HIV) infection. J Clin Immunol 11: 55–64

Chan H, Stern R, Arndt K et al. (1990) The incidence of erythema multiforme, Stevens-Johnson syndrome and epidermal necrolysis: a population-based study with particular reference to reactions caused by drugs among outpatients. Arch Dermatol 126: 43–47

Coopman S, Stern R (1991) Cutaneous drug reactions in human immune deficiency virus infection. Arch Dermatol 127: 714–717

Coopman S, Johnson R, Platt R, Stern R (1993) Cutaneous disease and drug reactions in HIV-infection. N Engl J Med 328: 1670–1674

Gibbons RB, Lindauer JA (1985) Successful treatment of Pneumocystis carinii pneumonia with trimethoprim-sulphamethoxazole in hypertensive AIDS patients. JAMA 253: 1259–1260

Gordin FM, Simon GL, Wofsy CB, Mills J (1984) Adverse reactions to trimethoprim-sulfamethoxazole in patients with the acquired immunodeficiency syndrome. Ann Intern Med 100: 495–499

Gottlieb MS, Young LS (1985) Adverse reactions to pyrimethamine-sulfadoxine in context of AIDS. Lancet I: 1389 (letter)

Greenberger PA, Patterson R (1987) Management of drug allergy in patients with acquired immunodeficiency syndrome. J Allergy Clin Immunol 79: 484–488

Jaffe HS, Abrams DI, Ammann AJ et al. (1983) Complications of cotrimoxazole in treatment of AIDS-associated Pneumocystis carinii pneumonia in homosexual men. Lancet II: 1109–1111

Jick J (1982) Adverse reactions to trimethoprim-sulfamethoxazole in hospitalized patients. Rev Infect Dis 4: 426–428

Kaplan MH, Sadick N, McNutt NS et al. (1987) Dermatologic findings and manifestations of acquired immunodeficiency syndrome (AIDS). J Am Acad Dermatol 16: 485–506

MacLean Smith R, Iwamoto GK, Richerson HB, Flaherty JP (1987) Trimethoprim-sulfamethoxazole desensitization in the acquired immunodeficiency syndrome. Ann Intern Med 106: 335

Mitsuyasu R, Groopman J, Volberding P (1983) Cutaneous reaction to trimethoprim-sulfamethoxazole in patients with AIDS and Kaposi's sarcoma. N Engl J Med 308: 1535–1536

Papakonstantinou G, Füeßl H, Hehlmann R (1988) Trimethoprim-Sulfamethoxazole desensitization in AIDS. Klin Wochenschr 66: 351–353

Portens D, Berger T (1991) Severe cutaneous drug reactions (Stevens Johnson syndrome and toxic epidermal necrolysis) in human immunodeficiency virus infection. Arch Dermatol 127: 740–741

Purdy BH, Philips DM, Summers RW (1984) Desensitization for sulfasalazine skin rash. Ann Intern Med 100: 512–514

Quinn TC, Piot P, McCormick JB et al. (1987) Serologic and immunologic studies in patients with AIDS in North America and Africa. JAMA 257: 2617–2621

Raviglione M, Dinan W, Pablos-Mendez A et al. (1988) Fatal toxic epidermal necrolysis during prophylaxis with pyrimethamine and sulfadoxine in a human immunodeficiency virus-infected person. Arch Intern Med 148: 2683–2685

Röcken M, Breit R (1989) Immunologische, allergologische und pseudoallergische Phänomene bei HIV-Positiven. AIDS und HIV-Infektionen 9: 1–10

Saiag P, Caumes E, Chosidow O et al. (1992) Drug-induced toxic epidermal necrolysis (Lyell syndrome) in patients infected with the immunodeficiency virus. J Am Acad Dermatol 26: 567–574

Seligmann M, Chess L, Fahey JL et al. (1984) AIDS – an immunologic reevaluation. N Engl J Med 311: 1286–1292

Tenant-Flowers M, Boyle MJ, Carey D et al. (1991) Sulphadiazine desensitization in patients with AIDS and cerebral toxoplasmosis. AIDS 5: 311–315

Wharton M, Coleman DL, Fitz G et al. (1986) Trimethoprim-sulfamethoxazole or pentamidine for Pneumocystis carinii pneumonia in the acquired immunodeficiency syndrome. Ann Intern Med 105: 37–44

White MV, Haddad ZH, Brunner E, Sainz C (1989) Desensitization to trimethoprim-sulphamethoxazole in patients with acquired immunodeficiency syndrome and Pneumocystic carinii pneumonia. Ann Allergy 62: 177–179

Farbabbildungen

1 Mundschleimhautveränderungen bei einem Patienten mit primärem HIV-Exanthem

2 Multiple Virusakanthome an der Lippen bei einem HIV-infizierten Kranken und fortgeschrittener Immunsuppression

3 Orale Haarleukoplakie

4 Systemische mukokutane Candidose bei konnataler HIV-Infektion von Zwillingen

5 Ulzerierender Herpes simplex recidivans in loco bei Therapieresistenz auf Aciclovir

6 Multiple Mollusca contagiosa bei einem 9-jährigen, HIV-infizierten afrikanischen Mädchen

7,8 Manifestation eines Kaposi-Sarkoms am harten Gaumen und vollständige Remission der mukokutanen Herde nach systemischer Behandlung mit Interferon-α

9,10 Kaposi-Sarkom im Bereich der Zehen und des Vorfußes und vollständige Rückbildung unter systemischer Interferon-α-Behandlung

11 Ausgedehnte Manifestationen eines Kaposi-Sarkoms im Gesicht mit beginnendem Lymphödem

12 Disseminiertes Kaposi-Sarkom am gesamten Integument bei einem Patienten mit fortschreitender HIV-Kachexie

Farbabbildungen

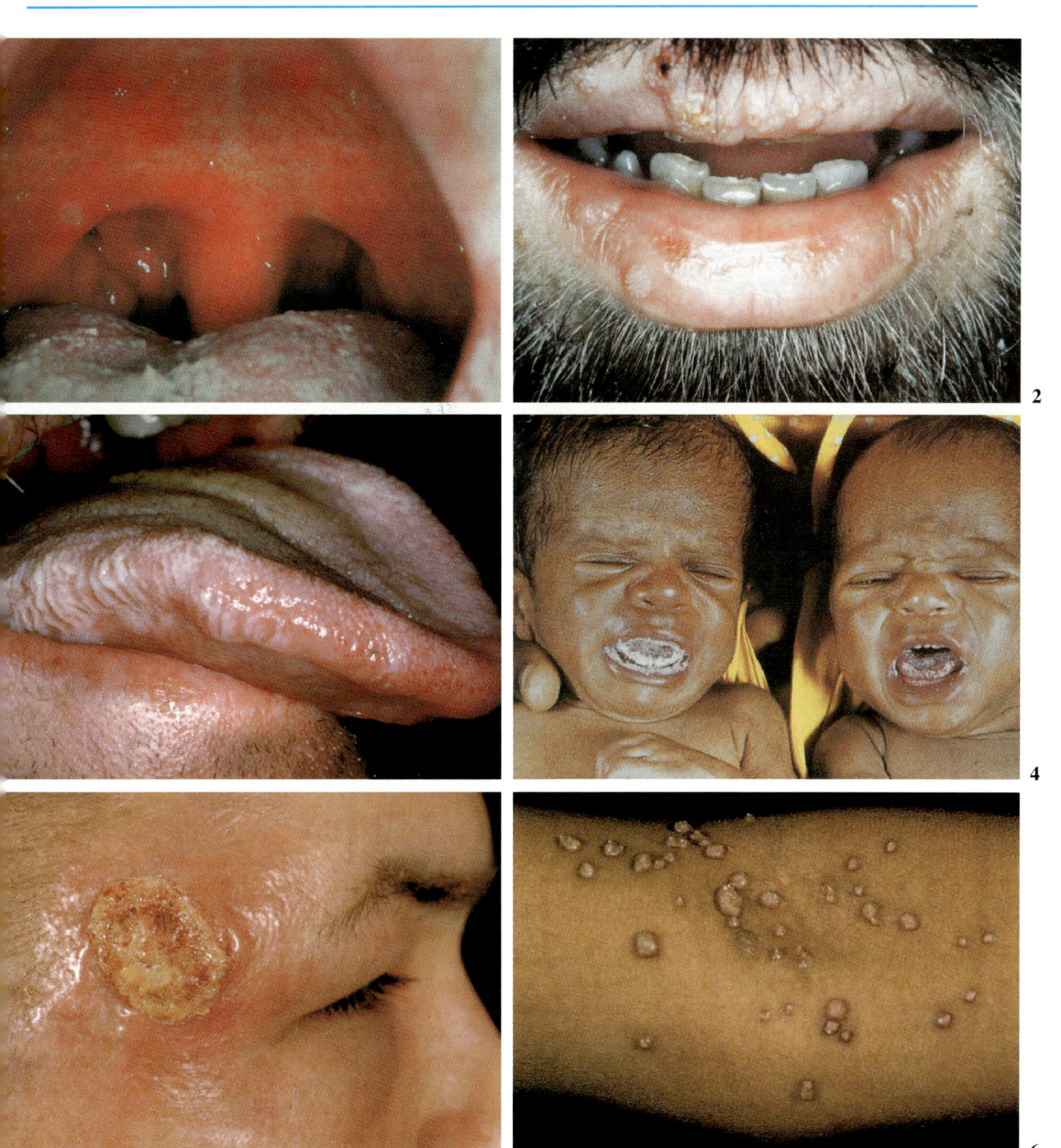

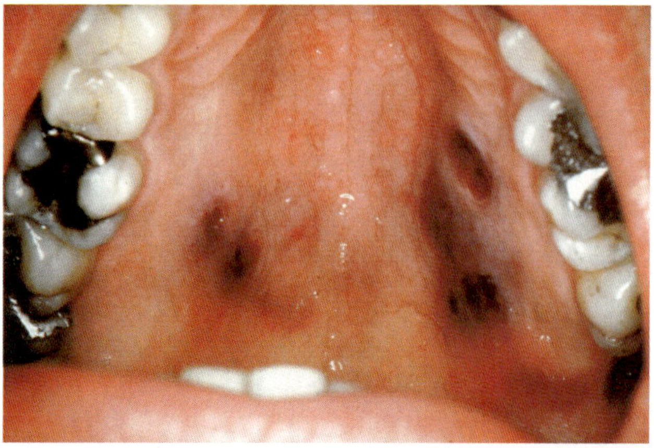

7

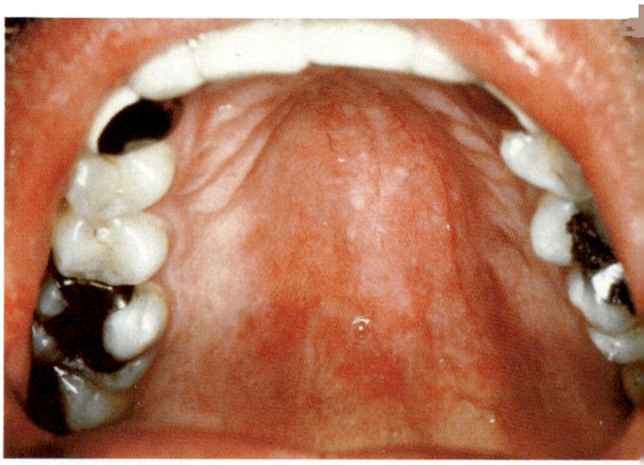

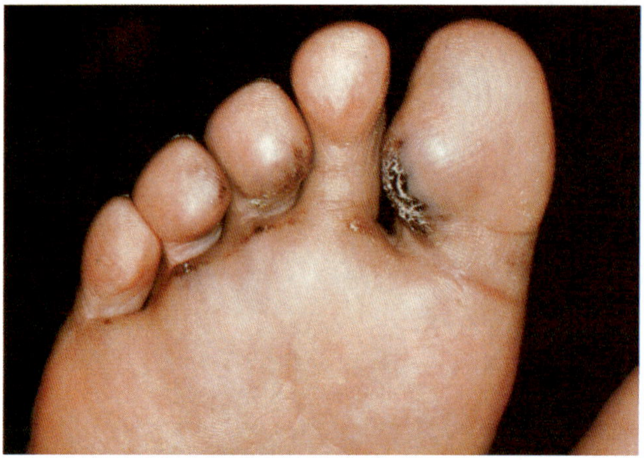

9

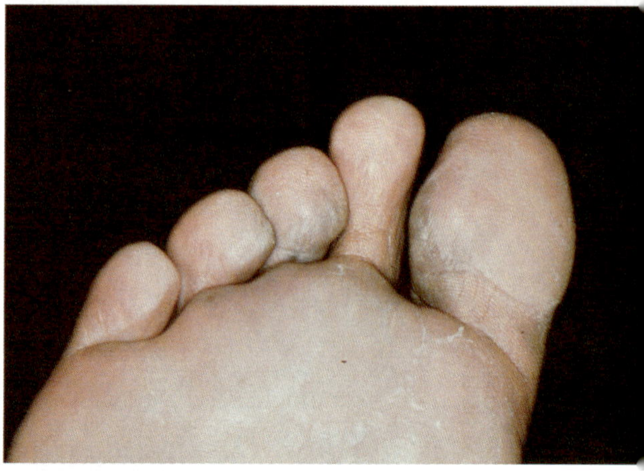

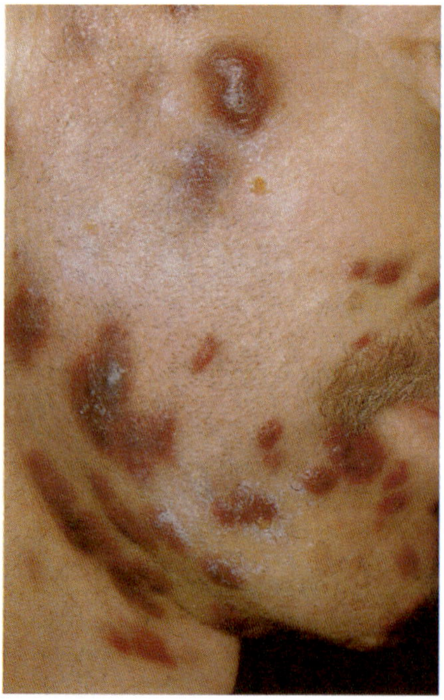

11

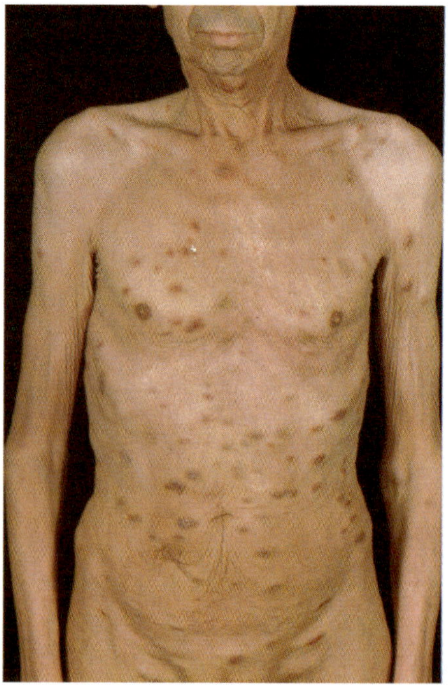

12

Kapitel 43 Pseudolymphome, Prälymphome und Lymphome der Haut

43.1 Allgemeines 988
43.2 Prognostische Überlegungen und therapeutisches Spektrum 989
43.3 Pseudolymphome und Prälymphome 990
43.3.1 Lymphocytoma cutis 991
43.3.2 Lymphozytische Infiltration 992
43.3.3 Aktinisches Retikuloid 993
43.3.4 Digitiforme Dermatose 993
43.3.5 Parapsoriasis „en grandes plaques" . . 993
43.3.6 Lymphomatoide Papulose 993
43.3.7 Mucinosis follicularis. 994
43.3.8 Angiolymphoide Hyperplasie mit Eosinophilie 994
43.3.9 Lymphogranulomatosis X. 995
43.4 Maligne Lymphome 996
43.4.1 Klassifikation und Stadieneinteilung 997
43.4.2 Therapieeinsatz und Nutzen-Risiko-Abwägung. 998
43.4.3 Behandlung kutaner T-Zell-Lymphome. 1001
43.4.4 Großzellig-anaplastisches CD 30-positives Lymphom der Haut 1004
43.4.5 Sonstige seltene kutane T-Zell-Lymphome. 1005
43.4.6 Kutane B-Zell-Lymphome 1009
43.4.7 Posttransplantationslymphome der Haut. 1010
43.4.8 Klassische Polychemotherapieschemata 1011
43.5 Weitere Behandlungsansätze. 1017

43.1 Allgemeines

Das Auftreten lymphoproliferativer Krankheiten und ihrer Vorstadien an der Haut ist relativ häufig. Dabei gilt es zu unterscheiden einerseits die lymphoiden Hyperplasien polyklonaler Natur, die als *Pseudolymphome* bezeichnet werden und z.T. durch verschiedene exogene Noxen (z.B. Medikamente, Licht, Infektionen etc.) an der Haut hervorgerufen werden, und andererseits die echten monoklonalen lymphoiden Neoplasien, die *kutanen malignen Lymphome*. Klinisch ist für beide Entitäten eine meist multizentrische Entstehung mit disseminiertem Auftreten von Papeln, Plaques oder Knoten charakteristisch, die über Wochen oder Monate persistieren und sich langsam ausbreiten können. Gelegentlich kommt es zur Konfluenz der Herde oder gar primär zum Auftreten einer Erythrodermie, wobei neben dem ausgedehnten Hautbefall oft auch die hautnahen Lymphknoten vergrößert bzw. befallen sind.

Folgende Merkmale gehören zum *diagnostischen Procedere* beim Verdacht auf ein malignes Lymphom der Haut:
a) Der histologische Nachweis monomorpher lymphoider Infiltrate mit Zellatypien und Mitosen in der Läsion,
b) der monoklonale Charakter des Zellinfiltrats,
c) der Nachweis atypischer Lymphozyten mit hyperpyknotischen oder zerebriformen Kernen in der Blutbahn,
d) der Nachweis der Beteiligung anderer Organe, insbesondere der Lymphknoten oder des Knochenmarks als Zeichen einer fortgeschrittenen Systemerkrankung, und
e) in Speziallaboratorien der Nachweis eines „gene rearrangement", sofern es sich um proliferierende T-Zell-Populationen handelt.

Einige seltene lymphoproliferative Varianten werden mittels besonderer, zusätzlicher immunhistochemischer und molekularbiologischer Verfahren diagnostiziert, z.B. die CD 30-Positivität oder der Nachweis von HTLV I-DNS-Sequenzen mit Hilfe der PCR-Reaktion.

Erst die genaue Diagnose und Klassifikation des lymphoproliferativen Prozesses ermöglicht es, ein angemessenes therapeutisches Vorgehen zu wählen, das am ehesten die Erhaltung des Lebens und der Lebensqualität des betroffenen Kranken verspricht. Besonders zu beachten ist die Tatsache, daß a) länger bestehende Pseudolymphome in ein echtes malignes B- oder T-Zell-Lymphom übergehen können und b) der klinische Verlauf der kutanen malignen Lymphome oft mit Vorläuferstadien einhergeht, den sog. *Prälymphomen*. Derartige Vorstadien können sich über mehrere Jahre hinziehen, bis der Übergang in die maligne Lymphomkrankheit schließlich klinisch manifest wird. Es kommt immer wieder vor, daß Pseudolymphome nach mehrjährigem Bestand in ein Prälymphom bzw. in ein echtes malignes Lymphom der Haut übergehen, das sich im weiteren Verlauf auch extrakutan ausbreiten kann.

Dementsprechend muß auch die Behandlungsstrategie bei den kutanen Lymphomen *stadiengerecht* angepaßt werden, um den Umwandlungsprozeß

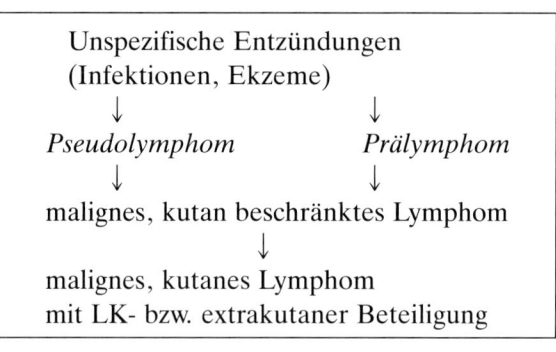

Unspezifische Entzündungen
(Infektionen, Ekzeme)
↓ ↓
Pseudolymphom   *Prälymphom*
↓ ↓
malignes, kutan beschränktes Lymphom
↓
malignes, kutanes Lymphom
mit LK- bzw. extrakutaner Beteiligung

---

zu berücksichtigen. Erschwerend kommt hinzu, daß keine zuverlässigen prognostischen Marker zur Verfügung stehen, um den zeitlichen Ablauf dieser Kaskade rechtzeitig erkennbar zu machen. Moderne Techniken wie die Analyse des „gene rearrangement" können einen Einblick in die mögliche Klonalität einer lymphoproliferativen Erkrankung vermitteln, sind jedoch kein zuverlässiger Parameter für die Erkennung der Malignität und das biologische Verhalten eines Lymphoms. Letztendlich bleibt die klinische Erfahrung des Therapeuten für die Wahl der Therapie entscheidend.

Literatur

Kerl H, Volkenandt M, Cerroni L (1994) Maligne Lymphome der Haut. Hautarzt 45: 421–443

43.2 Prognostische Überlegungen und therapeutisches Spektrum

Das therapeutische Vorgehen bei den lymphoproliferativen Krankheiten der Haut ähnelt der Therapie der primär lymphonodulären Lymphome, zeigt aber auch Unterschiede, vor allem während der initialen Stadien der Behandlung. Insbesondere die relative Empfindlichkeit lymphoider Zellen auf Strahlen (UV, Röntgenstrahlen, schnelle Elektronen) und die leichte Erreichbarkeit des Hautorgans für lokale Maßnahmen sind dafür ein Grund. Gerade die epidermotropen T-Zell-Lymphome der Haut lassen sich durch lokale Maßnahmen gut beeinflussen. Dazu gehört auch die topische Applikation von Medikamenten, z. B. Kortikosteroiden, intrafokale Anwendung von rIFN-α, lokale Zytostatika oder toxische Agentien (Carmustin, Stickstofflost) u. a., die dem Dermatologen ein zusätzliches Instrumentarium in die Hand geben.

Neben den Möglichkeiten einer dermatologischen Lokaltherapie führt der besondere klinische Verlauf der extranodalen primären Lymphome der Haut dazu, daß hier oft andere therapeutische Wege beschritten werden als bei den nodalen NHL, die von ihrer Definition her als systemische Neoplasien anzusehen sind. Sowohl die primären B-, als auch die primären T-Zell-Lymphome der Haut weisen Parallelen zu den sog. *MALT-Lymphomen* („mucosa associated lymphoid tissue") auf, die in der Schleimhaut des Magen-Darm-Traktes oder des Respirationstraktes beschrieben wurden und oft lediglich durch chirurgische Maßnahmen (Totalexzision) kurativ anzugehen sind. Die malignen Lymphome der Haut könnten auch als *SALT-Lymphome* („skin associated lymphoid tissue") bezeichnet werden. Ätiopathogenetisch spielen bei den genannten Varianten bestimmte Faktoren eine Rolle, die in der Haut und den Schleimhäuten ähnlich sind. Hier wie dort handelt es sich um Epithelien, die in spezifischen, durch Zytokine mediierten Wechselwirkungen zu den lymphomononukleären Zellen, den Fibrozyten/Fibroblasten und den Endothelzellen der Dermis bzw. der Submukosa stehen. Es besteht eine ständige *Rezirkulation von Lymphozyten* aus der Haut und den Schleimhäuten, die in der Peripherie unter Mitwirkung von antigenpräsentierenden Zellen, z. B. den Langerhans-Zellen, mit zahlreichen Antigenen konfrontiert wurden. Patienten mit Mycosis fungoides weisen oft jahrelang andauernde *prämykotische Vorstadien* entzündlichen Charakters auf, die etwa als Kontaktdermatitis oder atopische Dermatitis imponieren oder gar noch sind. Erst die chronische Antigenstimulation des T-Zell-Systems führt offenbar durch die Erlahmung der Überwachungsfunktion zur Entwicklung der klinisch manifesten Neoplasie.

Die Behandlung der Hautlymphome muß darüber hinaus die überwiegend *gute Prognose* der kutanen Manifestationen berücksichtigen. Größere Studien haben keine Verbesserung der Pro-

Tabelle 43.1. Behandlungsmöglichkeiten bei lymphoiden Hyperplasien/Neoplasien der Haut

▷ **UVA/UVB-Bestrahlungen** mit und ohne Sensibilisatoren,
z. B. Heliotherapie, UV-Lampen, Solarien etc. ohne oder mit Sensibilisatoren: z. B. Teer, Psoralene (PUVA)
▷ **Kortikosteroide** (lokal oder systemisch)
▷ **Synthetische Retinoide**,
z. B. Isotretinoin, Etretinat/Acitretin (Roaccutan®, Tigason®/Neotigason®) allein oder in Kombination mit anderen Modalitäten; ReSUP, RePUVA, retinoidunterstützte Chemotherapie
▷ **Interferone**
In der Regel rIFN-α-2a oder rIFN-α-2b (Roferon® A, Intron® A) allein oder in Kombination mit PUVA (α-PUVA)
▷ **Ionisierende Strahlen**
Röntgenbestrahlung (lokale oder Fernbestrahlung), schnelle Elektronen
▷ **Chemotherapien**
Verschiedene mono- und polychemotherapeutische Schemata
▷ **Extrakorporale Photopherese**
Allein oder in Kombination mit anderen Verfahren oder Pharmaka (UVB-Bestrahlung, PUVA, Interferone)
Sonstiges: Plasmapherese, Hyperthermie, Antitumormoleküle

gnose durch eine frühzeitige intensive Chemotherapie ergeben, vielmehr können sich hieraus Chemotherapieresistenzen entwickeln, die die therapeutischen Optionen bei Progression der Erkrankung minimieren. Es gilt bei den frühen kutanen Lymphomen, den Grundsatz „primum nil nocere" zu beachten.

Die Behandlungsmaßnahmen bei Hautlymphomen sollten in der Regel *stadiengerecht* mit nebenwirkungsarmen Techniken (SUP, PUVA, Kortikosteroide lokal und systemisch, Interferone, Retinoide, Elektronenbestrahlung, Röntgenbestrahlung) beginnen und erst dann auf eine (Poly)chemotherapie zurückgreifen, wobei auch hier erst mit „leichteren" Schemata zu beginnen ist und später eingreifende Kombinationen herangezogen werden sollten, z.B. COP, CHOP, MOPP, COP-BLAM, IMP-16 etc. Neuerdings werden verschiedene Antitumormoleküle gerade bei den malignen Lymphomen der Haut experimentell eingesetzt, z.T. als kombinierte immunochemotherapeutische Schemata. Dadurch können die Dosen der notwendigen Zytostatika reduziert und ihre Nebenwirkungen auf ein Minimum beschränkt werden.

43.3 Pseudolymphome und Prälymphome

Pseudolymphome sind Erkrankungen der Haut, die durch ihr klinisches und histologisches Substrat das Vorliegen eines echten malignen Lymphoms vortäuschen können. Sie treten lokalisiert oder disseminiert auf, bleiben aber auf die Haut beschränkt und zeigen keine Beteiligung innerer Organe. Zumindest ein Teil der Pseudolymphome geht nach längerem Bestehen in ein kutanes Lymphom über.

Die Besonderheit der Pseudolymphome besteht darin, daß sie klinisch sehr unterschiedliche Bilder zeigen können, die neben ihrer klinischen Polymorphie auch in ihrem biologischen Verhalten schwer einzuschätzen sind. Einige von ihnen werden durch *Medikamente* hervorgerufen (z.B. Phenytoin, Phenothiazine, Cyclosporin A, Carbamazepin u.a.), andere durch *Infektionen* (z.B. Lymphadenosis cutis durch Borrelia burgdorferi, s. S. 101), ein Rest ist unbekannter Ätiologie, z.B. die angiolymphoide Hyperplasie mit Eosinophilie. Es ist bisher unklar geblieben, ob nur

Tabelle 43.2. Klinische Varianten von Pseudo- und Prälymphomen

▷ **Lymphocytoma cutis** (Lymphadenosis benigna cutis Baefverstedt)
▷ **Lymphozytäre Infiltration Jessner-Kanof**
▷ **Aktinisches Retikuloid**
▷ **Parapsoriasisgruppe:** „Parapsoriasis en plaques" Brocq, digitiforme Dermatose, Parakeratosis variegata, lymphomatoide Papulose
▷ **Angiolymphoide Hyperplasie mit Eosinophilie** (Kimura)
▷ **Lymphogranulomatosis X**

ein Teil oder alle Pseudolymphome langfristig in ein malignes Lymphom übergehen. Offensichtlich ist die Wahrscheinlichkeit einer neoplastischen Umwandlung unterschiedlich, je nach Bestandsdauer und nach dem klinischen Bild. Bei Varianten aus der Parapsoriasisgruppe dürfte ein Übergang in über 50% aller Fälle zu erwarten sein, bei der Lymphadenosis benigna cutis Baefverstedt und der lymphozytischen Infiltration Jessner-Kanof dürfte ein Übergang zu den seltenen Verläufen gehören (<10%). Tabelle 43.2 gibt einen Überblick über die verschiedenen klinischen Varianten der Pseudolymphome und Prälymphome.

Behandlungsstrategien. Die Behandlung eines Pseudolymphoms muß generell darauf ausgerichtet werden, evtl. kausalgenetische Faktoren abzuschätzen und entsprechend zu berücksichtigen. Dazu gehört das Absetzen bzw. Umsetzen aller Medikamente, die nicht unbedingt notwendig sind und als Auslöser in Frage kommen. Von den Antiepileptika sind Phenytoin und Carbamazepin möglichst zu meiden, ebenso Phenothiazine und weitere Pharmaka mit der Potenz der Lichtsensibilisierung (z.B. aktinisches Retikuloid, s. S. 738). Eine antibiotische Therapie mit Penicillin oder Tetracyclin über 2–3 Wochen wird bei Pseudolymphomen oft praktiziert und auch empfohlen, damit kryptogene Infektionsstimuli ausgeschaltet werden. Insbesondere bei Borreliosen kann, trotz positiven Erregerbefundes, die übliche Serodiagnostik (IFT, ELISA-Test) negativ ausfallen. Weiterführende Tests einschl. der PCR-Reaktion werden nur in wenigen Zentren durchgeführt, und ihre Aussagekraft wird noch überprüft.

Eine zentrale Stellung in der Behandlung der Pseudolymphome nehmen Bestrahlungen mit unterschiedlichen Strahlenqualitäten ein, wobei zunächst Heliotherapien und SUP-Bestrahlungen mit oder ohne lokale Teerapplikation genügen. Dazu gehört eine lokale Pflege mit Cremes und milden lokalen Kortikosteroiden. Bei chronischem Juckreiz (z.B. Parapsoriasis en plaques Brocq, digitiforme Dermatose) sind lokale Antipruriginosa angezeigt. Systemische Kortikosteroide erscheinen eher überflüssig, Antihistaminika sind wenig wirksam. Wichtig ist es, in jedem Einzelfall eine regelmäßig ärztliche Kontrolle alle 3–6 Monate einzuhalten, um die weitere Entwicklung der Hautläsionen zu überwachen und ggf. rechtzeitig einzugreifen.

Weiterführende Maßnahmen sind in der Regel nicht notwendig und auch wenig hilfreich. Röntgenbestrahlungen und Chemotherapien sollten für die Fälle vorbehalten bleiben, die gesichert oder mit großer Wahrscheinlichkeit bereits in ein malignes Lymphom übergegangen sind. Zuverlässige Kriterien, um diesen Zustand möglichst bereits am Beginn der Zellinfiltration zu erkennen, sind zur Zeit nicht vorhanden. Viel wird von der Empirie und der Erfahrung des Arztes abhängig bleiben.

Literatur

Bago M, Wechsler J, Perrussel M et al. (1989) Pseudolymphome induit par la ciclosporine. Ann Dermatol Venereol 116: 894–896

Blazejak T, Hölzle E (1990) Phenothiazin-induziertes Pseudolymphom. Hautarzt 41: 161–163

Braddock SW, Harrington D, Vose J (1992) Generalized nodular cutaneous pseudolymphoma associated with phenytoin therapy. Use of T-cell receptor gene rearrangement in diagnosis and clinical review of cutaneous reactions to phenytoin. J Am Acad Dermatol 27: 337–340

Harris DW, Ostlere L, Buckley C et al. (1992) Phenytoin-induced pseudolymphoma. A report of a case and review of the literature. Br J Dermatol 127: 403–406

Henderson CA, Shamy HK (1990) Atenolol-induced pseudolymphoma. Clin Exp Dermatol 15: 119–120

Kardaun SH, Scheffer E, Vermeer BJ (1988) Drug-induced pseudolymphomatous skin reactions. Br J Dermatol 118: 545–552

Katzin WE, Julius CJ, Tubbs RR, McHenry MC (1990) Lymphoproliferative disorders associated with carbamazepine. Arch Pathol Lab Med 114: 1244–1248

Landa NG, Zelickson BD, Peters MS et al. (1993) Lymphoma versus pseudolymphoma of the skin: gene rearrangement study of 21 cases with clinicopathologic correlation. J Am Acad Dermatol 29: 945–953

Luelmo-Aguilar J, Mieras-Barcelo C, Martin-Urda MT et al. (1992) Generalized cutaneous B-cell pseudolymphoma induced by neuroleptics. Arch Dermatol 128: 121–123

Sinnige HA, Boender CA, Kuypers EW, Ruitenberg HM (1990) Carbamazepine-induced pseudolymphoma and immune dysregulation. J Intern Med 227: 355–358

Thestrup-Pedersen K, Zachariae C, Kaltloft K et al. (1988) Development of cutaneous pseudolymphoma following ciclosporin therapy of actinic reticuloid. Dermatologica 177: 376–381

43.3.1 Lymphocytoma cutis

Synonym: Lymphadenosis benigna cutis Baefverstedt

Diese Erkrankung ist zum einen als *kutane Borreliose*, zum anderen aber als *Pseudolymphom* der Haut zu betrachten. Es wird diskutiert, daß in seltenen Fällen ein Übergang in ein malignes Lymphom der Haut möglich ist, wobei nicht ausgeschlossen werden kann, daß bereits primär ein malignes NHL vorlag, das histologisch nicht eindeutig zu diagnostizieren war. Der Verlauf ist im allgemeinen gutartig, kann sich jedoch mit Rezidiven über Jahre hinziehen. Ein Zusammenhang zumindest eines Teils der Fälle mit einer *Borrelia burgdorferi*-Infektion als Folge von Zeckenstichen kann als sicher gelten (s. Kap. 4). Bei bis zu 65 % aller Patienten mit Lymphozytom ist eine positive Borrelienserologie zu erwarten, wobei ein Zusammenhang zwischen der vermutlichen Infektion und dem Auftreten des Tumors weder örtlich noch zeitlich eindeutig auszumachen ist.

Klinisch handelt es sich um solitäre oder multiple, teils plaqueförmige, teils auch flach-papulöse, rötlich-livide, eher weiche Knoten, die meist im Gesicht oder Schulterbereich sowie an den oberen Extremitäten lokalisiert sind. Besonders bevorzugte Lokalisationen sind die Ohren, insbesondere die Ohrläppchen, die Mamille sowie die Nase. Juckreiz oder Schmerzhaftigkeit bestehen nicht, selten wird verstärkte Photosensitivität beobachtet.

Histologisch finden sich dichte Infiltrate aus kleinen und größeren Lymphozyten in der Dermis, z.T. mit Übergriff auf das subkutane Fettgewebe, die oft eine Follikelstruktur vortäuschen. In manchen Fällen kann dem Infiltrat eine Anzahl von Plasmazellen, Mastzellen oder eosinophilen Granulozyten beigemischt sein. Immunhistochemisch zeigt sich, daß der größte Teil der Lymphozyten dem B-Zell-System angehört; eine $\varkappa/\lambda$-Restriktion findet sich meist nicht. Ist der Anteil von eosinophilen Granulozyten groß, so ist eine Differenzierung von Arthropodenreaktionen oft schwierig.

Behandlung. Behandlungsversuche mit Penicillin sind gerechtfertigt wegen des vermuteten Zusammenhanges der Erkrankung mit Borellieninfektionen, z.B. 3×1 Mio. IE Penicillin G oder V/d über 3 Wochen. Heute wird bei allen Borreliosen Doxycyclin 2×100 mg/d über 3 Wochen vorgezogen. Manche Autoren empfehlen in resistenten Fällen die parenterale Gabe von Cephalosporinen (z.B. Rocephin®). Darüber hinaus können intraläsionale Injektionen mit Kortikosteroiden hilfreich sein, auch eine Kryotherapie hat in einigen Fällen Remissionen bewirken können. Über die Behandlung mit Interferonen und Retinoiden liegen wegen der kleinen Fallzahlen nicht genügend Erfahrungen vor. Bei geeigneter Lokalisation sind lokale SUP-Bestrahlungen eine weitere therapeutische Option.

In besonders resistenten Fällen kann auf eine Röntgenbestrahlung der Herde zurückgegriffen werden, wobei Strahlendosen von 25–30 Gy in Einzeldosen von 2–4 Gy $4 \times$/Woche appliziert werden. Der mitunter kosmetisch störende Nebeneffekt einer radiogenen Hyperpigmentierung sollte jedoch vor Bestrahlungsbeginn stets bedacht und mit dem Patienten diskutiert werden. Eine Bestrahlung mit schnellen Elektronen ruft hingegen seltener eine Hyperpigmentierung hervor (Dosierung: 20–30 Gy, evtl. bei späterer Wiederholung bis zu 60 Gy).

Literatur

Albrecht S, Hofstadter S, Artrob H et al. (1991) Lymphadenosis benigna cutis resulting from Borrelia infection (Borrelia lymphocytoma). J Am Acad Dermatol 24: 621–625

Kuflik AS, Schwartz RA (1992) Lymphocytoma cutis: A series of five patients, successfully treated with cryosurgery. J Am Acad Dermatol 26: 449–452

Moreno A, Cerco N, Serrano T et al. (1991) Disseminated, miliarial type of lymphocytoma cutis. A report of two cases. Acta Derm Venereol 71: 334–336

Plorer A, Sepp N, Schmutzhard E et al. (1993) Effects of adequate versus inadequate treatment of cutaneous manifestations of Lyme borreliosis on the incidence of late complications and late serological status. J Invest Dermatol 100: 103–109

43.3.2 Lymphozytische Infiltration

Synonyme: „lymphocytic infiltration", Morbus Jessner-Kanof

Die lymphozytäre Infiltration der Haut ist primär ein histologischer Begriff, der bei verschiedenen Krankheitsbildern verwendet wird. Sie kommt z.B. auch bei chronisch-diskoidem LE und bei Arthropodenreaktionen vor. Als eigenständiges Krankheitsbild ähnelt sie der Lymphadenosis cutis benigna. Hier wie dort finden sich klinisch flache papulöse bis knotige Infiltrate der Haut, die bevorzugt im Gesicht, jedoch auch an den Extremitäten lokalisiert sein können. Der Verlauf ist chronisch, aber meist gutartig.

Histologisch sind relativ dichte mantel- oder scheidenartige perivaskuläre Zellinfiltrate in der oberen bis mittleren Dermis charakteristisch. Sie bestehen aus kleinen monomorphen Lymphozyten und sind gegenüber der Umgebung wie mit spitzem Bleistift gezeichnet bzw. scharf abgesetzt. Im Gegensatz zur Lymphadenosis benigna cutis wird die lymphozytische Infiltration als „T-Zell-Lymphozytom" angesehen. Beimischungen von Plasmazellen oder eosinophilen Granulozyten werden bei der lymphozytischen Infiltration nicht beobachtet, Ig-Ablagerungen, wie z.B. beim LE, sind nicht nachweisbar.

Behandlung. Bei dieser Erkrankung ist eine genauere differentialdiagnostische Abgrenzung notwendig, zumal das Krankenkollektiv offenbar inhomogen ist. Die Lichtempfindlichkeit muß überprüft und bei Bedarf müssen lokale Lichtschutzmaßnahmen verordnet werden in Verbindung mit einer milden Kortikosteroidtherapie. Arzneimittel, die verantwortlich gemacht werden könnten, sollen abgesetzt und der Verlauf abgewartet werden. In hartnäckigen, ausgedehnten Fällen sind systemische Kortikosteroide, ggf. in Verbindung mit SUP oder PUVA-Bestrahlungen, einzusetzen. Darüber hinaus wurden Erfolge bei der intraläsionalen Applikation von Kortikosteroiden beobachtet. Therapieerfolge sind allerdings schwierig zu beurteilen, da Spontanremissionen der lymphozytären Infiltrate nicht selten sind.

Literatur

Braddock SW, Kay HD, Maennle D et al. (1993) Clinical and immunological studies in reticular erythematous mucinosis and Jessner's lymphocytic infiltrate of skin. J Am Acad Dermatol 28: 691–695

Toontra J, van der Putte SC (1991) Plasmacytoid monocytes in Jessner's lymphocytic infiltration of the skin. A valuable clue for the diagnosis. Am J Dermatopathol 13: 321–328.

Willemze R, Dijkstra A, Meijer CJLM (1984) Lymphocytic infiltration of the skin (Jessner). A T-cell-lymphoproliferative disease. Br J Dermatol 110: 523–529

43.3.3 Aktinisches Retikuloid

Siehe Kap. 33.

43.3.4 Digitiforme Dermatose

Mit dieser Bezeichnung soll die begriffliche Trennung einer Dermatose vorgenommen werden, die möglicherweise einer kleinfleckigen Parapsoriasis entspricht und selten, wenn überhaupt, in ein kutanes T-Zell-Lymphom übergeht. Inwieweit die Läsionen in eine *„Parapsoriasis en grandes plaques"* (Brocq) zusammenfließen können, ist umstritten. Die Krankheit ist vor allem bei Männern über 40 Jahren zu sehen; sie beginnt mit einzelnen ovalären, gelblich-erythematösen Herden, die eine Randbetonung und manchmal eine pityriasiforme Schuppung aufweisen und in den Spaltlinien der Haut angeordnet sind. Juckreiz besteht meist nicht oder ist nur schwach ausgeprägt. Einzelne Herde können konfluieren und manchmal das klinische Bild einer Pseudoatrophie zeigen. Die Krankheit nimmt einen chronischen, aber benignen Verlauf über mehrere Jahre oder gar Jahrzehnte. Das *histologische Bild* entspricht einer unspezifischen, subakut-chronischen Dermatitis mit herdförmiger Akanthose und Parakeratose sowie stellenweise geringgradiger spongiotischer Auflockerung der Epidermis. Geringgradiger Einzelzellepidermotropismus kommt vor. Bei den invadierenden Zellen handelt es sich stets um kleine T-Lymphozyten; *Lutzner-* bzw. *Sézary-*Zellen sind nicht nachweisbar. Subepidermal kann ein geringgradiges, perivaskulär akzentuiertes lymphozytäres Entzündungsinfiltrat bestehen.

Behandlung. Bereits spontan kann es während der Sommermonate zu Remissionen durch Sonnenexposition kommen. Diese Beobachtung führte zur Anwendung von SUP und PUVA, wobei insbesondere mit PUVA gute Erfolge erzielt wurden. Handelt es sich um jüngere Patienten ohne subjektive Beschwerden, so sind die Nebenwirkungen der PUVA gegenüber dem günstigen Verlauf der Erkrankung abzuwägen.

Literatur

Bonvalet D, Colau-Gohm K, Belaich S et al. (1977) Les differentes formes du parapsoriasis en plaques (à propos de 90 cas). Ann Dermatol Venereol 104: 18–25

Hu CH, Winkelmann RK (1973) Digitate dermatosis. A new look at symmetrical small plaque parapsoriasis. Arch Dermatol 107: 65–69

King-Ismael D, Ackermann AB (1992) Gutatte parapsoriasis/digitate dermatosis (small plaque parapsoriasis) is mycosis fungoides. Am J Dermatopathol 14: 518–530

Samman PD (1972) The natural history of parapsoriasis en plaques (chronic superficial dermatitis) and prereticulotic poikiloderma. Br J Dermatol 87: 405

43.3.5 Parapsoriasis „en grandes plaques"

Siehe Kap. 13.

43.3.6 Lymphomatoide Papulose

Siehe Kap. 13.

43.3.7 Mucinosis follicularis

Synonym: Alopecia mucinosa

Die *Mucinosis follicularis* kann als Nebenbefund bei einem kutanen T-Zell-Lymphom, insbesondere bei Mycosis fungoides, aber auch bei anderen NHL und selten bei M. Hodgkin auftreten. Gelegentlich ist ein Lymphom klinisch und histologisch nicht nachweisbar (sog. idiopathische Form). *Klinisch* finden sich erythematöse Plaques, z. T. mit aggregiert stehenden, komedoartig dilatierten Follikelostien, die oft diskrete Hyperkeratosen aufweisen und haarlos sind. *Histologisch* sind die dilatierten Follikelostien mit Keratinmassen gefüllt. In der Follikelumgebung finden sich Infiltrate aus Lymphozyten, die in das Follikelepithel einwandern und es fokal zerstören. Saure Mukopolysaccharide sind perifollikulär und in der gesamten Dermis abgelagert, die mit Alzian-Blau und Toluidin-Blau, nicht jedoch mit PAS anfärbbar sind. Sie zeigen in der Giemsa-Färbung eine Metachromasie. In einzelnen Fällen findet sich auch eine Beteiligung eosinophiler Granulozyten im Infiltrat.

Der *Verlauf* der Mucinosis follicularis ist unvorsehbar, einige Herde gehen in ein epidermotropes kutanes T-Zell-Lymphom über, andere bestehen über mehrere Jahre und führen zur völligen Follikelzerstörung, während die entzündlichen Plaques unter Hinterlassung alopezischer Bezirke allmählich verschwinden. Spontane Regression ist möglich.

Behandlung. Bestehende Herde einer Mucinosis follicularis sind in der Regel ausgesprochen therapieresistent. Behandlungsversuche mit lokaler Applikation von Kortikosteroiden oder intraläsionaler Gabe können durchgeführt werden. Darüber hinaus wurden Erfolge nach systemischer Gabe von Prednisolon (ca. 30 mg/d) gesehen. Neben einer Rückbildung der bestehenden Hautveränderungen ist hierbei von entscheidender Bedeutung, daß eine Progression verhindert wird. Lokale PUVA, Röntgenbestrahlungen oder schnelle Elektronen können ebenfalls zu einer Besserung führen; in jüngster Zeit wurden Erfolge mit der Applikation von rIFN-α gesehen, doch diese Erfahrungen müssen noch bestätigt werden.

Literatur

Emmerson RW (1969) Follicular mucinosis. A study of 47 patients. Br J Dermatol 81 395–413
Hagedorn M, Slanina J, Kuphal K, Wenning J (1986) Behandlung einer symptomatischen Mucinosis follicularis bei Mycosis fungoides mit schnellen Elektronen. Hautarzt 37: 667–662
Lacour JP, Castanet J, Perrin C, Ortonne JP (1993) Follicular mycosis fungoides. A clinical and histologic variant of cutaneous T-cell-lymphoma: report of two cases. J Am Acad Dermatol 29: 330–334
Mehregan DA, Gibson LE, Muller SA (1991) Follicular mucinosis: histopathologic review of 33 cases. Mayo Clin Proc 66: 387–390
Meissner K, Weyer U, Kowalzick L, Altenhoff J (1991) Successful treatment of primary progressive follicular mucinosis with interferons. J Am Acad Dermatol 24: 848–850
Ramon D, Jorda E, Molina I et al. (1992) Follicular mucinosis and Hodgkin's disease. Int J Dermatol 31: 791–792

43.3.8 Angiolymphoide Hyperplasie mit Eosinophilie

Synonym: Morbus Kimura

Diese relativ seltene und inhomogene Erkrankung ist durch solitäre oder nur wenige, einzelnstehende, bläulich-rötliche Knoten meist in der Haut des Gesichtes oder der oberen Extremitäten charakterisiert. Es bestehen meist Lymphknotenvergrößerungen in allen Lymphknotenstationen und eine Bluteosinophilie. Die Krankheit nimmt einen benignen Spontanverlauf, wobei es jedoch oft zu langdauernder Persistenz der Hautknoten kommt. Der Übergang in ein malignes Lymphom wird von manchen Autoren angenommen, wurde aber nicht mit Sicherheit belegt. In jüngster Zeit wird diskutiert, ob die *angiolymphoide Hyperplasie mit Eosinophilie (ALHE)* und der *M. Kimura* verschiedene Entitäten darstellen. Hierbei soll die ALHE durch generalisierte Lymphadenopathie und Bluteosinophilie, der M. Kimura dagegen durch papulöse Hautveränderungen und das Fehlen einer Lymphadenopathie charakterisiert sein. Wegen der kleinen Fallzahlen konnte bisher eine definitive Entscheidung in dieser Frage noch nicht getroffen werden, so daß die zwei Krankheitsbilder hier als Entität angesehen werden.

Das hervorstechende *histologische* Merkmal ist eine Vermehrung von kapillären Blutgefäßen, die prominente, pflastersteinartige, „epitheloide" Endothelien aufweisen. Ultrastrukturell lassen sich in den Endothelzellen große zytoplasmatische Vakuolen nachweisen. Zwischen den Kapillaren besteht ein dichtes lymphozytäres Infiltrat, das reichlich eosinophile Granulozyten enthält. Eine angioimmunoblastische Lymphadenopathie, Arthropodenreaktionen und eosinophile Granulome sind differentialdiagnostisch abzugrenzen.

Behandlung. Verschiedene Versuche systemischer und intraläsionaler Therapie mit Kortikosteroiden, Zytostatika und Interferonen wurde unternommen, die aber nicht zu kompletten Remissionen führten oder mit Rezidiven einhergingen. Falls möglich, ist immer noch die Totalexzision der Herde die Therapie der Wahl, wobei ein kleiner Sicherheitsabstand von 1–2 cm als ausreichend anzusehen ist. Bei ungünstigen Lokalisationen (z. B. im Gesicht) ist er ohnehin nicht einzuhalten. Größere Areale können plastisch gedeckt werden. Erfahrungen mit verschiedenen Strahlen-Modalitäten sind spärlich und müssen von Fall zu Fall erwogen werden. Eine Chemotherapie wird in der Regel nicht notwendig sein.

Literatur

Bunse T, Kuhn A, Groth W, Mahrle G (1993) Therapeutisches Problem. Angiolymphoide Hyperplasie mit Eosinophilie. Hautarzt 44: 225–228
Cheney ML, Googe P, Hibberd PL (1993) Angiolymphoid hyperplasia with eosinophilia (histiocytoid hemangioma): evaluation of treatment options. Ann Otol Rhinol Laryngol 102: 303–308
Chun SI, Ji HG (1992) Kimura's disease and angiolymphoid hyperplasia with eosinophilia: clinical and histopathological differences. J Am Acad Dermatol 27: 954–958
Motoi M, Wahid S, Horie Y, Akagi T (1992) Kimura's disease: clinical, histological and immunohistochemical studies. Acta Med Okayama 46: 449–455

43.3.9 Lymphogranulomatosis X

Synonym: Angioimmunoblastische Lymphadenopathie mit Dysproteinämie

Die *angioimmunoblastische Lymphadenopathie mit Dysproteinämie (AILD)* geht mit Vergrößerung der Lymphknoten und der Leber einher. Die Patienten haben Fieber und ein allgemeines Krankheitsgefühl, laborchemisch sind Anämie, Eosinophilie sowie Dysproteinämien nachweisbar. Ursprünglich wurde die Krankheit als reaktives Geschehen möglicherweise im Rahmen einer viralen Infektion (z. B. CMV oder EBV) interpretiert, angesichts des meist rasch progredienten Verlaufes mit hoher Mortalität wird die AILD jetzt von den meisten Autoren als peripheres T-Zell-Lymphom eingeordnet. Hierfür spricht, daß in mehreren Fällen ein klonales „T-cell-receptor rearrangement" gefunden wurde. Manche Autoren sprechen inzwischen vom peripheren *T-Zell-Lymphom vom AILD-Typ*.

Etwa 40 % aller AILD-Patienten zeigen Hautveränderungen, wobei z. T. knotige rötlich-bläuliche subkutane Infiltrate gefunden werden, die makroskopisch an ein kutanes B-Zell-Lymphom erinnern. Darüber hinaus wird ein polymorphes Spektrum von Hautveränderungen beobachtet: makulopapulöse Exantheme, Erythrodermie, Purpura. Oft besteht ein generalisierter Pruritus. In den Endstadien der Erkrankung sind Generalisation mit Infiltration von Leber, Milz, Knochenmark sowie den Schleimhäuten des Magen-Darm-Traktes zu erwarten.

Die *histologischen* Veränderungen sind durch bunte Infiltrate aus T-Lymphozyten, Immunoblasten und Plasmazellen, z. T. auch reichlich Histiozyten und Makrophagen („clear cells") sowie eosinophile und neutrophile Granulozyten charakterisiert. Die Infiltrate sind stark vaskularisiert, die Gefäße zeigen prominente „epitheloide" Endothelien, die jedoch nicht die für den M. Kimura charakteristischen zytoplasmatischen Vakuolen aufweisen. Gleichartige Veränderungen finden sich in den mitbefallenen Lymphknoten sowie in parenchymatösen Organen wie Leber und Milz.

Behandlung. Angesichts seiner relativ schlechten Prognose muß das periphere T-Zell-Lymphom vom AILD-Typ als hochmalignes NHL der Haut behandelt werden. Nach histologischer Sicherung und histologischer Untersuchung befallener Lymphknoten sowie den anderen Staging-Untersuchungen (CT-Abdomen, Yamshidi-Punktion des Knochenmarkes) sollte die Therapieentscheidung stadiengerecht getroffen werden. Handelt es sich um Hautinfiltrate mit lokoregionärem Lymphknotenbefall, kann eine Monotherapie mit Prednisolon, beginnend mit 100 mg/d oral und über mehrere Wochen langsam absteigend auf eine Dauertherapie von 15 mg/d versucht werden. Je nach Ansprechen ist jedoch in den meisten Fällen eine zusätzliche Polychemotherapie indiziert (z.B. CHOP), wobei die besten Erfolge mit dem COP-BLAM bzw. IM/VP-16-Schema (s. S. 102 f.) erreicht wurden. Bei etwa 60 % der Patienten ist hiermit eine komplette Remission zu erzielen, etwa 30 % bleiben über 3 Jahre rezidivfrei. Bei mangelhaftem Ansprechen auf einfache chemotherapeutische Schemata oder bei Rezidiven können zusätzliche Gaben von rIFN-α (Roferon A®, Intron A®) eingesetzt werden, wodurch ca. 30 % eine komplette Remission und 30 % eine partielle Remission zeigen sollen.

Weitere therapeutische Optionen sind Cyclosporin A, das in 2 Fällen zu einer kompletten Remission führte, sowie eine hochdosierte Polychemotherapie mit anschließender Knochenmarkstransplantation, ein Verfahren, das bei jungen Patienten in Betracht gezogen werden muß, wenn alle anderen Maßnahmen versagt haben.

Literatur

Weiss LM, Jaffe ES, Liu XF et al. (1992) Detection and localization of Epstein-Barr viral genomes in angioimmunoblastic lymphadenopathy and angioimmunoblastic lymphadenopathy like lymphoma. Blood 79: 1789–1795

Frizzera G, Moran EM, Rappaport H (1974) Angioimmunoblastic lymphadenopathy with dysproteinemia. Lancet I: 1070–1073

Murayama T, Imoto S, Takahashi T et al. (1992) Successful treatment of angioimmunoblastic lymphadenopathy with dysproteinemia with cyclosporin A. Cancer 69: 2567–2570

Ohsaka A, Saito K, Sakai T et al. (1992) Clinicopathologic and therapeutic aspects of angioimmunoblastic lymphadenopathy-related lesions. Cancer 69: 1259–1267

Schmitz N, Prange E, Haferlach T et al. (1991) High-dose chemotherapy and autologous bone marrow transplantation in relapsing angioimmunoblastic lymphadenopathy with dysproteinemia (AILD). Bone Marrow Transplant 8: 503–506

Schotte D, Megahed M, Jansen T et al. (1992) Angioimmunoblastische Lymphadenopathie mit kutanen Manifestationen bei einem 13jährigen Mädchen. Hautarzt 43: 728–734

Schwarzmeier JD, Reinisch WW, Kurkciyan ID et al. (1991) Interferon-alpha induces complete remission in angioimmunoblastic lymphadenopathy (AILD): late development of aplastic anemia with cytokine abnormalities. Br J Haematol 79: 336–337

Siegert W, Agthe A, Griesser H (1992) Treatment of angioimmunoblastic lymphadenopathy (AILD)-type T-cell lymphoma using prednisone with or without the COPBLAM/IMVP-16 regimen. A multicenter study. Ann Intern Med 117:364–370

Siegert W, Nerl C, Meuthen I et al. (1991) Leukemia Recombinant human interferon-alpha in the treatment of angioimmunoblastic lymphadenopathy: results in 12 patients. Leukemia 5: 892–895

Yu AM, Song RL, Yu Z et al. (1992) Detection of human cytomegalovirus antigen and DNA in lymph nodes and peripheral blood mononuclear cells of patients with angioimmunoblastic lymphadenopathy with dysproteinemia. Arch Pathol Lab Med 116: 490–494

43.4 Maligne Lymphome

Maligne Lymphome der Haut sind relativ selten; ihre Inzidenz wird mit ca. 5/1 Mio. Einwohner angegeben, wobei große regionale Unterschiede anzunehmen sind. Die Lymphome aus der T-Zell-Reihe sind in der überwiegenden Mehrheit primär kutan, sie stellen die klassischen primär-extranodalen Lymphome dar. Sie manifestieren sich oft nach jahrelangem Bestehen eines persistierenden, entzündlichen Vorstadiums der Haut, vielfach im Rahmen oder im Gefolge einer ausgedehnten chronischen Kontaktdermatitis allergischer Natur bzw. einer Erythrodermie. Demgegenüber sind die B-Zell-Lymphome der Haut meist Ausdruck einer Multiorgankrankheit mit gleichzeitigem Befall von Knochenmark, Blut, Lymphknoten etc.

43.4.1 Klassifikation und Stadieneinteilung

Bei den Hautlymphomen handelt es sich vorwiegend um *T-Zell-Lymphome* („cutaneous T-cell lymphoma", CTCL), etwas seltener um solche aus der *B-Zell-Reihe* („cutaneous B-cell lymphoma", CBCL). Nach dem eigenen Krankengut wird das Verhältnis mit *60:40* geschätzt. Für ihre Behandlung ist eine brauchbare klinische Einteilung erforderlich; Klassifikationen, die den zytologischen Reifegrad allein zugrunde legen, erlauben zwar eine Aussage über den histogenetischen Malignitätsgrad des lymphoproliferativen Prozesses, doch sie reichen für therapeutische Zwecke nicht aus. Hautinfiltrate eines reifzelligen lymphozytischen B-Zell-Lymphoms sind anders zu behandeln als die einer Mycosis fungoides, die ebenfalls reifzelligen, lymphozytischen Charakter hat, und letztere wiederum unterscheiden sich in ihrer prognostischen Einschätzung von denen eines Sézary-Syndroms. Die Begriffe „lymphozytisches" oder „lymphoblastisches Lymphom" sind insgesamt für die Festlegung der therapeutischen Strategie bei Hautlymphomen wenig hilfreich, denn das Krankheitsbild in seiner vollen klinischen Manifestation und seinem Verlauf muß berücksichtigt werden.

Um ein exaktes klinisches Staging im Einzelfall zu ermöglichen, wird in vielen Zentren die *TNM-Klassifikation* und eine daraus resultierende klinische *Stadieneinteilung* herangezogen, obwohl maligne Lymphome nicht Tumoren im engeren Sinne, sondern eher Ausdruck einer Systemkrankheit sind. Dennoch kommen immer wieder maligne Lymphome an der Haut zur Beobachtung, die über mehrere Jahre primär kutan beschränkt bleiben, selbst bei gründlicher Anwendung aller diagnostischer Verfahren, die uns heute zur Verfügung stehen.

Zur Durchführung eines exakten *Lymphom-Staging* nach den Richtlinien der TNM-Klassifikation sind die nachfolgenden diagnostischen Untersuchungen als *Minimalkriterien* erforderlich. Liegen diese Untersuchungen nicht vor, muß die Angabe offenbleiben und wird mit *Tx* bzw. *Nx* oder *Mx* gekennzeichnet.

Tabelle 43.3. TNM-Klassifikation als Basis zur klinischen Stadieneinteilung kutaner maligner Lymphome

T0	unspezifische lymphoide Infiltrate, polyklonal (Prälymphome)
T1	spez. Papeln/Plaques < *10*% der Körperoberfläche
T2	spez. Papeln/Plaques > *10*% der Körperoberfläche
T3	Tumor(en)
T4	Erythrodermie
N0	unauffällig
N1	LK vergrößert aber unspezifisch; dermatopathische Lymphadenopathie
N2	spezifischer Befall der Lymphknoten
M0	kein viszeraler Befall
M1	spezifischer viszeraler Befall

Minimalkriterien

Klinisch — Exakte Anamnese (Dauer der Symptome, Fieber, Pruritus, Gewichtsverlust, Schwitzen etc.)
— Ausführlicher Hautbefund mit Dokumentation
— Leber und Milzpalpation

Labor — BSG, BB und Diff.-BB (Sezary-Zellen? Sonstige atypische Lymphozyten?), Thrombos, Elektrolyte, Ca^{++}, Gesamteiweiß, Elektrophorese, Leberwerte, Harnsäure, Kreatinin, evtl. quant./qual. Immunelektrophorese, Harnstatus

Röntgen — Thorax (evtl. in 2 Ebenen)
Sonographie — Oberbauch (Leber, Milz)
Histologie — Haut (möglichst 2 Biopsien), bei positivem Palpationsbefund auch LK-Biopsie

Erweiterte Diagnostik. Bei Patienten in fortgeschrittenen Stadien (Tumoren, atypischen Zellen im peripheren Blut etc.):
  Knochenmarkspunktion
Zur besseren Erfassung des Zellklons:
  Zellmarker (Blut, Hautbefall, LK), T-Zell-„rearrangement"
Bei unklaren Röntgenbefunden:
  Computertomographie

Bei klinischem Anhalt für Beteiligung weiterer Organe:
  gezielte Organdiagnostik
Bei Verdacht:
  HTLV I und II, HIV-1/2, Borrelienserologie

Vielfach wird in neuerer Zeit den Merkmalen der TNM-Klassifikation anhand der durchgeführten Untersuchungen ein Diagnosesicherungsfaktor C („certainty") angefügt. Der *C-Faktor* drückt die von den verwendeten diagnostischen Methoden abhängige Zuverlässigkeit der Klassifikation aus.

Die Definitionen des C-Faktors sind:
C1 Ergebnisse aufgrund von diagnostischen Standardmethoden, z.B. Inspektion, Palpation und Standardröntgenaufnahmen, intraluminale Endoskopie bei bestimmten Organen
C2 Ergebnisse aufgrund spezieller diagnostischer Maßnahmen, z.B. bildgebenden Verfahren: Röntgenaufnahmen in speziellen Projektionen, Schichtaufnahmen, Computertomographie (CT), Sonographie, Lymphographie, Angiographie; nuklearmedizinische Untersuchungen; Kernspintomographie (NMR); Endoskopie, Biopsie und Zytologie
C3 Ergebnisse aufgrund chirurgischer Exploration einschließlich Biopsie und zytologischer Untersuchung
C4 Ergebnisse über die Ausdehnung der Erkrankung nach definitiver Chirurgie und pathologischer Untersuchung des Tumorresektats
C5 Ergebnisse aufgrund einer Autopsie

Beispiel: Der C-Faktor wird hinter die Kategorien T, N und M gesetzt. Ein Fall kann z.B. beschrieben werden als T3 C2, N2 C1, M0 C2.
Die klinische TNM-Klassifikation entspricht den verschiedenen Sicherheitsgraden C1, C2 und C3, die pathologische pTNM-Klassifikation dem Sicherheitsgrad C4.

Nach der notwendigen klinischen und labormäßigen Diagnostik und Festlegung der TNM-Kriterien ist die *klinische Stadieneinteilung* nach folgendem Schema möglich:

Stadium I a, b
Hautbefall allein geringer oder größerer Ausdehnung mit Erythem, Papeln, Plaques; histolog. lymphomspezifisch
  I a Hautbefall < 10% Körperoberfläche (T1, N0–1, M0)
  I b Hautbefall > 10% Körperoberfläche (T2, N0–1, M0)
Stadium II
Hautbefall allein mit Übergang in das Tumorstadium (T3, N0–1, M0)
Stadium III
Erythrodermie (T4, N0–1, M0)
Stadium IV
Haut + Befall der hautnahen Lymphknoten (T1–4, N2, M0)
Stadium V
Haut + viszeraler Befall, z.B. Blut, Knochenmark, innere Lymphknoten, Organe (T1–4, N0–2, M1)

43.4.2 Therapieeinsatz und Nutzen-Risiko-Abwägung

Die Behandlung der malignen Lymphome der Haut ist *sequentiell-symptomatisch* zu verstehen; sie muß in erster Linie die jeweilige Ausdehnung des Hautbefalls sowie das Vorhandensein extrakutaner Manifestationen berücksichtigen, falls solche vorhanden sind. Ein prophylaktischer Therapieeinsatz wird vielfach diskutiert und auch empfohlen, doch zuverlässige Kriterien, die eine optimale, prognoseorientierte Therapie der malignen Hautlymphome erlauben würden, liegen zur Zeit nicht vor. Die zytologische Herkunft, der zytologische Reifungsgrad wie auch die klinische Verlaufsform müssen für die Therapiewahl im Einzelfall herangezogen werden und einen *stadiengerechten* Einsatz der vorhandenen Möglichkeiten gestatten.
Die *zytologische Herkunft* des Lymphoms (CBCL oder CTCL) läßt insofern eine prognostische Aussage zu, als CBCL bei ihrer Erstdiagnose an der Haut bei weitem häufiger eine extrakutane Organbeteiligung nachweisen lassen als CTCL.
Der *Reifungsgrad* der proliferierenden Lymphozyten (lymphozytisch bzw. lymphoblastisch) läßt

eine wichtige Aussage über die Prognose eines Hautlymphoms zu, wenngleich Zeichen einer Entdifferenzierung, Atypien und hohe Mitosezahl nicht unbedingt das biologische Verhalten der Tumorkrankheit voraussagen lassen. Dennoch spricht man oft anhand des zytologischen Typs von einem Lymphom *niedrigen, mittleren* bzw. *hohen Malignitätsgrades,* der für die Wahl der Behandlungsmaßnahmen von seiten des klinisch tätigen Dermatoonkologen mitbedacht werden muß.

Neben den klassischen Varianten des kutanen T-Zell-Lymphoms, d. h. der Mycosis fungoides und dem Sézary-Syndrom, kommen zahlreiche Formen unterschiedlicher klinischer Symptomatik und Prognose vor, die groß-, mittelgroß- oder kleinzellig sein können und z. T. pleomorph-anaplastisch erscheinen. Bei einem Teil dieser CTCL sind die Infiltratzellen CD 30-positiv. Sie sind mit wenigen Ausnahmen schwer klassifizierbar und mit keinem typischen klinischen Bild verbunden (s. sonstige seltene T-Zell-Lymphome, S. 1005 ff.).

Nicht zuletzt ist die *klinische Verlaufsform* eines Hautlymphoms für die Wahl der Behandlung ausschlaggebend, zumal selbst die klassische Mycosis fungoides vielfältige klinische Bilder zeigt und demnach auch auf unterschiedliche lokale oder systemische Maßnahmen ansprechen kann. Erythrodermische Formen mit oder ohne atypische Zellen im peripheren Blut (Sézary-Syndrom) werden anders eingeteilt und auch behandelt. Grundlage unseres therapeutischen Vorgehens bei malignen Hautlymphomen ist somit

- eine *stadiengerechte* Einordnung der Tumorkrankheit, im Einzelfall modifiziert durch
- die *zytologische Herkunft,* den *Reifungsgrad* und den *klinischen Verlauf* des jeweils vorliegenden lymphoproliferativen Prozesses.

Daraus ergibt sich der Versuch, in jedem Einzelfall ein prognoseorientiertes, sequentielles therapeutisches Vorgehen zu wählen, sofern der Zustand des Patienten dies gestattet (Tabelle 43.4).

Tabelle 43.4. Leistungsindex des Patienten nach Karnofsky und Grad nach WHO, wonach der Einsatz eingreifender Therapiemaßnahmen beurteilt und ihre Auswirkungen quantitativ bemessen werden können

	Index nach Karnofsky		**Grad** nach WHO
100 %	Patient ist beschwerdefrei, keine Krankheitszeichen	0	Normale körperliche Aktivität; keine besondere Pflege erforderlich
90 %	Patient ist fähig zur normalen Aktivität, nur geringe Krankheitszeichen		
80 %	Mit Anstrengung normale Aktivität, mäßige Krankheitszeichen	1	Gering eingeschränkte körperliche Aktivität; leichte Arbeit möglich; nicht bettlägerig
70 %	Selbstversorgung ist möglich, Patient ist jedoch unfähig zur Entfaltung einer normalen Aktivität oder aktiven Tätigkeit		
60 %	Patient benötigt gelegentlich fremde Hilfe	2	Arbeitsunfähig; meist selbständige Lebensführung; Pflege und Unterstützung notwendig; weniger als 50 % bettlägerig
50 %	Patient benötigt erhebliche Hilfeleistungen und häufig medizinische Pflege		
40 %	Patient ist behindert und pflegebedürftig	3	Keine Selbstversorgung möglich; kontinuierliche Pflege oder Hospitalisierung erforderlich; mehr als 50 % des Tages bettlägerig
30 %	Patient ist stark behindert, Krankenhausaufenthalt ist indiziert		
20 %	Patient ist schwer krank. Krankenhausaufnahme ist zur aktiven unterstützenden Therapie notwendig		
10 %	Patient ist moribund. Rasches Fortschreiten der lebensbedrohlichen Erkrankung	4	Während des gesamten Tages krankheitsbedingt bettlägerig

Man sollte sich vor Augen halten, daß vor allem in den fortgeschrittenen klinischen Stadien IV und V der Hautlymphome der *1. Therapieeinsatz* überaus wichtig ist, da ein Erfolg oder Mißerfolg des 1. zytostatischen Behandlungsschemas möglicherweise für den weiteren Verlauf der Erkrankung entscheidend bleibt. Einerseits sollte man versuchen, mit möglichst wenig zytotoxisch wirkenden Medikamenten auszukommen, um Nebenwirkungen zu vermeiden, andererseits aber sollte das gewählte zytostatische Schema dem Stadium und der zu erwartenden Malignität eines Hautlymphoms *adäquat* sein, um gute Aussichten auf einen Erfolg, d. h. eine signifikante Verlängerung der Lebensaussichten des Kranken zu eröffnen.

Vor Beginn jeder zytostatischen Therapie eines malignen Hautlymphoms ist notwendigerweise die *Therapiefähigkeit* des Patienten zu beurteilen (sog. Karnofsky-Index). Entscheidend sind hierbei Allgemeinzustand, Ernährungszustand, ausreichende Herz-Kreislauf-Verhältnisse, renale Ausscheidungsfunktion sowie Stoffwechsel- und Elektrolythaushalt des Kranken. Das *Alter* und evtl. bestehende chronische Krankheiten müssen berücksichtigt bzw. ausgeschlossen werden. Die Regenerationsfähigkeit des Knochenmarks ist im Alter eingeschränkt. Es ist immer abzuwägen, ob die Tumorerkrankung für die *Lebensqualität* und die *Lebenserwartung* des Kranken von Bedeutung ist. Bei Tumorkachexie und in fortgeschrittenen Phasen ist eine eingreifende Behandlung oft nicht angebracht. Insgesamt ist für die Einleitung einer Polychemotherapie bei dermatoonkologischen Patienten in der Regel ein Karnofsky-Index von *> 50%*, nach Möglichkeit aber *>60%* zu fordern (Tabelle 43.4). Ferner muß der betroffene Patient bereit sein zu *kooperieren* und seine ausreichende *Überwachung* vor Behandlungsbeginn gesichert sein. Ist nach Abwägung aller genannten Kriterien die Entscheidung gefallen, ein polychemotherapeutisches Schema einzusetzen, so muß die gewählte Kombination *suffizient* sein, um einen Behandlungserfolg herbeiführen zu können.

Bei extrakutan lokalisierten nodalen NHL hohen Malignitätsgrades ist im allgemeinen mit Hilfe einer geeigneten Polychemotherapie in bis zu ca. *45 % der Fälle eine Überlebenszeit von ca. 2 Jahren* zu erzielen, wobei die lymphoblastischen Lymphome offenbar die bei weitem schlechteste Prognose aufweisen (Überlebensrate 2 Jahre: ca. *15 %*). Bei der Prognose der Stadien IV und V maligner Lymphome der Haut können aus dem Schrifttum nur wenige Angaben zum Vergleich herangezogen werden.

Die *Zweijahresüberlebensrate* bei primär-kutanem T-Zell-Lymphom dürfte für das Stadium IV bei ca. *75–80 %* liegen, für das Stadium V schwanken die Werte zwischen ca. *45 und 80 %*. Über die Prognose primär-kutaner B-Zell-Lymphome fehlen genauere Angaben.

Inwieweit Behandlungsmaßnahmen eine *Heilung* maligner Hautlymphome herbeiführen können, läßt sich bisher nicht mit Sicherheit sagen, da auch darüber zuverlässige langfristige Untersuchungen an einem größeren Krankenkollektiv fehlen. Unklar und strittig ist insbesondere die Frage, *wann* am besten mit einem Einsatz aggressiver Chemotherapeutika bei malignen Hautlym-

Tabelle 43.5. Nutzen-Risiko-Abwägung bei der zytostatischen Therapie maligner Lymphome der Haut

Nutzen	▷ Heilung nur in seltenen Fällen zu erwarten; allenfalls bei Lymphomen *hoher* Malignität bei Kindern und jugendlichen Erwachsenen; ▷ Verlängerung der Überlebensrate (> 2 Jahre) bei Lymphomen *hoher* und *niedriger* Malignität von Erwachsenen in unterschiedlichem Maße zu erwarten.

Risiko	▷ Toxische Nebenwirkungen
	  – Übelkeit, Erbrechen, Anorexie
	  – Haarausfall, Schleimhauterosionen etc.
	  – Toxische KM-Schädigung (Anämie, Blutungen)
	  – Infektionsneigung (Immunsuppression)
	  – Spezifische Toxizität, je nach Medikament (z. B. Neurotoxizität)
	▷ Teratogenität (Frau)
	▷ Temporäre oder permanente Infertilität (Mann)
	▷ Erhöhte Zweittumorrate
	▷ Psychische Belastung
	▷ Bei niedrig-malignen Lymphomen Selektion höher-maligner Subklone und Schwächung der körpereigenen Tumorabwehr

Tabelle 43.6. Einteilung der kutanen T- und B-Zell-Lymphome und prognostisches Risiko

▷ **Kutane T-Zellymphome (CTCL)**

Klinische Bilder	*Prognostisches Risiko*
Mycosis fungoides	Niedrig (oft lange Verläufe)
Sézary-Syndrom	Mittel
Pagetoide Retikulose	Unterschiedlich
– lokalisiert: Typ Woringer-Kolopp (meist $CD4^+$) disseminiert: Typ Ketron-Goodman (meist $CD4^-$, $CD8^{\pm}$)	
Großzellig-anaplastisches, $CD30^+$-Lymphom	Niedrig bis mittel
Sonstige seltene, z.T. unklassifizierbare CTCL (mittelgroß- bis kleinzellige, anaplastische oder granulomatöse Varianten)	Niedrig bis hoch

▷ **Kutane B-Zellymphome (CBCL)**

Reifegrade	
Lymphozytisch	Das Vorkommen von Blasten ist oft mit hoher Malignität verbunden, doch das prognostische Risiko im Einzelfall ist größtenteils von dem klinischen Stadium zum Zeitpunkt der Erstdiagnose abhängig
Zentrozytisch-zentroblastisch	
Zentroblastisch	
Immunozytisch-plasmozytisch	
Immunoblastisch	

phomen begonnen werden muß. Dem eher konservativen Vorgehen in vielen europäischen Zentren steht vor allem bei CTCL eine primär aggressive Therapie amerikanischer Autoren gegenüber; hier wird die Ansicht vertreten, daß der frühe Einsatz einer Polychemotherapie eine spätere systemische Ausbreitung verzögert oder gar vermindert. Insgesamt muß vor Beginn der Therapie eine gründliche Nutzen-Risiko-Abwägung erfolgen (Tabelle 43.5).

43.4.3 Behandlung kutaner T-Zell-Lymphome

Bei den kutanen T-Zell-Lymphomen, insbesondere bei den klassischen Varianten Mycosis fungoides und Sézary-Syndrom, wird man uneingeschränkt *stadiengerecht* vorgehen und die therapeutischen Möglichkeiten je nach klinischer Ausbreitung einsetzen.

● Im allgemeinen sind die klinischen *Stadien I und II* (Hautbefall allein) die Domäne der Photo- und Bestrahlungstherapie (SUP, PUVA), mit oder ohne Psoralene oder Zusatz oraler Retinoide. In ausgedehnten Fällen wird RePUVA das Verfahren 1. Wahl sein, tumoröse Infiltrate können mit Röntgenstrahlen oder schnellen Elektronen erfolgreich angegangen werden. Die lokale Behandlung mit N_2-Lost oder Mechloräthamin wird in europäischen Ländern, insbesondere in Deutschland, kaum praktiziert und von vielen Therapeuten abgelehnt. Auch die lokale Carmustin-(BCNU-)Anwendung gehört zu den Ausnahmen. Intraläsionale Gaben von rIFN-α haben insgesamt nicht die Erwartungen erfüllt.

● Das *Stadium III* (Erythrodermie bzw. Sézary-Syndrom mit atypischen Zellen im peripheren Blut) stellt eine Besonderheit dar, wobei hier von Fall zu Fall entschieden werden muß, ob erst mit PUVA bzw. mit RePUVA oder am besten direkt mit einer milden Chemotherapie, z.B. Monotherapie mit Chlorambucil oder Methotrexat, evtl. in Kombination mit Prednisolon, begonnen wird. Ganzkörperbestrahlungen mit schnellen Elektronen sind durchaus zu erwägen; derartige Maßnahmen kommen aber in Deutschland seltener zum Einsatz. Die sog. *„Röntgendusche"*, die früher gelegentlich praktiziert wurde, haben die meisten Zentren aufgegeben. Demgegenüber gewinnt in neuerer Zeit die systemische Gabe von rIFN-α immer mehr Anhänger, z.T. als Intervall- oder Zusatzbehandlung.

● Bei den *Stadien IV und V* (Befall der hautnahen Lymphknoten bzw. innerer Organe) wird man auf unterschiedliche Weise versuchen, den Krankheitsprozeß aufzuhalten, doch diese Stadien bleiben in der Regel der Polychemotherapie vorbehalten. Hier wird für die Wahl eines milden bzw. aggressiven Polychemotherapieschemas auch der zytologische Typ und der Reifungsgrad des jewei-

Thomsen K, Hammar H, Molin L et al. (1989) Retinoids plus PUVA (RePUVA) and PUVA in mycosis fungoides, plaque stage. Acta Derm Venereol (Stockh) 69: 536–538
Vloten WA van, Vroome HD, Noordijk EM (1985) Total skin electron beam irradiation for cutaneous T-cell lymphoma. Br J Dermatol 112: 697–702
Vonderheid EC, Thompson R, Smiles KA et al. (1987) Recombinant interferon alfa-2b in plaque-phase mycosis fungoides. Arch Dermatol 123: 757–763
Weinstock MA, Horm JW (1988) Population-based estimate of survival and determinants of prognosis with mycosis fungoides. Cancer 62: 1658–1661
Wolff JM, Zitelli JA, Rabin BS et al. (1985) Intralesional interferon in the treatment of early mycosis fungoides. J Am Acad Dermatol 13: 604–612
Zachariae H, Thestrup-Pedersen K (1990) Interferon alpha and etretinate combination treatment of cutaneous T-cell lymphoma. J Invest Dermatol 95 [Suppl]: 206s–208s
Zackheim HS, Epstein EH (1989) Low-dose methotrexate for the Sézary syndrome. J Am Acad Dermatol 21: 757–762
Zackheim HS, Epstein EH, Crain WR (1990) Topical carmustine (BCNU) for cutaneous T cell lymphoma: a 15-year-experience in 143 patients. J Am Acad Dermatol 22: 802–810
Zakem MH, Davis BR, Adelstein DJ et al. (1986) Treatment of advanced stage mycosis fungoides with bleomycin, doxorubicin, and methotrexate with topical nitrogen mustard (BAM-M). Cancer 58: 2611–2616

43.4.4 Großzellig-anaplastisches CD 30-positives Lymphom der Haut

Das *großzellige, CD 30-positive (Ki1$^+$-)Lymphom* ist ein relativ seltener Tumor (CTCL), dessen proliferierender Zellklon große, anaplastische Blasten zeigt. Möglicherweise ist der vielfach solitär an der Haut auftretende Tumor molekularbiologisch mit der klassischen Mycosis fungoides verwandt und entspricht der früher „d'emblée" genannten Form. Es stellt eine Lymphomvariante dar, die klinisch oft als benigner entzündlicher Knoten an der Haut auftritt, z. T. zentral ulzeriert und sich allmählich langsam ausbreitet. Die Rezidivfreudigkeit des Tumors in loco, aber auch in Form ferngelegener kutaner Herde ist groß.

Klinisch und *histologisch* erinnern die schweren entzündlichen Zellinfiltrate oft an eine schwere Pyodermie oder ein Pyoderma gangraenosum, histochemisch erweist sich eine Großzahl (>75%) der Infiltratzellen als CD 30-positive Blasten. Hierbei handelt es sich um ein Membranprotein, das zur Superfamilie der TNF/NGF-Rezeptoren gehört, zumal der dazugehörige Ligand als membranständiges Zytokin dieser Familie identifiziert wurde. Die Funktionen des CD 30-Proteins sind noch völlig unbekannt. Der charakteristische Immunphänotyp trennt das großzellig-anaplastische Lymphom von anderen lymphoiden Anaplasien der Haut, die gelegentlich als Endstadien verschiedener maligner Lymphomvarianten vorkommen können. Ein „T-Zellrearrangement" wurde oft nachgewiesen, ist aber nicht obligat, B-Zellmarker sind negativ.

CD 30-positive blastenartige Zellelemente finden sich auch bei der
● lymphomatoiden Papulose,
● der transformierten Mycosis fungoides und dem
● M. Hodgkin (hier ursprünglich als selektiver Marker angesehen).

Bei primär nodalen CD 30$^+$-Lymphomen (meist des Kindes- und Jugendalters) ist die Wahrscheinlichkeit einer Beteiligung des Hautorgans groß: ca. ¼ aller Fälle zeigt eine kutane Dissemination. Insgesamt wird der Tumor definiert durch das Überwiegen CD 30$^+$-Blasten in der initialen Hautbiopsie, das Fehlen von Kriterien, die für eine lymphomatoide Papulose sprechen, die leere Anamnese im Hinblick auf ein Prälymphom und den oft alleinigen Befall der Haut bei Diagnosestellung.

Behandlung. Knotige und entzündlich aussehende, histologisch pleomorphe Infiltrate der Haut müssen immunhistochemisch auf ihre CD 30-Expression untersucht werden. Im positiven Fall ist der Knoten als maligner Tumor anzusehen, wobei die weniger aggressive lymphomatoide Papulose und ein M. Hodgkin klinisch ausgeschlossen werden müssen. Ist der Prozeß ausschließlich an der Haut lokalisiert, können zunächst Lokalmaßnahmen erwogen werden, ohne jedoch die Malignität des Lymphoms gänzlich zu unterschätzen, wie vielfach aus dem Schrifttum zu entnehmen ist. Eine Lokalexzision wird von uns bei kleineren Knoten empfohlen, die großzügig mit 1–2 cm Sicherheitsabstand chirurgisch entfernt werden können. Ansonsten ist eine Großfeldbestrahlung mit anschließender Chemotherapie und engmaschiger Kontrolle über ca. 6 Monate vorzuziehen. Bei metastasierenden Herden können Polychemotherapieschemata zur Anwendung kommen, z. B. COP, CHOP, MOPP, BACOP, M-BACOP u. v. a. wie bei aggressiven NHL, mit unterschiedlichem Erfolg. Wir empfehlen, zunächst ein klassisches Schema zu verabreichen (z. B. CHOP), evtl. in Kombination mit rIFN-α als adjuvante Maßnahme, und je nach Befund weiter vorzugehen. Spontane Regressionen sind nicht ausgeschlossen.

Literatur

Beljaards RC, Kaudewitz P, Berti E et al. (1993) Primary cutaneous CD 30–positive large cell lymphoma: definition of a new type of cutaneous lymphoma with a favorable prognosis. Cancer 71: 2097–2104

Beljaards RC, Meijer CJLM, van der Pütte SCJ et al. (1994) Primary cutaneous T-cell lymphoma: clinicopathological features and prognostic parameters of 35 cases other than mycosis fungoides and CD 30-positive large cell lymphoma. J Pathol 172: 53–60

Bendelac A, Lesavre P, Boitard C et al. (1986) Cutaneous pleomorphic T cell lymphoma. J Am Acad Dermatol 15: 657–674

Camisa Ch, Helm TN, Sexton C, Tuthill R (1993) Ki-1-positive anaplastic large-cell lymphoma can mimic benign dermatoses. J Am Acad Dermatol 29: 696–700

Greer JP, Kinney MC, Collins RD et al. (1991) Clinical features of 31 patients with Ki-1 anaplastic large-cell lymphoma. J Clin Oncol 9: 539–547

Kadin ME (1990) The spectrum of Ki-1$^+$ cutaneous lymphomas. Curr Probl Dermatol 19: 138

Kaudewitz P, Stein H, Dallenbach F et al. (1989) Primary and secondary cutaneous Ki-1$^+$ (CD 30$^+$) anaplastic large cell lymphomas: morphologic, immunohistologic, and clinical characteristics. Am J Pathol 135: 359–367

Willemze R, Beljaards RC (1993) Spectrum of primary cutaneous CD 30 (Ki-1)-positive lymphoproliferative disorders. J Am Acad Dermatol 28: 973–980

Wood GS, Bahler DW, Hoppe RT et al. (1993) Transformation of mycosis fungoides: T-cell receptor beta gene analysis demonstrates a common clonal origin for plaque-type mycosis fungoides and CD 30-positive large-cell lymphoma. J Invest Dermatol 101: 296–300

43.4.5 Sonstige seltene kutane T-Zell-Lymphome

Neben den klassischen kutanen T-Zell-Lymphomen haben sich in neuerer Zeit mehrere seltenere Varianten kutaner T-Zell-Lymphome herauskristallisiert, die sich klinisch, histologisch, immunologisch oder molekularbiologisch abgrenzen lassen, wenn auch aufgrund dieser vielfältigen Klassifikationskriterien Überschneidungen möglich sind. Ob diese seltenen Varianten eigene Entitäten darstellen, muß vorerst offenbleiben, ihre Erkennung scheint jedoch *prognostisch relevant* und wird daher hier kurz besprochen.

● *Granulomatöse Mycosis fungoides und granulomatöse Dermohypodermitis ("granulomatous slack skin").* Als granulomatöse Mycosis fungoides bezeichnet man ein kutanes T-Zell-Lymphom, das histologisch durch ein begleitendes epitheloidzelliges Infiltrat mit meist sarkoidalem, selten Granuloma-anulare-artigem Charakter ausgezeichnet ist. *Klinisch* finden sich flache erythematosquamösen Plaques oder Tumoren wie beim klassischen Typ. Die Läsionen können spontan abheilen und Poikiloderma vasculare atrophicans-(Jacobi-)artige Veränderungen hinterlassen.

Die *Prognose* der granulomatösen Mycosis fungoides ist mit jahrzehntelangen Verläufen ohne wesentliche Progression unter milder Therapie sehr gut. Eine fast noch bessere Prognose hat die sog. *granulomatöse Dermohypodermitis* ("granulomatous slack skin"), bei der sich aufgrund einer ausgeprägten dermalen Elastolyse herabhängende Hautsäcke in den Hautfalten bilden. Differentialdiagnostisch müssen beide gegen den kutanen M. Hodgkin abgegrenzt werden, zumal einige Fälle von granulomatöser Dermohypodermitis später in einen M. Hodgkin übergehen sollen; auch Fälle mit *Cutis laxa acquisita* kommen vor. In 2. Linie muß differentialdiagnostisch das lymphoepitheloidzellige Lymphom (sog. *"Lennert's lymphoma"*) abgegrenzt werden. Hier handelt es sich um eine nodale Erkrankung mit nur seltenem sekundären Befall der Haut (ca. 4%) und rasch progredientem Verlauf. Ob es ein lymphoepitheloidzelliges primär-kutanes Lymphom gibt und ob dieses bei guter Prognose ebenfalls hier einzuordnen ist, muß vorerst noch offenbleiben.

● *Kutanes T-Zell-Lymphom vom Siegelringzelltyp.* Das kutane T-Zell-Lymphom vom Siegelringzelltyp ist histologisch durch ein sehr dichtes fleckförmiges lymphoides Infiltrat mit subepidermaler Grenzone charakterisiert, das in einem Teil der Infiltratzellen ein Siegelringphänomen (exzentrischer Kern, reichlich vakuoläres Zytoplasma) aufweist; die Ausbildung des Siegelringphänomens ist dabei durch die Entstehung eines „multivesicular body of giant vacuole type" bedingt. Das klinische Bild war bei allen bisher beschriebenen Patienten recht ähnlich und mag daher einer eigenen klinischen Entität zuzuordnen zu sein. *Klinisch* finden sich bei älteren Männern meist solitäre oder multiple Papeln oder Knoten an der oberen Körperhälfte (Kopf, Nakken, Schulter); der Verlauf ist über Jahre langsam progredient.

● *CD8-positives kutanes T-Zell-Lymphom.* Immunologische Varianten der Mycosis fungoides, die den Suppressorphänotyp ($CD8^+$) exprimieren, sind insbesondere auch bei HIV-Infizierten beschrieben. Die Fälle von *$CD8^+$-, α,β^+-Mycosis fungoides* lassen sich dabei entsprechend ihrem Verlauf in rasch progrediente bzw. in chronische Formen aufteilen. Bei nicht-HIV-infizierten Patienten gehen die progredienten Formen mit disseminierten eruptiven Papeln, Noduli und stärker infiltrierten Plaques einher; die Mundschleimhaut ist häufiger befallen. Die Hautveränderungen bei der chronischen Form sind flache erythematosquamöse Plaques. Die Subtypen scheinen sich dabei immunhistologisch zudem dadurch zu unterscheiden, daß bei der rasch progredienten Form die Infiltratzellen die Expression von CD2 verloren und von CD7 erworben haben. Wenn kutane T-Zell-Lymphome bei bestehender HIV-Infektion auftreten, exprimieren sie meist ebenfalls den *$CD8^+$-, α,β^+-Phänotyp;* klinisch bietet sich analog den Suptypen des $CD8^+$-kutanen T-Zell-Lymphoms bei nicht-HIV-infizierten Patienten entweder das klassische Bild einer chronisch verlaufenden Mycosis fungoides vom Plaquetyp, oder es entwickelt sich eine aleukämische Erythrodermie (sog. *Pseudo-Sézary-Syndrom*) mit raschem letalem Ausgang.

● *γ,δ^+-kutanes T-Zell-Lymphom.* Bisher wurden insgesamt 5 Fälle γ,δ^+-kutaner T-Zell-Lymphome beschrieben. Zwei Fälle ähnelten klinisch-histologisch der *pagetoiden Retikulose vom Typ Ketron-Goodman*, ein weiterer Fall dem *Typ Woringer-Kolopp*. Bei einem anderen Fall handelte es sich histologisch um ein großzellig-pleomorphes, $CD30^-$-Lymphom; der 5. Fall war ein lymphoblastisches T-Zell-Lymphom mit Befall des Mediastinums und der Haut. Damit ist das Spektrum der bisher beschriebenen γ,δ^+-kutanen T-Zell-Lymphome zu heterogen und zahlenmäßig zu klein, als daß eine definitive Zusammenfassung zu einer Entität möglich wäre.

● *$CD30^-$-pleomorphe und -immunoblastische kutane T-Zell-Lymphome.* Bei den verbleibenden Kategorien seltener, primär-kutaner T-Zell-Lymphome handelt es sich um die klein- bis großzelligen pleomorphen und um die immunoblastischen primär-kutanen T-Zell-Lymphome. *Klinisch* treten die $CD30^-$-pleomorphen bzw. -immunoblastischen Lymphome durch rasches Aufschießen von Plaques und Tumorknoten an der Haut in Erscheinung. Damit entsprechen diese Formen zusammen mit der transformierten Mycosis fungoides, die ebenfalls histologisch pleomorph bzw. immunoblastisch und immunphänotypisch CD30-positiv oder CD30-negativ sein kann, der früheren „Mycosis fungoides d'emblée". *Histologisch* sind die pleomorphen kutanen T-Zell-Lymphome durch eine hochgradige Polymorphie der Kerne bei gleicher Zellgröße gekennzeichnet. Hinsichtlich der Zellgröße unterscheidet man kleinzellige, mittelgroße und großzellige Formen, wobei sich die *Prognose* mit zunehmender Zellgröße verschlechtert. Die immunoblastischen Varianten weisen histologisch im Unterschied zu den pleomorphen ein monomorphes Infiltrat aus großen Blasten mit hellen Kernen und großem, zentralen Nukleolus auf.

Die pleomorphen bzw. immunoblastischen kutanen T-Zell-Lymphome sind selten (10 bzw. 3 % aller kutanen T-Zell-Lymphome) und *prognostisch ungünstig.* Eine Subvariante stellen Fälle dar, die in Asien beschrieben wurden und ebenso wie das nasale T-Zell-Lymphom eine Assoziation zum EB-Virus aufweisen. Hier infiltrieren und zerstören die malignen T-Zellen die Gefäßwände einschließlich der Intima, so daß es zu einer ischämischen Nekrose, besonders auch des subkutanen Fettgewebes, kommen kann. Diese *angiozentrischen* T-Zell-Lymphome befallen bevorzugt die Lunge, eine sekundäre Hautbeteiligung kommt jedoch relativ häufig vor (ca. 40–45 % der Fälle).

● *HTLV-I$^+$-adulte T-Zell-Leukämie/Lymphom.* Das humane T-Zell-Leukämie-Virus-1 (HTLV-1) war das erste humanpathogene Retrovirus, das beschrieben wurde; interessanterweise wurde es aus den Lymphozyten eines Patienten mit kutanem T-Zell-Lymphom isoliert. In der Folge zeigte sich, daß das HTLV-1 in Südjapan, in der Karibik, im Süden der Vereinigten Staaten, in Südamerika und in Äquatorialafrika endemisch vorkommt und z. B. durch Geschlechtsverkehr, Stillen bzw. durch Blutkontakte übertragen wird. *Klinisch* ist die HTLV-1-Infektion mit 3 Erkrankungen in Verbindung gebracht worden: mit der adulten T-Zell-Leukämie/Lymphom (ATLL), mit der tropischen spastischen Paraparese oder HTLV-1-assoziierten Myelopathie (TSP/HAM) und mit der infektiösen Dermatitis HTLV-1-infizierter Kinder. HTLV-1-Antikörper wurden jedoch in einem signifikanten Prozentsatz auch bei Patienten mit Mycosis fungoides z. B. aus Skandinavien nachgewiesen. HTLV-1$^+$-Lymphompatienten, über die aus anderen europäischen Ländern berichtet wird, stammen meist aus Endemiegebieten.
Klinisch ist ATLL eine Erkrankung, die häufig mit Hautveränderungen beginnt. Es handelt sich dabei um generalisierte, oft monomorphe Papeln oder Knoten, um Mycosis-fungoides-artige lokalisierte oder disseminierte erythematosquamöse Plaques und Tumoren, um Sézary-artige Bilder oder um Effloreszenzen, wie sie als spezifische Infiltrate bei Leukämien gefunden werden.
Histologisch stellen sich die meisten kutanen Infiltrate als pleomorphes, klein- bis großzelliges Lymphom dar; selten findet sich ein kleinzellig-zerebriformes Lymphom vom Typ der Mycosis fungoides. Ein aggressiver krisenhafter Verlauf kündigt sich meist durch eine ausgeprägte, z. T. maligne Hyperkalzämie an. Bei auf die Haut beschränktem Befall ist der Verlauf oft protrahiert; eine Überlebenszeit von 23 Jahren wurde analog der granulomatösen Mycosis fungoides bei ATLL mit epitheloidezelligem Begleitinfiltrat beschrieben, so daß man die *Prognose* des HTLV-1$^+$-Lymphoms mit im Vordergrund stehenden Befall der Haut insgesamt als gut bezeichnen muß.

Behandlung. Die seltenen kutanen T-Zell-Lymphome sind bisher keiner einheitlichen und durch entsprechende Studien kontrollierten Therapie zugeführt worden. Die Behandlungsmaßnahmen richten sich analog den klassischen kutanen T-Zell-Lymphomen nach dem jeweiligen Stadium der Erkrankung sowie nach der Einschätzung der Prognose im Einzelfall. Solitäre Herde bei den prognostisch günstigen Formen, z. B. des T-Zell-Lymphoms vom Siegelringzelltyp, werden exzidiert und/oder mit Röntgenstrahlen bzw. mit schnellen Elektronen bestrahlt. Disseminierte Formen wie bei granulomatöser Mycosis fungoides und bei den CD8$^+$-kutanen T-Zell-Lymphomen werden primär der Photochemotherapie (PUVA) zugeführt. Sollte PUVA mit oder ohne Kombination mit Retinoiden bzw. mit rIFN-α nicht ausreichend sein, kommt die Ganzkörperbestrahlung mit schnellen Elektronen, evtl. in Kombination mit der extrakorporealen Photopherese, zum Einsatz. Letztere Kombination ist insbesondere bei den γ,δ$^+$-kutanen T-Zell-Lymphomen von vornherein angezeigt. Bei den höher malignen kutanen T-Zell-Lymphomen, wie den pleomorphen und CD30-negativen immunoblastischen kutanen T-Zell-Lymphomen einschließlich der akuten und krisenhaften ATLL, werden häufig unterschiedliche Chemotherapieschemata zur Anwendung gebracht; der Erfolg blieb jedoch bisher gering. Bei der ATLL sind zudem in den früheren Stadien antiretrovirale Medikamente wie Azidothymidin verabreicht worden; eine Bewertung derartiger Maßnahmen steht jedoch noch aus.

Literatur

Agnarsson BA, Vonderheid EC, Kadin ME (1990) Cutaneous T cell lymphoma with suppressor/cytotoxic (CD8) phenotype: identification of rapidly progressive and chronic subtypes. J Am Acad Dermatol 22: 569–577

Alaibac M, Chu AC (1992) Pagetoid reticulosis: a gamma/delta T-cell lymphoma? Eur J Dermatol 2: 109–111

Ashworth J, Coady AT, Guy R, Breathnach SM (1989) Brawny cutaneous induration and granulomatous panniculitis in large cell non-Hodgkin's (T suppressor/cytotoxic cell) lymphoma. Br J Dermatol 120: 563–569

Beljaards RC, Meijer CJLM, van der Putte SCJ et al. (1994) Primary cutaneous T-cell lymphoma: clinicopathological features and prognostic parameters of 35 cases other than mycosis fungoides and CD 30-positive large cell lymphoma. J Pathol 172: 53–60

Bendelac A, Lesavre P, Boitard C et al. (1986) Cutaneous pleomorphic T cell lymphoma. J Am Acad Dermatol 15: 657–664

Berti E, Cerri A, Cavicchini S et al. (1991) Primary cutaneous gamma/delta T-cell lymphoma presenting as disseminated pagetoid reticulosis. J Invest Dermatol 96: 718–723

Burns MK, Cooper KD (1993) Cutaneous T-cell lymphoma associated with HIV infection. J Am Acad Dermatol 29: 394–399

Crane GA, Variakojis D, Rosen ST et al. (1991) Cutaneous T cell lymphomas in patients with human immunodeficiency virus infection. Arch Dermatol 127: 989–994

Cross PA, Eyden BP, Harris M (1989) Signet ring cell lymphoma of T cell type. J Clin Pathol 42: 239–245

Detmar M, Pauli G, Anagnostopoulos I et al. (1991) A case of classical mycosis fungoides associated with human T-cell lymphotropic virus type 1. Br J Dermatol 124: 198–202

Dummer R, Haeffner AC, Burg G (1994) Cutaneous T-cell lymphomas (CTCL): new aspects in PCR-based diagnostic tools, immunology and treatment. Eur J Dermatol 4: 281–286

el-Azhary RA, Gibson LE, Kurtin PJ et al. (1994) Lymphomatoid papulosis: a clinical and histopathologic review of 53 cases with leukocyte immunophenotyping, DNA flow cytometry, and T-cell receptor gene rearrangement studies. J Am Acad Dermatol 30: 210–218

Fujita M, Miyachi Y, Furukawa F et al. (1993) A case of cutaneous T-cell lymphoma expressing gamma/delta T-cell receptors. J Am Acad Dermatol 28: 355–360

Goldstein J, Becker N, DelRowe J, Davis L (1990) Cutaneous T-cell lymphoma in a patient with human immunodeficiency virus type 1. Use of radiation therapy. Cancer 66: 1130–1132

Gordon BG, Weisenburger DD, Warkentin PI et al. (1993) Peripheral T-cell lymphoma in childhood and adolescence. A clinicopathological study of 22 patients. Cancer 71: 257–263

Heald P, Buckley P, Gilliam A et al. (1992) Correlations of unique clinical, immunotypic, and histologic findings in cutaneous gamma/delta T-cell lymphoma. J Am Acad Dermatol 26: 865–870

Helm KF, Cerio R, Winkelmann RK (1992) Granulomatous slack skin: a clinicopathological and immunohistochemical study of three cases. Br J Dermatol 126: 142–147

Janier M, Katlama C, Flageul B et al. (1989) The pseudo-Sezary syndrome with CD 8 phenotype in a patient with the acquired immunodeficiency syndrome (AIDS). Ann Intern Med 110: 738–740

Karg C, Gerharz M, Stadler R, Orfanos CE (1987) Kutaner Morbus Hodgkin mit Dermatochalasis und Ichthyosis. In: Gollnick H, Stadler R (eds) Diaklinik: Fallvorstellungen anläßlich des 17. Weltkongresses für Dermatologie. Schattauer, Stuttgart New York, pp 23–26

Kikuchi A, Naka W, Harada T, Nishikawa T (1993) Primary CD 8^+ lymphoepithelioid lymphoma of the skin. J Am Acad Dermatol 29: 871–875

LeBoit PE, Zackheim HS, White CR (1988) Granulomatous variants of cutaneous T-cell lymphoma. Am J Surg Pathol 12: 83–95

Mainguene C, Picard O, Audouin J et al. (1993) An unusual case of mycosis fungoides presenting as sarcoidosis or granulomatous mycosis fungoides. Am J Clin Pathol 99: 82–86

Nahass GT, Kraffert CA, Penneys NS (1991) Cutaneous T cell lymphoma associated with the acquired immunodeficiency syndrome. Arch Dermatol 127: 1020–1022

Patsouris E, Engelhard M, Zwingers T, Lennert K (1993) Lymphoepithelioid cell lymphoma Lennert's lymphoma): clinical features derived from analysis of 108 cases. Br J Haematol 84: 346–348

Puig S, Iranzo P, Palou J et al. (1992) Lymphoproliferative nature of granulomatous slack skin: clonal rearrangement of the T-cell receptor beta gene. Arch Dermatol 128: 562–563

Sterry W, Siebel A, Mielke V (1992) HTLV-1-negative pleomorphic T-cell lymphoma of the skin: the clinicopathological correlations and natural history of 15 patients. Br J Dermatol 126: 456–462

Tong M, Cooke B, Barnetson RStC (1992) Lymphomatoid granulomatosis. J Am Acad Dermatol 27: 872–876

Tsai T-F, Su I-J, Lu Y-C et al. (1992) Cutaneous angiocentric T-cell lymphoma asssociated with Epstein-Barr virus. J Am Acad Dermatol 26: 31–38

Trautmann Ch, Hahnemann HG, Hilbert ET et al. (1995) Das großzellig-anaplastische Ki-1-positive Lymphom der Haut Hautarzt 46: 28–34

Vaillant L, Monegier du Sorbier C et al. (1993) Cutaneous T cell lymphoma of signet ring cell type: a specific clinocopathologic entity. Acta Derm Venereol (Stockh) 73: 255–258

Willemze R, Beljaards RC (1993) Spectrum of primary cutaneous CD 30 (Ki-1)-positive lymphoproliferative disorders. J Am Acad Dermatol 28: 973–980

Yamaguchi K (1994) Human T-lymphotropic virus type I in Japan. Lancet 343: 213–216

Tabelle 43.8. Histologische Klassifikation der Non-Hodgkin-Lymphome aus der B-Zell-Reihe

Niedriger Malignitätsgrad	Hoher Malignitätsgrad
Lymphozytisch – Chronische lymphatische Leukämie – Prolymphozytenleukämie – Haarzelleukämie	*Lymphoblastisch* Akute lymphatische Leukämie
Lymphoplasmozytisches/lymphoplasmozytoides Immunozytom *Plasmozytisch* (Plasmozytom) *Zentrozytisch* *Zentroblastisch-zentrozytisch* – follikulär – diffus	*Immunoblastisch* *Plasmoblastisch* *Zentroblastisch* *Burkitt-Lymphom*

43.4.6 Kutane B-Zell-Lymphome

Die Einteilung der Non-Hodgkin-Lymphome vom B-Zell-Typ erfolgt primär histologisch, in Europa nach der Kiel-Klassifikation in ihrer revidierten und erneuerten Form (Tabelle 43.8). Hiernach wird aufgrund zytomorphologischer und immunhistochemischer Befunde eine Einteilung in hochmaligne und niedrigmaligne Non-Hodgkin-Lymphome durchgeführt, die in therapeutischen Studien durchaus eine klinische Relevanz zeigt. In den USA erfolgt eine Einteilung der Non-Hodgkin-Lymphome nach Lukes und Collins oder nach Rappaport. Weiterhin existiert eine „working-formulation" der WHO, die Elemente der Kiel-Klassifikation mit dem amerikanischen Klassifikationssystem zu verbinden sucht.

Ist die histologische und immunhistochemische Diagnose gestellt, sollte die Stadieneinteilung vorgenommen werden. Hierzu sind die klinischen und apparativen Staging-Untersuchungen erforderlich:

Wichtig für Stadieneinteilung und Prognose ist die Klärung der Frage, ob es sich um ein primär kutanes B-Zell-Lymphom mit Absiedelung in Lymphknoten oder um ein nodales NHL mit begleitendem Hautbefall handelt. Die klinische Stadieneinteilung kann wie bei den CTCL erfolgen oder auch nach der Ann-Arbor-Klassifikation, wobei die primäre extranodale Lokalisation berücksichtigt werden muß (Tabelle 43.9).

Den einzelnen Stadien kann der Buchstabe A oder B hinzugefügt werden, je nachdem, ob sog. B-Symptome vorliegen oder nicht. B-Symptome sind: 1.) Nichts anderes als durch das Lymphomleiden erklärbarer Gewichtsverlust von mehr als 10 % des Ausgangswertes innerhalb der letzten 10 Monate. 2.) Fieber unklarer Genese über 38 °C. 3.) Nachtschweiß.

Behandlung. Liegen histologische Diagnose sowie Ergebnisse des Staging vor, so kann die Therapieentscheidung erfolgen. Hierbei ist von wesentlicher Bedeutung, ob es sich um ein primäres oder sekundäres B-Zell-Lymphom der Haut

Tabelle 43.9. Primär extranodaler Befall (z. B. der Haut)

Stadium I-E[a]	Befall der Haut oder eines anderen extralymphatischen Organs ohne Lymphknotenbeteiligung
Stadium II-1	Befall der Haut einschließlich der regionären Lymphknoten oder eines weiteren extranodalen Organs (II-1E) oberhalb oder unterhalb des Zwerchfells
Stadium II-2	Befall der Haut und Lymphknotenbefall, der über die regionären Lymphknoten hinausgeht und auch einen weiteren Organbefall einschließen kann (II-2E)
Stadium III	Befall der Haut und Lymphknotenbefall oberhalb und unterhalb des Zwerchfells einschließlich eines weiteren extralymphatischen Organs oder Gewebes (IIIE) oder der Milz (IIIS) oder beides (IIISE)
Stadium IV	Disseminierter bzw. generalisierter Organbefall mit oder ohne Lymphknotenbefall

[a] E = Extranodal

tis, Mikro- und Makrohämaturie. Regelmäßige Urinuntersuchungen sind daher erforderlich. Beim Auftreten einer *hämorrhagischen Zystitis*, insbesondere bei fehlender Prophylaxe (s. unten), muß die Cyclophosphamidtherapie unterbrochen werden. Zur Prophylaxe der cyclophosphamidinduzierten hämorrhagischen Zystitis müssen nach der Verabreichung des Medikamentes hohe Flüssigkeitsmengen zugeführt werden. Als medikamentöse Prophylaxe wird Mesna (Uromitexan® Amp. à 200, 400 mg) empfohlen. Mesna ist eine SH-Gruppen-enthaltende Substanz, die die lokale toxische Wirkung der aggressiven Cyclophosphamidmetaboliten auf das Harnblasenepithel reduziert bzw. verhindert. *Dosis:* Als Dauerinfusion gleichzeitig mit dem Zytostatikum verabreichen und uroprotektiven Schutz über mehrere Stunden fortsetzen (s. Gebrauchsanw.). Endoxan® wirkt toxisch auch auf die *Gonaden* und kann zur Amenorrhö bzw. zur Azoospermie führen. Auch diese Veränderungen sind jedoch rasch reversibel. Libido und Potenz werden nicht beeinflußt. Bei wiederholten Cyclophosphamidgaben wurde über das Auftreten von sekundären Harnblasenkarzinomen berichtet. Leber, Niere und Herz werden unter therapeutischen Dosierungen von Cyclophosphamid nicht geschädigt. Allergische Reaktionen können auftreten und das Absetzen des Medikaments erforderlich machen.

■ *Doxorubicin* (Adriblastin®, 10 mg und 50 mg): Doxorubicin ist ein zytostatisch wirksames Antibiotikum der Anthracyclingruppe. Der zytostatische Effekt ist auf eine Bindung mit dem perinukleolären Chromatin und Störung der Mitose zurückzuführen; es kommt zur Hemmung sowohl der DNS-Replikation als auch der RNS-Synthese an der DNS-Matritze.
Beim Umgang mit der Substanz ist – wie bei anderen Zytostatika – das *Tragen von Handschuhen* empfehlenswert. Sollte dennoch getrocknetes oder aufgelöstes Adriblastin® mit der Haut oder Schleimhaut in Berührung kommen, so muß dieser Bereich sorgfältig mit Wasser und Seife gewaschen werden. Das mikrokristalline, lyophilisierte Pulver wird unmittelbar vor der Verabreichung mit dem beigefügten Lösungsmittel zubereitet. Die zubereitete Lösung ist 24 h bei Raumtemperatur und 48 h bei +4 °C lagerbar; die Lösung ist vor Licht zu schützen.
Adriblastin® muß streng i.v. appliziert werden, eine paravenöse Injektion führt zu lokalen Nekrosen und Thrombophlebitis. In solchen Fällen sollte man 50 mg Solu-Decortin® i.v. (+ Lokalbehandlung) nachspritzen und mit physiologischer NaCl-Lösung (100 ml) nachspülen. Das Medikament darf nicht als Langzeittropfinfusion verabreicht werden. Die Gesamtmenge der Adriblastin® Lösung wird innerhalb von 10–15 min infundiert. Die Nadel oder der Venenkatheter wird anschließend mit physiologischer NaCl-Lösung durchgespült und danach entfernt. Bei Auftreten einer Stomatitis darf erst dann weitertherapiert werden, wenn die Mundschleimhaut abgeheilt ist; nach Abheilung ist die Dosis auf die Hälfte zu reduzieren. Bei Patienten mit Leberkrankheiten ist die Dosis um 50–75 % zu reduzieren, da die Ausscheidung von Doxorubicin zum größten Teil über die Galle erfolgt.
Als *Nebenwirkungen* sind Alopezie, Stomatitis bzw. Soorinfektionen und Knochenmarkssuppressionen (in erster Linie Leukopenie und Thrombopenie) möglich. Ferner können Übelkeit, Brechreiz und Appetitlosigkeit auftreten. Bei Leukämieformen mit Leukozytosen kann es zu einer Hyperurikämie kommen, die mit Allopurinol (Zyloric®) behandelt werden sollte. Aufgrund der kardiotoxischen Nebenwirkungen des Doxorubicins ist vor allem bei älteren Patienten und bei Patienten mit kardiopathologischer Anamnese besondere Vorsicht geboten; eindeutige Herzkrankheiten können eine Kontraindikation darstellen.

■ *Etoposid* (Vepesid® Kaps., 100 mg): Die Substanz hemmt den Einbau von Thymidin und Uridin in die DNS. Hierdurch kommt es zu Störungen der DNS- und RNS-Synthese. Zur Bereitung einer gebrauchsfertigen Infusionslösung wird Vepesid® mit 0,9 %iger NaCl-Lösung 1:50 verdünnt. Diese Verdünnung muß vor Licht geschützt werden und ist ca. 3 h haltbar; zur i.v.-Infusion dürfen nur klare Lösungen verwendet werden. Vepesid® darf nicht mit Glukoselösungen oder alkalischen Lösungen in Verbindung gebracht werden. Das Medikament muß streng i.v. infundiert werden, die Infusionszeit sollte zwischen ½ und 1 h betragen. Bei kürzerer Infusionszeit kann es zu Blutdruckabfall sowie *Phlebitis migrans* kommen. Nach paravenösen Injektionen kommt es zu inflammatorischen Reaktionen. In solchen Fällen sollte man 50 mg Solu-Decortin i.v. (+ Lokalbehandlung) nachspritzen und mit physiologischer NaCl-Lösung (100 ml) nachspülen.

Vor Therapiebeginn, während der Therapie sowie vor jedem Behandlungskursus sollten Leukozyten, Thrombozyten, Hämoglobin sowie Leber- und Nierenfunktionswerte überprüft und die neurologischen Funktionen untersucht werden. Zusätzlich werden Leukozyten und Thrombozyten an den Tagen der Applikation in wöchentlichen Abständen bestimmt.

Als *Nebenwirkungen* treten bei 10–20 % der Patienten Übelkeit und Erbrechen auf. Sie sind durch vorherige Gabe von Antiemetika zu beseitigen oder zu lindern. Überempfindlichkeitsreaktionen sind bei langsamer Infusion selten. Bronchospasmen können mit Antihistaminika behandelt werden. Bei Patienten mit Gichtanamnese kann es durch den raschen Kernzerfall während der Therapie zu einer Hyperurikämie kommen, die mit Allopurinol (Zyloric®) behandelt werden kann. Knochenmarkstoxizität ist die wichtigste dosisbegrenzende Nebenwirkung. Leukozytopenie und Anämie treten bei 30–50 %, Thrombozytopenie bei 10–20 % der Patienten auf. Der Tiefstwert der Leukozyten wird nach 8–14 Tagen, der der Thrombozyten nach 11–17 Tagen erreicht. In der Regel erholt sich das Knochenmark schnell. Die Wirkung auf das Knochenmark ist nicht kumulativ. Bei 35–90 % kommt es zu einer reversiblen Alopezie, Mundschleimhautentzündungen treten bei 5 % der Patienten auf. Die Behandlung ist symptomatisch. Funktionsstörungen des peripheren Nervensystems sind selten. Patientinnen im geschlechtsreifen Alter sollten kontrazeptive Maßnahmen treffen, die bis zu 3 Monate nach Therapieschluß beibehalten werden sollten.

■ *Vincristin* (Injektionsflaschen mit 1 mg und 2 mg Vincristininsulfat): Vincristin ist ein Alkaloid, das die Mitose im Stadium der Metaphase hemmt. Die Substanz kommt allein oder bei mehreren Kombinationsschemata zur Anwendung. Eine Überdosis von Vincristin kann lebensgefährliche Folgen haben. Die Errechnung der Dosen und deren Verabreichung ist daher sehr gewissenhaft vorzunehmen. Die Verabreichung muß *streng intravenös* erfolgen. Die Injektion kann entweder direkt i.v. oder in den Schlauch einer laufenden i.v.-Infusion erfolgen und sollte in etwa 1 min abgeschlossen sein. Bei paravenöser Injektion sollte man möglichst sofort abbrechen und an einer anderen Vene fortsetzen. Es wird empfohlen, das Gebiet der paravenösen Injektion mit Hyaluronidase zu infiltrieren und anschließend mäßiger Wärme auszusetzen. Evtl. 50 mg Solu-Decortin® i.v. nachspritzen und mit 100 ml physiologischer NaCl-Lösung nachspülen.

Nebenwirkungen: Vincristin hat keinen wesentlichen Einfluß auf Thrombo- und Erythropoese. Bei normaler Knochenmarksfunktion werden auch keine nennenswerten Leukopenien beobachtet. Neuromuskuläre Nebenwirkungen sind besonders unangenehm, wobei es zunächst zu Sensibilitätsstörungen und Parästhesien kommt; später können auch neuritisartige Schmerzen und motorische Ausfälle auftreten. Bei Patienten mit vorbestehender neurologischer Erkrankung treten diese Symptome oft verstärkt in Erscheinung. Bei einigen Patienten wurden auch Krämpfe und Hochdruck beobachtet. Eine spezifische Behandlung dieser Nebenwirkungen ist bis jetzt nicht bekannt. Obstipationen und kolikartige Bauchschmerzen, die auf einer Verstopfung im oberen Kolon beruhen, können unter Vincristin auftreten. Sie sprechen auf hohe Einläufe und Abführmittel an. Eine Obstipationsprophylaxe von Beginn der Therapie an wird empfohlen. Gelegentlich tritt ein paralytischer Ileus auf. Dieser kann ein akutes Abdomen vortäuschen. Der paralytische Ileus bildet sich zurück, wenn Vincristin vorübergehend abgesetzt und eine symptomatische Behandlung angewendet wird. Bei älteren Patienten mit obstruktiven Nierenerkrankungen kann eine Harnreduktion auftreten. Medikamente mit reduktionsfördernder Wirkung sind nach Möglichkeit abzusetzen. An weiteren Nebenwirkungen wurden neben Haarausfall, Gewichtsverlust, Fieber, Hirnnervensymptomatik, Ulzerationen der Mundschleimhaut und Kopfschmerz beobachtet.

Sogenanntes Vincristinsyndrom. Dieses Syndrom wird auf eine Störung in der Sekretion des antidiuretischen Hormons zurückgeführt. Es entwickelt sich eine erhöhte Natriumausscheidung bei erniedrigten Blutnatriumwerten. Eine Einschränkung der Flüssigkeitsaufnahme bessert die Hyponatriämie und den renalen Natriumverlust.

Behandlung bei Vincristinüberdosierung. Bei Überschreitung der empfohlenen Dosis werden die Nebenwirkungen des Medikaments besonders stark in Erscheinung treten. Folgende Punkte sind besonders zu beachten:

▷ Verhütung von Nebenwirkungen, die von einer Sekretionsstörung des antidiuretischen Hormons herrühren: Einschränkung der Flüssigkeitsaufnahme und evtl. Anwendung eines auf die Henle-Schleife und die Funktion des distalen Tubulus wirkenden Diuretikums.
▷ Verabreichung von Phenobarbital in antikonvulsiv wirksamen Dosen.
▷ Anwendung von Abführmitteln, um einem Ileus vorzubeugen.
▷ Überwachung des Kreislaufsystems.
▷ Tägliches Blutbild, um den Transfusionsbedarf zu erkennen.
▷ 50–100 mg Folsäure intravenös alle 3 h über 48 h verabreichen; anschließend die gleiche Dosis 6stündlich über mindestens weitere 48 h geben.

■ *Procarbazin* (Natulan® Kaps. à 50 mg): Die Substanz gehört in die Reihe der Methylhydrazinverbindungen. Aufgrund experimenteller Befunde scheint der Wirkungsmechanismus von Procarbazin eine gewisse Ähnlichkeit mit dem indirekten Effekt von Röntgenstrahlen zu haben. Bemerkenswert ist, daß Procarbazin auch bei solchen Patienten wirksam ist, deren Erkrankung des lymphatischen Systems auf andere Zytostatika nicht mehr anspricht, da keine Kreuzresistenz mit den übrigen zytostatisch wirksamen Substanzen besteht. Die Resorption von Procarbazin im Gastrointestinalraum ist ausreichend, es erfolgt eine rasche Metabolisierung in der Leber. 25–75 % der verabreichten Dosis wird innerhalb von 24 h im Urin ausgeschieden, davon weniger als 5 % in unveränderter Form. Procarbazin gelangt auch in den Liquorraum. Die biologische Halbwertzeit im Plasma sowie im Liquor beträgt annähernd 1 h.

Anwendungsrichtlinien. Natulan® wird oral verabreicht. Die Einnahme der Kapseln erfolgt geschlossen und unzerkaut, da die darin enthaltene Substanz einen stark bitteren Geschmack hat. Sollten bei einem Patienten Schluckbeschwerden vorliegen, kann der Inhalt der Kapsel auch mit Zuckersirup bzw. Haferschleim vermischt verabreicht werden. Wegen entscheidender Verbesserung der erzielten Remissionsquoten und -dauer gegenüber einer Monotherapie mit Natulan® wird heute einer Kombinationstherapie der Vorzug gegeben.

Nebenwirkungen. Zu Beginn einer Behandlung mit Procarbazin können Appetitlosigkeit und Übelkeit auftreten, diese Begleiterscheinungen sind jedoch trotz Weiterbehandlung in der Regel nicht von Dauer. Das Medikament führt zu einem Abfall der Leukozyten- und Thrombozytenwerte, der sich dosislimitierend auswirken kann. Weiterhin kann es unter fortgesetzter Therapie zu einer reversiblen Alopezie kommen. Beim Auftreten von Hautreaktionen sollte das Präparat je nach klinischem Befund abgesetzt werden. Nebenwirkungen wie Lethargie, Depressionen, periphere Neuropathie mit Parästhesien, Nystagmus sowie Ataxie werden in ca. 10–20 % der Fälle beobachtet. Außerdem können Myalgien, Arthralgien und eine orthostatische Hypotonie auftreten.

Hinweise. Während der Therapie mit Procarbazin müssen engmaschige BB-Kontrollen durchgeführt werden. Da die Wirkung von Barbituraten, Phenothiazinderivaten und Präparaten vom Imipramintyp unter gleichzeitiger Procarbazinbehandlung verstärkt wird, sollten diese bei Bedarf niedriger dosiert werden. Wegen der teratogenen Wirkung ist während einer Behandlung auf strikte Kontrazeption zu achten. Alkoholabusus sollte während der Therapie unbedingt vermieden werden, da es zu einer Alkoholintoleranz kommen kann.

Procarbazinintoxikation. Zu den akuten Symptomen zählen Übelkeit, Erbrechen, psychotische Reaktionen, Somnolenz, Wirkungsverstärkung sedierender Pharmaka und Erhöhung der Alkoholtoxizität. Später oder bei chronischer Überdosierung kann es zu einer Knochenmarksdepression bis hin zur Agranulozytose (charakteristisch sind Schleimhautnekrosen mit lokaler Lymphknotenschwellung) und einer kritischen Thrombozytopenie kommen. Ulzerationen des Verdauungstraktes sind möglich. Empfohlen wird eine möglichst frühzeitige Magenspülung, wenn nicht stärker erbrochen wird. Zur Sedierung evtl. Valium® i.v. in kleinen Dosen (z.B. mit 5 mg beginnen) unter Kontrolle der vitalen Funktionen. Falls erforderlich, Gabe von Leukozyten- oder Thrombozytenkonzentraten. Evtl. Durchführung einer Infektprophylaxe. Eine Hämodialyse ist wegen der raschen Ausscheidung von Natulan® nicht erforderlich, dafür scheint eine forcierte Diurese von Vorteil zu sein.

43.5 Weitere Behandlungsansätze

Gerade bei den lymphoiden Neoplasien wurde immer wieder der Versuch gemacht, neue, immunologisch orientierte Therapieschemata einzuführen oder die Applikation von Zytokinen mit den herkömmlichen Chemotherapien zu kombinieren. Ziel einer jeden immunologischen oder immunchemotherapeutischen Behandlung ist es, die eigenen Abwehrkräfte zu mobilisieren und bei der Bekämpfung der proliferierenden Zellkloni einzusetzen.

Vor allem die natürlichen Killerzellen und die zytotoxischen Lymphozyten wurden als Ziel einer lymphokingesteuerten immunologischen Behandlungstechnik angesehen. Derartige Schemata wurden auch adjuvant eingesetzt, da nach den klassischen Tumortherapien immer wieder Tumoranteile nicht gänzlich erfaßt werden können. Gerade bei den malignen Lymphomen als Systemkrankheit ist trotz einer eingreifenden Behandlung der Hauttumoren davon auszugehen, daß neoplastische Zellelemente im Körper verbleiben, die zirkulieren und zu Rezidiven

Tabelle 43.11. Therapeutische Strategien bei Neoplasien der Haut

> ▷ **Klassische Tumortherapien durch Minderung von Tumormassen mittels**
> operativer Entfernung,
> Bestrahlungsbehandlungen,
> Chemotherapien (Zytostase).
> ▷ **Neuere Immunotherapien durch Mobilisierung der Immunabwehr mittels**
> natürlicher Killerzellen,
> zytotoxischer T-Lymphozyten,
> unterstützt von
> Helfer-T-Lymphozyten und Makrophagen.

Tabelle 43.12. Antitumormoleküle unterschiedlicher Provenienz für die Behandlung kutaner Lymphome

> ▷ *Interferone* (α: Intron A®, Roferon A®; β: Fiblaferon®; γ: Polyferon®, Immuneron®)
> ▷ *Monoklonale Antikörper* (MAK), die gegen die Tumorzellen selbst bzw. tumorassoziierte Antigene gerichtet sind
> ▷ *Tumornekrosefaktoren* (TNF)
> ▷ *Koloniestimulierende Faktoren* (G-CSF, Neupogen®; GM-CSF, Leucomax®) als supportive Maßnahme
> ▷ *Antilymphozytensera*
> ▷ *Tumorspezifische Impfstoffe*
> ▷ *Arotinoide u. a.*

Anlaß geben. Es kommt dazu, daß bei den Neoplasien des lymphatischen Systems das Gleichgewicht von B- und T-Lymphozyten und ihrer Subpopulationen gestört und somit in der Regel eine immunologische Abwehrschwäche bei den Kranken ohnehin vorhanden ist, die bei der nachfolgenden Tumorabwehr entscheidend sein kann. Die Aktivierung der Zellpopulationen, die für die Tumorabwehr verantwortlich sind, kann durch geeignete Maßnahme sowohl in vitro als auch in vivo erfolgen. Ein Überblick über Antitumormoleküle wird in der Tabelle 43.12 dargestellt.

Zu Einzelheiten der Zytokintherapien sowie über kombinierte Therapieschemata vgl. Kap. 44.2.

Literatur

Bertram JH, Gill PS, Levine AM et al. (1986) Monoclonal antibody T101 in T-cell malignancies: a clinical, pharmacokinetic, and immunologic correlation. Blood 68: 752–761

Boven E, Lindmo T, Mitchell JB et al. (1986) Selective cytotoxicity of ^{125}I-labeled monoclonal antibody T101 in human malignant T-cell lines. Blood 67: 429–435

Bunn PA, Norris DA (1990) The therapeutic role of interferons and monoclonal antibodies in cutaneous T-cell lymphomas. J Invest Dermatol 95: 209S–212S

Hoting E, Meissner K (1988) Arotinoid-ethylester effectiveness in refractory cutaneous T-cell lymphoma. Cancer 62: 1044–1048

LeMaistre CF, Rosen S, Frankel A et al. (1991) Phase I trial of H65-RTA immunoconjugate in patients with cutaneous T-cell lymphoma. Blood 78: 1173–1182

Miller RA, Levy R (1981) Response of cutaneous T-cell lymphoma to therapy with hybridoma monoclonal antibody. Lancet II: 226–230

Rosen ST, Zimmer M, Goldman-Leikin R et al. (1987) Radioimmunodetection and radioimmunotherapy of cutaneous T-cell lymphomas using an ^{131}I-labeled monoclonal antibody: an Illinois Cancer Council Study. J Clin Oncol 5: 562–573

Street ML, Muller SA, Pittelkow MR (1990) Cyclosporine in the treatment of cutaneous T-cell lymphoma. J Am Acad Dermatol 23: 1084–1089

Tousignant J, Raymond GP, Light MJ (1987) Treatment of cutaneous T-cell lymphoma with the arotinoid R 13-6298. J Am Acad Dermatol 16: 167–171

Farbabbildungen

1 Mycosis fungoides: Typische Tumormanifestation am Stamm

2 Tumoröse Infiltrate in der Achselhöhle bei Mycosis fungoides

3 Plaquestadium mit Übergang ins Tumorstadium bei einer Mycosis fungoides

4 Ki1-Lymphom

5 Plaquestadium einer disseminierten pagetoiden Retikulose mit Erosionen und Krustenauflagerungen, z.T. psoriasiform

6,7 Mycosis fungoides mit weitestgehender Rückbildung und kombinierter Behandlung mit extrakorporaler Photophorese, später auch Interferon-α

8,9 Komplette Remission unter der Kombination extrakorporaler Photophorese, Interferon-α und zusätzlich PUVA-Bestrahlungen

Farbabbildungen

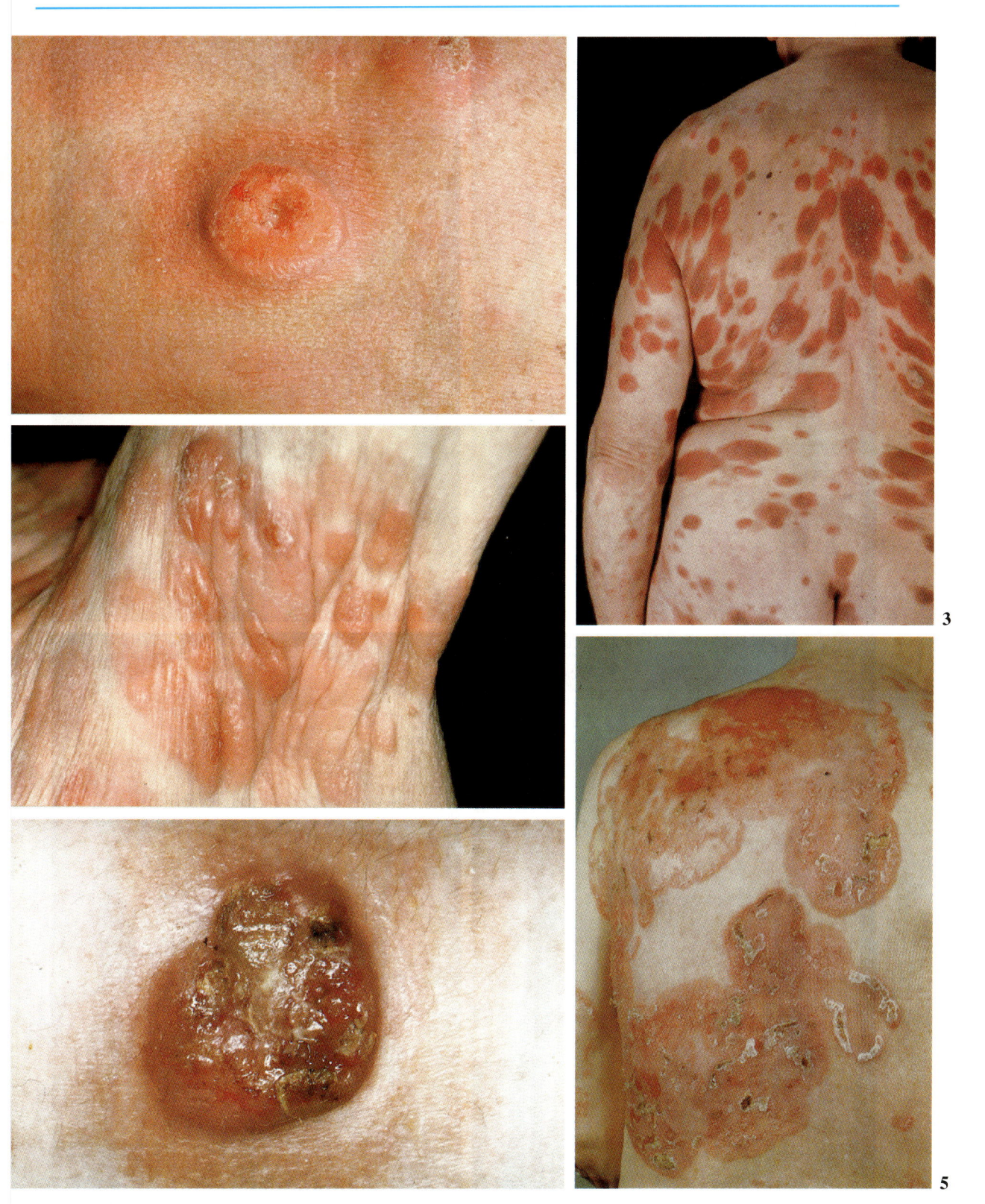

44.1 Allgemeines

Als *Zytokine* werden im allgemeinen Proteine mit niedrigem Molekulargewicht bezeichnet, die vor allem von Zellen des Immunsystems synthetisiert werden. Zytokine binden spezifisch mit hoher Affinität an Rezeptoren der Zielzellen und regulieren ihre Proliferation, Differenzierung und funktionelle Aktivierung. Im Gegensatz zu endokrinen Hormonen werden sie nicht von spezialisierten Drüsen synthetisiert, sondern von Zellen unterschiedlichen Gewebsursprungs. Sie sind oft im Serum nicht nachweisbar und wirken auf ihre Zielzellen *parakrin* oder *autokrin*. Darunter wird verstanden, daß die Zytokine entweder von Zellen in der unmittelbaren Umgebung der Zielzellen synthetisiert werden und auf ihre Nachbarzellen (parakrin) wirken, oder aber durch die Zelle selbst, auf die sie einwirken (autokrin), produziert werden. Zytokine spielen eine wesentliche Rolle in der Regulation immunologischer Abwehrmechanismen und somit in den modernen Behandlungsstrategien gegen Tumoren. Eine Reihe von Zytokinen wird inzwischen gentechnologisch hergestellt und steht in ausreichend großen Mengen für therapeutische Zwecke zur Verfügung. Antitumorwirkungen von Zytokinen werden auf verschiedene Weise vermittelt.

● Verschiedene Zytokine haben *direkte antiproliferative Wirkungen auf Tumorzellen* in vitro und in vivo; zytostatische Effekte wurden vor allem für die Interferone beschrieben. Interferone weisen offenbar eine antiproliferative Wirkung vorzugsweise auf Tumorzellen auf, während normale Zellen entweder gar nicht oder nur schwach in ihrem Wachstum gehemmt werden. Diese selektive Wirkung wurde sowohl für Basaliomzellen, im Gegensatz zu normalen humanen Keratinozyten, als auch für Melanomzellen im Gegensatz zu normalen humanen Melanozyten gefunden.

● Zytokine *greifen in immunologische Regulationsmechanismen ein*. Auf den Tumorzellen verändern sie die Expression von Oberflächenantigenen. So wurde eine verstärkte Expression von HLA-Klasse-I- und Klasse-II-Antigenen nach Inkubation von Melanomzellen mit Interferonen und anderen Zytokinen beobachtet. Auch andere Oberflächenmoleküle, z.B. ICAM-1, die in immunologische Erkennungsprozesse involviert sind, werden durch verschiedene Zytokine stimuliert.

● Schließlich haben Zytokine einen *Einfluß auf die Immunantwort des Wirts*. Verschiedene Zytokine stimulieren die Proliferation und funktionelle Aktivierung von unterschiedlichen Lymphozytensubpopulationen und von Monozyten. Die Antitumorwirkung von einigen Zytokinen, z.B. Interleukin-2, hängt zu einem großen Teil von der Stimulation der zellulären Immunantwort gegen den Tumor ab. In vivo sind oftmals verschiedene Wirkmechanismen an der Antitumorwirkung der Zytokine beteiligt. Dies gilt um so mehr, wenn Zytokine in kombinierte Therapieschemata eingesetzt werden.

In den letzten Jahren wurden Zytokintherapien für verschiedene maligne Hauttumoren etabliert oder erprobt. *Typ 1-Interferone* (rIFN-α, nIFN-β) wurden in verschiedenen Ländern für die Behandlung von kutanen T-Zell-Lymphomen, des HIV-assoziierten Kaposi-Sarkoms und für das maligne Melanom zugelassen. Daneben wurde für eine Reihe weiterer Zytokine eine potentielle Wirksamkeit in Zellkulturen und/oder in Tiermodellen gezeigt (Tabelle 44.1). Neben der systemischen Behandlung scheint bei verschiedenen malignen Hauttumoren auch die lokale Injektion von Zytokinen in den Tumor wirksam. Insgesamt gesehen führte die Einführung von Zytokinen in das therapeutische Vorgehen zu wichtigen Fortschritten in der Behandlung von malignen Hauttumoren.

Literatur

Brysk MM, Santschi CH, Bell T et al. (1992) Culture of basal cell carcinoma. J Invest Dermatol 98: 45–49

Garbe C, Krasagakis K (1993) Effects of interferons and cytokines on melanoma cells. J Invest Dermatol 100: 239s–244s

Garbe C, Krasagakis K, Zouboulis C et al. (1990) Antitumor activities of Interferon-alpha, -beta and -gamma on malignant melanoma cells in vitro. Changes of proliferation, melanin synthesis and immunophenotype. J Invest Dermatol 95: 231s–237s

Tabelle 44.1. Übersicht über die Zytokine, die therapeutisch bei malignen Hauttumoren eingesetzt oder erprobt werden

Zytokin	Synonyma Molekulargewicht [kD]	Chromosomale Lokalisation	Proteingröße Aminosäuren
IFN-α	Lymphoblasten-IFN, 15–24	9p13–21	165
IFN-β	Fibroblasten-IFN, 20	9p22	166
IFN-γ	Immun-IFN, 15–45	12	143
TNF-α	Kachektin, 17	6p23; q12	157
IL-1 α	Hämopoietin-1, 31, 17	2q14	269; 152
IL-1 β	31, 17	2q14	269; 152
IL-2	Lymphozytenproliferationsfaktor, 15–20	4q26–28	129
IL-4	B-Zell-stimulierender Faktor, 15	5q	133
IL-6	IFN-β2, 24	7q	212
TGF-β	12,5	19q13,1	112

Garbe C, Kreuser ED, Zouboulis C et al. (1992) Combined treatment of metastatic melanoma with interferons and cytotoxic drugs. Semin Oncol 19 [suppl 4]: 63–69

Krasagakis K, Garbe C, Kruger S, Orfanos CE (1991) Effects of interferons on cultured human melanocytes in vitro: interferon-beta but not-alpha or -gamma inhibit proliferation and all interferons significantly modulate the cell phenotype. J Invest Dermatol 97: 364–372

44.2 Zytokine beim kutanen T-Zell-Lymphom

Bereits Mitte der 80er Jahre erschienen erste Berichte über die Wirksamkeit von Interferon-α (rIFN-α) beim kutanen T-Zell-Lymphom. Es wurde beobachtet, daß die Patienten von einer Behandlung mit *rIFN-α* (Roferon A®, Intron A®) über längere Zeiträume profitierten und daß auch die intraläsionale Applikation zu Rückbildungen führte. In frühen Stadien des kutanen T-Zell-Lymphoms betrugen die Remissionsraten nach Behandlung mit rIFN-α 40 % oder mehr, mit ca. 10–15 % vollständiger Rückbildung. Die Nebenwirkungen waren im Vergleich zu chemotherapeutischen Behandlungsschemata eher mild. Während zu Beginn relativ hohe Dosen angewandt wurden, zeigte sich in nachfolgenden Therapieversuchen, daß bereits mittlere Dosen von rIFN-α ausreichend waren, um objektive Rückbildungen zu erreichen. Mit mittleren Dosierungen zwischen 9–18 Mio. IE 3 ×/Woche wurden Ansprechraten zwischen 40 und 60 % gefunden (Tabelle 44.2). Um den Erfolg aufrecht zu erhalten, mußte die Behandlung kontinuierlich fortgesetzt werden. Eine Unterbrechung führte zu umgehenden Krankheitsrückfällen. In verschiedenen Therapieprotokollen wurden mehrere Dosen im Vergleich getestet, und es zeigte sich, daß eine Eskalation der Dosis nicht mit verbesserten Ansprechraten verbunden war. Weiterhin zeigte sich, daß die kontinuierliche Behandlung 3 ×/Woche gegenüber intermittierenden Schemata (z. B. 1 Woche lang alle 3 Wochen) überlegen war (Tabelle 44.2). Eine Wirksamkeitssteigerung konnte durch die Kombination von rIFN-α (Roferon A®, Intron A®) mit Etretinat (Tigason®) erreicht werden. In dieser Kombination resultierten objektive Ansprechraten von 60–70 %, und der Anteil der kompletten Remission nahm deutlich zu (Tabelle 44.2). Eine weitere Steigerung der Ansprechraten konnte durch die Kombination der rIFN-α-Behandlung mit einer Photochemotherapie (PUVA) erreicht werden. Mit dieser kombinierten Behandlung *(α-PUVA)* konnten die Ansprechraten bis zu 90 % gesteigert werden, und der Anteil kompletter Remissionen betrug 40–80 %. Die PUVA-Behandlung bewirkte gleichzeitig, daß die Bildung von Antikörpern gegen rIFN-α unterdrückt wurde.

In Zukunft können möglicherweise auch Patienten mit besonders günstigen Chancen des Ansprechens auf eine Behandlung mit rIFN-α durch immunhistologische Untersuchungen identifiziert werden. So wurde kürzlich ein Antigen

Tabelle 44.2. Ergebnisse der rIFN-α-Applikation allein oder in kombinierten Therapieschemata beim kutanen T-Zell-Lymphom

	Patientenzahl	CR[a] + PR[b] [%]
rIFN-α-2a 50 Mio. IE/m² KO 3 ×/Woche (Bunn et al. 1986)	20	10 + 35
rIFN-α-2a 18 Mio. IE 3 ×/Woche (Simoni et al. 1987)	12	42 + 50
rIFN-α-2a 3–18 Mio. IE 3 ×/Woche (Tura et al. 1987)	15	20 + 60
rIFN-α-2a 3–36 Mio. IE 3 ×/Woche (Olsen et al. 1989)	22	14 + 45
rIFN-α-2a 18 Mio. IE 3 ×/Woche (Nicolas et al. 1989)	6	17 + 50
rIFN-α-2a 10–50 Mio. IE/m² KO/d 1–5 alle 3 Wochen (Kohn et al. 1990)	24	4 + 25
rIFN-α-2a 3–18 Mio. IE 3 ×/Woche (Vegna et al. 1990)	23	35 + 39
rIFN-α-2a 6–30 Mio. IE 3 ×/Woche + PUVA (Roenigk et al. 1990, Kuzel et al. 1990)	15	80 + 13
rIFN-α-2a 3–9 Mio. IE 3 ×/Woche + PUVA (Otte et al. 1992)	11	45 + 55
rIFN-α-2a 6–36 Mio. IE + Etretinat 0,7 mg/kg KG (Thestrup Pedersen et al. 1988, Zachariae et al. 1990)	11	18 + 45
rIFN-α-2b low dose + Etretinat (Altomare et al. 1993)	13	54 + 23

[a] CR komplette Remission; [b] PR partielle Remission (> 50 %); KO = Körperoberfläche

auf normalen basalen Keratinozyten beschrieben, das mit einem monoklonalen Antikörper MY 7 markiert wird und das bei Patienten mit kutanem T-Zell-Lymphom oft verlorengeht. Bei Patienten, bei denen die Expression dieses Antigens unter rIFN-α-Therapie reinduziert werden konnte, wurde ein gutes Ansprechen auf die Behandlung mit rIFN-α allein gefunden. Auch die Bestimmung von T-Zell-Antigenen zeigte eine Assoziation zum Ansprechen auf die rIFN-α-Therapie. Bei Patienten mit weitgehendem Fehlen der T-Zell-Antigene CD 5 und CD 7 fand sich ein schlechtes Ansprechen auf die Interferonbehandlung.

In der Behandlung von T-Zell-Lymphomen der Haut stellt der Einsatz von rIFN-α einen wichtigen therapeutischen Fortschritt dar. Nach den eigenen Erfahrungen können unter kontinuierlichem Einsatz von rIFN-α langzeitige Remissionen erreicht werden. Chemotherapeutische Behandlungen oder Ganzkörperbestrahlungen, die beim kutanen T-Zell-Lymphom eher mit kürzerfristigen Remissionszeiten verbunden sind, können auf einen Zeitpunkt verschoben werden, zu dem die Zytokinbehandlung oder die kombinierten Behandlungsmodalitäten mit rIFN-α nicht mehr ansprechen. Die eigenen Erfahrungen

Tabelle 44.3. Behandlung des kutanen T-Zell-Lymphoms mit rIFN-α allein oder/und in Kombination

▷ Indikation	Patienten mit kutanem T-Zell-Lymphom in den Stadien II–IV
▷ Dosierung	rIFN-α 9 (10) Mio. IE 3 ×/Woche, mit initial einschleichender Dosierung [3 + (3) + 6 + (6) + 9 Mio. IE) oder Photochemotherapie (PUVA) mit 0,125–2 J/cm^2
▷ Bei fehlender Wirkung	Kombination von rIFN-α mit PUVA (α-PUVA)
▷ Bei stärkeren IFN-Nebenwirkungen	Reduktion von rIFN-α und zusätzliche Gabe von Retinoiden (0,5–0,8 mg/kg KG Etretinat oder Acitretin)

zeigen, daß das spätere Ansprechen auf Chemotherapien durch die Zytokinvorbehandlung nicht beeinträchtigt ist. Zur Zeit stellt die kombinierte Behandlung mit α-PUVA sicherlich die wirksamste Therapieform beim kutanen T-Zell-Lymphom dar. Bis heute kann aber die Frage nicht sicher beantwortet werden, ob es sinnvoll ist, dieses Schema als Erstbehandlung zu verwenden, oder ob zu Beginn besser Monotherapien eingeleitet werden sollten. Ein plausibles Konzept besteht sicherlich darin, zunächst mit einer Monotherapie zu beginnen und erst bei ungenügender Wirksamkeit mit einer kombinierten Therapie fortzufahren (Tabelle 44.3). Auch der zusätzliche Einsatz von Retinoiden in Kombination mit rIFN-α oder sogar in Kombination mit α-PUVA verdient weitere Erprobung, zumal darunter niedrigere Dosierungen von rIFN-α möglich sind. Dieses könnte insbesondere bedeutsam werden für Patienten, die stärker unter Nebenwirkungen leiden.

Eine weitere erfolgversprechende Kombination besteht in der *kombinierten Anwendung von rIFN-α mit der extrakorporalen Photophorese*. Erste Erfahrungen mit dieser Kombination sind beim kutanen T-Zell-Lymphom ausgesprochen ermutigend. In der Zukunft wird eine weitere Optimierung der Therapieschemata in Kombination von Photochemotherapie (PUVA und/oder extrakorporaler Photophorese), Typ-I-Interferone (rIFN-α oder rIFN-β) und gegebenenfalls von Retinoiden anzustreben sein. Die hier bestehenden Möglichkeiten sind noch nicht vollständig ausgelotet.

Literatur

Altomare GF, Capella GL, Pigatto PD, Finzi AF (1993) Intramuscular low dose alpha-2B interferon and etretinate for treatment of mycosis fungoides. Int J Dermatol 32: 138–141

Bunn PA, Foon KA, Ihde DC et al. (1984) Recombinant leucocyte A interferon: an active agent in advanced cutaneous T-cell lymphomas. Ann Intern Med 101: 484–487

Bunn PA, Ihde DC, Foon KA (1986) The role of recombinant interferon alfa-2a in the therapy of cutaneous T-cell lymphomas. Cancer 57: 1689–1695

Celerier P, Fleischmann M, Basset Seguin N et al. (1993) In vitro induction of basal keratinocyte MY7 antigen expression in cutaneous T-cell lymphoma is associated with response to interferon-alfa therapy. Arch Dermatol 129: 1136–1140

Dreno B, Fleischmann M, Valard S et al. (1992) Induction of myelo-monocytic My7 antigen (CD13) expression by interferon-alpha in basal cells of cutaneous T-cell lymphomas. Br J Dermatol 126: 320–323

Dreno B, Celerier P, Litoux P (1993) Roferon-A in combination with Tigason in cutaneous T-cell lymphomas. Acta Haematol 89 [suppl 1]: 28–32

Kohn EC, Steis RG, Sausville EA et al. (1990) Phase II trial of intermittent high-dose recombinant interferon alfa-2a in mycosis fungoides and the Sézary syndrome. J Clin Oncol 8: 155–160

Kuzel TM, Gilyon K, Springer E et al. (1990) Interferon alfa-2a combined with phototherapy in the treatment of cutaneous T-cell lymphoma. J Natl Cancer Inst 82: 203–207

Kuzel TM, Roenigk HH Jr, Samuelson E, Rosen ST (1992) Suppression of anti-interferon alpha-2a antibody formation in patients with mycosis fungoides by exposure to long-wave UV radiation in the A range and methoxsalen ingestion. J Natl Cancer Inst 84: 119–121

Mostow EN, Neckel SL, Oberhelman L et al. (1993) Complete remissions in psoralen and UV-A (PUVA)-refractory mycosis fungoides-type cutaneous T-cell lymphoma with combined interferon alfa and PUVA. Arch Dermatol 129: 747–52

Nicolas JF, Balblanc JC, Frappaz A et al. (1989) Treatment of cutaneous T cell lymphoma with intermediate doses of interferon alpha 2a. Dermatologica 179: 34–37

Olsen EA, Rosen ST, Vollmer RT et al. (1989) Interferon alfa-2a in the treatment of cutaneous T cell lymphoma. J Am Acad Dermatol 20: 395–407

Otte HG, Herges A, Stadler R (1992) Kombinationstherapie mit Interferon alfa 2a und PUVA bei kutanen T-Zell-Lymphomen. Hautarzt 43: 695–699

Roenigk HH Jr, Kuzel TM, Skoutelis AP et al. (1990) Photochemotherapy alone or combined with interferon alpha-2a in the treatment of cutaneous T-cell lymphoma. J Invest Dermatol 95 [suppl 6]: 198 –205

Ross C, Tingsgaard P, Jorgensen H, Vejlsgaard GL (1993) Interferon treatment of cutaneous T-cell lymphoma. Eur J Haematol 51: 63–72

Simoni R, Cavalieri R, Coppola G et al. (1987) Recombinant leukocyte interferon alfa-2a in the treatment of mycosis fungoides. J Biol Regul Homeost Agents 1: 93–99

Springer EA, Kuzel TM, Variakojis D et al. (1993) Correlation of clinical responses with immunologic and morphologic characteristics in patients with cutaneous T-cell lymphoma treated with interferon alfa-2a. J Am Acad Dermatol 29: 42–46

Thestrup Pedersen K, Hammer R, Kaltoft K et al. (1988) Treatment of mycosis fungoides with recombinant interferon-alpha 2a2 alone and in combination with etretinate. Br J Dermatol 118: 811–818

Tura S, Mazza P, Zinzani PL et al. (1987) Alpha recombinant interferon in the treatment of mycosis fungoides (MF). Haematologica 72: 337–340

Vegna ML, Papa G, Defazio D et al. (1990) Interferon alpha-2a in cutaneous T-cell lymphoma. Eur J Haematol (suppl) 52: 32–35

Zachariae H, Thestrup Pedersen K (1990) Interferon alpha and etretinate combination treatment of cutaneous T-cell lymphoma. J Invest Dermatol 95 [suppl 6]: 206–208

Tabelle 44.4. Therapeutische Ergebnisse der Applikation von rIFN-α beim HIV-assoziierten Kaposi-Sarkom

	Patientenzahl	CR[a] + PR[b] [%]
IFN-α-2b 1–50 Mio. IE/m² KO, 5 ×/Woche (Groopman et al. 1984)	24	8 + 25
rIFN-α-2b 1 Mio. IE/m² KO jede 2. Woche IFN-α-2b 5 Mio. IE/m² KO 2 ×/Woche (Volberding et al. 1984)	9 20	22 + 11 10 + 30
IFN-α-N1 20 Mio. IE/m² KO/d (Rios et al. 1985)	12	33 + 33
IFN-α-N1 7,5–25 Mio. IE/m² KO/d (Gelmann et al. 1985)	30	10
IFN-α-2b 30–50 Mio. IE/m² KO 3–7 ×/Woche (Abrams und Volberding 1986)	50	32
IFN-α-2a 3 Mio. IE/m² KO/d IFN-α-2a 3–36 Mio. IE/m² KO/d IFN-α-2a 36 Mio. IE/m² KO/d (Real et al. 1986)	35 34 27	0 + 3 9 + 6 30 + 19
IFN-α-2b 1; 30; 50 Mio. IE/m² KO/d (Volberding et al. 1987)	114	33; 28; 45
IFN-α-2a 18–36 Mio. IE 3–7 ×/Woche (Kern et al. 1987)	20	30
IFN-α-2a 18–36 Mio. IE/d (Rozenbaum et al. 1990)	120	35 + 8
IFN-α-2a 18 Mio. IE/m² 3–7 ×/Woche (Plettenberg et al. 1990)	41	12 + 17

[a] *CR* komplette Remission; [b] *PR* partielle Remission (> 50 %); KO = Körperoberfläche

Tabelle 44.5. Therapeutische Ergebnisse der kombinierten Applikation von rIFN-α und Zidovudin beim HIV-assoziierten Kaposi-Sarkom

	Patientenzahl	CR[a] + PR[b] [%]
IFN-α-2b 5–20 Mio. IE/m²KO/d + Zidovudin 300–1500 mg/d (Kovacs et al. 1989)	22	50
IFN-α-2a 4,5–18 Mio. IE/m²KO/d + Zidovudin 600–1200 mg/d (Krown et al. 1990)	43	46
IFN-α-2a 18 Mio. IE/m²KO 3 ×/Woche + Zidovudin 800–1.200 mg/d (Stadler et al. 1990)	15	27 + 20
IFN-α-2a 9–27 Mio. IE/m²KO/d + Zidovudin 600–1200 mg/d (Fischl et al. 1991)	56	47
IFN-α-N1 10 Mio. IE/m²KO/d + Zidovudin 500 mg/d (Baumann et al. 1991)	15	7 + 7
IFN-α-2a 9 Mio. IE/m²KO/d + Zidovudin 1200 mg/d + GM-CSF bei Neutropenie (Scadden et al. 1991)	29 80% Hochrisikopatienten!	50

[a] *CR* komplette Remission; [b] *PR* partielle Remission (> 50 %); KO = Körperoberfläche

44.3 Zytokine beim HIV-assoziierten Kaposi-Sarkom

Die Wirksamkeit von rIFN-α beim Kaposi-Sarkom wurde bereits zu Beginn der 80er Jahre erkannt. In den ersten behandelten Patientenkollektiven betrugen die Ansprechraten zwischen 30 und 70 %; in späteren Studien wurden die Ansprechraten genauer mit 27–38 % bestimmt (Tabelle 44.4). Die Ansprechraten beim HIV-assoziierten Kaposi-Sarkom waren dosisabhängig; höhere Dosen führten auch zu höheren Ansprechraten. Ein 2. Parameter für das Ansprechen war der Immunstatus der Patienten. Patienten mit einem stark reduzierten Immunstatus (CD_4^+-Lymphozyten < 100–200/µl) sprachen deutlich schlechter auf die rIFN-α-Behandlung an als Patienten mit noch relativ gutem Immunstatus. Das Auftreten opportunistischer Infektionen verschlechterte die Ansprechraten. Nach der eigenen Erfahrung verbesserte sich unter der rIFN-α-Behandlung die mediane Überlebenszeit von Patienten mit HIV-assoziiertem Kaposi-Sarkom deutlich. Während wir in einem unbehandelten Kollektiv eine mediane Überlebenszeit von 14 Monaten beobachteten, betrug diese bei Patienten mit rIFN-α-Behandlung ca. 28 Monate. Bei einem Teil der Patienten wurde auch ein langfristiges Ansprechen mit Remissionszeiten von 2–5 Jahren gesehen. Bei der *Kombination mit Zidovudin* (AZT) wurden mittlere rIFN-Dosen (9–18 Mio. IE/d) und niedrige Dosen von Zidovudin (bis zu 600 mg/d) angewendet, und es zeigte sich eine recht gute Verträglichkeit dieser kombinierten Behandlung. Die resultierenden Ansprechraten waren höher als mit Monotherapie und lagen fast durchgängig zwischen 40 und 50 % (Tabelle 44.5). Da die Toxizität vor allem in einer Myelosuppression besteht, werden zusätzlich koloniestimulierende Faktoren gegeben, um Neutropenien vorzubeugen. Die Zugabe von *GM-CSF* und *G-CSF* war nicht mit einer Verstär-

Tabelle 44.6. Therapeutische Ergebnisse der Applikation von IFN-β und -γ beim HIV-assoziierten Kaposi-Sarkom

	Patientenzahl	CR[a] + PR[b] [%]
nIFN-β-ser 90–180 Mio. IE/m² KO 5 ×/Woche (Miles et al. 1990)	38 (Hochrisikopatienten!)	16
rIFN-γ 0,5 Mio. IE/d (Krigel et al. 1985)	7	0
rIFN-γ 4 Mio. IE/d (Ganser et al. 1986)	4	0
rIFN-γ 0,001–1 mg/m² KO/d (Lane et al. 1989)	16	0
rIFN-γ 0,03–3 mg/m² KO/d (Heagy et al. 1990)	17	6 + 12

[a] CR komplette Remission; [b] PR partielle Remission (> 50 %); KO = Körperoberfläche

kung der Nebenwirkungen verbunden und beeinträchtigte nicht die Antitumorwirkung der kombinierten Behandlung. Die Zugabe von koloniestimulierenden Faktoren erfolgte, sobald die Leukozytenwerte unter einen bestimmten Grenzwert abfielen (z. B. 1500/μl). Die Behandlung wird in der Regel mit 1 Ampulle G-CSF (Neupogen®)/d begonnen und im weiteren Verlauf bis auf 2 ×/Woche reduziert.

Andere Zytokine wie z. B. natürliches IFN-β (Fibraferon®) und IFN-γ (Polyferon®, Immunoferon®), Tumornekrosefaktor α und Interleukin-2 (Proleukin®) wurden ebenfalls beim Kaposi-Sarkom in einigen Phase-I–II-Studien untersucht. nIFN-β führte zu objektiven Remissionen bei einigen behandelten Patienten. Die vorliegenden Studien sind allerdings nicht ausreichend, um die Möglichkeiten mit IFN-β beim Kaposi-Sarkom abschätzen zu können. Therapieversuche mit IFN-γ zeigten keine signifikante Wirkung (Tabelle 44.6). Die Anwendung von IL-2 in Kombination mit einem Typ-1-Interferon führte sogar zu einer Exazerbation bei einer kleineren Gruppe von behandelten Patienten. Eine Therapie des HIV-assoziierten Kaposi-Sarkoms mit rIFN-α ist bei Patienten mit mehr als 100–200/μl CD_4^+-T-Lymphozyten und bei kutaner oder mukokutan begrenzter Manifestation indiziert. In der Regel sollte eine kombinierte Behandlung mit Zidovudin vorgenommen werden. Bei Leukozytenwerten < 1000–1500/μl sollte eine gleichzeitige Applikation von GM-CSF oder G-CSF eingeleitet werden. Sobald eine viszerale Beteiligung auftritt, ist die Behandlung mit rIFN-α oder seiner Kombination mit Zidovudin allein nicht mehr ausreichend, so daß kombinierte zytostatische Schemata zur Anwendung kommen sollten. Einige Vorschläge sind in Tabelle 44.7 zusammengefaßt. Eingehende Hinweise sind in Kap. 43 zu finden.

Tabelle 44.7. Behandlung des HIV-assoziierten Kaposi-Sarkoms mit rIFN-α

▷ Indikation	Patienten mit CD_4-positiven T-Lymphozytenwerten > 100–200/μl oder/und kutane oder mukokutane Manifestation
▷ Medikation	IFN-α 9–18 Mio. IE 3 ×/Woche + Zidovudin (Retrovir®) 2 × 250 mg/d. Dazu bei Leukozytenwerten < 1000–1500/μl G-CSF oder GM-CSF 1 Ampulle (Neupogen®)/d und nachfolgende Reduktion bis 2 ×/Woche ½ Ampulle

Literatur

Abrams DI, Volberding PA (1986) Alpha interferon therapy of AIDS-associated Kaposi's sarcoma. Semin Oncol 13 [suppl 2]: 43–47

Baumann R, Tauber MG, Opravil M et al. (1991) Combined treatment with zidovudine and lymphoblast interferon-alpha in patients with HIV-related Kaposi's sarcoma. Klin Wochenschr 69: 360–367

Davey RT Jr, Davey VJ, Metcalf JA et al. (1991) A phase I/II trial of zidovudine, interferon-alpha, and granulocyte-macrophage colony-stimulating factor in the treatment of human immunodeficiency virus type 1 infection. J Infect Dis 164: 43–52

Fischl MA (1991) Antiretroviral therapy in combination with interferon for AIDS-related Kaposi's sarcoma. Am J Med 90: 2s–7s

Fischl MA, Uttamchandani RB, Resnick L et al. (1991) A phase I study of recombinant human interferon-alpha 2a or human lymphoblastoid interferon-alpha n1 and concomitant zidovudine in patients with AIDS-related Kaposi's sarcoma. J Acquir Immune Defic Syndr 4: 1–10

Ganser A, Brucher W, Brodt HR et al. (1986) Treatment of AIDS-related Kaposi's sarcoma with recombinant gamma-interferon. Onkologie 9: 163–166

Gelmann EP, Preble OT, Steis R et al. (1985) Human lymphoblastoid interferon treatment of Kaposi's sarcoma in the acquired immune deficiency syndrome. Clinical response and prognostic parameters. Am J Med 78: 737–741

Groopman JE, Gottlieb MS, Goodman J et al. (1984) Recombinant alpha-2 interferon therapy for Kaposi's sarcoma associated with the acquired immunodeficiency syndrome. Ann Intern Med 100: 671–676

Heagy W, Groopman J, Schindler J, Finberg R (1990) Use of IFN-gamma in patients with AIDS. J Acquir Immune Defic Syndr 3: 584–590

Kern P, Meigel W, Racz P et al. (1987) Interferon alpha in the treatment of AIDS-associated Kaposi's sarcoma. Onkologie 10: 50–52

Kovacs JA, Deyton L, Davey R et al. (1989) Combined zidovudine and interferon-alpha therapy in patients with Kaposi sarcoma and the acquired immunodeficiency syndrome (AIDS). Ann Intern Med 111: 280–287

Krigel RL, Odajnyk CM, Laubenstein LJ et al. (1985) Therapeutic trial of interferon-gamma in patients with epidemic Kaposi's sarcoma. J Biol Response Mod 4: 358–364

Krigel RL, Padavic Shaller KA, Rudolph AR et al. (1989) Exacerbation of epidemic Kaposi's sarcoma with a combination of interleukin-2 and beta-interferon: results of a phase 2 study. J Biol Response Mod 8: 359–365

Krown SE, Real FX, Cunningham Rundles S et al. (1983) Preliminary observations on the effect of recombinant leukocyte A interferon in homosexual men with Kaposi's sarcoma. N Engl J Med 308: 1071–1076

Lane HC, Davey RT Jr, Sherwin SA et al. (1989) A phase I trial of recombinant human interferon-gamma in patients with Kaposi's sarcoma and the acquired immunodeficiency syndrome (AIDS). J Clin Immunol 9: 351–361

Miles SA, Wang HJ, Cortes E et al. (1990) Beta-interferon therapy in patients with poor-prognosis Kaposi sarcoma related to the acquired immunodeficiency syndrome (AIDS). A phase II trial with preliminary evidence of antiviral activity and low incidence of opportunistic infections. Ann Intern Med 112: 582–589

Plettenberg A, Kern P, Dietrich M, Meigel W (1990) Rekombinantes Interferon alpha 2A in der Behandlung des HIV-assoziierten Kaposi-Sarkoms. Langzeitergebnisse. Med Klin 85: 647–652

Real FX, Oettgen HF, Krown SE (1986) Kaposi's sarcoma and the acquired immunodeficiency syndrome: treatment with high and low doses of recombinant leukocyte A interferon. J Clin Oncol 4: 544–551

Rios A, Mansell PW, Newell GR et al. (1985) Treatment of acquired immunodeficiency syndrome – related Kaposi's sarcoma with lymphoblastoid interferon. J Clin Oncol 3: 506–512

Rozenbaum W, Gharakhanian S, Navarette MS et al. (1990) Long-term follow-up of 120 patients with AIDS-related Kaposi's sarcoma treated with interferon alpha-2a. J Invest Dermatol 95 [suppl 6]: 161–165

Sawyer LA, Metcalf JA, Zoon KC et al. (1990) Effects of interferon-alpha in patients with AIDS-associated Kaposi's sarcoma are related to blood interferon levels and dose. Cytokine 2: 247–252

Scadden DT, Bering HA, Levine JD et al. (1991) GM-CSF as an alternative to dose modification of the combination zidovudine and interferon-alpha in the treatment of AIDS-associated Kaposi's sarcoma. Am J Clin Oncol 14 [suppl 1]: 40–44

Scadden DT, Bering HA, Levine JD et al. (1991) Granulocyte-macrophage colony-stimulating factor mitigates the neutropenia of combined interferon alfa and zidovudine treatment of acquired immune deficiency syndrome-associated Kaposi's sarcoma. J Clin Oncol 9: 802–808

Schaart FM, Bratzke B, Ruszczak Z et al. (1991) Long-term therapy of HIV-associated Kaposi's sarcoma with recombinant interferon alpha-2a. Br J Dermatol 124: 62–68

Schröder K, Garbe C, Waibel M et al. (1992) Granulozyten-Koloniestimulierender Faktor (G-CSF) in der Behandlung von Patienten mit HIV-assoziiertem mukokutanem Kaposi-Sarkom. Erfolgreicher Einsatz bei virus- bzw. medikamenteninduzierter Leukopenie. Hautarzt 43: 700–706

Stadler R, Bratzke B, Schaart F, Orfanos CE (1990) Long-term combined rIFN-alpha-2a and zidovudine therapy for HIV-associated Kaposi's sarcoma: clinical consequences and side effects. J Invest Dermatol 95 [suppl 6]: 170–175

Volberding P, Valero R, Rothman J, Gee G (1984) Alpha interferon therapy of Kaposi's sarcoma in AIDS. Ann N Y Acad Sci 437: 439–446

Volberding PA, Mitsuyasu RT, Golando JP, Spiegel RJ (1987) Treatment of Kaposi's sarcoma with interferon alfa-2b (Intron A). Cancer 59 [suppl 3]: 620–625

44.4 Zytokine beim malignen Melanom

Zur Zeit existiert keine verbindliche Behandlungsempfehlung für das metastasierende maligne Melanom. Die Prognose bei viszeraler Fernmetastasierung ist äußerst ungünstig, ohne Behandlung ist ein letaler Ausgang in der Regel innerhalb von ca. 6 Monaten zu erwarten. Polychemotherapieschemata führen zu Remissionen bei nur 25–35 % aller behandelten Patienten, wobei bisher ungeklärt blieb, ob die Überlebenszeit durch Polychemotherapieschemata tatsächlich verbessert werden kann.

■ **Interferone** waren die ersten Zytokine, die in der Therapie des metastasierten Melanoms erprobt wurden, zumal sie eine direkte antiproliferative Wirkung auf Melanomzellen in vitro zeigten. Inzwischen wurde nachgewiesen, daß die höhere antiproliferative Aktivität von *nIFN-β* auf einer höheren Bindungsaffinität zum Typ 1-Interferonrezeptor beruht. Allerdings ist bisher nicht geklärt, ob dies mit einer besseren Wirksamkeit in vivo korrespondiert. Bei intraläsionaler Applikation von nIFN-β in kutanen Melanommetastasen resultiert eine komplette oder partielle Remission in 50–60 % der behandelten Tumoren, wobei diese Ansprechrate höher ist als mit rIFN-α. Eine systemische Wirkung blieb jedoch bei der intralokalen Applikation von nIFN-β aus, während rIFN-α auch auf nichtbehandelte Metastasen systemisch eine Wirkung hatte. nIFN-β weist eine hohe Gewebsbindung auf, wenn es als s.c.-Injektion appliziert wird. Bei dieser Applikationsart resultieren allerdings nur relativ geringe Serumspiegel, die möglicherweise für eine systemische Antitumorwirkung nicht ausreichen. Bei einem hohen Prozentsatz von Patienten (ca. 50 %) kommt es nach 3–4 Monaten zur Induktion neutralisierender Antikörper gegen nIFN-β.

Eine Reihe weiterer Zytokine zeigte direkte antiproliferative Wirkungen auf Melanomzellen in vitro, z. B. *TNF-α, Interleukin-1-α, Interleukin-1-β, Interleukin-4* und *TGF-β*. Zusätzlich wurden indirekte Antitumoreffekte beschrieben, die über die Immunantwort des Wirts nach Anwendung von IL-2, IL-6 und IL-12 vermittelt wurden. Davon wurde allein *Interleukin-2* bisher in größerem Umfang beim malignen Melanom in klinischen Versuchen erprobt. In-vitro-Experimente mit *rIFN-γ* zeigten eine verstärkte Expression von mehreren Melanomzellantigenen, die auch mit zunehmender Tumorprogression und -metastasierung heraufreguliert werden, z. B. ICAM-1, HLA-Klasse-II-Antigene und das Adhäsionsmolekül VLA-2. Im Tiermodell wurde beschrieben, daß das metastatische Potential von Melanomen unter der Applikation von rIFN-γ und auch unter TNF-α zunahm. In den Vereinigten Staaten wurde 1990 eine adjuvante Studie mit rIFN-γ bei Hochrisikopatienten im Stadium I und II vorzeitig abgebrochen, weil die behandelten Kranken im Vergleich zur Kontrollgruppe eine signifikant erhöhte Rezidivrate zeigten. Möglicherweise hat rIFN-γ eher eine stimulierende Wirkung auf die Tumorprogression.

rIFN-α (Roferon A®, Intron A®) wies in klinischen Versuchen beim metastasierten malignen Melanom eine mäßige Antitumorwirkung auf. Objektive Remissionen wurden bei etwa 10–15 % der behandelten Patienten berichtet. Interessant ist, daß mit mittleren Dosen eine Krankheitsstabilisierung und ein verlängertes Überleben erreicht werden konnte. Möglicherweise sind objektive Remissionen nicht das beste Kriterium, um den Antitumoreffekt von rIFN-α zu beurteilen. Auch nach der eigenen Erfahrung kann beim Einsatz von rIFN-α allein oder in Kombination mit Zytostatika immer wieder die Beobachtung gemacht werden, daß auch ausgedehnte Metastasierungen über gewisse Zeiträume stabilisiert werden können und die Patienten unerwartet lange überleben, ohne daß bei strenger Anlegung der Kriterien von einer objektiven Remission (Rückbildung aller erkennbaren Tumormassen > 50 %) gesprochen werden kann.

Zwei Beobachtungen führten dazu, Typ I-Interferone auch in der adjuvanten Behandlung von Hochrisikomelanomen im Stadium I oder von Melanomen mit regionärer Metastasierung nach Ausräumung aller Tumormassen zu erproben: ihre bessere Wirksamkeit bei geringen Tumormassen und ihre stabilisierende Wirkung auf den Krankheitsverlauf. Bisher liegen allerdings erst wenige, vorläufige Veröffentlichungen, meist im Vergleich zu historischen Kontrollgruppen, vor. Die Ergebnisse randomisierter Studien stehen noch aus. Für rIFN-γ wurden negative bis ungünstige Effekte berichtet. rIFN-α führte bei adjuvanter Anwendung nach regionärer Metastasierung zu keiner erkennbaren Verbesserung der Rezidivfreiheit. Für nIFN-β wurde eine Studie veröffentlicht, in der bei Behandlung im MM-Stadium I über eine Verbesserung der Rezidivfreiheit und der Überlebensraten im Vergleich zu einer historischen Kontrollgruppe berichtet wurde. Bei der Bewertung der bisherigen adjuvanten Therapieversuche mit Interferonen muß berücksichtigt werden, daß bisher für kein Behandlungsschema mit Zytostatika oder auch andere Therapiemodalitäten eine signifikante Verbesserung der Prognose im Rahmen randomisierter Studien gezeigt werden konnte. Der Nachweis solcher Effekte ist außerordentlich schwierig, da große Kollektive über lange Zeiten exakt dokumentiert und ausgewertet werden müssen. Die Typ I-Interferone bleiben hier hoffnungsvolle Substanzen, deren weitere Erprobung sich aber vorzugsweise auf exakt kontrollierte randomisierte Studien beschränken sollte.

■ **Interleukin-2 (IL-2).** Ein weiteres Zytokin mit nachgewiesener Wirkung beim metastasierten Melanom ist das Interleukin-2 (Proleukin®). IL-2 ist ein Wachstumsfaktor für T-Lymphozyten und NK-Zellen. Es bewirkt eine Proliferation von Lymphozyten, verstärkt die Expression des IL-2-Rezeptors und stimuliert die Entwicklung zytotoxischer Aktivität gegenüber autologen und allogenen Tumorzellen. IL-2 hat nur eine schwache antiproliferative Wirkung auf Melanomzellen.

Initial wurde IL-2 im Rahmen der *adoptiven Immuntherapie* experimentell erprobt. Dieses Konzept sah eine Entnahme von Lymphozyten des Patienten durch Leukapherese vor und ihre Vermehrung sowie eine Verstärkung ihrer zytotoxischen Aktivität durch Kultivierung unter dem Einfluß von IL-2 in vitro. Anschließend wurden die IL-2-stimulierten Lymphozyten dem Patienten reinfundiert, und die Wirkung wurde durch zusätzliche i.v.-Infusion von IL-2 in vivo weiter stimuliert. Dieses Behandlungsschema war jedoch mit einer hohen Toxizität verbunden. IL-2 bewirkt einen Austritt von Flüssigkeit aus dem Intravasalraum und führt zur Bildung von Ödemen, bis zur Ausbildung von Lungenödem und Kreislaufstörungen mit kardialen Risiken. Die Infusion von IL-2 beim metastasierten malignen

Tabelle 44.8. Therapeutische Ergebnisse der kombinierten Behandlung mit rIFN-α und Dacarbazin beim metastasierten malignen Melanom; Metaanalyse von 9 klinischen Studien

Autoren	Patientenzahl	CR [%]	PR [%]	OR [%]	SD [%]
Hersey et al. 1989	74	9	18	27	33
Kerr et al. 1989	17	–	6	6	18
Bajetta et al. 1990	75	8	17	25	–
Breier et al. 1990	17	24	29	53	18
Mulder et al. 1990	31	10	26	36	–
Falcson et al. 1991	30	40	13	53	33
Sertoli et al. 1992	136	7	19	26	–
Thomsen et al. 1992	87	7	14	21	17
Ron et al. 1993	34	18	15	33	–
Gesamt:	*501*	*10*	*19*	*29*	*25*

CR komplette Remission; *PR* partielle Remission (> 50%); *OR* objektive Remission (CR + PR); *SD* stabile Erkrankung.

Tabelle 44.9. Therapeutische Ergebnisse der kombinierten Behandlung mit rIFN-α und Dacarbazin gegenüber Dacarbazin allein beim metastasierten malignen Melanom

Autoren	Variablen	DTIC + rIFN-α	DTIC allein
Falkson et al. 1991	Zahl der Patienten	27	27
	CR + PR	38%	17%
	Mediane Ansprechdauer	36 Wochen	11 Wochen
Sertoli et al. 1992	Zahl der Patienten	136 (2 Arme)	67
	CR + PR	26%	16%
	Mediane Ansprechdauer	33 Wochen	11 Wochen
Thomson et al. 1992	Zahl der Patienten	87	82
	CR + PR	21%	17%
	Mediane Ansprechdauer	37 Wochen	41 Wochen

CR komplette Remission; *PR* partielle Remission (> 50%).

Melanom war ebenso wirksam wie die erheblich aufwendigere adoptive Immuntherapie. In der Folgezeit wurden andere Dosierungsschemata und Applikationswege von IL-2 erprobt, die zu einer deutlichen Verminderung der Toxizität führten. Die Wirksamkeit einer s.c.-Applikation, die auch ambulant durchgeführt werden kann, wurde beschrieben, doch es blieb unklar, ob damit eine Wirkung in ähnlicher Größenordnung erreicht wird wie bei der i.v.-Infusion. Ein Stufenschema, wonach zunächst hohe und später niedrige Dosen von IL-2 infundiert wurden, sollte eine Minderung der Toxizität erreichen. Der beste Kompromiß zwischen Wirksamkeit und Verträglichkeit muß bei der Anwendung von IL-2 noch gefunden werden. Beim metastasierten malignen Melanom wurden objektive Ansprechraten erreicht, die zwischen ca. 20–30% liegen. Weitere relevante Ansprechraten fanden sich beim Nierenzellkarzinom. Möglicherweise stellt zur Zeit Interleukin-2 das Zytokin mit der besten Wirksamkeit beim malignen Melanom dar. Insbesondere die kombinierte Anwendung IL-2 + rIFN-α soll bis zu 30% objektive Remissionsraten erreichen, allerdings liegen langfristige kontrollierte Studien noch nicht vor.

Kombinierte Verfahren. Da die Antitumoraktivität der Typ-I-Interferone wahrscheinlich vor allem auf ihrem antiproliferativen Effekt beruhen, erscheint es zur Zeit erfolgversprechend, diese mit zytostatischen Substanzen zu kombinieren. Inzwischen wurden mehr als 500 Patienten in Phase-II-Studien mit *rIFN-α und Dacarbazin* behandelt, und die Gesamtbilanz erscheint ermutigend (Tabelle 44.8). Die durchschnittliche objektive Ansprechrate betrug in 9 klinischen Studien 29%, wobei weitere 25% der behandelten Patienten eine Stabilisierung des Krankheitsverlaufes zeigten. Ergebnisse zur Frage einer möglichen Verlängerung des Überlebens liegen nicht vor. In 3 Studien wurde ein Vergleich zur Monotherapie mit Dacarbazin durchgeführt, und in 2 davon konnten signifikant bessere Ergebnisse im Hinblick auf das Ansprechen und auf die Dauer der Remission erreicht werden (Tabelle 44.9). Die Toxizität der kombinierten Behandlung mit rIFN-α und Dacarbazin ist gut beherrschbar und im Vergleich zu wirksamen Polychemotherapieschemata eher als niedrig zu bewerten. Die Hauptnebenwirkungen des Dacarbazins (Nausea und Emesis) können heute durch den Einsatz moderner Antiemetika gut beherrscht werden.

Auch die Kombination von *rIFN-α mit Cisplatin* zeigte bessere Ergebnisse als Cisplatin allein, das nur 15% objektive Ansprechraten erreicht. Eine geringe Wirksamkeit wurde bei der Kombination rIFN-α mit Vinblastin gefunden. Hier wurde in 2 kleineren Gruppen behandelter Kranken kein Vorteil gegenüber einer Vinblastinbehandlung allein sichtbar. Verbesserte Ergebnisse im Vergleich zur Monochemotherapie wurden jedoch mit der Kombination von *rIFN-α und Vindesin*

Tabelle 44.10. Therapeutische Ergebnisse der kombinierten Applikation von Zytokinen und Chemotherapeutika beim metastasierten malignen Melanom

Autoren	Patienten-zahl	CR [%]	PR [%]	OR [%]	SD [%]
▷ **IFN-α + Cisplatin**					
Oratz et al. 1989	10	10	0	10	40
Schuchter et al. 1989	14	0	14	14	7
Richner et al. 1990	15	7	20	27	40
Margolin et al. 1990	24	8	16	24	–
Gesamt:	63	6	14	20	28
▷ **rIFN-α + Vinblastin**					
Gunderson et al. 1989	17	6	6	12	30
Kellokumpu et al. 1989	10	0	10	10	–
Gesamt:	27	4	7	11	30
▷ **rIFN-α + Vindesin**					
Smith et al. 1992	19	21	5	26	10
Garbe et al. 1993	25	12	4	16	40
Gesamt:	44	16	5	21	23
▷ **IL-2 + Dacarbazin oder Cisplatin**					
Dillman et al. 1990	27	7	19	26	22
Flaherty et al. 1990	32	3	19	22	28
Demchak et al. 1991	27	11	26	37	11
Gesamt:	86	7	21	28	21

CR komplette Remission; *PR* partielle Remission (> 50); *OR* objektive Remission (CR + PR); *SD* stabile Erkrankung.

beschrieben. Für alle diese Schemata gilt, daß zusätzlich zum objektiven Ansprechen auch ein relevanter Anteil von Stabilisierungen des Krankheitsverlaufs erreicht wurde, der in der Regel 20–30 % beträgt. Die Wirksamkeit der genannten Kombinationen erscheint allerdings eher niedriger als die von Dacarbazin und rIFN-α (Tabelle 44.10).

In 2 Studien wurde *IL-2 mit Dacarbazin* kombiniert mit Ansprechraten von ca. 22–26 %. Noch besser erwies sich die Kombination von *IL-2 und Cisplatin*. Derartige Kombinationen erschienen ähnlich effektiv wie die Kombination von rIFN-α mit Dacarbazin. Auch hier fand sich ein relevanter Anteil von Stabilisierungen des Krankheitsverlaufes.

Zu Beginn der 90er Jahre wurden umfangreichere Kombinationen mit Polychemotherapien und rIFN-α oder der Kombination von rIFN-α und Interleukin-2 experimentell erprobt. Diese Schemata führten zu bis dahin nicht erreichten hohen Ansprechraten von über 50 %. Der Anteil der kompletten Remissionen variierte zwischen 13 und 25 % und der Anteil der partiellen Remissionen zwischen 37 und 58 %. Diese komplexen Schemata sind allerdings mit einer relativ hohen Toxizität belastet. Ob sich beim Einsatz derartiger kombinierter Chemoimmuntherapien auch Vorteile hinsichtlich der Überlebensdauer zeigen und möglicherweise Heilungen daraus resultieren können, bleibt dahingestellt. Kombinationen von 2–4 Chemotherapeutika mit rIFN-α und IL-2 erwecken zur Zeit durch die Höhe der Ansprechraten die Hoffnung, daß damit ein neuer Schritt in Richtung einer verbesserten Melanomtherapie in Aussicht ist (Tabelle 44.11).

Tabelle 44.11. Therapeutische Ergebnisse kombinierter Behandlungen mit Zytokinen und Polychemotherapien beim metastasierten malignen Melanom

Schema	Patienten-zahl	CR + PR [%]	SD [%]
rIFN-α + IL-2 + Cisplatin + DTIC (Hamblin et al. 1991)	12	25 + 58	–
rIFN-α + DTIC + Bleomycin + Vincristin + CCNU (Pyrhonen et al. 1992)	48	13 + 49	–
rIFN-α + IL-2 + Cisplatin + BCNU + DTIC + Tamoxifen (Richards et al. 1992)	74	15 + 40	25
rIFN-α + IL-2 + Cisplatin + Vinblastin + DTIC (Legha et al. 1992)	30	20 + 37	–

CR komplette Remission; *PR* partielle Remission (> 50 %); *SD* stabile Erkrankung.

Literatur

Abdi EA, Tan YH, McPherson TA (1988) Natural human interferon-beta in metastatic malignant melanoma. A phase II study. Acta Oncol 27: 815–817

Atzpodien J, Korfer A, Franks CR et al. (1990) Home therapy with recombinant interleukin-2 and interferon-a-2b in advanced human malignancies. Lancet 335: 1509–1512

Bajetta E, Negretti E, Giannotti B et al. (1990) Phase II study of interferon-alpha-2a and dacarbazine in advanced melanoma. Am J Clin Oncol 13: 405–409

Beiteke U, Ruppert P, Garbe C et al. (1993) Adjuvante Therapie des primaren malignen Melanoms mit natürlichem humanen Interferon-beta. Signifikanter Überlebensvorteil bei 96 behandelten Patienten im Vergleich zu 288 unbehandelten Symptomenzwillingen. Hautarzt 44: 365–371

Breier S, Pensel R, Roffe C et al. (1990) High dose DTIC with recombinant human interferon alpha-2b (rhifn2b) for the treatment of metastatic malignant melanoma (MMM). Proc Ann Meet Am Soc Clin Oncol 9: A1090

Brunda MJ, Luistro L, Warrier RR et al. (1993) Antitumor and antimetastatic activity of interleukin 12 against murine tumors. J Exp Med 178: 1223–30

Castello G, Comella P, Manzo T et al. (1993) Immunological and clinical effects of intramuscular rIFN alpha-2a and low dose subcutaneous rIL-2 in patients with advanced malignant melanoma. Melanoma Res 3: 43–49

Demchak PA, Mier JW, Robert NJ et al. (1990) Interleukin-2 and high-dose cisplatin in patients with metastatic melanoma: a pilot study. J Clin Oncol 9: 1821–1830

Dillman RO, Oldham RK, Barth NM et al. (1990) Recombinant interleukin-2 and adoptive immunotherapy alternated with dacarbazine therapy in melanoma: a National Biotherapy Study Group trial. J Natl Cancer Inst 82: 1345–1349

Dillman RO, Church C, Oldham RK et al. (1993) Inpatient continuous-infusion interleukin-2 in 788 patients with cancer. The National Biotherapy Study Group experience. Cancer 71: 2358–2370

Dummer R, Muller W, Nestle F et al. (1991) Formation of neutralizing antibodies against natural interferon-beta, but not against recombinant interferon-gamma during adjuvant therapy for high-risk malignant melanoma patients. Cancer 67: 2300–2304

Elsässer Beile U, Garbe C, Stadler R et al. (1989) Adjuvante Therapie mit rekombiniertem Interferon alfa-2a beim metastasierten malignen Melanom. Hautarzt 40: 266–270

Falkson CI, Falkson G, Falkson HC (1991) Improved results with the addition of recombinant interferon alpha-2b to dacarbazine in treatment of patients with metastatic malignant melanoma. J Clin Oncol 9: 1403–1408

Fierlbeck G, d'Hoedt B, Stroebel W et al. (1992) Intraläsionale Therapie von Melanommetastasen mit rekombinantem Interferon-beta. Hautarzt 43: 16–21

Flaherty LE, Redman BG, Chabot GG et al. (1990) A phase I–II study of dacarbazine in combination with outpatient interleukin-2 in metastatic malignant melanoma. Cancer 65: 2471–2477

Garbe C, Krasagakis K, Zouboulis C et al. (1990) Anti-

tumor activities of Interferon-alpha, -beta and -gamma on malignant melanoma cells in vitro. Changes of proliferation, melanin synthesis and immunophenotype. J Invest Dermatol 95: 231s–237s
Garbe C, Krasagakis K (1993) Effects of interferons and cytokines on melanoma cells. J Invest Dermatol 100: 239s–244s
Garbe C, Zouboulis ChC, Stadler R et al. (1994) Prolongation of life in stage IV melanoma by combined treatment with IFN-a-2a and vindesine. Pigment Cell Res 6: 278
Gundersen S, Flokkmann A (1989) Interferon in combination with vinblastine in advanced malignant melanoma. A phase I–II study. Cancer 64: 1617–1619
Hamblin TJ, Davies B, Sadullah S et al. (1991) A phase II study of the treatment of metastatic malignant melanoma with a combination of dacarbazine, cisplatin, interleukin-2(IL-2) and alfa-interferon (IFN). Proc Ann Meet Am Soc Clin Oncol 10: A1029
Hersey P, McLeod RC, Thomson DB (1989) Phase I/II study of tolerability and efficacy of recombinant interferon (Roferon) with dacarbazine (DTIC) in advanced malignant melanoma. J Interferon Res 9 [suppl 2]: 118
Johns TG, Mackay IR, Callister KA et al. (1992) Antiproliferative potencies of interferons on melanoma cell lines and xenografts: higher efficacy of interferon beta. J Natl Cancer Inst 84: 1185–90
Keilholz U, Scheibenbogen C, Tilgen W et al. (1993) Interferon-alpha and interleukin-2 in the treatment of metastatic melanoma. Comparison of two phase II trials. Cancer 72: 607–614
Kellokumpu-Lehtinen P, Nordman E, Toivanen A (1989) Combined interferon and vinblastine treatment of advanced melanoma: Evaluation of the treatment results and the effects of treatment on immunological functions. Cancer Immunol Immunother 28: 213–217
Kerr R, Pippen P, Mennel R, Jones S (1989) Treatment of metastatic malignant melanoma with a combination of interferon-alpha-2a (ifn-alpha-2a, Roferon) and dacarbazine (DTIC). Proc Ann Meet Am Soc Clin Oncol 8: A1122
Landthaler M, Braun-Falco O (1989) Adjuvant therapy of high-risk malignant melanoma patients with gamma interferon. J Am Acad Dermatol 20: 687–688
Legha S, Plager C, Ring S et al. (1992) A phase II study of biochemotherapy using interleukin-2 (IL-2) + Interferon alfa-2a (IFN) in combination with cisplatin (C) vinblastine (V) and DTIC (D) in patients with metastatic melanoma. Proc Ann Meet Am Soc Clin Oncol 11: A1179
Lollini PL, De Giovanni C, Nicoletti G et al. (1990) Enhancement of experimental metastatic ability by tumor necrosis factor-alpha alone or in combination with interferon-gamma. Clin Exp Metastasis 8: 215–224
Margolin K, Doroshow J, Akman S et al. (1990) Treatment (RX) of advanced melanoma with cis-diamminedichloroplatinum (CDDP) and alpha interferon (alpha IFN). Proc Ann Meet Am Soc Clin Oncol 9: A1074
Meyskens FL Jr, Kopecky K, Samson M et al. (1990) Recombinant human interferon gamma: adverse effects in high-risk stage I and II cutaneous malignant melanoma [letter] J Natl Cancer Inst 82: 1071
Mulder NH, Schraffordt-Koops H, Sleijfer DT et al. (1990) Dacarbazine and alpha-interferon for disseminated malignant melanoma. Proc Ann Meet Am Soc Clin Oncol 9: A1083
Oratz R, Dugan M, Walsh C et al. (1989) Phase II trial of r-alpha 2b-interferon (IFN) and cisplatin (CDDP) in metastatic malignant melanoma (MM). Proc Ann Meet Am Soc Clin Oncol 8: A1123
Osanto S, Jansen R, Naipal AM et al. (1989) In vivo effects of combination treatment with recombinant interferon-gamma and -alpha in metastatic melanoma. Int J Cancer 43: 1001–1006
Pyrhonen S, Hahka Kemppinen M, Muhonen T (1992) A promising interferon plus four-drug chemotherapy regimen for metastatic melanoma. J Clin Oncol 10: 1919–1926
Pyrhonen S, Kouri M, Holsti LR, Cantell K (1992) Disease stabilization by leukocyte alpha interferon and survival of patients with metastatic melanoma. Oncology 49: 22–26
Richards J, Mehta N, Schroeder L, Dordal A (1992) Sequential chemotherapy/immunotherapy for metastatic melanoma. Proc Ann Meet Am Soc Clin Oncol 11: A1189
Richards JM, Mehta N, Ramming K, Skosey P (1992) Sequential chemoimmunotherapy in the treatment of metastatic melanoma. J Clin Oncol 10: 1338–1343
Richner J, Cerny T, Joss RA et al. (1990) A phase II study of continuous sc alpha-2b interferon (IFN) combined with cisplatin (CDDP) in advanced malignant melanoma (MM). Proc Ann Meet Am Soc Clin Oncol 9: A1085
Ron IG, Inbar MJ, Gutman M et al. (1993) Recombinant interferon alpha-2a in combination with dacarbazine in the treatment of metastatic malignant melanoma: analysis of long-term responding patients. Cancer Immunol Immunother 37: 61–66
Rosenberg SA, Lotze MT, Muul LM et al. (1985) Observations on the systemic administration of autologous lymphokine activated killer cells and recombinant interleukin-2 to patients with metastatic cancer. N Engl J Med 313: 1485–1492
Rosenberg SA, Lotze MT, Yang JC et al. (1989) Experience with the use of high dose interleukin-2 in the treatment of 652 cancer patients. Ann Surg 210: 474–485
Rosenberg SA, Lotze MT, Yang JC et al. (1989) Combination therapy with interleukin-2 and alpha-interferon for the treatment of patients with advanced cancer. J Clin Oncol 7: 1863–1874

Schuchter L, McGuire WP, Wohlganger J, Redden T (1989) Sequential treatment of metastatic melanoma with interferon-alpha (IFN) plus cis-platinum (CDDP). Proc Ann Meet Am Soc Clin Oncol 8: A1120

Sertoli MR, Queirolo P, Bajetta E et al. (1992) Dacarbazine (DTIC) with or without recombinant interferon alpha-2a at different dosages in the treatment of stage IV melanoma patients. Prelimanary results of a randomized trial. Proc Ann Meet Am Soc Clin Oncol 11: A1185

Smith KA, Green JA, Eccles JM (1992) Interferon alpha 2a and vindesine in the treatment of advanced malignant melanoma. Eur J Cancer 28: 438–441

Stadler R, Garbe C (1991) Disseminated malignant melanoma. New therapeutic approaches. Int J Dermatol 30: 239–242

Thomson D, Adena M, McLeod GRC et al. (1992) Interferona-2a (IFN) does not improve response or survival when added to dacarbazine (DTIC) in metastatic melanoma: Results of a multi-institutional Australian randomized trial QMP8704. Proc Ann Meet Am Soc Clin Oncol 11: A1177

Whitehead RP, Figlin R, Citron ML et al. (1993) A phase II trial of concomitant human interleukin-2 and interferon-alpha-2a in patients with disseminated malignant melanoma. J Immunother 13: 117–121

44.5 Intraläsionale Zytokintherapie bei anderen Tumoren der Haut

Epitheliale Hautkrebse wurden zuerst mit rIFN-α im Rahmen der Epidermodysplasia verruciformis behandelt. Entsprechende Behandlungen begannen zu Beginn der 80er Jahre unter der Vorstellung, daß rIFN-α eine virostatische Wirksamkeit besitzt. Später wurde rIFN-α auch beim Basaliom angewandt. Je Tumor wurden 1,5 Mio. IE 3 ×/ Woche über 3 Wochen oder mehr verabreicht, worunter sich in den ersten Serien alle behandelten Basaliome zurückbildeten. In späteren klinischen Studien mit Interferon in der gleichen Dosishöhe wurde ein Ansprechen auch bei anderen epithelialen Neoplasien gefunden, z.B. bei aktinischen Keratosen, Keratoakanthomen und Plattenepithelkarzinomen. Als Behandlungsschema wurde dabei rIFN-α in denselben Dosen wie beim Basaliom verwendet. Niedrigere Dosen waren nicht wirksam. Im Falle eines Nichtansprechens konnte durch Dosissteigerung z.T. noch eine Wirkung erreicht werden. Versuche mit besonderen galenischen Aufbereitungen von Interferon wurden unternommen. Eine Protamin-Zink-Zubereitung, durch die eine verzögerte Freisetzung der Interferone erreicht wird, erwies sich als erfolgreich. Mit nur 3 Injektionen in gleicher Dosierung wurden 80% Heilungen bei Basaliomen erzielt.

Untersuchungen in größeren Patientengruppen zeigten, daß eine vollständige Rückbildung mit dem oben genannten Behandlungskonzept bei 80% aller Patienten erreichbar ist, wenn als Maßstab eine histologische Kontrolle des Befundes nach 1 Jahr zugrunde gelegt wird. Immunhistologische Untersuchungen ergaben eine Vermehrung des entzündlichen Infiltrats mit einem Anstieg der CD_4^+-Lymphozyten und der natürlichen Killerzellen. Daher wird heute angenommen, daß die intraläsionale rIFN-α-Therapie durch eine Stimulation der lokalen T-Zell-mediierten Immunantwort bedingt wird.

Der Vorteil der Zytokinanwendung bei Basaliomen besteht darin, daß eine weitgehend narbenlose Abheilung auch in anatomisch ungünstigen Regionen erreicht wird. Eine entsprechende Behandlungsindikation ist dann zu stellen, wenn von einem operativen Eingriff kosmetisch ungünstige Ergebnisse, funktionelle Störungen oder andere Komplikationen erwartet werden müssen, oder wenn sich operative Eingriffe aufgrund des Gesundheitszustands oder der fehlenden Zustimmung des Patienten verbieten. Die Rückbildung des Tumors dauert ca. 10–12 Wochen an; ist nach dieser Zeitspanne keine vollständige Rückbildung erreicht, so kann ein 2. Behandlungszyklus angesetzt werden (Tabelle 44.12). Es ist offenbar möglich, auch größere Tumoren mit höheren Dosen von Interferonen zur Rückbildung zu bringen. Studien mit nIFN-β, das eine höhere Gewebsbindung besitzt und länger am Wirkort verbleibt, stehen noch aus. Die relative Wirkstärke von nIFN-β auf Tumorzellen ist im allgemeinen größer, da es eine höhere Bindungsaffinität an den Typ-I-Interferon-Rezeptor besitzt.

Auch kutane Melanommetastasen wurden mit intraläsionalen Injektionen von rIFN-α und nIFN-β behandelt; die Rückbildungsraten betrugen dabei zwischen 30 und 70%. Interessant sind die Ansätze, lokale Behandlungen mit IL-2 vorzunehmen. Damit wurden sowohl Rückbildungen von Melanommetastasen als auch von Kaposi-

Tabelle 44.12. Einsatzmöglichkeiten von Interferon-α zur Behandlung von Basaliomen und anderen epithelialen Tumoren

▷ **Indikation**	Patienten mit Tumoren in operationstechnisch schwieriger Lokalisation oder bei Gefahr funktioneller Defekte bzw. kosmetisch störender Resultate Bei Kontraindikationen operativer Eingriffe oder fehlender Einwilligung
▷ **Vorgehen**	Interferon-α 1,5 Mio. IE 3×/Woche über 3 Wochen bei Basaliomen oder Tumoren bis 2 cm Durchmesser Interferon-α 3 Mio. IE 3×/Woche über 3 Wochen bei Basaliomen oder Tumoren über 2 cm Durchmesser
▷ **Danach**	Beurteilung des Ergebnisses nach 12 Wochen (mit Biopsie) Bei Tumornachweis erneuter 3wöchiger Behandlungszyklus Abschlußbeurteilung nach 1 Jahr (mit Biopsie)

Sarkomen erreicht. Diese Versuche sind allerdings im Anfangsstadium, und optimale Dosierungen sowie eine Etablierung von Anwendungsindikationen bleiben eine Aufgabe künftiger klinischer Studien. Auch die intraläsionale Applikation von GM-CSF führte in einer Kasuistik zur Rückbildung von Kaposi-Sarkomen.

Intraläsionale Behandlungsverfahren mit Zytokinen sind ein reizvolles Behandlungskonzept, dessen Indikation bei Hauttumoren mit einzelnen Substanzen und möglicherweise auch mit Kombinationen in Zukunft noch weiter zu untersuchen bleibt. Besonders interessante Substanzen für diese Behandlungsart sind wahrscheinlich nIFN-β und IL-2, die offensichtlich pharmakologische Wirkungen am Injektionsort zeigen.

Literatur

Boente P, Sampaio C, Brandao MA et al. (1993) Local peri-lesional therapy with rhGM-CSF for Kaposi's sarcoma (letter). Lancet 341: 1154

Buechner SA (1991) Intralesional interferon alfa-2b in the treatment of basal cell carcinoma. Immunohistochemical study on cellular immune reaction leading to tumor regression. J Am Acad Dermatol 24: 731–734

Cornell RC, Greenway HT, Tucker SB et al. (1990) Intralesional interferon therapy for basal cell carcinoma. J Am Acad Dermatol 23: 694–700

Edwards L, Tucker SB, Perednia D et al. (1990) The effect of an intralesional sustained-release formulation of interferon alfa-2b on basal cell carcinomas. Arch Dermatol 126: 1029–1032

Fierlbeck G, d'Hoedt B, Stroebel W et al. (1992) Intraläsionale Therapie von Melanommetastasen mit rekombinantem Interferon-beta. Hautarzt 43: 16–21

Greenway HT, Cornell RC, Tanner DJ et al. (1986) Treatment of basal cell carcinoma with intralesional interferon. J Am Acad Dermatol 15: 437–443

Grob JJ, Collet AM, Munoz MH, Bonerandi JJ (1988) Treatment of large basal-cell carcinomas with intralesional interferon-alpha-2a (letter). Lancet I: 878–879

Hauschild A, Petres-Dunsche C (1992) Intraläsionäre Behandlung des klassischen Kaposi-Sarkoms mit Interferon alpha. Hautarzt 43: 789–791

Lutzner MA, Blanchet Bardon C, Orth G (1984) Clinical observations, virologic studies, and treatment trials in patients with epidermodysplasia verruciformis, a disease induced by specific human papillomaviruses. J Invest Dermatol 83: 18s–25s

Mozzanica N, Cattaneo A, Boneschi V et al. (1990) Immunohistological evaluation of basal cell carcinoma immunoinfiltrate during intralesional reatment with alpha 2-interferon. Arch Dermatol Res 282: 311–317

Tank B, Habets JM, Naafs B et al. (1989) Intralesional reatment of basal cell carcinoma with low-dose recombinant interferon gamma. J Am Acad Dermatol 21: 734–735

Wickramasinghe L, Hindson TC, Wacks H (1989) Treatment of neoplastic skin lesions with intralesional interferon. J Am Acad Dermatol 20: 71–74

Wussow P v, Block B, Hartmann F, Deicher H (1988) Intralesional interferon-alpha therapy in advanced malignant melanoma. Cancer 61: 1071–1074

44.6 Umgang mit Nebenwirkungen und mit Interferonantikörpern

Die intravenöse oder subkutane Gabe von Zytokinen führt beim Menschen zu einer dosisabhängigen Toxizität. Bei den Interferonen steht dabei eine grippeähnliche Symptomatik mit Fieber, Abgeschlagenheit, Myalgien und seltener Kopfschmerzen sowie gastrointestinalen Symptomen

Tabelle 44.13. Maßnahmen bei Nebenwirkungen von IFN-α oder IL-2 und bei Feststellung von Interferonantikörpern

▷ **Nebenwirkungen von IFN-α**	Fieber, Abgeschlagenheit, grippeähnliche Symptomatik; Myelosuppression, bei Risikopatienten kardiovaskuläre Symptome, selten Gewichtsverlust und gastrointestinale Symptome
▷ **Maßnahmen**	Subkutane Injektion von rIFN-α vor dem Schlafengehen Gabe von Paracetamol 500 mg zum Zeitpunkt der Injektion und ggf. 2 h später oral oder als Suppositorium Bei ausgeprägter subjektiver Unverträglichkeit Behandlungsversuch mit Prednisolon 10–20 mg 2 h vor der Interferongabe
▷ **Nachweis neutralisierender rIFN-α-AK**	Antikörper-Bestimmungen alle 2 Monate Bei Nachweis relevanter Titer Wechsel zu natürlichem IFN-α oder -β
▷ **Nebenwirkungen von IL-2**	Fieber, Hypotonie, Flüssigkeitsretention mit Gewichtszunahme und Dyspnoe, Kopf- und Gelenkschmerzen, seltener Stomatitis und Mundtrockenheit oder Myalgien, bei Risikopatienten kardiovaskuläre Symptome, Myelosuppression
▷ **Maßnahmen**	Gabe von Paracetamol 500 mg zum Zeitpunkt der Injektion und evtl. 2 h später (oral oder als Suppositorium) Evtl. zusätzlich Metamizol 4–6 × 500 mg/d oder Indometacin 3–4 × 50 mg/d während der IL-2-Applikation Acetylsalicylsäure 500 mg i.v. bei Schüttelfrost Furosemid bei Oligurie Albumin 5–20 % 500 ml über 4 h bei systolischem Blutdruckabfall < 80 mmHg

im Vordergrund. Die Symptomatik setzt 2–3 h nach Gabe der Interferone ein und kann 12–24 h lang anhalten. Die Nebenwirkungen unterliegen einer Tachyphylaxie: Sie sind oft zu Beginn einer Behandlung stark ausgeprägt, doch innerhalb weniger Wochen kommt es zur Gewöhnung und z. T. zum weitgehenden Verschwinden der Symptomatik. Es hat sich auch bewährt, eine Behandlung mit einschleichenden Dosierungen zu beginnen. Wenn z. B. im Rahmen einer rIFN-α-Behandlung eine Dosierung zwischen 9 und 18 Mio. IE 3 ×/Woche angestrebt wird, so kann die Behandlung mit einschleichenden Dosierungen von 3 und 6 Mio. IE in 1–2 Gaben jeweils begonnen werden.

Zur Minderung der Nebenwirkungen empfiehlt es sich,

- die Interferone in der Regel gegen Abend zu geben, so daß der Patient einen Teil der Nebenwirkungen verschlafen kann;
- zu Beginn der Behandlung parallel zur Gabe des Interferons 2–3 × 500 mg Paracetamol im Abstand von 2 h zu verabreichen;
- bei starker Unverträglichkeit einen Behandlungsversuch mit Prednisolon 10–20 mg jeweils ca. 2 h vor der Interferongabe ohne Wirkungsverlust zu unternehmen (Tabelle 44.13).

Eine besondere Problematik besteht darin, daß sich insbesondere gegen die gentechnologisch hergestellten Interferone im Verlaufe von 3–6 Monaten *neutralisierende Antikörper* bilden können. Anscheinend liegen hier Tertiärstrukturen vor, die von den natürlichen Interferonen abweichen und zu verstärkten Antikörperbildungen Anlaß geben. Allerdings ist eine Antikörperbildung auch gegen die natürlichen, vom Körper selbst gebildeten Interferone bekannt und insbesondere im Zusammenhang mit Autoimmunerkrankungen erwähnt. Bei den α-Interferonen scheint die Antikörperbildung am häufigsten bei rIFN-α-2a vorzukommen; sie kann bis zu 30 oder gar 50 % nach 6monatiger s.c.-Gabe betragen. Etwas geringere Raten von Antikörpern werden beim rIFN-α-2b beschrieben, die nach den Literaturberichten in einer Größenordnung zwischen 15 und 30 % liegen. Deutlich geringere Raten sollen (< 5 %) bei den Interferonen IFN-α-2c und beim natürlichen Lymphoblasten-IFN-α vorkommen; nIFN-β wiederum verursacht dagegen hohe Raten von Antikörpern, die nach 6monatiger subkutaner Applikation > 50 % sind. Wichtig ist auch der Applikationsweg, denn die Antikörperbildung wird bei subkutaner Gabe stärker angeregt als bei intravenöser Gabe.

● Die Bildung *neutralisierender Antikörper* führt in der Regel zum Wirkungsverlust der Interferone. Gemessen wird sie in einem antiviralen Assay, wobei Viren benutzt werden, die bestimmte Zelltypen lysieren können. Bei Zugabe von Interferonen wird normalerweise die Zellyse dosisabhängig verringert. Wird nun antikörperhaltiges Serum hinzugegeben, so wird der Interferoneffekt neutralisiert, und die neutralisierende Kapazität des Serums kann quantitativ bestimmt werden. In der Literatur wurden auch antiproliferative Assays beschrieben, die die Aufhebung der antiproliferativen Wirkung der Interferone nach Zugabe von antikörperhaltigem Serum auf bestimmte Zelltypen quantitativ erfassen. Auch klinisch wurde die Erfahrung gemacht, z.B. bei der Haarzell-Leukämie, daß ein Wirkungsverlust der Interferone eintritt, sobald sich genügend hohe Titer neutralisierender Antikörper gebildet haben. Dieser Wirkungsverlust wird vermieden, wenn ein Wechsel von einem rekombinanten auf ein natürliches rIFN-α vorgenommen wird. Demgegenüber ist ein Wechsel von rIFN-α-2a auf rIFN-α-2b nicht angezeigt, da die Antikörper kreuzreagieren. Als Alternative zum natürlichen rIFN-α steht auch nIFN-β zur Verfügung. Die Bildung der neutralisierenden Antikörper ist allerdings temporär; sie können sich sowohl bei fortgeführter Gabe des Zytokins als auch nach Absetzen der Medikation zurückbilden.

Nebenwirkungen von IL-2. Bei der Gabe von IL-2 ist, wie bereits angeführt, mit ausgeprägten Nebenwirkungen zu rechnen. Dazu gehören vor allem Flüssigkeitsaustritt aus dem Intravasal- in den Extravasalraum („capillary leak syndrome"), Ausbildung einer Schocksymptomatik oder von Schockfragmenten und Verdrängung der anderen blutbildenden Reihen durch die Hyperproliferation von Lymphozyten. Darüber hinaus kommt es unter IL-2 zur vermehrten Bildung von TNF-α und IFN-γ, zu einem Fieberanstieg und ähnlich wie bei den Interferonen zu einer grippeähnlichen Symptomatik. Mittelfristig ist vor allen Dingen die Ödembildung gefürchtet, die zur Ausbildung eines Lungenödems sowie von Verschiebungen des Flüssigkeitsvolumen in den Extravasalraum führen kann. Diese kann kreislaufrelevant sein und kardiale Symptome auslösen. Derartige Nebenwirkungen sind nach Absetzen der Medikation relativ schnell reversibel, so daß eine Unterbrechung der IL-2-Gabe die wirksamste Behandlung darstellt. Bei mittleren Dosierungen von IL-2 reicht oftmals die Gabe von Paracetamol 2 × 500 mg zu Beginn der Injektion und 2 h später zur Beherrschung der Nebenwirkungen aus. Bei fortbestehender Fiebersymptomatik kann zusätzlich Metamizol oder Indometacin gegeben werden. Kommt es trotz dieser Medikation zu Schüttelfrost, so wird empfohlen, Acetylsalicylsäure 500 mg i.v. zu verabreichen. Bei Ausbildung von Ödemen mit Oligurie wird die Gabe von Furosemid empfohlen. Bei Abfall des systemischen Blutdruckes unter 80 mm HG soll Albumin in einer Konzentration von 5–20 % als Infusion gegeben werden (Tabelle 44.13).

Literatur

Antonelli G, Currenti M, Turriziani O, Dianzani F (1991) Neutralizing antibodies to interferon-alpha: relative frequency in patients treated with different interferon preparations. J Infect Dis 163: 882–885

Bekisz JB, zur Nedden DL, Enterline JC, Zoon KC (1989) Antibodies to interferon-alpha 2 in patients treated with interferon-alpha 2 for hairy cell leukemia. J Interferon Res 9 [suppl 1]: 1–7

Budd GT, Osgood B, Barna B et al. (1989) Phase I clinical trial of interleukin 2 and alpha-interferon: toxicity and immunologic effects. Cancer Res 49: 6432–6436

Catani L, Gugliotta L, Zauli G et al. (1992) In vitro inhibition of interferon alpha-2a antiproliferative activity by antibodies developed during treatment for essential thrombocythaemia. Haematologica 77: 318–321

Cottler Fox M, Torrisi J, Spitzer TR, Deeg HJ (1990) Increased toxicity of total body irradiation in patients receiving interferon for leukaemia (letter). Lancet 335: 174

Economou JS, Hoban M, Lee JD et al. (1991) Production of tumor necrosis factor alpha and interferon gamma in interleukin-2-treated melanoma patients: correlation with clinical toxicity. Cancer Immunol Immunother 34: 49–52

Fossa SD, Gunderson R, Moe B (1990) Recombinant interferon-alpha combined with prednisone in metastatic renal cell carcinoma. Reduced toxicity without reduction of the response rate–a phase II study. Cancer 65: 2451–2454

Freund M, von Wussow P, Diedrich H et al. (1989) Recombinant human interferon (IFN) alpha-2b in chronic myelogenous leukaemia: dose dependency of response and frequency of neutralizing anti-interferon antibodies. Br J Haematol 72: 350–356

Liao MJ, Axelrod HR, Kuchler M et al. (1992) Absence of neutralizing antibodies to interferon in condyloma acuminata and cancer patients treated with natural human leukocyte interferon. J Infect Dis 165: 757–760

Oberg K, Alm G, Magnusson A et al. (1989) Treatment of malignant carcinoid tumors with recombinant interferon alfa-2b: development of neutralizing interferon antibodies and possible loss of antitumor activity. J Natl Cancer Inst 81: 531–535

Prümmer O (1993) Interferon-alpha antibodies in patients with renal cell carcinoma treated with recombinant interferon-alpha-2A in an adjuvant multicenter trial. The Delta-P Study Group. Cancer 71: 1828–1834

Prümmer O, Seyfarth C, Scherbaum WA et al. (1989) Interferon-alpha antibodies in autoimmune diseases. J Interferon Res 9 [suppl 1]: 67–74

Ridolfi R, Maltoni R, Riccobon A et al. (1992) Evaluation of toxicity in 22 patients treated with subcutaneous interleukin-2, alpha-interferon with and without chemotherapy. J Chemother 4: 394–398

Ronnblom LE, Janson ET, Perers A et al. (1992) Characterization of anti-interferon-alpha antibodies appearing during recombinant interferon-alpha 2a treatment. Clin Exp Immunol 89: 330–335

Ross C, Hansen MB, Schyberg T, Berg K (1990) Autoantibodies to crude human leucocyte interferon (IFN), native human IFN, recombinant human IFN-alpha 2b and human IFN-gamma in healthy blood donors. Clin Exp Immunol 82: 57–62

Schechter D, Nagler A (1992) Recombinant interleukin-2 and recombinant interferon alpha immunotherapy cardiovascular toxicity. Am Heart J 123: 1736–1739

Schiller JH, Storer B, Paulnock DM et al. (1990) A direct comparison of biological response modulation and clinical side effects by interferon-beta ser, interferon-gamma, or the combination of interferons beta ser and gamma in humans. J Clin Invest 86: 1211–1221

Spiegel RJ, Jacobs SL, Treuhaft MW (1989) Anti-interferon antibodies to interferon-alpha 2b: results of comparative assays and clinical perspective. J Interferon Res 9 [suppl 1]: 17–24

Steinmann GG, God B, Rosenkaimer F et al. (1992) Low incidence of antibody formation due to long-term interferon-alpha 2c treatment of cancer patients. Clin Invest 70: 136–141

Steis RG, Smith JW 2d, Urba WJ et al. (1991) Loss of interferon antibodies during prolonged continuous interferon-alpha 2a therapy in hairy cell leukemia. Blood 77: 792–798

Turano A, Caruso A (1993) The role of human autoantibodies against gamma-interferon. J Antimicrob Chemother 32 [suppl A]: 99–105

Visco G, Boumis E, Noto P, Comandini UV (1991) Prevention of side-effects of interferon (letter): Lancet 337: 741

Weck PK, Leventhal BG, Brand C, Finter NB (1989) Detection and incidence of neutralizing antibodies to interferon-alpha-n1. J Interferon Res 9 [suppl 1]: 37–43

Wit R de, Bakker PJ, Danner SA et al. (1990) Low incidence of anti-interferon-alpha antibodies in patients treated with interferon-alpha-2a for AIDS-associated Kaposi's sarcoma. Int J STD AIDS 1: 256–258

Wussow P v, Jakschies D (1990) Interferon-Antikörper – Phantasie oder Faktum? In: Niederle N, Von Wussow P: Interferone: Präklinische und Klinische Befunde. Berlin, Springer-Verlag, S. 79–91

Wussow P v, Jakschies D, Freund M et al. (1991) Treatment of anti-recombinant interferon-alpha 2 antibody positive CML patients with natural interferon-alpha. Br J Haematol 78: 210–216

Wussow P v, Pralle H, Hochkeppel HK et al. (1991) Effective natural interferon-alpha therapy in recombinant interferon-alpha-resistant patients with hairy cell leukemia. Blood 78: 38–43

44.7 Perspektiven

Die Einführung von Zytokinen in die Behandlung von malignen Hauttumoren hat das verfügbare therapeutische Spektrum erheblich erweitert und führte zu einer Verbesserung der objektiven Resultate für den Kranken. Die klinische Anwendung bei Hauttumoren beschränkt sich heute auf wenige Substanzen. Die meisten Erfahrungen liegen mit rIFN-α vor. In vitro wurde aber gezeigt, daß auch andere Zytokine aussichtsreich sein können, sei es über einen direkten antiproliferativen Effekt auf Tumorzellen oder aber über eine mögliche Stimulation des Immunsystems des Wirts. Insofern ist es anzunehmen, daß zahlreiche weitere Zytokine während der nächsten Jahre in die klinische Erprobung gelangen werden.

Abgesehen von den epithelialen Hauttumoren wurde die lokale Applikation (intra- oder subläsional) bei anderen Hauttumoren kaum untersucht. Eine lokale Wirksamkeit wurde sowohl für rIFN-α und nIFN-β als auch für IL-2 und für GM-CSF beschrieben. Systematische Untersuchungen zur Wirksamkeit, zu geeigneten Dosierungen und zur Verabreichung von Depotformen etc. stehen noch aus. Weiterhin werden sicherlich weitere kombinierte Behandlungen mit verschiedenen Zytokinen oder mit Chemotherapeutika zu erwarten sein.

Die Kombination von Zytokinen mit klassischen Chemotherapeutika erscheint heute in der Behandlung des metastasierten Melanoms als gute Ausgangsbasis, um eine substantielle Verbesserung der Behandlungsergebnisse anzustreben. Auch bei kutanen T-Zell-Lymphomen führte die Kombination von rIFN-α mit der klassischen PUVA-Technik *(α-PUVA)* oder mit Etretinat *(RePUVA)* zu erheblichen Fortschritten, und die daraus resultierenden Ansprechraten übertreffen die Ergebnisse früherer Behandlungsmethoden. Bis heute sind allerdings die optimalen Kombinationen, die günstigsten Dosierungen und auch die besten Applikationswege noch nicht sicher. Die Konzepte, die heute zur Anwendung kommen, basieren kaum auf angemessenen experimentellen und klinischen Untersuchungen. Die Herausarbeitung einer rationalen Basis für den Entwurf von Kombinationsschemata und den bisher bekannten oder weiteren Zytokinen gehört zu den Aufgaben der Zukunft.

Schließlich bleibt zu erwähnen, daß auch die heute angewandten Konzepte der Gentherapie des Krebses vorwiegend auf Zytokinwirkungen beruhen. Zytokingene werden in Lymphozyten oder in Tumorzellen transfiziert und führen hier zu einer vermehrten Zytokinsynthese. Dadurch soll eine Stimulation des Immunsystems des Wirts erreicht werden. Der hier gewählte Behandlungsansatz gleicht einer Vakzination, indem solche immunstimulierenden Gene in Krebszellen eingeführt werden und die Immunreaktion des Wirts auch gegen unmodifizierte Tumorzellen stimulieren. Die klinischen Untersuchungen am Menschen sind erst in der Anfangsphase.

Literatur

Crowley NJ, Seigler HF (1993) Possibilities of immunotherapy and gene therapy for malignant melanoma. Semin Surg Oncol 9: 273–278

Hill AD, Redmond HP, Croke DT et al. (1992) Cytokines in tumour therapy. Br J Surg 79: 990–997

Ogasawara M, Rosenberg SA (1993) Enhanced expression of HLA molecules and stimulation of autologous human tumor infiltrating lymphocytes following transduction of melanoma cells with gamma-interferon genes. Cancer Res 53: 3561–3568

Rosenberg SA (1992) Gene therapy for cancer. JAMA 268: 2416–2419

Wadler S (1992) The role of interferons in the treatment of solid tumors. Cancer 70 [suppl 4]: 949–958

Kapitel 45 Erkrankungen der Lippen, der Zunge und der Mundhöhle

45.1	Erkrankungen der Lippen	1044
45.1.1	Herpes labialis	1044
45.1.2	Mundwinkelrhagaden	1045
45.1.3	Cheilitis simplex	1046
45.1.4	Cheilitis actinica	1047
45.1.5	Melkersson-Rosenthal-Syndrom	1047
45.2	Erkrankungen der Zunge	1049
45.2.1	Glossodynie	1050
45.2.2	Glossitis rhombica mediana	1050
45.2.3	Lingua plicata	1051
45.2.4	Lingua geographica	1051
45.2.5	Lingua nigra	1052
45.3	Erkrankungen der Mundhöhle	1053
45.3.1	Orale Manifestationen von Lichen planus	1053
45.3.2	Gingivitis, Makrulie	1054
45.3.3	Akute nekrotisierende Gingivitis	1055
45.3.4	Stomatitis und orale Ulzera	1055
45.3.5	Gingivostomatitis herpetica	1056
45.3.6	Herpangina Zahorsky	1057
45.3.7	Hand-, Fuß- und Mundkrankheit	1057
45.3.8	Fokale epitheliale Hyperplasie	1058
45.3.9	Xerostomie	1058
45.3.10	Stomatodynie	1059
45.3.11	Dysgeusie, Mundgeruch und Halitosis	1059
45.4	Zysten und Tumoren	1061
45.4.1	Schleimhautzyste	1061
45.4.2	Dermoidzyste	1062
45.4.3	Hämangiome und kavernöse Hämangiome	1062
45.4.4	Lymphangiome	1063
45.4.5	Epulis	1063
45.4.6	Orale Leukoplakie	1063
45.4.7	Floride orale Papillomatose	1064
45.4.8	Orales Karzinom	1064

Einsatz kommen, z. B. Candio-Hermal®-Creme oder Mundgel bzw. andere nystatinhaltige Präparate oder Imidazole.

Sterile Mundrhagaden kann man auch nach dem Schweregrad des Befalls mit Hydrocortison 1 % (Cutisol® Creme, Ficortril® Lotio) bzw. mit der Kombination Dexamethason/Chlorhexidin (z. B. Dexatopic® Creme) oder auch Flumetason/Clioquinol (z. B. Locacorten-Vioform® Creme) behandeln. Ein Riboflavin- oder Eisenmangel sollte durch entsprechende systemische Substitution beseitigt werden, z. B. mit Vitamin B_2, Eryfer® Tbl. etc.

● Aus Japan wurde in neuerer Zeit über z. T. *lebengefährliche Typ I-allergische Reaktionen* (generalisierte Urtikaria, Dyspnoe, Bronchospasmus) nach lokaler Anwendung von *Chlorhexidingluconat* 0,05–1 % im Bereich der Haut und Schleimhäute berichtet. Das japanische Gesundheitsministerium hatte bereits im Jahre 1984 empfohlen, daß Chlorhexidingluconat allenfalls für die Wundbehandlung, nicht aber für die Behandlung an den Schleimhäuten verwendet werden sollte. Das Präparat wird bis heute weltweit als Munddesinfiziens (Mundwasser, Zusatz für Zahnpasten etc.) angewendet. In den USA wurden schwere allergische Reaktionen nicht beobachtet, wobei dort die verwendete Chlorhexidingluconatkonzentration stets mit 0,12 % niedrig gehalten wird. In Deutschland ist Chlorhexidingluconat in Konzentrationen von 0,1–2 % zur Behandlung der Schleimhauterkrankungen zugelassen, allergische Reaktionen als Nebenwirkung sind offenbar kaum bekannt geworden. Da niedrige Chlorhexidingluconatkonzentrationen bis 0,05 % sich als antimikrobiell wirksam erwiesen haben, empfehlen wir am besten Präparate mit einer Konzentration bis zu 0,2 %.

Prothesen sollten bei Mundwinkelrhagaden nachts sorgfältig desinfiziert werden, z. B. mit Chlorhexidingluconatlösung 0,05 %. Darüber hinaus ist eine regelmäßige *Candidaprophylaxe* zu betreiben, da lokale und systemische Candidosen gerade bei älteren Menschen nicht selten vorkommen. Aus diesem Grund sollten Prothesen einmal monatlich in einem nystatinhaltigem Gel (*Rezeptur:* z.B. Nystatin 5 Mio. IE – Saccharin 0,2 – Hermal Haftgel® ad 20,0 – adde Ol. Menth. pip. gtt. III, M.f. ungt.) während der Nacht aufbewahrt werden.

Literatur

Brownstein CN, Briggs SD, Schweitzer KL et al. (1990) Irrigation with chlorhexidine to resolve naturally occurring gingivitis. A methodologic study. J Clin Periodontol 17: 588–593

Ferretti GA, Brown AT, Raybould TP et al. (1990) Oral antimicrobial agents – chlorhexidine. NCI Monogr 9: 51–55

Lewis MAO, Meechan C, MacFarlane TW et al. (1989) Presentation and antimicrobial treatment of acute orofacial infections in general dental practice. Br Dent J 166: 41–45

Okano M, Nomura M, Hata S et al. (1989) Anaphylactic symptoms due to chlorhexidine gluconate. Arch Dermatol 125: 50–52

45.1.3 Cheilitis simplex

Synonyme: Cheilitis sicca, Cheilitis exfoliativa

„Aufgesprungene Lippen" sind als Folge gewohnheitsmäßigen ständigen Lippenbeißens oder Auslaugung der Lippenschleimhaut durch ständiges Befeuchten mit der Zunge alltäglich. Sie treten häufiger bei Atopikern, insbesondere auch bei Mädchen und jungen Frauen auf und weisen vielfach auf Nervosität oder Persönlichkeitsprobleme hin. Charakteristisch ist ein rauhes, trockenes, manchmal schuppendes Lippenrot mit brennenden Mißempfindungen und oft schmerzhaften Rhagaden. Dieses klinische Bild wird auch durch physikalische Reize (Nässe, Kälte), allergische Faktoren (Kontaktdermatitis) und diverse Medikamente (Vitamin A und Retinoide) verursacht. Die *Cheilitis exfoliativa* gilt als chronische Variante der Cheilitis simplex und wird durch nässende bzw. blutende Rhagaden des Lippenrotes und eine Schwellung sowie Rötung des Lippensaumgebietes mit auffallend festhaftenden Schuppenauflagerungen charakterisiert.

Behandlung. Als Grundlage für die lokale Behandlung stehen bei beiden Varianten fetthaltige Externa zur Verfügung, nämlich fetthaltige Lippenpflegestifte (Azea, Labello, Lipolèvres®, Neutrogena Lippen, Sie & Er u. a.) oder Salben

Tabelle 45.2. Symptomatik und Behandlung der Cheilitis actinica und ihrer Varianten

	Symptomatik	Therapie
▷ Cheilitis actinica acuta	Rötung, Bläschen, Erosionen, Schwellung und brennende Mißempfindung nach starker, einmaliger Lichtexposition	Feuchte Umschläge Hydrokortison 1 % (Cutisol® Creme, Ficortril® Lotio) Lichtschutz (Ilrido® Lippenschutzstift, Neutrogena Totaler Sonnenschutzstift u. a.)
▷ Cheilitis actinica chronica	Atrophie der Lippenhaut, herdförmige oder völlige Deckung des Lippenrotes durch Keratosen	Lichtschutz (s. oben) Tretinoin 0,5 % 2 ×/d (Cremes: Airol®, Epi-Aberel®; Eudyna® Gel); Fluorouracil 5 % (Efudix® Salbe) 3 ×/d für 10–14 Tage; Vermilionektomie (streifenförmige Exzision der Lippenhaut); oberflächliche Vaporisation des Lippenrots mit CO_2-Laser (2–3 W, kontinuierlicher defokussierter Strahl); kryochirurgische Behandlung (Kontaktverfahren, 10–20 s mit flüssigem Stickstoff oder 20–30 s mit Stickoxidul)
▷ Cheilitis abrasiva (praecancerosa)	Unscharf begrenzte erosive Herde, vor allem beiderseits paramedian im Saumgebiet der Unterlippe. Leukoplakische Veränderungen	Vaporisation des Lippenrots mit dem CO_2-Laser; kryochirurgische Behandlung; Vermilionektomie; Exzision und Lippenrotplastik nach Langenbeck-von Bruns: Entfernung des gesamten Lippenrots und plastische Deckung mittels Mobilisierung der inneren Lippenschleimhaut nach vorn

zur Anwendung an den Schleimhäuten (Augenvaseline, Bepanthen® Creme u. a.). Weitere Maßnahmen schließen Hydrokortison/Hydrokortisonacetat 0,5–1 % in Salbengrundlage, z.B. Ficortril® Augensalbe 0,5 % sowie harnstoffhaltige Präparate, z.B. Basodexan S® Salbe, Laceran® Salbe mit 10 % Urea, ein. Besonders wichtig ist es, auf die Persönlichkeit und die besonderen Gewohnheiten des Patienten einzugehen (z.B. Blasinstrument als Hobby?) und alle Umstände bzw. Triggerfaktoren zu unterbinden, die ein ständiges Befeuchten der Lippen mit sich bringen.

45.1.4 Cheilitis actinica

Synonyme: Cheilitis solaris, aktinische Keratosen der Lippen

Es handelt um aktinisch bedingte Schäden des Lippenrots, wobei überwiegend die Unterlippe betroffen ist. Man unterscheidet 3 Formen mit unterschiedlichen Manifestationen, Dauer, klinischer Signifikanz und Behandlung (Tabelle 45.2). Während die *akute* und die *chronische* Cheilitis actinica entzündliche Lippenerkrankungen darstellen, ist die *Cheilitis abrasiva* eine obligate Präkanzerose; sie findet sich häufig bei hellhäutigen Individuen, öfters bei Männern mit beruflich bedingter chronischer Sonnenexposition.

45.1.5 Melkersson-Rosenthal-Syndrom

Die Ätiologie dieses Syndroms, bestehend aus rezidivierenden Schwellungen im Gesichtsbereich in Verbindung mit Fazialisparese, ist nicht bekannt, wobei ein Befall von Zwillingen auf eine genetische Prädisposition hinweisen. Männer und Frauen werden in gleicher Weise befallen. Lokalisierte Formen einer Sarkoidose bzw. ein ektoper M. Crohn wurden zur pathogenetischen Einordnung u.a. in Betracht gezogen. *Klinisch* kommen schubweise auftretende Lippenschwellungen, aber auch Schwellungen der Wangen *(Pareitis)*, der Zunge (*Glossitis lingua plicata;* 20–40 %), der Stirn *(Metopitis)* und des Zahnfleisches *(Gingivitis)*, oft mit leicht blutender Makrulie vor. In einzelnen Fällen werden die Augenlider oder das ganze Gesicht befallen. Mit jedem neuen Rezidiv kommt es zu verbleibenden polsterartigen Verdickungen (granulomatöse Umwandlung), z.T. mit kopfsteinpflasterähnlicher Oberfläche bzw. Lingua plicata im Bereich der Zunge. In ca. ⅓ aller Fälle tritt eine Fazialisparese auf, manchmal auch schon Jahre vor Beginn der rezidivierenden Schwellungszustände, häufiger aber erst nach dem Auftreten der vollen klinischen Symptomatik. Darüber hinaus wurde über Geschmacksstörungen, Hyperakusis, Kopfschmerzen bzw. Migräne und Tränenfluß berichtet. Bei ca. 50 % der Kranken findet man eine mäßige Vergrößerung der regionalen Lymphknoten. Manchmal beginnen die Schübe nach einem grippalen Infekt oder nach einem Herpes labialis. Spontanremissionen kommen vor. *Histologisch* finden sich z.T. unvollständige sarkoide Granulome um die Gefäße der Lamina propria und auch der darunterliegenden Muskelfaserbündeln. Das gesamte Bild ist in der Regel unspezifisch.

Behandlung. Das Melkersson-Rosenthal-Syndrom bzw. seine häufigere monosymptomatische Variante der rezidivierenden Cheilitis granulomatosa ist eine schwierige und oft für Arzt und Patienten unbefriedigende therapeutische Aufgabe.
Bei den ersten auftretenden Schüben wird man versuchen, die akute Symptomatik mit höherdosierten oralen Kortikosteroiden (100–150 mg/d Prednisolon) abzufangen unter schneller Reduktion der Dosis. Mit zunehmender Dauer der Erkrankung und permanenter Restschwellung sind Kortikosteroide kaum noch wirksam. In solchen Fällen dürfte der Einsatz von Clofazimin (Lamprene®) in einer initialen Dosis von 100 mg p.o./d über 10 Tage gerechtfertigt sein, anschließend 200–400 mg/Woche über 3–6 Monate. Ein Wirkungseintritt ist nach ca. 2 Wochen zu erwarten, bei persistierenden Schwellungen tritt die klinische Besserung erst 3 Monate später ein. Nach Absetzen können Rezidive auftreten. Unter dieser Dosierung werden gravierende gastrointestinale, kardiale und okuläre Nebenwirkungen des Clofazimins nicht oder nur selten beobachtet. Vereinzelt können Übelkeit, Erbrechen sowie gelegentlich eine rotbraune Hyperpigmentierung der Haut auftreten.
Als Alternative zum Clofazimin gilt Sulfasalazin (Azulfidine®, Colo-Pleon®) initial in ansteigender Dosierung bis zu 3–4 g/d p.o. in 3 gleichgroßen Einzeldosen über mehrere Tage verteilt. Die Dauertherapie erfolgt mit 2–3 g/d. Eine weitere Möglichkeit ist die Gabe von DADPS (Dapson-Fatol®), anfangs 100–150 mg/d, je nach klinischem Befund langsam reduzierend. Systemische Kortikosteroide in einer Dosis von 40–60 mg/d Prednisolon p.o. über 2–4 Wochen sollten zusätzlich in Fällen mit massiven Schwellungen eingesetzt werden. Bei weniger ausgeprägtem Befall könnten Acetylsalicylsäure oder Indometacin aufgrund ihrer antiinflammatorischen Wirkung verordnet werden.
Eine Fokussuche und Sanierung – insbesondere im Gebiß und den Nasennebenhöhlen – ist als begleitende Maßnahme zu empfehlen. Die Ergebnisse einer Behandlung mit Nicotinamid 3×100 mg/d, z.T. in Kombination mit Folsäure 3×5 mg/d (z.B. Folsan®, Nicobion®) und Vitamin B_{12}, sind nicht ausreichend dokumentiert.

■ *Clofazimin* (Lamprene® Tbl. à 100 mg) ist ein Phenaziniminoquinonderivat, das bei verschiedenen granulomatösen Erkrankungen und chronischen Infektionen eingesetzt wird, in den Ländern der Dritten Welt hauptsächlich gegen die Lepra, in den westlichen Ländern gegen therapieresistente Dermatosen, z.B. SCLE oder SLE, Pyoderma gangraenosum, Psoriasis pustulosa, Melkersson-Rosenthal-Syndrom u.a. Man nimmt an, daß die Substanz als Immunmodulator wirkt, die Phagozytose fördert und die zelluläre Abwehr stärkt. Zahlreiche Nebenwirkungen schränken allerdings seine klinische Anwendung ein, am häufigsten Nausea, gastrointestinale Symptomatik und Bauchschmerzen und Erbrechen, z.T. auch periphere Neuropathien und Pigmentverschiebungen durch Einlagerung von Kristallen im Gewebe (*cave:* Cornea!). Der Wirkstoff wird durch O_2-Einwirkung im Körper in einen roten Farbstoff umgewandelt, wobei UV-Exposition odffenbar auch eine Rolle spielt. Gefürchtete

Nebenwirkungen sind schwere Gastroenteritiden mit Störungen des Mineralstoffwechsels, die auch mit letalen Ausgängen in Verbindung gebracht wurden. Vor allem bei höheren Dosierungen von 200–300 mg/d über längere Zeit ist besondere Vorsicht geboten.

Bei verbleibenden Granulomen, z. B. permanent verdickten Lippen etc. führt die operative Exzision des befallenen Gewebsanteils durch die Schleimhautseite und eine Lippenplastik häufig zur vorübergehenden oder anhaltenden kosmetischen Besserung. Zur Prävention von Rezidiven werden nachoperativ intraläsionale Triamcinoloninjektionen (Volon A®, Kenalog™) alle 2–4 Wochen eingesetzt. Intraläsionales Triamcinolon führt auch als Monotherapie zur Besserung, wobei sie alle 2–4 Wochen und nach dem Erreichen eines zufriedenstellenden Ergebnisses alle 4–6 Monate durchgeführt werden sollte.

Vor kurzem wurde über die erfolgreiche Behandlung der Cheilitis granulomatosa mit Metronidazol (Clont®, Flagyl ™) 2 ×500 mg/d p.o. über 3 Monate berichtet.

Literatur

Alamilos-Granados FJ, Naval-Gías L, Dean-Ferrer A et al. (1993) Carbon dioxide laser treatment for actinic cheilitis. J Oral Maxillofac Surg 51: 118–21

Beacham BE, Kurgansky D, Gould WM (1990) Circumoral dermatitis and cheilitis caused by tartar control dentifrices. J Am Acad Dermatol 22: 1029–1032

Birt BD (1977) The lip-shave operation for premalignant conditions of the lower lip. Otolaryngology 6: 407–411

Ellitsgaard N, Andersson AP, Worsaae N et al. (1993) Long-term results after surgical reduction cheiloplasty in patients with Melkersson-Rosenthal syndrome and cheilitis granulomatosa. Ann Plast Surg 31: 413–420

Epstein E (1977) Treatment of actinic cheilitis with topical fluorouracil. Arch Dermatol 113: 906–908

Friedrich W, Timmermann J (1990) Die Cheilitis granulomatosa Miescher. Diagnostische und therapeutische Aspekte. Laryngol Rhinol Otol 69: 564–568

Hahn A, Ernst K, Hundeiker MK (1990) Kryochirurgische Behandlung der Cheilitis abrasiva praecancerosa. Z Hautkr 65: 1044–1046

Jeanmougin M, Civatte J, Bertail MA (1984) Chéilites squamo-crouteuses factices. Ann Dermatol Venereol (Paris) 111: 1007–1011

Johnson TM, Sebastien TS, Lowe L et al. (1992) Carbon dioxide laser treatment of actinic cheilitis. Clinicohistopathologic correlation to determine the optimal depth of destruction. J Am Acad Dermatol 27: 737–740

Kano Y, Shiohara T, Yagita A et al. (1992) Treatment of recalcitrant cheilitis granulomatosa with metronidazole. J Am Acad Dermatol 27: 629–630

MacFarlane TW, McGill JC, Samaranayake LB (1984) Antibiotic testing and phage typing of Staphylococcus aureus isolated from non-hospitalized patients with angular cheilitis. J Hosp Infect 5: 444–446

Neuhofer J, Fritsch P (1984) Cheilitis granulomatosa (Melkersson-Rosenthal-Syndrom): Behandlung mit Clofazimin. Hautarzt 35: 459–463

Ohman SC, Dahlen G, Moller A et al. (1986) Angular cheilitis – a clinical and microbial study. J Oral Pathol 15: 213–217

Podmore P, Burrows D (1986) Clofazimine – an effective treatment for Melkersson-Rosenthal syndrome or Miescher's cheilitis. Clin Exp Dermatol 11: 173–178

Reade PC, Sim R (1986) Exfoliative cheilitis – a factitious disorder? Int J Oral Maxillofac Surg 15: 313–317

Robinson JK (1989) Actinic cheilitis. A prospective study comparing four treatment methods. Arch Otolaryngol Head Neck Surg 115: 848–852

Swerlick RA, Cooper PH (1984) Cheilitis glandularis: a re-evaluation. J Am Acad Dermatol 10: 466–472

Thomson WM, Brown RH, Williams SM (1992) Dentures, prosthetic treatment needs, and mucosal health in an institutionalised elderly population. N Z Dent J 88: 51–55

Wadlington WB, Riley HD, Lowbeer L (1984) The Melkersson-Rosenthal syndrome. Pediatrics 73: 502–506

Worsaae N, Christensen KC, Schiodt M (1982) Melkersson-Rosenthal syndrome and cheilitis granulomatosa. Oral Surg 54: 404–413

Zelickson BD, Roenigk RK (1990) Actinic cheilitis. Treatment with the carbon dioxide laser. Cancer 65: 1307–1311

45.2 Erkrankungen der Zunge

Etwa ¼ aller zahnärztlichen Patienten zeigen Veränderungen der Zunge, aus deren Größe, Form, Feuchtigkeit, Oberflächenstruktur sowie aus der Beweglichkeit der Zunge relativ differenzierte Rückschlüsse auf viele Allgemeinkrankheiten zu ziehen sind (Tabelle 45.3). Eine unspezifische Glossitis kann auch direkt durch Medikamente (z. B. natürliches IFN-α, Diclofenac) oder indirekt mittels Erzeugung einer oralen Candidose (Kortikosteroide,

Tabelle 45.3. Systemische Erkrankungen mit Zungenbeteiligung

Zungenanomalie	Erkrankung
Makroglossie	▷ Kongenitaler Hypothyreoidismus, Akromegalie, Amyloidose, Down-Syndrom
Glossitis	▷ Perniziöse Anämie, Malabsorption, Magenkrankheiten, M. Crohn, Eisen-, Folsäure- und Vitamin-B_{12}-Insuffizienz
Glossodynie	▷ unterschiedlicher Ätiologie (s. 45.2.1.)
Zungennekrose	▷ Riesenzellarteriitis
Lingua plicata	▷ Down-Syndrom

Antibiotika) verursacht werden. Eine atrophische Glossitis ist bei 12 % der älteren Individuen zu finden. Zungenbeschwerden können schließlich Ausdruck von Depressionen, Kanzerphobie oder anderen seelischen Störungen sein.

45.2.1 Glossodynie

Synonym: Zungenbrennen

Stechende Schmerzen, Brennen der Zunge oder Parästhesien mit oder ohne morphologische Veränderungen können symptomatisch bei verschiedenen Grundleiden auftreten. Orale Infektionen, Lingua geographica, Lichen planus, orale Fibrose und Zahnprothesen sind die häufigsten lokalen Faktoren, die mit einer *Glossodynie* assoziiert werden können. Auch diverse Medikamente (Gold, Stickstofflost, Antibiotika, Captopril u.v.a.) können eine Glossodynie verursachen. Am häufigsten sind Frauen mittleren oder fortgeschrittenen Alters von einer Glossodynie betroffen. Die allgemeine Prävalenz liegt bei 2,6 %.

Eine Glossodynie in Kombination mit einer geröteten, normalfeuchten Zunge kann bei perniziöser Anämie *(Möller-Hunter-Glossitis),* hypochromer Anämie, Pellagra und Prothesenallergien auftreten. Die Kombination mit einer geröteten, trockenen Zunge kommt bei Diabetes mellitus, Vitamin B_2-Mangel, Nicotinamidmangel, Sjögren-Syndrom und Plummer-Vinson-Syndrom (Eisenmangel) vor. Eine derb höckerige/gefurchte Zunge findet man bei Glossitis interstitialis luica (Lues III) und bei Amyloidose. Eine glatte, graue Zunge könnte mit einem Lichen planus, einer zirkumskripten Sklerodermie, einer systemischen Sklerose und Bestrahlung assoziiert sein. Eine Glossodynie ohne pathologischen Zungenbefund tritt im Rahmen gastrointestinaler Erkrankungen auf, aber auch bei Gicht, Erzeugung galvanischer Ströme bei verschiedenen Amalgam- oder Kronenmetallen, bei multipler Sklerose, Mukoviszidose, maligner Lymphogranulomatose, diversen Neuralgien (N. lingualis, glossopharyngeus, hypoglossus, intermedius, N. trigeminus), Veränderungen des 1. Halswirbels, Riesenzellarteriitis, M. Kawasaki, Costen-Syndrom (Mandibulargelenksyndrom), Depression, Hypochondrie und Kanzerophobie.

Behandlung. Die Behandlung der Glossodynie bleibt oft unbefriedigend. Eine eingehende Diagnostik ist in allen Fällen notwendig. Therapeutische Versuche werden sich nach Möglichkeit auf die jeweilige Ursache einstellen müssen, wobei bei den meist älteren Patienten mit derartigen Beschwerden nach Ausschluß einer Grunderkrankung symptomatisch eine allgemeine Sedierung oder auch Gaben von trizyklischen Antidepressiva bzw. eine Hormonsubstitution empfehlenswert sein können. Bei Neuropathien wird gelegentlich eine transkutane elektrische Neurostimulation in spezialisierten Zentren durchgeführt.

45.2.2 Glossitis rhombica mediana

Synonyme: Brocq-Pautrier-Zunge, zentrale papillöse Zungenatrophie

Dabei handelt es sich um eine weitgehend stationäre und häufig nur zuffällig durch den Träger oder seinen Zahnarzt entdeckte fissurale Anomalie im zentralen Bereich des Zungenrückens. Sichtbar ist ein annähernd rautenähnlicher, glatter, also durch den fehlenden Papillarbesatz auffälliger, medianer oder paramedianer Bezirk an der Grenze zwischen mittlerem und hinterem Zungendrittel. Die Veränderung wird als Entwicklungsstörung der Zunge angesehen, wobei manche Autoren eine zugrundeliegende chronische Candidainfektion als Ursache annehmen. Sie manifestiert sich in der Regel erst im 2. oder 3. Lebensjahrzehnt. Die Prävalenz liegt in verschiedenen Studien bei 0,25–2,3 %, wobei Männer häufiger betroffen sind als Frauen. Möglicherweise hat Rauchen einen ungünstigen Einfluß als unterhaltender Faktor.

Behandlung. Eine Behandlung ist normalerweise nicht erforderlich und allenfalls bei stärkerer Entzündung indiziert. Intrafokale Injektionen von Triamcinolonkristallsuspension (Delphicort®, Volon A®) kommen in Frage, wobei man niedrig dosieren sollte, da Nekrosen beschrieben wurden. Lokales Tetracyclin (Aureomycin® Dentalpaste) 4×/d, systemisches Tetracyclin (z.B. Achromycin®, Hostacyclin®) 4 ×250 mg/d p.o. oder/und Vitamin C (z.B. Ascorvit®, Cebion®) können versucht werden. Bei positivem Candidanachweis kann die örtliche Anwendung von Nystatin (z.B. Candio-Hermal® Fertigsusp. oder Mundgel, Moronal® Susp.) 4 ×/d über 2 Wochen einen vorübergehenden Rückgang der Entzündung, nicht aber das Verschwinden der Veränderungen bewirken.

45.2.3 Lingua plicata

Synonyme: Faltenzunge, Lingua scrotalis, Lingua cerebelliformis

Es handelt sich um oberflächige bis tiefgreifende Fältelung der Zungenoberfläche, wodurch mehr oder weniger zerebriforme, retikuläre oder skrotale Aspekte zustande kommen. Diese anatomische Variante der Zungenoberfläche wird autosomal-dominant vererbt. Die Veränderungen manifestieren sich nach dem 4. Lebensjahr, am häufigsten bis zum Ende des 2. Lebensjahrzehnts. Die Häufigkeitsangaben in der Literatur schwanken zwischen 1 und 45 %, wobei man als Durchschnitt etwa 10–20 % annehmen darf. Entwickeln sich am Boden der Einkerbungen Epitherosionen, so wird dadurch nicht nur Schmerzhaftigkeit, besonders bei Zufuhr saurer oder stark gewürzter Speisen, sondern auch eine individualpathologisch bedeutsame Eintrittspforte für Infektionen geschaffen. Die Lingua plicata ist auch ein Teilsymptom des Melkersson-Rosenthal-Syndroms.

Behandlung. Eine Behandlung ist nicht notwendig, obwohl bei Entstehung von Erosionen verschiedene therapeutische Maßnahmen im Rahmen einer konsequenten Mundhygiene indiziert sind: Vermeidung von harten, sauren und salzigen Speisen, Gewürzen oder gewürzten Speisen, alkoholischen oder CO_2-haltigen Getränken, Mundspülen mit lauwarmen Kochsalz, Hexetidin- bzw. Chlorhexidingluconatlösungen 0,1–0,2 % 1 min 2 ×/d (Chlorhexamed®, Doreperol N®, Hexoral®), Benzydamin 0,15 % (Tandum Verde®) oder Polyvidonjod (Betaisodona® Mund-Antiseptikum) 1:8 oder 1:16 verdünnt, Lokalanästhetika wie Benzocain (Dolo-Dobendan®), Lidocain (Dynexan A® Gel), Mepivacain (Meaverin® Gel) oder Tetracain (Herviros®) und lokale Kortikosteroide wie Triamcinolon oder Betamethason.

45.2.4 Lingua geographica

Synonyme: Exfoliatio areata linguae (Unna), Exfoliatio linguae et mucosae oris (Schuermann), Glossitis migrans benigna, Glossitis exfoliativa marginata

Hier handelt es sich um relativ häufige und eher harmlose Zungenveränderungen, die sich in Form polyzyklischer, scharf begrenzter Herde mit deutlich abgesetztem, weißlichem, schmalen Randsaum darstellen. Die Herde sind durch eine nach medial gerichtete Exfoliation gekennzeichnet und können innerhalb von Stunden peripherwärts wandern (sog. *Anulus migrans*). Der Verlauf ist chronisch rezidivierend. Manche Patienten geben Brennen und Empfindlichkeit gegen saure Speisen an. Die Prävalenz wird mit 0,28–14,4 % in verschiedenen Studien recht unterschiedlich angegeben, Kinder und junge Erwachsene sind am häufigsten betroffen. Insgesamt dürfte für Europa eine globale Prävalenz von 2% zutreffen. Das gleichzeitige Auftreten einer Lingua plicata mit Exfoliatio areata linguae ist nicht selten. Gelegentlich wird angenommen, daß vor allem die wandernde Variante (Anulus migrans) Ausdruck einer Veränderung darstellt, die praktisch einer „Schleimhautpsoriasis" gleicht. Fälle mit Psoriasis pustulosa und Exfoliatio areata lingual wurden wiederholt beobachtet.

Behandlung. Eine Behandlung ist nicht notwendig, wobei ein Diabetes mellitus und eine Anämie, die ähnliche Veränderungen der Zunge verursachen können, ausgeschlossen werden sollten. Auf das Vorliegen einer Psoriasis ist zu achten. Man sollte den Patienten informieren, daß die recht harmlose, individuelle Abschilferungsneigung der filiform keratinisierenden Zungenmukosa auf physiologischen Reizen beruht. Die sensorischen Geschmacksqualitäten der Zunge sind dabei durch die Freilegung der intraepithelialen zellulären Rezeptoren gesteigert, woraus eine besondere Empfindlichkeit gegenüber Gewürzen und sauren Speisen resultieren kann. Bei dringend gewünschter Behandlung kann man eine schwache Milchsäurelösung verschreiben (z.B. Tonsillosan® Lösung) und 20-30 Tropfen auf ein Glas Wasser zu den Mahlzeiten reichen, nicht zuletzt auch, um eine patienteneigene Polypragmasie mit möglichen Nebenwirkungen zu vermeiden.
In ausgedehnten Fällen wird man eine milde Diät und lokale Kortikosteroide empfehlen.

45.2.5 Lingua nigra

Synonyme: Lingua villosa nigra, schwarze Haarzunge

Die mit einer dunklen Verfärbung des medialen Zungenrückens einhergehende *schwarze Haarzunge* beruht auf Hyperplasie und Verhornung der filiformen Papillae, die sich im Bereich der vor dem Sulcus terminalis gelegenen ⅔ des Zungenrückens befinden. Als Ursache kommen verschiedene lokal wirksame Reize wie Rauchen, Mißbrauch von pflanzenextrakthaltigen Mundwässern (Tinct. ratanhiae, Tinct. tormentillae, Tinct. myrrhae, Salviathymol® Lsg. u.a.), weniger auch lokale Entzündungen in Betracht. Dazu kommen Störungen des Selbstreinigungsmechanismus des Epithels, Speisereste (gemindertes Kauen) und Störungen der physiologischen Mundflora mit Bewuchs der Zunge mit chromogenen Mikroorganismen (Bakterien, Streptothrix, Hefen). Sie sind für die gelbbraune bis schwarze Verfärbung der Zunge verantwortlich. Vernachlässigte orale Hygiene, Alkoholabusus, langfristige Anwendung lokaler oder systemischer Antibiotika, fieberhafte Krankheiten, breiige oder flüssige Kost, Mundatmen, vermindertes Essen und Kauen bei gastrointestinalen Erkrankungen tragen zu diesen Veränderungen bei. Die Prävalenz liegt immerhin bei 3-4%, wobei Männer und Raucher signifikant häufiger als Frauen und Nichtraucher mit dem Problem zu tun haben. Meist sind die Patienten nur über die Verfärbung beunruhigt, obwohl Dysgeusie und Mundgeruch häufige Begleitsymptome sind.

Behandlung. Das Absetzen von Rauchen, etwaigen Antibiotika und eine konsequente Mundhygiene mit geeigneter Diät könnten in wenigen Wochen zu einer befriedigenden Besserung des Befundes führen. Doch dazu werden die Raucher kaum bereit sein, so daß man sich darauf beschränken muß, sämtliche lokale und systemische Medikamente abzusetzen, den Gebrauch von Mundwässern, Lutschtabletten etc. zu unterbinden und eine Kost zu empfehlen, die die Reinigung der Zungenoberfläche fördert (Rohkost etc.).
Außerdem helfen mechanische Maßnahmen wie Bürsten der Zunge mit einer weichen Zahnbürste, das noch wirksamer wird, wenn eine Vorbehandlung der Zunge mit einer wäßrigen Harnstofflösung 40-50% für wenige Tage durchgeführt wird. Kurzfristige Anwendung von Wasserstoffsuperoxid 0,5-3% 1×/d, Tretinoin-Creme 0,05% (Epi-Aberel® Creme, Eudyna® Gel) 1×/d, Salicylsäure 10% (Elacutan® Creme, Squamasol® Lsg; eine Behandlung der Schleimhäute ist nur in eigener Verantwortung durchzuführen) 1×/d oder lokales Triamcinolon (Volon A® Haftsalbe) 1×/d stellen Alternativmöglichkeiten dar. Bei Alkoholismus und gastrointestinalen Erkrankungen ist eine Substitution mit Vitamin B-Komplex und Nicotinamid 3×/d zu empfehlen. Einer evtl. Candidabesiedlung sollte die lokale Behand-

lung mit Nystatin (Candio-Hermal® Mundgel, Moronal® Susp.) 4 ×/d nach den Mahlzeiten oder Natamycin (Pimafucin®) 4 × 1 Lutschtbl./d nach den Mahlzeiten und/oder Methylviolett 0,5 % 2 ×/d folgen.

Trotz aller Maßnahmen ist die Behandlung der schwarzen Haarzunge schwierig und setzt den Willen und die Mitarbeit des Betroffenen über mehrere Wochen, meist Monate voraus.

Literatur

Fleury JE, Deboets D, Assaad C et al. (1990) Les glossodynies. Rev Stomatol Chir Maxillofac 91: 276–280
Langtry JA, Carr MM, Steele MC et al. (1992) Topical tretinoin: a new treatment for black hairy tongue (lingua villosa nigra). Clin Exp Dermatol 17: 163–164
Mott AE, Grushka M, Sessle BJ (1993) Diagnosis and management of taste disorders and burning mouth syndrome. Dent Clin North Am 37: 33–71
Murty GE, Fawcett S (1990) The aetiology and management of glossodynia. Br J Clin Pract. 44: 389–392
Ott G, Ott C (1992) Glossodynia – psychodynamic basis and results of psychopathometric investigations. J Psychosom Res 36: 677–686
Thomson WM, Brown RH, Williams SM (1992) Dentures, prosthetic treatment needs, and mucosal health in an institutionalised elderly population. N Z Dent J 88: 51–55
Wardrop RW, Hailes J, Burger H et al. (1989) Oral discomfort at menopause. Oral Surg 67: 535–540

45.3 Erkrankungen der Mundhöhle

Orale Läsionen sind Ausdruck von Erkrankungen unterschiedlicher Art. Es handelt sich in der Regel um kleinere Läsionen, die allerdings sehr schmerzhaft sein und das Wohlbefinden der Patienten beeinträchtigen können. Der Patient hat Schmerzen, vor allem beim Essen oder Trinken, und wird dadurch nicht ausreichend ernährt. Am häufigsten kommen rezidivierende orale Aphthen vor (17,7–66.2 % bei Europäern und weißen Amerikanern, s. auch Kap. 28). Auch eine Candidose (13–43 %), z.B. bei Diabetes mellitus, HIV-Infektion, Einnahme von Kortikosteroiden sowie Breitspektrumantibiotika und iatrogener Immunsuppression, Leukoplakien (1,4–3,6 %) und ein Lichen planus manifestieren sich häufig an der Mundschleimhaut. Orale Veränderungen werden auch durch zahlreiche Medikamente und toxische Einwirkungen verursacht (Tabellen 45.4 und 45.5).

45.3.1 Orale Manifestationen von Lichen planus

Ein Lichen planus lediglich im Bereich der Mundschleimhaut lokalisiert, kommt relativ häufig vor: Er ist ca. 8mal häufiger als die kutane Variante. Nicht selten ist ein oraler Lichen planus mit Diabetes mellitus, primärer biliärer Zirrhose und mit der langfristigen Einnahme von bestimmten Medikamenten assoziiert (Tabelle 45.4). Es handelt sich um retikuläre, papulöse, plaqueartige oder erosive, weißliche Veränderungen der bukkalen Mundschleimhaut und/oder – seltener – der Zunge. Im Gegensatz zu der dermalen Veränderungen jucken die oralen Läsionen eines Lichen nicht, sie sind allerdings besonders hartnäckig. Die umgebende Schleimhaut ist glänzend und erythematös, wobei an der Zunge die filiformen Papillae fehlen.

Das *Entartungsrisiko* beträgt ca. 1 % innerhalb von 5 Jahren und ist besonders bei den erosiven Formen zu beachten.

Behandlung. Begleitkrankheiten und Medikamente als Triggermechanismen müssen bei der Behandlung berücksichtigt bzw. ausgeschlossen werden. Therapeutisch werden lokale Kortikosteroide, insbesondere Hydrokortison (Cutisol® Creme) oder Betamethason (Betnesol-V® Creme 0,1 %, Diprosone® Creme) 1 ×/d örtlich verwendet, wobei bei den erosiven Formen die Gabe von intraläsionalen Triamcinoloninjektionen (Delphicort®, Volon A®) 1x/Woche zuverlässiger und schneller wirkt. In schweren, ausgedehnten Fällen empfehlen wir zusätzlich Etretinat oder auch Isotretinoin (Tigason®, Roaccutan®) in einer mittleren Dosis von 25–40 mg/d über mehrere Wochen bis zum klinischen Erfolg und Reduzierung auf 20–25 mg/d als Erhaltungsdosis über ca. 6 Monate; prophylaktische Maßnahmen (Diät, zahnärztliche Versorgung etc.) müssen während dieser Zeit eingehalten werden, um Rezidive

Tabelle 45.4. Orale Veränderungen durch Medikamente

▷ Gingivitis/Makrulie	Phenytoin, Cyclosporin A, Nifedipin, Diltiazem
▷ Schleimhautblutungen	Antikoagulantien, Zytostatika, Breitspektrumantibiotika
▷ Stomatitis/orale Ulzera	Schwermetallverbindungen, Goldpräparate
▷ Xerostomie	Trizyklische Antidepressiva, Phenothiazine, Antihypertonika, Lithium, Anticholinergika, Morphin, Methadon/Pethidin, Butyrophenone, Thioxanthene, Benzodiazepine, Monoaminooxydasehemmer, Amphetamin, Halluzinogene, klassische Antihistaminika, Breitspektrumantibiotika, Retinoide, Interleukin-2
▷ Sialorrhö	Pilocarpin, Neostigmin, Physostigmin, Carbachol, Cholinesteraseinhibitoren, Buprenorphin, Meptazinol, Digitalis, β-Blocker
▷ Dysgeusie	Metronidazol, Penicillamin, Antibiotika
▷ Lichenoide Veränderungen	Nichtsteroidale Antiphlogistika, Methyldopa, Goldpräparate
▷ Pigmentablagerung	Malariamittel (grau-blau), Phenothiazine
▷ Erythema exsudativum multiforme	Barbiturate, Sulfonamide
▷ Orale Candidose	Breitspektrumantibiotika, Kortikosteroide, Zytostatika

Tabelle 45.5. Orale Veränderungen durch toxische Einwirkungen

▷ Gingivitis/Makrulie/ Stomatitis	Quecksilber, Mineralöle, Trichloräthylen, Schwefelkohlenstoff, Phosphor, Arsen
▷ Verfärbung (lokal oder diffus)	Kupfer (purpurrot und grün), Silber (grau), Quecksilber (dunkelgrau), Zink (blau), Blei (schiefergrau), Wismut (graublau)

nach Absetzen der oralen Retinoide zu vermeiden. Als Alternative wurde Cyclosporin A (Sandimmun®) zum Mundspülen mit 3 × 5 ml in einer 100 mg/ml-Lösung täglich über 2 Monate als erfolgreich beschrieben. Nach der Mundspülung wird die Flüssigkeit möglichst in toto ausgespuckt, um die Resorption der hohen Dosis zu vermeiden; allerdings ist diese CyA-Anwendung sehr kostspielig und kommt praktisch kaum in Frage. Eine weitere Möglichkeit ist, mit dem Finger täglich 100 mg Cyclosporin A auf den Läsionen zu verteilen. Das Medikament wird über die Mundschleimhaut in geringen Mengen resorbiert; 2 h nach der topischen Applikation beträgt der Blutspiegel 30–150 ng/ml, selten höher. Es ist unklar, ob das Medikament topisch oder über seine systemische Aufnahme wirkt; seine Anwendung sollte jedenfalls wegen der unkontrollierten Resorption und der hohen Kosten auf wenige hartnäckige Sonderfälle limitiert werden.

Griseofulvin, DADPS und Doxycyclin haben sich beim oralen Lichen als nicht wirksam erwiesen.

45.3.2 Gingivitis, Makrulie

Gingivitis ist ebenso wie *Makrulie* (Gingivaschwellung, Gingivahyperplasie) ein vieldeutiges Symptom, das sich bei zahlreichen Hautkrankeiten und systemischen Erkrankungen manifestiert, z. B. bei Gonorrhö, HIV-Infektion, M. Crohn, Leukämien, Mukopolysaccharidosen, Mukolipidosen, Sarkoidose, Wegener-Granulomatose, tuberöser Sklerose, Amyloidose, Leberkrankheiten und chronischer Niereninsuffizienz. Auch werden sie bei avitaminotischen Zuständen, z. B. bei Vitamin-C-Mangel, Alkoholismus, in der Schwangerschaft *(Macrulia gravidarum)*, bei Einnahme bestimmter Medikamente und bei Intoxikastionszuständen (Tabelle 45.4) beobachtet. Bei der Gingivitis ist mit einer erhöhten Fragilität der Mundschleimhaut und leichter Blutung zu rechnen, wobei eine Gingivablutung ohne bestehender Gingivitis oder Makrulie auf systemische Erkrankungen hinweist. Die Bakterien, die für eine Gingivitis verantwortlich gemacht worden sind, sind u. a. *Actinobacillus actinomycetemcomitans, Porphyromonas gingivalis, Prevotella intermedia, Bacteroides forsythus, Campylobacter rectus, Eubacterium species und Fusobacterium nucleatum. Ein Actinobacillus actinomycetemcomitans ist mit Abstand der am häufigsten isolierte Keim.

Vorbeugung und Behandlung. Eine konsequente Hygiene des Mundes, der Zähne und der Periodontalräume ist eine wichtige Voraussetzung für die Prävention einer Gingivitis, die relativ schnell zu Periodontitis, Zahnlockerung und Zahnverlust führen kann. Die Kombination von
▷ Zähneputzen mit einer interdentalen statt einer konventionellen Zahnbürste 2 ×/d,
▷ Verwendung einer Zahncreme mit Aminfluorid/Zinnfluorid (Zinnfluorid 0,4 %: 90 % freies Sn^{2+}) oder Sanguinariaextrakt 0,075 % + Zinkchlorid 2 %,
▷ Anwendung von Zahnseide zur mechanischen interdentalen Säuberung,
▷ Einsatz von antiseptischen Lösungen zum Mundspülen (s. u.) und
▷ gelegentlichem Kauen von Xylitol-Kaugummi stellt die optimale Prävention einer Gingivitis dar.

Die Therapie der sekundären Gingivitis setzt eine Behandlung des Grundleidens voraus. Bei primärer Gingivitis bzw. zur Mitbehandlung bei sekundären Befall gilt die Verwendung antiseptischer/antientzündlicher Lösungen als Mittel der Wahl. Allein Mundspülungen mit Hexetidin bzw. Chlorhexidingluconatlösungen 0,1–0,2 % 1 min 2 ×/d über 2–3 Monate (z. B. Chlorhexamed®, Doreperol N®, Hexoral®) können zu einer Besserung oder sogar Abheilung der Gingivitis führen. Als gleichwertige Alternative ist Polyvidonjod (Betaisodona® Mund-Antiseptikum) 1:8 oder 1:16 verdünnt 2 ×/d zu nennen. Auch Aluminiumchlorat 2–2,5 % (z. B. Mallebrin®) und Kamillenextrakte (z. B. Kamillosan® Mundspray) können zur Behandlung leichter Gingivitisformen angewendet werden.

Im Hinblick auf die Konzentration von Chlorhexidin s. S. 1046.

Als 2. Behandlungstufe ist der Einsatz von Tetracyclin (Aureomycin® Dentalpaste) 2–4 ×/d über 10 Tage zu empfehlen. Eine zahnärzliche Kontrolle und ggf. Behandlung ist bei jeder Form der Gingivitis erforderlich.

45.3.3 Akute nekrotisierende Gingivitis

Eine *akute nekrotisierende Gingivitis* kann als Komplikation bei HIV-Infektion vorkommen sowie bei anderen viralen Infektionen, bei chronisch-lymphatischer Leukämie mit Neutropenie, mangelhaften Ernährungszuständen und Immunsuppressionen aller Art. Sie kann epidemisch, z. B. in Internaten oder Kasernen, auftreten. Es handelt sich um akut auftretende Ulzera der Gingiva, die sich rasch in der bukkalen Schleimhaut ausbreiten können. Gingivablutung und Mundgeruch sind Begleitsymptome. Eine Vergrößerung der zervikalen Lymphknoten und Fieber vervollständigen das klinische Bild. Die häufigsten verursachenden Bakterien sind *Fusobacterium nucleatum*, *Borrelia vincentii* und *Treponema-pallidum-assoziierte Spirochäten*.

Behandlung. Eine vorsichtige Säuberung der Mundschleimhaut mit H_2O_2 0,5–3 %, Mundspülungen mit Hexetidin bzw. Chlorhexidingluconat 0,1–0,2 % 2 ×/d über 1 min oder verdünntem Polyvidoniod (s. oben) sind die ersten therapeutischen Maßnahmen. Die Zähne sollten vorsichtig mit einer weichen Zahnbürste geputzt werden. Metronidazol (z. B. Clont®, Flagyl®) 3 × 200–250 mg/d p.o. über 3–7 Tage oder Penicillin bzw. Amoxicillin sollten frühzeitig eingesetzt werden. Anschließend sind eine zahnärzliche Kontrolle und ggf. Behandlung erforderlich.

45.3.4 Stomatitis und orale Ulzera

Eine große Zahl systemischer Erkrankungen, Syndrome und Mangelzustände sind mit einer *Stomatitis* bzw. mit *oralen Ulzera* assoziiert, wie z. B. Pemphigus, Epidermolysis bullosa, Stevens-Johnson-Syndrom, gastrointestinale Erkrankungen, Anämien, Vitaminmangel (B_{12}, C), Immunsuppression jeder Art, Porphyria erythropoietica, Lupus erythematodes, Reiter-Syndrom, M. Behçet, Wegener-Granulomatose, diverse bakterielle und virale Erkrankungen (Lues II, M. tuberculosis-Infektionen). In neuerer Zeit muß insbesondere bei immunsupprimmierten Kranken an eine ulzerierende Luesinfektion oder an andere schwere opportunistische Infekte einschl. atypischer Mykobakteriosen gedacht werden. Darüber hinaus können Ulzerationen der Mundschleimhaut auch durch die Einnahme bestimmter Medikamente, Artefakte bei Depression und Angstzuständen, Verletzungen (häufig nach Schleimhautbeißen bei Kindern und bei prothesetragenden älteren Menschen), Verbrennungen (heiße Speisen und Getränke oder Einwirkung chemischer Substanzen, z. B. Acetylsalicylsäure) und Röntgenbestrahlungen auftreten. Lokale Affektionen verursachen überwiegend isolierte Ulzera, die nach 7–10 Tagen spontan abheilen. Habituelle Aphthen können multipel auftreten, lokale Infektionen verursachen eher eine Stomatitis. Die Patienten klagen über Schmerzen, insbesondere bei Nahrungsaufnahme, oder leichte Verletzlichkeit der Mundschleimhaut, die die Nahrungszufuhr beeinträchtigt.

Behandlung. Die Therapie einer erosiven Stomatitis bzw. oraler Ulzera ist in erster Linie auf die kausale Abklärung der pathogenetischen Umstände gerichtet, wobei ein M. Behçet auszuschließen ist. Das lokale Vorgehen schließt grundsätzlich prophylaktische Maßnahmen und eine konsequente orale Hygiene ein, insbesondere die Vermeidung von harten, sauren und salzigen Speisen, Gewürzen oder stark gewürzten Speisen, alkoholischen oder CO_2-haltigen Getränken und Mundspülungen mit lauwarmer NaCl-Lösung, Hexetidin- bzw. Chlorhexidingluconatlösungen 0,1–0,2 % 1 min 2 ×/d (Chlorhexamed®, Doreperol N®, Hexoral®). Auch Benzydamin 0,15 % (Tandum Verde®) führt zur Linderung der Symptome. Eine Kontrolle sollte nach 2–3 Wochen durchgeführt werden, wobei persistierende Ulzera ungeklärter Genese biopsiert werden sollten, um einen ulzerierten Tumor auszuschließen.

Bei größeren idiopathischen Ulzerationen (sog. „grande aphthose") könnte man einen therapeutischen Versuch mit Tetracyclin (4 × 250 mg/d) in Verbindung mit Nystatin einleiten, evtl. orale Kontrazeptiva ab- oder umsetzen und eine strikte Diät verordnen (s. oben; zusätzlich keine Nüsse, Tomaten u. ä.).

Gute Erfolge wurden mit Thalidomid bis zu 300 mg/d beschrieben, allerdings ist an das Risiko einer Neuropathie zu denken.

45.3.5 Gingivostomatitis herpetica

Erreger: HSV Typ I, II
Synonyme: Herpes-simplex-Stomatitis, Stomatitis aphthosa, Mundfäule

Das eher seltene klinische Auftreten einer *Gingivostomatitis herpetica* ist Ausdruck einer Herpes simplex-Erstinfektion. Nur vereinzelt tritt sie als Rezidiv auf. Kleine Endemien kommen in Säuglingsheimen, Kindergärten und Kinderstationen vor. Erstinfektionen im Erwachsenenalter werden in neuerer Zeit häufiger beobachtet, zumal durch die verbesserten Sozial- und Wirtschaftsverhältnisse und Hygienestandards immer mehr Kleinkinder dem Herpes simplex-Virus nicht ausgesetzt sind. Der Herpes simplex-Virus wird durch den Speichel übertragen.

Klinisch setzt die Krankheit nach einer Inkubationszeit von 2–7 Tagen akut mit Allgemeinerscheinungen wie Fieber, Abgeschlagenheit, Erbrechen und Krampfneigung ein; Zahnfleisch und Gaumen schwellen schmerzhaft an. Große Teile der Mundschleimhaut bedecken sich im weiteren Verlauf mit kleinen Bläschen, die schnell erodieren. Dann entwickeln sich schubweise über mehrere Tage disseminierte pseudoaphthöse Läsionen. Bakterielle Sekundärinfektionen kommen vor. Die Erkrankung geht mit Mundgeruch, Sialorrhö, Schwellung der regionalen Lymphknoten, Temperaturanstieg, evtl. Durchfällen und katarrhalischen Erscheinungen im Respirationstrakt einher. Nach 1–2 Wochen heilen die Erscheinungen allmählich ab. In Einzelfällen können Kinn, Oberlippe, Naseneingang oder die Extremitäten (z. B. *herpetische Paronychien*) mitbefallen werden. Eine virale Meningoenzephalitis ist eine sehr seltene Komplikation. Die Erkrankung nimmt im Erwachsenenalter einen deutlich schwereren Verlauf, vor allem bei bestehender Immunsuppression.

Das *Aphthoid Pospischill-Feyrter* ist eine besonders schwere Verlaufsform der Gingivostomatitis herpetica, die vor allem bei stark geschwächten Kindern beschrieben wurde. Die Diagnose stützt sich auf den gleichzeitigen Befall von Haut, Genitale und Mundschleimhaut, das randwärts fortschreitende Wachstum der Effloreszenzen und das Vorkommen als Zweitkrankheit.

Behandlung. Die Therapie der Gingivostomatitis herpetica hängt vom Schweregrad der Erkrankung ab. Der systemische Einsatz von Virustatika ist nur sinnvoll im Stadium der Virusreplikation, d.h. vor der Entwicklung der vollen Symptomatik. Eine Frühdiagnose ist somit für den Einsatz der Therapie wichtig. Aciclovir (Zovirax®) 5 ×200 mg/d über 5–10 Tage oder Brivudin (Helpin®) 2 ×125 mg/d über 5 Tage sind die Medikamente der Wahl. Die i.v.-Applikation von Virostatika, evtl. auch Gaben von Immunstimulantien, z.B. Dimepranol (Delimmun®, Isoprinosine®) ½–6 Tbl./d kommen beim Aphthoid Pospischill-Feyrter in Frage. Antipyretika (z.B. Paracetamol) und hohe Flüssigkeitszufuhr sind notwendige begleitende Maßnahmen. Analgetika (als Suspension) bei Kindern und Lokalanästhetika, wie Benzocain (z.B. Dolo-Dobendan®), Lidocain (z.B. Dynexan A® Gel), Mepivacain (Meaverin® Gel, Scandicain® Gel) oder Tetracain (z.B. Herviros® Lösung), lindern bei Erwachsenen die lokalen Schmerzen. Mundspülungen mit Hexetidin- bzw. Chlorhexidingluconatlösungen 0,1–0,2 % 1 min 2 ×/d (Chlorhexamed®, Doreperol N®, Hexoral®), Polyvidon-Iod (Betaisodona® Mund-Antiseptikum) 1:8 oder 1:16 verdünnt, Methylviolett 0,5 % in Wasser (Pyoktanin) oder Kamillenextrakte (z.B. Kamillosan® Mundspray) beschleunigen die Abheilung der Läsionen und schützen vor Superinfektionen.

Bei besonders schweren Verläufen sind zusätzlich Bettruhe, diätetische und kreislaufstützende Maßnahmen angezeigt.

45.3.6 Herpangina Zahorsky

Erreger: Coxsackie-Viren Gruppe A unterschiedlicher Typisierung
Synonyme: Herpetische Pharyngitis, Pharyngitis vesicularis, ulzerative Pharyngitis

Es handelt um eine Virusinfektion, die durch Coxsackie-Viren 2, 4, 5, 6, 8 und 10 der Gruppe A (selten Coxsackie A 3, Echo 30; Coxsackie B 3 in Japan und B 4 in den USA) verursacht wird. Befallen werden überwiegend Kinder, seltener Erwachsene. Die Infektion tritt sporadisch, endemisch oder auch epidemisch auf, familiäre Erkrankungen und Hausepidemien sind beobachtet worden. Die Erkrankung hat ihren Häufigkeitsgipfel im Spätsommer und Herbst. Die Inkubationszeit beträgt 3–7 Tage, der Verlauf ist in der Regel kurz (4–10 Tage). Rezidive können nur von einem immunologisch differenten Typ hervorgerufen werden.

Klinisch erscheint die Herpangina Zahorsky meist in symptomatischer Form als Begleitkrankheit bei anderen Virus- und bakteriellen Erkrankungen. Sie beginnt plötzlich mit hohem Fieber (bis 40 °C), Heiserkeit sowie Allgemeinsymptomatik mit intermittierendem Verlauf. Im Anschluß an die Prodromi bilden sich einzelne oder mehrere kleine, einer Perlenkette gleichende, aneinandergereihte oder gruppierte Bläschen mit einer Areola aus. In 2–3 Tagen nimmt die Rötung zu, und die Bläschen vergrößern sich, erodieren und bilden flache Ulzera, oft am vorderen Gaumenbogen, an der Uvula und an den Tonsillen auf diffus geröteter Unterlage. Zunge und Larynx können mitbefallen sein, seltener die Wangenschleimhaut.

Behandlung. Die Behandlung ist rein symptomatisch, da die klinischen Beschwerden nach ca. 10 Tagen spontan verschwinden und die Läsionen abheilen. Mundspülen, Antipyretika, Analgetika/Lokalanästhetika, flüssige Kost und Bettruhe sind bei manchen Kranken angezeigt (s. auch Abschn. 45.3.5).

45.3.7 Hand-, Fuß- und Mundkrankheit

Erreger: Coxsackie-Viren Gruppe A (A_{16}; auch A_4, A_5, A_9, A_{10})
Synonyme: Falsche Maul- und Klauenseuche, Hand-, Fuß- und Mundexanthem

Es handelt sich um eine akut auftretende Coxsackie Virus-Typ A-Infektion mit vesikulärer Stomatitis und Bläschen an den Händen und Füßen. Als häufigster Erreger wurden Coxsackie-Viren der Gruppe A isoliert, wobei auch solche der Gruppe B (B 2, B 5) oder Enteroviren als verantwortlich angesehen werden. Epidemien wurden gelegentlich beobachtet. In Europa dringt die Krankheit langsam von Norden nach Süden vor allem in Sommer und Herbst vor. *Klinisch* treten nach einer Inkubationszeit von 3–4 Tagen Halsschmerzen auf sowie oberflächliche, rasch erodierende Bläschen an Pharynx, weichem Gaumen, Zunge und Gingiva sowie an Händen und Füßen. Aberrierende Bläschen können im Gesicht und seltener am Stamm disseminiert sein. Die Bläschenumgebung ist in der Regel gerötet. Kurzfristig besteht eine leicht erhöhte Temperatur. In schweren Fällen treten tiefere, schmerzhafte Bläschen an Händen und Füßen, vor allem interdigital, allgemeine Symptome und eine zervikale Lymphknotenschwellung auf. Der Verlauf ist jedoch fast immer komplikationslos, und die Erkrankung heilt ohne Residuen nach 8–10 Tagen ab.

Behandlung. Die Behandlung ist lediglich symptomatisch und beschränkt sich – falls notwendig – auf lokale Maßnahmen. Zur Behandlung der befallenen Mundschleimhaut sind desinfizierende Mundspülungen, Analgetika als Suspension bei Kindern und bei Bedarf Lokalanästhetika bei Erwachsenen empfehlenswert (s. auch Abschn. 45.3.5). An Händen und Füßen können kurzfristig Clioquinol 2×/d (Linola-sept® Emulsion) oder Flumetason/Clioquinol (Locacorten-Vioform® Creme) zur Anwendung kommen.

45.3.8 Fokale epitheliale Hyperplasie

Erreger: Humane Papillomviren (HPV 13, 16, 32)
Synonyme: M. Heck, Schleimhautwarzen

Sie besteht aus einzelnen oder multiplen warzenartigen Papillomen der Mundschleimhaut und der Lippen, die vor allem Kinder und Jungendliche befallen und häufig familiär vorkommen. Die Läsionen persistieren über Monate und Jahre und neigen zur Konfluenz. Die Erkrankung tritt gehäuft bei mittel- und südamerikanischen Indios, bei Südamerikanern und Eskimos auf, bei Europäern ist sie relativ selten.
Therapeutisch kann man kryochirurgisch (Kontaktverfahren, 10–20 s mit Stickoxidul), mit dem CO_2-Laser (kontinuerlicher Superpulsmodus, 2 W, 200 ms, defokussiert), mit der Diathermienadel oder gegebenenfalls operativ vorgehen.

45.3.9 Xerostomie

Trockenheit der Mundschleimhaut und des Pharynx, kaum der Zunge, spricht für eine *sialogene Xerostomie,* während bei *asialogener Xerostomie* die Beteiligung der Zunge mit starkem Durstgefühl im Vordergrund steht. Neben den systemischen Erkrankungen, die eine Xerostomie verursachen können, wie z. B. Diabetes mellitus, Diabetes insipidus, chronische Niereninsuffizienz, akute/chronische Diarrhö, primäre biliäre Zirrhose, Kollagenosen, Sjögren-Syndrom, Graft-versus-host-Krankheit, HIV-Infektion, EBV-Infektion und Mykobakteriosen, können lokale Faktoren, z. B. Bestrahlung von lokalen Karzinomen sowie Zahnersatz und das Tragen von Prothesen, langfristig zu Xerostomie führen. Auch zahlreiche Medikamente können einen „trockenen Mund" verursachen (Tabelle 45.3). Darüber hinaus kommen vegetative Faktoren in Frage, die bei Erregung oder emotionalem Streß zur akuten Trockenheit der Mundschleimhaut führen. Eine Herabsetzung der Salivation gehört zu den üblichen Beschwerden mit zunehmendem Alter. Als Folge der Xerostomie ist der pH-Wert erniedrigt. Die Säuerung des Speichels begünstigt die Besiedlung und Ausbreitung von Candida und bewirkt darüber hinaus eine erhöhte Anfälligkeit für Karies.
Xerostomie mit rasant fortschreitender Karies, *Tränenmangel (Xerophthalmie)* mit Schmerzen, Brennen und Lichtscheu infolge einer Keratokonjunctivitis sicca, oft auch Trockenheit der Nasenschleimhaut sowie rheumatoide Arthritis, sind die Symptome des Siccasyndroms. Kombination mit anderen immunologischen Erkrankungen, wie SLE, Periarteritis nodosa oder Sklerodermie ist häufig, besonders bei Frauen.

Behandlung. Die Behandlung der Xerostomie setzt die Therapie des Grundleidens voraus, z. B. die Wassersubstitution bei kompensatorischer Polyurie bei Niereninsuffizienz, profusen Schweißzuständen oder akuter bzw. chronischer Diarrhö; dazu kommt die Einstellung eines Diabetes mellitus und Diabetes insipidus, die mit einer Polyurie einhergehen.
Die antivirale Therapie einer HIV-Infektion führt nicht immer zur Besserung der Xerostomie. Eine

Reduktion der Medikamentendosen mit sialopenischer Wirkung oder das Ersetzen durch Pharmaka wie z. B. Barbiturate, die diesen Effekt nur in geringerem Umfang aufweisen, kann sehr wertvoll sein. Symptomatisch, insbesondere bei radiogener Sialadenitis nach Bestrahlung von Tumoren im Kopf- und Halsbereich sind Inhalationen mit Emser Sole, häufige Mundspülungen mit einer Lösung von Emser Salz (1 Teelöffel), Glycerin (1 Teelöffel) in H_2O (1 Glas) oder Fertigpräparate synthetischen Speichels (z. B. Glandosane® Spray mit/ohne Zitrusaroma).

Bei Patienten mit Sjögren-Syndrom und älteren Patienten mit Xerostomie führten muzinhaltende Bonbons bzw. Speichelersatzlösung 3 ×/d zur Besserung der Symptomatik. Auch das Kauen von Kaugummi stellt eine einfache, aber durchaus wirksame symptomatische Behandlung dar. Die Elektrostimulation der Speicheldrüsen 1 × alle 2 Wochen und Akupunktur wurden in kontrollierten Studien als erfolgreich bezeichnet. Allerdings hält die Wirkung einer derartigen Maßnahme nach Absetzen der Behandlung nicht an.

Zur systemischen Behandlung der Xerostomie bei Patienten mit bestrahlten Tumoren werden die Cholinergika Pilocarpinhydrochlorid 3 × 2,5–5 mg/d p.o. und Carbachol (Doryl®) 3 × 2 mg/d p.o. mit minimalen Nebenwirkungen (vermehrtes Schwitzen, Rhinitis, Kopfschmerzen, Brechreiz, Pollakisurie) erfolgreich eingesetzt (in Deutschland noch nicht für diese Indikation zugelassen). Diese Medikamente können lediglich die Speichelsekretion stimulieren; eine vorhandene Restspeichelsekretion nach der Bestrahlung ist Voraussetzung für den Erfolg.

Rekombinantes INF-α (Intron A®, Roferon A®) 10 Mio. IE 1 ×/Woche i.m. führte zur Erhöhung der Speichelsekretion bei Patienten mit Sjögren-Syndrom.

45.3.10 Stomatodynie

Stomatodynie ist häufig ein psychogenes Symptom und kann als Erstmanifestation einer Depression auftreten. Andere seltene Ursachen, z. B. Eisen-, Folsäure-, oder Vitamin-B_{12}-Mangel und eine Trigeminus-Neuralgie sollten ausgeschlossen oder gegebenfalls behandelt werden. Als Behandlung könnten trizyklische Antidepressiva eingesetzt werden.

45.3.11 Dysgeusie, Mundgeruch und Halitosis

Synonyme: foetor ex ore, Ozostomie, Stomatodysodie, orale Dysosmie, Kakogeusie

Systemische Krankheiten wie chronische Niereninsuffizienz, gastrointestinale Erkrankungen, Lebererkrankungen und diabetische Ketose, Malnutrition, längere Nahrungskarenz, Rauchen, Xerostomie und bestimmte Speisen (Knoblauch, Curry, Zwiebeln u.a.) führen zu einem unangenehmen Mundgeruch und vielfach auch Geschmack. Die Einnahme bestimmter Medikamente verursacht einen besonderen Geschmack (Tabelle 45.4). Besonders charakteristische Gerüche sind aus der Tabelle 45.6 zu entnehmen. Darüber hinaus können lokale Faktoren wie fehlende Mundhygiene mit Karies, Gingivitis und

Tabelle 45.6. Charakteristischer Mund- oder Atemgeruch bei systemischen Erkrankungen oder Einnahme von chemischen Verbindungen

Erkrankung	**Mundgeruch**
Diabetische Ketose	▷ Obstartiger Acetongeruch
Urämie	▷ Urinöse Atemluft (Harnstoffabbau durch Bakterien und Entstehung von Ammoniak an den Schleimhäuten)
Hepatisches Koma	▷ Leberartiger Atemgeruch
Kontakt mit Arsen, Phosphor, Natriumtellurat	▷ Knoblauchartiger Geruch
Perkutane Anwendung von DMSO	▷ Schwefelartiger Atemgeruch
Kontakt mit Äther, Chloroform, Phenol u.a.	▷ Bittermandelähnlicher Geruch
Einnahme von Vitamin B_1	▷ Angenehmer zarter nußartiger Mundgeruch

unreiner Gebißprothese, fötide Anginen, Fremdkörper oder fötide Infektionen im HNO-Bereich, Blutreste, zerfallene Tumoren im Mund, Stauung in pharyngealen Divertikeln (Zenker) Ursachen sein. Eine akute sympathikotone Aufregung wie bei Einnahme von Belladonnapräparaten wird von Mundgeruch begleitet.

Behandlung. Die Therapie des Mundgeruchs muß in erster Linie auf die kausale Abklärung seiner Ursachen gestützt werden. Symptomatisch ist reichliches Spülen mit adstringierenden und desodorierenden Mundwässern mit Hexetidin- bzw. Chlorhexidingluconatlösungen 0,1–0,2 % (Chlorhexamed®, Doreperol N®, Hexoral®), Aluminiumchlorat 2–2,5 % (z. B. Mallebrin®), Pflanzenextrakten (z. B. Salviathymol®), Kamillenextrakten (z. B. Kamillosan® Mundspray), Cetylpyridiniumchlorid (z. B. Dobendan® Lösung und Lutschpast.) oder Benzalkoniumchlorid (Rhella Stringiet N®) angezeigt. Eine Anregung der Zungenbewegung, z. B. mit Kaugummi, wird ebenfalls von Nutzen sein. Da Wasserstoffsuperoxid die thiolfreisetzenden Verbindungen im Speichel hemmt, ist die Anwendung von wasserstoffperoxidhaltigen Zahncremes (0,5–1 %) von therapeutischer Bedeutung.

Eine transitorische Darmdesinfektion führt häufig zum Verschwinden des Mundgeruchs. Eine Infektion mit *Helicobacter pylori* und dadurch entstehendes Ammoniak nach einer Verstoffwechselung von Harnstoff wurden neulich verantwortlich gemacht. Metronidazol (Clont®, Flagyl®) 3 × 250 mg/d p.o., kombiniert mit kolloidalem Wismut (Karaya Bismuth® Granulat) 4 ×/d über 7 Tage, stellt ein erfolgreiches Schema gegen Darminfektionen, insbesondere mit Helicobacter pylori, dar. Alternativtherapeutika sind Tetracyclin/Oxytetracyclin (Achromycin®, Hostacyclin®) 2 × 500 mg/d über 1 Woche und Sulfaguanol (Enterocura®) 3 × 400 mg/d über 7 Tage. Zur Stuhlregulierung und Reduktion der Darmgasbildung dient Dimeticon (z. B. Euflat®, Lefax®) 2–3 ×/d.

Literatur

Axelsson P (1993) New ideas and advancing technology in prevention and non-surgical treatment of periodontal disease. Int Dent J 43: 223–238

Beiswanger BB, Mallat ME, Jackson RD et al. (1992) Clinical effects of a 0,12 % chlorhexidine rinse as an adjunct to scaling and root planing. J Clin Dent 3: 33–38

Blixt-Johansen G, Sjoholm K, Wiesel K et al. (1992) The condition of the oral mucosa in institutionalized elderly patients before and after using a mucin-containing saliva substitute. Scand J Caring Sci 6: 147–150

Brownstein CN, Briggs SD, Schweitzer KL et al. (1990) Irrigation with chlorhexidine to resolve naturally occurring gingivitis. A methodologic study. J Clin Periodontol 17: 588–593

Caton JG, Blieden TM, Lowenguth RA et al. (1993) Comparison between mechanical cleaning and an antimicrobial rinse for the treatment and prevention of interdental gingivitis. J Clin Periodontol 20: 172–178

Collaert B, Edwardsson S, Attstrom R et al. (1992) Rinsing with delmopinol 0.2 % and chlorhexidine 0.2 %: short-term effect on salivary microbiology, plaque, and gingivitis. J Periodontol 63: 618–625

Crockett DN (1993) Xerostomia: the missing diagnosis? Aust Dent J 38: 114–118

Daniels TE, Fox PC (1992) Salivary and oral components of Sjogren's syndrome. Rheum Dis Clin North Am 18: 571–589

DeJong WFB, Albrecht M, Banoczy J et al. (1984) Epithelial dysplasia in oral lichen planus. Int J Oral Surg 13: 221–225

Dougherty MA, Slots JP (1993) Periodontal diseases in young individuals. J Calif Dent Assoc 21: 55–69

Durham TM, Malloy T, Hodges ED (1993) Halitosis: knowing when 'bad breath' signals systemic disease. Geriatrics 48: 55–59

Eisen D, Ellis CN, Duell EA et al. (1990) Effect of topical cyclosporine rinse on oral lichen planus. N Engl J Med 323: 290–294

Eufinger H, Machtens E, Akuamoa-Boateng E (1992) Oral manifestations of Wegener's granulomatosis. Review of the literature and report of a case. Int J Oral Maxillofac Surg 21: 50–53

Fox PC, Atkinson JC, Macynski AA (1991) Pilocarpine treatment of salivary gland hypofunction and dry mouth (xerostomia). Arch Intern Med 151: 1149–1152

Gillespie GM, Marino R (1993) Oral manifestations of HIV infection: a Panamerican perspective. J Oral Pathol Med 22: 2–7

Giustina TA, Stewart JCB, Ellis CN et al. (1986) Topical application of isotretinoin gel improves oral lichen planus. Arch Dermatol 122: 534–536

Grigor J, Roberts AJ (1992) Reduction in the levels of oral malodor precursors by hydrogen peroxide: invitro and in-vivo assessments. J Clin Dent 3: 111–115

Hopkins R, Walker DM (1985) Oral blood blisters: angina bullosa haemorrhagica. Br J Oral Surg 23: 9–16
Joensuu H, Bostrom P, Makkonen T (1993) Pilocarpine and carbacholine in treatment of radiation-induced xerostomia. Radiother Oncol 26: 33–37
Johnson JT, Ferretti GA, Nethery WJ et al. (1993) Oral pilocarpine for post-irradiation xerostomia in patients with head and neck cancer. N Engl J Med 329: 390–395
Jones CM, Blinkhorn AS, White E (1990) Hydrogen peroxide, the effect on plaque and gingivitis when used in an oral irrigator. Clin Prev Dent 12: 15–18
LeVeque FG, Montgomery M, Potter D et al. (1993) A multicenter, randomized, double-blind, placebo-controlled, dose-titration study of oral pilocarpine for treatment of radiation-induced xerostomia in head and neck cancer patients. J Clin Oncol 11: 1124–1131
Marmary Y, Shiloni E, Katz J (1992) Oral changes in interleukin-2 treated patients: a preliminary report. J Oral Pathol Med 21: 230–231
McDowell JD, Kassebaum DK (1993) Diagnosing and treating halitosis. J Am Dent Assoc 124: 55–64
Nakayama T, Urano T, Osano M et al. (1989) Outbreak of herpangina associated with coxsackievirus B3 infection. Pediatr Infect Dis 8: 495–498
Odusola F (1991) Chewing gum as aid in treatment of hyposalivation. NY State Dent J 57: 28–31
Pigatto PD, Chiappino G, Bigardi A et al. (1990) Cyclosporin A for treatment of severe lichen planus. Br J Dermatol 122: 121–123
Randle HW (1993) Treatment of oral ulcers. Dermatol Clin 11: 801–808
Schiodt M, Dodd CL, Greenspan D et al. (1992) Natural history of HIV-associated salivary gland disease. Oral Surg Oral Med Oral Pathol 74: 326–331
Scully C (1990) Treatment of oral lichen planus. Lancet 336: 913–914
Shiozawa S, Morimoto I, Tanaka Y et al. (1993) A preliminary study on the interferon-alpha treatment for xerostomia of Sjogren's syndrome. Br J Rheumatol 32: 52–54
Theaker JM, Porter SR, Fleming KA (1989) Oral epithelial dysplasia in vitamin B_{12} deficiency. Oral Surg 67: 81–83
Thorn JJ, Holmstrup P, Rindum J et al. (1988) Course of various clinical forms of oral lichen planus. A prospective follow-up study on 611 patients. J Oral Pathol 17: 213–218
Tiomny E, Arber N, Moshkowitz M et al. (1992) Halitosis and Helicobacter pylori. A possible link? J Clin Gastroenterol 16: 274
Touyz LZ (1993) Oral malodor – a review. J Can Dent Assoc 59: 607–610
Valdez IH, Wolff A, Atkinson JC, Macynski AA, Fox PC (1993) Use of pilocarpine during head and neck radiation therapy to reduce xerostomia and salivary dysfunction. Cancer 71: 1848–1851

Tabelle 45.7. Tumoren der Mundschleimhaut und der Zunge

▷ **Benigne Tumoren**
Fibrome, Schleimhautzysten, Dermoidzysten
Hämangiome, Lymphangiome, Leiomyome, Rhabdomyome, Abrikossoff-Tumor
Lipome, Myxome, Schleimhautgranulome (Epulis)
u. a.

▷ **Maligne Tumoren**
Plattenepithelkarzinom (ca. 90 %)
Tumoren der Speicheldrüsen, malignes Melanom, Lymphome, Sarkome, Tumoren der Knochen und des Bindegewebes, odontogene Tumoren, Kaposi-Sarkom
Metastasen solider Tumoren

45.4 Zysten und Tumoren

Zystenbildungen und auch Tumoren kommen im Bereich der Lippen, Zunge und Mundhöhle relativ häufig vor. Orale Neoplasien repräsentieren in den westlichen Ländern ca. 3 % aller maligner Tumoren und stellen somit ein bedeutendes Gesundheitsproblem dar. Über 90 % aller dieser Tumoren sind Plattenepithelkarzinome, wobei 30 % davon an den Lippen (meist an der Unterlippe), 25 % an der Zunge, der Rest an verschiedenen Stellen der Mundschleimhaut, insbesondere auch am Mundboden lokalisiert sind.
Als Vorstufe für epitheliale Neoplasien in diesem Bereich gelten die *orale Leukoplakie* und die (eher seltene) *orale floride Papillomatose,* beides obligate Präkanzerosen. Metastatische Prozesse sind seltener und repräsentieren nur 1 % der oralen Tumoren. Am häufigsten sind Metastasen von Brust-, Lungen-, Nieren-, Magen- und Leberkarzinomen, die sich in der Regel als Knochenmetastasen im mandibulären, prämolaren und molaren Bereich manifestieren.

45.4.1 Schleimhautzyste

Eine traumatische Ruptur der Speicheldrüsen kann zur Entwicklung einer muzingefüllten Zyste an der inneren Seite der Unterlippe führen. Als therapeutische Maßnahme stehen die operative Exzision der Zyste (Keilexzision) unter Lokalanästhesie oder auch kryochirurgische Verfahren zur Verfügung. Am besten wird sie als Kontaktverfahren eingesetzt, ca. 20–30 s mit der Stickoxidulsonde oder 15–30 s mit einem in flüssigen Stickstoff getauchten Watteträger.

45.4.2 Dermoidzyste

Synonyme: Teratoma benignum, Dermoid

Dabei handelt es sich um eine benigne embryonale Geschwulst, die Produkt aller 3 Keimblätter im Bereich embryonaler Spalten sein kann. Neben anderen Lokalisationen kann der Tumor über den M. mylohyoides im zentralen Halsbereich wachsen und klinisch mit Erhebung der Zunge im 2. Lebensjahrzehnt auftreten. Gelegentlich kommt es zu einer bakteriellen Infektion und Druckdolenz, die häufig zur Diagnose des vorher nicht entdeckten Tumors führen. Aus diesem Grund und wegen der (seltenen) Möglichkeit einer malignen Entartung (Teratoma malignum) ist eine Exzision aller Dermoidzysten der Mundhöhle in toto empfehlenswert.

45.4.3 Hämangiome und kavernöse Hämangiome

Hämangiome können entweder als isolierte, rötlich-livide, 2–10 mm große weiche Knoten an der Unterlippe älterer Individuen auftreten oder sich bei Säuglingen und Kindern als der häufigste benigne Tumor manifestieren. Für die Entstehung bei Erwachsenen ist die Dilatation venöser Gefäße verantwortlich, wobei eine Phlebolithiasis im Lumen der Läsion nicht selten ist. Bei Säuglingen und Kindern können Hämangiome schnell wachsen und eine Behinderung der oberen Atemwege verursachen. Darüber hinaus kann es zu begleitenden *thrombopenischen Koagulopathien (Kasabach-Merritt-Syndrom)* kommen. Die Säuglingshämangiome unterscheiden sich von Gefäßmalformationen dadurch, daß Hämangiome bei der Geburt fehlen und erst in den ersten Lebenswochen bzw. -monaten auftreten, während die Gefäßmalformationen (z.B. *Naevus flammeus*) schon bei der Geburt zu diagnostizieren sind. Gefäßmalformationen können im Rahmen eines *Sturge-Weber-Syndroms*, eines *Klippel-Trenaunay-Weber-Syndroms* oder eines *Maffucci-Syndroms* in verschiedenen Lokalisationen der Mundschleimhaut und der Zunge auftreten. Aus diesem Grund sollten bei jüngeren Erkrankten entsprechende neurologische, angiographische und röntgenologische Untersuchungen durchgeführt werden.

Behandlung
- *Oberflächliche Hämangiome* im Erwachsenenalter werden heute – soweit zugänglich – am besten mit Hilfe der 1- bis 2maligen Anwendung des *Argonlasers* (Energie 1,8–3,0 W, Pulsdauer 0,3 s, Strahldurchmesser 1,5–2 mm) erfolgreich behandelt. Die Läsion wird mit einer Glasspatel komprimiert und der Laserstrahl durch das Glas geführt. Als Alternative gelten die Kryochirurgie (Kontaktverfahren, 20–40 s mit Stickoxidul), die Unterbindung mit selbstauflösendem Faden und die Elektrokauterisation. Persistierende Anteile von Lippenhämangiomen können operativ entfernt werden.
- *Kavernöse Hämangiome,* wie beim „*Blue-rubber-bleb-naevus*"*-Syndrom,* sprechen auf die Unterbindung mit einem selbstauflösenden Faden oder auf die Behandlung mit dem *Neodym-Yag-Laser* (Energie: 40–50 W, Dauerpuls) an, wobei einzelne Impulse mit Abstand von 2 mm durch die Haut notwendig sind. Die Laserbehandlung wird unter Kompression mit Eiswürfeln durchgeführt und der Laserstrahl durch das Eis an die Läsion geleitet. Die Eiswürfeltechnik erlaubt gleichzeitig eine Kühlung der Haut und Kompression der Läsion, so daß es nicht zu thermischen Epidermisschäden, sondern zur gleichmäßigen Koagulation der Läsion bis zu einer Tiefe von ca. 8 mm kommt. Neben der Eiswürfeltechnik steht die interstitielle Behandlung mit dem Neodym-Yag-Laser zur Verfügung. Damit behandelt man intraläsional mit Hilfe eines Lichtleiters bei einer Energie von 5–8 W. Die operative Teil- oder Vollentfernung kavernöser Hämangiome ist als ultima ratio zu betrachten, zumal das chirurgische Vorgehen schwierig ist und selten vollends gelingt.
- *Flache Hämangiome* der Lippen bei Säuglingen sprechen auf die kryochirurgische Frühbehandlung sehr gut an. Kavernöse Hämangiome mit schnellem Wachstum sollten zunächst konser-

vativ mit systemischen Kortikosteroiden, z.B. Prednisolon 2–3 mg/kg KG/d p.o. über 2–3 Wochen, angegangen werden. Ein Therapieerfolg mit Abnahme der Größe der Läsion und/oder Aufhellung ist innerhalb von 7–10 Tagen zu erwarten. Bei kontinuierlicher Besserung sollte man die Therapie über 4–6 Wochen durchführen und dann langsam mit der Dosis ausschleichen. Als gute Alternative dazu gilt neuerdings die systemische Anwendung von rekombinantem IFN-α 3 Mio. IE/m^2 Körperoberfläche/d s.c. über 2–13 Monate. In mehreren neueren Studien wurde mit der Applikation von rIFN-α über hervorragende Ergebnisse ohne bedeutende Nebenwirkungen berichtet. Als weitere Möglichkeit gilt die Bestrahlung mit dem Neodym-Yag-Laser.

Das klassische Vorgehen des Abwartens, das sich während der vergangenen Jahre durch das Fehlen geeigneter therapeutischer Maßnahmen herauskristallisiert hatte, ist heute nicht mehr oder nur noch in einem Teil der Fälle zu empfehlen.

45.4.4 Lymphangiome

Synonyme: Lymphangioma circumscriptum (simplex, cysticum), Lymphangioma cavernosum subcutaneum, Hygroma cysticum

Beim *Lymphangioma circumscriptum* handelt es sich um hautfarbene, dichtstehende, bis stecknadelkopfgroße, dickwandige, langsam an Größe zunehmende Gefäßektasien, die angeboren sind oder während der ersten Lebensjahre auftreten, teilweise mit spontaner Abheilung. Die Mundschleimhaut ist eine relativ seltene Lokalisation. Beim Lymphangioma cavernosum sind kissenartige, meist unscharf begrenzte Geschwülste unterschiedlicher Größe zu sehen. Bei einer Einblutung ist die Differentialdiagnose zwischen Lymphangiom und Hämangiom schwierig. Für solche Veränderungen hat man den Begriff Hämolymphangiom geprägt.

Behandlung. Therapeutisch kann man beim Lymphangioma circumscriptum operativ, kryotherapeutisch (Kontaktverfahren, 30 s mit Stikkoxidul), mit dem CO_2-Laser (kontinuierlicher Superpulsmodus, 5 W, 300 ms, defokussiert) oder mit der Diathermienadel vorgehen. Therapie der Wahl des kavernösen Lymphangioms ist die operative Exzision. Für das Hämolymphangiom kommt auch eine Behandlung mit dem Argonlaser (1,8–3,0 W, 0,3 s, Strahldurchmesser 1,5–2 mm) in Frage. Die Läsion wird mit einer Glasspatel komprimiert und die Laserbehandlung durch das Glas durchgeführt.

45.4.5 Epulis

Synonyme: Zahnfleischgeschwulst, Zahnfleischgranulom, Alveolarfortsatztumor

Diese Neoplasien, die klinisch häufig falsch als Fibrome bezeichnet werden, sind oft im Mundbereich von Erwachsenen zu finden. Es handelt sich um einen unspezifischen Tumor, bestehend aus Granulationsgewebe, der spontan, z.B. in der Schwangerschaft, oder reaktiv durch chronische Reizung des Zahnfleisches bei Prothesen- und Zahnfüllungsträgern auftritt und ulzerieren kann.

Behandlung. Zusammen mit konsequenter Mundhygiene ist hier therapeutisch die operative Exzision im Gesunden und bis zum Periost in der Tiefe erforderlich. Darüber hinaus sollte das Periost abgeschliffen werden, um einem Rezidiv vorzubeugen. Die Schwangerschaftsepulis geht häufig nach der Entbindung spontan zurück. Auf Korrekturen der Prothese bzw. der Zahnfüllung ist zu achten.

45.4.6 Orale Leukoplakie

Leukoplakie ist ein Sammelbegriff für weiße, nicht wegwischbare, keiner definierten Krankheit zuzuordnende Veränderungen der Übergangsschleimhaut im Mund- und Genitalbereich (WHO-Definition, 1967). Die *orale Leukoplakie* hat in Europa eine Häufigkeit von 1,4–3,6 %. Es handelt sich um eine vermehrte oder abnorme Verhornung des Plattenepithels der Schleimhaut. Die meisten oralen Leukoplakien sind gutartig, ein großer Teil ist nach Wegfall der Ursachen sogar reversibel. Doch jede orale Leukoplakie, die keiner definierten Krankheit zuzuordnen ist und nicht bald nach Beseitigung örtlicher Irritationsfaktoren abheilt, ist zunächst als Präkanzerose anzusehen. Das gilt vor allem für den erosiven oder gesprenkelten Typ. Die häufigsten oralen Leukoplakien, die als Präkanzerosen gelten, sind die *Raucherleukoplakie,* die *solare Leukoplakie* (Lippe) und die *orale Erythroplasie.*

● Bei der frühen Differentialdiagnose benigner und prämaligner Veränderungen kann die *Vitalfärbung mit Toluidinblau* nützlich sein: Zuerst wird die Oberfläche mit einem Wattebausch mit 1% Essigsäurelösung abgewischt, dann mit Wasser abgespült und mit einem Tupfer abgetrocknet. Dann wird 1% wäßrige Toluidinblaulösung aufgetupft. Nach 2–3 min wird sie mit 1% Essigsäurelösung wieder abgewischt. Normales Epithel wird hierbei wieder ganz entfärbt, nicht intaktes Epithel bleibt angefärbt.

Behandlung. Zur Behandlung ist zuerst die Beseitigung irritativer Noxen (z.B. Rauchen) von großer Bedeutung. Liegen umschriebene Herde und Verdacht auf eine fortgeschrittene Präkanzerose vor, so ist die operative Entfernung die Methode der Wahl. Alternativmethoden sind kryochirurgische Maßnahmen (Kontaktverfahren, 2 × 30 s mit flüssigem Stickstoff), die Diathermie und die CO_2-Laser-Vaporisation (kontinuierlicher Superpulsmodus, 5 W, 200 ms, defokussiert). Vitamin A (z.B. Retinol® Tbl.) 100000–300000 IE/d oder Acitretin (Neotigason®) 0,5 mg/kg KG/d über mehrere Monate bzw. Jahre können allmählich zur Rückbildung oder zumindest zum Stillstand der Läsionen führen.

45.4.7 Floride orale Papillomatose

Synonym: Papillomatosis mucosae carcinoides

Diese papillomatös-verrukös wachsende, tumorös-proliferierende Hyperplasie der Mundschleimhaut ist relativ selten. Betroffen werden vor allem Männer im Alter von 60–80 Jahren, fast alle sind schwere Raucher. In der Anfangsphase findet man leukoplakisch verfärbte Bezirke in der Mundschleimhaut, vor allem im Bereich der Wangen. Allmählich entwickeln sich breitbasige papilläre Vegetationen mit höckeriger schleimhautfarbener oder hyperkeratotisch-verruköser, weißlich verquollener Oberfläche. In fortgeschrittenen Fällen entstehen blumenkohlartige septierte Tumormassen auf leukoplakischer Basis. Sie nehmen große Flächen ein und greifen auf Alveolarfortsätze und Gaumen über. Das *Entartungsrisiko* zu einem Plattenepithelkarzinom beträgt ca. *30%.*

Behandlung. Als Behandlung hat nur die radikale operative Entfernung der befallenen Bereiche Erfolgsaussichten. Nach anderen Verfahren, z.B. Zytostatika, wurden immer Rezidive und gelegentlich ein Übergang zum oralen Karzinom beobachtet.

45.4.8 Orales Karzinom

Das *orale Karzinom* ist ein Tumor überwiegend von Männern im Alter zwischen 55 und 75 Jahren; seine Häufigkeit nimmt während der letzten Jahrzehnte in der westlichen Welt kontinuierlich zu. Rauchen, Tabak und Alkohol zeigen offenbar einen synergistischen Effekt auf die Entwicklung des Tumors. Raucher von über 40 Zigaretten pro Tag haben ein 5mal höheres Risiko als Nichtraucher, an einem oralen Karzinom zu erkranken. Das Kauen von Tabakblättern und das Rauchen zusammen erhöhen dieses Risiko auf 25fach. Andere Faktoren, wie mangelhafte Hygiene, Arbeiten in der Textilindustrie, Glossitis bei tertiärer Lues und bei chronischem Eisenmangel und besonders die oralen Leukoplakien, sind Prädispositionsfaktoren für die Entwicklung eines oralen Karzinoms.

Klinisch manifestiert sich der Tumor häufig als ein chronisches, schmerzloses, orales Ulkus, wobei das klinische Bild recht unterschiedlich sein kann. Jede chronische orale Läsion ist tumorverdächtig, besonders bei Infiltration, Verbindung mit den darunterliegenden Strukturen, spontaner Veränderung der Läsion und schmerzloser Infiltration der zervikalen Lymphknoten. Obwohl das orale Karzinom in der Regel früh diagnostiziert wird, hat es eine eher schlechte Prognose. Die *Fünfjahresüberlebenrate* beträgt nur *30%.*

Frühdiagnose und Therapie. Die Behandlung fortgeschrittener oraler Karzinome ist außerordentlich diffizil und auf lange Sicht wenig erfolgversprechend. Das Vorgehen besteht in der Regel aus einer Kombination von operativen Maßnahmen, Röntgenbehandlung und einer Chemotherapie, da die einzelnen Methoden allein eher niedrige Erfolgsraten zeigen.

Literatur

Baden E (1987) Prevention of cancer of the oral cavity and pharynx. Cancer 37: 49–62

Böhler-Sommeregger K, Kutschera-Hienert G (1988) Cryosurgical management of myxoid cysts. J Dermatol Surg Oncol 14: 1405–1408

Bonetti B, Baroncelli G, Buffoli A, Frata P, La Face B (1990) La radioterapia dei tumori localmente avanzati del pavimento orale e della lingua. Acta Otorhinolaryngol Ital 10: 79–86

Caldarola F, Pautasso M, Telesca MR, Lauro D, Zardo L (1990) Neoplasie della lingua. Analisi di una casistica. Minerva Stomatol 39: 391–394

Crosher RF, Blackburn CW, Dinsdale RCW (1988) Blue rubber-bleb naevus syndrome. Br J Oral Surg 26: 160–164

Djawari D, Cremer HJ (1993) Kontaktchirurgische Frühbehandlung des Säuglingshämangioms. Akt Dermatol 19: 317–321

Ezekowitz RAB, Mulliken JB, Folkman J (1992) Interferon alfa-2a therapy for life-threatening hemangiomas of infancy. N Engl J Med 326: 1456–1463

Fishman SJ, Mulliken JB (1993) Hemangiomas and vascular malformations of infancy and childhood. Pediatr Clin N Am 4: 1177–1200

Gupta PC, Pindborg JJ, Mehta FS (1982) Comparison of carcinogenicity of betel quid with and without tobacco: an epidemiological review. Ecol Dis 1: 213–219

Kudo K, Shoji M, Yokota M, Fujioka Y (1992) Evaluation of mandibular reconstruction techniques following resection of malignant tumors in the oral region. J Oral Maxillofac Surg 50: 14–21

Landthaler M, Haina D, Brunner R, Waidelich W, Braun-Falco O (1986) Neodymium-YAG laser therapy for vascular lesions. J Am Acad Dermatol 14: 107–117

Lee KW (1986) The fibrous epulis and related lesions. Periodontics 6: 277–299

Neumann RA, Knobler RM (1990) Venous lakes (Bean-Walsh) of the lips – treatment experience with the argon laser and 18 months follow-up. Clin Exp Dermatol 15: 115–118

Ohlms LA, Jones DT, McGill TJI et al. (1994) Interferon alfa-2a therapy for airway hemangiomas. Ann Otol Rhinol Laryngol 103: 1–8

Scully C, Prime SS, Boyle P (1989) Oral cancer. Lancet II: 311–312

Tal H, Dent M (1992) Cryosurgical treatment of hemangiomas of the lip. Oral Surg Oral Med Oral Pathol 73: 650–654

Thomson WM, Brown RH, Williams SM (1992) Dentures, prosthetic treatment needs, and mucosal health in an institutionalised elderly population. N Z Dent J 88: 51–55

Farbabbildungen

1 Cheilitis erosiva im Rahmen einer Muskositis nach Methotrexat-Überdosierung

2 Erosive Cheilitis im Rahmen eines Steven-Johnson-Syndroms

3 Erosive Cheilitis im Rahmen eines Lichen ruber mucosae

4 Zungenbeteiligung bei Lichen ruber mucosae

5 Morbus Heck (disseminierte Schleimhautpapillome)

6,7 Kavernöse Hämangiome der Oberlippe und Zustand nach Argon-Laser-Behandlung

Farbabbildungen

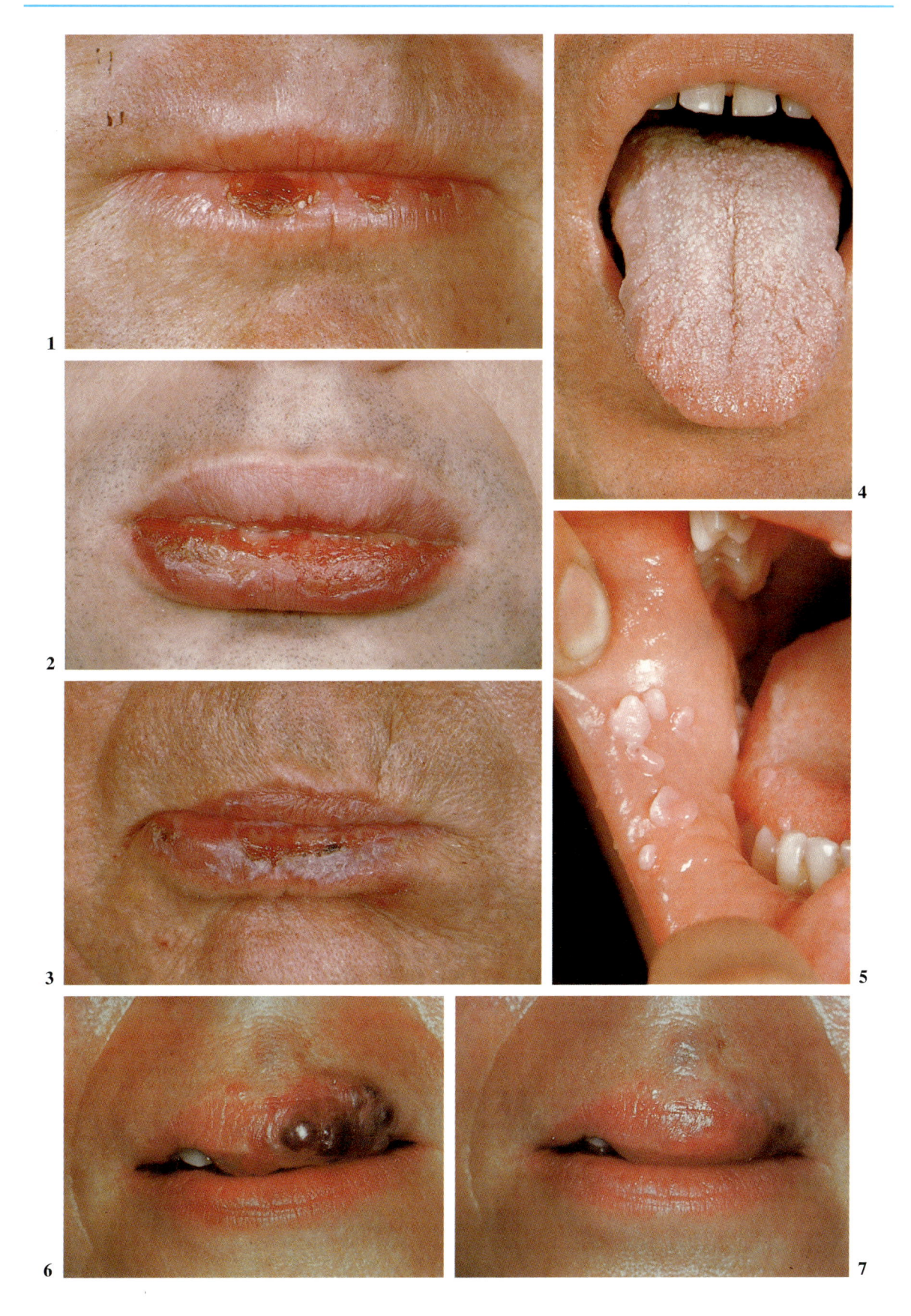

Kapitel 46 Erkrankungen des Knorpels

46.1 Chondrodermatitis nodularis helicis . .1070
46.2 Rezidivierende Polychondritis 1071

> Erkrankungen des Knorpels, die gleichzeitig die Haut miteinbeziehen, sind relativ selten. Insbesondere 2 Erkrankungen gehören in diesen Formenkreis, die Chondrodermatitis nodularis helicis und die rezidivierende Polychondritis.

46.1 Chondrodermatitis nodularis helicis

Die *Chondrodermatitis nodularis helicis* ist eine Erkrankung, die überwiegend bei Männern im mittleren Erwachsenenalter vorkommt (über 40–50 Jahre). Frauen sind selten befallen. Bei den Hautläsionen handelt es sich meistens um 1–3 einseitig lokalisierte, leicht erythematös-entzündliche, schmerzhafte Knötchen (3–8 mm), die an der Außenseite der Ohrmuschel, meist am oberen Pol der Helix oris zu finden sind. In der Regel sind sie gut demarkiert, auf der Unterlage nicht verschieblich, teilweise zentral leicht ulzeriert und von hyperkeratotischen Schuppen bedeckt. Die Läsionen sind vor allem auf Druck schmerzhaft. Die Patienten berichten oft, daß sie abends beim Schlafen einen stechenden Berührungs- bzw. Druckschmerz empfinden.

Pathogenetisch spielen möglicherweise chronische mechanische Reize für das Auftreten der Erkrankung eine Rolle, doch der genaue Entstehungsmechanismus bleibt unklar. In der Regel handelt es sich um reaktive Veränderungen ohne malignes Potential.

Histologisch findet man epidermale Hyperplasie mit unspezifischer, subakut-chronischer dermaler Entzündung und degenerativen Bindegewebsveränderungen bis zum darunterliegenden Knorpel: eine oberflächlich nekrotisierende Perichondritis. Im histologischen Schnitt findet sich gelegentlich ein Knorpelanteil, der aufgesplittert ist und in das Korium hineinragt. Die epidermalen Veränderungen sind insgesamt eine reaktive Folge transepidermaler Elimination.

Behandlung. Die klassische Behandlung besteht in der vollständigen operativen Entfernung der schmerzhaften Knötchen, am besten mit Entfernung des unmittelbar darunterliegenden Knorpels. Der nekrotische Knorpelanteil läßt sich relativ leicht mechanisch mit der Curette entfernen. Für oberflächliche Läsionen reicht es aus, das Knötchen mit dem Kauter und dem scharfen Löffel herauszuschälen. Alternativ ist ein Versuch mit einem kryochirurgischen Kontaktverfahren zu empfehlen. Hierzu sind 2–3 Sitzungen mit der Kryosonde (–86 °C) erforderlich. In einer neueren Studie wurde berichtet, daß die Entfernung des betroffenen Knorpels allein, mittels Hautplastik, zur Abheilung der Läsionen genügt.

Bei beginnenden, kleineren Läsionen ist es möglich, mit intrafokalen Injektionen von Triamcinolonacetarid 10 mg/ml einen Erfolg zu erzielen. Die Lösung sollte vorsichtig intradermal um die Knötchen unterspritzt und über mehrere Läsionen verteilt werden. Der Schmerz läßt bereits nach 1–2 Injektionen nach, die Knötchen nehmen rapide an Größe ab, doch können Rezidive nach 4–5 Wochen vorkommen. Eine Wiederholung der Injektionsbehandlung ist nach 3–4 Wochen möglich. Bei erneutem Rezidiv muß die Läsion radikal ausgeräumt werden. Hierzu ist auch der CO_2-Laser gut geeignet. Im Anschluß daran heilen die Läsionen unter antibiotischer Salbenbehandlung innerhalb 3–4 Wochen ab.

Weitere Methoden, die als erfolgreich beschrieben wurden, sind intrafokale Injektionen von Pentoxifyllin (Trental®) sowie von injizierbarem Kollagen (Zyderm®).

Literatur

Bard JW (1981) Chondrodermatitis nodularis chronica helicis. Dermatologica 163: 376–384

Coldiron BM (1991) The surgical management of chondrodermatitis nodularis chronica helicis. J Dermatol Surg Oncol 17: 902–904

Goette DK (1980) Chondrodermatitis nodularis chronica helicis: a perforating necrobiotic granuloma. J Am Acad Dermatol 2: 148–154

Greenbaum SS (1991) The treatment of chondrodermatitis nodularis chronica helicis with injectable collagen. Int J Dermatol 30: 291–294

Kromann N, Hoyer H Reymann F (1983) Chondrodermatitis nodularis chronica helicis treated with curettage and electrocauterization: follow-up of a 15-year material. Acta Dermatol Venereol 63: 85–87

Lawrence CM (1991) The treatment of chondrodermatitis nodularis with cartilage removal alone. Arch Dermatol 127: 530–535

Taylor MB (1991) Chondrodermatitis nodularis chronica helicis. Successful treatment with the carbon dioxide laser. J Dermatol Surg Oncol 17: 862–864

46.2 Rezidivierende Polychondritis

Synonyme: „relapsing polychondritis", atrophische Polychondritis

Bei dieser seltenen Erkrankung liegt eine dermale Entzündung mit Beteiligung von Knorpelstrukturen bzw. des Perichondriums vor. In der Regel werden Erwachsene mittleren Alters betroffen, wenn auch das Vorkommen bei Kindern gelegentlich beschrieben wurde. In vielen Fällen finden sich dermale Entzündungen im Ohrmuschelbereich mit Rötung, Schwellung, gelegentlich auch Fieber, die in der Regel schmerzlos ablaufen. Akute Schwellungszustände können zu schmerzhaften Rezidiven führen. Vielfach finden sich in der Anamnese Insektenstiche, Verletzungen oder Traumen unterschiedlicher Art mit protrahiertem Verlauf.

Klinisch gilt die bilaterale Polychondritis des Ohrmuschelknorpels als Kardinalsymptom der Erkrankung (über 60%), häufig begleitet von Gelenkbeschwerden im Sinne einer rheumatoiden Arthritis. Eine Augen- (Skleritis, Iritis) oder/und Ohrensymptomatik, eine Beteiligung des Nasenknorpels und der Trachea sowie des kardiovaskulären Systems (Aorteninsuffizienz, Aortenaneurysma, EKG-Veränderungen) können vorkommen. Nierenkrankheiten (Glomerulopephritis), LE, Colitis, Reiter-Syndrom, seronegative Spondyloarthritis, myelodysplastisches Syndrom, neurologische Symptomatik u.a. wurden als Begleitkrankheiten in insgesamt ca. *30%* der Fälle beschrieben. Gemeinsames Auftreten mit M. Behçet wurde erwähnt (sog. „magic syndrome"). *Labormäßig* sind BSG-Erhöhung und gelegentlich positive Rheumafaktoren nachweisbar. In den aktiven Läsionen ist die direkte Immunfluoreszenz positiv, auch zirkulierende Antikörper unterschiedlicher Art können vorkommen, einschl. positiver *Antineutrophilenantikörpertiter* (ANCA), doch ein spezifischer Marker steht nicht zur Verfügung. Die Erkrankung wird heute als Autoimmunopathie angesehen, möglicherweise gegen *Typ II-Kollagen* gerichtet. Rezidive während Schwangerschaften ohne Schäden der Frucht oder sonstige Komplikationen sind vorgekommen.

Histologisch sind die akuten Läsionen durch Zellinfiltrate der mittleren und unteren Dermis (Mucosa) gekennzeichnet unter Beteiligung des Perichondriums mit fokalen Nekrosen des darunterliegenden Knorpels. In der chronischen Phase sind lymphozytäre Infiltrate und Fibrosierungszeichen nachweisbar. Gelegentlich wird die Ansicht vertreten, daß die Erkrankung einer systemischen Vaskulitis entspricht.

Die Erkrankung verläuft *chronisch-rezidivierend* über mehrere Jahre oder gar Jahrzehnte, doch Abstände und Schwere der Rezidive variieren von Patient zu Patient, womit auch die Prognose individuell unterschiedlich ist. Respiratorische Insuffizienz (laryngotracheale Konstriktion) mit Lungebeteiligung und Pneumonie sind schwere Komplikationen, die letal enden können.

Behandlung. Zur Behandlung müssen während der aktiven Phase der Erkrankung Kortikosteroide in höheren Dosierungen eingesetzt werden, z.B. Prednisolon 60–80 mg, seltener bis zu 150 mg/d. Wenn Asthma, obstruktive Bronchitis und ähnliches vorliegen und respiratorische Insuffizienz droht, sind höhere Dosen angebracht. Man sollte das Medikament über ca. 3–6 Wochen verabreichen und die Dosishöhe allmählich bis auf eine Erhaltungsdosis reduzieren, die langfristig einzuhalten ist. Durch die Kortikosteroidbehandlung wird die akute Symptomatik kontrolliert, doch der Verlauf der Erkrankung wird kaum beeinflußt. Immunsuppressiva müssen in schweren Fällen hinzugefügt werden, z.B. Azathioprin (150–200 mg/d) oder Merphalan. DADPS (Dapson-Fatol®) wurde bereits in früheren Veröffentlichungen als wirksam beschrieben (Dosis: 75–200 mg/d), doch langfristig waren unsere Erfahrungen bei 2 Fällen mit diesem Medikament eher enttäuschend.

Die therapeutischen Erfahrungen mit anderen Pharmaka beruhen auf Kasuistiken (Colchicin, Cyclophosphamid, Cyclosporin A) und können in schwierigen therapierefraktären Fällen versucht werden. Studien an mehreren Kranken sind bisher nicht bekannt geworden. Inwieweit nichtsteroidale Antiphlogistika eine Wirkung entfalten, ist umstritten, vor allem Fieber und Gelenkbeschwerden können durch Acetylsalicylsäure, Ibuprofen, Naproxen etc. günstig beeinflußt werden.

Ihre Dosierung muß nach klinischem Ansprechen erfolgen. In der Regel wird man die Patienten auf eine mittlere Kortikosteroiddosis in Kombination mit einem dieser Präparate einstellen müssen.

Literatur

Althaus C, Sundmacher R (1991) Chronisch rezidivierende Polychondritis. Spektrum der Augenbeteiligung. Fortschr Ophthalmol 88: 396–400

Anstey A, Mayou S, Morgan K, Clague RB, Munro DD (1991) Relapsing polychondritis: autoimmunity to type II collagen and treatment with cyclosporin A. Br J Dermatol 125: 588–591

Askari AD (1984) Colchicine for treatment of relapsing polychondritis. J Am Acad Dermatol 10: 507–510

Bellamy N, Dewar CL (1990) Relapsing polychondritis in pregnancy. J Rheumatol 17: 1525–1526

Bernard P, Bedane C, Delrous JL et al. (1992) Erythema elevatum diutinum in a patient with relapsing polychondritis. J Am Acad Dermatol 26: 312–315

Besien K van, Tricot G, Hoffman R (1992) Relapsing polychondritis: a paraneoplastic syndrome associated with myelodysplastic syndromes. Am J Hematol 40: 47–50

Clark LJ, Wakeel RA, Ormerod AD (1992) Relapsing polychondritis – two cases with tracheal stenosis and inner ear involvement. J Laryngol Otol 106: 841–844

Coppola M, Yealy DM (1992) Relapsing polychondritis: an unusual cause of painful auricular swelling. Ann Emerg Med 21: 81–85

Geffriaud-Ricouard C, Noel LH, Chauveau D et al. (1993) Clinical spectrum associated with ANCA of defined antigen specificities in 98 selected patients. Clin Nephrol 39: 125–136

Gouet D, Marechaud R, Neau JP et al. (1984) Polychondrite chronique atrophiante. Analyse critique de l'efficacité thérapeutique de la dapsone. Deux observations. Presse Med 13: 723–726

Hedfors E, Hammar H, Theorell H (1982) Relapsing polychondritis. Presentation of 4 cases. Dermatologica 164: 47–53

Helm TN, Velanzuela R, Glanz S et al. (1992) Relapsing polychondritis: a case diagnosed by direct immunofluorescence and coexisting with pseudocyst of the auricle. J Am Acad Dermatol 26: 315–318

Hoang-Xuan T, Foster S, Rice BA (1990) Scleritis in relapsing polychondritis. Response to therapy. Ophthalmology 97: 892–898

Irani BS, Martin-Hirsch DP, Clark D et al. (1992) Relapsing polychondritis – a study of four cases. J Laryngol Otol 106: 911–914

Isaak BL, Liesegang TJ, Michet CJ (1986) Ocular and systemic findings in relapsing polychondritis. Ophthalmology 93: 681–689

James CL, Lomax-Smith JD (1991) Cryptococcal epididymo-orchitis complicating steroid therapy for relapsing polychondritis. Pathology 23: 256–258

Kremer J, Gates SA, Parhami N (1979) Relapsing polychondritis. Excellent response to naproxen and aspirin. J Rheumatol 6: 719–720

Lipnick RN, Fink CW (1991) Acute airway obstruction in relapsing polychondritis: treatment with pulse methylprednisolone. J Rheumatol 18: 98–99

Moraillon I, Pouget F, Cosnes A, Revuz J (1991) Polychondrite chronique atrophiante et rhumatisme psoriasique. Ann Dermatol Venereol 118: 815–816

Politi AJ (1993) Policondritis recidivante. Arch Argent Dermat 2: 73–91

Propper D, Wright V (1991) How should I treat a 24-year-old female with a 6-year history or relapsing polychondritis, mainly affecting the nasal cartilage, and to a lesser extent the auricular cartilages? Br J Rheumatol 30: 417

Ridgway HB, Hansotia PL, Schcorr WF (1979) Relapsing polychondritis: unusual neurological findings and therapeutic efficacy of dapsone. Arch Dermatol 115: 43–45

Ruhlen JP, Huston KA, Wood WG (1981) Relapsing polychondritis with glomerulonephritis. Improvement with prednisone and cyclophosphamide. JAMA 245: 847–848

Stewart KA, Mazanec DJ (1992) Pulse intravenous cyclophosphamide for kidney disease in relapsing polychondritis. Rheumatol 19: 598–599

Kapitel 47 Nagelkrankheiten und ihre Behandlung

47.1 Allgemeines 1074
47.2 Pflege und Schutz des Nagelorgans .1075
47.3 Traumatische Nagelveränderungen. .1077
47.3.1 Onychophagie und
 Onychotillomanie. 1077
47.3.2 Onychogryphose 1078
47.3.3 Onychoclavus 1078
47.3.4 Unguis incarnatus. 1078
47.3.5 Onychophosis 1079
47.3.6 Zangennagel. 1079
47.3.7 Chronische chemische
 Traumatisierungen 1080
47.3.8 Subunguale Hämorrhagien und
 Hämatome 1080
47.4 Nichtentzündliche
 Nagelerkrankungen. 1081
47.4.1 Hapalonychie 1081
47.4.2 Koilonychie. 1082
47.4.3 Nagelhypertrophie und
 Pachyonychie. 1082
47.4.4 Trachyonychie 1083
47.4.5 20-Nägel-Dystrophie 1083
47.4.6 Leukonychie 1084
47.4.7 Syndrom der gelben Nägel 1085
47.4.8 Weitere Pigmentveränderungen
 der Nägel 1087
47.5 Entzündliche Nagelerkrankungen . .1087
47.5.1 Onychomykosen. 1087
47.5.2 Akute und chronische Paronychien .1091
47.5.3 Nagelveränderungen bei
 chronischem Handekzem 1092
47.5.4 Psoriasis der Nägel 1092
47.5.5 Lichen des Nagelorgans. 1094
47.6 Onycholysen 1095
47.6.1 Brüchige Fingernägel 1095
47.6.2 Onycholysen 1096
47.7 Tumoren der Nagelregion. 1097
47.7.1 Benigne Tumoren 1097
47.7.2 Mukoide Pseudozysten 1100
47.7.3 Maligne Tumoren 1100
47.8 Melanozytäre Pigmentver-
 änderungen des Nagels 1101
47.8.1 Longitudinale Melanonychie. 1101
47.8.2 Laugier-Hunziker-Syndrom. 1101
47.8.3 Subunguale Pigmentnävi 1102
47.8.4 Malignes Melanom der
 Nagelregion. 1102
47.8.5 Diagnostik und Therapie der melanozytären Nagelveränderungen. 1103

47.1 Allgemeines

Das Nagelorgan ist insgesamt eine ektodermale Struktur, die aus dem harten Keratin der *Nagelplatte*, der *Nagelmatrix*, dem darunterliegenden *Nagelbett* mit dem *Hyponychium* sowie dem abgrenzenden *Nagelfalz* besteht.

Die *Nagelplatte* ist eine *0,5 mm dicke Hornplatte*, die aus der Nagelmatrix herauswächst und sich täglich um *0,05–0,1 mm* auf dem Nagelbett vorschiebt. Sie wird proximal sowie seitlich vom Nagelwall umgeben und wird damit geschützt. Die überwiegende Masse der Nagelplatte, nämlich ihre dorsale und mittlere Schicht, werden von der Matrix produziert. Die *dorsale Schicht* wird dabei von der oberflächlichen Matrix gebildet und besteht aus hartem Keratin mit ca. 5% Lipid- und 4% Schwefelgehalt. Der Wasseranteil beträgt ca. 18%; wenn er unter 16% sinkt, werden die Nägel brüchig. Die *mittlere Schicht* besteht aus weniger hartem Keratin und umfaßt die restlichen ca. ¾ der gesamten Dicke der Nagelplatte. Sie wird von der tieferliegenden Nagelmatrix gebildet. Die nur 1–2 Zellschichten dicke untere Schicht der Nagelplatte wird vom Nagelbett gebildet und ist mit ihm eng verzahnt. Die Nagelmatrix reicht proximal bis 3–6 mm unter den Nagelfalz und imponiert in ihrem distalen Anteil als weiße halbmondförmige Struktur (*Lunula*). Sie ist die eigentliche Wachstumszone des Nagels, so daß Matrixstörungen zu Änderungen der Oberfläche und Dicke der Nagelplatte führen. Das *Nagelbett* beginnt distal von der Lunula und setzt sich in das dunkelrosa durch die Nagelplatte schimmernde Hyponychium fort. Es ist gut vaskularisiert und enthält Glomuskörper. Das Nagelbett bildet die unteren Zellschichten der Nagelplatte, so daß Veränderungen wie Pachyonychie, subunguale Keratosen und Onycholysen ihre Ursache im verhornenden Nagelbett haben. Die harte Nagelplatte ist fest im Nagelbett verankert. Deshalb ist ihre Entfernung nur mit Gewalt möglich, zumal gleichzeitig auch ein Teil des Nagelbettes entfernt wird; ansonsten dient das Nagelbett als Gleitschiene und Halteapparat.

Das *Hyponychium* umfaßt den Bereich zwischen distalem Ende des Nagelbettes und der Fingerbeere. Das Hyponychium entspricht der Ausdehnung der Epidermis unterhalb der Nagelplatte und endet an der distalen Furche mit dem Sohlenhorn, das verhindern soll, daß sich der Nagel vom Nagelbett ablöst und Fremdkörper bzw. pathogene Keime unter die Nagelplatte gelangen. Die seitlichen und proximalen Nagelrandrillen werden als *Nagelfalz* bezeichnet. Ca. ¼ des Nagels wird von dem proximalen und ein schmaler Rand von dem distalen Nagelfalz bedeckt. Der seitliche Nagelfalz und das angrenzende Gewebe der Fingerkuppe wird auch als *Nagelwall* bezeichnet. Die Epidermis der Fingerkuppe wölbt sich über die Nagelwurzel und liegt ihr dorsal als *Eponychium* auf, wobei ihre Hornschicht die *Cuticula*, das Nagelhäutchen, formt.

Die *Wachstumsgeschwindigkeit der Nägel* ist unterschiedlich, am schnellsten wächst der Nagel des 3. Fingers, während das Wachstum des Daumennagels am langsamsten ist. Sie beträgt bei den Fingernägeln im Schnitt 160 Tage (5–6 Monate), bei den Fußnägeln u. U. bis zu einem Jahr. Das Nagelwachstum kann durch bestimmte Erkrankungen verlangsamt (Ischämie) oder durch andere beschleunigt werden (Hyperämisierung).

Ist während einer Entwicklungsstörung das ektodermale Gewebe betroffen, kann das Nagelwachstum sistieren, oder es treten kongenitale Veränderungen der Nagelplatte auf. Diese können isoliert oder aber mit anderen Veränderungen der Haut, der Knochen, der Zähne etc. kombiniert sein. Im allgemeinen betreffen kongenitale Nagelveränderungen die Matrix aller Nägel, während bei Matrixläsionen im Rahmen exogener Schäden (physikalische Noxen, Medikamente) oder Erkrankungen häufig nur einzelne Nägel der Hände oder Füße befallen sind. Keine der kongenitalen oder erworbenen Erkrankungen weist spezifische Nagelveränderungen auf, so daß die differentialdiagnostische Abgrenzung und die Therapie der Nagelerkrankungen immer wieder Schwierigkeiten bereiten.

47.2 Pflege und Schutz des Nagelorgans

Die Reinigung der Nägel soll mit lauwarmem Wasser und nichtalkalischer Seife erfolgen, ggf. unter Verwendung einer Nagelbürste. Schmutz unter den Nagelrändern sollte nicht mit metallischen Gegenständen entfernt werden, weil das Sohlenhorn verletzt werden und dadurch eine Eintrittspforte für Infektionen entstehen kann. Nach dem Waschen kann das aufgeweichte Nagelhäutchen vorsichtig mit einem sauberen Wattestäbchen zurückgeschoben werden. Andere Materialen aus Metall oder Holz oder gar das Abschneiden des Nagelhäutchens sind nicht zu empfehlen. Streifige oder punktförmige *Leukonychien* sind die Folge rigoroser Manipulationen; sie treten besonders dann auf, wenn unbiegsames Instrumentarium verwendet wurde. Wichtig ist die Korrektur auffälliger Einrisse des Nagels bzw. abgebrochener Partien, um ein weiteres Einreißen zu vermeiden. Die Art des Schneidens bestimmt die Stabilität des Nagels: Ein spitz zulaufender Nagel ist weniger stabil als ein rundgeschnittener. Wichtig ist, daß der Nagel nicht um die Ecke herum in das Nagelbett hinein gekürzt wird, da damit die Gefahr einer Entzündung des Nagelwalles verbunden ist. Nach dem Schneiden kann der freie Rand mittels einer feinen Feile

Tabelle 47.1. Die wichtigsten kongenitalen Anomalien mit Nagelveränderungen

Anomalie	Nagelveränderungen	Sonstige Störungen
Anonychie	▷ Fehlen der Nagelplatte; Matrix und Nagelbett sind metaplastisch	Hautveränderungen, Poikilodermie, Leukoplakie, kongenitale Taubheit, Epidermolysis bullosa
Pachyonychia congenita	▷ Verdickung aller Nägel vom Nagelfalz bis zum distalen Rand	Palmoplantare Hyperkeratosen, Hyperkeratosen an den Ellenbogen
Kongenitale ektodermale Dysplasie	▷ Verdickung der Nagelplatte, gelblich-schmutzige Nagelfarbe, verlangsamtes Nagelwachstum	Fehlen der Schweißdrüsen, Zahnmißbildungen, trockene Haut, Aplasie der Haare und Talgdrüsen (dominante Vererbung)
Nagel-Patella-Syndrom	▷ Hypoplasie der Nagelplatte bis zur vollständigen Aplasie; trianguläre Lunulaform	Kleine oder verlagerte Patella, Dysplasien vieler Gelenke (Ellenbogen, Hüfte), Exostosen an den Dorsalseiten der Ossa iliaca, Veränderungen der glomerulären Membran mit chronischer Glomerulonephritis (autosomal-dominant)
Dyskeratosis congenita	▷ Schwere Dysplasien der Nägel	Retikuläre Pigmentierungen an Hals und Extremitäten, Leukoplakien, evtl. Bluterkrankungen
Epidermolysis bullosa	▷ Nagelabstoßung, Verstümmelung	Bei der dystrophischen Form Hautatrophien, Gelenkkontrakturen (autosomal-dominant)
Akrodermatitis enteropathica	▷ Paronychien, Nageldystrophien	Erythematöse, vesikulöse, krustöse Hautveränderungen im Bereich aller Körperöffnungen und der Akren, Haarausfall, Blepharokonjunktivitis mit Lichtscheu (autosomal-rezessiv)
Dyskeratosis follicularis	▷ Longitudinale, grau-weiße, subunguale Streifen, Brüchigkeit und Neigung zur Aufsplitterung	Bräunliche bis linsengroße, keratotische Knötchen, lückenhafte Unterbrechung der Papillarlinien der Handflächen, gelegentlich Schwachsinn (autosomal-dominant)
Kongenitale Onychodysplasie	▷ Anonychie, Mikronychie und/oder Polyonychie nur des Zeigefingers	

Tabelle 47.2. Nagelveränderungen bei den wichtigsten Systemerkrankungen

	Nagelveränderungen
Sklerodermie	▷ Krallenartige Vorwölbung der distalen Nagelplatte durch Rückbildung der Fingerkuppenweichteilpolster, Angiektasien am Nagelfalz
Leberzirrhose, Colitis ulcerosa, Sprue	▷ Fehlende Lunula
Chronische Niereninsuffizienz, Urämie, akute Hepatitis	▷ Fehlende Lunula, „Halb-und-Halb"-Nagel Parallel zur Lunula verlaufende Streifen, die mit der Nagelplatte herauswachsen
Lungenerkrankungen	▷ Uhrglasnägel (Ungues hippocratici)
Herz-Kreislauf-Erkrankungen, Hyperthyreose, Leberzirrhose, M. Crohn, Colitis ulcerosa	▷ Vergrößerte sowie longitudinal und transversal gerundete Nägel mit trommelschlegelartiger Vergößerung der Endphalanx. Ursache ist eine Hyperplasie des fibrovaskulären Gewebes zwischen Knochen und Nagelmatrix. Verantwortlich hierfür sind Mediatoren, die auf die arteriovenösen Anastomosen im Fingerspitzenbereich einwirken und zu einer Transsudation von Serumbestandteilen in das Interstitium führen.
Infektionen, Scharlach, Lyell-Syndrom, Traumen u. a.	– *Onycholysis totalis* Die totale Nagelablösung verläuft häufig sehr rasch. – *Beau-Reil-Querfurchen* (durch toxische Schädigung der Nagelmatrix; alle Nägel sind in gleicher Höhe betroffen). – *Onychomadese* Wird die Matrixaktivität über 1–2 Wochen gehemmt, manifestiert sich durch transversale Querfurchung eine vollständige Trennung des Nagels, wobei der abgetrennte Nagelteil dem Nagelbett zunächst noch anhaftet.
Intoxikationen (Arsen, Thallium)	▷ *Mees-Querbänder* (lunulafarbene, querverlaufende Bänder, die an der Matrix beginnen und langsam herauswachsen), *Beau-Reil-Linien* (von Rand zu Rand verlaufende, konvex gebogene Rillen).

geschliffen und geglättet werden. Zur Politur der Nägel geeignet sind Pasten oder Cremes, die Kaolin, Silizium etc. als Schleifmaterial enthalten und auf dem Markt erhältlich sind. Das Polieren selbst erfolgt mit einem mit feinem Leder überzogenen Polierholz.

Die Anwendung von farbigem *Nagellack* ist bei sorgfältiger Applikation weitgehend unschädlich. Dagegen ist die Anwendung von *Nagellackentfernern*, die organische Lösungsmittel enthalten und stark entfetten, problematisch. Bei häufiger Anwendung kann es zu Schädigungen der Nagelplatte und des Paronychiums kommen. Auch die Ausbildung von Kontaktallergien ist möglich.

● *Künstliche Nägel* werden mittels diverser Akrylverbindungen auf die vorhandenen, oft defekten Nagelplatten aufgeklebt. Bei langandauerndem Gebrauch führen sie jedoch zu Schädigungen und Loslösung der natürlichen Nagelplatte sowie zur Ausbildung von Kontaktallergien gegenüber den Akrylmonomeren des Klebstoffes. Unter *„Modellage"* der Fingernägel versteht man den Aufbau von Fingernagelformen aus Methakrylat, das auf die noch vorhandene Nagelplatte aufgetragen und zu einem neuen, kosmetisch besseren Fingernagel geformt wird. Dies erfordert jedoch die Polymerisation von Monomeren zu Polymeren direkt an der Hand, wobei zu beachten ist, daß Akrylatmonomere in hohem Maße allergen wirken, so daß allergische Entzündungen mit Onycholyse oder Paronychien daraus entstehen können.

Der Arzt sieht *erworbene* Nagelveränderungen oft im Rahmen von Entzündungen aller Art, Infektionskrankheiten und Durchblutungsstörungen; auch viele Systemerkrankungen können zu sekundären Nagelveränderungen unterschiedlicher Art führen. Die wichtigsten davon sind in Tabelle 47.2 aufgeführt.

47.3 Traumatische Nagelveränderungen

Traumen können, je nachdem, welcher Nagelbestandteil in welchem Ausmaß betroffen ist, zu ganz unterschiedlichen Nagelveränderungen führen. Traumen im Bereich der Nagelmatrix sind erst an der Nagelplatte als Läsion erkennbar, wenn die betroffene Stelle in 1–3 Monaten herausgewachsen ist. Eine punktförmige Läsion entsteht bei einem kurzdauernden umschriebenen Trauma, ein Längsstrich dagegen bei einem langdauernden umschriebenen Trauma. Ist die gesamte Nagelmatrix betroffen, führt ein kurzdauerndes Trauma zu einem Querstrich. Bei längerer Traumatisierung der gesamten Nagelmatrixbreite kommt es zu wellenartigen Querrillen und Fragmentierungen der Nagelplatte bis hin zu einem gekrümmten, lateral abweichenden und im Extremfall zopfartig eingedrehten Nagel.

Ein *mildes Trauma* induziert eine vorübergehende Hyperproliferation mit Parakeratose. Die dann gebildeten kernhaltigen Hornzellen sind undurchsichtig und von geringer interzellulärer Kohäsion. Die Art der Läsion in der Nagelplatte ist dabei zusätzlich von der Höhenlage der Traumatisierung abhängig: Bei einer Traumatisierung der oberflächlichen *proximalen Matrix* brechen die lockeren Zellnester heraus und hinterlassen Substanzdefekte (Grübchen); bei einer Traumatisierung der tieferliegenden *distalen Matrix* liegen die betroffenen Zellnester in der Tiefe der Nagelplatte und werden durch die darüberliegende Nagelsubstanz am Platz gehalten. Die Läsionen erscheinen als opaker weißer Fleck.

Ein *schweres Trauma* der Nagelmatrix führt zum vorübergehenden Proliferationsstopp mit Hypoplasie der Nagelplatte. Traumen mit nachfolgender Matrixnekrose führen zum Abfallen der Nagelplatte und zur Anonychie. Die Matrix wird anschließend von dem umgebenden Gewebe überhäutet, so daß ein *Pterygium* entsteht.

Traumatisierungen des Nagelbettes stören das Wachstum des Nagels zunächst nicht, sondern führen zur Ablösung der Nagelplatte (Onycholyse). Weitere Folgen sind subunguale Blutungen.

47.3.1 Onychophagie und Onychotillomanie

Hier handelt es sich um die gewohnheitsmäßige Zerstörung der Nagelplatte durch Knabbern und Kauen bzw. durch Zupfen der Nagelplatte mit den Nägeln der gleichen oder der anderen Hand. In beiden Fällen wird der Nagel bewußt zerstört.

Tabelle 47.3. Nagelveränderungen bei akuten Traumen der Nagelmatrix

	Nagelveränderungen	Ursachen
Tüpfelnägel	▷ Multiple, punktförmige Einsenkungen der Nagelplatte	Umschriebene, kurzdauernde, milde hyperproliferative Traumen der proximalen Matrix, parakeratotische Verhornung
Trachyonychie	▷ Rauhe Nageloberfläche	Milde Traumatisierung der gesamten Breite der Matrix
Leukonychia punctata	▷ Weißliche Punkte, Striche, Flecke	Umschriebene kurzdauernde Traumen der distalen Nagelmatrix
Onychodystrophie	▷ Unregelmäßige Buckelung des Nagels, grobe Riffelung und Aufsplitterung	Langandauerndes Trauma der gesamten Matrix
Onychogryphosis	▷ Zopfartig gedrehter klauenartiger Nagel	Schweres langandauerndes Trauma der gesamten Matrix
Anonychie	▷ Irreversibler Verlust der Nagelplatte	Matrixnekrose
Pterygium unguis	▷ Das Eponychium wächst über das Nagelbett bei atrophischer oder fehlender Nagelplatte	Matrixnekrose, z. B. kongenitale Nagelaplasie, bullöse Dermatosen, Lichen planus, periphere Durchblutungsstörungen, Radiatio

Die Ursache ist ein auffälliges psychisches Verhalten. Der Nagel wächst normal nach, wenn er in Ruhe gelassen wird.

Zur *Behandlung* wird eine Reihe von Möglichkeiten angeboten, um den Nagel vor derartigen Artefakten zu schützen. Dazu gehören Bitterstoffe, die regelmäßig auf die Nagelplatte aufgetragen werden, Nagellacke mit Verhärter, künstliche Nagelplatten u. ä. Vielfach hilft es, die Nagelplatten mit hautfarbenem Leukoplast täglich neu zu bekleben und die Nägel zwischendurch zu pflegen.

47.3.2 Onychogryphose

Die Verdickung und Verhärtung der Nagelsubstanz mit Abweichung von der Wachstumsrichtung führt zu krallenartigen Nägeln. Der Krallennagel richtet sich bereits in der Matrix auf und wächst schräg nach oben. Dabei krümmt sich der Nagel nicht nur in Längsrichtung, sondern auch zur Seite. Er verliert dadurch seine Richtungsorientierung und wächst bogenförmig. Unter der Nagelplatte haften erhebliche bröckelige Hornmassen. Die Verbindung mit dem Nagelbett fehlt. Ursache ist oft ständige mechanische Reize, z. B. Schuhdruck, der das Nagelbett muldenförmig vertieft und die Produktion subungualer Hornzellen anregt. Begünstigt wird die Onychogryphose durch den mazerierenden Einfluß des Fußschweißes, durch Anomalien der Fußstellung (Hallux valgus), eine chronisch-venöse Insuffizienz etc.

Therapeutisch werden die Krallennägel mit einer rotierenden Fräse bis zu einer Normalform abgeschliffen und die Ursachen für die Matrixschädigung beseitigt, damit die Nagelplatte in Ruhe wachsen kann. Kommt es zum Rezidiv, ist eine Extraktion des Nagels einschl. chirurgischer Verödung des gesamten Nagelbettes und der Nagelmatrix erforderlich.

47.3.3 Onychoclavus

Synonyme: subunguales Heloma, subungualer Clavus

Hierbei handelt es sich um einen hyperkeratotischen Prozeß, der unter dem distalen Nagelrand lokalisiert ist. Der *Onychoclavus* ist das Resultat von wiederholten kleinen Traumen mit begleitetem Druck im Bereich des distalen Nagelbettes und des Hyponychiums. Typischerweise betroffen ist der Großzehnagel. Klinisch manifestiert sich die Veränderung als dunkler Fleck unterhalb der Nagelplatte. Der darüber verlaufende Nagelanteil ist häufig abgehoben oder gespalten. Ein umschriebenes Schmerzareal im Bereich des Onychoclavus kann durch Druck entstehen. Differentialdiagnostisch müssen melanozytäre Läsionen, Epidermoidzysten und subunguale Exostosen ausgeschlossen werden.

Therapeutisch werden die Nagelplatte und das darunterliegende hyperkeratotische Gewebe chirurgisch entfernt. Liegen Knochenanomalien vor, ist eine gleichzeitige Korrektur der ossären Läsion erforderlich. Anschließend sollten die auslösenden Faktoren (z. B. Druck) beseitigt werden. Dazu gehört die Modifikation des Schuhwerkes oder die Einlage eines Polsters, um den Druck zu reduzieren.

47.3.4 Unguis incarnatus

Synonyme: Onychocryptosis, eingewachsener Nagel

Beim *eingewachsenen Nagel* entsteht reaktiv eine chronische Entzündung des angrenzenden Paronychiums mit oder ohne begleitender Hypergranulation, fast ausschließlich an den Fußnägeln. Ursache ist neben Druck z. B. durch zu enges Schuhwerk oder mechanische Belastung oft das unsachgemäße Rundschneiden der Nägel. Weitere Ursachen sind abnorm lange Zehennägel, Hyperhidrosis, fehlendes Gleichgewicht zwischen Breite der Nagelplatte und Nagelbett sowie fehlende Fußhygiene. Begünstigende Faktoren sind Diabetes mellitus und Durchblutungsstörungen. Bei der Onychocryptosis sind tiefe Infektionen teilweise mit Osteomyelitis oder Gangrän nicht selten. Klinisch unterscheidet man 2 Stadien: den eingewachsenen Nagel ohne Entzündungszeichen und den eingewachsenen Nagel mit Entzündung und Granulationsgewebe, begleitet von Ödem, Nässen, Eiterbildung etc., der zu erheblichen subjektiven Beschwerden führen kann.

Behandlung. Ist das Einwachsen eines Nagels zu befürchten, wird man versuchen, einen Baum-

wollstreifen unter den Nagelplattenrand einzulegen, um die laterale Nagelgrenze abzuheben und das Auswachsen des Nagels zu erleichtern. Dennoch kommt es bei prädisponierten Individuen immer wieder zu Rezidiven.
● Beim *eingewachsenen Nagel ohne Entzündungszeichen* ist oft ein Nagelkeil hilfreich: Ein aus einem widerstandsfähigen, aber geschmeidigen Kunststoff bestehender Keil wird so angebracht, daß der lange Schenkel auf die Nagelplatte und der kurze Schenkel auf dem Perionychium liegt. Anschließend wird der Keil mit Pflaster fixiert und für 4–5 Tage belassen; dann wird er nach Reinigung mit 3% H_2O_2-Lösung erneut angebracht. Im Laufe dieser Behandlung kann die Nagelplatte am lateralen Rand wieder auswärts wachsen.
● Beim *eingewachsenen Nagel mit Entzündungszeichen* wird zunächst die Region mit 3%iger H_2O_2-Lösung gesäubert. Anschließend wird eine Jodoformgaze gedreht und als Faden mit Hilfe einer Knopfsonde in den Spalt gebracht. Dann wird die Region steril verbunden. Dadurch hebt sich die laterale Nagelfalz vom Nagel ab, und das Sekret wird durch die Dochtwirkung der eingelegten Gaze aufgesaugt. Nach Abklingen der Entzündungszeichen kann das Verfahren fortgesetzt, ein Nagelkeil oder eine Nagelspange eingebracht werden. Bei letztgenannter verfährt man wie folgt: Der Nagel wird gerade geschnitten, anschließend die beiden Zinken der Nagelspange jeweils am lateralen und medialen Rand angebracht und der Bügel auf der Nagelplatte fixiert. Durch Drehen an der Rändelschraube wird der Nagel extendiert. Anschließend erfolgt mit angelegter Nagelspange ein 15minütiges Fußbad, um den Nagel formbar zu machen. Die Nagelspange wird nachjustiert, für weitere 15 min belassen und dann entfernt. Dieser Vorgang wird, jeweils nach gründlicher Reinigung mit H_2O_2-Lösung, täglich wiederholt.

Kryotherapie: Dabei werden der Nagel und das angrenzende Gewebe mit Kälte 20–30 s behandelt. Der postoperative Verlauf kann durch Gabe von Acetylsalicylsäure 600 mg/d für 3 Tage und der lokalen Anwendung von Glukokortikoiden (z.B. 0,05% Clobetasolpropionat, Dermoxin® Creme 2 ×/d) schmerzfreier gestaltet werden.

Bei der *Emmet-Keiloperation* müssen die laterale Nagelplatte und die dazugehörige Matrix entfernt werden, um ein Rezidiv zu vermeiden. Dabei wird das laterale Matrixhorn durch eine Inzision proximal und lateral des Hyponychiums freipräpariert und exzidiert, der eingewachsene Nagelanteil wird dann nach Längsspaltung der Nagelplatte gezogen. Das überschüssige Granulationsgewebe bildet sich spontan zurück. Alternativ ist eine Längsspaltung des betroffenen Nagels mit Extraktion des Nagelanteils und anschließender Verätzung des entspechenden Matrixanteils mit Phenol über 1–2 min möglich. Die Verätzungsbehandlung erfordert aber eine absolute Blutleere, da Phenol durch Blut und Eiweiß inaktiviert wird.

47.3.5 Onychophosis

Dabei handelt es sich um lokalisiertes oder diffus hyperkeratotisches Gewebe, das im Bereich des lateralen oder proximalen Nagelfalzes, in der Spalte zwischen Nagelfalz und Nagelplatte, entsteht. Es findet sich gehäuft bei älteren Menschen vornehmlich im Bereich des 1. und 5. Zehes. Ursache sind Bagatelltraumen der Nagelplatte. Begünstigend wirken Nagelfalzhypertrophie, eingewachsene Nägel, Pilzinfektionen etc.
Therapeutisch wird das hyperkeratotische Gewebe mit Hilfe von z.B. 6–20%igen Salicylsäurepräparaten oder 20%igem Harnstoff entfernt. Um weitere Traumen zu vermeiden, ist evtl. eine Verdünnung der Nagelplatte hilfreich. Die chirurgischen Verfahren entsprechen denen bei der Onychogryphosis.

47.3.6 Zangennagel

Beim sog. *Zangennagel* handelt es sich um die Dystrophie einzelner oder mehrerer Nägel, die durch eine übermäßige transversale Krümmung der Nagelplatte gekennzeichnet sind. Die Veränderung trifft die gesamte Nagelplatte, nimmt aber von proximal nach distal zu. Im Extremfall wandelt sich der Nagel tunnelförmig um. Die eingerollten Nagelränder umfassen das Nagelbett und nehmen das Weichteilgewebe praktisch „in die Zange", was *schmerzhaft* sein kann. Durch den seitlich ausgeübten Druck auf das Nagelbett kommt es zu Druckatrophie des Bindegewebes und evtl. sogar des darunterliegenden knöchernden Endgliedes. Die *Ätiologie* ist unklar, eine genetische Disposition erscheint wahrscheinlich. Weitere Ursachen sollen das Tragen von zu engen Schuhen, subunguale Exostosen sowie eine Osteoarthritis der Endphalanx sein. Der Zangennagel entsteht vorwiegend an den Zehen. Tritt er an den Fingern auf, sollten subunguale Exostosen, Osteoarthritis oder Epidermoidzysten ausgeschlossen werden.

Behandlung. Zunächst kann ein Versuch mit der lokalen Applikation einer 40%igen Harnstoffsalbe (2 x/d und zur Nacht okklusiv) durchgeführt werden; ein Pflasterdruckverband muß angelegt werden. Diese Therapie zielt auf eine Keratinolyse der dorsalen Nagelanteile, so daß sich die weiche ventrale Nagelplatte dem veränderten Nagelbett anpassen kann. Unterstützt werden kann dies durch das konsequente mechanische Abtragen der dorsalen Nagelpartien. Eine weitere konservative Maßnahme ist die longitudinale Rillenbildung der Nagelplatte. Weiterhin ist die Anbringung von Stahl- bzw. Kunststoffspangen möglich: Dabei erfolgt zusätzlich eine Planierung der Nagelplatte mit einer Fräse; dann werden Spangen, z.B. elastische Kunststoffspangen, mit Sekundenkleber quer auf dem mittleren Drittel der Nagelplatte befestigt, so daß sie möglichst glatt wachsen kann. *Chirurgisch* wird man eine bilaterale Matrixkeilresektion mit transversaler Keilexision des periungualen Gewebes und Resektion des dorsalen Knochensporns mit anschließender Hauttransplantation durchführen. Insgesamt ist die Behandlung des Zangennagels schwierig, sie erfordert immer wieder Geduld und Ausdauer, um Rezidive zu vermeiden.

47.3.7 Chronische chemische Traumatisierungen

Hierbei handelt es sich in den meisten Fällen um reversible Veränderungen. Die Therapie besteht in dem Ausschalten der jeweiligen Noxe. In der Regel kommt es dann zu einem ungestörtem Nagelwachstum. Bei der *Onychoschisis lamellosa* splittert der distale Nagelanteil horizontal entlang einer physiologisch vorgegebenen Spaltebene (Grenze zwischen dem vom proximalen bzw. distalen Matrixanteil gebildeten Nagelanteil). Ursache ist in der Regel häufiges Entfetten (Laugen, Detergenzien, Nagellackentferner) oder häufiges Arbeiten in feuchtem Milieu. Bei der *Leptonychie* ist die Nagelplatte durch häufiges Bürsten der Nägel etc. (z.B. bei Chirurgen) verdünnt. Eine *Leukonychia totalis* wird gelegentlich als erworbene Form der Leukonychie nach dauerndem Kontakt mit gesalzenen Dämpfen beobachtet. Als Ursache wird eine Quellung im Bereich der Nagelmatrix angenommen.

47.3.8 Subunguale Hämorrhagien und Hämatome

Von der Lunula bis zum Hyponychium erstrecken sich subunguale epidermale Reteleisten, die in gleichartig ausgebildete dermale Leisten greifen. Die Zerreißung der in den longitudinalen dermalen Leisten verlaufenden feinen Kapillaren führt zu *subungualen Splitterblutungen,* d.h. zu strichförmigen Blutextravasaten zwischen Nagelplatte und Nagelbett. Klinisch erscheinen sie zunächst als winzige, in der Längsachse verlaufende lineäre Strukturen von 2–3 mm Länge. Der überwiegende Teil entsteht im distalen Drittel. Hier liegen spezielle Spiralkapillaren, die Ursache der rosafarbenen, ca. 4 mm proximal der Fingerspitze sichtbaren Linie sind. Die Veränderungen sind anfangs rotviolett, werden aber innerhalb von 2–3 Tagen braun bis schwarz. Im Rahmen des Nagelwachstums wandern sie zur Oberfläche und nach distal. Splitterblutungen kommen ohne jede Spezifität bei verschiedenen internen oder dermatologischen Erkrankungen oder nach Medikamenteneinnahme (z.B. Griseofulvin) vor. Splitterhämorrhagien im Rahmen von Systemkrankheiten sind rötlich gefärbt und treten vorwiegend im proximalen Drittel der Nagelplatte auf, während idiopathische oder traumatische Läsionen distal lokalisiert und dunkel gefärbt sind.

Größere, vom Nagelbett stammende Hämorrhagien bleiben, wenn der Nagel vorwächst, subungual. Das Hämatom steigt im Nagelbett auf und wächst gegen das äußere Fingerende heraus. Subunguale Hämatome können traumatisch oder

Tabelle 47.4. Wichtigste Ursachen der subungualen Splitterhämorrhagien

▷ Interne Erkrankungen	Subakute Endocarditis lenta, chronische Glomerulonephritis, Hämochromatose, rheumatoide Arthritis, Hypertonie, Ulcus pepticum, Lungenerkrankungen, Schilddrüsenerkrankungen, Sarkoidose, Skorbut, Sepsis, maligne Tumoren, Hypoparathyreoidismus, Thrombangiitis obliterans, schwere Anämien, Mitralstenose, arterielle Embolien, Leberzirrhose, Kryoglobulinämie, rheumatisches Fieber, Amyloidose, Diabetes mellitus
▷ Dermatologische Erkrankungen	M. Behçet, Kollagenosen, Vaskulitiden, M. Darier, Psoriasis, Ekzem, M. Raynaud, Pterygium, Onychomykosen, Histiozytosis X, bullöses Pemphigoid
▷ Weitere Ursachen	Medikamentös (Tetracycline, Griseofulvin, Antikoagulantien) Berufliche Belastungen Idiopathisch Iatrogen (Punktion bzw. Einschwemmkatheder der A. brachialis, Hämodialyse, Peritonealdialyse) Traumen

auch im Rahmen von Systemerkrankungen (Hämophilie, Kollagenosen, Vaskulitiden, Embolien, Skorbut) auftreten. Ein mildes Trauma am distalen Rand der Matrix führt zu einem intraungualen Hämatom. Fast immer befindet sich über dem Hämatom eine umschriebene Leukonychie. Außerdem liegt der proximale Teil des Hämatoms oberflächlicher und der distale tiefer. Der distale Anteil ist somit farblich schwächer. Dies und die Leukonychie sind wichtige Kriterien zum Ausschluß eines Melanoms. Befindet sich das Hämatom im Bereich der Matrix, sistiert die Bildung des Nagelkeratins, und es entsteht eine tiefe Kerbenbildung mit Ablösung des Nagels von proximal nach distal. Trifft das Trauma die gesamte Nagelfläche, kommt es zu einem schmerzhaften subungualen Hämatom mit Abhebung des Nagels.

Behandlung. Beim schmerzhaften subungualen Hämatom sollte möglichst rasch eine Entleerung des Blutes durch Bohren eines kleinen Loches erfolgen; dies führt sofort zu Schmerzlinderung. Ein anschließend angelegter straffer Verband bewirkt, daß der Nagel wieder anhaftet. Schmerzlinderung wird auch durch das Hochhalten der Hand für ca. 30 min erzielt. Bei persistierenden subungualen Hämatomen sollte ein Teil der darüberliegenden Nagelplatte entfernt werden, um das getrocknete Blut zu entfernen und um andere Erkrankungen (z.B. malignes Melanom) auszuschließen. Beim nach schweren Traumen auftretenden totalen subungualen Hämatom sollte zum Ausschluß einer Fraktur eine Röntgenaufnahme erfolgen. Ansonsten wird die Nagelplatte entfernt, das Hämatom abgesaugt und die Wunde entsprechend versorgt. Die Nagelplatte wird, nachdem sie gesäubert, gekürzt und etwas verschmälert wurde, als natürlicher Schienenverband wieder angelegt und mittels Nähten an den seitlichen Nagelwällen fixiert.

47.4 Nichtentzündliche Nagelerkrankungen

47.4.1 Hapalonychie

Als *Hapalonychie* bezeichnet man abnorm weiche und dünne Nägel. Ursache ist eine Verminderung des Matrixvolumens. Es ist keine spezifische Nagelerkrankung.
Mögliche Ursachen der Hapalonychie sind kongenital angelegte Matrixdefekte, Schwefelmangelsyndrom, chronische Arthritis, Lepra, Hypothyreose, periphere Neuropathien, periphere arterielle Durchblutungsstörungen, Kachexie sowie berufliche Noxen (z.B. Arbeiten mit Mineralölen).
Therapeutisch wird man versuchen, durch die tägliche Anwendung einer 5%igen Aluminiumchloridlösung in Propylenglykol die weichen Nägel möglichst zu härten, ansonsten sind prophylaktische Maßnahmen einzuhalten, die eine weitere Aufweichung des Nagelkeratins verhindern sollen

(Vermeidung von feuchtem Milieu, Detergentien etc.). Inwieweit diverse Präparate (calciumhaltige, Biotin etc.) zur Härtung weicher Nagelplatten führen, ist nicht durch Studien hinreichend gesichert.

47.4.2 Koilonychie

Synonyme: Hohlnägel, Löffelnägel

Die *Koilonychie* besteht anfangs aus einer Abflachung der Nagelplatte, während die Nageloberfläche oft glatter als normal ist. Im weiteren Verlauf werfen sich die Ränder auf, und der Nagel erscheint konkav. Dies ist die Folge einer gestörten Synchronisation beider an der Nagelproduktion beteiligter Gewebe, d. h. Nagelmatrix und Nagelbett. Betroffen sind meist die Fingernägel, die Fußnägel nur sehr selten. Häufig findet man die Veränderungen an mehreren, aber selten an allen Nägeln. Die Nagelplatte ist zugleich dünn und neigt zur Aufsplitterung am freien Rand. Die Ursache der geringen Dicke hängt auch mit einem unzureichenden Ernährungszustand zusammen. Für den Aufbau einer normalen Nagelplatte sind eisenhaltige Enzyme und schwefelhaltige Aminosäuren erforderlich, für deren Transport Insulin und Wachstumshormone benötigt werden. Eine Störung z. B. des Eisenstoffwechsels, ein Schwefelmangel etc. können zur Koilonychie führen.

Die *Behandlung* der Koilonychie besteht vor allem in der Auffindung und Beseitigung der auslösenden Ursachen, z. B. in Eisensubstitution bei Eisenmangel etc. Symptomatisch sind die Anwendung von Nagellack zur Hemmung der Mazeration und der Nagelerweichung, das Einfetten über Nacht sowie ölhaltige Nagelbäder, um den Nagel geschmeidig zu machen, zu empfehlen. Falls die Veränderung ausgeprägt ist und der Patient dies wünscht, kann die konkave Läsion u. U. mit Akryl gefüllt werden; ggf. kommen auch Kunstnägel zum Einsatz.

47.4.3 Nagelhypertrophie und Pachyonychie

Die Nagelplatte hat in der Regel eine Dicke von ca. 0,5 mm. Zur Pachyonychie, d. h. zur Verdickung der Nagelplatte bis auf 1–3 mm, kommt es, wenn Störungen im Bereich der Nagelmatrix (Nagelhypertrophie) oder des Nagelbettes (Pachyonychie) auftreten.

Die Bezeichnung *Pachyonychie* bezieht sich nur auf Krankheiten, die zu einer Verdickung der Hornmassen unter der weitgehend intakten Nagelplatte führen, d. h. zu Verdickungen im Nagelbett und im Hyponychium. Sie können vor allem bei chronischen Entzündungen, die das Nagelbett betreffen, auftreten. Bei der Pachyonychie kommt es u. a. zu Nagelverfärbungen, Verlust der Nageldurchsichtigkeit, subungualen Hyperkeratosen und Debris. Als Komplikationen können zusätzlich distale Onycholyse, Onychomykose, z. T. auch Schmerzen auftreten. Durch die ständige Irritation des umgebenen Gewebes sind subunguale Ulzerationen und Hämorrhagien nicht ausgeschlossen.

● Bei der *Pachyonychia congenita* handelt es sich um eine seltene hereditäre Erkrankung mit Verdickung der Nagelplatte durch Steigerung des

Tabelle 47.5. Genese erworbener Koilonychie

▷ **Metabolische Störungen**	Porphyrie, Eisenmangel, Hämochromatose, Nierentransplantation, Dialyse, Schilddrüsenstörungen, Akromegalie, Porphyrie, Plummer-Vinson-Syndrom, Vitamin-C-Avitaminosen, Pellagra, Sprue, M. Cushing
▷ **Dermatosen**	M. Darier, Raynaud-Syndrom, Lichen ruber planus, Alopecia areata, Psoriasis
▷ **Sonstige Ursachen**	Berufliche Noxen: z. B. Arbeiten mit Ölen, im feuchtwarmen Milieu Infektiös: Lues, Onychomykose Physiologisch (in frühester Kindheit) Idiopathisch Traumatisch Hereditär (autosomal-dominant vererbt)

Tabelle 47.6. Klassifikation der Pachyonychia congenita

Typ I	Nagelhyperkeratosen, palmoplantare Keratosen, follikuläre Keratosen, orale Leukokeratosen
Typ II	Wie Typ I, aber zusätzlich Blasen im Bereich der Handinnenfläche und Fußsohle, Hyperhidrosis (palmar und plantar), natale oder neonatale Zähne und Steatocystoma multiplex
Typ III	wie Typ II, zusätzlich Cheilosis angularis, korneale Dyskeratose, Katarakt
Typ IV	wie Typ III, zusätzlich Larynxläsionen, mentale Retardierung, Haaranomalien und Heiserkeit

hyponychialen Keratins; dazu kommen oft Dyskeratosen im Bereich der Haut und der Schleimhäute. Die Erkrankung wird autosomal-dominant mit wechselnder Penetranz vererbt. Die Nägel sind in der Regel bei der Geburt normal, doch kurz danach wird der distale Teil des Nagelbettes hyperplastisch und produziert exzessiv dickes subunguales Keratin, während die harte Nagelplatte unverändert bleibt. Dadurch bildet sich ein zunehmender Hohlraum zwischen Nagelplatte und Nagelbett. Ein ähnlicher Mechanismus spielt eine Rolle bei Psoriasis, bei chronischen Ekzemen und Mykosen, wenn das Nagelbett betroffen ist.

Behandlung. Eine wirksame Behandlung, lokal oder systemisch, ist nicht bekannt, so daß die partielle oder totale Entfernung verdickter Nägel oft notwendig wird. In schweren Fällen, die das Wohlbefinden der Patienten und seine berufliche Tätigkeit beeinträchtigen, kommt die chirurgische Sanierung mittels radikaler Exzision des Nagels einschließlich Nagelbett und Nagelmatrix mit anschließender Hauttransplantation in Frage. Wichtig ist dabei auch die konsequente Curettage und Elektrokoagulation des Nagelbettes und der Matrix. Die Ergebnisse sind zufriedenstellend. In einigen schwerwiegenden Fällen wird eine Amputation der distalen Phalanx mit erheblichen Funktionsstörungen notwendig werden. Bei Komplikationsgefahr (konsumierende Erkrankungen, Marcumar®-Therapie, schwere arterielle Verschlußkrankheit bei Befall der Fußnägel) wird man lediglich eine partielle oder totale Ablösung der Nagelplatte, z.B. mit 40%iger Harnstoffsalbe oder -paste, herbeiführen. Medikamentöse Maßnahmen, z.B. orale Retinoide, haben nicht den gewünschten Erfolg gebracht. Frühere Versuche einer Röntgenbestrahlung wurden aufgegeben bzw. wurden inzwischen nicht wieder aufgenommen.

47.4.4 Trachyonychie

Bei der *Trachyonychie* sind die Nagelplatten vieler oder aller Nägel leicht verdickt, vor allem aber rauh und grau, z.T. wie mit Asche bestreut. Neben der grauen Verfärbung der Nageloberfläche mit Verlust der Transparenz und unsichtbarer Lunula sind die Nägel oft brüchig und können an ihrem freien Rand splittern. Als Ursachen kommen äußerliche chemische Einflüsse wie Kontakt mit Kalilauge, Mineralöl etc. in Betracht. Aber auch Dermatosen wie Lichen ruber planus, Alopecia areata, Psoriasis, Ichthyosis vulgaris, chronisches Ekzem, ektodermale Dysplasien, systemische Amyloidose u.a. können vorübergehend oder über längere Zeit zu einer Trachyonychie führen. Die Erkrankung tritt sowohl in der Kindheit wie im frühen Erwachsenenalter auf und kann über Jahrzehnte persistieren. In der Kindheit wird eine Variante beschrieben, die schleichend beginnt und sich nach wenigen Jahren verliert. Die Endprognose im Einzelfall ist insgesamt schwer abzuschätzen.

Behandlung. Zunächst sollten begünstigende Noxen ausgeschaltet und eine evtl. zugrundeliegende Erkrankung gezielt behandelt werden. Ansonsten sind topische Kortikosteroide, ggf. auch okklusiv angewendet, wirksam. Bei der idiopathischen Form kommen allenfalls kosmetische Maßnahmen (Nagellack, künstliche Nägel) in Frage, falls dies vom Patienten gewünscht wird.

47.4.5 20-Nägel-Dystrophie

Die „20-Nägel-Dystrophie" ist eine ungewöhnliche Nagelveränderung, die sowohl Kinder als auch Erwachsene betrifft. Eine familiäre Häufung wurde beschrieben, was für eine hereditäre

einträchtigung des Nagelwachstums führt. Weiterhin soll Zinkmangel eine Rolle spielen. Assoziiert sind diese Veränderungen häufig mit einem chronischen Lymphödem von Gesicht, Knöcheln oder Endphalangen sowie mit chronisch-respiratorischen Erkrankungen oder mechanischer Überlastung. Allerdings finden sich nur in 27% der Fälle alle Merkmale der klassischen Symptomtrias: *verdickte, gelbe Nägel, Lymphödem* und *Lungenveränderungen (Pleuraerguß)*. Bei 80–90% der Kranken sind die Nagelveränderungen mit Lymphödem kombiniert. Allerdings sind gelbliche Nagelveränderungen mit mehr oder weniger ausgeprägter Verdickung der Nagelplatte auch bei anderen Erkrankungen, z.B. beim nephrotischen Syndrom, Herzerkrankungen, Tuberkulose, Lues, Aids, rheumatoider Arthritis, Malignomen, oder im Rahmen einer Penicillamintherapie (erniedrigt u.a. die Zinkkonzentration) gelegentlich zu finden. In ca 7–30% der Fälle wurde eine zumindest partielle, spontane Remission beschrieben.

Behandlung. Eine Therapie ist oft nicht nur aus kosmetischen Gründen, sondern auch wegen der Beeinträchtigung der Feinmotorik der Finger notwendig (Testprobe: Aufheben von Münzen von dem Boden). Orale Vitamin E-Gaben in Dosen von 800 IE/d über einen Zeitraum von 18 Monaten sind einen Versuch wert. Vitamin E

Tabelle 47.9. Farbveränderungen der Nägel und ihre häufigsten Ursachen

Farbveränderung	Ursachen
Gelb	Syndrom der gelben Nägel Systemerkrankungen (Aids, Ikterus) Onychomykosen Carotin Medikamente (Tetracycline, Clioquinol, Penicillamin)
Blau/grau	Medikamente, z.B. Chloroquin, Phenolphthalein, Bleomycin, Minocyclin, Phenothiazine Argyrie Kongenitale perniziöse Anämie M. Wilson
Grün	Infektionen (Aspergillus, Pseudomonas aeruginosa) Bullöse Krankheiten Hämatome (alt) Ikterus
Rot/Purpur	Tumoren (Angiom, Glomustumor, Enchondrom, Zysten) Systemerkrankungen (Herzinsuffizienz, Lupus erythematodes, Porphyrie, rheumatoide Arthritis) Dermatologische Erkrankungen (Lichen ruber planus, Dyskeratosis follicularis) Medikamente (Heparin)
Braun	Systemerkrankungen (M. Addison, Peutz-Jeghers-Syndrom, Hämochromatose, Schilddrüsenerkrankungen Exogene Noxen (Cignolin, Silbernitrat, Arsen, Huminsäuren, Blei, Kaliumpermanganat, Gold) Medikamente (Aciclovir, Chlorpromazin, Tetracyclin, Ketoconazol, Sulfonamide) Zytostatika (Bleomycin, Adriamycin, Melphalan, Cyclophosphamid, Fluorouracil) Nävi Laugier-Hunziker-Syndrom Malnutrition (Vitamin B_{12}-Mangel) Schwangerschaft Blutungen Malignes Melanom Infektionen (saprophytäre Onychomykosen)

ist ein kompetenter Radikalenfänger und soll die Wirkung der verantwortlichen Noxen hemmen. Bei einigen Patienten treten durch die angegebenen hohen Dosen Nebenwirkungen auf, insbesondere ist auf Hypertonie und Hypercholesterinämie zu achten. 5 % DL-α-Tocopherol, gelöst in DMSO, penetriert in die befallenen Nägel und soll somit als lokaler freier Radikalenfänger wirken. Verwendet werden für jeden Nagel jeweils 2 Tropfen dieser Lösung 2 x/d über 6 Monate. Die orale Gabe von Zinksulfat in einer Dosis von 0,6 g/d, aufgeteilt in 2 Einzeldosen, über längere Zeit (12 Monate und mehr) wurde gelegentlich als hilfreich beschrieben. Mit Sicherheit können intraläsionale Injektionen einer Kortikosteroidkristallsuspension (z.B. Triamcinolonacetat) parungual im Paronychinum eine Minderung der Nageldicke und eine Besserung der Nagelstruktur bzw. -farbe herbeiführen, doch sie sind schmerzhaft und werden oft nicht toleriert.

47.4.8 Weitere Pigmentveränderungen der Nägel

Im Nagelbereich können unterschiedlichste Farbveränderungen auftreten. Die meisten entstehen sekundär durch äußere Einflüsse (Kosmetika, Lokatherapeutika), durch systemische Medikamente oder Krankheiten (s. Tabelle 47.9).

Behandlung. Die Therapie aller Farbveränderungen des Nagels besteht in der adäquaten Erkennung und Behandlung der jeweils zugrundeliegenden Grundkrankheit. Da diese Farbveränderungen häufig keine Beschwerden verursachen, ist nach der Diagnosestellung eine kosmetische Korrektur (z.B. farbiger Nagellack) bis zum Herauswachsen der Farbveränderungen ausreichend.

47.5 Entzündliche Nagelerkrankungen

47.5.1 Onychomykosen

Onychomykosen können durch Dermatophyten, Schimmelpilze und Hefen verursacht werden, wobei primäre Schimmelpilzinfektionen des Nagels selten sind. Alle Hefen, die in der Lage sind, echte Myzelien oder Pseudomyzelien zu bilden, kommen in Frage. Ungeschützt ist der Nagel im Bereich des lateralen Nagelwalles; von dort dringen Pilzfäden am häufigsten ein. In der Nagelplatte bilden sie mittels der von ihnen sezernierten Enzyme Kanäle und infiltrieren den Nagel entgegen der Nagelwachstumsrichtung. Nagelmykosen machen ca. 15–40 % aller Nagelerkrankungen und 30 % aller Pilzinfektionen der Haut aus; Infektionen der Fußnägel sind häufiger als die der Fingernägel. In einem durch Mykose geschädigten Nagel finden sich häufig zusätzliche Sekundärinfektionen bakterieller Art.

Behandlung. Alle Therapieformen sind langwierig und verlangen die Mitarbeit des Patienten. Weiterhin besteht die große Gefahr einer Reinfektion, vor allem dann, wenn begünstigende

Tabelle 47.10. Klinische Einteilung der Onychomykosen

I.	Distale und laterale subunguale Onychomykose	▷ Pilze dringen vom Hyponychium oder von der lateralen Nagelgrube ausgehend unter den Nagel vor.
II.	Weiße oberflächliche Onychomykose	▷ Oberflächliche Infektion v.a. der Zehennägel.
III.	Proximale subunguale Onychomykose	▷ *Primäre Form:* Die Pilze dringen bis zur Matrix und zur Nagelunterseite vor. *Sekundäre Form:* Die Pilze gelangen im Rahmen einer chronischen Paronychie an einer oder beiden Seiten unter den proximalen Nagel.
IV.	Totale dystrophische Onychomykose	▷ Sie kann aus jeder Onychomykoseform entstehen. Häufig matrixbefallener Endzustand der distalen subungualen Onychomykose. Primäres Auftreten bei der chronischen mukokutanen Candidose.

Tabelle 47.11. Einteilung der Nagelmykosen nach dem Erreger

	Klinische Symptome
Dermatophyten *T. rubrum (60 %)* *T. mentagrophytes (35 %)* *E. floccosum (5 %)*	▷ *Eponychiale Form* (5 %) Infektion vom freien Rand. Betrifft den verhornenden Anteil sowie die untere und mittlere Schicht der Nagelplatte. Weißlich-gelbe Verfärbung. Onycholyse im distalen Nagelbereich. Krümelige Umwandlung der gesamten Nagelplatte. ▷ *Hyponychiale Form* (95 %) Infektion über die laterale Nagelgrube oder über das Hyponychium von distal nach proximal in das Nagelbett und zur Matrix. Subunguale Hyperkeratose mit krümeligem Detritus. Abheben der Nagelplatte.
Hefepilze *C. albicans (70 %)* *C. parapsilosis* *C. krusei* *C. tropicalis* *C. pseudotropicalis*	▷ *Paronychia candidosa* Gerötetes, ödematöses und druckschmerzhaftes Eponychium. Auf Druck Entleerung von Pus und Detritus. Laterale Onycholyse. ▷ *Onychia candidosa* Grauschwärzliche Verfärbung der lateralen Nagelplatte. Entzündliche Reaktionen unter dem Perionychium und den lateralen Nagelrändern. Wulstbildung der Nagelplatte. ▷ *Candidosis granulomatosa* Auftreten im Säuglingsalter bei lokaler oder konstitutioneller Abwehrschwäche. Transparente Nagelplatte. Massig-locker gefügtes Hornmaterial bedeckt das Nagelfeld.
Schimmelpilze *Scopulariopsis,* *Pyrenochaeta unguis,* *Hendersonula toruloidea,* *Scytaliumhylanium* *Alternaria*	▷ Befallen den Großzeh älterer Menschen. Eintrittspforte: Margo liber. Beteiligung der Nagelbettleisten, die konfluieren, Bänder bilden und weißgelblich durch den Nagel schimmern. Proximales Fortschreiten. Unversehrte Nageloberfläche.

Faktoren wie Diabetes mellitus, Durchblutungsstörungen etc. nicht beseitigt werden können. Bei Fußnagelmykosen kann zusätzlich eine Schuhdesinfektion angebracht sein. Eine systemische Therapie ist immer dann indiziert, wenn mehrere Nägel befallen sind. Dabei wurde in neuerer Zeit das früher vielverwendete Griseofulvin durch neuere Antimykotika ersetzt, insbesondere durch Itraconazol und Terbinafin.

■ *Itraconazol* gehört zu den Triazolen und ist ein Breitbandspektrumantimykotikum. Das Wirkungsspektrum umfaßt Dermatophyten, Hefen und Schimmelpilze. Die Substanz interagiert mit Cytochrom P450 und soll selektiv auf das Cytochrom P450 der Pilze wirken, wozu vermutlich der lange lipophile Anteil des Itraconazols eine hohe Affinität hat. Vgl. auch S. 28 ff.

Itraconazol hat von allen Antimykotika das breiteste Wirkungsspektrum in einer täglichen Dosis von ca. 100–200 mg/d. Hohe Konzentrationen in der Haut werden über die Talgdrüsen erreicht; den Nagel erreicht die Substanz durch Diffusion aus dem Nagelbett und Penetration über die Nagelmatrix, wobei sie mindestens 7 Tage nach Therapiebeginn noch im Nagel nachweisbar bleibt. Noch 3–6 Monate nach Therapieende werden therapeutisch wirksame Konzentrationen in den Fuß- bzw. Fingernägeln nachgewiesen. Bei Candidainfektionen zeigt Itraconazol (100 mg/d) Heilungsraten von 93 %, bei einer Therapiedauer zwischen 6 (Fingernägel) und 9 Monaten (Fußnägel). Bei einer Dosis von 200 mg/d sind die Itraconazolkonzentrationen im Nagel um das 10fache höher und bleiben auch länger nachweisbar. Dadurch verkürzt sich die Therapiedauer auf 4 Monate (Erfolgsrate > 80 %). Alternativ kommt eine intermittierende Dosierung in Frage, wobei jeden Monat eine Woche lang 2 × 200 mg/d eingenommen werden. Klinische Ansprechraten von 91 % wurden damit erzielt.

■ *Terbinafin* hemmt die Ergosteronsynthese durch Blockierung der Squaleneperoxidase. Da dieses Enzym nicht zum Cytochrom-P450-System gehört, läßt die Substanz den Metabolismus von Hormonen oder anderen Arzneistoffen unbeeinflußt. Terbinafin ist gut wirksam gegen Dermatophyten, aber unwirksam gegen Hefepilze. Die Substanz ist lipophil und akkumuliert in der Dermis, Epidermis und im Fettgewebe, wobei sie über die Nagelmatrix in die neuformierte Nagelsubstanz eingebaut wird. Zusätzlich diffundiert sie über das Nagelbett in die Nagelplatte. Sie ist im Nagel noch 4–6 Wochen nach Therapieende nachweisbar. Nach 12wöchiger Behandlung ist die Heilungsrate ca. 70–80 %, die Rezidivrate nach einem Jahr liegt bei 18 %. Bei der subungualen Onychomykose werden in der Regel 3–6 Monate benötigt, 13–14 Wochen für die Fingernägel und 28 Wochen für die Fußnägel. Die Rezidivrate nach einem Jahr liegt bei ca. 6 % (Fingernägel) und 12 % (Fußnägel). Vgl. auch S. 38 ff.

Die *lokale Therapie* einer Onychomykose ist langwierig und erfordert vom Patienten eine hohe Compliance. Aus diesen Gründen ist sie nur dann indiziert, wenn wenige Nägel befallen sind, wobei der Therapieerfolg vom Befallsmuster abhängig ist. Bei der *distalen subungualen Onychomykose* ist bei einem Befall von mehr als 50 % der Nagelplatte eine alleinige lokale Behandlung nicht ausreichend, dagegen werden bei geringgradigem Befall 100 %ige Heilungsraten erreicht. Insbesondere beim oberflächlichen, vertikal nicht fortschreitenden Pilzbefall ist die antimykotische Lokalbehandlung das Mittel der Wahl. Im Gegensatz dazu ist bei der *proximalen subungualen Onychomykose* die Nagelmatrix primär immer mitbefallen, so daß hier unabhängig vom Befallsgrad eine alleinige Lokaltherapie nicht ausreichend ist. Dies gilt auch für die *totale dystrophische Onychomykose*, die meist einen

Tabelle 47.12. Systemische Therapie der Onychomykosen

	Dosis/Therapiedauer	**Nebenwirkungen**
Itraconazol (Sempera®)	Erwachsene: 100 mg 2 x/d, alternativ: intermittierende Therapie: 200 mg 2 x/d über ca. eine Woche in monatlichen Abständen Therapiedauer 3 (evtl. 6–9) Monate, bei der intermittierenden Therapie 3–4 Monate	Übelkeit, Erbrechen, Sodbrennen, Bauchschmerzen, Kopfschmerzen, Schwindel *Weitere Nebenwirkungen* asymptomatischer Leberenzymanstieg (1–2 %), pathologische Leberfunktionsteste (0,9 %), Ödeme, Hypokaliämie *Seltene Nebenwirkungen* Erytheme, Urtikaria, Angioödem *Laborkontrollen* Leberwerte, Elektrolyte
Terbinafin (Lamisil®)	Erwachsene: 250 mg 2 x/d Therapiedauer 3–6 Monate (6 Wochen bis 12 Monate)	Gastrointestinale Beschwerden, asymptomatischer Leberenzymanstieg (0,5 %), Hautreaktionen *Laborkontrollen* Leberwerte

Endzustand mit Matrixbefall darstellt. Bei der Therapieentscheidung spielt somit der Schweregrad nur bei der distalen subungualen Onychomykose eine Rolle.

■ *Amorolfin* bewirkt als 5%iger Nagellack (Loceryl®) eine spezifische starke Hemmung der Sterolbiosynthese. Die Substanz wirkt fungistatisch gegen Dermatophyten und Hefen und ist weniger wirksam gegen Schimmelpilze. Die Wirksamkeit der Substanz ist von der Konzentration und der Kontaktzeit abhängig. Amorolfin hat eine lange Verweildauer in der Hornschicht; es durchdringt rasch und kontinuierlich den Nagel. 14 Tage nach Abschluß der Therapie liegt die Wirkstoffkonzentration noch bei 50% des Ausgangswertes. Der befallene Nagel kann vorher mit einer Nagelfeile angeschliffen, anschließend mit einem Nagellackentferner gereinigt werden, um dann den Nagellack aufzutragen. Bei Befall von weniger als 80% der jeweiligen Nagelplatte wird die Substanz 1x/Woche (Fingernägel) bzw. 2x/Woche (Fußnägel) über 6 Monate auf die betroffenen Nägel appliziert. Die Behandlung sollte bis zum vollständigen Nachwachsen eines gesunden Nagels durchgeführt werden, um Rezidive zu vermeiden. Drei Monate nach Therapieende zeigt sich in 74% der Fälle eine klinische Heilung bzw. Besserung der Onychomykose. Lokale vorübergehende Nebenwirkungen (Brennen, Erythem, Pruritus) treten bei 1–6% der Kranken auf. Vgl. auch S. 39.

■ *Ciclopiroxolamin* als 8%iger Nagellack (Nagel-Batrafen®) ist eine chemische Verbindung mit starker fungizider und sporozider Wirkung sowie einem breiten Wirkungsspektrum mit Erfassung aller nagelpathogenen Pilze. Die Hauptwirkung der Substanz liegt in einer Hemmung der zellulären Aufnahme wichtiger Synthesebausteine (Aminosäuren, Kalium, Phosphat). Die Penetration von Ciclopiroxolamin ist von der Oberflächenbeschaffenheit und der Struktur des Nagels abhängig und weniger von der Nageldicke. Innerhalb von 14 Tagen werden in allen Schichten der Nagelplatte fungizide Wirkstoffkonzentrationen aufgebaut. Außerdem liegen die Wirkstoffkonzentrationen in den pilzgeschädigten Nägeln noch 14 Tage nach Abschluß der Therapie höher als der minimale fungizide Wirkspiegel. Die Substanz wird zunächst 1 x/d aufgetragen, später folgt die Anwendung 3 x/Woche (2. Monat), 2 x/Woche (3. Monat) und 1 x/Woche (4. Monat). Während der Therapie kann zusätzlich ein kosmetischer Lack aufgetragen werden, ohne daß die antimykotische Wirksamkeit beeinträchtigt wird. Die Ansprechrate liegt bei 84%. Mit einer Abheilung ist frühestens nach 3–6 (Fingernägel) bzw. nach 6–9 Monaten (Fußnägel) zu rechnen. Lokale Nebenwirkungen (Brennen, Erythem, Schuppung oder Verfärbung der umgebenden Haut) treten selten auf.

■ *Bifonazol* (1%) in Harnstoffcreme (40%) (Mykospor® Nagelset) gehört zu den Imidazolen und hemmt die Ergosterolsynthese. Die Substanz ist wirksam gegen Dermatophyten, Schimmelpilze und Hefen. Sie wird 1x/d abends auf den gesamten Nagel appliziert und anschließend mit wasserfestem Pflaster fixiert. Vor erneuter Anwendung wird die aufgeweichte Nagelsubstanz mittels eines Schabers entfernt. Hier kann ein zusätzliches vorheriges Baden in warmem Wasser für 5–10 min angebracht sein. Eine Intensivierung der Therapie durch okklusive Anwendung über 3–8 Tage verkürzt die Zeit bis zur vollständigen Ablösung der Nagelplatte. Anschließend wird die Lokaltherapie mit 1%iger Bifonazolcreme (-lösung oder -gel) fortgeführt. Die Ansprechraten sollen zwischen 88,5% (Fußnägel) und 93,8% (Fingernägel) liegen. Lokale Reaktionen wie Entzündung, Mazeration, Schuppung etc. können an den Nagelrändern oder am Nagelbett auftreten. Andere Lokaltherapeutika sind *Miconazol* sowie *Thioconazol*. Diese Substanzen sollten nur in Kombination mit systemischen Antimykotika eingesetzt werden. Die Heilungsraten bei alleiniger lokaler Anwendung liegen allenfalls bei ca. 30%. Eine zusätzliche Ablösung des Nagels entweder mechanisch oder chemisch (30%ige Salicylsäure, 40%iger Harnstoff, 50%ige Kaliumlauge) und anschließender Currettage des Nagelbettes ist empfehlenswert. Vgl. auch S. 31 ff. sowie 37.

47.5.2 Akute und chronische Paronychien

Akute Paronychien treten oft nach Bagatellverletzungen oder auch im Rahmen von Sekundärinfektionen eines subungualen Hämatoms auf. Klinisch imponieren umschriebene Rötung, Schwellung und Schmerzen. Vor der Entwicklung eines Eiterherdes bestehen oft pochende Schmerzen. Die Behandlung mit feuchten Umschlägen und systemischer Antibiose sollte bereits jetzt einsetzen. Tritt im Verlauf von 2 Tagen keine deutliche Besserung ein, ist eine chirurgische Intervention notwendig. Wird sie verzögert, breitet sich die Entzündung unter dem proximalen Nagelwall aus. Im weiteren Verlauf wird die Matrix miteinbezogen mit der Folge einer vorübergehenden oder dauernden Nageldystrophie. Eiteransammlungen unter der Nagelplatte können zur Abhebung des Nagels führen. Beim Nachweis von grünlichen Verfärbungen liegt oft eine *Pseudomonasinfektion* vor. Hier muß eine evtl. gleichzeitig vorliegende Osteomyelitis ausgeschlossen werden; ebenso ist eine Candidose des Nagelorgans differentialdiagnostisch abzugrenzen.

Behandlung. Zunächst ist eine konservative Therapie im Frühstadium mit feuchten desinfizierenden Umschlägen (z. B. Rivanol®), Hochlagern der betroffenen Extremität und oralen Breitbandantibiotika angezeigt. Bei schnellen Verlaufsformen liegen fast immer Staphylokokken vor, bei protahierten Verläufen sind auch Anaerobier, Enterobakterien und Candida nachweisbar. Wir verwenden gern Cefuroxim (Elobact® Tbl. 2 × 1 p.o.). Bei Verdacht auf Mischinfektionen sind Gyrasehemmer, z. B. Ciprofloxacin (Ciprobay® 500 mg 2 x/d oral) das Mittel der Wahl. Tritt nach 2 Tagen keine deutliche Besserung ein, kann eine chirurgische Intervention unter Leitungsanästhesie und Anlage einer Blutsperre erforderlich werden. Dabei wird das proximale Drittel oder die gesamte Nagelplatte entfernt und eine Gaze als Docht eingelegt. Bei distalen subungualen eitrigen Infektionen kann auch ein U-förmiges Stück des distalen Nagels entfernt und das Nagelbett gesäubert werden. Postoperativ sind tägliche antiseptische Bäder mit Polyvidoniodlösung (Betaisodona®) oder Kaliumpermanganat und anschließend feuchte Verbände mit physiologischer NaCl-Lösung oder antiseptischen Lösungen indiziert. Die betroffene Extremität wird immobilisiert.

● Anfällig für *chronische Paronychien* sind Personen, die häufig Kontakt mit Wasser, Detergenzien, Seifen und anderen Chemikalien haben. Ausgelöst wird die chronische Paronychie häufig durch Candida oder gramnegative Bakterien (Proteus- oder Klebsiellaspezies). Der Krankheitsbeginn ist schleichend. Befallen sind im Gegensatz zur akuten Paronychie oft mehrere Nägel. Häufig befallen sind der rechte Zeige- und Mittelfinger sowie der linke Mittelfinger, da diese oft Mikrotraumen ausgesetzt sind. Der Krankheitsbeginn ist gewöhnlich schleichend mit Rötung, Schwellung und gelegentlich Druckschmerz, oft in der Nachbarschaft des lateralen Nagelwalls und mit Verlust des Nagelhäutchens. Bei längerem Bestehen hebt sich die Nagelplatte vom betroffenen Gewebe ab, und in der Tasche unter dem Nagelwall bildet sich häufig Eiter. Immer wieder rezidivierende Schübe führen zu Störungen des Nagelwachstums mit Verfärbungen und Konturänderungen. Bei persistierendem Befall oder epidemischem Auftreten von chronischen Paronychien, z. B. in Kinder- oder Altenheimen mit mangelhafter Pflege, muß auch an eine Skabies gedacht werden. Ursache ist die subunguale Lokalisation der Milbe.

Behandlung. Beseitigung der begünstigenden Faktoren (Handschuhe als Schutz vor Feuchtigkeit, gute Diabeteseinstellung, Therapie eines evtl. vorliegenden eingewachsenen Zehnagels etc.). Auch die berufliche Tätigkeit (Friseure, medizinisches Personal etc.) ist zu berücksichtigen. Die Nägel sind kurz zu schneiden und der Nagelfalz sowie die angrenzenden Hautareale müssen konsequent trocken gehalten werden. Chronische symptomarme Paronychien können zunächst konservativ behandelt werden. Topische Anwendungen von Antimykotika, Antiseptika (z. B. 4 % Thymol in Alkohol) oder Antibiotika sind je nach Erregerbefund und Resistenzprüfung angezeigt. Evtl. ist operatives Vorgehen wie bei der akuten Paronychie zu erwägen. Kurzfristig können ggf. auch lokale Kortikosteroide zur Anwendung kommen, um die chronische Entzündung zu mildern.

47.5.3 Nagelveränderungen bei chronischem Handekzem

Bei *chronischen Ekzematikern* bestehen häufig Nagelveränderungen. Sind der proximale und seitliche Nagelfalz und/oder die Nagelmatrix in das Ekzem miteinbezogen, resultieren daraus Nageldeformitäten wie unregelmäßige Oberfläche mit Rillen, Furchen, Tüpfelungen. Auch Aufsplitterungen und Onycholysen sind möglich. Insgesamt sind die Veränderungen recht vielgestaltig. Sie können nur diskret oder sehr ausgeprägt sein, den Nagel ganz oder nur teilweise betreffen. Am häufigsten sind Tüpfelungen, daneben Querrillen und Wellen (sog. Waschbrettnägel), weniger häufig sind Trachyonychie und streifenförmige Leukonychien. Dabei ist häufig das Nagelhäutchen von der Nagelplattenoberfläche gelöst. Beim Befall der Nagelfalz sind auch Nagelhypertrophien möglich. Die Ursache sind hier am häufigsten exogene Faktoren. Bei ekzematösen Veränderungen im Bereich der Fingerkuppen sind Onycholysen nicht selten, bedingt durch das Eindringen und die distale Ausbreitung von irritativem Material unter das freie Ende der Nagelplatte. Bei Neurodermitis sind oft Querfurchung und Rillenbildung vorhanden, weiterhin können Tüpfelungen und subunguale Petechien auftreten. Ständiges Reiben und Scheuern als Folge des Juckreizes im Rahmen eines chronischen Ekzems führt auch dazu, daß die Nageloberfläche glatt ist und glänzt, mit abgenutzten freien Nagelrändern. Zementarbeiter zeigen bei akuter Chromatallergie eine akute Paronychie mit Onycholyse, paronychialer Entzündung und *Beau-Reil-Furchen*. Kosmetikerinnen haben häufig multiple Allergien gegenüber Inhaltsstoffen von Kosmetika (z.B. Formaldehyd u.a.). Lichenplanus-ähnliche Läsionen findet man bei Arbeitern in der photographischen Industrie.

Behandlung. Mit Abheilung der ekzematösen Hautveränderungen bessern sich auch die Nagelveränderungen. Bis zur vollständigen Abheilung sind allerdings nicht selten Zeiten von 3–6 Monaten erforderlich. In jedem Falle wird man dem Patienten empfehlen, die Hände trocken zu halten, Arbeiten im feuchten Milieu zu meiden, bei beruflicher Tätigkeit weiße Baumwoll-, evtl. auch Gummihandschuhe anzuziehen, die Nägel kurz zu schneiden, die Nagelplatte immer wieder zu fetten und bei nachgewiesenen Kontaktallergien eine konsequente Allergenkarenz einzuhalten.

47.5.4 Psoriasis der Nägel

In ca. *10–20 % der Fälle sind bei einer Psoriasis zumindest 1–3 Nägel mitbefallen*. Dabei sind die Fingernägel häufiger betroffen als die Fußnägel. Psoriatische Nagelveränderungen können auch durch bestimmte berufliche Tätigkeiten oder sonstige Noxen provoziert werden und können allein, ohne Hautläsionen, in Erscheinung treten. In abnehmender Häufigkeit findet man bei Nagelpsoriasis: Tüpfelungen, Farbveränderungen (Ölflecke), Onycholysen (distale und laterale), subunguale Hyperkeratosen, seltener Paronychie und Onychorrhexis. Das Wachstum der Nagelplatten soll bei Nagelpsoriasis beschleunigt sein, genaue kontrollierte Messungen gibt es nicht.

Behandlung. Da die Psoriasisläsionen im Bereich der Nägel außerordentlich therapieresistent sind, kommt dem Schutz des Nagels sowie der Prophylaxe von Sekundärinfektionen (z.B. Mykosen) eine große Bedeutung zu. Dabei sollten folgende prophylaktische Maßnahmen beachtet werden:

- Nägel kurz halten,
- Schutz gegen Mikrotraumen,
- keine Maniküre, keine Manipulationen am Nagelhäutchen,
- Tragen von Handschuhen bei mechanischen Arbeiten oder bei Arbeiten in feuchtem Milieu,
- regelmäßige Anwendung nachfettender Handcremes,
- durchsichtiger Nagellack als Schutz.

■ Die *intraläsionale Injektion* von Triamcinolon als Kristallsuspension in den proximalen Nagelfalz, d.h. die Umspritzung der Nagelmatrix, ist eine wirksame, wenn auch schmerzhafte Therapie. Verwendet wird Triamcinolonacetonid in einer Konzentration von 2,5–5 mg/ml, gelöst in isotoner Kochsalzlösung, evtl. unter Zugabe von 1%igem Lidocain. Zur Injektion sollten möglichst dünne Nadeln, z.B. sog. Dentalnadeln, verwendet werden. Die Behandlung erfolgt in 3- bis 4wöchigen Abständen über einen Zeitraum von 3–6 Monaten. Vgl. auch S. 299 f.

■ Therapeutische Erfolge zeigt auch die *lokale Applikation von hochpotenten fluorierten Kortikosteroiden* in Tinktur oder Cremegrundlage über Nacht für einen Zeitraum von 4–6 Monaten mit oder ohne Okklusion, z.B. Clobetasolcreme (Dermoxin®). Sie werden abends in das Paronychium einmassiert; anschließend sollten Handschuhe angezogen werden. Die Behandlung wird täglich über 1–2 Wochen durchgeführt. Die gleichzeitige lokale Anwendung von 5–10% Benzylperoxid, 0,1% Vitamin-A-Säure oder 2–5% Salicylsäure kann die Penetration der Steroide verstärken. Der therapeutischer Erfolg dieser Behandlung wird durch Entfernung der stark geschädigten Nagelplatten verbessert.

■ Auch *Calciprotriolcreme* führt, wenn sie 10 min lang 1×/d in die Nagelmatrix und das Paronychium eingerieben wird, zu einer Befundbeserung (z.B. Psorcutan®). Intensiviert werden kann die Behandlung durch gleichzeitige oder abwechselnde Anwendung von steroidhaltigen Tinkturen.

■ Die Applikation von *5-Fluorouracil* 1% in Propylenglykol unter Okklusion hat einen positiven Einfluß auf die psoriatischen, und hier besonders auf die hypertrophen Nagelveränderungen und die Nagelgrübchen, weniger auf die psoriatische Onycholyse. Eine signifikante Besserung ist in ca. 50% der Fälle zu erwarten. Etwa gleichgroße Erfolgsraten werden beschrieben nach Anwendung von 1% 5-Fluorouracil, gelöst in einer 20%igen Harnstoffcreme. Die Therapiedauer beträgt 6 Monate, allerdings sollten nicht mehr als 25 ml dieser Lösung bzw. Creme pro Behandlungsfall verwendet werden, um systemische Nebenwirkungen auszuschließen.

■ Eine *oberflächliche Röntgenbestrahlung* mit niedriger Spannung und einer Maximaldosis von insgesamt 10 Gy pro Feld wird in schweren Fällen der Nagelpsoriasis gelegentlich eingesetzt. Zur Vermeidung einer dauerhaften Schädigung des Nagels sollte die Gesamtdosis möglichst niedrig gehalten werden.

■ *Psoralene, mit UVA-Phototherapie kombiniert,* können gegen die Nagelpsoriasis mit Erfolg eingesetzt werden. Angewendet wird sowohl die systemische als auch die lokale Photochemotherapie. Nach ca. 6 Monaten sind therapeutische Erfolge bei Tüpfelungen, Onycholysen und Ölflecken zu verzeichnen. Allerdings sind UVA-Dosen erforderlich, die 2,5–5 × höher liegen, als die bei Hautläsionen. Als Nebenwirkung können Nagelpigmentierungen sowie nach langfristiger Anwendung eine Onycholyse und manchmal eine Melanonychia longitudinalis resultieren.

■ *Orale Retinoide* (z.B. Etretinat) werden niedrig dosiert (0,3–0,5 mg/kg KG/d) bei Nagelpsoriasis eingesetzt, wenn mehr als 4–5 Nägel befallen sind. Die Therapiedauer beträgt 6–8 Monate, wobei die Leberwerte regelmäßig kontolliert werden müssen. Die Ergebnisse in Fällen mit gleichzeitiger Hyperkeratose sind besser, da die Nebenwirkungen wie Brüchigkeit und Atrophie des neugebildeten Nagels hier eher selten sind.

■ *Methotrexat* hat einen positiven Einfluß auf die Nagelpsoriasis, sollte aber nur in schweren Fällen, z.B. bei gleichzeitiger psoriatischer Arthropathie, eingesetzt werden. Eine Besserung der Nagelpsoriasis wird erreicht bei wöchentlichen Dosen von 10–15 mg über ca. 12 Monate.
In jüngster Zeit wurde über gute Erfolge innerhalb von 3 Monaten mit lokaler Applikation von Cyclosporin A (10%ige Lösung täglich auf den proximalen Nagelfalz bzw. das Nagelbett aufgetragen) berichtet.

Behandlungsempfehlung bei Psoriasis der Nägel

Allgemeine Maßnahmen, wie oben beschrieben.
Therapie einer evtl. begleitenden Onychomykose.
Bei Befall von weniger als 5 Nägeln:
Kombinierte lokale Anwendung von Calciprotriol-Creme und Triamcinolontinktur im täglichen Wechsel; alternativ PUVA lokal mit Methoxypsoralen (z.B. Tripsor®), anschließend niedrigdosierte UVA-Phototherapie.
Bei Befall von mehr als 5 Nägeln (oder wenn die Lokaltherapie nicht zum Erfolg führt):

> Retinoide (Etretinat, Acitretin) 0,3–0,5mg/kg KG/d über 6–8, evtl. bis zu 12 Monate. Bei gleichzeitiger schwerer Psoriasis der Haut oder Psoriasisarthritis Einsatz von Methotrexat (10–15 mg/Woche). Vgl. S. 299.

47.5.5 Lichen des Nagelorgans

Nagelveränderungen beim Lichen ruber sind nicht selten. Der Befall mindestens eines Nagels ist bei ca. 10 % aller Kranken mit Lichen ruber nachweisbar, wobei permanente Nagelveränderungen bei nur 4 % beschrieben wurden. 5 Typen werden unterschieden:
▷ Typische Hautmanifestationen eines Lichen planus mit meist diskreter Nagelbeteiligung
▷ Atypische Hautmanifestationen eines Lichen planus (z.B. bullöser Lichen) mit gleichzeitigem Befall eines oder mehrerer Nägel
▷ Lichen planus der Kopfhaut mit narbiger Alopezie und Nagelbeteiligung bis zur totalen Nagelatrophie (*Graham-Little-Syndrom*)
▷ Lichen planus der Schleimhaut mit Nagelbeteiligung unterschiedlicher Ausprägung
▷ Lichen planus mit isoliertem Nagelbefall (selten), der klinisch nicht selten verkannt und erst durch Matrixbiopsie diagnostiziert wird.

Bei den Nagelveränderungen sind im Rahmen eines Lichen Nagelmatrix, Nagelbett und Hyponychium in unterschiedlichem Maße beteiligt.
Klinisch findet man unregelmäßige longitudinale Furchen der Nagelplatte mit Onychorrhexis, Querstreifen als Folge der Infiltration von Entzündungszellen (v.a. Lymphozyten und Histiozyten), Trachyonychie, subunguale Hyperkeratosen und Hyperpigmentierungen, Pterygium sowie schließlich der Verlust eines oder mehrerer, selten aller Nägel. Bleibende Anonychie mit vollständiger Atrophie und zipfelförmig ausgezogenem Nagelhäutchen können die Folgen einer schweren Lichenerkrankung des Nagelorgans sein. Diskutiert wird, ob das 20-Nägel-Syndrom bei Kindern und die kindliche Form der idiopathischen Atrophie der Nagelplatte Varianten eines Lichen ruber sind. Dauerhafte, irreversible Nagelveränderungen sind insgesamt selten und treten erst bei diffusem Befall der Nagelmatrix auf.

Behandlung

■ *Orale Kortikosteroide* (z.B. Prednisolon 0,5 mg/kg KG/d über 3–5 Wochen) führen vor allem bei Verdünnung und Brüchigkeit der Nagelplatte im Rahmen einer Lichenerkrankung zu kompletten Remissionen, allerdings erst 3–6 Monate nach Therapieende. Rezidive können vorkommen.

■ *Intramuskuläre Kortikosteroidinjektionen* (z.B. Triamcinolonacetonid 5 mg/kg KG monatlich) führen nach 2–3 Monaten zum Erfolg. Wegen der schlechten Steuerbarkeit dieser Therapie wird sie von uns nicht empfohlen.

■ Wenn nur wenige Nägel betroffen sind, sind *intraläsionale Injektionen* von Kortikosteridkristallsuspensionen (Triamcinolon 2,5–5,0 mg/ml, ca. 0,5 ml/Nagel) in die proximale Nagelmatrix, 1–4 ×/Monat möglich. Diese Behandlung sollte in 3- bis 6monatigen Abständen wiederholt werden. Regressionen sind 2–3 Monate nach Therapieende möglich. Die Injektionen sind allerdings schmerzhaft, führen jedoch vor allem bei Verdünnung und Rillenbildung der Nagelplatte zur Besserung.

■ *Lokale Anwendung von fluorierten Kortikosteroiden*, z.B. Triamcinolon als Tinktur oder in Cremegrundlage 2 ×/d, evtl. auch okklusiv, führen insbesondere bei schmerzhaften ulzerösen Lichenläsionen zur Linderung.

■ Ein Therapieversuch kann auch mit *oralen Retinoiden* (Etretinat) durchgeführt werden. Allerdings ist eine Dosisfindung schwierig; einerseits können höchste Standarddosen selbst zu Nagelbrüchigkeit, Atrophien und parungualen Granulationsgewebe führen, andererseits zeigen Retinoide beim Lichen ruber der Haut und der Schleimhäute eine oft begrenzte Wirksamkeit. Das Einsetzen einer initialen Retinoiddosis von ca. 0,4 mg/kg KG hat sich bei uns bewährt. Nach Besserung des Lokalbefundes am Nagel in ca. 3–4 Monaten sollte die Dosis langsam reduziert und eine Erhaltungsdosis von 10–20 mg/d über ca. 1 Jahr eingesetzt werden. Die interne Retinoidgabe kann mit lokaler Steroidapplikation (0,05 % Triamcinolon z.B. als Lotio) kombiniert werden. Die Therapiedauer beträgt im Schnitt ca. 9 Monate, wobei der therapeutische Erfolg häufig erst nach 1 Jahr endgültig beurteilbar ist. Vgl. auch Kap. 11.

47.6 Onycholysen

47.6.1 Brüchige Fingernägel

Unter *brüchigen Fingernägeln* leiden ca. 20 % der Bevölkerung, wobei Frauen doppelt so häufig betroffen sind wie Männer. Brüchige Fingernägel entstehen durch eine Erkrankung der Matrix oder eine exogene Schädigung der Nagelplatte, die klinisch oft von Fissuren und Spalten durchzogen ist. Das Nagelkeratin neigt dazu, am freien Nagelrand aufzusplittern bzw. sich lamellenartig zu zerlegen. Häufig verursachen auch Krankheiten, die mit trockener Haut einhergehen, brüchige Nägel. Auf der anderen Seite bewirkt längeres Verweilen im Wasser ein Weichwerden der Nägel. Der Wassergehalt des Nagels liegt bei 18 %. Sinkt er unter 16 %, wird der Nagel trocken-brüchig, steigt er über 25–30 %, wird er weich und weniger widerstandsfähig. Ständiger Wechsel von Wasseraufnahme und Wasserabgabe führt zur Lockerung der Keratinfilamente und damit zum Brüchigwerden des Nagels. Auch mit zunehmendem Alter ist eine vermehrte Brüchigkeit der Nägel zu beobachten.

Folgende Faktoren können zur vermehrten Brüchigkeit der Nägel führen:
- *Toxische Noxen*, z.B. Detergentien, Laugen, Säuren, Lösungsmittel, Arbeiten in feuchtem Mileu, häufige Verwendung von Nagellackentfernern u.a. Berufliche Noxen sind allerdings die häufigste Ursachen brüchiger Fingernägel.
- *Bei Systemkrankheiten*, z.B. Schilddrüsenerkrankungen, Anorexie, Hypoparathyreoidismus, Schwangerschaft, Vitamin- oder Elektrolytstörungen, Sarkoidose, Plummer-Vinson-Syndrom, Sjögren-Syndrom, Malignomen, Infektionen, sind brüchige Fingernägel häufig das erste Symptom der zugrundeliegenden Störung. Eine besondere Art der Nageldystrophie, die klinisch an eine Onychomykose oder an eine Psoriasis erinnert, findet sich bei der Gicht, bei der neben brüchigen Nägeln auch longitudinale Streifen am Nagel entstehen. Solche „*Gichtnägel*" sind ein wichtiges diagnostisches Kriterium bei atypischen Gelenkbeschwerden.
- *Primär dermatologische Erkrankungen*, z.B. Dermatitis atopica, Psoriasis, Dyskeratosis follicularis, Lichen planus, Radiodermatits, T-Zell-Lymphome der Haut.
- *Senile Nagelbrüchigkeit,* denn die Nägel werden im Alter zunehmend trockener, brüchiger und zerbrechlicher, besonders bei Frauen. Inwieweit dabei Hormone eine Rolle spielen, bleibt eine offene Frage.

Behandlung. Als wichtigste prophylaktische und therapeutische Maßnahme bei brüchigen Nägeln ist die Vermeidung von auslösenden Noxen, z.B. durch Tragen von Handschuhen bei Arbeiten mit Detergentien oder in feuchtem Milieu. Um eine Austrocknung zu vermeiden, werden unmittelbar vor dem Zubettgehen die Nägel in lauwarmem Wasser 15–20 min lang eingeweicht. Anschließend wird eine Feuchtigkeitslotion (Milchsäure, Mineralöle, harnstoffhaltige Präparate oder phospholipidhaltige Cremes) aufgetragen. Optimal ist eine Therapie unter Okklusion mit weißen Baumwollhandschuhen (bzw. -socken). Nagellack und Nagelpolitur sind unterstützende Maßnahmen, um die Wasserverdunstung zu reduzieren. Zusätzlich stärken sie den Nagel und wirken wie eine Schiene. Allerdings sollte nicht mehr als 1 ×/Woche Nagellackentferner benutzt werden. Formaldeydhaltige Nagellacke werden zur Härtung weicher, brüchiger Fingernägel angeboten und verwendet; hier besteht jedoch die Gefahr von Nebenwirkungen (Kontaktdematitis, Onycholyse).
Systemisch werden vielfach Calciumpräparate und Vitamine langfristig verordnet, darunter Biotin und Vitamin A. Biotin soll eine wichtige Rolle beim Aufbau des Nagelkeratins spielen. Sein genauer Wirkungsmechanismus ist jedoch nicht genau bekannt. Als Dosierung werden täglich 2,5 mg Biotin in Einzeldosen über mindestens 6–10 Monate empfohlen.
Retinol (Vitamin A) und cystinhaltige Präparate (z.B. Gelacet® N, Pantovigar® u.a.) werden gern bei brüchigen Nägel eingesetzt. Sie enthalten u.a. Retinol, Cystin, Gelatine, Mineralien etc. in unterschiedlichen Kombinationen und Dosierungen. Ihre Wirkung bei der Behandlung der brüchigen Nägel ist nicht völlig gesichert, therapeutische Erfolge wurden in einigen Fällen beschrieben. Weiterhin soll der Einsatz von Eisen- und Polyvitaminpräparaten, auch ohne Nachweis eines Mangels, einen positiven Effekt auf die Nagelstruktur haben.

47.6.2 Onycholysen

Die Ablösung der Nagelplatte von ihrer Unterlage ist in der Regel schmerzlos, wird aber vom Patienten als unangenehm empfunden und ist kosmetisch störend. Normalerweise haftet der Nagel am Nagelbett durch die Verzahnung der vom Nagelbett gebildeten Hornzellen mit der Nagelplatte. Bei Schädigung dieser Verzahnungsstellen kommt es zur Ablösung des Nagels. Eine partielle Ablösung des Nagels ist relativ häufig. Oft ist sie Folge der Extraktion der Hornschichtlipide durch Alkalien und Detergenzien. Bei der allergischen oder toxisch-irritativen Onycholyse spielt das Formaldehyd eine wichtige Rolle. Hautkrankheiten und Tumoren können auch zur Ablösung der Nagelplatte führen. Weiterhin sind Verletzungen und nicht zuletzt auch Medikamente Ursache einer Onycholyse.

● *Onycholysis semilunaris.* Bei dieser Form der Onycholyse kommt es zur partiellen halbmondförmigen Ablösung des Nagels vom distalen Ende her. Ursache ist die Extraktion der Hornschichtlipide durch Alkalien und Fettlöser aller Art. Man findet sie häufig bei Menschen, die längerfristig der Einwirkung von Wasser, Seifen oder diversen Detergenzien ausgesetzt sind. Infolge der Kapillarwirkung saugt der freie Rand unter dem Nagel die Flüssigkeit auf; durch die subunguale Mazeration nimmt dann die Nagelablösung ständig zu. Der Nagel erscheint im abgelösten Bereich weißlich, ist aber sonst strukturell nicht verändert. In dem freien Raum zwischen Nagelunterseite und Nagelbett können sich Hornzellmaterial und Detritus ansammeln.

● *Sogenannte idiopathische Onycholyse.* Bei dieser chronisch-progredienten, schmerzlosen Ablösung der Nagelplatte ist die Ursache des Schadens zunächst nicht erkennbar. Reinigung der Nagelunterfläche mit scharfen Intrumenten, zuviel Maniküre, häufiger Kontakt zu feuchtem Milieu und Mazeration, Kosmetika, Mikrotraumen, vor allem bei Frauen, die ihre Nägel lang lassen, spielen offenbar eine Rolle. Medikamentöse Ursachen müssen ausgeschlossen werden. Die Onycholyse beginnt an der Spitze einer oder mehrerer Nägel, breitet sich aus bis auf ⅓ der Nagelplatte und verbleibt in dieser Phase längere Zeit, bis auch andere Nägel betroffen sind. Durch den Verlust der Lichtreflexion vom Nagelbett her erscheint der Nagel blaß. Das Nagelbett bleibt initial unverändert, in der Regel kommt es jedoch zu Sekundärinfektionen (C. albicans, Pseudomonas) mit entsprechenden Veränderungen.

● *Onycholyse bei Psoriasis.* Durch parakeratotisches Hornmaterial kommt es bei der Nagelpsoriasis zu einer mangelhaften mechanischen Verankerung der Nagelplatte. Zwischen dem gesunden Nagelbett und dem onycholytischen weißen Areal liegt meistens ein gelblich-brauner Rand. Der psoriatische Ölfleck ist manchmal von einem gelben Saum umgeben, der durch Ansammlung von serumhaltigem Exsudat entsteht. Beim psoriatischen Ölfleck kann sich die Onycholyse von der Mitte aus entwickeln.

● *Medikamentös bzw. lichtinduzierte Onycholyse.* Höhere Dosen von *Flucloxacillin, Cephalosporinen, Demethylchlortetracyclin* oder *Doxycyclin*, selten auch anderer Antibiotika, können zu einer Onycholyse führen. *Tetracyclin, Psoralene* oder *Fluoroquinolone* können auch eine *Photoonycholyse* induzieren; sie beginnt plötzlich, ca. 2 Wochen nach Einnahme des Medikamentes und ist oft vergesellschaftet mit einer photosensitiven Reaktion der Haut. Die Photoonycholyse ist im Gegensatz zu den anderen Onycholysen häufig schmerzhaft. Klinisch sieht man zumeist distal gelegene, halbmondförmige, konkave Onycholyseherde, die z. T. bräunlich oder gelblich-rötlich verfärbt sind. Möglicherweise wirkt hier die Nagelplatte u. U. wie eine konvexe Linse, die das Licht bündelt, zumal im Nagelbett nur spärlich Melanin vorhanden ist. Durch das Fehlen von Talgdrüsen und Stratum granulosum wird dabei die Penetration von UV-Licht zusätzlich begünstigt. Die phototoxische Reaktion ist von der Wellenlänge und der Konzentration der phototoxischen Substanz im Nagel abhängig. 3–20 % des UV-Lichtes sind durchaus in der Lage, in die normaldicke Nagelplatte zu penetrieren. Tetracycline sind während und auch nach Therapieende im Nagel nachweisbar und können daher auch nach Absetzen der Behandlung zur Photoonycholyse führen.

Behandlung. Vor jeder Behandlung müssen die Patienten über die Behandlungsdauer und über die Notwendigkeit einer konsequenten Einhaltung aller empfohlenen Maßnahmen aufgeklärt werden. In der Regel wird man folgendermaßen vorgehen:

1. Die betroffenen Nägel sind kurz zu schneiden, wobei soviel wie möglich vom onycholytisch veränderten Nagel entfernt werden muß.
2. Einhaltung einer konsequenten Feuchtigkeitskarenz, kein Kontakt mit Detergenzien, Seifen, Laugen etc., Tragen von weißen Baumwollhandschuhen, z. B. unter Gummihandschuhen, möglichst keine Nagelkosmetika.
3. Traumen aller Art sind zu meiden. Eine pflegende Maniküre von einer erfahrenen Kosmetikerin ist sinnvoll. Der onycholytische Nagel muß immer wieder vorsichtig gekürzt werden.
4. Bei Verdacht auf allergische Ursachen: Epikutantestung und anschließende Allergenkarenz.
5. Bei Verdacht auf Photoonycholyse: Beendigung einer evtl. Phototherapie und Lichtschutz; Absetzen des auslösenden Medikamentes.
6. Lokal sind antiseptische Externa zur Verhinderung von Sekundärinfektionen sowie Kortikoidtinkturen zu empfehlen (Betnesol® Tinktur, Volon A® Tinktur).
7. Bei Infektionen ist eine entsprechende antimykotische, antibakterielle oder antivirale Therapie erforderlich.
8. Gibt es sonstige verursachende oder begleitende Krankheiten, Tumoren etc., müssen diese bekämpft werden.

47.7 Tumoren der Nagelregion

Tumoren in der Nagelregion unterscheiden sich von solchen, die von der Nagelumgebung ausgehen, und anderen, die ihren Ausgangspunkt in der Matrix oder im Nagelbett haben. Es handelt sich um epitheliale oder Bindegewebstumoren

Tabelle 47.13. Tumoren des Nagelapparates, eingeteilt nach der Lokalisation

Lokalisation	Tumor
▷ **Zwischen Nagelfalz und Nagelplatte**	Erworbenes periunguales Fibrokeratom Periunguales Fibrom (Koenen-Tumor bei tuberöser Hirnsklerose)
▷ **Nagelwall**	Myxoide Pseudozysten Synovialome Verrucae vulgares
▷ **Nagelbett** (evtl. mit Zerstörung der Nagelplatte)	Subunguale Exostosen Osteochondrome/ Enochondrome Subungualer Clavus Granuloma pyogenicum Glomustumoren Epidermoide Karzinome (M. Bowen, Plattenepithelkarzinom) Melanom

benigner und maligner Art. *Subunguale Melanome* sind die häufigsten malignen und *Glomustumoren* die häufigsten benignen subungualen Tumoren. Benigne Neoplasien wie das Granuloma pyogenicum, Zysten, Fibrome und Keratoakanthome finden sich überwiegend an den Fingernägeln, Exostosen, Osteochondrome und Enchondrome vor allem an den Fußnägeln.

47.7.1 Benigne Tumoren

● *Periunguale* und *subunguale Warzen*. Diese sind die häufigsten benignen Tumoren im Nagelbereich. Periunguale Warzen verursachen in der Regel keine Schmerzen; die häufig schmerzhaften subungualen Warzen gehen vom Hyponychium aus, wachsen langsam ins Nagelbett vor und heben die Nagelplatte ab. Obwohl die Nagelplatte nicht betroffen ist, kann eine Riffelung der Oberfläche oder gar eine Dislokation auftreten.

Behandlung. In vielen Zentren wird heute gerade bei der Behandlung peri- und subungualer Warzen neben den üblichen Verfahren (Salicylpflaster, scharfer Löffel, diverse Warzenmittel) der CO_2-Laser eingesetzt. Bei der Laserbehandlung werden gleichzeitig kleine Blutgefäße verschlossen, so daß im Idealfall nach Abschluß der Behandlung eine karbonisierte Fläche ohne Blutung entsteht. Diese wird anschließend mit austrocknenden desinfizierenden Externa (z. B. 2%ige Merbrominlösung, Mercuchrom®) 1 x/d gepinselt. Auf feste Verbände sollte nach Möglichkeit verzichtet werden. Durch die Laserbehandlung werden im Idealfall auch die Viren in der unmittelbaren Nachbarschaft inaktiviert oder vernichtet. Die postoperative Phase ist bei der Laserbehandlung durch nur geringe Schmerzen gekennzeichnet. Permanente Nageldystrophien sind selten. Ein weiteres operatives Verfahren mit guter Erfolgsquote ist die Kryochirurgie, falls die anatomischen Verhältnisse geeignet sind. Sie kann mittels CO_2-Schnee oder flüssigem Stickstoff durchgeführt werden. 12–24 h nach Anwendung der Kryotherapie entstehen Blasen, die auch hämorragisch sein können. Im günstigsten Fall enthält die Blasendecke die Warze, die nach 7–10 Tagen eintrocknet. Gegebenenfalls wird die Blase steril abpunktiert und die Erosion anschließend mit einer desinfizierenden Salbe (z. B. Polyvidonjod) behandelt. Dadurch wird die Austrocknung der Wunde verhindert und die Reepithelisierung gefördert. Eine vorzeitige Blaseneröffnung hat keinen Einfluß auf den Heilungserfolg. Die Wundheilung erfolgt sekundär, die Narben sind oft depigmentiert. Ein Nachteil der Kryochirurgie sind gelegentliche Schmerzen, so daß eine Lokalanästhesie empfohlen wird (z. B. EMLA® Creme). Weiterhin vermindern lokale Kortikosteroide (z. B. Clobetasol) die entzündliche Reaktion. Die operative Entfernung der Warzen durch Elektrodesikkation hat oft unschöne Narbenbildungen zur Folge, so daß das Verfahren in neuerer Zeit selten zur Anwendung kommt.

Weitere Möglichkeiten
■ *Fluorouracil* wird als 0,5%ige Lösung 6 Wochen lang 2–3 x/d aufgetragen (Verrumal®). Vor dem jeweiligen erneuten Auftragen muß der alte Lackfilm entfernt werden. Nach erfolgreicher Therapie sollte noch ca. 1 Woche weiter behandelt werden. Als Nebenwirkung kann gelegentlich ein Brennen auftreten.
■ *Monochloressigsäure (80%)* wird auf die Warze getupft und diese anschließend mit 40% Salicylpflaster in der Größe der Warze bedeckt. Dieser Verband wird jeden 2.–3. Tag gewechselt. Nach 7–14 Tagen können die Warzen per Curette ausgeschält werden. Dieser Vorgang kann mehrmals wiederholt werden. Bei subungualen Warzen muß zunächst die bedeckende Nagelplatte entfernt werden. Insgesamt kann diese Behandlung schmerzhaft sein, so daß zu Beginn nur eine kleine Anzahl von Warzen behandelt werden sollte.
■ Bei der lokalen Anwendung von *Cantharidin* (Canthrone™ Plus: 30% Salicylsäure, 5% Podophyllin, 1% Cantharidin) wird der Nagel über der subungualen Warze weggeschnitten und die Substanz anschließend vom Arzt mit einem Sicherheitsabstand von 1–3 mm aufgetragen. Anschließend wird die Warze nach dem Trocknen mit einer transparenten steroidhaltigen Folie überklebt. Es entwickelt sich eine schmerzhafte Blase. Die Warze wird dann in Lokalanästhesie kürettiert. Dieses Verfahren ist sehr wirksam, aber auch schmerzhaft.
■ *Bleomycin* wird in physiologischer Kochsalzlösung in einer Verdünnung von 0,1–1 IE/ml gelöst und die Lösung intraläsional injiziert. Diese Therapie ist nur bei besonders hartnäckigen Formen anzuwenden, zumal die Injektionen schmerzhaft sind und ein lokales Raynaud-Phänomen vorkommen kann. Bei Patienten mit Gefäßerkrankungen ist das Verfahren kontraindiziert. Wenn die Matrix infiltriert wird, kann es zu vorübergehender oder bleibender Nageldystrophie kommen.

● *Granuloma pyogenicum.* Diese entzündlichen Granulome entstehen oft parungual im Rahmen eines Unguis incarnatus. Klinisch sind es sich in wenigen Wochen entwickelnde, leicht blutende Tumoren. Die Therapie der Wahl ist die Exzision, z. B. mit der elektrischen Schlinge oder mit dem CO_2-Laser. Die Nachbehandlung erfolgt mit austrocknenden Maßnahmen, z. B. Pinselung mit 2% Merbromin. Feuchtigkeit ist zu meiden, ggf. ist ein Trockenverband anzulegen.

● *Koenen-Tumoren.* Diese Tumoren entstehen bei ca. 50% der Patienten mit M. Pringle bzw. tuberöser Hirnsklerose. Es handelt sich um Angiofibrome, die sich im Alter von 12–14 Jahren manifestieren und im Laufe der Zeit an Größe

und Zahl zunehmen. Klinisch sind die Tumoren rund, hautfarben, mit glatter Oberfläche und evtl. einer papillomatösen, z.T. hyperkeratotischen Oberfläche. Sie wachsen aus dem Nagelfalz über das Nagelbett, zerstören letzlich die Nagelplatte und sind erst bei einer entsprechender Größe schmerzhaft. *Therapeutisch* sind alle Tumoren durch einfache Exzision zu entfernen. Wachsen sie unter dem proximalen Nagelwall hervor, muß der proximale Nagelwall in der Verlängerung der seitlichen Nagelfurchen beidseits eingeschnitten und der Nagelwall zurückgeklappt werden. Subunguale Koenen-Tumoren werden nach Entfernen des entsprechenden Nagelplattenanteils exzidiert.
Eine weitere mögliche Therapie ist die CO_2-Laserchirurgie, insbesondere bei subungualer Lokalisation.

● *Periunguales Fibrokeratom.* Erworbene periunguale Fibrokeratome sind gutartige, spontan auftretende Knoten mit hyperkeratotischer Spitze und schmaler Basis. Sie werden meist durch ein Trauma ausgelöst. Die häufigste Lokalisation ist parungual, bei subungualer Lage kann die Spitze unter dem freien Nagelrand sichtbar werden. Die Behandlung erfolgt wie bei den Koenen-Tumoren.

● *Subunguale filamentöse Tumoren.* Es handelt sich um fadenartige, keratotische subunguale Läsionen. Sie wachsen mit dem Nagel und sind unter dem freien Nagelrand sichtbar. Das freie Ende läßt sich schmerzlos beim Nagelschneiden mit der Schere entfernen.

● *Glomustumoren.* Glomustumoren sind vorwiegend (ca. 75%) an der Hand lokalisiert und hier vor allem an den Fingerspitzen und subungual. Sie machen ca. 1–2% aller Handtumoren aus. Vgl. auch S. 896.
Klinisch imponiert der parunguale oder subunguale Glomustumor als bläuliches bis rötlichblaues Knötchen. Die Hälfte von ihnen führt zu geringen Nagelveränderungen wie Wulst oder Rillenbildung, ein anderer Teil verursacht eine Einsenkung an der dorsalen Seite der knöchernen Endphalanx. In diesem Fall ist auch die Entwicklung einer intraossären Zyste (röntgenologisch nachweisbar) möglich. Die Ursache ist häufig ein Trauma. Parunguale Glomustumoren sind oft durch intensive, teilweise auch pulsierende Schmerzen begleitet. Charakteristisch ist eine ausgeprägte Schmerzhaftigkeit auf geringen Druck oder Kälteeinwirkung. Differentialdiagnostisch müssen Metastasen anderer, z.T. interner Neoplasien ausgeschlossen werden.
Die *Therapie der Wahl* ist die chirurgische Exzision mit ausreichendem Sicherheitsabstand. Bei kleinen Tumoren wird ein kleines Loch in die Nagelplatte gestanzt, das Nagelbett in Längsrichtung inzidiert und der Tumor entfernt. Die inzidierte Nagelscheibe wird wieder auf das vernähte Nagelbett gelegt. Bei größeren Tumoren wird die proximale Nagelhälfte exstirpiert und der Tumor entfernt. Liegt der Tumor im lateralen Nagelbettanteil, wird ein L-förmiger Schnitt, der 4–6 mm volar und paralell zum lateralen Nagelwall verläuft, angelegt. Das Nagelbett wird vom Knochen freipräpariert, bis der Tumor erreicht und exstirpiert werden kann. Die Rezidivrate liegt bei 10–20%, verursacht u.a. auch durch eine inkomplette Entfernung bei der Erstoperation.

● *Subunguale Exostosen.* Subunguale Exostosen entstehen durch Hyperproliferation von ansonsten normal strukturiertem Knochengewebe. Sie sind häufig im Bereich der Großzehe lokalisiert. Man unterteilt sie in eine *genetische* (Typ I) und eine *erworbene* Form (Typ II). Die genetisch verankerte Form manifestiert sich meist kurz vor oder während der Pubertät, d.h. sie ist erst im Alter von 10–25 Jahren nachweisbar. Die erworbene Form tritt häufig später zwischen der 4. und 6. Lebensdekade auf. *Klinisch* findet sich eine fleischfarbene, häufig schmerzhafte Erhebung, die langsam wächst; sie geht als kleine Erhabenheit von der Dorsalseite der Endphalanx aus, kann unter dem Nagel hervorkommen, den Nagel abheben und ihn schließlich zerstören. Geht die bedeckende Nagelplatte verloren, wird die Oberfläche erosiv, und Superinfektionen treten auf. Schmerzen und Nageldeformation sowie röntgenologische Veränderungen führen letztlich zur Diagnose.
Therapeutisch muß der überschüssige Knochen unter sterilen Bedingungen entfernt werden. Dazu wird die Nagelplatte teilweise abgehoben, das Nagelbett longitudinal inzidiert und von der

Exostose abpräpariert. Die rauhen Enden werden geglättet und das Nagelbett verschlossen. Nach Möglichkeit wird die Exostose über einen L- oder fischmaulförmigen Schnitt exstirpiert, um die Entfernung der gesamten Nagelplatte zu vermeiden.

47.7.2 Mukoide Pseudozysten

Synonym: Synovialzysten

Hier handelt sich um zystische Strukturen, die durch degenerative Bindegewebsveränderungen im Bereich der distalen Phalangen entstehen. Sie sind zwischen dem interphalangealen Gelenk und der Nagelbasis lokalisiert. *Mukoide Pseudozysten* sind weich bis prall, zystisch oder fluktuierend rund, erhaben, mit glatter oder genabelter Oberfläche. Die Haut darüber ist verdünnt, kann verrukös sein oder ulzerieren. Selten entwickeln sich parunguale, noch seltener dehnen sich die Läsionen unter dem Nagel aus. Bei Lokalisation im Bereich der Matrix kommt es zu Nagelwachstumsstörungen; Druck auf die Nagelmatrix verursacht eine längsverlaufende Einsenkung im Nagel, während eine myxoide Pseudozyste unterhalb der Nagelmatrix zu einer unregelmäßigen Nageloberfläche mit Absplitterung führt.

Behandlung. Vor der therapeutischen operativen Entfernung werden vorhandene Zysten einschließlich evtl. vorhandener Satellitenherde mittels Methylenblaulösung dargestellt. Dazu werden 0,1–0,2 ml einer sterilen Methylenblaulösung von der volaren Seite aus in die Zyste bzw. das distale Interphalangealgelenk injiziert. Dadurch wird der Verbindungskanal zur Pseudozyste einschl. ihrer Satelliten sichtbar. Anschließend werden die Inzisionslinien auf den Finger gezeichnet, wodurch ein Rotationslappen markiert wird. Die Läsion wird freipräpariert und der Gang zum Gelenk hin verfolgt und reseziert. Knochenausziehungen müssen ebenfalls entfernt werden.
Sonstige Verfahren sind:
■ *Kryochirurgie.* Das zu behandelnde Areal umfaßt neben der Zyste auch das proximal davon liegende Gewebe bis zur distalen Gelenkfalte. Es werden 2 Gefrierzyklen mit Einfrierzeiten von 30 s und 4 min Auftauzeit angewandt. Längere Gefrierzeiten führen zu Matrixschäden.

■ *Sklerosierung.* Nach Punktion und Expression des Zysteninhaltes werden 0,1–0,2 ml 1 % Natriumtetradecylsulfat injiziert. Eventuell sind mehrere Injektionen im Abstand von einem Monat erforderlich. Therapieerfolge von bis zu 86 % sind beschrieben.

■ *Intraläsionale Kortikosteroidinjektionen.* Wenn der operative Eingriff wegen der Gefahr der Matrixdestruktion ausgeschlossen ist, kann bei entsprechender Lokalisation eine intraläsionale Kortikosteroidtherapie versucht werden. Dazu wird zunächst der Zysteninhalt von proximal drainiert und anschließend eine Kortikosteroidkristallsuspension (z. B. Triamcinolonacetonid) injiziert.

47.7.3 Maligne Tumoren

Dazu gehören vor allem der M. Bowen sowie Plattenepithelkarzinome.
Der *M. Bowen* ist ein intraepidermales Karzinom, das vorzugsweise im Bereich der Finger (Daumen, Zeige- und Mittelfinger) anzutreffen ist. Der Tumor entwickelt sich langsam, wobei das klinische Bild in Abhängigkeit von der Lokalisation variiert. Bei parungualer Lokalisation imponiert die Läsion als erythematöse, schuppende oder erosive Plaque. Im Bereich des lateralen Nagelwalls oder im Nagelfalz findet sich eine chronisch-hyperkeratotische, papillomatöse oder fibrokeratomartige Läsion. Ist der proximale Nagelwall betroffen, entsteht ein weißes Band.
Auch *Plattenepithelkarzinome* sind häufiger an den Fingern (vorzugsweise Daumen und Zeigefinger) anzutreffen. Zuerst findet sind nur eine subunguale Keratose, die den Nagelrand hochheben kann, später kommen Ulzerationen und/oder Paronychien hinzu. Sekundärinfektionen sind nahezu immer vorhanden. Schmerzen sind häufig, auch Knochenarrosionen sind ein verbreitetes Spätsymptom. Die Plattenepithelkarzinome der Nagelregion wachsen eher langsam und sind von niedrigem Malignitätsgrad. Zum Zeitpunkt der Diagnosestellung bestehen die Symptome häufig schon länger als 12 Monate. Durch die begleitentzündliche Reaktion wird das subunguale Plattenepithelkarzinom häufig als chronische Infektion fehlgedeutet.

Behandlung der Wahl ist die Totalexzision des betroffenen Areals mit ausreichendem Sicherheitsabstand. In Frage kommt auch die mikroskopisch kontrollierte Chirurgie nach Mohs, oder auch die CO_2-Laseranwendung.

47.8 Melanozytäre Pigmentveränderungen des Nagels

47.8.1 Longitudinale Melanonychie

Synonyme: Melanonychia striata

Bei der *Melanonychia striata* handelt es klinisch um einen braunen oder schwarzen longitudinalen Streifen im Nagel, der in der Nagelplatte oder im Nagelbett liegen kann. Dieser Sreifen entsteht durch eine gesteigerte Melaninablagerung in der Nagelplatte. Ursache ist in der Regel eine gesteigerte Funktion und/oder Anzahl normaler Melanozyten (benigne melanozytäre Hyperplasie) in einem umschriebenen Matrixareal, die kontinuierlich Melanin produzieren. Melanozyten wandern in der 16.–17. Schwangerschaftswoche dort ein, wobei sie in der distalen Matrix zahlreicher sind als in der proximalen. Die meisten Pigmentstreifen entstehen somit distal und sind der chirurgischen Therapie gut zugänglich. Normalerweise sind die Matrixmelanozyten inaktiv. Bei jüngeren Erwachsenen geben nun aktivierte Melanozyten kontinuierlich Melanin an die verhornenden Matrixzellen ab, so daß infolge der Wachstumsdynamik der Nagelplatte die longitudinale Melanonychie entsteht; sie ist bei dunkelhäutigen Rassen besonders häufig (96 % der Afrikaner über 50 Jahre). Der „normale" Pigmentstreifen bei den dunkelhäutigen Rassen ist meist schmal und unscharf begrenzt.

In seltenen Fällen kann die Ursache der Melanonychia longitudinalis auch eine gesteigerte Aktivität und/oder Anzahl von pathologisch veränderten Melanozyten sein, sei es im Rahmen einer benignen atypischen melanozytären Hyperplasie oder eines malignen akrolentiginösen Melanoms. Aus diesem Grund ist eine histologische Diagnosesicherung unumgänglich.

48.8.2 Laugier-Hunziker-Syndrom

Bei diesem Syndrom treten spontan Hyperpigmentierungen im Bereich der Bukkalschleimhaut und der Lippen ohne Krankheitssymptome auf. Die Veränderungen entstehen im frühen oder mittleren Erwachsenenalter. Hyperpigmentierungen in der Lippenregion sind in allen Fällen nachweisbar, im Bereich der Mukosa dagegen nur bei

Tabelle 47.14. Wichtigste Ursachen der Melanoychia longitudinalis

▷ Konstitutionell bedingt	Afrikaner (96 % aller Männer über 50 Jahre) Asiaten (11–13 % der Japaner)
▷ Systemkrankheiten	Systemerkrankungen (M. Addison, Lues II, Adrenalektomie bei M. Cushing, Mamma-CA) Medikamente (Photochemotherapie) Röntgenstrahlen Mangelerscheinungen (Malnutrition, Vitamin B_{12}-Mangel) Schwangerschaft
▷ Dermatosen	Primäre Amyloidose Tumoren (Basaliom, malignes Melanom, Nävuszellnävi, M. Bowen) Peutz-Jeghers-Touraine-Syndrom Laugier-Hunziker-Syndrom Infektionen (Mykosen, Bakterien) Lichen ruber planus Radiotherapie Porphyria cutanea tarda
▷ Traumatisch bedingt	Akutes Trauma oder wiederholte Mikrotraumen

Tabelle 47.15. Pathogenese der subungualen melanotischen Pigmentveränderungen

	Pathogenese und Klinik
Benigne melanozytäre Hyperplasie	Vermehrung relativ normaler Melanozyten, die eine umschriebene hyperpigmentierte Makula in der Matrix bilden. Die Matrixzelle nimmt viel Pigment auf und behält es auch während der Nagelbildung. Es entsteht ein Pigmentband (normal bei dunkelhäutigen Rassen).
Laughier-Hunziker-Syndrom	Gesteigerte Melaninmenge in den basalen Keratinozyten, kombiniert mit Hyperpigmentierungen im Bereich der Lippen und/oder Wangenschleimhaut.
Lentigo simplex	Zunahme aktiver Melanozyten und epidermale Hyperplasie.
Melanozytärer Nävus	In den Reteleisten liegende Nester von Nävuszellen mit unterschiedlich starker Pigmentierung.
Atypische melanozytäre Hyperplasie	Vermehrung der Melanozyten mit größeren hyperchromatischen pleomorphen Kernen, deutlichen Nukleoli, vermehrten Mitosen, langverzweigten Dendriten (inzipientes Melanom).
Malignes Melanom	Unterschiedliche morphologische Varianten (SSM, LMM, ALM, NM etc.).

einigen Patienten. In 60% der Fälle manifestieren sich *klinisch* Nagelveränderungen als longitudinale Pigmentbänder im Bereich der Fingernägel und/oder der Fußnägel. Zeichen einer Nageldystrophie oder Pigmentveränderungen im Bereich der Finger, Zehen, Hände und Füße sind nicht nachweisbar. Die Nagelhyperpigmentierungen variieren von isolierten Streifen bis zu halbseitigem Befall eines Nagels. *Histologisch* findet sich eine Steigerung der Melaninmenge in den basalen Keratinozyten ohne Vermehrung der Melanozytenpopulation. Bisher ist kein Fall mit einem malignen subungualen Melanom beschrieben.

47.8.3 Subunguale Pigmentnävi

Nävuszellnävi sind seltene, aber differentialdiagnostisch wichtige Veränderungen im Nagelbereich. Nävuszellnävi der Matrix führen zu Pigmentstreifen unter dem Perionychium, die entsprechend der Längsachse des Nagels bis zum freien Nagelrand verlaufen. Diese Pigmentbänder können angeboren oder im Laufe des Lebens erworben sein. Ein aktiver Nävuszellnävus ist durch eine Verbreiterung und ein Dunklerwerden des Pigmentstreifens gekennnzeichnet. Von ihm kann eine maligne Entartung ausgehen.

47.8.4 Malignes Melanom der Nagelregion

● *Akrolentiginöses Melanom (ALM).* Die Häufigkeit der akrolentiginösen Melanome beträgt insgesamt bis zu 4–5% aller histologischer Varianten; die häufigste Lokalisation ist die Ferse. Bei den akrolentiginösen Melanomen der Hand handelt es sich überwiegend um subunguale Melanome, parunguale Melanome sind seltener. Melanome der Nagelregion können mit oder ohne Pigmentierung bzw. Nageldystrophie einhergehen. Sie verursachen normalerweise keine Beschwerden. Ca. 25% der Patienten geben ein vorausgegangenes Trauma in dem betroffenen Gebiet an. Lediglich ⅔ der Patienten suchen einen Arzt wegen einer „traumatisch" bedingten Pigmentveränderung auf.

● *Subunguale Melanome.* Melanome sind bei dunkelhäutigen Menschen relativ häufig im Nagelbereich lokalisiert, bei hellhäutigen ist dies bei weitem seltener der Fall. Übliche Lokalisationen sind Daumen, Zeigefinger und Großzeh, was für eine wichtige Rolle einer chronischen Traumatisierung bei ihrer Entstehung sprechen könnte. Das mittlere Manifestationsalter beträgt 55–60 Jahre. Frühsymptom eines subungualen Melanoms ist bei den Hellhäutigen häufig die erworbene Melanonychia longitudinalis und bei Dunkelhäutigen die Verbreiterung eines bereits bestehenden Pigmentstreifens. Fortgeschrittene Fälle zeigen Entzündung (Paronychie) und Knoten mit Destruktion der Nagelplatte. Folgende *klinischen Kriterien* gelten als melanomverdächtig:

- Alter > 50 Jahre
- Befall eines Nagels allein
- Ausdehnung der Melanonychie bis zum freien Nagelrand
- Parunguale Ausbreitung der Pigmentierung
- Ein Pigmentstreifen, der dunkler wird und/oder sich verbreitert
- Verwaschene Begrenzung
- Schmerzloser braun-schwarzer Fleck im Bereich der Matrix, des Nagelbettes oder der Nagelplatte
- Ein unterschiedlich breites, über den ganzen Nagel sichtbares, längsverlaufendes braunschwarzes Band

Pathognomonisch für das Vorliegen eines subungualen malignen Melanoms, wenn auch selten, ist das sog. *Hutchinson-Zeichen*, d.h. die unter dem Nagel oder Nagelwall liegende Pigmentierung geht auf die umgebende Haut über. Etwa 25 % aller subungualen Melanome sind allerdings amelanotisch und werden oft als Granuloma pyogenicum, Granulationsgewebe oder eingewachsener Nagel fehlgedeutet. Subunguale Melanome haben insgesamt mit einer Fünfjahresüberlebenszeit von ca. 35–50 % eine schlechte Prognose, wobei vorwiegend die späte Diagnosestellung dafür verantwortlich ist.

47.8.5 Diagnostik und Therapie der melanozytären Nagelveränderungen

Bei den oben beschriebenen Nagelpigmentierungen kann klinisch ein malignes Melanom nie mit Sicherheit ausgeschlossen werden. Weiterhin können auch benigne melanozytäre Veränderungen im Nagelbereich maligne entarten. Aus diesem Grund ist nach Möglichkeit die vollständige Entfernung, zumindest aber die histologische Klärung der Läsion unbedingt erforderlich. Für die diagnostischen und therapeutischen Exzisionen haben sich folgende 4 Techniken bewährt, die alle in Leitungsanästhesie und in Blutleere durchgeführt werden sollten:

● *Biopsietechnik.* Bei einer Breite von weniger als 3 mm und Lage des Pigmentes im unteren Nagelplattenanteil wird eine *Stanzbiopsie* durchgeführt. Nach seitlichem Einschneiden und anschließendem Zurückklappen des proximalen Nagelanteils ist der Beginn der Melanonychia longitudinalis meist gut sichtbar und kann herausgestanzt werden. Anschließend wird der proximale Nagelwall über den Defekt gelegt und mit einem feinen Faden an seiner ursprünglichen Stelle vernäht.

Ist die Läsion breiter als 3 mm und liegt sie im unteren Anteil der Nagelplatte, wird eine *transversale spindel- oder sichelförmige Exzision* durchgeführt. Der proximale Nagelwall wird wie oben beschrieben zurückgeklappt und der proximale Nagelplattenanteil entfernt. Jetzt kann die Exzision durchgeführt werden. Es sollte darauf geachtet werden, daß die halbrunde Form der distalen Matrix erhalten bleibt. Der Defekt wird anschließend mit einem feinen Faden vernäht.

Die *laterale longitudinale Nagelbiopsie* ist indiziert, wenn die Melanonychia striata weit von der Mitte des Nagels entfernt liegt. Die Biopsie wird durch Nagelplatte, Nagelbett und proximalem Nagelwall parallel zum lateralen Nagelwall gelegt. Die Biopsietiefe sollte bis zum Knochen gehen. Nach Entfernung des Biopsates wird der Defekt vernäht, wobei im Matrixbereich der proximale Nagelwall nur oberflächlich vernäht werden sollte.

Ist das *Hutchinson-Zeichen* positiv (longitudinale Nagelpigmentierung mit periungualer Ausbreitung) oder beim Vorliegen einer Melanonychia striata mit Nageldystrophie, empfiehlt sich grundsätzlich eine Exstirpation des gesamten Nagelorgans ohne vorherige Biopsie. Der Defekt muß plastisch mittels Transplantat versorgt werden.

● *Vorgehen beim malignen Melanom.* Viele Fälle einer Melanonychia longitudinalis sind trotz jahrelangem Bestand noch Melanoma in situ, so daß das Endglied erhalten werden kann. Dünnere Melanome (Clark level I–II) müssen mit ausreichendem Sicherheitsabstand exzidiert und der

Defekt plastisch versorgt werden. Bei subungualen Melanomen mit Clark level über II oder Breslow-Index über 0,75 mm ist die Amputation (betroffener Digitus unter Mitnahme des jeweiligen Strahls) erforderlich. Die alleinige metakarpo-/metatarsophalangeale Amputation ist wegen der hohen Lokalrezidivrate unzureichend. In Abhängigkeit von der Ausdehnung und den Tumorstadien sind weitere operative Maßnahmen (Lymphknotendissektion, Immun- oder Chemotherapie etc.) zu erwägen (s. Kap. 863 ff.).

Literatur

Apfelberg DB, Drucker D, Maser MR, Lash H (1979) Subungual osteochondroma. Arch Dermatol 115: 472–473

Arroyo JF, Cohen ML (1993) Improvement of yellow nails syndrome with oral zinc supplementation. Clin Exp Dermat 18: 62–64

Back DJ, Tija JF, Abel SM (1992) Azoles, allylamines and drug metabolism. Br J Dermatol 126 [Suppl 39]: 14–18

Baran R, Juhlin L (1989) Drug-induced photo-onycholysis. J Am Acad Dermatol 17: 1012–1016

Baran R, Kechijian P (1989) Longitudinal melanonychia (melanoychia striata): Diagnosis and management. J Am Acad Dermatol 21, 1165–1175

Baran R, Barth J, Dawber R (1993) Krankheiten der Nägel. Deutscher Ärzte-Verlag, Köln

Baudraz-Roessele F, Rakosi T, Will PR, Kenzelmann R (1992) Treatment of onychomycosis with terbinafine. Br J Dermatol 126 [Suppl 39]: 40–46

Bendick C, Rasokat H, Steigleder GK (1988) Streifenförmige Nagelverfärbung unter Zidovudin. Z Hautkr 64: 91–95

Burrows NP, Russel R (1991) Yellow nail syndrome in association with carcinoma of the gall bladder. Clin Exp Dermatol 16: 471–473

Cohen PR, Scher RK (1992) Geriatric nail disorders: Diagnosis and treatment. J Am Acad Dermatol 26: 521–531

Colombo VE, Gerber F, Bronhofer M, Floersheim GL (1990) Treatment of brittle fingernails and onychoschizia with biotin: scanning electron microscopy. J Am Acad Dermatol 23: 1127–1132

Daniel CR (1991) Onycholysis: An overview. Sem Dermatol 10: 34–40

Daniel CR, Lawrence AN, Scher RK (1992) The spectrum of nail disease in patients with human immunodeficiency virus infection. J Am Acad Dermatol 27: 93–97

Effendy I, Ossowski B, Happle R (1993) Zangennagel. Hautarzt 44: 800–802

El Gamma S, Altmeyer P (1993) Erfolgreiche konservative Therapie des Pincer-Nail-Syndroms. Hautarzt 44: 535–537

Farber EM, Nall L (1992) Nail psoriasis. Cutis 50: 174–178

Feinstein A, Friedman J, Schewach-Millet M (1988) Pachyonychia congenita. J Am Acad Dermatol 19: 705–711

Finaly A (1992) Pharmacokinetics of terbinafine in the nail. Br J Dermatol 126 [Suppl 39]: 28–32

Floersheim GL (1989) Behandlung brüchiger Fingernägel mit Biotin. Z Hautkr 64: 41–48

Goldminz D, Bennett RG (1992) Mohs' micrographic surgery of the nail unit. J Dermatol Surg Oncol 18: 721–726

Goodfield MJD (1992) Short-duration therapy with terbinafine for dermatophyte onychomycosis: A multicentre trial. Br J Dermatol 126 [Suppl 39]: 33–35

Greene RA, Scher RK (1987) Nail changes associated with diabetes mellitus. J Am Acad Dermatol 16: 1015–1021

Halkier-Sorensen L, Cramers M, Kragballe K (1990) Twenty-nail dystrophy treated with topical PUVA. Acta Derm Venereol 70: 510–514

Haneke E, Baran R (1982) Subunguale Tumoren. Z Hautkr 57: 355–362

Haneke E, Binder D (1978) Subunguales Melanom mit streifenförmiger Nagelpigmentierung. Hautarzt 29: 389–391

Haneke E, Binder D (1984) Diagnostik und Therapie der streifenförmigen Nagelpigmentierungen. Hautarzt 35: 359–365

Hay RJ, Baran R, Moore MK Wilkinson JD (1988) Candida onychomycosis – an evaluation of the role of Candida species in nail disease. Br J Dermatol 118: 47–58

Hochmann LG, Scher RK, Meyerson MS (1993) Brittle nails: Response to daily Biotin supplementation. Cutis 51: 303–305

Hoffmann S (1973) Basal cell carcinoma of the nail bed. Arch Dermatol 108: 828

Huntley AC (1989) Cutaneous manifestations of diabetes mellitus. Dermatol Clin 7: 531–546

Kaminsky CA, de Kaminsky AR, Shaw M et al. (1978) Squamous cell carcinoma of the nail bed. Dermatol 157: 48–53

Kato N, Ueno H (1993) Isolated lichen planus of the nails treated with etretinate. J Dermatol 20: 577–580

Kemmett D, Ellis J, Spencer MJ, Hunter JAA (1990) The Laugier-Hunziker syndrome – a clinical review of six cases. Clin Exp Dermatol 15: 111–114

Kirchhoff A, Petres J (1989) Operative Eingriffe am Nagelorgan. Z Hautkr 65: 890–895

Koch SE, LeBoit PE, Odom RB (1987) Laugier-Hunziker syndrome. J Am Acad Dermatol 16: 431–434

Orfanos CE, Ehlert R, Gollnick H (1987) Retinoide und ihre klinische Bedeutung. Drugs 34: 459–503

Panizzon R, Krebs A (1980) Das subunguale maligne Melanom. Hautarzt 31: 132–140

Pappert AS, Scher RK, Cohen JL (1991) Nail disorders in children. Pediatr Clin North Am 38: 921–940

Paul E, Kleiner H, Bodeker RH (1992) Epidemiologie und Prognose subungualer Melanome. Hautarzt 43: 286–290

Pierard GE, Arrese-Estrada J, Pierard-Franchimont C (1993) Treatment of onychomycosis: Traditional approaches. J Am Acad Dermatol 29: 41–45

Ranneberg KM (1994) Zur Therapie am Nagelorgan. Dt Derm 42: 669–670

Runne U, Orfanos CE (1981) The human nail. Curr Probl Derm 9: 102–149

Ryder NS (1992) Terbinafine: Mode of action and properties of the squalene epoxidase inhibition. Br J Dermatol 126 [Suppl 39]: 2–7

Scher RK (1987) Nail Surgery. Clin Dermatol 5: 135–142

Scher RK (1988) Occupational nail disorders. Dermatol Clin 6: 27–33

Scher RK (1989) Brittle nails. Int J Dermatol 28: 515–516

Schmidt KH (1993) Vergleich der Wirkungsmechanismen verschiedener Wirkstoffe in Präparaten gegen brüchige Nägel. Z Hautkr 68: 517–520

Schroeff JG van der, Cirkel PKS et al. (1992) A randomized treatment duration-finding study of terbinafine in onychomycosis. Br J Dermatol 126 [Suppl 39]: 36–39

Tegfler NR (1991) Congenital and hereditary nail disorders. Sem Dermatol 10: 2–6

Tosti A (1990) Topical ciclosporin in nail psoriasis. Dermatologica 180: 110–112

Tosti A, Peluso AM, Fanti PA, Piraccini BM (1993) Nail lichen planus: Clinical and pathologic study of twenty-four patients. J Am Acad Dermatol 28: 724–730

Villars VV, Jones TC (1992) Special features of clinical use of oral terbinafine in the treatment of fungal diseases. Br J Dermatol 126 [Suppl 39]: 61–69

Willemsen M, De Doncker MS, Willems et al. (1992) Posttreatment itraconazole levels in the nail. J Am Acad Dermatol 26: 731–735

Williams HC, Buffham R, du Vivier A (1991) Successful use of topical Vitamin E solution in the treatment of nail changes in yellow nail syndrome. Arch Dermatol 127: 1023–1028

Wright AL (1988) Nails. Br Med J 296: 106–109

Yu RCH, King CM (1992) A double-blind study of superficial radiotherapy in psoriatic nail dystrophy. Acta Derm Venereol 72: 134–136

Zaias N, Nolting S (1982) Atlas der Nagelerkrankungen. Pharmazeutische Verlagsges, München

Zaun H (1991) Leukonychias. Sem Dermatol 10: 17–20

Farbabbildungen

1,2 Onychodystrophie bzw. Onycholyse bei Psoriasis der Nägel und Therapieerfolg nach 6 Monaten Behandlung mit Etretinat (0,5–1,0 mg KG/d)

3,4 Yellow nail-Syndrom, z.T. bakteriell infiziert

5 Lichen ruber der Nägel

6 „Half and Half"-Nägel bei Niereninsuffizienz; keine Candida-Infektion

7,8 Chronische Onychodystrophien und Versorgung mit künstlichen Nägeln

Farbabbildungen

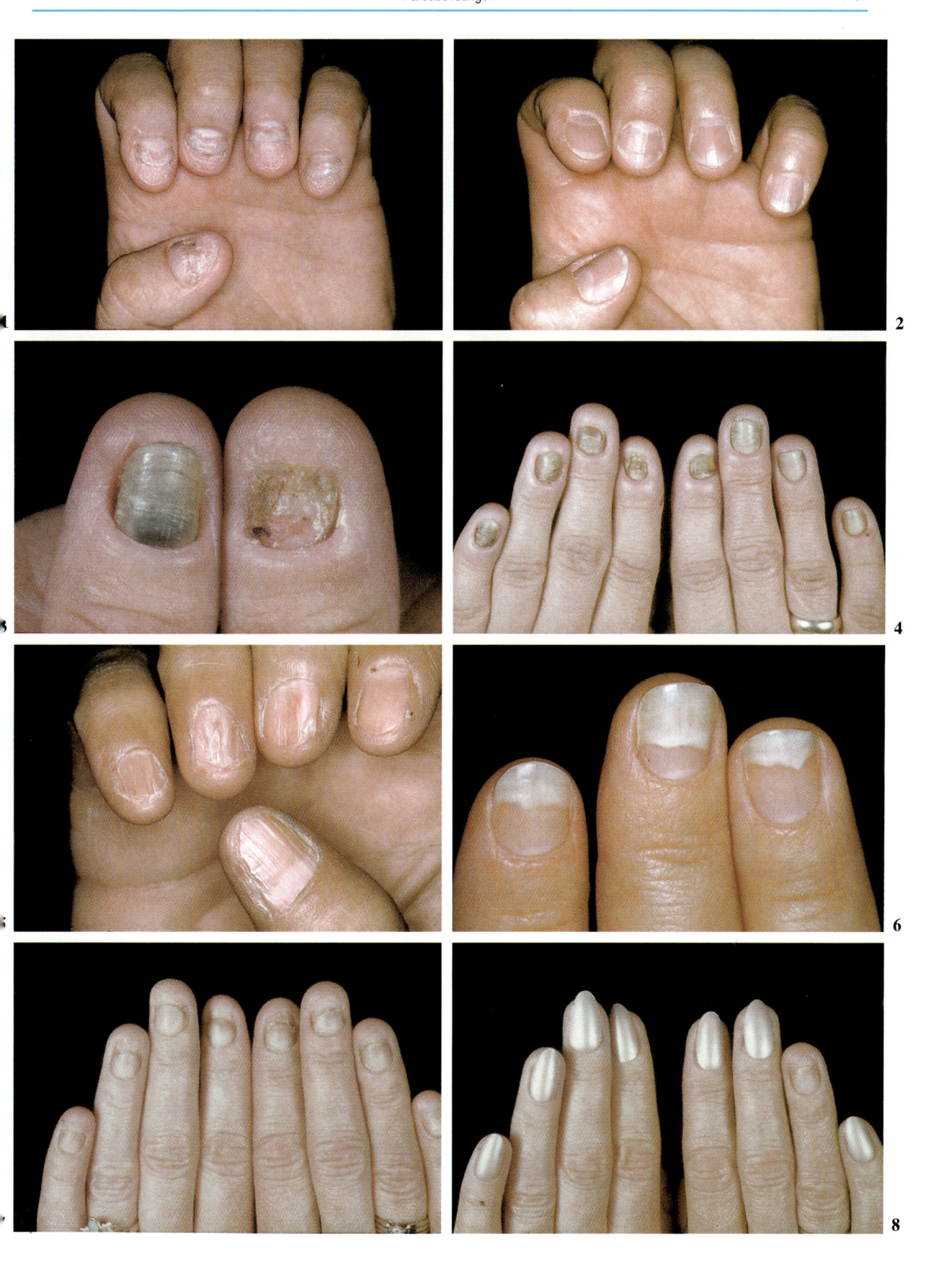

Kapitel 48 Erkrankungen der Analregion

48.1	Pruritus ani	1110
48.2	Kryptitis, Papillitis, Proktitis	1111
48.2.1	Kryptitis, Papillitis	1111
48.2.2	Proktitis	1112
48.3	Marisken und Analfissuren	1113
48.3.1	Marisken	1113
48.3.2	Analfissuren	1114
48.4	Äußere Hämorrhoiden und Perianalvenenthrombose	1115
48.5	Innere Hämorrhoiden	1116
48.5.1	Sklerosierungsbehandlung	1118
48.5.2	Die elastische Ligatur (Gummibandligatur)	1119
48.5.3	Infrarotkoagulation	1121
48.5.4	Kälte- bzw. Wärmeanwendung	1122
48.5.5	Operative Verfahren	1122
48.6	Hämorrhoidalthrombose und Analprolaps	1123
48.7	Analekzem	1124
48.7.1	Akutes Analekzem	1124
48.7.2	Chronisches Analekzem	1124
48.7.3	Steroidschäden im Analbereich	1125
48.8	Periproktaler Abszeß und Analfisteln	1125
48.8.1	Periproktaler Abszeß	1125
48.8.2	Analfisteln	1126
48.8.3	Pilonidalsinus(-fistel)	1127
48.9	Tumoren der Anal- und Perianalregion	1128
48.9.1	Benigne Tumoren	1128
48.9.2	Präkanzerosen	1128
48.9.3	Maligne Tumoren	1129
48.10	Anale (Stuhl-)Inkontinenz	1130
48.11	Proktalgie	1130
48.12	Kokzygodynie	1131

48.1 Pruritus ani

Pruritus ani ist in der großen Mehrzahl der Fälle keine Krankheit sui generis, sondern ein polyätiologisches Symptom einer (oder mehrerer) lokalen, regionalen oder systemischen Erkrankung. Es handelt sich um perianalen Juckreiz bis hinauf zur Linea dentata, der mit verschiedenen proktologischen Krankheitsbildern assoziiert sein kann. Dabei ist eine Vielzahl von auslösenden Faktoren beteiligt (Tabelle 48.1).

Tabelle 48.1. Ursachen des Pruritus ani

▷ **Primär- bzw. anlagebedingt**
Adipositas, Trichter-Anus, radiäre Fältelung, Sphinkterinkompetenz,
starke Behaarung im Analbereich, Hyperhidrosis

▷ **Sekundär-symptomatischer Pruritus** durch:
mangelnde oder übertriebene Analhygiene
Haemorrhoidalleiden, Papillenhypertrophie
Analfissur, Analfistel, Mariske
allergische bzw. toxische Kontaktekzeme
Erythrasma, Pilz- bzw. Hefeinfektionen
Proktitis, Kolitis
Condylomata acuminata
gynäkologische Erkrankungen (Fluor!)
Diarrhöen bzw. Harninkontinenz
Rektum- bzw. Kolonpolypen
Anal- bzw. Rektumkarzinom
STD und andere Dermatosen
intestinale Parasitosen (Askariden, Oxyuren)
regionale Parasitosen (Pediculosis pubis, Skabies)

▷ **Medikamentös bedingt**
topisch:
allergische Reaktionen, Kortikoidschäden
peroral:
Phenolphthalein, Anthrachinonglykoside, Barbiturate, Pyrazolone, Sulfonamide, Chinin, Hydantoin, Metronidazol

▷ **Ernährungsbedingt**
Gewürze (Pfeffer, Zimt u. a.) Zitrusfrüchte, Tomaten, Nüsse, Alkohol, Kaffee, Tee, Cola, Schokolade, Schweinefleisch, Milchprodukte, Nicotin

▷ **Systemerkrankungen**
Diabetes mellitus, Lymphome, Leukämien, Prostata-Ca

▷ **Psychogen**
Depression, Neurosen

Pruritus ani tritt in allen Altersgruppen auf. Bei Kindern handelt es sich häufig um Wurminfektionen, während es bei Erwachsenen meist im Rahmen proktologischer Erkrankungen zu perianalem Juckreiz kommt. Die wichtigste zu Juckreiz führende Ursache ist *Mazeration in einer feuchten Kammer* zwischen den Nates, evtl. in Verbindung mit chemischer oder mechanischer Irritation. Bei fast allen proktologischen Erkrankungen kommt es durch Reizung der Proktodealdrüsen zu übermäßiger Sekretion. Ferner müssen Infektionen sowie systemische und psychische Erkrankungen (z. B. Karzinophobie!) bedacht werden.

Der *primäre* Pruritus ani (sine materia) tritt vorwiegend bei Männern auf, während der *sekundäre* entsprechend der Häufigkeits- und Geschlechtsverteilung der zugrundeliegenden Erkrankung vorkommt. Schlaflosigkeit, Übermüdung, daraus resultierende Reizbarkeit und Nervosität führen zur Beeinträchtigung des Wohlbefindens und der Leistungsfähigkeit und können weitreichende Folgen für das private und berufliche Leben haben. Durch Kratzen und Reiben kann es bei Pruritus ani zusätzlich zur *Ekzematisation* bzw. zur *Superinfektion* kommen. Vielfach führen unterschiedliche Salbenbehandlungen zur Allergisierung mit nachfolgendem Kontaktekzem. So entsteht ein polyätiologischer Circulus vitiosus, den es zu unterbrechen gilt:

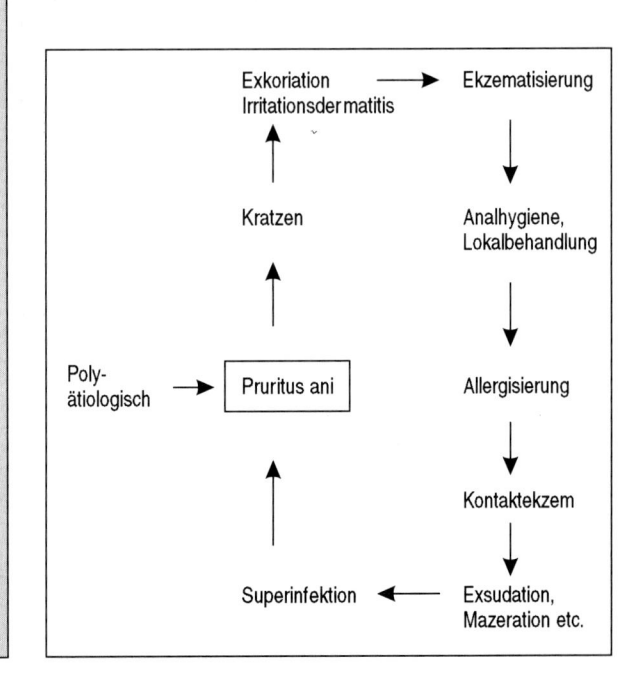

```
                 Exkoriation  ──►  Ekzematisierung
              Irritationsdermatitis
                     ▲                    │
                     │                    ▼
                 Kratzen              Analhygiene,
                                    Lokalbehandlung
                     ▲                    │
                     │                    ▼
  Poly-       ┌─────────────┐
ätiologisch ─►│ Pruritus ani│         Allergisierung
              └─────────────┘
                     ▲                    │
                     │                    ▼
                                      Kontaktekzem
                     │                    │
                     │                    ▼
              Superinfektion  ◄──    Exsudation,
                                    Mazeration etc.
```

Behandlung. An erster Stelle bei der Therapie des Pruritus ani muß die Sanierung einer zugrundeliegenden Erkrankung stehen. Generell ist eine *Reduktion von Übergewicht* sowie eine ausreichende *körperliche Betätigung* anzustreben. In den meisten Fällen wird eine *sorgfältige Analhygiene* und konsequente Trockenhaltung der Perianalregion zur Besserung der Beschwerden führen. Dabei soll 2 ×/d bzw. jeweils nach dem Stuhlgang eine sorgfältige Reinigung mit Wasser ohne Seifenzusätze erfolgen. Evtl. können adstringierende oder entzündungshemmende Substanzen als Sitzbad verordnet werden (z. B. Tannolact®, Kamillosan®). Das Abtrocknen sollte jedoch behutsam, etwa durch sorgfältiges Abtupfen mit weichem Papier bzw. mit einem Mulltuch oder auch durch Fönen erfolgen. Bei anatomischer Disposition bzw. mechanischer Reizung empfiehlt sich das Einlegen von Leinenläppchen in die Rima ani, u. U. bestreut mit einfachem Babypuder zur Trockenhaltung.

Auf der anderen Seite ist vor *übertriebener Analhygiene* zu warnen, da es dabei zu Eksikkationsekzemen und Allergisierungen kommen kann (s. Analekzem, S. 1124). Unter Umständen ist bei sehr trockener Haut, wie gelegentlich im Alter, eine neutrale Fettsalbe anzuwenden, doch im allgemeinen sollte man bei Pruritus ani Fettsalben vermeiden. Das Rasieren bei sehr starker Behaarung ist auf jeden Fall zu unterlassen. Unterwäsche aus natürlichen Materialien fördert eine gute Belüftung.

Eine nur initial angewendete *Steroidcreme* oder Suppositorien (Anusol® H, Scheriproct®, Ultraproct®) werden schnell für Linderung sorgen. Bei entsprechender Indikation werden antibiotika- oder antimykotikahaltige Salben auch in Kombination mit Steroiden zur Anwendung gebracht. Jegliche weitere lokale Anwendung von Externa von seiten des Patienten (Reinigungspads, Salben, Intimpflege, Gleitmittel) muß unterbleiben.

● Eine *Sklerosierung,* auch bei proktoskopisch nicht erkennbaren Hämorrhoiden, sowie eine *Östrogensubstitution* bei menopausalen Frauen kann erfolgreich sein (Presomen® 0,6 Drg. 1–2/d). Versuchsweise wäre es möglich, eine nicht erkannte *Oxyuriasis* bzw. sonstige Wurmerkrankung mit Molevac® Suspension bzw. Dragees bzw. mit Vermox® (Mebendazol, 2 × 1 Tbl. à 100 mg über 3 Tage) zu behandeln; evtl. nach 1–3 Wochen wiederholen.

● Bei Frauen mit Pruritus im Genitoanalbereich sollte man auch an ein *Menopausesyndrom* mit oder ohne Östrogenmangel gedacht werden. Als hilfreich bei der Ausschlußdiagnose „Pruritus ani sine materia" kann sich die flache *Unterspritzung* der Perianalhaut mit Triamcinolonacetonidkristallsuspension erweisen (1 Amp. Volon® A 10 mg Kristall-Susp./10 ml physiol. NaCL-Lösg.). Ein somatisch bedingter Pruritus wird damit oft innerhalb weniger Stunden für bis zu 3 Wochen beseitigt, während der psychogene Juckreiz dadurch meist nicht beeinflußt wird. Vor allem bei streßausgesetzten Männern in leitender Position sollte eine ausführliche soziale und psychische Exploration erfolgen; gelegentlich wird eine psychotherapeutische Betreuung notwendig.

● Eine evtl. *Karzinophobie,* die bei Männern und Frauen einem Pruritus ani latent zugrunde liegen kann, muß angesprochen und ausgeräumt werden. Hartnäckige Fälle erfordern eine Behandlung mit Tranquilizern, z. B. Hydroxyzin (Atarax®) oder auch Neuroleptika, z. B. Pimocid (Orap®).

Früher geübte Praktiken bei therapieresistenten Fällen, wie z. B. die perianale subkutane Unterspritzung mit Alkohol, sind heute wegen unbefriedigender Ergebnisse wieder verlassen worden. Allerdings wird in einer neueren Studie über Heilungsraten von 92,5% nach subanodermaler, zirkulär verteilter Injektion von insgesamt 8–10 ml 5% Phenol in Erdnußöl bzw. in Mandelöl berichtet. Lokal entzündliche *Komplikationen* wurden bei 13,4% beobachtet.

Über psychoneurotische Komplikationen bzw. Pruritus sine materia s. S. 1144.

48.2 Kryptitis, Papillitis, Proktitis

48.2.1 Kryptitis, Papillitis

Eine *Kryptitis*, die durch Übergreifen zur Papillitis führen kann, stellt die Vorstufe zur Proktitis dar. Es handelt sich häufig um Entzündungen der

Morgagni-Krypten (evtl. auch der Proktodealdrüsen). Bei chronischem Befall der dazwischenliegenden Analpapillen können diese hypertrophieren und als Analpolypen erscheinen, die gelegentlich bei der Defäkation prolabieren. Bei Risikopersonen sollte eine genorrhoische Infektion, evtl. auch Chlamydien, ausgeschlossen werden.

Behandlung. Wir empfehlen kortikosteroidfreie Salben und Suppositorien (Hametum®, Factu®, Proctoparf forte®, Tampositorien B®, Sagittaproct®), evtl. in Kombination mit einer submukösen Sklerosierungsbehandlung (z.B. Sagittaproct®, Aethoxysklerol®, s. S. 1118f.). Warme Sitzbäder (Kamillosan®, Tannolact®) wirken lindernd auf die Beschwerden. Bei Versagen dieser Maßnahmen besteht das operative Vorgehen in einer eng begrenzten Exzision oder einfachen Spaltung des Kryptendaches über einer Hakensonde (Kryptektomie). Hypertrophe Papillen werden mit Silbernitrat betupft oder bei stärkerer Ausprägung mit der Diathermieschlinge in Lokalanästhesie operativ entfernt.

48.2.2 Proktitis

Proktitiden können akuter oder chronischer Natur sein. Sie rufen oftmals nur leichte unspezifische Symptome hervor, können aber auch mit blutig-schleimigem Fluor, Diarrhö, Tenesmen sowie stärkeren perinealen oder abdominellen Schmerzen einhergehen. Gelegentlich treten andere anale Läsionen wie Ulzera, Abszesse, Fisteln oder Fissuren hinzu.

● *Prolapsproktitis.* Bei Prolaps der Rektumvorderwand kommt es durch mechanischen Reiz zu einer umschriebenen Proktitis, die später erodieren oder gar ulzerieren kann.
Therapeutisch muß in 1. Linie der Stuhl reguliert werden, um übermäßiges Pressen zu vermeiden. In Einzelfällen kommt eine hohe Fixierung der prolabierenden Schleimhaut, sei es mit elastischen Ligaturen (s. S. 1119ff.) oder per Sklerosierungsbehandlung (s. S. 1118f.) in Frage. Sehr selten wird von seiten des Chirurgen eine transabdominelle Rektopexie notwendig, um eine therapieresistente Ulzeration zur Abheilung zu bringen.

● *Strahlenproktitis.* Bei der strahleninduzierten Proktitis handelt es sich um eine hämorrhagische reaktive Entzündung des Analrings mit blutigen Durchfällen, die als Folge einer Bestrahlung, etwa im gynäkologischen Bereich, der Prostata oder des Darmes selbst auftritt.
Abhilfe kann bereits die Unterbrechung oder stärkere Fraktionierung der Bestrahlung schaffen. Zur Lokaltherapie werden Kortikosteroid- oder 5-Aminosalicylsäure-haltige (Claversal®, Salofalk®) Suppositorien oder Klysmen angewendet. Bei Fisteln, Strikturen oder Ulzerationen mit massiver Blutung ist eine operative Sanierung notwendig. Wegen des Entartungsrisikos sind regelmäßige endoskopische Nachkontrollen geboten.

● *Infektiöse Proktitiden.* Infektiöse Proktitiden sind in erster Linie auf sexuell übertragbare Erkrankungen zurückzuführen. Eine Vielzahl von Erkrankungen kommt dabei in Frage: z.B. Gonorrhö, Lues, Chlamydia trachomatis, Mykoplasmen, Herpes simplex sowie Parasiten (Amöben, Schistosoma, Lamblien), Candidose, Kokzidiose etc. Vor allem bei Risikopatienten bzw. bei HIV-Infizierten muß an eine derartige Infektion oder an mehrere zugleich gedacht werden. Chronifizierte HSV-Infektionen im Analbereich sind bei Aids mehrfach beschrieben worden.

Behandlung. Die Behandlung richtet sich nach der jeweils vorliegenden Grunderkrankung bzw. Infektion. Die P. gonorrhoica behandeln wir in der Regel mit Spectinomycin (Stanilo® Amp. à 2 g 1× oder 2×), zumal es sich in den meisten Fällen um Risikopatienten handelt, ansonsten gelten die bei der Bekämpfung sexuell übertragbarer Krankheiten üblichen Regeln (Tetracycline bei Chlamydiainfektionen, Penicillin bei Condylomata lata etc.).
Bei *chronischen HSV-Infektionen* sind Infusionen mit Aciclovir (Zovirax® 5–10 mg/kg KG alle 8 h über 5–10 Tage) notwendig; bei Aids-Patienten mit Aciclovirresistenz wurde neuerdings Foscarnet (Foscavir®) mit Erfolg eingesetzt. Daneben stehen allgemeine symptomatische Maßnahmen; Suppositorien oder Klysmen mit oder ohne Steroidkomponente wirken entzündungshemmend. Warme Sitzbäder haben einen günstigen Einfluß

auf das verkrampfte Sphinkterorgan. Weiterhin können Spasmolytika (Buscopan®) und unter Umständen Sedativa (z. B. Atosil®, Lexotanil® u. ä.) verschrieben werden. Eine Sonderform der Proktitis ist das *sog. „Gay-Bowel-Syndrom"*, das durch häufigen analen Koitus unterhalten werden kann. Oft gelingt kein spezieller Erregernachweis, der Verlauf ist meist symptomarm. Selten sind durch *Würmer* oder *Bilharziose* ausgelöste Proktitiden, sie werden mit Praziquantel (Biltricide®; Lacktbl. à 600 mg; Cysticide® Tbl. à 500 mg; Cesol® Lack Tbl. à 150 mg; ED: 40 mg/kg KG) über 7 Tage behandelt, sowie *amöbenbedingte* Proktitiden. Letztere können mit Metronidazol (Flagyl®, Clont® 3 × 500 mg über 3–5 Tage) behandelt werden. Mittel der Wahl bei Zystenausscheidern ist das aus dem englischen Sprachraum zu beschaffende Diloxanid furoat (Furamid™, 3 × 500 mg über 10 Tage). In Einzelfällen sind diese Medikamente wegen einer aufgepfropften bakteriellen Infektion evtl. durch Tetracycline zu ergänzen (Doxycyclin 2 × 100 mg).
Atypische Mykobakteriosen im Analbereich mit dem Bild einer Proktitis können vorkommen. Vor allem bei HIV-Infizierten, d. h. bei Risikopatienten, muß man daran denken. Sie sind teilweise auch mit Langzeitgabe von Turkulostatika mit 6 und mehr Substanzen nur schwer unter Kontrolle zu bringen (M. avium, M. kansasii). Beim Nachweis von *Isospora belli* wird die Infektion mit Trimethoprim-Sulfamethoxazol (Bactrim® forte Tbl. 2 × 1/d) angegangen.

● Die *Proctitis ulcerosa* ist eine gering ausgeprägte, relativ symptomarme Manifestationsform der *Colitis ulcerosa*. Therapeutisch sind steroidhaltige Suppositorien oder Sulfasalazinklysmen (Azulfidine® Klysma bzw. Colo-Pleon® Klysma 100 ml à 3 g) initial 2 ×/d, später 1 ×/d oder seltener indiziert. Alternativ können oral Sulfasalazin (Colo-Pleon®, Azulfidine® magensaftresistente Drg. à 500 mg und Tbl. à 500 mg 6–10 ×/d) bzw. 5-ASA (Mesalazin; Claversal®, Salofalk®; magensaftresistente Tbl. à 250 mg, morgens und abends je 2 × 1 nach dem Essen, evtl. auch als Supp. oder Klysma) angewendet werden. Dies wird im Gegensatz zur Colitis ulcerosa nicht als Dauertherapie, sondern über eine beschränkte Zeit, allenfalls über einige Wochen bis zu 3–6 Monaten durchgeführt. Nach dem initialen Erfolg wird die Dosis auf die Hälfte reduziert.

● Beim *M. Crohn* kommt es in ca. 40 % der Fälle zu einer damit verbundenen Proktitis. Therapeutisch steht an erster Stelle die Behandlung der Grunderkrankung, symptomatisch wird wie bei der Proctitis ulcerosa (s. oben) vorgegangen. Bei Auftreten perianaler Komplikationen wie Abszessen und Fisteln sollte man sich auf Inzision und Drainage beschränken. Die Indikation zur Fistelfreilegung sollte erst nach erfolgreicher Behandlung des intestinalen Entzündungsherdes gestellt werden, da die Gefahr von Rezidiven und einer postoperativen Inkontinenz bei wiederholter Fistelspaltung groß ist. Bei schwerem Fistelleiden ist frühzeitig eine Proktektomie in Betracht zu ziehen.

48.3 Marisken und Analfissuren

48.3.1 Marisken

Marisken sind häufig vorkommende schlaffe Hautfalten am äußeren Ende des Analkanals, die insbesondere als Folgezustand nach spontan geheilten perianalen Thrombosen, postinflammatorisch, aber auch bei massiv erhöhter Stuhlfrequenz wie bei M. Crohn sowie nach Hämorrhoidektomie entstehen. In der Regel handelt es sich um ca. erbs- bis kirschgroße Hautläppchen, die in Extremfällen zu großen perianalen Hautgebilden heranwachsen können.
Symptomlose Marisken müssen nicht notwendigerweise behandelt werden, jedoch können sie auf die Dauer die Analhygiene behindern und so zu Pruritus oder entzündlichen, ekzematösen Veränderungen (Analekzem) führen. Auch werden sie z. T. als kosmetisch störend empfunden. Marisken, die im Rahmen einer akuten Exazerbation eines M. Crohn entstanden sind, bedürfen oft keiner Therapie, da sie sich bei erfolgreicher Behandlung der Darmerkrankung spontan zurückbilden.

Behandlung. Bei akuter Entzündung sollten Marisken vor der operativen Entfernung konservativ mit *antientzündlichen Maßnahmen,* etwa Kamillen- oder Rivanol® Umschlägen angegangen werden. Die operative *extraanale Resektion* wird ambulant in Lokalanästhesie mit Adrenalinzusatz am besten mit dem Diathermiemesser ausgeführt. Ein Wundverschluß ist dann nicht notwendig. Nach Resektion mit dem Skalpell kann resorbierbares Nahtmaterial verwendet werden. Es muß auf genügend breite Hautbrücken geachtet werden, sollen in einer Sitzung mehrere Marisken entfernt werden. Sonst ist ein mehrzeitiges Vorgehen vorzuziehen. Die Nachbehandlung erfolgt mit Sitzbädern und anschließendem Einlegen von desinfizierenden Salbenkompressen (z. B. Betaisodona® Wundgaze). Der Stuhlgang ist zu regulieren.

48.3.2 Analfissuren

Analfissuren sind mit starken Schmerzen einhergehende Erosionen bzw. Ulzerationen in der hochsensiblen Schleimhaut des Analkanals. In 90 % der Fälle sind sie bei 6 °° in Steinschnittlage lokalisiert, seltener bei 12 °° und extrem selten in anderen Positionen. Anteriore Fissuren finden sich fast ausschließlich bei Frauen. Bei atypischer Lokalisation muß an ein Analkarzinom, bei Fissuren im Kindesalter an sexuellen Mißbrauch gedacht werden.

Der *Häufigkeitsgipfel* liegt im mittleren Erwachsenenalter zwischen dem 30. und 40. Lebensjahr. Es besteht eine leichte Androtropie (60 %). *Pathogenetisch* ist für die Entstehung von Analfissuren oft chronische Obstipation mit starkem Pressen verantwortlich; dazu kommt vermehrte Stuhlfrequenz bei Diarrhö, evtl. in Verbindung mit entzündlich vorgeschädigter Analhaut. Auch chronische *Minderdurchblutung,* z. B. bei Hämorrhoiden, kann zu einer erhöhten Verletzlichkeit der Analhaut führen. Typischerweise bildet sich distal der Fissur eine sog. *Vorpostenmariske,* während den Abschluß nach kranial eine hypertrophe Analpapille bildet. Zwischen Mariske und Analpapille kommt es oft durch die chronische Entzündung und Mazeration zu einem Einriß. Ständige Sekretion kann ein toxisch-degeneratives, anhaltende Selbstmedikation mit Externa ein allergisches Kontaktekzem mit sich bringen. Nicht selten führt Angst vor Defäkationsschmerz infolge von Analfissuren zu Laxantienabusus oder gar zur Vermeidung der Nahrungsaufnahme. Oftmals ermöglicht erst eine submuköse Xylocain®-Injektion 1 % die Diagnostik. Solche Unterspritzungen sind jedoch therapeutisch wegen des nur vorübergehenden Effektes nicht sinnvoll.

Die Analfissuren können *akut, subakut oder chronisch* verlaufen, entsprechend gestaltet sich die Therapie. Bei akuten Fissuren wird eher konservativ, bei chronischen eher chirurgisch vorgegangen. Gleichzeitig ist die Sanierung möglicher innerer Hämorrhoiden unbedingt notwendig.

Behandlung der akuten Analfissur. Ziel der Behandlung bei der akuten Analfissur ist es, den Sphinkterspasmus und den damit verbundenen Circulus vitiosus zu unterbrechen. Hilfreich sind dabei warme Sitzbäder, z. B. mit Kamillosan®, und eine gute Stuhlregulierung mit faserreicher Kost (evtl. Weizenkleie 3 × 2–3 Teelöffel/d) oder Quellmitteln (Agarol®, Fibrofalk®, Salus-Öl®). Die Anwendung entzündungshemmender und lokalanästhetischer Salben und Suppositorien, evtl. auch mit Cortisonzusatz, wird unterschiedlich beurteilt. Lokale Kortikosteroide können u. U. zu einer Verschlimmerung einer vorhandenen Entzündung führen. Wir empfehlen Factu® Salbe und Supp. sowie – bei stärkeren Schmerzen – ein vorsichtiges Touchieren der Fissur mit Silbernitrat. Im allgemeinen führt eine konsequente Therapie innerhalb von 1–3 Wochen zur Abheilung; mit Rezidivraten bis zu 30 % ist allerdings zu rechnen. Umstritten ist die lokale Unterspritzung akuter Analfissuren mit Lokalanästhetika bzw. Sklerosierungsmitteln; gelegentlich führen derartige Maßnahmen zur Chronifizierung der Fissur.

● Eine unterstützende *Dilatationsbehandlung* wird vom Patienten selbst mit geeigneten Hämorrhoidalpräparaten (Factu® Salbe mit Analdehner, Posterisan® Salbe mit Analdehner) bzw. mit einem mit Xylocain® Gel 2 % bestrichenen konischen Analdilatator 3 ×/d nach einem warmen Sitzbad durchgeführt (evtl. auch Xylocain®-rectal Supp.). Der Dilatator soll für je 3 min belassen werden. Die Behandlung kann mit oralen Gaben von Spasmolytika (z. B. Buscopan®) unterstützt werden. *Digitale Sphinkterdehnungen unter Allgemeinanästhesie* sind wegen der Möglichkeit vorübergehender Kontinenzstörungen bei gleicher Rezidivrate wieder verlassen worden; auch Thrombosierungen innerer Hämorrhoiden können dabei auftreten.

Behandlung der chronischen Analfissur. Die *laterale Sphinkterotomie* stellt als chirurgisches Verfahren für die Behandlung der chronischen Analfissur die Methode der 1. Wahl dar. Sie wird bei 3 °° in SSL in Lokalanästhesie durchgeführt, wobei 2 Techniken im Vordergrund stehen:
- Nach *zirkulärer Inzision* 1–2 cm außerhalb des Anus wird der intersphinktäre Spalt dargestellt und isoliert, der innere Sphinkter bis knapp über die Linea dentata mit der Schere oder dem Skalpell durchtrennt und die Inzision wieder verschlossen.
- Eine *direkte Stichinzision* wird mit dem Skleramesser in den intersphinktären Raum durchgeführt und nach einer 90°-Drehung des Skalpells der innere Sphinkter unter intraanaler digitaler Kontrolle durchtrennt.

Die so erreichte Sphinkterdruckreduzierung bewirkt ein dauerndes Eröffnen der Fissur, Retentionen werden verhindert und eine Heilung ermöglicht; auch eine verbesserte Blutzirkulation wurde im betroffenen Gebiet nachgewiesen. Die Rezidivrate derartiger operativer Verfahren liegt nach unterschiedlichen Untersuchungen bei < 10 %. Bei Allgemeinanästhesie sollen signifikant weniger Rezidive auftreten, allerdings ist der Aufwand größer. Ähnlich gute Resultate wie die laterale Sphinkterotomie zeigt die manuelle Sphinkterdilatation in Vollnarkose, die aber wegen ihrer höheren Inkontinenzkomplikationsrate nicht mehr durchgeführt werden sollte.

Weitere Möglichkeiten. Einige Autoren bevorzugen die alleinige *Fissurektomie* mit partieller Sphinktermyotomie, andere eine Kombination mit der lateralen Sphinkterotomie. Bei der *Fissurektomie* wird eine ausgedehnte Exzision der gesamten Fissur einschließlich einer evtl. hypertrophen Analpapille und der Vorpostenmariske durchgeführt. In der Tiefe werden oberflächlich veränderte Sphinkterfasern mitreseziert. Die

Tabelle 48.2. Therapeutisches Vorgehen bei Analfissuren

Akute Analfissur	▷ *Konservativ* Sitzbäder Stuhlregulierung Suppositorien evtl. Silbernitrattouchierungen Dilatationsbehandlung
Chronische Analfissur	▷ *Chirurgisch* Laterale Sphinkterotomie Fissurektomie Kombination beider Verfahren

Wunde bleibt offen und wird mit Sitzbädern und Tamponzäpfchen (Tampositorien B®, Proctoparf forte®, Sagittaproct® Supp.) behandelt. Nach 1 Woche wird zur Vermeidung von Verklebungen digital palpiert. Eine vollständige Heilung ist nach ca. 6 Wochen zu erwarten. Diese Methode ist allerdings mit einem prolongierten Heilungsverlauf und bezüglich der Kontinenz mit einer höheren Komplikationsrate behaftet.

48.4 Äußere Hämorrhoiden und Perianalvenenthrombose

Am äußeren Ende des Analkanals liegt subkutan der *Plexus haemorrhoidalis inferior* oder *externus* der für die Entstehung äußerer Hämorrhoiden verantwortlich ist. Er wird gelegentlich bei der Inspektion sichtbar, wenn man den Patienten zum Pressen auffordert bzw. er kann in gestauter ektatischer Form isoliert in Erscheinung treten. Da der innere und der äußere Plexus miteinander kommunizieren, kommen mit den *äußeren* Hämorrhoiden gehäuft auch *innere* Hämorrhoiden vor. In Verbindung mit venöser Stase wie bei äußerem und innerem Hämorrhoidalleiden, starkem Pressen bei der Defäkation, Schwangerschaft u. a., aber auch nach mechanischer Belastung wie z. B. längerem Fahrradfahren kann es zu Thrombosierungen im Bereich der Venen des äußeren Hämorrhoidalplexus kommen. Bei einer ausgedehnten, akuten *Thrombosierung* bedarf es zur Schmerzstillung und beschleunigten Abheilung eines chirurgischen Eingriffs. Wenn dies nicht rechtzeitig erfolgt, kommt es gelegentlich zu Spontanperforation und Entleeren des Blutkoagels.

Die Endzustände von unbehandelt abgeheilten Thrombosen stellen *Marisken* dar. In erster Linie sind Männer in jungem und mittlerem Alter davon betroffen, seltener Frauen, diese jedoch vorwiegend in der Schwangerschaft.

Behandlung

■ *Konservativ* wird man die äußeren Hämorrhoiden bzw. die Perianalvenenthrombose im akut-entzündlichem Zustand mit warmen Sitzbädern (Kamillosan®, Tannolact®) und systemischen Gaben von nichtsteroidalen Antiphlogistika wie Ibuprofen (Anco®, Imbun®) oder auch Naproxen (Proxen®, Naprosyn®) behandeln. Für regelmäßigen, weichen Stuhlgang wird man mit Hilfe von Quell- und Gleitmittel sorgen müssen (Agarol®, Fibrofalk®, Salus-Öl®). Lokal werden bei Bedarf gleichzeitig heparin-, anästhetika- und steroidhaltige Suppositorien oder Salben angewandt (Factu®, Ultraproct®, Xylocain® Supp., Gel u. a.). Mit einer Abheilung ist in der Regel innerhalb von 10 Tagen zu rechnen. Nach der begründeten Indikation wird man dem Dauerverbrauch von Laxantien durch Regulierung der Kost, sportliche Aktivität etc. entgegenwirken müssen.

■ Perianale Thrombosen, die nicht älter als 2–4 Tage sind, werden in der Regel *chirurgisch* behandelt. Der Patient wird danach schnell Erleichterung verspüren. Der Eingriff besteht in der *radiären* bzw. *dreieckigen Inzision* mit Ausräumung des Thrombus (Auspressen!) unter subkutaner Lokalanästhesie. Gelegentlich sind mehrere Inzisionen nötig, da es sich um vielfach gekammerte Venenkonvolute handelt. Zusätzlich sollte der Plexus haemorrhoidalis vom Analkanal her zur Verhinderung eines Rezidivs *manuell ausgestrichen* werden. Zur Vermeidung einer Mariskenbildung kann die gedehnte Haut *mitreseziert* werden. Einer evtl. arteriellen Blutung sollte mit Umstechung begegnet werden. Die Wunde bleibt offen und wird mit heparinhaltigen Salben 1–2/d und Bettruhe nachbehandelt.

■ Ein rezidivprophylaktischer Effekt entsteht bei gleichzeitiger *manueller Analdilatation*. Der Aufwand dieser in Allgemeinanästhesie durchzuführenden Methode ist jedoch im Normalfall nicht gerechtfertigt. *Rezidive*, die bei ca. 50 % der Patienten auftreten sollen, werden durch erneutes Auspressen, evtl. mit erneuter Inzision, behandelt. In leichteren Fällen reicht die Gabe von Steroidsuppositorien aus. Eine sofort nach der Inzision eingesetzte Steroidtherapie ist als Rezidivprophylaxe nicht sinnvoll. Bei älteren Thrombosen, bei denen bereits eine Fibrosierung eingesetzt hat, kommt chirurgisch nur noch eine Abtragung in toto in Frage.

Bei äußeren Hämorrhoiden liegen meist gleichzeitig *innere Hämorrhoiden* vor, die im Anschluß an die Akuttherapie sklerosiert oder einer Ligaturbehandlung unterzogen werden sollten (s. unten). Auch die Beseitigung evtl. hypertropher Analpapillen oder vertiefter Krypten soll die Rezidivneigung herabsetzen. Durch sorgfältige rektoanale Untersuchung sind koexistente Läsionen, insbesondere *Karzinome*, bei denen es durch häufige Defäkation zu perianalen Thrombosen kommen kann, auszuschließen.

48.5 Innere Hämorrhoiden

Innere Hämorrhoiden sind gestaute Hyperplasien des *Plexus haemorrhoidalis internus*. Dieser auch als „Corpus cavernosum recti" bezeichnete Bestandteil des Kontinenzorgans ist am Feinverschluß des Analkanals beteiligt. Er liegt proximal der Linea dentata und wird gespeist aus 3 Ästen der A. rectalis superior, an deren Eintrittsstellen bei 3°°, 7°° und 11°° in Steinschnittlage sich die Hämorrhoiden entwickeln. Kleinere Sekundärknoten entstehen bevorzugt bei 5°°, 8°° und 12°°. Der venöse Abfluß erfolgt in die Vv. rectales inf., die den Sphincter ani int. perforieren.

Als *pathogenetische Mechanismen* sind neben hereditärer Bindegewebsschwäche arterielle Kongestion nach voluminösen Mahlzeiten, Alkoholexzesse wie auch ein veränderter Hormonhaushalt bei Frauen während der Gravidität verantwortlich. Bei Stauungen im Abflußbereich wie bei erhöhtem Sphinktertonus, Tumoren im kleinen Becken, bei hartem Stuhl mit chronischer Obstipation in Verbindung mit vermehrtem Pressen sowie bei sitzender Tätigkeit können Ektasien des Plexus als Hämorrhoiden manifest werden. Als Folge einer ballaststoffarmen Ernährung kommt es bei kleinen Stuhlmengen zu Drucksteigerungen im Kolorektum und damit zu vermehrter Füllung der Hämorrhoidalkissen. Auch psychische Streßsituationen können zu Drucksteigerungen im Sphinkterbereich führen. Bei lang andauernder Kongestion der Hämorrhoidalkissen ist ein *Prolaps* beim Pressen möglich.

Männer werden von Hämorrhoidalleiden bevorzugt betroffen, jedoch schwanken die Angaben zur Patientenverteilung. Hauptmanifestationsalter sind die mittleren Lebensdekaden, eine *familiäre Disposition* ist anzunehmen. Bei etwa 70 % aller Erwachsenen über 30 Jahre in Deutschland dürften proktoskopisch Hämorrhoiden unterschiedlichen Grades nachzuweisen sein.

Je nach Ausprägung der Hämorrhoiden wird folgende *Gradeinteilung* vorgenommen:

I °	Nur proktoskopisch erkennbare Hämorrhoiden
II °	Prolabierende Hämorrhoiden im Analkanal tastbar, spontan reponierbar
III °	Permanent prolabierende Hämorrhoiden, manuelle Reposition möglich (reponierbarer Analprolaps)
IV °	Permanent prolabierte, nicht reponierbare Hämorrhoiden (partieller oder zirkulärer Analprolaps)

Behandlung. Bei inneren Hämorrhoiden ist es besonders wichtig, für *regelmäßige Darmentleerung* und *weichen Stuhl* zu sorgen; dies kann vor allem durch ballaststoffreiche Ernährung erreicht werden. Zur Unterstützung können Quellmittel unter maximaler Flüssigkeitszufuhr (ca. 1,5 bis zu 2 l/d) gegeben werden (Agarol® Emulsion, Agiolax® Granulat, Metamucil® Pulver, Mucofalk® Pulver; aber auch Weizenkleie 20–30 g/d mit 200–300 ml Flüssigkeit, Leinsamen u.a.), wobei obstipierende Nahrungsmittel wie Schokolade, Kakao, Rotwein und Schwarztee, Bananen und Heidelbeeren gemieden werden sollten. Auf hydragoge Laxantien (Phenolphthalein, Bisacodyl u.ä.), die die Obstipation auf Dauer chronifizieren, ist zu verzichten. Prolongierte Defäkationen sind zu vermeiden, sportliche Betätigung scheint prophylaktisch wirksam zu sein.

In der *Schwangerschaft* aufgetretene innere Hämorrhoiden sollten in der Regel nicht oder nur extern konservativ behandelt werden, sofern es sich nicht um Hämorrhoiden IV ° oder um stärkere hämorrhoidale Blutungen handelt. Oftmals bilden sie sich postpartal ohne Behandlung zurück. Infrarotkoagulation, elastische Ligaturen oder nichttoxische Sklerosierungslösungen sind in der Schwangerschaft vorzuziehen.

Es wird eine Vielzahl *konservativer Therapieempfehlungen* gegeben, die jedoch alle nur symptomatisch wirksam sind. Ein gewisser Effekt ist zu erzielen, wenn bei Hämorrhoidalleiden Sekundärerkrankungen (Kryptitis, Proktitis, Abszesse, Fisteln usw.) bestehen, deren Heilung schnell Linderung schafft. Insofern sind symptomatische Maßnahmen im akuten Stadium durchaus indiziert. So können z.B. mit Applikator einzuführende Salben oder Analsuppositorien, die Lokalanästhetika, vasoaktive oder entzündungshemmende und adstringierende Substanzen, kurzfristig auch Steroide enthalten, verwendet werden. Faktu® Anotamp, Tampositorien B®, Sagittaproct® Supp. eignen sich, da sie wegen ihrer besonderen Zubereitungsform als Tamponzäpfchen im Analkanal verbleiben. Von einer oralen Medikation ist beim Hämorrhoidalleiden kein Erfolg zu erwarten.

Bei der Vielzahl *aktiver Behandlungsmöglichkeiten* fällt im Einzelfall die Wahl der Methode nicht leicht. Sie muß der persönlichen Vorliebe und Erfahrung überlassen bleiben. Insgesamt stehen folgende Therapien zur Verfügung, die hier im einzelnen besprochen werden:
▷ *Sklerosierung (Verödung)*
▷ *Elastische Ligaturen*
▷ *Infrarotkoagulation*
▷ *Kälte- bzw. Wärme-Anwendung*
▷ *Operative Verfahren*

Ziel der verschiedenen Therapiemethoden ist es, den Blutfluß in den Hämorrhoiden zu drosseln und die gelockerte Mukosa erneut an die Muscularis zu fixieren. Es ist immer darauf zu achten, daß der Eingriff oberhalb der Linea dentata erfolgt, da die darunterliegende Schleimhaut des Analkanals sensibel versorgt ist. Zur Orientierung bei der Indikationsstellung s. die Empfehlungen in Tabelle 48.3 in Anlehnung an Richtlinien, die vom Berufsverband der Coloproktologen Deutschlands e.V. herausgegeben wurden (Tabellen 48.3 und 48.4, modifiziert).

Tabelle 48.3. Therapeutisches Schema beim Hämorrhoidalleiden

Hämorrhoiden I°	1. Wahl: Sklerosierung (1–2 ×) 2. Wahl: Konservativ (Analtampons und Salbe)
Hämorrhoiden II°	1. Wahl: Elastische Ligatur bzw. Sklerosierung (2–4 ×)
Hämorrhoiden III°	1. Wahl: Hämorrhoidektomie 2. Wahl: Elastische Ligatur bzw. Sklerosierung
Hämorrhoiden IV°	1. Wahl: Hämorrhoidektomie 2. Wahl: Palliativ, je nach Fall

Tabelle 48.4. Therapeutisches Vorgehen bei weiteren Indikationen

Hämorrhoidalthrombose	a) Innerhalb 48 h: mit Kinetin® und Lokalanästhetikum, dann Reposition und Hämorrhoidenbehandlung (s. oben) b) Später: abschwellende Maßnahmen (Antiphlogistika, Antirheumatika), danach Hämorrhoidenbehandlung (s. oben)
Perianale (bzw. intermediäre) Thrombose	1. Wahl: Exzision/Inzision 2. Wahl: konservativ (Antiphlogistika); in jedem Fall evtl. zusätzlich Hämorrhoidenbehandlung
Marisken	Hämorrhoidenbehandlung, danach Abtragung

Zu beachten ist, daß gleichzeitig mit inneren bzw. äußeren Hämorrhoiden ein *Rektumkarzinom* vorkommen kann, so daß bei Patienten über 40 Jahren, vor allem bei scheinbarer Therapieresistenz bzw. Rezidiv, eine flexible Rektosigmoidoskopie durchgeführt werden muß.

48.5.1 Sklerosierungsbehandlung

Es gibt 2 verschiedene Methoden der Verödungsbehandlung der inneren Hämorrhoiden, beide unter ambulanten Bedingungen durchführbar:

■ Bei der *Methode nach Bensaude* (Blanchard) werden in maximal 3 Knoten je 1–3 ml einer 5 % öligen *Phenollösung* (Rp. Phenol krist. 0,5; Erdnußöl ad 10 ml; Lösg. in Amp. ad inj.) submukös injiziert. Dazu wird das offene Proktoskop benutzt, wobei *jeweils ca. 0,5 cm oberhalb,* also proximal- oder oralwärts von den jeweiligen Hämorrhoidalknoten, injiziert wird (Abb. 48.1). Dadurch wird das Gewebe proximal narbig fixiert und damit eine Drosselung der Blutzufuhr erreicht. Dadurch wird die Feinkontinenz langfristig nicht beeinträchtigt, da die Hämorrhoidalkissen zwar verkleinert, aber nicht beseitigt werden. Bei richtiger Injektion wird eine blasse Vorwölbung der Darmmukosa sichtbar. Zu oberflächliches Einspritzen führt zu Nekrosen, jedoch warnt davor ein sofortiges Weißwerden der Schleimhaut, und die Nadel kann weiter vorgeschoben werden. Bei zu tiefer intramuskulärer Injektion entsteht keine Vorwölbung, aber der Patient spürt sofort starken Schmerz. Auch hier kann die Position der Nadel sofort korrigiert werden. Bei Injektionen im Bereich von 11°°–1°° in SSL sollte man Vorsicht walten lassen, da Verletzungen von Prostata, Samenblasen und Vagina vorkommen können. Gelegentlich spüren die Patienten nach der Behandlung einen leichten Druck, doch Schmerzen resultieren bei richtiger Technik nicht.

Je nach Befund sind mit der Phenolmethode mehrere Sitzungen (bis zu 3–4 × in 1- bis 2wöchigen Abständen) notwendig. Nach 4–6 Wochen kann der Behandlungszyklus wiederholt werden, was aber selten notwendig ist. Auch bei erfolgreicher Therapie sollte eine Nachkontrolle nach 6 Monaten erfolgen, um, wenn nötig, durch eine weitere Injektionsbehandlung für langfristige Beschwerdefreiheit zu sorgen. Vor jeder Sitzung werden durch gründliche rektale Untersuchung Restinfiltrate o. ä. ausgeschlossen und das Verödungsgebiet mit dem Proktoskop genaustens inspiziert.
Instrumentarium: Gabriel-Spritze, 10 ml mit Luerlock, langschäftige Injektionskanülen, offenes Proktoskop, als Sklerosierungsmittel 5 % Phenolerdnußöl (Abb. 48.2).

■ Bei der *Sklerosierungsbehandlung nach Blond* wird eine ca. 20–25 % *Chinin-2HCl-Lösung* (Sagittaproct® Amp. à 1 ml), meist mit dem gefensterten Proktoskop tropfenweise à 0,1 ml an

bis zu 3–5 Stellen *zirkulär um die Basis* der Hämorrhoidalknoten streng submukös injiziert (ca. 8–10 mm tief, Abb. 48.3). Insgesamt sollte eine Menge von 1 ml (höchstens 2 ml) pro Sitzung, auf mehrere Stellen verteilt, nicht überschritten werden, sonst kann es zu Ulzerationen und Nekrosen bis zur Rektosigmoidnekrose kommen. Mit der Sklerosierung werden die dislozierten Hämorrhoiden im Analkanal fixiert. Die Injektionen sind in 1- bis 2wöchigen Abständen in 3–4 Sitzungen, selten mehr, zu wiederholen.
Instrumentarium: 1 ml Tropfspritze mit Rändelschraube und Luerlock, langschäftige, vorn abgewinkelte Injektionskanüle (Abb. 48.4), seitlich gefenstertes Proktoskop mit Kaltlichtquelle, als Sklerosierungsmittel wäßrige 20% Chininbihydrochloridlösung + 2% Lidocain® oder Xylocain® bzw. Sagittaproct®; evtl. Einmalproktoskop mit 1 ml Tuberkulinspritze.

Eine weitere seltene *Komplikation* dieser Methode ist die allergische Reaktion auf Chinin, die bei ca. 1% der Patienten auftritt. Bei jeder Sitzung sind entsprechende Vorkehrungen zu treffen, da Schockfragmente und allergische Allgemeinreaktionen auftreten können, selten jedoch in bedrohlichem Ausmaß. In der Regel genügt die Gabe eines Antihistaminikums, am besten auch die eines systemischen Kortikosteroids in mittlerer Dosierung, um diese Symptome zu beherrschen. Die weitere Verödungsbehandlung sollte mit einem *chininfreien Präparat* (z. B. 5% Phenol, Aethoxysklerol® 0,5–4%, evtl. Varigloban® 4 u. 8%) fortgeführt werden. Eine Verödungsflüssigkeit für diese Injektionstechnik, die sich bei inneren Hämorrhoiden in unseren Händen gut bewährt hat, ist *Thesit® 10%* (Rp. Thesit® 10 ml, in Äthylalkohol abs. 5,0, Aqua steril. ad inj. 85,0; in Stechampullen à 10 ml). Sie kommt bei uns bevorzugt zur Anwendung.
Nachteil dieser Technik kann die zumindest teilweise Zerstörung der Hämorrhoidalkissen sein, die zur Feinkontrolle der Kontinenz nicht mehr beitragen können; allerdings wird dies von einigen Autoren bestritten.
Die häufigste, bei beiden Methoden vorkommende *Komplikation* sind Nachblutungen, die einer endoskopischen Kontrolle bedürfen, andererseits aber meist spontan zum Stillstand kommen. Selten sind submuköse Nekrosen, Abszesse bzw. Fisteln. *Kontraindikationen* sind neben einer bekannten Allergie gegen das Verödungsmittel akut-entzündliche oder thrombosierende Prozesse, schwere Hypertonie, hämorrhagische Diathesen bzw. Antikoagulantieneinnahme, M. Crohn sowie Colitis ulcerosa. Bei vorausgegangenen Verödungsbehandlungen ist das Gebiet proktoskopisch genauer zu inspizieren. Als sicheres Verödungsmittel in der *Schwangerschaft* wurde Polidocanol (Äthoxysklerol®) empfohlen, allerdings ist hier Vorsicht geboten.
Ziel der Sklerosierungsbehandlung ist nicht nur die direkte intravasale Verödung, sondern die Erzeugung einer größeren Fibrose, um den Bluteinfluß in den Hämorrhoidalpolstern auf ein Minimum zu reduzieren, was auch in der Regel gelingt. Nachkontrolle nach 6 Monaten ist erforderlich. Wenn auch die Sklerosierungsbehandlung mit Chinin risikoreicher und in der Ausführung schwieriger ist, so ist sie doch nach Ansicht vieler Autoren effektiver. Mit genügender Erfahrung können selbst langjährig bestehende Hämorrhoiden bzw. Analprolaps (III°) rezidivfrei zum Verschwinden gebracht werden. Bei Hämorrhoiden III° wurde nach 2 Jahren eine *Rezidivquote* von weniger als 10% angegeben, was aber nicht immer zu erreichen sein dürfte.

48.5.2 Die elastische Ligatur (Gummibandligatur)

Die *elastische Ligatur nach Barron* ist ein sicheres und leicht zu erlernendes Verfahren bei Hämorrhoiden II° und III°. Auch Hämorrhoiden IV°, die am besten operativ versorgt werden, können mit dieser Methode zumindest palliativ bei inoperablen Patienten verkleinert werden. Das Prinzip besteht darin, kleine elastische Gummiringe über eine Falte gefaßter Schleimhaut, die etwas proximal der Hämorrhoidalknoten liegen sollte, zu stülpen. Die Zirkulation wird damit abgeschnürt, die Schleimhaut wird nekrotisch und fällt zusammen mit dem abschnürenden Ring nach einigen Tagen ab. Es entsteht ein kleines Ulkus, das innerhalb von 3 Wochen narbig abheilt und dabei den Blutstrom zu den Hämorrhoiden drosselt. Gleichzeitig wird die gelöste Mukosa wieder an die Muscularis fixiert.

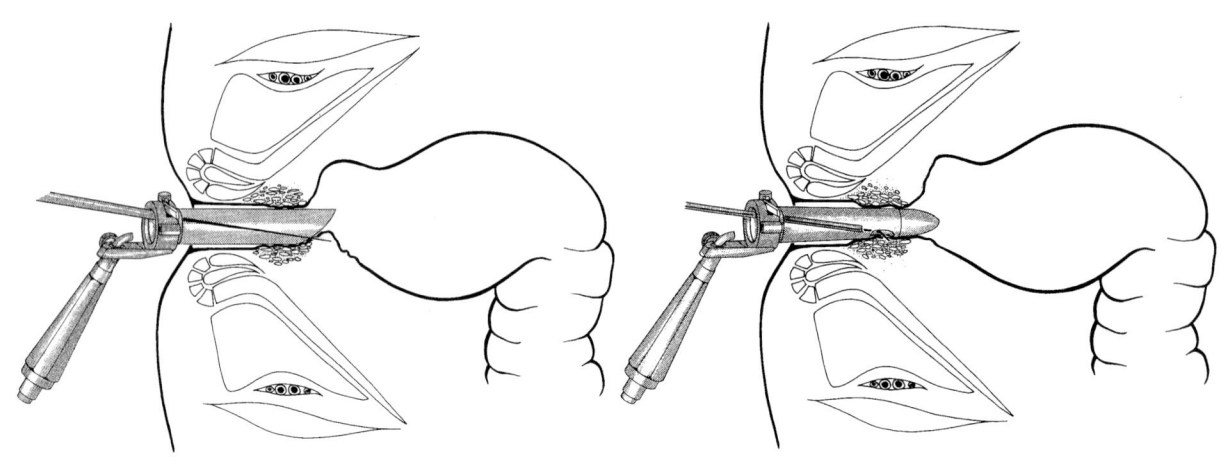

Abb. 48.1. Hämorrhoidensklerosierung nach Bensaude. Durch das vorn offene Proktoskop werden 1–3 ml einer 5%igen öligen Phenollösung submukös in die Schleimhaut proximal des Hämorrhoidalknotens injiziert

Abb. 48.2. Hämorrhoidensklerosierung nach Blond. Durch das seitlich gefensterte Proktoskop wird 0,1 ml einer 25%igen Chininlösung submukös direkt in den Hämorrhoidalknoten injiziert

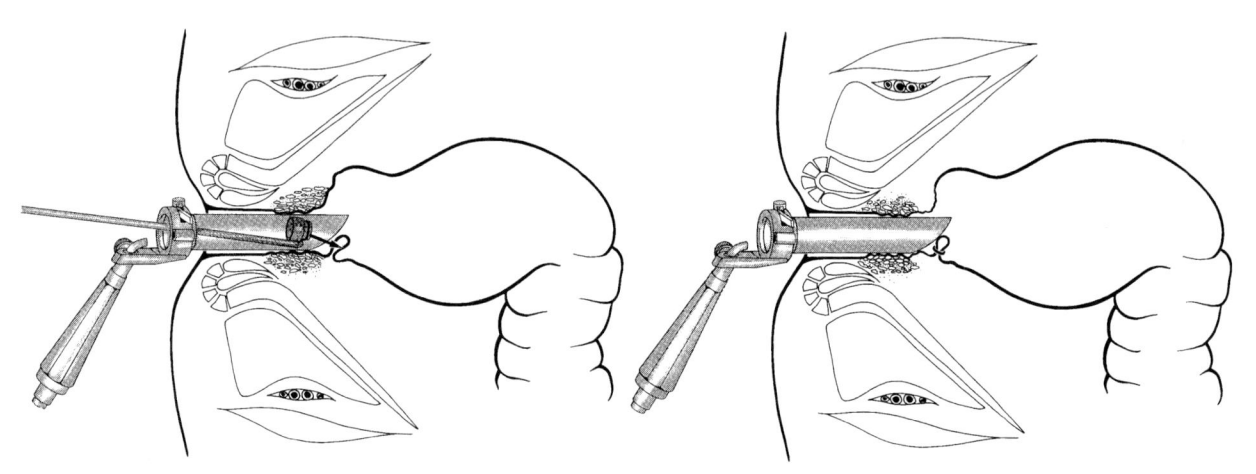

Abb. 48.3. Hämorrhoidenligaturbehandlung nach Barron. Vor der Ligatur, nach Fassen einer Schleimhautfalte proximal des Hämorrhoidalknotens (Faßzange der Übersichtlichkeit wegen weggelassen)

Abb. 48.4. Hämorrhoidenligaturbehandlung nach Barron. Nach der Ligatur. Ein Paar elastischer Gummiringe wurde durch betätigen des Ligaturinstruments über die gefaßte Schleimhautfalte gestülpt

Technik. Bei der konventionellen Methode wird die Mukosa mit einer Faßzange durch ein offenes Proktoskop gehalten und in den Hohlzylinder des Ligators gezogen. Dann werden 2 zuvor über den Hohlzylinder gestülpte Gummiringe durch Betätigung des Pistolengriffs des Ligators über die Basis der gefaßten Schleimhaut gestülpt (Abb. 48.4). Neuere Geräte verfügen über einen Vakuummechanismus, mit dem die Schleimhaut leicht in den Ligator gesogen wird. Dieses Verfahren hat den Vorteil, daß es mit einer Hand durchführbar ist. Es sollten jeweils 2 Ringe verwendet werden, um auf Dauer eine vollständige Konstriktion zu gewährleisten. Im Falle des Reißens eines einzelnen Ringes vor der Vernarbung könnte es zu einer Blutung kommen. Zur Schonung der für die Feinkontinenz wichtigen Hämorrhoidalkissen wird auch hier der Eingriff *proximal* der Hämorrhoiden vorgenommen. Beim Fassen oder Einsaugen der Schleimhaut empfiehlt es sich, den Patienten nach Schmerzempfindungen zu fragen, um sicherzustellen, daß oberhalb der Linea dentata ligiert wird. Sollte es doch zu einer schmerzhaften Ligatur gekommen

Tabelle 48.5. Die wichtigsten Verfahren der Hämorrhoidenbehandlung

	Material	Anwendung
▷ **Sklerosierungsbehandlung**		
nach Bensaude	Phenol 5 % in öliger Lösung 10 mg, Gabrielspritze, offenes Proktoskop	Je 1–3 ml oberhalb der Hämorrhoiden, i. d. R. maximal 3 Injektionen, 3–4 Sitzungen
nach Blond	Chininlösung 20 % (Sagittaproct®), 1 ml Tropfspritze, seitlich gefenstertes Proktoskop	Je 0,1 ml (max. 1–2 ml) in die Basis der Hämorrhoiden, i. d. R. maximal 3 Injektionen, 3–4 Sitzungen
▷ **Elastische Ligatur**	Hämorrhoidalligator (Vakuum oder Faßzange) je 2 Gummiringe, offenes Proktoskop	Oberhalb der Hämorrhoiden, maximal 2 Ligaturen, i. d. R. 2 Sitzungen

sein, kann lokal etwas Xylocain® 1 % eingespritzt und/oder der Ring mittels Schere oder Skalpell wieder entfernt werden.

Bei richtiger Applikation der Ligatur klagen die Patienten nur gelegentlich über postoperativen Druckschmerz. Pro Sitzung sollten nur je 2 Ligaturen vorgenommen werden, um ein zirkumferentes Ulkus zu vermeiden. Die Behandlung kann alle 3 Wochen wiederholt werden, insgesamt aber reichen weniger Arztbesuche als bei den sklerosierenden Verfahren aus. Die Rezidivquote ist gering, die Resultate werden bei ca. 80 % der Fälle als gut bis sehr gut angesehen. Das Verfahren eignet sich auch für Risikopatienten und in der Schwangerschaft, ist jedoch wegen der Ulkusbildung bei M. Crohn sowie bei allen Gerinnungsstörungen kontraindiziert.

Komplikationen sind selten, in ca. 0,5 % der Fälle kommt es vor der Vernarbung zu Nachblutungen aus der Ligaturwunde. Bei starken Blutungen ist eine Kontrollendoskopie mit evtl. Infrarotkoagulation indiziert. Einige Autoren propagieren zur Verhinderung dieser Komplikation eine gleichzeitige Sklerosierung der Schleimhautbasis unter dem Ligaturring. Weiterhin kann es zu Abszedierungen und schmerzhaften Sphinkterspasmen kommen. Dabei genügen zur Linderung der Beschwerden im allgemeinen Schmerzmittel, gelegentlich kann eine Sphinkterinfiltration mit Lokalanästhetika oder die Gabe antiphlogistischer und abschwellender Suppositorien (Voltaren® 100) erforderlich werden. Gelegentlich kann es zu einer akuten Hämorrhoidalthrombose kommen, die bei äußeren Hämorrhoiden durch Inzision und Ausräumung, bei inneren durch eine Hämorrhoidektomie beseitigt wird.

Instrumentarium: Hämorrhoidalligator und -faßzange oder Vakuumligator, elastische Gummiringe, Außendurchmesser 5 mm, Innendurchmesser 1 mm (z. B. Aesculap, Treier Endoskopie AG, McGivney, Tucker, Lurz/Göltner).

48.5.3 Infrarotkoagulation

Die *Infrarotkoagulation* ist in erster Linie bei blutenden Hämorrhoiden indiziert. Bei nichtblutenden wird auch hier bevorzugt oberhalb der Hämorrhoiden behandelt, um die Hämorrhoidalkörper nicht zu zerstören. Dabei wird mit Hilfe eines Infrarotkoagulators (Fa. Lumatec, MBB) an maximal 4 Stellen mittels einer Temperatursonde bei ca. 100 °C über 1 min eine etwa 3 mm durchmessende Koagulationsnekrose hervorgerufen.

Die Ergebnisse sind weniger gut als beispielsweise bei der Verödung oder der elastischen Ligatur, jedoch sind das fast völlige Fehlen von Schmerzen sowie der hämostatische Effekt Vorteile der Infrarotkoagulation. Prolabierte Hämorrhoiden sollen in 6–8 Sitzungen behandelbar sein, Langzeitergebnisse liegen jedoch nicht vor. Insbesondere scheint sich dieses Verfahren auch zur Anwendung in der Schwangerschaft zu eignen.

48.5.4 Kälte- bzw. Wärmeanwendung

Bei der *Kältetherapie* wird ein im Kühlschrank auf −4 °C bis −10 °C abgekühlter Zeroidstab 2×/d für je 5 min vom Patienten selbst in den After eingeführt. Im Analkanal wirkt er analgetisch und antiinflammatorisch. Abschließende Beurteilungen liegen noch nicht vor, jedoch scheint die der Selbsttherapie immanente Gefahr der Diagnoseverschleierung und -verschleppung hoch, so daß das Verfahren nicht empfohlen werden kann. Auch die *kryochirurgische* Entfernung von Hämorrhoiden mit flüssigem Stickstoff bzw. Stickstoffoxidul (Kryosonde, ca. −86 °C) ist mit einer hohen Rezidivquote verbunden. Es entsteht eine Schleimhautnekrose, die zu einer für den Patienten unangenehmen, bis zu 6 Wochen dauernden wäßrig-eitrigen Sekretion führt. Zur Nachbehandlung sind daher entsprechende Vorlagen und Sitzbäder notwendig. Die Einfachheit und Effektivität der anderen beschriebenen Methoden läßt die Bedeutung kryochirurgischer Verfahren bei inneren Hämorrhoiden eher in den Hintergrund treten.

Bei der *Proktothermie* soll die Anwendung einer auf 37–42 °C erwärmten Analsonde (Gera-Therm, MBO®) bei Hämorrhoiden I ° + II ° vielversprechende Ergebnisse zeigen, Langzeitergebnisse liegen jedoch nicht vor. Es wird angenommen, daß bei 2- bis 3maliger Anwendung/d für 15–20 min über 1 Monat der Sphinkter ani int. relaxiert und die Hämorrhoidalknoten komprimiert werden. Daraus soll ein verbesserter venöser Abfluß resultieren. Regelmäßige ärztliche Untersuchungen sind in jedem Falle erforderlich, um ein Analkarzinom nicht zu übersehen.

48.5.5 Operative Verfahren

Hämorrhoidektomie. Indikationen zur Hämorrhoidektomie, die am besten unter stationären Bedingungen durchgeführt wird, sind größere, innere Hämorrhoiden III °–IV ° und akute innere Hämorrhoidalthrombosen. Letztendlich kommt sie auch bei Versagen anderer, mehr konservativer Verfahren in Frage, wobei 2 Techniken zur Verfügung stehen, die in Vollnarkose oder in Leitungsanästhesie durchgeführt werden können:

■ Beim *Ligatur- und Exzisionsverfahren nach Milligan-Morgan* (sog. „Dreizipfelmethode") werden die Hämorrhoidalknoten mit Klemmen erfaßt, von perianal bis an die Basis oberhalb der Linea dentata freipräpariert, dort ligiert und schließlich abgetragen. Im allgemeinen werden die maximal 3 Wunden, zwischen denen genügend breite Hautbrücken (8–10 mm) erhalten sein müssen, nicht verschlossen und der Sekundärheilung überlassen. Bei spannungsreichem Verschluß besteht sonst die große Gefahr einer Analstenose. Der Stuhlgang ist bereits präoperativ zu regulieren. Nach der ersten postoperativen Defäkation kann der Patient in ambulante Behandlung entlassen werden. Mancherorts wird in Verbindung mit der Hämorrhoidektomie eine manuelle anale Dilatation oder eine laterale Sphinkterotomie durchgeführt. Bei einer Variante dieses Verfahrens mit spindeliger Exzision der Hämorrhoiden können die Wunden primär mit fortlaufender resorbierbarer Naht verschlossen werden. Es werden dabei nach manueller 4-Finger-Dilatation nur die größeren Hämorrhoidalanteile entfernt. Bei sonst gleichen Ergebnissen bestehen bezüglich der Wundheilung offensichtliche Vorteile.

Tabelle 48.6. Operative Verfahren in der Hämorrhoidenbehandlung

▷ **Hämorrhoidektomie, Exzisionsverfahren nach Milligan-Morgan**	Bewährte Standardmethode
Submuköse Hämorrhoidektomie nach Parks	Zeitaufwendig; schnelle Wundheilung, aber höhere Rezidivrate
▷ **Laterale Sphinkterotomie**	Schlechtere Ergebnisse als elastische Ligatur; gelegentlich Inkontinenz bzw. Prolaps
▷ **Manuelle Analdilatation**	Aufwendiges Narkoseverfahren; nur bei erhöhtem Sphinktertonus indiziert; gelegentlich Inkontinenz bzw. Prolaps

■ Die 2. Methode ist die von *Parks* beschriebene *submuköse Hämorrhoidektomie*, bei der die Hämorrhoidalkissen zeitaufwendig submukös präpariert und vollständig entfernt werden. Die Mukosa wird schließlich wieder primär verschlossen. Es wird eine gute Wundheilung erzielt, Stenosierungen und postoperative Inkontinenzerscheinungen werden vermieden. Nachteile sind Zeitaufwand, gelegentliche stärkere Blutungen und eine relativ hohe Rezidivquote.

Kontraindikationen für die operativen Verfahren sind M. Crohn und Colitis ulcerosa wegen der Möglichkeit der postoperativen Fistelbildung; darüber hinaus sind Blutungsdiathesen, portale Hypertension, Leukämien, Lymphome und dialysepflichtige Niereninsuffizienz auszuschließen.

Komplikationen sind primäre und sekundäre Blutung, Infektion, Abszesse, Fistelbildung, Fissuren, Ausbildung von Mariskus, Analstenosen, Inkontinenz sowie Stuhl- und Harnverhaltung. Teilweise wird durch derartige Komplikationen eine operative Revision notwendig.

Analdilatation und laterale Sphinkterotomie. Aufgrund der Vorstellung, daß fibröse konstringierende Bänder im Bereich des unteren Rektums und des Analkanales den anorektalen Druck erhöhen und so zur Kongestion der Hämorrhoidalkissen führen, wurde von Lord bei Patienten mit erhöhtem Sphinktertonus – meist Stadium II °–III ° – eine am besten in Vollnarkose durchzuführende Analdilatation mit bis zu 8 Fingern beschrieben. Anschließend sind vom Patienten selbst Analdilatationen über einen Zeitraum bis zu 3 Monaten vorzunehmen.
Wenn auch die Erfolgsrate bei den ausgewählten Kranken mit erhöhtem Sphinktertonus die der operativen Hämorrhoidektomie erreicht, so haben doch die gelegentlich auftretenden Inkontinenzerscheinungen und Prolapse eine weite Verbreitung dieser Methode verhindert.
In vereinzelten Fällen mag sie in Frage kommen, generell hat sich das Verfahren nicht durchgesetzt.

48.6 Hämorrhoidalthrombose und Analprolaps

Thrombosen innerer Hämorrhoiden können als Folge von Operationen oder semioperativen Eingriffen, aber auch spontan z. B. beim Pressen während der Defäkation auftreten. Eine konservative Behandlung mit Bettruhe, warmen Sitzbädern (Kamillosan®), topischen Steroiden (Ultraproct® Supp.), nichtsteroidalen Antiphlogistika p.o. (Ibuprofen 200–400 mg, Indometacin 50–100 mg, Proxen® Supp. à 500 mg) sowie mit Analgetika und Antibiotika kann versucht werden, bewirkt jedoch einen prolongierten Verlauf. Sekundär wird meist eine elektive Hämorrhoidektomie notwendig. Schneller zur Linderung der starken Schmerzen führt eine Notfallhämorrhoidektomie, bei der es jedoch oft schwierig ist, genügend breite Schleimhautbrücken zu erhalten. Neuerdings wurde empfohlen, Hyaluronidase (Kinetin® Amp. 150 IE, 1 ml s.c.) mit einem Lokalanästhetikum (Xylocain® 0,5–1 % 1–2 ml) und einem Vasokonstringens (Adrenalin) lokal zu injizieren und eine Massage und Kompression der Hämorrhoiden anzuschließen. Auch nach lokaler Vorbehandlung mit Xylocain® Gel sind Kinetin® Injektionen und Massage möglich. Erfahrungen mit derartigen Verfahren sind jedoch noch nicht ausreichend.

Der *Analprolaps* tritt in transitorischer Form beim Hämorrhoidalleiden III ° sowie – schmerzhaft inkarzeriert – bei Hämorrhoiden IV ° auf. Daneben kann es auch als Komplikation nach operativen Eingriffen zum Prolaps kommen. Differentialdiagnostisch ist ein Rektumprolaps abzugrenzen. Bei noch nicht fixierten Formen (St. III °) sind zur Behandlung eines Analprolaps das operative Vorgehen sowie ersatzweise die Sklerosierung oder die elastische Ligatur die Methoden der Wahl. Akut-entzündliche Zustände werden vorher durch milde Sitzbäder etc. angegangen. Bei der Verödung wird dabei in reponiertem Zustand zirkulär um den Analring mit 10 und mehr Injektionen des Sklerosierungsmittels vorgegangen, um eine milde Fibrosierung herbeizuführen; anschließend ist für Bettruhe und dünnen Stuhl zu sorgen. Zur Behandlung des inkarzerierten Prolapses müssen die Hämorrhoiden vollständig operativ abgetragen werden (Hämorrhoidektomie, s. unter 48.5.5). Bei inoperablen Patienten ist ein semikonservatives Verfahren gerechtfertigt.

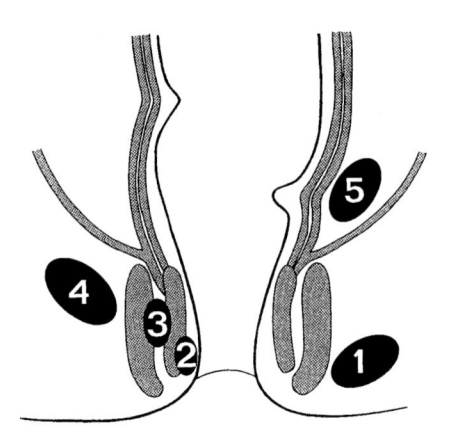

Abb. 48.5. Einteilung der periproktalen Abszesse. *1.* subkutan, *2.* subanodermal (submukös), *3.* intersphinktär, *4.* ischiorektär, *5.* pelvirektär

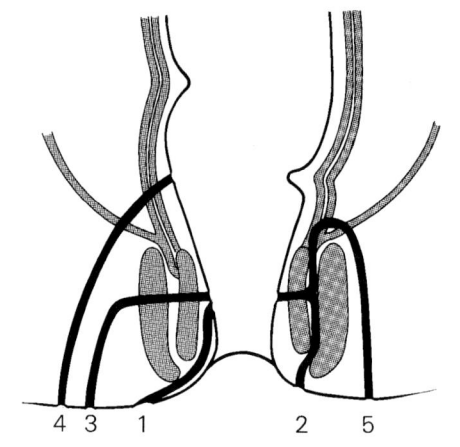

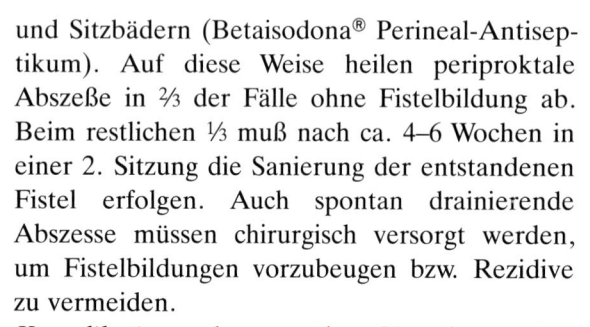

Abb. 48.6. Anatomischer Verlauf bzw. Lokalisation der Analfisteln. *1.* subkutan/submukös, *2.* insphinktal, *3.* transsphinktär, *4.* extrasphinktär, *5.* suprasphintär

und Sitzbädern (Betaisodona® Perineal-Antiseptikum). Auf diese Weise heilen periproktale Abszeße in ⅔ der Fälle ohne Fistelbildung ab. Beim restlichen ⅓ muß nach ca. 4–6 Wochen in einer 2. Sitzung die Sanierung der entstandenen Fistel erfolgen. Auch spontan drainierende Abszesse müssen chirurgisch versorgt werden, um Fistelbildungen vorzubeugen bzw. Rezidive zu vermeiden.

Komplikationen des operativen Vorgehens, etwa eine postoperative Inkontinenz, sind bei distal des M. levator ani und der Puborektalisschlinge gelegenen Abszessen nicht zu erwarten. Bei tieferer Ausdehnung der Abszesse oder des chirurgischen Eingriffs muß demgegenüber mit derartigen Komplikationen gerechnet werden.

48.8.2 Analfisteln

Analfisteln sind eine chronische Form von anorektalen bzw. periproktalen Abszessen. Sie entwickeln sich in ⅔ der Fälle von inzidierten Analabszessen innerhalb von 4–6 Wochen nach Abheilung des Abszesses. Ohne chirurgischen Eingriff erfolgen in fast 100% der Fälle Fistulierungen. 90% der Analfisteln sind primär, d.h. sie entstehen als Folge eines anorektalen Abszesses auf dem Boden einer Entzündung einer Proktodealdrüse. Nur 10% sind sekundär, sie entstehen im Rahmen eines M. Crohn, von Infektionskrankheiten wie Tuberkulose, Aktinomykose, Lues, Gonorrhö oder auch mit Fremdkörperverletzungen bzw. einem anorektalen Karzinom assoziiert. Entsprechend ihrem Verlauf unterteilt man die Analfisteln nach Parks in subkutane, intersphinktäre, transsphinktäre, extrasphinktäre und suprasphinktäre Analfisteln. Sie können *inkomplett,* bei blindem Enden des Fistelganges, oder auch *komplett,* d.h. mit 2 Öffnungen versehen sein. Insbesondere bei chronischen Verläufen kann es komplexe Fistelsysteme geben. Anorektale Fisteln betreffen entsprechend der Häufigkeitsverteilung der anorektalen Abszesse bevorzugt Männer zwischen dem 3. und 6. Dezennium. Eine besondere, ausgeprägte Form von Analfisteln findet sich bei der sog. *Dermatitis* (periproctalis) *fistulosa significa,* eine außerordentlich therapierefraktäre Erkrankung mit begleitender Hidradenitis und Übergängen in eine sog. *apokrine Akne.*

Als Folge von Analfisteln sind aufgrund der ständigen Sekretion Pruritus ani, toxisch-degenerative sowie bei langdauernder Eigentherapie allergische Kontaktekzeme zu erwarten. Selten kommt es zu Abszedierungen bei Spontanverschluß von Fistelöffnungen. Schließlich besteht bei jahrelangem Bestehen chronischer Fisteln die Möglichkeit der karzinomatösen Entartung.

Behandlung. Die Behandlung von Analfisteln besteht in der kompletten chirurgischen *Spaltung* aller erreichbaren Fistelgänge, um so ein Verheilen per granulationem zu ermöglichen und die ständige Sekretion zu beenden. Ein ausreichender *Antibiotikaschutz* mit breitem Wirkungsspektrum (z. B. Doxycyclin; Vibramycin® Tbs. forte à 200 mg 1 × 1/d. Alternativ bei Verdacht auf Anaerobierinfektion: Clindamycin; Sobelin® Kaps. à 150 mg 3 × 2/d oder Metronidazol; Clont® 400 Lacktbl. à 400 mg, 2–3 × 1/d) ist sinnvoll. Der Eingriff wird außer bei subkutanen Fisteln unter stationären Bedingungen in Allgemein- oder Sakralanästhesie durchgeführt. Dazu wird der Fistelgang zuerst mit einer Knopfsonde sondiert, evtl. zusätzlich mittels einer Injektion von Methylenblau dargestellt und dann über einer Rinnensonde gespalten. Das die Fistel auskleidende Granulationsgewebe oder Zylinderepithel sollte per Curettage oder Exzision entfernt werden. Die *Exzision* erfolgt in dreieckiger Form, um eine ausreichende Drainage zu ermöglichen und ein vorzeitiges Heilen der Analschleimhaut zu vermeiden. Die beteiligte Drüse sollte mitentfernt werden. Die prä- und postoperative Lokalbehandlung erfolgt mit Sitzbädern und Antiseptikalösungen (z. B. Betaisodona® Perineal-Antiseptikum, Braunol® 2000 Lösung u. a.).

Bei *inkompletten Fisteln* ist das Perforieren der Mukosa zur Krypte hin notwendig. Die innere Fistelöffnung kann mit einer rechtwinkligen Hakensonde sondiert werden. Sie liegt meist im Bereich einer Krypte, die als verhärteter Knoten oder Strang palpabel ist und inspektorisch gerötet und ödematös imponiert. Suprasphinktäre Fisteln, die den M. puborectalis durchziehen, werden mit dem Verfahren nach Parks saniert. Dabei wird die Fistel von beiden Ostien her unter Erhalt der für die Kontinenz wichtigen Muskeln M. puborectalis sowie M. levator ani exzidiert. Ohne Gefahr kann bei der chirurgischen Fistelsanierung eine Muskelspaltung auch bei transsphinktären Fisteln erfolgen. Dies wird auf die Kontinenz keinen dauernden Einfluß haben, sofern der Eingriff deutlich unterhalb der Levatorschlinge in den distalen 4/5 der Sphinktermasse erfolgt. Die ambulante *Nachsorge* erfolgt wie beim periproktitischen Abszeß, desinfizierende Lösungen (Braunoderm® Lösung, Braunol® 2000 Lösung u. a.) werden jedoch bei Fisteln bevorzugt. Auch Farbstofflösungen (Brillantgrünlösung, wäßrig, 0,5–1,0% etc.) können bei der Nachbehandlung zur Anwendung kommen.

Bei der *fistulösen Dermatitis perianalis significa* mit ausgedehntem Befall wird nur die flächenhafte Exzision der entzündlich veränderten Hautareale unter Mitnahme der Hautanhangsgebilde mit evtl. Spalthautdeckung auf die Dauer erfolgreich sein. Fisteln, die im Rahmen eines M. Crohn oder einer Tuberkulose entstanden sind, neigen zu Rückbildung bei erfolgreicher Behandlung des Grundleidens.

● *Komplikationen* sind Rezidive bei ca. 10 % der operierten Kranken sowie Inkontinenzerscheinungen, insbesondere bei komplizierten Fistelverläufen, die häufig transitorisch über 2–3 Wochen auftreten. Beim Durchtrennen des M. puborectalis oder des M. levator ani sind sie obligatorisch, sofern nicht Vernarbungen ein Auseinanderweichen der Muskelschenkel verhindern. In diesen Fällen muß eine chirurgische Sphinkterrekonstruktion in Betracht gezogen werden. Ferner kann aus einem solchen Eingriff ein Rektumprolaps resultieren. Die früher durchgeführte *Fadenligaturmethode* zur Behandlung von Analfisteln entspricht heute nicht den Anforderungen an eine die anatomischen und funktionellen Verhältnisse schonende sowie ausreichend radikale Therapie und gilt als überholt. Allerdings kann mit einer Fadendrainage in Einzelfällen über 2–3 Wochen bis Monate eine präoperative Befundbesserung erzielt werden.

48.8.3 Pilonidalsinus(-fistel)

Hier handelt es sich um eine blinde, äußere Taschenbildung in der Mittellinie der Kreuzbeingegend, die entweder kongenital angelegt ist oder aber durch Reizung und chronische Entzündung (Reiten, Autofahren etc.) ein kompliziertes Fistelsystem, z. T. bis in die Analregion entwickeln kann. Sie können abszedieren und sind häufig schmerzhaft. Bei vielen Pilonidalfisteln handelt es sich jedoch um erworbene Erkrankungen. Abgebrochene und eingewachsene Haare führen bei stark behaarten Individuen zu einem Fremdkörpergranulom, das bei Infektion nicht spontan heilt und auch bei unvollständiger Exzision chronisch-rezidivierend verbleibt. Auf das Vorliegen einer sog. *Aknetetrade* sollte geachtet werden (s. S. 331 f.).

Behandlung. Nur die komplette Ausräumung allen entzündlichen, narbigen und fistulierenden Gewebes wird bei Pilonidalsinus rezidivfreien Erfolg bringen, unabhängig von seiner Herkunft. Im akuten Stadium der Abszedierung wird in den meisten Fällen nur eine Inzision und Drainage wie oben beschrieben möglich sein, nach Abheilung ist dann eine 2., sanierende Operation durchzuführen. Hierbei wird nach Fisteldarstellung mit Methylenblau großzügig bis auf das Periost des Os sacrum reseziert. Zum Hautverschluß sind verschiedene Techniken beschrieben worden, am sichersten ist jedoch das Offenlassen der Wunde für eine sekundäre Heilung per granulationem (lokal: Braunol® 2000-Spülungen, Braunovidon® Salbengaze). Eine evtl. „Pilonidalzyste" (darunterliegende Dermoidzyste) muß mitentfernt werden. Die Methode nach Lord-Miller besteht darin, alle Fistelöffnungen in Lokalanästhesie zu umschneiden, die Fisteln mechanisch zu reinigen und zu kürettieren. Eine perioperative antibiotische Behandlung mit einem Breitspektrumpräparat (z. B. Ciprofloxacin; Ciprobay® Lacktbl. 2 × 1 à 500 mg/d oder Clindamycin; Sobelin® Kaps. 3 × 1 à 300 mg/d) sowie sorgfältige Hygiene und wöchentliches Epilieren sind erforderlich. Die *Rezidivrate* wird mit nur 3 % angegeben.

Eine weitere Möglichkeit ist die der ambulanten intrafistulären Injektion eines Verödungsmittels (Sagittaproct®, je 1–3 Tropfen). Bei nichtinfizierten Fistelsystemen werden gute Resultate angegeben, Langzeitergebnisse an größeren Patientengruppen sind nicht bekannt.

48.9 Tumoren der Anal- und Perianalregion

48.9.1 Benigne Tumoren

Gutartige perianale Tumoren treten insbesondere assoziiert mit Erkrankungen des analen Formenkreises auf, aber auch in geringerer Zahl unabhängig davon. Maligne Tumoren sind eher selten, ihre Inzidenz beträgt nur 1–3 % der Gesamtheit der kolorektalen Tumoren. *Als gutartige Neoplasien* können im Analbereich *Lipome, Leiomyome, Fibrome, Trichilemmal-* und *Epidermalzysten, seborrhoische Keratosen* und *bowenoide Papulosen* vorkommen. Ferner finden sich im proximalen Analkanal *juvenile Polypen* und *Adenome. Condylomata acuminata,* durch HPV 6- bzw. HPV 11-Infektionen induzierte *Virusakanthome,* finden sich neben der perianalen Lokalisation auch im Analkanal und in seltenen Fällen bis über die Linea dentata hinaus. Dies ist insbesondere bei Homosexuellen und HIV-infizierten Patienten der Fall.

Behandlung. Sämtliche Tumoren werden bei gegebener Indikation lokal exzidiert, ein primärer Verschluß ist anzustreben. Auch Rektumpolypen können bei Prolaps als anale Tumoren erscheinen. Sie werden an der Basis endoskopisch abgetragen und histologisch untersucht. Die sonstige Therapie reicht von lokalen Verätzungen mit Podophyllin, 0,5 % Podophyllotoxin (Condylox® Lösung, 2 ×/d über 3 Tage auftragen) oder 5-Fluouracil-Salbe (Efudix®) über die elektrokaustische Entfernung bis hin zu der in den letzten Jahren erfolgreich eingesetzten CO_2-Lasertherapie. Dabei sollten Teilbiopsien eine genaue histologische Diagnose sichern. Um Rezidive zu vermeiden, wird empfohlen, den CO_2-Laser mit ca. 0,5–1,0 cm Sicherheitsabstand anzuwenden. Die systemische und intraläsionale Anwendung von IFN-α (Roferon® A, 3–6 Mio. IE, 2 ×/Woche) wurde in letzter Zeit als weitere Alternative angegeben. In hartnäckigen Fällen sollte die Behandlung über mehrere Monate fortgesetzt werden. Bei *Condylomata gigantea* Buschke-Loewenstein wird gewöhnlich der Tumor mittels CO_2-Laser abgetragen und anschließend eine intrafokale Applikation von rIFN-α als Prophylaxe über 3 Monate durchgeführt. Ferner treten *Mollusca contagiosa* im Analbereich auf, die wie üblich kürettiert werden müssen.

48.9.2 Präkanzerosen

Ein *M. Bowen* tritt sowohl in der Perianalregion als auch im Bereich der proximalen epithelialen Übergangszone auf. Es besteht hier eine häufigere Inzidenz als am übrigen Integument. Der *extramammäre M. Paget* kann ebenfalls manchmal perianal lokalisiert sein. Er tritt schweißdrüsengebunden besonders bei Frauen in höherem Alter auf.

Behandlung. Die Entfernung aller Präkanzerosen im Analbereich ist notwenig und am besten chirurgisch zur Vermeidung einer Entartung vorzunehmen. Weitere therapeutische Möglichkeiten stellen die operative Beseitigung mit dem CO_2-Laser und die Kryochirurgie dar. Elektrokoagulation, Röntgenweichstrahltherapie oder topische Applikation von 5-Fluouracil-Salbe (Efudix®) sind weitere mögliche Verfahren, die aber immer mehr in den Hintergrund treten. Insbesondere von Röntgenstrahlen hat man weitgehend Abstand genommen (Komplikation: Strahlenproktitis u. a.). Vor jedem operativen Eingriff ist selbstverständlich eine histologische Sicherung des Lokelbefundes vorzunehmen und ein Sicherheitsabstand von 0,5–1,0 cm möglichst einzuhalten. Eine Unsicherheit bezüglich der Dignität und der Ausdehnung der Läsion in den Analkanal verbleibt in vielen Fällen, so daß regelmäßige Nachkontrollen durchzuführen sind. In Zweifelsfällen wird in einer 2. Sitzung das Feld chirurgisch großzügig ausgeräumt, zumal die lokale Heilungstendenz im allgemeinen gut ist.

48.9.3 Maligne Tumoren

Plattenepithelkarzinome im Analbereich werden klinisch nach ihrer speziellen Lokalisation eingeteilt. Die *proximalen* gehen vom Übergangsepithel, den Proktodealdrüsen und selten von Anorektalfisteln des Analkanals aus, die *distalen* von der Haut-Schleimhaut-Grenze sowie der Perianalregion (Tabelle 48.4). Während das proximale Analkarzinom oft auch Frauen zwischen dem 5. und 7. Dezennium betrifft und insgesamt häufiger ist, tritt das distale gehäuft bei Männern auf (Tabelle 48.7). Etwa ¾ aller Betroffenen haben Symptome wie Pruritus, Schmerzen und Blutabgänge, gleichzeitiges Vorkommen von Hämorrhoiden ist nicht selten. Zur Diagnostik gehören neben der histologischen Sicherung auch die Rektoskopie bzw. Anoskopie, Sonographie der Leistenlymphknoten und Endosonographie des Analkanals (evtl. auch CT kleines Becken).

Proximale Analkarzinome metastasieren in die inguinalen, iliakalen und paraaortalen Lymphknoten, während bei den distalen Analkarzinomen eine primäre Filialisierung in der Regel nur in die inguinalen Lymphknoten erfolgt. Die Erkennung der Analkarzinome erfolgt offenbar eher spät. Bei Diagnosestellung weisen bei beiden Typen durchschnittlich *40 % der Patienten bereits eine regionale Metastasierung* auf, lediglich die Prognose der distalen Analkarzinome ist etwas günstiger. Eine Fernmetastasierung ist beim Anakarzinom bei weitem seltener als etwa beim Rektumkarzinom.

Anorektale *maligne Melanome* sind mit einer Häufigkeit von allenfalls 1 % selten. Sie sollen ca. 5 % aller anorektalen malignen Neoplasien darstellen. Bei doppelter Gynäkotropie liegt der Manifestationsgipfel um das 60. Lebensjahr. 70–90 % der malignen Melanome entstehen in Höhe der Linea dentata. Die Metastasierung erfolgt früh lymphogen in die iliakalen und inguinalen Lymphknoten sowie hämatogen über die A. mesenterica inferior.

Bei HIV-infizierten Patienten kommen im Anorektalbereich sowohl Absiedelungen eines *Kaposi-Sarkoms* anderer Lokalisation als auch primäre mukokutane Kaposi-Sarkome der Analregion vor. Diese breit aufsitzenden, bläulichroten Knoten sind in allgemeinen schmerzlos und lassen sich damit klinisch von perianalen Thrombosen gut unterscheiden.

Behandlung. Maligne Tumoren im proktologischen Bereich werden in der Regel chirurgisch in toto entfernt. Die Radikalität des Eingriffs richtet sich nach dem histologischen Typ bzw. Diffe-

---

Tabelle 48.7. Karzinomatöse Entartungen im Analbereich

▷ **Proximale Analkarzinome** (ca. 75 %)
  Basaloides kloakogenes Karzinom, häufigstes Karzinom des Analkanals
  Plattenepithelkarzinom, nicht verhornend, unterhalb der Linea dentata
  Karzinome der Proktodealdrüsen, selten; adeno- oder mukoepidermoide Karzinome
  Fistelkarzinom, selten; meist muzinöse Adenokarzinome

▷ **Distale Analkarzinome** (ca. 25 %)
  Plattenepithelkarzinome, verhornend, am Analrand
  Basaliome, sog. „verwilderte" Basaliome

renzierungsgrad, der Lokalisation, der Ausdehnung und einer möglichen Metastasierung. Bei begrenzten, gut differenzierten Karzinomen unterhalb der Linea dentata kommt in erster Linie die Exzision weit im Gesunden in Frage. In anderen Fällen haben die therapeutischen Regeln der Chirurgie des Rektumkarzinoms Gültigkeit. Meist erfordert dies eine *abdominoperineale Rektumexstirpation*.

Neuere Berichte beschreiben allerdings eine Gleichwertigkeit der operativen Therapie mit einer Kombination von Chemotherapie und Radiatio. Eine abschließende Beurteilung ist noch nicht möglich, doch es liegen Berichte vor, die für eine Kombination von Röntgenstrahlen und 5-Fluorouracil mit Mitomycin C sprechen als sog. *Radiochemotherapie*. Dosierung und Applikation müssen auf den Einzelfall abestimmt werden. In günstigen Fällen soll eine Heilungsrate von 70–80 % erreichbar sein. Auf jeden Fall sind adjuvante Therapiemaßnahmen postoperativ in Betracht zu ziehen. Unter Umständen wird nur noch palliativ vorgegangen.

Das Kaposi-Sarkom der Analregion wird am besten mit Hilfe des CO_2-Lasers in seiner Masse verkleinert und anschließend mit systemischen Gaben von rekombinantem IFN-α (Roferon® A, 9–18 Mio. IE jeden 2. Tag) über längere Zeit behandelt.

Die *Zehnjahresüberlebensrate* liegt für Analrandkarzinome nach lokaler operativer Ausräumung bei ca. 60–70 %, die für Karzinome des Analkanals nach radikaler Operation bei ca. 50 %. Genauere Ergebnisse kombinierter Verfahren liegen trotz mehrjähriger Beobachtungsdauer nicht vor.

48.10 Anale (Stuhl-)Inkontinenz

Die *anale Inkontinenz* hat entsprechend der Komplexität des analen Kontinenzorgans vielfältige Ursachen. Einerseits kann es sich um sensorische Schäden durch komplette Entfernung der Hämorrhoiden einschl. des Anoderms bis oberhalb der Linea dentata und andererseits um Folgen chronisch-entzündlicher Zustände handeln. Eine weitere Ursache sind muskuläre Beeinträchtigungen, z. B. lokale Traumata, besonders postpartale, und weitere operative Eingriffe aller Art. Ferner gibt es neurogene Ursachen, z. B. bei Querschnittssyndromen oder den Plexus pudendus betreffenden Prozessen. Gelegentlich führt ein Verlust der Reservoirfunktion des Rektums, postoperativ oder bei rektaler Konstipation sowie der Rektumprolaps zu unkontrolliertem Stuhlabgang. Die Diagnose einer sog. *psychoorganischen Inkontinenz* kann erst nach sorgfältiger Durchuntersuchung und Ausschluß aller anderen somatischen Diagnosen erfolgen, da auch ein Rektum- oder Analkarzinom Ursache einer analen Inkontinenz sein kann.

Behandlung. Eine sinnvolle Behandlung der analen Inkontinenz richtet sich nach ihrer Ätiologie. Der Stuhl muß zunächst reguliert und proktologische Erkrankungen (z. B. Hämorrhoiden) saniert werden. Insbesondere bei Descensus perinei verspricht ein Beckenbodentraining, evtl. mit Unterstützung von Elektrostimulation, Erfolg. Bei dem sog. „biofeedback" lernt der Patient, den Druck des M. sphincter ani externus dem von Normalpersonen anzupassen. Dazu werden ihm beim Training der anale Sphinkterdruck und das Elektromyogramm sichtbar gemacht.

Erst bei Versagen derartiger konservativer Therapiemöglichkeiten, die in der Mehrzahl der Fälle gute Resultate zeigen, sind eingehende chirurgische Maßnahmen einschl. Plastiken indiziert.

48.11 Proktalgie

Die *Proktalgie (Proctalgia fugax)* ist eine anfallsweise auftretende, wenige Sekunden bis zu 30 min anhaltende Schmerzattacke unbekannter Ätiologie, die vom Betroffenen in das Rektum oder das Perineum lokalisiert wird, aber auch bis in den Unterbauch ausstrahlen kann. Es handelt sich um ein mit doppelter Gynäkotropie im mittleren Lebensalter vorkommendes Krankheitsbild, das unregelmäßig, bevorzugt nachts, in den meisten Fällen 1–5 ×/Jahr auftritt. Sphinkterspasmen sowie Spasmen der Levatormuskeln, der Beckenbodenmuskulatur und der Gefäße, bei Frauen gynäkologische Erkrankungen, bei Männern eine Prostatitis kommen als Auslöser in Frage. Seltener ist ein organischer Befund, z. B.

eine Myopathie des M. sphincter ani internus, nachweisbar. Äußere bzw. innere Hämorrhoiden, Obstipation sowie Migräneanfälle kommen mit einer Proktalgie gehäuft zusammen vor und sollten therapeutisch angegangen werden. Auch eine psychosomatische Komponente wäre zu berücksichtigen. Erst nach gründlicher proktologischer Untersuchung ohne organischen Befund kann die Ausschlußdiagnose Proctalgia fugax gestellt werden.

Behandlung. Am wirksamsten erscheint im Schmerzanfall eine Änderung der Körperlage, z.B. Aufspringen vom Stuhl oder vom Bett o.ä. Ebenfalls empfohlen wird eine forcierte Lendenlordose, z.B. in Knie-Ellenbogen-Lage, mit oder ohne perinealen Faustdruck. Unter Umständen lindert das Einführen eines Fingers die Beschwerden, vor allem nach Anwendung einer Wärmflasche oder eines warmen Sitzbades. Sublingual applizierte Nitroglycerinpräparate (Nitrolingual® Kaps.; evtl. forte) wirken schnell, Spasmolytika (Buscopan®) meist erst nach Abklingen des Anfalls. Die Häufigkeit nächtlicher Anfälle kann in Einzelfällen durch abends verabreichte Sedativa bzw. Tranquilizer vermindert werden. Hier wäre ein Diazepampräparat o.ä. geeignet (Valium® 5 mg, Atarax® 2–4 × 25 mg/d). Über diese symptomatischen Maßnahmen hinaus kann eine psychotherapeutische Mitbehandlung hilfreich sein. In seltenen Fällen kommen operative Maßnahmen in Frage (z.B. Myektomie).

48.12 Kokzygodynie

Die *Kokzygodynie* ist durch ähnliche Beschwerden wie die Proktalgie gekennzeichnet, der Schmerz ist jedoch mehr im Steißbein lokalisiert, kann in das Genitale oder die Oberschenkel ausstrahlen und wird durch langes Sitzen oder bei der Defäkation verstärkt; er kann aber auch nachts vorkommen. Das Steißbein ist bei Palpation druck- und bewegungsschmerzhaft. Die Erkrankung tritt besonders bei Frauen im mittleren Lebensalter auf, Wetterfühligkeit, Migräne etc. werden zugleich angegeben. Ätiologisch können Traumen sowie ossäre und muskuläre Prozesse eine Rolle spielen.

Behandlung. Die Therapie der Kokzygodynie ist schwierig, gelegentlich helfen Positionsänderungen oder Bewegung. Lokale Injektionen von Lokalanästhetika und/oder Kortikosteroiden haben Teilerfolge gezeigt. Neben warmen Sitzbädern (Kamillosan®, Tannolact®) unterstützen Antirheumatika (Amuno® Supp., Proxen® Supp.), Spasmolytica (Buscopan® Filmdrg., Buscopan plus® Supp.) und gelegentlich anxiolytische Sedativa (Lexotanil®, Limbatril®, Aponal®) die Behandlung. Ein lokaler Behandlungsversuch mit Capsaicin wäre möglich. Des weiteren kommen chiropraktische sowie physiotherapeutische und bei absoluter Therapieresistenz operative Maßnahmen in Frage. In extremen Fällen wurde eine Steißbeinblockade und die Abtrennung des Steißbeins von den umliegenden Weichteilen bzw. die vollständige Exstirpation durchgeführt.

Literatur

Athanasiadis S, Gandji D, Girona J (1986) Langzeitergebnisse nach submuköser Hämorrhoidektomie unter besonderer Berücksichtigung der Kontinenz. Phlebol Proktol 15: 119–21

Brown DK, Oglesby AB, Scott DH, Dayton MT (1988) Squamous cell carcinoma of the anus: a twenty-five year retrospective. Am J Surg 54: 337–342

Brühl W (1990) Die Sakralanästhesie in der Proktologie. Phlebol Proktol 19: 44–47

Buchmann P (1988) Lehrbuch der Proktologie, 2. Aufl. Huber, Bern Stuttgart Toronto

Feller AM, Hettich R (1986) Perianale acne conglobata significa. Phlebol Proktol 15: 156–158

Gaebel G, Feller AM, Heitland W (1986) Diagnostik und Therapie der perianalen Läsionen bei Morbus Crohn. Phlebol Proktol 15: 154–5

Hager J, Menardi G (1984) Proktologie im Kindesalter. Phlebol Proktol 15: 115–118

Kamm MA, Hoyle CHV, Burleigh DE et al. (1991) Hereditary internal anal sphincter myopathy causing proctalgia fugax and constipation. Gastroenterology 100: 805–810

Kirsch JJ (1986) Risiken der Ligaturbehandlung von Hämorrhoiden. Phlebol Proktol 15: 24–25

Lingemann B (1985) Proktologische Praxis. Marseille, München

Marti MC, Givel JC (eds) (1990) Surgery of anorectal diseases. Springer, Berlin Heidelberg New York Tokyo

Mauß J (1985) Pruritus ani. Dt Ärzteblatt 82: 2726–2728

Mitchell EP (1988) Carcinoma of the anal region. Semin Oncol 15: 146–53

Neiger A (1987) Atlas der Praktischen Proktologie, 3. Aufl. Huber, Bern Stuttgart Toronto

Schröder FA (1987) Hämorrhoidenverödung in der Schwangerschaft. Phlebol Proktol 16: 80–85

Shafik A (1990) A new concept of the anatomy of the anal sphincter mechanism and the physiology of defecation. Int Surg 75: 43–46

Stein E (1986) Proktologie. Springer, Berlin Heidelberg New York Tokyo

Wienert V (1985) Die Analfissur. Hautarzt 36: 234–36

Zabel M (1990) Dermatosen der Anal- und Perianalregion. Phlebol Proktol 19: 127–132

Farbabbildungen

1 Multiple perianale Genitalwarzen

2 Plattenepithelkarzinom im Genitoanalbereich bei einer 47-jährigen Frau

3,4 Condylomata gigantea Buschke-Löwenstein. Zustand nach Abtragung mit CO_2-Laser

5 Abszedierende atypische Mykobacteriose im Analbereich bei einem HIV-infizierten homosexuellen Mann

Farbabbildungen

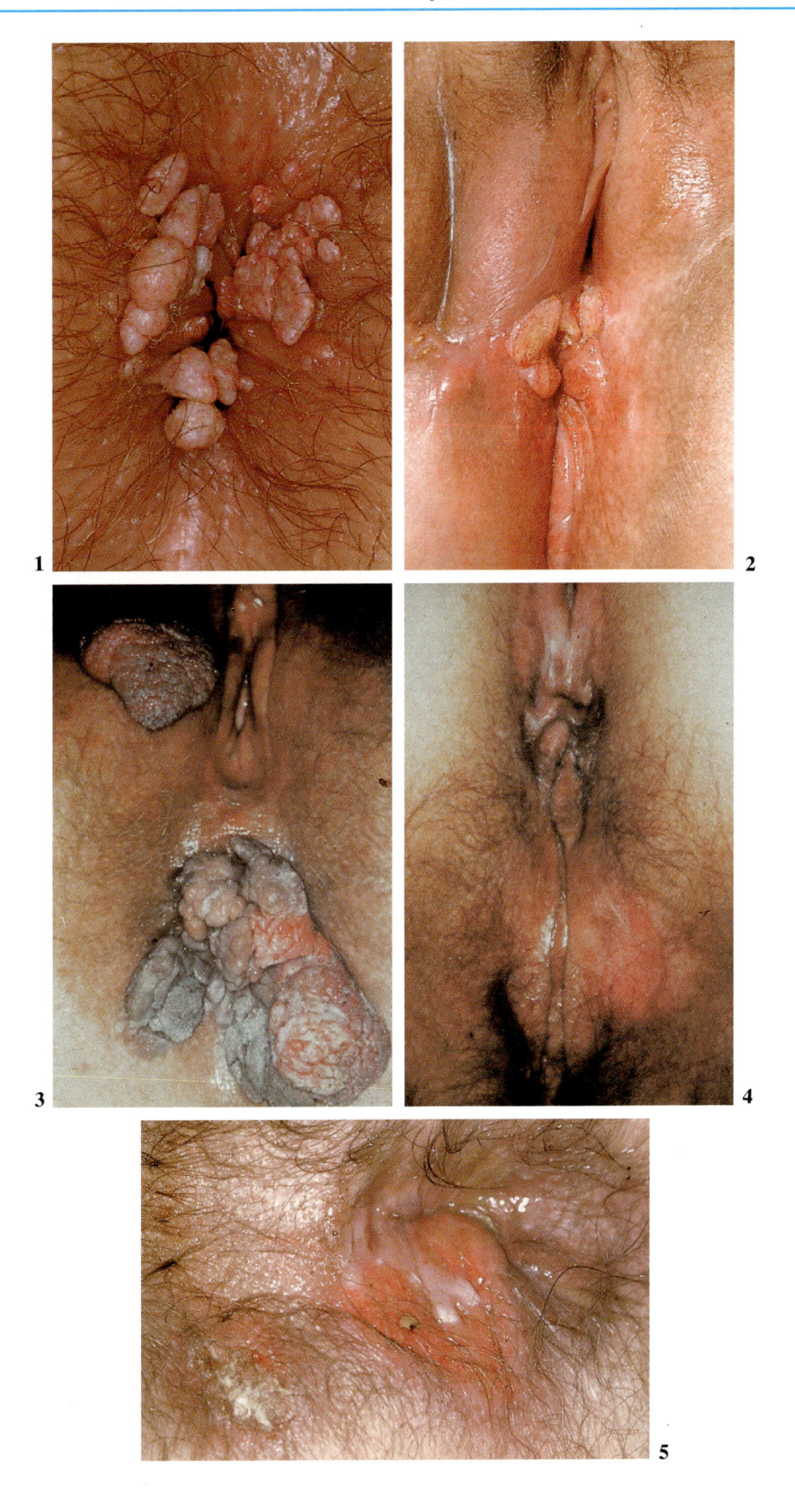

Kapitel 49 Erkrankungen des Penis und des Hodens

49.1	Balanoposthitis	1136
49.1.1	Balanoposthitis candidomycetica	1136
49.1.2	Balanoposthitis plasmacellularis Zoon	1137
49.1.3	Balanitis circinata bei M. Reiter	1137
49.2	Virusakanthome	1138
49.2.1	Penile Condylomata acuminata	1138
49.2.2	Condylomata gigantea (Buschke-Löwenstein)	1139
49.2.3	Bowenoide Papulose	1139
49.3	Präkanzerosen und Kanzerosen	1141
49.3.1	Erythroplasie Queyrat	1141
49.3.2	Lichen sclerosus et atrophicans des Penis	1141
49.3.3	Peniskarzinom	1141
49.4	Paraphimose und Phimose	1143
49.4.1	Paraphimose	1143
49.4.2	Phimose	1144
49.5	Induratio penis plastica und Penisdeviation	1145
49.6	Maldescensus testis (kindlicher Kryptorchismus, Pendelhoden, Gleithoden)	1145
49.7	Varikozele und Hydrozele	1145
49.8	Epididymitis und Orchitis	1145

49.1 Balanoposthitis

Entzündungen der Eichel *(Balanitis)* oder des inneren Vorhautblattes *(Posthitis)* des männlichen Gliedes treten aufgrund der engen räumlichen Beziehung regelmäßig zusammen auf und werden dann als Balanoposthitis bezeichnet. Häufig liegen prädisponierende Faktoren für eine Balanoposthitis zugrunde, z. B. Phimose, mechanische Irritationen durch unzweckmäßige Kleidung, schlechte bzw. übertriebene Hygiene, Diabetes mellitus oder allgemeine Abwehrschwäche im Rahmen einer HIV-Infektion. Als Ursachen einer *Balanoposthitis* kommen in erster Linie mikrobielle Infektionen, Traumen, Smegmaretention, toxische Irritationen und Kontaktallergien in Frage. Die Diagnose stützt sich auf die Anamnese unter besonderer Berücksichtigung der Sexualanamnese, des klinischen Befunds und des lichtmikroskopischen Erregernachweises. Bei chronischem Verlauf oder Therapieresistenz ist eine histologische Untersuchung zum Ausschluß einer Neoplasie indiziert.

49.1.1 Balanoposthitis candidomycetica

Diese häufige Infektion, hervorgerufen durch C. albicans, betrifft vor allem ältere Männer mit Diabetes mellitus. Bei jüngeren Männern ist meist eine vaginale Candidainfektion der Partnerin die Infektionsquelle, oft begünstigt durch hormonelle Antikonzeptiva. Weitere prädisponierende Faktoren sind in Tabelle 49.1 dargestellt. In jedem Falle sollte die Diagnose einer *Balanoposthitis candidomycetica* die Untersuchung und Mitbehandlung des Sexualpartners nach sich ziehen, um Reinfektionen zu verhindern. Auf weitere Manifestationen (Intertrigo, intestinale Candidose) muß geachtet werden.

Das typische Bild besteht in stippchenförmigen oder plaqueartigen weißen Herden. Nach Abstreifen der Beläge tritt ein glänzend-roter, feuchter Untergrund zutage. Seltener finden sich vesikulöse, pustulöse, erosive, ulzeröse oder granulomartige Veränderungen. Die Diagnose stützt sich in erster Linie auf das klinische Bild und wird durch den mikroskopischen Erregernachweis im Nativpräparat bestätigt.

Tabelle 49.1. Prädisponierende Faktoren der Balanoposthitis candidomycetica

▷ Unzureichende Genitalhygiene
▷ Urininkontinenz
▷ Phimose
▷ Antibiotikatherapie
▷ Kortikosteroidtherapie
  lokal
  systemisch
▷ Zytostatikatherapie
▷ Anderweitige Grunderkrankungen
  Diabetes mellitus
  HIV-Infektion
  Gicht
  Leukämie
  Immundefizienzsyndrome

Behandlung. Zunächst sollte man konsequent nach den vorhandenen *prädisponierenden Faktoren* fahnden und möglichst alle ausschließen. Vielfach heilt die Erkrankung nach eingehender hygienischer Beratung von selbst aus. Als unspezifische, unterstützende Maßnahme und zur Nachbehandlung sollten desinfizierende Bäder (z. B. Auflösung von Kaliumpermanganat, bis eine burgunderrote Farbe erreicht ist) oder gerbstoffhaltige Bäder (Tannolact®, Tannosynt®) rezeptiert werden, die 1–2 ×/d für jeweils 5–10 min durchzuführen sind. Zur spezifischen Behandlung wird anschließend, nach gründlichem Abtrocknen, ein Antimykotikum aufgetragen, wobei vielfach fettarme Präparationen (Ö/W-Emulsionen oder -Lotionen) bevorzugt werden. Bei ausgedehntem Befall ist eine Paste (z. B. Candiohermal® Paste) zu empfehlen. Die Applikation eines gefalteten Gazestreifens über die Glans penis nach Auftragen des Antimykotikums bewährt sich bei exsudativen Befunden, da die Sekrete durch die Dochtwirkung aufgenommen werden. Des weiteren kann der zusätzliche Einsatz von milden Kortikosteroiden (z. B. Hydrocortison 1 % in Ungt. emulsificans, Advantan®, Dermatop® u.a.) bei stark entzündlichen Bildern erwogen werden, die vor Applikation des Antimykotikums dünn aufzutragen sind. Bei einer begleitenden bakteriellen Infektion ist in unkomplizierten Fällen eine zusätzliche, konsequent desinfizierende bzw. antibiotische Lokaltherapie notwendig; bei der Rezeptur sollte hierbei die antibakterielle Wirksamkeit einiger Antimykotika berücksichtigt werden.

49.1.2 Balanoposthitis plasmacellularis Zoon

Die *Balanoposthitis plasmacellularis Zoon* stellt ein seltenes, überwiegend im höheren Lebensalter auftretendes Krankheitsbild bislang ungeklärter Ätiologie dar. Als prädisponierende Faktoren kommen chronische Entzündungen, Traumen und mechanische Irritationen in Frage; eine mikrobielle Ausschlußdiagnostik ist erforderlich. Der Krankheitsverlauf ist ohne Behandlung chronisch, die Prognose jedoch gut. Eine maligne Entartung ist nicht bekannt.

Klinisch finden sich umschriebene, scharf begrenzte Herde von rötlicher bis schokoladenbrauner Farbe mit lackartigem Glanz an der Glans penis und/oder am inneren Vorhautblatt. Bei genauer Inspektion sind häufig „cayennepfefferartige" punktförmige Blutungen und Telangiektasien zu beobachten. Das klinische Bild unterscheidet sich insofern in typischen Fällen aufgrund des Farbtones und der hämorrhagischen Note von der Erythroplasie Queyrat. Eine bioptische Sicherung ist jedoch immer anzustreben, da aufgrund eindeutiger histologischer Merkmale eine definitive Diagnosestellung möglich ist.

Behandlung. Auch hier sollte man auf *prädisponierende Faktoren* wie bei B. candidomycetica (s. dort) achten. Eine Optimierung der hygienischen Maßnahmen, ggf. tägliche Bäder mit Zusatz von Kaliumpermanganat oder gerbstoffhaltigen Zubereitungen (Tannolact®, Tannosynt®), werden empfohlen. Die äußerliche Anwendung von milden Glukokortikosteroiden (Hydrocortisonacetat 1%, Advantan® Creme) in Cremegrundlage, Lotion oder Lösung führt nach 2–4 Wochen meist zur Abheilung. Beim Vorliegen einer Phimose ist eine Zirkumzision indiziert. Falls durch eine konsequente und ggf. wiederholte Lokaltherapie keine Abheilung erreicht werden kann, sollte auch bei fehlender Phimose eine Zirkumzision erwogen bzw. durchgeführt werden. Auch die CO_2-Laserbehandlung wurde als erfolgreich beschrieben, allerdings dürfte die Totalexzision vorzuziehen sein, da sie den Vorteil einer histologischen Diagnose gestattet. Verwechslungen bzw. Übergänge in ein Bowen-Karzinom können vorkommen.

49.1.3 Balanitis circinata bei M. Reiter

Die *Balanitis* (erosiva/parakeratotica) *circinata* stellt ein wichtiges Symptom des *M. Reiter* dar und wird überwiegend bei jungen Männern beobachtet. Die Reiter-Erkrankung wird definiert durch die Symptomentrias von Konjunktivitis, Urethritis und Polyarthritis, des weiteren können psoriasiforme Hautveränderungen, Stomatitis, Spondylitis, Iridozyklitis oder eine Enteritis auftreten. Ätiologisch besteht eine immungenetische Prädisposition, ca. 80% der Betroffenen sind HLA B27-positiv. Eine postinfektiöse Genese muß angenommen werden, da die Manifestation der Erkrankung häufig mit einer Enteritis (Campylobacter, Shigellen, Salmonellen) bzw. Urethritis (Chlamydien, Mykoplasmen) assoziiert ist.

Klinisch finden sich an der Glans penis, häufig vom Sulcus coronarius ausgehend, girlandenförmige Eyrtheme, die z. T. konfluieren und in landkartenartig erodierte Läsionen mit weißlichen epithelialen Randsäumen übergehen. Das innere Vorhautblatt kann mitbefallen sein, während die periurethrale Region in der Regel ausgespart bleibt. Begleitend können Juckreiz oder Brennen bestehen. Die Diagnose wird anhand des klinischen Bildes und im Zusammenhang mit weiteren vorliegenden Symptomen der Reiter-Erkrankung gestellt, allerdings ist auch mit oligosymptomatischen Fällen bzw. Phasen zu rechnen. Übergänge zur Psoriasis kommen vor, die von einer Psoriasis inversa, z. T. auch pustulosa, schwer abzugrenzen sind.

Behandlung. Als Basistherapie stehen zunächst austrocknende Maßnahmen im Vordergrund. Geeignet sind Zinklotio und die Auflage von Mullkompressen. Zusätzlich sollten 1–2 ×/d milde Glukokortikosteroide (Hydrokortisonacetat 1%, Advantan®, Dermatop®) in Cremegrundlage, Lotio oder Lösung für wenige Wochen appliziert werden. Weitere Manifestationen der Reiter-Erkrankung bedürfen einer gezielten Behandlung; bei Vorliegen einer Urethritis oder Enteritis ist eine antibiotische Behandlung mit Doxycyclin durchzuführen. Beim Verdacht auf den Übergang in eine Psoriasis bzw. bei pustulösen Varianten, die eine solche imitieren, wäre auch an die lokale Applikation von calcipotriolhaltigen Cremes (z. B. Psorcutan®) zu denken.

Literatur

Baldwin HE, Geronemus RG (1989) The treatment of Zoon's balanitis with the carbon dioxide laser. J Dermatol Surg Oncol 15: 491–494
Brodin M (1980) Balanitis circumscripta plasmacellularis. J Am Acad Dermatol 2: 33–35
Duvic M, Johnson TM, Rapini RP (1987) Acquired immunodeficiency syndrome-associated psoriasis and Reiter's syndrome. Arch Dermatol 123: 1622–1632
Eberhartinger C, Bergmann M (1971) Balanoposthitis chronica circumscripta plasmacellularis Zoon und Phimose. Z Hautkr 46: 251–254
Felman YM, Nikitas JA (1983) Reiter's syndrome. Cutis 31: 152–164
Jolly BB, Krishnamurty S, Vaidyanathan S (1993) Zoon's Balanitis. Urol Int 50: 182–184
Kossard S, Shumack S (1989) Lichen aureus of the glans penis as an expression of Zoon's balanitis. J Am Acad Dermatol 21: 804–806
Murray WJG, Fletcher MS, Yates-Bell AJ et al. (1986) Plasma cell balanitis of Zoon. Br J Urol 58: 689–691
Richman TB, Kerdel FA (1988) Reiter's syndrome. Arch Dermatol 124: 1007–1009
Rothe MJ, Kerdel FA (1991) Reiter syndrome. Int J Dermatol 30: 173–80
Sonex TS, Dawber RPP, Ryan TJ, Palts JS (1981) Zoon's (plasma cell) balanitis treament by circumcision. Br J Dermatol 105: 195–199
Souteyrand P, Wong E, MacDonald DM (1981) Zoon's balanitis (balanitis circumscripta plasmacellularis). Br J Dermatol 105: 195–199
Willkens RF, Arnett FC, Bitter T (1982) Reiter's syndrome: evaluation of preliminary criteria for definite disease. Bull Rheum Dis 32: 31–34

49.2 Virusakanthome

Virusakanthome kommen sowohl am Penisschaft als auch an der Glans penis sowie am Präputium häufig vor. An den Übergangsschleimhäuten des Präputiums und der Glans penis handelt es sich dabei überwiegend um Condylomata acuminata, am Penisschaft findet sich nicht selten eine bowenoide Papulose. Die Erreger sind karyotrophe DNS-Viren, humane Papillomviren aus der Gruppe der Papovaviren (vgl. Kap. 3). An Penis, Anus, Vulva etc. wird im allgemeinen eine sexuelle Übertragung angenommen werden müssen, so daß man heute die sog. „Genitalwarzen" zu den sexuell übertragbaren Krankheiten (STD) rechnet. Nicht selten entsteht die Infektion durch genitoanalen Verkehr, wobei Promiskuität allem Anschein nach eine wichtige Rolle spielt. Für das Entstehen von Virusakanthomen im Genitalbereich ist offenbar Immunsuppression ein begünstigender Faktor; bei rezidivierendem, massivem Vorkommen ist auch an das Vorliegen einer HIV-Infektion zu denken. Vgl. auch Kap. 42.

49.2.1 Penile Condylomata acuminata

Bei Auftreten von *Condylomata acuminata* im Bereich des Penis muß auch an ihr mögliches Vorkommen im Analbereich wie auch in der Urethra gedacht werden, so daß vor Einleitung der Behandlung eine proktologische Untersuchung oder zumindest eine gründliche Inspektion des Orificium urethrae notwendig ist.

● Aus den USA wird berichtet, daß *mindestens jeder 2. Patient, der penile Kondylome hat, solche auch am Anus aufweist*, wenn die Untersuchung gründlich durchgeführt wird. Auch an das Vorliegen weiterer genitaler Infektionen, z. B. mit Chlamydia trachomatis, ist zu denken, und urethrale Untersuchungen sollten durchgeführt werden. Eine Partneruntersuchung und Mitbehandlung ist auch bei negativer Anamnese anzustreben. Zumindest bis zur vollständigen Abheilung und nach Möglichkeit für die folgenden 6 Monate sollte der Patient wegen der hohen Kontagiosität dieser Virusakanthome darauf hingewiesen werden, daß er sexuelle Kontakte mit wechselndem Partner meiden und *Kondome benutzen* soll. Auch nach Entfernung der Kondylome ist zunächst mit einer Infektiosität des Trägers zu rechnen. Bei Kindern ist bei Vorliegen peniler Kondylome an die Möglichkeit eines *sexuellen Mißbrauches* zu denken, obwohl auch nichtsexuelle Übertragungswege in Betracht kommen. Allen Patienten sollte man raten, nach Möglichkeit ihren Partner zu informieren und auch bei ihm eine Kontrolluntersuchung bzw. Behandlung zu veranlassen.

Klinisch sind die Condylomata acuminata am Penis zumeist im Bereich des Sulcus coronarius, am inneren Vorhautblatt oder am Frenulum lokalisiert und stellen stecknadelkopfgroße, rötliche Papeln dar, die mazerieren und eine weißliche Oberfläche haben können. Vor Behandlung lassen sie sich gut mit 3–5 % Essigsäure, die mittels Mullkompressen für 5–10 min aufgetragen wird, optisch darstellen. So können ggf. auch subklinische Herde sichtbar gemacht werden.

Behandlung. Die Behandlungsverfahren von Virusakanthomen einschl. Condylomata acuminata sind ausführlich in Kap. 3 dargestellt. Bei penilen Condylomata acuminata hat sich als konservatives Therapieverfahren insbesondere das Betupfen kleinerer Feigwarzen mit Podophyllinlösung (5–20% in Alkohol) nach Abdecken der Umgebung mit weicher Zinkpaste bewährt. Die Behandlung sollte wegen der Gefahr von Hautreizungen und von Resorption bei großflächiger Anwendung vom Arzt durchgeführt werden, wobei in der Regel mehrere Sitzungen mit ansteigender Podophyllinkonzentration bis zur vollständigen Abheilung notwendig sind. Der Patient wird angewiesen, nach 6 h das behandelte Areal mit einem Syndet vorsichtig abzuwaschen. Nebenwirkungsärmer ist die Behandlung mit einer 0,5% Podophyllotoxinlösung (Condylox®), die auch vom Patienten selbst durchgeführt werden kann. Die Lösung wird mit einem Applikatorröhrchen streng auf die Feigwarzen begrenzt an drei aufeinanderfolgenden Tagen 2 ×/d aufgetragen. Die Behandlung wird dann in wöchentlichen Abständen bis zu einer Gesamtdauer von 4 Wochen durchgeführt. Auch hier empfiehlt es sich, eine Abdeckung der Umgebung mit weicher Zinkpaste vorzunehmen, um eine Irritation der gesunden Haut zu vermeiden.

Als *operative Behandlungsmaßnahme* bietet sich die elektrokaustische Abtragung oder besser die Koagulation mittels CO_2-Laser in Lokalanäshesie nach Applikation von 5% Essigsäure (s. oben) an, wobei ein Sicherheitsabstand im Gesunden zur Verhinderung von Lokalrezidiven eingehalten werden soll (2–5 mm). Bei ausgedehntem Befund kann der Eingriff in Vollnarkose vorgenommen werden, um möglichst eine Sanierung aller Herde in einer Sitzung zu erreichen. Der ausgedehnte Befall der Vorhaut kann eine Zirkumzision notwendig machen. Bei Vorliegen intraurethraler Condylome ist eine gemeinsame Behandlung mit den Urologen anzustreben.

Verschiedentlich wurde auch die Behandlung peniler Condylomata mit IFN-β lokal (Fiblaferon® Gel) oder mit IFN-α systemisch empfohlen. Unterschiedliche Ergebnisse wurden in der Literatur mitgeteilt. Die Wirkung dieser Behandlungen ist bisher nicht sicher zu beurteilen. Nach abgeschlossener Behandlung sind regelmäßige Kontrolluntersuchungen und unmittelbare Elimination evtl. aufkommender *Rezidive* notwendig.

49.2.2 Condylomata gigantea (Buschke-Löwenstein)

Selten kommen Condylomata gigantea auch im Bereich des Penis vor. Hier gehen sie zumeist vom Sulcus coronarius aus. Meist entwickeln sie sich nur bei Vorliegen einer Immunsuppression des Patienten (vgl. Kap. 42).

Behandlung. Konservative Behandlungen kommen bei so ausgedehnten Condylomata nicht in Frage. Eine vollständige chirurgische Entfernung ist angezeigt. Hierfür haben sich am ehesten kombinierte Behandlungen mit Elektrokaustik und CO_2-Laser bewährt. Die Hauptmasse des Tumors wird dabei elektrokaustisch abgetragen, die verbleibenden Tumorreste werden mit dem CO_2-Laser unter bestmöglicher Schonung des Gewebes vorsichtig mit einem Sicherheitsabstand von ca. 5 mm entfernt. Leider sind Rezidive bei Condylomata gigantea nicht selten, so daß engmaschige Nachkontrollen, zuerst im Abstand von 2–3 Wochen, vorzunehmen sind.

49.2.3 Bowenoide Papulose

Hierbei handelt es sich um Viruspapillome, die *vorwiegend durch HPV 16 oder 18* verursacht werden und die bevorzugt bei jüngeren Männern unter 40 Jahren auftreten. Die Inkubationszeit beträgt mehrere Monate bis Jahre. Die Erkrankung zeigt eine Tendenz zur Spontanregression, jedoch wurden Fälle mit einem Übergang in ein Plattenepithelkarzinom beschrieben.

● Eine *Partnerberatung bzw. -untersuchung* („counselling") ist notwendig, zumal ein erhöhtes Risiko der Krebsentwicklung auf dem Boden einer HPV 16- und HPV-18-Infektion gesichert ist. Die bowenoide Papulose manifestiert sich in multiplen rotbraunen Papeln mit einem Durchmesser von 2–10 mm, die vorzugsweise an Glans und Penisschaft lokalisiert sind. Die Applikation von 3–5% Essigsäure in einer Mullkompresse für 5–10 min läßt die Effloreszenzen besser hervortreten und macht u. U. auch subklinische Herde sichtbar. Histologisch zeigt sich das Bild eines M. Bowen, weshalb die Einordnung nur in Zusammenhang mit der Klinik erfolgen kann. Durch In-situ-Hybridisierung läßt sich virale DNA in den Läsionen nachweisen.

Behandlung. Die vollständige Abtragung im Gesunden stellt die Therapie der Wahl dar (vgl. S. 87 f.). Dafür bieten sich gleichermaßen die elektrokaustische Abtragung als auch die Vaporisation mittels CO_2-Laser an. Auch hier ist darauf zu achten, daß ein Sicherheitsabstand von ca. 3–5 mm eingehalten wird, da in der umgebenden Epidermis Viruspartikel auch nachgewiesen werden können, wenn diese nicht befallen erscheint. Insbesondere die CO_2-Laserbehandlung hat sich als besonders schonend bewährt.

Literatur

Bar-Am A, Shilon M, Peyser MR et al. (1991) Treatment of male genital condylomatous lesions by carbon dioxide laser after failure of previous nonlaser methods. J Am Acad Dermatol 24: 87–89

Bergman A, Nalick R (1991) Genital human papillomavirus infection in men. Diagnosis and treatment with a laser and 5-fluorouracil. J Reprod Med 36: 363–366

Beutner KR, Conant MA, Friedman-Kien AE et al. (1989) Patient-applied podofilox for treatment of genital warts. Lancet I: 831–834

Cobb MW (1990) Human papillomavirus infestion. J Am Acad Dermatol 22: 547–566

Danuser H, Maranta D (1989) Buschke-Löwenstein Tumor. Urologe A 28: 300–302

Davis BE, Noble MJ (1992) Initial experience with combined interferon-alfa2b and carbon dioxide laser for the treatment of condylomata acuminata. J Urol 147: 627–629

Feldman SB, Sexton FM, Glenn JD, Lookingbill DP (1989) Immunosuppression in men with bowenoid papulosis. Arch Dermatol. 125: 651–654

Fierlbeck G, Breuninger H, Fierlbeck B, Rassner G (1991) Condylomata acuminata – lokale und systemische Interferontherapie. Hautarzt 42: 39–43

Gilbert P, Beckert R (1990) Combination therapy for penile giant Buschke-Loewenstein condyloma. Urol Int 45: 122–124

Grassegger A, Hopfl R, Hussl H, Wicke K, Fritsch P (1994) Buschke-Loewenstein tumour infiltrating pelvic organs. Br J Dermatol 130: 221–225

Gross G (1992) Condylomata acuminata in der Kindheit – Hinweis für sexuellen Mißbrauch. Hautarzt 43: 120–125

Gross G, Ikenberg H, Gissmann L, Hagedorn M (1985) Papillomavirus infection of the anogenital region: correlation between histology, clinical picture and virustype. Proposal of a new nomenclature. J Invest Dermatol 85: 147–152

Gross G, Roussaki A, Papendick U (1990) Efficacy of interferons on bowenoid papulosis and other precancerous lesions. J Invest Dermatol 95: 152S–157S

Gross G, Roussaki A, Ikenberg H, Drees N (1991) Genital warts do not respond to systemic recombinant interferon-alfa2a treatment during cannabis consumption. Dermatologica 183: 203–207

Grußendorf-Conen EI (1985) Viruspapillome und maligne Genitaltumoren. Z Hautkr 60: 1972–1974

Handley JM, Horner T, Maw RD et al. (1991) Subcutaneous interferon alpha 2a combined with cryotherapy vs cryotherapy alone in the treatment of primary anogenital warts: a randomised observer blind placebo controlled study. Genitourin Med 67: 297–302

Höpel RM, Sandbichler M, Zelger BWH et al. (1992) Adjuvant treatment of recalcitrant genitoanal warts with systemic recombinant interferon-alfa2c. Acta Derm Venereol Stockh 72: 383–386

Kato N, Ueno H, Tanaka H, Nishikawa T (1993) Human papillomavirus type 6 associated Buschke-Loewenstein tumor (giant condyloma acuminatum). J Dermatol 20: 773–778

Lebwohl M, Contard P (1990) Interferon and Condylomata acuminata. Int J Dermatol 29: 699–705

Niederauer HH, Weindorf N, Schultz-Ehrenburg U (1993) Ein Fall von Condyloma acuminatum giganteum. Hautarzt 44: 795–799

Petersen CS, Bjerring P, Larsen J et al. (1991) Systemic interferon alpha-2b increases the cure rate in laser treated patients with multiple persistent genital warts: a placebo-controlled study. Genitourin Med 67: 99–102

Rosemberg SK (1991) Sexually transmitted papillomaviral infection in men. An update. Dermatol Clin 9: 317–331

Sand-Petersen C, Menne T (1993) Ano-genital warts in consecutive male heterosexual patients referred to a CO_2-laser clinic in Copenhagen. Acta Derm Venereol (Stockh) 73: 465–466

Schwartz RA (1990) Buschke-Loewenstein tumor: verrucous carcinoma of the penis. J Am Acad Dermatol 23: 723–727

Schwartz RA, Nychay SG, Lyons M et al (1991) Buschke-Loewenstein tumor: verrucous carcinoma of the anogenitalia. Cutis 47: 263–266

Syed TA, Lundin S (1993) Topical treatment of penile condylomata acuminata with podophyllotoxin 0.3 % solution, 0.3 % cream and 0.15 % cream. Dermatology 187: 30–33

Tessler AN, Appelbaum SM (1982) The Buschke-Löwenstein Tumor. J Urol 20: 36–39

Zouboulis ChC, Stadler R, Ikenberg H, Orfanos CE (1991) Short-term systemic recombinant interferon gamma treatment is ineffective in recalcitrant condylomata acuminata. J Am Acad Dermatol 24: 302–303

49.3 Präkanzerosen und Kanzerosen

49.3.1 Erythroplasie Queyrat

Die *Erythroplasie* ist ein überwiegend jenseits des 40. Lebensjahres an Glans penis und Präputium auftretendes Krankheitsbild, das histologisch einem *Carcinoma in situ* (M. Bowen) entspricht und in ein invasives Plattenepithelkarzinom übergehen kann (vgl. S. 1142). Klinisch finden sich rundlich oder bizarr konfigurierte, hellrote Plaques mit glänzender Oberfläche und scharfer Begrenzung. Bei erhabenen Herden kann bereits ein invasives Plattenepithelkarzinom vermutet werden. Eine bioptische Sicherung ist zum Ausschluß eines invasiven Wachstums und aufgrund der in jedem Falle notwendigen invasiven therapeutischen Konsequenzen durchzuführen. Die Untersuchung der regionären Lymphabstromgebiete ist obligat, ggf. unter Einschluß einer Lymphknotensonographie.

Behandlung. Die Therapie der Wahl besteht in einer Exzision im Gesunden und nachfolgender histologischer Aufarbeitung des Präparates. Alternativ kann eine histologische Sicherung durch Biopsien und eine nachfolgende Behandlung mit dem CO_2-Laser vorgenommen werden. Die CO_2-Lasertherapie ist am Penis deswegen besonders gut geeignet, da sie ein sehr schonendes Verfahren mit exakter Abtragung des Gewebes darstellt. Als Nachteil dieser Behandlung ist allerdings anzuführen, daß die Vollständigkeit der Abtragung mittels Laser histologisch nicht kontrolliert werden kann.

49.3.2 Lichen sclerosus et atrophicans des Penis

Der *Lichen sclerosus et atrophicans* (s. auch unter Kap. 11) ist eine insgesamt relativ seltene Erkrankung mit Prädilektionsstellen im Genitalbereich, wo er eine fakultative Präkanzerose darstellt. Neuere Untersuchungen legen einen Zusammenhang zu einer Infektion mit *Borrelia burgdorferi* nahe, so daß beim Vorliegen eines Lichen sclerosus et atrophicans entsprechende serologische Untersuchungen indiziert sind und auf andere Symptome einer Borrelieninfektion geachtet werden sollte (s. dort). Bei Fortschreiten der Erkrankung an der Vorhaut kommt es zu einer *sekundären, atrophischen Phimose,* beim Befall der Glans und des Orificium urethrae kann eine Stenose mit Urinretention auftreten. Über Juckreiz, Brennen, schmerzhafte Erektionen bzw. Schmerzen bei der Kohabitation wird häufig geklagt. Bei Miktionsproblemen oder rezidivierenden Harnwegsinfekten ist eine urologische Untersuchung zum Ausschluß einer Urethrabeteiligung notwendig.

Behandlung. Im Initialstadium und bei weniger ausgeprägten Fällen kann eine Lokaltherapie mit mittelstarken kortikosteroidhaltigen Cremes (z.B. Alfason®, Retef® 1×/d) über wenige Wochen zur Rückbildung führen, ebenso auch eine täglich alternierende Behandlung mit Kortikosteroidcreme und Heparincreme. In hartnäckigen Fällen kann die intraläsionale Injektion von Kortikosteroiden (Triamcinolonacetonid 10 mg/ml Kristallsuspension, z.B. Volon® A 10), die im Verhältnis 1:3 mit einem Lokalanästhetikum ohne Adrenalinzusatz vermischt werden sollten (Lidokaininjektionslösung 1%, z.B. Xylocain®), vorgenommen werden. Weniger Erfahrungen liegen mit der lokalen Applikation von Testosteronpropionat 2% in Cremegrundlage vor, die von einigen Autoren zur Behandlung beim Mann empfohlen wird.

Bei ausgeprägtem Befall der Vorhaut und beim Vorliegen einer Phimose stellt die Zirkumzision das Mittel der Wahl dar. Bei alleinigem oder zusätzlichem Befall der Glans penis lassen sich durch eine oberflächliche Vaporisation mit dem defokusierten CO_2-Laser gute Ergebnisse erzielen. Ebenso kann bei einer Urethrastenose der CO_2-Laser zur Meatotomie eingesetzt werden, oft mit gutem Erfolg.

49.3.3 Peniskarzinom

Das Peniskarzinom, ein Plattenepithelkarzinom, tritt fast ausschließlich jenseits des 40. Lebensjahres auf und macht im deutschsprachigen Raum weniger als 1% der Krebserkrankungen des Mannes aus, während es in Indien und Südamerika wesentlich häufiger beobachtet wird. Lokalhygienische Faktoren (Phimose, Smegmareten-

Tabelle 49.2. TNM-Klassifikation des Peniskarzinoms (ICD 187)

T	**Primärtumor**
TX	Primärtumor kann nicht beurteilt werden
T0	Kein Anhalt für Primärtumor
Tis	Carcinoma in situ
Ta	Nichtinvasives verruköses Karzinom
T1	Tumor infiltriert subepitheliales Bindegewebe
T2	Tumor infiltriert Corpus spongiosum oder cavernosum
T3	Tumor infiltriert Urethra oder Prostata
T4	Tumor infiltriert andere Nachbarstrukturen

N	**Regionäre Lymphknoten**
NX	Regionäre Lymphknoten können nicht beurteilt werden
N0	Keine regionären Lymphknotenmetastasen
N1	Metastase in solitären oberflächlichen Leistenlymphknoten
N2	Metastasen in multiplen oder bilateralen oberflächlichen Leistenlymphknoten
N3	Metastase(n) in tiefen Leisten- oder Beckenlymphknoten (uni- oder bilateral)

M	**Fernmetastasen**
MX	Das Vorliegen von Fernmetastasen kann nicht beurteilt werden
M0	Keine Fernmetastasen
M1	Fernmetastasen

Stadieneinteilung

Stadium	T	N	M
Stadium 0	Tis	N0	M0
	Ta	N0	M0
Stadium I	T1	N0	M0
Stadium II	T1	N1	M0
	T2	N0, N1	M0
Stadium III	T1	N2	M0
	T2	N2	M0
	T3	N0, N1, N2	M0
Stadium IV	T4	jedes N	M0
	jedes T	N3	M0
	jedes T	jedes N	M1

tion, chronische Balanoposthitis) sowie Infektionen mit HPV 16 und 18 scheinen für die Entstehung eine wesentliche Rolle zu spielen; bei beschnittenen Männern ist das Peniskarzinom außerordentlich selten anzutreffen. Das klinische Bild reicht von initialen entzündlich-nässenden und leicht blutenden Veränderungen über erosivulzerierende Defekte bis hin zu blumenkohlartig über die gesamte Zirkumferenz wachsenden Karzinomen. Prädilektionsstellen sind die Rückseite der Glans, der Sulcus coronarius und die Vorhaut.

Bei der Erstvorstellung eines Peniskarzinoms sind bereits in bis zu *40 %* inguinale Lymphknoten palpabel, wobei der Lymphknotenstation im Bereich der V. epigastrica superficialis eine Schildwächterfunktion zukommt. Die Diagnose wird histologisch gestellt. Zur Stadieneinteilung und Therapieplanung ist eine komplette Durchuntersuchung des Patienten notwendig, wobei aufgrund der überwiegend lymphogenen Metastasierung den regionalen Lymphabstromgebieten einschließlich kleinem Becken und paraaortalen Lymphknoten besondere Bedeutung zukommt. Die TNM-Klassifikation ist in Tabelle 49.2 zusammengestellt.

Behandlung. Die primäre Therapie des Peniskarzinoms ist in der Regel, je nach Ausdehnung, radikal chirurgisch, verbunden mit dem Ziel, die Funktion des Penis weiterhin zu erhalten. In frühen Stadien (Tis, T1, T2) erfolgt die Entfernung des Karzinoms im Gesunden mit anschließender Laserkoagulation des Tumorbettes und der Umgebung. In fortgeschrittenen Stadien des Primärtumors (T3, T4) oder bei gesichertem Lymphkotenbefall ist zusätzlich eine inguinale Lymphadenektomie notwendig, die ggf. auch die kontralaterale Seite bzw. die parailiakalen Lymphknoten miteinbeziehen sollte. Weit fortgeschrittene Stadien machen u. U. eine totale Emaskulinisation mit inguinaler und iliakaler Lymphadenektomie notwendig. Als weitere Therapieform kommt die Radiatio in Betracht, die in frühen Stadien allein kurativ sein kann, in der Regel jedoch in Verbindung mit den genannten chirurgischen Maßnahmen durchgeführt wird.

Literatur

Abdennader S, Lessana-Leibowitch M, Pelisse M (1989) An atypical case of penile carcinoma in situ associated with human papillomavirus DNA type 18. J Am Acad Dermatol 20: 887–889

Aberer E, Klade H (1991) Cutaneous manifestations of Lyme borreliosis. Infection 19: 284–286

Bingham JS (1978) Carcinoma of the penis developing in lichen sclerosus et atrophicus. Brit J Vener Dis 54: 350–353

Bissada NK (1992) Conservative extirpative treatment of cancer of the penis. Urol Clin North Am 19: 283–290

Chalmers RJG, Burton PA, Bennett RF (1984) Lichen sclerosus et atrophicus. A common and distinctive cause of phimosis in boys. Arch Dermatol 120: 1025–1027

Cubilla AL, Barreto J, Cabarello C, Ayala G, Riveros M (1993) Pathologic features of epidermoid carcinoma of the penis. Am J Surg Pathol 17: 753–763

Dore B, Irani J, Aubert J (1990) Carcinoma of the penis in lichen sclerosus atrophicus. A case report. Eur Urol 18: 153–155

Fraley E, Zhang G, Sayama R, Lange P (1985) Cancer of the penis. Cancer 55: 1618–1624

Gerber GS (1994) Carcinoma in situ of the penis. J Urol 151: 829–833

Goette DK (1974) Erythroplasia of Queyrat. Arch Dermatol 110: 271–273

Greenbaum SS, Glogau R, Stegman SJ, Tromovitch TA (1989) Carbon dioxide laser treatment of erythroplasia of Queyrat. J Dermatol Surg Oncol 15: 747–750

Horenblas S, van Tinteren H, Delemarre JF et al. (1993) Squamous cell carcinoma of the penis. Treatment of regional lymph nodes. J Urol 149: 492–497

Kaye V, Zhang G, Dehner LP, Fraley EE (1990) Carcinoma in situ of penis. Is distinction between erythroplasia of Queyrat and Bowen's disease relevant? Urology 36: 479–482

Koch MO, McDougal WS (1989) Penile carcinoma: the case for primary lymphadenectomy. Cancer Treat Res 46: 55–64

Ledwig PA, Weigand DA (1989) Late circumcision and lichen sclerosus et atrophicus of the penis. J Am Acad Dermatol 20: 211–214

Meyrick Thomas RH, Ridley CM, Black MM (1987) Clinical features and therapy of lichen sclerosus et atrophicus affecting males. Clin Exp Dermatol 12: 126–128

Narayana A, Olney L, Loening S et al. (1982) Carcinoma of the penis. Cancer 49: 185–219

Neave F, Neal AJ, Hoskin PJ, Hope Stone HF (1993) Carcinoma of the penis: a retrospective review of treatment with iridium mould and external beam irradiation. Clin Oncol R Coll Radiol 5: 207–210

Pec J Jr, Pec J Sr, Plank L et al. (1992) Squamous cell carcinoma of the penis. Analysis of 24 cases. Int Urol Nephrol 24: 193–200

Post B, Jänner M (1975) Lichen sclerosus et atrophicus penis. Z Hautkr 50: 675–681

Poynter JH, Levy J (1967) Balanitis xerotica obliterans: effective treatment with topical and sublesional corticosteroids. Br J Urol 39: 420–425

Pride HB, Miller F, Tyler WB (1993) Penile squamous cell carcinoma arising from balanitis xerotica obliterans. J Am Acad Dermatol 29: 469–473

Ravi R (1993) Prophylactic lymphadenectomy vs observation vs inguinal biopsy in node-negative patients with invasive carcinoma of the penis. Jpn J Clin Oncol 23: 53–58

Schellhammer PF, Jordan GH, Robey EL, Spaulding JT (1992) Premalignant lesions and nonsquamous malignancy of the penis and carcinoma of the scrotum. Urol Clin North Am 19: 131–142

Schempp C, Bocklage H, Lange R et al. (1993) Further evidence for Borrelia burgdorferi infection in morphea and lichen sclerosus et atrophicus confirmed by DNA amplification. J Invest Dermatol 100: 717–720

Strohmeyer T (1993) Das Peniskarzinom. Hautarzt 44: 133–134

Weber P, Rabinovitz H, Garland L (1987) Verrucous carcinoma in penile lichen slerosus et atrophicus. J Dermatol Surg Oncol 13: 529–532

Weigand DA (1980) Lichen sclerosus et atrophicus, multiple dysplastic keratoses, and squamous-cell carcinoma of the glans penis. J Dermat Surg Oncol 6: 45–47

Windahl T, Hellsten S (1993) Carbon dioxide laser treatment of lichen sclerosus et atrophicus. J Urol 150: 868–870

49.4 Paraphimose und Phimose

49.4.1 Paraphimose

Die *Paraphimose* ist eine akute, meist durch lokale Manipulationen aller Art entstandene Situation, bei der die zu enge Vorhaut infolge einer Phimose oder Entzündung hinter der Glans fixiert bleibt. Durch die strangulierende Wirkung wird der venöse Rückfluß beeinträchtigt mit der Folge einer blauroten Verfärbung und Stauungsschwellung der Glans. Die kragenartige Schwellung der Vorhaut hinter der Glans imponiert in Form eines einfachen oder doppelten Ringes (spanischer Kragen). Unter Umständen besteht eine ausgeprägte Schmerzsymptomatik. Das eindeutige klinische Bild erlaubt eine Blickdiagnose, Gefahr droht durch die Möglichkeit einer Vorhautnekrose.

Behandlung. Ein umgehender konservativer Behandlungsversuch ist in unkomplizierten, erst kurze Zeit bestehenden Fällen angezeigt, wobei ein warmes Band und eine adjuvante medikamentöse Beruhigung des Patienten hilfreich sein kann (Diazepam 5–10 mg i.v., z.B. Valium®). Ziel der Behandlung ist zunächst eine Reduktion der ödematösen Schwellung durch wiederholte manuelle Kompression des Penis mit zunehmendem Druck von distal nach proximal. Sodann wird der Penis zwischen Zeigefinger und Mittelfinger fixiert und durch Daumendruck die Glans durch die Präputialöffnung geschoben (sog. Klingelknopfbewegung). Sollte dieser Versuch mehrfach fehlschlagen, kann durch Injektion von Hyaluronidase (Hylase®) in die Vorhaut die ödematöse Schwellung beseitigt und ein erneuter Repositionsversuch unternommen werden. Alternativ oder zusätzlich ist auch ein Anritzen oder mehrfaches Pricken der geschwollenen Vorhaut mit einer sterilen Kanüle zur Verminderung des Ödems möglich. Bei ausgeprägten Fällen und längerer Bestandsdauer (massives Glansödem), oder wenn das Scheitern einer konservativen Behandlung absehbar ist, sollte umgehend eine Dorsalinzision der Vorhaut vorgenommen werden, um die Strangulation zu unterbrechen. Eine Zirkumzision sollte in jedem Falle nach Abklingen der Symptomatik vorgenommen werden.

49.4.2 Phimose

Als *Phimose* wird eine angeborene oder erworbene Verengung der Vorhaut bezeichnet, wodurch ein Zurückziehen über die Glans erschwert bzw. verhindert wird. Die häufigsten Ursachen für eine erworbene Phimose sind Entzündungen (akute Phimose) und degenerative Prozesse wie z. B. der Lichen sclerosus et atrophicans (chronische Phimose). Die Phimose ihrerseits begünstigt wiederum das Auftreten entzündlicher Erkrankungen, da keine ausreichende lokale Hygiene möglich ist (Smegmaretention). Von einer Phimose abzugrenzen ist die nicht retrahierbare Vorhaut beim Säugling und Kleinkind, ein physiologischer Zustand (Schutzwirkung), der durch eine Verbindung von Glans und innerem Vorhautblatt bedingt wird. Gelegentlich kann dieser Zustand bis zur Pubertät anhalten und wird dann als *Pseudophimose* bezeichnet.
Bei der *akuten Phimose* stehen Entzündungszeichen mit Schmerzen, Erythem und Schwellung im Vordergrund, ggf. mit Austritt von Sekret oder Eiter aus der Präputialöffnung. Die chronische Phimose verläuft meist ohne Schmerzen und entzündliche Veränderungen, z. B. im Rahmen eines Lichen sclerosus et atrophicans oder einer zirkumskripten Sklerodermie. Bei der *inkompletten Phimose* läßt sich die Vorhaut, wenn auch erschwert, noch über die Glans zurückstreifen; ist dies nicht möglich, spricht man von einer *kompletten Phimose*. Die Diagnose ist leicht anhand des klinischen Bildes zu stellen und läßt sich durch Anamnese und einfache klinische Untersuchungen weiter eingrenzen. Bei der akuten entzündlichen Phimose sind zusätzlich mikrobiologische Untersuchungen notwendig (Ausstrichpräparate, Abstriche), um eine gezielte Therapie durchführen zu können; außerdem ist eine venerische Erkrankung auszuschließen.

Behandlung. Die Therapie der Wahl bei *chronischer erworbener oder angeborener Phimose* stellt die Zirkumzision dar. Die histologische Untersuchung bestätigt hierbei ggf. das Vorliegen einer Grunderkrankung (z.B. Lichen sclerosus et atrophicans, zirkumskripte Sklerodermie). Bevor man sich jedoch bei Knaben zu einer Zirkumzision entschließt, sollten konservative Behandlungsmöglichkeiten ausgeschöpft werden.
Im Falle einer Pseudophimose sollte die Vorhaut häufiger zurückgezogen werden, ohne jedoch dabei Schmerzen zu verursachen. Der bereits verständige junge Patient kann zum Beispiel angewiesen werden, diesen Vorgang beim Wasserlassen regelmäßig durchzuführen. Durch das wiederholte Zurückziehen der Vorhaut lösen sich die Verklebungen zwischen Präputium und Glans in vielen Fällen, und eine operative Intervention erübrigt sich.
Des weiteren kann eine Lokalbehandlung mit starken Kortikosteroiden (Clobetasol oder Clobetason 0,05 %; z.B. Dermoxin® Creme, Emovate® Creme) durchgeführt werden, die bei etwa 70 % der Patienten zum Erfolg führt. Die Patienten bzw. die Eltern werden instruiert, die Creme 1 ×/d dünn auf das Präputium aufzutragen und während des Behandlungszeitraumes (maximal 3 Monate) wiederholt die Vorhaut soweit zu retrahieren, wie es schmerzlos möglich ist. Da die beschriebenen Behandlungsmethoden keine schwerwiegenden Nebenwirkungen befürchten lassen, sind sie einer primären Zirkumzision vorzuziehen, zumal diese bei Therapieversagen oder Rezidiv immer noch vorgenommen werden kann.

Bei der *akuten entzündlichen Phimose* steht die konservative Behandlung im Vordergrund, eine Zirkumzision wird dann, falls erforderlich, im symptomfreien Intervall vorgenommen. Die konservative Behandlung erfolgt je nach Ursache antibiotisch, antimykotisch und/oder antiphlogistisch. In jedem Falle ist jedoch Bettruhe mit Hochlagerung des Penis angezeigt. Zur Lokalbehandlung haben sich Sitzbäder mit Polyvidonjodlösung 10 % (Betaisodona®) bewährt, die im akuten Stadium 2–3 ×/d für 5–10 min durchzuführen sind, wobei durch vorsichtige Mobilisation der Vorhaut eine möglichst umfassende Benetzung des entzündeten Gebietes anzustreben ist. Nach Befundbesserung kann auf Sitzbäder unter Zusatz von Kaliumpermanganat oder Gerbstoffen (Tannolact®, Tannosynt®) umgestellt werden. Nach vorsichtigem Abtrocknen wird eine antimikrobiell wirksame Creme aufgetragen, die auch zwischen Glans und Vorhaut eingebracht und verteilt wird. Entsprechend der infektiösen Ursache wird hierzu ein handelsübliches lokales Antibiotikum oder Antimykotikum angewendet, in ausgeprägten Fällen ist zusätzlich eine systemische Antibiose oder antimykotische Therapie notwendig. Bei starker Schwellung und Entzündung werden zusätzlich kühlende Umschläge mit physiologischer NaCl-Lösung oder Rivanol® Lösung appliziert, die regelmäßig zu wechseln sind, ansonsten genügt die Anlage eines lockeren Kompressenverbandes. Wenn nach Rückgang der Schwellung eine Mobilisation der Vorhaut möglich ist, wird diese zeitweise hinter die Glans retrahiert, um eine bessere Lokaltherapie zu ermöglichen. Hierbei sind kurzfristige Kontrollen notwendig, da die Gefahr einer Paraphimose besteht.

In allen fraglichen, therapieresistenten Fällen, bei denen konservative Maßnahmen nicht zum Erfolg führen, ist eine gründliche Zirkumzision des erkrankten Gewebes mit histologischer Untersuchung notwendig. Eine dauerhafte Heilung ist in jedem Falle anzustreben.

Literatur

Barone JG, Fleisher MH (1993) Treatment of paraphimosis using the „puncture" technique. Pediatr Emerg Care 9: 298–299

Ganti SU, Sayegh N, Addonizio JC (1985) Simple method for reduction of paraphimosis. Urology 25: 77–79

Jorgensen ET, Svensson A (1993) The treatment of phimosis in boys with a potent topical steroid (clobetasol propionate 0.05 %) cream. Acta Derm Venereol 73: 55–56

Lafferty PM, MacGregor FB, Scobie WG (1991) Management of foreskin problems. Arch Dis Child 66: 696–697

Noack R, Salomon B (1990) Die Therapie der Phimose mit Humanchoriongonadotropin. Z Ärztl Fortbild 84: 547–549

Stenram A, Malmfors G, Okmian L (1986) Circumcision for phimosis – indications and results. Acta Paediatr Scand 75: 321–323

Wahlin N (1992) „Triple incision plasty". A convenient procedure for preputial relief. Scand J Urol Nephrol 26: 107–110

Wright JE (1994) The treatment of childhood phimosis with topical steroid. Aust N Z J Surg 64: 327–328

49.5 Induratio penis plastica und Penisdeviation

Siehe Kap. 52, Andrologische Störungen.

49.6 Maldescensus testis (kindlicher Kryptorchismus, Pendelhoden, Gleithoden)

Siehe Kap. 52, Andrologische Störungen.

49.7 Varikozele und Hydrozele

Siehe Kap. 52, Andrologische Störungen.

49.8 Epididymitis und Orchitis

Siehe Kap. 52, Andrologische Störungen.

Farbabbildungen

1 Rezidivierender Herpes simplex genitalis mit tiefgreifender Nekrose und sekundärer Lymphödembildung

2 Erythroplasie Queyrat an der Glans penis

3 Chronisch-erosive, persistierende Candidose mit Ausbildung einer Phimose bei einem HIV-infizierten Patienten

4 Ulzeration nach Herpes simplex Infektion im Bereich des Sulcus coronarius

Farbabbildungen

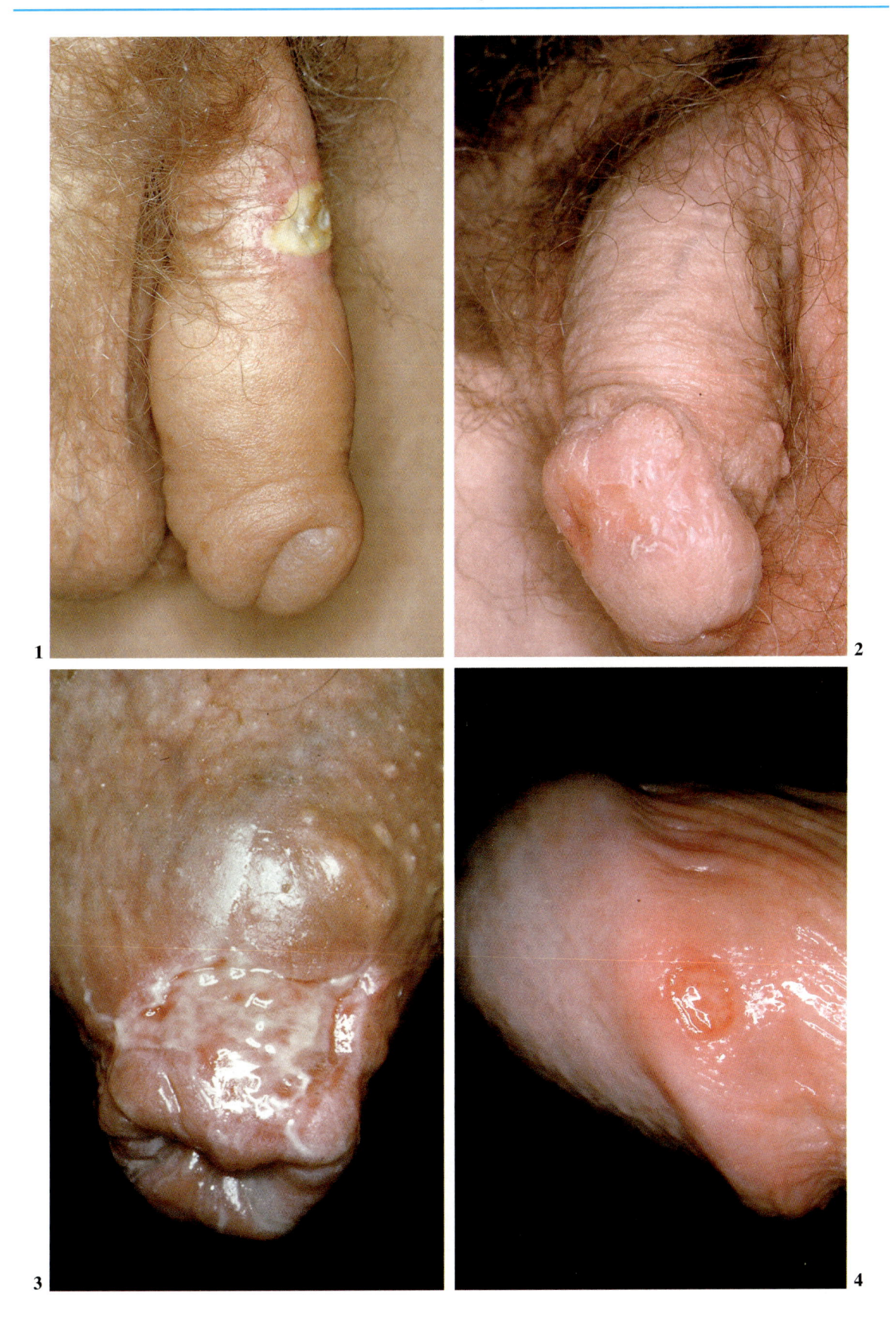

Kapitel 50 Schwangerschaftsdermatosen und ihre Behandlung

50.1	Allgemeines	1150
50.1.1	Chloasma gravidarum	1150
50.1.2	Striae distensae	1152
50.2	Schwangerschaftsdermatosen	1153
50.2.1	Autoimmun-Progesteron-Dermatitis	1153
50.2.2	Erythema nodosum gravidarum	1153
50.2.3	Impetigo herpetiformis	1154
50.2.4	Prurigo gestationis	1155
50.2.5	Pruritus gravidarum	1155
50.2.6	Herpes gestationis	1156
50.2.7	Polymorphe Exantheme der Schwangerschaft	1158
50.3	Infektionskrankheiten in der Schwangerschaft	1159
50.3.1	Röteln	1159
50.3.2	Varizellen und Zoster	1159
50.3.3	Masern und Mumps	1160
50.3.4	Virushepatitiden	1160
50.3.5	Herpes simplex (HSV)	1161
50.3.6	Condylomata acuminata	1161
50.3.7	Chlamydieninfektion	1162
50.3.8	Gonorrhö und Syphilis	1162
50.4	Verlauf sonstiger Dermatosen in der Schwangerschaft	1162
50.5	Medikamente zur Behandlung von Dermatose in der Schwangerschaft	1164
50.5.1	Analgetika, Antipyretika, nichtsteroidale Antiphlogistika	1166
50.5.2	Antiallergika und Hyposensibilisierung	1166
50.5.3	Kortikosteroide	1167
50.5.4	Antibiotika	1167
50.5.5	Antimykotika	1168
50.5.6	Adstringentien	1168
50.5.7	Krätze- und Läusemittel	1168

50.1 Allgemeines

> Im Verlauf einer Schwangerschaft werden Haut, Schleimhäute und Hautanhangsgebilde durch die damit verbundenen metabolischen, hormonellen und immunologischen Umstellungsprozesse auf die unterschiedlichste Weise beeinflußt. Einige dieser Veränderungen werden bei einer Vielzahl der Schwangeren beobachtet und daher als physiologische, schwangerschaftsbedingte Phänomene angesehen. Andere, seltener auftretende Symptome werden als schwangerschaftsbedingte Krankheiten der Haut, als *Schwangerschaftsdermatosen,* definiert.

Besonders auffällig ist während der Schwangerschaft die Neigung zu *Hyperpigmentierungen,* die im Bereich der Mamillenhöfe, der Axillen, der Vulva, des Analbereiches, der Periumbilikalregion sowie der Linea fusca sichtbar werden und sich postpartal fast vollständig zurückbilden, mit wenigen Ausnahmen.

Derartige Hyperpigmentierungen treten bereits früh oder bis Mitte der Schwangerschaft auf. Später, ca. im 6.–9. Schwangerschaftsmonat, kommt es häufig zu *Gefäßveränderungen, z. B. Palmarerythemen, Spider nävi, Hämangiomen, Teleangiektasien* u. a. vor allem im Gesicht, im Nacken, an den Oberarmen und an der Brust. Erhöhte periphere Östrogenspiegel werden hierfür verantwortlich gemacht. Eine gesteigerte vasomotorische Erregbarkeit der Hautgefäße führt zum Auftreten verstärkter Erytheme *(Erythema e pudore)* und auch zu Palmarerythemen im Bereich des Thenar und Hypothenar (DD: systemischer LE). Sonst blutfreie Anastomosen werden eröffnet, ebenso treten Venen der Brust- und Bauchhaut früh in der Schwangerschaft deutlich hervor. Typisch sind auch *Varizen,* als Besenreiser- oder Stammvarikosis, Vulvavarizen sowie *Hämorrhoiden.* Auch kann es zur Entwicklung einer stasisbedingten Purpura in den unteren Extremitäten sowie zu einem positiven Rumpel-Leede-Test durch eine erhöhte Kapillarpermeabilität kommen.

Frühzeitig ist eine erheblich *gesteigerte Sekretion der ekkrinen und apokrinen Schweißdrüsen* und verstärkter Körpergeruch ist während einer Schwangerschaft zu bemerken. Hyperhidrosis, Miliaria und dyshidrotisches Ekzem können auftreten und einer symptomatischen Behandlung bedürfen. Einfache Externa (z. B. Aluminiumchlorid 20 % in alkoholischer Lösung über Nacht u. ä.) können helfen. Gegen Mitte der Schwangerschaft erfolgt eine erhöhte Talgdrüsensekretion, seltener ist eine Abnahme. Eine bestehende Akne verbessert sich in der Schwangerschaft, wohingegen eine schwangerschaftsbedingte akneiforme Follikulitis *(Acne gravidarum),* deren Ursache nicht bekannt ist, sich häufig erst im 3. Schwangerschaftsmonat manifestiert und bis ins Puerperium bestehen bleibt. Die Prognose ist im allgemeinen gut, und milde lokale Maßnahmen sind zur Behandlung ausreichend.

Im 2.–3. Schwangerschaftsmonat kommt es ferner unter dem Einfluß erhöhter Östrogenmengen zu einer Stimulierung des *Haarwachstums* im Bereich des Capillitiums im Sinne einer Verlängerung der Anagenphase bis auf 90–95 %. Post partum, d. h. meist ab der 6. Woche, kommt es dann zu einem verstärkten telogenen Effluvium bei abnehmender Östrogenkonzentration. Bereits ab der 6. Schwangerschaftswoche ist das Nagelwachstum beschleunigt. Insgesamt sind Varizen, Chloasma und Striae gravidarum die häufigsten Veränderungen, die eine Schwangere zum Dermatologen mit dem Wunsch einer gezielten Behandlung führen. Allerdings sind während einer Schwangerschaft Vorsichtsmaßnahmen geboten, so daß die Behandlungsmöglichkeiten eingeschränkt sind.

50.1.1 Chloasma gravidarum

Synonyme: Chloasma uterinum, Melasma

Beim *Chloasma gravidarum* handelt es sich um meist symmetrische, dunkelbraune, scharfbegrenzte Hyperpigmentierungen des Gesichtes. Die Läsionen sind hauptsächlich zentrofazial lokalisiert: an Stirn, Wangen, Nasenrücken, Oberlippe und Kinn, vor allem bei brünetten Frauen. Es kommt zu einer Melaninvermehrung in den Basalzellen der Epidermis und vereinzelt auch in der oberen Dermis. Pathogenetisch wird eine erhöhte Östrogen- und Progesteronstimulation angeschuldigt, jedoch auch eine erhöhte Stimulation durch α- und β-MSH wird diskutiert. Die Pigmentflecken hellen sich bereits im Wochenbett wieder auf, um sich bei 70–80 % der Schwangeren 4–6 Wochen post partum meist völlig zurückzubilden. In 20–30 % der Fälle persistieren sie und stellen ein schwierig zu behandelndes kosmetisches Problem dar. Auch eine während der Schwangerschaft bestehende *erhöhte Lichtempfindlichkeit,* die allerdings 4–6 Wochen post partum bereits wieder verschwunden ist, ist hierfür mitverantwortlich. Epheliden, Lentigines und Nävuszellnävi können ebenfalls eine stärkere Pigmentierung entwickeln oder neue Nävi sich ausbilden. Bei einer *erneuten Schwangerschaft* oder bei Einnahme von östrogenhaltigen Kontrazeptiva kommt es in der Regel zu einem Rezidiv bzw. zu einer Verstärkung der meist latent vorhandenen Pigmentierungen.

Behandlung. Zur Behandlung des Chloasma gravidarum gehören präventive Maßnahmen *während der Schwangerschaft* und therapeutische Maßnahmen *postpartal.*
Die wichtigste prophylaktische Maßnahme während der Schwangerschaft besteht in konsequentem, intensivem Lichtschutz. Dies kann durch konsequentes Tragen einer geeigneten Kopfbedeckung, in Form abdeckender Lichtschutzpräparaten (z. B. Lotio cordes®) oder durch Cremes und Lotionen (Milch) mit hohem Lichtschutzfaktor (Contralum®, Contralum ultra®, Solabar®, Ilrido® plus 15, Anthelios® u. v. a.) erfolgen. Auch postpartal ist ein konsequenter Lichtschutz unbedingt zu empfehlen.
Sollte es zu einer nur geringen oder unvollständigen Rückbildung der Hyperpigmentierungen kommen, kann *nach der Schwangerschaft* der Einsatz von depigmentierenden Chemikalien in Erwägung gezogen werden. Dazu gehören heute vor allem Hydrochinon und Vitamin A-Säure. Letztere wird als 0,05–0,1 %ige Creme abends appliziert, ruft Schälung der Epidermis und ein Erythem hervor und führt offenbar über eine leichte Reizung zur Minderung der Melaninsynthese. Auch lokale Kortikosteroide haben einen milden, aufhellenden Effekt. Der Schwerpunkt der Therapie des Chloasma gravidarum *während*

Tabelle 50.1. Rezepturen bei Chloasma gravidarum (Beispiele, nur postpartal)

Rp.	Hydrochinon	1,0
	Hydrocortisonacetat	0,2–0,5
	Cordes VAS® Creme ad	20,0
Rp.	Hydrochinon	1,0
	Hydrocortisonacetat	0,1–0,5
	Vitamin A-Säure	0,0125–0,025
	Ungt. emuls. aquosum ad	20,0
Rp.	Hydrochinon	1,0–2,0
	Dexamethason	0,02–0,1
	Vitamin A-Säure	0,0125–0,05
	Hydrophile Cremegrundlage	
	DAB ad	20,0

der postpartalen Periode liegt somit in dem Einsatz von topisch anzuwendenden Cremes und Lotionen, die kombiniert Hydrochinon, Vitamin A-Säure, Hydrokortison oder Dexamethason in verschiedenen Konzentrationen enthalten. Handelspräparate wie Pigmanorm® u. a. können hier mit Erfolg eingesetzt werden. Vielfach werden in solchen Fällen eigens hergestellte hydrochinonhaltige Mischungen empfohlen, die allerdings nicht über längere Zeit haltbar sind. Auf Pigmentverschiebungen und Leukoderme durch längere, nicht ärztlich kontrollierte Hydrochinonapplikation ist zu achten und die betroffene Frau auf eine vorsichtige Anwendung nur im Bereich der Pigmentflecken hinzuweisen.
Bei konsequenter Einhaltung eines wirksamen Schutzes vor UV-Licht und durch lokale Hydrochinonanwendung kann die Ausprägung des Chloasma in erträglichen Grenzen gehalten werden. In jedem Falle wird man es vorziehen, eine Depigmentierungsbehandlung erst *nach Beendigung der Schwangerschaft* einzuleiten.

■ Als Alternative zum Hydrochinon wurde neuerdings *N-acetyl-4-S-Cysteaminylphenol* in 4 %iger Creme mit gutem Erfolg eingesetzt, das wie Hydrochinon in die Melaninsynthese eingreift; allerdings sollen die Melanozyten dabei erhalten bleiben. Diese Substanz besitzt im Gegensatz zu Hydrochinon eine geringere irritative Potenz und eine hohe Spezifität für melaninsynthetisierende Zellen.

Tabelle 50.2. Hautveränderungen während der Schwangerschaft

▷ **Chloasma gravidarum**
  Therapie: UV-Lichtschutz; wenn keine ausreichende postpartale Rückbildung: Anwendung von Bleichsalben, s. Text und auch Kap. 36.

▷ **Striae distensae**
  Therapie: Regelmäßige prophylaktische Bindegewebsmassagen, Bürstenmassagen, Kalt-Warm-Duschen.

▷ **Gefäßveränderungen**
  Erythema e pudore, Palmarerythem (keine Therapie nötig bzw. möglich);
  Purpura, Varikosis, Stasis.
  Therapie: Während der Schwangerschaft Kompressionsstrümpfe; Behandlung postpartal s. Kap. 30.
  Spider nävi, Hämangiome, Teleangiektasien.
  Therapie: Einsatz des Argonlasers während der Schwangerschaft möglich, doch Rezidivgefahr!

▷ **Akne gravidarum**
  Therapie: Möglichst keine orale Therapie, insbesondere keine Retinoide. Milde externe Behandlung, z. B. Erythromycin 1–2 %, austrocknende Maßnahmen, Peeling-Cremes u. ä.; Azelainsäure (Skinoren®), Benzoylperoxid sind gestattet, demgegenüber sollte man auch von der lokalen Anwendung von all-trans-Vitamin A-Säure [Tretinoin und ihre Derivate (Isotretinoin)] Abstand nehmen.

▷ **Haare: Postpartale Alopezie**
  Erhöhte Anagenhaarrate während der Schwangerschaft mit bis zu max. 6 Monate andauerndem postpartalen telogenen Effluvium; Übergang in eine androgenetische Alopezie möglich.
  Therapie: Während der Schwangerschaft nicht notwendig;
  postpartal: durchblutungsfördernde Maßnahmen, Haarwurzelmassagen, evtl. Einnahme aminosäurehaltiger Präparate (Gelacet®, Pantovigar®) als unterstützende Maßnahmen, Kontrazeptiva.

▷ **Nägel**
  Onychoschisis, Onychorrhexis, distale Onycholyse. *Therapie:* Symptomatische Maßnahmen; s. Kap. 47.

■ Als weitere lokale Bleichmittel sind *Hg-haltige* Präparate bekannt, die zur Zerstörung der Melanozyten führen und somit ab einer Konzentration von 1–2 % relativ zuverlässig wirken. Ihre lokale Applikation bringt allerdings die Gefahr einer systemischen Hg-Vergiftung mit sich, so daß von ihrer unkontrollierten Anwendung dringend abgeraten wird.

■ *Azelainsäure*, eine C_9-Dicarbonsäure, die in mehreren europäischen Ländern zur Aknebehandlung eingesetzt wird (20–25 %ige Creme, z. B. Skinoren®), hat eine gute aufhellende Wirkung auf Pigmentierungen und kann auch *während der Schwangerschaft* als Zusatzpräparat lokal verordnet werden, im Gegensatz zu den Vitamin A-Säure- und Hydrochinon-haltigen Präparaten. Operative Vorgehensweisen, z.B. oberflächliche Dermabrasio, verschiedene Lasertechniken (Farbstoff-, Ruby-, Kupferdampf-Laser) haben bisher nicht den gewünschten sicheren Erfolg gehabt und sich nicht allgemein durchgesetzt. Zur chemischen Depigmentierung s. auch Kap. 36.

50.1.2 Striae distensae

Synonyme: Striae albicantes, Striae atrophicae gravidarum

Bei mehr als 50 % der Schwangeren kommt es gegen Ende des 2. Trimenons zur Ausbildung von rötlichen bis bläulich-violetten Schwangerschaftsstreifen im Bereich des Abdomens, der Mammae oder der Oberschenkel. Ihre Ausdehnung kann bis Ende der Schwangerschaft zunehmen und Oberarme und unteren Rücken miteinbeziehen. Pathogenetisch werden hierfür hormonelle (Gestageneinfluß) sowie mechanische Faktoren (Überdehnung, gesteigerte Aktivität des adrenergisch-kortikalen Systems in Verbindung mit lateralem Zug auf das Bindegewebe) angeschuldigt. Hauptsächlich betroffen sind Frauen mit hellem Hauttyp I und II, seltener dunkelhäutige Frauen oder Asiatinnen. Post partum hellen sich die Schwangerschaftsstriae unter Zurücklassung von streifenförmigen, weißlichen Narben auf, die kosmetisch störend sind.

Behandlung. Therapeutisch hilft hier nur eine *konsequente prophylaktische Massage* während der gesamten Schwangerschaft. Hautbereiche, die erhöhter Dehnung oder z. T. Überdehnung ausgesetzt sind, werden unter Verwendung von Hautölen oder hydrophilen Grundlagen regelmäßig massiert. Auch Kalt-Warm-Duschen sowie Bürstenmassagen sind als Gefäßtraining sinnvoll. Möglicherweise kann der zusätzliche Einsatz topischer Vitamin A-Säure-Präparate postpartal erfolgversprechend sein.

50.2 Schwangerschaftsdermatosen

Dazu zählen Dermatosen, die überwiegend oder ausschließlich während einer Schwangerschaft auftreten, postpartal meist spontan abheilen und somit schwangerschaftsspezifisch sind. Für die Diagnosestellung und Einordnung einer Schwangerschaftsdermatose ist es besonders wichtig, in welchem Trimenon die ersten Hauterscheinungen aufgetreten sind, ob sie mit Pruritus verbunden sind und um welche Leiteffloreszenz es sich handelt, d. h. um Urticae, Papeln, Vesikeln oder Blasen.

50.2.1 Autoimmun-Progesteron-Dermatitis

Diese seltene Dermatose entwickelt sich als Folge einer Überempfindlichkeit gegen endogen produziertes Progesteron. Die Krankheit beginnt im 1. Trimenon und ist durch das Auftreten nichtjuckender, *akneiformer* Hautveränderungen, begleitender *Arthralgien* der großen Gelenke und einer *peripheren Eosinophilie* charakterisiert. An den Extremitäten und am Gesäß treten akneiforme, gruppiert angeordnete, follikulär gebundene Knötchen (0,5–2 mm Durchmesser) sowie Papulopusteln und Komedonen auf. Im weiteren Verlauf kommt es zu starkem Gewichtsverlust der Schwangeren, die Mortalität des Fötus ist hoch. Häufig kommt es bereits im 1. Trimenon zum *Spontanabort*, wobei die Hautveränderungen schnell abheilen. Bei erneuter Schwangerschaft oder nach Einnahme oraler Kontrazeptiva muß mit Rezidiven gerechnet werden.
Eine gezielte *Therapie* dieser relativ seltenen Schwangerschaftsdermatose ist nicht bekannt,

Tabelle 50.3. Schwangerschaftsdermatosen und Zeitpunkt ihrer Manifestation

Dermatose	Zeit des Auftretens
▷ **Frühschwangerschaft**	
Autoimmun-Progesteron-Dermatitis	1. Trimenon
Erythema nodosum	1.–2. Trimenon
▷ **Eher in der 2. Hälfte**	
Impetigo herpetiformis	4.–5. Schwangerschaftsmonat
Prurigo gestationis	4.–9. Schwangerschaftsmonat
▷ **Spätschwangerschaft**	
Pruritus gravidarum	3. Trimenon
Herpes gestationis	3. Trimenon
Polymorphe Exantheme (einschl. PUPPP)	3. Trimenon

symptomatische Maßnahmen sind je nach der klinischen Symptomatik zu erwägen. In Anbetracht der frühen Manifestation während der Phase der Organogenese muß auf eine strenge Indikationsstellung geachtet bzw. auf eine orale medikamentöse Therapie möglichst ganz verzichtet werden.

50.2.2 Erythema nodosum gravidarum

Ein *Erythema nodosum* tritt während der Schwangerschaft früh, meist im 1. Trimenon auf, und heilt spontan spätestens gegen Ende des 2. Trimenon ab. Zusätzliche medikamentöse, infektiöse bzw. infektallergische Ursachen müssen mit Sicherheit ausgeschlossen werden. Das echte Erythema nodosum gravidarum rezidiviert bei weiteren Schwangerschaften und auch bei der Einnahme oraler Kontrazeptiva. Diese Tatsache erlaubt die Zuordnung der Symptomatik als schwangerschaftsspezifische Entität.

Behandlung. Konservative Maßnahmen wie Bettruhe, Hochlagerung der Beine und kühlende Umschläge im Bereich der betroffenen Hautareale mildern die Schmerzhaftigkeit. In Einzelfällen mit schwerem oder rezidivierendem Verlauf kann die Gabe nichtsteroidaler, antiinflammatorischer Substanzen wie Paracetamol oder Acetylsalicylsäure hilfreich sein. In der Regel wird man auf die spontane Abheilung warten können, nur selten wird man sich zu mittelhohen Prednisolongaben (20–30 mg/d) entschließen müssen.

50.2.3 Impetigo herpetiformis

Die *Impetigo herpetiformis* ist die schwerwiegendste Schwangerschaftsdermatose, die meist mit Allgemeinsymptomatik wie Fieber, Schüttelfrost, Brechreiz, Diarrhöen und tetanischen Krampfanfällen einhergeht. Sie wird heute als Sonderform der *Psoriasis pustulosa generalisata* von Zumbusch angesehen, die durch besondere metabolische und hormonelle Umstellungen während der Schwangerschaft ausgelöst wird. Die Impetigo herpetiformis kann manchmal früh auftreten, wird aber meist erst in der Mitte der Schwangerschaft zwischen der *16.–18. Schwangerschaftswoche* manifest. Charakteristischerweise kommt es allmählich zum Auftreten disseminierter, 1–2 mm großer Pusteln (Impetigo, Stadium pustulosum) auf erythematösem Grund und in gruppierter, z.T. herpetiformer Anordnung. Die Impetigo herpetiformis tritt häufig bei Patientinnen mit *Hypoparathyreoidismus* auf, daher ist stets auf Nebenschilddrüsenstörungen zu achten. Im Verlauf der Erkrankung können ferner *Dysproteinämien* und *Eisenmangel* hinzukommen. Früh- und Totgeburten oder Geburt eines nichtlebensfähigen Kindes sind möglich. Die mütterliche Letalität wird trotz moderner Behandlungsmöglichkeiten mit etwa 75% angegeben. Daher ist *bei schweren Verlaufsformen eine vorzeitige Unterbrechung der Schwangerschaft indiziert* und eine *Sterilisation* zu erwägen.

Behandlung. Lokale Behandlungsmaßnahmen umfassen die äußerliche Anwendung austrocknender Agentien, z.B. Lotio zinci oder Farbstoffpinselungen, um Sekundärinfektionen zu vermeiden. Auch topische fluorierte Kortikosteroide können zur besseren Abheilung der Hautläsionen adjuvant eingesetzt werden.
Die systemische Behandlung einer Impetigo herpetiformis richtet sich in erster Linie auf die Behandlung der meist gleichzeitig vorhandenen Nebenschilddrüseninsuffizienz, die unbedingt engmaschig kontrolliert werden muß. Sie erfolgt durch hochdosierte Gaben von Dihydrotachysterol *(A.T. 10®)*, in Kombination mit intravenös verabreichtem Calcium unter kontinuierlicher Kontrolle des Calciumserumspiegels. Parallele Kontrollen der Nierenfunktion sind erforderlich. Im weiteren Verlauf kann auch *Vitamin D_2* (10000 IE/d) eingesetzt werden. Die systemische Verabreichung von *Kortikosteroiden* (Prednisolonäquivalente von 40–100 mg) oder – eingeschränkt – *ACTH* (Synacthen®) stellen einen weiteren Schritt in der Behandlung dieses schwerwiegenden Krankheitsbildes dar, besitzen jedoch keinen Einfluß auf die Epithelkörpercheninsuffizienz. Insofern ist heute als Therapie der Wahl die kombinierte Behandlung mit A.T. 10® mit mittelhohen bis höheren Dosen von Kortikosteroiden anzusehen. Aufgrund des schweren Krankheitsverlaufes sollte bei ausreichender Ausreifung des Fetus eine *vorzeitige Schnittentbindung* (Sectio) durchgeführt werden.

Kritisch betrachtet ist heute noch die Behandlung der Impetigo herpetiformis als schwierige Aufgabe zu betrachten, deren Lösung gelegentlich unbefriedigend bleibt.

Tabelle 50.4. Therapeutisches Vorgehen bei Impetigo herpetiformis

▷ **Lokale Therapie**
Austrocknende und desinfizierende Agentien (wichtige adjuvante therapeutische und infektionsprophylaktische Maßnahme),
Lotio zinci (falls notwendig 3–5 % Vioform-Zusatz),
Farbstoffe (Brilliantgrün, Gentianaviolett),
fluorierte Kortikosteroide (0,05 % Triamcinolon; evtl. neuere, weiche Präparate: z.B. Prednicarbat, Hydrocortisonaceponat u.a.).

▷ **Systemische Therapie**
Hochdosierte Gaben von AT 10 und i.v.-Gaben von Calcium,
Vitamin D_2 10000 IE/d,
Kortikosteroide: 40–100 mg Prednisolon/d in absteigender Dosierung, je nach klinischem Befund,
evtl. ACTH (Synacthen®); in der Regel: Kombination von AT 10® und hochdosierten Kortikosteroiden.

▷ Evtl. vorzeitige *Sectio caesarea* wegen des hohen Risikos für Mutter und Kind (Früh- oder Totgeburt).

50.2.4 Prurigo gestationis

Synonyme: Pregnancy prurigo, „early onset prurigo of pregnancy"

Die *Prurigo gestationis* wird als eine Variante des Prurigo simplex subacuta während der Schwangerschaft angesehen. Die Erkrankung ist relativ häufig; etwa 1:300 Frauen erkranken zumindest vorübergehend während ihrer Schwangerschaft an einer Prurigo. Es entstehen stecknadelkopfgroße, stark pruriginöse, häufig exkoriierte Papeln vorzugsweise an den Streckseiten der Extremitäten, an den Schultern und am Bauch. Differentialdiagnostisch müssen eine pruriginöse atopische Dermatitis oder eine Dermatitis herpetiformis Duhring ausgeschlossen werden. Die Dermatose tritt zwischen dem *4. und 9. Schwangerschaftsmonat* auf, mit einem Maximum zwischen der 20. und 34. Schwangerschaftswoche. *Postpartal* kommt es bis spätestens nach 8–12 Wochen zu einer schnellen Abheilung der papulösen Läsionen unter Hinterlassung postinflammatorischer Hyperpigmentierungen, die nach einiger Zeit ebenfalls verblassen. Rezidive sind während weiterer Schwangerschaften selten. Für Mutter oder Fötus besteht keinerlei Beeinträchtigung oder Risiko.

Behandlung. Der Juckreiz ist auch hier das dominierende therapeutische Problem. Kühlende Lotiones bzw. lokale Antipruriginosa (Lokalanästhetika: Thesit® 2–5%) in Zinkschüttelmixtur, Cremegrundlagen oder Emulsionen sind in der Regel ausreichend. Kombinationen von lokalen Kortikosteroiden (z.B. Hydrocortison 1% in Ungt. emulsificans) und Antihistaminika können erfolgreich sein. In Einzelfällen werden orale Antihistaminika (Fenistil®, Tavegil®) benötigt, noch seltener systemische Kortikosteroide. Vgl. auch Kap. 10.

50.2.5 Pruritus gravidarum

Synonyme: Pruritus sine materia, Pruritus cholestaticus

Lokalisierter Pruritus ist ein relativ häufiges Symptom während der Gravidität und tritt bei ca. 20% aller Frauen während der Spätschwangerschaft, frühestens aber ab dem 3. Schwangerschaftsmonat auf. Gelegentlich besteht ein symptomatischer Pruritus im Bereich der Vulva oder perianal, bedingt durch den erhöhten Fluor vaginalis, nicht selten mit Kolpitis oder Vulvitis einhergehend, oder ist durch das Auftreten von Vulvavarizen bzw. Hämorrhoiden bedingt.

Der *Pruritus gravidarum* ist demgegenüber ein schwerer, initial auf Stamm, Abdomen und Extremitäten beschränkter, im weiteren Verlauf generalisierter Pruritus ohne Hauterscheinungen. Die Variante eines Pruritus sine materia beginnt fast immer erst spät, im 3. Trimenon der Schwangerschaft, und tritt bei 0,02–2,4% der Schwangeren auf; in Skandinavien sollen 3%, in Chile bis zu 14% aller schwangeren Frauen daran leiden. Der initial intermittierende, im weiteren Verlauf konstant bestehende Pruritus ist teilweise von Nausea und Vomitus begleitet und nimmt in der Regel nachts an Stärke zu. Die Symptomatik dauert bis zur Entbindung, um 1–2 Tage post partum spontan abzuklingen. Charakteristisch ist das oft *verstärkte Rezidiv* bei jeder neuen Schwangerschaft sowie das erneute Auftreten der Hautveränderungen bei der Einnahme oraler Kontrazeptiva.

Die *Pathogenese* des Pruritus gravidarum wird hauptsächlich in einer Cholestase bei entsprechend disponierten Frauen angesehen. In schweren Fällen kann dies bis zum cholestatischen Ikterus, am häufigsten zur intrahepatischen Schwangerschaftscholestase führen. Differentialdiagnostisch müssen extrahepatische Ursachen ausgeschlossen werden, z.B. Diabetes mellitus, Schilddrüsenerkrankungen, Nephropathien, paraneoplastische Syndrome, Arzneimittelnebenwirkungen o.ä.

Behandlung. Bei lokalisiertem oder intermittierendem Pruritus können äußerlich Körperpuder, Trockenpinselungen mit Lotio alba aquosa (Lotio zinci) ohne oder mit Zusatz von Lokalanästhetika (Thesit® 2–5%), Antihistamingele (Systral® Gel, Soventol®, Tavegil® Gel) oder Emulsionen angewendet werden. Vgl. auch S. 231 ff.

Bei sehr intensiver und quälender Symptomatik ist der orale Einsatz von Sedativa, Tranquilizern oder auch von leicht sedierenden *Antihistaminika* nötig, z.B. *Hydroxyzin* (Atarax®) oder Mebhydrolin (Omeril®) in niedriger bzw. mittelhoher Dosierung. Die klassischen Antihistaminika der

Tabelle 50.5. Therapeutisches Vorgehen bei Pruritus gravidarum

▷ **Diagnosesicherung**
Ausschluß anderer mit Pruritus einhergehenden Erkrankungen, Dermatosen oder extrahepatischer Ursachen des Pruritus (z. B. Diabetes mellitus, Nephritis, Hypo- bzw. Hyperthyreose, paraneoplastische Syndrome, Arzneimittelnebenwirkungen, Leukämie).

▷ **Lokale Therapie**
Körperpuder (z. B. Fissan® Babypuder), Lotio alba aquosa (Lotio zinci) ohne oder mit Zusatz von Lokalanästhetika (Thesit 2–5 %), Antihistamingele (Systral Gel®, Soventol®, Tavegil Gel®).

▷ **Systemische Therapie**
Mittel- und langwirkende Barbiturate, z. B. Cyclobarbital und Phenobarbital (Luminal®, Phenaemal®),
Antihistaminika mit sedierenden Eigenschaften (unter strenger Indikation) z. B. Clemastin: Tavegil®; Pheniramin: Avil®; Promethazin: Atosil®; ebenso Hydroxyzin (Atarax®), soweit indiziert: Colestyramin (Quantalan®).

1. Generation sind in der Schwangerschaft durchaus einsetzbar, obwohl man generell versuchen sollte, während der Phase der Organogenese (1. Trimenon) auf Medikamente völlig zu verzichten. Mittel- und langwirkende *Barbiturate*, besonders *Cyclobarbital* und *Phenobarbital* (Luminaletten®, Luminal®) werden hier eingesetzt, jedoch sollte ihre Indikation eng gestellt und eine Langzeitanwendung in jedem Falle vermieden werden. *Diazepam*haltige Präparate sind in der üblichen Dosierung mit einer Schwangerschaft im allgemeinen kompatibel. Postpartal kann es jedoch bei dem Neugeborenen zu einer Beeinträchtigung der Reaktionsfähigkeit kommen. Bei Gabe von mehr als 13 mg während der letzten 15 h vor der Geburt kann darüber hinaus Diazepam zum sog. „floppy-infant"-Syndrom führen. Daher sind Barbiturate und Benzodiazepine während der Perinatalphase und der Stillzeit kontraindiziert. Über die anderen Benzodiazepinderivate und die übrigen Tranquillanzien gibt es nur wenige Informationen hinsichtlich ihrer Eignung während der Schwangerschaft. *Chlordiazepoxid* (Librium®, Multum®) sowie Meprobamat (Cyrpon®) sollten im 1. Trimenon nicht eingesetzt werden, da es Hinweise auf erhöhte Mißbildungsraten gibt. Der synthetische Ionenaustauscher *Cholestyramin* (Quantalan®), der Gallensäuren im Darm bindet und auf diese Weise ihre Aufnahme in den enterohepatischen Kreislauf verhindert, kann bei cholestatischem Pruritus eingesetzt werden. Seine Anwendung führt, bei vorliegender Indikation, zu einer effektiven Reduktion der Juckreizempfindung.

50.2.6 Herpes gestationis

Synonyme: Pemphigoid gestationis, Schwangerschaftspemphigoid

Der *Herpes gestationis* ist eine eher seltene, stark pruriginöse, inflammatorische, vesikulobullöse oder bullöse Dermatose mit subepidermaler Lokalisation der Blasenbildung. In Großbritannien kommt die Erkrankung bei ca. 1:50000 Geburten vor. Sie manifestiert sich gegen Ende der Schwangerschaft (3. Trimenon) oder auch *postpartal*. Dabei kommt es periumbilikal, aber auch an der Brust, am Rücken, im Gesicht sowie an den Handinnenflächen und Fußsohlen zum Auftreten von stark juckenden, papulovesikulösen, z. T. urtikariellen Effloreszenzen. Die Hautläsionen können zwischen erythematös-ödematösen Papeln bis hin zu großen gespannten Blasen variieren. Im allgemeinen zeigt sich keine Schleimhautbeteiligung.

Die *Ätiopathogenese* der Erkrankung ist nicht bekannt, Beziehungen zum Herpesvirus liegen nicht vor. Demgegenüber wird jedoch aufgrund des positiven Nachweises von C3-Komplement und von Antibasalmembranantikörpern vom IgG-Typ (IgG_1) sowie eines zirkulierenden HG-Serumfaktors eine immunologische Genese vermutet. Im Gewebe sind die AK im Bereich der Lamina lucida lokalisiert, ähnlich wie beim bullösen Pemphigoid; das Antigen hat allerdings ein niedrigeres Molekulargewicht als bei diesem (IgG_4). Der HG-Faktor kann diaplazentar auf das Kind übertragen werden, so daß es postpartal auch beim Neugeborenen zu bullösen Hauterscheinungen kommen kann. Für den Fötus besteht ohnehin ein erhöhtes Frühgeburts- und Sterblichkeitsrisiko. Gelegentlich kommt es zu einer klinischen Korrelation des Herpes gestationis mit anderen Autoimmunerkrankungen. *Postpartal* oder mit der ersten Menstruation nach dem Partus kommt es zu einer erneuten Exazerbation der Hautläsionen. *Rezidive* sind bei weiteren Schwangerschaften häufig, oder sie werden durch die Einnahme hormoneller Kontrazeptiva provoziert. In nachfolgenden Schwangerschaften tritt die Erkrankung erneut auf, wobei der Krankheitsbeginn immer früher zu erwarten ist.

Behandlung. Das Hauptziel der Therapie des Herpes gestationis zielt auf die Unterbrechung der Blasenbildung und die Unterdrückung des in der Regel intensiven Pruritus.

■ Im Vordergrund der *lokalen Behandlung* steht das Beherrschen des oft quälenden Juckreizes (s. auch 50.2.5). Der Einsatz lokaler Kortikosteroide in Kombination mit Antihistaminika in Lotionen, Gelen oder Emulsionen (z.B. Systral®, Fenistil®) ist in einzelnen Fällen ausreichend. Auch Thesit® 3 % in Zinklotio oder in Ungt. emulsificans kommt in Frage. In der Regel sind jedoch zum Beherrschen des Krankheitsbildes systemische Maßnahmen erforderlich.

■ Als erste *systemische Medikation* werden zunächst *Antihistaminika* oral verabreicht werden müssen, vorzugsweise leicht sedierende Präparate der 1. Generation z.B. Mebhydrolin (Omeril®). Clemastin (Tavegil®) bis 1 mg/d erscheint bei aller Vorsicht unbedenklich, jedoch ist die Gabe sedierender Antihistaminika in der Stillperiode kontraindiziert.
Die Gabe *systemischer Kortikosteroide* stellt beim Herpes gestationis das einzig sicher wirksame Medikament dar. Die Dosierung erfolgt individuell, in Abhängigkeit von der Schwere des Krankheitsbildes, doch häufig genügt eine Medikation von *Prednisolon* (z.B. Decortin H®) 20–40 mg/d auf 2 Gaben verteilt. Bei schwerem Krankheitsverlauf liegt die empfohlene Anfangsdosis zwischen 80–120 mg Prednisolon (Decortin H®) mit allmählicher Reduzierung auf 10–20 mg/d. In Abhängigkeit vom klinischen Befund wird eine Dosisreduktion anfänglich jeden 2. Tag, später alle 5 Tage möglich sein. Während der Geburt oder postpartal kann eine kurzfristige Erhöhung der Kortisondosis erforderlich werden, da es unter diesen Bedingungen häufig zu einer Exazerbation der Hautveränderungen kommt. Schäden des Fötus wurden bisher nach einer derartigen Therapie nicht beschrieben, allerdings sollte man die hochdosierten Kortikosteroide nur in Ausnahmefällen und nur über kurze Zeit verwenden. Eine *Plasmapherese* könnte in derartigen Fällen versucht werden, eine definitive Aussage über die Erfolgschancen ist in Anbetracht der nur geringen Erfahrungen nicht möglich.
In Einzelfällen ist die Erkrankung *postpartal* unter alleiniger Kortisongabe nicht zu beherrschen; hier können nach der Schwangerschaft *DADPS* (Dapson-Fatol®) oder auch *Azathioprin* (Imurek®) in der üblichen Dosierung kurzfristig zur Anwendung kommen, allerdings nur, wenn die Patientin nicht stillt. Beide Medikamente sind sowohl in der Schwangerschaft als auch während der Stillperiode kontraindiziert.
Neugeborene von an Herpes gestationis erkrankten Müttern, die nach ihrer Geburt selbst Hauterscheinungen aufweisen (ca. 1–2 %), benötigen in der Regel keine Therapie, da die Erkrankung leichter als bei der Mutter verläuft. Es kommt oft zu einer spontanen Remission. Kinder von Müttern, die langfristig unter einer hohen Steroidmedikation standen, müssen auf eine Nebennierenrindeninsuffizienz hin untersucht bzw. postpartal streng überwacht werden.

Weitere Möglichkeiten. Im Schrifttum wurde in Einzelfällen eine systemische Applikation von *Pyridoxin* (z.B. Benadon® Drg. à 20/100 mg) und *Ritodrin* (Pre-Par® Tbl. à 10 mg, Amp. à 50 mg) mit gutem therapeutischem Erfolg beschrieben. Bei gleichzeitiger Kortikosteroidmedikation ist dabei jedoch besondere Vorsicht geboten (Lungenödemgefahr). *Postpartal* könnte die Anwendung von *Goserelin* (LTH-Analogon) in monatlichen s.c.-Injektionen in Erwägung gezogen werden. Dabei handelt es sich um ein Depotimplantat à 3,6 mg (Zoladex®), das langfristig zur Senkung des Östradiolspiegels führt (z.B. bei Mamma-Karzinom). Über seine Anwendung während der Schwangerschaft liegen allerdings keine ausreichenden Erfahrungen vor.
Für eine *Unterbrechung* der Schwangerschaft ist das Auftreten eines Herpes gestationis keine

Tabelle 50.6. Therapie des Herpes gestationis

▷ **Lokale Maßnahmen**
Topische Kortikosteroide
Topische Antihistaminika in Gelen, Emulsionen (Systral®, Fenistil®),
Zinkschüttelmixturen (z. B. Thesit® in Lotio 3 %)
Kombinationen der o. g. Medikamente
▷ **Systemische Maßnahmen**
In der Regel 20–40 mg Prednisolonäquivalente/d
Bei schwerem Krankheitsverlauf initial:
80–120 mg/d Prednisolon (Decortin H®) mit langsamer, klinisch adaptierter Dosisreduktion auf 20–40 mg/d
Antihistaminika (s. 50.5.2)
Klassische sedierende Präparate der 1. Generation (z. B. Tavegil® 2 × 2 Drg./d)

Indikation, da die Erkrankung auf die Kortikosteroidbehandlung in der Regel gut anspricht und die Gefahr einer Tot- oder Fehlgeburt gering ist. Allenfalls bei Hinweisen auf eine *Plazentainsuffizienz* wird man geneigt sein, die Schwangerschaft frühzeitig zu beenden.

50.2.7 Polymorphe Exantheme der Schwangerschaft

Synonym: „polymorphic eruptions of pregnancy" (PEP)

Zu den *polymorphen Exanthemen der Schwangerschaft* gehören folgende beschriebene Entitäten:
- Papulöse Dermatitis in der Schwangerschaft,
- Pruritische urtikarielle Papeln und Plaques der Schwangerschaft (PUPPP),
- Prurigo gestationis vom Spättyp,
- sog. „toxemic rash of pregnancy".

Da diese Krankheitsbilder nur unzureichend definiert sind und sich klinisch ähneln, schlugen Holmes u. Black 1982 vor, sie unter dem Begriff „polymorphic eruptions of pregnancy (PEP)" zusammenzufassen. In allen Fällen treten die Hautveränderungen meist während des letzten, 3. Trimenons der Schwangerschaft auf. Bevorzugt sind Hautveränderungen im Bereich der abdominellen Striae mit Aussparung des Nabels zu sehen. In besonders schweren Fällen können sich die polymorphen Hautveränderungen auch auf Gesicht, Palmae, Plantae sowie auf die Schleimhäute ausdehnen. Darunter sind erythematöse, vesikulöse, urtikarielle sowie Erythema multiforme-ähnliche Läsionen zu sehen. Sämtliche Verlaufsformen dieser Gruppe sind protrahiert, Spontanremissionen jedoch sind möglich, mit nur geringer Rezidivneigung. Für den Fötus ist die Prognose in der Regel günstig.

Insbesondere die als PUPPP beschriebene Erkrankung (pruritische urtikarielle Papeln und Plaques der Schwangerschaft) ist eine schwangerschaftsspezifische, eruptive Dermatose mit periumbilikal lokalisierten, erythematösen und urtikariellen Papeln sowie Plaques, die während des 3. Trimenons im Bereich des Bauchnabels beginnt. Es besteht eine deutliche Tendenz zur raschen zentrifugalen Ausdehnung unter Aussparung der Kopf- und Halsregion, oft bei Erstschwangerschaft ohne Neigung zum Rezidiv bei weiteren Schwangerschaften.

Leitsymptom aller Verlaufsvarianten der polymorphen Schwangerschaftsexantheme ist der intensive *Pruritus*. Die Abgrenzung zum Herpes gestationis erfolgt durch immunologische und histologische Untersuchungen, wobei für die gesamte Gruppe der polymorphen Exantheme das Fehlen jeglicher immunologischer Parameter charakteristisch ist.

Die *Ätiologie* der diversen polymorphen Exantheme, die während einer Schwangerschaft auftreten können, ist unklar. Eine Allergie vom Spättyp sowie auch eine Erythema exsudativum multiforme-artige Reaktion auf unerkannte, schwangerschaftsspezifische Antigene oder andere Noxen wird diskutiert.

Behandlung. Therapeutisch ist zunächst eine abwartende Haltung zu empfehlen, zumal die Prognose für Mutter und Kind im allgemeinen gut ist und eine spontane Abheilung erwartet werden kann. Jedoch steht der häufig intensive Juckreiz im Vordergrund der ärztlichen Bemühungen. Gelegentlich sind für die Linderung der Beschwerden lokal kühlende, antipruriginöse Maßnahmen ausreichend: Lotio zinci mit Zusätzen von Lokalanästhetika (Thesit® 3–5 %, Ichthyol® 5 % oder auch Tannin 3–5 %). Sollte dies nicht ausreichen, ist eine kurzfristige externe Applikation niedrigkonzentrierter Glukokortikoide in Cremegrundlage zu erwägen. Die interne Gabe von Antihistaminika oder von Kortikoste-

Tabelle 50.7. Therapie der polymorphen Exantheme der Schwangerschaft (PEP)

▷ **Lokale Therapie**
Lokal kühlende Maßnahmen („Cool-packs", Alkohol- und andere feuchte Umschläge), Lotio zinci, etwa mit Zusätzen von Lokalanästhetika (z. B. Thesit® 5 %), Ichthyol® 5 % oder Tannin 5 %.
Niedrigkonzentrierte Kortikosteroide, z. B. Hydrocortisonacetat 1 %, oder auch fluorierte Präparate in niedriger Konzentration (Celestan-V Creme mite®, Volonimat® Creme u. ä.).

▷ **Systemische Therapie**
Antihistaminika der 1. Generation (sedierend, z. B. Clemastin, evtl. Hydroxyzin).
Kortikosteroide: Prednisolon 20–60 mg/d als Initialdosis in absteigender Dosierung über mehrere Wochen.

roiden (Initialdosis: 20–60 mg Prednisolonäquivalent) ist nur in schweren Fällen erforderlich. Vereinzelt wurde über außerordentlich resistente Fälle berichtet, bei denen eine *Sectio caesarea* erforderlich war. Die Beschwerden verschwanden innerhalb weniger Tage nach dem Partus. Vgl. auch Behandlung bei Pruritus gravidarum, S. 1155 sowie Kap. 10.

50.3 Infektionskrankheiten in der Schwangerschaft

Infektionskrankheiten spielen in der Schwangerschaft eine bedeutende Rolle, da zugleich Schädigungen der Mutter wie auch des Kindes möglich sind.

50.3.1 Röteln

Rötelninfektionen während der ersten 4 Schwangerschaftsmonate führen häufig zu Fehlgeburten und schweren Mißbildungen wie z. B. Innenohrtaubheit, Katarakt und Herzfehlern (*Gregg-Syndrom*). Das Risiko der *Rötelnembryopathie* nimmt im Laufe der Schwangerschaft ab. Je nach Epidemie wird das Mißbildungsrisiko mit *50–60 %* im 1. Schwangerschaftsmonat, *20 %* im 2. Monat, 15 % im 3., abfallend auf *7–10 %* im 4. Schwangerschaftsmonat und mit *0,7 %* im weiteren Schwangerschaftsverlauf angegeben.

Prophylaxe. Da keine kausale Therapie der Rötelninfektion möglich ist, ist die *Prophylaxe* entscheidend. Sie erfolgt durch

● *aktive Immunisierung*, d. h. eine aktive Schutzimpfung mit Lebendimpfstoff, die nur unter sicherem Ausschluß einer Schwangerschaft durchgeführt werden darf;

● *passive Immunisierung:* Bei Rötelnkontakt sollten Schwangere mit unzureichendem oder ungeklärtem Immunstatus so früh wie möglich nach Exposition spezielle Immunglobuline erhalten. Das Ergebnis der unbedingt durchzuführenden serologischen Antikörperbestimmung ist nicht abzuwarten. Innerhalb von 7 Tagen nach erfolgter Exposition wird zur Prophylaxe *Rötelnimmunglobulin* 0,3 ml/kg KG, mindestens aber 15 ml i.m. verabreicht. Es handelt sich um Präparate mit hohem Antikörpertiter gegen das Rubellavirus (1 ml enthält mindestens 3000 IE Antikörper gegen Röteln). Bei negativem Antikörperbefund werden weitere 15 ml i.m. gegeben. Liegt die Exposition 8–14 Tage zurück, so wird empfohlen, 20–30 ml Gamma-Venin® HS (1 ml enthält 50 mg humanes Immunglobulin) intravenös zusätzlich zur intramuskulären Gabe zu verabreichen. Bei Rötelnkontakt in der Familie muß die Injektion spätestens bis zum 1. oder 2. Exanthemtag des Familienmitgliedes und 4–6 Wochen danach eine Kontrolle des rötelnspezifischen IgM erfolgen. Bei Auftreten von IgM-Antikörpern ist eine *Interruptio* zu erwägen.

Die *Immunprophylaxe* ist allen seronegativen und fraglich positiven Schwangeren speziell bei erhöhtem Infektionsrisiko zu empfehlen. Vgl. auch S. 61 f.

50.3.2 Varizellen und Zoster

Die Durchseuchung mit dem Varizellenvirus ist in den verschiedenen Ländern unterschiedlich, in Mitteleuropa ist sie relativ hoch. Dennoch kommt es in Deutschland zu ca. 1–4 Varizelleninfektionen/7000 Schwangerschaften. Kritischer Infektionszeitraum sind die ersten 15 Schwangerschaftswochen sowie die Zeit unmittelbar vor dem Partus. In den ersten 4 Monaten kann sich als Folge der intrauterinen Infektion ein *Varizellasyndrom* mit multiplen okulären und ZNS-Störungen sowie Gelenk- und Gliedmaßendysplasien entwickeln.

Bei Infektion der Mutter während der letzten Tagen vor der Geburt ist das Kind stark gefährdet. Entwickeln sich die Varizellen oder ein Zoster bei der Mutter 2–3 Wochen vor bis 2 Tage nach der Geburt, so kann es beim Neugeborenen zu einer disseminierten Infektion mit Sepsis und Hämorrhagie kommen; das Mortalitätsrisiko für den Föten ist mit 30 % hoch, da keine maternalen Antikörper vorhanden sind. Die Manifestation des Krankheitsbildes bis 10 Tage post partum spricht für eine intrauterine Infektion. Die Säuglinge müssen, um eine Varizellenepidemie zu vermeiden, von anderen Säuglingen isoliert werden (neonatale Varizellen s. S. 72).

Behandlung. In der Schwangerschaft sollte eine antivirale Chemotherapie mit Aciclovir (Zovirax®) bis auf weiteres unterbleiben, da keine ausreichenden Erfahrungen bezüglich teratogener Wirkung vorliegen. Ein Übergang in die Muttermilch ist wahrscheinlich bzw. gesichert. Jedoch wird bei Auftreten neonataler Varizellen die intravenöse Therapie mit Aciclovir in einer Dosierung von 10–15 mg/kg KG 8stündlich empfohlen.

Zur *passiven Immunisierung* stehen spezielle Varizellen- bzw. Zosterimmunglobuline mit hohem Antikörpertiter gegen das Varizellenvirus zur Verfügung. Die Prophylaxe mit *Varizellenimmunglobulin* (z. B. Varicellon® S Varizella Zoster-Immunglobulin Behring; Dosis: 0,2 ml/kg KG i.m.) ist bei Schwangeren ohne Varizellenanamnese und bei Neugeborenen mit Varizellen- oder Zoster-Kontakt oder wenn die Mütter 96 h vor bis 48 h nach der Geburt an Varizellen oder Zoster erkranken, dringend zu empfehlen. Liegt die Erkrankung der Mutter länger als 4 Tage vor der Geburt, ist eine Immunglobulintherapie nicht nötig, da die mütterliche Leihimmunität das Neugeborene ausreichend schützt. Vgl. auch S. 71 ff.

50.3.3 Masern und Mumps

Masern- und *Mumpsinfektionen* in der Schwangerschaft kommen äußerst selten vor, da die Durchseuchung der Bevölkerung mit diesen Viren bei 96–98 % liegt. Masern- und Mumpsimpfungen sind während der Schwangerschaft kontraindiziert, da es sich um einen abgeschwächten Lebendimpfstoff handelt. Bei Masern- oder Mumpskontakt von Schwangeren sollte die Immunitätslage im ELISA-Test schnell durch Nachweis von IgG bestimmt und bei Seronegativität eine passive Prophylaxe mit normalem Immunglobulin (z. B. Gammaglobulin i.m. Mérieux®; Dosis: 0,2–0,5 ml/kg KG) durchgeführt werden. Durch die frühzeitige Gabe kann die Maserninfektion verhütet oder zumindest aber gemildert werden.

Akute Masern oder Mumpsinfektionen kurz vor bis kurz nach der Entbindung können schwere neonatale Infektionen beim Neugeborenen herbeiführen. Im Fall der mütterlichen Infektion sollte das Neugeborene Immunglobulin erhalten und isoliert werden. Die Verhütung einer Mumpsinfektion durch Gabe von Mumpshyperimmunglobulin ist im Vergleich zu Masern aufgrund des nur schwer festzustellenden Kontaktzeitpunktes meist nicht oder weniger erfolgreich als bei Masern. Vgl. auch S. 59 ff.

50.3.4 Virushepatitiden

Virushepatitiden sind mit *40 %* die häufigste Ursache eines Schwangerschaftsikterus.

● *Hepatitis A:* Eine Hepatitis A-Infektion während der Schwangerschaft hinterläßt in der Regel keine Schäden an der Frucht. Bei Hepatitis A-Kontakt sollte dennoch so früh wie möglich Immunglobulin, das gut wirksam ist, gegeben werden. Empfohlene Dosis: 0,2–0,5 ml/kg KG Standardimmunglobulin (z. B. Beriglobin® oder Gammabulin®-Immuno S, Gammaglobulin i.m. Mérieux).

● *Hepatitis B:* Auch eine Hepatitis B-Infektion während der Frühschwangerschaft verursacht keine Schädigungen des Kindes und wird nur selten transplazentar übertragen. Die Infektion findet meist bei der Geburt oder perinatal statt. Kinder von Müttern mit akuter oder chronischer Hepatitis B oder mit Hepatitis B-Trägerstatus sind gefährdet. Für Risikopersonen steht ein synthetisierter Rekombinationimpfstoff Gen H-B-

Tabelle 50.8. Infektionskrankheiten und prophylaktisches Vorgehen während der Schwangerschaft

▷ **Röteln**
Aktive Immunisierung während der Schwangerschaft: kontraindiziert.
Passive Immunisierung innerhalb von 7 Tagen nach Exposition: Röteln-Immunglobulin® S Behring 0,3 ml/kg KG (mind. 15 ml i.m.).
Exposition vor 8–14 Tagen: 20–30 ml Gamma-Venin® HS i.v. und Rötelnimmunglobulin® S Behring 0,3 ml/kg KG.

▷ **Varizellen, Zoster**
Passive Prophylaxe
Varizellenimmunglobulin 0,2 ml/kg KG
Varicellon® S Varizella-Zoster-Immunglobulin Behring.
Bei der Mutter: kritischer Infektionszeitpunkt während der ersten, 15. und der letzten Schwangerschaftswoche.
Beim Säugling: passive Prophylaxe, wenn Mutter 96 h vor bis 48 h nach der Entbindung Varizellen- oder Zosterkontakt oder manifeste Varizellen/Zoster hatte.
Therapie
Schwangerschaft ist eine relative Kontraindikation für Aciclovir (Zovirax®); bei neonatalen Varizellen 10–15 mg/kg KG alle 8 h.

▷ **Masern, Mumps**
Aktive Prophylaxe
Masern- und Mumpsimpfung während der Schwangerschaft kontraindiziert.
Passive Prophylaxe
Hyperimmunglobulin 0,2–0,5 ml/kg KG (z.B. Gammaglobulin®-Immuno S, Gammaglobulin® i.m. Mérieux).

▷ **Virushepatitis**
Hepatitis A
Bei Kontakt 0,2–0,5 ml/kg KG
Standardimmunglobulin (z.B. Beriglobin® S, Gammaglobulin® i.m. Mérieux).
Hepatitis B
Bei Exposition, Kontakt mit HBs-Ag Träger: Simultanimpfung mit Hyperimmunglobulin (Hepatitis-B-Immunglobulin® S Behring, Dosis: 0,06 ml/kg KG) und 3malige Impfung mit Gen H-B-Vax®.

Vax® zur Verfügung. Die Impfung sollte vor der ersten Schwangerschaft durchgeführt werden, auch wenn keine Folgen während der Schwangerschaft zu erwarten sind. Bei Exposition bzw. Intimkontakt mit einem HBs-Ag-positiven Partner sollte die Simultanimpfung mit Hyperimmunglobulin, z.B. Hepatitis B-Immunglobulin® S Behring (Dosis: 0,06 ml/kg KG), und eine 3malige Impfung durchgeführt werden.
Neugeborene von Müttern mit HBs-Ag und HBe-Ag, die durch die neu in die Mutterschaftsvorsorge aufgenommene Untersuchung im 3. Trimenon entdeckt werden, sollten unmittelbar nach der Geburt simultan eine aktive Impfung sowie Hepatitis B-Immunglobulin® S Behring in einer Gesamtdosis von 1 ml erhalten.

50.3.5 Herpes simplex (HSV)

Eine Herpes-Virus-Infektion der Mutter hat bei der Mehrzahl der Schwangerschaften erst zum Entbindungstermin eine Bedeutung, da nur sporadisch transplazentare bzw. uterine Infektionen mitgeteilt worden sind. Komplikationen einer Herpesinfektion des Neugeborenen, zu der es im Geburtskanal bei Kontakt mit frischen Herpesbläschen kommen kann, können in Form einer HSV-Sepsis oder HSV-Meningoenzephalitis auftreten und in der Regel zu bleibenden ZNS-Schäden oder gar zum Säuglingstod führen. Aus diesem Grund sollte, selbst wenn nur die Gefahr einer Herpes-simplex-Infektion der Frucht besteht, eine *Sectio caesarea* durchgeführt werden. Bei schwerer lebensbedrohlicher Infektion mit HSV ist eine Ausnahmeindikation für die Gabe von *Aciclovir* (Zovirax®) während der Schwangerschaft gegeben. Vgl. S. 69 f.
Als Lokalmaßnahmen können austrocknende Pinselungen (Lotio alba aquosa, ggf. Zusatz von Vioform® 1–2%, Farbstoffe wie Brilliantgrün, Gentianaviolett u. a.) eingesetzt werden.

50.3.6 Condylomata acuminata

Primär durch die humanen Papillomviren (HPV) der *Typen 6 und 11* hervorgerufen, können diese Läsionen in der Schwangerschaft erheblich an Größe zunehmen und auch zum Hindernis für eine natürliche Geburt werden. Die potentielle Möglichkeit einer fötalen Infektion mit HPV-Viren im Geburtskanal einschl. der Entwicklung von Larynxpapillomen sollte in derartigen Fällen zu einer *Sectio caesarea* Anlaß geben.

Behandlung. Der Schwerpunkt der Therapie von Condylomata acuminata während der Schwangerschaft liegt im nichtmedikamentösen, d. h. im primär chirurgischen Vorgehen. Die CO_2-Laserbehandlung von perinealen und perianalen Kondylomen sowie der Einsatz der Kryochirurgie für zervikale Kondylome haben sich als erfolgreiche Behandlungsverfahren im 2. und 3. Trimenon erwiesen. Vgl. S. 86 ff.

Condylomata acuminata dürfen in der Gravidität nicht mit Podophyllin, z. B. Condylox® u. ä., behandelt werden, da dessen Resorption zur Fruchtschädigung führen könnte.

50.3.7 Chlamydieninfektion

Unter den Erregern einer *unspezifischen Urethritis* kommt der Chlamydieninfektion die größte Bedeutung zu. Bei maternaler Infektion mit Chlamydien der Seroklassen D–K wurden neben vorzeitigen Wehen und Blasensprung, Infektionen der Konjunktiven der Neugeborenen (2–3 Wochen postpartal) sowie atypische Pneumonien (2–3 Monate postpartal) und verstärkte Gastroenteritiden beobachtet. Vgl. S. 193 f.

Bei unkomplizierten, urethralen und endozervikalen Erkrankungen wird während der Schwangerschaft am besten der Einsatz von *Erythromycin* (3 × 500 mg/d p.o.) über 14 Tage empfohlen.

50.3.8 Gonorrhö und Syphilis

Von den klassischen Geschlechtskrankheiten kommen in der Schwangerschaft der *Gonorrhö* und der *Syphilis* die größte Bedeutung zu. Eine Gonorrhö während der Gravidität kann zu aszendierenden Infektionen mit Amnionitis und intrauterinem Fruchttod führen. Eine weitere Komplikation der Gonokokkeninfektion war lange Zeit die Gonoblenorrhö des Neugeborenen, die Dank der regelmäßig durchgeführten postpartalen Credé-Prophylaxe fast völlig verschwunden ist. Die diaplazentare Infektion der Frucht mit Spirochaeta pallida ist zu jedem Zeitpunkt während der Schwangerschaft möglich. Nachweisbare Veränderungen an der Plazenta treten jedoch erst im 7.–8. Schwangerschaftsmonat auf mit dem zu diesem Zeitpunkt typischen syphilitischen Abort. Je früher die Infektion auftritt, um so stärker ist die Fruchtschädigung. Die fötalen Symptome fallen dahingegen um so schwächer aus, je länger die Infektion zurückliegt.

Eine möglichst frühzeitig eingeleitete, konsequent durchgeführte *Behandlung* der Gonorrhö bzw. der Syphilis mit *Penicillin G* in der klassischen Dosierung stellt die beste Möglichkeit dar, um embryonale bzw. fötale Schädigungen zu verhindern. Vgl. auch S. 181 f. und S. 185 f.

50.4 Verlauf sonstiger Dermatosen in der Schwangerschaft

Der Einfluß der Schwangerschaft auf diverse Dermatosen ist individuell sehr verschieden, jedoch kann zwischen 2 Gruppen von Hautkrankheiten unterschieden werden: solche, die einen günstigen Verlauf bzw. eine Besserung und solche, die eher eine Verschlechterung durch die Schwangerschaft erfahren.

● Die *Psoriasis vulgaris* zeigt in der Schwangerschaft einen eher günstigen Verlauf mit Besserung der psoriatischen Läsionen bei 30–50 % der Patientinnen. Nur in Einzelfällen kann sich eine

Tabelle 50.9. Beeinflussung von Dermatosen durch die Schwangerschaft

▷ **Günstiger Verlauf**
  Psoriasis vulgaris
  Aknetetrade
  Sarkoidose
  M. Fox-Fordyce

▷ **Ungünstiger Verlauf bzw. Verschlechterung**
  Dermatitis atopica
  LE, vor allem SLE (mit LE-Nephritis)
  Progressive systemische Sklerodermie
  Candidainfektionen aller Art
  Trichomonadeninfektion

▷ **Möglicherweise auch ungünstig**
  Melanom Stadium II
  Neurofibromatosis Recklinghausen
  Erythema exsudativum multiforme
  Porphyria cutanea tarda
  Porphyria acuta intermittens
  Pityriasis rosea
  M. Darier
  Angiophakomatosen
  Ehlers-Danlos-Syndrom

bestehende Psoriasis verschlechtern, besonders bei Kranken mit Läsionen vom inversen Typ. Möglicherweise durch die Gewichtszunahme und die damit verbundene mechanische Belastung kommt es gelegentlich bei Psoriasis inversa zu Exazerbationen während der Gravidität. Die Behandlung erfolgt lokal im Rahmen der üblichen Modalitäten (Salicylsäure, Dithranol, Teer, milde Kortikosteroide), jedoch ist eine Langzeitbehandlung großer Flächen zu vermeiden. Insbesondere Salicylsäure und Harnstoff können in erheblichem Maße über die Haut resorbiert werden und sich z. T. toxisch auswirken.

● Eine positive Beeinflussung ihres Krankheitsverlaufes durch die Schwangerschaft erfährt die *Sarkoidose*. Groß angelegte Studien an Schwangeren mit Sarkoidose zeigten in 72 % eine Besserung und nur in 6 % eine Verschlechterung, jedoch sind häufig (in 50 % der Fälle) postpartale Rezidive zu beobachten.

● Bei 50–65 % der Schwangeren mit *Atopie* kommt es während der Schwangerschaft zu einer Exazerbation bzw. einer Verschlechterung des Ekzems, bedingt durch eine zunehmende Hautexsikkose und den verstärkten Pruritus. Möglicherweise ist auch die Ausschüttung von Neurotransmittern, z. B. Endorphinen, während der Schwangerschaft erhöht. Die Behandlung der betroffenen Frauen ist oft nicht leicht, da ihr Hautbefund in der Regel nicht ohne Einsatz von Kortikosteroiden (lokal oder systemisch) zu stabilisieren ist. Die Pollinosis wird während der Schwangerschaft kaum beeinflußt, hingegen verschlechtert sich häufig ein manifestes Asthma.

● Der *Pemphigus vulgaris* scheint durch eine Gravidität nur wenig beeinflußbar zu sein. Jedoch können diaplazentar Pemphigusantikörper auf die Frucht übertragen werden, so daß Säuglinge mit neonatalem Pemphigus geboren werden, die innerhalb von 3–4 Monaten eine vollständige Remission zeigen.

● Der *chronisch diskoide LE* und der *systemische LE ohne Nierenbeteiligung* verschlechtern sich u. U. während der Schwangerschaft. Sie stellen dennoch keine Kontraindikation für eine Schwangerschaft dar, wohingegen ein *SLE mit Lupusnephritis,* je nach Verlauf, eine relative oder absolute Kontraindikation darstellt. Patientinnen mit bereits bestehender Lupusnephritis entwickeln häufig in der Schwangerschaft schwere Gestosen mit Ödemen, Proteinurie und Hypertonie, d. h., es ist ein Präklampsie- oder Eklampsiesyndrom mit Hypertonus und Nierenversagen zu befürchten. Im Verlauf der gesamten Schwangerschaft sind daher bei Lupuspatientinnen engmaschige Kontrollen der Blutdruckwerte und der Nierenfunktion indiziert. Weiterhin führt der SLE zu vermehrten Schwangerschaftskomplikationen mit erhöhter mütterlicher und kindlicher Morbidität und Mortalität (Aborte, Tot- und Frühgeburten). Im Vordergrund stehen bei der Mutter Exazerbation der Grundkrankheit, beim Kind Wachstums- und Gedeihstörungen, in Einzelfällen kommt es zum Auftreten eines neonatalen LE mit Nachweis von Immunkomplexen. Bei Aktivitätszunahme des SLE in der Schwangerschaft muß rechtzeitig mit systemischen Kortikosteroidgaben und u. U., vor allem postpartal, zusätzlich mit Azathioprin (Imurek®, 100–200 mg/d) behandelt werden. Eine prophylaktische Einnahme von Kortikosteroiden scheint aufgrund prospektiver Untersuchungen nicht notwendig. Beim Nachweis von *Antikardiolipinantikörpern* ist hingegen die prophylaktische Gabe von „low-dose" Heparin (7,5–15 000 IE/d), Acetylsalicylsäure (250 mg/d) und Prednisolon (30–40 mg/d) gerechtfertigt, um mikrovaskuläre Komplikationen zu vermeiden.

● Bei der *progressiven systemischen Sklerodermie* stellt, wie beim LE, eine bereits bestehende Nierenbeteiligung ein ernsthaftes Problem während der Gravidität dar. Bei Verschlechterung der Nierenfunktion ist eine Interruptio oder eine frühzeitige Schnittentbindung indiziert.

● Über den Verlauf einer *Dermatomyositis* während der Schwangerschaft ist bisher nur wenig bekannt. Im allgemeinen besteht jedoch ein erhöhtes fetales Risiko mit ca. 50 %igem Abort- bzw. Totgeburtrisiko. Die in der Regel schwangerschaftsbedingte Gefäßproliferation kann das für die Dermatomyositis klassische, akral lokalisierte Gottron-Zeichen imitieren.

● *Candidiasis* aber auch *Trichomoniasis* zeigen während der Schwangerschaft aufgrund hormonell bedingter Änderungen des Milieus eine deutliche Zunahme. Sie stellen eine häufige Ursache des vaginal lokalisierten Pruritus dar. Eine Candidiasis des Neugeborenen während der ersten Lebenswochen ist somit auf die vaginale Candidiasis der Mutter und die Exposition im Geburtskanal zurückzuführen. Eine prophylaktische Therapie mit lokalen Antimykotika (Nystatin, Miconazol, Clotrimazol) während der letzten Schwangerschaftswochen verhindert die Infektion des Neugeborenen. Die systemische Gabe von Ketoconazol ist hingegen während der Schwangerschaft kontraindiziert.

● *Benigne* und *maligne Tumoren* können in der Schwangerschaft ungewöhnliche Verläufe zeigen. Das Auftreten kleiner Papillome im Zahnfleischbereich wurde beobachtet, aber auch an Hals, Brust und Rumpf können sich sog. Mollusca gravidarum entwickeln, die sich post partum wieder zurückbilden. Ein *malignes Melanom* in der Schwangerschaft und einige morphologische Auffälligkeiten wurden gelegentlich beobachtet; die Beeinflussung der weiteren Prognose des Tumors durch die Schwangerschaft ist allerdings umstritten. Offenbar hat das klinische Stadium einen eindeutigen Einfluß auf den weiteren Verlauf der Tumorerkrankung während der Gravidität. Im Stadium I konnte bisher keine sichere Beeinflussung des weiteren Krankheitsverlaufes festgestellt werden; demgegenüber soll bei Vorliegen eines Melanoms im Stadium III b ein ungünstiger Verlauf zu erwarten sein. Zur Behandlung wird der Tumor selbstverständlich mit großem Sicherheitsabstand entfernt. Eine Unterbrechung der Schwangerschaft wegen des Auftretens eines malignen Melanoms im klinischen Stadium I ist u. E. nicht indiziert.

● Die *akute intermittierende Porphyrie* ist eine seltene, in der Schwangerschaft akut lebensbedrohliche Erkrankung. 91 % der Patientinnen mit einer Porphyrie zeigen während der Schwangerschaft eine deutliche Exazerbation und nur 9 % keine Verschlechterung. Die Mortalität ist relativ hoch und kann weder durch einen therapeutischen noch durch einen möglicherweise spontanen Abort verbessert werden. Bei der Behandlung ist es wichtig, porphyrinogene Medikamente auszuschalten. Sonst gilt auch in der Schwangerschaft das allgemeine therapeutische Vorgehen wie bei Porphyrie (s. Kap. 34) unter Beachtung der während der Schwangerschaft bestehenden Kontraindikationen (s. unten unter 50.5).

● Die *Neurofibromatosis Recklinghausen* wird durch die Schwangerschaft negativ beeinflußt mit verstärktem Größenwachstum der Neurofibrome und Wammenbildung, in die es hineinbluten kann.

● Bei *HIV-positiven Frauen* ohne klinische Symptomatik kann durch die Schwangerschaft die Entwicklung von Aids begünstigt werden. Dies läßt sich möglicherweise durch die Tatsache erklären, daß während der Schwangerschaft die zellvermittelte Immunreaktion reduziert sowie das Helfer-Suppressor-Verhältnis erniedrigt ist. Eine Infektion des Fötus mit dem Virus erfolgt erst gegen Ende der Schwangerschaft diaplazentar bzw. ist auch bei der Entbindung möglich.

50.5 Medikamente zur Behandlung von Dermatosen in der Schwangerschaft

Die Erfahrung lehrt, daß ein großer Anteil von schwangeren Frauen während des ersten Schwangerschaftsdrittels aus verschiedenen Gründen noch Medikamente einnehmen. Für die Beratung einer Graviden ist es entscheidend zu wissen, welche Arzneimittel teratogene Eigenschaften besitzen und welche ohne oder mit nur geringem Risiko eingesetzt werden können. Während einer Schwangerschaft sollten zur medikamentösen Behandlung von Erkrankungen *folgende Richtlinien* eingehalten werden:

▷ Arzneimittel dürfen während einer Schwangerschaft nur nach strenger Indikationsstellung und nur nach eingehender Abwägung des Nutzen-Risiko-Verhältnisses eingesetzt werden. Dies gilt insbesondere für einen Einsatz während des 1. Trimenon (Organogenese).
▷ Die Verabreichung eines Medikamentes muß das unmittelbare Ziel haben, Schäden für Mutter oder Kind zu verhindern.
▷ Neuere oder Medikamente im allgemeinen, deren Wirkung in der Schwangerschaft noch nicht genau erforscht ist, sollten möglichst nicht verabreicht werden.
▷ Die Arzneimittelgabe sollte am besten als Monopräparat erfolgen, um ein evtl. Risiko besser einschätzen zu können.
▷ Die Gabe eines Arzneimittels sollte so kurz wie notwendig dauern und in therapeutisch ausreichender, aber möglichst niedriger Dosierung erfolgen.

Tabelle 50.10. Teratogen wirkende dermatologisch relevante Arzneimittel

▷ **Steroidhormone mit virilisierender Wirkung**
Androgene (z. B. Andriol®, Testoviron®) bzw. Kombinationspräparate, die Androgene enthalten: (z. B. Hormovitastan®, Testicomb® u. a.), Anabolika (z. B. Primobolan®, Anadur®, Steranabol®, Stromba®) oder entsprechende Kombinationspräparate (z. B. Curablon®, Megagrisevit® u. v. a.).

▷ **Steroidhormone mit feminisierender Wirkung**
Antiandrogene: Cyproteronacetat (z. B. Androcur®) bei Einnahme ab 10. Schwangeschaftswoche in höherer Dosierung, Diäthylstilböstrol (DES, synthetisches Östrogen).

▷ **Kumarinderivate**

▷ **Lithiumsalze**
z. B. Hypnorex®, Lithium-Duriless® u. v. a.

▷ **Thalidomid**
Contergan®.

▷ **Vitamin A und Vitamin-A-Analoga**
Retinol, Etretinat o. Acitretin (Tigason®, Neotigason®, Tegison®), Isotretinoin (Roaccutan®, Accutane™).

▷ **Zytostatika**
speziell Folsäureantagonisten, z. B. Aminopterin, Methotrexat®.

Tabelle 50.11. Teratogen verdächtige Arzneimittel bzw. in der Schwangerschaft kontraindizierte Medikamentengruppen

▷ **Antikonvulsiva/Antiepileptika**
(z.B. Phenytoin, Trimethadion, Valproinsäure)
▷ **Weibliche Sexualsteroide**
▷ **Zytostatika**
▷ **Jodhaltige Arzneimittel**
(neonatale Hypothyreose)
▷ **Tetracycline**
▷ **Aminoglykoside**
▷ **Vitamin B$_6$**
(in hoher Dosierung)
▷ **Antiöstrogene**
(z.B. Clomifen, Cyclofenil, Aminoglutethimid, Tamoxifen)
▷ **Prostaglandine**
(z.B. Alprostadil, Dinoproston, u.a.)
▷ **Penicillamin**
(z.B. Metalcaptase®, Trolovol®)
▷ **Orale Antidiabetika**
▷ **Orale Antimykotika**
(Azole, Griseofulvin)

Orale Kontrazeptiva, die Norethisteron, Cyproteronacetat, Chlormadinonacetat oder andere Östrogenen und Gestagene enthalten, sind in der Regel so niedrig dosiert, daß sie auch bei versehentlicher kurzfristiger Einnahme während der Frühschwangerschaft zu keiner Beeinflussung der Geschlechtsentwicklung des Fetus führen.

Hohe Dosen von *Vitamin A* (Retinol) können zu schweren Mißbildungen beim Foetus und einer erhöhten Abortrate führen. Die empfohlene Höchstmenge an Vitamin A sollte während der Schwangerschaft, insbesondere während der Zeit der Organogenese, 7500 IE/d nicht überschreiten. Annähernd diese Menge ist aber in einer reichlichen vollwertigen täglichen Nahrungszufuhr bereits enthalten, so daß die zusätzliche Einnahme von Vitamin A-Präparaten während der Schwangerschaft nicht notwendig, sondern eher als Risiko anzusehen ist. Synthetische *Retinoide* (Etretinat, Isotretinoin, Acitretin) sind generell während der gesamten Schwangerschaft aufgrund ihrer hohen teratogenen Potenz streng kontraindiziert. Auch sämtliche in Tabelle 50.11 aufgeführten Medikamente stehen unter dem Verdacht, eine *teratogene Potenz* zu besitzen oder sind aus anderen Gründen in der Schwangerschaft kontraindiziert. Dies ist allerdings eine Auswahl, da genaue Informationen über alle verfügbaren Substanzgruppen fehlen.

● *Bitte beachten:* Die Aufstellung der in der Dermatologie häufig benötigten Medikamentengruppen erhebt im Hinblick auf ihre Verordnungsfähigkeit während einer Schwangerschaft keinen Anspruch auf Vollständigkeit. Sie wurde nach sorgfältigem Literaturstudium erstellt. Dies entbindet den Leser nicht davon, diese Informationen kritisch anhand neuester Veröffentlichungen oder Mitteilungen zu überprüfen. Die Anwendbarkeit verschiedener pharmakologisch wichtiger Gruppen in der Schwangerschaft wird diskutiert, und aktuelle Dosierungsempfehlungen werden nach unserem bisherigen Kenntnisstand gegeben. Die Verantwortlichkeit des Arztes, im Einzelfall die Nutzen-Risiko-Abwägung selbst vorzunehmen und eine Einzelentscheidung zu treffen, bleibt unberührt.

50.5.1 Analgetika, Antipyretika, nichtsteroidale Antiphlogistika

■ *Paracetamol* (z. B. ben-u-ron®, Anaflon®). Paracetamol ist aufgrund seiner geringen Nebenwirkungen das Analgetikum/Antipyretikum der 1. Wahl während einer Schwangerschaft. Empfohlene Dosierung: oral 0,5 g alle 4 h, maximal 3 g/d.

■ *Salicylsäurederivate* (z. B. Aspirin®, Colfarit® u. a.). Salizylate sind während der Schwangerschaft Analgetika/Antipyretika der 2. Wahl. Bei Indikation als Antirheumatika aber das Mittel der 1. Wahl, da sie deutlich weniger Nebenwirkungen aufweisen als andere Antirheumatika. Empfohlene Dosierung:
 Analgesie/Antipyrese: oral 250–750 mg alle 4 h;
 bei schwerer Arthritis: oral bis zu 6 g/d.

■ *Indometacin* (z. B. Amuno®, Indo-Phlogont® u. a.). Es ist in der Schwangerschaft als Antirheumatikum relativ kontraindiziert.

■ *Weitere Analgetika/Antipyretika.* Metamizol (z. B. Novalgin®, Novaminsulfon®) oder andere analgetische Mischpräparate sind relativ kontraindiziert bzw. aus pharmakologischer Sicht während der Schwangerschaft nicht zu empfehlen.

■ *Nichtsteroidale Säureantiphlogistika/-antirheumatika.* Propionsäurederivate bzw. Säureantiphlogistika wie Diclofenac (z. B. Myogit®, Voltaren®), Ibuprofen (z. B. Dolgit®, Imbun®), Mefenaminsäure (z. B. Parkamed®) hemmen die Prostaglandinsynthese und sind somit im letzten Trimenon relativ kontraindiziert. Hier sollten bevorzugt Salicylate und Kortikosteroide eingesetzt werden.

■ *Weitere Präparate mit antientzündlicher Wirkung.* Chloroquin (Resochin®), Goldverbindungen (Tauredon®, Aureotan®), D-Penicillamin (Metalcaptase®), Phenylbutazon (Butazolidin®) und Phenylbutazonderivate wie Oxyphenbutazon (Tanderil®) sind in der Schwangerschaft relativ bzw. absolut kontraindiziert.

50.5.2 Antiallergika und Hyposensibilisierung

■ *Antihistaminika.* H_1-Antihistaminika können in der Schwangerschaft zur Behandlung allergischer Erkrankungen, aber auch als Antiemetika, z. B. bei Hyperemesis gravidarum, und als Sedativa verabreicht werden. H_1-Antihistaminika sind in der Schwangerschaft als Mittel der Wahl bei allergischen Erkrankungen durchaus gestattet: z. B. Chlorpheniramin (Polaronil®), Chlorphenoxamin (Systral®), Clemastin (Tavegil®), Dimetinden (Fenistil®) und Mebhydrolin (Omeril®). Auch Hydroxyzin (Atarax®) kann ohne Risiko verabreicht werden.
Antihistaminika mit ausgeprägter zentraler Hemmwirkung werden während der Schwangerschaft als Antiemetika eingesetzt (z. B. Doxylamin). Jedoch sollte ihr Einsatz im 1. Trimenon vermieden werden, da im Tierversuch teratogene Eigenschaften beschrieben wurden, die sich allerdings beim Menschen nur für Brompheniramin bestätigten. Für Brompheniramin ist daher die Schwangerschaft eine absolute Kontraindikation. Dosierung in der Schwangerschaft:
▷ *Ältere Antihistaminika* (Chlorphenoxamin, Mebhydrolin, Diphenhydramin)
 oral: 25–100 mg/d.
▷ *Neuere Antihistaminika* (Chlorpheniramin, Clemastin, Dimetinden)
 oral: 1 mg/d.
Über die Anwendung der neuesten Antihistaminika der *2. Generation* (nichtsedierend: Astemizol, Cetirizin, Loratadin) ist z. Z. keine sichere Aussage möglich, aus diesem Grunde sollte man auf ihren Einsatz während der Schwangerschaft am besten verzichten. Auch während der Stillzeit gilt der Einsatz von H_1-Antihistaminika nicht als Kontraindikation, jedoch sollten solche mit ausgesprochen sedierenden Eigenschaften vermieden werden, da sie beim Säugling nicht indiziert sind. Bei starkem Juckreiz während des 3. Trimenons (z. B. polymorphe Exantheme der Schwangerschaft, PUPP) wurden Hydroxyzin (Atarax® bis zu 25 mg alle 4 h), Doxepin (Aponal® 25 mg abends) und ggf. auch Terfenadin (Teldane® 2 × 60 mg/d) ohne Nachteile für den Fötus verabreicht.

■ *Hyposensibilisierung.* Bei Schwangeren sollte diese Behandlung, wenn überhaupt, nur mit den niedrigsten Dosen des Allergens fortgesetzt werden. Die üblichen Dosissteigerungen sollten wegen des Risikos anaphylaktoider Reaktionen vermieden werden. Der Beginn einer Hyposensibilisierung während der Schwangerschaft ist nicht gestattet.

50.5.3 Kortikosteroide

Nach Einnahme von nichtfluorierten Kortikosteroiden, z. B. *Prednisolon* oder *Methylprednisolon*, während der Schwangerschaft zeigten sich bisher keine teratogenen Wirkungen. Somit ist die Behandlung von schwangeren Frauen mit niedrigen bis mittelhohen Dosen derartiger Kortikosteroide nach genauer Indikationsstellung nicht eingeschränkt bzw. ohne Risiko. Auch während der Spätschwangerschaft führt ihr Einsatz zu keiner Erhöhung der Komplikationsrate. Peri- und postpartale Überwachung ist angeraten, nicht zuletzt um eine postpartale NNR-Insuffizienz rechtzeitig zu erkennen.

50.5.4 Antibiotika

Infektionen während der Schwangerschaft stellen oft eine ernste behandlungsbedürftige Komplikation dar. Antibiotika besitzen gewisse embryotoxische Nebenwirkungen und können zu unerwünschten Effekten führen, so daß vor allem im 1. und 3. Trimenon eine strenge Indikationsstellung gilt. Für eine antibiotische Therapie während der Schwangerschaft sollte man, soweit möglich, Derivate des Penicillins (β-Lactam-Antibiotika) wegen ihrer erwiesenen Unbedenklichkeit einsetzen.

■ *Penicilline G und V* (z. B. Isocillin®, Megacillin®), Mezlocillin (Baypen®), Piperacillin (Pipril®), Amoxicillin (Amoxypen®, Clamoxyl®), Ampicillin (Amblosin®) können in der Schwangerschaft als Antibiotika 1. Wahl bei bakteriellen Infektionen eingesetzt werden.
Empfohlene Dosierung in der Schwangerschaft:
▷ Penicillin (G, V) oral und parenteral: max. 15 Mio. IE/d
▷ Ampicillin oral: 2,0–4,0 g/d, parenteral: max. 12 g/d
▷ Amoxicillin oral: 0,8–1,5 g/d, parenteral: max. 3 g/d
▷ Oxacillin oral: 2,0–4,0 g/d, parenteral: max. 12 g/d

■ *Cephalosporine* sind in der Schwangerschaft ähnlich wie Penicilline anderen Antibiotika vorzuziehen, jedoch sollten neuere Cephalosporine aufgrund fehlender Erfahrungen zurückhaltend eingesetzt werden. Empfohlene Dosierungen:
▷ Cephaclor (Panoral®) oral: 2 g/d, max. 2 g/d
▷ Cephalexin (Ceporexin®) oral: 2–4 g/d, max. 4 g/d
▷ Cephalotin (Cephalotin®) parenteral: 2–12 g/d, max. 12 g/d

■ *Erythromycin* (z. B. Erythrocin®, Erycinum®) kann bei Infektionen mit grampositiven Keimen eingesetzt werden, auch bei Syphilis, Gonorrhö und Haemophilusinfektionen. Dosierung in der Schwangerschaft: oral: 250–500 mg alle 6 h, parenteral 1–4 g/d.

■ *Metronidazol* (z. B. Arilin®, Clont®) ist in der Schwangerschaft relativ kontraindiziert aufgrund der toxischen Wirkungen im Tierversuch und der nur begrenzten Erfahrungen beim Menschen. Sein Einsatz ist nur bei lebensbedrohlichen Indikationen gerechtfertigt. Empfohlene Dosierung in der Schwangerschaft:
▷ Trichomonadeninfektion: oral: 0,75 g/d
▷ Anaerobier und Pilzinfektion: parenteral: 1–3 g/d

■ *Clindamycin* (Sobelin®) und *Linkomycin* (Albiotic®) gehören zu den Makroliden, die in der Schwangerschaft als Reserve-Antibiotika nur gezielt bei Infektionen mit Bakteroides fragilis und anderen Anaerobiern eingesetzt werden sollten.

■ Alle *Aminoglykoside* sind in der Schwangerschaft kontraindiziert, da sie alle nephro- und ototoxische Wirkungen in unterschiedlichem Ausmaß entfalten können. Streptomycin, Amikacin, Kanamycin sind fakultativ embryotoxisch.

■ *Tetracycline* sollten in der Schwangerschaft nicht eingesetzt werden, da sie sich in unterschiedlichem Ausmaß auf die Kalzifizierungsvorgänge auswirken und auch auf die Zahnentwicklung einen Einfluß ausüben.

■ *Chloramphenicol* (z. B. Amindan 500®, Paraxin®) ist während des 3. Trimenons und in der Stillzeit kontraindiziert. Im 1. und 2. Trimenon darf es nur bei lebensbedrohlichen Infektionen mit gramnegativen Keimen verabreicht werden.

■ *Sulfonamide* (z. B. Gantrisin®, Sulfadiazin-Heyl®) können im 1. und 2. Drittel der Schwangerschaft als Mittel der 2. Wahl zur Behandlung von Infektionen (z. B. Harnwegsinfekte) mit sulfonamidempfindlichen Erregern eingesetzt werden. In den späten Phasen der Gravidität und in der Stillperiode besteht jedoch eine absolute Kontraindikation. Sie sollen das postpartale Kernikterusrisiko erhöhen. Auf TMX/SMX-haltige Präparate sollte möglichst verzichtet werden.

Bei der Anwendung *lokaler Antibiotika* ist in der Schwangerschaft zu beachten, daß durch die Applikation pharmakologisch aktiver Substanzen auf größere Körperoberflächen oder Wundflächen eine Resorption und eine systemische Wirkung erzielt werden kann. Für die topische Behandlung entzündlicher bzw. infektiöser Dermatosen sind somit am besten Substanzen geeignet, die im allgemeinen schlecht resorbiert werden: z. B. das Aminoglycosid Neomycin sowie das Polypeptid Bacitracin (etwa in Kombination in Nebacetin®) sowie auch Fusidinsäure (Fucidine®).

50.5.5 Antimykotika

Bei der Behandlung von Pilzinfektionen ist eine lokale Therapie als ungefährlich zu betrachten. Demgegenüber besitzt die systemische Applikation von Antimykotika eine potentielle föto- bzw. embryotoxische Wirkung.

■ *Clotrimazol* (z. B. Canesten®) kann zur lokalen Behandlung vaginaler Mykosen in der Schwangerschaft verordnet werden.

■ *Nystatin* (z. B. Candio-Hermal®, Moronal®) kann zur Behandlung von Candidainfektionen von Haut und Schleimhäuten als potentes Antimykotikum in der Schwangerschaft ohne Einschränkungen eingesetzt werden.

■ *Amphotericin B* darf in der Schwangerschaft nur unter strengsten Indikationsstellungen, d.h. nur bei lebensbedrohenden, generalisierten Pilzinfektionen eingesetzt werden. Dies gilt nicht für die lokale Anwendung. Empfohlene Dosierung: bis zu 1,5 mg/kg KG/d i.v., Therapiedauer: 2–4 Monate.

■ *Griseofulvin* (Fulcin®, Likuden®) und *Ketoconazol* (Nizoral®) sind in der Schwangerschaft kontraindiziert. Über die neueren Antimykotika (Itraconazol, Fluconazol u. a.) liegen kaum ausreichende Informationen vor, so daß auf ihren Einsatz während der Schwangerschaft verzichtet werden sollte.

50.5.6 Adstringentien

Sie sind zur lokalen Behandlung entzündeter Schleimhäute und Wunden geeignet. Therapeutisch können sowohl gerbstoffhaltige Präparate wie Tannin (z. B. Tannalbin®) wie auch verdünnte Lösungen von Metallsalzen wie Aluminium aceticum etc. herangezogen werden. Für die Therapie mit Adstringentien bestehen in der Schwangerschaft keine Einschränkungen.

50.5.7 Krätze- und Läusemittel

Nach Anwendung von Lindan (γ-Hexachlorcyclohexan, z. B. Jacutin®, Gammexan®) wurden bisher keine embryotoxischen oder teratogenen Effekte im Tierversuch oder beim Menschen beschrieben. Es gilt als relativ sicher in der Schwangerschaft, jedoch sollten bei seiner Anwendung höhere Konzentrationen und allzu lange Expositionszeiten vermieden werden. Die Substanz kann diaplazentar vom Fötus aufgenommen werden.
Empfohlene Dosierung in der Schwangerschaft: Lindan Emulsion, Gel oder Puderspray 0,3–1 % am besten jeweils über 3–4 Stunden (bis maximal 6–8 h) lokal auf Haut und Haare einwirken lassen und dann gründlich abspülen. Eine 1- bis 2malige

Wiederholung der Behandlung nach mehreren Tagen ist gestattet.

Lokal applizierbare Schwefelpräparate 6–10% sind unbedenklich, ebenso die Anwendung von Benzylbenzoat 10% und werden von uns meist vorgezogen.

Da sowohl Lindan wie auch Benzylbenzoat in die Muttermilch übergehen können, sollte bei einer evtl. Behandlung während der Stillperiode die Milch abgepumpt und verworfen werden.

Die Behandlung der Pediculosis kann mit Pyrethrumextrakten (z.B. Goldgeist forte®) erfolgen. Vgl. auch Kap. 5.

Literatur

Albrecht G (1992) Richtlinien für den Gebrauch von Aknetherapeutika in der Schwangerschaft. Dermatol Monatsschr 178: 110–114

Alcalay J, Ingber A, David M et al. (1987) Pruritic urticarial papules and plaques of pregnancy: a review of twenty-one cases. J Reprod Med 32: 315–316

Amstey MS (1988) Treatment and prevention of viral infections (HSV, CMV, HPV, HBV). Clin Obstet Gynecol 31: 501–509

Aubin F, Blanc D, Quencez E et al. (1988) Pristinamycin as alternative therapy of generalized pustular psoriasis during pregnancy (letter). Dermatologica 177: 247–249

Balina LM, Woscoff A, Valdez RP et al. (1991) Eficacia del acido azelaico vs hidroquinona en melasma. Arch Argent Dermat XLI: 193–197

Bargman H (1988) Is podophyllin a safe drug to use and can it be used during pregnancy? Arch Dermatol 124: 1718–1720

Bartelsmeyer JA, Petrie RH (1990) Erythema nodosum, estrogens, and pregnancy. Clin Obst Gyn 33: 777–781

Beltrani VP, Beltrani VS (1992) Pruritic urticarial papules and plaques of pregnancy: A severe case requiring early delivery for relief of symptoms. J Am Acad Dermatol 26: 266–267

Bergman A, Matsunaga J, Bhatia NN (1987) Cervical cryotherapy for condylomata acuminata during pregnancy. Obstet Gynecol 69: 47–50

Catanzarite V, Quirk JG (1990) Papular dermatoses of pregnancy. Clin Obst Gyn 33: 754–758

Chazotte C, Andersen HF, Cohen WR (1987) Disseminated herpes simplex infection in an immunocompromised pregnancy: treatment with intravenous acyclovir. Am J Perinatol 4: 363–364

Costa C, Posternak FR (1986) Ritodrine and pyridoxine in herpes gestationis. Dermatologica 173: 102–103

Dacus JV (1990) Pruritus in pregnancy. Clin Obst Gyn 33: 738–745

Dobson RL (1988) Herpes gestationis and ritodrine (letter). J Am Acad Dermatol, 18: 1145–1146

Ehrnst A, Lindgren S, Dictor M et al. (1991) HIV in pregnant women and their offspring: evidence for late transmission. Lancet 338: 203–207

Elder MG, de Swiet M, Robertson A et al. (1988) Low-dose aspirin in pregnancy (letter). Lancet I: 410

Eudy SF, Baker GF (1990) Dermatopathology for the obstetrician. Clin Obst Gyn 33: 728–737

Fabel G (1993) Medikation in der Schwangerschaft und Stillzeit. Urban und Schwarzenberg, München, Wien, Baltimore

Flachowsky St, Tolkendorf E, Kamin G (1990) Ehlers-Danlos-Syndrom und Schwangerschaft. Zentralbl Gynäkol 112: 1369–1371

Fränz J (1986) Arzneimittel in der Schwangerschaft. In: Kleinebrecht, Fränz, Windorfer (Hrsg) Arzneimittel in der Schwangerschaft und Stillzeit. Wissenschaftl Verlagsges, Stuttgart, S 13–98

Fuzesi S, Antal I, Petres J (1990) Pruritische urtikarielle Papeln und Plaques in der Schwangerschaft. Z Hautkr 65: 831–832

Gimovsky ML, Montoro M (1991) Systemic lupus erythematosus and other connective tissue diseases in pregnancy. Clin Obst Gynecol 34: 35–50

Grospietsch G (1990) Erkrankungen der Haut. In: Grospietsch G (Hrsg) Erkrankungen in der Schwangerschaft. Wissenschaftl Verlagsges, Stuttgart, S 239–246

Grospietsch G (1990) Erkrankungen und Arzneimitteleinnahme in der Schwangerschaft. In: Grospietsch G (Hrsg) Erkrankungen in der Schwangerschaft. Wissenschaftl Verlagsges, Stuttgart, S 21–32

Haddad J, Messer J, Willard D, Ritter J (1989) Aciclovir et grossesse: aspects actuels. J Gynecol Obstet Biol Reprod 18: 679–683

Hankins GD, Hammond TL, Snyder RR, Gilstrap LC (1989) Use of laser vaporization for management of extensive genital tract condyloma accuminata during pregnancy (letter). J Infect Dis 159: 1001–1002

Hayashi RH (1990) Bullous dermatoses and prurigo of pregnancy. Clin Obstet Gynecol 33: 746–753

Ishii N, Ono H, Kawaguchi T, Nakajima H (1991) Dermatomyositis and pregnancy. Dermatologica 183: 146–149

Jänner M (1986) Schwangerschaftsbedingte Dermatosen. Dt Derm 34: 774–779

Jimbow K (1991) N-Acetyl-4-S-cysteaminylphenol as a new type of depigmenting agent for the melanoderma of patients with melasma. Arch Dermatol 127: 1528–1534

Katz SI, Provost TT (1987) Herpes gestationis. In: Fitzpatrick TB et al. (eds) Dermatology in general medicine. McGraw-Hill, New York, pp 586–589

Kemmett D, Tidman MJ (1991) The influence of the menstrual cycle and pregnancy on atopic dermatitis. Br J Dermatol 125: 59–61

Kirshon B, Wasserstrum N, Willis R, Herman GE, McCabe ERB (1988) Teratogenic effects of first-trimester cyclophosphamide therapy. Clin Obstet Gynecol 72: 462–464

Korman N (1987) Bullous pemphigoid. J Am Acad Dermatol 16: 907–924

Lancaster PA, Rogers JG (1988) Isotretinoin use in pregnancy (letter). Med J Aust 148: 654–655

Lawley TJ (1987) Skin changes and diseases in pregnancy. In: Fitzpatrick TB et al. (eds) Dermatology in general medicine. McGraw-Hill, New York, pp 2082–2088

MacKie RM, Bufalino R, Morabito A, Sutherland C, Cascinelli N (1991) Lack of effect of pregnancy on outcome of melanoma. WHO Melanoma Programme. Lancet 337: 653–655

Marguery MC, Bazex J (1988) Dermatite herpetiforme, grossesse et disulone (letter). Ann Dermatol Venereol 115: 199

Mattison DR (1990) Transdermal drug absorption during pregnancy. Clin Obstet Gynecol 33: 718–727

Meehan RT, Dorsey JK (1987) Pregnancy among patients with systemic lupus erythematosus receiving immunosuppressive therapy. J Rheumatol 14: 252–258

Mensing H (1986) Dermatosen in der Schwangerschaft. Dt Derm 34: 767–773

Milbradt R, Ochsendorf FR (1987) Schwangerschaftsdermatosen. Z Hautkr 62: 1539–1545

Osborne NG, Adelson MD (1990) Herpes simplex and human papillomavirus genital infections: controversy over obstetric management. Clin Obstet Gynecol 33: 801–813

Parke AL (1988) Antimalarial drugs, systemic lupus erythematosus and pregnancy. J Rheumatol 15: 607–610

Pluta M (1984) Aktive und passive Immunisierung in der Schwangerschaft. In: Dudenhausen JW (Hrsg) Praxis der Perinatalmedizin. Thieme, Stuttgart New York, S 203–205

Pluta M (1984) Intrauterine Infektionen. In: Dudenhausen JW (Hrsg) Praxis der Perinatalmedizin. Thieme, Stuttgart New York, S 189–202

Pride GL (1990) Treatment of large lower genital tract condylomata acuminata with topical 5-fluorouracil. J Reprod Med 35: 384–387

Rafal ES, Griffiths CEM, Ditre CM et al. (1992) Topical tretinoin (retinoic acid) treatment for liver spots associated with photodamage. N Engl J Med 326: 368–374

Reichel R (1987) Acyclovir in der Schwangerschaft. Gynäkol Rundsch 27: 199–201

Rothman KF, Pochi PE (1988) Use of oral and topical agents for acne in pregnancy. J Am Acad Dermatol 19: 431–442

Runge HM, Röther E, Kerl J et al. (1990) Systemischer Lupus erythematodes und Schwangerschaft. Geburtsh Frauenheilk 50: 560–568

Selim MM, Hegyi V (1990) Pustular eruption of pregnancy treated with locally administered PUVA. Arch Dermatol 126: 443–444

Shornick JK (1987) Herpes gestationis. J Am Acad Dermatol 17: 539–556

Shornick JK, Black MM (1992) Fetal risks in herpes gestationis. J Am Acad Dermatol 26: 63–68

Slingluff CL Jr, Reintgen DS, Vollmer RT, Steigler HF (1990) Malignant melanoma arising during pregnancy. A study of 100 patients. Ann Surg 211: 552–557

Spielmann H, Steinhoff R, Schaefer C, Bunjes R (1992) Taschenbuch der Arzneimittelverordnung in Schwangerschaft und Stillperiode. Fischer, Stuttgart New York

Stickelmann P, Diedrich K, Pless V, Schlebusch H, Krebs D (1989) Schwangerschaft und Entbindung bei akuter intermittierender Porphyrie. Geburtsh Frauenheilk 49: 755–758

Tebbe C, Orfanos CE (1992) Heutige therapeutische Aspekte beim kutanen Lupus erythematodes. Dermatol Monatsschr 178: 99–104

Vakilzadeh F (1987) Dermatosen in der Schwangerschaft. Dt Derm 35: 871–878

Wong DJ, Strassner HT (1990) Melanoma in pregnancy. Clin Obst Gyn 33: 782–791

Zesch A (1990) Lokaltherapie in der Schwangerschaft. Hautarzt 41: 365–368

Zesch A (1993) Die Therapie von Hautkrankheiten während der Schwangerschaft und Stillzeit. Z Hautkr 68: 142–149

Farbabbildungen

1,2 „Pruritic and urticarial papules and plaques of pregnancy" (PUPPP) im 8. Schwangerschaftsmonat

3–6 Herpes gestationis im 7. Schwangerschaftsmonat mit charakteritischer, z.T. herpetiform angeordneter Blasenbildung

Farbabbildungen

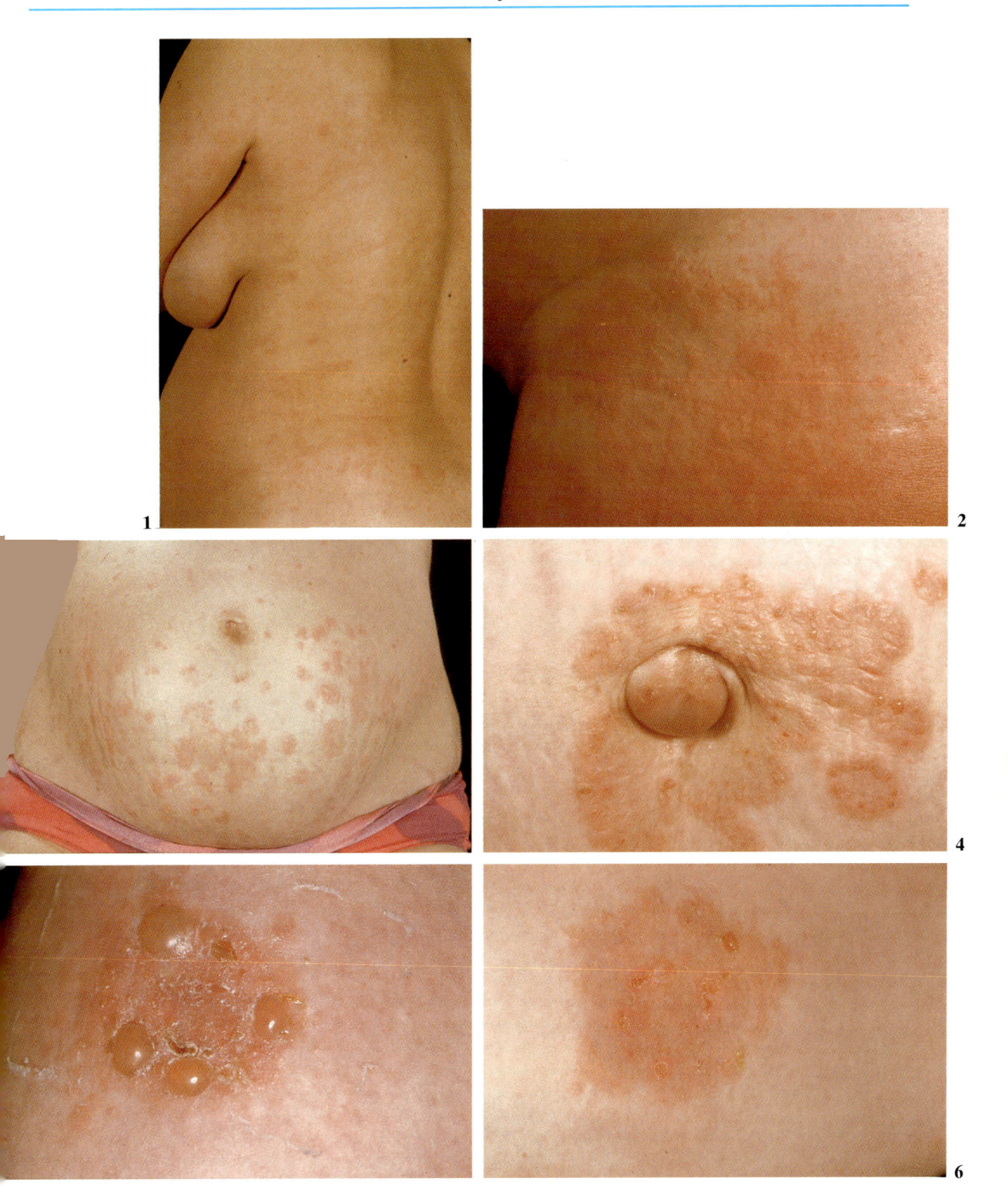

Kapitel 51 Dermatosen im Kindesalter

51.1	Allgemeines 1174	51.3.6	Akrodermatitis papulosa eruptiva infantum...................1187
51.2	Angeborene Anomalien.........1176	51.4	Ekzematöse Hauterkrankungen....1187
51.2.1	Ichthyosisgruppe 1176	51.4.1	Windeldermatitis 1187
51.2.2	Bullöse Dermatosen im Kindesalter.................1176	51.4.2	Dermatitis seborrhoides infantum ..1187
51.2.3	Juvenile Dermatomyositis 1178	51.4.3	Kontaktdermatitis..............1188
51.2.4	Epidermolysis bullosa hereditaria-Gruppe 1178	51.4.4	Neurodermatitis...............1188
		51.4.5	Hyper-IgE-Syndrom 1189
51.2.5	Incontinentia pigmenti..........1180	51.5	Infektionskrankheiten..........1189
51.2.6	Urticaria pigmentosa...........1180	51.5.1	Bakterielle Infektionen 1189
51.2.7	Psoriasis...................1181	51.5.2	Virusinfektionen 1192
51.3	Exanthematische und allergische Dermatosen 1182	51.5.3	Pilzinfektionen................1193
		51.5.4	Parasitosen 1194
51.3.1	Erythema neonatorum toxicum 1182	51.6	HIV-Infektion im Kindesalter 1196
51.3.2	Erythema exsudativum multiforme (infantiler Typ einschl. Lyell-Syndrom) 1182	51.6.1	Behandlung bakterieller Erkrankungen HIV-infizierter Kinder 1196
		51.6.2	Behandlung viral bedingter Dermatosen bei HIV-infizierten Kindern 1197
51.3.3	Infektiöse Exantheme 1183		
51.3.4	Erythema nodosum............1185		
51.3.5	Urtikaria 1185	51.6.3	Behandlung HIV-assoziierter Pilzinfektionen................1198

51.1 Allgemeines

> Akute und chronisch verlaufende Hautkrankheiten sowie Hautsymptome bei zugrundeliegenden systemischen Erkrankungen stellen bei Kindern eine häufige Diagnose dar, wobei sie unter optimalen Bedingungen gemeinsam vom Pädiater und Dermatologen betreut werden sollten. Die Mehrzahl der pädiatrischen Erkrankungen kann vom Hautarzt in der Regel ambulant in gewohnter häuslicher Umgebung behandelt und das Kind von einer ihm vertrauten Person versorgt werden. Nur wenige Erkrankungen erfordern eine klinisch-stationäre Betreuung. Wird diese jedoch erforderlich, sollte vor allem bei Kleinkindern ein Elternteil im Krankenhaus mitaufgenommen oder eine kontinuierliche Besuchsmöglichkeit gegeben werden, um eine *Trennungsangst* zu vermeiden. Vor allem akute Erkrankungen, die mit Fieber und Schmerzen einhergehen, erzeugen bei Kindern und Eltern Angst. Die subjektive Beschwerdesymptomatik wird durch das Verhalten der Eltern und der Umgebung (Spielgefährten, Lehrer, Erzieher) geprägt. Ziel muß es sein, eine bestmögliche Zusammenarbeit zwischen Arzt, Eltern und Patient zu erzielen.

Dem behandelnden Arzt kommt hier eine richtungweisende Funktion zu. Der grundlegende Baustein einer richtigen Diagnostik und der anschließenden erfolgreichen Behandlung des Kindes besteht in der *sorgfältigen Aufklärung der Eltern* des Patienten über die Bedeutung der Diagnose. Vor Beginn jeder Therapie ist es wichtig, daß das Verständnis der Eltern gewonnen und ihre Fragen ausführlich beantwortet werden. Der Arzt muß weiterhin auf die Bedürfnisse des Kindes eingehen, mit ihm verständlich sprechen, ihm seine Krankheit erklären und den Ablauf möglichst genau darstellen. Von großer Bedeutung ist es auch, daß den Eltern von Kindern mit chronischen Hauterkrankungen (z. B. Psoriasis, atopische Dermatitis, Alopecia areata) bewußt gemacht wird, daß der Verlauf langfristig ist und potentiell die Möglichkeit besteht, daß die Erkrankung in Abhängigkeit von Triggerfaktoren erneut auftritt.

Ziel einer sorgfältig durchgeführten Therapie im Kindesalter ist es, optimale Bedingungen für die Entwicklung des Kindes zu schaffen und das Auftreten von Gedeihstörungen zu verhindern.

Systemische Behandlungsmaßnahmen. Der Einsatz von Medikamenten im Kindesalter erfordert die Berücksichtigung einer Vielzahl verschiedener Voraussetzungen. *Altersabhängige Beeinflussung der Pharmakokinetik und Pharmakodynamik* müssen berücksichtigt werden, insbesondere Metabolisierung, Resorption und Ausscheidung der oral eingenommenen Medikamente verlaufen häufig, vor allem im frühen Kindesalter, verzögert. Auch die Medikamentenverteilung im Intra- und Extrazellulärraum und ihre Bioverfügbarkeit ist entwicklungs- und altersabhängig. Aufgabe des Arztes ist es, ein Medikament *altersentsprechend* und *indikationsgerecht* auszuwählen und die richtige Dosierung festzulegen. Bei seiner Verordnung ist es von großer Bedeutung, die richtige Applikationsweise auszuwählen und auch die Eltern in der richtigen Verabreichung des Medikamentes zu unterweisen.

Beim Kind müssen einige Besonderheiten beachtet werden, die selbstverständlich erscheinen, jedoch für den Therapieerfolg unbedingt notwendig sind. Eine erste Schwierigkeit besteht in der *Applikation des Arzneimittels*. Häufig wird die Aufnahme von zu großen Kapseln, Tabletten oder Sirup mit bitterem Geschmack o. ä. verweigert. Daher ist die Wahl der besten Applikationsweise für den Therapieerfolg mit ausschlaggebend; am besten geeignet sind Säfte, Sirupzubereitungen oder Pulver, die dem Essen zugesetzt werden können. Manche Eltern brauchen praktische Tips, wie sie ihrem Kind auch unangenehm schmeckende Medikamente verabreichen können, z. B. Tabletten in etwas Marmelade oder Honig zerdrücken.

Für die *Dosierung* systemisch zu applizierender Medikamente hat sich bei Kindern eine empirisch gewonnene Tabelle bewährt, deren Werte mit der relativen Größe des extrazellulären Flüssigkeitsraumes (EZR) oder der Körperoberfläche in Verbindung stehen. Kinder haben einen relativ höheren Wasserbestand und eine veränderte Albuminbindung. Mit zunehmendem Alter kommt es zu einer kontinuierlichen Abnahme des EZR und

Tabelle 51.1. Altersbezogene Größe der relativen Dosis beim Kind (Säugling) bezogen auf den extrazellulären Flüssigkeitsraum (EZF) und die Körperoberfläche. (Nach Gladtke et al. 1989)

Alter [Jahre]	Relative Größen von EZF	Körperoberfläche	Teil der Erwachsenendosis
2/12	2,0	2,0	1/6
6/12	1,8	1,8	1/5
1	1,6	1,6	1/4
3	1,4	1,6	1/3
7	1,4	1,4	1/2
12	1,2	1,2	2/3
Erwachsener	1,0	1,0	1

einer Reduzierung des Gesamtwasserbestandes. Darüber hinaus schwanken die Körpergrößen aller Altersgruppen stark, so daß man bei der Bestimmung der Dosis eher EZR und Körperoberfläche berücksichtigen sollte (Tabelle 51.1). Beispielsweise beträgt bei einem 2 Monate alten Säugling (= 2/12 J.) die notwendige Dosis, bezogen auf die Größe des EZF, das 2fache der nach kg/KG/d errechneten Dosis.

Solche Dosierungstabellen stellen jedoch eine relativ grobe Richtlinie dar und entbinden nicht von der Verpflichtung, die kleinen Patienten sorgfältig zu untersuchen, die Krankheitsentwicklung jeweils zu berücksichtigen und ggf. eine individuelle Dosisanpassung vorzunehmen.

Entsprechend den veränderten Relationen der als Verteilungsvolumen in Betracht kommenden Flüssigkeitsräume sind die *relativen Einzeldosen* beim Kind, vor allem beim Säugling, *größer* zu wählen. Dies ist vor allem bei Langzeittherapie zu beachten. Bei jungen Säuglingen (1. Lebenswoche bis etwa 3. Monat) müssen zusätzlich die verlangsamte enterale Resorption und Elimination eingenommener Medikamente in Betracht gezogen werden. Dies kann zur Folge haben, daß in den ersten 3–6 Wochen das Dosierungsintervall verlängert bzw. die Folgedosen erniedrigt werden müssen. Bei oraler Gabe muß daran gedacht werden, daß durch Sträuben des Kindes bei der Einnahme des Medikamentes eine unvollständige Aufnahme erfolgt und nur ungenügende Wirkspiegel erreicht werden können.

Eine praktisch wichtige Ausnahme betrifft das Codein, das in jedem Alter gewichtskonstant, ca. 0,5 mg/kg KG/d, und *Morphin*, das im 1. Trimenon 0,10 mg/kg KG/d, im späteren Alter in einer Dosis von maximal 0,16 mg/kg KG/d verabreicht werden darf. Es ist zu beachten, daß eine atemdepressorische Medikamentenwirkung bei Kindern vor dem 12. Lebensjahr verstärkt ist. Besonders bei zentral wirksamen Arzneimitteln, z.B. Antiepileptika, ist Vorsicht geboten. Hier sollte die Therapie nur unter *Blutspiegelkontrollen* erfolgen.

Lokale Behandlungsmaßnahmen. Bei der Festlegung von lokalen Behandlungsmaßnahmen beim Kind müssen verschiedene Faktoren berücksichtigt werden: Alter, Lokalisation, Akuität der Erkrankung, Hautzustand und auch, durch wen und wo die Behandlung (Eltern, Pflegekraft, zu Hause, im Krankenhaus) durchgeführt wird. Die Resorptionsrate von Arzneistoffen ist im Kindesalter aufgrund der unvollständig entwickelten Barrierefunktion und der starken Hydratisierung der kindlichen Haut erhöht. Besonders an den Übergangsschleimhäuten, etwa im Genitalbereich und in intertriginösen Räumen, finden sich beim Säugling bzw. beim Kleinkind Resorptionsverhältnisse, die einer dem Sublingualbereich des Erwachsenen entsprechende Resorptionsrate entspricht. Eine solche Resorptionsgröße findet sich teilweise unter Okklusivbedingungen und kann etwa *bis zum 100fachen* der gewöhnlichen Resorption an der Haut des Unterarmes betragen. Das Verhältnis von Körperoberfläche/Körpergewicht ist beim Kleinkind um den Faktor 2,4 größer als beim Erwachsenen, und es kann daher durch großflächige Medikamentenanwendung zu systemischen Nebenwirkungen kommen. Im Vergleich zum Erwachsenen ist darüber hinaus die Erholungsphase nach Absinken des Plasmaspiegels beim Kind verzögert.

Diese Besonderheiten der lokalen Behandlung im Kindesalter machen es notwendig, daß für das Kind ein exakter Behandlungsplan festgelegt wird, so daß es zu keiner Überforderung sowohl für den kleinen Patienten als auch für die Pflegepersonen kommt.

51.2 Angeborene Anomalien

51.2.1 Ichthyosisgruppe

Grundsätzlich werden die klassische *Ichthyosis vulgaris*, die *Ichthyosis congenita* und die *hystrixartigen Ichthyosen* unterschieden. Die größte Bedeutung kommt im Kindesalter der Ichthyosis vulgaris, der X-chromosomal-rezessiven Ichthyose und dem Harlekinfötus zu (vgl. S. 567 f.). Die Ichthyosis vulgaris beginnt im 1.–2. Lebensjahr, ist bis zur Pubertät progredient, um dann wieder eine Regressionstendenz zu zeigen. Die X-chromosomal rezessive Ichthyose beginnt meist bei der Geburt als sog. *Kollodiumbaby* und verläuft bis zur Pubertät progredient, um sich dann von der generalisierten Form auf Stamm, Beugen und Kapillitium zurückzuziehen. Die Maximalform der kongenitalen Ichthyose ist der *Harlekinfötus*. Häufig kommt es bereits bei diesem schwersten generalisierten hyperkeratotischen Krankheitsbild zu einem intrauterinen Fruchttod. Kommen die Kinder jedoch zur Welt, zeigt der Hautbefund panzerartig verdickte, das Hautintegument umgreifende Hornplatten. Die Prognose ist ungünstig bzw. infaust. Erwähnenswert sind darüber hinaus die kongenitalen lamellären Ichthyosen, die *Ichthyosis congenita mitis* und die *Ichthyosis congenita tarda* (s. Kap. Ichthyosen, S. 560 ff.). Bereits bei der Geburt oder in späteren Lebensmonaten finden sich in Gelenkbeugen, Stamm und Kopf Hyperkeratosen mit groblamellärer schmutzig-grauem Hornmaterial.

51.2.2 Bullöse Dermatosen im Kindesalter

Bullöse Hautreaktionen sind bei Kindern ebenso wie bei älteren Menschen sehr verbreitet. In der Regel schließen differentialdiagnostische Überlegungen bei Kindern *bullöse Insektenstichreaktionen*, die *Impetigo contagiosa* oder auch *physikalisch-toxische Einwirkungen* mit Blasenbildung ein. Seltener, aber nicht zu vernachlässigen, sind die immunologisch bedingten blasenbildenden Erkrankungen, die meist im mittleren bis späten Erwachsenenalter auftreten, aber auch bei kleinen Kindern vorkommen. Pemphigus vulgaris, Pemphigus foliaceus, bullöses Pemphigoid, Dermatitis herpetiformis Duhring und die sog. „benigne, chronisch-bullöse Erkrankung des Kindesalters", die der IgA-linearen Dermatose des Erwachsenenalters gegenübergestellt wird, sind hier zu erwägen.

Der *juvenile* Typ der IgA-linearen Dermatose ist eine sich selbst limitierende, eher seltene Erkrankung, die auch unter dem Begriff „benigne chronisch-bullöse Dermatose des Kindesalters" beschrieben wird. Die Erkrankung kann zwischen dem 1. und 10. Lebensjahr auftreten, häufiger sind Mädchen als Jungen betroffen. Sie heilt meist innerhalb von 5 ± 4 Jahren bei einer Remissionsrate von ca. 60 % ab, jedoch fast immer vor der Pubertät. Charakteristisch sind große, gespannte, anulär angeordnete Blasen, die auf normaler Haut oder auf Erythemen entstehen. Sie können generalisiert oder gruppiert im Bereich der unteren Stammregion, der Genitoanalregion und Oberschenkelinnenseiten auftreten, häufig sind auch Schleimhäute und Konjunktiven betroffen. Symptomatisch zeigt sich ein ausgeprägter, vor

Tabelle 51.2. Behandlungsmöglichkeiten bei Ichthyosen

▷ **Symptomatische Maßnahmen**
Hautpflegende Maßnahmen
Medizinische Öl- oder Kleiebäder täglich; zusätzlich häufiges Einfetten mit Ungt. emulsificans und Zusatz von Salicylsäure (1–5 %), Harnstoff 10 %, Milchsäure 5 %, je nach Bedarf
Präparate
z. B. Basodexan® Creme oder Salbe, Nubral®-Creme, Optiderm®-Creme, pH₅-Eucerin® Creme oder Salbe, Excipial® Mandelölsalbe, Linola® Fettsalbe
▷ **Gezielte therapeutische Maßnahmen**
Evtl. Vitamin A-Säure lokal (Ablösung stärkerer Hyperkeratosen mit Eudyna®, Cordes Vas® Creme, Airol® u. a.); evtl. orale Gaben von 13-cis-Retinsäure, Etretinat oder Acitretin
Dosis: ca. 1 mg/kg KG/d über 2–3 Wochen, dann evtl. auf 0,5–0,7 mg/kg KG/d reduzieren, Erhaltungsdosis individuell einstellen (s. S. 578).
Cave: Hyperostosen, Ligamentverkalkungen, verfrühter Epiphysenschluß, Teratogenität.
Nutzen/Risiko-Abwägung (s. Kap. 25)!

allem nächtlicher Pruritus. Die Blasenbildung ist subepidermal mit linearer Ablagerung von IgA in der Basalmembranzone, z.T. im Bereich der Lamina lucida, z.T. gegen die Sublamina densa oder auch auf beiden Seiten gleichzeitig.

Behandlung. Die bullösen Dermatosen im Kindesalter stellen zweifellos ein therapeutisches Problem dar. In der Regel sprechen die Erkrankungen gut auf Sulfone wie Diaminodiphenylsulfon (DADPS, Dapson-Fatol®) an. Seltener sind Sulfapyridine erfolgreich eingesetzt worden, doch es gibt auch Hinweise für das Versagen derartiger Medikamente, selbst in höherer Dosierung. Die tägliche Dosis von DADPS beträgt *0,5–2 mg/ kg KG* und richtet sich nach dem klinischen Ansprechen. Als Antioxydans sollte bei Kindern in jedem Fall adjuvant Vitamin C verabreicht werden. Bei schlechtem Ansprechen und Schleimhautbefall ist die zusätzliche Gabe von Kortikosteroiden zu empfehlen. Hier sollte eine gewichts- und altersgerechte Dosierung mit *0,5–2,0 mg/kg KG/d* erfolgen und die Erhaltungsdosis möglichst unter der Cushingschwelle gehalten werden. Zur Behandlung des bullösen Pemphigoids zählt weiterhin die systemische Gabe von Erythromycin. Bei der adulten Form der IgA-linearen Dermatose wurde kürzlich der erfolgreiche Einsatz von Tetracyclinen in Kombination mit Nicotinat beschrieben. Da jedoch bekanntermaßen Tetracycline im Kindesalter nicht verabreicht werden sollten, bleibt zu überlegen, ob durch die adjuvante Gabe von Erythromycin ein verbessertes therapeutisches Ansprechen zu erzielen ist.

Insgesamt sollten zur Behandlung bullöser Dermatosen im Kindesalter 3 verschiedene therapeutische Ansätze erwogen werden:

- DADPS als Monotherapie,
- DADPS + Kortikosteroide (Prednisolon) oder
- DADPS + Kortikosteroide + Antibiotikum (Erythromycin).

Wichtig ist bei den kleinen Patienten die kontinuierliche Überwachung des Blutbildes, der Leber- und Nierenfunktion und vor allem die Kontrolle von Met-Hb; vor Behandlungsbeginn sollte überprüft werden, ob ein Defekt der 6-Glukosephosphatdehydrogenase (G6PD) vorliegt. Vgl. S. 431 f. Eine mögliche Alternative wäre der vorsichtige Einsatz von Colchicin, vor allem bei einer G6PD-Insuffizienz, die den Einsatz von DADPS praktisch ausschließt. Kürzlich wurde berichtet, daß in einem Fall mit Hilfe von Colchicin (Dosis: 2 × 0,5 mg/d p.o.) die Kortikosteroidmedikation abgesetzt und eine Vollremission erzielt werden konnte.

Tabelle 51.3. Differentialdiagnose der chronischen bullösen Dermatosen im Kindesalter

	Klinik	**Histologie**	**Immunfluoreszenz-Befund**
▷ **Pemphigus vulgaris**	schlaffe Blase, Schleimhaut +++	Intraepidermale Blase, suprabasale Akantholyse	Interzellulär IgG (Epidermis), indirekt: IgG +
▷ **Pemphigus foliaceus**	Kaum Blasen, Krusten, keine Schleimhautbeteiligung	Meist subkorneale akantholytische Blase	interzellulär IgG (Epidermis), indirekt: IgG +
▷ **Bullöses Pemphigoid**	Große, pralle Blase, Schleimhaut +, Pruritus +	Subepidermale Blase	bandförmig IgG und C3 an der BMZ, indirekt: IgG +
▷ **Dermatitis herpetiformis Duhring**	Gruppierte kleine Blasen, Schleimhaut (+), Pruritus +++, Glutenenteropathie	Subepidermale Blase, eosinophile Papillarspitzenabszesse	granulär IgA
▷ **Juvenile IgA-lineare Dermatose**	Große pralle Blasen, Schleimhaut (–), Pruritus ++, keine Glutenenteropathie	Subepidermale Blase	Linear IgA an der Basalmembranzone, indirekt: IgA +

Lokale Behandlungsmaßnahmen stützen sich auf die Applikation von Zinkschüttelmixturen, Kortikosteroiden in Cremegrundlagen oder von Farbstofflösungen in reduzierter Konzentration (z. B. wäßrige Pyoktanin-, Eosin- oder Brilliantgrünlösung 0,1–0,25, max. 0,5 %). Die Krusten werden mit antibiotischen Cremes abgelöst (z. B. Aureomycin®), um kutane Superinfektionen zu vermeiden.

Im Gegensatz zur Dermatitis herpetiformis Duhring ist die IgA-lineare Dermatose nicht mit einer Enteropathie assoziiert. Bei beiden Erkrankungen ist der Wert *diätetischer Maßnahmen* als Behandlungsprinzip im Kindesalter nicht genügend erforscht.

51.2.3 Juvenile Dermatomyositis

Die *juvenile Dermatomyositis* unterscheidet sich von der Erwachsenenform dadurch, daß bei ihr in der Regel *keine Assoziation* zu malignen Erkrankungen besteht bzw. zu erwarten ist; eine vaskulitische Ätiopathogenese wird vermutet. Es sind verschiedene Organsysteme betroffen, u. a. der Gastrointestinaltrakt mit Hämorrhagien und Perforationen. Durch den Einsatz von Kortikosteroiden konnte eine dramatische Verbesserung der Prognose erzielt werden. In einer Dosierung von 1 mg/kg KG/d über 6–12 Monate mit anschließender vorsichtiger Dosisreduktion konnten gute therapeutische Erfolge erzielt werden. Vorsicht ist geboten bei der Gabe höherer Dosen, unter denen es zur Steroidmyopathie, Osteoporose, Gastrointestinaltraktperforation oder anderen Komplikationen kommen kann. Je nach Erkrankungsfall oder bei ungenügendem Ansprechen auf Kortikosteroide kann eine Kombination mit Azathioprin (Imurek®) in einer Dosierung von 2,5 mg/kg KG/d erwogen werden. Jedoch auch hier besteht das Risiko von Knochenmarkdepression, Hepatotoxizität und Pankreatitis.

Akute Schübe der Erkrankung wurden in Einzelfällen erfolgreich mit Hilfe von Plasmapheresesitzungen abgefangen. Einzelne schwere Fälle mit kompletter Immobilisierung der jungen Patienten konnten durch die Gabe von Cyclophosphamid (Dosis: 1,25–2,5 mg/kg KG/d) oder die Gabe von Methotrexat in Kombination mit Azathioprin zur Remission gebracht werden. Auch Cyclosporin A (Sandimmun®) wurde in neuerer Zeit mit Erfolg verabreicht. Zu Beginn erfolgt eine vorsichtige Dosierung mit 2,5 mg/kg KG/d, verteilt auf 2 Tagesdosen. Nach klinischem Ansprechen und unter regelmäßiger Kontrolle der Plasmaspiegel sowie des Blutbildes, des Blutdrucks, der Leber- und der Nierenwerte erfolgt eine langsame Dosissteigerung (bis 7,5 mg/kg KG/d), bis Plasmaspiegel von 60–300 ng/ml erzielt werden. Aus unserer Sicht sollte Cyclosporin A (Sandimmun®) allenfalls während einer akuten Exazerbation als „Krisisbehandlung" kurzfristig eingesetzt und möglichst bald auf die Kombination Kortikosteroid/Azathioprin umgesetzt werden. Besonders bei Kindern ist auf permanente Nierenschäden durch Cyclosporin zu achten. Siehe auch Abschn. 20.3, S. 488 f.

Antimalariamittel bei Kindern. Antimalariamittel (z.B. Chloroquin, Hydroxychloroquin) kommen bei Kindern gelegentlich bei rheumatoiden Erkrankungen und bei Dermatomyositis bzw. bei LE zur Anwendung in einer Dosis von ca. 5 mg/kg KG/d. Obwohl keine besonderen dosimetrischen Studien vorliegen, dürfte die Dosis 7 mg/kg KG/d nicht überschreiten und sollte nach einigen Monaten möglichst auf niedrige Dosisbereiche um 2–4 mg/kg KG/d reduziert werden. Das Medikament kann in pulverisierter Form in Marmelade o. ä. verabreicht werden, am besten vor oder nach dem Essen, um gastrointestinale Beschwerden zu vermeiden. Ophthalmologische Untersuchungen wegen einer chloroquininduzierten Retinopathie sollten alle 3–6 Monate erfolgen, ebenso Kontrollen der Blut-, Leber- und Nierenwerte.

51.2.4 Epidermolysis bullosa hereditaria-Gruppe

Die *hereditären Epidermolysen* stellen eine heterogene Krankheitsgruppe dar, die dadurch gekennzeichnet ist, daß durch geringfügige mechanische Reize lokalisierte und generalisierte Blasen ausgelöst werden können. Sie werden in vernarbende und nichtvernarbende Epidermolysen unterteilt und unterscheiden sich durch die Ebene der Kontinuitätstrennung bei der Ausbildung der subepidermalen Blasenbildung. Es wird zwischen *intraepidermaler, junktionaler* und *subepidermaler* Blasenbildung unterschieden. Siehe auch Abschn. 17.1, S. 404 ff.

1) Hereditäre Epidermolysen mit intraepidermaler Blasenbildung
● *Epidermolysis bullosa simplex.* Beim Typ Köbner sind Blasen meist schon bei der Geburt vorhanden, sie bilden sich vor allem an mechanisch belasteten Stellen in Verbindung mit Wärme. Eine Mitbeteiligung der Schleimhäute und der Nägel kommt selten vor. Häufig wird das Krankheitsbild verstärkt durch eine bestehende Hyperhidrosis der Hände und Füße. Der Typ Weber-Cockayne ist die tardive Form leichter Ausprägung, bei der es kurz nach der Geburt oder in der frühen Kindheit, bei starker mechanischer Belastung und bei Hitze zu Blasen an den Füßen kommt.

Bei der *Behandlung* der Epidermolysis bullosa simplex sollte man mechanische Belastungen sowie Hitze und Wärmestau möglichst meiden; lokal werden Farbstoffpinselungen (Merbromin 1–2%, Brilliantgrün 0,25%, Tannosynt® Lotio) verwendet. Die palmoplantare Hyperhidrosis kann mit 15% Aluminiumchloridlösung über Nacht oder in Form einer Leitungswasseriontophorese angegangen werden, doch alle symptomatischen Maßnahmen werden allenfalls zu einer Minderung der Beschwerden führen.

2) Hereditäre Epidermolysen mit junktionaler Blasenbildung
● *Epidermolysis bullosa atrophicans generalisata gravis (Herlitz).* Die Blasen sind hier schon bei der Geburt in Form großflächiger Erosionen am gesamten Körper vorhanden, von einer schlechten Heilungstendenz gekennzeichnet, aber ohne Schleimhautbeteiligung und ohne Beteiligung der Palmae und Plantae. Die Sterblichkeit der betroffenen Säuglinge ist in den ersten Lebensmonaten groß. Therapeutische Maßnahmen umfassen Gaben hochdosierter Kortikosteroide; eine Alternative besteht in der Gabe von Diphenylhydantoin (Zentropil®); dabei sollte eine vorsichtige einschleichende Dosierung *unter Kontrolle der Plasmaspiegel* erfolgen. Die initiale Dosis sollte bei Kleinkindern bei ca. 100 mg/d, bei Schulkindern und Erwachsenen bei 100–300 mg/d liegen und langsam bis auf einen Plasmaspiegel von höchstens ca. *12–15 µg/ml* gesteigert werden.

3) Hereditäre Epidermolysen mit subepidermaler Blasenbildung
● *Epidermolysis bullosa dystrophica (Cockayne-Tourraine)*
● *Epidermolysis bullosa dystrophica albopapuloidea (Pasini)*

Bei der Geburt oder postnatal entstehen akral lokalisierte, bevorzugt im Bereich großer Gelenke gelegene Blasen, die in der Regel traumatisch bedingt sind und zur Narbenbildung führen. Das Nagelwachstum ist dystrophisch und teilweise mit hyperkeratotischen palmoplantaren Hautveränderungen verbunden. Bei der Pasini-Form erscheinen die weiß- bis elfenbeinfarbigen, gruppiert angeordneten Papeln meist erst nach dem 2. Lebensjahrzehnt. Prädilektionsstellen sind die vordere und hintere Schweißrinne sowie die Lumbosakralgegend. Die Epidermolysis bullosa dystrophica (Cockayne-Tourraine) ist die mildere Verlaufsvariante.

Therapeutische Versuche mit Gaben von Vitamin E (z.B. Evion® 200–600 mg/d) wurden gemacht, jedoch blieben die Ergebnisse langfristiger Verlaufsbeobachtungen insgesamt eher enttäuschend. Im akuten Blasenstadium können kurzfristig systemische Kortikosteroide verabreicht werden. Die Dosierung richtet sich hierbei nach dem Schweregrad der Blasenbildung.

● *Epidermolysis bullosa dystrophica (Hallopeau-Siemens).* Das ist die häufigste vernarbende Epidermolyse mit Schleimhautbefall und Ausbildung narbiger Strikturen im Ösophagus-, Anal- und Genitalbereich. Sie führt am Auge zu Symblepharonbildung und Verlegung der Tränenabflußwege. Die Blasenbildung beginnt bei der Geburt oder innerhalb der ersten Lebenswochen, häufig ist der Verlauf durch Superinfektionen und Auftreten von Mutilationen kompliziert.

● *Epidermolysis bullosa dystrophica (Gedde-Dahl).* Das klinische Bild ist gekennzeichnet durch das Entstehen von Blasen im Bereich der großen Beugen, der Flanken und der Genitoanalregion, wobei häufig die Schleimhäute mitbetroffen sind. Es entstehen großflächige Erosionen mit schlechter Heilungstendenz; erst im späteren Alter treten Atrophien und Narben auf.

Tabelle 51.4. Behandlungsmöglichkeiten bei hereditären Epidermolysen

▷ **Allgemeine Maßnahmen bei Epidermolysen**
Meiden von Trauma, Hitze, Wärmestau; druckentlastendes Spezialschuhwerk tragen und austrocknende Lokalbehandlung (z. B. Tannolact®-Fußbad, Brillantgrün 0,25–0,5 % in wäßriger Lösung), dazu antiseptische Lokaltherapie (z. B. Mercuchrom®, Polyvidonjodlösung) sowie bei Bedarf lokale und systemische Antibiotika.

▷ **Spezielle Maßnahmen in Abhängigkeit vom Typ**
Nichtvernarbende Varianten
Epidermolysis bullosa simplex (Typ Köbner, Typ Weber-Cockayne):
    Aluminiumhydrochlorid 15–20 % über Nacht lokal einwirken lassen, Leitungswasseriontophorese.
Epidermolysis bullosa atrophicans generalisata gravis:
    Hochdosierte Kortikosteroide (2–5 mg/kg KG/d Prednisolon) in Verbindung mit Diphenylhydantoin systemisch (unter Kontrolle des Blutspiegels: max 12–15 µg/ml).
Vernarbende Varianten
Epidermolysis bullosa dystrophica albopapuloidea (Pasini) und
Epidermolysis bullosa dystrophica (Cockayne-Tourraine):
    Bei starken Blasenschüben kurzfristig systemische Kortikosteroide, Versuche mit Vitamin E (z. B. Evion®: 400–600 mg/d) und α-Liponsäure (Thioctacid®, 300–600 mg/d).
Epidermolysis bullosa dystrophica (Hallopeau-Siemens) und
Epidermolysis bullosa dystrophica (Gedde-Dahl):
    Lokale und systemische Kortikosteroide; bei Strikturenbildung spezifische chirurgische Eingriffe; einschleichende Einstellung auf Diphenylhydantoin (Blutspiegel: ca. 8–10 µg/ml).

Behandlung. Die genannten vernarbenden Varianten der EB erfordern in der Regel den Einsatz lokaler und systemischer Kortikosteroide, um eine vorübergehende Besserung zu erzielen. Bei Auftreten narbiger Strikturen, vor allem im Schleimhautbereich, sind oft gezielte chirurgische Interventionen erforderlich. Gute Erfolge wurden auch hier langfristig unter oralen Gaben von Diphenylhydantoin (Phenytoin; Epanutin®, Phenhydan®, Zentropil®) beschrieben, wobei der Einsatz des Medikamentes unter Kontrolle der Plasmaspiegel erfolgt. Blutspiegel von *8–10 µg/ml* stellen bei diesen EB-Varianten einen optimalen therapeutischen Bereich dar. Die maximalen Blutspiegel werden ca. 4–12 h nach oraler Einnahme erreicht. Bei Kindern wird das Medikament in der Regel höher dosiert, da es schneller metabolisiert wird. Auf eine idiosynkratische autosomal-rezessiv vererbte Phenytoinhydroxylierung, die zur erhöhten Toxizität führt, ist zu achten. Bei einem Blutspiegel von > 20–25 µg/ml sind im allgemeinen Toxizitätszeichen zu erwarten (Nystagmus, kardiovaskuläre Symptomatik u. a.).
Experimentell wurde auch die Wirkung von Vitamin E in höherer Dosis als günstig bezeichnet und auch mit α-Liponsäure wurden Erfolge erzielt, einer Substanz, die bei diabetischen Neuropathien Verwendung findet, z. B. Fenint® oder Thioctacid® Injektionen i.v. oder i.m. oder als Filmtabletten à 200 bzw. 300 mg. Vgl. S. 405 f.
Tabelle 51.4 faßt die z. Z. vorhandenen therapeutischen Möglichkeiten zusammen.

51.2.5 Incontinentia pigmenti (Bloch-Sulzberger)

Die X-chromosomal vererbte *Incontinentia pigmenti* kommt fast nur bei Mädchen vor, da die Jungen intrauterin meist absterben. Im Entzündungsstadium treten linear oder gruppiert angeordnete Blasen, Papeln und erythematöse Noduli auf. Nach Abklingen der akut-entzündlichen Veränderungen entsteht eine postinflammatorische Hyperpigmentierung.
Im Blasenstadium werden die Blasen eröffnet, desinfiziert, lokal Farbstoffe oder kortikosteroidhaltige Cremes und Lotionen angewandt. Die symptomatische Behandlung umfaßt abdeckende und juckreizstillende Maßnahmen (Thesit® 3 % in Lotio, Fenistil® Gel). Die postinflammatorischen Hyperpigmentierungen können therapeutisch nicht beeinflußt werden. Bei frühzeitiger Diagnosestellung bestehen in präventiver krankengymnastischer, heilpädagogischer und evtl. antikonvulsiver Therapie.

Tabelle 51.5. Mastzelldegranulationshemmer und ihre Dosierung bei Kindern

▷ **Cromoglicinsäure (Colimune®)**	
2 Monate bis 2 Jahre	20–40 mg/kg KG/d
2–14 Jahre	4 × 1 Kapsel
> 14 Jahre	4 × 2 Kapseln
▷ **Ketotifen (Zaditen® Kapseln, Saft)**	
6 Monate bis 3 Jahre	2 × 2,5 ml Sirup/d (2 × 0,5 mg/d)

51.2.6 Urticaria pigmentosa

Wie beim Erwachsenen handelt es sich hier um eine diffuse Vermehrung von Mastzellen im Hautorgan; bei 10% sind innere Organe mitbetroffen. Charakteristisch sind schmutziggelbe/bräunliche, unscharf begrenzte, makulöse, zum Teil papulöse Läsionen und ein positives Darier-Zeichen. Vgl. auch S. 551 ff.

Häufig ist bei Kindern keine Therapie erforderlich. Sollte es jedoch in Einzelfällen zum Auftreten von Allgemeinsymptomen wie Pruritus, Übelkeit oder Schocksymptomatik kommen, kann eine symptomatische lokale Behandlung sowie die Gabe von Antihistaminika notwendig werden (Dosierung s. Tab. 51.8.). Kortikosteroide zeigen oft keine Wirkung. Bei systemischem Befall kommen Mastzelldegranulationshemmer wie Cromoglicinsäure bzw. Ketotifen (z. B. Colimune®, Zaditen®) durchaus in Betracht.

51.2.7 Psoriasis

Die *Psoriasis* tritt bei Kindern häufiger als beim Erwachsenen als Psoriasis guttata auf. Sie beginnt nicht selten ca. 1–2 Wochen nach einem Streptokokkeninfekt, z. B. nach einer Tonsillitis. Weitere häufige klinische Erscheinungsform der Psoriasis bei Kindern ist der Plaquetyp, aber auch ring- und geographische Formvarianten kommen vor. Die Läsionen sind oft pruriginös, flacher, weicher und weniger stark schuppend als beim Erwachsenen. Kinder weisen häufig eine Gesichts- und Kopfhautbeteiligung auf, und Mädchen sind doppelt so häufig betroffen wie Jungen. Selten werden bei Kindern Nagelveränderungen beobachtet, bis auf vereinzelte Onycholysen oder Tüpfelnägel. Erythrodermatische, arthropathische und lokalisierte oder generalisierte pustulöse Varianten der Psoriasis sind bei Kindern selten. 30% der Kinder, die an einer Psoriasis erkranken, haben in ihrer Anamnese in der Säuglings- oder Kleinkindzeit eine seborrhoische Dermatitis oder eine Windeldermatitis.

Behandlung. Die Behandlung der kindlichen Psoriasis unterscheidet sich nicht grundlegend von der beim Erwachsenen, jedoch müssen hier besonders die jeweils betroffene Altersgruppe, der langfristig chronische Verlauf der Erkrankung und vor allem auch die psychische Einstellung des Kindes zu seiner Krankheit berücksichtigt werden. Der Schwerpunkt liegt in einer *blanden, wenig irritierenden Lokaltherapie*. Da bei der kindlichen Psoriasis oft ein stärkerer Juckreiz als beim Erwachsenen besteht, ist eine regelmäßige Anwendung von Ölbädern (mit und ohne Teerzusatz bzw. Polidocanol) und eine kontinuierliche Durchfeuchtung und Rückfettung der Haut für die Behandlung wichtig. Die klassische lokale Behandlung besteht in der Kombination von Steinkohlenteer 1–2% in Vaseline oder Creme (Teer-Linola®, Litraderm®, Fissan-Teer® Creme) bzw. Liquor carbonis detergens 5–10% und Salicylsäure (1–3%, in Abhängigkeit von Alter und Lokalisation) als Creme oder in Vaseline. Gerade bei Kindern sollte *Salicylsäure möglichst in geringer Konzentration* bei eingeschränkter Oberfläche und Wirkdauer eingesetzt werden, um eine Salicylintoxikation (Symptome: Kopfschmerzen, Erbrechen, Haarausfall) zu vermeiden. Bei eruptiven und guttaartigen Verlaufsformen ist zusätzlich die Behandlung evtl. infektiöser Foci, d. h. der Einsatz von Antibiotika oft erforderlich. Dithranol (Cignolin) kann ohne weiteres bei Kindern, allerdings in niedrigen Konzentrationen in Vaseline (0,05–0,1%), mit gutem Erfolg eingesetzt werden. Eventuell könnte man mit noch niedrigeren Konzentrationen beginnen, z. B. mit 0,025%, da die Mitwirkung der kleinen Patienten nachläßt, wenn die Salbe stärker reizt und juckt. Auch die Cignolin-Minutentherapie kann bei Kindern eingesetzt werden; hierzu ist allerdings die Kooperation der gut informierten Eltern bzw. einer anderen pflegenden Person unbedingt notwendig.

Erythematosquamöse Hautveränderungen im Gesicht oder Kopfbereich können mit Salicylsäure (2%) in Olivenöl angegangen werden. Stärkere Kopfschuppen sollte man mit einer 2–4% Salicylsäurevaseline 10–15 min lang einreiben, bei wenigen Schuppen 1–2% Salicylöl mit anschließender gründlicher Haarwäsche. Im Palmoplantarbereich kommt es vor allem im Winter zu schmerzhaften rhaghadiformen Veränderungen. Hier sollten über Nacht dick Vaseline oder Glycerin okklusiv aufgetragen werden.

Bei Kindern ist häufig auch eine Heliotherapie erfolgreich. Mit UV-Bestrahlungen sollte man jedoch bei Kindern generell vorsichtig sein. Eine begrenzte Anzahl von SUP-Sitzungen ist jedoch durchaus möglich und hilfreich, z.B. als Goeckerman-Therapie. Bei Kindern von > 10 Jahren kann ohne Bedenken eine medizinisch überwachte UVB-Therapie eingesetzt werden, bei jüngeren Kindern sind Meerbäder und dosierte Sonnenexposition für den Verlauf günstig.

Neuere Berichte sprechen sich für den erfolgreichen lokalen Einsatz von Vitamin D_3-Präparaten (z.B. Calcipotriol; Psorcutan® oder Daivonex®) aus. Erste Studienergebnisse berichten unter einer Dosisanwendung von ca. 1 g der Creme 1 ×/d abends vor dem Schlafen okklusiv appliziert (3 µg/g Vaseline) über eine komplette Zurückbildung der Psoriasis innerhalb von 4 Wochen, ohne negative Auswirkungen auf den Ca^{++}-Metabolismus der Kinder. Bisher ist jedoch Calcipotriol für den Einsatz bei Patienten < 18 Jahre in Deutschland nicht zugelassen, da die Erfahrungen mit diesen Präparaten noch nicht ausreichen.

Bei schlechtem Ansprechen, Therapieresistenz oder vor allem bei den seltenen pustulösen Verlaufsformen können in Abhängigkeit von der Indikation PUVA, Etretinat, Methotrexat oder Kortikosteroide erwogen werden. Bei pustulösen Verlaufsformen ist auch der erfolgreiche Einsatz von DADPS (Dapson-Fatol®) oder Sulfapyridin beschrieben worden. Bei diesen Medikamenten müssen jedoch die jeweils präparatespezifischen bekannten Nebenwirkungen (Teratogenität, Knochenwachstum, verfrühter Epiphysenschluß, Met-Hb-Bildung etc.) berücksichtigt werden. Der Einsatz von PUVA wird bei Kindern wegen des langfristig möglichen Auftretens kutaner Neoplasien nur unter Zurückhaltung empfohlen. Weiterhin wurde über den experimentellen erfolgreichen Einsatz von Sulfasalazin bei kindlicher Psoriasis mit einer Tagesdosis von 3–4 g berichtet.

51.3 Exanthematische und allergische Dermatosen

51.3.1 Erythema neonatorum toxicum

Bei einigen Neugeborenen kann wenige Stunden bis einige Tage nach der Geburt ein makulöses, selten papulöses, leicht schuppendes Exanthem auftreten. Hierbei handelt es sich um eine physiologische Umstellungsreaktion der Haut des Neugeborenen. Das therapeutische Vorgehen besteht in erster Linie in rein symptomatischer Hautpflege, z.B. mit milden pflegenden Cremes und Lotionen.

51.3.2 Erythema exsudativum multiforme (infantiler Typ, einschl. Lyell-Syndrom)

Beim Auftreten eines *Erythema multiforme* bei Kindern ist das Allgemeinbefinden, wie beim Erwachsenen, oft nicht gestört, und die Behandlung beschränkt sich im wesentlichen auf das

Tabelle 51.6. Therapie der kindlichen Psoriasis

Lokale Maßnahmen
▷ Liquor carbonis detergens 2%–5% in Vaseline;
▷ Salicylsäure (1–3%) in Vaseline (eingeschränkte Oberfläche; z.B. abwechselnd Ober- und Unterkörper oder Stamm und Extremitäten);
▷ Cignolin (niedrige Konzentrationen, z.B. 0,025 – 0,5 – 0,1%);
▷ UVB-Phototherapie bei Kindern > 10 Jahre.
Experimentell: unter Einschränkung von Fläche und Wirkdauer Calcipotriol (Psorcutan® oder Daivonex®).

Systemische Behandlung
▷ Antibiotische Therapie (Psoriasis guttata);
▷ PUVA, Etretinat, Methotrexat, Kortikosteroide, DADPS nur bei schweren, ausgedehnten oder pustulösen Varianten und Therapieresistenz; besondere Dosierungs- und Anwendungsrichtlinien sind zu beachten.
Experimentell: Sulfasalazin 3–4 g/d.

Absetzen sämtlicher Agentien bzw. Medikamente, die als Triggermechanismus in Frage kommen. Als Lokalbehandlung sind allenfalls symptomatische Maßnahmen einzusetzen, z. B. Cremes, Zinkschüttelmixtur o. ä., gegebenenfalls unter Zusatz von Kortikosteroiden. Bei schweren, ausgedehnten Verlaufsformen ist Bettruhe und medizinische Betreuung mit systemischen Gaben von Kortikosteroiden, z. B. Prednisolon 1–2 mg/kg KG/d in absteigender Dosierung über 10–14 Tage, erforderlich. Der Einsatz von Analgetika, Antipyretika oder sonstigen Nebenmedikationen ist zu meiden und durch symptomatische Maßnahmen (Wadenwickel, Cool-Packs®-Anwendung etc.) zu ersetzen. Großflächige Erosionen können mit antiseptischen Farbstofflösungen, z. B. wäßrige Brillantgrünlösung 0,25 %, Merbromin 1–2 %, Betaisodona® Lösung etc. behandelt, verbunden und zum Austrocknen gebracht werden. Bei zusätzlichem Befall der Mundschleimhaut sollte eine entsprechende Mundpflege mit Spülungen eingeleitet, z. B. Dexpanthenol® Lösung, Kamillosan® Lösung, oder die Läsionen mit verdünnter Gentianaviolettlösung 0,1 % bepinselt werden. Der systemische Einsatz von Antibiotika ist nur dann notwendig, wenn eine ausgedehnte Superinfektion nachgewiesen wird, die anderweitig nicht zu beherrschen ist, oder allenfalls bei gefährdeten, immungeschwächten Kranken zur bakteriellen Abschirmung.

Eine ausgedehnte *toxische epidermale Nekrolyse*, die durch Medikamente ausgelöst wird (sog. Lyell-Syndrom), ist bei Kindern selten, setzt aber eine zusätzliche intensivmedizinische Betreuung voraus, bei der Flüssigkeitszufuhr und -ausscheidung genau bilanziert werden müssen.

Differentialdiagnose: *SSS-Syndrom* („staphylococcal scalded skin syndrome")

Synonyme: Dermatitis exfoliativa neonatorum, Ritter v. Rittershain-Krankheit

Die wichtigste differentialdiagnostische Überlegung, die mit erheblichen therapeutischen Konsequenzen verbunden ist, ist die Abgrenzung eines sog. *SSS-Syndroms*. Dabei handelt es sich um eine akut auftretende, ausgedehnte oberflächliche Epidermolyse, die von hohem Fieber begleitet und durch das Epidermolysin *(Exfoliatin)*, ein Staphylokokkentoxin, ausgelöst wird. Die Ablösung findet, im Gegensatz zum Lyell-Syndrom, das im Bereich der Basalzone zur Epidermolyse führt, subkorneal statt, etwa in Höhe des Str. granulosum. Verantwortlich dafür sind Infektionen mit plasmakoagulasepositiven Staphylokokken, die meist penicillinresistent sind und der Gruppe 2 (Phagen-Typ 71) angehören. Die Infektion ist im Bereich von Oropharynx, Nase, Ohr, Konjuktiven oder an anderen Foci zu suchen, die Hautläsionen sind in der Regel steril oder anderweitig superinfiziert.

Behandlung. Bei Verdacht auf ein SSS-Syndrom ist der umgehende Einsatz einer gezielten, parenteralen Antibiose zu fordern. Eine Verzögerung kann zur Septikämie und lebensgefährlichen Komplikationen führen, ansonsten ist die Prognose als relativ gut anzusehen. Die Mortalität beträgt heute < 2 %, allenfalls sind begleitende Pneumonien in verschleppten Fällen zu befürchten. Eine stationäre Aufnahme ist unbedingt erforderlich. Vor Behandlungsbeginn sollten Nasen- und Rachenabstriche durchgeführt und Blutkulturen abgenommen werden, um ggf. das Erregerspektrum genauer zu definieren. Im Anschluß daran wird Flucloxacillin (Staphylex®) in einer Dosierung von ca. 50 mg/kg KG/d als Kurzinfusion auf drei tgl. Gaben verteilt eingesetzt, kombiniert mit Flüssigkeitszufuhr und allgemein unterstützenden Maßnahmen. Weitere Medikamente sollten möglichst gemieden werden, allenfalls ist Paracetamol zu verordnen; der Einsatz von Kortikosteroiden ist kontraindiziert. Alternativ käme Erythromycin in Frage, möglicherweise auch die neueren Makrolidantibiotika (z. B. Clarithromycin: Klacid® u. a.). In lebensbedrohlichen Situationen kann die Flucloxacillindosis auf 100 mg/kg KG/d in 3 Einzeldosen bei ausreichender Flüssigkeitszufuhr erhöht werden. Vgl. auch S. 9.

51.3.3 Infektiöse Exantheme

Masern. Nach dem katarrhalischen Vorstadium mit mäßigem Fieber, Schleimhautkatarrh und Enanthem kommt es bei Masern etwa ab dem 3. Tag zum Auftreten der Koplik-Flecken auf den Wangenschleimhäuten mit nachfolgendem Exanthemstadium. Das Exanthem beginnt im Gesicht und hinter den Ohren, dann greift es auf Hals, Rumpf und Extremitäten über. Häufige Komplikationen sind Bronchopneumonie und Otitis media, selten kommt es zum Masernkrupp und zur Enzephalitis.

Die *Behandlung* besteht in einer symptomatischen Fiebersenkung, im Bedarfsfalle müssen Sekundärinfektionen (Otitis, Pneumonie) antibiotisch angegangen werden. Bei schweren Erkrankungsverläufen, z. B. bei Masernkrupp, ist in einigen Fällen eine Tracheotomie notwendig. Nach neueren Studien können Komplikationen im Rahmen einer Maserninfektion, d. h. Pneumonien, Krupp, Todesfälle, signifikant durch die Gaben von Vitamin A (Dosis: 200 000 IU/d) in 2 Tageseinzeldosen während der ersten 5 Erkrankungstage reduziert werden. Es zeigte sich, daß es durch die Gabe von Vitamin A zu einer erhöhten Bildung spezifischer Masern-IgG und erhöhten Lymphozytenzahlen kommt.

Ab dem 15. Lebensmonat kann eine Impfung mit abgeschwächter Lebendvakzine durchgeführt werden (s. S. 59 ff.).

Röteln. Diese gering kontagiöse Viruskrankheit, die mit nur wenigen Allgemeinsymptomen, aber mit schmerzhaften Lymphknotenschwellungen einhergeht, ist durch ein kleinfleckiges makulopapulöses Exanthem gekennzeichnet. Vorwiegend sind Schulkinder und Adoleszenten betroffen. Seltene Komplikationen sind Enzephalitis, Polyradikulitis und eine thrombozytopenische Purpura. Differentialdiagnostisch müssen der M. Pfeiffer, ein Exanthema subitum, ECHO-Virusinfektionen oder auch eine Penicillinallergie ausgeschlossen werden. In der Regel ist bei Röteln keine gezielte Behandlung notwendig, rein symptomatische Maßnahmen sind in der Regel ausreichend. Eine *aktive Immunisierung* mit abgeschwächter Lebendvakzine ab dem 15. Lebensmonat ist möglich und sollte vor allem bei Mädchen spätestens nach dem 10. Lebensjahr durchgeführt werden (s. auch S. 61 f.).

Exanthema subitum (Roseola infantum, Dreitagefieber). Diese Erkrankung wird nach neueren Erkenntnissen durch das humane *Herpesvirus Typ 6 (HHV-6)* verursacht. Charakteristischerweise sind davon Kinder < 2 Jahre betroffen, bei denen es zu plötzlichem hohem Fieber bis über 40 °C, einer konjunktivalen Reizung, Schwellung der Augenlider und Beschwerden im oberen Respirationstrakt, begleitet von Lymphadenopathie, kommt. Die Symptome können ca. 3–5 Tage, gelegentlich bis zu 1 Woche andauern. Nach Fieberrückgang entstehen rosarote, 3–5 mm große makulöse und papulöse Hautefloreszenzen.

Die *Behandlung* beschränkt sich auf symptomatische Maßnahmen, jedoch sollten insbesondere bei Kleinkindern die hohen Temperaturen mit Antipyretika gesenkt werden, da Fieberkrämpfe auftreten können. Um eine ausreichende Flüssigkeitssubstitution zu gewährleisten, müssen die kleinen Patienten zum Trinken angehalten werden.

Erythema infectiosum. Die Infektion mit dem humanen *Parvovirus B 19 (HPV B 19)* zeigt als erstes Krankheitszeichen im Bereich beider Wangen erythematöse Makeln oder makulopapulöse Effloreszenzen. Anschließend erfolgt eine Ausbreitung auf Stamm und Extremitäten, die girlandenartige Muster zeigt. Die Effloreszenzen blassen innerhalb weniger Tage ab, können aber nach Sonnenexposition, Schwimmen, Sport und Anstrengungen aller Art wieder aufflammen. Bei Schwangerschaft besteht in einzelnen Fällen ein fötales Risiko bis zum Spontanabort.

Eine *Therapie* ist nicht erforderlich, lediglich lokal pflegende Maßnahmen und Beruhigung von Eltern und Patienten sind notwendig.

Scharlach. Scharlach tritt vor allem bei Kindern bis zu 10 Jahren auf. Der Erkrankung liegt eine *Streptokokken-(Gruppe-A-)Infektion* zugrunde. Sie beginnt in der Regel mit einer Pharyngitis und Tonsillitis sowie mit der Ausbildung der typischen „Erdbeerzunge". Anschließend kommt es zur Entwicklung des charakteristischen Scharlachexanthems als Folge eines Streptokokkentoxins. Es beginnt am Hals, breitet sich innerhalb von 2–3 Tagen auf Rumpf und Extremitäten aus, während Handflächen und Fußsohlen verschont bleiben.

Zur *Behandlung* sind systemische Gaben von Penicillin G, bei möglicher Beteiligung von Staphylokokken die Gabe eines penicillinaseresistenten Penicillins (Oxacillin, Flucloxacillin oder Dicloxacillin) angezeigt.

51.3.4 Erythema nodosum

Die Erkrankung kommt bei Kindern relativ selten vor. Im Bereich der Unterschenkel treten akut druckschmerzhafte, hellrote, lokal überwärmte nodöse Infiltrate auf, die sich nur langsam unter Hinterlassung kontusiformer Flecken zurückbilden. Das Allgemeinbefinden ist gerade bei Kindern oft deutlich reduziert. Kopf- und Gliederschmerzen können prädominieren. Häufige Ursachen sind wie beim Erwachsenen Streptokokkeninfekte, Yersinieninfektionen, Sarkoidose, M. Crohn und seltener andere bakterielle, virale oder mykotische Infektionen. Auch Medikamente können die Erkrankung auslösen.

Behandlung. Bei konsequenter Bettruhe, Hochlagerung der Extremitäten und kühlenden Umschlägen kommt es in der Regel zur spontanen Rückbildung der entzündlichen Infiltrate. Häufig halten Kinder jedoch keine konsequente Beinhochlagerung ein. Dann können Okklusivverbände oder Kompressionsverbände unterstützend wirken. Wichtig ist es, nach auslösenden Faktoren zu fahnden und diese auszuschließen. Eine gezielte Behandlung, z. B. eine konsequente Antibiose mit Penicillin G zur Bekämpfung des oft nur zu vermutenden Streptokokkeninfekts, führt häufig zum prompten Ansprechen der Gesamtsymptomatik.

51.3.5 Urtikaria

Die *Urtikaria* ist bei Kindern eine häufig zu beobachtende Erkrankung, die oft akut verläuft. Sie kann ein klinisch bedrohlich erscheinendes Krankheitsbild sein und die Kinder – im besonderen Maße aber die Eltern – stark beunruhigen. In 85 % der Fälle tritt sie in Form einer *akuten*, in 10 % als *rezidivierende* und in 5 % als *chronischrezidivierende Verlaufsvariante* einer Urtikaria auf. Vor dem 6. Lebensmonat wird als häufigste Ursache der akuten Urtikaria eine Allergie auf Milcheiweiß angesehen (75 %). Nach dem 6. Lebensmonat hingegen sind als häufigste Ursache die Einnahme diverser Arzneimittel (z. B. ASS, Amoxicillin) und virale Infekte anzusehen. Besonderes Merkmal der kindlichen Urtikaria ist das relativ häufige Auftreten eines Angioödems und auch hämorrhagischer Läsionen. Typische Hautveränderungen sind pruriginöse, papulöse und z. T. auch hämorrhagische oder kokardenartige Muster. Die häufigsten Fehldiagnosen bei Kindern mit akuter Urtikaria sind daher Erythema multiforme oder anaphylaktoide Purpura.

Behandlung. Bei der Behandlung der kindlichen Urtikaria muß wie bei Erwachsenen zwischen ursächlichen und symptomatischen Maßnahmen unterschieden werden. Zu Beginn sollten alle Arzneimittel, die möglicherweise als auslösende Faktoren dienen, abgesetzt und das Kind gründlich abgeführt werden. Anschließend wird eine milde, langsam aufbauende, möglichst allergenfreie Diät verordnet und bei entsprechendem Verdacht ein evtl. vorhandener, begleitender Fokus (Tonsillitis, Otitis) mit Hilfe eines Antibiotikums eliminiert. Geeignet dazu ist die Verordnung von Propicillin (Baycillin® Saft), Flucloxacillin (Staphylex® Trockensaft) oder von Cephalosporinen (z. B. Panoral®, Oracef® Saft) in entsprechender, altersgerechter Dosierung. Selbstverständlich muß auch hier ein *C1-Esteraseinhibitormangel* ausgeschlossen werden, insbesondere wenn auch in der Familie entsprechende Hinweise vorhanden sind. Auf ASS-Intoleranzen und eine Darm- oder sonstige Candidose durch vorausgegangene antibiotische Behandlungen ist besonders bei Kindern zu achten.

Tabelle 51.7. Therapie der Urtikaria bei Kindern

Kausale Maßnahmen
- ▷ Elimination der Noxe, z. B. ASS, Antibiotika
- ▷ Behandlung eines infektiösen Fokus z. B. bei Kälteurtikaria hochdosierte Penicillintherapie
- ▷ Expositionsvermeidung, z. B. Kälte, Wärme, Druck
- ▷ Ausschluß eines C_1-Esteraseinhibitormangels u. a.

Symptomatische Maßnahmen
- ▷ Gabe eines Antihistaminikums, z. B. H_1-Blocker (s. Tabelle 51.8.; s. auch S. 244).
  Cave: Exzitationszustände bei Überdosierung von Antihistaminika bei Kleinkindern, nicht < 1 Jahr.
- ▷ Bei akuten oder rezidivierenden Urtikariaformen: ggf. Kortikosteroide kurzfristig, evtl. Adrenalin (bis 0,1 ml einer 1:10 verdünnten Lösung s.c. oder Adrenalin-Medihaler®).

Tabelle 51.8. Geeignete Antihistaminika und ihre Dosierung bei Kindern

▷ **Doxylaminsuccinat (Mereprine® Sirup)**	
Säuglinge > 6 Monate, Kleinkinder	1–2 ×/d 1 Teelöffel
Kinder je nach Alter	1–3 ×/d 1–2 Teelöffel
Erwachsene	2–4 ×/d 2 Teelöffel
▷ **Terfenadin (Teldane®, K-Suspension)**	
1–3 Jahre	2,5 ml (15 mg) morgens, 1,25 ml abends
3–6 Jahre	2 ×/d 2,5 ml
6–9 Jahre	2 ×/d 5 ml
9–12 Jahre	2–3 ×/d 5 ml
> 12 Jahre	2 ×/d 10 ml
▷ **Promethazin-HCL (Atosil® Sirup, Tropfen)**	
1–2 Jahre	1–2 ×/d 1–2 Teelöffel, 1–2 × 5–10 Tropfen
2–5 Jahre	1–3 ×/d 1–2 Teelöffel, 1–3 × 5–10 Tropfen
5–10 Jahre	1–3 ×/d 1–3 Teelöffel, 1–3 × 5–15 Tropfen
> 10 Jahre	1–3 ×/d 5–25 Tropfen
▷ **Dimetindenmaleat (Fenistil® Tropfen)**	
1–8 Jahre	10–15 Tropfen 3 ×/d,
Kinder > 8 Jahre	20 Tropfen 3 ×/d
▷ **Mebhydrolin (Omeril® Dragees à 50 mg)**	
1–2 Jahre	1–2 Drgs./d
2–5 Jahre	1–3 Drgs./d
5–10 Jahre	2–4 Drgs./d
> 10 Jahre	2–4 Drgs./d
▷ **Astemizol (Hismanal® Tabletten, Suspension)**	
ab > 2 Jahre	1 ml/d (2 mg)
6–12 Jahre	½ Tbl./d (5 mg)
▷ **Cetirizin (Zyrtec® Filmtabletten, Tropfen, Saft)**	
2–12 Jahre, < 30 kg KG	½ Tablette/ 10 Tropfen
4–12 Jahre, > 30 kg KG	1 Tablette/ 20 Tropfen/ 5 ml Saft am Abend
> 12 Jahre	1 Tablette/ 20 Tropfen/ 10 ml Saft
▷ **Loratadin (Lisino® Tabletten, Saft)**	
2–12 Jahre, < 30 kg KG	½ Tablette, 5 ml (= ½ Meßlöffel)
> 30 kg KG	1 Tablette, 10 ml (1 Meßlöffel)
> 12 Jahre	1 Tablette

In vielen Fällen wird versucht, symptomatisch *Antihistaminika* oral zu verordnen, doch muß man sich vor Augen halten, daß die Medikation von Antihistaminika bei Kindern entsprechende Vorsichtsmaßnahmen verlangt, da unerwartete Exzitationszustände auftreten können. Für Säuglinge ab 6 Monate steht nur Doxylaminsuccinat (Mereprine® Sirup) zur Verfügung, ab dem vollendeten 1. Lebensjahr können Dimetindenmaleat (Fenistil® Sirup), Mebhydrolin (Omeril® Dragees) oder Terfenadin (Teldane® K-Suspension) verordnet werden; die neueren Antihistaminika Astemizol (Hismanal® Tabletten), Cetirizin (Zyrtec® Tropfen, Saft) und Loratadin (Lisino® Tabletten, Saft) sind ab dem 2. Lebensjahr zur Behandlung bei Kindern zugelassen.

Die Freisetzung von Histamin bewirkt eine Kontraktion der glatten Muskulatur, eine Gefäßerweiterung besonders im Bereich des Kopfes und eine Anregung der Magensaftsekretion. Durch kompetitive Bindung an die spezifischen H_1- bzw. H_2-Rezeptoren blockieren Antihistaminika die Histaminwirkung in der Peripherie. Weiterhin besitzen sie spasmolytische und lokalanästhetische und einige davon, z.B. Meclozin (Bonamine® Tbl., Postafen® Tbl., Supp.) und Dimenhydrinat (Vomex A®) starke antiemetische Eigenschaften. Antihistaminika zeigen eine nur geringe Toxizität, haben jedoch zentral sedative Eigenschaften und wirken schon in therapeutischer Dosierung einschläfernd. Säuglinge und Kleinkinder sind hierfür besonders empfindlich. So können Antihistaminika bei Kindern paradoxerweise auch Verhaltensstörungen, Nervosität und unruhigen Schlaf hervorrufen. Hohe Dosen wirken zentralerregend, so daß beim Einsatz von

Antihistaminika bei Kindern mit Krampfneigung bzw. latenter Epilepsie Vorsicht geboten ist.
Bei Auftreten einer *Intoxikation* mit Antihistaminika wird versuchsweise als Antidot die Gabe von 0,1 mg/kg KG Histaminsäurephosphat empfohlen. Tabelle 51.8 vermittelt einen Überblick über die Möglichkeiten einer Antihistamintherapie bei Kindern.

51.3.6 Acrodermatitis papulosa eruptiva infantum

Synonym: infantile papulöse Akrodermatitis, M. Gianotti-Crosti

Bei diesem Krankheitsbild kommt es zum eruptiven Auftreten symmetrisch angeordneter, zart geröteter und juckender, teils lichenoider Papeln in Akralbereichen wie Wangen, Gesäß und Extremitäten, begleitet von reaktiver Lymphadenopathie, Fieberanstieg und Gastrointestinalerscheinungen und gelegentlich einer anikterischen Virushepatitis und Leukozytose. Beim infantilen akrolokalisierten Gianotti-Crosti-Syndrom handelt es sich demgegenüber um ein infektallergisches Geschehen mit papulovesikulösen Effloreszenzen ohne Leberbeteiligung, vermutlich auf eine Coxsackieinfektion zurückzuführen.
Therapeutisch sind bei beiden Syndromen während der akuten Phase Bettruhe und der Einsatz lokaler und systemischer antiphlogistischer sowie antipruriginöser Präparate (z. B. Polidocanol) in Zinkschüttelmixturen empfehlenswert, ebenso andere kühlende Maßnahmen. Im Bedarfsfall können lokal nichtfluorierte, sog. weiche Kortikosteroide in Erwägung gezogen werden, z. B. Prednicarbat, Prednisolonaceponat u. a.

51.4 Ekzematöse Hauterkrankungen

51.4.1 Windeldermatitis

Die Windeldermatitis entsteht primär-irritativ, ausgelöst durch den häufigen Kontakt der Haut mit Stuhl und Urin sowie mechanischer Reibung unter wasserdichtem Abschluß. Die dadurch bedingte Mazeration bei gleichzeitiger Freisetzung von Ammoniak aus Harnstoff durch ureasepositive Darmbakterien führt zu Schuppung, Rötung und Erosionen in Hautfaltenbezirken. Auf der geschädigten Haut kann es zu einer Candidabesiedlung und bakteriellen Superinfektionen kommen.

Behandlung. Zunächst sollte man dafür sorgen, daß längerer Kontakt der Haut mit Urin und Fäzes unterbunden wird. Häufiges Wechseln von Baumwollwindeln oder bei größeren Kleinkindern von Baumwollhöschen ist notwendig, damit die Eltern das Naßwerden schnell beheben bzw. vermeiden können. Der Säugling sollte nur mit Wasser oder einem ölgetränkten Wattebausch abgewaschen und anschließend sorgfältig abgetrocknet werden. Wenn möglich, sollte man die Säuglinge häufig ohne okklusiven Verschluß krabbeln lassen und sie im Freien der Sonne aussetzen. Bei Entwicklung nässender Effloreszenzen können Abreibungen mit Polyvidonjodpräparaten (Braunol® 2000) oder Pinselungen mit wäßrigen Farbstofflösungen (wäßrige Lösungen von Gentianaviolett oder Pyoktanin 0,25 % bzw. Solutio Castellani farblos NRF) im Genitoanalbereich erfolgen. Weiterhin empfehlen sich zum Schutz vor Mazeration weiche Zinkpasten, auch unter Zusatz von Antimykotika oder Antibiotika (z. B. Multilind® Heilpaste, Candio-Hermal® Paste u. ä.)

51.4.2 Dermatitis seborrhoides infantum

Die *Dermatitis seborrhoides* ist ein meist während der ersten Lebenswochen auftretendes Krankheitsbild unklarer Ätiologie. Es äußert sich bei Säuglingen meist als fettige, gelbe Schuppenkruste auf dem Kopf oder retroaurikulär, auch im Bereich der Augenbrauen, der Nasolabialfalten und der Wangen. In Einzelfällen kann auch eine trockene Schuppung am Stamm auftreten, und Intertrigines wie Nacken-, Achsel- und Leistenfalten können erosiv mitbefallen sein. Bei Generalisation des Hautbefundes spricht man auch von einer *Erythrodermia desquamativa Leiner*. Für diese Erkrankung ist die Konstellation Erythrodermie, Diarrhö und Immundefizienz typisch mit Erniedrigung der Komplementfraktionen, der Immunglobuline und mit einer Beeinträchtigung der Leukozytenchemotaxis.

Behandlung. Das Therapieprinzip bei der kindlichen Dermatitis seborrhoides besteht in symptomatischen, schuppenablösenden Maßnahmen unter Verwendung von Salicylsäure (1–3 %) in leicht auswaschbaren Grundlagen (Lygal®, Unguentum Roche Posay) oder in Ölen (Oleum olivarum). Für die Kopfwäsche empfehlen sich milde Detergentien (Dermowas®, Penaten® Babyshampoo, BeBe®) und für Körperherde indifferente Externa (Zinkschüttelmixturen, Tannosynt® Lotio, Zinköl). Handwarme pflegende Bäder mit entzündungshemmenden Zusätzen (Haferstrohextrakt, Weizenkleieextrakt) oder mit pflegenden Ölzusätzen können den Heilungsverlauf günstig beeinflussen. Bei Superinfektion mit Hefepilzen kutan oder im Intestinaltrakt sollte eine lokale Behandlung mit Nystatin® in Cremes, Lotionen oder Pasten oder auch innerlich mit einer Nystatinsuspension eingeleitet werden.

51.4.3 Kontaktdermatitis

Im Gegensatz zur primär-irritativen Kontaktdermatitis der Säuglinge (Windeldermatitis), die unvermittelt auftritt, ist das allergische Kontaktekzem eine Typ IV-Reaktion, die eine Sensibilisierungsphase voraussetzt. Häufige Allergene bei Kindern sind z. B. Nickel (Ohrringe), Parfümstoffe oder Zusatzstoffe von Externa. Die Diagnosesicherung erfolgt auch bei Kindern mit Hilfe von Epikutantests, die ab dem 2. Lebensjahr durchgeführt werden können.

Das therapeutische Vorgehen stützt sich auf die Allergenkarenz. Im akut exsudativen Stadium wird lokal mit feuchten Umschlägen, milden Kortikoidcremes (z. B. Hydrocortisonacetat 1 %, Prednisolonaceponat u. ä.) oder Zinkschüttelmixturen behandelt.

51.4.4 Atopische Dermatitis

Das *atopische Ekzem* oder Neurodermitis (s. Kap. 9) ist eine häufige, multifaktorielle, z. T. vererbte Hautkrankheit, die vor allem bei Kindern durch eine deutlich erniedrigte Juckreizschwelle, durch trockene Haut und Beugeekzeme gekennzeichnet ist. Während der letzten Jahrzehnte hat ihre Prävulenz bei Kleinkindern unter 12 Jahren in den industrialisierten Ländern des Westens von ca. *3 %* auf ca. *10–12 %* zugenommen. Möglicherweise spielen Hyperempfindlichkeitsreaktionen auf aerogene Proteine (z. B. Hausstaub- bzw. Hausmilbenantigene, Nahrungsmittel) sowie verschiedene Additiva als Triggerfaktoren eine wichtige Rolle. Die Wohn- und Bettkultur der westlichen Zivilisation ist offenbar eine wichtige Voraussetzung dafür. Bei Säuglingen sind die Hautveränderungen vor allem im seitlichen Gesichtsbereich einschl. Wangen, Stamm und Extremitätenstreckseiten lokalisiert; bei Kindern finden sich die ekzematösen Hautveränderungen während der ersten Jahre der klinischen Manifestation vor allem in den Gelenkbeugen, bei Adoleszenten häufig an Händen und Füßen.

Man kann gerade bei Kindern eine atopische Dermatitis *mit genetischer Prädisposition* („intrinsic type") und eine solche *ohne*, aber mit vielen zugrundeliegenden Allergien („extrinsic type") unterscheiden. Die Neurodermitis ist in diesem Sinne als chronifizierte Variante eines allergischen Kontaktekzems auf aerogene Allergene aufzufassen, das einen Sonderweg über die Th_2-Lymphozyten einschlägt; die IgE-Synthese wird stimuliert, im Blut und im Gewebe findet sich eine Eosinophilie (IL-4- und IL-5-Sekretion).

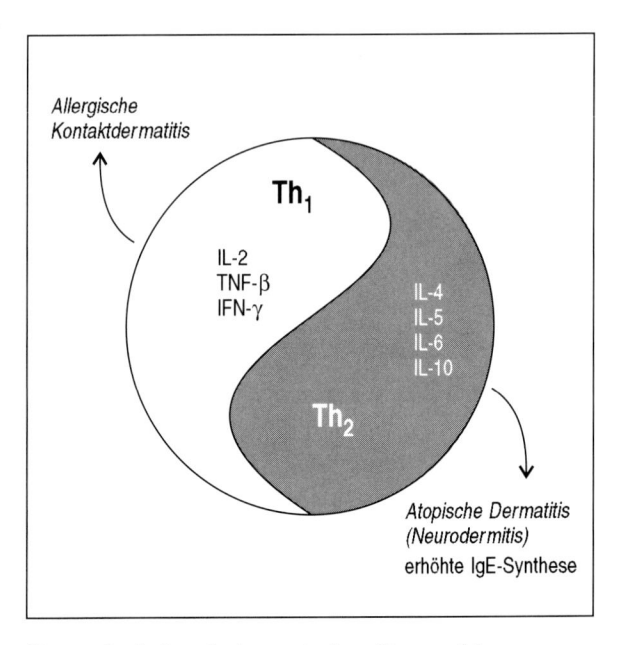

Besonderheiten bei atopischer Dermatitis:
- Aerogene Allergene und Nahrungsmittelallergene sind häufige Triggermechanismen;

- Langerhans-Zellen in der Epidermis tragen (vermehrt) IgE-Rezeptoren und vermitteln die Reaktion;
- Th$_2$-Zellen sind vermehrt in der Haut und im Blut nachweisbar.

Behandlung. Die vielfältigen therapeutischen Maßnahmen beim atopischen Ekzem werden an anderer Stelle ausführlich besprochen, insbesondere die Realisationsfaktoren und Antigenelimination (s. Kap. 9). Sie erfordert gerade bei Kindern ein besonders sorgfältiges Vorgehen. Eltern müssen über die Chronizität der Erkrankung aufgeklärt und bezüglich Lebensgewohnheiten, Nahrungsmittelaufnahme und Körperpflege ihrer Kinder ausführlich beraten werden. Bei den kleinen Patienten ist auch an das verminderte Schwitzvermögen und die Hitzeunverträglichkeit zu denken. Daher sollte keine luftdicht abschließende Bekleidung, sondern leichte Baumwollkleidung getragen werden. Reizende oder irritierende Waschlotionen, feuchtwarme oder trockene Luftverhältnisse in den Wohn-und Schlafräumen sollten vermieden werden. Sekundärinfektionen durch Besiedlung mit Staphylococcus aureus oder Streptococcus pyogenes, die das Ekzem verschlimmern können, sind häufig.

Über Einzelheiten der lokalen und systemischen Behandlungsmaßnahmen s. S. 215 ff.

51.4.5 Hyper-IgE-Syndrom

Synonyme: Hiob-, Job- oder Buckley-Syndrom

Das *Hyper-IgE-Syndrom* ist ein primärer Immundefekt, der durch extrem stark erhöhte IgE-Blutspiegel, Bluteosinophilie (bis 40–60%), gestörte Chemotaxis der polymorphkernigen neutrophilen Granulozyten und durch rezidivierende bakterielle Infektionen der Haut, der Ohren und der Lunge am häufigsten durch Staphylococcus aureus gekennzeichnet ist. Es handelt sich möglicherweise um eine Maximalvariante der atopischen Dermatitis, bei der ein genetischer Erbgang vermutet wird. Leitsymptom der Erkrankung sind stark ausgeprägte papulöse, exkoriierte und ekzematöse Hautveränderungen und ein quälender Pruritus, der als Leitsymptom gilt.

Behandlung. Die Behandlung der Patienten hat sich als sehr schwierig erwiesen. Topische Kortikosteroide (z.B. kurzfristig Triamcinolonacetonid 0,05%) und topische oder systemische H$_1$-Blocker (siehe Tabelle 51.8) werden zur symptomatischen Behandlung eingesetzt. Akut auftretende Infektionen erfordern fast immer die Gabe systemischer Antibiotika (z.B. Flucloxacillin, Staphylex® 50 mg/kg KG/d). Bei häufig rezidivierenden Infekten wird eine lebenslange antibiotische Prophylaxe empfohlen. In Einzelfällen hat die Gabe von Levamisol, Ascorbinsäure, Cimetidin (Tagamet®) oder auch Interferon gamma (Polyferon®, in einer Dosierung von 0,05 mg/m^2 Körperoberfläche) zu einer Verbesserung der Chemotaxis der Neutrophilen bzw. Hemmung von IL-4 und damit zur Besserung der klinischen Symptomatik geführt. Für schwere therapierefraktäre Formen des Hyper-IgE-Syndroms wurde auch die intravenöse Gabe von Gammaglobulinen oder die Plasmapherese eingesetzt. Die Langzeitprognose ist schwer abzuschätzen, sie hängt vorrangig von der engmaschigen Kontrolle und dem rechtzeitigen Beherrschen bakterieller Infekte ab. Die Erkrankung kann tödlich verlaufen.

51.5 Infektionskrankheiten

51.5.1 Bakterielle Infektionen

- Die *Impetigo contagiosa* zählt zu den häufigsten Hautinfektionen bei Kindern und ist hochkontagiös. Es werden 2 Verlaufsformen unterschieden: die häufigere kleinblasige Impetigo, die meist durch *β-hämolysierende Streptokokken* verursacht und erst sekundär mit S. aureus besiedelt wird und die seltene großblasige Form, die meist *primär durch S. aureus* hervorgerufen wird. Klinisch charakteristisch ist das asymmetrische Auftreten kleinfleckiger Erytheme mit Bläschen und Pusteln, die in kurzer Zeit von honiggelben Krusten bedeckt sind. Begleitend können Lymphknotenschwellungen auftreten. Eine postinfektiöse Glomerulonephritis durch nephritogene Streptokokken kann als eine seltene Komplikation auftreten.

Behandlung. Die Behandlung der Impetigo contagiosa bei Kindern hängt im wesentlichen von

Tabelle 51.9. Häufige Infektionen bei Kindern und ihr Erregerspektrum

Erkrankung	Erreger
Impetigo contagiosa	S. aureus, β-hämolysierende Streptokokken
Follikulitis	S. aureus, Candida albicans, Pseudomonas aeruginosa
Furunkel/Karbunkel	S. aureus
Erythrasma	Corynebacterium minutissimum
Paronychie	S. aureus, β-hämolysierende Streptokokken, C. albicans, P. aeruginosa
Erysipel	β-hämolysierende Streptokokken
Weichteilphlegmone	β-hämolysierende Streptokokken, S. aureus, Haemophilus influenzae

der Ausdehnung und dem Stadium ab. Bei noch akuten, nässenden Läsionen wird man kurzfristig feuchte Umschläge anwenden müssen, z. B. Chinosol 1 %, Betaisodona® Schleimhautlösung, evtl. auch Kombinationen wie Clioquinol 1 % Salbe in Verbindung mit einem feuchten Umschlag (0,9 % NaCl-Lösung). Auch wäßrige Farbstofflösungen, z. B. niedrig dosiertes Pyoktanin, Gentianaviolett (0,1–0,2 %) kommen hierfür in Frage, insbesondere für Läsionen im Bereich der Hautfalten.

Sind die Hautveränderungen nach längerem Bestehen bereits verkrustet und festhaftend, so wird man sie zunächst mit Salicylvaseline 3 % auflösen und erst dann mit desinfizierenden Farbstofflösungen oder Betaisodona® Lösung bepinseln. Das Standardvorgehen bei einer Impetigo contagiosa besteht in der lokalen antibiotischen Behandlung, etwa mit Clioquinol (Vioform®), Gentamycin (z. B. Refobacin® Salbe, Creme) oder Mupirocin (Turixin®). Der Kontakt mit anderen Kindern sollte möglichst vermieden und durch ausgiebiges Waschen und häufiges Wechseln der Handtücher und der Bettwäsche eine Reinfektion durch Autoinokulation unterbunden werden.

Der Einsatz *systemischer Antibiotika* kommt
▷ bei Neugeborenen und Säuglingen,
▷ bei ausgedehntem Befall,
▷ bei Nichtansprechen auf die lokale Behandlung nach 48 h und
▷ bei Nierenbeteiligung in Frage.

Gern werden bei Kindern Penicilline verordnet, meist als orale Medikation (Saft etc.), zumal das Vorhandensein einer Allergie geringer ist als beim Erwachsenen. Sulfonamide und Gyrasehemmer werden bei Kindern nicht empfohlen bzw. sind kontraindiziert, ebenso Tetracycline wegen der bekannten Nebenwirkung auf die Zähne und Streptomycin (Hörschäden). Siehe hierzu Tabellen 51.10 und 51.11.

Als Sonderform einer staphylogenen Pyodermie ist beim Neugeborenen der sog. *Pemphigus acutus neonatorum* zu erwähnen, der durch das rasche Auftreten schlaffer Blasen am gesamten Integument charakterisiert ist. Als Maximalvariante kann es bis zum Auftreten eines staphylogenen Lyell-Syndroms kommen. Letzteres wird meist durch penicillinasebildende, *systemisch wirksame Toxine bildende Staphylokokken (Typ 2; seltener Typ 1 oder 3)* hervorgerufen. Es han-

Tabelle 51.10. Behandlung der Impetigo contagiosa

▷ **Lokale Maßnahmen**
  Krustenablösung (feuchte Umschläge: Chinosol 0,1 %, Betaisodona® Lösung).
  Fett/feuchte Umschläge: Clioquinol 1 %ige Salbe und NaCl-Umschläge.
  Wäßrige Farbstofflösungen (Pyoktanin, Brilliantgrün, Solutio Castellani 0,1–0,3 %); dazu adjuvante milde säubernde Maßnahmen sowie Applikation von Mupirocin (Turixin®) 2 ×/d für 7–10 Tage, alternativ Aureomycin®, Refobacin®.

▷ **Systemische Maßnahmen**
  1. Wahl   Penicillin G, bei Verdacht auf staphylokokkenbedingte Erkrankung evtl. penicillinasefeste Penicilline (z. B. Flucloxacillin, Staphylex®).
  2. Wahl   Erythromycin.
  3. Wahl   Cephalosporine der 1. und 2. Generation (z. B. Cefaclor: Panoral®).
             Amoxicillin / Clavulansäure (Augmentan®).
             Clindamycin (Sobelin®).

Tabelle 51.11. Geeignete Antibiotika (Auswahl) und Dosierung bei Säuglingen und Kleinkindern[a]

▷ **Penicillin G** (Bencylpenicillin, z.B. Penicillin „Grünenthal®") zur i.v. Medikation
  1.–12. Monat: 50.000–500.000 IE/kg KG/d
  1–12 Jahre: 250.000–500.000 IE/kg KG/d
  > 12 Jahre: 1 Mio–5 Mio IE/kg KG/d in 3 Einzeldosen
▷ **Penicillin V** (Phenoxymethylpenicillin, z.B. Isocillin® Tabletten, Saft) zur oralen Medikation
  1.–12. Monat: 15.000–20.000 IE/kg KG/d
  1–12 Jahre: 40.000–60.000 (max 160.000) IE/kg KG/d
  > 12 Jahre: 3 × 1 Tablette (à 600.000/1.200.000 IE)/d
▷ **Flucloxacillin** (z.B. Staphylex®; *Dosis:* 50 mg/kg KG/d)
▷ **Ampicillin/Amoxicillin** (z.B. Amoxypen® Saft, *Dosis:* 50 mg/kg KG)
▷ **Cefalexin** (Oracef®, *Dosis:* 25–100 mg/kg KG)
▷ **Cefaclor** (Panoral®, Kapseln, Tropfen, *Dosis:* 30 mg/kg KG)
▷ **Erythromycin** (Paederythrozin® Saft, *Dosis:* 30–50 mg/kg KG)
▷ **Clindamycin** (Sobelin® Granulat, *Dosis:* 8–25 mg/kg KG, bei < 10 kg KG: Dosis 3 × 37,5 mg/d)

[a] Dosis auf 2–4 Einzelgaben/d verteilen.

delt sich um ein schweres, potentiell letal verlaufendes Krankheitsbild, das unbedingt ein schnelles Erkennen und eine umgehende systemische antibiotische Behandlung erforderlich macht. Klinisch ist es durch disseminiert auftretende, dünnwandige Blasen gekennzeichnet, die leicht rupturieren, so daß sie für den Arzt häufig nicht mehr erkennbar sind, sondern nur als flächige superfizielle Erosionen in Erscheinung treten. Bei rechtzeitiger Antibiose heilt die Erkrankung ohne Narbenbildung vollständig ab.

● *Pyodermien bei Kindern.* Bei Eindringen von Eitererregern in die Haarfollikelkanäle entsteht entweder eine Ostiofollikulitis im oberen Follikelanteil oder tiefer lokalisierte Furunkel, die den ganzen unteren Follikelanteil einnehmen und zerstören können. Bei gleichzeitigem Auftreten mehrerer Läsionen dicht nebeneinander können diese konfluieren und zu größeren Abszessen führen. Beim jungen Säugling ist die durch Invasion der Schweißdrüsenausführungsgänge mit S. aureus bedingte *Periporitis* zu erwähnen. Prädilektionsstellen sind die Auflagestellen (Kapillitium, Nacken, Rücken, Gesäß), an denen es zu multiplen Schweißdrüsenabszessen kommen kann. Ulzerierende Pyodermien *(Ekthymata)* können bei Immungeschwächten, aber auch bei mangelhafter Hygiene oder in tropischen Klimazonen auftreten. Bevorzugt sind die Unterschenkelstreckseiten, an denen sich Pusteln und Blasen ausbilden, die schnell nekrotisieren, zerfallen und ausgestanzte Ulcera hinterlassen.

Behandlung. Die therapeutischen Maßnahmen bei Pyodermien jugendlicher Patienten unterscheiden sich nicht von denen beim Erwachsenen, jedoch müssen gesonderte Dosierungsrichtlinien sowohl für die lokale als auch für die systemische Behandlung beachtet werden. Die Therapie der Ostiofollikulitis besteht im mechanischen Eröffnen der Pustel (etwa mit einer sterilen Lanzette) und lokal desinfizierenden Maßnahmen, z.B. Betaisodona® Salbe oder Chinosol 0,1%-Lösung. Ebenso können lokal antibiotische Cremes oder Salben oder Zinkschüttelmixtur mit desinfizierenden Zusätzen, z.B. 0,5% Clioquinol (alternativ: Tannosynt® Lotio), eingesetzt werden. Bei Furunkeln, Karbunkeln oder Schweißdrüsenabszessen werden primär lokal antiphlogistische und desinfizierende Maßnahmen, ggf. kombiniert mit einer systemischen Antibiose, eingesetzt. Bei Fluktuation ist eine Stichinzision meist zu empfehlen, da der Heilungsverlauf nach spontaner Ruptur häufig langfristiger verläuft. Die systemische Therapie ist mit penicillinasefesten Penicillinen, Oxacillin (Stapenor®), Ampicillin/Amoxicillin, Erythromycin oder mit Cephalosporinen in altersabhängiger Dosierung durchzuführen (s. Tabelle 51.11).

● *Borreliose bei Kindern.* Die Durchseuchung mit Borrelien nimmt bei Kindern vom 6. Lebensjahr an deutlich zu und beträgt insgesamt in Deutschland um ca. 5%. Die Primärmanifestation ist wie beim Erwachsenen ein *Erythema chronicum migrans*, jedoch verläuft die Erkran-

Tabelle 51.12. Behandlung kutaner Borreliosen bei Kindern und Jugendlichen

▷ **Erythema chronicum migrans, Borrelienlymphozytom, Arthritis**			
Orale Therapie			
< 12 Jahre	Amoxicillin	50 mg/kg KG/d	10–30 d
	Erythromycin	30 mg/kg KG/d	10–30 d
>12 Jahre	Doxycyclin	2 × 100 mg/d	10–30 d
▷ **Neuroborreliose, rezidivierende Arthritis, Lyme-Karditis**			
Parenterale Therapie			
Penicillin G	500000 IE/kg KG/d in 3–6 ED (max. 12 Mio. IE)		10–14 d
Cefotaxim	200 mg/kg KG/d in 3 ED		10–14 d
Ceftriaxon	100 mg/kg KG/d in 1 oder 2 ED (max. 2 g)		10–14 d

kung im jugendlichen Alter ohne Allgemeinsymptomatik, d. h. Fieber, Kopfschmerzen etc. können fehlen. Bevorzugte Lokalisation bei Kindern ist der Kopf, beim Borrelienlymphozytom bevorzugt im Bereich des Ohrläppchens. Eine *Acrodermatitis chronica atrophicans* wurde im jugendlichen Alter bisher nur in Einzelfällen beschrieben. Bei 80 % aller Fälle mit Nervenbeteiligung sind Fazialisparese oder seröse Meningitis die Hauptmanifestationen, während das *Bannwarth-Syndrom* bei Kindern nur selten zu beobachten ist. Eine Gelenkbeteiligung ist in Europa nur bei allenfalls 3–5 % der betroffenen jugendlichen Kranken zu erwarten.

Die *Lyme-Borreliose im Kindesalter* ist eine Erkrankung mit meist akutem Verlauf und guter Prognose bei frühzeitiger und konsequenter Therapie. Hierzu wird bei Kindern als Behandlung 1. Wahl Amoxicillin (z. B. Amoxypen® Saft) über mindestens 14 Tage empfohlen; Einzelheiten hierzu in Tabelle 51.12 und auf S. 105 f.

51.5.2 Virusinfektionen

Varizellen/Zoster-Infektion. Ein *Zoster* tritt bei Kindern und Jugendlichen selten auf. Manifestiert sich ein Zoster innerhalb der ersten beiden Lebensjahrzehnte, haben die kleinen Patienten häufig ihre Varizelleninfektion vor dem 12. Lebensmonat, bei Auftreten im 1. Lebensjahrzehnt vor dem 2. Lebensmonat durchgemacht. Die Zostererkrankung ist bei Säuglingen und Kleinkindern häufig Folge einer mütterlichen Varizelleninfektion während der Schwangerschaft und gleichzeitiger intrauteriner Varizelleninfektion. Der Verlauf eines Zosters ist bei Neugeborenen und Kleinkindern meist milder als bei Erwachsenen, und nur selten treten bei Kindern begleitende Lymphadenopathien oder postzosterische Neuralgien auf.

Die Therapie der Varizellen- und der Zosterinfektion stützt sich bei Kindern primär auf lokal austrocknende (Tannosynt® Lotio, Zinkschüttelmixtur) und antipruriginöse (Polidocanol, z. B. Thesit®, 3–5 % in Zinkschüttelmixtur) Maßnahmen. Bei Fieber sollte Bettruhe eingehalten werden und aufgrund der Infektiosität der Kontakt zu anderen Kindern gemieden werden. Bei hohen Temperaturen werden von uns Paracetamol und Wadenwickel empfohlen, bei starkem Pruritus kann die Gabe von Antihistaminika (s. Tabelle 51.8) hilfreich sein.

Bei einer Impetiginisierung der Läsionen sollten lokal desinfizierende Maßnahmen unter Zusatz von 0,5–1 % Clioquinol oder von 0,1 % Chinosol oder der Einsatz lokaler Antibiotika (Refobacin®, Aureomycin®) erwogen werden.

Tritt die Varizellen- oder Zosterinfektion bei immunsupprimierten Kranken oder im Bereich des Auges oder des N. oticus auf oder zeigt sie einen schweren komplizierten Verlauf, sollten systemische Virustatika eingesetzt werden. Für Aciclovir (Zovirax®) und für Brivudin (Helpin®) besteht keine Altersbeschränkung, ihr Einsatz bei pädiatrischen Patienten wird empfohlen. Die Dosierung erfolgt in der Regel mit 5–10 mg/kg KG 3 ×/d. Neuere Studien haben jedoch gezeigt, daß ein deutlich milderer Verlauf, eine niedrigere Komplikationsrate bei Zosterinfektion und eine gute Wirksamkeit bei Kindern nur durch die hochdosierte Gabe von Aciclovir während der ersten 24 h nach Krankheitsbeginn in einer höheren Dosierung von 20 mg/kg KG 4 ×/d erzielt werden kann.

Molluscum contagiosum. Die Mollusca contagiosa, die sog. Dellwarzen, findet man bei Kindern vor allem im Gesicht, an den Augenlidern, in der Hals-, Axillar-, Perigenital- und Perianalregion. Sie sind kontagiös und können daher leicht zwischen Geschwistern oder im Kindergarten übertragen werden.
Die Therapie der Wahl besteht in der Exprimierung des Knötchen nach kleiner zentraler Inzision oder Abtragung mit einem scharfen Löffel. Zur Analgesie kann Chloräthylspray oder die lokale Anwendung von EMLA® Creme empfohlen werden. Bei Vorliegen ausgedehnter Mollusca contagiosa, insbesondere bei Kleinkindern, kann eine Rauschnarkose angezeigt sein. Weitere Einzelheiten s. S. 81 f.

Hand-Fuß-Mund-Krankheit. Es handelt sich hierbei um eine akut auftretende, hartnäckige Coxsackie-Virus-Infektion (häufig Typ A 16), die mit einer vesikulären Stomatitis und Ausbildung von Vesikeln im Palmoplantarbereich einhergeht. Vorausgehen kann ein 12–24 h dauerndes Prodromalstadium mit leicht erhöhten Temperaturen, Übelkeit und Bauchschmerzen. Im Bereich des Mundes bilden sich schmerzhafte, leicht erordierte Bläschen. Differentialdiagnostisch muß eine *Herpangina Zahorsky* (s. S. 1057) und ein Erythema exsudativum multiforme ausgeschlossen werden.
Die Erkrankung heilt ohne Therapie innerhalb von 7–10 Tagen ab. Daher sollten sich die therapeutischen Maßnahmen auf eine milde Diät und Mundspülungen beschränken. Gelegentlich ist bei deutlich eingeschränkter Nahrungsaufnahme die Anwendung von lokal anästhesierenden Gelen erforderlich.

51.5.3 Pilzinfektionen

Die Dermatophytosen, speziell die *Trichophytie* und die *Mikrosporie*, zeichnen sich gerade bei Kindern durch ihre hohe Kontagiosität aus. Infektionsquelle sind in der Regel Spiel- oder Haustiere der Kinder, wobei die häufigsten Erreger *Trichophyton mentagrophytes* (Meerschweinchen), *Microsporon canis* (Katze, Hund) oder *Trichophyton verrucosum* (Kälber) sind. Die hochinfektiöse Mikrosporie wird meist durch das *Microsporon audouini* hervorgerufen.
Seltene Sonderformen einer Trichophytie bei Kindern sind das Kerion Celsi, bei dem es sich um follikuläre Pusteln, abszedierende tiefe Noduli mit eitriger Sekretion handelt, und der Favus, eine chronische Sonderform der Tinea capitis, verursacht durch *Trichophyton schoenleinii*, bei dem die Übertragung von Mensch zu Mensch erfolgt.

Behandlung. Bei Mikrosporie besteht der erste therapeutische Angriffspunkt in der Ausschaltung der möglichen Infektionsquellen durch Mitbehandlung der Haus- und Spieltiere, mit gleichzeitiger ausgiebiger Desinfektion der Kleidungsstücke und der Bettwäsche. Gleichzeitig sollte aufgrund der hohen Kontagiosität der Kontakt zu anderen Kindern gemieden werden. Bei kleinflächigem Befall der Haut ist in der Regel eine kombinierte Lokalbehandlung mit abschuppenden bzw. keratolytischen Maßnahmen und antimykotischen Wirkstoffen (Ciclopirox, Imidazole) ausreichend. Liegt ein Pilzbefall des Kopfes vor, ist ein Abrasieren der befallenen Haare zur optimalen topischen Behandlung oft hilfreich.
Bei Vorliegen einer ausgedehnten Tinea corporis, einer tiefen Trichophytie des Kopfes, oder auch bei erfolgloser lokaler Behandlung kann eine systemische Therapie erforderlich sein. Bei tiefen Trichophytien im Kindesalter ist, wenn keine Kontraindikationen vorliegen, immer noch Griseofulvin (Likuden M®) in einer Dosis von 10 mg/kg KG als Einzeldosis zu einer fettreichen Mahlzeit das Mittel der Wahl. Weiterhin kann Ketoconazol (Nizoral®) verabreicht werden; Itraconazol (Sempera®) ist hingegen in Deutschland für den Einsatz bei Kindern (noch) nicht zugelassen.
Den Hefepilzinfektionen kommt bei Kindern große Bedeutung zu. Eine Candidose kann sich klinisch als Mundsoor, als Windeldermatitis oder als nässende Intertrigo manifestieren.
Das Trockenhalten der Körperfalten (inguinal, Windelbereich) und die Anwendung austrocknender Farbstofflösungen (0,1–0,3 % Pyoktanin,

0,25–0,5 % Brilliantgrün, Solutio Castellani) im Wechsel mit antimykotischen Nystatinpräparaten in Cremes oder Pastenzubereitung (z. B. Candio-Hermal® Softpaste oder für die enorale/intestinale Candidose in Form einer entsprechenden Suspension (z. B. Nystatin®) ist die Behandlung der Wahl. Bei mukokutanen Candidosen oder bei rezidivierendem Soor kann kurzfristig Ketoconazol (*cave*: Hepatotoxizität) in einer Dosis von 1–2 mg/kg KG/d, ab 30 kg KG 100 mg/d ab dem 2. Lebensjahr eingesetzt werden. Vgl. auch Kap. 2.

51.5.4 Parasitosen

Die Prävalenz von *Pediculosis* und *Skabies* gerade bei Kindern ist sowohl in den entwickelten Ländern des Westens als auch in den Ländern der sog. Dritten Welt außerordentlich hoch; sie wird mit ca. 5–20 % geschätzt, mehrere Millionen sind schwer infiziert. Die Behandlung der *Skabies* erfolgt in Deutschland beim Erwachsenen vorzugsweise mit Lindan 0,3 % (Jacutin® Emulsion, Gel), während für Kinder eher Benzylbenzoat 10–25 % (z. B. Antiscabiosum Mago® Emulsion) vorgezogen wird. Bei Säuglingen und Kindern < 10 Jahre wird nach einem Schmierseifenbad an 3 aufeinanderfolgenden Abenden der gesamte Körper mit Antiscabiosum 10 % und bei älteren Kindern und Jugendlichen > 10 Jahre mit Antiscabiosum Mago® Emulsion 25 % oder auch mit Jacutin® (0,3 % Lindan + 2,5 % Benzylbenzoat) eingerieben. Bei Kindern im Alter zwischen 1–10 Jahren erfolgt das Abbaden des Präparates zur Reduzierung der systemischen Resorption von Lindan bereits nach 3 h, bei den älteren erst am folgenden Morgen. Bei leicht ausgeprägten Fällen reicht auch eine 2tägige Behandlung aus.
Die Behandlung von Säuglingen erfordert ein besonders vorsichtiges Vorgehen zur Einschränkung der Resorptionsfläche: Am 1. Tag wird nur die untere Körperhälfte mit Antiscabiosum-Mago® 10 % eingerieben, nach 3 h abgebadet, am 2. Tag die obere Körperhälfte und Abbaden nach 3 h. Die Tage 1 und 2 werden je einmal wiederholt. Die Behandlung bei Säuglingen oder Kleinkindern sollte möglichst *stationär* erfolgen, um unter ärztlicher Aufsicht Fehler möglichst zu vermeiden.
Auf *neurotoxische Nebenwirkungen* ist vor allem bei der Anwendung von Lindan gerade bei Kindern und Säuglingen gezielt zu achten. Insbesondere seine Applikation auf Hautfalten und ekzematisierter Haut mit herabgesetzter Barrierefunktion kann bei den jungen Patienten zu einer systemischen Aufnahme führen, eine ZNS- bzw. Neurotoxizität ist nicht ausgeschlossen. Auf die Einhaltung der Anwendungskonzentrationen und -zeiten sollte strikt geachtet werden. Lokal können Benzylbenzoat und auch Lindan zu erheblichen Reizungen bzw. Irritationsdermatitis mit Brennen, Stechen etc. und darauffolgender Ekzematisierung vorhandener Läsionen führen. Aus diesem Grunde wird von uns nach jedem Behandlungszyklus sowie einige Tage nach Abschluß der Behandlung eine milde kortikosteroidhaltige Creme appliziert (0,5–1 % Hydrokortisonacetat, Ichthocortin® fett) und die Haut mit einer Fettcreme gepflegt (z. B. Linola® Fett, Ungt. emulsificans o. ä.).

Für die Skabiesbehandlung
- *Benzylbenzoat*
  Wirksam; leicht reizend,
  Geruchsbelästigung
- *Lindan* (n-Hexachlorcyclohexan)
  Sehr wirksam; neurotoxisch
  (*cave*: Kleinkinder und Säuglinge)
- *Permethrin* (synthetisches Pyrethroid)
  Sehr wirksam; niedrige Toxizität,
  als Alternative zu empfehlen
  (in Deutschland nicht eingeführt)

● Für die Therapie der Skabies bestehen langjährige, nebenwirkungsarme Erfahrungen mit lokal angewendeten Schwefelsalben (3–10 %, bis zu 20 %). Auch heute wird die Behandlung bei kleinen Kindern mit Sulfur praecipitatum 3 %, bei Schulkindern > 10 Jahre mit 6 % Schwefelsalbe über 3–6 Tage, vor allem in Ländern der Dritten Welt außerordentlich preiswert und auch erfolgreich, durchgeführt. Nachteile sind die Geruchsbelästigung, Verfärbung von Metallgegenständen, bei höheren Konzentrationen Hautreizung u. ä. Hepatotoxische Nebenwirkungen, wie gelegentlich behauptet, haben wir bisher nicht gesehen und auch im Schrifttum nicht überzeugend belegt gefunden. Neuerdings wurde Schwefel von offizieller Seite in Deutschland als

Tabelle 51.13. Antiparasitäre Behandlungsmöglichkeiten im Kindesalter

Skabies
▷ Benzylbenzoat 10 % (Antiscabiosum für Säuglinge und Kleinkinder).
▷ Lindan 0,3 % mit Benzylbenzoat 2,5 % in Ö/W-Emulsion (Jacutin®), allerdings nur mit eingeschränkter Applikationsfläche und Einwirkdauer, je nach Alter.
▷ Schmierseifenbad und anschließende Anwendung einer Schwefelsalbe (Sulfur praecip.), 2 ×/d 3 Tage hintereinander einreiben.
  Kleine Kinder   3 % – Schwefelsalbe,
  Größere Kinder   6 % – Schwefelsalbe
(in Deutschland wird neuerdings die Anwendung von Schwefel-haltigen Externa nur mit Einschränkungen empfohlen!)

Pediculosis
▷ Pyrethrumextrakt 0,3 % (Goldgeist forte®), ca. 30 ml über 30 min einwirken lassen.
▷ Jacutin® Gel: ½ Teelöffel in das feuchte Haar einreiben, nach 3 h auswaschen.
  Nissen abwaschen mit Speiseessig vermischtem Wasser (2 Eßl./1 l) und Haare mit Läusekamm auskämmen.

wirkungslos eingestuft, ein Umstand, der sicher noch weiterer Diskussion bedarf.
Im Kindergarten und in Schulen kommt weiterhin der Behandlung der *Pediculosis* bei Kindern eine große Bedeutung zu. Diese kann in erster Linie mit natürlichen und synthetischen Pyrethroiden (Pyrethrumextrakt 0,3 %, Goldgeist forte®) oder auch mit Lindan 0,3 % (Jacutin® Gel) erfolgreich angegangen werden. Die synthetischen Pyrethroide kamen in letzter Zeit mehrfach in die Diskussion, da bei beruflicher Betätigung mit ihrer Herstellung auch hier neurotoxische Nebenwirkungen (Übelkeit, Erbrechen, Parästhesien) beschrieben wurden, doch bei der einmaligen Anwendung ist eine Neurotoxizität eher zu vernachlässigen. Sie dürfte auch bei Schwangeren und Säuglingen in der Praxis keine Gefahr bedeuten. Nach einer normalen Haarwäsche wird das jeweilige Präparat in das feuchte Haar nach den mitgegebenen Anweisungen appliziert; bei Kindern bis 3 Jahre wird man höchstens einen ½ Teelöffel Jacutin® Gel in das feuchte Haar einreiben und 3 h einwirken lassen. Pyrethrumpräparate (0,3 %; im Ausland bis zu 5 % im Gebrauch: Elimite®) sollen bei Kleinkindern mit Pediculosis *in einer einmaligen Dosis*

Tabelle 51.14. CDC-Klassifikation der HIV-Infektion bei Kindern (bis zu 12 Jahren; MMWR 1987)

P-0	*Infektion nicht geklärt*
P-1	*Asymptomatische Infektion*
	Subklasse A: normale Immunfunktion
	Subklasse B: pathologische Immunfunktion
	Subklasse C: Immunfunktion nicht untersucht
P-2	*Symptomatische Infektion*
	Subklasse A: unspezifische Befunde
	Subklasse B: progressive neurologische Erkrankung
	Subklasse C: lymphoide interstitielle Pneumonie
	Subklasse D: sekundäre Infektionskrankheiten
	D1: spezifische opportunistische Infektionen, siehe CDC-Definition für Aids
	D2: rezidivierende schwere bakterielle Infektionen (> 2 in 2 Jahren)
	D3: andere spezifische sekundäre Infektionen, z.B. orale Candidiasis, Gingivostomatitis herpetica > 2 ×/Jahr etc., Zoster über mehrere Dermatome oder generalisiert
	Subklasse E: sekundäre maligne Erkrankungen
	E1: spezifische sekundäre Malignome siehe CDC-Definition für Aids
	E2: andere, möglicherweise HIV-assozierte Malignome
	Subklasse F: andere, möglicherweise als Folge der HIV-Infektion anzusehende Erkrankungen (Myopathien, Thrombozytopenien etc.)

von maximal 30 ml für 30 min zur Anwendung kommen. Säuglinge dürfen nur unter ärztlicher Aufsicht behandelt werden. Das Abbaden der Nissen kann durch eine anschließende Haarwäsche mit in H_2O verdünntem Speiseessig (2 Eßlöffel auf 1 l H_2O) erleichtert werden. Wichtig ist das anschließende gründliche Auskämmen der Haare mit einem Läusekamm.

Eine ovozide Wirkung auf die Nissen ist sowohl beim Lindan wie auch beim Benzylbenzoat nicht sicher, *am ehesten wirken natürliche und synthetische Pyrethroide ovozid.* Insofern ist es ggf. notwendig, nach ca. 1 Woche die Behandlung zu wiederholen und für eine vollständige mechanische Entfernung der Nissen zu sorgen.

51.6 HIV-Infektion im Kindesalter

Die HIV-Infektion beim Kind führt nicht nur zu schweren viszeralen opportunistischen Infektionen, z. B. Pneumocystis-carinii-Pneumonie (PCP), Kardiomyopathie, Hepatitis, Nephropathie, Enzephalopathie und lymphoide interstitielle Pneumonie (LIP), sondern oft auch zu verschiedenen Erkrankungen der Haut und der Schleimhaut.

Die mukokutanen Manifestationen sind häufig unspezifisch und nicht pathognomonisch für die HIV-Infektion, jedoch unterscheiden sich Dermatosen bei HIV-infizierten Kindern eindeutig von denen bei den nichtinfizierten durch ihren schweren Verlauf und ihre relative Therapieresistenz. Weitere Untersuchungen haben gezeigt, daß der Schweregrad der Hauterkrankung mit dem Immunstatus gut korreliert. Die häufigsten sind *Pyodermien, HSV- und VZV-Infektionen, Candidosen, Dermatophytien, Tumoren* und *entzündliche Dermatosen.* Speziell zu nennen sind das primäre HIV-Exanthem, die atopische Dermatitis, Seborrhö, Ichthyosis, Psoriasis und Arzneimittelexantheme. Das primäre HIV-Exanthem ist bisher nur bei Jugendlichen beobachtet worden, noch nie bei Kindern, möglicherweise dadurch bedingt, daß die meisten Kinder bereits in utero infiziert wurden. Bei über 80 % der HIV-infizierten Kinder handelt es sich um eine vertikale HIV-Infektion, 30 % davon sind bereits bei der Geburt positiv; zu 15 % erfolgt eine Infektion der Kinder über Bluttransfusionen/Blutplasmapräparate.

Tabelle 51.15. Hautmanifestationen bei HIV-Infektion im Kindesalter

▷ **Infektionen**
Bakterielle
  Impetigo
  Ecthyma
  Weichteilinfektionen
  Follikulitiden
Virale
  Herpes simplex
  Herpes zoster
  Chronische Varizella-Zoster-Infektionen
  Mollusca contagiosa
  Warzen
Pilzinfektionen
  Windeldermatitis oder Intertrigo
  Tinea capitis
  Tinea corporis
  Kryptokokkose
  Sporotrichose
  Histoplasmose
Parasiten
  Skabies

▷ **Entzündliche Dermatosen**
  Atopische Dermatitis
  Seborrhoische Dermatitis
  Psoriasis
  Arzneimittelexantheme
  Vaskulitis
  Mangelernährungsbedingt

▷ **Neoplasien**
  Kaposi-Sarkom (Jugendliche, selten)
  Lymphome

Die Bedeutung der HIV-Infektion und die Folgen einer nicht rechtzeitig oder nur ungenügend durchgeführten Therapie führen gerade bei den jungen Patienten dazu, daß der behandelnde Arzt häufig zwischen *Nutzen* und *Risiko* einer systemischen Behandlung abwägen muß und daß er selbst Medikamente, die für den Einsatz bei Kindern nicht zugelassen sind, beim HIV-infizierten Kind ausnahmsweise einsetzen muß, um das Leben der kleinen Patienten zu retten.

51.6.1 Behandlung bakterieller Erkrankungen HIV-infizierter Kinder

Bei HIV-infizierten Kindern kommen *Haut- und Wundinfektionen* wie Impetigo, Ekthyma und Weichteilinfektionen vor, meist durch S.-aureus-

Stämme hervorgerufen; bei stark immunsupprimierten Patienten läßt sich häufig auch Pseudomonas aeruginosa nachweisen. Gehäuft kommt es auch zu akuten und/oder chronisch rezidivierenden bakteriellen Pneumonien, Bakteriämien, Sepsis (Strept. pneumoniae, Haemophilus influenzae, P. aeruginosa, Klebsiella pneumoniae, Salmonella species), weiterhin zu einer Otitis media sowie zu purulenter Sinusitis und Rhinitis. Die *bazilläre Angiomatose* kommt in der Regel nur bei Erwachsenen vor; erst kürzlich wurde sie bei einem Kind mit (nicht-HIV-bedingter) Immunsuppression erstmalig beschrieben.
Eine antibiotische Therapie sollte vor allem bei Kindern und Jugendlichen gezielt nach Erreger- und Resistenzprüfung durchgeführt werden. Bei schweren Infektionen muß eine antibiotische, parenterale Kombinationstherapie durchgeführt werden; eine Kombination von z.B. Ceftazidim + Aminoglycosid oder Azlocillin/Piperacillin wird empfohlen. Alternativ käme ein β-Lactamantibiotikum in Frage, z.B. Imipenem. Ciprofloxacin ist für Pseudomonasinfektionen geeignet, jedoch in Deutschland nicht zur Therapie bei Kindern zugelassen.

■ Alternativ wird in der Literatur zur Reduzierung des Auftretens schwerer bakterieller Infektionen die Substitution mit Immunglobulinen empfohlen. Die Prophylaxe erfolgt mit Gaben polyvalenter Immunglobuline in einer Dosierung von 400 mg/kg KG i.v., jedoch ist der Therapieeffekt offenbar von der Zahl der CD_4^+-Zellen abhängig (mind. > 200 Zellen/µl).
Das Spektrum *opportunistischer Infektionen* bei Kindern ähnelt dem des erwachsenen HIV-Patienten, wobei die Pneumocystis-carinii-Pneumonie (PCP) mit 8–12 % am häufigsten als Aids-definierende Erkrankung vorkommt. Die Behandlung erfolgt auch bei Kindern mit einer Kombination von Trimethoprim (TMP) / Sulfamethoxazol (SMZ) in einer Dosis von 20 mg TMP und 100 mg SMZ/kg KG/d in 3–4 Einzeldosen über 2–3 Wochen. Auf Nebenwirkungen wie Knochenmarksuppression, Neutro- und Thrombozytopenie, gastrointestinale Störungen, schwere allergische Reaktionen bis hin zum Lyell-Syndrom ist zu achten. Bei schwerer pulmonaler Dysfunktion wird bei Kindern > 13 Jahre die gleichzeitige Gabe von Prednisolon empfohlen (Tag 1–5: 2 × 40 mg/d, Tag 6–10: 40 mg/d, Tag 11–21: 20 mg/d). Bei Auftreten schwerer Nebenwirkungen oder Therapieversagen kann alternativ eine Therapie mit Pentamidin in einer Dosis von 4 mg/kg KG/d in Form einer langsamen i.v.-Infusion unter Monitorüberwachung und Laborchemiekontrolle erfolgen. Nach 3–5 Tagen erfolgt die Reduktion auf 2 mg/kg KG/d (Spiegelkontrolle). Die Gabe von Atovaquone hat sich bei Erwachsenen als ebenso erfolgreich wie die Pentamidintherapie erwiesen, jedoch liegen für den Einsatz bei Kindern z.Z. noch zu wenig Erfahrungen vor.
Die *Rezidivprophylaxe* bei Kindern wird mit TMP/SMZ (150 mg TMP und 750 SMZ/m² KO/d p.o. oder 3 ×/Woche in 2 Einzeldosen) durchgeführt, wobei Spiegelbestimmungen empfohlen werden. Vorsicht ist bei gleichzeitiger Therapie mit Zidovudin aufgrund der Nebenwirkungen (Thrombozytopenie, Leukopenie, hämolytische Anämie) geboten. Alternativ können Pentamidin 4 mg/kg KG i.v. alle 2–4 Wochen oder als weitere Alternative DADPS (Dapson-Fatol Tbl. à 50 mg) in einer Einzeldosis von 1 mg/kg KG oral gegeben werden.
Eine *atypische Mykobakteriose* tritt bei Kindern erst spät im Verlauf der HIV-Infektion auf, erst bei CD_4^+-Zahlen von < 100 Zellen/µl.

51.6.2 Behandlung viral bedingter Dermatosen bei HIV-infizierten Kindern

Zu den häufig auftretenden, viral bedingten Hauterkrankungen zählen die HSV-Infektionen (HSV 1, 2), die in fast jeder mukokutanen Lokalisation zu Ulzerationen führen können, am häufigsten als *Gingivostomatitis herpetica*. VZV-Infektionen zeigen bei HIV-infizierten Kindern einen besonders schweren und protrahierten Verlauf, Varizellenpneumonie, Hepatitis, Pankreatitis, Befall des ZNS und ein hämorrhagisches Exanthem können vorkommen. Therapeutisch kommt bei HSV- und Zoster-Infektionen die orale oder intravenöse Therapie mit Aciclovir (Zovirax®) in einer Dosis von 5–10 mg/kg KG 4 ×/d (oder höher) in Betracht. Bei Nichtansprechen muß an einen resistenten Stamm gedacht werden; dann kann alternativ Foscarnet (Foscavir®) eingesetzt werden. Bei der Behandlung der VZV-Infektion wurden neuerdings gute Erfolge mit Brivudin (Helpin®) in einer Dosis von 2–4 × 150 mg/d beschrieben; dieses Präparat hat sich bei uns bewährt, zumal es auch kostengünstiger ist als Aciclovir.

Weitere häufige viral bedingte Erkrankungen sind Infektionen mit humanen Papillomviren (HPV), die klinisch zu disseminierten therapierefraktären *Verrucae vulgares, Condylomata acuminata* oder *Verrucae planae* führen können. Wiederholt sind auch disseminierte, teilweise gigantische Mollusca contagiosa beschrieben worden. Therapeutisch kommen für derartige Läsionen klassische Verfahren wie die Anwendung von flüssigem Stickstoff, Ätzmitteln ($AgNO_3$-Stift, Solco-Derman®-Lösung), der Elektrokauter und vor allem bei ausgedehnten Läsionen der Einsatz des CO_2-Lasers in Frage.

Bei pädiatrischen HIV-Patienten wurde nur vereinzelt die beim Erwachsenen häufig beobachtete, mit EBV-assoziierte *orale haarige Leukoplakie* (OHL) beobachtet.

Die antiretrovirale Therapie nimmt auch bei den jungen Patienten ihren festen Platz ein. Es muß jedoch zwischen HIV-infizierten und manifest an Aids erkrankten Kindern unterschieden werden. Zur Einteilung des Stadiums wird man sich nach der CDC-Klassifikation von Kindern < 13 Jahren (s. Tabelle 51.14) richten. Bei symptomatischen Patienten (Klasse P2) wird Zidovudin (Retrovir®) in einer Dosierung von 600–700 mg/m² KO/d in 3 Einzelgaben empfohlen. Die Indikation einer antiretroviralen Therapie bei Kindern mit immunologischen und/oder klinischen Auffälligkeiten (Subklasse P1B, P2A) wird zur Zeit noch im Rahmen multizentrischer Studien überprüft. Kinder mit asymptomatischer HIV-Infektion erhalten keine antiretrovirale Therapie, da ein Einfluß auf den Verlauf in diesem Alter nicht gesichert ist und auch bei Kindern bereits Berichte über Resistenzentwicklung unter Einsatz von Zidovudin beschrieben wurden. Als weiteres Präparat kommt Didanosin (DDI, Videx®) in einer Dosis von 200 mg/m² KO/d in 2 Einzeldosen in Betracht. In der klinischen Prüfung befinden sich die Kombinationstherapien bei Kindern: Zidovudin + Didanosin versus Monotherapie und Zidovudin + 2'3'Dideoxycytidin (DDC; Hivid®), so daß eine Empfehlung derartiger Kombinationen z. Z. nicht möglich ist. Vgl. auch Kap. 42

51.6.3 Behandlung HIV-assoziierter Pilzinfektionen

Handelt es sich um die häufige *oropharyngeale Candidose*, so erfolgt bei symptomatisch HIV-infizierten Kindern (Subklasse P2A) eine lokale Behandlung mit Gabe von Nystatin in einer Dosis von 100 000 IE/d. Bei Nichtansprechen können Amphotericin B 4 × 100 mg/d oder Miconazol 4 × 25–50 mg/d lokal eingesetzt werden. Bei Vorliegen einer ausgedehnten Candidose oder bei Therapieresistenz können alternativ Ketoconazol oder Fluconazol (> 1. Lebensjahr, 1–2 mg/kg KG/d als Einzeldosis notwendig werden lassen. Jedoch sollten diese Medikamente Kindern nur gegeben werden, wenn eine Resistenz gegen die anderen Therapeutika oder keine andere Alternative besteht.

Die *Candida-Ösophagitis* macht in der Regel den Einsatz von Fluconazol in einer Dosierung von 3–6 mg/kg KG/d als Einzeldosis i.v. notwendig. Bei Vorliegen eines multiresistenten Soors kann im Notfall Itraconazol eingesetzt werden, allerdings ist die Substanz in Deutschland für Kinder nicht zugelassen; eine Nutzen/Risiko-Abwägung muß durch den Arzt im Einzelfall erfolgen.

Bei Vorliegen *systemischer Candidosen* empfiehlt sich bei Kindern die Gabe von Fluconazol i.v., da es eine niedrigere Toxizität als Amphotericin B (0,1–0,5 mg/kg KG/d i.v.) aufweist. Erst bei Nichtansprechen oder bei sonstigen Gründen, die seinen Einsatz rechtfertigen, wäre auch an Amphotericin B zu denken, wobei seine Wirksamkeit durch die Kombination mit 5-Flucytosin (Ancotil®; Dosis 150 mg/kg KG/d i.v. oder p.o. in 4 Einzelgaben) verstärkt werden kann. Alternativ bietet sich auch bei Kindern liposomal verkapseltes Amphotericin B (Ambisome®) in einer Dosis von 1–3 mg/kg KG/d als Kurzinfusion an, zumal dieses Präparat mit einer geringeren Hepato-, Nephro- und Hämatotoxizität verbunden ist. Vgl. auch Kap. 2, S. 25 ff.

Literatur

Anderson MM, Morris RE (1993) HIV and adolescents. Pediatr Ann 22: 436–446

Annunziato PW, Frenkel LM (1993) The epidemiology of pediatric HIV-1 infection. Pediatr Ann 22: 401–405

Avila-Romay A, Alvarez-Franco M, Ruiz-Maldonado (1991) Therapeutic efficacy, secondary effects, and patient acceptability of 10 % sulfur in either pork fat or cold cream for the treatment of scabies. Pediatr Dermatol 8: 64–66

Ben-Amitai D, Ashkenazi S (1993) Common bacterial infections in childhood. Pediatr Ann 22: 225–233

Berth-Jones J, Hutchinson PE (1992) Modern treatment of warts. Cure rates at 3 and 6 months. Br J Dermatol 127: 262–265

Beutner KR (1993) Cutaneous viral infections. Pediatr Ann 22: 247–252

Bochner H, Cohen E, David M et al. (1990) Ambulatory treatment of psoriasis with short-contact dithrocream therapy: a multicenter study. Isr J Med Sci 26: 406–408

Bonifazi E, Mazzotta F (1992) Traitement du psoriasis de l'enfant. Ann Dermatol Venereol 119: 792–795

Britton JW, Fajardo JE, Krafte-Jacobs B (1990) Comparison of mupirocin and erythromycin in the treatment of impetigo. J Pediatr 117: 827–829

Buckley RH, Wray BB, Belmaker EZ (1972) Extreme hyperimmunoglobulin E and undue susceptibility to infection. Pediatrics 49: 59–67

Burns DA (1991) The treatment of human ectoparasite infection. Br J Dermatol 125: 89–93

Centers for Disease Control (1987) Classification system for human immunodeficiency virus (HIV) in children under 13 years of age. MMWR 36: 225–236

Chadwick EG (1991) Oral acyclovir in varicella zoster virus infections: A call for restraint. Pediatr Dermatol 8: 246–247

Chren M-M, Silverman RA, Sorensen RU, Elmets CA (1989) Leucocytoclastic vasculitis in a patient infected with human immunodeficiency virus. J Am Acad Dermatol 21: 1161–1164

Church JA (1993) Clinical aspects of HIV infection in children. Pediatr Ann 22: 417–427

Connor E, Boccon-Gibod L, Joshi V et al. (1990) Cutaneous acquired immunodeficiency syndrome associated Kaposi-sarcoma in pediatric patients. Arch Dermatol 126: 791–793

Cvetkovich TA, Frenkel LM (1993) Current management of HIV infection in children. Pediatr Ann 22: 428–435

Dagan R (1993) Impetigo in childhood: changing epidemiology and new treatments. Pediatr Ann 22: 235–239

Dunkle LM, Arvin AM, Whitley RJ, Rotbart HA et al. (1991) A controlled trial of acyclovir for chickenpox in normal children. N Engl J Med 325: 1539–1544

Ghosh S, Kanwar AJ, Kaur S (1993) Urticaria in children. Pediatr Dermatol 10: 107–110

Gladtke E (1987) Grundlagen der Pharmakokinetik einschließlich Besonderheiten der Arzneitherapie. In: Krück F, Kaufmann W, Bünte H et al. (Hrsg) Therapie-Handbuch. Urban & Schwarzenberg, München Wien Baltimore, S 3–15

Gladtke E, Kruse W, Weber E (1989): Grundlagen der Pharmakokinetik einschließlich Besonderheiten in der Pädiatrie und in der Geriatrie.

Goldgeier MH (1993) Fungal infections of the skin, hair, and nails. Pediatr Ann 22: 253–259

Gosch S, Tronnier M, Wolff HH (1993) Die Therapie der linearen IgA-Dermatose im Kindesalter. Dermatol Monatsschr 179: 330–333

Grossmann KL, Rasmussen JE (1991) Recent advances in pediatric infectious disease and their impact on dermatology. J Am Acad Dermatol 24: 379–389

Handley JM (1991) Scissor excision plus electrocautery of anogenital warts in prepubertal children. Pediatr Dermatol 8: 243–245

Heckmatt J, Saunders C, Peters AM et al. (1989) Cyclosporine in juvenile dermatomyositis. Lancet I: 1063–1066

Hochreutener H, Wuthrich B, Huwyler T et al. (1991) Variant of hyper-IgE syndrome: the differential from atopic dermatitis is important because of treatment and prognosis. Dermatologica 182: 6–11

Hussey GD, Klein M (1990) A randomized controlled trial of Vitamin A in children with severe measles. N Engl J Med 323: 160–164

Jeppson J, Jaffe H, Hill HR (1991) Use of recombinant human interferon gamma to enhance neutrophil chemotactic response in Job syndrome of hyperimmunoglobulin E and recurrent infections. J Pediatr 118: 383–385

Kettelhut BV, Metcalfe DD (1991) Pediatric mastocytosis. J Invest Dermatol 1991; 15S–18S

Krowchuk DP, Tunnessen WW, Hurwitz S (1992) Pediatric dermatology update. Pediatr 90: 259–264

Langer K, Konrad K, Weninger M, Wolff K (1991) Kollodiumbaby mit Übergang in milde lamelläre Ichthyose. Hautarzt 42: 34–38

Legrain V, Taieb A, Sage T, Maleville J (1990) Urticaria in infants: A study of forty patients. Pediatr Dermatol 7: 101–107

Leibovitz E, Cooper D, Giurgiutiu D, Coman G et al. (1993) Varicella-zoster virus infection in Romanian children infected with the human immunodeficiency virus. Pediatr 92: 838–842

Leung D, Wood N, Geha RS (1985) Reversal of cellular abnormalities in the hyper-IgE syndrome following plasmapheresis. Clin Res 33: 161A

Magyarlaki, Drobnitsch I, Schneider I (1991) Papular acrodermatitis of childhood (Gianotti-Crosti disease). Pediatr Dermatol 8: 224–227

McKinney RE, Robertson JWR, Duke pediatric AIDS clinical trials unit (1993) Effect of human immunodeficiency virus infection on the growth of young children. J Pediatr 123: 579–582

Megahed M, Goerz G, Lenard H-G, Plewig G (1991) Lineare IgA-Dermatose des Kindesalters. Monatsschr Kinderheilkd 139: 636–638

Nanda A, Kaur S, Kaur I, Kumar B: Childhood psoriasis (1990) An epidemiologic survey of 112 patients. Pediatr Dermatol 7: 19–21

Nayar M, Chin GY (1992) Harlequin fetus treated with etretinate. Pediatr Dermatol 9: 311–314

Nemeth AJ, Klein AD, Gould EW, Schachner LA (1991) Childhood bullous pemphigoid. Arch Dermatol 127: 378–386

Obalek S, Misiewicz J, Jablonska S, Favre M, Orth G (1993) Childhood condyloma acuminatum: Association with genital and cutaneous human papillomaviruses. Pediatr Dermatol 10: 101–106

Prose NS (1990) HIV infection in children. J Am Acad Dermatol 22: 1223–1231

Prose NS (1991) Mucocutaneous disease in pediatric HIV infection. Pediatr Clin North Am 38: 977–990

Prose NS (1992) Cutaneous manifestation of pediatric HIV infection. Pediatr Dermatol 9: 326–328

Rasmussen JE (1992) What's new in '92 – The past decade of pediatric dermatology. Pediatr Dermatol 9: 390–396

Rothe MJ, Feder HM, Grant-Kels JM (1991) Oral acyclovir therapy for varicella and zoster infections in pediatric and pregnant patients: A brief review. Pediatr Dermatol 8: 236–242

Saggese G, Federico G, Battini R (1992) Topical application of 1,25-dihydroxyvitamin D3 (calcitriol) is an effective and reliable therapy to cure skin lesions in psoriatic children. Eur J Pediatr 152: 389–392

Schulz R, Koch S, Grosch-Wörner I (1994) Die HIV-Infektion bei Kindern. In: Bünte H et al. (Hrsg) Therapie-Handbuch. Urban & Schwarzenberg, München, Wien Baltimore, S 23–42

Scott GW (1992) Pediatric HIV-1 Infection. A clinical overview. Pediatr Dermatol 9: 323–325

Shashindran CH, Gandhi IS, Krishnasamy S, Ghosh MN (1978) Oral therapy of pediculosis capitis with cotrimoxazole. Br J Dermatol 98: 699

Sheehan MP, Atherton DJ, Norris Hawk J (1993) Oral psoralen photochemotherapy in severe childhood atopic eczema: an update. Br J Dermatol 129: 431–436

Shuttleworth D, Hott P, Mathews A (1988) Hyperimmunoglobulin E syndrome: treatment with isotretinoin. Br J Dermatol 119: 93–99

Simons FER, Simons KJ (1983) H1 Receptor antagonists. Clinical pharmacology and use in allergic disease. Pediatr Clin North Am 30: 899–914

Staib AH, Hofmann D (1990) Besonderheiten der Arzneimittelanwendung im Kindesalter. In: Rietbrock N et al. (Hrsg) Klinische Pharmakologie. Steinkopff, Darmstadt, S 399–406

Straka BF, Witaker DL, Morrison SH et al. (1988) Cutaneous manifestations of the acquired immunodeficiency syndrome in children. J Am Acad Dermatol 18: 1089–1102

Taplin D, Meinking TL (1990) Pyrethrins and pyrethroids in dermatology. Arch Dermatol 126: 213–221

Taplin D, Meinking TL, Chen JA, Sanchez R (1990) Comparison of crotamiton 10% cream (Eurax) and permethrin 5% cream (Elimite) for the treatment of scabies in children. Pediatr Dermatol 7: 67–73

The National Institute of Child Health and Human Development Intravenous Immunglobulin Study Group (1991). Intravenous immune globulin for the prevention of bacterial infection. N Engl J Med 325: 73–80

Twarog FJ (1983) Urticaria in childhood. Pathogenesis and management Pediatr Clin North Am 30: 887–898

Verbov J (1992) Psoriasis in childhood. Arch Dis Child 67: 75–76

Whitley R, Arvin A, Prober C et al. (1991) A controlled trial comparing vidarabine with acyclovir in neonatal herpes simplex virus infection. N Engl J Med 324: 444–449

Wooldridge WE (1991) Managing skin infections in children. Postgrad Med 89: 109–112

Yagupsky P (1993) Bacteriological aspects of skin and soft tissue infections. Pediatr Ann 22: 217–224

Zeharia A, Hodak E, Mukamel M et al. (1994) Successful treatment of chronic bullous dermatitis of childhood with colchicine. J Am Acad Dermatol 30: 660–661

Zelickson BD, Muller SA (1991) Generalized pustular psoriasis in childhood: report of thirteen cases. J Am Acad Dermatol 24: 186–194

Ziering GL, Rabinowitz LG, Esterly NB (1993) Antimalarials for children: Indications, toxicities and guidelines. J Am Acad Dermatol 28: 764–770

Farbabbildungen

1,2 IgA-lineare Dermatose bei einem 3-jährigen Jungen

3,4 Gianotti-Crosti Syndrom bei einem 4-jährigen Jungen

5 Multiple Mollusca contagiosa bei einem 9-jährigen, HIV-infizierten afrikanischen Mädchen

Farbabbildungen

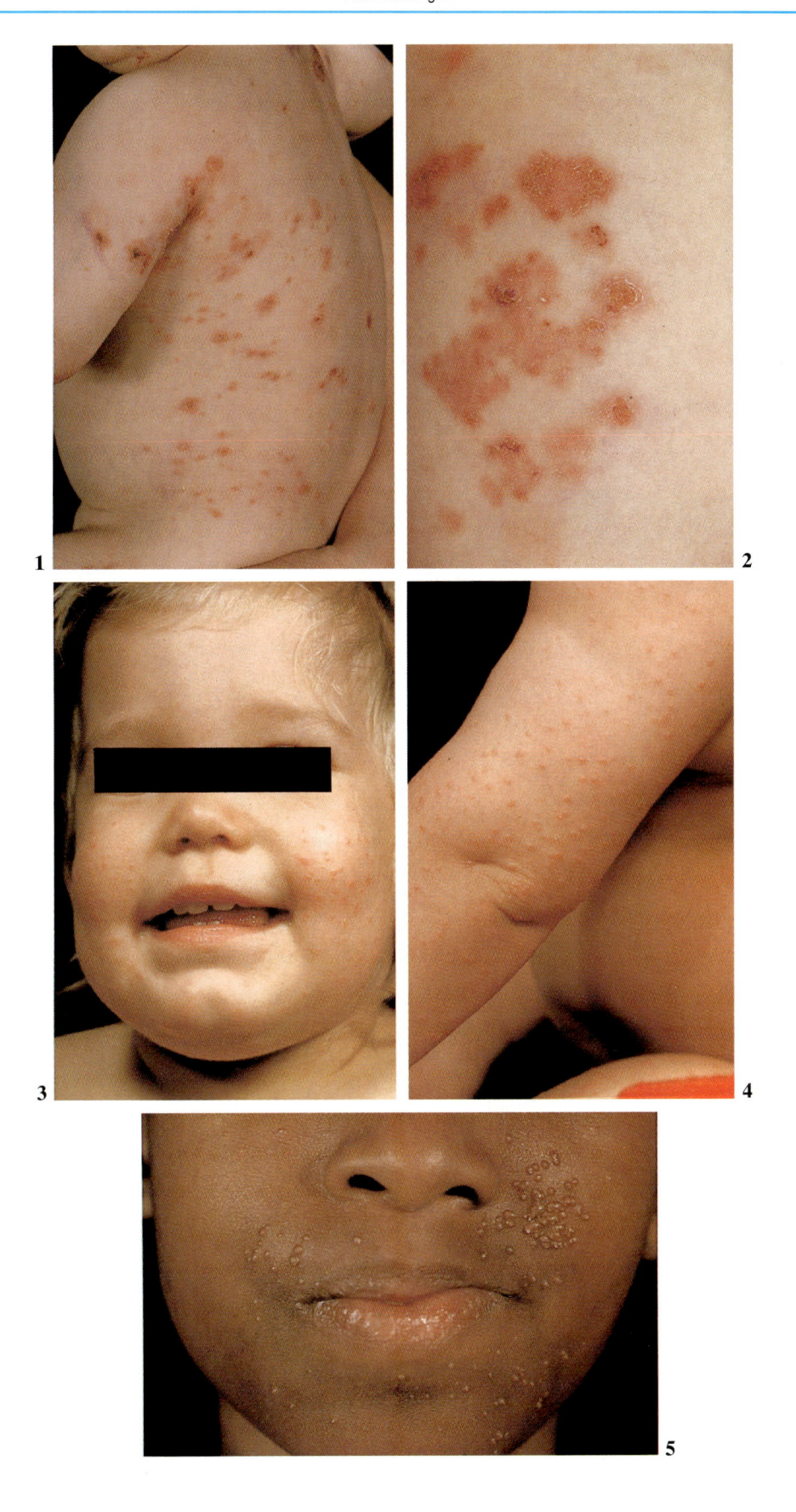

Kapitel 52 Andrologische Störungen

52.1	Allgemeines	1204
52.2	Testikuläre Ursachen männlicher Infertilität	1208
52.2.1	Hodenhochstand	1208
52.2.2	Kryptorchismus	1209
52.2.3	Orchitis, Epididymoorchitis	1209
52.2.4	Medikamentös induzierte testikuläre Fertilitätsstörungen	1210
52.2.5	Hodentrauma, Hodentorsion	1211
52.2.6	Varikozele	1211
52.2.7	Hodentumoren	1212
52.2.8	Spermienantikörperbildung	1212
52.2.9	Idiopathische Spermatogenesestörung	1212
52.2.10	Postpuberale Insuffizienz der Leydig-Zwischenzellen	1214
52.3	Übergeordnete hormonelle Ursachen männlicher Infertilität	1215
52.3.1	Genetische Syndrome	1215
52.3.2	Erworbene hormonelle Störungen	1216
52.4	Erektionsstörungen (Impotentia coeundi)	1217
52.5	Ejakulationsstörungen	1219
52.6	Klimakterium virile	1219
52.7	Induratio penis plastica	1220
52.8	Gynäkomastie	1220

52.1 Allgemeines

Therapeuten, die sich mit andrologischen Störungen befassen, haben vor allem zwei wichtige Aufgabengebiete, die größere therapeutische Anstrengungen voraussetzen:
▷ Die *männliche Infertilität* (Impotentia generandi), die verschiedene, oft am Hoden lokalisierte oder übergeordnete hormonelle Ursachen haben kann und zum Zwecke einer gezielten Behandlung einer gründlichen Diagnostik bedarf, und
▷ die Behandlung von *Erektions- und Ejakulationsstörungen* (Impotentia coeundi), die heute vielfach unter dem Sammelbegriff „erektile Dysfunktion" zusammengefaßt wird.

Die meisten männlichen Patienten kommen zur andrologischen Untersuchung oft nach mehrjähriger kinderloser Ehe wegen ihres *unerfüllten Kinderwunsches*. Nach vorsichtigen Schätzungen werden bei ca. 3–4 % aller Männer im fortpflanzungsfähigen Alter in Deutschland organische Fertilitätsstörungen vermutet. Potenzstörungen haben zum Teil organische, zum anderen Teil aber psychische Ursachen. Jeder Behandlungsversuch im andrologischen Bereich muß langfristig geplant werden. Dies gilt besonders für die Anregung der Spermiogenese, zumal die Spermienbildung und -reifung ohnehin mehrere Wochen bzw. Monate in Anspruch nimmt.

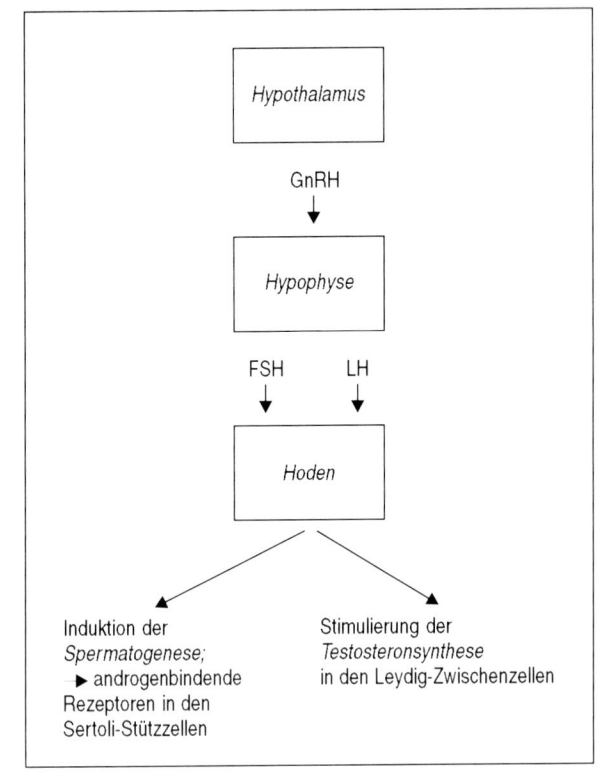

Abb. 52.1. Physiologische Interaktionen zur normalen Entwicklung des männlichen Genitales

Für ein Ansprechen auf die therapeutischen Maßnahmen im andrologischen Bereich sind eine noch funktionierende hormonelle Kaskade über die Stationen *Hypothalamus → Hypophyse → Hoden* und die Entwicklung des männlichen Genitale Voraussetzung. Genetische Defekte, die in der Regel mit chromosomalen Aberrationen und mit einem hypoplastischen Genitale bei mangelhafter oder fehlender Spermiogenese einhergehen, sind kaum behandlungsfähig, ebenso wie ein sog. idiopathischer Hypogonadismus. Mit zunehmender Besserung der diagnostischen Möglichkeiten und der ärztlichen Erfahrung wird allerdings diese unbefriedigende Diagnose heute seltener gestellt als vor 10 Jahren. Jeder therapeutische Versuch bedarf der engeren ärztlichen Überwachung, da eine medikamentöse Therapie in den Hormonhaushalt eingreift und die Persönlichkeit des Kranken mitbeeinflußt.

Pathophysiologisch regelt das im Hypothalamus synthetisierte GnRH *(gonadotropine releasing hormone)* die hypophysäre Freisetzung von FSH und LH. Dabei induziert FSH die Spermatogenese und die Bildung befruchtungsfähiger Spermien im Hodengewebe, vermehrt die LH-Rezeptoren der Leydig-Zwischenzellen, vergrößert das Hodenvolumen während der Pubertät und beeinflußt die Empfindlichkeit der Sertoli-Zellen für Androgene. Andererseits stimuliert LH die Testosteronbiosynthese in den Leydig-Zwischenzellen. Durch den negativen „feed-back"-Mechanismus von Testosteron und seinen Derivaten auf die Aktivität von Hypothalamus und Hypophyse entsteht ein Regelkreis, der in jedem seiner Teilabschnitte gestört sein kann.

Aus den Störungen, die innerhalb dieses Regelkreises auftreten können, resultieren klinische Syndrome bzw. pathologische Zustände, die zur mangelhaften Entwicklung des Genitale bzw. des spermienbildenden Epithels und damit zur Azoo-, Oligo- oder/und Asthenozoospermie führen. Liegt die Ursache primär am peripheren Vollzugsorgan, d. h. am Hoden, resultiert daraus ein *primärer Hypogonadismus* wie auch nach Traumen, Entzündungen u. a., die den Hoden selbst betreffen. Bei hormonellen Defekten, die in der Hypophyse verankert sind, spricht man vom *sekundären Hypogonadismus*, der entsprechend hormonell angegangen werden muß. Ein *tertiärer Hypogonadismus* liegt schließlich vor, wenn die Ursache des peripheren Defektes im übergeordneten Hypothalamus zu suchen ist.

Diagnostisches Vorgehen. Für einen sinnvollen therapeutischen Eingriff im Bereich des männlichen Genitale und der Sexualfunktion ist zunächst eine genaue anamnestische Erhebung der Geschlechtsentwicklung unerläßlich. Sie umfaßt Angaben über das evtl. Vorhandensein eines kindlichen Hoden-Hochstands, die Pubertätsentwicklung, Entzündungen, Verletzungen und Operationen im Bereich der Geschlechtsorgane etc. Ferner sind Erkrankungen wie Diabetes mellitus, Mukoviszidose oder ein Prostataadenom auszuschließen. Die Einnahme von Medikamenten sowie Angaben zur Dauer des unerfüllten Kinderwunsches, zur Häufigkeit der sexuellen Kontakte und die Ergebnisse einer gründlichen gynäkologischen Untersuchung der Partnerin sind zu erfragen und entsprechend zu berücksichtigen.

● Bei der anschließenden *körperlichen Untersuchung* wird man eingehend die Ausprägung der männlichen sekundären Geschlechtsmerkmale (Körperproportionen, Muskelmasse, Bartwuchs, Genitalbehaarungsmuster, Brust- und Rückenbehaarung) überprüfen und die Genitalregion genauer untersuchen. Dabei sind die Ausprägung der Geschlechtsmerkmale (Penis, Hoden und Nebenhoden) sowie sonstige Auffälligkeiten im Skrotumbereich zu erfassen und zu registrieren. Vorhandene Hydro- und Spermatozelen sind gut tastbar, haben aber selten krankhafte Bedeutung und sind meist nicht therapiebedürftig. Demgegenüber sollte man nach einer Varikozele fahnden bzw. ihr Vorhandensein mit dem *Valsalva-Versuch* gezielt überprüfen: Dabei wird nach tiefer Inspiration mit geschlossener Glottis kräftig exspiriert und die Bauchpresse am besten im Stehen betätigt. Beim Vorhandensein einer Varikozele werden die vermehrten und erweiterten Gefäße des Plexus pampiniformis palpabel und knäuelartig sichtbar. Meist liegt gleichzeitig ein Tiefstand von Hoden und Nebenhoden auf der betroffenen Seite vor, der registriert werden muß. Auf Entzündungen im Schleimhautbereich ist ebenso zu achten wie auch auf spontanen oder exprimierbaren Ausfluß aus der Urethra. Nicht vergessen werden sollte eine Palpation der Leistenlymphknoten und eine Digitaluntersuchung der Prostata.

● *Labormäßig* müssen die allgemeinen Blutparameter (BSG, Differentialblutbild, Blutzucker etc.) und die Hormonwerte bestimmt und eine eingehende Untersuchung des Spermas, ggf. mit Durchführung gezielter Funktionstests, vorgenommen werden. Zu den Hormonwerten, die routinemäßig erfaßt werden sollten, gehören Testosteron (Gesamtwert und freie Fraktion), FSH, LH, SHBG und Prolaktin. Der Testosteronspiegel gibt Auskunft über die synthetische Aktivität vom Hodenepithel bzw. über die allgemeine Situation im Testosteronmetabolismus, während die Bestimmung von FSH und LH eine Differenzierung zwischen primärem und sekundärem bzw. tertiärem Hypogonadismus erlaubt.
In Einzelfällen wird man mit Hilfe eines *HCG-Tests* versuchen herauszufinden, ob die Testosteronsynthese in den Leydig-Zwischenzellen durch HCG-Gaben stimulierbar ist. Dabei wird der Ausgangsspiegel des Testosterons bestimmt, dann werden 5000 IE HCG (Primogonyl® Amp. i.m.) über 3 Tage verabreicht und die Testosteronwerte am 4. Tag erneut gemessen. Unter normalen Bedingungen kommt es zu einem Anstieg um das 1,5–2,0fache; andernfalls liegt eine Leydig-Zellinsuffizienz vor. Der Test wird vielfach verwendet zur differentialdiagnostischen Abgrenzung eines beidseitigen Maldeszensus von einer echten Anorchie. Sinnvoll ist auch die Durchführung des HCG-Testes vor Beginn einer langfristigen HCG-Behandlung.
Analog erfolgt der *Clomifen-Test* zur Bestimmung von FSH und LH bei Verdacht auf einen hypothalamischen GnRH-Mangel. Dabei wird nach Gabe

Tabelle 52.1. Andrologische Hormon- und Funktionsdiagnostik

▷ **Testosteronspiegel**
 Endokrine Insuffizienz?
▷ **LH/FSH-Spiegel**
 Bei erniedrigten Werten (primäre/sekundäre Insuffizienz der Leydig-Zwischenzellen) sog. Androgenresistenz
▷ **SHBG-Spiegel**
 Erhöhung bei Leberzirrhose, Hyperthyreose, evtl. medikamentös
 → Verminderung der wirksamen freien T-Fraktion
▷ **Prolaktinspiegel**
 Bei Erhöhung (z.B. Prolaktinom) → sekundärer Hypogonadismus mit Gynäkomastie – Oligospermie – Impotenz
▷ **GnRH-Test**
 Prüfung der hypophysär-gonadotropen Funktion
▷ **HCG-Test**
 Prüfung der Funktion der Leydig-Zwischenzellen
▷ **Clomifen-Test**
 Prüfung der hypothalamischen Funktion

von 100–200 mg/d (z.B. Dyneric®) über 5 Tage p.o. ein ca. 2-facher Anstieg von FSH und LH erwartet. Falls die klinische Untersuchung Anhaltspunkte dafür ergeben hat, kann eine Sonographie des Skrotums und der Prostata (Rektalsonographie) angeschlossen werden.

● Das *Spermiogramm* nimmt nach wie vor eine zentrale Stelle in der andrologischen Diagnostik ein. Die Zahl der Spermien/ml, ihre Morphologie und ihre Motilität sind die entscheidenden Parameter für eine intakte männliche Fertilität. Auch der *Fruktose*-Wert sollte bestimmt werden, obwohl seine genaue Bedeutung für die Fertilitätsfähigkeit der Spermien nicht geklärt ist. Ein verminderter Fruktosespiegel im Seminalplasma läßt zumindest eine Erkrankung oder einen Verschluß der akzessorischen Drüsen vermuten. Das gleiche gilt für das *Carnitin*, das aus dem Nebenhoden stammt. Für die differentialdiagnostische Abgrenzung einer Verschlußazoospermie von einem Spermatogenesestopp kann ein stark er-

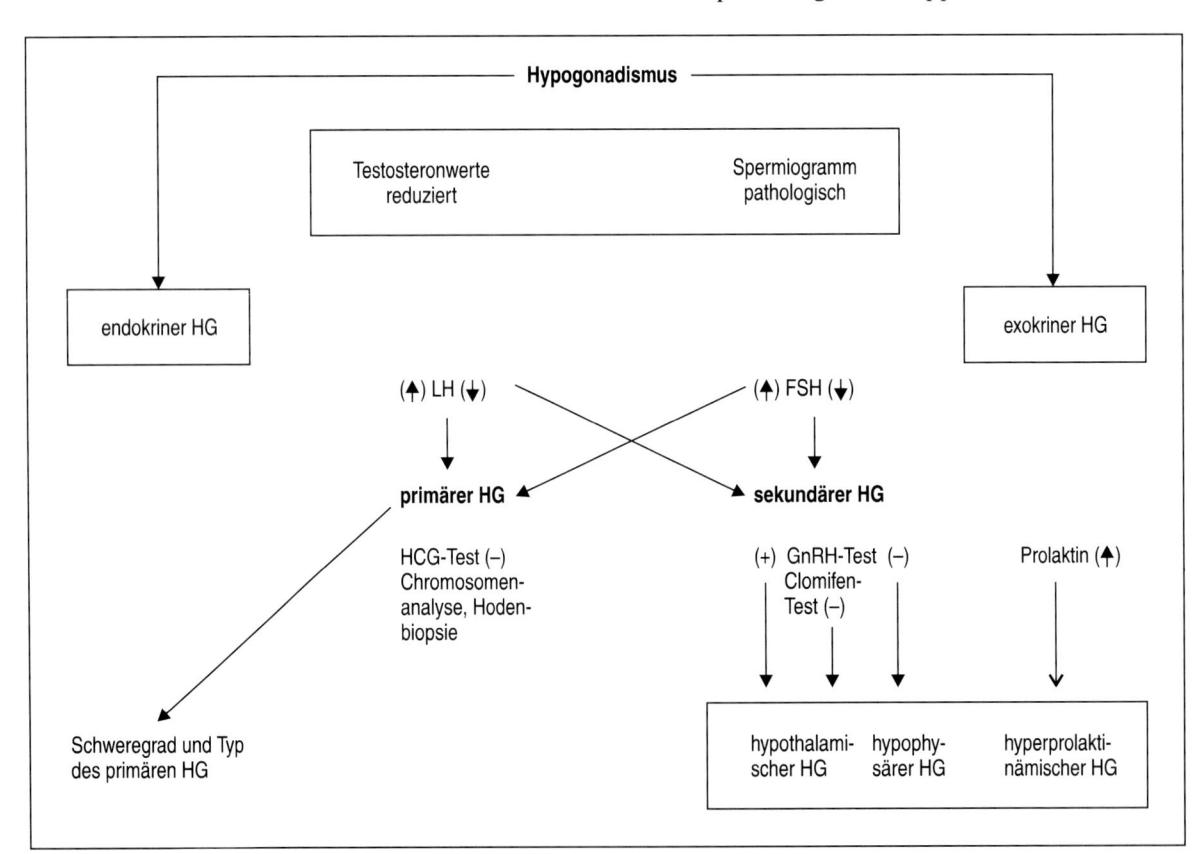

Abb. 52.2. Diagnostisches Vorgehen bei Verdacht auf das Vorliegen eines männlichen Hypogonadismus. (Nach Schreiber et al. 1983)

Tabelle 52.2. GnRH-Test und seine Bewertung. (Nach Schreiber et al. 1983, modifiziert)

▷ **Indikation**	Klärung niedrig-normaler Gonadotropinwerte; Differenzierung hypothalamisch-hypophysärer Störungen			
▷ **Vorgehen**				
Dosierung	50–100 µg i.v. (Bolus), z.B. GnRH Serono® Amp à 100 µg			
Blutabnahme	Basalwerte und Kontroll-Werte 25 min später (für LH) und 45 min später (für FSH)			
Hormon-bestimmung	LH/FSH vor und nach Stimulation im Vergleich			
▷ **Befunde**				
LH-Anstieg	2 bis 3fach			
FSH-Anstieg	1,5- bis 2fach			
Basalwert	normal	niedrig		erhöht
Nach Stimulation	↓ normal	↓ unverändert	→ normal	↓ erhöht
▷ **Aussage**	Normale gonadotrope Funktion des HVL	Hypophysäre (hypothalamische) Störung	Hypothalamische Störung	Testikulärer Defekt

Tabelle 52.3. Parameter und Normwerte des Spermas (Spermiogramm) und erweiterte Funktionsdiagnostik bei Fertilitätsstörungen des Mannes

▷ **Spermiogramm** (nach 5tägiger Karenz)
Spermamenge	2–6 ml
Konsistenz	zähflockig
Spermatozoenzahl	40–120 Mio./ml
pH-Wert	7,0–7,8
Morphologie	> 50 % normale Spermien
Motilität	> 50 % beweglich
Rundzellen	< 5 Mio./ml
Fruktose	> 1200 µg/ml bzw. > 6 µmol/l
Carnitin	> 5 mg%

▷ **Erweiterte Funktionsdiagnostik** (Fertilitätstests)
Zervixmukuspenetrationstest
Eosintest/Trypanblautest
Hypoosmotischer Schwelltest (HOS-Test)
Hypoosmolarer Migrationstest (HOM-Test)
Bestimmung der Akrosinaktivität
Akrosomale Reaktion
Chromatinkondensierung, Hemizona-Assay u. a.

niedrigter oder fehlender Carnitingehalt des Seminalplasmas ein Hinweis sein.
Spermiogramme werden in der Regel nur nach 5tägiger Karenz ausgewertet; Kontrollen sind in Abständen von 3–4 Monaten sinnvoll.

Bei Verdacht auf eine zugrundeliegende Epididymoorchitis muß das Sperma steril abgenommen und bakteriologisch untersucht werden (Mykoplasmen!).
Die Untersuchung des Spermas ist während der letzten Jahre um einige funktionelle Teste erweitert worden. Mittels dieser Teste lassen sich die wichtigen Funktionen für die Eibefruchtung wie Motilität, Penetrationsfähigkeit, Qualität der Akrosomenmembran, Akrosinaktivität u. a. gezielt beurteilen. In ihrer Gesamtheit können diese Teste eine prognostische Aussage für das Eintreten einer Schwangerschaft ermöglichen (Tabelle 52.3). Sie sind aber auch für die Erfolgsaussichten einer In-vitro-Fertilisation (IVF) von Bedeutung.
Orientierend kann man *testikuläre, endokrine* und komplexe *genetische Störungen* unterscheiden. Tabelle 52.4 enthält als Beispiele typische Konstellationen von klinischem Befund und Hormonwerten, die für bestimmte Ursachen einer schweren Oligozoospermie oder Azoospermie charakteristisch sein können.

Tabelle 52.4. Bewertung einer schweren Oligozoospermie bzw. Azoospermie

Hodenbefund	FSH	LH	Testosteron	
Nicht palpabel	hoch	hoch	niedrig	▷ Anorchie
Nicht palpabel	hoch	normal	niedrig/normal	▷ Kryptorchismus
Klein	niedrig	niedrig	niedrig	▷ Sekundärer oder tertiärer Hypogonadismus
Klein/normal	hoch	hoch	niedrig/normal	▷ Klinefelter-Syndrom
Klein/normal	hoch	normal	normal	▷ Keimzellhemmung
Normal	normal	normal	normal	▷ Verschlußazoospermie

52.2 Testikuläre Ursachen männlicher Infertilität
(primärer Hypogonadismus)

Die *testikulären Ursachen* einer Infertilität sind mit Ausnahme der immunologischen und der idiopathischen Spermatogenesestörung bereits durch eine gezielte Anamnese und eine geübte klinische Untersuchung zu erfassen. Hier korreliert der Grad der Störung der Spermatogenese mit dem Ausmaß des jeweiligen Hodenschadens, wobei häufig die empfindlichen Samentubuli allein betroffen sind. Somit können alle Grade der Spermatogenesestörung von der Normozoospermie über die Oligozoospermie mit und ohne Terato- und Asthenozoospermie bis zur völligen Azoospermie vorkommen. Die häufigste Ursache für die testikuläre Infertilität, die therapeutisch angegangen werden muß, ist der *Hodenhochstand*, der bei längerer Bestandsdauer eine permanente funktionelle Hypoplasie des spermienbildenden Tubulusepithels herbeiführt *(Kryptorchismus)*. Weitere Ursachen können Entzündungen des Hodens und des Nebenhodens sowie Traumata aller Art sein, die zu Oligozoospermien oder auch zu einer Verschlußazoospermie führen können und entsprechend behandelt werden müssen.

52.2.1 Hodenhochstand

Befindet sich bei einem männlichen Säugling nur ein oder gar kein Hoden im Skrotalsack, so muß ein *Hodenhochstand* angenommen werden, wobei der Befund temporär sein kann (sog. *Gleit-* oder *Pendelhoden*). Ätiologisch ist ein oft vorübergehender hypogonadotroper Zustand verantwortlich zu machen, der offenbar den physiologischen *Descensus* nicht zu vollbringen imstande ist. Wenn die korrekte hypophysäre Funktion mit der notwendigen Gonadotropinausschüttung verspätet einsetzt, liegt meist ein testikulärer Tubulusschaden vor, so daß eine frühzeitige Behandlung des Hodenhochstands angezeigt ist.

Behandlung. Histologische Untersuchungen mittels Hodenbiopsien belegen, daß die Therapie eines Hodenhochstands in jedem Fall vor Abschluß des 2. Lebensjahres begonnen und abgeschlossen werden sollte. Am besten wird man dem Säugling bereits im 10. Lebensmonat GnRH (Kryptocur®) intranasal über 4 Wochen verabreichen (3 ×/d je 1 Sprühstoß in jedes Nasenloch) und das Ergebnis über 2–4 Wochen abwarten. In ca. 50 % aller Fälle bleibt der Versuch erfolglos, so daß man eine parenterale HCG-Therapie mit ca. 500–1500 IE/Woche (je nach Alter) anschließen muß, womit die Erfolgsrate auf ca. 75 % erhöht wird. Für die restlichen Fälle kommt eine Operation in Frage, doch bevor man zur operativen Korrektur greift, ist eine erneute, präoperative 3wöchige HCG-Verabreichung zu empfehlen. Dadurch soll eine Lockerung und Verlängerung des Samenleiters angestrebt werden, um die Verlagerung und Fixierung des Hodens im Skrotalsack spannungsfrei zu gestalten. Hierfür ist die Gabe von 2 × 250 IE HCG/Woche über 3–5 Wochen zu empfehlen. Bei älteren Kindern (6–12 Jahre) oder bei Jugendlichen ist die Dosis auf 2 × 500 bis zu max. 2 × 1000 IE HCG/Woche über den gleichen Zeitraum zu erhöhen. Wird von den Eltern eine erfolglose HCG-Behandlung während des 1.–2. Lebensjahres angegeben, so wäre bei älteren Kindern ein 2. Versuch mit der gleichen oder einer höheren Dosis durchaus möglich. Die Leydig-Zwischenzellen, die inzwischen gereift sind, könnten bei der 2. Behandlungsserie eher auf den Stimulationsversuch ansprechen.

Manche Therapeuten empfehlen, jede HCG-Behandlung des Hodenhochstands, sei es präoperativ oder unabhängig davon, mit einer einmaligen *probatorischen Injektion* (500 IE) zu beginnen und erst die Reaktion des kindlichen Organismus auf das Hormon abzuwarten (Unruhe, Fieber, Gereiztheit) bwz. abklingen zu lassen.

Tritt der Descensus testis während der HCG-Behandlung ein, sollte man in jedem Fall die Behandlungsserie fortsetzen und abschließen. Der 2. Versuch wird von uns erst nach Ablauf von 3 Monaten empfohlen, um Späterfolge noch abzuwarten.

52.2.2 Kryptorchismus

Unter *Kryptorchismus* verstehen wir einen über mehrere Jahre permanenten Hodenhochstand, der mit primärem Hypogonadismus und Hodenatrophie, evtl. mit der Folge gestörter Geschlechtsdifferenzierung einhergeht. Bei einseitigem Befund sind 30%, bei beiderseitigem Kryptorchismus ca. 70% der betroffenen Jugendlichen und jungen Männer infertil.

Ein therapeutischer Versuch mit HCG-Applikation führt seltener zum Erfolg als beim üblichen Hodenhochstand und ist auf die inzwischen eingetretene Hodenatrophie infolge Fibrosierung und Sklerosierung des spermienbildenden Epithels weitgehend wirkungslos. Selbst bei eingetretenem Descensus bleiben die Patienten teilweise infertil. Bleibt ein Erfolg aus, so ist die Frage zu beantworten, ob man den atrophischen Hoden entfernt, zumal das *Entartungsrisiko* um ca. das *20fache* erhöht ist. Insgesamt wird die Entscheidung individuell mit dem Betroffenen erörtert werden müssen. Wir raten eher zur Zurückhaltung, da ein Hoden-CA trotz des erhöhten Risikos ein relativ seltener Tumor ist und die Hodenentfernung nicht zuletzt auch ein psychisch belastender Eingriff für den Patienten und sein Selbstwertgefühl sein kann. Nicht zuletzt wird der Operateur selbst die näheren Umstände und Folgen eines solchen Eingriffs mit dem Patienten besprechen müssen.

52.2.3 Orchitis, Epididymoorchitis

Weitere Ursachen für eine Infertilität testikulären Ursprungs kann eine noch latent vorhandene oder abgelaufene *Orchitis* bzw. *Epididymoorchitis* sein, die zur Oligospermie oder auch zu einer Verschlußazoospermie führen kann. Die Epididymoorchitis kann im Rahmen von sexuell übertragbaren und anderen infektiösen Erkrankungen vorkommen (Mykoplasen, Chlamydien, Gonokokken etc.). Man spricht auch von „*männlicher Adnexitis*". Sonderformen sind die tuberkulöse Orchitis und die Hodenbeteiligung bei Typhus und Scharlach. Vor Behandlungsbeginn sollte man versuchen, die Infektion mittels steriler Abnahme eines Spermiogramms mit bakteriologischer Untersuchung und Prüfung der Antibiotikaresistenz genauer zu bestimmen.

Behandlung. Zur Behandlung bakterieller männlicher Adnexitiden mit Beteiligung des Hodens empfehlen sich vor allem Doxycyclin (2 × 100 mg/d über 14 Tage), Erythromycin (4 × 500 mg/d) sowie TMP/SMX (Bactrim® forte 2 × 1 Drg./d). Weitere Alternativen wären Clindamycin und Gyrasehemmer. Gleichzeitig ist über längere Zeit Bettruhe einzuhalten, wobei der entzündete Hodensack, der oft stark anschwillt und schmerzhaft ist, auf ein Hodenbänkchen gelagert wird. Beim Aufstehen muß der Patient ein Suspensorium tragen, um die Gewichtsbelastung zu mindern. Selbst nach Rückgang der akut-entzündlichen Symptomatik sollte man den Patienten anhalten, über weitere 1–2 Wochen für mechanische Entlastung zu sorgen und erst allmählich seine berufliche Tätigkeit wieder aufzunehmen. Rezidive sind nicht selten und müssen erneut mit hochdosierten Antibiotika angegangen werden. Gelegentlich wird Ketotifen bei entzündlichen Hoden- und Nebenhodenerkrankungen als Begleitmedikation über längere Zeit empfohlen. Andere Autoren ziehen nichtsteroidale Antiphlogistika (Acetylsalicylsäure, Indometacin, Diclofenac etc.) vor, der Wert derartiger Medikationen ist jedoch nicht belegt.

● Neben den bakteriellen Infektionen ist die *Mumpsorchitis* eine gefürchtete Komplikation bei erwachsenen Männern, die an Mumps erkranken, da sie oft zu Fertilitätsstörungen führt. Sie tritt bei Erwachsenen 3–4 Tage nach der Parotitis auf und ist bei 3 % der betroffenen Kranken beiderseits zu finden. Therapeutisch sind die Möglichkeiten beschränkt, zumal der Wert eines Mumpshyperimmunglobulins umstritten ist; möglicherweise könnte sein prophylaktischer Einsatz sinnvoll sein. Von manchen Autoren wird die kurzzeitige Gabe von Östrogenen in Verbindung mit Kortikosteroiden in mittelhoher Dosierung empfohlen, um eine schnelle Fibrosierung des Hodengewebes nach Möglichkeit zu unterbinden. Prophylaktisch wird mancherorts eine Impfung während des 1. Lebensjahres praktiziert. Die *granulomatöse Orchitis* ist autoimmunologisch bedingt und kommt meist bei Männern über 50 Jahren, selten beidseitig vor. Die Diagnose wird durch die Hodenfreilegung mit bioptischer Untersuchung gesichert. Eine spezielle Therapie ist nicht bekannt.

52.2.4 Medikamentös induzierte testikuläre Fertilitätsstörungen

Zahlreiche Medikamente sind in der Lage, die Spermatogenese zu unterbinden oder zu beeinträchtigen, vor allem potente Zytostatika, aber auch andere Medikamente unterschiedlicher Herkunft und Wirkung. Bei längerer Chemotherapie mit wirksamen Alkylantien, die zu DNS-Veränderungen führen (z. B. Cyclophosphamid, Chlorambucil, Melphalan), ist mit einer bleibenden Sterilität zu rechnen, ebenso mit Vincristin. Bei einer kumulativen Gesamtdosis von Cyclophosphamid in Höhe von 700 mg/kg KG ist gar eine dauerhafte Azoospermie zu erwarten. Demgegenüber sind beim Manne andere Präparate, die bei der Frau stark teratogen sind, z. B. synthetische Retinoide, im Hinblick auf die Spermatogenese unbedenklich. Bei solchen *medikamentös induzierten Oligo- bzw. Azoospermien*, deren Dauer zu Beginn einer zytostatischen Behandlung nicht vorausgesagt werden kann, sollte man bei jüngeren Männern mit evtl. Kinderwunsch an eine *Kryokonservierung* denken, die in mehreren Zentren in Deutschland vorgenommen werden kann.

Weitere Substanzen, die zu einer medikamentös induzierten Spermatogenesestörung führen können, sind solche mit einer begleitenden antiandrogenen Wirkung, z. B. längere Einnahme von Spironolacton, Ketoconazol oder Cimetidin. Nach mehrjähriger Medikation kann es zu degenerativen Veränderungen mit Fibrosierung der Tubuli und Verkleinerung der Testes kommen. Daraus resultiert eine Atrophie der Leydig-Zwischenzellen mit Hemmung der Testosteronsynthese und nachfolgender Oligozoospermie. Aber auch Gaben von Testosteron führen beim reifen Mann zur Hemmung der Gonadotropinsekretion und zur Hodenatrophie, da die FSH- und LH-Sekretion dadurch gehemmt wird. Das Absetzen der Medikation kann eine reaktive Hyperspermie zur Folge haben. Sulfasalazin (z. B. als Azulfidine® oder Colo-Pleon® bei Colitis ulcerosa verabreicht) reduziert die Spermatozoenzahl und ihre Beweglichkeit. Alternativ kommt 5-Aminosalicylsäure (Salofalk®) in Betracht, worunter derartige Nebenwirkungen nicht bekannt geworden sind. Weitere Medikamente, bei denen Störungen der Spermatogenese beobachtet wurden, sind Antiepileptika (Phenytoin, Valproinsäure) und das Antiarrhythmikum Propafenon; β-Rezeptorenblocker (Propranolol) hemmen insbesondere die Motilität der Spermien.

Die negative Wirkung von Nicotin und dem u. a. in Zigarettenrauch enthaltenen Cadmium auf die Zahl und Beweglichkeit der Spermien ist nicht eindeutig erwiesen, wird aber immer wieder dis-

Tabelle 52.5. Medikamentös induzierte Fertilitätsstörungen mit Oligo- bzw. Asthenozoospermie

▷ **Zytostatika**
(vorübergehend oder permanent)
Alkylantien, Mitosehemmer (Cyclophosphamid, Chlorambucil, Vincristin, Colchicin u. a.), Methotrexat
▷ **Antiandrogene**
(vorübergehend oder permanent)
Cyproteronacetat, Chlormadinonacetat, Flutamid u. a.
▷ **Antiandrogen wirksam**
(vorübergehend, höhere Dosen)
Spironolacton, Ketoconazol, Cimetidin
▷ **Testosteron**
(vorübergehend)
▷ **Kortikosteroide**
(vorübergehend, hohe Dosen)
▷ **Sonstiges**
Antiepileptika, Antiarrhythmika, Nicotin (?) etc.

kutiert. In Einzelfällen sind nach Nicotinkarenz Erfolge beschrieben worden, wobei eine Normozoospermie bei zuvor bestehender Asthenozoospermie beobachtet werden konnte. Zur Frage der *Teratogenität* ist anzuführen, daß die Stammzellen des Hodenepithels relativ unempfindlich sind. Die empfindlicheren späteren Formen wachsen nach einer Schädigung relativ schnell aus dem Keimepithelverband heraus, so daß sie spätestens ½ Jahr nach einer Chemotherapie nicht mehr zur Befruchtung gelangen können.

Die *Therapie* besteht in allen Fällen, in denen eine Asthenozoospermie ungeklärter Genese vorliegt, im Ersetzen oder Absetzen der fraglichen Medikamente. Bei unausweichlicher Chemotherapie und bestehendem Kinderwunsch kommt die *Kryokonservierung* des Spermas in Betracht. Nach einer einmaligen Schädigung mit darausfolgender Azoospermie kann eine Erholung der Spermatogenese innerhalb von 3–4 Jahren erfolgen. Patienten, die nach 4 Jahren keinerlei Spermien mehr produzieren, haben dagegen eine schlechte Prognose.

52.2.5 Hodentrauma, Hodentorsion

Ausgedehnte stumpfe wie auch offene Traumen des Hodens können eine direkte Schädigung des spermienbildenden Epithels bewirken und Spätfolgen nach sich ziehen. Insbesondere bei offenen Traumen sollte das empfindliche Hodengewebe durch eine prophylaktische Antibiose geschützt werden. Für eine Azoospermie infolge eines lange zurückliegenden Hodenschadens ist keine Maßnahme bekannt, die zum Erfolg führen könnte. Im akuten Fall hängt die Prognose vom Ausmaß des Traumas, von infektiösen und toxischen (Urininfiltration) Komplikationen sowie von der zeitgerechten Indikation zu notwendigen Operationen ab.

Die traumatische oder spontan auftretende *Hodentorsion* führt zu akuten Entzündungszeichen, die eine Epididymoorchitis vortäuschen. Besonderes Merkmal der Torsion ist die Schmerzsymptomatik, die einen operativen Noteingriff zum Zwecke der Retorquierung erforderlich macht.

52.2.6 Varikozele

Eine *Varikozele* kommt bei weitem häufiger linksseitig vor, während die rechte Hodenseite allein selten befallen ist. In ca. *20%* der Fälle finden sich beiderseits Veränderungen des Plexus pampiniformis, die mit dem Valsalva-Versuch zum Vorschein kommen. Sie tritt bei jüngeren Männern auf, eine Spätmanifestation nach dem 40. Lebensjahr ist selten. Als Ursache kommen meist anatomisch-konstitutionelle Ursachen in Frage, aber auch eine seltene sekundäre Varikozele als Folge einer Abflußstauung (Tumoren etc.) ist zu berücksichtigen.

Ein Zusammenhang von *Varikozele und Fertilitätsstörungen* ist gesichert, wobei das Ausmaß der Varikozele nicht stets mit dem Schweregrad der Spermatogenesestörung, die durch die Hyperthermie bedingt ist, korreliert. Bei großen Untersuchungskollektiven zeigen *65%* der Varikozelenträger ein sog. „stress pattern" im Spermiogramm (herabgesetzte Spermatozoenzahl, Motilitätsstörungen, Kopfdeformitäten, amorphe Formen). Bei langem Bestehen kann es zu Veränderungen der feingeweblichen Hodenarchitektur mit einer Desquamation im Tubuluslumen und Reifungsbehinderung der Spermatiden kommen.

Behandlung. Vor jeder Therapie ist zunächst eine symptomatische, sekundäre Varikozele infolge Venenthrombose, Nierentumor oder retroperitonealer Fibrose auszuschließen. Eine idiopathische Varikozele entleert sich im Liegen prompt, womit das Vorliegen von symptomatischen Formen als unwahrscheinlich angesehen werden kann. Zur Behebung des klinischen Befundes dient die Sklerosierung nach retrograder Sondierung mit Phlebographie, die auch ambulant in spezialisierten Instituten und Kliniken durchgeführt werden kann. Dazu kommt therapeutisch die hohe Ligatur der V. spermatica mit einer gründlichen operativen Ausräumung der venektatischen Knäuel in Betracht. Als Folge der Korrektur kommt es bei einem Teil der operierten Kranken zur Besserung der Samenqualität im Spermiogramm, so daß bei bestehendem Kinderwunsch das Verfahren gezielt indiziert erscheint.

52.2.7 Hodentumoren

Vier bis acht von 100 000 Männern entwickeln in Deutschland im Laufe ihres Lebens einen malignen Hodentumor, die meisten davon zwischen dem 20. und 40. Lebensjahr. Symptome sind Konsistenzzunahme, Schweregefühl und schmerzlose Schwellung. Eine Störung der Spermatogenese ist eher selten, da meist nur ein Hoden befallen ist. Bei Befall der Nebenhoden mit Verschluß der Samenwege ist eine Azoospermie zu erwarten. Ebenso ist denkbar, daß kleinere Tumoren bereits in der Lage sind, die immunologische Trennung zwischen Keimzellen und Immunsystem aufzuheben und sich im Anschluß daran Autoantikörper gegen Spermien bilden.
Therapeutisch ist die totale operative Entfernung des Tumors bzw. des befallenen Hodens angezeigt, wobei das weitere Procedere sich nach dem histologischen Befund richten wird.

52.2.8 Spermienantikörperbildung

Autoantikörper gegen das eigene Sperma können *beim Mann* entstehen, wenn Spermatozoen die immunologische Barriere des Tubulussystems verlassen und mit immunkompetenten Zellen in Kontakt kommen. Andererseits kann *eine Frau Antikörper gegen die Spermien ihres Partners* bilden. Bei vielen infertilen Paaren kommt beides vor. Spermienantikörper sind in den Genitalsekreten (IgA und IgG) und im Serum (IgM und IgG) beider Partner zu finden.
Mechanismus und Bedeutung der Antispermienantikörper sind nicht ganz klar. Paare mit Spermienantikörpern bei mindestens einem Partner scheinen eine schlechtere Prognose im Hinblick auf einen evtl. Kinderwunsch zu haben. Sind bei dem Mann anamnestisch Verletzungen oder ausgedehnte destruierende Entzündungen des Hodens bekannt, sollte nach Autoantikörpern gesucht werden. Auch ein beträchtlicher Anteil der vasektomierten Männer hat Spermienantikörper im Serum. Nach Reanastomosierung liegt beim Vorhandensein von Autoantikörpern die Erfolgsquote nach dem Wiedererscheinen von Spermien im Ejakulat niedriger als erwartet.

Behandlung. Therapeutisch sollten Entzündungen oder Tumoren, die zur Bildung von Antikörpern führen können, behandelt werden. Sind die Ursachen für die Entstehung der fehlerhaften Immunreaktion unklar, kann ein Kondomgebrauch über mehrere Monate zum Absinken des Spermienantikörpertiters bei der Frau führen. Auch eine vorübergehende Unterdrückung der Spermatogenese durch extern zugeführtes Testosteron kann zur Eliminierung der Antikörper beider Partner versucht werden. Hilft dies nicht, können systemisch Kortikosteroide über längere Zeit verabreicht werden, um ihre Synthese zu unterdrücken. Hierzu eignet sich Prednisolon in einer Dosis von ca. 60 mg/d, bei der Frau während der ersten Zyklushälfte in absteigender Dosierung bis zum 12./13. Tag. Die Behandlung wird über 6 Zyklen der Partnerin wiederholt. Andere Autoren empfehlen, bei Kinderwunsch eine Kurzzeitbehandlung mit täglichen hohen Dosen (z. B. Methylprednisolon 96 mg) über 7 Tage, 3 Wochen vor dem Ovulationstermin. Alternativen wären spezielle Techniken mit In-vitro-Fertilisation, intrauteriner Insemination etc.

52.2.9 Idiopathische Spermatogenesestörung
(sog. Oat-Syndrom)

Unter einer *idiopathischen Spermatogenesestörung* versteht man eine verminderte Aktivität des Samenepithels, die nicht durch eine der o. g. Ursachen bedingt ist und sich in einer *Oligo-, Astheno-* oder *Teratospermie* äußert, auch *Oat-Syndrom* genannt. Trotz moderner Untersuchungstechniken ist dies die häufigste Ursache männlicher Fertilitätsstörungen (ca. 0,5 % aller Männer und ca. 30 % der Kranken, die sich in einer andrologischen Sprechstunde vorstellen). Die Ätiologie ist unbekannt; der primäre Schaden ist an den bleibenden Zellen des Keimepithels, den Stammspermatogonien und/oder den Sertoli-Zellen zu vermuten, denn höhergelegene Schäden an den differenzierten, nichtbleibenden Zellen würden auswachsen.
Liegt eine Azoospermie bei normalem FSH-Serumspiegel vor, kann unter dem Verdacht einer idiopathischen Spermatogenesestörung die Indikation zur *Hodenbiopsie* gestellt werden. Der

Wert der histologischen Untersuchung des Hodens liegt in der Möglichkeit, die Art der Spermatogenestörung und ihre Lokalisation zu erkennen und darüber hinaus die Prognose für eine Therapie besser einzuschätzen. Die histologische Untersuchung zeigt in typischen Fällen eine Verdickung der Tubuluswand; leere und hyalinisierte Tubuli wechseln mit völlig normalen Abschnitten, ein Bild, das auch als „bunte Atrophie" bezeichnet wird. Die Spermatogonien sind unauffällig, jedoch zahlenmäßig vermindert. Sertoli-Zellen teilen sich im Erwachsenenalter kaum noch, weswegen sich zytologische Anomalien selten nachweisen lassen. Beim völligen Fehlen der Spermatogenesezellen füllen sie das Tubuluslumen palisadenartig aus. Dieser Befund entspricht einem sog. *Sertoli-Zell-Syndrom* (Synonyme: Germinalzellaplasie, Castillo-Syndrom), das therapeutisch nicht ansprechbar ist. Die ausgeprägtesten morphologischen Veränderungen sieht man an den Spermatiden mit Auftreten von pyknotischen, verklumpten Kernen oder mehrkernigen Riesenzellen. Einzelne Zellgruppen liegen losgelöst vom Keimepithel im Tubuluslumen, wobei die Spermatiden häufig ultrastrukturelle Störungen im Bereich der Akrosomen aufweisen. Am deutlichsten tritt dies bei der *Globozoospermie* auf, bei der den reifen Spermatiden das Akrosom völlig fehlt (Rundkopfspermatozoen). Dieses Bild ist mit Infertilität verbunden und vom Oat-Syndrom abzugrenzen.

Behandlung. Es gibt keine kausale Therapie der idiopathischen Spermatogenesestörung bzw. des sog. Oat-Syndroms. Die meisten der nachfolgend genannten therapeutischen Ansätze beruhen nicht auf klinisch-pharmakologischen Studienergebnissen, sondern auf pathogenetischen Vorstellungen und empirischen Werten bzw. Einzelbeobachtungen.

■ Insbesondere *Tamoxifen* dürfte die hypothalamischen Östrogenrezeptoren blockieren und somit reflektorisch die hypophysär-gonadale Achse durch Ausschüttung von LH/FSH stimulieren. Auch eine direkte Beeinflussung von testikulären Östrogenrezeptoren wird dem Tamoxifen zugeschrieben. Aufgrund seiner antiöstrogenen Wirkung wird das Präparat bei Frauen mit Mammakarzinom verwendet. Beim Manne führt die daraus resultierende vermehrte Aktivität der Leydig-Zwischenzellen zu einer meßbaren Verbesserung der Spermienzahl, ihrer Motilität und auch ihrer Morphologie. Nach Einnahme von Tamoxifen (Nolvadex® Tbl. à 10–40 mg) in einer Dosis von ca. 30 mg/d über mehrere Wochen oder Monate werden keine Nebenwirkungen beobachtet; auf eine milde Hepatotoxizität, insbesondere bei vorgeschädigter Leber, sollte man achten.

■ *Clomifen*, ein Präparat, das zur Auslösung der Ovulation bei Frauen mit Kinderwunsch, anovulatorische Zyklen etc. klinisch verwendet wird (Dyneric®, Pergotime®; Tbl. à 50 mg), hat das gleiche Wirkprofil, wird jedoch aufgrund schwächerer Wirksamkeit und ausgeprägter Nebenwirkungen von uns nicht empfohlen.

■ Der Einsatz von *Gonadotropinen* (HCG/FSH-Therapie) kann in bis zu 40% aller Kranken zur Verbesserung der Parameter in Spermiogramm führen, wenn auch ein Konzeptionserfolg deutlich darunter liegt. Gonadotropine sollen die Aktivität des verbliebenen Spermatogeneseepithels stimulieren; s. auch GnRH-Einsatz beim Kallmann-Syndrom (S. 1215). Vor der Anwendung gemessene, erhöhte basale Serumspiegel von FSH und LH stellen eine Kontraindikation für die Gonadotropinbehandlung dar.

■ Eine Oligozoospermie mit Teratozoospermie bei primärem Hypogonadismus kann mit Hilfe von oralen *androgen wirksamen Steroiden*, z.B. Mesterolon (Proviron® Tbl. à 25 mg) angegangen werden. Oft wird das Präparat langfristig über ca. 6 Monate in einer Dosis von 2–3 × 25 mg/d verabreicht. Die Prostata muß dabei regelmäßig untersucht werden, und auch auf die Leberfunktion ist zu achten, obwohl eine primäre Hepatotoxizität wie bei den echten Androgenen unter Mesterolongabe nicht zu erwarten ist. Die Hypophysenfunktion bleibt von der Mesterolontherapie unbeeinflußt, so daß auch ein Rebound-Phänomen nicht vorkommt. Das Spermiogramm sollte nach 6 Monaten kontrolliert und die Dosis ggf. mit 1 × 1/d fortgesetzt werden.

■ *Kallikrein* (Padutin®) soll die für die Spermatogenese wichtige Freisetzung von biologisch aktiven Kininen aus ihren inaktiven Vorstufen (Kininogene) bewirken. Eine Wirkung ist möglicherweise im Hinblick auf eine Asthenozoospermie bzw. die Verbesserung der Spermaqualität zu erwarten; die Applikation ist unbedenklich und

Tabelle 52.6. Angriffspunkte einer hormonellen Therapie bei andrologischen Störungen

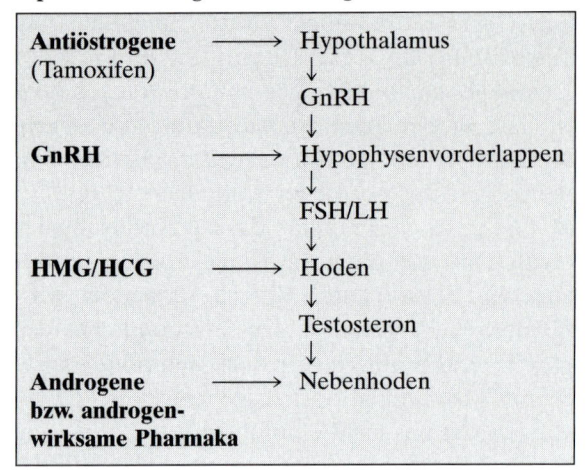

Antiöstrogene (Tamoxifen)	⟶ Hypothalamus ↓ GnRH ↓
GnRH	⟶ Hypophysenvorderlappen ↓ FSH/LH ↓
HMG/HCG	⟶ Hoden ↓ Testosteron ↓
Androgene bzw. androgenwirksame Pharmaka	⟶ Nebenhoden

kann somit über mehrere Monate erfolgen, meist in einer oralen Dosierung von 3 × 2 Tbl. à 100 IE/d. Allerdings wird die Wirkung des Kallikreins vielfach angezweifelt. Insbesondere ist auch die Frage der intestinalen Resorption in wirksamen Dosishöhen nicht endgültig beantwortet.

Von dem Versuch, echte Androgene (z. B. Testosteronundekanoat) beim Oat-Syndrom einzusetzen, wird eher abgeraten, da diese die für die verbliebene Spermatogenese wichtige Gonadotropinfreisetzung unterdrücken. Allenfalls kurzfristig und intervallmäßig wäre Testosteronundekanoat 40–120 mg/d zu erwägen. Nicht mit genügender Sicherheit belegt sind die Wirkung von Vitamin C und Vitamin E (Tocopherolacetat 400–800 mg/d) sowie von Thyroxin und Arginin; höhere Vitamindosen sind jedoch unbedenklich und werden vielfach ex juvantibus bzw. auch aus psychologischen Gründen verabreicht. GnRH ist zur Therapie der idiopathischen Spermatogenesestörung wegen seiner kurzen Halbwertzeit und der Herunterregulierung der GnRH-Rezeptoren an der Hypophyse eher ungeeignet.

52.2.10 Postpuberale Insuffizienz der Leydig-Zwischenzellen

Bei diesem Krankheitsbild, das Ursache männlicher Infertilität sein kann, ist das Spermiogramm häufig unauffällig, während der Fruktosespiegel niedrig ist (< 1200 µg/ml). Liegt ein *präpuberaler LH-Mangel* vor, kommt es zur Entwicklungsstörung der Leydig-Zwischenzellen, während eine *postpuberale Manifestation* lediglich auf die Fruktosewerte einen Einfluß hat; das klinische Bild bzw. die Geschlechtsentwicklung bleiben ansonsten unauffällig.

Behandlung. Therapeutisch wird in der Regel Mesterolon (Proviron®) in der üblichen Dosierung von 50–75 mg/d über längere Zeit verabreicht. Häufig sind die Patienten schon mehrere Jahre kinderlos verheiratet und suchen Hilfe wegen fraglicher Infertilität. In diesen Fällen wäre es möglich, die Mesterolongabe über 1 Monat einzuleiten und anschließend das Medikament „zyklusgerecht" während der ersten Zyklushälfte der Partnerin zu verabreichen. Die Behandlung kann über mehrere Monate fortgesetzt werden; sie ist gut dosierbar, kann eine Subfertilität ausgleichen und bei Mitarbeit beider Partner zur Gravidität führen. Das Spermiogramm einschl. der Fruktosewerte sollten nach 3–6 Monaten kontrolliert werden.

Tabelle 52.7. Behandlungsmöglichkeiten bei idiopathischer Spermatogenesestörung

Präparat	Handelsname	Dosierung
▷ **Tamoxifen**	Nolvadex®	30 mg/d über 3 Monate p.o.
▷ **Gonadotropine**	Menogon® + Pregnesin® bzw. Primogonyl®	75 IE HMG 3 ×/Woche i.m. in Verbindung mit 2500 IE HCG 2 ×/Woche i.m. über 3 Monate (oder länger)
▷ **Androgenwirksame Steroide**	Proviron®	50–75 mg/d über 3–6 Monate
Evtl. zur Motilitätssteigerung		
▷ **Kallikrein**	Padutin®	200 IE 3 ×/d p.o.
Alternativen:	Captopril (Lopirin®)	50 mg/d über 3–4 Monate,
	Pentoxifyllin (Trental®)	3 × 400 mg über 3–4 Monate

52.3 Übergeordnete hormonelle Ursachen männlicher Infertilität
(sekundärer bzw. tertiärer Hypogonadismus)

52.3.1 Genetische Syndrome

Genetische Störungen der Fertilität sind relativ selten. Meist liegt klinisch ein Hypogonadismus vor, wobei andere Zeichen einer endokrinen Störung wie Wachstumsretardierung, Diabetes mellitus, Zeichen der NNR-Insuffizienz, Adipositas, Gynäkomastie u. a. gleichzeitig vorkommen können. Eine gründliche Anamnese mit Untersuchung der Familienmitglieder kann von Nutzen sein, und ein Karyogramm ist zu erwägen, um die genetische Störung einzugrenzen. Einige dieser Störungen sind im Hinblick auf eine zumindest temporär zu erzielende Fertilität therapeutisch angehbar.

● Beim *Kallmann-Syndrom* besteht ein angeborener GnRH-Mangel aufgrund einer Unterfunktion des Hypothalamus (hypogonadotroper Hypogonadismus) in Kombination mit einer Fehlbildung des N. olfactorius. Multiple hypothalamische Funktionsausfälle mit GnRH-Mangel findet man auch beim Prader-Labhart-Willi-Syndrom. Eine vorübergehende Fertilität kann in solchen Fällen mit Hilfe einer konsequenten therapeutischen GnRH-Substitution bzw. mit der Substitution von Gonadotropinen versucht werden. Dabei wird meist eine sog. „pulsatile" Therapie empfohlen: GnRH wird subkutan in einer Dosis von ca. 50 ng GnRH/kg KG alle 2 h verabreicht (GnRH Serono® Amp. à 100 µg). Dieses Behandlungsschema ist auch bei Pubertas praecox indiziert.

● Das *Pasqualini-Syndrom* (sog. „fertile Eunuchen") beruht auf einem isolierten, genetisch verankerten LH-Mangel. Klinisch findet man einen eunuchoiden Hypogonadismus ohne ausgeprägte Hodenatrophie. FSH ist normal oder leicht erhöht, während LH und Testosteron erniedrigt sind. Histologisch findet man im Hoden einen Reifungsstopp der Spermatogenese. Die Verabreichung von 250 mg Testosteron/Monat (Testoviron® Depot 250) ist oft in der Lage, eine fertile Ausgangssituation herzustellen.

● *Klinefelter-Syndrom* (XXY-Mann): Die Häufigkeit des Klinefelter-Syndroms liegt bei 1:250 bis 1:1000 Knabengeburten; die klinische Symptomatik ist auf das überzählige X-Chromosom zurückzuführen und wird, in unterschiedlicher Ausprägung, einerseits durch eine verminderte Androgenproduktion und andererseits durch die reduzierte Androgenempfindlichkeit der peripheren Zielorgane bestimmt. Somit reicht das klinische Bild vom Normalbefund bis hin zum ausgeprägten Eunuchoidismus. Das einzige regelmäßig anzutreffende klinische Zeichen sind kleine derbe Hoden (< 8 ml), die auch schon präpubertär auffällig sind. Fakultativ treten Gynäkomastie (30 %), eunuchoide Züge und Intelligenzdefekte auf. Die betroffenen Männer fallen wegen der immer vorhandenen Zeugungsunfähigkeit meist erst postpubertär auf (schwerste Oligozoospermie bis Azoospermie), während ihr Sexualleben häufig ungestört ist. Die Diagnose wird durch die Chromosomenanalyse bestätigt, diagnostisch hinweisend sind neben den kleinen Hoden die erhöhten Gonadotropine, der Testosteronspiegel kann dagegen häufig normwertig sein.

Therapeutisch wird man bei vorliegenden niedrigen Blutwerten Testosteron unter Kontrolle des Spiegels im Plasma substituieren (Testoviron® 250) müssen. Dabei ist die Früherkennung der Mangelsituation zur Vermeidung von Osteoporose, psychischen Störungen etc. angezeigt. Der therapeutische Effekt wird hierbei von der noch vorhandenen individuellen Ansprechbarkeit der androgenen Zielorgane bestimmt. Aufgrund einer irreversiblen Hyalinisierung der Hodentubuli liegt Infertilität vor, die therapeutisch nicht beeinflußbar ist.

● *„Sex-reversal syndrome"* (XX-Mann): Die Häufigkeit dieses Syndroms wird mit 1:25000 angegeben. Durch Translokation von X-chromosomalen Abschnitten auf das vorhandene Y-Chromosom während der Gonadendifferenzierung kommt es zum Pseudokaryotyp XX. Symptome sind Hypogonadismus, Wachstumsretardierung und gelegentlich Gynäkomastie mit Infertilität. Aussichtsreiche Behandlungsmöglichkeiten sind nicht bekannt.

● Bei der *Mukoviszidose* sind neben dem Pankreas auch die exkretorischen Drüsen des Genitaltraktes betroffen (Prostata, Samenbläschen), sekundär wahrscheinlich auch das Samenepithel, so daß Infertilität regelmäßig gegeben ist. Auch hier gibt es keine Behandlungsmöglichkeiten.

Einige andere seltene Syndrome besitzen eine unklare Beziehung zur Fertilität. *XYY-Männer* sind phänotypisch normal, Infertilität ist dabei nicht obligat, aber möglich. Die betroffenen Kranken zeigen häufig ein aggressives Verhalten. Bei der *Dystrophia myotonica* (Curschmann-Batten-Steinert-Syndrom) entwickelt sich fast stets eine Hodenatrophie mit Erlöschen von Androgensekretion und Spermatogenese. Primären oder sekundären Hypogonadismus findet man auch beim *Rothmund-Thomson-Syndrom*, beim *familiären Lymphödem Typ Meige*, beim *Werner-Syndrom* und beim *Laurence-Moon-Biedl-Syndrom*. Das Y-Chromosom besitzt genetisch eine große strukturelle Vielfalt. Eine Korrelation zwischen der Variabilität des Y-chromosomalen Heterochromatins und der Fertilität fehlt bislang.

52.3.2 Erworbene hormonelle Störungen

Hier handelt es sich vor allem um erworbene Zustände von FSH/LH- bzw. Gonadotropinmangel und eine erworbene Hyperprolaktinämie unterschiedlicher Genese.

Ein *erworbener Mangel an FSH und/oder LH* ist selten und meist auf Tumoren der Hypophyse zurückzuführen. Weitere Ursachen sind regressive Veränderungen des Hypophysenvorderlappens (*Sheehan-Syndrom*, Amyloidablagerung), Entzündungen (Autoimmunhypophysitis), Tuberkulose, Sarkoidose und Schädel-Hirn-Traumen, die zur Unterfunktion führen. Sie müssen diagnostisch abgegrenzt und gezielt therapeutisch angegangen werden. Vermutet man einen *idiopathischen Gonadotropinmangel*, so muß die endokrine Situation genauer abgeklärt werden. Entscheidend ist die Frage, wann es zur Funktionsstörung kommt und ob der männliche Habitus mit der Hodenentwicklung abgeschlossen ist (prä- oder postpuberale Manifestation). Beim hypothalamisch bedingten GnRH-Mangel wird man mit einer tragbaren Zyklomatpumpe über eine subkutan liegende Kanüle alle 2 h 50–100 μg GnRH substituieren (GnRH Serono® Amp. à 100 μg). Die Hypophyse reagiert mit rasch ansteigenden Gonadotropinen, die wiederum die Hoden zur Androgenproduktion und zur Spermatogenese stimulieren. Bis zum Eintritt einer möglichen Fer-

Tabelle 52.8. Medikamente, die zur Erhöhung des Prolaktinspiegels führen können

> ▷ **ZNS-wirksame Pharmaka**
> Phenothiazine, Butyrophenone, Sulpirid, Pimozid, Imipramin, Reserpin, Methyldopa
> ▷ **Hormone**
> Östrogen, Gestagen, Cyproteronacetat
> ▷ **Andere**
> Metoclopramid
> Cimetidin
> Morphin

tilität vergehen 4–6 Monate. Hält die Hypophyse nach ½ Jahr die spontane FSH- und LH-Sekretion nicht aufrecht, so kann man zur Erhaltung der Fertilität 2 ×/Woche 5000 IE HCG i.m. (z. B. Pregnesin® 5000) verabreichen. Wünscht der Patient nach erfolgreicher Befruchtung nicht unbedingt die weitere Aufrechterhaltung der Fertilität, so genügt zur Erhaltung der sekundären männlichen Geschlechtsmerkmale die 3- bis 4wöchentliche Applikation von 250 mg Testosteron i.m. (z. B. Testoviron® Depot 250 Injektionslösung).

● Eine längeranhaltende *Hyperprolaktinämie* (Normalwert bei Männern: 1–15 ng/ml) führt zu Libidoverlust und damit zur erektilen Dysfunktion. Negative Einflüsse auf die Spermatogenese sind nicht nachweisbar. Die Ursache liegt entweder in einem prolaktinproduzierenden Tumor des Hypophysenvorderlappens oder in Medikamenten, die die Prolaktinsekretion erhöhen (s. Tabelle 52.8).

Eine idiopathische oder funktionelle Hyperprolaktinämie ohne erkennbare Ursache kann vorkommen. Basale Prolaktinwerte über 200 ng/ml sind allerdings für einen Tumor beweisend. Stellt man darüber hinaus Sehstörungen fest, so besteht kein Zweifel daran, daß ein raumfordernder Prozeß vorliegt.

Die *Behandlung* der Hyperprolaktinämie besteht in der Operation bzw dem Ab- oder Umsetzen der in Frage kommenden Medikamente. Bei der idiopathischen Hyperprolaktinämie mit extrem hohen Prolaktinspiegeln bis zu 10000 ng/ml sind erfolgreiche Behandlungen mit dem Dopaminantagonisten Bromocriptin (Pravidel® Kaps. à 5, 10 mg) in hoher Dosierung von 2–3 × 20 mg/d möglich. Bromocriptin ist in Deutschland lediglich zur Behandlung der Parkinson-Krankheit zugelassen, doch sein antiproliferativer Effekt auf laktotrope Zellen hat auch eine Tumorverkleinerung bei Prolaktinom zur Folge. Ein erfolgreicher Auslaßversuch mit anhaltend niedrigen Prolaktinspiegeln nach 3–4 Monaten beweist die Tumorreduktion. Andernfalls kann auf Erhaltungsdosen von 2,5–7,5 mg/d übergegangen werden. Der Dopaminantagonist Lisurid (Dopergin® Tbl. à 0,2 mg) ist zur Behandlung der Hyperprolaktinämie bei Frauen (sekundäre Amenorrhö, Galaktorrhö) zugelassen.

52.4 Erektionsstörungen (Impotentia coeundi)

Erektionsstörungen sind beim Manne ein häufiges Problem, das neben den somatischen auch mit erheblichen psychischen Störungen einhergehen kann. Der Dermatologe wird in der Praxis oft damit konfrontiert. Ca. 20 % aller 50–60jährigen Männer klagen über entsprechende Beschwerden, ein erheblich höherer Anteil ist unter den 60–70jährigen zu finden.
Die Erektion des Gliedes wird durch die zum Parasympathikus gehörenden Nn. splanchnici (S2–S4) vermittelt, während die Ejakulation durch sympathische Zentren im Seitenhorn des Thorakal- und Lumbalmarkes (Th$_{12}$–L$_2$) gesteuert wird. Zusätzliche Bedeutung haben komplexe übergeordnete hypothalamische und kortikale Einflüsse.
Der Begriff der männlichen Impotenz wird infolge erweiterter diagnostischer und therapeutischer Möglichkeiten zunehmend durch den Terminus *erektile Dysfunktion (ED)* ersetzt. Bei etwa 70 % aller Kranken mit ED finden sich heute bei Ausschöpfung der zur Verfügung stehenden Möglichkeiten organische Gründe als Ursache, während noch vor einigen Jahren über 80 % aller Fälle einer erektilen Dysfunktion lediglich als alters- oder psychogenbedingt eingestuft wurden. Ein Überblick über die vielfältigen Ursachen der ED ist in Tabelle 52.9 wiedergegeben.
Mittels gezielter sorgfältiger Anamnese kann man bereits Hinweise auf die Genese der Erektionsstörung finden (Tabelle 52.10).
Nach der klinischen Untersuchung, bei der insbesondere auf Hodenvolumina, Ausprägung sekundärer männlicher Geschlechtsmerkmale, Prostataveränderungen, fibröse Bindegewebsstränge im Bereich der Schwellkörper und sonstige äußere Veränderungen am Genitale zu achten ist, schließen sich apparative diagnostische Methoden an wie Dopplerdiagnostik, selektive Penisangiographie, Pharmakokavernosographie und Tumeneszenzmessung. Stoffwechselkrankheiten, insbe-

Tabelle 52.9. Ursachen erektiler Dysfunktion

▷ **Lokale Ursachen**
  Induratio penis plastica, Penisdeviation
  Entzündungen, Herpes genitalis
  Tumoren/Warzen

▷ **Vaskuläre Ursachen**
  sog. venöse leakage
  Arterielle Stenosen oder Verschlüsse

▷ **Endokrin bedingte Ursachen**
  Testosteron/Fruktose erniedrigt
  Prolaktin erhöht

▷ **Medikamentös induzierte Ursachen**
  Antiandrogene, Östrogene, Gestagene
  Cimetidin, Ranitidin, Spironolacton
  Clonidin, Ganglienblocker, Glutethimid,
    β-Blocker, Methyldopa, Phenoxybenzamin,
    Rauwolfiaderivate, Anticholinergika
  Barbiturate, Opiate, Bromide, Benzodiazepine,
    trizyklische Antidepressiva, MAO-Hemmer
  Immunsuppressiva
  Antiphlogistika, Kortikosteroide

▷ **Sonstiges**
  Neurogene Ursachen
  Psychogene Ursachen

Tabelle 52.10. Anamnese der erektilen Dysfunktion

▷ **Primär**	niemals Erektionen erlebt; z. B. genetische Ursachen
▷ **Sekundär**	Erworbene Störungen
▷ **Plötzlicher Beginn**	z. B. traumatische, medikamentöse Ursachen, aber auch Partnerkonflikte, Operationen etc.
▷ **Schleichender Beginn**	Grund- u. Begleiterkrankungen als Ursache (z. B. Diabetes mellitus, Arteriosklerose u.v.a.)
▷ **Situationsbezogen**	Psychogene Ursachen (Partnerwechsel, Urlaub)

sondere ein allmählich manifest werdender Altersdiabetes, müssen ausgeschlossen werden; ca. 50 % aller Diabetiker klagen mehr oder weniger über Potenzstörungen. Auch koronare Herzerkrankungen, arterielle Durchblutungsstörungen, Erkrankungen des Fettstoffwechsels, neurologische Störungen, Niereninsuffizienz, renaler Hochdruck u. v. a. finden sich gehäuft bei Patienten mit erektiler Dysfunktion und Potenzstörungen im allgemeinen. Es ist selbstverständlich, daß derartige Erkrankungen und vor allem auch Hormonstörungen aller Art geklärt und nach Möglichkeit behandelt werden müssen.

Behandlung. Vor jeder Therapie wird man versuchen, die psychischen Begleitumstände der Erektionsstörung zu erfassen, den Patienten eingehend beraten und ein gemeinsames Gespräch in Anwesenheit der Ehefrau bzw. der Partnerin führen. Unabhängig vom diagnostischen Ergebnis ist eine offene Aussprache notwendig. Allgemeine, einfühlsame Empfehlungen haben eine zweifelsfrei günstige Wirkung auf das komplizierte Zusammenspiel arterieller, venöser, neurologischer und psychischer Faktoren bei der Erektion. Dazu gehören auch:

> ▷ Meiden/Reduktion von Nicotin,
> ▷ Meiden/Reduktion von Alkohol,
> ▷ ausreichender Schlaf,
> ▷ gesunde Ernährung,
> ▷ Korrektur von Stoffwechselkrankheiten (z. B. Diabetes, Hyperlipidämie),
> ▷ Körperliche Aktivität (Fitneßtraining).

Finden sich keine krankhaften Befunde, die man für die Erektionsstörung direkt verantwortlich machen kann, so wird man bei älteren Männern unter dem Verdacht einer altersbedingten Hirnleistungs- bzw. Durchblutungsstörung einen Versuch mit Piracetam (Normabraïn®, Nootrop® Filmtbl. à 1200 mg, 2×1/d, initial bis zu 4×1200 mg/d) einleiten können. Bei niedrigen Testosteronspiegeln als Folge einer beginnenden Involution der Leydig-Zwischenzellen wird man zusätzlich Mesterolon 2×25 mg/d (Proviron 25®) verabreichen. Enthalten ist Mesterolon auch in Pluriviron®, einem Kombinationspräparat, bestehend aus 25 mg Mesterolon und dem α-Rezeptorenblocker Yohimbin (5 mg). Nach einer initialen Dosierung von 3×1 Drg./d kann die Gabe auf 2×1 Drg./d reduziert und die Behandlung über 4–6 Wochen fortgesetzt werden (auf Reaktionsvermögen achten!). Bei gutem Ansprechen empfiehlt sich eine intermittierende Dauermedikation von je 6 Wochen Einnahme und 4 Wochen Pause über mehrere Monate. Bei Patienten mit Hypertonie erzielt man gelegentlich gute Erfolge mit dem Calciumantagonisten Nitrendipin 20 mg 1–2 Tabletten /d (Bayotensin®).

Über die Wirkung der vielfältigen *Aphrodisiaka*, die im Handel angeboten werden, existieren keine zuverlässigen Angaben oder gar kontrollierte Studien. Vielfach werden auch Psychopharmaka, u. a. Tranquilizer, als Begleitmedikation empfohlen, wenn Übernervosität, Leistungsdruck, Versagensangst etc. als Ursachen psychogenen Ursprungs vermutet werden. Hier wird man individuell entscheiden müssen, ob derartige Maßnahmen notwendig sind.

Weitere Möglichkeiten. Versagen medikamentöse und andere Therapiemaßnahmen, wird gelegentlich in geeigneten Fällen eine *Schwellkörperautoinjektionstherapie (SKAT)* mit vasoaktiven Substanzen praktiziert. Diese kommt bei nicht anders therapierbaren vaskulären Ursachen sowie bei psychogen bedingter erektiler Dysfunktion zur Durchbrechung des Circulus vitiosus in Frage. Die Injektion dieser Substanzen (Papaverin, PGE_1) in die Corpora cavernosa erfolgt bei Bedarf vom Patienten selbst. Jeder Versuch von seiten des Arztes bedarf der mündlichen und schriftlichen umfassenden Patientenaufklärung mit seinem Einverständnis. Da zur Zeit noch keine ausreichenden Erfahrungen vorliegen, wird das Verfahren von uns nicht empfohlen.

Operative Maßnahmen umfassen *gefäßchirurgische Eingriffe* und die *Implantation von Prothesen*. Bei nachgewiesenem arteriellem Perfusionsdefizit kann die Arterialisierungsoperation nach Hauri erwogen werden. Dabei wird eine Anastomose zwischen A. epigastrica einerseits und der V. dorsalis profunda bzw. A. dorsalis superficialis andererseits oder beider Gefäße hergestellt. Bei alleiniger venöser Leakage kommt die Resektion der V. dorsalis profunda in Frage. Bei venöser Leakage und arterieller Durchblutungsstörung kann letzteres kombiniert werden mit der Arterialisierung des distalen belassenen Abschnittes der V. dorsalis profunda. Derartig eingreifende Maßnahmen müssen im Einzelfall mit einem erfahrenen, operativ tätigen Urologen eingehend besprochen werden.

Vor invasiven und operativen Eingriffen sowie bei Patienten, die prothetische Operationen (s. unten) ablehnen, kommen neuerdings *Erektionshilfssysteme* in Betracht (z.B. ErecAid System, Fa. Osbon). Eine manuell zu bedienende Vakuumpumpe wird über den Penis gestülpt und erzeugt eine Tumeneszenz bei gleichzeitiger zirkulärer Schnürung des venösen Abflusses an der Peniswurzel. Auch mit diesem Verfahren sind die bisherigen Erfahrungen nicht ausreichend, um eine Empfehlung auszusprechen.

Über die Wirkung von Phytopharmaka etc. liegen keine genaueren Angaben vor. Kürzlich wurde mit Ginsengwurzelextrakten eine günstige Wirkung auf die Qualität des Spermas erzielt.

52.5 Ejakulationsstörungen

Bei jeder *Aspermie* (Fehlen des kompletten Spermas) ist in erster Linie an eine *retrograde Ejakulation* als häufigste Ejakulationsstörung zu denken. Ursachen können Mißbildungen, Entzündungen oder Tumoren im Bereich des Urogenitaltraktes mit kanalikulären Atresien oder Stenosen sein, z.B. im Bereich der Bläschendrüsen. Die retrograde Ejakulation ist meist die Folge eines operativen Eingriffes am Blasenhals (z.B. *trans*urethrale Prostataresektion) oder von Sympathikusschädigung im Bereich Th_{12}–L_2 (*para*aortale Lymphknotendissektion). Seltener sind ein Diabetes mellitus oder Medikamente die Ursache. Der diagnostische Nachweis erfolgt über die Untersuchung des postmasturbatorisch gewonnenen Urins, worin massenhaft Spermatozoen nachgewiesen werden.

Behandlung. Zur Therapie gehört das Absetzen aller in Frage kommenden Medikamente wie z.B. Phenoxybenzamin oder anderer α-Sympathikolytika. Bei erforderlicher retroperitonealer Lymphadenektomie infolge eines Hodentumors sind heute zumindest im Frühstadium schonende Verfahren möglich, so daß bei ca. 75–100% der Patienten die Ejakulation erhalten bleibt. 10% dieser Patienten ejakuliert retrograd infolge gestörter Blasenhalsinnervation. Bei Kinderwunsch können Sympathikomimetika zur Erzeugung eines ausreichenden Muskeltonus im Bereich des Blasenhalses während der Ejakulation gegeben werden, z.B. Midodrin 10–40 mg i.v. (Gutron®) oder Imipramin 3 × 25 mg p.o. (Tofranil®). Die Spermagewinnung aus alkalisiertem, postmasturbatorischem Urin zum Zweck der artefiziellen Insemination ist eine weitere Möglichkeit. Die elektrostimulatorische Ejakulationsauslösung über eine Rektalsonde kann zur Spermagewinnung ebenfalls eingesetzt werden.

52.6 Klimakterium virile

Im Gegensatz zur Frau erfolgt das Nachlassen der gonadalen Hormonsekretion im Alter beim Mann nicht rasch, sondern langsam über mehrere Jahre. Nicht zuletzt aus diesem Grunde wird eine enge Korrelation zwischen Libido und Potenz einerseits und Plasmatestosteronspiegel andererseits vermißt; der Begriff des *Klimakterium virile* bleibt immer noch umstritten.

Im Einzelfall muß jedoch bei „klimakterischen" Symptomen des Mannes (Nachtschweiß, Hitzegefühl, Konzentrations- und Leistungsdefizite, Potenzstörungen, depressive Verstimmung etc.) auf einen auffälligen Abfall des Testosteronspiegels geachtet werden. Auch die Fruktosewerte sind beim Klimakterium virile und nachlassender Hodenfunktion an der unteren Grenze zu erwarten (1000–1400 µg/ml).

Vor einer Substitution müssen andere Grunderkrankungen wie Diabetes mellitus, psychische Erkrankungen sowie maligne Neoplasien, insbesondere der Prostata, ausgeschlossen werden. Als Medikamente bei Altersinvolution der Keimdrüse kommen Mesterolon (Proviron 2–3 × 25 mg/d über mehrere Monate) oder Testosteron (Testoviron® Depot 100 mg i.m. alle 2–3 Wochen; ca. 3x wiederholen) in Frage. Oft bessern sich dadurch Stimmungslage und Leistungsfähigkeit des Patienten erheblich. Gegebenenfalls wird man die Hormongabe 1 ×/Monat über mehrere Monate fortsetzen. Die Prostata ist dabei regelmäßig palpatorisch zu untersuchen und die Symptomatik zu kontrollieren.

52.7 Induratio penis plastica

Synonyme: M. Peyronie, penile Fibromatose

Bei der *Induratio penis plastica* handelt es sich um eine umschriebene, scharf abgegrenzte fibromatöse plaqueartige Läsion im Bereich des Dorsum penis, die z. T. strahlenartige Ausläufer zeigt und bei der Erektion zur Deformation des Penis führt. Die Krankheit läßt eine familiäre Häufung erkennen, manifestiert sich eher bei jüngeren Männern zwischen 20 und 40 Jahren und zeigt einen nicht voraussehbaren Verlauf. Nach einer Phase der Progredienz kann es nach Monaten oder Jahren zur spontanen Regression kommen. Die manifeste Erkrankung führt bei Erektion zu Schmerzen, Angst, evtl. mit darauffolgender erektiler Dysfunktion bzw. Impotenz.
Histologisch findet sich eine fibromatöse Umwandlung des dermalen Kollagens, die sich bis in die Tunica albuginea erstreckt und darunterliegende Strukturen miterfassen kann. Eine stellenweise Kalzifikation ist möglich. Gelegentlich können ähnliche bindegewebige Verhärtungen an anderen Körperstellen auftreten, z. B. in palmoplantarer Lokalisation (sog. *Polyfibromatose*).

Behandlung. Therapeutische Maßnahmen sind bei Induratio penis plastica wenig erfolgversprechend. Zunächst wird man versuchen, durch milde symptomatische Lokalmaßnahmen das verhärtete Gewebe weich zu halten, um Schmerzen zu vermeiden und einer erektilen Dysfunktion vorzubeugen. Einreibungen mit Bepanthen®, pH5-Eucerin® Creme wie auch milde, nichtatrophogene Kortikosteroide (z. B. Prednicarbat, Prednisolonaceponat; Dermatop®, Advantan®) sind dazu durchaus geeignet. Weitere medikamentöse Maßnahmen beinhalten die Gabe von Kaliumparaaminobenzoat (Potaba® Kaps. à 500 mg; Dosis 12 g/d). Bei Niereninsuffizienz ist nach längerer Applikation von Kaliumparaminobenzoat an eine Hyperkaliämie zu denken, und die Kaliumwerte sind zu kontrollieren. Auch Vitamin E- oder Vitamin A-Präparate werden über mehrere Monate verabreicht (Tabelle 52.11). Semikonservative Ansätze bestanden in der fokalen Unterspritzung der Plaques mit Orgotein (Peroxinorm®, 4–8 mg in einem kompatiblen Lokalanästhetikum gelöst), doch das Präparat wurde vom BGA in Deutschland wegen schwerer allergischer Überempfindlichkeitsreaktionen einschl. anaphylaktischem Schock vor kurzem aus dem Handel gezogen bzw. das sofortige Ruhen der Zulassung angeordnet.
Alternativ kommt auch die vorsichtige, intraläsionale Einspritzung einer Kortikosteroidkristallsuspension (Volon® A 10 mg) alle 3 Wochen über ½ Jahr in Betracht, wobei die Substanz in kleinsten Mengen über eine größere Fläche verteilt werden muß. Hilft dies alles nicht, so kann die operative Raffung der kontralateralen Tunica albuginea (nach Nisbet) erwogen werden, um eine Streckung des Penis zu ermöglichen. Eine weitere therapeutische Option bei erektiler Dysfunktion ist die Einführung einer Penisprothese. Die halbstarren oder manuell auffüllbaren Modelle zeigen in der Praxis oft mechanische Probleme und teilweise Komplikationen, weshalb diese Indikation nur in ausgewählten Fällen restriktiv zu erwägen ist.

Tabelle 52.11. Kombinierte Medikamentendosierung bei Induratio penis plastica

Potaba® Kapseln	à 500 mg: 4 × 6 Kps./d
Tabletten	à 500 mg: 4 × 6 Tbl./d
Pulverbeutel	à 3 g: 4 × 3 g/d
Vitamin E Kapseln	à 100 mg: bis zu 2 × 400 mg/d
Vitamin A Kapseln	à 30 000 IE: 1–2 Kps./d) (kurzfristig bis zu 6 Kps./d)

52.8 Gynäkomastie

Die Ausprägung einer *Gynäkomastie* beim Mann ist sehr unterschiedlich. Sie reicht von leicht elevierten Mamillen bis hin zu kompletten weiblichen Brustformen. Der Fettanteil kann dabei erheblich sein, vor allem im Alter, so daß man in solchen Fällen von einer *Lipogynäkomastie* sprechen kann. Die betroffenen Männer haben in der Regel keine Beschwerden, nur während der Pubertät wird gelegentlich Schmerzhaftigkeit angegeben. Die unterschiedlichen Ursachen ihrer Entstehung sind in Tabelle 52.12 dargestellt. Die systemisch induzierte Gynäkomastie ist meist beidseits zu finden; bei der selten auftretenden

Tabelle 52.12. Ursachen der Gynäkomastie beim Mann

▷ **Physiologisch**
  Bei Säuglingen, während der Pubertät, im Alter (Lipogynäkomastie)

▷ **Medikamente**
  Östrogenhaltige Präparate (lokal oder systemisch)
  Antiandrogenwirksame Substanzen (Spironolakton, Cimetidin, u. a.)
  Digitalispräparate
  Methyldopa
  Captopril
  Calciumblocker
  Ketoconazol (lange verabreichte hohe Dosen)
  Diazepam
  Trizyklische Antidepressiva
  Marihuana, Heroin

▷ **Hormonaktive Tumoren**
  Östrogenproduzierende NNR-Tumoren
  HCG-produzierende Hodentumoren
  Oat-Zelltumoren der Bronchien
  Seltene HCG-produzierende Kolon- und Mammatumoren

▷ **Metabolisch**
  Leberzhirrhose
  Hyperthyreose
  Niereninsuffizienz

▷ **Hypogonadismusbedingt**
  Medikamentös (z. B. Chemotherapie)
  Postinfektiös (Mumps)
  Hodentrauma (nach Orchidektomie, Radiatio, Chemotherapie)
  Kryptorchismus
  Chromosomale Aberrationen/Differenzierungsstörungen
  (z. B. Klinefelter-Syndrom, XX-Männer, Pseudohermaphroditismus masculinus)

einseitigen Gynäkomastie sollte ein malignes *Mammakarzinom des Mannes* (< 1 % aller männlichen malignen Neoplasien, bei Kleinefelter-Syndrom häufiger) mittels Ultraschalluntersuchung und Mammographie ausgeschlossen werden.

Behandlung. Für die Behandlung der männlichen Gynäkomastie kommen medikamentös-hormonelle und auch chirurgische Maßnahmen in Betracht. Die Säuglingsgynäkomastie bedarf keiner Behandlung, da sie durch mütterliche Hormone bedingt ist, deren Spiegel allmählich spontan sinkt. Bei der Pubertätsgynäkomastie handelt es sich nach heutigem Erkenntnisstand weder um eine pathologische Veränderung des Serumhormonspiegels, noch konnte ein vermehrter Rezeptorbesatz für weibliche Sexualhormone des männlichen Drüsenkörpers nachgewiesen werden. Am ehesten kommt eine lokale Erhöhung der Aromataseaktivität in Betracht. Bei dauerhafter starker Schmerzhaftigkeit sowie aus kosmetischen Gründen kann ein Versuch mit Tamoxifen (Nolvadex® 30 mg/d) gemacht werden, womit eine Ansprechrate bis zu 70 % zu erreichen ist. Auch Danazol (Winobanin® Kaps. à 100, 200 mg; Dosis: ca. 300–400 mg/d) wurde im Hinblick auf die Schmerzsymptomatik und Ausdehnung des Befundes als wirksam befunden.

Bei nicht zufriedenstellendem Resultat der konservativen Maßnahmen kommt die chirurgische Ausräumung des Drüsenkörpers über einen Mamillenrandschnitt mit anschließender 10- bis 14tägiger Kompressionsbehandlung in Frage. Allen sekundären Formen liegt meist eine Veränderung des Serumhormonspiegels von Östrogenen oder eine pathologische Veränderung des Verhältnisses von männlichen und weiblichen Sexualhormonen mit relativem Überschuß der Östrogene zugrunde. In allen diesen Fällen sollte der Versuch einer Behandlung der Grunderkrankung gemacht werden. Dazu gehört z. B. das Absetzen von entsprechenden Medikamenten, die Behandlung einer Thyreotoxikose und die Beseitigung hormonaktiver Tumoren.

Literatur

Altwein JE (1988) Erektile Dysfunktion als multifaktorielles Geschehen: Diagnostik im Wandel. In: Bähren W, Altwein JE (Hrsg) Impotenz. Thieme, Stuttgart, S 85–93

Aulitzky W, Frick J, Galvan G, Hadziselimovic (1989) Pulsatile LHRH-Therapy in patients with oligozoospermia and disturbed pulsatility of the hormonal axis. Int J Androl 12: 265–272

Bentivoglio G, Melica F, Cristoforoni P (1993) Folinic acid in the treatment of human male infertility. Fertil Steril 60: 698–701

Blackwell RE (1992) Hyperprolactinemia. Evaluation and Management. Endocrinol Metab Clin North Am 21: 105–124

Bostofte E, Bagger P, Michael A, Stakemann G (1993) Fertility prognosis for infertile couples. Fertil Steril 59: 102–107

Buch JP, Zorn PH (1993) Evaluation and treatment of infertility in spinal cord injured men through rectal probe electroejaculation. J Urol 149: 1350–1354

Denil J, Ohl DA, McGuire EJ, Jonas U (1992) Treatment of anejaculation with electroejaculation. Acta Urol Belg 60: 15–25

Derouet H (1990) Erektionshilfesystem (EHS) – nichtoperative Alternative zur Penisprothese? Akt Urol 21: 194–197

Engel S, Möckel C, Diezel W (1985) Der Einfluß von alpha-Tokopherolazetat auf die Spermienmotilität. Dermatol Monatsschr 171: 800–805

Fenster H, McLoughlin M (1982) Varicocele, its role in male infertility. In: Bain J, Schill WB, Schwarzstein L (eds) Treatment of male infertility. Springer, Berlin Heidelberg New York, pp 209–220

Fiedler K, Lochner ED, Krusmann G, Wurfel W, Stohrer M (1993) Two pregnancies after in-vitro fertilization with spermatozoa from alloplastic spermatocoeles. Hum Reprod 8: 422–424

Fisher MA (1993) Chlamydia trachomatis genital infection. W Va Med J 89: 331–334

Gelbard MK, Lindner A, Kaufmann JJ et al. (1985) The use of collagenase in the treatment of Peyronie's disease. J Urol 134: 280–283

Gerris J, Comhaire F, Hellemans P et al. (1991) Placebocontrolled trial of high-dose mesterolone treatment of idiopathic male infertility. Fertil Steril 55: 603–607

Gingell JC, Desai KM (1988) Peyronie's disease. Treatment should always restore sexual function. Br Med J 297: 1489–1490

Grundy CE, Robinson J, Gordon AG, Hay DM (1991) Selection of an antibodyfree population of spermatoza from semen samples of men suffering from immunological interfility. Hum Reprod 6: 593–596

Haidl G, Schill WB (1991) Guidelines for drug treatment of male infertility. Drugs 41: 60–68

Haidl G, Schill WB (1992) Fertilitätsstörungen des Mannes, Teil 2: Therapeutische Möglichkeiten. Fortschr Med 110: 38–45

Haidl G, Schill WB (1993) Moderne Diagnostik in der Andrologie. Dt Ärztebl 90: C182–C189

Hofmann N, Behrendt H, Hilscher B et al. (1982) Erste klinische Ergebnisse einer Ketotifen-Behandlung mastzellpositiver Testesschäden. Z Hautkr 57: 609

Hofmann N, Kuwert E (1979) Die chronische, nicht Erreger-bedingte Orchitis. Z Hautkr 54: 173–180

Jonge CJ de, Tarchala SM, Rawlins RG et al. (1993) Acrosin activity in human spermatozoa in relation to semen quality and in vitro fertilization. Human Reprod 8: 253–257

Kauß E (1988) Psychotherapeutische Ansätze. In: Melchior H (Hrsg) Erektionsstörungen. Organbefund und Psychodynamik. Karger, Basel München, S 168–205 (Beiträge zur Urologie, Bd 5)

Köhn FM, Haidl G, Schill WB (1991) Impotentia coeundi: Diagnostik und Therapie. Z Hautkr 66: 1026–1034

Krause W, Rothauge CF (1991) Andrologie. Krankheiten der männlichen Geschlechtsorgane, 2. Aufl. Enke, Stuttgart

Krause W, Hübner HM, Wichmann K (1985) Treatment of oligozoospermia by tamoxifen: No evidence for direct testicular. Action andrologica 17: 285–290

Krause W, Holland-Moritz H, Schramm P (1992) Treatment of idiopathic oligozoospermia with tamoxifen – randomized controlled study. Int J Androl 15: 14–18

Kynaston HG, Lewis-Johnes D, Lynch RV, Desmond AD (1988) Changes in seminal quality following oral zinc therapy. Andrologia 20: 21–22

Lee KO, Chua DJY, Cheah JS (1990) Oestrogen and progesterone receptors in men with bilateral or unilateral pubertal macromastia. Clin Endocrinol 32: 101–105

Lue TF, Tanagho EA (1987) Physiology of erection and pharmacological management of impotence. J Urol 137: 829–836

Oshio S, Ozaki S, Ohkawa I et al. (1989) Mecobalamin promotes mouse sperm maturation. Andrologia 21: 167–173

Parsch EM, Schill WB (1988) Captopril – a new approach for treatment of male subfertility? Andrologia 20: 537–538

Porst H (1988) Stellenwert von Prostaglandin El (PGE 1) in der Diagnostik der erektilen Dysfunktion (ED) im Vergleich zu Papaverin und Papverin/Phenotolamin bei 61 Patienten mit ED. Urologe 27: 22–36

Przybilla B, Schill WB (1984) Nebenwirkungen von Arzneistoffen auf Sexualverhalten und Sterilität des Mannes. Med Mo Pharm 7: 197–208

Purvis K, Christiansen E (1993) Infection in the male reproductive tract. Impact, diagnosis and treatment in relation to male infertility. Int J Androl 16: 1–13

Pusch HH (1989) Oral treatment of oligozoospermia with testosterone undecanoate: results of a doubleblind placebo-controlled trial. Andrologia 21: 76–82

Reid K Morales A, Harris C et al. (1987) Double-blind trial of yohimbine in treatment of psychogenic impotence. Lancet I: 421–423

Saal W, Happ J, Cordes U et al. (1991) Subcutaneous gonadotropin therapy in male patients with hypogonadotropic hypogonadism. Fertil Steril 56: 319–324

Schill WB (1986) Bewährtes und Neues in der medikamentösen Therapie des männlichen Sterilitätsfaktors. Fertilität 2: 7–17

Schill WB (1992) Faktoren von seiten des Mannes: In: Zander J, Breckwoldt M (Hrsg) Gynäkologie und Geburtshilfe, Bd 1/2. Geschlechtsreife, Sterilität, Frühschwangerschaft, Alter, Psychosomatik. Thieme, Stuttgart, S 830–899

Schill WB, Schneider J, Ring J (1986) The use of ketotifen, a mast cell blocker, for treatment of oligo- and asthenozoospermia. Andrologia 18: 570–573

Schreiber G, Kröhne HJ (1992) Hochgradige Oligozoospermie bei inkompletter Androgenresistenz. Dermatol Monatsschr 178: 506–511

Schreiber G, Schambach H (1991) Männlicher Hypogonadismus und Gynäkomastie. Z Ärztl Fortbild 85: 165–170

Schreiber G, Börner A, Lauterbach H, Thiel W (1983) Prolaktin und männliche Fertilität. Z Ges Inn Med 38: 143–149

Shabsigh R, Fishman IJH, Quesada ET et al. (1989) Evaluation of vasculogenic erectile impotence using penile duplex ultrasonography. J Urol 142: 1469–1474

Shulman JF, Shulman S (1982) Methylprednisolone treatment of immunologic infertility in the male. Fertil Steril 38: 591–599

Stief CG, Bähren W (1988) Schwellkörper-Autoinjektions-Therapie (SKAT). In: Bähren W, Altwein JE (Hrsg) Impotenz. Thieme, Stuttgart, S 157–163

Weiske WH (1989) Drei Jahre Erfahrungen mit Schwellkörperautoinjektions-Therapie. Urologe (A) 28: 253–257

WHO (1987) WHO-laboratory manual for the examination of human semen and semen-cervical mucus-interaction. Cambridge Univ Press, Cambridge

WHO (1992) A double-blind trial of clomiphene citrate for the treatment of idiopathic male infertility. Int J Androl 15: 299–307

Witt MA, Grantmyre JE (1993) Ejaculatory failure. World J Urol 11: 89–95

Yavetz H, Levy R, Papo J, Yogev L, Paz G, Jaffa AJ, Homonnai ZT (1992) Efficacy of varicocele embolization versus ligation of the left internal spermatic vein for improvement of sperm quality. Int J Androl 15: 338–344

Zucchini S, Tacconi M, Cacciari E (1992) Cryptorchidism. Pediatr Med Chir 14: 369–374

Zumbusch R, Vogt HJ (1993) Hypogonadotroper Hypogonadismus unter pulsatiler GnRH-Therapie. Hautarzt 44: 46–48

Kapitel 53 Berufsdermatosen
Prophylaxe und Therapie im Beruf

53.1	Allgemeines	1226
53.2	Häufige Berufdermatosen	1226
53.2.1	Kontaktallergien bzw. allergisches Berufsekzem	1226
53.2.2	Irritativ-toxische Berufsekzeme	1227
53.2.3	Andere beruflich erworbene Hautkrankheiten	1227
53.3	Präventivtherapeutisches Vorgehen bei Berufsdermatosen	1228
53.3.1	Erkennung von Risikogruppen	1229
53.3.2	Prävention am Arbeitsplatz	1229
53.3.3	Hautschutzmaßnahmen	1230
53.3.4	Hautreinigung	1233
53.3.5	Hautpflege	1233
53.3.6	Spezielle Behandlungsmaßnahmen bei Chromat- bzw. Nickelekzem	1234
53.3.7	Sonstige Behandlungsmöglichkeiten bei Berufsdermatosen	1234
53.3.8	Beruflich induziertes Asthma	1235
53.4	Administrative Maßnahmen beim Verdacht auf eine Berufsdermatose	1236
53.4.1	Das Hautarztverfahren	1236
53.4.2	Das Berufskrankheitenverfahren	1237
53.4.3	Das dermatologische Fachgutachten	1237
53.5	Arbeitsunfall	1240

53.1 Allgemeines

Berufskrankheiten im sozialrechtlichen Sinne sind in Deutschland nach *§ 551, Abs. 1* der Reichsversicherungsordnung *(RVO)* Erkrankungen, die

„nach den Erkenntnissen der medizinischen Wissenschaft durch besondere Einwirkungen verursacht sind, denen bestimmte Personengruppen durch ihre Arbeit in erheblich höherem Maße als die Gesamtbevölkerung ausgesetzt sind".

Die Berufskrankheit ist dem Arbeitsunfall (s. S. 1240) rechtlich gleichgestellt (§ 551, Abs. 3 RVO).
Welche medizinischen Krankheitszustände als Berufskrankheiten anerkannt werden können, ist vom Gesetzgeber auf dem Verordnungswege näher präzisiert worden. Nach *Anlage 1, Nr. 5101* der *Berufskrankheitenverordnung (BeKV)* sind Dermatosen dann als Berufskrankheiten anzusehen, wenn es sich um „schwere oder wiederholt rückfällige Hautkrankheiten handelt, die zur Unterlassung aller Tätigkeiten gezwungen haben, die für die Entstehung, die Verschlimmerung oder das Wiederaufleben der Krankheit ursächlich waren oder sein können".

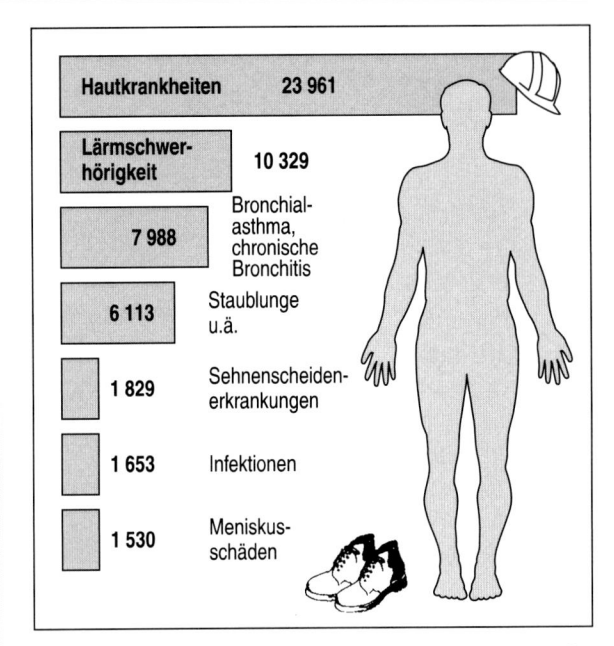

Abb. 53.1. Die häufigsten Berufskrankheiten in Deutschland (gemeldete Fälle 1991)

- Hautkrankheiten: 23 961
- Lärmschwerhörigkeit: 10 329
- Bronchialasthma, chronische Bronchitis: 7 988
- Staublunge u.ä.: 6 113
- Sehnenscheidenerkrankungen: 1 829
- Infektionen: 1 653
- Meniskusschäden: 1 530

53.2 Häufige Berufsdermatosen

Mit der Industrialisierung und Technisierung der zurückliegenden Jahrzehnte hat die Häufigkeit berufsbedingter Dermatosen kontinuierlich zugenommen. Berufsbedingte Dermatosen stellen heute in den Ländern Westeuropas einen Anteil von *über 30%* aller Berufskrankheiten dar, stehen an 1. Stelle der Häufigkeitsliste vor den Schäden durch Lärm (Schwerhörigkeit) und führen mitunter zu erheblichen gesundheitlichen und sozialen Folgen für die Betroffenen. In Deutschland nimmt die Zahl der Anzeigen von Berufskrankheiten zu und hat 1992 die Grenze von ca. *60 000* Meldungen überschritten, bei einer etwa gleich großen Dunkelziffer. Allerdings wird nur ein Teil davon nach eingehender Prüfung als entschädigungspflichtiger, berufsbedingter Schaden anerkannt. Über

90% aller angezeigten Verdachtsfälle, die den Berufsgenossenschaften gemeldet werden, sind *Kontaktekzeme,* wovon jeweils etwa die Hälfte allergisch, die andere Hälfte toxisch-irritativ bedingt sein dürfte. Alle Arbeits- und Hilfsstoffe, die am Arbeitsplatz vorkommen bzw. Verwendung finden, einschl. Arbeitskleidung, Waschmittel etc., kommen hierfür in Frage. Bevorzugte Lokalisationen sind die Hände und das Gesicht, z. T. auch andere exponierte Hautregionen.

53.2.1 Kontaktallergien bzw. allergisches Berufsekzem

Die Anzahl der heute industriell synthetisierten und als Arbeitsstoffe genutzten chemischen Verbindungen ist unübersehbar. Theoretisch sind nahezu alle diese Arbeitsstoffe in der Lage, ein allergisches Berufsekzem hervorzurufen. Aufgrund ihrer weiten Verbreitung in der Arbeitswelt ist in praxi jedoch eine relativ kleine Gruppe potentieller Allergene für die überwiegende Mehrzahl der allergischen Berufsekzeme verantwortlich. Diese Gruppe umfaßt insbesondere Typ IV-Reaktionen gegen *Kaliumdichromat, Nickelsulfat, Kobaltchlorid, Duftstoffe, Gummichemikalien* (z. B. Latex, Thiuram), *Perubalsam,*

Formaldehyd, Kathon CG, Terpentin, Kolophonium, Parastoffe (z. B. p-Phenylendiamin), *Neomycinsulfat* und *Epoxyharze*. Erst in zweiter Linie kommen Kontaktallergien gegen Wollwachsalkohole, Parabene, Mercaptoverbindungen, p-tert. Butylphenol u. a. vor.
Lokal anwendbare *Antibiotika* (z. B. Neomycin u. a.) und andere Medikamente sind häufige Kontaktallergene, sie sind allerdings nur zu einem geringen Prozentsatz beruflich bedingt, z. B. bei Ärzten, Apothekern und medizinischem Hilfspersonal. Auch Sensibilisierung auf *Formaldehyd* und andere *Desinfektionsmittel* (Quecksilber!) findet besonders in den sog. Gesundheitsberufen statt. *Pflanzen* (Floristen, Gärtner), *Terpentin, Farben* (Anstreicher, Maler), *Herbizide* (Arbeiter in der Landwirtschaft), *Antioxydantien* (Gallate in der Lebensmittelindustrie), *Klebstoffe* (Akrylate in der Kunststoffindustrie), *exotische Hölzer, Harze* (in der Holzverarbeitung), *seltene Metalle* (z. B. Titan), *Weichmacher* u. v. a. können als Berufsallergene erkannt werden. Sie rufen Kontaktekzeme, z. T. aber auch allgemeine *allergische Reaktionen vom Typ I* mit asthmoiden Beschwerden hervor, z. B. *Mehlallergie* mit Berufsekzem und Mehlmilbenasthma bei Bäckern, Asthma durch Vorratsmilben in der Landwirtschaft, durch *Schimmelpilze* in Käsereien, durch *Naturseide* in der Textilindustrie, durch Enzyme in der Waschmittelindustrie u. a.
Gelegentlich wird über anaphylaktische Reaktionen bei Ärzten und medizinischem Hilfspersonal durch Medikamente berichtet; auch *Latexgummihandschuhe* wurden verantwortlich gemacht, wobei das spezifische IgE gegen Latex im RAST positiv ausfiel. Gerade in medizinischen Berufen ist die Prävalenz von Allergien gegen Latexgummihandschuhe besonders hoch: 8–10 % bei Chirurgen und OP-Schwestern. Oft handelt es sich dabei um Typ I-Allergien gegen Akzeleratoren der Thiuramgruppe. Auch Puderbestandteile, Farbstoffe etc. kommen als Allergene in Frage (s. S. 1230 f.). Allergien gegen *Tierhaare* bei Tierpflegern etc. können Allergien vom Soforttyp, z. B. Rhinoconjunctivitis allergica, hervorrufen, vor allem bei Personen mit atopischer Diathese. Eine beruflich induzierte *Kontakturtikaria* kann durch Kontakt mit Ammoniumpersulfat, Dimethylsulfoxid, Epoxyharze, Latexgummihandschuhe, diverse Additiva sowie mehrere Medikamente (z. B. Penicillin) auftreten.

53.2.2 Irritativ-toxische Berufsekzeme

Irritativ-toxische Kontaktekzeme entstehen in der Berufswelt durch alkalische Substanzen, Säuren, Seifen, Detergenzien, organische Lösungsmittel, Reduktionsmittel, Oxidationsmittel, Kleber, Lötmittel, Polituren, Shampoos sowie durch physikalische Faktoren (Mazeration, Friktion, Hitze, UV-Strahlung). Insbesondere die Arbeit im feuchten Milieu wirkt hier als konditionierender Faktor. Oftmals wirken mehrere der aufgezählten Faktoren synergistisch und sind für das Auftreten einer Berufsdermatose gleichzeitig verantwortlich. Sand, Staub, Kies etc. können als zusätzlich belastende Kontaktstoffe die Irritation verstärken, vor allem bei längerer Einwirkung im feuchten Milieu.

53.2.3 Andere beruflich erworbene Hautkrankheiten

Neben den *Ekzemen* gibt es eine Reihe weiterer Hauterkrankungen als Berufsdermatosen, die als solche anerkannt werden. Im Rahmen von Arbeitsunfällen kommt es häufiger zu *Verbrennungen, Erfrierungen* und *Verätzungen* mit Säuren oder Laugen. Dabei sind insbesondere Arbeitsunfälle mit *Flußsäure* problematisch und schwierig zu behandeln.
Als Ursache einer beruflich bedingten *Akne* kommt insbesondere der Umgang mit polyhalogenierten Naphthalenen, Biphenylen oder Dibenzofuranen sowie polychlorierten Dibenzodioxinen in Frage. Sie ist zumeist Zeichen einer systemischen Intoxikation mit diesen Substanzen, deren Aufnahme durch Kontakte oder aber über die Atemwege erfolgt. Auch Schmieröle, Bohröle und Teere können bei längerem Kontakt eine berufsbedingte Akne auslösen.
Bei Beschäftigten im Gesundheitswesen kann es berufsbedingt zu *Infektionskrankheiten der Haut* kommen. Dabei handelt es sich beispielsweise um Infektionen mit atypischen Mykobakterien oder besonderen Pilzen. *Tiefe Trichophytien* findet man bei Tierpflegern und Landwirten, Candi-

dosen bei Personen, die im feucht-warmen Milieu tätig sind. Eine *Sporotrichose* wird auch bei Gärtnern, Floristen und Arbeitern in der Landwirtschaft bisweilen beobachtet.

Verschiedentlich wurde über das Auftreten *sklerodermiformer Hautveränderungen* bei Beschäftigten in der epoxidharzverarbeitenden Industrie berichtet, auch als „PVC-Krankheit" bekannt. Eine andere Variante ist die durch Silikate (Quarzstaub u. ä.) induzierte Sklerodermie (s. auch S. 507 ff.).

Für die Verursachung einer *Radiodermatitis* durch ionisierende Strahlen kommen heute insbesondere technische Strahlenquellen in Betracht. Radioaktiv strahlende Elemente bzw. Isotope werden in immer größerem Umfang technisch eingesetzt, z. B. zur Materialprüfung, zur Sterilisation und in der chemischen Industrie zum Nachhärten von Polymerisaten. Als Ursache für eine Exposition mit ionisierenden Strahlen kommen technische Mängel, unsachgemäße Handhabung der Geräte sowie Arbeitsunfälle in Frage. Je nach Strahlendosis kommt es an der Haut während der Frühphase zu einer entzündlichen Reaktion unterschiedlichen Grades, in der Spätphase zur *chronischen Radiodermatitis* bzw. zur *Röntgenhaut*, einem Strahlenulkus der Haut, aktinischen Keratosen und nicht zuletzt auch zu *epithelialen Neoplasien, Plattenepithelkarzinomen* oder *Basaliomen*. *Hautkrebs* oder andere zur Krebsbildung neigende Hautkrankheiten können bei Verursachung durch chemische Substanzen als Berufsdermatosen auftreten, etwa durch Ruß, Rohparaffin, Teer, Anthrazene, Pech und ähnliche Stoffe, die in verschiedenen Industriezweigen oft Verwendung finden (Zündholz- und Papierherstellung, Teergewinnung, Lackherstellung, Isoliermittel etc.).

Alle diese Krankheiten der Haut können nach Ablauf des notwendigen Begutachtungsverfahrens im Rahmen der BeKV als *Berufskrankheiten* anerkannt werden. Je nach Berufsgruppe kommen schließlich weitere spezielle Belastungen dazu, die zur Entstehung einer Berufsdermatose führen können.

Die Möglichkeit der Anerkennung eines *Hautkrebses* als Berufsdermatose ist nach *Nr. 5102 der BeKV* ausdrücklich gegeben.

53.3 Präventivtherapeutisches Vorgehen bei Berufsdermatosen

Die lokale Behandlung der beruflich bedingten Kontaktekzeme richtet sich nach den allgemeinen Regeln der dermatologischen Therapie. Im Vorfeld der Behandlung gibt es jedoch darüber hinaus eine Reihe präventiver Maßnahmen, die im Einzelfall, je nach beruflicher Tätigkeit, berücksichtigt werden müssen. Wohl in kaum

Tabelle 53.1. Häufige Berufsdermatosen

- ▷ **Chronisch-irritative Dermatitis**
  durch Sand, Staub, Zement, Kies etc.
- ▷ **Allergische Kontaktdermatitis**
  durch Chromate, Nickel, Formaldehyd etc.

  Berufsekzem
  z. B. Maurerekzem, Friseurekzem

- ▷ **Allergisch induziertes Asthma**
  durch Mehl, Schimmelpilze, u. a. organische
  Typ I-Allergene verschiedener Art

  Berufsasthma
  z. B. Bäckerasthma:
  Typ I-Reaktion auf die Mehlmilbe
  (Dermatophagoides farinae)

- ▷ **Akne bzw. akneiforme Dermatitis**
  durch Chlor, Brom, Dioxin etc. und polyhalogenierte Benzofurane induzierte Akne
- ▷ **Sklerodermiforme Dermatitis bzw. (Pseudo-)Sklerodermien**
  Vinylchlorid (PVC)- Krankheit, silikatinduzierte Sklerodermie
- ▷ **Infektionskrankheiten**
  Mykobakteriosen, Candidosen, Tinea, Sporotrichose
- ▷ **Beruflich induzierter Hautkrebs bzw. epitheliale Neoplasien**
  durch Pech, Ruß, Teer etc.
- ▷ **Strahlenschäden**

einem anderen Teilgebiet der Dermatologie kommt der *Prävention* eine ähnlich große Bedeutung zu wie bei den Berufsdermatosen, insbesondere den Berufsekzemen. Im einzelnen kommen folgende wichtige Präventionsmaßnahmen in Frage:

53.3.1 Erkennung von Risikogruppen

In Deutschland regelt das *Jugendarbeitsschutzgesetz* in seiner Fassung vom 15.10.1984 in den §§ *32–35* die Durchführung von Berufseignungs- bzw. Präventivuntersuchungen bei Jugendlichen vor Eintritt in das Berufsleben. Vorgesehen ist eine Erstuntersuchung *innerhalb von 14 Monaten vor Aufnahme der beruflichen Tätigkeit* sowie eine *Nachuntersuchung* innerhalb des 1. Beschäftigungsjahres. Ziel dieser Untersuchungen ist es, Jugendliche mit vorbestehenden Risikofaktoren im Hinblick auf die Entstehung einer Berufskrankheit frühzeitig zu erfassen und hinsichtlich ihrer endgültigen Berufswahl entsprechend zu beraten.

Als *erhöhtes Risiko* für das Auftreten von Berufsekzemen gilt in erster Linie das Vorbestehen von Hauterkrankungen wie z.B. atopische Dermatitis, Kontaktallergien, irritativ-toxische Ekzeme u.ä. Darüber hinaus hat jedoch das Vorliegen einer *atopischen Anamnese* beim Betroffenen bzw. in seiner Familie, evtl. mit *Xerosis* sowie einer *Dyshidrose*, als Risikofaktor zu gelten. In neuerer Zeit wurde vorgeschlagen, daß bei Atopie unter anderem ein gestörter Metabolismus ungesättigter Fettsäuren vorliegt (vgl. auch Kap. 9). Zweifellos reicht ein solcher metabolischer Defekt nicht aus, um das Syndrom der Atopie zu erklären, doch es ist denkbar, daß er zur verstärkten Irritabilität der Haut beiträgt. Bei vorliegender atopischer Diathese wäre es möglich, eine langfristige Substitution mit γ-Linolensäure vorzunehmen, um prophylaktisch das Risiko einer Berufsdermatose zu mindern, doch dafür sind genaue Untersuchungen bzw. Studien notwendig. Ein großer Teil der Patienten mit einem Berufsekzem sind jedenfalls Atopiker. Weiterhin wirken *Sebostase*, *Akrozyanose* und *Hyperhidrose* als Einzelsymptome begünstigend für das Entstehen eines Berufsekzems. Insbesondere die konstitutionellen Faktoren sind bei den Jugendarbeitsschutzuntersuchungen, die allerdings oft durch Nichtdermatologen durchgeführt werden, genauer zu erfassen. Evtl. ist der *IgE-Spiegel* zu bestimmen und seine Höhe im Gesamtzusammenhang mitzubeurteilen.

Bei Vorliegen eines oder gar mehrerer der aufgeführten *Risikofaktoren* wird den betreffenden Jugendlichen von Tätigkeiten abgeraten, die mit einer starken Hautverschmutzung einhergehen (Handwerkerberufe) oder zu vermehrter Hautaustrocknung führen, z.B. Arbeiten im feuchten Milieu (Bademeister), Umgang mit Alkalien und Lösungsmitteln (Friseure) etc. Zu empfehlen sind demgegenüber saubere Tätigkeiten im Freien, Büroberufe, Datenverarbeitung u.ä.

53.3.2 Prävention am Arbeitsplatz

Eine genaue Aufklärung und Information der Beschäftigten am jeweiligen Arbeitsplatz über mögliche Gefährdungen durch Arbeitsstoffe ist unabdingbare Voraussetzung eines wirksamen Schutzes vor berufsbedingten Krankheiten. Grundlage dieser Information ist die *Arbeitsstoffverordnung* sowie die *produktbezogenen Informationen* der Hersteller von Arbeitsstoffen. Diese Informationen sind ggf. laufend zu aktualisieren. Der Arbeitnehmer muß informiert werden, um sich schützen zu können.

Durch Änderung ungünstiger Arbeitsabläufe (z.B. Reinigung von Oberflächen mit Terpentin oder anderen eingreifenden Chemikalien) sowie durch Einführung entsprechend durchdachter Arbeitsgeräte (geschlossene Systeme, Absaugvorrichtung für Schadstoffe u.ä.) lassen sich in vielen Fällen *Dauer* und *Intensität des Kontaktes* der Haut mit den vermutlichen Reizstoffen zumindest reduzieren. Der Umgang mit hautreizenden Stoffen sollte sich räumlich getrennt von anderen Arbeitsbereichen vollziehen. Regelmäßige sorgfältige Überprüfung des Reinigungsgrades der Arbeitsbereiche tut ein übriges, um die unnötige räumliche Verschleppung von Schadstoffen zu vermindern. Betriebsangehörige, die mit Risikofaktoren für die Entwicklung von Berufsekzemen behaftet sind, können zumindest von einzelnen, besonders stark risikobehafteten Produktionsschritten oder Arbeitsabläufen ausgenommen werden. Hier ist auch ein *Arbeitsplatzwechsel* innerhalb des Betriebes zu erwägen mit dem Ziel, mögliche Noxen zu eliminieren. Die administrativen Vorschriften für die Vornahme eines Arbeitsplatzwechsels sind in Deutschland geregelt (§ 3 BeKV, s. S. 1236 ff.). Zur Prävention gehören auch *Hautschutz, Hautreinigung* und *Hautpflege*.

53.3.3 Hautschutzmaßnahmen

Individuelle Hautschutzmaßnahmen sollen den unmittelbaren Kontakt mit hautschädlichen Substanzen entweder möglichst unterbinden *(Handschuhe, Schutzbrillen, Masken, spezielle Schutzkleidung)* oder aber zumindest reduzieren *(Hautschutzsalben)*. Personen, die im Berufsleben Irritationen und anderen potentiellen Schadstoffen ausgesetzt sind, zumal im feuchten Milieu, müssen vom Arzt motiviert werden, eine geeignete Prophylaxe zwecks Hautschutz konsequent durchzuführen und Arbeitshandschuhe zu tragen (Tabelle 53.2 a–c).

Arbeitshandschuhe sind den technischen Arbeitsmitteln gleichgestellt und dürfen in Deutschland nur dann in den Verkehr gebracht werden, wenn sie den allgemein anerkannten Regeln der Technik (DIN-Norm 4841) entsprechen. *Schutzhandschuhe* gegen Chemikalien müssen der DIN-Norm 4841, Teil 5 entsprechen und besonders gekennzeichnet sein. Angeboten werden derzeit u. a. Handschuhmaterialien aus Naturgummi (Latex), Neoprene (Chloropren), PVC, Nitrilkautschuk u. a., die jeweils gegen unterschiedliche Arbeitsstoffe Beständigkeit aufweisen. Weitere Spezialanfertigungen schützen gegen Hitze, Kälte etc. Im Zweifelsfall ist es unerläßlich, sich mit dem Hersteller in Verbindung zu setzen und entsprechende Informationen einzuholen.

Vor allem auch *Friseure* müssen beim Arbeiten (Färben, Dauerwellenlegen) Schutzhandschuhe tragen, damit sie Allergien, z. B. auf Thioglykolate und Ammoniumpersulfat, vermeiden bzw. das Risiko reduzieren. Das längere Tragen von Gummihandschuhen bei Arbeiten im feuchten Milieu ist allerdings nicht unproblematisch, weil es durch den entstehenden Wärmestau zu einer Hautquellung kommt. Als Prophylaxe und auch bei Allergien gegen Handschuhpuder sinnvoll ist hier das Unterziehen von *Baumwollhandschuhen*.

Auch Sensibilisierungen gegen Materialinhaltsstoffe von Gummihandschuhen, vor allem bei Ärzten, Krankenschwestern etc. sind nicht selten. Nach unterschiedlichen Schätzungen sind inzwischen 8–10 % der Operateure bzw. des OP-Personals gegen die üblichen, gepuderten Latexgummihandschuhe überempfindlich. In Frage kommen vor allem Allergien gegen Naturgummi sowie gegen Gummiakzeleratoren der Thiuram- und Carbamidgruppe, eingearbeitete Azofarbstoffe etc. Auch das Puder (Maisstärke) ruft Allergien hervor. *Vinylhandschuhe,* die darüber hinaus ungepudert sind, wirken offensichtlich weniger sensibilisierend. Handschuhe sind vor dem Abstreifen zu reinigen. Eine Kontamination mit Schadstoffen an ihrer Innenseite muß sorgfältig vermieden werden, da Handschuhpuder u. a. auch Latexantigene binden soll. Einmalhandschuhe bieten hier sicherlich Vorteile. Die Wirkung sog. *künstlicher Handschuhe* (z. B. Marly-Skin® u. v. a.) ist nicht genau geprüft, doch nach eigenen Erfahrungen können sie durchaus einen gewissen Schutz bei einfacheren Tätigkeiten geben. Es ist jedoch fraglich, ob dies den Anforderungen im Berufsleben genügt.

Tabelle 53.2a. Arbeitshandschuhe als präventiver Schutz vor beruflichen Noxen

▷ **Bestandteile**
Aus Naturgummi, z. B. Latex, oder Kunstgummi, z. B. Neoprene, Chloropren, Styren-Butadien u. a. bzw. mit Polyäthylenfasern etc. oder Stahlfasern verstärkt

▷ **Ausführungen**
Einmalhandschuhe, z. B. für medizinische Zwecke, Infektions- bzw. Schmutzprophylaxe etc.
Haushaltshandschuhe, z. B. baumwollgefüttert bzw. diverse Ausführungen
Industriehandschuhe, z. B. als allgemeiner Schutz gegen physikalische Noxen; Standardtyp, kunststoffbeschichteter Typ mit Strickfutter u. a.
Spezialhandschuhe, z. B. als gezielter Schutz für spezielle Anforderungen (große Hitze, Strahlung, Kälte, mechanische Belastung u. a.)
Sog. *künstliche Handschuhe*

Tabelle 53.2b. Hypoallergene OP-Handschuhe gegen Allergene und Irritanzien. (Auswahl; nach Heese et al. 1991, modifiziert)

Handelsbe- zeichnungen	Thiuram	Carbamate	Benzo- thiazole	Thioharn- stoffe	Latex	Handschuh- puder	Hersteller
Puritee Pur	−	−	−	−	+	+	J. Baker, Orox
Eudermic	−	+	−	−	+	+	Deseret Medical
Tradition	−	−	+	−	+	+	Deseret Medical
Ultraderm	−	+	−	−	+	+	Travenol Labs.
Dispo	−	+	−	−	+	+	Regent Hospital Prd.
Sempermed	−	+	−	−	+	+	Semperit
Sempermed Forte	−	+	−	−	+	+	Semperit
Micro-Touch	−	+	+	−	+	+	Johnson & Johnson
Perry Derma-Guard	−	−	−	−	−	+	Smart Practice
Manex	−	+	−	−	+	+	Beiersdorf
Manex ohne Puder	−	+	−	−	+	−	Regent Hospital Prd.
Biogel	−	+	−	−	+	−	Beiersdorf
Sempermed Ultra	−	+	−	−	+	−	Semperit
Neutralon	−	+	+	−	+	+	Johnson & Johnson
Elastyren	−	+	−	−	−	+	Allerderm Lab.
Tactylon	−	+	+	−	+	+	Smith & Nephew Med.
Neolon	−	+	−	−	−	+	Deseret Medical
Ansell dermaprene	−	−	−	+	−	+	Ansell America

Tabelle 53.2c. Hypoallergene Untersuchungshandschuhe gegen Allergene und Irritanzien. (Auswahl; nach Heese et al. 1991, modifiziert)

Handelsbe- zeichnungen	Thiuram	Carbamate	Benzo- thiazole	Thioharn- stoffe	Latex	Handschuh- puder	Hersteller
Ansell Fitted	−	+	+	−	+	+	Ansell America
B-D-Latex- handschuhe	−	+	−	−	+	+	Deseret Medical
Sempermed EG	−	+	−	−	+	+	Semperit
Sempermed dental	−	+	−	−	+	+	Semperit
Micro-Touch EG (steril und nichtsteril)	−	+	+	−	+	+	Johnson & Johnson
Regent Biogel D	−	+	−	−	+	−	Regent Hospital Prd.
Tactylon EG	−	−	−	−	−	+	Smart Practice
Vinyl (PVC) Handschuhe (gepudert)	−	−	−	−	−	+	Viele Hersteller
Dahlhausen Vinylhandschuhe (nicht gepudert)	−	−	−	−	−	−	P. J. Dahlhausen
4H-Handschuhe	−	−	−	−	−	−	Safety 4, Dänemark

Tabelle 53.3. Schädigende Berufsstoffe und angebotene Hautschutzpräparate

Schadstoff	Hautschutzpräparate (Auswahl)
▷ **Feuchtes Milieu**	
Nässe, Feuchtigkeit	Aqua-non, Kamill-Hautschutzsalbe, Physioderm, Stephalen-Creme, Sterisol-Hautschutzcreme, Taktosan
Lösungen, alkalisch	Aqua-non, Contra-Alkali, Stephalen-Creme, Sterisol-Hautschutzcreme, Taktosan
Lösungen, saure	Aqua-non, Physioderm, Sterisol-Hautschutzcreme, Taktosan
Tenside	Physioderm, Stephalen-Creme, Sterisol-Hautschutzcreme, Stokoderm
Aceton	Penaten Typ A, Sterisol-Hautschutzcreme, Stokoderm
▷ **Öle, Fette**	
Öle	Kamill-Hautschutzgel, Lindesa, Sansibal, Penaten Typ A, Sterisol-Hautschutzcreme
Bohröle	Aqua-non, Penaten Typ A, Sansibal, Sterisol-Hautschutzcreme
Fette	Kamill-Hautschutzgel, Lindesa, Penaten Typ A, Sansibal
▷ **Sonstiges**	
Enzyme	Sansibal, Sterisol-Hautschutzcreme, Stoko-Emulsion
Epoxy- und andere Kunstharze	Arretil, Lindesa, Sansibal, Sterisol-Hautschutzcreme
Metallstaub, Teere	Kamill-Hautschutzsalbe, Penaten Typ A, Sansibal, Sterisol-Hautschutzcreme
Als künstliche Handschuhe	z. B. Marly-Skin u. a.

Bei nachgewiesenen *Latexallergien* müssen latexfreie Kunstgummihandschuhe getragen werden (z.B. Neolon®, Elastyren® u.a.; für den Haushalt: Semper soft, Semper star). Manex® neoderm (Beiersdorf) besteht aus einem latexrfreien, hochelastischen Elastomer, das keine Latexallergien hervorrufen kann und auch als OP-Handschuh angeboten wird. Auch andere hypoallergene Fabrikate werden angeboten (z.B. Biogel® u.a.). Bei Allergien gegen Handschuhpuder bieten sich ungepuderte Vinylhandschuhe an (z.B. True touch), bei Allergien auf Akzeleratoren stehen ebenfalls entsprechende Fabrikate zur Verfügung (z.B. Puritee pur, Tactylon u.a.).
In letzter Zeit wurden Handschuhe für Chirurgen, OP-Schwestern etc. entwickelt, die vor *intraoperativen Verletzungen* bzw. Infektionen (z.B. HIV) schützen sollen. Bei der Herstellung werden solche Handschuhe mit besonderen Polyäthylenfasern zusätzlich verstärkt (Spectrafaser; z.B. in Paraderm®, Perry®); andere enthalten Polymethacrylate (Repel® Cut resistant-Dupont), allerdings mit der Möglichkeit der Sensibilisierung, oder sind mit Stahlfaser verstärkt (Centurion™). Derartige Schutzhandschuhe werden unter den üblichen Gummihandschuhen getragen und bieten einen besseren Schutz, obwohl vom Hersteller betont wird, daß sie keinen absoluten Schutz gegen Stiche mit der Nadel oder dem spitzen Skalpell bieten können.

● Bei den *Hautschutzsalben* fehlt heute noch ein zuverlässiges Prüfmodell, um ihre Schutzwirkung genauer zu erfassen, dennoch sollte man ihre prophylaktische Wirkung nicht unterschätzen. Dabei ist zwischen hydrophilen und hydrophoben Präparaten zu unterscheiden (Tabelle 53.3), die ein unterschiedliches Wirkprofil und daher ein unterschiedliches Indikationsspektrum besitzen. *Hydrophile* Hautschutzsalben sind zumeist Ö/W-Emulsionen und finden gegen fettlösliche Schadstoffe Anwendung, wohingegen *hydrophobe* Hautschutzsalben meist W/Ö-Emulsionen mit einem Gemisch aus Vaseline, Paraffin oder/und Wollwachs als Grundlage bestehen und gegen wasserlösliche Schadstoffe angewendet werden, z.B. Stephalen® Creme. Darüber hinaus sind neuerdings sog. universell einsetzbare Hautschutzsalben erhältlich, die gegen ein möglichst breites Spektrum sowohl hydrophiler als auch hydrophober Schadstoffe schützen sollen und vor allem dann von Nutzen sind, wenn während der Arbeit Kontakt mit mehreren Substanzen mit unterschiedlichen physikochemischen Eigenschaften besteht. Bei diesen Präparaten handelt es sich überwiegend um *stearat*haltige Cremes *mit hohem Fett-Wachs-Anteil*, z.B. Sansibal®. Die Anwendung aller stark fetthaltigen Präparate bei Hitzearbeit ist allerdings wegen des unter ihrer Okklusion entstehenden Wärmestaus zu überdenken.

Bestimmte Hautschutzpräparate sind in der Lage, durch chemische Wechselwirkung mit einzelnen Schadstoffen diese ganz oder teilweise zu inaktivieren. Hierzu gehört beispielsweise der Anionenaustauscher Ivosin® als *Chromatschutzcreme*; das Präparat ist in der Lage, allergieauslösende Cr^{VI}-Ionen an sich zu binden und damit für die exponierte Haut (Hände) weitgehend unschädlich zu machen. Auch 10%ige *Ascorbinsäurelösungen* sollen bei lokaler Anwendung vor Chromatekzemen schützen. Weitere Lokalpräparate bestehen etwa aus Silikon 10%, Glyceryllactat 2%, Glycin 2% und Tartrat 1% in einer Basiscreme und sollen bei Chromatekzemen von guter Wirksamkeit sein. Die reduzierende *Kationenaustauschersalbe* Ivosin® RK schützt aufgrund ihrer Zusammensetzung speziell vor Chrom-Nickel- und Kobaltverbindungen. Speziell gegen formaldehydhaltige Arbeitsstoffe empfiehlt sich die Hautschutzsalbe *Kosmosan*®.

53.3.4 Hautreinigung

Eine sachgerechte *Hautreinigung* nach Kontamination mit hautreizenden Stoffen ist für die Prophylaxe von Berufsdermatosen von großer Bedeutung. Reinigungsmittel mit mechanisch stark abrasiven Zusätzen (z.B. Bimsstein, Sand) sollten dabei zur Beseitigung von groben Verunreinigungen möglichst ebensowenig verwendet werden wie Lösungsmittel (Terpentin, Kunstharzverdünner, Waschbenzin). Derartige Substanzen führen per se zur Hautschädigung und bahnen den Weg zur Ausbildung toxisch-irritativer Handekzeme.

Bei leichten Verunreinigungen sollten *synthetische Detergentien* Anwendung finden (Syndets); sie haben gegenüber der Seife den Vorteil fehlender Alkalität, tragen somit zum Erhalt der Alkaliresistenz der Hornschicht bei und führen nicht zur Fällung von Mg- und Ca-Ionen. Tenside mit guter Hautverträglichkeit sind insbesondere Betainderivate, Sulfosukzinate und Eiweißfettsäurekondensate. Hautschonende Tenside haben jedoch auch nur eine milde Reinigungswirkung. Bei stärkeren industriellen Verunreinigungen läßt sich die Verwendung von reibemittelhaltigen Handreinigern oft nicht umgehen. Als Reibemittel sollte jedoch nur *Holzmehl* Verwendung finden (z.B. Handwaschpasten Tetrol®, Astopon®, Neopol®). Hautverunreinigungen durch Lacke oder Teere machen mitunter den Zusatz von Lösungsmitteln in Handreinigern unumgänglich (z.B. Cupran®), die zu einer starken Entfettung der Haut führen. In solchen Fällen ist nach Abschluß des Reinigungsvorganges die Haut sorgfältig rückzufetten.

53.3.5 Hautpflege

Eine intensive berufliche *Hautpflege* dient der Unterstützung der Regenerationsvorgänge der Epidermis im Anschluß an die teilweise sehr hautbelastenden Reinigungsvorgänge sowie auch in der arbeitsfreien Zeit. Wasser und Lipidverarmung der Haut können hier zumindest teilweise wieder ausgeglichen werden. Dabei sind eher W/Ö-Emulsionen bzw. Salben anzuwenden (ph5-Eucerin® Salbe, Linola® Fett, Hyanit® Salbe), bei weniger starker Verschmutzung und fettem Hauttyp kommen auch Ö/W-Emulsionen (Stokolan®, ph-stabil®) in Frage.

Gern werden Präparate als kombinierte Arbeitsschutz- und pflegerische Maßnahme vor Arbeitsbeginn auf die gereinigte und getrocknete Haut aufgetragen: z.B. Asab® M silikonfrei, leicht fettend, bzw. Asab® B silikonfrei, fettfrei.

53.3.6 Spezielle Maßnahmen beim Chromat- bzw. Nickelekzem

Berufsbedingte Kontaktekzeme werden wie üblich meist durch Karenz und lokale Anwendung milder lokaler Kortikosteroide behandelt. Bei Chromat- und Nickelekzemen ist die Aufgabe des behandelnden Arztes außerordentlich schwierig.

In der Industrie ist man zunehmend bestrebt, wasserlösliche 6wertige Chromatsalze durch Reduktion mittels Fe_2SO_4 zum 3wertigen Chrom umzuwandeln. Dieser Mechanismus wird heute u. a. bei der Herstellung Cr^{VI}-armer Zementsorten verwendet, wobei vor allem in Skandinavien seit Anfang 1980 fast ausschließlich Cr^{VI}-armer Zement hergestellt wird. Auch in Deutschland wird die Einführung *chromatarmer Zemente* gefördert, zumal ca. 80% aller anerkannten berufsbedingten Hauterkrankungen in der Bauwirtschaft *Zementekzeme* sind. Zementsorten mit einem wasserlöslichen Chromatgehalt von 10 ppm haben ein mehrfach erhöhtes Sensibilisierungsrisiko gegenüber solchen mit 2 ppm. Cr^{III} ist offenbar nicht in der Lage, in die Epidermis zu penetrieren, da es frühzeitig in das Keratin des Str. corneum eingebunden wird.

Kürzlich wurde mitgeteilt, daß 18% aller Patienten, die im Rahmen einer Kooperation an 15 deutschen Hautkliniken getestet wurden, eine positive Reaktion auf Nickelsulfat aufwiesen. Nickelallergien sind vor allem bei Frauen häufig, nicht zuletzt auch durch die häusliche Tätigkeit und durch Modeschmuck. In Dänemark müssen Gegenstände (z. B. Modeschmuckartikel), die in einem künstlichen Schweißmedium mehr als 0,5 mg/cm² Nickel freisetzen, besonders gekennzeichnet sein.

Chromat- und *Nickelsalze* im täglichen Leben gänzlich zu vermeiden, ist jedoch kaum möglich. Die Verwendung notwendiger Utensilien, die nickelhaltig sind (Münzen, Schlüssel, Handgriffe), dürfte unbedenklich sein, sofern ein längerer intensiver Kontakt vermieden wird und keine Einwirkung von Feuchtigkeit (Spülmittel, verstärktes Schwitzen) stattfindet. Handschuhe sind als Schutz gegen Nickel ohnehin nicht ausreichend, da Nickelionen Gummihandschuhe in der Regel penetrieren können. Bei hochgradiger Nickelallergie sind neben den üblichen Hautschutzpräparaten (Ivosin®, Ivosin® RK) evtl. lokale bzw. systemische *Antiperspirantien* zu verordnen. Auch die Abdeckung der nickel- bzw. chromhaltigen Materialien mit einer Kunstbeschichtung, Pflaster, Farbe oder durch sonstigen mechanischen Schutz ist in manchen Fällen nützlich.

■ Bei *Chromatulzera* sollten die betroffenen Stellen mit *10% Ascorbinsäurelösung* intensiv gespült werden, damit das 6wertige in 3wertiges Chrom überführt wird. Durch übermäßige Feuchtigkeit, häufigen Gebrauch von Seifen etc. kann allerdings eine bestehende Dermatose verschlimmert werden (chronisch-irritative Dermatitis). Auch der Versuch einer Induktion *spezifischer Immuntoleranz* gegen Nickel, z. B. durch langsam steigende Mengen von oral einzunehmenden Nickelsalzen, wäre zu erwägen.

■ Besonders erwähnenswert ist die Eigenschaft oral eingenommener Dithiokarbamate, verschiedene Metallionen (Kobalt, Nickel, Kupfer) zu chelieren. Darunter wird bei Nickelintoxikationen *Disulfiram* (Tetraethylthiuramdisulfid, Antabus® Tbl. à 0,1, 0,5 g) als Antidot verwendet, das als Medikament zur Behandlung des chronischen Alkoholismus zugelassen ist. Nickelekzeme können bei Antabus®-Therapie zunächst exazerbieren und sich anschließend bessern.

Lokale und systemische *Antiphlostistika* sind bei Nickelallergie gut wirksam. Auf diesem Wege dürfte auch lokales Cyclosporin A wirken, wie kürzlich im Tierexperiment (DNFB) festgestellt, dessen Anwendung beim Menschen allerdings nur theoretisches Interesse besitzt.

53.3.7 Sonstige Behandlungsmöglichkeiten bei Berufsdermatosen

Zweifellos ist die *Aufdeckung der verantwortlichen Noxe* und Unterlassung der in Frage kommenden beruflichen Exposition die unabdingbare Voraussetzung für eine erfolgreiche Behandlung aller beruflich induzierten Krankheiten der Haut. Oft ist allerdings das wahre Allergen in einem industriellen Vorgang bzw. in einem Produkt nicht ohne weiteres erkennbar, so daß man dem Betroffenen raten muß, eine Reihe von Arbeitsvorgängen zu unterlassen bzw. eine Reihe von Produkten zu meiden (Karenz).

Im Zuge der notwendigen Maßnahmen werden auch die üblichen ärztlichen Therapieschritte lokaler bzw. systemischer Art eingesetzt, um die Schwere der Erkrankung zu mildern und ihre Dauer zu verkürzen. Dazu gehört die Anwendung lokaler und *systemischer Kortikosteroide*, aber auch Verfahren wie *UV-Bestrahlungen, Hyposensibilisierungsversuche* etc.

Tabelle 53.4. Karenzmaßnahmen bei Verdacht auf Berufsdermatose

▷ **Arbeitsunfähigkeitsbescheinigung**
▷ **Prävention:** Verordnung von Hautschutz-, Hautreinigungs-, Hautpflegepräparaten
▷ **Innerbetrieblicher Arbeitsplatzwechsel** oder sonstige Umsetzungsmaßnahmen
▷ Evtl. **Umschulung**

■ *UVB-Bestrahlungen* über längere Zeit (selektive UVB-Therapie; SUP) können die Reagibilität beruflich exponierter und strapazierter Haut (chronisches, hyperkeratotisch-rhagadiformes Handekzem) reduzieren, möglicherweise durch eine Verminderung der Zahl der Langerhans-Zellen. Eine intensive Bestrahlung als sog. „*Abhärtungsverfahren*" („hardening") ist allenfalls nur bei milden irritativen bzw. allergischen Kontaktdermatitiden im Rahmen von Maßnahmen nach § 3 BeKV zu erwägen, denn insgesamt ist die Chance einer ausreichenden Toleranz gering.

■ *Durchblutungsfördernde* Maßnahmen können manchmal von Nutzen sein, zumal eine Minderdurchblutung als Präzipitationsfaktor bei diversen Berufsdermatosen eine Rolle spielen kann (beruflich induziertes Raynaud-Phänomen, Vinylchloridkrankheit u. a.). *Nifedipinhaltige* Präparate (Adalat®), *Prostaglandin E₁* (Prostacyclin®), evtl. auch *Anabolika*, lokale Anwendung von *Nitroglycerin* etc. kämen dafür in Frage, zusammen mit Rauchverbot, Tragen von wärmenden Handschuhen, Wärmebäder u. a.

■ *Röntgenbestrahlungen* wurden früher zur Behandlung chronischer irritativer Zustände wie z. B. beim chronischen Handekzem gern verwendet. Sie werden heute kaum noch empfohlen, zumal die Compliance der Kranken für Röntgenstrahlen gering ist.

■ Bei lichtinduzierten Dermatosen durch berufliche Kontaktallergene (z. B. halogenierte Salicylanilide, pflanzliche Produkte) sind neben der Unterbindung des Kontakts lokale *Lichtschutzmittel* erforderlich, z. T. mit Titandioxid, Zinkoxid o. ä. zur Abdeckung. Bei UVA-Überempfindlichkeiten sind spezielle UVA-Absorber (z. B. Benzophenone) angezeigt. Bei beruflich entstandenen Leukodermen (durch Hydrochinone, Phenole, Kresole, Photochemikalien, Desinfektionsmittel etc.) ist zusätzlich *abdeckendes Make-up* („camouflage") durchaus sinnvoll. Über die Induktion einer *spezifischen Immuntoleranz,* z. B. bei Nickelsalzen, wurde in neuerer Zeit berichtet, etwa durch die Einnahme steigender Konzentrationen von Nickel auf oralem Wege. Der Wert derartiger Maßnahmen bleibt noch Gegenstand weiterer Prüfung.

53.3.8 Beruflich induziertes Asthma

Hunderte von Substanzen, mit denen in zahlreichen Industriezweigen beruflicher Kontakt besteht, können ein Asthma hervorrufen. Neben dem *Bäckerberuf* (bis zu 20% der beruflich Belasteten dürften in Deutschland an einem Berufsasthma leiden), auch *Staub* in der Holzindustrie (Zeder, Mahagony), *Isozyanate* in der chemischen Industrie (Polyurethane, Klebstoffe, Holzverarbeitungsprodukte), *Colophonium* in der elektronischen Industrie, Baumwolle und andere *pflanzliche Produkte, organische Phosphatverbindungen, Persulfate, Metallsalze* (Platinum), *Epoxyresinhärter, Amine, Enzymzusätze* u. a. wurden vom Gesetzgeber als auslösende Ursache für ein Berufsasthma anerkannt. Anamnese und Allergie- bzw. Provokationstest sichern die Diagnose im Rahmen der vorgesehenen Berufskrankheitsverfahrens. Hyperreaktivität auf Histamin, IgE-Erhöhung etc. können bei diesen Patienten nachgewiesen werden, wie auch bei Kranken mit Asthma anderer Ätiologie, so daß eine gewisse Prädisposition, z. T. als atopische Diathese, oft vorausgesetzt wird. Allerdings nimmt diese mit der beruflichen Exposition zu, und die IgE-Werte können nach längerfristigem Ausschluß des beruflichen Kontaktes normalisiert werden.

Ärzte und Krankenpflegepersonal sowie beruflich exponierte Personen in der pharmazeutischen Industrie können bei *Penicillinallergie* mit Asthma reagieren. Eosinophilie, Episoden von Angioödem, Urtikaria und gastrointestinaler Symptomatik können damit verbunden sein. Die Hauttests können dabei negativ ausfallen. Auch *Cephalosporine, Sulfathiazol, Makrolidantibio-*

tika und *Cimetidin* wurden gelegentlich als auslösende Ursache für ein Berufsasthma verantwortlich gemacht.

Die *pathogenetischen Mechanismen* umfassen neben einer echten Typ I-Allergie auch pharmakologische Wirkungen im Sinne einer unspezifischen Histaminliberation sowie die Wirkung nichtspezifischer Irritantien mit gesteigerter Bronchokonstriktion, etwa nach Inhalation von Staub und Dämpfen (Farmer, Siloarbeiter, chemische Industrie). Spezifische Lungenfunktionsprüfungen sind somit neben der Atopieexploration und der Durchführung von Allergietests angezeigt.

Vorbeugung und Behandlung. Für die Behandlung ist eine gezielte Aufschlüsselung der unmittelbaren beruflichen Belastung (Atopieneigung und Allergenkontakte, Raum-Belüftungsverhältnisse, Größe von Staubpartikeln, Schutzmaßnahmen, Berufskleidung etc.) erforderlich. Im Rahmen des Berufskrankheitsverfahrens werden nach § 3 BeKV die prophylaktischen und therapeutischen Möglichkeiten erwogen (z. B. Arbeitsplatzwechsel) bis zur Berufsaufgabe und Umschulung. Ansonsten sprechen akute Asthmaanfälle durch berufliche Exposition in gleicher Weise auf die üblichen Therapiemaßnahmen, z. B. *Kortikosteroide, Theophyllin* und *Sympathikomimetika* an. Wie beim klassischen Asthma bronchiale ist die prophylaktische Anwendung von *Na-Chromoglykat* in Aerosolform in der Lage, Anfälle eines Berufsasthmas zu unterbinden bzw. zu mildern.

53.4 Administrative Maßnahmen beim Verdacht auf eine Berufsdermatose

Ab dem 1.1.1992 gilt für das gesamte Gebiet der Bundesrepublik Deutschland das Berufskrankheitenrecht, wie es in der alten Bundesrepublik galt und noch heute gilt. Für die fünf neuen Bundesländer galt bis zum 31.12.1991 das alte Berufskrankheitenrecht der vormaligen DDR.

Die für die Berufsdermatologie relevanten gesetzlichen Vorschriften bzw. Handlungsrichtlinien finden sich in der Sozialgesetzgebung *(SGB)*, der Reichsversicherungsordnung *(RVO)*, der Berufskrankheitenverordnung *(BeKV)*, im Ärzteabkommen mit den Unfallversicherungsträgern *(ÄA)* sowie teils auch im Bürgerlichen Gesetzbuch *(BGB)* und im Strafgesetzbuch *(StGB)*. Auf diesen Grundlagen erfolgt in geeigneten Fällen, die gemeldet werden müssen, die *dermatologische Begutachtung,* die die Frage des Vorliegens einer berufsbedingten Dermatose klären soll.

53.4.1 Das Hautarztverfahren

Nach einem Abkommen zwischen der Ärzteschaft und den Berufsgenossenschaften (ÄA) wurde das sog. „Hautarztverfahren" eingerichtet. Es wird noch im Vorfeld des eigentlichen Berufskrankheitenverfahrens herangezogen und hat bei richtiger Anwendung eine sinnvolle *präventive Wirkung,* obwohl es im allgemeinen eher zu wenig genutzt wird.

Nach dem Hautarztverfahren ist jeder Arzt verpflichtet, einen Versicherten, bei dem *die Möglichkeit besteht,* daß eine Hauterkrankung durch eine berufliche Tätigkeit im Sinne der Berufskrankheitenverordnung entsteht, rückfällig wird oder sich verschlimmert, unverzüglich dem nächstwohnenden oder am leichtesten erreichbaren Hautarzt zwecks fachärztlicher Untersuchung zu überweisen. Das administrativ relativ einfache Hautarztverfahren dient durchaus dazu, solche Hauterkrankungen frühzeitig zu erfassen, bei denen auch nur eine geringe Wahrscheinlichkeit eines Zusammenhanges mit der beruflichen Tätigkeit besteht. Für die Anwendung des Verfahrens muß *noch nicht der begründete Verdacht* auf eine Berufskrankheit vorliegen.

Die Vorstellung eines Patienten im Rahmen des Hautarztverfahrens beim Dermatologen geschieht mit einem standardisierten Überweisungsvordruck *(UeV-Schein)* der Berufsgenossenschaft. Der untersuchende Hautarzt nimmt auf dem Vordruck Stellung, Durchschläge gehen außer an den überweisenden Arzt auch an die Krankenkasse und die zuständige Berufsgenossenschaft. Falls geringfügige Hautaffektionen durch prophylaktische Maßnahmen („alle geeigneten Mittel", § 3 BeKV) am Arbeitsplatz gebessert werden können (Arbeitsplatzwechsel, Schutz durch Hautpflege, Hautschutzsalben, Hand-

Tabelle 53.5. Möglichkeiten bei Berufsdermatosen

▷ **Prävention**, Schutz- und geeignete Behandlungsmaßnahmen (ambulant)
▷ **Heilverfahren** (stationär)
▷ **Arbeitsplatzwechsel** oder sonstige technische bzw. organisatorische Änderungen im Rahmen der beruflichen Tätigkeit
▷ Ggf. **Verdienstausgleich** bei notwendig gewordenem Arbeitsplatzwechsel (bis zu 5 Jahre)
▷ **Berufsfördernde Maßnahmen und kostenlose Berufsumschulung**

schuhe etc.), berät der Dermatologe den Patienten und dessen Hausarzt entsprechend, der grundsätzlich die weitere Betreuung übernehmen kann.

Das Hautarztverfahren hat ausdrücklich den Charakter einer *Prophylaxe vor der Entstehung permanenter Schäden durch eine Berufsdermatose und dient dem Schutz des Patienten.* Darüber hinaus kann damit der Dermatologe bzw. der betreuende Hausarzt bei der Berufsgenossenschaft die Erlaubnis einholen, Behandlungen zu ihren Lasten durchzuführen und Hautschutzpräparate zu verschreiben. Die Kosten für diese Präparate werden nach neuerem Sozialrecht nicht von den gesetzlichen Krankenkassen getragen.

53.4.2 Das Berufskrankheitenverfahren

Hat ein Arzt oder Zahnarzt hingegen bereits *den begründeten Verdacht*, daß bei einem Versicherten eine Berufskrankheit vorliegt, so hat er dies, letztlich zum Schutz des Kranken, nach *§ 5 der BeKV* direkt dem Träger der Unfallversicherung (Berufsgenossenschaft) oder der für den medizinischen Arbeitsschutz zuständigen Stelle, d. h. dem staatlichen Gewerbearzt, unverzüglich anzuzeigen (Tabelle 53.4). Der Arzt hat für seine Anzeige einen festgelegten Vordruck zu verwenden, die sog. *grüne BK-Anzeige.* Die Abgabe einer solchen Meldung ist bei begründetem Verdacht eine gesetzlich festgelegte Pflicht. Kommt der Arzt dieser Pflicht nicht oder nicht rechtzeitig nach, so kann bei der Ärztekammer eine Bestrafung wegen standeswidrigen Verhaltens beantragt werden. Dazu ist die Einwilligung des Kranken nicht erforderlich, obwohl der Arzt nur nach reiflicher Überlegung in gut fundierten Fällen eine Meldung vornehmen sollte, die praktisch mit dem Bruch der ärztlichen Schweigepflicht gleichzusetzen ist. Oftmals wird man sich des § 3 BeKV bedienen, wodurch der Versicherungsträger verpflichtet ist, mit allen geeigneten Mitteln der Gefahr von Berufskrankheiten entgegenzuwirken. Um vorschnelle Meldungen zu vermeiden, ist ein Hautarztbericht bzw. das Hautarztverfahren vorzuziehen.

Nach *§ 7 der BeKV* hat der staatliche Gewerbearzt nach Eingang der Meldung weiter zu klären, inwieweit im konkreten Einzelfall die Vorausetzungen für eine Anerkennung als Berufskrankheit im Sinne der *Anlage 1, Nr. 5101 BeKV* gegeben sind. Dies geschieht in der Regel mit Hilfe eines dermatologischen Fachgutachtens.

Als Konsequenz der Anerkennung einer Berufsdermatose kommt nur noch die *Umschulung* bzw. eine *Rente* in Frage, die für den Kostenträger, meist eine Berufsgenossenschaft, bei weitem aufwendiger ist als prophylaktische Maßnahmen im Rahmen des Hautarztverfahrens. Die Kosten einer Vollumschulung sind 1992/93 in Deutschland mit je ca. 100–200 000 DM anzusetzen.

53.4.3 Das dermatologische Fachgutachten

In einem *Fachgutachten* hat der Hautarzt als dermatologischer Sachverständiger aufgrund der Anamnese des Kranken sowie aufgrund der eigenen Untersuchungen und Befunde (Allergietestungen etc.) zur Frage eines ursächlichen Zusammenhangs der Entstehung oder Verschlimmerung einer Hautkrankheit mit der beruflichen Tätigkeit und einer evtl. damit verbundenen schädigenden Einwirkung Stellung zu nehmen (Tabellen 53.5 und 53.6).

Gefordert wird eine zumindest *hinreichende Wahrscheinlichkeit des Kausalzusammenhanges* zwischen Hautkrankheit und beruflicher Tätigkeit. Weiterhin ist zu prüfen, ob die Hauterkrankung „schwer oder wiederholt rückfällig" ist, wobei eine Dermatose aufgrund ihrer Ausdehnung, Lokalisation, Beeinträchtigung des Allgemeinbefindens bzw. der Notwendigkeit einer oder mehrerer stationärer Behandlungen als „schwer" einzustufen ist. Auch ein sehr langwieriger Ver-

Tabelle 53.6. Voraussetzungen zur Anerkennung einer Dermatose als Berufskrankheit

▷ **Besteht ein ursächlicher Zusammenhang zwischen Hautkrankheit und beruflicher Tätigkeit?**
Eine hinreichende Wahrscheinlichkeit für den Kausalzusammenhang ist in der Regel ausreichend (z. B. Morphologie, zeitlicher Zusammenhang, Lokalisation, Testergebnisse).

▷ **Ist die Hautkrankheit schwer?**
Für eine „schwere" Hauterkrankung gilt:

Ausdehnung	Über 10–20 %
Lokalisation	An Stellen, die wichtige Körperfunktionen beeinträchtigen bzw. im täglichen Lebensablauf störend sind
Allgemeinbefinden	Nennenswerte bis erhebliche Beeinträchtigung
Stationärer Aufenthalt	Mindestens 1 ×
Langwieriger Verlauf	Über mehrere Jahre

▷ **War die Hautkrankheit wiederholt rückfällig?**
Als wiederholte Rückfälligkeit gilt das 2. behandlungsbedürftige bzw. dokumentierte Rezidiv der Erkrankung, d. h. ein 3., nennenswerter Krankheitsschub.

▷ **Wurden alle Tätigkeiten, die für die Entstehung, Verschlimmerung oder das Wiederauftreten der Dermatose ursächlich waren oder sein können, unterlassen?**
Die Prüfung und Beantwortung dieser Frage gehört in der Regel zum dermatologischen Fachgutachten. Hieraus muß der Zwang zu erkennen sein, daß die hautschädigende berufliche Tätigkeit aufgegeben werden muß.

---

lauf – ohne stationären Aufenthalt – rechtfertigt die Annahme einer schweren Hauterkrankung. Eine Dermatose ist dann als „*wiederholt rückfällig*" einzustufen, wenn bereits das 2. Rezidiv vorliegt (3. Krankheitsschub). Schließlich ist eine Erkrankung nur dann als Berufsdermatose bzw. als Berufskrankheit anzuerkennen, wenn sie zur Unterlassung aller Tätigkeiten gezwungen hat, die für „die Entstehung, die Verschlimmerung oder das Wiederaufleben der Erkrankung ursächlich waren oder sein können"; hieraus folgt, daß der Erkrankte keineswegs zur Aufgabe jeder beruflichen Tätigkeit gezwungen sein muß.

Stellt der Patient die Tätigkeit ein, weil die Gefahr für ihn nicht zu beseitigen ist, so hat ihm die Berufsgenossenschaft nach *§ 3 Abs. 2 BeKV* zum Ausgleich hierdurch verursachter Minderung des Verdienstes oder sonstiger wirtschaftlicher Nachteile eine *Übergangsleistung* zu gewähren. Diese Übergangsleistung ist bereits zu zahlen, bevor endgültig feststeht, ob überhaupt eine Berufskrankheit vorliegt. Sie dient zur wirtschaftlichen Sicherung des Betroffenen während des sich oft Monate hinziehenden Berufskrankheitenverfahrens und muß auch dann nicht zurückgezahlt werden, wenn im anschließenden Verfahren das Vorliegen einer Berufskrankheit als nicht schlüssig angesehen und durch den Gutachter verneint wird.

Kurzgefaßtes Vorgehen im Rahmen der Berufskrankheitsverordnung:
§ 3 BeKV: Prophylaktische Maßnahmen zwecks Abwendung einer Berufskrankheit (BK), z.B. eine Berufsdermatose
§ 5 BeKV: Meldung des Verdachts auf eine BK
§ 7 BeKV: Fachgutachten zur Klärung, ggf. Anerkennung einer Dermatose als Berufskrankheit

---

Wird das Vorliegen einer Berufskrankheit durch den Gutachter bejaht, so ist die *Minderung der Erwerbsfähigkeit (MdE)* zu schätzen. Sie wird nach *§ 581 RVO* an den Nachteilen bemessen, die der Versicherte aufgrund seiner Erkrankung „dadurch erleidet, daß er bestimmte, von ihm erworbene berufliche Kenntnisse und Erfahrungen nicht mehr oder nur noch in vermindertem Umfang nutzen kann, soweit sie nicht durch sonstige Fähigkeiten, deren Nutzung ihm zugemutet werden kann, ausgeglichen werden". Die *Schätzung der MdE* erfolgt durch den dermatologi-

Tabelle 53.8. Bestimmung der Minderung der Erwerbsfähigkeit (MdE) bei der Begutachtung (Beispiel in Anlehnung an Bewertungskriterien aus dem Bayr. Landesinstitut für Arbeitsmedizin)

	Keine	Gering	Mittelgradig	Stark
▷ Hautveränderungen	0	5	10	15–20 Punkte
▷ Umfang und Intensität der Sensibilisierung	0	5	10	15–20 Punkte
▷ Potenz der Allergennoxe	0	5	10	15–20 Punkte
▷ Verbreitung der Allergennoxe	0	5	10	15–20 Punkte

Vorschlag für individuelle MdE-Bewertung:
15–30 Punkte: 10 % MdE
30–45 Punkte: 20 % MdE
45–60 Punkte: 25 % MdE
ca. 60 Punkte: 30 % MdE
≥ 70 Punkte: > 30 % MdE

schen Gutachter, wobei die aktuell vorhandenen Hautveränderungen sowie die vorhandenen Sensibilisierungen und die Potenz bzw. die Verbreitung evtl. Allergene, die in Frage kommen, zu berücksichtigen sind. Die Höhe der MdE liegt bei beruflich bedingten Dermatosen in der Regel *zwischen 20 und 40 %*. Für die Einschätzung einer MdE sollten die Richtlinien im Merkblatt des Bundesarbeitsministers für die ärztliche Untersuchung bei Berufskrankheiten und die gemeinsamen Empfehlungen der Träger der gesetzlichen Unfallversicherung und der Arbeitsgemeinschaft der Berufsdermatologen der Deutschen Dermatologischen Gesellschaft berücksichtigt werden (Beispiel s. Tabelle 53.8).

Liegt eine MdE von zumindest 20 % vor, so erhält der Versicherte eine *Erwerbsunfähigkeitsrente* vom Träger der Unfallversicherung als Ausgleich für seine verminderten Erwerbsmöglichkeiten auf dem allgemeinen Arbeitsmarkt. Diese Rente wird in der Regel nur für einen zumeist durch den Gutachter vorgeschlagenen Zeitraum gewährt (z. B. 2 Jahre). Am Ende dieses Zeitraumes ist durch ein *Nachgutachten* zu klären, inwieweit gegenüber dem ursprünglichen Hautbefund eine Änderung eingetreten ist.

Wurde bei einem Patienten eine entschädigungspflichtige Berufskrankheit festgestellt, so ist die Berufsgenossenschaft zur Gewährung von *Heilbehandlung* und *Berufshilfe* sowie zur medizinischen, sozialen und beruflichen Rehabilitation des Versicherten verpflichtet. Die Maßnahmen der *beruflichen Rehabilitation* umfassen nach § 567 RVO insbesondere Maßnahmen zur Wiedergewinnung der Fähigkeit, den bisherigen oder einen nach Möglichkeit gleichwertigen Beruf auszuüben oder die Umschulung, d. h. die Ausbildung für einen anderen, dem beruflich Erkrankten zumutbaren Beruf.

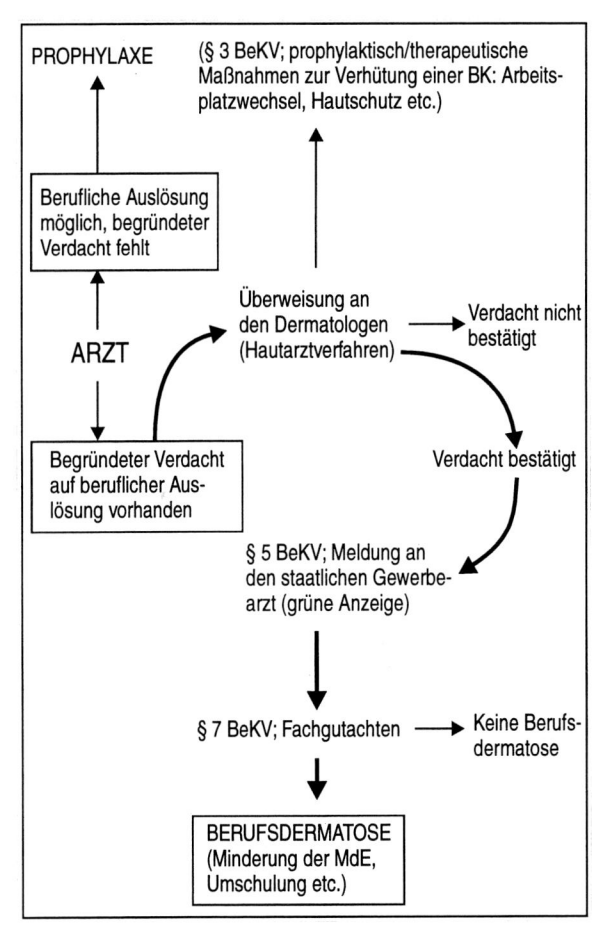

Abb. 53.2. Ärztlich-administratives Vorgehen bei einer Dermatose, die möglicherweise beruflich bedingt ist

53.5 Arbeitsunfall

Dermatologische Arbeitsunfälle sind Folgen gesundheitsschädigender Faktoren an der Haut, die während *einer beruflichen Arbeitstätigkeit* auf das Hautorgan eingewirkt haben. Insbesondere Stich-, Druck- und Schürfverletzungen sowie Verätzungen, Verbrennungen, Verbrühungen und Erfrierungen kommen hierfür in Frage.

Liegt ein *Arbeitsunfall* vor, so muß der Dermatologe sofort, spätestens aber 24 h nach der Erstvorstellung des Unfallverletzten, eine ärztliche Unfallmeldung an die BG erstatten, wozu der weiße Arztvordruck (AV) 13 vorgesehen ist. Ist der Unfall mit Arbeitsunfähigkeit bzw. mit einer Behandlungsdauer von länger als 1 Woche verbunden, so entfällt die Unfallmeldung; der Patient muß vielmehr an einen D-Arzt überwiesen werden (blauer Überweisungsvordruck, ÜV). Gegebenenfalls wird der Patient vom D-Arzt nach Abnahme des Befundes zur Behandlung erneut an den Dermatologen zurücküberwiesen, mit oder ohne Anspruch auf Nachschautermine seinerseits.

Verantwortlich für die *Folgekosten* derartiger Arbeitsunfälle sind die Unfallversicherungsträger (hier: Berufsgenossenschaften, BG). Die Kosten für die Erstversorgung bzw. für die Unfallmeldung werden vom Dermatologen direkt mit der BG abgerechnet, ebenso die weiteren Behandlungskosten. Letzteres ist der Fall, wenn der Unfallverletzte für wenige Tage beim Dermatologen verbleibt bzw. an ihn vom D-Arzt zurücküberwiesen wird. Eine Kostenübernahmeerklärung von seiten der BG ist hierzu nicht erforderlich.

Literatur

Arnstorp C (1991) Risk factors for cement eczema. Contact Dermatitis 25: 81–88

Arnstorp C (1989) Prevalence of cement eczema in Denmark before and since addition of ferrous sulfate to danish cement. Acta Derm Venereol 69: 151–155

Adams, RM (ed) (1990) Occupational skin disease, 2nd edn. Saunders, Philadelphia London Toronto

Beck WC (1992) Glove tears and sharp injuries in surgical personell. JAMA 267: 934–936

Beezold D (1992) Surgical glove powders bind latex antigens. Arch Surg 127: 1354–1357

Bergner T, Dippel H, Przybilla B (1992) Die Minderung der Erwerbsfähigkeit (MdE) in der dermatologischen Begutachtung. Hautarzt 43: 258–263

Borelli S, Dungemann H, Seifert B (1988) Dermatologischer Noxenkatalog. Krankheiten der Haut und Schleimhaut durch Kontakt in Beruf und Umwelt, Bd 3. Springer, Berlin Heidelberg New York Tokyo, S 454–475

Budde V, Schwanitz HJ (1992) Primäre und sekundäre Prävention von Hautschäden durch Individualberatungen Angehöriger des Friseurhandwerks. Präv Rehab 4: 117–121

Diaz-Buxo JA (1991) Cut resistant glove liner for medical use. Surg Gynecol Obst 172: 312–314

Ellis H (1990) The hazards of surgical glove dusting powders. Surg Gynecol Obstr. 171: 521–527

Fabry H (1992) Ein universelles System zur Ermittlung der Minderung der Erwerbsfähigkeit bei Berufsdermatosen der Haut. Dermatosen 40: 166–167

Fischer AA (1992) Protective value of surgical gloves including the „cut resistant variety". Cutis 49: 310–312

Frosch PJ, Born M, Schütz R (1987) Kontaktallergien auf Gummi-, Operations- und Vinylhandschuhe. Hautarzt 38: 210–217

Frosch PG (1990) Aktuelle Kontaktallergene. Hautarzt [Suppl. 10]: 129–133

Groß U (1990) Anaphylaktische Reaktion auf Gummihandschuhe bei einer Krankenschwester. Münch Med Wochenschr 132: 203–203

Heese A, v Hitzenstern J, Peter KP et al. (1991) Allergic and irritant reactions to rubber gloves in medical health services. J Am Acad Dermatol 25: 831–839

Heese A, v Hitzenstern J, Peter KP et al. (1991) Typ-IV-Allergien gegen Gummihandschuhe – Inzidenz, Allergene, Diagnostik und Therapie. Z Hautkr 66: 25–32

Hundeiker, M (1990) BK Nr. 2402 – Krankheiten durch ionisierende Strahlung. In: Kühl M, Klaschka F (Hrsg) Berufsdermatosen. Urban & Schwarzenberg, München, S 101–107

Hussain SA, Latif ABA, Choudhary AA (1988) Risks to surgeons: a survey of accidental injuries during operations. Br J Surg 75: 314–316

Kaspar TA, Wagner R Jr (1991) Percutaneous injury during dermatologic surgery. Injury to surgeons. J Am Acad Dermatol 25: 756–759

Klein LR, Fowler JF (1992) Nickel dermatitis recall during disulfiram therapy for alcohol abuse. J Am Acad Dermatol 26: 645–646

Kresken J (1989) Maßnahmen zur Verhütung berufsbedingter Hauterkrankungen. In: Dicke W, Mehlem P (Hrsg) Alles über Hautschutz, Hautreinigung und Hautpflege, 2. Aufl. Wirtschaftsverlag, Bremerhaven, S 48–68

Larson DM, Eckmann MR, Alber RL, Goldschmidt, VG (1983) Primary cutaneous (inocculation) blastomycosis: An occupational hazard in pathologists. Am J Clin Pathol 79: 253–255

Mac Kinnon, M (1988) Hydrofluoric acid burns. Dermatologia Clinica 6: 67–74

Maibach H, Gellin GA (eds) (1987) Occupational and Industrial Dermatology, 2nd edn. Year Book Medical, Chicago

Mathias, CGT (1988) Occupational dermatoses. J Am Acad Derm 19: 1107–1114

Mehlem P (1989) Persönliche Schutzausrüstungen. In: Dicke W, Mehlem P (Hrsg) Alles über Hautschutz, Hautreinigung und Hautpflege. Wirtschaftsverlag, Bremerhaven, S 69–79

Müller, W (1980) Das Berufsekzem. Acron, München, S 55

Nauroth E (1988) Der UeV-Schein – ungenutzte Eintrittspforte in das berufsdermatologische Verfahren. In: Berufsgenossenschaft für Gesundheitsdienst und Wohlfahrtspflege (Hrsg) Aktuelle Beiträge Umwelt- und Berufskrankheiten der Haut. Bezirksverwaltung Köln, S 103–109

Romaguera C, Grimalt F, Vilaplana J, Carreras E (1985) Formulation of a barrier cream against chromate. Contact Dermatitis 13: 49–52

Rystedt J (1985) Work related hand eczema in atopics. Contact Dermatitis 12: 164–171

Samorodin, CS, Sina, B (1984) Ketoconazole-treated sporotrichosis in a veterinarian. Cutis 33: 487–488

Schell, H (1988) Berufsbedingte Akne. In: Hornstein OP, Klaschka F (Hrsg) Berufsdermatosen – Aktuelle Perspektiven. Grosse, Berlin, S 67–74

Veien NK, Hattel T, Justesen O et al. (1985) Dietary treatment of nickel dermatitis. Acta Dermatol Venereol 65: 138–142

Vreeburg KJ, de Groot K, v Blomberg M et al. (1984) Induction of immunological tolerance by oral administration of nickel and chromium. J Dent Res 63: 124–128

Wall LM (1980) Nickel penetration through gloves contact. Contact Dermatitis 6: 461–463

White MI, Jenkinson DM, Lloyd DH (1987) The effect of washing on the thickness of the stratum corneum in normal and atopic individuals. Br J Dermatol 116: 525–530

Wrangsjö K, Mellström G, Axelsson G (1986) Discomfort from rubber gloves indicating contact urticaria. Contact Dermatitis 15: 79–84

Yamakage A, Ishikawa H, Saito Y, Hattori A (1980) Occupational scleroderma-like disorder occurring in men engaged in the polymerisation of epoxy resins. Dermatologica 161: 33–44

Zschunke, E (1985) Grundriß der Arbeitsdermatologie. VEB Volk und Gesundheit, Berlin

Kapitel 54 Psychoneurotisch bedingte Krankheitszustände der Haut

54.1	Allgemeines	1244
54.2	Pruritus sine materia	1244
54.2.1	Lokale Behandlungsmaßnahmen	1245
54.2.2	Systemische Medikation und begleitende Maßnahmen	1245
54.2.3	Weitere Behandlungsempfehlungen	1247
54.2.4	Sonstige bzw. experimentelle Therapien	1247
54.3	Dermatozoophobie	1247
54.4	Akarophobie	1249
54.5	Trichotillomanie	1249
54.6	Dermatitis artefacta	1250
54.7	Syndrom der blauen Flecken	1251
54.8	Notalgia paraesthetica	1252
54.9	Dysmorphophobie	1252
54.10	Pharmakotherapie von Dermatosen mit reaktiv-neurotischen bzw. psychogenen Störungen	1254
Anhang:	Gesichtsschmerz	1257

54.1 Allgemeines

> Krankheiten der Haut haben ihrer Natur und Lokalisation nach häufig psychische Auswirkungen, zumal der Kranke in der Lage ist, seine Krankheit nicht nur durch die damit verbundene Beschwerdesymptomatik zu *fühlen*, sondern auch die Krankheit selbst zu *sehen*. Die Hautkrankheit beeinträchtigt die Kommunikation mit seiner Umwelt oder stellt sogar Barrieren auf. Schon dadurch können psychosomatische bzw. psychoneurotische Störungen, nicht zuletzt bei entsprechender Labilität des Krankheitsträgers, bei vielen Krankheiten der Haut entstehen. Auch die *Chronizität* mancher Hautkrankheiten trägt entscheidend dazu bei. Der Therapeut muß in jedem Einzelfall auch *die psychosozialen Aspekte* des Hautleidens und ihre Auswirkungen bei seiner Therapieplanung berücksichtigen. Eine auf die psychische Einstellung des Kranken adaptierte Therapie wird eher zum Erfolg führen.

Außerordentlich wichtig ist bei der Behandlung von Hautkrankheiten die *häusliche Situation* des Hautkranken, da er, der Psoriatiker genauso wie der Ulkuspatient, für Einreibungen, Wundversorgungen, Verbände etc. tatkräftige Hilfe benötigt. Täglich verordnete Bädertherapien zeigen dem Älteren die Grenzen seines Alt- und Alleinseins. *Konfliktsituationen* im häuslichen Bereich müssen soweit ausgeräumt werden, daß eine suffiziente Therapie des Hautleidens möglich ist und den Hautkranken für die Behandlung empfänglich macht. Gerade *einzelnstehende, isolierte* oder *behinderte Menschen* sind als Hautkranke benachteiligt und fühlen ihre Isolation und Behinderung um so schmerzlicher.

Von derartigen Überlegungen unabhängig treten bei einigen Krankheitsbildern der Haut *psychosomatische* bzw. *psychiatrische Aspekte* in den Vordergrund oder sind mit dem pathogenetischen Prozeß der somatischen Erkrankung ursächlich verbunden. Hier müssen die Zusammenhänge erkannt und die Hilfe eines psychosomatisch bzw. psychiatrisch kundigen Arztes herangezogen werden.

54.2 Pruritus sine materia

Synonyme: neurogener Pruritus, psychogener Pruritus, paroxysmaler Pruritus, idiopathischer Pruritus, sog. Pruritus senilis

Der klassische Mediator für Pruritus ist Histamin, so daß der Juckreiz oft mit urtikariellen Hautveränderungen oder mit Neurodermitis bzw. einer atopischen Dermatitis verbunden ist (vgl. S. 206, 213 ff., 230 ff.). Viele andere Hautkrankheiten können Juckreiz auslösen. Die Diagnose „Pruritus sine materia" wird hingegen dann gestellt werden können, wenn unter Ausschöpfung aller diagnostischer Möglichkeiten ein somatischer Grund für das Vorliegen eines lästigen, chronischen Pruritus nicht eruiert werden konnte, weder an der Haut noch an den inneren Organen. *Unbewußtes, zwanghaftes Kratzen* führt zu ausgedehnten, artifiziell erzeugten Läsionen an der Haut. Gelegentlich wird der Dermatologe dazu verleitet, von „Pruritus sine materia" zu sprechen, wenn bei der Inspektion das Hautorgan ansonsten gesund erscheint. Ein *hepatogener, nephrogener, thyreogener* oder ein *Pruritus beim M. Hodgkin* bzw. bei *Polycythaemia vera* kann jedoch schwerlich als „Pruritus sine materia" in diesem Sinne gelten. Im amerikanischen Schrifttum wird zusätzlich der Begriff des „neurogenen" oder „paroxysmalen" Pruritus verwendet. Andere Autoren verwenden gelegentlich den Begriff „idiopathischer" Pruritus, wenn eine erkennbare Ursache vermißt wird. Pruritus als Begleitsymptom ist weniger vom Histamin, sondern eher von anderen Mediatoren wie Serotonin, Prostaglandinen und anderen vasoaktiven Substanzen abhängig.

Chronischer Pruritus ohne erkennbare Ursache trifft vor allem ältere Menschen, insbesondere Männer häufiger als Frauen (3:1), bei denen ein sog. *Pruritus senilis,* etwa bei allgemeiner *Xerosis* des Integuments, in die Differentialdiagnose miteinfließen muß. Oft wird es jedoch kaum möglich sein, eine klare differentialdiagnostische Abgrenzung des *Pruritus sine materia* vom *Pruritus senilis* vorzunehmen, so daß alle Therapiemaßnahmen die Besonderheiten bei älteren Kranken, etwa altersbedingte Durchblutungsstörungen, eine leichte diabetische Stoffwechsellage, pflegerische

Mängel oder pflegerisches Fehlverhalten, vor allem aber eine altersbedingte Trockenheit der Haut mitberücksichtigen muß.

Der *Verlauf* des Pruritus sine materia ist chronisch, eine entscheidende symptomatische Besserung der Beschwerden wird das unmittelbare therapeutische Ziel sein, um das Wohlbefinden des Kranken zu steigern und Akzeptanz von seiten der Angehörigen und Verwandten zu ermöglichen.

● Bevor die Ausschlußdiagnose „Pruritus sine materia" gestellt wird, müssen *pruritogene Medikamente* aller Art überprüft und, falls notwendig, abgesetzt werden. Neuerdings wurden mehrfach Infusionen mit *Hydroxyäthylstärke* (HES, HEAS) als Ursache eines „Pruritus sine materia" diagnostiziert (vgl. S. 234). Hierbei handelt es sich um Patienten mit Mikrozirkulationsstörungen, die entsprechende Präparate erhalten. Die Latenzzeit beträgt 1–3 Wochen, die Beschwerden dauern 3–6 Monate bis zu 2 Jahre. Hydroxyäthylstärke (künstliches Kolloid, Amylopektin) wird in mehreren Ländern als Plasma und Volumenersatzmittel verwendet. In Deutschland im Handel: Elohäst® 6–10 % Infusionslösung, HAES steril® 3, 6, 10 %, Onkohäs®, Plasmasteril®. Bei Dextranpräparaten sind pruritogene Reize offenbar seltener. Auf die Möglichkeit anhaltenden, reversiblen Juckreizes ohne Hautveränderungen durch derartige Präparate haben in Deutschland die Arzneimittelkommission und das BGA hingewiesen. Als Ursache kommt möglicherweise eine Speicherung des HES in Makrophagen verschiedener Organe in Frage.

Über Pruritus im allgemeinen vgl. Kap. 10.

54.2.1 Lokale Behandlungsmaßnahmen

Lokal wird man versuchen, die Haut des Kranken *immer weich und geschmeidig* zu halten, Xerosis und Sebostase müssen vermieden werden. Cremegrundlagen tagsüber und vor allem fettige Externa über Nacht, wenn der Juckreiz oft stärker ist, sind unbedingt angezeigt.

Für die *Tagesapplikation* kommen Unguentum emulsificans, Eucerinum cum aqua oder Basiscremes aller Art in Frage, z.B. pH$_5$-Eucerin Salbe® (oder Creme), Asche-Basis-Creme, Xeroderm®, Lac-Hydrin®, evtl. auch in Verbindung mit Hydrocortisonacetat 1 % ig, Triamcinolon 0,025 % ig oder Thesit®-Zusatz 1–3 % ig. Auch andere Mischungen aus Lanettewachs, flüssigem Paraffin und Vaseline zu etwa gleichen Teilen kommen für die Pflege mehrmals täglich in Frage. Ölbäder, soweit sie wegen der allgemeinen Herz- und Kreislaufsituation möglich sind, sind empfehlenswert (Oleobal®, Balneum-Hermal-Ölbad®). Lotiones sind für die Langzeittherapie in der Regel nicht zu empfehlen; während eines stationären Aufenthaltes wird man sie aber intermittierend über jeweils 3–4 Tage verwenden können, um das „Wechselgefühl" an der Haut zu erzeugen, vor allem bei jüngeren Patienten ohne ausgeprägte Xerosis.

Für die *Nachtapplikation* sollte die lokale Behandlung *fettiger* sein, z.B. Ichthocortin® fett, Vaselin-Cremegrundlagen mit höherem Fettanteil oder auch Vaselinum album purissimum. Bei akuten *Juckreizattacken* während der Nacht wird man am besten feuchte Tücher bzw. Umschläge anwenden, wenn auch nur für kurze Zeit. Wichtig ist außerdem, darauf zu achten, daß der Kranke tagsüber, besonders aber nachts, *möglichst weich* bekleidet ist. Wolle ist im allgemeinen zu vermeiden; rauhe, enganliegende Stoffe wie auch Kunstfaser sind für die juckende Haut ein zusätzlicher Reiz.

Die üblichen lokalen *Antipruriginosa* (Teer, LCD, Thymol, Menthol etc. s. Kap. 10) sowie lokalanästhetische und antiseptische Zusätze (Procain, Lidocain, Phenol etc.) sind beim Pruritus sine materia weniger angezeigt. Sie können bei längerer Anwendung zur *Sensibilisierung* führen (z.B. Lokalanästhetika) und sind somit eine zusätzliche Belastung für den Kranken. Besser ist eine systemische Medikation.

54.2.2 Systemische Medikation und begleitende Maßnahmen

Der Kranke mit klassischem Pruritus sine materia läßt sich mit Lokalmaßnahmen allein nicht ausreichend behandeln. In jedem Falle muß der behandelnde Arzt versuchen, *Streßsituationen im psychosozialen Umfeld* des Kranken im Gespräch mit den Angehörigen ausfindig zu machen und möglichst auszuräumen. Oft ist eine konsiliarische psychosomatische Exploration notwendig mit konfliktorientierten Sprechstundengesprächen als unterstützender Maßnahme. An Konfliktsituationen, Reizfaktoren, die akute Juckreizattacken bedingen können, ist immer zu denken und im Therapieplan des Dermatologen sowohl bei der ambulanten wie auch bei der stationären Behandlung zu berücksichtigen.

■ Tritt der Juckreiz vor allem abends anfallsweise auf, so ist prophylaktisch eine *leichte Abenddiät* ohne Gewürze, Alkohol und Kaffee zu empfehlen. *Alkoholkarenz* ist unbedingt geboten. Tee ist im allgemeinen unbedenklich, doch auch Tee, Schokolade und Cola können, in größeren Mengen genossen, Theobromine als Juckreizstimulatoren freisetzen. Für eine gute Verdauung muß gesorgt werden. Auf abendliche Bäder wird man in Anbetracht der meist älteren hilfsbedürftigen Kranken, die dadurch auch kreislaufmäßig belastet werden, eher verzichten müssen.

■ Demgegenüber wird man tagsüber auf wirksame sedierende Maßnahmen nicht verzichten können, zumal die Patienten meist unruhig und reizbar sind. Zur systemischen Behandlung empfehlen sich *leicht sedierende H_1-Antagonisten,* z. B. Clemastin (Tavegil®), Pheniramin bzw. Brompheniramin (Avil®, Dimegan®), Cyproheptadin (Peritol®) oder auch stärker wirkende antipruriginös wirksame Substanzen, z. B. Alimemazin (Repeltin® 5 mg bzw. Repeltin® forte 25 mg). Antihistaminika, kombiniert mit einer kleinen Prednisolondosis, können ebenfalls angewandt werden: Corto-Tavegil®, Adeptolon® bzw. Adeptolon® forte. Auch der nichtsedierende H_1-Antagonist *Oxatomid* (Tinset®) war beim Pruritus senilis in einer Doppelblindstudie erfolgreich. Offenbar ist der Pruritus nicht nur histaminabhängig, denn Pharmaka, die breitbasig als Serotoninantagonisten bzw. als Mastzelldegranulationshemmer wirken, sind eher wirksam.

■ Vor allem bei älteren Kranken ist möglichst für einen guten Schlaf zu sorgen, evtl. mit einer höheren Dosis des sedierenden Antihistaminikums, etwa Tavegil® 1–1–2 mg/d oder 2–2–4 mg/d, Repeltin® 5–5–25 mg/d oder 10–10–50 mg/d oder auch kurzfristig mit Diazepam (Valium® 5 mg) bzw. langfristig mit einem neueren Benzodiazepinabkömmling als Schlafmittel (z. B. Noctamid®, Rohypnol®). Sicher sind Hydroxyzin (Atarax®) und in geeigneten Fällen Meprobamat (Visano®) als gute Alternativen für diese Indikation zu erwägen. Insbesondere Hydroxyzin breitbasig sowohl als H_1-Antihistaminikum als auch als adrenolytisches, anticholinergisches, analgetisches und blutdrucksenkendes Mittel und hat gute antipruriginöse Eigenschaften. H_2-Antagonisten (Cimetidin, Ranitidin) haben hingegen keinen antipruriginösen Effekt.

■ Im angelsächsischen Schrifttum werden zur oralen Therapie des hartnäckigen Pruritus Chlorpheniramin 2–3 × 4 mg/d (Chlor-Trimeton™), Trimeprazin 3 × 2,5 mg/d (Temaril™), Hydroxyzin 25–75 mg/d (Atarax™®), Promethazin (Phenergan™, Atosil®) und auch der nichtsedierende H_1-Antagonist Terfenadin 2 × 60 mg/d (Teldane®, Seldane™) sowie der Opiatantagonist Naloxon 2 mg i.v. (Narcan™) empfohlen.

■ Als allgemeine unterstützende Therapie bei älteren männlichen Kranken mit starkem Pruritus empfehlen wir gelegentlich i.m.-Injektionen eines *Anabolikums* mit restandrogener Wirkung (Primobolan® Depot Amp. 100 mg) oder auch mit einer kurzfristigen Testosteronmedikation (Testoviron® 50 mg Amp. i.m.) 1 ×/Woche über 3 Wochen zu verordnen. Dadurch wird eine Überlappungssymptomatik im Rahmen des Klimakterium virile mit depressiver Stimmung und Rückzugstendenzen des Patienten abgefangen (an Prostatahypertrophie denken!). Bei Frauen ist als Basisbehandlung mit unterstützendem Charakter eine *Östrogensubstitution* in der postmenopausalen Phase und auch im Alter als Begleitmaßnahme erwünscht und oft zur Verminderung des Juckreizes erfolgreich, z. B. Estradiolvalerat 1–2 mg/d (Progynova® bzw. Progynova 21® mite) oder Estriolsuccinat 2 mg/d (Synapause®). Hierzu ist eine vorherige gynäkologische Untersuchung empfehlenswert bzw. notwendig (Gegenanzeigen: Uterus myomatosus; an Thromboserisiko bei Varicosis denken).

54.2.3 Weitere Behandlungsempfehlungen

UVB-Bestrahlungen 2–3 ×/Woche (z. B. selektive Ultraviolettphototherapie, *SUP*) werden in regelmäßiger Anwendung über längere Zeit von vielen Kranken mit Pruritus durchaus als günstig, z.T. auch als euphorisierend empfunden. Lichtbehandlungen haben vor allem bei depressiver Ausgangslage eine aufhellende Wirkung; der daraus resultierenden Austrocknung der Haut muß allerdings lokal entgegengewirkt werden. UV-Phototherapie erwies sich darüber hinaus bei Patienten mit Pruritus als Begleitsymptom bei organischen Krankheiten als günstig (z.B. Pruritus uraemicus). Auch *Solarien*, Sauna, Meerbäder etc. können – soweit anwendbar – in Einzelfällen eine günstige Wirkung beim Pruritus entfalten. Der Effekt einer UVA-Bestrahlung auf den Juckreiz ist umstritten, eine konsequente PUVA-Therapie wurde bisher nicht ausreichend geprüft.

54.2.4 Sonstige bzw. experimentelle Therapien

Über Erfolge mit Eisensubstitution, Physiotherapie etc. wurde berichtet. In geeigneten Fällen mit somatogener Depression können trizyklische Antidepressiva zur Anwendung kommen, z.B. Carbamazepin 200–400 mg/d (Tegretal®) bzw. Amitriptylin 2 × 25 mg/d oder 75 mg zur Nacht (Saroten®, Elavil™). Diese Medikamente eignen sich zur Behandlung unklarer neurogener bzw. *hypochondrischer Prurituszustände*, zumal trizyklische Antidepressiva zugleich potente H_1-Antagonisten sind. Auch topisch kamen derartige Substanzen zur Anwendung, allerdings ohne sicheres Ergebnis. Die orale Gabe von Pimozid 2 × 4 mg/d (Orap®™) wäre in ausgewählten, hartnäckigen Fällen zu erwägen.

■ Bei jüngeren Patienten erwies sich ein zunächst angenommener „Pruritus sine materia" als *prämonitorisches* Zeichen einer somatischen Erkrankung, auch wenn über längere Zeit das zugrundeliegende Organleiden okkult blieb. Es gibt Berichte, nach denen der Pruritus der klinischen Manifestation der Erkrankung um Jahre vorausging. Es handelte sich u.a. um *M. Hodgkin*, Polycythaemia vera, multiple Sklerose, bullöses Pemphigoid und *diffuse systemische Mastozytose*. Bei jedem Kranken mit der Diagnose „Pruritus sine materia" muß der behandelnde Arzt gelegentliche Kontrolluntersuchungen des Kranken vornehmen, um derartige Entwicklungen nicht zu übersehen. Bei diesen Erkrankungen spricht der Juckreiz auf Antihistaminika nicht an. Vereinzelt wurde auf die gute Wirkung von Acetylsalicylsäure hingewiesen.

54.3 Dermatozoophobie

Synonyme: Dermatozoenwahn, Parasitophobie, Epizoophobie, „delusions of parasitosis", psychogener Pruritus

Die *Dermatozoophobie* ist in ihrem Vollbild eine relativ seltene, chronisch-taktile Halluzination als *psychotische Störung,* bei der der Kranke Mikroben, Bakterien oder Parasiten aller Art vermutet, die seine Haut befallen haben, stellenweise in sie eindringen und z.T. anfallsweise Juckreiz erzeugen. Vielfach wird von psychiatrischer Seite eine schizophrene Psychose oder auch eine organische Psychose diagnostiziert. Obwohl eine Dermatose im engeren Sinne nicht vorliegt, sucht der Kranke vorwiegend den Dermatologen mit *quälendem Juckreiz* und *Kratzeffekten* auf. Die Haut ist z.T. stark erodiert, häufig verkrustet und superinfiziert. *Artefakte* unterschiedlicher Ausprägung kommen oft vor.

Pathogenetisch ist bis heute ungeklärt geblieben, ob die Krankheit immer von einer *taktilen Phase* (Pruritus, Parästhesien) eingeleitet wird und erst dann die *halluzinatorische Phase* auftritt oder beides primäre Vorgänge sind. Psychostimulantien, Amphetamine etc. wie auch Alkohol können jedenfalls einen latenten Dermatozoenwahn provozieren und gelten als *Präzipitationsfaktoren*. Trockene Haut im Alter, Haut- und auch andere Organkrankheiten, die mit Juckreiz verbunden sind, haben die gleiche Wirkung.

Das Krankheitsbild ist häufiger bei Frauen (ca. 3:1), nahezu ausschließlich in höherem Alter bzw. in der Menopause anzutreffen (> 50 Jahre alt). Der *Verlauf* ist chronisch; oft besteht zunächst über längere Zeit ein unerklärlicher „Pruritus sine materia", der schließlich von den

Kranken als *fixierte Wahnidee* verarbeitet wird. Er beginnt sich an bestimmten pruritogenen Punkten bis zur Blutung zu kratzen und kleine Schuppen bzw. Krusten als den vermuteten Erreger zu entfernen, um sie dem behandelnden Arzt vorzulegen. Der Juckreiz ist bei den meisten Kranken lokalisiert und sistiert nach Erzielung eines blutenden Mikrotraumas ganz überraschend, so daß der Kranke bei jedem Kratzartefakt für kurze Zeit Erleichterung empfindet. Auch dieser Umstand bestärkt seinen Glauben, daß Erreger oder Parasiten, die er mit jedem Kratzen entfernt, Ursachen seines Leidens sind *("Erklärungswahn")*. Wahnvorstellung über bedrohliche Erregerkolonien, die ihn und sein Umfeld, sein Bett oder gar die gesamte Einrichtung seiner Wohnung bevölkern, werden vereinzelt angegeben. Sogar Suizide sind vorgekommen.

Behandlung. Die *definitiven Heilungsaussichten* dieser Kranken sind nach *Ausschluß aller denkbaren pruritogenen Begleitumstände,* die die psychotische Störung verstärken könnten, nicht immer hoffnungslos. Zentraler Punkt der Patientenbetreuung von seiten des Dermatologen muß es sein, den Kranken allmählich und einfühlsam einer *psychiatrischen Behandlung* zuzuführen, wogegen dieser sich zunächst sträubt. Anfangs wird es sicher notwendig sein, seine Beschwerden ernst zu nehmen, der angegebenen Symptomatik nachzugehen und das oft mitgebrachte Material (Schuppen etc.) mikroskopisch zu untersuchen. Eine demonstrative, *milde antiparasitäre Therapie* kann versucht werden, um das Vertrauen des Kranken zu gewinnen. Im vorsichtigen, behutsamen Gespräch wird man auf die Begleitumstände seiner Hauterkrankung einschl. der damit verbundenen psychischen Belastung eingehen, ihn dann auf „Nervenstörungen" hinweisen und von der Notwendigkeit einer psychiatrischen Mitbehandlung überzeugen müssen. Während dieser Zeit muß ein evtl. Medikamentenabusus und der Genuß von Alkohol unterbunden und ein begleitendes organisches Leiden durch entsprechende Laboruntersuchungen ausgeschlossen werden (Diabetes etc.).

In *leichteren Fällen* wird man eine kombinierte Anwendung von Amitriptylin 25 mg mit Chlordiazepoxid 10 mg (Limbatril F®) 3 × 1/d versuchen. Die Einstellung auf eine Erhaltungsdosis als abendliche Einzelgabe ist anzustreben, verbunden mit einer ausreichenden und psychosozialen Betreuung des Kranken. In den meisten Fällen wird der Einsatz eines Psychopharmakons notwendig sein, wobei sich in neuerer Zeit Pimozid (Orap®) in einer Dosis von 2–8 mg/d bewährt hat.

■ *Pimozid* (Orap® 1 mg, Orap® forte 4 mg Tbl.) ist ein Neuroleptikum; es handelt sich um ein Butyrophenonderivat ähnlich wie Haloperidol, Trifluperidol u.a., die als Antipsychotika bei schizophrenen Zuständen indiziert sind. Das Präparat wird langsam resorbiert, seine Wirkung hält ca. 48 h an. Die Dosis wird mit 2–4 mg bis zu 8–12 mg/d angegeben. Umfangreiche klinische Erfahrungen liegen vor. Nebenwirkungen sind Blutdrucksenkung, Kreislaufschwäche, Harnverhaltung etc. wie bei anderen Neuroleptika. Die Herzfunktion muß überwacht werden. Photosensibilisierung, LE-Symptomatik und Pigmentierungen wurden hingegen beim Pimozid nicht beschrieben. Die Verträglichkeit ist insgesamt zufriedenstellend. Butyrophenone haben insgesamt im Vergleich zu den Phenothiazinen geringere Begleiteffekte, extrapyramidale Reaktionen kommen seltener vor. Kontraindikationen sind u.a. Herzkrankheiten (Arrhythmien etc.), Epilepsie, Leber- und Nierenkrankheiten u.a. Auf Interaktionen mit anderen Pharmaka ist zu achten.

Die Behandlung der Dermatozoophobie mit Pimozid sollte man unter stationären Bedingungen zunächst niedrig dosieren (2 × 1 mg/d, langsam steigern bis zu 1, 1,4 mg/d) und 2–4 Wochen lang in dieser Dosishöhe fortsetzen. Nach Besserung wird auf eine minimale Erhaltungsdosis über mindestens 3 Monate reduziert. Während dieser Zeit sollte eine lokale Behandlung der meist pruriginösen Hautveränderungen bis zur Abheilung erfolgen: z.B. Triamcinolonacetonid-Creme 0,05 %, Ichthocortin® fett, Ölbäder etc. UVB-Bestrahlungen evtl. in Verbindung mit Teerbädern und ausreichender Nachfettung können hilfreich sein. Bei über 50 % aller Kranken wird man auf diese Weise einen guten Erfolg erzielen, bei den anderen 50 % wird es zum Rezidiv kommen.

Weitere Maßnahmen. Auf Alkoholkarenz und weitere Noxen bzw. Präzipitationsfaktoren ist unbedingt zu achten. Rezidive kommen immer wieder vor; ihnen kann mit Dosiserhöhung des Neuroleptikums bzw. mit einer Änderung der Medikamentenkombination begegnet werden. Vereinzelt wurden auch Erfolge mit Imipramin (Tofranil®), Phenelzin (Nardil™), Haloperidol (Haldol®), Propranolol, Elektroschocks u. a. erzielt.

54.4 Akarophobie

Synonyme: Acarophobia, „delusions of parasitosis"

Die *Akarophobie* entspricht im allgemeinen der Dermatozoophobie als Sonderform eines psychoneurotischen Syndroms. Sie ist aber weniger tief verwurzelt und wird oft von den Kranken selbst verdrängt. Auffällig ist die Neigung der meist weiblichen Patienten, ihr Leiden geheimzuhalten. Es wird gelegentlich zum Vorschein kommen, wenn die Betroffenen aus Angst vor Läusen und anderen Parasiten ihr Kopfhaar über längere Zeit ungepflegt lassen oder unter einer Perücke verstecken.

Behandlung. Zur Behandlung sollte man der(m) Kranken erklären, daß man die Parasiten durchaus bekämpfen kann; damit wird man versuchen *innere Ängste zu lösen* und Versuche einer Selbsttherapie, die oft aggressiv ist und zu Artefakten führt, möglichst zu vermeiden. Eine *lokale antiparasitäre Behandlung,* die den Kranken überzeugt, ist oft hilfreich, nicht zuletzt, um die Diagnose von seiten des Dermatologen ex juvantibus zu sichern. Am besten geeignet sind Einreibungen mit Lindan 0,3 % (Hexachlorcyclohexan und Benzylbenzoat; Jacutin® Emulsion oder Gel) oder auch Mesulfen (Mitigal® Lösung; Geruch!). Erst danach wird er gewillt sein, andere Maßnahmen zu akzeptieren. *Erhöhte Resorption* der toxischen antiparasitären Substanzen bzw. Antiskabiosa muß allerdings bei erodierten Artefakten vermieden werden (bei Kindern, Frauen, Schwangeren etc.), zumal sie bei Patienten mit Akarophobie oft vorher schon verabreicht worden sind. Auch Schwefelpräparate kommen für eine demonstrative Parasitenelimination lokal in Frage (Sulfur praec. 10 % in Salbengrundlage). Trotz allem wird der Kranke bei echter Akarophobie in wenigen Wochen erneut Angstzustände haben.

Gegen akute Angstzustände sind zur systemischen Anwendung trizyklische Antidepressiva in mittlerer Dosierung die Behandlung der Wahl. Neuerdings wird vor allem Pimozid (Orap®) sowie das Neuroleptikum Fluphenazin 5–15 mg/d (Prolixin™, Dapotum®) empfohlen. Die Behandlung mit Pimozid sollte wie bei Dermatozoophobie erfolgen (s. oben).

54.5 Trichotillomanie

Synonyme: Trichomanie, Trichorrhexomanie, idiopathische Trichoklasie

Die *Trichotillomanie* ist eine neurotisch zwanghafte Verhaltensstörung, deren offensichtliches klinisches Merkmal das Ziehen, Brechen oder Ausreißen der Kopfhaare ist. Seltener werden andere Körperhaare gezogen (Mons pubis, Augenbrauen u. a.) oder ausgezogene Haare gekaut und geschluckt *(Trichophagie).* An der Kopfhaut sind typischerweise unregelmäßige kahle Stellen mit abgebrochenen Terminalhaaren zu sehen. Zwanghaftes *Nägelkauen* bzw. *Onychotillomanie* (Onychophagie) kann auch damit verbunden sein. *Trichotemnomanie* ist eine verwandte zwanghafte Verhaltensstörung. Häufig, insbesondere bei Adoleszenten und jüngeren Erwachsenen, liegt derartigen Störungen eine latente Depression zugrunde.
Die Trichotillomanie dürfte häufiger vorkommen als man allgemein annimmt. Kinder von ca. 6–12 Jahren werden bevorzugt befallen, Mädchen mehr als Jungen im Verhältnis 2,5 : 1, oft als Ausdruck einer *Konfliktsituation* in der Familie oder in der Schule, die zur manifesten Depression führen kann. Bei Erwachsenen liegen hingegen häufiger *psychotische Störungen* zugrunde. Der *Verlauf* kann mehrere Monate oder – seltener – Jahre dauern. Histologische Untersuchungen der befallenen Kopfhaut (Follikelblutungen!) und Haarwurzeluntersuchungen (Phänomen der fehlenden Telogenhaarwurzeln!), bei Trichophagie *Trichobezoare* im Magen, führen zur Diagnose.

Behandlung. Der Therapeut muß im offenen ruhigen Gespräch mit den Eltern versuchen, häusliche Konfliktsituationen zu erkennen und ihre Lösung anzustreben. Vielfach führt dies bereits zum Erfolg. Tiefergehende psychosomatische Störungen, insbesondere bei Erwachsenen, müssen in sorgfältig ausgewählten Fällen einer entsprechenden Therapie zugeführt werden. Ziehen Kinder die Haare nachts während des Schlafens aus, so sollte man ihnen eine Haube, Badekappe oder ähnliches anziehen. Gelegentlich sind einige Tropfen eines Sedativums hilfreich. Auch Kurzschneiden der Haare kann vorübergehend die Behandlung erleichtern. Angstzustände und echte psychoneurotische Zustände mit Depressionen sind auch nach unseren eigenen Erfahrungen nicht selten, gegen die bevorzugt trizyklische Antidepressiva appliziert werden, z.T. mit Erfolg. Auch das gleichzeitige Vorkommen von Schizophrenie wurde beschrieben.

Im angelsächsischen Schrifttum wurden in letzter Zeit gute Erfolge mit trizyklischen Antidepressiva, z.B. Imipramin (Tofranil®), Desipramin (Pertofran®) sowie Clomipramin (Anafranil®) nach jeweils ca. 10wöchiger Anwendung erwähnt. Auch der Einsatz von Doxepin (Aponal®, Sinquan®) käme in Frage.

Neuerdings wurde gerade bei Kindern und Jugendlichen mit zwanghaften Verhaltensstörungen Fluoxetin (Fluctin® Kps. à 20 mg), ein selektiver Hemmer der Serotoninrückresorption, im angelsächsischen Schrifttum als erfolgreich bezeichnet, auch gegen Trichotillomanie (10–20 mg/d in der Präpubertät). Allerdings liegen darüber noch nicht genügend Erfahrungen vor. In Deutschland ist das Präparat für Kinder und Jugendliche unter 18 Jahren wegen fehlender klinischer Erfahrungen nicht zugelassen.

Weitere Therapieansätze. MAO-Inhibitoren (Isocarboxazid u. ä.) wurden ausprobiert, und auch über psychoanalytische Behandlungsansätze, Hypnose etc. wurde vereinzelt im Schrifttum berichtet. Bei einzelnen Kranken mit Eisenmangel ließ sich eine Besserung nach Eisensubstitution erzielen. Trichotillomanie an den Augenbrauen kann Folge eines nicht erkannten Augenfehlers bei Kindern und Jugendlichen sein; eine ophthalmologische Untersuchung und gegebenenfalls Korrektur ist bei dieser seltenen Lokalisation zu empfehlen.

54.6 Dermatitis artefacta

Synonyme: Artefakte, Selbstverstümmelung

Bei der *Dermatitis artefacta* handelt es sich um artifizielle Schädigungen der Haut, bei denen der Kranke das Ziel hat, eine eigenständige, spontan entstandene Dermatose oder sonstige innere Erkrankungen vorzutäuschen. Als Mittel dazu dienen Kratzen, Stechen, Beißen, Saugen, Abwürgung von Extremitäten und anderen Körperteilen, Verätzung durch Säuren und Laugen, Einbringung von Fremdkörpern in die Haut bzw. in Körperöffnungen, Injektionen diverser Stoffe und zahlreiche andere, z.T. erfindungsreiche Praktiken. Dadurch entstehen ungewöhnliche Erscheinungsbilder bzw. Zustände der Haut und der hautnahen Schleimhäute, die den Arzt lange über die Natur des Leidens im unklaren lassen bzw. täuschen können.

Die *Motivation* des Kranken ist nicht immer die gleiche: Wir unterscheiden nüchterne *Simulanten,* die das Ziel verfolgen, sich einen Vorteil zu verschaffen (Rente, Ehescheidung, Entlassung aus dem Militär, Krankenhausaufenthalt etc.) von Artefakten bei einer *bestehenden Erkrankung* des Hautorgans, die evtl. stark juckt, den Kranken kosmetisch stört o.ä. (Acne excoriée, Prurigo simplex subacuta, Prurigo multiformis, Prurigo nodularis etc.). Bei neurotischen Kranken mit psychosomatisch bzw. reaktiv-psychogenen Störungen und derartigen Dermatosen können Artefakte das Krankheitsbild überlagern. Schließlich sieht man Artefakte bei *echten psychotischen Störungen,* endogenen Psychosen etc., bei denen der Kranke autoaggressive Phasen entwickelt.

Behandlung. Vor einer sinnvollen Behandlung wird die Aufgabe des dermatologisch tätigen Arztes zunächst darin bestehen, *Simulanten* zu erkennen. Engmaschige Beobachtung, am besten während eines stationären Aufenthaltes, Ausschluß denkbarer organischer Leiden, Okklusivbzw. Zinkleimverbände der Hände oder der betroffenen Areale, Pinselungen der Hände mit Farbstoffen (z.B. Brillantgrün), um Kontaktstellen aufzudecken, Gaben von Plazebo oder eine probatorische Lokaltherapie sind notwendig.

Manche Patienten nehmen ihnen bekannte Medikamente zur Erzeugung bestimmter Nebenwirkungen an der Haut ein (z. B. Antikoagulantien zur Erzeugung blauer Flecken).

Im therapeutischen, *psychosomatisch orientierten Gespräch* wird man versuchen, mögliche *Motivationen* aus dem sozialen Umfeld des Kranken, Familie, Schule etc. auszuschließen. Das Gespräch mit den Familienangehörigen insbesondere von Kindern und Jugendlichen ist außerordentlich wichtig, wobei man auch mit Unverständnis rechnen muß. Nicht selten wird man bereits in dieser Phase in der Lage sein, die Motivation der oft jungen Kranken zu erkennen und die Ursache des Hautleidens zu erläutern, verbunden mit persönlicher Anteilnahme des Arztes und mit dem Angebot, den Kranken weiterzubehandeln und zu betreuen. Eine *Entlarvungssituation* als solche sollte vermieden werden.

Bei Patienten mit echten Hauterkrankungen ist eine gründliche Behandlung der zugrundeliegenden Dermatose eminent wichtig, die aber nicht immer gelingt. So wird man darauf angewiesen sein, den Kranken über sein Krankheitsbild voll aufzuklären und um seine Mitwirkung zu werben, um weitere entstellende Narben zu vermeiden. Eine psychosomatische Mitbetreuung ist – soweit vom Kranken erwünscht – anzuraten. Leichte Tranquilizer oder eine andere Pharmakotherapie sind je nach Fall erforderlich, z. B. Chlordiazepoxid, evtl. in Kombination mit Amitriptylin (Librium®, Limbatril®).

Je mehr sich der Verdacht erhärtet, daß *endogene Störungen psychogenen Ursprungs* vorliegen, desto mehr wird eine psychiatrische Behandlung unausweichlich sein. In Anbetracht des außerordentlich gemischten Krankenkollektivs bei Dermatitis artefacta ist jedoch die Entscheidung nicht leicht zu treffen. Besondere Psychopharmaka, die gezielt zur Behandlung der autoaggressiven psychogenen Störung mit Dermatitis artefacta geeignet sind, sind nicht bekannt geworden. Eine medikamentöse Therapie wird individuell abgestimmt werden müssen, ebenso die Möglichkeit einer eventuellen *Psychotherapie*.

54.7 Syndrom der blauen Flecken

Synonyme: Psychogene Purpura, artifizielle Purpura, Erythrozytenautosensibilisierungssyndrom, „painful bruising syndrome", sog. Psychopathenflecken, Gardner-Diamond-Syndrom

Im Prinzip entspricht das *Syndrom der blauen Flecken* am ehesten einer Dermatitis artefacta besonderer Art. Es handelt sich um rezidivierende, schmerzhafte, hämatom- bzw. *ekchymosenähnliche Blutungen,* die an verschiedenen Körperstellen auftreten. Die Kranken klagen zugleich über Übelkeit, Erbrechen, Kopfschmerzen, Unterleibsschmerzen, Parästhesien und sonstige *allgemeinmedizinische* bzw. *neurologische Symptome*. Typisch ist, daß die Patienten behaupten, die Blutungen bzw. die blauen Flecken durch einen vorhergehenden lokalisierten Schmerz voraussagen zu können. Die Existenz der Erkrankung als nosologische Entität ist umstritten, insbesondere ihre Stellung als somatisches Geschehen. Eine reproduzierte Laborsymptomatik (Gerinnungsstörung, Gefäßschaden) wurde bisher nicht nachgewiesen. Der Ausdruck „*psychogene Purpura"* deutet die etablierte Auffassung an, daß es sich hier um eine Artefaktvariante bei neurotischen Persönlichkeiten handelt. Emotionale Streßsituationen können eine auslösende Rolle spielen.

Die relativ *seltene* Erkrankung ist nahezu ausschließlich bei jüngeren *Frauen* zu beobachten, weniger als 5% der beschriebenen Kranken waren Männer; vereinzelt liegen Beobachtungen bei Kindern vor. Das Krankheitsbild wurde erstmalig 1955 beschrieben und als „Autosensibilisierungssyndrom" gegen autologe Erythrozyten aufgefaßt. Die Ursache der rezidivierenden Hautblutungen blieb jedoch in allen bisher beobachteten Fällen weitgehend ungeklärt. Fälle mit *längerer Bestandsdauer* über mehrere Jahre (10 oder mehr) wurden mitgeteilt, auch mit langanhaltenden Remissionen.

Behandlung. Vor der Behandlung wird man versuchen, einen *somatischen Grund* für die rezidivierenden Blutungen auszuschließen (z. B. Gerinnungsstörungen etc.) und evtl. Beschwerden mit einem Placebo zu bekämpfen. Die angegebenen Schmerzen sind jedoch von *wechselnder*

Intensität, zumal gerade unter ärztlicher Beobachtung bzw. unter stationären Bedingungen das Krankheitsbild in der Regel einen günstigen, symptomarmen Verlauf nimmt. Therapeutische Erfolge wurden unter anderem mit Cyproheptadin (Peritol®, Periaktin ™), Chloroquin (Resochin®) und oralen Kontrazeptiva (bei jüngeren Frauen) erzielt, doch blieben diese Medikamente bei anderen Patienten wirkungslos. Auch Kortikosteroide, Antibiotika, Antimalariamittel und andere immunsuppressive Maßnahmen erwiesen sich bei genauer Kontrolle als unwirksam. Nach der *Exploration* wurden Patientinnen mit dem Syndrom der blauen Flecken als masochistisch-hysterisch bezeichnet. *Konfliktorientierte psychosomatische Gespräche* mit den sensiblen Kranken sind durchaus sinnvoll, und *Psychotherapie* erwies sich oft als erfolgreich. Inwieweit eine systemische Pharmakotherapie mit Antidepressiva u. ä. versucht werden sollte (z. B. Amitriptylin, Desipramin), wird der Arzt von Fall zu Fall entscheiden müssen.

54.8 Notalgia paraesthetica

Synonym: Lokalisierter Pruritus

Bei dieser seltenen Erkrankung handelt es sich um eine ungewöhnliche Symptomatik, bestehend aus einem *umschriebenen, brennenden Pruritus im Bereich des oberen Rückens* bei gleichzeitiger makulöser Hyperpigmentierung in der Skapulagegend. Eine begleitende neurologische Symptomatik mit Parästhesien und Schmerzen ist möglich. Die Ursache ist unbekannt, und die wenigen Patienten werden von Dermatologen und Neurologen vergeblich durchuntersucht. Eine Reizung von Th_2–Th_6 beim Austritt aus dem Wirbelkanal wird als Ursache des Pruritus vermutet, doch die Ätiologie der Hyperpigmentierung blieb bis heute völlig ungeklärt.

Behandlung. Die Behandlung ist insgesamt unbefriedigend. Antipruriginöse Maßnahmen mit geeigneten Externa (kühlende Lotiones, Menthol 1%, Thesit® 3%, Antihistaminika-Gele) oder auch oral einzunehmende Präparate (Clemastin, Prednisolon, Phenothiazine) sollten versucht werden, können aber versagen. Auch intrafokale Kortikosteroidinjektionen kommen in Frage, sowohl in den Nervenaustrittsbereich als auch in die makulösen Läsionen. Neuerdings wurde die tägliche lokale Anwendung von *Capsaicin* (0,025 Lösung: Zostrix®; 0,01 % in Watteauflage: Thermazet®) empfohlen. Allerdings kann es dadurch zu stärkerem lokalem Brennen kommen, so daß die Applikation vom Patienten abgebrochen wird. In solchen Fällen kann die Lösung verdünnt oder die Watteauflage nur für kurze Zeit verordnet werden. Eine Besserung ist bei 60–70 % der Kranken nach mehreren Wochen zu erwarten, bei Reduzierung der Applikationshäufigkeit. In den Intervallen können depigmentierende Cremes wie beim Melasma (s. S. 785 ff.) aufgetragen werden.

54.9 Dysmorphophobie

Synonym: Dysmorphie-Syndrom

Bei der *Dysmorphophobie* handelt es sich offenbar um eine nosologisch uneinheitliche Erkrankung mit leichten reaktiv-neurotischen Störungen bis zu echten endogenen Psychosen. Vom Standpunkt des Dermatologen stehen jedoch bei allen Kranken als charakteristisches Merkmal des Syndroms *illusionistische Zwangsvorstellungen* über ihr äußeres Erscheinungsbild im Mittelpunkt. Der Kranke nimmt *triviale* Veränderungen bzw. *Minimalläsionen der Haut* (kleine Warzen, Papillome, Pigmentflecken, Fältchen, kaum sichtbare Narben, eingebildeten Haarverlust u. a.; „dermatological non disease") zum Anlaß, um an seinem Selbstwert zu zweifeln, und er hat periodische Versagensängste, Alpträume etc. Entäuschungen im Beruf und im Privatleben werden damit in Zusammenhang gebracht, und der Dermatologe wird um Behandlung bzw. um Korrektur der störenden physischen Mängel gebeten.

Ein Dysmorphophobie-Syndrom ist in der Praxis des kosmetisch interessierten Dermatologen *nicht selten.* Unter den Patienten, die unsere Sprechstunde für Haarkrankheiten aufsuchen, gehörten im ausgewählten Kollektiv der Universitäts-Hautklinik der FU Berlin nicht weniger als ca. 2–5 % aller Kranken im weiteren Sinne zu diesem Personenkreis. Reizbarkeit, Kreislaufstörungen, Leistungs-

Tabelle 54.1. Trizyklische Antidepressiva mit teilweise neuroleptischer Wirkung

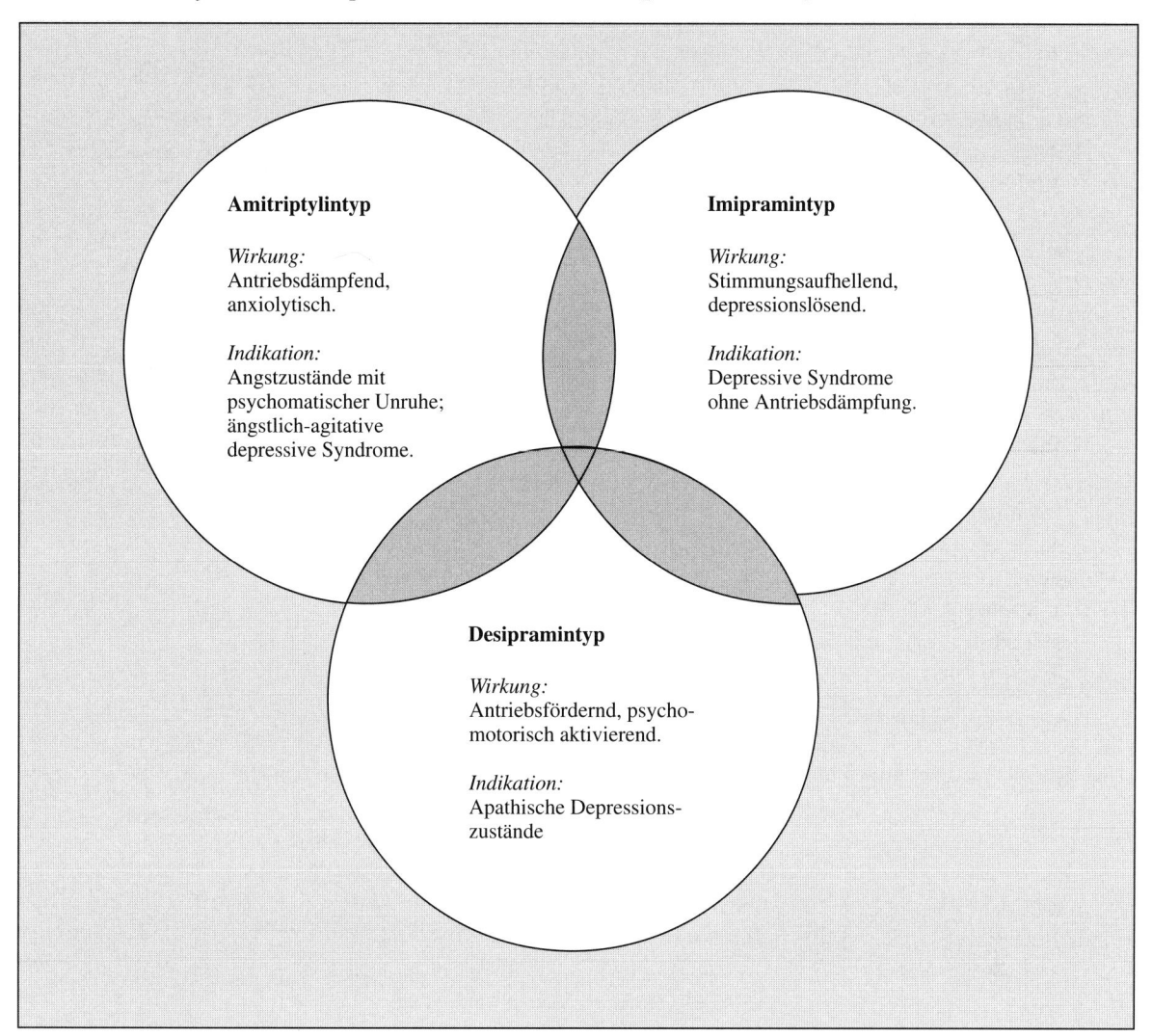

Amitriptylintyp

Wirkung:
Antriebsdämpfend, anxiolytisch.

Indikation:
Angstzustände mit psychomatischer Unruhe; ängstlich-agitative depressive Syndrome.

Imipramintyp

Wirkung:
Stimmungsaufhellend, depressionslösend.

Indikation:
Depressive Syndrome ohne Antriebsdämpfung.

Desipramintyp

Wirkung:
Antriebsfördernd, psychomotorisch aktivierend.

Indikation:
Apathische Depressionszustände

schwäche und Angst vor einem zugrundeliegenden, bedrohlichen Allgemeinleiden werden vom Patienten selbst dem Arzt gegenüber geäußert. Frauen überwiegen gegenüber den Männern (ca. 2:1); es handelt sich meist um Erwachsene zwischen 35 und 50 Jahren. Aber auch jüngere Männer, etwa solche mit beginnender Glatzenbildung, können mit erheblichen Ängsten und Verhaltensstörungen auf den Haarverlust reagieren.

Behandlung. Eine gezielte Behandlung ist nicht möglich. Im Einzelfall wird man versuchen, je nach Ausprägung der Symptomatik, den Patienten von *unnötigen Ängsten zu befreien* und ihn mit einer gründlichen ärztlichen Untersuchung davon zu überzeugen, daß seine Gesundheit nicht bedroht ist. Ausführliche Labortests, die normal ausfallen, bringen eine vorübergehende Entspannung. Viele Patienten sind dankbar, wenn man schließlich „*die Angst vor dem Häßlichsein*" oder „*die Angst vor Kahlheit*" offen ausspricht. Konfliktsituationen im Umfeld sind nach den eigenen Erfahrungen eher selten, jedoch bei einigen Kranken ist eine unterstützende *psychosomatische Betreuung* nützlich. Im allgemeinen genügt zusätzlich ein Diazepampräparat, nur selten sind trizyklische Antidepressiva angebracht. Bei schizoiden Zuständen, Persönlichkeitsstörungen etc. ist die Gabe von Pimozid (Orap®) oder Haloperidol (Haldol®) bzw. anderer Butyrophenone zu erwägen.

Tabelle 54.2. Dermatologisch relevante Psychopharmaka

Präparat		Wirkung bzw. Anwendung
▷ **Tranquilizer**		
Chlordiazepoxid (ED: 10 mg)	Librium®	Emotionsdämpfend, anxiolytisch
Bromazepam (ED: 6 mg)	Lexotanil®	Spannungs-, Erregungs- und Angstzustände
Diazepam (ED: 5–10 mg)	Valium®	Spannungs-, Erregungs- und Angstzustände
Hydroxyzin (ED: 25 mg)	Atarax®	Neurogener Juckreiz, Angst und Schlafstörungen
▷ **Trizyklische Antidepressiva und Verwandtes (Thymoleptika)**		
Doxepin (ED: 5–50 mg)	Aponal® Sinquan®	Psychovegetative Verstimmungszustände
Amitriptylin (ED: 10–25 mg)	Saroten® Elavil™ Laroxyl®	Depressive Syndrome bzw. depressiv überlagerte Organerkrankungen; agitierte Depressionen, Trichotillomanie
Imipramin (ED: 25–50 mg)	Tofranil®	Endogen-psychogene Depression, psychoreaktive Zustände, Zwangsphänomene und Phobien
Clomipramin (ED: 25 mg)	Anafranil®	
Desipramin (ED: 25 mg)	Pertofran®	Apathische Depressionen; antriebsfördernd
Kombinationspräparat: Amitriptylin + Chlordiazepozid: (ED: 2,5 mg/5 mg oder 25 mg/10 mg)	Limbatril®	Depressive Phobien
▷ **Neuroleptika**		
Phenothiazine		
Alimemazin (ED: 5–10 mg)	Repeltin® Theralene®	Psychomotorische Erregungszustände, starker Juckreiz, Unruhezustände, Schlafstörungen
Fluphenazin (ED: 5–10 mg)	Omca® Dapotum®	Verhaltensstörungen, Psychosen, Artefakte
Triflupromazin (ED: 10 mg)	Psyquil®	Psychomotorische Erregungszustäde, Juckreiz, Schlafstörungen, Artefakte
Butyrophenone		
Melperon (ED: 25–50 mg)	Eunerpan®	Psychomotorische Erregungszustände, starker Juckreiz, Psychoneurosen, senile Demenz und Schlafstörungen im Alter
Pimozid (ED: 1–4 mg)	Orap®	Innere Unruhe, Psychosen, psychische Versagenszustände, Dermatozoophobie, Artefakte, Trichotillomanie
Haloperidol (ED: 5–10 mg)	Haldol®	Schizoide bzw. schizophrene Schübe

54.10 Pharmakotherapie von Dermatosen mit reaktiv-neurotischen bzw. psychogenen Störungen

Für dermatologische Indikationen sind vor allem Präparate mit *beruhigender, sedierender* und *antipruriginöser Wirkung* zu erwägen. H$_1$-Antagonisten vom klassischen, zugleich sedierenden Typ kommen vor allem für leichtere Fälle in Frage, z.B. Clemastin oder Cyproheptadin (Tavegil®, Peritol®), die sedierend wirken. Neuere, nichtsedierende H$_1$-Antagonisten bzw. Antihistaminika (Astemizol, Loratadin) haben kaum eine Wirkung auf den Pruritus.

Für Hautkranke mit Angstzuständen bzw. Phobien ist zunächst eine beruhigende Medikation

mit kurz- bzw. *mittellangwirksamen* Benzodiazepinen (Bromazepam®, Diazepam®, Chlordiazepoxid®) einzuleiten, um in ausgewählten Fällen auf ein geeignetes *trizyklisches Antidepressivum* überzugehen. Hierzu eignen sich am besten Präparate vom Amitriptylintyp (s. Tabelle 54.1), die antriebsdämpfend und anxiolytisch wirken. Die Wirkung macht sich allerdings erst nach 1–2 Wochen bemerkbar. Die meisten Hautkranken mit chronischem Pruritus, Dermatozoophobie etc. sind eher agitiert und reizbar. Als schwächer wirkendes Äquivalent kommt Doxepin in Frage. Imipramin- bzw. Clomipraminpräparate wirken vorwiegend anxiolytisch und stimmungsaufhellend, die beruhigende Wirkung fehlt. Zunächst sollte man niedrige und mittlere Dosen einsetzen und den Wirkungseintritt nach 1–3 Wochen abwarten. Höhere Dosen der trizyklischen Antidepressiva haben eine zusätzliche neuroleptische Wirkung.
Neuroleptika, die zusätzlich oder vorwiegend die Denk- und Erlebnisstrukturen beeinflussen, kommen in der Regel erst nach psychosomatischer bzw. psychiatrischer Abklärung und Beratung bei der Behandlung psychogener Störungen mit Hautsymptomatik zur Anwendung. Darunter sind aber auch schwächer wirkende Präparate zu nennen, z.B. *Phenothiazinderivate,* die eine gezielte Wirkung auf den Pruritus entfalten und den Patienten dämpfen: Promethazin, Mepromazin, z.B. Neurocil® Tropf. zur Einleitung der Behandlung, später als Tbl. 25–100 mg; für leichtere Fälle Alimemazin 25–75 mg/d. Mittelstark wirkende Substanzen wie *Hydroxyzin, Triflupromazin* und *Fluphenazin* eignen sich für Fälle mit Verhaltens- bzw. psychotischen Störungen. Bei vollentwickelter Dermatozoophobie (auch Dermatitis artefacta) scheint sich in letzter Zeit *Pimozid* (Orap®) als Medikament der Wahl zu etablieren, während Butyrophenone wie Haloperidol ausschließlich für Patienten mit schweren psychotischen Störungen vorbehalten bleiben.
Unerwünschte Wirkungen der trizyklischen Antidepressiva sind vor allem Mundtrockenheit und Hypersalivation, gelegentlich auch Polyurie, Diarrhöen oder Obstipation, Herz- und Kreislaufstörungen, EKG-Veränderungen sowie Exantheme, seltener Glaukome, Delirien, Suizidgefahr.

Neuroleptika sollen möglichst nur unter psychiatrischer Kontrolle verabreicht werden. Blutbildkontrollen und Alkoholverbot sind unerläßlich. Cholestatischer Ikterus ist möglich, und nach Phenothiazinen bzw. Phenothiazinabkömmlingen ist Photosensibilisierung nicht selten. An Wechselwirkungen der Neuroleptika mit blutdrucksenkenden Mitteln ist zu denken.

Literatur

Alexander CR (1991) Fluoxetine treatment of trichotillomania (letter). J Clin Psychiatry 58: 88

Alexander J O'D (1984) Arthropods and human skin. Springer, Berlin Heidelberg New York Tokyo

Arzneimittelkommission der Deutschen Ärzteschaft (1990) Juckreiz nach Infusion mit Hydroxyäthylstärke (HES). Dtsch Ärztebl 30: 2326

Beard AW, Jopling WH, Reilly TM (1978) Successful treatment with pimazide of delusional parasitosis. Br J Dermatol 98–457–459

Bishop ER Jr (1983) Monosymptomatic hypochondriacal syndromes in dermatology. J Am Acad Dermatol 9: 152–158

Blume U, Zouboulis CC, Bratzke B et al. (1993) Painful bruising syndrome: a psychogenic dermatosis. Eur J Dermatol 3: 364–366

Bond WS (1989) Delusions of parasitosis: a case report and management guidelines. Ann Pharmacother 23: 304–306

Choubrac P, Cornu P et al. (1974) Purpura douloureux ecchymotique. Syndrome de Gardner et Diamond. Ann Med Interne (Paris) 125: 323–332

Conolly FH, Gipson M (1978) Dysmorphophobia, a long term study. Br J Psychiatry 132: 568–570

Cotteril JA (1981) Dermatologic non-disease: A common and potentially fatal disturbance of cutaneous body image. Br J Dermatol 104: 611–619

Damiani JT, Flowers FP, Pierce DK (1990) Pimozide in delusions of parasitosis. J Am Acad Dermatol 22: 312–313

Dech B, Budow L (1991) The use of fluoxetine in an adolescent with Prader-Willi syndrome. J Am Acad Child Adolesc Psychiatry 30: 298–302

Denman ST (1986) A review of pruritus. J Am Acad Dermatol 14: 375–392

Driscoll MS, Rothe MJ, Grant-Kels JM et al. (1993) Delusional parasitosis: A dermatologic, psychiatric, and pharmacologic approach. J Am Acad Dermatol 29: 1023–1033

Dupont C, de Maubeuge J, Kotlar W et al. (1984) Oxatomide in the treatment of pruritus senilis. A double-blind placebo-controlled trial. Dermatologica 169: 348–353

Elpern DJ (1988) Cocaine abuse and delusions of parasitosis. Cutis 42: 273–274

Fabisch W (1980) Psychiatric aspects of dermatitis artefacta. Br J Dermatol 102: 29–34

Fjellner B, Hägermark Ö (1979) Pruritus in polycythaemia vera: Treatment with aspirin and possibility of platelet involvement. Acta Derm Venereol 59: 505–512

Frankel EB (1983) Treatment of delusions of parasitosis. J Am Acad Dermatol 9: 772–773

Frithz A (1979) Delusions of infestation: Treatment by depot injections of neuroleptics. Clin Exp Dermatol 4: 485–488

Gardner FH, Diamond LF (1955) Autoerythrocyte sensitization. A form of purpura producing painful bruising following autosensitization to red blood cells in certain women. Blood 10: 675–690

George SM, Brewerton DT, Cochrane G (1990) Trichotillomania (nair pulling). N Engl J Med 322: 470–471

Gould WM, Gragg TM (1976) Delusions of parasitosis. A approach to the problem. Arch Dermatol 112: 1745–1748

Greenberg HR et al. (1965) Trichotillomania. Arch Gen Psychiatry 12: 482–486

Gupta MA et al. (1986) Psychotropic drugs in dermatology. J Am Acad Dermatol 14: 633–645

Gupta MA, Gupta AK, Haberman AF (1987) The self-inflicted dermatoses: a critical review. Gen Hosp Psychiatry 9: 45–52

Hamann K, Avnstorp C (1982) Delusions of investation treated by pimozide. A double blind crossover clinical study. Acta Derm Venerol 62: 55–58

Hay GG (1970) Dysmorphobia. Br J Psychiatry 116: 399–406

Hermann J, Gall H (1990) Diagnose und Therapie des persistierenden Pruritus nach Infusion mit Hydroxyäthylstärke (HÄS). Akt Dermatol 16: 166–167

Hersle K, Mobacken H (1969) Autoerythrocyte sensitization syndrome (painful bruising syndrome). Br J Dermatol 81: 574–587

Holmes VF (1989) Treatment of monosymptomatic hypochondriacal psychosis with pimozide in an AIDS patient. Am J Psychiatry 146: 554–555

Hüneke P, Bosse K (1985) Dysmorphophobie als casus pro diagnosi. Z Hautkr 60: 1986–1990

Jacobi E (1929) Psychogene Spontanblutung der Haut. Arch Psychiatry Nervenkr 88: 631–645

Koblenzer CS (1983) Psychosomatic concepts in dermatology: A dermatologist psychoanalyst's viewpoint. Arch Dermatol 119: 501–512

Koblenzer CS (1985) The dysmorphic syndrome. Arch Dermatol 121: 780–784

Knowlws S, Shear NH (1989) Antihistamines. Clin Dermatol 7: 48–59

Krishnan RR, Davidson J, Miller R (1984) MAO inhibitor therapy in trichotillomania accociated with depression: Case report. J Clin Psychiatry 45: 267–168

Krishnan KR, Davidson JR, Guajardo C (1985) Trichotillomania – a review. Compr Psychiatry 26: 123–128

Laihinen A (1991) Assessment of psychiatric and psychosocial factors disposing to chronic outcome of dermatoses. Acta Dermatol Venereol 156: 46–48

Leibsohn E (1992) Treatment of notalgia paresthetica with capsaicin. Cutis 49: 335–336

Leutner A, Warmke S, Genzel I et al. (1990) Persistierender Pruritus nach Hydroxyäthylstärke-Infusion? Z Hautkr 66: 214–221

Liebowitz MR, Nuetzel EJ, Bowser AE, Klein DF (1978) Phenelzine and delusions of parasitosis: A case report. Am J Psychiatry 135: 1565–1566

Lindskov R, Baadsgaard O (1985) Delusions of infestation treated with pimozide: a follow-up study. Acta Derm Venereol 65: 267–270

Lyell A (1983) Delusions of parasitosis. Br J Dermatol 108: 485–499

Marschall MA, Dolezal RF, Gohen M et al. (1991) Chronic wounds and delusions of parasitosis in the drug abuser. Plast Reconstr Surg 88: 328–330

Massey EW, Pleet AB (1979) Localized pruritus-notalgia paresthetica. Arch Dermatol 115: 982–983

McGehee FT Jr, Buchanan GR (1980) Trichophagia and trichobezoar: etiologic role of iron deficiency. J Pediatr 97: 946–948

Mishler J (1982) Pruritus after administration of hetastarch. Br Med J 284: 1405–1406

Mitchell C (1989) Successful treatment of chronic delusional parasitosis. Br J Psychiatry 155: 556–557

Mitchell J, Vierkant AD (1991) Delusions and hallucinations of cocaine abusers and paranoid schizophrenics: a comparative study. J Psychol 125: 301–310

Moffaert M van (1991) Localization of self-inflicted dermatological lesions: What do they tell the dermatologist? Acta Dermatol Venereol 156: 23–27

Muller SA (1990) Trichotillomania and related disorders. In: Orfanos CE, Happle R (eds) Hair and hair diseases. Springer, Berlin Heidelberg Ney York Tokyo, pp 753–762

Muller SA (1990) Trichotillomania: A histopathologic study in sixty-six patients. J Am Acad Dermatol 23: 56–62

Munro A (1978) Monosymptomatic hypochondriacal psychosis manifesting as delusion of parasitosis. A description of four cases successfully treated with pimozide. Arch Dermatol 114: 940–943

Naylor WM, Grossman M (1991) Trichotillomania and depression (letter). J Am Acad Child Adolesc Psychiatry 30: 155–156

Oranje AP, Peerboom-Wynia ID, De Raeymaecker DM (1986) Trichotillomania in childhood. J Am Acad Derm 16: 614–619

Ratnoff OD, (1980) The psychogenic purpuras: a review of autoerythrocyte sensitization, autosensitiazion to DNA, „hysterical" and factitial bleeding and the religious stigmata. Sem Hematol 17: 192–213

Reilly TM, Jopling WH, Beard AW (1978) Successful treatment with pimozide of delusional parasitosis. Br J Dermatol 98: 457–459

Sachadeva JS, Siduh BS (1987) Trichotillomania with depression. J Indian Med Assoc 85: 151–152

Schnurr RG, Davidson S (1989) Trichotillomania in a ten year old boy: gender identity issue formulated terms of individual and family factors. Can J Psychiatry 34: 721–724

Settle EC (1983) Autoerythrocyte sensitization successfully treated with antidepressants. JAMA 250: 1748–1749

Sheikha SH, Wagner KD, Wagner RF (1993) Fluoxetine treatment of trichotillomania and depression in a prepubertal child. Cutis 51: 50–52

Shustik C (1977) Gardner-Diamond's syndrome in a man. Arch Intern Med 137: 1621–1622

Sneddon IB (1979) The presentation of psychiatric illness to the dermatologist. Acta Derm Venerol 59: 177–179

Stocker WW, McIntyre OR, Clendenning WE (1977) Psychogenic purpura. Arch Dermatol 113: 606–609

Swedo SE, Leonhard HL, Rapoport JL at al. (1989) A double blind comparison of clomipramine and desipramine in the treatment of trichotillomania. N Engl J Med 321: 497–501

Trapert W (1991) Zur Epidemiologie des Dermatozoenwahns. Nervenarzt 62: 165–169

Vakilzadeh F, Bröcker EB (1981) Syndrom der Blauen Flecken. Hautarzt 32: 309–312

Wahlgren CF, Hagermark O, Bergström R, Hedin B (1988) Evaluation of a new method of assessing pruritus and antipruritic drugs. Skin Pharmacol 1: 3–13

Weber PJ, Poulos EG (1988) Notalgia paresthetica. J Am Acad Dermatol 18: 25–30

Weller EB, Weller RA, Carr S (1989) Imipramine treatment of trichotillomania and coexisting depression in a seven year old. J Am Acad Child Adolesc Psychiatry 28: 952–953

Anhang: Gesichtsschmerz

Gesichtsschmerzen können akut oder auch chronisch-rezidivierend auftreten und haben meist neuralgiformen Charakter. Oft ist die Erkrankung psychosomatisch mitbedingt bzw. psychosomatisch überlagert. Bei einem großen Teil der betroffenen Patienten sind die Schmerzen jedoch Ausdruck einer abgelaufenen *Zostererkrankung im Trigeminusbereich*, bei anderen ist die Anamnese stumm. Stärkere Schmerzen können sowohl im Rahmen von Prodromi im befallenen Gebiet als auch während der Manifestation einer Hauterkrankung im Gesichtsbereich auftreten. Gesichtsschmerzen bzw. Neuralgien nach abgelaufenem Gesichtszoster können außerordentlich hartnäckig sein und über mehrere Monate oder gar Jahre nach der Erkrankung anhalten und außerordentlich therapieresistent sein. Nicht selten sind Gesichtsschmerzen auch *odontogenen Ursprungs* (Pulpitis, Abszesse, Granulome, infizierte odontogene Fisteln etc.). Andere Ursachen sind ein *myofasziales Syndrom* (Costen) mit gestörter Funktion des temporomandibulären Gelenkes, das mit lokaler Druckempfindung und eingeschränkter Kieferöffnung einhergeht, oder *Arteriitis temporalis* (Horton), die oft akut als Kopf- und Schläfenschmerz beginnt und mit Schwellung der A. temporalis verbunden ist. Selten sind *Myalgien* anderen Ursprungs mit allgemeinem Krankheitsgefühl, subfebrilen Temperaturen etc. (z. B. bei Polymyalgia rheumatica). Rasche Diagnosestellung und Therapie sind zur Vermeidung einer Erblindung unbedingt zu fordern.

Weitere (seltene) Ursachen: Funktionelles Kopfgelenksyndrom, Styloidodynie (Processus styloides), Karotidodynie, Kryodynie (kälteinduzierter Schmerz), psychomotorische Störungen, psychogene Schmerzempfindung u. a.

Behandlung. Bei zosterbedingten Gesichtsschmerzen sind alle analgetischen, symptomatisch wirksamen lokalen und systemischen Maßnahmen zu erwägen, die Erfolg versprechen (s. S. 74 f.). Selbstverständlich ist bei Gesichtsschmerz zunächst eine genaue Diagnose zu stellen, um den Schmerz gezielt anzugehen. Neurologische, Augen- und HNO-ärztliche Untersuchungen müssen einer Behandlung vorausgehen. Bei Prothesenträgern sind Komplikationen möglich. Außerdem sind Spannungskopfschmerzen auszuschließen.

Bei starken Schmerzen sind neben den analgetischen Maßnahmen *trizyklische Antidepressiva* (z. B. Aponal®, Atarax®) bzw. *Neuroleptika* zu verschreiben, etwa in Verbindung mit *nichtsteroidalen Antiphlogistika* (z. B. Indometacin, Amuno®) und Carbamazepin (Tegretal®) oder Diphenylhydantoin (Zentropil®). *Lokale Wärmeanwendung, Kiefergymnastik, Muskelrelaxantien* und *Entspannungsübungen* können von Nutzen sein, *Nicotin-* und *Alkoholverbot* sind überaus wichtige prophylaktische Maßnahmen. Nur in seltenen Fällen werden invasive Eingriffe notwendig sein (etwa bei hartnäckiger Trigeminus-neuralgie: Exhairese, Thermokoagulation, Alkoholinjektionen etc.). Vgl. auch S. 79 ff.

Sehr hilfreich gegen alle Formen hartnäckiger Gesichtsschmerzen sind *systemische Kortikosteroide,* vorzugsweise als i.v. Stoßtherapie 150–250 mg/d in absteigender Dosierung über wenige Tage oder Triamcinolon (Volon A® 80) als einmalige i.m. Injektion (evtl. 1 × wiederholen). Auch lokale Einspritzungen kleinerer Triamcinolondosen (10–20 mg intrafokal) können versucht werden.

Farbabbildungen

1 Ausgeprägte Narbenbildung nach multiplen, z.T. narbig abheilenden Artefakten im Gesichtsbereich

2 Akne excoriée bei einer 34-jährigen Frau

3 Artefakte im Bereich des Mundwinkels nach Manipulation mit Pinzette

4 „Nuckle pad" am rechten Mittelfinger

5 Ödeme an beiden Händen bei einer 57-jährigen Frau nach Anlegen von Staubinden im Unterarmbereich (Handgelenk)

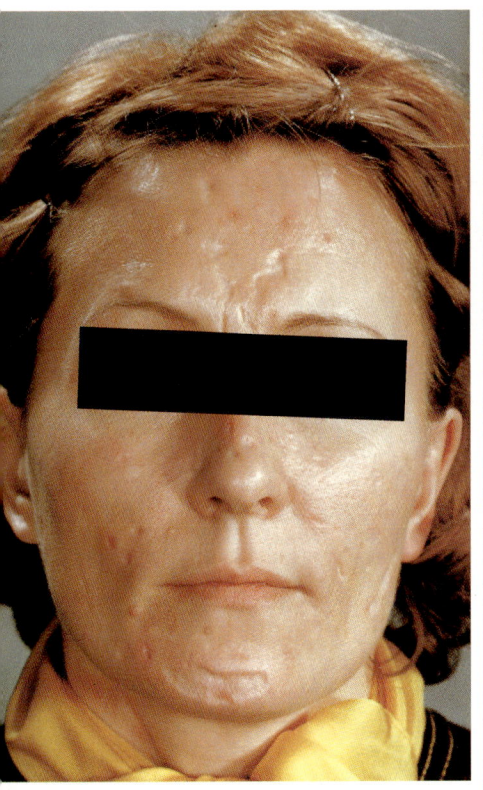

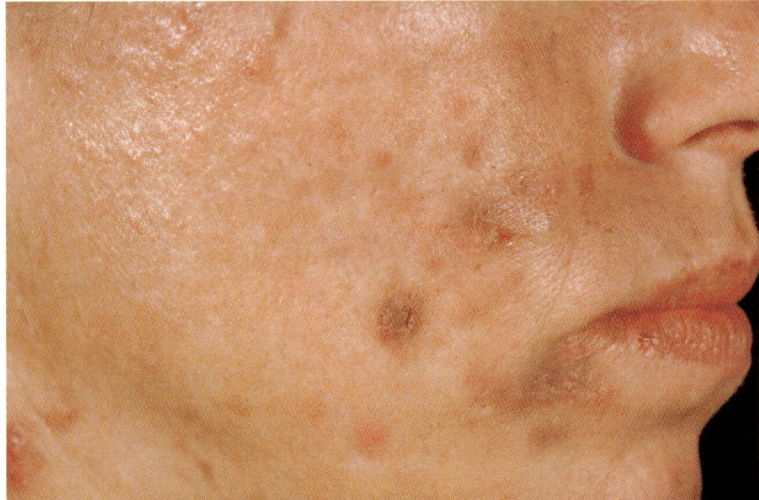

Farbabbildungen

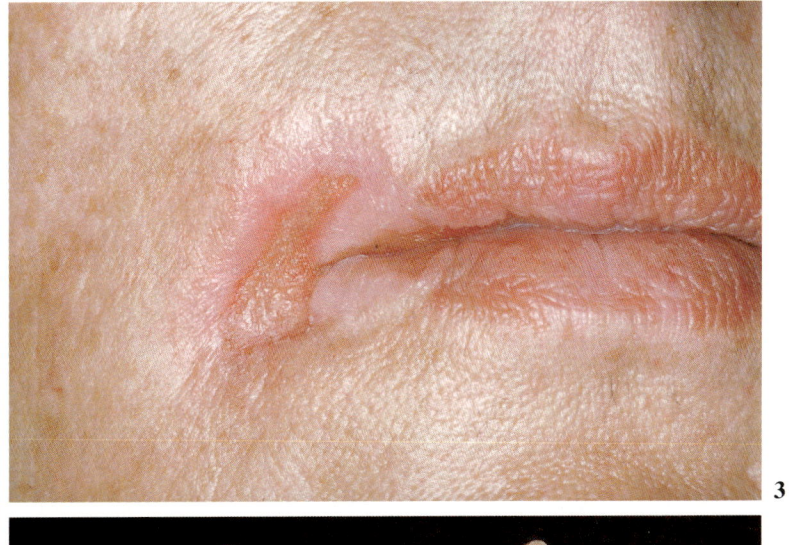

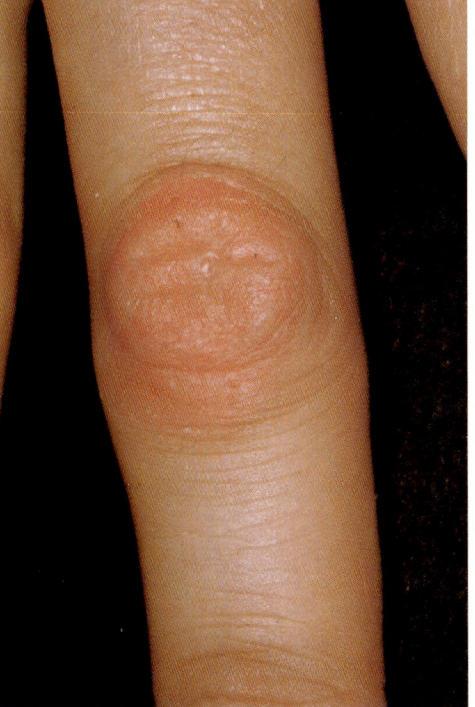

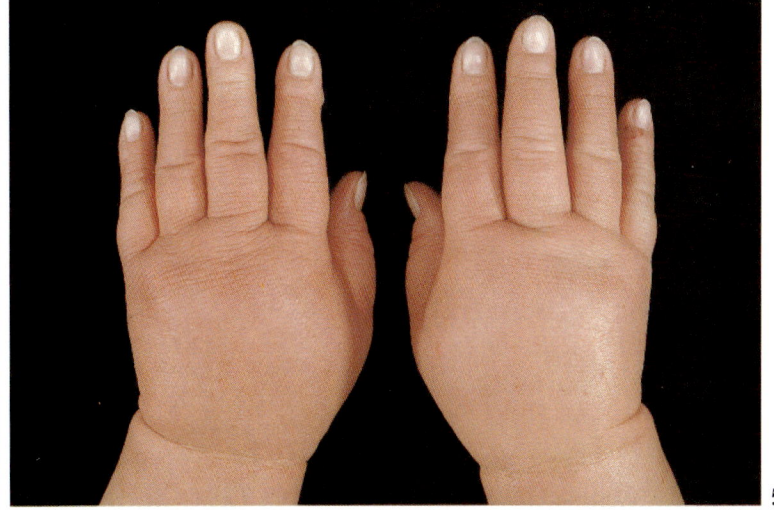

Kapitel 55   Narben, Keloide, Tätowierungen

55.1 Allgemeines. 1262
55.2 Atrophische Narben und
Narbendehiszenzen 1262
55.3 Keloide und hypertrophe Narben 1265
55.4 Schmucktätowierungen 1272
55.5 Traumatische (Schmutz-)
Tätowierungen 1276

55.1 Allgemeines

Keloide, Narben und *Tätowierungen* sind Hautveränderungen, die kosmetisch stören, vor allem dann, wenn sie an sichtbaren Körperregionen lokalisiert sind. Der Arzt wird vom Patienten oft mit übertriebenen Erwartungen aufgesucht. Doch eine Wiederherstellung der ursprünglichen Verhältnisse ist in der Regel nicht möglich, und der Therapeut wird mit viel Geschick versuchen müssen, in jedem Einzelfall eine kosmetisch-akzeptable Lösung zu finden, auf der Basis der vorhandenen Möglichkeiten und seiner Erfahrung. Die neueren Lasertechniken haben hier eine bessere Ausgangsbasis geschaffen. Doch sowohl die Entwicklung neuer Geräte ist zur Zeit im Fluß als auch die bisherigen Erfahrungen befinden sich in ihrem Anfangsstadium. Verbindliche Richtlinien zu entwerfen, ist in dieser Phase kaum möglich.

55.2 Atrophische Narben und Narbendehiszenzen

Atrophische Narben unterschiedlicher Ätiologie sind häufige Befunde, die allgemein nicht als therapiebedürftig gelten, es sei denn, sie wären entstellend oder würden kosmetisch als störend empfunden. Dabei handelt es sich meist um Akne- oder auch Varizellennarben im Gesicht, atrophische Veränderungen nach operativen Eingriffen, Traumata oder Medikamentennebenwirkungen (z. B. nach Kortisoninjektionen) sowie um Abbauvorgänge in der alternden Haut. Solche Hautveränderungen beeinflussen unerwartet häufig die Lebensqualität kosmetisch bewußter Individuen, und eine Korrektur wird nicht selten gewünscht. Auch Narbendehiszenzen, die häufig postoperativ entstehen, vor allem in Lokalisationen mit großer Hautspannung, etwa nach einer Wundinfektion, bei frühzeitiger Fädenentfernung sowie spontan, sind oft korrekturbedürftig.

Behandlung
■ *Konservative Therapie.* Bei kleineren, flachen atrophischen Narbenbildungen, z.B. im Gesicht, sollte man anfangs am besten konservativ vorgehen, um die Haut auf eine eingreifendere Behandlung vorzubereiten und um ihre Reaktionsbereitschaft zu testen. Als 1. Behandlungsschritt empfiehlt sich die lokale Anwendung von Tretinoin 0,05 % lokal 1–2 ×/d (Airol® Creme, Eudyna® Gel), in Kombination mit einer kosmetischen Abdeckung tagsüber, etwa mit Hilfe eines medizinischen Make-up als hautfarbene Ö/W-Emulsion (z. B. Aknelan® Lotio, Aknefug® Milch simplex). Als 2. Schritt sollte eine lokale Schleifbehandlung angeschlossen werden, z. B. mit Aluminumoxidpartikeln in Cremegrundlage (Brasivil® fein, medium) täglich über mehrere Wochen. Östrogenhaltige Externa (z. B. Linoladiol® Emulsion, Sebohermal® Emulsion) werden als 3. Behandlungsschritt eingesetzt. Das Ergebnis dieser kombinierten Maßnahmen kann nach etwa 4–6 Monaten beurteilt werden, wobei in der Regel eine zufriedenstellende Besserung erreicht wird.

■ *Kryopeeling.* Zur Korrektur umschriebener atrophischer Gesichtsnarben wird die Kryotherapie nach der konservativen Behandlung und vor der Dermabrasion eingesetzt. Bei der Kryopeelingmethode handelt es sich um die oberflächliche Vereisung der befallenen Haut mit einer 2 × 2 cm großen, meist kreisförmigen Kryosonde (–86 °C). Die Sonde verbleibt jeweils für wenige Sekunden auf der Hautoberfläche, bis eine dünne Eisschicht erscheint; sie wird dabei langsam vorwärts bewegt, bis die gesamte zu behandelnde Fläche vereist ist. Gleich nach der Vereisung oder 1–3 Tage später kann es zu einer Rötung kommen, die in eine leichte Schuppung übergeht. Die Behandlung wird alle 4 Wochen wiederholt und bis zum Erreichen eines zufriedenstellenden Ergebnisses fortgesetzt. In der Zeit zwischen den Sitzungen wird die Haut 1–2 ×/d mit einer östrogenhaltigen Creme (z.B. Linoladiol® Emulsion) gepflegt. Während der Behandlung und bis zu 2 Monaten nach ihrem Abschluß sollte man von starker Lichtexposition und von allen lokalen Maßnahmen, die möglicherweise eine reizende Wirkung hätten, Abstand nehmen, um eine postinflammatorische Hyperpigmentierung zu vermeiden. Aus dem gleichen Grund wird üblicherweise ein „Kryopeeling" auf der gesamten Gesichtsoberfläche und nicht nur auf umschriebenen Hautarealen durchgeführt.

■ *Dermabrasion.* Die hochtourige Schleifung der Haut nimmt eine wichtige Stellung in der Behandlung von disseminierten atrophischen Narben ein. Die Behandlung erfolgt am besten in Vollnarkose, mit der die Bedingungen für ein gutes kosmetisches Ergebnis am ehesten gewährleistet sind. Bei lokaler Anästhesie werden vorher die Injektionsstellen mit Eis 20 min gekühlt und gleich vor Beginn der Operation eine adjuvante Oberflächenanästhesie mit einem Kühlspray appliziert (Chloraethan: Chloraethyl®, Wariactiv®). Bei der Operation wird niedrigtourig begonnen (10000–20000 RPS) und hochtourig abgeschlossen (40000–50000 RPS). Um ein einheitliches Ergebnis zu erzielen, wird jede Stelle ca. 3 × geschliffen. Die Wunde wird anschließend am besten mit Polyacrylamidgel (Geliperm®) und sterilen Kompressen abgedeckt und der Verband alle 12 h gewechselt. Nach jeder Entfernung des Verbandes wird das geschliffene Areal für 15–30 min mit eiskaltem sterilem H_2O oder mit H_2O_2 gekühlt. Nach 7 Tagen wird das Gel durch eine Polyvidonjod-Gaze (z. B. Braunovidon®) bis zur völligen Abheilung der oberflächlichen Wunde ersetzt. Seltene Nebenwirkungen sind Hyper- oder Hypopigmentierung, Keloid- und Milienbildung, die allerdings durch eine konsequente postoperative Behandlung vermeidbar sind.

■ *Chemochirurgie.* Eine Ätzbehandlung zur Entfernung oberflächlicher Schichten der Epidermis (Ätzmittel: Trichloressigsäure, Dichloressigsäure, Zinkchlorid) ist schwer oder nur für den mehrfach Geübten zu kontrollieren und kann gelegentlich zur Entwicklung neuer hypertropher Narben führen. Aus diesen Gründen wird diese Methode in der Regel von uns nicht empfohlen.

■ *Exzision bzw. Transplantation.* Tiefe und großflächige atrophische Narben sowie Narbendehiszenzen werden überwiegend chirurgisch beseitigt. Die Läsionen werden mit dem Skalpell in toto exzidiert, und der Wundverschluß erfolgt entweder primär entlang der Hautlinien oder durch eine *Entlastungsplastik* (Z-Plastik) bzw. durch ein freies Transplantat. Tiefe, aber kleine atrophische Narben (Aknenarben, Narben nach Virusinfektionen) kann man mit Hilfe von 2 mm großen Stanzenexzisionen entfernen und primär mit Klebestreifen (Steri-Strips™) oder auch durch eine feine Naht verschließen. Die Implantation von 2 mm großen Stanzentransplantaten in die nach der Narbenentfernung entstandenen Wunden ist aufwendiger, kann aber ein besseres kosmetisches Ergebnis erbringen. Die Transplantate, meist retroaurikulär entnommen, werden am häufigsten durch Klebestreifen in loco gehalten. Hypertrophische Hautveränderungen werden 4–8 Wochen nach der Implantation mit Hilfe einer hochtourigen Hautschleifung korrigiert. Mögliche Komplikationen sind die Abstoßung der Transplantate und eine Hypertrophie bzw. Atrophie im Bereich der Transplantate. Erneute Transplantation bzw. Kombinationsbehandlungen könnten in derartigen Fällen notwendig werden.

■ *Implantationen von alloplastischen Materialien.* Die unterschiedlichsten Materialien wurden im Laufe der Jahre zur Implantation und Korrektur atrophischer Narben eingesetzt: Gummi, Schwamm, Plastik, Elfenbein, Silber, Gold, Paraffin und Silikon. Alle diese Methoden haben sich teils wegen unbefriedigender Ergebnisse, teils wegen der nicht immer zu vermeidenden Nebenwirkungen (z. B. Gefahr der persistierenden Überkorrektur bei Silikonimplantation, Bildung von Fremdkörpergranulomen, Möglichkeit des „Verrutschens") nicht etablieren können und sind u. E. kaum empfehlenswert. Erfolge wurden neuerdings durch Injektion kleinster Mengen eines speziellen, hochgereinigten Silikonpolymers (MDX 4.4011, Polydimethyl-Siloxan; Dow Corning Silicone) berichtet; allerdings ist dieses Präparat z. Z. nicht zugelassen. Nach seiner Anwendung wurden gelegentlich lokale Nebenwirkungen (Hautspannung, späte entzündliche Reaktionen bei Patienten mit Autoimmunerkrankungen) festgestellt.

Neuere Verfahren
■ *Laserabrasion.* Die Anwendung des CO_2-Lasers zur Behandlung kleiner atrophischer Gesichtsnarben wurde bis heute experimentell versucht; Erfahrungen werden noch gesammelt. Es handelt sich um eine gezielte oberflächige Behandlung der Narben und ihrer näheren Umgebung. Die CO_2-Laserbehandlung wird sowohl

als Monotherapie als auch als adjuvante Maßnahme, etwa zur Korrektur von Hypertrophien, die nach Implantationen entstanden sind, herangezogen. Die Behandlung wird unter Lokalanästhesie durchgeführt.

CO_2-Lasertherapie atrophischer Narben:
Leistung: 4–5 W (Superpulsmodus: 2 W)
Pulsdauer: 0,1 s bis Dauertakt
Fokusgröße: Defokussiert mit einem Strahldurchmesser von ca. 1–2 mm

■ *Implantation von xenogenem Kollagen.* Das ist die heute am meisten verwendete Methode zur Behandlung flacher atrophischer Narben und Hautfalten, meist im Gesicht. Während der letzten 10 Jahre wurden mit dieser Technik Tausende von Patienten weltweit behandelt. Kollagenpräparate zur Implantation sind seit 1981 in den USA und inzwischen auch in Deutschland zugelassen. Dabei wird das implantierte hochgereinigte Kollagen in der Regel vom Wirt akzeptiert, von dermalen Zellen besiedelt und vaskularisiert, so daß man annimmt, daß es die Form von lebendem Bindegewebe annimmt.

Zur *Injektion* wird steriles Rinderkollagen verwendet, das in einer phosphatgepufferten, physiologischen NaCl-Lösung mit einem Zusatz von Lidocain gelöst ist. Es steht als Fertigspritze mit 35 mg/ml (1 ml) oder 65 mg/ml (0,75 ml), mit je 3 mg/ml Lidocain (Zyderm® und Zyderm II®) zur Verfügung. Da es sich trotz hoher Reinheitsstufe um ein Fremdkollagen (xenogenes Kollagen) handelt, sind Nebenwirkungen nicht ganz zu vermeiden. Vor Beginn der Therapie ist daher eine *Testinjektion* notwendig (Fertigspritze mit 3,5 mg Rinderkollagen und 0,3 mg Lidocain in 0,1 ml Lösung), um Überempfindlichkeitsreaktionen rechtzeitig zu erkennen. Die Testinjektion wird am Unterarm verabreicht und soll über 4 Wochen abgelesen werden. Bei negativem Testergebnis kann mit der Behandlung begonnen werden; dennoch sind unerwünschte Reaktionen nicht gänzlich ausgeschlossen. Vgl. auch S. 1295 f.

Technik der Kollagenimplantation. Die zu behandelnde Haut wird zwischen Daumen und Zeigefinger hochgehalten und das Kollagen in den tiefen Bereich des Koriums injiziert; eine Injektion in die Subkutis oder tiefer in die Muskulatur führt zur Kollagenauflösung. Zwei Techniken haben sich hier als sinnvoll erwiesen:
▷ die *Serienpunktionstechnik* und
▷ die *Tunnelpunktionstechnik*.

Bei letzterer wird die Injektionsnadel so in der Narbe plaziert, daß sie noch durch das Narbengewebe hindurch für den Operateur sichtbar bleibt. Dies hat den Vorteil, daß ein tunnelförmiger Stichkanal mit relativ konstanter Injektionstiefe geschaffen wird, in dem die Nadel während der Injektion beim Zurückziehen wie auf einer Schiene läuft. Die Injektion erfolgt im allgemeinen mit einer 30G-½- oder auch mit einer 21G-¾-Nadel, die den Packungen beigefügt sind. Es ist wichtig, die abgeschrägte Spitze der Nadel nach unten zu halten, besonders bei dünner Haut, da sonst das Material durch den Druck nach oben gedrückt wird und möglicherweise aus den Follikeln wieder herauskommt. Die Korrektur sollte bis zu 200 % erfolgen (*Überkorrektur*), da die Trägerlösung resorbiert wird und nur 25–30 % des injizierten Gesamtvolumens verbleiben. Bei der Behandlung mit Zyderm II® ist die Überkorrektur nicht in diesem Maße notwendig, wobei pro Sitzung nicht mehr als 6 ml injiziert werden sollten. Die Kollageninjektionen können alle 14 Tage wiederholt werden. Die besten Ergebnisse sind im Anschluß mit einer hochtourigen Schleifung zu erzielen, wobei der günstigste Zeitpunkt für die Kollageninjektion ca. 4 Wochen nach der Operation liegt. Auch atrophische Narben nach Stanzenimplantation können mit Kollageninjektionen korrigiert werden. Reimplantationen sind im allgemeinen nach 1–3 Jahren notwendig.

Nebenwirkungen. Etwa 4–5 % aller Patienten reagieren bereits bei der Testinjektion mit Erythem, Schwellung, Pruritus, Empfindlichkeit, Schmerz. Derartige Reaktionen treten meist innerhalb der ersten 72 h auf. Wenige Spätreaktionen werden bis zu 3 Wochen später beobachtet. Die Möglichkeit einer Kollagensensibilisierung durch die Behandlung, bei negativer initialer Testreaktion, liegt bei ca. 2,5 %; Urtikaria, Pruritus und Bildung von Fremdkörpergranulomen stehen dabei im Vordergrund. Die Behandlung von Patienten mit Autoimmunerkrankungen mit xenogenem Kollagen sollte vermieden werden.

Tabelle 55.1. Behandlungsmaßnahmen zur kosmetischen Korrektur atrophischer Narben

▷ Konservative Verfahren	Vitamin A-Säure, lokale konservative Schleifbehandlung, lokale Applikation von Östrogen, Anwendung von Make-up etc.
▷ Kryopeeling	Kontaktverfahren mit der Kryosonde bei −86 °C
▷ Hochtouriges Schleifen (Dermabrasion)	Am besten in Vollnarkose
▷ Andere dermatochirurgische Verfahren	Exzisionen, Z-Plastiken, freie Hauttransplantationen etc.
▷ Implantation	von alloplastischem Material, einschl. xenogenem Kollagen
▷ Sonstige Verfahren	z. B. Laserabrasion (CO_2-Laser) und Kombinationen

Literatur

Blank AA, Eichmann F (1983) Xenogenes Kollagen zur Implantation bei der Behandlung eingesunkener Narben und kutaner Atrophien. Akt Dermatol 9: 165–171

Charriere G, Bejot M, Schnitzel L, Ville G, Hartmann D (1989) Reactions to a bovine collagen implant. J Am Acad Dermatol 21: 1203–1208

Cooperman LS, Mackinnon V, Bechler G, Pharriss BB (1985) Injectable collagen: a six-year clinical investigation. Aesth Plast Surg 9: 145–151

Dzubow LM (1985) Scar revision by punch-graft transplants. J Dermatol Surg Oncol 11: 1200–1202

Ellis DA, Michell MJ (1987) Surgical treatment of acne scarring: non-linear scar revision. J Otolaryngol 16: 116–119

Fulton JE Jr (1987) Modern dermabrasion techniques: a personal appraisal. J Dermatol Surg Oncol 13: 780–789

Garrett AB, Dufresne RG Jr, Ratz JL, Berlin AJ (1990) Carbon dioxide laser treatment of pitted acne scarring. J Dermatol Surg Oncol 16: 737–740

Landes E (1985) Die Anwendung von und Erfahrung mit Collagen bei der Behandlung von Falten und Narben. Z Hautkr 60: 1255–1269

Matton G, Anseeuw A, De Keyser F (1985) The history of injectable biomaterials and the biology of collagen. Aesth Plast Surg 9: 133–140

Nicolle FV (1985) Correction of age- und disease-related contour deficiencies of the face. Aesth Plast Surg 9: 159–162

Roenigk HH Jr (1985) Dermabrasion: state of the art. J Dermatol Surg Oncol 11: 306–314

Solotoff SA (1986) Treatment for pitted acne scarring – postauricular punch grafts followed by dermabrasion. J Dermatol Surg Oncol 12: 1079–1084

Vogt-Dembowski E (1984) Korrektive Kollagenimplantationen bei ausgebrannter Akne. Akt Dermatol 10: 145–152

55.3 Keloide und hypertrophe Narben

Keloide und *hypertrophe Narben* sind scharf umschriebene, überschießende Bindegewebshyperplasien. Sie entwickeln sich beim kutanen Heilungsprozeß nach Verletzungen (Unfalltrauma, operativer Eingriff), lokalen Entzündungen (bakterielle Infektion, Impfungen, Akne, Windpocken- und Zosterinfektionen), übermäßiger Spannung des Gewebes, Verbrennungen (chemisch oder thermal), Fremdkörperreaktionen, bei endokriner Dysfunktion (Schwangerschaft, Pubertät, M. Cushing, Akromegalie, Hyperthyreoidismus) sowie *spontan*. 80 % der Keloide und hypertrophen Narben entstehen 6 Monate bis 1 Jahr nach dem keloidinduzierenden Ereignis, die restlichen 20 % in einem Zeitraum von 1–3, selten auch bis zu 20 Jahren später. Die auf eine Verletzung zurückgehenden Keloide lassen sich klinisch von hypertrophen Narben relativ gut unterscheiden: Keloide breiten sich deutlich, manchmal weit über den Defekt aus, im Gegensatz zu den hypertrophen Narben, die sich auf die Narbe beschränken und keine Ausläufer aufweisen. Darüber hinaus wurden histologische und immunhistologische Unterschiede zwischen Keloiden und hypertrophen Narben beschrieben.

Eine *genetische Disposition,* die für die Entwicklung von Keloiden mitverantwortlich ist, wird diskutiert, eine familiäre Häufung wurde bei 5–10 % der Europäer beobachtet, bei Afrikanern in einem weit höheren Prozentsatz. Es wird sowohl ein autosomal-rezessiver als auch ein autosomal-dominanter Erbgang vermutet. Die *Inzidenz* des Auftretens von Keloiden variiert stark, zwischen 0,09 % in England und 16 % in Zaire. Jugendli-

rapie kann nur bei frühen und flachen Keloiden bzw. Narben von 2–3 mm Dicke angewendet werden, wobei in der Regel mit einer Einzeldosis von 10 Gy behandelt wird. Eventuell wird die Behandlung nach 3 bis 4 Monaten wiederholt. Die Radiumtherapie kommt heute wegen der großen Gefahr diverser Nebenwirkungen kaum noch in Betracht.

Die Röntgenbestrahlung ist heute als *Monotherapie* von Keloiden und hypertrophen Narben nur noch mit Einschränkungen zu empfehlen. Gesamtdosen von über 10 Gy, entweder fraktioniert oder auch als Einzeldosis, sind erforderlich, um eine kosmetische Besserung zu erzielen, allerdings nur bei frischen Narben mit einer Bestandsdauer von weniger als 6 Monaten. Bereits nach diesen Dosen werden jedoch gelegentlich eine Radiodermatitis bzw. Reizungen der Haut beobachtet, die zu erneuten Narben, z. T. mit Keloidbildung, führen können. Bei der Bestrahlung muß die gesunde Haut sorgfältig mit Bleifolien abgedeckt werden. Trotz dieser Schutzmaßnahmen können weitere Röntgenschäden auftreten, z. B. bei der Bestrahlung von Ohrringkeloiden. Allgemein ist nach Röntgenbestrahlungen langfristig mit einem erhöhten Karzinomrisiko zu rechnen. Bei Kindern und Jugendlichen ist eine Bestrahlungstherapie mit Röntgenstrahlen ohnehin kontraindiziert, da auch niedrige Dosen zum verspäteten Knochenwachstum führen können.

Bei der *prophylaktischen Nachbestrahlung* nach operativer Keloidexzision variiert der Bestrahlungsbeginn zwischen 24 h und 3 Wochen postoperativ, wobei eine Bestrahlung von uns innerhalb der ersten 1–2 Tage nach der chirurgischen Exzision bevorzugt wird. Andere Autoren führen die Bestrahlung 10–14 h nach der Operation durch, d. h. im Anschluß an die Wundheilung. Bei der Operation müssen das atraumatische Vorgehen sowie das Anlegen einer spannungsfreien Naht besondere Beachtung finden. Um das Bestrahlungsfeld möglichst klein zu halten, wird die Schnittführung auf dem Verband aufgezeichnet oder durch transparentes, selbsthaftendes Verbandsmaterial sichtbar gemacht. Unter Oberflächenbedingungen der Weichstrahltherapie (RT 50, 50 KV, 2 mA, 0,2 mm Al-Filter, FHA 14 cm oder RT 100 Stufe II, 50 KV, 10 mA, 0,7 mm Al-Filter, FHA 10 cm) werden 3×4 Gy bzw. bei großen Flächen 6×2 Gy in Abständen von 2–4 Wochen appliziert. Von einer Bestrahlung an mehreren aufeinanderfolgenden Tagen raten wir ab. Die Gesamtdosis soll 20 Gy nicht übersteigen. Ca. 40–50 % der Keloide sprechen auf die Behandlung an. Bestrahlte Narben bzw. Keloide müssen über mehrere Jahre nachkontrolliert werden, um das Auftreten epithelialer Neoplasien frühzeitig zu erkennen.

■ *Drucktherapie.* Diese Behandlungsmethode erfordert längere Behandlungszeiten und ist in mehreren Körperregionen zusätzlich problematisch. Verbände bzw. Spezialkleidung (sog. Jobst-Anzüge) werden 4–15 Monate lang getragen, womit ein Druck von 25–40 mm Hg auf die Läsionen ausgeübt werden soll. Polyurethanschaumkompressen (großflächige Läsionen), Zinkleimverbände (Beine), Moulagen aus polymerisierendem plastischem Kunststoff (Polymethylmetakrylat), z. B. Ohrclips (für Ohrringkeloide) und andere Maßnahmen dieser Art kommen als monotherapeutische Maßnahmen bzw. in Kombination mit Kortikosteroiden oder auch mit Kryochirurgie und Kortikosteroiden postoperativ in Betracht.

■ *Operative Exzisionen* von Keloiden bzw. *ihre Entfernung mittels Laserbehandlung* (CO_2-, Argon-, Neodym-Yag-, Helium-, Neonlaser) möchten wir als Monotherapie nicht empfehlen. 55 % der chirurgisch herausoperierten Keloide rezidivieren, und manchmal breiten sich die Rezidive über die vorbestehenden Läsionen aus. Auch nach einer Entfernung mit dem CO_2-Laser entstehen oft Rezidive. Großflächige Keloide sind allerdings schwierig zu behandeln, und ihre operative Entfernung mit dem CO_2-Laser in Kombination mit postoperativen kryochirurgischen Maßnahmen, mit Druckverbänden oder intraläsionalen Injektionen von Kortikosteroiden sowie Kombinationen davon ist unvermeidbar. Die Exzisionsnarben müssen innerhalb der Keloidgrenze bleiben, und die Wundspannung wird durch eine *Z-Plastik* gemindert. Exzisionen im Gesunden führen häufig zur Bildung neuer Keloide und sind deswegen kontraindiziert. Nichtabsorbierbare subkutane Fäden, die für längere Zeit in situ belassen werden, oder absorbierbare subkutane Fäden mit langer Absorptionszeit bzw. Kombinationen davon sind als vorbeugende Maßnahme vorteilhaft. Die nachoperative Vermeidung einer Hautspannung ist von großer Bedeutung für den Therapieerfolg; auch intensive Bewegungen im Operationsnarbenbereich sind zu vermeiden. Die Anwendung versenkter dermaler Hautlappen aus Narbengewebe erleichtert das Nähen der Wundränder und vermindert die Beweglichkeit der Wunde. Solche Hautlappen werden bei der Entfernung von Keloiden und hypertrophen Narben empfohlen, die in der Nähe von Gelenken lokalisiert sind.

Größere operative Verfahren haben sich nur in wenigen Fällen bewährt. Gelegentlich werden zur Deckung des Defektes freie Plastiken oder Rotationsplastiken mit oder ohne präoperative Anwendung von Hautexpandern verwendet. Auch eine operative Deepithelisierung des Keloidgewebes, die Entlastung des Narbengewebes mit Kreuzschnitten und die Inzision der Narbengrenzen und Deckung mit Spalthaut werden in ausgewählten Fällen praktiziert. Die Anwendung eines CO_2-Lasers in Kombination mit intraläsionalen Injektionen von Triamcinolonacetonid hat in manchen Fällen zu guten kosmetischen Ergebnissen geführt.

CO_2-Lasertherapie bei Keloide:
Leistung: 5–20 W (Superpulsmodus: 2–5 W)
Pulsdauer: 0,2–0,3 s bei Dauertakt
Fokusgröße: Defokussiert mit einem Strahldurchmesser von ca. 2 mm

■ **Lokale Maßnahmen:** Die Wirksamkeit einer alleinigen lokalen Behandlung von Keloiden und hypertrophen Narben mit Salben und Cremes ist (mit Ausnahme der Kortikosteroide) eher fraglich. Im allgemeinen wird damit eine Besserung allenfalls bei frischen Läsionen beobachtet, bei älteren Keloiden dürfte das Ergebnis kaum von einer Spontanremmission zu unterscheiden sein. Die am häufigsten verwendeten Substanzen sind fluorierte Kortikosteroide (z.B. Jellin® Gel, Halog® Fettsalbe, Diprosone®), z.T. als Pflaster (Sermaka® Folie). Auch Extr. bulbae cepae 1 % in Verbindung mit Heparin (5000 IE) und Allantoin als Salbe oder Gel (Contractubex®) oder Madecassol® bzw. Emdecassol®; beim Madecassol handelt es sich um pflanzliche Extrakte (*Centella asiatica,* 1 % als Salbe, 2 und 10 % als Puder und Gaze und auch als Tabletten erhältlich), die die Kollagensynthese modulieren oder stimulieren sollen. Sie werden bei der Wundheilung (Ulzera) und Narbenbildung verwendet, doch kontrollierte Studien darüber fehlen. Auch Mucopolysaccharidpolyschwefelsäureester 0,445% als Salbe oder Gel (Hirudoid® forte), Harnstoff bis zu 10–20 % als Creme (Kelofibrase® Narbencreme, Calmurid®), natives lösliches Kollagen 0,06 % als Salbe, Tretinoin 0,05 % als Creme, Gel oder Lösung (Airol®) u.v.a. kommen zur Anwendung. Sie werden 2 ×/d über mehrere Wochen in die Läsion einmassiert, von einigen Autoren auch intrafokal eingespritzt. Als Nebenwirkung werden selten lokale Hautreaktionen beobachtet. Nachoperativ wurden z.T. erfolgreich Zytostatika lokal appliziert. Allerdings sind lokale toxische Reaktionen bzw. Nekrosen mit derartigen Therapien verbunden, so daß sie heute kaum oder nur noch in Einzelfällen Anwendung finden.

Massagen der Keloide bzw. der Narben mit einer pflegenden Creme ca. 3 min 2–3 ×/d sind als adjuvante Maßnahme durchaus empfehlenswert. Die intraläsionale Behandlung mit *Orgotein* (Superoxiddismutase, Peroxinorm®), Madecassol oder Hyaluronidase, die gelegentlich praktiziert wird, ist der intraläsionalen Kortikosteroidinjektion unterlegen und wird von uns nicht empfohlen. Die orale Behandlung mit Madecassol 60–90 mg/d, Hydroxychloroquin (Quensyl®), D-Penicillamin (Metalcaptase®, Trolovol®) oder Colchicin (Colchicum-Dispert®) brachte nur bei wenigen Patienten eine Besserung. Die Behandlung mit β-Aminopropionitrilfumarat wurde von systemischer Toxizität begleitet. Orale Verabreichung von Methotrexat® 15–20 mg alle 4 Tage 1 Woche präoperativ und 4 Wochen lang postoperativ sowie von Colchicin 1,0–1,5 mg/d sind maximale Therapievarianten für Keloide und hypertrophe Narben; sie sind ohne sicheren Erfolg und werden manchmal von gravierenden Nebenwirkungen begleitet.
Einen neueren Behandlungsversuch stellt die lokale Anwendung von *Silicongel* (Epi-Derm®, Silastic gel™) dar. Die Gelfolie wird über längere

Tabelle 55.2. Behandlung von Keloiden und hypertrophen Narben

▷ **Prophylaxe**	Prädisposition, medizinische Indikation zum Eingriff, Lokalisation, Spannung beim Wundverschluß und mechanische Belastung der OP-Wunde beachten; Druckverbände, Schaumkompression, Clips u. a. kommen prophylaktisch-therapeutisch in Frage.
▷ **Kryochirurgische Verfahren**	Am besten Kontakt- oder Sprayverfahren (−86 °C), evtl. auch als postoperative präventive Maßnahme in mehreren Sitzungen.
▷ **Lokale Kortikosteroidanwendung** (evtl. okklusiv, Pflaster) und **intraläsionale Kortikosteroidinjektionen**	Bis zu 4–6 × wiederholen.
▷ **CO_2-Lasertherapie**	Zur Enfernung des Keloids, meist in Kombination mit anderen Verfahren (Rezidive!).
▷ **Sonstige operative Techniken**	Exzisionen, Z-Plastiken, Transplantation u. ä.
▷ **Kombinierte Maßnahmen**	Einschl. Röntgenbestrahlung (10–12 bis höchstens 20 Gy, fraktioniert) in besonderen Fällen, evtl. als präventive Maßnahme (postoperativ).
▷ **Konservative Lokalbehandlung**	Heparin, Harnstoff, Vitamin A-Säure, Allantoin, Orgotein, Hyaluronidase, Silikongele.
▷ **Experimentell**	rIFN-γ u. v. a.

Zeit okklusiv appliziert und nur beim Baden vorübergehend entfernt. Dabei deckt man die ganze Läsion bis zur gesunden Haut ab. Gute Ergebnisse wurden nach 3monatiger Behandlung mit Abflachung der Läsionen und Verschwinden der subjektiven Beschwerden erzielt. Die Kombination von Silicongel mit Clobetasol-17-Propionat 0,05 % im gleichen Okklusivverband erscheint vorteilhaft.

Eine experimentelle Möglichkeit, über die neuerdings berichtet wurde, ist die intraläsionale Injektion von rekombinantem *Interferon-γ* 0,01 mg, 3 ×/Woche. Bereits nach 3 Wochen wurde eine signifikante Größenabnahme der Keloide beobachtet.

Literatur

Ahn ST, Monafo WW, Mustoe TA (1989) Topical silicone gel: A new treatment for hypertrophic scars. Surgery 106: 781–787

Apfelberg DB, Maser MR, White DN, Lash H (1989) Failure of carbon dioxide laser excision of keloids. Lasers Surg Med 9: 382–388

Barton JL, Ebling FJG (1986) Hypertrophic scars and cheloids. In: Rook A, Wilkinson DS, Ebling FJG, Champion RH, Burton JL (eds) Textbook of dermatology, 4th edn. Blackwell, Oxford London Edinburgh, pp 1831–1833

Bertiere MN, Jousset C, Marin JL, Baux S (1990) Interêt de l'irradiation interstitielle des cicatrices chéloides par Iridium 192. A propos de 46 cas. Ann Chir Plast Esthet 35: 27–30

Borok TL, Bray M, Sinclair I et al. (1988) Role of ionizing irradiation for 393 keloids. Int J Radial Oncol Biol Phys 15: 865–870

Bossé JP, Papillon J, Frenette G et al. (1979) Clinical study of a new antikeloid agent. Ann Plast Surg 3: 13–21

Datubo-Brown DD (1990) Keloids: a review of the literature. Br J Plast Surg 43: 70–77

Elliot D, Mahaffey PJ (1989) The stretched scar: the benefit of prolonged dermal support. Br J Plast Surg 42: 74–78

Engrav LH, Gottlieb JR, Millard SP et al. (1988) A comparison of intramargical and extramarginal excision of hypertrophic burn scars. Plast Reconstr Surg 81: 40–45

Ernst K, Hundeiker M (1990) Kryochirurgische Behandlung von Keloiden. Akt Dermatol 16: 107–109

From L, Assaad D (1987) Neoplasms, pseudoneoplasms, hyperplasias and mucinoses of supporting tissue origin. In: Fitzpatrick TB, Eisen AZ, Wolff K,

Freedberg IM, Austen KF (eds) Dermatology in general medicine. McGray-Hill, New York St. Louis San Francisco, pp 1033–1052

Georgi LM, Al Rasheed K, Splieth B, Friederich HC (1990) Behandlung eines Keloids am Ohrläppchen durch Druckverband. Dtsch Dermatol 38: 1510–1512

Glazer SF, Sher AM (1985) Adjunctive cryosurgery in the surgical approach to keloids. In: Zacarian SA (ed) Cryosurgery for skin cancer and cutaneous disorders. Mosby, St Louis Toronto Princeton, pp 91–95

Goladay ES (1988) Treatment of keloids by single intraoperative perilesional injection of repository steroid. South Med J 81: 736–738

Gold MH (1994) A controlled clinical trial of topical silicongel sheeting in the treatment of hypertrophic scars and keloids. J Am Acad Dermatol 30: 506–507

Granstein RD, Reck A, Flotte TS et al. (1990) A controlled trial of interlesional recombinant interferon-gamma in the treatment of keloidal scarring: clinical and histological findings. Arch Dermatol 126: 1295–1302

Größer A, Stark F, Landthaler M (1984) Behandlung von hypertrophen Narben und Keloiden mit Orgotein. Hautarzt 35: 377–378

Haas AA, Arndt KA (1986) Selected therapeutic applications of topical tretinoin. J Am Acad Dermatol 15 [Suppl II]: 870–877

Haase W (1982) Strahlentherapie hypertrophischer Prozesse des Bindegewebes. Therapiewoche 32: 4856–4864

Handl-Zeller L, Hohenberg G (1990) Postoperative Prophylaxe hypertropher Narben und Keloide mittels Strahlentherapie. Hautarzt 41: 146–148

Hulsbergen-Henning JP, Rosham Y, van Gemert MJ (1986) Treatment of keloids and hypertrophic scars with an argon laser. Lasers Surg Med 6: 72–75

Janssen de Limpens AMP (1986) A comparison of the treatment of keloids and hypertrophic scars. Eur J Plast Surg 9: 18–21

Janssen de Limpens AMP, Cormane RH (1982) Keloids and hypertrophic scars – immunological aspects. Aesth Plast Surg 6: 149–152

Judge JC, May SR, DeClement FA (1984) Control of hypertrophic scarring in burn patients using tubular support bandages. J Burn Care Rehabil 5: 221–224

Kamiji T, Urakawa S, Maeda M et al. (1988) Treatment of hypertrophic scar with zinc oxide tape and effect of Zn sup (++) on cultured fibroblasts. Skin Res 30: 469–475

Kelly AP (1988) Keloids. Dermatol Clin 6: 413–421

Kovalic JJ, Perez CA (1989) Radiation therapy following keloidectomy: a 20-year experience. Int J Radiat Oncol Biol Phys 17: 77–80

Krupp S, Deglise B (1987) Management of hypertrophic scars by cross hatching and skin grafting. Eur J Plast Surg 10: 18–20

Landes E (1987) Konservative Therapie von Narben und Falten. Z Hautkr 62: 805–811

Larrabee WF, East CA, Jaffe HS et al. (1990) Intralesional interferon gamma treatment for keloids and hypertrophic scars. Arch Otolaryngol 116: 1159–1162

Le Coultre C, Graber A (1985) The use of plastic face mask and silicone gloves and boots are alternative to compression suits for treating hypertrophic scars. Z Kinderchir 40: 221–223

Leroy D, Deschamps P (1986) Long-term side effects after intramuscular injection of hematoporphyrin derivate. Photodermatology 3: 197–199

Lo TCM, Seckel BR, Salzman FA, Wright KA (1990) Single-dose electron beam irradiation in treatment and prevention of keloids and hypertrophic scars. Radiother Oncol 19: 267–272

Lubritz RR (1985) Cryosurgical approach to benign and precancerous tumors of the skin. In: Zacarian SA (ed) Cryosurgery for skin cancer and cutaneous disorders. Mosby, St Louis Toronto Princeton, pp 41–58

Maillard GF (1986) A Z-mammoplasty with minimal scarring. Plast Reconstr Surg 77: 66–76

McDonald WS, Deitch EA (1987) Hypertrophic skin grafts in burned patients: a prospective analysis of variables. J Trauma 27: 147–150

Mercer NS (1989) Silicone gel in the treatment of keloid scars. Br J Plast Surg 42: 83–87

Motegi K, Yamazato S (1985) The relation between cleavage lines and postoperative scars after repair of cleft lip. J Maxillofac Surg 13: 183–184

Murdoch ME, Salisburg JA, Gibson JR (1990) Silicone gel in the treatment of keloids. Acta Dermatol Venereol (Stockh) 70: 181–183

Panabiere-Castaings MH (1988) Retinoic acid in the treatment of keloids. J Dermatol Surg Oncol 14: 1275–1276

Peacock EE Jr (1981) Pharmacologic control of surface scarring in human beings. Ann Surg 193: 592–597

Pierce HE (1986) Postsurgical acrylic ear splints for keloids. J Dermatol Surg Oncol 12: 583–585

Quinn KJ, Evans JH, Courtney JM et al. (1985) Non-pressure treatment of hypertrophic scars. Burn Incl Therm Inj 12: 102–108

Rauscher GE, Kolmer WL (1986) Treatment of recurrent earlobe keloids. Cutis 37: 67–68

Rose MP, Deitch EA (1985) The clinical use of a tubular compression bandage, Tubigrip, for burn-scar therapy: a critical analysis. Burns Incl Therm Inj 12: 58–64

Rusciani L, Rossi G, Bono R (1993) Use of cryotherapy in the treatment of keloids. J Dermatol Surg Oncol 19: 529–534

Sällström K-O, Larson O, Heden P et al. (1989) Treatment of keloids with surgical excision and postoperative X-ray radiation. Scand J Plast Reconstr Surg 23: 211–215

Sawada Y, Sone K (1990) Treatment of scars and keloids with a cream containing silicone oil. Br J Plast Surgery 43: 683–688

Sebastian G, Scholz A (1990) Unsere Erfahrungen mit konservativen Therapiemethoden bei hypertrophen Narben und Keloiden. Dtsch Dermatol 38: 872–877

Sherman R, Rosenfeld H (1988) Experience with the Nd: YAG laser in the treatment of keloid scars. Ann Plast Surg 21: 231–235

Staindl O (1989) Free grafts in scar correction. Facial Plast Surg 6: 14–20

Stein G (1985) Erfahrungen mit der Behandlung von Keloiden und hypertrophen Narben unterschiedlicher Genese mit Contractubex comp. Therapiewoche 35: 1199–1207

Stern JC, Lucente FE (1989) Carbon dioxide laser excision of earlobe keloids. A prospective study and critical analysis of existing data. Arch Otolaryngol Head Neck Surg 115: 1107–1111

Wagner W, Schopohl B, Böttcher HD, Schnepper E (1989) Ergebnisse der Narbenkeloidprophylaxe durch Kontaktbestrahlung mit Strontium 90. Röntgenpraxis 42: 248–252

Weiss DS, Eaglstein WH, Falango V (1989) Exogenous electric current can reduce the formation of hypertrophic scars. J Dermatol Surg Oncol 15: 1272–1275

Wheeland RG (1988) Revision of full-thickness skin grafts using the carbon dioxide laser. J Dermatol Surg Oncol 14: 130–134

Zouboulis CC, Orfanos CE (1990) Kryochirurgische Behandlung von hypertrophen Narben und Keloiden. Hautarzt 41: 683–688

Zouboulis CC, Blume U, Orfanos CE (1993) Keloids and hypertrophic scars: cryosurgical treatment and postsurgical cryoprevention. Dermatol Monatsschr 179: 278–284

Zouboulis CC, Blume U, Büttner P, Orfanos CE (1993) Outcomes of cryosurgery in keloids and hypertrophic scars. A prospective consecutive trial of case series. Arch Dermatol 129: 1146–1151

55.4 Schmucktätowierungen

Unter *Schmucktätowierungen* versteht man das gezielte Einbringen unlöslicher Farbstoffe in die Haut, die mittels einzelner Nadelstiche, elektrischer Apparate oder durch kleine Schnittöffnungen erfolgt. Bei Tätowierungen, die von professionellen Tätowierern vorgenommen werden, wird der Farbstoff in eine Hautebene (oberes bis mittleres Korium) eingebracht. Bei Laientätowierungen sind die Farbstoffe in der Regel unregelmäßig in allen Hautebenen zu finden.

Verschiedene Gründe können dazu führen, daß die Betroffenen schon nach wenigen Jahren die Entfernung ihrer Tätowierung wünschen. Neben den subjektiven zwingen oft auch medizinische Gründe dazu, z.B. Allergien oder andere Hautkrankheiten, die direkt oder indirekt durch die eingebrachten Farbstoffe bzw. Mineralien provoziert werden.

● *Allergien* bzw. *Photoallergien* auf die verwendeten Farbstoffe sind nicht selten. Dazu gehören:

▷ Quecksilbersulfide:
  Rotfarbstoffe (Zinnoberrot)
▷ Cadmiumsulfide:
  Gelbfarbstoff oder als Leuchtkraftverstärker
▷ Chromat- bzw. Komplexsalze:
  Grün- bzw. Blaufarbstoffe
▷ Mangansalze:
  Violettfarbstoff

Durch die allergisierende Eigenschaft kommt es klinisch zu ekzematösen oder akneiformen Dermatitiden, evtl. auch bei tiefeingebrachten Allergenen zu kutan-subkutanen Granulomen. Vielfach sind derartige Granulome von einer Narbenoder Fremdkörpersarkoidose nicht zu unterscheiden. Triamcinoloninjektionen können in solchen Fällen vorübergehend hilfreich sein, in der Regel ist jedoch die Entfernung der Tätowierung unvermeidlich. Lichttestungen auf UVA/UVB müssen das Vorhandensein einer photoallergischen Reaktion abgrenzen.

Weitere Gründe sind:
● das *lokale Auftreten anderer Dermatosen* im Bereich der Tätowierung, z.B.

▷ Psoriasis vulgaris, Lichen etc. im Sinne eines Koebner-Phänomens;
▷ chronisch-diskoider LE, manchmal als Folge einer Potenzierung der Lichteinwirkung;
▷ Keloide bzw. hypertrophe Narben und
▷ Virusakanthome (Warzen), Unterhaltung chronischer Pyodermien etc.

Auch Neoplasien (Basaliome, Pseudolymphome etc.) gibt es im Bereich von Tätowierungen, die zu ihrer Entfernung zwingen. Allgemein muß man davon ausgehen, daß, je länger eine Tätowierung besteht, desto schwieriger ihre Entfernung sein wird, da die eingebrachten Mineralfarbstoffe in die Tiefe diffundieren und dort in Makrophagen abgelagert werden. Reaktive Veränderungen im Bindegewebe führen auf längere Sicht zur Fibrosierung des tätowierten Areals, die bei der operativen Entfernung berücksichtigt werden muß.

Behandlung. Die *operative Entfernung* von Schmucktätowierungen stellt, soweit praktisch durchführbar, die Therapie der Wahl dar. Das operative Vorgehen ist von der Ausdehnung der Läsion und ihrer Lokalisation abhängig. Bei kleinen Tätowierungen und bei Tätowierungen in Lokalisationen mit ausreichender Hautmobilität wird eine einseitige operative Exzision mit Primärverschluß der Wunde durchgeführt. Bei nicht ausreichender Hautmobilität werden entweder die plastische Deckung durch freie Hauttransplantate oder eine Hautplastik zur Deckung der Wunde vorgenommen. Bei größeren Tätowierungen kann die operative Entfernung in mehreren Sitzungen erfolgen. Nachoperativ wird die Wunde mit Polyvidonjod (10 % verfügbares Jod; Betaisodona®, Braunovidon®) desinfiziert und mit einem sterilen Verband abgedeckt. Im Falle eines freien Transplantats sollte man erst eine entsprechende Wundauflage, z.B. Adaptic®, auf die Wunde legen und dann mit einem sterilen Verband abdecken. Ein spezielles operatives Vorgehen stellt die *subkutane Exzision* dar, die insbesondere zur Entfernung professionell durchgeführter Tätowierungen indiziert ist. Bei dieser Methode wird mittels eines Dermatoms die Epidermis oberhalb der Tätowierung im Sinne einer Spalthautentnahme hochgeklappt oder enzymatisch durch die Anwendung von Dispase von der Dermis getrennt. Anschließend wird die Tätowierung entfernt und der Spalthautlappen zur Defektdeckung wieder aufgelegt.

■ *Lasertherapie.* Um größere und kleinere Tätowierungen zu entfernen, wird der CO_2-Laser, seltener der Neodym-Yag-, Rubin-, der Alexandrit- und der Argonlaser angewendet. Der CO_2-Laser ist u.E. die sinnvollste Alternative zur chirurgischen Exzision, insbesondere von professionellen Tätowierungen, da hiermit, evtl. unter Zuhilfenahme eines Operationsmikroskops, das Abtragen der farbstofftragenden Hautschichten mittels Vaporisation ohne Verletzung der darunterliegenden Strukturen möglich ist. Die Behandlung mit dem CO_2-Laser wird unter lokaler Anästhesie und nach folgenden Behandlungsparametern durchgeführt (siehe unten).

Erreicht man mit einem einzelnen Schuß nicht die gewünschte Abtragungstiefe, so muß die Stelle wiederholt mit dem Laserstrahl überfahren werden, ohne jedoch die Leistung zu erhöhen. Nach jedem Behandlungsversuch sollte man die Wunde mit einer H_2O_2-Kompresse von karbonisiertem Gewebe säubern, um die Abtragungstiefe besser beurteilen zu können. Nach der Laserung wird die Läsion mit Merbromin 2 % (Mercuchrom®) in wäßriger Lösung desinfiziert, abgetrocknet und mit Adaptic® und einem sterilen Verband abgedeckt. Der Verband wird alle 1–2 Tage erneuert und die Merbrominlösung bis zur vollständigen Abtrocknung verwendet. Lineare Tätowierungen sprechen am besten an, während die CO_2-Laserbehandlung flächiger Tätowierungen nicht selten zur Bildung hypertropher Narben führt.

Heute versucht man, bei der Laserbehandlung der Schmucktätowierungen eine selektive Pigmentphotothermolyse unter Schonung der Hautstrukturen zu erzielen. Die Auswahl des optimalen Lasers ist von der tätowierten Farbe abhängig. Zur Behandlung schwarzer Tätowierungen kommen der gütegeschaltete Nd-Yag-Laser (1064 nm) sowie der gütegeschaltete Rubin- und der gütegeschaltete Alexandritlaser in Frage. Rote Tätowierungen sprechen auf den gütegeschalteten Nd-Yag-Laser (532 nm), blaue und grüne Tätowierungen auf den gütegeschalteten

	Oberflächliche Tätowierungen	**Tiefe Tätowierungen**
Leistung	5–10 W (Superpuls: 2–5 W)	10–15 W (Superpuls: 5–7,5 W)
Pulsdauer	0,05–0,1 s (bei Dauertakt)	0,2–0,3 s (bei Dauertakt)
Fokusgröße	Defokussiert, ca. 0,5–2,0 mm	Defokussiert, ca 1,0–2,0 mm

Rubin- und den gütegeschalteten Alexandritlaser an. Allerdings sprechen nicht alle Läsionen gleichermaßen gut an. In der Regel sind zahlreiche Behandlungssitzungen zum Erzielen eines akzeptablen Ergebnisses, insbesondere bei Laientätowierungen, erforderlich (5–20 Behandlungen). Als seltene Komplikation wurde eine Verdunkelung der tätowierten Farbe nach einer selektiven Pigmentphotothermolyse beobachtet, die nicht mehr auf die Laserbehandlung ansprach.

Die *Behandlungsparameter* für den gütegeschalteten *Nd-Yag-Laser* sind:
Energie   8–12 J/cm^2
Pulsdauer   10–20 ns
Pulsfolgefrequenz   1–10 Hz (Impulse/s)
Strahldurchmesser   1– 3 mm

Die *Behandlungsparameter* für den gütegeschalteten *Rubinlaser* sind:
Energie   6– 8 J/cm^2
Pulsdauer   25–40 ns
Pulsfolgefrequenz   0,3–0,5 Hz (Impulse/s)
Strahldurchmesser   3– 8 mm

Zwei weitere Laser sind z. Z. in der Erprobung. Der pigmentläsiongepulste Farbstofflaser wird bei der Behandlung von Tätowierungen unterschiedlicher Farbe getestet, der gepulste Erbium-Yag-Laser zur „kalten Ablation" professioneller Tätowierungen eingesetzt. Der Argonlaser wird zur Behandlung von Tätowierungen immer weniger verwendet.

Die *Behandlungsparameter* für den *Argonlaser* sind:
Leistung   5– 7 W
Fokusgröße   2– 3 mm
Taktlänge   0,2 s bis Dauertakt
Leistungsdichte   50–175 W/cm^2

■ *Infrarotkoagulation.* Als weitere Alternative zum CO_2-Laser ist das Verfahren der Infrarotkoagulation zu nennen. Die Vorteile dieses Verfahrens sind die schnellere Heilungszeit und die bessere Handhabung, ihr Nachteil die häufigere Restpigmentierung. Die kosmetischen Ergebnisse beider Methoden sind vergleichbar. Es wird eine Taktlänge von 1,25 s appliziert. Der Apparatekopf wirkt mit direktem Hautkontakt.

■ *Kryochirurgische Techniken.* Diese Methode kann eine kosmetische Verbesserung insbesondere von Laientätowierungen erbringen, allerdings ist eine vollständige Entfernung tieferliegender professioneller Tätowierungen mit Hilfe der Kryochirurgie nicht möglich. Hier wird das Kontaktverfahren mit Stickoxydul (Gefriertemperatur: –86 °C an der Hautoberfläche) bevorzugt, wobei 1–3 Gefrier-Auftau-Zyklen von je 30 s in ca. 3- bis 4wöchigen Abständen durchgeführt werden. Zwei Tage nach der Behandlung werden die Blasen ohne Abtragung der Blasendecke abgesaugt, die Läsion mit Merbromin 2% (Mercuchrom®) in wäßriger Lösung desinfiziert und abgetrocknet und anschließend mit sterilem Verband abgedeckt. Der Verband wird alle 1–2 Tage gewechselt und die Merbrominbehandlung bis zur vollständigen Abtrocknung der Läsion durchgeführt. Vorteile der Methode sind die wiederholbare Anwendung einerseits und das Hinterlassen kosmetisch guter bis ausgezeichneter Narben andererseits. Nachteilig ist die fast immer auftretende lokale Hypopigmentierung. Kryochirurgische Techniken mit Stickstoff als Gefriermittel (Gefriertemperatur: –196 °C) können das mittlere Korium erreichen, hinterlassen aber nur langsam heilende Nekrosen und atrophische Narben. Aus diesem Grunde ist die Kryochirurgie im Vergleich zur operativen Exzision mit dem CO_2-Laser, der selektiven Photothermolyse mit neuen Lasertypen und der Infrarotkoagulation zur Behandlung von Schmucktätowierungen weniger geeignet.

■ *Dermabrasion.* Die Dermabrasion mit Hilfe hochtouriger Hautschleifgeräte muß bei Tätowierungen bis in das Korium erfolgen und kann dadurch flächenhafte Narben, die nicht selten hypertrophisch werden, hinterlassen. Als Alternative wird die oberflächliche Dermabrasion angeboten. Ein täglicher Verbandswechsel wird angeschlossen, um den Sekretionsstrom zur Hautoberfläche zu lenken und auf diese Weise eine Herauslösung des tieferliegenden eingebrachten Materials zu erreichen. Der Wert dieser Variante, die in der Vergangenheit zur Behandlung von Schmucktätowierungen vielfach angewandt wurde, ist u. E. im Vergleich zu den neueren Methoden eher als gering einzustufen.

Tabelle 55.3. Möglichkeiten zur Entfernung von Schmucktätowierungen

▷ **Operative Entfernung**	Klassisches Verfahren; evtl. in mehreren Sitzungen; unter Umständen spezielle Spalthautverfahren als subkutane Exzision
▷ **Lasertherapie**	CO_2-, Neodym-Yag, Rubin, Alexandrit, Argon
▷ **Infrarotkoagulation** ▷ **Kryochirurgie**	Nur bei oberflächlichen Tätowierungen, evtl. mehrere Sitzungen
▷ **Hochtouriges Schleifen** ▷ **Sonstiges und Kombinationen**	Meist oberflächlich mit täglichem Verbandswechsel, evtl. mehrere Sitzungen

■ *Chemochirurgie.* Die Salzabrasion wird häufig zur Behandlung insbesondere oberflächiger Schmucktätowierungen angewendet. Es handelt sich um das mehrfache Einreiben mit NaCl (3 min/Sitzung) einer durch Dermabrasion mit niedertourigen Hautschleifgeräten artifiziell gesetzten oberflächigen Wunde. Wie nach der Dermabrasion sollte auch nach Salzabrasion häufiger ein Verbandswechsel folgen. Die Salzabrasion führt nur selten zur Entwicklung hypertropher Narben. Auch die Chemochirurgie mit Säuren und Laugen (Salicylsäure, Trichloressigsäure 95 %, Phenol, Schwefelsäure, Salpetersäure, Zinkchlorid, Gerbsäure und Silbernitrat) ist bei der Behandlung von oberflächigen Schmucktätowierungen gelegentlich erfolgreich. Hypertrophe Narben werden allerdings auch mit diesen Techniken nicht selten beobachtet.

■ *Elektrochirurgie.* Die Elektrokauterisation wird bis heute unter lokaler Anästhesie zur Behandlung der Schmucktätowierungen eingesetzt, kann aber dysmorphe Verbrennungsnarben hinterlassen. Die Methode ist u. E. zur Behandlung von Schmucktätowierungen nicht empfehlenswert.

Kombinationsbehandlungen werden nach den individuellen Erfahrungen des behandelnden Arztes eingesetzt. Gute Ergebnisse wurden von einer Kombination berichtet, bei der nach Dermabrasion eine lokale Anwendung von Kaliumpermanganatlösung über 10 min erfolgt und anschließend gesättigtes Natriumthiosulphat auf die Läsion appliziert wird. Die wichtigsten *Komplikationen* fast aller Verfahren zur Entfernung von Schmucktätowierungen sind hypertrophe Narben bei 23–35 % aller behandelten Kranken und die nicht seltene Entwicklung neuer Keloide. Die Kryochirurgie und die Salzabrasion führen von allen Methoden am wenigsten zur Bildung hypertropher Narben. Da aber Schmucktätowierungen in fast allen Fällen ein kosmetisches Problem für den Patienten darstellen, sollte man erst nach Abwägen aller Vor- und Nachteile im Gespräch mit dem Kranken die therapeutischen Maßnahmen bestimmen und vorsichtig einleiten.

Literatur

Anderson RR, Geronemus R, Kilmer Sl et al. (1993) Cosmetic tatoo ink darkening. A complication of Q-switched and pulse-laser treatment. Arch Dermatol 129: 1010–1014

Apfelberg DB, Manchester GH (1987) Decorative and traumatic tattoo biophysics and removal. Clin Plast Surg 14: 243–251

Bendsoe N (1991) Inflammatory reactions from organic pigments in tatoos. Acta Derm Venereol 71: 70–73

Bleehen SS, Ebling FJG (1986) Disorders of skin colour. In: Rook A, Wilkinson DS, Ebling FJG, Champion RH, Burton JL (eds) Textbook of dermatology, 4. edn. Blackwell, Oxford London Edinburgh, pp 1543–1604

Brunner F, Hafner R, Giovanoli R et al. (1987) Entfernung von Tätowierungen mit dem Nd : YAG-Laser. Hautarzt 38: 610–614

Colver GB, Dawber RP (1984) Tattoo removal using a liquid nitrogen cryospray. Clin Exp Dermatol 9: 364–366

Colver GB, Cherry GW, Dawber RP, Ryan TJ (1985) Tattoo removal using infra-red coagulation. Br J Dermatol 112: 481–485

Dismukes DE (1986) The „Chemo-laser" technique for the treatment of decorative tattoos: a more complete dye-removal method. Lasers Surg Med 6: 59–61

Drir E, Hirshowitz B, Zacarian SA (1980) Tattoo removal by cryosurgery. Plast Reconstr Surg 66: 373–379

Friedrich H-C (1982) Entfernung von Tätowierungen durch Hautverschiebung. Z Hautkr 57: 326–333

Friedrich H-C (1984) Therapie der Schmucktätowierung. Ärztl Kosmetol 14: 314–329

Goldstein N, Penoff J, Price N et al. (1979) Techniques of removal of tattoos. J Dermatol Surg Oncol 5: 901–910

Groot DW, Arlette JP, Johnston PA (1986) Comparison of the infrared coagulator and the carbon dioxide laser in the removal of decorative tattoos. J Am Acad Dermatol 15: 518–522

Grösser A, Konz B, Landthaler M (1982) Behandlungsmöglichkeiten von Tätowierungen. Fortschr Med 100: 687–693

Horn W (1983) Detätowierungseffekte und Folgezustände nach Salabrasion. Z Hautkr 58: 336–342

Hosokawa K, Hata Y, Yano K et al. (1990) Treatment of tattoos with pure epidermal sheet grafting. Ann Plast Surg 44: 53–60

Hruza GJ, Geronemus RG, Dover JS, Arndt KA (1993) Lasers in dermatology – 1993. Arch Dermatol 129: 1026–1035

James SE, Venn GE, Rusell RC (1985) Experience using the carbon dioxide laser in the removal of cutaneous tattoos. Br J Surg 72: 265–266

Kaufmann R, Hibst R (1990) YAG-Laser skin ablation: experimental results and first clinical application. Clin Exp Dermatol 15: 389–393

Kilmer SL, Lee MS, Grevelink JM et al. (1993) The Q-switched Nd: YAG Laser effectively treats tattoos. A controlled, dose-response study. Arch Dermatol 129: 971–978

Lanigan SW, Sheehan-Dare RA, Cotterill JA (1989) The treatment of decorative tattoos with the carbon dioxide laser. Br J Dermatol 120: 819–825

Lenz H, Degen T (1988) Laserchirurgisches Vorgehen bei der Behandlung von Tätowierungen mit den Argon-Ionen-Laser. Laryng Rhinol Otol 67: 110–115

Lindsay DG (1989) Tattos. Dermatol Clin 7: 147–153

Linsmeier-Kilmer S, Anderson RR (1993) Clinical use of the Q-switched ruby and the Q-switched Nd: YAG (1064 nm and 532 nm) lasers for treatment of tattoos. J Dermatol Surg Oncol 19: 330–338

Penoff JH (1987) The office treatment of tattoos: a simple and effective method. Plast Reconstr Surg 79: 186–191

Petres J, Arbogast R (1980) Mechanische Schädigungen des Hautorgans durch akute und chronische Traumen. In: Korting GW (Hrsg) Dermatologie in Praxis und Klinik. Thieme, Stuttgart S 15.38–15.49

Piggot TA, Norris RW (1988) The treatment of tattoos with trichloracetic acid: experience with 670 patients. Br J Plast Surg 41: 112–117

Prinz L (1980) Über die Entfernung von Tätowierungen durch Salpetersäure. Dermatol Monatsschr 166: 804–809

Sheehan-Dare RA, Cotterill JA (1993) Lasers in dermatology. Br J Dermatol 129: 1–8

Strong AMM, Jackson IT (1979) The removal of amateur tattoos by salabrasion. Br J Dermatol 101: 693–696

Taylor CR, Gange RW, Dover JS et al. (1990) Treatment of tattoos by Q-switched ruby laser. Arch Dermatol 126: 893–899

55.5 Traumatische (Schmutz-)Tätowierungen

Bei den *traumatischen Tätowierungen* handelt es sich in der Regel um Unfallfolgen, bei denen ein oder mehrere Fremdkörper durch Traumatisierung der Haut (Fremdkörpereinsprengung) oder durch eine bereits vorhandene Wunde (Fremdkörpereinlagerung) in die Haut inkorporiert werden. Bei Verkehrs- und Berufsunfällen können Stein-, Glas-, Holz- und Metallsplitter in die Haut eingesprengt werden.

Als besondere Formen sind zu berücksichtigen *Schwarzpulvereinsprengungen,* die die Folge von Schuß-, Minen- oder nach Feuerwerkskörperverletzungen sind, *Spritzpistolenverletzungen,* die bei Malern, Autolackierern und Hobbyhandwerkern vorkommen. Dabei werden unter hohem Druck Farbstoffe, Kunstharz usw. in die Haut eingesprengt. Bei weiteren traumatischen Tätowierungen handelt es sich um die Einlagerung von Teer- und Schmutzteilchen in offene Wunden (z. B. Textilfasern, synthetische Werkstoffe, Farben, Erdbröckchen, Stein-, Glas-, Holz- und Metallsplitter). Darüber hinaus sind Kohlenstaubtätowierungen bei Bergleuten durch die Einbringung von Kohlepartikeln in Verletzungen bekannt. Eine *Siderose* entwickelt sich nach Eindringen von Metallsplittern in die Haut, nach hautnaher Injektion von Eisenpräparaten, nach lokaler Behandlung mit Eisensulphat oder Eisenchlorid und als Berufsdermatose beim Kontakt mit Eisensalzen. Eine Einlagerung von Gentianaviolett ist nach lokaler Wundbehandlung mit diesem Farbstoff (Pararosanilinchlorid) möglich.

Prognose. Erfolgt keine oder eine späte Behandlung (nicht selten werden Glassplitter in den Weichteilen übersehen), kann es noch nach Jahren zu *Fremdkörperreaktionen* in Form von Infiltraten oder Knötchen kommen, die histologisch ein sarkoides Granulom aufweisen. Gelegentlich werden Siliziumgranulome diagnostiziert, die nach Eindringen von Erdpartikeln entstehen. Leichtmetallsplitter setzen die Heilungstendenz von Wunden zusätzlich stark herab und sollten deshalb in jedem Fall sicher entfernt werden.

Behandlung. Die *Fremdkörpereinsprengungen* sind sofort nach dem Unfall so gründlich wie möglich zu entfernen. Wenn sie nicht innerhalb der ersten 24 h bis spätestens nach 3 Tagen beseitigt werden, ist eine spätere Therapie wenig erfolgreich. Die Therapieschritte im einzelnen sind:

a) Vor der Therapie werden ggf. Röntgenaufnahmen der Weichteile gemacht, um die Lokalisation von Metallsplittern, evtl. auch von Glas- und Steinresten zu identifizieren.
b) Bei der lokalen Desinfektion ist die Sprühmethode vorzuziehen. Auf keinen Fall sollte man die Haut reiben. Alkoholische Lösungen, z.B. Solutio hydrargyri oxycyanati 0,1%, Polyvidonjod 10% in wäßriger Lösung (Merfen® N farblos, Betaisodona® Lösung, Farco-Oxizyanid-Tupfer) u. ä. können verwendet werden. Die Behandlung erfolgt unter Lokal-, Spinal- oder Allgemeinanästhesie je nach Ausdehnung und Lokalisation der Hautveränderungen.
c) Mit einer Splitterpinzette werden die eher oberflächlich liegenden kleinen Partikel aus der Haut entfernt. Tieferliegende Partikel können zusätzlich mit 2-mm-Hohlstanzen exzidiert werden. Die Hautstanzwunden können jeweils mit Klebepflaster oder durch feine Naht verschlossen werden. Bei großen Flächen (z.B. bei Schwarzpulvereinsprengungen) werden die Hautveränderungen zunächst mit wäßriger physiologischer NaCl-Lösung gründlich gespült.
d) Die Entfernung von Pulverpartikeln erfolgt durch längeres Abreiben mit Metall- bzw. harten Nylonbürsten (z.B. harten Zahnbürsten) bis zu oberflächiger Exkoriation. Die Durchführung einer Dermabrasion mit Hilfe von Hautschleifgeräten und eine Abschmirgelung mit Sandpapier liefern nur selten bessere Ergebnisse und sind u. E. nur bei Spritzpistolenverletzungen indiziert. Kleinere Reste können später durch Exzision oder Entfernung mit der Nadel beseitigt werden. Bei intrakorialer Lokalisation der Pulverreste besteht nur die Möglichkeit der hochtourigen Dermabrasion, wobei aber bleibende Narben oft unvermeidbar sind.
e) Zum Abdecken haben sich Gazewundauflagen u.ä. bewährt (Braunovidon® Gaze, Sofra-Tüll® Gittertüll, Adaptic® u. a.).

Die *akuten Fremdkörpereinlagerungen* sind wie die Fremdkörpereinsprengungen sofort nach dem Geschehen zu beseitigen. Sie sollten innerhalb von 1–3 Tagen behandelt werden. Da allerdings die Fremdpartikel in der Regel oberflächlicher lokalisiert sind, ist die Behandlung von akuten Fremdkörpereinlagerungen einfacher als die der Fremdkörpereinsprengungen. Die Therapieschritte sind im einzelnen:

a) Die Hautveränderungen werden angefeuchtet und desinfiziert (ähnliches Vorgehen wie bei Einsprengungen).
b) Die Therapie erfolgt in Oberflächenanästhesie mit Lidocain 2% (Xylocain®) bzw. in Ausnahmefällen mit Chloraethyl® Spray; nur selten ist eine Spinal- bzw. Allgemeinanästhesie notwendig.
c) Mit einer Splitterpinzette werden einzelne kleine Partikel aus der Haut entfernt. Sehr oberflächliche Schmutzpartikel können durch Abspülen mit reichlich Wasser beseitigt werden. Festgesetzte Teer- und Schmutzteilchen werden durch Abreiben mit harten Nylonbürsten bis zu oberflächlicher Exkoriation entfernt.
d) Der Verband erfolgt wie oben beschrieben.

Als *chronische Form* Fremdkörpereinlagerungen kommen *Kohlestaubtätowierungen* vor. Die Pigmentpartikel liegen in allen Hautschichten, insbesondere um die dermalen Gefäße, und sind dadurch schwierig entfernbar. Therapeutisch sollte man wie bei den Schmucktätowierungen vorgehen. Bei *Siderose* kann die Pigmentierung nach einigen Monaten nachlassen, bei Persistenz kommt eine niedrigtourige Dermabrasion oder aber die Salzabrasion in Frage. Perifolliculäre Reste sind durch 1-mm-Hohlstanzen entfernbar. Bei Einlagerung von Gentianaviolett sollte man niedrigtourig schleifen oder aber mit Salzabrasion behandeln.

Komplikationen. Als Folge der Behandlung unbeabsichtigter Tätowierungen sind manchmal bleibende Narben, insbesondere nach Entfernung von im Korium liegenden Fremdkörpern, unvermeidbar. Bei tiefer Dermabrasion kann es zur Entwicklung neuer hypertropher Narben und Keloide kommen.

Literatur

Apfelberg DB, Manchester GH (1987) Decorative and traumatic tattoo biophysics and removal. Clin Plast Surg 14: 243–251

Bleehen SS, Ebling FJG (1986) Disorders of skin colour. In: Rook A, Wilkinson DS, Ebling FJG, Champion RH, Burton JL (eds) Textbook of dermatology. 4. edn. Blackwell, Oxford London Edinburgh, pp 1543–1604

Grimm I (1980) Sofortbehandlung von Schmutztätowierungen. Hautarzt 31: 340

Hanke CW, Conner AC, Probst EL Jr, Fondak AA (1987) Blast tattoos resulting from black powder firearms. J Am Acad Dermatol 17: 819–825

Kaufmann R (1990) Ministanzen-Technik: eine Methode zur Spätentfernung traumatischer fazialer Tätowierungen. Hautarzt 41: 149–150

Oberascher G (1985) Therapie der Schmutztätowierung. HNO 33: 493–494

Petres J, Arbogast R (1980) Mechanische Schädigungen des Hautorgans durch akute und chronische Traumen. In: Korting GW (Hrsg) Dermatologie in Praxis und Klinik. Thieme, Stuttgart, S 15.38–15.49

Farbabbildungen

1,2 Sogenanntes „Hörgeräte-Keloid" retroaurikulär bei einem 26-jährigen Mann und Zustand nach Entfernung mittels CO_2-Laser und Kryotherapie zur Prophylaxe

3,4 Narbenkeloide bei einem 31-jährigen Mann und Zustand nach Behandlung mit Kryotherapie

5,6 Tätowierungen im Bereich der Augenlider und der Wange und Zustand nach Entfernung mittels CO_2-Laser

7,8 Aknenarben im Bereich der Wange und Zustand nach 6 Behandlungen mit Kryotherapie

Farbabbildungen

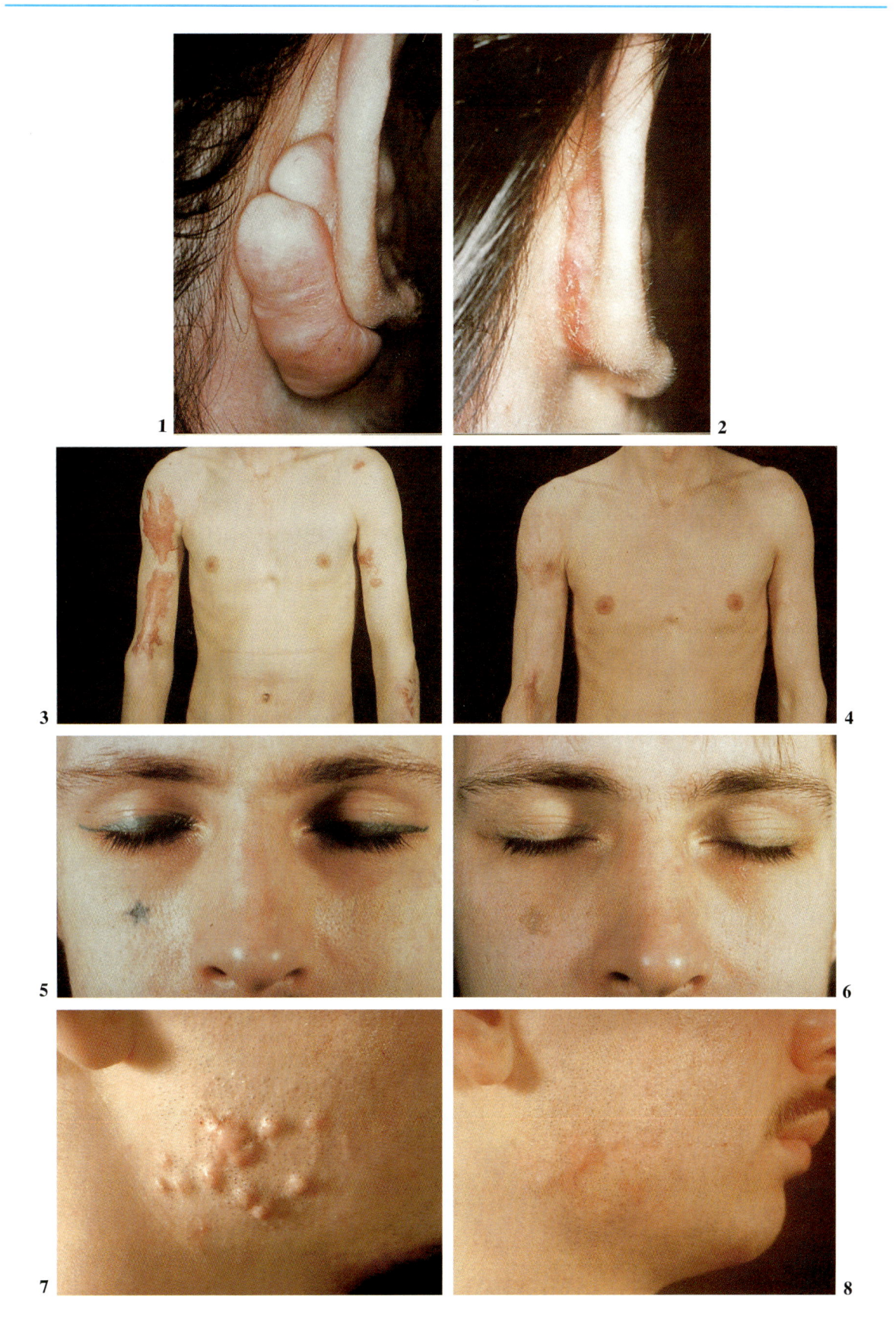

Kapitel 56 Alterung und Altershaut

56.1	Allgemeines	1282
56.2	Biologische Alterung der Haut: Zeitalterung	1282
56.3	Lichtalterung der Haut	1283
56.4	Präventive Maßnahmen	1284
56.4.1	Lebensweise	1284
56.4.2	Pflege der Altershaut	1285
56.4.3	Sonnenschutzmittel	1285
56.4.4	Chemoprävention	1287
56.5	Pharmakologische Maßnahmen	1287
56.5.1	Tretinoin	1287
56.5.2	Sonstige Ansätze	1289
56.6	Chemische Schälbehandlung	1289
56.7	Kryopeeling	1293
56.8	Mechanische Schälbehandlung (Dermabrasion)	1293
56.9	Bleichbehandlung	1294
56.10	Bindegewebsersatz	1295
56.11	Dermatochirurgische Maßnahmen	1296
56.12	Laserbehandlung von Teleangiektasien	1298
56.13	Sonstige Veränderungen der Altershaut	1298

56.1 Allgemeines

Die Haut ist das Organ, das dem Altern am sichtbarsten unterworfen ist, wobei zahlreiche endogene oder exogene Faktoren die natürlichen Alterungsvorgänge beschleunigen können. Sind endogene Faktoren ausschlaggebend, spricht man von endogenem, biologischem Altern oder von einer *Zeitalterung*, bei exogenen Faktoren hingegen von exogenem Altern oder „Umweltaltern". Aufgrund der herausragenden Rolle des Lichtes für das Altern der Haut wird der Begriff der *Lichtalterung* („photoaging") in der klinischen Praxis häufig synonym zur Umweltalterung verwendet. Man kann davon ausgehen, daß mindestens 90 % des Umweltalterns der Haut durch Licht verursacht wird.

Tabelle 56.1. Die Herkunft freier Radikale

▷ **Endogen**	mitochondriale Atmung
	Enzymatische Reaktionen (Oxydasen)
	Arachidonsäuremetabolismus
	Phagozytosevorgänge
▷ **Exogen**	Nahrungsmittel
	Arzneimittel
	Umweltgifte
	UV-Licht

Mit einer Vielzahl von Theorien versucht man heute, den Alterungsprozeß zu erklären. Hierzu gehören u. a. die molekulare Vernetzung und Stoffwechselentgleisung im Alter, die altersbedingten Veränderungen des Immunsystems, die Alterungsphänomene und Veränderungen der DNS und die Schäden durch freie Radikale, vor allem Membranschäden durch Lipidperoxidation, die im Alter vorkommen. Letztere spielen zumindest bei der lichtexponierten Haut eine Hauptrolle, da biologische Lichtwirkungen ohne photochemische Reaktionen und die Entwicklung von Radikalen kaum erklärt werden können. Freie Radikale (Peroxide, Stickoxide, Hydroxyradikale u. a.) entstehen auch bei fast allen physiologischen Vorgängen, sie werden aber durch verschiedene Umwelteinflüsse verstärkt, so daß die vorhandenen „antioxidativen" Schutzmechanismen im Gewebe versagen und Schädigungen der betroffenen Strukturen sowie Störungen ihrer Funktionen die Folge sind. Für die Haut spielt vor allem die radikaleninduzierende Wirkung des UV-Lichtes eine herausragende Rolle, wobei klinisch ein enger Zusammenhang zwischen UV-Exposition und dem Auftreten von Alterszeichen und epithelialen Neoplasien besteht.

Als natürliche Schutzstoffe gegen freie Radikale gelten vor allem Ascorbinsäure, Tocopherole und β-Carotin. Bei ihrer endogenen Entstehung spielen als Schutzmechanismen auch Enzymsysteme im Körper eine wichtige Rolle, z. B. Peroxidasen, Katalasen etc. Sie sollen die Bildung von Peroxiden, die aus mehrfach ungesättigten Fettsäuren der Zellmembran entstehen, verhindern. Mit anderen Worten, diese Substanzen entwickeln eine prophylaktische Wirkung, therapeutisch ist ihre Anwendung zwecklos.

56.2 Biologische Alterung der Haut: Zeitalterung

Die *Zeitalterung* wirkt sich unterschiedlich auf die verschiedenen *Strukturen* der Haut aus: Am wenigsten betroffen ist die Epidermis, in der zwar Langerhans-Zellen und Melanozytenpopulationen stark abnehmen, jedoch die Zahl der Zellschichten bis ins Greisenalter relativ konstant bleibt. Die strukturellen Veränderungen durch das Zeitaltern betreffen vor allem die Dermis: Aufgrund der im Laufe des Lebens stark abnehmenden Zell- und Gefäßdichte wird sie erheblich dünner, während Pacini-Körper und Meissner-Tastscheiben einer zunehmenden histologischen Degeneration unterliegen. Zusätzlich betroffen sind Moleküle der extrazellulären Grundsubstanz, die dünnen Oxytalanfibrillen der elastischen Fasern gehen verloren, und das Elastin wird proteolytisch zersetzt. Zugleich nimmt der Vernetzungsgrad des Kollagens zu, so daß es zur Bildung dichter Kollagenbündel kommt.

Vom Zeitaltern betroffene *Funktionen* der Haut sind der physikalische und immunologische Schutz, die Ausscheidung von Stoffwechsel- und Duftmolekülen, die Thermoregulation, die Vitamin D-Synthese, die Melaninsynthese und die sensuelle Wahrnehmung. Es wird angenommen,

Tabelle 56.2. Strukturelle Merkmale der alternden Haut

	Zeitgealterte Haut	Lichtgealterte Haut
▷ **Klinischer Aspekt**	Glatt, kaum Hautläsionen, Akzentuierung mimischer Falten (Wasserverlust!), geringgradiger Elastizitätsverlust	Ledriger Aspekt, Pigmentverschiebungen, disseminierte Ausbildung tiefer Falten, erheblicher Elastizitätsverlust
▷ **Epidermis**	Verdünnt, keine Atypien	Deutliche Akanthose, Zellatypien
▷ **Papilläre Dermis**	Dünne Grenzzone	Aktinische Elastose mit verdickter Grenzzone
▷ **Retikuläre Dermis**	Verdünnt, weniger Fibroblasten mit geringer Aktivität, weniger Mastzellen	Verdickt, Elastose. Vermehrt Fibroblasten mit erhöhter Aktivität, deutliche Mastzellvermehrung
▷ **Kollagenfasern**	Vermindert, Zunahme der Quervernetzung mit Verdichtung, Bündel desorientiert	Deutliche degenerative Veränderungen und Verringerung von Fasern und Bündeln
▷ **Elastische Fasern**	Normal bis leichte Verminderung	Erhebliche Gewebsvermehrung, Ausbildung amorpher Degeneration
▷ **Mukopolysaccharide**	Leicht vermindert	Deutlich vermindert
▷ **Dermale Gefäße**	Mäßige Verringerung	Erhebliche Rarefizierung, abnormale Strukturen, Teleangiektasien

daß die meisten dieser Funktionen im Laufe des Lebens um bis zu 60 % zurückgehen. Diese Veränderungen sind nicht allein durch morphologische Veränderungen zu erklären. So fanden verschiedene Autoren in der Altershaut eine reduzierte Barrierefunktion trotz eines intakten Stratum corneum. Die herabgesetzte zelluläre Immunabwehrfunktion ist im Schrifttum gut belegt, zumal die Zahl der Langerhans-Zellen während des Lebens um ca. 20–50 % abnimmt. Parallel dazu vermindert sich auch die Zahl der kutanen T-Zellen. Eine generelle Verminderung von Gefäßen in der Dermis und um die darin eingebetteten Hautanhangsgebilde geht einher mit einer verminderten vaskulären Reaktivität auf äußere Stimuli. Hierdurch wie durch eine verminderte Schweißsekretionsleistung und eine Verminderung des subkutanen Fettgewebes wird die Thermoregulation der Altershaut nachhaltig beeinträchtigt. Die Talgproduktion nimmt mit dem Alter stark ab, obwohl die Anzahl der Talgdrüsen gleich bleibt. Die Menge des Vitamin D-Vorläufers 7-Dehydrocholesterol in der Epidermis ist im Alter ebenso wie die Freisetzung dieses Hormons ins Blut um bis zu 75 % vermindert. Störungen der Druck- und oberflächlichen Reizsensibilität könnten mit der zunehmenden Desorganisation der Pacini-Körper und der Meissner-Tastscheiben zusammenhängen.

56.3 Lichtalterung der Haut

Die *Lichtalterung* ist eine Folge der lebenslangen Sonnenexposition. Durch die UV-Einwirkung kommt es einerseits zu direkten DNS-Schäden mit Bildung von *Pyrimidindimeren*, andererseits zur Bildung *freier Radikale*, z. B. durch die Peroxidation der ungesättigten Fettsäuren der Plasmamembranen. Auf diese Weise kommt es zur Freisetzung von Entzündungsmediatoren und langfristig auch zur indirekten DNS-Schädigung. Durch diese molekularen Mikrotraumen werden die biologischen Alterungsvorgänge in der Haut erheblich beschleunigt; die länger lichtexponierte Haut erscheint „frühgealtert". Ein klassisches klinisches Beispiel für die Schäden, die das Sonnenlicht an der Haut hervorruft, ist das *Xeroderma*

Tabelle 56.3. UVB-bedingte Hautveränderungen

▷ Akute Läsionen	Dermatitis solaris Keratitis actinica (z. B. Schneeblindheit) Phototoxische bzw. -allergische Reaktionen
▷ Chronische Schäden	Epitheliale Neoplasien (Basaliome, Keratoakanthose, Plattenepithelkarzinome; lichtinduzierter Hautkrebs), Cataracta actinica
▷ Sonstiges	Kutane Immunsuppression durch Schädigung der Langerhans-Zellen (Zellminderung, Aktivitätsverlust) und Aktivitätsverlust der dermalen T-Zellfunktionen

Tabelle 56.4. UVA-bedingte Hautveränderungen

▷ Akute Läsionen	Phototoxische /-allergische Reaktionen (Medikamente, Porphyrien, Lupus erythematodes)
▷ Chronische Schäden	(Ko-)Karzinogenese (epitheliale Tumoren, Melanom?), Elastosis actinica, Kollagendenaturierung

pigmentosum (s. unten), ein Krankheitsbild, bei dem die Reparaturmechanismen, die die lichtinduzierten Pyrimidindimeren beseitigen, aufgrund eines genetischen Defektes fehlen.

Durch Licht gealterte Haut weist *strukturell* – im Gegensatz zur zeitgealterten Haut – eine weite Spanne epidermaler Veränderungen auf, die Wachstums- und Differenzierungsveränderungen von Melanozyten und Keratinozyten umfassen. Hierdurch entstehen histomorphologisch benigne Hyperplasien sowie epitheliale Dysplasien und Präkanzerosen. Fokale melanozytäre Hyperplasien sind zusätzlich für häufig auftretende, diffusfleckige Pigmentverschiebungen in der lichtgealterten Haut verantwortlich. Histologisch am augenfälligsten sind jedoch, wie bei der Zeitalterung, die Veränderungen in der Dermis. In frühen Stadien soll es bei der lichtinduzierten Alterung zu einer zahlenmäßigen Zunahme und Verplumpung elastischer Fasern kommen und zu einer vermehrten Kollagensynthese, vorwiegend des Typ III-Kollagens. Bei fortgesetzter UV-Exposition werden jedoch das Kollagen und die elastischen Fasern zunehmend geschädigt, möglicherweise als Folge der Freisetzung proteolytischer Enzyme.

Funktionell findet man in der lichtgealterten Haut eine Verminderung der T-Zellaktivität sowie eine Verminderung der Zahl der Langerhans-Zellen, wofür bereits eine 1- bis 3fache MED ausreicht. Eine Verminderung der Sensibilisierbarkeit durch potente Immunogene wie DNCB ist experimentell belegt, eine *Verlängerung der Transplantatabstoßungszeit* wird mit zunehmendem Alter vermutet. Die Veränderungen des Immunsystems, insbesondere die Unterdrückung der zellulären Immunität durch Licht, werden auch als Teilursachen für die Photokarzinogenität der UV-Strahlung angesehen.

Im Gegensatz zur Zeitalterung ist bei der Lichtalterung der Alterungsprozess durch eine zunächst exzessive Vermehrung von Gewebebestandteilen gekennzeichnet; erst während der Endstadien kommt es zu atrophischen und degenerativen Veränderungen, die denen der zeitgealterten Haut entsprechen.

56.4 Präventive Maßnahmen

56.4.1 Lebensweise

Immer wieder werden Überlegungen angestellt, auf welche Weise das natürliche Altern, wenn nicht aufgehalten, so doch zumindest *verlangsamt* werden könnte. Da Morbidität nicht nur Folge des Alterns ist, sondern Alterserscheinungen auch hervorruft, ist eine konsequente medizinische Behandlung und Betreuung jeweils auftretender Alterungsfolgen eine Strategie gegen das Altern an sich. Da die Alterungsvorgänge insbesondere an oxidative Stoffwechselvorgänge gekoppelt sind, können *antioxidative Maßnahmen* einen positiven Einfluß auf derartige Folgen haben. Experimentelle Studien an Tiermodellen weisen diesbezüglich auf verschiedene mögliche Strategien hin, u. a. Reduzierung der körperlichen Aktivität, Nahrungskarenz, Tiefregulierung der Körpertemperatur, Gabe antioxidativ wirkender Substanzen, *Vermeidung prooxidativer Umwelteinflüsse*. Da die Gabe von Antioxidantien, z. B. von Vitamin E, auch beim Menschen photoprotektiv wirkt, erscheint dessen Zuführung beim Menschen zumindest plausibel. Als Dosierung wären ca. 400–800 mg/d (z. B. Embial® 600 Kaps) über mehrere Monate oder gar Jahre zu verabreichen, evtl. in Verbindung mit Ascorbinsäure oder/und niedrigen Dosen von Vitamin A. Ferner ist eine Beziehung altersassoziierter Faltenbildung der Haut zum *prooxidativen Zigarettenkonsum* bekannt. Als optimale Therapie ist in diesem Falle die Meidung der verursachenden Noxe anzusehen.

56.4.2 Pflege der Altershaut

Erhöhter Flüssigkeitsverlust und Austrocknung der Haut sind Folgen des Alterns, so daß die Anwendung von *Feuchthaltefaktoren* als ein wesentliches Prinzip der Behandlung sowie der *vorbeugenden Pflegekosmetik* anzusehen ist. Feuchthaltesubstanzen sind Moleküle, die sich mit einem dicken Wassermantel umgeben; selbst bei niedrigem Wasserdampfdruck in der Umgebung bleibt das Wasser um das Molekül herum aggregiert und verdampft nicht. Fettende Externa halten die Haut ebenfalls feucht und geschmeidig, indem sie als zusätzliche Barriere die natürliche epidermale Barriere ergänzen und die Haut vor Ausdunstung schützen. Die besten Feuchthaltesubstanzen für Hautpflegezwecke sind *saure Mukopolysaccharide* (z. B. Hyaluronate), aber auch Kollagen und Elastin und andere Biopolymere mit Mukopolysaccharidkomponenten halten Wasser zurück. Ebenfalls empfehlenswert ist die Anwendung von *Hautpflegeölen* auf der Basis von Mineralölen, z. B. Isopropylmyristat, Ölsäureoleylester und verschiedene pflanzliche Öle, da sie die Verdunstung des Wassers verhindern. Durch zahlreiche Untersuchungsergebnisse belegt ist ferner die Feuchthaltewirkung des Harnstoffs, des heute am meisten verwendeten Feuchthaltefaktors.

Die zur Körperpflege verwendeten Präparate, z. B. Tenside, sollen keine entfettende Wirkung haben, sondern *länger wirksame Rückfetter* enthalten. Zum Baden sollten im Alter medizinische Ölbäder verwendet werden; wenn eine gründliche Körperreinigung erforderlich ist, sollte diese vor dem Ölbad durch kurzes Duschen unter Anwendung eines hautverträglichen Syndets erfolgen. Die verwendete Ölmenge ist proportional zur hautfettenden Wirkung. Mineralische Öle sind den pflanzlichen als Filmbildner offenbar überlegen. Die zum Auftragen auf die Haut zu empfehlenden Externa sollten somit abwechselnd aus Fettsalben und W/Ö-Emulsionen bestehen. Lipidkomponenten, die der physiologischen Zusammensetzung des Hauttalges entsprechen, sind dabei zu bevorzugen (z. B. Jojobaöl, Sheabutter u. ä.).

56.4.3 Sonnenschutzmittel

Sonnenschutzmittel können die Lichtalterung der Haut verhindern und die Inzidenz lichtinduzierter Hautkrebse reduzieren. Dies trifft insbesondere dann zu, wenn der Sonnenschutz bereits früh praktiziert wird, da die kindliche Haut auf das UV-Licht besonders empfindlich reagiert. Nach einigen Autoren könnten bis zu 80 % aller epithelialer Hauttumoren verhindert werden, wenn bei allen Kindern Sonnenschutz mit einem Lichtschutzfaktor um 15 regelmäßig praktiziert würde. Die heute im Handel befindlichen Sonnenschutzmittel dienen üblicherweise zur Verhinderung der akuten Lichtschäden der Haut und werden entsprechend auf ihre Wirksamkeit überprüft. Meist enthalten diese Sonnenschutzmittel Chemikalien, die genau definierte Anteile des UV-Spektrums absorbieren und somit als *UV-Filter* wirken, sei es im UVB- oder/und im UVA-Bereich. Die Stärke eines *Sonnenschutzmittels* wird als Lichtschutzfaktor (LSF; „sun protecting factor", SPF) angegeben, wobei dieser der Zeitfaktor ist, um den ein gegebenes Lichtschutzmittel das Auftreten des UV-bedingten Erythems *(minimale Erythemdosis: MED)* aufzuschieben vermag. Sonnenschutzmittel mit einem Sonnenschutzfaktor von *über 10–15* LSF werden als „Blocker" bezeichnet, vor allem dann, wenn sie sowohl im UVB- als auch im UVA-Bereich als Filter wirken. Äußerst effektive *Sonnenblocker* mit Lichtschutzfaktoren von 20 und höher sind heute verfügbar, die bis zu 97,5 % der inzipienten UV-Strahlung absorbieren können. Derartig hohe Lichtschutzfaktoren sind jedoch in der Praxis kaum notwendig, denn zur Verhinderung der mit der Alterung verbundenen Schäden reicht ein LSF um 12–15 aus.

Wie bereits eingangs dargelegt, bestehen heute keinerlei Zweifel daran, daß chronische Sonnenexposition zu Hautalterung und *epithelialem Hautkrebs* führt, d.h. Strahlenfolgen, die durch regelmäßige Anwendung von Sonnenschutzmitteln zu verhindern sind. Man muß sich jedoch fragen, ob eine vollständige UV-Blockade über längere Zeiträume und ohne medizinische Indikation in jedem Fall wünschenswert ist, da hierdurch *hauteigene Schutzmechanismen* unterdrückt werden. Die häufig aufgestellte Behauptung, daß die regelmäßige Anwendung von Sonnenschutzmitteln mit hohem Lichtschutzfaktor die Folgen chronischer Sonneneinwirkung verhindern könne, ist anhand objektiver Studien nur schwer beweisbar. Zwar zeigten tierexperimentelle Studien, daß die Applikation UVB-absorbierender Sonnenschutzmittel zu einer Verminderung der Inzidenz von Hauttumoren führte, doch andere UV-Effekte wie die Suppression der Typ-IV-Reaktion ließen sich durch die Anwendung von Sonnenschutzmitteln nicht aufheben.

Noch nicht völlig geklärt ist *die Rolle des UVA-Lichtes für die Hautalterung*. Sicher ist, daß UVA zur Hautalterung beiträgt, indem es aufgrund seiner größeren Wellenlänge tiefer in die Haut einzudringen vermag als UVB und, möglicherweise durch unspezifische Energie- und Wärmebelastung, das Bindegewebe und die Gefäße der Dermis maßgeblich schädigt. Daraus ergibt sich, daß der Anwendung von im UVA- und im sichtbaren Bereich des Sonnenspektrums schützenden Sonnenschutzmitteln eine besondere Bedeutung bei der Verhütung vorzeitiger Hautalterung beizumessen ist. Es gibt Lichtfilter mit Absorptionsvermögen im UVA- und z.T. auch im UVB-Bereich

Tabelle 56.5. Absorbierende Lichtschutzmittel (UV-Filter)

▷ **Im UVB-Bereich**
Paraaminobenzoesäure u.ä. (PABA)
Benzimidazole
Zimtsäureester (Cinnamate)
Kampferverbindungen u.a.

▷ **Im UVA-Bereich**
Dibenzoylmethane
Amidomethylbenzylide

▷ **Im UVB- und UVA-Bereich**
Benzophenone

(Benzophenon-3, Benzophenon-4) sowie solche mit spezifischer Absorptionsfähigkeit im UVA-Bereich (z.B. *Polypropenamidomethylbenzylide, Isopropyldibenzoylmethan*); letztere sind allerdings in Hautcremes mit einem zusätzlichen UVB-Filter kombiniert. Die Verwendung breit wirksamer Sonnenschutzpräparate verringert die Gefahr, daß durch einseitige UVB-Filterung erheblich höhere UVA-Strahlenexpositionen erst ermöglicht werden.

Große Fortschritte wurden bei der Entwicklung *physikalisch* wirkender Lichtschutzmittel gemacht, die die einstrahlende Energie durch Reflexion oder Streuung verringern. Zu dieser Gruppe gehören verschiedene anorganische Substanzen wie auch natürlich vorkommende reflektierende Pigmente mit photochemischer Schutzwirkung. Der Vorteil der physikalisch wirkenden Substanzen gegenüber den absorbierenden Sonnenfiltern liegt in ihrer breiten spektralen Schutzwirkung und ihrer guten Verträglichkeit. Ein wesentlicher Nachteil physikalisch wirkender Präparate ist ihre sichtbare Eigenfarbe, was sie lange Zeit kosmetisch als nicht akzeptabel erscheinen ließ. Dieser Nachteil kann inzwischen durch spezielle Formulierungen unter Verwendung kleinster nanometergroßer Wirkpartikel,

Tabelle 56.6. Physikalisch wirkende, z.T. reflektierende Lichtschutzmittel

▷ Zinkoxid	▷ Magnesiumoxid
▷ Titandioxid	▷ Kalziumkarbonat
▷ Eisenoxid	▷ Kaolin
▷ Betonit	▷ Melanin

sog. *mikronisierter Präparate,* weitgehend behoben werden. Entsprechende Produkte mit diesen vorwiegend über Streuung und Reflexion wirkenden Kleinstpartikeln (mikronisiertes Titandioxid, Melanin) lassen sich ohne kosmetische Beeinträchtigung als unsichtbarer Schutz auf die Haut auftragen. Abgesehen von den deckenden, großpartikulierten Formulierungen sind derartige Kleinstpartikel jedoch weniger zum Schutz vor akuter, intensiver UV-Strahlung geeignet. Trotzdem kann erwartet werden, daß die breitspektrigen Schutzeigenschaften der mikronisierten Stoffe am besten der Lichtalterung vorbeugen können; zum Schutz vor stärkeren UV-Belastungen können Kombinationen mit chemisch wirkenden UV-Blockern angewendet werden.

56.4.4 Chemoprävention

● Das *Xeroderma pigmentosum* (XP) wird als modellhaft für eine lichtinduzierte Hautalterung sowie für Hauttumoren angesehen, die ohne Lichteinwirkung viel seltener und später auftreten würden.
Beim XP handelt es sich um eine autosomalrezessiv vererbte Erkrankung, die mit Störungen der DNS-Reparatur und erhöhter Lichtempfindlichkeit einhergeht. Die Inzidenz von Tumoren, die innerhalb kurzer Beobachtungszeiträume auftreten, wird als Indikator für eine sonst in diesen Zeiträumen kaum bewertbare Hautalterung gesehen. Die Haut erscheint „frühgealtert". Zur Atrophie und den Teleangiektasen kommen verschiedene epitheliale Präkanzerosen und Tumoren (Basaliome, Plattenepithelkarzinome, maligne Melanome) hinzu. Die Wahrscheinlichkeit beim XP ein Melanom zu entwickeln, ist *1000fach erhöht.* Bei XP durchgeführte Studien zeigen nach peroraler Aufnahme von β-Carotin und *hochdosiertem Isotretinoin* (2 mg/kg KG/d) eine tumorpräventive Wirksamkeit. Daraus kann gefolgert werden, daß die Verwendung von Fängern freier Radikale, der wahrscheinlichen Hauptwirkung des β-Carotins, oder von Modulatoren der zellulären Differenzierung und Proliferation, dem Wirkungsmechanismus der Retinoide, auch einen günstigen Einfluß auf die Verminderung von Alterserscheinungen der Haut haben kann. Als Komplikation gab es in einer maßgeblichen Retinoidstudie bei der Verwendung hoher pharmakologischer Dosen bei allen Patienten deutliche Retinoidnebenwirkungen. Ferner wurde aus der Studie ersichtlich, daß die unter Retinoidgabe herabgesetzte Tumorinzidenz nach Absetzen der Therapie wieder zunimmt, wobei die ursprüngliche Tumorrate deutlich überschritten wurde. Bei XP wird von uns die langfristige Gabe von Etretinat 0,3–0,5 mg/kg KG/d empfohlen, die kaum Nebenwirkungen verursacht.

Weitere Substanzen, denen eine wichtige Rolle bei der Neutralisierung von Radikalen zugesprochen wird, sind *Ascorbinsäure* und *Tocopherole,* die das Lichtschutzpotential der Haut erhöhen sollen, doch genauere Messungen ihrer Wirksamkeit bei der Hautalterung liegen nicht vor. *Nicotinamid* wird als orales Präparat zur Vorbeugung von Sonnenbrand bei gesteigerter Lichtempfindlichkeit (merSol-ratiopharm® Tbl. à 200 mg Nicotinamid und 5 mg Folsäure angeboten). 400 mg/d werden mehrere Tage vor und während der Sonnenexposition empfohlen. Inwieweit ein signifikanter Einfluß dieser Präparate auf die Lichtalterung zu erwarten ist, bleibt offen. Möglicherweise kann das Präparat auch als *Radikalfänger* bei persistierenden Lichtdermatosen herangezogen werden.

56.5 Pharmakologische Maßnahmen

56.5.1 Tretinoin

Lokal angewendete *Vitamin A-Säure* (Tretinoin) wurde in den letzten 10 Jahren zunehmend zur Behandlung von Symptomen der alternden Haut eingesetzt. Positiv beeinflußt sollten Falten, Aussackungen, Verdickungen und senile Lentigines. Lokale Konzentrationen von Tretinoin zwischen 0,01 und 0,1 % wurden in mehreren Studien als wirksam bezeichnet. Allerdings gibt es individuelle Unterschiede im therapeutischen Ansprechen auf diese Medikation. In der Regel werden Handelspräparate in einer Konzentration von 0,05 % verwendet. Möglicherweise hat auch die Anwendung einer 0,1 %igen Isotretinoincreme, insbesondere bei Patienten mit „hoher Empfindlichkeit" (Tabelle 56.7), eine deutliche Wirkung, wenn sie über 6–12 Monate täglich appliziert wird.

Tabelle 56.7. Phänotypische Eignungskriterien der topischen Tretinoinanwendung. (Nach Kligman 1989, modifiziert)

▷ **Hohe Empfindlichkeit**
Patienten mit Hauttyp I, die sonnenbrandgefährdet sind und kaum Bräunung zeigen (sog. „keltischer" Hauttyp).
Personen mit „empfindlicher" Haut, z. B. Reizungen nach Auftragen von Parfümen, Sonnenschutzmitteln und Adstringentien.
Zu reaktiven Erythemen neigende Personen (z. B. nach emotionaler Erregung und Genuß alkoholischer Getränke).
Erwachsene mittleren Alters mit trockener Haut, vor allem nach langjähriger intensiver Verwendung von Kosmetika und Reinigungssubstanzen.
Patienten mit „Hautanamnese", z. B. Ekzeme, Rosazea, seborrhoische Dermatitis.

▷ **Geringere Empfindlichkeit**
Ältere Personen mit fortgeschrittener Lichtalterung der Haut.
Dunkel- und dickhäutige Personen mit großen Hautporen und fetter Haut.

Anwendung. Abendliche Applikation von 0,1 % (0,05 %) Tretinoin als Creme oder Gel (Retin A®, Epi-Aberel®, Airol®, Eudyna® Gel), nach 8–12 Monaten Reduzierung der Applikationsfrequenz auf 2–3 ×/Woche für eine unbegrenzte Zeit. Als Begleitmedikation sollten morgens feuchtigkeitsspendende Tagescremes sowie ein Sonnenschutzmittel aufgetragen werden. Ein sichtbarer Behandlungserfolg der Tretinointherapie im Sinne einer Glättung der Falten stellt sich oft erst nach mehreren Monaten ein, gleichzeitig erscheint die Haut leicht erythematös, keramikbräunlich getönt.

Die Verfechter der lokalen Retinoidanwendung gegen die Hautalterung behaupten, daß die Behandlung nach langfristiger Anwendung zur strukturellen „Verjüngung" mit Verbesserung der Kollagenstruktur, der Mikrovaskulatur etc. führt und daß derartige Strukturveränderungen der Haut nicht nur vorübergehenden Charakter haben. Diese Befunde sind nicht unwidersprochen geblieben, und erst langfristige Erfahrungen müssen derartige Hoffnungen dokumentieren. In jedem Falle führen lokale Retinoide in der gesunden Haut relativ kurzfristig und eher vorübergehend zur

- Minderung der Hornschichtdicke,
- akanthotischen Umwandlung der Epidermis als Folge einer stimulierten autokrinen Aktivität, mit Verstärkung des Str. granulosum als Zeichen einer Förderung der Differenzierung, sowie
- zu verstärktem Vorkommen amorpher Glukosaminoglykane sowohl in der Epidermis als auch in der Grundsubstanz der Dermis, mit Auftreten stimulierter Fibroblasten.

Das *Wasserbindungsvermögen* der dermalen Grundsubstanz wird damit insgesamt erhöht, die Haut erscheint leicht ödematös (klebrig) und dosisabhängig erythematös irritiert. Eine echte Angiogenese ist allerdings schwer vorstellbar, zumal Retinoide die Endothelzellproliferation in vitro eher hemmen. Diese Veränderungen sind bereits nach einigen Wochen lokaler Anwendung festzustellen; wie lange sie nach dem Absetzen des Tretinoins persistieren, ist zumindest umstritten.

Nebenwirkungen. Das Auftreten einer Retinoiddermatitis wird von vielen Patienten nach wenigen Tagen als Hautreizung bemerkt: Trockenheit, Schälen der Epidermis, Rötung bis zur Blasenbildung. Die Nebenwirkungen sind ausschließlich lokaler Natur, ein teratogenes Risiko ist in dieser Altersgruppe nicht relevant. Falls die lokale Retinoidreaktion zu stark wird, kann die Anwendung bereits zu Beginn auf alternierende Tage gestreckt werden (2–3 ×/Woche), wodurch allerdings eine Verzögerung des erwünschten klinischen Ergebnisses zu erwarten ist. Meist kommt es zu einem Sistieren der lokalen Beschwerden nach 2–3 Wochen, wonach eine weitere Dosissteigerung der Retinoidkonzentration versucht werden könnte. Wenn auch die potentiellen Nebenwirkungen der Retinoidtherapie im Vergleich zu anderen Verfahren eher gering sind, so fehlt dennoch der längere Erfahrungszeitraum, der notwendig ist, um möglicherweise nach Jahren auftretende Nebenwirkungen sicher auszuschließen.

Ausblick. Retinoide sowohl topisch wie auch oral angewandt, können langfristig als potentielle Medikamente gegen UV-induzierte Hautschäden in Erwägung gezogen werden. Insbesondere die hochpotenten Arotinoide können in kleinsten oralen Dosen eine von vielen Aspekten her günstige Wirkung bei der Lichtalterung entfalten. Wir haben bereits früher nachweisen können, daß Etretinat die Zahl und Aktivität der Langerhans-Zellen in der Haut offenbar stimuliert. Inwieweit orales Etretinat oder Arotinoide neben der epithelialen Chemoprävention auch zu einer *Aufrechterhaltung der Immunabwehr in der UV-exponierten Haut* sinnvoll sind, bleibt dahingestellt. Eine Verminderung der immunkompetenten Zellen in der sonnenbelichteten Haut bleibt offensichtlich unter Retinoidschutz aus, doch genauere Untersuchungen müßten klären, ob auch die Immunantwort aufrechterhalten bleibt (Immunochemoprävention). Die große Problematik mit den Retinoiden ist mit ihrer Teratogenität verbunden, die es verbietet, daß jüngere Frauen im gebärfähigen Alter diese Medikamente auch in kleinsten Dosen ohne entsprechende Schutzmaßnahmen einnehmen.

56.5.2 Sonstige Ansätze

■ *Alfahydroxy-* und *Alfaketosäuren* sind eine Gruppe von Substanzen, die u. a. Glykol-, Brenztrauben- und Milchsäure beinhalten. Bereits in den 70er Jahren angewendet, sollen sie sich zur Behandlung von Keratosen eignen. Erwähnt wurde auch die Beeinflussung der Dermis mit nachfolgender Synthese von neuem Kollagen. In klinisch lokaler Applikation wurden nach 8wöchiger Anwendung von Lac-Hydrin® (12 % Ammoniumlactat, 2 ×/d) eine Glättung der lichtgealterten Haut festgestellt. Diese Ergebnisse müssen jedoch als methodisch nicht ausreichend gesichert angesehen werden. Außerdem besteht die Möglichkeit, daß die Hautglättung lediglich auf die feuchtigkeitsspendende Wirkung der verwendeten Substanzen zurückzuführen ist. Heute werden Alfahydroxy-Präparate verwendet, um sog. Verjüngungskuren durchzuführen. Derartige Praktiken sind zur Zeit eher kritisch zu betrachten.

Bestimmten aus Fischknorpel gewonnenen *Polysacchariden* wird eine Verbesserung der Hautelastizität sowie eine Dickenzunahme von Epidermis und Dermis nach oraler Behandlung nachgesagt. Solange keine weiteren kontrollierten Studien mit größeren Fallzahlen diese Ergebnisse bestätigen, muß die Behandlung mit den entsprechenden kommerziellen Präparaten (Vivida®, Imedeen®) jedoch als Außenseitermethode angesehen werden.

56.6 Chemische Schälbehandlung

Die effektivste, aber abgesehen von der Chirurgie auch die eingreifendste kosmetische Behandlung der Altershaut ist die *Schälbehandlung* („peeling"). Hierbei werden sowohl die feineren als auch gröberen Gesichtsfalten angegangen. Das chemische Peeling erfaßt ebenso wie die Dermabrasion Epidermis und obere Dermis, wobei Oberflächenunregelmäßigkeiten und Pigmentanomalien geglättet bzw. behoben werden können. Für eine Schälbehandlung im Alter stehen mehrere chemische und physikalische Behandlungsformen zur Verfügung (Tabelle 56.8), darunter die Anwendung von Phenol und Trichloressigsäure in verschiedenen Konzentrationen.

■ **Phenol.** Diese chemische Verbindung wird bereits seit über 50 Jahren als Desinfektionsmittel verwendet. In den USA bereits Ende der 40er Jahre als Schälmittel der Haut klinisch eingesetzt, hat er sich seit ca. 20 Jahren als ein Standardverfahren der chemischen Schälbehandlung etabliert. Wenn er in der Baker-Gordon-Formulierung (Tabelle 56.8) angewendet wird, lassen sich bis tief in die obere Dermis reichende Regenerationsprozesse induzieren. Wegen der durchgreifenden Wirkung ist allerdings seitens des Therapeuten ein erhebliches Maß an Erfahrung erforderlich. Außerdem muß aufgrund der möglichen Toxizität für Leber, Nieren, respiratorischen Regulationszentren und Herz eine konstante

Tabelle 56.8. Übersicht über verschiedene chemische Schälbehandlungen („peeling")

Behandlungstiefe	Wirkstoffe	Formulierung	Indikation
▷ **Stratum granulosum bis oberflächliche papilläre Dermis** (0,06 mm)	α-Hydroxysäure Azelainsäure Jessner-Lösung Vit. A-Säure Mischung	Glykolsäure (50–70%) Resorcin 14 g, Salicylsäure 14 g, Milchsäure (85%) 14 ml, Äthanol (95%) 120 ml Retinsäure (0,1%) Salicylsäure (5–10%) Trichloressigsäure (10–25%)	Leichte Lichtalterung mit diskreten Hautfalten Acne vulgaris, Rosazea
▷ **Papilläre Dermis bis obere retikuläre Dermis** (0,45 mm)	Trichloressigsäure 35% ± weiteres Keratolytikum	Trichloressigsäure in destilliertem H$_2$O	Geringe Falten, epidermale und prämaligne Hautveränderungen, Rosazea
▷ **Mittlere retikuläre Dermis** (0,6 mm)	Phenol (Baker-Gordon-Lösung) Trichloressigsäure (50%)	Phenol (88%) 3 ml, Krotonöl 3 Trpf., Septisol® 8 Trpf., destilliertes H$_2$O 2 ml	Mittlere Falten, Lichtschäden, oberflächliche Tumoren (aktinische Keratosen), Pigmentveränderungen (Melasma, Epheliden, Lentigines), epidermale Veränderungen (Xanthelasmen, seborrhoische Keratosen)

Monitorüberwachung und notfallmedizinische Bereitschaft gewährleistet sein. Durch Phenolanwendung wird ein kontrollierter chemischer Schaden der Haut induziert. Die Wirkung erstreckt sich bis in die papilläre Dermis. Hierdurch wird eine Beseitigung elastotischer dermaler Haut erreicht. Nach der Wundheilung wird sie durch neuwertiges Kollagen ersetzt.

Anwendung (nur für Geübte bzw. unter Anleitung). Vor der Schälbehandlung soll die Haut gründlich mit Flüssigseife und Wasser gewaschen und mit Diäthyläther entfettet werden. Eine Gebrauchslösung nach Baker-Gordon (3 ml Phenol, 2 ml destilliertes H$_2$O, 8 Tropfen Septisol®, 3 Tropfen Krotonöl) wird mit dem Baumwollbausch eines Applikatorstäbchens gleichmäßig auf das gesamte Gesicht aufgebracht. Die Haut wird sofort perlig-glänzend weiß, ein kurzzeitiges Brennen weicht schnell der betäubenden Wirkung des Phenols. Um systemische Nebenwirkungen zu vermeiden, soll das Gesicht in mehrere Behandlungsbezirke aufgeteilt werden, die mit Unterbrechungen von 20–30 min über einen Zeitraum von 1–2 h behandelt werden. Die tarsale Oberlidhaut darf nicht behandelt werden. Wasser zum Augenspülen bzw. zum Verdünnen soll während der Behandlung immer bereitgehalten werden. Waschen mit Leitungswasser erfolgt täglich, wonach jeweils Vaseline zur Vermeidung von Austrocknung aufgetragen wird. Dieses Verfahren wird fortgesetzt, bis sich nach 5–7 Tagen eine neue epidermale Barriere gebildet hat. Da die Haut fortan verstärkt empfindlich auf direktes und reflektiertes Sonnenlicht reagiert, empfielt sich die Vermeidung direkter Sonnenexposition für 3–6 Monate sowie die lebenslange Anwendung von UVB- und UVA-Filtern, am besten in einem stark deckendem Make-up.

Nebenwirkungen. Obwohl die verwendeten Phenolmengen in der Regel unterhalb derer liegen,

Tabelle 56.9. Phasen der Phenolwirkung

▷ Nach Behandlung	Koagulationsnekrose der epidermispapillären Dermis mit Begleitentzündung.
▷ Nach 48 h	Beginn der Regeneration zunächst der Epidermis, die nach 7 Tagen abgeschlossen ist.
▷ Nach 3 Monaten	Dermoepidermaler Regenerationsprozeß beendet.

Tabelle 56.10. Varianten der Schälbehandlung mit Trichloressigsäure (TCS)

- ▷ **Schälbehandlung allein**
  mit 20 % TCS (oberflächlich)
      35 % TCS (mitteltief)
      50–60 % TCS (tief)
- ▷ **TCS mit/ohne okklusivem Verband sowie zusätzlich**
  Tretinoin (prä- und postoperativ)
  5-Fluorouracil
  Dermabrasion
  Phenol
  CO_2-Schnee
- ▷ **Fokale Behandlung mit 50–100 %iger TCS**
- ▷ **Andere Verfahren mit Beimischungen zu TCS**
  z. B. Milchsäure, Glykolsäure, Resorcin, Salicylsäure

die bei anderen therapeutischen Anwendungen benutzt werden (z. B. Hämorrhoidenverödungen), konnten nach Behandlungen des ganzen Gesichtes meßbare Konzentrationen im Blut nachgewiesen werden, durch die kardiale Rhythmusstörungen ausgelöst werden können, womit insbesondere gerechnet werden muß, wenn Flächen von über 50 % des Gesichtes innerhalb von weniger als 30 min behandelt werden. Die Behandlung der Augenlider, insbesondere des Oberlides, kann zu erheblichen, schwer kontrollierbaren Ödemen führen. Zufälliger Kontakt des Phenols mit der Hornhaut des Auges erfordert sofortige Spülung mit Wasser, da sonst Erblindung zu befürchten ist. Vernarbungen in den behandelten Hautarealen sind möglich, vor allem, wenn es unmittelbar nach Behandlung zur Austrocknung der nekrotischen Areale kommt. Bei Behandlungen außerhalb des Gesichtes besteht ein erhöhtes Narbenrisiko. Durch die relativ hohe Zahl von Hautanhangsgebilden scheint eine problemlose Reepithelialisierung im Bereich des Gesichtes begünstigt zu werden. Wie andere Schälbehandlungen darf auch die Schälbehandlung mit Phenol unter keinen Umständen über operativ unterminierter Haut durchgeführt werden, was z. B. bei vorangehender dermatochirurgischer Behandlung übersehen werden könnte. Der pigmentbleichende Effekt des Phenols kann in Übergangszonen zu nichtbehandelter Haut zu auffallenden Kontrasteffekten führen. Dies schränkt die Anwendbarkeit des Peelings mit Phenol bei Patienten mit stärker pigmentierter Haut erheblich ein. Fleckförmige Hyperpigmentierungen können bei dicker und fettiger Haut entstehen. Männerhaut ist meist weniger für die Schälbehandlung mit Phenol geeignet als die dünnere Haut von Frauen.

■ **Trichloressigsäure.** Die Behandlung mit Trichloressigsäure (TCS) ist weniger durchgreifend als die Schälbehandlung mit Phenol, gewinnt aber aufgrund der besseren Steuerbarkeit und ambulanten Durchführbarkeit bei vielen Praktikern zunehmend an Bedeutung.
Anders als die Phenolbehandlung, die im Ergebnis zu einem Alles-oder-nichts führt, erzielt die *TCS-Schälung* abgestufte Ergebnisse, je nachdem, welche TCS-Konzentration angewandt wird. Eine 10–25 %ige Lösung wird für oberflächliche Schälbehandlungen, eine 30–35 %ige Lösung für mittlere und eine 50–60 %ige Lösung für tiefe Schälbehandlungen, die fast der Phenolbehandlung entsprechen, benutzt. Gegenüber dem Phenol hat TCS eine erheblich geringere systemische Toxizität. Außerdem kann TCS aufgrund der abstufbaren Wirksamkeit eher als Phenol in Hautregionen außerhalb des Gesichtes angewandt werden. Ein weiterer Vorteil des TCS-Peelings gegenüber dem Phenolpeeling ist eine geringere Bleichwirkung auf Melaninpigmente, wodurch die Anwendung von TCS auch bei stärker pigmentierten Patienten vertretbar wird. Die Nachteile des TCS gegenüber dem Phenol liegen in der geringeren Penetration in die Dermis, so daß trotz Verwendung der höchstmöglichen TCS-Konzentrationen nur 50 % der phenolinduzierba-

Tabelle 56.11. Kriterien zum Abschätzen der TCS-Wirkung während der Anwendung

	Oberflächlich	Mitteltief	Tief
▷ Aussehen	Erythematös	Rosig-weiß „gefroren"	Weiß „gefroren"
▷ Turgor/Induration	Leicht verhärtet	Zunehmende Härte	Hart
▷ Farbnormalisierung innerhalb von	15 min	30 min	60 min

ren dermalen Kollagenneubildung erwartet werden kann. Dementsprechend können größere Falten, z. B. in der Perioralregion, nur in Ausnahmefällen ausreichend mit TCS behandelt werden. Während der Behandlung läßt sich die Wirktiefe des TCS abschätzen mit Hilfe des Aussehens der Haut, dem tastbaren Hautturgor und des nach Applikation der TCS benötigten Zeitraums zur Normalisierung der Hautfarbe (Tabelle 56.11).

Anwendung (nur für Geübte bzw. unter Anleitung). Vor dem eigentlichen TCS-Peeling sollen die Patienten bereits 4–6 Wochen mit einer Creme behandelt werden, die 0,1 % Tretinoin und 4 % Hydrochinon enthält. Hierbei soll die leichte Schälwirkung des Retinoids vorbereitend zu einer besseren Penetration der Haut bei Aufbringen der TCS führen; außerdem ist nach vorheriger Retinoidbehandlung die Gefahr TCS-bedingter Narbenkomplikationen geringer. Das Hydrochinon dient zur Prophylaxe posttherapeutischer Hyperpigmentierung; wegen seiner Wirkungslatenz sollte es bereits vor der TCS-Behandlung angewendet werden. Die beschriebene Vorbehandlung mit dem Retinoid kann auch durch andere keratolytische Maßnahmen ersetzt werden wie z. B. *Jessner-Lösung* (Salicylsäure, Milchsäure und Resorcin) oder einfach durch mechanisches Abradieren der Haut mit Mullkompressen. Unmittelbar vor der Schälbehandlung sollte die Haut wie bei der Phenolbehandlung gründlich gewaschen und mit Aceton oder Äther entfettet werden.

● *Oberflächlich-mitteltiefe Behandlung.* Eine 20–30%ige TCS-Lösung wird mit Hilfe einer Mullkompresse gleichmäßig über die zu behandelnden Hautareale verteilt. Die Lösung wird für 30–120 s belassen, je nachdem, welche Schälwirkung erzielt werden soll. Tabelle 56.11 gibt Anhaltspunkte zur Abschätzung des Anwendungseffektes, ohne jedoch die eigenen Erfahrungen des Therapeuten ersetzen zu können. Anschließend wird durch gründliches Waschen mit eiskaltem Wasser der Schälvorgang beendet. Abschließend wird Augenvaseline mit 1 % Hydrocortison aufgetragen, um Entzündungen und Austrocknung vorzubeugen. Patienten, bei denen die oberflächliche Schälbehandlung durchgeführt worden ist, können normalerweise unmittelbar nach Behandlungsende ihr gewohntes Leben fortsetzen; lediglich leicht deckendes Make-up wird empfohlen. Nach mitteltiefen Schälbehandlungen entsteht initial ein Erythem, das erst nach 48 h unter oberflächlicher Desquamation sein Maximum erreicht, wobei eine bräunliche, durch Keratinkoagulation bedingte Verfärbung auftritt. In diesem Zeitraum wie auch in den folgenden 4–7 Tagen, in denen sich die Haut noch weiter schält, ist eine Fortsetzung der Lokalbehandlung mit 1 % Hydrocortison in Augenvaseline erforderlich. Ein normaler Lebensablauf kann meist nach etwa 5–7 Tagen wahrgenommen werden, wobei abdeckendes Make-up und Sonnenschutzmittel zu verwenden sind. Ensprechend der Vorbehandlung wird auch einer Weiterbehandlung mit Tretinoin und Hydrochinon über längere Zeit empfohlen.

● *Mitteltief-tiefe Behandlung.* Bei tiefen Falten sind TCS-Konzentrationen von 35–50 % zur Behandlung erforderlich. Vorbehandlung und Anwendung sind gleich wie bei der oberflächlichen Schälbehandlung mit TCS. Da jedoch die Schälwirkung schneller als bei den niedrigeren TCS-Konzentrationen eintritt, ist das wiederholte Aufbringen der Schällösung mit einem erheblich größeren Narbenrisiko verbunden. Die Hautkontaktzeit sollte kürzer sein als beim oberflächlichen Peeling. Wegen der schwierigen Beurteilbarkeit der Wirkung sollten mitteltiefe bis tiefe TCS-Behandlungen nur erfahrenen Therapeuten vorbehalten bleiben. Die Nachsorge tieferer Schälbehandlungen mit TCS entspricht prinzipiell der für die oberflächlich-mitteltiefe Behandlung, jedoch beginnt die Reepithelisierung erst nach 4–7 Tagen, und ein Erythem kann noch Tage bis Wochen persistieren. Falls eine Wiederholung der Schälbehandlung notwendig ist, soll eine 2- bis 3monatige Behandlungspause eingehalten werden.

56.7 Kryopeeling

Auch die *Kryotherapie* eignet sich für eine Schälbehandlung der lichtgealterten Haut, ist aber noch kein Standardverfahren. Mit einer Sprühflasche lassen sich selbst größere Hautareale mit flüssigem Stickstoff behandeln. Der therapeutische Effekt dürfte dem der TCS-Schälung entsprechen.

Anwendung. Vor der eigentlichen Behandlung wird von uns eine Prämedikation mit antiinflammatorischen nichtsteroidalen Antiphlogistika und/oder Tranquilizern eingeleitet. Das zu behandelnde Areal kann lokal betäubt, z. B. mit Xylocain infiltriert werden. Auch topische Anästhetika (z. B. EMLA® Salbe) werden verwendet.
Die Haut soll sauber und frei von Make-up sein und zur besseren Übersicht in kleinere Bezirke unterteilt werden. Jeder dieser Bezirke wird mit flüssigem Stickstoff anstrichartig gesprüht. Der Sprühstrahl verbleibt nicht länger als 30 s an einer Stelle, lediglich individuelle Läsionen, wie tiefer in die Haut eindringende aktinische Keratosen und dickere gutartige Tumoren, können unter spiraligen Sprühbewegungen längere Zeit behandelt werden.

Nachbehandlung. Die Haut soll ähnlich wie bei anderen Schältechniken durch ausgiebiges Auftragen von weißer Augenvaseline vor Feuchtigkeitsverlust geschützt werden. Zur Reinigung reichen in der Regel hautschonende Seifen und Detergentien, lediglich dickere Krusten sollen mit 3%iger H_2O_2-Lösung vorsichtig abgetragen werden. Hautjucken wird mit oralen Antihistaminika und in schweren Fällen mit lokalen Steroiden behandelt, um Kratzen mit nachfolgender Vernarbung oder postinflammatorischer Pigmentierung zu verhindern. Die behandelte Haut muß soweit wie möglich vor UV-Licht geschützt werden (breitkrempiger Hut, Sonnenblocker mit höchstmöglichem Sonnenschutzfaktor). Wir empfehlen auch die Anwendung von lokalem Tretinoin 0,1 % 2–4 Wochen nach der Behandlung, um vor allem eine mögliche überschießende Hautpigmentierung zu verhindern.

Nebenwirkungen. Unmittelbar bei Behandlung kommt es für einige Sekunden zu einem als spitz empfundenen Schmerz, darauf zu einem minutenlang anhaltenden dumpfen Schmerz und schließlich zu einem bis zu halbstündigen klopfenden Gefühl. Nach der Behandlung können selten Hyper- und Hypopigmentierungen auftreten, die aber oft nur vorrübergehender Natur sind.

56.8 Mechanische Schälbehandlung (Dermabrasion)

Die *Dermabrasion* als operative Schälbehandlung kann zur kosmetischen Beseitigung von Gesichtsfalten alternder Haut ebenfalls mit befriedigendem Erfolg eingesetzt werden. Obwohl in der Behandlung von Aknenarben den chemischen Peelingverfahren eindeutig überlegen, ist die Dermabrasion bei der Faltenbehandlung nicht so wirksam wie eine Schälbehandlung mit Phenol oder TCS. Trotzdem hat die Dermabrasion einige Vorteile, z. B. in der besser kontrollierbaren Behandlungstiefe. Ein weiterer Vorteil ist die vergleichsweise geringere Depigmentierungsneigung der Haut nach der Operation. Befürwortet wird eine mögliche Kombination von Dermabrasion mit chemischen Peelingverfahren, besonders bei Patienten mit erheblicher Faltenbildung, die einen für das Chemopeeling problematischen Hauttyp aufweisen.

Anwendung. Eine Dermabrasion wird meist mit motorgetriebenen Bürsten, Zylindern, Sandpapier oder Stahlfräsen durchgeführt. Das Ansatzstück wird mit hoher Geschwindigkeit (60 000 Umdrehungen/min oder mehr) angetrieben. Diamantbesetzte Fräsen bewirken eine genau meßbare Schleiftiefe und, wenn bei niedriger

Geschwindigkeit betreiben, eine oberflächliche bis mitteltiefe Einebnung. Eine lokale Infiltrationsanästhesie ist erforderlich. Das Handstück soll über der zu abradierenden Haut in Bewegung bleiben und nicht lokal verharren. Die Haut muß während des Fräsens manuell gespannt werden. Eine Wiederholung der Behandlung ist einer zu aggressiven Dermabrasion vorzuziehen, da es zur Bildung hypertropher Narben kommen kann. Auch kann eine chemische Schälbehandlung an die Dermabrasion angeschlossen werden, dies setzt aber besondere Vorsichtsmaßnahmen voraus.

Nachbehandlung. Direkt nach der Dermabrasion soll die behandelte Fläche mit 0,9%iger NaCl-Lösung befeuchtet und mit NaCl-getränkten Kompressen abgedeckt werden. Nach der Blutstillung wird eine fette Salbe zur weiteren Abdeckung und Narbenprophylaxe aufgetragen. Die Reepithelisierung ist in der Regel nach 5–7 Tagen abgeschlossen. Der weitere Heilungsverlauf entspricht dem für des Phenolpeeling, wobei allerdings das Erythem schneller abblaßt. Die Wiederaufnahme beruflicher Tätigkeit und sonstiger Aktivitäten ist in der Regel nach 10–14 Tagen möglich. Es sollen aber weiterhin feuchtigkeitsspendende Salben verwendet werden, bis der Hautzustand sich völlig normalisiert hat. Die langfristige Anwendung von Sonnenschutzmitteln ist wie bei den chemischen Schälbehandlungen unbedingt erforderlich, um unerwünschte Hautpigmentierungen zu vermeiden.

In einer neueren dokumentierten Studie wird die Dermabrasion *gerade für lichtgeschädigte bzw. gealterte Gesichtshaut empfohlen* und die These aufgestellt, daß die Methode nicht nur kosmetisch befriedigend ist, sondern auch als Prophylaxe gegen lichtinduzierte epitheliale Neoplasien einen Wert hat.

56.9 Bleichbehandlung

Einige der oben beschriebenen Methoden bewirken bereits häufig eine Depigmentierung von mitbehandelten Alterspigmentierungen (Retinoide, Chemo- und Kryopeeling, Dermabrasion). Wenn lediglich Pigmentvermehrungen behandelt werden müssen, so bietet sich eine Behandlung mit Hydrochinon, ggf. in Kombination mit Retinoiden und/oder Glukokortikoiden, an.

Hydrochinon hat eine „bleichende" Wirkung, da es mit der Pigmentbildung interferiert, wobei es zu einer Hemmung des Schlüsselenzyms der Melaninbildung, der Tyrosinase, kommt. Ein toxischer Effekt auf die Melanozyten gesunder Haut ist in der Regel nicht zu erwarten. Hieraus erklärt sich, daß Hydrochinon in Konzentrationen bis zu 5 % normalpigmentierte Haut selbst bei längerer Anwendung nicht oder kaum depigmentiert. In gleicher Konzentration angewendet bewirkt es hingegen, daß 30–50 % der Chloasmen und senilen Lentigines deutlich aufgehellt werden. Um eine höhere Ansprechquote zu erzielen, werden Präparate mit bis zu 20 % Hydrochinon angeboten, doch die mit der Anwendung derartig hochkonzentrierter Präparationen verbundenen Risiken sind ebenfalls hoch: permanente Depigmentierungen, Irritationen, Sensibilisierungen und resorptive Effekte bis zur exogenen Ochronose mit schweren Nierenschädigungen. Sie werden von uns daher nicht empfohlen.

Anwendung. Am besten eignet sich hierzu die kombinierte lokale Applikation von 3–5 % Hydrochinon, 0,1 % Tretinoin und 1 % Hydrocortison. Während die Kombination von Hydrochinon und Tretinoin zu einer verbesserten therapeutischen Ansprechrate gegenüber der alleinigen 5%igen Hydrochinonmonotherapie führen soll, unterdrückt das Hydrocortison vor allem die vom Retinoid ausgehenden Irritationen, hat u. U. aber auch selbst eine pigmentvermindernde Wirkung. Die Anwendung dieser Wirkstoffkombination, z. B. in Ungt. emulsificans, soll nach dem folgendem Schema erfolgen: 7–10 Tage lang 2 ×/d, danach 1 ×/d. Da mit einem Therapieerfolg erst nach 4–6 Wochen gerechnet werden kann, sollte auch bei scheinbarer Erfolglosigkeit die Behandlung erst nach 3 Monaten abgebrochen werden. Mit einer erfolgreichen Depigmentierung ist bei 80–90 % der behandelten Chloasmen und Epheliden zu rechnen, bei Lentigines in ca. 50 % der Fälle. Nebenwirkungen der beschriebenen Kombinationsbehandlung sind praktisch nicht zu erwarten. Eine Depigmentierungsbehandlung soll möglichst in der sonnenarmen Jahreszeit durchgeführt werden. Vgl. S. 789 ff.

56.10 Bindegewebsersatz

Zur Behandlung von atrophischen Veränderungen und dynamischen Falten der alternden Haut eignet sich die Gewebeauffüllung mit unterschiedlichen Füllmaterialien.

■ Seit über 10 Jahren sind injizierbare bovine *Kollagene* kommerziell verfügbar (z. B. Zyderm® I–III, Zyplast®, Atelocollagen™). Die Verwendung von bovinen Kollagenen als Füllmaterialien entspricht derzeit dem etablierten Standard einer gewebsauffüllenden Behandlung. Untersuchungen haben gezeigt, daß das injizierte xenogene Füllmaterial tatsächlich als Bindegewebsmatrix langfristig akzeptiert wird, falls keine Immun- oder unspezifische entzündliche Reaktion auftritt. Derartige Reaktionen kommen aber nur äußerst selten vor, da es offenbar gelungen ist, durch gründliche Reinigung und Bearbeitung ein nur selten antigenes Material herzustellen, das in situ von Wirtszellen besiedelt wird. Zusätzlich soll es die Neubildung von autogenem Kollagen stimulieren.

Anwendung. Die Anwendungsmodalitäten der diversen Kollagenpräparate können unterschiedlich sein, und auch unter dem bekannten Namen Zyderm® sind unterschiedliche Kollagenzubereitungen erhältlich, so daß die jeweils spezifischen Anwendungsrichtlinien des Herstellers unbedingt zu beachten sind. Da es sich bei bovinen Kollagenen um Fremdmaterialien handelt, muß zunächst eine *Testinjektion* (volarer Unterarm) durchgeführt werden, worauf noch einmal eine 4wöchige Beobachtungsperiode folgt, bevor die geplante therapeutische Injektion vorgenommen werden kann. Zur Behandlung sollte der Kopf in eine leicht aufgerichtete Position gebracht werden, da in liegendem Zustand Falten häufig nicht mehr sichtbar sind. Die Injektion erfolgt in den Bereich des unteren Koriums. Eine tiefere Injektion wäre zwar nicht schädlich, aber hinsichtlich der angestrebten Gewebevermehrung wirkungslos, da die injizierten Materialien rasch resorbiert werden. Zwei Injektionstechniken werden als geeignet beschrieben:

▷ Die *sog. „Serial-puncture"-Methode nach Klein,* bei der durch eine Reihe von Einzelinjektionen senkrecht zu der zu behandelnden Falte eine Korrektur des Defektes bis zu 200 % des zu ersetzenden Volumens erfolgt, wovon nach Resorption der Trägerlösung noch 25–30 % des injizierten Volumens übrig bleiben.

▷ Die Infiltration des zu unterspritzenden Areals *unter ständigem Vor- und Zurückziehen der Nadel,* deren abgeschrägte Öffnung nach unten in dermaler Richtung weisen soll.

Die Injektionen werden im allgemeinen mit einer 30G-½- oder 21G-¾-Nadel durchgeführt, je nach Ausmaß der Faltenunebenheiten. Bei einer versehentlichen Überkorrektur kann das überschüssige Volumen durch sanft massierende Bewegungen korrigierend in die Umgebung verteilt werden. Injektionen mit jeweils bis zu 3 ml/Sitzung können mit Zyderm I® alle 14 Tage wiederholt werden, jedoch sollten insgesamt nicht mehr als *30 ml/Jahr* injiziert werden. An suffizient behandelten Stellen soll für mindestens 3 Jahre keine erneute Injektion erforderlich sein. Allergische Reaktionen können noch bis zu *3 Wochen* nach der letzten Injektion auftreten. Die Möglichkeit einer *während der Behandlung erfolgten Sensibilisierung bei vorangegangenem negativen Test liegt bei ca. 1 %*. Derartige Reaktionen sind im allgemeinen lokaler Natur und dauern nur wenige Monate an. Therapeutische Maßnahmen sind in solchen Fällen üblicherweise kaum erfolgreich. Die Befürchtung, daß durch die Antikörperbildung gegen Kollagene Autoimmunerkrankungen ausgelöst werden könnten, hat sich bisher nicht bestätigt, vielmehr verschwanden nach dem Abklingen der Beschwerden auch allmählich die Kollagenantikörpertiter. Vgl. auch S. 1264.

Andere Füllsubstanzen

■ *Fibrel.* Fibrel besteht aus einem Gelatinepuder porziner Herkunft und aus ε-Kapronsäure, das mit physiologischer NaCl-Lösung und Blut des Patienten vermischt zur Narben- und Faltenkorrektur injiziert werden kann. Die Technik ist ähnlich der oben beschriebenen Kollageninjektion; eine 4 Wochen dauernde Beobachtungsfrist nach der vorangehenden Testinjektion muß ebenfalls eingehalten werden. Die klinischen Erfahrungen mit Fibrel sind nicht mit denen von Kollagen vergleichbar, das Nebenwirkungsprofil jedoch ähnelt dem der Kollagenanwendung.

■ *Silikon.* Injizierbare Silikonpräparate waren während der letzten 40 Jahre weltweit ein häufig zum Faltenausgleich verwendetes Füllmaterial. Seit 1992 ist seine Verwendung in den USA wegen der Nebenwirkungen nach Silikongelbrustimplantaten nicht mehr erlaubt. Besondere Assoziationen bestehen zu progressiver systemischer Sklerose, zirkumskripter Sklerodermie, „mixed connective tissue disease", Lupus erythematodes, unklaren Vaskulitiden und anderen Zuständen mit Muskelatrophien, die schwer einzuordnen sind. Auch bei Patienten, die nach der zur Faltenkorrektur üblichen „Mikrotropftechnik" behandelt worden sind, wurden immunologische Veränderungen beobachtet. Ein Kausalzusammenhang kann allerdings nicht bewiesen werden. In einigen Ländern werden derzeit sogar klinische Studien mit einem neuen Silikonpräparat durchgeführt (Bioplastique®). Silikonpräparate können trotzdem gegenwärtig wegen der bestehenden Unklarheiten nicht befürwortet werden. Sollten sie dennoch eingesetzt werden, ist der Patient über das Risiko von Autoimmunerkrankungen ausführlich aufzuklären. Vgl. S. 509.

■ *Autologes Fettgewebe.* Mikrolipoidinjektion, die Einspritzung von autologem Fettgewebsmaterial zur Auffüllung von dermalen Defekten und zur Unterfüllung von Falten, hat in den letzten Jahren beträchtliches Interesse gefunden. Inzwischen hat sich diese Technik aber als ungeeignet zur Auffüllung dermaler Räume erwiesen. Lediglich in Kombination mit anderen Füllmaterialien oder zur Korrektur von Konturunregelmäßigkeiten durch subkutane Injektion wird es noch verwendet.

56.11 Dermatochirurgische Maßnahmen

Dermatochirugische Verfahren kommen anders als die meisten der beschriebenen Verfahren auch zur Behandlung atrophischer Symptome wie bei zeitgealterter Haut oder sehr fortgeschritten lichtgealterter Haut in Frage.

Rhytidektomien oder *„face lifts"* werden von den Medien vielfach als Mittel der Verjüngung schlechthin angepriesen. In der Tat beseitigen sie sogar stärkste Faltenbildungen. Veränderungen, die durch keine andere therapeutische Maßnahme zu bessern sind, einschl. erschlaffter mimischer Muskulatur, können damit behoben werden. Der Erfolg der Rhytidektomie ist jedoch häufig nur ein partieller; nicht alle Patienten eignen sich gleich gut, eine lichtgealterte Haut ist schlecht oder nur in Verbindung mit anderen Maßnahmen zu operativen Verjüngungsmaßnahmen geeignet. Wegen der erhöhten Inzidenz von Hautnekrosen mit nachfolgender Bildung hypertropher Narben wurde empfohlen, bei Rauchern die Indikation zur Rhytidektomie mit Zurückhaltung zu stellen.

Operative Technik. Bei ausreichender Sedierung können fast alle gesichtschirurgischen Operationen in lokaler Infiltrationsanästhesie durchgeführt werden (z. B. Lidocain 0,5 % mit 1:400 000 Noradrenalin). Die meisten Rhytidektomien werden nach ähnlichem Muster ausgeführt. Die Inzision wird präaurikulär in superiorer Richtung nach temporal vorgenommen, zusätzlich wird ein Schnitt retroaurikulär nach posterior okzipital geführt. Anterior der Schnittlinie wird die Haut raumgreifend unterminiert und das subkutane Fettgewebe wegpräpariert. Eine unterminierende Hautpräparation in inferior-posteriorer Richtung bis zum Nackenbereich kann eine Resektion des Platysmas einschließen, falls dieses erschlafft sein sollte. Auch im Gesichtsbereich ist eine Resektion im Bereich verschiedener mimischer Muskeln sowie von deren mit der Haut verbundenen Aponeurosen (sog. superfiziell-muskuläres Aponeurosensystem; SMAS) möglich. Nach erfolgter Hautpräparation wird die freie Haut nach posterior rückverlagert, wobei es retroaurikulär zu einer Rotation der verlagerten Haut in superiorer Richtung kommt. Die entstehende Überlappungsschürze wird exzidiert und die gestraffte Haut im verdeckten Bereich entlang der Haaransatzlinie vernäht.

Komplikationen. Komplikationen bei der Rhytidektomie sind selten. Am häufigsten sind postoperative Hämatome bei etwa 2–3 % der Patienten. Der wahrscheinlichste Zeitpunkt des Auftretens ist in den ersten 2 postoperativen Stunden, vor allem bei agitierten und hypertensiven Patienten. Hautnekrosen sieht man infolge der beeinträchtigten Mikrozirkulation gehäuft bei Rauchern. Postoperative Gefühlsstörungen der Gesichtshaut haben die meisten der Operierten, Verletzungen der Gesichtsnerven sind dagegen sehr selten. Am häufigsten verletzt wird der R. frontalis des N. facialis, der die mimische Hebung der Augenbraue ermöglicht. Ebenfalls verletzt werden kann der periphere Mandibularisast, der die motorische Innervation der Unterlippe kontrolliert. Bei motorischen Ausfällen kann mit einer völligen Rückbildung der Beschwerden bei 80 % der Betroffenen innerhalb eines Jahres gerechnet werden.

Blepharoplastik. Exzessive Hautfaltenbildung im Bereich der Augenlider gehört zu den häufigsten Symptomen gealterter Haut. Anderen therapeutischen Modalitäten kaum zugänglich, kann die Dermatochirurgie in vielen Fällen ansprechende Resultate erzielen. Überschüssige Haut kann im Oberlidbereich mit Erfolg exzidiert werden. Patienten mit aufgedunsen erscheinenden Lidern sind besonders gut geeignet; die zugrundeliegende Fettgewebsvermehrung läßt sich relativ einfach und nachhaltig entfernen.
Weniger geeignet sind Patienten mit faltig-lockerer, gekräuselter Haut des Unterlides, bei der nur eine mäßige Verbesserung möglich ist. Auch periorbitale Falten können reduziert, aber meist nicht komplett beseitigt werden.

Operative Technik. Eine sorgfältig durchgeführte präoperative Planung entscheidet über Erfolg oder Mißerfolg des Eingriffs. Dies gilt besonders für Operationen am Unterlid, an dem eine überdimensionierte Exzision nicht mehr korrigierbar wäre. Auch das Sichtbarwerden einer postoperativen Narbe läßt sich durch gute Planung des Schnittes weitgehend verhindern. Die Operation kann in lokal-infiltrierender Betäubung durchgeführt werden, am besten nach sedierender Prämedikation. Die Inzision am Oberlid wird normalerweise etwa 10 mm oberhalb des Lidrandes in paralleler Richtung dazu durchgeführt. Überschüssige Haut wird ebenso exzidiert wie alles Fettgewebe und Teile des M. orbicularis. Während der Gewebsausräumung muß in penibler Weise auf sofortige Hämostase geachtet werden.

Inzisionen am Unterlid werden normalerweise in einem Abstand von 2 mm zum Lidrand durchgeführt und erstrecken sich nach lateral in eine der natürlichen Falten der lateralen Orbita. In die Tiefe vorgehend werden Haut, M. orbicularis und Fettgewebe exzidiert. Letzteres sollte aber nicht unbedingt ganz ausgeräumt werden; diese Abwägung setzt viel Erfahrung des Operateurs voraus. Durch übermäßige Gewebsausräumung im Bereich der Augen könnte ungünstigstenfalls ein geradezu leichenhaft verfallener Gesichtsausdruck entstehen.
Postoperative Ekchymosen und Ödeme sollten mit Eiskompressen behandelt werden. Augen-Make-up kann ab dem 9. oder 10. postoperativen Tag wieder aufgetragen werden; Kontaktlinsen können nach 2 Wochen wieder eingesetzt werden.

Komplikationen. Ein Sicca-Syndrom mit geringer Symptomatik ist postoperativ nicht ungewöhnlich. Ursache hierfür ist in der Regel ein vorangegangenes Unterlidödem, das die Tränensammlung in diesem Bereich behindert. Hypertrophe Narbenbildungen sind möglich, aber sehr selten. Auch selten bildet sich ein retrobulbäres Hämatom, das allerdings die schlimmste der möglichen Komplikationen ist, durch die sogar ein Visusverlust verursacht werden kann. Durch zu ausgedehnte Hautexzision im Bereich des Unterlides kann es zu einem Ektropium kommen.

Brauenhebung durch Kranzschnitt. Lateral herabsinkende Augenbrauen und ausgeprägte Runzellinien im Bereich der Glabella können effektiv durch Exzision und Straffung der oberen Stirnpartie behoben werden. Wenig geeignet sind allerdings Patienten mit hoher Haaransatzlinie oder Effluvium im Bereich des vorderen Kapillitiums.

Operative Technik. Der Eingriff kann in lokaler Infiltrationsanästhesie nach vorangegangener allgemeiner Sedierung durchgeführt werden. Wird er mit einer Rhytidektomie verbunden, werden die beidseitigen präaurikulären, nach superior gerichteten Schnitte lediglich verlängert, bis sie sich sagittal vereinigen. Der resultierende, beide Gesichtshälften durchziehende Schnitt sollte etwa 5–8 cm posterior der Haaransatzlinie liegen. Die

Mobilisierung der Haut erfolgt dann im subgalealen Raum in gesichtswärtiger Richtung und schließt die supraorbitale Region ein. Muskeln, die für die tieferen Falten der Glabella (M. corrugator, M. procerus) bzw. der Stirn (M. frontalis) verantwortlich sind, werden durchtrennt. Hierbei müssen Verletzungen der versorgenden supraorbitalen Nerven vermieden werden. Schließlich wird die mobilisierte Haut nach superior gestrafft und die überschüssige Haut exzidiert. Vorsicht ist geboten, da starke Straffung die Augenbrauen erheblich anheben kann, was dem Gesicht einen unnatürlichen, „überrascht" wirkenden Ausdruck verleihen würde.

Komplikationen. Komplikationen bei der operativen Brauenhebung durch Kranzschnitt sind sehr selten. Ein manchmal quälendes Jucken kann in seltenen Fällen nach dem Eingriff auftreten, wofür die sich regenerierende Innervation des operierten Bereiches als ursächlich angesehen wird. Obwohl die Beschwerden nach einigen Wochen spontan sistieren, ist die überbrückende Anwendung oraler Antihistaminika für die betroffenen Patienten äußerst hilfreich.

56.12 Laserbehandlung von Teleangiektasien

Laser eignen sich wie keine andere Methode zur Behandlung von *Teleangiektasien*. Neben der Diathermie haben sich Laserverfahren zunehmend durchgesetzt. Da Sonnenexposition der wichtigste ätiologische Faktor für die Entstehung von Teleangiektasien im Gesicht ist, sind diese eines der Hauptsymptome lichtgealterter Haut. Von den 4 Untertypen: *lineäre, baumartige, spinnenförmige* („spider") und *punktförmige* Teleangiektasien sind v. a. die 3 ersten aktinisch bedingt. „Spider"-Teleangiektasien gehen oft von Arteriolen aus, lineäre und arborisierende Teleangiektasien von postkapillären Venolen. Häufig findet man alle 3 Typen beim gleichen Patienten.

Anwendung. Etabliert ist die Behandlung mit dem blau-grünen Licht des Argonlasers (488/514 nm). Trotz der guten Resultate werden in den letzten Jahren verstärkt Laser mit gelbem Licht eingesetzt, das aufgrund des Absorptionsmaximums des Oxyhämoglobins (577–585 nm) in spezifischer Weise von bluthaltigen Gefäßen absorbiert wird. Neben den argon- und blitzlampengepumpten Farbstofflasern scheinen für die etwa 0,1–0,2 mm messenden Teleangiektasien insbesondere Kupferdampflaser mit einem auf 200 ms eingestellten Impulsintervall geeignet zu sein. Über mögliche Kombinationen mit einer Sklerosierungsbehandlung wurde berichtet.

56.13 Sonstige Veränderungen der Altershaut

● *Verrucae seborrhoicae.* Sog. seborrhoische Warzen oder Keratosen sind häufige Läsionen gealterter Haut. Sie können in seltenen Fällen bis zu mehreren Zentimetern große Papillome bilden. Ihre Oberfläche erscheint meist unregelmäßig warzig, von bräunlicher, dunkel pigmentierter Farbe. Differentialdiagnostisch ist ihre Erkennung leicht; manchmal müssen jedoch Melanome und Basaliome ausgeschlossen werden. Falls dies klinisch nicht eindeutig möglich ist, sollte eine Exzision zur histologischen Sicherung durchgeführt werden. Sonst reicht einfache Curettage, alternativ oberflächliche Koagulation oder auch Dermabrasion aus.

● *Hypomelanosis guttata idiopathica cutis.* Auch dies ist eine in der lichtexponierten Altershaut sehr häufige Veränderung, die klinisch durch multiple, kleine, diskret depigmentierte rundliche Flecken charakterisiert ist. Die Läsionen, die bis 0,5–1,0 cm groß sein können, zeigen scharfbegrenzte Ränder, die sich im weiteren Verlauf nicht mehr verändern; sie treten im allgemeinen nach der 4.–5. Lebensdekade bei Männern und Frauen in etwa gleichem Verhältnis auf. Außer Sonnenlicht scheinen noch andere Faktoren ätiologische Bedeutung zu haben; die genaue Ursache dieser Pigmentstörung, die auf dem fokalen Untergang von Melanozyten beruht, bleibt jedoch ungeklärt. Die Behandlung ist nur symptomatisch, falls überhaupt notwendig. Intensive Sonnenbäder und Bestrahlungen mit künstlichem UV-Licht sollten vermieden werden; zusätzlich wird die ständige Anwendung von Sonnenschutzmitteln empfohlen. Nach einem Bericht führten autologe

Transplantationen von pigmentierten Hautläppchen in die Zentren der depigmentierten Flecken mit nachfolgenden Triamcinoloninjektionen zur Repigmentierung.

● *Aktinische Keratosen.* Aktinische Keratosen sind bei hellhäutigen Kaukasiern häufig vorkommende, durch längere Sonnenexposition verursachte epitheliale Dysplasien bzw. Präkanzerosen. Oft mit einem linsengroßem Fleck beginnend, entwickeln sich gelbliche, an der Oberfläche etwas aufgerauhte, leicht schuppige Läsionen. In der Folge bilden sich nach gradueller Verdickung der epidermalen Schicht oberflächliche Keratosen, z.B. auch *Cornua cutanea.* Vor der Behandlung sollten differentialdiagnostisch Verrucae seborrhoicae, Nävuszellnävi und Läsionen eines chronisch-diskoiden Lupus erythematodes ausgeschlossen werden.

Zur *Behandlung* bieten sich die chirurgische Exzision oder Curettage mit histologischer Sicherung, ferner die Elektrokoagulation und die Kryotherapie an. Bei ausgedehnten Keratosen empfehlen wir die lokale Anwendung von Vitamin A-Säure 0,05%, jeden 2. Tag abends dünn aufgetragen, meist in Abwechslung mit einer Harnstoff-haltigen Creme. Tagsüber sollte ein Lichtschutzmittel eingerieben und bei Bedarf die lichtexponierte Haut mit einer Tagescreme gepflegt werden. Auch tocopherolhaltige Präparate erscheinen prophylaktisch sinnvoll, um UV-Licht-induzierte freie Radikale abzufangen. Bei Risikokollektiven (XP, Xerodermoid) oder bei Hauttyp I/II-Individuen mit starker Sonnenlichtexposition wäre die langfristige Gabe von Etretinat p.o. (10–20 mg/d) zu erwägen. Die Gefahr des Auftretens neuer Läsionen wird dadurch reduziert. Ein ähnliches Vorgehen empfehlen wir bei langfristiger PUVA-Behandlung bei geeigneter Indikation.

● *Cutis rhomboidalis nuchae.* Das ist ein Krankheitsbild mit vorwiegend dermalen Symptomen ausgeprägt aktinischer Alterung der Haut. Es ist definitionsgemäß auf den hinteren Nackenbereich beschränkt und imponiert mit tiefer Faltenbildung in sich gegenseitig tangential schneidenden Verlaufrichtungen, wodurch rhombusförmige Felder mit ausgeprägter basophiler Degeneration entstehen. Der Befund entspricht praktisch einer diffus-schwerergradig lichtgeschädigten Haut mit der Notwendigkeit einer chemischen Schälbehandlung und/oder einer Dermabrasion, falls vom Patienten ausdrücklich erwünscht. Ansonsten sollte man dem Betroffenen Lichtschutz bzw. eine kosmetisch ansprechende Abdeckung der Hautregion empfehlen, um weitere Lichtschäden zu vermeiden.

● *Favre-Racouchot-Syndrom.* Hierbei handelt es sich um schwere, zu einem großen Teil aktinisch bedingte Alterungserscheinungen der Haut mit überlagernden Komedonen und nodulären, teils zystischen Läsionen. Betroffen sind besonders die lateralen Wangen- und Periorbitalregionen. Zur Entfernung der Komedonen können Sitzungen mit dem Komedonenextraktor und eine lokale Vitamin A-Säuretherapie (0,05–0,1%) ausreichen. Durchgreifende Erfolge lassen sich mit vorheriger chemischer Schälbehandlung und/oder Dermabrasion erzielen (s. auch S. 1293). Auch innerlich verabreichtes Isotretinoin kann hilfreich sein.

● *Aktinisches Granulom.* Damit bezeichnet man ein seltenes, palisadenförmiges Riesenzellgranulom mit Prädilektion an sonnenexponierten Hautarealen. Eine Therapie ist nicht in jedem Fall erforderlich, da es meist zu einer spontanen Rückbildung kommt, was allerdings 1–2 Jahre dauern kann. In ausgeprägten Fällen können die Knoten bis zu 7 cm im Durchmesser erreichen, so daß die systemische Gabe von Kortikosteroiden notwendig sein kann (z.B. Prednisolon 30 mg/d über 4–6 Wochen). Eine Rückbildung der Läsionen hält an, solange die Steroidmedikation nicht abgesetzt wird. Weniger effektiv, aber auch weniger mit Nebenwirkungen behaftet, sind intraläsionale Injektionen oder potente lokale Kortikosteroide, z.B. Triamcinolon 10 mg über eine ca. handtellergroße Fläche verteilt. Unterstützend könnte die Gabe von Tocopherol (z.B. Ephynal®) verordnet werden. Rezidive nach Absetzen der Behandlung sind möglich.

Literatur

Benedetto AV, Griffin TD, Benedetto EA, Humeniuk HM (1992) Dermabrasion: therapy and prophylaxis of the photoaged face. J Am Acad Dermatol 27: 439–447

Bisset DL, Chatterjee R, Hannon DP (1990) Photoprotective effect of superoxide-scavenging antioxidants against ultraviolet radiation-induced chronic skin damage in the hairless mouse. Photoderm Photoimmunol Photomed 7: 56–62

Browder JF, Beers B (1993) Photoaging – cosmetic effects of sun damage. Postgrad Med 8: 78–92

Chiarello SE (1992) Full-face cryo- (liquid nitrogen) peel. J Dermatol Surg Oncol 18: 329–332

Conn PF, Lambert C, Land EJ et al. (1992) Carotene-oxygen radical interactions. Free Rad Res Comms 16: 401–408

DalleCarbonare M, Pathak MA (1992) Skin photosensitizing agents and the role of reactive oxygen species in photoaging. J Photochem Photobiol B 14: 105–124

Deleu H, Maes A, Roelandts R (1992) The relative importance of components used for ultraviolet A protection in broad-spectrum sunscreens. Photodermatol Photoimmunol Photomed 9: 29–32

Elson ML (1993) Dermal filler materials. Dermatol Clinics 11: 361–367

Emerit I (1992) Free radicals and aging of the skin. Experientia (EXS) 62: 328–341

Eskelinin A, Santalahti J (1992) Special natural cartilage polysaccharides for the treatment of sun-damaged skin in females. J Int Med Res 20: 99–105

Fischer MS, Menter JM, Willis I (1989) Ultraviolet radiation-induced suppression of contact hypersensitivity in relation to padimat O and oxybenzone. J Invest Dermatol 90: 92–99

Freyer MJ (1993) Evidence for the photoprotective effects of vitamin E. Photochem Photobiol 58: 304–312

Gilchrest BA (1989) Skin aging and photoaging: an overview. J Am Acad Dermatol 21: 610–613

Grady D, Ernster V (1992) Does cigarette smoking make you ugly and old? Am J Epidemiol 135: 839–842

Griffiths CEM, Goldfarb MT, Finkel LJ et al. (1994) Topical tretinoin (retinoic acid) treatment of hyperpigmented lesions associated with photoaging in chinese and japanese patients. J Am Acad Dermatol 30: 76–84

Griffiths CEM, Voorhees JJ (1993) Topical retinoic acid for photoaging: clinical response and underlying mechanisms. Skin Pharmacol 6 [Suppl 1]: 70–77

Ho KK-L, Halliday GM, Barnetson RStC (1991) Topical and oral retinoids protect Langerhans' cells and epidermal Thy-1$^+$ dendritic cells from being depleted by ultraviolet radiation. Immunology 74: 425–431

Hobisch G, Schmidt JB (1992) Tretinoin-Therapie bei Hautalterung: Kritische Dokumentation von Klinik, Histologie, Hautfeuchtigkeit. Z Hautkr 67: 884–890

Johnson K, Kligman EW (1992) Preventive nutrition: disease-specific dietary interventions for older adults. Geriatrics 47: 39–49

Kligman AM (1989) Guidelines for the use of topical tretinoin (Retin-A) for photodamaged skin. J Am Acad Dermatol 21: 650–654

Kligman AM, Leyden JJ (1993) Treatment of photoaged skin with topical tretinoin. Skin Pharmacol 6 [Suppl 1]: 78–82

Kraemer KH, DiGiovanna JJ, Moshell AN et al. (1988) Prevention of skin cancer in xeroderma pigmentosum with the use of oral isotretinoin. N Engl J Med 318: 1633–1637

Kurban RS, Kurban AK (1993) Common skin disorders of aging: diagnosis and treatment. Geriatrics: 30–42

Landes E (1985) Die Anwendung von und Erfahrung mit Collagen bei der Behandlung von Falten und Narben. Z Hautkr 60: 1255–1269

Lehmann AR, Bridges BA (1990) Sunlight-induced cancer: some new aspects and implications from the xeroderma pigmentosum model. Br J Dermatol 122 [Suppl 35]: 115–119

Lowe NJ (1990) Sunscreens and the prevention of skin aging. J Dermatol Surg Oncol 16: 936–938

Matarasso SL, Glogau RG (1991) Chemical face peels. Dermatol Clinics 9: 131–150

McCallion R, Li Wan Po A (1993) Dry and photo-aged skin: Manifestations and management. J Clin Pharm Ther 18: 15–32

Oikarinen A, Peltonen J, Kallioinen M (1991) Ultraviolet radiation in skin aging and carcinogenesis: The role of retinoids for treatment and prevention. Ann Med 23: 497–505

Rice-Evans CA, Diplock (1993) Current status of antioxidant therapy. Free Rad Biol Med 15: 77–96

Ridge JM, Siegle RJ, Zuckerman J (1990) Use of α-hydroxy acids in the therapy for photoaged skin. J Am Acad Dermatol 23: 932

Röser BE; Budde J, Tronnier H (1989) Therapie der Altershaut. Z Hautkr 64: 1019–1026

Schmitz S, Garbe C, Jimbow K et al. (1995) The photodynamic action of UVA: induction of cellular hydroperoxides. Rec Res Cancer Res 139: 43–56

Schmitz S, Garbe C, Tebbe B, Orfanos CE (1994) Langwellige ultraviolette Strahlung (UVA) und Hautkrebs. Hautarzt 45: 517–525

Scordamaglia A, Ciprandi G, Indiveri F, Canonica GW (1991) The effect of aging on host defences – implications for therapy. Drugs Aging 4: 303–316

Stuzin JM, Baker TJ, Gordon HL (1993) Treatment of photoaging – facial chemical peeling (phenol and trichloroacetic acid) and dermabrasion. Clin Plast Surg 20: 9–25

Tardy ME, Parras G, Schwartz (1991) Aesthetic surgery of the face. Dermatol Clinics 9: 169–187

Waner M, Dinehart SM, Wilson MB, Flock ST (1993) A comparison of copper vapor and flashlamp pumped dye lasers in the treatment of facial teleangiectasia. J Dermatol Surg Oncol 19: 992–998

West MD (1994) The cellular and molecular biology of skin aging. Arch Dermatol 130: 87–95

Farbabbildungen

1 Senile Elastose der Haut

2 Senile Elastose mit Zysten und Komedonen (Favre-Racouchot-Syndrom)

3 Altershaut mit flachen seborrhoischen, z.T. aktinischen Keratosen

4 Stukkokeratose im Unterschenkelbereich

5 Multiple aktinische Keratosen und senile Purpura an der Stirn eines 83-jährigen Mannes

Farbabbildungen

2

3

5

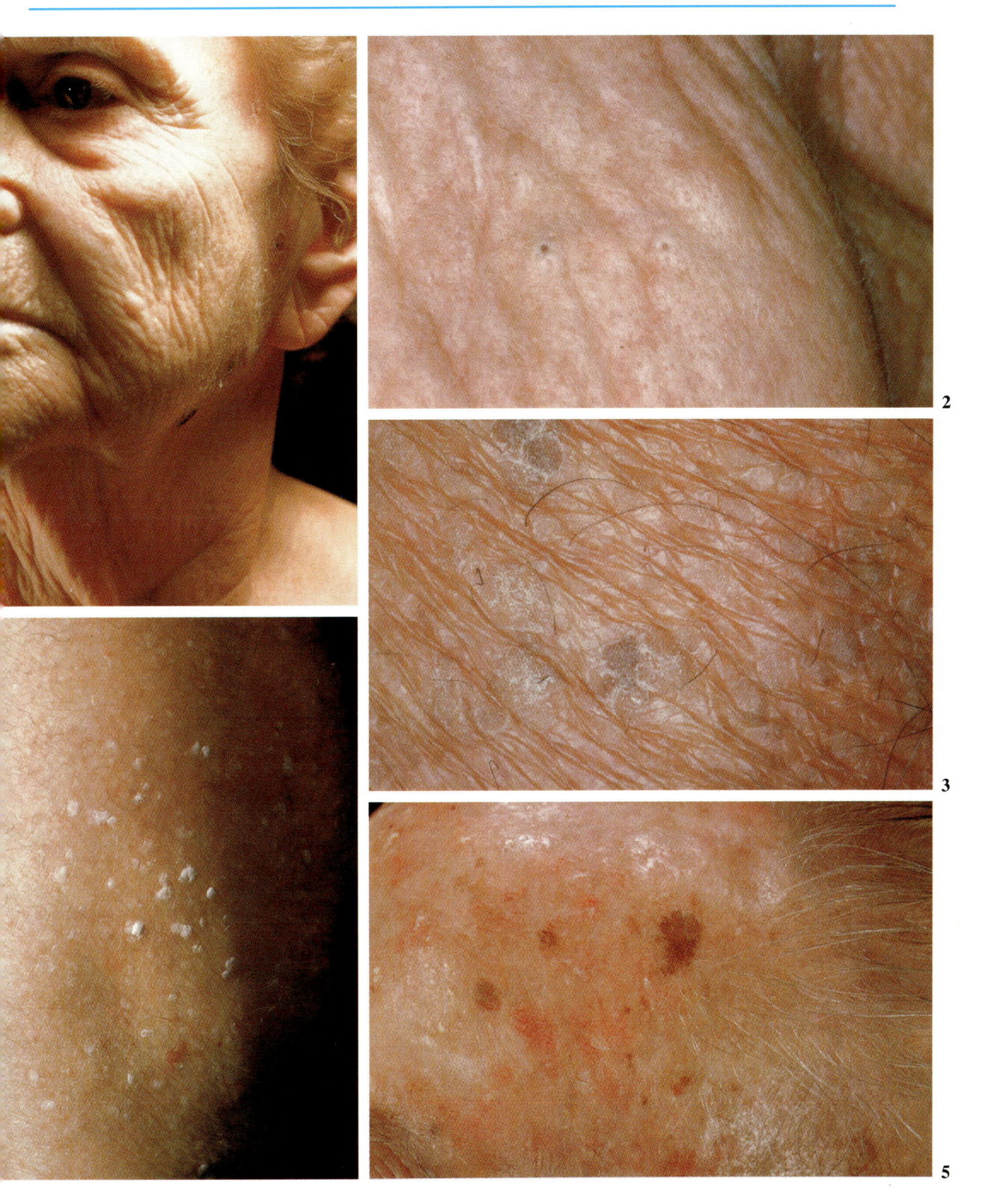

Sachverzeichnis

A
ABCD-Regel 847
Abszeß, periproktaler 1125
ABV-Schema 974
ABV/ADV-Schema 974
Acanthosis nigricans maligna 911
Accutane, 13cis VAS- 291, 292
ACE-Hemmer, Psoriasis vulgaris 268
Acetylsalicylsäure, Thrombozytopathie, erworbene 590
Aciclovir 56, 57, 64 ff.
– Dosierung 67, 78
– – bei HIV-Infektion 70
– Ekzema herpeticatum 69
– Nebenwirkung 78
– vulvovaginitis herpetica 68
– Varizella-Zoster-Infektion 72, 73
– Wirkmechanismus 78
– Wirkspektrum 78
– Zoster-Infektion (*siehe auch dort*) 73 ff.
Acitretin (*siehe auch* Retinoide) 290, 291, 302
Acne (*siehe auch* Akne) 328 ff.
Acne comedonica 328, 354
– Aknetoilette 329
– Azelainsäure 328
– Komedonenextraktion 329
– Tretinoin 328
Acne conglobata 330–332
Acne excoriée 335, 336, 1258
Acne fulminans 330- 334
– Antibiotikatherapie 332
– Isotretinoin 333
– isoretinoidinduzierte 331
– Kortikosteroide 332
– viszerale Symptomatik 332
Acne infantilis 334, 335
– Azelainsäure 335
– Behandlung 334
– BPO 334
– Komedonen 334
Acne inversa 331, 332
Acne juvenilis (*siehe auch* Acne infantilis) 334, 335
Acne keloidalis (*siehe auch* Aknenarben) 333, 334
Acne necroticans 342
Acne nodulocystica (*siehe auch* Acne conglobata) 330

Acne papulopustulosa 329, 330, 354
Acne tropicalis (*siehe auch* Acne fulminans) 332
Acne varioliformis 342
Acne venenata (*siehe auch* Kosmetikaakne) 337, 338
Acrivastin 240
Acrodermatitis
– chronica atrophicans 101, 108, 713, 1192
– continua suppurativa Hallopeau 302
– enteropathica 704, 705, 915, 1075
– – Erbgang 705
– – intestinale Symptome 705
– – Klinik 705
– – Resorptionsstörung 705
– – Substitution 705
– – Zink-DL-Aspartat 705
– – Zinkgabe, prophylaktische 705
Actinobacillus actinomycetemcomitans 1054
Actinomadura madurae (*siehe auch* Myzetoma) 152, 153
Actinomyces (*siehe auch* Aktinomykose) 150
– A. bovis 150
– A. israeli 150
– A. meyeri 150
Adamantanamin 79
Addison-Krankheit (*siehe auch* Hyperpigmentierungen) 785
Adenome 830
– A. sebaceum 341
Aderlaßbehandlung (Phlebotomie) 758, 759
– Entleerung der Eisenspeicher 758
– Entnahmemengen 759
– nach Ippen 758
– kombinierte Aderlaß- und Chloroquinbehandlung 759
– praktisches Vorgehen 759
– Serumeisenspiegel 758
Adiponecrosis subcutanea neonatorum 645, 646
Adiposalgie 658
Adipositas dolorosa 658
Adipozyten · 644
Adnexkarzinome 905
Adnextumoren 830

Adstringenzien in der Schwangerschaft 1168
Afipia felis (*siehe auch* Katzenkratzkrankheit) 167, 168
Agaven, Hyperpigmentierungen 792
Aids (*siehe auch* HIV-Infektion) 197
Akarophobie 1249
Akne (*siehe auch* Acne) 318 ff.
– Alkoholgenuß 326
– Anabolika 320
– Androgene 319
– apokrine (*siehe auch* Acne inversa) 332
– Ätiologie 318
– BPO (*siehe auch* BPO, Akne) 327
– Chlorakne (*siehe auch dort*) 338
– Dehydrotestosteron 319
– Dehydroepiandrosteronsulfat 319
– Detergensakne 337
– Dokumentation 320, 321
– Einteilung in Schweregrade 321
– Ernährungsfaktoren 318, 326
– genetische Untersuchung 318
– Graduierung 321
– Hyperkeratose, follikuläre 319
– Hyperkolonisation, mikrobielle 319
– Hyperseborrhö 319
– Kosmetikaakne (*siehe auch dort*) 337, 338
– Linolensäure, Defizit 319
– Mallorca-Akne (*siehe auch dort*) 340, 341
– Ölakne 338
– pathogenetische Faktoren 319
– Patientengespräch 321
– Pityrosporon
– – P. acnes 325
– – P. orbiculare 325
– propionibacterium acnes 320
– Rauchen 326
– Schwangerschaft 318
– Schweregrad 318
– Spätakne (*siehe auch dort*) 335
– Steroidakne 337
– Talgdrüsen 319
– Testosteron, freies 319
– Therapie 322 ff.

Angiokeratoma corporis diffusum (Fabry) 713
Angiolipome 656, 657
Angiolupoid (Brocq-Pautrier-Syndrom) 634
angiolymphoide Hyperplasie mit Eosinophiie 541, 542, 994, 995
– Behandlung 541, 995
– CO_2-Laser 541
– Definition 994
– Kortikosteroideinjektionen 542, 995
– Pseudolymphom 541
– Röntgenoberflächenbestrahlung 542
– Totalexzision 541, 995
Angiomatose, bazilläre (siehe bazilläre A.) , 150, 172, 173, 176
angioneurotisches Ödem
– Angioödem, hereditäres (siehe auch dort) 379 ff.
– Antihistaminika 237
– lichenoide Arzneimittelreaktion 258
Angioödem
– α_1-Antitrypsinmangel 650
– hereditäres, Urtikaria 358, 379 ff.
– – ACE-Hemmer 379
– – Amenorrhö 380
– – ε-Aminokapronsäure 380
– – angioneurotisches (siehe auch angioneurotisches Ödem) 379
– – C_1-Esteraseinhibitor 379
– – C_1-Esteraseinhibitor-Mangel 380
– – C_1-Konzentrat 380
– – Danazol 380
– – Dosierung 380
– – Kortikosteroide 380
– – Menstruationsstörungen 380
– – Prophylaxe 381
– – SAHA-Syndrom 380
– – Stanozolol 380
– – Tranexamsäure 380
– – Typ I-III 379
Angiosarkom 901
– Chemotherapie 901
– chirurgische Exzision 901
– Interferon 902
– Lymphödem 901
– Röntgenbestrahlung 901
– Sicherheitsabstand 901
Angulus infectiosus (siehe auch Mundwinkelrhagaden) 22, 1045
Anhidrosis 713
anhidrotische ektodermale Dysplasie 713
Ankylostoma
– A. brasiliense (siehe auch Larva migrans cutanea) 133
– A. canium (siehe auch Larva migrans cutanea) 133
– Pruritus 231
Anonychie 1075, 1077
anorganische Säuren 82

Anthralin (siehe auch Dithranol), Psoriasis vulgaris 278
Anthrax 150, 156, 157
– Anthraxvakzination 157
– berufliche Exposition 156
– Darmmilzbrand 156
– Lungenmilzbrand 156
– Prophylaxe 157
– Standardmedikation 156
Anti-DNS-Antikörper, neonataler LE 468
Anti-dsDNS-Antikörper, LE 474, 475
Anti-Scl-70-Antikörper, PSS 499
Anti-SM-Antikörper
– LE 474, 475
– SCLE 463
Anti-SSA/LA-Antikörper, neonataler LE 468
Anti-SSA/Ro-Antikörper
– LE 474, 475
– – neonataler 468
– SCLE 463
– Sjögren-Syndrom 473
Anti-SSB/La-Antikörper
– LE 474, 475
– SCLE 463
Anti-U_1RNP-Antikörper
– LE 474, 475
– neonataler LE 468
– SCLE 463
Antibiotika
– im Kindesalter 1191
– lokale 3
– in der Schwangerschaft 1167
Anticholinergika, Mastozytome 556
Antidepressiva 80, 570
– trizyklische, Thrombozytopathie, erworbene 590
Antiemetika 870
Antigendeterminanten 409, 426
– BP-Antigen 180 kD 426
– BP-Antigen 230–240 kD 426
– E-Cadherin 130 kD 426
– Dermatitis
– – bullöse 409, 426
– – D. herpetiformis Duhring 409
– Desmoglein 160 kD 426
– Desmoplakin I 250 kD 426
– Desmoplakin II 210 kD 426
– IgA-lineare Dermatose 409
– Pemphigoid
– – bullöses 409
– – vernarbendes 409
– Pemphigus
– – P. brasiliensis 409
– – P. foleaceus (Cazenave) 409
– Plakoglobin 85 kD 426
– Typ VII-Prokollagen 290 kD 426
Antihistaminika 236 ff.
– Äthylendiamintyp 236
– Bienenstiche 237
– Colamintyp 236
– Conjunctivitis allergica 237
– Einsatz bei Kindern 237

– Fahrtüchtigkeit, verminderte 238
– Glottisödem 237
– H_1-Blocker der 1. Generation 238
– H_2-Blocker der 1. Generation 239
– Indikationen 237
– Interaktionen mit Alkoholeinnahme und Barbituraten 238
– im Kindesalter 1186
– Neurodermitis 237
– Propylamintyp 236
– Pruritus 237
– Rhinitis allergica 237
– in der Schwangerschaft 1166
– sedierende, atopische Dermatitis 214
– Thrombozytopathie, erworbene 590
– urtikarieller Dermographismus 237
– Varizella-Zoster-Infektionen 72
– Wespenstiche 237
Antihiston-Antikörper, LE 475
Antikardiolipin, LE 474
Antikoagulation 679
Antikonzeptiva, Akne 327
Antikörper
– antineutrophile, zytoplasmatische (siehe ANCA-Serologie) 452, 453
– neutralisierende 1038
– – antivirales Assay 1039
– – Interferone, Wirkungsverlust 1039
– – nIFN-β 1039
– – rIFN-γ 1038
Antimalariamittel
– im Kindesalter 1178
– lichenoide Arzneimittelreaktion 258
– Psoriasis vulgaris 268
Antimykotika
– Nebenwirkungen 21
– in der Schwangerschaft 1168
antinukleäre Antikörper (ANA), LE 474
antiparasitär wirksame Substanzen 115
– Einwirkzeit 115
– Handelspräparate 115
– Übersicht 115
Antiparasitosa im Kindesalter 1195
Antiphlogistika, nichtsteroidale
– Psoriasis vulgaris 268
– in der Schwangerschaft 1166
Antiphospholipid-Syndrom 448
Antipsoriatika 269, 270
– Differenzierungsschub 269
– epidermale
– – Hyperproliferation 269
– – Prozesse 269
– PKC-α 269
– Wirkung 269
– Zytokinsekretion 269
Antipyretika in der Schwangerschaft 1166

Antisynthetase-Syndrom 489 ff.
- Aminoacyl-tRNS-Synthetasen 489
- Behandlung 489
- Lungenerkrankung, interstitielle 489
- Raynaud-Symptomatik 489
Antizentromer-Antikörper, PSS 499
Aphthen 520 ff.
- benigne 521
- chronisch-rezidivierende (siehe A. chronisch-rezidivierende) 520 ff.
- habituelle 520, 532
- herpetiforme (Cooke) 520
- infektiöse 520
- orale 526
Aphthen, chronisch-rezidivierende 520 ff.
- Aciclovir 521
- Anämie 520
- Ätztherapie 521
- Benzydamin 522
- Betamethason 522
- Chlorhexidin 522
- Colchicin 521, 523
- DADPS 521, 523
- Eisenmangel 520
- Folsäuremangel 520
- Hexetidin 522
- Kortikosteroide 521
- Levamisol 521
- Lidocain 522
- Mepivacain 521
- Neutropenie 520
- systemische Behandlung 521
- Tetracyclin 521, 522
- Thalidomid (siehe auch dort) 521, 523
Aphthoid Pospischill-Feyrter 68, 70, 1056
Aphthose, maligne (siehe auch Behçet -Krankheit) 525 ff.
APUD-Zellen 828
Apudom der Haut (siehe auch Merkelzellkarzinom) 827, 916
Aqua-SUP-Behandlung 572
Arachidonsäure 207
Arbeitshandschuhe (siehe auch Handschuhe) 1230
Areflexie (Ross) 713
Arenaviren 55
Argininsukzinoazidurie 707
- Argininbernsteinsäure 707
- Argininsukzinase 707
- Ataxie 707
- Trichorrhexis nodosa 707
Argonlaser 1274, 1298
- Kaposi-Sarkom, HIV-assoziiertes 969
- Lymphangiome 1063
- Talgdrüsenhyperplasie 341
- Tätowierungen, Behandlung 1274

Argyll-Robertson-Phänomen 76
Arndt-Gottron-Syndrom (siehe auch Skleromyxödem) 494, 514 ff., 910
Arsen, Hyperpigmentierungen 784
Arsenexposition 808
- DNS-Reparaturenzyme, inhibierte 808
- Hautkrebse, multiple epitheliale 808
- Latenzzeit 808
Arsenkeratosen 800
Artefakte (siehe auch Dermatitis artefacta) 1250
- Gesichtsbereich 1258
- Panniculitis factitia 653
Arteriitis temporalis (Horton) 451
- Komplikationen 451
- Kortikosteroidtherapie 451
- Prävalenz 451
- Sehverlust 451
Arteriolitis, superfizielle (siehe auch leukozytoklastische Vaskulitis) 441 ff.
Arthropathie, psoriatische 289
- MTX 289
- PUVA-Therapie 289
Arylsulfatase C-Mangel 563
Arzneimittel
- im Kindesalter 1174
- - Applikation 1174
- - Dosierung 1174
- lichenoide (siehe lichenoide Arzneimittelreaktion) 258
- Pemphigus, arzneimittelinduzierter (siehe Pemphigus, a.) 423, 424
- in der Schwangerschaft 1164
- urtikarielle 378
Ascomyzeten 153
Ascorbinsäure, Hyperpigmentierungen 788, 792
„ashy dermatitis" 256
Aspergillose 43, 44
- Aspergillus spp. 44
Astemizol 72, 240, 241
- atopische Dermatitis 220
- Dosierung 241
- im Kindesalter 1186
- Kombinationen 241
- in der Schwangerschaft 1166
- Wirkdauer 241
- Wirkungseintritt 241
Asthenospermie 1212
Asthma bronchiale 537
Atopie 203 ff.
atopische Dermatitis / atopisches Ekzem (siehe auch Neurodermitis) 203 ff., 226, 538
- akarizide Präparate 210
- Allergene (siehe auch dort) 207, 237
- Anamnese 206
- Antibiose 222
- Antihistaminika 219
- Augenvaseline 216
- autogenes Training 214

- Bäder (siehe auch dort) 216
- Basiscremes 215, 216
- - DAC-1986 215
- Behandlung 208 ff., 216 ff.
- - experimentelle Behandlungsansätze 223
- - systemische 219, 220
- - Therapieübersicht 221
- Berufswahl (siehe auch dort) 214, 215
- Bleichmittel 210
- Blutuntersuchungen 209
- Cyclosporin A 223
- δ-Desaturasemangel 206
- diagnostische Kriterien und Leitlinien 205, 206
- diagnostisches Vorgehen 209
- Diätverhalten 211
- Ekzem 204
- Elimination anderer Begleitkrankheiten 222
- Entspannungsübungen 214
- Erythrodermie 204
- Feuchtigkeitsregulation 208
- Fokussuche / Fokussanierung 209, 222
- Hausstaub 210
- Hausstaubmilben 210
- Höhenklima (siehe auch dort) 223
- Hyposensibilisierung 213
- IgE-Antikörper 204
- IgE-Gesamtproduktion, gesteigerte 206
- Inhalationsallergene 206
- Interferone 223
- Interleukin-2 223
- irritable Haut 208
- Irritantien 210
- Juckreiz 204
- Kindesalter (siehe atopische Dermatitis im Kindesalter) 1188, 1189
- Klimaeinflüsse / Klimakuren 208, 222
- klinische Manifestationen 204
- Komplikationen 205
- Körperpflege 212
- Kortikoide, systemische 219
- Kosmetika 212
- Leukoderm 770
- Luftverschmutzung 210
- Majorkriterien 205
- Milbenkot 210
- Minorkriterien 205
- Modeschmuck 212
- Nahrungsmittelallergien /-intoleranzen 209, 212, 213
- Nedocromil 223
- Oxatomid 223
- pathogenetische Grundlage 206
- pflegerische Maßnahmen, lokal (siehe auch dort) 215
- Phagozytosedefekt der neutrophilen Granulozyten 206

- Phototherapie (*siehe auch dort*) 217, 218
- physikalisch-chemische Noxen 207
- Planzenkontakte 211
- Pollenflug 210
- Präzipitationsfaktoren 207
- prophylaktische Maßnahmen 211
- psychische Faktoren 207
- psychosomatische Faktoren 213
- Psychotherapie 214
- RAST-Teste 209, 211, 213
- Realisationsfaktoren 204, 207–209
- Reifungsstörung der T-Suppressorlymphozyten 206
- Schwangerschaft (*siehe auch dort*) 1163
- Schwebstäube 210
- Schwebstoffe 210
- Schweißsekretion 208
- Stickoxyde 210
- T4/T8-Interaktion, Störung 208
- Teerbehandlung (*siehe auch dort*) 217
- Thymopentin 223
- Tierkontakte 211
- Umweltnoxen 208
- Verhaltensregeln, allgemeine 209
- Vererbung, polygene 204
- Weichspülmittel 210

atopische Dermatitis im Kindesalter 1188, 1189
- Behandlung 1189
- Bekleidung 1189
- extrinsic type 1188
- intrinsic type 1188
- Luftverhältnisse 1189
- Sekundärinfektionen 1189
- Triggermechanismen 1188
- Waschlotionen 1189

atopischer Formenkreis 204
- Asthma bronchiale 204
- Blepharoconjunctivitis allergica 204
- Dermatitis atopica (*siehe auch* atopische Dermatitis) 204
- Urticaria 204

„atrophie blanche" (*siehe auch* Livedovaskulitis) 447, 448, 666, 669

atrophische Narben 1262
- Aknenarben 1262
- CO_2-Lasertherapie 1264
- Implantation(en)
- – von alloplastischen Materialien 1263
- – von xenogenem Kollagen 1264
- konservative Therapie 1262
- Kryopeeling (*siehe auch* Kryopeelingmethode) 1262
- Laserabrasionen 1263
- östrogenhaltige Externa 1262
- Schleifbehandlung 1262
- Stanzexzisionen 1263

- Tretinoin 1262
- Varizellennarben 1262

Atrophodermie, follikuläre (Bazex-Dupré-Christol) 713
Autoimmun-Pannikulitis 652
Autoimmun-Progesteron-Dermatitis 1153
- akneiforme Hautveränderungen 1153
- Arthralgien der großen Gelenke 1153
- Eosinophilie, periphere 1153
- Foetus, Mortalität 1153
- Gewichtsverlust 1153
- Spontanabort 1153

autologes Fettgewebe 1296
Azathioprin
- chronisch aktinische Dermatitis 740
- M. Behçet 529

Azelainsäure, Akne 322, 323, 327
- antikomedogene Eigenschaften 322
- Erythem 327
- irritative Dermatitis 327
- Keratolytika 323
- Salicylsäure 323
- Schuppung 327

Azelainsäure, Hyperpigmentierungen 791
- Indikationen 791
- Lentigo maligna 791
- Melasmabehandlung 791
- Nebenwirkungen 791
- Wirksamkeit 791

Azelastin 240
Azidothymidin (*siehe auch* Zidovudin) 943
Azithromycin, Borreliose, kutane 106
Azlocillin 6
Azole 21, 28
- Wirkungsmechanismus 28
- Wirkungsspektrum 28

Azoospermie 1208
- Bewertung 1208
- FSH 1208
- Hodenbefund 1208
- LH 1208
- Testosteron 1208

B

B-Zell-Lymphome 101, 102
Babcock-Stripping der V. saphena magna, Varikosis 676
Bacillus antracis (*siehe auch* Anthrax) 156
Bäder, atopische Dermatitis 216
- Kleopatra-Bad 216
- medizinische Ölbäder 216

bakterierlle Infektionen der Haut 1 ff.
Balanitis circinata bei M. Reiter 1137
- austrocknende Maßnahmen 1137

- Behandlung 1137
- Calcipotriol-Creme 1137
- Diagnose 1137
- Glukokortikosteroide 1137
- Klinik 1137
- Psoriasis, Übergänge zur 1137

Balanitis xerotica obliterans 510
Balanoposthitis 1136, 1137
- bioptische Sicherung 1137
- B. candidomycetica (*siehe* Balanoposthitis, c.) 1136
- Diagnose 1136
- Glukokortikosteroide 1137
- histologische Untersuchung 1136
- hygienische Maßnahmen 1137
- Kaliumpermanganat 1137
- Phimose 1136, 1137
- prädisponierende Faktoren 1137
- Zirkumzision 1137

Balanoposthitis candidomycetica 1136
- Antimykotika 1136
- Bäder, gerbstoffhaltige 1136
- C. albicans 1136
- Candidainfektion der Partnerin 1136
- Diabetes mellitus 1136
- Kaliumpermanganat 1136
- Kortikosteroide 1136
- prädisponierende Faktoren 1136

Bannwarth-Syndrom (*siehe auch* Borreliose im Kindesalter) 1192
Bärenkraut, Hyperpigmentierungen 792
Barré-Masson-Tumor 896
Bartonella / Bartonellose 164
- B. bacilliformis (*siehe auch* bazilläre Angiomatose) 164, 172, 173

Basaliom 807
- Acitretin 817
- Ätiologie 807
- Betacaroten 817
- CO_2-Laserchirurgie 813
- Etretinat 816
- genetische Prädisposition 807
- Inzidenz 807
- Isotretinoin 816
- Lichtschutz 817
- metastasierendes 815, 816
- – Bleomycin 816
- – Cisplatin 815
- – Cyclophosphamid 816
- – 5-Fluorouracil 816
- – Vinkalkaloide 816
- pathogenetische Faktoren 807
- Prävention 816, 817
- Risikofaktor 807
- Rumpfhautbasiliom 807
- semimaligne Tumoren 807
- synthetische Retinoide 816
- Therapie (*siehe* Basaliomtherapie 809 ff.)
- Ulcus rodens 807
- Ulcus terebrans 807
- UV-Licht 807

Basaliomtherapie 809–817
- Alter 811
- anatomische Lokalisation 810
- Anzahl der Basaliome 810
- Basaliomgröße 809
- Basaliomrezidive 811
- CO$_2$-Laserchirurgie (*siehe auch dort*) 813
- Curettage (*siehe auch dort*) 812
- Dinitrochlorobenzol 814
- Entfernung, vollständige 809
- Funktionserhaltung 809
- histologisch kontrollierte Exzision (*siehe auch dort*) 811
- Interferon-α 815
- Interferon-β 815
- kosmetisches Ergebnis 809
- Kryochirurgie (*siehe auch dort*) 813
- mikrographische Chirurgie nach Mohs (*siehe auch dort*) 811
- photodynamische Therapie (*siehe auch dort*) 815
- Prophylaxe 809
- Risikofaktoren 810
- Röntgenoberflächenbestrahlung (*siehe auch dort*) 814
- Sicherheitsabstand 809
Basalzellepitheliom (*siehe auch* Basaliom) 807
Basalzellkarzinom (*siehe auch* Basaliom) 807
Basalzellnävussyndrom (Goltz-Gorlin-Syndrom) 808, 816
Bazex et Dupré-Syndrom (*siehe auch* Akrokeratosis) 912
Bazex et Dupré-Christol-Syndrom 713
bazilläre Angiomatose 150, 167, 172, 173, 176, 961
- Abtragung, lokalchirurgische 173
- Ciprofloxacin 172
- Clarithromycin 173, 961
- Doxycyclin 172
- Elektronenmikroskop 962
- Erreger 172
- Erregernachweis 962
- Erythromycin 172
- Gentamicin 172
- Infektionsweg 172
- Katzenkratzkrankheit 167
- Verletzungen durch Katzen 962
- Warthin-Starry-Versilberungsreaktion 962
bazilläre Peliose 962
Bazin-Erythema induratum 603, 622
Beau-Reil-Linien 1076
Bednar-Tumor 898
Behandlungspflicht, Geschlechtskrankheiten 180
Behçet-Krankheit (*siehe auch* M. Behçet) 520, 525 ff., 532, 1056, 1081

- Antikoagulanzien 528
- arthritische Manifestationen 526
- Azathioprin 527–529
- Chlorambucil 529
- Colchicin 527, 528
- Cyclophosphamid 529
- Cyclosporin A 528, 529
- Diagnose 525
- DAPDS 527, 528
- gastrointestinale Beteiligung 526, 530
- Gefäßmanifestationen 526
- Gelenkmanifestationen 530
- Genitalulzera 526
- Hauptkriterien 525
- Immunsuppressiva 528
- Indometacin 527
- Interferone 530
- kardiale Manifestationen 526
- Kortikosteroide, systemische 527–529
- Lungenbeteiligung 526
- Methotrexat 529
- mukokutane Form 526
- Mydriatika 529
- Nebenkriterien 525
- Nierenbeteiligung 526
- okuläre Verlaufsform 528
- orale Aphthen 526
- Pathogenese 526
- Plasmapherese 530
- Prognose 526
- Prostaglandin E_1 530
- Sulfasalazin 530
- systemische Form 526, 528
- Thalidomid 527, 528
- vaskuläre Verlaufsformen 530
- zerebrale Manifestationen 526
Beinvenen
- Anatomie 660
- oberflächliches Beinvenensystem 660
- - epifasziales 660
- - Perforansvenen (*siehe auch dort*) 663, 664
- tiefes Beinvenensystem 662, 663
- - subfasziales 663
Benzathinpenicillin 183
Benzimidazol, Lichtschutz 746
Benzoate 211
Benzocain, Zosterschmerzen 74
Benzodiazepine, atopische Dermatitis 220
Benzoylperoxid, Akne 324
Benzylbenzoat
- Pedikulosis 114, 115
- - Einwirkzeit 115
- - Handelspräparate 115
- - Nebenwirkungen 114
- Rickettsiose 175
- in der Schwangerschaft 1169
- Skabies 117, 118
Benzylnikotinat, Verrucae vulgares 85

Benzylpenicillin, Thrombozytopathie, erworbene 590
Berloque-Dermatitis 785, 786, 794
- Bergamotteöl 786
- hydrochinonhaltige Präparate 786
Berufsdermatosen (*siehe auch* Berufskrankheit) 1226
- Akne, beruflich bedingte 1227
- Arbeitshandschuhe 1230
- Arbeitsunfall 1240
- Asthma
- - allergisch induziertes 1228
- - beruflich induziertes 1235
- Berufskrankheitenverfahren 1237
- Berufsekzem
- - allergisches 1226
- - irritativ-toxisches 1227
- Chromatekzem, spezielle Maßnahmen 1233
- Definition, sozialrechtliche 1226
- Dermatosen als Berufskrankheit 1226
- Erfrierungen 1227
- Erwerbsfähigkeit, Minderung 1238
- Erwerbsunfähigkeitsrente 1239
- Fachgutachten, dermatologisches 1237
- Friseurekzem 1228
- Hautarztverfahren 1236
- Hautkrebse, beruflich induzierte 1228
- Hautpflege 1230, 1233
- Hautreinigung 1230, 1233
- Hautschutzmaßnahmen 1230
- Hyposensibilisierungsversuche 1234
- Infektionskrankheiten 1228
- Jugendarbeitsschutzgesetz 1229
- Kontaktdermatitis, allergische 1228
- Kortikosteroide, systemische 1234
- Maurerekzem 1228
- Nachgutachten 1239
- Nickelekzem, spezielle Maßnahmen 1233
- Prävention am Arbeitsplatz 1229
- Rehabilitation, berufliche 1239
- Risikogruppen, Erkennung 1229
- Strahlenschäden 1228
- UV-Bestrahlung 1234
- Verbrennungen 1227
Berufskrankheit, Voraussetzung für die Anerkennung 1238
Berufskrankheitenverfahren 1237
Berufswahl, atopische Dermtitis 214, 215
- für Atopiker ungeeignete Berufe 215
Besenreiservarizen 671, 674, 675
- Sklerosierungstherapie 674, 675
β-Blocker / β-Rezeptorenblocker
- lichenoide Arzneimittelreaktion 258

– Psoriasis vulgaris 268
– Thrombozytopathie, erworbene 590
Betacaroten 770, 774, 817
– Leukoderm 770
– Vitiligo 774
Beulenpest (siehe auch Pest) 169
Bezafibrat, Lipidosen 692
BHD-Schema 871
BIDS-Syndrom 570
Bienenstiche 145
Bifonazol 23, 32
– bei Onychomykosen 1090
– – Ansprechrate 1090
– – Penetration 1090
– – Therapiedauer 1090
– – Wirkmechanismus 1090
Bilharzia / Bilharziose (siehe auch Schistosomiasis, kutane) 135 ff.
biliäre Zirrhose, Pseudosklerodermien 507
Bilirubin, Hyperpigmentierungen 784
Bindegewebsersatz 1295
Bioverfügbarkeit im Kindesalter 1174
Blaschko-Linien 569
Blastokonidien 22
Blastomykose 48, 146
– B. dermatitidis 25, 48
blaue Flecken-Syndrom (siehe auch „painful bruising snydrome") 585, 1251, 1252
– Artefaktvariante 1251
– Behandlung 1251
– Cyproheptadin 1252
– Klinik 1251
– Kontrazeptiva, orale 1252
– neurotische Persönlichkeiten 1251
– Prävalenz 1251
– Psychotherapie 1252
– Streßsituationen, emotionale 1251
Bleichbehandlung 1294
– Hydrochinon (siehe auch dort) 1294
– Hydrocortison 1294
– Nebenwirkungen 1294
– Therapieerfolg 1294
– Tretinoin 1294
Bleichmittel 775, 787
– Antimetaboliten 787
– Azelainsäure 787
– Bleichcreme 352
– Dicarbonsäuren 787
– Hydrochinon 787
– Kortikoide 787
– Oxidantien 787
– Phenolverbindungen 787
– Quecksilberverbindungen 787
– Vitiligo 775
Bleomycin
– Bleomycin-CHOP-Schema 649
– intraläsionale Behandlung 805

– – Anwendung 805
– – Dosierung 805
– – Keratoakanthom 805
– – Nebenwirkungen 805
– neutrophile ekkrine Hidradenitis 726
Blepharitis 637
Blepharokonjunctivitis
– B. allergica 204
– Rosazea 344
Blepharoplastik 1297
– Komplikationen 1297
– operative Technik 1297
– Sicca-Syndrom 1297
Bloch-Sulzberger-Krankheit (Incontinentia pigmenti) 713
Bloom-Syndrom 732, 743, 744, 927
– Behandlung 743
– Betacaroten 744
– 5- Fluorouracil 744
– Korrelation zu Malignomen 927
– Lichtschutzmittel 743
– Retinoide, orale 744
– Sonnenblocker 744
– Tumorprophylaxe 744
– Xeroderma pigmentosum 744
„blue-rubber-bleb-naevus"-Syndrom 1062
BOLD-Schema 873
Borderline Lepra 613
Bornaprin, Hyperhidrosis 717
Borrelia burgdorferi (siehe auch Borreliose, kutane) 100 ff., 150, 495, 498
Borreliose im Kindesalter (siehe auch Borreliose, kutane) 100 ff., 1191, 1192
– Akrodermatitis chronica atrophicans 1192
– Amoxicillin 1192
– Arthritis 1192
– – rezidivierende 1192
– Bannwarth-Syndrom 1192
– Behandlung 108, 1192
– Borrelienlymphozytom 1192
– Cefotaxim 1192
– Ceftriaxon 1192
– Doxycyclin 1192
– Erythema chronicum migrans 1191
– Erythromycin 1192
– Fazialisparese 1192
– Lyme-Karditis 1192
– Neuroborreliose 1192
– Penicillin G 1192
Borreliose, kutane (siehe auch Borreliose im Kindesalter) 99 ff., 150, 991, 1191 ff.
– Erregernachweis 101
– Behandlung 106
– – bei Kindern (siehe auch Borreliose im Kindesalter) 106, 1191, 1192
– – prophylaktische 106
– – stadiengerechte Standardbehandlung 105

– – während der Schwangerschaft 106
– Infektionsmodus 100
– Jarisch-Herxheimer-Reaktion 106
– Organmanifestation 103
– Schwangerschaft 100
– Serokonversion 103
– serologische Untersuchungen 102
– Stadienverlauf 103
– Vektor 101
Bourneville-Pringle-Krankheit 341
Bowen-Krankheit (siehe auch Morbus Bowen) 800, 1100
– bowenoide Papulose 87
– – des Penis (siehe auch Papulose) 1139
– Lokalisation, parunguale 1100
– Perianalregion 1128
– Röntgenweichstrahltherapie 800
– photodynamische Therapie 800
Boyd-Perforans 664
BP-Antigene, Antigendeterminanten 426
– 180 kD 426
– 230–240 kD 426
BPO, Akne (siehe auch Benzoylperoxid) 327
– Erythem 327
– Haarbleichung 327
– Phototoxizität 327
– Schuppung 327
brasilianischer Pemphigus (siehe Pemphigus brasiliensis) 409, 423
Brauenanhebung durch Kranzschnitt 1297
– Komplikationen 1298
– operative Technik 1297
Bräunungsakzeleratoren 776
Bräunungsbeschleuniger 747
Bräunungsmittel, künstliche 776, 777
– Dihydroxyaceton (DHA) 777
– Juglon 777
– Kaliumpermanganat 777
– Lawson 777
– Melanoidine 777
– Naphthochinone 777
Brillantgrünlösung 23, 31, 40, 65
Brivudin 56, 72, 75, 79, 1057, 1192, 1198
– Bromvinyldeoxyuridin 79
– Brovavir 79
– Gingivostomatitis herpetica 1057
– HIV-Infektion im Kindesalter 1198
– Ramsay-Hunt-Syndrom (siehe auch dort) 77
– Varizellen/Zoster-Infektion 72
– – Dosierung 72
– – im Kindesalter 1192, 1198
– virostatische Potenz 79
– Zosterschmerzen 75
Brocq
– Parapsoriasis en plaques 306, 310, 311

- Pautrier-Syndrom (Angiolupoid) 634
- Pautrier-Zunge (*siehe auch* Glossitis rhombica mediana) 1050
- Pseudopelade 254
Bromazepam, atopische Dermatitis 220
Bromhidrosis 722 ff.
- bakterielle Zersetzung 723
- Cornynebakterien 723
- Desodorantien 723
- Körpergeruch / Schweißgeruch, abnormaler 722, 723
- Körperhygiene 723
Bromvinyldeoxyuridin (*siehe* Brivudin) 57, 79
Brovavir 57, 79
Brugia malayi und B. timori (*siehe* Filariasis, lymphatische) 134, 135
Brunsting-Perry-Pemphigoid 414
Bruzellose 163
- Berufskrankheit 163
- Erreger 163
- Erythema nodosum 163
- Exanthem 163
- Fasziitis-Panniculitis 163
- Kortikosteroide 163
- Streptomycin 163
- Tetracyclin 163
- Trimethoprim-Sulfamethoxazol 163
Bubonenpest (*siehe auch* Pest) 169
Buckley-Syndrom (siehe auch Hyper-IgE-Syndrom) 1189
Budd-Chiari-Syndrom 876
- Dacarbazin 876
- Eosinophilie 876
- grippeähnliche Symptomatik 876
- Leberwerte, Erhöhung 876
- Warnzeichen 876
bullöse Dermatosen 403 ff.
bullöser Lupus erythematodes 470
bullöses Pemphigoid (*siehe* Pemphigoid, bullöses) 409, 411 ff., 537, 925, 926
bunte Atrophie 1213
Buruli-Ulkus 146
Burylphenol, p-tertiäres, Leukoderm 770
Buschfleckfieber (*siehe auch* Rickettsiose) 173, 174
Buschke-Hitzemelanose (Erythema e calore) 785, 786
- Heizkissen 786
- Pigmentinkontinenz 786
- Wärmeflaschen 786
Buschke-Löwenstein-Condylomata gigantea 87
Buschke-Scleroedema adultorum 494, 512 ff.
Butylhydroxytoluol 211
BVD-Schema 871
BVDU (Bromvinyldeoxyuridin; *siehe auch* Brivudin) 56, 57, 79

- Resorption bei oraler Applikation 57

C
Cabernet-Sauvignon-Trauben, Hyperpigmentierungen 792
Calcinosis 697
- circumscripta 697
- cutis 484, 499, 516
- - PSS 499
- universalis 697
Calcipotriol 302
- Psoriasis vulgaris 284–286
- - Brennen 285
- - Dosierung 285
- - Hyperkalzämie 285
- - Hyperkalziurie 285
- - klinische Anwendung 285
- - Kombination mit einer UVB-Phototherapie 285
Calcitonin, PSS 502
Calymmatobacterium granulomatis 191
Camouflage (kosmetische Abdeckung)
- Hyperpigmentierungen 793, 794
- Vitiligo 776
Candida 20 ff.
- C. albicans 21
- C. krusei 21
- C. parapsilosis 22
- C. spp. 36
- C. stellatoidea 21
- C. tropicalis 22, 28
- Candidaendokrinopathiesyndrom 22
- Granulome 22
- Spesis 22
- Torulopsis glabrata 22
Candidose 21 ff.
- anogenitale 22
- Candidaonychie 22
- intertriginöse 22, 23
- mukokutane 24
- Nagelcandidose 24
- orale 22
- orale, bei HIV-Infektionen 957
- - Amphotericin B 958
- - Fluconazol 958
- - Itraconazol 958
- - Ketoconazol 958
- - Natamycin 958
- - Nystatinsuspension 958
- - Resistenzen 958
- in der Schwangerschaft 1163
- systemische 22, 28, 43
Canthaxanthin 770
- Betacaroten + Canthaxanthin 770
- Vitiligo 774
CAPO-Schema 1012
Capsaicin
- Chromhidrosis 723
- Pruritus 233
- - chemische Eigenschaften 233

- - Indikation 233
- - Wirkdauer 233
- - Wirkmechanismus 233
- Zosterschmerzen 74
Capsid 54
Captopril, PSS 502
Carbamazepin 80
- lichenoide Arzneimittelreaktion 258
Carbaryl, Pedikulose 115
- Einwirkzeit 115
- Handelspräparate 115
Carbenicillin, Thrombozytopathie, erworbene 590
Carboplatin 875
Carotin, Hyperpigmentierungen 784
Carrión-Krankheit (*siehe auch* Bartonellose) 164
Castellani-Lösung 22–24, 40
Cathepsin-G 453
Cazenave-Pemphigus foliaceus 422
CD30-positive Zellen, lymphomatoide Papulose 312
CDLE (*siehe* Lupus erythematodes, chronisch diskoider) 460–463, 770, 1163
Cefaclor im Kindesalter 1191
Cefalexin im Kindesalter 1191
Cefixim, Gonorrhö 186
Cefotaxim, Gonorrhö 186
Cefotetan
- Chlamydia trachomatis-Infektion 193, 194
- Gonnorhö 186
Cefoxitin
- Chlamydia trachomatis-Infektion 193, 194
- Gonnorhö 186
Ceftazidim 14
Ceftriaxon
- Borreliose, kutane 106
- Gonnorhö 186, 187
- Ulcus molle 189
Cefuroxim, Borreliose, kutane 105
„Centers for Disease Control" (CDC) 180
Cephalosporine 12
- Borreliose, kutane 104
- in der Schwangerschaft 1167
Cetirizin 240, 241
- atopische Dermatitis 220
- Dosierung 241
- Halbwertszeit 241
- keine ZNS-Wirkungen 241
- im Kindesalter 1186
- Kombinationen 241
- in der Schwangerschaft 1166
- Urtikara 368
- Wirkdauer 241
- Wirkung auf die Eosinophilenmigration 241
- Wirkungseintritt 241
Cetylstearylalkohol, atopische Dermatitis 215

Chanarin-Dorfman-Syndrom 569
Cheilitis
– C. abrasiva 1047
– C. actinica (siehe Cheilitis actinica) 1047
– C. angularis candidosa bei HIV-Infektion 957
– C. exfoliativa (siehe auch Cheilitis simplex) 1046
– C. granulomatosa 226, 636
– C. sicca (siehe auch Cheilitis simplex) 1046
– C. simplex (siehe Cheilitis simplex) 1046
– erosive 1066
Cheilitis actinica 1047
– Behandlung 1047
– C. acuta 1047
– C. chronica 1047
– CO_2-Laserbehandlung 1047
– 5-Fluorouracil 1047
– Hydrocortison 1047
– kryochirurgische Behandlung 1047
– Lichtschutz 1047
– Lippenrotplastik nach Langenbeck von Bruns 1047
– Tretinoin 1047
– Vermilionektomie 1047
Chemochirurgie 811, 1263
Chemotherapie, malignes Melanom 870 ff.
– BHD-Schema 871
– BOLD-Schema 873
– BVD-Schema 871
– DA-Schema 872
– DBCT-Schema 875
– DDP-IFN-α-Schema 878
– DTIC-IFN-α-Schema 877
– DVP-Schema 874
– Monochemo-IL-2-Schemata 879
– Polychemo.-IL-2-IFN-α-Schemata 880
– Polychemotherapieschemata 870
– VBD-Schema 874
– VBL-IFN-α-Schema 878
– VDS-IFN-α-Schema 878
Cheilitis simplex 1046
CHILD-Syndrom 569
Chinidin, lichenoide Arzneimittelreaktion 258
Chinolinsulfat 11
Chlamydia / Chlamydieninfektion
– C. trachomatis-Infektion 190, 192–194
– – Serotypen L1, L2, L3 190
– in der Schwangerschaft 1162
Chloasma
– Chl. gravidarum 1150
– Chl. uterinum 1150
Chlorakne 338
Chloralhydrat
– atopische Dermatitis 220
– lichenoide Arzneimittelreaktion 258

Chlorambucil
– Lichen myxoedematosus 701
– neutrophile ekkrine Hidradenitis 726
Chloramin 11
Chloramphenicol
– Anthrax 157
– Salmonellose 160
– in der Schwangerschaft 1168
– Shigellose 161
Chlorate, Hyperpigmentierungen 788
Chloräthyl-Spray, Larva migrans 133
Chlordiazepoxid, atopische Dermatitis 220
Chlorhexidingluconat (Chlorhexidin) 3, 23, 522, 1046
– Nebenwirkung 1046
– Typ I-allergische Reaktion, lebensgefährliche 1046
Chloroform, Myiasis 139
Chloroquin
– CDLE 462
– Intervalltherapie 464
– im Kindesalter 1178
– Lichen ruber-LE-Überlappungssyndrom 258
– PCT 759
– – Behandlungsdauer 759
– – Dosierung 759
– – kombinierte Aderlaß- und Chloroquinbehandlung 759
– – Leberfunktionstests 759
– – Vorgehen 759
– – Wirkungsmechanismus 759
– Pruritus 235
– REM-Syndrom 701
– in der Schwangerschaft 1166
– SCLE 464
Chloroxylenol, Akne 325
Chlorpheniramin 239
– in der Schwangerschaft 1166
Chlorphenoxamin 239
– in der Schwangerschaft 1166
Chlorpromazin, Thrombozytopathie, erworbene 590
Chlorpropamid, lichenoide Arzneimittelreaktion 258
Cholera, Impfempfehlung 93
Cholesterinembolisation 448, 653
Cholesterolsulfat 563
Cholestyramin, Pruritus 231
Chondrodermatitis nodularis helicis 1070
– CO_2-Laserbehandlung 1070
– Exzision, operative 1070
– Kryotherapie 1070
– Triamcinolon 1070
Chondrodysplasia
– C. punctata 564
– X-chromosomal-dominante 569
CHOP-Schema 1012
– Bleomycin 649

Christ-Siemens-Touraine-Dysplasie 713
Chromablastomykose 42
Chromhidrosis 723, 724
– apokrine 723
– Behandlung 723
– Capsaicin 723
– Lipofuszine 723
– Pigmente 723
Chromobakterien 150
– C. violaceum (siehe auch Chromobakteriose) 171
Chromobakteriose 171, 172
– Amikacin 172
– Gentamicin 172
– Infektionsweg 171
chronisch-aktinische Dermatitis (siehe auch Lichtreaktion, persistierende) 738 ff.
chronisch-venöse Insuffizienz (CVI) 665, 666, 669
– „atrophie blanche" 669
– Corona phlebectatica 669
– Dermatosklerose 669
– funktionelle Einteilung 666
– Schweregrade 669
– Stasis dermatitis 669Chrysarobin 279
Chrysophansäure 279
Chrysops 134
Churg-Strauss-Syndrom (allergische Granulomatose) 453, 454, 537
Chymotrypsin, Urokinasetherapie 683
Ciclopiroxolamin 21, 32, 39
– bei Onychomykosen 1090
Cignolin (siehe auch Dithranol), Psoriasis vulgaris 278
Cignolin-Minutentherapie 302
Cignolinbraun 282
Cilofungin 20
Cimetidin 242
Cinnamylderivate, Hyperpigmentierungen 792
Ciprofloxacin 6, 14
– Gonnorhö 186
– Mycobacterium leprae 615
– Nokardiose 151
– Tularämie 166
– Ulcus molle 189
Cisplatin 875
– Alopezie 876
– Hyperhydratation 875
Civatte-Poikiloderm 785, 786
Clarithromycin 9, 11
– Borreliose, kutane 106
– Gonnorhö 187
– Mycobacterium leprae 615, 616
Clavi syphylitici 182
Clavulansäure 5, 13
– Ulcus molle 189
Clavus, subungualer (siehe auch Onychoclavus) 1078
Clemastin 239
– atopische Dermatitis 214, 220

– in der Schwangerschaft 1166
Clemizolpenicillin 183
Clindamycin 5, 11–13
– Akne 324, 327
– – bakterielle Resistenz 327
– – gastrointestinale Beschwerden 327
– bakterielle Vaginose 197
– Chlamydia trachomatis-Infektion 193, 194
– im Kindesalter 1191
– in der Schwangerschaft 1167
Clioquinol 3, 64
Clobazam, atopische Dermatitis 220
Clofazimin 571, 1048, 1049
Clofazimin, Mycobacterium leprae 615–617
– – Dosierung 616
– – Hyperpigmentierung 616
– – lepromatöse Lepra 617
– – Wirkungsmechanismen 615, 616
– – Nebenwirkungen 616
– – Wirkungsmechanismen Clofibrat, Lipidosen 616, 692
Clofibrinsäurederivate 692
Clomiphen 504
Clomipramin 80
Clonazepam 80
Clotrimazol 32
– in der Schwangerschaft 1168
CMV-(Cytomegalievirus)-Infektion 89
CO_2-Laserbehandlung
– aktinische Keratosen 799
– Arsenkeratosen 800
– atrophische Narben 1264
– Basaliomtherapie (*siehe auch dort*) 813
– Cheilitis actinica 1047
– Chlorakne 338
– Chondrodermatitis nodularis helicis 1070
– Condylomata
– – acuminata 1139
– – gigantea 1139
– Erythroplasie Queyrat 801, 1141
– Glomustumor 897
– Granuloma
– – G. anulare 627
– – G. eosinophilicum faciei 630
– – G. pyogenicum 1098
– HIV-Infektion, HPVI 956
– HPVI (humane Papillom-Virus-Infektion) 976
– Hyalinosen / Hyalinosis 698
– Kaposi-Sarkom, HIV-assoziiertes 969
– Keloide 1270
– Keratoakanthom 803
– Koenen-Tumore 1099
– Lentigo maligna 843
– Leukoplakien der Schleimhäute 801

– Lichen
– – L. amyloidosus 695
– – L. myxoedematosus 701
– – L. sclerosus et atrophicans des Penis 1141
– Morbus
– – M. Bowen 800
– – M. Paget 826
– Mullusca contagiosa 81, 82
– – bei HIV-Infektion 957
– Narben
– – atrophische 1264
– – hypertrophe 1268, 1270
– Papillomatose, orale floride 801
– Papulose des Penis, bowenoide 1139
– Papillomatosis cutis carcinoides 802
– Peutz-Jeghers-Syndrom 931
– Pigmentzellnävi, gewöhnlich erworbene 838
– Plattenepithelkarzinom 820
– Röntgenkeratosen 800
– Steatocystoma multiplex (*siehe auch dort*) 341
– Talgdrüsenhyperplasie 341
– Tätowierungen (*siehe auch dort*) 1272–1274
– Trichoepitheliom 893
– Verrucae
– – V. plantares 86
– – V. vulgares 84
– verruköses Karzinom 803
– Viruspapillome 956
– Warzen, periunguale und subunguale 1097
Coccidioides immitis 25, 47
Cockayne-Syndrom 732, 743, 744
– Behandlung 743
– Betacaroten 744
– 5- Fluorouracil 744
– Lichtschutzmittel 743
– Retinoide, orale 744
– Sonnenblocker 744
– Tumorprophylaxe 744
– Xeroderma pigmentosum 744
Cockett-Perforantes 664
Codeinphosphat 79
– Codein im Kindesalter 1175
Coelomyzeten 153
Coffein, Thrombozytopathie, erworbene 590
Colchicin, Aphthen, chronisch-rezidivierende 521, 523
Colestipol, Lipidosen 692
Colestyramin, Lipidosen 692
Colitis ulcerosa
– Nagelveränderungen 1076
– Periarteriitis nodosa 450
Condylomata acuminata 86, 87, 1138
– CO_2-Laser 1139
– Elektrokauter 87
– 5-FU-Creme 87
– genitale Infektionen, weitere 1138

– rIFNα 87
– rIFNβ 87, 1139
– Kryochirurgie 87
– Lokalisation 1138
– Orificium urethrae 1138
– Podophyllinlösung 87, 1139
– Podophyllotoxin 87
– in der Schwangerschaft 1161
– Trichloressigsäure 87
Condylomata gigantea Buschke-Löwenstein 87, 803, 1131, 1139
– Behandlung 1139
– CO_2-Laser 1139
– Lokalisation 1139
Condylomata lata 182
Cooke-Aphthosis herpetiformis 520
COP-BLAM-Schema 1012
COP-Schema 1011
COPP-Schema 1011
Cornu cutaneum 832
Corona phlebectatica 666
Corynebakterien 8
– C. diphtheriae (*siehe auch* Diphtherie) 158 ff.
– C. minutissimum 6
– C. tenuis 6
Coryza luetica 182
Cotrimoxazol
– Akne 327
– bakterielle Resistenz 327
– Granuloma inguinale 191, 192
– Lymphogranuloma venereum 190, 191
– Mycobacterium leprae 616
– Necrolysis toxica combustiformis 393
– Ulcus molle 189
Cowden-Syndrom 927, 932
– Angiome 927
– Angiofibrome 927
– Café-au-lait-Flecken 927
– Fibrome 927
– Isotretinoin 928
– Kieselsteinzunge 927
– Knochenzysten 927
– Magenkarzinom 927
– Mammakarzinom 932
– Schilddrüsenkarzinom 927, 932
– Tricholemmome 927, 932
Creeping eruption (*siehe auch* Larva migrans cutanea) 133
CREST-Syndrom, PSS 499, 697
Crohn-Krankheit 1050, 1076, 1113, 1126
– Nagelveränderungen 1076
– Proktitis 1113
Cromoglicinsäure
– atopische Dermatitis 220
– im Kindesalter 1181
Crotamiton, Skabies 117, 118
Cryptococcus neoformans 25, 44, 959
Culex pipiens 120
Cumarintherapie 679, 680
Curettage, Basaliom 812

- Nachteile 812
- Vorteile 812
- Wundheilung 812

Cushing-Krankheit (*siehe auch* Hyperpigmentierungen) 785
Cutis rhomboidalis nuchae 1299
CVI (*siehe* chronisch-venöse Insuffizienz) 665, 666, 669
CVP-Schema 1011
Cyclofenil 504
Cyclophosphamid 1013
- alkylierende Substanz 1013
- Ausscheidung 1013
- Azoospermie 1014
- Haarausfall 1013
- Knochenmarksdepression 1013
- Lichen myxoedematosus 701
- Mesna 1014
- Nebenwirkungen 1013
- neutrophile ekkrine Hidradenitis 726
- Pulstherapie, Pemphigus vulgaris 418, 419
- Zystitis, hämorrhagische 1014
- zytophagisch-histiozytäre Pannikulitis 649

Cycloserin 601
Cyclosporin A (CyA) 223, 294–297, 648, 1054
- Anwendung bei Kindern 296
- Aphthen, chronisch-rezidivierende 524
- Applikation, topische 1054
- atopische Dermatitis / atopisches Ekzem 223
- Behandlungskontrollen 295
- Bioverfügbarkeit 294
- Blutspiegel 1054
- chronisch aktinische Dermatitis 740
- Dosis, wirksame 294
- Graft-versus-host-Krankheit 260
- Indikationen 295
- Interaktionen 296
- Krisisbehandlung 296
- Lichen ruber
- - mucosae, Lokalanwendung 254
- - planus 251
- M. Behçet 529
- Mundspülungen 417
- Nephrotoxizität 294, 296
- Pannikulitis 648
- Psoriasis 294–297
- Richtlinien 297
- SCLE 466
- Unterbrechen, bzw. Abbrechen der Therapie 295
- Urtikara 368
- Wirkung 294
- zytophagisch-histiozytäre Pannikulitis 649

Cyproheptadin 912
- Dosierung 912
- Kombination mit Ketotifen 912

Cyproteronacetat, Akne 323
Cytarabin, neutrophile ekkrine Hidradenitis 726
Cytomegalievirus (*siehe* CMV)

D

D-Penicillamin in der Schwangerschaft 1166
DA-Schema 872
Dacarbazin 876, 916
- Budd-Chiari-Syndrom (*siehe auch dort*) 876
DADPS (Diaminodiphenylsulfon) 431, 432, 961, 1177
- Albuminbindung 431
- Antagonist der p-Aminobenzoesäure 431
- Arzneimittelexantheme 431
- Bioverfügbarkeit 431
- Blutbildkontrollen 432
- Dermatitis herpetiformis Duhring (*siehe auch* D. herpetiformis Duhring) 408
- dermatologische Indikationen 431
- Dosierung 431
- Folatsynthetasehemmung 431
- Glukose-6-Phosphatase-Bestimmung 432
- Hinweise zur Anwendung 431
- Interaktionen 432
- Kontraindikationen 432
- Kontrolluntersuchungen 408, 432
- Kopfschmerzen 431
- Leishmaniose 127
- Lichen ruber planus 251
- Met-Hb-Bildung 409, 431
- Met-Hb-Kontrollen 408, 432
- Mycobacterium leprae 615–617
- Nausea 431
- Nokardiose 151
- pharmakologische Eigenschaften 432
- Pruritus 235

Danazol (Winobanin)
- Angioödem, hereditäres 380
- chronisch aktinische Dermatitis 740
- SCLE 466

Darier-Krankheit (*siehe auch* Dyskeratosis follikularis) 574 ff., 579, 1082–1084
- Koilonychie 1082
- Leukonychie 1084

Darier-Zeichen 551, 554
„darkrepair", Lichtdermatosen 732
DBCT-Schema 875
DDC (*siehe* Dideoxycytidin) 56
DDI (*siehe* Dideoxyinosin und Didanosin) 56
DDP-INF-β-Schema 878
Deferoxaminbehandlung 759, 760
Dehydroepiandrosteronsulfat, Akne 319
Dehydrotestosteron, Akne 319

Dellwarzen (*siehe* Mullusca contagiosa) 81
δ-Aminolävulinsäure-Synthase 752
δ-Desaturase 207
Demodex folliculorum 343
Dennie-Morgan 205
Dequaliniumchlorid 3
Dequaliniumdecylenat, Akne 325
Dercum-Krankheit (*siehe auch* Fetthypertrophie) 658
Dermabrasio 348 ff., 1263, 1293
- Akne 333
- - Aknenarben 348
- - Infektionsgefahr 333
- - Hyperpigmentierung 333
- - UV-Karenz 333
- Angiofibrome 348
- Basaliome, großflächige superfizielle 348
- Chloraethan 1263
- diamantbesetzte Fräsen 1293
- Diamantschleifköpfe 349
- Drahtbürste 349
- Durchführung 349
- Epithelisierung 350
- Faltenbehandlung, Wirksamkeit 1293
- Fräskopf 349
- Herpesinfektion 350
- hochtourig 1263
- Hyperpigmentierung 349, 793, 1263
- Hypopigmentierung 1263
- Keloide 348
- Keratosen, aktinische 348
- Lentigines 348
- Morbus Darier 348
- Morbus Hailey-Hailey 348
- Nachbehandlung 349, 350, 1293
- Narbenbildung, hypertrophe 350
- Nebenwirkungen 1263
- niedrigtourig 1263
- Oberflächenanästhesie 1263
- Patientenselektion 348
- Periorbitalregion 350
- Polyacrylamidgel 1263
- Porokeratosis Mibelli 348
- Rhinophym 348
- Schleifgeräte 349
- Schleiftiefe, genau meßbare 1293
- Tätowierungen 348
- technische Durchführung 349
- Umdrehungsgeschwindigkeit 1293
- Vollnakose 1263
- Wunddressing 350

Dermatansulfat 699
Dermatitis
- Acrodermatitis (*siehe dort*) 704, 705, 915, 1075, 1187, 1192
- akneiforme 342, 1228
- - HIV-assoziierte 342
- „ashy dermatitis" 256
- atopische (*siehe* atopische Dermatitis) 203 ff., 770

- Autoimmun-Progesteron-Dermatitis (*siehe auch dort*) 1153
- Berloque-Dermatitis (*siehe auch dort*) 785, 786, 794
- Chondrodermatitis nodularis helicis (*siehe auch dort*) 1070
- chronisch-aktinische (*siehe auch* Lichtreaktion, persistierende) 738 ff.
- chronisch-irritative 1228
- D. akneiforme (*siehe dort*) 342, 1228
- D. artefacta (*siehe* Dermatitis artefacta) 1250, 1251
- D. exfoliativa neonatorum (*siehe auch* SSS-Syndrom) 1183
- D. fistulosa significa 1126
- D. herpetiformis Duhring (*siehe dort*) 407 ff., 925, 1176
- D. perianalis significa 1127
- D. seborrhoides infantum (*siehe dort*) 1187
- D. ulcerosa 910
- digitiformis 310
- eosinophile 539, 546
- Exsikkationsdermatitis bei HIV-Infektionen (*siehe auch* HIV-Infektionen) 964
- bei HIV (*siehe auch* D. bei HIV) 964, 1196
- Kontaktdermatitis 799
- - allergische 1228
- papulöse bei HIV-Infektionen (*siehe auch* HIV-Infektionen) 964, 966
- papulöse in der Schwangerschaft 1158
- Pellagra / Pellagroid (*siehe auch dort*) 706
- periorale (*siehe* D. periorale) 339, 340
- photoallergische 732
- phototoxische (*siehe auch dort*) 732, 748
- Retinoiddermatitis 576, 577
- rosazeaartige (*siehe auch* Dermatitis, periorale) 339, 340
- seborrhoische bei HIV-Infektionen (*siehe auch* HIV-Infektionen) 964
- sklerodermiforme 1228
- Stasis dermatitis 669
- Strahlendermatitis, erosive 814
- Windeldermatitis (*siehe auch dort*) 1187
Dermatitis artefacta 1250, 1251
- Amitriptylin 1251
- Beobachtung, engmaschige 1250
- Chlordiazepoxid 1251
- Fremdkörpereinbringung 1250
- neurotische Kranke 1250
- Pharmakotherapie 1251
- psychotische Störungen 1250
Dermatitis herpetiformis Duhring 407 ff., 537, 925, 1176
- Antigendeterminanten 409

- antipruriginöse Lokaltherapie 409
- Colchicin 408
- Colestyramin 408
- Cyclosporin A 409
- DADPS (*siehe auch dort*) 408, 409
- - Ascorbinsäure 408
- - Kontrollen 408
- - Methämoglobine 408, 409
- Fibrillin (350 kD Protein) 407
- gastrointestinale Beteiligung 407
- glutenfreie Kost 408, 409
- glutensensitive Enteropathie 407
- Harnblasenkarzinom 925
- Immunhistologie 407
- Kortikosteroide 408
- Lungenkarzinom 925
- Nicotinamid 408
- Paraneoplasien 925
- Prostatakarzinom 925
- Rektumkarzinom 925
- Schilddrüsenfunktion 408
- Sulfamethoxypyridazin 408
- Tetracycline 408
- Zöliakie 407
Dermatitis bei HIV-Infektion 964, 1196
- im Kindesalter 1196
- papulöse Dermatitis 964
- seborrhoische Dermatitis (*siehe* seborrhoische D.) 964
- Exsikkationsdermatitis 964
- Follikulitis, eosinophile
Dermatitis, periorale 339, 340
- depressive Verstimmung 340
- Metronidazolcreme 340
- Tetracyclin 340
- UVB-Bestrahlung 340
Dermatitis seborrhoides infantum 1187
- Detergenzien 1188
- Erythrodermie 1187
- Heilungsverlauf 1188
- Immundefizienz 1187
- Öle 1188
- Salicylsäure 1188
- Superinfektion 1188
Dermatofibrom (*siehe auch* Histiozytom) 892
Dermatofibrosarkom 898
- D. protuberans 898
- Fünfjahresüberlebensrate 899
- operative Entfernung 899
- Prävalenz 898
- Prognose 898
- Röntgenbestrahlung 899
- Sicherheitsabstand 899
Dermatomyositis (DM) 484 ff., 490, 652
- amyopathische 484, 919
- Autoantikörper, myositisspezifische 485
- D. adulte (*siehe* D., adulte) 486 ff.

- D. juvenile (*siehe* D. juvenile) 488 ff., 1178
- D. maligna (*siehe* D. maligna) 918–920
- Diagnosekriterien 485
- Klassifikation 484
- Medikamente als Auslöser 485
- in der Schwangerschaft 1163
- Tumorsuche 484
Dermatomyositis adulte 486 ff.
- Aktivitätsmarker der Muskelentzündung 486
- Azathioprin 486
- Chlorambucil 487
- Cyclophosphamid 487
- Cyclosporin A 487
- Hydroxychloroquin 487
- Immunglobuline 487
- Kortikosteroide 486
- Methotrexat 486
- Paraneoplasie 486
Dermatomyositis juvenile 488 ff., 1178
- Azathioprin 1178
- Cyclophosphamid 1178
- Cyclosporin A 488
- Gammaglobulin 488
- Hydroxychloroquin 488
- Kortikosteroide 488, 1178
Dermatomyositis maligna 918–920
- Atemgymnastik 920
- Azathioprin 919
- Bronchialkarzinom 918
- Cyclosporin A 920
- Gottron-Zeichen 919
- Hydroxychloroquin 920
- Immunsupressiva 919
- Keining-Zeichen 919
- Kortikosteroide 919
- Magenkarzinom 918
- Mammakarzinom 918
- Ovarialtumore 918
- Tumorextirpation, radikale 919
Dermatophagoides pteronyssimus 210, 224
Dermatophyten 20
Dermatophytosen 31
Dermatosen
- Berufsdermatosen (*siehe auch dort*) 1226
- D. bullöse (*siehe* D., bullöse) 409, 1176
- D. psoriasiforme acromélique d'étiologie cancereuse (*siehe auch* Akrokeratose Bazex) 912
- digitiformis 993
- eosinophile 535 ff.
- IgA-lineare (*siehe* D., IgA-lineare) 409–411, 1176, 1200
- mit lymphozytärer bzw. lymphozytär-gemischter Vaskulitis (*siehe auch* Vaskulitis) 439, 440
- neutrophile febrile, akute (*siehe auch* neutrophile D.) 396–398

- Schwangerschaftsdermatosen (*siehe auch dort*) 1150, 1153
- transitorische akantholytische (*siehe* Dermatose, t.a.) 575, 576
- viral bedingte bei HIV-Infektionen im Kindesalter 1197

Dermatosen, bullöse 403 ff., 409, 1176, 1177
- Antigendeterminanten (*siehe auch dort*) 409, 426
- im Kindesalter 1176, 1177
- – Colchicin 1177
- – DADPS 1177
- – Dermatitis herpetiformis Duhring (*siehe auch dort*) 1176
- – Dermatose, juveniler Typ der IgA-linearen 1176
- – Differentialdiagnose 1177
- – Kortikosteroide 1177
- – Pemphigoid, bullöses 1176
- – Pemphigus vulgaris 1176

Dermatosen, IgA-lineare 409–411, 1176, 1200
- Antigendeterminanten 409
- Azathioprin 411
- DADPS (*siehe auch dort*) 410
- diätetische Maßnahmen 411
- HLA-B8 410
- Immunhistologie 410
- im Kindesalter 1176, 1200
- lokale Maßnahmen 411
- Sulfonamide 410
- Verlauf 410

Dermatosen, transitorische akantholytische (Grover) 575, 576

Dermatozoenwahn (*siehe auch* Dermatozoophobie) 1247

Dermatozoophobie 1247
- Amitriptylin
- Pathogenese 1247
- Pimozid (*siehe auch dort*) 1248
- Präzipitationsfaktoren 1247
- Therapie, antiparasitäre 1248
- Wahnidee, fixierte 1248

Dermographismus
- urtikarieller (*siehe auch* Urtikaria, physiologische) 369
- – Antihistaminika 236, 237
- weißer, atopische Dermatitis 226

Dermoidzyste 1062
Desciclovir 952
Desinfektionsmittel, Kontaktekzem 1227
Desipramin 80
Desmoglein
- D. I, Pemphigus foliaceus 422
- D. 160 kD, Antigendeterminanten 426

Desmoplakin
- D. I 250 kD, Antigendeterminanten 426
- D. II 210 kD, Antigendeterminanten 426

Desmopressin, Koagulopathien 592
Detergensakne 337

Dexamethason-Cyclophosphamid-Stoßtherapie, Pemphigus vulgaris 420
Dexpanthenol 64
Dextrane, Thrombozytopathie, erworbene 590
Dextranpuder, Urokinasetherapie 684
Diabetes
- insipidus, Xanthoma disseminatum 693
- mellitus 627, 631, 656, 716
- – Granuloma anulare 627
- – Hyperhidrosis 716
- – lipoatrophischer 656
- – Necrobiosis lipoidica (assoziierter Typ) 631

Diaminodiphenylsulfon (*siehe auch* DADPS) 431, 432, 961, 1177
Diathese, hämorrhagische (*siehe auch* hämorrhagisch) 583 ff., 588, 596
Diäthylcarbamacin, Onchozerkose 131, 132
- Dosierung 132
- Filariasis, lymphatische 134
- Indikation 132
- Loiasis 134
- Nebenwirkungen 132

Dicarbonsäuren, Hyperpigmentierungen 791
- Indikationen 791
- Lentigo maligna 791
- Melasmabehandlung 791

Diclofenac
- D.-Natrium 66, 79
- Necrolysis toxica combustiformis 393
- in der Schwangerschaft 1166

Didanosin (DDI; *siehe* Dideoxyinosin) 56, 944, 945
- Beschwerden, abdominale 945
- Dosierung 944
- Nebenwirkung 944
- Pankreatitis 945

Dideoxycytidin (DDC) 56
- Dosierung 56
- Kombinationsbehandlung 56
- Kontraindikation 57
- Nebenwirkungen 57

Dideoxyinosin (*siehe* Didanosin, DDI) 56
DiGeorge-Syndrom 22
digitiforme Dermatitis 310, 993
Dihydroepiandrosteronsulfat, Bromhidrosis 723
Dihydroergotamin, Varikosis 678
Dihydroxyaceton (DHA) 770
- Vitiligo 776

Diltiazem, PSS 501
Dimethylsulfoxid 56
Dimetinden 72, 239
- atopische Dermatitis 220
- in der Schwangerschaft 1166

Dimetindenmaleat im Kindesalter 1186

Dinatriumchromoglicicum 213, 244
- atopische Dermatitis 220
- Pruritus 231

Dinitrochlorobenzol 84, 814
- Basaliom 814
- Verrucae vulgares 84

Diphenhydramin 239
Diphenylcypron (DCP), Verrucae vulgares 84

Diphtherie 158 ff.
- Antibiotika 159
- Antitoxinserum 159
- Desensibilisierung 159
- Diphtherieantitoxin 159
- Erythromycin 159
- Hautdiphtherie 158
- Hyperimmunglobulin 159
- Impfempfehlung 92, 93
- – Erwachsene 93
- – Kinder 92
- Lokalantibiotika 159
- Pferdeantiserum 159

Dipyridamol, Verrucae vulgares 85
Dithranol, Psoriasis vulgaris (*siehe auch* Cignolin) 278–283
- Bräunung durch 281
- Cignolinbraun 279
- Danthron 279
- Dithranoldermatitis 281
- dithranolhaltige Handelspräparate 282
- Dithranolpaste 281
- Ingram-Schema 281
- klassische Dithranolbehandlung 280
- Minutentherapie 280
- Richtlinien zur Psoriasisbehandlung 283
- Stabilität 279
- Steinkohlenteer 281
- Verbindung mit UVB-Bestrahlungen 281
- Wirkung, antipsoriatische 280
- Wirkungspotential 280

DMSO, Hyalinosen 698
DNS-Bindungskapazität, LE 474
DNS-Schäden, Lichtdermatosen 731
Dodd-Perforans 663
Donovania granulomatosis 191
Donovanosis 191
Dornwarzen (*siehe* Verrucae plantares) 85
Dorycyclin
- Chlamydia trachomatis-Infektion 193, 194
- Granuloma inguinale 191, 192

Doukas-Kapetanakis-Purpura 586
Down-Syndrom 1050
Doxepin
- atopische Dermatitis 220
- Urtikara 368

Doxorubicin 1014
- Anthracyclingruppe 1014
- Kardiotoxizität 1014

- Leberkrankheiten 1014
- Wirkmechanismen 1014
- zytophagisch-histiozytäre Pannikulitis 649

Doxycyclin
- Borreliose, kutane 104
- Chlamydia trachomatis-Infektion 193, 194
- Lymphogranuloma venereum 190, 191
- Nokardiose 151

Doxylaminsuccinat im Kindesalter 1186

Drakunkulose 143, 146
- D. medinensis 143

Dreitagefieber (siehe auch Exanthema subitum) 63, 1184

Druckurtikaria 370, 371

DTIC-IFN-α-Schema 877

Dubreuilh-Krankheit (siehe auch Lentigo maligna) 843

Duhring Krankheit (siehe auch Dermatitis herpetiformis Duhring) 407 ff., 925, 1176

Dum-Dum-Fieber 124

Durand-Nicolas-Favre-Krankheit 190

DVP-Schema 874

Dysgeusie 1058

Dyskeratosis congenita 1075

Dyskeratosis follicularis (Darier) 574, 575, 579, 1075
- Acrokeratosis verruciformis 574
- Cremegrundlagen 575
- Erbgang 574
- Etretinat 575
- Harnstoff 575
- Seifen, desinfizierende 575
- Superinfektionen 574
- UV-Exposition 575

Dysmorphophobie 1252
- Akne 339
- Antidepressiva, trizyklische 1253
- Angst vor Häßlichsein 1253
- Angst vor Kahlheit 1253
- Behandlung 1253
- D.-Syndrom 1252
- endogene Psychosen 1252
- Haloperidol 1253
- Pimozid 1253
- psychosomatische Betreuung 1253
- Versagensängste 1252
- Zwangsvorstellungen, illusionistische 1252

Dysplasie, anhidrotische ektodermale 713

dysplastische Nävi 840

E

E-Cadherin 130 kD, Antigendeterminanten 426

E.M.O.-Syndrom 700

EBA (siehe Epidermolysis bullosa acquisita) 429, 430, 434

Ebastin 240

EBH (siehe Epidermolysis bullosis hereditaria) 404 ff., 1075, 1179, 1180

Ebstein-Barr-Virus (EBV; siehe Mononucleosis infectiosa) 89

Econazol 32

Ecthyma 10

Ehlers-Danlos-Syndrom 697

Ehrlichia canis 150

Ehrmann-Syndrom (Livedo racemosa generalisata) 448

Eikosapentaensäure, atopische Dermatitis 221

Eisbeutel 76

Eisenoxid, Lichtschutz 746

Ejakulation, retrograde 1219
- α-Sympatholytika 1219
- Behandlung 1219
- diagnostischer Nachweis 1219
- Imipramin 1219
- Midodrin 1219
- Operationsfolge 1219
- Sympathikomimetika 1219
- Sympathikusschädigung Th$_{12}$-L$_2$ 1219

Ejakulationsstörungen 1204

ekkrines Spiradenom 894

Ekthymata
- E. contagiosum (ORF) 91
- im Kindesalter 1191

Ekzem
- atopisches / endogenes (siehe auch atopische Dermatitis) 203 ff.
- E. herpeticum 69, 70, 96, 205
- E. molluscatum (siehe Mullusca contagiosa) 81

Elektrostimulation, transkutane (siehe TENS) 80

Elephantiasis
- E. nostras 11
- E. postherpetica 68
- E. tropica (siehe Filariasis, lymphatische) 134, 135

Emetinhydrochlorid, Leishmaniose 127

Enalapril, lichenoide Arzneimittelreaktion 258

Enanthem 59

Endokarditis, Hyperhidrosis 716

Enoxacin, Gonorhö 186

Enterobacteriaceae, Follikulitis, gramnegative 336

Enterokokken 3

Enteropathie, glutensensitive 521
- Dermatitis herpetiformis Duhring 407

Entlastungsplastik, atrophische Narben 1263

eosinophile
- Dermatitis 546
- Fasziitis (siehe F., eosinophile) 494, 537, 542
- Follikulitis bei HIV-Infektion 965
- - Antibiotika 965

- - Antihistaminika 965
- - Antimykotika 965
- - Behandlung 965
- - DADPS 965
- - Histologie 965
- - Klinik 965
- - Metronidazolcreme 965
- - Pathogenese 965
- - UVB-Phototherapie 965
- Granulozyten 536
- Leukämie 537
- Peroxidase 536
- Pneumonie 537
- Zellulitis (siehe auch Z. eosinophile) 537, 540

eosinophiles katonisches Protein 536

Eosinophilie, Medikamente als Ursache 538

Eosinophilie-Myalgie-Syndrom 494, 537, 543, 544
- Hautsymptomatik 543
- Kortikosteroide 544
- Langzeitprognose 544
- Muskelschmerzen 543
- periphere Eosinophilie 543
- L-Tryptophan 543
- Pseudosklerodermien 508

Epheliden 785
- DOPA-Reaktion 785
- „minimal freckling dose" 785
- Sonnenschutzmittel 785
- Therapieversuche 785

Epidermodysplasia verruciformis 88
- Retinoidtherapie 88

Epidermoidzysten 343

Epidermolysin 9

Epidermolysis atrophicans generalisata gravis 1179

Epidermolysis bullosa acquisita (EBA) 429, 430, 434
- „anchoring fibrils" 429
- Autoantikörper gegen das Kollagen Typ VII 429
- Azathioprin 430
- Cyclosphosphamid 430
- differentialdiagnostische Abgrenzung 429
- erworbene Autoimmundermatose 429
- Immunfluoreszenz, direkte 429
- Immunglobulin G 430
- Integrine 429
- Kortikosteroide 430
- Methotrexat 430

Epidermolysis bullosis hereditaria (EBH) 404 ff., 1075, 1179, 1180
- Antigen-mapping 405
- Blasenbildung, Lokalisation 405
- Epidermolysis bullosa dystrophica 404, 1179
- - Cockayne-Tourraine 404, 1179
- - Gedde-Dahl 1179
- - Hallopeau-Siemens 404, 1179

– – Pasini (Epidermolysis bullosa dystrophica albopapuloidea) 404, 1179
– Epidermolysis bullosa junctionalis 404
– – Herlitz (Typ gravis) 404
– Epidermolysis bullosa simplex 404, 1179
– – Dowling-Meara 404
– – Köbner 404
– – Ogna 404
– – Weber-Cockayne 404
– im Kindesalter (siehe auch E. b. hereitaria im Kindesalter) 1178 ff.
– lokale Maßnahmen 405
– Phenytoin 406
– Pipamperon 406
– Prognose 404
– Prophylaxe 405, 406
– – Kontrakturprophylaxe 405
– – prophylaktisch-therapeutisches Vorgehen 405
– Schleimhautmanifestationen 404
– systemische Therapie 406
– Vitamin E 406
Epidermolysis bullosis hereditaria (EBH) im Kindesalter 1178 ff.
– Diphenylhydantoin 1179
– Epidermolysis bullosa atrophicans generalisata gravis 1179
– Epidermolysis bullosa dystrophica 1179
– – Cockayne-Tourraine 1179
– – Gedde-Dahl 1179
– – Hallopeau-Siemens 1179
– – Pasini 1179
– Epidermolysis bullosa simplex 1179
– Kortikosteroide 1180
– α-Liponsäure 1180
– Vitamin E 1180
epidermolytische Hyperkeratosen 560, 563, 566, 567
– Acitretin 567
– α-Hydroxycarbonsäuren 567
– Erbgang 566
– Etretinat 567
– Harnstoff 567
– Isotretinoin 567
– Salicylsäure 567
– Typ Siemens 566
– Varianten 566
Epididymoorchitis 1209
– Adnexitis, männliche 1209
– Chlamydien 1209
– Clindamycin 1209
– Doxycyclin 1209
– Erythromycin 1209
– Gonokokken 1209
– Gyrasehemmer 1209
– Hodenbeteiligung 1209
– – bei Scharlach 1209
– – bei Typhus 1209
– Mumpsorchitis 1209

– Mykoplasen 1209
– Oligospermie 1209
– sexuell übertragbare Krankheiten 1209
– TMP/SMX 1209
– tuberkulöse 1209
– Verschlußazoospermie 1209
Epithelioid angiomatosis (siehe auch bazilläre Angiomatose) 172, 173
Epithelioma
– E. adenoides cysticum Brooke (siehe auch Trichoepitheliom) 893
– E. contagiosa (siehe Mollusca contagiosa) 81
– E. cuniculatum (siehe auch verruköses Karzinom) 803
epitheloidzelliger spindelzelliger Nävus (siehe auch Spitz-Nävi) 839
Epizoophobie (siehe auch Dermatozoophobie) 1247
Eponychium 1074
ε-Aminokapronsäure, hereditäres Angioödem 380
Epulis 1063
Equina (siehe auch Malleus 170
erektile Dysfunktion 1204, 1217, 1218
– Alkoholreduktion 1218
– Erektionshilfesysteme 1219
– Ernährung 1218
– körperliche Aktivität 1218
– Mesterolon 1218
– Nicotinreduktion 1218
– Papaverin 1218
– Piracetam 1218
– Prothesenimplantation 1218
– Schlaf 1218
– Schwellkörperautoinjektionstherapie 1218
– Ursachen 1217
– – endokrin bedingte 1217
– – Grund- und Begleiterkrankungen 1217
– – lokale 1217
– – medikamentöse 1217
– – psychogene 1217
– – vaskuläre 1217
– Vakuumpumpe 1219
Ergosterolsynthese 32
Erwachsenendosis, Anteil der, im Kindesalter 1175
Erwerbsfähigkeit, Minderung 1238
– Bewertungskriterien 1239
Erysipel 10 ff.
– Erysipelas obliterans 11
– Gesichtserysipel 11, 12, 16
– Langzeitprophylaxe 13
– Larynxerysipel 12
– Penicillinallergie 11, 12
– periorbitales 12
– rezidivierendes 12, 13
Erysipeloid 150, 155 ff.
– Behandlung 155

– Berufskrankheit 155
– Endokardiits 155
– Erreger 155
– Erythromycin 155
– Infektionsquelle 155
– Penicillin 155
– Tetracycline 155
Erysipelothrix insidiosa (siehe auch Erysipeloid) 155 ff.
Erythema anulare centrifugum 922
– Behandlung 922
– Kortikosteroide 922
– Malignome, assoziierte 922
– Paraneoplasie 922
Erythema arthriticum epidemicum (siehe auch Rattenbißkrankheit) 168, 169
Erythema dyschromicum perstans 256, 257
Erythema e calore (siehe auch Buschke-Hitzemelanose) 785, 786
Erythema exsudativum multiforme (siehe auch Erythema multiforme) 64, 66, 67, 388
Erythema gyratum repens (Gammel) 913
– Bronchialkarzinom 913
– Frühsymptom 914
– Karzinome des Hypopharynx 913
– Kortikosteroide 914
– Paraneoplasie 914
– zugrundeliegende Neoplasieentfernung 914
Erythema induratum Bazin 445, 603, 622
Erythema infectiosum (siehe auch Ringelröteln) 62, 63, 1184
– Parvovirus B 19 1184
Erythema migrans 101
– Erythema (chronicum) migrans 102, 108
Erythema multiforme (EM) 64, 66, 67, 166, 258, 388 ff., 400
– Aciclovir 390
– Auslösefaktoren 389
– E. exdsudativum multiforme (EEM) 64, 66, 67
– EBV-assoziiertes 390
– HSV-Infektion 389, 390
– – persistierende 390
– im Kindesalter 1182
– Kokarden 388
– Kortikosteroide 389
– lichenoide Arzneimittelreaktion 258
– Medikamente als Ursache 390
– Minorform 389
– Neoplasien 389
– physikalische Faktoren 389
– Pilze 389
– Polidocanol 389
– postherpetisches 66, 67
– Schwangerschaft 389
– Viren 389

Erythema multiforme-Gruppe 388
- Medikamente 388
- Necrolysis toxica combustiformis (*siehe auch dort*) 388, 392 ff.
- postherpetisch 388, 400
- Stevens-Johnson-Syndrom (*siehe auch dort*) 388, 391, 392, 400
Erythema neonatorum toxicum 1182
Erythema nodosum 445, 446, 633
- Antiphlogistika, nichtsteroidale 446
- assoziierte Krankheiten 445
- auslösende Faktoren 445
- Goldpräparate 446
- Kalium jodatum 446
- im Kindesalter 1185
- Kortikosteroide 446
- Leukozytoklasie 445
- Löfgren-Syndrom 445
- Penicillintherapie 446
- Sarkoidose 445
Erythema nodosum gravidarum 1153
- Konservative Maßnahmen 1153
- Rezidiv bei weiteren Schwangerschaften 1153
- Trimenon, erstes 1153
Erythema nodosum leprosum 618
Erythemdosis, minimale (MED), Lichtdermatosen 732
Erythrasma 6
Erythrodermie
- E. ichthyosiformis congenitalis bullosa 566
- nichtbullöse ichthyosiforme 564
- als Paraneoplasie 926, 934
- - Interferon-α 926
- - Kolonkarzinom 926
- - Magenkarzinom 926
- - Nierenkarzinom 926
- - PUVA-Behandlung 926
- - Schilddrüsenkarzinom 926
Erythromycin 5, 6
- Akne 324
- - Antibiotikatherapie, lokale 324
- - bakterielle Resistenz 327
- - Aktinomykose 151
- - Anthrax 157
- - Borreliose, kutane 105, 106
- - Chlamydia trachomatis-Infektion 193, 194
- - Granuloma inguinale 191, 192
- - im Kindesalter 1191
- - Lymphogranuloma venereum 190, 191
- - in der Schwangerschaft 1167
- - Ulcus molle 189
Erythroplasie Queyrat 801, 1141, 1146
- CO_2-Lasertherapie 801
- Exzision 801
- des Penis 1141
- - Behandlung 1141
- - Carcinoma in situ 1141

- - CO_2-Laser 1141
- - Exzision im Gesunden 1141
- - Röntgenweichstrahltherapie 801
- - Übergänge in Plattenepithelkarzinom 801
Erythropoietin 947
- Pseudoporphyria cutanea tarda 762
Erythrosis faciei 345
Ethambutol
- Myzetoma 153
- Tuberkulostatika 600, 602
Etofibrat, Lipidosen 692
Etoposid 1014
- Bronchospasmen 1014
- Infusionslösung 1014
- Knochenmarkstoxizität 1015
- Nebenwirkungen 1015
Etretinat (*siehe auch* Retinoide) 290, 291, 302
- Aphthen, chronisch-rezidivierende 524
- Dyskeratosis follicularis (Darier) 575
- Hyperkeratosen, epidermolytische 560
- Ichthyosen / Ichthyosis (*siehe auch dort*) 561, 564, 565
- Kollodium-Baby / Harlekin-Fötus (Ichthyosis congenita gravis) 568
- Lichen ruber mucosae 254
- Nebenwirkungen 577
- Palmoplantarkeratosen 572
Eucerinum
- E. anhydricum, atopische Dermatitis 215
- E. c. aqua, atopische Dermatitis 215
Eumyzetome (*siehe auch* Myzetoma) 152, 153
Exanthem
- E. subitum 63, 1184
- - Herpesvirus Typ 6 1184
- infektiöses 1183
- Masern 59
- Ringelröteln 63
- Röteln 62
- urtikarielles 384
Exfoliatin 9
Exfoliatio
- E. areata linguae (Unna) (*siehe auch* Lingua geographica) 1051
- E. linguae et mucosae oris (Schuermann) (*siehe auch* Lingua geographica) 1051
Exophiala jeanselmei (*siehe auch* Myzetoma) 152, 153
Exophthalmus 700
Exostosen, subunguale 1099
- Genetik 1099
- Pathogenese 1099
- Varianten 1099
Expositionstests, orale 213
Exsikkationsdermatitis bei HIV-Infektion 964

- Harnstoffrezepturen 964
Extremitätenperfusion, hypertherme 866
Exzisionsreparatur, Lichtdermatosen 732

F
Fabry-Angiokeratoma 713
„face lifts" 1296
Faltenzunge (*siehe auch* Lingua plicata) 1051
Famciclovir 57
„familial atypical multiple mole melanoma syndrome" (*siehe* Syndrom a. Pigmentzellnävi) 844
Fanconi-Syndrom 589
Farbstofflaser, blitzlampengepumpt (*siehe auch* Laser) 793
Fasziitis
- eosinophile 494, 537, 542
- nekrotisierende (Streptokokkengangrän) 13, 14
Favre-Racouchot-Syndrom 1299, 1302
- Dermabrasion 1299
- Schälbehandlung, chemische 1299
- Vitamin-A-Säuretherapie 1299
Fazialisparese 636
Felty-Syndrom 453
Fenticonazol 32, 33
Ferrochelatase 752
Fettabsaugung (Liposuktion) 657
Fettgewebe
- autologes 1296
- braunes 644
- weißes 644
Fetthypertrophien 658, 656
- M. Dercum 658
- - Lidocain 658
- - physiotherapeutische Maßnahmen 658
- - psychosomatische Betreuung 658
Fettnekrose des Neugeborenen, subkutane 645
Fettsklerem 644
Fettsklerose, symmetrische 645
Fibrel 1296
Fibrillin (350 kD Protein), Dermatitis herpetiformis Duhring 407
Fibrinolyse 680, 681
- Frühreaktion 680
- Initialdosis 680
- Kurzzeitlyse mit ultrahoher Streptokinasedosierung 680
- Streptokinasebehandlung, konventionelle (*siehe auch dort*) 681
- Urokinasebehandlung (*siehe auch dort*) 681
Fibrokeratom, periunguales 1099
Fibrolysin, Urokinasetherapie 683
Fibromatose, penile (*siehe auch* Induratio penis plastica) 1220

Fibroxanthom, atypisches 898
Filaggrin 560
Filariasis, lymphatische 134, 135
– Ivermectin (*siehe auch dort*) 135
Filariosen 134 ff., 146
Flagellin-ELISA 102
Flavonoide, Varikosis 677
Flecken, blaue (*siehe auch* Syndrom der blauen Flecken) 1251
Fleckfieber (*siehe auch* Rickettsiose) 173, 174
– murines 174
– Rocky-Mountain-, Rickettsiose 174
Flohstiche 145
Flucloxacillin 5, 7
– im Kindesalter 1191
Fluconazol 23, 30, 45, 143
– Halbwertszeit 30
– Indikationen 30
– Nebenwirkungen 30
– Resistenz 30
Flucytosin 21, 23, 26, 27, 42, 44
– Bioverfügbarkeit 27
– Dosierung 27
– Indikation 27
– Nebenwirkungen 27
5-Fluorouracil 82, 799
– Anwendung 799
– Compliance des Patienten 799
– entzündliche Reaktionen 799
– intraläsionale Behandlung 805
– Irritationen 799
– Lichtschutz 799
Flußblindheit 131
„foetor ex ore" 1058
Fogo selvagem (*siehe auch* Pemphigus brasiliensis) 423
fokale epitheliale Hyperplasie 1058
Follikulitiden 7, 336
 – F. decalvans et atrophicans 254
 – F. eosinophile pustulöse (*siehe auch* Pustulose) 540
 – F. nuchae absedens et suffodiens 332
 – gramnegative 336
 – Pityrosporon- (*siehe auch dort*) 343
Foscarnet 64, 69–71, 78, 944, 955
– Anti-HIV-Wirkung 944
– Bluttoxizität 955
– Diurese, forcierte 71
– Dosierung 70, 71, 78, 944
– Gesamttagesdosis 71
– Kombination mit AZT 71
– lokale Anwendung 71
– Nebenwirkungen 71, 78
– Nierentoxizität 78, 944, 955
Fowler-Lösung 808
Fox-Fordyce-Krankheit 724, 725
Frambösie 140, 146
– Manifestationen 140
– Primärstadium 140
– Sekundärstadium 140
– Tertiärstadium 140

Francisellat ularensis (*siehe auch* Tularämie) 166
Fremdkörpereinsprengungen 1277
Fremdkörpergranulome 626 ff.
Frey-Syndrom 715
Friseurgranulom 626
FSH 1204
FSME, Impfempfehlung 93
Fumarsäure 298
„fünfte Krankheit" (*siehe auch* Ringelröteln) 62, 63
Furunkulose 7, 8
– chronisch-rezidivierende 8
Fusarium spp. (*siehe auch* Myzetoma) 152, 153
Fußinfekt, gramnegativer 14

G
γ-Linolensäure 207
Ganciclovir 90, 955
Ganglion
– G. ciliare 76
– G. geniculi 77
Gardner-Diamond-Syndrom (*siehe auch* Syndrom der blauen Flecken) 1251
Gardner-Syndrom 928 ff., 932
– Adenomatosis, maligne 928
– Behandlung 929
– Dickdarmkarzinom 932
– Epidermoidzysten 928, 932
– Familienangehörige 929
– Fibrome 932
– Hyperostosen 928, 932
– Knochenanomalien 932
– Kolektomie 929, 932
– Neurofibrome 932
– Organmanifestationen 928
– Osteome 928, 932
– Präkanzerose, obligate 929
– Proktokolektomie 932
– Talgdrüsenzysten 928, 932
– Trichoepitheliome 932
– Tricholemmzysten 928
– Tricholemmome 932
Gardnerella vaginalis (*siehe* Vaginose, bakterielle) 197
Gardnerellaassoziierte Vaginitis (*siehe* Vaginose, bakterielle) 197
gelbe Nägel-Syndrom 1085, 1086
– gelbe Nägel, verdickte 1085
– Kortikosteroide 1087
– Lungenveränderungen 1085
– Lymphödem 1085
– Pleuraerguß 1085
– Vitamin E 1086
Gelbfieber, Impfempfehlung 93
Genakonazol 20
„gene rearrangement" 988
Genitalwarzen (*siehe auch* Condylomata acuminata) 86, 87
Genodermatosen 560
Gentamycin
– Chlamydia trachomatis-Infektion 193, 194

– Shigellose 161
Gentherapie 1041
Gentianaviolettlösung 22
Gerinnungsfaktoren
– Faktor VIII-Konzentrate 591
– Faktor IX-Konzentrate 592
Gerinnungssystem (*siehe auch* Koagulopathien) 591
– extravaskuläres 591
– intravaskuläres 591
– plasmatisches 591
„german measles" (*siehe auch* Röteln) 61, 62
Germinalzellaplasie 1213
Geschlechtskrankheiten 180
– Deutsche Gesellschaft zur Bekämpfung der Geschlechtskrankheiten (DGBG) 180
– Gesetz zur Bekämpfung der Geschlechtskrankheiten (GK-Gesetz) 180, 181
– Melde- und Behandlungspflicht 180
– sexuell übertragbare Krankheiten (*siehe auch dort*) 180, 181, 197, 198
Gesetz zur Bekämpfung der Geschlechtskrankheiten (GK-Gesetz) 180, 181
– Syphilis (*siehe auch dort*) 180 ff.
– Tripper (*siehe* Gonnorrhö) 180, 185–187
– venerische Lymphknotenentzündung 180
– weicher Schanker (*siehe* Ulcus molle) 180, 188, 189
Gesichtsbereich, Artefakte 1258
Gesichtsschmerz 1257
Gianotti-Crosti Syndrom 1187
– im Kindesalter 1200
Gianotti-Crosti-Krankheit (*siehe auch* Acrodermatitis papulosa eruptiva infantum) 1187
„giant pigmented naevus" (*siehe auch* Pigmentzellnävi, große kongenitale) 843
Gicht 626, 653, 690 ff.
Gingivitis 1054
– akute nekrotisierende 1055
– – Borrelia vincentii 1055
– – Fusobacterium nucleatum
– – HIV-Infektion 1055
– – Immunsuppression 1055
– antiseptische Lösungen 1055
– Chlorhexidingluconatlösung 1055
– Hexitidin 1055
– Prävention 1055
– Zahncreme 1055
– Zähneputzen 1055
– Zahnseide 1055
Gingivostomatitis herpetica 67, 70, 520, 1056
– Analgetika 1057
– Antipyretika 1057
– Brivudin 1057

- Herpes simplex Infektion 1056
- Mundgeruch 1056
- Sekundärinfektionen 1056
- Sialorrhö 1056
Glanzmann-Naegeli-Thrombasthenie 590
Glanznägel 205
Glomangiom (siehe auch Glomustumor) 896
Glomangiosarkom 897
Glomustumor 894, 896, 1099
- Bestrahlungsbehandlung 897
- CO_2-Laserbehandlung 897
- Definition 896
- Exzision, chirurgische 897, 1099
- Lokalisation 1099
- Neodym-YAG-Laser 897
- Therapie der Wahl 1099
Glossitis 637, 1050, 1051
- G. exfoliativa marginata (siehe auch Lingua geographica) 1051
- G. migrans benigna (siehe auch Lingua geographica) 1051
- G. rhombica mediana 1050, 1051
Glottisödem, Antihistaminika 237
Glukagon, Erhöhung 914
Glukagonom-Syndrom 914, 916
- Acrodermatitis enteropathica 915
- Candidabesiedelung 915
- chirurgische Exstirpation des hormonproduzierenden Tumors 915
- Dacarbazin 916
- Diabetes mellitus 915
- Glukagon 914
- Glukosurie 915
- malignes Inselzellkarzinom 914
- Nageldystrophie 915
- Pankreasadenom, gutartiges 914
- Pathogenese 915
- Pruritus 915
- Sandostatin 916
- Somatostatin 915
- Streptozocin 916
- Tumorelimination 915
glutensensitive Enteropathie 521
Glykosaminoglykane 698
Gnathostomiasis 141
- G. spinigerum 141
GnRH-Mangel, hypothalamisch bedingter 1216
- GnRH-Substitution 1216
- Zyklomatpumpe 1216
GnRH-Test 1206, 1207
- Befunde 1207
- Bewertung 1207
- Indikation 1207
- Vorgehen 1207
Golddermatitis, lichenoide 465
- Arzneimittelreaktion 258
- Hyperpigmentierungen 784
Goldtherapie
- Pemphigus vulgaris 418, 434
- SCLE 465
Goldverbindungen in der Schwangerschaft 1166

Goltz-Gorlin-Syndrom 808
„gonadotropine releasing hormone" 1204
Gonorrhö (Tripper) 180, 185–187
- Arthritis 187
- Beckenentzündung, akute 187
- Befundkontrollen 187
- Ceftriaxon 186, 187
- Cephalosporine der 2. und 3. Generation 187
- Erreger 185
- Gonokokkensepsis, benigne 187
- Gyrasehemmer 187
- Inkubationszeit 185
- Melde- und Behandlungspflicht 187
- multiresistente Stämme 187
- Neisseria-gonorrhoeae Stämme, penicillinbildende (PPNG) 186
- Ophthalmoblenorrhoea adultorum 187
- Penicillinresistenz 186
- in der Schwangerschaft 1162
- Spektinomycin 186, 187
Gottron-Zeichen 484, 919
Gougerot-Blum-Purpura 586
Gougerot-Ruiter (siehe auch leukozytoklastische Vaskulitis) 441 ff.
Graft-versus-host-Krankheit 259, 260, 507, 515 ff., 537
- Azathioprin 260
- Cyclosporin A 260, 515
- Exantheme 259
- Kortikosteroide 515
- lichenoide Veränderungen 259
- Photophorese, extrakorporale 515
- Prednisolon 260
- Pseudosklerodermien 507
- PUVA-Beahandlung 260, 515
- Sicca-Syndrom 259
- sklerodermiforme Läsionen 259
- Thalidomid 515
gramnegativer Fußinfekt 14
Granularzellmyoblastom (siehe auch Granularzelltumor) 902
Granularzelltumor (Abrikossoff) 902, 903
Granularzelltumor, maligner 894
Granuloma anulare 627–629, 640
- Assoziation zum insulinpflichtigen Diabetes mellitus 627
- CO_2-Laser 627
- disseminatum superficiale 627, 628
- - Acitretin-Therapie 628
- - DAPS-Therapie 628
- - Isotretinoin-Therapie 628
- - PUVA-Therapie 628
- - Sulfone-Therapie 628
- Kortikosteroide 627
- Kryotherapie 627
- subcutaneum 627
Granuloma centrofaciale 639
- Röntgenbestrahlung 639

Granuloma elevatum et diutinum 443, 444
Granuloma eosinophilicum faciei 544, 630
Granuloma faciale 443, 630
- G. f. benignum 544
- G. f. eosinophilicum 544
- - Clofazimin 544
- - DADPS 544
- - Dermabrasion 544
- - Kryotherapie 544
- - Triamcinolonacetonidkristallsuspension 544
Granuloma gangraenescens 639
Granuloma inguinale 191, 192
Granuloma pyogenicum 1098
- CO_2-Laser 1098
- Exzision 1098
- Nachbehandlung 1098
Granuloma venereum 191
Granulomatose
- allergische (Churg-Strauss) 454
- G. disciformis chronica et progressiva Miescher 631
Granulozyten, eosinophile 536
Granulozyten-Kolonie stimulierender Faktor (G-CSF) 875, 947
Granulozyten-Makrophagen-Koloniestimulierender Faktor (GM-CSF) 875
Gregg-Syndrom (siehe auch Röteln in der Schwangerschaft) 1159
Griseofulvin 21, 33
- Bioverfügbarkeit 33
- Dosierung 33
- Leberfunktionsstörungen 33
- Lichen ruber planus 251
- in der Schwangerschaft 1168
- Urtikara 368
Grocott-Färbung 46, 47
Grover-Krankheit (siehe auch Dermatose, transistorische akantholytische) 575, 576
Gummen 182
Günther-Krankheit (siehe auch Porphyrie, kongenitale erythropoetische) 754, 764, 765
Osler-Krankheit (teleangiectasia hereditaria haemorrhagica) 587
Gurkenmilch, Hyperpigmentierungen 792
Gürtelrose (siehe auch Zoster) 63, 73 ff.
Gynäkomastie 1220
- Danazol 1221
- Lipogynäkomastie 1220
- Tamoxifen 1221
- Ursachen 1221
Gyrasehemmer 13, 14

H
H_1-Antagonisten 238
- der 1. Generation 238
- der 2. Generation 240
- - Wirkungsprofil 240

H$_2$-Antagonisten 238, 239, 242
– antiandrogene Wirkung 242
– Dosierung 242
– Indikationen 242
– Nebenwirkung 242
– Wirkungsspektrum 242
Haarleukoplakie, orale 984
Haarzelleukämie, Periarteriitis nodosa 450
Haarzunge, schwarze (*siehe auch* Lingua nigra) 1052
Hach-Perforans 663
Hach-Rezirkulationskreislauf, Varikosis 667
Hach-Stammvarikosis, V. saphena magna 667
Haemophilus influenzae 10, 12
Hagebutten, Hyperpigmentierungen 792
Hailey-Hailey-Krankheit (Morbus Hailey-Hailey) 348, 427, 428
– Dermabrasio 348
– Pemphigus chronicus benignus familiaris (*siehe auch dort*) 427, 428, 434
„half and half"-Nägel 1106
Halonävus 839
– Entartungsrisiko 839
– Leukoderm 770
Haloperidol 80
Haloprogin 32
Hämangiom 1062
– epithelioides, Katzenkratzkrankheit 168
– kavernöses 1066
– der Lippen 1062
– – IFN-α 1063
– – Kortikosteroide 1062
– – kryochirurgische Frühbehandlung 1062
– – Säuglinge 1062
Hamartome, multiple (*siehe auch* Syndrom der multiplen Hamartome) 927
Hämbiosynthese 752
Hämochromatose 785
Hämodialyse, chronische, Pseudoporphyria cutanea tarda 762
Hämophilien 588
– Typ A (VIII-Mangel) 588, 591
– Typ B (IX-Mangel) 588, 592
Hämorrhagien, subunguale 1080
hämorrhagische Diathese 583 ff., 588, 596
– Differentialdiagnose 588
– Einteilung 584
– Sugillation 596
Hämorrhoidektomie nach Milligan-Morgan 1122
Hämorrhoidalthrombose 1123
– Antiphlogistika, nichtsteroidale 1123
– Operationsfolge 1123
– Sitzbäder 1123
– Steroide, topische 1123

Hämorrhoidektomie 1122
– Exzisionsverfahren nach Milligan-Morgan 1122
– Sphinkterotomie, laterale 1122
– submuköse nach Parks 1122, 1123
Hämorrhoiden
– äußere 1115
– – Analdilatation 1116
– – mechanische Belastung 1115
– – nichtsteroidale Antiphlogistika, systemische Gaben 1116
– – Thrombosierung 1115
– elastische Ligatur von Hämorrhoiden 1119
– – nach Barron 1119, 1120
– – Proktoskop, offenes 1120
– – Sphinkterinfiltration mit Lokalanästhetika 1121
– familiäre Disposition 1117
– Gradeinteilung 1117
– innere 1116
– – elastische Ligaturen (*siehe auch dort*) 1117, 1119- 1122
– – Infrarotkoagulation 1117, 1121
– – Kälte- bzw. Wärme-Anwendung 1117, 1122
– – operative Verfahren 1117, 1122
– – Schwangerschaft 1117
– – Sklerosierung (*siehe auch* Sklerosierungsbehandlung) 1117–1120
– – therapeutisches Schema 1118
– – Therapieempfehlungen, konservative 1117
– Ligaturbehandlung nach Barron 1119, 1120
– Sklerosierung
– – nach Bensaude 1119, 1120
– – nach Blond 1119, 1120
Hämosiderin / Hämosiderose 666, 784
– Hyperpigmentierungen 784
Hand-, Fuß- und Mundkrankheit 1057
– Coxsackie-Viren Gruppe A 1057
– Enteroviren 1057
– Epidemien 1057
– im Kindesalter 1193
– Mundspülungen, desinfizierende 1058
Handerkrankung 520
Handschuhe
– beheizbare, PSS 501
– für OP, hypoallergene 1231
– für Untersuchungen, hypoallergene 1231
Handschutzpräparate 1232
Hapalonychie 1081
Harlekin-Fötus (Ichthyosis congenita gravis) 567, 568, 1176
Harlekin-Ichthyose 560
Harnstoff, atopische Dermatitis 218
– Ichthyosen 561, 565
Hartnup-Syndrom 732, 743, 744
– Behandlung 743

– Betacaroten 744
– 5- Fluorouracil 744
– Lichtschutzmittel 743
– Retinoide, orale 744
– Sonnenblocker 744
– Tumorprophylaxe 744
– Xeroderma pigmentosum 744
Hasenpest (*siehe auch* Tularämie) 166
Hausstaubmilbenallergie 210
Hautarztverfahren 1236
Hautdiphtherie 150
Hautschutzsalben 1232
Hauttuberkulose (Tuberculosis cutis; *siehe auch dort*) 603 ff.
– colliquativa (Skrofuloderm) 603–605
– Erythema induratum Bazin 603, 604
– luposa (Lupus vulgaris) 603, 622
– miliaris 603
– papulonekrotisches Tuberkulid 603
– verrucosa 603
Hauttypen, Klassifikation 732
„Haverhill fever" (*siehe auch* Rattenbißkrankheit) 168, 169
Heck-Krankheit (*siehe auch* Morbus Heck) 88, 1058, 1066
Hefen 20
Henoch-Glanzmann-Purpura 593
Heparan 699
Heparintherapie 679
Hepatitis B, Impfempfehlung 93
Hepatitisviren 55
Hermansky-Pudlak-Syndrom (*siehe auch* Leukoderm) 770
Herpangina Zahorsky 520, 1057
– Coxsackie-Viren Gruppe A 1057
– Inkubationszeit 1057
Herpes genitalis 63, 65
Herpes gestationis 1156, 1157, 1170
– Antihistaminika 1157
– Azathioprin, postpartal 1157
– DADPS, postpartal 1157
– Frühgeburts- und Sterblichkeitsrisiko, erhöhtes 1156
– immunologische Genese 1156
– Kortikosteroide
– – systemische 1157
– – lokale 1157
– Pathogenese 1156
– Pemphigoid, bullöses 1156
– Plasmapherese 1157
– Prävalenz 1156
– Rezidive 1157
Herpes labialis 63, 1044
Herpes simplex-Infektion 63 ff.
– generalisierter Herpes simplex 64, 69, 70
– Gingivostomatitis herpetica 67
– immunsupprimierte Patienten 70
– H. genitalis 65, 66, 1146
– H. labialis 63, 64
– H.-Rezidive 66

- H.-Sepsis des Neugeborenen 69
- bei HIV-Infektion 70, 952, 953
- – Aciclovir 952
- – disseminierte kutane HIV-Infektion 953
- – Foscarnet 953
- – Genitalulcera 953
- – Gingivostomatitis 952
- – Perianalulzera 953
- – Pharyngitis 952
- – Proktitis 953
- HSV-Bronchopneumonie 64
- HSV-Enzephalitis 64
- HSV-Stomatitis (siehe auch Gingivostomatitis herpetica) 1056
- HSV, Typ 1 63
- HSV, Typ 2 63
- Neuralgien, postherpetische 68
- Prophylaxe 64, 65
- – lokale 65
- – systemische 64
- in der Schwangerschaft 1161
- Vulvovaginitis herpetica 68
Herpes Zoster (siehe auch Zoster-Infektion) 73 ff.
Herpes-Sepsis des Neugeborenen 69
- Aciclovir 69
Herpes-Viren 55
- Herpesvirus 6, humanes (siehe auch Exanthema subitum) 63
Hertoghe-Zeichen 205
Herz-Kreislauf-Erkrankungen, Nagelveränderungen 1076
Herzkrankheit, kongestive, Hyperhidrosis 716
Hesperidine, Varikosis 677
Hexachlorcyclohexan
- Pedikulosis 112, 114
- – Anwendung bei Kleinkindern und Säuglingen 114
- – Handelspräparate 115
- – Neurotoxizität 114
- – Pestizid 114
- – Resorption 114
- – Vergiftungserscheinungen 114
- – Verweildauer im Körper 114
- in der Schwangerschaft 1168
- Skabies 117, 118
Hexachlorophen, Akne 325
Hexamethylentretamin, lichenoide Arzneimittelreaktion 258
Hexamidin 3
Hidradenitis
- H. suppurativa 332
- neutrophile ekkrine 726
Hidradenome 727
Hidrozystome
- apokrine 727
- ekkrine 727
Hibernom 656
Hiob-Syndrom (siehe auch Hyper-IgE-Syndrom) 1189
Histamin, Pruritus 230
Histaminliberatoren, Urtikaria 358

Histiozytom (Histiocytoma cutis) 892
- malignes 882
- – Behandlung der Wahl 892
- – Chemotherapie 892
- – Lokalrezidiv 892
- – operative Entfernung 892
Histiozytosen, juvenile Xanthogranulome 693
histologisch kontrollierte Exzision, Basaliom 811
- Basaliom, sklerodermiformes 811
- Basaliomrezidiv 811
- histologische Aufarbeitung 811
- zweizeitige Versorgung 811
Histoplasma capsulatum 25, 46, 959
Histoplasmose 46, 940, 959
- afrikanische 46
- amerikanische 46
- bei HIV-Infektion 959
- mukokutane 46
HIV-Exanthem 984
HIV-Infektion 197, 198, 600, 938–983
- akneiforme Dermatitis 342
- akute 939, 949
- – Exanthem 949, 959, 984
- antiretrovirale Therapie
- – Indikationen zur Einleitung 942
- – Nebenwirkungen 947, 948
- – Standardschemata 946
- Arzneimittelreaktionen 978–983
- – allergische Reaktionen, Desensibilisierung 981
- – Arzneimittelwahl bei opportunistischen Infektionen 979
- – CMV-Infektion 979
- – Medikament 978
- – PC-Pneumonie 979
- – Toxoplasmose 979
- asymptomatische Phase 939
- Beziehung zu sexuell übertragbaren Krankheiten 197, 198
- CDC-Klassifikation 939, 940
- Cytomegalievirus-(CMV)-Infektion 980
- – Foscarnet, Nebenwirkungen 980
- – Ganciclovir, Erhaltungsdosis 980
- – Standardbehandlung 980
- – DADPS 946
- Diagnostik 942
- Didanosin (DDI) (siehe auch dort) 944
- Erstbehandlung 946
- Foscarnet-Natrium (siehe auch dort) 944
- Hautkrankheiten, HIV-assoziierte 938
- Hidradenitis, neutrophile ekkrine 726

- HPVI (Humane Papillom-Virus-Infektion) 955
- – CO_2-Laserbehandlung 956
- – Condylomata acuminata 956
- – Essigsäurelösung 956
- humanes Immundefizienzvirus 938
- – HIV-1 938
- – HIV-2 938
- Ichthyosen 571
- Impfprophylaxe 943
- Infektionsrisiko 938
- Lepra (Mycobacterium leprae) 619
- im Kindesalter (siehe HIV-Infektionen im Kindesalter) 1195 ff.
- Kontrollprogramm 943
- Manifestationsstadium 939
- opportunistische Infektionen 940, 950–957
- – bakteriell 960–963
- – Pilzinfektionen 957–960
- Pathomechanismen 938
- PC-Pneumonie 981
- – Kortikoidtherapie, begleitende 981
- – Pentamidin 981
- – Trimethoprim-Sulfamethoxazol 981
- PCP-Prophylaxe 946
- Pentamidin 946
- persistierende generalisierte Lymphadenopathie 939
- Pruritus, HIV-induzierter 234
- Psoriasis 301, 302
- – Methotrexat 301
- – Retinoide 301
- Stichverletzungen 975
- Syphilis 183
- Therapie 943–949
- – virustatische Chemotherapie 943
- Toxoplasmose 980
- – Clindamycin 980
- – DADPS 980
- – Initialbehandlung 980
- – Prophylaxe 946
- – Pyrimethamin 980
- – Sulfadiazin 980
- Zalcitabin (DDC) (siehe auch dort) 944
- Zidovudin (siehe auch dort) 943
HIV-Infektion im Kindesalter 1195 ff.
- Aciclovir 1197
- antibiotische Therapie 1197
- Azlocillin/Piperacillin 1197
- bakterielle Erkrankungen 1196
- Brivudin 1198
- Candida-Ösophagitis 1198
- Candidose, oropharyngeale 1198
- CDC-Klassifikation 1195
- Ceftazidim 1197
- Condylomata acuminata 1198
- DDC 1198

- DDI 1198
- Dermatitis
- - atopische 1196
- - seborrhoische 1196
- Fluconazol 1198
- Foscarnet 1198
- Gingivostomatitis herpetica 1197
- Rezidivprophylaxe 956
- Verrucae vulgares 955
- Kaposi-Sarkom 1196
- Ketoconazol 1198
- Leukoplakie, orale haarige 1198
- Nystatin 1198
- Pentamidin 1197
- Pilzinfektionen 1198
- Pneumocystis-carinii-Pneumonie 1197
- - Rezidivprophylaxe 1197
- Psoriasis 1196
- Resistenzprüfung 1197
- Verrucae vulgares 1198
- viral bedingte Dermatosen 1197
- Zidovudin 1198
- Zoster-Infektionen 1197
HIV-Test 938
HLA-B 27 1137
Hoden 1204
Hodenhochstand 1208
- GnRH-Therapie 1208
- Gonadotropintherapie 1208
- HCG-Therapie 1208
Hodentorsion 1211
Hodentrauma 1211
Hodentumore 1212
Hodgkin-Krankheit 537, 923–925
- Ichthyosis acquisita 923
- Pemphigus vulgaris 925
Höhenklima, atopische Dermatitis 223
- Globalstrahlung 223
- Lufttrockenheit, hohe 223
Hohlnägel (*siehe auch* Koilonychie) 1082
Hörgeräte-Keloid 1278
Horner-Syndrom 721
- Enophthalmus 721
- Miosis 721
- Ptosis 721
Horton-Krankheit (*siehe auch* Arteriitis temporalis) 451
Howel-Evans-Syndrom (*siehe auch* Palmoplantarkeratosen, erworbene) 924
Hughes-Stovin-Syndrom 530
Hühnermilben 119
Humane Papillom-Virus-Infektion (HPVI) 82, 955 ff.
- CO_2-Laseranwendung bei Viruspapillomen 956
- HIV-Infektion (*siehe auch dort*) 955, 956
- HPV-Subtypen 82, 83
- - kutane Infektionen 82
- - mukokutane Infektionen 82
- - onkogene Potenz 82, 83

- Papulose des Penis, bowenoide (*siehe auch dort*) 1139
- Plattenepithelkarzinom 819
- Viren (*siehe auch dort*) 55
Hundemilben 119
„Hutchinson's melanotic freckle" (*siehe auch* Lentigo maligna) 843
Hutchinson-Trias (Tonnenzähne) 182
Hyalinosen / Hyalinosis 698
- CO_2-Laser 698
- Definition 698
- Dermabrasio 698
- Dimethylsulfoxid 698
- Etretinat 698
- Hyalinosis cutis et mucosae Urbach-Wiethe 698
Hyalohyphomykose 49
Hyaluronsäure 699
Hydrargyrose 788
Hydroa vacciniformis 732, 738
- Hydroxychloroquin 738
- Kortikosteroide 738
- Lichtschutzmittel 738
- Phototherapie (*siehe auch dort*) 738
Hydrochinon 352, 1294
- Dosierung 1294
- Behandlungsdauer 1294
- chemisches Peeling 352
- Hemmung der Melaninbildung 1294
- Hyperpigmentierungen 789, 790
- - Indikationen 789
- - 4-Isopropylkatechol 789
- - Nebenwirkungen 789
- Leukoderm 770
- Lichen pigmentosus 257
- Nebenwirkungen 1294
- Tyrosinase 1294
- Vitiligo 775, 776
Hydrochinonmonobenzyläther 776, 790
Hydrochinonmonomethylester 790
Hydrochlorothiazid, lichenoide Arzneimittelreaktion 258
Hydrocortison-21-Acetat-17-Propionat 250
Hydrogelverbände, transparente, Dermabrasio 350
Hydrokolloiddressings, Urokinasetherapie 684
p-Hydroxybenzoesäure 211
α-Hydroxysäuren, chemisches Peeling 351
Hydroxyanthrone 279
Hydroxyäthylstärke, Infusion 1245
Hydroxycarbamid, lichenoide Arzneimittelreaktion 258
Hydroxychloroquinphosphat, REM-Syndrom 701
Hydroxyethylstärke (HES), Thrombozytopathie, erworbene 590
5-Hydroxytryptamin-3-Rezeptorantagonisten 870

Hydroxyzin
- atopische Dermatitis 220
- Lichen ruber planus 251
- in der Schwangerschaft 1166
- Urtikara 368
Hyper-IgE-Syndrom 537, 1189
- atopische Dermatitis, Maximalvariante 1189
- Flucloxacillin 1189
- Interferon gamma 1189
- Kortikosteroide, topische 1189
- Langzeitprognose 1189
- Prophylaxe, lebenslange antibiotische 1189
Hypercholesterinämie 691
hypereosinophile Dermatitis 539
Hypereosinophiliesyndrom 537 ff.
- Cetirizin 539
- DADPS 539
- Dinatriumcromoglykat 539
- Etretinat 540
- Ketotifen 539
- Kortikosteroide 538
- PUVA 540
Hyperhidrosis 715 ff.
- Aldioxa 719
- Aluminiumchloridhexahydrat 718
- Anticholinergika 717, 718
- Antihidrotika, systemische 717, 718
- Atropinmethonitrat 718
- Behandlungsmaßnahmen 717, 718
- Belladonnaalkaloide 718
- Bornaprinhydrochlorid 718
- Dysreflexie, autonome 715
- Formaldehyd 720
- Gerbsäuren 720
- Glutaraldehyd 720
- bei inneren Krankheiten 716
- Iontophorese 720
- Kleidung 717
- kompensatorische 715, 721
- Nahrung / Ernährung 717
- bei neurolgischen Störungen 716
- palmaris et plantaris 716
- prophylaktische Maßnahmen 717
- Querschnittslähmung 715
- Schuhwerk 717
- Sympathektomie (*siehe auch dort*) 720, 721
- unilaterale umschriebene idiopathische 715
Hyperkeratosen
- epidermolytische (*siehe* epidermolytische H.) 560 ff.
- Proliferationshyperkeratose 560, 563
- Retentionshyperkeratose 560, 563
Hyperlipoproteinämien (HLP) 691
- Betakrankheit, breite 691
- Hyperbeta-/Präbetalipoproteinämie 691
- Hypercholesterinämie 691

- Hyperchylomikronämie 691
- Hyperpräbetalipoproteinämie 691
- Hyperpräbetalipoproteinämie + Hyperchylomikronämie 691
- WHO-Klassifkation 691
Hyperparathyreoidismus, metastatische Kalzinosen 696
- primärer 696
- sekundärer 696
- tertiärer 696
Hyperpigmentierungen 783 ff.
- Arsen 784
- arzneimittelinduzierte 785
- Ascorbinsäure 788, 792
- Azelainsäure (*siehe auch dort*) 791
- Bilirubin 784
- Camouflage 793, 794
- Carotin 784
- Chlorate 788
- Cignolin 784
- Dermabrasion 793
- Dicarbonsäuren (*siehe auch dort*) 791
- Gold 784
- Hämosiderin 784
- Hydrochinon (*siehe auch dort*) 789, 790
- 4-Isopropylkatechol 790
- Kaliumpermanganat 784
- Kligmansche Salbe (*siehe auch dort*) 792
- Kryotherapie 792
- Laserbehandlung (*siehe auch dort*) 793
- Lentigines, aktinische (*siehe auch dort*) 784, 785
- Melanin 784, 785
- Melasma (*siehe auch dort*) 785, 786, 794
- Natriumhypochlorit 788
- postinflammatorische 785–787
- Quecksilberverbindungen (*siehe auch dort*) 788, 789
- Schälbehandlung, chemische 793
- Silber 784
- Tannin 784
- Tretinin 790
- Wismut 784
- Zitronensaft 788, 792
Hyperplasie, fokale epitheliale (*siehe auch Heck-Krankheit*) 88
Hyperprolaktinämie 1216
- Bromocriptin 1216
- Dysfunktion, erektile 1216
- Hormone 1216
- Libidoverlust 1216
- Medikamente 1216
Hypersensitivitätsangiitis (*siehe auch leukozytoklastische Vaskulitis*) 441 ff.
Hyperthyreose
- Hyperhidrosis 716

- Myxödem (*siehe auch dort*) 700
- Nagelveränderungen 1076
Hypertrichosis lanuginosa acquisita 917
- Enthaarungscreme 918
- Karzinome 917
- Medikamente, auslösende 917
- Tumorelimination 918
Hypertriglyzeridämie 691
Hyphomyzeten 153
Hypogeusie 473
Hypogonadismus
- diagnostisches Vorgehen 1206
- hypogonadotroper 564, 1215
- primärer 1205, 1208
- - Asthenozoospermie 1208
- - Azoospermie 1208
- - Hodenhochstand 1208
- - Kryptorchismus 1208
- - Normozoospermie 1208
- - Oligozoospermie 1208
- sekundärer 1205
- tertiärer 1205
Hypohidrosis 713
- mit Pupillotonie und Areflexie (Ross), progressive segmentale 713
Hypomelanosis guttata idiopathica cutis 1298
Hyponychium 1074
Hypopigmentierungen 794
Hyposensibilisierung 213
- in der Schwangerschaft 1166
Hyposmie 473
Hypothalamus 1204
Hypothyreose, Myxödem (*siehe auch dort*) 699, 700

I
IBIDS-Syndrom 570
Ibuprofen 66
- in der Schwangerschaft 1166
- Thrombozytopathie, erworbene 590
Ichthyol, atopische Dermatitis 217
Ichthyosen (*siehe auch* Ichthyosis) 559 ff.
- Acitretin 561
- Einteilung 560
- erworbene 571
- - Clofazimin 571
- - HIV-Infektion 571
- - Maprotilin 571
- - Nikotinsäure 571
- Etretinat 561
- Harlekin-Ichthyose 560
- Harnstoff 561
- Hyperkeratosen (*siehe auch dort*) 560, 563, 566
- - epidermolytische (*siehe auch dort*) 560, 563, 566
- - Proliferationshyperkeratose 560, 563
- - Retentionshyperkeratose 560, 563

- Isotretinoin 561
- lamelläre 560, 564, 565
- - Behandlungsstrategien, lokale 565
- - Erbgang 565
- - Etretinat/Acitretin 565
- - kongenitale 579
- Milchsäure 561
- Salicylsäure 561
- therapeutische Optionen, Übersicht 561
- Tretinoin 561
- X-chromosomale (*siehe auch* Ichthyosis) 560, 563, 564
Ichthyosis (*siehe auch* Ichthyosen) 559 ff.
- mit hereditären Syndromen 568–570
- - BIDS-Syndrom 570
- - Chanarin-Dorfman-Syndrom 569
- - CHILD-Syndrom 569
- - Chondrodysplasia, X-chromosomal-dominante 569
- - IBIDS-Syndrom 570
- - KID-Syndrom 569, 570
- - Netherton-Syndrom (*siehe auch dort*) 569
- - PIBIDS-Syndrom 570
- - Sjögren-Larsson-Syndrom 568
- - Tay-Syndrom (Trichothiodystrophie) 570
- I. acquisita 923
- - Etretinat 923
- - M. Hodgkin 923
- - Paraneoplasie 923
- - Pityriasis rotunda 923
- I. bullosa, kongenitale 566
- I. congenita-Gruppe 560, 564, 565, 579
- - congenita gravis (*siehe auch* Harlekin-Fötus) 567, 568
- - Ichthyosen, lamelläre (*siehe auch dort*) 560, 564, 565
- I. hystrix 560, 566
- - Curt-Macklin-Typ 566
- - Lambert-Typ 566
- I. vulgaris 560 ff.
- - α-Hydroxycarbonsäuren 562
- - Harnstoff 562
- - Milchsäure 562
- - Salicylsäure 562
- - Vitamin-A-Säure 562
- im Kindesalter 1176
- X-chromosomale rezessive 560, 563, 564
- - Etretinat/Acitrenin 564
- - Harnstoff 564
- - Hodenkrebs, erhöhtes Risiko 563
- - Hornhautdystrophie 563
- - Hypogonadismus 563
- - Kryptorchismus 563
- - Vitamin A-Säure 564
Ichthyosishand 205

idiopathischer Pruritus (*siehe auch* Pruritus sine materia) 1244
Idoxuridin 56, 64, 69
– Zoster 73
IFN (*siehe* Interferon)
IgA-lineare Dermatose im Kindesalter 1200
IgA-Pemphigus 419
– subkorneale Pustulose 419
IM/VP16-Schema 1013
– Dosierung 1013
– Durchführung 1013
Imidazolderivate 32
Imipenem 14, 151, 171
– Melioidose 171
Imipramin 590, 1219
– Thrombozytopathie, erworbene 590
Immunfluoreszenztest (IFT), Borreliose, kutane 102
Immunglobulin, humanes, Masern (*siehe auch* Masern) 60
Immunkomplexvaskulitis 360
Impetigo contagiosa 10, 1176
– im Kindesalter 1189
– – Amoxicillin 1190
– – Brilliantgrün 1190
– – Cephalosporine 1190
– – Clindamycin 1190
– – Erythromycin 1190
– – Penicillin G 1190
– – Pyoktanin 1190
– – Solutio Castellani 1190
Impetigo herpetiformis 1154
– Brechreiz 1154
– Calciumserumspiegel, Kontrolle 1154
– Dihydrotachysterol 1154
– Frühgeburten 1154
– Hypoparathyreoidismus 1154
– Kortikosteroide 1154
– Letalität, mütterliche 1154
– Psoriasis pustulosa generalisata, Sonderform 1154
– Therapie der Wahl 1154
– Todgeburten 1154
– Vitamin D_2 1154
Impetigo, staphylokokkenbedingte (*siehe auch* Staphylokokken) 7, 10
Impfempfehlungen 92
– für Kinder 92
Implantation von xenogenem Kollagen 1264
Impotentia
– I. coeundi (*siehe auch* erektile Dysfunktion) 1204, 1217
– I. generandi 1204
Incontinentia pigmenti
– achromians (ITO), Leukoderm 770
– Bloch-Sulzberger 713, 785, 1180
– – Blasenstadium 1180
– – Hyperpigmentierung, postinflammatorische 1180

Indometacin 66, 79
– Gicht 690
– in der Schwangerschaft 1166
– Thrombozytopathie, erworbene 590
Induratio penis plastica 1220
– Kaliumparaaminobenzoat 1220
– Kortikosteroidkristallsuspension 1220
– Orgotein 1220
– Penisprothese 1220
Infektionen der Haut, bakterielle 1 ff.
Infektionen im Kindesalter 1190
– Erregerspektrum 1190
– Erysipel 1190
– Erythrasma 1190
– Impetigo contagiosa 1190
– Paronychie 1190
– Weichteilphlegmone 1190
Infektionen, Mischinfektionen 8
Infertilität
– männliche 1204
– medikamentös induzierte 1210
– – Alkylantien 1210
– – Antiandrogene 1210
– – Chemotherapie 1210
– – Cimetidin 1210
– – Colchicin 1210
– – Flutamid 1210
– – Ketoconazol 1210
– – Kortikosteroide 1210
– – Kryokonservierung von Sperma 1210
– – Spironolacton 1210
– – Testosteron 1210
Influenza, Impfempfehlung 93
Infrarotkoagulation von Hämorrhoiden 1121
Ingram-Schema (Teerbad + UVB-Bestrahlung + Dithranol) 281
INH
– Leishmaniose 129
– Myzetoma 153
Inkontinenz, anale 1130
– Biofeedback 1130
– chirurgische Maßnahmen 1130
– Stuhlregulierung 1130
Inokulation des Virus 54
Inosin 56
Insektenstichreaktionen 144 ff.
– Antihistaminika 145, 237
– bullöse 1176
– Hyposensibilisierung 145
– Malathionpuder 145
– Prednisolon 145
– Prophylaxe 144, 145
– pyrethrumimprägnierte Netze 144
– Wespenstiche 145
Insektizide, arsenhaltige 808
Insulinlipodystrophie 654
Interferon-(IFN)-α 57
– Basaliom 815
– Mastozytome 556

– Nebenwirkungen 1038
– – Fieber 1038
– – grippeähnliche Symptomatik 1038
– – kardiovaskuläre Symptome 1038
– SCLE 466
– Therapie des Kaposi-Sarkoms 971
Interferon-(IFN)-β 56
Interferon-(IFN)-γ 57, 504
Interferonantikörper 1037
Interferone, atopische Dermatitis 223
Interleukin-2
– atopische Dermatitis 223
– Nebenwirkungen 1038
– – Flüssigkeitsretention 1038
– – Furosemid 1038
– – Hypotonie 1038
– – kardiovaskuläre Symptome 1038
Intoleranzreaktionen (*siehe auch* Nahrungsmittelallergien) 374
– Urtikaria 359
Intoxikationen, Nagelveränderungen 1076
Iomefloxacin, Mycobacterium leprae 616
Iontophorese, Hyperhidrosis 720
– Aluminiumchlorid 720
– Heimgeräte 720
Ippen-Aderlaßbehandlung 758
Isoconazol 32
Isoniazid
– Mycobacterium leprae 616
– Myzetoma 153
– Tuberkulostatika 600, 601
– – Interaktionen 601
– – Nebenwirkungen 601
– – Pyridoxin (Vitamin B_6) als Prophylaxe 601
Isoprenosin 65
4-Isopropylkatechol
– Hyperpigmentierungen 790
– Vitiligo 776
Isosporidiose 940
Isotretinoin 504
– Akne 322, 323, 327, 330, 331
– – Antikonzeption 331
– – Blutfettwerterhöhung 327
– – Dosierung 330
– – Gesamtdosis 323
– – Knochenveränderungen 327
– – Nebenwirkungen 323
– – Teratogenität 323, 327, 331
– Hyperkeratosen, epidermolytische 567
– Ichthyosen 561
– Kollodium-Baby / Harlekin-Fötus (Ichthyosis congenita gravis) 568
– Lichen ruber
– – mucosae 254
– – planus 251
– Nebenwirkungen 577

Itraconazol 23, 28–30, 37, 41, 44, 48, 143
- Bioverfügbarkeit 28
- Dosierung 29, 44
- Halbwertszeit 28
- Indikationen 29
- Interaktionen 29
- Leishmaniose 127
- Myzetoma 154
- bei Onychomykosen 1088
- - Dosierung 1088, 1089
- - Heilungsraten 1089
- - Laborkontrollen 1089
- - Nebenwirkungen 1089
- - Therapiedauer 1089
Ivermectin
- Filariasis, lymphatische 135
- - Dosierung 135
- - Indikation 135
- - Nebenwirkungen 135
- Larva migrans 133
- Onchozerkose 131
- - Dosierung 131
- - Erhaltungstherapie 131
- - Nebenwirkungen 131
- Pedikulosis 113
Ixodes (*siehe auch* Borreliose, kutane) 100, 101
- dammini 101, 174
- ricinus 101, 108
- scapularis 101

J
Jarisch-Herxheimer-Reaktion 183, 184
Jessner-Lösung, chemisches Peeling 351
Job-Syndrom (*siehe auch* Hyper-IgE-Syndrom) 1189
Josamycin, Ricksettsiose 175
Juckreiz, Lichen ruber planus 251
Juglon-Bräunungsmittel 777
Juliusberg-Pityriasis lichenoides chronica 306, 307
juveniles Melanom (*siehe auch* Spitz-Nävi) 839

K
Kala-Azar 124, 125
Kalabar 134
Kalabarschwellung (*siehe auch* Loiasis) 134
Kaliumjodid 41
Kaliumparaaminobenzoat 504
Kaliumpermanganat 32
Kallmann-Syndrom 564, 1215
- GnRH, Substitution 1215
- GnRH-Mangel, angeborener 1215
- Hypogonadismus, hypogonadotroper 1215
- pulsatile Therapie 1215
Kälteurtikaria 369, 370, 384
- Antihistaminika 369, 370
- Cyproheptadin 369

- „hardening" 370
- Hydroxyzin 369
- Kortikosteroide 369
- Penicillintherapie 369
Kalzinosen (*siehe auch* Calcinosen) 695 ff.
- C. circumscripta 697
- dystrophische 696, 697
- idiopathische 696, 697
- metastatische 696
- - Epithelkörperchenreimplantation 696
- - Hyperparathyreoidismus (*siehe auch dort*) 696
- Kalkmassen, lokalisierte, operative Entfernung 696
- - Nebenschilddrüsenteilresektion 696
Kampfer, Lichtschutz 746
Kanamycin 601
- Tularämie 166
Kapillaritis, superfizielle (*siehe auch* leukozytoklastische Vaskulitis) 441 ff.
Kaposi-Sarkom 967–975, 984
- afrikanisches 967
- Androtropie 967
- Argonlaserbehandlung 969
- bazilläre Angiomatose 172
- Behandlungsempfehlung 975
- Bleiaugenschalen 970
- Bleomycin 973
- Chemotherapie 973, 974
- - ABV-Schema 974
- - ABV/ADV-Schema 974
- - Polychemotherapie 974
- - systemische 973
- CO_2-Laserbehandlung 969
- Doxorubicin, liposomales 974
- Epirubicin 973
- Etoposid 973
- klassisches 967
- kryochirurgische Behandlung 969
- Lokalrezidive 969
- Prognosefaktoren 969
- rIFN-α 968, 971, 1026
- Risikogruppen 967
- Röntgenstrahlentherapie (*siehe auch dort*) 970
- Stadieneinteilung
- - nach Kriegel 968
- - Mitsuyashu 968
- Therapieplanung 974
- Varianten 967
- Vinblastin 970, 973
- Vincristin 973
- Zidovudin 968
- Zytokine 1026, 1027
- - Ansprechraten, dosisabhängige 1027
- - G-CSF 1028
- - GM-CSF 1028
- - IFN-β 1028
- - rIFN-α-Wirksamkeit 1027

- Zytostatikabehandlung, intraläsionale 969
Karayagummi, Urokinasetherapie 684
Karbunkel 16
Karnofsky-Index 999
Karzinoid, Hyperhidrosis 716
Karzinoidsyndrom, Pseudosklerodermien 507
Karzinom
- orales 1064
- verruköses (*siehe* verruköses Karzinom) 803
Kasabach-Merritt-Syndrom 587, 1062
- hämorrhagische Diathese 587
- Kortikosteroidtherapie 587
- operative Entfernung 587
- Verbrauchskoagulopathie 587
Katzenkratzkrankheit 167, 168
- bazilläre Angiomatose 172
- Doxycyclin 168
- Erythema multiforme 168
- Erythema nodosum 168
- Erythromycin 168
- Gentamicin 168
Katzenmilben 119
Kawasaki-Krankheit 450
Keining-Zeichen 919
Keloide 1270
- CO_2-Lasertherapie 1270
- Kortikosteroidanwendung 1270
- kryochirurgische Verfahren 1270
- rIFN-γ 1270
Keratine 1+10 560
Keratitis parenchymatosa 182
Keratoakanthom 804, 832
- Behandlungsindikation 804
- Bleomycin 804
- CO_2-Laserbehandlung 803
- Curettage 804
- Elektrodesikkation 804
- Etretinat/Acitretin 804
- 5-Fluorouracil, intraläsionale Behandlung 804
- IFN-α 804
- IFN-β 804
- Isotretinoin 804
- Kryochirurgie 804
- Methotrexat 804
- multiple 805, 806, 930
- Röntgenweichstrahltherapie 804
- Triamcinolonkristallsuspension 804
Keratoconjunctivitis sicca 473
Keratoderma
- palmoplantare (*siehe auch* Palmoplantarkeratosen) 571 ff.
- - diffusum (Unna-Thost) 572, 573
- palmare et plantare
- - dissipatum 573
- - hereditarium transgrediens 573
Keratoma palmoplantare 579

Keratosen
- Acrokeratosis verruciformis 574
- aktinische (*siehe auch dort*) 798, 832
- Arsenkeratosen (*siehe auch dort*) 798
- Dyskeratosis (*siehe dort*) 574 ff., 1075
- Erythroplakie, orale 798
- Erythroplasie Queyrat 798
- K. lichenoides chronica 259
- K. palmoplantaris mutilans (Vohwinkel) 573
- K. pilaris 205, 562
- Leukoplakien 798
- M. Bowen (*siehe auch dort*) 798
- Papillomatose, orale floride 798
- Röntgenkeratosen (*siehe auch dort*) 798
- seborrhoische 1302
- solare 798
- Teerkeratosen 798
Kernstaub (*siehe auch* leukozytoklastische Vaskulitis) 441 ff.
Ketoconazol 23, 24, 32, 35, 46, 143
- Dosierung 24
- Indikation 24
- Interaktionen 24
- Leishmaniose 127
- Myzetoma 154
- in der Schwangerschaft 1168
- Shampoo 33, 35
Ketokonazol 48
α-Ketonsäuren, chemisches Peeling 351
Ketotifen 243, 244
- atopische Dermatitis 220
- im Kindesalter 1181
Khellin 773
- KUVA 773
- Nebenwirkungen 773
- Vitiligotherapie 773
Ki1-Lymphom 1018
KID-Syndrom 569, 570
Killerzellen, lymphokinaktivierte 876
Kimura-Krankheit (*siehe auch* angiolymphoide Hyperplasie mit Eosinophilie) 541, 542
Klarithromycin, Listeriose 158
Klarzellkarzinom 831
Klebsiella 14
- K. pneumoniae 10
- K. rhinoscleromatis (*siehe auch* Rhinosklerom) 165
Kleiderläuse (*siehe auch* Pedikulosis) 112 ff.
Kleopatra-Bad, atopische Dermatitis 216
Kligmansche Salbe, Hyperpigmentierungen 792
- Anwendung 792
- Fertigpräparate 792
- Nebenwirkungen 792
Klimakterium virile 1219

Klinefelter-Syndrom (XXY-Mann) 1215
- Androgenempfindlichkeit, reduzierte 1215
- Azoospermie 1215
- Infertilität, therapieresistente 1215
- Testosteron-Substitution 1215
Klippel-Trenaunay-Weber-Syndrom 1062
Knochenmarkstransplantation 515
Knospe-Schema 1011
- Durchführung 1011
- Nebenwirkungen 1011
Koagulopathien (*siehe auch* Gerinnung) 590 ff.
- Definition 590
- dicumarininduzierte 594
- Faktor VIII-Konzentrate 591
- Faktor IX-Konzentrate 592
- Hämophilie A 591
- Hämophilie B 591
- heparininduzierte 594
- Purpura fulminans (Henoch-Glanzmann) 593
- therapeutische Leitlinien 592
- Verbrauchskoagulopathie 590
- Waterhouse-Friederichsen-Syndrom 593
- Willebrand-Jürgens-Syndrom 592
Köbner-Phänomen 249, 267, 270
Koenen-Tumoren 1098
- CO_2-Laserchirurgie 1099
- Hirnsklerose, tuberöse 1098
Koilonychie 1082
- Alopecia areata 1082
- Hämochromatose 1082
- Lichen ruber planus 1082
- Lues 1082
- M. Darier 1082
- Nierentransplantation 1082
Kokzidioidomykose 47
Kollagenimplantation 1264, 1295
- Anwendung 1295
- Anwendungsrichtlinien des Herstellers 1295
- atrophische Veränderungen, Behandlung 1295
- Behandlung flacher atrophischer Narben 1264
- Falten, dynamische 1295
- Füllsubstanzen 1295
- Rinderkollagen, steriles 1264
- Sensibilisierung 1295
- Serial-puncture-Methode 1295
- Testinjektion 1264
- Tunnelpunktionstechnik 1264
- Überkorrektur 1264
Kollagenose / Kollagenase
- gemischte (*siehe* MCTD) 466, 472
- Lupus erythematodes 460
- Urokinasetherapie 683
Kollagenunterspritzung, Akne (*siehe auch* Kollagenimplantation) 333

- Testdosis 333
- Vorgehen 333
Kollodium-Baby 567, 568, 1176
- Brutkasten 568
- Cremegrundlagen 568
- Etretinat 568
- Isotretinoin 568
- Luftfeuchtigkeit 568
- Ölbäder 568
- Überlebensprognose 568
koloniestimulierender Faktor 875
Komedonenakne (*siehe auch* Akne) 318 ff.
Kompressionsstrümpfe 672–674
- Eigenschaften 673
- Indikation 673
- Klasseneinteilung 673
- Maßanfertigung 674
Kompressionsverbände 672
kongenitale ektodermale Dysplasie 1075
Kontaktekzeme 1226
Kontaktsensibilisierung, Verrucae vulgares 84
Kontrazeptiva, orale, in der Schwangerschaft 1165
Kopfläuse (*siehe auch* Pedikulosis) 112 ff.
Koplik-Flecken 59
Koproporphyrie, hereditäre (HCP) 754, 757
- Anfälle, akute 757
- Hautveränderungen 757
- Photosensitivität 757
Koproporphyrinogen III-Oxidase 752
Körpergeruch, abnormaler, Bromhidrosis 722, 723
Kortikoidlipoatrophie 654
Kortikosteroide
- augenärztliche Kontrolluntersuchung 433
- Blutzuckerkontrolle 433
- Kontrolluntersuchungen 433
- M. Behçet 529
- Osteoporosediagnostik 433
- in der Schwangerschaft 1167
- systemische, Langzeittherapie 433
- Tuberkulose-Ausschluß 433
- Ulzera der Magen- bzw. Duodenalschleimhaut 433
Kosmetikaakne 337, 338
Krankheiten (*siehe auch* Morbus; *siehe auch* Syndrome)
Krätze (*siehe auch* Skabies) 116 ff.
Krätzemittel in der Schwangerschaft 1168
Kraurosis vulvae 510
Kristallzucker, Urokinasetherapie 684
Krosse 661, 686
- Abbildungen 686
Krossektomie, Varikosis 676

– Stripping der V. saphena magna nach Babcock 676
Kryochirurgie (siehe auch Kryopeeling)
– Akne 333, 334
– Basaliom 813
– Hyperpigmentierungen 792, 793
– Verrucae plantares 86
– Verrucae vulgares 84
Kryoglobulinämien 586
Kryopeeling 352, 353, 1293
– Akne 333, 334
– anästhesierende Maßnahmen 352, 1293
– Anwendung / Kryopeelingmethode 1262, 1293
– Anwendungsfrequenz 1262
– Gesichtsoberfläche, gesamte 1262
– Hautvereisung, oberflächliche 1262
– Hyperpigmentierung 352, 353
– – postinflammatorische 1262
– Kryosonde 352, 1262
– Lichtexposition 1262
– Nachbehandlung 1293
– Nebenwirkungen 1293
– praktische Durchführung 352, 353
– Sprayverfahren 352
– Stickstoff, flüssiger 352
– Vorbehandlung 352, 353
– Vorgehen 1262
Kryptitis 1111
– Morgagni-Krypten, Entzündung 1112
– Proktodealdrüsen 1112
– Sklerosierungsbehandlung 1112
Kryptokokkenmeningitis / Kryptokokkose 43–45, 940
– Amphotericin 959
– Fluconazol 959
– Flucytosin 959
– bei HIV-Infektion 959
Kryptorchismus 1209
– Entartungsrisiko, erhöhtes 1209
– Geschlechtsdifferenzierung, gestörte 1209
– Infertilität 1209
Kryptosporidiose 940
Kuhmilchallergie 212
Kuhpocken 91
Kumarinpräparate 530
Kupferdampflaser (siehe auch Laser) 793
Kürbisgewächse, Hyperpigmentierungen 792
Kussmaul-Maier (Periarteriitis nodosa) 450
Kveim-Test, Sarkoidose der Haut 634

L
L-Phenylalanin 774
Lactoferrin 453

Lanolin, atopische Dermatitis 215
Larva migrans 133, 146
– Albendazol 133
– Infektionszeit 133
– Ivermectin 133
– Tiabendazol 133
Laser
– Argonlaser (siehe auch dort) 1274, 1298
– CO_2-Laserbehandlung (siehe dort)
– Farbstofflaser, blitzlampengepumpt 793
– Kupferdampflaser 793
– Nd-YAG-Laser (siehe dort) 793, 897, 1274
– Rubin-Laser (siehe dort) 793, 1274
Laserbehandlungen, Hyperpigmentierungen 793
Lasseur-Graham-Little-Syndrom 248, 254
Latamoxef, Thrombozytopathie, erworbene 590
Latexgummihandschuhe 1227
LATS-Hormon 700
Laufmilben, Ricksettsiose 174
Laugier-Hunziker-Syndrom 1101
Launois-Bensaude-Lipomatosis 657
Läuse (siehe auch Pedikulosis) 112 ff.
– Ricksettsiose 174
Läusemittel in der Schwangerschaft 1168
Lawrence-Moon-Biedl-Syndrom, Hypogonadismus 1216
Lawrence-Seip-Syndrom 656
Lawson-Bräunungsmittel 777
Lebensqualität 1000
Leberzirrhose, Nagelveränderungen 1076
Leiomyom 894, 899
Leiomyosarkome 899
– Bestrahlung 900
– Chemotherapie 900
– chirurgische Exzision 900
– Metastasierung 900
Leishmania / Leishmania-Spezies (siehe auch Leishmaniose) 124, 125
– L. aethiopica 124, 125
– L. brasiliensis 124, 125
– L. donovani 124, 125
– L. major 124, 125
– L. tropica 124, 125
Leishmaniose 124 ff., 146
– Antimonverbindungen, 5wertige 126
– Behandlungsrichtlinien 127, 128
– Hitzeapplikation 126
– γ-rIFN 129
– Immunität 125
– Infektionsweg 125
– Inkubationszeit 125
– Kala-Azar 124, 125
– Ketoconazol/Itraconazol 128

– Kryotherapie 126, 128
– Meglumin-Antimonat 126
– Natrium-Stibogluconat 126
– Pentamidin 128
– Sb^{5+}-Injektionen 128
– Sb^{5+} systemisch 128
Leistungsindex, Grad nach WHO 999
Leitungswasseriontophorese, Hyperhidrosis 720
Lentigines, aktinische 784, 785
– senile 785
Lentigo maligna 843
– CO_2-Lasertherapie 843
– Kryotherapie 843
– operative Entfernung 843
– Strahlentherapie 843
– Therapie der Wahl 843
Lepra (Mycobacterium leprae) 613 ff.
– Borderline Lepra 613
– Ciprofloxacin 615
– Clarithromycin 615, 616
– Clofazimin (siehe auch dort) 615–617
– Cotrimoxacol 616
– DADPS 615–617
– Erythema nodosum leprosum 618
– HIV-Infektionen 619
– indeterminata 613
– Iomefloxacin 616
– Isoniazid 616
– Kombinationsschemata 617
– kombinierte Infektionen mit M. leprae und M. tuberculosis 619
– lepromatöse 613, 617
– Leukoderm 770
– Medikamente, wirksame 616
– MDT-(„multidrug therapy")-Programme der WHO (siehe auch dort) 615, 618
– Minocyclin 615, 618
– Ofloxacin 615, 616, 618
– Pefloxacin 615, 616, 620
– Resistenzen 614, 615
– – Resistenzprüfungen 614
– – Sulfonresistenzen 614, 615
– Rifabutin 620
– Rifampicin (siehe auch dort) 615–617
– Rifampicin-Resistenz 618
– Roxithromycin 616
– Rückfall 618
– Sparfloxacin 616, 620
– Temafloxacin 616
– Thalidomid 618
– Therapie-Kontrolle 614
– Thionamide (siehe auch dort) 617
– tuberkuloide 613, 617
– Vakizinationsversuche 614
Leptonychie 1080
Leser-Trélat-Zeichen (siehe auch seborrhoische Keratosen, eruptive) 920

„lethal midline granuloma" (siehe auch Wegener-Granulomatose) 452, 453, 639, 640
Leucoderma acquisitum centrifugum (siehe auch Halonävus) 839
Leukämie, eosinophile 537
Leukoderm 770
- Albinismus 770
- Dermatitis, atopische 770
- Halonävus 770
- Hermansky-Pudlak-Syndrom 770
- Incontinentia pigmenti achromians (ITO) 770
- Lepra 770
- Lues 770
- Lupus erythematodes, chronisch-diskoider 770
- Phenylketonurie 770
- Piebaldismus 770
- Pityriasis alba 770
- Pityriasis versicolor 770
- Sklerose, tuberöse 770
- Syphilis (siehe dort) 182
- Vogt-Koyanagi-Harada-Syndrom 770
Leukonychia 1075, 1084
- Ätiologie 1084
- Infekt 1084
- Intoxikation 1084
- L. longitudinalis 1084
- L. punctata 1077, 1084
- L. striata transversa 1084
- L. totalis 1080
- L. variegata 1084
- Morbus Darier 1084
- Mees-Querbänder 1084
- Nägel
- - Halb-und-halb 1085
- - Leukopathia longitudinalis 1085
- - Leukopathia terminalis 1085
- - Morey-Burke-Typ 1085
- - Terry-Typ 1085
- subtotale 1084
- totale 1084
- Traumen 1084
Leukoplakien der Schleimhäute 800, 1061, 1063
- CO_2-Lasertherapie 801
- Exzision 801
- Röntgenweichstrahltheraie 801
- Übergang in ein Plattenepithelkarzinom 800
leukozytoklastische Vaskulitis 438, 439, 441–443, 910
- auslösende Faktoren 441
- Behcet-Syndrom 441
- DADPS 443
- Erythema elevatum et diutinum 441
- Granuloma faciale 441
- mit Granulombildung 439
- Hepatitis 442
- Histologie 441
- Immunfluoreszenz 441

- Immunsuppressiva 442, 443
- Klinik 441
- Kortikosteroide, systemische 442
- Paraneoplasien 910
- Streptokokken 442
- Sweet-Syndrom 441
- als Teilsymptom 442
- Yersinien 442
leukozytoklastische Vaskulitis 910
Lever-Hochdosisschema, Pemphigus vulgaris 420
Levocabastin 240
- Antihistaminika 238
Levomepromazin 80
Lichen actinicus (siehe auch Lichen tropicus) 256
Lichen albus (siehe auch Lichen sclerosus et atrophicans) 510
Lichen amyloidosus 695, 708
- CO_2-Lasertherapie 695
- Dermabrasio 695
- Lokaltherapie 695
Lichen myxoedematosus 700, 701
- Chlorambucil 701
- CO_2-Laserbehandlung 701
- Cyclophosphamid 701
- Dermabrasio 701
- Gammopathie, monoklonale 701
- Kortikosteroide 701
- Melphalan 701
Lichen myxoedematosus, papular mucinosis (siehe auch Skleromyxödem) 514 ff., 910
Lichen nitidus 256, 262
- H_1-Blocker 256
- Kortikosteroide 256
- PUVA-Behandlung 256
Lichen pigmentosus (siehe auch Lichen ruber) 248, 256, 257
- Hydrochinon 257
- Vitamin A-Säure 257
Lichen pilaris 254
Lichen planopilaris 254
Lichen ruber 247 ff., 259
- Acitretin 250
- Alopezie, narbige 248
- Antihistaminika mit sedierender Wirkung 251
- antipruriginöse Therapie 251
- auslösende Medikamente 259
- erosivus 252
- Etretinat 250
- follicularis 248, 254, 255
- - Haartransplantation 255
- - Reduktionsplastiken 255
- Hyperpigmentierungen, postinflammatorische 787
- hypertrophicus 252, 262
- Juckreiz 251
- Korrelationen mit anderen Erkrankungen 249
- Kortikosteroide 250
- LE-Überlappungssyndrom 257, 258
- - Chloroquin 258

- - Dapson 257
- - Lupusbandtest 257
- Lokaltherapie 250
- mucosae 252–254, 262, 1053, 1066
- - Cyclosporin A (siehe auch dort) 1054
- - Diät 253
- - Entartungsrisiko 1053
- - Etretinat 1053
- - Griseofulvin 1054
- - Isotretinoin 1053
- - Kortikosteroide 1053
- - Präkanzerose 253
- - Provokationsfaktoren 253
- - Retinoide 253
- der Nägel 1094
- - Kortikosteroide 1094
- - Nagelveränderungen 248
- - Retinoide, orale 1094
- - Varianten 1094
- oralis 252
- Pathogenese 249
- pigmentosus 262
- Präzipitationsfaktoren 249
- Prednisolon 250
- Prophylaxe 250
- Pruritus, lichenbedingter, Therapie 252
- PUVA-Therapie 250, 251
- systemische Therapie 250
- verrucosus 252
- - et reticularis (siehe auch Keratosis lichenoides chronica) 259
Lichen sclerosus et atrophicans 510 ff., 1141
- Acitretin 511
- Androgene 511
- Balanitis xerotica obliterans 510
- Borrelia burgdorferi Infektion 1141
- CO_2-Laser 511, 1141
- Etretinat 511
- Kaliumparaaminobenzoat 511
- kortikosteroidhaltige Cremes 1141
- Kortikosteroide 1141
- Kraurosis vulvae 510
- Kryotherapie 511
- maligne Transformation 511
- östrogenhaltige Externa 511
- Phimose, sekundäre atrophische 1141
- Präkanzerose, fakultative 1141
- Triamcinolonkristallsuspension 511
- Zirkumzision 511, 1141
Lichen simplex chronicus Vidal 255
- Korrelationen zu Leber- und Darmerkrankungen 255
- PUVA-Bestrahlungen, lokale 255
- Triamcinolonkristallsuspension, intraläsionale Injektionen 255
Lichen tropicus 256
- Chloroquin 256

- Lichtschutz 256
- Sonneneinwirkung, starke 256
lichenoide Arzneimittelreaktionen der Haut 258
- Goldpräparate 258
- Medikamente 258
- Schwermetallpräparate 258
- SH-Gruppen 258
Lichtalterung der Haut 1282
- freie Radikale, Bildung 1283
- Gefäße, dermale 1283
- Kollagenfasern 1283
- Pyrimidindimere, Bildung 1283
Lichtdermatosen (*siehe auch* UV-Licht) 730 ff., 743, 744
- Betacaroten 744
- 5-Fluorouracil 744
- hereditäre 743, 744
- Herkunft 732
- Lichtschutzmittel 743
- polymorphe 340, 732–735, 748
- – Betacaroten 735
- – Chloroquin 735
- – Gewöhnung an das UV-Licht 734
- – Nicotinsäureamid 735
- – phototoxische Substanzen 734
- – Prednisolon 735
- – PUVA-Behandlung 735
- – „UV-hardening" 734
- – UV-Provokation 734
- – Verhaltensempfehlungen 734
- Retinoide, orale 744
- Tumorprophylaxe 744
- Xeroderma pigmentosum 744
Lichtreaktion, persistierende 732, 738–740
- diätetische Empfehlungen 739
- Lichtschutzmittel 739
- Medikamente 739
- Prednisolon 739
- Provokationsfaktoren 739
- PUVA-Therapie 739
- „UV-hardening" 739
Lichtschwiele 731
Lichtschutzfaktor (LSF) 746
Lichtschutzmittel 745–747, 1285
- absorbierende 1286
- – Amidomethylbenzylide 1286
- – Benzimidazole 1286
- – Benzophenone 1286
- – Dibenzoylmethane 1286
- – Kampferverbindungen 1286
- – Paraaminobenzoesäure 1286
- – Zimtsäureester 1286
- Benzimidazole 746
- Bräunungsbeschleuniger 747
- Eisenoxid 746
- Lichtschutzmittel, physikalisch wirksame 1286
- Lichturtikaria 371, 737
- Melanin 1286
- minimale Erythemdosis 1286
- physikalischer 746
- Sonnenblocker 1286

- textiler 745
- Titandioxid 746
- UVA-Bereich 1285
- UVB-Bereich 1285
- Vitiligo 775
- Zimtsäure 746
- Zinkoxid 746
Lichttestung 748
Lichturtikaria 371, 372, 732, 733, 736, 737
- generalisierte Urtikaria 736
- „hardening" 371
- Klassifikation 372
- Lichtqualität 372
- Lichtschutzmittel 371, 737
- Plasmapherese 372, 737
- Provokationsfaktoren 736
- PUVA 371, 737
- SUP-Therapie 371
- UV-Spektrum 371
- UVA-Anteil des Lichtes 736
- UVB-Anteil des Lichtes 736
Lidocain, Zosterschmerzen 74
Lincomycin, Granuloma inguinale 191, 192
Lindan-Behandlung, Pediculitis (*siehe auch* Hexachlocyclohexan) 112, 114
- Schwangerschaft 1168
Lingua cerebelliformis (*siehe auch* Lingua plicata) 1051
Lingua geographica 1051
- Anulus migrans 1051
- Verlauf, chronisch rezidivierder 1051
Lingua nigra 1052
- Alkoholabusus 1052
- Antibiotika 1052
- Bürsten der Zunge 1052
- Dysgeusie 1052
- Harnstofflösung 1052
- Tretinoin-Creme 1052
Lingua plicata 636, 1051
- Erbgang, autosomal-dominant 1051
- Melkersson-Rosenthal-Syndrom 1051
Lingua scrotalis (*siehe auch* Lingua plicata) 1051
Lingua villosa nigra (*siehe auch* Lingua nigra) 1052
Linkomycin in der Schwangerschaft 1167
γ-Linolensäure, atopische Dermatitis 221
Lipalgie 658
Lipektomie 657
Lipidosen 691, 692
- Cholesterinabsorptionshemmer 692
- Clofibrinsäurederivate 692
- HMGCoA-Reduktasehemmer 692
- Ionenaustauscherharze 692
Lipidsenker 656

Lipoatrophie / Lipoatrophia 654, 655
- centrifugalis 655
- semicircularis 654
Lipoblasten 644
Lipodystrophie 654–656
- kongenital-progrediente 656
- partielle 655
- progressive 655
- totale (generalisiertes Lipodystrophiesyndrom) 656
Lipogranulom, sklerosierendes 654
Lipogranulomatosis subcutanea 647
Lipomatosen / Lipomatosis 657, 658
- benigna symmetrica Launois-Bensaude 657
- diffusa congenita 657
- dolorosa 658
- Puffärmellipomatose 657
Lipome 656, 657
- Angiolipome 656, 657
- assoziierte Krankheiten 646
- granulärzelliges 656
Liposuktion (Fettabsaugung) 657
Liquor carbonis detergens (LCD), atopische Dermatitis 217
Listeriose 157, 158
- Aminoglykoside 158
- Amoxicillin 158
- Fieberphase 157
- L. monocytogenes 157
- L. spp. 157
- Meldepflicht 158
Lithium, Psoriasis vulgaris 268
Livedo racemosa 448, 449
- generalisata (Ehrmann-Syndrom) 448
- serologisches Basisuntersuchungsprogramm 448
Livedo reticularis mit Ulzerationen (*siehe auch* Livedovaskulitis) 447, 448
Livedovaskulitis 447, 448
- Acetylsalicylsäure 447
- Dipyridamol 447
Loa loa (*siehe auch* Loiasis) 134
Lobomykose 49
Löffelnägel (*siehe auch* Koilonychie) 1082
Löffler-Syndrom (*siehe auch* Larva migrans) 133, 537
Löfgren-Syndrom 445, 633, 635
- Erythema nodosum 445
Loiasis 134
lokalisierter Pruritus (*siehe auch* Notalgia paraesthetica) 1252
Loratadin 72, 240, 241
- atopische Dermatitis 220
- im Kindesalter 1186
- in der Schwangerschaft 1166
Lormetazepam, atopische Dermatitis 220
Lovastatin, Lipidosen 692
Lues (*siehe* Syphilis) 180 ff., 200

– connata 182, 184
– Leukoderm 770
– non satis curata 182
Luis-Barr-Syndrom 927
– Korrelation zu Malignomen 927
Lungenerkrankungen
– Antisynthetasesyndrom 489
– Nagelveränderungen 1076
Lunula, fehlende 1076
Lupus erythematodes (LE) 78 ff., 459 ff., 652, 734, 735, 770
– Antigene 460
– – DNS-Histonkomplexe 460
– – Histone 460
– – Nukleotide 460
– – Ribunukleoproteine 460
– ARA-Kriterien 461
– arzneimittelinduzierter 471, 472
– – Behandlung 472
– – auslösende Arzneimittel 471
– Behandlung 734
– Behandlungskriterien 734
– Betacaroten 735
– bullöser 470
– Chloroquin 735
– chronisch diskoider (CDLE) 460–463, 770, 1163
– – augenärztliche Kontrolluntersuchung 462
– – Chloroquin 462
– – Etretinat 463
– – Hydroxychloroquin 462
– – kortikosteroide 462
– – Leukoderm 770
– – Prävalenz 461
– – Prognose 461
– – Quinacrin 462
– – Retinopathie 462
– – in der Schwangerschaft 1163
– Gewöhnung an das UV-Licht 734
– hypertrophicus 469
– Immunkomplexe an der Dermoepidermalgrenze 460
– immunserologische Parameter 474, 475
– Kinderwunsch 476
– im Kindesalter 469
– – Behandlung 469
– – Prävalenz 469
– Klassifikation 461
– Lichtdermatose, polymorphe (siehe dort) 652, 733–735
– Lupusband 460
– Manifestationsalter 734
– neonataler 468 ff.
– – Anti-DNS-Antikörper 468
– – Anti-SSA/LA-Antikörper 468
– – Anti-SSA/Ro-Antikörper 468
– – Anti-U$_1$RNF-Antikörper 468
– – geburtshilfliche Betreuung 468
– – Herzinsuffizienz 468
– – Kortikosteroide 469
– Nicotinsäureamid 735
– Pannikulitis 470
– Photosensitivität 460

– phototoxische Substanzen 734
– Prädilektionsstellen 734
– profundus 470
– prophylaktische Maßnahmen 475
– psychosoziale Aspekte 476
– PUVA-Behandlung 735
– Schwangerschaft 476
– spontane Involutionen 460
– subakut-kutaner (SCLE) 460, 463 ff., 480
– – Acitretin 465
– – Anti-SM-Antikörper 463
– – Anti-SSA/Ro-Antikörper 463
– – Anti-SSB/La-Antikörper 463
– – Anti-U$_1$-RNP-Antikörper 463
– – Azathioprin 464
– – β-Carotin 466
– – Chloroquin 464
– – Clofazimin 466
– – Cyclosporin A 466
– – DADPS 465
– – Danazol 466
– – Etretinat 465
– – Goldtherapie 465
– – HLA-*B8* 463
– – HLA-*DR3* 463
– – IFN-α 466
– – Isotretinoin 464
– – Kortikosteroide 464
– – Medikamente, auslösende 464
– – Nierenbeteiligung 463
– – Thalidomid 465
– – Thrombosen 475
– – Vitamin E 466
– systemischer (SLE) 453, 460, 466 ff., 480, 1163
– – Antikardiolipinantikörper 468
– – Antimalariamittel 467
– – Azathioprin 467
– – Chlorambucil 467
– – Clofazimin 467
– – Cyclophosphamid 467
– – Cyclosporin A 467
– – Dapson 467
– – IFN-α 467
– – Kortikosteroide 467
– – Plasmapherese 468
– – Polyneuropathien 467
– – Prognose 467
– – Schmetterlingserythem 466
– – in der Schwangerschaft 1163
– – Thalidomid 467
– – Übergänge in eine Sklerodermie 467
– – Überlappungssyndrome 460
– „UV-hardening" 734
– UV-Provokation 734
– Vaskulitis (siehe auch Urtikariavaskulitis) 470, 471
– Verhaltensempfehlungen 734
Lupus miliaris disseminatus faciei 342, 344
Lupus pernio 633, 635, 640
Lupus vulgaris (siehe auch Tuberculosis cutis luposa) 603, 604, 622

Lutzomyia verrucarum, Vektor 164
Lyell-Syndrom 9, 392, 393, 1076
– Nagelveränderungen 1076
– verbrühte Haut-Syndrom (siehe auch Necrolysis toxica combustiformis) 392 ff.
Lyme-Borreliosis (siehe auch Borreliose, kutane) 100 ff.
Lymekrankheit (siehe auch Borreliose, kutane) 100 ff.
Lymphadenosis benigna cutis Baefverstedt 108, 990
Lymphangiome 1062
– Argonlaser 1063
– Exzision, operative 1063
– Kryotherapie 1063
– L. circumscriptum 1063
lymphatische Filariasis (siehe Filariasis) 134, 135
Lymphknotendissektion, elektive 864
„lymphocytic infiltration" (siehe auch lymphozystische Infiltration) 992
Lymphocytoma cutis 990, 991
– Borreliose, kutane 991
– Cephalosporine 992
– Penicillin 992
– Röntgenbestrahlung 992
Lymphödem Typ Meige, Hypogonadismus 1216
Lymphogranuloma 190, 191
– inguinale 190
– venereum 190, 191
Lymphogranulomatosis X 995
– CHOP 996
– IM/VP-16-Schema 996
– Non-Hodgkin-Lymphom, hochmalignes 996
– Prednisolon 996
– T-Zell-Lymphom, peripheres 995
lymphokinaktivierte Killerzellen 876
Lymphom
– CAPO-Schema (siehe auch dort) 1012
– Carmustin-(BCNU-)Anwendung, lokale 1001
– CD8-positives kutanes T-Zell 1006
– CD30⁻-pleomorphes und -immunoblastisches kutanes T-Zell 1006
– Chemotherapie 1001
– Chlorambucil 1001
– CHOP-BLAM-Schema 1002
– CHOP-Schema (siehe auch dort) 1012
– COP-Schema (siehe auch dort) 1011
– COP-BLAM-Schema (siehe auch dort) 1012
– COPP-Schema (siehe auch dort) 1002, 1011
– CVP-Schema (siehe auch dort) 1011
– γ-kutanes T-Zell 1006

- „gene rearrangement" 988
- großzellig-anaplastisches CD 30-
  positives 1004, 1018
- – CD 30-Protein 1004
- – Immunphänotyp 1004
- – Klinik 1004
- – Lokalexzision 1004
- – Polychemotherapie-Schemata
  1004
- HTLV-I⁺-adulte T-Zell-Leukämie/
  Lymphom 1007
- Hyperhidrosis 716
- IM/VP16-Schema (siehe auch
  dort) 1013
- Interferone 1017
- Interleukine 1017
- Klassifikation 988
- Knospe-Schema (siehe auch dort)
  1011
- kutanes B-Zell 1009
- – Bestrahlung, lokale 1010
- – histologische Klassifikation
  1009
- – Kiel-Klassifikation 1009
- – Malignitätsgrad 1009
- – Polychemotherapie 1010
- kutanes T-Zell- 1001
- Methotraxat 1001
- MOPP-Schema (siehe auch dort)
  1002, 1011
- Polychemotherapie 1001
- PUVA-Therapie 1001
- rIFN-α 1002
- Röntgendusche 1001
- vom Siegelringzelltyp, kutanes T-
  Zell 1006
- TNM-Klassifikation 997
- Zytokine (siehe auch dort) 1023
lymphomatoide Papulose 306,
  311–314, 443
- Behandlungsvorschlag 312, 313
- CD30-positive Zellelemente 312
- rIFN-α 313
- Methotrexat 312
- Pseudolymphom 313
- PUVA-Therapie 312
- UVB-Bestrahlung 312
lymphozytäre Infiltration Jessner-
  Kanof 990–992

M
Madelung-Fetthals 657
Madonnenfinger 516
Madurafuß (siehe auch Myzetoma)
  152, 153
Madurella (siehe auch Myzetoma)
  152, 153
- M. grisea 152
- M. mycetomatis 152, 153
Maduromycosis (siehe auch Myzeto-
  ma) 152, 153
Maffuci-Syndrom 1062
Majocchi-Purpura 586
Makrulie 1054
Mal de Meleda 573

Mal de pinto (siehe auch Pinta) 141
Malassezia furfur (siehe auch Pityro-
  sporon ovale-Infektion) 958
Malathion, Pedikulosis 113–115
Malathionpuder 145
maligner Granularzelltumor 894
malignes Melanom 836, 837, 845,
  847, 856, 888, 1102–1104
- ABCD-Regel 847
- adjuvante Therapie 867–869
- akrolentiginöses 856, 888, 1102
- Amputation 1104
- Analregion 1129
- Ausbreitungsdiagnostik 860, 882
- BCNU 870
- Behandlungsergebnisse 871–875
- Biopsietechnik 1103
- Chemoimmuntherapie 880
- Chemotherapie (siehe auch Che-
  motherapie, malignes Melanom)
  868, 870 ff.
- Cisplatin 870
- DTIC 870
- einzeitiges Vorgehen 862
- Extremitätenperfusion, hyper-
  therme (siehe auch dort) 866
- Fotemustin 870
- Früherkennung 845
- genetische Disposition 856
- Haut-Typ 837
- Heilungsaussichten 859
- Hutchinson-Zeichen 1103
- Impfungen
- – BCG 867
- – Melanomzellantigene,
  definierte 867
- – Onkolysate 867
- Immuntherapie 867
- Interferone 868, 876
- Interleukin-2 876, 1031
- Interleukin-2/IFN-α/Polychemo-
  therapie-Kombination 1034
- Interleukin-2/Cisplatin-Kombina-
  tion 1033
- Interleukin-2/Dacarbazin-Kombi-
  nation 1033
- Interleukin-4 1030
- nIFN-β 1030
- rIFN-α-/Cisplatin-Kombination
  1032
- rIFN-α-/Dacarbazin-Kombina-
  tion 1031
- rIFN-α-/IL-2-Kombination 1032
- rIFN-α-/Vindesin-Kombination
  1033
- rIFN-γ 1030
- Kindheit 863
- Klassifikation 856
- klinische Kriterien 1103
- Lentigo-maligna-Melanom 836,
  856, 888
- Lokalisation, schwierige 863
- Lymphknotendissektion, elektive
  864
- Lymphknotensonographie 881

- lymphokinaktivierte Killerzellen
  876
- maligne Transformation 836
- Melanomvorläufer (siehe auch
  dort) 842, 846
- Melanonychia longitudinalis 1102
- Metastasierung (siehe Metastasierung, malignes Melanom) 857 ff.,
  869, 870
- monoklonale Antikörper 867
- multiple primäre maligne Melano-
  me 864
- Nachsorge 881
- Nagelregion 1102
- Narkoseverfahren 862
- noduläres 856, 888
- operative Therapie 869
- Organbefall 858
- paraunguale 1102
- Pigmentzellnävi (siehe Pigmentzell-
  nävi, malignes Melanom) 836
- Primärtumor 861
- Prognose 857, 1103
- prognostische Risikogruppen 859
- Rezidive, lokale 865
- Risikomarker 837
- Risikopersonen, Beobachtung
  845
- Schwangerschaft 863, 881, 1164
- Selbstuntersuchung des Patien-
  ten 847, 848
- Sicherheitsabstand 861
- Stadieneinteilung, klinische 857
- Strahlentherapie 869, 862
- subunguale 1102
- superfiziell-spreitendes 856, 888
- TGF-β 1030
- TNF-α 1030
- TNM-Klassifikation 857
- Tumordicke 860
- Überlebensraten 859
- UV-Bestrahlung 836, 856
- Verhaltensregeln 880
- Vinblastin 870
- Vindesin 870
- zweizeitiges Vorgehen 862
- Zytokine 868, 1030 ff.
Malleus (Rotz) 150, 170
Mallorca-Akne 340, 341
- komedogene Inhaltsstoffe 340
- Minocyclin 340
- Sonnenschutzmittel 340
- Tetracyclin 340
- Tretinoin 340
Mamma-Karzinom 490
Mammakarzinom beim Mann 903.
  904
Mammaplastik, Pseudoskleroder-
  mie 509
Mangrovefliege 134
Manschettenulcus, Abbildungen
  686
Maprotilin 571
Mariskien 1113
Masern 59 ff., 1183

- Bronchopneumonie 1184
- Immunglobulin, humanes (siehe auch dort) 60
- Impfung 92, 1184
- Isolation 61
- Komplikationen 1184
- Lebendimpfstoffe 60
- Meldepflicht 61
- Prophylaxe 60
- in der Schwangerschaft 1160, 1161
- – Impfungen, Kontraindikation 1160
- – Neugeborenes, neonatale Infektion 1160
- – Prophylaxe, passive 1160
- Vitamin A 1184
Masernexanthem 59
Masernvirus 59
Mastozytose 551, 552
- Acetylsalicylsäure 555
- Anticholinergika 556
- Antihistaminika 242
- Antiphlogistika, nichtsteroidale 555
- Chlorpheniramin 554
- Chlorphenoxamin 554
- Cimetidin 554
- Clemastin 554
- Cromoglicinsäure 554
- Cyproheptadin 554
- Diät, histaminarme 553
- diffuse kutane 237, 552
- Diphenhydramin 552
- Doxepin 553
- H₁-Antihistaminika 553
- Hydroxyzin 553
- Ketotifen 554
- Interferon-α 556
- PUVA-Behandlung 554
- Sympathomimetika 555
- Terfenadin 554
Mastzelldegranulation 550
- Bienengift 550
- biologische Toxine 550
- Carboxypeptidase 550
- Heparin 550
- Histamin 550
- Schlangengifte 550
Mastzelldegranulationshemmer 243–245
- Indikationen 243, 245
- Nebenwirkungen 245
- Oxatomid 245
- Resorption 243
Mastzellkrankheiten 549 ff.
- Urtikaria 358
Maul- und Klauenseuche 92
Mäusemilben, Ricksettsiose 174
May-Grünwald-Giemsa-Färbung 46
May-Perforans 663
Mazzotti-Reaktion 131, 132
MBP („major basic protein") 536
McCoy-Zellen 190
McCune-Albright-Syndrom 895

MCTD („mixed connective tissue disease") 472, 499
MDT-(„multidrug therapy")-Programme der WHO, Leprabehandlung 615, 618
Mebendazol, Strongyloidiasis, kutane 142
Mebhydrolin 239, 1166, 1186
- Kindesalter 1186
- in der Schwangerschaft 1166
Mees-Querbänder 1076
Mefenaminsäure 79
Meglumin-Antimonat, Leishmaniose 126
- Dosierung 126
- Nebenwirkungen 126
Mehlallergie 1227
Mehrschrittkarzinogenese 819
- Initiator 819
- Promotor 819
Melanin, Hyperpigmentierungen 784, 785
Melanininkontinenz, Lichen pigmentosus 257
Melanodermatitis toxica 794
Melanom, malignes (siehe malignes M.) 856, 888, 1102–1104
Melanomvorläufer 842, 846
- fotografische Dokumentation 846
- Lentigo maligna 842
- Nävi, große kongenitale 842
- Syndrom der atypischen Nävi vom familiären Typ 842
- Vorläuferläsionen, Behandlung 842
Melanonychie, longitudinale 1101
- Systemkrankheiten 1101
- traumatisch bedingt 1101
- Ursachen 1101
Melanosen 785
- Buschke-Hitzemelanose (Erythema e calore) 785
- M. circumscripta praeblastomatosa (siehe auch Lentigo maligna) 843
- Riehl-Melanose (siehe auch dort) 785, 786
melanozytäre
- Nävi (siehe auch Pigmentzellnävi) 837
- Neubildungen 836
Melanozyten 836
- Entwicklungsgeschichte 836
- Innenohr 836
- Leptomeningen 836
- Melanozyten, versprengte 836
- Retina 836
Melanozytentransplantate, Vitiligo 775
Melasma (siehe auch Chloasma gravidarum) 785, 786, 794, 1150
Melde- und Behandlungspflicht, Geschlechtskrankheiten 180
Melioidose 150, 170, 171
- Abszesse, metastatische 170

- Chloramphenicol 171
- Tetracycline 171
- Trimethroprim-Sulfamethoxazol 171
Melkerknoten 91
Melkerpocken 91
Melkersson-Rosenthal-Syndrom (siehe auch Lingua plicata) 636 ff., 1047, 1048, 1051
- Blepharitis 637
- Cheilitis granulomatosa 636
- Clofazimin 637
- Fazialisparese 636
- genetische Disposition 637
- Kortikosteroide 637
- Lingua plicata 636
- Metopitis 637
- Pareitis 637
- Reduktionsplastik 638
- Verläufe, monosymptomatische 637
Meningoencephalitis 76
Meningokokken, Impfempfehlung 93
Meperidin, Pannikulitis bei subkutanen Kristallablagerungen 653
Mepivacain, Zosterschmerzen 74
Mequitazin 238
Merkaptoamine 791
Merkelom (siehe auch Merkelzellkarzinom) 827
Merkelzellkarzinom 827–829, 906
- Chemotherapieschemata 829
- Cisplatin 829
- Cyclophosphamid 829
- Etoposid 829
- Fünfjahresüberlebensrate 828
- Lymphadenektomie, radikale 829
- Sicherheitsabstand 828
- Stadien 828, 829
- Strahlentherapie 828
- Vinkalkaloide 829
Mesalazin 524
Mesaortitis luica 182
Mesna 1014
Metamizol in der Schwangerschaft 1166
Metastasierung, malignes Melanom 857 ff., 869, 870
- Fernmetastasierung 869
- Hautmetastasen 869
- Knochenmetastasen 870
- lokoregionäre 865
- Lungenmetastasen 869
- Lymphknotenmetastasen 866, 869
- Satellitenmetastasen 865
- ZNS-Metastasen 869, 870
Methotrexat, Psoriasis vulgaris 287 ff.
- Antidot 288
- Dosierung 287
- Entzündungshemmung 287
- Hepatotoxizität 287, 288
- – längerfristige 288

– IL-1 287
– IL-6 287
– Interaktionen 287
– Leukovorin 288
– Mitosehemmung 287
– Nebenwirkungen 287, 288
5-Methoxypsoralen, PUVA-Therapie 772, 773
8-Methoxypsoralen, PUVA-Therapie 771, 772
Methyldopa, lichenoide Arzneimittelreaktion 258
Methyluracil, Leishmaniose 129
Methylviolett 31, 65
Metopitis 637
Metrifonat 137, 143
Metronidazol 6, 143
– bakterielle Vaginose 197
– Leishmaniose 127, 129
– in der Schwangerschaft 1167
– Trichomoniasis 196
Microsporon canis 20, 31, 50
„Midline granuloma, lethal" 639, 640
Miescher-Granulomatosis 631
Mikonazol 32
Mikrofilarien 131, 134
mikrographische Chirurgie nach Mohs, Basaliom 811, 812
Mikrostomie 516
Milben, Ricksettsiose 174
Milbenerkrankungen 119
Miliaria
– apokrine (Fox-Fordyce) 725
– cristallina 724
– – Formalin 724
– – Glutaraldehyd 724
– – Kleidung 724
– – Prädisposition 724
– rubra 724, 725
– – entzündliches Infiltrat 725
– – Juckreiz 725
– – Lotio alba 725
– – Polidocanol 725
Milien 343
– Anritzen mit einer Kanüle 343
– Tretinoin 343
Minocyclin, Akne 324, 327
– bakterielle Resistenz 327
– Hyperpigmentierung 327
– Mycobacterium leprae 615, 618
– Myzetoma 153
Mischinfektionen 8
Mitoxantron, neutrophile ekkrine Hidradenitis 726
mixed connective tissue disease (siehe MCTD) 472, 499
Möller-Hunter-Glossitis 1050
Mollusca contagiosa 81, 82, 957, 984
– Anritzen 81
– Behandlungsmöglichkeit 82
– CO_2-Laser 82, 957
– Curettage 957
– Etretinat 957

– bei HIV-Infektion 957, 1200
– im Kindesalter 1193, 1200
– Kryotherapie 81, 957
– M.-Virus 81
– scharfer Löffel 82
– Virostatika, lokale 82
– Vitamin-A-Säuretherapie 82, 957
Monochemo.-IL-2-Schemata 879
Mononucleosis infectiosa 63, 89
Montgomery-Syndrom 693
MOPP-Schema 1011
Morbilli 59, 96
Morbus
– M. Addison (siehe auch Hyperpigmentierungen) 785
– M. Behçet 520, 525 ff., 1056, 1081
– M. Bourneville-Pringle 341
– M. Bowen (siehe Bowen-Krankheit) 800, 1100
– M. Crohn (siehe Crohn's disease) 1050, 1076, 1113, 1126
– M. Cushing (siehe auch Hyperpigmentierungen) 785
– M. Darier (siehe Darier-Krankheit) 574 ff., 1082–1084
– M. Dercum (siehe auch Fetthypertrophie) 658
– M. Dubreuilh (siehe auch Lentigo maligna) 843
– M. Duhring (siehe auch Dermatitis herpetiformis Duhring) 407 ff., 925, 1176
– M. Durand-Nicolas-Favre- (siehe auch Lymphogranuloma venereum) 190, 191
– M. Fox-Fordyce (siehe auch Miliaria, apokrine) 724, 725
– M. Gianotti-Crosti (siehe auch Acrodermatitis papulosa eruptiva infantum) 1187
– M. Grover (siehe auch Dermatose, transitorische akantholytische) 575, 576
– M. Günther (kongenitale erythropoetische Porphyrie) 754, 764, 765
– M. Hailey-Hailey (siehe Hailey-Hailey-Krankheit) 348, 427, 428
– M. Heck (siehe Heck-Syndrom) 88, 1058, 1066
– M. Hodgkin (siehe Hodgkin-Krankheit) 537, 923, 925
– M. Jessner-Kanof (siehe auch lymphozystische Infiltration) 992
– M. Kimura (siehe auch angiolymphoide Hyperplasie mit Eosinophilie) 994
– M. Osler (teleangiectasia hereditaria haemorrhagica) 587
– M. Paget (siehe Paget-Syndrom) 825–827
– M. Parkinson (siehe auch Parkinson-Krankheit) 716

– M. Peyronie (siehe auch Induratio penis plastica) 1220
– M. Raynaud (siehe auch Raynaud-Phänomen) 474, 499, 516, 1082
– M. Recklinghausen (siehe auch Neurofibromatose) 895
– M. Reiter (siehe Reiter-Syndrom) 1137
– M. Ritter v. Rittershain (siehe auch Staphylokokken) 9
– M. Wilson (siehe auch Hyperpigmentierungen) 785
Morphea (siehe auch Sklerodermie, zirkumskripte) 101, 494
Morphin im Kindesalter 1175
Morpholine 39
Mosaikwarzen (siehe Verrucae plantares) 85
Mucha-Habermann-Pityriasis lichenoides et varioliformis acuta 306, 308, 309
Mucinosis follicularis 702, 994
– Alopezie 702
– $_{2b}$ 702
– Interferon-γ 702
– Kortikosteroide 702, 994
– Mycosis fungoides 702, 994
– PUVA-Therapie 702
– Röntgenbestrahlung 702, 994
– PUVA, lokale 994
– T-Zell-Lymphom, kutanes 994
Muckle-Wells-Syndrom, Urtikaria 368
Mucormykose 43, 49
mukoide Pseudozysten 1100
– Kortikosteroidinjektion, intraläsionale 1100
– Kryochirurgie 1100
– operative Entfernung 1100
– Sklerosierung 1100
Mukopolysaccharide 698
Mukoviszidose 1215
– Infertiltität 1215
„multiple cystic epithelioma Fordyce" (siehe auch Trichoepitheliom) 893
multizentrische Retikulohistiozytose 910
Mumps 60, 61
– Epididymitis 61
– Impfempfehlung 92
– Isolation 61
– Lebendimpfstoffe 60
– Meldepflicht 61
– Orchitiden 61, 1209
– Pankreatitis 61
– in der Schwangerschaft 1160, 1161
– – Impfungen, Kontraindikation 1160
– – Neugeborenes, neonatale Infektion 1160
– – Prophylaxe, passive 1160
Mumpsvirus 61
Mund- und Rachentherapeutika 59

- Anwendung 59
- Übersicht 59
Munderkrankung 520
Mundfäule (siehe auch Gingivostomatitis herpetica) 1056
Mundgeruch 1058
Mundsoor 22
Mundwinkelrhagaden 1045
- Antimykotika, lokale 1045
- Chlorhexidingluconatlösung 1045
- Clioquinol 1045
- Diabetes mellitus 1045
- Fusidinsäure 1045
- Hexetidinlösung 1045
- Hydrocortison 1046
- Polyvidonjod 1045
Mupirocin 2
murines Fleckfieber, Ricksettsiose 174
Muskelpumpe als Hilfsmechanismus der Venenfunktion 664
Muzinosen / Muzinosis 699, 700, 708
- papulöse 700
- primäre Form 699
- retikuläre erythematöse (siehe REM-Syndrom) 701, 708
- sekundäre Form 699
Mycobacterium (M.; siehe auch Mykobakteriosen, atypische) 606 ff., 622
- M. avium 962, 963
- M. avium intracellulare 962
- M. fortuitum 962
- M. kansasii 962
- M. marinum 962
- M. tuberculosis (siehe auch Tuberkulose) 600 ff.
- M. ulcerans 146
Mycoplasma hominis 195
Mycosis fungoides 537, 1001, 1005, 1018
- Mucinosis follicularis 702
Myiasis 138, 139
- furunkuloide 138
- vom Typ der Larva currens 138
- vom Typ einer opportunistischen Infektion 138
Myiasis-Herde 146
Mykobakterien (siehe auch Mykobakteriosen) 46, 607 ff., 962, 963
- M. avium 607, 610, 611, 962
- - intracellulare 610, 611, 963
- M. chelonae 607, 609
- M. fortuitum 607, 609, 962
- M. gordonae 607, 610
- M. intracellulare 607
- M. kansasii 607–609, 962
- - Clofazimin 608
- M. leprae (siehe auch Lepra) 613 ff.
- M. malmoense 607
- M. marinum 46, 607, 608, 622, 962
- M. scrofulaceum 607, 609

- M. simiae 607
- M. szulgai 607
- M. ulcerans 607, 610, 962
- M. xenopi 607
Mykobakteriosen
- atypische (siehe auch Mycobacterium) 606 ff., 622, 1131
- - Diagnose 607
- - Resistenzprüfung 607
- - Runyon-Klassifikation 607 ff.
- - Schwimmbadgranulom 622
- - Therapierichtlinien 607
- - Übertragungsmodus 607
- bei HIV-Infektion 962, 963
Mykoplasmainfektionen 195
- Beckenentzündung 195
- Doxycyclin 195
- Erythromycin 195
- Inkubationszeit 195
- Meldepflicht, „keine" 195
- Ofloxacin 195
- Tetracyclin 195
- Urethritis 195
- Zervizitis 195
Mykosen 19 ff.
- Behandlung 36
- subkutane 40 ff.
- systemische 43 ff.
Myoblastom, granuläres (siehe auch Granularzelltumor) 902
Myxödem bei Hyperthyreose, prätibiales 700
- Azathioprin 700
- Exophthalmus 700
- Immunglobulingabe 700
- Kortikosteroide 700
- Pentoxifyllin 700
- Plasmapherese 700
Myxödem bei Hypothyreose 699
- diffuses 699
- zirkumskriptes 699
Myzetoma 22, 41, 42. 152 ff.
- chirurgische Maßnahmen 154
- Erregerpopulationen 153
- Inokulationsinfektion 152
- Medikamente, bevorzugte 154
- Mischinfektion 152
- Osteomyelitis 153

N
NADH, Lichtdermatosen 731
Naevus
- N. anaemicus 770
- N. coeruleus 837
- N. depigmentosus 770
- N. pigmentosus et pilosus (siehe auch Pigmentzellnävi, große kongenitale) 837, 843
Naftifin 21, 32, 37, 38
20-Nägel-Dystrophie 1083
- Behandlung 1084
- Varianten 1084
Nägel 1074–1107
- Akrodermatitis enteropathica 1075

- Anonychie 1075, 1077
- brüchige 1095
- eingewachsene (siehe auch Unguis incarnatus) 1078
- Epidermolysis bullosa 1075
- Dyskeratosis
- - D. congenita 1075
- - D. follicularis 1075
- Entwicklungsstörung 1074
- Farbveränderungen 1086
- - Ursachen 1086
- gelbe (siehe auch Syndrom der gelben Nägel) 1085
- Halb-Halb-Nägel 1076
- kongenitale ektodermale Dysplasie 1075
- künstliche 1076
- Leukopathia
- - L. longitudinalis 1085
- - L. terminalis 1085
- Leukonychia punctata 1077
- Lichen ruber 1106
- Morey-Burke-Typ 1085
- Onychogryphosis 1077
- Pachyonychia congenita 1075
- Pflege 1075
- Pterygium unguis 1077
- Terry-Typ 1085
- Trachyonchie 1077
- Tüpfelnägel 1077
- Uhrglasnägel 1076
- Zangennagel (siehe auch dort) 1079
Nagel-Patella-Syndrom 1075
nagelauflösende Salben 37
Nagelbett 1074
Nagelentfernung, atraumatische 37
Nagelfalz 1074
Nagelmykose (siehe auch Onychomykose) 37
Nagelplatte 1074
Nagelveränderungen, traumatische 1077
Nagelwall 1074
Nagetierseuche (siehe auch Tularämie) 166
Nahrungsmittelallergien /-intoleranzen 209, 212, 213, 374 ff.
- Acetylsalicylsäure 374
- allgemeine Richtlinien 376
- Ameisensäure 375
- Antioxidantien 375
- Aromastoffe 375
- Benzoesäure 375
- Diät 377
- Emulgatoren 375
- Farbstoffe 375
- p-Hydroxybenzoesäure 375
- Hyposensibilisierung 377
- Konservierungsstoffe 375
- mineralische Pigmente 375
- Nahrungsmittel, die häufiger Typ-I-Allergien hervorrufen 374
- Säuerungsmittel 375
- Sorbinsäure 375

Nahrungsmittelunverträglichkeit 374
Nandrolon, lichenoide Arzneimittelreaktion 258
β-Naphthol, chemisches Peeling 351
Naproxen 79
– lichenoide Arzneimittelreaktion 258
Narben, atrophische, CO_2-Lasertherapie 1264
Narben, hypertrophe 1265 ff.
– Allantoin 1269
– CO_2-Lasertherapie 1268, 1270
– Drucktherapie 1268
– Fäden, subkutane 1266
– Keloide, operative Exzision 1268
– Kortikosteroidanwendung 1270
– Kryochirurgie 1266, 1270
– – postoperative 1266
– – Vorgehen 1266
– operative Technik 1266, 1270
– Prophylaxe 1270
– Röntgenweichstrahlentherapie 1267
– rIFN-γ 1270
– Schnittführung, Z-artige 1266
– Silicongel 1269
– Therapie mit schnellen Elektronen 1267
– Triamcinolonacetonid-Injektionen 1267
Narbendehiszenzen 1262
Narbenkeloide 1278
Narbensarkoide 634
Natamycin 21
Natrium-Stibogluconat, Leishmaniose 126
Natriumhypochlorit, Hyperpigmentierungen 788
Nävus, blauer 837
Nävuszellnävi (*siehe auch* Pigmentzellnävi) 837
Nd:YAG-Laser (*siehe auch* Laser) 793, 897, 1274
– Glomustumor 897
– gütegeschaltete, Behandlung von Tätowierungen 1274
– – Energie 1274
– – Pulsdauer 1274
Necrobiosis lipoidica 631, 632
– Clofazimin 631
– Diabetes mellitus assoziierter Typ 631
– Dipyridamol 631
– Kortikosteroide 631
– medikamentöse Therapie, Übersicht 632
– Nicotinamid 631
– Pentoxifyllin 631
Necrolysis toxica combustiformis 388, 392 ff.
– Allopurinol 393
– antibiotische Abdeckung 394
– Astronautenkost 395

– Brillantgrün 394
– Cotrimoxazol 393
– Diclofenac 393
– HIV-Infektion 393
– Kortikosteroidbehandlung 394
– Medikamente als Ursache 393
– Phenytoin 393
– Sepsis 393
– Synechienbildung 395
Nedocromil, atopische Dermatitis 223
Neisseria gonorrhoeae 185
– penicillinasebildende Neisseria-gonorrhoeae Stämme (PPNG) 186
Nekrolyse (*siehe auch* Necrolysis)
– staphylokokkenbedingte 395, 396
Nekrolytisches migratorisches Erythem (*siehe auch* Glukagonom-Syndrom) 914
Neodym-YAG-Laser (*siehe* Nd:YAG-Laser)
Netherton-Syndrom 569
– Diathese, atopische 569
– Ichthyosis linearis circumflexa 569
– Trichorrhexis invaginata 569
Neuralgien
– postherpetische 68
– postzosterische 79
Neurodermitis (*siehe auch* atopische Dermatitis) 203 ff., 538
Neurofibrom 895
Neurofibromatose 895, 906
– Amaurosis 895
– Ataxie 895
– chirurgische Maßnahmen 896
– Differentialdiagnose 895
– Epidemiologie 895
– Gendefekt 895
– Intelligenzdefekte 895
– N. Recklinghausen 894
– – in der Schwangerschaft 1164
– Pseudoakusis 895
– segmentale Manifestationsformen 895
– Skoliosis 895
neurogener Pruritus (*siehe auch* Pruritus sine materia) 1244
Neurolemmom 894
Neuroleptika 80
– Nebenwirkungen 80
Neurom 894
Neuropathie 713 ff.
– periphere, Hyperhidrosis 716
– Typ IV 713, 714
– – hereditäre sensorische 714
– – kongenitale sensorische 713
Neutrombicula autumnalis, Pruritus 231
neutrophile Dermatose, akute febrile 396–398, 400
– assoziierte Krankheiten 397
– auslösende Faktoren 397
– Autoimmunkrankheiten 397

– diagnostische Kriterien 396
– Hauptkriterien 396
– Infektionen 397
– lokale Maßnahmen 398
– Medikamente 397
– Nebenkriterien 396
– Neoplasien des Blutsystems 397
– systemische Therapie 398
– Tumoren, solide 397
– Tumorscreening 397
Nezelof-Syndrom 22, 537
Niacinamid 791
Niazinmangel, Pellagra/Pellagroid 706
Nickelallergie 206
Nicotinsäure 571
Niereninsuffizienz
– chronische, Nagelveränderungen 1076
– terminale 762
Nifedipin
– PSS 501
– Urtikaria 368
– Verrucae vulgares 85
Nikotinsäureamid 706
– Dosierung 706
– Substitution 706
– Tagesdosis 706
Nimorazol, Trichomoniasis 196
Niridazol 143
Nissen (*siehe auch* Pedikulosis) 112 ff.
Nobertin 240
Nocardia / Nokardiose (*siehe auch* Myzetoma, *siehe auch* Nokardiose) 151, 152
– N. asteroides 151, 152
– N. brasiliensis 151, 152
– N. caviae 151
Noonan-Syndrom 895
Norfloxacin, Gonnorhö 186
Notalgia paraesthetica 1252
– Antihistaminikagele 1252
– Behandlung 1252
– Capsaicin 1252
– Hyperpigmentierung 1252
– Thesit 1252
Nuckle pad 1258
Nystatin 21, 23
– Dosierung 23
– Nebenwirkungen 23
– in der Schwangerschaft 1168
– Wirkspektrum 23

O

Oat-Syndrom (*siehe auch* Spermato-genesestörung, idiopathische) 1212, 1213
Ödem
– angioneurotisches (*siehe auch dort*) 237, 258, 379 ff.
– – lichenoide Arzneimittelreaktion 258
– Angioödem (*siehe auch dort*) 358, 379 ff., 650

Ofloxacin 6, 14
- Gonorrhö 186
- Mycobacterium leprae 615, 616, 618
Ofuji-Krankheit (*siehe auch* Pustulose, sterile eosinophile) 540, 964
Ohara's disease (*siehe auch* Tularämie) 166
Ohrfeigengesicht 63
Okzygodynie 1131
- Antirheumatika 1131
- Kortikosteroide 1131
- Lokalanästhetika 1131
- Sedativa, anxiolytische 1131
- Sitzbäder 1131
- Spasmolytika 1131
Ölakne 338
Oleom / Oleogranulom 654
Oligospermie 1212
Oligozoospermie 1208
Olmsted-Syndrom 574
Onchozerkose / Onchocerca 130 ff., 146
- afrikanischer Typ 131
- amerikanischer Typ 131
- Diäthylcarbamacin (*siehe auch dort*) 131, 132
- Ivermectin (*siehe auch dort*) 131
- O. volvulus (*siehe auch* Onchozerkose) 130 ff.
- Prophylaxe 132
- Pruritus 231
- Suramin (*siehe auch dort*) 131
Ondansetron 870
Onychoclavus 1078
Onychodysplasie, kongenitale 1075
Onychodystrophie 1077
Onychogryphose 1077, 1078
Onycholyse 1096
- Empfehlungen 1097
- Medikamente 1096
- O. semilunaris 1096
- O. totalis 1076
- Photoonycholyse 1096
Onychomykose 36 ff., 299, 1087
- Amorolfin 1090
- Begleitmaßnahmen 38
- Behandlungsschema 38
- Bifonazol 1090
- Ciclopiroxolamin 1090
- Dermatophyten 1088
- distale subunguale 1087
- Hefepilze 1088
- bei HIV-Infektion 960
- Itraconazol (*siehe auch dort*) 1088
- Schimmelpilze 1088
- Schuhdesinfektion 1088
- Terbinafin 1089
Onychophagie 1077
Onychophosis 1079
Onychoschisis lamellosa 1080
Onychotillomanie 1077
orale Haarleukoplakie (OHL) bei HIV-Infektion 951

- Aciclovir 952
- Epstein-Barr-Virus 951
- Nystatin 951
- rIFN-α-2a 952
- Vitamin-A-Säure 951
Orchitis 1209
- Hodenbeteiligung 1209
- - bei Scharlach 1209
- - bei Typhus 1209
- Mumpsorchitis 1209
- Mykoplasmen 1209
- Oligospermie 1209
- sexuell übertragbare Krankheiten 1209
- tuberkulöse 1209
- Verschlußazoospermie 1209
ORF (Ekthyma contagiosum) 91
Oroyafieber (*siehe auch* Bartonellose) 164
Osmidrosis 722
Osteoarthropathie 700
Östriol 504
Oxacillin 2, 5, 7
- in der Schwangerschaft 1167
Oxamniquin 137
Oxatomid, atopische Dermatitis 223
Oxazepam, atopische Dermatitis 220
Oxiconazol 32
Oxyphenbutazon in der Schwangerschaft 1166

P
Pachydermoperiostose 910
Pachyonychia congenita 574, 1075, 1082
Paget-Syndrom / Morbus Paget 825–827
- Adenokarzinom apokriner Milchdrüsen 825
- chirurgische Behandlung 826
- CO_2-Laserbehandlung 826
- extramammär 825, 1128
- 5-Fluorouracil 826
- mikroskopisch kontrollierte Chirurgie nach Mohs 826
- Röntgenbehandlung 827
- Sicherheitsabstand 826
„painful bruising syndrome" (*siehe auch* blaue-Flecken-Syndrom) 585, 1251
Palmoplantarkeratosen (*siehe auch* Keratoderma palmoplantare) 571 ff.
- assoziierte Erkrankungen 571
- erworbene 924
- - Acanthosis nigricans maligna 924
- - Akrokeratosis Bazex 924
- - Erythema gyratum repens 924
- - Howel-Evans-Syndrom 924
- - Kolonkarzinom 924
- - Mammakarzinom 924
- - Ösophaguskarzinom 925

- - Uteruskarzinom 924
- mit hereditären Syndromen 573, 574
- - Keratosis palmoplantaris mutilans (Vohwinkel) 573
- - Olmsted-Syndrom 574
- - Pachyonychia congenita 574
- - Papillon-Lefèvre-Syndrom 573
- - Richner-Hanhart-Syndrom 574
- Varianten 571
- - Typ progrediens 571
- - Typ transgrediens 571
Panarteriitis nodosa (*siehe auch* Periarteriitis nodosa) 450
Pannikulitis 647 ff.
- bei $α_1$-Antitrypsinmangel 650, 651
- - $α_1$-Antitrypsinkonzentrat 650
- - Angioödem 650
- - DADPS-Therapie 650
- - Leberzirrhose 650
- - Lungenemphysem 650
- - Urtikaria 650
- - Vaskulitis 650
- Antiphlogistika, nichtsteroidale 647
- Autoimmungenese 652
- Colchicin 648
- Cyclophosphamid 648
- Cyclosporin A 648
- DADPS-Therapie 648
- eosinophile migratorische 141, 648, 649
- Granulome 647
- Hydroxychloroquin 648
- Kortikosteroide 647
- Methotrexat 648
- P. factitia 653
- P. lobularis 644, 647, 649
- P. nodularis 652
- P. non suppurativa 647
- - febrilis (Typ Pfeiffer-Weber-Christian) 647
- - non febrilis (Typ Rothmann-Makai) 647
- bei Pankreaserkrankungen 651, 652
- - Magensaftabsaugung 651
- - Richtlinien 651
- - Schmerzen 651
- - Schocksymptomatik 651
- septale Pannikulitis 644
- nach Steroiden 653
- bei subkutanen Kristallablagerungen 653
- symptomatische Pannikulitiden 653
- zytophagisch-histiozytäre Pannikulitis 649
- - Bleomycin 649
- - Cyclophosphamid 649
- - Doxorubicin 649
- - Gerinnungsstörungen 649
- - Hepatosplenomegalie 649
- - lobuläre Pannikulitis 649

– – Panzytopenie 649
Papeln und Plaques der Schwangerschaft, pruritische urtikarielle (PUPPP) 1158
Papillitis 1111
Papillom-Virus-Infektion (siehe Humane Papillom-Virus-Infektion -HPVI) 82, 955 ff., 1139
Papillomatose (siehe auch Papulose)
– orale floride 801, 803, 1061, 1064
– – CO_2-Lasertherapie 801
– – Exzision 801
– – Neodym-Yag-Laser 801
– – Röntgenweichstrahltherapie 801
– – Übergänge in Plattenepithelkarzinom 801
– P. cutis carcinoides 802
– – Bleomycin 802
– – CO_2-Laserbehandlung 802
– – Etretinat 802
– – Kryotherapie 802
– – Methotrexat 802
– – operatives Vorgehen 802
– – Röntgenstrahlenbehandlung 802
Papillon-Lefèvre-Syndrom 573
Papulose
– bowenoide 87
– lymphomatoide (siehe lymphomatoide P.) 306, 311–313, 443
– papulöse Dermatitis bei HIV-Infektion 966
– – Cetirizin 966
– – DADPS 966
– – Ketoconazol 966
– – Metronidazolcreme 966
– – UVB-Therapie 966
– des Penis, bowenoide 1139
– in der Schwangerschaft 1158
Paraaminosalicylsäure (PAS) 601
Paracetamol 66
– in der Schwangerschaft 1166
Paracoccidioides brasiliensis 25, 47
Paraffinom 654
Paralyse, progressive 182
Paraminobenzoesäure (PABA und PABA-Ester), Lichtschutz 746
Paramyxovirus 55, 59
– Masern 59
Paraneoplasien 910 ff.
– Dermatitis ulcerosa 910
– leukozytoklastische Vaskulitis 910
– multizentrische Retikulohistiozytose 910
– obligate 917
– – Akanthosis nigricans 917
– – Akrokeratose Bazex 917
– – Erythema gyratum repens 917
– – Hypertrichosis lanuginosa acquisita 917
– Pachydermoperiostose 910
– Skleromyxödem Arndt-Gottron 910
– subkorneale Pustulose Sneddon-Wilkinson 910

– Sweet-Syndrom 910
Paraphimose 1143
– Diazepam 1143
– Dorsalinzision der Vorhaut 1144
– Reposition 1144
– Zirkumzision 1144
Parapsoriasis / Parapsoriasisgruppe 306 ff., 770, 990
– Leukoderm 770
– lymphomatoide Papulose 306
– P. „en grandes plaques" 993
– P. „en plaques" (Brocq) 306, 310, 311
– – PUVA-Therapie 310
– – Übergang in ein kutanes T-Zell-Lymphom 310
– – UVB-Bestrahlungen 310
– P. guttata (siehe auch Pityriasis lichenoides chronica) 306
– P. lichenoides (variegata) 306, 311
– – poikilodermischer Charakter 311
– – PUVA-Therapie 311
– – RePUVA-Therapie 311
– Pityriasis lichenoides
– – chronica (PLC) 306
– – et varioliformis acuta (PLEVA) 306
Parasitophobie (siehe auch Dermatozoophobie) 115, 1247
– antiparasitär wirksame Substanzen (siehe dort) 115
Parasitosen 123 ff.
Parathormon 696
Paravaccinia (Melkerknoten) 91
Pareitis 637
Parkinson-Krankheit, Hyperhidrosis 716
Paromomycin, Leishmaniose 127
Paronychien
– akute 1091
– – Breitbandantibiotika 1091
– – chirurgische Intervention 1091
– – Umschläge, desinfizierende 1091
– chronische 1091
– – Antibiotika 1091
– – Antimykotika 1091
– – Antiseptika 1091
– – berufliche Tätigkeit 1091
Parotitis epidemica (siehe auch Mumps) 61
paroxysmaler Pruritus (siehe auch Pruritus sine materia) 1244
Parrot-Furchen 182
Pasini-Pierini-Sklerodermie 495
Pasqualini-Syndrom 1215
– Hypogonadismus, eunuchoider 1215
– LH-Mangel, genetisch verankerter 1215
Pasteurella multocida (siehe auch Pasteurellose) 162
Pasteurellose 162

– Ampicillin 162
– Clindamycin 162
– Penicillin 162
– Tetracycline 162
Pc-Pneumonie 940
Pedikulosis 112 ff.
– Befall der Augenwimpern 112
– Behandlungsmöglichkeiten 113
– Benzylbenzoate (siehe auch dort) 114
– Hexachlorcyclohexan (siehe auch dort) 112, 114
– im Kindesalter 1194, 1195
– – Lindantherapie 1195
– – Nebenwirkungen 1195
– – Pyrethrumextrakt 1195
– Lindan-Behandlung 112
– Malathion (siehe auch dort) 113, 114
– Nissen 112
– P. capitis 112 ff., 120
– P. corporis 112 ff.
– Pyrethroide (siehe auch dort) 114
– Schwefel 115
Peeling, chemisches 350 ff.
– Faltenglättung 350
– α-Hydroxysäuren 350
– Hyperpigmentierungen 352
– Indikationen 351
– Jessner-Lösung 351
– α-Ketonsäuren 351
– β-Naphthol 351
– Narbenbildungen, hypertrophe 352
– Phenol 351
– Resorcinpaste 351
– technische Durchführung 351
– Trichloressigsäure 351
– Vorbehandlung 351
Pefloxacin, Mycobacterium leprae 615, 616, 620
Peliose, bazilläre 962
Pellagra / Pellagroid 706, 785
– Glossitis 706
– Nikotinsäureamidsubstitution 706
– Photosensibilität 706
– Stomatitis 706
Pemphigoid (siehe auch Pemphigus)
– bullöses 409, 411 ff., 537
– – Antigendeterminanten 409
– – Azathioprin 412
– – Cyclosporin A 413
– – DADPS 413
– – Kortikosteroide 412
– – lokalisiertes 412, 413
– – Medikamente als Ursache 411, 412
– – Methylprednisolon-Pulstherapie 413
– gestationis (siehe auch Herpes gestationis) 1156
– Typ Brunsting-Perry 414
– vegetans 412, 414, 419
– – Typ Hallopeau 419

– – Typ Neumann 419
– vernarbendes 409, 414–416
– – Antigendeterminanten 409
– – Azathioprin 415
– – DADPS 415
– – Entropium 414
– – Komplikationen 414
– – Kortikosteroide 415
– – Sulfamethoxypyridazin 415
Pemphigus
– P. acutus neonatorum 1190
– P. arzneimittelinduzierter 423, 424
– – Antiphlogistika, nichtsteroidale 424
– – Barbiturate 424
– – Medikamente mit Sulfhydrylgruppe 423
– – D-Penicillamin 423
– – Penicillinderivate 424
– – Rifampicin 424
– P. brasiliensis 409, 423
– – Antigendeterminanten 409
– – Hydroxychloroquin 423
– – Kortikosteroide 423
– – Lichtschutz 423
– – Risikofaktoren 423
– P. chronicus benignus familiaris 427, 428, 434
– – Acitretin 428
– – Antibiotika 427
– – Antimykotika 427
– – Brillantgrün 427
– – CO_2-Laserbehandlung 428
– – Cyclosporin A 428
– – DADPS 428
– – Dermabrasio 428
– – Kortikosteroide 427, 428
– – Solutio Castellani 427
– – Thalidomid 428
– P. erythematosus (Senear-Usher) 422
– P. foliaceus (Cazenave) 409, 422
– – Antigendeterminanten 409
– – DADPS 422
– – Hydroxychloroquin 422
– – Kortikosteroide 422
– – UV-Exposition 422
– P. IgA (siehe IgA-Pemphigus) 419
– P. paraneoplastischer 425
– P. vulgaris 409, 416 ff., 420, 434, 537, 925
– – Azathioprin 418
– – Blasenkarzinom 925
– – Cyclophosphamid-Pulstherapie 418, 419
– – Goldtherapie, orale 418
– – HLA-DRw-4 417
– – HLA-DRw-6 417
– – Kortikosteroide 417
– – M. Hodgkin 925
– – Mundspülungen 417
– – Nicotinamid 418
– – Paraneoplasie 925

– – Photophorese, extrakorporale 418
– – Plasmapherese 419
– – Proteasenaktivierung 418
– – Schwangerschaft 1163
– – Therapieschema mit kurativem Anspruch 420
– – Thymome 925
– – Tumorsuche 925
Penciclovir 57
D-Penicillamin 503
Penicillin (siehe auch Penicillinose) 2, 4 ff., 11–13, 940
– Acetylaminopenicilline 4
– Aktinomykose 151
– Aminopenicilline 4
– Benzathin-Penicillin 13
– Borreliose, kutane 104
– Frambösie 140
– Isoxazolpenicilline 4
– lichenoide Arzneimittelreaktion 258
– Penicillin G 4
– – Anthrax 156
– – im Kindesalter 1191
– – in der Schwangerschaft 1167
– Penicillin V 4
– – im Kindesalter 1191
– Penicillinallergie 4, 11, 12, 183
– – Aktinomykose 151
– – Erysipel 11, 12
– penicillinaseresistentes 2
– Penicillintestung 4
– Penicillium marneffei 959
– Phenoxymethylpenicillin 13
Penicillinose bei HIV-Infektion 940, 959
– Amphotericin B 959
– Itraconazol 960
– Penicillium marneffei 959
penile Fibromatose (siehe auch Induratio penis plastica) 1220
Peniskarzinom 1141
– Exzision 1142
– Laserkoagulation 1142
– Lymphadenektomie, inguinale 1142
– Stadieneinteilung 1142
– TNM-Klassifikation 1142
Pentaidin, Leishmaniose 127
Pentamidininhalationen 961
Pentazocin, Pannikulitis bei subkutanen Kristallablagerungen 653
Pentoxifyllin 77
– PSS 501
Perforansdissektion, Varikosis 676
Perforansinsuffizienz 668
Perforanssanierung, endoskopische 672
Perforansvenen 663, 664
– Boyd-Perforans 664
– Cockett-Perforantes 664
– Dodd-Perforans 663
– Hach-Perforans 663
– laterale Perforantes 664

– May-Perforans 663
Perforationsdiszision, perkutane 672
Perianalvenenthrombose (siehe auch Hämorrhoiden, äußere) 1115
Periarteriitis nodosa (Kussmaul-Maier) 450
– Colitis ulcerosa 450
– Haarzelleukämie 450
– Sjögren-Syndrom 450
– systemische Verlaufsform 450
periorale Dermatitis (siehe Dermatitis, p.) 339, 340
Perlèche (siehe auch Mundwinkelrhagaden) 1045
Permethrin
– Pedikulosis 113
– Skabies 117
perniziöse Anämie 1050
Peroxidase, eosinophile 536
Peruwarzen (siehe auch Bartonellose) 164
Pest 150, 169 ff.
– Chloramphenicol 169
– Meldepflicht 169
– Streptomycin 169
– Tetracycline 169
Petersilie, Hyperpigmentierungen 792
Peutz-Jeghers-Syndrom 930
– CO_2-Laserbehandlung 931
– Dickdarmkarzinom 932
– intestinale Polypose 930, 931
– Kolonkarzinome 931
– Lentigines 930, 932
– Pankreaskarzinome 931, 932
– Vorsorgeuntersuchungen 932
Pfeiffer-Drüsenfieber, (siehe auch Mononucleosis infectiosa) 89
Pfeiffer-Weber-Christian-Pannikulitis 647
Phaeohyphomykose 43, 49
Phäochromozytom, Hyperhidrosis 716
Pharmakodynamik im Kindesalter 1174
Pharmakokinetik im Kindesalter 1174
Pheniramin 72
Phenol 23, 1289
– Augenlider, Behandlung 1291
– Baker-Gordon-Formulierung 1289
– chemisches Peeling 351
– Hyperpigmentierungen, fleckförmige 1291
– Narbenrisiko 1291
Phenol-Schwefel-Zink-Paste 64
Phenolthioester 791
Phenothiazin, lichenoide Arzneimittelreaktion 258
Phenothrin, Pedikulosis 113
Phenylalanin 773, 774
– Dosierung 774
– Hauttyp 774

- L-Phenylalanin (siehe auch dort) 774
- PAUVA 773
- Vitiligobehandlung 773
Phenylbutazon
- Gicht 690
- in der Schwangerschaft 1166
- Thrombozytopathie, erworbene 590
Phenylketonurie 706, 707
- epileptische Anfälle 706
- mentale Retardierung 706
- phenylalaninarme Diät 707
- Phenylalaninhydroxylase 706
- Tryptophan 707
- Tyrosin 707
- Tyrosinmangel 706
Phenylketonurie
- Leukoderm 770
- Pseudosklerodermien 508
Phenytoin 80
- Epidermolysis bullosa hereditaria 406
- Necrolysis toxica combustiformis 393
Phialophora spp. 42
Phimose 1144–1146
- akute 1144
- Antibiose 1145
- Kompressionsverband 1145
- Paraphimose (siehe dort) 1143
- Pseudophimose 1144
- Sitzbäder 1145
- Zirkumzision 1144
Phlebothrombose 679
- Antikoagulation 679
- Cumarintherapie (siehe auch dort) 679, 680
- Fibrinolyse (siehe auch dort) 680
- Heparintherapie (siehe auch dort) 679
Phlebotomie (siehe auch Aderlaßbehandlung) 758, 759
Phlebotomus caucasicus 125
Phlegmone 7
photoallergische Reaktionen der Haut 732, 736, 742, 743
- Prognose 742
- PUVA 743
- RePUVA 743
photodynamische Therapie 800
- Basaliom 815
- - 5-Aminolävulinsäure 815
- - Hämatoporphyrinderivate 815
- - Photofrin 815
- - Tetraphenylporphyrinsulfon 815
Photofrin 815
Photopherese, extrakorporale 989
- atopische Dermatitis 224
- Pemphigus vulgaris 417
- PSS 503
Phototherapie 217, 218, 738
- atopische Dermatitis 217, 218
- - Nebenwirkungen 218

- - PUVA (siehe auch dort) 218, 219
- - UVA 218
- - UVB 217, 218
- Hydroa vacciniformis 738
- - prophylaktische 738
- - UVA-Licht 738
- - UVB-Licht 738
- Psoriasis vulgaris 272
- - Karzinogenitätsrisiko 272
- - UVB-Therapie 272
phototoxische Reaktionen der Haut 732, 742, 743, 748
- Abbildungen 748
- Prognose 742
- PUVA 743
- RePUVA 743
Phthiriasis (siehe auch Pedikulosis) 112 ff.
Phthirus pubis (siehe auch Pedikulosis) 112 ff.
Physostigmin 791
PIBIDS-Syndrom 570
Picornaviren 55
Piebadismus, Leukoderm 770
Piedra alba 40
Pigmentierung der Haut
- kleinfleckige Pigmentdermatose 256
- Lichtdermatosen 731
Pigmentnävi, subunguale 1102
Pigmentpurpura (siehe auch Purpura pigmentosa) 586, 587, 596
Pigmentzellnävi (siehe auch Syndrom atypischer Pigmentzellnävi) 837, 844
- atypischer 840
- - Anleitung zur Selbstbeobachtung 842
- - Einteilung 841
- - Entartungsrisiko 841
- - Exzision 842
- - Familien mit hereditären Melanomen 840, 844
- - Indikation zur operativen Entfernung 845
- - Kontrolluntersuchung 842, 845
- - Melanomrisiko 845
- - Risikoerhöhung 841
- - Selbstbeobachtung des Patienten 845
- - Varianten 841
- dermale 838
- dysplastische 840
- gewöhnliche erworbene 838
- - CO_2-Laserbehandlung 838
- - Compoundnävi 838
- - Entartungsrisiko 838
- - junktionale 838
- - operative Entfernung 838
- große kongenitale 843, 844
- - Entartungsrate 844
- - Exzision, mehrzeitige 844
- - großflächige Dermabrasio 844
- - Säuglingsalter 844

- kleine kongenitale 837
- - Entartungsrate 837
- - Exzision, Indikation 838
- kombinierte 839
- - Entartungsrisiko 839
- malignes Melanom 836
Pigmentzellsystem, Volumen 836
Pilomatrixom 626
Pilonidalsinus 332, 1127
- Aknetetrade 1127
- Drainage 1128
- Inzision 1128
- Operation, sanierende 1128
- Pilonidalzyste 1128
Pilonidalzyste 1128
Pilzinfektionen (siehe auch Mykosen) 19 ff.
Pimozid 656, 1248
Pinta 141
- Initialläsionen 141
- Spätstadien 141
Pipamperon, Epidermolysis bullosa hereditaria 406
Piperacillin 14
- Melioidose 171
Pityriasis
- P. alba, Leukoderm 770
- P. lichenoides (siehe auch Parapsoriasis) 306
- - chronica (Juliusberg) 306, 307
- - Cyclosporin A 307
- - DADPS 307
- - Glukokortikoide 307
- - Heliotherapie 307
- - Methotrexat 307
- - PUVA 307
- - Übergänge in ein Non-Hodgkin-Lymphom 307
- - Übergänge in eine Pityriasis lichenoides et varioliformis acuta (PLEVA) 306
- P. ovale 34
- P. rotunda 571, 923
- P. et varioliformis acuta (PLEVA / Mucha-Habermann) 306, 308, 309, 314
- - Clindamycin 309
- - DADPS 309
- - Kortikosteroide 308
- - Provokationsfaktoren 308
- - PUVA-Therapie 309
- - Tetracyclin 309
- - ulzeronekrotische Läsionen 308
- P. versicolor 34 ff.
- - Leukoderm 770
Pityrosporon 20, 34, 50, 343, 958
- orbiculare (siehe auch Pityrosporon ovale-Infektion) 958
- ovale-Infektion bei HIV-Infektion 958
Pityrosporon-Follikulitis 343
Pitysporum ovale 50
Pix lithanthracis, atopische Dermatitis 217

Plague (*siehe auch* Pest) 169
Plakoglobin
- P. 85 kD, Antigendeterminanten 426
- Pemphigus vulgaris 417
Plaques muqueuses der Zunge 182, 200
Plasmapherese
- Pemphigus vulgaris 419
- Urtikaria 368
Plasmozytom, Pseudosklerodermien 507
Plattenepithelkarzinom 819, 832, 1100, 1131
- Anus 819
- Arsen 819
- CO$_2$-Laserchirurgie 820
- Differentialtherapie 819
- Exzision, chirurgische 820
- Exzisionsränder, histologische Kontrolle 820
- Interferon-α 820
- Interferon-β 820
- Kryochirurgie 820
- Lippe 819
- Lymphknotenmetastasen 821
- metastasierendes 821–823
- – Chemotherapie 821–823
- – Cisplatin 822
- – 5-Fluorouracil 822
- – Interferone 824
- – Isotretinoin 824
- – Methotrexat 822
- – Nachsorge 824
- – Tumoren im Kopf- und Halsbereich 821
- Nagelregion 1100
- mikrographische Chirurgie nach Mohs 820
- Papillomaviren, humane 819
- Penis 819
- Strahlenbehandlung mit schnellen Elektronen 820
- TNM-Klassifikation 819
- Traumata 819
- UV-Strahlen 819
- Vulva 819
PLEVA (*siehe auch* Pityriasis lichenoides et varioliformis acuta 306, 308, 309
Pneumocystis carinii-Pneumonie (PcP) 960
- Cotrimoxazol 960
- DADPS 960
- Pentamidin 960
- Prophylaxe 960, 961
- TMP/SMX 960
- Trimetrexat 960
Pneumokokken, Impfempfehlung 93
Pneumonie, eosinophile 537
Pockenviren 55
Podagra 690
Podophyllin 86, 799
- Anwendung 799

- Kontaktdermatitis 799
- Konzentration 799
- Metaphasengift 799
Podophyllotoxin 56, 87
Poikilodermie, Pseudosklerodermien 508
Polidocanol
- atopische Dermatitis 218
- Pruritus 233
Poliomyelitis, Impfempfehlung 92, 93
Polyangitis, mikroskopische 453
Polyarteriitis nodosa (*siehe auch* Periarteriitis nodosa) 450, 453, 537
Polychemo.-IL-2-Schemata 880
Polychondritis, rezidivierende 1071
Polycythaemia vera, aquagene Urtikaria 372
Polyenantibiotika 21
Polykresulen 3
polymorphe Exantheme der Schwangerschaft 1158, 1159
Polymyalgia rheumatica (*siehe auch* Arteriitis temporalis) 451
Polymyositis 484
Polyvidon-Iod 3, 23
Pomadenakne (*siehe auch* Kosmetikaakne) 337, 338
Porokarzinom, ekkrines 831
Porome 830
- ekkrine 727
Porphobilinogen-Synthase 752
- Mangel (ALADD) 754
Porphyrien / Porphyria (*siehe auch* Porphyrine) 751 ff., 732
- akut-intermittierende (AIP) 754–756
- – Acetylsalicylsäure 756
- – auslösende Faktoren 755
- – Bauchschmerzen, kolikartige 755
- – Infusion von Hämatin 756
- – Infusionsbehandlung mit Glukose 756
- – Muskelschwäche 755
- – Neuropathien, periphere 755
- – Opiatderivate 756
- – in der Schwangerschaft 1164
- – Vermeidung auslösender Faktoren 756
- Arzneimittel 752
- Äthylalkohol 756
- auslösende Faktoren 756
- cutanea tarda (PCT) 754, 758, 766, 785
- – Aderlaß nach Ippen 758
- – auslösende Faktoren 758
- – Hyperpigmentierungen 785
- – Licht 758
- – Manifestationsfaktoren 758
- – Östrogene 758
- – Pseudosklerodermien 507
- Erbgang 754
- erythropoetische 733, 754

- genetische Defekte 752
- Genlokus 754
- hepatische 754, 755
- – Alkohol 755
- – Hexachlorbenzol 754
- – Hydrocarbone, polyhalogenierte 754
- – Manifestationsfaktoren 755
- – Östrogene 755
- hepatoerythropoietische (HEP) 754, 763
- – Behandlung 763
- klinische Einteilung 754
- kongenitale erythropoetische (M. Günther) 754, 764, 765
- Medikamente, auslösende 756
- Pseudoporphyria cutanea tarda (*siehe auch dort*) 761
- Schwermetalle 756
- Sexualhormone, weibliche 756
- Umweltstoffe 752
- variegata (PV) 754, 756, 757
- – Aderlässe 757
- – Chloroquin 757
- – Medikamente, auslösende 757
- – Porphyrinurie 757
Porphyrinbiosynthese 752
- Aminolävulinsäure-Synthase 752
- Ferrochelatase 752
- Koproporphyrinogen III-Oxidase 752
- Porphobilinogen-Synthase 752
- Protoporphyrinogen-IX-Oxidase 752
- Uroporphyrinogen-I-Synthase 752
- Uroporphyrinogen-III-Cosyntase 752
- Uroporphyrinogen-III-Decarboxylase 752
Porphyrine 751 ff.
- Absorptionsmaximum 754
- Ausscheidung 752
- Fluoreszenz 754
- Lichtdermatosen 731
- phototoxische Reaktionen 754
Portiokarzinom 68
Pospischill-Feyrter-Aphthoid 68, 70
postpuberale Insuffizienz der Leydig-Zwischenzellen 1214
- Fruktosespiegel
- – Kontrolle 1214
- Geschlechtsentwicklung 1214
- Infertilität 1214
- Mesterolon 1214
- – zyklusgerechte Gabe 1214
- Spermiogramm 1214
Poststeroid-Pannikulitis 653
Poyarthritis 453
Prader-Labhart-Willi-Syndrom 1215
Präkanzerosen, epitheliale 798–801
- chirurgische Entfernung 799
- 5-Fluorouracil 799
- histologische Kontrolle 798
- Keratosen (*siehe dort*) 798

- Kryotherapie 799
- Podophyllin 799
- Röntgenoberflächenbestrahlung 799
- Vitamin A-Säure 799
Pravastatin, Lipidosen 692
Praziquantel 137, 143
Prednicarbat, Lichen ruber planus 250
Prednisolon 79
Procarbazin 1016
Progerie, Pseudosklerodermien 508
Proktalgie 1130
Proktitis 1112
- bei chronisch entzündlichen Darmerkrankungen 1113
- - Colitis ulcerosa 1113
- - M. Crohn 1113
- - Mesalazin 1113
- - Proctitis ulcerosa 1113
- - Sulfasalazinklysmen 1113
- infektiöse Proktitiden 1112
- Prolapsproktitis 1112
- Strahlenproktitis 1112
Proliferationshyperkeratose 560
Promethazin 214, 220, 238, 239
- atopische Dermatitis 214
- im Kindesalter 1186
- Thrombozytopathie, erworbene 590
Prostaglandin E 207
- Aphthen, chronisch-rezidivierende 524
Proteus 3, 14
- Follikulitis, gramnegative 336
- P. mirabilis 3
Protoporphyrie, erythropoetische (EPP) 754, 764
Protoporphyrinogen-IX-Oxidase 752
Protothekose 49
Prurigo
- aktinische 732, 741
- P. gestationis 1155
- - Antihistaminika 1155
- - Hyperpigmentierung, postinflammatorische 1155
- - Kortikosteroide 1155
- - Prävention 1155
- - Prurigo simplex subacuta, Variante 1155
- - vom Spättyp 1158
- - Zinkschüttelmixtur 1155
- lichenoide Arzneimittelreaktion 258
Pruritis 964
- „Pruritic and urticarial papules and plaques of pregnancy" (PUPPP) 1158, 1170
- „pruritic papular eruption of the AIDS" (siehe auch papulöse Dermatitis bei HIV-Infektion) 966
pruritogene Substanzen 230

Pruritus 229 ff.
- ablagerungsbedingter 234
- Antihistaminika 237
- aquagener 372, 373
- Capsaicin (siehe auch dort) 233
- cholestatischer 231
- HIV-induzierter 234
- idiopathischer (siehe auch Pruritus sine materia) 1244–1246
- lichenbedingter, Therapie 252
- Medikamente, puritusinduzierend 231, 234, 235
- P. ani (siehe Pruritus ani) 1110, 1111
- P. gravidarum (siehe Pruritus gravidarum) 1155, 1156
- P. sine materia (siehe Pruritus sinde materia) 1244–1246
- Polidocanol (siehe auch dort) 233
- psychogener (siehe auch Pruritus sine materia) 1244–1246
- sine materia 230
- Substanzen, pruritogene (siehe auch dort) 230
- unterschiedlicher Genese 232
- - Diabetes 232
- - IgE-abhängige Urtikaria 232
- - Intoleranzreaktionen / Pseudoallergien 232
- - Karzinoidsyndrom 232
- - Leberkrankheiten 232
- - Medikamente 232, 233
- - Nierenkrankheiten 232
- urämischer 232
Pruritus ani 1110
- Analfissur 1110
- auslösende Faktoren 1110
- Circulus vitiosus 1110
- Condylomata acuminata 1110
- Ernährung 1110
- Haemorrhoidalleiden 1110
- Menopausesyndrom 1111
- Oxyuriasis 1111
- Proktitis 1110
- Sklerosierung 1111
Pruritus gravidarum 1155
- Antihistamingele 1155
- Barbiturate 1156
- Cholestase 1155
- Cholestyramin 1156
- Diazepam 1156
- Hydroxyzin 1155
- Rezidivverstärkung 1155
- therapeutisches Vorgehen 1156
Pruritus sine materia 1244
- Alkoholkarenz 1246
- Antidepressiva, trizyklische 1247
- Antihistaminika 1246
- Antipruriginosa 1245
- Hydroxyzin 1246
- Östrogensubstitution 1246
- Promethazin 1246
- Ursache 1245
- UVB-Bestrahlung 1247
Pseudo-Parrot-Furchen 205, 516

pseudoallergische Reaktionen (siehe auch Nahrungsmittelallergien) 374
- Urtikaria 359
pseudoepitheliomatöse Hyperplasie 802
Pseudoleukoderm, psoriatisches 302
Pseudolymphome 990
- antibiotische Therapie 990
- Behandlungsstrategien 990
- Borrelia burgdorferi 990
- Carbamazepin 990
- Phenotiazine 990
- Phenytoin 990
- Röntgenbestrahlung 991
- SUP-Bestrahlung 991
Pseudomelanom 838
Pseudomonas
- P. aeruginosa 3, 10, 14
- P. mallei (siehe auch Malleus) 170
- P. pseudomallei (siehe auch) Melioidose 170, 171
Pseudomonasspezies, Follikulitis, gramnegative 336
Pseudopelade 248
- Brocq 254
Pseudoporphyria cutanea tarda 761, 762
- Erythropoietin 762
- Hämodialyse, chronische 762
- Medikamente, auslösende 761
- Noxen, auslösende 761
Pseudosklerodermien 494, 507 ff.
- Amyloidose 507
- biliäre Zirrhose 507
- Graft-versus-host-Krankheit 507
- Karzinoidsyndrom 507
- medikamentös induzierte 508
- - Anilin 508
- - Bleomycin 508
- - β-Blocker 508
- - Cisplatin 508
- - Epoxydharze 508
- - Hexachlorobenzen 508
- - L-Tryptophan-haltige Medikamente 508
- - organische Lösungsmittel 508
- - Pestizide 508
- - Siliziumoxide 508
- Plasmozytom 507
- Porphyria cutanea tarda 507
- rheumatoide Arthritis 507
- Silikon 509
- „toxic-oil-syndrome" 508
- Vinylchloridkrankheit 508
Pseudoxanthoma elasticum 697, 708
Psoralene 271
Psoriasis
- Arthropathie (siehe Arthropathie) 289
- HIV-assoziierte (siehe HIV-assoziierte P.) 301, 302

– im Kindesalter 1181
– – Antibiotika 1181
– – Calcipotriol 1182
– – Cignolin-Minutentherapie 1181
– – Ölbäder 1181
– – Salicylatintoxikation 1181
– – Salicylsäure 1181
– – UV-Bestrahlung 1182
– der Nägel 299, 300, 1092, 1106
– – Behandlungsempfehlung 299, 1093
– – Calciprotriolcreme 299, 1093
– – Etretinat 299
– – 5-Fluorouracil 1093
– – Kortikosteroide, fluorierte 1093
– – Methotrexat 1093
– – Retinoide, orale 1093
– – Röntgenbestrahlung 1093
– – Triamcinolon 299
– – UVA-Phototherapie 1093
– P. capillitii 300, 301
– – Kopfwaschmittel 300
– – Ölkappe 300
– – Provokationsfaktoren, lokale 300
– – Salicylöl 300
– P. guttata 266
– P. vulgaris 265 ff.
– – ACE-Hemmer 268
– – Alkohol 269
– – Antimalaria-Mittel 268
– – Antiphlogistika, nichtsteroidale 268
– – Azathioprin 298
– – Balneo-Phototherapie 273
– – β-Blocker 268
– – Calcipotriol (siehe auch dort) 284 ff.
– – Cyclosporin A (siehe auch dort) 294
– – Dithranol (siehe auch dort) 278 ff.
– – FK 506 298
– – Fumarsäure 298
– – Hydroxyurea 298
– – IL-8 268
– – Köbner-Phänomene 267, 270
– – Kortikosteroide, lokale 270
– – Lithium 268
– – Methotrexat (siehe auch dort) 287 ff.
– – 5-Methoxypsoralen 274, 772, 773
– – 8-Methoxypsoralen 274, 771, 772
– – Ölbäder mit Teerzusatz 273
– – Ölkappe 271
– – Operationen 269
– – pathogenetische Mechanismen 266–268
– – Pflege der psoriatischen Haut 270
– – Piritrexim 298
– – Provokationsfaktoren 268
– – Psoralen 274

– – PUVA-Therapie 274
– – Ranitidin 298
– – Retinoide 286
– – Rotationsprinzip 286
– – in der Schwangerschaft 1162
– – Seifen 270
– – SUP-Therapie 270, 273
– – systemische Therapie 286
– – Teer 271, 273
– – TGF-β 268
– – 6-Thioguanin 298
– – Traumata 269
– – Trimethylpsoralen 274
– – UV-Licht-Anwendung (siehe auch Phototherapie) 269, 272
– – UVA-/B-Dithranol-Anwendung 273
– Parapsoriasis / Parapsoriasisgruppe (siehe dort) 306 ff., 770, 990
– Pseudoleukoderm 302
– Stigmata 266
PSS (siehe Sklerodermie, progressive systemische) 494, 498 ff., 652
psychogene Purpura (siehe auch Syndrom der blauen Flecken) 1251
psychogener Pruritus (siehe auch Pruritus sine materia) 1244
Psychopharmaka mit dermatologischer Relevanz 1254
psychosomatische Faktoren, atopische Dermatitis 213
Psychotherapie, atopische Dermatitis 214
Pterygium unguis 1077
Pubertas praecox 1215
Puffärmellipomatose 657
Pulex irritans 120
Pupillotonie 713
PUPPP (Pruritic and urticarial papules and plaques of pregnancy) 1170
Purpura 584 ff.
– anaphylaktoide 442
– arzneimittelbedingte 593
– „ekzematid-like" (Doukas-Kapetanakis) 586
– idiopathische thrombozytopenische Purpura (Werlhof) 589
– P. fulminans (Henoch-Glanzmann) 593
– P. hyperglobulinämica 586
– P. kryoglobulinämica 586
– P. lichénoide purpurique et pigmentée (Gougerot-Blum) 586
– P. makroglobulinämica (Waldenström) 586
– P. orthostatica 585
– P. pigmentosa progressiva 586, 587, 596
– P. senilis 585
– P. teleangiectodes anularis (Majocchi) 586
– bei Paraproteinämien 585, 586
– psychogene (siehe auch Syndrom der blauen Flecken) 1251

– Schönlein-Henoch 442, 443
– Steroidpurpura 593
Pustulose
– P. maligna 156
– sterile eosinophile 540, 541, 546
– – Androtropie 541
– – Bluteosinophilie, periphere 541
– – DADPS 541
– – Kortikosteroide 541
– subkorneale (Sneddon-Wilkinson) 426, 910
– – Acitretin 426
– – DADPS 426
– – Etretinat 426
– – PUVA 426
PUVA-Bad-Therapie 251, 275
– Indikationen 275
– Lichen ruber planus 250, 251
PUVA-Therapie (siehe auch Phototherapie) 771–774, 780
– Acanthosis nigricans maligna 911
– Arthropathie, psoriatische 289
– atopische Dermatitis (siehe auch dort) 218, 219
– Behandlungsfrequenz 772
– Brillenschutz 772
– Erythrodermien als Paraneoplasie 926
– Gesamtdosis, kumulative 276
– Graft-versus-host-Krankheit 260
– Granuloma anulare superficiale disseminatum 627, 628
– Hauttyp 771
– Hydroa vacciniformis 738
– Indikationen 274
– Initialdosis, errechnete 772
– Komplikationen 772
– Kontraindikationen 772
– Krebsrisiko 276
– Lichen nitidus 256
– Lichen ruber planus 250, 251
– Lichen simplex chronicus Vidal 255
– Lichtdermatosen, polymorphe 735
– Lichtreaktion, persistierende 739
– Lichturtikaria 371, 737
– lokale 275, 773
– Lupus erythematodes 735
– lymphomatoide Papulose 312
– Lymphome, kutane T-Zell 1001
– Maximaldosis 772
– 5-Methoxypsoralen 274, 772, 773
– 8-Methoxypsoralen 274, 771, 772
– Mucinosis follicularis 702, 994
– Nebenwirkungen 276, 772
– Niedrigdosisschema 275
– Palmoplantarkeratosen 572
– Parapsoriasis
– – en plaques 310
– – lichenoides 311
– photoallergische Raktionen der Haut 743
– phototoxische Reaktionen der Haut 743

- Pigmentstörungen 276
- Pityriasis lichenoides
- – chronica 307
- – et varioliformis acuta 308
- – Psoriasis vulgaris 274
- RePUVA-Behandlung (*siehe dort*)
- Retinoide, orale 276
- Trimethylpsoralen 771, 772
- – 4', 5', 8'-Trimethylpsoralen 772
- UVA-Brille mit Seitenschutz 276
- UVA-Initialdosis 771
- Vitiligo 771, 780
- Zeit der UVA-Exposition 772
- Zytokine, Kombination 1023
Pyodermien
- chronisch-vegetierende 14
- im Kindesalter 1191
- – Ampicillin 1191
- – Betaisodona 1191
- – Cephalosporine 1191
- – Chinosol 1191
- – Erythromycin 1191
- – Oxacillin 1191
- – Penicillin 1191
- P. faciale 336, 337, 354
- – Clindamycin 336
- – Fistelgänge 336
- – Isotretinoin 336
- – Tetracycline 336
- – Triamcinolon 336
- sporotrichoide 41
Pyoktanin 22, 31
Pyrazinamid, Tuberkulostatika 600–602
- Bioverfügbarkeit 601
- Dosierung 601
- Halbwertszeit 601
- Nebenwirkungen 601
- Wirkungsmechanismen 601
Pyrethroide, natürliche und synthetische, Pedikulosis 113–115
- Einwirkzeit 115
- Halbwertszeit 114
- Handelspräparate 115
- Neurotoxizität 114
- pyrethrumimprägnierte Netze 144
- Wirkungsmechanismus 114
Pyrimethamin 961

Q

Quecksilberverbindungen, Hyperpigmentierungen 788, 789
- Kortikosteroide 788, 789
Querschnittslähmungen 716
Quinacrin, CDLE 462

R

Rachentherapeutika 59
Radikale, freie 1282
Radiodermitis 744, 745
Ramsey-Hunt-Syndrom (*siehe auch* Zoster-Varizellen-Infektion) 77
Ranitidin 242

RAST-Teste, atopische Dermatitis 209, 211, 213
Rattenbißkrankheit 168, 169
Rattenflöhe, Rickettsiose 174
Rattenmilben, Rickettsiose 174
Raynaud-Krankheit (*siehe auch* Koilonychie) 474, 499, 516, 1082
- Colchicin 474
- Handschuhe 474
- Koilonychie 1082
- Nifedipin 474
- Pentoxifyllin 474
- PSS 499
Reibetest 213
Reiter-Syndrom 1137
- Balanitis 1137
Reizeffekt, isomorpher 250
REM-(retikuläre erythematöse Muzinose)-Syndrom 701, 708
Rendu-Osler-Krankheit (teleangiectasia hereditaria haemorrhagica) 587
RePUVA 276, 293, 743
- photoallergische Reaktionen der Haut 743
- phototoxische Reaktionen der Haut 743
- Retinoidbehandlung 293
Reserpin, Thrombozytopathie, erworbene 590
Resistenzentwicklung 2
Resorcin, Akne 23, 325
Resorcinpaste, chemisches Peeling 351
Resorptionsrate im Kindesalter 1175
- Okklusivbedingungen 1175
Retentionshyperkeratose 560
Retikuloid, aktinisches 732, 738, 748, 900
Retinoidbehandlung 290–293, 561, 576–578
- Acitretin 290, 291
- Alkohol 292
- Antikonzeption 290
- Arotinoide 291
- Behandlung von Kindern 578
- Blutspiegel 291, 576
- Cholesterinwerte 577
- chronisch aktinische Dermatitis 740
- Compliance 576
- Diät 577
- Dosierung 291, 292, 578
- Erhaltungsdosis 293
- Erstbehandlung 290
- Etretinat 290, 291
- Haarausfall 576
- Hyperostosen 578
- Interaktionen 576
- Juckreiz 576
- Knochenveränderungen 577
- Kombination oraler Retinoide mit PUVA-Therapie (RePUVA) 293
- Langzeitbehandlung 576

- Leber, Vorschädigung 577
- Lipidsenker 577
- lokale Anwendung 561
- Metabolismus 292
- Nebenwirkungen, mukokutane 293, 576, 577
- – Etretinat (*siehe dort*)
- – Isotretinoin (*siehe dort*)
- Pharmakokinetik 291
- Psoriasis vulgaris 277
- Retinoiddermatitis 576
- Retinoidspiegel 576
- Retinsäure (*siehe auch* Vitamin-A-Säure -VAS) 291
- Retinol (Vitamin A) 291
- in der Schwangerschaft 1165
- Teratogenität 576
Retroviren 54, 55
Rezidivnävi 838
Rhabdoviren 55
rheumatoide Arthritis, Pseudosklerodermien 507
Rhinitis allergica 204, 537
Rhinophym, Rosazea 344, 345
- Fräsen 345
- Isotretnoin 345
- operative Behandlung 345
- Rotationsmassage 345
- Tetracyclin 345
Rhinosklerom 165
- Cephalosporine 165
- chirurgische Ausräumung 165
- Clofazimin 165
- Inkubationszeit 165
- Minocyclin 165
- Streptomycin 165
- Trimethoprim-Sulfamethoxazol 165
Rhinosporidiose 49
Rhodotorula rubra 40
Rhytidektomie 1296
- Infiltrationsanästhesie, lokale 1296
- Komplikationen 1296
- operative Technik 1296
Ribavirin 56
Richner-Hanhart-Syndrom 574, 707
Rickettsienpocken 174
Rickettsiose 150, 173–175
- bazilläre Angiomatose 172
- Chloramphenicol 175
- Ciprofloxacin 175
- Doxycyclin 175
- Hautexantheme vei verschiedenen Erregern 174
- Impfstoffe 175
- Inkubationszeit 174
- Ofloxacin 175
- Prophylaxe 175
- R. acarii 174
- R. australis 174
- R. conorii 174
- R. prowazekii 174
- R. ricksettsii 174
- R. tsutsugamushi 174

– R. typhi 174
– Vaskulitis 175
– Vektoren 174
Riehl-Melanose 785, 786
– Kosmetika 786
– retikuläre Hyperpigmentierungen 786
– Teerarbeiter 786
Riesenzellarteriitis, Arteriitis temporalis (*siehe auch dort*) 451, 453, 1050
Riesenzellfibroblastom (*siehe auch* Dermatofibrosarkom) 898
Rifabutin, Mycobacterium leprae 620
Rifampicin
– Buruli-Ulkus 146
– Leishmaniose 127
– Mycobacterium leprae 615–617
– Myzetoma 153
– Tuberkulostatika 600, 601
Ringelröteln 62, 63
Ritter v. Rittershain-Krankheit (*siehe auch* SSSS-Syndrom) 9, 1183
Rochalimaea (*siehe auch* bazilläre Angiomatose) 172, 173, 940, 962
– R. henselae 172
– R. quintana 172
Rocky-Mountain-Fleckfieber, Rickettsiose 174
Röntgenbestrahlung, Basaliomentstehung 808
Röntgenkeratosen 800
– Acitretin 800
– CO$_2$-Laserbehandlung 800
– Curettage 800
– 5-Fluorouracil 800
– Kryotherapie 800
Röntgenstrahlentherapie
– Basaliom 814
– – Bleimasken 814
– – Bleischalen für Augäpfel 814
– – Fraktionierung 814
– – Strahlendosis 814
– Kaposi-Sarkom (*siehe auch dort*) 970
– – Gesamtdosis 970
– – Nebenwirkungen 970
– – nichtfraktionierte Applikation 970
Rosai-Dorfman-Syndrom (*siehe auch* Bruzellose) 163
Rosazea 344 ff.
– DADPS 344
– Isotretinoin 344
– Kerato- bzw. Blepharoconjunktivitis sicca 344
– Metronidazol 344
– R. conglobata 344
– Rhinophym (*siehe auch dort*) 344, 345
– Rosazeamassage 344
– Tetracycline 344
– Therapieresistenz 344

rosazeaartige Dermatitis (*siehe auch* Dermatitis, periorale) 339, 340
Roseola infantum (*siehe auch* Exanthema subitum) 63
Ross-Areflexie 713
Ross-Syndrom 714
Roßkastanienextrakte, Varikosis 677
Röteln 61, 62, 1159, 1184
– exanthematisches Stadium 62
– Immunisierung 62, 1184
– – aktive 62, 1159, 1184
– – passive 62, 1159
– Impfempfehlung 92, 93
– – Erwachsene 93
– – Kinder 92
– Inkubationszeit 62
– Isolation 62
– Lebendimpfstoffe 60
– Meldepflicht 62
– Ringelröteln (*siehe dort*) 62, 63
– in der Schwangerschaft 1159, 1161
– – Gregg-Syndrom 1159
– – Interruptio 1159
– – Katarakt 1159
– – Mißbildungsrisiko 1159
– – „Wochenbettimpfung" 62
Rötelnembryopathie 62, 1159
Rötelnvirus 61
Rotfliege 134
Rothmann-Makai-Pannikulitis 647
Rothmund-Thomson-Syndrom 732, 743, 744, 1216
– Betacaroten 744
– Hypogonadismus 1216
– Retinoide, orale 744
– Tumorprophylaxe 744
Rotz (*siehe auch*)Malleus 150, 170
Roxithromycin 11
– Chlamydia trachomatis-Infektion 194
– Listeriose 158
– Mycobacterium leprae 616
Rubeola (*siehe auch* Röteln) 61, 62
Rubin-Laser (*siehe auch* Laser) 793
– Tätowierungen 1274
– – Energie 1274
– – Pulsdauer 1274
Runyon-Klassifikation atypischer Mykobakteriosen 607 ff.
Rutoside, Varikosis 677

S
Säbelscheidentibia 182
SAHA- (*siehe auch* Angioödem, hereditäres) 380
Salicylate, lichenoide Arzneimittelreaktion 258
Salicylsäurederivate in der Schwangerschaft 1166
Salmonellose 160 ff., 940
– Chloramphenicol 160
– Ciprofloxacin 160
– Dauerausscheider 161

– Erythema nodosum 160
– Gewürze 160
– Roseolen 160
– S. enteritidis 160
– S. spp. 160
– S. typhimurium 160
Sandfliegen 125
Sandostatin 916
Saperkonazol 20
Saponine, Varikosis 677
Sarcoptes scabiei (*siehe auch* Skabies) 116 ff.
Sarkoidose der Haut 633–636, 640
– Angiolupoid (Brocq-Pautrier-Syndrom) 634
– Chloroquin 635
– Hydroxychloroquin 635
– kleinknotige Manifestationen 635
– Kortikosteroide 635
– Kveim-Test 634
– Löfgren-Syndrom 633, 635
– Lupus pernio 633, 635, 640
– Methotrexat 635
– Narbensarkoide 634, 635
– Organbeteiligung 633, 635
– in der Schwangerschaft 1163
– Therapieindikationen, systemische 634
Sattelnase 182
Säuglingsakne (*siehe auch* Akne infantilis) 334, 335
Säuren
– anorganische 82
– Vitamin A-Säure (*siehe dort*) 82, 799
Sauriasis (*siehe auch* Ichthyosis hystrix) 566
Scabies (*siehe* Skabies)
Schafpocken (Exthyma contagiosum) 91
Schälbehandlung, chemische 1289, 1290
– Altershaut, kosmetische Behandlung 1289
– Azelainsäure 1290
– Baker-Gordon-Lösung 1290
– α-Hydroxysäure 1290
– Hyperpigmentierungen 793
– Jessner-Lösung 1290
– Phenol (*siehe auch dort*) 1289, 1290
– Trichloressigsäure (*siehe auch dort*) 1289, 1290
– Übersicht 1290
– Vitamin A-Säure Mischung 1290
Schalentiere, atopische Dermatitis 212
Schamberg-Purpura 586
Schanker
– harter (*siehe* Syphilis) 180 ff.
– weicher (*siehe* Ulcus molle) 180, 188, 189
Scharlach 1184
– Nagelveränderungen 1076
Schimmelpilzarten 20, 49

Schistosomiasis, kutane 135 ff., 537
- Sch. haematobium 135 ff.
- Sch. mansoni 135 ff.
- Schwimmerdermatitis 136
- Zerkariendermatitis, initiale 136
Schleifung (*siehe auch* Dermabrasio 348 ff.)
Schleimhautpemphigoid, benignes (*siehe auch* Pemphigoid, vernarbendes) 414
Schleimhautwarzen 1058
Schleimhautzyste 1061
Schmuck-Tätowierungen (*siehe auch* Tätowierungen) 1272 ff.
Schmutz-Tätowierungen (*siehe auch* Tätowierungen) 1276, 1277
Schock, anaphylaktischer, 237, 362, 363
Schockapotheke 363
- Adrenalin 363
- Antihistaminika 363
- Infusionslösungen 363
- Kortikosteroide 363
- β-Sympathikomimetika 363
- Theophyllin 363
Schönlein-Henoch-Purpura 442, 443
Schuppung, marienglasähnliche 306
Schwangerschaft, Hautveränderungen / Schwangerschaftsdermatosen 1150–1153
- Acne gravidarum 1150, 1152
- Alopezie, postpartale 1152
- Chloasma 1150
- - gravidarum 1152
- Gefäßveränderungen 1150, 1152
- Haarwachstum 1150
- Hämorrhoiden 1150
- Leitefloreszenz 1153
- Manifestationszeitpunkt 1153
- Miliaria 1150
- Spider nävi 1150
- Striae distensae 1152
- Varizen 1150
Schwangerschaftspemphigoid (*siehe auch* Herpes gestationis) 1156
Schwannom (*siehe auch* Neurolemmom) 894
Schwefelpräparate 115, 118, 1169, 1194
- Akne 325
- Geruchsbelästigung 1194
- Nachteile 1194
- Nebenwirkungen, hepatotoxische 1194
- Schwangerschaft 1169
- Skabies 118
Schweinerotlauf (*siehe auch* Erysipeloid) 155 ff.
Schweißdrüsen 712
- apokrine 712
- ekkrine 712
Schweißdrüsenkarzinom 727, 831
- apokrines 831
- ekkrines 831
- sekundäres 831

Schweißgeruch, abnormaler, Bromhidrosis 722, 723
Schwellkörperautoinjektionstherapie 1218
Schwermetallpräparate, lichenoide Arzneimittelreaktion 258
Schwertlilien, Hyperpigmentierungen 792
Schwimmbadgranulom, atypische Mykobakteriose 622
Schwimmerdermatitis („swimmer's itch") 136
Schwitzen 712
- emotionelles 712, 715
- gustatorisches 712, 715
- thermoregulatorisches 712
SCLE (*siehe* Lupus Erythematodes, subakut-kutaner) 460, 463 ff., 480
Sclerema adiposum neonatorum 644, 645
- Austauschtransfusionen 645
- Inkubator 645
- Prognose 645
Scleroedema adultorum Buschke 494, 512 ff.
- Antibiotika 513
- Hepatomegalie 512
- Kollagensynthese 512
- Kortikosteroide 513
- Makroglossie 512
- Methotrexat 513
- Myositis 512
- physikalische Maßnahmen 513
Scleromyxoedema 700
seborrhoische
- Dermatitis 964, 965
- Keratosen 1302
- - eruptive 920, 921
„sechste Krankheit" (*siehe auch* Exanthema subitum) 63
Sectio caesarea, Herpes-Sepsis 70
Sedativa, atopische Dermatitis 214
Seesand, Urokinasetherapie 684
Selbstbräuner 747, 776
Selendisulfid 33
selendisulfidhaltige Präparate 35
Senear-Usher-Pemphigus erythematosus 422
senile Elastosen der Haut 1302
Sertakonazol 20
Sertoli-Zell-Syndrom (*siehe auch* Spermatogenesestörung, idiopathische) 1213
„Sex-reversal syndrome" (XX-Mann) 1215
- Gynäkomastie 1215
- Hypogonadismus 1215
- Infertilität 1215
- Wachstumsretardierung 1215
sexuell übertragbare Krankheiten / „sexually transmitted disease" (STD) 180, 181, 197–199
sexueller Mißbrauch, hinweisende Symptome 198

Sézary-Syndrom 1001
Sharp-Syndrom (*siehe* MCTD) 472
Sherman-Perforans 664
Shigellose 161, 162
- Exanthem 161
- Hautsymptomatik 161
- S. flexneri 161
- S. sonnei 161
- sexuell übertragbare Erkrankung 161
Sicca-Syndrom 259, 1058, 1297
- Blepharoplastik (*siehe auch dort*) 1297
- Graft-versus-host-Krankheit (*siehe auch dort*) 259
Sichelzellanämie-Ulzera 146
sideroachrestische Anämie 752
Sigg-Therapie, Sklerosierung 675
Silber, Hyperpigmentierungen 784
Silikon 1296
- Pseudosklerodermien 509
Silikonölgranulome 626
Siliziumoxide, Pseudosklerodermien 508
Simons-Barraquer-Syndrom 655
Simvastatin, Lipidosen 692
Sister Josef's nodule 906
Sitosterin, Lipidosen 692
Sjögren-Larsson-Syndrom (*siehe auch* Ichthyosis) 568
Sjögren-Syndrom 450, 473, 713, 1013, 1058
- Periarteriitis nodosa 450
- Überlappung eines LE mit einem Sjögren-Syndrom 473
- Xerostomie (*siehe auch dort*) 1013, 1058
Skabies 116 ff., 120
- bakterielle Superinfektionen 116
- Befall der Augenwimpern 116
- Benzylbenzoat 118, 1194
- Crotamiton 118
- Hexachlorcyclohexan 118, 1194
- Inkubationszeit 116
- Ivermectin 118
- im Kindesalter 118, 1194
- - Behandlungsnebenwirkungen, neurotoxische 1194
- - Permethrin 1194
- Lindan 118, 1194
- lindanresistente Fälle 117
- postkabiöse Ekzeme 117
- Säuglinge 118, 1194
- Scabies norwegica 117
- Schwefelsalben (*siehe auch dort*) 1194
- Übertragung 116
- Vorsichtsmaßnahmen 119
Sklerodaktylie, PSS 499
Sklerodermie (*siehe auch* Scleroderma) 494
- eosinophile Fasziitis 494
- Eosinophilie-Myalgie-Syndrom 494
- Nagelveränderungen 1076

- progressive systemische (PSS) 494, 498 ff., 516, 652
- – Acetylsalicyclsäure 501
- – Akrosklerosetyp 498
- – ANA-Titer 499
- – Anti-Scl-70-Antikörper 499
- – Atemgymnastik 500
- – autogenes Training 500
- – Azathioprin 502
- – Bindegewebsmassage 500
- – Borrelia burgdorferi 498
- – Calcitonin 502
- – Captopril 502
- – Chlorambucil 502
- – Cyclophosphamid 502
- – Cyclosporin A 503
- – Diltiazem 501
- – Gefäßtraining 500
- – Handschuhe, beheizbare 500, 501
- – Ketotifen 503
- – Kortikosteroide 502
- – Lymphdrainage 500
- – M. Raynaud 499
- – Nifedipin 501
- – Nikotingenuß 501
- – Papaverinhydrochlorid 501
- – D-Penicillamin 503
- – Pentoxifyllin 501
- – Physiotherapie 500
- – Plasmapherese 502, 503
- – Realisationsfaktor 498
- – in der Schwangerschaft 1163
- – Silikatexposition 498
- – Taschenwärmer 500
- – Unterwasserdruckstrahlmassage 500
- – vasoaktive Substanzen 501
- – Vinylchloridexposition 498
- – zentral beginnende PSS 498
- Pseudosklerodermien 494
- zirkumskripte 494, 495, 516
- – Bindegewebsmassage 496
- – Borrelia burgdorferi 495
- – bullöse Variante 516
- – Cloroquin 496
- – „en coup de sabre" 494, 495
- – Etretinat 497
- – Hemiatropia progressiva faciei 494, 495
- – Iontophoresetechnik 496
- – Isotretinoin 497
- – Lymphdrainage 495
- – D-Penicillamin 497
- – Phenoxymethylpenicillin 496
- – Phenytoin 497
- – Sulfasalazin 497
- – Typ Pasini-Pierini 495
- – Unterwasserdruckstrahlmassage 496
- – Vitamin E 496

Sklerofaszie, zirkumskripte 494
Skleromyxödem Arndt-Gottron 494, 514 ff., 910
- Behandlung 514

- Cyclophosphamid 514
- elephantenartige Dick- und Weithäutigkeit 514
- Gammopathie, monoklonale 514
- Isotretinoin 514
- Plasmapherese 514
- – extrakorporale 514
- Plasmozytom 514
- Prognose 514

Sklerose, tuberöse 341
- Leukoderm 770

Sklerosierungsbehandlung
- Angiom (siehe auch Histiozytom) 892
- Hämorrhoiden 1118
- – Chinin-2HCl-Lösung 1118
- – Instrumentarium 1119
- – nach Bensaude (Blanchard) 1118–1120
- – nach Blond 1118–1120
- – Nachblutungen 1119
- – Phenollösung 1118
- Varikosis 670–676
- – Hyperpigmentierungen 676
- – Injektion, paravasale 676
- – Kanüle 674
- – Natriumiodid 675
- – Polidocanol 675
- – Sigg-Therapie 675
- – retikuläre Varikose 671
- – Seitenastvarikose 671
- – Stammvarikose 671
- – technisches Vorgehen 674, 675
- – Verödungsmittel (siehe auch dort) 674, 675

Skrofuloderm (siehe auch Tuberculosis cutis colliquativa) 603–605

SLE (siehe Lupus erythematodes, systemischer) 453, 460, 466 ff., 480, 1163

Sneddon-Syndrom 449
- Acetylsalicylsäure 449
- apoplektische Insulte 449
- Epilepsien 449
- Hypertonie, arterielle 449
- Immunsuppressiva 449
- Kortikosteroide, systemische 449
- Nierenversagen 449
- transitorische ischämische Attacken 449

Sneddon-Wilkinson (siehe auch Pustulose, subkorneale) 426, 910
Solutio Castellani 22, 40
Somatostatin 915
Sonnenlicht 731
Sonnenschutzmittel 1285
- absorbierende 1286
- Lichtschutzfaktor 1285
- Lichtschutzmittel, physikalisch wirksame 1286
- Melanin 1286
- minimale Erythemdosis 1286
Soor bei HIV-Infektion 957
Sorbinsäure 211

Sparfloxacin, Mycobacterium leprae 616, 620
Spätakne 335
- Anabolika 335
- Antikonzeptiva 335
- Ovarialtumoren 335
- Prolaktinome 335
Spektinomycin, Gonorrhö 186, 187
Spermatogenesestörung, idiopathische 1212–1214
- Clomifen 1213
- Gonadotropine 1213
- Hodenbiopsie, Indikation 1212
- Kallikrein 1213, 1214
- Sertoli-Zell-Syndrom 1213
- Steroide, androgen wirksame 1213, 1214
- Tamoxifen 1213, 1214
Spermienantikörperbildung 1212
- Behandlung 1212
- gegen Spermien des Partners 1212
- Genitalsekrete 1212
- Kortikosteroide 1212
Spermiogramm 1207
- Carnitin 1207
- Fruktose 1207
- Morphologie 1207
- Motilität 1207
- Normwerte 1207
Sphinkterotomie, laterale 1123
Spina bifida occulta 656
Spiradenom, ekkrines 894
Spiradenome, ekkrine 727
Spirillum minus (siehe auch Rattenbißkrankheit) 168, 169
Spironolacton, lichenoide Arzneimittelreaktion 258
Spitz-Nävi 839
- Entartungsrisiko 839
- Exzision 839
- Sicherheitsabstand 839
Splitterhämorrhagien, subungulae 1081
- Arthritis, rheumatoide 1081
- Endocarditis lenta 1081
- Glomerulonephritis, chronische 1081
- Hämochromatose 1081
Sporen 20
Sporothrix schenkii 40
Sporotrichose 40, 41, 50
Sporotrix-schenkii-Infektionen 25
SSS-Syndrom 9, 1183
- Clarithromycin 1183
- Dermatitis exfoliativa neonatorum 9, 1183
- Erythromycin 1183
- Flucloxacillin 1183
- Flüssigkeitszufuhr 1183
- Ritter von Rittershain-Krankheit 9, 1183
Stammhirnläsionen, Hyperhidrosis 716

Stammvarikosis der V. saphena magna, Gradeinteilung nach Hach 667
Stanozol, Angioödem, hereditäres 380
Staphylokokken 2, 3, 7, 8
– multiresistente (MST) 7, 12
– S. aureus 2, 3, 7 ff., 13
– – Erysipel 10, 12
– – der Gruppe II, Phagentypen 3A, 3B, 3C-55 oder -71 395
– – koagulasepositiv 3
– – multiresistente S.-aureus-Stämme 2
– – plasmakoagulase-positiver 9
– S. epidermidis 3, 7
– – koagulasenegativ 3
– S. pyogenes 10
– SSSS (staphylokokkenbedingtes Syndrom der verbrühten Haut) 9, 1183
– staphylokokkenbedingte Nekrolyse (siehe Nekrolyse, st.) 395, 396
– Staphylokokkenimpetigo (siehe auch Impetigo) 7, 10
Stasisulzera 672
Steatocystoma multiplex 341
– CO$_2$-Laser 341
– Zystenexzision 341
– Zystenverödung 341
Stein-Leventhal-Syndrom, Acanthosis nigricans maligna 911
Steinkohlenteer, Psoriasis vulgaris 273, 281
– Dithranol 281
Steroidakne 337
Steroidsulfatase-Gen 564
Steroidsulfatase-Mangel 563
Stevens-Johnson-Syndrom 388, 391, 392, 400, 537, 1055, 1066
– Aciclovir 391
– Brillantgrün 392
– EBV-Infektionen 391
– Erythema multiforme-Gruppe (siehe auch dort) 388
– HSV-Infektionen 391
– Merbromin 392
– Mykoplasmeninfektionen 391
– Prednisolon 391
– Stomatitis (siehe auch dort) 1055
Stewart-Trewes-Syndrom 901
Stinkschweiß 722
Stomatitis 1055
– Diät 1056
– Epidermolysis bullosa 1055
– gastrointestinale Erkrankungen 1055
– M. Behçet 1056
– Nystatin 1056
– Pemphigus 1055
– St. angularis (siehe auch Mundwinkelrhagaden) 1045
– St. aphthosa (siehe auch Gingivostomatitis herpetica) 1056

– St. rezidivierende aphthöse (siehe auch Aphthen, chronisch-rezidivierende) 520
– Stephens-Johnson-Syndrom 1055
– Tetracyclin 1056
– Thalidomid 1056
– Vitaminmangel 1055
Stomatodynie 1058
Strahlenulkus 745
Streptobacillus monoliformis (siehe auch Rattenbißkrankheit) 168, 169
Streptodornase, Urokinasetherapie 683
Streptokinasebehandlung, konventionelle 681
– Urokinasetherapie 681–683
Streptokokken 2, 3, 8, 10
– β-hämolisierende 10, 13
– nichthämolysierende, β-hämolysierende 3
– Streptokokkengangrän (siehe auch Fasziitis, nekrotisierende) 13, 14
– Streptokokkenvakzine 13
Streptomycin
– Myzetoma 153
– Tuberkulostatika 600
Streptozocin 916
– Bürstenmassagen 1153
– Gefäßtraining 1153
– Kalt-Warm-Duschen 1153
– Massage, prophylaktische 1153
– Vitamin A-Säure-Präparate 1153
Strongyloidiasis, kutane 142, 537
– Eosinophilie 142
– immunsupprimierte Kranke 142
– Juckreizattacken 142
– Larvenschübe 142
– Mebendazol (siehe auch dort) 142
– Tiabendazol (siehe auch dort) 142
Stukkokeratose 1302
Sturge-Weber-Syndrom 1062
Subarachnoidalblutung 76
subkorneale Pustulose Sneddon-Wilkinson (siehe Pustulose, s.) 426, 910
subunguale Pigmentnävi 1102
Sulbactam 5, 8, 12, 13
Sulfadiazin 961, 982
– Ausschlußkriterien 982
– Desensibilisierungsbehandlung, Dosierungen 982
Sulfadoxin 961
Sulfamethoxazol, Pedikulosis 113
Sulfamethoxypyridazin
– Dermatitis herpetiformis Duhring 408
– Pemphigoid, vernarbendes 415
Sulfasalazin 1048
– Dermatitis herpetiformis Duhring 408
– Urtikara 368
Sulfonamide

– Myzetoma 153
– in der Schwangerschaft 1168
Sulfur praecipitatum 118
Suramin, Onchozerkose 131
– Behandlungsindikation 131
– Dosierung 131
– Toxizität 131
Sutton-Nävus (siehe auch Halonävus) 839
Sweet-Syndrom
– neutrophile Dermatose, akute febrile (siehe auch dort) 396–398
– Paraneoplasien (siehe auch dort) 910
Sycosis barbae 343
Sympathektomie
– chirurgische 714
– Hyperhidrosis 716, 720, 721
Syndrome (siehe auch Krankheiten; siehe auch Morbus)
– atypischer Pigmentzellnävi (siehe Pigmentzellnävi-Syndrom) 844
– Bannwarth- (siehe auch Borreliose im Kindesalter) 1192
– de Bazex et Dupré (siehe auch Akrokeratose Bazex) 912
– de Bazex-Dupré-Christol- 713
– BIDS- 570
– der blauen Flecken (siehe blaue Flecken-Syndrom) 585, 1251, 1252
– Bloom- (siehe auch dort) 732, 743, 744, 927
– Brocq-Pautrier- (Angiolupoid) 634
– Buckley- (siehe auch Hyper-IgE-Syndrom) 1189
– Budd-Chiari- (siehe auch dort) 876
– Chanarin-Dorfman- 569
– CHILD- 569
– Churg-Strauss- 453, 454
– Cocknaye- (siehe auch dort) 732, 743, 744
– Cowden- (siehe auch dort) 927, 932
– CREST- (siehe auch dort) 499, 697
– DiGeorge- 22
– Down- 1050
– Ehlers-Danlos- 697
– Ehrmann- (Livedo racemosa generalisata) 448
– E.M.O.- 700
– Fanconi- 589
– Favre-Racouchot- (siehe auch dort) 1299, 1302
– Felty- 453
– Fox-Fordyce- 724, 725
– Frey- 715
– Gardner- (siehe auch dort) 928 ff.
– Gardner-Diamond- 1251
– der gelben Nägel (siehe gelbe Nägel-Syndrom) 1085, 1086
– Gianotti-Crosti- (siehe auch dort) 1187, 1200

- Goltz-Gorlin- 808
- Gregg- (*siehe auch* Röteln in der Schwangerschaft) 1159
- Hartnup- (*siehe auch dort*) 732, 743, 744
- Hermansky-Pudlak- (*siehe auch* Leukoderm) 770
- Hiob- (*siehe auch* Hyper-IgE-Syndrom) 1189
- Horner- (*siehe auch dort*) 721
- Howel-Evans- (*siehe auch* Palmoplantarkeratosen, erworbene) 924
- IBIDS- 570
- Kallmann- (*siehe auch dort*) 564, 1215
- Kasabach-Merritt- (*siehe auch dort*) 587, 1062
- KID- 569, 570
- Klinefelter- (*siehe auch dort*) 1215
- Klippel-Trenaunay-Weber- 1062
- Lasseur-Graham-Little- 248, 254
- Laugier-Hunziker- (*siehe auch dort*) 1101
- Lawrence-Seip- 656
- Lipodystrophiesyndrom, generalisiertes 656
- Löffler- (*siehe auch* Larva migrans) 133
- Löfgren- (*siehe auch dort*) 445, 633, 635
- Louis-Barr- (*siehe auch dort*) 927
- Lyell- (*siehe auch dort*) 9, 392, 393, 1076
- Maffuci- 1062
- McCune-Albright- 895
- Melkersson-Rosenthal- (*siehe auch dort / siehe auch* Lingua plicata) 636 ff., 1047, 1051
- Muckle-Wells-, Urtikara 368
- Montgomery- 693
- der multiplen Hamartome (*siehe auch* Cowden-Syndrom) 927
- Netherton- (*siehe auch dort*) 569
- Nezelof- 22
- Noonan- 895
- Olmsted- 574
- Papillon-Lefèvre- 573
- Pasqualini- (*siehe auch dort*) 1215
- Peutz-Jeghers- (*siehe auch dort*) 930
- PIBIDS- 570
- Prader-Labhart-Willi- (*siehe auch dort*) 1215
- Ramsey-Hunt- (*siehe auch* Zoster-Varizellen-Infektion) 77
- Raynaud- (*siehe auch dort*) 499, 1082
- REM- (*siehe auch dort*) 701, 708
- Richner-Hanhart- 574, 707
- Rosai-Dorfman- (*siehe auch* Bruzellose) 163
- Ross- 714
- Rothmund-Thomson- (*siehe auch dort / siehe auch* Hypogonadismus 732, 743, 744, 1216
- SAHA- (*siehe auch* Angioödem, hereditäres) 380
- Sertoli-Zell- (*siehe auch* Spermatogenesestörung, idiopathische) 1213
- Sézary- 1001
- Sharp- (*siehe auch* MCTD) 472
- Sicca-
- - Blepharoplastik (*siehe dort*) 1297
- - Graft-versus-host-Krankheit (*siehe dort*) 259
- - Sjögren (*siehe auch* Sjögren-Syndrom) 473
- Simons-Barraquer- 655
- Sjögren- (*siehe auch dort*) 450, 473, 713, 1058
- Sjögren-Larsson- (*siehe auch* Ichthyosis) 568
- Sneddon- (*siehe auch dort*) 449
- SSSS- (*siehe auch dort / siehe auch* Ritter von Rittershain-Krankheit 1183
- Stein-Leventhal- 911
- Stevens-Johnson- (*siehe auch dort*) 388, 391, 392, 400, 1055, 1066
- Stewart-Trewes- 901
- Sturge-Weber- 1062
- Sweet- (*siehe auch dort*) 396–398, 910
- Tay- (Trichothiodystrophie) 570
- Thieberge-Weissenbach- (*siehe auch dort*) 499, 697
- Torre-Muir- (*siehe auch dort*) 930 ff.
- Trousseau- (*siehe auch* Thrombophlebitis migrans) 921
- verbrühte Haut-Syndrom (*siehe auch* Necrolysis toxica combustiformis) 388, 392 ff.
- Vogt-Koyanagi-Harada- (*siehe auch* Leukoderm) 770
- Waterhouse-Friederichsen- 593
- Watson- 895
- Wells- (*siehe auch* Zellulitis, eosinophile) 537, 540
- Werner-, Hypogonadismus 1216
- Willebrand-Jürgens- 588, 592
- Wiskott-Aldrich- 589
- Zinsser-Cole-Engmann- (*siehe auch dort*) 927
Synovialzysten (*siehe auch* mukoide Pseudozysten) 1100
Syphilis (Lues) 180 ff., 200
- Erreger 181
- FTA-Test 182
- HIV-Infektion 183
- Kleinkinder 184
- Lues connata 182, 184
- Lues non satis curata 182
- Melde- und Behandlungspflicht 184
- Neurosyphilis 183
- Penicillinallergie 183
- Penicilline 182
- Reinfektion 183
- Schwangerschaft 184, 1162
- serologischer Infektionsnachweis 182
- Spätsyphilis 183
- Stadien I-IV 181
- Therapieversager 183
- Therapieübersicht 184
- TPHA-Test 182
- treponemazider Serumspiegel 183
- VDRL-Test 182
Syringofibroadenomatosis, ekkrine 727
Syringome 727, 830
Syringozystadenome 727
systemischer Lupus erythematodes (*siehe* L. erythematodes, syst.) 453, 459 ff., 652, 734, 770
Systemmykosen 43
- Chemoprophylaxe 43
Systemsklerose, progressive (*siehe auch* Sklerodermie, progressive syst.) 498

T
Tabaksbeutelmund 516
Tabes dorsalis 182
Takayasu-Krankheit (*siehe auch* Arteriitis temporalis) 451
Talgdrüsenhyperplasie 341, 342
- Argonlaser 341
- CO_2-Laser 341
- Isotretinoin 341
- Kryotherapie 342
- Lichtschutz 342
- Sonnenexposition 342
- Vitamin A-Säurebehandlung, lokale 342
Talgdrüsenkarzinom 831
Tätowierungen 1272 ff., 1278
- CO_2-Laserbehandlung 1273, 1274
- - Alexandritlaser, gütegeschaltete 1273, 1274
- - Nd-Yag-Laser, gütegeschaltete (*siehe auch dort*) 1273
- - oberflächliche 1273
- Rubinlaser, gütegeschaltete (*siehe auch dort*) 1273, 1274
- Schmucktätowierungen 1272 ff.
- - Chemochirurgie 1275
- - CO_2-Lasertherapie 1273
- - Dermabrasion 1274
- - Infrarotkoagulation 1274
- - Kontaktverfahren mit Stickoxydul 1274
- Schmutz-Tätowierungen 1276, 1277
- - Desinfektion, lokale 1277
- - Feuerwerkskörperverletzungen 1276
- - Fremdkörpereinsprengungen 1277

– – Granulom, sarkoides 1276
– – Hohlstanzen, 2-mm 1277
– – Kohlenstaubtätowierungen 1276
– – Nylonbürsten 1277
– – Schwarzpulvereinsprengungen 1276
– – Splitterpinzette 1277
– – Spritzpistolenverletzungen 1276
– tiefe 1273
– – Fokusgröße 1273
– – Leistung 1273
– – Pulsdauer 1273
Tay-Syndrom (Trichothiodystrophie) 570
Tazifyllin 240
Teerbehandlung, atopische Dermatitis 217
– Kanzerogenität 217
– Ölbäder mit Teerzusatz 273
– Phototoxizität 217
– Präparate 217
– Psoriasis vulgaris 271
– Steinkohlenteer 273
Teicoplanin 12
Teleangiektasien
– T. macularis eruptiva perstans 551
– – Kreislaufreaktionen 551
– – Schockfragmente 551
– zentrofaziale, PSS 499
Temafloxacin, Mycobacterium leprae 616
Temelastin 240
TENS (transkutane Elektrostimulation) 80
Teratogenität von Arzneimitteln 1165
Teratospermie 1212
Terbinafin 21, 33, 35, 37, 1089
– Dosierung 1089
– Laborkontrollen 1089
– Nebenwirkungen 1089
– bei Onychomykosen 1089
– Patientencompliance 1089
– Wirkspektrum 1089
Terfenadin 240, 241
– Antihistaminika 238
– atopische Dermatitis 220
– Dosierung 241
– im Kindesalter 1186
– Kombinationen 241
– Wirkdauer 241
– Wirkungseintritt 241
Terpentin, Myiasis 139
Testosteron, freies, Akne 319
Tetanus, Impfempfehlung 92, 93
– Erwachsene 93
– Kinder 92
Tetraäthyl-Diaminotriphenylmethansulfat 31
Tetracycline, Akne 324
– Anthrax 157
– bakterielle Resistenz 327

– Borreliose, kutane 104
– Chlamydia trachomatis-Infektion 193, 194
– Dosierung 324
– Einnahme 324
– gastrointestinale Beschwerden 327
– Granuloma inguinale 191, 192
– Hyperpigmentierung 327
– Lymphogranuloma venereum 190, 191
– Myzetoma 153
– Onycholyse, schmerzhafte 327
– in der Schwangerschaft 1167
– Zahnverfärbung bei Kindern 327
Tetraphenylporphyrinsulfon 815
Thalassämie 146, 760
Thalidomid
– aktinische Prurigo 741
– Aphthen, chronisch-rezidivierende 521, 523
– Mycobacterium leprae 618
– Pemphigus chronicus benignus familiaris 428
– SCLE 465
Theophyllin, Thrombozytopathie, erworbene 590
Thermoregulation 712
Thiabendazol 42
– Larva migrans 133
– Urtikara 368
Thiberge-Weissenbach-Syndrom, PSS 499, 697
Thioacetazon 601
Thionamid, Mycobacterium leprae 617
– Dosierung 617
– Nebenwirkungen 617
– Tuberkulose 617
– Wirkungsmechanismen 617
Thrombasthenie Glanzmann-Naegeli 590
Thrombophlebitis 668, 681, 682
– Antiphlogistika 682
– Heparin 682
– Kompressionstherapie 682
– Pflasterkompressionsverband 682
– Stichinzisionen 682
– T. migrans 921
– – Acetylsalicylsäure 922
– – Elimination des zugrundeliegenden Neoplasmas 922
– – Gerinnungsparameter 922
– – Heparinisierung, low-dose 922
Thrombosen 668
– Phlebothrombose (siehe auch dort) 679
Thrombozytopathien 590
Thrombozytopenien 588 ff.
– familiäre amegakaryozytäre 588
– Fanconi-Syndrom 589
– idiopathische thrombozytopenische Purpura (Werlhof) 589
– infektionsbedingte 589
– medikamenteninduzierte 594

– posttransfusionelle 590
– mit Radiusaplasie 588
– Thrombasthenie (siehe dort) 590
– thrombozytopathische Zustände (siehe auch Thrombozytopathien) 590
– Wiskott-Aldrich-Syndrom 589
Thymoltinktur 24
Thymopentin, atopische Dermatitis 223
Thyreotoxikose, Hyperhidrosis 716
Tiabendazol
– Dracunculosis 143
– Strongyloidiasis, kutane 142
– Tungiasis 139
Tierfellnävus (siehe auch Pigmentzellnävi, große kongenitale) 843
Tierhaarallergie 1227
Tinctura Arning 32
Tinea 31, 33
– im Kindesalter 1193
– – Antimykotika 1193
– – Griseofulvin 1193
– – Itraconazol 1193
– – Ketoconazol 1193
– – Mikrosporie 1193
– T. capillitii 33
– T. corpis 1193
– T. peduum bei HIV-Infektion 960
– T. versicolor 343
Tinidazol, Trichomoniasis 196
Tioconazol 32
Tiopronin, lichenoide Arzneimittelreaktion 258
Titandioxid, Lichtschutz 746
TMP/SMX 961
– Leishmaniose 127
– in der Schwangerschaft 1168
Tobramycin 14
– Tularämie 166
Tocopherol, aktinische Prurigo 741
Togaviren 55
Tolazamid, lichenoide Arzneimittelreaktion 258
Tollwut, Impfempfehlung 93
Tonnenzähne (Hutchinson-Trias) 182
Torre-Muir-Syndrom 930 ff.
– Basalzellkarzinome 930
– Harnblasenkarzinom 932
– Keratoakanthome, multiple 930
– Kolonkarzinom 930, 932
– Ovarialkarzinom 932
– Polyposis, intestinale 932
– Talgdrüsenadenome 930
– Talgdrüsenhyperplasien 932
– Talgdrüsenkarzinome 930, 932
– Uteruskarzinom 932
Torulopsis glabrata 40
„toxemic rash of pregnancy" 1158
„toxic-oil-syndrome", Pseudosklerodermien 508
Toxoplasmose 960
– zerebrale 960

Trachyonychie 1077, 1083
- Alopecia areata 1083
- Amyloidose 1083
- Dysplasien, ektodermale 1083
- Ichthyosis vulgaris 1083
- Lichen ruber planus 1083
- Psoriasis 1083
Trachyonychie 248
Tranexamsäure, Angioödem, hereditäres 380
Treponema
- T. carateum (siehe auch Pinta) 141
- T. pallidum 181, 182
- - Generationszeit 183
- - treponemazider Serumspiegel 183
- T. pertenue (siehe auch Frambösie) 140
Treponematosen, tropische 140 ff.
Tretinoin (siehe auch Vitamin A-Säure) 799
- Akne 322, 327, 799
- antikomedogene Eigenschaften 322
- aktinische Keratosen 799
- Hautalterungsprophylaxe 1288
- - Applikationsfrequenz 1288
- - Eignungskriterien, phänotypische 1288
- - Epidermis, akanthotische Umwandlung 1288
- - Kollagenstruktur 1288
- - Nebenwirkungen 1288
- Hyperpigmentierungen 790
- irritative Dermatitis 327
- Phototoxizität 327
- Schuppung 327
Triamcinolonacetonid 79
Triazolam, atopische Dermatitis 214, 220
Trichinosis 537
Trichloressigsäure (TCS) 1291
- Anwendung 1292
- Bleichwirkung auf Melaninpigmente, geringe 1291
- chemisches Peeling 351
- Hydrochinon 1292
- Jessner-Lösung 1292
- Schälbehandlung 1291
- Tretinoin 1292
- Vorbehandlung 1292
- Wirkungsabschätzung, Kriterien 1292
Trichoepitheliom 893
- CO_2-Laserbehandlung 893
- Dermabrasio 893
- Kryotherapie 893
Tricholemmalzysten 343
Trichomonas vaginalis 195, 196
Trichomoniasis 195, 196
- Inkubationszeit 195
- Metronidazol 196
- Nimorazol 196
- in der Schwangerschaft 1163

- Therapieübersicht 196
- Tinidazol 196
Trichomycosis palmellina 6
Trichophyton spp. 20, 31, 33, 36
- T. mentagrophytes 20, 31
- T. rubrum 20, 31, 36
- T. schoenleinii 33
- T. tonsurans 33
- T. verrucosum 31
- T. violaceum 33
Trichorrhexis nodosa, Argininsukzinoazidurie 707
Trichosporon 40
- T. beigelii 40
- T. cutaneum 40
Trichotillomanie 1249
- Antidepressiva, trizyklische 1250
- Clomipramin 1250
- Fluoxetin 1250
- Imipramin 1250
- Onychophagie 1249
- Onychotillomanie 1249
- Trichophagie 1249
Trikeratosis chronica (siehe auch Keratosis lichenoides chronica) 259
Trimethoprim, Pedikulosis 113
Trimethoprim-Sulfamethoxazol 146, 151, 153, 163, 981
- allergische Reaktionen, Desensibilisierung 981
- Bruzellose 163
- Burulki-Ulkus 146
- Desensibilisierungstherapie 981
- Pneumocystis carninii-Pneumonie 981
- Salmonellose 160
- Shigellose 161
4', 5', 8'-Trimethylpsoralen, PUVA-Therapie 772
Trimetrexat 960
Tritoqualin, atopische Dermatitis 220
Tromantadin 57, 64
Trombicula spec. 119
Trombidiose 119
tropische
- Infektionen 123 ff.
- Treponematosen 140 ff.
Tropisetron 870
Trousseau-Syndrom (siehe auch Thrombophlebitis migrans) 921
Trypanosomiasis 125, 537
Trypsin, Urokinasetherapie 683
L-Tryptophankrankheit (siehe auch Eosinophilie-Myalgie-Syndrom) 543
- Bacillus amyloliquefaciens 543
- depressive Verstimmungszustände 543
- Schlafstörungen 543
Tsutsugamushi-Fieber, Ricksettsiose 174
Tuberkulose (siehe auch Tuberculosis) 600 ff.

- Hauttuberkulose (siehe auch Tuberculosis cutis) 603 ff.
- Hyperhidrosis 716
- Impfempfehlung 93
- Lepra, tuberkuloide 613
- multiresistente 602
- Mycobacterium africanum 600
- Mycobacterium bovis 600
- schwangere Frauen 601
- Stillzeit 601
- T. colliquativa (Skrofuloderm) 603-605
- - Chemoprophylaxe 605
- - Gesamtbehandlungszeit 605
- - Medikamentenresistenz 605
- T. cutis (Hauttuberkulose) 603 ff.
- - colliquativa 962
- T. erythema induratum Bazin 603, 622
- T. luposa (Lupus vulgaris) 603
- - Kombinationstherapie 604
- - Standardbehandlung 604
- T. miliaris 603
- T. papulonekrotisches 603
- T. verrucosa 603
- Tuberkulostatika (siehe dort)
- Übertragung 600
Tuberkulostatika 600
- Ethambutol (siehe auch dort) 600, 602
- bei HIV-Infektion 963
- Isoniazid (siehe auch dort) 600, 601
- Pyrazinamid (siehe auch dort) 600-602
- Resistenz 602
- Rifampicin 600
- Streptomycin 600
Tularämie 150, 166, 167
Tumenol ammonium, atopische Dermatitis 217
Tunga penetrans 139
Tungiasis 139
Tüpfelnägel 1077
Typ-I-Reaktion, allergische 207, 237
- Antihistaminika 237
Typ VII-Prokollagen 290 kD, Antigendeterminanten 426
Typhus, Impfempfehlung 93
Tyrosinämie 707

U
Überempfindlichkeitsreaktion vom Soforttyp, Urtikaria 358
Überlappungssyndrome, PSS 499
Uhrglasnägel 1076
Ulcus cruris 666, 668, 669
- arterielle Verschlußkrankheit 669
- hämatologische Erkrankungen 669
- immunologische Erkrankungen 669
- Infektionen 669
- Neoplasien 669

– Stoffwechselstörungen 669
– venöses / venosum 668, 669, 682, 683
– – Curettage 683
– – Differentialdiagnose 669
– – enzymatische Salben 683
– – Epithelisierungsphase 684
– – Gamaschenulkus 669
– – Granulation 683
– – Hydrogele 684
– – Hydrokoloiddressings 684
– – Kissenulkus 669
– – Knöchelulkus 669
– – Kompressionstherapie 682
– – Lokaltherapeutika 683
– – periphlebitische Ulkus 669
– – phasenadaptierte Wundbehandlung 683
– – phasenübergreifende Wundbehandlung 683, 684
– – postthrombotische Ulkus 669
– – Reinigung 683
– – Stasisulkus 669
– – Ulkusumgebung 683
– – V.-saphena parva-Ulkus 669
– – venöse Stauung 669
– – Xerodressings 684
– – Xerogele 684
Ulcus durum 182
Ulcus molle (weicher Schanker) 180, 188, 189
– Ceftriaxon 189
– Ciprofloxacin 189
– Cotrimoxazol 189
– Erreger 188
– Erythromycin 189
– extragenitale Manifestationen 188
Ulcus rodens 807
Ulcus rodens 832
Ulcus terebrans 807
Ulzera
– orale 1055
– rezidivierende orale (siehe auch Aphthen, chronisch-rezidivierende) 520
– bei Sichelzellanämie 146
– in den Tropen 145
Ungt.
– U. emulsificans aquosum, atopische Dermatitis 215
– U. emulsificans, atopische Dermatitis 215
– U. molle DAB 6, atopische Dermatitis 215
– U. paraffini, atopische Dermatitis 215
Unguis incarnatus 1078
– begünstigende Faktoren 1078
– Emmet-Keiloperation 1078
– Kryotherapie 1079
– Nagelkeil 1079
– Nagelspange 1079
– Pathogenese 1078
Unna-Thost (Keratoderma palmoplantare diffusum) 572, 573

Urbach-Wiethe-Hyalinosis 698
Ureaplasma-Infektion 195
– Beckenentzündung 195
– Doxycyclin 195
– Erythromycin 195
– Inkubationszeit 195
– Ofloxacin 195
– Tetracyclin 195
– Transportmedien 195
– U. urealyticum 195
– Urethritis 195
– Zervizitis 195
Urethritiden, nichtgonorrhoische 192 ff.
– Chlamydia trachomatis (siehe auch dort) 192–194
– Erregernachweis 192
– Herpes-simplex-Virus 192
– Mycoplasma hominis 192
– Trichomonas vaginalis 192
– Ureaplasma urealyticum 192
Urokinasetherapie 681–683
Uroporphyrinogen-I-Synthase 752
Uroporphyrinogen-III-Cosynthase 752
Uroporphyrinogen-III-Decarboxylase 752
Urtikaria 358 ff., 538
– adrenerge 373
– – Differentialdiagnose 373
– akute (lokalisierte akute / generalisierte akute) 358, 361
– – Adrenalin 361
– – Antihistaminika 361
– – Elimination des Allergens 361
– – Kortikosteroide 361
– – Medikamente 361
– – Schockfragment-Behandlung (siehe auch dort) 362, 363
– – Schweregrade I-IV 361
– anaphylaktischer Schock (siehe auch Schock, a.) 358, 362
– Antihistaminika 237, 366
– – I. und II. Generation 366
– – Urticaria pigmentosa 237, 242
– $α_1$-Antitrypsinmangel 650
– aquagene 372, 373
– – Aderlässe 372
– – Aspiringaben 372
– – Capsaicin 372
– – Heliotherapie 372
– – Polycythaemia vera 372
– atopischer Formenkreis 204
– Aufbaukost 366
– bakterielle Infektionen 364
– Behandlungsstrategie 359
– Bradykinin 358
– Candida 366
– chemotaktische Faktoren 358
– cholinergische 359, 373, 374, 384
– – Antihistaminika 374
– – Kleidung 373
– chronisch-rezidivierende 358, 364 ff.

– – Antihistaminika 367
– – Darmentleerung 367
– – diagnostisch-therapeutischen Vorgehen 367
– – DNCG 367
– – Genuß- und Pflegemittel 365
– α-Chymotrypsin 358
– Darmentleerung 366
– Darmsanierung 366
– Dermographismus, urtikarieller, Antihistaminika 236, 237
– diagnostisch-therapeutisches Vorgehen 365, 366
– DNCG 366
– Druckurtikaria (siehe Druckurtikaria) 370, 371
– Fokussuche 366
– Histamin 358
– immunologisch bedingte 359
– – IgE-abhängig 359
– – Komplementinduziert 359
– Immunopathien 364
– Intoleranzen 364
– Kallikrein 358
– Kälteurtikaria (siehe Kälteurtikaria) 369, 384
– im Kindesalter 1181, 1185
– – Antihistaminika 1185
– – C_1-Esteraseinhibitormangel, Ausschluß 1185
– – infektiöser Fokus, Behandlung 1185
– – kausale Maßnahmen 1185
– – Kortikosteroide 1185
– – U. pigmentosa (siehe dort) 1181
– Kortikosteroide 366
– Leukotriene 358
– Lichturtikaria (siehe dort) 371, 372, 736, 737
– Mastzelle 358
– Mediatoren 358
– – primäre 358
– – sekundäre 358
– Neurotransmitter 358
– nichtimmunologisch bedingte 358, 359
– – aquagene Urtikaria 359
– – cholinergische Urtikaria 359
– – Druckurtikaria 359
– – Histaminliberatoren 359
– – Intoleranzreaktionen 359
– – Lichturtikaria 359
– – physikalisch-chemische Reize 359
– – Wärmeurtikaria 359
– Parasiten 364
– physikalische Reize 364
– physiologische 369
– Pilzinfektionen 364
– Prostaglandine 358
– Schweregrade 360
– vom Soforttyp 358, 360
– Theophyllin 364
– Typ-I-Allergien 364

- U. factitia (*siehe auch* Urtikaria, physiologische) 369
- U. pigmentosa 359, 537, 551, 1181
- – im Kindesalter (*siehe auch* Urtikaria im Kindesalter) 1181
- Ursachen 364
- Wärme-Urtikaria 370

Urtikariavaskulitis 360, 378, 379, 442
- Antihistaminika 379
- Chloroquin 379
- Colchicin 379
- DADPS 379
- Immunkomplexe 378
- Immunmodulatoren 379
- Kortikosteroide 379
- LE-Variante 379, 470, 471
- – Cyclophosphamid 471
- – DADPS 470
- – Immunserologie 470
- – Lichtschutz 470
- – rheumatoide Arthritis 470

urtikarielle Arzneimittelexantheme 378
urtikarieller Dermographismus (*siehe auch* Urtikaria, physiologische) 369
urtikarielles Exanthem 384
UV-Exposition / UV-Licht 731
UVA- / UVB-Lichttherapie (*siehe auch* Phototherapie) 217, 272, 738

V

Vaginitis, gardnerellaassoziierte (*siehe* Vaginose, bakterielle) 197
Vaginose, bakterielle 197
Vancomycin 4, 6, 12
Varicella-Zoster-Virus (*siehe* Varizella-Zoster-Infektion; *siehe auch* Zoster) 71 ff.
Varikose / Varikosis 665–667, 670, 671
- Behandlung 670, 671
- Beinulzera 670
- Besenreiser 671
- Diuretika 677
- Insuffizienzmuster 667
- Krämpfe 670
- Krosseninsuffizienz 671
- Ödeme 670
- ödemprotektive Pharmaka 677
- – Flavonoide 677
- – Ruscusglykoside 678
- – Saponine 677
- operative Therapie 676
- – Krossektomie (*siehe auch dort*) 676
- – Perforansdissektion 676
- – Perforansligatur, subfasziale 676
- – Seitenastexhairese 676
- Perforationsvarikose 671
- primäre 665, 666

- retikuläre Varikose 671
- Rezirkulation 667
- – Rezirkulationskreislauf nach Hach 667
- Schmerzen 670
- Seitenastvarikose 667, 671
- sekundäre 665–667
- Sklerosierungstherapie (*siehe dort*)
- Stammvarikose 667, 671
- – Gradeinteilung nach Hach 667
- Stauung 670
- venentonisierende Pharmaka 678
- – α-Sympathomimetika 678
- – Dihydroergotamin 678

Varikozele 1211
Varizella-Zoster-Infektion (Windpocken) 71 ff.
- Abbildung, Varizella 96
- Frühgeburt 71
- Gammaglobuline 76
- Gravidität 71
- HIV-Infektion 78
- Hyperimmunglobulin 72, 76
- immunsuppremierte Patienten 72, 78
- Impfempfehlung 93
- Impfstoff 72, 76
- im Kindesalter 1192
- – Aciclovir 1192
- – Brivudin 1192
- – immunsupprimierte Kranke 1192
- – Impetiginisierung 1192
- neonatale Varizellen 72
- Narben 1262
- Neuralgien, postzosterische 79
- Präparate 72
- Ramsey-Hunt-Syndrom (*siehe auch dort*) 77
- in der Schwangerschaft 1159, 1161
- – Aciclovir 1160
- – Feten, Mortalitätsrisiko 1160
- – Gelenkdysplasien 1160
- – Gliedmaßendysplasien 1160
- – Immunisierung, passive 1160
- – Neugeborenes 1160
- – okulären Störungen 1159
- – Varizellasyndrom 1159
- – ZNS-Störungen 1159
- Spontanaborte 71
- Zoster ophthalmicus (*siehe auch dort*) 76
- Zoster-Infektion (*siehe auch dort*) 73 ff.

Varizellen (*siehe* Varizella-Zoster-Infektion) 71 ff.
Varizen, retikuläre, Sklerosierungstherapie 674
Vaseline alb. purissimum, atopische Dermatitis 215
Vaskulitis 437 ff.
- allergische (*siehe auch* leukozytoklastische Vaskulitis) 441 ff.
- Antiphlogistika 446

- α_1-Antitrypsinmangel, Pannikulitis 650
- Ätiopathogenese 438
- Auslösefaktoren 439
- bakterielle Infektionen 439
- Behandlung Übersicht 446
- Blutviskosität 439
- diagnostische Maßnahmen 440
- Fibrinolytika 446
- durch Gefäßverschlüsse bedingte 439
- granulomatöse systemische (*siehe auch* Wegener-Granulomatose) 438, 452, 453
- histologische Klassifizierung 439
- hyperergische 537, 596
- Immunhistologie 441
- Immunkomplexvaskulitis 360
- Immunmodulatoren 446
- Immunsuppressiva 446
- Kälte 439
- Kortikosteroide 446
- kutane 438
- Leukozytoklasie 441
- leukozytoklastische (*siehe* leukozytoklastische V.) 438, 439, 910
- Livedovaskulitis (*siehe dort*) 447, 448
- lymphozytäre 438, 439
- Medikamente 440
- nekrotisierende (*siehe auch* leukozytoklastische Vaskulitis) 441 ff.
- rheumatische 453
- Rickettsiose 175
- systemische organübergreifende 438
- Thrombozytenaggregationshemmer 446
- Tumoren 440
- Urtikariavaskulitis (*siehe auch dort*) 360, 378, 379, 442

Vasculitis nodosa 444, 445
- Acetylsalicylsäure 445
- Antiphlogistika, nichtsteroidale 445
- Colchicin 445
- Diclofenac 445
- Indometacin 445
- Kompressionsverbände 445
- Kortikosteroide 445

VBD-Schema 874
VBL-INF-α-Schema 878
VDS-INF-α-Schema 878
Venen
- CVI (chronisch-venöse Insuffizienz; *siehe auch dort*) 665, 666, 669
- Perforansvenen (*siehe auch dort*) 663, 664
- V. femoropoplitea 662
- V. saphena
- – magna 660, 667
- – parva 662, 669

Venenexhairese 676, 686

Venenfunktion, Hilfsmechansimen 664
- Muskelpumpe 664
Veneninsuffizienz, tiefe 667
venerische Erkrankugen 180
Venenklappen 660
Venenstern 661, 663
verbrühte Haut-Syndrom (siehe auch Necrolysis toxica combustiformis) 388, 392 ff.
Vergiftungen, Hyperhidrosis 716
Verhornungsstörungen (siehe auch Ichthyosis) 559 ff.
Verödungsmittel, Sklerosierungstherapie 674, 675
Verrucae
- V. planae juvenilis 85
- V. plantares 85, 86
- - CO_2-Laser 86
- - keratolytische Maßnahmen 86
- - Kontaktsensibilisierung 86
- - Kryotherapie 86
- - N_2-Touchierung 86
- - Retinoide, oralc 86
- - Warzentherapeutika 86
- seborrhoicae 1298
- - Curettage 1298
- - Dermabrasion
- - Koagulation, oberflächliche 1298
- vulgares 83 ff.
verruköses Karzinom 803
Vibrio vulnificus 150
Vidarabin 56, 64, 78
- Dosierung 78
- Myoklonus 78
- Nebenwirkungen 78
- Thrombophlebitiden 78
- Tremor 78
Vincristin 1015
Vinkaalkaloide 875, 876
Vinylchloridkrankheit, Pseudosklerodermien 508
Viren 54 ff.
- Arenaviren 55
- Hepatitisviren 55
- Herpes-Viren 55
- Inokulation des Virus 54
- onkogene Potenz 54
- Papillomviren, humane 55
- Paramyxoviren 55
- Picornaviren 55
- Pockenviren 55
- Retroviren 55
- Rhabdoviren 55
- Togaviren 55
Virion 54
Virostatika 54, 57, 58, 76
- Applikationsform 58
- Dosierung 58
- Indikationen 58
- Resistenzen 57
Virusgenome 54
Virushepatiden in der Schwangerschaft 1160

- Hepatitis A 1160
- Hepatitis B 1160
- Rekombinationsimpfstoff 1160
- Standardimmunglobulin 1160
Virusinfektionen im Kindesalter 1192
Viruskrankheiten der Haut und Schleimhaut 52 ff.
Viruspapillome (siehe HPVI)
Vitamin A (Retinol) 291
Vitamin A in der Schwangerschaft 1165
Vitamin A-Säure (VAS; siehe auch Tretinoin) 82, 799
- All-trans-VAS 291
- Akrokeratose Bazex (siehe auch dort) 913
- Chloasma gravidarum (siehe auch dort) 1151
- 13cis VAS Roacuten / Accutane 291
- Hypopigmentierungen 82
- Ichthyosis, X-chromosomale rezessive (siehe auch dort) 564
- Lichen pigmentosus (siehe auch Lichen ruber) 257
- Mollusca contagiosa (siehe auch dort) 82
- Nebenwirkungen 82
- Präkanzerosen, epitheliale (siehe auch dort) 799
- Resorption, perkutane 82
- Schälbehandlung, chemische (siehe auch dort) 1290
- Striae distensae (siehe auch dort) 1153
- Warzentherapeutika (siehe auch dort) 83
Vitamin B_3-Mangel 706
Vitamin-D_3-Derivate (siehe auch Calcipotriol) 284
- und Analoga zur antipsoriatischen Therapie 285
Vitamin E
- Epidermolysis bullosis hereditaria 406, 1180
- SCLE 466
Vitiligo 770 ff., 780
- Alopecia areata 771
- Anämie, perniziöse 771
- Betacaroten 774
- Bräunungsmittel, künstliche (siehe auch dort) 776, 777
- Canthaxanthin 774
- Camouflage (kosmetische Abdeckung) 776
- 5-Fluorouracil 774
- Hydrochinon 776
- Khellin (siehe auch dort) 773
- Kontraindikationen 774
- Kortikosteroide 774
- L-Phenylalanin (siehe auch dort) 774
- Melanozytentransplantate 775
- operative Verfahren 775

- Phenylalanin (siehe auch dort) 773, 774
- PUVA-Therapie (siehe auch dort) 771, 780
- therapeutische Empfehlungen 777
- Thyreoiditis 771
- Transplantate 775
Vogelmilben 119
Vogt-Koyanagi-Harada-Syndrom (siehe auch Leukoderm) 770
Vulvovaginitis herpetica 68, 70

W
Waldenström-Purpura 586
Warfarin 530
Wärmeurtikaria 370
Warthin-Starry-Färbung 101
- bazilläre Angiomatose 172
Warzen
- periunguale und subunguale 1097
- - Bleomycin 1098
- - Cantharidin 1098
- - CO_2-Laser 1097
- - 5-Fluorouracil 1098
- - Kryochirurgie 1098
- - Monochloressigsäure 1098
- Therapeutika 83
- vulgäre (siehe auch Verrucae vulgares) 83 ff.
Wasserschnecken 136
Waterhouse-Friederichsen-Syndrom 593
Watson-Syndrom 895
Wegener-Granulomatose 452, 453
- ANCA (antineutrophile, zytoplasmatische Antikörper) 452
- Kortikosteroid, Langzeitbehandlung 452
- Trimethoprim-Sulfamethoxazol 452
Weil-Felix-Reaktion, Ricksettsiose 175
Wells-Syndrom (siehe auch Zellulitis, eosinophile) 537, 540
Werlhof-Purpura 589
Werner-Syndrom
- Hypogonadismus 1216
- Pseudosklerodermien 508
Wespenstiche 145
Willebrand-Jürgens-Syndrom 588, 592
Wilms-Tumor 923
Wilson-Krankheit (siehe auch Hyperpigmentierungen) 785
Windeldermatitis 1187
Windpocken (siehe auch Varizella-Zoster-Infektion) 71 ff.
- Lebendimpfstoffe 60
- Windpocken / Gürtelrose 63
Winobanin (Danazol), chronisch aktinische Dermatitis 740
Wiskott-Aldrich-Syndrom 537, 589
Wismut, Hyperpigmentierungen 784

Wollwachs, atopische Dermatitis 215
Wood-Licht 6
Wuchereria bancrofti (*siehe* Filariasis, lymphatische) 134, 135

X
Xanthelasmen 691
Xanthogranulome, juvenile 693
Xanthome / Xanthoma 691 ff.
– Cholesterin 692
– diätetische Behandlung 692
– diffuse Formen 691
– disseminata mit Diabetes insipidus 693
– Eiweiß 692
– eruptive papulöse 693
– Fett 692
– Klinik 691
– Kohlenhydrate 692
– plane 691
– tendinöse 692
– Xanthelasma palpebrarum 691
– Xanthogranulome, juvenile (*siehe dort*) 693
– zirkumskripte 691
Xeroderma pigmentosum 732, 743, 744, 808, 1287
Xerodressings, Urokinasetherapie 684
Xerogele, Urokinasetherapie 684
Xerosis 560
– bei HIV-Infektion 964
Xerostomie 1058
Xerostomie, Sjögren-Syndrom (*siehe auch dort*) 473

Y
„yellow nail-syndrom" (*siehe auch* gelbe-Nägel-Syndrom) 1085
Yersinia
– Y. enterocolitica 10
– Y. pestis (*siehe auch* Pest) 169

Z
Zahorsky-Herpangina 520
Zalcitabin (DDC) 944
– Dosierung 944

– Exanthem 947
– Nebenwirkungen 944
– Neuropathien, periphere 944, 945, 947
Zangennagel 1079
– Harnstoffsalbe 1080
– Keilresektion, transversale 1080
– Matrixkeilresektion, bilaterale 1080
Zecke 100
– Ricksettsiose 174
Zeckenfieber (*siehe auch* Rickettsiose) 173, 174
Zeitalterung der Haut 1282
– Fasern, elastische 1283
– Gefäße, dermale 1283
– Hautfunktionen, betroffene 1282
– klinischer Aspekt 1283
– Kollagen, Vernetzungsgrad 1282
– Kollagenfasern 1283
– Mukopolysaccharide 1283
Zellulitis 10
– eosinophile 537, 540
– – DADPS 540
– – Kortikosteroide 540
Zerkarien 136
– Pruritus 231
Zidovudin 56, 943, 945, 947
– Bioverfügbarkeit 943
– Blut-Hirn-Schranke 943
– Dosierung 945
– Halbwertszeit 943
– Leukopenie 947
– Maximaldosis 943
– Nebenwirkungen 945, 947
– Resistenzen 943
Ziegenpeter (*siehe auch* Mumps) 61
Zimtsäure, Lichtschutz 746
Zink 28, 704
– Mangel 221, 704, 705
Zinkleimverband 672
Zinkoxid, Lichtschutz 746
Zinkpaste, Urokinasetherapie 684
Zinksubstitution, parenterale 916
Zinksulfat 56
– Dosierung 705
Zinsser-Cole-Engmann-Syndrom 927

– Korrelation zu Malignomen 927
Zirrhose, biliäre, Pseudosklerodermien 507
Zitronensaft, Hyperpigmentierungen 788, 792
Zitrusfrüchte, atopische Dermatitis 211
Zöliakie, Dermatitis herpetiformis Duhring 407
Zoster-Infektion 73 ff., 96, 1257
– Gesichtsschmerz 1257
– Ramsey-Hunt-Syndrom (*siehe auch dort*) 77
– Schmerzen (*siehe auch* Zosterschmerzen) 74, 75
– in der Schwangerschaft 1159
Zoster-Varizella-Virus-Infektion bei HIV-Infektion 954
– Aciclovir 954
– Patientenalter 954
– Z. duplex 73
– Z. gangaenosus 73
– Z. generalisatus 77
– Z. ophthalmicus 73, 76
– Z. oticus 73, 77
– Z. triplex 73
Zosterschmerzen 74, 75
Zunge, Plaques muqueuses 182, 200
Zungenatrophie, zentrale papillöse (*siehe auch* Glossitis rhombica mediana) 1050
Zungenbändchen, verkürztes 516
Zungenbeteiligung bei systemischen Erkrankungen 1050
Zungenbrennen (*siehe auch* Glossodynie) 1050
Zylindrom 831, 906
– malignes 831
Zysten 343
Zystizerkosis 143
Zytokine 1022–1039
– intraläsionale Zytokintherapie 1036
Zytomegalie 63
Zytomegalievirus-Infektion bei HIV-Infektion 954
Zytostatika, Übersicht 1013